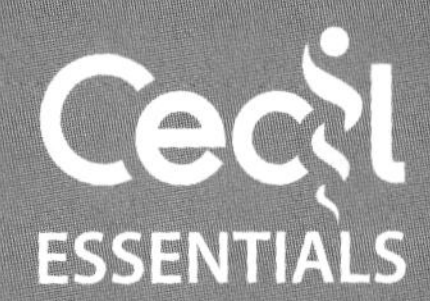

第9版

中文翻译版

西氏内科学精要

Andreoli and Carpenter's Cecil Essentials of Medicine

上卷

主　编　**Ivor J. Benjamin**
Robert C. Griggs　Edward J. Wing　J. Gregory Fitz
主　译　王　辰　郑金刚
副主译　詹庆元　彭丹涛

科学出版社
北京

图字：01-2018-4249 号

内 容 简 介

《西氏内科学》以论述严谨、系统，尤其是对病理、生理等科学原理的深刻阐述而深受国内外读者的欢迎，被世界各国医学院校誉为“标准内科学参考书”。《西氏内科学精要》第 9 版浓缩了《西氏内科学》第 25 版的精华，内容严谨、系统而精练，便于读者更快地学习其体系框架及核心内容。本书对每一种疾病从定义、流行病学、病理学、临床表现、诊断和治疗等方面进行了全面而精练的描述，反映了内科学知识的最新进展、循证实践指南；并辅以大量的图表，形象、直观，便于读者更好地理解。

本书是住院医生、医学生和医学院校教师的必备教科书，也是住院医师规范化培训的推荐教材。

图书在版编目 (CIP) 数据

西氏内科学精要：全 2 册：原书第 9 版 /（美）艾弗 · J. 本杰明（Ivor J. Benjamin）等主编；王辰，郑金刚主译 . —北京：科学出版社，2019

书名原文：Andreoli and Carpenter's Cecil Essentials of Medicine

ISBN 978-7-03-060283-1

Ⅰ . ①西… Ⅱ . ①艾… ②王… ③郑… Ⅲ . ①内科学 Ⅳ . ① R5

中国版本图书馆 CIP 数据核字（2018）第 293649 号

责任编辑：沈红芬 黄建松 杨小玲 / 责任校对：杨 赛

责任印制：肖 兴 / 封面设计：黄华斌

ELSEVIER

Elsevier(Singapore) Pte Ltd.

3 Killiney Road，#08-01 Winsland House I, Singapore 239519

Tel: (65) 6349-0200;Fax: (65) 6733-1817

Andreoli and Carpenter's Cecil Essentials of Medicine, 9/E

Copyright © 2016 by Saunders, an imprint of Elsevier Inc.

ISBN-13: 9781437718997

This translation of Andreoli and Carpenter's Cecil Essentials of Medicine, 9/E by Ivor J. Benjamin, Robert C. Griggs, Edward J. Wing, J. Gregory Fitz was undertaken by China Science Publishing & Media Ltd. (Science Press) and is published by arrangement with Elsevier (Singapore) Pte Ltd.

Andreoli and Carpenter's Cecil Essentials of Medicine, 9/E by Ivor J. Benjamin, Robert C. Griggs, Edward J. Wing, J. Gregory Fitz 由中国科技出版传媒股份有限公司（科学出版社）进行翻译，并根据中国科技出版传媒股份有限公司（科学出版社）与爱思唯尔（新加坡）私人有限公司的协议约定出版。

《西氏内科学精要》（原书第 9 版）（王辰 郑金刚主译）

ISBN: 978-7-03-060283-1

科 学 出 版 社出版

北京东黄城根北街 16 号

邮政编码：100717

http://www.sciencep.com

中国科学院印刷厂印刷

科学出版社发行 各地新华书店经销

*

2019 年 1 月第 一 版 开本：889 × 1194 1/16

2019 年 12 月第二次印刷 总印张：79 3/4

总字数：2 350 000

定价（上、下卷）：498.00 元

（如有印装质量问题，我社负责调换）

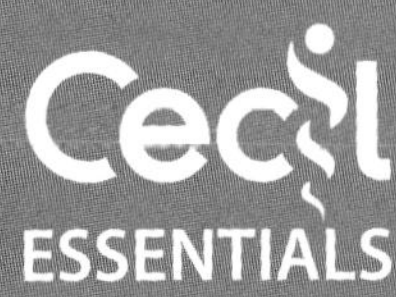

献　词

《西氏内科学精要》源自《西氏内科学》。

出版《西氏内科学精要》的想法是在20世纪80年代中期提出的。那时，Charles C.J. (Chuck) Carpenter和我分别负责编写《西氏内科学》的传染病学和肾脏病学部分。Holly Smith和Fred Plum召集我们两人加入了一个令人欣喜并已证实可促进内科学发展的新项目。这个项目旨在为医学生、实习医生和住院医生提供一部简明、实用的《西氏内科学》。我们非常荣幸能在第9版《西氏内科学精要》出版之际向Holly Smith和Fred Plum表示诚挚的敬意！

Holly Smith是医学泰斗级专家。年轻时就读于华盛顿与李大学(Washington and Lee University)，1944年以优异成绩获得学士学位，随后北上就读于哈佛大学医学院(Harvard Medical School)，1948年以优异成绩获得医学博士学位。

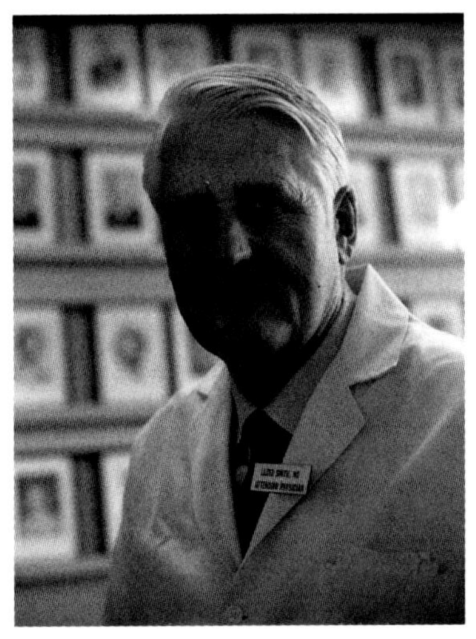

Lloyd H. Smith, Jr., MD
(昵称 Holly Smith)

在麻省总医院做完住院医师后，Holly Smith加入了陆军医疗队。在朝鲜战争中，他在执行日常医疗任务之外，主要是对感染了流行性出血热的士兵进行早期透析治疗。这项工作促成了Holly Smith在分子生物学研究领域的早期成就。特别重要的是，Holly Smith发现了一个存在双酶缺陷的罕见遗传病——乳清酸尿症。接着他又和Hibbard Williams一起，发现了可诱发两种不同类型的原发性高草酸盐尿症的酶缺陷。

从以上介绍可以看出，Holly Smith在临床医学和科学研究方面均取得了骄人的成就。但是，他对内科学最大的贡献是在1964～1985年，他任加利福尼亚大学旧金山分校大内科主任期间。他的贡献用一个词来形容就是耀眼夺目。1985～2000年，Holly Smith担任加利福尼亚大学旧金山分校副校长，他超人的管理才干极大地推动了加利福尼亚大学旧金山分校的发展。现在，Holly Smith是内科学教授及加利福尼亚大学旧金山分校名誉副校长。

基于他的贡献，Holly Smith几乎担任过所有主要的内科学学会的主席，包括美国临床研究学会(1969年)、美国内科医师学会(1975年)及美国内科学教育学会(1978年)等。

他是美国内科医师学会乔治·M. 科贝尔奖章(the George M. Kober Medal)的获得者，美国艺术与科学院院士，以及美国国家医学研究院院士。

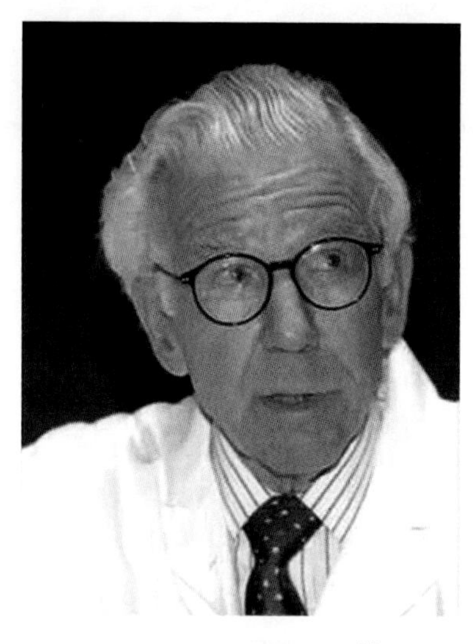

Fred Plum, MD (已故)

美国纽约长老会医院神经内科主任医师、康奈尔大学威尔医学院教授Fred Plum和Holly Smith一样是《西氏内科学》的创始人。Fred Plum是一位真正在神经内科基础与临床领域都十分精通的卓越人物。然而，Fred Plum和Holly Smith有着截然不同的性格。Holly Smith是典型的南方绅士，Fred Plum则出生于新泽西大西洋城，并且具有一种本地域特有、迷人而苛求的性格特征。

Fred Plum在纽约医院及贝利维尤医院神经内科接受了内科学及神经内科学专业培训。他先是在康奈尔大学医学院就职为讲师，后供职于华盛顿大学医学院。在1953～1963年，从助理教授晋升为副教授、教授。1963年，Fred Plum成为康奈尔大学医学院安妮·帕里什·迪策尔（Anne Parrish Titzell）教授及神经内科主任，并任职31年。因其卓越贡献，Fred Plum卸任神经内科主任之后，于1998年被任命为康奈尔大学威尔医学院教授。

Fred Plum在多个内科学学会及神经内科学学会担任重要职务，至少是两家医学院的荣誉博士，包括斯德哥尔摩的卡洛琳学院。他既是一位杰出的临床医生，又是一位非凡的教授。他和J.B. Posner 合作编著的教科书《木僵与昏迷的诊断》(*Diagnosis of Stupor and Coma*)，是他在专业领域的经典之作。

与Holly Smith一样，Fred Plum在20世纪80年代中期就意识到非常有必要为医学生、住院医生、青年内科医生及神经内科学以外的内科医生提供一部既简明、实用，又系统、详实的教科书。我依然清晰记得，在《西氏内科学》前几版的编委会，包括Fred Plum、Holly Smith、Chuck Carpenter及我自己出席的编委会上，Fred Plum过人的、富有灵性的分析推理能力给我们在处理复杂问题方面提供了清晰的指导，如我们四位主编在同时坚持新颖性和经典性方面。

Fred Plum和Holly Smith是本书不断发展的主要推手。由于Holly Smith和 Fred Plum的卓越远见而诞生的《西氏内科学》，让医学生、内科住院医生、青年内科医生及其他对内科学感兴趣的读者受益匪浅。作为新版《西氏内科学》的编者，我们诚挚感谢Holly Smith和 Fred Plum在如何塑造一本经典内科教科书方面所给予的指引。

Thomas E. Andreoli, MD（已故）

Ivor J. Benjamin, MD, FACC, FAHA（主编）

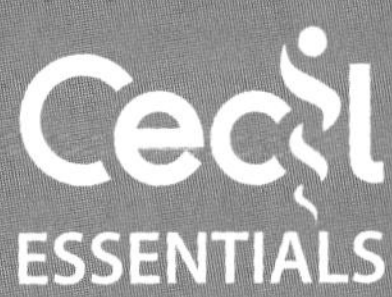

译校人员

主　译　王辰　郑金刚

副主译　詹庆元　彭丹涛

译　者（以姓氏汉语拼音为序）

卜石[1]　才华[1]　蔡莹[1]　蔡晓频[1]　车宇芳[1]　陈改玲[1]　陈文慧[1]　陈晓平[1]
迟雨佳[2]　崔晓阳[1]　戴沛霖[1]　董哲[1]　窦雪琳[2]　杜时雨[1]　杜雪蓓[3]　杜怡峰[4]
段军[1]　樊雪强[1]　房龙[1]　冯莹莹[1]　高娟娟[5]　高立伟[1]　高瑞龙[1]　顾卫红[1]
韩治伟[1]　何德华[6]　黄絮[1]　黄琳娜[1]　贾倞[1]　江志红[2]　矫毓娟[1]　金仙[1]
金江丽[1]　孔晓牧[1]　李玲[7]　李敏[1]　李爱莉[1]　李佳慧[1]　李靖涛[1]　李妮矫[1]
李晓讴[1]　李旭东[1]　林红梅[1]　刘芳[1]　刘静[2]　刘蕾[1]　刘琳[1]　刘芃[1]
刘嘉琳[6]　刘雨桐[8]　刘尊敬[1]　马瑞[2]　马也娉[1]　彭丹涛[1]　乔亚男[1]　秦耿[1]
邱毓祯[6]　任景怡[1]　邵文[1]　石景丽[1]　侍效春[8]　舒晓明[1]　宋马小薇[5]
隋鑫[5]　孙青[1]　孙葳[2]　孙丽丽[1]　孙晓川[8]　唐文雄[1]　田鑫[1]　童润[1]
汪伟[1]　汪仁斌[1]　王放[1]　王慧[1]　王磊[1]　王丽[1]　王瑶[1]　王峰蓉[2]
王国春[1]　王慧芬[1]　王建新[1]　王姗姗[1]　王文博[1]　魏蓉[2]　吴东海[1]　吴文静[1]
谢玲玎[1]　熊英[1]　徐茜茜[1]　阳艳军[1]　杨勇[5]　杨悦[1]　杨兆军[1]　叶素素[8]
于利平[1]　张波[1]　张硕[8]　张涛[7]　张阳[5]　张铮[1]　张杰文[9]　张立宁[1]
张丽芳[1]　张念荣[1]　张伟赫[1]　张伟硕[1]　张泽宇[1]　赵屹[10]　赵婷婷[1]　郑晓晓[1]
周颖[1]　周庆涛[11]　朱洁[7]　主鸿鹄[2]　左瑜[1]

审校者（以姓氏汉语拼音为序）

蔡莹[1]　常志刚[12]　陈改玲[1]　崔晓阳[1]　戴沛霖[1]　杜时雨[1]　杜怡峰[4]　冯莹莹[1]
高春[1]　韩治伟[1]　黄絮[1]　黄尚志[13]　黄晓军[2]　姜世敏[1]　李菁[1]　李敏[1]
李爱莉[1]　李佳慧[1]　凌斌[1]　刘琳[1]　刘芃[1]　刘嘉琳[6]　刘晓飞[1]　刘晓清[8]
刘尊敬[1]　卢昕[1]　马也娉[1]　潘凯枫[5]　彭丹涛[1]　任景怡[1]　侍效春[8]　舒晓明[1]
王峰蓉[2]　王国春[1]　王慧芬[1]　王维虎[5]　王文博[1]　王延江[7]　翁惠玲[8]　吴东海[1]
吴文静[1]　邢小燕[1]　徐茜茜[1]　杨勇[5]　杨悦[1]　杨文英[1]　张波[1]　张铮[1]
张丽芳[1]　张念荣[1]　章军建[3]　郑金刚[1]　周宝桐[8]　周庆涛[11]　周益锋[1]　朱广迎[1]
主鸿鹄[2]

译校者单位

1 中日友好医院
2 北京大学人民医院
3 武汉大学中南医院
4 山东省立医院
5 北京大学肿瘤医院
6 上海交通大学医学院附属瑞金医院
7 陆军军医大学大坪医院
8 中国医学科学院北京协和医院
9 河南省人民医院
10 中国医学科学院计算机技术研究所
11 北京大学第三医院
12 北京医院
13 中国医学科学院基础医学研究所

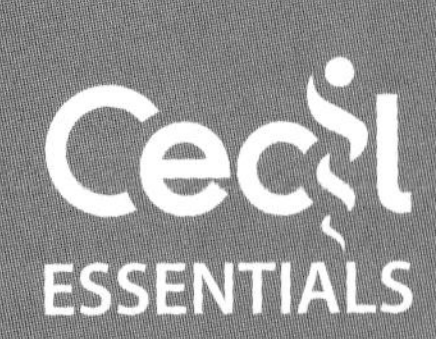

Contributors

I 分子医学概论

Ivor J. Benjamin, MD, FACC, FAHA
Professor of Medicine, Physiology, Pharmacology and Toxicology, Cell Biology, and Surgery, Director, Cardiovascular Center, Chief, Division of Cardiovascular Medicine, Vice Chair, Translational Research, Department of Medicine, Medical College of Wisconsin, Milwaukee, Wisconsin

II 心血管疾病

Contributors

Mohamed F. Algahim, MD
Resident, Cardiothoracic Surgery, Medical College of Wisconsin, Milwaukee, Wisconsin

Ivor J. Benjamin, MD, FACC, FAHA
Professor of Medicine, Physiology, Pharmacology and Toxicology, Cell Biology, and Surgery, Director, Cardiovascular Center, Chief, Division of Cardiovascular Medicine, Vice Chair, Translational Research, Department of Medicine, Medical College of Wisconsin, Milwaukee, Wisconsin

Marcie G. Berger, MD
Associate Professor, Director of Electrophysiology, Department of Medicine, Medical College of Wisconsin, Milwaukee, Wisconsin

Michael P. Cinquegrani, MD
Director, Heart and Vascular Service Line, Cardiovascular Medicine, Froedtert and Medical College of Wisconsin, Milwaukee, Wisconsin

Scott Cohen, MD
Wisconsin Adult Congenital Heart Disease Program (WAtCH), Adult Cardiovascular Medicine and Pediatric Cardiology, Medical College of Wisconsin, Milwaukee, Wisconsin

Michael G. Earing, MD
Director, Wisconsin Adult Congenital Heart Disease Program (WAtCH), Adult Cardiovascular Medicine and Pediatric Cardiology, Medical College of Wisconsin, Milwaukee, Wisconsin

Panayotis Fasseas, MD, FACC
Cardiovascular Medicine, Medical College of Wisconsin, Milwaukee, Wisconsin

Nunzio A. Gaglianello, MD
Assistant Professor, Division of Cardiovascular Medicine, Medical Director, Advanced Heart Failure and Mechanical Circulatory Support, Medical College of Wisconsin, Milwauke, Wisconsin

James Kleczka, MD
Associate Professor, Department of Medicine, Medical College of Wisconsin, Milwaukee, Wisconsin

Nicole L. Lohr, MD, PhD
Assistant Professor of Medicine, Medical College of Wisconsin, Milwaukee, Wisconsin

Robert B. Love, MD, FACS, FRCS
Professor, Cardiothoracic Surgery, Medical College of Wisconsin, Milwaukee, Wisconsin

Claudius Mahr, DO
Advanced Heart Failure and Transplant Cardiology, Director, Clinical Integration, UW Regional Heart Center; Medical Director, Mechanical Circulatory Support Program, University of Washington Medical Center; Associate Professor of Clinical Medicine and Cardiac Surgery, University of Washington, Seattle, Washington

James A. Roth, MD
Associate Professor, Division of Cardiovascular Medicine, Medical College of Wisconsin, Milwaukee, Wisconsin

Jason C. Rubenstein, MD, FACC
Assistant Professor, Department of Medicine, Medical College of Wisconsin, Milwaukee, Wisconsin

Jennifer L. Strande, MD, PhD
Cardiovascular Medicine, Medical College of Wisconsin, Milwaukee, Wisconsin

Ronald G. Victor, MD

Burns and Allen Professor of Medicine, Director, Hypertension Center, Associate Director, The Heart Institute, Cedars-Sinai Medical Center, Los Angeles, California

Wanpen Vongpatanasin, MD

Norman and Audrey Kaplan Professor of Medicine, University of Texas Southwestern Medical Center, Dallas, Texas

Timothy D. Woods, MD

Internal Medicine–Cardiology, University of Tennessee Health Science Center, Memphis, Tennessee

Ⅲ 呼吸与危重症医学

Contributors

Jason M. Aliotta, MD

Assistant Professor of Medicine, Alpert Medical School of Brown University; Division of Pulmonary, Critical Care, and Sleep Medicine, Rhode Island Hospital, Providence, Rhode Island

Rizwan Aziz, MBBS, MRCP UK, MRCPE

Respiratory Registrar, University Hospital Limerick, Dooradoyle, Limerick, Ireland

Brian Casserly, MD

Assistant Professor of Medicine, Alpert Medical School of Brown University, Providence, Rhode Island

Lauren M. Catalano, MD

Fellow, Pulmonary Disease and Critical Care Medicine, Alpert Medical School of Brown University, Providence, Rhode Island

Eric J. Gartman, MD

Assistant Professor of Medicine, Alpert Medical School of Brown University, Providence, Rhode Island; Memorial Hospital of Rhode Island, Pawtucket, Rhode Island

Matthew D. Jankowich, MD

Assistant Professor of Medicine, Alpert Medical School of Brown University; Staff Physician, Pulmonary and Critical Care Medicine, Providence VA Medical Center, Providence, Rhode Island

F. Dennis McCool, MD

Professor of Medicine, Division of Pulmonary and Critical Care Medicine, Alpert Medical School of Brown University, Providence, Rhode Island; Memorial Hospital of Rhode Island, Pawtucket, Rhode Island

Sharon Rounds, MD

Professor of Medicine, Alpert Medical School of Brown University; Chief, Medical Service, Providence VA Medical Center, Providence, Rhode Island

Narendran Selvakumar, BSc, MBBCh

University of Limerick, Limerick City, Ireland

Jigme M. Sethi, MD, FCCP

Associate Professor of Medicine, Division of Pulmonary and Critical Care Medicine, Alpert Medical School of Brown University, Providence, Rhode Island; Memorial Hospital of Rhode Island, Pawtucket, Rhode Island

Ⅳ 围术期管理

Contributors

Kim A. Eagle, MD

Albion Walter Hewlett Professor of Internal Medicine, Chief, Clinical Cardiovascular Medicine, Director, Cardiovascular Center, University of Michigan Medical School, Ann Arbor, Michigan

Prashant Vaishnava, MD

Clinical Lecturer in Medicine–Cardiology, University of Michigan Cardiovascular Center, Ann Arbor, Michigan

Ⅴ 肾脏疾病

Lead Author

Biff F. Palmer, MD

Professor, Department of Internal Medicine, University of Texas Southwestern Medical Center, Dallas, Texas

Contributors

Rajiv Agarwal, MD

Indiana University School of Medicine, Richard L. Roudebush Veterans Administration Medical Center, Indianapolis, Indiana

Jeffrey S. Berns, MD

Professor of Medicine and Pediatrics, Renal, Electrolyte, and Hypertension Division, Perelman School of Medicine, University of Pennsylvania, Philadelphia, Pennsylvania

Kerri L. Cavanaugh, MD, MHS

Assistant Professor of Medicine, Division of Nephrology, Vanderbilt University Medical Center, Nashville, Tennessee

An De Vriese, MD, PhD

Division of Nephrology, AZ Sint-Jan Brugge Hospital, Bruges, Belgium

Fernando C. Fervenza, MD, PhD

Professor of Medicine, Division of Nephrology and Hypertension, Mayo Clinic, Rochester, Minnesota

T. Alp Ikizler, MD

Catherine McLaughlin-Hakim Professor of Medicine, Division of Nephrology, Vanderbilt University Medical Center, Nashville, Tennessee

Orson W. Moe, MD

Professor of Medicine, The Charles Pak Distinguished Chair in Mineral Metabolism, Donald W. Seldin Professorship in Clinical Investigation, Department of Internal Medicine, Division of Nephrology, University of Texas Southwestern Medical Center, Dallas, Texas

Javier A. Neyra, MD

Postdoctoral Fellow, Department of Internal Medicine, Division of Nephrology, University of Texas Southwestern Medical Center, Dallas, Texas

Mark A. Perazella

Professor of Medicine, Director, Nephrology Fellowship Program, Medical Director, Yale Physician Associate Program, Department of Medicine, Section of Nephrology, Yale University School of Medicine; Director, Acute Dialysis Services, Yale–New Haven Hospital, New Haven, Connecticut

Nilum Rajora, MD

Associate Professor, Department of Internal Medicine, Division of Nephrology, UT Southwestern Medical Center, Dallas, Texas

Ramesh Saxena, MD, PhD

Professor, Department of Internal Medicine, Division of Nephrology, UT Southwestern Medical Center, Dallas, Texas

Sanjeev Sethi, MD, PhD

Professor of Laboratory Medicine and Pathology, Division of Anatomic Pathology, Mayo Clinic, Rochester, Minnesota

Shani Shastri, MD, MPH, MS

Assistant Professor, Department of Internal Medicine, Division of Nephrology, UT Southwestern Medical Center, Dallas, Texas

Jeffrey M. Turner, MD

Assistant Professor of Medicine, Section of Nephrology, Yale University School of Medicine, New Haven, Connecticut

Ⅵ 胃肠道疾病

Lead Author

M. Michael Wolfe, MD

Charles H. Rammelkamp, Jr. Professor of Medicine, Case Western Reserve University; Chair, Department of Medicine, MetroHealth System, Cleveland, Ohio

Contributors

Charles M. Bliss, Jr., MD

Assistant Professor of Medicine, Boston University School of Medicine; Section of Gastroenterology, Boston Medical Center, Boston, Massachusetts

Francis A. Farraye, MD, MSc

Professor of Medicine, Boston University School of Medicine; Clinical Director, Section of Gastroenterology, Boston Medical Center, Boston, Massachusetts

Ronnie Fass, MD

Professor of Medicine, Case Western Reserve University; Director, Division of Gastroenterology and Hepatology, Head, Esophageal, and Swallowing Center, MetroHealth Medical Center, Cleveland, Ohio

D. Roy Ferguson, MD

Associate Professor of Medicine, Case Western Reserve University School of Medicine; Director of Endoscopy, Division of Gastroenterology and Hepatology, MetroHealth System, Cleveland, Ohio

Christopher S. Huang, MD

Assistant Professor, Internal Medicine, Boston University School of Medicine, Boston, Massachusetts

David R. Lichtenstein, MD, FACG, AGAF, FASGE

Director of Gastrointestinal Endoscopy, Associate Professor of Medicine, Boston University School of Medicine, Boston, Massachusetts

Robert C. Lowe, MD

Associate Professor, Department of Medicine, Boston University School of Medicine, Boston, Massachusetts

Carla Maradey-Romero, MD

Postdoctoral Fellow, Division of Gastroenterology and Hepatology, Department of Medicine, MetroHealth Medical Center, Cleveland, Ohio

John S. Maxwell, MD

Assistant Professor of Medicine, Case Western Reserve University School of Medicine; Division of Gastroenterology and Hepatology, MetroHealth System, Cleveland, Ohio

Hannah L. Miller, MD

Assistant Professor of Medicine, Department of Gastroenterology, Boston University School of Medicine, Boston, Massachusetts

Elihu M. Schimmel, MD

Professor of Medicine, Boston University School of Medicine; Section of Gastroenterology, VA Boston Healthcare System, Boston, Massachusetts

Sharmeel K. Wasan, MD

Assistant Professor of Medicine, Boston University School of Medicine; Section of Gastroenterology, Boston Medical Center, Boston, Massachusetts

Ⅶ 肝脏与胆道系统疾病

Lead Author

Michael B. Fallon, MD

Dan and Lillie Sterling Professor of Medicine, Division of Gastroenterology, Hepatology, and Nutrition, The University of Texas Health Science Center at Houston, Houston, Texas

Contributors

Brendan M. McGuire, MD

Professor of Medicine, Medical Director of Liver Transplantation, Department of Medicine, University of Alabama at Birmingham, Birmingham, Alabama

Klaus Mönkemüller, MD

Professor of Medicine, Director of the Basil I. Hirschowitz Endoscopic Center of Excellence, University of Alabama School of Medicine, Birmingham, Alabama

Helmut Neumann, MD

Faculty of Medicine, Division of Gastroenterology, Hepatology, and Infectious Diseases, Otto-von-Guericke University, Magdeburg, Germany

Jen-Jung Pan, MD, PhD

Assistant Professor of Medicine, Division of Gastroenterology, Hepatology, and Nutrition, Department of Internal Medicine, The University of Texas Health Science Center at Houston, Houston, Texas

Shaheryar A. Siddiqui, MD

Hepatology and Gastroenterology, University of Texas Houston, Houston, Texas

Matthew P. Spinn, MD

Assistant Professor, Department of Internal Medicine, The University of Texas Health Science Center at Houston, Houston, Texas

Ⅷ 血液系统疾病

Contributors

Nancy Berliner, MD

Chief, Division of Hematology, Department of Medicine, Brigham and Women's Hospital; Professor of Medicine, Harvard Medical School, Boston, Massachusetts

Jill Lacy, MD

Associate Professor of Medicine, Yale Cancer Center, Yale University, New Haven, Connecticut

Henry M. Rinder, MD

Professor, Laboratory and Internal Medicine, Hematology, Yale University School of Medicine, New Haven, Connecticut

Michal G. Rose, MD

Associate Professor of Medicine, Yale University School of Medicine, New Haven, Connecticut; Director, Cancer Center, VA Connecticut Healthcare System, West Haven, Connecticut

Stuart Seropian, MD

Associate Professor of Medicine, Yale Cancer Center, Yale University, New Haven, Connecticut

Alexa J. Siddon, MD

Assistant Professor, Pathology and Laboratory Medicine, Yale University School of Medicine, New Haven, Connecticut

Christopher A. Tormey, MD

Assistant Professor of Laboratory Medicine, Lecturer in Molecular Biophysics and Biochemistry, Director, Transfusion Medicine Fellowship, Yale University School of Medicine, New Haven, Connecticut

Richard Torres, MD

Attending Hematopathologist, Yale University School of Medicine, New Haven, Connecticut

Eunice S. Wang, MD

Associate Professor of Oncology, Department of Medicine, Roswell Park Cancer Institute, Buffalo, New York

Ⅸ 肿瘤

Lead Author

Alok A. Khorana, MD, FACP

Professor of Medicine, Cleveland Clinic Lerner College of Medicine, Case Western Reserve University; Sondra and Stephen Hardis Chair in Oncology Research, Vice Chair (Clinical Services), Director GI Malignancies Program, Taussig Cancer Institute, Cleveland Clinic, Cleveland, Ohio

Contributors

Robert Dreicer, MD, MS, FACP, FASCO

Department of Hematology/Oncology, Taussig Cancer Institute, Cleveland Clinic, Cleveland, Ohio

Bassam Estfan, MD

Assistant Professor, Cleveland Clinic Lerner College of Medicine, Department of Hematology and Medical Oncology, Taussig Cancer Institute, Cleveland Clinic, Cleveland, Ohio

Jorge Garcia, MD, FACP

Department of Hematology/Oncology, Taussig Cancer Institute, Cleveland Clinic, Cleveland, Ohio

Timothy Gilligan, MD

Department of Hematology/Oncology, Taussig Cancer Institute, Cleveland Clinic, Cleveland, Ohio

Aram F. Hezel, MD
Associate Professor of Medicine, Division of Hematology/ Oncology, University of Rochester Medical Center, Rochester, New York

Nicole M. Kuderer, MD
Instructor in Medicine, Division of Hematology, University of Washington School of Medicine, Seattle, Washington

Gary H. Lyman, MD, MPH, FASCO
Co-Director, Hutchinson Institute for Cancer Outcomes Research, Fred Hutchinson Cancer Research Center; Professor of Medicine, University of Washington School of Medicine, Seattle, Washington

Patrick C. Ma, MD, MSc
Director, Aerodigestive Oncology Translational Research, Translational Hematology and Oncology Research, Staff Physician, Solid Tumor Oncology, Taussig Cancer Institute, Cleveland Clinic, Cleveland, Ohio

Michael J. McNamara, MD
Department of Solid Tumor Oncology, Taussig Cancer Institute, Cleveland Clinic, Cleveland, Ohio

Brian Rini, MD
Department of Hematology/Oncology, Taussig Cancer Institute, Cleveland Clinic, Cleveland, Ohio

Davendra P.S. Sohal, MD, MPH
Assistant Professor of Medicine, Lerner College of Medicine; Director, Clinical Genomics Program, Taussig Cancer Institute, Cleveland Clinic, Cleveland, Ohio

X 内分泌疾病与代谢性疾病

Contributors

Glenn D. Braunstein, MD
The James R. Klinenberg, MD Professor of Medicine, Vice President for Clinical Innovation, Cedars-Sinai Medical Center, Los Angeles, California

Theodore C. Friedman, MD, PhD
Charles R. Drew University of Medicine and Science, Los Angeles, California

Geetha Gopalakrishnan, MD
Associate Professor of Medicine, The Warren Alpert Medical School at Brown University, Division of Diabetes and Endocrinology, Providence, Rhode Island

Osama Hamdy, MD, PhD
Medical Director, Obesity Clinical Program, Director of Inpatient Diabetes Program, Joslin Diabetes Center; Assistant Professor of Medicine, Harvard Medical School, Boston, Massachusetts

Kawaljeet Kaur, MD
Assistant Professor of Medicine, Division of Endocrinology, Metabolism, and Clinical Nutrition, Medical College of Wisconsin, Milwaukee, Wisconsin

Diana Maas, MD
Associate Professor of Medicine, Division of Endocrinology, Metabolism, and Clinical Nutrition, Medical College of Wisconsin, Milwaukee, Wisconsin

Robert J. Smith, MD
Professor of Medicine, The Warren Alpert School of Medicine, Brown University; Research Staff, Ocean State Research Institute, Providence Veterans Administration Medical Center, Providence, Rhode Island

Thomas R. Ziegler, MD
Professor of Medicine, Division of Endocrinology, Metabolism, and Lipids, Emory University School of Medicine; Atlanta Clinical and Translational Science Institute, Emory University Hospital, Atlanta, Georgia

XI 女性健康

Contributors

Michelle Anvar, MD
Clinical Assistant Professor of Medicine, Department of Internal Medicine, Alpert Medical School at Brown University, Providence, Rhode Island

Kimberly Babb, MD
Clinical Instructor of Medicine and Pediatrics, Department of Internal Medicine, Alpert Medical School at Brown University, Providence, Rhode Island

Christine Duffy, MD, MPH
Assistant Professor of Medicine, Department of Internal Medicine, Alpert Medical School at Brown University, Providence, Rhode Island

Laura Edmonds, MD
Clinical Assistant Professor of Medicine, Department of Internal Medicine, Alpert Medical School at Brown University, Providence, Rhode Island

Jennifer Jeremiah, MD, FACP
Clinical Associate Professor of Medicine, Department of Internal Medicine, Alpert Medical School at Brown University, Providence, Rhode Island

Kelly McGarry, MD, FACP
Associate Professor of Medicine, Department of Internal Medicine, Alpert Medical School at Brown University, Providence, Rhode Island

XII 男性健康

Douglas F. Milam, MD

Associate Professor, Urologic Surgery, Vanderbilt University Medical Center, Nashville, Tennessee

David James Osborn, MD

Walter Reed National Military Medical Center, Bethesda, Maryland

Joseph A. Smith, Jr., MD

Professor and Chairman, Urologic Surgery, Vanderbilt University, Nashville, Tennessee

XIII 骨与矿物质代谢性疾病

Lead Author

Andrew F. Stewart, MD

Director, Diabetes, Obesity, and Metabolism Institute; Irene and Dr. Arthur M. Fishberg Professor of Medicine, Icahn School of Medicine at Mount Sinai, New York, New York

Contributors

Susan L. Greenspan, MD, FACP

Professor of Medicine, Director, Osteoporosis Prevention and Treatment Center; Director, Bone Health Program, Magee-Women's Hospital, University of Pittsburgh School of Medicine, Pittsburgh, Pennsylvania

Steven P. Hodak, MD

Professor of Medicine, Associate Director of Clinical Affairs, Division of Endocrinology, Diabetes, and Metabolism, New York University School of Medicine, New York, New York

Mara J. Horwitz, MD

Division of Endocrinology, University of Pittsburgh School of Medicine, Pittsburgh, Pennsylvania

XIV 肌肉骨骼与结缔组织疾病

Robyn T. Domsic, MD, MPH

Assistant Professor, Department of Medicine, University of Pittsburgh School of Medicine, Pittsburgh, Pennsylvania

Yong Gil Hwang, MD

Assistant Professor, Department of Rheumatology, University of Pittsburgh, Pittsburgh, Pennsylvania

Rayford R. June, MD

Assistant Professor of Medicine, Division of Rheumatology, Penn State College of Medicine, Hershey, Pennsylvania

Amy H. Kao, MD, MPH, MS

Associate Medical Director, Immunology Clinical Development, Cambridge, Massachusetts

C. Kent Kwoh, MD

Professor of Medicine and Medical Imaging, The Charles A.L. and Suzanne M. Stephens Chair of Rheumatology, Chief, Division of Rheumatology, University of Arizona, Tucson, Arizona

Kimberly P. Liang, MD

Assistant Professor of Medicine, Division of Rheumatology and Clinical Immunology, University of Pittsburgh, Pittsburgh, Pennsylvania

Douglas W. Lienesch, MD

Assistant Professor of Medicine, Division of Rheumatology and Clinical Immunology, University of Pittsburgh, Pittsburgh, Pennsylvania

Susan Manzi, MD, MPH

Professor of Medicine, Temple University School of Medicine; Chair, Department of Medicine, Lupus Center of Excellence, Allegheny Health Network, Pittsburgh, Pennsylvania

Niveditha Mohan, MBBS

Assistant Professor, Department of Medicine, Division of Rheumatology and Clinical Immunology, University of Pittsburgh, Pittsburgh, Pennsylvania

Larry W. Moreland, MD

Chief, Division of Rheumatology and Clinical Immunology, Margaret J. Miller Endowed Professor of Arthritis Research, Professor of Medicine, Immunology, Clinical, and Translational Science, University of Pittsburgh, Pittsburgh, Pennsylvania

Ghaith Noaiseh, MD

Assistant Professor of Medicine, Division of Rheumatology and Clinical Immunology, University of Pittsburgh, Pittsburgh, Pennsylvania

XV 感染性疾病

Contributors

Philip A. Chan, MD, MS

Assistant Professor of Medicine, Division of Infectious Diseases, Brown University, The Miriam Hospital, Providence, Rhode Island

Kimberle Chapin, MD

Director, Department of Pathology, Rhode Island Hospital, Providence, Rhode Island

Cheston B. Cunha, MD

Assistant Professor of Medicine, Infectious Disease Division, Warren Alpert Medical School at Brown University, Providence, Rhode Island

Susan Cu-uvin, MD

Professor of Obstetrics and Gynecology, Professor of Medicine and Professor of Health Services, Policy and Practice, Division of Infectious Diseases, Brown University, Providence, Rhode Island

Staci A. Fischer, MD, FACP, FIDSA

Director, Transplant Infectious Diseases, Rhode Island Hospital; Associate Professor of Medicine, Warren Alpert Medical School at Brown University, Providence, Rhode Island

Timothy P. Flanigan, MD

Professor of Medicine, Brown University, Providence, Rhode Island

Ekta Gupta, MD

Fellow, Infectious Diseases, Warren Alpert Medical School at Brown University, Providence, Rhode Island

Sajeev Handa, MD, SFHM

Director, Division of Hospital Medicine, Rhode Island Hospital; Clinical Assistant Professor of Medicine, Alpert Medical School of Brown University, Providence, Rhode Island

Marjorie A. Janvier, MD

Warren Alpert Medical School at Brown University, Providence, Rhode Island

Erna Milunka Kojic, MD

Associate Professor of Medicine, Division of Infectious Disease, Warren Alpert Medical School at Brown University, Providence, Rhode Island

Awewura Kwara, MD, MPH&TM

Associate Professor, Department of Medicine, Warren Alpert Medical School at Brown University, Providence, Rhode Island

Jerome Larkin, MD

Assistant Professor of Medicine, Division of Infectious Diseases, Warren Alpert Medical School at Brown University, Providence, Rhode Island

John R. Lonks, MD

Associate Professor, Department of Medicine, Warren Alpert Medical School at Brown University, Providence, Rhode Island

Russell J. McCulloh, MD

Assistant Professor, Pediatric and Adult, Infectious Diseases, Children's Mercy Hospital, Kansas City, Missouri

Maria D. Mileno, MD

Associate Professor of Medicine, Infectious Diseases, Warren Alpert Medical School at Brown University; Co-Director, Travel Medicine, Infectious Diseases, The Miriam Hospital, Providence, Rhode Island

Brian T. Montague, DO, MS, MPH

Assistant Professor of Medicine, Warren Alpert Medical School at Brown University, Providence, Rhode Island

Eleftherios Mylonakis, MD, PhD, FIDSA

Professor of Medicine, Infectious Disease Division, Alpert School of Medicine, Brown University, Providence, Rhode Island

Avindra Nath, MD

Chief, Section of Infections of the Nervous System, National Institute of Neurological Diseases and Stroke, National Institutes of Health, Bethesda, Maryland

Steven M. Opal, MD

Professor of Medicine, Infectious Disease Division, Warren Alpert Medical School at Brown University, Providence, Rhode Island; Chief, Infectious Disease Division, Memorial Hospital of Rhode Island, Pawtucket, Rhode Island

Bharat Ramratnam, AB, MD

Associate Professor of Medicine, Laboratory of Retrovirology, Division of Infectious Diseases, The Warren Alpert Medical School at Brown University; Attending Physician, Miriam and Rhode Island Hospitals, Providence, Rhode Island

Aadia I. Rana, MD

Assistant Professor of Medicine, Warren Alpert Medical School at Brown University, Providence, Rhode Island

Rebecca Reece, MD

Division of Infectious Diseases, Warren Alpert Medical School of Brown University, Providence, Rhode Island

Steven "Shaefer" Spires, MD

Assistant Professor of Medicine, Division of Infectious Diseases, Vanderbilt University School of Medicine; Hospital Epidemiologist, Williamson Medical Center; Medical Director of Infection Control, Antimicrobial Stewardship, VA Tennessee Valley Healthcare System, Nashville, Tennessee

Thomas R. Talbot, MD, MPH

Associate Professor of Medicine and Health Policy, Vanderbilt University School of Medicine; Chief, Hospital Epidemiologist, Vanderbilt University Medical Center, Nashville, Tennessee

Joao Tavares, MD

Infectious Disease Specialist, Cape Cod Hospital, Hyannis, Massachusetts

Allan R. Tunkel, MD, PhD

Professor of Medicine, Associate Dean for Medical Education, Warren Alpert Medical School of Brown University, Providence, Rhode Island

Edward J. Wing, MD, FACP, FIDSA

Professor of Medicine, Warren Alpert Medical School at Brown University, Providence, Rhode Island

XVI 神经疾病

Contributors

Selim R. Benbadis, MD

Professor of Neurology, University of South Florida, Tampa, Florida

Michel J. Berg, MD

Associate Professor of Neurology, University of Rochester Medical Center, Rochester, New York

Kevin M. Biglan, MD, MPH

Associate Chair of Clinical Research, Associate Professor of Neurology, Director, National Parkinson Foundation Center of Excellence; Director, Huntington Disease Society of America Center of Excellence, University of Rochester School of Medicine and Dentistry, Strong Memorial Hospital, Rochester, New York

Bryan J. Bonder, MD

Department of Neurology, University Hospitals Case Medical Center, Cleveland, Ohio

William P. Cheshire, Jr., MD

Professor of Neurology, Mayo Clinic, Jacksonville, Florida

Mohamad Chmayssani, MD

Clinical Instructor, Department of Neurosurgery, David Geffen School of Medicine at UCLA, Los Angeles, California

Emma Ciafaloni, MD

Professor of Neurology and Pediatrics, Department of Neurology, University of Rochester, Rochester, New York

Timothy J. Counihan, MD, FRCPI

Honorary Senior Clinical Lecturer in Medicine, School of Medicine, National University of Ireland Galway, Galway, Ireland

Anne Haney Cross, MD

Professor of Neurology, Washington University School of Medicine, Saint Louis, Missouri

Mitchell S.V. Elkind, MD, MS

Professor of Neurology and Epidemiology, Fellowships Director, Head, Division of Neurology Clinical Outcomes Research and Population Sciences, Department of Neurology and Sergievsky Center, Columbia University, New York, New York

Robert C. Griggs, MD, FACP, FAAN

Professor of Neurology, Medicine, Pathology and Laboratory Medicine, Pediatrics, Center for Human Experimental Therapeutics, University of Rochester School of Medicine and Dentistry, Rochester, New York

Carlayne E. Jackson, MD

Professor of Neurology, University of Texas Health Science Center, San Antonio, Texas

Kevin A. Kerber, MD, MS

Associate Professor, Department of Neurology, University of Michigan Health System, Ann Arbor, Michigan

Jennifer M. Kwon, MD

Associate Professor, Departments of Neurology and Pediatrics, University of Rochester Medical Center, Rochester, New York

Geoffrey S.F. Ling, MD, PhD

Professor of Neurology, Uniformed Services University of the Health Sciences, Bethesda, Maryland; Attending Physician in Neuro Critical Care Medicine, Johns Hopkins Medical Institutions, Baltimore, Maryland

Jeffrey M. Lyness, MD

Senior Associate Dean for Academic Affairs, Professor of Psychiatry and Neurology, University of Rochester School of Medicine and Dentistry, Rochester, New York

Frederick J. Marshall, MD

Associate Professor, Department of Neurology, University of Rochester, Rochester, New York

Eavan McGovern, MD

Department of Neurology, St. Vincent's University Hospital, Dublin, Ireland

Sinéad M. Murphy, MB, MD, FRCPI

Consultant Neurologist, The Adelaide and Meath Hospitals incorporating the National Children's Hospital, Tallaght, Dublin; Senior Lecturer, Department Medicine, Trinity College Dublin, Dublin, Ireland

Lisa R. Rogers, DO

Medical Director, Neuro-oncology Program, Brain Tumor and Neuro-oncology Center, The Neurological Institute, Cleveland, Ohio

Maxwell H. Sims

Halterman Research Lab, Center for Neural Development and Disease, University of Rochester, Rochester, New York

Jeffrey M. Statland, MD

Assistant Professor of Neurology, University of Kansas Medical Center, Kansas City, Kansas

Paul M. Vespa, MD, FCCM, FAAN, FNCS
Professor, Departments of Neurology and Neurosurgery, David Geffen School of Medicine at UCLA, Los Angeles, California

XVII 老年病学

Contributors

Harvey Jay Cohen, MD
Walter Kempner Professor of Medicine and Director, Center for the Study of Aging and Human Development, Duke University School of Medicine, Durham, North Carolina

Mitchell T. Heflin, MD, MHS
Associate Professor, Department of Medicine, Duke University School of Medicine, Durham, North Carolina

XVIII 姑息治疗

Contributors

Robert G. Holloway, MD, MPH
Professor of Neurology, Chairman, Department of Neurology, Palliative Care Program, University of Rochester Medical Center, Rochester, New York

Timothy E. Quill, MD
Professor of Medicine, Psychiatry and Medical Humanities, Palliative Care Program, University of Rochester Medical Center, Rochester, New York

XIX 酗酒与药物滥用

Contributors

L. David Hillis, MD
Professor and Chair, Department of Internal Medicine, University of Texas Health Science Center, San Antonio, Texas

Richard A. Lange, MD, MBA
President, Dean, Paul L. Foster School of Medicine, Texas Tech University Health Sciences Center, El Paso, Texas

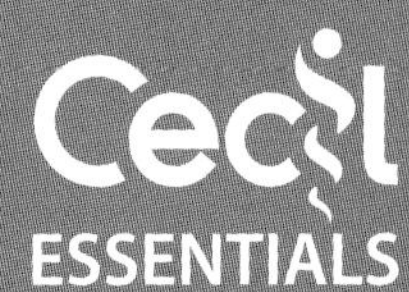

译者前言

内科学知识体系的建立，不仅需要加强对各个系统、器官的生理及病理生理认识，同时需要将人体作为一个整体，考虑其不同系统及器官间的相互作用与影响。如何用一部好的著作帮助读者建立起这种立体交融的医疗知识体系，是国内外医学家及医学教育家关注的问题。

一批经典的国际内科学著作满足了读者的需求，如《西氏内科学》《哈里森内科学》《现代内科学》，国内的《实用内科学》等也受到了读者的欢迎。其中，《西氏内科学》以其论述严谨、系统，尤其是对病理、生理等科学原理的深刻阐述而深受国内外医务工作者欢迎，确可帮助读者建立更加丰满的内科知识体系，被誉为"标准的内科学参考书"。

《西氏内科学》自1927年首版以来，定期更新，内容不断丰富完善。但直至20世纪90年代，该书的第15版始被译为中文，在中国出版。为进一步凝聚《西氏内科学》这部巨著的精髓，使读者特别是医学生能够通过较短的篇幅，更快地学习其体系框架及核心内容，著者于20世纪80年代中期开始编写《西氏内科学精要》，并定期与原著同步更新。目前的第9版《西氏内科学精要》即根据2016年出版的第25版《西氏内科学》凝炼改编而成。《西氏内科学精要》被认为以最佳的方式传达了最精辟的信息，成为国际上备受尊重和认可的内科学著作，为各国医学生、住院医师及教师所喜爱。

此番将《西氏内科学精要》翻译为中文尚属首次。为翻译好这一经典名著，中日友好医院、中国医学科学院北京协和医院、北京大学第三医院、北京大学肿瘤医院等的专家们努力本着"信达雅"的原则，深怀敬畏之心，精心翻译，反复校对，希望能够产出内容忠实于原著，同时文字流畅的译本。书中部分常规化的英文专业词汇、图表内原始标注、文献索引及各章节作者的名字及计量单位均尽量保留英文原文，以便于读者理解和查核。翻译本书，我们亲身体会到了翻译工作的艰难。译文中存在的问题，尚祈读者指正。

中文翻译版《西氏内科学精要》将成为我国临床医学教育重要的内科学参考书和教材。期望本译著会对促进我国医学生和医学工作者的学习与实践起到积极的作用。

王 辰　郑金刚

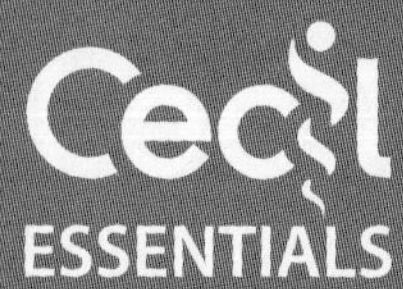

原著前言

如同前版，《西氏内科学精要》第9版旨在突出全面而简练。因此，本书是一部可供不同阶段医学生参考的高水平内科学工具书。

我们热烈欢迎美国德拉斯得克萨斯大学西南医学中心的教务长及医学院院长J.Gregory Fitz医生参加本书的编写。

《西氏内科学精要》第9版在保留原来三个主要部分的基础上新增了第四部分。首先，在每个部分的开始，如肾脏部分，我们先做一简短而严谨的、关于肾脏基础生物学及肾脏疾病的主要症状和体征的总结。全书都按这个格式编写。其次，每个部分的主体包括全面而又简练的对各个器官系统疾病的描述，以及对相应病理生理机制和治疗手段的描述。

最后，《西氏内科学精要》第9版与Lee Goldman和Andrew I. Schafer医生主编的《西氏内科学》第25版同时出版。由此，学生们可以同时接触到由各专业领域最著名和最受尊重的专家撰写的两部颇具深度与广度的相辅相成的参考书。我们认为这种综合与合作可以让处于不同水平的学生能够在循证诊断治疗及实践中学习最前沿的生物学进展。

如同前面出版的版本，我们充分运用了四色图表展示，并且每一部分都是由一位编者审核后再由主编终审。

我们感谢爱思唯尔出版社的医学教育高级整合编辑James T. Merritt，特别是爱思唯尔出版社的科目发展总监Taylor Ball。James T. Merritt和Taylor Ball热忱地促进了《西氏内科学精要》第9版的准备工作。最后要感谢功不可没的秘书组成员Deborah Lamontange及Rachel Trower女士，Patricia Hopkins女士，Diane DiLolle女士，以及Carrie Gridelli和Lola Wright女士。

编　者

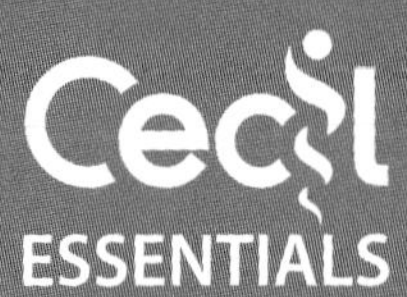

目 录

上 卷

下 卷

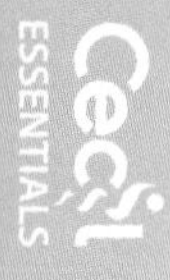

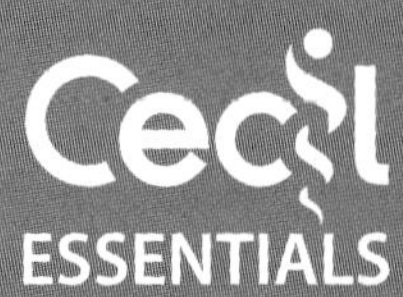

第一部分

分子医学概论

第1章 人类疾病的分子基础

著　者　Ivor J. Benjamin
译　者　顾卫红　赵　屹　审校者　黄尚志

一、引言

医学在过去一个世纪中发生了巨大的变化，逐渐从以建立在实践者个人经验传递为标准的医术，转变为基于科学方法而建立的严谨学科。这个过程通过实验来验证假设或预测的正确性，这是生理学、微生物学、生物化学和药理学领域当前进展的基础。

在21世纪，这些进展已成为疾病诊断和治疗新方法的基础，同时给提供者和实践者加速转化应用带来了挑战。例如，20世纪80年代以来，随着分子遗传学飞速发展，这个领域的进步为定义经典的遗传疾病（如镰状细胞贫血）和复杂遗传性状（如高血压）的基础提供了新的维度。人们对于基因与环境之间相互作用、对非编码基因组影响的认识，奠定了表观遗传学的基础。

利用各种敏感和特异性分子技术，当代医学实践寻求复杂病理生物过程的分子基础，鉴定具有常见疾病风险的个体。为了充分利用现代医学，临床团队越来越依赖于对细胞机制的深入了解和针对疾病分子基础的精准靶向用药。大型临床试验获得的结果产生的治疗应答均值，可能将演变为个性化医学，为特定患者亚群制定更精准有效的治疗方案。本章概述了这些复杂和快速演变的主题，并总结了本书特定章节所强调的分子医学原理。

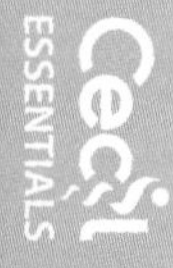

二、脱氧核糖核酸和基因组

所有生物体都具有连续世代传递该物种遗传信息的体系。人类细胞有23对染色体，每对含有独特的遗传信息序列。人类基因组约包含6×10^9个核苷酸或3×10^9个碱基对，形成双螺旋结构。DNA的特异性由存在于互补双螺旋结构中的碱基序列决定，这种结构有助于校正序列错误并为细胞分裂期间复制信息提供结构基础。每条DNA链提供了复制的模板，复制是通过DNA依赖性聚合酶的作用实现的，后者解开双螺旋DNA并高保真地复制每条单链。

除了配子细胞，所有细胞都含有成对二倍体数目的遗传单位，其中一半的遗传单位被称为单倍体。染色体包含的遗传信息的离散功能元件，称为基因。基因是编码特定多肽序列的碱基序列单位（个别例外）。新的证据表明非编码小RNA在这个基本信息的表达中发挥关键作用。人单倍体基因组大约包含30 000个基因，它们散布在不编码蛋白质且功能未知的序列之间。例如，非编码RNA［如转运RNA（tRNA）、核糖体RNA（rRNA）、其他小RNA］是酶复合物的组分，如核糖体和剪接体。每条染色体平均含有3000～5000个基因，大小为1kb～2Mb。

三、核糖核酸的合成

转录或RNA合成是将核DNA中包含的信息传递到被称为信使RNA（mRNA）的中间分子的过程。两种生化差异区分RNA和DNA：RNA的聚合物主链由通过磷酸二酯键连接的核糖而不是脱氧核糖组成，并且碱基组成不同，RNA中尿嘧啶取代了胸腺嘧啶。

RNA以DNA为模板并且通过三种类型的DNA依赖性RNA聚合酶合成，每种聚合酶为多亚基复合物，具有不同核定位和底物特异性。RNA聚合酶Ⅰ，位于核仁中，指导编码18S、5.8S和28S核糖体RNA

的基因转录，这些RNA形成核糖体内具有催化和结构功能的分子骨架。RNA聚合酶Ⅱ，位于核质中，主要转录前体mRNA转录物和小RNA分子。RNA聚合酶Ⅱ的羧基末端被220kDa的蛋白结构域特异修饰，为特异的丝氨酸、苏氨酸蛋白磷酸化的酶促调节位点。所有tRNA前体和其他rRNA分子均是通过RNA聚合酶Ⅲ在核质中合成。

RNA聚合酶由前体转录物合成，在其进一步加工和与核糖体蛋白装配成大分子复合物之前必须被切割成亚基。核糖体的构成和结构完整性来自于rRNA的二级和三级结构，呈现出一系列包含短双链区域的折叠模式。核中的tRNA前体的加工包括5′端前导区的去除、中间的内含子序列的剪接和末端残基的修饰。

在转录过程中，mRNA的前体在核中通过DNA依赖性RNA聚合酶Ⅱ的作用产生，复制DNA双螺旋的反义链来合成单链mRNA，其序列与DNA双螺旋的有义链序列相同（图1-1）。初始的未成熟mRNA首先进行5′和3′末端的修饰：称为帽的特殊核苷酸结构被添加到5′端，这增加了与核糖体的结合并增强了翻译效率；3′端修饰包括通过核酸酶切割约20个核苷酸，随后加入一段由腺嘌呤碱基组成的多核苷酸序列，即所谓poly-A尾巴，具有稳定mRNA的作用。

除了在所有mRNA中均发生的这些变化之外，还发生更多选择性修饰。因为每个基因包含外显子和内含子序列，前体mRNA在不考虑外显子-内含子边界的情况下转录，所以必须经过剪接，使得所有外显子被正确剪切后拼接在一起。剪切或去除内含子序列以产生成熟mRNA的过程是精心编排的事件，涉及剪接体的形成，剪接体是由小核RNA和包含环或套索状结构的特异性蛋白质组成的大型复合物，其中包含作为去除目标的内含子。只有剪接后，经过三磷酸腺苷水解的催化过程，成熟mRNA才能够从细胞核转运到细胞质中，之后被翻译成蛋白质。

选择性剪接是有效产生多种基因产物的过程，由组织特异性、发育过程中的表达和病理状态决定。基因剪接通过表达多种异型体扩展分子多样性。人类大约30%的遗传疾病来自剪接缺陷。成熟mRNA出核后开始翻译的过程，将碱基密码子转化为多肽（图1-2）。特定基因的选择性剪接（即可选择的外显子装配方式）也在转录调控中起作用。催化性RNA（其能够进行自我导向的内切除和修复）的发现，使人们认识到，RNA可以是遗传密码翻译的模板，同时也可以具有酶的作用。

蛋白质合成或mRNA密码子的翻译发生在核糖体上，核糖体位于细胞质中，是由蛋白质和rRNA组成的大分子复合物。翻译过程将三碱基组成的线性密码子转化为相应的氨基酸。四种碱基编码产生64种可能的三联组合（4×4×4），它们对应于20种不同的氨基酸，其中许多氨基酸由不止一种三联碱基编码。为了解码mRNA，衔接分子（tRNA）通过其携带的三碱基反密码子互补配对识别mRNA中的密码子，每个tRNA携带对应于反密码子的氨基酸（图1-3）。

基于mRNA模板，借助核糖体上的rRNA来实现连续非重叠密码子的翻译，核糖体这一翻译装置本质上是多肽聚合酶。20个氨基酸中的每一个氨基酸至少对应一个tRNA分子，代码中的简并性扩展了可用的tRNA分子的数量，降低了多肽链过早终止的可能性，并且减轻了单碱基突变的潜在有害后果。通过核糖体酶活性合成肽键将氨基酸连接起来，并释放tRNA。

在延长的多肽链中，氨基酸的持续连接过程代表了将核DNA序列所包含的信息转化为成熟蛋白质的终末事件（DNA→RNA→蛋白质），蛋白质则直接负责有机体的构成和各项功能。由于氨基酸序列

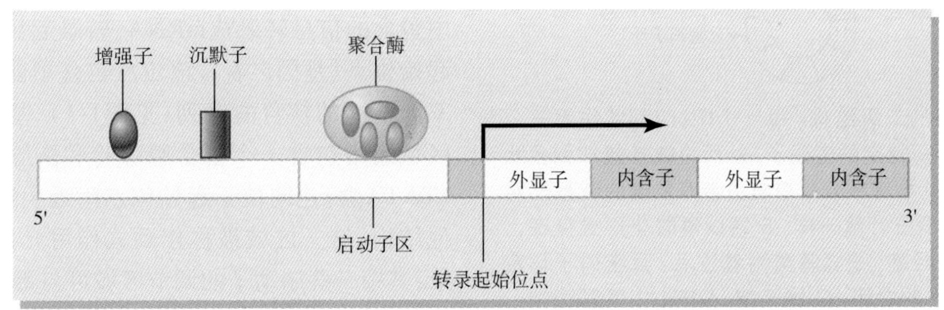

图1-1 转录。基因组DNA上增强子和沉默子位点位于启动子区的5′上游，RNA聚合酶结合于启动子区。转录起始位点在启动子的下游区域，该位点之后是外显子和内含子相间的序列，这些序列通过RNA聚合酶逐一转录

的改变而引起的蛋白质结构或功能的异常是表型改变的直接原因，异常表型定义为疾病状态。

特定毒素和抗体发挥作用的机制是通过抑制RNA的合成来实现的。食用毒蘑菇（条蕈）中毒，是因为其释放一种毒素——α-鹅膏蕈碱，它是一种细胞周期类的辛肽化合物，抑制RNA聚合酶Ⅱ的活性并能阻碍RNA合成的延伸。抗体放线菌素D与双链DNA具有高度的亲和性，能与双链DNA结合并嵌入DNA双链中，抑制DNA依赖型RNA聚合酶的活性进而选择性地抑制转录。几种主要的抗生素可抑制翻译，例如，氨基糖苷类抗生素可破坏mRNA-tRNA密码子-反密码子之间的相互作用，而红霉素和氯霉素则抑制肽键形成。

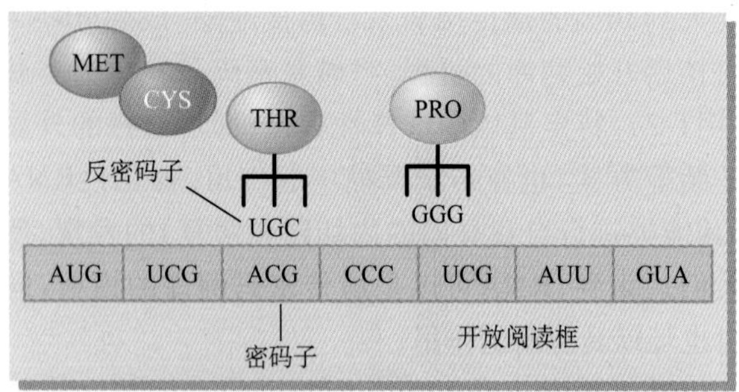

图1-2 翻译。成熟mRNA的开放阅读框具有密码子系列。tRNA分子带有其对应的反密码子，携带相应的特定氨基酸。图中描述了一条短的、正在合成的多肽链。A.腺嘌呤；C.胞嘧啶；CYS.半胱氨酸；G.鸟嘌呤；MET.甲硫氨酸；PRO.脯氨酸；THR.苏氨酸；U.尿嘧啶

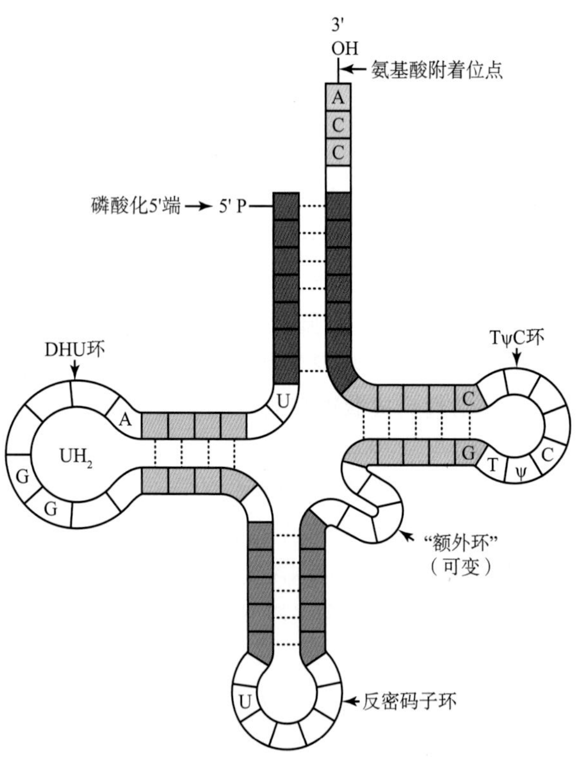

图1-3 tRNA的二级结构。每一个tRNA都能作为一个衔接分子来识别特定的密码子，从而将氨基酸加到多肽链上。约一半的核糖核苷酸单链由带有氢键的碱基配对形成双螺旋，像三叶草一样。5′端以磷酸化形式存在，3′端包含一个羟基，是氨基酸附着位点。反密码子环定位于tRNA分子的中间。C.胞嘧啶；DHU.二氢尿嘧啶；G.鸟嘌呤；UH_2.二氢尿苷；ψ.假尿苷；T.胸腺嘧啶；U.尿嘧啶

四、基因表达的控制

（一）概述

基因表达的节点、持续时间、定位及表达量都是受控于基因组的，是细胞形成及发挥功能的复杂过程中的关键事件。基因表达代表的是遗传信息从DNA模板转录成RNA进而翻译为成熟蛋白质的过程。

转录因子、RNA、染色质结构和表观遗传修饰因子从四个水平协调发挥作用，调节基因的表达。转录调节因子能结合特定的DNA基序，促进或者抑制基因的表达。基因组包含的信息必须转化成RNA或者蛋白质才能发挥作用。通过影响转录因子与DNA基序的结合，从而改变DNA的折叠和修饰，代表了基因调控的其他模式。

在后基因组时代，人们面对的挑战是理解基因组如何被组织、控制和调节。转录因子、染色质结构和核小体组织的修饰构成基因组调控的主要机制。

（二）转录调控

基因表达调节最主要的环节是转录水平的调控。特异性DNA依赖型RNA聚合酶能将基因组DNA中包含的信息转录成mRNA。转录起始于近端转录起始位点（基因5′端），该位点包含了能影响转录速率和范围的核苷酸序列（见图1-1）。基因的启动子区域通常包含一个富含腺嘌呤和胸腺嘧啶的序列（TATA盒）连同位于起始位点附近大约100bp的其他结构，这一区域被称作顺式作用元件，可调节转录。其中一些启动子的调节区域可与蛋白质结合，后者称为反式作用因子，其本身由其他基因编码。转录因子结合的顺式作用调节序列称为反应元件。通常通

过预测蛋白质二级结构来鉴定和描述转录因子家族成员，包括螺旋-转角-螺旋结构、锌指结构和亮氨酸拉链结构。转录因子占基因组编码蛋白的3%～5%。

增强子位点与启动子位点是分开的，一般远离起始位点，位于上游或者下游（即基因的3′端），没有明确的方向。反式作用因子可结合到增强子以改变DNA三级结构或者构象，从而促进在启动子区的转录起始复合物的结合和组装，有时可能是形成大的DNA环的形式。利用生物化学的方法修饰特定的启动子或者增强子序列也可以调节基因的转录，如胞嘧啶-磷酸盐-鸟嘌呤（CpG）丰富区域的甲基化。基因的甲基化一般会抑制基因的转录。沉默子和抑制子作为顺式作用元件，与特异性的反式作用因子结合，降低或关闭基因的转录。

调节基因的转录是一个复杂的过程，可发生在几个水平上。很多基因的表达被调节到一个相对高的水平，这些基因通常被称为管家基因或者组成型表达基因。这些基因表达的蛋白质产物通常是正常细胞的存活或功能所必需的，并且必须在所有情况下都维持在特别稳定的浓度水平。另外，很多基因不表达或表达低于正常的水平，然而在一些特定条件下，如应激或将细胞暴露于能够引发不同于基础状态细胞反应的激动剂中，会引起这些基因的诱导表达或增强表达。例如，在大多数细胞或有机体中，热休克蛋白基因在不同的生理刺激下（如氧化应激、重金属、炎症）能快速表达压力蛋白。增加的热休克蛋白的表达可以补充热休克蛋白的基础水平，热休克蛋白是在蛋白质合成期间发挥关键作用的分子伴侣，可防止蛋白质错误折叠，增加蛋白质迁移和加速蛋白质降解。这些适应性应答表现通常是对细胞或生物体稳定表型的保护。

（三）micro-RNA和基因调节

目前对翻译修饰的调节因素的了解比对转录修饰的调节要少，最近的研究发现存在小RNA（包含21～24个核苷酸），被称为micro-RNA（miRNA），它的存在增加了真核基因组中基因表达调节的复杂性。15年前，在蠕虫中首次发现miRNA，作为保守的非编码RNA，通过Watson-Crick碱基配对结合到目标mRNA的3′非翻译区，最终在翻译水平使基因沉默。编码miRNA的基因表达存在组织特异性，并且散布在与已知基因无关的基因组区域。

miRNA的转录过程是多步骤的，从mRNA启动子控制的位点开始。RNA聚合酶Ⅱ转录前体miRNA，称为初级miRNA（pri-miRNA），其含有5′帽和3′多聚腺苷酸尾。在细胞核中，含有70个核苷酸的较大的pri-miRNA能形成内部发夹环，嵌入的miRNA部分能被双链RNA特异性的核糖核酸酶Drosha识别切割。miRNA识别并降解新生RNA分子，进而导致基因表达沉默。

因为翻译在所有mRNA种类中以相对不变的速率发生，所以特定mRNA的稳定性或半衰期也能作为调节基因表达的另一监测点。mRNA的3′非翻译区包含的序列可调控核酸酶对其的切割和降解。mRNA的稳定性似乎是序列特异性的，并且在一些情况下，mRNA的稳定性依赖于反式作用因子结合到mRNA上。成熟mRNA的5′和3′末端非翻译序列所含的元件也能调节基因的翻译。

从机体的早期发育开始，miRNA可能通过更加复杂的方式来调节基因的表达，正如已被证明的对于种系产生、细胞分化、增殖及器官发生的调节。已有研究显示，miRNA在脑发育、心脏形成、骨骼肌再生、结肠癌和病毒复制中发挥作用。因此，这种基因沉默的机制可能在先天性心脏缺陷、病毒感染、神经退行性疾病、再生医学及肿瘤治疗中发挥潜在的作用。

（四）染色质重塑和基因调控

人类基因组所包含的23条染色体，大小从50～250Mb不等，其长度和复杂性使得转录因子在基因调节过程中发挥DNA特异性结合遇到巨大的挑战。基因表达的调控发生在不同类型的细胞中，并且基因表达的时间和空间特征贯穿整个生物体的生命过程。在真核细胞中，基因组被高度组织成为紧密压缩的核酸DNA-RNA-蛋白结构，形成染色质。其中组蛋白家族是构成染色质结构的基本蛋白，占据一半的染色体区。组蛋白的碱性源于其包含大量的碱性氨基酸：精氨酸和赖氨酸。组蛋白主要有5种类型：H1、H2A、H2B、H3和H4，与基因组DNA形成复合物。两对四种类型的组蛋白形成一个蛋白质核心——组蛋白八聚体，约200bp的DNA分子盘绕在组蛋白八聚体外，形成核小体（图1-4）。核小体中的核心蛋白能够伸出一个氨基末端，该结构使精氨酸和赖氨酸残基暴露在外以便进行共价修饰。之后，染色体进一步形成高级结构，导致DNA更进一步的压缩。核小体以左手超螺旋方式进一步紧密层叠，这样

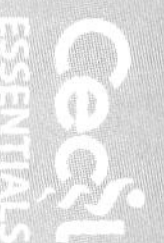

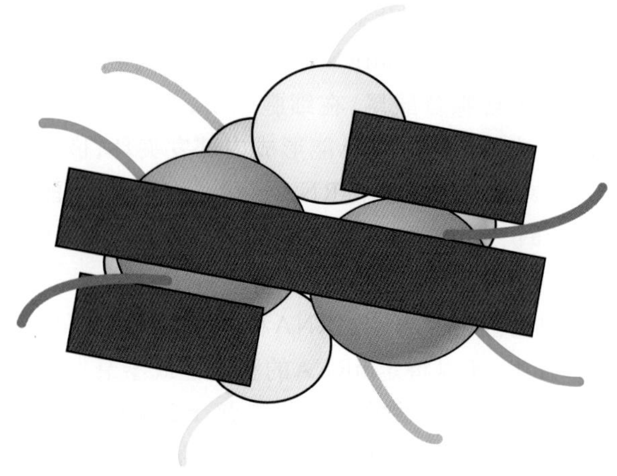

图1-4　核小体的示意图。矩形条块代表缠绕在由8个组蛋白组成的核心外面的DNA链。每个组蛋白有一个伸出的尾部，可以被修饰，从而抑制或激活转录

的负超螺旋可为DNA在复制期间提供能量。

DNA在染色质中的压缩可阻碍其与调节分子如转录因子的结合。染色质压缩状态的改变通常发生于以组织依赖性的方式应答环境和其他发育信号。处于激活转录和染色质结构松弛状态下的启动子位点易于被非特异性DNAase Ⅰ酶切割，这些位点又称为超敏位点。启动子位点上结合的转录因子可以通过蛋白质-蛋白质相互作用影响位于远隔位点（相距数千个碱基）的组织特异性蛋白的增强子元件，从而导致转录激活或抑制。

（五）基因表达的表观遗传调控

复杂的调控网络涉及转录因子、核小体、染色质结构和表观遗传标记。表观遗传是指可遗传的基因表达的改变，而DNA序列没有改变，如DNA甲基化、基因沉默、染色质重塑和X染色体灭活。DNA甲基化的化学标记具有细胞特异性并受发育调控。70%的哺乳动物基因组，通过特异性甲基转移酶使5′-CpG二核苷酸甲基化是另一种基因调控方式。5′-甲基化胞嘧啶的甲基基团形成的空间位阻阻碍了转录因子的占位，从而激活或抑制基因表达。大多数基因位于CpG岛中，显示出基因组中基因活性的位点。

以类似的方式，组蛋白各种修饰包括磷酸化、甲基化、泛素化和乙酰化，以遗传的方式传递和重建。其他表观遗传机制不涉及DNA的基因组修饰。例如，在乳腺癌细胞中，编码雌激素受体α基因的修饰与带有5-甲基胞嘧啶（^{5m}C）位点多个下游靶点基因的沉默有关。可有效检测表观遗传标记传递中反馈循环的方法正在研发中。

组蛋白或表观遗传的动态修饰（即DNA甲基化和乙酰化）在一些肿瘤进展中的作用已被应用于治疗。组蛋白乙酰转移酶（HAT）和组蛋白去乙酰化酶（HDAC）在基因组添加和去除乙酰化的过程中相互拮抗。基因组范围的HAT和HDAC分析已开始提供基因调控复杂模式的重要线索。具有一系列生化和生物活性的几种组蛋白去乙酰酶抑制剂目前正在研发中，并已开展抗癌临床试验。Ⅰ期临床试验的结果表明，这些药物耐受性良好。抑制去乙酰化酶，可改变染色质组装，激活基因组的转录。由于HDAC的作用机制涉及凋亡、细胞周期控制和细胞分化，目前的临床试验正在探索这些新型制剂对于人类癌症的治疗效果。

五、遗传序列变异、人群多样性和遗传多态性

DNA的稳定可遗传的改变被定义为突变。目前对于突变的严格定义并不依赖于功能相关的序列改变，而是指DNA原始序列的改变。考虑到历史背景，突变的最初的定义是基于生物体的遗传表型中可识别的变化。在20世纪中期，随着生物化学分型越来越精确，研究人员证明许多蛋白质在不同个体中可以多种形式存在，并且这些形式被认为是编码该蛋白质的基因变异的结果（即等位基因变异）。随着DNA测序技术的发展，突变的概念从只有通过鉴定表型差异才被认定的突变转变为可以精确地定义为DNA结构水平的改变。虽然大多数突变是从父母稳定遗传给子女，但是有一些突变是致死的、不能遗传的。基因组中有些区域包含成串存在的重复次数高度变化的序列（即串联重复），表明一些突变相比于其他突变具有不稳定性。这些串联重复在后面将进一步描述。

突变包括不同的类型（表1-1），可涉及缺失、插入或单碱基的取代，这些被称为点突变。取代可以进一步分类为：不引起编码氨基酸的改变时，称为沉默突变（同义突变）；引起编码氨基酸的改变时，称为错义突变；当突变导致过早的翻译终止（即终止密码子）时，称为无义突变。偶尔，点突变可以改变前体mRNA的剪接过程，产生剪接位点或消除剪接位点。当外显子发生单碱基或双碱基缺失或插入时，会导致移码突变，通常会引起现有框架内终止密码子过

早终止翻译。另一类突变谱包括整个基因的大片段缺失或一组毗邻基因的缺失；缺失、重复和一个片段从一条染色体易位到另一条染色体；整个染色体的重复或缺失。这些染色体突变在许多肿瘤的发生中起重要作用。

表1-1 突变的分子基础

类型	示例
点突变	
缺失、插入、缺失-插入	多囊肾
替换	
沉默	囊性纤维变
错义	镰状细胞贫血、多囊肾、先天性长QT综合征
无义	囊性纤维变、多囊肾
大突变（基因或者基因簇）	
缺失	Duchenne型肌营养不良
插入	Ⅷ因子缺乏（血友病A型）
重复	Duchenne型肌营养不良
倒位	Ⅷ因子缺乏
三核苷酸重复扩展	亨廷顿病
很大的突变（染色体片段或者染色体）	
缺失	特纳综合征
重复	21-三体综合征
易位	XX男性[46,X；t(X；Y)]*

*Y染色体的一部分易位到X染色体上，包含控制睾丸分化的位点。

译者注：原著分类有误，译者已更正。

对于任何给定的基因座（译者注：男性的X、Y染色体上的基因除外），每个个体拥有两个等位基因，分别来自父母。相同的等位基因定义为纯合，不同的等位基因定义为杂合，这些等位基因的遗传方式遵循经典的孟德尔遗传定律。随着人们对于突变和等位基因变异的分子基础的理解逐步深入，可以通过精确分析特异DNA序列获得人群中的分布情况。在群体角度研究的DNA序列差异被称为遗传多态性，这些多态性构成了物种内部和物种之间多样性的基础。

尽管群体中良性的遗传多态性很普遍，但是有害突变是罕见的，因为选择压力会消除人群中很多有害突变（致死性），基因组序列的多样性是多态性变化的反映。基因组的一些部分非常稳定，并没有多态性变化，而其他部分是高度多态的，这些序列中一直存在变异是因为这些序列变化在功能上是良性的。换句话说，不同个体间DNA序列的多态性差异可以通过是否对表型产生影响进行分类：对表型没有影响、对表型产生良性影响、对表型产生负面影响（突变）。后者可以进一步分为单独即可产生功能异常表型的突变，如单基因病（镰状细胞贫血），以及单独不能产生异常表型，但是与其他突变共同产生功能异常表型的突变（复杂疾病如特发性高血压）。

基因组内非编码区的多态性比编码区更为常见，一种常见类型就是短串联重复序列。如果这些串联重复比较长，则称为可变数目串联重复序列（VNTR）；如果比较短，则被称为短串联重复序列（STR）。在有丝分裂过程中，串联重复序列是可变的，如果复制错误发生的频率足够高，人群中串联重复序列长度变化就会常见；而如果串联重复序列长度改变的频率足够低，多态性的大小即可作为家族中稳定的基因型性状，重复序列的多态性可用于确定特定的基因位点的家族性遗传。

多态串联重复序列在整个基因组序列中普遍存在，通过分析它们与互换和重组事件的连锁关系，使它们作为特定感兴趣基因的遗传标记。通过分析人类基因组中多个基因的多态性（基因分型），发现个体间基因组DNA序列存在明显的差异。单核苷酸多态性 (SNP)是最常见的变异，在一段DNA序列上，染色体间存在单个碱基的差别（图1-5）。通过对具有种族代表性人群进行基因分型发现，人类大约存在1000万个变异（平均每300个碱基出现一个变异位点），构成了人群90%的常见SNP，而罕见的变异占其余的10%。一个物种的每一代个体，一个基因发生多态性变化的频率是10^{-7}～10^{-4}。鉴于人类基因组中基因的数目，人类基因组碱基突变率在0.5%～1.0%即为多态性。在这种情况下，新的变异可以追溯到突变事件发生时染色体背景周围的等位基因。

单体型是一条染色体或部分染色体上等位基因特定类型的组合（见图1-5）。当亲代染色体发生交叉时，包含另外的突变的新嵌合单体型就通过重组产生了。单体型中的SNP等位基因可以在群体中与其他的基因一起遗传，这种机制叫做连锁不平衡（linkage disequilibrium，LD）。两个SNP之间的关联随着距离的增加而减弱，可以用邻近的SNP来识别LD的状况。反之亦然，应用少数特定的SNP通常也能预测该区域其他常见变异的位置。

在一个群体中，经过数千代的重组，与突变关联的单体型可望变得常见。基于LD绘制遗传图谱，是将整个人群作为大的遗传家系树进行基因定位，而不需要构建家谱，有别于经典的孟德尔遗传。在1000万

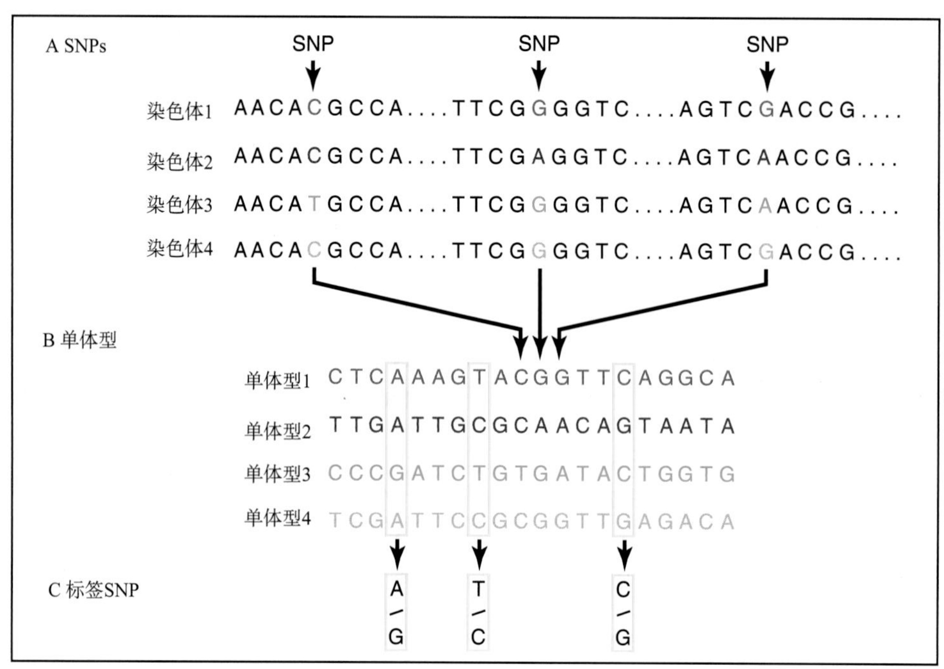

图1-5 单核苷酸多态性(SNP)、单体型和标签单核苷酸多态性。A.4个个体显示了在相同染色体上大致相同的DNA序列。SNP是指在DNA区域中显示变异的3个碱基。B.相邻的SNP组合构成了单体型。C.标签SNP是用于对来自20个单体型中4个独特单体型进行基因分型的有用工具(修改自International HapMap Consortium: The International HapMap Project, Nature 426:789-796, 2003.)

个可能的变异中,国际HapMap计划和Perlegen私人风投已经从超过341个代表不同人群的个体样本中获得了800万个变异,构成了公共人类SNP图谱。分布在无关个体基因组中的SNP为绘制基因型和适度表型之间的统计学关联提供了一个足够大的样本。目前,突变被定义为导致细胞或器官功能缺陷的等位基因多态。

对于单基因病来讲,采用共分离分析基因与特定表型之间的因果关系仅需要少量的患病个体。而对于复杂疾病(如糖尿病、高血压、癌症)的分析,需要考虑环境因素和基因的微妙的组合效应。只有通过研究患者与一般人群之间基因频率的变化,才有可能找到病因。在后基因组时代,基因定位需要基于LD关联分析和覆盖数千至100 000个碱基对的高密度遗传图谱。为了使全面的关联分析在临床实践中得以推广应用,日趋便宜的基因序列测定和高密度的常见多态性图谱必须与疾病的所有可能的表型相关联。HapMap和Perlegen队列的纵向研究可以确定饮食、运动、环境因素和家族史对未来临床事件的影响。只有如此,才能确保足够的样本大小和数据量,否则遗传种群理论将难以用于研究人类基因序列变异与复杂疾病性状的关联。

六、基因图谱和人类基因组计划

基因定位的过程包括确定基因组特异基因座的相对次序和距离。图谱可以分为两种类型:遗传图谱和物理图谱。遗传图谱是通过基于相关的基因座与其他已知基因座的重组事件的频率的统计分析,来鉴定特定基因座的基因组位置。物理图谱是通过直接测量相关的基因座与基因组上特定的标记位点之间的距离,来鉴定其在基因组上的位置。基因在染色体上的精确定位是非常重要的,可用于确定在减数分裂期间发生重组时,一条染色体的一部分与互补染色体相应部分发生交换(或互换)的可能性(图1-6)。

在减数分裂重组期间,从一个亲本获得的遗传基因座或等位基因与从另一个亲本获得的基因座或等位基因进行交换以产生新的等位基因组合,染色体序列上不同基因座之间发生重组的可能性与彼此间的线性距离呈正相关。重组概率(即距离)通常以厘摩(cM)为单位定量,1cM代表两个等位基因在减数分裂期间发生互换事件的概率为1%。互换事件是发育期间混合亲本基因序列的基础,使得后代具有遗传多样性。通过分析特异性等位基因共同遗传的倾向,提示人类基因组中的重组距离约为3000cM。

鉴定控制特定多基因疾病表型的基因，需要了解人类基因组的拓扑结构，它们密不可分地链接在一起与环境相互作用。1985年首次提出的人类基因组计划是致力于确定人类基因组的完整核苷酸序列的国际性项目，包括构建详细的遗传图谱、物理图谱和转录图谱，以及鉴定基因和其特征。这项大规模生物学研究项目的实施被诺贝尔奖得主詹姆斯·沃森(James Watson)称为他生命中的重要时刻，见证从DNA双螺旋的发现到人类基因组30亿碱基对的测序征程，为理解人类的进化、推动人类健康事业发展开辟了途径。

在人类基因组计划最早的成就中，首数绘制1cM分辨率的图谱，每个图谱包含3000个多态标记，以及确定了52 000个序列标签位点。对于基因组范围的功能研究技术已取得重大进展，包括高通量寡核苷酸合成，标准化和消减的互补DNA(cDNA)文库和DNA微阵列。1998年Celera私人企业提出一个目标，类似于人类基因组计划，使用革命性的方法，其称为鸟枪测序，以确定人类基因组的序列(http//www.dnai.org/c/index.html)。鸟枪测序方法被设计用于随机、大规模测序，随后通过计算和数学建模对测序片段进行比对。最终，人类基因组计划与Celera公司合作，在2001年完成了整个人类基因组的精细图谱。

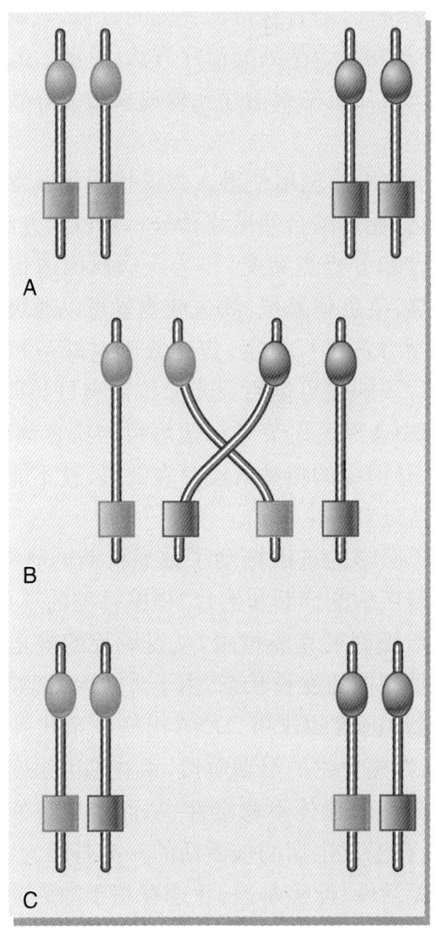

图1-6　互换和重组。A.两条单倍体染色体，来自两个亲本（红色和蓝色），圆形和正方形代表两个基因座。B.来自每个亲本的一个单倍体染色体发生互换。C.染色体重组使一个基因座（正方形）从一个单倍体染色体转移到另一个单倍体染色体

源于正常生物变异或序列多态性，所产生的基因组序列差异导致限制性片段长度多态性(RFLP)，个体间彼此不同并且严格遵循孟德尔遗传定律世代传递。这些多态性可作为基因组中特定基因座的遗传标记。基因组中用于定位的RFLP中最具应用价值的一个类型是由串联重复序列产生。在STR的复制过程中，由于DNA聚合酶的滑动或阻塞而产生串联重复数目变化；而较长的重复变异序列是通过不等互换产生。STR分布在整个基因组中并具有高度多态性，这些标记在每个基因座具有两个不同的等位基因，分别来自父母双方，通过分析STR多态性可以分辨出同源染色体的亲本来源。

基因组中高度多态的串联重复序列可作为遗传标记，通过关联或者连锁分析来定位基因。连锁分析基于一个简单的原理：在减数分裂时，基因与特定标记越接近，发生互换事件的可能性就越小。对于任何位点均可进行连锁分析，其中一个位点就可能包含引起疾病的突变(图1-7)。

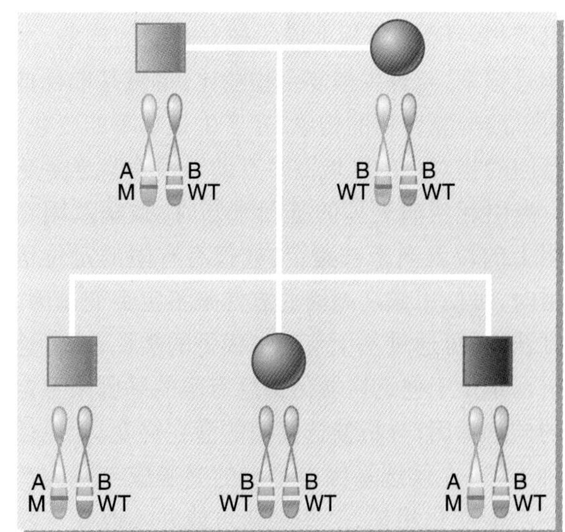

图1-7　连锁分析。对突变（M）和多态标记（A）的连锁分析显示紧密连锁，突变与A等位基因共分离，而野生型基因（WT）与B等位基因相关联

七、鉴定突变基因

推断一个特异的基因序列可引起特定人类疾病，需要鉴定目标基因中的突变。如果这个被锁定的基因是已知的引起疾病表型的基因，可通过常规克隆和测序策略来识别突变。多种技术可用于检测基因突变。涉及DNA大片段插入或缺失的突变可以采用Southern印迹杂交，在这项技术中，被分离的DNA片段与放射性标记的cDNA序列片段杂交。特异性限制性核酸内切酶可识别DNA特异位点，进而切割DNA序列以产生较小的片段，之后通过琼脂糖凝胶电泳进行分析。与对照野生型序列相比，突变序列片段分子大小的改变可通过在凝胶上迁移率的变化来显示。聚合酶链式反应(PCR)也可用于鉴定突变。

在PCR途径，合成分别与目的序列区域双链DNA每条链互补的寡核苷酸链(长20～40个碱基)，其作为扩增目的DNA序列的引物，加入到DNA溶液中。提高溶液的温度以分离DNA双链，退火后引物可结合靶向互补序列。热稳定的DNA聚合酶从引物退火位点以5′→3′方向合成新的DNA链。使用若干个温度循环(通常不超过40个)扩增序列，逐渐提高目的片段的浓度，之后通过琼脂糖凝胶电泳鉴定PCR产物。可以分离产物并对其进行测序以鉴定可能的突变。

如果基因比较大且突变的位点是未知的(特别是点突变)，则可以使用其他方法来鉴定外显子序列中可能的突变位点。常用的方法为单链构象多态性(SSCP)，在非变性琼脂糖凝胶电泳中，突变可改变PCR产物与DNA模板形成的短复合物的构象，从而影响迁移率。与野生型复合物相比，单碱基取代或缺失可以改变复合物的构象，并产生迁移率的变化。对该基因的相对小的区域测序有助于精确鉴定突变。

当引起疾病表型的基因未知时，致病基因在基因组上的位置尚未被鉴定，或仅有有限的定位信息可用时，可使用候选基因的方法来鉴定突变基因。在该方法中，可通过基于与动物模型的类比，或者通过分析已定位于候选区域但信息有限的基因来鉴定潜在的候选基因，分析候选基因的潜在突变。无论使用何种方法，在候选基因中鉴定的突变应与基因产物中的功能变化相关，一些突变可能并不改变产物的功能，不会产生表型的改变。基因产物的功能变化可以通过细胞培养系统来评估，通过构建携带突变的cDNA序列的载体瞬时转染细胞来表达突变蛋白质，进而评估蛋白质功能。或者，将导入突变基因的雄原核植入超排卵操作后的受精卵细胞，建立特定的过表达突变基因的动物模型，即转基因动物，可以携带多个拷贝的特定基因，可以人为破坏某个目的基因或者使其不能表达目的产物(即基因敲除动物、某特定基因杂合性或纯合性丢失的动物)。

(一)分子诊断

分子技术的应用不仅仅限于确定遗传疾病的精确分子基础，通过利用PCR精确而灵敏地扩增罕见的核酸序列，可实现对感染性疾病的快速诊断。可以快速诊断由快速生长或缓慢生长的微生物引起的感染，如结核分枝杆菌感染。微生物对于特定抗生素的抗性基因也可以通过PCR技术进行验证。对生物体的整个基因组的测序如大肠杆菌、结核分枝杆菌和梅毒螺旋体，提供了前所未有的机会来监测感染的流行病学特征。随着获得性突变的进程，定制抗生素治疗，并开发基于基因的治疗方法(见随后的讨论)，用于对抗常规抗生素治疗无效或仅边缘有效的传染性病原体。

分子技术的应用使得人类遗传学领域发生了革命性变化。通过结合使用连锁分析和PCR方法，可以精确定位和分析点突变。作为疾病病因遗传学基础的另一端，染色体易位、缺失或重复可以通过常规细胞遗传学方法进行鉴定。包含数千对碱基和许多基因的大片段缺失可以用荧光原位杂交(FISH)呈现，克隆的DNA片段用荧光标记后可与染色体DNA杂交，如果基因组的相关区段存在缺失，就不能在相应的染色体位置产生荧光。

分子医学的进展推动了致癌机制的研究，并革新了肿瘤疾病的诊断和治疗。根据目前的观点，肿瘤产生自单细胞的克隆增殖，从受调控的静止状态转化为不受调控的生长状态。由于外源因素(如辐射暴露)或遗传因素的作用，DNA损伤在亲代肿瘤细胞中积累。在癌发生的早期阶段，某些基因组变化可能会赋予内在的遗传不稳定性，从而增加额外损伤的可能性。在癌发生期间被激活的一类基因为癌基因，通常以无活性(原癌基因)状态存在于哺乳动物基因组中，当被激活时，通过特异性细胞内信号转导途径促进不受调控的细胞增殖。

通过分子技术检测特异性肿瘤标志物和特异性的癌基因标志——较大的染色体异常(即促进肿瘤发生的易位或缺失)已广泛应用于恶性肿瘤的诊断。

这种方法可用于检测活检标本中特异性肿瘤标志物和癌基因，在化疗过程完成后，监测循环恶性肿瘤细胞的存在或持续性，并且鉴定对于特异化疗药物的遗传抗性。通过使用常规的连锁分析和候选基因分析，未来的研究将能够识别具有肿瘤遗传倾向的个体。大部分内容将在后面的章节中讨论。

基因芯片或表达阵列技术的出现是分子诊断领域的突破性进展，其可用于研究复杂疾病的病理生理特征。这些方法包括用放射性或荧光标志物标记从细胞或组织标本分离的mRNA库产生的cDNA，并将其退火至固相底物，后者包含已知序列的许多不同多核苷酸。监测来自结合到阵列上特定位置的标记的cDNA链的信号，并且将特定序列的相对丰度与参考方案进行对比。微阵列方法可作为分子指纹图谱用于诊断特定疾病（即恶性肿瘤的类型及其对治疗的敏感性和预后），并鉴定在特定疾病状态下表达上调或下调的基因（即疾病调节基因的鉴定）。

除了用于传染病和肿瘤的诊断与治疗，分子医学技术还有许多其他应用，如可用于分析代谢中的遗传差异，其可以调节一个群体的药理应答（即药物基因组学），解决特定的法律问题，如亲缘关系鉴定或确定犯罪罪行，以及在精确遗传学基础上进行流行病学分析。

（二）基因与人类疾病

人类遗传疾病可以分为三大类：由单个基因的突变引起的遗传病（单基因疾病，孟德尔遗传性状），由多个基因的突变引起的遗传病（多基因疾病，复杂疾病性状）和由染色体异常引起的遗传病（表1-2）。在上述三类疾病中，环境因素可通过调节基因的表达或者使机体在应激和压力下表达出生化异常，从

表1-2 突变的分子基础

类型	示例
单基因病	
常染色体显性	多囊肾1型、神经纤维瘤病1型
常染色体隐性	β地中海贫血、戈谢病
X连锁	血友病A、Emery-Dreifuss肌营养不良
多个突变之一	家族性高胆固醇血症、囊性纤维化
多基因病	
复杂疾病性状	1型糖尿病、原发性高血压、动脉粥样硬化、恶性肿瘤
染色体异常	
缺失，重复	特纳综合征（单体）、21-三体综合征（三体）

而改变疾病的表型。

典型的单基因疾病包括镰状细胞贫血、家族性高胆固醇血症和囊性纤维化等。遗传性疾病可以通过单一特异性突变（如镰状细胞贫血）或通过特定家族中几种突变中的任何一种（即鲍林范式，Pauling paradigm）引起（如家族性高胆固醇血症、囊性纤维化）。在这些疾病中发生的一些进化可以保护宿主。例如，镰状细胞贫血个体出现对抗恶性疟原虫疟疾的保护，囊性纤维化个体可出现针对霍乱的保护。多基因疾病或复杂疾病性状的实例包括1型糖尿病（胰岛素依赖性）、动脉粥样硬化性心血管疾病和原发性高血压。染色体疾病常见实例包括多了一条21号染色体（21-三体综合征）。

单基因疾病的总体发生率约为1%。约60%的疾病为多基因病，包括那些较晚才发生的由遗传因素决定的疾病。约0.5%的单基因疾病包括染色体异常。染色体异常是自然流产和畸形的常见原因。

与早期遗传学家的观点相反，很少的表型是完全由单一基因座所决定。单基因疾病相对不常见。然而，它们仍然有助于理解遗传的一些基本原则。三种经典的单基因疾病类型包括常染色体显性遗传、常染色体隐性遗传和X连锁。显性和隐性是指遗传性状的遗传性质，并且与特定基因座受累等位基因的数量相关。如果单个等位基因突变就决定表型，则称该突变为显性突变，也就是说，杂合状态个体将出现疾病表型。如果必需两个等位基因均存在突变才出现疾病表型，则称该突变为隐性突变，也就是说，只有纯合状态（两个等位基因突变的位置和类型可以相同或者不同）的个体才会出现表型。显性或隐性突变可导致基因产物的功能丧失或获得。如果突变存在于X染色体上，则被定义为X连锁（其在雄性中根据定义被看作显性遗传）。

鉴别这三种遗传机制的重要性在于，疾病必然涉及导致单一蛋白质异常的单一基因组异常。经典的已被鉴定的遗传疾病由编码序列（外显子）的突变产生。然而，基因组的内含子和其他非翻译区中的突变可能干扰特定基因的功能或特定基因的表达。具有这些类型突变的疾病的实例包括强直性营养不良和弗里德赖希共济失调。

具有显性单基因疾病的个体通常有一个受累的亲代，并且有50%的机会将该突变传递给他或她的后代，不受性别影响。未受累个体不会将疾病性状传递给后代。相反，具有隐性单基因疾病的个体通常具

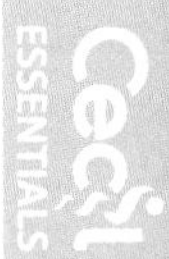

有临床上正常的父母。两个亲代携带杂合突变，每一个后代有25%的概率出现临床表型，50%的概率携带一个突变但不出现临床表型（即生育未受累的携带者）。

尽管常见多基因病的遗传是明确的，但同一致病基因的突变引起的疾病在不同患者可出现临床表型的差异（如镰状细胞贫血）。临床表现变异性被定义为携带特定基因突变时个体所观察到的表型效应的范围。外显率指携带特定基因突变的个体中只有一小部分出现程度不一的突变临床表现，定义为表现出疾病的临床表型特征的个体比例。

三个主要决定因素可能在临床变异或特定遗传性疾病的不完全外显中起作用：环境因素、其他的遗传位点的影响和随机可能性。环境因素可以通过以下几种方式来调控基因表达，进而调节疾病表型，包括作用于转录因子（例如，转录因子对细胞的氧化还原状态较为敏感，如核因子-κB）或基因启动子顺式元件（如叶酸依赖性富含CpG区域的甲基化）或翻译后修饰（如赖氨酸氧化）。其他基因对于致病基因突变作用的调节反映了遗传背景的多样性对于原发性疾病表型的影响。许多实例中存在疾病修饰基因的作用，在具有相同的原发性疾病致病突变的个体之间产生表型变异（即基因-基因相互作用），以及疾病修饰基因与环境因素相互作用以改变表型（即基因-环境相互作用）。这种相互作用在多基因疾病中很重要，基因-基因和基因-环境相互作用可以调节疾病的表型。例如，在镰状细胞贫血患者中，一些人出现疼痛危象，而其他人表现出急性胸部综合征，还有一些人有其他表现，如溶血性危机。

线粒体基因组突变可引起线粒体遗传病。线粒体DNA仅从母亲遗传。在同一细胞内和个体的不同线粒体中的DNA突变可存在差异（即杂质性）。线粒体基因组异常引起的疾病有Kearns-Sayre综合征和Leber遗传性视神经病。越来越多的线粒体基因组疾病被发现报道，在大量多基因疾病中可能都存在线粒体基因组异常。

（三）分子医学

分子策略的主要目标是恢复携带基因突变个体的正常基因功能。目前的方法是初级的，要想取得成功，必须克服许多障碍。

将完整的基因递送到细胞中并非易事，难以保证新基因的持续表达，因其与基因组的融合存在可变性，由此导致的调节表达也具有可变性。目前已有多种方法，但没有一种是完全成功的。具体包括：①将cDNA包装在病毒载体如腺病毒中，基于细胞摄取病毒的能力使cDNA进入细胞；②通过磷酸钙诱导的细胞膜扰动递送cDNA；③将cDNA包封在可与细胞膜融合并由此递送cDNA的脂质体中。

cDNA被成功递送到相应细胞后，基因产物的表达量和持久性是重要的变量。表达量由细胞摄取的cDNA拷贝数及它们在细胞基因组中的掺入程度决定。表达的持久性部分取决于序列和蛋白质产物的抗原性。

尽管这些技术仍然存在一些局限性，但是目前已经采用基因治疗方法成功治疗腺苷脱氨酶缺乏症，这表明这种方法所基于的原理是合理的。基因治疗曾出现过意外死亡，这一新闻在科学界和媒体中被广泛报道，造成基因治疗的临床试验的步伐明显减慢。对于其他遗传疾病的治疗和作为一种手段诱导治疗性蛋白表达（如血管内皮细胞生长因子促进缺血组织中的血管生成）正处于研究之中。

基于对疾病分子基础的认识，可发现特定的疾病靶点。这方面已经推动了用于难治性疾病新疗法的开发。伊马替尼（imatinib）是一种特异阻断BCR-ABL激酶的酪氨酸激酶抑制剂，可有效治疗慢性期慢性粒细胞性白血病。针对肿瘤坏死因子-α（英夫利昔单抗，infliximab）和可溶性肿瘤坏死因子-α受体（依那西普，etanercept）的单克隆抗体作为生物调节剂，可有效治疗慢性炎症性疾病，包括炎性肠病和类风湿关节炎。分子治疗的方法正在迅速扩展，未来有望治疗多种疾病。

除了与癌症相关的类别（如DNA、RNA修复），基因表达阵列已经鉴定出其他与临床相关的调节途径的相互作用。使用微阵列基因表达方法的缺陷在于没有考虑蛋白质编码产物的转录后和翻译后修饰，未来可能通过蛋白质组学的发展来克服这一问题。这种信号网络的过程可增加或者减弱基因表达，维持数秒到数周时间。许多工作仍然是致力于提高现有的对肿瘤通路抑制或者激活的认识。将从培养的特定细胞、人类疾病的小动物模型和人类样品的表达谱中搜集证据来研究调节的基础通路和节点，进而进行合理的药物设计和确定靶标。考虑到组织异质性和不同细胞类型之间的变化，新系统引入基因组和计算研究的方法，将推动对肿瘤发生发展机制的研究。生物学家和临床医生将采用来自这些工具的信息去理解促进生存、促血管生成和免疫逃逸等事件，所有这些都将有助于这个领域的发展。

哪些潜在的诊断工具可以用于确定药物反应的遗传决定因素呢？源于人类基因组计划的全基因组方法与微阵列、蛋白质组分析和生物信息学方法相结合，将鉴定出编码药物靶标（如受体）的多种基因。类似的高通量筛选必将加深对治疗结果和副作用的了解，这些是与基因多态性有关的。

（四）基因编辑

基因组编辑工具的发展彻底改变了研究人员对来自人的干细胞基因组进行精确改变的能力，促进了基因工程动物（如小鼠和大鼠）及人类细胞的快速和低成本的生产。在细菌中首次发现了成簇的被规则间隔的短回文重复序列（clustered regularly interspaced short palindromic repeats，CRISPR）途径，对细菌来讲，这一途径提供了对先前病毒感染的免疫学记忆。

随着CRISPR相关蛋白9（Cas9）和引导RNA（gRNA）的应用，这个相对简单的原核系统已被证明可作为一个有效的位点特异性核酸酶，其在哺乳动物细胞中的序列识别具有低脱靶效应的特点。例如，从受疾病侵袭的有机体或患者的皮肤成纤维细胞，可产生诱导多能干细胞（iPSC），用于分化为iPSC来源的心肌细胞或骨骼肌细胞或两者皆有。突变修复，采用共打靶策略，将具有可经锌指酶介导的同源重组的功能框架导入待修复位点，同时修复突变。CRISPR系统，正日益广泛应用于哺乳动物干细胞的靶向修复。所用的靶向载体，可带有自我清除结构，使目的基因可以得到无痕修复。

（五）药物遗传学

药物遗传学的未来是了解影响药物副作用的所有因素。这样，可以避免过早放弃特殊的药物类别，有利于进行合理的药物设计和治疗。

要使药物遗传学更加广泛应用且被纳入医学实践，仍需克服许多障碍。目前医学实践中的试错法已很成熟，但是药厂生产的具有突破性的药物需要采用新的模式来确定个体的用药剂量。对临床医生开展有关分子生物学和遗传学的培训必须补充临床药物基因组学内容，其决定了循证医学时代的效率。药物基因多态性，不像其他临床变量需要反复检测如肾功能，只需一次检测，最好在新生儿期开展。

治疗优化的多基因模型仍然面临障碍，主要在于遗传信息的滥用及额外成本。然而，单核苷酸多态性（SNP）单体型分型具有鉴定群体中遗传相似亚群，以及基于更强的遗传标记开展随机化治疗的潜力。在群体水平上，基因组变异在群体内要比在不同的种族和种族群体间更大。

治疗效果和宿主毒性受患者的特定疾病、年龄、肾功能、营养状况和其他伴发因素的影响。未来将提出对癌症、高血压和糖尿病患者提供新的药物治疗选择的挑战。源于新的基于个体的、相互作用和互补分子途径的治疗方法，将会推动多系统疾病（如代谢综合征）的治疗。

（六）再生医学

再生医学需要新的手段和方法来修复受损的细胞或组织，并且能够实现预期的正常功能的完全恢复。通过利用生物制剂、药物、医疗设备及基于细胞的疗法，这一新兴领域代表了组织工程、干细胞生物学、生物材料和基因治疗的多学科融合。50多年来，实体器官如角膜、心脏、肺、肾脏和活体供体肝脏的移植已在医疗外科手术中成熟应用，但有限的供体来源限制了其广泛应用。组织工程移植物用于烧伤后的伤口和糖尿病导致的足部溃疡的皮肤替换，先前的策略是取患者的细胞进行体外培养，最终实现替代膀胱或用于旁路手术的血管移植物。

James Thompson发现人胚胎干细胞可以在培养皿中培养，同时，Shinya Yamanaka发现可以将成年哺乳动物细胞重编程为iPSC，一个新的领域——再生生物学应运而生。通过借助于1～4个转录因子，iPSC可具有体细胞重编程的共同特征。胚胎干细胞（ES）具有干细胞克隆形成、自我更新和多能性的共同特征，这是分化成多细胞成熟生物体的多种细胞谱系的前提条件。技术和伦理问题促使人们寻找新的细胞来源，包括从单个卵裂球分离ES细胞，能够绕过胚胎破坏，以及使用植入后剩余胚胎作为ES细胞供体。体细胞核移植（SCNT）或核转移是一项从健康宿主卵细胞成功克隆和重编程为成体动物细胞核的技术。SCNT提供了适合于供体生物体的干细胞来源，并且有望加速在人类应用的步伐。因为干细胞和前体细胞可以从很多细胞来源中获得（如胚胎、成体组织），它们在动物模型中的操作和移植，以及在人类中的试验性研究正越来越多地提供实体器官移植的替代和补充策略，从而扩展了再生医学的平台。

细胞的可塑性及成人实体器官的低水平再生能力贯穿整个生命周期，这些事实已经推翻了先前的关于有丝分裂后期、终末分化器官缺乏再生能力的观点。年龄、性别、疾病状态和其他风险因素影响细胞再生可塑性、增殖和细胞功能。

来源于骨髓或外周血的祖细胞是否能安全有效地应用？临床和转化科学家正在积极开展临床试验，以探索干细胞治疗是否对脑卒中、心脏病和脊髓损伤具有治疗效果。由于来自联邦、州和私人机构的大量投资，对干细胞治疗的报道越来越多，已经产生了错误的期望。尽管如此，骨髓干细胞移植已经成为几种血液疾病治疗的标准方法，并且新的组合策略正在进行临床试验。除了与来源于胚胎、胎儿或成体干细胞系移植相关的可行性问题之外，精准医学是根据个体的基因组和疾病状况进行定制治疗从而进入临床应用，因此未来还需要面对大规模临床试验的挑战。

推荐阅读

Cheng H, Force T: Why do kinase inhibitors cause cardiotoxicity and what can be done about it? Prog Cardiovasc Dis 53:114–120, 2010.

Collins FS, Green ED, Guttmacher AE: A vision for the future of genomics research, Nature 422:835–847, 2003.

Evans WE, McLeod HL: Pharmacogenomics: drug disposition, drug targets, and side effects, N Engl J Med 348:538–549, 2003.

Kim H, Kim JS: A guide to genome engineering with programmable nucleases, Nat Rev Genet 15:321–334, 2014.

Orlando G, Wood KJ, Stratta RJ, et al: Regenerative medicine and organ transplantation: past, present, and future, Transplantation 91:1310–1317, 2011.

Willard HF, Ginsburg GS, editors: Genomic and personalized medicine, New York, 2009, Elsevier.

Zamore PD, Haley B: Ribo-gnome: the big world of small RNAs, Science 309:1519–1524, 2005.

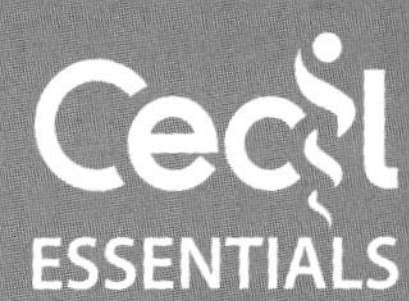

第二部分

心血管疾病

第2章 心脏和血管的正常结构与功能

著　者　Nicole L. Lohr　Ivor J. Benjamin
译　者　董　哲　审校者　李　菁

一、定义

循环系统由心脏和动静脉血管网组成。动脉与静脉往往伴行，一端通过心脏相连，另一端通过毛细血管网相互沟通（图2-1）。心脏由左、右心房和左、右心室组成。心房为低压心腔，当心室处于收缩期时，血液存储在心房里；心室处于舒张期时，血液自心房注入心室。左右心室则为高压心腔，分别负责将血液泵入肺循环（右心室）和体循环（左心室）。左心室室壁较右心室厚，以满足体循环灌注所需要的高压。

四个单向开放的瓣膜保证了心腔内的单向血流。瓣膜分别附着于各自的纤维环，或称annulus，纤维环则是心脏纤维框架的一部分。房室瓣隔开心房和心室，其中二尖瓣有两个瓣叶，隔开左心房和左心室，三尖瓣有三个瓣叶，隔开右心房和右心室。二尖瓣和三尖瓣的心室面通过坚固的腱索（chordae tendineae）分别与左心室、右心室的乳头肌相连。半月瓣隔开心室与动脉腔：主动脉瓣隔开左心室与主动脉，而肺动脉瓣隔开右心室和肺动脉。

心包为一包绕心脏的纤薄双层结构，内层称脏层心包，直接包绕于心脏的表面，故又称心外膜，外层称壁层心包，与胸骨、脊柱、横膈相连，保证了心脏在胸腔内的稳定。两层心包之间为一环绕心脏的心包腔，内有少量心包积液（<50ml），心包积液可润滑两层心包接触表面，且可减少心脏收缩期两层心包的直接接触。正常情况下，心包只对心脏产生很小的压力，帮助室间隔在两侧心室间随心动周期正常运动。心包腔内液体（心包积液）过多会导致心室充盈受限及室间隔运动异常。具体可参见《西氏内科学》第25版第77章“心包疾病”。

二、循环通路

循环系统的作用是将乏氧、富含二氧化碳及组织代谢废物的血液输送至肺，在肺内进行处理和气体交换，恢复血液的富氧状态（图2-1A）。乏氧血液从外周组织经毛细静脉网和静脉聚集，最终在心室收缩期由上腔静脉、下腔静脉汇入右心房，心脏自身的静脉回流则是经冠状窦汇入右心房。在心室舒张期，血液自右心房经三尖瓣流入右心室，右心室血液经肺动脉瓣射入主肺动脉，并进一步分流入左肺动脉、右肺动脉，经过数次分流，血液到达肺毛细血管网，经肺泡-毛细血管膜进行气体交换，吸收氧气并排出二氧化碳。随后，富氧血液经四条肺静脉汇入左心房，当舒张期二尖瓣开放时，自左心房流入左心室，并在收缩期由左心室经主动脉瓣射入主动脉，到达外周各器官，提供氧气和营养、收集二氧化碳及代谢废物，周而复始，循环罔替。

心脏自身的血液供应来自于左冠状动脉和右冠状动脉。主动脉根部膨出，形成主动脉窦（sinuses of valsalva），左、右冠状动脉由此发出。左冠状动脉主干很短，发出后分为左前降支（LAD）和左回旋支（LCX）。前降支向前走行于前室间沟，止于心尖，前降支及其对角支分支为左心室前壁及前侧壁供血，并通过间隔支为前室间隔供血。回旋支向后走行于左房室沟（左心房与左心室之间），灌注左心房，并通过钝缘支灌注左心室侧壁。右冠状动脉沿右房室沟走行至心脏的后十字交叉，这里是左房室沟、右房室沟及后室间沟的交汇点。右冠状动脉发出分支供应右心房，并通过锐缘支供应右心室。

左心室膈面和后壁的血液供应因人而异。85%的人群中，右冠状动脉到达后十字交叉后延伸为后降支(PDA),走行于后室间沟中,为左心室下壁及室间隔下1/3的供血;右冠状动脉还发出左心室后侧支,供给左心室后壁,这种类型被称为右冠优势型。而在10%的人群中,右冠状动脉在到达后十字交叉前就已经终止了,由左回旋支发出后降支和后侧支。这种类型被称为左冠优势型。在剩下的人群中,则是由右冠状动脉发出后降支,由左回旋支发出左心室后侧支,这种类型被称为均衡型。

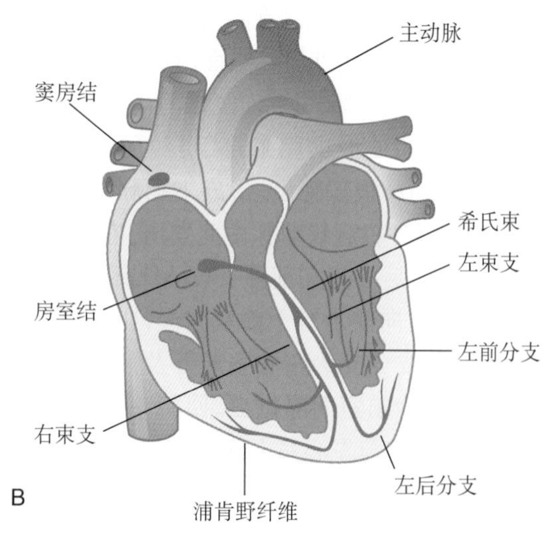

图2-1 A.体循环及肺循环系统示意图。静脉系统可以随时高度扩张,最大程度地容纳血液,以适应血容量的大范围波动("容纳"功能)。动脉系统由主动脉、动脉及微动脉组成。微动脉是一类可以通过改变血管阻力而调节血压的肌性小动脉("阻力"功能)。B.心脏传导系统示意图

三、传导系统

窦房结(sinoatrial node)长1～2cm,位于上腔静脉与右心耳交界的右心房区域,由专司起搏功能的细胞聚集而成(图2-1B)。窦房结由窦房结动脉供血。窦房结动脉约60%由右冠状动脉发出,40%由左回旋支发出。由窦房结发出的电冲动信号经心房内的节间束传导至房室结。

房室结是心房与心室之间电传导的关键节点,它的存在促成了电机械偶联(electromechanical coupling)。房室结位于右心房下壁的冠状窦与三尖瓣隔叶之间。房室结由房室结动脉供血,90%的人房室结动脉由右冠状动脉发出,10%的人由左回旋支发出。电冲动信号于房室结内缓慢传导,延迟下传至心室,进而经希氏束-浦肯野纤维系统传导至整个心室。房室结延迟下传为心室充分充盈提供了必要条件。

希氏束起自房室结,由室间隔膜部进入室间隔肌部,在此处分为左束支和右束支,并终止于浦肯野细胞。浦肯野细胞为一种特殊分化的细胞,可快速传导电冲动,并直接刺激心肌细胞产生肌肉收缩。左束支、右束支均由左前降支的间隔支供血,左束支远端及左后分支还接受来自于房室结动脉(起自后降支)的供血。因此,左束支更能耐受缺血。在上述传导系统中的任何一点,冲动传导都可能因受到各种因素的干扰而被打断,包括缺血、药物作用(如β受体阻滞剂、钙通道阻滞剂)、感染及先天异常等。可参见《西氏内科学》第25版第61章"电生理机制"。

四、神经分布

自主神经系统自成体系,发挥着调节心脏功能的作用。总体上,交感神经兴奋可起到增快心率(变时性)及增加心肌的收缩力(正性肌力)的作用。交感神经冲动起始于T_5、T_6以上胸髓节段的节前神经元,在颈交感神经节与二级神经元进行换元,然后通过心脏的神经传递冲动信号至窦房结、房室结、心外膜血管及心肌,并支配其活动。副交感神经则产生与交感神经相反的生理功能:减慢心率、减弱心肌收缩力。副交感节前神经元起源于延髓的背侧运动神经核团,经迷走神经传导至心脏,其传出神经纤维在位

于心脏内神经节的二级神经元进行换元，传导至窦房结、房室结、心外膜血管及心肌，从而起到减慢心率和减弱心肌收缩力的作用。同时，起自心室的下壁、后壁及主动脉弓、颈动脉窦的迷走神经传入纤维将感觉信号传回至脊髓，在一系列重要的心脏反射中发挥介导作用。

五、心肌

心脏组织（心肌，myocardium）由组织排列良好的心肌细胞构成，这一点对于心脏产生有效收缩至关重要。对心肌细胞组织结构的破坏往往导致心脏收缩不同步和心律失常，并增加心脏疾病的发病率和死亡率。心房肌和心室肌是特殊的通过闰盘首尾相连的肌束，闰盘有助于机械张力在心肌细胞间传递。心肌细胞膜（或称肌纤维膜），通过横管（T管，T tubules）传递冲动和形成收缩。心肌细胞具有独特的亚细胞结构特征：线粒体数量比其他细胞多，以生成更多的ATP；大量的细胞内小管网络构成肌质网（sarcoplasmic reticulum，SR），以存储更多的钙；由相互重叠的细肌丝（肌动蛋白）和粗肌丝（肌球蛋白）及其调节蛋白肌钙蛋白（troponin）和原肌球蛋白（tropomyosin）共同构成肌小节（sarcomeres）等。前文所述心脏传导系统中的特殊细胞负责产生电冲动，并将电冲动有序传导至心肌细胞，使心肌细胞产生机械收缩。

六、肌肉收缩的生理机制

钙触发钙释放（calcium-induced calcium release）是肌细胞收缩的主要机制。当去极化刺激到达肌肉时，将沿肌纤维膜上的特殊管路结构（T管）进行传导；作为对去极化的反应，特殊离子通道开放，以允许钙离子进入细胞内（图2-2）。肌质网与T

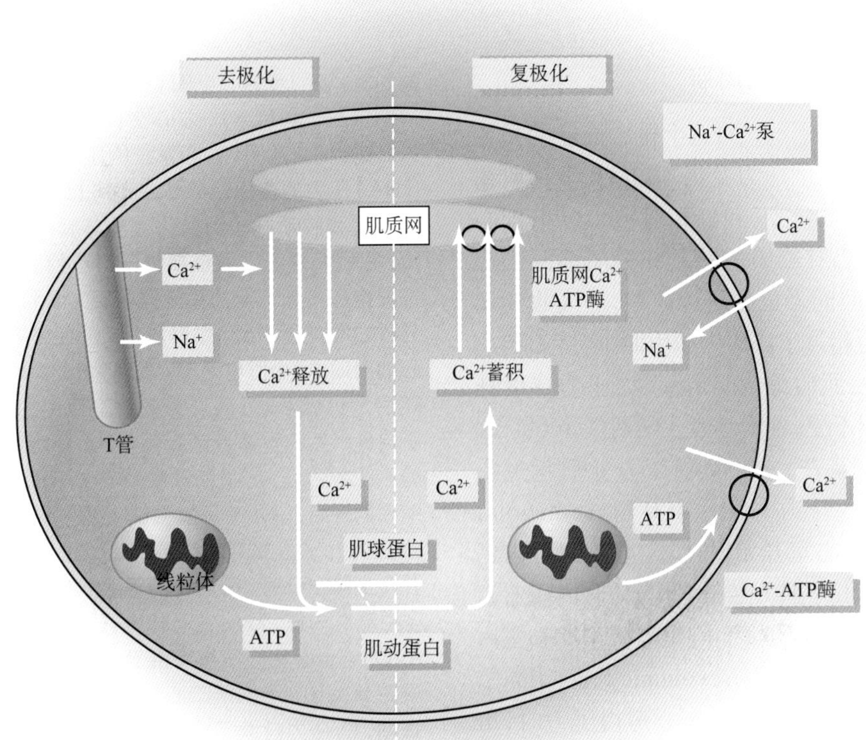

图2-2 心肌收缩的钙依赖性。心肌细胞的去极化导致Ca^{2+}通过T管中离子通道流入细胞内；初始钙离子流触发肌质网内大量的钙离子释放；随后钙离子与位于肌小节肌动蛋白细丝上的肌钙蛋白-原肌球蛋白复合物相结合，导致其构型改变，使得肌动蛋白与肌球蛋白的相互结合，在ATP的作用下，肌动蛋白-肌球蛋白的结合循环解离，同时粗肌丝与细肌丝之间相互滑动，形成心肌收缩；复极化过程中，Ca^{2+}被主动泵出细胞质或被肌质网摄取存储。ATP.三磷酸腺苷

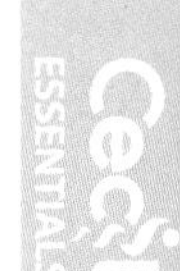

管相邻，初始钙离子流触发肌质网内大量的钙离子释放至细胞质中。随后钙离子与位于肌小节肌动蛋白(actin)细丝上的钙结合调节亚基——肌钙蛋白C(troponin C)相结合，导致肌钙蛋白-原肌球蛋白复合物(troponin-tropomyosin complex)的构型改变。肌动蛋白上的肌球蛋白(myosin)结合位点暴露，使肌动蛋白与肌球蛋白的横桥结合，这是产生细胞收缩必不可少的环节。肌肉收缩所需的能量来源于ATP。在肌肉收缩的过程中，ATP能够促进肌球蛋白与肌动蛋白发生位移，从而形成粗肌丝与细肌丝之间的滑动，使得肌小节缩短。

肌肉收缩的强度由肌质网释放至细胞内的钙离子数量调控，释放到细胞质中的钙离子越多，意味着肌动蛋白-肌球蛋白的相对运动越频繁，收缩也就越有力。当肌纤维网发生复极化时，细胞内的钙离子被肌质网主动迅速摄取，存储于肌集钙蛋白(calsequestrin)等各种蛋白中，直至发生下一次去极化。肌纤维膜上的ATP依赖性钙泵将钙离子从细胞内主动排出至细胞外，使心室肌得以舒张，从而保证舒张期心室的充分充盈。

(一)循环生理与心动周期

心动周期(cardiac cycle)这个概念描述的是各个心腔内随时间发生的压力变化(图2-3)，分为收缩期(systole，即心室收缩期)和舒张期(diastole，即心室舒张期)。每个心脏瓣膜的开放和关闭都源于心动周期中各个心腔间形成的压力阶差。进入收缩期后，当心室内压力超过了心房内压力时，房室瓣因此被动关闭。随着心肌收缩，早期心室内压力持续升高，但心室内容积不变，称为等容收缩期(isovolumic contraction)，直至左、右心室内压力分别超过主动脉和肺动脉内的压力。此时，半月瓣(semilunar valves)瞬间开放，心室开始射血。当心肌细胞内钙离子浓度下降时，心室肌开始舒张，当动脉内压力超过心室内压力时，半月瓣关闭。心室舒张早期心室内容积不变，称为等容舒张期(isovolumic relaxation)。此后当心室内压力持续下降低于心房内压力时，房室瓣瞬间开放，启动了心室舒张期中的快速被动充盈期，这一时期心房内的血液大量注入心室。至舒张晚期，心房主动收缩，进一步增加了心室充盈。随着年龄的增长及高血压、糖尿病、收缩性心力衰竭等疾病的进展，心肌顺应性下降，表现为心室快速被动充盈减少，最终导致需要依赖心房的收缩方可保证心室舒张期的充分充盈。因此心房颤动的患者由于丧失了心房收缩所带来的心室充盈往往表现出更为严重的症状。

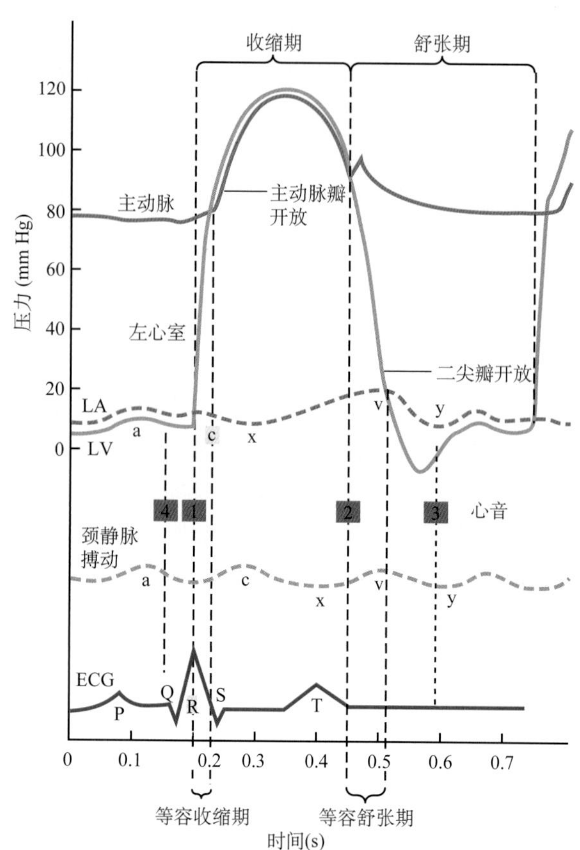

图2-3 以同步的心电图(ECG)为时间坐标，描记了心动周期中左心房(LA)、左心室(LV)、主动脉和颈静脉的压力曲线[简化起见，右心系统的压力被省略了。正常右心房(RA)压力的变化趋势与左心房(LA)压力的变化接近，右心室和肺动脉压力变化趋势与其所对应的左侧腔室相似，它们只是压力数值要低于对应的腔室。正常情况下，二尖瓣和主动脉瓣的关闭先于三尖瓣和肺动脉瓣；而瓣膜开放的顺序正相反。颈静脉搏动落后于RA搏动]。在一个心动周期中，心脏电活动(表现为ECG变化)为始动环节，随后是机械活动(表现为各腔室压力的变化)；最后为心脏自身产生的听诊音频变化(即心音，红色方框所示)。紧随P波之后，心房收缩产生a波。QRS波群标志着心室收缩期的开始，其后旋即发生LV收缩和LV压力的快速升高，LV压力几乎是立刻超过了LA压力，致使二尖瓣迅速关闭并产生第一心音。在短暂的等容收缩期之后，LV压力超过了主动脉内压，致使主动脉瓣开放(aortic valve open，AVO)。当心室内压再次降至低于主动脉内压时，主动脉瓣重新关闭，产生第二心音，左心室射血中止。在等容舒张期，LV压力持续下降，直至低于LA压力，导致二尖瓣开放(mitral valve open，MVO)。详见本章描述

观察外周循环的压力变化同样也可反映心脏血

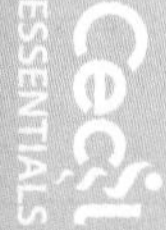

流动力学的变化。在不存在心脏瓣膜病的前提下，血液可以毫无障碍地从心室流入各级动脉血管床，因而收缩期动脉压迅速升高到峰值；而在舒张期，心室不再向主动脉内射血，动脉弹性回缩推动血液流向远端组织血管床，动脉压缓慢下降。

右心房压可直接测量，而左心房压则是通过阻断肺小动脉分支的血流，测量其远端的压力（肺毛细血管楔压，the pulmonary capillary wedge pressure）间接推算出来的。心房内压力描记曲线见图2-3，该曲线由数个波形组成。a波代表心房收缩。随后，当心房舒张时，心房压下降，在压力曲线中表现为x降支。x降支中可见一个小的c波干扰，c波是心室收缩期时房室瓣向心房侧膨出所致。静脉血液回流充盈心房形成了v波，随后出现的y降支代表了房室瓣开放、血液从心房注入心室的过程。心脏各腔室内压力的正常范围见表2-1。

（二）心脏做功

心脏每分钟射出的血量称为心排血量（cardiac output，CO），CO等于每搏量（心室每收缩一次射出的血量，stroke volume，SV）×心率（HR）：CO=SV×HR。心指数（cardiac index，CI）代表体型标化后的心排血量，它由CO除以体表面积计算而得，单位为L/（min·m²）。正常人静息时CO为4～6L/min，剧烈运动后CO可增加4～6倍。

每搏量的决定因素为前负荷、后负荷及心肌收缩力（表2-2）。前负荷是指心室舒张末容积，主要反映静脉回心血量的多少，静脉回心血量主要取决于血容量和静脉顺应性。临床上，静脉输液可增加前负荷，而应用利尿剂和硝酸酯类等静脉扩张剂可降低前负荷。当前负荷增加时，心室肌纤维拉长，肌小节长度的增加可通过上调肌钙蛋白C对钙离子的敏感性来增加肌动蛋白和肌球蛋白横桥交联数，从而确保心室收缩更加快速、有力，这种现象被称为Frank-Starling机制。前负荷的大小常通过心室充盈压（如心室舒张末压、心房压、肺毛细血管楔压）来反映。

后负荷是指心室为射血收缩时必须克服的阻力，主要取决于动脉压力和左心室大小。当动脉压

表2-1 常用血流动力学参数的正常值范围

心率	60～100次/分
压力（mmHg）	
中心静脉	≤9
右心房	≤9
右心室	
收缩压	15～30
舒张压	≤9
肺动脉	
收缩压	15～30
舒张压	3～12
肺毛细血管楔压	≤12
左心房	≤12
左心室	
收缩压	100～140
舒张末压	3～12
主动脉	
收缩压	100～140
舒张压	60～90
阻力	
体循环血管阻力	800～1500 dyn·s/cm⁵
肺循环血管阻力	30～120 dyn·s/cm⁵
心排血量	4～6 L/min
心指数	2.5～4 L/（min·m²）

表2-2 心脏做功的影响因素

前负荷（左心室舒张期容积）
- 总血容量
- 静脉（交感神经）张力
- 体位
- 胸膜腔内压和心包腔内压
- 心房收缩
- 骨骼肌泵作用

后负荷（左心室射血需要克服的阻力）
- 外周血管阻力
- 左心室容积（前负荷，室壁张力）
- 动脉树的生理特征（血管弹性或流出道梗阻）

心肌收缩力（独立于前负荷和后负荷的心脏功能）
- 交感神经冲动
- 心肌收缩力增加
  - 循环儿茶酚胺水平
  - 地高辛、钙离子及其他正性肌力药物
  - 心率增快或期前收缩后强化
- 缺氧，酸中毒
- 心肌收缩能力下降
  - 药物抑制作用
  - 心肌丢失
  - 抑郁

心率
- 自主神经系统
- 体温，代谢率
- 药物

力升高时，心室射入主动脉的血量就会减少。室壁应力(wall stress)对后负荷的决定作用常被忽视，其与心室腔的大小成正比，与室壁厚度成反比(Laplace定律)。因此，室壁肥厚是拮抗后负荷增加的代偿性机制。血管紧张素转化酶抑制剂(ACEI)、肼苯哒嗪等药物通过降低动脉血压以减轻后负荷，而利尿剂可通过减少左心室容积，来降低室壁应力介导的后负荷。

心肌收缩力(contractility或inotropy)代表了前负荷、后负荷持续存在的情况下心室收缩的力量。儿茶酚胺类药物如肾上腺素、去甲肾上腺素、多巴胺可激活心肌细胞儿茶酚胺受体，磷酸二酯酶抑制剂可调控细胞内信号级联，左西孟旦和地高辛分别直接或间接影响细胞内钙离子水平，从而在细胞水平对心肌收缩力进行调控。治疗高血压药物(如β受体阻滞剂、钙通道阻滞剂)可通过干扰肾上腺素能受体的激活或影响细胞内钙离子水平来减弱心肌收缩力。具体请参见《西氏内科学》(第25版)第53章“心脏功能与循环管理”。

(三)冠脉循环生理

在正常功能状态下，心肌供氧和耗氧(myocardial oxygen consumption，MvO_2)处于平衡状态。当心率增快、心肌收缩力增强或心脏负荷(室壁应力)增加时，心肌细胞做功增加，因而也就需要消耗更多的氧，即MvO_2增加。心脏只能通过增加血流量或提高心肌对氧气的摄取率两种途径来满足增加的需氧量。但心脏的独特之处在于静息时心肌对氧的摄取率已接近最高水平，因此增加冠状动脉血流量成为增加供氧的唯一可能方式。

当心脏处于收缩期时，收缩的心肌压迫走行于其中的血管，造成冠状动脉微循环血流灌注(microvascular blood flow)减少。因此，冠状动脉主要在舒张期对心肌进行灌注，而舒张压是冠脉循环的主要驱动力。收缩压则减少心肌内动脉血流灌注、增加静脉血液回流。因而在临床上心动过速对患者是极为不利的，一方面因为心脏舒张期缩短导致冠状动脉血流灌注减少，另一方面因心率增快还导致MvO_2增加。为保证心肌的持续灌注，冠状动脉血流量可在相当大的范围内波动，被称为冠状动脉的自动调节机制。

冠状动脉通过扩张或收缩来改变血管阻力，从而调节冠状动脉血流量，以适应MvO_2需求的变化。此种对冠状动脉血管阻力的调节主要发生于小动脉水平，并且在多种因素的介导下完成。首先，腺苷，一种ATP的代谢产物，会在血管收缩过程中作为一种强力血管扩张剂被释放出来发挥舒张血管的作用。其他心肌代谢产物或状态如血氧浓度下降、二氧化碳浓度升高、酸中毒、高钾等也可介导冠状动脉扩张。其次，血管内皮也可产生包括一氧化氮和前列环素在内的多种强效血管扩张物。乙酰胆碱、凝血酶、二磷酸腺苷(ADP)、5-羟色胺、缓激肽、血小板聚集及血管剪切力增加(流量依赖性血管扩张，flow-dependent vasodilation)等刺激均可导致内皮细胞释放一氧化氮。最后，冠状动脉受自主神经系统的支配，激活交感神经元可以分别通过α受体或β受体支配冠状动脉收缩或舒张，而副交感神经元则通过迷走神经分泌乙酰胆碱介导冠状动脉舒张。内皮细胞所产生的血管收缩因子，尤其是内皮素(endothelin)可能在冠状动脉痉挛等状态中发挥了重要作用。具体请参见《西氏内科学》(第25版)第53章“心脏功能与循环管理”。

(四)体循环生理

正常状态下，心血管系统能够根据机体的不同状态调节各脏器的血流灌注。此种调节可通过神经体液因素调节心排血量及外周血管阻力，从而维持血压来实现。

泊肃叶定律(Poiseuille's law)概括了血管压力和血流量的关系。流经管道的液体流量(F)与管道两端的压力差呈比例关系(比例常数为K)：$F=K\times\Delta P$。K等于流体阻力(R)的倒数，即$K=1/R$。流体阻力大小取决于流体和管道的特性。泊肃叶发现，当恒定流量的层流液体流过坚硬的管道时，以下因素决定流体阻力大小：$R=8\eta L/\pi r^4$。r代表管道半径，L为管道长度，η为液体的黏度。值得注意的是，管道半径的变化较管道长度的变化对流体阻力的影响更大，因为流体阻力与管道半径的四次方成反比。泊肃叶定律总结了影响流体的上述因素，得出以下公式：$F=\Delta P/R=\Delta P\pi r^4/8\eta L$。因此，在心血管系统中影响血流最重要的决定因素是$\Delta P$和$r^4$。动脉管腔半径的微小改变即可引起组织器官血流量的巨大变化。体循环血管阻力(systemic vascular resistence，SVR)是阻力血管(小动脉和微动脉)内径变化所产生的对血流的总阻力，可由跨外周毛细血管床压差(平均动脉压-右心房压)除以流经血管床的血流量计算出来，即SVR=BP/CO，正常范围在800～1500 dyn·s/cm^5。

自主神经系统通过交感和副交感神经支配血管，改变体循环血管张力；同样，代谢因素（局部氧浓度、二氧化碳水平、活性氧、pH）和内皮源性信号分子（NO、内皮素）也可改变血管张力。神经对血压的调控可通过基本的神经反射触发自主神经传出神经活动而调节心脏的频率、收缩力和血管阻力来实现。

压力感受器反射回路（baroreflex loop）是神经调节血压的基本机制。压力感受器是一种对牵拉敏感的神经末梢，遍布于心血管系统的各个区域，分布于颈动脉（如颈动脉窦）和主动脉的压力感受器有时被认为是“高压感受器”，而分布于心肺区域的则被认为是“低压感受器”。当传入神经冲动传至中枢神经系统时，信号被整合，随后由反射弧中的传出神经部分将神经信号通过自主神经系统中的交感和副交感神经传达到全身。整体而言，体循环血压升高可提高压力感受器的激活频率，交感传出神经活性被抑制（导致血管张力下降、心率减慢、心肌收缩力下降），同时副交感神经活性增加（导致心率减慢）。当血压下降时则发生相反的变化。具体请参见《西氏内科学》（第25版）第53章“心脏功能与循环管理”。

（五）肺循环生理学

与体循环相似，肺循环也是由逐级变细的动脉、小动脉、毛细血管及静脉等所组成的血管网。肺毛细血管与肺泡通过两者之间的薄层肺泡-毛细血管膜进行气体交换。氧分压（PO_2）可以调节肺内血流从通气不良的部分流向通气较好的部分，从而实现肺内血流的优化分布。

推荐阅读

Berne RM, Levy MN: Physiology: part IV. The cardiovascular system, ed 6 with Student Consult Access, St. Louis, 2010, Elsevier.

Guyton AC, Hall JE: Textbook of medical physiology, ed 12, St. Louis, 2011, Elsevier.

第3章

心血管疾病患者的评估

著　者　James Kleczka　Ivor J. Benjamin
译　者　王姗姗　审校者　刘　芃

一、定义和流行病学

心血管疾病是全球人群发病和死亡的主要原因，其疾病谱广泛，包括冠状动脉疾病（coronary artery disease，CAD）、充血性心力衰竭、卒中、高血压、外周动脉疾病、心房颤动和其他类型心律失常、瓣膜疾病及先天性心脏病等。仅在美国，至少8200万人饱受着这类疾病的困扰。心血管疾病的影响是显而易见的：1990～2009年，心血管疾病患者住院时间长于其他疾病，如慢性肺部疾病和癌症。仅在2008年，心血管疾病相关的大量住院时间导致的总费用超过了2970亿美元。心血管疾病也是2008年美国首位死亡原因，其中一半以上死于CAD，CAD已经成为65岁以上患者死亡的首要原因。

基于以上事实，正确评估心血管疾病患者可对经济方面及患者的发病率、死亡率等多个方面产生重大影响。因此，必须要获得全面的病史并进行详细的体格检查，以对心血管疾病患者进行准确的评估和处理。

二、病理学

心血管疾病患者可能患有一种或多种疾病。

CAD（详见第8章）是患者发病和死亡的首要原因。在发病时，CAD患者可能表现为稳定型心绞痛或急性冠脉综合征，后者包括不稳定型心绞痛、非ST段抬高型心肌梗死（non-ST segment elevation myocardial infarction，NSTEMI）和ST段抬高型心肌梗死（ST segment elevation myocardial infarction，STEMI）。而某些CAD患者首次发作可表现为心脏性猝死，其原因大多数是冠状动脉粥样硬化引起的心律失常。

充血性心力衰竭是各种心脏疾病的终末期，病因学上通常可分为收缩性心力衰竭和舒张性心力衰竭。各种类型的心肌病如扩张型心肌病或肥厚型心肌病可导致心肌收缩功能障碍和射血分数下降。如果不给予恰当的处理，必然会引起血流动力学改变，进而发展为肺淤血、水肿及呼吸功能障碍。舒张性心力衰竭可与收缩功能障碍同时出现，常见于高血压控制不佳或浸润性疾病如血色素沉着病或淀粉样变性的患者。射血分数保留的心力衰竭常为舒张功能障碍引起。不同类型的心力衰竭将在第5章进行详细阐述。

卒中是由颈动脉疾病、血栓栓塞或感染性栓子等原因所导致的脑灌注不足而引起，将在第116章作详细阐述。

外周动脉疾病（peripheral arterial disease，PAD）详述见第12章，包括发生在升主动脉、降主动脉和腹主动脉的动脉瘤及主动脉夹层、颈动脉疾病、主动脉分支血管和四肢血管的动脉粥样硬化，PAD患者常合并CAD。

心房颤动和高血压（第9章和第12章）并不少见，其发病率随年龄增长而增加。虽然这些疾病通常并不是导致患者死亡的主要原因，但往往会导致其他致死性心血管疾病，如卒中和心力衰竭。除心房颤动以外的其他心律失常同样也较常见，可导致发病率和死亡率的显著增加。

心脏瓣膜病可引起心肌病，在各个年龄段均可发病。

先天性心脏病包括多种类型，如瓣膜发育异常、冠状动脉畸形所导致的心肌病各心腔间的分流、发育畸形等其他结构异常等。随着外科手术和药物治疗的发展，这些患者的生存期超过了之前的预期，存活到成年期的可能性大大增加。先天性心脏病的详细内容参见第6章。

三、临床表现

近年来，科技的巨大进步产生了多种专业的检测方法，有助于心血管疾病的诊断。现在，凭借血管造影、超声扫描和先进的影像设备如高分辨率计算机断层扫描和磁共振成像等多种检查方法来决定如何诊治。然而，这些技术不应该作为首要的评估方法，而应作为详细病史采集和体格检查后的补充手段。尽管有很多费用高昂的影像技术和实验室检测方法可供选择，但相对廉价的详细病史采集和体格检查往往足以明确诊断。

当评估心血管疾病患者时，让患者用自己的话语来描述症状是非常重要的。例如，很多患者在被询问是否有胸痛症状时，虽给出否定回答，但马上又会描述胸部存在压迫感，因为他们并不认为这种压迫感是胸痛。详细询问胸痛发作时的情景（如休息时、活动时、情绪激动时）是非常重要的。此外，还应当询问胸痛的位置、性质、程度和放射性，是否存在加重、缓解方式及其他伴随症状。同时必须要注意症状的稳定性，或症状严重性或发作频率随时间的变化。心血管疾病患者病史中必须包括机体功能状态的评估，因为近期的运动耐量下降程度可以提示疾病的严重程度。

详细的既往史和系统回顾也是非常必要的，因为心血管疾病可与其他系统疾病相关，如甲状腺功能亢进患者可能存在心律失常。此外，还需要采集患者详细的用药史和包括饮酒史、吸烟史、职业史在内的个人史。还应当问诊患者主要的危险因素如高血压、高脂血症和糖尿病。详尽的家族史也是必需的，不仅要明确是否有早发性CAD，还要评估其他潜在的遗传性疾病，如家族性心肌病或心律失常（如长Q-T间期综合征）。

（一）胸痛

胸痛是心血管系统疾病的主要症状之一，但它也可能出现在非心血管系统疾病中（表3-1和表3-2）。胸痛的原因可能是心肌缺血，也可能与主动脉疾病（如主动脉夹层）、肺部疾病（如肺炎）、胃肠疾病（如胃食管反流）或胸壁创伤相关肌肉骨骼痛有关。腹腔脏器如胆囊或胰腺的病变也可以引起胸痛。因此，疼痛的特征，包括位置、性质、严重程度、持续时间、放射性、加重和缓解方式及伴随症状都非常重要。这些细节有助于明确疼痛的来源。

典型的心绞痛由阻塞性CAD引起的心肌缺血导致。心绞痛通常被描述为紧缩感、压迫感、烧灼感或压榨样不适，患者可能并不认为这些症状是真正

表3-1 胸痛的心血管系统病因

情况	位置	性质	持续时间	加重及缓解因素	伴随症状或体征
心绞痛	胸骨后，可放射至（有时只限于）颈部、上颌、肩部、上臂（常为左臂），或上腹部	压迫感，压榨感，紧缩感，沉重感，灼烧感，消化不良	＜2～10min	可由运动、寒冷及情绪激动所诱发，休息或含服硝酸甘油则可缓解；变异型心绞痛可与活动无关，常在清晨发生	呼吸困难，S_3、S_4或疼痛时出现乳头肌功能异常的杂音
心肌梗死	与心绞痛相同	与心绞痛相同，但更剧烈	多变，通常＞30min	休息及含服硝酸甘油后不能缓解	呼吸困难，恶心，呕吐，软弱，发汗
心包炎	胸骨左缘，可放射至颈部或左肩，常比心肌缺血时更为局限	锐利，刺痛，刀割样	持续数小时至数日，可有起伏	深呼吸、转动胸部及仰卧时加剧，坐位前倾可缓解	心包摩擦音
主动脉夹层	前胸，可向背部、肩胛间区放射	剧烈，撕裂样，刀割样	突然发作，不缓解	常有高血压或马方综合征等易患因素	主动脉瓣关闭不全杂音，脉搏或血压不对称，神经功能异常

表3-2 胸痛的非心血管系统病因

情况	位置	性质	持续时间	加重及缓解因素	伴随症状或体征
肺栓塞(常无胸痛)	胸骨下或在肺梗死区	胸膜炎性(肺梗死时)或为心绞痛样	突然发作,数分钟至数小时	可因呼吸而加剧	呼吸困难,呼吸急促,心动过速;低血压,急性右心室衰竭体征,大栓子时肺动脉高压;胸膜摩擦音,肺梗死时咯血
肺动脉高压	胸骨下	压力,压迫	—	劳力时加剧	疼痛常伴有呼吸困难,肺动脉高压体征
肺炎合并胸膜炎	局限于病区	胸膜炎性	—	呼吸时加重	呼吸困难,咳嗽,发热,支气管呼吸音,干啰音、羊鸣音,叩诊浊音,偶有胸膜摩擦音
自发性气胸	一侧	锐痛,高度局限	突发,持续数小时	呼吸时加重	呼吸困难,过清音,肺部呼吸音及语音减低
肌肉骨骼病	可变	酸痛,高度局限	历时长短不一	运动后加重,有劳累史或外伤史	触诊或轻压后可出现疼痛
带状疱疹	沿神经分布	刺痛,灼烧感	持续性	无	不适区域可见水疱性皮疹
胃食管反流	胸骨下或上腹部,可能放射至颈部	灼烧感,内脏不适感	10～60min	大量进食或饭后卧位加重,抑酸药可缓解	胃灼热
消化性溃疡	上腹部、胸骨下	内脏烧灼感,钝痛	持续性	进食和抑酸药可使之缓解	—
胆囊疾病	右上腹部,上腹部	脏器性	持续性	自发出现或饭后加剧	右上腹部可有压痛
焦虑状态	常局限于心前区	不定,位置常发生变化	可变,通常短暂	情境性	叹息式呼吸;胸壁常有压痛

的疼痛。患者经常把心绞痛描述为“胸口压着很多砖块”或“有一头大象站在胸口上”。心绞痛在清晨更易发作,并且其强度可能受到冷热、情绪压力或进食的影响。这种不适最常见于胸骨下段或左侧胸部。如果这种不适可因触诊而重现,则心绞痛的可能性不大。心绞痛的疼痛通常向左肩和左上肢特别是尺骨侧放射,还可以放射到颈部、下颌或上腹部。若疼痛放射到背部、胸部右侧或左下侧及下腹部,则不大可能是心绞痛。心绞痛通常由劳累诱发,特别是剧烈运动、爬坡、极端天气或饱餐后。疼痛持续时间较短,历时2～10min,休息或含服硝酸甘油1～5min缓解。伴随症状包括恶心、出汗、呼吸困难、心悸和头晕。稳定型心绞痛患者的症状是相对可预测的,可被特定的运动量所诱发。当这种疼痛的频率和严重程度开始增加,或在较低运动量甚至休息时即可发作时,则必须考虑为不稳定型心绞痛。若心绞痛在静息时发作、疼痛强度明显增加并持续超过30min,则可能是急性心肌梗死。静息时的心绞痛样胸痛也可能是由冠状动脉血管痉挛或非心源性胸痛引起。

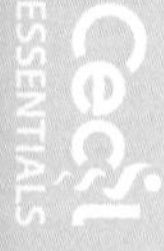

临床上有几种胸痛的病因需要与心绞痛进行鉴别(见表3-2)。急性心包炎的疼痛通常性质尖锐,位于胸骨左侧,可向颈部、肩部和背部放射。疼痛程度可非常剧烈,在休息时也存在,可持续数小时。通常前倾坐位可减轻,吸气时加重。急性主动脉夹层典型表现为突发性严重撕裂样胸痛,向背部的肩胛间区或腰部放射。主动脉夹层患者通常有高血压病史,且两侧肢体脉搏不对称。有时可闻及主动脉瓣反流杂音。肺栓塞的疼痛也是急性发作,通常伴有呼吸困难。疼痛常为胸膜炎性,吸气时可加重。

(二)呼吸困难

呼吸困难是心血管疾病的另一个典型症状,但这也是肺部疾病的主要症状。呼吸困难被定义为一定程度的呼吸不适感。呼吸困难是当进行中高强度运动时人的正常表现,因个人的体力水平而异。但静息状态或轻微运动时即出现呼吸困难属于异常。呼吸困难可见于多种非心血管疾病,如贫血引起的携氧能力降低,肺部疾病如阻塞性或限制性肺疾病和哮喘,肥胖引起的呼吸做功增多和肺部充盈受限,以及去适应状态。在心血管疾病患者中,呼吸困难的原因通常包括左心室功能障碍(收缩性或舒张性);CAD及其引起的心肌缺血;严重的瓣膜性心脏病导致的心排血量下降。左心室功能障碍和瓣膜性心脏病患者出现呼吸困难的机制通常是心腔内压力升高引起肺血管淤血。液体漏入肺泡间隙影响气体交换,最终导致呼吸困难。

呼吸困难也可能继发于无肺血管淤血的低心排血量状态。患者经常出现运动后呼吸困难,但严重的心脏病患者在休息时也可出现。静息时气短也可见于肺水肿、大量胸腔积液、焦虑或肺栓塞患者。左心室收缩性或舒张性功能衰竭患者可在睡眠时出现急性发作的呼吸困难。该症状称为夜间阵发性呼吸困难(paroxysmal nocturnal dyspnea,PND),是由于卧位时液体再分布引起肺水肿,通常继发于左心衰竭。这些患者多在夜间入睡2～4h后突然出现呼吸困难、咳嗽。患者因极度不适而被迫立刻坐起或离床。15～30min后症状缓解。左心衰竭患者还常会出现端坐呼吸,即平卧时出现呼吸困难,高枕或坐位睡眠可减轻症状。

患者突然发作呼吸困难的原因可能是急性肺水肿,是由肺组织中的液体快速积聚所致。其可见于严重CAD患者,也可能出现在主动脉缩窄和肾动脉狭窄患者中。肺栓塞患者也会突发呼吸困难,可伴有胸膜炎性胸痛或咯血。气胸也是呼吸困难伴急性胸痛的病因之一。肺部疾病引起的呼吸困难常在劳累时发生,严重者在静息时即可出现。这种情况通常伴随着缺氧,应用支气管扩张剂、激素类药物或两者合用后可得到缓解。呼吸困难有时也可以等同于心绞痛。不是所有的CAD患者都会出现典型的心绞痛性胸痛。劳累或情绪紧张后出现的呼吸困难、休息后症状可缓解、持续时间相对较短,这几点是CAD患者典型的临床表现。这类呼吸困难服用硝酸甘油后常能缓解。

(三)心悸

心悸是心血管疾病患者的另一常见症状,是对心脏快速或有力搏动的主观感受。患者通常能够详细描述他们的感受,如心搏增强、心搏脱落、心率加快、颤动或不规则心搏。询问患者心悸发作时的状态非常重要,因为心悸可在休息时突然出现,也可仅在运动、情绪激动或摄入特定食物如巧克力时出现。此外还需要询问相关伴随症状,如胸痛、呼吸困难、头晕和晕厥。其他系统疾病也要引起注意,如甲状腺疾病和出血引起的贫血都可能会出现心律失常。药物使用、酒精摄入等这类可能会导致心律失常的既往史同样需要重视。家族史也很重要,因为遗传性疾病(如长Q-T间期综合征)也可能会导致严重心律失常。

心悸的病因包括以下几个方面:房性或室性期前收缩,通常被描述为单发的间歇,可引起不适感;室上性心动过速如心房扑动、房室结折返性心动过速、阵发性房性心动过速,心率增快,突发突止;心房颤动时心率增快,节律极不规整;室性心律失常通常与严重的头晕或晕厥有关;逐渐开始的心动过速并伴随着心率逐渐减慢多提示窦性心动过速或焦虑。

(四)晕厥

晕厥是由脑血流不足而引起的短暂意识丧失,可见于多种心血管疾病。对于以晕厥为主诉的患者,必须要将心源性晕厥与神经系统疾病(如癫痫)、内分泌系统疾病(如低血糖)引起的晕厥进行鉴别。明确晕厥发生的时机和相关伴随症状对于确定病因非常有帮助。真正的心源性晕厥通常发作突然,没有任何前驱症状。其往往由心排血量的突然减少导致,原因包括快速性心律失常如室性心动过速或心室颤动,缓慢性心律失常如完全性房室传导阻滞,严重的瓣膜性心脏病如主动脉瓣或二尖瓣狭窄或左心室流出道梗阻引起的血流阻塞。心源性晕厥通常没有任何伴随症状。主动脉瓣狭窄或左心室流出道梗阻引起的晕厥通常在运动时发作。心源性晕厥患者通常能够快速恢复意识。

神经心源性晕厥与患者对体位变化的异常反应有关。正常情况下,从卧位或坐位变为立位时,会出现外周血管收缩、心率加快以维持脑灌注。而神经心源性晕厥患者存在外周血管异常扩张、心率缓慢或两者兼有,这导致脑灌注减少,进而出现晕厥。类似的机制还可见于颈动脉窦性晕厥和排尿、咳嗽相关性晕厥,这些患者在意识丧失前通常会逐渐出现一些症状,如潮红、头晕、出汗、恶心,意识丧失大约持续几秒。这些患者苏醒时,常面色苍白、心率较慢。对于由癫痫发作引起晕厥的患者,在意识丧失之前通常会出现前驱症状。这些患者意识恢复得更加缓慢,有时会出现大小便失禁、头痛、疲劳或发作后意识模糊状态。卒中引起的晕厥罕见,因为患者必须存在严重的双侧颈动脉疾病或椎基底动脉系统疾病引起的脑干缺血。这些患者在体格检查时可发现神经功能损伤的体征。

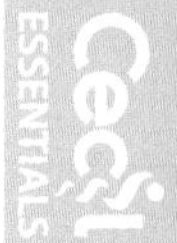

病史对明确晕厥发作的病因非常重要。Calkins及其同事的研究发现，54岁以上男性若出现无前驱症状的晕厥，则患心律失常的可能性大。然而，对于那些晕厥前出现恶心、出汗、头晕、视物模糊等前驱症状的患者，则更可能是神经心源性晕厥。很多遗传性疾病，如长Q-T间期综合征和其他类型的心律失常、梗阻性肥厚型心肌病、家族性扩张型心肌病也可导致晕厥。因此，获得详细的家族史是非常重要的。

（五）水肿

水肿常见于心血管疾病患者，但也可能是肝脏疾病（肝硬化）、肾脏疾病（肾病综合征）或局部病变如慢性静脉功能不全或血栓性静脉炎的临床表现。心血管疾病患者出现水肿的机制是静脉压增高引起流体静压与胶体渗透压失衡，导致液体渗出到血管外组织间隙中。外周水肿常见于右心衰竭，而左心衰竭中的类似过程会导致肺水肿。

心源性水肿通常为对称性，从肢体远端开始逐渐向近心端发展。首先受累的是足和脚踝，其次是小腿、大腿，最后是腹部，有时会出现腹水。若有显性水肿，则患者体重通常已经至少增加5～10磅（2.25～4.5kg）。心源性水肿的特点是凹陷性水肿，按压皮肤后可留下明显的压痕。水肿通常在夜间加重，很多患者会出现穿鞋困难的情况。虽然这些患者平卧几小时后水肿可以转移到骶骨区域，但第2日站立后会再次出现双足水肿（体位性水肿）。

全身性水肿可见于心力衰竭患者，但也见于肾病综合征和肝硬化患者。单侧水肿提示局部疾病如深静脉血栓形成或血栓性静脉炎。病史有助于明确水肿的病因。有夜间阵发性呼吸困难和端坐呼吸等症状的患者出现水肿通常是由心脏疾病引起。若患者有酒精滥用史或出现黄疸，则提示肝脏疾病可能性大。若除下肢水肿外还有眼睑和颜面部水肿，则可能与肾病综合征有关。水肿伴有下肢颜色改变或溃疡常见于慢性静脉功能不全患者。起病隐匿并进展为全身水肿和腹水的患者，必须要考虑缩窄性心包炎。

（六）发绀

发绀的定义是由于血液中还原性血红蛋白或异常血红蛋白水平增加而引起皮肤呈蓝色。当出现发绀时，说明血氧饱和度低于85%（正常应大于90%）。发绀有多种类型：中心性发绀通常表现为嘴唇和躯干发紫，是由血液由右向左分流引起血氧饱和度降低所致，可见于结构性心脏畸形如较大的房间隔或室间隔缺损，也可见于重度慢性阻塞性肺疾病等肺功能受损。周围性发绀通常继发于低心排血量引起的血管收缩，也可在暴露于寒冷时发生，这代表局部动脉或静脉血栓形成。当周围性发绀局限于手部时，提示是雷诺现象。儿童期的发绀常提示患有右向左分流型先天性心脏病。

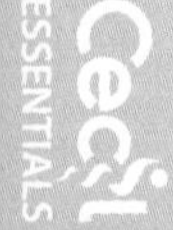

（七）其他

心血管疾病患者还有很多不典型症状。虽然疲乏可见于诸多疾病，但它也是低心排血量心脏疾病患者非常常见的症状，高血压患者过度药物治疗引起低血压或心力衰竭患者过度利尿也可出现疲乏。此外，疲乏也可能是心血管疾病药物治疗的直接结果，如β受体阻滞剂。尽管咳嗽多与肺部疾病有关，但它也可提示存在高心腔内压力导致的肺水肿，可见于心力衰竭或严重的左侧瓣膜病患者。充血性心力衰竭患者可表现为咳粉红色泡沫痰，而咯血或痰中带血则更常见于原发性肺部疾病。恶心和呕吐是急性心肌梗死的伴随症状，也可能提示心力衰竭时由右心压力升高引起的肝脏或肠道淤血。心力衰竭终末期患者可能出现厌食、腹部饱胀感和恶病质。夜尿增多也是心力衰竭患者的症状之一，当患者处于卧位时，肾脏灌注得到改善，从而引起尿量增加。声嘶可见于喉返神经受压，可发生于肺动脉扩张、左心房扩大或动脉瘤患者。

尽管在这里介绍了心血管疾病的多种症状，但仍有很多严重的心血管疾病患者是无症状的。冠心病患者可能处于无症状缺血期，可通过动态心电图检测到异常。多达1/3的心肌梗死患者没有意识到他们发生了心脏事件，这种情况在糖尿病和老年患者中更常见。患者在出现不适症状前，已经存在了一段时间的心室功能严重降低。此外，心房颤动患者可以完全没有症状，只有在体检时才会发现这种心律失常。

有时，患者不会诉说与日常活动相关的症状，但这些症状在进行机体功能检查时就会表现出来。因此，评估心脏功能对于已知或怀疑患有心血管疾病的患者来说非常重要。是否具有进行各种活动的能力是确定失能程度、评估疗效和整体预后的重要内容，并且可能影响进行治疗或干预的时机和方法。美国纽约心脏协会心功能分级是根据日常活动评估心功能状态的常用方法（表3-3）。患者被分为Ⅰ～Ⅳ级，Ⅰ级患者有心脏疾病但日常活动不受限制；Ⅱ

级、Ⅲ级患者的日常活动轻度或明显受限；Ⅳ级患者在休息时就会出现不适症状。加拿大心血管学会为心绞痛患者也提供了类似的功能状态分级。这些工具可在特定时间点对患者的症状进行分级并能够与未来时间点进行对比，以确定患者的症状是稳定的还是进展的。

表3-3 心功能分级*

Ⅰ级	不受限	日常活动不出现症状，只有当剧烈或长期活动时才会出现症状
Ⅱ级	轻度受限	日常活动可出现症状，但休息时无症状
Ⅲ级	中度受限	小于日常体力活动即可出现症状，休息时无症状
Ⅳ级	严重受限	任何活动都可引起症状，休息时也可出现症状

*在美国纽约心脏协会分级中，症状指过度劳累、呼吸困难、心悸或心绞痛。而加拿大心血管病学会分级中，症状仅包括心绞痛。

四、诊断和体格检查

（一）一般情况

与详细的病史一样，体格检查对评估心血管疾病患者也是至关重要的。体格检查不仅仅是简单的心脏听诊，因为心血管系统疾病可以影响到其他器官系统，也可被其影响，因此，全面详细的体格检查是必不可少的。患者的一般情况如皮肤颜色、呼吸模式、是否存在疼痛和总体的营养状况可为诊断提供线索。头部检查可发现甲状腺功能减退的证据，如脱发、眼眶周围水肿，眼部检查可发现与甲状腺功能亢进有关的突眼症，这两种疾病都可影响心脏功能。视网膜检查可发现与高血压未控制相关的黄斑水肿或出血。杵状指或肢体水肿、黄疸或发绀都可为未确诊的心血管疾病提供有用的线索。

（二）颈静脉检查

颈部血管检查有利于深入了解右心血流动力学变化。一般选取右侧颈内静脉，因为右侧颈内静脉和无名静脉的走行较直，更能准确反映真实的右心房压力。左侧颈内静脉较长且有多处弯曲，不能够准确传递血流动力学信息。在检查右侧颈静脉时，通常采取半卧位45°，患者怀疑有静脉压升高时角度应当更高，而静脉压较低时角度应更低。患者头转向左侧，光线以一定的角度照在颈部。虽然颈内静脉本身不可见，但来自血管的搏动可以传递到皮肤，大多数情况下可以观察到。颈动脉靠近颈静脉，其搏动有时也可以看到。因此，必须要确认观察的是正确的血管。可以通过对搏动部位施加轻微的压迫来分辨，动脉搏动不会被这种压迫消除，而静脉搏动会随着压迫逐渐减弱或消失，此外，动脉搏动更加有力。

检查时要注意静脉压力水平和静脉波形。一旦确定了颈静脉搏动的位置，就测量胸骨角到颈静脉搏动最强处的垂直距离。右心房位于胸骨角垂直向下5cm处，所以将先前的测量值加上5cm即为右心房压力。正常右心房压力为5～9cmH_2O。失代偿性心力衰竭、三尖瓣反流或狭窄、限制型心肌病和缩窄性心包炎患者的右心房压力会升高。

正常情况下，吸气时胸膜腔内压为负压，静脉血流入胸腔，静脉压下降，呼气时则相反。在患有失代偿性心力衰竭、缩窄性心包炎或限制型心肌病患者中，反应则相反，吸气时颈静脉压增高，称为Kussmaul征。当检查颈静脉时，对肝脏右上象限施加10～30s压力，正常情况下会引起静脉压力短暂增加，然后迅速恢复正常。但在心力衰竭、缩窄性心包炎或有严重三尖瓣反流的患者中，颈静脉压因肝脏被动充血导致持续升高。该现象被称为肝颈静脉回流征。

颈静脉搏动的正常波形如图3-1A所示。其中a波由心房收缩所致；x降支波由右心房收缩后舒张，右心室收缩时右心房基底部向下牵拉所致；c波打断了x降支波，由心室收缩期时三尖瓣瓣叶凸向右心房所致，与颈动脉搏动同时出现。心室收缩期时三尖瓣关闭，静脉回流导致心房压力升高，形成v波，其波幅通常较a波低。随后出现的是y降支波，由舒张期三尖瓣开放，血流从右心房流向右心室所致。

了解正常的颈静脉波形是非常重要的，因为这些波形在不同的疾病状态下会发生改变，波形的异常反映了心脏的潜在结构、功能和电学异常（图3-1B～G）。右心房压力升高引起的颈静脉扩张可见于收缩性或舒张性心力衰竭、血容量过多、上腔静脉综合征和瓣膜性疾病。a波异常高大主要见于引起右心房排空时阻力增加的疾病，常见于肺动脉高压、三尖瓣狭窄、右心室肥厚或右心衰竭。大炮a波见于心房收缩时三尖瓣处于关闭状态导致血液回流，可出现于完全性房室传导阻滞或其他任何导致房室分离的情况。心房颤动时，a波不存在。三尖瓣严重反流患者的v波异常明显，可能与c波融合，使x降支波变浅或消失。y降支波变浅见于三尖瓣狭窄、右心房射血受阻的患者。而在心包缩窄和限制型心肌病患者中，y降支明显加深，并且x降支波也可能变得更加突出，出现类似"w"形的波形。心脏压塞患者的x降支波明显加深，但y降支波却变浅甚至消失。

（三）动脉血压和脉搏检查

动脉血压的测量是利用血压计进行无创检查。在测量前，被检查者应在安静环境下放松、休息

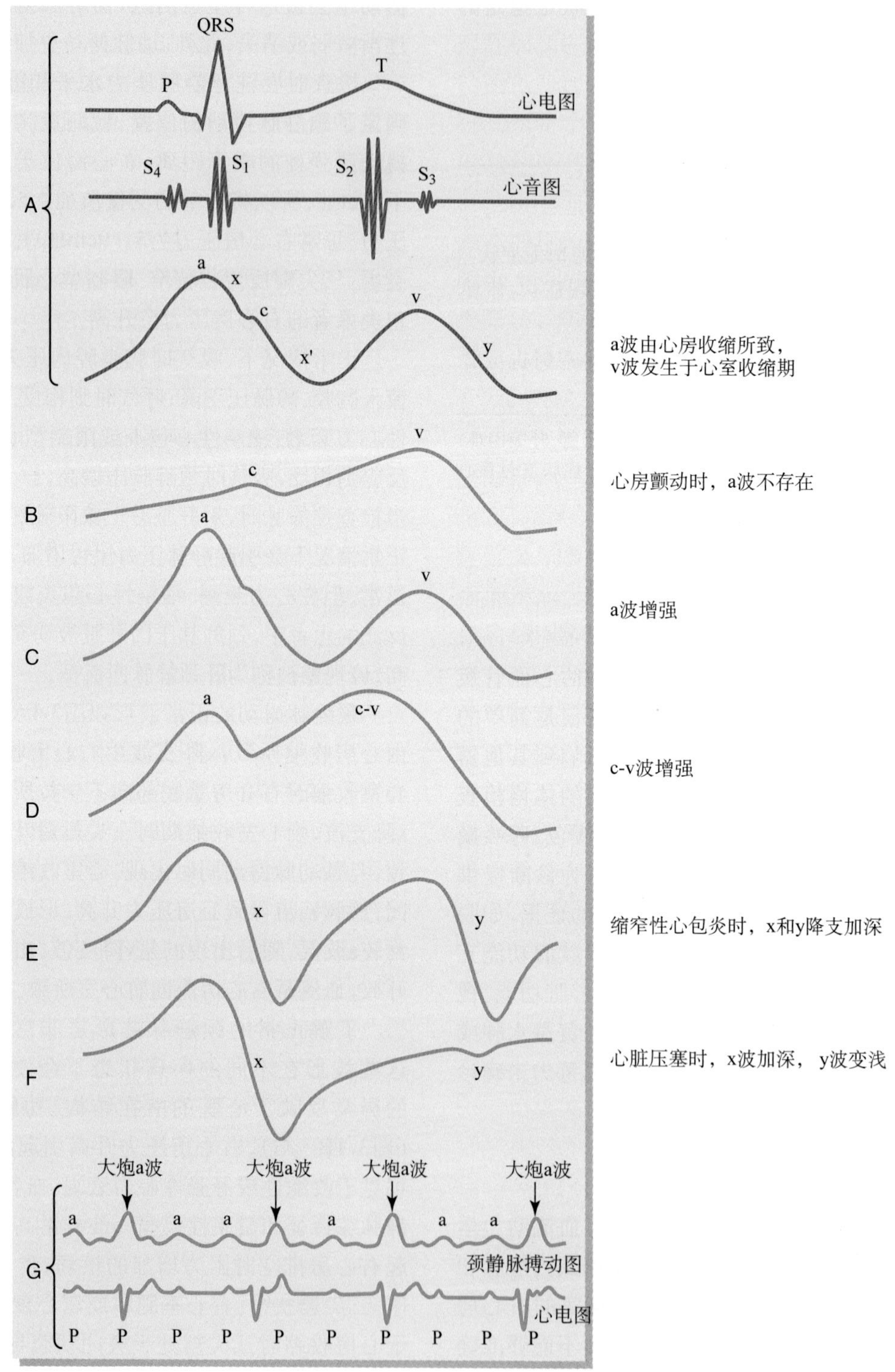

图3-1 正常和异常的颈静脉搏动图。A.正常颈静脉搏动图与同步的心电图和心音图。B.a波消失见于心房颤动。C.a波增强见于三尖瓣狭窄。D.c-v波增强见于三尖瓣反流。E.缩窄性心包炎时，x波和y波加深。F.心脏压塞时x波加深，y波变浅。G.完全性传导阻滞时颈静脉搏动图和同步心电图，当心房收缩时心室也处于收缩期，三尖瓣关闭时，显示大炮a波。P波代表心房收缩；S_1～S_4为心音

5～10min，将袖带缠于上臂，使其下缘在肘窝以上约1in（2.54cm）处，然后将听诊器体件置于袖带下缘处准备听诊。向袖带内快速充气，待汞柱升至高出预期收缩压约30mmHg时，开始缓慢放气（约3mmHg/s），同时注意听诊血液流入之前因受压而闭塞的动脉的声音。这些声音称为Korotkoff音。首先听到的响亮拍击声代表收缩压，当袖带继续放气，最终声音消失，此时的血压值为舒张压。

正常情况下，双上肢的血压大致相等。下肢的收缩压比上肢高出10～20mmHg。如果双上肢血压不对称，则提示有主动脉的动脉粥样硬化性疾病、主动脉夹层、锁骨下动脉或无名动脉血流受阻。在腹主动脉疾病、髂动脉或股动脉疾病中，会出现下肢血压低于上肢的情况。主动脉缩窄也会出现上肢与下肢血压相差较大。在严重主动脉瓣反流患者中，可以出现下肢血压高出上肢血压超过20mmHg，被称为Hill征。测量动脉血压的常见错误在于使用了尺寸不合适的袖带。手臂过于粗大时，用标准袖带测量其值会过高，反之，手臂太细时用标准袖带则结果会偏低。

心血管疾病患者的动脉脉搏检查应包括双侧颈动脉、桡动脉、肱动脉、股动脉、腘动脉、胫后动脉和足背动脉的触诊。颈动脉脉搏最能准确地反映中心主动脉脉搏。检查时应注意脉搏的节律、强度、波形及对称性。正常动脉脉搏（图3-2A）的收缩早期快速达到波峰后进入平台期，随后下降。下降支大幅向下的重搏切迹来源于主动脉瓣关闭。随着脉搏向外周

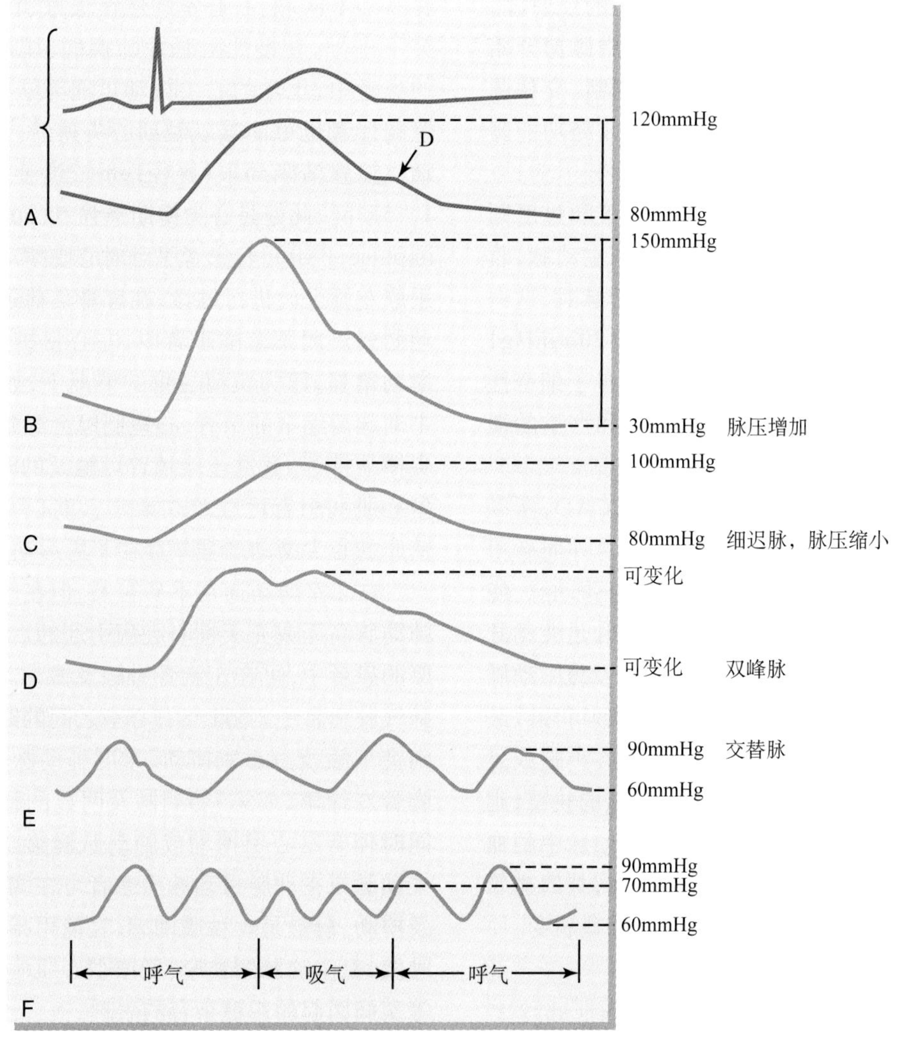

图3-2 正常和异常的颈动脉脉搏图。A.正常动脉脉搏与同步心电图；重搏波（D）发生于主动脉瓣刚刚关闭后。B.主动脉瓣关闭不全时脉压增加。C.细迟脉（振幅小且缓慢上升）与主动脉狭窄有关。D.双峰脉有两个收缩峰，是梗阻性肥厚型心肌病或主动脉瓣关闭不全，尤其是伴主动脉瓣狭窄的特征。E.交替脉见于严重的左心衰竭。F.奇脉（吸气时收缩压下降大于10mmHg）是心脏压塞的特点

传播，收缩波峰值变得更高，重搏切迹出现得更晚且不明显。

正常动脉脉搏波形的改变可见于多种心血管疾病（图3-2B～F）。在贫血、妊娠、甲状腺毒症和其他高心排血量状态下，脉搏的幅度增加。主动脉瓣关闭不全引起的脉压（收缩压与舒张压的差值）增大会导致颈动脉搏动起落明显，称为Corrigan脉或水冲脉。在心力衰竭、血容量不足和二尖瓣狭窄等低心排血量疾病中，脉搏的幅度减小。心动过速时舒张充盈期缩短，脉搏幅度也会降低。严重的主动脉瓣狭窄会引起收缩期峰值的延迟和颈动脉脉搏减弱，称为细迟脉。双峰脉在触诊颈动脉时最容易察觉。其特征在于具有两个收缩峰，可在单纯主动脉瓣反流患者中发现。第一个峰是冲击波，由收缩早期大量血液快速射出所致；第二个峰为潮汐波，是来自外周的反射波。肥厚型心肌病患者也可出现双峰脉，其中脉搏开始快速上升时可被左心室流出道梗阻所中断。交替脉是强弱交替的脉搏，可见于严重左心室收缩功能障碍的患者。

正常人吸气时收缩压下降，而如果下降过度则会出现奇脉。吸气时，胸腔内负压传导到主动脉，收缩压通常可下降多达10mmHg。当出现奇脉时，这一下降幅度可大于10mmHg，当降幅很大（20mmHg）时可被触及。这是心脏压塞的特征，也可见于缩窄性心包炎、肺栓塞、低血容量性休克、妊娠和严重的慢性阻塞性肺疾病。

由于周围性血管疾病患者通常伴随CAD，所以对于已确诊的缺血性心脏病患者来说，对外周脉搏进行详细检查绝对是有必要的。除了检查颈动脉、桡动脉、肱动脉、股动脉、腘动脉、胫后动脉和足背动脉之外，还应该触诊腹主动脉。当在脐下触及腹主动脉搏动时，提示有腹主动脉瘤。下肢血流不畅可导致跛行，根据病变位置不同可引起臀部、大腿、小腿或足部出现痉挛性疼痛。若外周血管存在严重的狭窄，则远端的脉搏可能明显减弱或消失。狭窄动脉中的血流呈湍流，可闻及杂音。随着年龄的增加，外周血管的顺应性下降，而这种变化可能会掩盖某些病变。

（四）心前区检查

完整的心血管系统体格检查应该包括仔细的胸部视诊和触诊，这可为心脏疾病的诊断提供有价值的线索。

胸部视诊时应注意胸廓畸形，包括皮肤的体征。漏斗胸可见于马方综合征和二尖瓣脱垂患者，鸡胸也可出现于马方综合征患者。脊柱后侧凸可引起右心衰竭和继发性肺动脉高压。此外，还需要评估肉眼可见的搏动，特别是主动脉区（右侧第2肋间隙和胸骨上切迹）、肺动脉区（左侧第3肋间隙）、右心室区（左胸骨旁区域）和左心室区（左锁骨中线第4～5肋间隙）。这些区域若出现明显的搏动说明这些血管或心腔可能出现了扩张。在严重左心室肥厚的患者中可观察到左胸骨旁区域负性搏动，而心脏收缩期出现心尖或左侧腋下负向搏动（Broadbent征）更多见于缩窄性心包炎患者。

当进行胸部触诊时，患者需要充分暴露胸部，取仰卧位和左侧卧位，检查者位于患者的右侧，将右手置于左侧胸壁下部，指尖放在心尖区，手掌放在右心室区域。右心室的触诊最好用示指指尖在剑突下进行。在慢性阻塞性肺疾病、肥胖或肌肉发达的患者中，正常的心尖搏动可能无法触及。此外，胸壁畸形者也可能难以触到心尖搏动。正常的心尖搏动点位置清晰局限（直径1cm），位于左锁骨中线第4～5肋间，此处是心尖搏动最强点（point of maximal impulse，PMI）。若患者平卧时心脏搏动无法触及，可采取左侧卧位进行触诊。在容量负荷过重状态，如主动脉瓣关闭不全的患者中，左心室扩大会导致心尖搏动增强。压力负荷过重的情况下，如长期高血压、主动脉瓣缩窄的患者，心室肥厚会导致心室增大，心尖搏动持续。通常还伴随着可触及的S_4奔马律。肥厚型心肌病患者可触及双重或三重心尖搏动。心尖室壁瘤的心尖搏动增强并存在矛盾运动。

右心室搏动通常不易触及。但在严重肺部疾病、肺动脉高压或先天性心脏病引起的右心室扩张或肥厚的患者中，可在左胸骨旁触及搏动。在部分严重的肺气肿患者中，胸壁与右心室之间的距离增加，可在剑突下触及右心室搏动。重度肺动脉高压患者可在胸骨左缘第2或第3肋间触及明显的肺动脉搏动，可同时伴有右心室搏动或肺动脉瓣第二心音（S_2）。升主动脉或主动脉弓动脉瘤患者可在胸骨上切迹处触及搏动。震颤是一种震动感，在使用指尖触诊时最易触及，是主动脉瓣狭窄、肥厚型心肌病和室间隔缺损等疾病引起的粗糙杂音的表现。

（五）听诊

1. 技巧

心脏听诊是通过双用听诊器来实现的。膜型听诊器适合高频声音，而钟型听诊器对低频声音更敏感。当听诊低频音调时，应将钟型听诊器轻轻放在皮肤上。如果钟型体件更加紧密地贴于皮肤，会将皮肤拉紧而听到高频声音（如同使用膜型听诊器时）。理想状态下，听诊应在安静的环境中进行，充分暴露患者胸部，检查者最好在患者右侧进行听诊。心脏听诊通常从心尖区到心底部依次进行，主要有4个听诊区：①二尖瓣区，在心尖或PMI听诊最清晰；②三尖瓣区，位于胸骨左缘第4、第5肋间；③肺动脉瓣区，在胸骨左缘第2肋间；④主动脉瓣区，位于胸骨右缘第2肋间。这些区域应按照从心尖到心底的顺序，先用膜型再用钟型听诊器进行听诊。此外，也应对背部、腋窝、右侧胸部和锁骨上区域进行听诊。可使患者采取前倾、呼气、站立、蹲位或行Valsalva动作增强某些心音（表3-4）。

2. 正常心音

对于心音可从性质、强度和频率方面进行描述。听诊时主要能听到两种心音：S_1和S_2，两者均为瓣膜关闭所发出的高频率声音。S_1发生在心室收缩时，由二尖瓣和三尖瓣关闭所产生；S_2标志着心室舒张期的开始，由主动脉瓣和肺动脉瓣关闭所产生。其他心音听诊的时间都基于这两个心音。

S_1由两种成分组成：其中第一个是M_1，通常较响亮，在心尖区听诊最清楚，由二尖瓣关闭产生；第二种成分T_1较柔和，由三尖瓣关闭产生，在胸骨左缘下方最清楚。虽然S_1包括两种成分，但通常听诊仅为一个声音。S_2也由两种成分组成，通常很容易区分。A_2通常由主动脉瓣关闭产生，在胸骨右缘第2肋间较为响亮，听诊最清楚。由肺动脉瓣关闭产生的P_2在胸骨左缘第2肋间可闻及。呼气时，S_2听诊仅为一个声音。然而吸气时，右心回心血量和肺血管床容量增加，使肺动脉瓣关闭延迟。肺静脉回到左心室的血量也有小幅减少，导致主动脉瓣关闭提前。因此，在吸气时出现S_2生理性分裂，A_2在P_2之前出现，是正常现象。

额外心音有时也可在正常个体中听到。在健康

表3-4 生理动作对听诊的影响

动作	主要的生理效应	有意义的听诊变化
呼吸	↑静脉回心血量	↑右心杂音和奔马律在吸气后；S_2分裂
Valsalva（一开始↑BP为Ⅰ期，随后↓BP为Ⅱ期）	↓BP，↓静脉回流，↓LV体积（Ⅱ期）	↓HCM
		↓AS、MR
		收缩早期MVP喀喇音；杂音延长
站立	↑静脉回流	↑HCM
	↑LV体积	↓AS、MR
		收缩早期MVP喀喇音；杂音延长
蹲位	↑静脉回流	↑AS、MR、AI
	↑外周血管阻力	↓HCM
	↑LV体积	MVP喀喇音延迟；杂音缩短
等长运动（如握拳）	↑动脉压	↑奔马律
	↑心排血量	↑MR、AI、MS
		↓AS、HCM
PVC后或	↑心室充盈	↑AS
R-R间期延长	↑心肌收缩力	MR时变化小
硝酸酯	↓动脉压	↑HCM、AS、MS
	↑心排血量	↓AI、MR，Austin-Flint杂音
	↓LV体积	收缩期MVP喀喇音提早；杂音延长
去氧肾上腺素	↑动脉压	↑MR、AI
	↑心排血量	↓AS、HCM
	↓LV体积	MVP喀喇音延迟；杂音缩短

注：↑.强度增加；↓.强度减弱；AI.主动脉瓣关闭不全；AS.主动脉瓣狭窄；BP.血压；HCM.肥厚型心肌病；LV.左心室；MR.二尖瓣反流；MS.二尖瓣狭窄；MVP.二尖瓣脱垂；PVC.室性期前收缩；R-R.心电图上R波之间的距离。

儿童和年轻人中可听到S_3，被称为生理性S_3，但其在40岁以上的正常人中很少能听到。S_4是心房收缩时射血进入顺应性减低的心室所致，在正常年轻人中很少见，但在老年人中相对常见。

杂音是由高速血流通过正常瓣膜或正常血流通过异常瓣膜、异常结构而产生的听觉震动。在收缩早期发生的柔和且持续时间较短的杂音通常不是病理性的，被称为无害性杂音，通常由血流通过正常的左心室或右心室流出道产生，在儿童和年轻人中可见。另外，虽然一些与高动力状态如发热、贫血、甲状腺疾病、妊娠相关的收缩期杂音并不一定与结构性心脏病相关，但并不是无害性杂音。这些杂音与生理状态改变有关，被称为生理性杂音。所有的舒张期杂音都是病理性的。

3. 异常心音

S_1和S_2异常主要表现为强度改变（表3-5）和呼吸分裂（表3-6）。S_1在心动过速和P-R间期缩短时增强，而在P-R间期延长时减弱。若心房和心室收缩顺序出现异常，则S_1强度也会发生变化。对心房颤动患者来说，由于心律不规整，心房充盈和排空不一致，引起S_1强弱不等。在心脏传导阻滞或房室分离时也会出现上述现象。在轻度二尖瓣狭窄患者中，S_1通常增强，但当二尖瓣严重狭窄时，瓣叶活动明显受限，S_1反而减弱甚至完全消失（图3-3和图3-4）。如前所述，S_1分裂并不常见。但当右束支传导阻滞和埃布斯坦畸形（Ebstein′s anomaly）引起三尖瓣关闭延迟时，可出现S_1分裂。

高血压和肺动脉高压患者的S_2可增强，其原因分别为S_2的主动脉瓣成分和肺动脉瓣成分增强。在重度主动脉瓣或肺动脉瓣狭窄时，瓣叶移动受限，S_2强度明显减弱。若杂音较强，掩盖了S_2，则有可能听不到S_2。

S_2异常分裂有几种不同的类型。若A_2或P_2其中之一不存在，或两者同时出现时，呼气时S_2可为单音。重度主动脉瓣狭窄患者的A_2可消失，几种肺动脉瓣先天性异常患者的P_2也可消失。当A_2提前出现或P_2延迟时，如存在右束支传导阻滞，可出现S_2在整个呼吸周期中的持续分裂。这种情况下，分裂一直存在，但A_2和P_2之间的时距可发生变化。固定分裂指A_2和P_2的时距固定，不受呼吸影响，可见于继发孔型房间隔缺损和右心衰竭。反常分裂指P_2出现早于A_2，呼气时出现S_2分裂，而吸气时S_2为单音。反常分裂见于左心室电活动延迟的情况，如左束支传导阻滞或右心室起搏，也可见于左心室机械收缩延长，如主动脉瓣狭窄或肥厚型心肌病患者。

第三心音S_3在心尖区舒张中期最明显。因为它是低频音调，所以应用钟型听诊器进行听诊。如前所述，S_3可见于正常儿童，但在成年人中是病理性的，

表3-5 异常心音强度

	S_1	A_2	P_2
响亮	P-R间期缩短，二尖瓣狭窄但瓣膜有弹性	高血压，主动脉扩张，主动脉缩窄	肺动脉高压，胸壁薄
柔和	P-R间期延长，二尖瓣反流，左心室功能障碍，二尖瓣狭窄伴僵硬，胸壁厚	主动脉瓣狭窄钙化，主动脉瓣反流	肺动脉瓣或瓣膜下狭窄
可变化	心房颤动，心脏传导阻滞	—	—

注：A_2.第二心音的主动脉瓣成分，由主动脉瓣关闭产生；P_2.第二心音的肺动脉瓣成分，由肺动脉瓣关闭产生；S_1.第一心音。

表3-6 S_2的异常分裂

单音S_2	S_2分裂增宽伴有正常呼吸变异	S_2固定分裂	S_2反常分裂
肺动脉瓣狭窄	右束支传导阻滞	房间隔缺损	左束支传导阻滞
高血压	左心室起搏	严重右心室功能障碍	右心室起搏
冠状动脉疾病	肺动脉瓣狭窄		心绞痛、心肌梗死
任何导致S_2反常分裂的疾病	肺动脉栓塞		主动脉瓣狭窄
	特发性肺动脉扩张		肥厚型心肌病
	二尖瓣分流		主动脉瓣反流
	室间隔缺损		

注：S_2.第二心音。

通常与潜在的心脏疾病相关。S_3发生于舒张期的快速充盈期，被认为与左心室扩张突然受限有关，可见于容量负荷过重或心动过速。增加静脉回流的动作可加重S_3，而减少静脉回流的动作会使其减弱。S_4也是低频音调，但它与S_3不同，S_4发生在舒张晚期，S_1之前。S_4奔马律是由血流射入顺应性差的心室所致。因此，当不存在心房收缩，如心房颤动时，则无法闻及S_4。S_4也同样是使用钟型听诊器在心尖部听诊最清晰。其可见于左心室肥厚、急性心肌梗死或左心室高动力状态。有时在同一患者中可同时闻及S_3和S_4。在心动过速时，这两种心音可在舒张中期发生融合形成重叠奔马律。

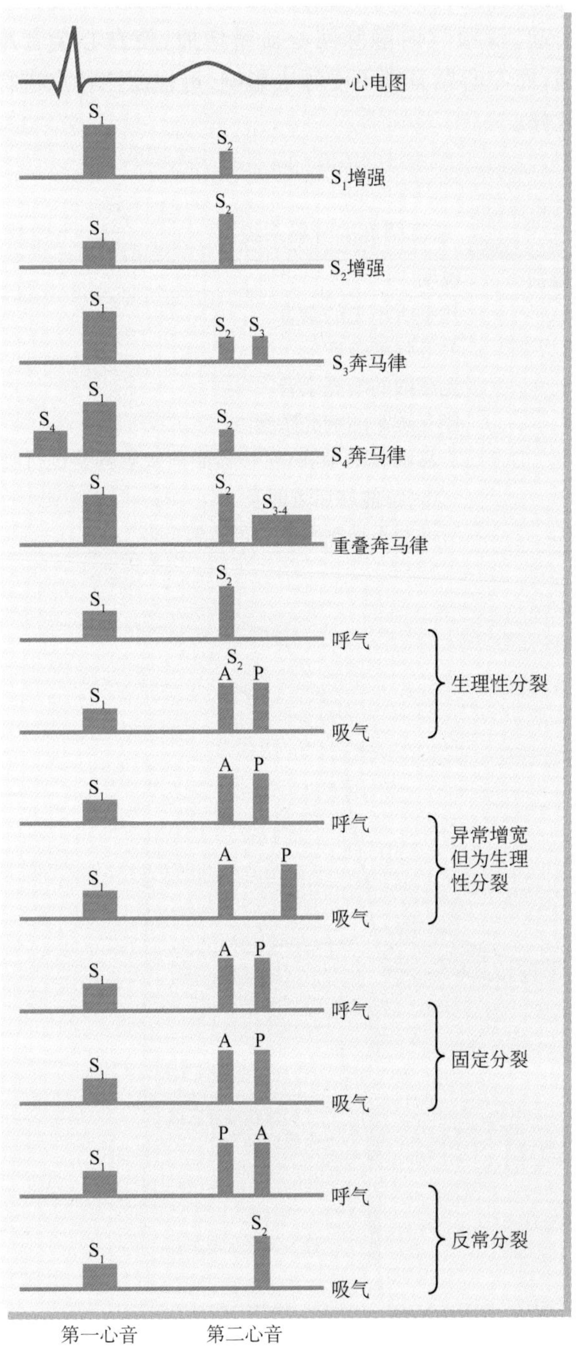

图3-3　异常心音可出现强度异常，异常奔马律，或呼吸时S_2异常分裂

如前所述，S_3和S_4奔马律可分别发生在舒张中期和舒张晚期。另外，在收缩期和舒张早期，还可闻及其他异常心音。喷射音在舒张早期最明显，与主动脉瓣和肺动脉瓣有关，是高频声音，紧接于S_1后出现。喷射音是由异常瓣膜完全开放引起，可见于二叶型主动脉瓣或先天性肺动脉瓣狭窄。喷射音之后紧跟主动脉瓣或肺动脉瓣狭窄的典型喷射性杂音。喷射音还可见于高血压或肺动脉高压，具体机制尚不清楚。

发生于收缩中期、晚期的杂音称为喀喇音，最常见于二尖瓣脱垂。喀喇音也是高频音调，应用膜型听诊器进行听诊。喀喇音可由脱垂的二尖瓣在收缩中期、晚期偏移程度最大，脱入左心房，使腱索及瓣叶拉紧所致。喀喇音后通常伴有二尖瓣反流的典型杂音。凡是减少静脉回流的动作将引起喀喇音提前，而增加左心室血容量的动作则会使其延迟出现（见表3-4）。

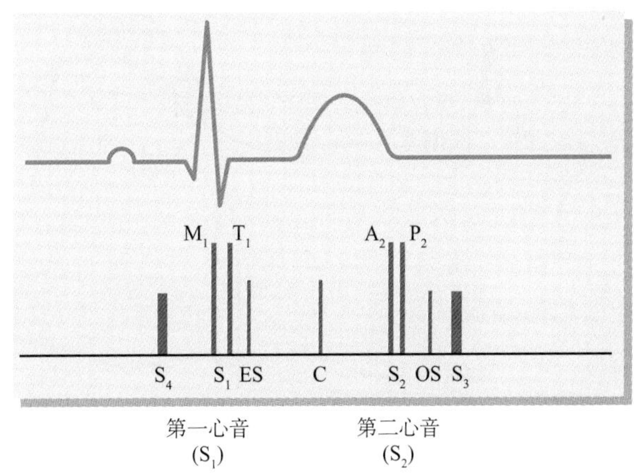

图3-4　额外心音与正常第一心音（S_1）和第二心音（S_2）之间的关系。S_1由二尖瓣成分（M_1）和三尖瓣成分（T_1）组成，通常听诊仅为单音。S_2由主动脉瓣成分（A_2）和肺动脉瓣成分（P_2）组成，容易出现分裂。第四心音（S_4）较柔和，音调低，发生于S_1之前。主动脉和肺动脉喷射音（ejection sound，ES）紧跟S_1出现。二尖瓣脱垂的收缩期喀喇音(C)也可在收缩中期和晚期闻及。二尖瓣狭窄的开瓣音（opening snap，OS）为高音调，紧随S_2出现。肿瘤扑落音或心包叩击音可与OS或S_3同时发生，易混淆，后者为低音调，出现稍晚一些

异常二尖瓣或三尖瓣的开瓣音可在舒张早期闻及。开瓣音最常见于风湿性二尖瓣狭窄。当瓣叶弹性尚好时，因舒张期瓣叶突然关闭而产生。开瓣音的频率、强度和出现的时间都具有诊断意义。例如，S_2和开瓣音之间的间隔反映左心房压力，越短说明二尖瓣狭窄程度越严重。缩窄性心包炎产生的心包叩击音和心房黏液瘤产生的肿瘤扑落音也可发生于舒张早期，易与开瓣音混淆。它们通常是高频音调，可与S_3奔马律进行区分。

4. 杂音

杂音是由异常血流通过正常心脏组织或正常血流通过异常心脏组织引起的湍流而产生的一种听觉震颤。杂音通常比单个心音持续时间长，可从位置、频率、强度、性质、持续时间、形态和时相等方面对杂音进行描述。杂音按强度分为1～6级（表3-7），4级以上杂音可触及震颤。杂音的强度与疾病的严重程度不一定成正比。例如，在中度主动脉瓣狭窄时可闻及粗糙的杂音。但当狭窄非常严重时，通过瓣膜的血流量变少，杂音也就明显变小。当房间隔缺损较大时，血流杂音很小，而血液通过较小的室间隔缺损时，杂音却通常非常响亮。

杂音的频率可高可低，更高频率的杂音与湍流处的高流速有关。另外，注意杂音的结构或形态也非常重要，如递增型、递增递减型、递减型、一贯型（图3-5）。杂音的性质（如粗糙样、吹风样、隆隆样）和传导模式也有助于诊断。体位和动作有时也有助于分辨特定杂音的性质（见表3-4）。

杂音可分为三种类型（表3-8）：收缩期杂音开始于S_1或S_1之后，结束于S_2之前；舒张期杂音开始于S_2或S_2之后，结束于S_1之前；连续性杂音在收缩期和舒张期都持续存在。杂音可由左心、右心或大血管异常引起。深吸气时静脉回心血量增加，使右心杂音增强，而左心杂音则不受呼吸影响，可根据该特点进行区分。

表3-7 杂音强度的分级系统

级别	说明
1	几乎听不见的杂音
2	中等强度杂音
3	无震颤的响亮杂音
4	伴有震颤的响亮杂音
5	非常响亮的杂音，听诊器必须接触胸壁进行听诊，可能在后方闻及
6	听诊器不接触胸壁即可听到杂音

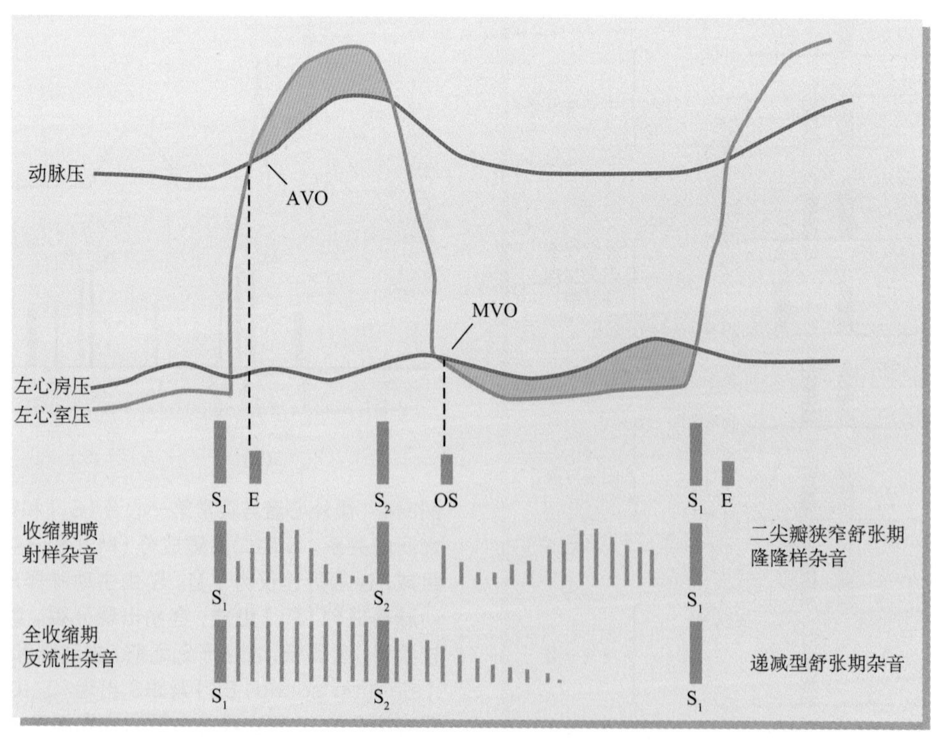

图3-5 瓣膜功能障碍相关性异常心音和杂音与同步的左心房压、左心室压和动脉压图。阴影区域表示收缩期主动脉瓣两侧或舒张期二尖瓣两侧的压力阶差，分别为主动脉瓣狭窄和二尖瓣狭窄的特征。AVO.主动脉瓣开放；E.主动脉瓣喷射喀喇音；MVO.二尖瓣开放；OS.二尖瓣开瓣音；S_1.第一心音；S_2.第二心音

表3-8 心脏杂音的分类

分类	描述	特征性病变
收缩期杂音		
喷射性杂音	开始于收缩早期，可持续到收缩中晚期；递增递减型；粗糙；开始于S_1后，结束于S_2前	主动脉瓣，瓣上、瓣下狭窄 肥厚型心肌病 肺动脉瓣狭窄 主动脉或肺动脉扩张 主动脉瓣非梗阻性畸形 经瓣膜血流量增加(如主动脉瓣反流、高动力状态、房间隔缺损、生理性杂音)
全收缩期杂音	持续整个收缩期，强度相对一致*	二尖瓣反流，三尖瓣反流，室间隔缺损
收缩晚期杂音	开始时间和持续时间是可变的，之前常有非喷射性喀喇音	二尖瓣脱垂
舒张期杂音		
早期	开始于A_2或P_2 递减型，持续时间可变 通常为高音调，吹风样	主动脉瓣反流 肺动脉瓣反流
中期	开始于S_2，通常在开瓣音后出现 低音调隆隆样杂音，适于用钟型听诊器 运动后、左侧卧位时杂音增强；舒张早期杂音最响亮	二尖瓣狭窄 三尖瓣狭窄 经房室瓣血流量增加(如二尖瓣反流、三尖瓣反流、房间隔缺损)
晚期	舒张中期杂音延长至收缩期前	二尖瓣狭窄，三尖瓣狭窄
连续性杂音	收缩期和舒张期机械性杂音	动脉导管未闭 冠状动脉房室瘘 Valsalva动脉瘤动脉窦破裂进入右心房或右心室 乳鸣(mammary soufflé) 静脉营营音

注：A_2.第二心音的主动脉瓣成分，由主动脉瓣关闭发出；P_2.第二心音的肺动脉瓣成分，由肺动脉瓣关闭发出；S_1.第一心音；S_2.第二心音。
*包括S_1和S_2。

收缩期杂音根据时相可进一步分为收缩早期、收缩中期、收缩晚期和全收缩期杂音。收缩早期杂音开始于S_1，呈递减型，通常在收缩中期前即结束，可见于室间隔缺损和急性二尖瓣反流；收缩中期杂音开始于S_1后，在S_2之前结束，呈递增递减型，通常由左心室流出道梗阻、主动脉瓣或肺动脉瓣处流速增加、主动脉根部或肺动脉干扩张引起。轻中度主动脉瓣狭窄可出现粗糙的收缩中期杂音，并可传导至颈动脉。肺动脉瓣狭窄可出现类似的杂音，但它并不向颈动脉传导，且可随着吸气发生改变。肥厚型心肌病的杂音可能与主动脉狭窄混淆，但前者不向颈动脉传导且随着静脉回心血量的减少而增强。主动脉瓣硬化及左心室假腱索或正常的肺动脉瓣瓣叶发生震动时可引起无害性或良性杂音。此类杂音通常较柔和，持续时间也较短。高动力状态如发热、妊娠或贫血时也可出现收缩中期杂音。

全收缩期杂音开始于S_1，结束于S_2。典型杂音见于二尖瓣反流和三尖瓣反流，也可见于室间隔缺损和动脉导管未闭。收缩晚期杂音从收缩中晚期开始，终于S_2，是重度主动脉瓣狭窄的特征，也是二尖瓣脱垂的典型杂音。

舒张期杂音也可以根据发生时相进一步分为舒张早期、舒张中期和舒张晚期杂音。舒张早期杂音开始于S_2，通常呈递减型，可由主动脉瓣或肺动脉瓣反流引起。持续时间较短和较柔和的杂音通常代表急性病程或轻度反流，而持续时间长和响亮的杂音代表着更严重的反流。舒张中期杂音开始于S_2之后，多由二尖瓣或三尖瓣狭窄引起，为低调的舒张期隆隆样杂音，因此适合用钟型听诊器进行听诊。在阻塞性心房黏液瘤中可闻及类似的杂音。慢性重度主动脉关闭不全可导致二尖瓣闭合过早，出现舒张中期隆隆样杂音，称为Austin-Flint杂音。舒张晚期杂音恰好出现在S_1之前，反映了心房收缩后二尖瓣或三尖瓣处血流量增加所引起的舒张中期杂音延长至收缩期前。

连续性杂音从S_1开始，持续到部分或整个舒张期，是因持续性血流由高压血管或心腔流向低压血管或心腔所致。这被称为机械性杂音，可见于动脉导管未闭等主肺动脉相通性疾病、动静脉畸形或动静脉血流紊乱。

5. 其他心音

心包摩擦音见于心包炎，音质粗糙，呈刮擦样，类似摩擦皮革的声音。在胸骨左缘最响亮，坐位前倾及呼气末屏气时更明显。经典型心包摩擦音呈三相：心房收缩、心室收缩和心室舒张。周围胸膜受到局部刺激时也可听到胸膜摩擦音。连续静脉杂音又称静脉营营音，基本只见于儿童，也可见于成人妊娠、贫血或甲状腺毒症等情况。当患者头转向对侧时，该杂音在颈根部最响亮。

6. 人工瓣膜音

人工心脏瓣膜的听诊音非常具有特征性。人工生物瓣膜可产生类似于自体心脏瓣膜的声音，但由于其通常小于被置换的自体瓣膜，因此会伴有杂音。人工机械瓣膜会产生瓣膜开关时的清脆、高调杂音。大多数现代瓣膜如圣犹达(St.Jude)瓣膜为二叶型机械瓣膜，其闭合音大于开放音。喷射性杂音常见。如果人工机械瓣膜的杂音或关闭音强度发生变化，则应当怀疑瓣膜功能障碍。

关于该主题的深入讨论，请参阅《西氏内科学》(第25版)第51章“诊断心血管疾病患者的方法”。

推荐阅读

Agency for Healthcare Research and Quality, U.S. Department of Health and Human Services: Total expenses and percent distribution for selected conditions by type of service: United States, 2008. Medical Expenditure Panel Survey: Household Component Summary Tables. Available at: http://www.meps.ahrq.gov/mepsweb/data_stats/quick_tables_search.jsp?component=1&subcomponent=0. Accessed August 5, 2014.

Calkins H, Shyr Y, Frumin H, et al: The value of the clinical history in the differentiation of syncope due to ventricular tachycardia, atrioventricular block, and neurocardiogenic syncope, Am J Med 98:365–373, 1995.

Go AS: The epidemiology of atrial fibrillation in elderly persons: the tip of the iceberg, Am J Geriatr Cardiol 14:56–61, 2005.

Goldman L, Ausiello D: Cecil Medicine: part VIII. Cardiovascular disease, Philadelphia, 2012, Saunders.

Hirsch AT, Criqui MH, Treat-Jacobson D, et al: Peripheral arterial disease: detection, awareness, and treatment in primary care, JAMA 286:1317–1324, 2001.

Hoffman JI, Kaplan S, Liberthson RR: Prevalence of congenital heart disease, Am Heart J 147:425–439, 2004.

National Vital Statistics System, Centers for Disease Control and Prevention: Mortality tables. Available at http://www.cdc.gov/nchs/nvss/mortality_tables.htm. Accessed August 5, 2014.

National Heart, Lung and Blood Institute, National Institutes of Health. Unpublished tabulations of National Vital Statistics System mortality data. 2008. Available at: http://www.cdc.gov/nchs/nvss/mortality_public_use_data.htm. Accessed August 5, 2014.

National Heart, Lung and Blood Institute, National Institutes of Health, Unpublished tabulations of National Hospital discharge survey, 2009. Available at http://www.cdc.gov/nchs/nhds/nhds_questionnaires.htm. Accessed August 5, 2014.

National Heart, Lung and Blood Institute. Unpublished tabulations of National Health interview survey, 1965-2010. Available at: http://www.cdc.gov/nchs/nhis/nhis_questionnaires.htm. Accessed August 5, 2014.

National Heart, Lung and Blood Institute, National Institutes of Health. Morbidity and mortality: 2012 chart book on cardiovascular, lung, and blood diseases. Available at https://www.nhlbi.nih.gov/research/reports/2012-mortality-chart-book.htm. Accessed September 26, 2014.

Pickering TG, Hall JE, Appel LJ, et al: Recommendations for blood pressure measurement in humans and experimental animals: part 1. Blood pressure measurement in humans: a statement for professionals from the Subcommittee of Professional and Public Education of the American Heart Association Council on High Blood Pressure Research, Circulation 111:697–716, 2005.

第4章

心血管疾病的辅助检查

著　者　Ivor J. Benjamin
译　者　赵婷婷　吴文静　审校者　吴文静

一、X线胸片

X线胸片是心脏检查的重要组成部分，能提供关于心脏、肺及大血管结构和功能的重要信息。常规检查体位包括后前位和侧位（图4-1）。

后前位X线胸片上心影横径大于胸廓横径的一半，提示可能存在心脏增大。在心脏位置发生水平移动如肺膨胀不全时，心脏在X线后前位的投影会出现假性增大。左侧心影变直或向左侧凸出、气管分叉角度增大、心缘模糊或出现"双密度征"提示左心房增大。右心缘向右侧凸出提示右心房增大。心尖向左下方移位提示左心室增大。心尖圆钝提示心室肥厚。右心室增大主要通过侧位片来评估，当右心室边界超过横膈与胸膜顶之间胸骨后间隙的1/3时即可诊断。

严重动脉粥样硬化、长期高血压和主动脉夹层患者主动脉弓和胸主动脉可出现扩张、迂曲。肺动脉压升高或肺血管阻力增加表现为近端肺动脉扩张。肺动脉近端和远端同时扩张见于可导致肺动脉血流增加但是肺血管阻力正常的疾病如房间隔缺损或室间隔缺损。

左心室压力增高可导致肺静脉淤血、肺血流重新分布、肺门血管影加重。液体漏出至间质可致小叶间隔液体增加，出现沿着双肺下叶外侧水平分布的线状影（如Kerley B线）。随着静脉压进一步升高，液体积聚至肺泡内，早期主要聚集在肺野的内侧2/3，

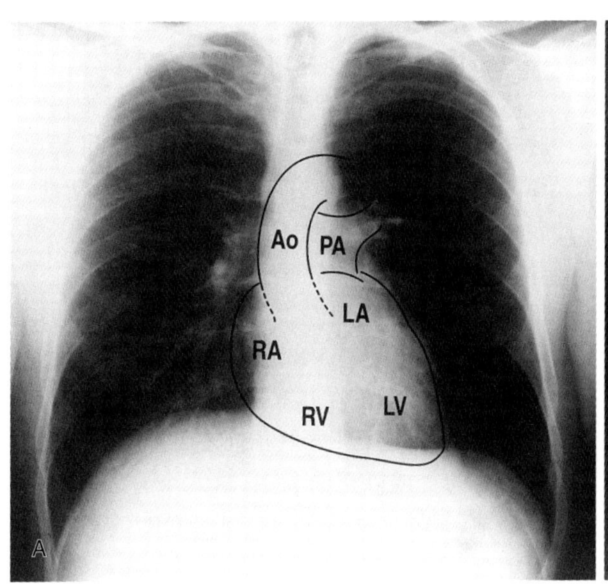

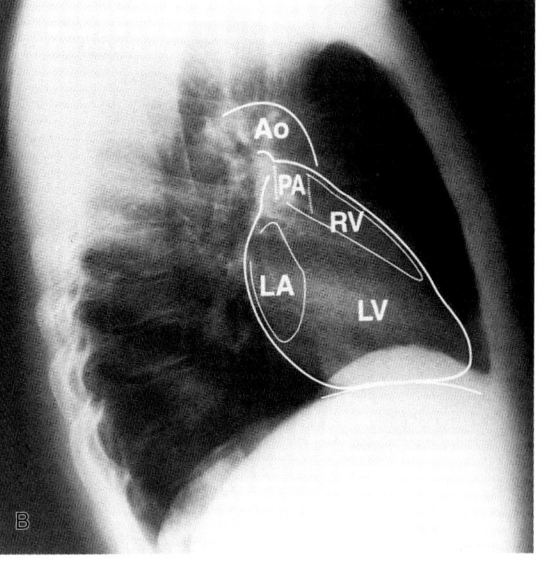

图4-1　常规X线胸片心脏轮廓示意图。A.后前位胸片；B.侧位胸片。Ao.主动脉；LA.左心房；LV.左心室；PA.肺动脉；RA.右心房；RV.右心室

形成典型的“蝴蝶翼征”。

累及心包、冠状动脉、主动脉、瓣膜的异常钙化可以通过透视或平片诊断。透视还可用于评价人工机械瓣功能。先天性心脏病和心瓣膜病的影像学特征将在后面章节讨论。

二、心电图

心电图（electrocardiogram，ECG）描记的是体表电极所记录的心脏电活动。这些电活动在心电图上表现为一连串波群（图4-2）。心电图上水平轴代表的是时间，走纸速度为25mm/s（标准走纸速度）时，每个小格（1mm）代表0.04s，每个大格（5mm）代表0.20s。垂直轴代表的是电压或振幅（10mm=1mV）。心率可以用300除以两个波之间（R-R间期）的大格数来估算。

正常心脏电冲动起源于窦房结，并通过心房传导。由于窦房结除极信号太弱，在体表心电图上不能被检测到，所以体表心电图上首先出现的低振幅波代表的是心房活动，被命名为P波。P波起始与随后的波群（QRS波群）起始之间的间隔称为P-R间期。P-R间期主要代表冲动传导经过房室结需要的时间。正常的P-R间期在0.12～0.20s。P-R间期＞0.20s代表房室传导阻滞。

在除极波通过房室结后，心室肌开始除极。除极过程分为四个阶段，首先是室间隔除极，方向由左至右，接下来是右心室和左心室下壁，然后是左心室心尖部和中部，最后是左心室基底部和后壁。心室肌

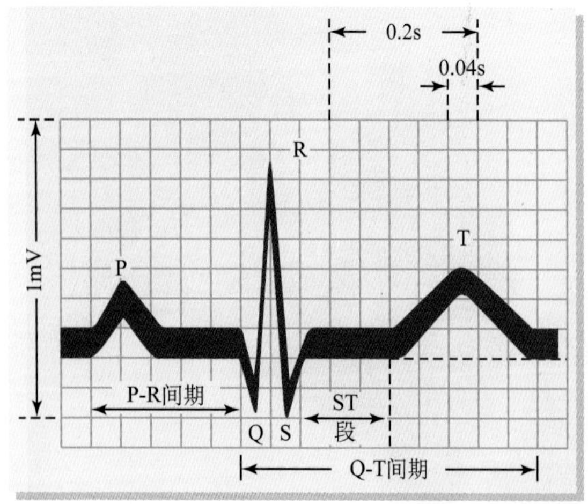

图4-2　正常心电图波群，对各个波和间期均进行了标注（译者注：原版图中P-R间期标注有误，译者已做修改）

除极在体表心电图上表现为高振幅的QRS波群，第一个方向向下的波为Q波，第一个方向向上的波为R波，紧跟着向下的波为S波。有些人S波后可能会有第二个向上的波，命名为R′波。正常的QRS波群持续时间应该小于0.1s，超过0.12s通常继发于某种形式的室内传导延迟。

QRS波群后无电信号的一段是ST段，代表心脏几乎没有电活动的一小段时间。QRS波群结束与ST段起始的交界点为J点。ST段后出现的方向向上的波为T波，代表心室复极。Q-T间期代表心室除极和复极的持续时间和透壁程度，测量从QRS波群起始到T波结束。Q-T间期随心率而变化，心率在60～100次/分时，Q-T间期的正常范围是0.35～0.44s。心率超出上述范围时，Q-T间期可通过下面的公式进行校正（单位均以秒计）：

$$QT_c=QT/\text{R-R间期}^{1/2}$$

有时心电图上T波后可能会紧跟U波（振幅为0.5mm，图4-2中未显示），其出现的原因尚不清楚。

标准12导联心电图包括六个肢体导联（Ⅰ、Ⅱ、Ⅲ、aVR、aVL、aVF）和六个胸壁（或心前）导联（V_1～V_6）（图4-3）。每个导联记录的电活动代表了该位置电流的方向和大小（即矢量）。如电活动朝向某个导联，就会在该导联上形成一个方向向上的波，如背离某个导联，就会形成一个方向向下的波。虽然电活动的总体方向可以由先前描述的任意一个波来确定，但临床上最有价值的是平均QRS电轴，由六个肢体导联来测定。

图4-4阐述了电轴参照系统（axial reference system）、Einthoven三角重建和标准心电图上六个肢体导联每个导联的极性。将体表电极连接到双上肢和双下肢，右下肢作为基线。Ⅰ导联、Ⅱ导联和Ⅲ导联是双极导联，代表两个导联间的电活动。Ⅰ导联代表左右上肢之间的电活动（左上肢为正极），Ⅱ导联代表右上肢与左下肢之间的电活动（左下肢为正极），Ⅲ导联代表左上肢与左下肢之间的电活动（左下肢为正极）。aVR、aVL、aVF导联为加压肢体导联，当心电向量在aVR导联指向右上肢，aVL导联指向左上肢，或aVF导联指向左下肢时，QRS波群主波方向向上或以正向为主。这六个导联在额面形成六个轴，每轴之间间隔30°。正常QRS电轴的范围为-30°～+90°，电轴小于-30°时定义为电轴左偏，大于90°时定义为电轴右偏。Ⅰ导联、aVF导联QRS波群主波方向向上代表QRS电轴正常，即电轴在

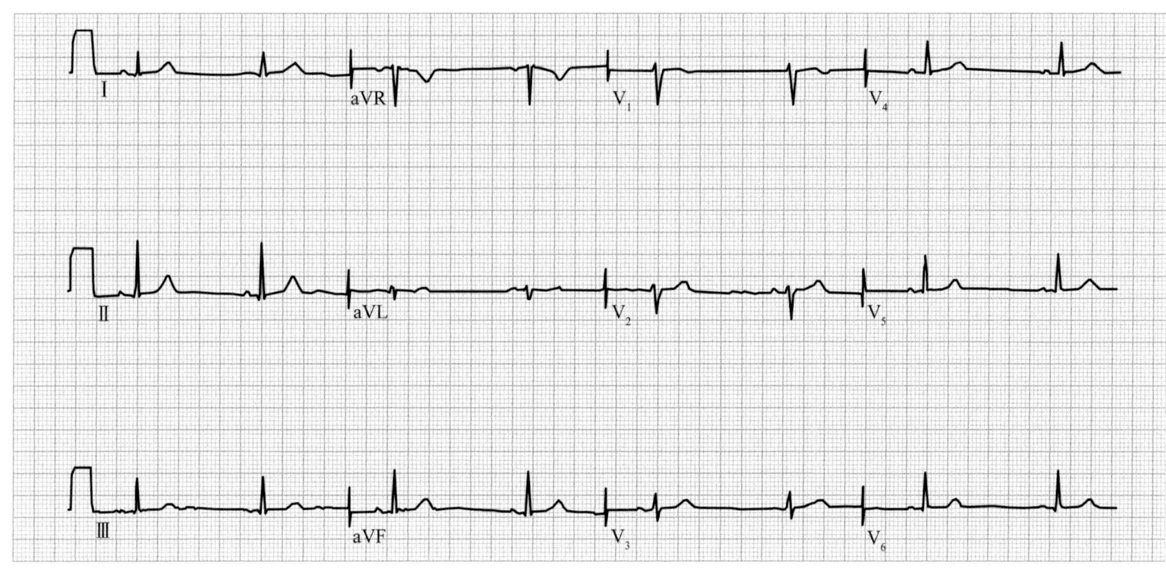

图4-3 正常12导联心电图

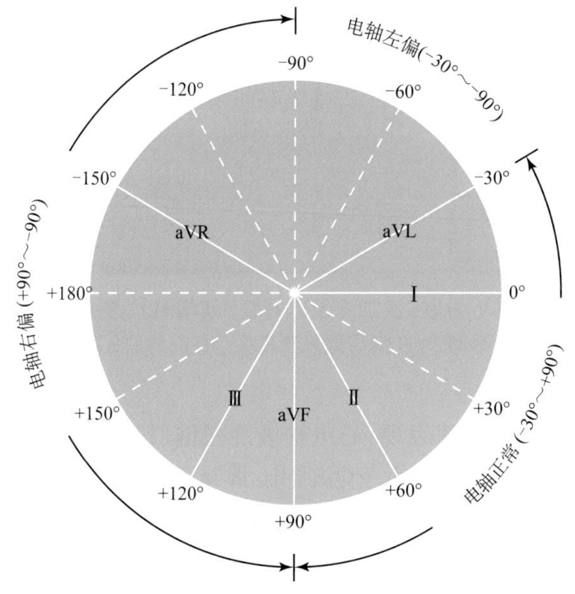

图4-4 额面六轴参考图，显示了QRS电轴左偏和电轴右偏的数值

0°～90°。

六个标准心前导联（V_1～V_6）电极应贴在前胸壁（图4-5）。电极的位置如下：V_1，胸骨右缘第4肋间；V_2，胸骨左缘第4肋间；V_3，V_2和V_4之间；V_4，左锁骨中线第5肋间；V_5，左腋前线V_4水平；V_6，左腋中线V_4水平。胸导联应置于乳房下方。

面向这些导联的电活动在心电图上会形成方向向上的波。V_1、V_2导联靠近右心室和室间隔，V_5、V_6导联靠近左心室前壁和前侧壁。通常，V_1导联R波较小，代表了室间隔除极，S波较深，代表左心室激活占据了主导地位。从V_1导联到V_6导联，R波逐渐变大（同时S波逐渐变小），因为指向这些导联的主导向量来源于左心室。一般在V_3或V_4导联主波从S波变为R波。

右胸导联常用于明确是否存在右心室心肌梗死。将V_4R导联ST段抬高作为诊断右心室心肌梗死的依据，其具有最佳的敏感性和特异性。右胸导联中，标准V_1和V_2导联互换，V_3R到V_6R位置与标准左胸导联位置呈镜面对应。一些团队提出加测正后壁导联来增加诊断侧壁和后壁心肌梗死或缺血的敏感性，因为这些区域的电活动在传统12导联心电图上看不到。3个附加导联从第5肋间V_6的位置向后依次放置。

三、异常心电图

（一）心腔异常及心室肥厚

正常P波在Ⅰ、Ⅱ、aVF导联方向向上，aVR导联方向向下，V_1导联双向。P波在Ⅱ导联上时限增宽（≥0.12s）及在V_1导联上出现深的终末负向P波（≥1mm）时提示左心房异常（如增大、肥厚或室壁张力增加）。肢体导联上P波高尖，振幅≥2.5mm提示右心房异常。

左心室肥厚表现包括QRS波群电压增高、时限稍宽，电轴左偏及ST-T改变（图4-5A）。对于左心室肥厚有很多不同敏感性和特异性的诊断标准，表4-1列出了其中最常用的诊断标准。

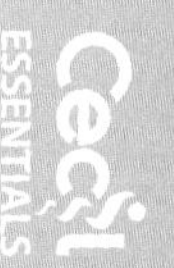

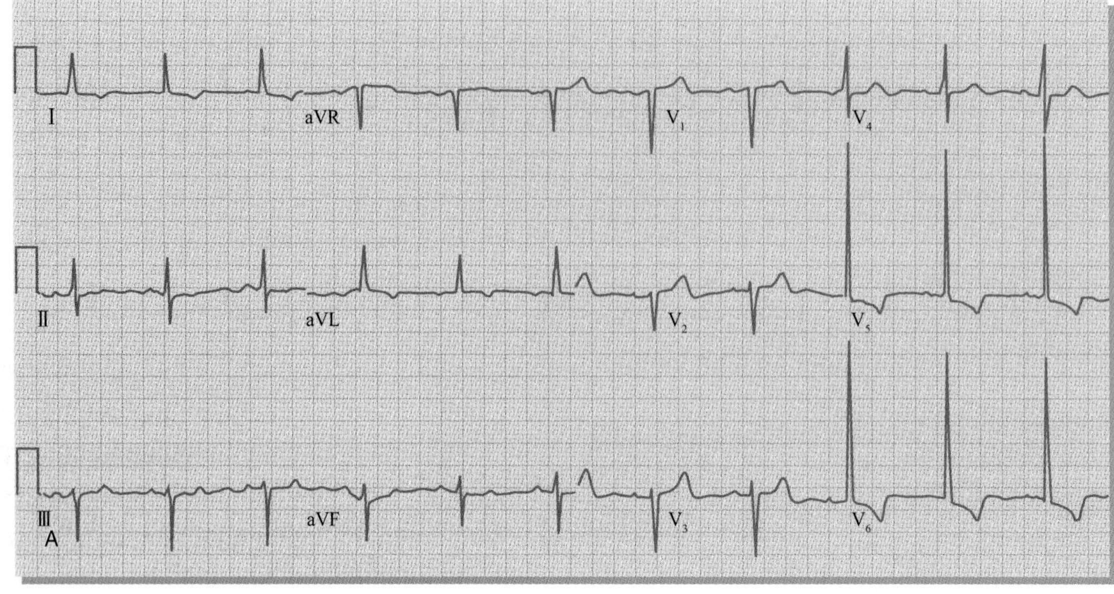

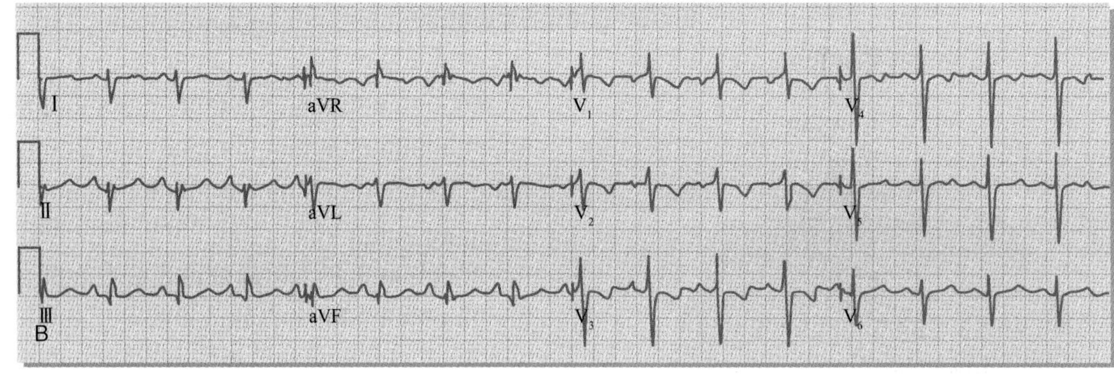

图4-5 A.左心室肥厚心电图，典型表现：心前导联上QRS波群高电压（V_2导联S波加深及V_5导联R波增高）、侧壁导联ST段下斜型压低及T波倒置（伴劳损）及电轴左偏。B.右心室肥厚心电图。表现为右胸导联R波高尖、心前导联ST段下斜型压低（伴右室劳损）、心电轴右偏及右心房增大

右心室肥厚时，V_1～V_3导联R波增高，Ⅰ、aVL、V_5、V_6导联S波变深，电轴右偏（图4-5B）。一些患有慢性肺动脉高压如慢性肺病的患者，心电图上会有一系列右心病理性改变的表现，包括右心房扩张、右心室肥厚及心电轴右偏。急性肺栓塞患者心电图会有提示右心室压力增加的表现，包括电轴右偏，不完全或完全性右束支传导阻滞（RBBB），Ⅰ、Ⅱ、Ⅲ导联出现S波，V_1～V_3导联T波倒置。

（二）室内传导阻滞

室内传导系统由左束支、右束支两个主要分支组成。左束支又分为左前分支和左后分支。传导阻滞可发生在任何一个束支或分支（表4-2）

分支传导阻滞会导致心室激动顺序发生变化，但不会延长整体传导时间（即QRS波群＜0.10s）。左前分支传导阻滞比较常见，有时会伴有右束支传导阻滞，心电图表现：心电轴极度左偏（超过-45°）、Ⅰ和aVL导联R波大于Q波，Ⅱ、Ⅲ、aVF导联S波大于R波。左后分支传导阻滞较罕见，心电图表现：电轴右偏（＞90°）、Ⅱ、Ⅲ、aVF导联小Q波，Ⅰ和aVL导联小R波。分支传导阻滞的心电图表现容易与心肌梗死相混淆。例如，左前分支传导阻滞时V_1、V_2导联上宽的QS波可能被误判为前间壁心肌梗死，Ⅱ、Ⅲ、aVF导联上rS波可与下壁心肌梗死混淆。同样左后分支传导阻滞时Ⅰ、aVL导联上rS波可能与高侧壁心肌梗死混淆。ST-T异常和病理性Q波（见心肌缺血和心肌梗死章节）有助于区分心肌梗死与束支传导阻滞。

束支传导阻滞会伴有QRS波群＞120ms。左束支传导阻滞（left bundle branch block，LBBB）时，心室除极波沿右束支传导，由右到左经过室间隔，然后到左心室。典型心电图表现：QRS波增宽，Ⅰ、aVL、V_5、V_6导联R波粗钝，V_1、V_2导联深QS波，ST段压低及T

表4-1 心房肥厚和心室肥厚的心电图异常表现

左心房肥厚
- P波增宽≥0.12s
- Ⅰ、Ⅱ导联P波双峰
- V_1导联P波正负双向，终末向量增宽、深倒

右心房肥厚
- P波持续时间≤0.11s
- Ⅱ、Ⅲ、aVF导联P波高尖，波幅≥2.5mm

左心室肥厚
- 高电压标准
- aVL导联R波≥12mm
- Ⅰ导联R波≥15mm
- V_1或V_2导联S波＋V_5或V_6导联R波≥35mm
- 侧壁导联ST段压低、T波倒置
- 电轴左偏
- QRS波群时限≥0.09s
- 左心房扩大

右心室肥厚
- 右胸导联R波波幅增加（V_1导联R/S＞1.0）
- 电轴右偏
- V_1～V_3导联ST段压低、T波倒置
- QRS波群时限正常（如果不伴有右束支传导阻滞）
- 右心房扩大

表4-2 束支传导阻滞和分支传导阻滞的心电图表现

左前分支传导阻滞
- QRS波群时限≤0.1s
- 电轴左偏（超过-45°）
- Ⅱ、Ⅲ、aVF导联rS型
- Ⅰ、aVL导联qR型

左后分支传导阻滞
- QRS波群时限≤0.1s
- 电轴右偏（≥90°）
- Ⅱ、Ⅲ、aVF导联qR型
- Ⅰ、aVL导联rS型
- 除外其他可致电轴右偏的原因（如慢性阻塞性肺疾病、右心室肥厚）

左束支传导阻滞
- QRS波群时限≥0.12s
- 侧壁导联（Ⅰ、aVL、V_5、V_6）R波增宽、双峰
- 心前导联（V_1、V_2）QS型或rS型
- T波方向与QRS波群终末向量方向相反

右束支传导阻滞
- QRS波群时限≥0.12s
- V_1导联宽大R′波（rsR′）
- V_6导联终末S波宽大粗钝
- 间隔部出现非梗死性Q波
- V_1、V_2导联T波倒置

波与QRS主波方向相反（图4-6A）。由于左束支传导传导阻滞时心室激动顺序异常，很多心电图表现与Q波心肌梗死和左心室肥厚很难鉴别。有时急性心肌梗死甚至与左束支传导阻滞同时发生。左束支传导阻滞通常意味着存在心肌疾病——最常见的是由缺血或肥厚导致的心肌纤维化。右束支传导阻滞（right bundle branch block，RBBB）时室间隔除极由左到右，QRS波群起始方向没变，因此仍可出现Q波心肌梗死样表现。首先是室间隔激活、左心室除极，然后是右心室。心电图表现：QRS波群时间延长，V_1导联出现宽大R′波（RSR′），Ⅰ、aVL、V_6导联S波宽大粗钝（图4-6B），这些表现均提示右心室除极延缓。虽然RBBB可能与心脏疾病有关，但也可能是心脏的正常变异，心率增快时也可间断出现，后者被称为心率相关束支传导阻滞。

（三）心肌缺血和心肌梗死

心肌缺血和心肌梗死可表现为ST段、T波及QRS波群的异常。心肌缺血主要影响心肌复极，通常表现为ST段水平或下斜型压低和T波倒置。这些心电图表现可能是一过性的，如发生在心绞痛发作过程中或进行运动负荷试验过程中；也可能是持续性的，如发生在不稳定型心绞痛或心肌梗死时。T波倒置但无ST段压低是非特异性的表现，需结合临床分析。相邻导联的ST段抬高提示更严重的心肌损伤，常与急性心肌梗死相关（图4-7）。血管痉挛或变异型心绞痛表现为可逆的ST段抬高，没有发展为心肌梗死。ST段抬高也可在没有发生急性心肌缺血或心肌梗死的情况中出现。室壁瘤可表现为在形成病理性Q波的导联中同时出现相邻导联持续的ST段抬高。急性心包炎表现为广泛导联的ST段抬高和PR段压低。在年轻男性中，经常出现多个导联J点上抬及ST段弓背向下抬高，称为早期复极，是一种正常变异。

病理性Q波是心肌梗死的诊断标准之一。梗死心肌无法传导电活动，心电向量背离梗死区域的体表电极，因此在体表心电图上形成了Q波。了解每个导联代表哪部分心肌便可定位梗死区域（表4-3）。病理性Q波定义：时限≥0.04s或深度≥同一导联R波高度的1/4。

不是所有心肌梗死都会出现Q波。心肌梗死后数周至数月可重新出现小R波。

在某些非缺血性心脏病中也会出现异常Q波或假梗死波，如心室预激、心肌淀粉样变、结节病、特发

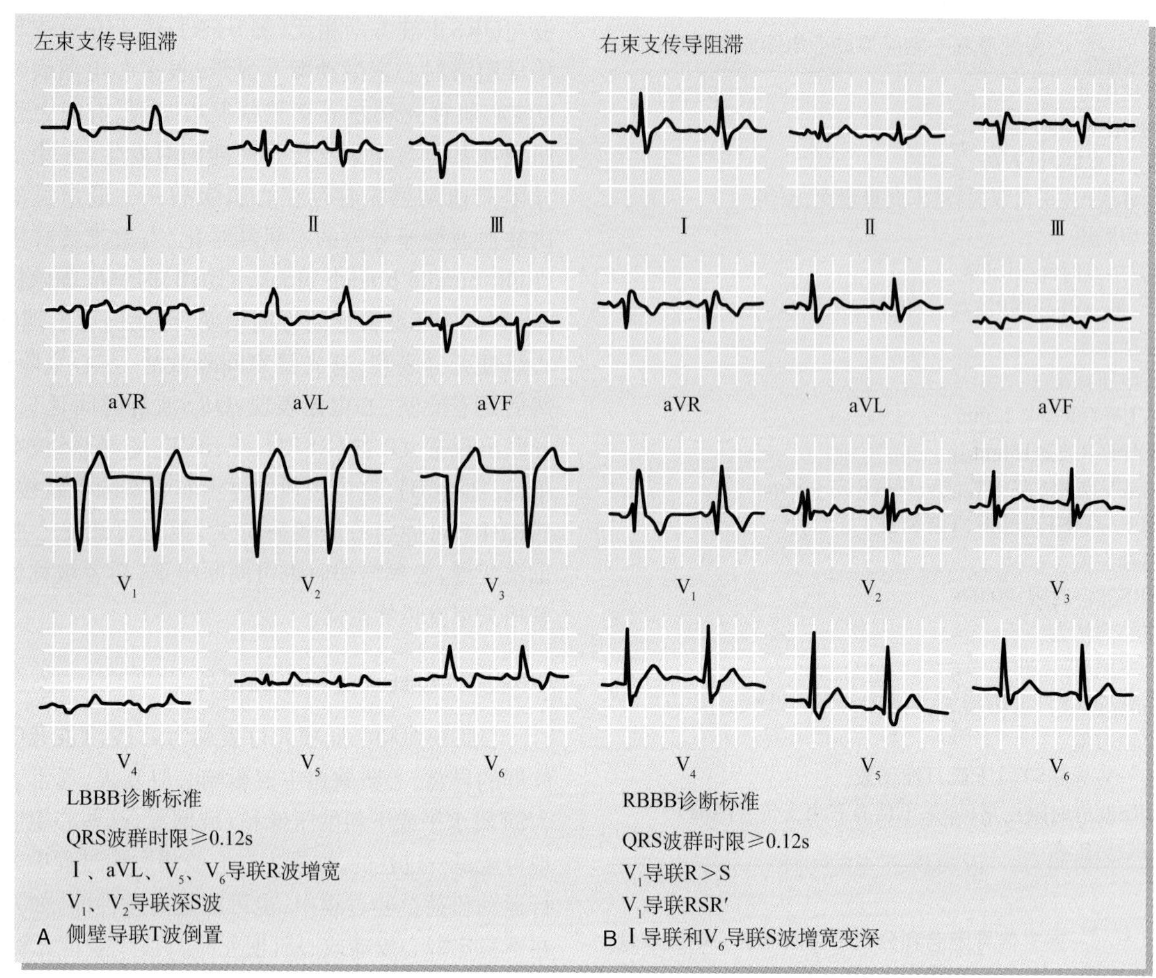

图4-6 A.左束支传导阻滞；B.右束支传导阻滞。束支传导阻滞的诊断标准见表4-2

性或肥厚型心肌病、心肌炎、慢性肺疾病。

（四）ST段及T波改变

一些药物和代谢异常可以影响ST段和T波（图4-8）。低钾血症可导致心前导联U波明显及Q-T间期延长。高钾血症可导致T波高尖。低钙血症能使Q-T间期延长，高钙血症则相反。一种常用的作用于心脏的药物——地高辛，常引起广泛导联ST段鱼钩样压低。轻微的或非特异的ST段及T波改变可能发生在许多患者身上，而且没有确切病因。在这些情况下，医师必须根据临床结果来判断这些心电图异常是否有意义。在一些权威的网站上可以找到正常心电图和异常心电图的示例。

四、长程动态心电图

动态心电图（Holter监测）是一种常用的、无创的用于评估一段时间内有无心律失常和传导异常的方法，并可测量电活动异常持续的时间。在这项检查中，患者至少佩戴监测仪24～48h，来自2～3个体表电极的心电图数据被存储在患者所携带的磁带中。监测仪还有可由患者操作的事件记录钮和时间记录钮，这样所有的心电图异常都可以与患者的症状及发生时间关联起来。数据可打印成标准的实时心电图格式供以后参考。

对于症状为间歇性发作或很少发作的患者，使用事件记录仪有助于判断心律失常的类型，这种记录仪可佩戴数周。最简单的设备是一种小的手持式监测仪。当患者出现症状时将监测仪放置于胸壁上，心电图数据就可被记录下来，随后通过电话传送到监测中心进行分析。还有一种更加高级的系统，可通过手腕记录器，循环存储来自一个导联的4～5min的心电图数据。当患者激活这个系统时，事件之前和之后1～2min的心电图数据会被记录和存储以进一步

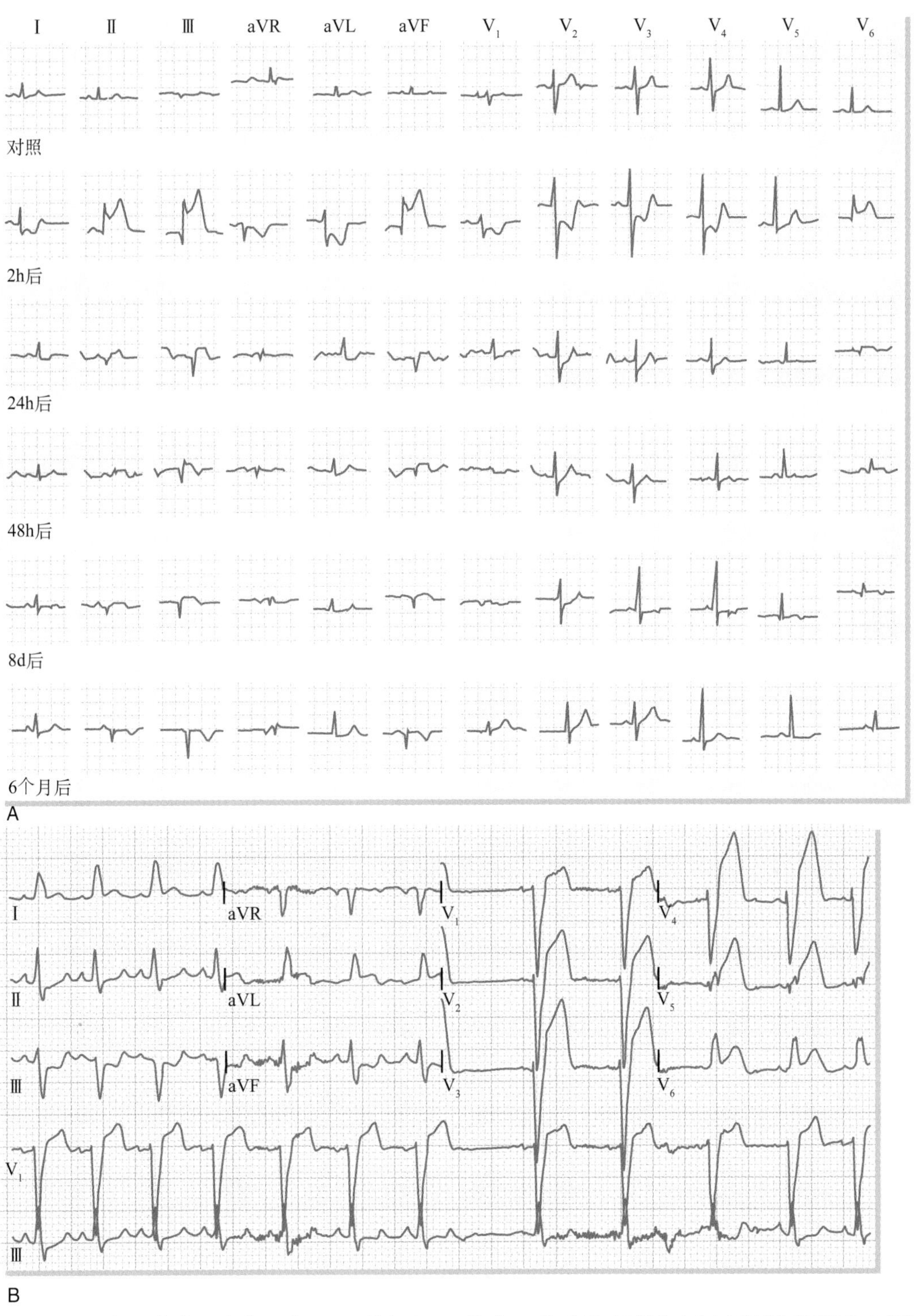

图4-7 A.下后壁心肌梗死心电图演变。对照是正常心电图。胸痛2h后，以下早期心电图表现提示可能为急性下后壁心肌梗死：Ⅱ、Ⅲ、aVF导联早期Q波形成，ST段明显抬高，T波高尖；V_1、V_2导联R波波幅增加，ST段压低，T波倒置。胸痛24h后心电图会进一步演变：Ⅱ、Ⅲ、aVF导联Q波加深，ST段基本回落至等电位线，T波开始倒置；V_1、V_2导联R波时限>0.04s，ST段压低，T波直立（在本例中，后壁心肌梗死的心电图表现涉及V_2以后的导联，一般来说只有V_1、V_2导联可能会被涉及）。心肌梗死8d后，心电图演变不明显。心肌梗死6个月后心电图表现：Ⅱ、Ⅲ、aVF导联Q波增宽变深，ST段回落至等电位线，T波倒置；V_1、V_2导联R波增高，ST段回落至等电位线，T波直立，以上改变均提示陈旧性下后壁心肌梗死。B.既往左束支传导阻滞患者急性前壁心肌梗死心电图。尽管存在左束支传导阻滞，Ⅰ、aVL、V_1～V_6导联仍可看到ST段抬高、T波高尖。但是即使没有明确的ST段抬高，如果患者有典型的心肌梗死症状伴有新发的左束支传导阻滞，也应按照心肌梗死或急性冠脉综合征处理

表4-3 心肌梗死的心电图定位

梗死部位	对应导联	可能受累血管*
下壁	Ⅱ、Ⅲ、aVF	RCA
间壁	V_1、V_2	LAD
前壁	V_3、V_4	LAD
前间壁	V_1～V_4	LAD
广泛前壁	Ⅰ、aVL、V_1～V_6	LAD
侧壁	Ⅰ、aVL、V_5、V_6	CIRC
高侧壁	Ⅰ、aVL	CIRC
后壁†	V_1导联R波增高	RCA或CIRC
右心室‡	V_1导联ST段抬高；下壁心肌梗死合并V_4R导联ST段抬高更为特异	RCA

注：CIRC.回旋支；LAD.左前降支；RCA.右冠状动脉。

*这是初步概括，可能会有变化。

†通常和下壁或侧壁梗死同时出现。

‡通常和下壁梗死同时出现。

分析。以上这两种装置都要求患者在事件发生时，在生理上能够激活记录仪以储存心电图数据。可植入(皮下)记录仪可用于诊断一段时间内发作很少的事件(如数月发生一次)。

五、负荷试验

负荷试验是一种无创的用于评估确诊或疑似冠心病的重要检查方法。在运动过程中，由于骨骼肌需氧量增加，相应地引起心率增快和心排血量增加。冠心病患者在心肌耗氧量增加时冠状动脉血流不能增加，可诱发胸痛症状及典型的心电图改变。结合运动后的血流动力学改变，可对心脏病患者的诊断及预后作出判断。负荷试验常见适应证：胸痛患者的CAD诊断，稳定型心绞痛或心肌梗死后患者的预后和冠状动脉储备能力的评价，运动性心律失常的评价，以及血运重建后心肌缺血的评价。

负荷试验最常见的形式是患者在活动平板上行

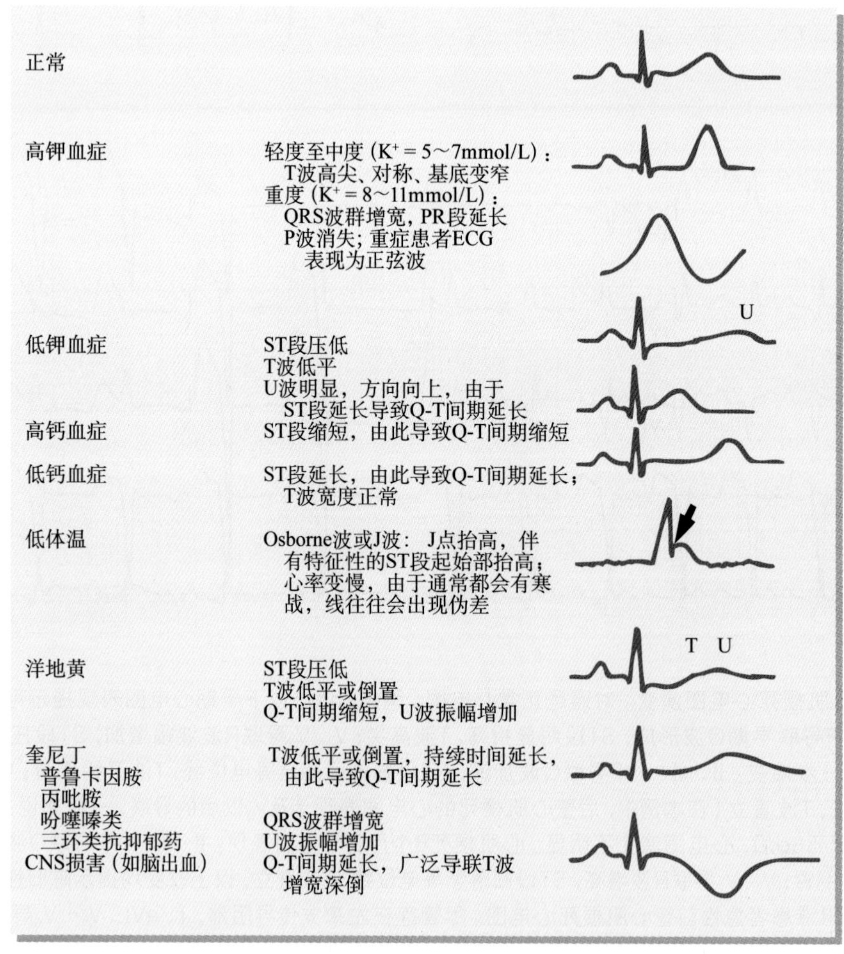

图4-8 代谢和药物对心电图的影响。CNS.中枢神经系统；ECG.心电图

走时进行持续的心电监测。每递增一级，皮带的速度及倾斜度都会增加，患者的运动量也在增加。最常用的Bruce方案里每一阶段运动3min。改良的Bruce方案将前两级融为一级，与标准Bruce方案相比，速度更慢，倾斜度更小。

改良的Bruce方案或其他类似的方案适用于老年、明显超重、病情不稳定或更虚弱的患者。运动试验也可采用踏车或手臂测力计。当达到预期最大心率的90%时负荷试验可以终止，患者预期最大心率即220减去年龄。其他终止指标包括疲劳、显著的高血压（收缩压大于220mmHg）、运动过程中心绞痛加重、心电图上显著的或广泛导联的缺血性改变、恶性心律失常、低血压。辅以超声心动图或核素显像可提高负荷试验诊断的准确性。负荷试验的禁忌证包括不稳定型心绞痛、急性心肌梗死、高血压控制不佳（血压＞220/110mmHg）、严重主动脉瓣狭窄（瓣口面积＜1.0cm^2）、失代偿充血性心力衰竭。在再灌注治疗（溶栓和经皮介入治疗）时代，急性冠脉综合征或急性心肌梗死患者过去出院前常用的次极量负荷试验的作用已经不大了。

运动试验诊断的准确性取决于试验前对患者患冠心病可能性的判断、该类患者行运动试验的敏感性和特异性及定义运动试验阳性的心电图标准。运动试验前预测冠心病的重要临床特征包括高龄、男性和典型的缺血性胸痛症状。

对冠心病中危（患冠心病风险为30%～70%）、运动过程中出现胸痛伴有心电图缺血性改变的患者行运动试验的诊断准确性和成本效益最好。对典型心绞痛患者，使用运动负荷试验诊断冠心病的成本效益较差，因为结果阳性并不能显著增加冠心病诊断的准确率，结果阴性可能是假阴性。尽管如此，试验结果还是可以提供预后和药物治疗效果的客观信息。同样，对非典型胸痛的年轻患者行运动试验的意义也不大，因为结果异常可能是假阳性，并不能显著提高冠心病诊断的准确率。

运动后正常的生理反应是心率增快、收缩压和舒张压增高，心电图上表现为T波方向正常，ST段维持不变，或即使出现压低，也会快速回落至基线水平。运动后缺血的心电图定义为J点后0.08s处ST段上斜型压低至少1.5mm，水平压低至少1mm，或J点处ST段下斜型压低至少1mm。鉴于运动时会出现大量心电伪差，这些ST段改变在至少三个连续的QRS波群上均出现才有意义。其他提示冠心病缺血更严重的表现如下：早发ST段压低（6min内出现）；显著的下斜型ST段压低（＞2mm），尤其是ST段压低导联超过5个；在停止运动后ST段改变持续超过5min；收缩压不能达到120mmHg，或较基线持续下降10mmHg或更多。

对左心室肥厚、左束支传导阻滞、预激综合征（又称WPW综合征）及长期地高辛治疗的患者，心电图不能很好地诊断是否存在缺血，在这些情况下，可以使用核素心肌显像或超声心动图。对于不能运动的患者，药物负荷核素心肌灌注显像与运动负荷试验在诊断冠心病方面的敏感性和特异性相同。静脉注射冠状动脉血管扩张剂（双嘧达莫、腺苷或新型的选择性腺苷A2A受体激动剂），可提高正常动脉血流量而病变血管血流量无显著改变。核素成像技术可检测到由此而引起的两种血管血流量的差别，从而识别病变血管供血的心肌区域。

另外一种常用的评估心肌缺血的技术是多巴酚丁胺负荷超声心动图。多巴酚丁胺是一种强心剂，通过增加心率和心肌收缩力，使心肌耗氧量增加。使用超声心动图来检测心肌耗氧量增加时是否存在心肌缺血。缺血的超声表现为在输注药物过程中新出现室壁运动异常或原有室壁运动异常加重。小剂量多巴酚丁胺可使室壁增厚率增加，从而区别存活心肌或异常节段（如运动减低或运动消失）。

六、超声心动图

超声心动图是一种广泛应用的无创性检查，利用超声波来显示心脏结构和评估血流。将换能器放置在患者胸壁上，换能器中的压电晶体可产生超声波，当超声波遇到不同声学特性的组织时，部分超声波可被反射到换能器并被记录。单一固定的晶体发射出的超声波形成了心脏薄片样的切面图，记录切面图随时间变化的轨迹即为M模式。二维成像是由超声束在一个90°的弧度内每秒多次扫描形成（图4-9）。经胸超声心动图检查是一种安全、简单、快捷、费用相对低廉的检查手段，最常用于评估心脏大小、结构和功能。

三维超声心动图成像技术的发展为更准确地测量心腔容积和质量及评估复杂的解剖异常和瓣膜病变提供了可能。

多普勒超声可用于评估心脏和血管的血流速度和方向。超声波遇到运动的红细胞时，反射到换能器

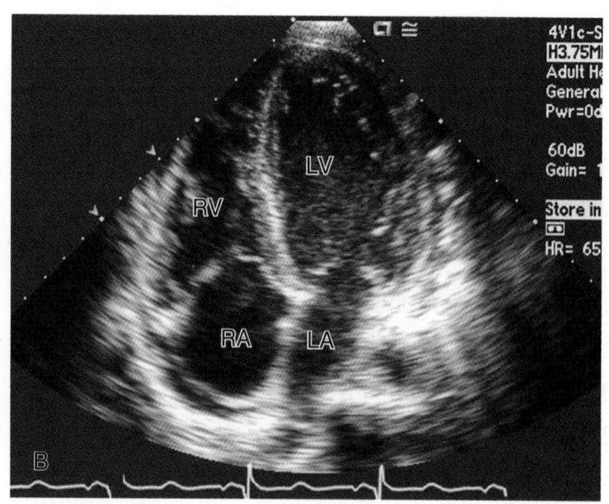

图4-9 标准二维超声心动图中显示心脏主要结构的胸骨旁左心室长轴切面（A）和四腔心切面（B）。Ao.主动脉；IVS.室间隔；LA.左心房；LV.左心室；MV.二尖瓣；PE.心包积液；PW.左心室后壁；RV.右心室（图片由犹他州盐湖城犹他大学心内科Sheldon E.Litwin博士提供）

上的能量会发生变化，这个变化的大小（即多普勒频移）在超声心动图上显示为速度，可用于判断血流是正常或异常（图4-10）。血流速度可使用修正的伯努利方程转换为压力大小（$\Delta P \approx 4v^2$），用于评估瓣膜或腔室间的压力阶差。彩色多普勒成像根据红细胞移动的速度和方向将其标注为不同颜色，从而将通过心脏的血流可视化（图4-11）。通过转换，远离换能器方向的血流被显示为蓝色，朝向换能器方向的血流被显示为红色。彩色多普勒成像尤其有助于诊断瓣膜关闭不全及腔室间异常分流。使用多普勒技术记录的心肌速度或变应率可用于观察心肌的功能和血流动力学变化。

二维超声心动图和多普勒超声心动图经常与运动负荷试验或药物负荷试验联合使用。虽然不同研究所得出的敏感性和特异性的数据有所不同，但总

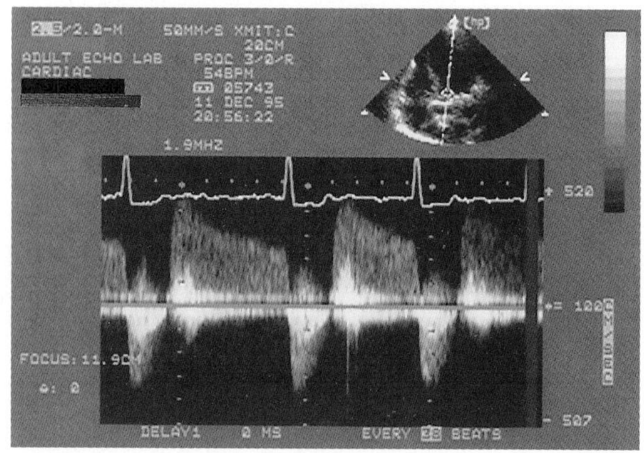

图4-10 主动脉瓣狭窄和反流患者的多普勒超声描记。收缩期血流速度与狭窄严重程度相关

体来说，与心肌核素灌注显像相比，负荷超声心动图特异性略高，敏感性明显较低。但是因为费用较低，所以可以预计负荷超声心动图的成本效益明显优于核素灌注显像。

超声造影剂的发展大大提高了超声在肥胖、肺部疾病和其他声窗较差患者中的使用（图4-12）。这些造影剂是由小到足以通过肺循环的微泡组成。目前正在开发将这些造影剂络合于某些化合物，这些化合物能够选择性地绑定到我们感兴趣的位点（如

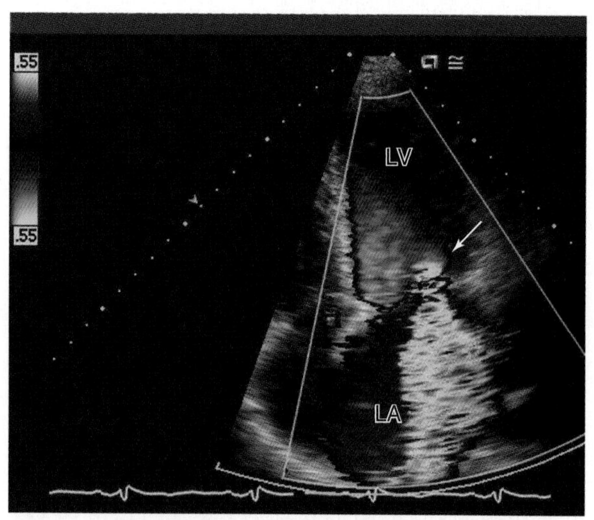

图4-11 重度二尖瓣反流彩色多普勒图像。左心房内可见反流信号，因为血流方向背离换能器，所以被设定为蓝色。黄色“马赛克样”信号是由于湍流或高速血流所形成。箭头所指的是位于反流口近端的加速血流，将其假定为半球形，来计算近端等速表面积（PISA）。PISA的大小可用于反流严重程度的分级。LA.左心房；LV.左心室（图片由犹他州盐湖城犹他大学心内科Sheldon E.Litwin博士提供）

血凝块、新生血管），最终完成分子水平成像。

经食管超声心动图（TEE）是指患者吞下头端装有超声换能器的胃镜，隔着食管进行心脏二维及多普勒成像。由于食管接近心脏，所以可以获得高分辨率的心脏图像，特别是左心房、二尖瓣和主动脉。TEE在诊断主动脉夹层、感染性心内膜炎、人工瓣膜功能异常和左心房肿物方面价值较大（图4-13）。

七、核心脏病学

心脏放射性核素显像可对左心室大小、收缩功能和心肌灌注作定量评估。在做放射性核素心室造影时，需要使用少量放射性示踪剂（通常为锝-99）来标记患者体内的红细胞。

左心室功能可使用以下两种方法之一来进行评估。首次通过法将伽马相机放置在患者胸部上方，检测标记过的红细胞流经心脏时发射出的射线。门控法（gated equilibrium method）或多门控方法（multigated acquisition method，MUGA）要求示踪剂在计数采集开始之前在血池中达到平衡分布，从而提高了心室造影的分辨率。在这两种技术中，伽马相机均可进行心电门控，以识别心脏舒张末期和收缩末期。左心室射血分数使用以下公式计算：左心室射血分数=（左心室舒张末期容积－左心室收缩末期容积）/左心室舒张末期容积。如果完整采集了整个心动周期的闪烁射线图像，计算机生成的心脏影像可

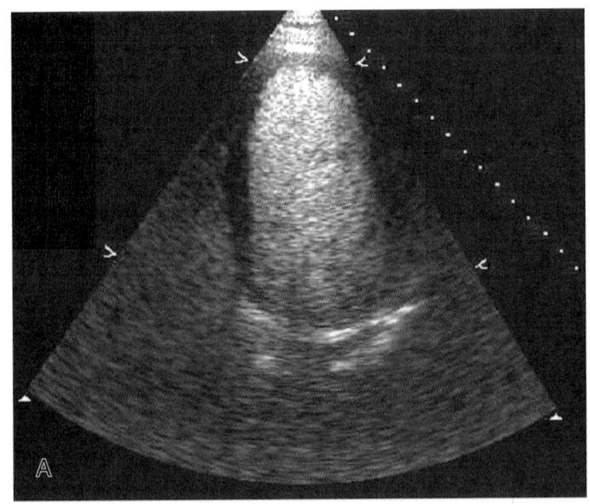

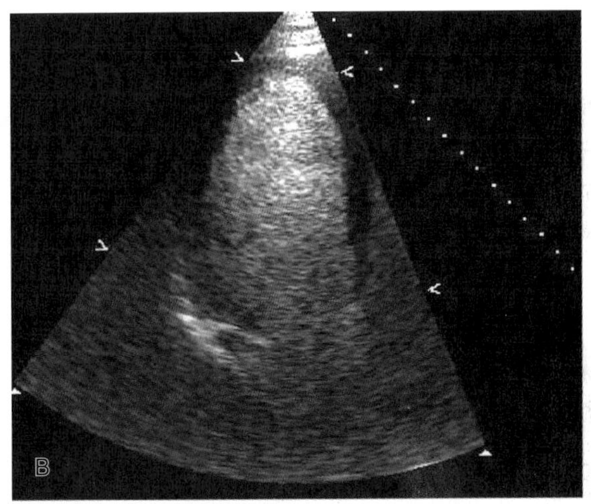

图4-12 经静脉使用超声造影剂的超声造影图：心尖四腔观（A）和心尖长轴观（B）。由于微泡具有高反射性，左心室腔呈白色，而心肌呈黑色（图片由犹他州盐湖城犹他大学心内科Sheldon E.Litwin博士提供）

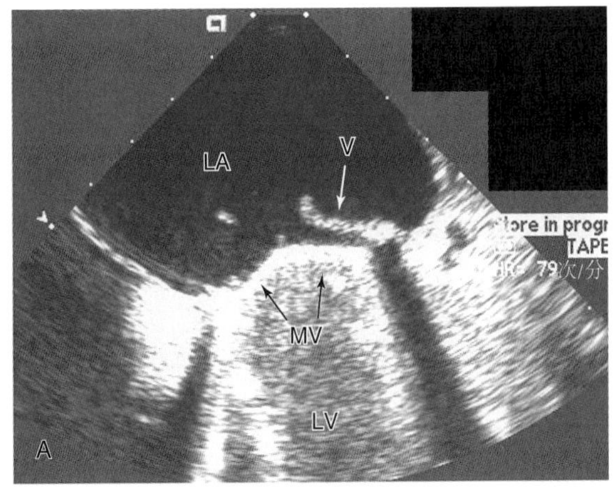

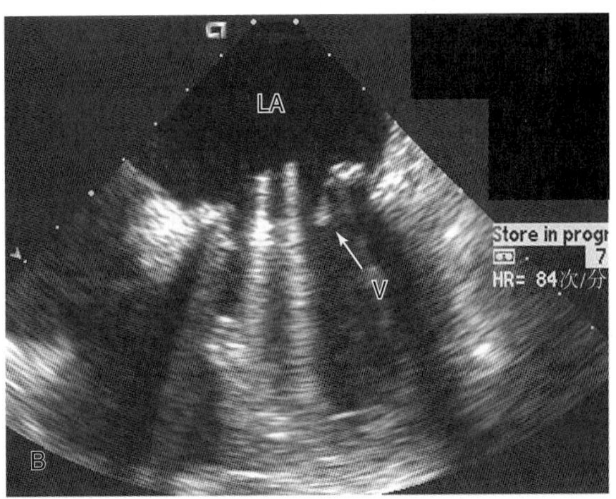

图4-13 经食管超声心动图发现的附着于人工二尖瓣（双叶倾斜式碟瓣）瓣环的赘生物（箭头所指）。A.收缩期瓣叶关闭，赘生物位于左心房侧。B.舒张期瓣叶开放，赘生物脱垂到左心室。因为食管窗很容易看到瓣膜的心房面，所以经食管超声心动图是评价人工二尖瓣时可选择的一种诊断方法。LA.左心房；LV.左心室；MV.人工二尖瓣；V.赘生物（图片由犹他州盐湖城犹他大学心内科Sheldon E.Litwin博士提供）

以以动画的形式展现，以便进行室壁运动的评估。

心肌灌注成像通常与运动负荷试验或药物（血管扩张剂）负荷试验相结合。常用的冠状动脉血管扩张剂有双嘧达莫（潘生丁）、腺苷，其中腺苷更为常用。上述血管扩张剂均可使心肌血流量增加4～5倍。与双嘧达莫相比，腺苷比较昂贵，但优点是半衰期非常短。新型的腺苷类药物副作用更小，即将开始用于临床。

锝-甲氧基异丁基异腈是最常用的放射性核素，通常在负荷试验结束前注射到体内。采集安静状态和负荷试验后的心脏单光子发射计算机断层扫描（SPECT）图像，可用于定性和定量分析。正常心脏放射性核素会相对均匀分布在整个心肌。心肌缺血患者局部区域运动后放射性核素摄取减少，休息后会部分或完全填充（即再分配）。心肌梗死或瘢痕心肌表现为运动峰值及静息时持续的摄取缺损（即固定缺损）。然而一些有明显固定缺损的患者，24h后重复静息显像或重新注射少量放射性核素后摄取仍可增加，提示有存活心肌但是存在严重缺血。

使用新型方法如联合使用低剂量运动负荷试验和血管扩张剂、俯卧位采集、衰减校正、计算机数据分析提高了心肌灌注成像数据的质量和可重复性。心肌灌注成像也可结合ECG门控图像采集，实现同时评估心室功能和灌注。这样就可以定量评估左心室射血分数，并可对节段性室壁运动进行评估，以排除操作所致的灌注缺损。

正电子发射断层扫描（PET）是一种利用灌注和代谢示踪剂检测心肌活动的非侵入性检查方法。图4-14显示的是一位左心功能不全患者的PET显像，重度狭窄冠状动脉所供给的心肌区域存在代谢活动，说明有存活心肌，提示血运重建有可能使心功能

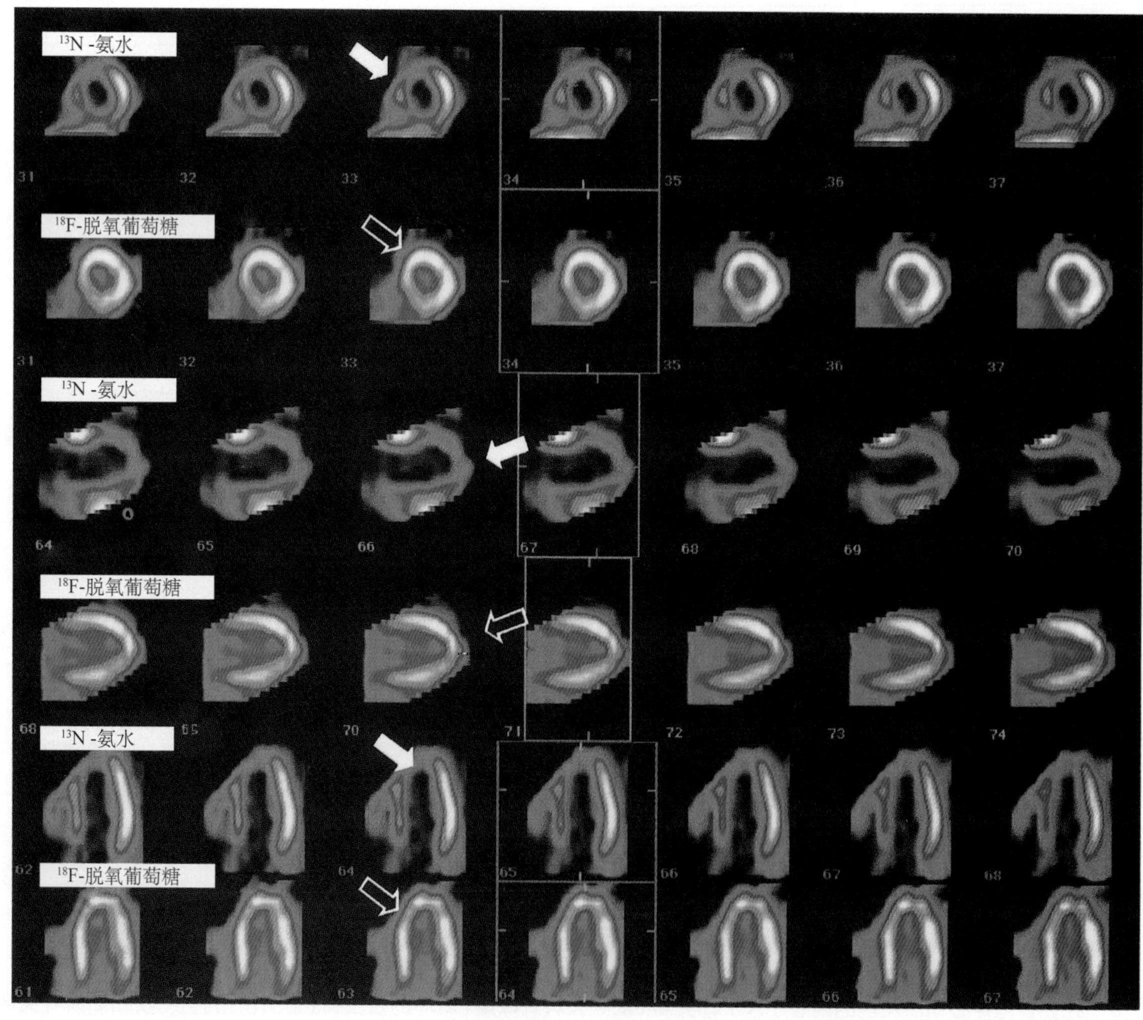

图4-14 缺血性心肌病患者PET检查的静息心肌灌注显像（使用^{13}N-氨水）和代谢（使用^{18}F-脱氧葡萄糖）显像。结果显示灌注代谢不匹配（提示存在冬眠心肌），图中可见大面积的低灌注（实心箭头），但前壁、室间隔、下壁及左心室心尖部心肌均可见代谢活动（空心箭头）（经马萨诸塞州波士顿Brigham妇科医院Marcelo F.Di Carli博士授权使用）

恢复。PET没有传统SPECT成像应用广泛，但是由于其使用的放射性核素能量较高，空间分辨率更佳。

八、心导管检查

心导管检查(cardiac catheterization)是一种有创检查，检查时将充满盐水的导管经皮穿刺进入动脉系统或静脉系统，直接测量心内压力和血氧饱和度，注射造影剂后还可显示冠状动脉、心腔和大血管。其适应证包括证实临床上可疑的心脏结构异常，或对解剖及生理上的异常进行量化。不过本检查最常用的适应证是使用冠状动脉造影来诊断冠心病。

与心导管检查相比，非侵入性检查在评估大多数瓣膜问题和血流动力学问题方面更安全、更便宜，而且效果相同。所以通常更倾向于通过导管检查进行一些有益的干预，如冠状动脉血管成形术、冠状动脉旁路移植术或心脏瓣膜手术。尽管心导管检查在大多数情况下是安全的(总死亡率为0.1%～0.2%)，但仍可能发生操作相关的并发症如血管损伤、肾衰竭、脑卒中、心肌梗死。

心导管检查的一个重要目的是测量心脏和大血管的充盈压。测量时使用充满盐水的导管，该导管可以将心腔内的压力传递到传感器，从而将压力波形显示在示波器上。在进行右心导管检查时，要用这种方法常规测量右心房、右心室和肺动脉的压力。将导管进一步推进可以到达肺动脉远端，这个位置传感器测量到的传递过来的压力源于肺静脉系统，即肺毛细血管楔压。如果肺静脉没有病变，肺毛细血管楔压可以反映左心房压力，如果二尖瓣没有明显病变，其还可以反映左心室舒张压。获得左心室充盈压更直接的方法是将动脉导管送入左心室腔。通过这两种方法都可以测定心脏各腔室的压力及跨瓣压差(图4-15)。

常用的测量心排血量的方法有直接Fick法(Fick oxygen method)和指示剂稀释法(indicator dilution technique)。Fick法的理论基础是器官吸收或释放的物质等于器官血流量和该器官该种物质动静脉循环浓度差的乘积。如果把这种方法应用于肺部，释放到血液中的物质是氧气；如果不存在肺内分流，肺血流量等于全身血流量或心排血量。心排血量可以由以下公式计算：

心排血量＝氧耗量/(动脉氧含量－静脉氧含量)

氧耗量的单位是“ml/min”，通过收集特定时间内患者呼出的空气来测定，同时测量动脉和混合静脉血样本的血氧饱和度(即动脉和静脉氧含量，单位为“ml/L”)。心排血量用“L/min”表示，校正体表面积后得出心脏指数。心脏指数的正常范围是2.6～4.2L/(min·m^2)。心排血量也可以用指示剂稀释法来测量，最常用的指示剂是冷盐水。将冷盐水注入血液，监测下游血液的温度变化，形成一个随时间变化的温度变化曲线，曲线下面积即代表心排血量。

心内分流的检测和定位可以通过连续测量静脉系统、右心和两个主肺动脉的血氧饱和度来进行。左向右分流的患者，由于动脉血混入静脉血，会出现氧分压逐步增加(即从一个腔室到下一腔室时血氧饱和度增加)。使用Fick法计算肺循环和体循环的血流量，可以计算分流率(shunt ratio)。目前无创检查手段已经在很大程度上取代了心导管检查来对分流进行评估。

在左心室内注射造影剂后，可准确评估左心室大小、室壁运动和射血分数(即左心室造影)。造影时通过观察左心室和左心房的造影剂反流量可分别对主动脉瓣关闭不全和二尖瓣关闭不全进行定性评估。瓣膜狭窄程度可通过测定心排血量和跨瓣压差来确定(即Gorlin公式)。

将造影剂注射入冠状动脉树可清晰显示冠状动脉解剖。动脉粥样硬化病变表现为血管内径(管腔)

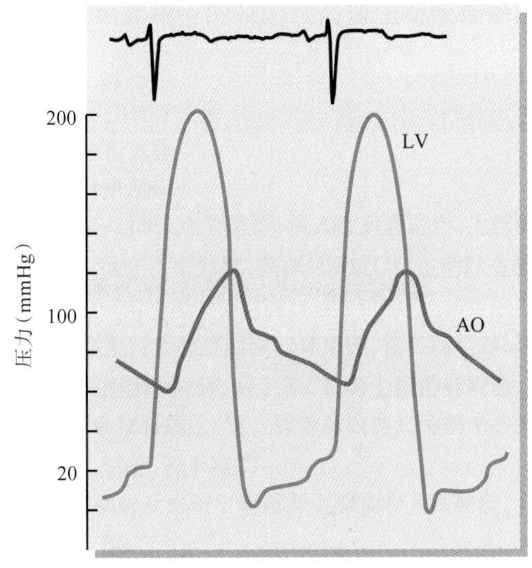

图4-15 主动脉瓣狭窄患者的心电图、左心室(LV)压力曲线和主动脉(AO)压力曲线。在收缩期跨主动脉瓣会有明显的压力阶差

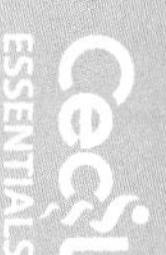

变窄。有血流动力学意义的狭窄定义为狭窄程度等于或超过血管直径的70%。然而有时血管造影会低估血管狭窄的程度,特别是当动脉粥样硬化斑块为偏心性斑块或长斑块时。在介入检查过程中,可使用血管内超声、多普勒血流导丝或微型压力传感器来辅助评估临界病变的严重程度或生理学意义。

心导管检查还可以进行心内膜活检。在透视下将活检钳通过右侧颈内静脉送入静脉系统,然后进入右心室。钳取少量心内膜进行组织学检查。心内膜心肌活检的主要适应证是心脏移植术后排异的诊断和心脏淀粉样变性的诊断,有时也用于特殊病因心肌炎的诊断。

右心导管检查

右心导管检查可利用头端为球囊的肺动脉导管(Swan-Ganz)在床旁完成。这项技术利用热稀释法对右心房压、肺动脉压、肺毛细血管楔压和心排血量进行序贯测量(图4-16)。这些测量对监测各种治疗如利尿剂、强心药、升压药的效果很有帮助(表4-4)。肺动脉导管检查最有价值的是用于评估危重患者的容量状态和鉴别心源性肺水肿与非心源性肺水肿。然而,有研究认为对危重患者行肺动脉导管检查并不能

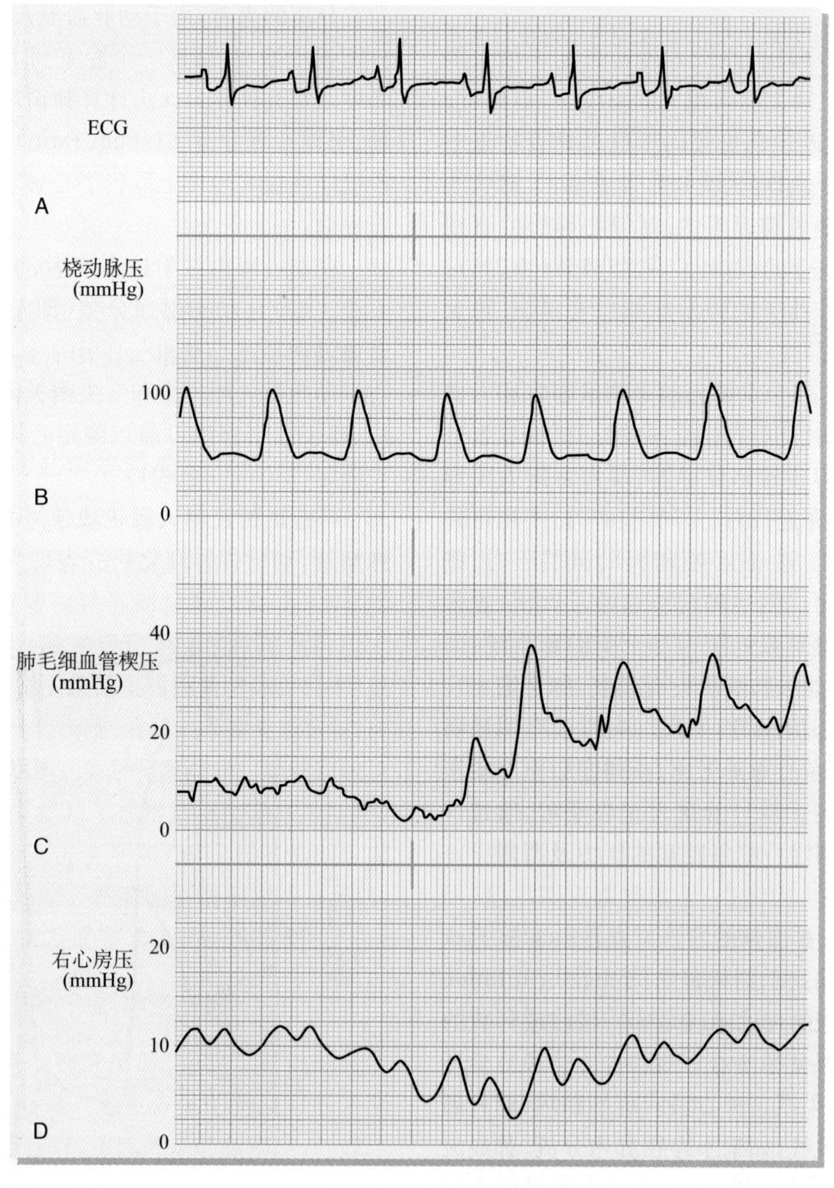

图4-16 心电图(ECG,A)与Swan-Ganz漂浮导管记录曲线(C)。B和D所示分别为右侧桡动脉导管记录曲线和右心房Swan-Ganz漂浮导管记录曲线。C图左半部分为球囊充气时测定的肺动脉楔压。C图右半部分是球囊放气时测定的肺动脉楔压。该患者肺动脉楔压(即左心室充盈压)是正常的,是由于肺动脉疾病导致的肺动脉压升高

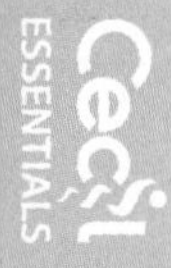

表4-4 使用床旁球囊漂浮导管(Swan-Ganz)进行鉴别诊断

疾病	热稀释法测定心排血量	肺毛细血管楔压	右心房压	原因解释
心源性休克	降低	升高	正常或降低	全身血管阻力增加
感染性休克(早期)	升高	降低	降低	全身血管阻力增加；心功能不全发生较晚
容量超负荷	正常或升高	升高	升高	—
血容量不足	降低	降低	降低	—
非心源性肺水肿	正常	正常	正常	—
肺源性心脏病	正常或升高	正常	升高	肺动脉压增加
右心室梗死	降低	降低或正常	升高	—
心脏压塞	降低	正常或升高	升高	舒张期右心房、右心室、肺动脉、肺毛细血管压力相等
乳头肌断裂	降低	升高	正常或升高	肺毛细血管楔压压力曲线高V波
室间隔穿孔	升高	升高	正常或升高	右心房压力曲线出现伪差：肺动脉压力高于右心房；可能出现肺毛细血管楔压压力曲线高V波

改善患者的终点事件。无创成像技术的发展使得肺动脉导管技术在诊断心脏疾病如心脏压塞、缩窄性心包炎、右心室梗死、室间隔穿孔方面的重要性有所下降。

九、磁共振成像

目前在研究心脏和血管时，会越来越多地应用到磁共振血管造影或显像(MRI)这种无创的检查，特别是当患者对标准的造影剂血管造影检查有禁忌时更是如此。MRI能够提供心脏任何平面的高分辨率的动态和静态图像。相比心脏超声，MRI在更多数量的患者中能够获取高质量的成像。成像质量下降的主要原因包括肥胖、幽闭恐惧症、无法进行多次10～20s的憋气和心律失常。既往植入心脏起搏器及植入型心律转复除颤器是进行MRI检查的禁忌证。磁共振血管造影可用于评估脑血管、肾血管和下肢动脉疾病。

在组织特征(如肌肉、脂肪、瘢痕)呈现方面，MRI较其他成像技术有显著优点。因为MRI能够以高分辨率展现负荷-静息的心肌灌注(图4-17A)和陈旧梗死区域(图4-17B～D)，所以MRI可用于评估缺血性心脏病。瘢痕心肌或永久受损组织的特征是心肌钆对比增强延迟。对一个给定区域来说，延迟增强的透壁程度越大，该区域血运重建术后心功能改善的可能性越低。由于延迟增强成像具有更好的空间分辨率，所以能发现核素成像技术难以发现的局部或心内膜下的瘢痕。将延迟增强成像联合负荷-静息灌注用于冠心病的诊断，可能等同于甚至优于传统的核素或者超声的负荷试验。

MRI对诊断各种心肌病很有帮助(图4-18)，除

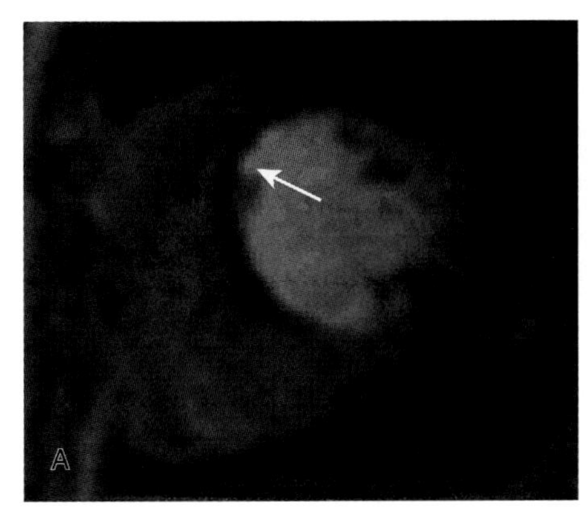

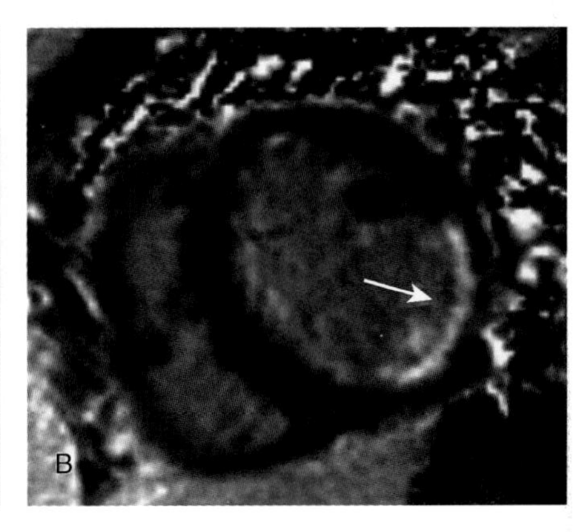

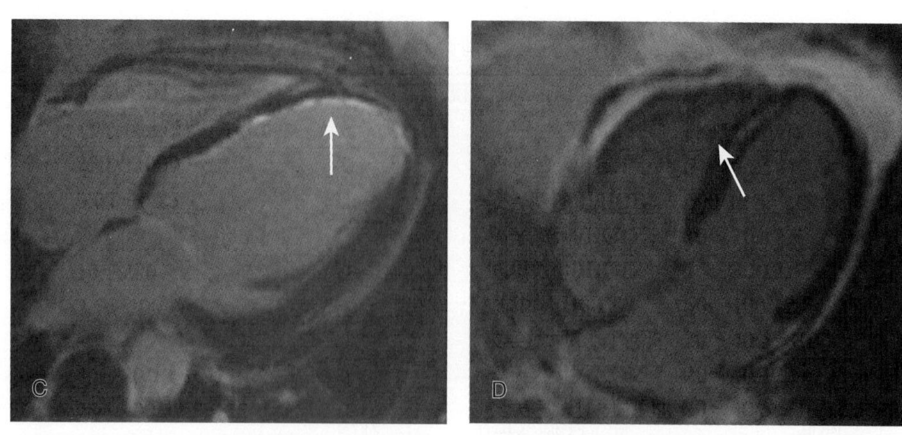

图4-17 使用心脏磁共振成像评估胸痛或缺血性心脏病。A.在使用血管扩张剂负荷的过程中，首过灌注显示间隔部位一个大的灌注缺损（箭头）。相比正常心肌灌注区域，低灌注区显像为黑色。B.包括后乳头肌在内的下侧壁中间段透壁心肌梗死的延迟增强图像。梗死心肌呈白色，正常心肌呈黑色（箭头）。C.间隔和心尖非透壁（心内膜下）心肌梗死（箭头）。D.与急性冠状综合征表现相似的急性心肌炎患者，表现为心肌中层而不是心内膜下的延迟增强，这是心肌炎的特征性表现（箭头）

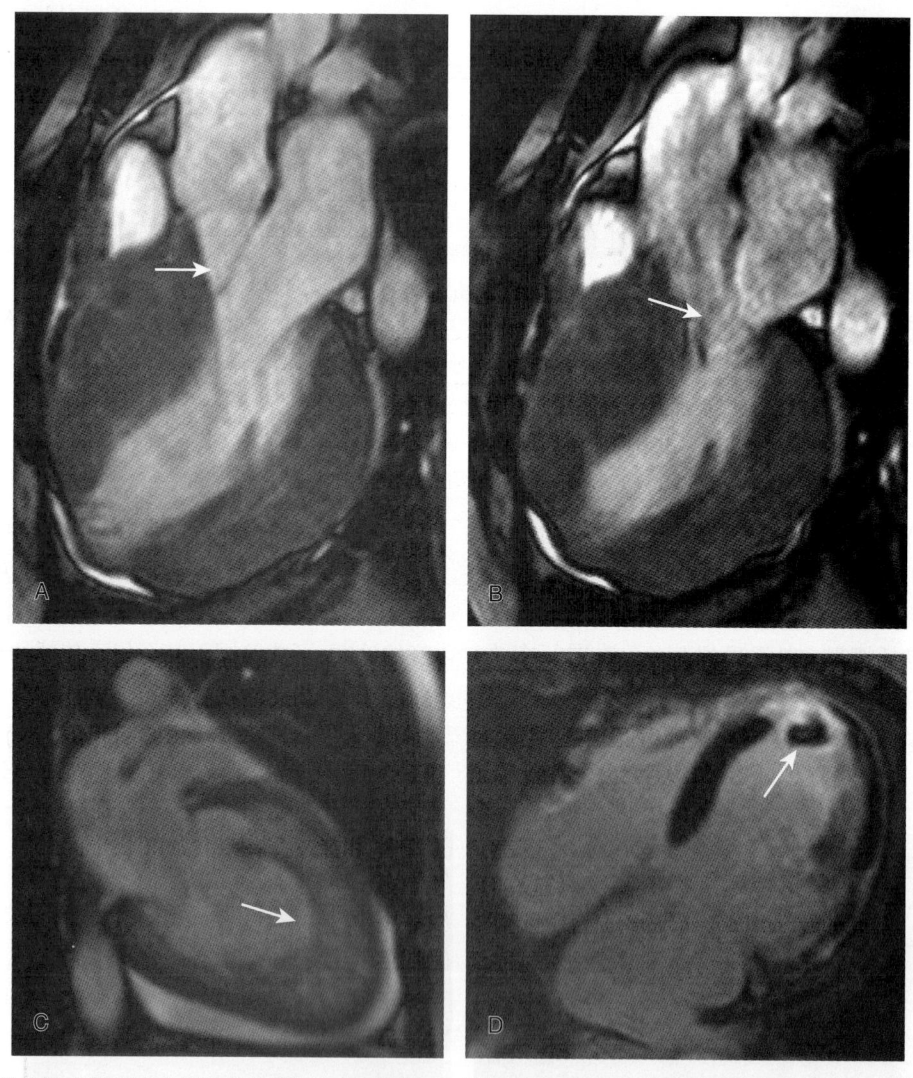

图4-18 心脏磁共振成像用于心肌病的诊断。A.肥厚型心肌病患者严重的左心室肥厚。舒张相显示二尖瓣开放（箭头）。B.收缩相显示二尖瓣收缩期前向运动，左心室流出道血流紊乱（箭头）。C.患者存在左心室致密化不全，具体表现为左心室心尖部深陷的肌小梁（箭头）。D.缺血性心肌病患者心尖部透壁心肌梗死和附壁血栓（箭头）（图片由犹他州盐湖城犹他大学心内科Sheldon E.Litwin博士提供）

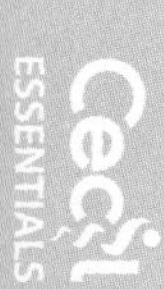

了用于评估心脏形态和功能，已有报道显示延迟强化在心肌炎、肥厚型心肌病、心脏淀粉样变都有特征性的表现。MRI也可用于评估拟诊致心律失常型右心室心肌病患者的右心室形态和功能。

十、心脏计算机断层扫描

计算机断层扫描（CT）技术的更新大大提高了我们使用无创技术诊断心血管疾病的能力。多排螺旋CT提高了快速门式旋转速度并添加了多排探测器，一次只需要屏气10～15s，即可获得大血管、心脏、冠状动脉的前所未有的清晰图像。目前CT可用于诊断主动脉瘤、急性主动脉夹层、肺栓塞，同时对诊断先天畸形和缩窄性心包炎引起的心包增厚或钙化也很有帮助。心电门控的动态CT图像可以定量评估心室大小、功能及节段性室壁运动。与超声心动图相比，CT不会受肺部疾病或胸壁畸形的影响。然而肥胖和植入人工装置（如机械瓣或起搏器导线）可能会影响图像的质量。

关于心脏CT最令人兴奋和最有争议的部分是对冠状动脉粥样硬化的评估。电子束和多排螺旋CT扫描可快速准确并且定量地显示冠状动脉钙化的程度（图4-19）。冠状动脉钙化是动脉粥样硬化的病理表现，其程度（在报告中使用Agatston评分进行表述）是未来发生心脏事件的强有力的预测因子。冠状动脉钙化积分是独立的冠心病发病风险预测因子，它的出现使得临床常用的风险评分（如Framingham风险评分）有了很大的改进。虽然冠状动脉钙化程度并不能准确预测狭窄的严重程度，但是能较好地反映全身动脉粥样硬化负荷的程度。

造影剂增强冠状动脉计算机体层摄影血管造影（CTA）在近几年有了显著改进。冠状动脉CTA在诊断有临床意义的冠状动脉阻塞方面的敏感性超过95%，优于负荷超声心动图或核素心肌灌注扫描。由于其检查速度快、结果准确，冠状动脉CTA很可能会在急性胸痛综合征患者的诊断中扮演主要角色。

一些热衷于心脏CT检查的研究者提出使用CTA对急性胸痛患者进行“三排除”，即使用这一个检查来明确肺栓塞、主动脉夹层和冠心病的诊断。这个想法还需要进行正式的临床研究来证实其效果。不支持心脏CT检查的研究者们最常质疑的这项检查的缺点是辐射风险和使用造影剂的风险，以及缺

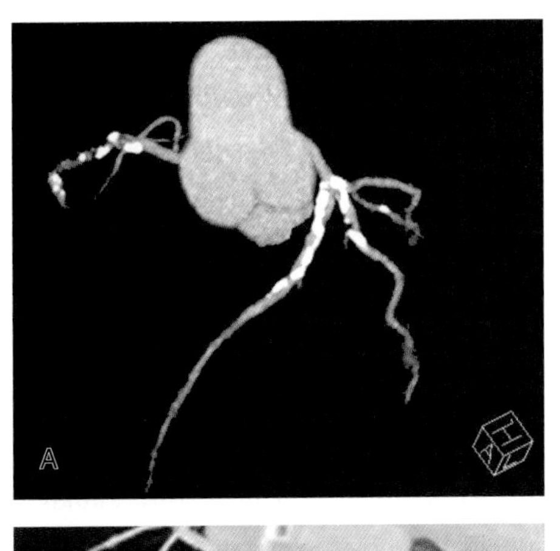

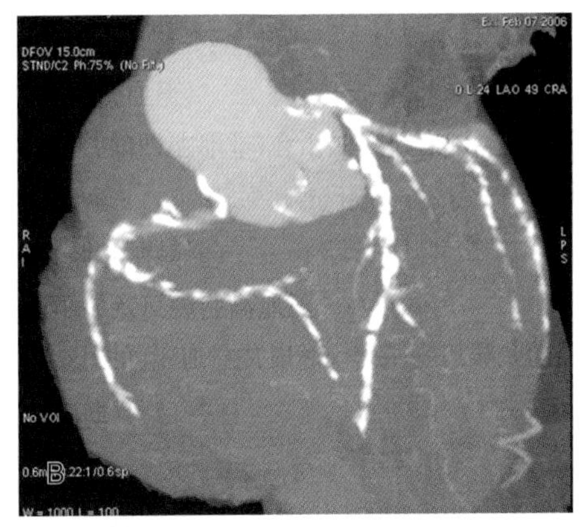

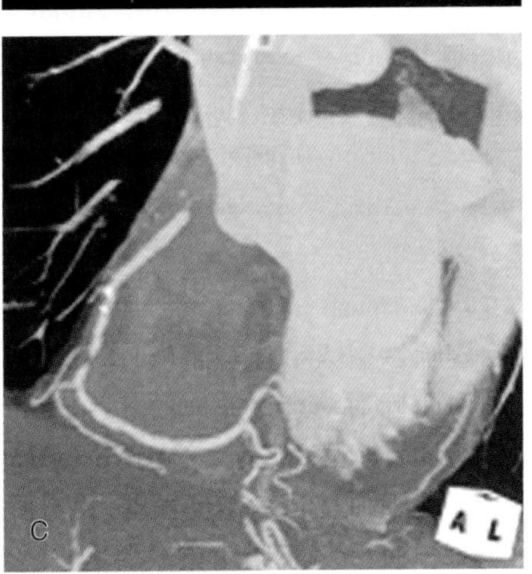

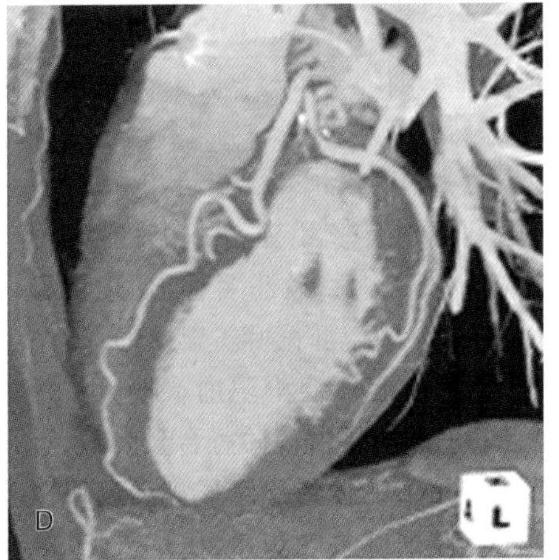

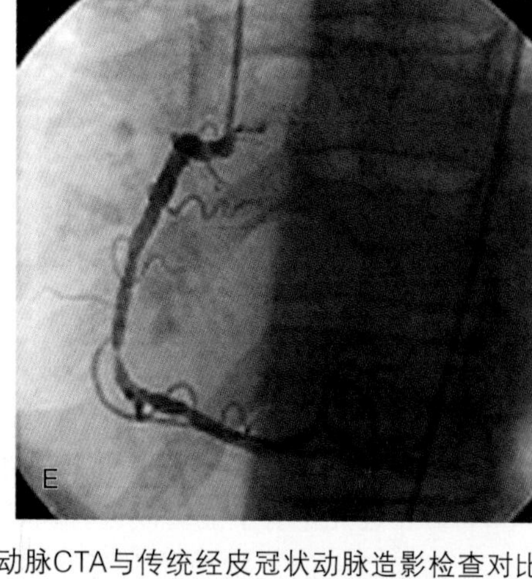

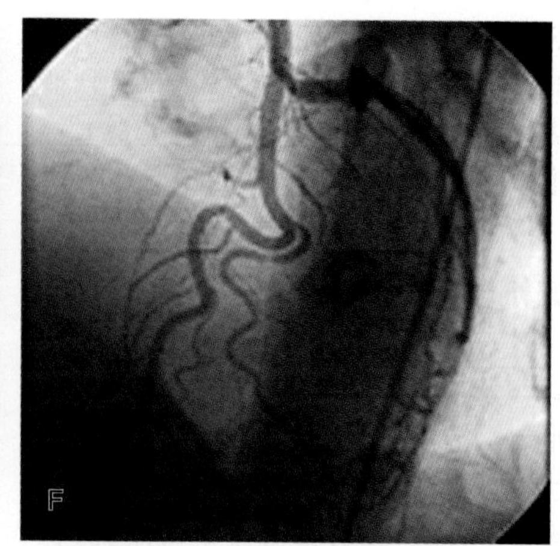

图4-19 冠状动脉CTA与传统经皮冠状动脉造影检查对比图。A和B.体绘制技术（volume-rendering technique）显示右冠状动脉狭窄、左冠状动脉正常。C和D.同一动脉的最大强度投影显示右冠状动脉的严重非钙化斑块，表面有钙化斑块覆盖。E和F.同一动脉的介入血管造影图像（图片引自：Raff GL, Gallagher MJ, O'Neill WW, et al：Diagnostic accuracy of noninvasive coronary angiography using 64-slice spiral computed tomography, J Am Coll Cardiol 46：552-557, 2005.）

乏前瞻性研究来证实这项检查能够改善患者的临床结局。心脏CTA的累计辐射暴露量大约是介入检查行诊断性冠状动脉造影辐射暴露量的1倍，但和一次普通心肌放射性核素灌注扫描相当。目前仍不能确定心脏CTA在未来常规临床工作中会充当什么样的角色。

十一、无创血管检查

在评估心血管系统时，是否存在周围血管疾病及其严重程度是一项重要的评估内容。对比上下肢的收缩压是一种检测是否存在有临床意义的动脉疾病的最简单的方法。通常情况下股动脉收缩压与臂动脉收缩压相近。踝臂压力比（即踝臂指数）小于或等于0.9为异常。跛行患者踝臂指数通常在0.5～0.8，静息痛患者踝臂指数小于0.5。对某些患者行踏车试验后再测量踝臂指数有助于发现临界病变。因为正常情况下，运动时上下肢血流量均增加，外周血管阻力降低，踝臂指数保持不变。在血管有明显病变时，上肢与下肢收缩压升高程度不匹配，踝臂指数减小，且减小幅度与血管狭窄的严重程度成正比。

对于已确诊外周血管疾病的患者，可使用体积描记法明确病变的部位和严重程度。这项检查使用一个充气袖带置于小腿或大腿，充气时会暂时阻断静脉回流。将袖带以下肢体的血管体积变化转换成压力波形进行分析。压力波振幅的减低幅度可以反映动脉狭窄的严重程度。

多普勒超声使用反射声波识别外周动脉狭窄病变并进行定位。这项检查对于动脉严重钙化的患者尤为适用。因为动脉严重钙化后，充气达不到加压效果，踝臂指数测量就会不准确。多普勒超声联合实时成像组合（即双成像，duplex imaging），可用于评估特定动脉和旁路移植动脉是否存在狭窄或闭塞。

磁共振血管造影和CT血管造影可以对整个外周动脉循环进行高质量的、全面的评估。这些检查的优点在于可以进行三维重建，对所有血管甚至是非常迂曲的血管均可展示不同的切面。

推荐阅读

Cheitlin MD, Armstrong WF, Aurigemma GP, et al: ACC/AHA/ASE 2003 guideline update for the clinical application of echocardiography: summary article. A report of the American College of Cardiology/American Heart Association Task Force on Practice Guidelines (ACC/AHA/ASE Committee to Update the 1997 Guidelines for the Clinical Application of Echocardiography), J Am Soc Echocardiogr 16:1091–1110, 2003.

Fleisher LA, Beckman JA, Brown KA, et al: ACC/AHA 2006 guideline update on perioperative cardiovascular evaluation for noncardiac surgery: focused update on perioperative beta-blocker therapy executive summary: a report of the American College of Cardiology/American Heart

Association Task Force on Practice Guidelines (Writing Committee to Update the 2002 Guidelines on Perioperative Cardiovascular Evaluation of Noncardiac Surgery), Circulation 113:2662–2674, 2006.

Fraker TD Jr, Fihn SD, Gibbons RJ, et al: 2007 Chronic angina focused update of the ACC/AHA 2002 Guidelines for the management of patients with chronic stable angina: a report of the American College of Cardiology/American Heart Association Task Force on Practice Guidelines Writing Group to develop the focused update of the 2002 Guidelines for the management of patients with chronic stable angina, Circulation 116:2762–2772, 2007.

Gibbons RJ, Balady GJ, Bricker JT, et al: ACC/AHA 2002 guideline update for exercise testing: summary article. A report of the American College of Cardiology/American Heart Association Task Force on Practice Guidelines (Committee to Update the 1997 Exercise Testing Guidelines), J Am Coll Cardiol 40:1531–1540, 2002.

Klein C: Nekolla SG: Assessment of myocardial viability with contrast-enhanced magnetic resonance imaging: comparison with positron emission tomography, Circulation 105:162–167, 2002.

Morey SS: ACC and AHA update guidelines for coronary angiography. American College of Cardiology. American Heart Association, Am Fam Physician 60:1017–1020, 1999.

Raff GL, Goldstein JA: Coronary angiography by computed tomography, J Am Coll Cardiol 49:1830–1833, 2007.

Sandham JD, Hull RD, Brant RF, et al: A randomized, controlled trial of the use of pulmonary artery catheters in high-risk surgical patients, N Engl J Med 348:5–14, 2003.

第5章

心力衰竭与心肌病[①]

著　者　Nunzio A. Gaglianello　Claudius Mahr　Ivor J. Benjamin
译　者　张丽芳　王　慧　　审校者　张丽芳

一、定义

心力衰竭(HF)是指由于心脏结构或功能异常，心室充盈或射血功能受损，导致心脏供给机体的血流量减少，不能满足组织器官代谢需要的一组临床综合征。心力衰竭可由多种疾病进展引起(表5-1)。

表5-1　充血性心力衰竭和心肌病的病因

冠状动脉疾病	表柔比星
急性心肌缺血	甲基苯丙胺
心肌梗死	代谢内分泌疾病
缺血性心肌病伴冬眠心肌	硫胺素缺乏
原发性疾病	糖尿病
原发性扩张型心肌病*	血色素沉着病
原发性限制型心肌病	甲状腺功能亢进症
心包心肌病	肥胖
压力过负荷	浸润性疾病
高血压	淀粉样变性
主动脉狭窄	炎性疾病
容量过负荷	病毒性心肌炎
二尖瓣反流	遗传性疾病
主动脉瓣关闭不全	肥厚型心肌病
贫血	扩张型心肌病
房室分流	
中毒	
乙醇	
可卡因	

*已在许多患者和家系中发现这些心肌疾病的基因谱。基因突变主要存在于心脏收缩或结构蛋白。

心力衰竭可分为射血分数降低的心力衰竭(HFrEF)和射血分数保留的心力衰竭(HFpEF)。HFrEF(收缩性心力衰竭)是指左心室射血分数(LVEF)小于40%的心力衰竭。对这类人群目前已有确切有效的治疗方案。HFpEF(舒张功能障碍)是指LVEF高于50%的心力衰竭，女性较男性常见。目前尚未发现有效的治疗措施。

美国纽约心脏协会(NYHA)将心功能分为4级。Ⅰ级:体力活动不受限;日常体力活动不引起症状。Ⅱ级:体力活动轻度受限;休息时无症状，日常体力活动可引起症状。Ⅲ级:体力活动明显受限;休息时无症状，轻于日常体力活动即可引起心力衰竭症状。Ⅳ级:休息时也有症状，任何体力活动都会引起不适(表5-2)。

美国心脏病学院基金会/美国心脏协会(ACCF/AHA)根据患者具有心力衰竭的危险因素或出现心力衰竭的临床症状将患者分为4个阶段(图5-1)。A

表5-2　心力衰竭的纽约心功能分级

分级	症状
Ⅰ(轻度)	活动不受限。日常体力活动不引起明显的乏力、心悸或呼吸困难(气促)
Ⅱ(轻度)	活动轻度受限。休息时无症状，日常活动可引起明显的乏力、心悸或呼吸困难
Ⅲ(中度)	活动明显受限。休息时可无症状，轻于日常活动即引起显著乏力、心悸或呼吸困难
Ⅳ(重度)	休息时也有症状，稍有体力活动症状即加重。任何体力活动均会引起不适

摘自美国心力衰竭协会:关于心力衰竭的问题。可见于http://www.abouthf.org/questions_stages.htm .Accessed August 2,2014。

① 译者注:本章中的标题级别原著设置不太合理，译者已根据正文内容作调整。

阶段：患者具有发展为心力衰竭的危险因素，如高血压、肥胖、动脉粥样硬化性疾病和代谢综合征。B阶段：患者已有心脏器质性改变（如既往心肌梗死病史，无症状性瓣膜病和左心室肥厚），但无心力衰竭症状。C阶段：患者以前或现在有心力衰竭症状，且心脏已发生器质性改变。D阶段：患者已发展为难治性或终末期心力衰竭。

心力衰竭可进一步按病因分类（如缺血性、非缺血性、瓣膜性）。同时心力衰竭也可分为左心衰竭、右心衰竭或全心衰竭；高排血量性心力衰竭或低排血量性心力衰竭；急性或慢性心力衰竭。

原发性心肌病是指心肌原发的异常，排除心脏结构异常或全身性疾病引起的异常。继发性心肌病可由多种疾病引起，但在美国最常见的是缺血性心脏病。长期高血压或主动脉狭窄导致的压力过负荷，以及主动脉瓣膜关闭不全或二尖瓣反流所致的容量过负荷均可引起心室功能障碍。而一些浸润性疾病或替代正常心肌组织的疾病，如淀粉样变性，是比较少见的原因。血色素沉着病是由铁离子介导的线粒体损伤，可导致扩张型心肌病。心包疾病，如慢性心包炎或心脏压塞，虽不直接损伤心肌组织，但也可使心功能受累。长期心动过速也可引起心功能受损，但

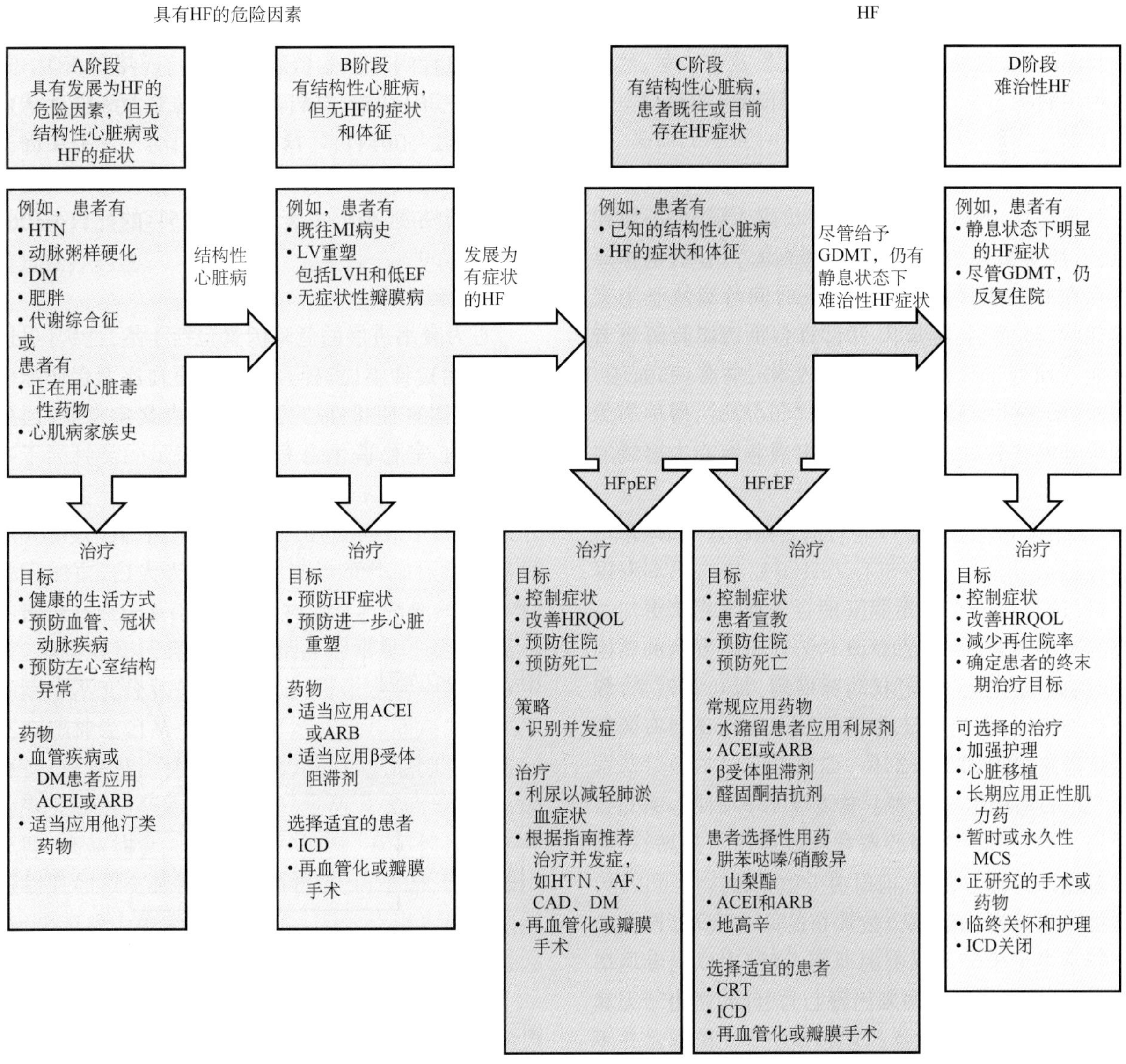

图5-1 美国心脏病学院基金会/美国心脏协会心功能分级。ACEI.血管紧张素转化酶抑制剂；AF.心房颤动；ARB.血管紧张素受体拮抗剂；CAD.冠状动脉疾病；CRT.心脏再同步化治疗；DM.糖尿病；EF.射血分数；GDMT.指南指导的药物治疗；HF.心力衰竭；HRQOL.健康相关生活质量；HTN.高血压；ICD.可植入心脏复律除颤器；LV.左心室；LVH.左心室肥厚；MCS.循环机械支持；MI.心肌梗死

通常是可逆转的。

高排血量性心力衰竭是一种不常见的临床综合征，表现为静息状态下心指数升高和外周血管阻力下降，心指数通常高于2.5～4.0L/(min·m^2)。引起高排血量性心力衰竭的常见原因包括重度贫血、血管分流、甲状腺功能亢进和维生素B_1缺乏。增加的血容量和灌注压刺激交感神经系统和肾素-血管紧张素-醛固酮系统(RAAS)激活，导致抗利尿激素(ADH)释放，从而引起心室扩大、负性重塑和心力衰竭。需针对病因进行特异性治疗。

低排血量性心力衰竭较高排血量性心力衰竭更常见，是指心排血量减少，不能满足机体代谢需求的增加。由大面积心肌梗死引起的心脏功能障碍主要累及左心室，急性肺动脉栓塞主要累及右心室。然而多种疾病状态下，也可出现双心室受累(如双心室心力衰竭)。

急性心力衰竭是指原先无症状的患者在急性心脏损伤后出现心力衰竭的症状或体征，如心肌梗死、心肌炎或急性瓣膜反流。慢性心力衰竭是指原先存在心脏疾病的患者已有长时间持续的心力衰竭症状。然而，各种原因引起的心肌功能障碍患者可能长期处于代偿期，在心律失常、贫血、高血压、缺血、系统性疾病、饮食或药物顺应性差、慢性心力衰竭进展等各种诱因作用下，出现急性心力衰竭的症状。

虽然LVEF是一个可靠的预后指标，但临床常用的评估心功能的指标与心力衰竭症状的严重程度不符。这是由于心室充盈压是心力衰竭症状更加关键的决定因素。无论是HFpEF或HFrEF，发病的诱因(如高血压、老年人、冠状动脉疾病、肾功能不全)和预后均相同。但治疗措施不同，对HFrEF患者有效的治疗措施对HFpEF患者不一定有效。

左心室松弛延缓和心室僵硬度增加使心室充盈受损，导致左心室、左心房和肺静脉压力升高。一些患者确诊为心力衰竭，但射血分数正常或接近正常，这类患者诊断为射血分数保留的心力衰竭。松弛功能异常多见于65岁以上的老年人，75岁以上者均普遍存在，但大多数人并未出现心力衰竭，是由于无其他诱发因素存在的独立的左心室松弛功能异常并不能直接导致心力衰竭。而存在多种心血管疾病的患者，出现左心室松弛功能异常的年龄更早。目前针对松弛异常尚无特异性的治疗药物。应用利尿剂减轻容量过负荷和循证医学证实有效的降压治疗，包括血管紧张素转化酶(ACE)抑制剂，是主要的药物治疗措施。

二、流行病学

1. 患病率

患者发展为心力衰竭的终身风险是20%，或每5位40岁以上的美国人中即有1位会出现心力衰竭。大约700万美国人患有心力衰竭，且发病率在美国居高不下，每年大约有67万患者新诊断为心力衰竭(图5-2)。随着人口生存时间的延长，心力衰竭的发病率将持续升高。

2. 发病率

心力衰竭的发生随着年龄增长而增加，65～69岁人群中20‰的人发病，而85岁以上人群中有80‰的人发病。与非西班牙裔白种人相比，非洲裔美国人的发病率更高，5年病死率也更高。尽管目前的治疗手段不断发展，但心力衰竭诊断后5年的死亡率仍然持续高达50%。

3. 危险因素

心力衰竭进展的危险因素包括年龄、性别(男性高于女性)、种族(黑种人高于白种人)、冠状动脉疾病(发达国家症状性心力衰竭者占60%～75%)、高血压、左心室肥厚、糖尿病和肥胖。

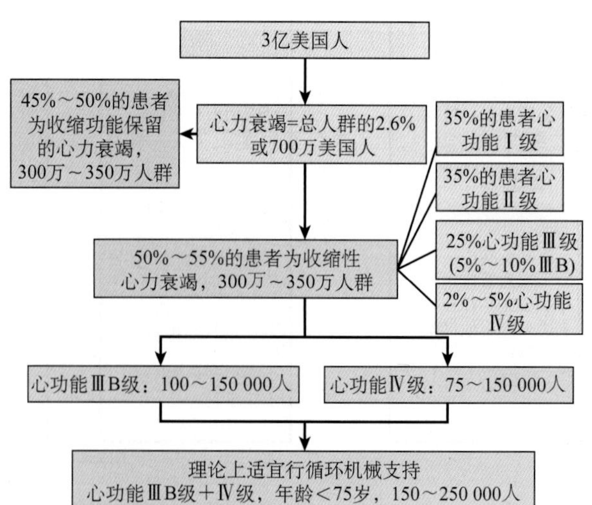

图5-2 患者发展为心力衰竭的终身风险为20%，或每5位40岁以上的美国人中有1位会发展为心力衰竭。由于患者存活时间延长，预计心力衰竭的发生率仍将持续增长。大约700万美国人患有心力衰竭，且在美国心力衰竭的发病率仍然持续居高不下，每年大约有67万患者新诊断为心力衰竭

三、发病机制

许多心脏疾病可导致HFrEF(见表5-1)。但发病初期由于自身调节机制的作用，心排血量可维持正常，保证重要脏器的血供。即依据Frank-Starling定律，随着心室容量的增加，心室压力也随之增加，神经内分泌系统激活。若不进行任何治疗，这些调节机制最终恶化，导致水钠潴留、心室重塑、心室收缩功能减退(图5-3)。

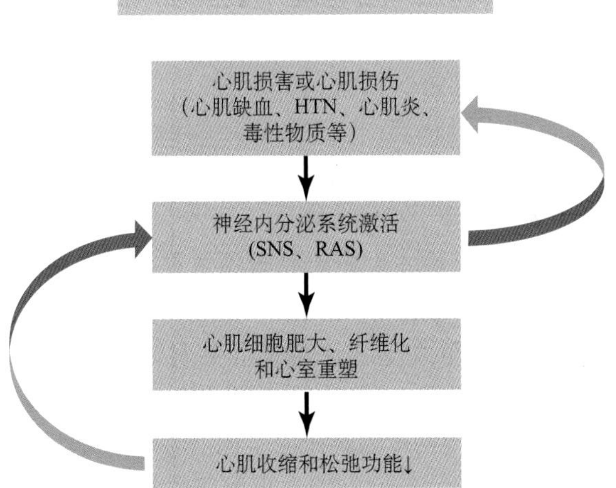

图5-3 心脏疾病患者进展至心室功能障碍的机制。减弱神经内分泌系统激活(或阻断下游效应)可能干扰正反馈调节，延缓或逆转心力衰竭的进展。HTN.高血压；RAS.肾素-血管紧张素系统；SNS.交感神经系统

正常情况下，每搏量或心率的增加均可增加心排血量。每搏量依赖于心肌的收缩、左心室充盈(如前负荷)和左心室排空的阻力(如后负荷)。通过Frank-Starling定律，只要收缩功能正常，左心室压力轻度的升高即可使每搏量增加。

当收缩功能减退时(图5-4A)，为维持每搏量，左心室舒张末容积增加。然而，当左心室舒张末压力达到20～25mmHg时，由肺毛细血管静水压和胶体渗透压压差导致肺水肿。心肌收缩功能减退(HFrEF)和心室腔僵硬度增加(HFpEF)通过同样的机制导致肺淤血。

在最初的代偿机制之后，衰竭的心脏出现心室重塑，表现为心肌结构和功能异常导致的心室球形扩张，收缩力减退。心室重塑多由压力和容量过负荷，心肌细胞丢失所致，最终心肌收缩力减退。心室重塑最初表现为室壁应力增加引起的心肌肥厚，以降低心肌耗氧量。如果心室肥厚程度不足以使室壁应力维持正常，就会形成恶性循环。

根据LaPlace定律($T=P\times r/W_t$，其中T=张力，P=压力，r=心室腔或血管的半径，W_t=室壁厚度)，心室重塑初始可使衰竭的心室功能改善。随着张力增加，压力成比例升高。若不治疗，心室逐步扩张，室腔扩大，导致室壁应力增加，心肌耗氧量增加，心肌收缩功能进一步恶化。

神经内分泌系统激活

心排血量减少首先刺激交感神经系统激活，肾上腺素和去甲肾上腺素释放，结合肾上腺素能受体，导致G蛋白激活或抑制(如Gs和Gi亚型)。G蛋白激活升高腺苷酸环化酶，将三磷酸腺苷(ATP)转化为环腺苷酸(cAMP)。cAMP激活蛋白激酶A，兰尼碱受体磷酸化，细胞内钙增加，从而通过磷酸化和抑制受磷蛋白增加心肌收缩力。交感神经系统的激活同样增

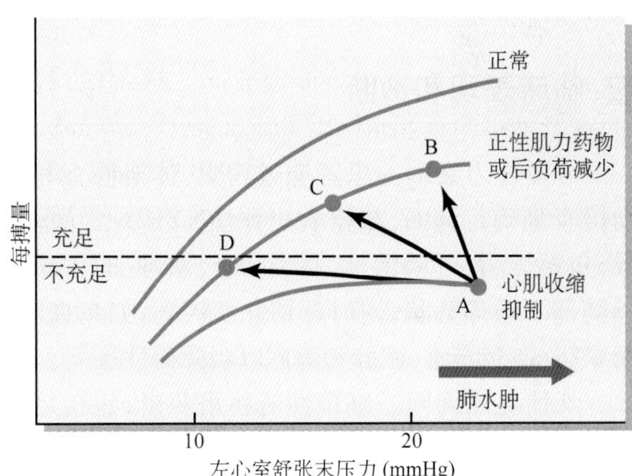

图5-4 正常和异常心室功能曲线。当左心室舒张末压力急剧升高至20mmHg(A点)时会出现肺水肿。给予利尿剂或血管扩张剂治疗后曲线左移，肺淤血得到改善，心排血量增加。收缩功能抑制曲线上任一点的每搏量均较少；给予积极治疗后曲线向正常曲线移位，可显著改善心排血量。与利尿剂的治疗效应不同，心力衰竭患者应用血管扩张剂治疗可立即将患者的心功能曲线向正常曲线移位。给予一种或几种药物治疗后，患者心功能曲线从A点移至B点，心功能改善，左心室舒张末压降低。再给予利尿剂或血管扩张剂，心功能曲线进一步左移，由B点移位至C点，肺水肿的风险消失。同时扩张动脉和静脉的血管扩张剂(如硝普钠)可直接将心功能曲线从A点移至C点。当给予过量的血管扩张剂或利尿剂时，曲线从A点移至D点，心排血量急剧减少，但LVEDP可能正常(10mmHg)。维持LVEDP在15～18mmHg通常是心力衰竭患者维持心排血量，避免肺水肿的最佳手段(修改自美国心力衰竭协会：关于心力衰竭的若干问题。可见于http：//www.abouthf.org/questions_stages.htm.Accessed August 2，2014.)

加心室的松弛性能，升高基础心率。虽然这些效应在发病初期是有利的，但最终均会对心肌造成损害。

交感神经系统的激活和肾脏小动脉的血供减少可激活RAAS，肾素释放增加，血管紧张素Ⅱ激活，强效收缩血管以保证重要脏器的血液灌注。然而，血管紧张素Ⅱ也增加心脏后负荷、室壁应力和心肌耗氧量，导致每搏量减少。血管紧张素Ⅱ同样导致交感神经系统激活，醛固酮释放，心肌纤维化，形成恶性循环。

醛固酮释放促进钠重吸收和水潴留以维持有效的心排血量，同时也能够促进心肌纤维化。血管加压素的释放促进肾脏对游离水的吸收。这些变化与心力衰竭的多种临床症状和体征相关。

机体试图通过心肌分泌心房利钠肽和脑利钠肽（BNP）来中和这些效应。内源性利钠肽能够促进肾脏排水排钠，扩张血管，但在逆转交感神经系统和RAAS激活方面相对无效。

四、临床表现和诊断

可疑心力衰竭的患者通过病史、体格检查和辅助检查来确定诊断。根据病史评估NYHA心功能分级，包括乏力、呼吸困难、端坐呼吸、水肿、腹部膨隆和胸部不适等症状。同时评估并发疾病，如高血压、糖尿病、血脂异常、肥胖和睡眠呼吸障碍性疾病。

既往史应询问心脏毒性药物用药史，包括蒽环类化疗药。个人史包括既往和目前的吸烟史、饮酒史和违禁药品应用史。家族史包括心脏性猝死、冠状动脉疾病和心肌病。对于原发性扩张型心肌病患者，应确定家族中三代以上的家系分析。

体格检查从评估生命体征开始。提示心功能异常的征象包括脉弱，由外周血管收缩和每搏量减少导致的脉压缩小，以及静息时心动过速。外周血管搏动的评估包括交替脉，即每次心搏时外周血管搏动的振幅的变异度，它是重度左心室功能障碍的特征性征象。

大多数心力衰竭症状与充盈压升高相关。呼吸困难（男性）和乏力（女性）是心力衰竭患者最常见的症状。这些症状可能因急性肺水肿而发作，也可能呈慢性进展性，静息状态下也会出现。劳力性呼吸困难诊断心力衰竭的敏感性为84%～100%，但特异性为17%～34%。心源性呼吸困难多在平卧位加重（如端坐呼吸），是由于平卧位时肺循环血流量增多。大多心力衰竭患者睡眠时使用多个枕头来缓解呼吸困难。端坐呼吸诊断心力衰竭的敏感性为22%～50%，特异性为74%～77%。由于夜间平卧位水肿重新分布，心腔内压突然升高导致夜间阵发性呼吸困难（PND）。PND诊断心力衰竭的敏感性为39%～41%，特异性为80%～84%。D期心力衰竭患者可能表现为潮式（Cheyne-Stokes）呼吸，提示预后差。

容量状态的评估包括体重的监测及颈静脉压、肺淤血和外周水肿的评估。一般评估颈静脉压时患者多取30°～45°角半卧位，测定右侧颈内静脉的压力。若患者静脉压显著升高，卧位的角度需要更高。颈静脉压反映中心静脉压（CVP）（如右心房压），提示容量状态。CVP正常在5～9cmH_2O。CVP升高见于血容量增多、限制性心包疾病或肺动脉高压。

轻度压迫腹部或右上腹15～30s，观察颈静脉张力来判断腹部静脉回流（如肝颈静脉回流）。该方法用来评估容量状态、右心室功能障碍和右心室顺应性。腹部静脉回流异常定义为颈静脉压持续升高超过4cmH_2O。

肺部听诊可闻及湿啰音。湿啰音是心力衰竭较特异的体征，但大约60%的慢性心力衰竭患者查体无湿啰音。听诊前需检查心包，确定心尖搏动点（PMI）。异常PMI定义为搏动点移位至第5肋间隙以下和锁骨中线外侧。心尖搏动可为临床医生提供心脏的大小和功能信息，若心尖搏动持续1/3收缩期或在两个肋间隙之间均可触及，提示心脏大小和功能异常。

心脏听诊可发现舒张早期的第三心音（S_3），其多出现于动脉压升高和心室腔僵硬度增加时，是由血液从左心房进入僵硬的左心室时血流速度快速减慢所致。左右心室均可产生S_3，后者的强度变化受呼吸影响。第四心音（S_4）是心室充盈时心房用力收缩产生，但并非是心力衰竭特异性的。若患者存在肺动脉高压时，S_2的P_2成分心音增强。颈静脉压升高和S_3的出现提示预后较差。

外周水肿最常见于双下肢，但也可发生在大腿和腹部，可出现腹水，尤其见于右心衰竭和重度三尖瓣反流患者。许多疾病均可出现双下肢水肿，如肾病综合征、肝硬化、静脉淤血和淋巴水肿，其并非心力衰竭特异性体征。

二尖瓣和三尖瓣反流杂音在心力衰竭患者中也较常见，在急性失代偿期可增强。

五、诊断检查

充血性心力衰竭患者的心电图不特异，但它能

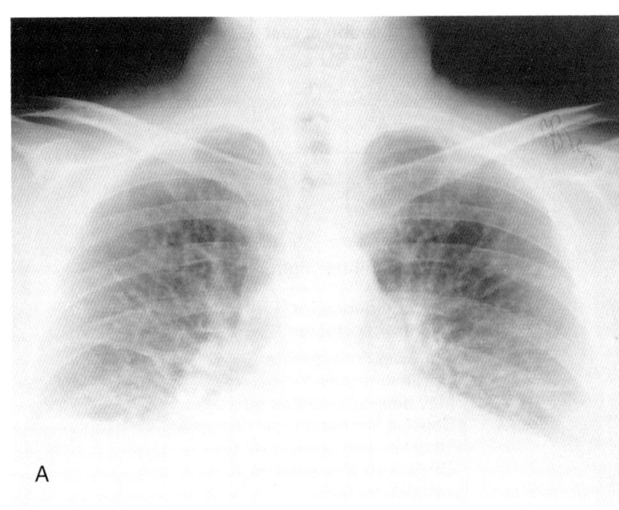

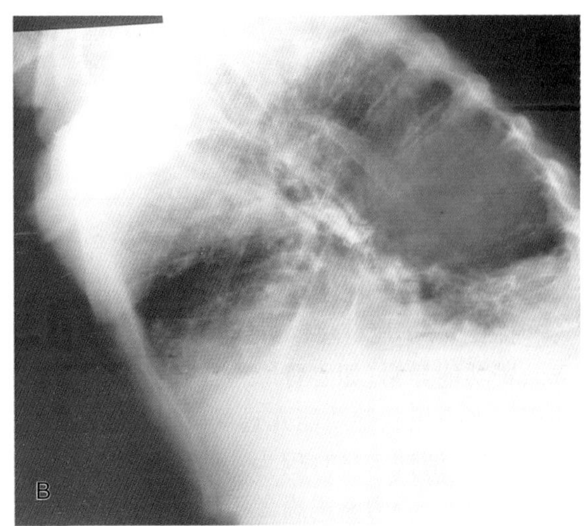

图5-5 A.后前位X线胸片显示心脏巨大；B.胸部侧壁成像显示肺淤血，是肺水肿的典型表现

够提示既往心肌梗死、传导系统疾病和心脏扩大。X线胸片能够提示心脏扩大和肺淤血(图5-5)，同时也能评估治疗后肺淤血的减轻和改善，但影像学改变通常较临床改变滞后24～48h。

经胸超声心动图(TTE)推荐用于所有可疑心力衰竭的患者。该检查无创，能够评估心室腔大小、心室壁厚度、收缩功能、舒张功能和瓣膜狭窄或反流。它还能够估算左心房和右心房压力，定量每搏量和心排血

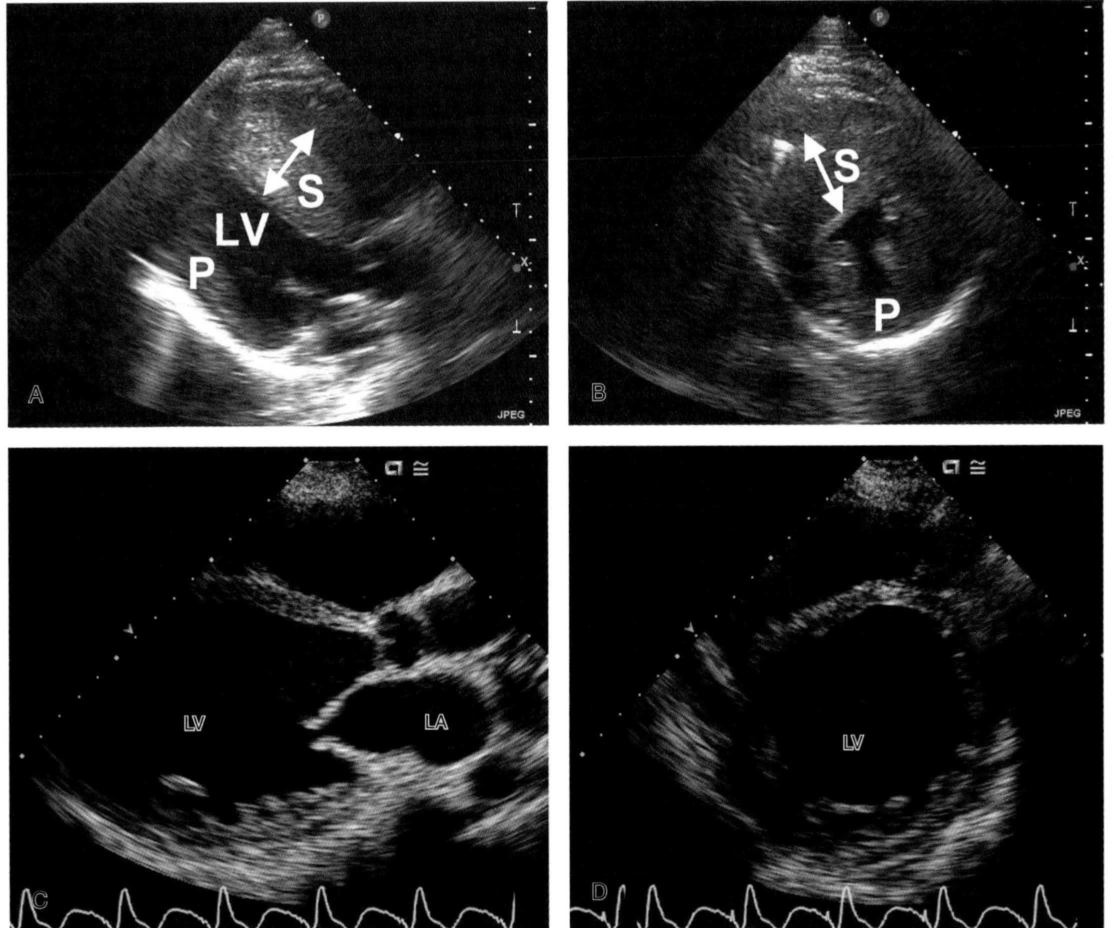

图5-6 肥厚型心肌病患者的胸骨旁长轴(A)和短轴(B)切面的心脏超声表现。注意左心室腔(LV)大小正常，与左心室后壁(P)相比，室间隔(S)明显增厚。相反，扩张型心肌病患者在同样切面(C和D)显示左心室腔明显扩大，室壁弥漫性变薄

量(图5-6)。心室腔大小、心室肥厚和心室功能的测量已被用于临床研究中,用来监测治疗的有效性。

六、实验室检查

最初的实验室检查包括全血细胞计数和生化检查,用以检测贫血和电解质异常。血钠水平可能异常,同时由于心排血量减少,肾动脉收缩或静脉压升高导致肾功能异常(如心肾综合征)。心力衰竭患者的病因需考虑甲状腺功能亢进或减退,以及血色素沉着病(如血清铁水平),因为这些疾病诱发的心力衰竭是可逆的。心力衰竭患者需检测是否感染人类免疫缺陷病毒(HIV)。其他危险因素相关检查包括血脂和血糖。心力衰竭患者出现肝淤血时肝功能酶谱升高,多见于容量过负荷、左心室功能异常、右心衰竭或重度三尖瓣反流。

发病初期心力衰竭诊断有困难时,可检测血利钠肽水平(BNP或NT-proBNP)来鉴别急性呼吸困难。如果结果正常,则可明确排除心力衰竭。缬沙坦心力衰竭研究(Val-HeFT)证实利钠肽水平与预后密切相关。

七、急性治疗

在心力衰竭的临床诊断成立后,医生可以根据史蒂文森及其同事提出的模型(图5-7)重点评估容量状态和灌注,然后进一步根据容量负荷、充血相关的灌注、心排血量来区分患者。通过病史和体格检查的结果,依据四象限进行心力衰竭患者分类,医生可以作出明智的临床决策。

在急性肺水肿的患者中,最初的管理应针对改善氧合和提供血流动力学稳定性。患者通常有明显升高的血压、心肌缺血、恶化的二尖瓣关闭不全。标准治疗包括补充氧气和静脉应用袢利尿剂。

硝酸甘油有助于通过扩张静脉降低前负荷,缓解缺血性和非缺血性心功能不全患者的症状。动脉血管扩张剂如硝普钠可降低后负荷,治疗高血压急症、严重的高血压、主动脉瓣或二尖瓣反流相关失代偿性心力衰竭。评价患者对治疗的反应需要连续评估血压、心率、终末器官灌注和血氧饱和度。对于顽固性低氧血症和呼吸性酸中毒的严重失代偿患者,给予机械通气或持续气道正压通气(CPAP)治疗可能是必要的。

肺动脉导管可帮助记录充盈压和心指数,从血流动力学上指导对治疗的反应。现有研究表明侵入性监测没有改善预后,可能与这些研究没有调整疾病的严重程度有关。治疗难治性肺水肿或心指数明显受损,正性肌力药物或短期机械循环支持(如主动脉内球囊反搏泵)可能成为必要。

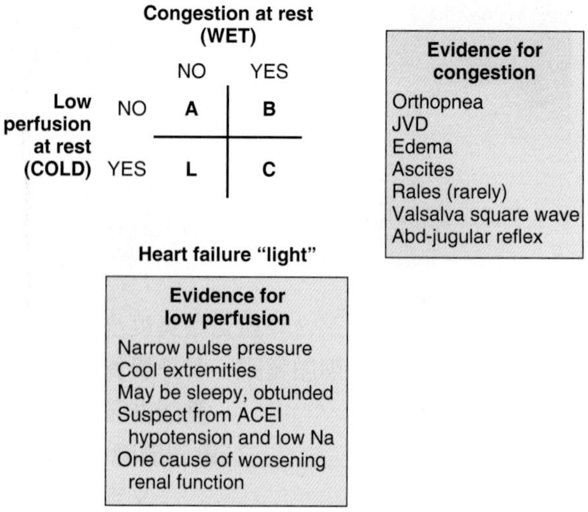

图5-7 Diagram of a 2×2 table of hemodynamic profles for patients with heart failure. Most patients can be classifed in a 2-minute bedside assessment according to the signs and symptoms shown, although in practice, some patients may be on the border between the warm-and-wet and cold-and-wet profles. The classifcation helps guide initial therapy and prognosis for patients with advanced heart failure. Most patients with hypoperfusion also have elevated flling pressures (i.e., cold and wet profle). Patients with symptoms of heart failure at rest or minimal exertion without clinical evidence of elevated flling pressures or hypoperfusion (i.e., warm and dry profle) should be carefully evaluated to determine whether their symptoms result from heart failure. A, Warm and dry profle; Abd, abdominal; ACEI, angiotensin-converting enzyme inhibitor; B, warm and wet profle; C, cold and wet profle; JVD, jugular venous distention; L, cold and dry profle; Na, serum sodium. (Modifed from Nohria A, Lewis E, Stevenson LW: Medical management of advanced heart failure, JAMA 287:628－640, 2002.)
(本图因涉及第三方版权,故保留用英文)

八、心力衰竭的治疗

治疗心力衰竭是为了缓解患者的症状、减轻潜在的或已知的原因(表5-3)和减缓疾病进展。患者应被教育注意坚持药物治疗和限制饮食钠和液体摄入的重要性。节律紊乱,如心房颤动可能导致失代偿性

表5-3 加重心力衰竭的诱因

饮食(钠和液体)的过量
药物依从性差
心律失常的进展
贫血
未控制的高血压
叠加的医疗疾病(肺炎、肾功能不全)
新的心脏异常(急性缺血、急性瓣膜功能不全)

心力衰竭,可能需要特殊的治疗。积极治疗冠状动脉性缺血、高血压或瓣膜病可改善心力衰竭症状。纠正伴随的医疗问题(如睡眠呼吸紊乱、肺动脉高压)可以改善心功能。

1. *非药物治疗*

所有心力衰竭患者钠摄入剂量应限制在约2g/d。液体摄入量也应限制,以避免低钠血症。肥胖患者减轻体重有助于减轻衰竭心脏的负荷。科学的心血管锻炼可以减轻心力衰竭症状和提高大多数患者的心功能。

2. *药物治疗*

表5-4列出了所有批准用于心力衰竭的药物及其剂量的要求。

表5-4 批准用于心力衰竭的药物

药物	起始剂量	最大剂量	临床研究中达到的平均剂量*
ACEI			
卡托普利	6.25mg tid	50mg tid	122.7mg/d(421)
依那普利	2.5mg bid	10～20mg bid	16.6mg/d(412)
福辛普利	5～10mg qd	40mg qd	—
赖诺普利	2.5～5mg qd	20～40mg qd	32.5～35.0mg/d(444)
哌哚普利	2mg qd	8～16mg qd	—
奎那普利	5mg bid	20mg bid	—
雷米普利	1.25～2.5mg qd	10mg qd	—
群多普利	1mg qd	4mg qd	—
ARB			
坎地沙坦	4～8mg qd	32mg qd	24mg/d(419)
氯沙坦	25～50mg qd	50～150mg qd	129mg/d(420)
缬沙坦	20～40mg bid	160mg bid	254mg/d(109)
醛固酮拮抗剂			
螺内酯	12.5～25mg qd	25mg qd 或 bid	26mg/d(424)
依普利酮	25mg qd	50mg qd	42.6mg/d(445)
β受体阻滞剂			
比索洛尔	1.25mg qd	10mg qd	8.6mg/d(118)
卡维地洛	3.125mg bid	50mg bid	37mg/d(446)
卡维地洛 CR	10mg qd	80mg qd	—
琥珀酸美托洛尔缓释片(美托洛尔CR/XL)	12.5～25mg qd	200mg qd	159mg/d(447)
肼苯哒嗪和硝酸异山梨酯			
固定复方制剂(423)	37.5mg肼苯哒嗪和20mg硝酸异山梨酯 tid	75mg肼苯哒嗪和40mg硝酸异山梨酯 tid	约175mg肼苯哒嗪或90mg硝酸异山梨酯
肼苯哒嗪和硝酸异山梨酯(448)	肼苯哒嗪25～50mg tid或qid,和硝酸异山梨酯20～30mg tid 或 qid	肼苯哒嗪300mg qd分次服和硝酸异山梨酯120mg qd分次服	—

*括号内为登记的患者人数。

资料来源:Yancy CW,Jessup M,Bozkurt B,et al,2013. 2013 ACCF/AHA guidelines for the management of heart failure: a report of the American College of Cardiology Foundation/American Heart Association Task Force on Practice Guidelines,J Am Coll Cardiol,62:e147-e239。

(1)利尿剂：心力衰竭常见的容量超负荷的症状是因为RAAS激活，而利尿剂有助于促进肾脏水钠排泄，使肺淤血和外周水肿迅速缓解。袢利尿剂如呋塞米、托拉塞米或布美他尼，起效快，通过降低前负荷、降低心室充盈压，使症状缓解迅速，是治疗高容量心力衰竭的首选药物。不幸的是，没有随机对照的试验数据支持利尿剂降低死亡率。实际上，利尿剂会激活RAAS和交感神经系统，两者都能促进心力衰竭进展。利尿剂优化策略的评价试验（DOSE）试图比较连续静脉注射利尿剂与间断静脉输注对治疗急性失代偿性心力衰竭患者是否会产生更好的结果。结果是患者症状和肾功能变化均无显著差异。

如果患者仍然容量超载和对袢利尿剂治疗无反应，应加入在其他位点阻断肾重吸收的药物（如美托拉宗、噻嗪类利尿药、碳酸酐酶抑制剂、醛固酮受体阻滞剂和精氨酸加压素受体阻滞剂）以提供足够的利尿作用，这种方式称为连续肾封锁（sequential nephron blockade）。这种策略特别适用于肾功能不全或由容量过多导致明显低钠血症的患者。

(2)血管紧张素转换酶抑制剂（ACEI）和血管紧张素受体阻滞剂（ARB）：ACEI和ARB抑制RAAS，并主要由于舒张血管而降低后负荷。这两类药物具有良好的安全性，对于有症状和无症状左心室功能障碍，无论有无冠状动脉疾病，均显著地降低发病率和死亡率。在细胞水平上，ACEI通过多种机制延缓心血管疾病的进展，包括改善内皮功能，对平滑肌细胞、中性粒细胞和单核细胞的抗增殖作用，抗血栓的作用。Meta分析显示，ACEI治疗心力衰竭，使患者的死亡率降低了23%，死亡率和住院的联合终点减少35%。

ACEI避免应用于妊娠的患者、计划妊娠的患者、既往发生过血管性水肿的患者。ACEI的主要副作用是持续性干咳，发生率多达20%，源于ACEI使用会增加缓激肽水平。其他可能的副作用包括低血压、高钾血症、氮质血症。肾功能和钾水平应在开始和剂量滴定后1周检查。

ARB阻滞血管紧张素Ⅱ与其受体的结合，减少缓激肽的释放。ARB应用于因为咳嗽不耐受ACEI的患者。血管性水肿发生率小于1%。

(3)β受体阻滞剂：历史上，考虑机体依赖交感神经张力来维持足够的心排血量和终末器官灌注，多年来β受体阻滞剂被禁用于心力衰竭。最终因为发现无拮抗的肾上腺素能刺激对心肌有害，β受体阻滞剂被引入临床实践。其通过降低心率、上调β受体表达、改变心肌代谢、改善钙转运、抑制RAAS、改善血管内皮功能障碍、降低循环细胞因子水平而获得有益的影响。

三个被批准用于心力衰竭的β受体阻滞剂为美托洛尔、卡维地洛、比索洛尔。在美托洛尔CR/XL随机干预试验（MERIT-HF）、卡维地洛在梗死后左心室功能不全的存活率研究（CAPRICORN）、前瞻性随机性心功能不全累积生存率研究（COPERNICUS）、比索洛尔治疗心力衰竭研究Ⅱ（CIBIS Ⅱ）中，β受体阻滞剂减少充血性心力衰竭患者的全因死亡率约为35%。这些影响主要是通过抑制肾上腺素能途径及其有害影响机制来预防心脏性猝死。

长期使用β受体阻滞剂可减轻心力衰竭症状，改善患者临床状态，提高生活质量。因为药物的负性肌力作用会导致心排血量骤减，β受体阻滞剂应在急性失代偿性心力衰竭转为临床稳定时应用。β受体阻滞剂剂量滴定应达到临床试验中应用的最大剂量，因为这些药已被证明能提高LVEF或逆转心室负性重构。

三个药物中，卡维地洛β_1选择性最弱，比索洛尔、美托洛尔β_1选择性强。卡维地洛也是一种抗氧化剂和α受体阻滞剂，这可能会降低血压和改善血管内皮功能，并有益于心力衰竭患者。与比索洛尔、美托洛尔相比，卡维地洛能引起低血压，在潜在的肺部疾病患者中，可能诱发更多的支气管痉挛。根据美国心脏病学院和美国心脏协会（ACC/AHA）2013年的心力衰竭指南，推荐所有既往或当前有心力衰竭症状的HFrEF患者（LVEF＜40%），除非禁忌，应用已证明能降低死亡率的β受体阻滞剂（即比索洛尔、卡维地洛、缓释琥珀酸美托洛尔），以降低发病率和死亡率。

(4)醛固酮受体拮抗剂：在使用ACEI和β受体阻滞剂开始一线治疗后，另一类有益的药物是醛固酮受体拮抗剂。已有研究的是螺内酯和依普利酮。醛固酮受体拮抗剂是弱利尿剂，具有重要的抗纤维化特性。根据ACC/AHA 2013年心力衰竭指南的Ⅰ类推荐：NYHA心功能分级Ⅱ～Ⅳ级、LVEF≤35%的心力衰竭患者，除非有禁忌，应使用醛固酮受体拮抗剂以降低发病率和死亡率。证据主要来源于以下两个研究。具有里程碑意义的随机螺内酯评价研究（RALES），应用螺内酯治疗NYHA Ⅲ或Ⅳ级、LVEF≤35%的心力衰竭患者，使渐进的心力衰竭导致的死亡和心脏性猝死的相对风险降低30%。依普利酮轻度心力衰竭患者的住院和生存研究试验（EMPHASIS-HF），发现依普利酮使NYHA Ⅱ级心力衰竭患者的主要终点死亡和再住院率相对风险降低37%。

(5)肼苯哒嗪和硝酸盐：持续初始三药物方案后(即ACEI或ARB，β受体阻滞剂和醛固酮受体阻滞剂)，肼苯哒嗪与口服硝酸酯类药物组合已经降低了非洲裔症状性心力衰竭患者死亡率。这种组合为患者提供了一种替代ACEI不耐受或可能需要额外血压控制的治疗。虽然这种药物组合还没有被证明在非非洲裔美国人是有效的，但是所有不能耐受ACEI或ARB的患者可使用此方案。

ACC/AHA心力衰竭指南Ⅰ类推荐：非洲裔美国人NYHA分级Ⅲ～Ⅳ级的HFrEF患者，已经接受ACEI和β受体阻滞剂最佳治疗，除非有禁忌证，再应用肼苯哒嗪和硝酸异山梨酯可降低发病率和死亡率。Ⅱa类推荐：当前或之前有症状的HFrEF患者，因不能耐受、低血压或肾功能不全无法使用ACEI或ARB，除非有禁忌证，联合肼苯哒嗪和硝酸异山梨酯可降低发病率或死亡率。

(6)地高辛：也许是治疗心力衰竭最古老的药物，它通过抑制钠钾泵增加细胞内钙离子浓度和增加心肌收缩力。不同于先前描述的药物，目前尚无地高辛治疗降低死亡率的证据，但有可能减少再住院次数。地高辛已被证明可以改善男性的症状、运动耐力和健康相关的生活质量，但对女性不明显。地高辛有许多潜在的副作用，包括恶心、呕吐、室性或房性心律失常和心脏传导阻滞，还可引起高钾血症，最显著的是造成视觉色彩干扰。地高辛是由肾脏清除，肾脏疾病患者应谨慎使用，以避免地高辛中毒。

3. 避免应用的药物

(1)非甾体抗炎药(NSAID)：会引起水钠潴留、血管收缩、肾功能不全和血压升高，会增强利尿剂、ACEI或ARB的毒性。

(2)钙通道阻滞剂：HFrEF患者应避免使用钙通道阻滞剂。对LVEF＜40%的患者，由于其负性肌力作用和反射性激活肾上腺素能系统，地尔硫䓬等非二氢吡啶类钙通道阻滞剂禁忌使用。

(3)抗心律失常药：两种抗心律失常药物被批准用于LVEF降低患者，分别是胺碘酮和多非利特，在合适的患者中死亡率影响为中性。

(4)噻唑烷二酮类药物：用于治疗糖尿病，会增加钠的重吸收，最终导致液体潴留，故禁忌使用。

4. 激素疗法与营养补充品

激素疗法的好处没有被证明，除非是由于特定的激素缺乏症需要补充。没有数据支持使用营养补充剂以改善心力衰竭症状或结果。然而，一些数据支持心力衰竭患者使用ω-3脂肪酸。

5. 植入式心脏除颤器和心脏再同步化治疗

LVEF降低的缺血性或非缺血性心肌病患者易发生室性心律失常。许多研究表明，植入除颤器可以作为心脏性猝死的一级预防。指南推荐植入式心脏除颤器(ICD)治疗非缺血性扩张型心肌病或缺血性心脏病心肌梗死后至少40d、LVEF≤35%、至少3～6个月的最佳药物治疗后NYHA分级Ⅱ或Ⅲ级以下、寿命预期1年以上的患者。ICD也建议用于心肌梗死后40d或最佳药物治疗3～6个月、NYHA Ⅰ级症状、LVEF小于30%的患者。

6. 再同步化治疗

心室内传导延迟，表现为体表心电图QRS波群时限超过120ms，是心力衰竭患者一种常见的并发症。延迟导致的左心室收缩失同步，可导致心脏收缩功能降低，心排血量减少，降低运动能力。

心脏再同步化治疗(即双心室起搏)旨在改善心室同步性，与改善心排血量和射血分数相关。双心室起搏可减少左心室容积，减少左心室质量，减轻二尖瓣反流的严重程度，对左心室重构产生有益作用。这些血流动力学和结构的变化引起心功能、运动耐受性和生活质量的临床改善。

多中心随机对照试验中，双心室起搏已降低了死亡率和心力衰竭住院率。McAlister及其同事在2007年发表的系统回顾，入选14项随机临床试验，共4420例病例。入选标准：LVEF＜35%、QRS波群持续时间超过120ms、NYHA Ⅲ级和Ⅳ级心力衰竭、接受最佳药物治疗。此研究报道，心脏再同步治疗(CRT)LVEF改善3%，改善左心室重构、生活质量和运动能力；59%的患者NYHA心功能有改善至少1级；住院率下降37%，死亡率下降了22%。CRT有利于NYHA Ⅲ级和Ⅳ级患者改善症状，降低NYHA Ⅰ级和Ⅱ级患者的死亡率。

有研究发现行双心室起搏器植入患者1/3是无效的。左束支传导阻滞图形宽QRS波群的患者获得CRT最佳反应。ACC指南Ⅰ类推荐CRT用于：LVEF≤35%，窦性心律，左束支传导阻滞伴QRS波群时限≥150ms，接受最佳药物治疗的NYHA心功能分级Ⅱ级、Ⅲ级、非卧床Ⅳ级的患者(图5-8)。

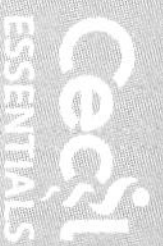

7. 抗凝治疗

心力衰竭合并心房颤动患者(包括持续性、阵发

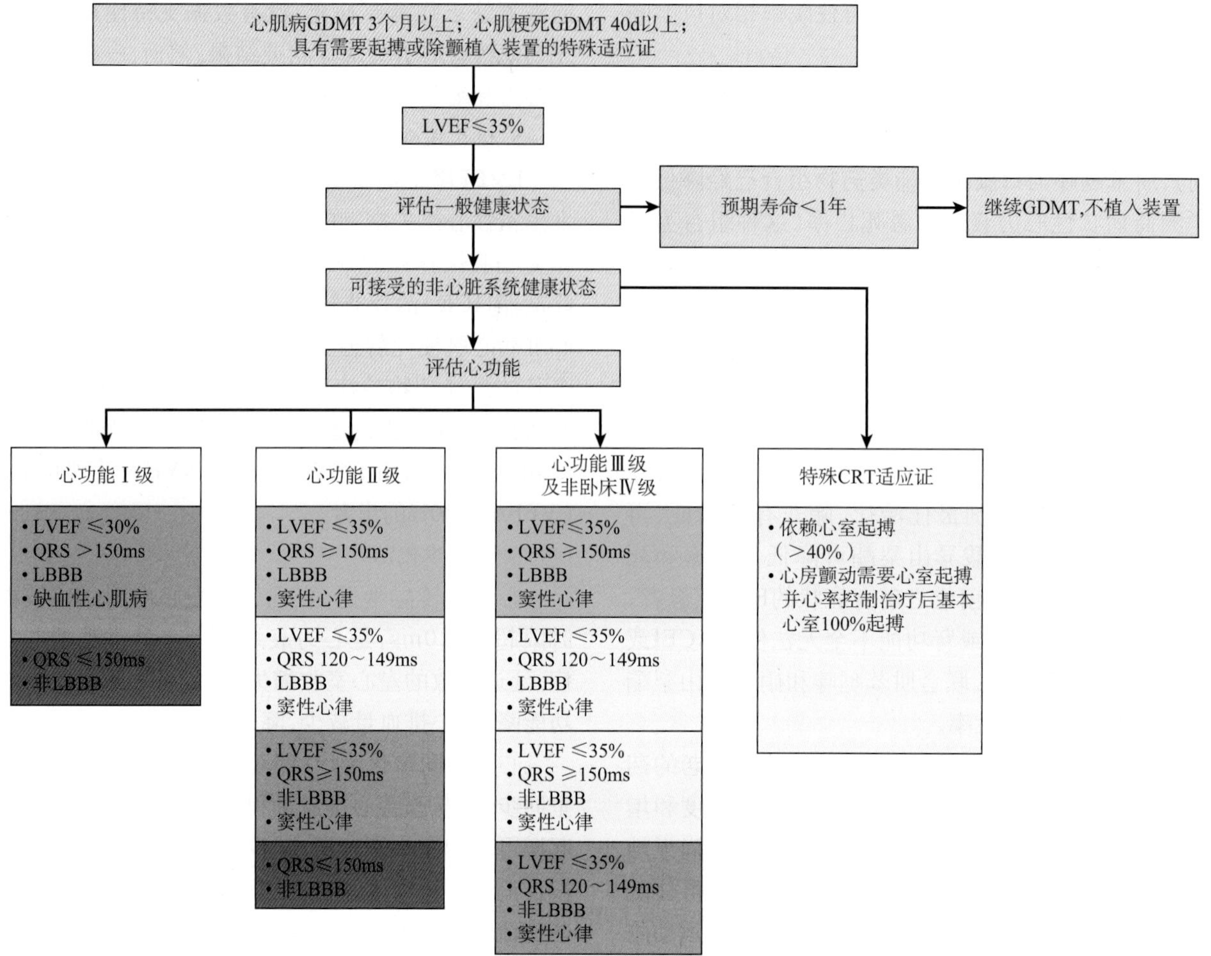

图5-8 左心室射血分数（LVEF）和NYHA心功能分级与ACC/AHA为除颤器和心脏再同步治疗（CRT）的推荐指南。Ⅰ类建议显示绿色，Ⅱa类建议以黄色显示，Ⅱb类推荐显示为橙色，Ⅲ类建议显示为红色。GDMT.指南引导的药物治疗；LBBB.左束支传导阻滞

性或永久性心房颤动），具有CHADS 2评分中一个其他危险因素（充血性心力衰竭、高血压、年龄≥75岁、糖尿病和脑卒中）应接受长期抗凝治疗。根据指南，心力衰竭合并心房颤动患者，无额外危险因素，抗凝也是合理的。

8. D阶段心力衰竭

尽管经过最佳的药物治疗，许多心力衰竭患者未能显著改善症状。在这种情况下，需要血流动力学评估心指数指导心力衰竭治疗（即使用Swan-Ganz导管），优化容量状态和灌注。

这时可以评估候选的进一步心力衰竭治疗，如心脏移植和心室辅助设备的机械循环支持。米力农是一个常用的静脉注射用磷酸二酯酶抑制剂，具有加强心肌收缩和降低心脏后负荷的作用，使用后增加心指数和促进自发性利尿。静脉血管扩张剂（如硝酸甘油、硝普钠）使用于全身血管阻力明显升高的患

表5-5 识别晚期心力衰竭

识别晚期心力衰竭
过去的一年重复心力衰竭（≥2次）住院或急诊就诊
肾功能逐渐恶化（如尿素氮和肌酐升高）
没有其他原因的体重下降（如心脏性恶病质）
由于低血压和（或）肾功能恶化，对ACEI的不耐受
由于心力衰竭或低血压恶化而不能耐受β受体阻滞剂
频繁的收缩压<90mmHg
穿衣时持续性呼吸困难，或洗澡需休息
由于呼吸困难或疲劳不能在平地上行走1个街区
近期需要升级利尿剂维持容量状态，通常达到每日呋塞米剂量>160mg/d和（或）加用美托拉宗
血钠逐渐下降，通常<133mmol/L
频繁的ICD电击

注：ACEI.血管紧张素转换酶抑制剂；ICD.植入性心脏除颤器。

资料来源：Yancy CW, Jessup M, Bozkurt B, et al. 2013 ACCF/AHA guidelines for the management of heart failure：a report of the American College of Cardiology。

者，可以显著降低后负荷，提高心排血量。

如果上述措施不能产生良好的利尿反应，多巴胺在剂量范围从2～5μg/(kg·min)可刺激肾多巴胺受体，促进钠和水的排泄。表5-5显示通过临床症状和实验室结果，临床医生应该识别D级或进展的心力衰竭患者。机械辅助循环支持跨部门登记(INTERMACS)量表对需要机械循环支持的潜在的患者进行风险分层。

9. 机械循环支持

两种永久性心室辅助装置(VAD)获得美国FDA批准。第一种是HeartMate Ⅱ，这是一种轴流装置，被批准用于等待移植患者最终治疗的桥接治疗。第二种设备称Heartware(HVAD)，这是一个三代离心泵VAD。这两种泵都需要长期抗凝和抗血小板治疗。目前估计的总生存率1年约为80%，2年约为70%。

九、预后

心力衰竭疾病的轨迹是复杂的，临床稳定性多变(图5-9)。虽然许多随机对照试验已经证明了ACEI、ARB、β受体阻滞剂、盐皮质激素受体拮抗剂、ICD和CRT治疗能够减轻症状和降低死亡率，但心力衰竭患者5年死亡率仍然保持在50%，症状性心力衰竭患者10年生存率仅为20%。

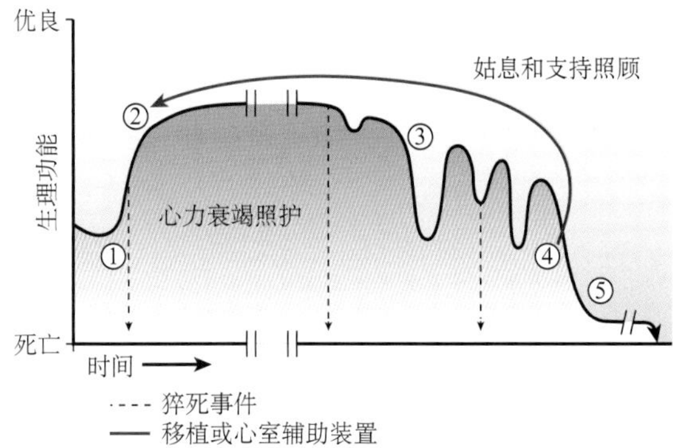

图5-9 心力衰竭(HF)概念化的综合护理。①早期治疗，主要在于教育HF患者及其家庭进行自我管理。②利尿和循证治疗达到一个功能改进的较高平台。即使达到改善功能的平台，患者及其家庭可以受益于努力改善症状，并协助他们应对HF对生活的影响。③间歇性的HF恶化，使功能状态下降。④心脏移植或植入心室辅助装置，使一段时间内患者获得功能改善，但同时承担不同的慢性疾病负担。⑤在生命的尽头，或当身体虚弱或合并症明显占优势时，护理的重点是缓解，但一些心力衰竭的治疗仍然是重要的。HF与癌症不同，不会在患者进入终末期时就停止潜在获益治疗(资料来源：Goodlin S：Palliative care in congestive heart failure, J Am Coll Cardiol 54：386-396, 2009.)

关于该主题的深入讨论，请参阅《西氏内科学》(第25版)第58章“心脏衰竭：病理生理学和诊断”。

推荐阅读

Bardy GH, Lee KL, Mark DB, et al: Amiodarone or an implantable cardioverter-defibrillator for congestive heart failure, N Engl J Med 352:225–237, 2005.

Cook D, Simel DL: The rational clinical examination: does this patient have abnormal central venous pressure? JAMA 275:630–634, 1996.

Digitalis Investigation Group: The effect of digoxin on mortality and morbidity in patients with heart failure, N Engl J Med 336:525–533, 1997.

Drazner MH, Rame JE, Stevenson LW, et al: Prognostic importance of elevated jugular venous pressure and a third heart sound in patients with heart failure, N Engl J Med 345:574–581, 2001.

Felker M, O'Connor CM, Braunwald E, et al: Loop diuretics in acute decompensated heart failure: necessary? Evil? A necessary evil? Circ Heart Fail 2:56–62, 2009.

Felker M, Lee KL, Bull DA, et al: Diuretic strategies in patients with acute decompensated heart failure, N Engl J Med 364:797–805, 2011.

McAlister FA, Ezekowitz J, Hooton N, et al: Cardiac resynchronization therapy for patients with left ventricular systolic dysfunction: a systematic review, JAMA 297:2502–2514, 2007.

Nohria A, Lewis E, Stevenson LW: Medical management of advanced heart failure, JAMA 287:628–640, 2002.

Packer M: Effect of carvedilol on survival in severe chronic heart failure, N Engl J Med 344:1651–1658, 2001.

Pitt B, Zannad F, Remme WJ, et al: The effect of spironolactone on morbidity and mortality in patients with severe heart failure. Randomized Aldactone Evaluation Study Investigators, N Engl J Med 341:709–717, 1999.

Roger VL, Go AS, Lloyd-Jones DM, et al: Heart disease and stroke statistics—2011 update: a report from the American Heart Association, Circulation 123:e18–e209, 2011.

SOLVD Investigators: Effect of enalapril on survival in

patients with reduced left ventricular ejection fractions and congestive heart failure. The SOLVD Investigators, N Engl J Med 325:293–302, 1991.

Taylor AL, Ziesche S, Yancy C, et al: African-American Heart Failure Trial Investigators: Combination of isosorbide dinitrate and hydralazine in blacks with heart failure, N Engl J Med 351:2049–2057, 2004.

Yancy CW, Jessup M, Bozkurt B, et al: 2013 ACCF/AHA guidelines for the management of heart failure: a report of the American College of Cardiology Foundation/American Heart Association Task Force on Practice Guidelines, J Am Coll Cardiol 62:e147–e239, 2013.

第6章

先天性心脏病

著　者　Scott Cohen　Michael G. Earing
译　者　韩治伟　李佳慧　审校者　李佳慧　韩治伟

一、引言

先天性心脏缺陷是最常见的出生缺陷，在新生儿中发生率约为9/1000。如果未经治疗，大部分在婴儿期或儿童期死亡，仅5%～15%能存活至成年。随着外科手术和药物治疗的进步，约90%的儿童能存活至成年。根据估算，在美国历史首次出现现存成年先天性心脏病患者数量超过儿童，而且还在以每年5%的速度增长。

大部分存活到成年的先天性心脏病患者都曾接受过手术或介入治疗（表6-1）。尽管大部分经手术治疗的患儿能生存至成年，但外科手术并不能对所有缺陷完全修复。随着成年先天性心脏病患者生存期较过去延长，即使最简单的先天性心脏病，其并发的长期心脏疾病（如心律失常、传导异常、心室功能不全、残余分流、瓣膜损害、高血压、动脉瘤）和非心脏疾病（如肾功能不全、限制性肺病、焦虑、抑郁、肝功能不全）也得以显现。大部分成年先天性心脏病患者需要终身随访。

表6-1　未经手术或导管介入治疗能存活至成年的常见先天性心脏缺陷
轻度肺动脉瓣狭窄
主动脉瓣二叶畸形
小至中等大小的房间隔缺损
小的室间隔缺损
小的动脉导管未闭
二尖瓣脱垂
部分型房室通道（原发孔型房间隔缺损和二尖瓣裂）
马方综合征
埃布斯坦畸形
先天性矫正型转位（房室和心室动脉不一致）

二、非紫绀型先天性心脏病

（一）房间隔缺损

1. 定义和流行病学

房间隔缺损（ASD）是心房间的通道，使血液从一个心房分流到另一个心房。它是青春期和青年人中最常见的先天性异常，新生儿发生率为1/1500，占所有先天性心脏缺陷的6%～10%。

房间隔缺损主要有4种类型。继发孔型房间隔缺损是最常见的一种，占全部房间隔缺损的75%。这种缺损出现在卵圆窝区，源于第一房间隔的过度吸收或第二房间隔发育不全，或两者均有。

原发孔型房间隔缺损占全部房间隔缺损的20%，是房室间隔缺损的一种（如部分或不完全性房室通道）。这种缺损位于房间隔下部毗邻二尖瓣和三尖瓣处。这种缺损由心内膜垫对原发孔封闭不全所致，心内膜垫是心脏内胚胎期的肿胀组织，发育形成第一房间隔、室间隔入口部、部分二尖瓣和三尖瓣。这种缺损常引起二尖瓣裂和三尖瓣裂。

静脉窦型房间隔缺损占全部房间隔缺损的5%，位于上腔静脉到右心房的入口处，经常伴有右上肺静脉部分异位引流。这种缺损源于腔静脉和肺静脉间血管壁的吸收。

无顶冠状窦是房间隔缺损的少见类型，占房间隔缺损的不到1%。冠状窦位于左心房后方，但开口于右心房。当冠状窦顶部缺损时，左心房和右心房之间就有了一个分流的通道。

2. 病理学

四种房间隔缺损均导致氧合的血液从左心房分流至右心房，从而加重右心房和右心室的容量负荷（图6-1）。分流程度取决于房间隔缺损的大小和左右心腔的顺应性。导致左心充盈压增加的合并症（如左心室舒张功能不全、心肌梗死和二尖瓣狭窄）会加重左向右分流。长时间的左向右分流会造成右心房和右心室增大，最终导致右心室收缩功能不全和右心衰竭。约26%的继发孔型房间隔缺损患者会出现肺动脉高压。但明显的肺血管阻力升高少见。

3. 临床表现

尽管大部分房间隔缺损患者是在儿童期发现杂音后诊断的，仍然有少数患者是在成年期出现症状后才被发现的。大部分患者在20岁之前没有症状。在20岁以后，越来越多的患者出现运动耐量下降、房性心律失常导致的心悸、X线胸片发现心脏增大。房间隔缺损患者与正常人相比，胸骨左下缘右心室搏动增强。听诊时的典型表现是第二心音固定分裂（不随呼吸变化）。

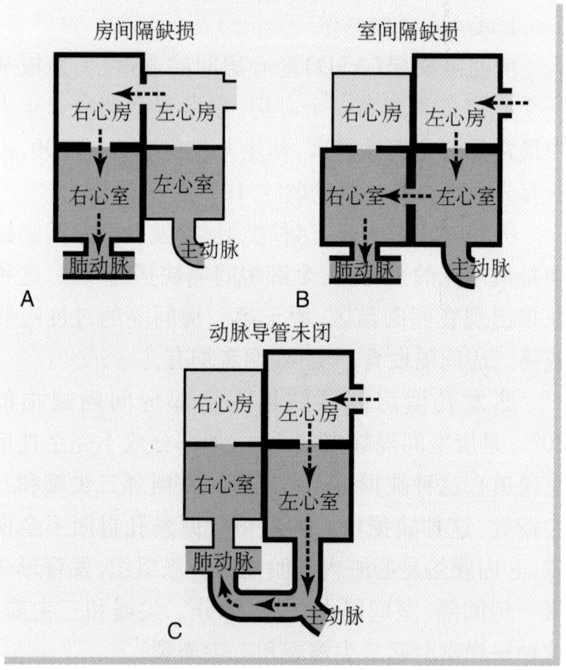

图6-1 此图显示了三种常见的能存活至成年的分流病变及其对心腔大小的影响。A.伴有左向右分流的单纯房间隔缺损，导致右心房、右心室和肺动脉扩张。B.单纯室间隔缺损，导致右心室、左心房和左心室扩张。C.单纯动脉导管未闭，导致左心房、左心室、肺动脉、主动脉口、主动脉扩张（资料来源：Liberthson RR, Walkdman H: Congenital heart disease in the adult.In Kloner RA, editor: Guide to cardiology, ed 3, Greenwich, Conn., 1991, Le Jacq Communications, pp 24-27.）

所有患者均有收缩期喷射样杂音，在胸骨左上缘听诊最清楚，这与通过肺动脉瓣（通常结构正常）的血流量增大有关。当左向右分流量大时，在胸骨左下缘能听到舒张中期杂音，这与通过结构正常的三尖瓣的血流量增大有关。当听到舒张中期杂音时，左向右分流程度可达到正常的1.5倍。原发孔型房间隔缺损，在心尖部能听到额外的全收缩期杂音，可能是二尖瓣前叶裂引起的二尖瓣反流导致的。

4. 诊断

房间隔缺损的心电图表现取决于缺损的大小和类型。在大的继发孔型、静脉窦型或无顶冠状窦型房间隔缺损中，心电图的典型表现是右心房扩大、右心室肥厚和电轴右偏。在原发孔型房间隔缺损中，与其他类型房室缺损相似，存在电轴极度右偏。X线胸片有助于评估左向右分流的程度。分流消失，X线胸片可以正常。随着分流量增大，心影也会增大，肺血管纹理增多。

大部分病例需由经胸超声心动图确诊房间隔缺损及其位置。而静脉窦型房间隔缺损是个例外，可能需要经食管超声心动图确诊。心导管检查很少被用于诊断房间隔缺损，但经导管封堵已经成为大部分继发孔型房间隔缺损的首选治疗。

5. 治疗

房间隔缺损的治疗包括外科手术和经导管封堵。对于继发孔型房间隔缺损，手术封堵和经导管封堵均可选择。经导管封堵是治疗继发孔型房间隔缺损最常用的技术。但是这项技术需要整个缺损周围都有足够的隔组织以固定封堵器。对于原发孔型、静脉窦型和无顶冠状窦型房间隔缺损，手术封堵是唯一选择。

6. 预后

大部分接受了早期封堵的患者长期生存率很高，25岁之前封堵者并发症发生率很低。较晚修补者生存率下降，并且发生房性心律失常、血栓栓塞事件和肺动脉高压的风险增加。40岁后还未修补的房间隔缺损，死亡率每年增加6%，并且超过20%的患者发生心房颤动。到60岁时，心房颤动发生率超过60%。经导管封堵后的远期并发症发生率和生存率尚未知。

（二）室间隔缺损

1. 定义和流行病学

室间隔缺损在新生儿中发生率为（1.5～3.5）/1000，

占先天性心脏病的20%。

室间隔缺损有四种类型：膜周部型、肌部型、嵴上型和漏斗部型。膜周部型室间隔缺损最常见，占全部的70%。室间隔膜部相对较小并直接位于主动脉瓣下。膜周部型室间隔缺损累及室间隔膜部并经常延伸至与膜部毗邻的肌肉组织。如果缺损不大，缺损会被三尖瓣隔叶的组织自行封闭。

肌部型室间隔缺损是第二常见的类型，占所有室间隔缺损的5%～20%。诊断时经常发现肌部多处室间隔缺损。肌部型室间隔缺损是自行愈合率最高的类型。

嵴上型室间隔缺损占室间隔缺损的5%～8%。缺损位于室上嵴上方（如右心室流出道内主动脉瓣右叶正下方）。这种缺损可引起主动脉瓣右叶脱垂，导致进行性主动脉瓣反流。在某些病例中，主动脉瓣右叶脱垂可能会减轻缺损，但很少使缺损自行愈合。

漏斗部室间隔缺损位于室间隔后部，在三尖瓣和二尖瓣下方。其占室间隔缺损的5%～8%，无法自行闭合。

2. 病理学

典型的室间隔缺损分流是从左向右的，导致肺循环血量增加、肺静脉回流增加和左心腔增大（图6-1）。分流程度取决于缺损大小和肺血管阻力。小的缺损（如限制性缺损）一般分流少且肺动脉压正常。中等大小缺损的左向右分流量足以引起轻度肺动脉高压和一定程度的左心腔扩大。大的缺损（如非限制性缺损）使左心室收缩压传递至肺循环。这会在儿童期引起不可逆的阻塞性肺血管病。如果肺血管阻力最终超过体循环阻力，会逆转为右向左分流（如艾森门格综合征）。

3. 临床表现

室间隔缺损的体格检查结果取决于缺损大小、分流程度、肺动脉压力水平。对于小的室间隔缺损，触诊时右心室和左心室心尖搏动正常，但可能有震颤。第一心音和第二心音一般正常；在大多数病例，胸骨左下缘能听到中等强度的全收缩期杂音。

艾森门格综合征患者有发绀和继发性红细胞增多症。胸骨左下缘右心室搏动常增强，可触及第二心音的肺动脉瓣成分。一般没有收缩期杂音，但由于主肺动脉严重扩张及其造成的肺动脉瓣反流，在胸骨左上缘常可听到舒张期杂音。

4. 诊断

小室间隔缺损患者心电图正常。有艾森门格综合征的患者，心电图常表现为右心室肥厚和电轴右偏。小室间隔缺损患者X线胸片正常。有艾森门格综合征的患者，X线胸片表现为心影轻度增大，近段肺动脉扩张及肺血流减少。超声心动图能明确诊断、确定缺损位置、发现长期并发症、评估肺动脉压力。心导管检查能直接测量左向右分流程度、肺动脉压力和肺血管反应性。

5. 治疗

由于小室间隔缺损无症状，应保守治疗。但由于存在远期风险，应当终身定期随访以监测晚期并发症的发生。但小嵴上型或膜周部型室间隔缺损伴主动脉瓣叶脱垂进入缺损区的患者例外，因为其会导致进行性主动脉瓣反流。这类患者在确诊后应当考虑外科修补以防止进行性主动脉瓣损害。

6. 预后

尽管单纯室间隔缺损是常见的先天性心脏病，但成年人诊断为室间隔缺损者少见。影响血流动力学的明显室间隔缺损患者大部分在儿童时期得到手术修补或夭折。因此，成年的单纯室间隔缺损患者仅限于小的限制性缺损、出现艾森门格综合征及儿童期自行闭合者。

对于小的限制性室间隔缺损患者，长期生存率很高，25年生存率约为96%。限制性室间隔缺损患者的远期并发症发生率也较低。然而临床过程并不完全良好。有报道远期并发症包括心内膜炎、主动脉瓣脱垂进入缺损处导致的进行性主动脉瓣反流（嵴上型风险高，但膜周部型也可能发生）、由双腔右心室或主动脉瓣下膜导致的右侧和左侧流出道梗阻。

发生艾森门格综合征的患者常也能生存至20多岁。但随着年龄增长，右心衰竭、反常栓塞、红细胞增多症等远期并发症使生存率迅速下降，平均寿命为37岁。经封堵治疗且没有肺动脉高压或残余缺损的成年室间隔缺损患者寿命不受影响。

（三）完全性房室间隔缺损

1. 定义和流行病学

完全性房室间隔缺损包括由心内膜垫发育异常导致的一系列心脏畸形，占先天性心脏病的4%～5%。其与唐氏综合征有相关性，40%的唐氏综合征患者存在先天性心脏病，其中40%为某种类型的房室间隔缺损。

房室间隔缺损分为部分型（或不完全型）和完全

型两种类型。两种类型都由共同的结构异常以多种形式组合，包括原发孔型房间隔缺损、漏斗部型室间隔缺损及二尖瓣前叶裂和三尖瓣隔叶裂。

2. 病理学

上述各种缺损组合后会导致心房间分流、心室间分流、左心室向右心房分流和房室间反流。由于这些缺损包括室间隔漏斗部缺陷，左心室流出道延长并可能缩窄，形成特征性的鹅颈样畸形。

完全性房室间隔缺损的自然病程表现如下：早期出现肺血管疾病，1岁时即发生不可逆性损伤，唐氏综合征患者更是如此。如有条件，应早期手术治疗。成年期诊断的患者包括两种，已经发生艾森门格综合征的和儿童期自行愈合的。

3. 临床表现

大部分经手术修复的患者心血管方面体格检查正常。但有明显左房室瓣反流的患者心尖部有3/6级或4/6级全收缩期反流性杂音。在少见的主动脉瓣下狭窄的患者中，在胸骨左缘中部可闻及2/6～3/6级收缩期杂音并向颈部放射。艾森门格综合征患者的体格检查与未经治疗的室间隔缺损类似。

4. 诊断

房室间隔缺损患者的心电图常有一度房室传导阻滞。所有患者均有电轴极度左偏。有艾森门格综合征的患者，X线胸片表现为心影增大、近端肺动脉增宽、外周肺动脉减少(肺纹理减少)。经修复并有明显左房室瓣反流的患者存在心脏扩大和肺纹理增多。

5. 治疗

曾做过修复但仍有明显左房室瓣反流，并且有症状、房性心律失常或心室功能受损的患者，应当择期进行修复或瓣膜置换。曾做过修复并发生明显主动脉瓣下狭窄(心导管或超声测得峰值压差>50mmHg)者应行外科修复。

6. 预后

总体而言，在发展至肺血管疾病之前行早期修复的患者远期预后是好的。最常见的远期并发症是左房室瓣反流，其中5%～10%的患者在随访中需要行左房室瓣膜修复或置换。第二常见的远期并发症是主动脉瓣下狭窄，修复术后的发生率达5%。其他远期并发症包括残余心房或心室水平分流、完全性心脏传导阻滞、房性或室性心律失常和心内膜炎。

艾森门格综合征患者有劳力性呼吸困难、乏力、心悸、水肿和晕厥等症状。生存率与其他原因所致的艾森门格综合征相似，平均寿命为37岁。在回顾性分析中，死亡的强预测因子包括晕厥、出现症状的年龄、功能分级差、低血氧饱和度(≤85%)、血肌酐和血尿酸升高及唐氏综合征。

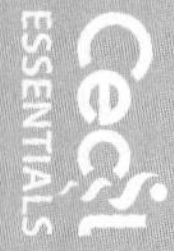

(四)主动脉缩窄

1. 定义

主动脉缩窄是主动脉腔的异常狭窄，占先天性心脏病的5%。主动脉缩窄可以出现在降主动脉的任何位置甚至是在膈下，但超过95%的病例缩窄位于左锁骨下动脉发出处下方。50%～85%的患者伴有二叶主动脉瓣。其他伴发情况包括室间隔缺损、主动脉瓣下狭窄和二尖瓣狭窄。

2. 病理学

主动脉缩窄是整个主动脉的疾病，而不是一个局部性异常。在年轻人，明显的主动脉缩窄会减少肾脏、肠道和下肢的血流，导致严重的酸中毒和休克，需要立即处理。成年人可以见到未修复的主动脉缩窄，但很少见。患者会产生大量动脉侧支以维持远端灌注。成年期见到的大部分主动脉缩窄患者都是经过各种方式修复过的。

大量研究证实，即使修复成功解除阻塞，患者仍然在缩窄修复处近端和远端持续存在主动脉中膜的异常。主动脉僵硬表现为主动脉扩张性下降、内皮和血管功能异常。临床表现为静息和活动诱发高血压、颈动脉内膜增厚、外周动脉对血流增加调节和硝酸甘油反应异常。主动脉缩窄患者其他左侧梗阻性病变风险增加，特别是二叶主动脉瓣，发生率为50%。

3. 临床表现

主动脉缩窄的临床表现取决于梗阻的严重性及伴发的畸形。未经修复的主动脉缩窄一般在成年前出现症状。症状包括高血压相关性头痛、下肢乏力或痉挛、运动耐力下降、体循环高血压。未经治疗存活至成年的患者一般只有轻度主动脉缩窄。

显著主动脉缩窄患者的主要临床特征包括上半身高血压、股动脉搏动减弱和延迟，以及袖带式血压计测得的右侧上下肢血压差。听诊时，主动脉瓣关闭音增强；存在二叶主动脉瓣时，胸骨右上缘可闻及喷射性喀喇音，常伴有递增-递减型收缩期杂音。在左侧肩胛上区常可闻及持续性收缩期杂音，这与经过主动脉缩窄处的持续血流有关。

4. 诊断

显著主动脉缩窄患者的心电图典型表现为不同程度的左心房和左心室增大。X线胸片典型表现为心影大小正常，升主动脉增宽，缩窄区域降主动脉扭曲或重影，产生特征性的表现。

大部分成年患者有肋骨切迹。它是由扩张的肋间侧支动脉侵蚀肋骨所致。超声心动图可以明确缩窄的位置、结构及狭窄或再狭窄的程度，对于评估其他病变、左心室收缩功能及左心室肥厚程度也有价值。

心导管检查仍然是确诊和评估狭窄程度的金标准。在成年患者中，经导管球囊扩张和植入支架是治疗再狭窄的手术方案。新的磁共振技术是显示缩窄、明确主动脉弓解剖和评估侧支的好方法。

5. 治疗

显著的主动脉原生狭窄或残余狭窄（有症状且跨狭窄峰值压差≥30mmHg）应当考虑外科修复或经导管球囊成形术，可以植入或不植入支架。成年患者外科修复技术上困难且并发症发生率高。因此，经导管介入治疗是大部分有经验的先天性心脏病中心的首选。

6. 预后

外科修复后，长期生存率很高，但其与修复年龄直接相关。14岁后修复者20年生存率低于早期修复者（79%和91%）。导管治疗的远期预后数据有限，但研究显示植入支架者急性期和60个月远期并发症发生率更低（外科手术25%和支架12.5%）。无论何种修复方式，最常见的长期并发症是持续的或新发的静息或活动时体循环高血压。其他长期并发症包括升主动脉瘤或降主动脉瘤（特别是涤纶补片修复后）、修补处再狭窄、冠状动脉疾病、主动脉瓣狭窄或反流（存在二叶主动脉瓣时）、颅内动脉瘤破裂和心内膜炎。

（五）动脉导管未闭

1. 定义和流行病学

动脉导管未闭占先天性心脏缺陷的9%～12%。动脉导管在胎儿阶段正常存在，正常情况下出生后数日闭合。但是，2500～5000名新生儿中就有1名患儿动脉导管持续开放。早产儿中发生率更高，每1000名活婴中就有8名。高海拔地区动脉导管未闭发生率比海平面水平地区高30倍。

2. 病理学

动脉导管未闭使血液从主动脉流入肺动脉并通过肺血管再循环至左心（图6-1）。其与室间隔缺损相似，缺损大小是成年患者临床过程的决定因素。动脉导管未闭临床上分为沉默型动脉导管未闭；小的对血流动力学无显著影响的动脉导管未闭；中等大小的动脉导管未闭；大的动脉导管未闭；已修复的动脉导管未闭。

3. 临床表现

沉默型动脉导管未闭是一种微小缺损，听诊没有异常，只有用超声心动图等非临床手段才能发现。这类患者的预期寿命正常，心内膜炎风险极低。

小的动脉导管未闭可以在胸骨左上缘听到长程喷射性或持续性杂音，并向背部放射。其周围脉搏正常。由于其左向右分流量小，患者左心房和左心室大小正常，肺动脉压力正常。与沉默型动脉导管未闭相似，这类患者没有症状且预期寿命正常。但他们存在较高的心内膜炎风险。

中等大小的动脉导管未闭患者可以在成年期诊断。这类患者外周脉搏宽大、有力，并可闻及持续性杂音。有明显的容量负荷过重，并有一定程度的左心房和左心室扩大及一定程度的肺动脉高压。这类患者有呼吸困难、心悸、心力衰竭等症状。大的动脉导管未闭常有严重肺动脉高压和艾森门格综合征的表现。到成年期，一般没有连续性杂音，会出现差异性发绀（下肢血氧饱和度低于右上肢）。

4. 诊断

沉默型和小的动脉导管未闭患者超声心动图和X线胸片正常。动脉导管未闭老年患者可能在后前位或侧位片上看到钙化。在明显左向右分流的患者，常表现为中心肺动脉增宽和肺血管纹理增加。在心电图上，P波增宽、QRS波群高尖，提示左心房和左心室容量负荷增加。V_1导联R波增高伴电轴右偏提示明显肺动脉高压。超声心动图对评估缺损大小、左心房和左心室增大程度及肺动脉高压程度是很重要的。

5. 治疗

所有临床证据提示动脉导管未闭的患者心内膜炎风险增高。除了小的或沉默型动脉导管未闭患者，合并重度、不可逆肺动脉高压的动脉导管未闭患者，均应考虑封闭动脉导管。大部分中心首选经导管器械封堵。外科手术封堵用于动脉导管太大器械无法封堵的患者和解剖扭曲例如大的导管动脉瘤的患者。

6. 预后

发生艾森门格综合征的、大的动脉导管未闭患者预后与其他原因所致艾森门格综合征相似。在发生肺动脉高压之前修复的动脉导管未闭患者的预期寿命正常。

（六）肺动脉瓣狭窄

1. 定义和流行病学

每1000个活婴中大约有4个出现肺动脉瓣狭窄，占先天性心脏缺陷的5%～8%。它是成人未经手术治疗的先天性心脏病最常见类型之一。它可以单独存在，或与其他先天性心脏缺陷如房间隔缺损等同时存在。

2. 病理学

在先天性肺动脉瓣狭窄中，肺动脉瓣常融合或增厚，阻碍了血液从右心室流出。阻塞使右心室压力升高，出现代偿性右心室肥厚。肺动脉瓣狭窄常比主动脉瓣狭窄耐受性好。经过一段时间，其可能出现右心室扩大和功能不全。

3. 临床表现

大多数肺动脉瓣狭窄患者是无症状的，可以有心脏杂音。大部分未经手术治疗的重度狭窄成年患者会有颈静脉怒张和心悸，可以发现胸骨左下缘右心室抬举样搏动和胸骨左上缘震颤。听诊时，第二心音广泛分裂，可以有或没有收缩期喷射样喀喇音，这取决于肺动脉瓣的病变程度。大多数病例有一个粗糙的递增-递减型收缩期喷射样杂音，在胸骨左上缘最清楚；可放射至背部，随着吸气变化。

4. 诊断

中到重度的肺动脉瓣狭窄，心电图表现为电轴右偏，右心室肥厚和右心房扩大。轻度狭窄的患者心电图常正常。X线胸片上，无论狭窄程度如何，都可以看到狭窄后扩张产生的凸出的主肺动脉。严重肺动脉瓣狭窄的患者，常可以看到由右心房和右心室扩大引起的心脏扩大。超声心动图是诊断方法，可以看到瓣膜解剖和狭窄程度，估测跨瓣压差。

5. 治疗

阻塞程度直接决定了患者是否能存活至成年和是否需要治疗。在先天性心脏病的第二自然史研究（the Second Natural History Study of Congenital Heart Disease）中，轻微狭窄的患者（如峰值压差≤25mmHg）随访25年没有症状，梗阻没有进一步进展。对于中度狭窄的患者（如峰值压差在25～49mmHg），大约20%在25岁前需要治疗。大多数重度狭窄（如峰值压差≥50mmHg）的患者在25岁前需要治疗（如外科手术或球囊瓣膜成形术）。中重度肺动脉瓣狭窄的患者即使没有症状也应考虑治疗。

从1985年开始，经皮球囊瓣膜成形术被认为适用于所有年龄的患者。1985年以前，外科瓣膜切开术是金标准。今天，外科瓣膜切开术仅用于那些球囊瓣膜成形术效果可能不好的患者，如瓣膜严重发育不良或钙化。

6. 预后

单纯的肺动脉瓣狭窄在外科瓣膜切开术治疗后，能长期存活。然而，随着更长时间的随访，晚期并发症和需要再治疗的发生率的确增加。再治疗最常见的情况是因出现重度肺动脉瓣反流而进行肺动脉瓣置换。其他长期并发症包括反复的房性心律失常、心内膜炎和残存的肺动脉瓣下梗阻。

（七）主动脉瓣狭窄

1. 定义和流行病学

主动脉瓣狭窄是成人先天性心脏病的常见畸形。其通常由二叶主动脉瓣引起，二叶主动脉瓣在成人的发生率为1%～2%，男性比女性高3倍。主动脉瓣狭窄通常单独存在，但也可伴随其他缺损如主动脉缩窄或室间隔缺损。

2. 病理学

主动脉瓣狭窄导致左心室压力负荷增加，使室壁应力增加，产生代偿性的左心室肥厚。随后出现舒张功能不全和氧供需失调。患者可以很好地处于代偿状态、无症状很多年，但是代偿机制最终失效，出现左心室功能不全。二叶主动脉瓣患者存在主动脉壁结构异常，常导致升主动脉扩张。

3. 临床表现

大多数主动脉瓣狭窄患者没有症状，在发现杂音后被诊断。诊断时梗阻的严重程度与进展方式相关。患者在出现重度主动脉瓣狭窄（如超声心动图的平均跨瓣压差≥40mmHg）之前很少有症状。症状包括胸痛、劳力性呼吸困难、晕厥前兆和晕厥。如有任何症状，猝死的风险很高，外科治疗是必需的。

中重度狭窄的患者通常外周脉搏减弱、心尖搏动增强、心底部可触及震颤。听诊时，这些患者有喷射性喀喇音，之后伴随有递增-递减型收缩期杂音，在胸骨中部左缘最清楚，并向胸骨右上缘及颈部放射。狭窄程度和杂音强度的相关性并不好。但如果杂音小于2/6级，很少有严重狭窄。一些主动脉瓣狭窄患者也伴有主动脉瓣反流，这些病例表现为胸骨中部左缘的递减型舒张期杂音并向心尖部放射。

4. 诊断

许多有明显主动脉瓣狭窄的患者可以在心电图上发现左心室肥厚。然而狭窄程度和心电图上左心室肥厚的相关性并不可靠。大部分重度主动脉瓣狭窄的患者X线胸片上心脏大小正常，除非同时伴有主动脉瓣反流。无论狭窄程度如何，升主动脉的狭窄后扩张为常见表现。其在X线胸片上表现为纵隔增宽。

超声心动图是评估主动脉瓣狭窄严重程度和解剖形态的金标准。外科治疗前必须行心导管检查评估冠状动脉情况，因为有症状的主动脉瓣狭窄成年患者中大约有50%同时伴有冠状动脉疾病。

5. 治疗

有症状的重度主动脉瓣狭窄患者或无症状但合并左心室收缩功能减低（＜50%）的重度主动脉瓣狭窄患者应该进行干预治疗。治疗目的是减轻瓣膜狭窄，可以通过经静脉瓣膜球囊扩张、开放的外科瓣膜切开术、外科或导管为基础的瓣膜置换术治疗。如果没有显著的主动脉瓣反流，对于儿童和年轻成年患者，如果其瓣膜联合部融合、柔韧，美国大多数中心更支持球囊扩张或外科瓣膜切开术。对于老年人，可以选择主动脉瓣置换。

6. 预后

成人主动脉瓣狭窄的自然病程差异很大，但是均有进行性狭窄的特征。至45岁，约50%二叶主动脉瓣会有一定程度的狭窄。成年之前需要外科瓣膜切开术来减轻狭窄的大多数患者也完好存活。然而，随访至25年时，约40%的患者因残存狭窄或反流需要再次手术。

三、紫绀型先天性心脏病

（一）法洛四联症

1. 定义和流行病学

法洛四联症是成年人最常见的紫绀型先天性心脏病，占先天性心脏缺陷的10%。其包括大的室间隔缺损、肺动脉狭窄（可能是瓣膜型、瓣下型或瓣上型）、骑跨于室间隔缺损的主动脉和右心室肥厚。

2. 病理学

法洛四联症的新生儿出现发绀是由于经过室间隔的右向左分流和肺血流的减少。肺血流量取决于右心室流出道梗阻的严重程度。法洛四联症患者至成年期，大多数已经接受完全或姑息性的外科修补手术。

大部分经过修补的成年人放置了一个跨环补片（如穿过肺动脉环的合成补片）来减轻右心室流出道梗阻。补片会导致肺动脉瓣不受限的反流。右心室可以很好地耐受肺动脉瓣不受限的反流很多年，但是通常在30～40年时，右心室开始扩大，并出现功能不全。显著的右心室扩大和功能不全导致左心室功能不全、严重的三尖瓣反流和房性或室性的心律失常。29%经修复的成人法洛四联症患者也会有升主动脉扩张，这是由修复前通过升主动脉的血流增多引起的。

3. 临床表现

修复后的法洛四联症患者通常氧合水平正常。胸骨左下缘常可以触诊到上抬的右心室。听诊时肺动脉瓣听诊区由于肺动脉瓣反流（或不太常见的主动脉瓣反流）常有广泛分裂的第二心音并带有拉锯样杂音。胸骨左下缘可以听到三尖瓣反流产生的全收缩期杂音。经修复的成年法洛四联症患者的症状包括劳力性呼吸困难、心悸、晕厥和心脏性猝死。

4. 诊断

经过修补的法洛四联症患者心电图普遍表现为右束支传导阻滞图形。标准体表心电图的QRS波群的持续时间与右心室扩张和功能不全的程度相关。QRS波群持续时间超过180ms是持续性室性心动过速和心脏性猝死的高度敏感和相对特异的指标。显著肺动脉瓣反流的患者常可以在X线胸片上看到心脏扩大和主肺动脉扩张。右侧主动脉弓出现在25%的病例，仔细观察可以在X线胸片上发现。超声心动图对于评估右心室流出道（如肺动脉瓣反流、残余狭窄）、双心室大小和功能、三尖瓣功能和升主动脉大小非常有用。磁共振是评估右心室大小和功能的金标准（图6-2），也可以精确评估肺动脉瓣关闭不全的程度和肺动脉分支的解剖。

5. 治疗

法洛四联症的治疗方法是外科修补。修补常在3～12个月的年龄进行，包括补片封闭室间隔缺损，补片扩张右心室流出道或肺动脉瓣环或两者同时进行以减轻肺动脉流出道梗阻。在20年的随访中，约有10%修补后的法洛四联症成人需要再治疗。随着随访时间的延长，需要再次治疗的概率持续增加。最常见的手术指征是因重度肺动脉瓣反流需要进行肺动

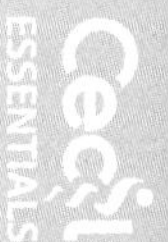

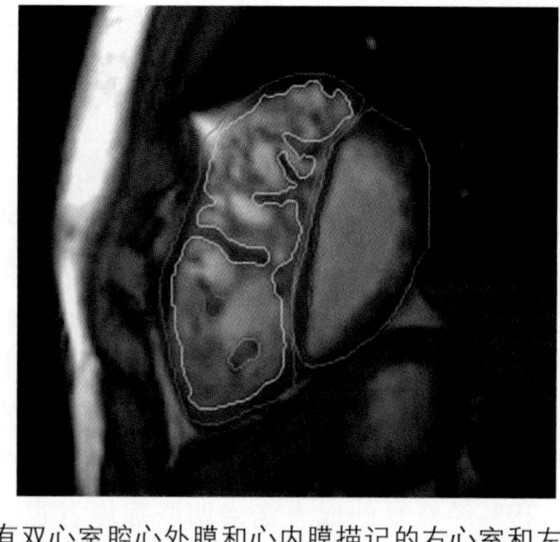
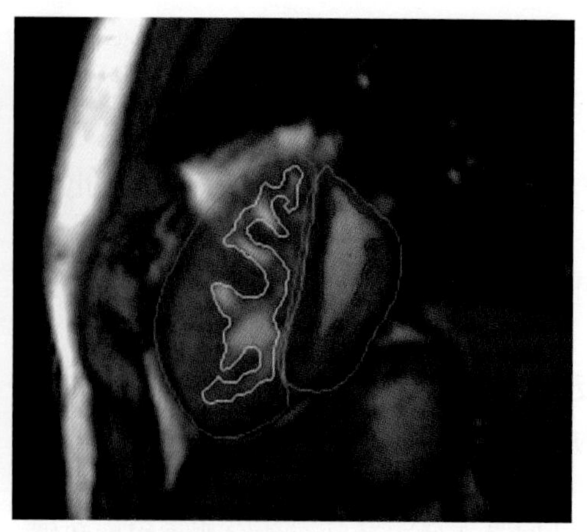

图6-2 带有双心室腔心外膜和心内膜描记的右心室和左心室的短轴磁共振成像。采用固定厚度对心脏进行预定数目的切片。在舒张末期和收缩末期对每张切片计算左右心室的容量并总和在一起来确定右心室和左心室的总容量（如Simpon法）

脉瓣置换。

6. 预后

在发达国家，由于大多数患者在儿童期接受了姑息手术（如支架植入）或修复手术，很少有未手术的法洛四联症成人。有报道未修补的患者可以存活至60～70岁，但是很罕见。只有11%未修补的患者存活至20岁，而存活至40岁的只有3%。

修复后的法洛四联症晚期存活率很高。与年龄和性别匹配度95%的对照人群相比，32岁和35岁的存活率分别为86%和85%。重要的是，大多数患者生活不受限制。然而随着时间推移，很多患者在修补术后出现了与大量长期并发症相关的晚期症状。并发症包括心内膜炎、伴或不伴主动脉根部扩张（常由于关闭室间隔损害了主动脉瓣或本来就有的主动脉根部异常）的主动脉瓣反流、左心室功能不全（由于之前修补时不充分的心肌保护或由于长期姑息性动脉分流引起的左心室容量超负荷）、残存的肺动脉阻塞、残存的肺动脉瓣反流、右心室功能不全（由于肺动脉瓣反流或狭窄）、房性心律失常（常为心房扑动）、室性心律失常和心脏传导阻滞。

（二）大动脉转位

1. 定义和流行病学

大动脉转位（transposition of the great arteries，TGA）占所有先天性心脏病的3.8%。完全大动脉转位的主动脉起源于右心室，肺动脉起源于左心室。结果，全身的静脉血（低氧含量血）回到右心室，然后通过主动脉泵入全身而没有在肺部进行气体交换。肺静脉血（氧合血）回到左心室然后泵回肺部。结果使体循环和肺循环并行。氧合和存活依赖于体循环和肺循环血液在心房、心室或未闭合的动脉导管水平进行混合。50%的病例还有其他畸形，包括室间隔缺损（30%）、肺动脉狭窄（5%～10%）、主动脉狭窄和主动脉缩窄（≤5%）。

第一批明确的大动脉转位手术（如心房转流术，atrial switch procedures）分别由Senning在1959年和Mustard在1964年报道。在这些手术中，通过放入隔板使体循环和肺循环的静脉血在心房内改变流向。来自上下腔静脉的体循环静脉血通过二尖瓣直接进入与肺动脉相连的左心室。肺静脉血通过三尖瓣进入与主动脉相连的右心室。这些操作使左心室作为肺循环的心室，右心室作为体循环的心室。

在过去的10～20年，动脉转换手术（arterial switch procedure）已经普及。手术中，大动脉被横断，重新吻合至正确的心室（左心室连到主动脉，右心室连到肺动脉），同时冠状动脉也重新吻合。动脉转换手术的围术期存活率很高，外科死亡率在2%～5%。

2. 病理学

如果没有接受外科治疗，大多数婴儿在最初的几个月就会死亡。对于一出生就接受了心房内转流术的大动脉转位成年人，右心室继续为体循环心室，左心室是肺循环心室。长期随访表明，右心室作为体循环心室可以工作30～40年，但是随着随访时间延长，体循环心室功能不全持续增加。在35年的随访中，大约61%的患者发生中到重度的右心室功能不全。

另一个常见的术后问题发生在三尖瓣。心房转流术后，三尖瓣仍然是体循环的房室瓣，必须耐受体循环压力。由于右心室形态改变和异常条索附着，三尖瓣容易发生功能不全而出现严重反流。

显著的冠状动脉病变，如闭塞或狭窄，占动脉转换术后患者的6.8%。病变可能与冠状动脉再植入新主动脉时的缝线或打结有关。左心室功能常正常，左心室功能不全的发生与冠状动脉病变有关。

3. 临床表现

心房转流术后的成年患者，体检可以发现与三尖瓣关闭不全相关的杂音和前位主动脉产生的显著的第二心音。心房内转流术的患者随着随访时间延长状态会更差一些。通常会有静息的窦性心动过缓或交界区节律。房性心律失常产生的心悸常见，在心房转流术后23年时发生率达48%。

心房转流术后的患者，体格检查可能会有新主动脉或新肺动脉瓣膜反流的杂音。这些患者常有正常的功能状态，但是由于心脏的去神经化，心肌缺血可以表现为不典型的胸部不适。

4. 诊断

心房转流术后，心电图可能有窦性节律缺失，并伴有右心室肥厚的表现。在体循环右心室扩张的患者，X线胸片可以表现为心脏增大。超声心动图可以定量评估体循环右心室的大小和功能及三尖瓣反流的程度。磁共振（MRI）常用于准确定量评估体循环右心室大小和功能，三尖瓣功能和心房隔板的解剖。

超声心动图用于评估肺动脉和分支的狭窄、新主动脉和新肺动脉瓣膜的反流和心室功能。MRI或CT可用于评估肺动脉分支的解剖。运动负荷试验常用于评估心肌缺血。

5. 治疗

心房转流术修复术后的成年完全大动脉转位患者，如果出现体循环右心室功能不全或严重的三尖瓣反流，治疗选择有限且缺乏显著获益的证据。可能的治疗包括药物治疗、心房隔板修复、肺动脉环束术（pulmonary artery banding）、再同步化治疗、心室辅助装置和移植术。

动脉转换手术修复后，5%～25%的患者需要导管或外科再干预治疗肺动脉狭窄。很少需要冠状动脉血运重建（0.46%的患者）或新主动脉瓣膜修复或置换（1.1%的患者）。

6. 预后

心房转流术后的长期随访显示退出率很低，但是会不断增加，伴有大量的中长期并发症。长期并发症包括体循环右心室功能不全和三尖瓣反流，窦性节律消失并出现房性心律失常（至25岁时有50%的发生率），心内膜炎，隔板漏，隔板阻塞和窦房结功能不全需要起搏器植入。中期并发症包括冠状动脉损害、肺动脉流出道梗阻（在瓣上水平或发出周围肺动脉处）、新主动脉的瓣膜反流、心内膜炎和新主动脉的扩张。

由于心房转流术的长期并发症，从1985年开始动脉转换手术成为首选。尚没有动脉转换手术存活率的长期数据，但是中期数据令人振奋：10～15年生存率为88%。

关于该主题的深入讨论，请参阅《西氏内科学》（第25版）第69章“成人先天性心脏病”。

推荐阅读

Campbell M: Natural history of atrial septal defect, Br Heart J 32:820–826, 1970.

Cohen M, Fuster V, Steele PM, et al: Coarctation of the aorta. Long-term follow-up and prediction of outcome after surgical correction, Circulation 80:840–845, 1989.

Cohen SB, Ginde S, Bartz PJ, et al: Extracardiac complications in adults with congenital heart disease, Congenit Heart Dis 8:370–380, 2013.

Co-Vu JG, Ginde S, Bartz PJ, et al: Long-term outcomes of the neoaorta after arterial switch operation for transposition of the great arteries, Ann Thorac Surg 95:1654–1659, 2013.

Cramer JW, Ginde S, Bartz PJ, et al: Aortic aneurysms remain a significant source of morbidity and mortality after use of Dacron patch aortoplasty to repair coarctation of the aorta: results from a single center, Pediatr Cardiol 34:296–301, 2013.

Earing MG, Connolly HM, Dearani JA, et al: Long-term follow-up of patients after surgical treatment for isolated pulmonary valve stenosis, Mayo Clin Proc 80:871–876, 2005.

Earing MG, Webb GD: Congenital heart disease and pregnancy: maternal and fetal risks, Clin Perinatol 32:913–919, 2005.

Gatzoulis MA, Freeman MA, Siu SC, et al: Atrial arrhythmia after surgical closure of atrial septal defects in adults, N Engl J Med 340:839–846, 1999.

Gunther T, Mazzitelli D, Haehnel CJ, et al: Long-term results after repair of complete atrioventricular septal defects: analysis of risk factors, Ann Thorac Surg 65:754–759, discussion 759–760, 1998.

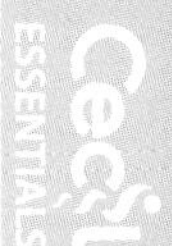

Hickey EJ, Gruschen V, Bradely TJ, et al: Late risk of outcomes for adults with repaired tetralogy of Fallot from an inception cohort spanning four decades, Eur J Cardiothorac Surg 35:156–164, 2009.

Losay J, Touchot A, Serraf A, et al: Late outcome after arterial switch operation for transposition of the great arteries, Circulation 104(Suppl 1):I121–I1126, 2001.

Perloff JK, Warnes CA: Challenges posed by adults with repaired congenital heart disease, Circulation 103:2637–2643, 2001.

Soto B, Becker AE, Moulaert AJ, et al: Classification of ventricular septal defects, Br Heart J 43:332–343, 1980.

Warnes CA: Transposition of the great arteries, Circulation 114:2699–2709, 2006.

Warnes CA, Williams RG, Bashore TM, et al: ACC/AHA 2008 guidelines for the management of adults with congenital heart disease: a report of the American College of Cardiology/American Heart Association Task Force on Practice Guidelines (writing committee to develop guidelines on the management of adults with congenital heart disease), Circulation 118:e714–e833, 2008.

第7章

瓣膜性心脏病

著　者　Timothy D. Woods
译　者　刘　芃　周　颖　　审校者　郑金刚

一、引言

在发展中国家，瓣膜性心脏病的主要原因为风湿热，而在发达国家则主要为退行性疾病。瓣膜性心脏病患病率随年龄增长，75岁及以上的老年人中可高达13.2%。主动脉瓣和二尖瓣是目前最常累及的瓣膜。

可以指导瓣膜性心脏病治疗的随机研究很少。ACC和AHA联合指南的推荐都基于单中心研究或专家共识（C级证据）。

二、主动脉瓣狭窄

（一）定义

正常的三个主动脉瓣瓣叶会在收缩期完全开放，使得左心室（left ventricular，LV）搏出血液通过瓣膜，射血阻力很小。而在主动脉瓣狭窄的情况下，瓣叶开放受限程度逐渐加重。严重者，收缩期射血时阻力很高，引起一系列生理反应，导致重度主动脉瓣狭窄的症状和体征。

（二）病理学

主动脉瓣瓣叶移动受限可由不同原因导致。在西方社会，最常见的病因为老年退行性变。但这个术语命名并不准确，因为这并不是退行性疾病，而是累及瓣叶组织的进展性疾病，与动脉粥样硬化有许多共同特征。病变随时间而进展，瓣叶的钙化沉积逐渐累积，使其运动受限程度不断加重。

主动脉瓣狭窄不太常见，但重要的一个病因是先天性瓣叶畸形。一般人群中二叶主动脉瓣的发生率约为2%。这些患者多会出现瓣叶的过早增厚，连接处融合和钙化，导致较年轻时即出现血流异常和主动脉瓣狭窄。二叶主动脉瓣同样增加患者主动脉扩张和夹层的风险，并和主动脉缩窄相关。

在发达国家，风湿热不是主动脉狭窄的常见原因，但在经济落后的地区仍然常见。风湿性主动脉瓣狭窄几乎都会同时累及二尖瓣。表7-1列举了临床常见瓣膜疾病的鉴别诊断。

表7-1　成人瓣膜性心脏病主要原因

主动脉瓣狭窄	心内膜炎
二叶主动脉瓣	急性
风湿热	后壁或乳头肌缺血
退行性狭窄	乳头肌或腱索断裂
主动脉瓣反流	心内膜炎
二叶主动脉瓣	人工瓣膜功能障碍
主动脉夹层	二尖瓣收缩期前移
心内膜炎	三尖瓣反流
风湿热	功能性（瓣环）扩张
主动脉根部扩张	三尖瓣脱垂
二尖瓣狭窄	心内膜炎
风湿热	类癌性心脏病
二尖瓣反流	
慢性	
二尖瓣脱垂	
左心室扩张	
后壁心肌梗死	
风湿热	

Cecil ESSENTIALS

（三）临床表现

患者在主动脉瓣狭窄进展到重度之前通常并没有症状。即使狭窄进展到重度后，大多数患者仍然会有一定时间的无症状期。1968年Ross和Braunwald首次报道，出现症状预示着死亡风险增加，并对疾病治疗具有指导意义。症状依照严重性依次增强和生存率依次降低的顺序排列分别为心绞痛、晕厥和充血性心力衰竭（图7-1）。评估主动脉瓣重度狭窄的患者必须包括对这些症状的进展进行仔细筛查，久坐者的症状可能不容易发现。

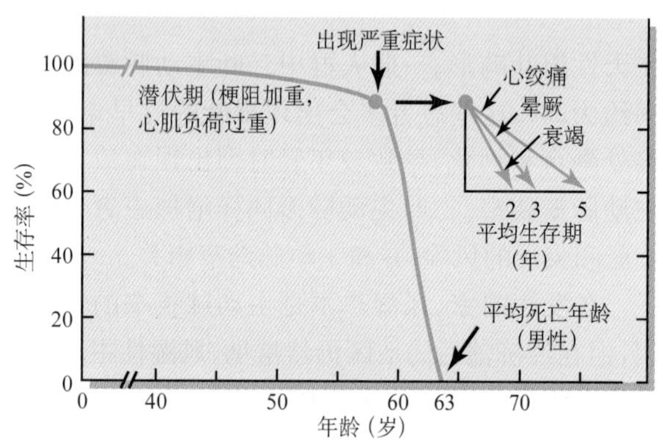

图7-1　没有进行手术的重度主动脉瓣狭窄出现症状后的自然病程（资料来源：Ross J J, Braunwald E： Aortic stenosis, Circulation, 38：61, 1968.）

（四）诊断

体格检查对发现主动脉瓣狭窄具有特异性和敏感性。严重主动脉瓣狭窄患者的体征可能是由流出道梗阻本身导致，也有可能是基于阻塞造成的病理生理改变。

血流受阻引起左心室压力负荷过重，导致左心室向心性肥厚。其可有心电图（electrocardiogram，ECG）电压升高及触诊时持续恒定的心尖搏动增强。收缩期血流阻力增加可导致典型的、粗糙的递增-递减型收缩期杂音。杂音通常在主动脉瓣听诊区最清楚，但也可传导至心尖部（Gallivardin现象）。由于僵硬、钙化和活动受限的主动脉瓣瓣叶在收缩期移动幅度很小，其关闭不再产生心音；这导致主动脉瓣第二心音成分消失。心室无法通过狭小的主动脉瓣口快速射血，颈动脉搏动可能会减弱和延迟。表7-2对慢性心脏瓣膜疾病的体格检查、心电图和胸部影像学检查结果进行了总结。

经胸超声心动图（transthoracic echocardiography，TTE）已成为证实存在主动脉瓣重度狭窄的“金标准”。它能够显示瓣膜，并能通过多普勒成像评估跨瓣压力阶差的瞬时和平均数值。重要的是其可以对瓣口面积进行评估，从而为狭窄严重程度提供更可靠的指标。区分轻度、中度、重度的标准已发布（表7-3）。绝大多数情况下，关于瓣膜的临床决策，超声心动图已经能提供足够精确的依据，但在换瓣术前，患者可能需要进行冠状动脉有创或计算机断层扫描（computed tomographic，CT）血管造影以除外阻塞性冠状动脉疾病。如果对狭窄严重程度仍存疑，可以在心导管检查时进行血流动力学检测以确定狭窄程度。

（五）治疗

几十年来，外科主动脉瓣置换术是唯一被证实能够延长有症状的重度主动脉瓣狭窄患者寿命的治疗方法。主动脉瓣置换术（aortic valve replacement，AVR）是有症状的重度主动脉瓣狭窄患者的Ⅰ类适应证（B级证据）。AVR对于无症状主动脉瓣狭窄伴有左心室收缩功能障碍，且被认为是由于狭窄造成的患者也是Ⅰ类适应证（C级证据）。AVR能够将这些患者的生存率恢复到接近正常人的水平。

对于评估认为手术风险可接受的患者，AVR的人工瓣膜有两种选择。机械人工瓣膜（图7-2）的血流动力学特性更好，可终身使用，但需要抗凝治疗。生物瓣膜（图7-3）材料取自猪或牛，其优势为不需要长期抗凝。由于瓣叶为生物材料制成，其寿命和耐久性有限，在植入后10～20年需要进行再次置换。

对于外科瓣膜置换术手术风险很高的患者，第三个选择是使用经皮生物瓣植入术（图7-4），该技术2012年11月由美国FDA批准，可以在美国使用。在经适当选择的患者中，这种瓣膜能够经股动脉通过导管递送至主动脉瓣部位，随后使用球囊扩张到位，将自体瓣膜挤向主动脉壁。它还能够在胸壁心尖部位做一个小切口，通过左心室心尖部进入心脏植入。可能的并发症包括瓣周反流、卒中和导管插入时发生的外周血管损伤。目前，这些技术在美国仅被批准用于症状性主动脉瓣重度狭窄，且由于风险过高不适于接受外科开胸主动脉瓣置换术的患者。

表7-2 慢性获得性瓣膜性心脏病的特征性体格检查、心电图和胸部影像学表现

原因	阳性体征*	心电图	影像
主动脉瓣狭窄	颈动脉搏动减弱和延迟(老年患者和合并主动脉瓣反流的患者可缺失);颈动脉震颤(粗糙的震颤) 射血杂音向颈部传导;重度狭窄时收缩期达峰可延迟 左心室搏动持续但未明显移位 A_2减弱,S_2呈单相或反常分裂 S_4奔马律,通常可触及	LV肥厚 左束支传导阻滞也很常见 偶见钙化累及传导系统导致传导阻滞	左心室膨出但心影不大 狭窄后主动脉根部扩张 主动脉瓣膜钙化
主动脉瓣反流	脉压增大 颈动脉搏动呈双期 脉搏急剧升高和下降 LV搏动呈高动力型,并向左侧移位 舒张期递减型杂音;时程与严重程度相关 常见收缩期S_{3G}	LV肥厚,常伴有窄而深的Q波	LV和主动脉扩张
二尖瓣狭窄	S_1响亮 OS S_2—OS间距与狭窄严重程度呈负相关 如果瓣膜重度钙化则S_1低钝且OS缺失 肺动脉高压体征	LA异常 常见心房颤动 如果合并肺动脉高压可能表现为RV肥厚	LA扩大;双密度征,食管向后位移,左主支气管上抬 左心缘变直,由左心耳扩大所致 LV体积缩小或正常 肺动脉扩大 肺静脉充血
二尖瓣反流	高动力LV搏动S_3 S_2可明显分裂 全收缩期心尖部杂音,向腋下传导(急性二尖瓣反流、乳头肌功能障碍或二尖瓣脱垂时杂音可不典型)	LA异常 LV肥厚 心房颤动	LA和LV扩大 肺静脉充血
二尖瓣脱垂	一个或多个收缩期喀喇音,通常在收缩中期,随后出现收缩晚期杂音 听诊心音多变 体征可能包括瘦高体型、漏斗胸、直背综合征	通常正常 偶见下壁导联ST段压低和(或)T波改变	取决于瓣膜反流程度及是否存在这些畸形
三尖瓣狭窄	颈静脉怒张,如果为窦性心律则可见明显α波 胸骨左缘可闻及三尖瓣OS和舒张期隆隆音;有可能被同时合并的二尖瓣狭窄所掩盖 三尖瓣OS和隆隆音在吸气时增强	右心房异常 常见心房颤动	RA扩大
三尖瓣反流	颈静脉怒张和大的反流(收缩期)波 胸骨左缘收缩期杂音,吸气时增强 舒张期血流隆隆音 RV S_3,吸气时增强 肝大伴有收缩期搏动	RA异常;常与三尖瓣反流的原因相关	RA及RV扩大;常与三尖瓣反流的原因相关

注:LA.左心房;LV.左心室;OS.开瓣音;RA.右心房;RV.右心室;S_{3G}.第三心音奔马律。

*体征受瓣膜异常的严重程度和急慢性影响。

(六)预后

基于目前的研究,无症状性重度主动脉瓣狭窄的死亡风险很低,小于每年1%。然而,对于久坐者而言,无症状可能具有欺骗性。对部分自称无症状的患者在严密监护下进行运动负荷试验,也是合理的。重度主动脉瓣狭窄的患者一旦出现症状,其生存率很低,在症状出现2年内会有半数患者发生心力衰竭并死亡,正如Ross和Braunwald所证实的那样。

表7-3 主动脉瓣狭窄严重性评估

指标	正常	轻度	中度	重度
主动脉瓣口面积（cm^2）	>2.0	1.5～2.0	1.0～1.5	<1.0
平均压力阶差（mmHg）		<25	25～40	>40
射血峰流速(m/s)	<2.0	2～3	3～4	>4

数据来自：Baumgartner H，Hung J，Bermego J，et al：Echocardiographic assessment of valve stenosis：EAE/ASE recommendations for clinical practice，J Am Soc Echocardiogr，22：1-22，2009。

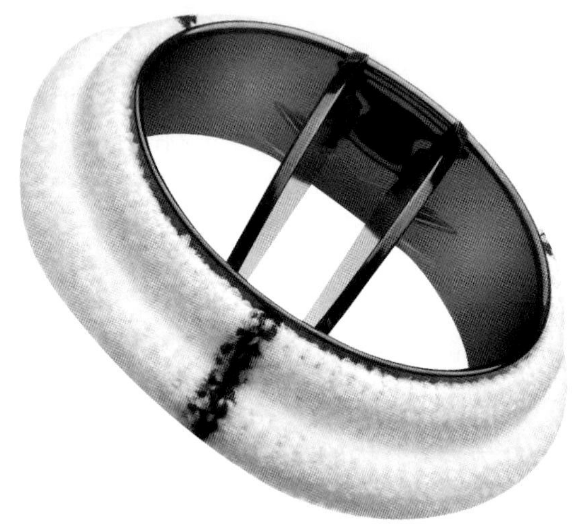

图7-2 美敦力二叶机械人工瓣膜（美敦力公司惠赠）

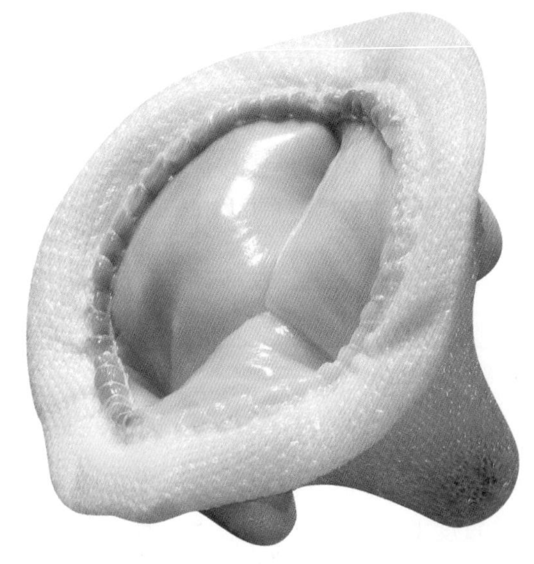

图7-3 美敦力Hancock Ⅱ生物人工瓣膜（美敦力公司惠赠）

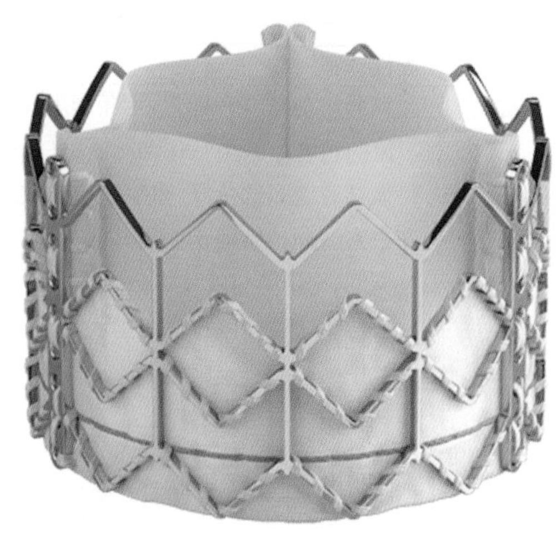

图7-4 Edwards SAPIEN经导管心脏瓣膜（Edwards Lifesciences LLC公司惠赠，欧文市，美国加利福尼亚州）

三、主动脉瓣反流

（一）定义

舒张期主动脉瓣瓣叶无法完全合拢时，血液会反流至左心室。和其他身体代偿机制一样，如果进展至重度反流的过程足够缓慢，左心室能够耐受大量反流。而如果是快速进展至重度反流，则可能发生严重血流动力学障碍和死亡。因此，急性和慢性重度主动脉瓣反流的原因、临床表现和治疗应当分别考虑。

（二）病理学

主动脉瓣反流的原因可能为瓣叶畸形、主动脉根部疾病或这些因素的综合结果。感染性心内膜炎和主动脉夹层是急性重度主动脉瓣反流最常见的两个原因。主动脉瓣瓣叶先天畸形（最常见的是二叶主动脉瓣）常会导致慢性重度主动脉瓣反流（见表7-1）。

（三）临床表现

1. 急性重度主动脉瓣反流

患者可能有原发病所致的症状，如感染性心内膜炎患者会有发热和不适，主动脉夹层的患者会有严重胸痛。此外，患者可能会有逐渐进展的心源性休克体征和症状，包括心动过速和心排血量减低导致的低血压，以及由充盈压显著升高导致的急性肺水肿。总体上，反流的严重程度进展越快，血流动力学的耐受性就越差。

2. 慢性重度主动脉瓣反流

当重度反流是经数月至数年缓慢进展而来时，包括左心室重构在内的代偿机制会导致心腔扩张和顺应性增加，这样即使较大的反流量都能被良好耐受。最初，症状多为劳力性，包括呼吸困难和疲劳。端坐呼吸和偶发胸痛可以在没有心外膜冠状动脉疾病的情况下发生。

（四）诊断

1. 急性重度反流

左心室对突然发生的重度反流耐受性很差。左心充盈压力快速升高，肺水肿导致呼吸衰竭。有效心排血量减低导致静息心动过速和低血压。患者呼吸急促、心率增快，使得舒张期时程大大缩短，典型的收缩期递减型杂音结束较早，不易识别。诊断容易被遗漏，尤其是在嘈杂的急诊室中对病情不稳定的患者进行的查体匆忙且不准确的情况下。如果胸部影像学检查显示心脏大小正常伴有肺水肿，则应怀疑本病。及时进行TTE或经食管超声心动图（transesophageal echocardiography，TEE）检查是早期诊断的关键。

2. 慢性重度反流

当疾病进展缓慢，时间允许包括左心室扩张等代偿机制逐渐起作用时，即使很大的反流量都能够良好耐受多年。这导致每搏量很大，同时伴有反流，造成很多阳性体征。

心室容量超负荷导致心脏向左下扩大，心尖搏动最强点（point of maximal impluse，PMI）弥散，胸部影像学也显示心脏扩大。舒张压降低导致脉压增大。舒张期充盈压升高导致第一心音减弱，即使在没有临床心力衰竭的情况下也有可能出现第三心音奔马律。典型的舒张期递减型杂音可以在胸骨左缘或右缘闻及，患者前倾体位呼气末杂音增强。胸骨左缘舒张期隆隆样杂音可能与二尖瓣狭窄混淆，这称为Austin-Flint杂音。由于收缩期每搏量增加，可有收缩期柔和杂音（见表7-2）。每搏量大还会导致一系列周围血管征，如Quincke脉（甲床受压后收缩期充血，舒张期变白）、Musset征（点头）和Corrigan脉（颈动脉搏动骤起骤落）。这些体征，包括脉压增大，仅在发生了心脏代偿性改变后才出现，而在急性重度反流中并不出现。

（五）治疗

1. 急性重度反流

心源性休克患者的治疗基石包括通过药物治疗降低后负荷使病情稳定，同时准备急诊手术。由肺水肿、室性心律失常或严重血流动力学障碍所导致的死亡已有很多报道，对于这些病情严重的患者，外科手术是明确的标准治疗。

在准备急诊外科手术的同时，静脉使用硝普钠可以快速降低患者后负荷，增加心排血量。还可以同时使用利尿剂以减轻肺水肿，β受体阻滞剂尽管可用于治疗主动脉夹层，但在合并急性重度反流的情况下可使血流动力学进一步恶化。

2. 慢性重度反流

由于代偿机制的存在，患者有可能对疾病耐受良好，维持多年没有症状。尽管一项研究提示使用二氢吡啶类钙通道阻滞剂进行降压治疗能够延缓需要外科手术的时间，但更新的一项研究质疑了钙通道阻滞剂或ACEI的疗效。对于无症状的重度主动脉瓣反流，伴有左心室扩大但收缩功能正常的患者，这些降压药被列为Ⅱb类适应证（B级证据）。目前尚没有已完成的研究为评估AVR适应证提供A级证据。B级和C级证据提示推荐行AVR应当基于症状进展或心脏的无症状性结构改变。尤其是当左心室射血分数降至50%或更低时，即使无症状患者也是手术的Ⅰ类适应证。类似地，左心室扩大，舒张期内径＞75mm或收缩期内径＞55mm，即使无症状也是AVR的Ⅱa类适应证。最终，有症状患者无论其左心室收缩功能状态如何，AVR都是Ⅰ类适应证。

人工瓣膜的选择和主动脉狭窄患者相似，不同之处为经皮瓣膜置换术尚未被FDA批准。

（六）预后

1. 急性重度反流

任何必须急诊完成的心脏手术都会带来更大的手术风险。当主动脉瓣反流的原因为感染性心内膜炎时，即使进行了外科手术，远期死亡率也可高达50%。

2. 慢性重度反流

如前所述，严密监测患者是否进展至外科适应证，可以使患者预后良好，其手术死亡风险低，而且生存曲线接近正常人群。

四、二尖瓣狭窄

（一）定义

当二尖瓣瓣叶在舒张期开放时，能够使从左心房到左心室的每搏量在相对较低的压力阶差下通过。如果二尖瓣瓣叶开放受限，则会发生血流受阻。狭窄严重程度可以通过舒张期左心房和左心室之间的压力阶差或二尖瓣瓣口面积来分级。

（二）病理学

二尖瓣狭窄可由瓣叶或非瓣叶因素导致。尽管风湿性心脏病导致的二尖瓣运动受限是目前最常见的原因，累及瓣膜的免疫疾病和先天性疾病也可能造成其狭窄。二尖瓣狭窄也可能是二尖瓣瓣环周围严重钙化所致。左心房黏液瘤有可能持续或间断性突入二尖瓣瓣环，导致左心室流入道梗阻。二尖瓣狭窄也有可能是外科二尖瓣修补或置换术的并发症。

无论二尖瓣狭窄病因如何，当前向血流受限、左心房压力增高时，就会出现症状。由于升高的压力逆向传导至肺血管，会出现肺充血，如果程度足够严重，最终会导致肺水肿。其产生的肺动脉高压最终会导致右心室衰竭。

舒张期在瓣膜测量的左心房和左心室之间的压力阶差是最常用的评估狭窄严重性的方法。正常二尖瓣瓣口面积为4～5cm^2，正常压力阶差＜2mmHg。尽管在瓣口面积降低至＜1.5cm^{2}之前患者通常并无症状，心排血量和心率都会对任何程度狭窄下的症状发作产生影响。心排血量增加会增大压力阶差，可以在瓣口面积没有改变的情况下，导致既往没有症状的患者产生症状（图7-5）。例如，妊娠时会产生生理性的心排血量增加，会在瓣口面积没有任何变化的情况下使既往无症状者出现症状。心动过速发作时舒张充盈期缩短是另一个瓣口面积未发生解剖学改变时突然产生症状的原因。

（三）风湿性瓣膜疾病

一些A组链球菌咽炎患者的异常免疫反应会导致风湿热。如果初次感染未进行治疗，会在10d到3周间的任何时间发生。风湿热高发年龄为6～15岁，临床诊断参照修订后的Jones标准（表7-4）。诊断基于近期有A组链球菌感染证据，且满足2条主要标准或1条主要和2条次要标准。

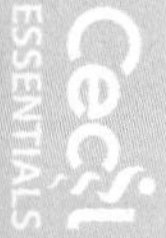

全心炎会累及心包、心肌及瓣膜。炎症最终导致腱索增厚、缩短，瓣叶连接融合，使得瓣口成为漏斗形，血流受限。尽管主动脉瓣也可能受累，但几乎没有不同时合并二尖瓣受累的情况。发展中国家的发病率远高于发达国家，且从急性风湿热进展至症状性狭窄的时间也较短，通常为数年而非几十年。

（四）临床表现

患者在瓣口面积狭窄进展至1.5cm^{2}以下之前，通常没有症状。常见的症状有呼吸困难和疲劳，休息后可好转。随着瓣膜狭窄的进展，活动后症状出现得越来越早，直至活动明显受限。如果病因仍未明确，随着左心房压和肺动脉收缩压的进一步升高，会导

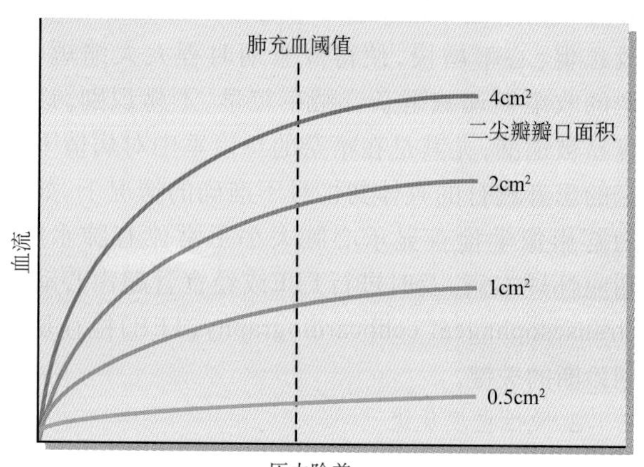

图7-5 舒张期二尖瓣压力阶差与通过二尖瓣血流的关系。随着二尖瓣狭窄程度加重，为了维持流入左心室的血流，跨瓣压力阶差必须增高。如果瓣口开放面积为1cm^{2}或更小，即使跨二尖瓣压力阶差显著升高，进入左心室的血流也无法再显著增加［资料来源：Wallace AG：Pathophysiology of cardiovascular disease.In Smith LH Jr, Thier SO, editors：The international textbook of medicine（vol 1），Philadelphia，1981，Saunders，p.1192.］

表7-4 修订后的诊断风湿热Jones标准*

主要标准	次要标准
心脏炎（胸膜炎性胸痛、胸膜摩擦音、心力衰竭）	发热
多关节炎	关节痛
舞蹈病	既往风湿热或已有风湿性心脏病
环形红斑	
皮下结节	

*风湿热诊断基于近期有A组链球菌感染证据，且满足2条主要标准或1条主要和2条次要标准。

致左心房明显扩大。这种情况下，即使没有发生心房颤动，血栓栓塞的风险也会增高。如果发生心房颤动，则脑血管事件发生风险会增加18倍。肺血管的继发性改变会逐渐出现，极少数病例会出现混合型肺动脉高压，手术治愈概率小。

（五）诊断

仅有约60%的风湿性心脏病患者可回忆起儿童时期有风湿热病史，因此诊断不能依赖病史。症状及体格检查的阳性发现是诊断的基石。

在病程早期，可以听到明显的S_1，随着瓣叶活动越来越受限，S_1会变得相对轻柔。舒张期以开瓣音开始，随后可闻及低调舒张期隆隆样杂音，患者左侧卧位时使用钟型听诊器于心尖部可以清楚闻及。S_2与二尖瓣开瓣音之间的间隔时长有助于帮助估测瓣膜狭窄的程度，间隔越短，提示瓣膜狭窄越严重。

心电图表现为左心房扩大，病程晚期可能出现右心房扩大、电轴右偏及右束支传导阻滞。X线胸片可发现左心房扩大及主肺动脉扩张。晚期病例可能出现右心室扩大（见表7-2）。

超声心动图可明确诊断，可通过多种方法评估瓣膜情况。风湿性疾病的典型特征是舒张期二尖瓣瓣叶活动受限。瓣叶形态类似圆顶状或曲棍球棒状。二尖瓣瓣叶活动似漏斗状（图7-6）。多普勒超声方法用于估测二尖瓣瓣口面积及二尖瓣瓣口平均舒张压力阶差。如果这些检查手段均不能明确二尖瓣瓣口狭窄程度，可直接在左心室和左心房进行有创性压力监测，以计算瓣口面积和二尖瓣平均压力阶差。

（六）治疗

通常，以症状来指导二尖瓣狭窄的治疗策略。无症状病例不需要特殊处理，除非出现了严重的肺动脉高压（Ⅰ类适应证，C级证据）或新发心房颤动（Ⅱb类适应证，C级证据）。对大多数患者来说，出现劳力性症状即需要治疗。可选择机械干预（经皮介入或外科手术）治疗来改变自然病程。二尖瓣狭窄的患者，可在导管室中进行介入手术，即经皮二尖瓣球囊成形术（percutaneous balloon mitral valvuloplasty，PBMV），其效果在过去20年中得到肯定。以股静脉为入路，将球囊置于二尖瓣口，然后扩张（图7-7）。逐渐增加球囊型号，反复扩张，直到瓣口面积明显扩大。PBMV治疗有症状的中度或重度二尖瓣狭窄，且瓣叶形态适合该技术的患者，具有Ⅰ类适应证。

如果有症状的患者不适合行PBMV，也可以选择外科瓣膜分离术或瓣膜置换术（Ⅱa类适应证）。二尖瓣狭窄主要是解剖学的问题，因此药物治疗对提高生存率效果有限。利尿剂和心率控制有利于缓解症状，但同时应当解决机械问题。另外，已发生血栓栓塞事件的患者或心房颤动患者，抗凝治疗对于预防血栓栓塞事件十分重要。

（七）预后

无症状患者预后良好，出现症状即预示风险增加，由于其病理生理机制，风险包括心力衰竭、血栓栓塞和死亡。一项研究表明有症状患者若不接受治疗5年生存率仅44%。

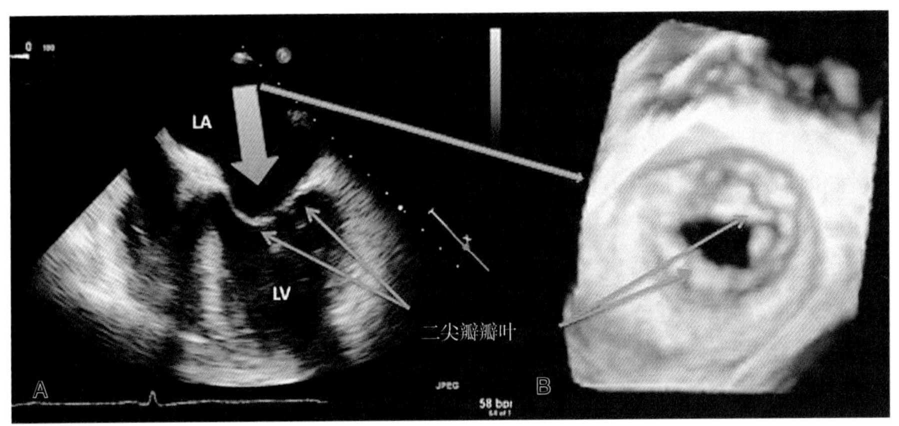

图7-6 风湿性二尖瓣狭窄时二尖瓣的异常运动。A.经食管超声心动图中舒张期二尖瓣瓣叶的异常凸起运动，蓝色箭头表示了图像B的方向。B.三维经食管超声心动图中从左心房（LA）侧向下方观察可见的二尖瓣开放情况，是外科面对瓣膜的方向。二尖瓣前后瓣叶之间的瓣膜开口面积可清楚观察，从这一角度测定瓣口面积用于评估狭窄严重程度。LV.左心室

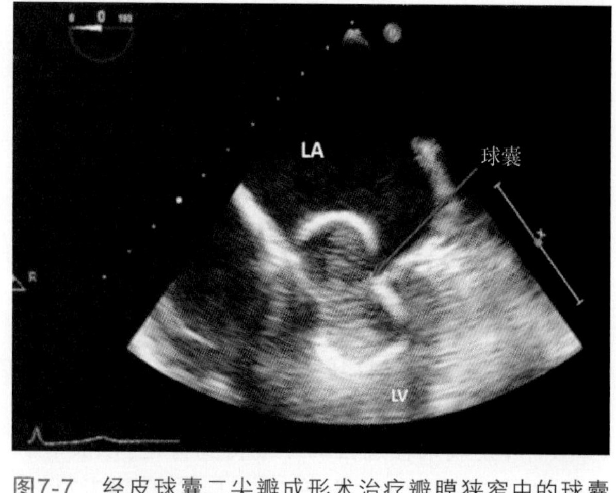

图7-7 经皮球囊二尖瓣成形术治疗瓣膜狭窄中的球囊扩张。定位同图7-6A。扩张的球囊可见位于瓣叶之间。LA.左心房；LV.左心室

五、二尖瓣反流

（一）定义

收缩期二尖瓣闭合良好能有效避免反流。当这一机制失效时就会产生二尖瓣反流，其对左心室的影响类似于主动脉瓣反流，均表现为容量超负荷。类似于主动脉瓣反流，严重的二尖瓣反流对血流动力学及临床表现的影响也取决于反流发生的快慢。

（二）病理学

在考虑二尖瓣反流的病因时，了解瓣膜解剖结构很重要，二尖瓣各个解剖结构协同一致使瓣膜正常工作。二尖瓣系统正常工作开始于乳头肌附着的左心室室壁。由一级、二级、三级腱索组成的系统保证了乳头肌和二尖瓣瓣叶之间的解剖学和结构学连接。二尖瓣瓣叶依次附着于二尖瓣瓣环。当以上一个或多个结构异常时，就会导致二尖瓣反流。考虑到该系统的复杂性，有必要将瓣膜病变的主要病因分为瓣叶异常（如原发性和器质性病因）和瓣叶之外结构的原因（如继发性或功能性病因）（见表7-1）。

瓣膜方面的病因包括二尖瓣脱垂（图7-8）或风湿性瓣膜病。当左心室收缩运动不良（如心肌梗死后）或二尖瓣瓣环扩张时，正常的瓣叶也会闭合不良，导致功能性反流。

有些病因，如累及瓣叶的感染性心内膜炎或腱索断裂会突然发生并导致急性重度二尖瓣反流。与主动脉瓣反流类似，这种情况药物治疗效果有限，如果不进行外科干预，可危及生命。与此相反，二尖瓣

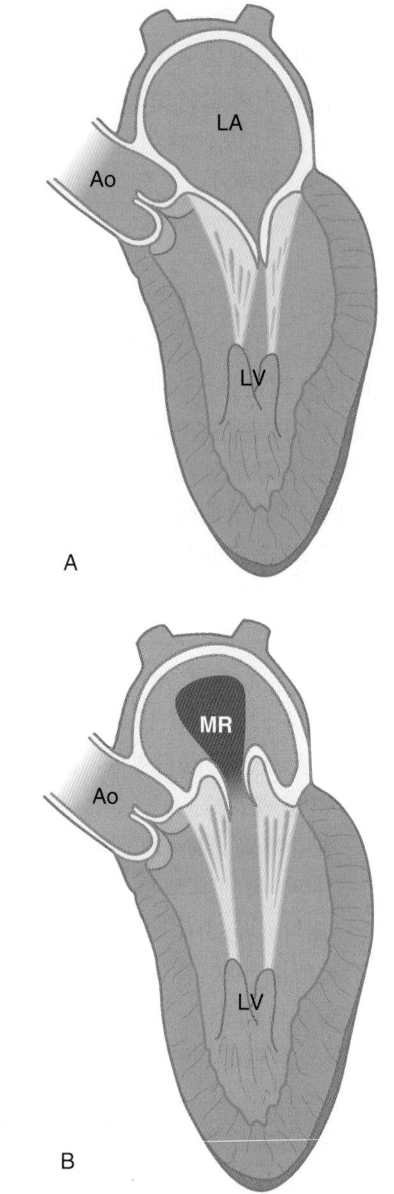

图7-8 退行性二尖瓣疾病是一种遗传性瓣叶异常，常引起二尖瓣脱垂，是二尖瓣反流最常见的原因。A.示意图显示了正常情况下收缩期二尖瓣关闭时瓣叶所处的位置。B.二尖瓣瓣叶脱垂于二尖瓣环上方，导致二尖瓣反流（MR）。Ao.主动脉；LA.左心房；LV.左心室

脱垂则可导致缓慢进展至慢性重度二尖瓣反流。

急性重度二尖瓣反流会导致左心房压急剧升高。由于收缩期左心室射血中很大一部分通过二尖瓣口进入压力较低的左心房，心排血量会显著下降。这会导致肺水肿和低血压，如果不对这一进程进行干预，常会危及生命。

如果瓣膜反流是数月至数年间缓慢发生的，心脏通常会通过心室重构、左心室扩大及顺应性增加

进行代偿。从而使左心室每搏量在较长时间内维持在正常充盈压力而不出现症状。最终，收缩功能下降或患者出现症状时，提示需要外科手术。

(三)临床表现

急性重度二尖瓣反流的患者会急性发病，常表现为心源性休克。除了呼吸困难、低血压及心动过速，还表现出其原发病的症状和体征。例如，1例因为急性心肌梗死导致乳头肌断裂的患者，可同时出现胸痛及心电图改变。

慢性重度二尖瓣反流时心脏有足够时间予以代偿，患者可以维持无症状期而并没有觉察到疾病存在，直到体检时发现。随着时间进展，会出现疲劳和呼吸困难。如果没有早期发现，患者最终会出现典型的慢性充血性心力衰竭及心律失常的症状和体征。

(四)诊断

急性重度二尖瓣反流的患者中，体格检查可能难以发现典型的二尖瓣反流体征。收缩期左心房压的急剧升高会导致收缩期杂音缩短。查体时如果同时出现呼吸急促和心动过速等干扰因素，很可能会导致床旁漏诊(见表7-2)。如果临床疑诊，超声心动图是快速诊断的标准工具。

慢性重度二尖瓣反流的患者更可能会出现典型的左心室心尖部全收缩期杂音。如果造成反流的原因是二尖瓣脱垂，则通常出现收缩中期喀喇音，随后为收缩晚期杂音。PMI弥散并向左下移位提示已出现心脏扩大。即使没有充血性心力衰竭，也可能会出现S_3。

确诊的最佳手段是经食管超声心动图。该技术不仅能够定量评估反流严重程度，还有利于明确解剖结构，对治疗具有重要意义。若经胸影像不能确定瓣膜异常，二维或三维经食管超声心动图对明确反流的解剖学基础的敏感性很高。心脏导管室检查技术可以用于评估反流严重程度，但较少使用，大多数情况下被超声心动图所取代。

(五)治疗

与急性重度主动脉瓣反流一样，治疗的首要目标是使患者病情稳定，并同时紧急准备进行机械校正，即二尖瓣修复或置换。与急性重度主动脉瓣反流相反，二尖瓣反流患者使用主动脉内球囊反搏可以减轻后负荷，增加心排血量。另外，如果不存在低血压等禁忌证，静脉使用硝普钠或肼屈嗪可以用于减轻后负荷，使用利尿剂可减轻肺水肿。

慢性重度二尖瓣反流的患者临床状态可维持稳定。许多专家提倡使用“观察等待”的策略。总体上，运动耐量较好的患者应当进行监测是否出现劳力性症状。然而，即使没有症状，患者有时也会出现隐匿性左心室收缩功能障碍。因此，无症状的患者定期监测超声心动图对不可逆的左心室收缩功能减退至关重要。

当患者出现劳力性症状或充血性心力衰竭时，如果左心室收缩功能未明显降低，二尖瓣修复或置换外科手术是Ⅰ类适应证(B级证据)。左心室射血分数60%或更低的无症状患者，外科手术也是Ⅰ类适应证推荐(B级证据)。慢性重度二尖瓣反流的患者如果出现新发心房颤动或证实有明显肺动脉高压，则外科手术是Ⅱa类推荐(C级证据)。对于慢性重度二尖瓣反流的患者，没有药物被证实可以改变其自然病程，如果没有高血压等合并症，也没有特殊药物推荐。

(六)预后

在极少数情况下，急性重度二尖瓣反流的患者能够迅速改善，进入长期的代偿期，适合观察等待策略。大部分患者需要进行急诊外科干预才能存活。慢性重度二尖瓣反流的患者，采取观察等待策略，密切随访直至出现上述外科指征，则预后良好。但如果在有明确指征的情况下没有外科干预，则增加发病和死亡风险。

六、三尖瓣疾病

(一)定义

三尖瓣闭合所要求的解剖结构类似于前述的二尖瓣：瓣膜组织及其支撑结构组成的瓣膜复合物必须协同一致工作来保持瓣膜闭合良好。对三尖瓣而言，需要三个瓣叶同步闭合良好才能避免反流。

三尖瓣狭窄与二尖瓣狭窄类似，瓣叶活动受限导致舒张期右心房排空受阻。狭窄程度决定了症状出现的时间和严重程度。

(二)病理学

成人三尖瓣狭窄通常由风湿性心脏病引起，在发达国家比较少见。相比二尖瓣和主动脉瓣，风湿活

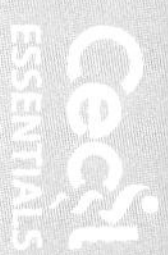

动较少累及三尖瓣，且几乎总是与二尖瓣同时被累及。先天性三尖瓣狭窄通常于儿童期就可确诊。罕见情况下，大的瓣膜赘生物及肿瘤性疾病也可以导致三尖瓣狭窄，大的黏液瘤也可能导致三尖瓣瓣口阻塞。

三尖瓣反流可源于瓣叶异常（原发性）或其他累及右心室的病变（功能性）。功能性三尖瓣反流在临床上更常见，发生于重度肺动脉高压患者，常继发于左心疾病或肺疾病。继发于房间隔缺损或肺静脉回流异常的右心室扩大会导致重度功能性三尖瓣反流。原发的瓣叶异常原因可为感染性心内膜炎、肿瘤、胸部闭合伤或起搏或除颤电极导致的医源性病因（见表7-1）。

（三）临床表现

三尖瓣狭窄的患者通常合并有二尖瓣或主动脉瓣疾病，或两者兼具，因此难以区别哪些症状是单独由三尖瓣狭窄引起的。孤立性三尖瓣狭窄的症状与其他原因导致的右心衰竭相似，尽管前者右心室功能大多正常。症状包括低心排血量引起的水肿、腹水、疲劳及呼吸困难。

三尖瓣反流也可以类似地引起心力衰竭的症状，如外周水肿，以及低心排血量导致的疲劳和劳力性呼吸困难。随着时间推移，右心室收缩功能恶化，临床症状不断进展，更加难以治疗。最终，胃肠道水肿导致食欲缺乏和口服利尿剂吸收障碍，引起营养不良和临床恶性循环。三尖瓣狭窄的患者中，增大的右心房会诱发房性心律失常，进一步给治疗带来困难。

（四）诊断

大多数三尖瓣狭窄患者的体征在体格检查时容易与左心瓣膜病变混淆。窦性心律状态下，三尖瓣狭窄的患者心房收缩时视诊颈静脉搏动会出现颈静脉α波，听诊可闻及开瓣音。将钟型听诊器置于右侧胸骨旁，可闻及柔和的舒张期隆隆样杂音，但也可能无法闻及。区分杂音是否来源于右心的方法是呼吸是否会使杂音强度发生改变，吸气相杂音增强。X线胸片显示右心房扩大，但是没有右心室扩大或肺动脉扩张或突出（见表7-2）。正常三尖瓣瓣口面积是4～5 cm^2，瓣口面积缩小至1cm^2以下或三尖瓣跨瓣平均压差大于7mmHg时被定义为重度三尖瓣狭窄。右心导管可被用于确诊三尖瓣狭窄，但通常不需要使用。

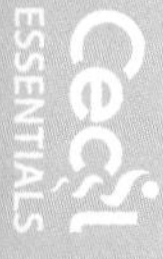

三尖瓣反流的全收缩期杂音可能较柔和或无法闻及，因而可能无法明确诊断。当存在杂音时，其最响部位通常位于左侧胸骨旁，吸气相增强。视诊颈静脉可看到典型的v波。触诊可发现肝大、肝脏收缩期搏动。X线胸片可发现右心房、右心室增大。

TTE是诊断及评估三尖瓣狭窄和三尖瓣反流是否存在、病因和严重程度的金标准。如果右心显示不清，可行TEE或心脏MRI检查。

（五）治疗

对有症状的重度孤立性三尖瓣狭窄，目前尚无有效的药物治疗。利尿剂通常能够减少心排血量，减轻液体负荷，但是要以加重疲劳和呼吸困难为代价。尽管经皮三尖瓣瓣膜成形术已有相关报道，但是如果手术导致重度反流，则患者预后不良。尽管没有证实孤立性症状性三尖瓣狭窄最佳治疗方法的研究，欧洲心脏病学会仍将瓣膜成形术或瓣膜置换术在有症状或接受左侧瓣膜介入治疗的患者中列为Ⅰ类适应证（C级证据）。

重度三尖瓣反流增加患者发病率和死亡率。使用利尿剂可以有效减轻水肿。随着疾病进展，所需要的剂量逐步增加，直至患者对利尿剂无反应。水肿改善的代价是心排血量减少导致的疲劳及呼吸困难的加重。三尖瓣修复或置换术是唯一证实能够有效终止这一进程的方法。因此，重度症状性三尖瓣反流是外科手术的Ⅰ类适应证（C级证据）。

（六）预后

关于未手术的孤立性三尖瓣狭窄患者自然病程的资料甚少。由于孤立性三尖瓣狭窄发病率低，关于治疗的指南推荐基于专家共识，患者个体治疗多基于临床经验。

美国梅奥医学中心曾经对60例三尖瓣重度反流的患者进行了超过20年的随访。未手术的三尖瓣反流患者年死亡率为4.5%，明显高于所匹配的美国人群死亡率，支持将外科手术列为Ⅰ类适应证。

七、肺动脉瓣疾病

（一）定义

肺动脉瓣狭窄与主动脉瓣狭窄类似，由于收缩期肺动脉瓣的三个瓣叶开放受限，导致右心室与肺动脉之间产生压力阶差。血流梗阻的严重程度决定了临床转归。孤立性肺动脉瓣反流不常见，如未发展至重度，患者可良好耐受。

（二）病理学

肺动脉瓣狭窄很少见，通常见于先天性心脏病，在儿童期即可发现。在某些先天性疾病中很常见，如努南综合征（Noonna's syndrome）。少见的获得性病因包括心脏肿瘤和风湿性心脏病，但这些疾病中通常其他瓣膜也会受累。

中度或重度肺动脉瓣反流原因也可以是先天性心脏病，更常见于先天性肺动脉瓣狭窄术后。瓣膜本身的病因包括外伤、肿瘤和感染性心内膜炎。右心室流出道和肺动脉扩张也可以导致瓣叶吻合不良并导致反流。

（三）临床表现

肺动脉瓣狭窄多于儿童期被诊断，但也有少数患者直至成人期才被发现。严重的瓣膜狭窄造成的右心室压力负荷过重引起的最常见症状是疲劳和呼吸困难。晚期患者可发生心绞痛、劳力性头晕或晕厥。

肺动脉瓣反流在进展至重度之前通常呈良性过程。即使已经进展至重度，右心室的容量超负荷也可能被良好耐受多年，和主动脉瓣反流时的左心室容量负荷过重情况类似。右心室扩大会增加心律失常的风险。最终患者右心室收缩功能下降，出现如前所述的右心衰竭症状和体征。

（四）诊断

重度肺动脉瓣狭窄的患者因右心室肥厚在体格检查时可发现右心室抬举性搏动。视诊颈静脉搏动可见明显α波。胸骨左缘上部可闻及递增-递减型收缩期杂音，可随呼吸改变。S_2发生相对固定分裂，P_2在狭窄进展后可减弱或消失。X线胸片可显示肺动脉和右心室扩大，肺血管影减少。

与肺动脉瓣狭窄类似，因肺动脉瓣反流引起的右心室扩大也会引起右心室抬举样搏动。胸骨左缘可闻及舒张期递减杂音，并随呼吸改变，但如果肺动脉压正常则可能无法闻及。X线胸片可见右心扩大。

如果在检查时积极寻找，TEE是诊断肺动脉瓣狭窄及反流的敏感和特异的检查方法。跨瓣压力阶差大于64mmHg被视为重度肺动脉瓣狭窄。如果超声心动图不能确定，心脏MRI可用于定量评估肺动脉反流严重程度和肺动脉瓣狭窄的跨瓣压力阶差。

（五）治疗

经皮球囊扩张瓣膜成形术是治疗症状性重度肺动脉瓣狭窄的有效疗法（Ⅰ类适应证，C级证据）。只有当解剖结构不适合球囊扩张或既往扩张效果不满意时才使用外科瓣膜切开术或置换术。

尽管没有相关专家共识推荐重度肺动脉瓣反流患者的治疗方法，当出现症状或右心室收缩功能异常时建议行瓣膜置换术。

（六）预后

研究提示肺动脉瓣狭窄患者预后与跨瓣压差相关，大于50mmHg者存活率下降。因此，无症状患者，若导管检查显示跨瓣压差大于40mmHg，则球囊扩张瓣膜成形术是Ⅰ类推荐（C级证据），压力阶差30～39mmHg是Ⅱb类推荐（C级证据）。

推荐阅读

Bonow RO, Carabello BA, Chatterjee K, et al: Focused update incorporated into the ACC/AHA 2006 guidelines for the management of patients with valvular heart disease: a report of the American College of Cardiology/American Heart Association Task Force on Practice Guidelines (Writing Committee to Revise the 1998 Guidelines for the Management of Patients With Valvular Heart Disease); endorsed by the Society of Cardiovascular Anesthesiologists, Society for Cardiovascular Angiography and Interventions, and Society of Thoracic Surgeons, Circulation 118:e523–e661, 2008.

Makkar RR, Fontana GP, Jilaihawi H, et al: Transcatheter aortic-valve replacement for inoperable severe aortic stenosis, N Engl J Med 366:1696–1704, 2012.

Messika-Zeitoun D, Thomson H, Bellamy M, et al: Medical and surgical outcome of tricuspid regurgitation caused by flail leaflets, J Thorac Cardiovasc Surg 128:296–302, 2004.

Nkomo VT, Gardin JM, Skelton TN, et al: Burden of valvular heart diseases: a population-based study, Lancet 368:1005–1011, 2006.

Vahanian A, Baumgartner H, Bax J, et al: Guidelines on the management of valvular heart disease: The Task Force on the Management of Valvular Heart Disease of the European Society of Cardiology, Eur Heart J 28:230–268, 2007.

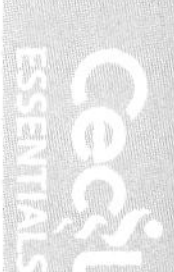

第8章

冠状动脉性心脏病

著　者　Michael P. Cinquegrani
译　者　王　放　　审校者　郑金刚

一、定义和流行病学

冠状动脉性心脏病(coronary heart disease, CHD),简称冠心病,是指因冠状动脉粥样硬化病变导致的一类心脏疾病。冠状动脉粥样硬化斑块的进展可导致急性或慢性的血流阻塞、局部缺血。动脉粥样硬化的过程可在年轻时就启动,可数年处于无症状阶段,随着血管阻塞程度加重,逐渐出现缺血症状。阻塞性粥样硬化病变能够引起运动或应激相关性心绞痛等慢性症状;在斑块破裂、急性血栓形成的情况下,会发生猝死、不稳定型心绞痛及心肌梗死。

在美国,超过1700万人口存在不同形式的冠心病;大约有1000万人口患心绞痛,每年至少有38万人口死于急性心肌梗死或冠心病相关性猝死。尽管冠心病在治疗上有所进展,且其相关的整体死亡率较前下降,但是冠心病仍然是男性、女性人口死亡的第一位原因,占女性死亡人数的27%(超过癌症引起的死亡)。男性、女性冠心病的发病率均随年龄的增长而增加。在美国,每年至少有120万心肌梗死患者,以及更多的不稳定型心绞痛患者。冠心病患者经常由于心绞痛或左心室功能受损导致生活方式受限。治疗冠心病的直接医疗费用和间接造成的生产力损失每年都在1560亿美元左右。冠心病依然是一种主要威胁生命安全并且对经济有显著影响的疾病。

二、动脉粥样硬化的危险因素

在探讨动脉粥样硬化的病理变化之前,应先了解其发病的危险因素。目前已知很多冠状动脉性疾病(coronary artery disease, CAD)的危险因素,其中一些是可以控制的(表8-1)。虽然女性最终也可发生严重的动脉粥样硬化,但男性发生CAD的年龄较

表8-1　冠心病的危险因素及标志

不可控因素	可控的独立危险因素	标志
年龄	高脂血症	脂蛋白A升高
男性	高血压	高同型半胱氨酸血症
早发CAD家族史	糖尿病	高敏C反应蛋白升高
	代谢综合征	EBCT或MDCT发现冠状动脉钙化
	吸烟	
	肥胖	
	静态生活方式	
	酗酒	

注:EBCT.electron beam computed tomography,电子束计算机断层扫描;MDCT.multidetector computed tomography,多层螺旋计算机断层扫描。

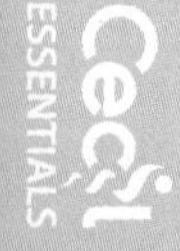

早，且随着年龄增长患病率增加。早发CAD家族史是CAD发病的另一项重要危险因素，这是由遗传因素决定的不可控的危险因素。通常，大多数家庭成员在55岁之前（女性在65岁之前）就会表现出CAD症状。风险具有叠加性，因此识别可控危险因素就显得尤为重要，如高脂血症、高血压、糖尿病、代谢综合征、吸烟、肥胖、静态生活方式、酗酒等。

代谢综合征值得特别关注，因为多达25%的美国成人符合由国家胆固醇教育项目成人治疗小组公布的代谢紊乱的定义。代谢综合征的定义应该至少满足以下五项标准中的三项：男性腰围＞201cm、女性腰围＞88cm；三酰甘油水平≥150mg/dl；男性高密度脂蛋白（high-density lipoprotein，HDL）＜40mg/dl、女性HDL＜50mg/dl；血压≥130/85mmHg；空腹血糖水平≥110mg/dl。代谢综合征的这些特征大部分是CAD的可控性危险因素。高脂血症，尤其是低密度脂蛋白（low-density lipoprotein，LDL）胆固醇的升高，在动脉粥样硬化的发展和演变中起关键作用。而HDL胆固醇的作用是将胆固醇由血管壁转运至肝脏降解，因此被认为是CAD的保护因素。HDL水平的增高与发生CAD相关问题的风险呈负相关。循环脂质间的相互作用非常复杂。三酰甘油水平的升高也是CAD的危险因素，通常与保护性HDL水平降低相关。高脂血症具有可控性，大量临床试验结果表明，降低LDL胆固醇相关药物治疗可以显著降低CAD相关并发症和死亡风险。

同高脂血症类似，高血压（收缩压＞140mmHg或舒张压＞90mmHg）也会增加CAD相关并发症的风险。高血压可能通过剪切应力造成血管损伤，从而促进动脉粥样硬化斑块的形成。高血压的严重程度与CAD的发病风险呈正相关。有效地控制血压能够降低发生CAD的风险。

糖尿病是CAD发病的重要危险因素，并且其发病正呈现流行趋势。糖尿病通常与其他危险因素相关，如三酰甘油增高、HDL降低和高血压等，能增加糖尿病患者发生CAD相关问题的风险。控制糖尿病患者的高血糖能否降低CAD的发病风险尚不清楚，但是糖尿病患者需要加强对CAD其他可控危险因素的治疗。

长期以来吸烟都被认为是CAD和肺癌的重要危险因素。吸烟不仅可增加血小板活性和血栓形成的风险，还能导致血脂异常。可以通过戒烟改变这种成瘾性的习惯，在戒烟的最初2年，CAD事件发生率可下降50%。

与糖尿病相似，肥胖（体重指数＞30kg/m^2）也与高血压、高脂血症及糖耐量减低等危险因素相关。虽然肥胖人群中常存在多种危险因素，但是肥胖本身也是CAD的独立危险因素。脂肪组织的分布及类型似乎对CAD的发病风险也有一定影响，腹型肥胖患者（不论男女）发生CAD的风险更高。

大量临床研究表明，不论是在健康人群中还是在CAD患者中，规律的有氧运动都能够降低CAD相关问题的风险。通过运动可改变静态生活方式，降低CAD的发病风险。

饮酒是另外一种常见的生活方式，对CAD的影响具有双向性。每日饮酒1～2oz(1oz=29.27ml)可降低CAD相关事件的风险，但是每日饮酒超过2oz可增加CAD相关事件的风险。少量饮酒可升高HDL水平，目前还不清楚这是否是少量饮酒获益的机制。尽管可能有其他方面的作用，过量饮酒主要通过与高血压的密切关系来增加CAD发病风险。

导致CAD发病风险增高的其他因素还包括脂蛋白(a)和同型半胱氨酸。脂蛋白(a)结构上与血纤维蛋白溶解酶原类似，可能影响纤维蛋白溶解酶的活性，从而导致凝血状态。高同型半胱氨酸血症与血管疾病的发生密切相关，包括冠状动脉、脑血管及周围血管疾病。目前尚未明确其因果关系，而且补充叶酸降低同型半胱氨酸的水平并没有降低心肌梗死或卒中的风险。

C反应蛋白（C-reactive protein，CRP）是全身炎症的标志物，能够提示冠状动脉斑块破裂风险的升高。高敏C反应蛋白（hsCRP）的升高与心肌梗死、卒中、外周血管疾病及心脏性猝死等风险相关。提示CAD存在的另一个标志是冠状动脉钙化。动脉粥样硬化的进程常伴随着斑块内钙沉积。冠状动脉钙化可通过心脏导管检查中荧光透视、计算机断层扫描（CT）、多层螺旋计算机断层扫描（MDCT）或电子束计算机断层扫描（EBCT）来检测。CT技术能够定量检测冠状动脉钙沉积，而冠状动脉钙沉积与发生明显阻塞性病变的可能性相关。尽管常规应用hsCRP或CT检测冠状动脉钙化的价值仍然不明确，但确诊冠状动脉钙化的患者应当更加积极地控制CAD的危险因素。

三、病理学

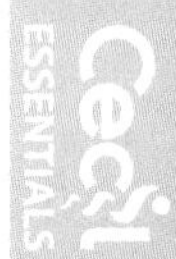

动脉粥样硬化在年轻时即开始发病。青少年尸

检常发现冠状动脉存在动脉粥样硬化性改变。动脉粥样硬化的进程与血管内膜下小分子脂蛋白微粒的沉积相关，这种脂蛋白微粒内富含LDL。血管内膜下沉积的氧化型LDL引起级联反应，不仅促进动脉粥样硬化斑块的进展，而且还引起血管炎症。血管炎症加快动脉粥样硬化的进程并促使斑块破裂，最终导致血管闭塞。高胆固醇血症、吸烟的毒性效应、高血压相关的剪切应力、糖尿病血管病变等均能够引发血管内皮损伤，而血管内皮损伤将加强血管壁脂蛋白的摄取过程。

氧化型LDL聚集物可诱导内皮细胞表面黏附分子的表达，包括血管黏附分子-1、细胞黏附分子-1、选择素，从而导致循环系统巨噬细胞与内皮细胞结合。内皮和平滑肌细胞释放的细胞因子和趋化因子可促使巨噬细胞迁移至内膜下，吞噬氧化型LDL聚集物。载满LDL的巨噬细胞又称泡沫细胞（根据镜下特点命名），泡沫细胞聚集标志着动脉粥样硬化形成。

泡沫细胞降解所释放的促炎物质可引起巨噬细胞和T淋巴细胞持续积聚。这一过程加快了动脉粥样硬化斑块的形成。其释放的生长因子促进平滑肌细胞和成纤维细胞增殖。上述过程最终导致纤维帽的形成，其下往往包裹富含脂质的核。

促进动脉粥样硬化斑块病理演变的关键因素是内皮细胞合成一氧化氮和前列环素减少，两者在血管稳态中都起重要作用。这些血管舒张剂的缺失导致血管紧张度调控异常，也可促使局部环境发生血栓。血小板黏附在血管损伤处，不仅可以促进血栓形成，还释放生长因子，从而促进上述平滑肌细胞和成纤维细胞增殖。纤维帽的主要组织成分是胶原蛋白，主要由成纤维细胞合成。而聚集在血管壁的T淋巴细胞可以产生细胞因子、抑制胶原蛋白合成。泡沫细胞降解也释放基质金属蛋白酶，基质金属蛋白酶可以降解胶原，削弱纤维核，使其更易破裂。T淋巴细胞常在斑块边缘聚集，聚集处往往是斑块破裂频发部位。

随着胶原蛋白降解，纤维帽变薄，最终破裂；血液接触胶原蛋白和脂质引发血栓的形成。在这种情况下，血小板被激活并开始在破裂口聚集。血小板释放血管收缩性物质血栓素和5-羟色胺，更重要的是可以诱发凝血酶形成，导致局部血栓的形成。凝血酶的聚集与持续血小板活化，导致血栓在血管腔内快速聚集。血小板介导的血栓聚集和血管收缩可明显限制血流，导致心肌缺血。当缺血程度和持续时间达峰值时发生心肌梗死。由血栓引起血管完全闭塞导致最严重的心肌缺血和梗死，典型表现为ST段抬高型心肌梗死（ST elevation myocardial infarction, STEMI）。不完全的血管闭塞导致血流灌注不足，引起有症状的心肌缺血和较低程度的心肌梗死，即不稳定型心绞痛或非ST段抬高型心肌梗死（non-ST elevation myocardial infarction, NSTEMI）。

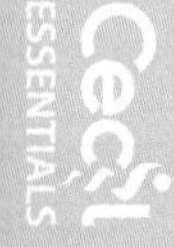

心肌梗死是动脉粥样硬化斑块造成的最严重的后果，但是当动脉粥样硬化斑块变大时也可引起血流阻塞及心肌缺血，导致严重残疾。由平滑肌细胞增殖引起的斑块增长，最初导致血管向外膜方向扩张（Glagov重塑现象）。一旦斑块达到横向扩张的极限，扩大的斑块开始向血管腔进展。通常，当血管腔的直径减少70%以上时，在需血量增大的情况下，即可诱发心肌缺血和心绞痛症状。在运动的情况下，心率加快、血压增高导致心肌需氧增加；当存在动脉粥样硬化病变致血流受限时，会出现氧供不足，心肌缺血随之而来。血管阻塞程度越重，越可能在低工作负荷情况下诱发心肌缺血和心绞痛，甚至在静息时出现心绞痛（图8-1）。其他形式的应激情况，如情绪紧张、寒冷刺激等，通过高血压（增加心肌耗氧量）、交感神经介导的血管收缩等机制，均可引起存在严重斑块阻塞患者的心绞痛症状。

四、冠状动脉性疾病的临床表现

CAD患者的临床症状主要与心肌缺血相关。当氧气供应与需求不匹配时就会出现心肌缺血。由于心肌从血中的摄氧量极高，所以当心肌需氧量增加时，必须增加冠状动脉血流量才能满足需要。心肌需氧量与心率、心肌收缩力和血管壁应力（与血压和心脏大小相关）直接相关。多种因素可引起心肌需氧量反射性增加，以向全身输出更多血液来满足各种各样的应激，最常见的因素是运动量增加。冠状动脉血流量还取决于微动脉的血管紧张度，而微动脉的血管紧张度受来源于正常功能的内皮细胞和自主神经的血管舒张剂调控。

内皮细胞调节使血管扩张，增加冠状动脉血流量，来满足心肌需氧量的增加。动脉粥样硬化时，会发生内皮细胞功能障碍，从而降低血管舒张功能。内皮功能失调加上限制血流的狭窄存在为心肌缺血奠定基础。狭窄远端的冠状动脉血管可出现最大程度

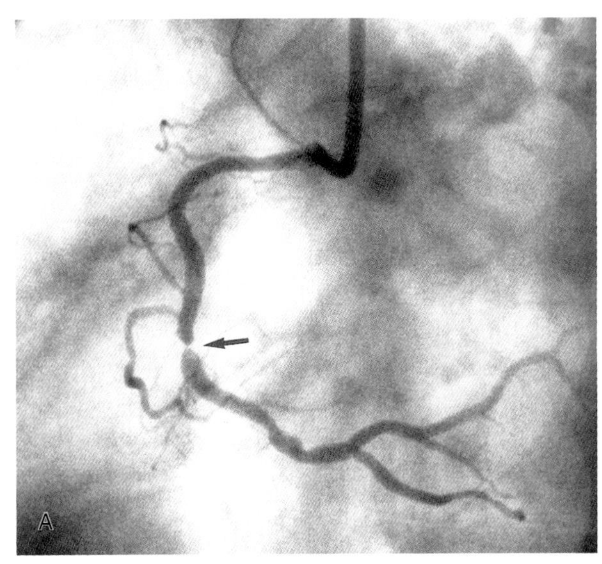

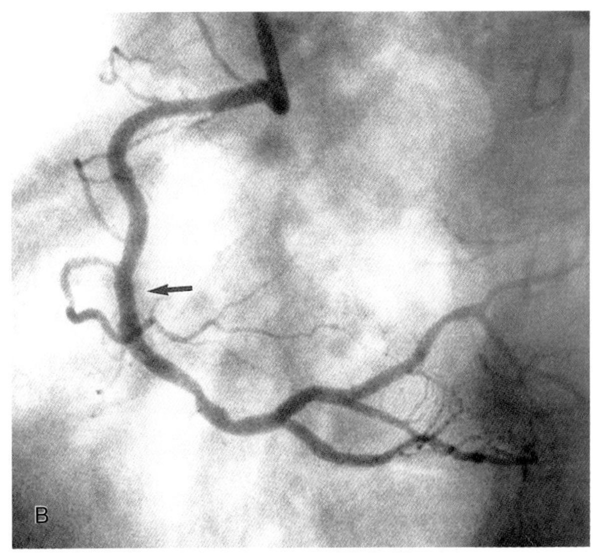

图8-1　右冠状动脉的血管造影检查。A.动脉中间段局部狭窄（箭头所指）；B.动脉球囊成形术及冠状动脉内支架置入之后的同一动脉（箭头所指）

的扩张。随着心肌需氧量增加，狭窄血管远端的心肌再也不能通过额外扩张冠状动脉改善供血。血流限制性狭窄和内皮功能障碍共同导致冠状动脉血流量不能增加，导致氧气供需失衡和心肌缺血。

心肌缺血的主要临床表现是胸部不适（心绞痛），通常为胸骨后紧缩感或压迫感。疼痛可能很明显或几乎察觉不到。心肌缺血不仅导致心绞痛，更会引起一系列心肌细胞功能紊乱。心肌像其他任何组织一样，供氧不足会导致糖代谢转为厌氧糖酵解，造成乳酸产生增加从而导致细胞酸中毒和钙稳态异常，上述细胞功能紊乱会导致心肌收缩和舒张功能的下降。心肌收缩力降低导致缺血区室壁运动异常，舒张功能异常导致心室顺应性降低，这些变化导致左心室充盈压增加并超过正常范围。心肌缺血导致的细胞功能异常还可以体现在细胞电生理活动改变，出现异常的心电图表现。心肌缺血可能导致ST段压低或ST段抬高，这取决于缺血的持续时间、严重程度和缺血的部位。缺血引起的细胞、机械和电活动的异常通常早于患者对心绞痛的感知。

如果心肌缺血时间短，心肌细胞功能紊乱可以在短时间内恢复，而长期心肌缺血可导致心肌顿抑或心肌冬眠。心肌顿抑发生后，长时间缺血导致的机械功能异常可持续几小时或几天，直至心肌功能完全恢复正常后才会消失。慢性心肌缺血时，心肌细胞生存活性可以维持，但缺血相关的机械功能异常仍会持续存在，这种情况称为心肌冬眠，血流量的恢复可使心肌功能复原。

心脏传导系统不易发生缺血性损伤，但缺血会导致传导障碍，由于缺血所致的心肌细胞电活动紊乱可能诱发危及生命的心律失常。

（一）心绞痛与稳定型缺血性心脏病

1. 定义

心绞痛是阻塞性CAD的一种临床表现，它通常是由数年的动脉粥样硬化斑块形成而导致的。心绞痛是指胸部不适，多表现为胸部紧缩感或烧灼感。在17 600 000例美国成年人心脏病患者中，心绞痛的患者多达1 020 000例。据估计，每年有785 000例出现新发的缺血性事件，每年至少有470 000例经历复发性缺血事件。

2. 病理学

心肌缺血会引起心绞痛症状的发作。在动脉粥样硬化狭窄基础上若出现心肌需氧量增加的情况如运动或情绪激动时，就会导致心绞痛或心肌缺血发作。心肌需氧量与心率和血压的增加直接相关，从而可以通过药物治疗来控制这些变量从而减少心肌需氧量。血流量降低导致的血氧供应减少也可引起心肌缺血。血流量减少是CAD急性表现（如NSTEMI和STEMI）的一个显著特征，但动脉粥样硬化介导的冠状动脉收缩或冠状动脉痉挛，也是血流量减少导致心肌缺血的潜在原因。还有一个血氧供应减少的情况是贫血，即血液携氧能力的下降合并冠状动脉阻塞性病变导致心肌缺血和心绞痛的症状。稳定型心绞痛指的是需氧量增加时斑块狭窄处的血流受限加重或由于冠状动脉痉挛所致供氧受限时出现的心肌缺血表现。

3.临床表现

心绞痛可表现为稳定型或不稳定型(表8-2),但症状表现相似。通常,患者主诉胸骨后不适,如压迫感、紧缩感或沉重感。症状可表现得不明显,当询问患者"胸痛"具体表现时,患者可能无法明确描述出来。为了鉴别心绞痛性质,在询问病史时就需要更详细地询问症状的细节,除了胸部不适外,患者还可能伴有手臂、喉部、背部或下腭的不适。患者在心绞痛发作的同时还可能会出现呼吸困难、出汗、恶心等不适。

虽然每个患者都有独特的症状描述,心肌缺血的临床表现却存在很大的差异。有些患者没有胸部不适,只有手臂、喉部或背部放射性症状,或表现为呼吸困难或腹部不适。心肌缺血症状也可以表现得很"沉默",特别是老年人和长期糖尿病患者。心绞痛持续时间的长短可能取决于潜在心肌缺血的程度。稳定型冠心病的典型特征是,当休息或减少活动强度后心绞痛症状可缓解。稳定型心绞痛症状持续时间通常在1～3min,若症状持续20～30min,通常预示着更严重的问题,如NSTEMI或STEMI。

CAD患者的体格检查往往是正常的,但当患者在休息或劳累后出现心绞痛时,应进行体格检查,通常会出现有意义的阳性体征。任何形式的不适都可能反射性地引起心率增快和血压升高,继而增加狭窄冠状动脉处心肌的需氧量,使心绞痛的持续时间延长。心肌缺血若影响到乳头肌,即二尖瓣的支持结构时,可发生急性二尖瓣关闭不全。在此时查体,会发现新发的与二尖瓣关闭不全一致的收缩期杂音。如果达到一定的严重程度,二尖瓣关闭不全会导致左心室顺应性下降,以致左心房和肺静脉压急剧升高,导致肺淤血。这时,患者不但有心绞痛的症状而且会出现呼吸困难和肺部啰音。缺血引起左心室顺应性下降而使左心室压力增加,这也是缺血相关二尖瓣关闭不全发生的一个独立因素。左心室顺应性降低可产生异常的第四心音(S_4),若出现广泛心肌缺血,可使左心室收缩功能紊乱,产生第三心音(S_3)。心肌缺血的缓解不仅可使心绞痛症状停止,也能使患者体格检查结果恢复到正常水平。

4.诊断和鉴别诊断

评估患者胸部不适是否由CAD引起,主要有三种基本形式的检查,这些检查方法是建立在心肌缺血时各个心脏生理变化层面上的。第一,由运动或自发性冠状动脉闭塞引起的心肌缺血会导致心内膜下缺血,表现在ECG上为ST段压低(图8-2)。当缺血缓解时,心电图也恢复到正常范围;第二,心肌缺血通常会影响一部分心肌,这部分受损的心肌会导致心室壁运动异常,这种异常可以通过超声心动图或心肌核素显像等检查发现;第三,心肌缺血的基础是冠状动脉和心肌的血流量减少,这种异常可以通过评估放射性示踪剂如铊-201或使用专门的探测

表8-2 心绞痛

分型	模式	心电图	病理	治疗
稳定型心绞痛	起病方式稳定 诱因:体力活动、受寒、饱食、情绪紧张等 持续5～10min,休息或服用硝酸甘油可缓解	基线往往正常或非特异性ST-T改变 陈旧性心肌梗死的表现 心绞痛发作时心电图ST段压低	一支或多支冠状动脉粥样硬化引起的管腔狭窄≥70%	阿司匹林;硝酸甘油舌下含服;抗缺血药物;他汀类药物
不稳型心绞痛	心绞痛发作频率、严重程度和持续时间的增加 初发的心绞痛或在小活动量诱发或静息时发生的心绞痛 舌下含服硝酸甘油效果不佳	表现类似稳定型心绞痛,在心绞痛发作时心电图变化会更明显 心前区不适时偶有ST段抬高	斑块破裂伴随血小板性或纤维蛋白性血栓形成,引起冠状动脉阻塞情况恶化	阿司匹林与氯吡格雷;抗缺血药物;普通肝素或低分子量肝素;糖蛋白Ⅱb/Ⅲa阻滞剂
变异型心绞痛	无明显诱因,心绞痛通常发生在静息时	心绞痛发作时可有一过性ST段抬高且常伴有可致房室传导阻滞或室性心律失常	冠状动脉痉挛	钙通道阻滞剂;硝酸酯类

器成像心肌灌注核素分布来检测。CAD患者诊断的检测技术基本都是依赖于这三种手段:心肌缺血时的心脏电活动的改变、机械功能改变或心肌灌注的异常。

各种形式的负荷试验,在评估潜在CAD患者中起着举足轻重的作用。在运用这些检查时,试验前对患者CAD可能性的预估对于解析负荷试验结果很重要。对于CAD可能性很高的患者,一个阳性的检测结果具有很好的诊断价值,而一个阴性结果可能是假阴性。反之,对CAD可能性低的患者,一个阴性的测试结果有高度的阴性预测价值,但阳性结果就可能是假阳性。在临床分析这些检测结果时,这些因素经常要考虑进去,在决定有无必要做进一步检查时,也要考虑这些因素。

负荷试验不仅是一种有用的诊断方法,而且对CAD患者的长期管理很有帮助。利用负荷试验可实现运动能力的量化,从而监测减少心肌缺血药物治疗的效果。运动负荷试验结果有一定的预测价值,如在低负荷下即出现缺血症状的患者往往有多支血管病变,而且对那些可承受高负荷的人群,出现CAD相关的缺血并发症可能性不大。对于高风险低检出率的冠心病患者可以从以下几方面去检测:①在活动早期心电图上出现ST段压低且持续到缺血恢复;②运动致收缩压降低;③运动耐受性差(布鲁斯应力

波士顿大学附属医院

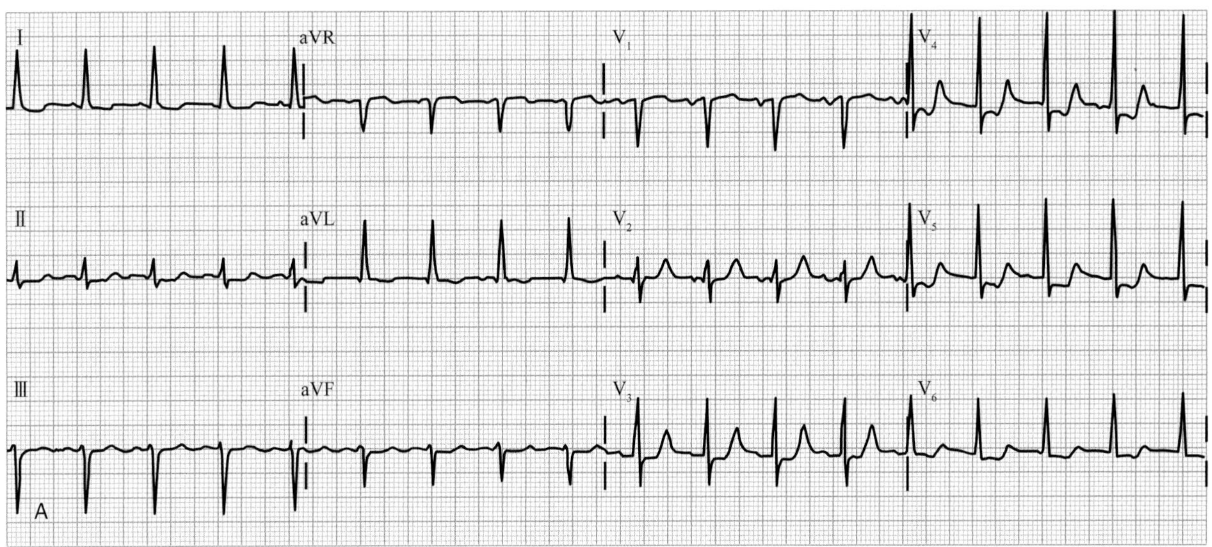

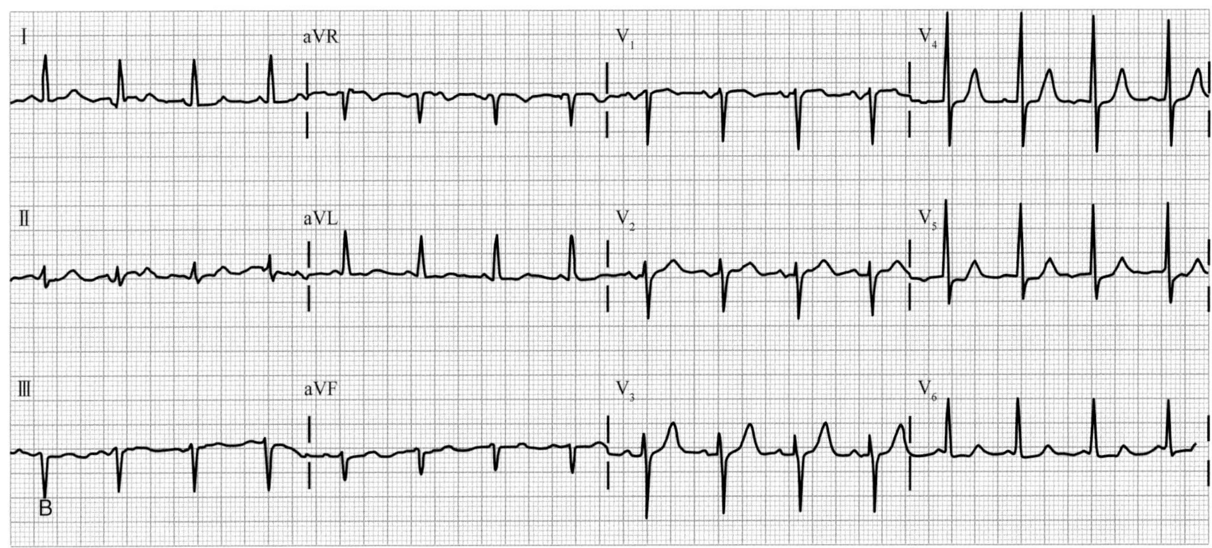

图8-2 心绞痛发作时心电图(A)和舌下含服硝酸甘油后心绞痛缓解心电图(B)。心绞痛发作时心电图ST段压低和T波异常

测试＜6min)。

心电图正常的患者，可以通过心电监护下的运动负荷试验进行评估(图8-3)。但是对于心电图原本就异常，如左心室肥厚、左束支传导阻滞、预激综合征或使用地高辛的患者来说，运动试验中心电图ST段改变的诊断特异性就会减低。各种影像技术(超声、核素扫描、磁共振成像)可以帮助克服基线心电图异常对负荷试验有效性的影响。由于女性比男性在压力测试时心电图变化的特异性更低，所以影像学检查多用于评估女性患者。总体来说，负荷试验外加影像学检查提高了负荷试验的敏感性、特异性和预测价值，但同时也增加了医疗成本。

放射性核素负荷试验是一种常见的以影像学为基础的负荷试验检查。在运动量接近峰值时，将放射性核素示踪剂(铊-201、锝-99或替曲膦)静脉注射。示踪剂根据冠状动脉血流量在心肌中成比例分布，可通过对示踪剂摄取的差异来确定心肌缺血部位。铊-201在存活心肌中经过4h的重新分配后，再与基线状态情况相比较。

其他示踪剂不具有这种再分配功能，测试使用锝-99或替曲膦示踪剂，测试需要"静息"和"运动"两种情况下注射示踪剂，作为对比，从而来区分心肌缺血部位。检查结果提示心肌灌注正常的患者发生冠状动脉事件风险较低(每年＜1%)，而结果提示灌注异常的患者发生冠状动脉事件的风险可升高至每年7%，灌注异常程度越严重冠状动脉事件发生风险越高。

运动试验中也常进行超声心动图检查，来检测缺血引起的室壁运动异常。这种检查方法在临床中应用越来越广泛，因为使用时没有辐射，而放射性核素示踪剂会使患者接受大量的辐射。超声心动图检查与放射性核素显像具有相同的敏感性、特异性及预测价值。超声成像的另外一个优点是可以通过获得解剖学数据来判断瓣膜功能，如果加上多普勒血流成像，可发现运动诱发的二尖瓣关闭不全。

放射性核素心室造影及多门控采集扫描(multi-gated acquisition scanning，MUGA)是对运动诱发室壁运动异常进行评估的其他手段。这两种技术主要用于解读放射性核素运动负荷试验研究结果，其不能提供与超声心动图相似的解剖信息，且有辐射大的缺点。

心脏磁共振成像(MRI)作为一项新技术可用于负荷试验，其无辐射顾虑，其心脏结构成像功能可与超声心动图相当(或在成像不佳的患者中优于超声心动图)。该检查不像超声心动图那样容易进行，但在运动负荷试验中更受青睐。

接受心脏无创性检查的CAD患者中，并非所有

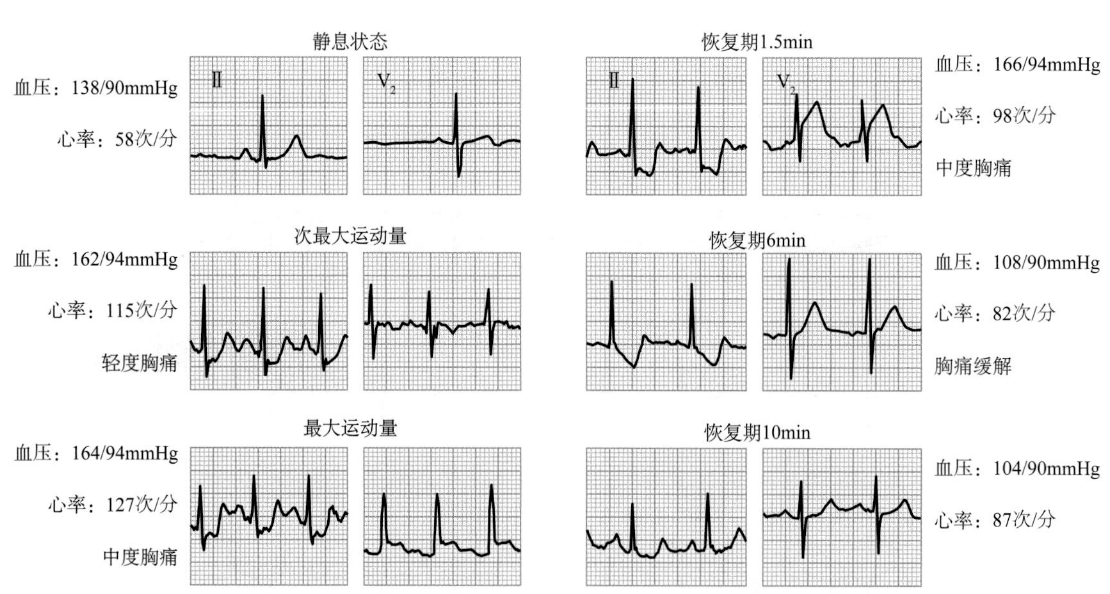

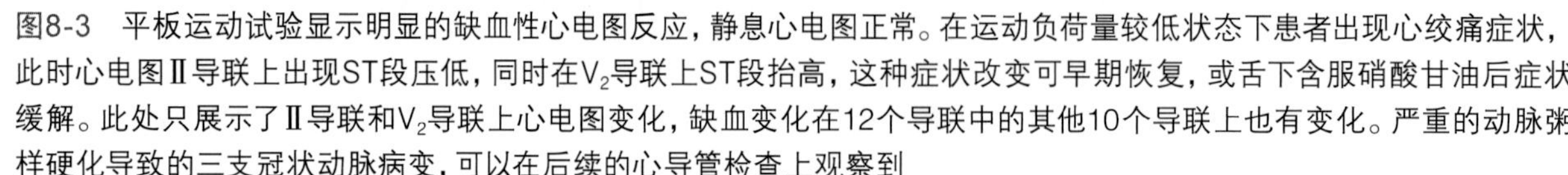
图8-3 平板运动试验显示明显的缺血性心电图反应，静息心电图正常。在运动负荷量较低状态下患者出现心绞痛症状，此时心电图Ⅱ导联上出现ST段压低，同时在V_2导联上ST段抬高，这种症状改变可早期恢复，或舌下含服硝酸甘油后症状缓解。此处只展示了Ⅱ导联和V_2导联上心电图变化，缺血变化在12个导联中的其他10个导联上也有变化。严重的动脉粥样硬化导致的三支冠状动脉病变，可以在后续的心导管检查上观察到

的人都能在运动试验中达到诱发出心肌缺血的程度。此外，还有部分患者根本无法进行运动负荷试验，对于这类患者可用药物负荷试验代替运动负荷试验。虽然药物负荷试验无法像运动负荷试验一样根据可承受的运动负荷量指导预后，但能检测到有无动脉粥样硬化致心肌缺血的情况存在。药物试验中常使用冠状动脉舒张剂（如双嘧达莫、腺苷或瑞加德松），当冠状动脉狭窄存在时会进一步造成心肌血流量分布差异，输注冠状动脉舒张剂的同时注入放射性核素，可以检测到与运动负荷试验中类似的心肌缺血现象。另一种药理学方法是利用多巴酚丁胺的正性肌力和升高心率效应，增加心肌需氧量，从而诱发心肌局部缺血。超声心动图常用来检测多巴酚丁胺诱导室壁运动异常的情况，也可以使用放射性核素或磁共振成像检测。

以上涉及的负荷试验均能够检验CAD相关的心肌缺血是否存在。也可以通过使用EBCT或目前更常用的MDCT发现冠状动脉钙化，评估是否存在CAD。冠状动脉钙化只存在于CAD患者。发现冠状动脉钙化与影像学显示负荷试验阳性一样，不能直接提示有阻塞性CAD，但研究表明冠状动脉钙化量与70%的冠状动脉狭窄直接相关。这些信息至少可以让医生知晓CAD的存在，从而更加严格控制危险因素。MDCT可通过静脉注射造影剂和同步成像技术施行冠状动脉造影，这项技术越来越多地用于检查阻塞性CAD，尽管它不能精确显示狭窄的严重程度。MDCT对明确冠状动脉异常也具有一定的价值，阴性结果对冠状动脉事件有很高的阴性预测值。

有创性冠状动脉造影是诊断CAD和评估严重程度的金标准。该方法存在诱发心肌梗死、卒中或死亡的风险，因此应该严格掌握手术适应证。对于负荷试验阳性，尤其是有CAD高风险的患者，冠状动脉造影可发现更多潜在的病情，指导采取血运重建术（如经皮冠状动脉介入治疗或冠状动脉旁路移植术）还是药物保守治疗（表8-3）。其他工具，如压力导丝用来获取血流储备分数（fractional flow reserve, FFR），增加侵入性导管的诊断效能，可以鉴别生理性病变和引起心肌缺血概率小的病变。不引起心肌缺血的病变没有血运重建的指征。

表8-3 稳定型心绞痛患者进行冠状动脉造影的适应证

药物治疗无效的心绞痛（考虑血运重建）
无创性检查结果显示患者存在较高风险
左心室收缩功能降低合并心绞痛或CAD危险因素
无创性检查无法明确病变情况时，可用于CAD诊断

医生必须认识到，并不是所有的胸部不适都与CAD有关。CAD是引起胸部不适疾病中预后最差的疾病之一，其他引起胸部不适的疾病包括食管疾病（食管反流可能类似典型心绞痛）、胸壁相关疼痛、肺栓塞、肺炎和创伤。患者的临床表现通常有指向性，但胸部不适患者通常需借助负荷试验进行CAD评估。一旦排除CAD诊断，医生需要考虑其他引起胸部不适的原因。急性发作的严重胸部不适，特别是血流动力学不稳定的患者，鉴别诊断主要包括急性心肌梗死、肺栓塞和主动脉夹层。此时，快速准确地判断病情（必要时可行有创性造影检查）可以挽救患者生命。

5. 治疗

（1）稳定型心绞痛的药物治疗：CAD和心绞痛的治疗是多方面的。无论CAD是否伴有心绞痛，医生都建议控制危险因素和改变生活方式。药物治疗用于控制心绞痛症状，维持合适的运动耐量。血运重建通常用于控制心绞痛症状，疗效优于单纯药物治疗，但只有小部分CAD患者可以从血运重建中获益从而延长寿命。

临床医生也必须识别存在的其他内科疾病，这些疾病会降低心绞痛阈值从而加重症状并影响生活质量。贫血是一种常见的内科疾病，纠正后可以明显减少心绞痛的发作频率；甲状腺功能亢进会增加心肌需氧量和引起心动过速，增加心绞痛发作频率；失代偿性充血性心力衰竭通过左心室扩张和充盈压增加引起心肌需氧量增加，从而降低心绞痛阈值；慢性阻塞性肺疾病（chronic obstructive pulmonary disease, COPD）和阻塞性睡眠呼吸暂停导致的低氧血症会引起心绞痛发作。

改善CAD的主要可控危险因素是治疗的基石。糖尿病、高血压控制不佳、高脂血症和持续吸烟都会加速CAD的进展，并增加发生灾难性事件的风险（如心肌梗死或猝死）。大量有关预防CAD相关死亡及残疾的临床研究促进了循证指南制定，形成了CAD现代治疗的基础（表8-4）。无论CAD患者是否有症状，都需要完全戒烟。他汀类药物降低LDL胆固醇（＜100mg/dl，如果降至70mg/dl以下会有更多获益），让CAD治疗发生了革命性变化。低HDL水平也可能增加冠状动脉事件风险，目前还不清楚是否可以通过烟酸升高HDL，从而降低心肌梗死和患者死

表8-4 可控危险因素的控制目标

危险因素	目标
血脂异常	
LDL胆固醇升高	
有CAD或CAD等危症*	LDL＜70mg/dl
无CAD，≥2个危险因素†	LDL＜130mg/dl(或者＜100mg/dl‡)
无CAD，0～1个危险因素†	LDL＜160mg/dl
TG升高	TG＜200mg/dl
HDL胆固醇水平降低	HDL＞40mg/dl
高血压	收缩压＜140mmHg 舒张压＜90mmHg
吸烟	彻底戒烟
肥胖	小于理想身高体重的120%
低运动量的生活方式	30～60min中等强度的运动(如步行、慢跑、骑行或划船)，每周5次

注：CAD.冠状动脉性疾病；HDL.高密度脂蛋白；TG.三酰甘油。

*CAD等危症包括糖尿病、非冠状动脉粥样硬化性血管疾病，弗明汉危险评分10年心血管风险评分＞20%。

†危险因素：血压≥140/90mmHg或正服用降压药，HDL胆固醇＜40mg/dl，早发冠状动脉家族史(男性＜45岁，女性＜55岁)。

‡≥60岁和亚临床高负荷动脉粥样硬化(冠状动脉钙化大于同年龄、性别的第75个百分位值)的LDL目标＜100mg/dl，或代谢综合征。

亡的风险。运动可升高HDL水平，可能是通过其他机制起保护性作用。升高HDL以降低CAD发生风险的药物正在研发中。

抗血小板治疗可以降低CAD患者或高危风险者发生心肌梗死的风险。患者应当每日口服阿司匹林81～325mg(如果存在阿司匹林不耐受或过敏，则每日口服氯吡格雷75mg)。血管紧张素转化酶抑制剂(ACEI)能降低再发心肌梗死的风险，且对糖尿病或左心室功能减退者也有益处。如果ACEI有严重不良反应，可以用血管紧张素受体阻滞剂(ARB)替代。

规律的有氧运动可以减少CAD相关并发症，从而让患者获益。另外，有氧运动会增加运动耐量，降低运动相关心绞痛发作的频率，运动减肥和改善的血压控制水平可使患者获益。长期不活动的人应当尽量避免进行等张运动，如铲雪，其会诱发心肌梗死。CAD患者进行合理的负重训练会有获益。

除抗血小板治疗外，通常还应用β受体阻滞剂、硝酸酯类药物和钙通道阻滞剂来缓解心绞痛症状，这些药物(表8-5)的机制是改善心肌血流供需不平衡。值得注意的是，这些药物虽然可以控制慢性稳定型心绞痛的症状，却不能如阿司匹林或他汀类药物一样降低其死亡率。

各种类型的硝酸酯类药物很早就用于有症状的

表8-5 治疗心绞痛药物

药物类型	举例或用法	作用机制	不良反应	备注
硝酸甘油	舌下含服 外用 静脉注射 口服	降低前后负荷 舒张冠状动脉 增加侧支循环血液供应	头痛 充血 耐受	长期使用产生耐药
β受体阻滞剂	美托洛尔 阿替洛尔 纳多洛尔	减慢心率 降血压 降低心肌收缩力	心动过速 低血压 支气管痉挛 抑郁	加重心力衰竭或导致房室传导阻滞 禁用于变异型心绞痛
钙通道阻滞剂(非二氢吡啶类)	苯烷基胺(维拉帕米) 苯并噻氮䓬(地尔硫䓬)	减慢心率 降血压 降低心肌收缩力 舒张冠状动脉	心动过缓 低血压 维拉帕米导致便秘	加重心力衰竭或导致房室传导阻滞
钙通道阻滞剂	二氢吡啶(硝苯地平、氨氯地平)	降血压 舒张冠状动脉	低血压 反射性心动过速 外周性水肿	短效硝苯地平可增加心血管事件的风险
晚钠电流阻滞剂	雷诺嗪	阻滞心脏晚钠电流 防止钙超载	头晕 头痛 便秘 恶心	不影响血压和心率 轻微Q-T间期延长

CAD患者，对活动相关性心绞痛效果较好，其作用机制是扩张大的容量静脉从而使心腔内血液减少，降低前负荷及改善心肌氧供。另外，硝酸酯类药物也是有效的冠状动脉血管扩张剂并且可解除冠状动脉痉挛，从而增加心肌灌注量。舌下含服持续时间短但起效快的硝酸甘油对心绞痛的治疗和预防起着重要作用。对硝酸酯类药物敏感的患者通常用长效口服或外用制剂治疗，两种方法都可以有效预防心绞痛的发作，但持续使用可导致药物耐受。对于需要长期服用硝酸酯类药物的患者需要知道每日8h空窗期可防止其耐药，可以在睡觉时停药。持续静脉滴注硝酸甘油用来治疗不稳定型心绞痛或急性心肌梗死患者。

β受体阻滞剂可有效减少活动相关心绞痛发作。β受体阻滞剂与细胞表面β受体相结合从而减慢心率、降低心肌收缩力及血压，这些作用可使心肌需氧量减少，从而减少心绞痛发作。对于使用后出现心动过缓或已有房室传导阻滞的患者，β受体阻滞剂应该慎用，它可以使高度房室传导阻滞变为完全性房室传导阻滞。这类药物对β受体的选择性各不相同。阻断β_2肾上腺能受体会引起支气管痉挛和血管收缩。即使是高选择性β_1受体阻滞剂，如阿替洛尔、美托洛尔，在大剂量应用时也会产生β_2受体激动效应。严重COPD或外周血管疾病是药物使用的禁忌证。β受体阻滞剂还可以加重糖耐量异常，可增加三酰甘油含量或降低HDL从而影响血脂代谢。通常情况下，若β受体阻滞剂能有效控制心绞痛发作，这些不良反应可以忽略。

钙通道阻滞剂可以通过扩张动脉、减慢心率及降低心肌收缩力来减少心肌需氧量，各种作用的大小因所用药物类别不同而有所差异。二氢吡啶类（如硝苯地平、氨氯地平）可舒张动脉血管使血压下降，而对心肌收缩力和心率无显著影响。相反，苯胺基胺（phenylalkylamine）类药物如维拉帕米对心率、房室传导及心肌收缩力有显著的影响，苯并噻氮䓬（benzothiazepine）类药物如地尔硫䓬比二氢吡啶类舒张血管作用弱，比苯胺基胺类降低心肌收缩力作用弱。钙通道阻滞剂具有降低心肌耗氧量和减少心绞痛发生的效应。地尔硫䓬与β受体阻滞剂联用时要谨慎，因其重叠使用会导致心动过缓或心脏传导阻滞，维拉帕米也不应与β受体阻滞剂联用。

以雷诺嗪（ranolazine）为代表的新一代抗心绞痛药物，可选择性阻滞晚钠电流，而且可减少钠诱导的心肌细胞钙超载。雷诺嗪对心率及血压无明显影响，但却有抗心绞痛作用，通常将它用于其他抗心绞痛药物治疗无效时。

（2）慢性稳定型心绞痛的血运重建治疗：当药物治疗不足以控制症状，导致生活方式受限时可以考虑血运重建治疗。同时它也常用于以下高危情况，如不稳定型心绞痛、STEMI、心绞痛导致的心力衰竭、心绞痛相关性心律失常或无创成像提示存在大面积心肌缺血。血运重建手术方法有两种：冠状动脉旁路移植术（coronary bypass grafting，CABG）和经皮冠状动脉介入术（percutaneous coronary intervention，PCI）。

经皮腔内冠状动脉血管成形术是以导管为基础的血运重建术的初始模型，它始于20世纪70年代末。这项技术是先将导丝置入并通过动脉狭窄段，然后将球囊导管沿导丝送至动脉狭窄段并扩张球囊。这种形式的血管成形术通过撕裂斑块、损伤中膜，使血管扩张为不规则形状。后来普通球囊血管成形术（plain old balloon angioplasty，POBA）逐渐被人所熟知，它能有效地改善心肌灌注并减少运动相关心绞痛的发生率。然而，由于斑块破裂，有2%～5%的血管发生急性闭塞并导致心肌梗死。另外，在术后3～6个月时，损伤介导的血管再狭窄发生率将高达50%。血管再狭窄的过程与内膜增生、重塑相关，产生的再狭窄有时比原先的病变更严重。

冠状动脉支架的革新在20世纪80年代首先被提出，在20世纪90年代初投入临床使用，并在PCI中表现出显著的改进。冠状动脉支架是安装在血管成形球囊上的可张开的金属网导管，当其被传送至血管狭窄段时，将球囊充盈扩张后释放支架。支架将永久地嵌入血管壁中并支撑动脉使其保持张开状态。这个术式不仅将血管突然闭塞的风险降至1%或更低，而且还能显著降低手术相关血管再狭窄的风险（20%～25%，POBA造成的风险是50%）。就降低手术相关急性心肌梗死风险及减少再次手术事件而言，冠状动脉支架给患者带来的获益是显著的。血管内径小于2mm不是置入支架适应证，因为支架的最小直径是2mm。置入支架有形成血栓的风险，需要在术后终身服用阿司匹林及氯吡格雷4周至1年（长期服用氯吡格雷1年可能会获益）。

冠状动脉内支架置入后再狭窄风险仍很显著，为此研究人员在寻找降低风险的方法。药物洗脱支架（drug-eluting stents，DES）相比于金属裸支架而

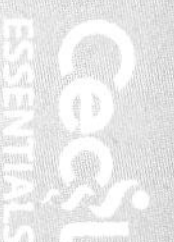

言，能显著降低再狭窄风险。第一代药物洗脱支架于2003年发布并投入使用，其上涂有的西罗莫司或紫杉醇，能够抑制PCI引起的血管壁反应性增生。新一代DES涂有佐他莫司或依维莫司，能更有效地减少血管再狭窄发生，预测它的再狭窄率在5%～10%。血管内径大小可以影响再狭窄风险的高低，较大直径的血管显示其再狭窄率较低。另外，抑制支架内组织过度增生也可以导致血管内皮化延迟。药物洗脱支架较金属裸支架而言，血管内皮化延迟所致的支架内血栓形成风险更高，所以阿司匹林联合氯吡格雷的双重抗血小板治疗（dual antiplatelet therapy, DAPT）应该至少持续1年。阿司匹林1年后应继续服用，这可以将迟发性支架内血栓形成的风险降至最低。决定使用药物洗脱支架时应将患者能否长期耐受DAPT、可能药物治疗依从性差及支架置入后可能需要进行一系列手术治疗等问题考虑在内。DES带来获益的同时也需要进行更多的规划和警惕。

随着时间的推移出现了许多治疗冠状动脉狭窄的设备。现如今，在治疗钙化病变方面冠状动脉旋磨术（rotational atherectomy）扮演着重要角色，这类患者占5%。导管为基础的血栓抽吸术在STEMI患者中起重要作用。血管内超声（intravascular ultrasound, IVUS）是一个重要的成像技术，它有助于寻找病变或选定支架置入最终位置。

CABG出现于20世纪70年代，它是冠状动脉血运重建治疗的有效手段。取患者自身的大隐静脉、桡动脉或内乳动脉作为旁路移植材料。其一端吻合在升主动脉，另一端与冠状动脉梗阻段远端吻合。左内乳动脉的经典替换位置是左冠状动脉前降支。对移植而言，左冠状动脉前降支是最重要的血管，因为其血管较粗大、血供范围也十分重要。并且左内乳动脉的10年预期通畅率达90%，这是十分理想的。大隐静脉桥随着时间推移会逐渐退化，可出现急性闭塞导致临床症状，其10年通畅率仅为50%。桡动脉移植效果好于静脉移植，但是不如完整的内乳动脉移植。CABG是主要的心脏外科手术，但即使在技术熟练的条件下，其预计死亡率达1%～2%，发生卒中风险的比例与之相似，而围术期的心肌梗死发生率在5%～10%。就运用人工心肺机（体外循环）辅助支持CABG给患者带来的问题是否多于心脏不停搏心内直视手术带来的问题，此话题仍存在争议。最近的研究提示无论是体外循环还是非体外循环下进行CABG，两者并没有远期结局的差异，如死亡、心肌梗死、卒中。

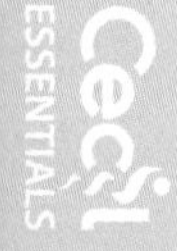

大多数CABG的目的是为了控制症状，并不能延长寿命。以下范畴内的患者有可能通过CABG延长生命，包括左主干狭窄50%以上者，与射血分数减少（EF, 35%～50%）相关的严重三支病变者，以及左冠状动脉前降支近端严重狭窄的两支或三支血管病变者。

通过临床试验比较CABG与PCI之间的差异显示，CABG患者在术后2年内需要再次手术的概率小于PCI患者。术后2年，PCI患者较CABG患者更有可能出现症状性再狭窄，从而导致手术失败。随着时间的推移，当静脉移植在术后5～10年开始失败时这种优势可能渐渐消失。然而，有证据显示CABG仍有优势存在：有多支病变的CAD的糖尿病患者CABG的效果远远好于PCI。最近研究显示，对于多支血管病变的CAD患者而言，CABG的长期生存获益超过PCI。CABG在改善生存率上的优势可能与使用左内乳动脉移植相关。

不管使用哪种血运重建技术，患者仍然有动脉粥样硬化疾病进展的风险，即在未经处理的位置形成斑块。这就必须进行长期的药物治疗和危险因素的控制以实现将症状性病情进展或心肌梗死风险降到最低。再次CABG治疗CAD是可行的，但是存在很高风险，而支架内再狭窄后再次行支架置入的效果不如初次手术。

一小部分患者未能成功实施PCI或CABG，从而出现顽固性心绞痛。对于此类患者，一旦药物治疗最大量化，并没有真正有效的治疗措施。在缺血部位进行激光心肌血运重建术用于控制心绞痛症状，但是这一技术目前并没有确切价值。体外反搏技术是将血压计袖带放置在大腿上，舒张期充气，收缩期放气，每小时进行35次。有报道称该技术可以缓解心绞痛症状，并且可能改善内皮功能。将电极放置在C_7～T_1硬膜外背侧脊髓处进行刺激，可以短时间内缓解心绞痛症状，但是其长期效果仍有待确定。

6. 其他心绞痛综合征

（1）变异型心绞痛：典型的心绞痛发作通常由劳力或情绪压力诱发，然而部分患者与之不同，他们经历的是变异型心绞痛。变异型心绞痛在1959年由Prinzmetal及其同事首先描述，他们观察到那些休息状态下胸部不适的患者，并没有劳力或情绪压力刺激，但却表现出ST段抬高（图8-4）。可以观察到房室传导阻滞及心室异位节律，但是并没有心肌梗死的特征。除了吸烟以外，这些患者没有典型的CAD危

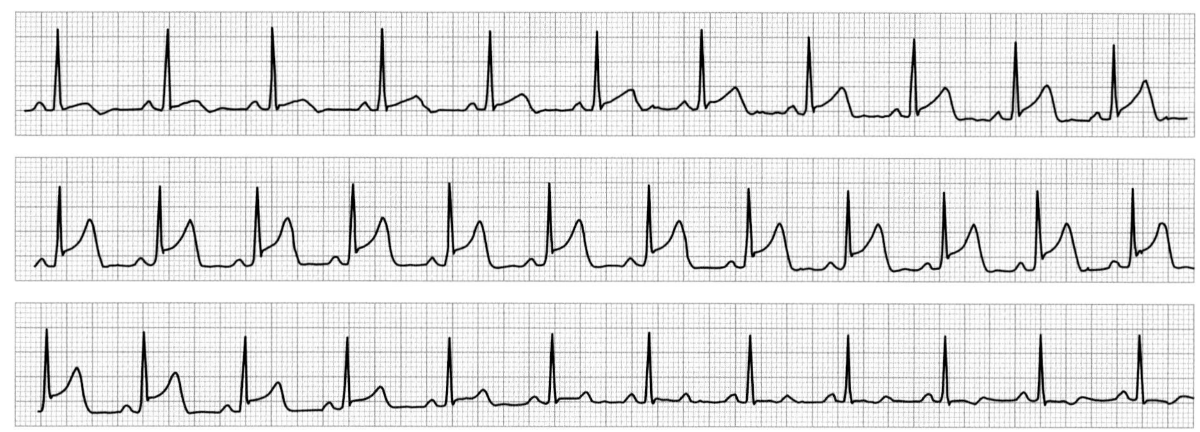

图8-4 变异型心绞痛患者的心电图记录。顶部心电图：自发性胸部不适开始时，伴随着短暂的ST段抬高。底部心电图：几分钟后胸部不适和ST段抬高均已经缓解

险因素。冠状动脉造影提示这些患者存在短暂的冠状动脉痉挛，血管痉挛更易发生在动脉粥样硬化斑块处，但是部分患者的血管痉挛也可以发生在冠状动脉显示正常的部位。

在变异型心绞痛病理生理学研究过程中，开发出一些激发试验，其可诱导易感人群冠状动脉痉挛。冠状动脉内的麦角新碱或乙酰胆碱可能通过引起内皮细胞功能障碍，诱发变异型心绞痛患者的冠状动脉痉挛。其他引起痉挛的激发试验包括冷加压试验（将手臂进行冰浴）、碱中毒感应（过度换气或静脉输入碳酸氢盐）和组胺输注。应用激发试验来诱发冠状动脉痉挛已不再是心绞痛的常规评估手段。

冠状动脉痉挛通常经硝酸甘油处理（舌下黏膜吸收、静脉或动脉入血吸收）后能迅速缓解。通常联合硝酸酯类和钙通道阻滞剂治疗。β受体阻滞剂可能会通过抑制$β_2$受体的血管舒张作用，相应地使α受体不被抑制而表现出血管收缩，最终加重冠状动脉痉挛。大部分患者接受了血管舒张药物治疗并且可能因在易发生冠状动脉痉挛的动脉粥样硬化病变处行冠状动脉支架置入术而获益。

（2）正常冠状动脉的微血管性心绞痛：这种心绞痛发生在冠状动脉造影正常，且没有诱发冠状动脉痉挛因素的患者。微血管性心绞痛病理生理过程可能是内皮依赖性血管舒张减少。当心肌需氧量增加时，这类患者可能表现为冠状动脉阻力的提高、冠状动脉血流量不足。女性更有可能出现微血管性心绞痛，症状可以在休息时或是情绪激动时出现。运动也能触发此类心绞痛。

有些诊断性检查能发现微血管性心绞痛患者是否有心肌缺血。在负荷试验时，可出现ST段改变和核素灌注不足表现，并且超声心动图可表现出短暂室壁运动异常。未来会有更多的精确无创性检查会发现负荷诱导的心肌代谢异常，往往提示心肌缺血或内皮功能异常。

运动相关的缺血症状可以用β受体阻滞剂治疗。微血管性心绞痛对硝酸酯类药物的反应良好，包括短效的经口腔黏膜吸收的硝酸甘油和长效的口服硝酸酯类药物。钙通道阻滞剂有时和硝酸酯类药物联用以控制微血管缺血相关的心绞痛。

（3）无症状性心肌缺血：不是所有的心肌缺血发作都表现为心绞痛。部分患者可能只表现为无症状性心肌缺血，心电监测仪显示的短暂ST段压低就是心肌缺血的证据。这部分患者也能出现无症状性心肌梗死。也可能且并不少见表现为患者既有无症状性心肌缺血发作也有典型的心绞痛发作，这称为混合性心绞痛。无症状性心肌缺血发作可在CAD的所有情况中出现：慢性稳定型心绞痛、不稳定型心绞痛和冠状动脉痉挛。无症状性缺血在糖尿病患者中更常见。用于症状性心绞痛的药物治疗也可减少无症状性心肌缺血的发生。

7. 预后

目前稳定型缺血性心脏病的治疗手段已经可以显著减少心血管事件和死亡的风险。心肌梗死等主要缺血性事件的年发生率在1%～2%，年死亡率在1%～3%。CAD常与全身血管疾病有关，使这些患者容易发生许多其他血管病变。稳定型缺血性心脏病患者每年发生心血管病相关死亡、心肌梗死或卒中的合并风险为4.5%。

尽管药物治疗和血运重建疗法进步明显，但是有多达30%的患者仍反复出现心绞痛的症状。80%进行血运重建治疗的患者仍需继续进行抗心绞痛的药物治疗。

稳定型缺血性心脏病患者首先应进行适当的药物治疗，以减少缺血性事件发生风险，如阿司匹林、他汀类药物，同时还需用药物控制心绞痛症状，如硝酸酯类药物、β受体阻滞剂、钙通道阻滞剂。患者虽已接受药物治疗和控制危险因素，但仍然出现影响生活质量的症状，此时可以考虑应用PCI或CABG行血运重建。对于稳定型缺血性心脏病患者，所有治疗的目标是使治疗个体化，利用临床试验中获得的信息，改善生活方式、降低因CAD进展或系统性血管疾病造成的死亡和伤残的风险。

（二）急性冠脉综合征：不稳定型心绞痛和NSTEMI

1. 定义

无症状CAD或慢性稳定型心绞痛可能进展至一个更严重的阶段，称为急性冠脉综合征（acute coronary syndrome，ACS）。ACS包括一系列临床表现，它可分为不稳定型心绞痛、NSTEMI、STEMI。不稳定型心绞痛可表现为在静息或劳累时出现新发心绞痛，或较之前的稳定型心绞痛其发作频率增加，特别是在静息时。ACS可表现为心肌梗死、NSTEMI或STEMI，与不稳定型心绞痛相比，心肌梗死患者心绞痛持续时间更长，具有特征心电图及血液中心肌坏死损伤标志物升高。不稳定型心绞痛可能是NSTEMI或STEMI的先兆症状，诊断为不稳定型心绞痛的患者需要仔细进行评估和治疗。

2. 流行病学

ACS是严重的临床事件，在美国每年有多达140万人发病，其中1/3诊断为NSTEMI。超过50%的NSTEMI患者是65岁以上的老年人，大约50%是女性。NSTEMI患者多合并糖尿病、外周血管疾病或慢性炎性疾病（如类风湿关节炎）。

原发性ACS是本病最常见的形式，机制为斑块破裂导致冠状动脉内血栓形成与血流量受限。继发性ACS反映血氧供需失衡，导致心肌缺血。氧气供应减少情况包括严重贫血、系统性低血压和低氧血症。需氧量增加见于严重的系统性高血压、发热、心动过速与甲状腺毒症。继发性ACS通常合并以前有过无症状阻塞性CAD，但它也可能发生在既往没有CAD的患者。继发性ACS的治疗是针对纠正当前存在的氧供需异常的情况。

3. 病理学

大多数NSTEMI患者是因为斑块破裂伴继发血栓形成，造成冠状动脉次全闭塞。在这种情况下冠状动脉血流量受限，会导致受影响的冠状动脉分布区的心内膜下心肌缺血。虽然STEMI表现为血管完全性阻塞，导致更广泛的心肌梗死，但其病理特征与NSTEMI一样。梗阻性CAD患者病变动脉可能存在侧支循环，在这种情况下，动脉斑块破裂继发血管完全闭塞导致NSTEMI而不是STEMI。

小部分患者因血管痉挛表现为ACS，如果痉挛程度重、时间长，可导致心肌坏死。血管痉挛可能发生在有血管内皮功能障碍的部位，内皮功能紊乱常由动脉粥样硬化斑块引起，或可能由外源性缩血管药物触发，如可卡因摄入、使用血管收缩剂即血清素激动剂（用于偏头痛治疗）或化疗药（如5-氟尿嘧啶）。ACS不常见的原因包括冠状动脉血管炎和自发性冠状动脉夹层（围生期冠状动脉夹层）。

动脉粥样硬化斑块富含LDL，能促发炎症反应，炎症又能降解富含胶原的纤维帽，导致破裂和血栓形成。斑块内氧化型LDL导致巨噬细胞和T淋巴细胞的聚集，引起斑块内的炎症。在炎症过程中产生的细胞因子抑制了胶原合成。由巨噬细胞释放的基质金属蛋白酶进一步破坏斑块的纤维结构。而斑块纤维结构的降解则使斑块更容易破裂。全身性炎症反应也可在斑块破裂中发挥作用。斑块的溃疡和破裂可以是多发的。

斑块破裂会导致破裂部位的血小板黏附和激活，当血小板聚集后，血栓的级联反应被触发，导致血管内血栓进一步累积。心肌缺血和心肌梗死的严重程度取决于血管血栓性闭塞的严重程度。ACS也可以由血管栓塞造成，引起血管栓塞的可以是血小板聚集物或血栓。

4. 临床表现

对于既往无症状的患者，ACS可表现为初发心绞痛。而对既往有心绞痛的患者，ACS表现为胸痛发作较前更频繁，也可表现为更低的劳累强度便可触发心绞痛甚至在静息时发作。ACS患者心绞痛的部位与放射区域与平时一样，只是疼痛的强度增加和持续时间延长。冠状动脉次全闭塞或完全闭塞的患者对硝酸酯类药物反应差甚至没有反应。

心肌缺血的患者可表现为明显焦虑不适，还会出现呼吸困难、恶心或呕吐。ACS患者可出现窦性心动过速和高血压，但也会出现窦性心动过缓及不同程度的心脏传导阻滞，缓慢性心律失常可引起低血压。心脏听诊可闻及第四心音，提示左心室顺应性的下降。如果左心室出现严重功能不全，还会闻及第三心音。心肌缺血可引起乳头肌功能失调，那么在心脏收缩期可闻及二尖瓣关闭不全杂音。大面积心肌梗死可引起左心室充盈压升高，导致肺淤血、呼吸困难，双肺可闻及湿啰音。

5. 诊断

ACS需要尽快诊断并及时治疗。心电图检查对于疑似ACS的早期诊断十分重要。多个导联ST段抬高（图8-5）可以诊断STEMI并预示着更广泛的心肌梗死，需要紧急血运重建治疗。ST段抬高的导联分布有助于判断心肌梗死范围及罪犯血管。例如，Ⅱ、Ⅲ、aVF导联的ST段抬高是由于右冠状动脉闭塞而引起的下壁心肌梗死（某些情况下是由于回旋支闭塞）。V_2～V_6导联的ST段抬高（图8-5）反映出因左冠状动脉前降支闭塞引起的前壁心肌梗死。

不稳定型心绞痛或NSTEMI都是由血栓形成引起的冠状动脉次全闭塞所致，这将导致心内膜下心肌缺血，ECG表现为ST段压低（图8-6）。需要注意的

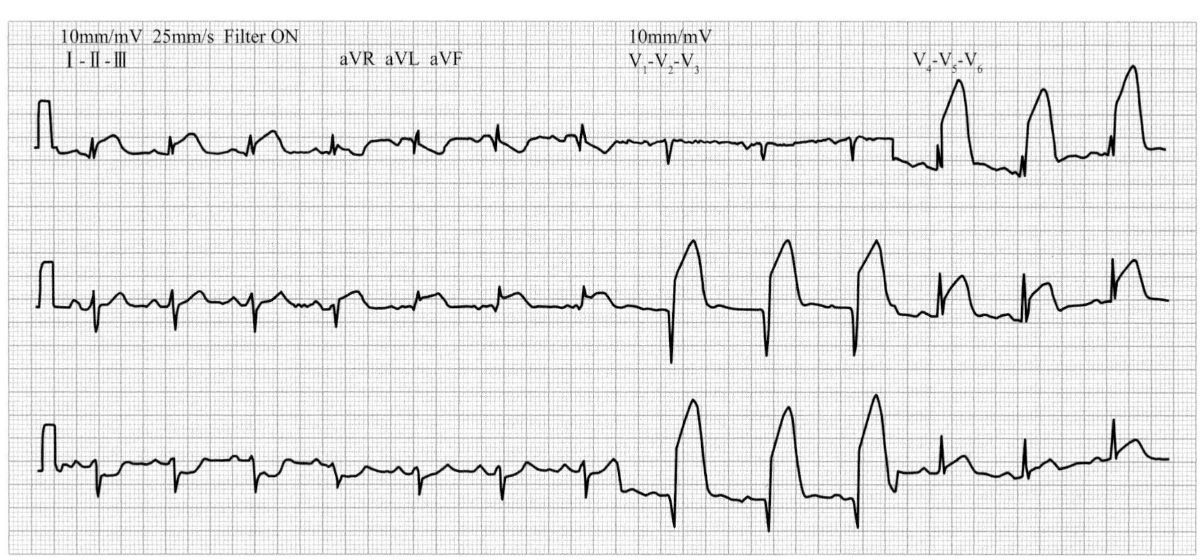

图8-5 急性前壁、侧壁心肌梗死心电图。Ⅰ、aVL、V_2～V_6导联ST段抬高，在其镜像导联Ⅱ、Ⅲ、aVF中可见ST段压低。V_2、V_3导联可见病理性Q波形成

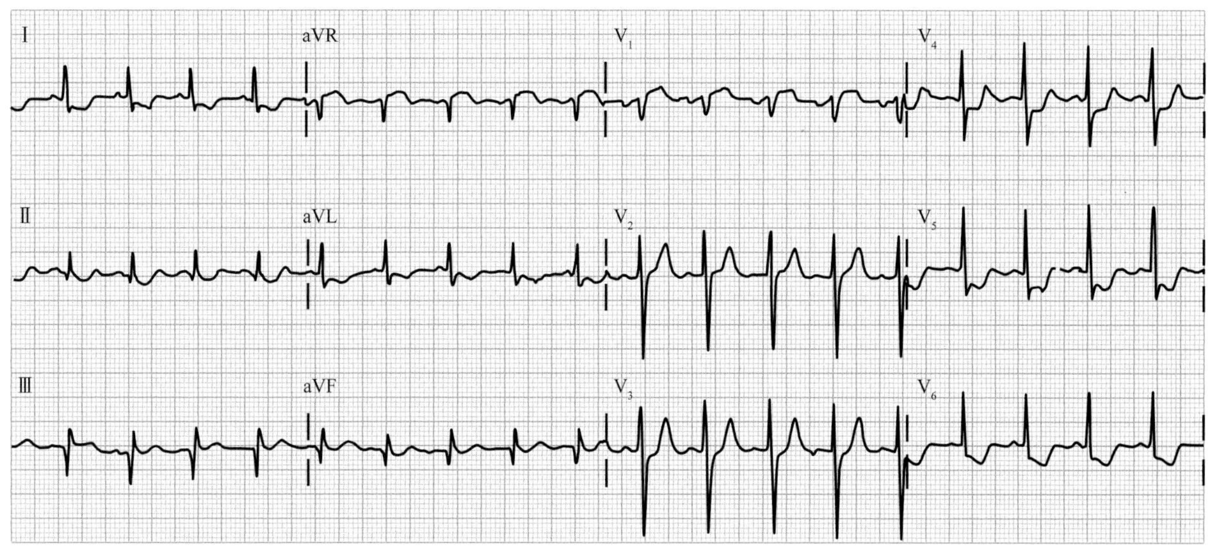

图8-6 1例急性NSTEMI患者心电图。可见Ⅰ、aVL、V_4～V_6导联ST段压低1～3mm。患者有下壁心肌梗死病史（图片来自美国波士顿大学附属医院）

是，50%以上急性心肌梗死患者在最初的ECG并没有表现出异常，因此急性心肌梗死往往需要连续心电图检查作出诊断。对于ECG结果正常的疑似心肌梗死患者，需要加做背部的V_7～V_9导联，其异常改变往往提示左心室后壁的缺血（通常是冠状动脉回旋支的闭塞）。超声心动图显示局部室壁运动异常也有助于急性心肌梗死的诊断。

血清标志物在急性心肌梗死的诊断中也起重要作用。通过检测心肌坏死时所释放的标志物，可以判断心肌梗死的发生。特异性标志物有助于确诊急性心肌梗死，而且对评估症状和心电图都表现轻微的心肌梗死预后有重要参考意义。常见的坏死标志物包括肌酸激酶（CK）、肌钙蛋白I（troponin I）、肌钙蛋白T、乳酸脱氢酶（LDH）和天冬氨酸氨基转移酶（AST）。坏死标志物的连续检测显示它们在急性心肌梗死后不同时间段的异常升高（图8-7）。这样的信息有助于回顾性分析心肌梗死发生的时间。临床上肌钙蛋白已成为最常用的心肌坏死标志物。CK也常规检测，但是LDH和AST已不作为心肌坏死的常规检测手段。

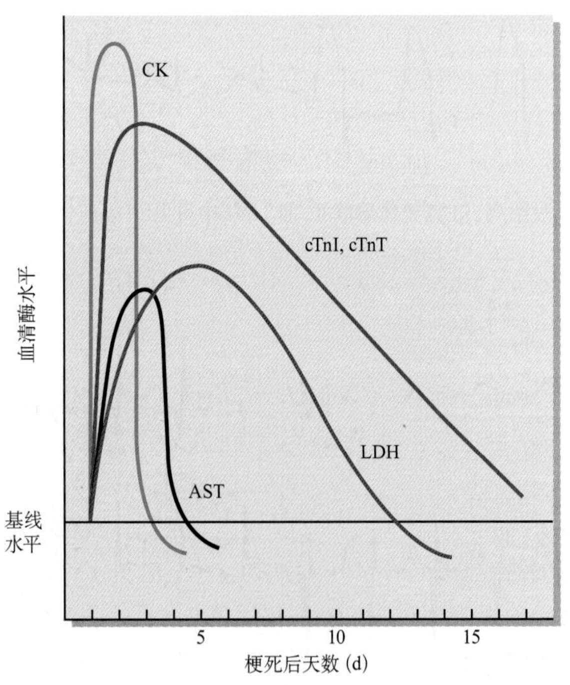

图8-7 急性心肌梗死发生后，血清标志物升高的时间过程。AST.天门冬氨酸氨基转移酶；CK.肌酸激酶；cTnI.心肌肌钙蛋白I；cTnT.心肌肌钙蛋白T；LDH.乳酸脱氢酶

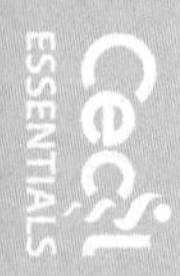

肌钙蛋白I和T是最敏感、最具有特异性的心肌坏死标志物，因此，已成为诊断急性心肌梗死的生化标准。当心肌特异性同工酶CK-MB在正常范围内时，同时间段检测肌钙蛋白I或T，已经能够证实是否存在心肌坏死。急性心肌梗死发生4h以内肌钙蛋白I或T开始升高，持续7～10d。有时肾衰竭和非ACS相关充血性心力衰竭患者也可出现肌钙蛋白T升高。肌钙蛋白的释放也常是因为非血栓堵塞性冠状动脉缺血引起，这就需要对整体临床表现进行观察，识别潜在的血栓形成引起的ACS。

长期没有明确NSTEMI证据（常规检查、心电图表现、坏死标志物检测）的不稳定型心绞痛患者应接受负荷试验。这项负荷试验对于识别患者是否要进一步检查（如冠状动脉造影）非常有帮助。一些心脏中心也使用CT冠状动脉造影来评估低风险患者，对于排除CAD诊断十分重要。

对于血清标志物正常和ECG不能确诊心肌缺血的患者，应该接受超声心动图检查以帮助诊断心肌梗死。心室壁节段性运动异常，特别是病变节段与心电图所表现出来的缺血区域一致时，更能说明心肌坏死的存在。超声心动图检查同样可以为一些胸部不适相关疾病（如心包炎、肺栓塞、主动脉夹层）提供证据。

冠状动脉事件高危患者应接受冠状动脉造影检查。在没有禁忌证的情况下，根据心电图、临床表现、坏死标志物等检查确诊，已经确诊NSTEMI的患者应该行冠状动脉造影检查。有明显负荷试验异常的不稳定型心绞痛患者，也可考虑行冠状动脉造影。负荷试验证据不足或缺乏其他NSTEMI证据的患者需要做冠状动脉造影来确认是否有潜在的CAD。

约有15%因怀疑NSTEMI而行冠状动脉造影的患者没有明显的阻塞性CAD。大部分患者在造影时都会清楚地发现罪犯血管内斑块的裂痕或溃疡，以及继发的血栓形成和血流减少。如果引起临床表现、心电图改变及坏死标志物释放的病变部位未发现显著狭窄，可考虑使用压力导丝行血流储备分数检查（fractional flow reserve，FFR）评估病变意义。

新发胸痛的患者需要密切监护（心电监测及心电图、心肌坏死标志物的反复评估），常用TIMI或GRACE评分［详见《西氏内科学》（第25版）第72章“急性冠脉综合征：不稳定型心绞痛和非ST段抬高型心肌梗死”］评估患者风险。对于新发胸部不适患者，整体评估有利于基于冠状动脉事件风险分类治疗患者。低风险患者可不予积极抗凝治疗和冠状动脉造影，而高风险患者很有可能从这些治疗方案中获益。对高风险患者进行适当的治疗[药物治疗和(或)血运重建]可使复发性缺血事件下降20%～40%、死亡率下降10%。

6. 鉴别诊断

初始评估ACS患者还应考虑其他可能危及生命的疾病,如肺栓塞、主动脉夹层。如果患者的临床表现不完全符合ACS,那么这些考虑就显得至关重要了。当肺血栓栓塞伴随着心电图的改变或心肌坏死标志物升高时,需要早期行冠状动脉造影检查;而当患者没有冠心病相关症状时,应尽快明确或排除肺栓塞诊断。因为主动脉夹层可严重威胁患者生命安全,因此当有相关临床表现时,应积极行影像学检查,尽早诊断。心脏瓣膜性疾病如主动脉狭窄和关闭不全,以及肥厚型心肌病等临床表现和ECG特点可类似于ACS。体格检查有助于上述疾病诊断。心包炎和心肌心包炎也可以出现胸痛、心电图改变(ST段、T波改变类似心肌缺血)、心肌坏死标志物升高,因此与ACS鉴别比较困难。应激性心肌病(Takotsubo综合征)也表现为胸痛、T波倒置、心肌坏死标志物阳性,此时患者往往会接受冠状动脉造影来评估有无冠状动脉病变。没有罪犯血管和特征性的室壁运动异常可进一步明确该诊断。

7. 治疗

怀疑ACS的胸痛患者需要紧急评估有无心肌缺血(连续心电图)和心肌坏死的证据(连续生物标志物监测)。如今,生物标志物的监测,通常是指肌钙蛋白,可用于诊断心肌梗死。持续心电监测十分重要,可以发现缺血相关的心律失常,连续的心电图检查可以发现心肌缺血相关的ST-T动态改变。应嘱患者卧床休息、吸氧。高度怀疑ACS的患者需要入院治疗,便于观察病情和明确诊断。临床医生可以借鉴胸痛诊治流程图进行诊治,该流程图基于专家意见和循证医学证据[详见《西氏内科学》(第25版)第72章"急性冠脉综合征:不稳定型心绞痛和非ST段抬高型心肌梗死"]。STEMI在最初发病时可凭借心电图ST段抬高诊断。不稳定型心绞痛和NSTEMI,应根据症状、心电图特点和心肌坏死标志物进行危险分层,并制订下一步治疗方案。

一旦确诊ACS,患者需要服用阿司匹林(每日75～162mg)和氯吡格雷抗血小板治疗,这是因为ACS的病理基础是斑块破裂和血栓形成。对于即将接受冠状动脉造影的患者,普拉格雷可以替代氯吡格雷。抗血小板治疗能显著降低NSTEMI患者死亡风险,阿司匹林与氯吡格雷联合治疗应持续1年。硝酸酯类药物(舌下含服、外用、静脉滴注)或β受体阻滞剂可用于改善胸部不适症状。β受体阻滞剂可以减慢心率和降低血压,可在心肌供氧不足时降低心肌需氧量。对于应用磷酸二酯酶-5抑制剂(西地那非、他达那非、伐地那非)的患者,在最初24～48h应避免使用硝酸酯类药物,防止出现低血压。钙通道阻滞剂可代替β受体阻滞剂,尤其适用于需要控制血压的患者,但禁用于射血分数下降或明显心力衰竭患者。二氢吡啶类钙通道阻滞剂硝苯地平可有效控制血压、促进冠状动脉扩张,但应与β受体阻滞剂联合使用,因为该药物可引起反射性心动过速,进而增加心肌需氧量。

血小板糖蛋白Ⅱb/Ⅲa阻滞剂可以抑制血小板聚集,作为NSTEMI患者的治疗手段,可以降低接受PCI治疗患者缺血性事件发生。此类药物常作为高危患者PCI术中应用,此时需要静脉给药,术后维持应用12～24h。目前临床研究数据提示比伐卢定(直接凝血酶抑制剂)效果更优,因此此类抗血小板药物的推荐等级被下调。

普通肝素及低分子量肝素作为NSTEMI的治疗手段能够有效降低缺血性并发症的风险。普通肝素主要通过激活抗凝血酶抑制凝血酶的形成及活性而发挥作用。普通肝素和阿司匹林联合应用可以增强抗缺血作用。普通肝素通常持续静脉滴注最长48h。血运重建后往往不继续应用。普通肝素的不良反应为轻度血小板减少,1%～5%患者可出现抗体介导的严重血小板减少,即肝素诱导的血小板减少(heparin-induced thrombocytopenia,HIF),此类患者既往多有肝素应用史,需要换用其他的抗凝方法。

低分子量肝素是普通肝素降解后的产物。与普通肝素相比,低分子量肝素抗凝效果更加稳定而持久,而且血小板减少和出血性并发症风险较低。低分子量肝素禁用于既往出现HIF的患者。临床研究数据表明,与普通肝素相比,低分子量肝素在降低NSTEMI患者住院期间终点事件(死亡、心肌梗死)发生率方面效果更佳。目前常用的低分子量肝素主要有达肝素(dalteparin)和依诺肝素(enoxaparin),两者均为皮下注射给药,使用时间不超过入院后8d,其具体使用剂量需根据肾功能情况、年龄、体重进行调整。与普通肝素一样,低分子量肝素在血运重建后往往不继续应用。低分子量肝素作用时间较长,且不能被鱼精蛋白中和。而普通肝素作用时间较短,能够被鱼精蛋白中和。因此，对于可能需要接受冠状动脉旁路移植术的患者，普通肝素是更佳的抗凝选择。

磺达肝素（fondaparinux）是选择性Ⅹa因子阻滞剂，不引起血小板减少。它可以减少NSTEMI患者缺血性事件发生，而且与依诺肝素相比，其出血风险更小。然而，在冠状动脉造影过程中，磺达肝素可以增加导管相关性血栓形成的风险，因此该药物主要用于接受无创性治疗、具有肝素相关高危出血风险的患者。

比伐卢定是直接凝血酶抑制剂，对于接受PCI的患者，它是除肝素以外的另一种抗凝选择。在降低PCI相关缺血性并发症方面，比伐卢定的效果与肝素联用血小板糖蛋白Ⅱb/Ⅲa阻滞剂相当，同时可以降低术后出血风险。比伐卢定尤其适用于既往有HIF病史的患者。

目前，他汀类调脂药物治疗仍被推荐用于NSTEMI患者。他汀类调脂药物能够稳定斑块、改善内皮功能。此类药物应于患者入院时尽早使用，并一直持续至出院后。证据表明，予以NSTEMI患者高剂量阿托伐他汀治疗（每日80mg）可以降低后期缺血性事件的发生。

危险分层对于恰当评估ACS患者是十分重要的。对于ACS低危患者（年龄小于75岁、正常肌钙蛋白水平、0～2个TIMI危险因素），在出院前应接受无创性评估，包括运动负荷试验或药物负荷试验。试验结果提示，缺血的患者应考虑行冠状动脉造影。上述策略有助于指导有创性检查和后续血运重建。而对于ACS高危患者（年龄大于75岁、肌钙蛋白水平升高、大于3个TIMI危险因素），推荐直接进行冠状动脉造影，必要时行血运重建，由此可以减少其后期缺血性事件的发生。对于可疑ACS患者，危险分层应该尽早进行。对于高危患者进行早期有创性检查（入院24h内冠状动脉造影）能够更有效减少死亡、心肌梗死、卒中等终点事件发生。ACS患者一旦出现急性心力衰竭、低血压、室性心律失常，则需要行紧急冠状动脉造影评估冠状动脉情况、尽早完成血运重建。

有创性冠状动脉造影检查往往伴随着出血并发症的风险，同时抗血小板和抗凝治疗的应用无疑会增加出血风险。出血并发症的高危因素主要包括女性、低体重、糖尿病、肾功能异常、血细胞比容减低、高血压。因此，一些心内科医生建议优先选择桡动脉而非股动脉进行导管操作，尽量减少出血并发症的发生。

8. 预后

对于NSTEMI患者，其心电图ST段压低的程度及涉及的范围可以预测死亡风险。多个导联ST段压低超过2mm的患者1年死亡率升高10倍。肌钙蛋白升高的程度也与死亡风险升高相关。与单个标志物相比，同时评估肌钙蛋白、hsCRP和BNP水平可以更好地预测死亡风险。

目前，临床干预措施（主要包括危险分层、适当的血运重建、抗血小板治疗、他汀类药物应用及其他控制冠心病危险因素手段）可以显著降低ACS患者的死亡率。尽管猝死风险低于STEMI患者（5%和7%），NSTEMI患者更容易出现后期反复发作的冠状动脉事件。STEMI和NSTEMI患者6个月累积死亡率并无显著差异（12%和13%）。因此，NSTEMI患者具有长期的死亡风险，需要严格控制冠心病危险因素。

（三）急性ST段抬高型心肌梗死和心肌梗死的并发症

1. 定义和流行病学

任何原因引起的持续性心肌缺血均可以导致心肌坏死，这是心肌梗死的病理生理学基础。心肌梗死是一系列心肌坏死相关的疾病，包括由需求增加导致缺血而引起的相对少量心肌坏死、以广泛心内膜下心肌梗死为特征的NSTEMI和以大范围透壁性心肌梗死为特征的STEMI。目前，被普遍接受的急性心肌梗死定义主要体现了临床状况和发病机制。STEMI大多是心外膜的冠状动脉完全闭塞引起的大面积、透壁性心肌坏死（图8-8）。而NSTEMI是指冠状动脉次全闭塞引起的心内膜下心肌坏死。尽管两者均威胁人类生命安全，但由于发病机制不同，其治疗策略及治疗紧急性也就不相同。

在美国及其他发达国家，心血管疾病占总死亡原因的50%。以美国为例，每年约有120万例致死或非致死性心肌梗死事件发生。每年冠心病可导致65万例患者死亡，其中25万例死于急性心肌梗死。50%的急性心肌梗死患者因得不到救治，在发病1h内死亡。在500万因胸痛就诊于急诊室的患者中，有150万患者因确诊ACS需要入院治疗。在此类患者群中，心电图ST段抬高或左束支传导阻滞提示STEMI，需要行紧急干预措施开通闭塞的冠状动脉。STEMI仅占所有心肌梗死的30%，但是其猝死风险最高，因此需要紧急治疗干预。

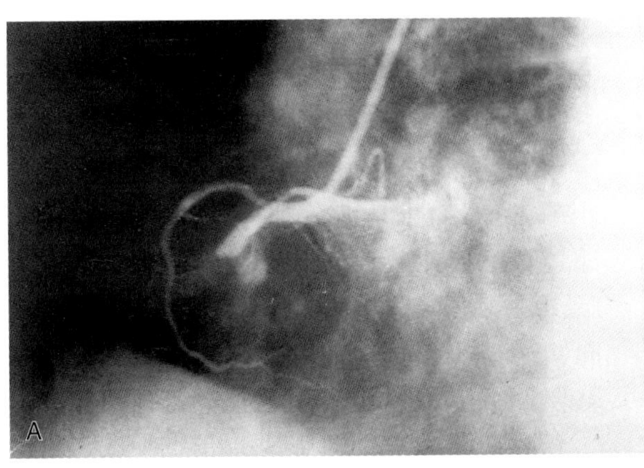

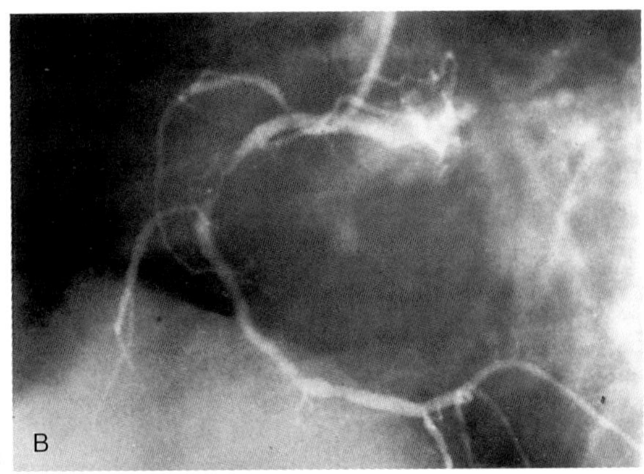

图8-8 1例急性下壁心肌梗死患者的右冠状动脉造影图。A.显示右冠状动脉完全闭塞；B.显示静脉应用组织型纤溶酶原激活剂90min后，右冠状动脉血流恢复

2. 病理学

在富含脂质的冠状动脉斑块内，LDL胆固醇的氧化可以诱发炎症反应。后续一系列炎症反应的发生导致斑块内巨噬细胞浸润沉积、促进基质金属蛋白酶分泌，从而降解斑块纤维素帽中的胶原纤维。随着纤维素帽变薄，斑块变得不稳定、更容易破裂，进而将血栓形成刺激因素暴露于血液系统，引起血小板聚集和激活、凝血酶生成，最终形成纤维蛋白性血栓。若冠状动脉因此完全闭塞，就会引起透壁性心肌缺血和坏死，心电图表现为相关导联ST段抬高。而部分闭塞性血栓形成导致不稳定型心绞痛和NSTEMI（心内膜下心肌梗死）。冠状动脉侧支循环形成可以抑制心肌缺血和坏死进展。STEMI和NSTEMI均可以引起心律失常和左心功能不全。大多数心肌梗死原因是冠状动脉血栓形成。此外，冠状动脉栓塞、冠状动脉痉挛、血管炎、冠状动脉解剖异常、主动脉或冠状动脉夹层、创伤等因素也可以导致心肌梗死。

心肌梗死的病理学特点存在时间依赖性。基础和临床研究已经证实，冠状动脉完全闭塞引起的缺血和心肌坏死呈波阵面演进，从心内膜向心外膜进展。闭塞后6h内恢复血流可以减小心肌梗死范围、降低死亡风险。心肌梗死的时间依赖性决定了尽早行再灌注治疗的临床治疗原则。

3. 临床表现

急性心肌梗死患者多表现为心前区不适、心电图改变（相应导联ST段抬高或左束支传导阻滞）、心肌坏死标志物（CK-MB和肌钙蛋白）升高等一系列临床综合征。肌钙蛋白因其具有高敏感性和高特异性，是目前诊断心肌梗死的首选标志物。心肌梗死相关的心前区不适症状类似于心绞痛发作，但是程度更严重，常表现为胸骨后压榨感、紧缩感或胸闷。部分患者不适症状可放射至颈部、下颌、一侧或者双侧上肢或背部。其他常见症状包括恶心、呕吐、大汗、濒死感、呼吸困难、乏力等。与稳定型心绞痛相比，心肌梗死症状持续时间超过20～30min，甚至可达数小时。

少数情况下，急性心肌梗死患者无胸部不适，仅表现为放射区域的不适。超过20%的患者，尤其是老年和糖尿病患者，多没有典型的心前区不适症状。因此，在该类患者表现出明显乏力、急性呼吸困难或肺水肿、恶心、呕吐、室性心律失常、低血压等症状时，应该高度警惕急性心肌梗死发生。因胸部不适考虑诊断急性心肌梗死时，其鉴别诊断包括主动脉夹层、肺动脉栓塞、胸壁疼痛、胃食管反流、急性心包炎、胸膜炎、惊恐发作等。由于主动脉夹层和肺动脉栓塞同样严重威胁患者生命安全，在心前区不适患者中排除或明确两者的诊断是十分重要的。

（1）体格检查：对于怀疑急性心肌梗死的患者，全面的体格检查是必要的。查体时要时刻关注患者的生命体征，因为急性心肌梗死患者可能出现血压升高或降低。在一些情况下，如下壁心肌梗死，患者可表现为严重的心动过缓。心脏听诊可闻及第四心音。大面积心肌梗死的患者可出现心力衰竭的症状和体征，如呼吸困难、肺部啰音、中心静脉压升高和出现第三心音。严重的心力衰竭可导致心脏性休克，患者此时出现低血压、血管收缩，表现为肢端湿冷。此外，急性心肌梗死患者容易出现机械性并发症，如因乳头肌功能异常引起的二尖瓣关闭不全。

（2）心电图：心电图检查对于诊断急性心肌梗死是十分重要的。相邻导联ST段抬高大于1mm可见于大部分STEMI患者。第一份心电图也许不具有诊断意义，因此在20min内持续追踪心电图就可以发现STEMI患者的心电图动态演变。透壁性心肌缺血的心电图早期表现为对应导联的ST段抬高，而在相反导联，ST段表现为压低，这就是所谓的"镜像改变"（详见《西氏内科学》（第25版）第73章"急性ST段抬高型心肌梗死和心肌梗死的并发症"）。心电图镜像改变的出现往往提示大面积严重心肌梗死的发生。随着心肌梗死的进展，心电图表现为T波倒置。随着时间的推移，尽管ST段和T波改变可以出现多种形式，透壁性心肌梗死患者在坏死心肌对应导联上会出现病理性Q波。其他引起ST段抬高的情况包括心包炎和早复极，两者均会干扰急性心肌梗死的早期心电图诊断。

约有30%的急性心肌梗死是因为冠状动脉回旋支闭塞引起的心脏后壁病变。此类心肌梗死的心电图表现为胸前导联的ST段压低。因此，心电图出现胸前导联ST段压低应该警惕心脏后壁梗死可能，此时可加做18导联心电图，明确后壁导联有无ST段抬高。如果超声心动图提示后壁运动减低，也有助于鉴别心脏后壁梗死。右冠状动脉闭塞可以导致急性下壁心肌梗死，如果右冠状动脉的边缘支也受到影响，梗死范围可扩大至右心室。右心室心肌梗死的治疗十分棘手，其诊断基于右侧胸壁导联心电图ST段抬高。

左束支传导阻滞可以掩盖急性心肌梗死引起的ST段抬高。具有急性心肌梗死临床特点的患者若出现左束支传导阻滞（尤其是新发的左束支传导阻滞），则应按照STEMI治疗原则处理。而右束支传导阻滞一般不会掩盖急性心肌梗死引起的ST段抬高。

4. 鉴别诊断

根据典型的临床症状和心电图表现，STEMI不难诊断。但是，一些特殊情况也可以引起ST段抬高，如早复极、Takotsubo综合征、急性心肌炎、急性心包炎等，其心电图表现很难与STEMI鉴别，从而干扰STEMI的诊断。为避免漏诊STEMI，具有心前区不适和ST段抬高心电图表现的患者均应接受冠状动脉造影，即使其造影结果可能提示并非STEMI。

辅助检查：心肌肌钙蛋白（cTnI和cTnT）是心肌的肌节蛋白，血液中肌钙蛋白是心肌损伤的特异性标志物。在心肌损伤2～4h后，血肌钙蛋白水平开始升高，并持续至损伤后2周。CK-MB在诊断心肌损伤方面特异性不如肌钙蛋白，但仍可用于诊断急性心肌梗死。急性心肌梗死发生4h内，CK-MB开始升高，但是持续时间短于肌钙蛋白。在肌钙蛋白持续升高的情况下，CK-MB水平的升高可以提示新发心肌坏死。对于慢性肾功能不全的患者，肌钙蛋白水平可以出现假性升高，cTnT较cTnI更为明显。除了心肌损伤标志物外，急性心肌梗死患者也需要进行血常规、血生化、血脂、凝血功能［凝血酶原时间（PT）、部分凝血活酶时间（PTT）］等检查。急性心肌梗死患者常出现血白细胞升高，提示炎症反应参与心肌坏死的病理过程。

一旦确诊急性心肌梗死，患者应行X线胸片检查以评估肺水肿的情况或观察有无主动脉夹层引起的纵隔增宽。超声心动图对于描述心肌梗死范围和评价射血分数十分重要。在早期诊断不明确时，超声心动图发现节段性心室壁运动异常有助于诊断急性心肌梗死。彩色多普勒超声检查有助于发现急性心肌梗死的并发症，如梗死相关的二尖瓣关闭不全和室间隔缺损、心包积液、心脏破裂等。心肌梗死数月后的超声心动图随访可以检测左心功能是否改善。放射性核素检查不用于急性心肌梗死的诊断。对于高度怀疑主动脉夹层的患者，心脏CT、心脏MRI、经食管超声心动图等检查手段均有助于诊断。而心脏MRI还可以帮助诊断心肌心包炎。

5. 治疗

急性STEMI的病理学基础是不稳定斑块破裂及血栓形成，导致冠状动脉完全闭塞。心肌坏死的过程是时间依赖性的，因此早期诊断和治疗STEMI对于挽救存活心肌至关重要。在STEMI相关死亡病例中，约一半死于症状发作1h内，甚至来不及送到急诊室。尽管已经大力宣传忽视心前区不适的危险性，患者在出现急性心肌梗死症状时仍然不能第一时间就诊。急诊医生在接诊可疑心肌梗死患者时，应立即制定相关治疗方案。患者应予以心电监测，以及时发现室性心动过速、心室颤动等恶性心律失常，并予以转复或电除颤。经鼻导管吸氧、建立静脉通路也是必要的。应立即给予阿司匹林（162～325mg）治疗，舌下含服硝酸甘油也有助于缓解心前区不适症状。有些急诊应答系统可以将12导联心电图远程发送至急诊室，有利于早期诊断STEMI并制订血运重建策略。

患者到达急诊室后，应该于5min之内采集第一份心电图，如果不能诊断，于20min内采集第二份心电图。一旦STEMI确诊，应该立即由心内科医生制定再灌注治疗方案。具备实施心脏导管检查、再灌注治疗的医院应该有完备的应答机制，及时通知导管室准备紧急治疗。证据表明，对于STEMI患者，急诊PCI优于溶栓治疗，但是该证据基于训练有素的导管室团队能及时到达现场并进行救治。急诊PCI要求门-球(door-to-balloon)时间少于90min，溶栓治疗则要求门-针(door-to-needle)时间少于30min。无论采取哪种再灌注治疗方案，对于治疗STEMI患者，医院应该制定成熟的流程体系，以及时诊断并制定治疗方案，尽早启动治疗手段。

对于要接受急诊PCI的患者，除了阿司匹林外，应该给予负荷剂量的噻吩吡啶类抗血小板药(氯吡格雷600mg或普拉格雷60mg)。普通肝素应按照60IU/kg剂量(最多4000IU)给药，静脉滴注速度为12IU/(kg·h)(不超过1000IU/h)。低分子量肝素同样可以应用(对于年龄小于75岁、正常肾功能患者，依诺肝素的给药方法为首剂30mg，随后每12h按照1mg/kg皮下注射给药)。按照导管室的流程，其他药物如血小板糖蛋白Ⅱb/Ⅲa阻滞剂和比伐卢定也可应用。

吗啡常用于镇痛治疗，每次静脉给药2～4mg，每隔5～15min给药1次。硝酸甘油0.4mg(每5min 1次，不超过3次)舌下含服有助于缓解心前区不适症状。静脉应用硝酸酯类药物可缓解疼痛并控制血压。静脉应用β受体阻滞剂推荐用于治疗STEMI，但是在心力衰竭、严重COPD、低血压或心动过缓情况下应避免使用。β受体阻滞剂(美托洛尔、普萘洛尔、阿替洛尔、噻吗洛尔、卡维地洛)可以显著降低未来心肌梗死和心血管死亡风险。无论患者有无高脂血症病史，他汀类调脂药物也被推荐用于STEMI治疗。其他辅助性治疗措施包括绝对卧床休息、持续鼻导管吸氧、监测血氧饱和度、持续心电监护、保持排便通畅，必要时应用抗焦虑药物。下壁心肌梗死引起的心动过缓，导致血流动力学不稳定时，可以使用阿托品。

血管紧张素转换酶抑制剂(ACEI)有助于改善STEMI患者长期生存率，其可以降低心力衰竭、再发心肌梗死的发生率并降低长期死亡风险。若患者可以耐受，应尽早使用ACEI，常见的ACEI包括赖诺普利、卡托普利、依那普利、雷米普利等。STEMI早期，由于患者可能出现低血压，要慎重使用ACEI。可以从小剂量开始，逐渐加量。

在射血分数小于40%的心力衰竭患者和糖尿病患者发生心肌梗死后，使用醛固酮受体阻滞剂依普利酮可以降低心血管因死亡风险，而螺内酯也可以降低心力衰竭和陈旧性心肌梗死患者的死亡率。

再灌注治疗：无论是溶栓还是急诊PCI，及时的再灌注治疗对于减低心肌梗死程度、降低远期心肌梗死发生率和死亡率十分重要。由于近期、远期血管通畅率均较高，目前认为急诊PCI效果优于溶栓治疗。急诊PCI的效果取决于医院有心脏导管室设施和完备的应答系统，确保导管室医生可以迅速赶到。如果患者发病2h内不能抵达导管室，溶栓治疗也是合理的选择。

根据GISSI(Gruppo Italiano per lo Studio della Streptochinasi nell' Infarto)临床研究结果，早期溶栓治疗(静脉注射链激酶)显著降低STEMI患者死亡风险。溶栓治疗的时效性十分重要，患者在症状发生12h后再接受溶栓，几乎没有获益。新型溶栓药，重组组织型纤溶酶原激活剂(rt-PA)在降低死亡率方面效果优于链激酶(30d死亡率，6.3%和7.3%)。用药后90min，与链激酶相比，rt-PA使用后的血管通畅率更高(80%和53%～60%)。而新型的rt-PA虽然给药方式更加简单，却并不能进一步降低死亡风险。溶栓治疗的最大优点是给药方式简单，然而0.5%～1%的患者会出现致命性出血并发症(颅内出血)。年龄大于75岁、女性、高血压、同时应用肝素等因素可以增加出血风险。溶栓治疗失败者，应考虑做补救性PCI。

与溶栓治疗相比，急诊PCI可进一步降低患者总体死亡率和再发非致死性心肌梗死风险，同时具有更高的血管通畅率，颅内出血风险却更低。急诊PCI主要包括血栓抽吸和冠状动脉支架置入，不一定需要球囊血管成形术。术前患者应该服用负荷剂量的噻吩吡啶类抗血小板药(氯吡格雷600mg或普拉格雷60mg)。与肝素联用血小板糖蛋白Ⅱb/Ⅲa阻滞剂的抗凝方案相比，临床数据提示使用比伐卢定的患者心肌梗死后死亡率更低、出血并发症更少。患者的良好预后与以下因素相关：医院具备专门从事急诊PCI的中心、术者技术娴熟、术后护理得当。急诊PCI在以下人群作为首选治疗方案：心源性休克患者(休克后18h内手术)、具有CABG病史患者(溶栓无法治疗桥血管闭塞)、70岁以上患者(颅内出血风险低于溶栓治疗)。

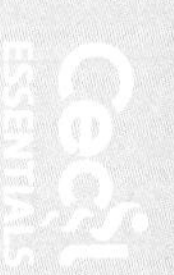

(四)心肌梗死的并发症

1. 复发性胸痛

根据心肌损伤程度不同，心肌梗死可以引起一系列并发症(表8-6)。患者可出现梗死后心绞痛,提示梗死相关血管再次闭塞。急诊行PCI后(支架内血栓形成)和溶栓治疗后患者均可出现这种情况。梗死后心绞痛患者需要行心脏导管检查以明确诊断和进行治疗。透壁性心肌梗死患者在发病2～4d可出现心包炎,由此引发的胸痛性质与急性心肌梗死不同。根据胸痛的特点(仰卧位、吸气时加重,坐位减轻)诊断往往不难。少见的情况是急性心肌梗死发病10周后出现心包炎进展,这种情况即Dressler综合征,是由免疫机制介导的现象。阿司匹林或非甾体抗炎药可用于治疗心包炎。

表8-6 急性心肌梗死并发症

功能性并发症
左心衰竭
右心衰竭
心源性休克
机械性并发症
心脏破裂
室间隔缺损
乳头肌功能异常引起的急性二尖瓣关闭不全
电生理性并发症
缓慢型心律失常(一、二、三度房室传导阻滞)
快速型心律失常(室上性或室性心动过速)
传导系统异常(束支、束丛传导阻滞)

2. 心律失常

恶性心律失常的高发期是在急性心肌梗死后24～48h。缺血状态的心肌更容易发生心律失常,其电生理基础是微小折返激动形成。急性心肌梗死发生数小时内的主要死亡原因就是心律失常,如室性心动过速和心室颤动。急性心肌梗死发生数小时内心室颤动发生率为3%～5%,24～48h后发生率下降。因此,急性心肌梗死发病48h内进行心电监护是十分重要的,可以及时发现并治疗恶性心律失常。加速性室性自主心律常发生于心肌梗死早期,多与再灌注相关。患者对于这种心律失常耐受性较好,不需要特殊治疗。急性心肌梗死后迟发室性心律失常(48h后)多与大面积心肌梗死和心力衰竭相关。迟发的室性心动过速和心室颤动预示患者预后很差。心室颤动一旦发生应立即给予电除颤治疗。影响血流动力学的室性心动过速应给予同步电转复。β受体阻滞剂或胺碘酮可以降低高危人群梗死后心律失常的发生率。纠正残留缺血状态同样有助于控制室性心动过速和心室颤动发生。迟发性心室颤动或影响血流动力学的室性心动过速患者可考虑安装植入性心律转复除颤器(ICD)。对于急性心肌梗死后40d、EF持续低于30%的患者,即使没有症状,ICD同样可以改善生存率。ICD也适用于急性心肌梗死后40d、EF持续低于35%～40%、具有心力衰竭症状的患者。

心肌梗死后,10%～15%的患者发生心房颤动,危险因素包括老龄、大面积心肌梗死、低钾血症、低镁血症、低氧血症、交感神经张力升高等。β受体阻滞剂(如美托洛尔)、地高辛、CCB(如地尔硫䓬)等药物可用于心房颤动心室率控制,而静脉应用肝素可以降低系统性栓塞风险。当心房颤动心室率过快影响血流动力学(低灌注、心力衰竭、低血压)时,应予以转复。在心肌梗死相关心房颤动发生后数月内,可考虑应用胺碘酮维持窦性心律。

有30%～40%下壁心肌梗死的患者出现窦性心动过缓和房室传导阻滞,原因是迷走神经张力过高。而右冠状动脉再灌注后,可以出现明显心动过缓(Bezold-Jarisch反射)。阿托品(0.5～1.5mg静脉给药)可用于缓解下壁心肌梗死相关的心动过缓。与之不同的是,前壁心肌梗死可引起心脏传导阻滞和宽QRS波群逸搏心律,提示房室结以下部位传导阻滞,而阿托品可以加重此现象。

高度心脏传导阻滞患者可考虑安装永久心脏起搏器,其适应证为束支传导阻滞相关的间断二度或三度房室传导阻滞及有症状的房室传导阻滞。一度房室传导阻滞常不是持续的,如果出现临床症状也可以考虑安装永久心脏起搏器。

3. 心力衰竭和低心排血量状态

心肌梗死如果影响20%～25%的左心室,临床上即可出现明显的心力衰竭,患者多表现为呼吸困难(肺淤血所致),心脏听诊可闻及第三、第四心音。若心肌梗死范围超过40%可出现心源性休克,死亡风险很高。随着再灌注治疗的广泛应用,心肌梗死后心力衰竭和心源性休克发生率显著降低。早期再灌注治疗可缩小心肌梗死面积,从而降低与心力衰竭相关并发症的发生风险。心肌梗死合并急性心力衰竭后,应予以氧疗及静脉使用吗啡、利尿剂和硝酸酯类药物(降低心脏前负荷)。对于急性心肌梗死后EF减低相关的心力衰竭,长期治疗包括ACEI(或ARB)、β受体阻滞剂、醛固酮受体阻滞剂依普利酮或螺内酯、利尿剂等。

急性心肌梗死的心室需要更高的充盈压(filling pressure)和容量来维持心排血量。然而,急性心肌梗死患者往往由于恶心呕吐、摄入液量减少等,而处于低血容量状态,进而导致心脏低排血量状态。患者临床可表现为低血压,此时需要慎重、适当补液。

急性下壁心肌梗死患者在度过早期容易出现心律失常的时间段后,其死亡风险较低。然而,右冠状动脉及其分支闭塞可以导致右心室梗死,10%～15%的下壁心肌梗死患者可出现右心室梗死,此时患者死亡风险显著升高(住院期间死亡率,25%～30%和6%)。患者颈静脉压力升高或低血压状态提示右心室心肌梗死。尽管右心室功能常恢复至正常,但补充足够的容量维持右心排血量仍有必要。有时需要短期应用多巴胺维持血流动力学稳定,应避免使用血管扩张剂和利尿剂。下壁心肌梗死伴随高度房室传导阻滞常导致患者血流动力学不稳定,此时可考虑植入临时起搏器。下壁心肌梗死患者往往不能耐受心房颤动发作,需要及时转复。

4. 心源性休克

心源性休克是指大量心肌坏死引起的临床综合征,可以导致左心室充盈压升高(肺毛细血管楔压>18mmHg)、心指数减低[<1.8L/(min·m^2)]患者可出现低血压、器官灌注不足等表现,死亡率高达70%～80%。严格血流动力学监测可以帮助早期诊断,而应用血管活性药物和主动脉内球囊反搏(intra-aortic balloon pump,IABP)技术有助于稳定病情。IABP治疗仅为优选的暂时处置策略,而患者生存率常取决于其他可逆性因素,如血运重建是否可以改善心肌缺血,心肌梗死机械性并发症(如二尖瓣关闭不全或室间隔缺损)是否得到纠正等。IABP治疗的禁忌证为显著主动脉瓣关闭不全和严重外周血管疾病。目前,一些医院应用心室辅助装置来治疗心源性休克,然而这些方法并不能保证患者左心功能的恢复。

5. 机械性并发症

急性心肌梗死的机械性并发症包括乳头肌断裂或功能异常引起的二尖瓣关闭不全、心脏破裂、室间隔缺损和室壁瘤形成。这些情况常发生于心肌梗死后1周内,约15%的心肌梗死相关死亡与之相关。新出现的心脏杂音、突发心力衰竭及血流动力学严重异常均提示机械性并发症发生。未接受再灌注治疗和再灌注治疗延迟的患者易出现此类并发症。超声心动图检查和右心导管技术有助于诊断此类并发症。病情严重的患者常需行外科手术治疗。

乳头肌断裂或功能异常引起的急性严重二尖瓣关闭不全可导致严重心力衰竭,24h内死亡率可达75%以上。静脉应用硝普钠降低心脏后负荷和IABP治疗有助于稳定患者病情,但是仍应该考虑外科手术修补或置换瓣膜来增加患者存活概率。尽管,外科手术治疗有25%～50%的死亡风险,但其死亡风险仍低于单用药物和IABP治疗。

老年高血压患者,尤其是接受溶栓治疗的患者,易出现梗死相关的室间隔缺损。急性室间隔缺损引起的左向右分流可导致严重的血流动力学不稳定。与二尖瓣关闭不全类似,降低心脏后负荷和IABP治疗有助于稳定患者病情,但仍需积极考虑外科手术治疗。中重度室间隔缺损患者往往不耐受手术,其死亡率更高。与下壁心肌梗死相比,前壁心肌梗死相关的室间隔缺损患者有更好的机会接受外科手术。经皮介入封堵也有一定效果,其可以提供机会等待梗死部位组织愈合而避免外科手术。

心脏破裂的发病风险和病理学特点与室间隔缺损类似。心脏破裂可导致心脏压塞而引起患者猝死。少数出现假性动脉瘤的患者,需行外科手术治疗。

6. 血栓栓塞并发症

在早些年,心肌梗死后25%的患者住院期间死亡是由心源性栓子相关的卒中和肺动脉栓塞导致,而仅有10%的患者可明确诊断。血栓栓塞并发症发生与左心室附壁血栓形成相关,常见于前壁心肌梗死引起的心尖部收缩无力,而长期卧床可引起下肢深静脉血栓。心肌梗死后良好的护理治疗可以显著降低血栓栓塞并发症。

及时的再灌注治疗可以降低心肌梗死和左心功能受损程度。例如,对于前壁心肌梗死患者,及时再灌注治疗可以避免严重心尖部收缩无力、减少附壁血栓。急性心肌梗死患者应该在治疗同时完善超声心动图检查,评估左心功能并及时发现有无附壁血栓形成(尤其是前壁心肌梗死患者)。如果发现左心室附壁血栓形成,应予普通肝素或低分子量肝素抗凝,同时开始口服华法林抗凝,华法林应持续应用至心肌梗死后6个月。心肌梗死后早期下床活动,以及穿戴弹力袜和预防性应用肝素抗凝可以减少深静脉血栓形成，降低肺栓塞发生率。

五、预后

（一）心肌梗死后危险分层

了解心肌梗死患者未来发生冠状动脉事件及死亡风险的关键在于评估以下情况：左心功能情况及其对临床功能状态的影响，残存的心肌缺血情况及有无自发或活动诱发的心律失常。出院前适当的评估有助于认识患者的风险状态和预后。

（二）心电监测

心肌梗死患者在梗死时间发生后的48h内应常规进行心电监测，以便及时发现心律失常事件。发生心室颤动或持续性室性心动过速的患者，特别是EF＜40%的患者，将获益于ICD植入治疗。ICD植入同样适用于EF持续减少甚至EF＜30%的患者。

（三）心导管和无创性检查

出院前患者危险分层主要涉及心导管检查、次最大运动负荷试验（出院前4～6d）、最大运动负荷试验（出院后2～6周）。接受急诊PCI的患者可以评估冠状动脉有无高危情况。而对于接受溶栓治疗的患者，出院前应行冠状动脉造影以明确病变及罪犯血管情况。若不行冠状动脉造影，应该行次最大运动负荷试验（＞70%最大预测心率）检测患者是否属于出院后冠状动脉缺血事件高危人群。接受次最大运动负荷试验替代冠状动脉造影的患者，应在出院2～6周随访、进行最大运动负荷试验。运动试验中，如出现运动诱发的心绞痛、缺血性ST段改变、低血压、室性心律失常及运动耐量降低，应考虑行冠状动脉造影。如果有影像学检查支持（如超声心动图或心肌核素显像），运动负荷试验的敏感性和特异性更高。所有患者在出院前均应该行超声心动图检查评估左心室射血分数。

（四）冠心病二级预防

冠心病二级预防的目的是减少再发心肌梗死和心血管疾病的死亡率，关键是冠心病危险因素的控制。所有患者住院期间应该检测血脂水平，他汀类药物治疗对于急性心肌梗死患者十分必要。LDL的目标水平是100mg/dl，最好能低至70mg/dl。戒烟对于减少再发梗死至关重要，继续吸烟可以使梗死后1年内再发心肌梗死和死亡风险增加1倍。系统制订戒烟方案及使用辅助药物（尼古丁贴片、口香糖替代、伐尼克兰、安非他酮）可以提高戒烟成功率。

所有心肌梗死患者均应接受阿司匹林（每日75～162mg）抗血小板治疗。无论是否行急诊PCI，患者心肌梗死后服用氯吡格雷（每日75mg）1年可以明显获益。对于接受急诊PCI及冠状动脉支架置入治疗的患者，应该常规使用氯吡格雷（每日75mg）或普拉格雷（每日10mg）。根据置入支架类型决定用药时间：裸金属支架（双联抗血小板至少1个月）、西罗莫司涂层支架（双联抗血小板至少3个月）、紫杉醇洗脱支架（双联抗血小板至少6个月）。大多数冠状动脉支架置入的患者，术后接受双联抗血小板1年。抗血小板治疗方案应该根据患者出血性并发症的风险进行调整。

阵发性或持续性心房颤动患者，可根据CHADS-2评分（心力衰竭、高血压、年龄＞75岁、糖尿病、卒中）决定是否用华法林抗凝（INR目标值2～3）。肺栓塞或系统性栓塞患者同样应该接受华法林抗凝。而急性心肌梗死后血栓栓塞高危的患者，如前壁心肌梗死导致的EF减低者，也应考虑华法林抗凝。对于接受双联抗血小板联合华法林抗凝的患者，应该严密监测、警惕出血并发症。

大面积前壁心肌梗死心功能严重受损患者（EF＜40%）可出现左心室病理性重构和心力衰竭。而ACEI使用可以抑制患者左心室病理性重构、改善心功能，并且可以降低再发心肌梗死风险。然而对于稳定型冠心病患者，使用ACEI并无获益。因此，所有心肌梗死患者均应接受ACEI治疗（卡托普利、雷米普利、赖诺普利）。对于不耐受ACEI的患者予以ARB类药物（如缬沙坦、氯沙坦等）替代。心肌梗死患者合并EF减低（＜40%）或者糖尿病时，可考虑使用醛固酮受体阻滞剂依普利酮（起始每日25mg，可加至每日50mg）。ACEI或者ARB药物与依普利酮联用时，需严密监测血钾水平。

心肌梗死后EF减低患者使用β受体阻滞剂可以降低死亡风险。对于心肌梗死后早期失代偿性心力衰竭或其他禁忌证的患者应避免使用。琥珀酸美托洛尔（起始每日25mg，可加至每日200mg）或卡维地洛（3.125～6.25mg每日2次起始，可加至25mg每日2次）应该从小剂量开始，逐渐加至患者可耐受的最大剂量。对于没有残存心肌缺血、心律失常及正常EF值的患者，β受体阻滞剂使用是否获益仍不清楚。

长效或短效硝酸酯类药物多用于治疗稳定型心绞痛。钙通道阻滞剂(calcium channel blocker，CCB)应避免用于EF＜40%的患者。对于正常EF值、不能耐受β受体阻滞剂的患者，非二氢吡啶类CCB，如维拉帕米或地尔硫䓬，可以用于抗心绞痛或控制心房颤动心室率。二氢吡啶类CCB，如氨氯地平，可用于控制血压、治疗心绞痛，慎用于EF减低的患者。

女性心肌梗死患者应避免使用雌激素或孕激素，因为其不能降低再发心肌梗死风险却可以增加血栓栓塞风险。而对于已经接受激素治疗的患者是否继续使用激素，应根据患者个体化考虑，倾向于不继续使用。糖尿病患者应注意监测血糖，糖化血红蛋白应控制在7%以内。补充维生素对于治疗心肌梗死效果并不确切。没有证据表明鱼油可以使急性心肌梗死患者获益。

(五)患者教育和心脏康复

在急性心肌梗死早期就应该积极开展患者教育，使患者充分意识到治疗的价值及控制冠心病危险因素的重要性。在随后的患者教育中，心脏康复方案的制订十分重要，它可以改善心肌梗死患者的生活方式、提高运动耐量、重拾生活的信心。心肌梗死患者出院后应及时去心内科门诊随诊，便于稳定病情、调整治疗方案及改善生活方式。

推荐阅读

Anderson JL, Adams CD, Antman EM, et al: 2012 ACCF/AHA focused update incorporated into the ACCF/AHA 2007 guidelines for the management of patients with unstable angina/non–ST-elevation myocardial infarction: a report of the American College of Cardiology Foundation/American Heart Association Task Force on Practice Guidelines, J Am Coll Cardiol 61:e179–e347, 2013.

Fihn SD, Gardin JM, Abrams J, et al: ACCF/AHA/ACP/AATS/PCNA/SCAI/STS guideline for the diagnosis and management of patients with stable ischemic heart disease: a report of the American College of Cardiology Foundation/American Heart Association Task Force on Practice Guidelines, and the American College of Physicians, American Association for Thoracic Surgery, Preventive Cardiovascular Nurses Association, Society for Cardiovascular Angiography and Interventions, and Society of Thoracic Surgeons, J Am Coll Cardiol 60:e44–e164, 2012.

Hillis LD, Smith PK, Anderson JL, et al: 2011 ACCF/AHA guideline for coronary artery bypass graft surgery: a report of the American College of Cardiology Foundation/American Heart Association Task Force on Practice Guidelines. Developed in collaboration with the American Association for Thoracic Surgery, Society of Cardiovascular Anesthesiologists, and Society of Thoracic Surgeons, J Am Coll Cardiol 58:e123–e210, 2011.

Levine GN, Bates ER, Blankenship JC, et al: 2011 ACCF/AHA/SCAI guideline for percutaneous coronary intervention: a report of the American College of Cardiology Foundation/American Heart Association Task Force on Practice Guidelines and the Society for Cardiovascular Angiography and Interventions, J Am Coll Cardiol 58:e44–e122, 2011.

O'Gara PT, Kushner FG, Ascheim DD, et al: 2013 ACCF/AHA guideline for the management of ST-elevation myocardial infarction: a report of the American College of Cardiology Foundation/American Heart Association Task Force on Practice Guidelines, J Am Coll Cardiol 61:e78–e140, 2013.

第9章 心律失常

著　者　Marcie G. Berger　Jason C. Rubenstein　James A. Roth
译　者　高瑞龙　审校者　周益锋

一、细胞电生理基础

心肌细胞静息跨膜电位(E_m)由细胞内外离子浓度差维持，这是一个依赖于离子通道、泵和交换物的耗能过程。跨膜电压和离子浓度的差异形成电能和化学能，驱动离子进出细胞。

心肌细胞跨膜静息电位主要由钾离子(K^+)形成。Na^+-K^+-ATP酶主动跨膜转运K^+，使细胞内K^+浓度高于细胞外K^+浓度，形成跨膜离子浓度梯度。细胞内外离子浓度的差异促使K^+外流，从而形成心肌细胞内的负电位。K^+持续由细胞内向细胞外流动，直至K^+跨膜负电势与K^+跨膜浓度梯度之间达到平衡，从而形成平衡电位。此时K^+净电流为零，接近于非起搏心肌细胞的跨膜电位。心肌起搏细胞(即窦房结和房室结细胞)静息电位为-50～-60mV，而心房和心室肌细胞则为-80～-90mV。

心肌细胞除极达阈电位时，引发一系列离子流动并形成心肌动作电位(图9-1)。动作电位时程分五期。Na^+通过快Na^+通道内流，产生非起搏心肌细胞的0期快速除极。Na^+通道依电压不同有三种构象状态：关闭(静息状态)、开启(Na^+流动)和失活。1期为K^+外流导致的早期和快速的部分复极。2期为Ca^{2+}内流和K^+外流达到平衡的平台期，净电流很小。

3期时Ca^{2+}内流逐渐减弱，而K^+外流逐渐增强。本时相最主要的电流为快速激活的延迟整流钾电流I_{Kr}，此通道由*KCNE2*(也称*HERG*)基因编码。心肌细胞的不应期很大程度上取决于3期时程。缓慢激活的延迟整流钾电流I_{Ks}也在复极中起作用。值得注意的是，I_{Kr}可以被许多延长动作电位时程的药物抑制。

4期对于心肌起搏细胞极为重要。在4期，起搏细胞从静息电位向阈电位缓慢除极。依静息跨膜电位、4期自动除极速率和0期除极速度的不同，将心肌细胞分为快反应细胞和慢反应细胞。慢反应细胞位于

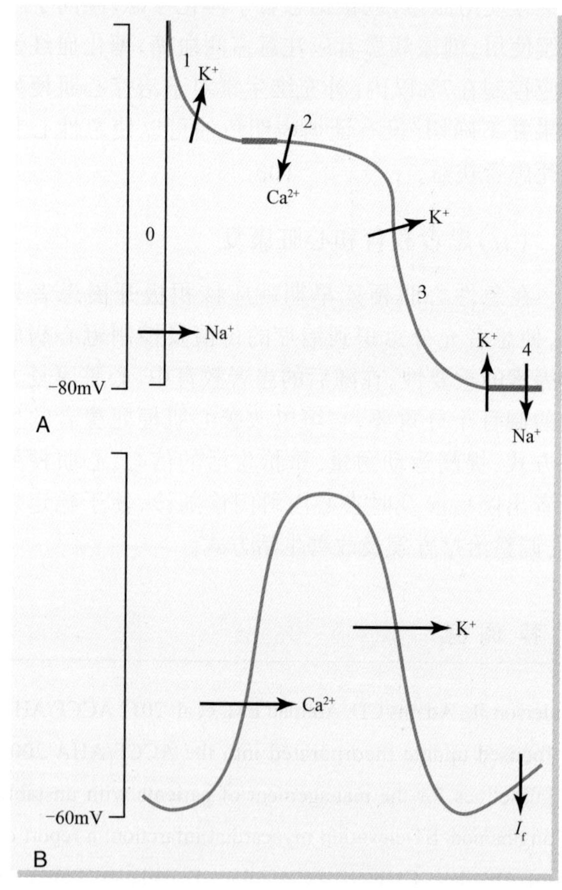

图9-1　心肌细胞动作电位的电生理基础。A.快反应细胞位于工作心肌和特化的结下传导系统中，其保持较高负性静息膜电位，0期动作电位迅速上升由Na^+快速内流介导。B.慢反应细胞位于窦房结和房室结组织中，其负性静息膜电位较小。依赖于钙通道，慢反应心肌细胞动作电位升支较慢，4期除极较慢

窦房结和房室结中，4期时自动或自发除极。慢反应细胞的静息跨膜电位绝对值较小，其0期除极由Ca^{2+}电流形成。这种自律细胞传导缓慢，失活后的恢复呈时间依赖性。快反应细胞位于心房肌、心室肌和希浦系统中，其4期除极过程缓慢，正常情况下不表现出自律性。快反应细胞静息跨膜电位绝对值较大，传导迅速，0期除极由快Na^{+}通道介导，失活后的恢复呈电压依赖性。

窦房结4期自动除极速率最快。其他心脏组织具有潜在的自发除极能力。这些潜在起搏点在自律性增强或窦性心率过慢时，可以主导心脏节律。一般情况下，位于房室环上的房室结是心脏的第二起搏点，其自发除极的频率为40～50次/分。4期除极加速、动作电位绝对值增加和最大舒张期电位负值减小会使心肌细胞自律性增强。

窦房结为内源性起搏点之首，其自发除极形成动作电位，静息频率为60～100次/分。窦房结细胞除极后激动扩布至整个心房并到达房室结，房室结导致心房至心室的激动短暂延迟，随后沿着房室结起源的希氏束传导，再进入左右束支，快速地将激动传导至心室肌细胞。心肌细胞通过缝隙连接的电突触连接在一起，实现细胞间的电激动传导。

（一）心律失常的分类

按照形成机制的不同，心律失常可以分为激动起源异常和激动传导异常。临床上则常分为慢速性心律失常和快速性心律失常，并且根据心律失常的起源进一步分类，用于评估和指导治疗策略。

（二）心律失常的电生理机制

起搏细胞的特点之一为自律性，其体现在4期自动除极过程中。起搏细胞的4期除极斜率增加、动作电位绝对值增加和最大舒张期电位负值降低均可导致除极加速从而使得自律性增强。这种情况可以由交感神经兴奋所致，其自律性增强可以为正常（如正常的窦性心动过速）或不正常（如不适当的窦性心动过速）。非起搏心肌细胞出现自发除极被称为异常自律性。某些情况下，如缺血、电解质异常和交感激活均可导致异常自律性，产生心房或心室期前收缩、房性心动过速和室性心动过速。

触发活动表现为前一次心肌除极所诱发的新的除极。如果继发除极达到阈值，可在动作电位3期时立即或之后产生动作电位。早期后除极发生于动作电位3期。早期后除极的诱发因素包括延长Q-T间期的药物、低钾血症和心动过缓。先天性长Q-T间期综合征患者更易产生早期后除极，并导致尖端扭转型室性心动过速。

触发活动发生在4期时可以产生延迟后除极，常见于心动过速、地高辛中毒、高儿茶酚胺水平等，与细胞内钙超载有关。延迟后除极为儿茶酚胺敏感性多形性室性心动过速最主要的电生理机制。

临床上快速性心律失常最常见的潜在机制为折返。折返指特定心肌组织被同一个激动反复刺激。折返的产生基础为存在不同传导速度和不应期的2条径路。折返发生的必要条件是一条径路单向阻滞，另一条径路传导延迟。折返可以进一步分为解剖性折返即折返环在固定的解剖结构上，功能性折返即折返发生在范围不固定但处于无反应的组织周围。图9-2阐述了折返的电生理机制。近端和远端之间存在

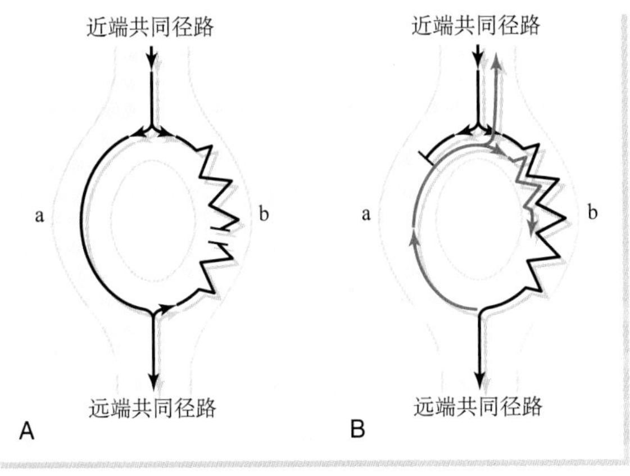

图9-2　折返机制。折返需要2条不应期不同的径路和一个缓慢传导区域。一条径路（a）正常快速传导但不应期较长。第二条径路（b）传导缓慢但不应期相对较短。为了触发折返，必须有一条径路上的顺行传导阻滞，随后的逆行传导可重新激活该径路。这被称为单向阻滞。解剖性/功能性阻滞可保证两个通路处于分离状态。虽然示意性地绘制为圆形环路，但径路的解剖结构通常是复杂和迂回的，并且在不同的心律失常机制中，折返径路有所不同。A.正常节律时，折返环路的2条径路均被顺行激活。而b径路中的传导缓慢，传导更快的a径路激活远端，且可以沿逆行方向激活缓慢传导径路。这种逆行传导为心电图隐匿（不可见的），与顺行波阵碰撞后消失，没有产生心动过速。B.折返通常由独立于折返环外的期前收缩引起。由于2条径路的不应期不同，期前收缩不能沿着快速传导的a径路传播，但能够沿着缓慢传导的b径路向下传播，并可因期前收缩相关的传导时间延长而遭遇实质性的延迟（如递减传导），使得a径路有时间从不应期中恢复。快速传导的a径路成为逆传路径，再激活缓慢传导的b通路最终形成折返，在折返环内发生持续的折返性心动过速

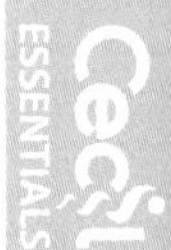

2条径路，a径路传导迅速但不应期较长，b径路传导缓慢但不应期较短。正常激动沿着2条径路下传，a径路传导迅速，b径路传导缓慢，激动沿a径路到达远端后，不仅向远端传导，还可能逆行激动b径路，此激动与b径路原本缓慢下行的激动相遇并消失。某些情况下，一个期前收缩到达近端时，因a径路仍处于不应期，从而只能沿b径路缓慢传导并到达远端。b径路传导缓慢，激动到达远端时a径路已脱离不应期，故激动沿a径路逆行传导，由此持续激动并形成折返。折返是室上性心动过速和室性心动过速的最常见机制。

关于该主题的深入讨论，请参阅《西氏内科学》（第25版）第61章“电生理原理”。

二、常规处理

（一）诊断步骤

1. 心电图

心律失常症状的初始评估极其依赖于基线12导联心电图。基线心电图或许能阐明潜在的心脏疾病。Q波或碎裂QRS波群可能提示曾发生心肌梗死，缓慢的窦性心律或房室传导异常提示症状性心动过缓，δ波提示旁道，并对Wolff-Parkinson-White（WPW）综合征的诊断和旁道的定位有所提示。

基线心电图可提示具有猝死风险的遗传性心肌疾病或心脏离子通道疾病。致心律失常性右心室发育不良患者可能存在ε波和右胸导联T波倒置，Q-T间期延长和缩短可能提示先天性/获得性长Q-T间期综合征和短Q-T间期综合征，而Brugada综合征可以通过V_1导联和V_2导联ST段穹隆样抬高诊断。

心律失常发作时的12导联心电图可以明确患者出现症状的原因。症状发作时的心电图是鉴别室上性心动过速和室性心动过速最有用的工具。心电图通常能提示窄QRS波群心动过速的潜在机制。室性心动过速时的12导联心电图QRS波群形态可以帮助确定起源和机制并指导射频导管消融治疗。

2. 动态监测

心律失常症状期间获得12导联心电图最为理想，但在实际工作中因症状的短暂性和间歇性，经常无法获得心电图数据。动态记录设备可以长时间地记录心电图，帮助确定症状和节律之间的关系。

常用监测设备有三种。Holter可以提供持续24～48h的心电数据。Holter适用于频繁发生症状的患者。较长的记录时间可以提供有关心率变异性、心房颤动节律控制、心房颤动负荷、无症状心律失常和室性异位搏动发生频率的信息。

外部事件检测仪或称循环记录仪，可以佩戴30d，发生症状时可由患者触发记录心电图，或当心率高于或低于阈值时自动记录。一些体外记录仪可以自动监测心房颤动，每次记录时间为数秒至数分钟不等。事件记录之后，可通过电话传输信息。外部循环记录器的作用是协助诊断症状发作不频繁的心律失常。

植入式循环记录器对于症状发作频率小于1次/月的患者可能有效。这是一种埋藏在左胸皮下的小型植入设备，预期电池寿命为3年，可由患者触发或根据设定心率参数触发记录心电图。植入式循环记录器对反复发作且不频繁的晕厥患者具有重要意义。

3. 电生理检查

进行心脏电生理检查时，临时将起搏电极导管放置于心脏的不同部位，行起搏检测和心内电图的记录。导管通常放置于右心房、右心室、希氏束附近部位，左心房记录和起搏时则放至冠状窦内。心脏电生理检查可以明确快速性心律失常的机制并指导治疗。既往有心肌梗死病史患者诱发出室性心动过速有助于判断有无致命性心律失常并指导除颤器的植入。电生理检查也可以用于评估窦房结和房室结功能。

（二）药物治疗

抗心律失常药物常用Singh-Vaughan Williams分类，其根据药物的主要药理作用进行分类（表9-1）。此分类方法刚提出时，业界关于电生理学机制的知识尚不足。抗心律失常药物的Singh-Vaughan Williams分类简单易用，但存在很大的局限性。按药理作用分类，Ⅰ类和Ⅲ类药物为离子通道阻滞剂，Ⅱ类和Ⅳ类药物为受体阻滞剂。某些药物分类上有交叉，且有多种作用机制，还有一些药物无法归入此分类中，如地高辛和腺苷。抗心律失常药物分类依据的是药物对正常心脏组织的体外电生理作用。

抗心律失常药物效果有限，且可能导致不良反应如致心律失常风险，故对药理机制、药物相互作用、电生理效应和副作用的了解相当重要。一些抗心律失常药物可能会抑制左心室收缩功能并且影响起

表9-1 抗心律失常药的Singh-Vaughan Williams 分类

分类	药理作用*	代表药物
Ⅰ	阻滞钠通道，主要抑制动作电位最大除极速度(0期)	
ⅠA	适度阻滞	奎尼丁、普鲁卡因胺、丙吡胺
ⅠB	轻度阻滞	利多卡因、妥卡尼、美西律、苯妥英钠
ⅠC	明显阻滞	氟卡尼、普罗帕酮、莫雷西嗪
Ⅱ	β受体阻滞剂	普萘洛尔、美托洛尔、阿替洛尔
Ⅲ	钾通道阻滞剂：显著延长动作电位时程	胺碘酮、索他洛尔、溴苯胺、伊布利特、多非利特、决奈达隆
Ⅳ	钙通道阻滞剂	维拉帕米、地尔硫䓬

*某些药物具有多项不同的生理作用。

搏和除颤阈值。除β受体阻滞剂以外，其他抗心律失常药物均被证实不能降低死亡率。抗心律失常药物可能增加心血管病死亡率，尤其是对于心力衰竭患者。表9-2和表9-3总结了常用抗心律失常药物的特性和副作用。

1. Ⅰ类抗心律失常药物

Ⅰ类抗心律失常药物为钠离子通道阻滞剂，可与开放或失活状态的快钠通道结合，并在钠通道静息状态下与其解离。阻滞电压门控钠通道可以减慢0期除极速率和传导速度。Ⅰ类药物为功能依赖性，在心率较快时效果明显。动作电位4期时药物从钠通道的解离速度决定了对心肌传导速度的抑制程度。

ⅠA类药物与钠通道分离速度较慢，故效能中等。ⅠA类药物不仅阻滞电压门控钠通道，还可以阻滞延迟整流钾电流，进而减慢传导速度和延长动作电位时程。所有ⅠA类药物均具有抗毒蕈碱作用，尤其是丙吡胺。临床应用于室上性心动过速、心房颤动、心房扑动和室性心动过速。应用于心房扑动和心房颤动时还有去迷走效果。此类药物能够加快房室结传导，故应与β受体阻滞剂或钙通道阻滞剂联用，避免心室率过快。奎尼丁因副作用明显而不常使用，副作用包括腹泻、血小板减少、Q-T间期延长和诱发多形性室性心动过速。临床研究表明，奎尼丁致心律失常的风险与死亡率增加有关。普鲁卡因胺可以静脉使用，其活性代谢产物为*N*-乙酰普鲁卡因胺，可引起可逆的狼疮样综合征。丙吡胺具有明显的负性肌力作用和抗毒蕈碱作用，可用于治疗迷走神经介导的心房颤动。

ⅠB类药物从钠通道分离速度较快，故效能较弱。ⅠB类药物对窦房结、房室结和心房组织无效，其应用局限于室性心律失常。利多卡因可静脉应用，肝首过效应明显。利多卡因易与失活钠通道结合，故对相对去极化的心室组织更有效，对缺血组织效果更佳。美西律为经肝缓慢代谢的口服药物，半衰期长于利多卡因。

ⅠC类药物为强效的钠离子通道阻滞剂，对K^+电流影响较小，其应用仅限于没有冠状动脉疾病和严重结构性心脏病的患者。室上性心动过速和室性心动过速均可应用。心律失常抑制试验表明，氟卡尼和莫雷西嗪可抑制心肌梗死后室性心律失常的发生，但增加了死亡率。这些药物可能将心房颤动转为心房扑动并减慢心房内传导和心房频率，可致1∶1房室传导。故对房性心律失常患者的治疗，需同时使用阻断房室结的抗心律失常药物。氟卡尼的副作用包括支气管痉挛、白细胞减少、血小板减少和神经系统不良反应。氟卡尼抑制Ca^{2+}从心脏肌质网上的利阿诺定受体释放，可用于治疗儿茶酚胺敏感性多形性室性心动过速。普罗帕酮具有β受体阻滞剂作用，可引起粒细胞缺乏症、贫血和血小板减少。

2. Ⅱ类与Ⅳ类抗心律失常药物

β受体阻滞剂，也就是Ⅱ类药物，抑制心脏自律性、传导性和交感神经兴奋性，导致心率减慢、房室结传导速度降低和房室结不应期延长。副作用包括心动过缓、低血压、气道反应性疾病加重、乏力、周围血管疾病症状加重和抑郁。β受体阻滞剂具有不同的半衰期、脂质溶解度、代谢途径及对β_1和β_2受体的选择性。

Ⅳ类药物为非二氢吡啶类钙通道阻滞剂。阻滞电压依赖性L型钙通道，可降低房室结传导速度，增加房室结不应期，降低窦房结自律性并降低心肌收缩力。钙通道阻滞剂可引起低血压、心动过缓和心力衰竭。此类药物的临床应用包括房性心动过速时的心率控制，终止和抑制室上性心动过速或心脏结构正常的室性心动过速。房性心律失常合并潜在

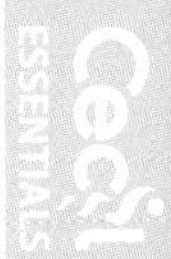

WPW综合征时，此类药物可增强旁路传导，故应避免使用。

3. Ⅲ类抗心律失常药物

Ⅲ类抗心律失常药物有着各自不同的特性，阻滞与3期复极有关的整流钾电流，延长心肌动作电位和不应期。这些药物表现出反向使用依赖性，心率较慢时效果更佳。延长动作电位时程可以治疗或导致心律失常(如尖端扭转型室性心动过速)。Ⅲ类抗心律失常药物为最常用的一类抗心律失常药物。

表9-2 部分抗心律失常药物的特性

药名	对体表心电图影响	对左心室功能影响	严重的药物相互作用	对起搏和除颤阈值的影响	主要代谢途径
奎尼丁	延长QRS波群和 Q-T间期	负性肌力作用	增加地高辛浓度和华法林效果 西咪替丁增加奎尼丁浓度 苯巴比妥、苯妥英钠和利福平降低奎尼丁浓度	在高剂量时增加PT和DT	肝和肾
普鲁卡因胺	延长P-R间期、QRS波群和Q-T间期	负性肌力作用	西咪替丁、酒精和胺碘酮增加普鲁卡因胺浓度	在高剂量时增加PT	肝和肾
丙吡胺	延长QRS波群和Q-T间期	负性肌力作用	苯巴比妥、苯妥英钠和利福平降低丙吡胺浓度	在高剂量时增加PT	肝和肾
利多卡因	缩短Q-T间期	无	普萘洛尔、美托洛尔和西咪替丁增加利多卡因浓度	增加PT	肝
美西律	缩短Q-T间期	无	提高茶碱浓度 苯巴比妥、苯妥英钠和利福平降低美西律浓度	多种效果	肝
氟卡尼	延长QRS波群和Q-T间期	负性肌力作用	增加地高辛浓度	增加PT，对DT效果不一	肝和肾
普罗帕酮	延长QRS波群和Q-T间期	负性肌力作用	增加地高辛、茶碱和环孢素浓度，加强华法林效果 苯巴比妥、苯妥英钠和利福平降低普罗帕酮浓度 西咪替丁和奎尼丁会增加普罗帕酮的浓度	增加PT，对DT效果不一	肝
决奈达隆	延长P-R间期和Q-T间期，减慢窦性心律	负性肌力作用	CYP3A抑制剂(酮康唑、克拉霉素和钙通道阻滞剂)增加决奈达隆浓度，与延长Q-T间期的药物(大环内酯、Ⅰ类和Ⅲ类抗心律失常药)合用增加TdP的风险；提高达比加群浓度	影响较小	肝
胺碘酮	延长P-R间期和Q-T间期，减慢窦性心律	无	增加地高辛和环孢素浓度；增加华法林效应	增加DT	肝
索他洛尔	延长P-R间期和Q-T间期，减慢窦性心律	负性肌力作用	与其他β受体阻滞剂的累加效应	减少DT	肾
伊布利特	延长P-R间期和Q-T间期	无	与ⅠA类和其他Ⅲ类抗心律失常药合用，累加效应可致Q-T间期延长	减少DT	肝
多非利特	延长Q-T间期	无	维拉帕米、地尔硫䓬、西咪替丁和酮康唑增加多非利特浓度	减少DT	肝和肾

注：DT.除颤阈值；PT.起搏阈值；TdP.尖端扭转型室性心动过速。

表9-3 部分抗心律失常药物的常见副作用

药名	主要副作用
奎尼丁	恶心、腹泻、腹部绞痛 金鸡纳中毒：听力下降、耳鸣、视物模糊、谵妄 皮疹、血小板减少症、溶血性贫血 低血压、尖端扭转型室性心动过速(奎尼丁晕厥)
普鲁卡因胺	药物诱发的狼疮综合征 恶心、呕吐 皮疹、发热、低血压、精神症状、粒细胞缺乏症 尖端扭转型室性心动过速
丙吡胺	抗胆碱能作用：口干、视物模糊、便秘、尿潴留、闭角型青光眼 低血压、加重心力衰竭
利多卡因	中枢神经系统：头晕、口周麻木、感觉异常、意识改变、昏迷、癫痫
美西律	恶心、呕吐 中枢神经系统：头晕、震颤、感觉异常、共济失调、意识障碍
氟卡尼	中枢神经系统：视物模糊、头痛、共济失调 充血性心力衰竭、致室性心律失常
普罗帕酮	恶心、呕吐、便秘、食物的金属味道 头晕、头痛、哮喘加重、致室性心律失常
β受体阻滞剂	支气管痉挛、心动过缓、疲劳、抑郁、阳痿 充血性心力衰竭
钙通道阻滞剂	充血性心力衰竭、心动过缓、心脏传导阻滞、便秘
胺碘酮	粒细胞缺乏、肺纤维化、肝病、甲状腺功能亢进或甲状腺功能减退、角膜微沉积、皮肤蓝色变色、恶心、便秘、心动过缓
索他洛尔	与β受体阻滞剂相同，尖端扭转型室性心动过速
决奈达隆	腹泻、Q-T间期延长和尖端扭转型室性心动过速、死亡、心动过缓、充血性心力衰竭、肝细胞损伤、间质性肺病
伊布利特	尖端扭转型室性心动过速
多非利特	尖端扭转型室性心动过速、头痛、头晕、腹泻

胺碘酮(amiodarone)为一种碘化合物，可口服和静脉给药，口服后吸收缓慢。胺碘酮在体内脂肪的沉积延长了其达到稳态的时间。药物消除半衰期为35～100d。胺碘酮有着复杂的药理学特性，具有Ⅰ类至Ⅳ类药理作用，不过其主要治疗机制是延长动作电位时程，可用于治疗室性心动过速和室上性心动过速。胺碘酮经肝代谢，在充血性心力衰竭时也可以安全使用。胺碘酮通常用于治疗结构性心脏病和肾衰竭患者的房性和室性心律失常。胺碘酮治疗心搏骤停和复发性室性心动过速/心室颤动优于其他静脉抗心律失常药物。胺碘酮的使用受其副作用的限制，因副作用而停药的患者高达20%。严重副作用包括潜在的不可逆的肺纤维化、视神经损伤、甲状腺功能亢进和严重肝毒性。较轻的副作用包括甲状腺功能减退、神经系统毒性、光过敏、Q-T间期延长和心动过缓。

索他洛尔(sotalol)阻滞β受体和延迟整流钾通道，降低窦房结自律性，减慢房室传导速度，延长复极时程。它能够有效地治疗多种室性和室上性心律失常。

多非利特(dofetilide)为选择性Ⅲ类抗心律失常药物，更适用于治疗房性心律失常，能阻断延迟整流钾通道，延长动作电位时程和Q-T间期。多非利特诱发尖端扭转型室性心动过速的风险在无器质性心脏病患者中约为1%，但在充血性心力衰竭患者中高达4.8%。

伊布利特(ibutilide)为静脉注射用Ⅲ类药物，用于心房颤动和心房扑动急性发作的紧急终止。伊布利特导致多形性室性心动过速的风险为8.3%。

决奈达隆(dronedarone)是一种口服的Ⅲ类药物，应用于曾有阵发性或持续性心房颤动病史的窦性心律患者，可降低心血管事件的首次住院风险或全因死亡率。决奈达隆不得用于永久性心房颤动、NYHA Ⅳ级心功能和近期出现失代偿心力衰竭的患者，因其可增加此类患者的心血管死亡风险。决奈达隆的其他主要副作用包括严重肝毒性、间质性肺疾病、心动过缓和Q-T间期延长。

4. 其他抗心律失常药物

Singh-Vaughn Williams分类未包括某些常用的抗心律失常药物。腺苷是一种半衰期为1～6s的静脉制剂。该药物结合A1受体从而激活钾通道，降低心房、窦房结和房室结细胞动作电位时程，并超极化膜电位。腺苷间接阻滞儿茶酚胺激活腺苷酸环化酶，从而减少环磷酸腺苷形成，使Ca^{2+}内流减少。依赖其短暂的阻滞房室传导作用，临床上用于终止房室结参与折返的室上性心动过速。

地高辛抑制Na^{+}-K^{+}-ATP酶，增加细胞内Na^{+}浓度并刺激Na^{+}-Ca^{2+}交换，从而增加细胞内Ca^{2+}浓度和产生正性肌力作用。地高辛还通过影响自主神经系统发挥作用，可增强迷走神经张力、减慢窦性心率、缩短心房不应期和延长房室传导时间，因此可用于房性心律失常患者的心率控制。

（三）电复律和除颤

直流电复律和除颤是不稳定心律失常的基本紧急治疗，在终止药物难治性心律失常中也同样发挥重要作用。稳定的室性心动过速和室上性心动过速可以通过QRS波群同步的电击治疗恢复为正常节律。同步电复律可避免在心脏相对不应期放电，避免诱发室性心动过速。除颤时给予非同步电流使大部分心肌同时除极从而终止心室颤动。除颤成功率和时间有关，心室颤动发作每过一分钟除颤成功率下降约10%。

体内的植入式心律转复除颤器（ICD）和外源性的自动体外除颤器（AED）可用于除颤治疗。新一代AED使用双相波，首次电击效果优于传统的单相波设备。ICD应用于心脏性猝死（SCD）的一级和二级预防，通过右心室电极进行心内膜除颤。ICD直接发放能量，相对较低的能量水平（＜40J）通常有效。

（四）射频导管消融术

射频导管消融术在多种心律失常如室上性心动过速、房性心律失常和室性心动过速等的治疗中起着重要的作用。相较于抗心律失常药物较差的效果和较多的不良反应，射频导管消融术有着一定优势。射频消融（应用射频能量）和冷冻（低温冰冻产生局部细胞和组织损伤）最为常用。

局灶性和折返性心律失常有明确定位，可靶向予以射频消融能量从而消除心律失常。根据心律失常的机制和发生部位不同，射频消融成功率和并发症发生率不等。三尖瓣和下腔静脉峡部依赖性心房扑动、房室结折返性心动过速和旁路介导的心动过速治愈率超过95%，并发症发生率约为2%。射频消融也是心房颤动和室性心动过速的主要治疗方法之一，但成功率偏低，操作风险较高。

关于该主题的深入讨论，请参阅《西氏内科学》（第25版）第62章“疑似心律失常患者的处理”。

三、心动过缓

心动过缓定义为心率小于60次/分，其可能为正常生理现象或病理异常。心动过缓可由窦房结功能障碍、房室传导阻滞或两者共同所致。临床上显著心动过缓或停搏的病因包括自主神经紊乱、药物、慢性传导系统疾病、急性心肌损伤、感染性心内膜炎和心肌梗死。

（一）正常传导系统：解剖和生理学

因为内在自律性差异和梯度，基础心率通常取决于窦房结的内在自律性。窦房结由一组复杂细胞组成，位于自上腔静脉至右心房游离壁的界沟内。血供来源于窦房结动脉，起源自右冠状动脉者占66%，起源自左冠状动脉者占34%。

激动通过右心房到达房室结。房室结位于房间隔下部，毗邻三尖瓣瓣环。房室结为一复杂的结构，至少有三条优势心房插入点。前心房插入点传导时间短，常决定了窦性心律时正常房室传导时间。右后心房插入点和左后心房插入点传导时间长，不介导人体房室传导，故功能退化。后插入点传导缓慢是导致阵发性室上性心动过速的重要基础。房室结血供由房室结动脉提供，由右冠状动脉发出房室结动脉占73%，由左冠状动脉发出占27%。

进入房室结后，激动沿着希氏束穿过纤维体，沿室间隔膜部传导，直至分出左向浦肯野分支和右向浦肯野分支，其分别在左心室心内膜下和右心室心内膜下分支成网。如果左向浦肯野分支近端受损，可导致完全左束支传导阻滞；若在较远端的左前或左后分支受损，则形成分支阻滞模式。

（二）正常心率的自主调节

正常心率是自主神经紧张性和阶梯性调节窦房结内在自律性的结果。无自主神经调节的内源性心率为85～110次/分，稍快于通常静息心率。静息状态下副交感神经张力比肾上腺素能神经张力更高，使得通常心率慢于内源性心率。

依正常人群的Holter数据，男性静息心率为46～93次/分，女性为51～95次/分。有人提出，成人临床正常心率定义为50～90次/分更为准确，而不是常规共识所应用的60～100次/分。正常人也能出现远低于此的心率，特别是在睡眠期间。因此对于一些健康患者，界定无症状的病理性心动过缓临界值仍存在问题。

最大心率（HR_{max}）与交感神经最强刺激伴副交感神经张力减弱有关，通常预估为HR_{max}=（220－年龄）。

（三）窦房结功能障碍

病态窦房结综合征，也称窦房结功能障碍，是一种常见的随年龄增加而发病率增加的临床综合征。＞65岁人群中患病率约为1/600，约占全部起搏器植入的50%。窦房结功能障碍是两个不同病理过程的结果：内在自律性异常和窦房结冲动传导至周围心房组织的异常，后者也称窦房传出阻滞。

窦房结功能障碍可有以下几种临床表现：持续或阵发性窦性心动过缓、运动时心率提升不足（如变时功能不良）、窦性停搏或以上数种表现共存。窦房结自律性最强，房室结通常有良好的逸搏储备机制。窦房结功能障碍所致严重的心动过缓和相关症状，提示窦房结功能障碍和次级逸搏机制同时失效。如有良好逸搏机制，即使是严重的窦房结功能障碍也可无任何症状，临床耐受良好，且不需要特殊治疗。

1. 静息状态的窦性心动过缓

常规临床实践经常发现窦性心动过缓。＞40岁男性和＞50岁女性的轻度窦性心动过缓是正常的，但称为心动过缓，仅因为通常选择60次/分作为正常心率的下限。病理性窦性心动过缓没有确切的心率数值，所以病理性窦房结功能障碍最好定义为与症状相关的显著心动过缓。

轻度持续心动过缓通常无症状。发作时的症状通常并不特异，如疲劳、精神委靡和呼吸困难等，故静息时心动过缓症状的原因难以确定。窦性心动过缓还可加重充血性心力衰竭并限制β受体阻滞剂的有效使用，β受体阻滞剂是治疗心力衰竭、冠心病和快速性心律失常的基石。持续不适当的窦性心动过缓，特别是在严重时出现相关症状，且排除其他原因后，应行起搏器植入。无症状性窦性心动过缓很少应用起搏治疗，除非所需医学治疗会进一步加剧心动过缓。

2. 变时功能不良

运动期心排血量会因每搏量和心率的增加而增加。如果运动时心率上升不足，可能会出现疲劳或呼吸困难等劳累症状。与静息时窦性心动过缓相似，除非存在严重的变时功能不良，否则鉴别症状有一定困难。针对这种情况提出许多诊断标准，诊断标准取决于能否达到目标心率的设定分数，目标心率可基于年龄或心率储备进行计算。与静息时窦性心动过缓类似，因变时功能不良而决定植入起搏器是一个判断，而非标准。

3. 窦性暂停或停搏

窦房结自律性的突然消失或窦房结到心房的传导阻滞可导致心房活动的暂停，P波消失，如果持续时间较长且无良好次级逸搏机制，则可能导致头晕、先兆晕厥或真性晕厥等突发症状。正常受试者中经常出现＜3s的窦性停搏，其很少出现症状。非睡眠期间出现＞3s的窦性停搏通常为病理性的，可能导致症状。患者有心动过缓相关的类似症状史，记录到持续＞3s窦性停搏同时伴有症状是起搏器治疗的指征。

4. 窦房传出阻滞

窦房结功能障碍常伴有显著的心房纤维化，导致窦房结周围阻滞并阻碍激动向心房组织传播。或许会出现类似于窦房结功能障碍所致的心动过缓，但这不是由自律性异常所致，而是由窦房结复合体向心房的传播受到阻滞所致。体表心电图不能直接显示窦房结活动，仅可通过窦性P波频率突然减半，接着突然返回到基线的窦性频率来间接地进行诊断（图9-3C和D）。虽然可以出现其他模式，但2∶1传出阻滞最为常见。窦房传出阻滞的治疗与间歇性窦性心动过缓的治疗相同（如前所述）。

5. 窦房结功能障碍所致的心动过缓-心动过速综合征

心动过缓-心动过速（bradycardia-tachycardia，brady-tachy，慢快综合征）综合征是指临床上显著的快速性心律失常，且有时伴显著的心动过缓。该术语可能令人困惑，因为心动过速与心动过缓的机制通常无关。

这种综合征为间歇发作的病理性房性心律失常，通常是阵发性心房颤动伴随窦房结功能障碍，导致长间歇或窦性心律时的症状性窦性心动过缓。这种综合征的典型表现是因窦房结自律性恢复缓慢，在心房颤动终止后出现长时间的心脏停搏，从而导致先兆晕厥或晕厥（图9-3E）。

这两个看似独立过程的组合可导致老年人心房颤动和窦房结功能障碍发病率增高，需要使用有效药物来降低心房颤动时的心室率，从而无意中继发性加重了房性心律失常之间的窦房结功能障碍。这种类型的心动过缓-心动过速综合征是临床上窦房结功能障碍的重要表现，且是起搏器植入的常见指征。

窦房结功能障碍引起心动过缓-心动过速综合征，应该和常见的长期慢性心房颤动中与慢-快心室

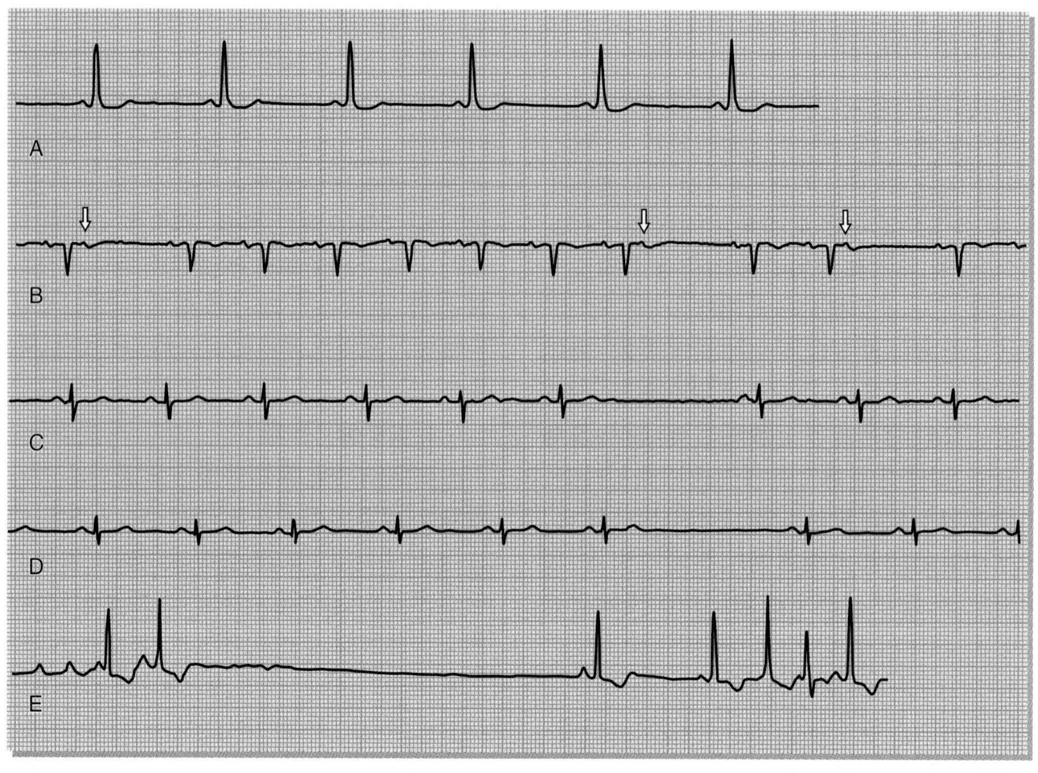

图9-3 窦房结功能障碍。A.接受美托洛尔治疗患者的窦性心动过缓。这种心动过缓由窦房结的正常自律性减弱引起。B.与房性期前收缩（PAC）未下传相关的心搏暂停。房性期前收缩未下传是明显窦性停搏的常见原因，心房期前收缩可能早到被前一个搏动的T波掩蔽（箭头）。这种心搏暂停并非窦房结功能障碍的标志，而是早期偶联心房期前收缩的生理反应。C.窦性停搏提示窦房结疾病引起的异常表现。停搏正好等于两个窦性周期时或许提示窦房传出阻滞。D.窦房传导文氏现象。类似于房室结文氏阻滞的R-R间期，P-P间期进行性逐渐缩短，直至窦性周期加倍，提示窦房结组织至心房的文氏型传出阻滞。E.窦房结功能异常所致的心动过缓-心动过速综合征。阵发快速性心房颤动或心房扑动终止至恢复窦性心律之前出现较长的窦性停搏，最终快速性心房颤动复发。这种停搏可能导致晕厥或接近晕厥

率无关的心动过缓-心动过速综合征区分开来，患者是由慢性心房颤动伴短暂慢-快心室率而不是由间歇性心房颤动导致的。这种情况通常被误称为病态窦房结综合征。然而，在慢性心房颤动综合征中，心房慢性纤维化，因此窦房结对心率没有影响。慢性心房颤动时的心动过缓或较长的暂停是房室结传导异常所致，而与窦房结功能障碍无关。

（四）房室传导异常

房室传导异常是由于房室传导的病理性延迟或房室传导的间歇或完全丧失，从而不能维持正常生理性房室关系。P-R间期包括三个不同的房室传导阶段。电生理检查可通过希氏束电极分别记录房室传导过程，但仔细分析体表心电图即可明确房室传导异常的显著特征，而不需借助有创记录技术。

P-R间期起始的较短部分为窦房结区到房室结区的右心房传导时间，通常不超过30ms。心房传导时间短且同一患者的时间变化很小，当评估房室传导时可以直接忽略心房传导时间。P-R间期第二部分是房室结传导时间，其通常为50～120ms。P-R间期最后一部分是希氏束和束支传导时间，通常为30～55ms。虽然构成希浦传导时间的最后一部分较短，却是提示房室传导预后的主要因素，因此在临床上十分重要。P-R间期的最后部分是从希氏束激活开始到心室激活的时间，故常称为H-V间期。虽然H-V间期不能直接从体表心电图测量，但是可以通过分析体表心电图收集的特征，推断发生在希浦系统中的阻滞。

1. 一度房室传导阻滞

一度房室传导阻滞是指只有P-R间期超过0.2s（200ms）而无其他异常的房室传导（图9-4A）。一度房室传导阻滞意味着房室传导部分的延迟，通常位

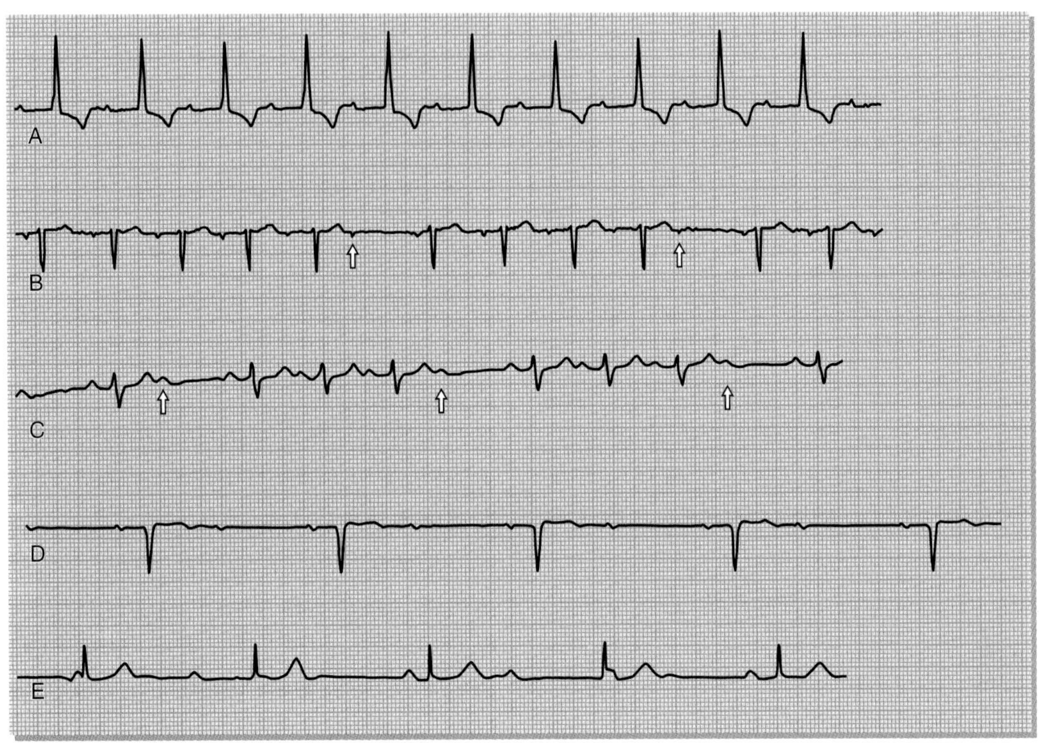

图9-4 心脏传导阻滞。A.一度房室（AV）传导阻滞为房室1∶1传导，但P-R间期>200ms。B.莫氏Ⅰ型二度房室传导阻滞。注意P-R间期渐进性延长，之后发生一次P波（箭头处）传导阻滞，随后恢复为短P-R间期，再重复之前的模式。C.莫氏Ⅱ型二度房室传导阻滞。P-R间期不会进行性延长，直至一次P波（箭头处）传导阻滞。D.2∶1型二度房室传导阻滞。每隔一个P波即出现一次传导阻滞。未出现两个连续传导的P波，故无法评估是否存在P-R间期进行性延长，这种阻滞既不是莫氏Ⅰ型也不是莫氏Ⅱ型。E.完全性心脏传导阻滞伴结性逸搏心律。值得注意的是，心房速率快于心室速率，并且存在房室分离。窄QRS波群逸搏节律意味着阻滞位于传导系统较高的位置，位于房室结附近

于房室结或希浦系统（如结下传导系统）水平。一度房室传导阻滞通常是无症状的，但它是房室传导系统疾病的标志，如晕厥原因不明的患者，因症状间歇发作而未记录到发作时心电图，一度房室传导阻滞可对晕厥机制提供诊断线索。

2. 二度房室传导阻滞

二度房室传导阻滞指正常房室传导与间歇房室传导阻滞共存。二度房室传导阻滞，就像窦性心动过缓和窦性停搏一样，可以在睡眠期间和高副交感神经张力的运动员中出现。如单独出现，则不是房室传导系统疾病的征兆。

二度房室传导阻滞可无症状，也可能有轻微的症状如心悸，如果出现持续的停搏或心动过缓，则可能导致血流动力学症状，如头晕、晕厥和疲劳等。二度房室传导阻滞若出现在房室结水平，通常为缓慢渐进的无症状病变。房室结处进展至完全性心脏传导阻滞时具有稳定的逸搏机制，在该水平的二度房室阻滞预后良好，可以安全地随访而无须干预。

若二度房室传导阻滞发生在希氏束和束支组成的结下传导系统，则为恶性病变，有突发或不可预测地进展至更高度房室传导阻滞趋势，同时次级逸搏机制不稳定或不存在。在出现症状后，结下传导阻滞可进展为完全性心脏传导阻滞，并且在一些病例里表现为猝死。尽管性质为恶性，但完全性心脏传导阻滞却很少导致心脏性猝死，这说明大多数患者在进展至猝死之前均有提示干预的症状。

房室结水平和结下水平的二度房室传导阻滞存在重大差异，临床评估的主要任务是确定二度房室传导阻滞患者可能的阻滞水平。体表心电图和阻滞模式是极为有效的评估工具。

（1）莫氏Ⅰ型二度房室传导阻滞［Mobitz type Ⅰ second-degree AV block，也称文氏（Wenckebach）阻滞］：是指P-R间期进行性延长，之后通常是一个周期的房室传导阻滞，随后恢复到基线P-R间期并恢复传导（图9-4B）。在阻滞之前每个连续下传的P-R间期的延长程度都缩短，

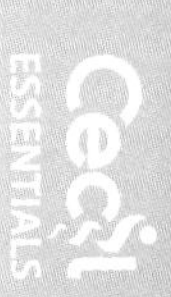

故在阻滞之前最后一个传导的R-R间期可反常性缩短。

莫氏Ⅰ型二度房室传导阻滞为房室结水平处的阻滞。位于希氏束及其分支的严重结下疾病，很少出现莫氏Ⅰ型二度房室传导阻滞。因莫氏Ⅰ型二度房室传导阻滞常发生在房室结水平，故结下传导通常正常，QRS波群较窄。在难以鉴别的情况下，其他线索可能有帮助。因运动可改善房室结功能，莫氏Ⅰ型二度房室传导阻滞在运动时可恢复正常，而在休息时重新出现。阿托品可改善房室结水平的二度房室传导阻滞，而按摩颈动脉窦可加重阻滞。如果伴随短暂完全性心脏传导阻滞，房室结阻滞的节性逸搏QRS波群形态与窦性心律传导的QRS波群波形类似。相比之下，不同于正常传导的QRS波群波形，宽QRS波群提示阻滞位于结下希浦系统。希浦系统中的阻滞或许是恶性的（稍后讨论），需要迅速予以心室起搏以避免灾难性的心动过缓。

（2）莫氏Ⅱ型二度房室传导阻滞（Mobitz type Ⅱ second-degree AV block）：指心房率稳定时出现间歇性房室传导阻滞，P-R间期固定不变，阻滞后恢复房室传导（图9-4C）。莫氏Ⅱ型二度房室传导阻滞提示阻滞位于结下组织，包括希氏束和束支。结下阻滞很少出现莫氏Ⅰ（文氏）型周期性，而房室结处的房室传导阻滞不会导致真正的莫氏Ⅱ型二度房室传导阻滞。

莫氏Ⅱ型二度房室传导阻滞值得关注。尽管莫氏Ⅱ型二度房室传导阻滞可能由希氏束或附属分支阻滞导致。但希氏束内阻滞伴窄QRS波群并不常见。在实践中，莫氏Ⅱ型二度房室传导阻滞通常由特定的束支传导阻滞发展而来。这种束支传导阻滞被认为是提示束支自身病变的特征，因束支在心室内分布。在左束支传导阻滞的一些病例中，实际病变可局限于希氏束纤维，但最终延伸到左束支。不论束支传导确切的解剖阻滞水平，依旧符合以下临床规律：大多数莫氏Ⅱ型二度房室传导阻滞患者在二度房室传导阻滞发作间期，也会表现出完全性束支传导阻滞模式。

在难以鉴别的情况下，其他线索可能有所帮助。结下组织在运动时功能提升很小，运动或压力所致心率增加时，结下阻滞趋于恶化。阿托品对于结下阻滞没有帮助，并且因其提升窦性心率的作用，可使患者进展到更高程度的房室传导阻滞并伴下传的心室率降低。外源性儿茶酚胺如异丙肾上腺素的输注可能有助于缓解急性症状，但不应依赖此方法。鉴于其恶性本质，应以尽早植入临时或永久起搏器来治疗血流动力学显著异常的莫氏Ⅱ型二度房室传导阻滞。

3. 2∶1和高度房室传导阻滞

2∶1房室传导阻滞是每隔一个P波就有一个P波不能下传（图9-4D）。这种模式提示希氏束或束支的结下阻滞。严重房室结病变也可出现2∶1房室传导阻滞。同一个患者存在其他时间出现典型的莫氏Ⅰ型周期性阻滞伴窄QRS波群，则可与位于房室结下的2∶1房室传导阻滞相鉴别。因为没有两个连续的传导P波用于评估莫氏阻滞模式，所以2∶1房室传导阻滞既不是莫氏Ⅰ型，也不是莫氏Ⅱ型。

高度房室传导阻滞是两个或更多连续P波不能下传的二度房室传导阻滞。高度房室传导阻滞既不是莫氏Ⅰ型，也不是莫氏Ⅱ型。尽管不能确定莫氏阻滞周期，但就像其他形式的二度房室传导阻滞一样，必须确定阻滞水平以评估预后和指导治疗。在这种情况下，评估莫氏房室传导阻滞的辅助线索仍然有效。

4. 三度房室传导阻滞

三度房室传导阻滞或等效的完全性房室传导阻滞是房室传导的完全阻滞。窦性心律时心房率快于心室率伴房室分离（图9-4E）。而当基础节律是心房颤动时，不能依赖于房室分离来诊断完全性房室传导阻滞。心房颤动时总伴心室率不规则，心房颤动时出现规则且缓慢的心室率，提示完全性房室传导阻滞。

与二度房室传导阻滞类似，三度房室传导阻滞的阻滞水平决定完全性心脏传导阻滞临床表现和预后。在房室结水平的完全性心脏传导阻滞，通常有着稳定的40～50次/分的交界区逸搏心律，并且通常为窄QRS波群。如果患者在完全性心脏传导阻滞发展之前即存在束支传导阻滞，则在房室结水平处的阻滞也会出现宽QRS波群逸搏波，且与房室传导阻滞出现之前的QRS波群形态相同。

结下水平阻滞为宽且慢的心室逸搏QRS波群，通常低于40次/分，且与正常下传的QRS波群形态不同。不幸的是，房室结下的逸搏心律会完全消失，导致心脏停搏和意识丧失。怀疑完全性心脏传导阻滞位于结下水平时，无论对心室逸搏节律的耐受性如何，植入临时或永久心室起搏器是合适的推荐。

四、快速性心律失常

(一)概述和分类

快速性心律失常分为室上性和室性心律失常。室上性心动过速(SVT)发生与心房或房室结或上述两者同时有关。室上性心动过速时,心室除极正常,希浦系统正常传导,产生窄QRS波群心动过速。室上性心动过速伴差异性传导或旁道顺行下传时,导致心室激动顺序异常,从而出现宽QRS波群心动过速。快速性室性心律失常不依赖于心房或房室结,它们起源于心室,产生宽QRS波群心动过速。

(二)室上性心动过速

室上性心动过速包括阵发性室上性心动过速、局灶性房性心动过速、心房扑动、规律折返相关的房性心动过速和心房颤动。这种分类方案可用于阐述潜在的心律失常机制、临床表现、预后、指导评估和治疗。

阵发性室上性心动过速通常在无结构性心脏病的年轻患者中出现。阵发性室上性心动过速综合征的特征症状是突发突止的复发性快速型心悸。心房扩大和心脏瓣膜病患者更容易出现局灶性房性心动过速。心房颤动和心房扑动与高龄、高血压、结构性心脏病、糖尿病、阻塞性睡眠呼吸暂停和肺部疾病相关。与阵发性室上性心动过速不同,心房颤动增加了脑卒中、心力衰竭和死亡的风险。

1. 阵发性室上性心动过速

阵发性室上性心动过速的发生率为35/(100 000人·年),发病率为2.25/(1000人·年)。患者表现为复发性快速型心悸。相关症状包括呼吸急促、轻度头痛、胸痛和晕厥。心绞痛和缺血性ST段压低是常见的症状,其与心肌氧消耗增加伴舒张期冠状动脉灌注时间减少有关。这些现象不一定提示冠状动脉系统基础疾病,且通常在心动过速终止后消失。

阵发性室上性心动过速通常与结构性心脏病无关,可在婴儿至老年任何年龄段出现。阵发性室上性心动过速依赖于折返,约60%定位于房室结中,40%是由隐匿性或显性旁道所致。临床首次发作时,除非辨认出提示WPW综合征的δ波,阵发性室上性心动过速的潜在机制通常不明显。

在阵发性室上性心动过速期间获得的心电图可以为诊断和指导治疗提供有用的线索。在心动过速期间评估房室关系。通过确定P波与前一QRS波群的关系,可以将阵发性室上性心动过速分为短R-P间期心动过速或长R-P间期心动过速。短R-P间期心动过速表现为短R-P间期模式,其P波嵌入在前一QRS波群内或紧邻QRS波群之后。当逆行性室房传导时间短于顺行房室传导时间时,为短R-P间期心动过速伴折返性室上性心动过速。以上形式常见于两种阵发性室上性心动过速:典型的房室结折返心动过速和旁道参与的房室折返性心动过速。

长R-P间期心动过速的特征在于心动过速时R-P间期比下一个P-R间期长。由于发生心动过速时逆行传导缓慢,使得折返时室房传导时间较长,故产生长R-P间期心动过速。非典型房室结折返在房室结慢径上逆行传导,是长R-P间期折返性心动过速最常见的例子。

2. 房室结折返性心动过速

房室结折返性心动过速(AVNRT)是阵发性室上性心动过速最常见的形式。其机制取决于房室结中的两个不同的径路:有效不应期较短的缓慢传导径路(如慢径)和不应期较长的快速传导径路(如快径)。两个径路的心房插入点不同。快径在前,在希氏束附近插入,而慢径在后,在冠状窦口附近插入。虽然双径路是房室结的正常特征,但临床上心动过速患者以慢径路传导形式更稳定。

此心动过速最常由心房期前收缩诱发,过早的心房激动阻滞了不应期较长的快径,并沿着慢径缓慢顺行传导,在心电图上产生长的P-R间期。在到达快速和缓慢房室结径路的远端共同径路时,如果快径已经脱离不应期,则激动可逆行通过快径并迅速激活心房,产生短R-P间期,并沿慢径下行,随后沿着快径上行,重新开始折返。在典型的慢-快型房室结折返性心动过速中,R-P间隔非常短,以至P波常埋藏在前一QRS波群中(图9-5A)。

非典型的快-慢型房室结折返性心动过速在快径顺行传导,而在慢径逆行传导。这种形式的房室结折返性心动过速较不常见,在心电图上呈现长R-P间期模式,在Ⅱ、Ⅲ和aVF导联出现特征性的深倒逆行P波。

迷走神经兴奋引起暂时的房室结阻滞,可终止持续性房室结折返性心动过速。静脉应用腺苷也是高度有效的急性期治疗方案。长期或针对性治疗需由症状、心律失常频率和患者偏好决定。射频导管消融房室结后的慢径成功率很高,消除房室结折返性心动过速成功率大于90%,并发症风险低。使用针

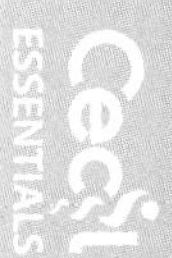

对房室结的β受体阻滞剂和钙通道阻滞剂的药物治疗可能有助于长期控制。在一些少见的情况下，可能需要应用ⅠC类和Ⅲ类抗心律失常药物。阵发性室上性心动过速应易于与自主性交界性心动过速相鉴别，自主性交界性心动过速通常为窄QRS波群，心室率快且不规则，通常存在房室分离（图9-5B）。

3. *房室折返性心动过速和WPW综合征*

房室环发育不全可导致先天的异常房室结外肌纤维或旁道。尽管右侧旁道常见于埃布斯坦畸形（Ebstein's anomaly），左侧旁道常见于肥厚型心肌病，但是解剖正常心脏也经常出现以上这些径路。

旁道或附加径路可以正向、逆向或双向传导。它们通常无房室结特征，房室结可随着刺激频率增加而出现递减传导或传导减慢。旁道传导速度超过房室结的传导速度，窦性心率时旁道顺行传导提前激动部分心室。相对快速的房室传导导致P-R间期缩短，在该路径上激动部分心室使QRS波群起始顿挫，出现δ波（图9-5C）。如果旁道仅能逆行传导，窦性心律的基线心电图不能提供旁道存在证据，此房室结外的连接即为隐匿性旁道。

在Lown-Ganong-Levine（LGL）综合征患者中也可出现短P-R间期。激动经希浦系统正常激动心室，故QRS波群正常而无δ波（图9-5D）。

无论旁道是隐匿性的还是显性的，最常见的旁道相关心律失常是顺向型房室折返性心动过速

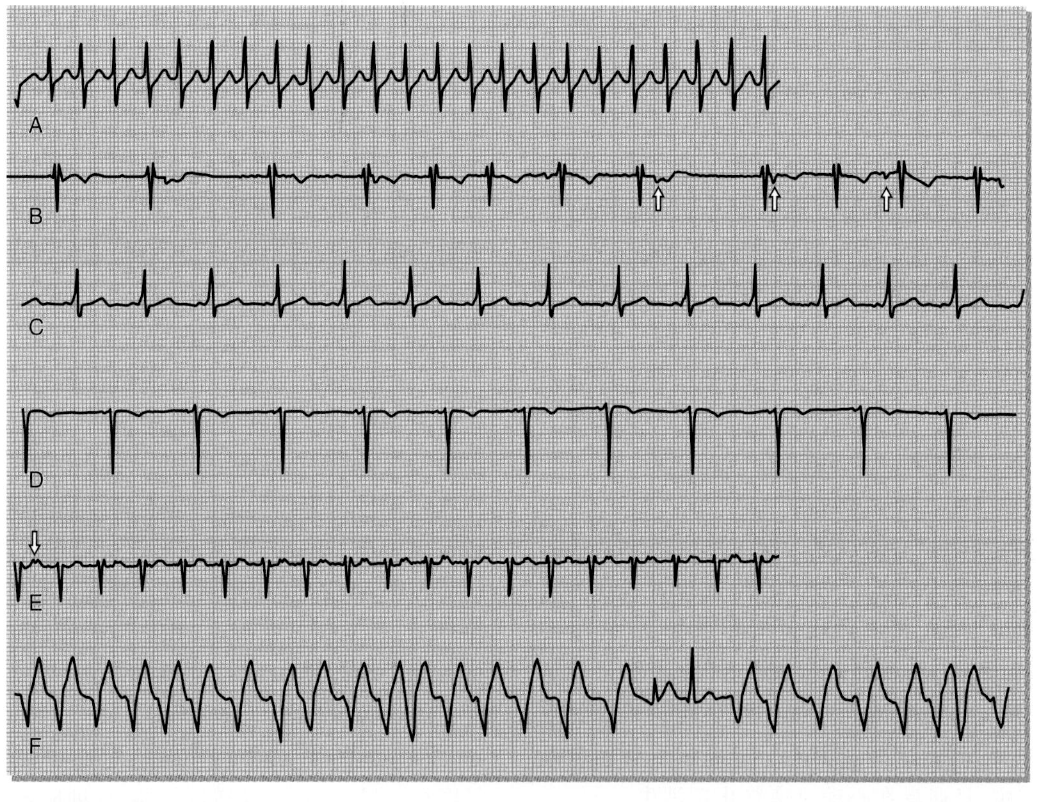

图9-5 房室结（交界区）节律异常。A.室上性心动过速。在心动过速期间没有可见的P波，提示P波隐藏在QRS波群内，这种模式表明潜在的房室结折返性心动过速。B.自律性交界性心动过速。注意心动过速中的房室分离，P波（箭头）与QRS波群分离。C.Wolff-Parkinson-White（WPW）综合征的患者，窦性心律时提前出现的δ波使得P-R间期较短。QRS波群上行过程中的顿挫提示房室结外旁道提前激活心室，预激波随后与正常传导系统下传的快速传导融合，形成终末段锐利的QRS波群。D.窦性心律伴P-R间期缩短，但无δ波。尽管P-R间期较短，但P波向量正常，除外了看起来类似但P波倒置的交界区节律。P-R间期缩短是由异常的快速的房室结传导导致，这种异常被称为Lown-Ganong-Levine（LGL）模式。E.室上性心动过速。与A波形不同，每个QRS波群之后的ST段立即出现清楚的P波（箭头）。在WPW综合征患者中，这种模式最常见于顺向型房室折返性心动过速。心动过速期间心室激动后，激动旁道的逆行传导，从而在WPW综合征提前出现P波。F.WPW综合征患者的预激合并心房颤动。注意快速和不规律的心室律，以及预激导致的QRS波群增宽。旁道快速将心房颤动传导至心室，激动绕过正常传导系统，从而产生此心电图表现。在这种心律失常中，偶有房室结的正常传导下传，故出现窄QRS波群

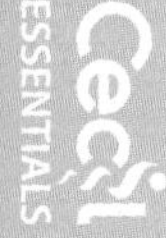

(orthodromic AV reentrant tachycardia，OAVRT)。房室结顺行传导至心室，并且随后在旁道逆行传导以激活心房，之后移回房室结并向下传导从而导致心动过速。心动过速时激动仅通过房室结激活心室，产生窄QRS波群心动过速，除非伴差异性传导(图9-5E)。心电图提示为短R-P间期模式，但R-P间期比典型房室结折返性心动过速的P-R间期稍长。心房和心室共同构成折返通路，故心动过速依赖于1∶1的房室传导。

能够顺行传导的旁道较为少见，其患者出现逆向型房室折返性心动过速。旁道提供了折返环的顺行支，房室结提供逆行径路，心室完全预激，从而出现宽QRS波群心动过速。

4. 室上性心动过速伴窦性心律δ波的特殊注意事项

无症状患者的心电图上可有δ波，称为WPW模式。普通人群中WPW模式的发病率为1/1000。旁道可能传导不良或难以诱发心动过速，因此没有症状。这类患者预后良好，特别是运动或动态监测期间，预激自行或突然终止的患者预后更佳。大多数病例不需要特殊的治疗。

少见情况下，伴高危特征的WPW模式患者，应接受电生理检查以进行风险分层。患者存在δ波，同时伴室上性心动过速或心律失常症状，则为WPW综合征，应常规推荐行介入电生理检查。检查有助于进行心脏性猝死风险分层。

治疗性消融高度有效，成功率约为95%，手术造成并发症的风险较低。使用延长旁道不应期的抗心律失常药物(如ⅠA类、ⅠC类和Ⅲ类药物)的长期治疗可能有效，但考虑到药物潜在副作用，推荐有症状患者选择旁道消融治疗。

WPW综合征患者，使用降低房室结传导的药物要特别谨慎。地高辛、β受体阻滞剂和钙通道阻滞剂不能用于WPW综合征患者，因为其减慢房室结传导，导致旁道优先激动心室。在心房颤动或心房扑动时，这可能诱发快速心室率伴血流动力学不稳定。

5. WPW综合征和心房颤动

WPW综合征占全年心脏性猝死的0.25%，与WPW综合征伴发心房颤动有关，心房颤动时旁道快速顺行传导，导致心室颤动。心房颤动时，预激伴极短R-R间期的患者风险最高。一些WPW综合征患者可首发表现为心脏性猝死。成功消融旁道可消除此风险。

WPW综合征合并快速传导的心房颤动患者的心电图特征性为快速、不规则的宽QRS波群心动过速，每搏的QRS波群增宽或预激程度不同(图9-5F)。潜在WPW综合征患者发生心房颤动时，激动通过房室结下传激动心室，逆行激活隐匿性旁路，造成了旁道不应期的延长，调整了旁道前传的频率。

房室结阻滞治疗可降低隐匿性旁道的逆行激活，促进旁道顺行传导并导致血流动力学不稳定。恰当的急性期治疗包括延长旁道不应期的药物，如静脉内应用普鲁卡因胺、伊布利特和胺碘酮。若血流动力学不稳定则首选电复律。

6. 导管消融在WPW综合征中的作用

导管消融治疗WPW综合征非常有效，成功率约为95%，复发率仅为5%。手术相关并发症较为少见，主要并发症发生率为2%～4%，与消融相关的死亡率约为0.1%。

虽然抗心律失常药物治疗可控制症状，但考虑到药物治疗的费用和风险及导管消融的安全性和良好的效果，射频消融已成为症状性WPW综合征的一线治疗方案。大多数无症状的WPW模式患者预后良好，故不应行消融治疗。

(三)房性心律失常

1. 概述和分类

房性心律失常完全依赖于心房，机制上独立于房室传导。即使发生自发或药物诱导的房室传导阻滞，心房内的心律失常仍然持续。源自心房的心动过速可以是有序和反复的，产生自律性或心房内折返，或是混乱和无序的，如心房颤动。治疗原则是控制心动过速发作时的心室率或抑制潜在的房性心律失常。

局灶性心律失常起源于心房中的一个点，并且向心房的其余部分环状扩散。这种心律失常表现为清晰电位线分隔的P波。局灶性房性心律失常通常由自律机制所致，但是在一些情况下，它们可由心房部分局灶(如单个肺静脉周围)的微折返诱发，随后径向扩散到心房的其余部分。虽然常为单一异常起搏点激活，但在严重生理压力时，可自发出现多个起搏点，导致混乱的心电图表现伴多种不同P波，称为多源性房性心动过速(multifocal atrial tachycardia，MAT)(图9-6B)。自律性心律失常往往为阵发性和非持续性，有时经常复发。随着自主神经张力的改变，折返周长经常在一次发作内或多次发作间发生改变。

稳定折返环导致大折返性房性心律失常，折返

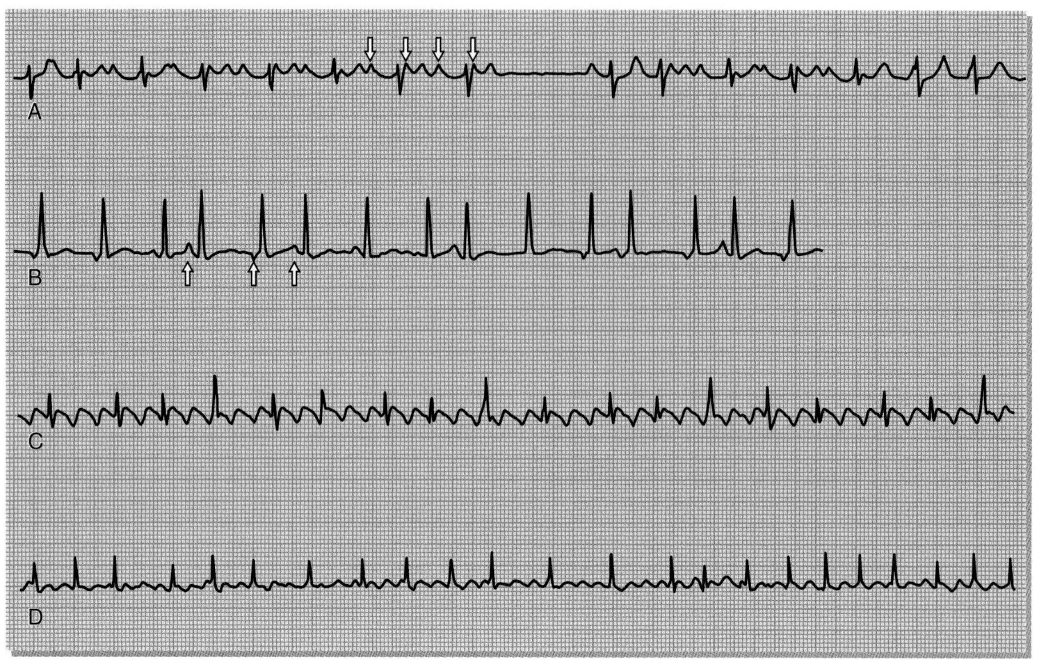

图9-6 房性心律失常。A.局灶性房性心动过速伴不同程度的房室传导阻滞。阵发性心动过速发生在窦性心律之间。心动过速时的P波（箭头）看起来呈单形性，但它们的折返长度有所变化，导致房室传导模式变化和不规则的心室率。B.多源性房性心动过速。注意到连续的至少三个不同形态的心房期前收缩（箭头）。由于心室率不规则，如果没有仔细检查波形，这种心律失常可以容易地被误诊为心房颤动（心房颤动无离散P波）。C.心房扑动伴快速、变化的心室率。可见连续的锯齿状心房波。尽管通常表现为具有稳定的规律2∶1传导阻滞/下传，但患者传导阻滞比例可变，间断以2∶1和3∶1比例进行传导，并导致心室律不规则。D.心房颤动伴快速心室率。值得注意的是基线波动、无明显P波且心室律不规则

环围绕着大部分心房。所有折返都需要阻滞中心和缓慢传导区，缓慢传导区与心房扩张或纤维化相关。典型心房扑动是最常见的大折返性房性心律失常，其为围绕正常解剖学阻滞的右心房折返。除了典型心房扑动之外，折返可以在获得性阻滞周围发生，既往心脏手术或心房射频消融所致的瘢痕最为常见。折返性心律失常临床表现通常为阵发性或持续性心律失常。虽可自行终止并呈发作性，但个别发作有延长倾向。

房性心律失常的最终机制是心房颤动。这种心律失常涉及局灶性自律性机制和折返。这种常见心律失常的认识和治疗方面取得的主要进展将在下文进行讨论。

2. *局灶性房性心动过速*

局灶性房性心动过速也称异位性房性心动过速和自律性房性心动过速。这些词汇描述了一个特征性的临床现象，局灶性房性期前收缩通常表现为发作持续数秒或数分钟，之后通常自发终止或随后出现更多心动过速的自发反复（图9-6A）。较少出现阵发性心动过速。在电生理检查标测时，这种心律失常为局灶性起源，尽管它们有时由快速起搏触发，提示可能为触发活动所致，但它们似乎是自律性而不是折返机制所致的。

心电图特征明显，通常易于作出正确诊断。因为这种心律失常是局灶性、自律性的，所以发作时第一个心房期前收缩的形态与随后的期前收缩形态相同。发作时或发作间，折返环长度倾向于改变，心动过速不受可能在发作时间歇发作的房室传导阻滞影响。同一个病灶通常在发作间期不规律地激动，导致频繁出现房性异位搏动，其在形态上类似于在发作期间出现的P波。

细胞内钙超载和延迟后除极引发的触发活动导致了此类心律失常，故可应用钙通道阻滞剂和β受体阻滞剂进行治疗。腺苷同样可治疗阵发性局灶性房性心动过速，产生其依赖房室传导的错误印象。地高辛可诱发房性心动过速。ⅠC类药物，如氟卡尼和普罗帕酮，可用于没有结构性心脏病或冠状动脉疾病的患者。胺碘酮也可用于节律控制。若心律失常发作频繁以致能完成标测，则可用射频导管消融治疗。

3. 典型心房扑动

心房扑动是持续性房性心律失常，心房率为每分钟至少250次（图9-6C）。因此心率不能经正常房室结1：1下传，心电图特征性地表现为2：1传导和140～150次/分的心室率。2：1传导时，难以辨识的心房扑动波可能导致诊断混淆。典型心房扑动是这种心律失常最常见的形式，由右心房内的大折返环所致。折返环阻滞中心包含正常的解剖结构，形成固定的发作模式。

从心室方向观察典型心房扑动，可见围绕三尖瓣逆向折返。瓣膜维持折返环的前半部分，而在后面，心房的长嵴（界嵴）提供功能性阻滞，维持折返环的后半部分。由于正常阻滞已经存在，心房增大、纤维化和水肿所致的异常缓慢传导均可诱发心房扑动，有时还可伴儿茶酚胺应激所致的心房不应期缩短。典型的逆向心房扑动在Ⅱ、Ⅲ和aVF导联表现为深的负向F波，V_1导联中锐利的正向F波，V_6导联中的负向F波。

与上述心律失常方向相反的心房扑动，是由围绕三尖瓣环的顺时针折返所致，这类心房扑动较为少见。心电图表现与逆时针形式完全相反：在Ⅱ、Ⅲ和aVF导联中F波明显正向，V_1导联出现锐利的负向F波，V_6导联F波正向。以上两种心房扑动，如果出现2：1传导，则F波经常难以辨识。如果未能识别异常的F波向量，则心电图可能被误认为窦性心动过速。心房扑动的识别线索包括持续的、不可解释的近150次/分的心率，较长时间内每分钟心率仅有数次的差别，并且在下壁导联中出现负向P波，而窦性心律下壁导联为正向P波。

心房扑动最有效的诊断方法是激发出短暂的房室传导阻滞，方法包括按摩颈动脉窦和推注腺苷。这会使潜在的心房扑动波短暂显现，但不终止心房扑动。

急性治疗虽涉及心率控制和药物难以耐受时的复律治疗，但长期心率控制较为困难。静息心率达标时的药物剂量，通常难以控制活动时心率，而活动时心率达标，可能引起静息时心动过缓。早期恢复窦性心律是此类心律失常的首选治疗。

心房扑动是重症监护病房常见的阵发性心律失常。右心房壁薄，心脏手术或胸腔手术引起的心包炎导致心房水肿和炎症，可产生足够的阻滞并诱发短暂心房扑动。急性肺失代偿可能导致右心衰竭，并可能导致短暂心房扑动。在所有这些情况下，内源性或药源性儿茶酚胺刺激可加剧心房扑动。在这些情况下可使用最长1个月的短期治疗方案。

若发现心房扑动且没有急性症状，则需长期治疗。抗心律失常药物难以实现心房扑动时的心率控制。维持窦性心律所需抗心律失常药潜在的致病率，使得射频导管消融已成为治疗这种心律失常的主要手段。心房扑动的抗心律失常治疗与心房颤动相似（将在下文讨论）。抗心律失常药物治疗可作为阵发性心房扑动的短期治疗方案或患者不适合介入治疗时的备选方法。射频导管消融治疗典型心房扑动是一种低风险的操作，在经验丰富的医学中心，远期成功率超过90%。

4. 非典型心房扑动与大折返性房性心动过速

除围绕正常解剖学传导阻滞折返的典型心房扑动之外，心房疾病所致的心房纤维化也可致心房扑动，较常见的是心脏瓣膜手术或先天性心脏病手术导致心房瘢痕，可成为心房内折返的另一种基础。此种心律失常存在一明显瘢痕区域，由存活心肌形成的通道对瘢痕进行桥接，或对瘢痕和正常解剖阻滞进行桥接。通路内传导缓慢且心电图无明显波形，P-P间期出现等电位线。该折返环不同于典型心房扑动，故出现非典型的P波形态。

当心率＞250次/分时，此类心律失常可归类为非典型心房扑动，当心率＜250次/分时，可归类为房性心动过速。同典型心房扑动类似，这种心律失常为阵发性或持续性，当出现为2：1传导时，如果未能识别出异常P波向量和固定不变的心率，可误认为窦性心动过速。治疗和预后类似于典型心房扑动。

（四）心房颤动

1. 概述和分类

心房颤动是心房激动持续和变化的混乱性心房节律。其无明显的P波或心房波暂时消失。心房颤动的心电图特征为基线波动伴心室率不规则（图9-6D）。

心房颤动是最常见的临床显著心律失常。美国患病人数约为220万。其普遍人群的患病率在0.4%～1%，并且随着年龄增长而增加，＞80岁的人群中患病率达8%。心房颤动患者的脑卒中、心力衰竭和死亡风险更高。目前仍未确定心房颤动是否为死亡率的独立预测因子，因为它通常与其他重要情况共存。孤立性心房颤动的患者的死亡率并不会增加，仔细设计的研究分析表明，维持窦性节律与心室率控制相比，维持窦性节律并没有生存益处。心房颤动是否仅仅是死亡率增加的标志还是死亡率增加的机制仍然不确定。

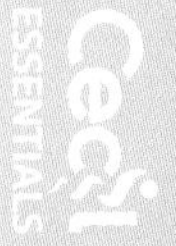

心房颤动通常根据其临床表现和模式进行分类。当首次检查到心房颤动时，称为新发心房颤动，其最终形式在初期无法确定。当心房颤动在随访期间复发时，其被称为复发心房颤动，并通过其临床模式分类。如果心房颤动自发终止，则称为阵发性心房颤动。不超过7d的心房颤动均为阵发性心房颤动，但大多数阵发性心房颤动的发作会在24h内终止，很多在几分钟或几小时内终止。当心房颤动持续超过7d时，定义为持续性心房颤动。持续很长的时间，通常超过一年，且从未暂时恢复窦性心律（自发或医学干预，如心脏复律）的长期心房颤动即为永久性心房颤动。

2. 心房颤动的机制

由于心房颤动混乱的本质，使得对其研究一直很困难，心房颤动的机制仍然没有完全诠释。自发性心房颤动是由于优势局灶起搏点快速发放电冲动而出现的。局部起源灶大多来自于沿着肺静脉外表面延伸的左心房肌袖。当电活动不是源自肺静脉时，其通常来自紧邻某条肺静脉的左心房组织，或偶尔来自其他胸部静脉，如上腔静脉口或冠状窦口。发生心房颤动后，肺静脉周围或肺静脉内记录到心房率显著高于心房其他位置，这表明静脉区域中的激动对于心房颤动触发后的维持十分重要。

这些理论衍生出了高效的心房颤动治疗技术。消融技术将这些触发位置与心房隔离，对于阵发性心房颤动有着70%～80%的成功治愈率，而对持续性心房颤动治愈率较低。局限于肺静脉及相邻的左心房区域的消融可治疗大多数心房颤动，这意味着大多数心房颤动完全包含且维持在左心房和左心房连接的静脉。心房扑动为右心房的特征性心律失常，而心房颤动为左心房特征性心律失常。

3. 抗凝治疗与心房颤动

心房颤动时（包括心房扑动），心房不完全或无效收缩，产生血流淤滞，可形成心内血栓，导致血栓栓塞和脑卒中。心房颤动患者的脑卒中总体风险为每年5%。具体风险评估由以下危险因素决定：年龄、性别、风湿性心脏病、既往脑卒中病史、左心室功能障碍、左心房增大、高血压和糖尿病。

基于患者危险因素来预估心房颤动患者的脑卒中风险。最常用的评分系统是$CHADS_2$评分（心力衰竭、高血压、年龄≥75岁、糖尿病和既往脑卒中病史）。评估心房颤动患者的脑卒中风险方面，该系统已得到很好的验证。在$CHADS_2$评分系统中，75岁或以上、糖尿病、心力衰竭史和高血压均为1分。脑卒中或短暂性脑缺血发作史为2分。0分与相对低的脑卒中风险相关，为每年1.9%，1分的脑卒中风险为每年2.8%，2分的风险为每年4.0%，≥3分的患者每年卒中风险超过5.9%。

$CHADS_2$评分进一步改进为CHA_2DS_2-VASc（血管疾病、年龄和性别）评分系统，从而增加了对卒中风险的筛选能力。在该评分系统中，充血性心力衰竭、高血压、糖尿病、血管疾病、65～74岁和女性分别为1分，≥75岁和脑卒中病史为2分。CHA_2DS_2-VASc评分为0提示年卒中风险为0，1分为每年0.6%的脑卒中风险，2分为1.6%，3分为3.9%。该系统对于$CHADS_2$评分为1或2的中危患者最为有用。

在确定患者的个体化卒中风险后，可以将其与抗凝的风险进行平衡，以确定恰当的卒中预防治疗。评估口服抗凝出血风险的最有用工具是HAS-BLED（高血压、异常肾/肝功能、脑卒中、出血史或性别、不稳定国际标准比值所占百分比、老年人、药物/酒精）评分。HAS-BLED评分为0的患者每年100人中有0.59次严重出血的风险，1分为1.51次，2分为3.20次，3分为19.51次。

在降低心房颤动相关脑卒中发生率的抗栓药物中，阿司匹林和华法林的研究时间最长。阿司匹林可将心房颤动相关脑卒中的风险降低25%，华法林可将风险降低50%。华法林可能难以管理，必须使用国际标准化比率（INR）来持续监测抗凝水平。INR＜2.0发生缺血性卒中的概率较高；INR＞3.0与颅内出血增加有关。平均而言，仅有2/3的病例能够维持治疗性INR（在2.0～3.0），华法林与许多药物和食物存在相互作用。

阿司匹林联用氯吡格雷比单独使用阿司匹林在预防脑卒中方面更有效（每年2.4%和每年3.3%），代价是几乎2倍的大出血概率。华法林优于阿司匹林联合氯吡格雷，特别是可在65%以上时间维持治疗范围的INR时。

一些新口服抗凝剂的有效性和出血风险率类似于华法林，但不需要监测药物水平。其包括达比加群、利伐沙班和阿哌沙班，在大型患者群体中的研究发现新型口服抗凝药不比华法林差，并在某些方面可能优于华法林。

心房颤动在自发、通过药物或电复律转复为窦性心律时发生脑卒中风险最高。如果在心房颤动期间，左心房或左心耳已形成血栓，由于心房颤动时心房动力学无效，血栓可能不会离开心房。而在恢复窦

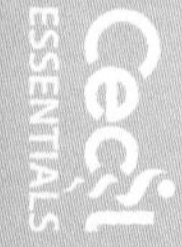

性心律后，心房功能改善可排出血栓，引起栓塞性脑卒中或其他系统性栓塞后遗症。即使心房电活动恢复，心房动力可能要延迟几天至几周才能恢复正常（如心房顿抑）。为了降低转复期间脑卒中的风险，重点在于减少已经形成的血栓，且在心律转复后应立即防止血栓形成并维持一段时间的抗栓治疗。

在复律前3周开始口服抗凝药或经食管超声心动图（TEE）证实无血栓，可以减少已形成的血栓风险。所有心房颤动持续时间不明或记录到心房颤动超过48h的患者，均应行以上操作。尽管见有心房颤动的患者在较短时间内出现血栓，但目前的临床实践仍假定大多数血栓需要至少48h才能出现。与心房颤动相关的血栓最常发生在左心耳，经胸超声心动图不能显示血栓存在；经食管超声心动图可观察到左心耳的情况，通常建议心脏复律前完善经食管超声心动图检查。心脏复律后，推荐至少口服4周的抗凝药物（不考虑$CHADS_2$评分）。

4. 心房颤动的急性期治疗：心率控制

心房颤动的急性期治疗核心是心室率控制、及时恢复窦性心律和鉴别可能导致心律失常的潜在可逆因素。心房颤动伴快速心室率导致射血量、心排血量的急性下降和心肌氧需求增加，并可能诱发冠状动脉缺血。因此必须迅速治疗有症状的患者。对新发的急性心房颤动进行心室率控制时，最快方法是恢复窦性心律。如果心率控制被证实很困难或无法耐受，应该尽早进行心脏复律。

心房颤动伴快速心室率的急性期治疗，首选静脉内使用β受体阻滞剂（如艾司洛尔、美托洛尔和普萘洛尔）或非二氢吡啶类钙通道阻滞剂（如地尔硫䓬和维拉帕米）。在存在失代偿性心力衰竭的情况下，使用钙通道阻滞剂可能加重心力衰竭，应该予以避免。在这种情况下，地高辛可有效控制静息心率。除钙通道阻滞剂或β受体阻滞剂可用于控制静息心率外，地高辛是一种有效的二线药物。如果这种治疗无效或不能耐受，静脉内胺碘酮也可用于心室率控制，特别是在充血性心力衰竭的情况下，而且胺碘酮可促进恢复窦性心律。

永久性心房颤动的长期心率控制目标已经成为一个有争议的话题。近期完成的永久性心房颤动Ⅱ（RACE Ⅱ）的心率控制研究提示严格控制心室率并没有获益。静息心率＜80次/分与＜110次/分相比，并无优势且更难实现。长期治疗的结果表明，静息心率＜110次/分就已足够且安全。

5. 心房颤动的急性期治疗：恢复窦性心律

在急性心房颤动48h内恢复窦性心律，血栓栓塞风险低且不需要抗凝。如果可能，新发心房颤动的治疗计划应包括在这一期间，将新发心房颤动恢复为窦性心律。至少50%的新发心房颤动在24～48h自行终止。

（1）心房颤动的药物转复：当不急于恢复窦性心律时，可应用药物转复。数种抗心律失常药物能有效地提高心房颤动的早期转复率。相比慢性心房颤动，近期发作心房颤动更容易实现药物转复。

转复心房颤动的口服药物包括氟卡胺、普罗帕酮和多非利特。口服胺碘酮或索他洛尔28d后，分别有27%和24%的心房颤动转复为窦性心律。由于早期转复率低，不推荐应用口服药物转复。可早期转复窦性心律的静脉制剂包括伊布利特和胺碘酮。伊布利特有相对较高的概率（4%）发生Q-T间期延长和尖端扭转型室性心动过速，故使用受到限制。这种风险在左心室功能障碍、电解质紊乱和心力衰竭的状态下发生率更高。伊布利特仅用于基础Q-T间期正常的稳定患者的药物转复。不稳定的患者对静脉内给予胺碘酮耐受良好，胺碘酮是危重疾病时首选的转复用药。

（2）心房颤动的电复律：急性心房颤动在出现包括心绞痛、心力衰竭、低血压和休克等相关严重并发症的情况下，应紧急行电复律。大多数新发心房颤动，也应该有选择地尝试至少一次心脏复律，而不考虑耐受性如何。当进行电复律时，前-后放置电极片或电极板比传统的前-侧位置或心室除颤位置更有效。虽然较低输出能量可能有效，但是从高输出能量开始可减少电击次数，降低了平均蓄积能量。建议初始电击能量为200J。在初次电复律失败后，应选择最高能量进行下一次尝试。

6. 长期维持窦性心律

（1）抗心律失常治疗：尽管心房颤动与卒中和全因死亡率增加相关，但是没有研究证实药物维持窦性心律可降低脑卒中风险或改善生存率。这可能是因为心房颤动仅仅是一种临床特性而不是死亡机制。也可能是药物治疗维持窦性心律相对困难，并且难以确定在随访期间认为是窦性心律的患者是否一直处于窦性心律。

心房颤动随访研究的节律管理（AFFIRM）试验是这个问题最大、设计最好的试验。该研究将4060名患者随机分为用抗心律失常药物（最常见的是胺碘酮)的节律控制组和心室率控制而不试图转复为窦性心律组。AFFIRM结果显示：相较于心室率控制，维持窦性心律没有降低脑卒中或死亡率的优势。因两者硬终点结果相似，给予患者任何一种治疗策略均有类似的预后。对于有选择性的患者来说，维持窦性心律获得了更好的症状控制，因此决定进行更好的维持窦性心律的治疗。

在未应用抗心律失常药物的情况下，超过80%的患者在心房颤动复律后的第一年内复发。抗心律失常药物仍然是心脏复律后维持窦性心律和预防阵发性心房颤动患者症状性发作的主要治疗方式。药物抗心律失常治疗有许多限制，备选的射频消融治疗可能随着时间的推移而取代心房颤动的抗心律失常药物治疗。

所有抗心律失常药物都有潜在的致心律失常作用，这是药物所致的意外的心律失常问题。药物的致心律失常作用包括窦房结功能障碍、心脏传导阻滞、药物减慢心房扑动时引发快速1：1传导和诱发潜在的致死性室性心律失常。Ⅰ类药物如氟卡尼、普罗帕酮和丙吡胺可产生显著的直接心肌抑制作用并导致心力衰竭加重。抗心律失常药物的潜在副作用超出了本章论述的范围，但对某些基本概念的认识十分重要。

通过减慢传导而起作用的Ⅰ类药物如氟卡尼和普罗帕酮具有致室性心律失常和在左心室功能障碍、冠状动脉疾病、心力衰竭情况下发生猝死的可能性。这些药物仅限于在心功能正常且没有阻塞性冠状动脉疾病证据的患者中使用。在心脏正常患者组中，这些药物非常安全，耐受性良好，并且通常有效。

延长复极时间和不应期的Ⅲ类药物包括索他洛尔、多非利特、决奈达隆和胺碘酮，对冠状动脉疾病患者是安全的，而多非利特和胺碘酮对于充血性心力衰竭患者也是安全的。索他洛尔和多非利特可引起尖端扭转型室性心动过速，甚至在正常心功能患者中也可发生，所以必须谨慎使用。胺碘酮具有比其他药物更长的疗效和较低的心律失常风险，但甲状腺功能障碍、肺毒性和罕见的肝毒性等长期体细胞毒性使该药物仅用于老年患者、预期寿命有限的患者及由于严重心脏病不能应用其他药物和因其他药物的致心律失常作用而不能耐受的患者。如果没有长期毒性的潜在风险，胺碘酮对于危重患者的短期、急性心律失常治疗是高度有效的。

决奈达隆，在2009年批准上市，是胺碘酮分子修饰后的衍生物。与胺碘酮类似，该药致心律失常和致尖端扭转型室性心动过速的风险较低。与胺碘酮不同，该药无甲状腺毒性。常规使用时肝毒性也不常见。决奈达隆与罕见的肝衰竭有关。决奈达隆增加了近期失代偿性心力衰竭患者死亡率，使用决奈达隆控制永久性心房颤动患者心室率增加了其死亡率，故在这些情况下禁用。

除了可预防心房颤动，索他洛尔、决奈达隆和胺碘酮在心房颤动复发期间可控制心室率。而其他抗心律失常药不能充分地控制心率，并且Ⅰ类药物如氟卡尼可提高复发时的心室率，故不适用于控制复发时的心室率。长期治疗时，除了索他洛尔、决奈达隆和胺碘酮之外的抗心律失常药物应与控制心室率药物如β受体阻滞剂或非二氢吡啶类钙通道阻滞剂联用。图9-7是心房颤动患者中长期维持窦性心律的最佳方案。

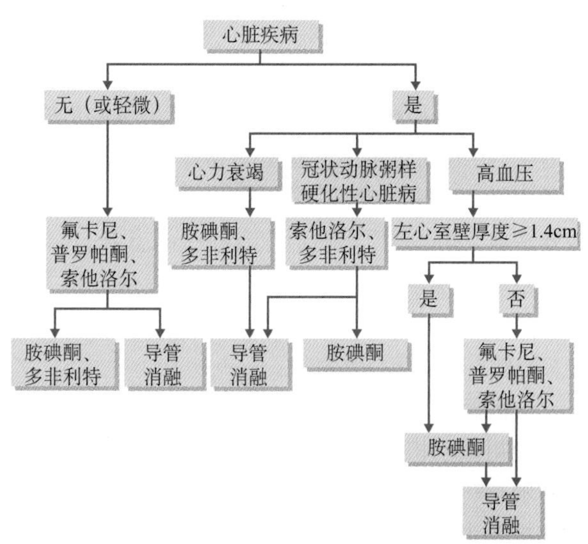

图9-7 对于复发性心房颤动患者，维持窦性心律的治疗选择策略。根据患者是否存在结构性心脏病而分层，并在每组中选择最大预期功效和最低治疗风险的药物。在至少一种抗心律失常药物治疗无效后，可选择导管消融。ⅠC类药物氟卡胺和普罗帕酮不建议用于心力衰竭或冠状动脉性疾病的患者。对于心力衰竭和严重的左心室肥大患者，胺碘酮是一种可接受的一线药物。胺碘酮具有潜在的体细胞毒性，某种意义上也可成为替代导管消融的二线用药

(2)心房颤动的外科消融治疗：Cox的心房迷宫手术是心房颤动外科治疗先驱。心房颤动是由心房内多个相互作用的波阵面活动维持，也是该操作的理论基础。通过手术将心房分割成用狭窄通道隔开的部分，其大多与窦房结连接，进而消除心房颤

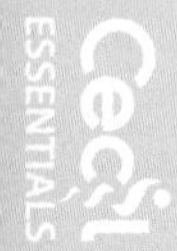

动，同时维持心房的生理激动和收缩功能。在心房留下迂曲的激动途径并在心房中形成旨在防止心房颤动的多个屏障，故使用迷宫手术这个名称来描述该技术。此操作最初被认为是非常成功的，但伴随极高的窦房结功能障碍的手术风险及问题。因在心房中制造并闭合多个切口的手术操作复杂，以及手术相关的并发症，临床已不再使用原始的切割-缝合迷宫手术。

虽然原始迷宫手术已不再使用，但已有许多如替代性线性热消融（通过在心房中加热或冷却组织从而产生传导阻滞线）等简化技术出现，同时不需要大量的切开和重建心房。外科消融通常用于心房颤动伴随心脏合并症，如瓣膜或冠状动脉疾病的心房颤动患者。仅限于治疗心房颤动的外科消融已很少使用。在这种情况下，各种微创技术被开发出来。然而，不同中心所使用的技术差异很大，长期报道的结果不一致。在包括282例开放性双心房消融术的大型研究中，在没有抗心律失常治疗情况下，78%的患者在1年随访时仍能维持窦性心律。

心房颤动外科消融的另一个重要获益是消除了左心耳作为血栓形成的潜在位点和血栓栓塞来源的可能。这可以通过缝合完全阻断左心耳或使用特殊设计的装置封堵左心耳开口来完成。这对于抗凝存在绝对或相对禁忌的患者尤为重要。

（3）心房颤动的导管消融：导管消融已经成为在心房颤动初始药物治疗失败后常见的后续治疗。早期使用导管技术治愈心房颤动，是尝试使用线性损伤从而模拟Cox在20世纪90年代早期开创的、造成多个心内膜损伤的迷宫手术。较高的并发症发生率和有限的疗效使得迷宫手术已被废弃。

1998年，Haissaguerre报道了阵发性心房颤动起源于肺静脉肌肉组织中的快速活动。促进了肺静脉的操作发展，也促使了肺静脉电隔离（PVI）技术的产生，这也是目前导管治疗阵发性心房颤动的主要方法。在多个医学中心中，这种技术对未给予抗心律失常治疗的阵发性心房颤动患者有着较高的成功率（约70%）。

尽管导管消融实现肺静脉电隔离治疗阵发性心房颤动有着较高的成功率，但这种技术还未能有效地治疗持续时间更长的心房颤动，特别是长期持续性心房颤动。提示持续性心房颤动的产生和维持中，仍有除了肺静脉活动以外的重要因素，这些因素不能通过肺静脉电隔离解决。目前有多种消融技术试图提高持续性心房颤动患者的消融成功率，包括添加线性消融阻滞折返波阵面，在心房颤动期间消融异常快速的心房活动区域，以及在行心房颤动多点标测时识别并阻断心房活动的稳定转子。尽管在某些研究中证实这些技术提高了成功率，但是仍不确定这些方法中的哪种（如果有的话）是长期持续性心房颤动消融治疗的最佳方法。

总之，在最初的药物治疗失败后，导管消融是治疗症状性心房颤动的首选次级治疗策略。单纯肺静脉隔离对于阵发性心房颤动患者有很高的治疗成功率。持续性心房颤动的消融术成功率均较低，特别是长期心房颤动。类似于外科消融，各个医学中心使用的心房颤动消融技术不尽相同，并且随访策略和有效治疗的定义也不同，使得难以确定常用方法的效果。

（4）导管消融房室结：虽然和过去相比，导管消融房室结已不太常用，但在当患者无法应用药物控制心室率时，这种陈旧的、产生完全性心脏传导阻滞后放置心室起搏器以维持生理性心率的房室结导管消融技术仍是一种选择。这种技术继续在治疗过于虚弱且不能安全地进行心房颤动消融的患者或在消融术未能控制心律失常的患者中有着重要作用。

关于该主题的深入讨论，请参阅《西氏内科学》（第25版）第64章“室上性心律失常”。

五、晕厥

晕厥是短暂的突发意识丧失。晕厥有心源性（如低脑血压）和非心源性。表9-4列出了晕厥的常见原因和分类。脑血管疾病或脑卒中通常不表现为晕厥，除非涉及脑区较大。晕厥是急诊或住院的常见原因。

对晕厥患者的诊断方法如图9-8所示。大多数病因通过询问病史和体格检查即可确定。晕厥发作前后的情况常对病因有所提示。例如，血管迷走发作通常在应激、疼痛、紧张、咳嗽或排尿期间发生。运动引起的晕厥提示冠状动脉阻塞性疾病、离子通道病变如长Q-T间期综合征或儿茶酚胺敏感性室性心动过速、梗阻性心肌病、主动脉瓣狭窄或心律失常。没有先兆的心悸或晕厥可能与心律失常有关。非常长的晕厥发作（＞5min）提示非心源性。近期更换药物或与直立变化相关的头晕提示直立性低血压。肢体运

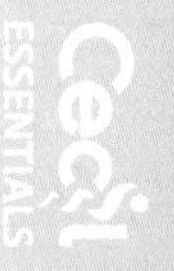

表9-4 晕厥的原因

原因	机制
外周血管或循环系统	
血管迷走性晕厥（神经介导）	前兆：苍白、打呵欠、恶心、出汗，由于压力或疼痛诱发，发生在患者直立时，躺卧可终止，低血压伴或不伴心率下降
排尿性晕厥	排尿时晕厥(可能与迷走神经有关)
咳嗽后晕厥	突发咳嗽后晕厥
颈动脉窦超敏综合征	轻度按摩颈动脉窦所致血管抑制和(或)心脏抑制
药物	体位改变，见于降血压药、三环类抗抑郁药、吩噻嗪
容量不足	体位改变，见于出血、大量呕吐或腹泻、艾迪生病
自主功能障碍	体位改变，见于糖尿病、酒精中毒、帕金森病、长期患病后调节功能失调
中枢神经系统	
脑血管	短暂性缺血性发作和脑卒中不常导致晕厥，通常可发现神经系统相关异常
癫痫	有时会出现警告症状，如四肢颤动、咬舌、尿失禁，发作后意识障碍
代谢性	
低血糖	昏迷、心动过速、晕厥前颤抖，患者可能正在使用胰岛素
心源性	
阻塞性	晕厥常伴劳累；检查结果提示主动脉瓣狭窄、梗阻性肥厚型心肌病、心脏压塞、心房黏液瘤、人工瓣膜功能异常、艾森门格综合征、法洛四联症、原发性肺动脉高压、肺动脉狭窄、大块肺栓塞
心律失常	晕厥可能突然发生在任何状态，头晕或心悸发作，可能有心脏病史或由慢速性心律失常或快速性心律失常所致，需检查颈动脉窦超敏综合征

动异常或姿势异常不是神经系统病因所特有的，可以由任何原因甚至心源性所致的脑灌注不足引起。

除了病史、体格检查和常规心电图，进一步的检查没有什么意义。Holter或循环记录器可能有用。植入性循环记录器对偶然的复发性晕厥有用。如果患者存在一些其他提示心律失常病因的异常，电生理检查或许有用。

尽管进行了彻底的评估，仍有超过30%的晕厥患者没有明确的原因。心源性晕厥有着最高的发病率和死亡率。未知原因的晕厥患者与非心源性晕厥患者长期预后相似，故评价的主要目的是鉴别晕厥的原因。

六、室性心律失常和心脏性猝死

室性异位搏动是指源自右心室/左心室心肌或传导系统的心脏搏动。室性期前收缩可以单独出现或呈现二联律或三联律。室性心动过速是心室产生≥4次连续搏动且频率＞100次/分。如果持续时间超过30s或因血流动力学不稳定而需迅速终止，则称为持续性室性心动过速，其他情况称为非持续性室性心动过速。

此外，还可以基于是否维持单一的心电图形态对室性异位搏动进行分类。单形性室性心动过速每搏形态类似，通常源自心脏的同一区域。超过300次/分的单形性室性心动过速可称为心室扑动。多形性室性心动过速在心电图上有着比单形性室性心动过速更多的形态。尖端扭转型室性心动过速是一种特殊形式的多形性室性心动过速，有重复性和周期波动性，常提示长Q-T间期的触发机制。心室颤动是心室异位搏动最混乱的形式。若未给予快速治疗，心室颤动常有心排血量消失，并常导致死亡。其他形式的室性心动过速可最终发展为心室颤动。

通常用12导联体表心电图来判断患者是否为室性心律。室性异位搏动通常为宽QRS波群波形(图9-9)。不是所有的宽QRS波群波形都意味着源自心室，一些标准可以用于区分宽QRS波群是室上性还是室性来源。室上性心动过速如果伴室内差异性传导(如束支传导阻滞)或通过旁道(如WPW综合征)传导至心室，也可表现为宽QRS波群心动过速。其他可以用于区分室上性心动过速和室性心动过速的特征包括房室分离、心室夺获、室性融合波和QRS波群时程及形态(表9-5)。Brugada标准通常用于确定宽QRS波群心动过速的起源部位。缺血性心脏病史患者的心动过速90%为心室起源。

室性心动过速可因其他心动过速相同的机制发生，如折返、增强的自律性或触发活动。左心室陈旧梗死瘢痕区域周围的折返通常可导致室性心动过速。慢性缺血性心脏病患者的室性心动过速是由存活心肌的通路或薄层中发生的折返介导的，尤其是在陈旧性心肌梗死瘢痕边缘的部分存活心肌中。在这些通路中，稀疏的存活肌细胞偶联较差，传导异常缓慢。持续

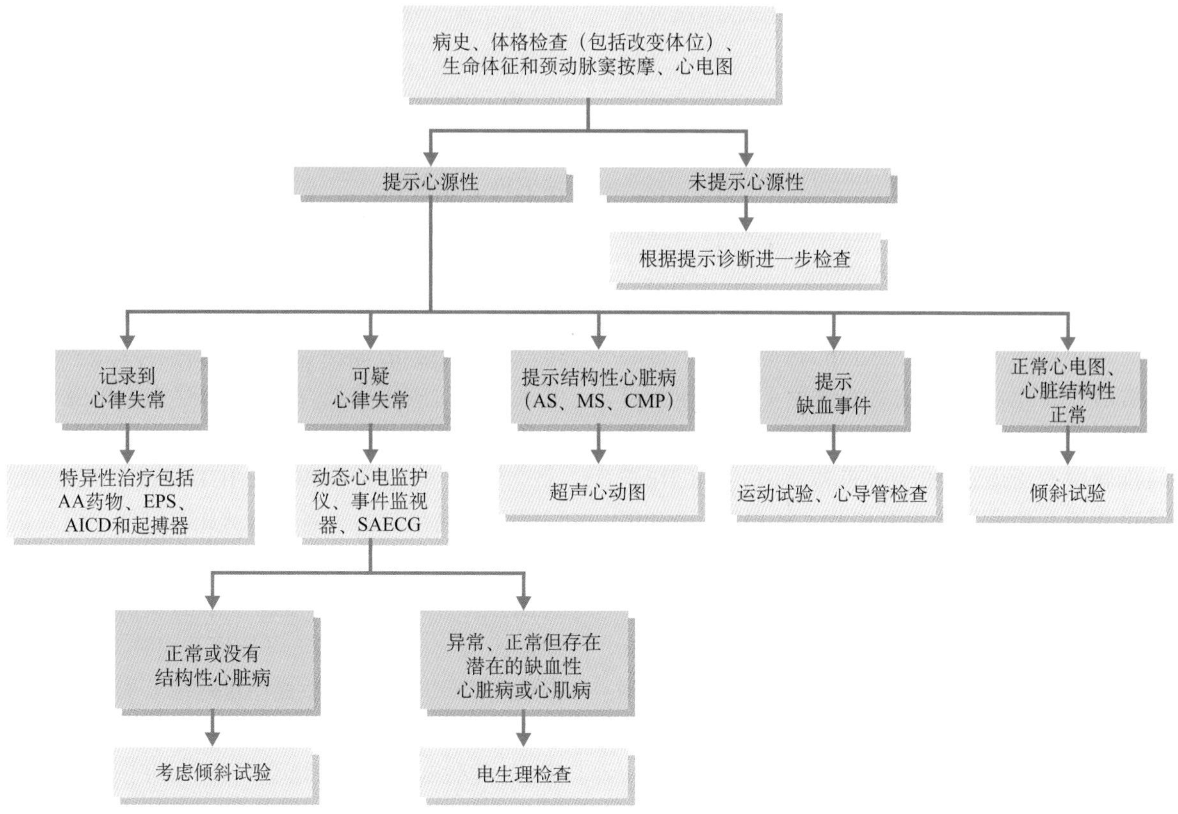

图9-8　晕厥评估方法。AA.抗心律失常；AICD.植入式自动心律转复除颤器；AS.主动脉瓣狭窄；CMP.心肌病；EPS.电生理检查；MS.二尖瓣狭窄；SAECG.信号平均心电图

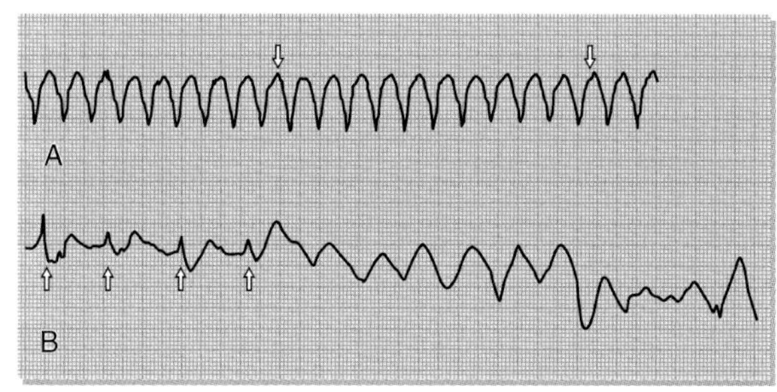

图9-9　室性心律失常。A.单形性室性心动过速。宽QRS波群呈单一形态的规律搏动。心室活动覆盖了P波，故识别P波有所困难，但是在该图形可见数个点，其中一些P波由箭头标记。房室分离支持室性心动过速的诊断，并可除外室上性心动过速。B.初始（早期）规律节律（箭头）演变为粗大的心室颤动。注意到基线不规则和毫无规律的QRS波群。在心室颤动期间，心脏前向血流消失，并可很快发生心搏骤停

表9-5　阵发性室上性心动过速与室性心动过速的鉴别

有助于鉴别的特性	意义
QRS波群正向一致性	诊断 VT
房室分离、心室夺获或室性融合波	诊断VT
非典型RBBB(V_1导联呈R、QR、RS型或三相型QRS波群，V_6导联呈QS、QR或单相R波或R：S＜1)	提示VT
非典型LBBB[V_1导联或V_2导联中R波时长＞30ms或RS时限(R波起点至S波谷底)＞60ms；V_6导联呈QS、QR型或R：S＜1]	提示VT
电轴偏移基线	提示 VT
冠状动脉粥样硬化性心脏病病史	提示 VT
心动过速时QRS波群与窦性心律时QRS波群相同	提示 SVT
可用腺苷终止	提示SVT

注：LBBB.左束支传导阻滞；RBBB.右束支传导阻滞；SVT.室上性心动过速；VT.室性心动过速。

室性心动过速的易感性随着左心室功能障碍恶化而增加，提示室性心动过速与较大的心室瘢痕有关。

室性心动过速可以出现在没有缺血性心脏病、肥厚型心肌病、致心律失常性右心室发育不良、束支折返、心脏离子通道障碍和电解质紊乱的基础上，称为特发性室性心动过速。右心室流出道是特发性室性心动过速最常见的起源，其可能由触发活动所致。这种形式的室性心动过速（或室性期前收缩）通常对

儿茶酚胺敏感，且可以用腺苷终止（如腺苷敏感性室性心动过速）。另一种常见形式的特发性室性心动过速源自左心室传导系统（如分支型室性心动过速），其或许对维拉帕米敏感。特发性室性心动过速是成功导管消融常见的治疗目标。

除非患者有症状，非持续性室性心动过速通常不需要特殊治疗。心脏心律失常抑制试验中，使用Ⅰ类抗心律失常药物治疗梗死急性期后发生的室性期前收缩和非持续性室性心动过速，试验证明予抗心律失常治疗时死亡率增加。如果室性心动过速为可逆原因所致，如电解质紊乱或急性缺血，则应当对潜在的机制进行治疗，如果为不可逆原因，则可用β受体阻滞剂及其他抗心律失常药物如胺碘酮、导管消融治疗。如果因血流动力学不稳定需要紧急治疗，则行直流心脏复律。如果QRS波群形态规则，则复律应与QRS波群同步，否则应选择非同步。在单形性室性心动过速的不应期（T波）执行直流心律转复可以将节律变为心室颤动。植入型心律转复除颤器（ICD）通常用于治疗室性心动过速或心室颤动的幸存者，用于快速治疗复发性发作。心内膜和心外膜导管消融已成为室性心动过速的有效治疗方式。

（一）预防心脏性猝死

猝死是指症状发作1h内死亡。它可能由各种心脏或非心脏疾病引发（表9-6）。心脏性猝死是最常见的死亡原因之一，在美国每年发生400 000次事件。心脏性猝死的最常见原因是室性心动过速或心室颤动。致心脏性猝死风险增加的心脏情况包括长Q-T间期综合征（LQTS）、肥厚型心肌病、Brugada综合征、致心律失常性右心室发育不良和非缺血性/缺血性心肌病。心脏性猝死最常见的心脏情况是急性或陈旧性心肌梗死。

表9-6 猝死的病因

非心源性病因	缓慢性心律失常，病态窦房结综合征
中枢神经系统出血	主动脉瓣狭窄
大面积肺栓塞	法洛四联症
药物过量	心脏压塞
肺部疾病继发的缺氧	心脏肿瘤
主动脉夹层或破裂	感染性心内膜炎的并发症
心源性病因	肥厚型心肌病（心律失常或梗阻）
心室颤动	心肌缺血
心肌缺血或损伤	动脉粥样硬化
长Q-T间期综合征	变异型心绞痛
短Q-T间期综合征	川崎动脉炎
Brugada综合征	
致心律失常性右心室发育不良	
室性心动过速	

成功治疗心室颤动所致的心脏性猝死需快速进行转复，如果治疗延迟超过5～10min，常出现永久性脑损伤。放置在公共区域的自动体外除颤器（AED）可以减少除颤的等待时间并提高生存率，当安装在私人驻地时效用较低，即使是对存在心脏性猝死风险的患者。

用于治疗心脏性猝死的ICD降低了死亡率。心脏性猝死高风险的患者常植入ICD以便在出现缺氧性脑损伤之前能够快速除颤。如果患者从第一次心脏性猝死中幸存，猝死是由记录的或推测的室性心动过速或心室颤动所致，其原因不可逆或不明，则应当植入ICD。ICD在室性心动过速或心室颤动的检测和治疗中极为成功。因为需要15～20s来治疗心律失常，它们不总是能够防止意识丧失，在恢复正常节律之前的较低心排血量可能引起晕厥，特别是如果需要数次心脏转复时。

最早的ICD试验检验了其在心脏性猝死的二级预防中的用途（即治疗心搏骤停幸存者）。最大的研究是抗心律失常与可植入除颤器（AVID）试验，其将难以耐受持续室性心动过速或心搏骤停的患者随机分入经验性胺碘酮治疗组或ICD植入组。在这项试验和其他一些试验中，ICD治疗与心律失常药物相比，全因死亡的风险和心律失常风险明显更低。

数个实验研究ICD用于一级预防心脏性猝死（即治疗心脏性猝死风险患者）的作用。第一个是多中心自动除颤器植入试验（MADIT），其招募了具有心肌梗死病史和射血分数≤35%的患者，伴频繁的室性异位搏动且电生理检查中可诱发室性心动过速。该研究表明ICD治疗可显著降低死亡率。MADIT-Ⅱ招募射血分数为30%或更少的陈旧性心肌梗死患者，且未进行介入检查。ICD治疗组有着明显较低的死亡率。

心力衰竭中的心脏性猝死试验招募了有心力衰竭症状和射血分数≤35%的缺血性/非缺血性心肌病患者。与常规治疗或经验性胺碘酮治疗相比，ICD治疗的患者生存率获益。缺血性/非缺血性心肌病患者的获益程度相似，提示对于心力衰竭合并陈旧心肌梗死/非缺血性心肌病的患者，进行ICD一级预防是合适的。

心肌梗死后心脏性猝死的风险指数在心肌梗死事件后的几个月内最高。然而，在心肌梗死或血管重建术后立即植入ICD的效果不佳。原因尚不清楚，或许是因为大部分的患者心功能在心肌梗死急性期有所改善，从而降低了心脏性猝死的风险，并且因此降低了ICD的益处。或者在心肌梗死或血运重建术后的早期，心脏性猝死的机制可能是复发性缺血而不是折返性心动过速，因此更不适于植入ICD治疗。急性心肌梗死试验(DINAMIT)中的除颤试验，将675例低射血分数的患者随机分为心肌梗死后立即进行植入ICD和药物治疗组，两组没有观察到死亡率的差异。当前的建议是在心肌梗死或血运重建40d至3个月内避免将ICD用于一级预防。

现代医学的一个重大挑战是识别心脏性猝死高风险的患者，从而有效地使用一级预防干预如ICD。一些已知的心肌梗死后心脏性猝死预测因素如表9-7所示，但许多因素对临床实际应用不够具体或不够敏感。预测心脏性猝死风险增加最有意义的无创检查指标是射血分数降低。电生理检查是微创导管手术，电刺激可以帮助识别易发室性心动过速的患者。电生理检查在陈旧心肌梗死患者中最敏感，但在其他心脏情况中可能不太适用。心脏磁共振成像(MRI)，可直接将心功能、心脏瘢痕和纤维化成像，作为一个更敏感和特异性更高的无创检查，在预测心脏性猝死的风险上有着巨大的前景。

表9-7 心肌梗死后心脏性猝死的预测因素

左心室射血分数降低
持续性缺血
心脏MRI延迟增强
信号平均心电图的晚期电位
心率变异性降低
心电图上Q-T间期延长
用程序电刺激诱导持续MMVT
心电监测提示复杂室性异位搏动(如NSVT)

注：MMVT.单形性室性心动过速；MRI.磁共振成像；NSVT.非持续性室性心动过速。

(二)无心脏基础病的室性心动过速和心室颤动

在没有结构性心脏病的情况下发生的室性心律失常通常预后良好，但也和易患威胁生命的遗传性心律失常综合征的多形性室性心动过速猝死相关。这些综合征的遗传筛选对于鉴别有风险的家庭成员有重要意义。

1. 特发性室性心动过速　最常来自于心室流出道，约80%定位于右心室流出道，其余源于左心室流出道、主动脉窦和主动脉二尖瓣连接区。特发性右心室流出道室性心动过速心电图表现为特征性的左束支传导阻滞和电轴向下的室性心动过速QRS波群形态。触发活动是心室流出道心动过速的基础。这种钙依赖机制解释了流出道室性心动过速通常可用腺苷、β受体阻滞剂和钙通道阻滞剂终止的原因。

患者30～40岁时通常有心悸、呼吸急促和发作性头晕。心搏骤停很罕见，治疗针对于控制症状。β受体阻滞剂和钙通道阻滞剂常为首选，尽管一些患者需要导管消融或抗心律失常药物治疗。一些无症状患者可能因频繁的室性异位搏动而发展为心动过速介导的心肌病。每日室性期前收缩超过10 000个，导致左心室功能异常的风险最高。幸运的是，射频导管消融抑制室性期前收缩通常可改善心室功能。

2. 致心律失常性右心室心肌病或发育不良　致心律失常性右心室心肌病(ARVC)是一种典型的常染色体显性遗传性心肌病。与染色体突变有关，影响了与心肌细胞结合的细胞黏附蛋白复合物。尽管右心室游离壁的形态学变化显著，但是也可出现双心室或原发性左心室改变。由于心肌细胞凋亡，右心室的大部分被脂肪组织替代，导致室壁运动异常、心功能障碍和动脉瘤形成。结构异常从心外膜扩散到心内膜。右心室成像提示典型的右心室扩大、节段性室壁运动异常和右心室运动低下。右心室游离壁不能通过常规心脏超声心动图成像，故MRI是致心律失常性右心室心肌病诊断的金标准。

致心律失常性右心室心肌病患者可出现室性心律失常相关的症状，包括心悸、头晕、晕厥和心脏性猝死。鉴于致心律失常性右心室心肌病常为典型右心室起源，此种室性心律失常通常为左束支形态。窦性心律期间的体表ECG可以在V_1～V_3导联出现T波倒置或epsilon波，这是由右心室传导减慢导致右胸导联QRS波群末端处出现低幅度震荡波。

区分致心律失常性右心室心肌病及特发性右心室流出道室性心动过速很有必要，因为两种不同诊断的预后和治疗不同。致心律失常性右心室心肌病任务组制订诊断心律失常性右心室心肌病的标准。致心律失常性右心室心肌病患者的心脏性猝死的危险因素包括既往心脏性猝死的发作、晕厥、年轻、左心室功能障碍和显著的右心室功能低下。

有事件的致心律失常性右心室心肌病的患者通常应接受ICD治疗。辅以使用抗心律失常药或消融治疗，特别是心外膜和心内膜的联合消融，对症状性室性心动过速治疗或许有效。

3. 先天性长Q-T间期综合征

长Q-T间期综合征是一种遗传性疾病，其特征性心脏异常复极在心电图上出现Q-T间期延长[在男性中校正Q-T间期（QTc）＞440ms，而在女性中≥460ms]，是年轻人心脏性猝死的主要原因。

已在患有长Q-T间期综合征（LQTS）的患者中鉴定出参与心脏复极化的16个基因突变。*KCNQ1*突变（编码I_{Ks}钾通道的α亚基）产生LQT1；*KCNH2*突变（编码I_{Kr}钾通道的α亚基）产生LQT2；*SCN5A*突变（编码心脏钠通道的α亚基）导致LQT3。总体上讲，其占先天性长Q-T间期综合征病例的75%。

外向钾电流减少或内向钠电流增加延长了动作电位持续时间，促使早期后除极和尖端扭转型室性心动过速的发生，尖端扭转型室性心动过速为一种特殊类型的多形性室性心动过速。症状通常在青春期开始，包括晕厥、癫痫发作和心脏性猝死。长Q-T间期综合征中的心律失常的触发因素是基因特异性的。LQT1患者在高肾上腺素状态如运动期间危险度较高；LQT2中的心律失常由突然出现的噪声触发，如警报；LQT3患者更可能在睡眠期间出现心律失常。常染色体显性的Romano-Ward突变在存活新生儿中占1/2000。

长期治疗需针对预防心脏性猝死。初始治疗包括避免应用延长Q-T间期的药物，存在症状的患者和无症状的显著Q-T延长患者给予β受体阻滞剂。除了β受体阻滞剂，心搏骤停复苏后的患者和仍有反复晕厥的患者推荐植入ICD。尖端扭转型室性心动过速的急性治疗不同于其他形式的室性心动过速，因为许多抗心律失常药物可延长Q-T间期，因此应该避免应用。

4. Brugada综合征

Brugada综合征是一种易患多形性室性心动过速和心脏性猝死的遗传性疾病。ECG特征性地显示右胸V_1～V_3导联的ST段穹隆样抬高和右束支传导阻滞形态。这些心电图异常可能是动态的，可因发热和钠通道阻断的治疗而特征性地加重。

在大多数情况下，该综合征与编码心脏钠通道的*SCN5A*的突变相关。突变导致钠电流减弱。此病呈常染色体显性遗传。患者常有晕厥或心搏骤停，通常在睡眠期间发生。

阻断瞬时外向钾电流（I_{to}）的奎尼丁有一定程度的治疗作用，但没有证据证明药物能阻止Brugada综合征发生室性心动过速。使用异丙肾上腺素或类似的静脉β肾上腺素能激动剂，可增加钠电流，可用于Brugada综合征的复发性室性心动过速或心室颤动的紧急处理。与之相反的是，由于儿茶酚胺刺激的保护作用，β受体阻滞剂对Brugada综合征患者有害，应该避免使用。

植入ICD是唯一能预防心搏骤停的治疗方法。建议使用ICD进行心脏性猝死的二级预防。对于出现自发性Brugada综合征心电图形态和晕厥的高危患者，应使用ICD进行一级预防。

5. 儿茶酚胺敏感性多形性室性心动过速

儿茶酚胺敏感性多形性室性心动过速（CPVT）是一种影响心肌钙处理的遗传性疾病，诱发运动时的多形性/双向性室性心动过速。常见症状为儿童期的运动触发性晕厥或心脏性猝死。50%～60%的患者存在影响心脏利阿诺定受体基因（ryanodine，*RYR2*）的遗传/散发性常染色体显性突变，产生钙诱导的肌质网钙释放异常和细胞内钙超载。

心律失常经常发作，首选治疗为应用β受体阻滞剂和限制运动。尽管ICD电击可使儿茶酚胺激增从而加剧潜在心律失常，但仍可用于二级预防。特定患者的左心交感神经去除术也有效果。

6. 获得性长Q-T间期综合征

外界因素可致心脏复极化延长并导致QTc延长，从而导致早期后除极和尖端扭转型室性心动过速。获得性长Q-T间期综合征的患者可能有遗传学基础，易受电解质异常（如低钾血症、低镁血症和低钙血症）、心动过缓和延长Q-T间期药物的影响，从而发生QTc过度延长和多形性室性心动过速。大多数延长QTc的药物会阻止由*KCNE2*基因编码的延迟整流快速钾通道（I_{Kr}）。可延长QTc药物已在互联网注册并更新。获得性长Q-T间期综合征的治疗包括控制生理易感因素和停用不恰当的药物。

7. 离子通道病的基因检测

实验室可对先天性长Q-T间期综合征、Brugada综合征和儿茶酚胺敏感性多形性室性心动过速进行遗传检测。基因检出率从Brugada综合征的25%到先天性长Q-T间期综合征的80%不等。目前测定方法

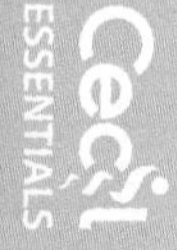

有限的灵敏度和常见的未知意义的遗传变异对基因检测的有效性提出了挑战。除外这些顾虑，一旦经级联筛选或家族成员筛选确定导致疾病的突变起源，即可有效地用于鉴定突变携带者。

突变阳性的家族成员可以从预防性治疗中受益。突变阴性个体受到的保证也有一定的意义。在进行基因测试之前，应该将风险、收益和测试的局限性告知患者。遗传咨询师应当发挥重要的咨询作用。

关于该主题的深入讨论，请参阅《西氏内科学》（第25版）第65章“室性心律失常”。

七、总结

动作电位形成或传导异常可导致心律失常，心律失常可大致分为缓慢性心律失常（即心动过缓）和快速性心律失常（即心动过速）。心脏细胞动作电位依离子通道的激活不同可分为五期，包括快速钠通道、数个钾通道和钙电流。这些电流的异常可致异常自律性和触发活动，并导致病理性快速性心律失常。临床上显著的快速性心律失常主要机制为折返，折返需要功能上或解剖学阻滞、区域性缓慢传导和不同的不应期来启动和维持心律失常。

抗心律失常药物通常参照Singh-Vaughn Williams分类法分为四类。不只是临床应用，许多抗心律失常药物具有多种作用，并不完全适用于此分类方法。一些药物，如腺苷和地高辛，被完全排除在分类之外。Ⅰ类药物通过阻断钠通道使膜传导减慢。Ⅱ类药物或称β受体阻滞剂，阻断心脏β受体。Ⅲ类药物延长复极化和Q-T间期。Ⅳ类药物阻断慢钙通道，主要作用于慢反应心肌细胞，如窦房结和房室结。

窦房结功能障碍、房室传导障碍或两者同时发生异常可导致心动过缓。窦房结和房室结功能强烈受自主神经张力影响。静息状态下副交感神经占优势，传导系统正常的患者在副交感神经张力增高时，尤其是睡眠或运动期间，也可出现明显的心动过缓和二度房室传导阻滞。窦房结功能障碍临床表现为几种综合征之一，包括窦性心动过缓、变时功能不良、传出阻滞和心动过缓-心动过速综合征，心动过缓-心动过速综合征指当房性心律失常终止于窦性心律时，伴随出现的窦性停搏和窦性心动过缓。

房室结水平或结下水平发生的阻滞均可导致房室传导阻滞。房室结处的阻滞倾向于无症状，逐步进展和有效的逸搏机制是其特征，逸搏机制通常可保护患者免于灾难性心动过缓。这使得临床上无症状的患者可以随访观察直至发生症状，有症状的患者应行介入治疗。而在希氏束或更常见的束支水平处的二度或三度阻滞是潜在恶性的，通常没有稳定的逸搏机制。如果治疗不当，可能会导致猝死。阻滞位于结下水平的线索包括莫氏Ⅱ型周期性，伴束支传导阻滞，心动过速或运动时的传导阻滞加剧，高度或三度房室传导阻滞时的QRS波群异于房室正常传导QRS波群。

心动过速大致分类为室上性心动过速和室性心动过速，其分别依赖于心房、房室传导系统和心室肌。室上性心律失常进一步分类为依赖于房室结传导的阵发性室上性心动过速（PSVT）和房性心律失常，房性心律失常仅依赖于心房组织而不依赖于房室传导。阵发性室上性心动过速包括房室结折返性心动过速和与WPW综合征相关的房室折返性心动过速。房性心律失常包括：规律的房性心律失常，如局灶性房性心动过速、心房扑动、大折返性房性心动过速；常见的无规律的房性心律失常如心房颤动。复发性心房扑动和心房颤动有血栓栓塞的风险，应基于风险分层，在时机合适时启动抗栓治疗。射频导管消融在所有室上性心律失常的治疗中具有重要作用，但在心房颤动时，射频消融仍是二线治疗方案，相对于其他室上性心律失常，心房颤动射频消融成功率较低，并发症发生率较高。

室性心律失常包括单发室性期前收缩、短阵非持续性室性心动过速和持续性室性心律失常。持续室性心动过速是指超过30s或需要紧急干预的室性心动过速。心电图每搏形态单一则为单形性，如果心电图形态多变的则为多形性，若形态可变且与病理性Q-T间期延长相关则为尖端扭转型室性心动过速，当体表心电图连续变化而没有明显的QRS波群时则为心室颤动。室性心动过速耐受性差，是心搏骤停的主要原因。虽然常见于缺血性心脏病，但特发性室性心动过速可见于非结构性心脏病的患者。

抗心律失常药物难以降低心肌梗死后心脏性猝死风险。相比之下，ICD已被证明可以降低心肌梗死后左心室功能受损和心力衰竭伴/不伴冠状动脉疾病患者的死亡率。

除严重结构性心脏病可导致室性心动过速之外，几种综合征可在无明显结构性心脏病的情况下导致室性心动过速。它们包括特发性室性心动过速、致心律失常性右心室心肌病、致心律失常性右心室发育不良、先天性长Q-T间期综合征、Brugada综合征和儿茶酚胺敏感性室性心动过速。其中数个疾病为家族性，基因测试和家族筛查在其治疗中具有重要作用。

推荐阅读

Calkins H, Kuck KH, Cappato R, et al: 2012 HRS/EHRA/ECAS expert consensus statement on catheter and surgical ablation of atrial fibrillation: recommendations for patient selection, procedural techniques, patient management and follow-up, definitions, endpoints, and research trial design: a report of the Heart Rhythm Society (HRS) Task Force on Catheter and Surgical Ablation of Atrial Fibrillation. Developed in partnership with the European Heart Rhythm Association (EHRA), a registered branch of the European Society of Cardiology (ESC) and the European Cardiac Arrhythmia Society (ECAS); and in collaboration with the American College of Cardiology (ACC), American Heart Association (AHA), the Asia Pacific Heart Rhythm Society (APHRS), and the Society of Thoracic Surgeons (STS). Endorsed by the governing bodies of the American College of Cardiology Foundation, the American Heart Association, the European Cardiac Arrhythmia Society, the European Heart Rhythm Association, the Society of Thoracic Surgeons, the Asia Pacific Heart Rhythm Society, and the Heart Rhythm Society, Heart Rhythm 9:632.e21–696.e21, 2012.

Fuster V, Rydén LE, Cannom DS, et al: 2011 ACCF/AHA/HRS focused updates incorporated into the ACC/AHA/ESC 2006 Guidelines for the management of patients with atrial fibrillation; a Report of the American College of Cardiology Foundation/American Heart Association Task Force on Practice Guidelines developed in partnership with the European Society of Cardiology and in collaboration with the European Heart Rhythm Association and the Heart Rhythm Society, J Am Coll Cardiol 57:e101–e198, 2011.

Hohnloser SH, Kuck KH, Dorian P, et al: Prophylactic use of an implantable cardioverter-defibrillator after acute myocardial infarction, N Engl J Med 351:2481–2488, 2004.

Køber L, Torp-Pedersen C, McMurray JJ, et al: Increased mortality after dronedarone therapy for severe heart failure, N Engl J Med 358:2678–2687, 2008.

Pisters R, Lane DA, Nieuwlaat R, et al: A novel user-friendly score (HAS-BLED) to assess 1-year risk of major bleeding in patients with atrial fibrillation: the euro heart survey, Chest 138:1093–1100, 2010.

Roth JA: American College of Chest Physicians (AACP) Critical Care Board Review Course, presented August 24-26, 2007. Phoenix, Ariz.

Tracy CM, Epstein AE, Darbar D, et al: 2012 ACCF/AHA/HRS focused update of the 2008 guidelines for device-based therapy of cardiac rhythm abnormalities: a report of the American College of Cardiology Foundation/American Heart Association Task Force on Practice Guidelines, J Am Coll Cardiol 60:1297–1313, 2012.

Van Der Werf C, Kannankeril PJ, Sacher F, et al: Flecainide therapy reduces exercise-induced ventricular arrhythmias in patients with catecholaminergic polymorphic ventricular tachycardia, J Am Coll Cardiol 57:2244–2254, 2011.

Van Gelder IC, Groenveld HF, Crijns HJ, et al: Lenient versus strict rate control in patients with atrial fibrillation, N Engl J Med 362:1363–1373, 2010.

Zipes DP, Camm AJ, Borggrefe M, et al: ACC/AHA/ESC 2006 guidelines for management of patients with ventricular arrhythmias and the prevention of sudden cardiac death: a report of the American College of Cardiology/American Heart Association Task Force and the European Society of Cardiology Committee for Practice Guidelines (Writing Committee to Develop Guidelines for Management of Patients with Ventricular Arrhythmias and the Prevention of Sudden Cardiac Death), J Am Coll Cardiol 48:e247–e346, 2006.

第10章

心包与心肌疾病

著　者　Jennifer L. Strande　Panayotis Fasseas　Ivor J. Benjamin

译　者　任景怡　李爱莉　审校者　李爱莉　任景怡

一、心包疾病

心包是包裹心脏的薄层纤维囊，包括两层结构：脏层和壁层。两层结构之间存在少量液体（15～50ml），其为血浆超滤液。心包有机械固定、免疫和解剖屏障等功能。

因为缺乏随机临床试验及大型临床实践指南，本章所阐述的心包疾病的评价和治疗大部分基于专家、教授的意见和共识。

（一）急性心包炎

1. 定义和流行病学

急性心包炎是由若干病因引发的心脏炎症性病变。因急性心包炎隐匿病程比较常见，确定心包炎的确切发病率比较困难。

2. 病理学

心包炎的病因85%为特发性或病毒性。少见病因包括病毒以外的感染和肿瘤。急性心包炎的病因如表10-1所示。

3. 临床表现

患者的症状可表现为低热、乏力、呼吸困难和少见的如呃逆（即膈神经刺激症状）。急性心包炎的经典症状是胸痛，表现为较为严重的锐痛，并与体位相关。仰卧位、吸气及咳嗽时加重，坐起及前倾体位时可缓解。疼痛的部位常见于胸骨后和心前区，可放射至颈部、肩部和肩胛区，与心肌缺血的症状相似。由结缔组织病或肿瘤引起的心包炎的胸痛症状可能非常轻微甚至缺如。

当不存在大量的心包积液时，心前区的视诊和触诊通常是正常的。大多数急性心包炎的患者心前区听诊可闻及高调的心包摩擦音。心包摩擦音包括三种成分，对应于心房收缩、心室收缩及心室早期舒

表10-1　心肌炎病因
特发性
感染
病毒性（埃可病毒、柯萨奇病毒、腺病毒、巨细胞病毒、乙肝病毒、EB病毒、人类免疫缺陷病毒）
细菌性、支原体、螺旋体（葡萄球菌、链球菌、支原体、包柔螺旋体、嗜血杆菌、脑膜炎奈瑟菌）
分枝杆菌（结核分枝杆菌、鸟胞内分枝杆菌）
真菌（组织胞浆菌、球孢子菌属）
原虫
免疫或炎症
结缔组织病（系统性红斑狼疮、类风湿关节炎、硬皮病）
动脉炎（结节性多动脉炎、颞动脉炎）
心肌梗死后综合征（Dressler综合征），心、胸手术后综合征
药物相关
普鲁卡因胺、肼苯哒嗪、异烟肼、环孢素
邻近结构的创伤或损坏
贯穿伤
急性心肌梗死、心脏外科手术、冠状动脉血管成形术、植入式除颤器或起搏器
肺炎
肿瘤
原发性：间皮瘤、纤维肉瘤、脂肪瘤
继发性（转移或直接蔓延）：乳腺癌、肺癌、甲状腺癌、淋巴瘤、白血病、黑色素瘤
放射损伤
混杂因素
尿毒症
甲状腺功能减退症
痛风

张，在前倾体位、呼气末期最为清晰。心包摩擦音可能是间歇性的，推荐持续听诊。

4. 诊断

急性心包炎的心电图改变可以持续数天到数周。在早期阶段，心电图可见广泛ST段抬高（凹面向上）和T波直立、P-R间期缩短（常先于ST段改变出现）。ST段的回落在广泛的T波倒置之后出现。心电图的改变不常见到，应该持续监测。

急性特发性心包炎的实验室检查常为非特异性结果，包括白细胞计数、红细胞沉降率、C反应蛋白水平的轻度升高。如果存在相关线索，推荐进行针对结核、艾滋病、甲状腺疾病和自身免疫性疾病的化验检查。常规的病毒血清学指标实用性有限。血清心肌损伤标志物的升高提示邻近心肌的受累。较轻的心包炎病例，胸透和超声心动图检查阴性。尽管超声心动图检查对于心包炎的诊断并非必需，但超声心动图检查可用来评价、确定心包渗出时的血流动力学特征。

5. 治疗

简单的特发性心包炎或病毒性心包炎可以在门诊治疗。对于发热、心包大量渗出或心肌酶升高，以及可能存在继发病因或免疫抑制状态的患者，应当住院接受进一步诊断和治疗。包含较高剂量的非甾体抗炎药的治疗方案通常有效。秋水仙碱联合非甾体抗炎药或单药治疗可以缓解症状，减少复发。使用糖皮质激素可以迅速缓解症状，但却有较高的复发率。

6. 预后

大部分特发性心包炎或病毒性心包炎的患者可以完全恢复，不遗留严重损伤。可能存在的并发症有复发性心包炎、心脏压塞和缩窄性心包炎。

（二）心包积液和心脏压塞

1. 定义和流行病学

心包积液，即心包腔内非正常的液体积聚，在临床上相对常见，接近10%的病例是在超声心动图检查时偶然发现。心脏压塞发生于心包积液导致心包腔压力升高时，过高的心包腔压力导致心脏压塞，心室充盈受限，心排血量下降。任何类型的急性心包炎都有可能引起心脏压塞。细菌性心包炎（包括结核感染）、肿瘤侵犯、尿毒症性心包炎和外伤产生心脏压塞的发生概率较高。

2. 病理学

心包积液对于血流动力学的影响取决于心包积液产生的速度。正常情况下心包腔的容量很有限。心包腔的机械特性是当其产生延展时，会迅速失去弹性，不能进一步扩张。因为这种生理特性，仅仅100～200ml心包积液的迅速积聚就可以导致严重的血流动力学紊乱。相反地，如果积液的量增长缓慢，心包腔产生适应性改变，虽然有大量心包积液（>1500ml）也可能不产生心脏压塞的症状。

3. 临床表现

心包积液的临床表现取决于心包积液的量和产生的速度。症状可以从气短、胸部不适、端坐呼吸到循环衰竭、无脉性电活动、死亡。邻近结构如膈神经、喉返神经受压可能分别导致咳嗽、呃逆和声音嘶哑等。出现吞咽困难可能意味着食管受压。

在少量心包积液的患者当中，心脏查体阴性并非少见。在大量心包积液的患者，心尖搏动可能减弱或消失，心音低钝。急性心包炎患者心包摩擦音的消失可能意味着出现了心包积液。因左肺基底部受压，在左侧肩胛下区，可出现叩诊浊音、听诊羊鸣音及支气管呼吸音等体征（即Ewart征）。

心脏压塞的患者通常出现气促及心动过速的临床表现。经典的体征包括低血压、颈静脉扩张伴y波消失、心音低钝或消失。奇脉，即吸气时收缩压下降大于10mmHg，是心脏压塞的特征性体征。吸气时左心室每搏量和体循环血压下降，因而出现奇脉。在正常情况下，吸气时胸内压下降，右心室充盈增加、右心室扩张。在心脏压塞的患者，心脏的总容量被固定。右心室的扩张使得室间隔向左心室侧偏移，继而导致左心室每搏量的减少及体循环血压的下降。奇脉并非心脏压塞的特异性体征，也可出现于严重的气道阻塞性疾病、肺栓塞、支气管哮喘、缩窄性心包炎和低血容量性休克。

4. 诊断

中到大量心包积液的心电图表现包括QRS波群低电压，可见QRS波群电交替（心脏在充满心包积液的心包腔中摆动的结果）。胸片显示心影增大。经胸超声心动图是首选的影像学检查方法，可以提供心包积液的量、位置（环绕心脏或局限存在）；更重要的作用是能够观察到提示心脏压塞的血流动力学紊乱。

二维超声心动图提示心脏压塞的特征：右心房、右心室的塌陷，上腔静脉扩张，心室间相互作用增强（图10-1）。多普勒超声可测定二尖瓣、三尖瓣前向血流速度随呼吸的变异度，相比于二维超声，在确定

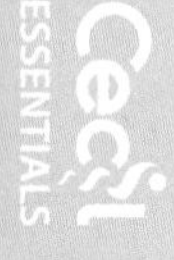

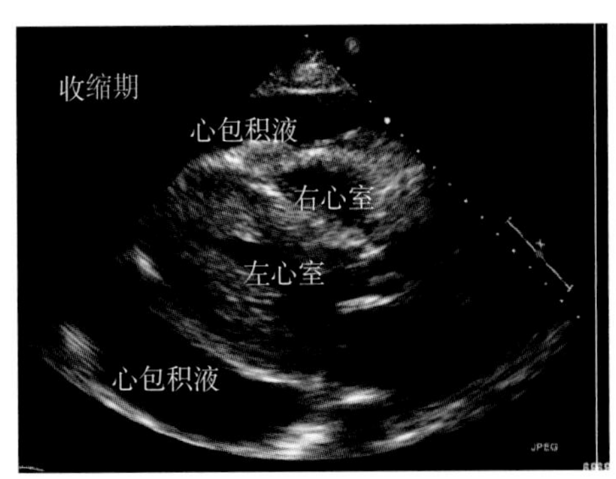

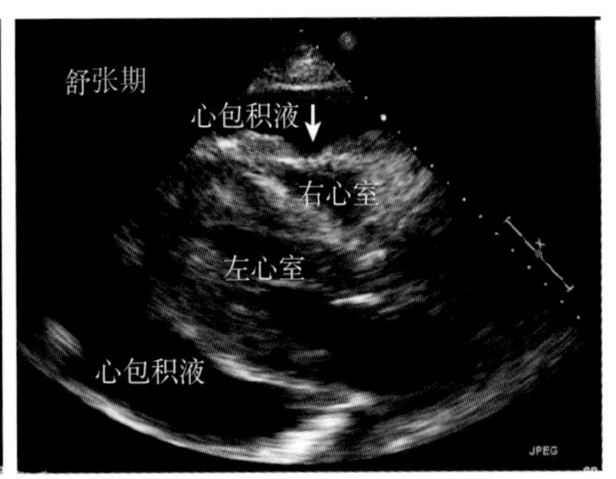

图10-1 超声心动图胸骨旁长轴切面：心包腔内弥漫、大量积液的患者，右心室在舒张期塌陷（箭头）

心包积液的血流动力学特征方面更具敏感性。右心导管可以证实心排血量下降，右心房压力的升高伴y波振幅下降或消失、心脏充盈压力的均一化（即右心房、肺动脉楔压及肺动脉舒张压大致相同）。

CT和MRI对心包积液的敏感性较高，可以和心脏超声联合应用来评价局限性心包积液、增厚的心包和心脏邻近结构的病变。当考虑心包积液的病因可能为细菌、结核或恶性肿瘤时，诊断性心包穿刺是常规流程。

5. 治疗

常规的心包穿刺对于无血流动力学紊乱的患者并非必需。而心脏压塞是危及生命的急症，需要紧急心包穿刺引流。进行液体复苏来增加前负荷及心脏充盈压。强心药及升压药物作用有限。心包切开引流适用于存在分隔、心包积液为脓性、存在结核菌感染或需要组织活检的情况。

心包积液的检测项目：pH、细胞计数、葡萄糖、蛋白质、胆固醇、三酰甘油、抗酸杆菌革兰氏染色和培养、细胞学及实验室检查。对于慢性复发性的心包积液患者，胸膜心包开窗术提供了长期的解决方案。

6. 预后

心包积液的病因及能否得到有效的治疗决定了心包积液的预后。

（三）缩窄性心包炎

1. 定义和流行病学

缩窄性心包炎，指僵硬、瘢痕化的心包限制了心室舒张期充盈，导致心腔内压力升高。任何类型的心包炎症，都可能导致缩窄性心包炎。最常见的原因包括感染、心脏术后、外伤和放射损害。少见原因包括结缔组织病、尿毒症、肿瘤对心包的侵犯。在发展中国家，结核性心包炎是缩窄性心包炎的常见病因。但在一般情况下，并不能确定缩窄性心包炎的病因。

2. 病理学

伴随瘢痕化、纤维化、钙化的心包炎症和脏层、壁层心包的粘连，最终可能导致缩窄性心包炎。尽管心包增厚是缩窄性心包炎的常见病理改变，无心包增厚并不能除外缩窄性心包炎。

3. 临床表现

在早期，症状可表现为呼吸困难、乏力、运动耐量下降和下肢水肿。随着疾病的进展，除了早期的症状和体征外，可能出现腹水、全身水肿、恶病质和消耗状态。

体格检查可见颈静脉充盈，伴明显的x波和y波。吸气时中心静脉压上升或不下降（Kussmaul征）。动脉血压通常正常。大部分患者并不伴随奇脉。在疾病晚期，会有明显的腹水和肝大。心脏查体可见心尖搏动、心音低钝。舒张早期心音是由于心室舒张早期充盈的突然中断引起，是心包缩窄的特征性体征，但并不是总能被听到。

4. 诊断

缩窄性心包炎的诊断具有挑战性，经常需要联合使用多种影像学检查手段。心电图可以显示QRS波群低电压、左心房扩大和非特异性T波改变。约1/3的患者可见心房颤动。胸片可以显示胸腔积液和心包钙化，在侧位投照时尤为明显。经胸超声心动图显示上腔静脉扩张、室间隔运动异常和心包增厚。多普勒心脏超声可以观察到肺静脉、肝静脉、二尖瓣血流随呼吸运动的异常改变。CT和MRI可以精确地测量心包增厚的程度。

心导管检查对于心包缩窄的诊断具有重要意义，并且可用于鉴别限制型心肌病（RCM）。记录右心房压力可以看到明显的x波和y波。在舒张末期，心房压力和心室压力趋于一致。心室压力记录显示，心室舒张早期迅速充盈，中期突然中断，末期由于僵硬的心包导致的容量限制而终止（即舒张早期压力下降，然后迅速上升至高原平台，或“平方根征”，图10-2）。在呼吸时同时测定左右心室压力，可以发现心室间相互作用增强，这是心包缩窄的更具特异性的表现。

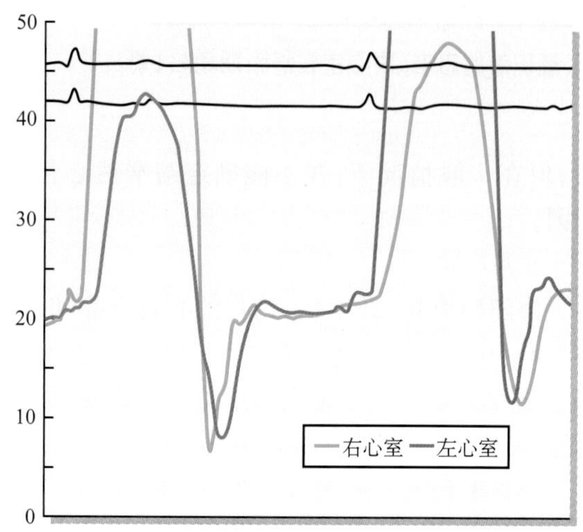

图10-2 一位缩窄性心包炎患者的心腔压力记录图。同时测定右心室和左心室压力，舒张期压力趋平和“平方根征”

5. 治疗

限盐和利尿效果有限，只适用于因存在合并症而不适合手术的患者。心包切除术是唯一确定有效的治疗手段。

6. 预后

心包切除术有很大的手术风险，并且受到心脏受累范围和共病情况的影响。成功的心包切除术可以在数周至数月间缓解症状；不适宜进行手术的患者预后较差。

（四）渗出性缩窄性心包炎

渗出性缩窄性心包炎以心包积液合并脏层、壁层心包顺应性下降或纤维化为特征。任何类型的心包炎症都可能导致渗出性缩窄性心包炎，但常见于心脏外科术后或放射损伤。它可能代表了心包积液和缩窄性心包炎之间的状态，同时具备两者的临床表现及血流动力学特征。

一般情况下，穿刺引流并不能缓解症状；中心静脉压和右心房压保持在较高的状态。在疾病的早期，长期服用非甾体抗炎药可能有效。然而，更多的情况下还是需要进行心包切除术。

二、心肌疾病

（一）心肌炎

1. 定义和流行病学

心肌炎是心肌的炎症性疾病，由一系列毒素、药物和病毒引发。病毒性心肌炎占扩张型心肌病患者的20%，多由肠道病毒引发，特别是柯萨奇病毒B组，少见病毒包括腺病毒、细小病毒B19、丙肝病毒、巨细胞病毒和人类免疫缺陷病毒。

其他病因包括细菌感染如白喉杆菌、布鲁菌、梭状杆菌、军团菌、脑膜炎球菌、链球菌感染；支原体感染、立克次体感染（如Q热、落基山斑疹热）、螺旋体感染（钩端螺旋体、莱姆病）、真菌感染和寄生虫感染[克氏锥虫（查加斯病）]。

2. 病理学

一般认为，病毒性心肌炎的发病机制首先是病毒对于心肌的直接损害，继而发生免疫活化。正常情况下的体液免疫和细胞免疫可以发挥清除病毒和愈合受损心肌的作用。然而，少数患者因为异常活跃的免疫反应，导致心肌损害进一步加重，从心肌炎进展至扩张型心肌病和心力衰竭。确切的发病机制尚不清楚，可能与毒素、自身抗体和心肌细胞中持续的、低水平病毒复制相关，后者可导致心肌细胞萎缩、凋亡和心室重构。在非病毒感染病例中，损伤是由细菌毒素或异常免疫反应导致；在寄生虫感染中，心肌损伤大部分是由免疫介导。

多种化学物质或药物可以通过直接作用或引起超敏反应造成心肌炎症损伤。一些常见药物包括可卡因、化疗药（柔红霉素、多柔比星）和抗生素。

巨细胞病毒性心肌炎是心肌炎的一种罕见类型，机制尚未阐明，但是很可能是致命的。通常会引起室性心律失常和进展性的、重度心力衰竭。心肌活检见多核巨细胞具有特异性。

3. 临床表现

临床表现多样，可以从无症状的心电图改变到心源性休克。患者常主诉心力衰竭症状，如运动耐量下降、气短、液体潴留和持续乏力。病毒性心肌炎的患者在出现心功能不全之前，常有病毒感染前驱表现，包括发热、肌肉酸痛、乏力、呼吸道及胃肠道症状。

患者常见体征包括心动过速和低血压。此外还可伴随颈静脉压力升高、第三心音奔马律、湿啰音和外周水肿。心肌炎可能与急性冠脉综合征相混淆。

4. 诊断

检查的目的是确定可能的感染病因。病毒抗体滴度升高常见于病毒性心肌炎。当怀疑心肌炎时，需化验血清心肌酶(肌钙蛋白、肌酸激酶)。心电图常见改变包括窦性心动过速和非特异性ST-T异常改变。当炎症累及心包时可以看到急性心包炎的典型心电图改变——广泛ST段抬高。室性异位心律较常见，房室传导阻滞常见于莱姆病引起的心肌炎。

在初步诊断时，推荐超声心动图检查评估心室重构情况，包括心室腔变大和心室收缩能力异常。在小样本的临床观察中，心脏磁共振在检测心肌炎症和损害方面具有潜力。经静脉心内膜心肌活检只适用于临床状况迅速恶化的类型(B级证据)。组织学异常如白细胞浸润(如巨噬细胞、淋巴细胞和嗜酸性粒细胞)，心肌损伤的证据和间质纤维化的表现可以用来确定急性心肌炎的诊断，但是结论受到测量者内信度和测量者间信度的巨大影响。而且，活检有时并不能提供结论性诊断。心内膜心肌活检有助于诊断巨细胞性心肌炎(可见到多核巨细胞)或超敏反应性心肌炎(可见嗜酸性粒细胞浸润)。聚合酶链反应技术可以监测到心肌细胞中的特定病毒。

5. 治疗

支持治疗是最重要的。少数暴发性心肌炎或急性心肌炎需要强化的血流动力学支持和积极的药物干预，治疗方案和晚期心力衰竭类似。

在初始治疗稳定血流动力学后，后续治疗需遵循ACC/AHA关于左心室收缩功能不全管理的建议。治疗药物包括β受体阻滞剂、血管紧张素转换酶抑制剂、醛固酮受体拮抗剂和利尿剂。

目前尚无病毒性心肌炎治疗的循证医学方案。关于抗病毒或免疫抑制治疗方案(泼尼松、环磷酰胺、硫唑嘌呤、静脉注射丙种球蛋白、干扰素免疫吸附)的多种临床试验并未得出有益的结论。非病毒性心肌炎的治疗目标是去除特定的病原体。对于查加斯病(Chagas病)，在感染初期进行抗寄生虫治疗，可能会获益。消除致病因素对超敏性心肌炎和毒物相关性心肌炎有效。免疫抑制治疗对巨细胞心肌炎有效。

6. 预后

因心肌炎病因和临床表现多种多样，了解心肌炎的自然病程受到一定的影响。通常认为，1/3的患者可以完全康复；1/3的患者遗留左心室收缩功能不全的后遗症，但药物疗效好；约1/3的患者发展为终末期心力衰竭。进展为扩张型心肌病的患者5年生存率＜50%。

(二)心肌病

心肌病是一类异质性疾病，主要的结构异常局限在心肌。心肌病主要包括以下4种：扩张型心肌病、肥厚型心肌病、限制型心肌病和致心律失常型右心室心肌病。心肌病可分为家族性(遗传性)和非家族性(获得性)。

1. 扩张型心肌病

(1)定义和流行病学：扩张型心肌病(DCM)以心脏扩大和收缩功能异常为特征，多为特发性，也可由多种病因如遗传、感染、毒性及代谢等导致(表10-2)。高血压、瓣膜病或冠心病所致的异常负荷可以引起相似的结构和功能改变，但不属于DCM，将在其他章节讨论。

如前所述，多数病例被认为是由急性病毒性心肌炎迁延而来。暴露于心脏毒性物质如化疗药物、酒精、可卡因和放射线下，同时伴随缺乏某些营养物质如维生素B_1(导致脚气病)、维生素C(导致维生素C缺乏病)、肉毒碱、硒、磷酸盐和钙，也可以导致DCM。围生期心肌病是DCM的一个少见类型，可以在妊娠的最后1个月至产后6个月内发生。

DCM常会危及生命，发病机制尚未明确，是一种排他性的诊断。危险因素包括老年女性、非洲裔美国人和多次妊娠史。长期的室上性或室性心动过速可以导致特发性DCM(即心动过速性心肌病)。在控制快速心律失常后，心脏结构和功能的改变通常可逆。

家族性DCM可能占到病例的20%～30%。特异性突变包括编码肌节蛋白、细胞骨架、核膜和线粒体的基因，很多突变尚不明确。本病的遗传模式是典型的常染色体显性遗传，但也可以是伴X染色体或线粒体模式。

(2)病理学：DCM的典型改变是4个心腔显著扩大，尽管有时也会局限于左侧或右侧心腔。心腔扩大与心室厚度不成比例。组织学显示肌细胞退行性变，肌纤维不规则肥大和萎缩，常伴广泛的间质和血管周围纤维化。

(3)临床表现：DCM通常表现为心力衰竭的症状，包括乏力、虚弱、呼吸困难和水肿。有些患者的临床症状与心律失常或栓塞事件有关。体格检查常发

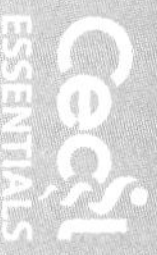

表10-2 心肌病

疾病	描述及病因
扩张型心肌病	左心室或双心室扩张和收缩功能受损
家族性(遗传性)	已知或未知的基因突变
非家族性	病毒性心肌炎、非病毒感染性心肌炎、特发性(免疫性)心肌炎
	有毒物质(药物、酒精)
	妊娠(围生期心肌病)
	营养性[维生素B_1缺乏(脚气病),维生素C缺乏(维生素C缺乏病),硒缺乏]
	内分泌(糖尿病、甲状腺功能亢进、甲状腺功能减退、甲状旁腺功能亢进、嗜铬细胞瘤、肢端肥大症)
	自身免疫性(风湿性关节炎、系统性红斑狼疮、皮肌炎)
	心动过速所致
肥厚型心肌病	左心室和(或)右心室肥厚,常是非对称性的(通常室间隔肥厚更为显著)
家族性(遗传性)	肌浆蛋白基因突变(已描述的有几百种)
	肌细胞代谢贮积病
限制型心肌病	心室充盈受限;心室通常较小,心房显著扩大
家族性(遗传性)	肌浆蛋白基因突变
	家族性淀粉样变性(甲状腺素运载蛋白、载脂蛋白)
	血色素沉着病
	结蛋白病、弹性纤维性假黄瘤、糖原贮积病
	未知的基因突变
非家族性	淀粉样变性、结节病、类癌、硬皮病
	心内膜纤维化(嗜酸性粒细胞增多症、特发性、染色体缺陷、药物)
	放射性、转移癌、蒽环类药物毒性
致心律失常型右心室心肌病	右心室进展性的纤维脂肪替代,也可伴有程度较轻的左心室心肌病
家族性	未知的基因突变
	闰盘蛋白,心脏利阿诺定受体,转化生长因子-$β_3$基因突变
未分类心肌病	
应激性(Takotsubo)心肌病	在应激状态下,左心室心尖段短暂性扩张和功能障碍(心尖球形改变),通常在数周内恢复
左心室致密化不全	以左心室肌小梁明显和小梁间深陷隐窝为特征;大多数病例是家族性的,由心脏胚胎发育时期心肌正常的致密化过程受阻所致;左心室心尖和心尖周围节段最易受累;一些患者可保持无症状,但另一些患者会发展至左心室扩张和收缩功能障碍
肌营养不良和神经肌肉异常相关性心肌病	Duchenne-Becker肌营养不良症、Emery-Dreifuss肌营养不良症、强直性肌营养不良症、Friedreich共济失调、纤维神经瘤病、结节性硬化症
离子通道病	疾病由编码离子通道蛋白的基因突变所致;由于此类疾病不伴有典型的心脏结构改变,而是更多表现为电活动异常,因此常不被认为是心肌病;一些分类法将下列疾病归为心肌病:长Q-T间期综合征、短Q-T间期综合征、Brugada综合征、儿茶酚胺介导的多形性室性心动过速

现心排血量减低的征象,包括肢端冰冷、脉压减低和心动过速。心脏检查有心尖部左移。常可闻及第三心音奔马律,伴有二尖瓣和三尖瓣反流的杂音。听诊满肺野闻及啰音提示肺水肿,如果有胸腔积液呼吸音会消失。有些患者右心衰竭的临床表现比较突出,有颈静脉怒张、肝大、腹水和外周性水肿。

(4)诊断:标准的诊断程序包括胸部X线片、心电图、血清标志物和超声心动图检查。X线片显示心影扩大、肺静脉淤血和胸腔积液。心电图可提示心腔扩大,伴非特异性的ST段和T波异常。血清B型利钠肽(BNP)水平增高。

超声心动图能全面评价心室大小和功能、瓣膜功能,还能发现心室内血栓。MRI可以获得相似的信息。

完整评估还包括除外可导致心功能不全的缺血性、瓣膜性和高血压性心脏病，以及评估潜在的可逆转的DCM致病原因（如酒精性、营养缺乏性）。如果对DCM病因有疑问可以考虑心肌组织活检。对强烈提示家族史的患者，应考虑基因筛查。

（5）治疗：首先要处理导致DCM的潜在可逆的病因（如戒酒、纠正营养不良、去除心脏毒性物质）。治疗应该遵循目前ACC/AHA关于左心室收缩功能不全的管理建议，包括β受体阻滞剂、血管紧张素转换酶抑制剂、醛固酮受体拮抗剂和利尿剂。

特发性DCM患者如果有持续性、中到重度心力衰竭症状，同时QRS波群时程大于120ms，则可能从安装双心室起搏器的心脏再同步化治疗（CRT）中获益。对于最优化药物治疗后左心室射血分数仍小于35%的患者，应用植入型心律转复除颤器（ICD）可以改善生存率。尽管采用前述治疗，心力衰竭症状仍然不能改善的患者，可以考虑心脏移植或左心室辅助装置。

（6）预后：DCM患者的预后依赖对药物治疗的反应。一些患者的症状和心功能有显著改善，但有些患者的疾病则会进展，有较高的死亡率。

2. 肥厚型心肌病

（1）定义和流行病学：肥厚型心肌病（HCM）以难以解释的左心室肥厚而心室腔无扩张为特征，没有导致心肌肥厚的明显病因（如高血压、主动脉狭窄）。HCM是相对常见的遗传性心肌病（普通人群500人中有1例），为常染色体显性遗传，也有自发的基因突变被发现。目前已有1400多个突变位点被识别，位于至少8个编码心脏肌节蛋白的基因上，其中β肌球蛋白重链的突变最常见。

（2）病理学：HCM最主要的病理生理改变为左心室流出道梗阻、舒张功能异常、二尖瓣反流和心律失常。大约有50%的患者出现左心室流出道梗阻。收缩期时，肥厚的室间隔凸向左心室流出道，在左心腔下部与流出道之间造成压差，导致高速湍流通过狭窄通道，产生的抽吸力（即Venturi效应）牵引二尖瓣前叶进入左心室流出道，这会加重梗阻并导致二尖瓣反流。肥厚心肌的松弛性减低导致舒张功能异常，引起左心室充盈压和肺静脉压增高、肺淤血和心排血量受限。HCM患者还易发生室上性和室性心律失常。

（3）临床表现：HCM是一种异质性心脏病，有多样的疾病进程和临床表现。大多数患者可能一生都不会有临床症状。但当该疾病合并了并发症，则有3个相对独立但也可并存的临床表现：一是心脏性猝死，由不可预知的室性心律失常所致，最常见于年轻无症状的患者（＜35岁）；二是心力衰竭，以劳力性呼吸困难（伴或不伴胸痛）为特征，尽管心脏保留收缩功能和维持窦性心律，症状仍可能进展；三是心房颤动，伴随不同程度的心力衰竭。

心力衰竭症状由左心室流出道动力性梗阻和舒张功能异常所致。最常见的症状是劳力性呼吸困难，伴随缺血性胸痛，后者是由于肥厚的心室需氧量增加，而增高的室壁张力使心内膜下血流量减少。HCM患者心肌内小血管结构异常也是心肌缺血的原因。流出道梗阻、劳力时心排血量不足或劳力触发的心律失常可引起先兆晕厥或晕厥。在部分患者中，室性心律失常导致的猝死是本病的初发表现。

体格检查可见双峰脉，一个收缩早期轻快的向上搏动，随后是收缩中期的下沉，对应于左心室流出道梗阻形成，最后是收缩晚期另一个向上搏动。心脏检查可发现持续有力的心尖搏动，可闻及第四心音奔马律，以及粗糙的渐强渐弱的收缩期杂音，后者在沿胸骨左缘辐射至心脏基底部的位置最易听到。

患者还可能有二尖瓣反流所致的心尖部全收缩期杂音。HCM患者杂音的强度随梗阻程度的变化而不同，通过生理或药物干预改变前负荷（即左心室充盈）或心肌收缩力可以观察到。Valsalva动作、站立体位、应用硝酸甘油或正性肌力药物可使杂音强度增强。蹲坐、容量增加、应用β受体阻滞剂可使杂音强度减弱。

（4）诊断：临床诊断最常依据超声心动图，心脏磁共振的应用也在增加。左心室壁厚度≥15mm提示该诊断（需除外其他引起室壁肥厚的原因）；室壁厚度在13～14mm被认为是边界值。其他有价值的信息可以帮助诊断（如HCM家族史）。基因检测可以用来确定诊断和进行家系筛查。

（5）治疗：ACC/AHA肥厚型心肌病指南推荐根据患者的情况制订个体化治疗方案。对没有症状的患者，应用β受体阻滞剂和维拉帕米是ⅡB类推荐。对有呼吸困难或心绞痛的患者，推荐应用β受体阻滞剂和维拉帕米（B类证据水平）。如果患者仍有症状，在β受体阻滞剂或维拉帕米基础上加丙吡胺是合理的（B类证据水平）。

药物治疗后仍有明显症状的患者可以考虑非药

物治疗。室间隔减容术仅在有严重的药物难治性症状和左心室流出道梗阻的患者中推荐（C类证据水平）（图10-3）。对有室性心律失常风险的某些患者通过植入ICD治疗，可以防止心脏性猝死（C类证据水平）。与心脏性猝死有关的征象包括心搏骤停病史或持续性室性心律失常；室间隔厚度大于30mm；晕厥（特别是在劳力时发生或复发性的）及一级亲属有心脏性猝死史。某些基因型可能预示心脏性猝死风险增加。HCM患者不能从事大部分竞技性体育运动并应避免剧烈运动。

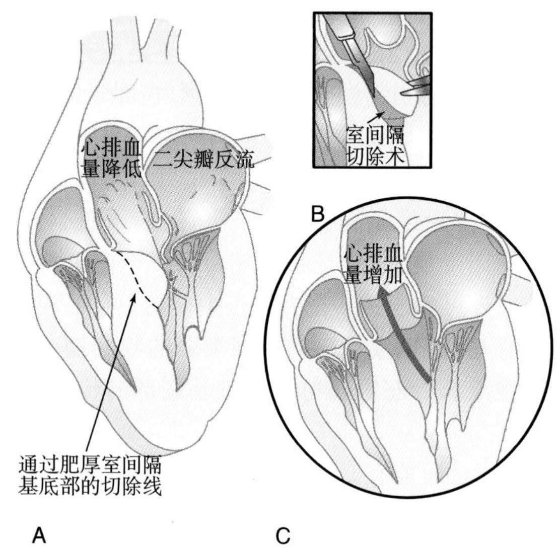

图10-3 室间隔心肌切除术示意图（资料来源：Nishimura RA, Holmes DR Jr：Clinical practice：hypertrophic obstructive cardiomyopathy, N Engl J Med 350：1320-1327, 2004.）

（6）预后：HCM的临床病程各不相同。心脏性猝死是主要死亡原因。心力衰竭的症状可以逐渐进展，一些对传统治疗无反应的患者可能需要心脏移植。

3. 限制型心肌病

（1）定义和流行病学：限制型心肌病（RCM）是一种少见的心肌病，以心室充盈受损而无扩张为特征。RCM可以是遗传性的，也可以是获得性的。病因包括浸润性病变（如淀粉样变性、结节病、戈谢病、Hurler综合征、脂肪浸润）、贮积性病变（如血色病、法布里病、糖原贮积病）、其他病变（如嗜酸性细胞增多综合征、类癌心脏病）、药物（如5-羟色胺、麦角新碱、麦角胺）及癌症治疗引起（如放疗、化疗）。

（2）病理学：此病最直接的表现，是与大小正常的心室相比，心房不成比例地扩大，且在无左心室肥厚的情况下收缩功能正常或接近正常。组织学通常没有鉴别诊断价值，可以表现为正常，或非特异性退行性改变，包括心肌细胞肥大、排列紊乱及一定程度的间质纤维化。

（3）临床表现：患者常有肺动脉及体循环淤血的症状和体征。最常见的症状包括呼吸困难、心悸、乏力、虚弱及由低心排血量导致的运动耐量下降。在病程晚期，由于中心静脉压持续性增高，会引起肝脾大、腹水及全身水肿。胸部X线片表现为心房扩大、肺静脉淤血及胸腔积液。

（4）诊断：当患者出现显著的右心衰竭症状而没有心脏扩大或收缩功能障碍的证据时，应该考虑RCM。正确的诊断往往直到症状出现后的数月或数年才能作出。缩窄性心包炎的表现可与RCM相似，明确诊断具有挑战性。这两种疾病的特点描述如表10-3所示。

（5）治疗：RCM的治疗重点在于缓解心力衰竭症状。利尿剂用来减轻充血，但血容量减少会影响心室充盈，导致心排血量减低和低血压。患者对室上性心动过速不耐受。伴有传导系统疾病如严重房室传导阻滞的患者，可以安装永久性起搏器。对潜在疾病的特殊治疗包括化学疗法治疗淀粉样变性，放血和铁螯合剂治疗血色病，类固醇治疗结节病和心内膜纤维化。

（6）预后：RCM的进程取决于病理改变，治疗常不尽人意。在成年人群中，由于低心排心力衰竭导致病情进行性恶化和死亡，预后通常较差。

4. 致心律失常型右心室心肌病

（1）定义和流行病学：致心律失常型右心室心肌病（ARVC）是一种常染色体显性遗传疾病，以特异性的心肌病理改变为特征。ARVC的发病率为每2000～5000人中有1例，并且男性占多数。

（2）病理学：右心室游离壁心肌逐渐被纤维脂肪组织代替。右心室功能异常，表现为局部心肌无动力或低动力，或右心室整体扩张和功能障碍。

（3）临床表现：本病在年轻成人患者中的典型表现是心悸、眩晕或晕厥及心脏性猝死。尽管影像学有右心功能障碍的证据，但右心衰竭的症状比较少见。

（4）诊断：临床诊断ARVC要结合临床表现（如心律失常）、心电图、家族病史和影像学检查综合判断。如果能进行右心室组织学检查即可确诊。静息状

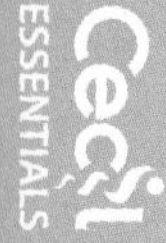

表10-3 限制型心肌病和缩窄性心包炎的鉴别

评估方法	限制型心肌病	缩窄性心包炎
体格检查	存在Kussmaul征	可能存在Kussmaul征
	心尖搏动可能比较明显	通常触不到心尖搏动
	反流杂音常见	可能闻及心包叩击音
心电图	QRS波群低电压(特别是在心肌淀粉样变性时)	QRS波群低电压
		复极异常
	假梗死图形	
	束支传导阻滞	
	房室传导异常	
	心房颤动	
胸部X线片		可见心包钙化
超声心动图	心房显著扩大	心房大小通常正常
	室壁增厚(特别是在心肌淀粉样变性时)	室壁厚度正常
		可能看到心包增厚
多普勒超声心动图	二尖瓣血流限制性充盈(E波增高并减速时间缩短)	二尖瓣血流限制性充盈(E波增高并减速时间缩短)
		吸气时右心室充盈速度增加，左心室充盈速度减低；呼气时相反；速度变化超过15%
	跨瓣血流随呼吸变化不明显(<10%)	
	吸气时肝静脉反向血流	呼气时肝静脉反向血流
心导管	右心房压力曲线x波和y波优势(w征)	右心房压力曲线x波和y波优势(w征)
	心室舒张期压力呈低谷-高原征	心室舒张期压力呈低谷-高原征
	左心室、右心室舒张压增高程度不一致，左心室舒张压高于右心室舒张压	左心室、右心室舒张压同等程度增高
		右心室和左心室收缩压峰值不一致(吸气时，右心室收缩压增高，左心室收缩压下降)
心内膜活检	可能发现限制型心肌病的特异性病因	心内膜活检无特异性表现
		心包活检可能发现异常
计算机断层扫描，磁共振成像		心包增厚

态下心电图可以正常，但也可见一些常见的异常表现，包括不完全或完全右束支传导阻滞、QRS波群后的Epsilon波，以及胸前导联的反向T波。超声心动和心脏磁共振可见右心室扩张和收缩功能障碍。后者还能够显示心肌的脂肪替代。

（5）治疗：包括植入ICD以预防心脏性猝死，但是植入ICD的指征尚未明确。对于有频发心律失常的患者可以应用抗心律失常药物和进行室性心动过速的射频消融术，但是这些治疗并未被证明能够减少猝死风险。可疑或明确诊断ARVC的患者不能进行竞技性运动项目。

（6）预后：ARVC患者的预后尚不明确。

5. 未分类心肌病

不适合目前分类的一些心肌病已在表10-2中描述。

推荐阅读

Elliott P, Andersson B, Arbustini E, et al: Classification of the cardiomyopathies: a position statement from the European Society of Cardiology Working Group on Myocardial and Pericardial Diseases, Eur Heart J 29:270–276, 2008.

Gersh BJ, Maron BJ, Bonow RO, et al: 2011 ACCF/AHA guideline for the diagnosis and treatment of hypertrophic cardiomyopathy: a report of the American College of Cardiology Foundation/American Heart Association Task Force on Practice Guidelines. Developed in collaboration with the American Association for Thoracic Surgery, American Society of Echocardiography, American Society of Nuclear Cardiology, Heart Failure Society of America, Heart Rhythm Society, Society for Cardiovascular

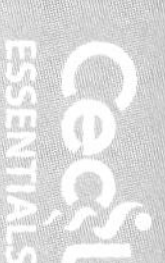

Angiography and Interventions, and Society of Thoracic Surgeons, J Am Coll Cardiol 58:e212–e260, 2011.

Kindermann I, Barth C, Mahfoud F, et al: Update on myocarditis, J Am Coll Cardiol 59:779–792, 2012.

Maron BJ, Ackerman MJ, Nishimura RA, et al: Task Force 4: HCM and other cardiomyopathies, mitral valve prolapse, myocarditis, and Marfan syndrome, J Am Coll Cardiol 45:1340–1345, 2005.

Maron BJ, Towbin JA, Thiene G, et al: Contemporary definitions and classification of the cardiomyopathies: an American Heart Association scientific statement from the Council on Clinical Cardiology, Heart Failure and Transplantation Committee; Quality of Care and Outcomes Research and Functional Genomics and Translational Biology Interdisciplinary Working Groups; and Council on Epidemiology and Prevention, Circulation 113:1807–1816, 2006.

Yancy CW, Jessup M, Bozkurt B, et al: 2013 ACCF/AHA guideline for the management of heart failure: a report of the American College of Cardiology Foundation/American Heart Association Task Force on Practice Guidelines, Circulation 128:1810–1852, 2013.

第11章

其他心脏疾病

著　者　Mohamed F. Algahim　Robert B. Love　Ivor J. Benjamin
译　者　樊雪强　审校者　刘晓飞

一、心脏肿瘤

心脏原发肿瘤极其罕见，在大多数病理研究中其发病率不足0.3%（表11-1）。黏液瘤是最常见的心脏原发肿瘤，一般为良性病变。黏液瘤多为单发，最常见的位置为左心房卵圆孔处。比较罕见的也可以发生于右心房、左右心室或同时发生于多个心脏腔室。家族性心脏黏液瘤是一种常染色体显性遗传疾病。此类患者除了多发心脏黏液瘤外还存在一系列心脏外的异常，包括色素痣、皮肤黏液瘤、乳腺纤维腺瘤、垂体和肾上腺肿瘤。此外，家族性心脏黏液瘤患者手术切除后有复发倾向。无论是散发性还是家族性心脏黏液瘤只有不到10%为恶性。

心脏黏液瘤的症状主要与肿瘤碎片造成的栓塞及二尖瓣的梗阻有关。肿瘤侵犯传导系统后可表现为病态窦房结综合征及心律失常。此外，患者还可以表现为一系列的非特异性症状及实验室检查结果异常，包括发热、身体不适、体重减轻、贫血、红细胞沉降率升高等。心脏黏液瘤诊断主要依靠超声心动图检查，经食管超声心动图在小的左心房黏液瘤的诊断中更加灵敏。考虑到栓塞风险，大多数黏液瘤确诊后首选手术切除。因黏液瘤存在复发风险，术后需要定期行超声复查。因为右心黏液瘤发病率较低，故很少引起医生警惕，超声检查时往往被误诊为血栓，导致右心黏液瘤患者诊断延误或接受不适当的长期抗凝治疗。如果早期检查结果与临床表现及症状不符，通常需要行心脏磁共振检查以区别肿瘤血栓（图11-1）。

表11-1　常见心脏及心包肿瘤

原发性	转移性
良性	黑色素瘤
黏液脂肪瘤	肺癌
乳头样弹性纤维瘤	乳腺癌
横纹肌瘤	淋巴瘤
纤维瘤	肾细胞癌
恶性	
血管肉瘤	
横纹肌肉瘤	
间皮瘤	
纤维肉瘤	

其他更少见的良性肿瘤包括乳头样弹性纤维瘤、纤维瘤及横纹肌瘤等。弹性纤维瘤为带蒂的分叶状肿瘤，多起源于二尖瓣或主动脉瓣瓣叶。弹性纤维瘤不会导致瓣叶功能障碍，但会造成全身性栓塞。纤维瘤多起源于室间隔，可以导致心律失常或传导功能障碍。横纹肌瘤是儿童最常见的心脏原发肿瘤且常与结节性硬化症相关。

心脏脂肪瘤可以发生于心脏及心包的任何部位。心内的脂肪瘤体积较小且多有包膜包裹，而心包部位的脂肪瘤可以体积较大。手术切除是脂肪瘤首选治疗方案。房间隔部位的脂肪肥厚应与心房肿瘤相鉴别，其主要是由无包膜的脂肪组织增生导致。虽然脂肪肥厚一般只有在尸检时偶尔被发现，但其可能与室上性心动过速、传导功能障碍甚至个别病例的心脏性猝死相关。

心脏原发肿瘤中大约有1/4为恶性，其中大多数为肉瘤。恶性肿瘤生长迅速，往往会造成心腔变小及血流阻塞。如果肿瘤累及心包将会出现血性心包积液及心脏压塞。患者一般预后较差，仅有很少的肿瘤能够进行手术切除。放疗和化疗可能有助于缓解

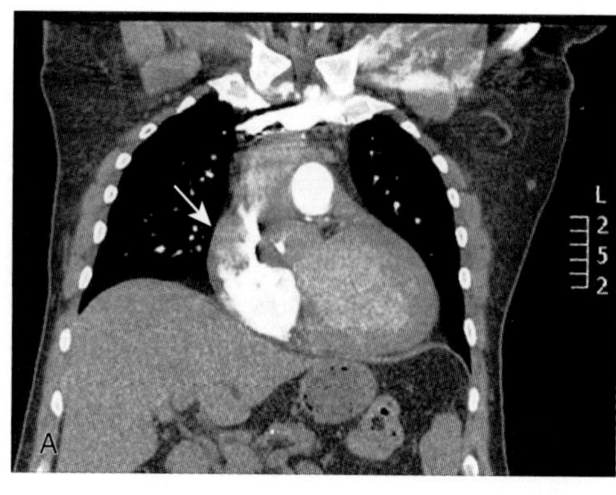

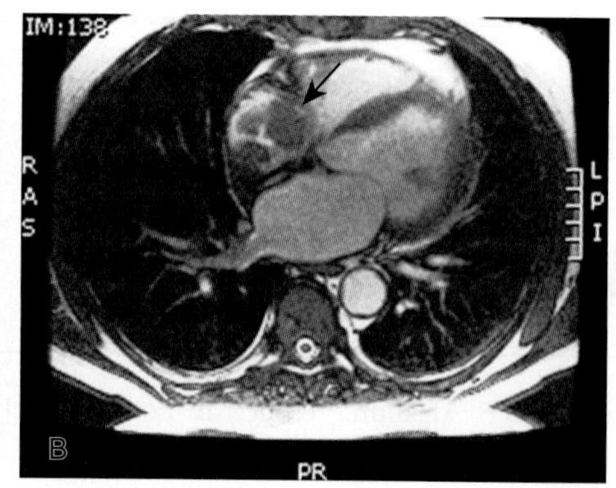

图11-1 心脏磁共振显示右心房内原发心脏淋巴瘤。A.冠状面，B.横断面。箭头指示右心房内分叶状的肿瘤（资料来源：Mohamed F.Algahim, MD, Division of Cardiothoracic Surgery, The Medical College of Wisconsin, Milwaukee, Wis.）

症状。

与原发肿瘤不同，心脏转移瘤较常见。大约1/5死于恶性肿瘤的患者中会出现心脏转移。心脏转移瘤最常见的原发病灶为肺癌、乳腺癌及肾癌；黑色素瘤和淋巴瘤也可以出现心脏转移。肿瘤转移至心包很常见，且经常并发血性心包积液及心脏压塞。肿瘤侵犯心肌后可以导致传导障碍和心律失常。心脏腔内的肿瘤比较罕见，可以因局部肿瘤侵入或恶性肿瘤沿腔静脉蔓延而来（如肾癌可以沿下腔静脉转移至心脏）。恶性肿瘤的治疗主要依据其恶性程度而定。当出现心脏压塞时，应立即行心包引流以稳定患者的情况。通常此类患者需要行心包切开以防止心包积液复发。对于引起血流阻塞的肿瘤可以行姑息性手术切除。

二、创伤性心脏疾病

（一）非穿透性心脏外伤

心脏钝挫伤约占全部创伤性心脏疾病的10%（表11-2）。由身体突然减速（如交通事故）或胸壁受压迫（如方向盘撞击、用力吹气、心脏按压等）导致的运动相关的损伤是心脏钝挫伤最常见的病因。心肌损伤范围轻者表现为心外膜下瘀斑，重者则出现透壁性损伤，此时常伴有心肌出血及坏死。大多数心脏钝挫伤患者会并发心包炎，同时可能伴有心包撕裂、心包破裂或心脏压塞。其他比较少见的并发症包括乳头肌或腱索断裂及冠状动脉撕裂。

心脏钝挫伤后最常见的表现是与急性心肌梗死患者相似的心前区疼痛症状，然而，胸壁外伤后出现的肌肉及骨骼疼痛可能会造成临床表现混淆。除非出现大面积心肌损伤或心脏瓣膜损伤，否则患者很少出现充血性心力衰竭的表现。致死性室性心律失常可见于部分伤情严重的患者，也是这部分患者死亡的常见原因。心脏钝挫伤后心电图最常见的改变是非特异性复极化异常或ST-T改变，符合创伤后急性心包炎改变。损伤范围大的患者也可以出现部分导联ST段抬高及病理性Q波。

伤后心肌标志物CK-MB升高可以作为支持心脏钝挫伤诊断的证据，但其诊断价值有限，因为严重的肌肉损伤同样可出现CK-MB升高。更加特异性的心肌标志物肌钙蛋白T及肌钙蛋白I升高在诊断心肌钝挫伤方面更具有优势。超声心动图作为一种无创性检查方法对心肌钝挫伤诊断有其特有优势，可以发现室壁运动异常、瓣膜功能障碍和导致血流动力

表11-2 心脏非穿透性外伤

心包	瓣膜
血肿	断裂（如瓣叶、腱索、乳头肌等）
心包积血	冠状动脉
破裂	撕裂
心包炎	大血管
心包缩窄（晚期并发症）	主动脉破裂
心肌	
挫伤	
腔内血栓	
动脉瘤及假性动脉瘤	
破裂（如游离壁、间隔）	
急性破裂（如心房、心室、间隔）	

资料来源：Schick EC：Nonpenetrating cardiac trauma，Cardiol Clin 13；241-247，1995。

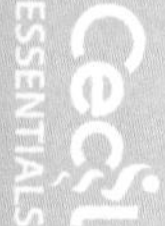

学问题的严重心包积液等。

心脏钝挫伤的治疗与心肌梗死相似，早期以密切监护及对症支持治疗为主，后期则主要依靠渐进性的体力锻炼。抗凝或抗血小板药物会增加心肌血肿及心脏压塞的风险，是此类患者的禁忌。度过急性期后大部分患者心功能能够部分或全部恢复。不过患者仍需定期复查，以及时发现可能出现的晚期并发症，如室壁瘤形成、心脏破裂、乳头肌断裂、严重心律失常等。

（二）大血管损伤

主动脉破裂是胸壁钝挫伤最常见的心血管系统损伤之一。其中，90%以上破裂发生在左锁骨下动脉开口远端的降主动脉。绝大多数患者因失血当场死亡。但大约有20%的患者因血液被局限于主动脉外膜或被纵隔组织包裹形成假性动脉瘤得以存活。此类患者就诊时典型症状和发现为胸部及肩胛区疼痛、上肢血压升高及脉压增大、下肢血压降低及脉压减小、胸部X线片显示纵隔增宽。

以往主动脉造影是主动脉钝挫伤的标准诊断手段。但主动脉造影属于有创操作且费时，对于主动脉破裂这种分秒必争的急症可能会增加患者死亡的风险。传统的胸部CT在诊断准确性上难以与主动脉造影媲美，但薄层螺旋CT在主动脉钝挫伤诊断方面已经可以替代主动脉造影。螺旋CT的优势在于其设备造价低，多数的医院急诊室都可以配备，另外CT对操作者的技术要求也相对较低。此外，在大多数医学中心，CT检查已经成为复杂外伤诊断及治疗的标准检查程序。CT可以同时对身体的多个部位进行检查，以便及早发现其他潜在的损伤。螺旋CT诊断主动脉钝挫伤的总体准确率已经达到99%以上，其阳性预测值及阴性预测值均超过了主动脉造影检查。螺旋CT未发现主动脉钝挫伤的患者无须行进一步检查，主动脉造影仅在螺旋CT不能确诊时选用，这样可以最大程度地降低患者死亡率及不必要的放射检查。

主动脉钝挫伤常同时伴有其他脏器损伤，90%以上的主动脉破裂患者伴有不同类型的其他脏器损伤，且其中24%的患者在修补主动脉前需要先行其他手术。由于主动脉破裂死亡率极高，外科医生通常首先行主动脉修补术，但由于其他重要脏器损伤修复被延误，这种选择经常会导致死亡率及并发症发生率增加。

主动脉外伤破裂的患者可以被分为两大类。约5%的患者入院时即存在血流动力学不稳定表现或入院6h内出现急剧恶化。此类患者需要行急诊手术治疗，如不接受手术死亡率高达90%以上。另一类约占95%的患者，入院时血流动力学比较稳定，有时间行术前准备及各种检查治疗。此类患者在血压控制平稳的情况下总体死亡率小于25%，且很少死于主动脉破裂。在过去的十年间此类患者治疗理念已经发生转变，现有指南更加强调血压控制及充分评估手术获益及风险。很多前瞻性研究已经证实了合并其他脏器损伤的主动脉钝挫伤患者控制血压待病情平稳后再行手术修补的可行性。在许多患者中，合并的其他损伤或合并症使得紧急外科修补风险过高。

目前主动脉延迟修补术的适应证包括中枢神经系统损伤、污染伤口、肺部钝挫伤或其他原因导致的呼吸衰竭、体表烧伤、心脏钝挫伤、可保守治疗的实质器官撕裂伤、腹膜后血肿及存在任何合并症的年龄大于50岁的患者。对于存在严重的神经系统、呼吸系统或心脏疾病的患者，开胸手术前如果能先期纠正上述并发症，将获得更好的手术结果。

（三）穿透性心脏外伤

心脏贯穿伤最常见的为枪伤及刀伤等暴力损伤。胸部钝挫伤导致的骨折碎片或肋骨内移也可以造成相似的损伤。放置中心静脉导管及起搏器电极时可能发生医源性心脏损伤。

由于右心室在最贴近胸壁的位置，其是心脏贯穿伤最常发生的腔室。心脏贯穿伤的症状主要跟伤口的大小及伴随的心包损伤的情况有关。如果心包处于开放状态，血液流入纵隔及胸腔，患者主要表现为血胸相关的症状。如果出血被心包腔包裹，则出现心脏压塞症状。此时需行急诊心包切开引流后手术修补心脏创口。伤口越小、对心肌损伤越少患者存活的概率越大。心脏贯穿伤晚期并发症包括慢性心包炎、心律失常、室壁瘤形成及室间隔缺损等。

三、心脏手术

（一）冠状动脉旁路移植术

尽管冠心病药物治疗有一定效果，但仍有许多患者需要行冠状动脉血运重建治疗。冠状动脉旁路

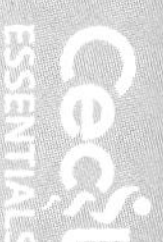

移植术(coronary artery bypass grafting,CABG)是缓解或消除心绞痛的有效手段。对于某些特定的患者,如药物治疗无效的心绞痛、左主干狭窄大于50%及伴有左心室功能不全的三支重度病变患者,CABG可以显著提高生存率。此外,存在左前降支近段狭窄大于75%的2支冠状动脉病变的患者,即使左心室功能正常接受CABG手术也可以获益。

标准的CABG手术采用正中开胸,在体外循环及心脏停搏下操作。在左心室功能正常的病情稳定的患者中,手术死亡率通常不超过1%,围术期心肌梗死和脑卒中的发生率为1%~4%。不良事件发生率主要与高龄、女性、身材矮小、糖尿病、不稳定型心绞痛或近期心肌梗死及左心室功能严重受损相关。CABG术后10年生存率在80%左右,其中约50%的患者会出现心绞痛再发或进行性加重。

术后桥血管长期通畅率主要与桥血管来源(隐静脉和乳内动脉)及冠状动脉和桥血管粥样硬化进展程度相关。乳内动脉桥不易发生动脉粥样硬化,其10年通畅率在90%左右。相比之下静脉桥更容易出现闭塞,术后早期通常与手术操作相关,远期则与内膜增生及血管粥样硬化相关。静脉桥术后7~10年通畅率只有50%左右。

CABG术后桥血管出现粥样硬化的主要预测因素是患者术后控制动脉硬化风险因素的能力,尤其是吸烟、高血压、糖尿病、高脂血症及肥胖等因素。术后强化降低低密度脂蛋白水平及每日阿司匹林治疗有助于预防静脉桥的闭塞。

大多数术后心绞痛复发的患者药物可以控制症状(详见第9章)。在许多术后复发病例中,冠状动脉或桥血管介入治疗可以缓解症状,也是此类病例的首选治疗方案。对于介入治疗无效的患者,再次行CABG也是一种选择。但是,再次行CABG的围术期死亡率增加且术后心绞痛长期缓解效果不满意。

(二)微创心脏手术

微创心脏手术可以分为两大类,一类为避免正中开胸,另一类为避免体外循环。在过去的15年中随着两者应用经验的累积,微创心脏手术技术被越来越多应用于特定的心脏手术人群。不过,许多微创手术仍存在明显的局限性,需要进一步的改进。

在严格筛选的患者中,微创小切口非体外循环冠状动脉旁路移植术(minimally invasive direct coronary artery bypass,MIDCAB)可以采用小切口开胸完成手术操作,避免患者围术期正中开胸相关并发症的发生,同时也避免了使用体外循环。此类手术最常使用左前侧小切口开胸,可以在直视下完成乳内动脉游离。这种术式最适用于左前降支近段病变的患者,其他冠状动脉分支病变可以采用相应位置的开胸入路。与常规CABG比较,MIDCAB主要的局限性是术后乳内动脉桥通畅率低,缺血症状复发率高。因此,MIDCAB手术仅用于某些严格筛选的、单纯前降支病变或存在正中开胸和体外循环禁忌的患者。

MIDCAB手术的早期应用经验及其局限性促进了闭式体外循环心脏手术的发展。闭式体外循环心脏手术保留了MIDCAB小切口侧开胸的手术入路,避免正中开胸,同时体外循环装置有助于术者进行心内操作和对前降支外的其他冠状动脉分支进行旁路移植。闭式体外循环手术通过股动静脉插管并置入主动脉内球囊建立体外循环。部分中心已经成功使用闭式体外循环完成了某些特定的心脏手术,尤其是二尖瓣成形术或置换术。不过闭式体外循环手术的应用仍然受到术野小(无法完成某些部位冠状动脉旁路移植)及主动脉夹层风险的限制。

MIDCAB及闭式体外循环手术的局限性促使了非体外循环正中开胸手术[如非停搏冠状动脉旁路移植术(off-pump coronary artery bypass,OPCAB)]的出现,使术者可以在心脏搏动下完成手术操作。与其他微创技术相比,OPCAB的优势在于可以实现任何部位冠状动脉血管的血运重建,且可以同时使用双侧乳内动脉。与传统CABG手术相比,OPCAB失血量少、输血率低、术后24h心肌酶水平低,肾功能不全发生率低。OPCAB一个典型特征是患者平均移植血管数量较传统CABG少。与传统CABG相比,OPCAB并不能降低住院天数和手术死亡率,也不能改善患者的长期神经功能。虽然OPCAB已成为目前最常用的微创心脏手术,但其仍面临众多的质疑,如桥血管近远期通畅率如何,平均移植血管数量少是否会影响远期心脏功能等,这些问题仍需要大规模的前瞻性临床研究来提供证据。

微创技术的进步推动了机器人辅助心脏手术的发展。外科医生可以通过计算机远程控制机械手臂经过胸壁孔道进入胸腔完成手术操作。机器人技术可以完成体外或非体外循环手术操作,体外循环通过外周血管插管建立。虽然很多心脏手术都可以使用机器人辅助完成,但最常用的还是二尖瓣成形术及置换术。机器人辅助CABG可以在停搏或非停搏下进行，乳内动脉使用机械手游离，而远端吻合口则通过胸壁小切口或胸骨下段小切口手工完成。或也可以选择全内镜下机器人不停搏冠状动脉旁路移植术（TECAB），手术可以获得很好的效果。机械人辅助技术还可以完成心房颤动射频消融、心室内肿瘤切除、房间隔缺损修补及左心室电极植入或更换等心脏手术。

微创手术的其他优势还包括切口小、痛苦小、住院时间短等。机器人手术的支持者们强调其视觉效果好，360°视野，机械腕关节稳定性好，灵敏度高，避免手部颤动影响等优势。机器人技术处于不断发展中，但其高昂的购买费用及维护费用限制了其仅能在专业的中心内配置。随着经验的积累，机器人技术的使用正日益增加且在微创心脏手术领域扮演着重要的角色。

（三）心脏瓣膜手术

瓣膜修复还是置换取决于多种因素，包括瓣膜病变的类型及严重程度、患者临床症状、左心室或（某些病例中）右心室功能等（详见第7章）。在大多数成年患者中，人工瓣膜置换术为首选手术方案。但对于某些类型的瓣膜病，如二尖瓣反流或不伴瓣环及腱索钙化的二尖瓣狭窄可以选择瓣膜修复手术。由于人工瓣膜置换术后可能出现的一系列并发症（如血栓形成、心内膜炎、溶血等），仅在手术带来的症状改善及生存获益大于风险时才选择手术治疗。

瓣膜手术与CABG手术相似，大多数情况下需要正中开胸，建立体外循环及在心脏停搏下进行。改良胸骨切口或胸壁侧切口的微创手术仅适用于某些特定的单瓣病变患者。对于大多数左心室功能代偿期及运动耐力好的患者，瓣膜置换手术的总体死亡率在1%～8%。对于高龄、左心室射血分数下降、合并冠心病或多瓣膜联合置换的患者，手术风险显著升高。对于有症状的患者，术后多会有明显的临床症状改善。但术后长期生存率与患者术前身体状态及左心室功能密切相关。

（四）机械循环支持及心脏移植

机械循环支持（mechanical circulatory support，MCS）的概念是指通过机器全部或部分替代心脏功能，为全身组织不间断地提供充足的血液灌注。1953年John H.Gibbon首次在临床上应用了机械循环支持设备，当时他在体外循环机帮助下完成了1例房间隔修补术。机械循环支持设备的出现使外科医生得以在静止的、无血的心脏中进行手术，推动了心脏外科学科的诞生，也为冠心病、心脏瓣膜病及大血管病的外科治疗开创了新的纪元。

自体外循环机问世后，多种机械循环支持装置相继问世，包括主动脉内球囊反搏、体外膜肺氧合、心室辅助装置及全人工心脏。由于心力衰竭的外科治疗处于不断发展中，本章主要介绍左心室辅助装置（LVAD）的适应证及相关并发症，尤其是在心脏移植相关领域的应用。有关心力衰竭的疾病进程及治疗可以参阅第5章的相关内容。

（五）体外循环

体外循环机（cardiopulmonary bypass，CPB）不仅可以替代心脏及肺的功能，还可以在保证末梢组织供血、供氧的前提下给术者提供静止的、无血的术野。心脏停搏通过灌注高钾的停搏液实现。除了提供静止的术野外，心脏停搏及低温灌注还通过降低心肌代谢保护心肌免于缺血损伤。体外循环机的其他功能还包括术中控制血容量及血压、患者降温及复温、术中给药、血液滤过及采血检验等。

图11-2为标准的体外循环管路示意图，低氧的静脉血通过位于上腔静脉、下腔静脉的插管从右心引出。血液首先进入储血罐中，然后依次经过换热器、氧合器及过滤器，最后通过位于升主动脉根部的动脉插管回到体内进入体循环。外周血管插管可以选择股动静脉、腋动静脉或两者同时使用。外周插管主要在复杂的主动脉弓部手术或无法进行常规主动脉插管时选择。

大多数患者均可以耐受体外循环手术。与机械循环支持设备（下文将详细讨论）相似，循环血液与人工合成管道表面接触后可以继发炎症通路激活、全身反应及机体高凝状态。所有进行体外循环支持的患者均需要使用肝素抗凝，活化凝血时间（ACT）至少大于480s，体外循环停止拔管前使用鱼精蛋白拮抗肝素。可以使用激素抑制炎症反应。术后患者需要监测凝血功能防止肝素诱导性血小板减少症发生。

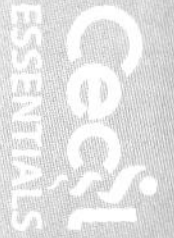

（六）体外膜肺氧合

体外膜肺氧合（extracorporeal membrane

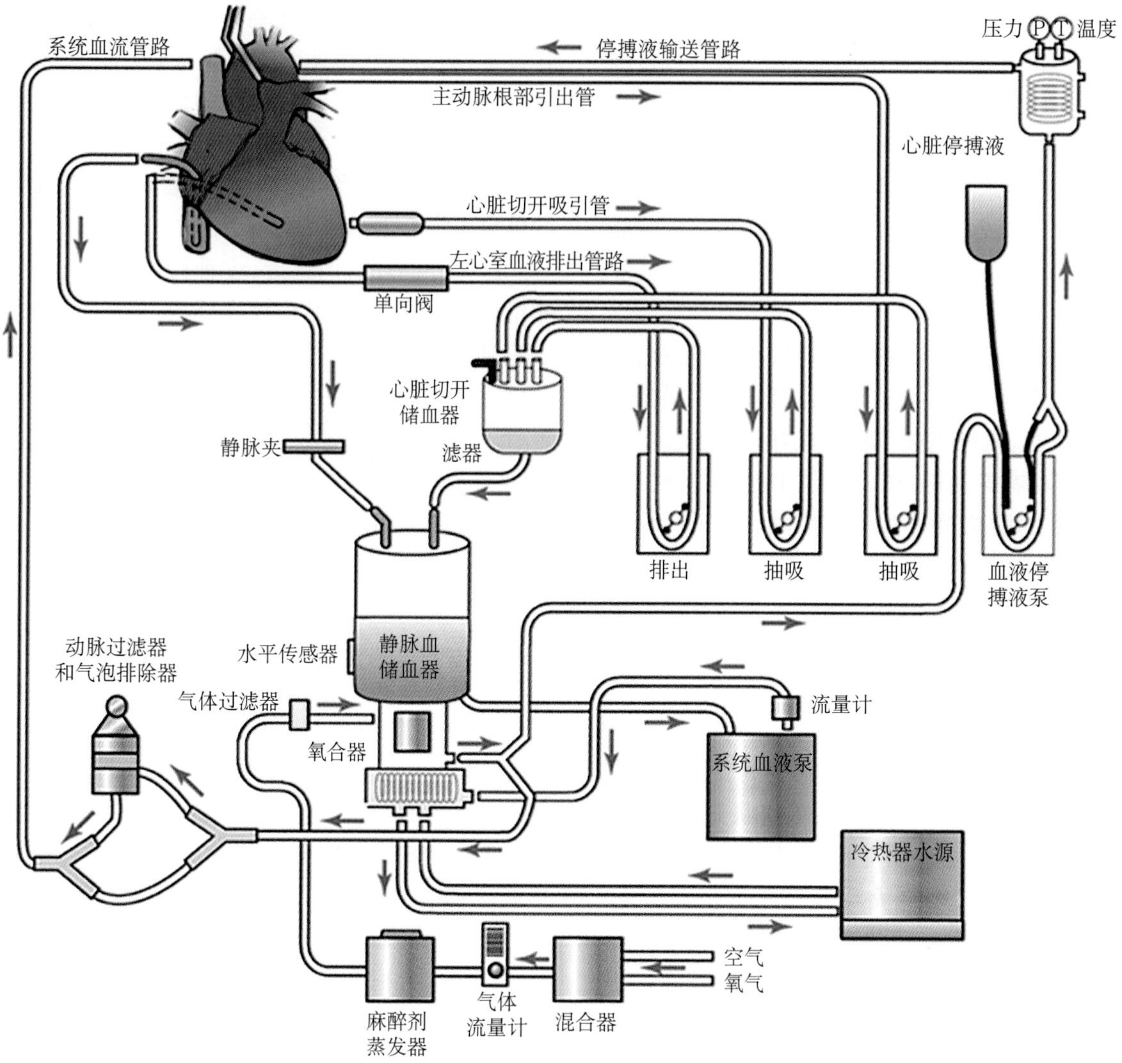

图11-2 标准体外循环管路示意图，详细说明见正文（资料来源：Cohn LH： Cardiac Surgery in the Adult，ed 4，New York，2011，McGraw-Hill.）

oxygenation，ECMO）机是一种简化的体外循环机，用来给可逆性的心力衰竭或肺衰竭的患者进行临时生命支持，一般在ICU中使用。通过机械氧合及循环支持使心肺功能得以恢复。对于药物治疗无效的单独心力衰竭或肺衰竭的新生儿或成年患者，ECMO可以有效提升患者生存率。与体外循环机类似，ECMO也是通过右心引流管将血液引出，但氧合过的血液可以选择注入右心或动脉系统（近心端或远心端主动脉）。注入右心[静脉-静脉（V-V）模式]主要用于单独肺衰竭的患者。如果患者同时存在心肺衰竭，则选择静脉-动脉（V-A）模式直接将氧合后的血液注入主动脉以增加心排血量并帮助心肺功能恢复。使用V-A模式时患者需要进行抗凝。与体外循环类似，ECMO的主要并发症包括出血、血栓栓塞及肝素诱导性血小板减少症。

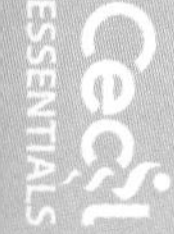

（七）主动脉内球囊反搏

主动脉内球囊反搏（intra-aortic balloon pump，IABP）的生理学基础是通过反搏增加心力衰竭患者心肌供氧。IABP的常见适应证包括心脏介入治疗术中或术后循环支持、心源性休克、体外循环停机前辅助、高危患者术前支持、难治性心绞痛、难治性心力衰竭及心肌梗死后机械性并发症的治疗。

反搏球囊通常使用氦气填充，可以通过穿刺或直视下经股动脉放置于左锁骨下动脉远端的胸主动脉内。球囊与患者心电图或动脉波形同步关联，在心脏舒张早期充气至收缩期前迅速排空。舒张期球囊充盈可以增加动脉舒张压，最大程度增加冠状动脉血供。舒张期球囊排空可以减轻心脏后负荷及心肌耗氧量，同时增加心排血量。IABP的常见严重并发症包括球囊破裂、严重出血(如腹膜后血肿)、严重肢体缺血及死亡等。

(八)心室辅助装置

1966年Michael E.DeBakey医生首次在一位心脏外科术后出现心源性休克的37岁女性患者身上成功使用了心室辅助装置(ventricular assist devices, VAD)。在其出院前使用VAD进行了10d的循环支持。早期的心脏辅助设备主要是为体外循环患者脱机支持设计的。目前已经出现了为左心、右心或全心衰竭专门设计的短期及长期VAD。

虽然心脏移植仍是顽固性心力衰竭患者标准的治疗方案,但由于供体来源的限制,全美每年的心脏移植手术量仅为2000台左右。15%～25%的终末期心脏病患者在等待移植期间死亡。正因如此,在过去的20年间,心室辅助装置尤其是左心室辅助装置(LVAD)的使用明显增加。LVAD已经被证实可以作为等待移植或不符合移植标准的终末期心脏病患者的重要选择,下文中还将对此进行讨论。VAD技术的出现为晚期心力衰竭患者的治疗提供了新的手段,也改变了晚期心力衰竭患者的治疗策略。心力衰竭的药物治疗详见本书相关章节。

与传统的强化药物治疗相比,LVAD能够显著增加终末期心力衰竭患者1年及2年生存率。不过现有的LVAD在临床使用中仍面临着许多的问题需要改进。目前关于LVAD的随机对照试验很少,现有指南的推荐也主要来源于C类证据(即专家共识)。LVAD的目的是为患者提供循环辅助及充足的脏器灌注,以帮助其康复或提高其生活质量。对于急性心力衰竭患者(如心源性休克),可以植入临时性LVAD装置作为过渡,为长期VAD和治疗选择的评价桥接或帮助有可逆因素患者心功能恢复(如病毒性心肌炎、非缺血性心肌病等)。对于内科药物治疗无效的慢性晚期心力衰竭患者,在等待移植期间可以植入LVAD作为过渡治疗。在全世界范围内,植入LVAD至移植前患者总生存率在51%～71%。

对于强化药物治疗仍无效又不符合移植标准的生命终末期的心力衰竭患者,LVAD可以作为其终末治疗方案。在这部分患者中,LVAD可以被无限期使用以维持组织灌注及提高患者生存质量。但其中有少数患者随着病情好转有可能脱离VAD或达到移植标准。不过终末期治疗仍是LVAD植入最常见的原因,统计数据显示2012年中近40%的VAD植入晚期心力衰竭患者体内是因为这一原因。

植入任何机械循环辅助装置前,医疗、社会心理及手术操作风险等因素都需要专门的多学科团队进行评估。对于已经存在不可逆终末期脏器损伤及预期不能改善生活质量的患者不推荐VAD植入。

表11-3列出了目前获得美国FDA批准上市的VAD设备。几种适用于急性心力衰竭患者的VAD装置(可经皮或外科植入)也可以用于长期辅助治疗。一般而言,LVAD装置通过机械泵将血液从左心室引出并送入主动脉内从而降低左心室压力;LVAD装置还包括电源(如便携式电池包)、心脏及设备监测系统(表11-3)。第一代LVAD采用气动的搏动式血泵,血液从心尖部引出并送入升主动脉近端。第一代LVAD装置Heartmate XVE(Thoratec Corp., Pleasanton, Calif.)于1994年被美国FDA批准用于心力衰竭患者移植前过渡。虽然搏动式LVAD更接近生理状态,但其体积庞大、安装困难,需要患者有较大的体表面积且泵感染及血栓发生率高。这些缺点

表11-3 在美国批准上市的机械循环支持装置

产品类型	装置
永久性装置	
连续性血泵	Thoratec HeartMate Ⅱ
	HeartWare HVAD
	MicroMed DeBakey Child VAD
搏动式血泵(体外型)	Thoratec PVAD
	Heart Excor
搏动式血泵(体内型)	HeartMate IP
	HeartMate VE
	HeartMate XVE
	Thoratec IVAD
	NovaCor PC
	NovaCor PCq
全人工心脏	SynCardia CardioWest
	AbioCor TAH
临时装置	
短期装置	Abiomed AB5000
	Abiomed BVS 5000
	Levitronix Centrimag
	Biomedicus
	Tandem Heart

资料来源:Kirklin JK, Naft el DC, Kormos RL, et al: Fifth INTERMACS annual report: risk factor analysis from more than 6,000 mechanical circulatory support patients, J Heart Lung Transplant 32:141-156, 2013。

促使了体积更小的二代LVAD的出现，二代LVAD采用轴流泵或离心泵可以产生连续性血流，将血液从左心室心尖部引出并泵入主动脉内（图11-3和图11-4）。

在美国目前有2种连续式血泵被美国FDA批准上市：使用轴流泵的HeartMate Ⅱ（Thoratec）及使用离心泵的HeartWare（HeartWare CT，HeartWare，Inc.，Miami Lakes，Fla.），两者均被批准用于心力衰竭患者移植前过渡。与一代泵相比，二代泵的主要优势在于提高患者生存率及其植入操作更加简单，这也使得一代泵目前已基本被淘汰。不过使用二代泵时仍需要警惕感染、血栓形成及脑卒中的风险。

虽然二代泵提高了患者生存率，但随着使用数量的增加也出现了新的泵相关并发症。使用连续式血泵造成的左心室运动幅度减低及血流搏动性消失可能导致胃肠道动静脉畸形及血管性血友病的发生。由于植入VAD患者需要长期抗凝治疗，这些并发症可能会导致致死性出血的发生。使用连续式

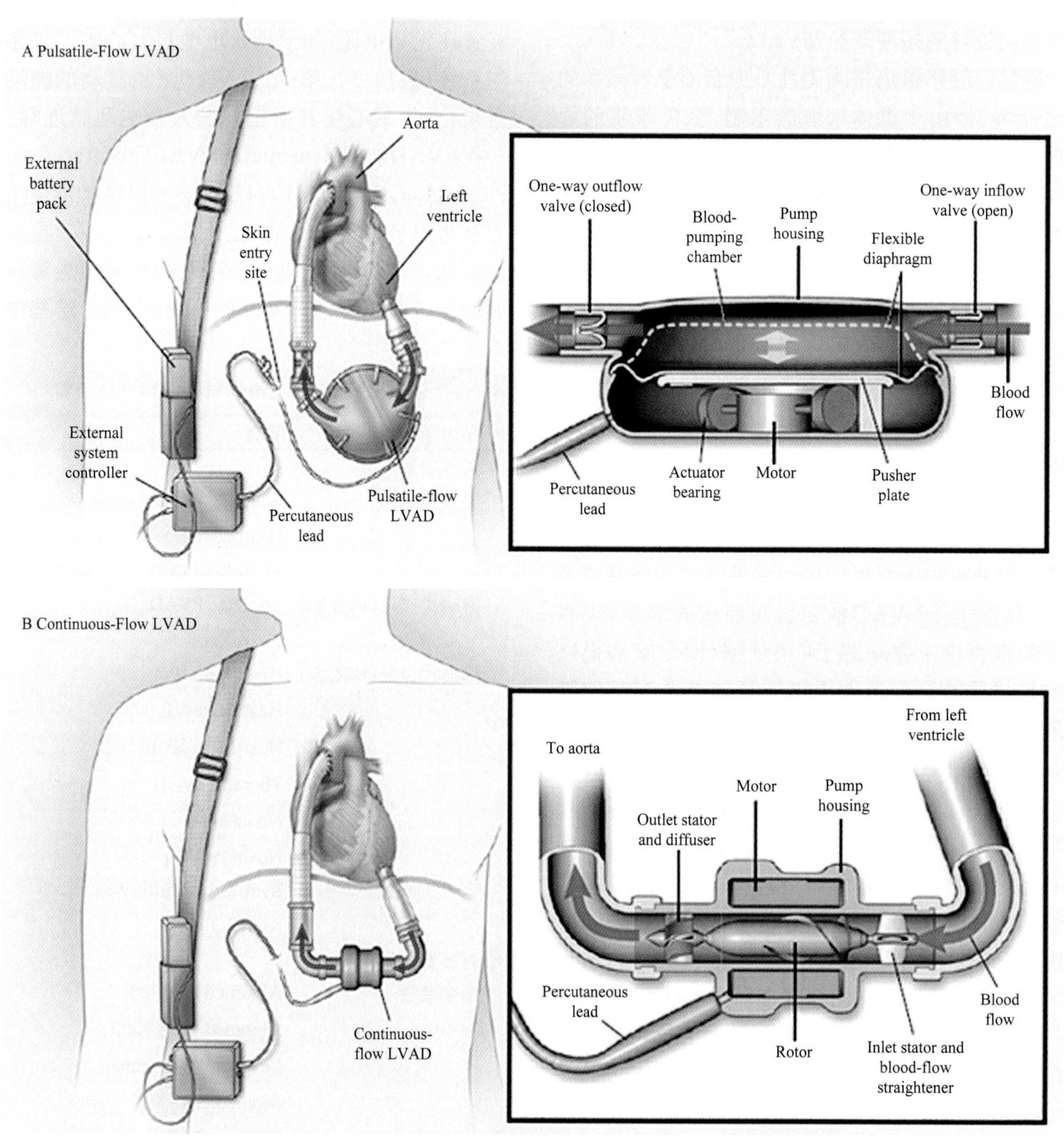

图11-3 A, HeartMate XVE left ventricular assist device (LVAD) with pneumatically driven pulsatile pump system. B, HeartMate II LVAD with axial flow pump system. See text for details. (Slaughter MS, Rogers JG, Milano CA, et al: Advanced heart failure treated with continuous-flow left ventricular assist device, N Engl J Med 361:2241-2251, 2009.)（本图因涉及第三方版权，故保留用英文）

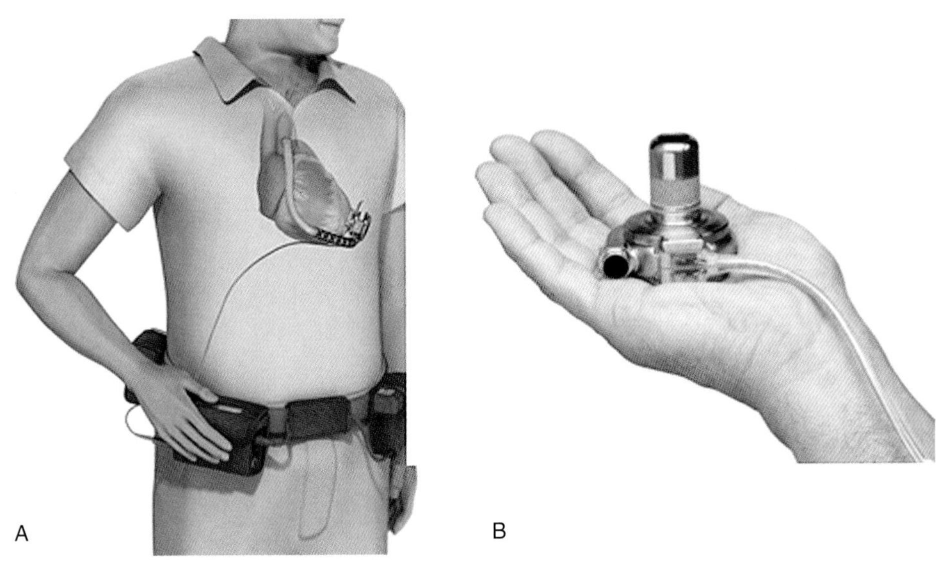

图11-4 A. HeartWare左心辅助装置安装后示意图；B.展示其相对较小的体积。详细说明见正文（资料来源：HeartWare Inc., Framingham, Mass.）

血泵患者死亡的风险因素：高龄及与之相关的身体虚弱、肾功能不全、呼吸系统功能不全、合并右心衰竭、心脏手术病史或同期行其他心脏手术。目前体积更小的、采用流体或电磁泵的第三代LVAD正在研发中。

心力衰竭的外科治疗处于不断的发展之中，如何缩小装置体积、降低感染及血栓发生率、实现搏动性等一系列问题都需要技术进步来解决。此外，需要由心外科医生、心内科医生、重症监护医生、麻醉师、体外循环技师、专科护士及社会工作者共同组成的多学科团队对LVAD植入患者及其家庭进行管理。所有团队成员间需要细致地配合工作，强调对患者、家属、社区医护人员及其他相关人员的教育及培训以保证患者出院后得到正确的管理，减少致死性并发症的发生，提高患者的安全保障并改善其预后。

（九）全人工心脏

第一例全人工心脏（total artificial heart，TAH）由Denton Cooley医生于1969年在一位47岁男性患者身上使用，帮助其成功脱离体外循环机。患者使用TAH 64h后成功接受心脏移植手术。TAH致力于完全取代心功能，主要适用于存在死亡风险的、药物治疗无效又无法耐受手术治疗的不可逆性全心衰竭的患者。

在美国目前有2款TAH装置被批准使用，气动式的SynCardia CardioWest TAH-t（temporary）人工心脏（SynCardia，Inc.，Tucson，Ariz.）及液压式的AbioCor TAH人工心脏（Abiomed，Danvers，Mass.）。TAH装置植入时需将左心室、右心室切除，搏动式血泵安装于心脏原位完全替代左心室、右心室及主动脉瓣、肺动脉瓣的功能（图11-5）。CardioWest TAH-t人工心脏被批准用于移植前过渡患者，患者生存率与选择LVAD相似。至今为止，植入CardioWest患者最长生存时间为1374d。AbioCor人工心脏目前仅被批准用于人道主义用途，包括一些既往资料表明无效但对患者有潜在益处的罕见疾病。AbioCor TAH人工心脏可以完全植入体内，主要用于年龄大于75岁、不符合心脏移植条件的终末期心力衰竭患者永久性替代心功能。初期入组14例患者的临床试验结果显示AbioCor能够提供有效的循环支持，患者术后最长生存时间为512d。

无论是CardioWest TAH还是AbioCor TAH，患者致残和死亡主要与出血、感染、血栓栓塞及脑卒中等不良事件发生率相关。这些不良事件也是目前研究的主要关注点，旨在不断改良装置。目前进一步评价CardioWest TAH作为治疗终点的研究正在准备中。此外，新一代AbioCor Ⅱ已处于研发阶段，与第一代产品相比，AbioCor Ⅱ体积更小、耐用性更持久。

（十）心脏移植

在过去的20年间，心脏移植手术已经成为挽救

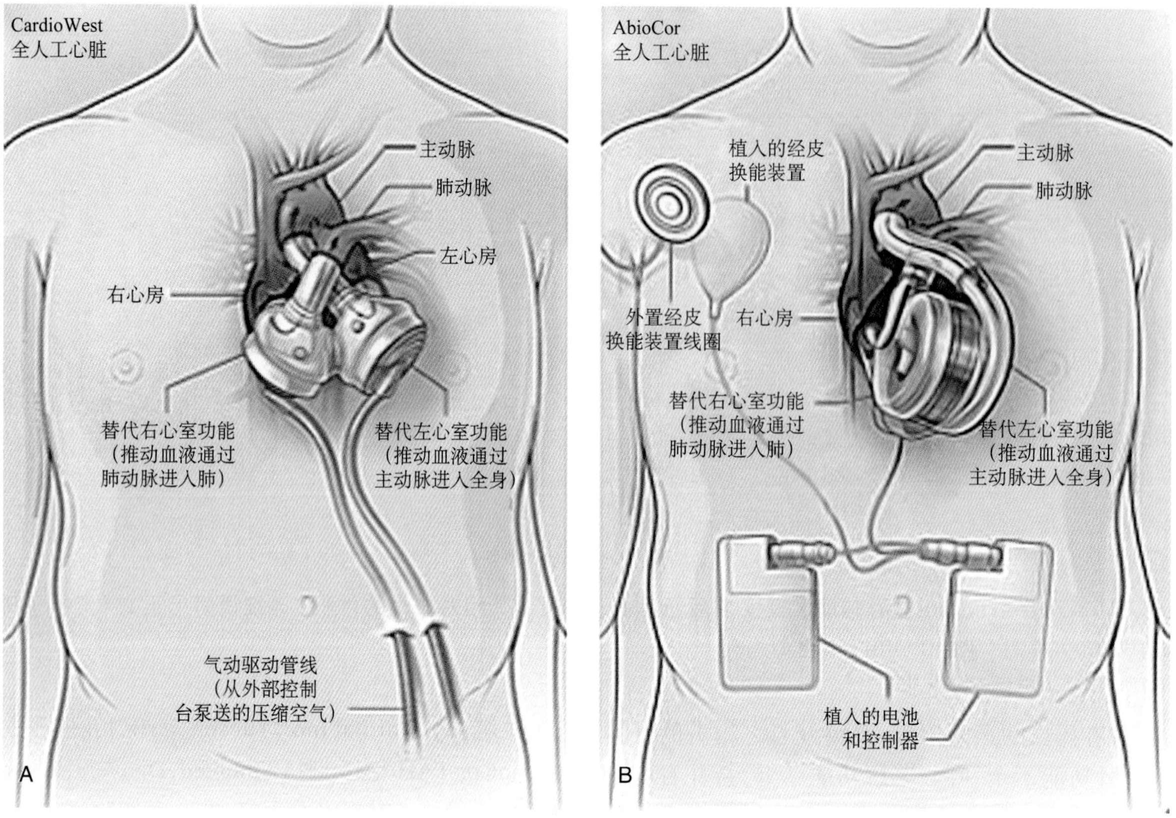

图11-5 美国FDA批准上市的全人工心脏。A.CardioWest TAH。B.AbioCor TAH。详细说明见正文（改编自 National Heart, Lung, and Blood Institute, U.S.Department of Health and Human Services：What is a total artificial heart? 详见 http：//www.nhlbi.nih.gov/health/health-topics/topics/tah/.Accessed August15, 2014.）

终末期顽固性心力衰竭患者的优选治疗方法。随着手术技术及免疫抑制疗法的不断进步，心脏移植患者1年及5年生存率分别提高到90%和75%左右，显著高于晚期心力衰竭患者的1年生存率（约50%）。因为缺乏供体，每年都有很多符合心脏移植条件的终末期心力衰竭患者在等待移植期间死亡。LVAD的发展及大规模应用使许多可能在等待期间死亡的患者得以最终存活至供体出现。如今在很多心脏中心，超过50%的接受心脏移植的患者术前均植入过LVAD。

心脏移植的主要适应证是延长寿命及提高生存质量。某些时候确定患者是否需要接受心脏移植是件很困难的事情，因为很多患者在强化药物治疗后其临床症状及血流动力学指标都会出现明显改善。通常，运动耐量（通过运动负荷测试及最大摄氧量测定进行评估）被用于患者是否应该接受心脏移植的最佳预测因子。运动耐量严重受损［如峰值氧耗＜10～12ml/（kg·min），正常下限为20ml/（kg·min）］的患者接受移植后最可能生存获益。心脏移植的排除标准包括不可逆的肺动脉高压、恶性肿瘤、急性感染、出现末梢脏器损伤的糖尿病、晚期肝病或肾病。虽然高龄患者移植手术风险及术后1年死亡率均较高，但在大多数中心高龄已经不再是移植的绝对禁忌，而是要全面评价患者的生理状态及移植术后长期生存的可能。

心脏移植采用胸骨正中切口，切除受体心脏时保留左心房、右心房后壁及腔静脉和肺静脉开口，用于与供体心脏进行吻合。主动脉和肺动脉可以直接与供体心脏相应动脉吻合。术后即刻开始给予免疫抑制剂并且终身服用。虽然新型免疫抑制剂已经上市，但目前大多数治疗方案仍需要联用环孢素、硫唑嘌呤及泼尼松治疗。移植术后第一年常见的并发症为感染及排斥反应。此外，术后常出现高脂血症及高血压，其需要药物控制。

心脏移植术后最主要的晚期并发症为移植心脏冠状动脉血管病变。与冠状动脉粥样硬化常发生于冠状动脉近端血管相反，其主要表现为冠状动脉中远段血管弥漫性内皮增生。虽然目前冠状动脉血管

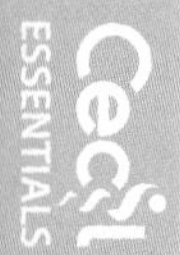

病变的病因尚不清楚，但其被认为与机体对移植心脏免疫排斥相关。由于移植心脏去神经化后对心绞痛不敏感，冠状动脉血管病变往往很难被发现。常规的运动负荷试验对其诊断的敏感性也不高。

心脏移植术后及每年常规冠状动脉造影检查可以监测冠状动脉狭窄程度。然而，冠状动脉血管病变弥漫性发病的特点降低了冠状动脉造影诊断的准确性。血管内超声作为一种新技术，通过测量冠状动脉内膜厚度及管腔直径对冠状动脉血管病变诊断比冠状动脉造影更加敏感。冠状动脉血管病变目前治疗手段有限，但强化控制胆固醇及钙通道阻滞剂尤其是地尔硫䓬治疗能够减缓疾病进程及提高生存率。二次移植仅适用于严重的三支病变出现左心室功能减退及顽固性心力衰竭的患者。

(十一)心血管病患者非心脏手术

心血管病患者接受非心脏手术时死亡及心脏相关并发症，如心肌梗死、充血性心力衰竭及心律失常的发生率均显著增加。评估患者手术风险时，医生需要充分了解患者心脏病变的类型及严重程度、各种风险因素及手术的类型和紧急程度。一般来说，手术患者的术前评估及处理与非手术患者相同。但对于存在高危因素的患者，如果对治疗方案选择或预后有利，可以进行额外的无创或有创性检查。

通常患者的围术期风险可以通过对其临床资料，包括病史、体格检查、心电图检查等仔细的评估进行预测。患者围术期心血管事件的高危因素包括近期心肌梗死(定义为术前7d至1个月之内的心肌梗死)、不稳定型或严重心绞痛、失代偿的充血性心力衰竭、严重心律失常或重度瓣膜病变等(表11-4)。中危因素包括稳定型心绞痛病史、心力衰竭代偿期、既往心肌梗死病史或糖尿病。此外，高龄、心电图异常、运动耐量减低及控制不佳的高血压虽然不能作为围术期独立预测因素，但也与围术期心血管事件相关。

在所有的手术中，重大急诊手术的风险最高，尤其对于高龄患者(表11-5)。血管手术围术期心脏并发症也较常见，因为此类患者存在冠状动脉基础病变的概率相对较高。此外，所有引起体液大量转移及血液大量流失的手术都会增加已经处于病态的心脏的负荷。心血管病患者风险最低的手术是白内障晶状体摘除手术及腔镜手术。目前已经有多个风险评分系统用于心脏手术患者风险预测。美国胸心外科医师协会(The Society for Thoracic Surgeons)风险评分

表11-4 围术期心血管事件(心肌梗死、充血性心力衰竭、心源性死亡)风险增加的临床预测因素

高危因素
- 不稳定的冠脉综合征
- 近期心肌梗死(术前7d至1个月之内的心肌梗死)
- 不稳定或严重心绞痛(加拿大心血管学会心绞痛分级Ⅲ或Ⅳ)
- 失代偿的心力衰竭
- 严重心律失常
- 高度房室传导阻滞
- 症状性室性心律失常
- 心室率控制不佳的室上性心律失常
- 严重瓣膜病

中危因素
- 轻度心绞痛(加拿大心血管学会心绞痛分级Ⅰ或Ⅱ)
- 心肌梗死病史
- 代偿期心力衰竭或既往充血性心力衰竭病史
- 糖尿病

低危因素
- 高龄
- 心电图异常(如左心室肥大、左束支传导阻滞等)
- 非窦性心律
- 心功能减退(即轻负重状态下无法上一层楼)
- 脑卒中病史
- 控制不佳的高血压

表11-5 非心脏手术心血管事件危险度分级

高危(心血管事件风险>5%)
- 急诊重大手术，尤其是高龄患者
- 大血管手术，主动脉瘤修补
- 周围血管手术
- 手术时间长并体液大量转移或失血量多或两者兼有

中危(心血管事件风险<5%)
- 颈动脉内膜剥脱
- 头颈部手术
- 开腹手术、开胸手术
- 整形手术
- 前列腺手术

低危(心血管事件风险<1%)
- 内镜手术
- 白内障晶状体摘除
- 乳腺活检

资料来源：Eagle KA，Brundage BH，Chaitman BR，et al：Guidelines for perioperative cardiovascular evaluation for noncardiac surgery：report of the ACC/AHA Task Force on Practice Guidelines，J Am Coll Cardiol 27：910-948，1996。

(http://riskcalc.sts.org/STSWebRiskCalc273/)用于预测患者院内死亡率及致残发生率。最近更新的欧洲EuroSCORE Ⅱ风险评分(http://www.euroscore.org/calc.html)用于预测患者30d院内死亡率。

完成临床评估并确定手术类型后，就可以决定患者是否需要接受额外的检查及治疗。对于急诊手术，患者术前没有机会接受心功能检查及评价，相关的治疗策略主要依据围术期药物治疗结果及病情变化情况决定。而对于非急诊手术，是否需要进行额外检查主要由手术的类型及风险决定。存在心脏高危因素的患者应当推迟至心功能治疗稳定后再手术。存在中危因素的患者，如果患者接受高危手术则需要进行无创的运动或药物激发试验和超声心动图检查。这些检查的结果能够帮助决定进一步治疗方案，如心脏介入或强化药物治疗等。对于接受中低危手术的患者，尤其是运动耐力好的患者可以直接在适当的药物控制及监护下进行手术。对于不存在或存在心脏低危因素患者，非心脏手术通常都比较安全。而对某些存在运动耐量减低、准备接受高危手术的患者，额外的心功能评价有可能会获益。

四、疾病特异性治疗方案

(一)冠心病及心肌梗死

约70%的围术期心肌梗死发生于术后6d内，尤以术后24～72h为高峰期。报道显示心脏病患者非心脏手术围术期死亡率高达30%～40%，尤其当患者存在充血性心力衰竭或严重心律失常时。手术相关的各种应激反应可以诱发心肌缺血。体液转移、贫血、感染及伤口愈合压力引发的生理性心动过速及高血压可以增加心肌耗氧并诱发心肌缺血。此外，术后血小板活性增高也增加了冠状动脉血栓形成及心肌梗死的风险。

虽然围术期心肌梗死的死亡率很高，但很少有研究关注抗缺血治疗在预防围术期心肌梗死中的作用。几个小样本的、非对照的临床试验提示β受体阻滞剂可以减轻术中心肌缺血的发生。最近的研究显示，术前及术后应用阿替洛尔可以有效降低围术期心肌梗死及心源性死亡的发生，尤其在手术后最初6～12个月。虽然证据较少，但冠心病患者如果没有禁忌证均应该考虑围术期接受β受体阻滞剂治疗。钙通道阻滞剂及硝酸酯类药物的有效性证据更少，但这两类药物有可能适用于无法进行冠状动脉再血管化的症状性冠心病患者。冠状动脉造影及再血管化治疗仅适用于部分可以明显改善症状及长期生存率的患者。在少数病例中，高危患者在接受重大非心脏手术前可先行冠状动脉再血管化治疗。

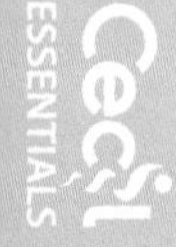

所有可疑或确定的心脏病患者在手术后前3d均需要进行常规心电图检查检测心肌缺血。对于心电图不能排除的病例，肌钙蛋白检测可以帮助明确缺血诊断。围术期心肌梗死的治疗原则与非手术患者相似，尽管术后早期可能存在抗凝及溶栓药物禁忌。另外，需要特别注意及时纠正有可能诱发缺血加重的各种病理状态(如缺氧、贫血等)。

(二)充血性心力衰竭

目前，一些研究表明失代偿性心力衰竭增加围术期心脏并发症发生风险。这类患者应当推迟手术，在术前进行合适的治疗直至症状稳定。如果计划中的手术可能存在较多的失血和体液转移，建议应用肺动脉导管检查。充血性心力衰竭最常发生于术后24～48h，此时组织间液转移使血容量增加。然而，心力衰竭也可由心肌缺血和新发的心律失常诱发。早期治疗包括明确心力衰竭病因和针对病因治疗。此外，静脉给予利尿剂能够迅速缓解肺淤血。如果严重心力衰竭合并低血压或少尿，置入肺动脉导管有助于指导进一步治疗。

(三)心脏瓣膜病

对于心脏瓣膜病患者，主动脉瓣狭窄和二尖瓣狭窄患者在进行非心脏手术后并发症发生风险最高。有症状的严重主动脉瓣狭窄患者应当在非心脏手术之前进行主动脉瓣置换术。轻中度二尖瓣狭窄患者，密切关注血容量状态和控制心率是非常必要的，以改善左心室充盈和避免肺淤血。重度二尖瓣狭窄患者应当在高危手术前进行经皮二尖瓣闭式扩张术或二尖瓣置换术。心脏瓣膜病患者或植入人工心瓣膜患者，围术期可预防性、选择性使用抗生素。

(四)心律失常和传导障碍

有症状性的重度传导障碍(如三度房室传导阻滞)的患者，在围术期有较高的心脏并发症风险，应在术前植入临时心脏起搏器。一度房室传导阻滞、莫氏Ⅰ型房室传导阻滞或双分支传导阻滞(右束支传导阻滞和左前分支传导阻滞)不需要预防性植入心脏起搏器。

房性心律失常如心房颤动在术后较为常见，如果心室率控制良好，多不发生严重并发症。室性期前收缩和非持续性室性心动过速在非心脏手术后也较为常见，多不需要特殊治疗，除非合并有心肌缺血或心力衰竭者需进行干预。多数情况下，治疗潜在病因，如低氧血症、代谢紊乱、缺血、容量过负荷等，可显著改善症状和纠正心律失常，往往不需要特别的抗心律失常治疗。

（五）妊娠期心脏疾病

心脏疾病患者妊娠期间心血管系统会产生明显变化并引起严重的血流动力学负荷。正常妊娠期间，孕妇血容量平均增加50%，从妊娠早期开始，在妊娠20～24周时达到峰值。该变化同时伴有每搏量、心率和心排血量的增加。此外，由于生殖激素对血管系统的影响及妊娠子宫和胎盘低阻力循环的建立，导致孕妇外周血管阻力和平均动脉压的下降。活动量增加时，子宫收缩可导致体循环血容量一过性增加约500ml，进而导致每搏量和心排血量的增加。生产后，由于妊娠子宫对下腔静脉压力解除，组织间液转移，导致血容量和心排血量进一步增加。血流动力学改变伴随着类似心脏疾病的症状和体征，如疲乏无力、运动耐力下降、下肢水肿、颈静脉怒张、第三心音奔马律和新发的收缩期杂音。正常妊娠者与合并心脏疾病患者的临床症状有时难以鉴别。这种情况下，针对该类患者，超声心动图是一项安全、有效、无创的评估心脏结构和功能的检测手段。

许多有明确心脏疾病病史的女性患者能够顺利完成妊娠及生产过程，并且对母亲和胎儿没有明显的影响。然而，某些心脏疾病，如不可逆性肺动脉高压、合并严重心力衰竭的心肌病、主动脉根部扩张的马方综合征等，具有较高的心血管并发症发生风险甚至死亡风险。在这些情况下，应当建议患者避免妊娠，一旦妊娠，强烈建议在妊娠早期（前3个月内）终止妊娠。

五、特殊心脏疾病

（一）二尖瓣狭窄

妊娠期心脏病中，继发于风湿性心脏病的二尖瓣狭窄常见于年轻育龄女性。妊娠期间心率和心排血量的生理性增加导致二尖瓣瓣口压力梯度明显增加，左心房压和肺静脉压升高，妊娠中期和妊娠晚期可出现进行性充血性心力衰竭。当合并心房颤动发作时，可能会出现急性充血性心力衰竭。

二尖瓣狭窄的治疗管理依据患者妊娠前心功能水平和瓣膜狭窄的严重程度。一般来说，严重的症状性二尖瓣狭窄应在妊娠前接受经皮或外科矫正手术，症状轻微的女性患者（NYHA Ⅰ～Ⅱ级），即使存在瓣膜口中重度狭窄，通常能够耐受妊娠和自然分娩。治疗包括限制钠盐摄入、利尿和控制肺部感染。心房颤动伴快速心室率反应的患者应使用房室结阻滞剂和电复律治疗。妊娠期顽固性心力衰竭建议进行二尖瓣球囊扩张成形术，因为二尖瓣扩张或置换外科手术可增加胎儿死亡风险。

（二）主动脉瓣狭窄

妊娠期女性合并主动脉狭窄者通常是先天性的。严重的流出道梗阻患者在妊娠后期由于心排血量增加，可表现为心绞痛或心力衰竭。支持治疗包括卧床休息和预防低血容量。如果支持治疗不能控制症状而胎儿尚未近足月，为降低孕产妇死亡风险，可考虑行球囊瓣膜成形术、经皮主动脉瓣膜置换术或主动脉瓣外科手术。

（三）马方综合征

马方综合征女性患者妊娠期主动脉夹层发生及破裂的风险增加，尤其是在妊娠晚期和产后第1个月发生。主动脉根部直径大于40mm者有极大的主动脉夹层及破裂风险，强烈建议在妊娠早期终止妊娠。主动脉根部直径小于40mm者应采用超声心动图来连续监测妊娠期间主动脉根部直径。此外，限制体力活动和应用β受体阻滞剂有助于预防主动脉的进一步扩张。

（四）先天性心脏病

先天性心脏病患者在接受矫正治疗后多可生存至生育年龄。该类患者妊娠的风险与病变矫正完整性程度和心功能耐量有关。非复杂性房或室间隔缺损无临床症状、不合并肺动脉高压者多在妊娠期间耐受良好。心内分流合并肺动脉高压者妊娠期间心内右向左分流增加和血氧饱和度下降，导致较高的孕产妇死亡率，因此此类患者为妊娠禁忌。一旦发生妊娠，建议患者在妊娠早期终止妊娠。未进行矫正手术的法洛四联症女性患者应在妊娠之前接受姑息性或完全性修复以改善孕产妇和胎儿的预后。右心室流出道残余梗阻的女性患者在妊娠期间有较高的右心衰竭风险。

（五）人工心脏瓣膜

具有功能正常的人工心脏瓣膜的患者大多能耐受妊娠而无并发症发生。然而，机械人工瓣膜患者应特别注意抗凝药物的选择和剂量的调整，以避免孕产妇血栓栓塞并发症和胎儿致畸并发症。女性患者应在妊娠之前开始使用皮下注射肝素，以避免华法林在妊娠早中期对胎儿的潜在致畸影响，因为妊娠早中期是胎儿器官发育的关键时期。肝素治疗可贯穿于整个妊娠期，或在妊娠中期的后期或妊娠晚期恢复应用华法林抗凝。与华法林相比，肝素治疗对胎儿致畸性风险较小，但导致孕产妇较高的出血并发症风险。低分子量肝素可作为一种可选择的替代抗凝方案，但目前缺乏明确的数据支持该建议。在生产期需中断抗凝以避免出血并发症。生产期通常不建议预防性应用抗生素。

（六）妊娠期引起的心脏疾病

妊娠期可使心血管疾病进展，而且可能对母亲和胎儿带来严重的风险。高血压是在妊娠期较为常见的心血管疾病，其定义为比基础血压持续升高30/15mmHg或测得绝对血压高于140/90mmHg。妊娠期间的高血压主要有三种类型，慢性高血压、妊娠型高血压和子痫。子痫是妊娠后期高血压进展的一种形式，合并蛋白尿、水肿，严重者有癫痫发作，该类型属于产科诊疗范畴，本章节不予讨论。妊娠型高血压是指在妊娠后期、生产时或产后数天内发生的血压升高，该类型不合并蛋白尿或水肿，往往在产后2周内恢复正常。

慢性高血压是指在妊娠20周之前出现的血压升高；不管是何种病因，妊娠中期舒张压超过75mmHg或妊娠晚期超过85mmHg。胎儿死亡率与高血压的严重程度有关。早期治疗包括减少体力活动和限制钠盐摄入量。如果血压持续高于150/90mmHg，需应用降压药物治疗。妊娠期间可安全使用的降压药物包括肼苯哒嗪、α甲基多巴、可乐定、β受体阻滞剂和拉贝洛尔。利尿剂应慎用，因其有增加胎盘灌注不足的风险。

围生期心肌病（peripartum cardiomyopathy，PCM）是一种在妊娠晚期或产后6个月内发生的扩张型心肌病，患者无既往心脏病史或明确病因的心脏功能不全史。该病准确的发病率不详，但估测发病率为1/（3000～4000）例孕产妇。PCM病因尚不清楚，多认为是免疫介导的心肌损伤。患者通常表现为充血性心力衰竭的症状和体征。超声心动图用于评估心脏房室大小和心室功能不全的程度。PCM预后多变，约1/3的患者发展为进展性心力衰竭甚至死亡。在生产前出现症状者预后尤其差。尽管存在这种风险，许多患者心功能能够完全恢复，虽然可能复发，尤其是在随后的妊娠中再发。治疗原则同充血性心力衰竭，通常包括使用血管舒张药如肼苯哒嗪、地高辛和利尿剂。血管紧张素转换酶抑制剂会增加妊娠期胎儿流产的风险，应避免使用。患者再次妊娠前应全面评估心功能。如果患者决定继续再次妊娠，应当规律监测有无心功能失代偿的表现。

40岁以下年轻女性主动脉夹层患者约50%与妊娠有关。尽管妊娠期主动脉夹层的病因尚不清楚，目前认为妊娠相关的血流动力学和激素水平的变化引起了主动脉壁的病变。主动脉夹层可发生于妊娠的各个时期和产后早期，最常发生于妊娠晚期。其临床表现和诊断方法类似于非妊娠期主动脉夹层。经食管超声心动图检查对主动脉夹层有高度敏感性和特异性，并且避免了胎儿的辐射暴露。治疗包括积极控制血压和应用β受体阻滞剂降低主动脉血流的剪切力。其外科手术适应证类似于非妊娠的主动脉夹层适应证。

六、展望

在有症状的冠心病患者血运重建中，冠状动脉旁路移植术（CABG）仍然重要但目前应用较前减少。经皮冠状动脉成形（percutaneous coronary artery angioplasty，PTCA）技术的进步使既往倾向于CABG的领域，如无保护左主干病变，开始尝试介入治疗，即便是在80岁以上的患者。CABG与药物洗脱支架介入手术联合治疗的疗效、预后、经济成本与效益如何，仍需要前瞻性研究来评估。经皮和微创手术越来越广泛地应用于心脏疾病的治疗领域。由于心脏移植供体数量的限制，重度心力衰竭将更依赖于再同步化治疗、左心室辅助装置、干细胞治疗和细胞治疗。

推荐阅读

Butany J, Nair V, Naseemuddin A, et al: Cardiac tumours: diagnosis and management, Lancet Oncol 6:219–228, 2005.

Elkayam U, Bitar F: Valvular heart disease and pregnancy. Part I: native valves, J Am Coll Cardiol 46:223–230, 2005.

Elkayam U, Bitar F: Valvular heart disease and pregnancy. Part II: prosthetic valves, J Am Coll Cardiol 46:403–410, 2005.

Feldman D, Pamboukian SV, Teuteberg JJ, et al: The 2013 International Society for Heart and Lung Transplantation guidelines for mechanical circulatory support: executive summary, J Heart Lung Transplant 32:157–187, 2013.

Froehlich JB, Karavite D, Russman PL, et al: ACC/AHA preoperative assessment guidelines reduce resource utilization before aortic surgery, J Vasc Surg 36:758–763, 2002.

Gray DT, Veenstra DL: Comparative economic analyses of minimally invasive direct coronary artery bypass surgery, J Thorac Cardiovasc Surg 125:618–624, 2003.

Kirklin JK, Naftel DC, Kormos RL, et al: Fifth INTERMACS annual report: risk factor analysis from more than 6,000 mechanical circulatory support patients, J Heart Lung Transplant 32:141–156, 2013.

Pal B, Hossain MA: Stress fracture of the tibia mimicking deep venous thrombosis or rupture of the popliteal cyst, Br J Rheumatol 25:319–320, 1986.

Rodés-Cabau J, DeBlois J, Bertrand OF, et al: Nonrandomized comparison of coronary artery bypass surgery and percutaneous coronary intervention for the treatment of unprotected left main coronary artery disease in octogenarians, Circulation 118:2374–2381, 2008.

Rose EA, Gelijns AC, Moskowitz AJ, et al: Long-term use of a left ventricular assist device for end-stage heart failure, N Engl J Med 345:1435–1443, 2001.

Stoney WS: Evolution of cardiopulmonary bypass, Circulation 119:2844–2853, 2009.

第12章

血管疾病与高血压

著　者　Wanpen Vongpatanasin　Ronald G. Victor
译　者　樊雪强　周　颖　陈改玲　王建新　审校者　刘晓飞　陈改玲

一、引言

系统性血管疾病和肺血管疾病是内科遇到的最常见临床问题之一。然而，这些重要疾病正在逐渐并入一些亚专科中，没有得到应有的重视。早期临床甄别非常重要，因为有效的治疗可以防止或至少推迟不必要的痛苦和死亡。本章回顾了主要血管疾病、肺血管疾病和高血压的病因、临床表现、诊断评估和治疗策略。

二、系统性血管疾病

（一）外周动脉疾病

外周动脉疾病（peripheral arterial disease，PAD）是指主要发生在下肢的动脉粥样硬化疾病。与其他动脉粥样硬化性血管疾病类似，PAD的男性发病率明显高于女性，尤其是绝经期前女性。其患病率随年龄增长而增加，60岁之前的成人发病率为2%～6%，超过70岁即高达20%～30%。危险因素与冠状动脉粥样硬化一样，主要包括吸烟、糖尿病、高脂血症和高血压。30%～50%的PAD患者有临床症状，典型的间歇性跛行是指运动引起的缺血性肌肉疼痛或乏力，通过休息可以迅速缓解。跛行与未来10年的致残率及死亡率显著相关，跛行患者中约25%将发展至严重跛行，5%需要截肢，10%～20%需接受血运重建，30%伴有冠状动脉和（或）脑血管动脉硬化疾病的患者将死于心血管事件（如心脏病、脑卒中）。为了延缓PAD进展并避免并发症发生，控制危险因素是非常必要的，包括严格控制血压（BP）、血脂、血糖及完全戒烟。

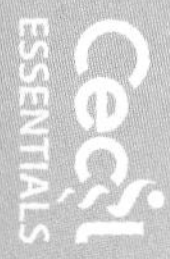

PAD的诊断依靠病史及查体，并结合无创性实验室检查来明确。腿部肌肉缺血性疼痛发生在动脉狭窄远端，小腿跛行是股腘动脉疾病的标志，而大腿、髋部或臀部的症状伴阳痿通常提示主髂动脉病变（Leriche综合征），根据狭窄程度可预测跛行的距离。缺血性跛行与腰椎管狭窄的假性跛行有差异，后者步行也可产生腿部疼痛，但不能简单地通过停止运动来减轻，常需要通过调整位置、减少腰椎的伸展程度（如前倾或坐下）来减轻疼痛。PAD查体可以发现狭窄部位远端的血管搏动消失或减弱、病变血管部位可闻及血管杂音、脱发、皮肤变薄和肌肉萎缩。严重的缺血可导致苍白、发绀、皮温降低、溃疡和坏疽。

无创性检查对诊断PAD非常有效。踝肱指数（ABI）是应用多普勒超声测量出的肱动脉最高收缩压与足背或胫后动脉最高收缩压之比，正常范围为1.0～1.4。ABI＜0.9提示存在PAD。这项简易、无创性检查的灵敏度和特异性可高达95%和99%。部分糖尿病或肾衰竭患者，由于下肢动脉血管严重钙化、弹性下降，导致踝部血压假性升高，ABI结果正常或超过正常（表12-1）。

多普勒超声作为ABI的重要替代手段，有着近

表12-1　踝肱指数意义

踝肱指数	意义
1.00～1.40	正常
0.90～0.99	临界值
0.70～0.89	轻度PAD
0.40～0.69	中度PAD
＜0.40	重度PAD
＞1.40	严重硬化（不可压缩）血管

注：PAD.外周血管疾病。

似的敏感性和特异性，对于中膜重度钙化、僵硬的血管，超声多普勒对于诊断PAD有帮助，即使ABI正常或增高，多普勒血流波形仍为异常表现。MRA和CTA可以直观地了解血管的狭窄程度及辨识出流出道血管。这些无创性检查方式同传统有创造影检查在空间还原方面有可比性，目前是需要行血运重建患者的常规检查方式。

PAD的治疗包括生活方式调整、风险因素控制及抗血小板治疗。戒烟可以降低截肢、心肌梗死和死亡风险。血清低密度脂蛋白（LDL）水平大于100mg/dl时，应启动他汀类药物（羟甲基戊二酰辅酶A还原酶抑制剂）的强化降脂治疗。高血压患者应严格药物治疗，将血压控制在140/90mmHg以下。β受体阻滞剂不会降低PAD患者的行走能力或加重其跛行距离。阿司匹林能够降低心肌梗死、死亡和脑卒中发生率。氯吡格雷作为抗血小板的有效替代药物，在减少心血管事件（B级证据水平）方面比阿司匹林更加有效。运动训练可以提高PAD患者的行走能力和生活质量，应给予每例患者相应的运动处方。己酮可可碱是甲基黄嘌呤衍生物，可以改善最大步行距离，但目前数据仍不明确。西洛他唑（一种磷酸二酯酶3，PDE3）抑制剂（而西地美是一种PDE5抑制剂）在几项症状性PAD患者的临床研究中取得了更好的结果，可以明显改善患者行走能力和生活质量，是间歇性跛行患者的最有效药物之一。然而，由于西洛他唑会增加充血性心力衰竭患者的死亡率，该类患者必须避免应用。

对严重跛行的患者推荐行再血管化（经皮或外科开放手术），因为这类患者往往存在药物治疗效果不佳、威胁肢体的缺血或缺血导致的阳痿。对于腹主动脉下端和髂动脉短的局限性狭窄病变，经皮腔内血运重建术有着与开放手术相似的通畅率，且并发症和死亡率更低（图12-1）。开放手术更适合长段狭窄或髂动脉起始部闭塞病变患者。重度肢体缺血患者开放或腔内手术方式的选择也取决于患者的预期寿命，通常旁路手术由于有更高的通畅率和更长的避免截肢生存时间（B级证据水平），更适于预期寿命大于2年的患者，相反，腔内治疗由于较短时间的通畅率，适用于那些预期寿命有限的患者（B级证据水平）。

急性肢体缺血是急症，外周动脉的急性闭塞病因包括动脉栓塞或原位血栓形成。动脉栓塞通常来源于既往存在病变的心脏，如心肌梗死（如左心室附壁血栓）、充血性心力衰竭或房性心律失常（如心房颤动患者左心房血栓）。原位血栓形成常发生在PAD患者动脉重度狭窄部位（无论是否接受过血管手术）。动脉栓塞患者无跛行病史而症状突发，原位血栓形成患者既往有跛行病史，通常状态稳定，然后在几天内突然加重。这两种情况的查体均可见皮温低、肤色发绀、无脉、运动和（或）感觉功能减弱。便携

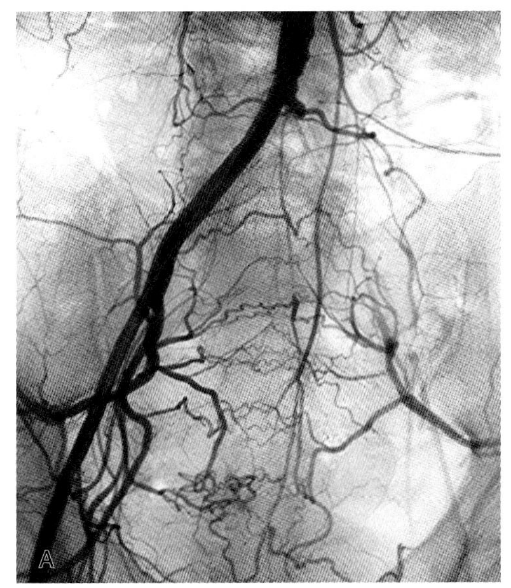

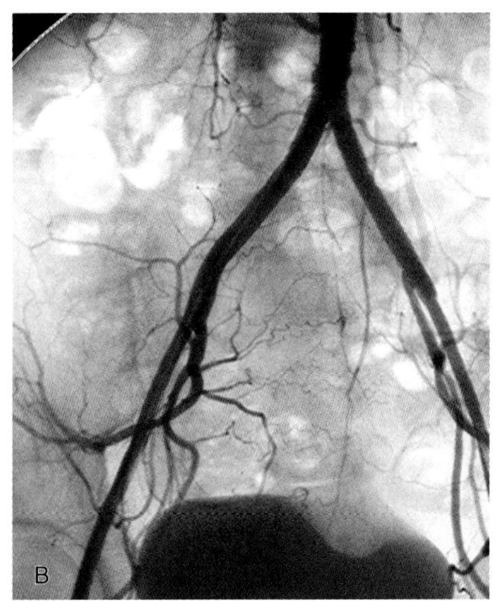

图12-1 腹主动脉远端及髂动脉造影提示左侧髂总动脉闭塞，右侧髂内动脉建立大量侧支（A），支架置入成功后侧支消失（B）（资料来源：Bart Domatch, MD, Radiology Department, University of Texas Southwestern Medical Center, Dallas, Tex.）

式多普勒装置可用来探测各个动脉段信号并可确定急性血管闭塞的诊断。确诊后应立即开始抗凝治疗：静脉持续应用肝素，保持活化的部分凝血活酶时间(APTT)在正常值的2.0～2.5倍。急性症状性动脉栓塞超过14d或股总动脉以上闭塞患者需要行手术取栓或旁路手术治疗。相反，近期或股动脉以远闭塞患者可以接受导管定向溶栓治疗(CDT)或经皮血栓清除术。无论何种病因，出现不可逆性组织坏死应急诊截肢而不是血运重建，目的是降低肾衰竭(肌球蛋白尿)、脓毒症和多器官功能衰竭的风险。

(二)主动脉瘤

腹主动脉瘤(abdominal aortic aneurysm，AAA)是老年人中常见血管疾病之一，65岁以上的男性发病率为4%～8%，女性为0.5%～1.5%。胸主动脉瘤发病率低(0.4%～0.5%)。AAA的主要危险因素有年龄、吸烟、高血压和主动脉瘤家族史。动脉粥样硬化是主要病因，另外还有囊性中膜坏死(马方综合征、Ehlers-Danlos综合征)、结缔组织病性血管炎(Takayasu动脉炎、巨细胞性动脉炎)、慢性感染(梅毒性主动脉炎)和创伤。AAA以每年1～4mm的速度生长。小于5cm的瘤体破裂概率低，超过5cm后呈指数式增加，直径为3.5～4.9cm的动脉瘤年破裂概率为1%，大于5cm者为5%。

多数AAA患者无症状，部分症状是由于瘤体增大压迫邻近组织引起。壁内血栓脱落可导致少数患者远端急性动脉闭塞。髂动脉瘤压迫输尿管会发展为肾积水或反复尿路感染，压迫坐骨神经或股神经会出现神经症状。查体典型表现为脐下(肾动脉远端)搏动性、非张力性包块。而消瘦患者的腹主动脉搏动常位于脐上。动脉瘤破裂表现为低血压和急性腹痛，需急诊手术修复。双功能超声检查作为准确和可靠的诊断工具，可用于腹主动脉瘤和髂动脉瘤的筛查。对于65～75岁的所有男性和年龄大于60岁、直系亲属有AAA家族史的男性，推荐应用超声常规筛查，有证据表明可降低患者死亡率。CTA和MRA可以观察胸腹主动脉、髂动脉及其分支情况(图12-2)。

主动脉瘤的治疗包括戒烟、控制血压和降胆固醇。β受体阻滞剂可降低马方综合征患者主动脉根部扩大的发生率，但在其他病因的AAA患者中并未获益。巨大动脉瘤或动脉瘤快速增长(无论大小)的患者应进行动脉瘤修复(表12-2)，择期AAA修复手术围术期死亡率为2%～6%。此外，一项大型随机研究未能证明手术对直径为4.0～5.5cm的动脉瘤有益(A级证据水平)。因此，小直径动脉瘤患者应接受密切影像学随访：每6～12个月通过影像学检查监测动脉瘤直径(见表12-2)。

经皮腔内动脉瘤修复(endovascular aneurysm repair，EVAR)是AAA开放手术治疗的替代方案。EVAR相对于开放手术具有相似的长期生存率和较低的围术期死亡率(A级证据水平)。但是，EVAR适用于能够接受规律随访和反复影像学检查的患者，以确保支架移植物没有内瘘和移位(A级证据水平)。对于合并症多、不适合开放手术的患者，与保守治疗相比，EVAR并没有提高患者的生存率。因此，EVAR应选择

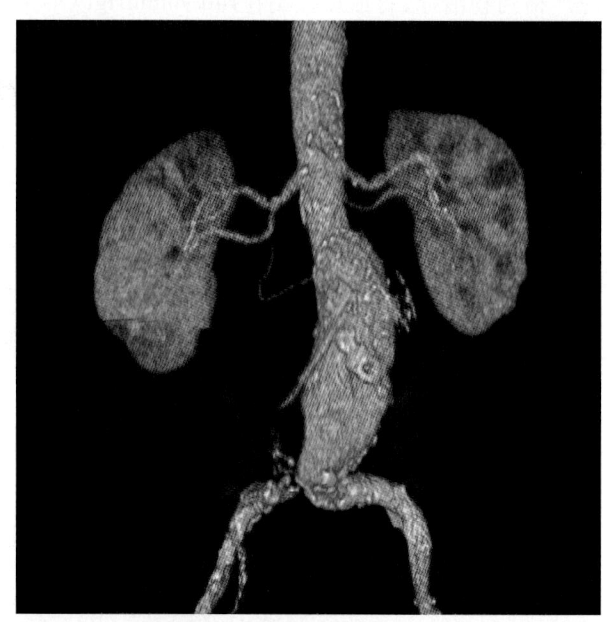

图12-2 腹主动脉CTA提示腹主动脉动脉瘤样扩张，最大直径6.2cm，右侧髂总动脉起始部重度狭窄(资料来源：Bart Domatch, MD, Radiology Department, University of Texas Southwestern Medical Center, Dallas, Tex.)

表12-2 动脉瘤外科处理适应证
源自动脉瘤扩张或压迫周围组织的症状
动脉瘤破裂
动脉瘤快速增长≥1cm/a
巨大动脉瘤
马方综合征患者升主动脉＞4.5cm和所有患者直径＞5.0cm
主动脉弓部瘤直径＞5.5cm
降主动脉胸段瘤直径＞5.0cm
腹主动脉瘤直径＞5.5cm
髂动脉瘤直径＞3cm

性用于有相邻器官压迫症状或并发症的患者。

(三)主动脉夹层

主动脉夹层是内膜从主动脉壁撕裂,血流进入假腔,形成主动脉真腔与假腔平行的状态。危险因素包括高血压、使用可卡因、创伤、遗传性结缔组织病(马方综合征、Ehlers-Danlos综合征)、血管炎(Takayasu动脉炎,巨细胞性动脉炎)、贝赫切特综合征、主动脉瓣二瓣畸形和主动脉缩窄。主动脉夹层可分为A型和B型(斯坦福分型)。A型涉及升主动脉,B型涉及远端主动脉。DeBakey将主动脉夹层分为三个亚型:Ⅰ、Ⅱ和Ⅲ型。Ⅰ型夹层涉及整个主动脉,Ⅱ型仅涉及升主动脉,Ⅲ型涉及降主动脉。在升主动脉夹层发病的24～48h,死亡率以每小时1%～2%递增。患者急性期发作通常表现为严重的胸背部疼痛,腹痛、晕厥和脑卒中也较为常见。夹层逆行撕裂可引起心脏压塞或冠状动脉夹层和急性心肌梗死,如夹层涉及主动脉瓣可引起急性重度主动脉瓣关闭不全和急性肺水肿,夹层影响颈动脉和锁骨下动脉血流则可出现脑卒中或急性上肢缺血症状。

主动脉远端夹层(B型)患者急性发作表现为背痛或胸痛,常伴有缺血性下肢和神经病变。查体可见脉搏减弱、神经功能障碍和主动脉瓣舒张期杂音。然而,急性主动脉瓣关闭不全/反流产生的杂音短暂、轻柔,常被忽视,慢性主动脉瓣反流表现为脉压增大,相关体征可以不存在,急性期表现为呼吸急促、心动过速和脉压低。低血压、颈静脉怒张和奇脉支持心脏压塞的诊断。经食管超声心动图、MRA或CTA血管可以判断真假腔,确诊主动脉夹层(图12-3)。

A型主动脉夹层保守治疗死亡率极高,手术治疗,24h死亡率降至10%,30d为20%。B型主动脉夹层药物治疗1年生存率高于手术治疗(75%和50%),因此建议药物保守治疗。如果B型夹层影响下肢、肾脏或其他内脏血供时应采取手术治疗。严格的血压控制非常必要,因为在B型主动脉夹层患者4年研究中,发现30%～50%患者进展为动脉瘤。

(四)主动脉穿透性溃疡和壁内血肿

主动脉穿透性溃疡和壁内血肿表现为与主动脉夹层患者无法区分的胸痛。但是病理较为局限,没有明确的内膜片,没有分支血管闭塞。主动脉内弹力层破坏产生主动脉溃疡并侵蚀周围结构。滋养血管破裂导致外膜下局部血肿,进而出现主动脉壁的不对称增厚,该类患者通常比主动脉夹层患者高龄,主动脉直径更大,并且具有更高的腹主动脉瘤患病率。穿透性溃疡和壁内血肿的主要并发症是血管破裂,尤其是位于升主动脉者。诊断依靠侵入性血管造影、CTA或MRA(图12-4)。对于升主动脉溃疡和血肿、深度侵蚀性溃疡及重度血肿,无论何种位置,都应考虑手术干预。降主动脉溃疡和血肿通过β受体阻滞剂和血压控制可得到成功治疗。

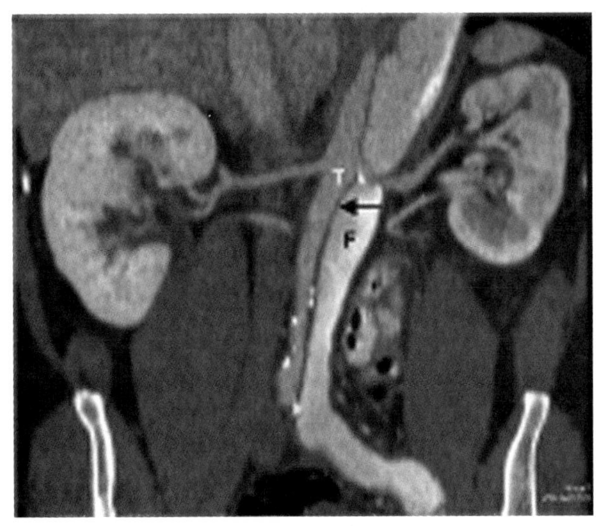

图12-3 CTA显示B型主动脉夹层。内膜片将真腔(T)、假腔(F)隔开,右肾动脉血流降低导致肾皮质变薄、肾萎缩(资料来源:Bart Domatch, MD, Radiology Department, University of Texas Southwestern Medical Center, Dallas, Tex.)

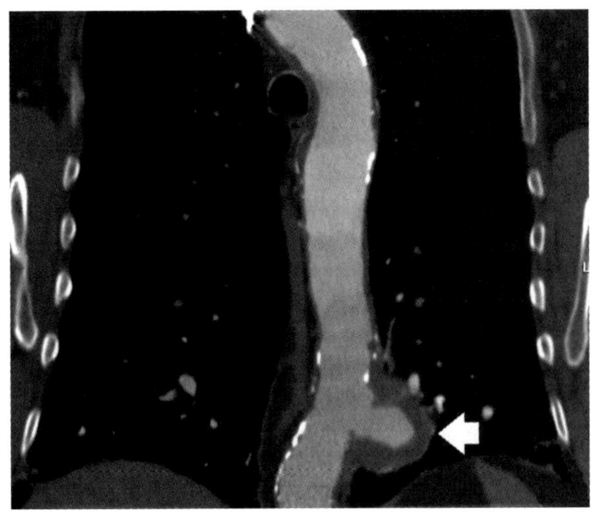

图12-4 CTA显示膈上降主动脉巨大穿透性溃疡(箭头)(资料来源:Bart Domatch, MD, Radiology Department, University of Texas Southwestern Medical Center, Dallas, Tex.)

（五）其他动脉疾病

1. 血栓闭塞性脉管炎（Buerger病）

血栓闭塞性脉管炎是发生在四肢动脉、静脉和神经的非动脉粥样硬化性疾病，主要发生在45岁以下的男性。具体机制不详，但所有患者均有重度烟草成瘾史。临床表现为足趾、腿、手指、上肢的跛行或静息痛。多部位受累和血栓性静脉炎较为常见。通常C反应蛋白水平和红细胞沉降率（Westergren法）正常，结缔组织疾病的血清学标志物（如抗核抗体、类风湿因子、抗磷脂抗体）也为阴性。临床诊断基于典型的临床表现，如果临床表现不典型，则需要活检进行诊断。组织学特征为动脉和静脉内炎症性附壁血栓，混有少许内弹力板和其他动脉壁结构。该病的最有效治疗是戒烟，前列环素类似药物伊洛前列素辅助治疗可以减轻肢体缺血程度并促进伤口愈合。

2. 雷诺现象

雷诺现象主要是手指和脚趾小动脉的血管痉挛性疾病。原发性（特发性）雷诺现象通常无器质性疾病。继发性雷诺现象与结缔组织疾病（硬皮病、多发性肌炎、类风湿关节炎、系统性红斑狼疮）、重复性轻度物理创伤（如使用千斤顶锤）、特定药物（抗肿瘤化疗剂、干扰素、单胺再摄取抑制剂如三环类抗抑郁药、5-羟色胺激动剂）和血栓闭塞性脉管炎相关。患者通常主诉指端/趾端的复发性缺血发作，其表现出特征性的白—蓝—红顺序：苍白，如果局部缺血延长，会出现发绀，当发作消失时出现红斑（反射性充血）。可因寒冷或情绪激动而激发。查体通常为完全正常的桡动脉、尺动脉和足背动脉，部分患者有趾端溃疡或脂肪垫增厚，应指导患者避免受凉和保温。钙通道阻滞剂（CCB）能够降低血管痉挛发作的频率和严重程度。

3. 巨细胞性动脉炎

巨细胞性动脉炎是免疫介导的血管炎，主要涉及中等大动脉，如锁骨下动脉、腋动脉和高龄患者的主动脉，男性发病率明显高于女性。约40%的巨细胞动脉炎患者还患有风湿性多肌痛，其特征是肩部和骨盆肌肉的僵硬及疼痛。颞动脉炎表现为头痛，咬肌缺血引起下颌无力，眼动脉炎可造成视觉丧失。胸痛往往表明合并主动脉瘤或夹层。查体阳性体征包括低热、颞区头皮压痛、苍白和眼底水肿或主动脉瓣舒张期杂音。双上肢血压差＞15mmHg提示锁骨下动脉狭窄。实验室检查可见C反应蛋白水平增高、红细胞沉降率增快和贫血。确诊依赖组织学检查（常行颞动脉活检），可见血管壁全层的淋巴细胞和巨噬细胞（即巨细胞）浸润。大剂量皮质类固醇治疗有效，为降低长期应用皮质类固醇的并发症，应采用可抑制症状的最低剂量，并努力避免长期应用。

4. 多发性大动脉炎（Takayasu动脉炎）

多发性大动脉炎是主要累及主动脉及其分支和肺动脉的特发性肉芽肿性血管炎。亚洲年轻女性尤为常见，非亚洲裔女性和男性也有发病。发生在血管壁的炎性过程可导致狭窄或动脉瘤，或两者兼有。80%的肾动脉狭窄或主动脉缩窄患者表现为高血压，由于受累血管广泛，患者可有冠状动脉缺血、充血性心力衰竭、脑卒中、椎基底动脉供血不足或间歇性跛行的症状和体征。查体常有锁骨下动脉或主动脉部位的血管杂音、肱动脉搏动减弱和低血压。诊断主要基于临床表现。一线治疗是皮质类固醇，其他免疫抑制剂如甲氨蝶呤或环磷酰胺可以预防疾病进展和复发。免疫抑制治疗对存在的血管狭窄或动脉瘤无效，因此通常需要进行腔内或手术行血运重建。

5. 动静脉瘘（arteriovenous fistulas，AVF）

AVF是异常的血管通路，血液从动脉系统直接分流到静脉系统，绕过了进行最佳组织灌注和营养交换的毛细血管床。AVF可以是先天性的，如动静脉畸形，部分是获得性的。获得性AVF主要原因是穿透性创伤（如枪伤、刀伤）和手术建立的血液透析通路。临床表现为搏动性包块，症状与相邻器官受压相关，动静脉畸形（AVM）可有自发性破裂出血。AVF/AVM局部可触及震颤，并可闻及血管杂音。骨骼肌中的AVM可导致骨畸形或病理性骨折，颅脑中的AVM可出现神经功能障碍或癫痫发作。大型AVM或AVF可引起充血性心力衰竭。MRA、CTA或常规血管造影可确诊。根据病变的大小和位置，治疗方式选择包括手术切除、经导管栓塞或脉冲激光照射。创伤后获得性AVF患者通常需要手术修复。

三、肺血管疾病

肺动脉高压为平均肺动脉压的升高，静息时大于25mmHg或运动时大于30mmHg。表12-3总结了肺动脉高压的多种病因。

肺高压患者不仅肺动脉压升高，同时心排血量降低，会出现运动性呼吸困难、疲劳和晕厥的症状。

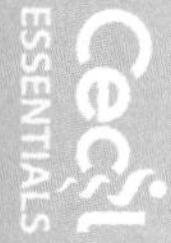

表12-3 肺血管高压分类

类别	举例
1.肺动脉高压(PAH)	单发的
A.原发或特发性肺动脉高压	家族性
B.继发性肺动脉高压	结缔组织病
	先天性心脏病
	门静脉高压
	人类免疫缺陷病毒感染
	药物和毒素：厌食症、可卡因
2.肺静脉高压	左心室心力衰竭
	左心室瓣膜性心脏疾病
3.慢性呼吸系统疾病或低氧血症相关肺高压	慢性阻塞性肺疾病
	呼吸睡眠暂停
4.慢性血栓栓塞性肺动脉高压	深静脉血栓
5.直接影响肺血管的系统疾病引起的肺高压	结节病
	组织细胞增多症X
	肺血管压迫(腺病、肿瘤、纤维性纵隔炎)

除左心室收缩或舒张功能障碍或左心室瓣膜病变引起的肺动脉高压患者外，肺毛细血管楔压通常是正常的(≤15mmHg)。

肺动脉高压

肺动脉高压(pulmonary arterial hypertension，PAH)是由肺血管收缩、内皮细胞和(或)平滑肌增殖、内膜纤维化和肺毛细血管/小动脉内血栓形成等多因素联合引起的。无论是特发性(原发性肺动脉高压)或是继发性PAH，病因与结缔组织疾病、先天性心脏病、门静脉高压、人类免疫缺陷病毒(HIV)感染或厌食性药物或毒素有关。结缔组织疾病，特别是硬皮病，是PAH最常见的继发病因。

轻度PAH患者可以是无症状的，重症患者会有呼吸困难、胸痛、晕厥或晕厥先兆等症状。查体可见胸骨左缘隆起、P_2增强、三尖瓣或肺动脉瓣反流性杂音、肝大、外周水肿或腹水。心电图(ECG)表现为右心室肥大、右心房增大或右轴右偏。超声心动图可提供评判肺动脉高压严重程度的重要信息(如估测的肺动脉压、右心室直径和功能)及其可能的病因(如左心衰竭、瓣膜病变、先天性左向右分流型心脏病)。肺功能、肺通气灌注扫描、多导睡眠监测或过夜血氧定量、自身抗体检测、HIV血清学和肝功能检测可以用来明确其他病因。所有疑似PAH的患者应进行右心导管检查，常规条件下，如果平均肺动脉压超过25mmHg、肺毛细血管楔压小于15mmHg、肺动脉血管阻力超过3U，就可以确诊。当右心导管检查用来指导治疗时需进行药物激发试验。

没有治疗的PAH患者预后较差，其中位生存时间小于3年。前列环素或依前列醇(静脉注射前列环素类似物)治疗在提高重症患者运动能力、生活质量和生存率方面有效。其他前列环素类似物，如曲前列环素和异丙肾上腺素，也可有效地减少肺动脉压力和改善运动能力。获批用于治疗PAH的其他类型药物包括内皮素受体阻滞剂(波生坦或安立生坦)和PDE5抑制剂(西地那非、他达拉非)，治疗PAH的日剂量要高于治疗勃起功能障碍或前列腺疾病的用量。口服钙通道阻滞剂可以降低轻度至中度症状患者的肺动脉压力(平均肺动脉压力降低至少10～40mmHg且不影响心排血量)。所有低氧血症患者均应给予家庭吸氧治疗。高海拔旅行会加重缺氧，海平面以下症状改善。建议所有PAH患者接受口服抗凝药物治疗，存在外周水肿或肝大的患者，应进行利尿治疗。接受了严格的药物治疗仍有重度症状发作的患者推荐接受肺移植治疗。

四、静脉血栓栓塞症

静脉血栓栓塞症(venous thromboembolism，VTE)包括深静脉血栓(deep venous thrombosis，DVT)和肺栓塞(pulmonary embolism，PE)。美国成年人群中，总的年发病率高达1/1000人。发病率男性高于女性，非洲裔美国人和白种人高于亚洲人和西班牙裔人。早在150多年前，Virchow提出了三个易患因素：内皮损伤、静脉淤滞和高凝状态(目前称为Virchow三因素)。内皮损伤常见于手术或创伤，静脉淤滞常见于长期卧床或制动(如腿部石膏固定)，高凝状态多见于癌症患者。Trousseau(一个病理学家，提出了他所患胰腺癌与游走性血栓性静脉炎的关系)综合征包括游走性血栓性静脉炎和心脏瓣膜上的非感染赘生物(非细菌性血栓性心内膜炎，原名消耗性心内膜炎)，通常在黏液素分泌性腺癌患者中多见。高凝状态包括遗传性疾病，如抗凝血酶Ⅲ缺乏、蛋白C或蛋白S缺乏、Ⅴ因子基因(因子Ⅴ Leiden)或Ⅱ因子基因(凝血酶原G20210A)突变、高同型半胱氨酸血症。然而，在25%～50%的静脉血栓栓塞症患者中，仍没有发现明确的致栓因素。

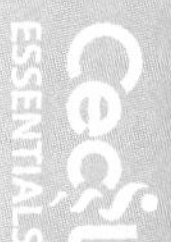

(一)深静脉血栓

多数深静脉血栓(DVT)起自小腿静脉，如果不接受治疗，将有15%～30%的血栓向近段蔓延。近段血栓伴随的肺栓塞风险要远高于远端血栓(40%～50%比5%～10%)。上肢血栓并不常见，但锁骨下或腋静脉血栓患者有近30%的肺栓塞风险。上下肢DVT具有相同的危险因素，此外，某些上肢的特定因素会导致血栓形成，包括强体力活动[如划船、摔跤或重量负荷(佩-施二氏综合征：腋静脉创伤性血栓形成综合征)]造成的血管内膜损伤、胸部入口处的外压(胸廓出口梗阻)或中心静脉导管或起搏器植入。

疼痛和肿胀是DVT患者的主诉症状，然而，也有部分患者无症状，特别是局限于小腿的血栓。上肢DVT患者可出现上腔静脉综合征表现：面部肿胀、视物模糊、呼吸困难。胸廓出口梗阻压迫臂丛神经会导致单侧上肢疼痛伴手部无力症状。体检常见皮温高、压痛、红斑和肿胀，足背屈时有疼痛(Homan征)，但该体征在诊断下肢DVT的灵敏度和特异性均较低，部分患者有浅静脉曲张、低热和可触及的静脉内硬结。上肢DVT可压迫锁骨上窝臂丛神经导致手部肌肉萎缩。对于可疑胸腔出口梗阻的患者，应进行以下临床试验来验证：头向同侧旋转且上肢外展，吸气期间桡动脉搏动减弱即为Adson试验阳性，当患侧肩部外旋外展时桡动脉搏动减弱和出现疼痛症状为Wright试验阳性。

DVT的实验室检查包括D-二聚体(纤维蛋白降解产物)检测。D-二聚体升高是诊断DVT的高敏指标，通常被用于急诊DVT患者中的快速诊断。如果血栓概率低的患者D-二聚体测试为阴性，则可以有效地排除DVT诊断。然而，该检测的特异性较低，尤其是住院患者中存在假阳性(如炎症、近期手术史、恶性肿瘤)。多普勒超声可以发现血栓或血栓血管的不可压缩性。彩色多普勒超声诊断近端DVT的敏感性高于远端(90%～100%比40%～90%)，但锁骨会影响锁骨下静脉血栓的检测，MRA可帮助上肢和盆腔静脉血栓的诊断。静脉造影是血栓诊断的“金标准”，但有创且在下肢肿胀患者中应用受限，对于无创性检查阴性或不能确定的临床疑似血栓患者，应进行静脉造影检查明确。

下肢近段和上肢DVT患者应首先进行低分子量肝素(LMWH)皮下注射，静脉或皮下普通肝素(UFH)或选择性因子Ⅹa抑制剂(磺达肝癸钠)治疗，防止血栓蔓延并保持静脉侧支的通畅性(A级证据)。静脉应用肝素应首先弹丸式给药，然后静脉连续滴入以保持活化的部分凝血活酶时间(APTT)维持在正常值的1.5倍以上。低分子量肝素和磺达肝癸钠的半衰期较普通肝素长，每日1次或2次应用具有相似的临床效果。口服华法林应与低分子量肝素/肝素或磺达肝癸钠重叠应用直至国际标准化比率(INR)达到2～3。或直接应用口服Ⅹa因子抑制剂(利伐沙班)至少3个月，无须胃肠外抗凝治疗。直接凝血酶抑制剂(如达比加群)在临床研究中有效，最近在美国获批用于DVT和肺栓塞的治疗。肌间静脉血栓发生肺栓塞的风险低，抗凝的风险获益比仍然存在争议。

年轻健康患者发生近端DVT时，可考虑以下两种介入方法来去除血栓：经导管溶栓或经导管机械碎栓，其目的是预防或尽可能减小血栓后综合征(PTS)的发生概率，PTS临床表现为持续手臂疼痛、肿胀、色素过度沉着、残余静脉闭塞所致溃疡。

有抗凝禁忌或尽管充分抗凝仍有肺栓塞复发的近端深静脉血栓患者，可植入下腔静脉滤器。腔静脉滤器可有效降低肺栓塞的发生率，但会增加DVT复发的风险。高达50%的患者有滤器移位发生，然而，滤器堵塞仅为个案报道。

(二)肺栓塞

当血栓从上肢或下肢深静脉中脱落并移行至肺部时即为肺栓塞。两种机制使肺血管阻力和肺动脉压力增加：解剖性肺血管床横截面积减小和功能性缺氧导致了肺血管收缩。右心室压力增高导致右心室增大、运动减低和三尖瓣反流。如果右心室舒张末压升高明显，可压迫右冠状动脉，引起心内膜下缺血。急性肺栓塞患者肺通气正常但灌注不足，即为$\dot{V}/\dot{Q}$失衡，进而导致肺血重新分布：从阻塞部位到较低$\dot{V}/\dot{Q}$值部位，引起动脉低氧血症。如存在卵圆孔未闭，当右心房压力突然升高时可引起右向左分流，低氧血症进一步恶化。

急性肺栓塞的典型症状是突发的呼吸困难和胸膜炎性胸痛，其他症状包括右心室缺血引起的心绞痛、肺动脉梗死引起的咯血及大面积肺栓塞伴急性右心衰竭(肺源性心脏病)引起的晕厥或晕厥先兆。最常见的体征是呼吸急促和心动过速，其他还包括右心室抬举样搏动、吸气性爆裂音、肺动脉第二音亢

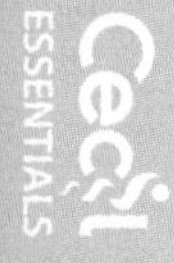

进、呼气哮鸣和胸膜摩擦音。10%～20%的患者有近端DVT的症状和体征。动脉血气分析显示低氧血症、呼吸性碱中毒和高肺泡-动脉氧压张力梯度。然而，动脉血气正常并不能排除诊断。

最常见的心电图表现为窦性心动过速，心房颤动、心房期前收缩和室上性心动过速少见。ECG其他表现有急性右心室负荷增大：S_1-Q_3-T_3，新发右束支传导阻滞或电轴右偏及肺性P波。然而，包括大面积肺栓塞患者在内，仅有30%的患者存在上述表现，胸部X线检查常见但非特异性的异常表现包括肺不张、胸腔积液和肺水肿。不常见但更特异性的X线表现为外周胸膜楔形玻璃样阴影(Hampton′s hump)，其预示肺梗死，以及韦特马克征(末梢血管分布减少)。

多数肺栓塞患者内源性纤溶系统激活但不足以溶解血栓，检测发现血浆中D-二聚体水平升高。目前D-二聚体检测具有高灵敏度，但特异性较低，因此，低至中度可疑肺栓塞患者检测D-二聚体阴性可以排除诊断，但对高度疑似患者不能排除诊断，因为其阴性预测率较低。肺栓塞患者的肌钙蛋白I和肌钙蛋白T及其他心肌损伤标志物水平升高预示着右心室功能受损和预后不良，利尿钠肽，包括脑钠肽(BNP)和NT-ProBNP升高，也预示着结局不良。在疑似肺栓塞患者中，$\dot{V}/\dot{Q}$扫描结果正常可以基本排除诊断，<10%的$\dot{V}/\dot{Q}$扫描为假阳性。中至高度疑似肺栓塞的患者中，$\dot{V}/\dot{Q}$扫描的诊断准确率可高达90%～100%，但对于低或中等概率肺栓塞患者帮助不大。

近期，多层CT扫描由于其优良的肺动脉可视性成为急性肺栓塞患者诊断的首选检查(图12-5)，1mm或更小分辨率的CT与常规血管造影结果相当。新一代CT扫描仪速度极快，可以在单次屏气中完成所有图像的采集，避免了呼吸运动伪影的影响，总体阴性预测率超过99%。CT扫描阴性可以排除肺栓塞诊断，并且不需要进一步的诊断检测。CT还可以检测肺实质、胸膜和纵隔的病理改变，了解引起胸痛和呼吸困难的其他原因，多层螺旋CT造影并未能在所有中心普及，对于有明确肾脏病史和造影剂过敏的患者，静脉应用造影剂造影应谨慎。

图12-6显示了基于现有证据的肺栓塞诊断流程。超声心动图可以直接检测到右心房、右心室或肺动脉内的血栓，并可以间接提示右心室功能障碍，根据血流动力学表现提示肺栓塞的存在。因此，对于低血压或休克，特别是不能立即行多层CT检查的疑似肺栓塞患者，超声心动图有助于诊断，对于无创性检查不能排除的患者可进行有创性造影检查。

急性肺栓塞患者应即刻抗凝治疗，药物包括普通肝素、低分子量肝素(LMWH)或磺达肝癸钠(A级证据)。LMWH和磺达肝癸钠皮下给药方便且发生血小板减少概率低，成为肾功能正常患者的首选，这些药物由肾脏排泄，因此应避免在肾衰竭患者中使用，可静脉应用普通肝素替代。重组组织型纤溶酶原激活剂(rt-PA)溶栓适应证：①低血压或休克；②大面积肺栓塞(B级证据)引起的右心室扩大或功能障碍，有溶栓禁忌的大面积肺栓塞患者应考虑手术或经皮血栓清除治疗。肝素或磺达肝癸钠与华法林重叠应用至少5d直至INR达到2.0～3.0。对于未给予普通肝素或磺达肝癸钠治疗的患者和严重慢性肾脏疾病的患者因无法应用低分子量肝素，可直接口服利伐沙班作为替代治疗。

急性肺栓塞或DVT发作后的抗凝时间取决于静脉血栓栓塞复发的可逆性风险因素。有创伤或手术史的患者通常具有较低的静脉血栓栓塞复发率，华法林可以在3个月后停用。癌症静脉血栓栓塞患者应持续皮下应用LMWH 3～6个月，因为LMWH相比于华法林可以更有效地预防此类患者血栓复发，之后，LMWH或华法林治疗应该无限期继续，直至癌症得到治愈。具有低出血风险的静脉血栓栓塞患者应使用华法林治疗超过3个月，高出血风险患者应至少3个月。3～6个月后，对抗凝禁忌或高出血风险患者，应考虑阿司匹林作为长期华法林治疗的替代

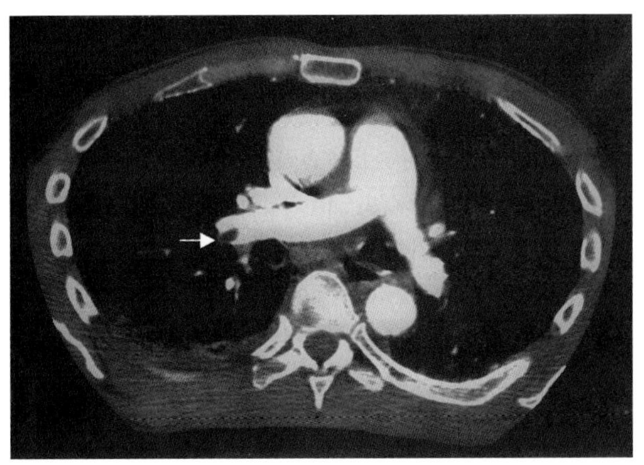

图12-5　多层螺旋CT肺动脉造影显示右侧主肺动脉内一个大栓子(箭头)(资料来源：Bart Domatch, MD, Radiology Department, University of Texas Southwestern Medical Center, Dallas, Tex.)

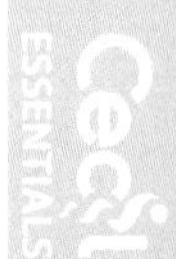

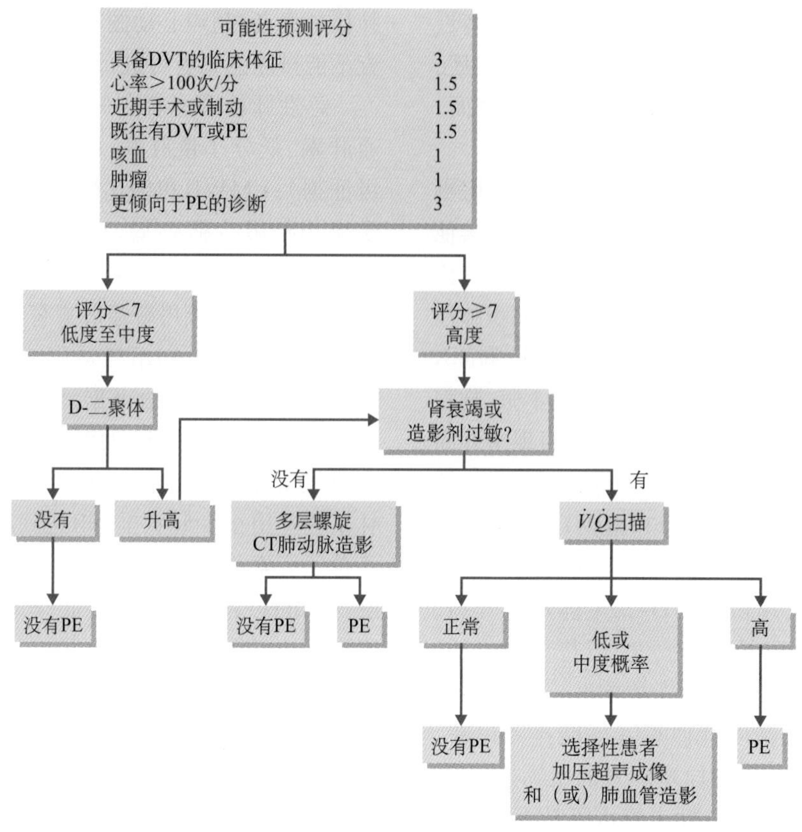

图12-6　可疑肺动脉栓塞（PE）的诊断流程。CT.计算机断层扫描；DVT.深静脉血栓；$\dot{V}/\dot{Q}$扫描.通气灌注扫描

药物。

（三）静脉血栓栓塞预防

静脉血栓栓塞（VTE）高风险患者可应用普通肝素或LMWH皮下注射来预防。高风险的患者包括因急性疾病（充血性心力衰竭、急性呼吸道疾病或急性炎性疾病）住院患者、预期制动3d或更长时间的患者、既往有VTE、择期或急诊大手术患者，是VTE预防的重要人群。

对接受普外科、妇产科或神经外科手术的患者，皮下注射普通肝素或LMWH和磺达肝癸钠在预防症状性DVT中一样有效。但对于骨科手术，如髋关节或全膝关节置换，LMWH、磺达肝癸钠和华法林（剂量调整至INR在2～3）在预防DVT方面优于普通肝素（A级证据）。最近，美国FDA批准利伐沙班用于膝关节或髋关节手术后的VTE预防，它比LMWH预防血栓更有效，且不增加围术期出血风险。膝关节术后深静脉血栓预防应持续10～14d，髋关节35d。癌症手术患者在出院后应继续预防性治疗，最长可达28d。所有外科手术患者在可能的情况下应接受间歇性机械气动加压治疗来预防VTE发生。

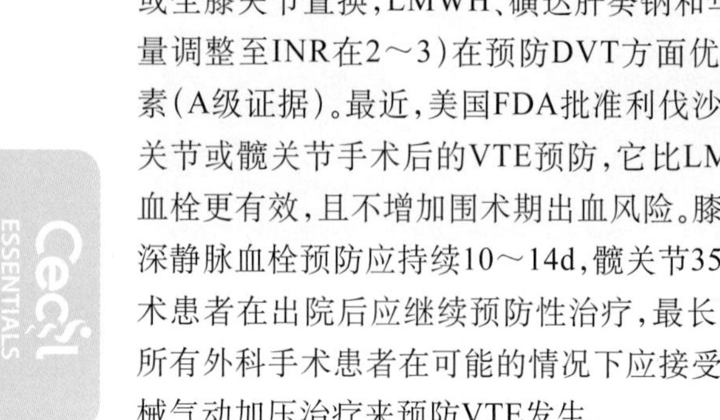

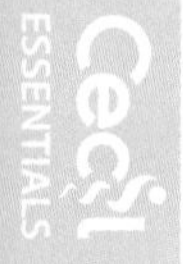

五、动脉性高血压

动脉性高血压影响了全世界1/3的成年人——750万美国人和1亿世界人口，是目前全世界死亡的首要原因之一，是门诊最常见的疾病，也是脑卒中、心肌梗死、心力衰竭、外周血管疾病、主动脉夹层、心房颤动及终末期肾病最易识别和可治疗的危险因素。尽管知识和科学证据均毫无争辩地表明药物控制高血压能减少发病率及死亡率，但在世界各国，大部分高血压人群仍未被治疗或未被充分治疗，包括在医疗条件先进的国家。目前在美国，仅有不到一半的高血压患者血压得以控制在140/90mmHg以下。因此，高血压仍是目前全球瞩目的一个公共卫生问题。高血压的早期发现需要规律测量血压，而高血压往往没有症状，导致早期发现困难。大部分高血压无法治愈，因此患者需要终身服药以控制血压。这样，治疗费用较高，而且药物会引起比潜在疾病更多的症状。有效控制高血压需要有经验医护人员的持续关照、对患者进行教育，以及患者持续积极地参与。本章节综述了高血压的早期发现及有效治疗最重要的原则。

(一)高血压的初级评估

高血压的初级评估需要达到三个目标：血压分级、评估患者整体心血管风险、寻找继发性高血压的线索。达到这几个目标需要详细的病史搜集、体格检查、常规血液检查、尿标本检测（最好早上第一次尿液）及静息状态下12导联心电图。家庭血压监测在大部分患者中可以明确高血压的诊断，并排除所谓的白大衣高血压。在有些患者中，24h血压监测及心脏超声可以提供额外的信息，明确长时间的高血压对心血管系统的影响。

目标1：血压的准确评估

血压115/75mmHg以上时，心脏病和脑卒中的风险随血压升高呈对数上升（图12-7）。因此，正常血压与高血压的界限是人为规定的。血压的测量根据两次以上的门诊血压，每次取两次或以上血压的平均值。根据血压水平，血压分级为正常血压、高血压前期和高血压。如果患者的收缩压和舒张压分别位于不同的分级区间，以偏高的为准（表12-4）。

高血压前期被定义为收缩压为120～139mmHg，舒张压为80～89mmHg。高血压前期的患者发展为高血压的概率是其他人群的2倍。

正常情况下，24h内血压变化很大。为减少波动，测量血压必须在患者坐位休息5min以上，至少测量2次，后背倚靠着，裸露手臂，测量水平与心脏齐平。测量血压最常见的错误是使用正常尺寸的袖带给臂围明显增粗的患者测量，导致测量值升高的假象。大部分超重的成年人需要大尺寸袖带。测量前至少30min避免接触烟草及咖啡因。在老年患者，由于动脉粥样硬化通常会出现听诊间歇，从而在测量血压时低估其收缩压。可以在测血压时不用听诊器而用触诊桡动脉评估收缩压。测血压给袖带充气时，袖带充气至桡动脉搏动消失后再加压20mmHg后，以每秒3～5mmHg的速度放气。必须测量双上肢血压，并且站立5min之后再测血压，后者用于排除直立性低血压，尤其是老年人、糖尿病患者或其他情况（如帕金森病），这些患者易导致自主神经功能紊乱。

然而，院外血压测量如家庭血压或动态血压监测对准确评估患者的血压是必需的，看见医生的焦虑状态会导致诊室血压明显高于家庭血压。鼓励患者进行院外血压测量促使患者主动参与健康管理，有利于医生作出医疗决定。每次测量血压至少3次，每次间隔至少1min以上。第一次测血压估计是最高的，因此家庭血压测量应该取平均值。大部分家庭都有电子血压测量仪，但是少有研究将其与汞柱血压计进行对比。

动态血压监测可以连续监测24～48h，包括患

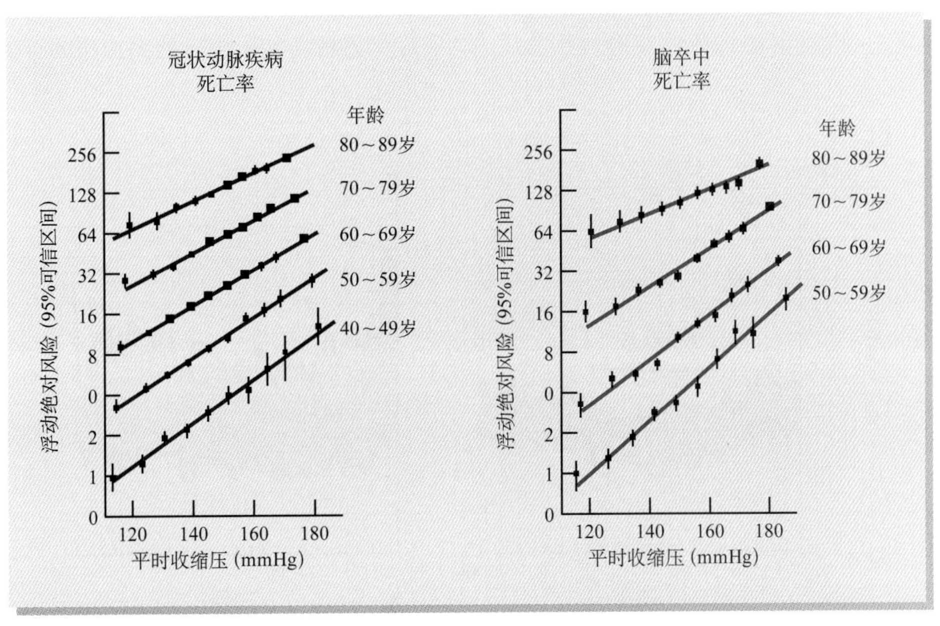

图12-7　冠状动脉粥样硬化疾病和脑卒中死亡率的浮动绝对风险（资料来源：Lewington S, Clarke R, Qizilbash N, et al：Age-specific relevance of usual blood pressure to vascular mortality：a meta-analysis of individual data for one million adults in 61 prospective studies, Lancet 360：1903-1913, 2002.）

表12-4 诊室血压分级*

血压分级	收缩压(mmHg)		舒张压(mmHg)
正常	<120	和	<80
高血压前期	120～139	或	80～89
高血压1级	140～159	或	90～99
高血压2级	≥160	或	≥100

*坐位血压的测量值由两次独立就诊时的两次或以上测量值取平均值计算得出。

资料来源:Chobanian AV,Bakris GL,Black HR,et al: The seventh report of the Joint National Committee on the Prevention, Evaluation,and Treatment of High Blood Pressure: the JNC 7 report,JAMA 289:2560-2572,2003。

者工作及睡眠时(图12-8)。动态血压监测白天平均血压正常上限是135/85mmHg,夜间正常上限为120/70mmHg,24h平均血压不高于130/80mmHg。最理想的日间血压应控制于130/80mmHg以下。为了避免降压治疗不足,在患者不愿意行动态血压监测的时候应采用上述低值血压控制目标(日间130/80mmHg以下)。家庭自测血压平均值应低于135/85mmHg。

1/3以上的诊室血压升高的患者家庭自测血压或动态血压监测正常,尽管诊室血压升高,但是24h血压监测正常,而且没有靶器官功能损害,则此患者可定义为诊室高血压或白大衣高血压,是对诊室测血压行为的短暂交感兴奋的结果(见图12-8)。

在另一部分患者中,诊室血压低于动态血压,可能归因于家庭或工作压力过大,以及烟草、咖啡因摄入导致交感神经过度激活(图12-9)。隐匿性高血压很容易被漏诊及治疗不足,因此会带来更大的心血管危险。隐匿性高血压占高血压患者总数的10%,合并糖尿病患者的40%,合并高血压肾脏病的非洲裔美国人的70%。

目标2:心血管危险分层

大部分高血压前期或高血压患者有一个或一个以上的动脉粥样硬化危险因素(如高脂血症、吸烟、糖尿病等)。患者的整体心血管危险可根据2013ACC/AHA修正的心血管动脉粥样硬化危险因素计算器来评估。

目标3:排除继发性高血压

大部分患者不需要排除继发性高血压,但是以下两种情况需要特别注意:①初次评估时强烈怀疑继发性高血压;②高血压进展迅速,多种降压药物治疗效果不佳。表12-5总结了继发性高血压的主要原因,可以通过询问病史、体格检查及实验室检查来筛查。

(二)肾实质性高血压

慢性肾脏病是最常见的继发性高血压原因,至少85%的慢性肾脏病患者合并高血压,其增加了心血管疾病的发病率及死亡率。高血压的原因包括血容量增加、血管收缩信号通路RAS和交感系统兴奋及血管舒张信号通路(NO)受抑制导致外周血管收缩。女性高血压患者血清肌酐水平高于1.2mg/dl,男性高血压患者血清肌酐水平高于1.4mg/dl,或有蛋白尿的时候应考虑肾功能不全导致高血压的可能。

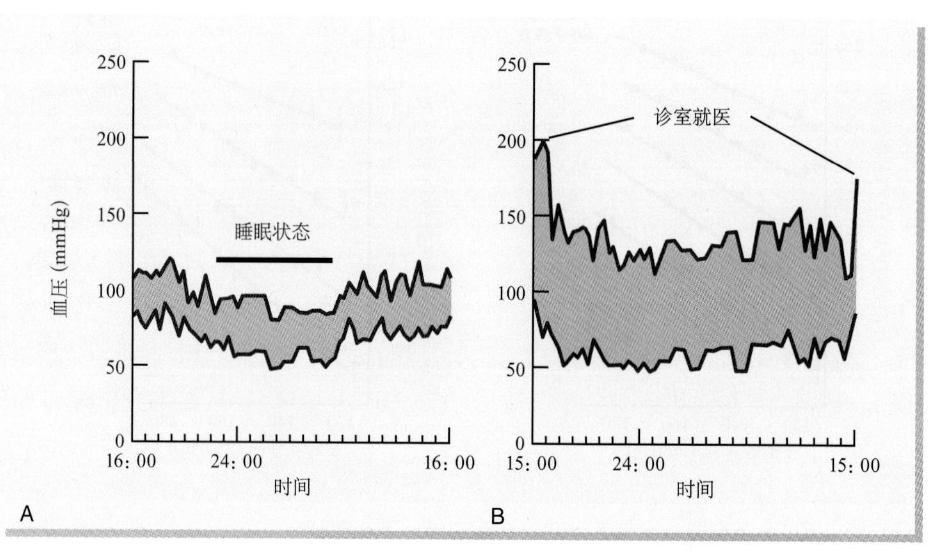

图12-8 两位患者的24h动态血压监测。A.一位健康的37岁女性,显示其正常的血压变异:夜间血压偏低,晨峰高血压。B.80岁女性患者,显示药物难治性高血压,血压监测提示白大衣高血压,以收缩压升高为主

(三)肾血管性高血压

单侧或双侧肾动脉狭窄导致的肾血管性高血压占高血压患者总数的2%，以及难治性高血压患者总数的30%。肾动脉狭窄的主要原因是肾动脉粥样硬化(85%)，尤其是有其他系统性动脉粥样硬化病变的老年患者及纤维肌性发育不良(15%)，尤其是15～50岁的女性患者。单侧肾动脉狭窄导致肾小球旁细胞灌注不足，尽管对侧肾脏能保证血容量稳定，但是仍会发生肾素依赖性高血压。相反，双侧肾动脉狭窄(或孤肾的单侧肾动脉狭窄)引起的是进展性肾衰竭和容量依赖性高血压。

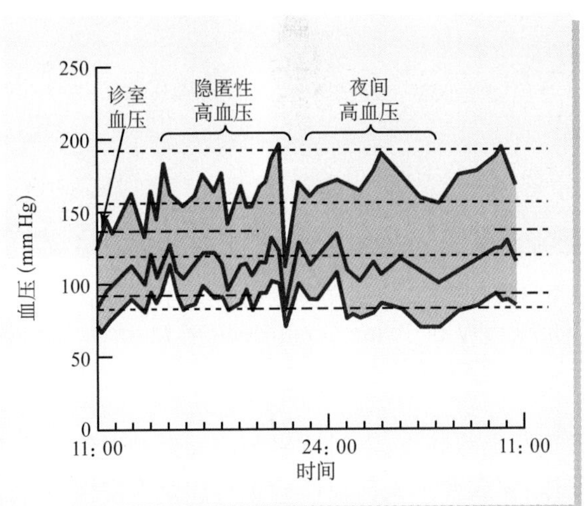

图12-9 一位55岁慢性肾脏病3期男性患者的24h动态血压监测。显示其有隐匿性高血压及夜间高血压。联合使用3种降压药显示其平均血压为125/75mmHg，似乎已经达标。但是其高血压心脏病及快速进展的肾功能提示其有隐匿性高血压。动态血压监测提示患者的日常血压远远高于诊室血压(175/95mmHg)及明显的夜间高血压(175/90mmHg)。根据24h动态血压监测给予患者更强的降压治疗(资料来源：Ronald G.Victor MD, Hypertension Division, Department of Internal Medicine, University of Texas Southwestern Medical Center, Dallas, Tex.)

以下临床情况应考虑肾血管性高血压：急性高血压或高血压急症；反复急性肺水肿；长期控制良好的高血压近期控制不佳；青年人或50以上患者的严重高血压；使用ACEI或ARB后肾功能恶化明显；影像学发现单侧肾脏缩小；广泛的外周血管硬化。可行MRI或者CT血管造影明确诊断(图12-10)。

肾动脉介入治疗能治愈纤维肌性发育不良。肾动脉粥样硬化导致的肾动脉狭窄需要进行强化抗动脉粥样硬化危险因素治疗(高血压、高脂血症、吸烟)。药物难治性高血压、肾功能迅速恶化、双侧肾动脉狭窄或孤肾单侧肾动脉狭窄者建议行再血管化治疗。

(四)原发性醛固酮增多症

原发性醛固酮增多症最常见的原因是单侧醛固酮腺瘤或双侧肾上腺增生。醛固酮是远端肾单位盐皮质激素受体的主要配体。醛固酮过多会导致肾脏Na^+-K^+过度交换，通常会导致低血钾。如果高血压同时合并难以纠正低血钾(无利尿剂的情况下血清钾<3.5mol/L)，或者在使用利尿剂的情况下血钾持续<3.0mol/L，应考虑有无醛固酮增多症的可能性。然而，超过1/3的醛固酮增多症患者初次就诊时并没有低钾血症，因此所有的难治性高血压均应排除醛固

表12-5 继发性高血压诊断评估建议

可疑诊断	临床线索	诊断试验
肾实质性高血压	eGFR<60ml/(min·1.73m^2)	肾脏超声
肾血管性疾病	新出现的血肌酐升高，使用ACEI或ARB后血肌酐明显升高，难治性高血压，急性肺水肿，主动脉缩窄，上肢血压大于下肢血压	MRI和CT血管造影，侵入性血管造影，上臂脉搏大于下臂脉搏，胸部MRI或CT，主动脉造影
原发性醛固酮增多症	低钾血症、难治性高血压	血浆肾素和醛固酮，24h尿钾，盐负荷后24h尿醛固酮和尿钾，肾上腺CT，肾上腺静脉取血
库欣综合征	中心型肥胖、紫纹、肌肉无力、糖尿病	24h尿可的松(肾上腺静脉取血)，地塞米松抑制试验，肾上腺CT
嗜铬细胞瘤	阵发性高血压、心悸、出汗、苍白、头痛	24h尿及血清甲氧基肾上腺素和儿茶酚胺，肾上腺CT
阻塞性睡眠通气障碍	鼾症、白天嗜睡、肥胖、粗颈	睡眠监测

注：ACEI.血管紧张素转换酶抑制剂；ARB.血管紧张素受体拮抗剂；CT.计算机断层扫描；GFR.肾小球滤过率；MRI.磁共振成像。

资料来源：Kaplan NM：Clinical hypertension, ed 8, Philadelphia, 2002, Williams & Wilkins。

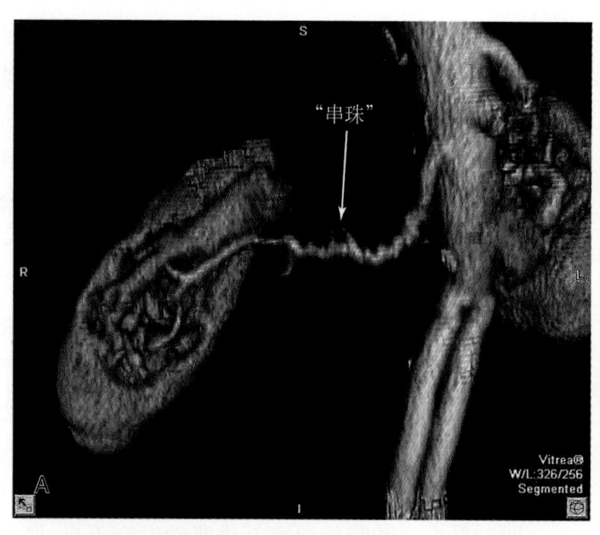

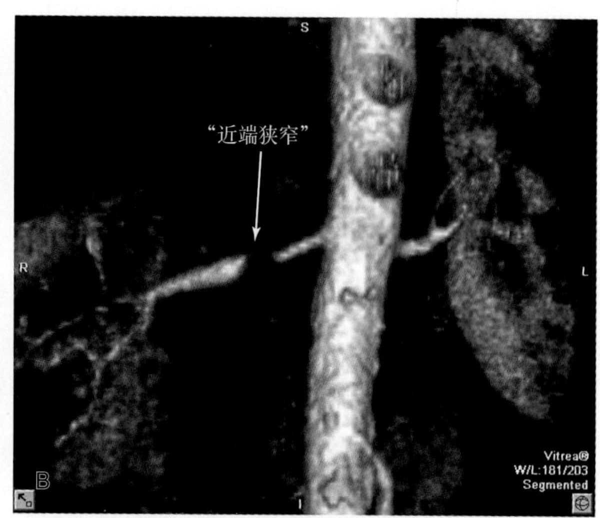

图12-10 CT血管造影三维重建。A.纤维肌性发育不良的经典串珠样改变；B.右肾动脉近端严重的动脉粥样硬化狭窄（资料来源：Bart Domatch, MD, Radiology Department, University of Texas Southwestern Medical Center, Dallas, Tex.）

酮增多症。

确诊依靠盐负荷试验不被抑制的高醛固酮症，肾上腺静脉取血以区分单侧肾上腺瘤和双侧肾上腺增生。单侧肾上腺瘤患者可选择腹腔镜下肾上腺切除术。双侧肾上腺皮质增生者建议选择醛固酮受体拮抗剂螺内酯药物治疗。

（五）高血压的孟德尔模式

9种罕见的重度高血压以孟德尔模式遗传，在每个病例中，高血压均由上皮细胞钠通道的过度激活（$E_{Na}C$）所致，此通道是远端肾单位重吸收Na^+的最终通路。盐依赖性高血压可由功能依赖性的$E_{Na}C$（Liddle综合征）或肾上腺盐皮质激素受体（一种罕见的妊娠期高血压）突变所致，或肾上腺盐皮质激素［包括醛固酮、去氧皮质酮（17-羟化酶缺乏）、氢化可的松（皮质激素生成增多症）］生成增加或清除减少所致。钾通道亚单位KCNJ5的突变和TWIK相关的酸敏感性钾通道（TASK）与家族性醛固酮增多症相关，因为会增加醛固酮的释放及促进球状带细胞的增生。

（六）嗜铬细胞瘤和副神经节瘤

嗜铬细胞瘤是一种少见的、起源于肾上腺髓质的肿瘤。副神经节瘤是一种更少见的肾上腺外的交感或副交感神经节肿瘤，生成儿茶酚胺增多。高血压伴随以下症状时应考虑这种诊断：高血压伴有阵发性头痛、软瘫、苍白和出汗。然而嗜铬细胞瘤的常见表现是肾上腺意外瘤——因为其他疾病行腹部检查发现肾上腺肿块。有时嗜铬细胞瘤会被误诊为惊恐发作。家族性早发高血压病史可能是多发性内分泌腺瘤病（MEN）综合征或家族性副神经节瘤的一部分。如果漏诊，外科干预或放射性检查会导致肿瘤内的儿茶酚胺突然释放，从而导致高血压危象，这种情况下围术期死亡率高达80%。

嗜铬细胞瘤的实验室诊断包括血或尿的甲氧基肾上腺素水平升高。甲氧基肾上腺素是肾上腺素及去甲肾上腺素的甲氧化产物，由肾上腺髓质产生，在血压升高间歇期也能持续分泌。嗜铬细胞瘤通常比较大，可以通过CT或MRI发现。小的嗜铬细胞瘤或副神经节瘤可以通过核素检查来确诊。

这类肿瘤需要外科手术切除。术前需要使用α受体阻滞剂和β受体阻滞剂控制血压及血容量，以避免术中血压过度波动。对于不能切除的肿瘤，需要长期口服α受体阻滞剂酚苄明。

嗜铬细胞瘤的鉴别诊断需排除神经源性高血压，包括拟交感类因子（可卡因、甲基苯丙胺）、压力反射异常或阻塞性呼吸暂停等引起的。头颈部肿瘤外科或放射治疗病史提示压力反射受体受损。鼾症、肥胖、嗜睡提示阻塞性睡眠呼吸暂停。减重、持续气道正压通气、外科手术治疗可以缓解一部分阻塞性通气障碍导致的高血压。

另有一部分继发性高血压由非甾体抗炎药（NSAID）、甲状腺功能减退症、甲状腺功能亢进、主动脉缩窄及免疫抑制药物（尤其是环孢素、他克莫司）引起。

六、高血压的治疗

药物治疗是高血压治疗的基石。生活方式改善对高血压患者的预后也很重要。大部分饮食中的钠来源于食物。帮助患者读懂食物成分表有助于将钠摄入量从10g/d减至6g/d(6g NaCl=2.4g Na^+=100mmol/L Na^+)。控制高血压的饮食(DASH)包含大量新鲜水果和蔬菜(富含钾),以及低脂肪食物,已经被研究证实可以降压。其他被证实可以降压的生活方式改变包括减重、戒烟、限酒及规律的有氧锻炼。

表12-6列举了目前美国使用的高血压药物。这些药物的副作用在表12-7中有所总结。以下部分将分别介绍哪些患者适合用哪一类降压药。

表12-6 口服降压药物

药物	剂量范围 总量(mg/d)	频次
利尿剂		
噻嗪类利尿剂		
氢氯噻嗪(HCTZ)	6.25～50	1
氯噻酮	6.25～25	1
吲达帕胺	1.25～5	1
美托拉宗	2.5～5	1
袢利尿剂		
呋塞米	20～160	2
托拉塞米	2.5～20	1～2
布美他尼	0.5～2	2
依他尼酸	25～100	2
保钾利尿剂		
阿米洛利	5～20	1
氨苯蝶呤	25～100	1
螺内酯	12.5～100	1～2
依普利酮	25～100	1～2
β受体阻滞剂		
醋丁洛尔	200～800	2
阿替洛尔	25～100	1
倍他洛尔	5～20	1
比索洛尔	2.5～20	1
卡替洛尔	2.5～10	1
美托洛尔	50～450	2
美托洛尔 XL	50～200	1～2
纳多洛尔	20～320	1
奈必洛尔	5～40	1
喷布洛尔	10～80	1
吲哚洛尔	10～60	2
普萘洛尔	40～180	2
普萘洛尔 LA	60～180	1～2
噻吗洛尔	20～60	2
β/α受体阻滞剂		
拉贝洛尔	200～2400	2
卡维地洛	6.25～50	2
钙通道阻滞剂		
二氢吡啶类		
硝苯地平 XL	30～120	1
尼索地平	10～40	1～2
非二氢吡啶类		
地尔硫䓬CD	120～540	1
维拉帕米HS	120～480	1
血管紧张素转换酶抑制剂		
贝那普利	10～80	1～2
卡托普利	25～150	2
依那普利	2.5～40	2
福辛普利	10～80	1～2
赖诺普利	5～80	1～2
莫西普利	7.5～30	1
培哚普利	4～16	1
喹那普利	5～80	1～2
雷米普利	2.5～20	1
群多普利	1～8	1
血管紧张素受体拮抗剂		
阿齐沙坦	40～80	1
坎地沙坦	8～32	1
依普沙坦	400～800	1～2
厄贝沙坦	150～300	1
氯沙坦	25～100	2
奥美沙坦	5～40	1
替米沙坦	20～80	1
缬沙坦	80～320	1～2
直接肾素抑制剂		
阿利吉仑	75～300	1
α受体阻滞剂		
多沙唑嗪	1～16	1
哌唑嗪	1～40	2～3
特拉唑嗪	1～20	1
酚苄明	20～120	2(嗜铬细胞瘤)
中枢降压药		
可乐定	0.2～1.2	2～3
可乐定贴片	0.1～0.6	每周
胍那苄	2～32	2
胍法辛	1～3	1(睡前)

续表

药物	剂量范围 总量(mg/d)	频次	药物	剂量范围 总量(mg/d)	频次
甲基多巴	250～1000	2	依那普利/HCTZ	5～10/25	1～2
利血平	0.05～0.25	1	依普罗沙坦/HCTZ	600/12.5～25	1
直接血管扩张剂			福辛普利/HCTZ	10～20/12.5	1
肼屈嗪	10～200	2	厄贝沙坦/HCTZ	15～30/12.5～25	1
米诺地尔	2.5～100	1	氯沙坦/HCTZ	50～100/12.5～25	1
固定剂量复方制剂			奥美沙坦/氨氯地平	20～40/5～10	1
阿齐沙坦/氯噻酮	40～80/12.5～25	1	奥美沙坦/HCTZ	20～40/12.5～25	1
阿利吉仑/HCTZ	75～300/12.5～25	1	奥美沙坦/氨氯地平/HCTZ	20～40/5～10/12.5～25	1
阿米洛利/HCTZ	5/50	1	螺内酯/HCTZ	25/25	0.5～1
氨氯地平/贝那普利	2.5～5/10～20	1	替米沙坦/HCTZ	40～80/12.5～25	1
氨氯地平/缬沙坦	5～10/160～320	1	群多普利/维拉帕米	2～4/180～240	1
氨氯地平/奥美沙坦	5～10/20～40	1	氨苯蝶呤/HCTZ	37.5/25	0.5～1
阿替洛尔/氯噻酮	50～100/25	1	缬沙坦/HCTZ	80～160/12.5～25	1
贝那普利/HCTZ	5～20/6.25～25	1	缬沙坦/氨氯地平/HCTZ	80～160/5～10/12.5～25	1
比索洛尔/HCTZ	2.5～10/6.25	1			
坎地沙坦/HCTZ	16～32/12.5～25	1			

表12-7 降压药物的主要禁忌证和副作用

药物种类	主要禁忌证	副作用
噻嗪类利尿剂	痛风	胰岛素抵抗、新发2型糖尿病(尤其与β受体阻滞剂合用) 低钾血症、低钠血症 高三酰甘油血症 高尿酸血症、痛风结节 勃起功能障碍(发生率高于其他药物) 增强非极化性肌肉松弛剂作用 光敏性皮炎
袢利尿剂	肝性脑病	间质性肾炎 低钾血症 增强琥珀酰胆碱药物作用 增强氨基糖苷类药物的耳毒性
保钾利尿剂	血清钾＞5.5mmol/L GFR＜30mg/(ml·1.73m^2)	与盐替代品、ACEI、ARB、高钾食品及NSAID合用可导致致命性高钾血症
β受体阻滞剂	心脏传导阻滞 哮喘 抑郁 可卡因和(或)甲基苯丙胺滥用	胰岛素抵抗、新发2型糖尿病(特别是与噻嗪类利尿剂合用) 心脏传导阻滞、急性失代偿性CHF 支气管痉挛 抑郁、噩梦、疲乏 肢冷、跛行($β_2$效应) 史蒂文斯-约翰逊综合征(Stevens-Johnson syndrome) 粒细胞缺乏症
ACEI	妊娠 双侧肾动脉狭窄 高钾血症	干咳 高钾血症 血管性水肿 白细胞减少 胎儿畸形 胆汁淤积性黄疸(如果不停药可导致罕见的暴发性肝坏死)

续表

药物种类	主要禁忌证	副作用
ARB	妊娠 双侧肾动脉狭窄 高钾血症	高钾血症 血管性水肿(非常罕见) 胎儿畸形
直接肾素抑制剂	妊娠 双侧肾动脉狭窄 高钾血症	高钾血症 腹泻 胎儿畸形
二氢吡啶类CCB	作为慢性肾脏疾病伴蛋白尿的单药治疗	头痛 面部潮红 踝部水肿 CHF 牙龈增生 食管反流
非二氢吡啶类CCB	心脏传导阻滞 收缩性心力衰竭	心动过缓、房室传导阻滞(尤其是维拉帕米) 便秘(维拉帕米常见) 收缩功能恶化,CHF 牙龈水肿和(或)肥厚 增加环孢素血药浓度 食管反流
α受体阻滞剂	高血压单药治疗 直立性低血压 收缩性心力衰竭 左心室功能障碍	直立性低血压 耐药性(无利尿剂治疗) 踝部水肿、CHF 首剂效应(急性低血压) 与PDE5抑制剂(如西地那非)合用加重低血压
中枢降压药	直立性低血压	抑郁、口干、嗜睡 性功能障碍(剂量依赖性) 可乐定撤药可导致反弹性高血压 Coombs试验阳性的溶血性贫血和α-甲基多巴导致的肝酶升高
直接血管扩张剂	直立性低血压	反射性心动过速 液体潴留 多毛症、米诺地尔相关的心包炎 肼苯哒嗪相关的狼疮

注:ACEI.血管紧张素转换酶抑制剂;ARB.血管紧张素受体阻滞剂;CCB.钙通道阻滞剂;CHF.充血性心力衰竭;GFR.肾小球滤过率;NSAID.非甾体抗炎药;PDE5.5型磷酸二酯酶。

(一)无并发症的高血压

目前的指南(图12-11)推荐老年人控制血压目标低于150/90mmHg,其他大多数患者控制目标血压于140/90mmHg。一些专家建议60岁以上的患者如无虚弱且无副作用,能耐受治疗可将血压控制于140/90mmHg以下。大部分指南推荐1～3种一线降压药物,当联合应用时有协同降压作用:①CCB;②肾素-血管紧张素系统(RAS)拮抗剂,ACEI或ARB;③噻嗪类利尿剂。

欧洲高血压学会对药物种类没有做特别的推荐,认为最合适的药物是能降压并且患者能耐受。长期用药经验显示患者对ARB的耐受性最好,其次是ACEI或CCB,最差的是利尿剂。英国高血压学会推

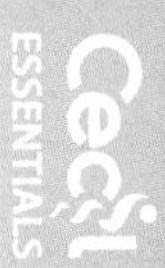

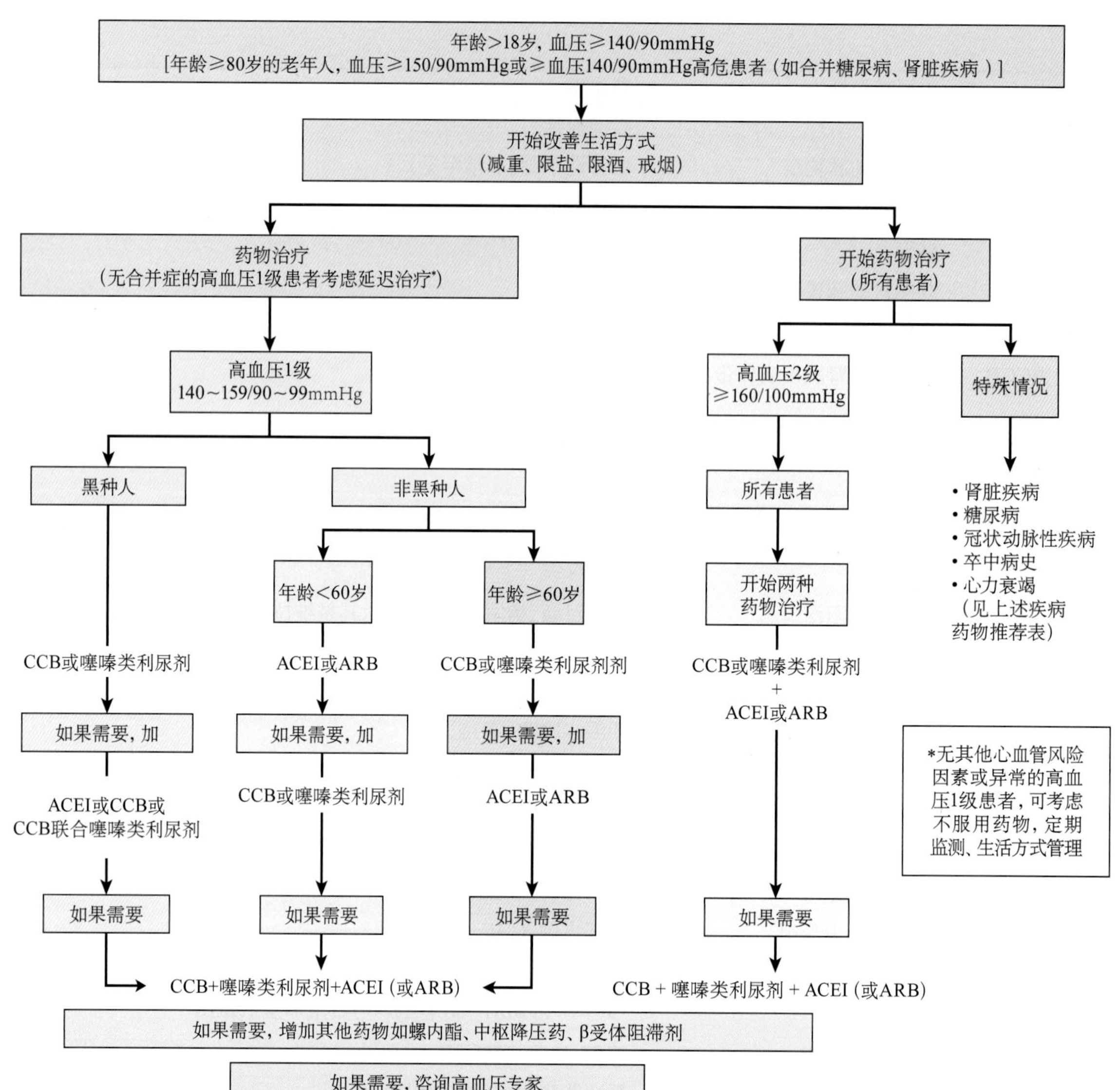

图12-11　2014 年美国高血压学会和国际高血压学会（ASH/ISH）推荐的高血压管理建议。无论何种级别高血压，如果治疗困难，应该寻求高血压专家的帮助。高血压1级患者如不伴心血管疾病、卒中或肾脏事件，或异常发现的证据，同时不伴糖尿病或其他主要危险因素，药物治疗启动可延迟到短期生活方式改变尝试未奏效之后；但多数患者需要药物治疗才能达到指南推荐的目标血压。所有其他患者（包括2级高血压患者），建议一旦确诊高血压就应开始药物治疗。ACEI.血管紧张素转化酶抑制剂；ARB.血管紧张素受体拮抗剂；CCB.钙通道阻滞剂；噻嗪类利尿剂：噻嗪型或噻嗪样利尿剂（资料来源：Weber MA，Schiffrin EL，White WB et al. Clinical practice guidelines for the management of hypertension in the community.A statement by the American Society of Hypertension and the International Society of Hypertension，J Clin Hypertens 16：14-26，2014.）

荐根据患者的年龄和种族选择降压药。对于年轻白种人（<55岁）首选ARB或ACEI，这类患者通常肾素活性高，而对于老年人或黑种人，肾素活性低，首选利尿剂或CCB。

大量的临床研究提示初次治疗多药小剂量联合治疗优于单药大剂量治疗。原发性高血压影响因素众多，往往需要多种机制的药物联合使用（表12-4）。大部分高血压患者需要小剂量联合使用多种药物以控制血压，同时避免副作用。多种降压药物都存在剂量依赖性。但是降压药物的副作用与剂量相关性更明显，多出现于血药浓度最高点。小剂量联合用药既可以达到降压目的，又可以减少副作用。

药效最高，同时耐受性最好的组合是CCB+ACEI/ARB。研究表明，ACEI+二氢吡啶类CCB优于ACEI+噻嗪类利尿剂（证据水平A）。但是并不推荐ACEI联合使用ARB，这种组合会增加肾功能损害的风险，在增加低血压风险的同时，并不增加心血管保护的作用(证据水平A)。

北加利福尼亚州的Kaiser-Performanente组织，在过去10年间通过药物治疗、生活方式干预及定期随访患者将高血压的控制率由44%提升至80%，并且建立了一种每日服药1次的用药方案。

降压治疗同时应重视降脂治疗。60岁以上的中度高血压患者，LDL-C水平大于130mg/dl者在降压治疗的基础上建议加用10mg HMG-CoA还原酶抑制剂阿托伐他汀降低心血管风险(证据水平A)。

(二)非洲裔美国人高血压

在非洲裔美国人中高血压发病情况并不相同，虽然原因尚不清楚，但是在非洲来源和欧洲来源非洲裔人群中发病不同，提示环境因素在高血压发病中发挥着至关重要的作用。非洲本土的居民很少患高血压，而在欧洲一些国家的非洲人高血压的发生比美国更普遍。作为高血压的单一药物治疗，ACEI(或ARB)在非洲裔美国人高血压患者中降压幅度通常比非非洲裔美国人高血压患者小，因此ACEI(或ARB)防治卒中的保护作用有限。当ACEI或ARB与CCB或利尿剂联合应用时，降压效果明显增强，且种族差异消失。作为合理联合方案的降压药物之一，以ACEI为基础的联合方案可有效控制伴有肾硬化的非洲裔美国人高血压患者血压水平，并可延缓肾功能恶化。

(三)高血压肾硬化

高血压是慢性肾脏病的第二大常见病因，占病例总数25%以上。高血压肾硬化是长期未控制的高血压导致慢性肾小球缺血的结果，通常为轻度蛋白尿(＜0.5g/24h)。非糖尿病慢性肾脏病是应用ACEI或ARB为基础的降压治疗的强适应证。ACEI有较强扩张肾出球小动脉作用，从而最大程度地降低肾小球囊内压。相反，在未用ACEI或ARB时，动脉血管扩张剂如二氢吡啶类CCB优先扩张肾入球小动脉，损害肾脏自身调节功能。如果降压不充分可导致肾性高血压。当血肌酐水平升高超过基线30%或血钾水平上升至5.6mmol/L以上应停用ACEI。

(四)高血压合并糖尿病

与一般成年人群中25%的高血压患病率相比，糖尿病患者中高血压患病率达75%，高血压是导致心肌梗死、卒中、心力衰竭、微血管并发症及糖尿病肾病进展为终末期肾病的主要危险因素。控制糖尿病患者心血管疾病风险性行动血压分支研究(The Action to Control Cardiovascular Risk in Diabetes Blood Pressure Trial，ACCORD BP)结果显示，将2型糖尿病患者收缩压降低至120mmHg未能降低总死亡率或心血管死亡率。然而，研究人群中卒中风险降低了60%。ACCORD研究结果已促使欧洲和英国高血压病指南修订糖尿病患者的降压靶目标，将靶目标从130/80mmHg上调至140/90mmHg。但在心血管疾病风险较高的糖尿病和非糖尿病患者中，将收缩压降至＜130mmHg是否能降低卒中风险仍需要进一步研究。ACEI或ARB联合CCB是糖尿病合并高血压的优选联合用药。噻嗪类利尿剂和β受体阻滞剂会加重糖耐量异常，而具有血管舒张作用的β受体阻滞剂如卡维地洛和奈必洛尔为中性或可能产生有益效应。

(五)高血压合并冠状动脉性疾病

为降低高血压合并冠状动脉性疾病患者的心肌耗氧量，抗高血压治疗方案应在降压同时不引起反射性心动过速。因此，β受体阻滞剂常与二氢吡啶类CCB如氨氯地平联合应用。β受体阻滞剂适用于高血压合并心肌梗死和绝大多数的慢性心力衰竭患者。ACEI几乎适用于所有左心室收缩功能障碍的高血压患者，以及即使无心室功能障碍的心肌梗死后患者。对于稳定型冠状动脉性疾病，ACEI的心脏保护作用已在有心血管疾病中度风险的患者中得到证实，而在较低风险患者中尚未证实获益。

(六)老年单纯收缩期高血压

在发达国家，收缩压水平随年龄逐步上升。如果寿命足够长，那么几乎所有人(＞90%)都会发生高血压。舒张压在50岁以前呈上升趋势，50岁以后会逐渐降低，脉压(即收缩压减舒张压)逐渐升高(图12-12)。

年轻人和老年人产生不同的血流动力学异常。50岁之前发生高血压多表现为收缩期高血压合并舒张期高血压，即收缩压＞140mmHg且舒张压＞90mmHg。其主要的血流动力学异常是阻力小动脉收缩。相反，50岁以上发生高血压多为单纯收缩期高血压，即收缩压＞140mmHg但舒张压＜90mmHg(常＜80mmHg)。在单纯收缩期高血压中，主要血流动力学异常是主动脉和其他大动脉的舒张性减低。胶原蛋白替代主动脉弹力层中的弹性蛋白通常是年

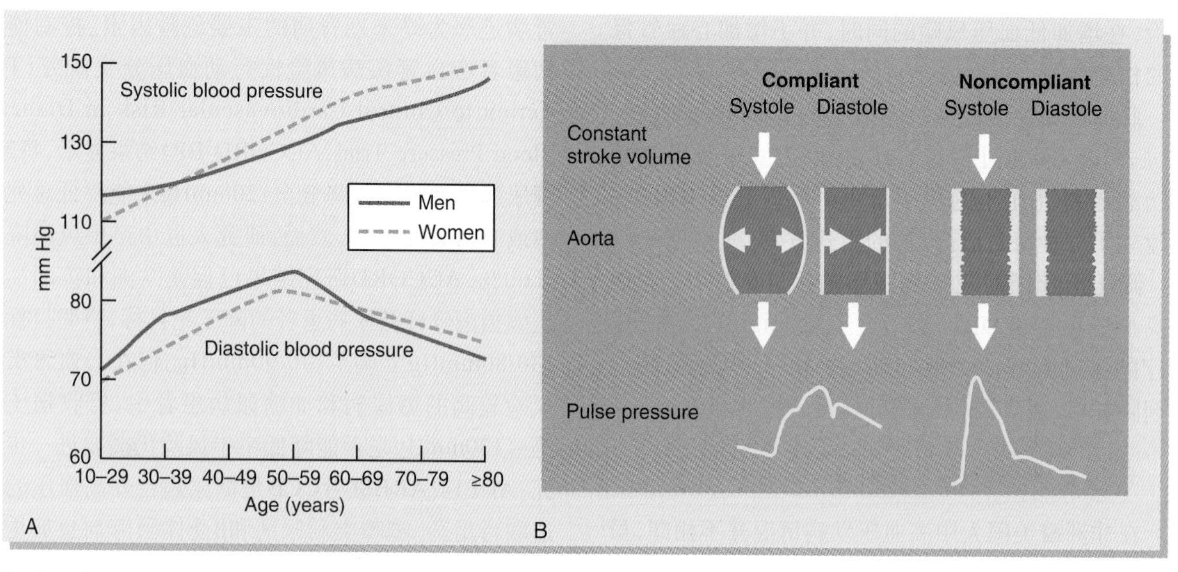

图12-12 Age-dependent changes in systolic and diastolic blood pressure in the United States (A). Schematic diagram explains the relation between aortic compliance and pulse pressure (B). (Left, From Burt V, Whelton P, Rocella EJ, et al: Prevalence of hypertension in the U.S. adult population: results from the Third National Health and Nutrition Examination Survey, 1988-1991, Hypertension 25:305-313, 1995; Right, Courtesy Dr. Stanley Franklin, University of California, Irvine, Calif.)（本图因涉及第三方版权，故保留用英文）

龄依赖性的，并且因动脉粥样硬化和高血压加速进展。单纯收缩期高血压的心血管风险与搏动性相关，每个心动周期血流对血管的冲击及从外周血管快速返回的动脉脉搏波共同作用导致收缩期高血压。在美国和欧洲，大多数血压未控制患者为单纯收缩期高血压。血压水平为160/60mmHg（脉压为100mmHg）的患者致死性冠心病风险是血压水平140/110mmHg（脉压为30mmHg）患者的2倍（图12-13）。

对于老年单纯收缩期高血压患者，将收缩压从160mmHg以上降至150mmHg以下可降低卒中、心肌梗死和总心血管死亡风险；同时也可减少心力衰竭入院率、延缓痴呆进展（A级证据）。目前还没有临床证据显示将老年单纯收缩期高血压患者的收缩压降至140mmHg以下可以获益。但在缺乏相关证据的情况下，如果患者可以耐受如不出现直立性低血压等副作用，降压治疗可防止单纯收缩期高血压进展。

低剂量噻嗪类利尿剂与二氢吡啶类CCB或ACEI联合治疗可降低老年单纯收缩期高血压患者心血管事件风险（A类证据）。为预防直立性低血压，降压治疗应从低剂量开始，根据直立位血压逐步滴定降压药物剂量。

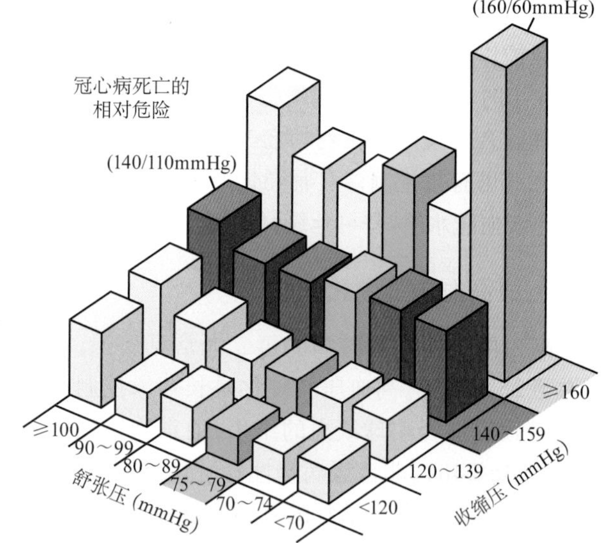

图12-13 收缩压与舒张压对致死性冠心病风险联合影响的多重危险因素干预试验（资料来源：Neaton JD, Wentworth D. Serum cholesterol, blood pressure, cigarette smoking, and death from coronary heart disease: overall findings and differences by age for 316,099 white men, Arch Intern Med 152: 56-64, 1992.）

（七）卒中二级预防的降压治疗

大多数神经科专家不建议在卒中急性期进行降压治疗，在急性期后，应使用噻嗪类利尿剂及ACEI或加用其他药物降压治疗，使血压水平低于140/90mmHg；是否应进一步降低血压目前尚不清楚。

(八)女性高血压

对于大多数女性,口服避孕药可引起血压轻微升高,很少造成血压大幅度升至高血压水平。如果发展为高血压,应停止口服避孕药并采用其他避孕方法。口服雌激素替代疗法可能引起血压的小幅度增加。而经皮雌激素(避免肝首过效应)似乎可能引起血压持续性的小幅度降低。

高血压作为最常见的非产科妊娠合并症,大约10%的孕妇合并高血压。其中1/3为慢性高血压引起,2/3为先兆子痫,即妊娠20周后血压水平升高至160/110mmHg或更高,伴有蛋白尿(>300mg/24h)和病理性水肿,有时可伴有癫痫发作(子痫)和多系统HELLP综合征,即溶血(H)、肝酶升高(EL)和低血小板(LP)。应启动口服药物治疗,可从三种优选药物中任选一种,如拉贝洛尔(每日400~2400mg)。静脉使用拉贝洛尔(0.5~2mg/min直到累积剂量为300mg)已经取代肼屈嗪作为严重先兆子痫/子痫的首选治疗药物。

(九)难治性高血压

难治性高血压,是转诊至高血压专家的最常见原因。通常定义为接受包括利尿剂在内的三种或更多不同种类的足剂量合理联合用药治疗,血压水平仍持续高于140/90 mmHg。在临床实践中,这些患者中大多数为假性难治性高血压,原因如下:①白大衣效应加重,白大衣反应发生在诊室外血压控制良好的慢性高血压基础上;②药物治疗不充分;③依从性差;④服用升压药物。药物治疗的常见不足,包括单药治疗不充分和使用可乐定,可乐定为一种强效中枢交感神经阻滞剂,尤其可造成给药间期的高血压反弹。假性难治性高血压的几种常见原因与患者行为有关,包括药物依从性差、生活方式改善失败(如肥胖、高盐饮食、摄入过量的酒精)及习惯用诸多升压物质如拟交感神经药(如烟草、可卡因、甲基苯丙胺、含苯肾上腺素草药或NSAID的使用),后者造成肾脏钠潴留。一旦这些因素被排除,应开始寻找继发性高血压原因。

继发性高血压最常见原因是慢性肾脏疾病和原发性醛固酮增多症。肾功能显著损害但血清肌酐波动在1.2~1.4mg/dl甚至更低,在肌肉含量较低的老年患者更为明显。为避免这一问题,依据血清肌酐、年龄、体重,通过公式计算肾小球滤过率(GFR),以及通过点尿法检测计算尿白蛋白与肌酐比值,应该成为高血压患者常规评估的重要组成部分。不论是袢利尿剂(如呋塞米),还是强效噻嗪类利尿剂(如氯噻酮),应该成为高血压合并慢性肾脏疾病患者血压控制的药物。原发性醛固酮增多症的治疗在前面已经讨论过。

在排除假性难治性高血压和继发性高血压后,一些患者可诊断为严重药物抵抗性原发性高血压,四线和五线降压药物包括具有血管舒张作用的β受体阻滞剂和螺内酯(即使无原发性醛固酮增多症的情况下)。目前,经皮导管去肾交感神经术作为药物难治性高血压的一种新型介入治疗手段正在研究中。

(十)急性重度高血压

在急诊科所有患者中,25%的患者伴有血压升高。高血压急症(hypertensive emergencies)通常为急性、严重的血压升高,伴随急性或快速进展的靶器官功能障碍,如心肌或脑缺血或梗死、肺水肿或肾衰竭。高血压次急症(hypertensive urgencies)是血压水平重度升高,不伴严重的症状、无急性或进行性靶器官功能障碍的证据。对患者识别及处理的关键是依据患者临床表现和靶器官损害的评估,而不是简单根据血压的绝对水平。高血压危象完整的临床表现为危重患者伴血压升高超过220/140mmHg,伴头痛、意识障碍、视物模糊、恶心和呕吐、抽搐、心力衰竭、少尿和Ⅲ级或Ⅳ级高血压视网膜病变(图12-14)。

高血压急症患者应立即进入重症监护病房,应用静脉药物治疗和持续血压监测。而高血压次急症患者通常应用口服药物,门诊随访24~72h。最常见的高血压心脏急症包括急性主动脉夹层、冠状动脉旁路移植术后的高血压、急性心肌梗死和不稳定型心绞痛。其他高血压急症包括子痫、头部创伤、严重身体烧伤、术后血管缝合线处出血及经前鼻孔或后鼻孔填塞不能控制的鼻出血。神经系统急症包括较难鉴别的急性缺血性卒中、出血性卒中、蛛网膜下腔出血和高血压脑病。高血压脑病的特征是严重的高血压性视网膜病变(即视网膜出血和渗出,伴或不伴视乳头水肿)及后脑白质性脑病,主要影响枕叶区脑白质,通过脑部MRI或CT检查可发现。新的局灶性神经功能缺失提示进展性卒中,降压治疗应更为保守。

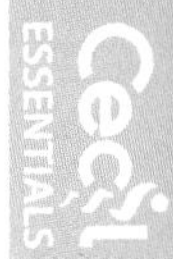

对于其他大多数高血压急症,胃肠外用药治

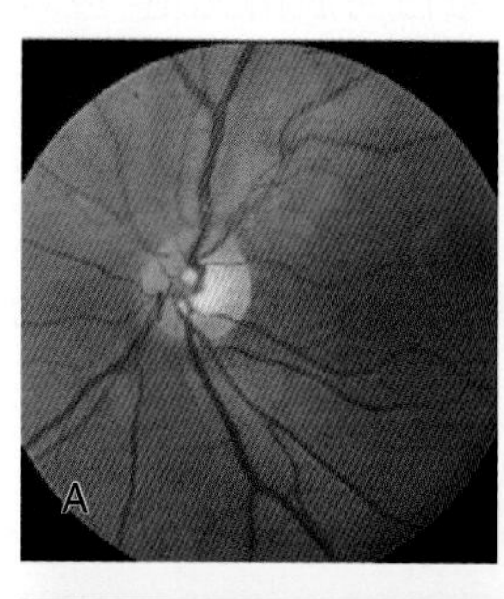

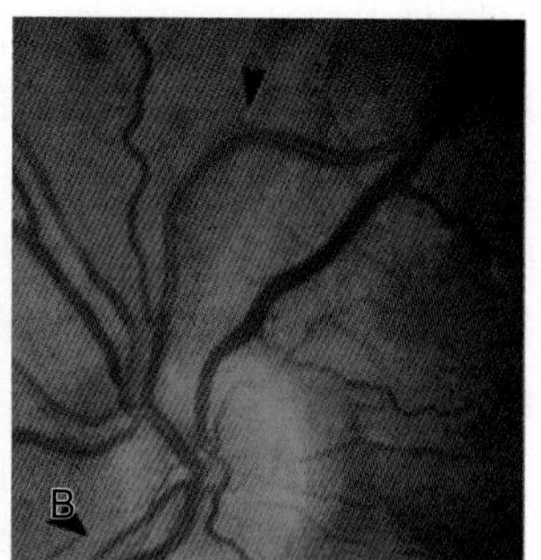

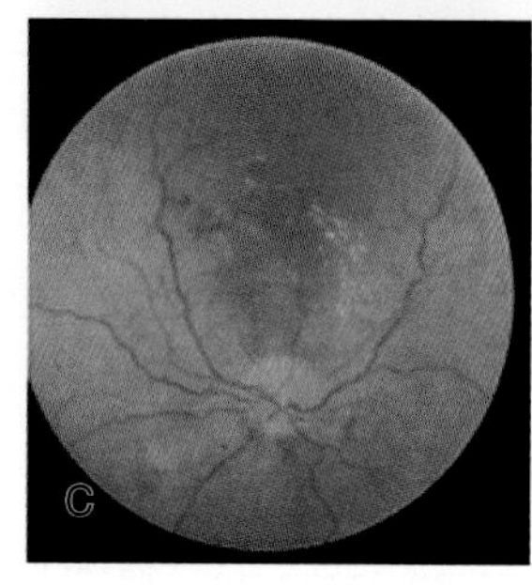

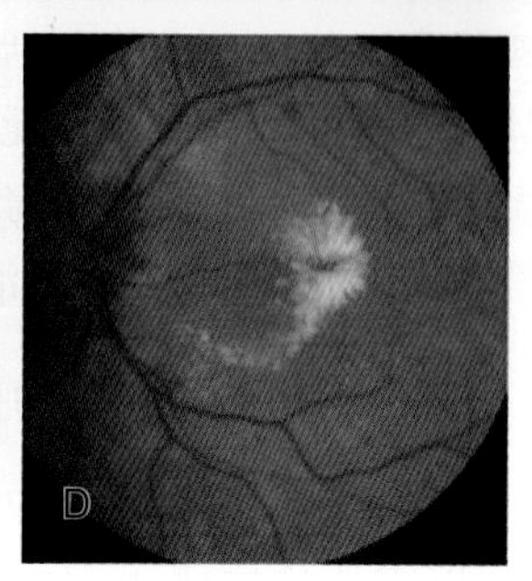

图12-14　高血压视网膜病变一般分为四级。A.1级病变显示年轻患者较早期和轻微的变化；视网膜血管迂曲和反光带增宽（银丝）（图中1点钟位置）。否则，眼底完全正常。B.2级病变也显示视网膜血管迂曲和银丝样改变（箭头所示）。此外，可以见到在动静脉交叉处压迹（箭头所示）。C.3级病变，2级变病基础上伴焰状视网膜出血和棉絮样渗出。D.4级病变可看到视盘肿胀（乳头水肿），视网膜水肿，伴中心凹周围硬性渗出及典型星芒状黄斑（资料来源：Forbes CD, Jackson WF： Color atlas and text of clinical medicine, ed 3, London, 2003, Mosby.）

疗的目的是逐渐降低血压、有效控制血压。标准治疗是在第1小时内将动脉血压降低10%，在接下来的3～12h再将血压降低15%，使血压不低于160/110mmHg。在以后48h内进一步降低血压。没必要将血压快速降至完全正常范围，因降压过快会增加大脑、心脏和肾脏缺血风险。在慢性高血压患者，大脑自主调节功能被重设至高于正常值水平。这种代偿调节可以防止血压很高时导致组织过度灌注（即颅内压力升高），但是当升高的血压降低过快时，也可使患者组织灌注不足（即脑缺血）。在某些临床情况下，如主动脉夹层或急性肺水肿，需快速降压以避免夹层进一步进展或使心肌耗氧需求最小化及增加氧合。所有入住重症监护病房的高血压危象患者都应排除导致血压升高的继发原因。

高血压急症的静脉用药物如表12-8所示。静脉用拉贝洛尔（α、β受阻滞剂）是治疗许多高血压危象的有效一线药物，特别是心室功能保留的心肌缺血患者。硝普钠是一氧化氮供体，在临床应用普遍，因其可快速滴定至有效剂量来控制血压。静脉用硝酸甘油为另一种一氧化氮供体，主要用于急性冠脉综合征或失代偿性心力衰竭患者高血压治疗。尼卡地平是静脉用二氢吡啶类CCB，对心脏病术后和肾衰竭患者降压治疗尤其有用，可避免硝普钠的硫氰酸盐毒性。乌拉地尔是一种新型中枢交感神经阻滞剂。

表12-8　高血压急症的静脉用药

药物	起效时间	半衰期	剂量	禁忌证和副作用
拉贝洛尔	5～10min	3～6h	0.25～0.5mg/kg；2～4mg/min直至目标血压，然后5～20mg/h维持	二或三度房室传导阻滞、收缩性心力衰竭、慢性阻塞性肺疾病（相对）、心动过缓
尼卡地平	5～15min	30～40min	5～15mg/h持续静脉给药，初始剂量为5mg/h，每15～30min增加2.5mg，直至目标血压，然后减量至3mg/h	肝衰竭
硝普钠	立即	1～2min	0.3～10μg/(kg·min)，每5min增加0.5μg/kg，直至目标血压	肝衰竭、肾衰竭（相对） 氰化物毒性
硝酸甘油	1～5min	3～5min	5～200μg/min，每5min增加5μg/min	
乌拉地尔	3～5min	4～6h	12.5～25mg弹丸式给药；5～40mg/h持续静脉给药	
艾司洛尔	1～2min	10～30min	0.5～1.0mg/kg弹丸式给药；50～300μg/(kg·min)持续静脉给药	二或三度房室传导阻滞、收缩性心力衰竭、慢性阻塞性肺疾病（相对）、心动过缓
酚妥拉明	1～2min	3～5min	1～5mg，5～15min后重复给药直至目标血压；0.5～1mg/h持续静脉给药	快速性心律失常、心绞痛

资料来源：van den Born BJ, Beutler JJ, Gaillard CA, et al. Dutch guideline for the management of hypertensive crisis-2010 revision, Neth J Med 69：248-255, 2011。

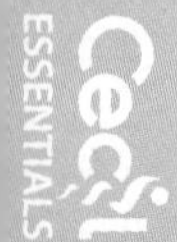

急诊室大多数高血压次急症患者对治疗方案依从性不好，或降压治疗不充分。为了尽快作出必要的治疗方案调整，应安排72h内门诊随访。为能在短期内有效控制血压，选择有效的口服药物包括拉贝洛尔、可乐定或短效ACEI(如卡托普利)。

患者发生诸如肌肉骨骼疼痛、骨科创伤等与血压无关的疾病，需要在急诊科及其他急症医疗机构或外科护理机构急诊救治时，查体血压高于160/110mmHg的情况比较常见。在这些机构中，血压升高更多提示为慢性高血压，而不是简单的生理应激反应。这就为慢性高血压的准确评估和治疗提供了初级治疗的契机。一旦急症得到解决，还需要进行家庭自测血压和动态血压监测以确定患者血压是否正常。

七、预后

高血压最重要的预后因素之一是根据心电图或超声心动图诊断的左心室肥厚，根据后者诊断的左心室肥厚在新诊断的高血压患者中可多达25%。左心室肥厚患者易发生心力衰竭、心房颤动和心脏性猝死。

由于随机对照试验持续时间相对较短(通常<5年)，低估了临床实践中长达几十年的抗高血压治疗预防早发残疾和降低死亡的长期保护作用。尽管在20世纪50年代开始到70年代，较少严格依据指南进行降压治疗，但在Framingham心脏研究中，中年人群长达20年的降压治疗使总心血管死亡率降低了60%，这远高于大多数随机试验的结果。

八、展望

(1)进一步探索高血压的遗传学病因并进行高血压的治疗和预防研究，包括在高血压和高血压前期中开发以各种信号通路为靶目标的药物和非药物治疗。

(2)进一步明确基于导管去肾脏神经治疗难治性高血压的有效性。

(3)评价药物洗脱支架预防经皮血运重建治疗下肢血管性疾病再狭窄的有效性。

(4)进一步评价新型抗血栓治疗在心房颤动、静脉血栓栓塞和血管疾病患者中的安全性和有效性。

(5)改进非侵入性血管成像技术，包括CT血管造影的三维重建、磁共振血管造影和双功能超声检查。

推荐阅读

ACCORD Study Group: Effects of intensive blood-pressure control in type 2 diabetes mellitus, N Engl J Med 362:1575–1585, 2010.

Bhatt DL, Kandzari DE, O'Neill WW, et al: A controlled trial of renal denervation for resistant hypertension, N Engl J Med 370:1393–1401, 2014.

Eckel RH, Jakicic JM, ARd JD, et al: 2013 AHA/ACC guideline on lifestyle management to reduce cardiovascular risk: a report of the American College of Cardiology/American Heart Association Task Force on Practice Guidelines, J Am Coll Cardiol 63(25 Pt B):2960–2984, 2014.

EINSTEIN–PE Investigators: Oral rivaroxaban for the treatment of symptomatic pulmonary embolism, N Engl J Med 366:1287–1297, 2012.

Kearon C, Akl E, Comerota A, et al: Antithrombotic therapy for VTE disease: antithrombotic therapy and prevention of thrombosis, 9th ed: American College of Chest Physicians evidence-based clinical practice guidelines, Chest 141(Suppl):e419S–e494S, 2012.

Jaff M, McMurtry S, Archer S, et al: Management of massive and submassive pulmonary embolism, iliofemoral deep vein thrombosis, and chronic thromboembolic pulmonary hypertension: a scientific statement from the American Heart Association, Circulation 123:1788–1830, 2011.

Jamerson K, Weber MA, Bakris GL, et al: for the ACCOMPLISH Trial Investigators: Benazepril plus amlodipine or hydrochlorothiazide for hypertension in high-risk patients, N Engl J Med 359:2417–2428, 2008.

James PA, Oparil S, Carter BL, et al: 2014 evidence-based guideline for the management of high blood pressure in adults: report from the panel members appointed to the Eighth Joint National Committee (JNC 8), JAMA 311:507–520, 2014.

National Institute for Health and Care Excellence: Hypertension: clinical management of primary hypertension in adults, August 2011. NICE guidelines GC127. Available at http://www.nice.org.uk/guidance/CG127. Accessed

August 20, 2014.

Mancia G, Fagard R, Narkiewica K, et al: 2013 ESH/ESC guidelines for the management of arterial hypertension: the Task Force for the Management of Arterial Hypertension of the European Society of Hypertension (ESH) and of the European Society of Cardiology (ESC), Eur Heart J 34:2159–2219, 2013.

McLaughlin VV, Archer SL, Badesch DB, et al: ACCF/AHA 2009 expert consensus document on pulmonary hypertension: a report of the American College of Cardiology Foundation Task Force on Expert Consensus Documents and the American Heart Association developed in collaboration with the American College of Chest Physicians; American Thoracic Society, Inc.; and the Pulmonary Hypertension Association, J Am Coll Cardiol 53:1573–1619, 2009.

Rooke T, Hirsch AT, Misra S, et al: 2011 ACCF/AHA focused update of the guideline for the management of patients with peripheral artery disease (updating the 2005 guideline): a report of the American College of Cardiology Foundation/American Heart Association Task Force on Practice Guidelines, J Am Coll Cardiol 58:2020–2045, 2011.

van den Born BJ, Beutler JJ, Gaillard CA, et al: Dutch guideline for the management of hypertensive crisis–2010 revision, Neth J Med 69:248–255, 2011.

Weber MA, Schiffrin EL, White WB, et al: Clinical practice guidelines for the management of hypertension in the community. A statement by the American Society of Hypertension and the International Society of Hypertension, J Clin Hypertens 16:14–26, 2014.

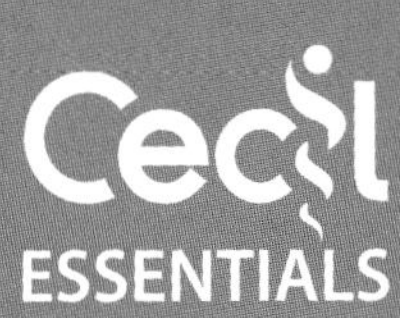

第三部分

呼吸与危重症医学

第13章 健康肺与病肺

著　者　Sharon Rounds　Matthew D. Jankowich
译　者　黄　絮　审校者　刘嘉琳

一、引言

肺是呼吸系统的一部分（图13-1）。呼吸系统包括脑皮质和髓质的呼吸中枢、脊髓、控制呼吸肌运动的周围神经、气道和血管。上气道包括鼻、咽和喉，可以加湿空气并滤过其中的微粒物质。胸壁的骨性结构可以保护心脏、肺和肝脏，肺和胸壁的联动维持了肺的充气状态。呼吸肌群包括膈肌和辅助肌肉，后者在疾病所致膈肌无力时起到重要的作用。

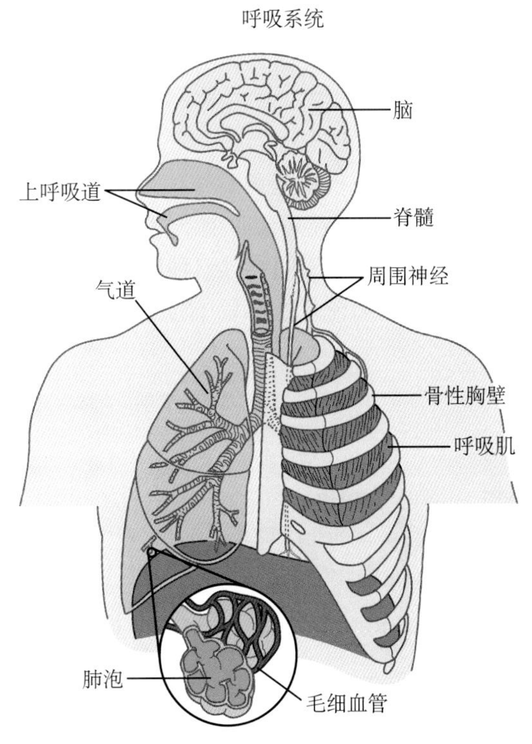

图13-1　呼吸系统包括控制呼吸的神经结构、胸壁和呼吸肌、上气道和肺实质

肺由传导气道、血管及肺泡腔与毛细血管构成的气体交换单位组成，其结构复杂，大量气道和血管的规律排列使得个体赖以生存的气体交换能有效进行。肺进行气体交换的潜力无穷。健康个体的运动耐受力不会受限于肺功能，但在肺疾病状态下，气体交换就会大打折扣，使患者的功能状态出现异常。急慢性肺功能异常所造成最显著的后果是全身性低氧血症，可导致组织低氧。肺功能障碍还会对其他脏器产生不利的影响。

除了气体交换，肺的其他功能还包括对吸入的感染性媒介或环境毒素的防御功能。心脏射出的所有血液都会流经肺循环，这个过程可以过滤血中的废物和感染物质。而拥有超大面积的肺循环内皮细胞则具有代谢功能，如将血管紧张素Ⅰ转换为血管紧张素Ⅱ。

肺疾病颇为广泛，从众所周知的哮喘和慢性阻塞性肺疾病（COPD）到罕见的淋巴管平滑肌瘤病。本书第三部分别讨论了如何诊断、评估和处理肺部疾病，包括源自直接反应所致的肺损伤及其他脏器损害间接导致的肺损伤。第三部分也重点讨论了需要密切监护的疾病，如急性肺损伤和脓毒症，这两种情况常发生于肺受到打击之后，并且往往需要呼吸和危重症专家的救治。

本章重点讲述肺发育过程中结构与功能的关系，肺疾病的流行病学及分类。

二、肺的发育

妊娠期前3个月是肺发育的主要时期，发育过程复杂，包含了从最初的胎肺最终发育成一个具有广泛气道网络、两套循环系统和上百万个与机体进行气体交换的肺泡所组成的器官。肺发育经历了5个阶段：胚胎期、假腺管期、小管期、囊形期和肺泡期（表13-1）。

表13-1 肺部发育分期

发育阶段	胎龄或年龄	主要变化
胚胎期	3～7周	前肠形成肺芽
假腺管期	5～17周	支气管树不断发育分支
小管期	17～24周	血管新生和血管形成，血管网的发育
囊形期	24～38周	肺间质变薄，肺泡形成，血管结构和气腔的匹配与成熟
肺泡期（出生后）	36周至2岁	更多肺泡发育和成熟

在胚胎期（妊娠3～7周）由前肠长出被间质组织包绕的单个上皮肺芽，这是肺的雏形。紧接着是假腺管期（妊娠5～17周），初级气道不断分支为次级气道，称为分支的形态发生（图13-2）。随着气道的形成，支气管动脉也从主动脉分出伴行。

小管期（妊娠17～24周）的特点是肺泡囊的形成、腺泡上皮细胞的分化和远端肺循环的形成。在血管新生的过程中，来源于内皮细胞前体的毛细血管逐渐从远端气腔生长出来并包绕气腔，毛细血管网与发育中的肺动脉和肺静脉相连。到本阶段结束的时候，肺泡毛细血管膜的厚度就和成人类似了。

在囊形期或出生前肺泡期（妊娠24～38周），从肺实质生长出的血管将终末气道与肺泡囊分开，随着间质继续变薄，使得邻近肺泡的毛细血管互相靠近，形成双层毛细血管网。快出生时，背靠背的两层毛细血管网融合成单层网络，毛细血管的总体积随着肺的生长和膨胀而进一步扩大。

在出生后肺泡期（妊娠36周至出生后2年），肺泡仍然会继续发育直至成熟。在出生后的前几年，肺会继续发育，从肺泡囊分化出更多的肺泡。到2岁的时候，肺最终拥有双重动脉血供和静脉回流系统、复杂的气道系统，气道内阻力逐级递减使气流能进入更远，以及可以在肺泡和血液之间高效转运气体的庞大肺泡网。

即便肺发育的过程被人体严格掌控着，但总有意外发生。先天性肺疾病包括肺囊性腺样瘤畸形、肺发育不全、肺实质大泡样变。血管结构异常包括体循环血管和肺组织的异常连接（肺隔离症）、先天性单侧或双侧肺动脉缺如。无先天性异常的儿童发生肺部疾病的可能性较小，仅见于感染和意外后。

与早产导致肺功能异常的年出生患儿数量相比，先天性肺疾病的发生率极低。早产儿由于Ⅱ型肺泡上皮细胞发育不全导致肺泡表面活性物质（由特定细胞分泌，可以降低表面张力，避免肺泡塌陷的物质）产生减少。这种疾病称为新生儿呼吸窘迫综合征（IRDS）。IRDS的治疗方法是给予外源性肺泡表面活性物质和皮质类固醇以促进肺部发育。在等待肺发育成熟的过程中，机械通气和氧疗可能是必需的，当然这些治疗也可能导致支气管肺发育不良。

三、肺部疾病

（一）流行病学

成人呼吸系统疾病是内科医生最常遇到的疾病群。根据2010年美国疾病预防控制中心的数据，全美排名前十名的疾病死因中包括3种肺疾病：肺癌、慢性下呼吸道疾病和流行性感冒/肺炎。

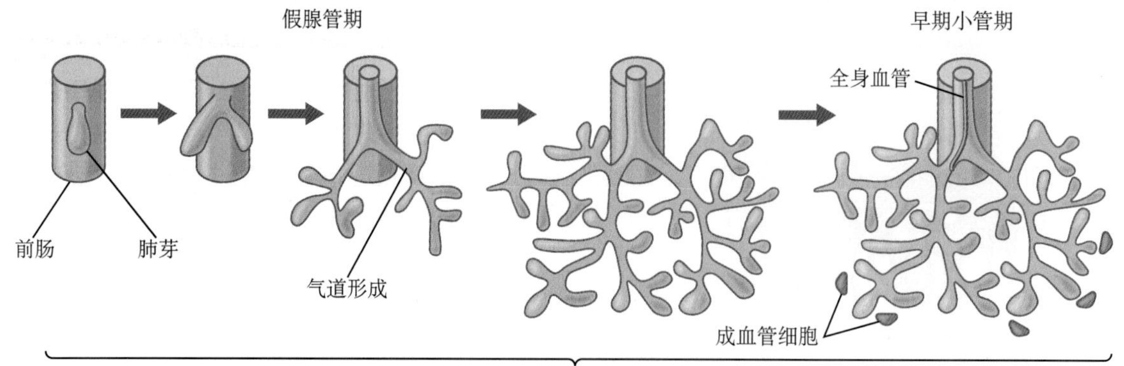

图13-2 假腺管期肺分化形态图。胚芽期肺通过单叉分支或二叉分支发育为原始气道系统

慢性阻塞性肺疾病(COPD)是全美国排名第三的死因，致残率排名第二。冠状动脉性疾病和脑卒中的年龄校正后死亡率已逐年下降，而COPD的死亡率却仍在上升。估计全美国约有1600万COPD患者，而且这个数字还会增加，原因是COPD的进展需要数年的时间，而吸烟(COPD最常见的致病因素)的发生率并未下降。2010年约有4660万美国人是烟民，而40%的非吸烟者是二手烟的受害者。COPD真正的疾病负担可能远超于此。

其他的肺部疾病也很常见，全美国有8%的成人和9.5%的儿童患有哮喘。哮喘相关的发病率、住院率和死亡率都在逐年上升。2010年，肺炎出院患者约有1100万人，其中死亡5万人。全美国睡眠呼吸障碍人群有700万～1800万，其中180万～400万有严重的呼吸暂停。人们对间质性肺病的认识逐渐加深，该组疾病的真实发病率很可能被低估了。例如，特发性肺纤维化，这种最常见的特发性间质性肺炎，在美国每年的新发病人数可达8.5万～10万。

上述疾病可影响所有年龄段和人种，且没有性别差异。但少数民族肺病相关的发病率和死亡率升高更为明显，如COPD、哮喘、某些间质性肺病和其他疾病。虽然这种差异主要来源于基因的不同，但是文化、社会经济状况、暴露于污染物的情况(如居住于城市)和就诊的便捷程度也都和疾病的发生发展相关。

(二)分类

肺疾病通常根据病变解剖部位进行分类(如间质性肺病、胸膜疾病和气道疾病)，也可以通过肺功能检查所提示的生理学异常进行分类(如阻塞性肺疾病和限制性肺疾病)。但仅根据生理学改变进行的分类不够准确，因为不同病因、结局和治疗反应的疾病完全可以表现为类似的生理学异常(图13-3)。

阻塞性肺疾病普遍存在气流受限，在肺功能中称为阻塞型。阻塞性肺疾病包括COPD、哮喘和支气管扩张。

间质性肺疾病相对少见，但分类更为困难，这一大类疾病包含了120多种疾病，有些是遗传性疾病，但大多数病因不明。这类疾病往往存在肺顺应性下降和肺容积的减小，表现为受限性生理异常，因此称为限制性肺疾病(如特发性肺纤维化)。但是，并不是所有的间质性肺病在肺功能上都表现为限制性特点。由于小气道受累，某些疾病也可表现为气流受限的特点(如结节病、隐源性机化性肺炎)。

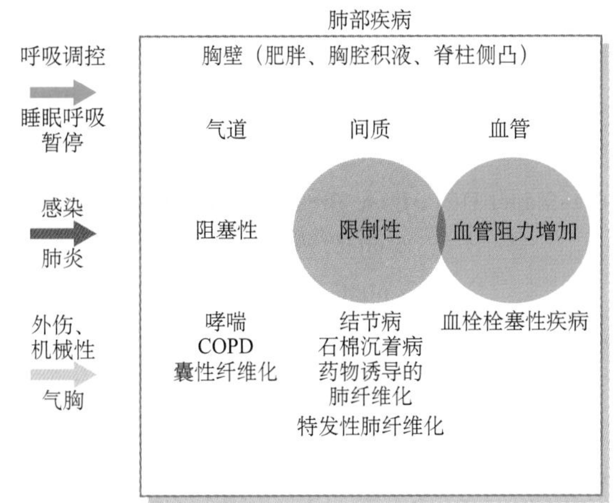

图13-3　由肺结构异常(如气道、间质、血管)、胸壁、外部因素(如感染)导致的肺疾病。肺结构异常导致生理学改变(如气道阻塞、肺容积受限、肺动脉高压和低氧等)。这些异常并不限于某一种疾病，而是在各个疾病之间相互重叠，因此不同的疾病可以表现为类似的生理学异常。COPD.慢性阻塞性肺疾病

在肺血管疾病中，肺血管系统病变导致其阻力升高。这类疾病包括血栓阻塞血流(如肺栓塞)导致以组织重构和血管重构、血管床减少为特点的疾病(如肺动脉高压，曾称为原发性肺高压)。

呼吸调控异常包括肺外病因导致的呼吸系统功能障碍和通气异常。该类疾病主要包括睡眠障碍(如阻塞性睡眠呼吸暂停)和神经肌肉疾病(如重症肌无力和多发性肌炎)，后者的通气异常是由呼吸肌无力导致的。

胸膜、胸壁和纵隔疾病是根据解剖结构进行分类的。病毒和细菌常会导致感染性肺疾病的发生。肺部肿瘤性疾病包括良性肿瘤(如错构瘤)和恶性肿瘤(如肺癌)，既可以是肺实质肿瘤，也可以是累及胸膜的肿瘤(如间皮瘤)。

四、展望

对于肺发育的认识还有很多待解决的问题。例如，肺分支形态发生的始动因素，基因调节在肺发育中的作用，气道和血管是如何协调发育的，环境和基因的相互作用如何导致肺发育异常和肺疾病的发生等。

肺疾病的流行病学方面也有很多重要问题亟待明确。例如，儿童哮喘和成人COPD之间是否有相关性，空气污染中的细微颗粒物在肺疾病的发病过程中起什么作用，许多肺疾病(如结节病)的病因和发

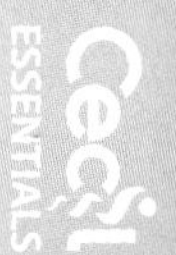

病机制也并不清楚。

推荐阅读

Schraufnagel DE, editor: Breathing in America: diseases, progress, and hope, New York, 2010, American Thoracic Society.

Whitsett JA, Haitchi HM, Maeda Y: Intersections between pulmonary development and disease, Am J Respir Crit Care Med 184:401–406, 2011.

第14章

呼吸疾病患者的诊治思路

著　者　Rizwan Aziz　Brian Casserly
译　者　李　敏　审校者　蔡　莹

一、引言

对呼吸疾病患者进行有效的评估，需要详细总结患者的病史。呼吸疾病患者常主诉一种或多种症状，包括呼吸困难、乏力、运动耐力下降、胸闷、咳嗽、咳痰及胸痛。单个症状对诊断的提示有限，但将多种症状整合后可提示某种疾病。

常见的呼吸系统症状(表14-1)，如呼吸困难和咳嗽，也常见于其他系统疾病。例如，呼吸困难可以是心脏病的症状，咳嗽可以由胃食管反流或慢性鼻窦炎引起。对患者的诊治思路，起始于详细的病史和细致的体格检查，进一步应着重寻找引起症状的原因。

表14-1　呼吸疾病的主要症状

咳嗽	喘息
咳痰	胸痛
咯血	发热
呼吸困难(急性、进行性、发作性)	声嘶
	盗汗

关于该问题的深入讨论，请参阅《西氏内科学》(第25版)第83章“呼吸疾病患者的诊治思路”。

二、临床表现

呼吸困难(即气短)是肺部疾病患者的常见主诉(表14-2)。采集病史的要素包括起病的时间和急缓、加重和缓解因素及肺功能受损程度。咳嗽、咯血、胸痛、喘息、端坐呼吸、夜间阵发性呼吸困难及环境诱因等相关症状均可协助鉴别诊断。如果是近期突发的呼吸困难，并伴有胸痛，则应考虑气胸、肺栓塞和肺水肿。如果呼吸困难为缓慢进展的，则应鉴别慢性阻塞性肺疾病(COPD)、肺纤维化、肺动脉高压和神经肌肉疾病。

慢性呼吸困难进展较隐匿。采集病史时需着重于量化功能状态随时间的改变，呼吸困难可发生在劳力或休息时，可以是阵发性或持续性的。劳力相关的阵发性呼吸困难提示间质性肺疾病或心功能不全。季节相关的呼吸困难或由环境暴露诱发的呼吸困难提示哮喘和过敏性肺炎等疾病。体位性呼吸困难可见于严重阻塞性肺疾病、膈肌麻痹或神经肌肉功能减退的患者。

端坐呼吸是一种发生于平卧位的呼吸困难，可能由腹内容物对抗膈肌运动而使肺活量下降所致。夜间阵发性呼吸困难可在平卧一到数个小时后出现，与充血性心力衰竭相关，由静脉回心血量增加引起，最终导致轻度肺间质水肿。哮喘也可出现夜间呼吸困难，原因是平卧位时肺活量下降、内源性支气管扩张物质生成减少、卧床时变应原暴露增加。运动诱发哮喘的呼吸困难与运动程度不成比例，在停止运动后15～30min最为严重。

喘息有许多病因，包括哮喘。但在个别情况下，无喘息并不能排除哮喘，而有喘息症状也不能确诊哮喘。其他引起喘息的疾病包括充血性心力衰竭、多种原因引起的支气管内梗阻(如肿瘤、异物、黏液)、声带异常及急性支气管炎。

咳嗽是一种令人沮丧的症状，慢性咳嗽常见的三大病因包括鼻后滴漏、哮喘和胃食管反流病。咳嗽可以很轻微、不常出现，也可以严重至引起呕吐或晕

表14-2 呼吸困难的病因

病因	举例
气道疾病	慢性阻塞性肺病
	喉部疾病
	会厌炎、细支气管炎，以及儿童的格鲁布性喉头炎
	气管阻塞或狭窄
	气管软化
肺实质疾病	肺炎
	间质性肺疾病
	闭塞性细支气管炎
	血管通透性增加所致肺水肿（急性呼吸窘迫综合征）
	恶性肿瘤浸润和转移
肺血管疾病	肺血栓栓塞症
	肺动脉高压
	肺动静脉畸形
胸壁和胸膜疾病	气胸
	胸腔积液或大量腹水
	胸膜肿瘤
	肋骨骨折，连枷胸
	胸壁畸形
	神经肌肉疾病
	双侧膈肌麻痹
心脏疾病	左心衰竭所致肺水肿
	心肌梗死
	心包积液或缩窄性心包炎
	心内分流
血液病	贫血、溶血、高铁血红蛋白血症、一氧化碳中毒
非心肺疾病	精神疾病
	中脑损伤
内分泌及代谢疾病	代谢性酸中毒（糖尿病酮症酸中毒、脓毒症、严重脱水、先天性代谢障碍）
	甲状腺功能亢进
	甲状腺功能减退症
	高血氨症
	低钙血症（喉痉挛）
	全身过敏反应
	烟雾吸入
	化学试剂暴露（光气、氯气、氰化物）
其他原因	生化武器（炭疽、兔热病、光气、氮芥气、神经毒素、蓖麻毒素）
	溺水（几近溺亡）
	急性胸部综合征（镰状细胞病）

厥。咳嗽可以是干咳，也可以是咳痰或咯血。使用血管紧张素转换酶抑制剂（ACEI）等药物数月后可出现干咳。百日咳鲍特杆菌感染（如百日咳）和病毒引起的下呼吸道感染所致的咳嗽可迁延3个月甚至更长时间。哮喘患者常伴咳嗽，有时咳嗽也可以是哮喘患者的唯一症状，即咳嗽变异性哮喘。夜间咳嗽提示哮喘、心力衰竭或胃食管反流。

咳痰量多于平常是不正常的，需特别注意痰量、痰的颜色、咳痰的时间和是否痰中带血。医生应让患者注意评估24h中咳痰的频率、痰量及昼夜变化。慢性支气管炎被定义为每年持续咳嗽、咳痰超过3个月，连续3年。哮喘患者常因黏液生成过多而咳痰。有颜色的痰并不总提示细菌感染，因为细胞碎片（在炎症疾病中以白细胞为主）的浓度会影响痰的颜色。哮喘难以控制的患者，若诉有棕色痰栓或小支气管状的柱状痰栓可提示变应性支气管肺曲霉病。

咯血常令人恐惧，咯血量可以是极少量，但也可以量大到引起窒息或大出血。在美国最常见的咯血原因是支气管炎，而世界范围内最常见的原因是肺结核。多数情况下咯血量小且自限，并随着对原发病的控制而消失。大咯血的定义是24h内咯血量超过500ml，较少见，但一旦出现即为内科急症。大咯血的病因包括肺癌、含有足分枝菌的肺部空洞、空洞型肺结核、肺出血综合征、肺动静脉畸形和支气管扩张症。医生应该鉴别咯血、鼻出血和呕血，由于患者出血来源难以区分，仔细的上气道查体是十分必要的。

表现为胸痛的肺部疾病包括胸膜疾病、肺血管疾病或持续咳嗽导致的肌肉骨骼疼痛。肺实质没有痛觉感受器，如肺癌只有在侵犯到胸膜、胸壁、椎体或纵隔结构时才会引起疼痛。由胸膜疾病或胸膜炎症引起的胸膜炎性胸痛的特点是深呼吸时出现锐痛或刺痛。由肺栓塞、感染、气胸和胶原血管病引起的疼痛常为胸膜炎样疼痛。肺动脉高压可引起右心室压力过高及需求性缺血，进而出现与呼吸无关的前胸壁钝痛。其他非心源性胸痛的原因包括食管疾病、疱疹性神经痛、肌肉骨骼痛和外伤。老年患者或长期全身应用类固醇的患者可能因椎体压缩或肋骨骨折而出现胸痛。

足量的镇痛剂，包括麻醉剂，是治疗有基础肺部疾病合并胸痛患者的必需药物，以避免疼痛引起胸部的“夹板效应”，从而避免肺活量下降。肌肉骨骼所致的胸痛常随着运动或碰触病变区域而反复出现，其诊断需排除其他疾病。

三、病史

医生需询问患者既往的呼吸疾病病史，包括肺炎、结核或慢性支气管炎，以及胸部影像学检查曾报告的异常情况。患有获得性免疫缺陷综合征（AIDS）的患者是耶氏肺孢子菌肺炎及包括结核的其他感染性疾病的高危人群。长期使用类固醇引起免疫抑制的患者较易罹患结核和其他肺部感染性疾病。

许多种药物都有肺毒性，如口服避孕药引起的肺栓塞、细胞毒性药物引起的肺间质纤维化（如甲氨蝶呤、环磷酰胺、博来霉素）、β受体阻滞剂或非甾体抗炎药引起的支气管痉挛及血管紧张素转换酶抑制剂引起的咳嗽。患者可能故意隐瞒一些引起肺部疾病的用药史（如可卡因、海洛因），因为是非法药物。

对有呼吸系统主诉的患者，准确地询问吸烟史、其他毒物接触史及环境暴露史是十分必要的。吸烟史是导致肺部疾病的最常见的有毒环境因素。询问吸烟史并鼓励患者戒烟是医生的职责。吸烟和罹患肺部疾病的相关程度与个体基因易感性及烟草暴露的量相关，与开始吸烟的年龄呈负相关，而肺癌的罹患风险与戒烟时长呈负相关。

医生应识别出患者其他吸入性毒物、刺激物或变应原的暴露史。详细地询问职业史可以发现无机粉尘或纤维如石棉纤维、二氧化硅或煤尘等的暴露史。有机粉尘可能导致过敏性肺炎和其他间质性肺疾病。有机溶剂和腐蚀性气体也会引起肺部疾病。家养宠物应记录在病例中，猫是最常引起哮喘发作的变应原，而鸟可引起过敏反应或肺真菌病。

旅游史在评估肺部疾病感染原因方面十分重要。例如，组织胞浆菌病在美国俄亥俄州和密西西比河谷常见，而球孢子菌病则出现在美国西南部的沙漠中。到发展中国家旅游会增加结核暴露的风险。家族史在评估遗传性肺疾病的患病风险如囊性肺纤维化、α_1-抗胰蛋白酶缺乏及哮喘、肺气肿或肺癌的遗传易感性方面至关重要。

四、体格检查

应根据提供的病史有重点地完成体格检查。对肺部疾病患者进行体格检查，首先应使患者胸部充分暴露，并进行观察和视诊，从评估患者一般情况开始。应特别注意是否有呼吸窘迫。视诊可协助诊断并提示患者的危重程度。

体型很重要，运动耐力差、嗜睡的病态肥胖者，可能患有睡眠呼吸疾病；而体型消瘦的中年男性，伴有缩唇呼吸，可提示肺气肿。种族和性别也应考虑，因为某些疾病更易发生在特定人群。例如，结节病在美国东南部的黑种人中很常见，而淋巴管平滑肌瘤是一种发生于育龄期女性的罕见病。心动过速和奇脉是重症哮喘的重要体征。

医生需要观察患者的呼吸并注意呼吸过程是否费力。呼吸频率的增加、辅助呼吸肌的参与、缩唇呼吸和腹部矛盾运动提示呼吸功增加。腹部矛盾运动提示膈肌功能减弱，即将出现呼吸衰竭。患者不能完整讲完一句话提示严重的气道阻塞或神经肌肉功能减弱。医生应在问诊和体格检查过程中注意患者咳嗽的声音、观察咳嗽的力量，咳嗽力量减弱提示呼吸肌功能减弱或严重的阻塞性肺疾病。吸气时，胸廓两边应对称扩张。应注意胸廓的外形，胸廓前后径增加可见于由阻塞性肺疾病引起的肺过度通气；严重脊柱侧后凸、漏斗胸、强直性脊柱炎和病态肥胖患者可因胸腔扭曲和容积限制而导致限制性通气功能障碍。

手部变化是肺部疾病的重要体征。杵状指常与呼吸疾病相关，一种少见的杵状指相关疾病是肥大性肺性骨关节病（hypertrophic pulmonary osteoarthropathy，HPO）。HPO以长骨远端、腕关节、踝关节、掌骨、跖骨的骨膜炎症为特点。腕关节及其他受累区域可出现肿胀及压痛。少数HPO也可无杵状指。HPO病因包括胸膜间皮瘤、肺纤维化和慢性肺部感染（如肺脓肿）。

手指色素沉着（焦油所致，尼古丁无色）是吸烟的标志。应使患者胳膊伸平，腕关节背屈，五指张开。严重二氧化碳潴留者可有扑翼样震颤。消耗和衰竭是恶性疾病或终末期肺气肿的恶病质表现。周围型肺癌对臂丛神经干下端的压迫和浸润累及手部小的肌肉群可致手指外展无力。

头部和颈部检查十分重要。眼部视诊要注意有无Horner综合征的证据（即瞳孔变小、单侧上睑下垂和无汗征），Horner综合征可由肺尖部肿瘤压迫颈部交感神经所致。应注意有无嘶哑，声嘶可能提示肺癌（常为左侧）或喉癌相关的喉返神经麻痹。声嘶最常见的原因是喉炎。

应查看患者有无鼻息肉（与哮喘相关）、鼻甲肥大（各种过敏情况）及鼻中隔偏曲（鼻塞）。鼻窦区压痛提示鼻窦炎。

舌可提示有无中心型发绀。口腔可为上呼吸道感染提供依据（如咽充血、扁桃体肿大，伴或不伴脓苔）。牙齿损坏或牙龈炎患者易患肺脓肿或肺炎。上腔静脉梗阻时，可有面部充血或发绀。阻塞性睡眠呼吸暂停的患者可有肥胖、下颌后缩、小咽部、颈部短粗的体征。

胸部触诊应首先从颈部的辅助呼吸肌开始（即斜角肌和胸锁乳突肌）。呼吸肌肥大和收缩提示呼吸功的增加。要查看气管是否居中，气管偏斜提示肺不张或肺部肿块。颈部肿块应予以记录。

医生应将双手置于患者后胸廓的下半部，拇指相接，余指分开轻触患者胸壁，嘱患者深呼吸。患者吸气时医生的拇指应轻微分开，而双手应对称性分开。

震颤是一种轻微的震动，患者说话时用手的外侧缘紧贴患者胸壁感受最明显。震颤在肺部实变区域增强，在胸腔积液区减弱。接下来是胸部叩诊，应叩出双侧膈肌的边缘。应自肺尖向下行双侧对比叩诊，包括背部、前胸和侧胸壁。胸腔积液、肺实变、肺部肿块、膈肌上抬均叩诊呈浊音；而气胸或肺过度通气叩诊为过清音。

肺部听诊用来评估呼吸音的特点及有无异常呼吸音。正常呼吸音有两种，即肺泡呼吸音和支气管呼吸音。支气管呼吸音的听诊区在中央气道，较肺泡呼吸音更响亮而粗糙，肺泡呼吸音听诊区在肺的外周和基底部。支气管肺泡呼吸音为两者的结合，听诊区在中等大小的气道区域。支气管呼吸音吸气相较长，而肺泡呼吸音呼气相较长且声音较柔和。若在肺的周边闻及支气管呼吸音和支气管肺泡呼吸音为异常情况，可提示肺实变。肺实变时，声音的传导性增强，可有“耳语音”出现；实变区也可闻及羊鸣音，即在肺实变区当患者发字母“E”的音时听起来像字母“A”，有时听起来像羊咩咩叫的声音。

异常呼吸音或肺外呼吸音包括湿啰音、干啰音和摩擦音。湿啰音可分为粗湿啰音、细湿啰音和Velcro啰音。气道中或在大中气道开口处的黏液常形成粗湿啰音。支气管扩张症患者的湿啰音随咳嗽而变化。细湿啰音可在吸气相闻及，因塌陷的肺泡复张而形成，最常在肺底部闻及。肺水肿和间质性肺病时可闻及湿啰音。

哮鸣音是一种高调的声音，当在肺局部出现时，提示大气道阻塞。哮喘或充血性心力衰竭患者的哮鸣音声调较低且呈弥漫性分布。局限的哮鸣音见于肺栓塞、肿瘤阻塞支气管及异物误吸。

摩擦音是由发炎的胸膜相互摩擦而产生。摩擦音被描述为皮革相互摩擦的声音。摩擦音常容易消失且依赖于胸膜腔的液体量。大量引流胸腔积液后常出现胸膜炎性胸痛和胸膜摩擦音。

纵隔气肿的患者可以出现与心动周期同步的摩擦音，称为“Hamman摩擦音”或“Hamman征”。当一侧肺呼吸音完全消失时，应考虑气胸、胸腔积液或血胸、主支气管阻塞、肺切除术后或先天性肺缺如。

五、评价

医生应能够根据详细的病史和全面的体格检查作出鉴别诊断。初步的鉴别诊断是安排后续检查的基础，并应意识到这些检查可能会发现初步评估时未曾考虑到的问题。扩大评估的目的有两个：确定诊断或除外其他疾病，同时评估肺部病变的严重性。

有潜在肺部疾病的患者应该接受肺功能检查（详见第15章）。呼吸量测定法评估气流，有助于鉴别阻塞性模式（包括COPD、哮喘和其他相关疾病）和限制性模式（纤维化性肺疾病）。呼吸量测定法也能评估生理性异常的严重程度。

肺容积测定有助于肺过度通气的评估或限制性通气功能障碍的确立。测定肺一氧化碳的弥散量可评估肺气体交换功能的变化。进一步对气体交换的评估可通过脉搏血氧仪测定血氧饱和度来实现。

氧合和酸碱状态可以通过动脉血气分析获得。6min步行试验可以评估运动时的氧合情况，患者常通过这项检查首次发现需要补充氧气。根据患者的病情，可使用其他更特殊的检查（如支气管激发试验、心肺运动负荷试验、多导睡眠图）。

胸部影像学对了解肺部结构尤其重要。胸片可以提供肺实质和胸膜、心脏的轮廓、纵隔的结构，以及体型的信息。对比既往的胸片对评估疾病的进程是必要的。

CT可在肺部和纵隔结构方面提供更为准确的信息，在评估间质性肺疾病、肺部肿瘤和其他疾病的过程中是必不可少的。配合通气-灌注扫描和肺血管造影，CT已成为评价肺血管系统的主要工具之一。正电子发射断层成像技术（PET）用于测定肺部肿块的代谢活性并有助于恶性肿瘤的诊断。

标准化的血液检验，如血细胞计数和血生化，可提示特异的疾病或肺部疾病的严重程度（如慢性低氧相关红细胞增多症、肺部感染时白细胞增多）。特定的化验针对特定的诊断，如结缔组织病（如类风湿因子、抗核抗体)或过敏性肺炎(超敏反应谱)。

结合病史和体格检查,这些检查有助于缩小诊断范围以制订有针对性的治疗方案。治疗方案往往只需单次就诊即可建立,但患者常要求多次复诊。随访中,医生可以评估疾病的进展、患者的依从性及治疗效果。

如果非侵入性检查不能诊断疾病,必要时可行侵入性检查。光导纤维软性支气管镜或硬性支气管镜可以直接查看气道并获得有研究价值的临床标本。经胸经皮细针活检或引导性支气管镜检查可用于评估周围型肺病变。最后还可通过开胸肺活检或可视胸腔镜引导肺活检的方法获取组织。

关于该主题的深入讨论,请参阅《西氏内科学》(第25版)第84章"肺部疾病影像"和第101章"肺部疾病的介入和外科诊疗思路"。

六、展望

应当意识到病史和体格检查有多方面的预测价值。重视CT在诊断和评估肺部疾病严重程度定量分析中所起的作用。必须确定介入技术在肺部疾病诊断和治疗过程中所扮演角色。

推荐阅读

Fitzgerald FT, Murray JF: History and physical examinations. In Mason RJ, Murray JF, Broaddus VC, et al, editors: Murray and Nadel's textbook of respiratory medicine, ed 4, Philadelphia, 2005, Elsevier.

Ryder REJ, Mir MA, Freeman EA: An aid to the MRCP PACES, vol 1, ed 3, Oxford, 2007, Blackwell Publishing.

Weiner DL: Causes of acute respiratory compromise in children. Available at: http://www.uptodate.com/contents/causes-of-acute-respiratory-com promise-in-children?source=search_result&search=Causes+of+acute+respiratory+compromise+in+children&selectedTitle=1%7E150. Accessed August 25, 2014.

第15章

肺结构与功能的评估

著　者　Jigme M. Sethi　F. Dennis McCool
译　者　冯莹莹　审校者　李　敏

一、引言

所有器官功能的正常发挥取决于消耗氧气和清除二氧化碳的能力。肺最基本的功能是将氧气运输到肺毛细管血液中并清除二氧化碳。为了实现这一功能，肺必须产生能够进出肺泡的气流（通气），同时从肺泡气体中吸收氧气入血并清除二氧化碳（气体交换）。完成这个过程的同时要尽量达到气体交换最大化（通气-血流匹配）。在这个高效的过程中，从静息状态到中等量的剧烈运动，人体都能够在一定活动范围内进行充分的氧合和维持酸碱平衡。本章将对呼吸系统解剖及其如何实现这一维持生命的生理功能进行概述，并介绍评估肺结构和功能的临床检查。

二、解剖

（一）气道

吸入的气体经过鼻和鼻咽的湿化、加热至体温，并且过滤直径大于10μm的气体颗粒，然后流经支气管树，它是气道在胸腔内逐级分叉而构成复杂的系统。前15级分支只是传导气体的通道，不参与气体交换，包括主气管、主支气管、段和亚段支气管，直至终末细支气管。它们共同构成肺的传导区（conducting zone），同时也被称为解剖无效腔［理想体重约1ml/磅（1磅=0.45kg），大约150ml］（图15-1）。软骨环的支撑确保大气道持续开放。在主气管里，软骨环是“U”形结构，气道后壁与食管相邻；而在主支气管内，软骨环是圆形结构。

前15级气道的分支结构遵循分形几何学原理：每一级气道的直径和长度以相同的比例减少，均为0.79，以便在胸腔有限的空间内容纳更多的气道（图15-2A和B）。从主气道到外周气道的支气管长度变化遵从分形几何学，不仅减少了无效腔容积，还降低了气体对流的阻力。

另外8级气道包括呼吸性细支气管和排列着肺泡囊的肺泡管，这一部分的肺被称为呼吸区（respiratory zone），终末呼吸单位又被称为肺腺泡。从呼吸区即开始出现气体交换，但气体交换的主要场所仍是肺泡。吸入的气体主要通过大量对流的方式流经传导区，而在呼吸区氧气是通过弥散的方式流动的。

一般来说，从主气道到肺泡管一共分为23级。因为小气道的直径较小，很容易怀疑小气道的对流阻力最高，而情况恰恰相反。数目众多的小气道一起构成了一个横截面巨大的通道供气体流过。例如，主气道的横截面积是$2.5cm^2$，而所有肺泡管加起来的总横截面积高达$300cm^2$。因此，80%的气道阻力来自于前7级的气道，只有20%的气道阻力来自于剩下的“小”气道（直径＜2mm）（图15-3）。在吸气时肺扩张，肺泡管的总横截面积加倍，气道阻力还将进一步减小。

（二）肺泡

肺泡是葡萄串样的气囊，与肺毛细血管直接相连。人体大约有3亿个独立的肺泡囊，或是有3万个肺腺泡，每个肺腺泡含有1万个肺泡囊。肺泡壁很薄，总表面积大约有$130m^2$。这大致相当于双打网球场大小的一半。肺泡表面排列着两种细胞。扁平的Ⅰ型肺泡上皮细胞占95%。Ⅱ型肺泡上皮细胞占5%左右，可以分泌表面活性物质，在肺扩张时，这种复杂的脂蛋白对降低肺泡腔的表面张力起着重要作用。在肺容积减小时，表面活性物质对于防止肺泡塌陷同样发挥着重要作用，以保证正常的气体交换。毛细血管在菲薄的肺泡间隔里走行，直接暴露于周围肺泡的气体中。肺泡上皮细胞、毛细血管上皮细胞及穿插的基底膜共同构成肺泡-毛细血管界面。正常情况下，这一界面的厚度不超过1μm，不会对气体交换产生明显影响。

（三）血管

肺动脉起源于右心室，不断分支，最终构成包绕肺泡的毛细血管网。巨大的表面积保证了气体交换。肺静脉穿过肺，最终融合成四支主肺静脉并把血挤入左心房。肺循环是一个低阻力的回路，肺血管阻力大约只有体循环阻力的1/10。肺血管很容易适应血流的增加，并且仍然保持低压和低阻力的特性。因此，在运动时，增加的心排血量都可以通过肺部进行

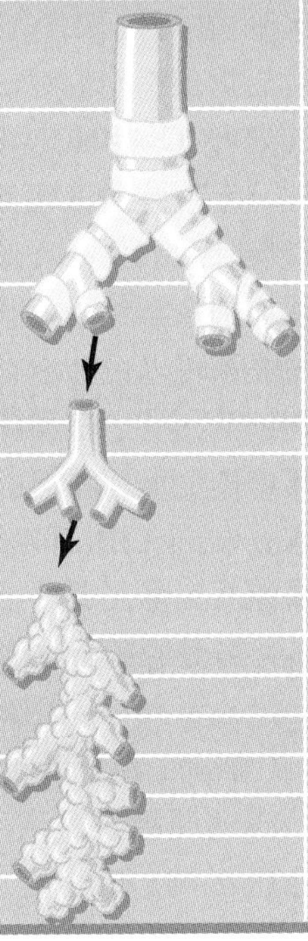

气道分级	级数	横截面面积（cm^2）	阻力［$cmH_2O/(L\cdot s)$］
喉	0		0.5
主气管	0	2.5	0.5
支气管	1		
	2	2.0	
细支气管		5.0	0.2
	16	1.8×10^2	
呼吸性细支气管	17		
	19	9.4×10^2	
肺泡管			
	22	5.8×10^3	
肺泡	23	5.6×10^7	

图15-1 气道分级及命名（资料来源：Weibel ER.Morphometry of the human lung，BerLin，1963，Springer.）

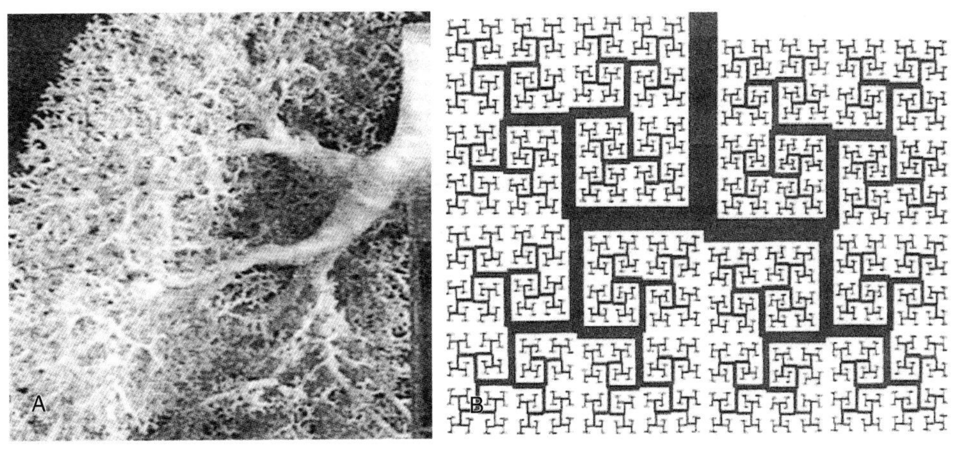

图15-2 A.右肺的管状分支展示了气道分支情况。B.气道的分支情况可以用分形几何学来建模，这可以解释胸腔空间是如何被充分利用的

再分布，而不引起肺动脉压的升高。

还有一套单独的血管系统也为肺供血，即支气管动脉系统。支气管动脉起源于主动脉，与肺动脉不同的是这一系统内是体循环压力。这些血管为肺泡及其邻近结构提供营养。2/3的支气管动脉循环回流到肺静脉，然后进入左心房。这一部分血液含氧量较低，与肺静脉引流的新鲜氧合血液混合后，降低了血液的氧含量，最终回到体循环。

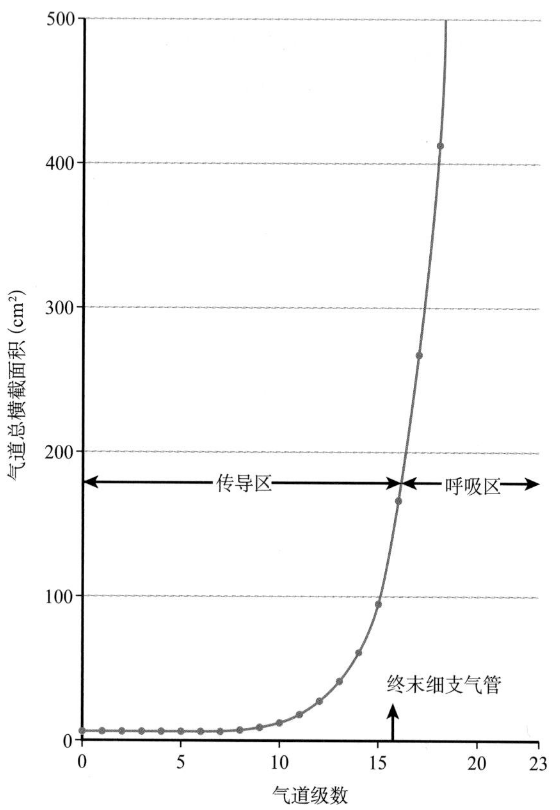

图15-3　气道级数和气道总横截面积的关系。相较于传导区，呼吸区的总横截面积明显增加。因此，气体进入呼吸区后，气体流速减慢，阻力减小

三、生理

（一）通气

通气指的是气体从大气到肺泡的输送过程。潮气量（V_T）和呼吸频率（f）的乘积体现了每分钟向肺里输送气体的总量（每分通气量）。然而，不是所有进入肺里的气体都参与气体交换。V_T中进入呼吸区和肺泡的这部分气体可以进行气体交换，即肺泡通气量（V_A），滞留在传导区的气体构成解剖无效腔容积（V_D）（图15-4）。V_D和V_T之比称为无效腔比（V_D/V_T）。正常情况下，每次呼吸有1/3的气体是解剖无效腔通气（V_D/V_T=1/3）。进入肺泡的新鲜气体容积是V_A-V_D。深大呼吸时，总潮气量里无效腔通气所占的百分比减小。因此，相较于浅快呼吸而言，V_T固定不变时，深而慢的呼吸可以增加V_A，改善气体交换。

V_D/V_T可以用Bohr公式来计算，公式如下：

$$V_D/V_T=(PaCO_2-P_ECO_2)/PaCO_2$$

其中$PaCO_2$是动脉血二氧化碳分压，P_ECO_2是呼出的混合气体中二氧化碳分压（即在肺毛细血管进行气体交换后的肺泡气体是富含CO_2的气体，没有进行气体交换的无效腔气体是乏CO_2气体，此两者的混合气体）。P_ECO_2在呼气时升高，在呼气末达到平台水平。在呼气末，P_ECO_2是和肺毛细血管进行气体交换后达到平衡的呼出的肺泡气体。在健康个体中，呼气末P_ECO_2和$PaCO_2$相近。

无效腔通气是无效通气，因为只有V_A参与气体交换。因此，如果代谢率升高、二氧化碳产生增加，必须增加V_A以维持动脉血PCO_2在40mmHg。这些变量的关系可以用肺泡二氧化碳公式来计算：

$$P_ACO_2=CO_2产生量/\dot{V}_A$$

其中P_ACO_2是肺泡的二氧化碳分压，$\dot{V}_A$是肺泡通气量。从这个公式可以得出，肺泡中的二氧化碳分压与肺泡通气量成反比。

类似的还有肺泡氧分压公式：

$$P_AO_2=O_2\ 消耗量/\dot{V}_A$$

然而，氧分压相关的变量关系更为复杂，因为P_AO_2还受吸入氧浓度、水蒸气压力、肺泡二氧化碳分压影响（见后文）。肺泡二氧化碳和氧的关系：①稳定的肺泡气体组成取决于通气和代谢率的恒定比例；②如果通气量过高（过度通气），肺泡PCO_2降低，肺泡PO_2升高；③如果通气量过低（通气不足），肺泡PCO_2升高，肺泡PO_2降低。

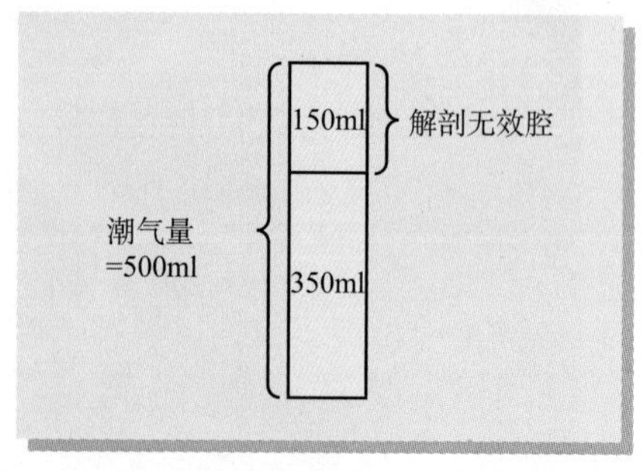

图15-4　吸入空气体积示意图：参加气体交换（V_A，350ml）、解剖无效腔（V_D，150ml），两者之和为潮气量（V_T，500ml）

1. 呼吸力学

呼吸力学的研究对象是将气体输送至肺部所需的力，以及这些力如何改变气体的体积和流量。呼吸系统可以机械地分为两部分：肺和胸廓。肺是一弹性结构（弹簧样），位于另一个弹性结构内，即胸廓。在呼气末，没有呼吸肌的辅助下，肺的弹性回缩力和胸廓的弹性扩张力达到平衡，是肺-胸廓的平衡位。正常情况下，肺的弹力方向总是向内（有利于肺塌陷），胸廓的弹力方向总是向外（有利于肺充气）；在肺容积升高时，胸廓的弹力方向也是向内（图15-5）。呼吸系统过度扩张、超出平衡位（平静呼吸的呼气末）时，需要由吸气肌提供额外的能量。正常平静呼吸时，气体向肺外流出的动力来自于呼吸系统的被动回缩。

在一个标准的呼吸周期里，吸气肌收缩，胸膜腔压力减小，接着肺泡内压力降低。肺泡压一旦低于大气压，气体可以从口腔经过气道流入肺泡。在吸气结束时，吸气肌不再收缩，肺和胸廓弹性回缩，恢复到平衡位。呼吸系统的弹性回缩力使得肺泡压在呼气时为正，直到肺和胸廓重新回到静息位，肺泡压再次与大气压相等。在平静呼吸时，胸膜腔内压一直是负压，而肺泡压呈周期性变化，时而高于大气压，时而低于大气压（图15-6）。

人体最主要的吸气肌是膈肌，其他还包括胸锁乳突肌、斜角肌、胸骨旁肋间肌和肋间外肌。膈肌收缩引起胸廓上下径增加，同时腹腔内容物受压，后者会导致腹壁扩张。呼气肌由肋间内肌和腹部肌群构成。呼气肌参与的情况下呼气气流量增加，如运动或咳嗽时。

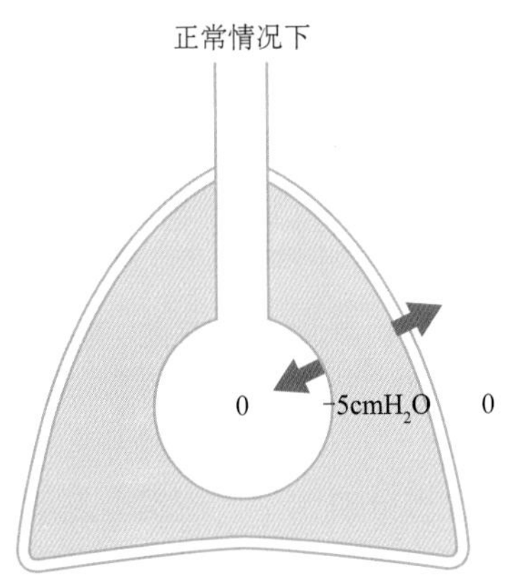

图15-5 肺和胸廓在功能残气量（FRC）中的作用示意图。箭头方向提示胸廓向外扩张的弹力和肺向内塌陷的弹力相平衡。因为两个弹力牵拉作用于胸膜腔的方向相反，功能残气量时胸膜腔内压为$-5cmH_2O$

呼吸系统充气时，吸气肌必须克服两种阻力：来自肺和胸廓的弹性回缩力（弹性负荷）及气流相关的阻力（阻力负荷）。吸气肌承载的弹性负荷来自于呼吸系统抵抗牵拉伸展的倾向。弹性负荷与容积相关，也就是说呼吸系统在容积大于功能残气量（FRC）时难以继续扩张，而在容积小于FRC时难以继续缩小。弹性回缩力可以用肺容积和弹性回缩压来描述（图15-7）。不论是吸气或呼气，肺和胸廓都有其特定的弹性回缩压。将肺容积与胸廓或肺弹性回缩压的关系作一曲线，其斜率反映的是相应结构的顺应性。胸廓和肺的弹性回缩压之和反映呼吸系统整体的弹性回缩压。

肺的弹力特性与两个因素有关：肺实质中胶原蛋白和弹性蛋白的弹力特性、肺泡气-液界面的表面张力。这两个因素均会引起肺弹性回缩。排列在肺泡表面的Ⅱ型肺泡上皮细胞产生表面活性物质。表面活性物质主要由磷脂组成，能降低气-液界面的表面张力，使得肺容易膨胀。某些由于表面活性物质缺失引起的疾病（如新生儿呼吸窘迫综合征）导致肺僵硬（顺应性差）、难以扩张。以胶原蛋白过度增生为特征的肺纤维化，同样引起肺僵硬、难以膨胀；而肺气肿则是以弹性蛋白和胶原蛋白的破坏丢失

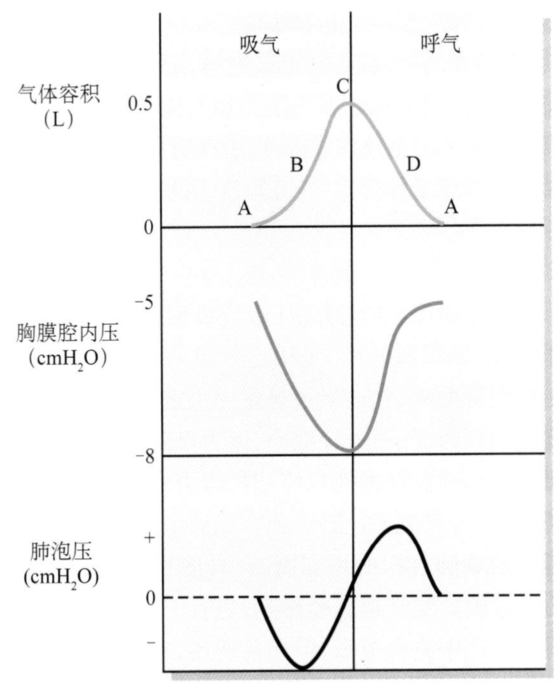

图15-6 在正常呼吸周期中的气体容积、胸膜腔内压和肺泡压变化示意图。字母对应呼吸周期的不同阶段：A.呼气末；B.吸气；C.吸气末；D.呼气。肺泡压是双相变化的，在没有气流时（如呼气末和吸气末）为零。胸膜腔内压始终低于大气压

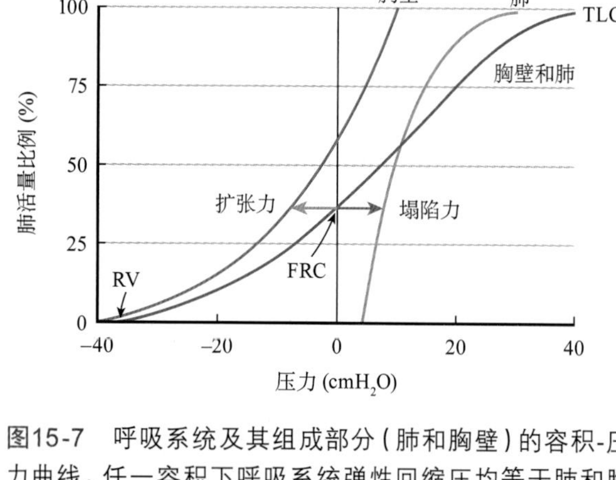

图15-7 呼吸系统及其组成部分（肺和胸壁）的容积-压力曲线。任一容积下呼吸系统弹性回缩压均等于肺和胸廓的弹性回缩压之和。压力产生负压引起呼吸系统扩张，而压力产生正压则引起呼吸系统塌陷。容积-压力曲线的斜率反映各个结构的顺应性。RV.残气量；FRC.功能残气量；TLC.肺总量

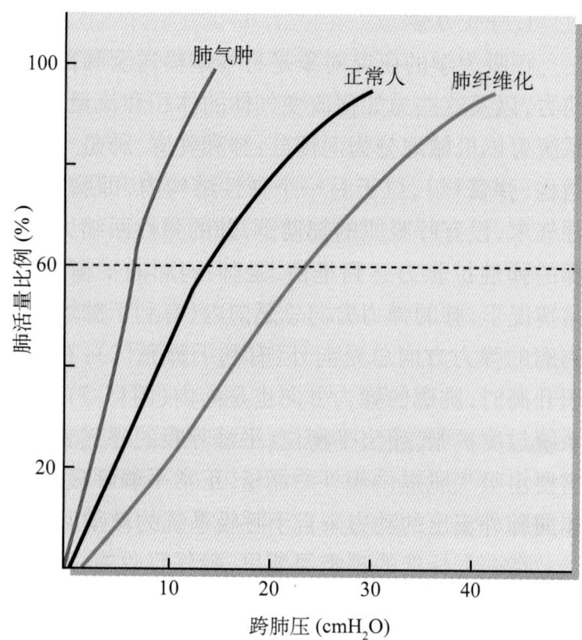

图15-8 正常人、肺气肿和肺纤维化患者的肺顺应性曲线。在同样的肺容积下，肺纤维化患者的跨肺压是最大的（如图，水平虚线标示的容积是肺活量的60%）。此时，呼吸功增加

为特点，肺弹性回缩减弱，肺顺应性增加（图15-8）。在FRC时，肺或胸廓充气200ml通常需要1cm水柱（$1cmH_2O$）压力。肺和胸廓在吸气时同时增加相等的容积，所以共需要$2cmH_2O$的压力使之同时充气200ml。因此，在FRC邻近的容积时，呼吸系统正常的顺应性大约是200/2或$100ml/cmH_2O$，肺或胸廓的顺应性是200/1或$200ml/cmH_2O$。

吸气时吸气肌必须克服的第二种阻力是气流相关的阻力，即组织的黏滞阻力和气道阻力，后者是气流相关阻力的主要构成部分。吸气时的气道阻力可以根据吸气流量和肺泡-气道开放压的差值（$\Delta P_{A\text{-}ao}$）进行计算。

$$阻力=\Delta P_{A\text{-}ao}/\dot{V}$$

气流速度、气流类型（层流或湍流）和气道的物理特性（半径和长度）是决定气道阻力的关键因素。在物理特性中，气道半径是主要决定因素。气流为层流（平流）时，气道直径减小，阻力以四次方的级数增加；气流为湍流（混沌气流）时，阻力以五次方的级数增加。因为气道直径随着肺容积的增加而增加，气道阻力随着肺容积的增加而减小（图15-9）。不同部位的气道阻力受气道直径影响，也有一定差异。虽然外周气道比中央气道窄，但如前所述，它们的总截面积远远大于中央气道的横截面积。因此，外周气道的气流阻力比中央气道的阻力低（见图15-3）。

气流类型是决定气道阻力的另一个关键因素。当气流是层流时，阻力与气流速度成正比。湍流的情况下，阻力与气流速度的平方成正比，因此会明显增

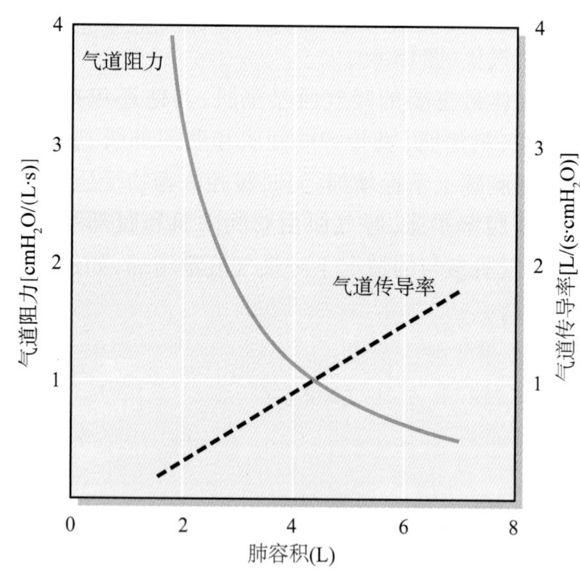

图15-9 随着肺容积增加，气道增宽，气道阻力减小。气道阻力的倒数（气道传导率）随着肺容积的增加而增加

大。气流速度也部分决定了气流类型是层流或湍流。在临床上，引起气道阻塞的疾病都可以导致气道阻力增加，如内生肿物、气道内黏液、气道平滑肌收缩或气道的外在压迫。

肺的弹性回缩也可以影响气道阻力和气流。肺弹性回缩力减弱，为了加快小气道塌陷，流速增加，

继而气道阻力增加。以低气流速度呼吸时，FRC时的正常阻力为每秒1～2cmH_2O/L。

2. 通气的分布

吸入的气体在整个肺内的体积分布是不平均的。通常，在直立位时，吸入的气体更多地进入肺底部而不是肺尖。这种体积分布的方式使得肺底部比肺尖通气更好。这种通气不均一性主要是由于肺顺应性存在区域差异。在FRC时，肺尖的肺泡比肺底部的肺泡充气更好。从肺尖到肺底肺泡张力的差异与从肺尖到肺底胸膜腔内压的差异有关。重力因素决定了肺尖的胸膜腔内压负压更大，肺底部的负压较小。从肺尖到肺底部成人胸膜腔内压的正常压差大约是8cmH_2O（图15-10）。因为在FRC时，肺尖肺泡受到更多的牵拉，所以它们处于容积-压力曲线上更僵硬、顺应性更差的区域，使得它们比肺底部肺泡更难膨胀。因此，在吸气开始时，更多的气体流向肺底部，而不是肺尖。

3. 通气的控制

充分的氧合和酸碱平衡的维持是通过呼吸控制系统来完成的。该系统由神经系统呼吸中枢、呼吸效应器（提供呼吸动力的肌肉）和呼吸传感器组成。控制吸气和呼气的呼吸中枢位于脑干髓质。脑干的呼吸中枢有内源性的节律产生器，以驱动产生呼吸。呼吸中枢的输出受多方面调节，包括外周和中枢化学感受器的输入，肺内的机械感受器，大脑更高级的中枢，如大脑皮质的意识控制等。髓质的呼吸中枢主要决定通气水平。

二氧化碳是控制通气的主要因素。动脉血二氧化碳以弥散的方式通过血脑屏障，降低脑脊液的pH并刺激中枢化学感受器。PaCO_2的升高或降低都会相对地增加或减少通气。在静息呼吸时，PaCO_2的水平是影响呼吸的主要因素。只有当PaO_2（溶解在血液里而不与血红蛋白结合的氧分压）出现明显下降时，才会显著地增加通气。通常，只有当PaO_2低于50mmHg才能使通气量急剧增加（图15-11）。大脑的呼吸中枢感受不到低氧，低氧通过颈动脉体的感受器感知。这些血管上的感受器位于颈内动脉和颈外动脉的分支处。PaO_2的改变通过颈动脉窦的神经感知。从呼吸中枢到舌咽神经存在着神经交通支，以调节通气。颈动脉体同样可以感知PaCO_2和pH的变化。非挥发性酸（如酮酸）也可以作用于颈动脉体，刺激通气。

复杂的呼吸控制系统确保了大多数情况下PaO_2、PaCO_2和pH等变量都能保持在狭窄的范围内。呼吸中枢还可以调节潮气量、呼吸频率等，以将呼吸

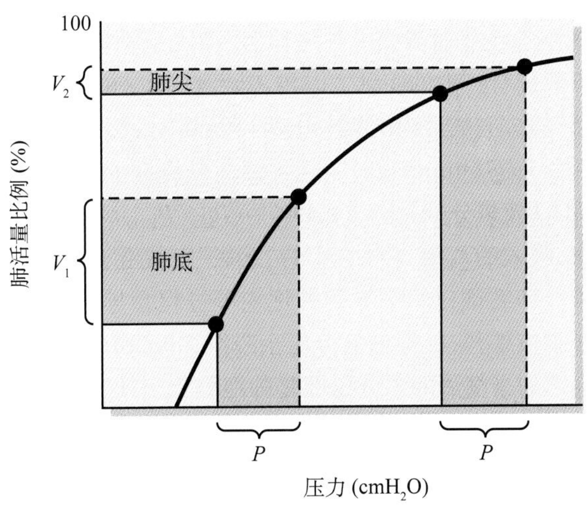

图15-10　肺底和肺尖跨肺压与肺容积的关系示意图。因为胸膜腔内压在肺尖负值更大，因此这一部位的肺泡受牵拉更明显，使得它们位于容积-压力曲线上顺应性较差的部分。吸气时，同样的跨肺压情况下，肺底肺泡的扩张程度大于肺尖的肺泡（分别对应V_1和V_2）

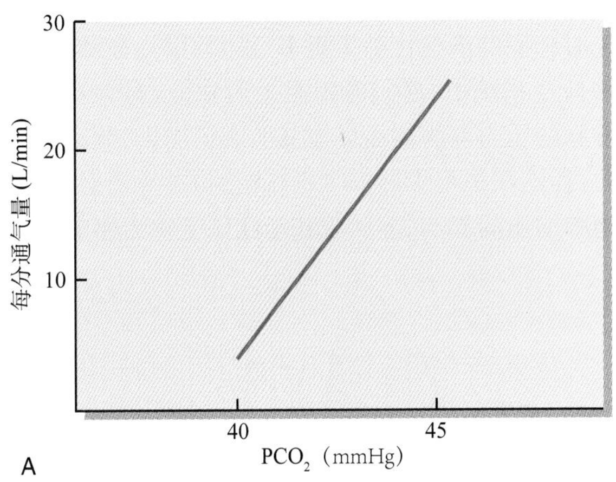

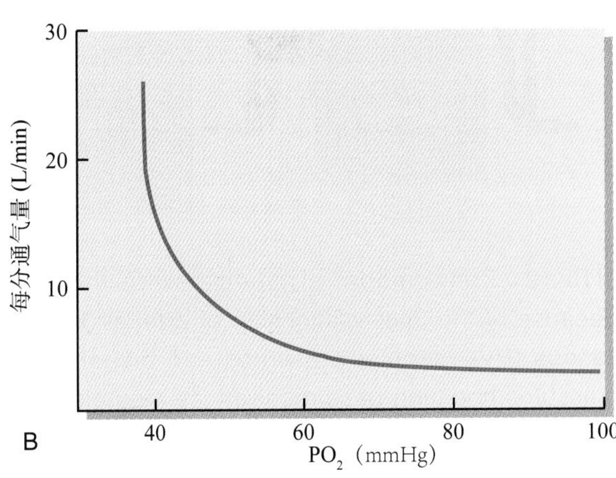

图15-11　A.二氧化碳分压（PCO_2）的升高可以引起每分通气量同比线性升高。B.低氧引起的通气变化较小，只有当氧分压（PO_2）显著下降时通气才会明显增加

功耗降至最低，同时还可以适应各种特殊情况，如说话、游泳、饮食和运动。人为地改变PCO_2、PO_2和pH也可以刺激呼吸。例如，增加通气可以通过增加二氧化碳重复呼吸、吸入低浓度氧气或向血液中输入酸性物改变酸碱度。

（二）灌注

肺血管床和体循环在很多方面都不同。左心室的心排血量分布在数个器官系统中，而肺血管床接受右心室全部心排血量。尽管接收了右心全部的心排血量，但肺循环仍然保持低阻、低压。正常的全身平均动脉压约为100mmHg，而正常的平均肺动脉压在15mmHg左右。血管床可以通过增加肺内血管的开放来适应血流的增加，从而保持肺动脉压基本不变。例如，在运动时，虽然肺血流明显增加，但肺动脉阻力基本不变。低氧性血管收缩是肺血管系统的另一个特点，这种特点可以调整局部血流。在肺内通气不良的区域减少血流，有助于血流和通气匹配。

灌注（$\dot{Q}$）是指通过器官（如肺）的血流量。直立位时肺底的灌注比肺尖更多（图15-12）。在肺循环这种低压系统中，必须考虑重力对血流的影响。动脉-静脉的压力差为体循环血液的流动提供“驱动”的压力，但这仅适用于肺部个别区域。肺血流还必须考虑到肺泡压的影响。静脉压和动脉压受重力影响很大，

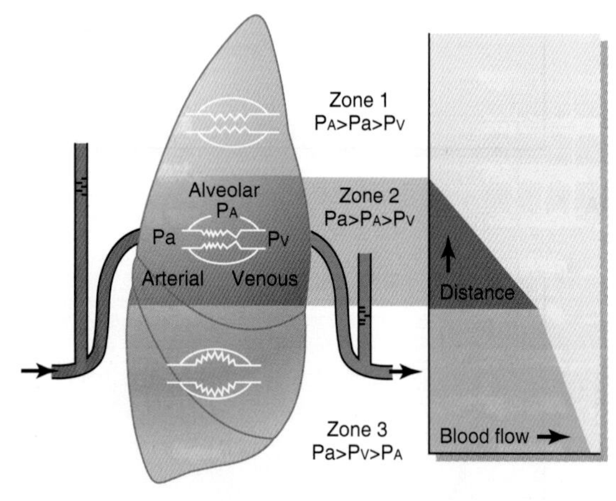

图15-12 Zonal model of blood flow in the lung. Because of the inter-relationship of arterial (Pa) and venous (Pv) vascular pressures and alveolar (PA) pressures, the lung base receives the most flow (see text for explanation). (From West JB, Dollery CT, Naimark A: Distribution of blood flow in isolated lung: relation to vascular and alveolar pressures, J Appl Physiol 19:713-724, 1964.)（本图因涉及第三方版权，故保留用英文）

而假设气道持续开放，整个肺内的肺泡压保持恒定。因此，从肺尖到肺底的动脉压和静脉压由于重力因素而增加，但是肺泡压力保持恒定。

在肺尖，肺泡压可能会高于动脉压。把肺尖的这一部分称作区域1，理论上此时这一区域没有血流。在某些特殊情况，如低血容量性休克时动脉压降低，或呼气末正压（PEEP）水平很高时肺泡压升高，肺泡压高于动脉压时没有血流灌注。

从肺尖移动到肺中部，动脉和静脉压力增加，而肺泡压力保持恒定。在某些时候，动脉压会大于肺泡压。在这一区域，血流的驱动压为动脉-肺泡压力差。此区域称为肺的区域2。一般而言，区域2非常小，因为大多数肺泡内的压力低于静脉压。然而，随着PEEP水平的升高，肺内大部分区域的肺泡压变得高于静脉压。

在肺底，重力对动脉压和静脉压的影响更为显著，静脉压开始大于肺泡压，与体循环一样，血流的驱动压即是动-静脉压差。此区域称为肺的区域3。

一般而言，肺内大部分区域都属于区域3，肺底部接受了大部分的血流灌注。这种从肺尖到肺底血流灌注的不均一性和从肺尖到肺底通气的不均一性类似。然而，从肺尖到肺底部血流量的增加比通气量增加得更多，这说明正常肺也存在轻度的通气血流不匹配。

（三）气体交换

氧和二氧化碳易溶于血浆。氮气的溶解度很低，在肺泡-毛细管界面上气体交换不明显。气体穿过组织屏障进行扩散的驱动力是屏障两侧气体的压差。吸入空气时，主气道内的氧分压为150mmHg；假设P_{atm}（大气压）为760mmHg，P_{H_2O}（水蒸气分压）为47mmHg，FiO_2（吸氧分数）为0.21，$PO_2=(P_{atm}-P_{H_2O})\times FiO_2$。然而，吸入的$V_T$与肺内约3L的“乏氧”空气混合，二氧化碳从肺毛细血管弥散到肺泡内等过程会导致氧气进一步被稀释，肺泡中氧分压会降至100mmHg。这些过程达到平衡后的氧分压即是肺泡氧分压（P_AO_2）。

增加每分通气量可以增加进入肺泡的氧气量，同时降低P_ACO_2，这和通气不足引起的生理改变相反。肺泡二氧化碳和肺泡氧之间的相互关系可以由肺泡气体方程来描述：

$$P_{AO}=[(P_{atm}-P_{H_2O})\times FiO_2]-(P_ACO_2/RER)$$

式中RER是呼吸商，约为0.8。

驱动氧气从肺泡内弥散到毛细血管内的力

量是肺泡内(100mmHg)和肺泡毛细血管动脉内(40mmHg)的氧分压梯度。血液流入肺泡时，肺泡毛细血管内的血PO_2升至100mHg。然而，由于正常肺中的部分区域存在通气灌注不匹配和分流，混合后肺静脉内的PO_2通常约为90mmHg。因此，A-a梯度，即肺泡气体和动脉的氧分压差在健康人中约为10mmHg。

驱动二氧化碳从混合静脉血弥散到肺泡内的压力梯度是二氧化碳分压(混合静脉血为45mmHg，肺泡内为40mmHg)的差异。与氧气相比，二氧化碳的驱动压力较小，但由于其溶解度较大，二氧化碳仍然能够在每次呼吸周期内在肺泡和血浆之间达到完全平衡(图15-13)。

血液中的氧气大部分与血红蛋白结合；只有一小部分溶解于血浆，即测量的PaO_2。在动脉血中氧气的溶解量约为3ml/L，而正常血细胞比容下，与血红蛋白结合的氧气量约为197ml/L。每个血红蛋白分子都能携带四分子氧。氧合血红蛋白解离曲线的形状反映氧与血红蛋白的协同结合情况(图15-14)。通常，PaO_2值大于60mmHg时，血氧饱和度在80%～100%，当PaO_2小于60mmHg时，血氧饱和度则明显下降。可导致血红蛋白对氧亲和力降低的因素包括血液pH降低、体温升高、$PaCO_2$增加、2,3-二磷酸甘油酸(2,3-DPG)的浓度增加(图15-15)。这些因

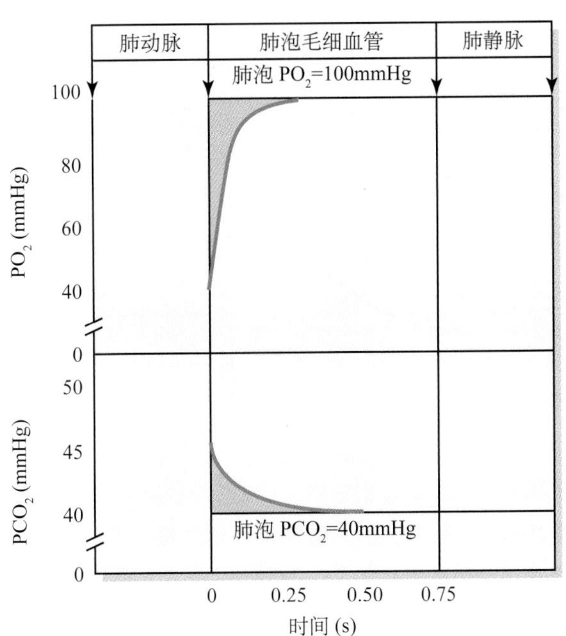

图15-13 从肺动脉经过毛细血管流回肺静脉这一过程中氧分压(PO_2)和二氧化碳分压(PCO_2)的变化。O_2比CO_2的压力梯度更大。然而，在血液流经毛细血管的0.75s内，两种分子能够在毛细血管和肺泡气体中达到平衡

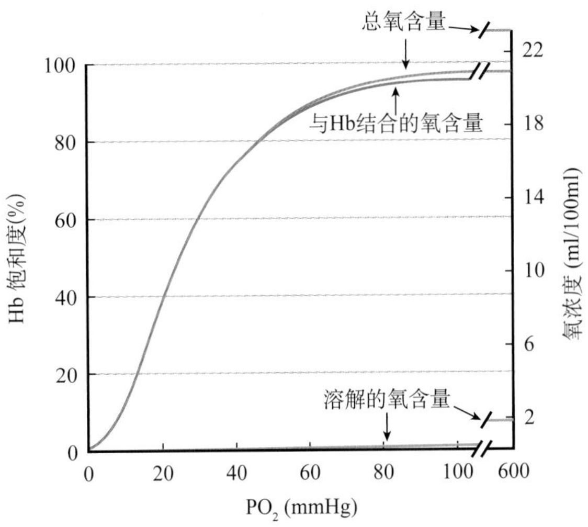

图15-14 氧合血红蛋白解离曲线。大部分氧(O_2)与血红蛋白(Hb)结合，只有极少部分溶于血浆

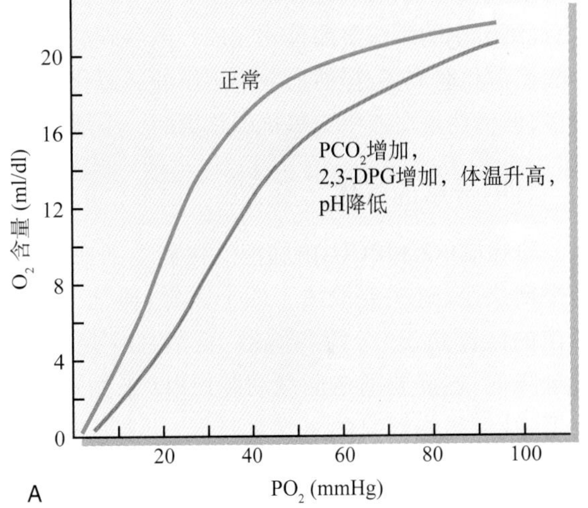

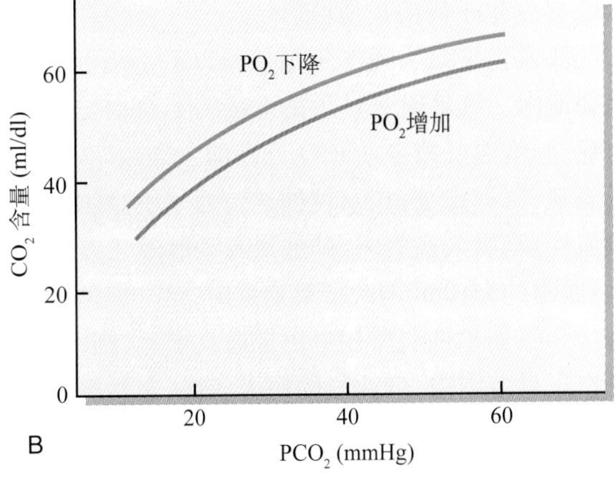

图15-15 A.多种因素均可以引起氧气结合血红蛋白的能力降低，导致氧解离曲线右移。B.生理范围内的二氧化碳解离曲线与氧解离曲线不同，线性更好，动脉血氧分压(PaO_2)增加，曲线右移，不论动脉血CO_2($PaCO_2$)水平如何，均能降低二氧化碳含量，从而促进二氧化碳从肺内排出；PaO_2降低，曲线向左移动，促进二氧化碳在组织内聚集

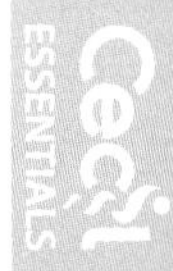

素有助于氧气解离到组织中，即血红蛋白的氧解离曲线向右移动。血红蛋白的携氧能力也受到一氧化碳等竞争性抑制结合位点的影响。一氧化碳与血红蛋白的结合能力比氧气高240倍，因此会优先与血红蛋白分子结合。然而，这并不影响溶于血液中的氧气量。一氧化碳中毒者可能PaO_2正常，但血氧含量非常低，因为大量血红蛋白呈不饱和状态。

血液中的二氧化碳大约有5%溶解在血浆中，大约10%与血红蛋白结合。然而，二氧化碳没有协同结合；因此，二氧化碳-血红蛋白解离曲线是线性的。二氧化碳结合血红蛋白分子的蛋白质组分和血浆蛋白多肽链的氨基以形成氨基化合物。约10%的二氧化碳以这种方式运输。大部分二氧化碳以碳酸氢根离子形式运输：二氧化碳从代谢活性组织扩散到血液中时，会与水反应形成碳酸。这种反应主要发生在红细胞中（由红细胞中的碳酸酐酶催化完成）。然后碳酸解离成碳酸氢盐和氢离子。虽然血液中溶解的二氧化碳比氧气多，但仍然是血液中二氧化碳总量的一小部分。

（四）异常的气体交换

动脉血PO_2和PCO_2由肺泡气体和毛细血管之间的平衡决定，这主要取决于四个因素：通气、通气与灌注的匹配情况、分流和弥散。低氧血症是指血氧含量降低，这需要通过测量动脉血PO_2来判定。相比之下，缺氧是指器官的氧含量降低，如心肌缺氧。以上四个因素任意一个出现异常即可导致低氧血症。低氧血症的第五个原因是吸入氧浓度过低引起的低PO_2，多发生于高海拔地区。

低通气定义为通气不足使得PCO_2高于正常值。当肺泡内二氧化碳增加且氧气减少时，即会出现低氧血症。肺泡通气减少，$PaCO_2$升高即会导致P_AO_2降低。补充氧气（即增加FiO_2）可以逆转通气不足引起的低氧血症。当吸入空气时，肺泡氧与动脉氧之差（A-a梯度）通常约为10mmHg。低氧血症时，这一差值往往增大。然而，如果低氧血症是由低通气引起，则A-a梯度仍在正常范围内。低通气的病因多样，包括抑制呼吸中枢的疾病或药物、影响呼吸泵功能的胸壁或呼吸肌疾病等。引起低通气的疾病包括脑干炎症、创伤、出血；脊髓病变；脊髓前角细胞病变；周围神经病；肌病；胸廓异常如脊柱后凸；上气道梗阻。予以高FiO_2能改善低氧血症，但对于升高的$PaCO_2$影响不大。

疾病状态下低氧血症最常见的病因是通气与血流不匹配。在通气（$\dot{V}$）与血流灌注（$\dot{Q}$）比值降低的部位，由于肺泡通气不良，血液难以充分氧合。相反，在$\dot{V}/\dot{Q}$升高的部位，血液氧合良好，但随着PaO_2升高、氧解离曲线达到了平台，即使通气增加，氧合也无法进一步改善。因此，肺内$\dot{V}/\dot{Q}$升高的区域无法完全纠正低$\dot{V}/\dot{Q}$区域造成的氧含量降低。理想情况下，肺内通气与血流完全匹配（如$\dot{V}/\dot{Q}=1$）。但实际上，肺底$\dot{V}/\dot{Q}$为0.5，肺尖$\dot{V}/\dot{Q}$为3，平均值为0.8。如果肺出现病变，通气与血流不匹配的影响会更明显。当$\dot{V}/\dot{Q}$小于0.8时，A-a梯度增加，继而出现低氧血症。$\dot{V}/\dot{Q}$降低时$PaCO_2$往往能维持在正常范围内，除非是明显降低才会导致$PaCO_2$轻度升高（图15-16）。通常，慢性阻塞性肺疾病（COPD）等影响气道的疾病中，低氧血症是由通气与灌注不匹配引起。由于低氧血症是由低通气引起的，所以提高FiO_2可以增加低$\dot{V}/\dot{Q}$区域的P_AO_2，从而改善低氧血症。

低氧血症的第三个原因是分流。右向左分流是一部分血液没有在肺内经过氧和二氧化碳的气体交换，直接从右心流至左心。右向左分流可以分为解剖性分流和生理性分流。解剖分流是指一部分血液绕过肺，通过解剖通道流回左心。在健康人中，有很少一部分的血液通过支气管循环直接流入肺静脉并进入左心房，从而引起体循环PaO_2降低。一部分的正常分流来自于冠状动脉循环的引流，经过心脏最小静脉流回左心室。疾病状态下解剖分流可以分为心内分流或肺内分流。心内分流发生于右心房压升高时，

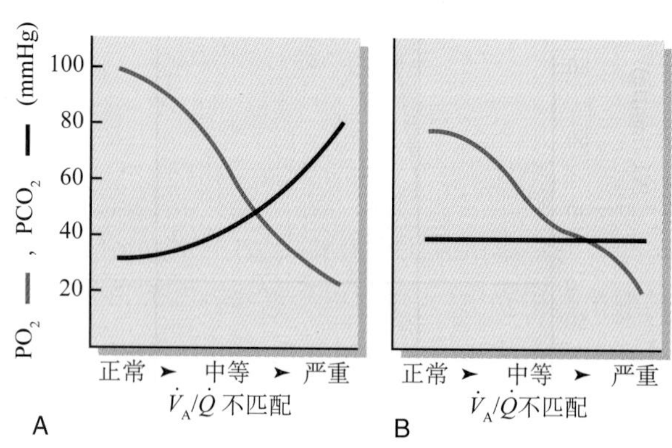

图15-16 A.在心排血量和每分通气量不变时，随着肺泡通气与灌注不匹配（$\dot{V}_A/\dot{Q}$减小）加重，动脉血氧分压和二氧化碳分压的变化图。B.每分通气量增加时，气体张力也有所改变。增加通气可以维持动脉血PCO_2在正常范围内，但只能部分纠正低氧（资料来源：Dantzker DR：Gas exchange abnormalities.In Montenegro H, editor：Chronic obstructive pulmonary disease, New York, 1984, Churchill Livingstone, pp 141-160.）

未经氧合的血液通过房间隔缺损或卵圆孔从右心房流回左心房。肺内解剖分流包括动静脉畸形或毛细血管扩张。生理性右向左分流是指一部分肺动脉血液流经正常的脉管系统，但是没有和肺泡气体接触。这是通气与灌注不匹配（$\dot{V}/\dot{Q}$=0）的极端例子。生理性分流还可由肺泡内弥散渗出导致液体填充所引起，见于充血性心力衰竭或急性呼吸窘迫综合征。肺泡内炎性渗出填充同样会导致分流，见于大叶性肺炎。当FiO_2为100%时，可以通过以下公式计算肺内分流量（Qs/Qt）：

$$Qs/Qt = (CcO_2 - CaO_2)/(CcO_2 - CvO_2)$$

其中Qs是分流的血流量，Qt是总血流量，CcO_2是肺毛细血管末端氧含量；CaO_2是动脉氧含量；而CvO_2为混合静脉血氧含量。

如果分流十分严重，则需要机械通气和PEEP来改善动脉氧合。分流量小于心排血量50%的情况下，分流对$PaCO_2$影响很小（图15-17）。在分流时，A-a梯度升高，而$PaCO_2$可维持在正常范围内甚至降低。与低通气或低$\dot{V}/\dot{Q}$引起的低氧血症相反，吸氧并不能纠正分流引起的低氧血症，因为分流的血液在肺泡中并没有和氧气接触。然而，PaO_2可能会有所增加，因为低$\dot{V}/\dot{Q}$区域常与分流同时存在，而高FiO_2可以改善低$\dot{V}/\dot{Q}$区域的血液氧合。

低氧血症的第四个病因是弥散功能障碍。心肺功能正常时，血液流经肺毛细血管的平均时间为0.75s。正常情况下，肺泡氧气弥散通过菲薄的肺泡毛细血管膜仅需0.25s，就能使血和肺泡内气体达到平衡（见图15-13）。然而，如果此膜的弥散功能受损，如液体、纤维组织、细胞碎片或炎性细胞使肺泡毛细血管膜增厚，氧气在肺泡与肺动脉血达到平衡需要花费更长的时间。如果弥散障碍使得氧气弥散达到平衡的时间超过0.75s，就会导致低氧血症，A-a梯度增大。或者，如果红细胞流经肺毛细血管的时间缩短到0.25s以下，同样可能发生低氧血症。由于红细胞通过时间缩短，存在弥散功能障碍的患者在运动时低氧的表现就会很明显。在这些患者中，静息状态下A-a梯度可能尚正常，但运动时升高。弥散功能受损时，$PaCO_2$往往在正常范围内。与低通气或$\dot{V}/\dot{Q}$失调引起的低氧血症一样，可以通过提高FiO_2来增加肺泡内PO_2，从而改善弥散功能障碍引起的低氧血症。

低氧血症的另一个原因是吸入氧过少，多发生于高海拔地区：FiO_2正常，因为气压（P_{atm}）较低，所以PO_2较低；偶尔见于低FiO_2的情况（如重复呼吸）。由于吸入氧过少引起的低氧血症A-a梯度正常，通常伴有$PaCO_2$降低。补充氧气即可纠正这种原因导致的低氧血症。最后，混合静脉血PO_2降低使个体容易缺氧（图15-18）。

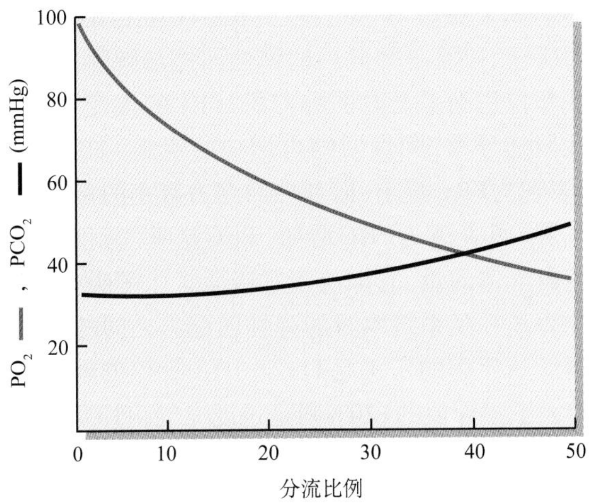

图15-17 分流的增加对动脉血氧分压（PO_2）和二氧化碳分压（PCO_2）的影响示意图。本例中假设每分通气量保持不变。一般情况下，随着分流增加，低氧血症会引起每分通气量增加和PCO_2下降（资料来源：Dantzker DR：Gas exchange abnormalities.In Montenegro H, editor：Chronic obstructive pulmonary disease, New York, 1984, Churchill Livingstone, pp 141-160.）

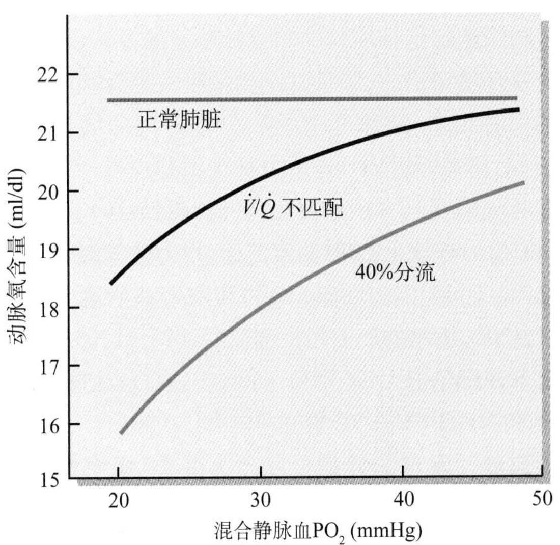

图15-18 在正常肺、严重通气与血流灌注比值（$\dot{V}/\dot{Q}$）失调、肺内分流占40%的三种情况下，增加静脉血氧分压（PO_2）对动脉血氧含量的影响。吸入氧浓度均为50%的情况下，混合静脉血PO_2不同，但其他的指标相同（资料来源：Dantzker DR. Gas exchange in the adult respiratory distress syndrome, Clin Chest Med3：57-67, 1982.）

四、肺功能的评估

肺功能检查可以评估呼吸系统的一方面或多方面。准确测量肺容量、气道功能和气体交换需要在肺功能实验室进行。肺功能检查多用于疾病的辅助诊断和评估疾病的严重程度。此外，其还有助于监测疾病发展、评估外科手术风险、衡量各种环境暴露的影响。还可以通过多种肺功能检查来评估患者对支气管扩张剂或其他治疗的反应(表15-1)。肺功能检查的准确解读需要适当的参考值。影响预测值的变量包括年龄、身高、性别、种族和血红蛋白浓度。

表15-1 肺功能检查的指征

症状和体征的评估	其他检查结果异常的后续检查
气短	胸片
劳力性呼吸困难	心电图
慢性咳嗽	动脉血气分析
高危人群的筛查	血红蛋白
监测作用于肺的药物毒性	围术期评估
	评估严重程度
	监测对治疗的反应
	决定下一步治疗目标
	评估残疾程度

肺量测定是最简单的测量肺功能的方法，可以在办公室环境中进行。肺量计是测量吸气容量和呼气容量的一种仪器。流速可以根据容量-时间曲线计算出来。通常，肺活量(VC)是用力吸气到肺总量(TLC)和用力呼气到残气容积(RV)的差值(图15-19)。让患者从TLC用力呼气至RV时测定流速。用力呼气时可以计算出第一秒用力呼气量(FEV_1)和用力肺活量(FVC)(图15-20)。正常的FVC占预测值的80%～120%。一般情况下，FEV_1占FVC的75%～80%，3s内可以呼出绝大部分的FVC。FEV_1/FVC的值通常大于0.80。

肺量计发现的异常可以分为两类：阻塞性和限制性。阻塞性通气功能不全的定义为FEV_1/FVC值降低。以气道阻塞为特征的疾病包括哮喘、慢性支气管炎、肺气肿、支气管扩张、囊性纤维化和一些主气道病变。FEV_1的减少(用占FEV_1预计值百分比表示)可用来判断气流受限的严重程度。呼气峰流速(PEFR)是呼气流速的最大值，可通过肺量计或手持峰流速仪进行测量。PEFR越低，阻塞越严重。在家里或急诊室可以使用峰流速仪判断是否存在气道阻塞。例如，严重的哮喘发作时PEFR往往小于200L/min(正常情况下500～600L/min)。限制性通气功能障碍的特点是肺容积减少。肺量计测量中，FVC和FEV_1均减少，所以FEV_1/FVC值可能是正常的。限制性改变必须通过测量肺容积来进行确认。

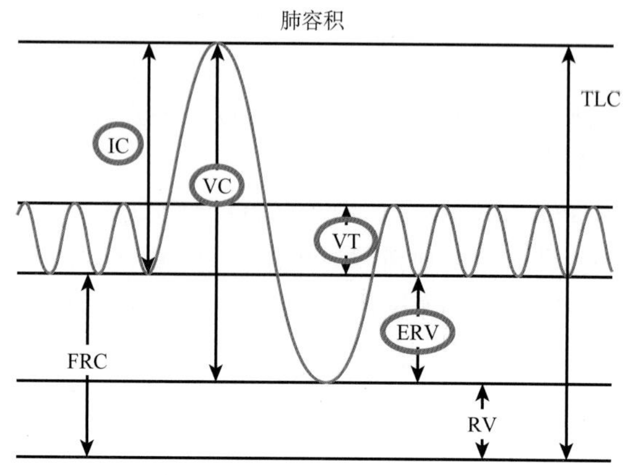

图15-19 肺容积和容量。虽然肺量测定可以测量肺活量及其组分(圈)，残气容积(RV)需要通过体积描记法、氦稀释法、氮冲洗法等测定功能残气量(FRC)后才能进行计算。IC.深吸气量；ERV.补呼气容积；TLC.肺总量；VC.肺活量；VT.潮气量

肺容积是通过体积描记法或稀释惰性气体(如氦气)来进行测定的。可以测定的指标包括功能残气量(FRC)、肺总量(TLC)和残气容积(RV)(见图15-19)。如前所述，FRC是肺向内的弹性回缩与胸廓向外的弹性牵拉达到平衡时的肺容积。FRC的改变反映肺弹性回缩异常。弹性回缩力增加的疾病(如肺纤维化)表现为FRC减小，而弹性回缩力减小的疾病(如肺气肿)则表现为FRC增加。TLC是吸气到最大时胸腔内气体的量。它取决于呼吸肌扩张呼吸系统的牵拉力和呼吸系统本身的弹性回缩力之间的平衡。限制性肺疾病的定义是TLC小于预计值的80%，而TLC大于预计值的120%则是过度充气。TLC占预计值百分比越低，限制性功能障碍越严重。

限制性通气功能不全可能由肺、胸廓、呼吸肌、胸膜腔病变引起。可以导致肺纤维化的肺病均可以导致限制性改变，因为呼吸系统弹性回缩力增加。胸廓疾病如脊柱后凸、肥胖或强直性脊柱炎，也可以通过降低胸廓的弹性扩张力而引起限制性通气障碍。呼吸肌无力可以通过减少呼吸系统充气膨胀而引起限制性通气障碍。重症肌无力、肌萎缩性脊髓侧索硬

化症、膈肌麻痹和吉兰-巴雷综合征可以通过肌无力而引起限制性肺疾病。累及胸腔的占位性病变如胸腔积液、气胸、胸膜肿瘤等也可以导致限制性通气障碍。有时可能会出现RV和FRC升高而TLC正常的情况。这种改变称为气道陷闭，见于COPD或哮喘。

可以通过流速-容积环中的流速和容积来分析用力呼气这一过程的变化（图15-21）。流速-容积环对于鉴别阻塞性或限制性改变十分有用。阻塞性通气障碍的特征表现是呼气支向内凹陷（"舀状"），而限制性通气障碍的曲线形态正常，但尺寸变小。此外，流速-容积环是识别上气道梗阻的主要手段。上气道梗阻的特点是吸气支或呼气支截断样表现（削平）。固定的阻塞会引起吸气支和呼气支削平样改变。可变型胸内上气道阻塞表现为呼气支出现削平样改变，而可变型胸外阻塞表现为吸气支削平样改变（图15-22）。

（一）支气管激发试验

支气管激发试验通常用于确定是否存在高反应性气道疾病。一些临床怀疑哮喘的患者呼气流速和

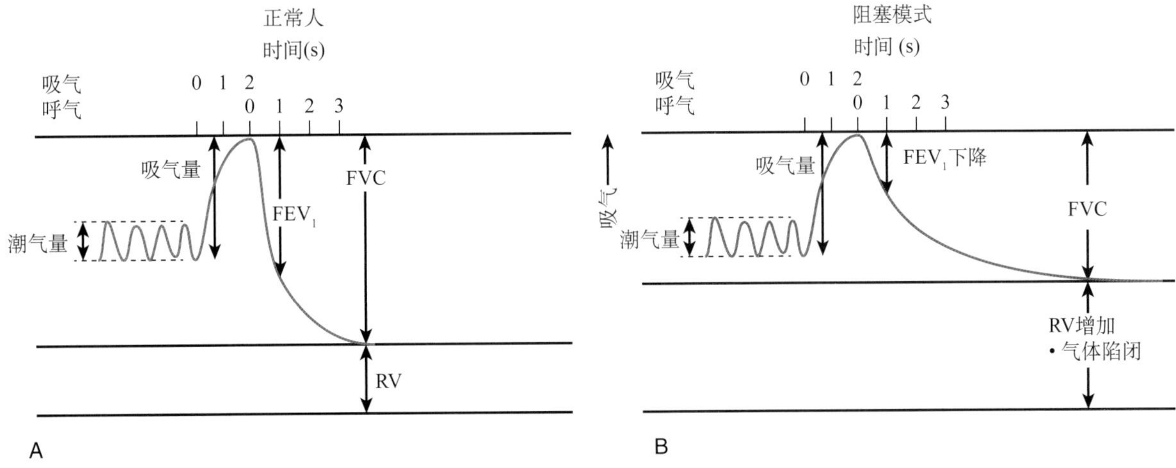

图15-20 正常人（A）和阻塞性肺疾病患者（B）的肺量测定示意图。FEV_1.第一秒用力呼气量；FVC.用力肺容量；RV.残气量。FEV_1/FVC值通常大于0.8；气道阻塞时，FEV_1/FVC值小于0.7

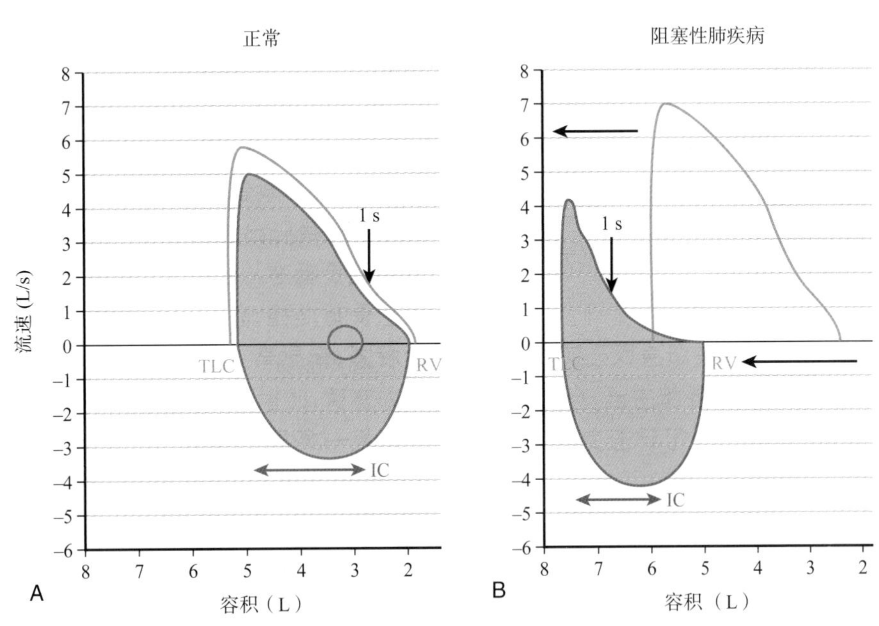

图15-21 正常人（A）和阻塞性肺疾病患者（本例为COPD）（B）的最大呼气流速-容积曲线。过度充气和气道陷闭（箭头）使肺总量（TLC）和残气容积（RV）左移（即容积增加）。此外，流速-容积环的呼气支上出现了特征性内陷改变

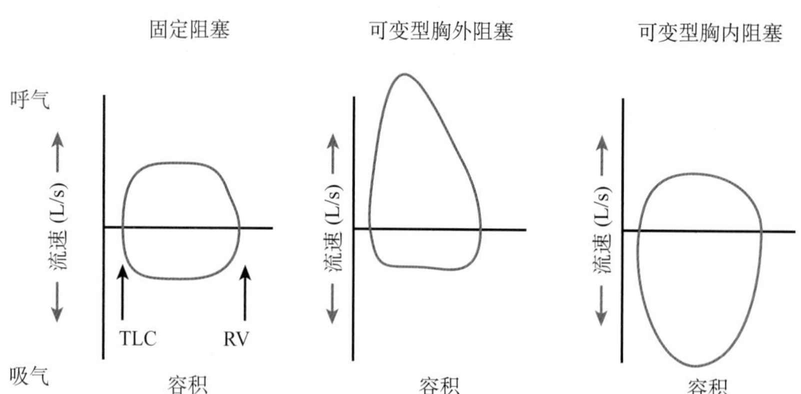

图15-22 不同类型上气道阻塞的流速-容积环表现各异。固定阻塞时，吸气和呼气流速均降低（削平）；可变型胸外阻塞则只有吸气流速被削平；可变型胸内阻塞只有呼气流速被削平

肺容积正常，在这一人群中进行支气管激发试验对于识别气道高反应性疾病、支持哮喘的诊断均十分重要。乙酰甲胆碱是胆碱能受体激动剂，可以引起支气管收缩。在支气管激发试验期间，受试者吸入特定浓度的乙酰甲胆碱，且吸入浓度逐渐升高，在每次吸入后测量FEV_1、FVC和比气道传导率，直到吸入最大剂量的乙酰甲胆碱。如果FEV_1减少20%以上，或比气道传导率降低40%以上，则可以诊断气道高反应性疾病。出现FEV_1下降的哮喘患者吸入浓度明显低于正常人（图15-23）。

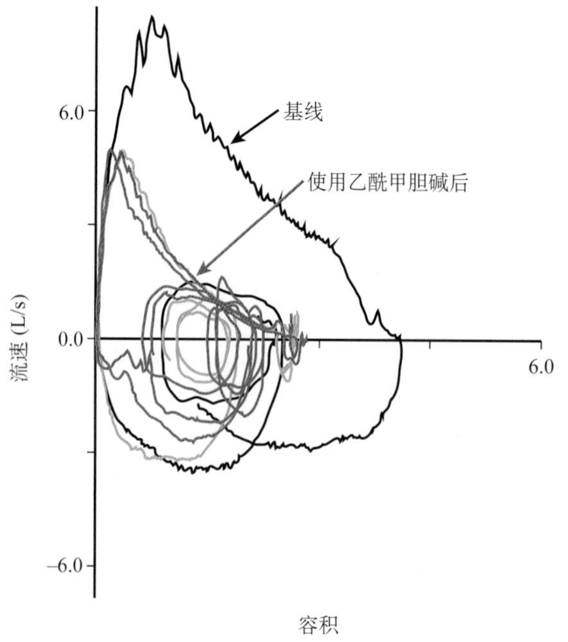

图15-23 在支气管激发试验中，患者暴露于浓度逐渐增加的吸入性刺激物（如乙酰甲胆碱、组胺）下，随后测量FEV_1（占基线值的百分比）或比气道传导率。在哮喘患者中，吸入低浓度试验药物即可观察到FEV_1下降超过20%（与基线相比），比气道传导率下降超过40%

（二）肺弥散功能

氧气从肺泡进入毛细血管的能力可以用一氧化碳弥散量（DL_{CO}）进行评价。为了计算氧弥散量，需要知道肺泡容积、肺泡氧分压和肺毛细血管内氧分压。直接测量肺毛细血管内氧气的张力是不实际的，因此使用一氧化碳作为替代来评估弥散量。一氧化碳弥散通过肺泡毛细血管膜的过程和氧气大致相同。但是一氧化碳可以完全与血红蛋白结合，因此肺静脉血中的一氧化碳分压可以忽略不计。通过测量一氧化碳从肺泡内清除的速度来测量DL_{CO}，来替代评估氧弥散量。

DL_{CO}能够对气体交换情况进行整体评估，影响因素包括肺的表面积、气体的物理特性、通气区域的灌注情况、血红蛋白浓度、肺泡-毛细血管膜厚度等。因此，结果异常可能不仅意味着肺泡-毛细血管膜破裂，还可能和肺表面积减小（肺切除）、灌注降低（肺栓塞）或肺泡单位通气不良（COPD）等有关。DL_{CO}降低可见于以肺泡-毛细血管膜病变为主的间质性肺疾病、破坏肺泡间隔和毛细血管的肺气肿。贫血同样可使DL_{CO}降低。大部分实验室可以根据血红蛋白校正弥散量的数值。DL_{CO}升高可能和肺循环淤血、红细胞增多症有关。

（三）动脉血气分析

PaO_2和$PaCO_2$提供了有关氧合及通气的情况。这需要通过动脉穿刺或动脉置管进行动脉血液采样才能测量（表15-2）。氧合还可以通过无创装置测量，如测量血红蛋白氧饱和度的脉搏血氧计，以及可以经皮测量PaO_2和$PaCO_2$的装置。这些装置很适合在运动或睡眠的时候使用。静息状态下没有氧合的变

表15-2 动脉血气分析正常值

氧分压(PaO_2,mmHg):104－(0.27×年龄)
二氧化碳分压($PaCO_2$,mmHg):36～44
pH:7.35～7.45
肺泡-动脉氧分压差(mmHg):2.5＋(0.21×年龄)

化,但在劳力活动后常就能表现出来。6min步行试验就是这样一项标准测试,患者在监测血氧饱和度的同时步行6min。出现血氧饱和度下降即异常,提示气体交换受损,行走距离的减少提示肺部疾病导致整体肺功能恶化。

综上所述,肺功能检查结合病史和查体可用于诊断肺部疾病并评估疾病的严重程度和对治疗的反应。

(四)呼出气体分析

呼出气体包括一氧化物(一氧化氮和一氧化碳)和挥发性有机化合物(VOC)等,后者是正常代谢或肿瘤和炎症等病理状态下通过内源性途径产生的。这些化合物可以通过气相色谱、光谱法或其他化学方法进行测量,并作为肺部炎症或肿瘤的生物标志物。哮喘患者的呼出气体中一氧化氮升高,美国FDA已经批准临床使用这一生物标志物,用于诊断和评估哮喘发作或静止。类似地,呼出气体中VOC的特有表现可能有助于提供识别肺癌的“指纹”。还有研究尝试将呼出气体冷凝物中的细胞因子和其他类似化合物等生物标志物用于肺部炎症性疾病(如囊性纤维化、支气管扩张)。在呼出气体分析中还可以检测其他肺外疾病如吸收不良综合征、幽门螺杆菌感染等。

五、肺结构的评估

(一)胸部平片

一般来说,肺病患者的检查从常规的胸部平片开始,然后才是更专业精密的检查,如计算机断层扫描(CT)或磁共振成像(MRI)。理想情况下,需要有两张不同的胸片,一张后前位(PA)片、一张侧位片。后前位胸片上可以发现很多病理改变,侧位片则对后前位上显示不佳的区域提供了很多宝贵信息。尤其是心脏后的椎前区域、肺的后基底部、胸腔的骨性结构(如脊柱)在侧位片上观察得更清楚。后前位的胸部平片是患者背对X线束,前胸贴在胶片盒上,并进行深呼吸,在吸气末拍摄而成。如果患者虚弱而无法站立或病情危重无法前往放射科,也可以将胶片盒放置在患者背后,X线束从前向后背穿过(AP)。床旁胸片的影像质量虽比不上标准的后前位胸片,但也能提供宝贵的信息。

胸片的阅片应系统化,以避免错过细微的异常。正常的阅片应该包括肺和肺血管、胸部骨性结构、心脏和大血管、膈肌和胸膜、纵隔、软组织和膈下区域。在胸片上可观察到的异常情况包括肺部浸润影、结节、间质性肺疾病、血管疾病、占位、胸腔积液和胸膜增厚、空洞、心脏增大、一些气道疾病及椎骨或肋骨骨折。除了后前位和侧位胸部平片以外,常使用侧卧位片来确定是否存在胸腔积液。侧卧位片对于肋膈角变钝的诊断十分有意义,可以鉴别是由游离的胸腔积液还是胸膜增厚引起。胸片联合完整的病史和体格检查,能够协助临床医生在许多情况下作出胸部疾病的诊断。

(二)胸部透视

胸部的透视检查对于评估膈肌活动十分有用。该技术对诊断一侧膈肌麻痹很有帮助。当指示患者吸气或用力吸气时,麻痹的膈肌会出现矛盾运动。然而,在评估双侧膈肌麻痹时,透视的作用有限。双侧膈肌麻痹的患者在吸气时会因为补偿性的呼吸机制使得膈肌表现为向腹侧运动,导致假阴性结果。在高达6%的正常人群中可以观察到用力吸气时出现单侧膈肌矛盾运动,为假阳性结果。此外还有B型二维超声成像可以可视化评估吸气时膈肌收缩。利用这种技术,可以可视化地观察膈肌在靠近胸壁部位的活动情况。膈肌无收缩意味着没有有效的跨膈压,提示膈肌麻痹。这一技术可以用于诊断双侧或单侧膈肌麻痹。

(三)超声

在超声中,频率在3～10MHz的声波可以被人体内组织反射,产生肝、肾、心脏等内脏的图像。充气的肺无法直接成像,但是在过去十年中,对声束穿过正常和异常肺所产生的各种伪像的理解逐渐加深,使得肺部超声成像的应用越来越多,尤其是在重症监护病房。

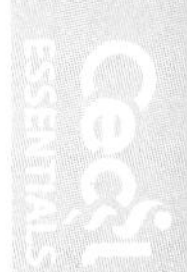

超声检查可以快速可靠地检测出气胸、胸腔积液、实变甚至肺水肿,而灵敏度和特异性与胸片相近

（图15-24）。超声还被常规用于侵入性操作的实时引导，如胸腔穿刺、心包穿刺及胸腔置管、中心静脉或动脉导管置管。肺部超声的其他应用包括下腔静脉随呼吸塌陷率来评估容量状态、评估右心室功能。超声还可以用来评估前述的膈肌功能。超声成像无创、快速、方便，相对价廉，便于床旁检查，因为没有辐射，可以安全反复地应用。

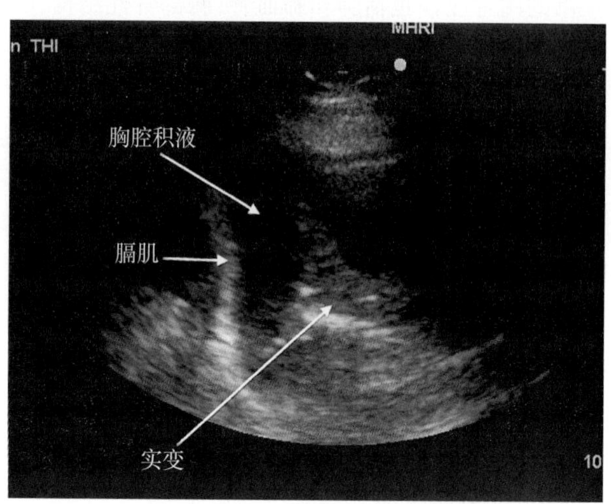

图15-24　肺部超声显示了膈肌、胸腔积液和肺部浸润

（四）计算机断层扫描

计算机断层扫描（CT）在呼吸疾病应用广泛，它提供了比胸部平片更详细的肺部结构信息。利用这种技术，可以获得整个胸部的横截面，层厚通常为1cm。CT扫描可以直观地观察到第7级气道，清晰显示肺实质的解剖、纹理、密度有无改变。还可以调整图像对比度以优化显示肺实质或胸膜及纵隔的结构。静脉使用造影剂后进行检查，可以将纵隔内的血管与非血管结构分开显示。与胸部X线检查相比，CT扫描有着极为巨大的解剖分辨率，然而辐射量约为常规胸部X线检查的70倍。

胸部CT有助于显示肺结节和肿块，鉴别胸膜增厚和胸腔积液，估量心脏大小和有无心包积液，区分间质性肺疾病的种类，显示空洞及空洞内病变进展，如真菌球，量化评估肺气肿的程度和分布情况，显示并测量纵隔淋巴结大小以便进行肺癌分期，识别肿瘤有无血管侵犯（图15-25）。新一代的CT检查能够使用多个X线束，同时产生4～64个图像，比单一X线束和探测器的旧型号扫描更快（＜10s）。最近，低剂量CT成为筛查肺癌高危患者的手段之一。

CT血管造影可以用于肺血管三维成像。这种成像技术已经取代了肺通气灌注扫描，成为鉴别肺栓塞的主要检查手段。该技术还可用于明确有无肺血管异常，如主动脉夹层、肺静脉畸形和主动脉瘤。

高分辨率CT是一种薄层（1mm）扫描的断层扫描技术，可以提供高对比度的肺实质显像。高分辨率CT特殊的重建算法可以锐化软组织界面，使肺实质显像进一步优化。这种技术主要用于间质性肺疾病和支气管扩张症的诊断，尤其是普通胸片显影不佳的间质性肺疾病，并且取代了支气管碘油造影，成为诊断支气管扩张症的新手段。

（五）磁共振成像

磁共振成像（MRI）是利用组织水分的质子在强磁场中共振产生图像的一种断层摄影技术。MRI的主要优点是没有电离辐射。由于充气的肺内质子密度低，空气-组织界面会产生大量伪像，而且呼吸运动也会引起伪像，因而限制了MRI对肺实质的显像。

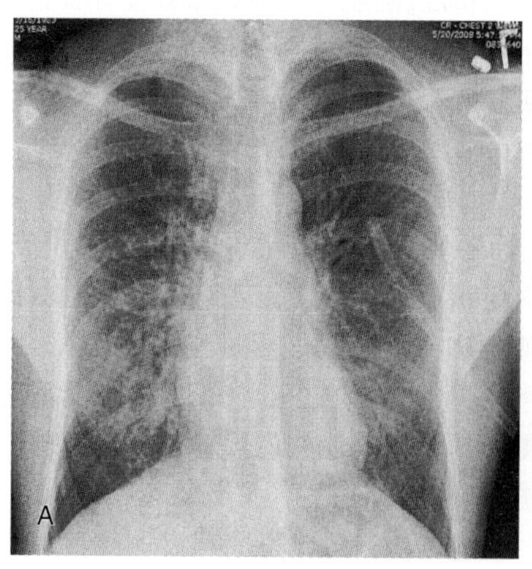

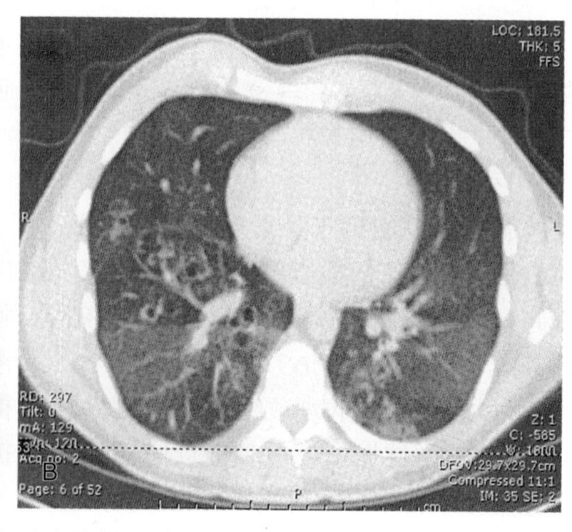

图15-25　一位严重支气管扩张症患者的胸部平片（A）和胸部CT片（B）。胸部CT对异常扩张的气道显影更好

然而，血管结构和肺灌注在MRI上成像清晰，特别是使用静脉造影剂如钆螯合物的情况下。因此，MRI在主动脉夹层中非常有用，并且在肺栓塞的评估中可能也能发挥相应作用。三维速度编码的MRI（three directional velocity encoded MRI）可以在三维、时间分辨、门控的血流模式和压力下进行重建，并用于心脏成像。这可能也能用于肺血流量的测量。浸润性肺疾病和肺水肿增加了肺内的质子密度，因此MRI可以更好地显示肺纤维化中的蜂窝结构及急性呼吸窘迫综合征（ARDS）中的肺水肿。吸入超极化惰性气体如氦气-3或氙-129可以量化评估周边气腔范围，测量肺叶和肺段的气流量，评估不同部位的通气情况。其在肺气肿、哮喘及肺移植术后的评估中具有广泛应用，包括评估对支气管扩张剂的反应。

（六）肺血管造影

肺血管造影需要在肺动脉中置管，随后快速注射造影剂进行显影。在过去，这是诊断肺血栓栓塞性疾病的“金标准”。肺血管造影仍然可用于诊断肺血管树的先天性异常，但CT和MRI已经在很大程度上将其取代。

（七）正电子发射断层成像技术

正电子发射断层成像技术（PET）可以检测直径大于0.8cm、有代谢活性的占位，有助于鉴别肺结节的良恶性。然而，其无法区分炎症和恶性肿瘤。活动性肉芽肿疾病如结核、结节病或真菌感染均可能出现假阳性结果，因此PET在多个肺结节病变的鉴别诊断中作用是有限的。

PET-CT双模图像配准结合了形态和功能显像。PET和CT的结合有助于肺门实性淋巴结转移的定位，以便对肺癌更精确地分期。此外，PET-CT还可以用于辅助合并肺不张的肺癌患者制订放疗方案。

（八）支气管镜

纤维支气管镜可用于诊断或进行相应的治疗。最常见的应用是直接观察鼻咽、喉、声带和近端气管-支气管树，以协助诊断。这一过程需要患者镇静，提供局部吸入麻醉并在支气管镜下注射利多卡因。从支气管黏膜可以评估支气管内肿物，黏膜的完整性，有无外源性压迫、动态压迫及出血。支气管镜配有可供活检钳、支气管毛刷、抽吸和活检针进出的通道。还可以通过这一通道注入生理盐水行支气管冲洗或支气管肺泡灌洗。支气管冲洗的标本可以用于细胞学分析、培养和特殊染色。支气管毛刷可用于刮擦支气管黏膜并获得细胞，以便进行细胞学检查。支气管镜也可用于协助获取气道和邻近组织的超声图像。支气管内超声（EBUS）使用频率为20MHz的高频超声，可以提供近端组织的高分辨率图像。EBUS还可以用于引导纵隔淋巴结的针吸活检。

支气管镜下治疗的常见适应证包括异物取出、分泌物抽吸、肺不张的复张、治疗咯血及困难气管插管的辅助。在某些中心，支气管镜还可以用于支气管内病变的钇铝石榴石（YAG）激光治疗，引导放置用于支气管腔内近距离放射治疗的导管，或置入支气管支架。

激光可以产生光束，引起组织汽化、凝固和坏死。冷冻探针通过低温下细胞结晶和微血栓形成诱导组织坏死。冷冻治疗和电烧灼术已被用于治疗或缓解各种原因引起的气道梗阻，如良性气管支气管肿瘤、息肉和肉芽组织。支气管内近距离放射治疗的目的是缓解中央型肿瘤引起的气道梗阻。一般用于辅助常规的外照射治疗。气管-支气管内支架置入术可以用于处理恶性肿瘤引起的气道压迫、气管-食管瘘和气管软化。支气管镜通常是一个安全的操作，主要的并发症包括大出血、气胸和呼吸衰竭，发生率为0.1%～1.7%。

六、展望

随着科技的不断更新与进步，目前用于评估肺功能和结构的技术和方法在诊断和治疗方面的能力还将继续增强。虽然肺功能检查的历史已经长达几十年，但设备的进步、检查方法的标准化将进一步提高结果的准确性和可重复性。随着测量肺容积的无创技术的进步，肺功能实验室外也能够进行肺功能检查；呼出气体生物标志物分析对于肺部疾病的早期诊断，尤其是肺癌，有着巨大潜力。

CT、PET和MRI技术的进步，必将带动肺结构评估方面的巨大进步。CT体积渲染技术提供的主气道图像，可以实现“虚拟支气管镜检查”。这项技术将有助于指导传统支气管镜检查选择合适的活检部位，实现远端支气管内阻塞的可视化。在肺部结节的体积测量方面使用CT图像分割技术，将有助于更精确地计算结节的体积，更好地估计肿瘤倍增时间。这一技术联合PET-CT，有助于更精确地评估孤立性肺结节的恶性程度。

MRI可能会成为肺栓塞、纵隔疾病、区域性通气灌注是否匹配的首选检查方法之一。速度编码的MRI是评估肺血管血流和压力的新方法，并且可能比目前的无创方法更准确。淋巴结特异的磁共振造影剂、以肿瘤蛋白和受体为靶向的PET分子示踪剂的发展，有助于更好地区分由肿瘤或增生导致的淋巴结肿大。最后，大脑的功能性MRI的研究有助于加强对大脑皮质和脑干呼吸中枢功能的理解。

推荐阅读

McCool FD, Hoppin FG Jr: Respiratory mechanics. In Baum GL, editor: Textbook of pulmonary diseases, Philadelphia, 1998, Lippincott-Raven, pp 117–130.

McCool FD, Tzelepis GE: Current clinical aspects of diaphragm dysfunction, N Engl J Med 366:932–942, 2012.

Miller WT: Radiographic evaluation of the chest. In Fishman AP, editor: Fishman's pulmonary diseases and disorders, New York, 2008, McGraw-Hill, pp 455–510.

Pellegrino R, Viegi G, Brusasco V, et al: Interpretative strategies for lung function tests, Eur Respir J 26:948–968, 2005.

Wagner PD: Ventilation, pulmonary blood flow, and ventilation-perfusion relationships. In Fishman AP, editor: Fishman's pulmonary diseases and disorders, New York, 2008, McGraw-Hill, pp 173–189.

Weibel ER: It takes more than cells to make a good lung, Am J Respir Crit Care Med 187:342–346, 2013.

West JB: Respiratory physiology: the essentials, ed 5, Baltimore, 1995, Williams & Wilkins.

West JB, Wagner PD: Pulmonary gas exchange, Am J Respir Crit Care Med 157:S82–S87, 1988.

第16章

阻塞性肺疾病

著　者　Matthew D. Jankowich
译　者　张泽宇　审校者　冯莹莹

一、引言

阻塞性肺疾病是一组可导致呼吸困难的肺部疾病，肺功能检查的表现以呼气性气流受限为特征。该类疾病包括慢性阻塞性肺疾病（COPD，简称慢阻肺）、支气管哮喘、囊性纤维化（CF）、支气管扩张症及细支气管疾病。在部分病例中，这些疾病可在临床上有所重叠（图16-1），除呼气性气流受限外，还表现出其他共性特征。这些特征包括喘息、痰液分泌、慢性气道中心性炎症、气道结构改变所致气道重塑及间断的短时间内临床状况恶化（又称加重）。然而，这些疾病的病因、病变部位、气道炎性病变及气道重塑特征、治疗、预后、自然病程均存在显著区别。因此，对这些疾病进行临床鉴别至关重要。

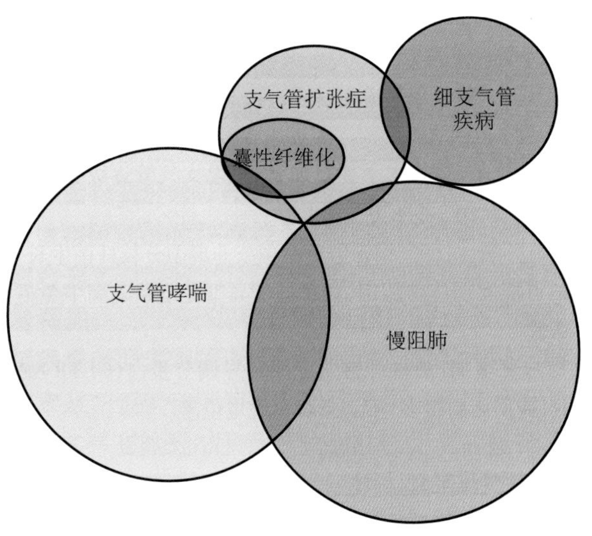

图16-1　阻塞性肺疾病分类。虽然大多数慢阻肺患者具有小气道病变，细支气管疾病与慢阻肺并不重叠

慢阻肺总体来说以吸入性刺激物（典型者如烟草烟雾）所致异常气道炎症及肺结构异常为特征。上述病变导致不可逆或不完全可逆的气流受限并随时间进展。支气管哮喘与慢阻肺的不同之处在于其典型的平滑肌细胞高反应性及可逆性气流受限、临床病程多样及常与变应原相关。上述疾病在全世界人群中多见，在阻塞性肺疾病所致患病及死亡中占重大比例。支气管扩张症是由于支气管永久性异常扩张导致慢性咳嗽、脓性痰液分泌及咯血的疾病。该病病因多样，其中包括CF。后者是由*CFTR*基因突变所致遗传性疾病。细支气管疾病，也称小气道病变，是由肺小气道炎症和（或）纤维化导致的可引起呼吸困难的疾病。由于在小气道大部分阻塞或失去功能前，肺功能检查无法提示呼气性气流受限，该类疾病的诊断较为困难。

在这些疾病中，导致呼气性气流受限的机制有所不同。通过支气管树的气流与驱动力成正比，而与阻力成反比。在阻塞性肺疾病中，此两者中其一或全部出现了变化。慢阻肺中时常存在肺弹性组织丧失，会导致呼气相肺弹性回弹减少，从而出现呼气性气流驱动力降低。与此不同的是，支气管哮喘中气流受限主要是由平滑肌收缩引起支气管狭窄而使气道阻力增加导致的。气道阻力增加在慢阻肺中同样存在，并与小气道炎症、纤维化及周围肺弹性组织减少所致的气道"约束"减少、小气道陷闭相关。在全部阻塞性肺疾病中，均存在黏液造成的气道管腔阻塞所致气道阻力增加。

气流阻塞的肺容积改变较为典型。残气容积（RV）及功能残气量（FRC）增加，而肺总量（TLC）保持正常或增加。肺活量，尤其是吸气容积会由于RV增加而减低。某些因素可能会导致阻塞性肺疾病中FRC及RV的增加。慢阻肺中肺组织弹性回弹减低导致FRC增加是由于对胸壁施加外力的反作用力减弱。慢阻肺中气道张力丧失、周围组织“约束”减弱、急性支气管哮喘中支气管狭窄及黏液栓形成造成气道在较高肺容积时出现陷闭而滞留大量空气。最终，当需要更大的每分通气量时（如进行锻炼），气道阻力的增加可导致肺无法及时完全排空以进行呼气，因而随着滞留气体逐渐增加，吸气容积逐渐受到限制，最终出现所谓的肺组织“动态过度充气”。这一现象会导致运动时出现胸部紧迫感及呼吸困难等症状，引起患者活动受限，尤其是在慢阻肺患者中。

在阻塞性肺疾病中，肺容积改变会带来两个主要后果。首先，由于呼吸时肺容积水平较高，较小容积的改变需要更大的压力变化，这就需要增加呼吸做功。此外，高肺容积对吸气肌造成不利的机械性影响。膈肌变得扁平，降低了其改变胸内容积的能力；所有吸气肌纤维缩短，降低了它们可以施加的用以改变肺容积的张力。上述由于肺过度充气引起的呼吸做功增加及呼吸肌受到的机械性影响，共同导致呼吸肌疲劳；加之以慢阻肺或支气管哮喘急性加重时突然加剧的气道阻塞，引起呼吸衰竭。

除临床病史及体格检查外，肺功能检查是对疑似阻塞性肺疾病患者进行诊断的关键步骤。虽然肺功能检查已经有条件进行且费用并不高昂，其仍未被充分应用，因此阻塞性肺疾病目前的诊断率依然偏低。临床情况及对支气管扩张剂的反应性的评估是鉴别支气管哮喘与慢阻肺的简单而有效的方式。进行肺一氧化碳弥散量（DL_{CO}）测定同样有助于区分支气管哮喘与慢阻肺，因为前者的弥散功能正常或有所升高，而后者由于用于气体交换的表面区域减少而出现弥散量减低。更加精细的检查，如胸部高分辨率CT（HRCT）可以用于协助诊断阻塞性肺疾病的相对少见病因，如支气管扩张症。

阻塞性肺疾病的临床特点及实验室检查特征总结如表16-1所示。

二、慢性阻塞性肺疾病

（一）定义和流行病学

慢性阻塞性肺疾病（简称慢阻肺）全球倡议（GOLD）目前将慢阻肺定义为一种常见的、可以预防及治疗的疾病，以持续存在的气流受限为特点，且

表16-1　阻塞性肺疾病特征

疾病	临床特征	实验室检查
慢阻肺	慢性进行性呼吸困难，咳嗽、咳痰	应用支气管扩张剂后$FEV_1/FVC<70\%$
	间断生加重	常伴有DL_{CO}下降
支气管哮喘	阵发性呼吸困难、咳嗽和（或）气急	肺功能显示多变的气流阻塞
	夜间症状	应用支气管扩张剂后FEV_1显著改善
	可具有环境诱因	DL_{CO}正常或升高
		乙酰甲胆碱激发试验显示气道高反应
支气管扩张症	慢性咳嗽、脓性痰液分泌	胸片示“双轨征”
	咯血	HRCT：支气管扩张，直径大于伴行血管；缺乏支气管逐级变细改变，肺边缘1～2cm仍可见支气管走行
		痰培养可有流感嗜血杆菌、铜绿假单胞菌或非典型分枝杆菌生长
		实验室评估可能发现特殊病因，如普通变异型免疫缺陷病中免疫球蛋白降低
囊性纤维化	鼻窦炎、支气管扩张症、胎粪性肠梗阻、吸收不良、不孕症（男性表现为先天性输精管缺如）	汗液氯化物浓度增加，囊性纤维化穿膜传导调节蛋白（CFTR）氯通道突变，粪便脂肪增多，不正常鼻黏膜电位差
细支气管疾病	进行性呼吸困难	肺功能示混合性气流阻塞
	可能具有结缔组织病病史、炎性肠病病史、肺移植病史或造血干细胞移植病史	HRCT：“马赛克”征；小叶中心性结节；“树芽”征

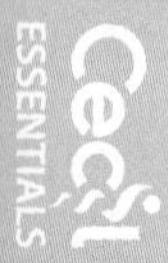

往往是进行性加重，与气道及肺组织对有害颗粒及气体的慢性炎症反应有关。肺功能检查可明确气流受限情况：在应用支气管扩张剂后，第一秒用力呼气量(FEV_1)与用力肺活量(FVC)的比值仍小于0.7则提示气道阻塞存在。既往对慢阻肺定义为肺气肿(远端含气空间的病理性扩张)和(或)慢性支气管炎(一种表现为慢性咳嗽、咳痰，病程持续大于2年，每年持续至少3个月)；目前的定义则是基于气流受限而非上述两者的存在。肺气肿及慢性支气管炎均伴或不伴有呼气性气流受限，因此两者与慢阻肺存在重叠部分而非后者的同义词(见图16-1)。慢阻肺目前的定义突出了持续存在、反复性的呼气性气流受限，并强调其进行性发展的本质及肺组织和气道的异常炎症。

慢阻肺在全世界范围内均为常见病。阻塞性肺疾病负担研究表明，在来自12个国家的样本中，10.1%的个体患有至少中度的气流受阻(应用支气管扩张剂后，FEV_1/FVC＜0.70且FEV_1＜80%预计值)。慢阻肺的患病率与年龄增长、不佳的社会经济状况及吸烟密切相关。虽然慢阻肺男性比女性更为多见，女性慢阻肺患病人数呈现增加态势，美国白种人及黑种人女性的慢阻肺年死亡率已在逐渐上升。慢阻肺因其卫生保健花费及致残性导致了严重的卫生经济负担。在2008年，美国成人中有820 000例患者因慢阻肺住院；并且慢阻肺患者时常需要接受门诊及急诊诊室照护。此外，慢性疾病中很大一部分死亡是由慢阻肺导致的。世界卫生组织表示，慢阻肺是全世界范围内排名第四的死亡原因。

慢阻肺是由遗传易感性带来的对环境因素的易患性所致的复杂疾病。虽然其他因素也可导致慢阻肺的发生，包括室外空气污染、沙尘、工作场所燃料暴露、烹饪及取暖所用生物燃料所致室内空气污染，但吸烟是慢阻肺最重要的环境性病因。非吸烟者也可罹患慢阻肺，这一情况强调了非烟草相关危险因素的作用。因有证据表明慢阻肺存在家族聚集现象，故而推测其具有遗传易感性。然而，截至目前，已知的与慢阻肺相关的遗传性疾病仅有α_1-抗胰蛋白酶缺乏。这一疾病是由于*SERPINA1*基因突变导致的，与1%～2%的慢阻肺的发生相关。新近研究发现了与慢阻肺易感性相关的其他基因组区域。

若干纵向研究定义了与年龄相关的肺功能下降模型，并提出了慢阻肺的年龄相关易感性观点。这些研究发现，绝大多数成年非吸烟男性的FEV_1以每年35～40ml的速度下降，而在绝大多数吸烟者中这一速度增加至每年45～60ml。然而，对于具有易感性的吸烟者这一速度可达每年70～120ml(图16-2)。上述信息使内科医生能够掌握慢阻肺患者肺功能的下降速率并评估治疗性干预的效果。

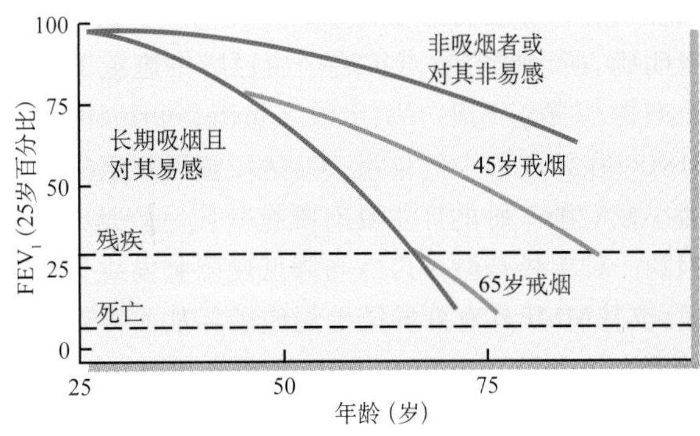

图16-2 FEV_1下降模型及易感性吸烟者与正常人及非易感吸烟者相比的致残、致死风险。虽然戒烟无法逆转已有肺功能损害，但可减缓戒烟后肺功能下降速率(资料来源：Fletcher C，Peto R： The natural history of chronic airflow obstruction，BMJ 1：1645-1648，1977.)

(二)病理学

慢阻肺患者的气道及肺组织存在某些结构改变。当前对慢阻肺的定义强调了慢性炎症在慢阻肺发病机制、肺组织病理性改变及气道重塑中的核心作用。慢阻肺中的结构改变包括肺气肿及小气道和大气道的异常。有充分的证据表明，小气道是气流受限的主要部位及慢阻肺病理改变的核心环节。

1.慢阻肺中的肺气肿

肺气肿定义为终末细支气管远端含气空间的永久性扩张。这是由重要纤维缺失伴肺实质破坏所导致的。上述改变导致伴有气体交换能力受限的腺泡异常。基于肺组织病理切片证据，肺气肿可分为小叶中心型及全小叶型。在小叶中心型肺气肿中，肺小叶的近端部分(呼吸性细支气管)受到影响，此为吸烟相关性肺气肿最常见的组织学特征。全小叶型肺气肿见于α_1-抗胰蛋白酶缺乏。

α_1-抗胰蛋白酶是一种丝氨酸蛋白酶抑制剂，其可使炎性细胞释放的可降解结缔组织基质的弹性蛋白酶失活。观察性研究指出α_1-抗胰蛋白酶与肺气肿发生相关；此外，在实验模型中向肺组织滴注木瓜蛋白酶可导致肺气肿。以上两者共同促进了如下假

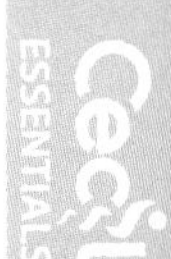

说的产生：肺气肿是由肺组织蛋白酶-抗蛋白酶系统失衡所导致的（蛋白酶-抗蛋白酶假说），即肺部结缔组织蛋白的水解性破坏导致了肺气肿。研究集中于中性粒细胞弹性蛋白酶及其在肺组织弹性蛋白破坏中的作用。中性粒细胞弹性蛋白酶是α_1-抗胰蛋白酶的主要灭活靶标，并具有相对无对抗效应。然而，中性粒细胞弹性蛋白酶在吸烟诱导肺气肿中的作用尚未明确，所以研究重点扩展至由巨噬细胞或其他细胞产生基质金属蛋白酶（matrix metalloproteinases, MMP）在肺气肿中的作用。*MMP12*基因缺陷的转基因小鼠对肺气肿的产生具有抵抗效应，而*MMP12*基因的一种单核苷酸多态性与降低慢阻肺发生风险相关，支持MMP具有介导结缔组织破坏从而导致肺气肿发生的作用。

吸烟所诱导的炎症可促使蛋白酶释放引起肺组织破坏，从而导致肺气肿。吸烟可活化巨噬细胞，并引起中性粒细胞及其他炎性细胞迁移至肺部，造成弹性蛋白酶及MMP的释放。蛋白酶持续性地导致弹性蛋白及肺部其他结缔组织成分被破坏，从而引起肺气肿典型的肺组织弹性回弹丧失及肺泡结构破坏。

烟草烟雾中含有多种可诱发肺组织氧化应激的氧化性分子。氧化应激具有广泛的效应，包括肺部抗蛋白酶的氧化失活及肺组织细胞和巨噬细胞染色质中特定组蛋白乙酰化，从而导致多种前炎症基因的表达。慢阻肺患者组蛋白去乙酰化活性降低，进而引起前炎症反应失控。前炎症基因表达促进细胞因子的合成及释放，增强炎性细胞募集及活化。持续性的肺部炎症诱发全身炎症反应，可导致肺气肿相关性肺外病变，包括恶病质及骨骼肌病变。最终，肺部肺泡上皮细胞及内皮细胞凋亡增加导致肺泡减少。

炎症、氧化应激、蛋白酶-抗蛋白酶平衡及凋亡处于一个由烟草烟雾所诱导的复杂的相互作用之中。这一认识增进了对肺气肿发病机制的理解，并拓宽了潜在的有可能改善肺组织破坏进程的治疗方案的范围。然而，目前除了对α_1-抗胰蛋白酶缺乏个体进行酶替代治疗外，其他针对肺气肿发病机制相关分子通路的治疗方法尚未能改善疾病进程。

α_1-抗胰蛋白酶是一种急性时相反应蛋白，由肝合成之后迁移至肺部。由于其对弹性蛋白酶的作用，α_1-抗胰蛋白酶可防止肺实质弹性蛋白降解失控并防止肺气肿。具有ZZ基因型的α_1-抗胰蛋白酶缺乏个体会合成突变的α_1-抗胰蛋白酶，其具有与肝细胞不恰当聚合的倾向，从而导致分泌的α_1-抗胰蛋白酶减少。在某些患者中，异常折叠的突变α_1-抗胰蛋白酶在细胞内聚积还会导致肝细胞损伤。罹患肺气肿的年轻患者（＜40岁）无论是否吸烟均应当检测是否有α_1-抗胰蛋白酶缺乏。伴有支气管扩张症及不明原因肝病及肝硬化的肺气肿患者也应进行该项检测。检测可发现α_1-抗胰蛋白酶水平降低。基因分型检测可发现特定突变（在严重病例中，最常见者为ZZ突变）。许多其他基因（如*MMP12*）的多态性已被证明与慢阻肺的易感性相关，而其他与慢阻肺遗传性及易感性相关的因素目前仍处于积极的调研过程中。α_1-抗胰蛋白酶替代治疗已被用于α_1-抗胰蛋白酶缺乏患者，可减缓CT评估中肺组织密度的降低，后者可代表肺气肿病变（1级证据）。

2. 慢阻肺中的大气道及小气道疾病

在慢阻肺患者中，慢性支气管炎时常与肺气肿同时存在，但其也可独立于肺气肿或慢阻肺而单独出现。慢性支气管炎是通过临床表现进行定义的，具体定义如前述。吸烟是造成慢性支气管炎的主要病因，但粉尘、烟雾等污染物暴露也在其中起到一定的作用。病理改变表现为杯状细胞增生、黏液分泌增加、黏液栓形成及气道炎症及纤维化（图16-3）。

肺气肿的发病机制在慢性支气管炎中同样十分重要。然而与肺气肿不同的是，慢性支气管炎是大气道疾病而非肺实质病变。因此，慢性支气管炎与气道阻塞的相关性弱于肺气肿与气道阻塞的相关性。对于一位具有慢性支气管炎表现的慢阻肺患者，其气

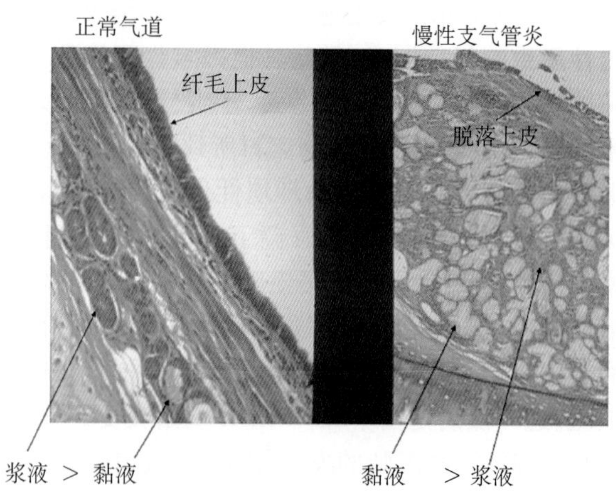

图16-3　慢性支气管炎病理表现：正常状态下，气道黏膜下浆液腺多于黏液腺，上皮细胞为纤毛上皮细胞。慢性支气管炎中，黏液腺增多并出现上皮细胞异常（资料由Dr.Charles Kuhn提供）

流受限可能更多地提示了同时存在肺气肿及小气道疾病。慢性支气管炎中的炎症造成对气道上皮的影响包括黏液的大量分泌及纤毛清除功能受损。

神经源性刺激在慢性支气管炎相关气道阻塞的发病机制中也十分重要。气道周围被平滑肌包绕，后者含有肾上腺素能及胆碱能受体。循环中的儿茶酚胺刺激β_2肾上腺素能受体可以扩张气道；而通过刺激迷走神经激活胆碱能受体则会使气道收缩。在生理状况下，支气管收缩的调节可用于避免有害物质吸入；但在病理状态下，这一调节会导致气道高反应。许多内源性化学介质如蛋白酶、生长因子及细胞因子也会对气道张力造成影响。

由定义可知，慢性支气管炎最主要的症状为痰液分泌。支气管痉挛也可能十分显著；复发性细菌性气道感染是其典型表现。慢阻肺患者中，对于具有慢性支气管炎的患者来讲，其评估应包括肺功能检查、胸片及标准的实验室检测。

小气道（直径＜2mm）损伤对于慢阻肺的发病机制来讲至关重要。在慢阻肺中，小气道是造成气流受限的主要部位。呼吸性细支气管炎中，细支气管及其周围存在色素巨噬细胞聚集，这可能是在非慢阻肺的无症状吸烟者中的偶然发现。然而，随着慢阻肺的进展，可能是由于对烟草烟雾或其他吸入性颗粒的持续性刺激的反应，其他炎性细胞被募集至小气道。由于炎性反应的存在，慢阻肺患者会出现小气道重塑，导致气道壁增厚及纤维化、平滑肌细胞增生及气道管腔狭窄，共同导致气道阻塞。黏液栓及炎性渗出物可阻塞小气道，造成更加严重的气流受限。

近期，关于慢阻肺患者中小气道数量及肺横截面积显著减少的发现，为小气道减少足以导致肺功能检查可发现的慢阻肺中典型的呼气性气流受限提供了重要依据。实际上，有证据显示，在慢阻肺中，小气道减少的出现先于肺气肿的发生。

慢阻肺中，免疫介导性异常同样可见于小气道水平。由于对持续存在的抗原刺激及细菌感染的反应，小气道周围会形成以B细胞及$CD8^+$T淋巴细胞为主的淋巴滤泡。这一现象在严重程度较高的慢阻肺患者中较为显著。在正常情况下，在气道周围与其紧密相连的肺泡可对抗气道塌陷，其破坏所导致的小气道气流阻塞与肺气肿的发生相关。上述众多的小气道水平的病变导致了慢阻肺中病理生理异常及局部免疫反应的变化。

（三）临床表现

慢性烟草暴露所致的慢阻肺主要表现为缓慢进展的呼吸困难。最初仅在剧烈活动时出现而逐年进展，直至轻微活动（如穿衣）甚至休息时也会出现明显的呼吸困难。患者以运动耐力下降、疲劳为主诉，最终会因呼吸功增加而出现体重下降、抑郁、焦虑等表现。患者可出现慢性咳嗽，伴或不伴咳痰，这取决于黏液化生（如慢性支气管炎）的程度。总体来讲，由慢性吸烟所致肺气肿在小于40岁的患者中极为罕见，若出现上述情况，应当考虑遗传性疾病如α_1-抗胰蛋白酶缺乏的可能。

在慢阻肺早期阶段，体格检查可完全正常；并且，由于可能完全没有症状，疾病诊断常被延误。胸部视诊及触诊可能无法发现异常。随着疾病进展，胸部叩诊出现过清音，听诊可发现呼吸音减低并出现干啰音及哮鸣音。胸壁可开始发生重构，出现桶状胸。在慢阻肺晚期阶段，患者出现呼吸功增加的表现：使用辅助呼吸肌、缩唇呼吸及体重下降，骨骼肌消耗也可十分显著。虽然患者存在呼吸功能不全，但部分患者可以维持相对正常的血氧直到疾病晚期阶段，导致"红喘型"的临床表现；其他患者则出现二氧化碳潴留并减少其呼吸功，导致慢性呼吸性酸中毒及在某些极端病例中出现的红细胞增多症及发绀，这便是"紫肿型"的原型。慢阻肺还可与其他呼吸系统疾病重叠，如阻塞性睡眠呼吸暂停，加重二氧化碳潴留。

虽然慢阻肺导致慢性、进展性呼吸困难，周期性的急性加重也是其重要特征。慢阻肺急性加重主要表现为肺功能的急剧恶化及呼吸系统症状（如呼吸困难、咳嗽、咳痰）明显加重。急性加重与许多诱因相关，其中最主要的是病毒或细菌性呼吸系统感染、空气污染或其他环境因素、肺栓塞及心力衰竭。疾病严重程度的进展、年龄的增加及冬季都会使急性加重变得更为常见。而急性加重的严重程度则波动较大，严重者可导致住院、急性呼吸衰竭甚至死亡。在急性加重之后，患者可能需要数周方可恢复到基线肺功能水平；频繁出现急性加重的慢阻肺患者则会出现FEV_1的加速下降。经历过急性加重的患者在未来再次出现急性加重的可能性更大，这提示急性加重是慢阻肺自然病程中的重要事件。对于少数患者，急性加重所致的急性呼吸衰竭可能是疾病诊断前的首发表现。

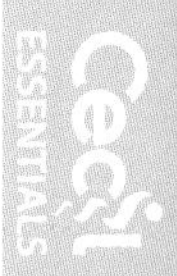

慢阻肺与大量合并症相关，如冠状动脉粥样硬化性心脏病、肺癌、骨质疏松及抑郁症。这些合并症可能与吸烟、慢阻肺所致慢性全身炎症、慢阻肺所致生活质量下降及病程中所应用的治疗（如糖皮质激素）有关。对于这些合并症的监测及相应的处理是慢阻肺患者长期管理的重要部分。

随着慢阻肺进展，肺容积增加（过度充气）、膈肌变平，使得吸气过程效率降低。潮气量减低、呼吸频率增加以减少呼吸功。在晚期患者中，心血管系统会受到影响。这是由受损的肺泡壁脉管系统的丧失、血管收缩及慢性缺氧相关血管重塑所致的。由于血液流动的空间受限，肺血管阻力增加，进而导致右心衰竭，在肺部疾病中被称为肺源性心脏病，表现为右心奔马律、颈静脉怒张、肝颈静脉回流征及下肢水肿。

（四）诊断和鉴别诊断

1. 诊断

肺功能检查，尤其是肺量计对于慢阻肺的诊断是必不可少的。吸入支气管扩张剂后$FEV_1/FVC<0.7$是慢阻肺的诊断标准。虽然应用支气管扩张剂后气道阻塞可表现出一定程度的可逆性、支气管激发试验可揭露气道高反应性，但慢阻肺的阻塞性病变是不完全可逆的。上述特点及呼气性气流受限的持续性、进展性特征是鉴别慢阻肺与支气管哮喘的重要依据。后者是慢阻肺鉴别诊断中需要考虑的重要疾病。FEV_1可用于疾病严重程度及预后的评估：

GOLD 1/轻度慢阻肺	$FEV_1 \geq 80\%$预计值
GOLD 2/中度慢阻肺	$50\% \leq FEV_1 < 80\%$预计值
GOLD 3/重度慢阻肺	$30\% \leq FEV_1 \leq 50\%$预计值
GOLD 4/极重度慢阻肺	$FEV_1 < 30\%$预计值

约1L的FEV_1（通常为50%预计值）提示严重阻塞。这一指标在慢阻肺中还预示着5年平均生存率约为50%。BODE指数是较单独应用FEV_1更好的病死率预测指标，其包括体重指数（B）、FEV_1所评估的阻塞程度（O）、改良的医学研究理事会呼吸困难评分（D）及6min步行试验所示运动耐量（E）。

肺功能检测中应进行肺容积测量，因为呼气性气流受限及弹性回缩减低会导致肺过度充气，在肺功能测定中表现为RV、FRC及TLC的增加。

在肺气肿中，肺泡的破坏减少了用于气体交换的表面积。表面积的减少及与之相伴的细支气管阻塞和气流异常分布共同导致了通气与灌注不匹配，进而出现低氧血症。肺过度充气使得更多的肺泡向1区肺泡进行转变，在此状态下肺泡压大于肺动脉压，导致肺血液灌注减少及生理无效腔增加。虽然存在通气与灌注不匹配，仍可通过增加每分通气量来避免高碳酸血症，但每分通气量的增加最终将导致呼吸的代谢成本过大及呼吸肌疲劳。经过一段时间，化学感受器重置，使动脉血二氧化碳分压（$PaCO_2$）得以上升，从而通过增加每次呼吸所清除的二氧化碳浓度提高通气效率，进而降低呼吸的代谢成本。机械性损害的程度及$PaCO_2$的升高幅度具有较大的个体差异。气体交换异常（DL_{CO}减低）可通过测量动脉血气或通过测量活动时血红蛋白氧饱和度进行检测。DL_{CO}降低幅度与慢阻肺患者肺气肿的影像学严重程度匹配良好。

胸片可能无法发现慢阻肺早期的异常。但在晚期，可出现过度充气、透过度增加、膈肌变平、肺大疱等肺气肿征象。胸膜病变、淋巴结病变及纵隔增宽并非肺气肿的典型特征，应当考虑其他诊断，如肺癌。CT检查比胸片更为敏感，因其可对肺实质及周边结构进行更为详细的评估，并可用于拟接受外科干预者（如进行肺减容手术，参见后续讨论）的肺气肿分布的评估。HRCT对于隐匿的肺气肿的检出非常敏感，并可发现肺气肿样改变。超声心动图可发现右心室肥厚或扩张的征象，并可为晚期慢阻肺患者提供估测的肺动脉压力。血红蛋白水平升高可能提示慢性缺氧导致的红细胞增多症，而白细胞计数增多则提示感染。动脉血气分析可提示低氧血症、高碳酸血症或两者同时存在，而在急性加重时可能存在由于高碳酸血症而导致的酸血症。

2. 鉴别诊断

慢阻肺的鉴别诊断包括其他主要的阻塞性肺疾病：支气管哮喘、支气管扩张症及细支气管疾病。支气管哮喘可发生于任何年龄，有时可与慢阻肺重叠，如童年时期患有哮喘且成年后吸烟的患者。然而，典型的慢阻肺患者均在40岁以上发病，具有长期吸烟史；而支气管哮喘患者则常有过敏史，症状多样且夜间加重，在应用支气管扩张剂后肺功能具有显著的改善。支气管哮喘患者在稳定期肺功能可维持正常；而慢阻肺患者则表现为持续性气流受限，即使在临床稳定期。

对于合并慢性支气管炎的慢阻肺患者，很难将其与支气管扩张症相鉴别。需要进行HRCT以评估是否存在异常的支气管扩张，从而判断是否存在支气管扩张症。

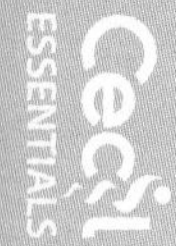

细支气管疾病同样很难与慢阻肺鉴别，但对具有诸如结缔组织病、职业暴露等危险因素的患者应充分考虑其可能性。此外，对于细支气管炎的诊断可能会用到更加精细的检查，如吸气-呼气双相的HRCT来评估外周区域气体滞留及小气道黏液嵌顿所致小叶中心性结节，甚至可能需要进行肺活检。

非肺部疾病所致呼气性呼吸困难，如充血性心力衰竭或冠心病也应与慢阻肺相鉴别。

(五)治疗

1. 预防

由于慢阻肺无法治愈，对于该疾病最佳的解决方案是疾病的预防。在美国，绝大多数的慢阻肺是由吸烟导致的。因此，预防吸烟及促进戒烟的社区教育项目得到了重点关注。目前已通过立法禁止在多种公共场所吸烟，以及增加对烟草的税收来消除烟草的环境暴露和二手烟暴露所带来的影响，并能阻止吸烟。虽然仅少数患者在干预下成功戒烟，但成功戒烟确实能够有效降低慢阻肺患者的死亡率(1级证据)。

绝大多数成功戒烟者在戒烟之前都有至少一次的失败经历，所以医生应当在一切可能的情况下进行哪怕较为简短的干预以鼓励患者戒烟，即使是对那些在过去尝试戒烟但失败的患者。长期的医疗及团队支持可以增加患者戒烟的成功率；戒烟辅助用药，如尼古丁替代性口香糖或透皮贴、安非他酮、伐尼克兰，均能够提供额外的帮助。

2. 药物治疗

当慢阻肺诊断确立后，治疗的重点在于避免并发症(如急性加重)、通过支气管扩张剂减轻气道阻塞及为低氧血症患者提供额外的氧气支持。常用的吸入性支气管扩张剂包括拟交感药物($β_2$受体激动剂)及抗胆碱能药物。异丙托溴铵是一种短效抗胆碱能药物，对于减轻呼吸困难及改善FEV_1有效(1级证据)。沙丁胺醇是最常用的$β_2$受体激动剂，其支气管扩张作用起效迅速而相对短暂。在临床实践中，沙丁胺醇与异丙托溴铵经常联用，因为相对于单药应用，联合用药可以带来更大获益。

短效药物主要用于病情较轻及症状间断出现的患者，按需使用，可通过定量吸入器(metered-dose inhaler，MDI)或喷雾给药。MDI的优势在于其便携性、操作简单及方便性。当正确应用时，MDI在给药方面与喷雾器同样有效。除非患者无法恰当使用MDI，否则相较于MDI，喷雾器对于阻塞性肺疾病患者的长期管理并无优势。

长效支气管扩张剂对于中度及以上慢阻肺患者的维持治疗有效。长效药物包括长效$β_2$受体激动剂(LABA)，每日1次或2次；以及长效抗胆碱能药物(LAMA)，每日1次。LABA及LAMA均可提供有效的支气管扩张作用从而改善FEV_1及症状(1级证据)。噻托溴铵(LAMA)及沙美特罗、茚达特罗、福莫特罗(均为LABA)，被证实可降低慢阻肺患者急性加重的发生率(1级证据)。对于需要使用长效支气管扩张剂的慢阻肺患者，起始应用LABA或LAMA治疗是合理的。心动过速、低钾血症及震颤是LABA的潜在不良反应；而应用LAMA则可能出现口干及尿潴留。在较严重的病例中，有证据显示联合应用一种LABA及一种LAMA可额外获益(2级证据)。

当前数据表明，规律应用吸入性糖皮质激素可改善症状并降低急性加重的频率(1类证据)。对于具有急性加重史的慢阻肺患者，应考虑应用吸入性长效糖皮质激素(如倍氯米松、布地奈德、丙酸氟替卡松)，但应与其他药物联合使用。吸入性糖皮质激素对于慢阻肺的疗效不如支气管哮喘确切，并且应用该药的慢阻肺患者肺炎发生率更高(1级证据)。吸入性糖皮质激素可与LABA联合使用；对于中度至重度慢阻肺患者，联合应用沙美特罗与氟替卡松可改善健康相关生活质量并减少急性加重，其效果优于单药治疗(2级证据)。

急性加重为全身应用糖皮质激素的指征，并且静脉给药在紧急情况下较为实用。静脉应用糖皮质激素在大多数阻塞性肺疾病急性加重的管理中有效，包括哮喘(图16-4)。急性加重患者通常在72h内由静脉给药过渡至口服糖皮质激素，并在之后的2周中逐渐减量，虽然更短疗程可能也有效果。其他具有抗炎作用的药物(如白三烯受体拮抗剂)不推荐在慢阻肺中使用。

茶碱(一种甲基化黄嘌呤衍生物)是一种微弱的全身性拟交感药物，其治疗窗较窄。虽然已研制出安全性较好的长效衍生物，但茶碱制剂在慢阻肺的治疗中不作为一线用药。茶碱具有一定的抗炎活性，并可为对吸入性β受体激动剂反应不佳的慢阻肺患者提供额外的支气管扩张作用。在应用茶碱制剂的过程中，血药浓度应维持在治疗窗(8～12μg/ml)的低限。当血药浓度超过20μg/ml时，药物毒性较为常见。许多常用药(如红霉素)会减缓茶碱代谢，从而使茶

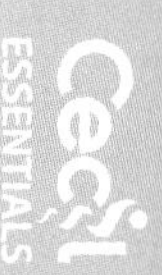

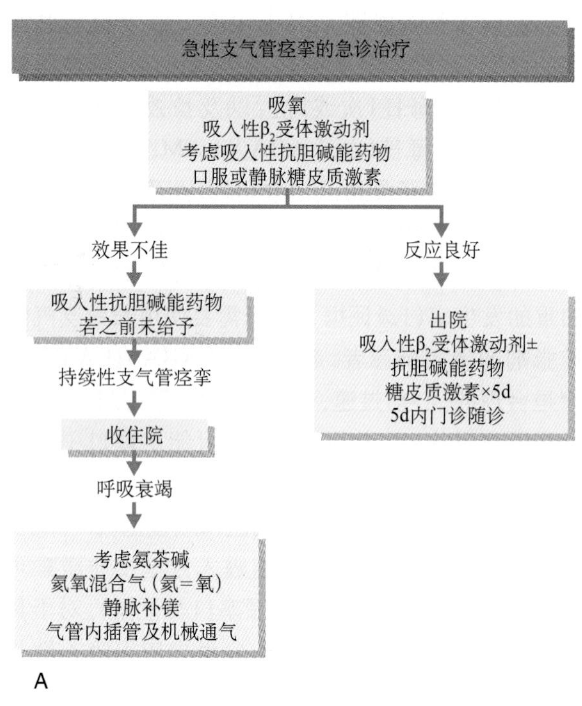

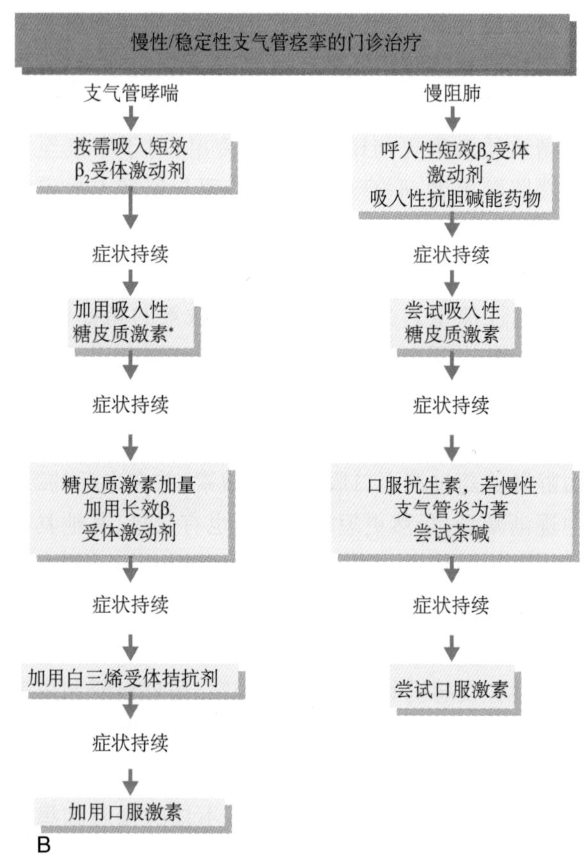
慢性/稳定性支气管痉挛的门诊治疗
支气管哮喘
慢阻肺
按需吸入短效
β2受体激动剂
呼入性短效β2受体
激动剂
吸入性抗胆碱能药物
症状持续
加用吸入性
糖皮质激素*
尝试吸入性
糖皮质激素
症状持续
糖皮质激素加量
加用长效β2
受体激动剂
口服抗生素，若慢性
支气管炎为著
尝试茶碱
症状持续
加用白三烯受体拮抗剂
尝试口服激素
症状持续
加用口服激素
B

图16-4 支气管痉挛患者治疗流程。急诊治疗（A），稳定期门诊治疗（B）。*白三烯拮抗剂可考虑应用

碱血药浓度迅速达到毒性范围。因此当应用影响茶碱浓度的其他药物时应合理调整茶碱剂量。茶碱毒性效应常见于胃肠道、心脏及神经系统。严重的茶碱中毒具有致死性，需应用活性炭血液灌流进行治疗。

目前已开展关于4型磷酸二酯酶（PDE4）抑制剂对慢阻肺治疗作用的研究。现有的一种口服PDE4抑制剂被证明可以作为慢性支气管炎及急性加重史的重度慢阻肺患者的补充治疗。PDE4抑制剂可抑制环磷酸腺苷（cAMP）的降解，从而产生微弱的支气管扩张作用（约可使FEV_1升高50ml）；PDE4抑制剂不应作为急性支气管扩张剂使用。然而，罗氟司特（未同时应用吸入激素）已被证明可减少慢性支气管炎及急性加重史的重度慢阻肺患者在数年内急性加重的发生率（2级证据）。不良反应包括体重减轻、恶心、食欲缺乏及包括自杀倾向在内的精神性不良反应。

3. 氧疗及机械通气

持续性氧疗已被证明可提高慢阻肺患者生存率并改善低氧血症（1级证据）。氧疗的指征包括动脉血氧分压（PaO_2）<55mmHg或血氧饱和度≤88%。当终末器官损伤（如肺过度充气）存在时，可在更高水平的PaO_2下开始氧疗。

阻塞性肺疾病急性加重期常需要氧疗支持。对于慢性低通气造成$PaCO_2$升高的患者，高浓度吸氧会因抑制低氧性通气驱动并促进二氧化碳与氧化的血红蛋白解离（Haldane效应）而造成高碳酸血症的急剧恶化。现有证据表明在慢阻肺的院前紧急治疗中，高流量吸氧是有害的（1级证据）。氧气浓度应进行严密的滴定以维持正常血氧及避免低氧血症或PaO_2的过度升高。在获得更明确的证据前，血氧饱和度在90%～92%是较为合理的区间（3级证据）。在慢阻肺急性加重导致的高碳酸性呼吸衰竭中，无创正压通气有助于减少呼吸功、缓解膈肌疲劳及减少气管插管和机械通气（1级证据）。

4. 抗生素

气道阻塞的急性加重可能是由病毒或细菌感染所导致的。慢阻肺中最常见的细菌性病原体是肺炎链球菌、流感嗜血杆菌及卡他莫拉菌。对急性加重的管理应当包括经验性抗生素应用，已被证明可提高急性加重的治疗成功率（2级证据）。对于慢阻肺患者长期预防性应用抗生素的作用尚不明确，在一项应用口服阿奇霉素的研究中，急性加重有所减少而听力丧失的风险增加（2级证据）。流行病毒株特异性流行性感冒疫苗预防接种可降低慢阻肺急性加重(1级证据)。对于慢阻肺患者也建议进行肺炎疫苗接种。

5. 非药物治疗

许多气道清洁技术可以帮助清除气道分泌物，但其在成人肺气肿及其他阻塞性肺疾病中的有效性尚存在争议。如有需要，胸部物理疗法及体位引流可能对于慢性支气管炎及痰液分泌增多的患者有所帮助。很少有证据支持在慢阻肺患者中应用特定的黏液溶解剂或化痰药。

对于因肺部疾病而影响日常活动的患者，综合性、高质量的肺康复计划可改善生活质量并减少主观性的呼吸困难(1级证据)。尚无证据表明肺康复治疗可改善肺功能的客观指标或减缓肺功能下降速率或改善生存率，但其已被证明可改善高主观能动性患者的生活质量。肺康复治疗的一项重要组成部分是营养评估及精心保持合理营养。营养不良及恶病质在阻塞性肺疾病晚期较为常见，并可导致呼吸肌强度减弱及免疫功能低下。

外科手术对慢阻肺的作用较为有限。肺大疱切除术、肺减容手术(LVRS)及肺移植术是特定患者潜在有效的手术方式。切除无功能肺组织(如肺大疱切除术)有助于被压缩的有功能肺区的复张，并被证明能够在亚组患者中，通过改善通气与血流匹配性而改善症状、气流受限及氧合情况。此外，肺大疱切除可减小肺容积，从而增强膈肌功能、减少呼吸功。最适宜进行LVRS的患者为上叶病变显著、经康复治疗仍存在运动耐量低下、无其他主要合并症者。这一亚组在接受LVRS后病死率降低(2级证据)。总体来讲，对于FEV_1或DL_{CO}小于20%预计值者及肺气肿呈均匀分布者，接受LVRS的外科手术死亡率较高。肺气肿区域的内镜下治疗目前尚未得到充分评估。

对于终末期气流阻塞患者，单侧或双肺移植不失为一种选择。肺移植后平均生存时间为4～5年。排异反应、病毒感染、移植相关淋巴增殖性疾病及迟发性闭塞性细支气管炎仍然是目前存在的重要问题。但对于经过合理筛选的患者，肺移植可改善生活质量。

6. 姑息治疗

虽然疾病病程不可预期，但是与患者进行终末期事宜的讨论是在慢阻肺进展至终末期过程中纵向照护的重要组成部分。提前对终末期重症监护措施进行计划是可取措施。阿片类麻醉药品对于缓解出现慢阻肺终末期并发症患者的呼吸困难症状十分有效(1级证据)。

(六)预后

慢阻肺是一种慢性、进展性疾病，病程变化多样且持续时间较长。如前所述，肺功能测定(FEV_1占预计值百分比)具有重要预后价值，多因素的BODE指数的应用较单独应用FEV_1可改善预后评估。经常出现急性加重的慢阻肺患者较无急性加重者的肺功能下降速率更快，提示频繁的急性加重会造成临床病程的恶化。

目前，除戒烟及对低氧血症患者进行长期氧疗外，能够改善慢阻肺患者生存情况的干预措施较为有限。药物治疗尚未被证实可绝对改善慢阻肺患者的生存情况。在轻度慢阻肺患者中，死亡率与慢阻肺相关合并症密切相关，如缺血性心脏病及肺癌；而对于严重的慢阻肺患者，很大一部分患者死于呼吸衰竭。

三、细支气管疾病

(一)定义和流行病学

细支气管定义为无软骨的小气道(直径＜2mm)。细支气管疾病是由多种主要影响小气道的病因所致的一组疾病。虽然小气道疾病对于慢阻肺的作用十分显著并且呼吸性细支气管炎偶见于吸烟者，细支气管疾病仍存在许多非吸烟相关的不同病因。这组疾病与局部炎症及上皮细胞损伤、纤维化、黏液栓及细支气管闭塞相关。上述改变导致气道阻力增加相关的气流受限。

呼吸道合胞病毒导致的急性细支气管炎在婴儿及年幼儿童中多见。而原发性细支气管疾病，包括感染性或感染后细支气管炎，在一般成年人群中较为少见而倾向于影响特定人群。

(二)病理学

细支气管疾病的病理改变十分复杂。众多术语被用于对小气道疾病的组织病理学特征进行描述或分类，包括细胞性细支气管炎(炎性细胞浸润小气道壁，导致小气道狭窄)、滤泡性细支气管炎(大量淋巴滤泡形成并紧密结合于小气道，导致气道受压)、阻塞性或缩窄性细支气管炎(小气道周围纤维化，导致受累气道狭窄)及闭塞性细支气管炎(管腔内纤维性损伤形成，有时被称为Masson小体，造成小气道管腔梗阻)。小气道疾病的组织病理学特征对于其可能病因具有提示作用,如滤泡性细支气管炎通常但不仅仅见于干燥综合征。

(三)临床表现

总体而言,细支气管疾病表现出的非特异性呼吸困难,可较为严重或呈进展性,部分病例可伴有咳嗽或咳痰。体格检查可发现吸气相高调喘鸣音或哮鸣音,但也可出人意料地表现为完全正常。在某些情况下应考虑细支气管疾病的可能性,如细支气管炎可使类风湿关节炎、干燥综合征及炎性肠病的病程复杂化。

弥漫性泛细支气管炎是一种罕见的特发性疾病,最常见于日本,主要表现为咳嗽伴脓性痰、鼻窦炎及呼吸困难。反复的呼吸道细菌感染(如铜绿假单胞菌)会使该病病程复杂化。闭塞性细支气管炎(在此为临床而非组织病理学术语)见于闭塞性细支气管炎综合征,出现在肺移植术后的慢性异基因移植物排异、异基因造血干细胞移植后的移植物抗宿主病及职业毒物暴露之后。例如,闭塞性细支气管炎的职业性聚集曾见于二乙酰(又称丁二酮)暴露后,二乙酰是使用微波炉制作爆米花过程中所用的一种调味剂。

(四)诊断和鉴别诊断

总体来讲,细支气管疾病患者的肺功能检查可表现为不可逆的呼气性气流受限。在肺移植后,经系列检查,FEV_1较稳定基线值降低20%以上可临床诊断闭塞性细支气管炎综合征。HRCT对于细支气管疾病的诊断及评估具有重要价值。HRCT典型表现包括小叶中心性结节或树芽征,反映了炎性渗出物或脱落上皮细胞堵塞细支气管。"马赛克征"多见于吸气相,其中的肺组织低密度区反映了相应区域阻塞的细支气管远端气体潴留。呼气相CT扫描可以确认这一现象是由气体潴留而非肺血管疾病引起的低灌注所致。肺活检的意义有限,因为细支气管疾病的病变多呈散在分布。鉴别诊断包括慢阻肺,因其也会导致不完全可逆的气流受限。

(五)治疗

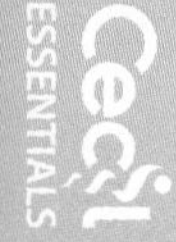

对细支气管疾病的治疗极具挑战性。典型的急性细支气管炎可自发缓解。虽然支气管扩张剂及激素常被用于细支气管疾病的治疗,但其应用所带来的获益尚不明确。闭塞性细支气管炎综合征对于强化免疫抑制治疗的反应欠佳,并且是肺移植术后的常见死因。阿奇霉素是一种大环内酯类抗生素,曾有报道称其可改善闭塞性细支气管炎综合征患者的FEV_1。也有报道显示,大环内酯类抗生素可以改善弥漫性泛细支气管炎的临床病程,反映了该类药物的免疫调节或抗纤维化作用(2级证据)。对于进展性闭塞性细支气管炎,需要进行肺移植手术;而对于肺移植术后排异相关闭塞性细支气管炎综合征,有时可进行二次移植。

(六)预后

细支气管疾病可能是自限性的,如呼吸道合胞病毒所致急性细支气管炎;也可为持续性、进展性及致死性,如肺移植术后发生的闭塞性细支气管炎综合征。

四、支气管扩张症

(一)定义和流行病学

支气管扩张症定义为支气管壁炎症及永久破坏性改变所致支气管(气管壁具有软骨的大气道)的异常扩张。支气管扩张症的发病率尚不明确,但其可能影响了美国超过10万个体,并且在高龄群体中更为常见。在儿童疫苗接种率低、肺结核患病率高的发展中国家,支气管扩张症的发病率可能更高。

(二)病理学

支气管扩张可局限于一个支气管节段或一个肺叶,也可呈现弥漫性病变。受累的支气管出现异常扩张并表现出支气管管壁慢性炎症,伴有支气管腔内中性粒细胞浸润及细菌的定植与感染。支气管扩张症中的炎症与支气管壁的结构病变相关,后者包括影响到弹性纤维、平滑肌及软骨的破坏性病变。与慢阻肺相似,支气管扩张症也存在小气道受累。本疾病虽存在大气道的扩张,但小气道阻塞引起的气流阻力增加仍会导致气流受限。支气管扩张症的经典病理分类:管性支气管扩张(最常见类型,支气管呈平滑扩张)、曲张性支气管扩张(支气管扩张伴曲张静脉样凹痕)、囊性支气管扩张(终末阶段支气管扩张,扩张的支气管末端出现聚集呈葡萄串样的囊性结构)。

有假说认为,支气管扩张症是由环境损害引起易感宿主的支气管损伤导致的,继而出现感染清除受损、细菌定植与感染或再感染、气道持续性炎症及更严重的支气管损伤，形成恶性循环。一次刺激性感染，有时出现在儿童期，被认为会起始在多数病例中（感染后支气管扩张）导致支气管扩张症的支气管破坏。这可能是病毒性感染（如麻疹）、坏死性肺炎（如金黄色葡萄球菌性肺炎）、结核或非典型分枝杆菌感染（如鸟胞内分枝杆菌）。由于感染（如鸟胞内分枝杆菌）还会造成支气管扩张症病程的复杂化，很难明确分枝杆菌感染是支气管扩张症的始动因素还是结果。

局灶性支气管扩张还可能是由支气管异物、肿瘤、支气管石或淋巴结外压引起的解剖性梗阻所导致的。右中叶支气管开口狭窄所致的右中叶综合征常与结核引起的淋巴结肿大相关，常导致梗阻部位以远的局灶性支气管扩张。解剖性梗阻所致慢性或复发性细菌感染及炎症最终会引起支气管变形及破坏。

弥漫性支气管扩张是由机体防御机制受损所引起的，而机体的防御机制易受持续或复发的肺部感染影响，最终导致支气管损伤。例如，支气管扩张症可发生在先天性缺陷导致的气道黏液清除功能受损的患者，如囊性纤维化（详见下文）或原发性纤毛运动障碍，后者是一种罕见的遗传性纤毛微管病变。根据典型的鼻窦炎、内脏转位、不孕症三联征可诊断Kartagener综合征，是原发性纤毛运动障碍的一种形式。免疫抑制状态，如联合变异型免疫缺陷病（CVID）患者的低丙种球蛋白血症，可能也会导致支气管扩张症。α_1-抗胰蛋白酶缺乏引起肺内抗蛋白酶活性降低，也与支气管扩张症相关。支气管扩张症也会使某些结缔组织病复杂化，如类风湿关节炎。

此外，支气管扩张症可与其他更常见的阻塞性肺疾病重叠，如慢阻肺及支气管哮喘。某些慢阻肺患者可同时患有支气管扩张症，通常发生在肺下叶。变应性支气管肺曲霉菌病是一种出现在对曲霉菌超敏的哮喘患者中的疾病，与中心型支气管扩张症、高IgE水平及曲霉沉淀素相关。

（三）临床表现

支气管扩张症患者表现为慢性咳嗽、大量咳痰，有时痰液具有异常臭味；与慢阻肺或支气管哮喘相比其表现为更明显的脓性痰及更多的痰液分泌。患者同样可出现气短及疲劳症状。痰中带血更为常见，在病程中可能会出现大咯血。体格检查可发现局限性湿啰音及杵状指（趾）。细菌性病原体（包括流感嗜血杆菌及铜绿假单胞菌）所致周期性急性加重也很常见。还可出现非结核分枝杆菌定植或感染。肺功能检查通常提示轻度至中度梗阻。气道高反应性较为少见。

（四）诊断和鉴别诊断

胸片可完全正常或表现为间质影增重。典型的影像学征象为周围肺野的平行线样改变，称为“双轨征”，提示支气管壁增厚而未在由近及远的走行过程中逐渐变细。然而，HRCT对于发现扩张的气道更为敏感，因此在评估可疑的支气管扩张症时应选择HRCT检查。支气管扩张症在HRCT表现为气道未逐渐变细、气道直径大于伴行血管及肺野外带（周边1～2cm）仍可见支气管走行。局灶性支气管扩张症应考虑行支气管镜检查以评估气管内病变或异物。痰培养可用于评估作为支气管扩张症病因的真菌或分枝杆菌感染，或在急性加重期明确具体细菌性病原体。支气管扩张症一经确诊，应进行可能病因的评估，如进行免疫球蛋白水平测定以除外联合变异型免疫缺陷病。

鉴别诊断包括慢性支气管炎、慢阻肺、支气管哮喘。当存在咯血及杵状指（趾）时应与肺癌相鉴别。

（五）治疗

如果可能，应对造成支气管扩张症的病因进行治疗。对于解剖性梗阻（如支气管异物或良性肿瘤）应进行梗阻解除。对于非典型分枝杆菌感染中有症状者，应在进行多次涂片及培养确诊后进行恰当的多药联合治疗。变应性支气管肺曲霉菌病主要应用糖皮质激素治疗，加用唑类抗真菌药可能获益（3级证据）。与细菌相关的支气管扩张症加重应使用对可能的病原体有效的广谱抗生素，如阿莫西林；对于明确具有假单胞菌定植或感染的患者，应使用氟喹诺酮类药物（2级证据）。雾化抗生素可抑制囊性纤维化相关的支气管扩张症中的细菌生长；对于非囊性纤维化相关者，若假单胞菌感染存在或有反复加重出现，应用雾化抗生素也可能获益（3级证据）。大环内酯类抗生素的持续应用已被证明可减轻炎症反应、减少急性加重，但同样可能导致大环内酯耐药性细菌生长（2级证据）。

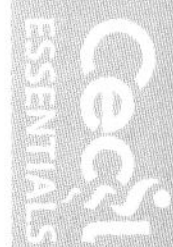

对于低丙种球蛋白血症患者，免疫球蛋白补充治疗可以提高宿主对细菌感染的防御能力。气道廓

清及体位引流在支气管扩张症中经常被使用。支气管扩张剂可减轻症状。大咯血时应进行气道保护并及时找到出血部位；对出血血管进行支气管动脉造影及栓塞可挽救生命(3级证据)。外科手术的主要作用在于切除造成远端支气管扩张的梗阻病变、切除发生支气管扩张并出现严重毁损的孤立肺段及偶尔对无法控制的出血部位进行切除作为抢救措施(3级证据)。

（六）预后

虽然肺功能会随时间延长逐渐下降，但支气管扩张症患者预后相对较好。生活质量可能会受到诸如大量咳痰或频繁的急性加重等因素的不利影响。大咯血是需要严密管理的紧急情况，可导致死亡。

五、囊性纤维化

（一）定义和流行病学

囊性纤维化(CF)是一种由*CFTR*基因突变所导致的常染色体隐性遗传病，在美国约有3万名儿童及成人患病。虽然CF相关死亡多由肺部疾病导致，这一疾病会对多个器官造成影响，包括肺、胰腺及生殖器官。CF是白种人中最常见的致死性遗传病，携带频率为1/29，每3300例新生儿中即有1例患病，每年有大约1000例新发病例。虽然绝大多数患者在婴儿期或儿童期明确诊断，部分患者直到成年才得以确诊。在美国，约45%的CF患者年龄大于18岁；但在1940年前，CF患儿很少能够存活至1周岁。目前，CF患者的中位预期寿命为37岁。

（二）病理学

CF是由*CFTR*基因的两个等位基因致病性突变所导致的。*CFTR*编码囊性纤维化跨膜电导调节因子(CFTR)。后者是一个受cAMP调节的氯通道，分布于上皮细胞顶面。最常见的ΔF508突变是三碱基对缺失突变进而导致蛋白508位点苯丙氨酸残基丢失。然而，截至目前已发现超过1600个*CFTR*突变。

异常的CFTR蛋白引起氯化物转运障碍及气道和导管上皮对钠离子重吸收增加，导致呼吸道、肝胆管、胃肠道及生殖道出现异常黏滞的分泌物，且不易被呼吸道清除，进而导致呼吸道症状、管腔梗阻及其他器官外分泌管道的破坏，最终出现包括胰腺破坏在内的外分泌器官纤维化及功能障碍。

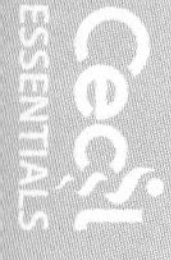

在CF患者中，呼吸道最初被金黄色葡萄球菌及流感嗜血杆菌定植，随后被铜绿假单胞菌定植。持续性炎症及感染导致支气管壁破坏和支气管扩张。小气道黏液栓导致梗阻后囊性气道扩张及肺实质破坏；随后出现进展性气流阻塞，最终出现低氧血症。CF病程可因出现变应性支气管肺曲霉菌病或非结核分枝杆菌感染而复杂化。在晚期CF病例中可出现多重耐药微生物如洋葱伯克霍尔德菌的定植与感染，对疾病的治疗与管理提出挑战。绝大多数患者死于呼吸衰竭。

（三）临床表现

在美国，全国范围内均开展新生儿CF筛查项目以发现那些需要进一步检测(如基因型检测)的可能患有CF的婴儿。患有CF的婴儿可能会出现胎粪性肠梗阻或因脂肪泻而导致生长发育不良。这些婴儿的照护者可能会发现其皮肤发咸。CF患者多表现出慢性咳嗽伴黏稠痰液、喘息及呼吸困难。胰腺功能不全及糖尿病十分常见，男性患者还会出现精子缺乏。鼻息肉及杵状指(趾)较为常见。

对于患有无法解释的慢性鼻窦疾病、支气管扩张症、输精管缺如相关性男性不育症、胰腺炎或吸收不良的患者应考虑CF的可能。肺功能检查提示过度充气及气流阻塞；对支气管扩张剂有一定反应。胸部影像学检查提示过度充气、支气管壁增厚及支气管扩张。

（四）诊断和鉴别诊断

汗液氯化物浓度检测可用于CF诊断。若患者临床表现与CF相符，且经有资质的实验室检测提示至少两次汗液氯化物浓度超过60mEq/L，则可确诊CF。当两个等位基因均检测出已知突变时，也可根据基因分型检测结果进行确诊，后者也可用于汗液检测无法明确诊断时。

（五）治疗

目前对于CF的治疗为支持性治疗，如积极的气道清洁、包括胰酶替代治疗在内的营养支持、抗生素及支气管扩张剂。雾化重组人脱氧核糖核酸酶Ⅰ(Dornase alfa)可降低痰液黏滞度、改善肺功能、减少CF急性加重(1级证据)。吸入性高渗盐水可以帮助分泌物水化，其效果弱于Dornase alfa(2级证据)。吸入性妥布霉素(每日2次，隔月应用)可用于伴有假单胞菌感染的中度至重度CF患者(1级证据),氨曲南对于此类患者也有益处(2级证据)。应用布洛芬及阿奇霉素进行抗炎治疗可使CF中部分患者获益(均为2级证据)。然而,长期应用吸入或口服的糖皮质激素并无获益,不应使用(1级证据)。

对于在CF患者中应用特定、可改善受损的CFTR氯通道功能的治疗目前尚处于研究中。近期研究表明依伐卡托(ivcaftor)可改善具有特定CF突变(G551D)患者的CFTR功能及FEV_1水平(1级证据)。与其他阻塞性肺疾病相同,肺移植是CF及终末期肺疾病患者的终极治疗手段。CF患者倾向于进行双肺移植。

(六)预后

虽然支持性治疗已显著提高患者的中位生存时间,CF是终将导致死亡的疾病。患者的临床病程可能有所差异,这在一定程度上与*CFTR*基因突变的种类相关。

六、支气管哮喘

(一)定义和流行病学

全球哮喘防治倡议(GINA)对支气管哮喘作出如下描述:支气管哮喘是一种由多种细胞及细胞组分参与的气道慢性炎症性疾病。这一慢性炎症与气道高反应性相关,后者可导致反复发作的喘息、气急、胸闷、咳嗽,症状在夜间及凌晨显著。上述症状发作与肺部广泛而多变的气流受限相关,后者可自发缓解或经治疗后缓解。

支气管哮喘的发病率在儿童中最高,但其影响全部年龄段人群并且在全世界范围内均有发生,在发达的工业化国家更为多见。哮喘的患病人数在全世界可达百万。根据调查数据估算,美国人口中罹患哮喘人数自2001年的7.3%上升至2008年的8.2%(约24 000 000人)。哮喘的患病率在近数十年内出现了显著上升。然而,在20世纪末出现上升之后,哮喘相关死亡人数自2000年开始降低。在2010年,美国哮喘相关死亡人数为3404例,而1995年为5637例。哮喘死亡率在高龄、女性及黑种人中较高。

(二)病理学

慢性气道炎症被认为是哮喘的主要致病特征。哮喘患者气道壁活化的炎性细胞增多,气道上皮出现典型的嗜酸性粒细胞、肥大细胞、巨噬细胞及T淋巴细胞浸润。上述细胞会合成多种可溶性介质,如细胞因子、白三烯及缓激肽。支气管哮喘中的气道炎症以2型辅助性T细胞(Th2)反应及显著的嗜酸性粒细胞炎症为特征;但在某些重症哮喘患者中,可出现中性粒细胞气道炎症及以Th1细胞炎症为特征的细胞因子合成。

气道高反应是哮喘的基本特征,是指气道平滑肌细胞容易对在正常个体中不会导致反应的吸入性变应原或刺激物产生收缩。吸入性变应原通过结合及与肥大细胞表面的IgE交联从而诱发气道肥大细胞脱颗粒。肥大细胞脱颗粒引起化学递质的释放,引起急性支气管收缩进而导致气道阻力增加、喘息及黏液分泌增多。气道壁纤毛柱状上皮连续性的破坏、血管分布增多及水肿同样促进抗原释放。除变应原外,对敏感受体的刺激、呼吸道感染、吸入冷空气等因素都会诱发支气管哮喘患者的支气管收缩。气道对冷空气易感可能是导致运动诱发性支气管收缩及冬季哮喘发作的原因。

支气管哮喘与气道壁重塑相关,后者的特点为平滑肌细胞增殖与肥大、水肿、炎性浸润、血管新生及结缔组织成分如Ⅰ型及Ⅲ型胶原的沉积增加。这一终末效应不仅影响上皮下网状层,还会导致气道壁全层增厚。气道重塑在病程早期就开始出现。对于炎症是否导致气道重塑或两者代表支气管哮喘的两个独立表现,目前尚不明确。哮喘患者肺功能确实随时间而出现加速下降,并且气道壁重塑可能在这一功能丧失的过程中起到了一定作用。气道壁重塑可随时间进展而导致不可逆的气流受限,这将减弱支气管扩张剂的药效而导致疾病恶化。因此,气道壁重塑会加大临床鉴别支气管哮喘与慢阻肺的难度。

支气管哮喘的病因尚不明确,但很可能是多基因遗传与环境因素的共同结果。变应性与哮喘密切相关。支气管哮喘与免疫系统的过敏性活化相关,以Th2主导的T细胞对吸入性抗原的反应为特征,导致IgE生成及过敏性气道炎症。室内抗原暴露是一个重要因素,如尘螨、蟑螂、宠物皮毛及真菌;室外污染及其他包括烟草烟雾在内的刺激物也十分重要。

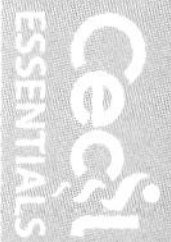

目前对于支气管哮喘发病机制的认识集中在生命早期Th2免疫反应向Th1免疫反应的转化出现受损。在发达国家,Th2免疫反应的持续存在及不恰当过敏反应的出现可能与在儿童时期免疫系统对于恰当的感染性抗原刺激的相对缺乏相关,这就是所谓

的“过度清洁假说(hygiene hypothesis)”。举例来讲，参与农耕可能是避免出现支气管哮喘及过敏性疾病的保护性因素，在一定程度上可能与引起Th1反应的微生物抗原的暴露增加相关。与其他儿童的更多接触(如托儿所)及减少应用抗生素同样可减少罹患支气管哮喘的风险。上述证据支持“过度清洁假说”。但另一方面，支气管哮喘在那些变应原(如尘螨、蟑螂)重度暴露的贫困城市十分常见。子宫内及早年特定环境暴露的时间及其在支气管哮喘发病机制中的作用尚未被完全阐明，并且目前尚没有理论可以完全解释支气管哮喘的发病机制及近年来哮喘发病率的上升。现代生活其他方面的交互作用(如微生物组学)与哮喘倾向的相关性仍需要进一步探索。

若干遗传多态性与支气管哮喘相关，其中包括β受体变异，其可导致机体对β受体激动剂反应性降低。而对于其他对支气管哮喘具有重要作用的遗传多态性的探索，是当前的一项研究主题。虽然在儿童中男性患儿多于女性患儿，但在青春期后，哮喘的患病率发生转变，成年女性患者多于男性患者。上述特点及在月经周期及妊娠期间哮喘症状会有所变化的证据表明，激素可能在哮喘的发病机制中起到一定作用。

对于无既往病史者，哮喘可能是由工作场所暴露导致的(职业性哮喘)。某些物质，如异氰酸盐(用于喷雾涂料)及西部红柏木屑，是导致职业性哮喘的强烈刺激物。肥胖也会增加哮喘的发病率，但其具体机制尚不明确。某些感染性因素及其他状况甚至可以导致未诊断哮喘者的急性支气管痉挛，如病毒感染、胃食管反流病(GERD)及气体或烟雾暴露。上述异常会对部分哮喘患者的发病及病情控制造成一定影响。

(三)临床表现

支气管哮喘的主要症状包括喘息、发作性呼吸困难、胸闷及咳嗽。临床表现可有大幅度变异，从缓和的间断性症状到可导致窒息及死亡的灾难性发作。虽然喘息不是哮喘的疾病特异性症状，但在全部可导致喘息的临床疾病中，哮喘是最为多见的诊断。上述症状在夜间或凌晨加重。其他相关症状包括咳痰、胸痛或胸部紧缩感。患者可仅有一项症状或同时存在多项症状，如仅有慢性咳嗽(咳嗽变异性哮喘)。喘息可出现于活动后数分钟(运动诱发性支气管痉挛)。体格检查可见喘息征象，虽然在症状间歇期可完全正常。患者可有鼻炎及鼻窦炎。在急性支气管痉挛发作或急性加重期，患者可出现言语困难、辅助呼吸肌参与呼吸、奇脉、大汗及精神状态改变(从躁动至嗜睡均可出现)。对于这些患者，应进行紧急及积极的治疗。

(四)诊断和鉴别诊断

哮喘的诊断需要气道高反应及可逆性气流受限的证据。病史采集可提供充分的依据，因为多数患者具备典型的周期性发作的喘息及其他对支气管扩张剂反应良好的症状。但是，依然建议进行正式的肺功能检查以明确呼气性气流受限，并通过应用支气管扩张剂后的重复测定确定其可逆性(应用支气管扩张剂后FEV_1提高至少20%且提高的绝对值≥200ml)。由于哮喘具有发作性特点，其气流受限是可变的。患者在出现症状时可能无法进行肺功能检查。呼气峰流速测定可以在家中进行，并可为呼气流速变异性提供证据。

根据具体情况可能需要进行正规的气道激发试验以评估气道高反应。在激发试验中，将应用一种具有气管收缩活性的刺激物，通常为乙酰甲胆碱，是乙酰胆碱的一种合成形式，由于全身不良反应少而优于组胺。运动也可用于诱发哮喘发作。虽然多数人无论是否患有哮喘都会在激发试验中出现或多或少的气流受限，但支气管哮喘患者的气流受限在较低药物剂量时就会出现。对于乙酰甲胆碱激发试验来讲，已有报道明确了造成FEV_1出现较基线值下降20%所需的乙酰甲胆碱浓度。虽然仅靠激发试验阳性不能作出哮喘的诊断，但激发试验阴性具有重要的排除诊断意义。

在活动期，肺容积测定可提示过度充气，而DL_{CO}通常正常甚至升高。在哮喘急性加重期，动脉血气分析对于判断气体交换状态具有重要意义。如果怀疑存在肺部感染，应进行胸片检查，但无须作为常规检查。对于难治性哮喘患者，若胸片提示短暂性游走性浸润影，应考虑变应性支气管肺曲霉菌病。血液检查可能发现嗜酸性粒细胞增多症及IgE水平升高。皮肤点刺试验对于在特定患者中检出家庭或其他可促发哮喘的变应原具有一定作用。

鉴别诊断包括气管疾病、呼吸道肿瘤及异物、慢阻肺及支气管扩张症。对主诉慢性咳嗽的患者，应考虑导致慢性咳嗽的其他疾病，如胃食管反流病及鼻后滴漏。对于哮喘治疗反应欠佳的患者，应主要考虑声带功能异常的可能。

(五)治疗

哮喘管理需要教育及患者配合。简单易行而价格不高的峰流速仪可以在家中应用以监测气道阻塞。应记录哮喘日记，并设立一个明确的书面计划以应用症状及峰流速信息对急性加重进行早期干预及对长期治疗方案进行调整，从而达到理想的症状控制。短效β受体激动剂(SABA)可用于诸如喘息等症状的快速缓解(1级证据)。然而，吸入性糖皮质激素是对于除轻度间断性哮喘者外所有患者的维持性治疗的基础，可显著改善哮喘控制(1级证据)。如有必要，可加用长效β受体激动剂(LABA)以增强系统性控制(1级证据)；但其不应单药治疗用于哮喘控制，因其无法控制气道炎症并会增加死亡率(1级证据)。这些治疗可辅助吸入性糖皮质激素以达到更好的症状控制。

其他可选治疗如下。白三烯调节剂可用于维持治疗(1级证据)，虽然其不如吸入性糖皮质激素有效(图16-4)。对于部分患者，茶碱制剂可提供额外获益，但其较窄的治疗窗及有限的药效限制了其价值。新近证据表明，对于使用LABA及吸入性糖皮质激素效果欠佳的患者，长效抗胆碱能药物可能延长急性加重间隔并提供额外的支气管扩张作用(2级证据)。口服或静脉应用糖皮质激素仅用于哮喘急性加重。如情况允许，应避免长期应用口服糖皮质激素以避免相关不良反应。

避免变应原接触是哮喘治疗的合理方案，虽然特定干预(如床垫屏障保护以减少尘螨暴露)的作用相对有限。对可能加重哮喘的相关疾病(如过敏性鼻炎、胃食管反流病)的治疗可带来临床获益并有助于哮喘控制。应用重组人抗IgE单克隆抗体可能会减少某些过敏性哮喘患者的急性加重(2级证据)。针对哮喘中其他特异性细胞因子的治疗目前尚处于积极研究中。支气管热成形术是一种新兴的内镜下技术，其使用一系列的治疗方式来传递射频能量用于破坏气道平滑肌。目前已证明其可减少急性加重，并在术后数月时间内改善生活质量(2级证据)。

急性重症哮喘(或称哮喘持续状态)是对常规治疗无效的严重支气管痉挛发作。其可表现为突然发作(超急性哮喘)，常在接受医学治疗前迅速死亡。但在绝大多数病例中，患者在前数小时至数天中出现进行性加重的呼吸困难并增加支气管扩张剂的使用。对哮喘持续状态应进行积极的治疗，包括雾化吸入支气管扩张剂、静脉应用糖皮质激素、通过脉氧仪进行持续血氧饱和度监测并辅以动脉血气分析来评估高碳酸血症。哮喘患者出现$PaCO_2$上升是一个不良信号，可能预示着需要机械通气支持治疗。无创通气已被证明可有效降低呼吸功并减少对急性加重患者进行气管内插管的需要，但对于哮喘持续状态导致呼吸衰竭者气管内插管及机械通气是必要的。对哮喘持续状态患者进行机械通气是十分具有挑战性的，可能需要使用麻醉剂以控制呼吸模式，甚至应用吸入性全身麻醉以缓解支气管痉挛。

(六)预后

绝大多数支气管哮喘患者预后良好。虽然无法治愈，但大部分患者可以获得恰当控制。

关于该主题的深入讨论，请参阅《西氏内科学》(第25版)第88章“慢性阻塞性肺疾病”、第87章“支气管哮喘”、第89章“囊性纤维化”及第90章“支气管扩张症、肺不张、囊肿及局灶性肺疾病”。

推 荐 阅 读

Buist AS, McBurnie MA, Vollmer WM, et al; on behalf of the BOLD Collaborative Research Group: International variation in the prevalence of COPD (the BOLD Study): a population-based prevalence study, Lancet 370:741–750, 2007.

Burgel P-R, Bergeron A, de Blic J, et al: Small airways diseases, excluding asthma and COPD: an overview, Eur Respir Rev 22:131–147, 2013.

Decramer M, Janssens W, Miravitlles M: Chronic obstructive pulmonary disease, Lancet 379:1341–1351, 2012.

Global Initiative for Asthma: GINA report: global strategy for asthma management and prevention (updated 2012), Available at: www.ginasthma.org. Accessed August 29, 2014.

Global Initiative for Chronic Obstructive Lung Disease: Global strategy for the diagnosis, management, and prevention of chronic obstructive pulmonary disease (updated 2013), Available at: www.goldcopd.org. Accessed August 29, 2014.

Kim V, Criner GJ: Chronic bronchitis and chronic obstructive pulmonary disease, Am J Respir Crit Care Med 187:228–237, 2013.

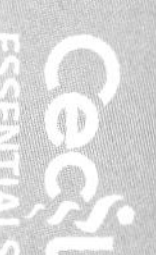

King PT: The pathophysiology of bronchiectasis, Int J COPD 4:411–419, 2009.

McDonough JE, Yuan R, Suzuki M, et al: Small-airway obstruction and emphysema in chronic obstructive pulmonary disease, N Engl J Med 365:1567–1575, 2011.

Mogayzel PJ, Naureckas ET, Robinson KA, et al: and the Pulmonary Clinical Practice Guidelines Committee: Cystic fibrosis pulmonary guidelines: chronic medications for maintenance of lung health, Am J Respir Crit Care Med 187:680–689, 2013.

Pasteur MC, Bilton D, Hill AT; on behalf of the British Thoracic Society Bronchiectasis (Non-CF) Guideline Group: British Thoracic Society guideline for non-CF bronchiectasis, Thorax 65:i1–i58, 2010.

第17章

间质性肺疾病

著　者　Matthew D. Jankowich
译　者　黄琳娜　审校者　黄　絮

一、引言

间质性肺疾病(interstitial lung disease,ILD)是一类包含数十种疾病的疾病复合体,其临床病程及预后存在极大的异质性。ILD以弥漫性和典型的慢性肺损伤伴不同程度的炎症反应为主要特征,最终导致肺纤维化。由于鉴别诊断的困难性及广泛性,临床医生对本病的诊治较为困惑,需要完善一系列辅助检查以便作出合适的诊断。

术语的混乱及非特异性,在很长一段时间内妨碍了对疾病的认识,特别是对特发性间质性肺炎(idiopathic interstitial pneumonia,IIP)的认识。为了便于对间质性肺疾病更好地理解,目前依据组织学及临床症状将其分为几类:特发性间质性肺炎、肉芽肿性疾病、结缔组织病相关性间质性肺疾病、药物相关性间质性肺疾病、肺血管炎性疾病,以及不明原因的、表现为某种临床综合征的疾病,如肺朗格汉斯细胞组织细胞增生症(pulmonary langerhans cell histiocytosis,LCH)及肺淋巴管平滑肌瘤病(lymphangioleiomyomatosis,LAM)。

ILD常见的临床症状为劳力性呼吸困难、干咳等相对非特异性的表现,有时会出现全身症状。肺功能检查通常表现为限制性通气功能及换气功能障碍。影像学表现出肺部弥漫性病变,但早期影像学可能无异常表现。此外一些特定疾病,包括充血性心力衰竭、癌性淋巴管炎等,其临床表现、生理学改变及影像学表现可能与ILD类似。因此,ILD的诊断通常建立在除外其他疾病及进行肺活检的基础上。此外,肺高分辨率CT(HRCT)在疑诊ILD的患者中具有举足轻重的作用,特定的临床症状结合典型的HRCT表现可能有助于ILD的诊断。

大多数ILD,如特发性肺纤维化(IPF)表现为慢性、进行性加重的病程,而其他ILD可能表现为急性病程,如系统性红斑狼疮导致的急性肺炎、急性过敏性肺炎(HP)、某些药物反应和急性间质性肺炎。诊断时通常需除外感染,另外对于危重患者ILD的诊断存在较大挑战性。

当具备典型症状及弥漫性影像学改变的患者疑诊ILD时,仔细询问流行病学史,包括年龄、种族、性别,对于诊断的确立具有一定帮助。如在美国,IPF多见于中老年患者,而结节病多见于青年人及非洲裔美国人。性别是另一个需要考虑的重要因素,肺淋巴管平滑肌瘤病(LAM)几乎仅见于育龄期女性,而肺朗格汉斯细胞组织细胞增生症更常见于吸烟的男性。这些背景资料有助于初始的鉴别诊断。

对于疑诊ILD,病史可进一步缩小鉴别诊断的范围。重要的病史包括皮疹、吞咽困难、关节炎及雷诺现象,可能预示着潜在结缔组织病的可能性。当患者诊断为结缔组织病时,若影像学检查发现此病的典型肺部病变特征,则可选择性地进行其他的辅助检查。具有严重且难以控制的哮喘病史的患者,若同时存在影像学浸润影及全身症状时需考虑变应性肉芽肿性血管炎(CSS),而患有严重鼻窦炎的患者需考虑坏死性肉芽肿性血管炎(NGV,原称韦格纳肉芽肿)。

所有影像学表现为弥漫性肺部浸润影的患者都应考虑到药物相关性间质性肺疾病的可能,需仔细询问患者的用药史。此外,由于一些ILD,如呼吸性细支气管炎-间质性肺疾病(RB-ILD)、脱屑性间质性肺炎(DIP)及肺朗格汉斯细胞组织细胞增生症,与吸烟密切相关,因此吸烟史也很重要。

环境暴露史也需要详细询问,如饲养鸟类及曾经热水浴的患者需要考虑过敏性肺炎(HP)。访视患者的居住环境及了解职业接触史是非常有意义的。随着职业防护措施的提高,目前由于石棉及二氧化硅暴露导致的肺尘埃沉着病数量较前明显减少,但需注意的是此病可在暴露后的很长一段时间之后才发生。某些高科技材料暴露史也会成为危险因素,如敏感个体暴露于铂会导致铂中毒/铂肺。非工业就业者也存在职业暴露风险,如游泳池救生员可能由真菌的暴露导致大规模肉芽肿性肺炎的暴发。

早期ILD的体格检查可能仅表现为活动后血氧饱和度的下降,视诊可能表现为胸廓扩张度降低,听诊可在肺底部闻及典型的Velcro啰音,此外,患者可能出现杵状指。出现皮疹、关节炎导致的关节畸形、雷诺现象及吞咽困难可能提示结缔组织病相关的ILD,如皮肌炎/多发性肌炎、进行性系统性硬化症或混合性结缔组织病。出现颈静脉怒张、奔马律、P_2亢进及下肢水肿等右心衰竭证据时,可能提示并发肺动脉高压,右心衰竭常由慢性低氧血症导致,通常提示终末期肺病。

实验室检查可能有提示作用。例如,嗜酸性粒细胞增多症可能提示一组伴肺部浸润影及外周血嗜酸性粒细胞增多的特定疾病群。

ILD胸部影像学中典型网格影/结节影的分布情况有助于缩小诊断范围。例如,结节病、肺淋巴管平滑肌瘤病(LAM)、硅沉着病、过敏性肺炎(HP)、嗜酸性粒细胞性肉芽肿及强直性脊柱炎相关性ILD的影像学病变通常分布于上中肺野,而特发性肺纤维化(IPF)、石棉沉着病及多数结缔组织相关性ILD的肺部病变通常累及下肺野。

胸部HRCT可很好地反映ILD的分布特点,因此HRCT为诊断ILD不可或缺的辅助检查。HRCT可很好地描述病变的分布特点,有助于显著地缩小鉴别诊断范围。例如,HRCT表现为主要分布于肺上叶的囊性病变提示肺朗格汉斯细胞组织细胞增生症(LCH)、结节病或肺淋巴管平滑肌瘤病(LAM)。而HRCT主要表现为分布于肺下叶及外周的网格影、蜂窝影伴牵拉性支气管扩张提示特发性肺纤维化(IPF)、石棉沉着病或结缔组织相关性ILD。肺实质疾病伴随纵隔及胸膜下受累也具有提示意义,如结节病的典型特点为肺门及纵隔淋巴结肿大伴多发性串珠样小叶间隔结节,而石棉沉着病则表现为胸膜斑及下肺纤维化。HRCT影像学特点联合临床病史有时足以作出诊断。

ILD的肺功能检测通常提示限制性通气功能障碍,表现为第一秒用力呼气量(FEV_1)及用力肺活量(FVC)成比例下降,而1秒率(FEV_1/FVC)保持不变(无气流受限的表现);肺容积下降,主要表现为肺总量及功能残气量的下降。此外,肺弥散功能检测也往往提示CO弥散量(DL_{CO})下降,可能为药物相关性ILD或结缔组织疾病相关性ILD最早期的表现。由于肺纤维化导致的肺顺应性下降,故限制性通气功能障碍为大多数ILD的肺功能特点。

ILD在组织学上主要累及肺间质,即肺泡远端毛细血管基底膜与肺泡上皮细胞基底膜之间的区域(图17-1),这一区域位于肺泡管及呼吸性细支气管的远端。正常情况下,肺间质包含少量成纤维细胞及菲薄的结缔组织,因此可进行高效的气体交换;但ILD时,这一空间被大量成纤维细胞及其他细胞填充,加之异常的细胞外基质沉积,导致肺泡与毛细血管间距离增宽,延迟甚至有时阻碍气体交换。间质增厚导致的换气功能异常可解释运动时氧合下降这一现象,此外肺僵硬度增加表现为肺顺应性下降、肺容积下降及呼吸功增加。

由于ILD的病变呈散在分布,因此正常肺组织与纤维化肺组织间隔分布,两者顺应性的不同可能导致通气与血流比例失调,引起低氧血症。这也是IPF及石棉沉着病生理学表现的发生机制。

某些ILD的肺功能表现为阻塞性通气功能障碍或混合性通气功能障碍,而非限制性,此外肺功能检测及影像学并不提示肺容积下降(图17-2),如肺淋巴管平滑肌瘤病(LAM)、肺朗格汉斯细胞组织细胞增生症(LCH)、某些过敏性肺炎(HP)和结节病。这类间质性疾病主要由肺实质病变向近端延伸累及小气道所致。例如,肺淋巴管平滑肌瘤病中,由于增生的异常平滑肌样细胞的阻塞使小气道变窄。而结节病可直接导致气道内狭窄和类似的结果。合并气流受限并不能除外ILD的诊断,但有助于某些特定疾病的鉴别诊断。

ILD的诊断通常需结合临床病史/症状、功能检查和影像学表现,多学科合作才可作出正确的诊断。但在很多情况下,当临床及影像学依据不足以作出诊断时,需肺活检来明确诊断。采用胸腔镜进行外科肺活检为获取组织病理学的最佳方法,而气管镜透壁肺活检获取的组织标本较小,无法进行整体肺结

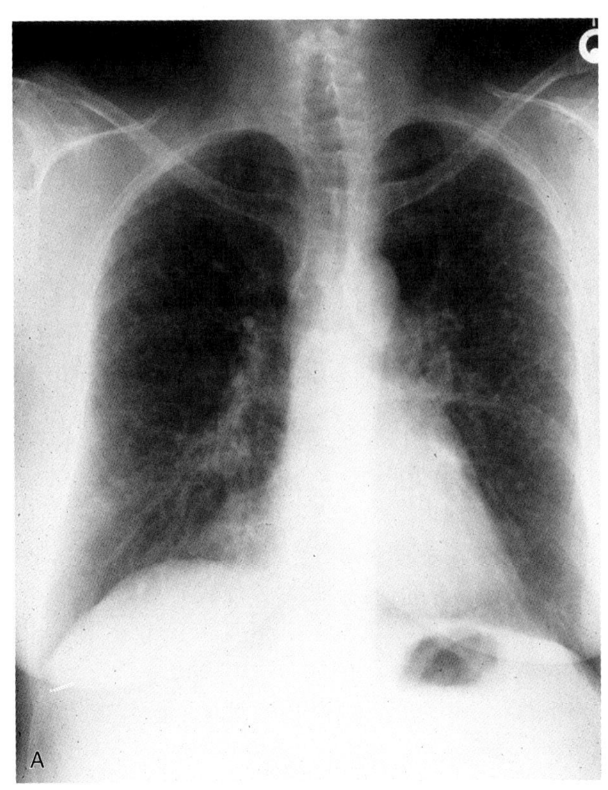

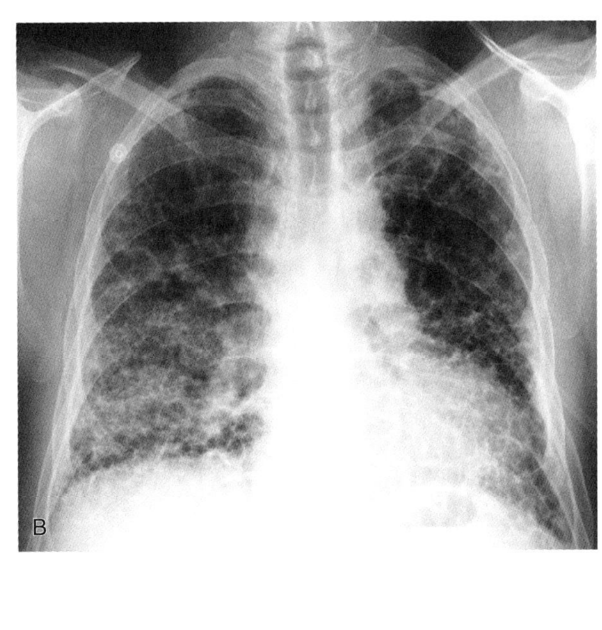

图17-1 间质性肺疾病的胸片表现。A.双侧间质性网格、结节影，不伴肺容积下降，可见于结节病及过敏性肺炎。B.双肺基底部浸润影，伴肺容积下降，见于特发性肺纤维化、肺包蛋白沉积

构的分析，因此不建议用于可疑IPF的诊断。但透壁肺活检可用于结节病、隐源性机化性肺炎（COP）及过敏性肺炎等某些特殊ILD的诊断。

肺损伤的表现形式相对一致，特定的肺损伤如寻常型间质性肺炎或肉芽肿性炎症可见于多种类型的疾病。肺组织活检的结果必须结合临床及影像学资料才能作出正确的解读。例如，类风湿关节炎相关的ILD及IPF的病理表现均为寻常型间质性肺炎（UIP），但两者的预后不同。一些ILD的典型表现总结如表17-1所示。

ILD的管理需考虑潜在的病因，针对某种特定疾病的管理将在后文中讨论。过敏性肺炎、吸烟相关性ILD及药物相关性ILD的管理中最重要的为脱离相关的暴露因素；免疫抑制剂广泛应用于ILD，但仅对特定的疾病有效；氧疗及肺康复治疗有助于进展性疾病的缓解；肺移植适用于预期寿命有限的患者中，且推荐早期应用于诸如IPF这类预后较差的疾病患者。

关于该主题的深入讨论，请参阅《西氏内科学》（第25版）第92章“间质性肺疾病”。

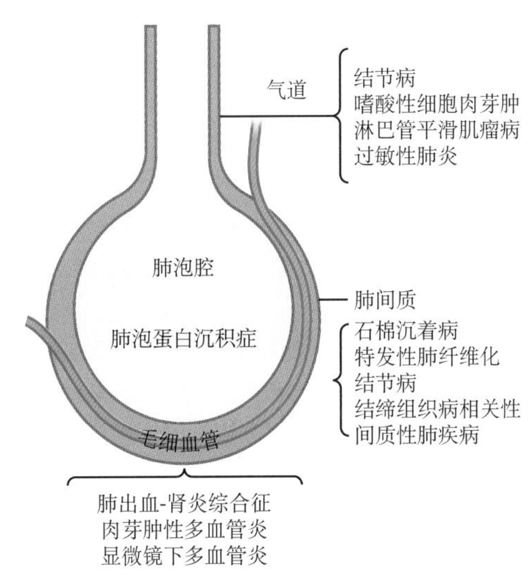

图17-2 间质性肺疾病（ILD）累及不同部位肺组织的肺间质。由于疾病的活动程度不同，其造成的病变可能多种多样。累及远端肺泡周围的间质时将导致限制性通气功能障碍伴肺容积减小。累及远端细支气管周围的近端腺泡时可出现显著的阻塞性通气功能障碍，不伴肺容积下降

表17-1 常见间质性肺疾病的临床表现

疾病	体格检查	影像学	实验室检查	组织病理
肺尘埃沉着病				
硅沉着病	多种体征	大结节影，肺门淋巴结蛋壳样钙化，PMF，上叶肺气肿，结节影	肺功能提示限制性通气功能障碍	二氧化硅：炎症、双折光晶体，肺泡蛋白沉积
煤工肺尘埃沉着病	无异常体征	PMF	FEV_1、FVC同时下降	煤：煤斑、炭末沉着
石棉沉着病	爆裂音	胸膜斑、下叶纤维化	肺功能提示限制性通气功能障碍	石棉：UIP型，石棉小体，间皮瘤
铍肺	非特异性体征	淋巴结肿大，肺部结节影	多为非特异性；除铍淋巴细胞转化实验	铍：非干酪样坏死性肉芽肿
过敏性肺炎	发热、咳嗽、肺部爆裂音	小叶中心型结节，气体陷闭征象，纤维化	针对特异性蛋白的血清沉淀素抗体；BALF淋巴细胞增加（CD8细胞＞CD4细胞）；肺功能提示阻塞性和（或）限制性通气功能障碍	慢性气道中心型炎症；形成不良的肉芽肿
特发性间质性肺炎（IIP）				
DIP，RB-ILD	多种体征	小叶中心型结节影；磨玻璃浸润影	非特异性	DIP：肺泡内大量含色素颗粒的巨噬细胞聚集
IPF	爆裂音，杵状指	基底部为主的纤维化；蜂窝形成	肺功能提示限制性通气功能障碍	IPF：UIP型，伴不同区域纤维化及成纤维细胞灶
AIP	呼吸频率增快，呼吸窘迫	双侧肺泡浸润影	非特异性	AIP：弥漫性肺泡损伤
NSIP	爆裂音；可能出现杵状指	磨玻璃浸润影；胸膜下网格影	肺功能提示限制性通气功能障碍	NSIP：一致性肺泡间隔增厚伴炎症细胞浸润及纤维化形成
胶原血管病	原发病体征；爆裂音；胸膜摩擦音	胸腔积液；弥漫性间质浸润影；结节影；偶伴空洞形成	原发病的异常血清学结果；肺功能多提示限制性通气功能障碍，偶有阻塞性通气功能障碍	间质炎细胞浸润；血管炎；细支气管阻塞；机化性肺炎；纤维化；可表现为UIP、NSIP、LIP型
药物相关性ILD	发热；爆裂音；胸膜摩擦音	纤维化；游走性浸润影；弥漫性肺间质浸润；肺水肿	肺功能提示限制性通气功能障碍	胺碘酮相关ILD可出现含层状体的肺泡巨噬细胞 间质炎症细胞浸润；纤维化；嗜酸性细胞浸润
结节病	发热、乏力、体重下降；结节性红斑、冻疮样狼疮、皮肤斑片、唾液腺/泪腺增生、关节炎、虹膜炎、葡萄膜炎、脉络膜视网膜炎、角膜结膜炎、脑神经麻痹；偶可闻及肺内干湿性啰音	网格影、结节影、肺门/纵隔淋巴结增大、纤维化	BALF淋巴细胞为主，$CD4^+$ T细胞＞$CD8^+$ T细胞 肺功能提示阻塞和（或）限制性通气功能障碍 肝脏受累时氨基转移酶增高 偶可出现高钙血症	含巨细胞的非干酪样肉芽肿形成，抗酸染色及真菌染色阴性；纤维化

续表

疾病	体格检查	影像学	实验室检查	组织病理
放射性肺炎	爆裂音;发热	与放射野一致的局限性肺间质浸润;偶可出现弥漫性肺浸润影;肺纤维化	肺功能提示限制性通气功能障碍	急性:内皮细胞及肺泡内衬细胞损伤 慢性:纤维化
肺朗格汉斯细胞组织细胞增生症	咳嗽、呼吸困难及胸痛少见 常见乏力、体重下降,偶有发热	自发性气胸;结节影、网格影;病变以中上肺叶为主,肋膈角不受累;蜂窝影;HRCT可见囊腔及结节影	肺容积正常;DL_{CO}下降	免疫荧光染色OKT-6(CD1)及S100阳性;少量嗜酸性细胞浸润;细支气管周围炎;细支气管腔内巨噬细胞浸润伴腔内纤维化
肺淋巴管平滑肌瘤病	呼吸困难,咳嗽,胸痛;呼吸音减弱或闻及湿啰音;咯血;腹水	自发性气胸;胸腔积液;网格影、结节影;弥漫性粟粒样病变;蜂窝形成;肺容积增加;HRCT显示弥漫性、小的薄壁囊腔	肺功能提示阻塞性和(或)限制性通气功能障碍;乳糜性胸腔积液及腹水	免疫荧光染色阳性;非典型气管血管束周围平滑肌细胞增生
COP	发热、寒战、全身不适、乏力、咳嗽、劳力性呼吸困难、体重下降	外周斑片状浸润影,偶有游走性;CT示斑片状实变影、磨玻璃影及小结节影	肺功能通常提示限制性通气功能障碍;吸烟患者可出现阻塞性通气功能障碍	细支气管周围斑片;肺腔内泡沫样巨噬细胞;肉芽肿内腔内肉芽组织形成

注:AIP.急性间质性肺炎;BALF.支气管肺泡灌洗液;COP.隐源性机化性肺炎;CT.计算机断层扫描;DIP.脱屑性间质性肺炎;DL_{CO}.CO弥散量;HRCT.高分辨率CT;ILD.间质性肺疾病;IPF.特发性肺纤维化;LIP.淋巴细胞间质性肺炎;NSIP.非特异性间质性肺炎;PMF.快速进展性大面积纤维化;RB.呼吸性细支气管炎;UIP.寻常型间质性肺炎。

二、特发性间质性肺炎

特发性间质性肺炎(IIP)为间质性肺疾病中一组未知病因的疾病谱。在20世纪70年代,这类疾病都被认为是特发性肺纤维化的不同类型,但随后结合其特征性的临床表现、自然病程及治疗反应将这些患者重新纳入IIP疾病谱中。目前IIP的分类参照2002年美国胸科学会(ATS)及欧洲呼吸病学会(ERS)提出的分类标准和2013年修订的新分类标准。

IIP主要包括特发性肺纤维化(IPF)、特发性非特异性间质性肺炎(NSIP)、呼吸性细支气管炎相关间质性肺病(RB-ILD)、脱屑性间质性肺炎(DIP)、隐源性机化性肺炎(COP)和急性间质性肺炎(AIP)。罕见IIP包括淋巴细胞间质性肺炎(LIP)及特发性胸膜实质弹力纤维增生症(PPF)。另一些患者特发性间质性肺病不满足现存的任何一类疾病的诊断标准,被归为不能分类的IIP。

(一)特发性肺纤维化

1. 定义和流行病学

IPF为IIP中最常见的一类,既往称为隐源性纤维化肺泡炎。在美国有85 000~100 000例本病患者。目前关于IPF较为公认的定义如下:不明原因的慢性、进行性、纤维化性间质性肺炎中的一种特殊类型,主要见于老年人,病变局限于肺部,组织病理学及影像学表现为寻常型间质性肺炎。

最初IPF被认为是一种罕见病,但目前认为这是最为常见的间质性肺疾病,一些人群中IPF的发病率达29/100 000;70岁以上的患者发病率更高。大多数IPF患者是散发病例。但是,IPF也可见于一些特定的家族中,称为家族性特发性肺纤维化,提示某些患者可能存在遗传(基因突变)易感性。家族性特发性纤维化患者相关的基因异常包括端粒酶复合体及表面蛋白的异常。

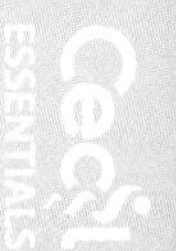

IPF原因不明，但其危险因素包括吸烟及可能的胃食管反流性疾病。某些环境因素、职业暴露及某些病原微生物感染可能导致肺纤维化，包括石棉、二氧化硅及结核杆菌感染。由于IPF预后及对治疗的反应较差，因此鉴别IPF与其他类型的间质性肺疾病非常重要。

2. 病理学

IPF对应的组织病理学表现为寻常型间质性肺炎（usual interstitial pneumonia，UIP）。其组织学特征为纤维瘢痕沉积及蜂窝形成区域中散在分布着相对正常的肺泡结构，因此镜下的基本特征为非均一性（图17-3）。较为有趣的病理特点为“成纤维灶”，即大量成纤维细胞聚集的区域，表明疾病处于活动期。

UIP也可见于其他疾病，如类风湿关节炎相关性结缔组织病及石棉沉着病。IPF的诊断需依靠临床表现、影像学依据及组织病理学表现为UIP并除外其他已知病因的ILD。

3. 临床表现

IPF表现为逐渐进展的肺纤维化，导致干咳、劳力性呼吸困难，最终引起低氧性呼吸衰竭。典型的IPF患者多在50岁以上，通常出现症状1～2年后才确诊。

体格检查可于双肺基底部闻及吸气相爆裂音，提示此部位可能为纤维化最明显的区域。其可见杵状指，但几乎无其他肺外表现如皮疹、关节炎。随着结缔组织不断沉积，肺僵硬度增加，顺应性下降。肺功能检查提示肺容积下降、限制性通气功能障碍及CO弥散量下降。IPF患者的氧合能力下降，最初表现在运动时，后逐渐发展为静息状态下，并需要长期氧疗。

胸片主要表现为分布于肺基底部及肺外带的网格影，HRCT可更好地显示病变并有助于评估病变范围及严重程度，其既可显示纤维化区域，又可显示胸部其他结构。IPF典型的HRCT表现为分布于双肺基底部及外周胸膜下的网格-结节状浸润影、蜂窝影及牵拉性支气管扩张，而非磨玻璃影、淋巴结肿大及胸膜病变缺如（图17-4）。若患者具有典型临床表现及经典的HRCT特点即可诊断IPF，而无须进行肺活检。某些患者则需行肺活检才能确诊。

4. 诊断和鉴别诊断

IPF的诊断依靠典型的临床表现、影像学（HRCT）表现及组织病理学特点（如肺活检表现为UIP）。且需结合病史、体格检查及必要的实验室检查除外可能导致ILD的潜在病因，如结缔组织病、过敏性肺炎及石棉沉着病等。

胸部HRCT需与UIP特点符合，即表现为胸膜下网格影、蜂窝影，伴牵拉性支气管扩张。若HRCT中无蜂窝影，并出现非典型影像学征象，如磨玻璃影、淋巴结肿大、结节影或气体陷闭征象时，影像学诊断依据不足，这类患者需行肺活检，当肺活检提示UIP时方可诊断为IPF。IPF理想的诊断流程强调包括经验丰富的临床医生、影像科医生及病理学家的多学科联合诊断模式。

5. 治疗

目前尚缺乏足够的临床依据证实药物治疗可改善IPF的生存率或生活质量。一项多中心临床试验证实，与安慰剂或*N*-乙酰半胱氨酸单药治疗相比，既往常用的免疫抑制联合治疗方案（糖皮质激素＋硫唑嘌呤＋*N*-乙酰半胱氨酸）对患者有害（证据质量级别

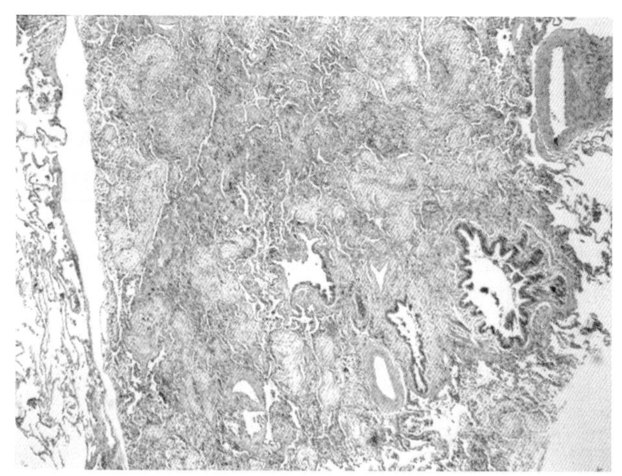

图17-3 IPF的病理表现为寻常型间质性肺炎，纤维化与正常肺实质并存（资料由Dr.Charles Kuhn提供）

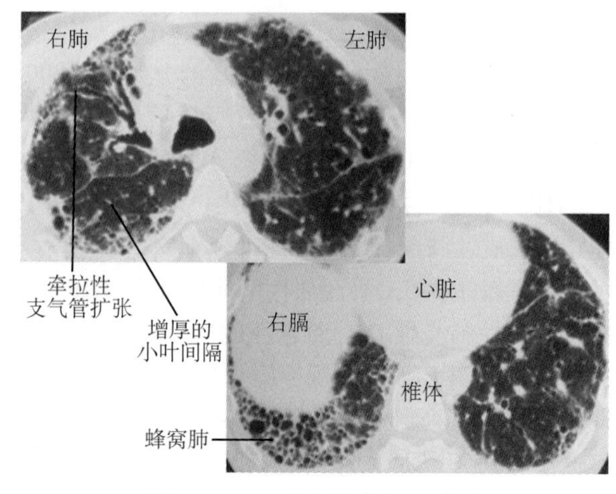

图17-4 IPF患者的胸部CT表现

1)；而与安慰剂相比，*N*-乙酰半胱氨酸单药治疗并未明显获益。

一些国家的临床研究显示：吡非尼酮作为一种抗肺纤维化的药物可延缓肺功能降低速率，但同期的平行研究并未证实这一结论（证据质量级别2）。近期，美国一项正在进行的临床试验结果显示：与安慰剂相比，吡非尼酮可更好地保留残存肺功能。

肺移植应作为IPF的治疗手段。由于肺移植候选名单中IPF的生存率低于其他疾病，因此IPF强调早期行移植前评估（证据质量级别2）。遗憾的是，IPF肺移植后的5年生存率也仅为40%～50%。

一些IPF患者在无任何诱因（如心功能不全、肺栓塞、肺炎）的情况下出现急性呼吸功能恶化，这一临床现象称为IPF急性加重（acute exacerbations of IPF，AE-IPF），预示着患者预后较差。IPF急性加重的HRCT表现为既往UIP的网格影及蜂窝影的背景上新发的磨玻璃浸润影及实变影。组织学表现为UIP基础上合并急性肺损伤（ALI，如弥漫性肺泡损伤）。IPF急性加重通常给予大剂量糖皮质激素治疗（证据质量级别3）。

6. 预后

IPF的预后较差。IPF为一进展性疾病，常见死因为呼吸衰竭及并发肺癌等其他合并症。诊断后的中位生存期为2～3年（可能略有低估）。

（二）其他类型的间质性肺炎

特发性非特异性间质性肺炎（NSIP）为第二常见的IIP。其组织病理学特点为非特异的、弥漫及均匀的间质炎症细胞浸润（如细胞型NSIP较少见），伴或不伴纤维化（如纤维化型NSIP更为常见）。NSIP多为均一性病变，可与UIP/IPF的非均一性病变相鉴别。NSIP的临床表现为进行性加重的呼吸困难、咳嗽及双肺间质浸润影。患者以中年及女性常见。

NSIP可为特发性，也可继发于其他疾病如结缔组织病（系统性红斑狼疮、类风湿关节炎及多发性肌炎）。由于NSIP与上述疾病密切相关，且有时NSIP为疾病早期的唯一表现，故当病理提示NSIP时应着重寻找潜在的风湿免疫性疾病。NSIP的鉴别诊断包括IPF、COP和HP。肺功能检测通常提示限制性通气功能障碍。HRCT通常表现为磨玻璃浸润影、胸膜下网格影及牵拉性支气管扩张，而蜂窝影少见或缺如。

NSIP对免疫抑制剂的反应优于IPF，因此可试用免疫抑制剂治疗（证据质量级别3）。当疾病进行性加重时可考虑肺移植。NSIP总体预后优于IPF，一项队列中的5年生存率高于82%。

脱屑型间质性肺炎（DIP）较为罕见，通常见于年轻患者中。其发病与吸烟史密切相关。患者常出现进行性加重的呼吸困难及胸片双侧浸润影。HRCT表现为弥漫磨玻璃影，诊断通常需行肺活检。组织病理学可见肺泡内大量巨噬细胞（所谓“吸烟者巨噬细胞”）填充，其内含棕黄色色素小粒，可伴一定程度的间质炎症细胞浸润或纤维化。

DIP可应用免疫抑制治疗并戒烟。其预后中等，一些患者可进行性加重。一些学者认为，DIP可能为呼吸性细支气管炎-间质性肺疾病（RB-ILD）的后期阶段，因此两者临床表现相似；两者的病理表现存在一定差异，RB-ILD的巨噬细胞浸润以小气道而非肺泡为中心；两者均与吸烟相关；RB-ILD的预后较DIP好。值得注意的是，呼吸性细支气管炎可见于无症状的吸烟者，但若范围不大且无临床症状则不能诊断为RB-ILD。

急性间质性肺炎（AIP）属于急性IIP范畴。AIP无性别差异且与吸烟无关。患者通常表现为呼吸困难并出现肺泡浸润影，病情于数天至数周内进行性加重，最终导致呼吸衰竭。患者通常存在前期病毒性上呼吸道感染史，伴肌痛、关节痛、发热、寒战及全身不适等症状。组织学提示弥漫性肺泡损伤伴透明膜形成或机化。尽管建议给予免疫抑制治疗（证据质量级别3），但无论治疗与否AIP均为一致命性疾病，有时甚至可于病情明显缓解后再次复发。

隐源性机化性肺炎（COP）属于亚急性IIP。COP的临床表现通常为呼吸困难、咳嗽及全身症状。典型影像学特点：实变内支气管充气征，上述表现类似于细菌性肺炎，但经适当的抗生素治疗后仍无法吸收。影像学改变可分布于单肺或双肺，且可能呈游走性。肺功能检测为限制性或阻塞性通气功能障碍。COP的病理学特点为远端气道及间质炎症细胞浸润，成纤维细胞及纤维组织填充导致远端气道及肺泡腔闭塞，形成马松小体（Masson bodies）。

与NSIP及DIP类似，COP同样对免疫抑制治疗有反应，通常选用泼尼松（证据质量级别2）。复发较为常见，尤其是在激素减量过程中。结缔组织病、吸入刺激性物质及应用某种药物（如甲氨蝶呤）可能引发某种炎症反应，导致继发性机化性肺炎。

淋巴细胞间质性肺炎（LIP）较为罕见，主要见于女性。患者表现为逐渐出现的呼吸困难、干咳，偶有发热、体重下降、胸痛及关节痛。典型的特发性LIP患者通常有明确的病因，如胶原血管病（尤其是干燥综合征和类风湿关节炎）、免疫缺陷疾病（如获得性免疫缺陷综合征）。

LIP的HRCT表现为间质网格影、小叶中心型结节、磨玻璃影及薄壁囊腔。组织学表现为肺泡间隔内淋巴细胞、浆细胞及组织细胞浸润，同时可见Ⅱ型肺泡上皮细胞增生及肺泡巨噬细胞增加。常可见淋巴滤泡形成并位于肺淋巴管分布区。

应用糖皮质激素治疗LIP可获得不同程度的疗效（证据质量级别3），但超过1/3的患者会进展为弥漫性肺纤维化。目前尚不明确治疗是否会影响疾病进程或肺生理学特性。

三、肉芽肿性疾病

（一）间质性肺疾病伴肉芽肿形成

一些非感染性间质性肺疾病常伴肺内肉芽肿形成，包括肉芽肿性多血管炎、过敏性肺炎及慢性铍中毒，上述疾病将在本章其他部分讨论。其中结节病为最常见的肺部肉芽肿炎性病变。

（二）结节病

1. 定义和流行病学

结节病是一病因不明的多系统肉芽肿疾病。肺及胸内淋巴结为最常见的受累部位。结节病相对常见，全球发病率为（1～40）例/100 000人，北欧斯堪的纳维亚、德国及爱尔兰发病率更高。在美国，白种人结节病的发病率为10.9例/100 000人，而非洲裔美国人的发病率为35.5例/100 000人，均为女性更常见。由于结节病可能为无症状性的，因此实际的发病率可能更高。此外，结节病好发于10～40岁的患者。

2. 病理学

结节病的病理特点为非干酪样坏死性上皮细胞肉芽肿，其中心区由上皮样组织细胞、$CD4^+$T细胞及巨细胞组成，周边由淋巴细胞、成纤维细胞及结缔组织包绕（图17-5）。90%结节病患者的气道内或肺实质内可见肉芽肿，偶可见肺内肉芽肿性血管炎。本病常见受累部位包括上呼吸道、淋巴结、皮肤和眼。事实上，所有脏器如肝、骨髓、脾、肌肉骨骼系统、心脏、唾液腺及神经系统均可受累。

结节病的临床表现差异较大，由无症状至多器官功能受损。目前关于损伤的原因并不明确，但结合肺部受累常见这一现象，我们推测某些细菌（如分枝杆菌及丙酸杆菌）或周围环境内存在的吸入性抗原可能为肉芽肿性炎症的始动因素。这一炎症反应可呈自限性，也可由于反复接触未知抗原或因自身免疫调节缺陷而逐步发展。

结节病存在家族遗传易感性，影响抗原表达的人类白细胞抗原（HLA）的等位基因及可能涉及免疫调节的*BTNL-2*基因突变与结节病的遗传易感性相关。导致肉芽肿形成的单一的始动抗原可能并不存在，与多种炎症反应机制类似，结节病同为具有遗传易感性的宿主针对多种抗原产生的炎症反应。

结节病的发病机制与免疫功能异常相关，其常见的皮肤过敏反应、肺内$CD4^+$/$CD8^+$T细胞比例增加、炎症细胞因子（IFN-γ、IL-12、TNF-α）浓度增加可证明这一点。上述异常可见于支气管肺泡灌洗液中，且与Th1及Th2细胞产生的细胞因子失衡相关，结节病时，Th1型细胞因子增多并导致持续的炎症反应。结节病可出现于免疫调节治疗过程中（尤其IFN-α）或人免疫缺陷病毒（HIV）初始抗病毒治疗后的免疫重建综合征中，以上均提示免疫失衡在结节病的发病机制中存在的重要作用。

3. 临床表现

结节病的临床表现差异性较大。大部分无症状患者可能仅在行胸部影像学检查时被偶然发现，其他患者可能表现为急性或慢性临床症状。在急性发病者中，患者可出现急性的Löfgren综合征，表现为结节性红斑、发热、关节炎及肺门淋巴结肿大，或出现眼葡萄膜-腮腺炎热（如Heefordt综合征），表现为葡萄膜炎、腮腺炎及面神经麻痹三联征。出现这两类

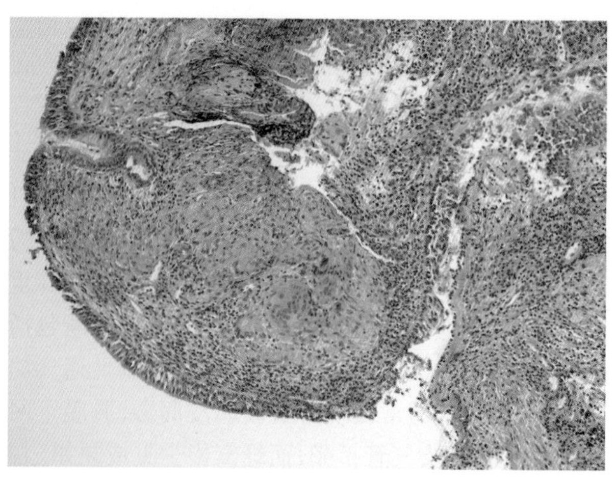

图17-5　气管镜支气管内活检显示非干酪样坏死性上皮细胞肉芽肿，为结节病的特征性病理表现

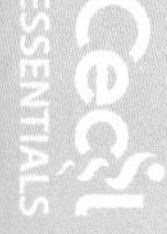

综合征的结节病患者较出现其他表现者预后好。

多数患者表现为慢性病程，症状不明显，可能出现的全身症状包括低热、乏力、盗汗或关节痛，呼吸系统表现包括气短、喘息、干咳及胸痛，可能见于1/3～1/2的结节病患者。皮肤表现包括结节性红斑、斑片、结节及冻疮样狼疮（通常表现为鼻部及两颊处紫色的、浸润性的结节状皮损）。眼部症状也较常见，眼部葡萄膜炎可作为无眼外器官肉芽肿形成的结节病的诊断依据。神经系统结节病可表现为脑神经麻痹或淋巴细胞性脑膜炎引起的头痛。结节病还可累及心脏，导致心肌病；此外，结节病肉芽肿可侵犯心脏传导系统导致心律失常及猝死。肺动脉高压可能由于肺纤维化导致或肉芽肿性肺血管炎直接造成。

90%的结节病患者胸片表现为双侧肺门影增大、浸润影及纤维化。根据胸片特点，可将结节病可分为5期（表17-2），即0～Ⅳ期。这一分期系统并不说明患者的病情会遵从时间顺序按照各期逐步进展，但Ⅰ期患者较处于疾病进展期的患者预后好。

和其他间质性肺疾病一样，CT是发现结节病肺实质病变较为敏感的检查，并能更清晰地显示纵隔淋巴结增大的程度和范围。HRCT的表现包括由肺门发出的沿支气管血管束分布的结节影。结节病肺实质的病变多分布于上叶。正电子发射断层成像技术（PET）或^{67}Ga扫描有助于发现其他脏器是否受累。

肺功能检查表现为限制性或阻塞性通气功能障碍。肝受累会导致氨基转移酶轻度增高，少数情况下可导致肝硬化及肝衰竭。结节病肉芽肿内活性维生素D（1,25-二羟维生素D）转化增加，导致肠道钙吸收增加，引起尿钙增加及高钙血症，钙代谢异常可导致肾结石。此外，血管紧张素转换酶（ACE）活性增高较常见，但并非结节病的特异性表现，能否将血清ACE水平作为结节病的诊断及管理指标仍存在争议。

4. 诊断

结节病的诊断依靠典型的临床表现、影像学及组织学依据，且需除外其他可能的疾病。存在典型临床表现，如Löfgren综合征或眼葡萄膜-腮腺炎热的患者可能无须行组织活检；而多数患者的诊断需依靠受累器官的组织活检。组织学表现为非干酪样坏死性肉芽肿，但由于其为非特异性表现，因此需借助染色及培养谨慎地除外其他引起肉芽肿性炎症的疾病（如分枝杆菌感染）。

坏死性肉芽肿在结节病中非常少见，出现这一病理表现时需警惕感染。与大多数ILD不同的是，由于结节病肉芽肿存在于皮肤结节及淋巴结，且肺及淋巴结受累常见，因此结节病的诊断通常无须开胸行肺活检，可通过皮肤、淋巴结活检或经气管镜透壁肺活检（TBLB）获取组织学标本。经气管镜透壁肺活检的阳性率为50%～60%，但这一操作存在出血及气胸的风险。由于气道受累较常见，因此气道内活检也可提示肉芽肿形成。目前越来越多的证据表明，对纵隔及肺门淋巴结进行超声引导下经支气管针吸活检（EBUS-TBNA）与传统气管镜相比可提高结节病的诊断率（证据质量级别1）。

所有诊断为结节病的患者均应进行眼科检查及24h尿钙检查以评估有无高尿钙，此外，心电图，必要时行24h动态心电监测以评估有无心脏传导系统异常或心律失常。若疑诊心脏结节病，可行心脏MRI或PET以明确诊断。

5. 治疗

糖皮质激素为结节病的标准治疗方案，但并不适用于所有结节病，如无症状或并发症的结节病及处于自发缓解的结节病可能无须激素治疗。关于糖皮质激素能否改变疾病自然进程尚不十分清楚。对于存在肺外脏器受累及进行性加重的肺部症状的患者需应用糖皮质激素治疗。对于肺部受累的患者，糖皮质激素起始剂量为泼尼松20～40mg/d（证据质量级别2）。由于疗程较长，因此可联合诸如甲氨蝶呤这类有助于减少激素用量的药物。此外，与安慰剂相比，英夫利昔单抗（类克）、TNF拮抗剂可能有助于小幅度改善肺内结节病患者的肺活量（证据质量级别1）。

对于出现结节性红斑（Löfgren综合征）的结节病患者可单独应用非类固醇类抗炎药物。其他皮损可应用羟氯喹或局部激素治疗。冻疮样狼疮的治疗具有较大挑战性，英夫利昔单抗可能有效（证据质量级别3）。考虑到TNF在Th1类免疫中的作用，对于传统治疗无效的肺外结节病可考虑应用TNF拮抗剂治疗。

表17-2 结节病的影像学分期

分期	胸片表现
0	胸片未见异常
Ⅰ	淋巴结增大，不伴肺内浸润影
Ⅱ	淋巴结增大，伴肺内浸润影
Ⅲ	肺实质浸润影，不伴淋巴结增大
Ⅳ	终末期肺纤维化

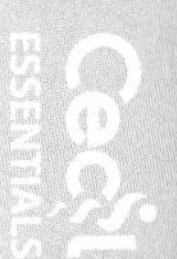

前葡萄膜炎可选择局部激素治疗，但其他眼部病变需全身激素治疗。心脏结节病也需全身激素治疗（证据质量级别3）。心脏传导系统受累及合并心律失常者可能需要放置起搏器或埋藏式自动复律除颤器（ICD）（证据质量级别3）。神经系统结节病及高钙血症也是全身应用糖皮质激素的指征（证据质量级别3）。

6. 预后

结节病的病程差异较大。自发缓解较常见，而死亡或致残少见，因此选择开始治疗的时机较为困难。急性病程的结节病倾向于自发缓解且不易复发，而1/3的结节病患者为慢性、进展性病程，一些患者甚至可进展为肺纤维化或其他终末脏器损伤。

关于该主题的深入讨论，请参阅《西氏内科学》（第25版）第95章“结节病”。

四、结缔组织病相关的间质性肺疾病

对间质性肺疾病患者详细的病史询问及体格检查有助于发现潜在的结缔组织疾病，如关节炎、手指畸形、皮疹、食管运动异常、雷诺现象及皮肤改变均为提示结缔组织疾病的线索。结缔组织病，如系统性红斑狼疮、类风湿关节炎、混合性结缔组织病及系统性硬化症（如硬皮病）、多发性肌炎/皮肌炎和干燥综合征可导致包括间质性肺疾病在内的多种肺部异常表现（表17-3）。肺部疾病可能成为某些结缔组织疾病，特别是系统性硬化的主要死因。尽管临床症状及体征不典型，但结缔组织病相关的间质性肺疾病（CTD-ILD）可能早于关节炎等其他表现，成为某些结缔组织疾病的首发症状，使得诊断更为困难。

CTD-ILD并无特异性的临床表现，主要症状包括劳力性呼吸困难及干咳，其中劳力性呼吸困难可能由于原发结缔组织疾病导致的活动受限而被掩盖。CTD-ILD可能表现为无症状性，通过影像学检查被偶然发现。体格检查可发现双肺基底部爆裂音，肺功能显示限制性通气功能障碍伴弥散功能下降。若肺功能检查提示阻塞性通气功能障碍，需考虑结缔组织病累及气道可能，如类风湿关节炎合并闭塞性细支气管炎（OB）。

某些结缔组织疾病的胸部影像具有特征性的影像学表现，可使患者免于肺活检。这些典型征象包括：肺尖纤维空洞性病变好发于强直性脊柱炎（AS）、肺基底部纤维化好发于类风湿关节炎、多发性肌炎及系统性硬化。此外，胸部影像学可显示类风湿关节炎导致的肺部结节性病变或类风湿关节炎及系统性红斑狼疮累及胸膜的病变。

局限性硬皮病（如CREST综合征，表现为皮肤钙质沉着、雷诺现象、食管运动功能障碍、指端硬化及毛细血管扩张）及系统性红斑狼疮患者在无肺纤维化表现时即可出现肺动脉高压。当这些患者出现不明原因的呼吸困难时，可行心脏超声检查除外肺动脉高压可能。

同时应警惕结缔组织疾病患者应用免疫抑制剂治疗导致的药物相关性间质性肺疾病。尽管CTD-ILD多为慢性病程，但当系统性红斑狼疮、干燥综合征、多发性肌炎/皮肌炎等结缔组织病患者出现快速进展性肺炎时，与机会性感染的鉴别诊断就变得较为困难。

急性起病时气管镜检查和支气管肺泡灌洗（BAL）术多用于除外感染，此外，当影像学提示局部

表17-3 常见结缔组织病的异常肺部表现

肺部异常表现	类风湿关节炎	狼疮	系统性硬化	多发性肌炎/皮肌炎	原发性干燥综合征
胸腔积液	+(5%～40%)	+(30%～40%)			
坏死性结节影	+				
纤维化	+(20%～60%)	+(3%)	+(15%～90%)	+(10%～40%)	+(33%)
细支气管炎	+	+			+
肺动脉病变	+	+	+	+	
肺不张		+			
肺水肿		+			
肺炎，出血		+			
膈肌功能障碍		+			
误吸			+	+(14%)	
继发肿瘤性病变			+		

实变影时，BAL也可用于除外有无类风湿关节炎继发的机化性肺炎。当临床表现及影像学无特异性发现时需行肺组织活检以明确诊断。针对肺基底部典型的纤维化活检的组织病理往往提示NSIP或UIP。干燥综合征（SS）合并ILD时肺活检可能提示LIP或淋巴瘤。急性狼疮性肺炎的病理可能提示弥漫性肺泡损伤。

免疫抑制剂为CTD-ILD的基石性治疗，其对治疗反应较IPF佳。

五、药物相关性肺损伤

多种药物可对肺产生毒副作用，常表现为ILD（表17-4）。这些反应的严重程度差异很大，可由自限

表17-4 常见的药物相关性间质性肺炎

药名	起病形式及剂量相关性	临床表现
化疗药物		
贝伐单抗（bevacizumab）	急性	咯血，肺出血
博来霉素（bleomycin）	急性或迟发；>450U风险增加	肺炎，肺纤维化，OP，肺部结节
白消安（busulfan）	慢性	肺纤维化，肺泡蛋白沉着症
环磷酰胺（cyclophosphamide）	慢性	肺纤维化，OP
阿糖胞苷（cytosine arabinoside）	急性	肺水肿，ARDS
吉非替尼，易瑞沙（gefitinib）	急性	肺纤维化，间质性肺炎，弥漫性肺泡损伤
吉西他滨（gemcitabine）	急性	呼吸困难、气道痉挛、肺水肿伴肺毛细血管渗漏综合征，ARDS，肺泡出血
伊马替尼（imatinib）	急性，慢性	肺水肿，肺炎
干扰素α	慢性	结节病?
伊立替康（irinotecan）	急性	肺炎
甲氨蝶呤（methotrexate）	急性或慢性	过敏性肺炎，停药后自行缓解，OP
丝裂霉素C（mitomycin C）	急性或迟发性	肺炎，ARDS，OP，溶血性尿毒综合征（HUS）
紫杉醇及多烯紫杉醇（paclitaxel and docetaxel）	急性	间质性肺炎，过敏性肺炎
抗生素类		
呋喃妥因（nitrofurantoin）	急性或慢性	急性肺炎，慢性肺纤维化
柳氮磺吡啶（sulfasalazine）	急性或慢性	嗜酸细胞肺浸润，OP
心血管类药物		
胺碘酮（amiodarone）	急性或慢性；>400mg/d	肺炎，肺纤维化
氟卡尼（flecainide）	急性	ARDS，LIP
妥卡尼（tocainide）	数周或数月	肺炎
普鲁卡因胺（procainamide）	亚急性或慢性	药物相关性SLE，胸腔积液，肺浸润
非甾体抗炎药		
阿司匹林	急性	肺水肿，气道痉挛
违禁药物		
阿片类（opiates）	急性	肺水肿
可卡因（cocaine）	急性	肺水肿，弥漫性肺泡损伤，肺出血，OP
滑石粉（静脉或吸入）	急性或慢性	肉芽肿性间质纤维化，肉芽肿性肺动脉闭塞，颗粒栓塞
抑制宫缩药物		
特布他林、沙丁胺醇、利托君	急性	肺水肿

注：ARDS.急性呼吸窘迫综合征；OP.机化性肺炎；LIP.淋巴细胞性间质性肺炎；SLE.系统性红斑狼疮。

性的过敏反应至导致严重呼吸衰竭甚至死亡的弥漫性肺泡损伤。作出药物相关性肺损伤的诊断时需谨慎，并仔细评估患者的用药史及可能应用的具有药理作用的物质。诸如海洛因及可卡因类的违禁药品通常会对肺产生毒副作用，此外应用此类药物时可能会无意中吸入或静脉注入滑石粉，也可导致肺血管或肺间质疾病。

药物相关性ILD无特异性临床表现，可出现发热、咳嗽、呼吸困难伴肺部浸润影。外周血嗜酸性粒细胞增加较为常见。药物相关性狼疮中，抗核抗体（ANA）常为阳性，但抗双链DNA（抗ds-DNA）常为阴性。肺功能检查常提示CO弥散量下降伴限制性通气功能障碍。药物相关性ILD的影像学及病理学肺损伤表现并无特异性，其非特异性反应可导致肺部浸润影、外周血嗜酸性粒细胞增高、过敏性肺炎（HP）及肺间质纤维化。药物导致的机化性肺炎、急性肺损伤或弥漫性肺泡损伤均可见肺泡内填充物。药物性狼疮可出现胸腔积液和心包积液。由于药物性ILD无特异性临床表现，故其诊断为排他性诊断。

某些特定的临床状况可能与药物相关性ILD密切相关，鉴别诊断时需重点除外，如化疗药物使用史、违禁药品用药史、出现狼疮样表现的患者、肺毒性药物（如胺碘酮或呋喃妥因）使用史。一些化疗药物，从新型的酪氨酸激酶抑制剂到博来霉素及甲氨蝶呤等药，均可产生肺损伤及ILD。由于可能合并的非典型感染及化疗药物导致的心功能不全的临床症状及影像学表现均与药物相关性ILD类似，因此化疗患者药物相关性ILD的诊断极具挑战性。

海洛因造成的肺部病变主要为肺水肿或吸入性肺损伤，而非ILD。可卡因会导致多种肺部病变，包括机化性肺炎、肺泡出血及弥漫性肺泡损伤。“快克肺”用于描述应用高纯度可卡因后出现的呼吸困难、咯血及肺部浸润影等临床表现。普鲁卡因胺及肼屈嗪常导致药物性狼疮。胺碘酮的肺毒性可导致经典的药物性肺损伤，表现为劳力性呼吸困难伴肺泡或肺间质浸润影。胺碘酮肺损伤患者BAL中的泡沫样巨噬细胞提示胺碘酮使用史，而非毒副作用。呋喃妥因导致的肺部并发症可分为急性反应及慢性反应，急性反应多于用药后短时间内出现，表现为发热、呼吸困难及咳嗽；慢性反应则表现为长期用药后的肺纤维化。胺碘酮及呋喃妥因造成肺损伤后，需停药并应用糖皮质激素。

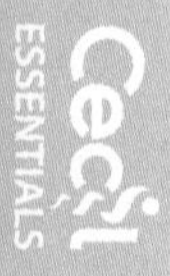

药物肺毒性作用可能存在剂量依赖性，如当博来霉素的累积剂量超过450U后肺毒性风险增加；胺碘酮肺病多发生于日剂量400mg以上时。此外，多种肺毒性因素并存时可能共同导致肺损伤，如高浓度氧气暴露可能加重博来霉素的肺损伤，因此应用博来霉素的患者应避免高浓度吸氧。

目前我们可在网站“http://www.pneumotox.com”上在线查询药品说明书，本网站列举了目前报道的具有肺毒性的药品，可按药名及肺损伤类型查询。

关于该主题的深入讨论，请参阅《西氏内科学》（第25版）第94章“肺的物理及化学性损伤”。

六、肺血管炎及弥漫性肺泡出血

（一）弥漫性肺泡出血

1. 定义和流行病学

弥漫性肺泡出血（DAH）综合征包含一系列以肺泡-毛细血管膜破坏为特征的，导致肺泡毛细血管出血及肺泡内红细胞沉积的疾病。DAH在临床中较为罕见，其在普通人群中的发生率不详，但在特定人群，如造血干细胞移植后患者中的发病率明显增高。

2. 病理学

DAH综合征有三种典型的病理特征。轻度肺出血的特点为肺泡出血，不伴炎症细胞浸润及肺泡结构破坏，这类肺出血见于肺毛细血管静水压增高的情况，如充血性心力衰竭、二尖瓣狭窄或应用抗凝药物过程中。

DAH也可见于弥漫性肺泡损伤（DAD），DAD可由多种肺部感染、结缔组织疾病及药物引起，此外，DAD也见于任何原因导致的急性呼吸窘迫综合征。DAD的组织学表现为肺泡壁水肿伴肺泡内透明膜形成。

DAH最常见的肺活检组织学特征为肺毛细血管炎，即肺泡间隔中性粒细胞浸润，继而导致毛细血管壁坏死，肺泡毛细血管膜的完整性破坏，红细胞渗入肺间质及肺泡内。这一病理表现存在于多种结缔组织病及某些肺血管炎中。

3. 临床表现

所有DAH综合征均表现为突发的咳嗽及呼吸困难，咯血较为常见，但1/3以上的DAH患者病程中可能无咯血；合并潜在血管炎的患者可能出现发热。体格检查通常无特异性发现，但眼部、鼻咽部及皮肤的异常表现可能预示着DAH继发于系统性血管炎及胶原血管疾病。大部分患者心肺查体无异常发现，但有时可表现为吸气相爆裂音，预示着二尖瓣狭窄的舒张期隆隆样杂音或肺动脉高压的征象。

胸片新发肺泡渗出影合并血红蛋白下降提示DAH的可能，尤其在既往存在结缔组织疾病的患者中。肺出血-肾炎综合征相关的异常化验指标包括氮质血症及尿液检查异常，包括蛋白尿、血尿及红细胞管型。

一些表现为DAH的肺部病变可能与直接作用于中性粒细胞膜抗原的中性粒细胞胞质抗体（ANCA）或直接作用于肾小球基底膜的抗体有关。由于ANCA可诊断和区分导致DAH的肺血管炎性病变，因此在DAH的诊断中较为重要。ANCA按其免疫荧光类型可分为胞质型（cANCA，胞质弥漫性荧光染色）和核周型（pANCA，细胞核荧光染色）。ANCA的靶抗原包括蛋白酶3（PR3）及髓过氧化物酶（MPO），分别对应cANCA及pANCA。Goodpasture综合征，或称抗肾小球基底膜综合征为DAH的原因之一，而肺出血-肾炎综合征的特点为存在抗基底膜抗体。

4. 诊断和鉴别诊断

血性支气管肺泡灌洗液颜色进行性加深可确诊DAH，但不能明确病因。通常支气管肺泡灌洗液中可见大量含铁血黄素巨噬细胞沉积。肺组织活检可见肺泡腔内大量红细胞聚集伴毛细血管炎或弥漫性肺泡损伤。

DAH诊断确立后，需寻找病因，二尖瓣狭窄等疾病导致的轻度肺泡出血，ANCA阳性的肺血管炎性病变（如肉芽肿性多血管炎，多出现抗PR3抗体，有时也出现抗MPO抗体）；显微镜下多血管炎（多为抗MPO抗体）；Goodpasture综合征（常出现抗基底膜抗体阳性）；结缔组织疾病相关的肺血管炎或弥漫性肺泡损伤（如ARDS、骨髓移植后）等均为DAH的常见病因。部分DAH为不明原因反复发作的轻度出血，导致肺内含铁血黄素巨噬细胞聚集，称为特发性肺含铁血黄素沉积症（idiopathic pulmonary hemosiderosis，IPH），本病多见于儿童，其预后较成人差。

5. 治疗

DAH的治疗主要为针对原发病的治疗。血管炎或结缔组织病导致的肺毛细血管炎引起的DAH通常需免疫抑制剂治疗，如糖皮质激素联合环磷酰胺治疗肉芽肿性多血管炎（证据质量级别1）。

6. 预后

DAH病情较为凶险。其原发病如肉芽肿性多血管炎具有较高的病死率。

（二）肺血管炎

肺血管炎包含一系列疾病，多数血管炎伴血清ANCA升高，包括肉芽肿性多血管炎（GPA）、显微镜下多血管炎（MPA）、变应性肉芽肿性血管炎（CSS）及特殊药物导致的血管炎综合征。临床上较为罕见。

肉芽肿性多血管炎为系统性坏死性肉芽肿性血管炎，典型的病变常累及上呼吸道、下呼吸道及肾脏的小血管及中等大小血管，称为“三联征”。疾病初期上述“三联征”并不常见，仅40%的患者存在肾脏受累，80%～90%的患者最终发展为肾小球肾炎。本病最常见的表现为肺部症状，主要表现为咳嗽、胸痛、咯血及呼吸困难，可有全身症状，如发热及体重下降，此外，皮肤、眼、心脏、神经系统及骨骼肌肉系统症状也较为常见。

胸部影像学表现为双肺浸润影并随疾病的进展而进展。肺部结节较常见，可伴空洞形成，胸腔积液及淋巴结肿大少见。鼻窦平片或CT可作为上气道受累的诊断依据。肉芽肿性多血管炎的诊断需结合临床表现及血清ANCA阳性，其中ANCA阳性可见于90% GPA患者，其余10%为阴性。ANCA阳性患者中，靶抗原主要为PR3，而10%～20%的患者靶抗原可能为MPO。

肉芽肿性多血管炎通常需要活动性病变部位的组织活检来确诊。坏死性肉芽肿炎症较常见，但血管炎仅见于35%的GPA患者。由于肾活检标本较易获取，且诊断阳性率高，因此我们推荐肾活检作为GPA的确诊依据。当无肾脏受累时，可行肺活检。肉芽肿性多血管炎的组织学特点：累及中小血管的坏死性血管炎伴肉芽肿性炎症。此外，需行特殊染色及组织培养以除外其他可能导致类似病理表现的感染性疾病。

显微镜下多血管炎为系统性坏死性小血管炎，常累及肾脏，而肺受累仅见于10%～30%的患者。本病为罕见病，其发病率为3例/100 000人，但其为引起肺出血-肾炎综合征的常见病因。

显微镜下多血管炎通常存在长时间的前驱症状，其特点为继全身症状后出现急进性肾小球肾炎；肺部受累患者中，毛细血管炎导致的DAH为最常见的临床表现；也可见关节、皮肤、外周神经系统及胃肠道受累者。

70%的MPA患者为ANCA阳性，多数为抗MPO抗体。由于MPA及GPA均可出现抗MPO抗体及抗PR3抗体，因此不能依据ANCA区分血管炎类型。组织病理学表现为区分两者的最佳方法，MPA的组织学特征为累及小静脉、毛细血管、小动脉及微动脉的局灶、节段性坏死性血管炎不伴临床或病理学坏死性肉芽肿性炎症的证据。这种血管壁寡免疫球蛋白沉积的特点可将MPA与免疫复合物介导的小血管炎相区分，如过敏性紫癜性肾炎（Henoch-Schönlein purpura）及冷球蛋白血症性血管炎。

GPA及MPA的治疗类似。糖皮质激素联合环磷酰胺为诱导缓解治疗的标准方案（证据质量级别1）。利妥昔单抗也可作为治疗选择（证据质量级别1）。重症患者可考虑联合血浆置换，可能对肾功能有益（证据质量级别1）。缓解后，可用硫唑嘌呤或甲氨蝶呤替代环磷酰胺（证据质量级别1）。利妥昔单抗也可替代环磷酰胺用于诱导缓解治疗（证据质量级别1）或复发后治疗。新型治疗方案，如联磺甲氧苄啶（SMX/TMP）可用于缓解后维持治疗（证据质量级别1），TNF抑制剂可用于某些顽固性血管炎的治疗。

过敏性肉芽肿性血管炎（CSS）的典型三联征为“哮喘、高嗜酸性粒细胞血症及坏死性血管炎”。其他包括神经系统、皮肤、心脏、胃肠道均可受累。皮肤结节及紫癜与血管炎相关。CSS合并DAH和肾小球肾炎的概率远低于其他小血管炎。患者的主要死因为心脏或胃肠道并发症或哮喘持续状态及呼吸衰竭。

由于仅50%可出现ANCA阳性，因此ANCA检测可能无助于CSS的诊断。CSS常见的ANCA为抗MPO抗体。组织病理特征为坏死性小血管炎伴大量嗜酸性粒细胞浸润形成坏死性肉芽肿。大多数CSS患者对糖皮质激素反应好，但对于难治性患者需联合其他免疫抑制剂，如环磷酰胺。

其他导致肺毛细血管炎的疾病包括胶原血管疾病、抗肾小球基底膜抗体综合征（Goodpasture综合征）及过敏性紫癜性肾炎。Goodpasture综合征导致DAH的原因为肾小球基底膜及肺基底膜存在共同的靶抗原，即Ⅳ型胶原α3链，因此可同时受到抗基底膜抗体的攻击。90%的Goodpasture综合征患者血清中可检测到抗肾小球基底膜抗体。对于循环抗体阴性的患者，肾活检为首选，也可行肺活检确诊。40%以上的Goodpasture综合征患者可有ANCA阳性，主要为抗MPO抗体。Goodpasture综合征的组织病理学特点：直接免疫荧光染色可见沿肺泡或肾小球基底膜线性沉积的抗体。

Goodpasture综合征的治疗方法为血浆置换及免疫抑制剂。未经治疗的Goodpasture综合征往往是致命的。

七、环境及职业相关性间质性肺疾病

一些环境及职业暴露可能导致间质性肺疾病（ILD），包括肺尘埃沉着病、药物相关性ILD（前文已讨论）及过敏性肺炎（HP）。肺尘埃沉着病为吸入矿物粉尘，如二氧化硅、煤尘或石棉导致的肺部病变。HP由吸入有机粉尘导致。

关于该主题的深入讨论，请参阅《西氏内科学》（第25版）第93章“职业性肺病”。

（一）肺尘埃沉着病

肺尘埃沉着病由肺内矿物粉尘沉积形成，其典型病变为纤维化反应。本病的风险及严重程度与暴露强度、累积剂量及时间相关。由于肺尘埃沉着病无有效的治疗措施，因此预防非常重要，主要依靠职业防护措施或立法禁用某种材料（如石棉）。

硅沉着病（硅肺）为游离晶体型二氧化硅暴露后导致的肺部病变，其主要导致肺部炎症及纤维化反应，并形成特征性的矽结节。可能接触二氧化硅的职业包括矿山、石材切割、雕刻、抛光、铸造、磨料清理（如喷砂）等。尽管多为持续数年的慢性暴露史，但短期一次性暴露于大量二氧化硅时会引起急性、速发型肺部病变。

急性硅沉着病导致肺泡腔内表面活性物质及蛋白沉积；而慢性硅沉着病多表现为单纯性矽结节形成，无明显临床症状，仅当患者暴露于烟草等危险因素时可快速进展为大面积纤维化，特征为双肺尖大量二氧化硅结节融合而成的纤维化。

硅沉着病患者可能表现为呼吸困难或相对无症状，但均需进一步的影像学评估。非复杂性硅沉着病的影像学表现为模糊的肺上叶结节渗出影，而进展为大面积肺纤维化时可表现为肺上叶结构的严重破坏。肺门淋巴结肿大可能合并蛋壳样钙化。表现为单纯性矽结节患者的肺功能检查可能正常或表现为混合性通气功能障碍，但进展为大面积肺纤维化的患者则表现为严重的限制性通气功能障碍及低氧血症。硅沉着病患者应评估结核风险并寻找潜在的结核感染灶；此外硅沉着病与类风湿关节炎存在一定的关联。

煤工肺尘埃沉着病为肺纤维化的少见病因，见于有煤及石墨暴露史的患者。患者多于地下煤矿开采时暴露于此种物质。肺部病理学表现为色素斑沉着伴周围肺气肿形成，称为煤斑，可继发快速进展的大面积纤维化。多数患者暴露于煤粉尘或烟草后出现慢性咳嗽伴痰液增多等支气管炎的表现。胸片表现为弥漫性、小结节样改变。与硅沉着病一样，煤工肺尘埃沉着病也与类风湿关节炎存在一定关联。类风湿尘肺(caplan′s syndrome)指煤尘暴露后出现的多发的伴/不伴空洞形成的较大的类风湿结节。

石棉沉着病发生于慢性的石棉暴露之后，石棉是一种用于绝缘、摩擦轴承表面并具有加强作用的纤维硅酸盐材料。吸入的石棉纤维在肺内沉积，其中较小的纤维可被肺泡内巨噬细胞吞噬并通过淋巴管清除至胸腔，但较长的纤维无法被清除。石棉暴露通常可导致胸膜病变，其特征性表现为胸膜斑、胸腔积液及纤维化，但并不一定累及肺实质。累及肺实质后称石棉沉着病，表现为肺间质纤维化。

石棉沉着病临床特点为逐渐发生的呼吸困难，与其他肺尘埃沉着病一样，其危险因素及严重程度取决于暴露的持续时间及暴露量。石棉沉着病常在脱离暴露源后才被诊断，且因石棉纤维持续存在，肺纤维化的进程不会因脱离石棉接触而停止。

石棉沉着病的临床表现、肺功能检查及影像学特点与诸如IPF等其他限制性肺疾病类似。鉴别的要点是石棉沉着病常合并显著的胸膜病变。

职业暴露史、并存的胸膜斑及影像学上以肺下叶受累为主的纤维化表现有助于石棉沉着病的诊断。上述特点不明确时可能需要组织病理学石棉沉积的证据。组织病理学的特征性表现为石棉小体及表面被覆含铁物质的石棉纤维。石棉的暴露增加恶性肿瘤发生风险，包括肺癌及肺间皮瘤，尤其见于有吸烟史的患者。目前关于石棉沉着病本身是否为合并恶性肿瘤的独立高危因素亦或为石棉暴露导致尚不十分明确。目前尚无针对石棉沉着病有效的治疗措施。

铍类暴露史可导致铍肺，现代化工业中铍类的应用已极为罕见。铍暴露会导致急性化学性支气管肺炎或慢性铍中毒性疾病。慢性铍中毒性疾病表现为多系统肉芽肿形成，与结节病很难鉴别。铍肺的诊断需结合暴露史、病理学检查及铍淋巴细胞增殖实验(仅在特定实验室中可行)。糖皮质激素治疗可能有效，但前提是脱离铍类接触。

(二)过敏性肺炎

1. 定义和流行病学

过敏性肺炎(HP)既往称为外源性过敏性肺泡炎，为多种微小的、吸入性有机抗原在敏感个体中造成的肺泡及小气道的过度免疫反应性疾病，为ILD较为常见的类型。可能致敏的抗原成分多种多样，包括细菌、真菌、动物蛋白及小分子化学物质等(表17-5)。尽管目前将过敏性肺炎划归为职业因素导致的ILD(如吸入被匍枝状毛霉菌污染的辣椒粉可能在敏感个体中造成辣椒分流性肺病)，但日常生活中经常存在散在的变应原暴露，如水蒸气及宠物鸟等均可能成为潜在变应原。HP的发病率及流行病学尚不十分明确，且可能被低估。

2. 病理学

HP为肺泡及小气道针对吸入性抗原的异常的过度免疫反应，特别是有机抗原成分，也包括部分小分子无机化学物质，如异氰酸酯类半抗原类物质。上

表17-5 过敏性肺炎

抗原(变应原)	来源	相关疾病
嗜热细菌	霉干草、甘蔗、堆肥	农民肺、蔗尘肺、采蘑菇者病
其他细菌，包括非典型分枝杆菌	污染的水源、木屑、肥料、辣椒粉	湿化器/清洁工人病、家族聚集性过敏性肺炎
真菌	发霉的软木，被污染的木屑；大麦，枫木	软木尘肺、红杉尘肺、收割大麦工人病及辣椒粉肺
动物蛋白	鸟排泄物；动物尿液；牛/猪垂体后叶粉	养鸽者肺、鸭蜱热、火鸡饲养者病、垂体后叶粉吸入病、实验员过敏性肺炎
化学结构改变的人体白身蛋白(如白蛋白)	甲苯二异氰酸酯、偏苯三酸酐、二苯基甲烷二异氰酸酯	过敏性肺炎
邻苯二甲酸酐	加热后的环氧树脂	环氧树脂肺

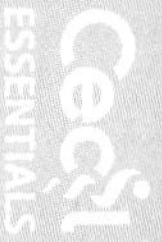

述异常的免疫反应发生于敏感个体，其敏感性的致病机制尚不明确，可能与遗传易感性及环境因素（如杀虫剂暴露）相关。与非吸烟患者相比，吸烟者不易发展为HP，而一旦发展为HP易导致重症HP。敏感个体暴露于某种抗原后会出现伴大量中性粒细胞和淋巴细胞浸润的肺泡炎，其中Th1细胞介导的的免疫反应易导致肉芽肿形成。

HP典型的肺组织活检表现为含异物巨噬细胞形成不良的肉芽肿，支气管中心性及细支气管间质慢性炎症反应；慢性或终末期HP可见肺纤维化，除肉芽肿性病变及气道中心炎症外，其余部分可表现为UIP或NSIP。

3. 临床表现

HP通常急性起病（如急性HP），表现为暴露于大量致敏性抗原后数小时内出现的流感样症状，如发热、寒战、咳嗽、呼吸困难及全身不适，持续24h以上，吸入嗜热放线菌后导致的“农民肺”为典型的急性HP。亚急性或慢性HP可能见于重复、长期接触低剂量变应原的患者，表现为慢性呼吸困难和咳嗽，最终可进展为肺纤维化，如长时间接触禽类粪便或其他变应原导致的“养鸽者肺”。

急性HP患者可能出现发热，双肺弥漫性哮鸣音为最常见的体征；慢性HP中可能闻及爆裂音，并可能出现杵状指。活动后低氧血症为疾病的早期表现，可逐步进展为慢性纤维化性HP，表现为静息状态下的低氧血症。亚急性及慢性HP的肺功能检查常呈限制性通气功能障碍和换气功能障碍，有时也可出现阻塞性或混合性通气功能障碍。

HP胸片的特征性表现为非特异性中上肺野浸润影，需注意部分急性HP的胸片可无异常。CT较胸片更为敏感，可更好地显示异常影像学征象，如磨玻璃影、小叶中心结节影、马赛克征及气道阻塞导致的气体陷闭征象。慢性HP可表现为肺结构受损伴牵拉性支气管扩张及蜂窝形成。

部分进展性“农民肺”可并发肺气肿。支气管肺泡灌洗液可提示淋巴细胞性肺泡炎，以$CD4^+$T细胞为主。HP患者可能存在针对抗原的沉淀抗体，但血清沉淀抗体的敏感性或特异性较低，无法用于诊断，且某些HP的特异性抗原未知或无法用标准检测方案检测。

4. 诊断和鉴别诊断

HP的诊断需结合暴露史、临床表现、支气管肺泡灌洗液细胞分类及HRCT影像学表现，但确诊需要肺活检，尤其针对于亚急性及慢性HP患者。经气管镜透壁肺活检可获得阳性结果，但外科肺活检可获取不同肺区及更大的组织标本。急性HP需要与急性病毒性肺炎鉴别，慢性HP需要与其他导致肺纤维化的疾病如IPF、NSIP和结节病鉴别。

5. 治疗

由于脱离变应原，患者的病情可在住院期间自发缓解，但可于出院后再次接触变应原时复发，疾病的这一特点有助于诊断HP。糖皮质激素可用于缓解急性期症状，但其在病程较长的慢性HP中的效果不肯定（证据质量级别3）。由于慢性HP的治疗措施包括避免接触变应原，因此寻找HP的病因很重要，但这可能使某种职业、饲养宠物或居住环境中存在变应原的个体面临经济上或心理上的挑战。对于进展性HP合并肺纤维化时，可考虑肺移植。

6. 预后

HP的预后存在较大的异质性。急性HP预后好，而慢性HP常可进展为终末期肺纤维化，最终导致死亡。

八、特殊类型间质性肺疾病

（一）肺朗格汉斯细胞组织细胞增生症

1. 定义和流行病学

肺朗格汉斯细胞组织细胞增生症（LCH），既往称为嗜酸性肉芽肿，好发于中青年患者，为罕见病。其组织学特点为肺组织异常朗格汉斯巨细胞（树突状细胞）浸润肺实质。此病几乎仅见于吸烟者。

2. 病理学

肺LCH导致肺内囊腔及结节形成。活化的朗格汉斯巨细胞浸润小气道形成星状结节，最终导致气道破坏及扩张，形成肺实质内囊性改变。尽管儿童中可见单克隆朗格汉斯巨细胞增生导致的朗格汉斯细胞病，但成年吸烟患者孤立性肺LCH并无朗格汉斯巨细胞单克隆增生的生物学行为。

吸烟可改变局部免疫信号转导途径，趋化大量朗格汉斯巨细胞至肺，或使原有的肺内朗格汉斯巨细胞增生或寿命延长。肺组织活检可见肺内朗格汉斯巨细胞形成细胞或纤维性星状结节，Cd1a及S100染色阳性。电镜下可见Birbeck颗粒，其为朗格汉斯巨细胞特征性的“球拍样”结构。

3. 临床表现

肺LCH患者可能无症状，也可出现全身症状，如劳力性呼吸困难、咳嗽，可能出现咯血，自发性气胸较常见。胸部影像学：分布于中上肺野的结节影，伴/不伴空洞或囊腔形成。肺功能提示弥散功能减低，也可见阻塞性或限制性通气功能障碍。

4. 诊断和鉴别诊断

开胸肺活检可明确诊断，但在具有典型临床表现及HRCT表现的患者中，可能无须进行肺活检即可作出临床诊断。鉴别诊断包括其他存在肺部囊性病变的疾病，如淋巴管平滑肌瘤、结节病、吸烟相关的特发性间质性肺炎，如RB-ILD、DIP伴肺气肿。

5. 治疗

戒烟为肺LCH最主要的治疗（证据质量级别3）。糖皮质激素及细胞毒性药物有时可作为辅助治疗（证据质量级别3）。进展期LCH患者可考虑行肺移植。

6. 预后

与系统性LCH不同，肺LCH并非为肿瘤性疾病，其疾病进程在戒烟后可能自发缓解。虽然某些患者预后良好，但另一些患者可能进展或并发肺动脉高压，最终导致死亡。

（二）淋巴管平滑肌瘤

1. 定义和流行病学

淋巴管平滑肌瘤（LAM）是一种罕见、慢性进展性的肿瘤性疾病，可导致肺囊性病变及肾血管肌脂瘤。LAM分为两类，即合并结节性硬化症的LAM（TSC-LAM）和散发的LAM，多见于育龄期女性。

2. 病理学

LAM的组织病理学特点为肺组织广泛浸润及淋巴管周围平滑肌样LAM细胞。*TSC1/TSC2*基因突变，导致编码的肿瘤抑制性蛋白功能缺陷，蛋白合成及细胞生长失控，最终造成结节性硬化症或淋巴管平滑肌瘤。*TSC2*突变常预示疾病较重。

3. 临床表现

呼吸困难及自发性气胸为LAM常见的临床表现，乳糜胸腔积液及咯血也常有发生。这些临床症状的机制与肺实质破坏、气道狭窄及平滑肌样细胞异常增生导致的淋巴管阻塞相关。

影像学特点为分布于中上肺野的多发薄壁囊腔，肺容积无明显改变；可出现胸腔积液或气胸。腹部CT中可见肾脏脂肪样密度病变，提示合并肾血管肌脂瘤。肺功能检测提示进行性阻塞性通气功能障碍，有时可见混合性通气功能障碍。

4. 诊断

根据临床症状及典型的影像学表现可作出诊断，但一些患者需要肺活检确诊；组织病理学的免疫组化特征：间质结节中心的梭形细胞抗平滑肌肌钙蛋白抗体及黑色素瘤糖蛋白100抗体HMB-45染色阳性，后者在肺泡壁、小叶间隔、小静脉、小气道及胸膜中染色阳性。

5. 治疗

治疗涉及胸膜病变的处理，包括应用胸膜粘连术防止反复的气胸或胸腔积液，支气管扩张剂及氧疗，并避免使用可能加重病情的雌激素类药物。黄体酮已试用于LAM患者以期延缓疾病进程，但其疗效不确切。

由于*TSC1/TSC2*基因突变导致哺乳动物的西罗莫司靶蛋白（mTOR）过度活化，因此诸如西罗莫司及依维莫司等mTOR抑制剂可用于LAM的治疗。西罗莫司可稳定LAM患者的肺功能（证据质量级别1），西罗莫司及依维莫司均可使血管肌脂瘤的瘤体缩小（证据质量级别1）。严重肺功能受损的LAM可考虑肺移植术。

6. 预后

LAM为慢性进展性疾病，具有潜在的导致致命性并发症的风险，尤其是呼吸衰竭。

（三）嗜酸细胞性肺疾病

嗜酸细胞性肺疾病是以肺部浸润影伴外周血或肺组织嗜酸性粒细胞增多为特征的一组疾病。由于多种疾病均可出现血嗜酸性粒细胞增多，因此鉴别原发及继发性嗜酸细胞性肺疾病尤为重要。

嗜酸细胞性肺疾病可分为以下几类：特发性肺嗜酸性粒细胞增多症（如急性及慢性嗜酸细胞性肺炎、高嗜酸性粒细胞综合征），已知病因的嗜酸细胞性肺疾病（如支气管哮喘、变应性支气管肺曲霉菌病、药物反应和寄生虫感染），伴外周血嗜酸性粒细胞增多的肺疾病（如HP、COP、IPF），伴外周血嗜酸性粒细胞增多的恶性肿瘤（如肺癌、白血病、淋巴瘤），伴外周血嗜酸性粒细胞增多的系统性疾病（如类风湿关节炎、结节病、干燥综合征）。

急性嗜酸细胞性肺炎的临床特点为发热、干咳及呼吸困难，持续时间少于7d，常导致急性呼吸衰竭。本病好发于20～40岁既往体健的男性吸烟患者。胸片提示双肺弥漫浸润影。起病初期外周血嗜酸性粒细胞无增高，但病后7～30d可出现。支气管肺泡灌洗液中含大量嗜酸性粒细胞，支气管肺泡灌洗液中嗜酸性粒细胞占有核细胞总数的25%以上时有助于诊断。肺活检并非诊断急性嗜酸细胞性肺炎所必需，组织病理学可出现嗜酸性粒细胞浸润伴急性机化性弥漫肺泡损伤。糖皮质激素治疗可显著改善患者的临床及影像学异常，且极少复发或遗留后遗症（证据质量级别3）。

慢性嗜酸细胞性肺炎多见于有哮喘病史的中年女性，其病因尚不明确，也称为迁延性肺嗜酸性粒细胞浸润症（prolonged pulmonary eosinophilia）。患者常出现咳嗽、咳痰、呼吸困难、全身不适、体重下降、盗汗、发热，并因肺外周嗜酸性粒细胞浸润而使胸片出现"反肺水肿征"。大多数慢性嗜酸细胞性肺炎患者外周血嗜酸性粒细胞比例大于30%，且支气管肺泡灌洗液中嗜酸性粒细胞增多。

组织病理学提示肺实质和间质嗜酸性粒细胞及组织细胞浸润，可见机化性肺炎表现，但纤维化少见。部分患者可自发缓解，但也可进展为呼吸衰竭。糖皮质激素治疗通常可快速起效，但与急性嗜酸细胞性肺炎不同，本病好复发，因此常推荐糖皮质激素长程治疗（证据质量级别3）。

单纯性肺嗜酸性粒细胞增多症（如Löffler综合征）表现为肺部短暂的游走性浸润影，持续时间通常小于1个月。部分患者无症状，也可出现呼吸困难和干咳。组织病理学提示间质及肺泡腔内嗜酸性粒细胞、巨噬细胞聚集及肺水肿。本病可为特发性或由寄生虫感染（如蛔虫、线虫、钩虫）或药物（如呋喃妥因、米诺环素、磺胺类、青霉素类及非甾体抗炎药）引起。治疗包括停用可疑药物或治疗寄生虫感染，对于特发性患者可应用糖皮质激素治疗。

变应性支气管肺曲霉菌病（ABPA）为曲霉菌属定植于气道造成的高敏反应，多见于支气管哮喘或囊性纤维化患者中。患者可表现为发热、全身不适、咳棕黄色黏液痰栓，有时可出现咯血。胸片常表现为一过性游走性浸润影，并可见中心型支气管扩张。外周血嗜酸性粒细胞多大于10%，伴外周血总IgE及烟曲霉特异性IgE增高，可伴烟曲霉沉淀素抗体增高。ABPA对糖皮质激素反应好，可同时联用伊曲康唑。

（四）肺泡蛋白沉着症

1. 定义和流行病学

肺泡蛋白沉着症（PAP）为肺泡内表面活性沉积导致的罕见疾病。PAP多见于吸烟者及中年患者。

2. 病理学

PAP的致病机制为肺泡巨噬细胞对肺泡表面活性物质清除障碍。先天性PAP的发病机制与编码表面活性蛋白或粒细胞-巨噬细胞集落刺激因子（GM-CSF）受体的基因突变相关。继发性PAP的致病机制为肺泡巨噬细胞功能缺陷或数量减少，多继发于多种血液系统恶性肿瘤（如白血病）、感染（如肺孢子菌肺炎）、吸入有毒物质（如二氧化硅、铝）及同种异体骨髓移植后。获得性或特发性PAP为一种自身免疫病，患者体内可产生直接针对GM-CSF的中和抗体，导致肺泡巨噬细胞对表面活性物质的代谢异常。PAP的组织病理学表现为肺泡内嗜酸性粒细胞及高碘酸希夫（PAS）染色阳性的物质（即肺表面活性物质）填充。

3. 临床表现

PAP可无临床症状，也可出现逐渐进展的劳力性呼吸困难、全身乏力、低热及咳嗽；体格检查可见杵状指；胸片可表现为典型的双肺门周围浸润影；CT可出现小叶间隔增厚及铺路石征，此征象并非特异性表现，可见于多种肺部疾病。此外，机会性肺部感染可能使PAP的病程复杂化。

4. 诊断

PAP的支气管肺泡灌洗液为牛奶样、不透明的液体，特征性的支气管肺泡灌洗液具有诊断作用。支气管肺泡灌洗液中含巨大的泡沫样肺泡内巨噬细胞及PAS染色阳性的细胞外表面活性物质。若无特征性的支气管肺泡灌洗液表现，可行外科肺活检或经支气管镜透壁肺活检诊断PAP。

5. 治疗

无症状或症状较轻的PAP患者无须立即治疗。存在低氧血症或重度呼吸困难的患者可以温盐水行序贯全肺灌洗（证据质量级别3），40%以上患者仅需一次灌洗即可缓解。轻症患者可行局部肺灌洗（证据质量级别3）。获得性PAP患者可获益于GM-CSF治疗（证据质量级别2）。利妥昔单抗适用于难治性PAP（证据质量级别2）。

6. 预后

自身免疫性PAP预后较好，全肺灌洗可显著提高这类患者的生存率。

九、展望

IPF为最常见的IIP，为致死性疾病，目前尚无有效治疗措施。为加快IPF的临床研究进程，美国国立卫生研究院已建立特发性肺纤维化临床研究网络。目前的临床实验结果提示常用的治疗措施，如泼尼松、硫唑嘌呤及*N*-乙酰半胱氨酸三药联合方案对IPF无效甚至可能有害。未来仍需深入研究IPF的致病机制，以探寻更有效的治疗方法。

基因检测技术使得IPF、结节病及其他ILD相关的异常基因突变得以明确，有助于深入了解疾病的发病机制。mTOR抑制剂应用于育龄期女性LAM的治疗，为将某种特定的间质性肺疾病的分子生物技术成功地转化为临床应用的例证。

将基础医学与临床治疗结合的观念应始终贯穿于其他ILD的研究中。由于目前尚无有效的新型治疗手段，肺移植为纤维化性ILD患者的唯一治愈手段，如何更好地分配供肺及如何减少移植后并发症仍为今后的努力方向。

推荐阅读

Allen TC: Pulmonary Langerhans cell histiocytosis and other pulmonary histiocytic diseases: a review, Arch Pathol Lab Med 132:1171–1181, 2008.

American Thoracic Society, European Respiratory Society: American Thoracic Society/European Respiratory Society international multidisciplinary consensus classification of the idiopathic interstitial pneumonias, Am J Respir Crit Care Med 165:277–304, 2002.

Borle R, Danel C, Debray MP, et al: Pulmonary alveolar proteinosis, Eur Respir Rev 20:98–107, 2011.

Culver DA: Sarcoidosis, Immunol Allergy Clin North Am 32:487–511, 2012.

Drakopanagiotakis F, Paschalaki K, Abu-Hijleh M, et al: Cryptogenic and secondary organizing pneumonia: clinical presentation, radiographic findings, treatment response, and prognosis, Chest 139:893–900, 2011.

Frankel SK, Cosgrove GP, Fischer A, et al: Update in the diagnosis and management of pulmonary vasculitis, Chest 129:452–465, 2006.

Judson MA: The treatment of pulmonary sarcoidosis, Respir Med 106:1351–1361, 2012.

Krymakaya VP: Smooth muscle-like cells in pulmonary lymphangioleiomyomatosis, Proc Am Thorac Soc 5:119–126, 2008.

Lara AR, Schwarz MI: Diffuse alveolar hemorrhage, Chest 137:1164–1171, 2010.

Noble PW, Albera C, Bradford WZ, et al: Pirfenidone in patients with idiopathic pulmonary fibrosis (CAPACITY): two randomized trials, Lancet 377:1760–1769, 2011.

Raghu G, Anstrom KJ, King TE Jr, et al: Idiopathic Pulmonary Fibrosis Clinical Research Network: Prednisone, azathioprine, and *N*-acetylcysteine for pulmonary fibrosis, N Engl J Med 366:1968–1977, 2012.

Raghu G, Collard HR, Egan JJ, et al: An official ATS/ERS/JRS/ALAT statement: idiopathic pulmonary fibrosis: evidence-based guidelines for diagnosis and management, Am J Respir Crit Care Med 183:788–824, 2011.

Rose DM, Hrncir DE: Primary eosinophilic lung diseases, Allergy Asthma Proc 34:19–25, 2013.

Selman M, Pardo A, King TE: Hypersensitivity pneumonitis: insights in diagnosis and pathobiology, Am J Respir Crit Care Med 186:314–324, 2012.

Suri HS, Yi ES, Nowakowski GS, et al: Pulmonary Langerhans cell histiocytosis, Orphanet J Rare Dis 7:16, 2012.

Tazelaar HD, Wright JL, Churg A: Desquamative interstitial pneumonia, Histopathology 58:509–516, 2011.

Trapnell BC, Whitsett JA, Nakata K: Pulmonary alveolar proteinosis, N Engl J Med 349:2527–2539, 2003.

Travis WD, Costabel U, Hansell DM, et al: An official American Thoracic Society/European Respiratory Society statement: update of the international multidisciplinary classification of the idiopathic interstitial pneumonias, Am J Respir Crit Care Med 188:733–748, 2013.

Travis WD, Hunninghake G, King TE, et al: Idiopathic nonspecific interstitial pneumonia: report of an American Thoracic Society project, Am J Respir Crit Care Med 177:1338–1347, 2008.

von Bartheld MB, Dekkers OM, Szlubowski A, et al: Endosonography vs conventional bronchoscopy for the diagnosis of sarcoidosis: the GRANULOMA randomized clinical trial, JAMA 309:2457–2464, 2013.

第18章

肺血管疾病

著　者　Sharon Rounds　Matthew D. Jankowich
译　者　黄琳娜　审校者　李　敏

一、引言

肺血管疾病为多种病因直接作用于肺血管的一组异质性疾病群，包括特发性肺动脉高压(pulmonary arterial hypertension，PAH)或继发于肺部疾病及低氧血症的肺动脉高压。本章首先介绍以肺血管重构及肺动脉高压为特征的肺循环疾病，之后介绍肺血栓栓塞症。

世界卫生组织(WHO)对PAH进行了分类，如表18-1所示。PAH定义为海平面、静息状态下平均肺动脉压(mPAP)大于25mmHg。肺动脉压增高的因素包括心排血量增加、左心房压增加或血液黏稠度增加，最重要的因素为肺血管床横截面积减少导致血管阻力增加。血管床横截面积减少可能的原因：血管机械性阻塞、血管破坏及重构或血管收缩。

由于肺循环为高流量、低阻力的系统，且肺血管顺应性高，具有较大的储备能力，因此PAH的临床症状出现较晚。正常肺循环可接受全部右心室输出的血液而压力仅轻度增高。

关于该主题的深入讨论，请参阅《西氏内科学》(第25版)第68章“肺动脉高压”。

二、特发性肺动脉高压

(一)定义和流行病学

特发性PAH为一种原因不明的进行性发展的疾病，如果不治疗可能导致死亡。诊断后不予治疗的中位生存期为3年(证据质量级别1)。多种临床表现提示预后较差，如出现心功能不全、雷诺现象、右心房压增高、平均肺动脉压显著增高及心指数下降。

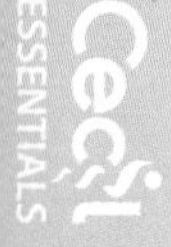

特发性PAH的高发年龄为20～45岁，女性较男性多见。目前特发性PAH的病因尚不清楚，但一些PAH可能存在家族聚集现象，称为遗传性PAH。遗传性PAH的致病机制为转录生长因子-β家族中的2型骨形态生成蛋白及其相关受体(BMPR2)基因突变所致。除此之外，PAH的病因也可能与人类免疫缺陷病毒(HIV)感染、结节病、肝硬化及减肥药物等多种因素相关(表18-1)。

(二)病理学

PAH的组织病理学特点包括动脉及静脉系统的改变，其中动脉受累常见，受累部位包括内膜、中层及外膜，病理表现包括血管中层平滑肌细胞肥大、外膜增厚及肺小动脉原位血栓形成。“致丛性肺动脉病”为PAH典型的病理表现，包括血管中层平滑肌细胞肥大、内膜及弹性纤维组织增生、坏死性小动脉炎。丛状病变为肺动脉内皮细胞异常增生伴裂缝样通道形成，仅见于PAH。

(三)临床表现

特发性PAH的临床症状较为隐匿，常见的症状为劳力性呼吸困难及非心绞痛性胸痛，部分患者可出现活动后晕厥，其机制为PAH时肺循环血流受限，因此无法提供足够的血流量以适应运动时增加的心排血量。WHO根据症状(如呼吸困难、乏力、胸痛及晕厥)的严重程度将PAH分为四级以评估功能状态：Ⅰ级(重体力劳动时出现症状)，Ⅱ级(轻体力劳动时出现症状)，Ⅲ级(日常生活中出现症状)，Ⅳ级(无法进行任何体力活动，静息状态下即出现右心衰竭、呼吸困难或乏力)。

胸片:肺动脉段明显突出或右心室扩大;肺通气功能检测多为正常,但由于肺循环血流受限及肺血管床面积减少,因此PAH患者通常存在弥散能力下降。

表18-1 WHO肺动脉高压分类

第一类:动脉性肺动脉高压(PAH)
- 特发性PAH
- 遗传性PAH
  - 骨形成蛋白受体Ⅱ
  - ALK-1,endoglin,SMAD9,caveolin-1,KCNK3
  - 未知遗传因素
- 药物相关和毒物相关性PAH
- 疾病相关性PAH
  - 结缔组织疾病
  - HIV感染
  - 门静脉高压
  - 先天性心脏病
  - 慢性溶血性贫血

肺静脉闭塞病(PVOD)和(或)肺毛细血管瘤样增生症(PCH)

新生儿持续性PAH

第二类:左心疾病所致的PAH
- 左心室收缩功能不全
- 左心室舒张功能不全
- 心脏瓣膜病
- 先天性/获得性左心流入道/流出道梗阻及先天性心肌病

第三类:肺部疾病和(或)低氧所致的PAH
- 慢性阻塞性肺疾病
- 间质性肺疾病
- 其他限制性与阻塞性通气障碍并存的肺部疾病
- 睡眠呼吸障碍
- 肺泡低通气
- 长期居住于高原环境
- 肺发育异常

第四类:慢性血栓栓塞性PAH

第五类:未明多因素机制所致的PAH
- 血液系统疾病:慢性溶血性贫血、骨髓异常增生综合征、脾切除
- 系统性疾病:结节病、肺组织细胞增生症、淋巴管平滑肌瘤
- 代谢性疾病:糖原贮积症、戈谢病、甲状腺疾病
- 其他:肿瘤阻塞、纤维素性纵隔炎、慢性肾功能不全、节段性PAH

资料来源:Modified from Simonneau G,Gatzoulis MA,Adatia L,et al. Updated clinical classification of pulmonary hypertension,J Am Coll Cardiol 62:D34-41,2013。

(四)诊断和鉴别诊断

PAH的诊断需除外引起肺动脉压增高的潜在的心肺疾病(见表18-1)。第一类PAH中,心脏超声可提示右心房及右心室扩大,伴室间隔左移,同时可估测肺动脉收缩压。此外,心脏超声也可用于除外第二类PAH,即心脏疾病导致的肺动脉压增高同时伴肺静脉压增高(如二尖瓣狭窄)。

第三类PAH的诊断需完善肺功能、胸部影像学及鉴别低氧血症原因(如阻塞性睡眠呼吸暂停)相关检查。急性肺血栓栓塞症通常不会引起PAH,但复发的肺栓塞或近端肺动脉长期存在无法被吸收的栓子可导致慢性血栓栓塞性PAH(即第四类PAH),此类PAH需完善通气-血流灌注扫描、CT肺血管造影(CTPA)或肺动脉造影。

PAH的确诊依赖于右心导管检查,通常提示左心充盈压正常的肺动脉压增高,其中左心充盈压可用肺毛细血管楔压来评估。心内左向右分流可导致肺血增多进而引起肺动脉压增高,右心导管检查时上腔静脉及主肺动脉内O_2含量的差异可证实。此外,右心导管检查时还可同时完善急性血管反应性试验并记录血流动力学变化,急性血管反应性试验可用于预测患者对钙通道阻滞剂的反应性(仅少数患者此试验阳性)。

(五)治疗

目前PAH的治疗包括应用血管舒张药物,如钙通道阻滞剂、前列环素类药物、内皮素受体拮抗剂及磷酸二酯酶抑制剂(药理作用为增加血管内皮细胞内cGMP的含量)。前列环素类药物持续静脉滴注为目前唯一证实可提高生存率的治疗措施,并被推荐用于WHO Ⅳ的患者(证据质量级别1)。然而,由于静脉滴注前列环素类药物的经济及技术原因,对于WHO Ⅱ或Ⅲ级的患者,建议口服内皮素受体拮抗剂或磷酸二酯酶抑制剂或吸入/皮下注射前列环素衍生物。

多项研究建议应用6min步行试验替代血流动力学指标来评估血管舒张药的疗效,且在评估运动耐力及症状方面具有一定优势(证据质量级别1)。单药效果不佳时可考虑联合治疗(证据质量级别2-1)。血管舒张药除了缓解血管平滑肌收缩外,还可稳定或逆转血管重构(证据质量级别3)。

其他干预措施包括辅助性氧疗、抗凝剂及利尿

剂的合理使用。此外，肺康复治疗可提高运动耐力（证据质量级别1）。这类患者可从心肺联合移植、双肺或单肺移植中获益，但肺移植后5年生存率仅为50%。

三、继发性肺动脉高压

肺动脉高压（PAH）可继发于多种引起肺静脉压增高的疾病（如二尖瓣狭窄，归属于第二类PAH）及引起低氧血症的肺疾病（如睡眠呼吸暂停、慢阻肺，归属于第三类PAH）。这类情况称为继发性PAH。

继发性PAH中，肺血管收缩及重构导致肺血管阻力增加。例如，肺泡内氧分压下降将导致严重的肺血管收缩，长期的低氧造成的血管重构类似于"致丛性肺动脉病"，但无原位血栓或丛状病变形成。

继发性PAH的治疗关键在于原发心肺疾病的治疗。例如，低氧患者可应用长程家庭氧疗。血管舒张药物在第二类或第三类PAH中的疗效并不确切；此外，由于近端肺动脉慢性血栓形成导致的第四类PAH可行肺动脉血栓切除术（证据质量级别1）。

四、肺源性心脏病

PAH患者最常见的死亡原因为右心衰竭，也称为肺源性心脏病（cor pulmonale）。持续的右心后负荷增加造成右心室肥厚，最终导致右心室心腔扩大。此外，由于右心室压力增高导致室间隔左移，造成左心室充盈减少，进而导致心排血量下降。右心房扩大引起房性快速性心律失常，进一步降低心排血量。

肺源性心脏病的主要治疗措施为纠正导致PAH的原发病。第一类PAH合并肺源性心脏病提示预后较差（证据质量级别1）。

五、肺血栓栓塞症

（一）定义和流行病学

肺血栓栓塞症（pulmonary thromboembolism）指来源于静脉系统或右心室的栓子嵌顿于肺动脉。除血栓外，肿瘤细胞或其他外源性物质（如滑石粉）也可进入肺循环形成栓塞，但肺血栓栓塞症的栓子来源于静脉血栓。

肺血栓栓塞症较为常见，在美国，每年有400 000～650 000名患者罹患此病。栓子来源最常见的部位为下肢的股静脉及腘静脉系统，此外右心房、右心室及上肢静脉血栓也可成为栓子的来源部位。与下肢静脉血栓形成的病因相同，肺栓塞的病因包括静脉血液淤滞、高凝状态及血管内皮损伤。遗传性或获得性高凝状态（如活化的蛋白C缺乏、Ⅴ因子基因突变）也为肺栓塞的病因。

关于该主题的深入讨论，请参阅《西氏内科学》（第25版）第68章"肺动脉高压"。

（二）病理学

下肢血栓脱落进入肺循环，并嵌顿于肺动脉分支中，受累肺段的通气与血流灌注比值$\dot{V}/\dot{Q}$增加，造成无效腔通气，导致CO_2排出障碍，可能使$PaCO_2$增高。肺内血流重新分布，健康肺组织血流增加，造成此肺区$\dot{V}/\dot{Q}$下降，导致分流及低氧血症。

由于肺循环血量丰富，且肺实质来源于支气管动脉及肺泡的双重氧供，故远端动脉栓塞导致的肺梗死较为少见。然而，由于肺栓塞可导致肺泡表面活性物质的缺乏及功能障碍，造成栓塞部位的肺泡塌陷。

（三）临床表现

肺血栓栓塞症最常见的临床表现为气短（证据质量级别1），此外，较常见的症状包括胸痛、咯血及晕厥。全面细致的病史采集有助于寻找肺血栓栓塞症的危险因素，如近期制动或手术史、恶性肿瘤或既往肺栓塞或深静脉血栓史。可应用有效的临床评分系统如Wells或Geneva评分，结合后续的实验室检查及影像学结果预测肺栓塞的可能性。

肺血栓栓塞症最常见的体征为心动过速及呼吸频率增快（证据质量级别1）。体格检查也可无异常发现，或出现局限性爆裂音或弥漫性哮鸣音。若存在胸腔积液可表现为病变部位叩诊浊音。四肢非对称性水肿可能提示静脉血栓形成。深静脉血栓形成时，由于足背屈使腓肠肌及深静脉拉伸，可出现腓肠肌痛（Homan征）。此外，仅当出现大面积肺栓塞或既往存在心肺疾病时，才可能出现诸如P_2亢进、右心室抬举性搏动等肺动脉高压及右心室负荷增加的征象。

动脉血气分析常提示呼吸性碱中毒，PaO_2通常正常（证据质量级别1），但肺泡气-动脉氧分压差（$P_{A-a}O_2$）增大。但需注意，肺泡气-动脉氧分压差正常并不能除外急性肺栓塞。若呼吸频率明显增快的患者$PaCO_2$处于正常水平，可能提示无效腔增加，有助于肺栓塞的诊断。重症肺栓塞患者可出现酸中毒、低氧血症及高碳酸血症。

血清乳酸脱氢酶(LDH)增高可能提示存在组织梗死，但此项检查敏感性及特异性均较低。B型脑钠肽(BNP)增高为评估疾病严重程度及有无右心衰竭的重要指标。在危险分层为中危及低危的患者中，高敏D-二聚体检测阴性可除外肺栓塞的诊断；此外，除血栓栓塞性疾病，D-二聚体增高还可见于充血性心力衰竭、慢性病及结缔组织病患者。

心电图可出现房性快速性心律失常或右心负荷增加的表现，如新发右束支传导阻滞、右心室应力增高及$S_{Ⅰ}Q_{Ⅲ}T_{Ⅲ}$表现(即Ⅰ导联S波，Ⅲ导联Q波及T波倒置)，类似于下壁心肌梗死表现。胸片通常无异常表现，但也可出现肺不张、局限性浸润影或少量胸腔积液；此外，胸片也可出现肺血减少(马赛克征，Westermark征)、肺血管截断征伴肺动脉主干扩张(Fleischner征)及以胸膜为底边的楔形浸润影(汉氏驼峰)。但在大多数情况下，胸片诊断肺栓塞的敏感性并不高。

肺栓塞的三项主要诊断手段如下：肺通气-灌注扫描($\dot{V}/\dot{Q}$扫描)、胸部CT及肺动脉造影(图18-1)。CT肺血管造影(CTPA)为无创、灵敏的肺栓塞检测手段。PIOPED Ⅱ研究提示，肺栓塞的诊断需结合可疑临床依据、D-二聚体检测、CT肺血管造影及下肢深静脉血栓评估(CT或超声)。克里斯托弗研究(Christopher study)提示，CT血管造影阴性后的3个月内静脉血栓栓塞的诊断率较低(证据质量级别1)。

特殊人群，如孕妇、肾功能不全患者或碘造影剂过敏患者中，可用$\dot{V}/\dot{Q}$扫描替代CT肺动脉造影。$\dot{V}/\dot{Q}$扫描通过放射性示踪气体与可阻塞肺毛细血管的放射性粒子比较肺通气及灌注血流匹配情况。$\dot{V}/\dot{Q}$扫描的结果解读依赖于经验丰富的医生对临床可能性的预估。正常人$\dot{V}/\dot{Q}$扫描提示无通气或灌注缺损；当出现某一叶或多叶灌注缺损，而通气正常或相对正常时结果判读为高度可能性，其诊断肺栓塞的准确率高达90%。但当结果判读为低度或中度可能性时对肺栓塞的诊断效能有限，这类患者中诊断的准确率为4%～66%，需进一步检查确诊。

临床高度疑诊肺栓塞，而其他检查无明确证据时，可行肺动脉造影确诊，检查前需除外相关禁忌证。尽管经验丰富的医生实施肺动脉造影的相关并发症发生率较低，但可发生较为严重的并发症，如PAH及碘造影剂过敏导致的猝死。目前肺动脉造影检查日趋减少，且某些医疗机构中操作者经验可能相对不足。

(四)治疗

肺栓塞支持治疗的目的是维持器官功能，包括低血压时液体复苏及呼吸衰竭时机械通气。血栓的机械性治疗，如外科血栓切除术，病死率较高，需经验丰富的术者。目前，外科血栓切除术通常仅限于导致慢性PAH、长期存在的肺动脉近端血栓(如第四类PAH，慢性血栓栓塞性PAH)的治疗(证据质量级别1)。

不同于慢性肺栓塞，急性肺栓塞多需药物治疗，治疗目的为预防进一步血栓形成或溶解已形成血栓。无抗凝禁忌证(如上消化道出血、失血性休克)的急性期患者建议行抗凝治疗，多选用普通肝素(静脉)或低分子量肝素(LMWH)(皮下注射)(证据质量级别1)。

对于存在抗凝禁忌的患者，应放置下腔静脉滤网。下腔静脉滤网可减少下肢近端深静脉血栓患者肺栓塞的发生率，这类患者仍需抗凝治疗(证据质量级别1)。此外，腔静脉滤网可增加远期深静脉血栓形成的风险(证据质量级别1)，且当同时应用抗凝治疗时，并不能评估其对预后的影响。当肺动脉主干栓塞

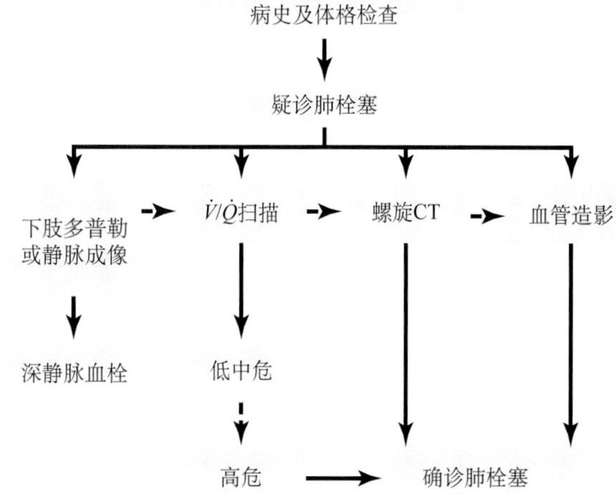

图18-1 评估肺栓塞的常用检查。下肢静脉多普勒超声或静脉造影有助于深静脉血栓的诊断。$\dot{V}/\dot{Q}$扫描对于正常或出现静脉内血栓征象的患者意义较大，但多数患者并不出现典型表现，需进一步检查以明确诊断。螺旋CT具有较高的敏感性及特异性，并有助于胸腔内结构及血管的评估。肺动脉造影为肺栓塞的金标准，但由于某些无创性检查及其联合应用具有较高的诊断效能，其应用日趋减少

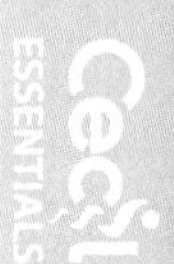

可引起高危肺栓塞，表现为血流动力学障碍时，需考虑溶栓(如组织纤溶酶原激活剂)治疗。

口服抗凝治疗多选用维生素K拮抗剂，如华法林，初始用药时需与肝素或低分子量肝素重叠，为保证血栓溶解并预防再发血栓，其总疗程不少于3个月(证据质量级别1)。但当肺栓塞合并恶性肿瘤时，为降低再发血栓形成事件，倾向于选用低分子量肝素，而非华法林。

与肝素联合华法林治疗的疗效相比，新型口服抗凝药(如Xa因子抑制剂)并无明显优势，但对于其安全性的监测力度较传统抗凝治疗低(证据质量级别1)。不明原因肺栓塞(无已知的短期高危因素，如手术)患者的复发率较高，对于这类患者抗凝治疗是否应常规持续至3个月以上并无定论，需结合临床危险因素，如出血风险及基于D-二聚体的危险分层来制订最佳持续抗凝方案。

六、展望

横向研究增进了对PAH发病机制的理解，由此产生的治疗方案有助于提高患者生活质量并提高生存率。此外，应重视肺血管内皮细胞增殖在肺血管重塑中的作用。需特别注意的是，肺动脉内皮细胞的异常增生及丛状损害的发生均提示PAH可能与肺动脉内皮细胞的过度增生相关。

目前，针对后负荷缓慢增加后右心室的适应性改变机制知之甚少，日后亟待进一步的研究明确并有助于寻求肺源性心脏病更好的治疗方案。尽管目前已研发出针对凝血级联反应的新型抑制剂，但关于肺血栓栓塞性疾病的研究仍较为缺乏，血栓栓塞性疾病的遗传易感性及导致血栓形成的血管功能障碍是未来的研究方向。休克后溶栓治疗的地位及不明原因肺栓塞的管理策略有待进一步阐明。

推荐阅读

Barst RJ, Gibbs JS, Ghofrani HA, et al: Updated evidence-based treatment algorithm in pulmonary arterial hypertension, J Am Coll Cardiol 54(Suppl):S78–S84, 2009.

Lansberg MG, O'Donnell MJ, Khatri P, et al: Antithrombotic and thrombolytic therapy for ischemic stroke: antithrombotic therapy and prevention of thrombosis, 9th ed: American College of Chest Physicians Evidence-Based Clinical Practice Guidelines, Chest 141(Suppl):7S–47S, 2012.

Newman JH, Phillips JA III, Loyd JE: Narrative review: the enigma of pulmonary arterial hypertension: new insights from genetic studies, Ann Intern Med 148:278–283, 2008.

Prestion IR: Properly diagnosing pulmonary arterial hypertension, Am J Cardiol 111:2C–9C, 2013.

Stacher E, Graham BB, Hunt JM, et al: Modern age pathology of pulmonary arterial hypertension, Am J Respir Crit Care Med 186:261–272, 2012.

Stein PD, Woodard PK, Weg JG, et al: Diagnostic pathways in acute pulmonary embolism: recommendation of the PIOPED II investigators, Am J Med 119:1048–1055, 2006.

Tapson VF: Acute pulmonary embolism, N Engl J Med 358:1037–1052, 2008.

Wells PS, Anderson DR, Rodger M, et al: Excluding pulmonary embolism at the bedside without diagnostic imaging: management of patients with suspected pulmonary embolism presenting to the emergency department by using a simple clinical model and d-dimer, Ann Intern Med 135:98–107, 2001.

第19章

呼吸调控异常疾病

著　者　Sharon Rounds　Matthew D. Jankowich
译　者　崔晓阳　审校者　蔡　莹

一、引言

在睡眠和觉醒转换的过程中，行为控制系统的输入减少，低氧对呼吸的驱动减弱，同时机体对动脉血中二氧化碳分压（$PaCO_2$）驱动的通气反馈减少。这种变化在快速眼动（REM）睡眠期尤其显著。睡眠呼吸障碍指一组上述生理情况异常强化的状态，导致呼吸功能异常和睡眠障碍的疾病。

在睡眠相关疾病中，睡眠呼吸暂停引发最多关注。呼吸暂停指呼吸过程中气流完全中止达10s或10s以上。低通气指气流显著下降。在正常睡眠过程中也会偶然发生呼吸暂停或低通气，并且发生频率随年龄增加而增长。然而，在睡眠呼吸暂停患者中，呼吸暂停和低通气发生的频率及持续时间增加，导致睡眠片段化、低氧及高碳酸血症。上气道梗阻（如阻塞性睡眠呼吸暂停）或中枢性呼吸驱动降低（如中枢性睡眠呼吸暂停）可能是导致呼吸暂停的原因。有些患者两种因素均存在。

一些研究显示，睡眠呼吸障碍在女性中的发病率达9%而在男性中高达24%，但睡眠呼吸障碍发病率受其定义的影响。睡眠呼吸障碍通常用呼吸紊乱指数或异常呼吸事件频率来描述，即平均每小时睡眠中的呼吸暂停＋低通气次数≥5次/小时。睡眠呼吸障碍在老年人中的发病率更高，一些研究发现超过80%的老年人患有睡眠呼吸障碍。儿童同样可能发病，但发病率较低（约2%）。

关于该主题的深入讨论，请参阅《西氏内科学》（第25版）第100章“阻塞性睡眠呼吸暂停”。

二、阻塞性睡眠呼吸暂停

（一）定义和流行病学

阻塞性睡眠呼吸暂停（obstructive sleep apnea，OSA）是睡眠呼吸暂停综合征中最常见的一类。在中老年男性中发病率约为6%，在女性中发生率较低。此类患者入睡后舌咽部肌群松弛致使上气道完全闭塞，造成气流阻断。在气流被阻断后，经过一系列反馈，大脑出现唤醒反应，咽、舌部肌群收缩，气道重新开放。这一循环在夜间会多次出现，导致患者反复出现低氧血症。在气道阻塞时，交感神经张力增加，导致血管收缩和血压升高，这种改变在觉醒时也会持续存在。OSA是系统性高血压最常见的可识别原因（1级证据）。低氧血症也被认为是OSA患者脑卒中和冠心病发病率高的原因。

气道阻塞所致的重要生理反应就是睡眠觉醒，从而导致睡眠片段化。呼吸暂停在快速眼动睡眠期发生率最高，因此患者常主诉睡眠质量不高。在OSA患者中机动车事故发生率高，可能与其驾车时瞌睡相关。这些患者糖尿病和其他代谢综合征的发病率均较高。OSA患者在接受持续气道内正压治疗后，心血管并发症可以得到部分缓解（2～3级证据）。

（二）临床表现

当患者主诉晨起头痛、夜间频繁觉醒及日间活动受影响包括驾驶时的嗜睡均提示OSA的可能。同睡者可能会主诉患者夜间有打鼾或喘息等情况。频繁从睡眠中觉醒后难以继续入睡可能导致情绪改变和生活质量下降。近期体重变化、使用镇静和催眠药物及酒精摄入会加重上述症状。

OSA最主要的危险因素是肥胖和上气道解剖学异常，如巨舌、腭垂过长、扁桃体肥大及小颌畸形。患者颈部直径可能增大（男性＞17in，女性＞16in，1in=2.54cm）。口咽部狭窄的常见原因为咽部开口狭窄和软组织增加。患者可能合并高血压，在极端的案例中，长期低氧和肺血管收缩可能导致肺动脉高压从而引起右心力衰竭。

（三）诊断和鉴别诊断

胸部影像学和肺功能检查对睡眠呼吸暂停患者的诊断通常无明显帮助。在某些情况下，OSA与肥胖低通气综合征相关，这类患者的特点是显著肥胖合并慢性通气不足和高碳酸血症（如皮克维克综合征）。在这类患者中，动脉血气分析显示低氧血症和高碳酸血症，血细胞计数可能提示红细胞增多症。甲状腺功能减退症、肢端肥大症和淀粉样变性可引起或加重OSA，这些情况虽然罕见但也应考虑到。

OSA的诊断需要进行过夜多导睡眠图检查，该项检查同步持续记录患者睡眠过程中心电图和脑电图的结果，同时监测和记录口鼻气流、血氧饱和度和呼吸运动，以及眼球、下颌和肢体肌肉的运动。OSA通过患者睡眠（通过脑电图证实）中口鼻气流停止或减低，而胸腹呼吸运动仍存在而诊断。这些发作可能伴有短暂的低氧血症和心律失常。从以上数据得出的评分体系（即呼吸暂停低通气指数）来描述病情的严重程度。

多导睡眠图可以鉴别OSA与中枢性睡眠呼吸暂停，中枢性睡眠呼吸暂停在口鼻气流停止时呼吸运动也停止。多导睡眠图另一重要作用在于排除由失眠、发作性睡眠障碍、异态睡眠和周期性肢体运动综合征引起的其他睡眠障碍。对于强烈怀疑患有OSA的患者，进行家庭睡眠研究测量气流、血氧饱和度和胸腹肌肉运动（有或没有脑电图）对于诊断OSA通常是有效的（1级证据）。然而，如果诊断不清或考虑发作性睡病或其他睡眠障碍，则需要在实验室进行正规的多导睡眠图检查。

（四）治疗

睡眠呼吸暂停的治疗包括生活习惯改变和医学干预。当合并肥胖时，显著的体重减轻（通过生活方式改变或减肥手术）可使呼吸暂停低通气指数下降（1级证据）。同时应避免使用镇静剂和酒精（3级证据）。

可以通过使用紧密贴合的面罩提供连续气道正压通气（CPAP），以防止气道阻塞（1级证据）。CPAP在整个呼吸周期持续提供气道内正压，从而防止上气道塌陷。可以通过滴定法获得气道内压力，必要时可以提高吸氧浓度。许多患者最初的CPAP是通过自动滴定获得的；通气过程中，当呼吸机感受到呼吸暂停时会自动提高CPAP来抵消气道内升高的压力。基于实验室多导睡眠图监测的结果，自动滴定CPAP效果不逊于固定的CPAP设定（1级证据）。CPAP对大多数患者是有效的，但患者对这种治疗的依从性不同。

手术切除造成气道梗阻的扁桃体、腺样体、息肉及行腭垂软腭咽成形术可能对存在特定解剖学异常的患者有效。然而，在OSA患儿中，腺样体扁桃体切除术的治疗效果并不优于等待神经心理功能发育完善（1级证据）。下颌前移可能改善不耐受CPAP患者的OSA症状（3级证据）。在其他治疗方法失败后，严重的病例可能需要进行永久气管切开术。然而，仅CPAP治疗失败的患者才考虑进行手术治疗。双向气道内正压无创通气可有效地治疗肥胖低通气综合征（1～2级证据）。

三、呼吸调控相关的其他疾病

先天性中枢通气不足综合征是一种罕见的疾病，通常在婴儿期诊断。它是由*PHOX2B*基因突变引起（1级证据）。

中枢性睡眠呼吸暂停也是一种罕见疾病。多发生于男性，通常体型正常。患者可能会主诉由于白天嗜睡和夜间频繁觉醒所致的失眠。这种疾病是由呼吸暂停和低氧所致的中枢呼吸驱动减少所致，可能是中枢神经系统损伤的结果（如脑干的结构异常），或者是特发的。患者尽管能够正常自主呼吸，但他们甚至在清醒时也可能通气不足。在睡眠期间，呼吸暂停是很常见的。

在阻塞性肺疾病患者中，呼吸功的不断增加最终难以维持足够的通气，致$PaCO_2$水平异常。当通气量下降时，通气不足导致$PaCO_2$增加；肾脏通过保留碳酸氢盐来维持动脉血液pH的正常水平。这些患者似乎具有正常的通气驱动，但是缺乏增加每分通气量以满足增加的代谢需求的能力。在慢性支气管炎患者中可以观察到以上特点。

脑干下部和脑桥上部病变可能导致中枢过度换

气。然而，这种疾病在没有其他生理或化学异常的情况下很少发生。肝硬化和极度焦虑是中枢过度换气的原因。由于黄体酮和其他激素水平升高，妊娠也可引起过度换气。长吸式呼吸包括由脑桥中部受损所致的持续吸气停止，最常见的原因是基底动脉梗死。比奥呼吸(Biot respiration或ataxic breathing)是在睡眠中随机呼吸的模式，其特征是浅呼吸，常由延髓的呼吸中枢受损所致。

呼吸由浅慢逐渐变为深快，然后再由深快转化为浅慢，随之出现一段呼吸暂停，如此周而复始的呼吸模式称为潮式呼吸(Cheyne-Stokes respiration)。患者通常患有中枢神经系统疾病或充血性心力衰竭。心力衰竭延长循环时间，导致组织水平上的血气变化到达脑干化学感受器延迟。这种延迟使呼吸逐渐增强到过度换气，然后逐渐减弱到呼吸暂停。研究表明，OSA和潮式呼吸是充血性心力衰竭的后果，同时加速疾病的进展。

关于该主题的深入讨论，请参阅《西氏内科学》(第25版)第86章"通气控制障碍"。

四、展望

美国有超过5%的人患有睡眠呼吸障碍性疾病，并且这类疾病可能导致全身疾病，如高血压及心血管疾病。对于呼吸调控疾病早期诊断和治疗得到越来越多的关注。鉴于睡眠呼吸障碍的高发病率和潜在的健康后果，医生必须重视这类疾病。美国OSA的发病率增加与肥胖相关，这是一个与哮喘和上升的死亡率相关的公共卫生问题。OSA的遗传倾向很可能导致一些家庭的发病率增加。

推荐阅读

Arzt M, Bradley TD: Treatment of sleep apnea in heart failure, Am J Respir Crit Care Med 173:1300–1308, 2006.

Carrillo A, Ferrer M, Gonsalez-Diaz G, et al: Noninvasive ventilation in acute hypercapnic respiratory failure caused by obesity hypoventilation syndrome and chronic obstructive pulmonary disease, Am J Respir Crit Care Med 186:1279–1285, 2012.

Marcus CL, Moore RH, Rosen CL, et al: A randomized trial of adenotonsillectomy for childhood sleep apnea, N Engl J Med 368:2366–2376, 2013.

Qaseem A, Holty JE, Owens DK, et al: Management of obstructive sleep apnea in adults: a clinical practice guideline from the American College of Physicians, Ann Intern Med 159:471–483, 2013.

Rosen CL, Auckley D, Benca R, et al: A multisite randomized trial of portable sleep studies and positive airway pressure autotitration versus laboratory-based polysomnography for the diagnosis and treatment of obstructive sleep apnea: the HomePAP study, Sleep 35:757–767, 2012.

Somers VK, White DP, Amin R, et al: Sleep apnea and cardiovascular disease, J Am Coll Cardiol 52:686–717, 2008.

Yeboah J, Redline S, Johnson C, et al: Association between sleep apnea, snoring, incident cardiovascular events and all-cause mortality in an adult population: MESA, Atherosclerosis 219:963–968, 2011.

Young T, Skatrud J, Peppard PE: Risk factors for obstructive sleep apnea in adults, JAMA 291:2013–2016, 2004.

第20章

胸膜、纵隔与胸壁疾病

著　者　Eric J. Gartman　F. Dennis McCool
译　者　蔡　莹　审校者　崔晓阳

一、胸膜疾病

胸膜是一层覆盖于肺、胸廓内面、纵隔及膈表面的薄膜。胸膜分为脏层胸膜及壁层胸膜，脏层胸膜覆盖于肺表面，而壁层胸膜覆盖于胸廓内面、膈上面、纵隔的表面。胸膜是由间皮细胞构成的。肺与胸壁之间的密闭空间为胸膜腔，内含少量液体，具有润滑胸膜以减少摩擦的作用。

脏层胸膜的血液供应主要源于肺循环，而壁层胸膜的血液供应来源于体循环，因此脏层胸膜的静水压低于壁层胸膜。平静呼吸时胸膜腔内压低于大气压，因此液体会从高压的血管结构滤过至胸膜腔。胸膜腔正常的液体流量是每日10～20ml，而其中0.2～1ml液体会留在胸膜腔内。胸膜腔内液体包含少量蛋白质及少量以单核细胞为主的细胞。胸膜腔内液体来源于脏层及壁层胸膜，但大多数的液体来源于供血血管压力较高的壁层胸膜。

液体进入胸膜腔后，从间皮细胞下的胸膜淋巴管引流。胸膜淋巴管起源于位于壁层胸膜表面的淋巴管微孔。当胸膜腔内液体产生过多或引流受阻时，液体会积聚于胸膜腔。增加胸膜腔内液体产生的因素：体循环静脉压升高、肺循环静脉压升高、胸膜血管通透性增加及胸膜腔内压下降，如充血性心力衰竭可引起静水压升高；各种炎症疾病或肿瘤可引起胸膜通透性改变；肺不张可降低胸膜腔内压。通常情况下，低白蛋白血症的患者因微血管胶体渗透压下降而引起胸膜腔内液体增加。引起胸膜腔内液体引流受阻的因素：中心淋巴管堵塞和肿瘤堵塞胸膜表面的淋巴管道。

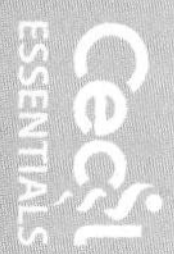

（一）胸腔积液

胸腔积液（或称胸膜腔积液）是指胸膜腔内的液体积聚，通常是通过胸片诊断的，但只有胸膜腔内的液体超过250ml时才能通过胸片识别。胸腔积液可在后前位胸片上表现为肋膈角变钝，在侧位胸片上表现为新月形液平面，偶尔可表现为肺小裂积液或肺大裂积液。后前位胸片上膈肌明显抬高或轮廓线改变可提示肺底积液，因为膈肌形态正常而未出现肋膈角变钝，但在侧位胸片上有表现。

卧位胸片可用于识别包裹性或非包裹性胸腔积液。胸部CT可以更好地呈现胸膜腔，尤其是在包裹性胸腔积液的诊断、肺实质疾病和胸膜疾病的鉴别、肺不张和胸腔积液的鉴别及包裹性积液和肺脓肿或其他肺实质病变的鉴别方面。肺实质病变的边缘通常与胸壁形成锐角，而脓胸常与胸壁形成钝角。

胸腔穿刺术是将胸膜腔内液体穿刺引出的操作。为减少胸腔穿刺的并发症及协助判断进针位置，可通过超声或CT引导下完成胸膜腔穿刺置管。

区分胸腔积液是漏出液或渗出液有助于疾病的鉴别诊断。进一步分析胸腔积液可以确诊疾病，如恶性；但如若不能确诊疾病，胸腔积液分析也可排除可能的疾病，如感染。

（二）漏出液

因胶体渗透压或静水压改变引起的蛋白成分较少的胸腔积液称为漏出液（表20-1）。充血性心力衰竭是漏出液的最常见原因，典型表现为双侧胸腔积液或右侧胸腔积液。胸腔积液多由左心衰竭引起，但少数也可由右心衰竭造成，如持续进展的肺动脉高压。

漏出性胸腔积液也可见于肝硬化、肾病综合征、黏液性水肿、肺栓塞、上腔静脉梗阻和腹膜透析患者。肝硬化患者胸腔积液多位于右侧，可能机制为积液从腹膜腔穿过膈肌裂孔进入胸膜腔，进而引起肝源性胸腔积液。漏出液多为少量到中等量，很少需要引流来改善症状。

表20-1 胸腔积液原因

漏出性胸腔积液	感染
腹水	腹腔内疾病（脓肿）
肝硬化	淋巴水肿
充血性心力衰竭	恶性肿瘤（原发性肺癌、淋巴瘤、转移癌）
低白蛋白血症	Meig综合征（良性卵巢肿瘤）
腹腔内液体	黏液性水肿
营养不良	胰腺炎
肾病综合征	肺炎旁疾病（肺炎、肺脓肿、支气管扩张症）
腹膜透析	肺栓塞或梗死
渗出性胸腔积液	类风湿关节炎（胸膜炎）
石棉沉着病	食管破裂
乳糜胸	膈下脓肿
胶原血管病	系统性红斑狼疮
腹腔手术并发症	外伤
心肌梗死后综合征（Dressler综合征、心肌梗死或心脏手术）	尿毒症
药物诱导狼疮	尿胸
脓胸	其他原因的渗出液
血胸	

资料来源：Modified from Light RW，Macgregor MI，Luchsinger PC，et al. Pleural effusions：the diagnostic separation of transudates and exudates，Ann Intern Med 77：507-513，1972。

（三）渗出液

渗出性胸腔积液常出现于胸膜血管通透性改变或重吸收障碍，如炎症、感染或肿瘤等情况。

与漏出液相鉴别，渗出液需至少满足以下3条中的1条：①胸腔积液与血清蛋白的比值>0.5；②胸腔积液与血清乳酸脱氢酶的比值>0.6；③胸腔积液乳酸脱氢酶水平超过正常上限的2/3（表20-2）。若均满足以上3条，诊断渗出液的敏感性、特异性及阳性预测值均超过98%。

检测胸腔积液中胆固醇水平也有助于鉴别渗出液与漏出液。胸腔积液中胆固醇来源于胸膜腔内变性的细胞或从通透性增加的血管漏出。当胸腔积液中胆固醇水平超过45mg/dl时也可提示渗出液。

渗出液最常见的疾病是感染，肺炎旁胸腔积液多发生在细菌性肺炎的患者，可分为单纯性胸腔积液及复杂性胸腔积液。非复杂的肺炎旁胸腔积液无需引流，单用抗生素治疗后会自行消失；而复杂的胸膜渗出单用抗生素效果差，需积极引流以预防脓胸。从单纯性胸腔积液发展至复杂性胸腔积液非常迅速，在某些个案报道中显示可在24h内发生改变。

单纯性肺炎旁胸腔积液通常pH>7.3，葡萄糖量>60mg/dl，乳酸脱氢酶<1000U/L。而当pH<7.2时常提示复杂性胸腔积液，除感染外，恶性肿瘤、类风湿关节炎、食管破裂伤也可引起胸腔积液pH的下降。

复杂性渗出液需要引流以避免形成局部包裹性积液、胸膜皮肤瘘、支气管胸膜瘘甚至纤维胸。如胸腔积液为脓性，且有细菌检出，均提示为脓胸，应立即引流。向胸膜腔内注射纤维溶解酶可以增加感染性胸腔积液的引流，但有些复杂胸腔积液需手术介入、胸膜剥除。

结核性胸腔积液在流行区域的发病比例高达30%，由于病原诱发超敏反应，致使胸膜血管通透性增加从而产生胸腔积液。结核性胸腔积液通常以淋巴细胞为主，但抗酸染色及结核菌培养多为阴性。腺苷脱氨酶超过50U/L可提示结核性胸腔积液。结核性脓胸不同于结核性胸腔积液，常见于感染播散到胸膜腔内的胸内淋巴结结核及血行播散性肺结核。

恶性胸腔积液是渗出性胸腔积液的第二常见病因，预后差。肿瘤细胞种植于胸膜上，使胸膜血管通透性增加、重吸收受阻，因此产生胸腔积液。恶性胸腔积液可由胸膜腔恶性肿瘤引起，但也可见于肺不

表20-2 渗出性及漏出性胸腔积液的鉴别

	渗出液	漏出液
胸腔积液与血清蛋白比值	>0.5	<0.5
胸腔积液乳酸脱氢酶水平	>2/3正常上限	<2/3正常上限
胸腔积液与血清乳酸脱氢酶比值	>0.6	<0.6

资料来源：Modified from Light RW，Macgregor MI，Luchsinger PC，et al. Pleural effusions：the diagnostic separation of transudates and exudates，Ann Intern Med 77：507-513，1972。

张、恶性肿瘤引起的梗阻后肺炎、低白蛋白血症、肺栓塞或放化疗的并发症。

恶性胸腔积液最常见的原因是肺癌，其次是乳腺癌、淋巴瘤。血性胸腔积液可提示恶性胸腔积液，但也可见于外伤、结核、胶原血管病及血栓栓塞性疾病。恶性胸腔积液的确诊需要胸腔积液细胞学检查，1次胸腔积液细胞学检查，60%病例细胞学检查为阳性，而3次胸腔积液细胞学检查的阳性率可提高到80%，必要时可行胸膜活检协助诊断。胸膜活检可以通过胸腔镜完成，少数也可用钩针完成（Cope或Abrams式）。

恶性胸腔积液患者的预后及治疗效果与胸腔积液pH有关。胸腔积液pH低的患者生存时间短，对药物胸膜固定术反应差。随着使用滑石粉或四环素衍生物行胸膜固定术的开展，复发性恶性胸腔积液得到一定的改善，但是作用效果因人而异，超过50%的患者对此反应良好。也有许多复发性恶性胸腔积液患者选择行胸腔置管，间断引流胸腔积液以缓解症状。

系统性炎性疾病可引起渗出性胸腔积液，如类风湿关节炎和系统性红斑狼疮。胸腔积液是类风湿关节炎常见的胸腔内表现，约5%的类风湿关节炎患者出现胸腔积液，积液中类风湿因子滴度大于1：320，葡萄糖小于60mg/dl（或胸腔积液/血清葡萄糖小于0.5）。但胸腔积液中低水平葡萄糖也可见于复杂性肺炎旁胸腔积液、脓胸、恶性胸腔积液、结核性胸腔积液、狼疮性胸膜炎及食管破裂等疾病。15%～50%的系统性红斑狼疮患者可出现胸腔积液，积液中抗核抗体滴度大于1：160。

检测胸腔积液中淀粉酶浓度有助于渗出性胸腔积液的进一步鉴别诊断。胸腔积液中淀粉酶水平超过血清淀粉酶上限可提示急性胰腺炎、慢性胰腺炎、食管破裂或恶性肿瘤，其中胰腺疾病所致的胸腔积液胰腺淀粉酶同工酶升高，而恶性肿瘤及食管破裂的胸腔积液以唾液淀粉酶升高为主。

（四）气胸

气胸是指胸腔内积气变为正压，因此对同侧肺有一定压迫。气胸患者通常表现为急性呼吸困难，常表现为心动过速、呼吸音下降、语音震颤下降、胸膜摩擦音、皮下气肿、过清音、气管移位至对侧等。

正位胸片检查可协助诊断气胸，床旁超声也可快速评估气胸。气胸时脏层胸膜及壁层胸膜分离，在胸片下气体会出现在脏层胸膜及胸壁之间。呼气末的胸片可以通过减少肺体积而增加肺的密度，进一步区分肺实质及胸膜腔内的气体。

较大量的气胸应行胸腔内插管，并与水封瓶相接。无症状的小量气胸只需观察，如没有支气管胸膜瘘等持续漏气，气体可逐步被吸收入血。

张力性气胸是医学急症，需要立即留置胸腔引流管以减少胸膜腔内压。张力性气胸时，胸膜腔内压骤增，可导致纵隔移位、压迫腔静脉及心脏，甚至引起血流动力学异常，出现以上情况均可提示持续的胸膜腔内漏气。

气胸常与胸部钝挫伤或贯通伤相关。当出现胸部贯通伤时，胸壁外或肺内的气体会溢入胸膜腔。机械通气也与气胸有关，有基础肺疾病需机械通气治疗的患者常出现急性气胸。气道峰压突然升高但呼吸音减低常提示气胸。

气胸可自发出现或继发于基础肺疾病。自发性气胸常出现在体型瘦高的年轻男性中，多数因为肺尖部肺大疱破裂。肺气肿、囊性纤维化、肉芽肿性炎症、坏死性肺炎、肺纤维化、肺脓肿等肺部疾病均可引起气胸。月经性气胸常发生于胸膜及纵隔子宫内膜异位症的患者，月经期随着子宫内膜结节破裂而出现气胸。

（五）间皮瘤

恶性间皮瘤是源于人体腔道浆膜层的肿瘤。80%的间皮瘤患者都源于胸膜。发病年龄多大于55岁，既往多有石棉接触史，临床常表现为气短、胸痛及体重下降。

胸片常表现为大量单侧胸腔积液甚至累及整个单肺。其也可表现为圆周的胸膜增厚，常与量不等的胸膜钙化及积液相关。胸部CT是评估间皮瘤分期及进程最准确的非侵袭性检查手段。胸腔积液细胞学检查常不足以诊断间皮瘤，CT引导下组织活检或胸腔镜检查是获得组织最有效的方法。

间皮瘤患者总体预后差，无特定治疗方法，以支持治疗为主。

二、纵隔疾病

（一）病变位置

纵隔位于胸腔中心部位，在肺与心脏、主动脉、食管、气管、淋巴结、胸腺之间。纵隔两侧为胸膜腔，下限为膈肌，前部为胸廓入口。纵隔分为前、中、后纵

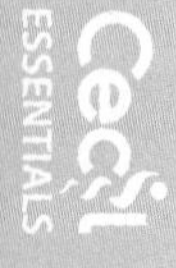

隔3个部分。不同部位的纵隔肿物分别对应不同的疾病(图20-1)。

前纵隔位于心包前部,包括淋巴组织、胸腺、大静脉。前纵隔肿物常见疾病为胸腺瘤、生殖细胞肿瘤、淋巴瘤、胸廓内甲状腺组织、甲状旁腺病变。胸腺瘤占成人纵隔肿瘤的20%,也是成人前纵隔原发肿瘤最常见的病因。1/3的胸腺瘤患者有重症肌无力的临床表现。中纵隔肿物的常见病为气管肿物、支气管或心包囊肿、肿大的淋巴结、近端主动脉疾病(如动脉瘤或动脉夹层)。后纵隔肿块包括神经源性肿瘤及囊肿、脑脊膜膨出、淋巴瘤、降主动脉动脉瘤、食管疾病(如憩室和肿瘤)。

全身淋巴瘤常累及纵隔,5%~10%的淋巴瘤患者均有原发性纵隔病变。纵隔囊肿可出现于心包、支气管、食管或胃、胸腺、胸导管,常为良性病变,但可产生压迫症状。肺癌可表现为纵隔腺病,可提示晚期肺癌。

纵隔肿物的治疗依赖于病理,许多需要外科切除、放疗、化疗或长时间规律监测。

(二)纵隔炎

纵隔结构的炎症可表现为急性或慢性。急性纵隔炎是由感染引起的快速进展性疾病,是心胸手术或外伤的常见并发症。胸片提示纵隔增宽、气胸或胸腔积液。其需要使用抗生素治疗,甚至需要胸腔引流或纵隔引流。

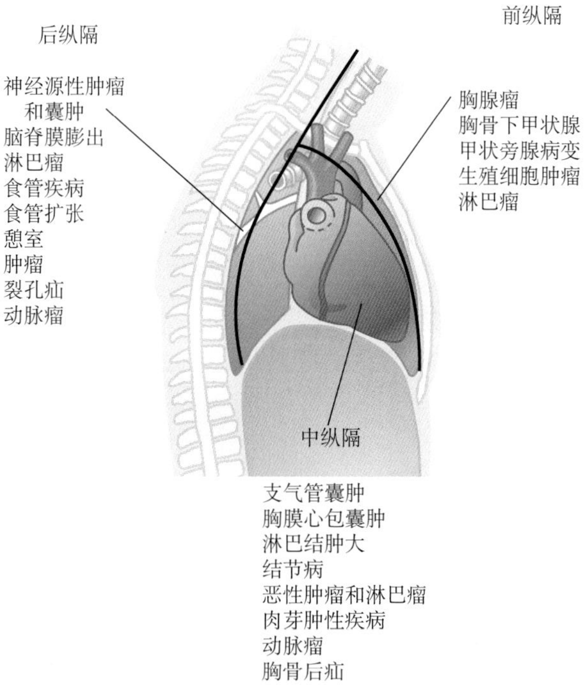

慢性纵隔炎(如纤维素性纵隔炎)是一个进展性疾病,病因包括真菌或肉芽肿性感染、肿瘤、放疗、少数药物(如麦角新碱),也可为特发性的。在未累及血管、呼吸道、神经结构时,患者通常无明显临床表现,最常表现为气管支气管狭窄。诊断及治疗常需要外科干预,但目前尚无疗效良好的治疗方法。

图20-1 纵隔肿物及其解剖位置

三、胸壁疾病

胸壁由胸腔的骨性结构、肋骨及椎体间的关节、膈及其他呼吸肌肉构成。其主要起着呼吸泵的作用,将气体送入人体。多种胸壁及神经肌肉疾病均会导致呼吸泵功能衰竭,呼吸泵功能衰竭常表现为肺总量和肺活量减少、残气量正常,即限制性通气功能障碍。其也可表现为低通气,引起高碳酸血症、肺不张及低氧血症。

(一)骨骼疾病

脊柱后侧凸和强直性脊柱炎是涉及脊柱和关节的疾病。漏斗胸涉及胸骨,连枷胸涉及肋骨,肥胖增加胸壁软组织肿物。这些疾病都可以通过引起组织硬化而影响呼吸系统,其中脊柱后侧凸可引起最严重的限制性通气功能受损,而强直性脊柱炎和漏斗胸对呼吸的影响较小。

脊柱后侧凸是由于脊柱过度弯曲而引起的一组临床疾病,包括侧面弯曲(脊柱侧凸)及矢状面弯曲(脊柱后凸)。可以通过测量Cobb角评估弯曲程度(图20-2)。严重的脊柱弯曲可引起明显的限制性通气功能障碍,并增加呼吸衰竭的风险。

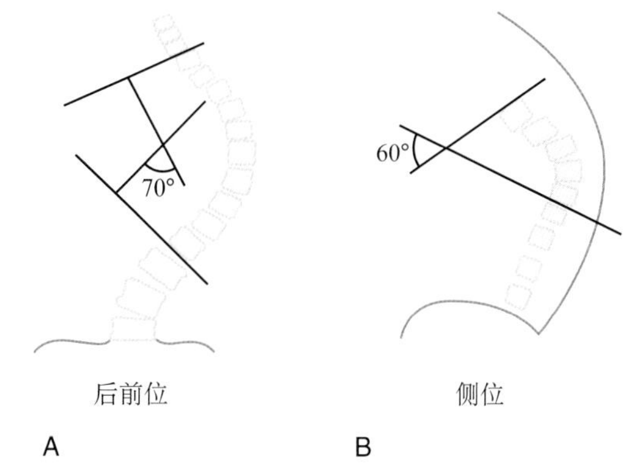

图20-2 测量脊柱侧凸(A)及后凸(B)Cobb角的线路概要

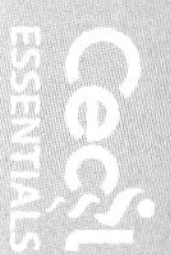

脊柱后侧凸可以是先天性的，由神经肌肉疾病或先天性椎管畸形引起。先天性脊柱后侧凸是脊柱后侧凸最常见的类型，常出现于儿童期晚期或青春期早期，女性发病多于男性(4∶1)，是一种多基因疾病，为常染色体或性染色体遗传模式，并有多种基因型表达。染色体重塑基因(*CHD7*)的缺失与先天性脊柱后侧凸相关。

同等程度的脊柱畸形中，神经肌肉疾病所致的脊柱后侧凸对呼吸系统的累及较先天性脊柱后侧凸重。加重该类患者呼吸衰竭的因素包括吸气肌力量减弱、基础神经肌肉疾病、睡眠呼吸障碍、肺实质变形和气道扭曲引起的气道压迫。

治疗方面以支持为主，包括预防流行性感冒、肺炎双球菌的免疫接种、戒烟、维持正常体重、吸氧和治疗呼吸系统感染。早期识别夜间低通气，因为可予无创正压通气治疗，通常是通过鼻罩或全脸面罩通气。无创通气的适应证包括有夜间低通气的症状、肺源性心脏病症状、夜间氧合血红蛋白浓度下降或白天$PaCO_2$的升高。

(二)肥胖症

肥胖症(obesity)是一个影响儿童及成人的全球重大健康问题。体脂通常占健康男性身体成分的15%～20%，占健康女性身体成分的25%～30%。在肥胖症患者中，女性体脂含量增加500%，男性增加800%。肥胖程度可以通过体重指数(BMI)评估，即千克体重与身高(米)平方的比值。体重指数在18.5～24.9kg/m^{2}是正常的，而体重指数大于40kg/m^{2}的患者是重度或病态肥胖。

肥胖症患者最常见的肺功能异常是功能残气量及补呼气量下降，但肺活量及肺总量只有轻度下降。肥胖促使在低肺容积下呼吸，进而减少肺顺应性、增加呼吸功。一部分肥胖症患者合并低通气及高碳酸血症。肥胖造成的低通气称为肥胖低通气综合征(又称Pickwickian综合征)。肥胖引起低通气的机制仍未知，可能是因为减少呼吸中枢影响化学敏感性的因素，如低氧、睡眠呼吸暂停或脂肪因子(如瘦素)。慢性低氧最重要的结局是低氧血症和肺动脉高压。

夜间无创正压通气可起到治疗作用，减轻体重是可选择的治疗方式，但难以做到，并且长期维持难度较大。对于通过节食、运动、生活方式调整而不能轻易控制体重的患者，可选择药物或肥胖外科手术治疗。

(三)膈肌麻痹

膈肌分隔胸腔及腹腔，是主要的吸气肌。膈肌力量减弱或麻痹可涉及单侧或双侧，单侧较常见。单侧膈肌麻痹的常见原因是外伤性膈神经损伤、带状疱疹病毒感染、颈椎病及肿瘤压迫。患者通常无症状，或者拍胸片时偶然发现单侧膈肌抬高(图20-3)，确诊需在荧屏下观察以鼻深吸气时膈肌的反常运动。对此病无特定治疗方式，但初次膈肌麻痹偶有恢复。当患者出现明显的膈肌无功能的表现及胸片提示膈肌明显抬高时，外科膈肌折叠术可能适当缓解症状。

双侧膈肌麻痹常见于整体肌力下降的疾病或运动神经元病(如肌萎缩性脊髓侧索硬化症)。肺功能检查结果提示严重限制性通气功能障碍。当患者处于仰卧位时，肺功能可能会有小于50%的进一步下降。端坐呼吸是较突出的症状，患者通常很难在平卧位呼吸，也有患者在弯曲身体或提物体时出现呼吸困难。

双侧膈肌麻痹的诊断较困难。肺功能检查限制性证据特异性较低，因为是胸片上低肺容积引起的。鼻吸气试验荧屏检查(也就是膈荧屏观察)可引起假阴性或假阳性结果，跨膈的压力测定是诊断的金标准，但是为有创检查，需在食管及胃内置管。此外，膈肌B超是可选择的非侵袭性的诊断方法。

应着重治疗基础疾病，但病因不一定可逆。如果膈肌麻痹是特发的或神经性肌肉萎缩(也就是臂丛神经炎)，超过50%的患者可恢复。对于超过第3颈椎的脊髓损伤患者可以使用膈神经刺激治疗，对夜间

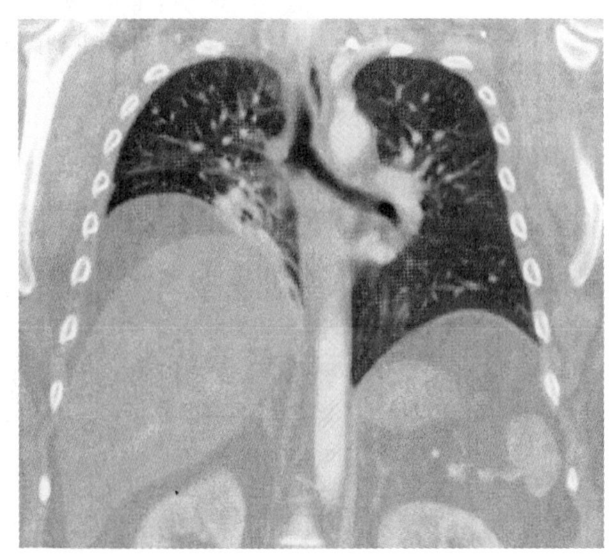

图20-3 右侧膈肌麻痹及右下叶肺不张患者的影像

低通气患者的治疗可使用无创正压通气。膈肌折叠术不适用于双侧膈肌麻痹的患者。

四、展望

胸膜、纵隔、胸壁疾病的治疗方法仍在快速发展。胸腔积液新型生物标志物及核酸检测，可更快速准确地诊断结核性胸腔积液；胸腔积液肿瘤标志物及染色体分析对于鉴别恶性胸腔积液有深远意义。传统治疗间皮瘤的方法仍无效，但是基因治疗可能是新的治疗方法。

随着磁共振检查的发展及其越发常规地用于胸部检查，使纵隔结构越来越可视化。靶向肿瘤受体或蛋白的示踪剂可能用于磁共振检查或正电子发射断层成像技术，以更好鉴别良恶性纵隔肿物。

夜间无创通气仍是治疗胸壁及神经肌肉疾病的基石，但患者的依从性存在问题。夜间无创通气的持续技术革新可能改善患者治疗的依从性，其用于肥胖低通气的患者，可减少患者的发病率及死亡率。

高位颈椎脊髓病变所致的膈肌麻痹患者可能从肌肉内膈肌电刺激中获益，这一技术可能是多种原因所致膈肌麻痹患者呼吸衰竭的替代治疗手段。

关于该主题的深入讨论，请参阅《西氏内科学》(第25版)第99章“膈、胸壁、胸膜和纵隔疾病”。

推荐阅读

Brixey AG, Light RW: Pleural effusions occurring with right heart failure, Curr Opin Pulm Med 17:226–231, 2011.

Colice GE, Curtis A, Deslauriers J, et al: Medical and surgical treatment of parapneumonic effusions: an evidence-based guideline, Chest 18:1158–1171, 2000.

Duwe BV, Sterman DH, Musani AI: Tumors of the mediastinum, Chest 128:2893–2909, 2005.

Gottesman E, McCool FD: Ultrasound evaluation of the paralyzed diaphragm, Am J Respir Crit Care Med 155:1570–1574, 1997.

Heffner JE, Klein JS: Recent advances in the diagnosis and management of malignant pleural effusions, Mayo Clin Proc 83:235–250, 2008.

Light RW: The undiagnosed pleural effusion, Clin Chest Med 27:309–319, 2006.

McCool FD, Tzelepis GE: Current clinical aspects of diaphragm dysfunction, N Engl J Med 366:932–942, 2012.

Rahman NM, Maskell NA, West A, et al: Intrapleural use of tissue plasminogen activator and DNase in pleural infection, N Engl J Med 365:518–526, 2011.

Stafanidis K, Dimopolous S, Nanas S: Basic principles and current applications of lung ultrasonography in the intensive care unit, Respirology 16:249–256, 2011.

Summerhill EM, Abu el-Sameed Y, Glidden TJ, et al: Monitoring recovery from diaphragm paralysis with ultrasound, Chest 133:737–743, 2008.

Tzelepis GE, McCool FD: Non-muscular diseases of the chest wall. In Fishman AP, editor: Fishman's pulmonary diseases and disorders, New York, 2007, McGraw-Hill, 2007, pp 1617–1635.

Yusen RD: Medical and surgical treatment of parapneumonic effusions: an evidence-based guideline, Chest 118:1158–1171, 2000.

第21章

肺部感染性疾病

著　者　Narendran Selvakumar　Brian Casserly　Sharon Rounds
译　者　周庆涛　审校者　刘嘉琳

一、肺炎

（一）定义和流行病学

肺炎是细菌、病毒、真菌或寄生虫导致的肺实质性感染，需与化学、输血、放射和自身免疫反应等非感染性因素导致的肺部炎症相鉴别。肺炎是全世界儿童死亡的主要原因，是美国第八大死因，每年有400万～1000万人罹患肺炎。

（二）病理学

微生物可通过多种途径入肺，包括来自于鼻窦、鼻咽部或口咽部的正常菌群，吸入环境中的灰尘、液体或气体等。最常见的途径是吸入口咽部分泌物。直接吸入的微生物如军团菌、分枝杆菌、地方性真菌、肺炎支原体、肺炎衣原体和大多数病毒都可导致肺炎，造成区域性和季节性聚集发病。

肺炎也可以由感染的心脏瓣膜或静脉血栓造成的血源性或栓塞性感染播散而导致，但这种情况比较少见。肺循环的小血管相当于静脉血的过滤器，滞留了由病灶处携带过来的菌群。血源性肺炎常为多灶性、周围型病变，且容易在短时间内形成空洞。

（三）临床表现

患者通常表现为呼吸道症状，包括咳嗽、咳痰、呼吸困难、胸痛，偶有咯血。非特异性症状包括发热、全身不适、肌痛和体重减轻。临床表现可以是急性起病（数日至数周），如细菌性肺炎；也可以是亚急性或慢性起病（数周至数年），如结核。免疫受损患者（如HIV感染）容易患某些特定疾病，了解宿主防御机制的具体受损情况有助于确定感染原因。

胸部影像具有重要作用，肺炎表现为实质高密度影。然而，非感染性疾病表现也可以类似肺炎，感染性疾病并无特异性影像学表现。

呼吸道分泌物涂片革兰氏染色可指导初始抗生素选择。要求痰标本合格（即每个低倍镜视野＞25个多核白细胞，且＜10个上皮细胞），发现主要病原菌（每个高倍镜视野＞8～10个细菌），尤其在白细胞中也能发现相同的细菌。尽管可进行很多实验室检查，仍然只有大约50%的肺炎患者可明确病原体。原因包括有些细菌革兰氏染色效果差，如嗜肺军团菌、肺炎衣原体；肺炎支原体缺乏肽聚糖胞壁；多种微生物培养困难，导致病原菌最终无法确定。表21-1列出了肺部感染最常见的病原体及感染来源。

表21-1　肺部感染最常见的病原体及感染来源

病原体	社区获得性感染	医院内感染
细菌	70%～80%	90%
肺炎链球菌	60%～75%	3%～9%
流感嗜血杆菌	4%～5%	—
军团菌	2%～5%	可高达25%
金黄色葡萄球菌	1%～5%	10%～20%
革兰氏阴性杆菌	少见	50%
非典型病原体	10%～20%	少见
肺炎支原体	5%～18%	—
鹦鹉热衣原体	2%～3%	—
贝纳特立克次体	1%	—
病毒	10%～20%	少见
流感病毒	—	8%
汉坦病毒	—	少见

资料来源：Modai J. Empiric therapy of severe infections in adults, Am J Med 88：12S-17S，1990。

临床指南为肺炎的诊断和治疗提供了系统的方法。初步评价应确定肺炎是社区获得性或与卫生保健相关。

（四）鉴别诊断、治疗和预后

1. 社区获得性肺炎

社区获得性肺炎冬季发病成倍增加，婴幼儿（<5岁）和老年人（>65岁）发病风险高。肺炎链球菌是最常见的病原体。肺炎链球菌是革兰氏阳性双球菌，其荚膜结构和所产生的免疫球蛋白A（IgA）蛋白酶能保护其避免被宿主防御系统清除。

患者可有前驱上呼吸道感染，继以出现急性发热、寒战、呼吸困难和胸膜炎。常伴有咳嗽及脓性、铁锈色痰。影像学检查显示肺大叶性实变。仅45%的菌血症患者的痰革兰氏染色结果为阳性。无菌部位标本的微生物培养具有确诊价值，如血液、胸腔积液、脑脊液。许多病例只能拟诊，并推荐社区获得性肺炎的抗生素治疗能够覆盖拟诊的病原微生物（讨论见后）。

肺炎支原体是一种缓慢生长的兼性厌氧微生物，25%～60%的非典型肺炎由其所致。肺炎支原体是5～35岁肺炎患者的常见病原体，初期常表现为上呼吸道症状、咽炎和大疱性鼓膜炎。临床表现包括发热、头痛、肌痛、干咳和胃肠道症状。少见的并发症包括由冷凝集素诱发的溶血、肝炎、多形性红斑，抗利尿激素失调综合征导致的低钠血症、心包炎、心肌炎和神经系统异常。胸片表现为细网状间质性浸润。确诊需要急性期和恢复期的血清学检查，仅急性期检查无法确诊。

引起社区获得性肺炎的其他常见病原体为肺炎衣原体和流感嗜血杆菌。有合并症和65岁以上患者具有感染军团菌、金黄色葡萄球菌、革兰氏阴性菌的风险。大量口咽分泌物吸入或患有慢性牙龈炎的患者应考虑厌氧菌感染。

在婴儿和学龄前儿童（<5岁）中，病毒所致社区获得性肺炎可高达65%，最常见者为呼吸道合胞病毒（respiratory syncytial virus，RSV），其他还包括鼻病毒、副流感病毒、腺病毒、肠道病毒、冠状病毒、人偏肺病毒（human metapneumovirus，HMPV）。HMPV是近来发现的主要感染儿童和老年人上下呼吸道的一种病毒。其好发于晚冬和初春，且常与RSV一起混合感染2岁以下的儿童，引起严重的细支气管炎。

2012年9月，从一位沙特阿拉伯男子中分离到一种新的β冠状病毒。这种中东呼吸综合征冠状病毒（Middle East respiratory syndrome coronavirus，MERS-CoV）能导致急性重症肺炎、急性呼吸窘迫综合征（ARDS）和急性肾损伤。之后这种病毒在欧洲和中东其他地区均有发现。患者也可以出现胃肠道症状、心包炎和弥散性血管内凝血（DIC）。其感染机制为拮抗细胞中内源性干扰素的产生，通过聚合酶链式反应（PCR）检测可诊断。治疗主要是通过机械通气、体外膜氧合（ECMO）进行支持，但体外实验表明，外源性干扰素α-2b能够减少病毒复制。MERS-CoV感染死亡率高达48%，中位生存时间为14d。

社区获得性肺炎的诊断性检查包括胸部影像和血常规。是否应该常规进行痰和血培养尚存争议。目前证据支持使用C反应蛋白和降钙素原作为细菌感染的炎症反应标志物，但仍需进一步研究。

社区获得性肺炎的治疗推荐给予7～10d的大环内酯类药物（如红霉素、克拉霉素或阿奇霉素）。阿奇霉素与心血管死亡风险增加相关，尤其对于具有心血管病高危风险的患者。如具有慢性心肺合并症，应给予广谱氟喹诺酮类（如左氧氟沙星、莫西沙星或吉米沙星）单药治疗，或给予一种β-内酰胺类（如阿莫西林）联合一种大环内酯类药物治疗。治疗方案的选择需根据当地细菌耐药情况决定。

治疗社区获得性肺炎的一个重要问题是决定患者是否需要住院。此时需要考虑患者是否具有导致肺炎死亡率增加的危险因素，包括年龄≥65岁；存在合并症包括糖尿病、肾衰竭、充血性心力衰竭；精神状态改变；心动过速（>125次/分）；呼吸急促（>30次/分）；高热（38.3～40℃）；低血压（收缩压<90mmHg）；低氧血症（SaO_2<90%或PaO_2<60mmHg）；胸部影像显示多叶受累；分离到高危病原体如革兰氏阴性菌和金黄色葡萄球菌。

对于住院社区获得性肺炎患者，初始治疗包括头孢菌素如头孢曲松或头孢呋辛单药治疗，或联合大环内酯类。抗生素治疗应尽快给药，因为合理的抗生素治疗即使被短暂延迟（>8h），也会导致患者死亡风险增加。痰和血培养应在抗生素治疗开始前采集标本。

关于该主题的深入讨论，请参阅《西氏内科学》（第25版）第289章“肺炎链球菌感染”和第317章“支原体感染”。

2. 医院内感染肺炎

医院内感染肺炎分为医院获得性肺炎(hospital-acquired pneumonia, HAP)、呼吸机相关性肺炎(ventilator-associated pneumonia, VAP)和医疗保健相关性肺炎(health care-associated pneumonia, HCAP)。HAP是入院48h或以上发生的肺炎。VAP是气管插管48～72h以上发生的一种HAP。HCAP是发生在具有广泛医疗保健接触的非住院患者中的肺炎，包括近期住院、住疗养院或其他长期护理机构和近期接受静脉注射治疗。HCAP患者因耐药菌感染风险高，因此不适合使用针对社区获得性肺炎的常规经验性治疗。

医院内肺炎在住院患者继发感染中处于第二位，而在重症监护病房中则是最常见的医院内感染。医院内肺炎的发病机制主要是口咽部和胃部的定植菌吸入下呼吸道。胃内定植菌通常因为胃酸减弱而增加。在住院后5d内发生的医院内肺炎，常见病原菌为流感嗜血杆菌、肺炎链球菌和金黄色葡萄球菌。之后常见病原菌则为铜绿假单胞菌、金黄色葡萄球菌、厌氧菌、不动杆菌和各种革兰氏阴性肠杆菌，由于这些病原菌常多重耐药，因此对于治疗药物的选择具有重要参考价值。

抗感染治疗需要联合给药，具有抗假单胞菌活性的青霉素或头孢菌素等β-内酰胺类联合氨基糖苷类或喹诺酮类药物。如果怀疑耐甲氧西林金黄色葡萄球菌感染则需加用万古霉素。进一步确定病原菌及其药敏需使用侵袭性手段，包括气管插管患者进行气管内抽吸或纤维支气管镜检查。然而，医院内肺炎患者临床转归最主要的影响因素为初始经验性抗生素方案是否充分。

关于该主题的深入讨论，请参阅《西氏内科学》(第25版)第282章“医疗保健相关感染的预防和控制”。

二、肺炎并发症

肺炎旁胸腔积液是在肺炎部位邻近的胸腔内出现以中性粒细胞为主的渗出液，包括渗出期、纤维蛋白性化脓期和机化期。胸腔积液的治疗按照所处分期不同而有所不同，可仅需抗生素治疗即可吸收，或需抗生素治疗外辅以引流。随着肺炎的进展，炎性水肿渗透到胸膜腔，开始为非复杂性胸腔积液(即渗出期)，这时胸腔积液仅需抗生素治疗即可吸收。在纤维蛋白性化脓期和机化期，炎症过程的特征为厌氧代谢、细胞因子产生、胸膜腔纤维蛋白沉积和胸膜增厚。

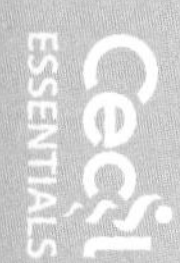

脓胸并没有公认的定义，临床医生一般认为脓胸即胸腔积液表现为脓性，或革兰氏染色或培养结果阳性。脓胸必须进行引流，常通过胸腔造口置管进行胸腔闭式引流。高度炎症性肺炎旁胸腔积液虽可表现得像感染性，但无法分离到病原菌。“复杂性”肺炎旁胸腔积液pH低于7.1，血清乳酸脱氢酶(LDH)水平高，葡萄糖低于40mg/dl。复杂性胸腔积液常需要抗生素治疗外辅以引流。

误吸是肺脓肿形成的主要危险因素，导致更多惰性、多种病菌的感染，常同时包括需氧菌和厌氧菌。患者容易发生吸入的状况如酗酒、癫痫或脑卒中，与肺脓肿发病率增加相关。牙列不良增加了口腔中厌氧菌负荷和吸入后发生感染的可能性。研究表明，在肺脓肿经验性治疗中克林霉素优于青霉素，可能是由肺脓肿中有15%～20%的厌氧菌对青霉素耐药所致。抗生素疗程为6周，巨大肺脓肿或抗生素治疗失败者需进行引流。

三、结核分枝杆菌感染

结核分枝杆菌是一种需氧、无运动能力、耐酸、产烟酸的杆菌，感染后导致结核病(tuberculosis, TB)。2011年，WHO全球监控和监测项目估计每年有870万TB新发病例，其中13%为HIV感染患者。1200万患者主要分布在亚洲和非洲。估计每年有140万人死于TB。全球病死率为23%，而在一些HIV感染高发的非洲国家其病死率高达50%。在美国，20世纪90年代早期由于HIV感染、吸毒、城市贫困人口和流浪人口激增，导致TB发病率快速增长。

结核分枝杆菌感染可通过吸入含有结核分枝杆菌的飞沫(患者咳出的)，飞沫核到达肺泡而引起。多数是潜伏感染，称为潜伏性结核菌感染(LTBI)。如果宿主自身免疫系统不能将潜伏感染消除，细菌将在肺泡巨噬细胞内增殖并杀死细胞。

受感染的巨噬细胞通过产生细胞因子和趋化因子，吸引其他吞噬细胞，包括单核细胞及其他肺泡巨噬细胞和中性粒细胞，最终形成一个结节样肉芽肿，称为结节。如果细菌复制不受控制，则结节扩大，细菌进入局部引流淋巴结，导致淋巴结病，此为原发性TB的特征。由结节扩大进入肺实质和淋巴结受累产生的病变成为Ghon复合物。

结核分枝杆菌继续复制直到机体产生有效的细胞介导免疫应答，通常在感染后2～6周。如果宿主不能建立有效的细胞介导免疫应答和组织修复，则导致进行性肺损伤。细菌产物、肿瘤坏死因子-α、活性氧中间体、活性氮中间体和细胞毒细胞的胞内物质（如颗粒酶、穿孔素）可能有助于形成干酪样坏死这一结核性肉芽肿的特征性表现。

如果结核分枝杆菌的生长未受抑制会引起血行播散，导致播散性TB。粟粒样TB是一种播散性TB，病变类似于小米粒。细菌也可以通过干酪样病灶侵蚀气道而机械性传播，可导致TB患者传染其他人。

未经治疗的播散性TB死亡率为80%，其余发展为慢性病或自愈。慢性病的特征为反复发作并自愈，形成被纤维化改变包绕的病灶和组织破坏。细菌被宿主自身完全清除的自愈临床少见。

TB再激活是宿主体内持续存在的细菌突然增殖的结果。在无基础疾病的感染者中，只有5%～10%在其一生中会出现TB再激活。尽管免疫抑制与再激活明显相关，但具体何种因素维持感染多年处于潜伏状态及何种因素触发了潜伏性感染转变为显性感染仍不清楚。

潜伏性TB的诊断依靠阳性的结核菌素检测结果，提示之前曾有感染，但不一定是活动性病变。标准的结核菌素试验是在前臂皮内注射0.1ml（5U结核菌素）结核菌素纯化蛋白衍生物（purified protein derivative，PPD）。48～72h后评估注射部位，根据硬结或肿胀区域的直径判读结果。

结核菌暴露患者早期罹患活动性TB风险很高，因此建议对LTBI进行治疗。美国FDA已经批准QuantiFERON-TB Gold（QFT-G）用于诊断LTBI和TB。其使用酶联免疫吸附法（ELISA）检测结核分枝杆菌的两种蛋白（即ESAT6和CFP10）。因为这些蛋白不存在于所有卡介苗（Bacillus Calmette-Guérin，BCG）疫苗株中，因此这种检测方法在以前接种过BCG疫苗的人群中不会产生假阳性结果。QFT-G的其他优点为结果24h内即可获得，无须第二次就诊，也不会产生判读偏差或错误。然而，QFT-G对于诊断LTBI的敏感性可能低于结核菌素皮肤试验（tuberculin skin test，TST）。另外，其在鉴别TB或LTBI时也具有局限性，与TST相似。鉴别诊断需依靠症状、影像学和痰标本。在具有TB症状及表现、HIV阳性或处于严重免疫抑制状态的患者中，QFT-G阴性结果并不能排除TB感染。

活动性TB的发生风险在暴露2年内为5%，之后每年增加5%。HIV感染者除外，其在暴露后数月内活动性TB的发生风险为40%。目前对于阳性PPD试验结果的处理建议需考虑临床对于LTBI的怀疑程度（表21-2）。LTBI的典型治疗方法为异烟肼5mg/(kg·d)至最大300mg/d共9个月（成人）。

拟诊活动性TB患者的治疗需至少4种药物：异烟肼5mg/(kg·d)，利福平10mg/(kg·d)，乙胺丁醇15～20mg/(kg·d)和吡嗪酰胺15～30mg/(kg·d)。确诊前就应考虑进行治疗。应考虑活动性TB的因素包括活动性TB接触史、肺部症状、影像学检查见空洞样病变。TB确诊后，在控制药物治疗副作用的前提下持续治疗2个月。2个月之后，治疗方案可根据药敏进行调整，使用至少2种有效药物继续治疗4个月。某些人群（如TB高发地区移民、无家可归者）发生耐药TB的概率有所增加。

耐药率在未接受过治疗的患者中为9%，接受过治疗的患者中为22.8%。耐药TB患者的治疗应包括至少3种之前没有用过且体外检测敏感的药物。治疗应持续至少18～24个月。推荐督导治疗以保证依从性。

关于该主题的深入讨论，请参阅《西氏内科学》（第25版）第324章“结核病”。

表21-2 成人结核病的预防

PPD试验结果*	与年龄无关的预防指征	其他预防指征
≥5mm	与近期诊断的TB患者有密切接触	无
	HIV阳性或具有HIV危险因素	
	胸片可见纤维化改变	
	器官移植患者	
≥10mm	糖尿病	PPD 2年内增加>10mm
	免疫抑制	
	血液系统恶性肿瘤	高发国家居民
	注射吸毒	高危少数民族
	肾衰竭	长期护理机构居住者及工作人员
	营养不良	
≥15mm	2年内PPD增加>15mm	无

*48～72h后评估注射部位，根据硬结或肿胀区域的直径判读结果。

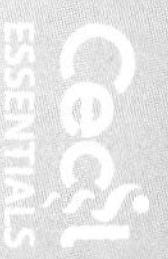

四、肺孢子菌肺炎

伊氏肺孢子菌肺炎（pneumocystis jiroveci pneumonia，PCP），之前称卡氏肺孢子菌肺炎，是一种机会性真菌病，在出现获得性免疫缺陷综合征（acquired immunodeficiency syndrome，AIDS）之前其主要好发于营养不良、早产儿、接受化疗的恶性血液系统疾病成人患者。然而，在20世纪80年代晚期和90年代，其发病率在$CD4^+$淋巴细胞减少（<250/mm^3）的AIDS患者中显著升高。

患者主要表现为干咳、发热、呼吸困难和体重减轻。HIV感染患者中，其症状持续数周，缓慢进展。口腔念珠菌病、血清乳酸脱氢酶水平增高、肺泡气-动脉氧分压差增大和$CD4^+$计数减少都是HIV相关PCP的独立预测因素。

胸片可见双肺弥漫间质性浸润，但最多只有15%的患者胸片可见明确表现。高分辨率CT（HRCT）敏感性更高，对PCP诊断准确性可达94%。其他表现包括局灶性浸润、空洞性病变、结节肿块、气胸和粟粒样表现。肺门和纵隔淋巴结肿大少见。痰标本病原学检测阳性率为60%～85%，有助于诊断。支气管镜检查行支气管肺泡灌洗术可提高诊断阳性率（86%），经支气管肺活检阳性率更高（98%～100%）。

预防PCP可给予口服磺胺甲噁唑-甲氧苄啶或喷他脒气雾剂。治疗PCP首选磺胺甲噁唑-甲氧苄啶，但其副作用明显，包括白细胞减少、恶心、呕吐、氨基转移酶水平升高。静脉喷他脒是磺胺甲噁唑-甲氧苄啶合理的替代药物，但可能发生低血糖而使治疗复杂化。也有毒性较小的药物方案（如甲氧苄啶和氨苯砜、克林霉素和伯氨喹），但只建议其他药物治疗失败后使用。病情严重者可考虑使用糖皮质激素（如PaO_2<70mmHg）。糖皮质激素可降低病情进展至呼吸衰竭的可能性。

关于该主题的深入讨论，请参阅《西氏内科学》（第25版）第341章“肺孢子菌肺炎”。

五、展望

肺部感染在社区和健康护理机构中的发病率和死亡率都很高。肺部感染大部分发生于年龄处于两个极端的人群——儿童和老人。合理使用抗菌药物有助于预防耐药。需进一步加强针对病原体的疫苗接种，包括流感嗜血杆菌和肺炎链球菌。

HIV和结核分枝杆菌的混合感染在非洲是个大问题，因为这里缺少有效的HIV治疗。由于广泛耐药TB（extensively drug-resistant TB，XDR-TB）的出现使得这一问题更加突出，因为XDR-TB对许多抗结核药都耐药且难以治愈。疫苗接种的潜在副作用是另一个令人担忧的问题。

新发的严重疫情会继续出现。例如，MERS-CoV和严重急性呼吸综合征（severe acute respiratory syndrome，SARS），在中国广东省和香港，以及越南、新加坡和加拿大发现的快速进展的呼吸系统疾病。

在过去的一个世纪总共暴发了4次流行性感冒大流行，每次都是由一种新型流感病毒引起的，最近一次是由包含以前的人类和禽类流感病毒成分的病毒导致的。全球潜在的禽流感相关死亡估计为6200万，没有特效治疗方法。2009年，H1N1（“猪”）流感病毒出现在墨西哥。其已在世界范围内传播，并被WHO认定为大流行。至少最初H1N1导致的死亡率相对较低，但其可能会突变从而导致人类更严重的疾病。最近暴发的是2013年禽流感H7N9，疫情仅局限在中国，大多感染者报道有家禽接触史，没有持续的人与人之间传播的证据。

16S rRNA基因的PCR检测可以提供用于细菌鉴定的物种特异性标记序列。失衡假说认为微生物群落结构和稳定性的改变可导致人类疾病。之前的观点认为肺是无菌的，16S rRNA基因测序技术对了解呼吸道正常微生物群落提供了可能。根据这些正常微生物群落的改变，可以推测各种疾病的病因、鉴定和治疗。

推荐阅读

American Thoracic Society, Infectious Diseases Society of America: Guidelines for the management of adults with hospital acquired, ventilator-associated, and healthcare-associated pneumonia, Am J Respir Crit Care Med 171:388–416, 2005.

Blumberg HM, Burman WJ, Chaisson RE, et al: American Thoracic Society/Centers for Disease Control and Prevention/Infectious Diseases Society of America: treatment of tuberculosis, Am J Respir Crit Care Med 167:603–662, 2003.

Kovacs JA, Gill VJ, Meshnick S, et al: New insights

into transmission, diagnosis, and drug treatment of *Pneumocystis carinii* pneumonia, JAMA 286:2450–2460, 2001.

Mandell LA, Wunderink RG, Anzueto A, et al: Infectious Diseases Society of America/American Thoracic Society consensus guidelines on the management of community-acquired pneumonia in adults, Clin Infect Dis 44S:S27–S72, 2007.

Mazurek GH, Villarino ME, CDC: Guidelines for using the QuantiFERON-TB test for diagnosing latent *Mycobacterium tuberculosis* infection. Centers for Disease Control and Prevention, MMWR Recomm Rep 52:15–18, 2003.

Partinen M, Saarenpää-Heikkilä O, Ilveskoski I, et al: Increased incidence and clinical picture of childhood narcolepsy following the 2009 H1N1 pandemic vaccination campaign in Finland, PLoS ONE 7:e33723, 2012.

Stolz D, Stulz A, Muller B, et al: BAL neutrophils, serum procalcitonin, and C-reactive protein to predict bacterial infection in the immunocompromised host, Chest 132:504–514, 2007.

Tsolia MN, Psarras S, Bossios A, et al: Etiology of community-acquired pneumonia in hospitalized school-age children: evidence for high prevalence of viral infections, Clin Infect Dis 39:681–686, 2004.

Zaki AM, Van Boheemen S, Bestebroer TM, et al: Isolation of a novel coronavirus from a man with pneumonia in Saudi Arabia, N Engl J Med 367:1814–1820, 2012.

第22章

危重症医学精要

著　者　Narendran Selvakumar　Brian Casserly　Sharon Rounds
译　者　何德华　邱毓祯　刘嘉琳　审校者　周庆涛

一、引言

危重症医学随着新技术的不断变革得以迅速发展，危重病的管理标准也经由临床研究得以建立和验证。自1950年脊髓灰质炎暴发以来，事实证明重症监护室(intensive care units，ICU)在救治急性且可逆性疾病的过程中带来了明显的益处。然而，正是因为ICU内运用着革新的技术及实施着严密的监测和管理，所以其费用支出高，可占住院花费的30%。

ICU内患者的病因多种多样，治疗范围涉及甚广，从脓毒性休克、呼吸衰竭，到糖尿病酮症酸中毒、上消化道出血等。本章节主要讨论几个ICU内最常见的情况，包括急性呼吸衰竭、机械通气、急性肺损伤和休克。

二、急性呼吸衰竭

急性呼吸衰竭源于肺不能完成充足的气体交换，如果不经治疗可危及生命。低氧性呼吸衰竭是指氧合障碍(Ⅰ型)，高碳酸性呼吸衰竭是指通气障碍(Ⅱ型)。动脉血氧分压(PaO_2)和动脉二氧化碳分压($PaCO_2$)的变化将提示不同类型呼吸衰竭的发生。

Ⅰ型呼吸衰竭只存在低氧血症，不伴随高碳酸血症，可能的病因包括肺间质性疾病(如肺炎、肺气肿)，肺实质疾病如通气与血流灌注比值($\dot{V}/\dot{Q}$)异常或血管性病变(如肺栓塞)。Ⅱ型呼吸衰竭是由各种原因导致的通气不足，包括气道疾病、呼吸驱动降低及胸壁病变。通气不足导致了低氧血症伴随高碳酸血症。

通过PaO_2和$PaCO_2$的特定阈值来判断呼吸衰竭或许在一定程度上不够准确。但是通常情况下，如果PaO_2低于60mmHg或$PaCO_2$高于45mmHg，则提示呼吸功能受损，而这两个指标的变化并不意味着是否需要予以患者机械通气。

患者的临床表现决定了急性呼吸衰竭的处理方式。清醒、合作及血流动力学稳定的患者在持续监测气体交换及全身状况的情况下，可以采取积极、无创性的呼吸治疗，如慢性阻塞性肺疾病(COPD)患者的$PaCO_2$高至85mmHg，但仍可耐受而不会发生严重的呼吸性酸中毒。但当患者出现严重的呼吸窘迫(呼吸频率＞30次/分)、神志恶化(定向力受损、谵妄、出现幻觉、嗜睡)或血流动力学不稳定(如缓慢性心律失常、快速性心律失常、低血压)，则通常需要气管内插管进行机械通气。在这种情况下，无须等待血气分析结果的恶化，否则可能导致治疗延迟。动脉血气是判断呼吸衰竭患者是否需要进行机械通气的重要指标，但患者的临床表现是最终的决定因素。

关于该主题的深入讨论，请参阅《西氏内科学》(第25版)第104章“急性呼吸衰竭”。

三、机械通气

现代机械通气的方式是正压通气，通过正压将气体压入中央气道，使中央气道压力增加。气流伴随压力梯度，从中央气道进入肺泡，使肺泡扩张。随着肺泡扩张，正压通气设备停止向中央气道充气，肺泡压增高，中央气道压降低，形成从肺泡到中央气道的递减压力梯度，从而开始呼气过程。

呼吸衰竭患者进行机械通气的主要获益是改善气体交换、降低呼吸功。机械通气降低生理性分流使

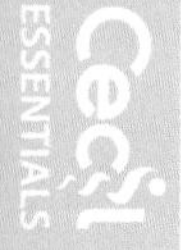

$\dot{V}/\dot{Q}$改善，从而改善气体交换。呼吸力学改变（如气道阻力增加，顺应性降低）及通气需求增加（如代谢性酸中毒），都可导致呼吸功增加。长期过高的呼吸功可使呼吸肌和膈肌疲劳，进而导致呼吸衰竭。机械通气可替代部分或所有的呼吸做功，从而使得疲劳的呼吸肌得到休息、恢复。气体交换功能恶化、保守治疗无效及呼吸窘迫是急性呼吸衰竭患者需要机械通气的常见原因。

机械通气的直接并发症包括气压伤导致的气胸、纵隔气肿、皮下气肿，也可能发生膈肌萎缩和纤毛运动受损。

（一）无创机械通气

虽然气管内插管和机械通气常是治疗可逆性呼吸衰竭的首选方案，但是无创正压通气对于部分选定的呼吸衰竭患者也具有治疗价值。无创正压通气（noninvasive positive-pressure ventilation，NPPV）是通过无创接触（如鼻罩、面罩、鼻塞）进行通气，而不是气管内插管或气管切开。选择无创通气时应谨慎权衡其适应证和禁忌证。对于急性心源性肺水肿或COPD导致的高碳酸性呼吸衰竭患者，如果无须紧急插管，同时不存在NPPV禁忌证就可尝试使用NPPV。

NPPV的禁忌证包括心搏、呼吸骤停；无法配合、气道保护功能丧失、无法清除气道分泌物；不可控的呕吐、咯血或呕血；严重意识障碍；颜面部手术、创伤、畸形；预计需要长期机械通气；近期食管吻合术。NPPV治疗成功的早期预测因子包括pH明显纠正（即呼吸性酸中毒）和$PaCO_2$降低＞8mmHg。

（二）有创机械通气

决定气管内插管以后，应由经验丰富的操作者尽快进行插管。插管的并发症包括插管延迟所致的长时间缺氧、呕吐及误吸、声带损伤、出血、气胸、心律失常、心搏骤停。置入气管插管以后，可通过呼出二氧化碳确认位置。气管插管需妥当固定，可通过听诊双肺呼吸音评估其位置是否合适，并通过拍摄胸片进行确认。某些情况下，需要直视下如支气管镜引导进行气管内插管。

呼吸机初始设置可能会因人而异，但是主要设置应包括通气模式、100%（或1.0）的吸入氧浓度（FiO_2）、呼吸频率、潮气量（后面讨论）。根据患者的血气分析及临床评估进行恰当的设定。所设置的参数应维持患者相对正常的动脉血气（即pH 7.3～7.45，PaO_2＞60mmHg，$PaCO_2$ 30～45mmHg），在患者呼吸衰竭的原因得以有效治疗或去除之前，应制订相应的治疗计划以保证充足的氧合和通气。该计划包括评估镇静的需求、合适的通气策略、稳定循环、营养评估及针对呼吸衰竭原发疾病的治疗。大多数患者需要镇静以减少插管导致的不舒适及呼吸功，但是通常会伴随血压下降，所以需谨慎使用。

根据吸气阶段变量设置不同，常用的通气模式可分为容量限制、压力限制、流速限制、时间限制。容量限制通气时，呼吸机送气达到预设潮气量后吸气结束，气道压力受呼吸系统顺应性、气道阻力及管路阻力影响。辅助控制通气（ACV）、持续指令通气（CMV）、同步间歇指令通气（SIMV）都有容量限制通气模式。CMV模式中预设了呼吸频率和潮气量，患者不能进行自主呼吸，因此该模式存在严重的人机不同步性，所以很少被应用。ACV与CMV类似，也是预设了呼吸频率和潮气量，但是可以允许患者触发呼吸机送气。当呼吸机识别到患者用力吸气时，则按照预设潮气量送气。SIMV与ACV类似，也需预设呼吸频率和潮气量，患者也可以进行自主呼吸。但是，自主呼吸产生的潮气量可能缺乏适当的压力支持而偏小，因而会导致患者呼吸功增加。因此，该模式主要用于准备撤机的患者。

压力控制通气（PCV）模式是指呼吸机进行压力转换指令通气，而非容量转换，预设每次机械通气的吸气压力。在辅助通气下患者尝试自主呼吸时，呼吸机将按预设压力进行一次通气。PCV限制了患者的气道压力，因此降低了某些气道痉挛或"硬肺"患者发生气胸（如气压伤）的风险。同时因为潮气量不恒定，所以需要在床旁谨慎滴定合适的压力水平，临床医生需设定合适的最小潮气量警戒。

压力支持通气（PSV）只用于有自主呼吸的患者，需要设定吸气压力和呼气压力，无指令呼吸。该模式下患者舒适性更高，但是这个模式只能用于呼吸驱动稳定（如无深镇静）和肺顺应性稳定的患者，通常用于实施撤机的患者。

压力调节容量控制、气道压力释放、高频通气等新的机械通气模式在临床中应用越来越广泛。

（三）参数设置

初始机械通气后，需要考虑较多的参数设置，包括潮气量、呼吸频率、触发方式及触发灵敏度、吸入氧浓度、呼气末正压（PEEP）、流速及流速波形。

合适的初始潮气量设置取决于很多因素，最主要的是导致需要机械通气的疾病本身，可以通过逐步增加或降低潮气量以达到所需的pH和$PaCO_2$。大潮气量可导致气压伤或容积伤，继而增加了呼吸机相关性肺损伤的发生率。在增加潮气量时，应充分评估由此对气道压力的影响及呼吸机相关性肺损伤的发生率。ARDS患者采用小潮气量6ml/kg理想体重可以改善死亡率（1级证据）。

目前没有最佳的呼吸频率设置方法。潮气量确定以后，可以通过增加或降低呼吸频率以达到所需的pH和$PaCO_2$，同时监测内源性呼气末正压（auto-PEEP）。除了CMV通气模式以外，呼吸频率由自主呼吸患者自己决定。

吸入氧浓度（FiO_2）的设置是以达到目标氧合后的最低吸入氧浓度。这可以降低氧疗并发症的发生率，如吸收性肺不张、加重高碳酸血症、气道损伤及肺实质损伤。

PEEP的应用可以预防呼气末肺泡塌陷。PEEP可以改善通气与血流灌注比值（$\dot{V}/\dot{Q}$）和动脉氧合，因而可适当下调FiO_2以降低氧中毒的发生风险。但是过高的PEEP水平可导致相应的副作用，如降低前负荷（如减少心排血量），过高的平台压（如增加气压伤的风险），影响脑部静脉回流（如颅内压增高）。最佳PEEP应该在改善氧合的同时不引起肺泡过度扩张和血压降低。

通常由呼吸治疗师调节吸气流速、流速波形及触发灵敏度。如果呼吸机参数设置不根据患者的实际呼吸力学情况进行调整，可能出现两个常见的问题：人机对抗和产生内源性PEEP。

如果呼吸机送气与患者的自主呼吸形式不匹配，则会出现人机对抗。人机对抗可导致呼吸困难、呼吸功增加及延长机械通气时间。仔细观察患者及监测呼吸机波形可识别人机对抗。常见的情况是患者存在吸气努力，而呼吸机不能识别进行送气。

Auto-PEEP常见于新呼吸周期开始前肺内气体未完全排空，称为呼吸重叠或产生内源性PEEP。对于病因为COPD加重或哮喘持续状态需要机械通气的患者，需警惕auto-PEEP的水平。机械通气患者auto-PEEP的产生可能导致气压伤，同时由于过高的胸膜腔内压会阻止右心室静脉回流，可能导致血流动力学异常。

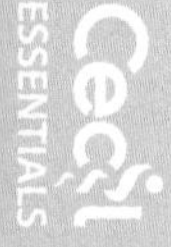

（四）机械通气撤离

气管内插管和机械通气的并发症包括气压伤、容积伤（如高潮气量导致的急性肺损伤）、呼吸机相关性肺炎。需每日对患者进行撤机评估，特别是在导致呼吸衰竭的原发疾病好转的情况下。对于清醒且合作的患者，在无呼吸或血流动力学异常的情况下容易撤机成功。通常情况下，氧疗要求持续较高（FiO_2＞0.5）时，不考虑进行撤机。

评估是否能撤机的传统指标包括吸气压、肺活量、潮气量、呼吸频率、每分通气量（表22-1）。但这些参数的效能更主要的是在预测患者自主呼吸的能力，而非预测拔管失败的可能性。评估患者能否撤机更好的方法是将呼吸机支持降到最低，进行短期自主呼吸试验。另一种策略是使用CPAP模式，降低CPAP水平，其间观察患者是否存在呼吸窘迫的表现、血流动力学异常，同时通过血气分析评估自主通气的有效性。如果患者耐受自主呼吸试验，可考虑拔管，同时还应评估患者的临床情况，如气道保护能力、疾病状态等。

如果自主呼吸试验失败，应寻找撤机失败原因。对于重症患者，尽管已经明确或去除所有可能导致自主呼吸试验失败的因素，在拔管前还应再次进行较长时间的自主呼吸试验。推荐使用的第一种撤机策略是去除正压，让患者每日进行一次或两次时长1h的自主呼吸试验，在两次试验之间使用ACV或PCV进行完全的通气支持。自主呼吸试验的时间可以逐步增加，直到患者不再需要机械通气支持。第二种撤机策略是使用PSV模式，逐步减低吸气压力，直到患者在无通气支持的情况下能进行自主呼吸。

在长期机械通气的慢性肺疾病患者中，虽然更倾向于使用PSV撤机方案，但实际两种撤机策略是同样有效的。对于长期机械通气的患者，研究表明早期气管切开有利于撤机，而且因为其便于操作而有利于进行自主呼吸试验。

关于该主题的深入讨论，请参阅《西氏内科学》（第25版）第105章“机械通气”。

表22-1 传统撤机参数

参数	撤机参考值	正常值
NIF（cmH_2O）	≤20	≤50
VC（ml/kg）	＞10	＞65～75
VT（ml/kg）	＜5	＞5～7
RR（次/分）	＜32	12～20
VE（L/min）	＞10	＞10
RSBI（RR/VT）	＜105	＜40

注：NIF.吸气压；RR.呼吸频率；RSBI.浅快呼吸指数；VC.肺活量；VE.每分通气量；VT.潮气量。

四、急性肺损伤

最严重的急性肺损伤称为急性呼吸窘迫综合征(ARDS)，通常表现为呼吸困难、发绀、呼吸急促、心动过速、大汗及弥漫性的啰音。肺泡毛细血管膜渗透性增加是ARDS的主要特征，这导致了肺泡腔内蛋白水肿液浸润。ARDS的确诊还需要临床评估肺功能障碍的严重程度(如PaO_2/FiO_2值)。

根据2012修订的ARDS柏林定义，其严重程度可以分为轻度、中度和重度。轻度是指患者的通气设定在PEEP或CPAP≥5cmH_2O时，200mmHg＜PaO_2/FiO_2≤300mmHg，中度为100mmHg＜PaO_2/FiO_2≤200mmHg，且PEEP或CPAP≥5cmH_2O；重度为PaO_2/FiO_2≤100mmHg，且PEEP或CPAP≥5cmH_2O。呼吸衰竭的病因需排除心力衰竭和容量负荷过重；X线胸片或CT影像表现为双肺的浸润影提示肺水肿；必须为急性起病(＜1周)。诊断标准还需排除心源性肺水肿及其他急性低氧性呼吸衰竭的病因，如特发性肺纤维化、慢性间质性肺疾病、弥漫性肺泡出血。

ARDS可以由肺损伤直接引起，可见于吸入性肺炎、烟雾吸入、溺水；也可以由全身性损伤导致，如创伤、手术、脓毒症、烧伤、长骨骨折、胰腺炎、尿毒症、输血、休克、药物中毒、心肺转流术。美国每年报道的ARDS约为150 000例，吸入性肺炎和脓毒症是最常见的病因，ARDS的死亡率高达30%～50%。

ARDS可以是全身炎症反应的肺部表现，失控的炎症损伤了肺血管内皮，导致血管通透性增加，从而使血管内的蛋白水肿液渗入并聚集于肺间质和肺泡腔内。同时肺泡上皮也受到损伤，使得肺泡内液体吸收减少，导致肺泡表面活性物质分泌异常或减少。

ARDS常称为非心源性肺水肿或高通透性肺水肿。这些病理生理的改变引起了右向左的肺内分流，导致了顽固性低氧血症，同时由于肺顺应性的降低致使呼吸功增加。胸部影像可表现为双肺弥漫性肺泡浸润影。继而出现其他器官功能的衰竭，尤其是在脓毒症患者中常发生多器官功能衰竭。

ARDS组织学上以弥漫性肺泡损伤、透明膜形成为特点，肺泡表面活性物质合成减少、质量改变进一步加重损伤而造成肺不张。数日之后，可见Ⅱ型肺泡上皮细胞增生及结缔组织沉积导致纤维化。机械通气时高潮气量、肺过度扩张、高氧均可加重该病理过程。

诊断ARDS时应考虑存在诱发病因(如脓毒症)、胸部影像为双肺浸润影、顽固性低氧血症(如通常PaO_2/FiO_2≤200mmHg)，无明显心功能不全。ARDS的治疗包括去除诱因、稳定循环系统、营养支持、避免液体过负荷。由国立心肺血液研究所急性呼吸窘迫综合征临床试验工作网实施的液体管理和导管治疗试验(FACTT)发现，保守性液体管理相对充足液体管理方案可减少患者的机械通气时间(2.5d)和ICU住院时间(2.2d)(Ⅰ级证据)。小潮气量(约6ml/kg IBW)通气策略可提高生存率(Ⅰ级证据)。

体外膜肺氧合(ECMO)和体外无泵肺辅助(PECLA)技术的不断进展，使得之前使用这些技术失败的急性肺损伤案例受到质疑。CESAR试验比较了传统的通气支持与ECMO在重度呼吸衰竭患者中的临床效果，结果发现使用ECMO的患者生存率明显提高，6个月后致残率减低(Ⅰ级证据)。ECMO改善了H1N1所致ARDS年轻患者的病死率(Ⅱ级证据)。一些观察性非对照临床试验提示ECMO对生存率有类似的改善作用。然而，溶血与抗凝并发症限制了ECMO的使用。

曾经尝试在中重度ARDS患者中使用高频振荡通气(HFOV)，但是该治疗未能降低死亡率，且相比传统正压通气其预后更差。糖皮质激素、肺表面活性物质替代治疗、体外氧合还未被证实有益，均未被推荐。PEEP和俯卧位通气可以改善患者的氧合，但是不改善死亡率。早期低量肠内喂养和全量肠内喂养的60d死亡率和机械通气时间无差别(EDEN试验，Ⅰ级证据)。早期和晚期肠内营养对患者死亡率无影响。抗氧化剂、ω-3脂肪酸和γ-亚麻酸不能改善急性肺损伤患者的临床结局。目前没有减轻急性肺损伤或促进肺修复的治疗方法，所以对ARDS患者的监护要点是实施精细的治疗支持手段及避免并发症的发生，如呼吸机相关性肺炎、导管相关性感染。

临床研究表明由各种诱发因素及风险因子组成的肺损伤预测评分(LIPS)，可以作为有效的筛查工具(阴性预测值-0.97)(A级证据)。因此，这类预测评估可识别入院时存在发生急性肺损伤或ARDS高危风险的患者，进而采取相应的干预措施，阻止疾病进展或对患者的疾病进展实施严密监测。

大多数存活的ARDS患者12个月内不会出现明显的肺功能异常，常见的长期并发症主要是神经肌肉或心理障碍(A级证据)。

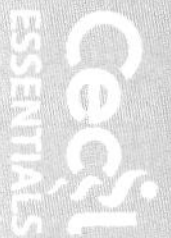

五、休克

休克是全身脏器的低灌注，常由低血压引起，导致细胞损伤及死亡。可分为以下四类：心源性休克（如心功能障碍导致的心排血量降低）、低血容量性休克（如血管内容量减少）、感染性休克或分布性休克（如体循环阻力降低）及梗阻性休克（如血流受阻导致的心排血量降低）。由药物或相关接触导致的过敏反应引发的过敏性休克不在本书的讨论范围内。

关于该主题的深入讨论，请参阅《西氏内科学》（第25版）第106章“休克患者的处理”、第107章“心源性休克”、第108章“感染性休克”。

遇到一个休克患者，在快速评估循环情况的同时，治疗上应快速开放血管通路，并积极予以液体补充。这种治疗策略尤其适用于低血容量性休克和感染性休克。在心源性休克情况下，应以改善心功能为主，包括正性肌力药物的应用，在严重心源性休克或治疗无反应的患者中，可考虑予以心脏搭桥或心脏辅助装置。在严重低血容量的情况下，通常补充生理盐水就足够了。液体复苏、抗生素应用、感染灶引流主要用于治疗脓毒症。

梗阻性休克是由血流受阻造成，见于大面积肺栓塞或左、右肺动脉分叉处的骑跨血栓。这种情况下，对于患者最重要的治疗包括外科或介入取栓，或其他方法（如溶栓）给予患者循环支持直至梗阻缓解。

休克的治疗包括对血压及组织灌注的监测。中心静脉置管可用于输液及评估容量状态，动脉置管可准确监测血压。肺动脉导管（如Swan-Ganz导管）的放置在早期特定人群的研究中得出有利的结果，而一些近期研究（如FACTT研究，1级证据）并未得出相应的有利结果。肺动脉导管可直接测量右心房压、右心室压、肺动脉压；测量肺毛细血管楔压；评估心排血量。

导管的用途及放置的效益风险比已经受到高度关注。已经发现肺动脉导管的放置会增加并发症，主要是引起非致死性心律失常，而且在脓毒症患者中肺动脉导管不能准确评估液体反应性。从深静脉导管获得的中心静脉血氧饱和度（$ScvO_2$）与混合静脉血氧饱和度（$S\bar{v}O_2$）的结果相似。肺动脉导管的放置及相关数据的解读也需要专业知识。

关于该主题的深入讨论，请参阅《西氏内科学》（第25版）第106章“休克患者的处理”、第107章“心源性休克”。

六、全身炎症反应综合征

全身炎症反应综合征（systemic inflammatory response syndrome，SIRS）是机体遭受各种打击后产生的一系列临床症状和体征。引起SIRS最常见的病因是感染，又被称为脓毒症。同样SIRS也可由非感染因素引发，如胰腺炎、药物中毒等。

SIRS的诊断需至少满足以下2条：体温＞38℃或＜36℃；心率＞90次/分；呼吸频率＞20次/分；$PaCO_2$＜32mmHg；白细胞计数＞12×10^9/L或＜4×10^9/L。全身性反应可导致多个器官功能障碍，称为多器官功能障碍综合征或多器官功能衰竭，受损器官包括肺、肝、肾、心、中枢神经系统等。受累的器官越多，预后越差，病情较轻的患者死亡率为30%，当有5个或以上器官功能受累时死亡率超过90%。治疗包括积极的液体复苏或应用血管活性药物以维持血压，在留取标本血培养及其他培养后立即应用抗生素。

关于该主题的深入讨论，请参阅《西氏内科学》（第25版）第108章“感染性休克”。

七、有毒气体、烟雾的吸入

吸入某些气体及烟雾可引起窒息或细胞及机体损伤（表22-2）。一氧化碳（CO）中毒是一种常见的吸入性损伤，因其可竞争性取代血红蛋白上的氧而造成组织低氧。CO与血红蛋白的亲和力是氧气的250倍。

CO水平与临床症状间关系不一，但当CO水平超过30%时通常产生临床症状，可表现为意识障碍、乏力、呕吐、头痛、心率增快、深度昏迷。诊断主要依据气体的接触病史及实验室检查结果。在密闭的车厢内吸入汽车废气、密闭环境内使用含二氯甲烷的脱漆剂、煤油加热器或炭火均可导致CO中毒。

表22-2 有毒气体及烟雾

损伤类型	有毒气体及烟雾	职业暴露
单纯窒息	二氧化碳	矿场，铸造厂
	氮气	矿场，潜水
	甲烷	矿场
细胞低氧及氧输送	一氧化碳	矿场，密闭空间内燃烧
	氰化物	烟雾吸入
	硫化氢	石油精炼
直接组织损伤	氨气	化肥，清洁用品
	氯气	漂白剂，游泳池
	二氧化氮	农耕，化肥，密闭空间内燃烧
	光气	焊接，染料清洗
	镉，汞	焊接

在疑似病例中，动脉血气检查应包含血红蛋白氧饱和度的测量值，而非计算数值。对动脉血氧饱和度测量值低于所计算预计值的患者加测CO水平。PaO_2是溶解在血浆内的氧分子所产生的张力，因此CO并不影响PaO_2水平。吸纯氧是CO中毒的治疗方法，若有条件可接受高压氧治疗。

吸入腐蚀性物质如氨、氯、盐酸可导致眼部及上气道的炎症。疼痛、流泪、流涕及一些上呼吸道症状常促使人们离开这样的环境。吸入存储的谷物发酵产生的二氧化氮，即silo-filler病。大部分患者可完全恢复，小部分患者最终发展为闭塞性细支气管炎，这是一种小气道不可逆的阻塞性病变。

吸入焊接时产生的金属氧化物可产生流感样症状。吸入铂、福尔马林、异氰酸盐可能诱发哮喘。频繁吸入镉及汞蒸气则导致肺炎。

吸入烟雾可对上呼吸道产生直接的温度灼伤，如果暴露于大量蒸汽下，由于水的高温作用也可造成下气道的损伤。咽部水肿、气道炎症及黏液均可造成气道阻塞，因此需要建立人工气道。缺氧源于燃烧时氧气的消耗及CO、氰化物、燃烧释放的氧化剂所产生的细胞毒性损伤。自然及人工合成物燃烧可产生醛、乙醛、丙烯醛，这些都具有强烈的刺激性。

氰化物中毒是指氰化物阻断氧与细胞色素酶a，a_3（如细胞色素c氧化酶）的结合，阻止电子向氧的传递，从而阻断能量生成。这需要立即给予纯氧和硫代硫酸钠治疗。硫代硫酸钠可促成氰化物向硫氰酸盐转化。由于维生素B_{12}能与氰化物结合形成氰钴维生素（维生素B_{12}），最近美国FDA批准了维生素B_{12}在该类中毒治疗中应用。

吸入性损伤的治疗原则是支持治疗，密切观察气道情况。保持供氧，并持续监测心脏和血流动力学情况。当遇到气道阻塞或呼吸衰竭时应建立人工气道并予以机械通气。

关于该主题的深入讨论，请参阅《西氏内科学》（第25版）第110章"急性中毒"。

八、药物过量

药物过量是入住ICU的常见原因之一。急诊常见的药物过量主诉及处理如表22-3所示。

表22-3 常见药物过量

药物过量	临床症状	治疗
对乙酰氨基酚（扑热息痛）	0.5～24h：恶心，呕吐 24～72h：恶心，呕吐，右上腹痛；肝功能及凝血酶原时间异常 72～96h：肝坏死，凝血异常，黄疸，肾衰竭，肝性脑病 4d～2周：肝功能障碍恢复	清除毒物：洗胃（服药1h之内）；活性炭（服药4h之内）；如为缓释剂型，两者均可延长 治疗：中毒剂量可用*N*-乙酰半胱氨酸
苯丙胺	高血压，心动过速，心律失常，心肌梗死，血管痉挛，抽搐，偏执样精神障碍，出汗，呼吸急促	清除毒物：口服药物可用活性炭 躁动或抽搐：苯二氮䓬类药物 高血压：控制躁动，α受体阻滞剂（酚妥拉明），扩血管药物（硝酸甘油、硝普钠、尼非地平） 高热：控制躁动，物理降温
铁	0.5～6h：恶心，呕吐，胃肠道不适，胃肠道出血，嗜睡，低血糖，低血压 6～24h：迟钝，安静（服用较多患者不一定发生） 6～48h：休克，昏迷，抽搐，凝血异常，酸中毒，心力衰竭 2～7d：肝中毒，凝血异常，代谢性酸中毒，肾功能不全 1～8周：胃肠功能紊乱，胃酸缺乏	清除毒物：洗胃或聚乙二醇电解质溶液灌肠，尤其是吞服了适于肾-输尿管-膀胱摄片的含不透射线的碘化染料的片剂 休克：予以静脉补液，如有出血予以输血，必要时应用升压药 解毒剂：当铁浓度＞500μg/dl或疑似大量吞服，给予去铁胺螯合铁
三环类抗抑郁药物	宽QRS波群快速性心律失常，低血压，抽搐	快速性心律失常：静脉输注碳酸氢钠以碱化血液（pH 7.5～7.55） 抽搐：苯二氮䓬类药物 低血压：液体复苏，升压药
水杨酸盐	呼吸性碱中毒（早期），代谢性酸中毒（大量吸收后），肺水肿，血小板异常，恶心，呕吐，听力丧失，躁动，谵妄	清除毒物：活性炭，透析（中毒严重），碱化尿液 躁动或谵妄：静脉输注碳酸氢钠以碱化血液

推荐阅读

Acute Respiratory Distress Syndrome Network: Ventilation with lower tidal volumes as compared with traditional tidal volumes for acute lung injury and the acute respiratory distress syndrome, N Engl J Med 342:1301–1308, 2000.

ARDS Definition Task Force, Ranieri VM, Rubenfeld GD, et al: Acute respiratory distress syndrome: the Berlin definition, JAMA 307:2526–2533, 2012.

Bernard GR, Sopko G, Cerra F, et al: Pulmonary artery catheterization and clinical outcomes: National Heart, Lung, and Blood Institute and Food and Drug Administration Workshop Report. Consensus statement, JAMA 283(19):2568–2572, 2000.

Dellinger RP, Levy MM, Rhodes A, et al: Surviving sepsis campaign: international guidelines for management of severe sepsis and septic shock: 2012, Crit Care Med 41:580–637, 2013.

Ferguson ND, Cook DJ, Guyatt GH, et al: High-frequency oscillation in early acute respiratory distress syndrome, N Engl J Med 368:795–805, 2013.

Gajic O, Dabbagh O, Park PK, et al: Early identification of patients at risk of acute lung injury: evaluation of lung injury prediction score in a multicenter cohort study, Am J Respir Crit Care Med 183:462–470, 2011.

Griffiths J, Barber VS, Morgan L, et al: Systematic review and meta-analysis of studies of the timing of tracheostomy in adult patients undergoing artificial ventilation, BMJ 330:1243, 2005.

Hill NS: Noninvasive ventilation for chronic obstructive pulmonary disease, Respir Care 49:87–89, 2004.

National Heart, Lung, and Blood Institute Acute Respiratory Distress Syndrome (ARDS) Clinical Trials Network, Wheeler AP, Bernard GR, et al: Pulmonary-artery versus central venous catheter to guide treatment of acute lung injury, N Engl J Med 354:2213–2224, 2006.

National Heart, Lung, and Blood Institute Acute Respiratory Distress Syndrome (ARDS) Clinical Trials Network, Wiedemann HP, Wheeler AP, et al: Comparison of two fluid-management strategies in acute lung injury, N Engl J Med 354:2564–2575, 2006.

Peek GJ, Mugford M, Tiruvoipati R, et al: Efficacy and economic assessment of conventional ventilatory support versus extracorporeal membrane oxygenation for severe adult respiratory failure (CESAR): a multicentre randomised controlled trial, Lancet 374:1351–1363, 2009.

Pham T, Combes A, Rozé H, et al: Extracorporeal membrane oxygenation for pandemic influenza a (H1N1)-induced acute respiratory distress syndrome: a cohort study and propensity-matched analysis, Am J Respir Crit Care Med 187:276–285, 2013.

Rivers E, Nguyen B, Havstad S, et al: Early goal-directed therapy in the treatment of severe sepsis and septic shock, N Engl J Med 345:1368–1377, 2001.

Sehti JM, Siegel MD: Mechanical ventilation in chronic obstructive pulmonary disease, Clin Chest Med 21:799–818, 2000.

Ware LB, Matthay MA: The acute respiratory distress syndrome, N Engl J Med 342:1334–1349, 2000.

Cecil ESSENTIALS

第23章

肺部肿瘤

著　者　Lauren M. Catalano　Jason M. Aliotta
译　者　童　润　陈文慧　审校者　蔡　莹

一、定义

在美国，无论男性还是女性，肺癌都是癌症相关死亡的主要原因。全球每年估计有130万人因肺癌而死亡。在美国，肺癌占所有癌症相关死亡的28%，比结肠癌、乳腺癌和前列腺癌三个最常见的癌症总和还要多。

肺癌多被分为两种主要类型：小细胞肺癌(SCLC)和非小细胞肺癌(NSCLC)，其中非小细胞肺癌更常见，包括鳞状细胞癌、腺癌及大细胞癌。小细胞肺癌在所有肺癌中占不到20%。

二、流行病学

吸烟是肺癌的主要病因，这种因果关系早在20世纪40年代就被认识到了。肺癌的风险与吸烟指数(即每天吸烟的包数×吸烟的年数)成比例相关，发病高峰为60～70岁。与从不吸烟者相比，男性吸烟者发生肺癌的概率升高23倍，女性吸烟者发生肺癌的概率升高13倍。已戒烟者罹患肺癌的风险终身存在。

被动吸烟是不吸烟者罹患肺癌的重要原因。和吸烟者共同生活的不吸烟者患肺癌的风险增加20%～30%。然而，不吸烟者患肺癌与环境中的烟草暴露无关，其原因知之甚少。

肺癌的其他危险因素包括环境危害，如石棉暴露。在石棉暴露的情况下吸烟的风险有乘积效应。氡暴露者(如在煤矿中)肺癌发生风险增加近10%。家庭氡暴露的严重性较小，但家庭氡测试在美国的一些州是有立法要求执行的。

三、病理学

危险因素促进肺癌发生的确切机制仍不清楚，但可以肯定的是，这些危险因素很可能会促进肺上皮细胞癌变的基因异常。肺有固有的冗余修复机制，然而，很多遗传损伤是不可逆基因突变及激活的必需条件，这些基因包括*RAS*基因家族、*ERBB*基因家族、*RB1*、*MYC*、*SRC*、抑癌基因(如*CDKN1A*和*TP53*)，基因编码生长因子有胃泌素释放肽前体、胰岛素样生长因子和表皮生长因子等生长因子。在不吸烟的肺癌患者中表皮生长因子受体的基因突变非常显著，表明这些肺癌患者可能有独特的分子基础。

(一)非小细胞肺癌

鳞状细胞癌起源于支气管壁的上皮层，正常的柱状上皮细胞经过上皮化生，最终被越来越多的非典型鳞状上皮细胞所取代。局限于上皮层的肿瘤，被称为原位癌，随着侵袭性的增加，形成并超出支气管黏膜层。组织学上，细胞内角化、角化珠形成和细胞间桥的存在均是鳞状细胞癌有别于其他类型非小细胞肺癌的特点。

腺癌可以形成腺样结构并产生黏液。肿瘤细胞的癌胚抗原(CEA)、黏蛋白和表面活性蛋白染色阳性。腺癌以缓慢生长的形式出现，并沿着先前存在的肺泡壁扩散。

大细胞癌缺乏其他非小细胞癌中腺样结构和鳞状上皮的典型特征，也缺乏小细胞肺癌典型的细胞学特征。因此，它被认为是一种排除性诊断。

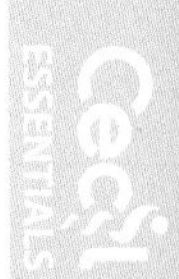

（二）小细胞肺癌

小细胞癌与吸烟密切相关。肿瘤细胞起源于肺神经内分泌细胞。其释放因子往往与副肿瘤综合征相关。

四、临床表现

患者可能表现为轻微咳嗽、呼吸困难、咳痰增多、胸痛和体重减轻。咯血可能提示局部气道炎症或肿瘤对周围血管结构的侵袭。局限性的胸膜炎性胸痛提示胸膜受累或胸壁受侵。左喉返神经的受侵或受压可引起声嘶，提示纵隔或肺门肿块或显著的淋巴结肿大。吞咽困难表明食管直接受侵或被淋巴结压迫。

9%的患者可有胸腔积液，多为单侧，这与肿瘤直接浸润胸膜或纵隔淋巴结肿大导致的淋巴回流受阻有关。不到5%的肺癌患者有上腔静脉的受累，但其梗阻可能导致上腔静脉综合征，其特点是由于静脉回流受阻导致面部和上肢的水肿。尽管上腔静脉的受累影响审美和预后，但这通常并不代表医学急症。

体格检查可能是正常的，也可能有提示肺部病变的异常体征，如湿啰音（可能提示阻塞性肺炎），吸气相哮鸣音提示气道阻塞，或由胸腔积液所致的叩诊浊音。颈部或腋窝淋巴结肿大提示转移性疾病。

发生于肺尖并侵及顶端胸壁结构的肺癌被称为肺上沟癌或Pancoast肿瘤。经典表现为由臂丛神经受累导致的神经根性疼痛或上肢感觉异常。肿瘤侵及颈交感神经链可以导致霍纳综合征（Horner's syndrome），主要有三种阳性体征：上睑下垂、瞳孔缩小和面额部无汗。

副肿瘤综合征通常是罕见的神经综合征，多由患者肿瘤发展过程中诱发的自身免疫反应引起，往往起源于肺。神经系统症状可于数周形成，包括行走困难、吞咽困难、肌张力下降、精细动作协调性下降、言语不清、记忆力丧失、视力问题、痴呆、睡眠障碍、癫痫发作和眩晕。神经系统副肿瘤综合征包括僵人综合征、脑脊髓炎、小脑变性、神经性肌强直和感觉神经病。神经肌肉接头疾病也可以发生，如Lambert-Eaton肌无力综合征。副肿瘤综合征也可表现为肌病、电解质紊乱和某些视力丧失综合征。

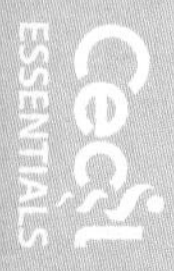

五、诊断和鉴别诊断

（一）非小细胞肺癌

60%～80%的鳞状细胞癌发生于中心气道。气道管腔可能被堵塞而导致肺塌陷（即肺不张）或阻塞性肺炎。尽管坏死和空腔可以发生于任何肺肿瘤，但在肺鳞状细胞癌中更为常见。由于其生长速度缓慢，鳞状细胞癌在所有类型的肺癌中转移倾向最小。

腺癌是肺癌最常见的类型，也最常见于不吸烟的肺癌患者（几乎占20%）。肺腺癌多见于肺的外周（75%），常与恶性胸腔积液相关（60%），且易远处转移。

现认为支气管肺泡细胞癌是腺癌的潜在形式，可能是一类疾病谱。其中最良性的形式为不典型腺瘤样增生（AAH），表现为轻度至中度核异型，无间质浸润。肺腺癌包括原位腺癌（AIS）、微浸润腺癌和鳞屑样腺癌，其分类的逐步发展代表着侵袭性的进展。这种类型的腺癌是不吸烟者和年轻肺癌患者最为常见的病理类型。它可以表现为肺部浸润影或孤立性结节，也可伴大量分泌物。

大细胞癌（巨细胞和透明细胞亚型）常为外周病变，可伴肺炎和肺门淋巴结转移。患者常有咳嗽和体重减轻。考虑到这类肿瘤的高侵袭性，患者出现症状（如骨痛）往往提示转移性病变。

（二）小细胞肺癌

小细胞肺癌与吸烟密切相关。典型的小细胞肺癌通常位于肺门周围，常起源于主支气管，且多伴淋巴结转移。小细胞肺癌转移迅速，最常见的转移部位有胸内淋巴结、骨骼、肝、肾上腺和大脑。有临床表现时，约70%的患者有转移性病变。

（三）诊断评估

肺癌通常在晚期被识别，而此阶段的肺癌并不能被治愈，因此肺癌的早期诊断尤为重要。由美国国家癌症研究所（NCI）赞助的美国国家肺癌筛查研究（NLST）结果已经开始支持肺癌筛查指南的制订。该研究是一项随机试验，比较了低剂量螺旋计算机断层扫描（LDCT）和标准胸片在吸烟者中筛查肺癌的情况。2年内有超过50 000例患者参加了这项研究，随访时间为5年。招募的受试者年龄为55～74岁，且吸烟史至少有30包·年。戒烟不超过15年的曾经吸烟者也参加了这项研究。低剂量螺旋CT组肺癌死亡率相对降低20%。由于假阳性率和相关侵入性操作比例增加(潜在的负面结果),因此尚未正式建议将这些数据用于更大的队列。

可疑肺癌时,对大多数患者来说组织学诊断至关重要。如果影像学检查提示可疑转移部位,选择的组织活检部位应可以确定扩散的最大程度或肿瘤的最高分期,以避免多种侵入性操作。如肿瘤病灶主要局限于胸部,支气管镜检查(可以是内镜超声引导下淋巴结活检)适用于中央型病变,经胸壁穿刺活检适用于偏向外周的病变。已确定的胸腔积液应穿刺抽液行细胞学评估。如果肺部病变很可能是原发性肺癌,且没有肿瘤转移的影像学证据,适合直接行外科手术切除,即使活检结果不能完全确诊,也应尝试手术切除病变。如果患者一般状态差不耐受治疗或拒绝治疗,可推迟组织学诊断,并给予姑息治疗。

一旦诊断肺癌,需明确分期,以制订治疗方案及评估预后。非小细胞肺癌的分期可以决定行根治性切除术或其他治疗方式,如化疗。胸部CT有助于判断原发肿瘤的位置和大小、纵隔淋巴结受累、胸膜疾病、肾上腺或肝转移。但CT在鉴别纵隔淋巴结的良恶性方面作用有限。相较于CT,使用18-氟脱氧葡萄糖(FDG)的正电子发射断层成像技术(PET)在纵隔淋巴结转移的检测方面有更高的敏感性和特异性,还可能发现身体其他部位的潜在转移灶。对影像学上可疑的纵隔或胸外转移病灶应行组织活检,以确定是否可行外科手术。多发的原发肺癌虽然罕见,但仍有发生,尤其是具有多种癌症危险因素的患者。

判断纵隔淋巴结分期的有创检查包括内镜下经支气管针吸活检、超声内镜引导下针吸活检和纵隔镜。在行肺癌根治术前,纵隔镜常用于排除没有明确影像学证据的纵隔淋巴结转移。如果临床病史或体格检查提示脑转移,头部增强CT或磁共振成像(MRI)是首选的影像学检查。如果有相应的临床症状,骨扫描可用于可疑骨转移患者的检查。

随着胸部CT在胸廓内外疾病诊断方面应用的增多,单发和多发肺结节的意外发现明显增加。可以通过外观来描述这些结节:实性、部分实性和磨玻璃结节。影像学上实性结节表现为软组织密度影。磨玻璃结节表示肺泡壁炎症或增厚,伴部分空气填充。磨玻璃结节密度模糊,但不遮盖支气管和肺血管结构。混合密度结节含上述两种组分。对于没有任何临床症状的吸烟者或不吸烟者,偶然发现的肺部结节加大了诊疗难度。

美国Fleischer协会,是一个关于肺癌的多学科专家小组,于2005年提出了当前的推荐意见。这些建议对意外发现的结节提供了影像学随访的指导。肺部结节患者分为低危(即极少或无吸烟史、无其他已知的危险因素)或高危(即吸烟史或有其他已知的危险因素)。建议规定,最大直径小于4mm的肺结节,低危人群不必随访;高危人群第12个月随访CT扫描,如肺结节保持不变则不需继续进行影像学随访。最大直径为4～6mm的肺结节,低危人群第12个月随访CT扫描,如保持不变则不再需要进行影像学随访;但对于高危人群,应每6～12个月随访肺部CT,如保持不变则延长为每18～24个月随访,此建议也适用于最大直径为6～8mm的低危肺结节人群。对于肺结节直径为6～8mm的高危人群及最大直径超过8mm的肺结节患者,均推荐密切随访,应分别在第3、6、9、12、24个月随访肺部CT。

胸部薄层(1mm层厚)CT上5mm或更大的磨玻璃结节需要进一步随访。尽管多发的磨玻璃结节为肿瘤的可能性小,但仍需密切随访直至结节吸收。若3个月CT随访直径大于5mm的磨玻璃结节仍持续存在,则应分别在第12、24、36个月随访CT,经过36个月的观察,如果结节的大小没有增加,可以停止CT随访。对于3个月随访仍持续存在的磨玻璃结节和混合实性结节、实性成分小于5mm的混合实性结节,可遵循类似的方式随访。然而,对于3个月随访仍持续存在的实性成分大于或等于5mm的结节应行活检或手术切除。由于放射性示踪剂摄取变异大(从无到阳性),PET扫描对于磨玻璃结节的性质描述帮助不大。操作者的经验不足或抽样误差会影响结节穿刺活检的诊断率。

六、治疗

2013年5月美国胸科医师学会(ACCP)出版了肺癌的循证医学实践指南。基于全面的文献综述和系统的数据诠释,此指南提供了不同级别的管理意见。

肺癌的管理包括预防策略、早期识别和治疗。其中,最有效的办法是预防。防止吸烟和戒烟策略是最重要的。戒烟成功者的长期肺癌死亡率比继续吸烟者低,去除烟草暴露5～10年即可产生生存差异。尽管既往吸烟者的癌症风险仍然比不吸烟者高,但随着戒烟时间的延长,生存获益不断增加。富含水果

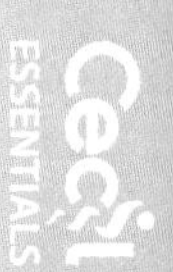

和蔬菜的饮食也许能防止吸烟者肺癌的发生。动物研究表明，这些食物中的抗氧化剂也许能阻止自由基诱导的细胞损伤，从而预防多种癌症的发生。然而，不应提倡吸烟者和既往吸烟者大剂量补充β-胡萝卜素、维生素E、视黄酸和*N*-乙酰半胱氨酸（1A级推荐）。

肺癌的治疗取决于诊断时的分期。2009年国际肺癌研究协会（IASLC）提出第七版国际肺癌分期系统，2010年1月正式接受使用。通过标准的肿瘤、淋巴结、转移（TNM）的术语对肺部肿瘤进行分类，并被整个肿瘤学领域接受（表23-1）。对小细胞肺癌的描述，可采用美国退伍军人管理局肺癌研究组（VALG）提出的局限期和广泛期的分期方法（见表23-1）联合TNM分期系统（1B级推荐）。

不论患者年龄大小，对肺癌患者外科手术的评估应采用及时、有效、多学科讨论的方法，应用胸外科医生、肿瘤内科医生、放射肿瘤医生和呼吸内科医生的专业知识进行评估（1C级推荐）。肺癌患者的术

表23-1 肺癌分期系统

分期	解释
非小细胞肺癌TNM分期系统	
原发肿瘤（T）	
Tx	原发肿瘤不能评价；或痰、支气管灌洗液中找到癌细胞，但影像学或支气管镜没有可视肿瘤
T0	肺内没有原发肿瘤的证据
Tis	原位癌
T1	肿瘤最大径＜3cm，周围为肺或脏层胸膜所包绕，支气管镜下肿瘤未累及叶支气管近端以上位置（即未累及主支气管）
T1a	肿瘤最大径＜2cm
T1b	肿瘤最大径＞2cm且＜3cm
T2	肿瘤最大径＞3cm且＜7cm，或累及范围符合以下任何一点（T2的肿瘤如果符合这些特点，且肿瘤最大径＜5cm则为T2a）：累及主支气管，但距隆嵴＞2cm；累及脏层胸膜；扩展到肺门区伴肺不张或阻塞性肺炎，但不累及全肺。
T2a	肿瘤最大径＞3cm且＜5cm
T2b	肿瘤最大径＞5cm且＜7cm
T3	肿瘤最大径＞7cm或任何大小的肿瘤直接侵犯了下述结构之一：胸壁（包括肺上沟癌）、膈肌、膈神经、纵隔胸膜、壁层心包；或肿瘤位于距隆嵴2cm以内的主支气管，但尚未累及隆嵴；或累及全肺的肺不张或阻塞性炎症；与原发肿瘤同叶的单个或多个的卫星灶
T4	任何大小的肿瘤已直接侵犯了下述结构之一：纵隔、心脏、大血管、气管、喉返神经、食管、椎体、隆嵴；或与原发灶不同叶的单发或多发病灶
区域淋巴结（N）	
Nx	区域淋巴结不能评价
N0	无区域淋巴结转移
N1	转移至同侧支气管旁淋巴结和（或）同侧肺门淋巴结和肺内淋巴结，包括原发肿瘤直接侵犯
N2	转移至同侧纵隔和（或）隆嵴下淋巴结
N3	转移至对侧纵隔、对侧肺门淋巴结，同侧或对侧斜角肌或锁骨上淋巴结
远处转移（M）	
Mx	远处转移不能评价
M0	没有远处转移
M1	有远处转移
M1a	对侧肺叶的转移性结节；胸膜转移结节，恶性胸腔积液、恶性心包积液
M1b	远处转移
VALG分期系统	
局限期（LD）	病变局限于一侧胸腔和区域淋巴结，包括同侧的锁骨上淋巴结，并可被单个可耐受的放射野包括在内
广泛期（ED）	超过局限期的病变，包括恶性胸腔或心包积液，对侧肺门或锁骨上淋巴结或远处转移

资料修改自：Edge S，Byrd DR，Compton CC，et al. AJCC cancer staging manual，ed 7，New York，2010，Springer。

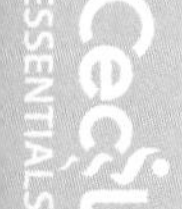

前评估包括分期、是否可切除和肺功能评价以明确肺保留情况。鉴于肺癌患者可合并多种疾病，增加了围术期不良心血管事件发生的可能性，因此术前应进行心脏评估（1C级）。

全面的呼吸系统评定可以判断基础肺病带来的手术风险，如慢性阻塞性肺疾病（COPD）。用肺量计（spirometry）判断患者肺功能［即第一秒用力呼气量（FEV_1）］，以评估肺癌患者手术的可行性。全肺切除术者FEV_1值大于2L、肺叶切除者FEV_1大于1.5L及大于80% FEV_1预测值的患者有平均的手术风险（1C级）。

对于FEV_1尚可，但有不明原因的活动性呼吸困难或胸部影像学提示间质性肺疾病的患者，需要测定肺的一氧化碳弥散量（DL_{CO}）。如果测量的DL_{CO}大于预测值的80%，患者术前风险评估处于平均范围。当肺活量和DL_{CO}处于临界范围、相互矛盾或不能解释患者症状时，应行放射性核素灌注扫描及心肺运动试验（1B级推荐）。

（一）非小细胞肺癌

手术是非小细胞肺癌唯一的治愈方法，适用于Ⅰ期或Ⅱ期可手术的肺癌患者（1B级推荐）。肺叶切除术优于楔形切除术（1B级）。病理分期为ⅠA或ⅠB期的非小细胞肺癌患者无须额外治疗（1B级）。辅助化疗适用于Ⅱ期或者更晚期的非小细胞肺癌患者（1A级）。

对于ⅢA期非小细胞肺癌患者，仍无良好的治疗策略，通常不适合单独手术或放射治疗（1A级推荐），应在多学科讨论前提下制订个体化治疗方案。手术几乎不适用于T4N0～1M0的ⅢB期患者。恶性胸腔积液者不能行手术治疗。对于ⅢB期患者，化疗联合放疗或同步放化疗优于单独的放射治疗（1A级）。对于Ⅳ期患者，推荐使用化疗来改善生存率并缓解症状（1A级）。

分子靶向治疗是肺癌的有效治疗方式。贝伐单抗是一种抗血管内皮生长因子（VEGF）的人源化单克隆抗体，在标准的以铂类为基础的化疗方案中加入贝伐单抗，可以提高非鳞状细胞癌的非小细胞肺癌患者的生存率（1A级推荐）。然而，一项早期试验研究发现，贝伐单抗和肺鳞状细胞癌患者的咯血相关，有时是致命的。厄洛替尼和吉非替尼作为酪氨酸激酶抑制剂，有针对表皮生长因子受体（EGFR）的活性，是有*EGFR*突变的转移性非小细胞肺癌的一线治疗。针对EGFR的靶向治疗对特殊人群有利，如女性、不吸烟者及有这些特定受体基因突变的亚洲人。

（二）小细胞肺癌

大多数小细胞肺癌患者需要化疗，常见的方案为4～6个周期的以铂类为基础的化疗（顺铂或卡铂）联合依托泊苷或伊立替康（1A级推荐）。如果肿瘤是局限的，胸部体外放射治疗可能是有效的（2C级）。少数情况下，如果没有发现转移证据，小细胞肺癌是可以手术切除的（2C级）。尽管小细胞肺癌对化疗和放疗都很敏感，部分局限期疾病可以治愈，但小细胞肺癌常复发，且后续的治疗通常是无效的。

七、预后

监测、流行病学和最终结果（SEER）数据库包含超过31 000个病例，用来验证2010年TNM分期系统，并提供了最有力的肺癌预后信息。尽管肺癌生物学研究不断深入、新型化疗药物不断进展，肺癌患者的5年总体生存率仅为15%。大多数肺癌患者在晚期诊断，手术治愈的可能性小。

（一）非小细胞肺癌

ⅠA期非小细胞肺癌患者中位生存期为59个月。而Ⅳ期非小细胞肺癌患者的中位生存期只有4个月。大约有40%的非小细胞肺癌患者会复发，手术后复发的中位时间为11.5个月。复发的非小细胞肺癌患者的平均生存期为8个月。

（二）小细胞肺癌

局限期小细胞肺癌患者起病后的中位生存期为15～20个月，5年生存率为10%～13%。但大多数患者都在出现临床表现后诊断，已处于广泛期。这些患者的中位生存期只有8～13个月，5年生存率仅为1%～2%。

推荐阅读

Aberle DR, Adams AM, Berg CD, et al: Reduced lung-cancer mortality with low-dose computed tomographic screening, N Engl J Med 365:395–409, 2011.

Detterbeck FC, Boffa DJ, Tanoue LT: The new lung cancer staging system, Chest 136:260–271, 2009.

Detterbeck FC, Lewis SZ, Diekemper R, et al: Executive summary: diagnosis and management of lung cancer, 3rd ed: American College of Chest Physicians evidence-based clinical practice guidelines, Chest 143(Suppl):7S–37S, 2013.

Godoy MC, Sabloff B, Naidich DP: Subsolid pulmonary nodules: imaging evaluation and strategic management, Curr Opin Pulm Med 18:304–312, 2012.

Gustafsson BI, Kidd M, Chan A, et al: Bronchopulmonary neuroendocrine tumors, Cancer 113:5–21, 2008.

MacMahon H, Austin JHM, Gamsu G, et al: Guidelines for management of small pulmonary nodules detected on CT scans: a statement from the Fleischner Society, Radiology 237:395–400, 2005.

Mulshine JL, Sullivan DC: Clinical practice: lung cancer screening, N Engl J Med 352:2714–2720, 2005.

Surveillance Epidemiology and End Results: SEER program (website). http://seer.cancer.gov. Accessed September 2, 2014.

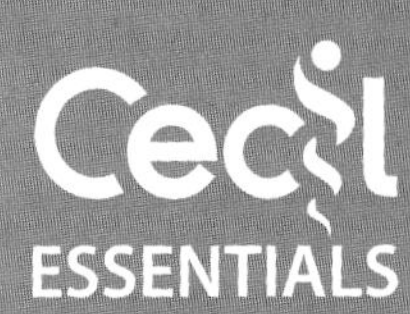

第四部分

围术期管理

第24章

围术期管理

著　者　Prashant Vaishnava　Kim A. Eagle
译　者　段　军　审校者　常志刚

一、引言

美国每年有超过4000万人接受非心脏外科手术，术后心脏并发症的发生率估计为0.5%～1%，即每年有20万～40万人会发生围术期心脏并发症。而一旦发生心脏并发症，患者的死亡率将超过25%。术后发生心肌梗死的患者在随后2年内的死亡风险是无该并发症患者的2倍。最新的循证医学实践强调：医生应该对外科手术患者进行仔细的个体化评估，从而提供准确的术前风险评估和危险分层，以寻求最佳的降低围术期风险的方法。本章阐述了如何对中高危患者进行术前、术后心血管风险评估来指导围术期治疗，以获得最佳效果。

二、高风险患者评估

术前评估包括对拟行手术或操作的风险评估，以往被分为低危、中危或高危。而美国心脏病学会/美国心脏协会(ACC/AHA)有关围术期心血管评估的最新指南简化了这一分类法，将拟行手术或操作的围术期风险分为低风险和高风险。低风险操作(如结肠镜检查、白内障手术)发生心肌梗死或死亡等主要不良心血管事件(MACE)的风险小于1%，而那些MACE风险≥1%的操作则归类为高风险。现已有简单的标准化术前筛查问卷来识别中高危患者，这些患者会从更详细的临床评估中获益(表24-1)。

按照ACC/AHA指南要求，对手术患者的评估应从全面的病史采集及体格检查开始，包括12导联静息心电图。评估中应明确是否属于急诊手术，因为真正的急诊手术会不可避免地会引起更多的术后并发

表24-1	标准化术前问卷*
1.年龄，体重，身高	
2.您是	
a.女性≥55岁或男性≥45岁	
b.如果是，您是否≥70岁	
3.您是否服用抗凝药物	
4.您是否有下列任何心脏相关问题	
a.心脏病	
b.过去6个月内心脏病发作	
c.心绞痛(胸痛)	
d.心搏不规律	
e.心力衰竭	
5.您是否有或曾经有下列任何情况	
a.类风湿关节炎	
b.肾脏疾病	
c.肝脏疾病	
d.糖尿病	
6.您平躺时是否感觉气短	
7.您目前是否在接受吸氧治疗	
8.您是否有慢性咳嗽咳痰病史	
9.您是否有肺部疾病史	
10.您或和您有血缘关系的亲属是否曾经出现除恶心以外的麻醉方面的问题	
a.如果是，请描述	
11.如为女性，您现在是否可能妊娠	
a.行妊娠检查	
b.请写出末次月经时间	

*密歇根大学健康系统患者信息报告。问题2至问题9中任一回答为“是”的患者应接受更详细的临床评估。

资料来源：Tremper KK，Benedict P：Paper “preoperative computer，” Anesthesiology 92：1212-1213，2000。

症和更高的死亡率。

围术期风险评估应先评估非心脏手术的紧急性；急诊手术不应被延误，可能无法进行危险分层。根据病史，只有临床情况特殊的患者才需进行术前评估。任何年龄无合并疾病的患者，行择期手术前无须进行评估，除非该手术应激程度可能导致患者基础状态发生急剧改变。采集病史时应关注隐匿性心脏病的症状。

三、术前心脏风险评估

对非心脏手术患者进行围术期风险评估时，应按照ACC/AHA指南对基础心脏病进行评估与治疗。这些基础心脏病包括不稳定的冠状动脉疾病（CAD）、失代偿期心力衰竭、严重心律失常和严重瓣膜病（包括重度主动脉瓣狭窄和有症状的二尖瓣狭窄）。

进行术前危险分层的运动耐量评估和住院患者围术期风险的精确预测，最适用于下列三类患者：自诉活动后心肺症状加重者、可能从无创或有创的心脏检查中获益的择期手术者及已有冠心病或冠心病多种危险因素且运动耐量尚可者。在预测围术期事件时，运动耐量“差”被定义为不能步行四个街区和爬两层楼梯或无法耐受所需代谢当量（MET）为4的活动（表24-2）。高运动耐量患者（如当爬楼或短距离跑步MET≥4而无症状者）极少需要无创检查或治疗来降低非心脏手术风险。

如果患者运动耐量差或有症状，内科医生常使用基于临床危险因素评估的经验性多变量预测模型中的风险指数，来识别围术期高心脏风险患者。根据前瞻性对照研究，修正心脏风险指数（RCRI）由于其准确性和简便性备受青睐（表24-3）。另外一种较新的预测模型是基于多个临床预测因素的全美国外科手术质量提高计划（NSQIP）风险计算器。RCRI根据是否存在下列6项可识别的预测因素进行评估：高风险手术（腹股沟以上部位的血管手术，胸腔或腹腔手术）、缺血性心脏病、充血性心力衰竭（CHF）、脑血管疾病、需胰岛素治疗的糖尿病和肾衰竭（血肌酐>2.0mg/dl）。任一项预测因子如果存在，得1分，然后可以预测心脏事件（如心肌梗死、肺水肿、心室颤动

表24-2 患者功能状态

良好（7MET以上的活动量）
- 提24磅重物向上走8节台阶
- 提80磅的重物
- 户外工作（铲雪、铲土）
- 娱乐（滑雪、篮球、壁球、手球、慢跑或步行5英里/小时）

中等（4～7MET的活动量）
- 性生活不需停下休息
- 平地上步行4英里/小时
- 户外工作（园艺、耙地、除草）
- 娱乐（溜冰、跳舞、狐步舞）

差（活动量<4MET）
- 淋浴/穿衣不需停下休息、脱衣服和整理床铺、擦尘土、洗碗
- 平地上步行2.5英里/小时
- 户外工作（擦窗户）
- 娱乐（高尔夫、保龄球）

注：1磅≈0.45kg，1英里≈1.61km。

资料修改自：Hlatky MA，Boineau RE，Higginbotham MB，et al：A brief self-administered questionnaire to determine functional capacity（the Duke Activity Status Index），Am J Cardiol 64：651-654，1989。

表24-3 修正心脏风险指数：临床指标

1.高危手术

2.缺血性心脏病
- a.心肌梗死病史
- b.目前有缺血性心绞痛
- c.需舌下含服硝酸甘油
- d.运动负荷试验阳性
- e.心电图有病理性Q波
- f.曾接受经皮腔内冠状动脉成形术和（或）冠状动脉旁路移植手术，且近期出现缺血引起的心绞痛

3.充血性心力衰竭
- a.左心衰竭体征
- b.夜间阵发性呼吸困难史
- c.肺水肿病史
- d.心脏听诊有第三心音奔马律
- e.双肺听诊有啰音
- f.胸片显示肺水肿

4.脑血管疾病
- a.短暂性脑缺血发作病史
- b.脑血管意外病史

5.糖尿病
- a.胰岛素治疗

6.慢性肾功能不全
- a.血肌酐>2mg/dl

资料修改自：Lee TH，Marcantonio ER，Mangione CM，et al：Derivation and prospective validation of a simple index for prediction of cardiac risk of major noncardiac surgery，Circulation 100：1043-1049，1999。

或原发性心搏骤停、完全性心脏传导阻滞)发生的风险。RCRI为0分的患者发生重要心脏并发症的风险预计为0.4%～0.5%;1分的风险为0.9%～1.3%,2分为4%～6.6%,3分为9%～11%(图24-1)。当存在两项或更多预测因子时,心脏风险明显增加;存在三项或更多预测因子时心脏风险最大。RCRI的临床价值在于识别高风险心脏并发症患者,帮助确定这些患者是否可从进一步无创心脏检查危险分层或术前预防性药物治疗中获益。

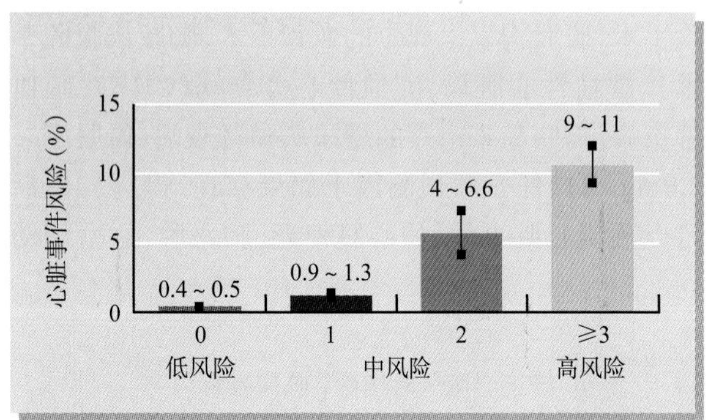

图24-1　根据患者的RCRI评分预测手术中心脏事件风险柱形图

(一)术前无创心脏检查用于危险分层

并无证据支持对所有患者均进行术前无创心脏检查。根据临床风险分类来选择性进行无创心脏检查,似乎更为有效且性价比高。任何可能延误急诊外科手术的检查均不推荐。

冠状动脉血运重建可使无症状但心脏风险高的患者潜在获益,这些患者包括:急性冠脉综合征患者,左主干病变者,包含左前降支近段明显狭窄的双支冠状动脉病变且伴有射血分数减低或无创检查提示心肌缺血者,以及三支冠状动脉病变且射血分数小于50%者。稳定的冠心病患者在非心脏手术前不应常规进行预防性冠状动脉血运重建术。严重心肌缺血提示左主干或三支冠状动脉病变者,当其RCRI评分≥3分时,应考虑在非心脏手术前行冠状动脉血运重建术。

如果预测到患者符合指南要求,需进行额外的药物治疗或冠状动脉造影和冠状动脉血运重建术,那么建议行无创心脏检查。对有3个及以上临床危险因素且运动耐量差(＜4MET)的拟行血管手术的患者行无创心脏负荷试验是合理的,因其结果可能改变之后的治疗策略。如果可行,运动负荷试验可以对运动耐量进行客观评价。如果受运动耐量限制,药物负荷试验可替代运动负荷试验。

多巴酚丁胺超声心动图和核素灌注显像可识别有围术期心肌梗死或猝死风险的患者,具有良好的阴性预测值(接近100%),但阳性预测值不佳(＜20%)。因此,阴性检查结果可以让人放心,而阳性结果对于围术期心脏事件仍然是一个很弱的预测因子。哪些高危患者更能从术前无创心脏检查和治疗策略中获益并改善预后,尚不十分明确。

无创心脏检查的选择

应根据瓣膜或心室功能评估的需要及哪种检查最可靠并且可当地实施来选择合适的无创检查方法。多巴酚丁胺负荷超声心动图因其整体预测能力好并且可提供关于瓣膜和左心室功能障碍的额外信息,较为常用。

一般来说,运动耐量差(运动诱发心肌缺血)提示发生围术期心脏事件的风险高,而运动耐量好则提示心脏风险低。运动时能达到年龄预测最大心率的75%～85%,提示围术期心脏事件发生率低。对于基础心电图异常(如左束支传导阻滞、左心室肥大并复极异常、预激综合征、地高辛治疗后继发改变,起搏心律)和因合并症不能运动的患者,药物负荷超声心动图或核素显像是首选。

心肌灌注显像方法(使用^{201}Tl和^{99m}Tc显像)的研究显示,可逆性灌注缺损反映存在心肌缺血,提示围术期不良结局风险很大。心肌灌注显像的阴性预测值较高,因此这项技术在无创检查中特别有用。在大多数研究中,固定性灌注缺损对于围术期心脏事件没有明显的预测价值。可引起"冠脉窃血"的冠状动脉扩张剂(如静脉注射双嘧达莫、腺苷、热加腺苷)是在放射性心肌核素灌注显像时需要使用的首选药物。

在多巴酚丁胺负荷超声心动图检查中,低剂量多巴酚丁胺输注时显示室壁运动异常或室壁运动改变的心肌节段数量,可帮助识别围术期心脏事件高风险患者。严重心律失常患者禁用多巴酚丁胺,严重支气管痉挛患者最好避免使用冠状动脉扩张剂。

(二)术前有创心脏检查用于风险分层

围术期冠状动脉造影推荐的适应证与疑似或已知冠心病患者相似,并且应符合ACC/AHA关于冠状动脉造影的指南建议。对于不稳定型心绞痛和难治性心绞痛患者,以及无创检查结果显示高心脏风险

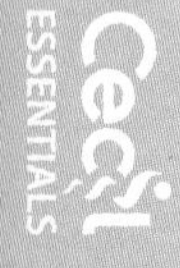

患者或拟行高风险非心脏手术患者，应考虑行冠状动脉造影检查。

对于无创检查提示广泛心肌缺血的患者，风险评估为中度但需进行高风险手术患者，拟行急诊手术的心肌梗死康复期患者和术前心肌梗死患者，也应考虑行冠状动脉造影检查。临床高风险（RCRI＞3）和无创心脏检查有高危表现的患者，应考虑诊断性心导管检查术（图24-1）。

四、术前危险因素管理以降低围术期心脏风险

（一）冠状动脉血运重建

根据冠状动脉手术研究（CASS）和旁路血管成形术血运重建研究（BARI）的回顾性分析，以及冠状动脉血运重建预防试验（CARP）的前瞻性研究，均显示了对于左心室收缩功能减弱但无左主干病变或非多支血管病变的冠心病患者，无论通过冠状动脉旁路移植术（CABG）还是经皮冠状动脉介入治疗（PCI）进行预防性血运重建，均不能使患者短期或中期获益。虽然在择期非心脏手术前成功进行PCI或CABG的高危患者相比于药物治疗的同类患者，其围术期心脏事件发生率减少，但PCI或CABG时可出现相关并发症甚至导致死亡，这将会抵消冠状动脉血运重建的潜在益处。因此为降低围术期风险而对即将进行非心脏大手术的中危患者行冠状动脉血运重建术，缺乏证据支持，并非首选策略。

对于PCI的建议与那些疑似或已知冠心病患者类似，同时应遵从ACC/AHA指南。AHA/ACC、美国心血管造影与介入学会、美国外科医师学会、美国牙科协会科学顾问委员会共同推荐，对于冠状动脉内植入金属裸支架后接受噻吩吡啶类药物双联抗血小板治疗的患者，应延迟手术30～45d；而植入药物洗脱支架者应等待1年。一些研究表明，对于植入新一代支架（如依维莫司或佐他莫司洗脱支架）的患者，术后双联抗血小板治疗的持续时间可缩短至1年以内。个体化制订双联抗血小板治疗疗程十分重要，首先应遵循专家意见和推荐。如果患者2～6周需进行非心脏手术，那么不应植入药物洗脱支架，此时球囊扩张术更为合适。如果为紧急或急诊非心脏手术，应考虑CABG联合非心脏手术；但必须同时权衡心脏事件风险、出血风险及冠状动脉血运重建的远期获益价值。

近期研究显示，对于RCRI评分≥2分的无严重心肌缺血的中高危患者，适当的药物治疗是最佳策略。同前所述，对于行血管手术的中高危患者，为降低围术期心脏风险而术前行冠状动脉血运重建术，并不比合理的药物治疗收益明显。但是，该研究不包括有左主干狭窄、严重主动脉瓣狭窄、左心室射血分数≤20%的高危患者及有不稳定冠状动脉症状的患者。即使不考虑非心脏手术的因素，这些患者中的大多数本来就应行冠状动脉或瓣膜手术，因此如果诊断性心导管术显示左主干病变或多支血管病变并且伴有射血分数下降，那么或许就应进行冠状动脉血运重建术。

这种临床评估法（图24-2）所获得的信息，对于判断患者围术期心脏事件风险是否足够低到能进行手术至关重要。对于被确定为心脏高风险但不准备行冠状动脉血运重建术的患者，医生或许可以缩小手术范围，考虑腹腔镜替代开腹手术或选择姑息性治疗，或尝试通过术中或围术期额外治疗来减轻心脏风险。

（二）β受体阻滞剂

非心脏手术患者围术期应用β受体阻滞剂的有效性及安全性尚不确定。ACC/AHA指南对于围术期β受体阻滞剂使用的Ⅰ类推荐，仅限于已经接受β受体阻滞剂治疗的心绞痛、高血压或有症状的心律失常患者。术前无创负荷试验显示心肌缺血的中高危患者（证据等级C）和RCRI≥3分患者（证据等级B），术前开始使用β受体阻滞剂治疗为Ⅱb类推荐。欧洲指南明确建议非心脏手术患者首次使用口服β受体阻滞剂时选用阿替洛尔或比索洛尔。

围术期缺血评价（POISE）试验显示了术前应用β受体阻滞剂的局限性。POISE试验纳入了8351例年龄大于45岁的中高危患者，这些患者随机接受口服长效琥珀酸美托洛尔（美托洛尔缓释片）或安慰剂治疗。美托洛尔缓释片给药起始剂量较大：术前2～4h给药100mg，术后6h再次给药100mg，此后200mg/d共30d；或者每6h缓慢静脉给药15mg直至患者可口服用药，之后口服用药持续30d。如果患者收缩压低于100mmHg或心率小于50次/分则停止给药。试验结果显示，与安慰剂组相比，美托洛尔组患者的心源性死亡、非致死性心肌梗死或心搏骤停的发生率显著降低（5.8%和6.9%；HR＝0.84；95% CI 0.70～0.99；P=0.04）。但美托洛尔组的全因死亡率和卒中发生率却较安慰剂组增加（分别为3.1%和2.3%，P=0.03；1%和0.5%，P=0.005）。因此，使用美

托洛尔缓释片每治疗1000例患者，可以预防11例中高危患者非心脏手术时发生心肌梗死，但却以8例死亡及5例卒中为代价。卒中与围术期低血压、出血、心房颤动和有卒中史或短暂性脑缺血发作史有关。POISE试验强调了评估术前开始使用β受体阻滞剂的相关风险和获益的重要性(图24-2)。

仍需对术前应用β受体阻滞剂有更清晰和明确的实施建议。已经使用β受体阻滞剂者应继续使用，因为突然停用可能会增加围术期死亡率。如果选择合适的非心脏手术高危患者开始使用β受体阻滞剂，那应仔细评估患者情况，而且不要为了达到预期心率在起始时就给予大剂量。

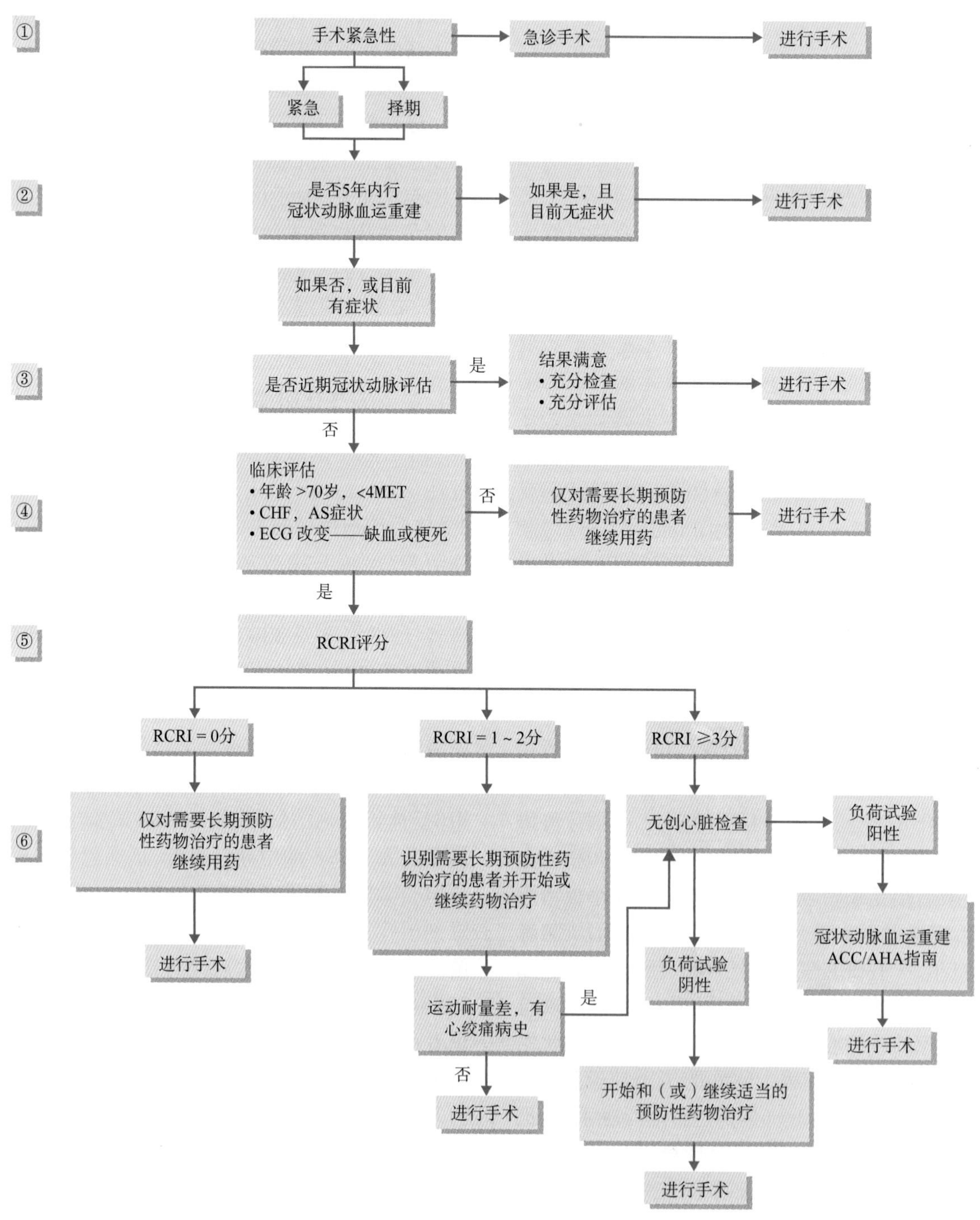

图24-2 行诊断性心导管术的临床分步评估：①急诊手术；②曾进行冠状动脉血运重建；③曾进行冠状动脉评估；④临床评估；⑤修正的心脏危险指数；⑥降低风险措施。预防性药物治疗β受体阻滞剂和他汀治疗。ACC.美国心脏病学会；AHA.美国心脏协会；AS.主动脉狭窄；CHF.充血性心力衰竭；ECG.心电图；MET.代谢当量；RCRI.修正的心脏危险指数

（三）β-羟基-β-甲戊二酸单酰辅酶A还原酶抑制剂（他汀类药物）

前瞻性及回顾性研究均支持已有动脉粥样硬化的患者围术期预防性使用β-羟基-β-甲戊二酸单酰辅酶A（HMG-CoA）还原酶抑制剂（他汀类药物）以减少围术期心脏并发症的发生。已接受他汀类药物治疗的非心脏手术患者应继续用药。进行血管手术的患者无论有无临床危险因素均应使用他汀类药物（Ⅱa类推荐）。

（四）钙通道阻滞剂

对非心脏手术患者预防性使用钙通道阻滞剂以降低围术期风险尚缺乏证据。

（五）血管紧张素转化酶抑制剂

血管紧张素转化酶抑制剂（ACEI）和血管紧张素Ⅱ受体拮抗剂通常用于治疗高血压、慢性心功能不全、慢性肾衰竭和缺血性心脏病。证据支持在非心脏手术前24h应停用这类药物，因为长期使用ACEI的患者在麻醉诱导后该药物会对循环产生不良影响，可能需使用血管加压素激动剂来治疗顽固性低血压。

（六）口服抗血栓药物

围术期使用阿司匹林、氯吡格雷或两者同时使用以降低心脏风险的循证医学证据目前尚不清楚。已观察到使用双联抗血小板治疗的患者围术期出血及需要输血的概率大大增加。在大手术前停用氯吡格雷5d和停用阿司匹林5～7d以减少围术期出血和输血的风险必须与其潜在增加急性冠脉综合征的风险相权衡，特别是对于近期接受冠状动脉支架置入术的高危患者。如果临床医生选择在手术前停用阿司匹林，那么应在手术后尽可能快地恢复使用，尤其是在血管移植手术后。

五、术中管理降低围术期风险

（一）麻醉管理

硬膜外麻醉和镇痛可以更好地减少手术应激，减轻术后负氮平衡，减少对心血管血流动力学的影响，减少出血和对外周血液循环的影响，更好地控制术后疼痛，从而改善非心脏大手术患者的预后。总之，并没有首选的心肌保护药物，关于麻醉管理的决策应是麻醉师主导的多学科共同努力的结果。然而，椎管内阻滞（硬膜外和脊髓）或能减少肺部和血栓并发症，但其是否能减少心脏并发症尚不清楚。另外，椎管内阻滞联合全身麻醉技术能减少术中全身麻醉药物用量也是其优点。

研究已显示围术期疼痛管理对于降低心脏风险至关重要。充分的镇痛可以减轻儿茶酚胺风暴，后者可能导致心肌耗氧增加，诱发冠状动脉血管痉挛，引起血液高凝状态，增加斑块破裂风险。

（二）术中肺动脉导管的使用

目前关于使用肺动脉导管（PAC）对非心脏大手术高危患者是否有益的证据尚存争议。PAC指导的优化液体治疗在围术期并无明显益处。在一项大型多中心随机试验中，Sandham等发现，在老年高危手术患者中，与标准化治疗相比，PAC指导治疗并无更多获益。尽管如此，对于术前即有心力衰竭症状和体征、术后心力衰竭发生率高的患者，以及心室储备能力有限而手术可能使其血流动力学发生明显变化的患者，应考虑使用PAC。当考虑术中或术后使用PAC时，指南建议评估三项内容：患者病情、外科手术（包括预计术中和术后容量变化）、实践操作（PAC使用经验）。关于实践操作需要强调的是，不同操作者对于有创血流动力学数据的理解有所不同，如果PAC数据解读有误，将对患者有害。

（三）术中经食管超声心动图的使用

由缺血引起的心脏运动异常要早于缺血引起的电活动异常，因此术中经食管超声心动图（TEE）检查被认为是比传统的术中2导联心电图更敏感的心肌缺血监测手段。与此类似，12导联心电图监测也被认为比传统的术中心电图敏感性更高。但是，非心脏手术中使用2导联心电图与TEE或12导联心电图监测心肌缺血比较，尚无强有力的证据证明后两者在识别围术期心肌缺血高风险患者方面更有效。因此，并不建议非心脏手术中常规使用TEE监测和指导治疗，除非是在出现持续且危及生命的血流动力学不稳定的紧急情况下需要寻找病因时。

（四）非心脏手术中体温的维持

目前ACC/AHA指南建议术中维持患者体温在正常温度范围即可，而不需要使用低温来进行器官保护。一项前瞻性随机对照研究的回顾性分析显示，

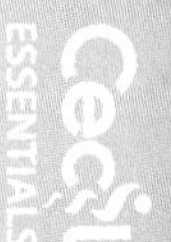

与核心温度≥35℃相比，低温（核心温度<35℃）会增加心肌缺血的风险。在一项随机对照研究中，300例非心脏手术高危患者被随机分入主动复温组和常规护理组，结果显示体温正常组较低温组发生心脏不良事件（不稳定型心绞痛、心肌缺血、心搏骤停和心肌梗死）的概率更低（1.4%比6.3%；P=0.02）。此外，多因素分析显示低温是不良心脏事件的独立预测因素（RR=2.2；95% CI 1.1～4.7；P=0.04），维持正常温度可以使该风险降低55%。

六、术后心脏风险评估

（一）心肌梗死的监测

虽然没有公认的诊断标准，但大部分围术期心肌梗死发生在非心脏手术后的3d内。术后即刻、术后第1日与第2日分别行心电图评估的方案，对于监测术后心肌梗死的发生，敏感性最高；常规连续检测CK和CK-MB会导致假阳性率升高，而且不能增加敏感性。心肌特异性标志物如TnI和TnT，则被认为是心肌损伤和心肌梗死最敏感和最特异的指标，术后TnI和TnT升高与心脏不良事件风险增高相关。

尽管术后的症状或体征提示心肌缺血、心肌梗死或心律失常时建议心电图检查，但术后心电图筛查的实用性尚不确定。对于高危患者和那些心电图有改变，有典型急性冠脉综合征心绞痛症状或有心功能不全血流动力学证据的患者，仍应进行心肌标志物的测定。

（二）术后风险分层及管理策略

术后患者管理涉及对高血压、高脂血症、吸烟、肥胖、高血糖、久坐不活动这些可控心脏危险因素的评估和治疗。出现围术期心肌梗死或有心肌缺血证据的患者应予以仔细评估，因为这些患者在随后5～10年，发生心脏事件的风险增高。此时应行无创左心室功能评估和诱导缺血试验，以确定这些患者是否可从血运重建或药物治疗中获益。术后心力衰竭和肺水肿的治疗与非手术患者肺水肿的治疗类似。

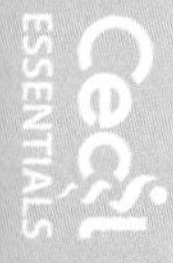

七、特殊心脏疾病患者行非心脏手术

（一）瓣膜性心脏病

瓣膜性心脏病患者的术前风险评估需特别注意。所有接受非心脏手术的患者都应进行体格检查评估主动脉瓣狭窄，并对有可疑杂音的患者行二维超声心动图检查。近期一项研究显示，主动脉瓣狭窄患者围术期死亡率和非致死性心肌梗死风险是非主动脉瓣狭窄患者的5倍。症状严重者代表有活动性心脏病，应在择期手术前予以评估和治疗。应选择合适的病例行瓣膜置换术或瓣膜成形术，之后再行非心脏手术。

二尖瓣狭窄和二尖瓣反流患者行非心脏手术的相关围术期风险尚不清楚。通常，术前病史、体格检查、胸部X线或心电图会提供这一诊断的线索，并可通过超声心动图确诊。精确诊断有助于优化术中麻醉方案，利于药物干预和有创监测手段的选择及术后药物治疗。应控制心率以保证足够的舒张充盈期，避免轻中度二尖瓣狭窄患者出现肺淤血。拟行高危手术的严重二尖瓣狭窄患者可能从术前球囊二尖瓣成形术或外科手术干预中获益。

主动脉瓣或二尖瓣反流患者可从控制容量和减轻后负荷中获益。主动脉瓣关闭不全的患者对快速心率的耐受性较缓慢心率更好，因为缓慢心率会使舒张充盈期延长，从而加重左心室容量负荷。

除了需要使用抗生素预防细菌性心内膜炎和接受合理的抗凝治疗，有人工瓣膜的患者与一般瓣膜性心脏病患者的围术期并发症类似。对于有机械瓣膜的患者抗凝建议如下：对于需要接受小型有创操作（如牙科操作、表浅整形手术及活检）的患者，国际标准化比值（INR）应降至低水平或亚治疗范围，术后立即重新开始正常剂量的口服抗凝药治疗。对于那些口服抗凝药物出血风险高，不抗凝治疗血栓栓塞风险也高的患者（如二尖瓣机械瓣，有血栓栓塞病史且未接受抗凝治疗，Bjork-Shiley瓣或Starr-Edwards瓣，已知高凝状态，心房颤动），推荐围术期使用肝素治疗。对于这两种极端情况之间的患者，应个体化评估，权衡减少华法林抗凝和围术期开始应用肝素的利弊。在一些肝素不耐受患者中使用低分子量肝素替代，可能是可行的，虽然这一做法尚存争议。

（二）心律失常和传导阻滞

室性和房性心律失常一直被认为是围术期心脏并发症的预测因素。因此，术前应仔细评估有无心律失常及其严重程度，是否会引起缺血性心脏病、心肌病或其他可能导致围术期并发症的病症。一般来说，无症状的心律失常或传导阻滞只需观察并维持稳定状态即可。虽然新发心房颤动会增加栓塞风险，但大多数情况下，术后心房颤动可在36～48h复律。短期控制节律和抗凝治疗或许适用于术后心房颤动患者。对于血流动力学不稳定的室上性心动过速患者应选择电复律。

（三）充血性心力衰竭和左心室功能障碍

充血性心力衰竭（CHF）被认为是非心脏手术中心脏风险增加的重要标志。CHF是术后心脏并发症的已知危险因素，因此应尽一切努力识别CHF的病因并在术前加以有效控制。但是，对于接受中高危非心脏手术的心力衰竭患者，除了保证其服用能够长期改善心力衰竭的药物外，并无有关围术期最佳治疗方案的循证推荐。因为心力衰竭的恰当治疗很大程度上取决于其潜在病因（尤其是收缩功能障碍或是舒张功能障碍），所以择期非心脏手术前明确其病因可以帮助制订适合每个患者的个体化治疗方案。应密切监测容量状态避免围术期失代偿情况发生。根据情况可短期静脉应用正性肌力药物、血管扩张剂或两者联用以预防或治疗CHF。

（四）肥厚型心肌病

超声心动图提示有肥厚型心肌病（HCM）的患者，在出现心动过速、低血压或心肌收缩力增加时有左心室流出道（LVOT）梗阻加重的风险。全身麻醉或椎管内阻滞可引起外周血管扩张和交感神经阻滞，使静脉回流减少从而加重LVOT梗阻。对非心脏手术的HCM患者的观察性研究显示，HCM代偿期患者对于大部分手术的围术期耐受良好。围术期降低心脏风险的方法应包括避免低血容量、避免使用扩血管药物、磷酸二酯酶抑制剂和β受体激动剂，以及注意液体补充和选择性使用α受体激动剂。HCM患者发生围术期低血压、CHF和心律失常的风险较高，应密切监测。

（五）先天性心脏病

研究显示，左向右分流患者接受手术修补后仍会残留血流动力学异常，在应激情况下心排血量将会降低。在非心脏手术前，这类患者需对现有的CHF进行严格治疗。大量左向右分流但肺动脉阻力仅轻度增高的患者，在非心脏手术前应进行心脏修补手术。不可逆肺动脉高压患者进行非心脏手术风险极高，除非没有其他选择，否则不应行此类手术。在随访过程中发现，之前接受主动脉缩窄修复手术的患者猝死风险很高，原因包括残留心脏功能缺陷导致CHF、血管破裂、夹层动脉瘤或严重动脉粥样硬化相关并发症，此类患者遗留高血压的发生率也有所升高。因此对于这类患者，需进行仔细的术前风险评估，严密监测术中术后血流动力学。法洛四联症患者也易发生心脏性猝死，对这类患者，围术期应密切监测并积极预防和治疗致死性心律失常，如室性心动过速或房室传导阻滞。

紫绀型先天性心脏病和有右向左分流的患者，手术时有几个特殊问题。大部分发绀患者有红细胞增多症，因此更易发生血栓。因为脱水可能增加血液黏滞度从而更易形成血栓，尤其是脑血栓，这类患者应避免使用利尿剂。血细胞比容大于70%的患者应考虑在非心脏手术前进行血浆置换。放血治疗并不推荐，因为其会降低血管内容量而加重发绀。血细胞比容为55%～65%的患者应在手术前一日晚上开始静脉输液。先天性心脏病患者应接受针对细菌性心内膜炎的预防性治疗。一项回顾性报道指出，通过上述密切监测和预防，并且小心注意避免气体进入血管内，右向左分流患者也可接受非心脏手术，且并发症较少。

八、总结

非心脏手术患者死亡原因中，冠心病占大部分，其高死亡率与这些患者发生围术期心肌梗死相关。围术期降低心脏风险的标准化循证方案的成功实施，有赖于外科医生、麻醉师、患者主管医生和会诊医生的团队协作及良好沟通。

围术期心脏并发症的风险随外科手术危险程度和RCRI评分不同而不同。术前对非心脏手术患者进行系统的逐步的心脏风险评估，有助于确定患者围术期发生心脏事件风险是否足够低，从而可以进行手术。活动期心血管疾病，包括严重主动脉瓣狭窄和有症状的二尖瓣狭窄，需在术前进行干预。应根据临床风险分类来确定是否需行术前无创心脏检查，并根据评估冠状动脉、瓣膜或心室功能的需要，以及何种检查最可靠并且可当地实施来选择无创检查的方法。如果检查结果能够帮助确定冠状动脉血管造影的必要性和治疗方案，那么应考虑术前行无创心脏检查。

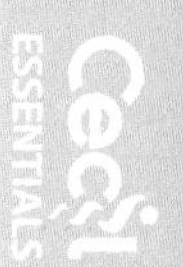

尽管没有围术期使用β受体阻滞剂的明确建议，

但不应中断已有的β受体阻滞剂治疗方案，选择合适的高危患者尝试使用β受体阻滞剂滴定式治疗可能获益。

理想的术后患者管理涉及对疼痛、高血压、高脂血症、吸烟、肥胖、高血糖、久坐不活动这些可控心脏危险因素的评估和治疗。最后，出现围术期非致死性心肌梗死或有心肌缺血证据的患者应予以仔细评估，因为之后数月至数年，他们仍有潜在的发生心脏事件的风险。

推荐阅读

Auerbach A, Goldman L: Assessing and reducing the cardiac risk of noncardiac surgery, Circulation 113:1361–1376, 2006.

Boersma E, Kertai MD, Schouten O, et al: Perioperative cardiovascular mortality in noncardiac surgery: validation of the Lee cardiac risk index, Am J Med 118:1134–1141, 2005.

Fleisher LA, Fleischmann KE, Auerbach AD, et al: 2014 ACC/AHA guideline on perioperative cardiovascular evaluation and management of patients undergoing noncardiac surgery: a report of the American College of Cardiology/American Heart Association Task Force on practice guidelines, J Am Coll Cardiol S0735–1097(14)05536–3, 2014.

Hassan SA, Hlatky MA, Boothroyd DB, et al: Outcomes of noncardiac surgery after coronary bypass surgery or coronary angioplasty in the Bypass Angioplasty Revascularization Investigation (BARI), Am J Med 110:260–266, 2001.

Kristensen SD, Knuuti J, Saraste A, et al: 2014 ESC/ESA guidelines on non-cardiac surgery: cardiovascular assessment and management: The Joint Task Force on Non-Cardiac Surgery: cardiovascular assessment and management of the European Society of Cardiology (ESC) and the European Society of Anesthesiology (ESA), Eur Heart J 35(35):2382–2431, 2014.

McFalls EO, Ward HB, Moritz TE, et al: Coronary-artery revascularization before elective major vascular surgery, N Engl J Med 351:2795–2804, 2004.

POISE Study Group: Effects of extended-release metoprolol succinate in patients undergoing non-cardiac surgery (POISE trial): a randomized controlled trial, Lancet 371:1839–1847, 2008.

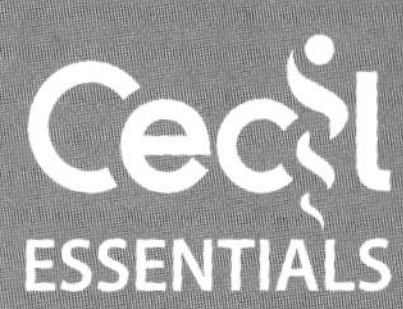

第五部分

肾脏疾病

第25章

肾脏的结构与功能

著　者　Orson W. Moe　Javier A. Neyra
译　者　马也娉　审校者　戴沛霖

一、引言

肾脏维持体液容量和成分的平衡，肾衰竭表现为多器官功能障碍。在世界范围内，慢性肾脏疾病所占比例接近传染病，住院患者发生的急性肾损伤增加了住院率和死亡率。肾脏疾病病因复杂。除了肾小球滤过功能的受损之外，肾脏疾病还包括高血压、尿石症和多种电解质紊乱，它们虽然不影响肾小球滤过率（GFR），但是发病率和死亡率较高。为了更好地理解肾脏疾病，全面了解肾脏的解剖结构和功能是非常必要的。

大约25%的心排血量被分配到肾脏，血液在肾脏持续净化。肾脏除了排泄功能之外，还是重要的代谢器官和内分泌器官。肾衰竭表明肾脏上述三种功能被破坏。本章简要回顾了肾脏的结构与功能，为后续各章讨论具体的肾脏疾病奠定了基础。

二、肾脏结构

（一）大体解剖学

肾脏位于腹膜后间隙，靠近腹后壁，由此易于经皮穿刺活检。肾脏下极在瘦的个体深吸气时可以触到。单个肾脏重120～170g；大小约为11cm×6cm×3cm；大约有100万个肾单位。肾脏大小有个体差异。临床所说的肾脏大小是超声报告中从头至尾所测的肾长度，它并不是反映肾脏体积和质量的完美指标。

肾脏外覆纤维囊。肾动脉、肾静脉和输尿管等在肾门出入肾脏。在肾脏的冠状切面上，肾实质由外层浅色的皮质和内层深色的髓质组成（图25-1）。临床肾脏活检的标本通常来自下极的皮质。髓质分成外带和内带，外带又被细分成外条纹和内条纹。髓质内有多个肾锥体（pyramids），其尖端朝向肾盂，称肾乳头。肾盂与肾乳头连接的部位称为肾盏（calyces）。肾锥体间向心伸入的皮质称为肾柱（columns of Bertin）。

（二）肾脏的血管

每个肾脏由单一肾动脉供血，但是超过1/3的个体存在额外动脉。肾动脉进入肾脏之前或之后，分支为叶间动脉（interlobar arteries），叶间动脉沿相邻肾锥体间的肾柱，走向皮质（见图25-1A）。叶间动脉进一步分支成弓状动脉（arcuate arteries），沿着皮髓质交界处呈弓状走行（见图25-1B）。弓状动脉继续分支为皮质升动脉（cortical ascending arteries），其为肾小球供血。入球小动脉（afferent arterioles ramify）在肾小球内形成毛细血管袢，为单个肾小球供血。肾脏循环的特征总结见表25-1中。

肾小球毛细血管球发挥肾脏滤过功能。尽管出球小动脉在肾小球毛细血管球的末端，但它并不是

表25-1　肾脏循环的特征

特征	影响
很少或根本没有吻合	局部血液供应容易中断
在每克组织血流率最高	最低氧摄取（动静脉氧浓度差最小）
功能性动静脉分流	溶解物和气体（如O_2）可以直接从动脉扩散到静脉，不通过毛细血管
两种血管系统串联	在肾小球和肾小管，两重毛细血管的功能完全不同

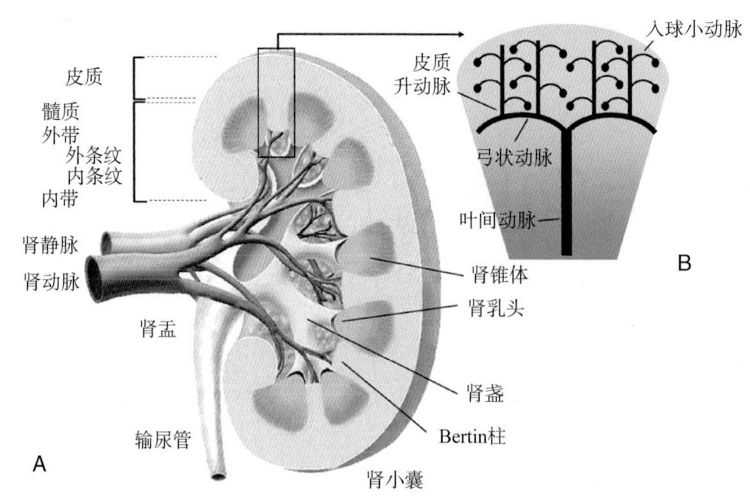

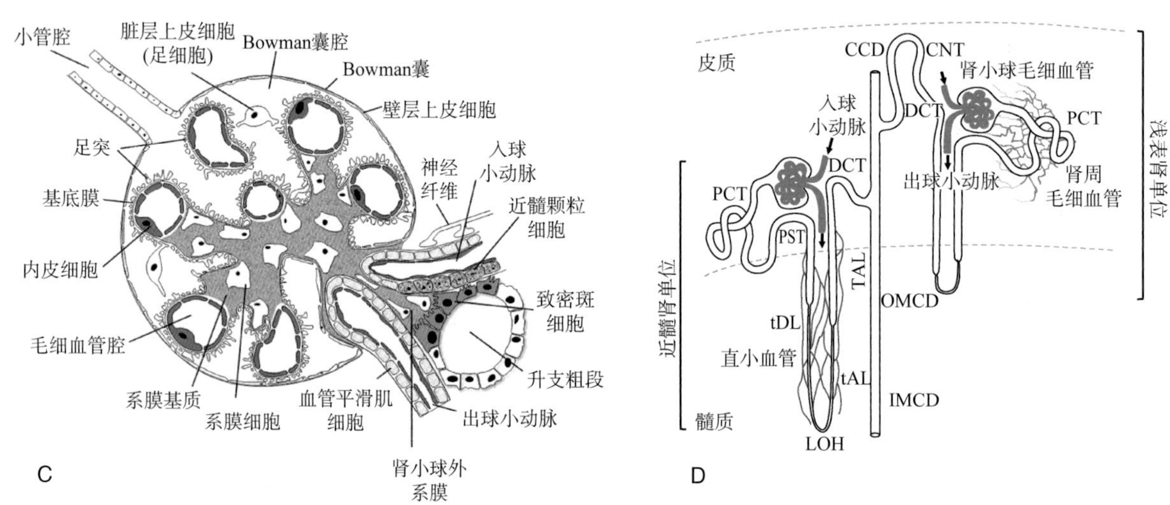

图25-1 A.肾脏大体解剖。B.肾柱(Bertin柱)内血管系统的示意图。C.肾小球的结构。D.基于肾小球位置的浅表和近髓肾单位示意图。肾小管与毛细管系统相互交错。出球小动脉离开肾小球毛细血管后移行为肾周毛细血管。沿着Henle环降支和升支的血管称为直小血管。肾小管沿轴向命名：CCD.皮质集合管；CNT.连接小管；DCT.远曲小管；IMCD.髓内集合管；LOH.Henle环；OMCD.髓外集合管；PCT.近曲小管；PST.近直小管；TAL.髓袢升支粗段；tAL.升支细段；tDL.降支细段

小静脉，因为其具有小动脉壁且为肾小管周围第二级毛细血管系的逆流。肾小管周围毛细血管网为肾脏提供氧气和营养物质，回收肾小管重吸收的流体和溶质，运输被肾小管分泌的溶质到达肾小管。皮质和近髓肾单位周围均有肾小管周围毛细血管网分布，分别来源于皮质和近髓肾小球出球小动脉。

与Henle环平行的血管由于其长而直而被称为直小血管(vasa recta)(见图25-1D)。肾脏静脉系统与动脉系统伴行，肾小管周围毛细血管网通过小叶间静脉、弓形静脉、叶间静脉，最后汇入肾静脉。脉管系统的平行逆流为髓质高渗提供基础，尿液在髓质浓缩，但也直接导致氧气动静脉间的弥散，从而引起髓质低氧。低氧张力使得肾易于发生缺血性损伤，缺血性损伤是急性肾损伤的最常见原因之一(详见第31章)。

(三)肾脏的神经

肾脏和输尿管的痛觉主要由内脏神经支配。这就是当肾脏炎症和肾绞痛时发生肋脊角疼痛的原因。肾实质无痛觉神经，但交感神经丰富，随肾动脉进入肾脏，逐级分布。邻近小动脉的交感神经(见图25-1C)，刺激肾素释放，减少肾脏血流量，促进肾储钠。肾交感神经去神经疗法已成为治疗难治性高血压的一种新型疗法。该疗法应用射频消融经肾动脉破坏其周围交感神经。

(四)肾单位

肾功能的基本单位称为肾单位。人类的每个

肾脏约有100万个肾单位。大约30%的肾小球位于皮质深层，称为近髓旁肾单位(juxtamedullary nephrons)；其余分布于外皮层，称为浅表肾单位(superficial nephrons)。每个肾单位由肾小球和与之相连的肾小管组成。周围的毛细血管和细胞间隙也是肾单位的重要组成部分。

1. 肾小球

肾小球由系膜(系膜细胞及基质)支撑的肾小球血管系统(小动脉和毛细血管)和其外面紧包的Bowman囊(脏层和壁层上皮细胞)组成(见图25-1C)。Bowman囊的脏层细胞称为足细胞，因它们有许多足突而得名。入球和出球小动脉的平滑肌层对调节小动脉的张力起着关键作用。肾小球毛细血管与系膜右侧相接触，通过肾小球基底膜(GBM)在对侧与足细胞的足突分开。肾小球滤过大量的水和溶质，但血液中大部分蛋白质和所有细胞不被滤过。肾小球滤过屏障由内皮细胞、GBM和足细胞裂孔隔膜构成。

GBM的内层是单层有窗孔的内皮细胞。血液中带负电荷的大分子物质不能从窗孔(直径为50～100nm)滤过。GBM由层粘连蛋白、Ⅳ型胶原、巢蛋白和蛋白聚糖组成，限制大分子物质(如白蛋白)从毛细血管向Bowman囊滤过。GBM带负电荷，此负电荷主要由唾液酸糖蛋白引起，可限制血浆中阴离子溶质通过。GBM是免疫复合物的沉积位点，导致肾小球性肾炎(如膜性肾病、狼疮性肾炎)。抗GBM自身抗体引起严重炎症和滤过受损。上皮层由足细胞和壁层上皮组成，其为扁平的鳞状上皮，细胞器非常少。在血管极，壁层上皮延续为完全不同的上皮细胞-近曲小管上皮细胞。

Bowman囊的脏层是足细胞，它构成滤过屏障的最外层。足细胞具有高度指状交叉的足突，贴附于基底膜上。足细胞细胞体位于细胞外基质中。足突间的滤孔直径大约为40nm；覆盖着裂孔隔膜，带负电核，抑制毛细管中中等分子量的带负电荷颗粒通过。在过去十年中，在裂孔隔膜的组成及功能方面已经取得了重大进展，这里不详述。主要的裂孔隔膜蛋白包括nephrin、podocin、neph-1/2/3、FAT-1、R-钙黏着蛋白、连环素、CD2AP、ZO-1和α-辅肌动蛋白4。这些基因的突变导致先天性肾病综合征(详见第28章)。

2. 肾小管

Bowman囊的壁层上皮延伸为肾小管(见图25-1D)。肾小管是典型的分化上皮。其特性总结见图25-2。简单的圆柱体不足以满足转运所需的表面积。在管腔的内侧面，表面突起或近端小管中更广泛形式的突起，称为刷状缘(brush border)。细胞之间的连接称为紧密连接(tight junctions)。虽然它们被称为紧密连接，但只有部分是真正紧密连接(对溶质和电荷运动高阻力)，另一些可通过溶液。除了阻挡，这些复合物还能调节连接处而使一种离子类型比另一种离子类型更具渗透性(相对和选择渗透性)。在紧密连接的另一侧是细胞间隙，其与间隙空间邻接。间质毛细血管侧上的基底细胞膜通过包埋入细胞间和在两个细胞之间形成指状交叉来扩大其表面积。

溶质可以通过细胞(跨细胞转运)或围绕细胞(细胞旁转运)转运(见图25-2A)。溶质运输是一种耗能过程。蛋白转运方式有多种(见图25-2B)。以转运时ATP酶直接耦合水解三磷酸腺苷(ATP)。同向转运体(共转运体)同向转运两种溶质，逆向转运体(反转运体)反向转运两种不同的溶质。通道作为蛋白质里的“孔”，允许特定的溶质渗透。不同的转运蛋白也可以偶联在一起形成新的转运系统。最后，在连接区域中存在突出到细胞外部的蛋白质，为细胞旁转运提供通道。

(五)特殊结构

1. 肾间质

肾小管和管周毛细血管网之间的空间占肾脏体积的5%～10%，有大量的间质成纤维细胞和树突状细胞。在间质性肾炎(详见第29章)中，间质充满炎症细胞，释放细胞因子和趋化因子，严重影响滤过和小管功能。定居的成纤维细胞是星形细胞，与肾小管和毛细血管接触，起支撑、分泌和维持基质的作用。在病理条件下，这些细胞被细胞因子刺激时，可以转化成肌成纤维细胞并促成间质纤维化。深层皮层中的一些特殊的成纤维细胞是氧和循环红细胞生成素的感应器。树突状细胞是表达主要组织相容性复合体(MHC)Ⅱ类分子的抗原提呈细胞。它们与肾实质密切接触，不断取样并对局部抗原环境作出反应。树突状细胞参与先天和适应性免疫，是免疫稳态和肾实质疾病的主要参与者。

2. 肾小球旁器

肾单位独一无二的特征是每个髓袢升支粗段反折回来，并与其对应的肾小球接触。在接触点的小管细胞不同于其余部分的髓袢升支粗段，称为致密斑(macula densa)。肾小球旁器(juxtaglomerular

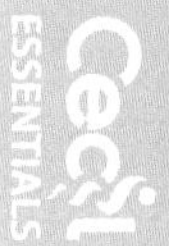

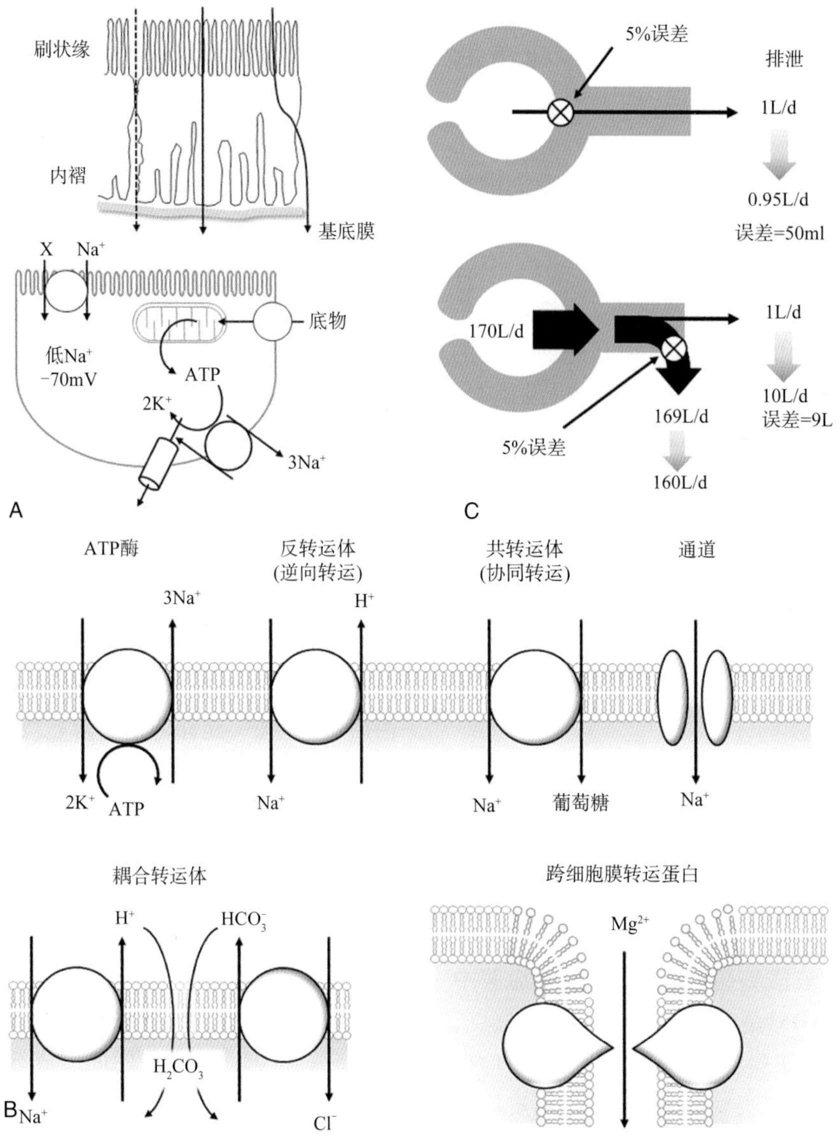

图25-2 A.顶部溶质的跨细胞和细胞旁转运。溶质转运是一种耗能过程，需要代谢耗能。钠协同转运蛋白、钠-钾逆向转运示意图。B.顶部运输蛋白。三磷酸酶腺苷（ATP酶）直接耦合ATP水解转运。共转运体（同向转运体）沿相同方向转运两种溶质，逆向转运体（反转运体）沿相反方向转运两种不同的溶质。通道作为蛋白质里的“孔”，允许特定的溶质通过。左下方，不同的转运蛋白可以耦合在一起，形成一个新的运输系统。右下方，在交界区域突出细胞外的蛋白质提供了细胞旁转运的导管。C.纯滤过（或分泌）机制（上图）和滤过-重吸收机制的比较

apparatus，JGA）包括致密斑、入球小动脉、出球小动脉和球外系膜细胞，球外系膜细胞是一种特殊的系膜细胞，在肾小球外产生（见图25-1C）。JGA是通过肾小管-肾小球反馈维持GFR的重要结构，并且是内分泌激素肾素产生的部位。

三、肾功能

（一）排泄功能

肾脏排泄物质可以通过滤过、分泌和重吸收三种过程中的一种或组合来完成。图25-2C比较了两种过程［单纯过滤（或分泌）和过滤-重吸收］及其对调节的影响。滤过-重吸收机制允许出现高滤过率，与重吸收的耦合，防止有价值的流体和电解质的流失。这种机制通过适配靶向溶质，同时允许其余物质排出，从而实现转运的经济性。尽管如此，这个过程仍需代谢耗能。假如通过纯过滤（或分泌）排泄1L/d。如果存在5%的误差（滤过或分泌减少），仅排出0.95L/d，50ml未排出。将其与滤过-重吸收机制进行比较，其中滤过170L/d，被重吸收169L/d，排泄1L/d。

重吸收的5%误差（减少）将导致重吸收160L/d，排泄10L/d，绝对误差为9L。滤过-重吸收机制要求精确调节，甚至小的误差也是不能容忍的。

1. 滤过

滤过仅发生在肾小球。GFR为单位时间测量体积，已经成为整体肾功能的标准定量替代物，尽管存在与GFR降低无关的许多肾功能紊乱（如肾病综合征、肾小管间质病、肾结石）。在数值上，可以从下列等式计算GFR：

$$GFR=K_f\times(\Delta P-\Delta \Pi)$$

其中超滤系数K_f等于超滤面积乘以静水通透性；静水压差ΔP是肾小球毛细血管静水压和Bowman囊的静水压差，其驱动流体Bowman囊以形成尿液；胶体渗透压$\Delta \Pi$是肾小球毛细血管的胶体渗透压和Bowman囊的胶体渗透压差，其将流体保留在毛细管中，并减慢滤过。

许多肾脏疾病影响决定GFR的因素。肾小球疾病（详见第28章）通过影响滤过面积和静水压，降低K_f。在疾病中通常涉及ΔP的改变、降低GFR。肾血流量的改变，更重要的是入球小动脉和出球小动脉阻力的变化可以显著影响ΔP和GFR。ΔP的功能改变，如低灌注的肾前性肾衰竭或肝肾综合征（详见第31章），通过血流动力学变化，没有任何肾小球结构性病变，也可简单而显著地降低GFR。$\Delta \Pi$的变化也可以影响GFR，但缺乏详细研究。

2. 重吸收

维持高GFR需要高代谢率，只有当通过高重吸收以维持血管内容量和防止循环衰竭时才能维持。肾小管重吸收减少以致有价值的溶质损失，也可以更精细地调节以使水和溶质不被重吸收，使肾小管内含物排出。在哺乳动物的肾脏中，肾小管重吸收在许多溶质的排泄的调节中发挥关键作用（表25-2）。

表25-2 溶质排泄

溶质	滤过	重吸收	分泌	FE（%）	规则
水	是	是	否	0.3～6.0	主要对体液高张作出反应，也对EABV作出反应 ADH主要调节远端小管水的通透性
Na^+	是	是	否	0.2～2.0	对EABV作出反应 交感神经兴奋，血管紧张素Ⅱ、醛固酮刺激其重吸收；由心房利钠肽、多巴胺、尿鸟苷素抑制其重吸收
K^+	是	是	是	5～20	对全身钾状态作出反应 醛固酮及远端小管Na^+转运调节其分泌
Ca^{2+}	是	是	否	2～10	对血钙水平和机体对钙的需求作出反应 主要钙调激素包括甲状旁腺激素、维生素D和降钙素 肾上皮细胞通过钙敏感受体直接对Ca^{2+}作出反应
Mg^{2+}	是	是	否	3～5	对机体血镁水平及需求作出反应 通过表皮生长因子进行旁分泌调节
HCO_3^-	是	是	是	0.1～0.5	大多数碳酸氢钠的重吸收是回收滤过负荷 对系统的酸碱状态作出反应，可由肾上皮细胞直接感知或通过激素的调节（如血管紧张素Ⅱ、内皮素） 需要排泄碱时，集合管可以分泌碳酸氢盐
磷酸盐	是	是	是	5～20	对血清磷酸盐浓度和机体磷酸盐状态作出反应 主要在近端小管重吸收，并由甲状旁腺素和成纤维细胞生长因子-23调节
葡萄糖	是	是	是	0.2～0.5	近端小管重吸收几乎所有滤过的葡萄糖，除了滤过超过重吸收能力 皮质近端小管进行糖异生
尿酸	是	是	是	10～50	尿酸清除途径：①肾脏排泄；②肠道排泄和尿酸分解 在近端小管的重吸收和分泌是复杂的，调节机制尚不清楚
肌酐	是	否	是	1.0～1.2	肾小球滤过，近端小管分泌 当GFR下降时，肾小管对肌酐的清除率增加

注：ADH.抗利尿激素；EABV.有效动脉血容量；FE.正常生理状态的排泄分数。

重吸收的普遍机制是能量依赖性跨上皮转运，其主要是Na^+依赖性的，但也可以是Na^+非依赖性的。近端小管参与所有溶质的重吸收，但是一些溶质被近端和远端段依次重吸收；在这些情况下，近端小管高容量重吸收，远端小管微调的高梯度重吸收。轴向差异可发生在相同的肾单位节段（如早期和晚期近端小管）或不同节段（如近端和远端肾单位）。

3. 分泌

分泌是一种古老的排泄方式，主要存在于低级生物体中。尽管人类肾单位在本质上不是主要的分泌器官，但是许多溶质仍然通过分泌来排泄。例如，钾离子（K^+）和氢离子（H^+）的肾排泄主要通过分泌来实现。许多有机阳离子和阴离子由近端小管分泌，许多外源性毒素如异生素也由近端小管分泌排泄。在近端小管中有机阳离子转运蛋白分泌肌酐是通过肌酐清除率过高估计GFR的原因。

4. 排泄模型

排泄模型是精确、复杂的，以实现精准排泄（见表25-2）。肾脏能够产生具有较大范围渗透压［<50～1200mOsm/（kg·H_2O）］的尿，这取决于生物体有无排泄或保存无电解质水的需要。水在肾小球过滤，近端小管中是等渗的。在远曲小管的管腔中，由于在尿液被稀释Henle管的升支粗段的低水渗透性。随后尿的结局由抗利尿激素（ADH）决定，ADH能使集合管对水通透，决定无电解质水的排泄（dilute urine），或无电解质水的保留（concentrated urine）。

Na^+体内平衡基本上依赖于滤过-重吸收；它受有效动脉血容量（EABV）的调节，由直接作用于小管的神经激素传入信号介导。在近端小管中，Na^+重吸收也受管周物理因素的调节。K^+大量滤过，在近端小管和髓袢升支粗段大量重吸收；集合管的分泌是其排泄的最终决定因素，醛固酮和远端Na^+转运是主要调节因素。

只有未结合血浆蛋白的Ca^{2+}才能滤过；它主要通过近端小管和髓袢升支粗段的细胞旁通路和远曲小管跨细胞通路重吸收。

大量碳酸氢盐（HCO_3^-）被滤过，并且必须被重吸收以预防灾难性酸中毒。HCO_3^-重吸收伴随着H^+分泌，H^+与尿氨等缓冲液结合。

（二）代谢功能

肾脏是主要的代谢器官。它消耗各种各样的能量，调节代谢底物的血浆水平，是糖异生的主要器官。代谢底物如氨基酸、葡萄糖、有机阴离子和脂肪酸转化为ATP，其是所有细胞的通用能量单位（见图25-2A）。ATP被转运蛋白如Na^+-K^+-ATP酶水解导致细胞内低Na^+和负电压，从而将能量转化为化学梯度。肾脏80%～90%的氧耗归因于Na^+转运。例如，在腔内膜上的Na^+-葡萄糖共转运蛋白（见图25-2B）1个Na^+耦合1个葡萄糖分子转运（携带1个正电荷）。细胞内低Na^+和负电压激发葡萄糖摄取，近端小管重吸收滤过的大部分葡萄糖，否则它们将从尿中损失。在正常生理学中，这种葡萄糖重吸收是有益的。

滤过的有机分子的量远远超过肾脏的代谢消耗。大量的有机代谢底物每日被动滤过；这些底物并不意味着排泄，但高GFR和可在肾小球毛细血管中自由通过，使它们在原尿中存在。在近端小管中，大部分滤过的有机分子从原尿中被重吸收并返回至全身循环系统。每日通过肾脏从原尿中重吸收几千毫摩尔的氨基酸、葡萄糖、有机阳离子和阴离子。

肾脏作为糖异生器官同肝脏竞争，维持循环血糖水平。毫无疑问，这是一个重要的生理功能，但是没有临床实例证明低血糖纯粹源于缺乏肾糖异生。

（三）内分泌功能

除了在调节溶质和水平衡中的突出作用外，肾脏也是重要的内分泌器官。肾脏自分泌和旁分泌物质对于肾内和全身调节都非常重要。虽然这个话题不能在此完全阐述，但这些物质中的三种作用突出。

1. 肾素

作为肾素-血管紧张素-醛固酮系统（RAAS）的启动组分，肾素对于维持循环的完整性是非常重要的。无论低盐或摄入盐波动时，RAAS维持肾脏恒定的GFR，这一特性对陆地生存是至关重要的。肾素由肾小球旁器分泌（详见前文）。尽管RAAS在生理上是有益且重要的，但在许多疾病状态中它的活化似乎是有害的，会导致肾脏和心血管损伤。在动物疾病模型和人类临床研究中，不同水平的药物阻断RAAS已证明是有益的。RAAS阻断药物已经在临床应用，其他正在研发中（表25-3）。

2. 维生素D

1α-羟化酶（细胞色素P-450同工酶27B1）在近端小管中被发现，且该位置为机体维持磷酸盐代谢平衡的主要防御位点，在肾单位的其他部分也发现相同的酶，但较少表达。肾脏是维持钙和磷酸盐平衡最重要的器官之一，不仅是外部平衡的主要调节器，而

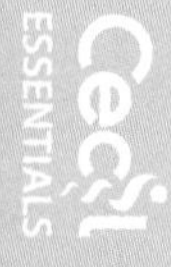

表25-3 肾脏分泌的某些内分泌激素

激素	来源	功能	药物
肾素	肾小球旁器	肾素血管紧张素系统的组成部分，能把血管紧张素原转化为血管紧张素Ⅰ	肾素抑制剂 血管紧张素转化酶抑制剂 血管紧张素受体阻滞剂 盐皮质激素受体阻滞剂
1,25-$(OH)_2$维生素D	主要在近端小管	把25-(OH)维生素D转化为其活性形式1,25-$(OH)_2$维生素D	25-(OH)维生素D 1,25-$(OH)_2$维生素D 合成的维生素D类似物
红细胞生成素	肾间质细胞	刺激骨髓红细胞生成	重组人红细胞生成素 糖基化重组人红细胞生成素 其他"红细胞生成素类似物"红细胞生成刺激药物

且作为全身因素的精密调节者，如维生素D和Klotho蛋白。1α-羟化酶将前体25-(OH)维生素D转化为活性形式1,25-$(OH)_2$维生素D，主要在肾脏完成。维生素D缺乏是慢性肾脏疾病的重要并发症。补充维生素D在减少慢性肾脏疾病的并发症方面是有效的，甚至可能改善生存。

3. 红细胞生成素

红细胞生成素主要在肾脏产生，可刺激红细胞生成。产生红细胞生成素的细胞位于肾皮质的间质中，对氧的供给和消耗之间的平衡非常敏感。当前模型表明，肾脏红细胞生成素产生增加（贫血和缺氧时）是通过增加潜在的红细胞生成素产生细胞的数量而实现的。肾脏疾病中红细胞生成素缺乏的机制并不明确，尽管它没有红细胞生成素产生的间质细胞的破坏。一种可能的机制是GFR降低后肾耗氧量减少，肾组织氧分压更高，抑制红细胞生成素的产生。重置氧感受机制是一种假设。另一种理论是通过炎症细胞因子对红细胞生成素产生细胞直接抑制。有人提出红细胞生成素产生细胞转化成肌成纤维细胞，从而减少可以产生红细胞生成素的间质细胞数量。

红细胞生成刺激剂（ESA）的使用彻底改变了与慢性肾脏疾病相关的贫血的治疗，但由于对红细胞生成素和红细胞生成素受体不完全了解，临床结果远不理想，因为不能为个体患者制定最佳血细胞比容，并且对红细胞生成素除促红细胞生成之外作用不清楚。

推荐阅读

Kaissling B, Le Hir M: The renal cortical interstitium: morphological and functional aspects, Histochem Cell Biol 130:247–262, 2008.

Maezawa Y, Cina D, Quaggin SE: Glomerular cell biology, Waltham, 2013, Academic Press, pp 721–757.

Moe OW, Giebisch G, Seldin DW: Logic of the kidney. In Lifton RP, Somio S, Glebisch GH, et al, editors: Genetic diseases of the kidney, New York, 2009, Elsevier, pp 39–73.

Reiser J, Sever S: Podocyte biology and pathogenesis of kidney disease, Annu Rev Med 64:357–366, 2013.

第26章

了解肾脏病患者

著　者　Rajiv Agarwal
译　者　王文博　审校者　马也娉　姜世敏

一、引言

慢性肾脏病(CKD)的定义是估算肾小球滤过率(eGFR)<60ml/(min·1.73m^2)且持续至少3个月。这些患者大多数在门诊就诊,他们关心的重点是查找肾脏损伤的原因、稳定肾脏和心血管功能、预防肾脏疾病导致的长期并发症及做一些肾脏替代治疗的准备,一旦肾脏功能恶化到不能维持正常的生命质量则开始肾脏替代治疗。正相反,大部分急性肾损伤(AKI)患者住院治疗。他们关注的重点依旧是肾衰竭的准确原因,但是经过几天或几周的时间,重点转变为肾衰竭是否可以逆转、必要时肾脏替代治疗及管理AKI的潜在的不良后果。

广泛应用的全自动血清生化检查,使高血肌酐成为肾脏疾病最常见的首发表现。在大部分代谢疾病中血肌酐是反映肾脏功能异常的一面镜子;在大多数病例中,血肌酐升高反映肾脏滤过功能降低。在循环血容量合适后,下一步要判断肾功能损伤是急性还是慢性的。因此,高血肌酐的评估的第一步是评价病程,以便区分AKI和CKD。

详细的病史、体格检查和实验室检查,包括影像学检查,是诊断的基础。首先处理急性失水、失血和其他原因导致的血容量不足。血肌酐异常、蛋白尿、尿沉渣异常或肾脏结构异常如双肾多发囊肿的记录,可以作为既往肾脏疾病的证据。同样,与社区医生沟通可以较早得到一些肾脏疾病的线索。

B超显示肾脏缩小,高度提示CKD。肾脏大小是由患者的身高决定的,通常超声测得一个成年男性的肾脏长径<9cm,可以认为肾脏缩小。但是,肾脏大小正常或增大者并不能排除CKD。实际上,糖尿病肾病患者的肾脏长径在11cm或12cm是常见的。锁骨或手的X线片并不是常规检查项目,但却可以提示肾性骨营养不良和CKD。

贫血,在AKI和CKD患者中都很常见,因此不能作为两者的区分标准。如果最初的评估没有明确诊断,就需要行肾活检来鉴别AKI和CKD,并且确定肾功能损伤的病因。

二、了解慢性肾脏病患者

如果血肌酐升高确实为慢性的,那么病史和体格检查首先应该重点检查糖尿病(如糖尿病视网膜病变)和高血压,因为这是两个最常见的导致CKD的病因。所有病例的检查都应该包括肾功能、血清电解质、全血细胞计数、尿蛋白检查和相差显微镜下尿沉渣分析。肾脏超声往往是早期进行的,用来排除输尿管或膀胱梗阻,这些梗阻可以导致可逆性肾衰竭。另外,超声检查提供了重要的信息,如肾脏大小、对称性和回声。某些患者需要肾活检明确病因,但是许多CKD患者的肾实质瘢痕导致肾活检不能用作诊断手段。

糖尿病和高血压是肾脏病常见的病因,所以识别相关的临床表现非常重要。为了明确诊断拟诊的糖尿病肾病,一个有病历记载的长期糖尿病病史是典型的,糖尿病视网膜病变、蛋白尿及超声提示大的肾脏是预料之中的。糖尿病肾病患者的尿沉渣有形成分不多,所以如果出现红细胞管型或大量的变形红细胞就应该开始仔细地评估其他原因导致的CKD。在高血压导致的肾小球硬化病例中,高血压诊断要早于肾衰竭许多年,并且常合并高血压视网膜病变和心血管疾病(如左心室肥厚)。本病蛋白尿很少或阴性(＜2g/d),B超下肾脏对称性缩小。

对于慢性肾衰竭患者,不去假设糖尿病和高血压是其病因非常重要。而是在经过彻底的评估后没有明确的其他导致肾脏病的病因后再来考虑。显然,在高血压患者中已经发现多种肾脏疾病高危的基因,将来,基因分析可能会作为一种手段来确定高风险人群,以便采取措施预防疾病的发生。

一旦确诊了CKD,就需要不断地评估检查,因为CKD患者合并以下并发症的风险增高,如高血压、代谢性骨病、贫血、高血钾和代谢性酸中毒。因此,初步诊断CKD可能在一段时间后会被修正,如糖尿病患者发现了红细胞管型。同样,如果高血压或容量负荷过重很难控制,可以通过24h尿来测定饮食摄入的钠,以此来作为寻找更有效办法的线索。

(一)病史与体格检查

CKD患者的症状和体征取决于所处的分期。在临床病程早期,非特异性疲劳是常见的现象,没有明确的检查线索,这时实验室检查是非常需要的。随着GFR降低,慢性肾脏病的症状和体征越来越常见,包括足部水肿、颜面水肿、腰痛、多尿、夜尿增多和高血压。尿毒症症状有恶心、味觉障碍和呕吐,这些症状出现较晚,所以不能依赖上述症状进行CKD的早期诊断。

有时疾病以原发病的临床表现为主,如青年女性临床表现为发热、关节痛和皮疹并伴有肾衰竭及尿沉渣有形成分多应高度怀疑狼疮性肾炎;近期有皮肤感染或咽炎病史有可能导致感染后肾小球肾炎。有耳聋家族史的可能拟诊为Alport综合征,有动脉瘤破裂所致的脑出血患者也许潜在伴有多囊肾。

用药史需重点关注肾毒性药物的使用,包括长期使用非甾体抗炎药(NSAID)、锂制剂、顺铂和近期增加利尿剂的用量。一些非处方类药物能导致CKD(如可卡因导致的肾小球肾炎、麻黄碱导致的麻黄素结石)。

既往史可以发现糖尿病及其并发症(如视网膜病变)、尿路结石患者反复发作的尿路感染或活动期丙型肝炎、感染性心内膜炎或坏死性肉芽肿性血管炎(韦格纳肉芽肿)患者合并肾小球疾病。因此,了解既往史非常重要。

体格检查能发现贫血、皮疹(如心内膜炎、法布里病、过敏性紫癜或冷球蛋白血症)、肺部啰音、心包或胸膜摩擦音、足部水肿、肠鸣音及增大的肾脏。视网膜检查是非常重要的,通过这项检查可以发现糖尿病视网膜病变或高血压相关视网膜改变。对于一个肾功能急性进展的患者来说,视网膜检查可以发现胆固醇栓子或感染性栓子,能提示胆固醇栓塞或细菌性心内膜炎是其可能的病因。对女性患者进行直肠指诊和盆腔检查可以为寻找尿路梗阻原因提供线索,如肿瘤或神经性膀胱功能障碍。肌肉容量测定在解释血肌酐浓度时非常重要(稍后讨论)。

血压的评估非常重要。血压在医院测量升高而在家里正常则为白大衣高血压。有时,血压在家里测量升高而在医院反而正常则为隐匿性高血压。在有直立性症状而在医院测量为正常或高血压的患者,家庭血压测定或24h动态血压监测是有必要的。24h动态血压监测可以发现直立性低血压,降压方案就需要调整了。

在决定治疗方案时评估患者的整体条件和功能状态是重要的。例如,对于合并可纠正的心血管疾病的患者,可以选择肾移植,对于合并不能纠正心血管疾病的患者可以选择透析。然而,对于患有进展性痴呆的老人和器官功能很差的患者,医生和患者家属可能共同决定放弃肾脏替代治疗。

(二)评估肾脏功能

在管理CKD患者时,了解肾功能分级和肾功能变化速率是很重要的。肾功能在几周到几个月内迅速恶化不能反映固有的肾功能状态;当然,它可以反映容量减少(如增加利尿剂用量),接触肾毒性药物(如服用NSAID)或尿路梗阻,或者,进展的肾损伤可能合并恶性高血压、新月体肾炎、微血管病性溶血性贫血(血栓性血小板减少性紫癜、硬皮病)、血管炎(狼疮性肾炎、韦格纳肉芽肿)、动脉粥样硬化栓塞性肾病、多发性骨髓瘤。一般来说,由多囊肾、高血压或糖尿病导致的CKD是缓慢进展的。

血肌酐是衡量肾功能的标准,连同尿蛋白测定,是CKD分期的重要指标(图26-1)。如果GFR＜60ml/(min·1.73m^2)持续3个月以上,可以诊断为CKD。

值得注意的是,大约40%肾功能丧失后血肌酐浓度才会高于正常人均水平(男性约1.3mg/dl,女性1.1mg/dl)。肾脏病早期,人体通过增加肾小管分泌来维持血肌酐水平在正常范围。肌酐分泌的过程需

GFR和尿白蛋白量对CKD的分期预测 KDIGO 2012

GFR的描述和范围[ml/(min·1.73m²)]			持续白蛋白尿的描述和范围 A1 正常至轻度升高 <30mg/g <3mg/mmol	A2 中度升高 30~300mg/g 3~30mg/mmol	A3 重度升高 >300mg/g >30mg/mmol
G1	正常或升高	≥90			
G2	轻度下降	60~89			
G3a	轻至中度下降	45~59			
G3b	中至重度下降	30~44			
G4	严重下降	15~29			
G5	肾衰竭	<15			

绿色：低危（如果没有肾脏病提示，无CKD）；黄色：中危；橙色：高危；红色：极高危

图26-1 CKD由全球肾脏病改善组织提出，CKD的定义：对健康产生影响的肾脏结构或功能异常大于3个月。并根据病因、肾小球滤过率（GFR）和蛋白尿对CKD进行分类（资料来源：2012年KDIGO：评估和管理慢性肾脏病的临床实践指南，Kid Intl Suppl 3：18，2013.）

要阳离子转运蛋白；部分药物（如西咪替丁、氨苯蝶啶、甲氧苄氨嘧啶）可以与肌酐竞争在CFR不降低的情况下升高血肌酐。如果血肌酐升高，但是血尿素氮不升高则提示阳离子转运肌酐功能受损。

随着肾衰竭的进展，血肌酐的变化会更迅速。血肌酐和GFR并不平行，GFR下降更迅速。例如，血肌酐水平在3～3.5mg/dl波动时GFR的下降幅度要小于肌酐水平在1～1.5mg/dl波动时。详细了解基础肌酐水平是非常重要的，如成年男性血肌酐从0.6mg/dl增加到1.2mg/dl时，虽然血肌酐仍在正常范围，但实际上GFR已经有大约50%的下降了。

在稳定状态时，GFR和血肌酐水平相互匹配，但是当GFR迅速改变时就不同了。例如，一个既往肾功能正常的患者在双肾切除术后GFR可能从100ml/min降到0，但是血肌酐增高只有1mg/(dl·d)，而且1周后才能达到稳定期。这种延迟反映肌酐的生成不足以满足肌酐的体积分布。如果肌酐的生成增多，肌酐分布容积小或是仍有大量的残余肾功能，肌酐水平就会迅速到达平台期。因为这些变量的存在，在非稳定期血肌酐对GFR的评估是一个很弱的指标。

还有一些情况，在反映GFR时血肌酐会假性降低。因为肌肉容量决定肌酐的产生，肌肉减少患者肌酐生成较少，如运动神经元疾病（肌萎缩性脊髓侧索硬化症）、消耗性疾病（肿瘤晚期、结核、心源性恶病质）乃至营养不良。因此肌肉容量外观检查（大腿、上肢、颞部肌肉）在解释血肌酐浓度上是有意义的。其他肌酐生成减少的因素还包括肝硬化和高龄。败血症时血肌酐生成减少，肾功能也许比通过测定血肌酐计算的eGFR评估的还要差。

在肾脏疾病终末期（如GFR＜20ml/min）时，肾小管分泌肌酐并重吸收尿素氮。肾小管的分泌功能和重吸收功能的平衡，使得尿素氮清除率和肌酐清除率在计算eGFR时更有意义。在这种情况下，肌酐和尿素氮平均清除率与真正的GFR十分接近。

在稳定状态，即当患者体重既不增长也不减少时，测定24h尿尿素氮可以用来评估饮食中蛋白摄入量。除了通过尿液排泄，氮类物质也通过肠道、皮肤丢失，非尿素氮类通过肾脏丢失与体重是成比例的。估计有31mg/(kg·d)非尿素氮类是通过这种方式排泄的。每日氮类排泄总量(g)相当于每日饮食摄入6.25g蛋白。所以，每日饮食蛋白(g/d)摄入公式是

[尿尿素氮＋0.031×体重(kg)]×6.25。

虽然单独检测尿素氮对评估肾功能意义不大，但它联合血肌酐检测时有一定意义。尿素氮在肾小管重吸收。尿素氮与肌酐正常比值是10：1。在循环容量减少时，如利尿剂的应用、腹泻、大量出汗及体液在第三间隙(如腹水)，尿素氮与肌酐比值会大于20：1。比值大于20：1也可见于分解代谢异常的情况(如长骨骨折、应用皮质类固醇、烧伤、败血症)、肠道蛋白负担增加(上消化道出血、高蛋白饮食)或尿路梗阻性疾病。相反，肌酐与尿素氮比值会不成比例升高，如在肝硬化晚期、低蛋白饮食和应用质子泵抑制剂(如西咪替丁)时。

长期以来，收集24h尿液来测定肌酐清除率是评估肾功能的主要方法。然而，考虑到肌酐在肾小管分泌(不完全是肾小球滤过的)，这个检查可能高估了GFR。此外，尿液遗漏在收集器外也很常见，这也可导致GFR不准确。尽管收集24h尿液不是评估肾功能的常规检查，但它对肥胖人群和晚期肝脏疾病的患者评估肾功能时还是有用的。肌酐清除率容易计算，即尿流率(ml/min)乘以尿肌酐与血肌酐比值。定时收集尿液是必要的。肌肝排泄速率大约为15mg/(kg·d)，虽然这个速率是波动的(即使在标准饮食情况下，28天中每天的变异系数在6%～22%)而且取决于肉类摄入，但它仍然可以评估尿量收集是严重过少还是过多。

通常，eGFR是通过包含年龄、种族、性别和血肌酐的公式计算。肾病膳食改良试验(MDRD)公式中的血肌酐是通过一种同位素稀释质谱标准校正后的：

$$GFR[ml/(min\cdot 1.73m^2)]=175\times(Scr)^{-1.154}\times(年龄)^{-0.203}\times 0.742(女性)\times 1.212(黑种人)$$

一个较新的公式，即CKD-EPI公式，在GFR大于60ml/(min·1.73m^2)时，它估算的GFR偏低的可能性较小。这个公式更加复杂。

$$GFR[60ml/(min\cdot 1.73m^2)]=141\times(Scr/\kappa,1)_{min}^{\alpha}\times(Scr/\kappa,1)_{max}^{-1.209}\times 0.993^{年龄}\times 1.018(女性)\times 1.159(黑种人)$$

这个公式中，Scr是血清肌酐(mg/dl)，κ在女性中为0.7，在男性中为0.9，α在女性中为0.329，在男性中为0.411，$(Scr/\kappa)_{min}$代表最小值或1，$(Scr/\kappa)_{max}$代表最大值或1。在网上可以找到用CKD-EPI公式或MDRD公式计算GFR的多种计算器或是在个人设备上申请应用。

(三)评估尿蛋白

检测尿蛋白是最基础的检查，它可能提示CKD病因。另外，大量蛋白尿与CKD进展及心血管疾病有关。因此，蛋白尿应用于CKD的分期(图26-1)。

尿白蛋白正常的排泄率应＜10mg/24h，如果尿白蛋白排泄率≥30mg/24h则是轻度升高。≥300mg/24h则是重度升高。通过测定即刻尿白蛋白和尿肌酐比值即可便捷地评估尿蛋白量。假定肌酐排泄率平均为1g/d，白蛋白与肌酐比值≥30mg/g为轻度升高；≥300mg/g则是重度升高。

白蛋白排泄率＞2200mg/24h(相当于蛋白3000mg/24h)则可以考虑为肾病来源的。这种程度的白蛋白尿/蛋白尿经常伴有水肿、低蛋白血症和高脂血症。同时具备上述疾病，称为肾病综合征，大量蛋白尿反映了肾小球选择通透性存在严重障碍。成人肾病综合征的常见病因有糖尿病肾病、局灶性节段性肾小球硬化症(FSGS)、膜性肾病和淀粉样变性。儿童肾病综合征的重要病因是微小病变和局灶性节段性肾小球硬化症。

(四)评估血压

高血压是CKD常见的合并症，但是高血压的评估经常做的很差。现在高血压管理大多数只是针对门诊就诊时测定的血压值。然而，相对于24h血压监测来说，门诊所测的血压可能假性增高(白大衣高血压)或降低(隐匿性高血压)。24h血压监测大多数局限于研究或一些疑难病例中。尽管如此，患者自己在家中每月连续1周每日测量2次血压能更有效地帮助诊断和管理血压。这些自己测量血压的方法可以促进患者选择更健康的饮食及提高治疗的依从性，而且也会减少医生在治疗方面的惰性。

(五)饮食中钠盐摄入的管理

在稳定期，当体重不增不减时，24h尿液检查可以测定饮食钠的摄入量。为保证收集充足的尿液，测定24h尿样的尿肌酐值非常重要。在充足收集的尿样标本中，肌酐排泄率在女性中可达1g/d，男性1.5g/d。饮食中摄入的钾和蛋白可以使用同样的方法测量出来。24h尿液标本中尿素氮测定可以反映饮食中蛋白摄入是否充足。饮食限盐可以改善血压，可以抑制肾素血管紧张素系统的生物活性，并可以保护心脏、血管，并有独立于肾脏的降压作用。

(六)显微镜下尿液分析

显微镜下尿液分析在初始及持续变化过程中能揭示肾脏健康的重要信息。这项检查需要离心分离至少12ml新鲜尿液标本。细胞、管型、结晶和其他成分能够为CKD病因诊断提供依据。举例如图26-2～图26-5所示。

(七)肾脏影像学

膀胱超声可以测定残余尿量。这项技术的广泛应用,可以在不给患者导尿的情况下诊断膀胱出口梗阻。

肾脏超声是测定肾脏大小最准确的方法。肾脏超声可以发现肾脏包块、囊肿、以肾盂肾盏系统扩张为特征的梗阻和评估肾脏大小及形态。肾脏缩小(如双侧肾脏均<9cm)提示肾脏瘢痕形成,见于CKD。然而,肾脏也可增大,通常在11～13cm,多见于糖尿病、淀粉样变和多发性骨髓瘤。因此,诊断为CKD的肾脏,可大可小。

与肝实质回声相比,肾脏回声较低。肾脏回声增强提示肾脏瘢痕形成,见于CKD。肾脏超声也能容易地检测到肾脏囊肿,因此是检测多发性肾囊肿疾病的有效技术。脉冲多普勒成像通过测定心脏收缩期和舒张期肾皮质多普勒速度来计算肾脏动脉阻力指数。如果阻力指数大于0.8,提示即使采用介入治疗来改善肾脏血供,但在改善血压或延缓肾功能进展方面不能使患者获益。如果两个肾脏长径相差1.5cm,则提示成人可能患有肾血管疾病。在儿童,反流性肾病或先天性疾病更常见。

肾脏CT经常用来帮助评估复杂的囊肿。与单纯性囊肿相反,复杂囊肿多可怀疑为恶性,CT在鉴别良恶性方面优于超声。同样,肾脏CT检查在检测肾脏肿块、结石、腹膜后情况(如出血、肿瘤、脓肿)和深静脉血栓方面非常重要。对于病态性肥胖患者肾脏活检,经常需要CT引导。如果担心肾脏功能急剧下降导致急性肾损伤,可能就不能应用造影剂来评估肾脏血管损伤。限制造影剂用量及造影剂充盈量可以减小肾脏损伤。

静脉肾盂造影能够对肾脏结构成像,但在许多中心,增强CT已经取代经典的静脉肾盂造影检查,因为可以降低造影剂对CKD患者的肾毒性风险。相反,泌尿外科医生经常应用逆行性肾盂造影来确定输尿管和盆腔梗阻的位置和性质。而且,在造影过程中可以通过一个“篮子”设备将输尿管结石取出。

MRI检查多应用于血管成像方面,可以用于诊断肾静脉血栓和肾动脉狭窄。钆造影剂因其顺磁性在MRI中广泛应用。但是这些造影剂在GFR<30ml/(min·1.73m^2)的患者中应避免应用,因为可能会导致瘫痪和无法治疗的肾纤维化。其他两种MRI的造影剂(一种含有铁,一种含有锰)可以在此类患者中使用,但是美国FDA只批准应用于肝损伤的患者。如果体内有金属植入物如起搏器、人工关节或动脉瘤夹都不能行MRI检查。

在注入少量放射性物质后,放射性核素显像可以评估肾脏灌注和肾脏功能。这项技术的优势在于它能够同时评估出单个肾脏的功能和灌注。因此,它可以用于诊断肾动脉狭窄,应用血管紧张素转换酶抑制剂前后均不受限。

肾动脉造影是肾动脉狭窄诊断的金标准,它需要直接把造影剂注入肾动脉。在CKD患者,造影剂应用受限,可以注入二氧化碳来避免肾毒性。这项技术也可以用于评估肾血管畸形和诊断结节性多动脉炎。在后一种情况中,还可以发现微动脉瘤。

三、了解急性肾损伤患者

从以下4个方面了解急性肾损伤患者:①评估肾损伤的危险因素和易感因素;②急性肾损伤的性质;③损伤的严重程度;④远隔脏器的影响或后果。在所有病例中,早期评估和补足循环容量是重要的,因为这个因素容易确定,并且能够预防并减少远期肾脏损伤。

急性肾损伤的危险因素最重要的是CKD,CKD容易通过eGFR下降和蛋白尿被发现。急性肾损伤的其他常见因素包括老龄、糖尿病、高血压(尤其是应用肾素-血管紧张素抑制剂患者)、慢性肝病或肝硬化和多发性骨髓瘤。

急性肾损伤是个棘手的临床问题,逐步和详尽地评估非常必要。导致肾损伤的5个主要因素:缺血、毒素、梗阻、炎症和感染。

缺血主要通过胃肠道(呕吐或腹泻)、皮肤或肾脏(利尿剂、艾迪生病和渗透性利尿)导致的容量不足。通过对比患者的体重和病例资料中的既往体重可以评估容量情况。体重下降较多可能意味着容量不足是导致急性肾损伤的一个可能的原因。第三间

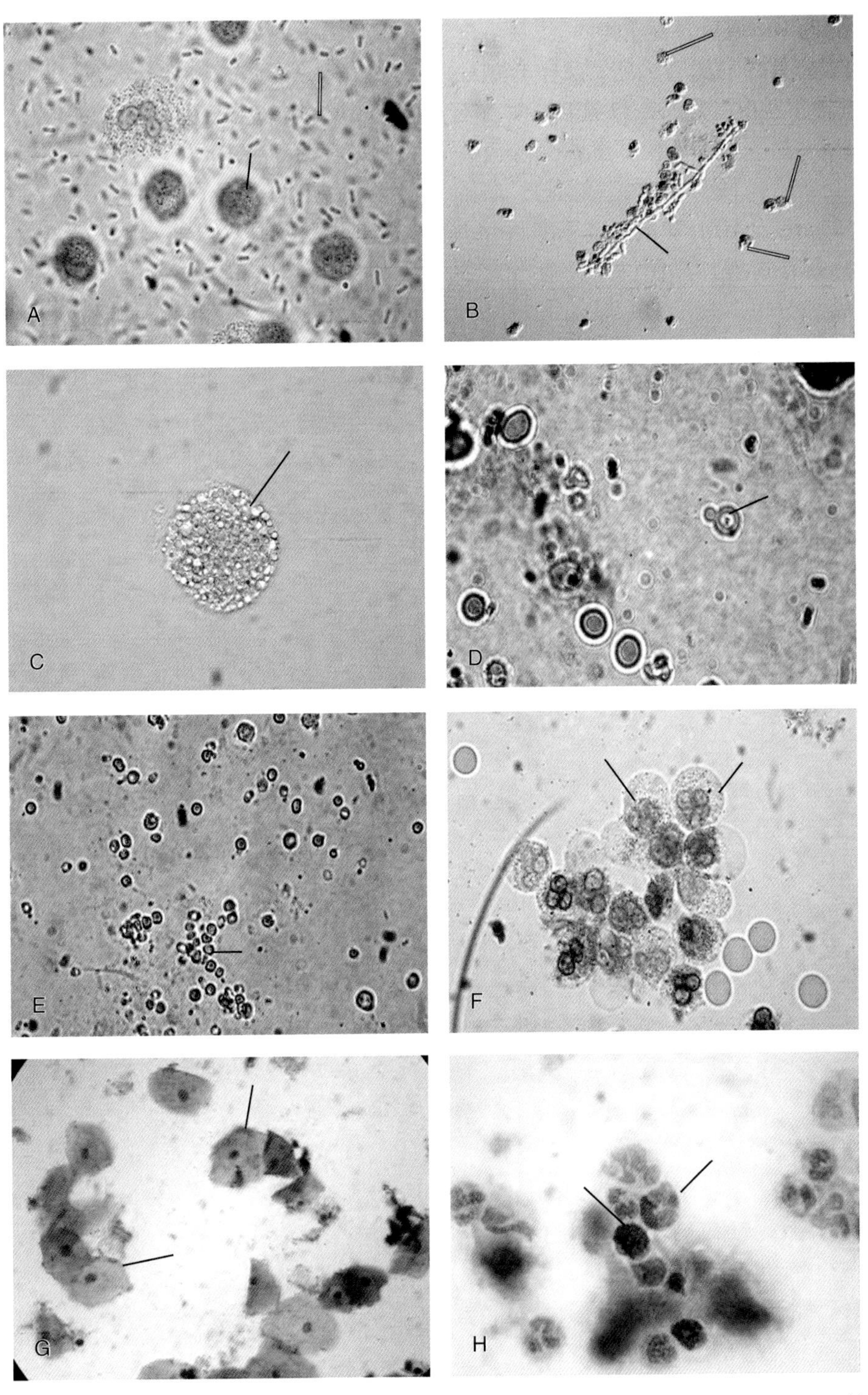

图26-2 肾脏病患者尿液中经常能发现的细胞成分。A.尿路感染患者的尿沉渣Sternheimer-Malbin 染色（100×）。实线所指为白细胞，中空线所指为细菌。B.尿路真菌感染患者的尿沉渣Sternheimer-Malbin 染色（40×）。实线所指为假菌丝，中空线所指为白细胞。C.肾病综合征患者未染色的尿沉渣（40×）中可以看到椭圆形脂肪体。D.IgA肾病患者的尿沉渣Sternheimer-Malbin 染色（100×）。实线所指为棘红细胞，红细胞膜外翻是其特征性表现。E.IgA肾病患者的尿沉渣Sternheimer-Malbin染色（40×），可见许多棘红细胞（实线所指）。当棘红细胞占所有尿红细胞>5%时才有临床意义。F.急性肾小管坏死（ATN）患者恢复期的尿沉渣Sternheimer-Malbin 染色（100×）。实线所指为闪光细胞。白细胞颗粒做布朗运动时，在光镜下出现闪光。G.尿沉渣Sternheimer-Malbin染色（40×）可以看到很多鳞状细胞，表明尿液收集欠佳。H.尿沉渣Hansel染色（100×）可以看到嗜酸性粒细胞，可见于过敏性间质性肾炎、胆固醇栓塞，有时也可见于尿路感染

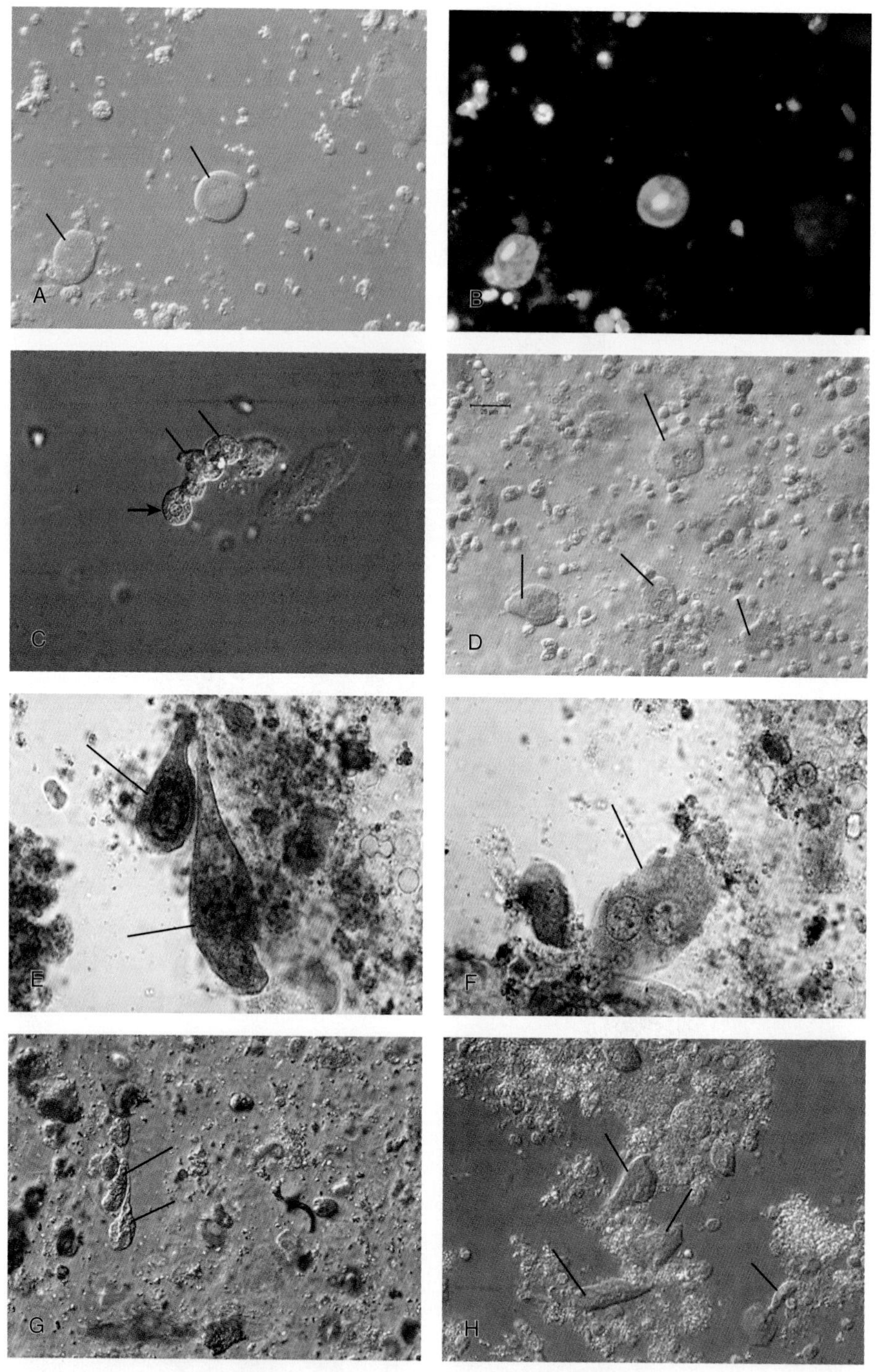

图26-3　急性肾损伤患者尿液中经常可见肾小管上皮细胞。A.急性肾小管坏死患者恢复期，未染色的尿沉渣（40×）。实线所指为完整的肾小管上皮细胞。B.与图A中相同标本用吖啶橙碘化丙啶染色后在三重激发的荧光滤波器（三立方体）下观察。红色细胞是死细胞，绿色细胞是活细胞。可见两种肾小管上皮细胞。较小细胞是白细胞。C.未染色尿沉渣（40×）可见一些单一形态的肾小管上皮细胞（同图A和图B），提示急性肾小管损伤。箭头所指为双核肾小管上皮细胞。D.未染色尿沉渣（40×）可见一些异形肾小管上皮细胞（实线所指）。这些细胞有角，不是圆形的。而且，这些细胞都是多核的，表明其未分裂。大量异形肾小管上皮细胞多见于急性肾小管损伤。E.未染色尿沉渣（100×）可见两个泪滴形状的异形肾小管上皮细胞（实线所指）。这是个黄疸患者，尽管未染色细胞仍呈现出一定颜色。F.未染色尿沉渣（100×）可见一个双核的异形肾小管上皮细胞（实线所指）。这和图E、G为同一个患者的标本，未染色尿沉渣（40×）提示严重的急性肾小管坏死。虽然没有发现含有杂质的棕褐色颗粒管型，但是肾小管上皮细胞是异形性的（实线所指）。大量的棕色碎片和管型的缺失提示没有形成T-H蛋白及更加严重的小管损伤。此患者合并有黄疸，所以涂片色调偏黄。H.未染色尿沉渣标本（40×）可见异形肾小管上皮细胞（三角形、雪茄形和多边形），经常是多核的（实线所指）

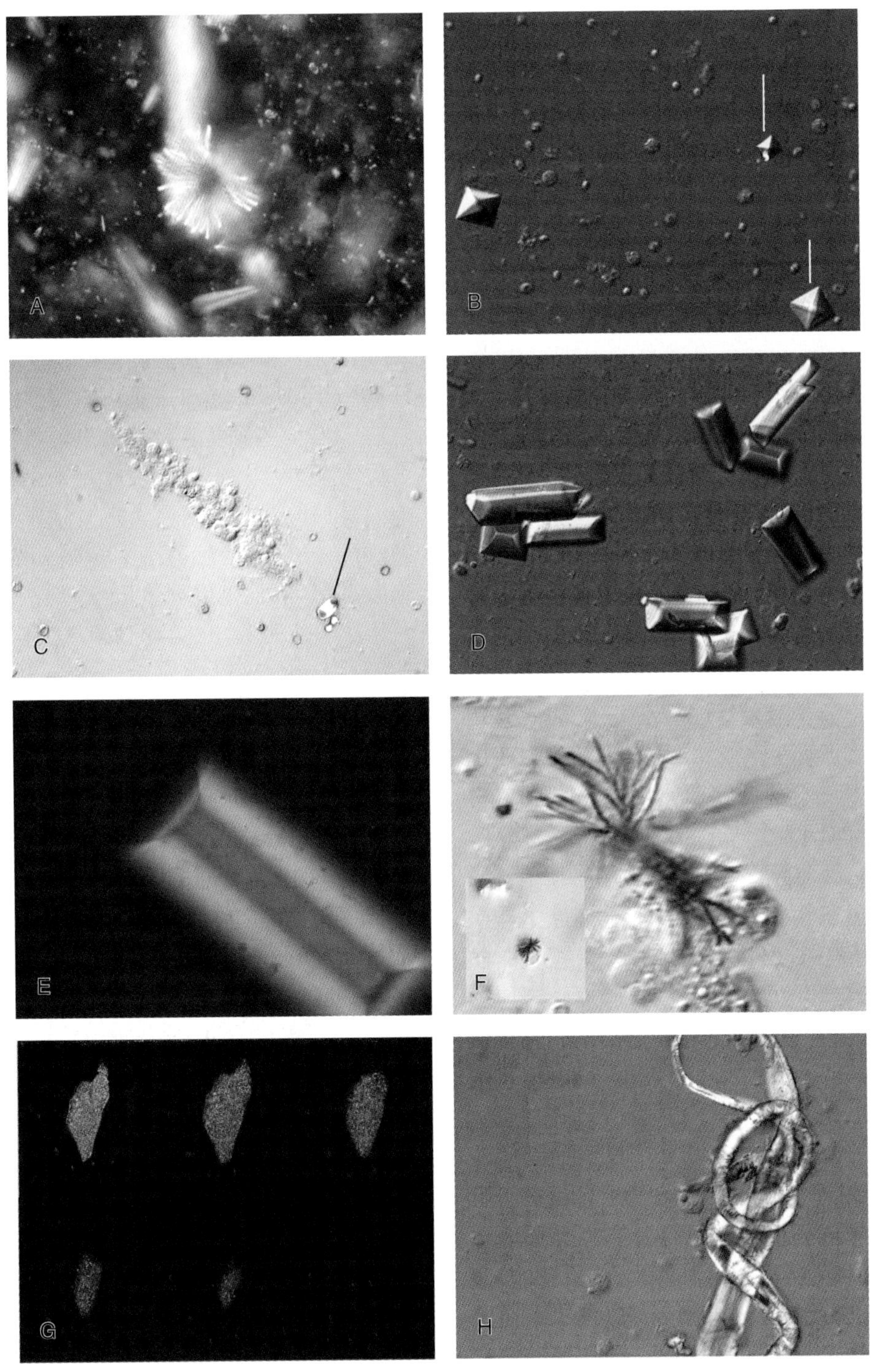

图26-4 在尿沉渣检查中经常发现结晶，所有形态均是在偏振光和相差显微镜下观察到的。A.尿酸结晶（40×）。B.二水草酸钙结晶（白线）（40×）。乙二醇中毒患者尿沉渣中可见大量此种结晶。C.一水草酸钙结晶（实线所指）（40×）。D.磷酸镁铵结晶或三磷酸盐结晶，常见于复杂尿路感染患者的尿沉渣。E.棱柱状的磷酸镁铵结晶（100×）。F.急性肾小管坏死伴梗阻性黄疸患者尿沉渣中的胆红素结晶（100×）。插图为40×光镜下的胆红素结晶。G.肿瘤溶解综合征患者尿沉渣中的磷酸钙盐结晶（40×）。这组连续图像（从左到右，从上到下）显示加入2%高氯酸后这些结晶在几分钟内溶解的过程。H.尿中纤维样物质没有临床意义

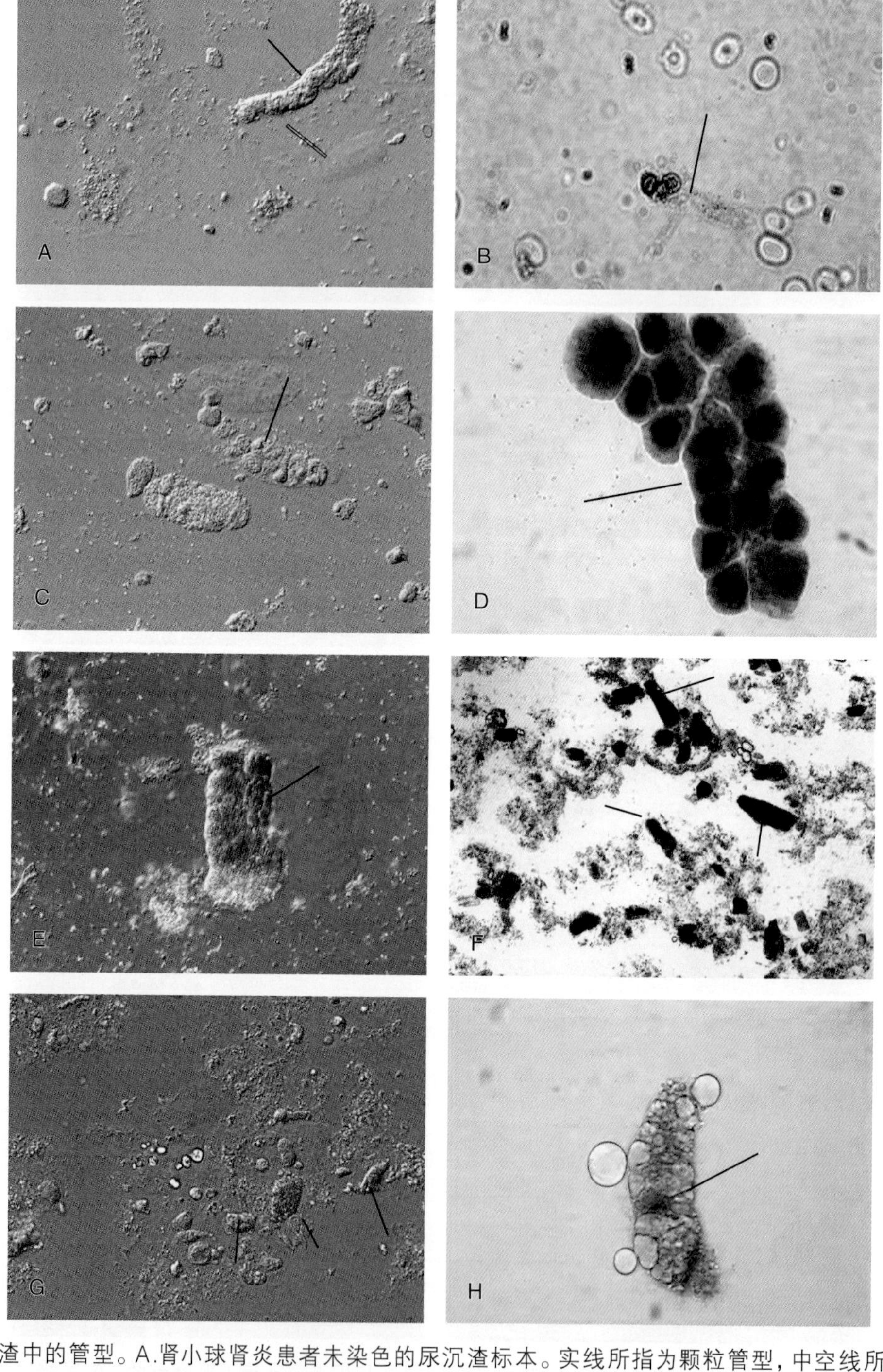

图26-5　尿沉渣中的管型。A.肾小球肾炎患者未染色的尿沉渣标本。实线所指为颗粒管型，中空线所指透明管型。B.Sternheimer-Malbin 染色的尿沉渣标本（40×）。实线所指为IgA肾病患者尿沉渣中的红细胞管型。C.未染色尿沉渣标本（40×）显示一些肾小管上皮细胞和细胞管型（实线所指），提示急性肾小管损伤。D.糖尿病肾病患者Papanicolaou染色的尿沉渣标本（实线所指）（100×）可见上皮细胞管型。E.未染色尿沉渣标本（40×）可见胆红素颗粒管型，提示肾炎患者合并肝病。F.未染色尿沉渣标本（10×）可见深棕色颗粒管型（实线所指），提示急性肾小管坏死。G.未染色尿沉渣标本（40×）提示重度肾小管坏死。虽未见深棕色颗粒管型，但是肾小管细胞呈异形性和多核性。H.肾病综合征患者的Sternheimer-Malbin染色尿沉渣标本可见脂肪管型（实线所指）

隙的液体增加，如存在腹水、胰腺炎或肠梗阻的患者诊断容量不足较难，因为这些患者可能并不存在体重的下降。缺血是导致急性肾损伤的主要因素与大出血所致灌注不足或败血症有关。在缺血时，服用肾素-血管紧张素抑制剂加重肾小球低灌注。

肾毒性物质可以分为两大类：内源性毒素和外源性毒素。内源性毒素包括副蛋白、肌红蛋白、血红蛋白、尿酸（如肿瘤溶解综合征）、胆汁酸。外源性毒素包括造影剂、氨基糖苷类药物、化疗药（如顺铂）和非甾体抗炎药。

炎症反应可累及肾小球、肾间质和血管系统。这些部位的炎症可以分别导致肾小球肾炎、间质性肾炎和血管炎。

感染是肾单位损伤的重要因素，大部分发生在重症监护室，在那里很容易感染败血症继而表现为少尿和肌酐升高。败血症导致急性肾损伤的原因是多方面的，包括缺血、败血症所致肾小管功能障碍及感染所致的肾毒性抗生素（通常是大剂量万古霉素）的应用和造影检查等。因此患者尿量下降，尤其是在重症监护室时，应该积极查找感染因素。

尿路梗阻通常可以逆行性导致肾损伤，因此诊断是重要的，尿路梗阻时尿量通常会下降，也有部分患者尿量增加。肾脏超声检查可以明确是否存在肾积水，尿液分析可以检测血尿、感染或无异常。可能继发不可逆性肾萎缩。

肾损伤严重程度的评估大多数情况下最好在床旁进行，少尿（24h尿量为100～400ml）或无尿（24h尿量＜100ml）患者的预后要比非少尿性肾衰竭差。排钠减少或服用利尿剂患者尿钠下降意味着患者容量不足，可能是导致肾损伤的原因。任何物质的肾排泄少都可以通过肌酐清除率进行换算。然而，尿素和钠的肾排泄会受容量不足之外的因素影响。例如，外源性物质所致肾单位损伤、造影剂导致损伤、败血症、烧伤所致钠排泄不足合并肾衰竭。

肾实质损伤可以通过尿沉渣检查发现，急性肾小管坏死的典型表现是深棕色颗粒管型，然而，严重的急性肾损伤，可能出现大量不定型颗粒物质而非管型（见图26-3和图26-5），出现这一现象的原因可能是严重的急性肾损伤T-H蛋白产生较少而无法形成管型，没有深棕色颗粒管型时，尿液中出现畸形上皮细胞同样可以诊断急性肾小管损伤。在缺氧的情况下，这些上皮细胞由圆形变为煎蛋形状，有棱角形状、三角形或泪滴形（见图26-3），另外，尿沉渣正常表明没有肾损伤或肾损伤很轻。

除了需要对肾损伤严重程度作出评估外，还需要评估其与既往肾脏情况的关系。当肾脏结构和功能正常时，导致AKI发生常需要严重的损伤因素。如果既往存在CKD病史，那么小的损害因素即可导致严重肾损伤。然而，更重要的是对损伤的反应，同样的损伤程度，不同个体表现不同，有的表现为GFR下降，有些则肾功能正常，目前还不能解释这一现象，但是，这却反映了机体保护反应能导致GFR下降或升高。

急性肾损伤导致靶器官受累的表现包括：肺水肿或急性呼吸窘迫综合征；尿毒症性脑病如神志改变或扑翼样震颤；尿毒症性心包炎或心包炎表现为胸膜炎或胸膜摩擦感。肺水肿仍然是尿毒症的常见表现，尿毒症性浆膜炎和尿毒症性脑病现在比较少见。

尿液中的各种有形成分和具有诊断意义的重要成分如下：畸形红细胞；白细胞构成的无菌性脓尿，尿液中同时存在白细胞和细菌意味着尿路感染；变形的肾小管细胞意味着急性肾小管坏死，完整的肾小管上皮提示急性肾损伤的恢复期；空泡细胞、星状细胞及椭圆形脂滴（见图26-2和图26-3）。

糖尿病患者尿中出现芽生酵母表明需要拔除长期使用的导尿管，大量的尿酸结晶意味着肿瘤溶解综合征，草酸钙结晶表明乙二醇中毒，三磷酸镁铵结晶意味着脲酶阳性微生物感染（见图26-4）。

管型存在形式多样，如红细胞管型、白细胞管型、上皮细胞管型、粒状管型、透明管型、棕色粗颗粒管型，也可以表现为不同宽窄的管型，具体管型例子如图26-5所示。

关于该主题的深入讨论，请参阅《西氏内科学》（第25版）第114章“了解肾脏病患者”。

推 荐 阅 读

Agarwal R: Developing a self-administered CKD symptom assessment instrument, Nephrol Dial Transplant 25:160–166, 2010.

Earley A, Miskulin D, Lamb EJ, et al: Estimating equations for glomerular filtration rate in the era of creatinine standardization: a systemic review, Ann Intern Med 156:785–795, 2012.

Gansevoort RT, Matsushita K, van der Velde M, et al: Lower

estimated GFR and higher albuminuria are associated with adverse kidney outcomes: a collaborative meta-analysis of general and high-risk population cohorts, Kidney Int 80:93–104, 2011.

Maroni BJ, Steinman TI, Mitch WE: A method for estimating nitrogen intake of patients with chronic renal failure, Kidney Int 27:58–65, 1985.

Perrone RD, Madias NE, Levey AS: Serum creatinine as an index of renal function: new insights into old concepts, Clin Chem 38:1933–1953, 1992.

Pickering TG, Miller NH, Ogedegbe G, et al: Call to action on use and reimbursement for home blood pressure monitoring: a joint scientific statement from the American Heart Association, American Society of Hypertension, and Preventive Cardiovascular Nurses Association, Hypertension 52:10–29, 2008.

Pickering TG, Shimbo D, Haas D: Ambulatory blood-pressure monitoring, N Engl J Med 354:2368–2374, 2006.

Perazella M, Coca S, Kanbay M, et al: Diagnostic value of urine microscopy for differential diagnosis of acute kidney injury in hospitalized patients, Clin J Am Soc Nephrol 3:1615–1619, 2008.

第27章

水电解质异常

著　者　Biff F. Palmer
译　者　张念荣　审校者　刘　琳

一、正常容量平衡

（一）体内水含量

在正常成年人，体内水含量占体重的50%～60%。男性为60%，女性为50%，这是由于女性体脂含量高，而脂肪组织含水量低。平均体重70kg的男性，全身含水量为42kg或42L，对于平均体重70kg的女性，全身含水量为35kg或35L。

接近2/3的全身含水量是细胞内液，其余1/3是细胞外液。1/4的细胞外液量在血管内。一个70kg的男性，全身含水量42L，28L存在于细胞内，14L存在于细胞外，3.5L为存在于血管内的细胞外液。

细胞外液量取决于钠的摄入和排出平衡。在正常环境下，钠摄入的较大波动导致肾脏盐分泌的改变，这样细胞外液量和体内总盐量保持在较狭窄的范围。细胞外液量的相对稳定性取决于一系列的入球小动脉感知系统、中枢整合通路和肾脏及肾外的效应器机制来调节肾脏钠排出（表27-1）。

血浆电解质浓度（如NaCl）由肾脏的水调控来调节，血浆张力由感受器和效应器维持，该机制不同于容量调节系统，尽管调节容量和血浆张力的系统确实存在协调工作。例如，当体内压力感受器监测到细胞外液量减少，肾脏反馈为重吸收NaCl。这将瞬时导致细胞外液张力增加，刺激精氨酸升压素（AVP）的释放，导致肾脏水潴留进而增加细胞外液量。

表27-1　渗透压调节和容量调节的感受器与效应器

因素	渗透压调节	容量调节
感受器	下丘脑渗透压感受器	低或高压力感受器
感受对象	血浆渗透压	有效动脉血容量
效应器	精氨酸抗利尿激素	
口渴机制	醛固酮、血管紧张素Ⅱ、交感神经	
影响因素	尿渗透压，口渴	尿钠排泄

（二）血浆渗透压和张力

血浆渗透压是每千克溶液中的分子数量。血浆渗透压能直接由渗透压计测量或由以下公式计算得出：血浆渗透压＝（Na^+×2）＋葡萄糖/18＋BUN/2.8，其中Na^+是钠离子浓度，BUN是血浆尿素氮水平。

渗透压差值是测量和计算的渗透压之间的差异，通常小于10mOsm/L。该值升高表示未被检测的物质如乙醇、甲醇、乙二醇或丙酮的蓄积。

区分渗透压与张力是非常重要的。渗透压指溶液中所有的粒子，张力描述的是该粒子是否具有有效或无效的渗透压。有效的渗透压如Na^+、葡萄糖或甘露醇不能穿透细胞膜，并可导致细胞体积的变化。无效的渗透压如尿素和乙醇自由进出细胞，不能影响细胞体积的变化。例如，慢性肾脏病患者BUN水平大于100mg/dl，但没有细胞的液体流动。这是由于尿素血浆渗透压高，但血浆张力正常。

二、低钠血症

（一）定义

低钠血症是临床工作中遇到的最常见的电解质异常之一。高龄、药物、各种疾病状态和输注低张液体是已明确的危险因素。尽管低钠血症通常是低渗透压的一个标志，但低钠血症的三个原因与低渗状态无关（图27-1）。第一种是假性低钠血症，这种情况发生于高球蛋白血症或高三酰甘油血症，血浆中的水相对于溶质减少，在既定体积的血液中Na^+浓度下降。

第二个原因是真正的低钠血症，伴随有效渗透压的升高。临床中的例子包括在未控制的糖尿病患者的高血糖状态和治疗脑水肿应用甘露醇后。增加血浆葡萄糖浓度会提高血浆渗透压，水从细胞中析出，稀释血清Na^+浓度。每增加100mg/dl的葡萄糖或甘露糖醇，血清Na^+水平迅速下降1.6mmol/L。张力增加刺激口渴和AVP分泌，两者都有助于保水。随着血浆渗透压恢复正常，葡萄糖每升高100mg/dl，血清Na^+水平下降2.8mmol/L，最终结果是血浆渗透压正常，但血钠浓度减低。

在无低渗状态的情况下，低钠血症的第三个原因是向细胞外间隙增加等渗或接近等渗、不含Na^+的液体。这种情况通常发生在经尿道切除前列腺或腹腔镜手术期间，当大量的含甘氨酸或山梨醇的不导电冲洗溶液被全身吸收时。

尽管存在例外，但在大多数情况下，低渗性低钠血症意味着水摄入超过了肾水排泄的能力。正常肾脏每日可以排泄20～30L水，所以低钠血症且肾脏水排泄正常的患者意味着至少要喝一定体积的水。这种情况被称为原发性烦渴。这种情况下，尿渗透压小于100mOsm/L。伴随最大稀释尿的低钠血症也可能与过多的液体摄入而极少的溶质摄入有关，这种情况通常被称为嗜啤酒综合征。

在没有原发性多饮的情况下，由于不适当的尿液的浓缩（＞100mOsm/L），当摄入的水超过肾脏的排泄能力时，会引起低渗性低钠血症。这种情况下定义为有效动脉血容量（effective arterial blood volume，EABV）。EABV的减少刺激压力感受器分泌AVP，并减少滤过液从远端肾小管输送到髓袢的顶端，因此就不能最大限度地稀释尿液。当EABV降低时，细胞外液量在容量缺乏的患者中可能降低（如低血容量性低钠血症），在水肿患者中可能升高（如高容量性低钠血症）。正常的EABV是正常容量的低钠血症的原因（如等容量性低钠血症）。

大约2/3的低钠血症发生在医院内，通过液体摄入、体重和Na^+水平的日常监测通常可以迅速诊断。术后输注低渗液是急性医源性低钠血症的危险因

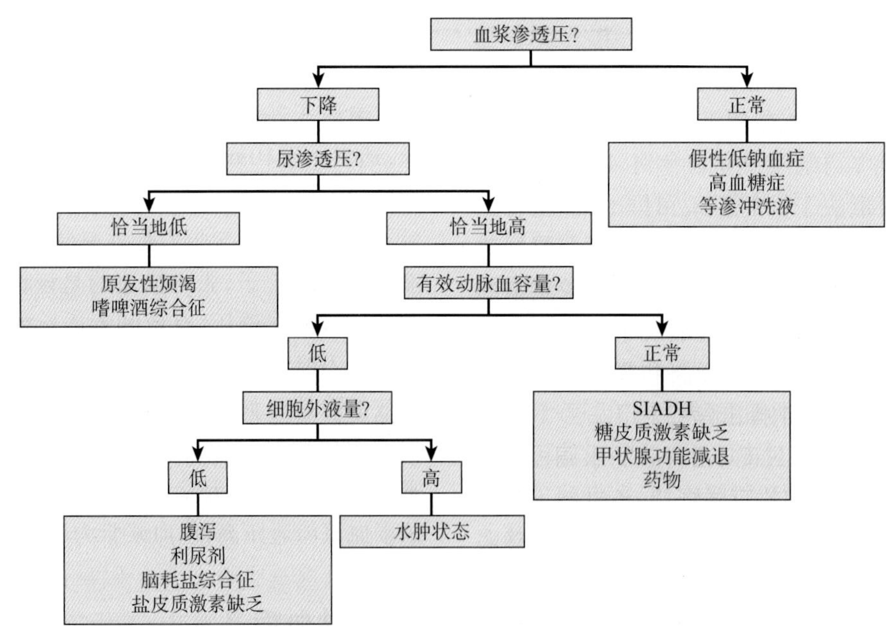

图27-1 低钠血症的诊断思路。评估有效动脉血容量（EABV）是理解肾脏NaCl潴留机制的关键，而且可以判断是原发性高钠血症还是对低EABV的反应性改变。EABV是肾脏可感知的动脉血流量反应。如果肾脏工作正常，并能保留NaCl，EABV肯定会较低，如果正常工作的肾脏排泄NaCl增多，EABV就会升高。体格检查是评估EAVB最可靠的方法。重要的发现包括有无水肿和直立位时血压及脉搏的改变。实验室检查包括收集随机尿液标本，测定Na^+浓度、Cl^-浓度和肌酐浓度，根据以下公式来计算Na^+和Cl^-的分泌百分比：Na^+分泌百分比（%）=［（尿 Na^+×血肌酐）/（血浆 Na^+×尿肌酐）］×100，Cl^-分泌百分比（%）=［（尿 Cl^-×血肌酐）/（血浆 Cl^-×尿肌酐）］×100。另一些指标也可以提示低EABV，包括血尿素氮（BUN）与血肌酐（Scr）比值＞20：1、血尿酸浓度升高（因为近端小管重吸收功能增加）及血细胞比容、血浆白蛋白升高（因为血液浓缩导致）。SIADH.抗利尿激素异常分泌综合征

素，尤其是由于术后几日AVP水平持续增加。预防医源性低钠血症可以通过密切监测电解质和尿液量，以及限制液体和避免低Na^+溶液实现。这些方法特别适用于老年患者。

在神经外科患者中，抗利尿激素异常分泌综合征（SIADH）和脑耗盐综合征是低钠血症的两个原因。由于临床表现存在较多的重叠，两者的区分有一定难度。其主要区别在于EABV的评估。由于AVP介导的肾脏水潴留，SIADH表现为一种容量增多状态。脑耗盐综合征的特征是由于肾脏盐丢失引起的EABV减少。因为治疗不同，准确的诊断十分重要。大量的盐替代物适用于脑耗盐综合征患者，而液体限制是SIADH患者的首选治疗。

院外的低钠血症原因包括过度饮水、腹泻、呕吐、中枢神经系统感染、运动过度、肝衰竭、肾衰竭、充血性心力衰竭、药物、SIADH及以上因素和其他因素的混合因素。噻嗪类利尿剂是诱发低钠血症的最常见药物。低钠血症通常在药物开始应用的前2周发生，最可能发生在老年女性和夏季，后者是由于炎热时摄入低渗液体增加。同时使用非甾体抗炎药（NSAID）和选择性5-羟色胺再摄取抑制剂（SSRI）可进一步增加噻嗪类诱发低钠血症的风险。

（二）治疗

低钠血症的症状包括恶心和不适，接下来可能是头痛、嗜睡、肌肉痉挛、定向障碍、烦躁不安和动作笨拙。治疗低钠血症时，应根据其下降的速度升高Na^+浓度。慢性低钠血症（病程＞48h）患者血清Na^+浓度下降缓慢。神经症状少，脑体积正常，细胞内渗透压减小。细胞外液渗透压突然恢复正常会导致细胞皱缩并可能促发渗透性脱髓鞘。纠正速度在24h内限制在10～12mmol/L，并在48h内小于18mmol/L可以避免这种并发症。血清Na^+浓度迅速下降（病程＜48h）的患者，神经系统症状很常见，脑水肿易发生。在这种情况下，没有充足的时间从脑组织去除渗透离子，快速恢复正常的细胞外液渗透压仅能将脑体积恢复正常。

门诊患者低钠血症的发展通常是慢性的，应慢慢纠正。相比之下，急性低钠血症更容易发生在接受静脉输注自由水的住院患者。使用非法的致幻药、运动诱发的低钠血症或原发性多饮可能导致患者发生急性低钠血症，如有症状，需要快速矫正。

三、高钠血症

（一）定义

高钠血症是一个比较常见的问题，特别是在老年人和危重症患者中。高钠血症总是提示高渗性，并且与细胞皱缩有关。这是重症监护室患者死亡率的独立危险因素。

对于每一个高钠血症患者最初要确定为什么水摄入量不足（图27-2）。由于口渴机制极其敏感，高钠血症很少发生在意识清醒能够自行进水的患者。通常，由于意识水平的改变，患者的水摄入不足。患者不能意识到口渴或不能充分表达对水的需要，或者受到限制不能获取水。几乎很少有口渴中枢的特定病变。口渴感减少可以作为正常个体年龄增长的特征。

下一步是寻找促使水丢失或Na^+摄取的原因，这两者均增加了患者发生高钠血症的可能性。可以通过临床评估EABV来实现。低血容量性高钠血症是由丢失液体的Na^+浓度低于血浆中的Na^+浓度引起的。高血容量性高钠血症由医源性静脉给予高张性NaCl、碳酸氢钠（$NaHCO_3$）或盐皮质激素过量引起。

等容量性高钠血症是由皮肤黏膜途径或肾脏途径单纯水的丢失引起的。因为2/3的纯水丢失可以靠细胞内维持，所以除非缺水特别明显，否则患者不会表现为临床上的容量缺乏。呼吸道或皮肤的不显性失水导致尿液浓缩。无论由于中枢性还是肾源性尿崩症，肾脏过度丢失水，将导致尿液稀释。尽管肾脏丢失水会导致存在渴感受损或不能进食水的患者发生高钠血症，但大多数尿崩症患者并没有上述缺陷，因此通常在临床表现为多尿、多饮和正常血钠浓度。

（二）多尿和多饮的评估

多尿可能由渗透性利尿或水利尿引起。水利尿可能是由于不适当的水分丢失造成的，如中枢性或肾性尿崩症，或可能提示适当的水分流失，如原发性多饮。临床表现和尿渗透压测定有助于鉴别这些过程（图27-3）。

在临床上，渗透性利尿导致的多尿一般比较明显。渗透性利尿导致多尿的例子：血糖未控制的糖尿病患者、应用甘露醇的颅压升高患者、高蛋白的肠内营养患者（即尿素利尿）。多尿患者的尿渗透压大于300mOsm/L提示溶质或渗透性利尿。

排除了渗透利尿后，临床医生需鉴别水利尿

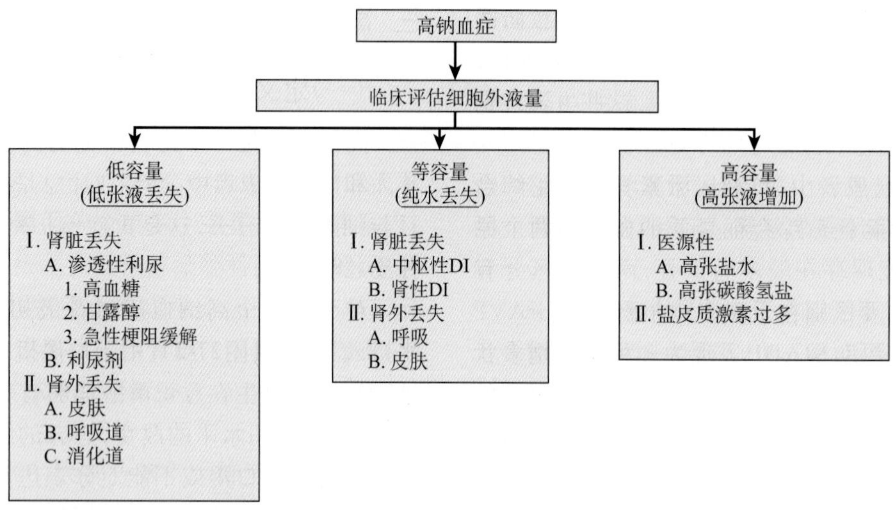

图27-2 高钠血症的诊断思路。DI.尿崩症

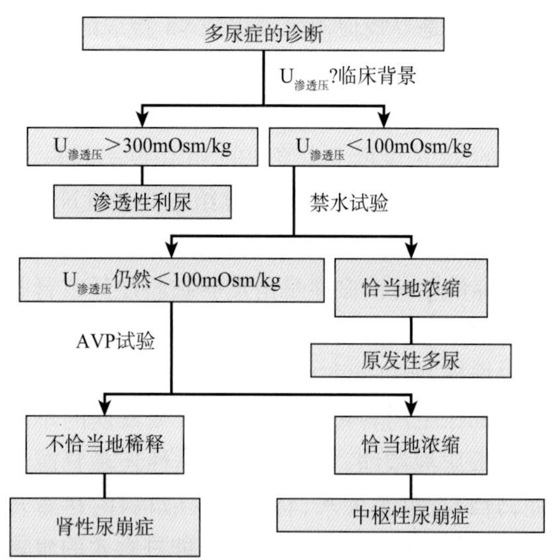

图27-3 多尿症的诊断思路。AVP.精氨酸抗利尿激素；U.尿液

的各种原因。中枢性尿崩症患者，以起病急骤为特征，而肾性尿崩症患者通常缓慢起病。原发性多饮患者通常隐匿起病。肾性和中枢性尿崩症患者的特征为严重和频繁的夜尿增多，而原发性多饮患者通常并非这样。中枢性尿崩症患者似乎偏爱冰水，这在其他两个疾病中通常不典型。血清Na^+浓度小于140mmol/L提示原发性多饮，这是由于患者倾向轻度的水正平衡。大于140mmol/L提示中枢性或肾性尿崩症，这是因为患者倾向轻度水负平衡。

原发性多饮患者水缺乏，尿渗透压反应性升高，但在尿崩症患者尿渗透压无变化。中枢性和肾性尿崩症由皮下注射AVP后尿渗透压变化鉴别：中枢性尿崩症尿渗透压增加，但肾性尿崩症不发生变化。

(三)治疗

高钠血症的症状和体征包括嗜睡、虚弱、肌束震颤、癫痫发作和昏迷。细胞外液(ECF)渗透压增加最初导致脑细胞皱缩。作为反馈，细胞产生细胞内渗透压，平衡跨膜渗透压梯度，并将水拉回细胞，使大脑体积恢复正常。适应之后，如果细胞外渗透压迅速恢复正常，额外的细胞内渗透压将水吸收入脑组织细胞，导致脑水肿。高钠血症应该通过静脉补充水逐渐纠正，达到24h内纠正50%。男性缺失的水可以由以下公式评估：

$$缺水量=当前身体水分(0.6\times体重)\times\left(\frac{[Na^+]_{血浆}}{140}-1\right)$$

其中$[Na^+]_{血浆}$是血浆钠离子浓度。女性的计算用0.5而不是0.6作为系数。补充水量的计算必须包括不显性失水和泌尿系、胃肠道持续的失水。该公式不包括患者可能伴随容量缺乏所需的等渗盐体积。必须密切监测血清Na^+水平，以确保纠正速度是适当的。

四、低钾血症

(一)定义

低钾血症是一种常见的临床疾病，通常是由胃肠道或肾脏丢失钾过多引起的，而在体内总钾量正常的情况下，低钾血症是由K^+内流到细胞引起的。在大多数情况下，可以通过病史、血压测量、酸碱平衡检查和尿K^+水平测定来确定病因。

(二)体内总钾量正常时细胞钾的转移

没有胃肠道或肾脏K^+丢失的病史和体征证据，低钾血症可能由K^+在细胞水平的再分布或实验室检测错误造成。假性低钾血症可以发生在白细胞计数为100 000～250 000/L的白血病患者，这是由于K^+从血清进入了白细胞。

细胞内和细胞外间隙K^+分布的调节被称为内部K^+平衡。虽然肾脏最终负责维持体内总钾量，但调节内部平衡的因素在处理急性K^+负荷方面很重要。例如，高钾饮食可以使细胞外K^+倍增，而无法快速转移到细胞内。这种情况下，肾脏不能足够快速地排泄K^+来预防危及生命的高钾血症。过量的K^+必须快速转移并储存到细胞中，直到肾脏最终排泄了过多的K^+。促进K^+转移至细胞的主要调节剂是胰岛素和儿茶酚胺。

当糖尿病患者接受外源性胰岛素或正常人在高葡萄糖负荷的情况下内源性分泌胰岛素增多，这些额外的胰岛素能够降低血清K^+水平。用于治疗支气管痉挛或治疗早产的β受体激动剂可以引起相似的K^+转移。在急性心肌梗死背景下，低钾血症可能是循环中高肾上腺素水平的结果，可使患者易患心律失常。导致K^+转移至细胞内的其他临床疾病包括用维生素B_{12}治疗巨幼细胞贫血、低温和钡中毒。低血钾性周期性麻痹是常染色体显性遗传，特征表现为发作性低钾血症导致肌肉无力。获得性低钾性周期性麻痹可见于甲状腺毒症患者，他们往往是日本或墨西哥血统。

(三)体内总钾量减少

在没有细胞转移的情况下，低钾血症可能是由于膳食摄入不足，通过胃肠道或皮肤造成的肾外流失或肾脏流失引起的。尿K^+浓度有助于鉴别这些可能性。尿K^+浓度小于20mmol/L提示肾外丢失，而超过20mmol/L的浓度提示肾脏丢失。跨肾小管K^+梯度的计算也是为了这个目的。

膳食摄入不足是低钾血症的少见原因。与极度K^+缺乏饮食相关的疾病包括神经性厌食症、快速节食、酒精中毒和肠道吸收不良。由镁缺乏(临床上经常发生)导致肾K^+排泄增加可能导致低钾血症发生。

(四)肾外钾丢失

汗液K^+浓度低，经汗液丢失是K^+缺乏的另一少见的原因。然而，在体能训练期间，汗水丢失可能会非常显著，K^+缺乏可能发生。胃肠综合征是肾外K^+丢失最常见的临床原因。腹泻导致的粪便K^+丢失，表现为正常阴离子间隙酸中毒。酸中毒引起K^+向细胞外分布，导致低钾血症的程度不如实际K^+缺乏的程度那么严重。

(五)肾脏钾丢失

远端肾小管运输Na^+和水的增加及盐皮质激素活性的增加均能促进肾脏K^+分泌。在正常生理条件下，这两个因素受EABV负调节(图27-4)。EABV降低引起醛固酮分泌增加，由于近端肾单元重吸收增强而远端肾小管运输Na^+和水降低。肾排泄K^+与容量状态是相对独立的。只有病理生理条件下，远端运输Na^+和醛固酮相关联，而发生肾K^+排泄增多。这种关联性是由原发性盐皮质激素活性增加，或原发性远端肾小管Na^+运输增加引起的。原发性的意思是这些变化不依赖EABV的变化。低钾血症的原因，根据肾脏排泄K^+的生理因素归类，如图27-5所示。

1. 盐皮质激素活性的增加

盐皮质激素活性的增加可由原发性肾素和醛固酮的分泌增加、非醛固酮的盐皮质激素的增加或盐皮质激素样作用增加导致。在这些情况下，细胞外液量增加，通常发生高血压。对于高血压合并低钾血症和代谢性碱中毒的患者，需依据血浆肾素活性、醛固酮水平测定进行鉴别诊断。

2. 原发性远端肾小管运输钠增加

原发性远端肾小管运输Na^+增加的前提是正常或低细胞外液容量，血压通常正常。

远端肾小管运输Na^+增加最常由作用于近端到皮质集合管的利尿剂引起，也可能是非重吸收的阴离子如碳酸氢盐(HCO_3^-)引起的，如剧烈呕吐、Ⅱ型肾小管酸中毒，其他还包括酮体(即β-羟丁酸和乙酰乙酸乙酯)和青霉素钠盐。近端肾小管无法吸收这些离子，而导致远端肾单位运输Na^+增加。由于这些阴离子也可能在远端肾单位不被重吸收，一个腔内负极的跨上皮细胞电压产生，从而驱动K^+向肾小管液中排泄。原发性远端Na^+转运增加导致的低钾血症可根据合并代谢性酸中毒或代谢性碱中毒而归类。

(六)临床表现

低钾血症最重要的临床表现发生在神经肌肉系统。低钾血症导致细胞过度极化，阻碍了冲动传导和肌肉收缩。通常，手和足的弛缓性麻痹向近端移动，

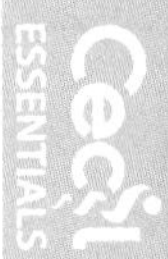

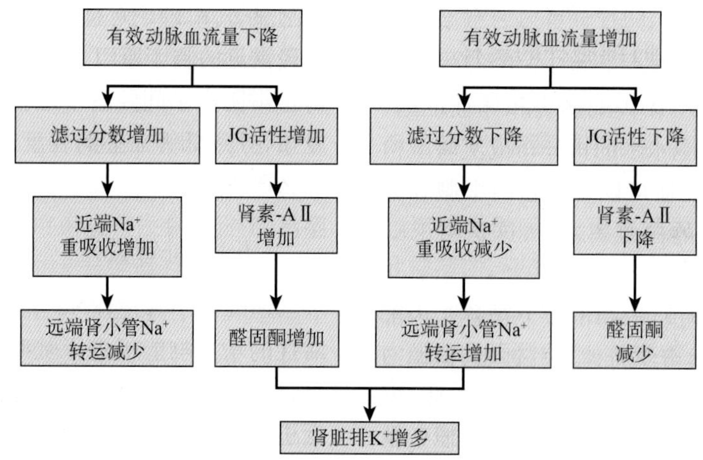

图27-4　在测定肾脏排钾时，有效循环血量与远端肾小管Na^+转运的关系。AⅡ.血管紧张素Ⅱ；JG.肾小球球旁器

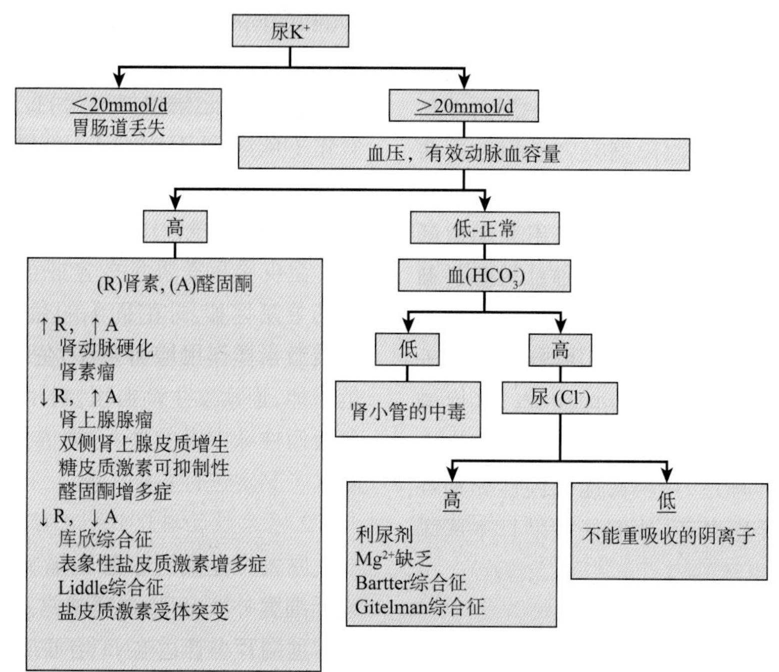

图27-5　低钾血症的诊断思路。HCO_3^-.碳酸氢盐；↓.下降；↑.上升

逐渐累及躯干和呼吸肌。可能由于呼吸衰竭导致死亡。肌病也可能发生，最严重的形式会导致弗兰克横纹肌溶解（即肌细胞溶解）和肾衰竭。低钾血症也能导致平滑肌功能障碍，包括麻痹性肠梗阻。

心电图的变化包括ST段压低、T波低平、U波增高。应用强心苷的患者发生室性期前收缩、室上性或室性心动过速的风险增高。

低钾血症引起肾浓缩功能受损，这是髓质梯度减少和皮质集合管对AVP的抵抗引起的，将导致多尿、多饮。长期低钾血症也能导致肾小管间质性肾炎和肾衰竭。由于血清胰岛素的释放部分受血清K^+浓度的调控，低钾血症可能导致糖耐量受损。

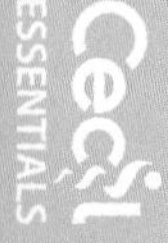

（七）治疗

血清K^+水平有时会误导实际K^+缺乏的程度，当体内总钾量明显缺乏时可能出现K^+水平正常或升高。无明显K^+的转移时，血清K^+水平从4mmol/L下降到3mmol/L，通常提示对一个体重70kg的患者缺乏300～400mmol的细胞内K^+。血清K^+浓度2mmol/L则提示缺乏达到约600mmol。除了这些提示，在补充治疗期间，应该密切监测血清K^+水平。

补充K^+可以口服或静脉应用氯化钾。如伴代谢性酸中毒，可以使用碳酸氢钾或柠檬酸钾。补充氯化钾最安全的方法是口服。氯化钾可以采用

100～150mmol/d的剂量补充。氯化钾溶液是苦的，就像药片一样，会刺激胃黏膜。微胶囊或蜡基质形式的氯化钾耐受性更好。

如患者不能口服或K^+缺乏较重导致心律失常、呼吸麻痹或横纹肌溶解，则静脉补K^+是必要的。氯化钾静脉滴注的最大速度为20mmol/h，最大浓度为40mmol/L。浓度过高将导致静脉炎。由于胰岛素释放，在葡萄糖溶液中加KCl可能进一步降低血清K^+，因此应首选盐溶液。

根据具体的病因，慢性低钾血症的其他治疗包括保钾利尿剂如螺内酯、阿米洛利或氨苯蝶啶的使用。在肾功能不全或其他肾脏钾排泄受损疾病的患者应用这些药物需谨慎。

五、高钾血症

（一）定义

正如低钾血症，高钾血症可出现在钾储存正常或改变的机体。机体有强大的调节机制防止出现高钾血症，包括快速排泄多余的K^+、转运多余的K^+至细胞内直至被排出体外。这些调节机制的异常是参与了高钾血症的原因。

假性高钾血症是由静脉抽血和标本处理不当导致细胞机械性受损释放K^+的一种体外现象，白细胞或血小板明显增多时也会出现。

（二）饮食摄入钾过量

肾脏和肾上腺皮质功能正常时，饮食中摄取大量的钾很难产生高钾血症。钾摄入过多导致高钾血症常见于肾功能受损的患者。特别是摄入富含钾的食物，包括甜瓜、柑橘汁和含有氯化钾的商业盐代用品等。

（三）细胞再分布

相较于低钾血症，细胞再分布对高钾血症是更为重要的原因。组织损伤时K^+再分布至细胞外，这可能是产生高钾血症最重要的原因。组织损伤可发生于横纹肌溶解、创伤、烧伤、大血管内凝血、肿瘤溶解（自发或治疗后）。

代谢性酸中毒引起K^+从细胞内释放的作用取决于酸中毒的类型。无机酸中毒时[即氯化铵（NH_4Cl）或盐酸（HCl）]，由于氯离子的相对不通透性，导致细胞内K^+大量外流。相反，有机酸中毒时（乳酸或β-羟丁酸）不会导致K^+显著外流。

对于血糖控制欠佳的糖尿病患者，渗透压增加使K^+发生细胞外流。高渗状态和胰岛素缺乏导致高钾血症常见于糖尿病酮症酸中毒患者，而实际体内总钾量缺乏。β受体阻滞剂可干扰急性高钾血症的处置。其他药物也可以导致高钾血症，包括去极化型肌松药琥珀胆碱和严重洋地黄中毒。

（四）肾排钾减少

肾排钾减少见于如下三种情况：原发性远端水钠转运减少、皮质集合管功能异常、原发性盐皮质激素水平和活性下降。

1. 原发性远端水钠转运减少

急性肾损伤时肾小球滤过率（GFR）会急性下降，可能导致远端肾小管水钠运输明显减少，继而远端K^+分泌减少。急性肾损伤表现为少尿时，远端NaCl和容量转运很低，高钾血症较为常见。非少尿性急性肾损伤，远端转运通常是足够的，高钾血症不常见。

慢性肾脏病患者，除非GFR下降至10ml/min以下，一般不出现高钾血症。高钾血症伴GFR大于10ml/min常有醛固酮水平下降的问题或皮质集合管的特定病变。

2. 原发性盐皮质激素水平和活性下降

肾素-血管紧张素-醛固酮系统中任何一处发生异常都会导致盐皮质激素活性降低。这些异常多源于某种疾病状态或不同药物作用。

当肾素-血管紧张素-醛固酮系统已经受损时再应用这些药物常引起高钾血症。一个常见的例子便是在伴有低肾素醛固酮减少症的糖尿病患者使用血管紧张素转换酶（ACE）抑制剂或血管紧张素受体阻滞剂（ARB）。

3. 远端小管异常

某些肾间质疾病能特异地影响远端肾单位而导致高钾血症，尽管此时GFR轻度减低和醛固酮水平正常。阿米洛利和氨苯蝶啶抑制Na^+转运，使管腔内电荷趋于阳性，继而抑制K^+分泌。当使用复方新诺明后由于甲氧苄啶会发生类似作用引起高钾血症。螺内酯和依普利酮会与醛固酮竞争，抑制盐皮质激素作用。

（五）临床表现

由于细胞内外的K^+浓度参与维持细胞膜电位，高钾血症导致静息膜电位去极化。心脏对这种去极化效应特别敏感，高钾血症时心电图表现为T波高尖、P-R间期延长和QRS波群增宽，以及正弦波的形

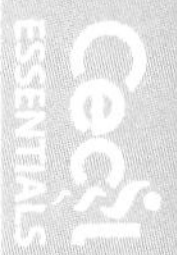

成，最终发展至心室颤动和心脏停搏。

急性血钾浓度升高大于6mmol/L时才会出现心电图改变，而慢性者血钾浓度高达8～9mmol/L心电图也会保持正常。高钾血症还可引起上升性麻痹和弛缓性四肢瘫痪等神经肌肉表现。

（六）治疗

1. 急性高钾血症

危及生命的高钾血症的紧急治疗主要是钙剂治疗，通常为葡萄糖酸钙或氯化钙。P-R间期延长或QRS波群增宽等心电图改变提示需要钙剂治疗。葡萄糖和胰岛素治疗可以将K^+转运至细胞内。紧急给予无胰岛素葡萄糖可能会加重糖尿病患者的高钾血症，其主要机制是增加细胞外的渗透压和转运K^+至细胞外间隙。通过扩张细胞外液量，$NaHCO_3$会稀释血清K^+浓度。无论伴随的代谢性酸中毒是否纠正，K^+会被转移到细胞内。$β_2$受体激动剂沙丁胺醇无论是吸入还是静脉剂型都能增加K^+向细胞内转运。

钙剂、HCO_3^-、葡萄糖加胰岛素和$β_2$受体激动剂只能解救急性K^+中毒，不能降低体内总钾。减少体内总钾的措施包括应用聚苯乙烯磺酸钠和透析。

2. 慢性高钾血症

在回顾患者的用药概况后，如果可能，应该停用损伤肾排钾的药物。处方或非处方非甾体抗炎药是常见的元凶。患者应该得到关于低钾饮食和减少使用含钾盐替代品的专业指导。

利尿剂对于减少高钾血症有效。当患者的eGFR＞30ml/min，可以应用噻嗪类利尿剂，但对于更严重的肾功能不全，需要应用袢利尿剂。慢性肾脏病患者伴有代谢性酸中毒（HCO_3^-浓度＜20mmol/L），应给予碳酸氢钠。可以尝试间歇性使用K^+结合树脂，但这种药物在慢性基础上使用时耐受性较差，并且可能并发消化道溃疡。

六、代谢性酸中毒

代谢性酸中毒是指血pH降低、HCO_3^-浓度降低和呼吸代偿所致二氧化碳分压降低。仅有HCO_3^-浓度降低不能诊断代谢性酸中毒，因为它也是肾脏代偿慢性呼吸性碱中毒的结果。动脉血pH的测定可以鉴别这两种情况。高氯性代谢性酸中毒pH降低而慢性呼吸性碱中毒pH升高。血清HCO_3^-浓度降低患者的临床诊断思路如图27-6所示。

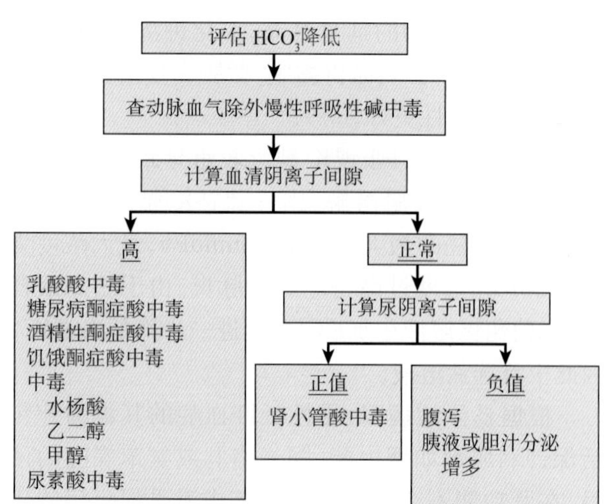

图27-6 HCO_3^-降低患者的诊断思路

血清阴离子间隙（AG）的测定有助于鉴别不同类型的代谢性酸中毒。阴离子间隙指血浆中主要阳离子（Na^+）和主要阴离子（$Cl^-+HCO_3^-$）浓度的差值。

$$阴离子间隙=[Na^+]-[Cl^-]-[HCO_3^-]$$

阴离子间隙的正常值为（12±2）mmol/L。大多数未测定的阴离子由白蛋白组成，因此正常阴离子间隙在低白蛋白血症时存在变化［即正常阴离子间隙大约是血清白蛋白的3倍（g/dl）］。

因为阳离子的总数必须等于阴离子的总数，血清HCO_3^-浓度的下降必须被其他阴离子的浓度上升所抵消。如果伴随过量H^+的阴离子是Cl^-，则血清HCO_3^-浓度的降低与血清Cl^-浓度的增加相当。酸中毒分为高阴离子间隙正常氯型和正常阴离子间隙高氯型代谢性酸中毒。如果过量的H^+伴有Cl^-以外的阴离子，则HCO_3^-的降低通过未测定的阴离子浓度的增加来平衡。在Cl^-浓度保持不变时，酸中毒是高阴离子间隙代谢性酸中毒。

鉴别代谢性酸中毒肾外原因的有效方法是测定尿NH_4^+排泄。肾外原因的代谢性酸中毒与净酸排泄的增加相关，这主要通过高水平的尿NH_4^+排泄反映。相反，肾源性代谢性酸中毒的净酸排泄和尿NH_4^+水平较低。遗憾的是，尿NH_4^+的测定在临床中不是常规可测定的。然而，可以通过计算尿阴离子间隙（UAG）间接评估尿NH_4^+的量。

$$UAG=(UNa^++UK^+)-UCl^-$$

一般情况下，UAG为正值，正常范围为30～50mmol/L。肾外源性代谢性酸中毒与尿NH_4^+排泄显著增加有关，因此UAG为较大的负值。如果酸中毒是肾源性的，尿NH_4^+排泄量最小，UAG通常为正常范围。

尿液pH不能准确地鉴别肾源性酸中毒与肾外源性酸中毒。例如，尿pH降低不一定表示净酸排泄物的增加。当具有缓冲功能的NH_4^+减少时，只需少量的远端H^+分泌即可致尿液pH的明显降低。在这种情况下，尿pH是酸性的，但是H^+分泌量并不足以满足日常需要的酸排泄量。碱性尿不一定意味着肾酸化缺陷。在NH_4^+的可用性不受限制的条件下，远端H^+分泌可能是巨大的，但由于NH_4^+的缓冲作用，尿液仍可相对碱性。

（一）高氯阴离子间隙正常的代谢性酸中毒

高氯（正常阴离子间隙）代谢性酸中毒可有肾源性或肾外源性。肾源性代谢性酸中毒是肾小管泌H^+异常的结果。肾外源性代谢性酸中毒最常见的原因是胃肠道HCO_3^-的丢失。其他原因包括外漏的胆汁和胰液的丢失和输尿管转移手术。图27-7提供肾源性代谢性酸中毒的临床诊断方法。

1. 肾源性代谢性酸中毒

（1）近端肾小管酸中毒：近端肾小管酸中毒（Ⅱ型RTA）指正常的阴离子间隙酸中毒、低钾血症和在稳态下尿液酸化至pH＜5.5。在稳态下，血清HCO_3^-浓度通常在16～18mmol/L。近端RTA可以是单独的表现，但通常伴有普遍性的近端小管功能障碍（如范科尼综合征）。

近端RTA与肾结石或肾钙化无关。然而，慢性低磷血症或维生素D缺乏可导致骨软化症，由于酸中毒诱导的骨质脱矿质，可能会发生骨质减少。

近端RTA的治疗是困难的。因为外源性碱迅速由尿排出，即使应用大剂量的HCO_3^-[3～5mmol/(kg·d)]纠正酸中毒也往往是不可能的。这种疗法也会加速肾K^+损失。使用噻嗪类利尿剂诱导足够的容量减少以降低GFR并减少HCO_3^-的滤过，可能会增加碱治疗的有效性。保钾利尿剂可能会限制肾脏K^+的排泄。治疗开始后，需要密切监测以防止严重的电解质紊乱。托吡酯可因其对碳酸酐酶的抑制作用而引起代谢性酸中毒。

（2）低血钾型远端RTA：低血钾型远端RTA（Ⅰ型RTA）指高氯性或正常阴离子间隙酸中毒、低钾血症和无法最大程度降低尿液pH。在全身酸中毒的状态下尿pH＞5.5时考虑远端RTA。UAG为正值。与血清HCO_3^-浓度低至10mmol/L的近端RTA患者相比，全身酸中毒反应更为严重。

低钾血症可能很严重，并引起肌肉骨骼无力和肾源性尿崩症。患者往往可出现肾结石和肾钙化。肾钙化是由于酸中毒所致骨矿物质溶解引起的尿钙离子（Ca^{2+}）排泄增加，以及持续的碱性尿pH和尿柠檬酸盐排泄率低的综合作用。

远端RTA的代谢性酸中毒可以通过每日补充与产酸量[通常为1～2mmol/(kg·d)]等量的碱被纠正。严重低钾血症的患者，用HCO_3^-纠正酸中毒可以暂时引起细胞外K^+浓度的进一步降低并导致症状性

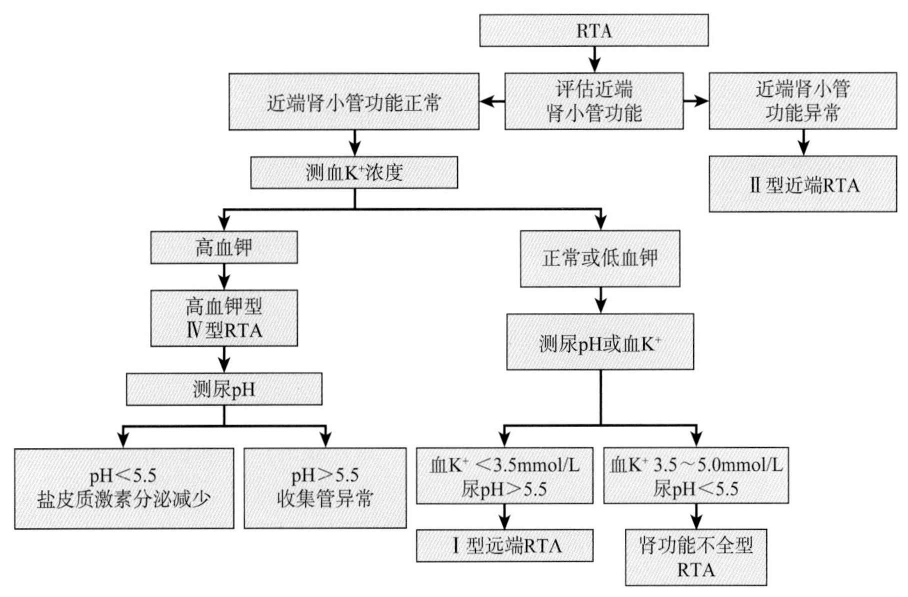

图27-7 肾源性酸中毒的诊断思路。K^+. 钾离子；RTA. 肾小管酸中毒

低钾血症。在这种情况下，在纠正酸中毒之前应纠正低钾血症。枸橼酸合剂是持续性低钾血症或钙结石病患者的首选药物。

(3)高血钾型远端RTA：高血钾型远端RTA(Ⅳ型RTA)指与高钾血症相关的正常阴离子间隙(高氯性)代谢性酸中毒。尿阴离子间隙轻微阳性，表明尿中几乎没有NH_4^+排泄。该病与盐皮质激素分泌绝对不足或相对不足有关，通常尿液pH＜5.5，反映泌NH_3的减少比泌H^+受损更严重。对集合管损伤的患者，尿pH可能是碱性的，反映泌H^+受损和尿中NH_4^+排泄减少。

本病多伴随某些轻中度肾功能不全。然而，酸中毒及高钾血症的程度与肾功能不全严重程度不成比例(表27-2)。

治疗的首要目标是纠正高钾血症，在许多情况下，降低血K^+水平同时通过恢复肾脏产NH_4^+来纠正酸中毒，从而增加缓冲液的远端酸化效应。

(4)肾功能不全型肾小管酸中毒：慢性肾脏病患者GFR＜30ml/min时，会出现血钾正常的正常阴离子间隙(高氯性)代谢性酸中毒。晚期慢性肾脏疾病(GFR＜15ml/min)，酸中毒主要为高阴离子间隙代谢性酸中毒，反映了各种有机酸的磷酸盐、硫酸盐和钠盐的排泄障碍。在这个阶段，酸中毒通常被称为尿毒症酸中毒。

表27-2 高血钾型远端肾小管酸中毒(Ⅳ型)的病因

Ⅰ.盐皮质激素缺乏
A.低肾素，低醛固酮水平
1.糖尿病
2.药物
a.非甾体抗炎药物
b.环孢素，他克莫司
c.β受体阻滞剂
B.高肾素，低醛固酮水平
1.肾上腺损害
2.先天性酶缺陷
3.药物
a.血管紧张素转换酶抑制剂
b.血管紧张素Ⅱ受体抑制剂
c.肝素
d.酮康唑
Ⅱ.皮质集合管功能异常
A.盐皮质激素受体缺失或缺陷
B.药物
1.螺内酯，依普利酮
2.氨苯蝶啶
3.阿米洛利
4.甲氧苄啶
5.戊烷脒
C.慢性肾小管间质疾病

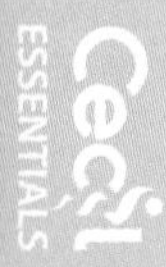

慢性肾脏病代谢性酸中毒的纠正主要是当血HCO_3^-＜22mmol/L时，口服碳酸氢钠0.5～1.5mmol/(kg·d)。因为代谢性酸中毒可以致代谢性骨病，并增加慢性肾脏病患者的分解代谢，所以应积极纠正。

2. 代谢性酸中毒的肾外原因

(1)腹泻：肠液HCO_3^-的丢失超过胃液导致代谢性酸中毒的发生。容量减少促使肾脏加强对盐的重吸收。肾脏保留NaCl伴随肠道丢失$NaHCO_3$，形成正常阴离子间隙(高氯性)代谢性酸中毒。由于尿液排泄NH_4^+增多，酸的净排出显著增加。胃肠道丢失引起的低钾血症和血清pH低促使NH_3在近端肾小管合成。NH_3作为尿液缓冲剂的作用增加使远侧肾单位分泌H^+达到最大。由于缓冲作用的代偿，慢性腹泻期间的尿液pH可能持续大于6.0。

低钾、高氯性代谢性酸中毒且尿液pH大于5.5的患者可能会伴有腹泻或低血钾型远端RTA(Ⅰ型RTA)。尽管病史是区分这两种可能性最简单的方式，但如果患者私下滥用通便药，这时病史就没有多大帮助。UAG测定是区分它们最有效的方法。腹泻患者尿液pH高是由于尿液存在大量NH_4^+。由于大多数的NH_4^+是以NH_4Cl的形式通过尿液排出，因而UAG是负值。而低血钾型远端肾小管酸中毒患者尿液pH高是因为远端肾单位无法分泌H^+。NH_3通过尿液排泄非常少，UAG是正值。

(2)回肠导管：外科手术将输尿管转移至肠道可能会导致正常阴离子间隙(高氯性)代谢性酸中毒，因为NH_4^+和Cl^-从尿液中被系统性重吸收，并且通过激活肠腔的Cl^-/HCO_3^-转运体Cl^-和HCO_3^-发生交换。这一并发症的决定性因素是尿液与肠道接触时间的长短及暴露在尿液的肠道总面积。

(二)阴离子间隙增高型代谢性酸中毒

1. 乳酸酸中毒

当乳酸的产生和利用发生不平衡时会出现乳酸酸中毒。非氯阴离子的积聚被认为是阴离子间隙增加的原因。在剧烈运动和癫痫大发作的情况中，乳酸大量生成，从而出现乳酸酸中毒。乳酸半衰期短的性质提示大多数持续而严重的乳酸酸中毒一般伴随乳酸的利用障碍。

A型乳酸酸中毒的特点是伴有组织灌注不足或急性组织缺氧的疾病，包括呼吸循环衰竭、重度贫血、出血、低血压、败血症和一氧化碳中毒。B型乳酸酸中毒发生在无明显灌注不足或缺氧的各类疾病中（表27-3）。

表27-3 乳酸酸中毒的病因

Ⅰ. A型[组织低灌注和(或)缺氧]
- A.心源性休克
- B.感染性休克
- C.出血性休克
- D.急性缺氧
- E.一氧化碳中毒
- F.贫血

Ⅱ. B型(无低血压和低氧)
- A.遗传性酶缺陷(葡萄糖-6-磷酸酶)
- B.药物或毒物
  - 1.苯乙双胍，二甲双胍
  - 2.氰化物
  - 3.水杨酸盐，乙二醇，甲醇
  - 4.丙二醇
  - 5.利奈唑胺
  - 6.丙泊酚
  - 7.核苷类反转录酶抑制剂(司他夫定、地达诺新)
- C.全身性疾病
  - 1.肝衰竭
  - 2.恶性肿瘤

2. D型乳酸酸中毒

D型乳酸酸中毒是一种特殊的代谢性酸中毒，在小肠切除术或空肠回肠旁路手术的患者中出现。在这些短肠综合征患者中，正常情况下在小肠重吸收的碳水化合物被大量输送至结肠。在结肠细菌滋生的环境中，这些物质代谢成D型乳酸，然后被吸收进入体循环。D型乳酸的累积产生阴离子间隙增高型代谢性酸中毒，其血清乳酸水平表面上是正常的，因为乳酸的标准检测仅对L型乳酸盐是特异性的。

这些患者通常会寻求医疗救助，因为他们摄入大量碳水化合物后会出现神经系统异常，包括意识模糊、言语混乱和共济失调。摄取低碳水化合物食物和使用抗生素减少细菌过度生长是主要的治疗方法。

3. 糖尿病酮症酸中毒

糖尿病酮症酸中毒是一种代谢状态，其特征是由胰岛素缺乏和胰高血糖素相对或绝对增加导致的乙酰乙酸和β-羟丁酸的蓄积。阴离子间隙升高的程度取决于酮症酸中毒的快速性、严重性和持续时间及细胞外液量的情况。尽管阴离子间隙增高型酸中毒是糖尿病酮症酸中毒的主要表现形式，当细胞外液量接近正常时，酮症酸中毒的早期常发生阴离子间隙正常型(高氯性)酸中毒。使用硝基氢氰酸盐片剂或试剂条可以确认酮酸。然而，这种测试在评估酮症酸中毒的严重性方面可能会产生误导，因为它仅检测丙酮和乙酰乙酸，并不和β-羟丁酸发生反应。

糖尿病酮症酸中毒的治疗包括应用胰岛素和静脉输液纠正容量缺乏。K^+、Mg^{2+}和PO_4^{3-}缺乏是很常见的，通常要加入静脉输液中。

4. 酒精酮症酸中毒

酮症酸中毒发生于有慢性酒精滥用病史、食物摄取减少，并且常有恶心和呕吐病史的患者。酒精戒断、容量不足和饥饿显著增加循环中儿茶酚胺的水平，导致脂肪酸的外周利用增加，且明显大于单纯饥饿时脂肪酸的利用。乙醇的代谢导致NADH/NAD$^+$的增加(即还原型和氧化型烟酰胺腺嘌呤二核苷酸的平衡)，导致β-羟丁酸/乙酰乙酸的比例增高。尽管是严重的酮症酸中毒，硝基氢氰酸盐反应可能被这种氧化还原转移削弱。

输注葡萄糖可以快速消除酸中毒。刺激胰岛素释放可导致来自脂肪组织的脂肪酸利用减少和肝脏酮酸输出下降。

5. 乙二醇和甲醇中毒

乙二醇和甲醇中毒的特征与严重的阴离子间隙增高型代谢性酸中毒的发展有关。伴随阴离子间隙的出现，渗透压间隙出现，为乙二醇和甲醇中毒诊断提供重要线索。

乙二醇由乙醇脱氢酶代谢产生各种酸，包括乙醇酸、草酸和甲酸。乙二醇是防冻剂的成分和溶剂，常被意外或企图自杀者摄入。中毒早期累及神经系统，起初为醉酒症状，但可能迅速进展至癫痫发作和昏迷状态。如果不治疗，可能会出现呼吸循环问题，如呼吸急促、非心源性肺水肿和心血管系统衰竭。摄入24～48h，患者可能会出现腹部疼痛和肾衰竭，尿中常伴有丰富的草酸钙结晶。

甲醇也被乙醇脱氢酶代谢并形成甲醛，然后转化成甲酸。甲醇见于各种商业制剂，如虫胶、清漆和除冰溶液。与乙二醇一样，甲醇常因意外或企图自杀者摄入。

甲醇摄入后出现急性醉酒状态，之后是持续

24～36h的无症状期。此时，腹痛是由胰腺炎引起的，并可能发生癫痫、失明和昏迷。失明由甲酸对视网膜的直接毒性作用造成。甲醇中毒也伴随脑白质和壳核出血，可能导致帕金森样综合征的延迟发作。乳酸酸中毒是甲醇和乙二醇中毒的一个特征，导致阴离子间隙的增高。

除了支持疗法外，乙二醇和甲醇中毒的治疗主要是降低母体化合物的代谢并加速体内酒精的清除。氟哌唑（4-甲基吡唑）是抑制乙醇脱氢酶并预防有毒代谢物形成的首选。

6. 水杨酸中毒

阿司匹林（乙酰水杨酸）中毒导致乳酸产生增加。乳酸、水杨酸、酮基和其他有机酸的蓄积导致阴离子间隙增高型代谢性酸中毒的发生。同时，水杨酸对呼吸系统有直接的刺激作用。增加通气降低PCO_2，导致呼吸性碱中毒的发生。儿童主要表现为阴离子间隙增高型代谢性酸中毒伴中毒性水杨酸水平，而成人呼吸性碱中毒最为明显。

除了保守治疗外，治疗的初始目标是纠正全身的酸血症，并增加尿液的pH。通过增加全身的pH，水杨酸的解离分数增加，药物在中枢神经系统的蓄积减少。同样，碱性尿液pH有利于尿液排泄增加，因为药物的解离片段肾小管重吸收较差。在血清浓度大于80mg/dl或严重的临床毒性情况下，血液透析可用于加速药物从体内的清除。

7. 焦谷氨酸酸中毒

焦谷氨酸酸中毒是阴离子间隙增高型代谢性酸中毒的原因之一，伴随从意识模糊到昏迷的意识状态改变。焦谷氨酸酸中毒发生于接受对乙酰氨基酚治疗剂量的危重症患者，由于对乙酰氨基酚代谢和危重疾病相关的氧化应激引起谷胱甘肽水平降低。对于不明原因的阴离子间隙增高型代谢性酸中毒和近期摄入对乙酰氨基酚的患者，应考虑焦谷氨酸酸中毒的诊断。

七、代谢性碱中毒

（一）定义

代谢性碱中毒的发病机制涉及这一代谢异常的产生和持续。代谢性碱中毒是由酸的丢失或碱的增加而向血液中添加新的HCO_3^-离子引起的。新的HCO_3^-离子可能由肾脏或肾外机制产生。因为肾脏具有巨大的排泄HCO_3^-的能力，所以即使较高的HCO_3^-浓度都可能不足以产生持续的代谢性碱中毒。为了保持代谢性碱中毒，肾脏纠正碱中毒的能力必定受损，或回收HCO_3^-的能力必然增强。

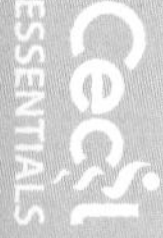

大多数医生认为代谢性碱中毒是一种良性病症，然而，血液pH升高可产生许多减少组织灌注的作用。血液pH升高（即碱血症）会导致呼吸抑制，并通过Bohr效应和血管收缩减少组织氧输送。危重症患者应积极纠正碱中毒，因为其心脑灌注至关重要。

（二）治疗

代谢性碱中毒的治疗最好根据调节机制来进行，因为改变机制可以纠正代谢性碱中毒。如果用生理盐水可以恢复EABV，则代谢性碱中毒易于纠正。几种情况对输注NaCl反应差，这些情况通常通过盐皮质激素水平增加、远端运输Na^+升高和低钾血症联合来调节。这些疾病的鉴别依赖于对EABV的评估（表27-4）。

1. 有效动脉血容量减少和盐反应型代谢性碱中毒

（1）胃肠道酸丢失：呕吐或鼻胃管抽吸导致的酸丢失是代谢性碱中毒的常见原因，通过容量收缩维持。胃酸丢失产生代谢性碱中毒，胃液中NaCl的损失导致容量收缩。在活动性呕吐期间，血浆HCO_3^-浓度常高于近端肾单位再吸收的阈值。合成的碳酸氢盐引起$NaHCO_3$和$KHCO_3$的排泄增加，导致体内总Na^+量进一步缺乏和K^+缺乏的出现。在此活性期，尿液中Na^+和K^+水平高，尿液pH为7～8，而尿中Cl^-浓度小于15mmol/L。

当患者停止呕吐时，平衡建立，以至尿碳酸氢盐消失，但容量收缩、K^+缺乏和GFR降低使得代谢性碱中毒持续存在。EABV减少是维持代谢性碱中毒的主要因素。此时，尿Na^+和Cl^-水平低。静脉输注NaCl导致碳酸氢盐增加，代谢性碱中毒得到纠正。

（2）利尿剂：代谢性碱中毒的另一个常见原因是噻嗪类和袢利尿剂应用。利尿剂产生代谢性碱中毒，其是通过高醛固酮水平和远端运输Na^+增加共同作用远端肾单位而产生。如果停用利尿剂，并保持低盐饮食，尽管远端运输不再增加仍然会维持碱中毒。在这种情形下，患者常有容量不足和K^+缺失。EABV降低是维持代谢性碱中毒的主要因素。盐水可以纠正代谢性碱中毒。

2. 有效动脉血容量降低和盐抵抗型代谢性碱

中毒

在某些形式的代谢性碱中毒中，碱中毒通过降低EABV维持，但由于存在其他维持因素，碱中毒不完全是盐反应性的。在这些患者中，输注生理盐水可以改善代谢性碱中毒但不能完全纠正。患者的EABV可能较低，但通常尿液中的Cl^-水平不低。

持续使用噻嗪类或袢利尿剂、镁缺失、Gitelman综合征和Bartter综合征的患者可能会出现这一情况。不同原因导致的代谢性碱中毒治疗方法如表27-5所示。

3. 有效动脉血容量增加和盐抵抗型代谢性碱中毒

这种类型的代谢性碱中毒在远端持续Na^+运输增加情况下通过K^+缺失和盐皮质激素水平增高来维持，而不是通过EABV降低维持的。引起盐抵抗型碱中毒最常见的原因是与容量收缩无关的原发性盐皮质激素增多。碱中毒的产生机制——Na^+运输增加和盐皮质激素活性增强也是代谢性碱中毒持续的原因。这种情况下的K^+缺失有加剧碱中毒的倾向。

对于容量扩张和原发性盐皮质激素增多的代谢性碱中毒患者的最佳治疗是消除潜在的造成持续盐皮质激素活性的原因。如果不可能消除，则治疗针对在肾脏水平阻断盐皮质激素的作用。

八、呼吸性碱中毒

（一）定义

原发性呼吸性碱中毒源于低碳酸血症，定义为动脉血二氧化碳分压（$PaCO_2$）低于35mmHg的碱血症。原发性呼吸性碱中毒与继发性低碳酸血症不同，后者是原发性代谢性酸中毒的一种代偿机制。

呼吸性碱中毒是最常见的酸碱平衡紊乱。特别在住院患者中常见，对他们来说呼吸性碱中毒可以成为革兰氏阴性菌败血症的最初线索。肝衰竭是原发性低碳酸血症常见而重要的原因。低碳酸血症的严重程度与血氨水平有关，并且对预后十分重要。呼吸性碱中毒可作为水杨酸中毒的一个重要线索。孕

表27-4 代谢性碱中毒的分类

分类特征	代谢性碱中毒类型		
	EABV降低，盐反应型	EABV降低，盐抵抗型	EABV升高，盐抵抗型
EABV	低	低	高
尿Cl^-浓度（mmol/L）	＜15	＞15	＞15
盐反应	纠正（盐反应）	未纠正（盐抵抗）	未纠正（盐抵抗）
维持	低EABV	低EABV＋高远端Na^+转运和盐皮质激素的作用	高远端Na^+转运和盐皮质激素的作用
病因	胃肠道酸性物质丢失：呕吐或鼻胃管吸引、先天性氯性腹泻、绒毛状腺瘤、CO_2潴留后碱中毒、利尿剂、不可吸收阴离子	原发性远端Na^+离子转运增多：积极的利尿剂应用（噻嗪类和袢利尿剂）、Mg^{2+}缺乏、Bartter综合征、Gitelman综合征	原发性盐皮质激素增多症或盐皮质激素样效应：原发性醛固酮增多症、Liddle综合征、糖皮质激素抑制性醛固酮增多症

注：EABV. 有效动脉血容量。

表27-5 盐抵抗型代谢性碱中毒的治疗

EABV降低		EABV升高	
病因	治疗	病因	治疗
噻嗪类和袢利尿剂	停止用药，提高EABV	肾素瘤	肿瘤切除
Mg^{2+}缺乏	补充Mg^{2+}	原发性醛固酮增多症	肿瘤切除，应用螺内酯治疗BAH
Gitelman综合征	阿米洛利、氨苯蝶啶或螺内酯，补充K^+和Mg^{2+}	糖皮质激素抑制性醛固酮增多症	地塞米松
Bartter综合征	阿米洛利、氨苯蝶啶或螺内酯，补充K^+和Mg^{2+}	Liddle综合征	阿米洛利或氨苯蝶啶

注：BAH. 双侧肾上腺增生；EABV. 有效动脉血容量；K^+. 钾离子；Mg^{2+}. 镁离子。

酮高（妊娠期间）也可引起呼吸性碱中毒。

（二）临床表现

轻度呼吸性碱中毒会引起头晕、心悸、四肢和口部周围感觉异常。急性低碳酸血症降低脑血流量，并引起血液中游离钙和白蛋白的结合。在临床症状方面，急性呼吸性碱中毒患者与低钙血症患者临床表现相似，Chvostek征和Trousseau征阳性。患有急性低碳酸血症的缺血性心脏病患者有时会出现心律失常、心电图缺血改变和心绞痛。

（三）诊断

呼吸性碱中毒是通过评估患者的病史、查体及实验室检查（包括血气分析）等而作出诊断。查体时可以发现呼吸急促或Kussmaul呼吸，这是发现原发性呼吸性碱中毒或原发性代谢性酸中毒的代偿性呼吸机制的第一个线索。

血清电解质的改变有助于呼吸性碱中毒的诊断。PCO_2急剧下降导致红细胞HCO_3^--Cl^-交换，这是急性呼吸性碱中毒初始代偿反应的原因，PCO_2每降低10mmHg，HCO_3^-浓度就下降2mmol/L。表27-6提供了酸碱失衡预计代偿公式。

慢性呼吸性碱中毒中，肾脏重吸收HCO_3^-能力下降，出现暂时性HCO_3^-利尿作用。这一过程需要2～3d完全实现。达到新的稳态后，PCO_2每降低10mmHg，HCO_3^-浓度就下降5mmol/L。血浆中HCO_3^-浓度较高或较低提示另一种代谢紊乱。

在尿液排出$NaHCO_3$增加的情况下，为了维持细胞外液容积，肾脏会保留NaCl。这些变化反映在慢性呼吸性碱中毒患者的血清电解质上，即相对于血清Na^+浓度，血清Cl^-浓度明显增加。另一个特征性表现是血清阴离子间隙升高3～5mmol/L。间隙升高的原因是血清白蛋白上固定的负电荷增大和血清乳酸浓度的增加。乳酸产生增加是由高pH对磷酸果糖激酶的刺激作用造成的，而磷酸果糖激酶是糖酵解过程中的限速步骤。

表27-6 酸碱平衡紊乱时的代偿改变

紊乱	代偿性改变
急性呼吸性酸中毒	PCO_2每升高10mmHg，HCO_3^-升高1mmol/L
慢性呼吸性酸中毒	PCO_2每升高10mmHg，HCO_3^-升高3.5mmol/L
急性呼吸性碱中毒	PCO_2每降低10mmHg，HCO_3^-降低2mmol/L
慢性呼吸性碱中毒	PCO_2每降低10mmHg，HCO_3^-降低5mmol/L
代谢性酸中毒	PCO_2每降低1.2mmHg，HCO_3^-降低1mmol/L
	PCO_2= HCO_3^-+15
	PCO_2每降相当于pH的后两位
代谢性碱中毒	PCO_2每升高0.7mmHg相当于1mmol/L HCO_3^-

（四）治疗

原发性呼吸性碱中毒通过纠正潜在的原因进行治疗。焦虑过度通气综合征患者应该通过提供安慰进行治疗。在一个纸袋或其他密闭系统中深呼吸，每一次呼吸使PCO_2增加，并引起低碳酸血症的部分纠正和症状的改善。罕见的情况下，对保守治疗没有效果时，可以使用镇静剂。在机械通气患者，可以通过提高吸入的CO_2张力或增大呼吸机回路的无效腔来增加PCO_2。

纠正呼吸性碱中毒可能对纠正潜在的冠状动脉疾病患者的心律失常有一定帮助。相反的，提高脑损伤患者PCO_2需要谨慎，因为可能导致脑灌注增加和颅高压加重，所以。呼吸性碱中毒常作为缺氧的并发症之一。这种情况下，吸氧或返回低海拔地区能够纠正呼吸性碱中毒。

九、呼吸性酸中毒

（一）定义

呼吸性酸中毒是由无效的肺泡通气导致的。这种酸碱失衡，也称为原发性高碳酸血症，应区别于继发性高碳酸血症，后者是原发性代谢性碱中毒的代偿机制。临床上，原发性高碳酸血症是动脉血气分析中$PaCO_2$水平大于45mmHg。然而，如果原发性代谢性酸中毒不能通过肺泡通气得到充分的代偿，$PaCO_2$小于45mmHg时仍提示代谢性酸中毒。

呼吸性酸中毒是由多种原因造成的。CO_2潴留的大多数原因是呼吸系统各个部分的功能障碍，包括中枢神经系统、外周神经系统、呼吸肌、胸廓、胸膜腔、气道和肺实质。急性和慢性呼吸性酸中毒的鉴别诊断应该考虑六个因素：延髓呼吸中枢抑制、胸壁和呼吸肌障碍、气道阻塞、影响肺毛细血管气体交换的障碍、CO_2产生增加、机械通气。

(二)临床表现

高碳酸血症性脑病是一种临床综合征，起病时通常为烦躁、头痛、神志不清、淡漠、意识模糊、焦虑和躁动，可进展为扑翼样震颤、短暂性精神障碍、谵妄、嗜睡和昏迷。视乳头水肿和其他颅高压表现被统称为脑假瘤，偶尔在急性或慢性高碳酸血症患者观察得到。颅内压增高部分是由酸血症导致脑血管扩张引起的。

急性呼吸性酸中毒通常比急性代谢性酸中毒伴随更多的症状，因为二氧化碳在血脑屏障的弥散和平衡比HCO_3^-迅速得多，导致脑脊液和脑间质pH更快速的下降。严重的高碳酸血症也会导致心肌收缩力降低、心律失常和外周血管扩张，特别是血液pH下降至7.1以下时。

(三)诊断

原发性呼吸性酸中毒的诊断基于动脉血气分析酸血症和高碳酸血症的发现。血清化学变化可以协助诊断呼吸性酸中毒。

急性高碳酸血症与红细胞的HCO_3^-交换Cl^-至细胞外相关，这一过程称为红细胞HCO_3^--Cl^-交换。$PaCO_2$每增加10mmHg，血浆HCO_3^-浓度急速增加1mmol/L。高碳酸血症24～48h后，近端肾小管上皮细胞分泌H^+增多，导致HCO_3^-重吸收加速。$NaHCO_3$潴留导致细胞外液间隙轻度扩张，增加了NaCl的肾排泄，从而使容量水平回到正常。净效应是增加了血清HCO_3^-浓度，减少了Cl^-浓度。在慢性呼吸性酸中毒中，$PaCO_2$每增加10mmHg，HCO_3^-增加3.5mmol/L。较高或较低的血浆HCO_3^-浓度提示混合性呼吸和代谢性酸碱失衡。

(四)治疗

呼吸性酸中毒的主要治疗是尽可能地识别和处理潜在的原因。急性呼吸性酸中毒患者的主要风险是低氧血症，而不是高碳酸血症或酸血症。应集中建立和保护气道以提供足够的氧和及时的治疗。哮喘持续状态患者可能需要通过低通气指数和吸气峰压来减少肺气压伤，但这是以持续的高PCO_2为代价实现的。少量的$NaHCO_3$可以有助于防止这种情况下血液pH的过度下降。这种治疗的缺点是当通气不能增加时，输入$NaHCO_3$会导致产生更多的二氧化碳，引起PCO_2值进一步升高。

慢性呼吸性酸中毒患者应避免氧过量，因为它可能加重低通气。当需要机械通气时，因为存在高浓度HCO_3^-(即高碳酸血症后代谢性碱中毒)引起严重碱血症的风险，应谨慎、缓慢地降低$PaCO_2$。肾脏必须排泄HCO_3^-使得酸碱状态正常。限制摄入、利尿导致的盐缺乏，或心力衰竭、肝硬化之类的盐潴留状态会引起EABV下降，这时肾脏不排泄HCO_3^-。叠加的代谢性碱中毒通常通过生理盐水和停用袢利尿剂可以纠正。这对心力衰竭的水肿患者来说是不可能的，可能需要乙酰唑胺纠正碱中毒。

推荐阅读

Palmer BF: Managing hyperkalemia caused by inhibitors of the renin-angiotensin-aldosterone system, N Engl J Med 351:585–592, 2004.

Palmer BF: Approach to fluid and electrolyte disorders and acid-base problems, Prim Care 35:195–213, 2008.

Palmer BF: A physiologic based approach to the evaluation of a patient with hyperkalemia, Am J Kidney Dis 56:387–393, 2010.

Palmer BF: A physiologic-based approach to the evaluation of a patient with hypokalemia, Am J Kidney Dis 56:1184–1190, 2010.

Palmer BF: Diagnostic approach and management of inpatient hyponatremia, J Hosp Med 5:S1–S5, 2010.

Palmer BF: Respiratory alkalosis, Am J Kidney Dis 60:834–838, 2012.

Palmer BF: Respiratory acid-base disorders. In Mount D, Sayegh M, Singh Ajay, editors: Core concepts in the disorders of fluid, electrolytes and acid-base balance, New York, 2013, Springer, pp 297–306.

Palmer BF, Alpern RJ: Metabolic alkalosis, J Am Soc Nephrol 8:1462–1469, 1997.

Palmer BF, Alpern RJ: Metabolic acidosis. In Floege J, Johnson RJ, Feehally J, editors: Comprehensive clinical nephrology, ed 4, St Louis, 2010, Elsevier Saunders, pp 155–166.

Palmer BF, Alpern RJ: Normal acid-base balance. In Floege J, Johnson RJ, Feehally J, editors: Comprehensive clinical nephrology, ed 4, St Louis, 2010, Elsevier Saunders, pp 149–154.

Sterns R, Palmer BF: Fluid, electrolyte, and acid-base disturbances, NephSAP 6:210–280, 2007.

第28章 肾小球疾病

著　者　Sanjeev Sethi　An De Vriese　Fernando C. Fervenza
译　者　张　铮　审校者　杨　悦

一、引言

肾小球损伤的原因多种多样，肾小球损伤疾病可以表现为血尿、蛋白尿、高血压、水肿及肾小球滤过率降低。一般肾小球疾病按照临床表现可分为以下几类：镜下血尿、肾炎综合征、肾病综合征和急进性肾小球肾炎。然而，最近肾小球疾病分子学病因的研究取得很大进展。例如，磷脂酶A_2受体抗体与临床上常表现为肾病综合征的膜性肾病相关。许多肾小球疾病不仅表现为一种临床症状和体征，肾活检也不只表现为一种病理类型。因此，未来肾小球疾病病因学分类无疑需要扩展。

二、临床表现

详细的病史、细致的体格检查及确定症状开始出现的具体时间，均有助于鉴别诊断。应记录血压和液体出入量。尿红细胞镜检查找变形红细胞及管型是关键的辅助检查。肾小球源性血尿是无痛的，通常是棕色或可乐色，而不是亮红色，罕见血块。其他引起棕色尿的原因包括血红蛋白尿、肌红蛋白尿及食物或药物的染色（如甜菜根）。

尿蛋白定量检查至关重要。成人尿总蛋白应小于150mg/24h，尿白蛋白应小于20mg/24h。尿蛋白持续在30～300mg/24h反映尿白蛋白增加（也称微量蛋白尿），尿蛋白大于300mg/24h时标准尿蛋白试纸呈现阳性反应，称为显性蛋白尿，尿蛋白大于3.5g/24h被称为肾脏病范畴的蛋白尿。蛋白尿的主要成分是白蛋白（一些情况下白蛋白比例可高达98%）。

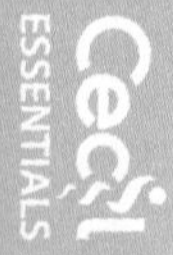

24h尿蛋白定量仍是诊断的金标准，但留取方式繁琐，留取过程常不规范，且无法快速回报结果。尿蛋白肌酐比值检测某时间点尿液标本，是一种有效的替代方法。尿蛋白浓度（单位为mg/dl）除以尿肌酐浓度（单位为mg/dl）得出的无量纲比值，接近24h尿蛋白定量（单位为g/24h）。尿蛋白/肌酐值的可靠性在肌酐排泄量接近1g/24h的患者则会受限，如某些严重代谢产物增多的患者。

肾小球源性蛋白尿可分为短暂性、血流动力学性（功能性）（如发热、运动、直立引起）和持续性（混合性）。虽然功能性蛋白尿是良性的，但持续性肾病范畴的蛋白尿通常由肾小球疾病引起。尿总蛋白大于1g/24h，但干化学法（仅能检测尿白蛋白）检测尿蛋白阴性者，提示尿蛋白为轻链或低分子量蛋白（如视黄醇结合蛋白、α_1-微球蛋白）所引起。

三、临床症状

本节内容将讨论肾小球损伤相关的临床症状。在每一部分中，为了更好地解释特殊的损伤与发病机制，都会在相应位置介绍疾病概况和治疗方案。

（一）肾病综合征

肾病综合征定义为尿蛋白定量持续大于3.5g/24h，伴血清白蛋白低于30g/L。水肿、高脂血症、脂肪尿（也称双折射脂肪体）常见，但不作为诊断的必要条件。

肾病综合征的并发症包括低丙种球蛋白血症、维生素D结合蛋白流失所致的维生素D缺乏症、低转铁蛋白血症导致的缺铁性贫血。血栓合并症（如深静脉血栓）更常见，尤其在严重蛋白流失（＞10g/24h）

同时血清白蛋白水平低于20g/L的患者。严重肾病综合征患者由于消耗倍增、败血症、间质性肾炎及其他肾损害的因素，如应用非甾体抗炎药(NSAID)，常同时伴有急性肾衰竭。

肾病综合征患者的治疗包括应用利尿剂控制水肿、降血压（推荐ACEI和ARB）、限制蛋白摄入[0.8～1g/(kg·d)]、钠盐摄入小于4g/d及控制血脂。高凝状态的患者应考虑应用抗凝剂，尤其是膜性肾病或淀粉样变性引起的肾病综合征患者。

(二)肾炎综合征

肾炎综合征是指少尿、水肿、高血压、蛋白尿（通常小于3.5g/24h）和尿常规异常伴显微镜下变形红细胞或管型。

(三)急进性肾小球肾炎

急进性肾小球肾炎（rapidly progressive glomerulonephritis，RPGN）是一组以数日至数月内出现肾功能进行性衰竭并伴有尿中有形成分（如红细胞管型）增多为特征的一组临床综合征。患者可能出现少尿。大部分肺肾综合征表现如此，病理表现通常是局灶性坏死性新月体肾小球肾炎。当临床怀疑RPGN时，肾活检免疫荧光染色至关重要。

IgG线样沉积提示Goodpasture综合征或抗肾小球基底膜抗体（抗GBM抗体）介导的肾小球肾炎。免疫球蛋白和补体沉积提示系统性红斑狼疮（systemic lupus erythematosus，SLE）、冷球蛋白血症、IgA肾病或感染后的肾小球肾炎。免疫荧光阴性或弱阳性（寡免疫复合物）则提示抗中性粒细胞胞质抗体(antineutrophil cytoplasmic antibodies，ANCA)相关性小血管炎（图28-1）。

四、表现为肾病综合征的肾小球疾病

(一)微小病变

对于肾病综合征患者，微小病变（minimal change disease，MCD）是指肾活检光镜下未见显著肾小球病变，免疫荧光提示免疫球蛋白及补体均阴性，电镜下广泛足突融合（图28-2）的肾小球疾病。MCD是儿童中导致肾病综合征的最常见疾病，成人原发肾病综合征中MCD约占20%。

微小病变的发病机制尚不明确。在霍奇金病的相关研究中，T细胞分泌淋巴因子会对肾小球上皮细胞产生毒性作用，提示MCD可能是T淋巴细胞异常的结果。尽管药物（如NSAID）、恶性血液疾病（主要是霍奇金病）和胸腺瘤是公认的导致继发性MCD的危险因素，但大部分MCD是特发性的。伴随间质性肾炎的MCD提示药物（如NSAID）毒性因素可能性大。

儿童MCD通常表现为急性发作的肾病综合征。血尿、高血压、肾功能受损不常见，如出现上述表现通常提示其他疾病。肾病综合征患儿尿液分析结果正常即可诊断为MCD，除非有其他明确诊断，此时即可开始采用大剂量激素治疗，通常无需肾活检。

经过4～8周治疗后超过90%的患儿可达到完全缓解。激素治疗无效的患儿应行肾活检。青少年和成人对大剂量激素治疗也有反应(>80%)，但反应较

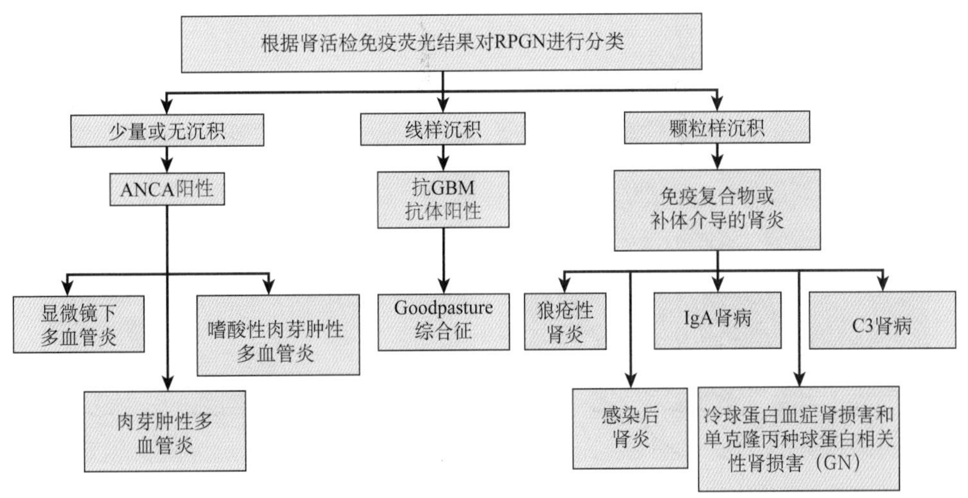

图28-1　急进性肾小球肾炎通过肾活检光镜下免疫荧光结果分类。ANCA. 抗中性粒细胞胞质抗体；GBM. 肾小球基底膜；GN. 肾小球肾炎；IgA. 免疫球蛋白A

慢，通常需16周或更长时间才能达到缓解。通常缓解后继续4～8周的激素治疗。

激素敏感的患者约25%可以长期缓解。然而，也有高达25%的患者会频繁复发，高达30%的患者出现激素依赖。对这些患者采用替代疗法以减小激素毒性，如烷化剂、代谢拮抗物、钙调磷酸酶抑制剂。尽管这些替代治疗可以减少激素用量，但一些患者对这些药物反应较差甚至没有疗效，同时还会显著增加不良反应。依从性差始终是令人担忧的问题，尤其是在年轻患者。利妥昔单抗是人鼠嵌合单克隆抗体，靶向作用于表达CD20抗原的B细胞。目前已经证实利妥昔单抗治疗某些自身免疫性疾病有效，有望用于MCD的治疗。

（二）局灶性节段性肾小球硬化症

局灶性节段性肾小球硬化症（focal segmental glomerulosclerosis，FSGS）是一组临床病理综合征，通常病理生理过程为足细胞损伤或消失导致肾小球瘢痕形成（图28-3）。FSGS在儿童特发性肾病综合征中所占比例小于15%，在成人高达25%。FSGS被认为是非洲裔美国人特发性肾病综合征中最常见的病理类型，它很可能与白种人的FSGS属于不同种疾病。FSGS患者中有30%～50%患高血压，25%～75%有镜下血尿。高达30%的FSGS患者有肾功能受损。

特发性FSGS的发病机制尚不清楚。循环渗透因素在一些患者中被证实。最近，可溶性尿激酶型纤溶酶原激活物受体（the soluble urokinase-type plasminogen activator receptor，suPAR）被证实是潜在的标志物，2/3的原发性FSGS患者和肾移植后复发FSGS的患者suPAR水平均升高。但是suPAR水平不能鉴别原发性或继发性FSGS，并且肾小球滤过率越低，其血清中的水平越高。血清suPAR水平在特发性FSGS中的意义还需进一步研究。

继发性FSGS的原因包括足细胞基因突变、人类免疫缺陷病毒（HIV）感染、镰状细胞贫血、膀胱输尿管反流、肥胖、单侧肾缺如、残余肾和老龄化（表28-1）。目前根据组织学改变把FSGS分为四种。细胞型或塌陷型是预后最差的类型，在非洲裔美国人和HIV感染者中最常见。

尿蛋白自发缓解者较少（<5%）。原发性FSGS应用大剂量激素[泼尼松，1mg/（kg·d）]长时间（>4个月）治疗，但是目前尚没有激素与其他治疗方法比

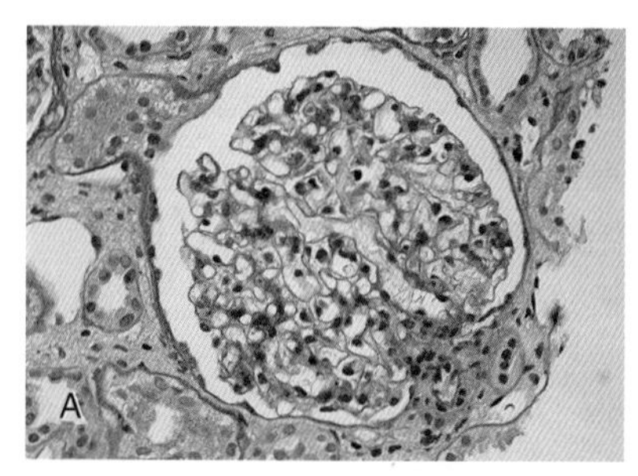

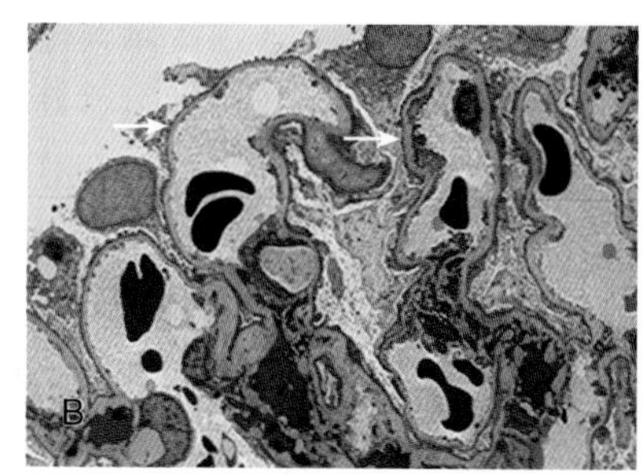

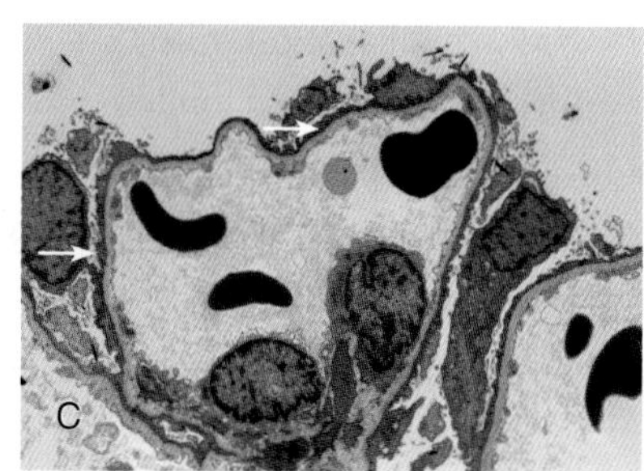

图28-2 微小病变。A.光镜下可见肾小球正常（高碘酸希夫染色，×40）。B、C.电镜下可见足细胞弥漫性消失（箭头）（B，×2500；C，×4200）。免疫荧光阴性

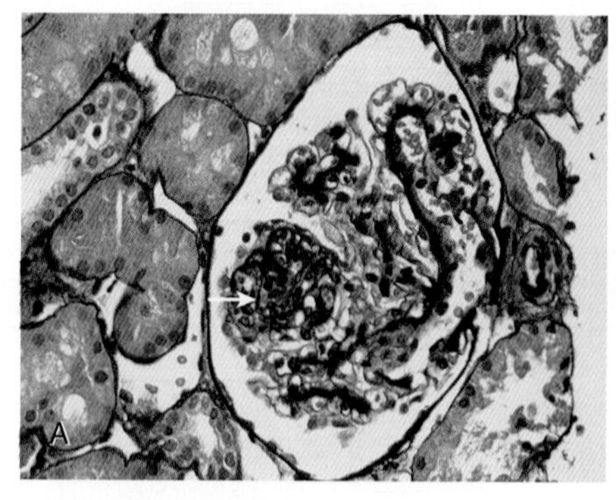

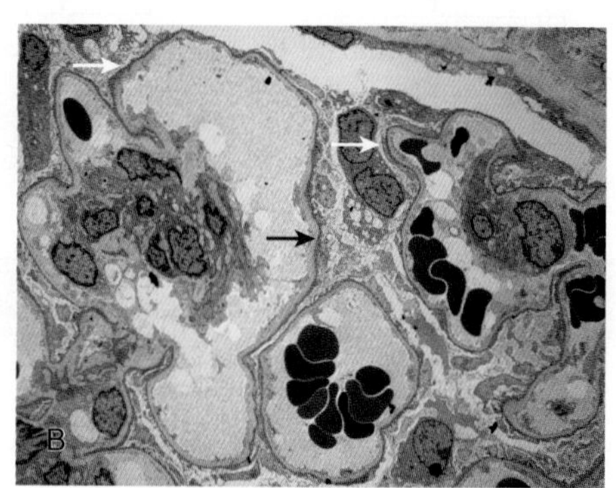

图28-3 局灶性节段性肾小球硬化症。A.光镜下可见节段性硬化（箭头）伴节段性毛细血管袢塌陷和阶段硬化的血管袢脏层上皮细胞增生（六胺银染色，×40）。B.电镜下可见脏层上皮细胞弥漫性足突消失（箭头）（×1850）。免疫荧光阴性

表28-1 局灶性节段性肾小球硬化症的病因

原发性(特发性)FSGS
　归因于循环渗透性因素
继发性FSGS
　足细胞基因突变
　病毒：HIV相关肾病，细小病毒B19，猿猴病毒40，巨细胞病毒
　药物因素：海洛因，干扰素(α、β、γ)，帕米膦酸钠，西罗莫司，钙调磷酸酶抑制剂
　适应性因素：肾单位减少或肾小球适应，一侧肾脏发育不全，糖尿病相关的肾小球病，局灶性增生型肾小球肾炎基底膜损伤愈合期，镰状细胞贫血，高血压肾硬化症，血栓性微血管病，肾脏老龄化等
　其他因素：噬血细胞综合征

注：FSGS.局灶性节段性肾小球硬化症；HIV.人类免疫缺陷病毒。

较的对照研究。如患者对激素敏感，在治疗初期蛋白尿就会迅速下降，若按1mg/(kg·d)应用激素泼尼松2～3个月后尿蛋白仍无缓解则认为激素治疗无效。激素治疗有效但又复发的患者，可选用替代疗法，如单用细胞毒性药物或与激素联用、钙调磷酸酶抑制剂、利妥昔单抗。对继发性FSGS患者，应针对病因治疗。

单用或联用ACEI和ARB治疗患者均可降低蛋白尿并延长肾脏存活期。非肾病范围蛋白尿的患者有着最长的肾脏存活期(>80%的患者在10年以上)。持续大量蛋白尿(>10g/d)的患者，通常5～20年进展至终末期肾脏病(end-stage of renal disease，ESRD)。原发性FSGS可能在肾移植术后复发。

(三)HIV相关肾病

HIV感染患者可因败血症、乙型肝炎病毒(HBV)或丙型肝炎病毒(HCV)联合感染、肾毒性药物和抗反转录病毒药物的应用而出现各种形式的肾损伤。HIV相关肾病(HIV-associated nephropathy，HIVAN)是一组临床病理综合征，表现为肾病范围的蛋白尿和塌陷型FSGS，常伴肾小管扩张、肿胀。电镜下可见肾小球内和血管内皮细胞管网状包涵体(即干扰素指纹)。

HIVAN几乎只在CD4水平很低的非洲患者中出现。病因被认为与足细胞感染和感染后HIV基因的表达有关。典型的HIVAN常表现为急性蛋白尿。尿蛋白可大于10g/d，同时肾功能不全快速进展。

(四)膜性肾病

膜性肾病是导致白种人肾病综合征最主要的原因。各年龄段、各种族均可发病，但最常见于中年人，40～50岁患者最多。男女比例为2∶1。

70%原发性膜性肾病患者体内存在针对足细胞上抗磷脂酶A_2受体的自身抗体。大部分患者表现为肾病综合征、肾功能正常，不伴高血压。1/3的患者有镜下血尿。继发性膜性肾病常由自身免疫病(如系统性红斑狼疮、自身免疫性甲状腺炎)、感染(如HBV、HCV)、药物(如青霉素、NSAID)和恶性肿瘤(如结肠癌、肺癌)引起。

光镜下，膜性肾病可表现为毛细血管壁增厚，六胺银染色毛细血管壁上皮下突起("钉突")。免疫荧光显示IgG和C3沿毛细血管壁颗粒样沉积，电镜下可见上皮下沉积(图28-4)。

高达1/3的膜性肾病患者可自发缓解，另有1/3患者部分缓解。起始治疗应包括血管紧张素Ⅱ受体阻滞剂、低盐饮食(<4g/d)、低蛋白饮食[0.8～1g/(kg·d)]和降脂治疗。自发缓解通常发生在最初的12～24个月。

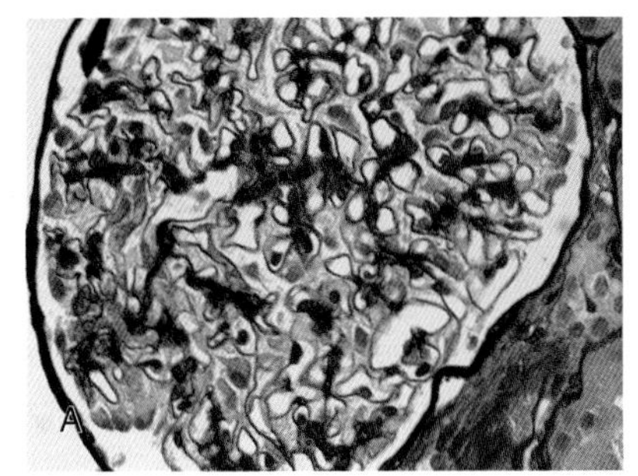

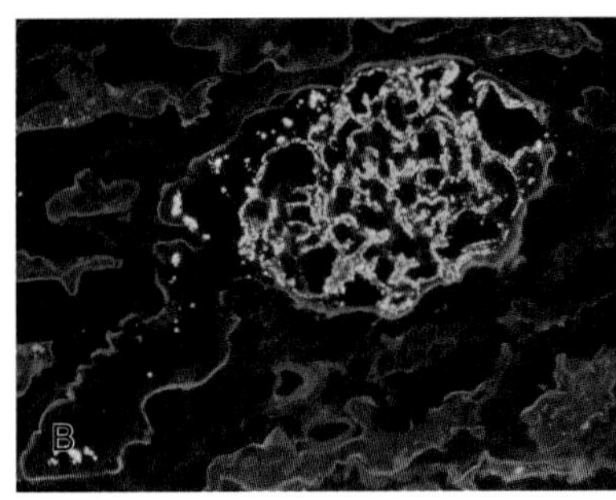

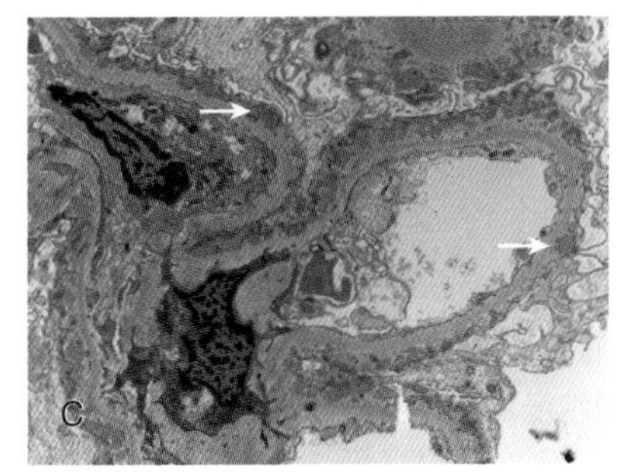

图28-4 膜性肾病。A.光镜下可见肾小球基底膜增厚(×60)。B.免疫荧光可见IgG沿毛细血管壁颗粒样沉积(×20)。C.电镜下可见上皮下电子致密物沉积(箭头)(×15 000)

持续表现为肾病综合征或伴肾功能下降者可考虑免疫抑制剂治疗，包括联合激素和细胞毒药物或单用钙调磷酸酶抑制剂。近期，利妥昔单抗作为膜性肾病潜在的治疗突破备受瞩目。本病5年肾脏存活率大于80%，15年存活率约在60%。病情快速进展的患者应考虑是否合并抗GBM病、急性间质性肾炎或肾静脉血栓。

五、表现为肾炎综合征的肾小球疾病

（一）感染相关的肾小球肾炎

链球菌感染后肾小球肾炎（poststreptococcal glomerulonephritis，PSGN）是咽喉部或皮肤感染A组β-溶血性链球菌中的特殊菌株（可致肾炎）后1～4周继发的急性肾小球肾炎。本病在儿童中较多见，通常为良性病程。然而最近发现，感染相关的肾小球肾炎事实上具有广泛的疾病谱，包括被感染的老年人、免疫功能不全患者及合并其他细菌（尤其是葡萄球菌）感染的患者。与经典的PSGN不同，这些患者感染活跃期表现呈多样化，且预后较差。

感染相关的肾小球肾炎临床表现为突然发生的肾炎综合征。PSGN患者血培养经常是阴性的，但抗链O（ASO）滴定阳性，抗链球菌激酶、抗透明质酸酶、抗脱氧核糖核酸酶（抗DNA酶B）抗体阳性可为近期链球菌感染提供诊断依据。C3补体水平降低提示补体旁路途径激活。C4水平通常正常或轻度下降。其他表现为低补体的肾脏疾病包括C3肾病、狼疮性肾炎、冷球蛋白血症肾损害及胆固醇栓塞（表28-2）。

表28-2 低补体血症相关的肾小球病

急性狼疮性肾炎
C3肾小球肾炎（C3肾小球肾炎和致密物沉积病）
胆固醇栓塞
冷球蛋白血症肾小球肾炎
感染后肾小球肾炎

肾活检光镜下典型表现为弥漫性肾小球细胞增生和中性粒细胞、单核细胞或巨噬细胞浸润。免疫荧光提示IgG、C3颗粒样沉积，偶见IgM。电镜下，沿GBM可见上皮下特征性丘状沉积物（“驼峰”）（图28-5）。

本病治疗以支持治疗为主，目的在于减轻容量负荷、控制血压、根除感染。儿童预后极好，大部分患

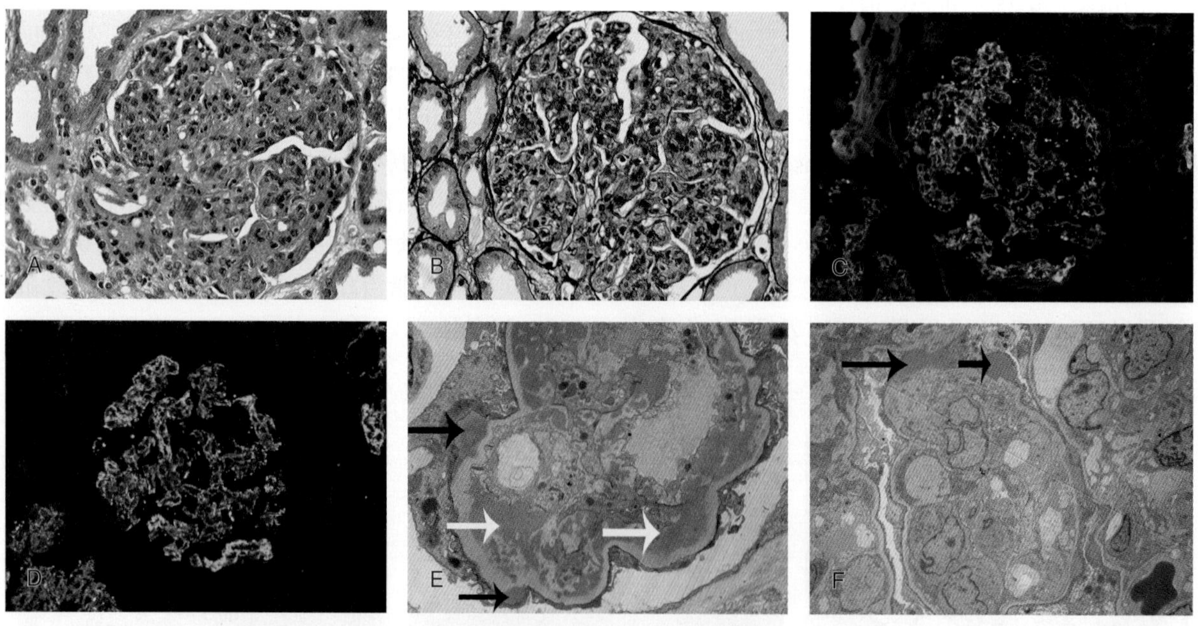

图28-5 感染后肾小球肾炎。A、B.光镜下可见弥漫性毛细血管内增生性肾小球肾炎。肾小球毛细血管有显著的中性粒细胞浸润（A.苏木素和伊红染色；B.六胺银染色；两者均×40）。C、D.免疫荧光可见IgG和C3沿毛细血管壁颗粒样沉积（两者均×20）。E、F.电镜下可见内皮下沉积物（白色箭头）和上皮下驼峰样沉积物（黑色箭头）。内皮下沉积物可能是由循环免疫复合物沉积于肾小球毛细血管壁并在局部导致炎症反应形成的（E，×5800）。上皮下沉积物可能是由原位免疫复合物形成的（F，×2850）

儿可在1～2个月恢复肾功能。一些患者出现持续性镜下血尿、蛋白尿、高血压、肾功能不全，考虑非典型、持续性或消退性PSGN。这些患者中部分存在基因突变或存在抗补体旁路级联蛋白的自身抗体。

（二）IgA肾病

IgA肾病（immunoglobulin a nephropathy，IgAN）又名Berger病，是最常见的原发性肾小球病。光镜下可见系膜增生，免疫荧光可见IgA在系膜区沉积，电镜下见系膜细胞中电子致密物沉积（图28-6）。

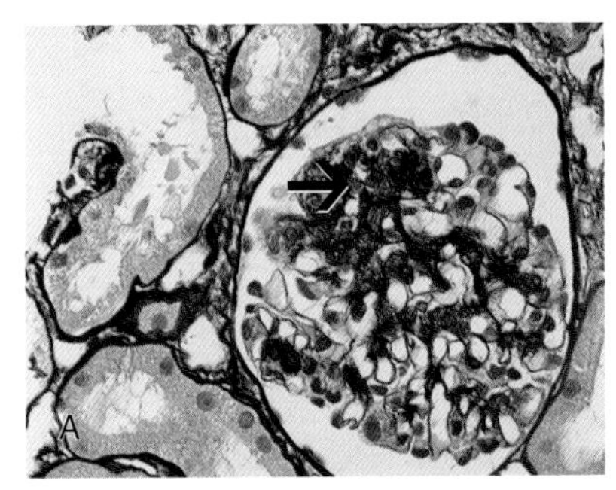

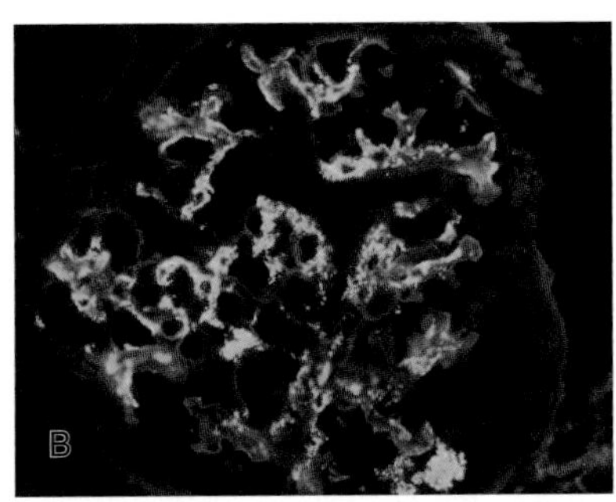

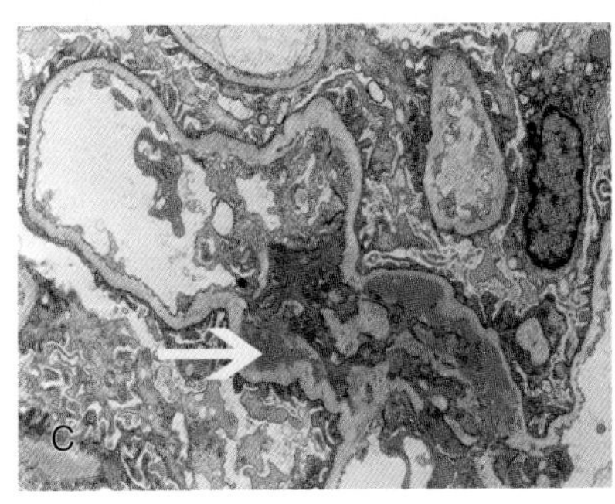

图28-6　IgA肾病。A.光镜下可见系膜细胞增多（黑色箭头）（六胺银染色，×40）。B.免疫荧光可见系膜区IgA染色明亮。C.电镜下可见系膜区广泛电子致密物沉积（箭头）（×7860）

患者可在上呼吸道感染（咽峡炎）后出现肉眼血尿或尿常规检查出无症状血尿，伴或不伴蛋白尿。蛋白尿常见，不足10%的病例会出现肾病综合征，此时提示IgAN合并足细胞病变（如MCD可能性大）。

IgA肾病的发病机制与半乳糖缺乏IgA_1分子有关，抗-GD-IgA_1自身抗体增加，IgG或IgA抗-GD-IgA_1免疫复合物沉积在系膜区，导致补体激活和细胞因子级联反应。继发性IgA肾病诱因包括慢性肝病、乳糜泻、疱疹样皮炎和强直性脊柱炎。

高达60%的IgA肾病患者为良性临床病程，患者尿蛋白持续低于500mg/24h，肾功能稳定。然而仍有40%的患者在10～25年内进展至ESRD。临床出现尿蛋白大于1g/24h、高血压及肾功能不全提示疾病进展。IgAN的患者有任何程度的蛋白尿均提示预后不良。肾移植后IgA肾病常常复发，但少有因复发而丧失移植肾者。

大剂量激素联合血管紧张素Ⅱ受体阻滞剂有利于减慢肾脏病进展。过敏性紫癜肾炎是IgAN的一种系统性表现形式。儿童预后普遍较好，而成人预后差异较大。

肾功能正常的患者仅需支持治疗。持续尿蛋白＞1g/24h和（或）进行性肾衰竭的患者应考虑大剂量激素或激素联合细胞毒性药物治疗。

（三）膜增生性肾小球肾炎

膜增生性肾小球肾炎（membranoproliferative glomerulonephritis，MPGN）主要是由内皮下和系膜区免疫复合物或补体或它们的产物沉积引起的肾小球损伤。光镜下特征性表现为系膜细胞增生、毛细血管内增生，毛细血管壁重建呈双轨样，最终造成肾小球分叶。由于MPGN发病机制不尽相同，免疫荧光可见免疫球蛋白或补体沉积。电镜下可见典型的系膜区和内皮下沉积物，较少见膜内和上皮下沉积物（图28-7）。

基于最新建议，MPGN可分为免疫复合物介导和补体介导两类。免疫复合物介导的MPGN免疫荧光表现为免疫球蛋白和补体因子沉积。补体介导的MPGN免疫荧光表现为补体因子沉积而缺乏明显的免疫球蛋白沉积（图28-8）。免疫复合物介导的MPGN由慢性感染、自身免疫性疾病及单克隆球蛋白病诱发。补体介导的MPGN病因为遗传因素或获得性补体旁路途径失调（C3肾小球病），基于电镜检查可进一步分为C3肾小球肾炎和致密物沉积病（dense deposit disease，DDD）。

HCV感染是免疫复合物介导MPGN的最常见原因（即冷球蛋白血症肾小球肾炎）。其临床表现多样化，可出现肾病综合征和肾炎综合征。冷球蛋白血症MPGN的患者，C3、C4和CH50水平持续降低，反映两条补体途径同时激活。C3肾小球肾炎或DDD的患者可有C3持续性降低，但C4水平通常正常。在许多病例中都发现了C3肾炎因子。这是一种针对C3旁路途径转换酶的自身抗体，最终导致持续性C3分解。

基于现有知识，尚缺乏关于多病因过程导致MPGN型肾脏损伤的较好研究设计，故尚无有力的

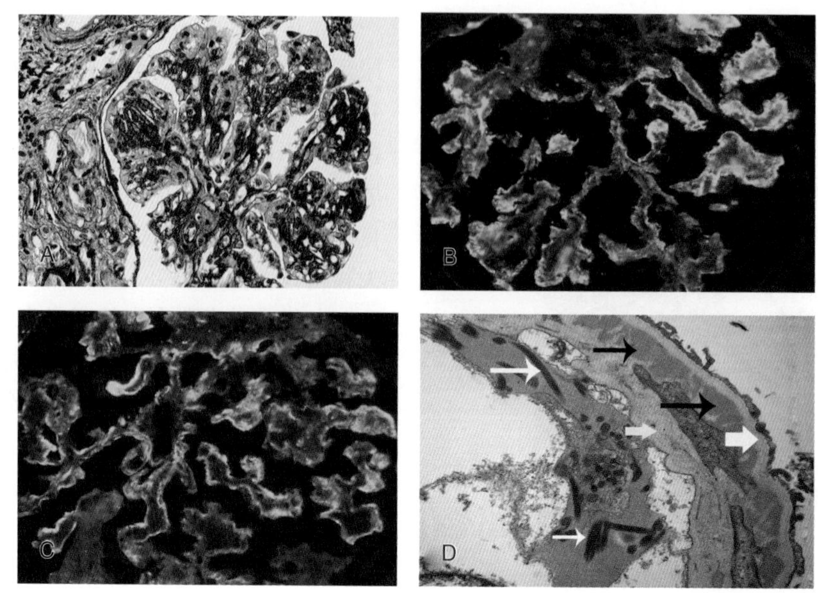

图28-7　因HCV感染引起的免疫复合物介导性膜增生性肾小球肾炎。A.光镜下可见膜增生性损伤伴系膜增宽，毛细血管内增生，毛细血管壁双轨征形成，毛细血管袢分叶梯度（六胺银染色，×40）。B、C.免疫荧光可见毛细血管壁IgM（B，×40）和C3（C，×40）染色阳性。D.电镜下可见毛细血管壁增厚及因内皮下电子致密物沉积导致的双轨征（黑色箭头），因细胞成分、新的基底膜形成（即复制）（黄色箭头）导致的双轨征。加粗白箭头所指为旧的基底膜，位于肾小球毛细血管袢的纤维蛋白类胶质体（白色箭头）提示一种血栓前状态

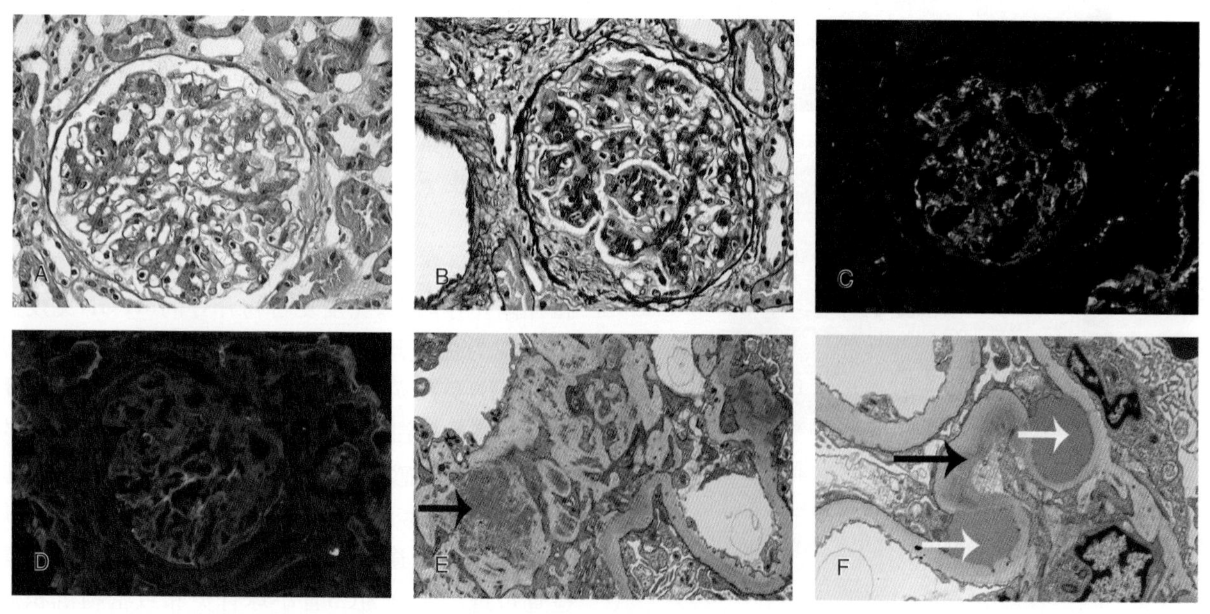

图28-8　C3肾小球肾炎。光镜下可见典型系膜增生性肾小球肾炎（A. 高碘酸希夫染色，×40）和膜增生性肾小球肾炎（B.六胺银染色，×40）出现在同一块活检组织中。免疫荧光可见C3于系膜区及毛细血管壁颗粒样沉积（C），IgG染色阴性（D）。E.电镜下表现为系膜区大量模糊沉积（箭头）（×10 000）。F.电镜下表现为内皮下沉积物（黑色箭头）和上皮下驼峰样物质沉积（白色箭头）（×150 000）。有时只根据上皮下沉积物难以区分C3肾小球肾炎和感染后肾小球肾炎。但是，C3肾小球肾炎可能无免疫球蛋白沉积（如本例），上皮下驼峰样物质沉积的C3肾小球肾炎有时也会出现与非典型感染后肾小球肾炎相似的特征性表现

治疗推荐。从实用的观点来看，由慢性感染(如HCV感染、感染性心内膜炎)、自身免疫病、浆细胞病导致的MPGN患者应接受病因治疗。肾功能正常、尿中有形成分不多、无肾病范围的蛋白尿的患者应接受保守治疗，应用血管紧张素Ⅱ受体阻滞剂控制血压和减少蛋白尿，此类患者远期疗效相对较好。为及时发现早期肾功能恶化，随访是很有必要的。肾功能进行性下降和肾活检表现为严重肾小管间质纤维化的患者通常对免疫抑制剂治疗无效。

六、表现为急进性肾小球肾炎的肾小球疾病

(一)抗中性粒细胞胞质抗体相关性血管炎

ANCA相关性小血管炎(AAV)是一组有三种不同表现的综合征：肉芽肿性血管炎(granulomatosis with polyangiitis，GPA，旧称韦格纳肉芽肿)、显微镜下多血管炎(microscopic polyangiitis，MPA)、嗜酸性肉芽肿性多血管炎(eosinophilic granulomatosis with polyangiitis，EGPA，旧称变应性肉芽肿)。其共同特点是易侵犯肾脏、肺及周围神经系统的坏死性小血管炎，其发生与针对中性粒细胞中抗原[即髓过氧化物酶(MPO)和蛋白酶3(PR3)]的自身抗体有关。

约75%的GPA患者PR3-ANCA阳性，20%为MPO-ANCA阳性。而约有50%的MPA患者MPO-ANCA阳性，约40%为PR3-ANCA阳性。GPA与MPA不同，坏死性肉芽肿性血管炎累及上呼吸道及下呼吸道，且通常早于其他临床表现。EGPA的特征性表现为典型小血管炎(如多发性单一神经炎)基础上出现嗜酸性粒细胞增多症和哮喘。AAV是60岁以上急进性肾小球肾炎患者的最常见病因。AAV的症状和体征表现多样，从局限性肾脏疾病到急进性肾小球肾炎，再到肺肾综合征均有可能(表28-3)。肾活检表现为局灶性坏死性新月体肾小球肾炎，伴寡免疫复合物沉积(图28-9)。

表28-3 抗中性粒细胞胞质抗体自身免疫性血管炎的症状和体征
腹痛和胃肠道出血
皮肤紫癜、出血点、结节、溃疡和硬化
面部疼痛、坏死性(出血性)鼻窦炎和鼻中隔穿孔
血尿、蛋白尿和肾衰竭
咯血和肺部浸润或结节
肌溶解和胰酶入血
肌痛和关节痛
周围神经病变(多发性单一神经炎)

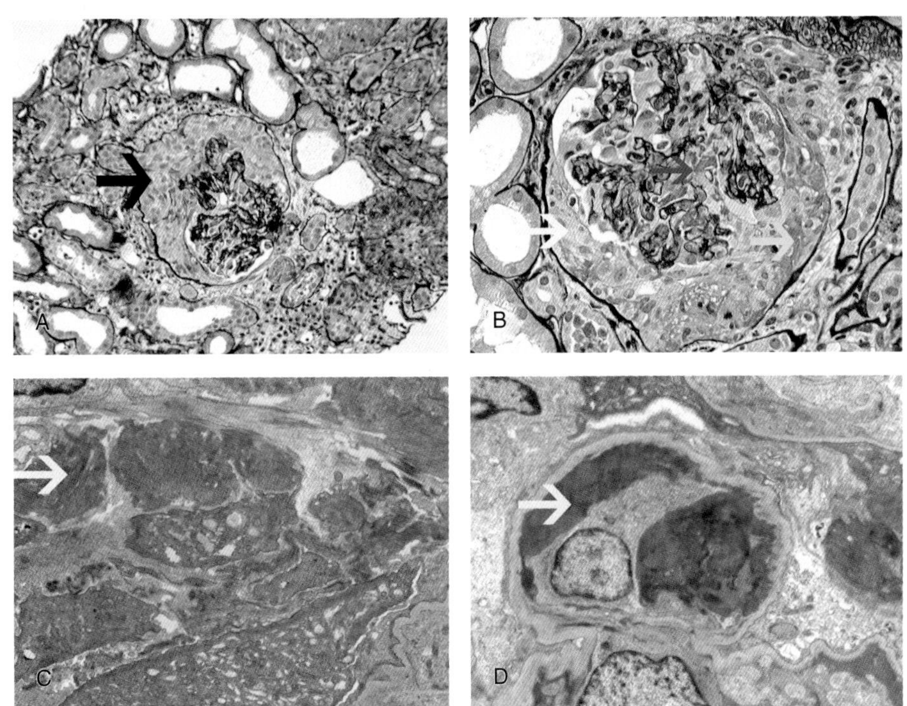

图28-9 新月体性肾小球肾炎。A、B.光镜下六胺银染色表现为大细胞纤维性新月体(黑色箭头)伴纤维素样坏死(蓝色箭头)，出血渗至Bowman囊(黄色箭头)，毛细血管袢塌陷(A，×20；B，×40)。C、D.电镜下表现为Bowman囊(白色箭头)和毛细血管袢(短白色箭头)纤维素样坏死(即坏死性病变)(两者均×111 000)

初诊的严重AAV患者可应用大剂量糖皮质激素联合环磷酰胺或大剂量糖皮质激素联合利妥昔单抗。出现肺出血、呼吸系统损害或严重肾衰竭(即血清肌酐＞5.5mg/dl)者应行血浆置换治疗。AAV的预后多样。伴有严重肾衰竭者的预后最差；即使治疗有效，也有30%～50%的AAV患者在5年内复发。一些患者ANCA抗体水平升高即预示复发。GPA型、PR3-ANCA阳性或曾经复发过的患者未来的复发风险更高。

(二)Goodpasture病：抗肾小球基底膜抗体介导的肾小球肾炎

Goodpasture病是一种由血清中抗GBM抗体引起的肺肾综合征(即Goodpasture综合征)。肾活检免疫荧光染色可见Ⅳ型胶原抗α3链(COL4A3蛋白)抗体沿GBM或肺泡基底膜(图28-10)线样沉积。患者通常表现为RPGN和不同程度的肺出血。

Goodpasture病的治疗是基于大剂量甲强龙冲击(1g/d，应用1～3d)，继而应用糖皮质激素[泼尼松，1mg/(kg·d)，上限为80mg]联合口服环磷酰胺[2～3mg/(kg·d)，上限为200mg/d，根据年龄和肌酐水平调整用量]及血浆置换。肾活检标本中盘状新月体的百分比、少尿症状及是否需要透析在一定程度上决定了预后。初期血肌酐小于5.0mg/dl者，肾脏5年存活率达90%；但对于盘状新月体比例达100%或透析后肾功能无法恢复者，除非存在肺出血，否则免疫抑制剂应避免应用。

Goodpasture病罕见复发。ESRD患者在抗体转阴后(6～12个月)可准备肾移植。

(三)狼疮性肾炎

多达50%～70%的系统性红斑狼疮(SLE)患者会发生狼疮性肾炎，这些患者通常预后较差。蛋白尿是最常见的早期临床表现，且常为肾病范畴的蛋白尿并伴有肾功能下降。尿液分析有时并不能反映严重的肾小球损害，有蛋白尿或尿中有形成分增多或两者兼有的患者应行肾活检，因为肾脏损伤的类型关系着治疗方案的选择。国际肾脏病学会/肾脏病理学会(ISN/RPS)根据肾损伤的形态学改变将狼疮性肾炎分为六型(表28-4)。然而，患者可自发地或在接受治疗后从一种类型转换为另一种类型。

免疫荧光表现为典型的IgG、IgM、C1q和C3沉积于肾小球(即“满堂亮”)。电镜下，肾小球内或血管内皮细胞可见管网状包涵体。电子致密物沉积有时可表现为指纹样结构(图28-11)。组织学损伤与预后相关，Ⅲ型和Ⅳ型预后最差(见图28-11)。SLE其他临床表现包括急性、慢性肾小管间质性肾炎及抗心

表28-4 国际肾脏病学会/肾脏病理学会2003年狼疮性肾炎分类简表

分型	形态学分型	肾脏表现
Ⅰ	轻度系膜性狼疮性肾炎	尿沉渣正常
Ⅰ	系膜增生性狼疮性肾炎	少量血尿和(或)蛋白尿 肾功能正常
Ⅲ	局灶性狼疮性肾炎	尿有形成分多，蛋白尿＜3g/(1.73m²·d)
Ⅳ	弥漫性节段(Ⅳ-S)或球型(Ⅳ-G)狼疮性肾炎	肾炎综合征和肾病综合征 高血压；进展性肾衰竭
Ⅴ	膜性狼疮性肾炎	肾病综合征
Ⅵ	进展硬化性狼疮性肾炎	尿有形成分不多 慢性肾衰竭

资料来源：Weening JJ，D'Agati VD，Schwartz MM，et al. The classification of glomerulonephritis in systemic lupus erythematosus revisited. J Am Soc Nephrol，15：241-250，2004。

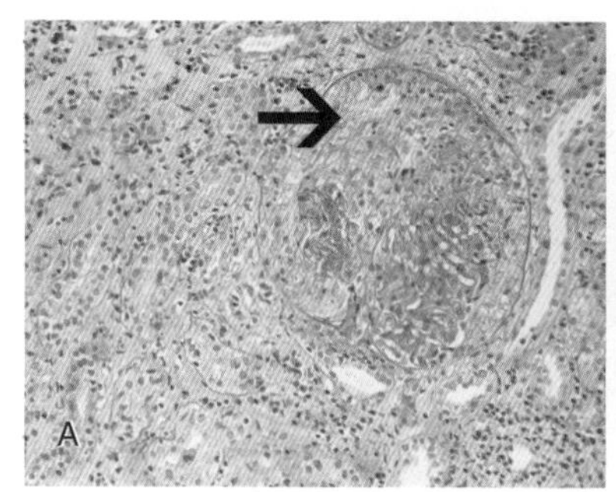

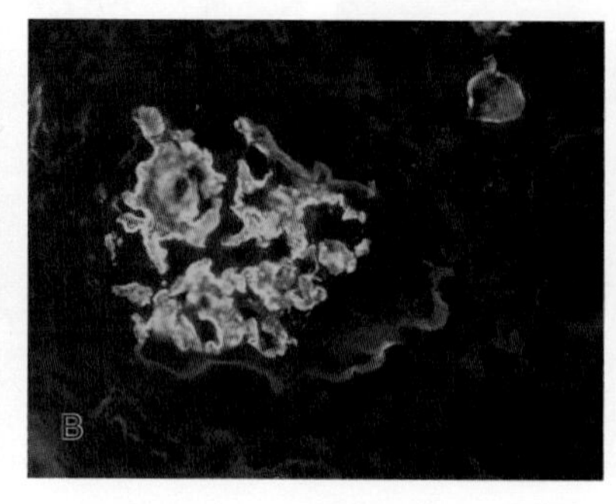

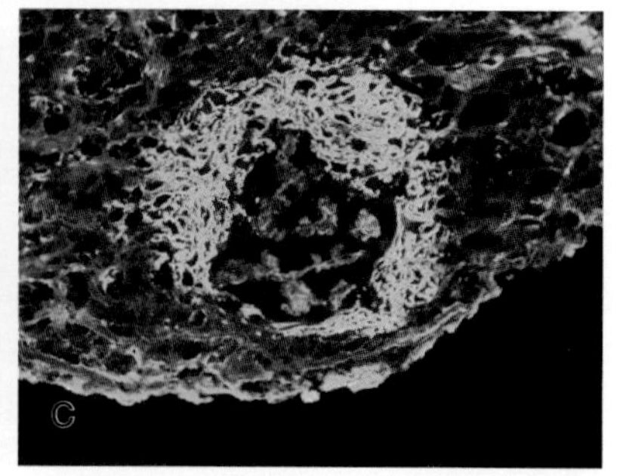

图28-10 抗肾小球基底膜介导的疾病。A.光镜下可见一大圆盘状新月体(箭头)，毛细血管袢坍塌和新月体内大量中性粒细胞浸润(高碘酸希夫染色，×20)。免疫荧光表现为抗IgG抗体(B)沿肾小球毛细血管壁线样沉积和Bowman束纤维蛋白原染色阳性(C)，提示新月体形成和纤维素样坏死(两者均×40)

磷脂抗体阳性患者常出现的肾小球毛细血管血栓。

最近，美国风湿病学会、改善全球肾脏病预后组织（KDIGO）、欧盟抗风湿病联盟欧洲肾脏病学会-欧洲透析与移植学会（EULAR/ERA-EDTA）更新了针对狼疮性肾炎管理的指南。Ⅰ型狼疮性肾炎预后最佳，无需应用免疫抑制剂。Ⅱ型狼疮性肾炎尿蛋白小于1g/24h者，应针对狼疮的肾外临床表现进行治疗。Ⅱ型狼疮性肾炎尿蛋白大于3g/24h者应使用糖皮质激素或钙调磷酸酶抑制剂治疗。

Ⅲ型或Ⅳ型狼疮性肾炎患者应接受激素冲击联合环磷酰胺或吗替麦考酚酯治疗，两者疗效相当。单纯Ⅴ型（膜型）狼疮性肾炎预后通常较差，最初应给予支持治疗。然而，进展性蛋白尿或持续肾病范围蛋白尿的患者应给予激素联合免疫抑制剂（如环孢素、吗替麦考酚酯）。因为移植肾再发狼疮性肾炎的概率很低，ESRD患者应考虑肾移植。

（四）冷球蛋白血症肾小球肾炎

冷球蛋白是一种低温下沉淀、复温后可溶解的免疫球蛋白。冷球蛋白血症通常导致系统性炎症综合征，以及乏力、关节痛与关节炎、明显的紫癜、周围神经病变和肾小球肾炎，经典补体途径激活导致血清C4水平特征性降低，含冷球蛋白免疫复合物常引起血管炎，主要累及中小血管。

冷球蛋白血症根据免疫球蛋白成分不同分为Ⅰ、Ⅱ、Ⅲ型。本病可为自发性，也可能与自身免疫病（见图28-11B）、恶性肿瘤或感染（表28-5）相关。冷球蛋白血症可能与慢性HCV感染关系密切。

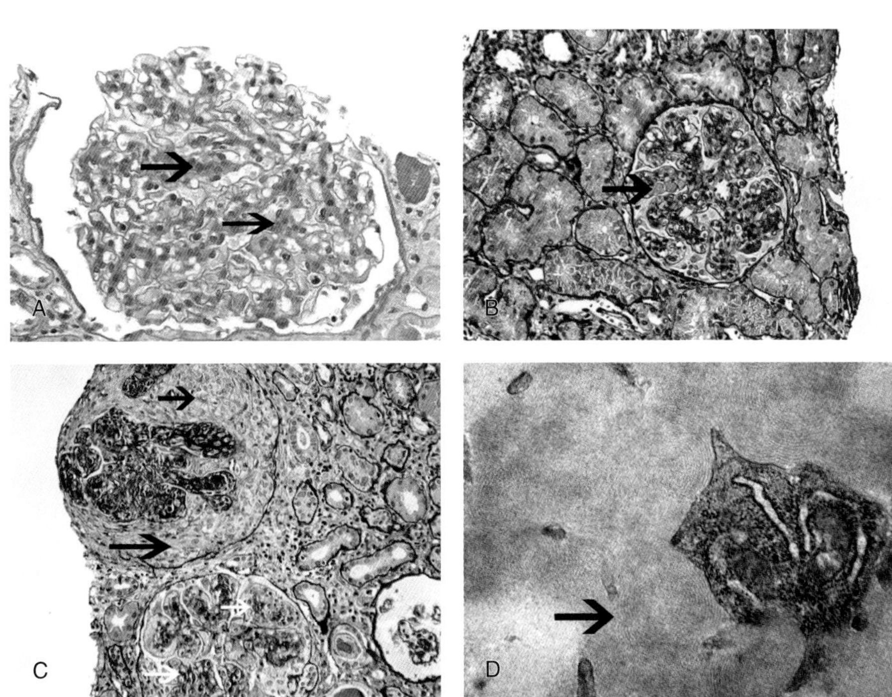

图28-11 光镜（A和C）和电镜（D）通常被用于鉴别狼疮性肾炎。A.轻度系膜增生性肾小球肾炎［国际肾脏病学会/肾脏病理学会（ISN/RPS）Ⅱ型］有系膜细胞增生（箭头）（高碘酸希夫染色，×40）。B.弥漫性毛细血管内增生伴肾小球毛细血管冷球蛋白沉积，表现为白色的、银染阴性的组织（“白金耳”）（箭头）（六胺银染色，×20）。C.弥漫增生性肾小球肾炎（ISN/RPSⅣ型），肾小球顶端可见一大细胞新月体（黑色箭头），肾小球底部可见弥漫性毛细血管内增生（白色箭头）（六胺银染色，×20）。D.电子致密物呈指纹样结构沉积（箭头）（×46 000）

表28-5 冷球蛋白和相关疾病

冷球蛋白血症的分型	免疫球蛋白分型	相关疾病
Ⅰ.单克隆免疫球蛋白	M>G>A>BJP	骨髓瘤，华氏（Waldenström）巨球蛋白血症
Ⅱ.单克隆免疫球蛋白混合冷球蛋白	M/G≫G/G	干燥（Sjögren）综合征，华氏巨球蛋白血症，淋巴瘤，原发冷球蛋白血症
Ⅲ.混合多克隆免疫球蛋白	M/G	感染，SLE，血管炎，肿瘤形成，原发冷球蛋白血症

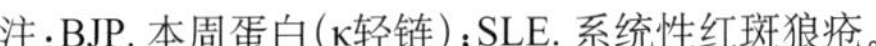
注：BJP. 本周蛋白（κ轻链）；SLE. 系统性红斑狼疮。

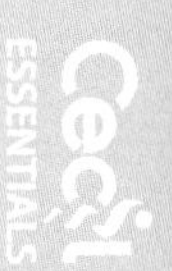

20%～60%的冷球蛋白血症患者会出现肾脏受累，临床表现为蛋白尿、镜下血尿、肾病综合征或肾功能受损。高血压较为常见，且可能较为严重，尤其是急性肾炎综合征患者。冷沉淀比容值与疾病活动程度几乎无相关性。光镜下，肾活检标本表现为免疫复合物介导的膜增生性损伤。电镜下表现为弥漫性致密物内皮下沉积，伴微管型或结晶样结构堵塞毛细血管袢。

治疗针对病变病理过程，以减小或消除冷球蛋白血症为目标。例如，急性HCV感染患者在条件允许的情况下应接受抗病毒治疗，单克隆丙种球蛋白病患者应接受适当的抗骨髓瘤治疗。对于病情快速进展、器官或生命受到威胁的患者，应考虑单独免疫抑制剂治疗（包括利妥昔单抗）或免疫抑制剂联合血浆置换治疗，而不再考虑导致冷球蛋白血症的病因。总体来说，预后通常较好，极少患者进展至ESRD，远期预后与疾病过程相关。

七、浆细胞病导致的肾小球疾病

（一）淀粉样变性

淀粉样变性的特点是直径为8～12nm的小纤维在细胞外随机排列沉淀，刚果红染色（偏振光下呈绿色双折射）或硫黄素T染色阳性。恶性肿瘤、基因突变、老龄因素可产生至少24种淀粉样蛋白质。沉积于肾脏后，淀粉样蛋白在肾活检组织中表现为无色、无固定形状、细胞外沉积，PAS及六胺银染色阴性（图28-12）。

由于淀粉样蛋白类型不同，它们对肾脏组织和其他靶器官的亲和性也不同。肾脏病变临床表现为蛋白尿、肾病综合征和肾衰竭。超声下患者肾脏常增大，但诊断需依据淀粉样物质沉积。检测到的淀粉样物质应明确分型，因为治疗方案需依据蛋白的类型进行选择。常用的淀粉样物质检测方法包括免疫荧光或免疫组化，基因检测和液相色谱质谱分析也有助于对淀粉样物质进行高分辨分析。

淀粉样变性的治疗取决于淀粉样蛋白的来源。大剂量美法仑抗骨髓瘤治疗和自体干细胞移植可使轻链（AL）沉积的淀粉样变性患者获益。在某些情况下，骨髓移植可治疗本病。继发性淀粉样蛋白A（AA）导致的淀粉样变性在类风湿关节炎、炎性肠病、慢性感染或地中海热患者中常见。AA型淀粉样变性的治疗以直接针对炎性过程的抗生素或抗炎药物的应用为基础。

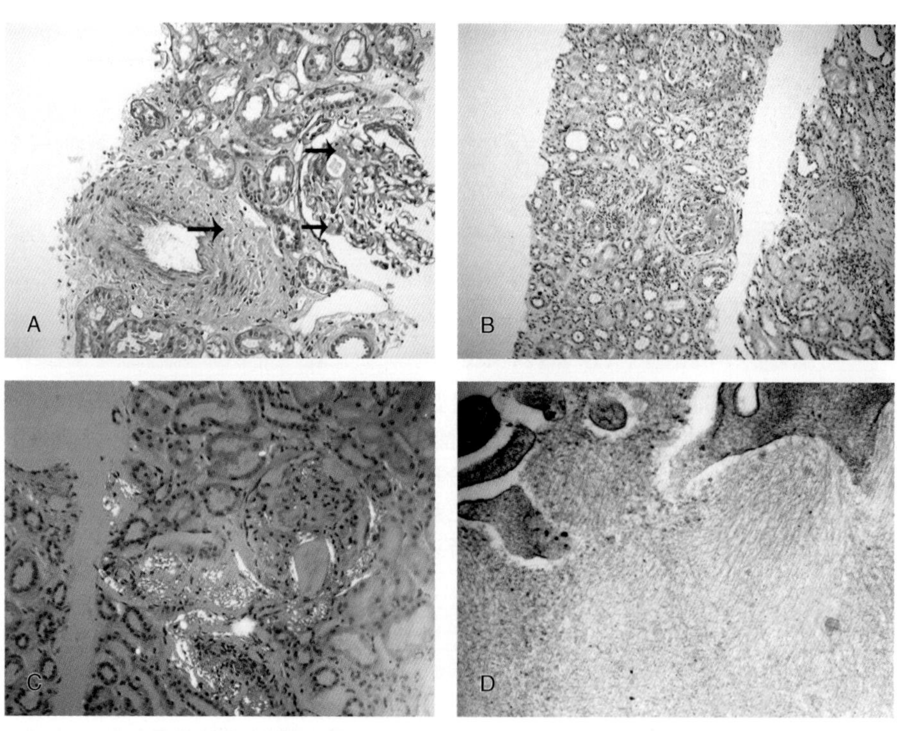

图28-12 淀粉样变性。A.光镜下表现为淀粉样物质沉积，特征性表现为系膜扩张（小箭头）淀粉样物质染色阴性。该成分也可见于血管壁，箭头指向血管沉积（高碘酸希夫染色，×20）。B.淀粉样物质刚果红染色阳性，表现为肾小球、间质和血管壁内红棕色成分（×10）。C.淀粉样物质偏振光下呈苹果绿-橙黄色双折射（×20）。D.电镜下表现为方向随机的淀粉样纤维。纤维厚度为9nm（×49 000）

（二）轻链沉积病

轻链沉积病是一种副蛋白相关的障碍性疾病。发病高峰年龄为60岁，男性多于女性。30%～50%的轻链沉积病患者有多发性骨髓瘤。通常在血清或尿液中可检测到单克隆蛋白（κ轻链多见），也有约10%的患者无血液异常表现。肾脏相关的初始表现通常为蛋白尿和肾功能不全。免疫球蛋白在其他器官沉积还可引起多种相关的临床症状。

肾活检标本可见非细胞性嗜酸性肾小球系膜细胞结节，PAS染色强阳性，与糖尿病肾病表现相似。单克隆蛋白不以纤维形式沉积，刚果红染色阴性。免疫荧光结果常有助于疾病诊断；轻链免疫球蛋白（80%为κ轻链）沿GBM或肾小管基底膜弥漫性线性沉积。电镜下可见无固定形状、非嗜刚果红的单克隆免疫球蛋白沿GBM沉积（图28-13）。

硼替佐米、地塞米松和大剂量化疗及自体干细胞移植疗效较好。除非化疗后疾病缓解，否则同种异体肾移植后本病仍将复发。

八、乙型肝炎病毒相关性肾小球肾炎

HBV介导的肾小球病变通常表现为膜性肾病，尤其在儿童。HBV介导的肾小球疾病诊断需在血液中检测到病毒，且除外其他原因引起的肾小球疾病。

HBV介导的肾小球疾病通常预后良好，儿童患者自发缓解率很高，但在成人病变常进展。HBV感染的肾小球肾炎患者应按照HBV感染管理临床实践指南的标准应用干扰素α和（或）核苷类似物治疗。严重血管炎或RPGN患者应考虑免疫抑制剂联合抗病毒治疗。HBV阳性的致死性急性肝炎患者应用利妥昔单抗治疗。

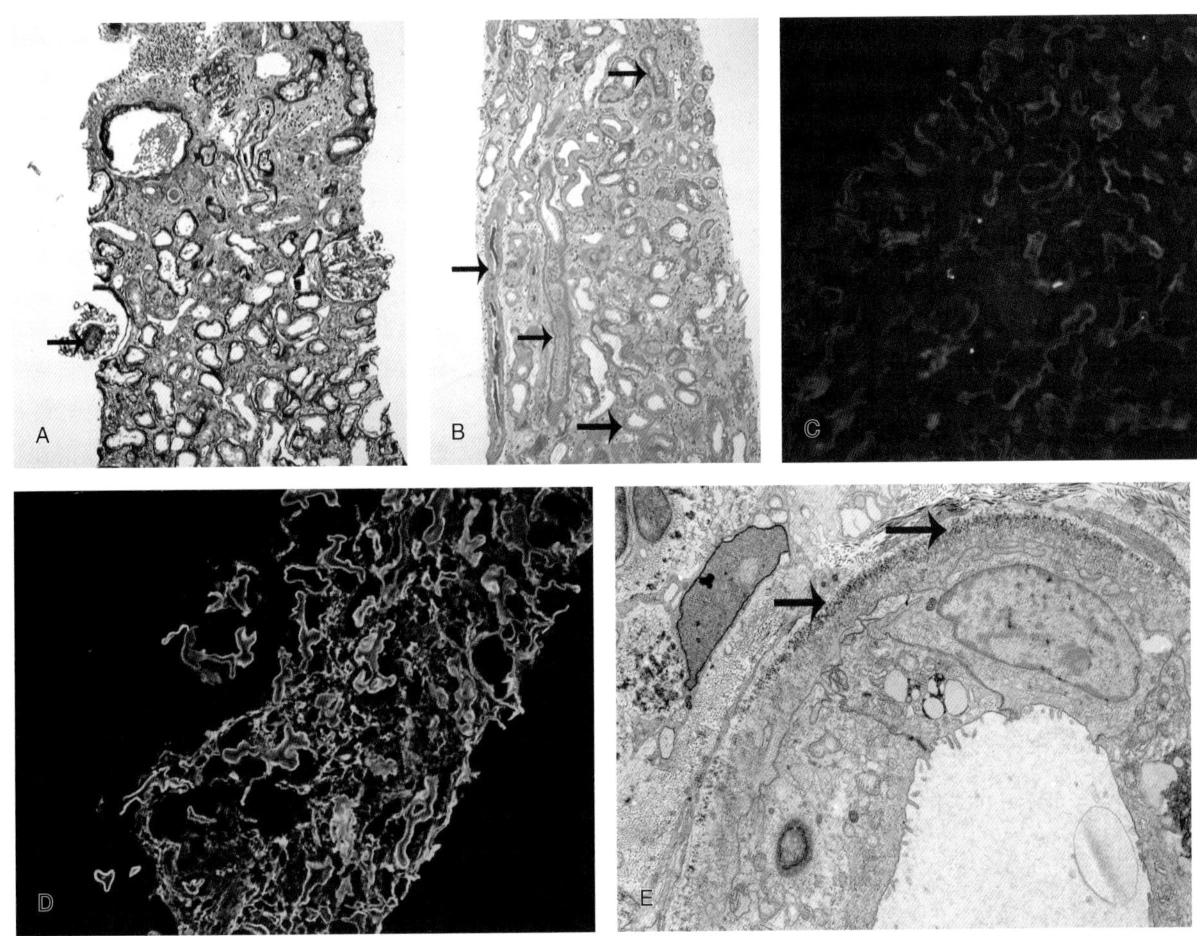

图28-13　轻链沉积病。A.光镜示银染阳性的肾小球系膜结节（箭头）和肾小管基底膜增厚（六胺银染色，×10）。B.高碘酸希夫染色表现为肾小管基底膜增厚、波浪状基底膜（箭头）（×10）。C.免疫荧光λ链染色阴性（×10）。D.κ链染色阳性（×10）。E.电镜可见沿肾小管基底膜颗粒样、点状电子致密物沉积（箭头）（×5800）

九、血栓性微血管病

血栓性微血管病以血小板减少、微血管病性溶血性贫血和微血管闭塞为特征，导致不同程度的器官功能障碍。溶血的指标包括结合珠蛋白水平降低，乳酸脱氢酶、间接胆红素及网织红细胞水平升高。外周血涂片可见裂解红细胞。

最常见的血栓性微血管病表现形式包括溶血性尿毒症综合征(HUS)和血栓形成性血小板减少性紫癜(TTP)。虽然既往认为这是同种疾病的不同表现，但事实上两种疾病的临床表现和发病机制是有区别的。在成人，以神经系统病变为主要表现者支持TTP诊断，而以肾脏病变为主要表现的支持HUS诊断。大多数情况下，临床表现非常相似，单独依据临床表现难以区分HUS和TTP。其他引起血栓性微血管病的原因包括恶性高血压、药物(如可卡因、奎尼丁、噻氯匹定)、自身免疫性疾病(如系统性红斑狼疮、硬皮病、抗磷脂抗体综合征)、恶性肿瘤、HIV感染及抗体介导性排斥反应。

HUS和TTP肾活检表现为肾小球和小动脉微血栓形成，伴恶性高血压或自身免疫病导致的HUS和TTP，还可能出现系膜增宽并散在颗粒样物(即系膜溶解)(图28-14)。恶性高血压及自身免疫病还可表现为动脉内膜增厚、内膜纤维化及血管壁“洋葱皮”样改变(即基底膜型物质分层沉积)。血栓常见，可导致管腔闭塞。

(一)溶血性尿毒症综合征

HUS有两种亚型：散发的或腹泻相关的HUS(D+HUS)和非典型的或非腹泻相关的HUS(D-HUS)。D+HUS为最常见的形式，其发病与摄入含有致肠出血的大肠杆菌或其他病原体的肉类显著相关。细菌产生志贺样毒素与肾脏内皮细胞的糖脂类受体结合触发补体旁路级联反应，导致内皮细胞损伤。D+HUS的治疗为支持性治疗。儿童D+HUS预后良好(90%可恢复肾功能)，但老年患者的死亡率增加且肾脏远期预后差。

非典型或D-HUS占HUS的10%～15%，在成人患者中较为普遍。病因为基因突变，或体内存在抗补体因子抗体或补体因子调节蛋白抗体(即C3、B因子、H因子、I因子、MCP、CFHR1和CFHR3)控制补体旁路途径的C3转化酶活性。C3转化酶的失控将导致补体级联反应广泛激活。

补体抑制剂依库丽单抗已被批准用于非典型HUS的患者。对于儿童D+HUS或有癫痫、脑卒中、昏迷等严重的中枢神经系统表现的患者也可考虑应用依库丽单抗和血浆输注。

(二)血栓性血小板减少性紫癜

TTP病因为血管性血友病因子(vWF)-裂解蛋白酶(ADAMTS13)基因突变或抗ADAMTS13自身抗体增多。ADAMTS13裂解vWF大分子多聚体，ADAMTS13的畸变或活性缺失会影响vWF功能。患者可表现为急性或慢性(即复发性)TTP。富含大分子vFW多聚体的微血栓在脑和其他器官的小动脉及毛细血管内聚集。

遗传因素或获得性ADAMTS13缺陷可应用血浆输注或血浆置换的方法补充功能蛋白酶。排除其他因素引起的血栓性微血管病(如硬皮病、恶性肿瘤、抗磷脂综合征)后，应对存在微血管病性溶血性贫血和血小板减少症的患者尽早行血浆置换。治疗无需等待ADAMTS13的水平或活性结果回报。

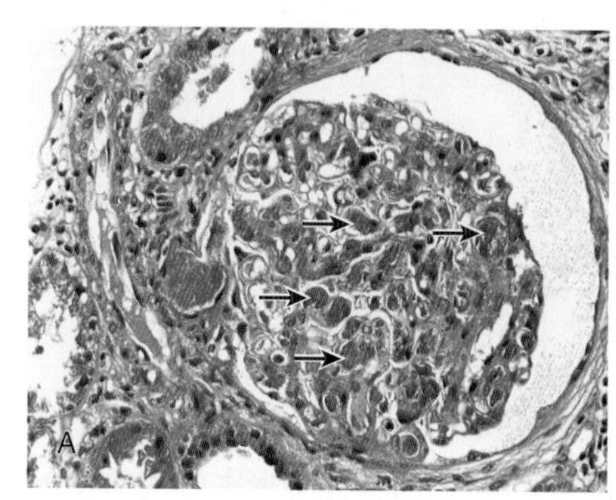

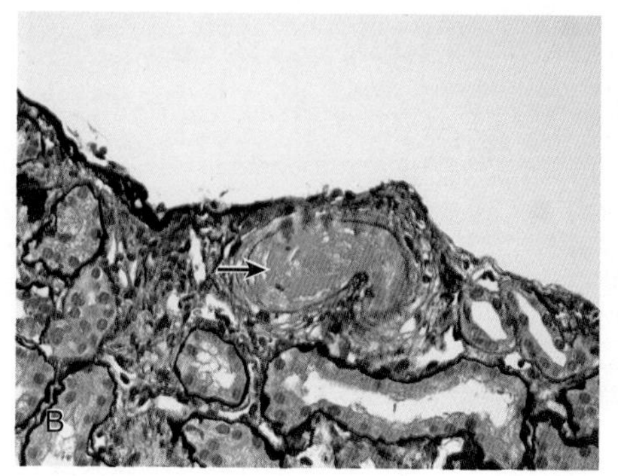

图28-14 血栓性微血管病。A.溶血性尿毒症综合征，光镜下表现为肾小球毛细血管见多个小血栓(箭头)(Masson，×40)；B.硬皮病，光镜下见小动脉内血栓(箭头)(六胺银染色，×20)

十、肾小球基底膜异常的疾病

（一）Alport综合征

Alport综合征是一种遗传性基底膜病变。超过50%的患者是由编码Ⅳ型胶原α5链的*COL4A5*基因突变导致的。*COL4A5*基因突变使GBM胶原发育障碍，停留在胚胎表型，从而导致GBM脆弱。

Alport综合征通常伴随感音神经性耳聋和眼部异常（如圆锥形晶状体前囊）。患者的特征性表现为持续性或间歇性血尿，通常有轻微蛋白尿，且随年龄增大而进展，有30%可达肾病范围的蛋白尿。本病85%为伴X染色体遗传，但也有常染色体显性和隐性遗传的报道。

事实上所有男性Alport综合征患者通常在30岁以前进展至ESRD。本病在杂合子女性中症状较轻，但仍有少部分进展至ESRD，通常在50岁后发展至ESRD的概率在同一家族的男性受累个体中基本不变，但在家族之间则存在明显差异。听力受损程度与进展至ESRD的概率相关。

光镜下肾小球呈非特异性改变。电镜下可见疾病特征性表现。疾病早期阶段，薄GBM可能是唯一可见的异常，提示可能诊断薄基底膜病。随着时间推移，GBM越来越薄，致密层分裂为若干不规则层，而后出现分支和重构，产生特征性的"篮网状"表现（图28-15）。

针对Ⅳ型胶原的免疫组化研究显示GBM和远端肾小管GBM的α3（Ⅳ）、α4（Ⅳ）、α5（Ⅳ）链缺失有关。此种异常表现仅出现在Alport综合征，可作为诊断依据。对于有确切的家族性病史、经肾脏超声和尿常规检查有血尿的患者应考虑本病。如果有确切的基因突变位点，对患病男性或携带致病基因女性的分子学诊断是可能实现的。在另外一些病例中，可通过皮肤活检免疫荧光染色显示α5（Ⅳ）链的表达来确诊。表皮GBMα5（Ⅳ）链缺失可诊断伴X染色体相关Alport综合征，且可避免肾穿刺活检。对于无法基于临床表现或组织学染色确诊的患者或伴X染色体相关Alport综合征的无症状女性携带者，可通过*COL4A5*基因直接测序诊断。

Alport综合征没有特异性治疗方法。为延缓肾病进展，推荐严格控制血压并控制适当蛋白摄入，但其获益目前未经证实。Alport综合征患者α3（Ⅳ）链表型缺失。因此，由于移植肾中含有α3（Ⅳ）链（即Goodpasture抗原）肾移植有5%～10%的风险发生继发性Goodpasture综合征。

（二）薄基底膜肾病

薄基底膜肾病又名良性家族性血尿，通常表现为特征性的孤立性血尿和经肾活检发现GBM极度变薄。本病通常为常染色体显性遗传。大量薄基底膜肾病的病例报道了*COL4A3*或*COL4A4*基因聚合突变，提示基因具有不同状态。

儿童时期首发的常见临床表现为孤立的持续性血尿，部分患者表现为间断血尿或无血尿表现直至成年以前，血尿均不明显。光镜下肾小球结构正常，免疫荧光显示无免疫球蛋白或补体沉积。电镜下可见弥漫的GBM变薄（图28-16）。成年人GBM厚度小于250nm强烈提示薄基底膜肾病。

本病通常为良性病变且无需特殊治疗。然而，少部分患者会发展至ESRD。

十一、法布里病

法布里病是一种伴X染色体隐性遗传的先天性鞘脂糖代谢障碍疾病，α-半乳糖苷酶活性缺失，导致

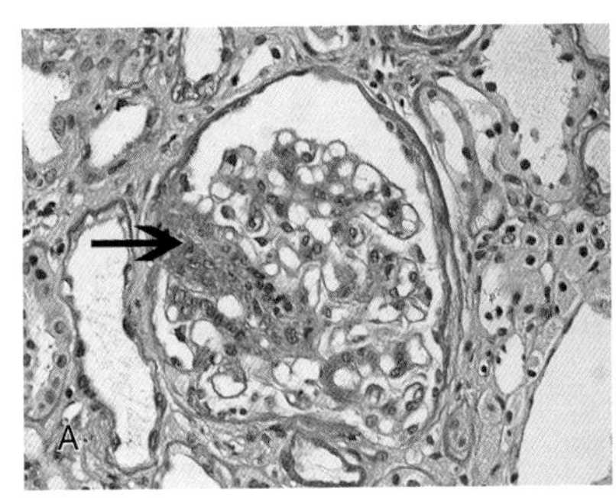

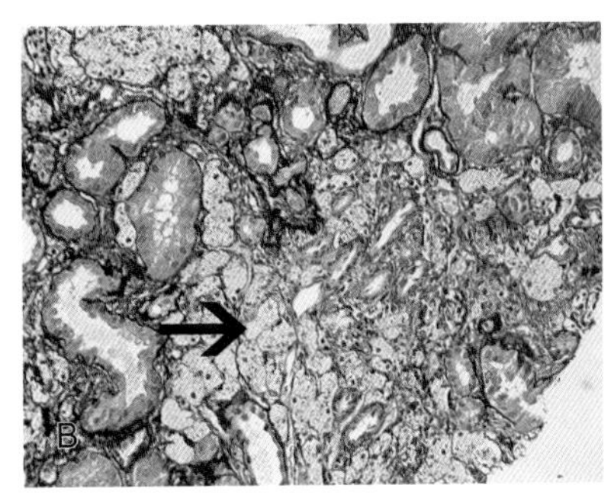

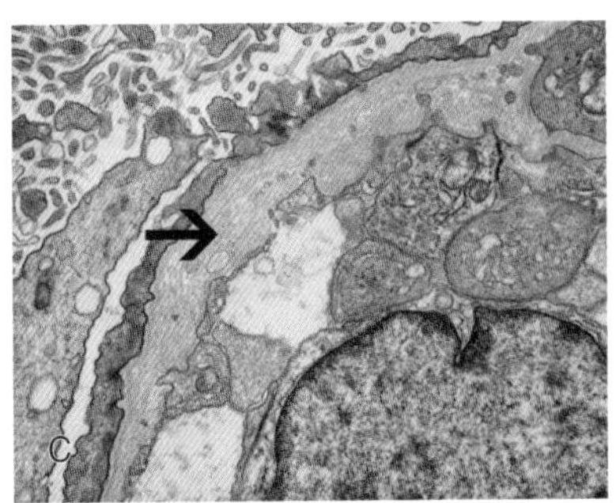

图28-15 Alport综合征。A.光镜表现为局灶性节段性肾小球硬化症（箭头）（高碘酸希夫染色，×40）。B.光镜下可见间质许多泡沫样细胞（箭头）（六胺银染色，×40）。C.电镜下可见肾小球毛细血管壁增厚，伴多层状基底膜（箭头）和经典的"篮网状"表现（×212 000）

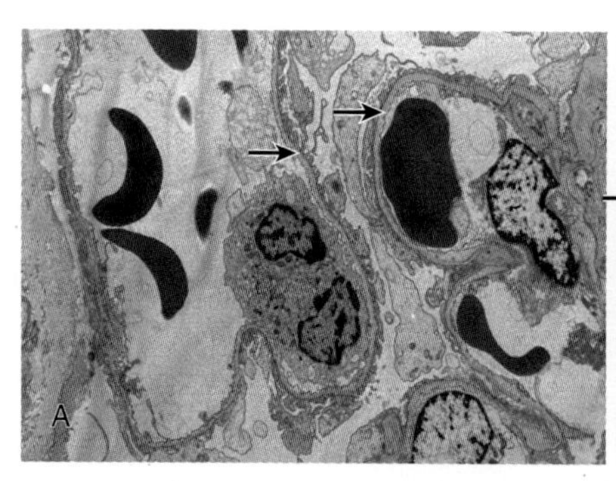

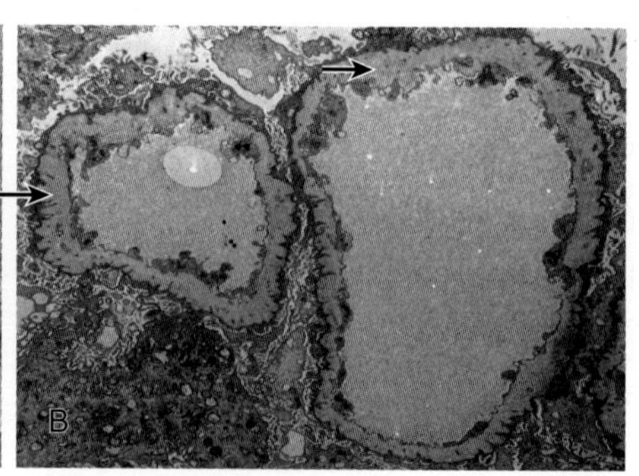

图28-16 薄基底膜肾病，电镜表现为肾小球基底膜（箭头），厚度为198nm（×5800）（A）。Alport综合征，电镜表现为肾小球毛细血管壁增厚，层状、不规则肾小球基底膜（箭头），脏层内皮细胞足突广泛消失（×6000）（B）

中性鞘糖脂堆积（主要是酰基鞘鞍醇三己糖），尤其是在肾脏和心脏的血管内皮细胞。

早期临床表现包括血管角质瘤、偶发的疼痛危象和少汗症。随着时间推移，酰基鞘鞍醇三己糖进行性堆积在肾脏、心脏、脑的微血管，导致尿蛋白、肾衰竭、心律失常及脑卒中等临床表现，致使患者在40～50岁早逝。

光镜下可见肾小球细胞，尤其是足细胞空泡变性。电镜下可见足细胞溶酶体增大，其内充满嗜锇的颗粒状或板层样结构物质（即斑马体）（图28-17）。酶替代疗法可显著改善神经性疼痛，但对于严重的或进展的其他临床表现的获益尚不清楚。

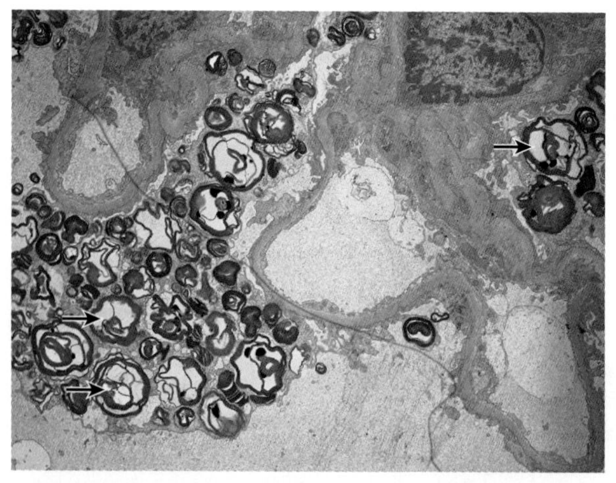

图28-17 法布里病。电镜示脏层上皮细胞（即足细胞）内由鞘糖酯构成的多层状结构，称髓样体或斑马体（箭头）（×4800）

十二、糖尿病肾病

在美国，糖尿病肾病患者占透析患者总人数的50%。1型糖尿病肾病中，通常在首诊后10～15年出现肾脏病表现，自然病程与2型糖尿病患者类似。主要危险因素包括糖尿病肾病家族史、高血压、血糖控制不佳。一些种族的风险可能更高（印第安人、非洲裔美国人）。

糖尿病肾病发病机制复杂。与胶原蛋白交联的糖基化终产物聚积导致的蛋白糖基化和高血压导致的肾小球高滤过率是其中的重要因素。糖尿病肾病初始临床表现为微量白蛋白尿（即尿白蛋白排泄率＞30mg/24h但＜300mg/24h）。随疾病进展，微量白蛋白尿可进展为显性蛋白尿（＞300mg/24h），蛋白尿的程度与肾脏病预后大致相关。

显性蛋白尿期之后，但患者往往继续发展至ESRD，进展速度因人而异。对于1型糖尿病患者，肾外糖尿病微血管病变（如糖尿病视网膜病变）与肾脏病进展具有强烈关联性（95%），但这种关联在2型糖尿病患者中比较微弱。在蛋白尿患者中，高血压很普遍，且血压较难控制，至少需3种以上类型的降压药物治疗。

肾活检中，糖尿病肾病早期表现包括肾小球肥大和GBM增厚。随疾病进展，小动脉玻璃样变、动脉硬化、系膜进行性增宽（即弥漫性糖尿病肾小球病变）和结节形成（即K-W结节形成）（图28-18）。对于糖尿病病史超过10年和有视网膜改变的患者，可不考虑肾活检。但是对于非典型的疾病进程（如肾病综合征）、1型糖尿病小于10年或肾功能快速恶化的患者应考虑肾活检。

ACEI或ARB治疗可减缓糖尿病肾病进展，即使没有高血压也应该用于所有有蛋白尿的患者。严格的血糖控制（即糖化血红蛋白＜7%）可减缓糖尿病肾病的进展。患者收缩压应控制在125mmHg以下，达到这一靶目标可能较为困难，需要多重药物治疗及严格的低盐饮食。

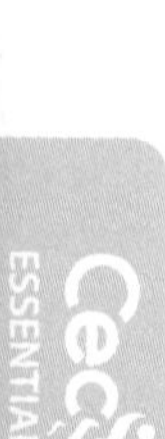

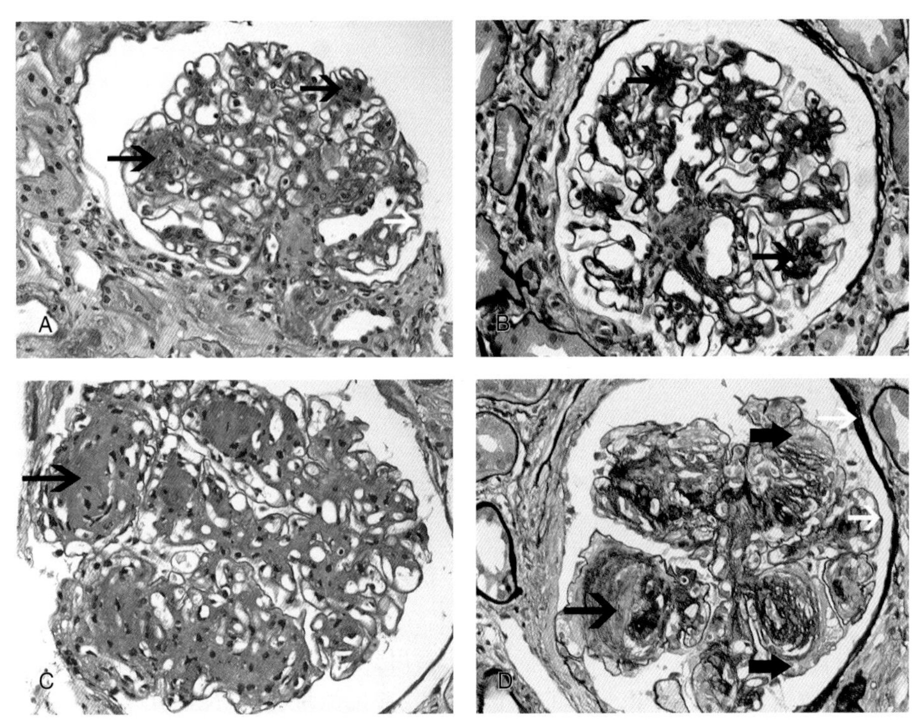

图28-18　光镜下的糖尿病肾小球硬化症。A、B.早期糖尿病结节形成（箭头）。C、D.因系膜扩张引起的结构典型的K-W结节损伤（细黑色箭头）。该结节高碘酸希夫染色和六胺银染色阳性。由于小的微动脉瘤形成，肾小球毛细血管腔膨胀（粗黑色箭头）。肾小球基底膜和Bowman囊（白色箭头）增厚（A、C.高碘酸希夫染色；B、D.六胺银染色；均×40）

第29章

常见非肾小球疾病

著　者　Nilum Rajora　Shani Shastri　Ramesh Saxena
译　者　刘　琳　审校者　徐茜茜

一、引言

肾实质中80%由肾小管间质组成，其中主要包括肾小管、间质细胞及胶原性基质等。肾小管间质疾病有两种常见的临床表现：以突发的迅速进展的肾功能损害为特征的急性肾小管间质性肾炎和病程较长的慢性肾小管间质肾病。尽管原发性肾小球和肾血管疾病会继发明显的肾小管间质改变，但临床上主要表现为损伤（详见第28章和第30章）。急性肾小管损伤详见第31章。

二、急性间质性肾炎

急性间质性肾炎（acute interstitial nephritis，AIN），也被称作肾小管间质性肾炎，以肾间质炎症和水肿为特征，而肾小球和肾血管正常。AIN伴随着急性的迅速进展的肾功能损害，是急性肾损伤的一种常见原因，在经肾活检证实的急性肾损伤中占15%～27%。

大体观，AIN肾脏苍白且肿胀。组织学上，AIN的标志性特征为间质水肿和炎症细胞浸润，包括淋巴细胞、单核细胞、浆细胞、嗜酸性粒细胞及巨噬细胞。炎症反应可在7～10d逐渐向纤维化转变。免疫荧光检查尚未发现特异性改变，仅可在部分病例中观察到IgG或补体沿基底膜呈线样或颗粒样沉积。

在大部分病例中，AIN为急性起病，表现为在接触抗原后数日内出现肾功能损害。然而，也有些AIN起病于抗原暴露数周后。典型的临床表现包括红疹、发热及嗜酸性粒细胞血症，可能有轻度蛋白尿（通常小于1g/24h）及血尿，少尿较为少见。如果没有这些特点则需要怀疑该诊断。

AIN的常见原因如表29-1所示。引起AIN的临床常用药物需要特别重视，包括抗生素、别嘌醇、美沙拉嗪、非甾体抗炎药（NSAID）及质子泵抑制剂（PPI）。AIN的其他原因包括感染、自身免疫性疾病、肾小管

表29-1　急性间质性肾炎的病因

病因	举例
抗生素	青霉素
	头孢菌素
	磺胺类药物
	环丙沙星
	阿昔洛韦
非甾体抗炎药	萘普生
	布洛芬
	双氯芬酸
	塞来昔布
利尿剂	氢氯噻嗪
	呋塞米
	氨苯蝶啶
其他药物	西咪替丁
	奥美拉唑
	苯妥英钠
	别嘌醇
系统性感染	军团菌感染
	钩端螺旋体病
	链球菌人感染
	巨细胞病毒感染
原发的肾脏感染	急性细菌性肾盂肾炎
自身免疫性疾病	结节病
	干燥综合征

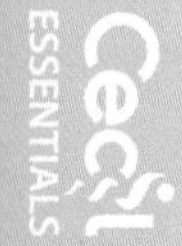

间质性肾炎、葡萄膜炎综合征、蛇咬伤及中草药等。

对于一个近期出现肾功能损害的患者，如有暴露于致敏药物的病史和典型的临床表现则需考虑AIN诊断。除了血肌酐水平的上升，尿检分析中发现白细胞、红细胞和白细胞管型也提示AIN的诊断。尿检中通过瑞氏染色发现嗜酸性粒细胞具有高度提示意义，但阴性结果不能除外AIN。而且，尿液中的嗜酸性粒细胞在其他疾病中也可能出现，包括胆固醇栓塞、尿路感染、寄生虫疾病及肾小球肾炎。

准确诊断AIN需要依靠肾活检，尽管当临床高度怀疑AIN时肾活检并非绝对必要。AIN的治疗包括去除致敏药物和控制潜在的感染或自身免疫进程。但临床诊断不明确时需要考虑肾活检。糖皮质激素对炎症控制的作用仍具有争议，但早期使用（在7～14d）能够缩短AIN病程并保护肾功能。

当需要时，可以应用大剂量甲强龙每日250mg连用3d，后改为口服泼尼松（1mg/kg）4～6周后逐渐减停，对激素不耐受或抵抗的患者可以从吗替麦考酚酯中获益（500～1000mg，每日2次）。

大多数药物相关的AIN在停止使用致敏药物之后会自行恢复。AIN的整体预后与其病程有关，从发生AIN到停止使用致敏药物的时间过长可能导致不同步的肾脏损害。鉴于间质细胞浸润可能迅速演变至间质纤维化，超过40%的患者肾功能不能恢复至基础水平，大约10%的患者进入透析。

三、慢性间质性肾炎

慢性间质性肾炎（CIN）是一个临床病理诊断。长期暴露于致敏药物会引起惰性炎症反应，因此慢性间质性肾炎可能在出现典型的临床表现之前数月至数年内已经发展为永久性的肾脏损伤。患者的肾功能是一个逐渐下降的过程。CIN较常见，在ESRD的病因中占15%～30%。

组织学上，CIN表现为肾小管萎缩、上皮细胞变平、肾小管扩张、肾间质纤维化及肾间质区域的局灶性单核细胞浸润。CIN的细胞浸润相较于AIN更轻，而间质纤维化更重。在CIN的早期阶段，肾小球尚完整，但随着病情进展，肾小球可出现局灶性节段性硬化等异常表现。

CIN患者通常没有典型的肾病症状，直到进展为严重的慢性肾脏病。症状大多并不特异，包括乏力、食欲缺乏、恶心、呕吐、高血压及睡眠障碍等，其他实验室检查和临床表现如表29-2所示。CIN也能够引起近端或远端肾小管功能异常，表现为尿液酸化功能异常、部分或完全范科尼综合征及浓缩功能下降。CIN患者的实验室检查可能出现血肌酐升高、蛋白尿、血尿、肾性糖尿和脓尿。因为产生红细胞生成素的间质细胞被破坏，贫血伴随着乏力、运动能力下降在CIN患者中比较常见。

表29-2 慢性间质性肾炎诊断的临床提示点
高氯性代谢性酸中毒（与肾功能损伤程度不平行）
高钾血症（与肾功能损伤程度不平行）
尿液浓缩功能障碍（如多尿、夜尿增多）
部分或完全范科尼综合征（尿液磷、碳酸氢根、氨基酸、糖、尿酸重吸收障碍）
轻中度蛋白尿（<2g/d）
贫血
高血压

CIN的病理学表现不具有特异性，鉴别诊断范围比较广，如表29-3所示。药物、毒物、放射性肾炎和反流性肾炎反复损伤肾脏可以导致类似于CIN的病理表现。CIN的最常见原因是长期使用NSAID药物，其他原因包括感染、免疫介导的疾病、药物反应、血液系统疾病、慢性尿路梗阻及尿液反流。一些代谢性疾病和重金属暴露也可能导致CIN。以下内容中将详细讨论几种形式CIN的临床意义、典型特征、病因及治疗。

（一）镇痛剂肾病

镇痛剂肾病（analgesic nephropathy）是经典的CIN，在世界范围内均较常见，是由于长期将阿司匹林与非那西汀、咖啡因或对乙酰氨基酚联合应用引起的。镇痛剂肾病最严重的情况是肾乳头坏死。

当乙酰对氨苯乙醚-对乙酰氨基酚组合服用累计剂量达2～3kg及以上时容易引起慢性间质性肾炎。尽管起初乙酰对氨苯乙醚被认为是唯一与CIN有关的药物，但实际上所有镇痛药物包括对乙酰氨基酚、阿司匹林及NSAID均能够导致CIN。

镇痛剂肾病在60～80岁女性最为常见，患者可能出现肾功能异常、轻度蛋白尿、无菌脓尿和贫血。当患者出现侧腹部疼痛、明显的血尿时则提示出现肾乳头坏死。诊断依据包括长期大量使用镇痛剂、CT显示肾乳头微钙化灶。

镇痛剂肾病的治疗主要是支持治疗，并包括停止使用镇痛剂。长期随诊观察，本病的特征表现是逐渐进展为ESRD并依赖透析。泌尿系统上皮细胞肿瘤在该类患者中发病率较高。

表29-3 与慢性间质性肾炎有关的疾病

相关疾病	举例
遗传性疾病	常染色体显性遗传性多囊肾
代谢异常	高钙血症、肾脏钙化
	高尿酸血症
	高草酸尿
	低钾血症
	胱氨酸贮积症
药物和毒物	镇痛剂、非甾体抗炎药
	铅
	亚硝基脲
	顺铂
	环孢素
	他克莫司
	锂
	中草药
	奥氮平
免疫介导性疾病	坏死性肉芽肿性血管炎肉芽肿
	干燥综合征
	系统性红斑狼疮
	血管炎
	结节病
	克罗恩病
血液系统疾病或肿瘤	多发性骨髓瘤
	镰状细胞病
	淋巴瘤
感染	慢性肾盂肾炎
	黄色肉芽肿性肾盂肾炎
梗阻	肿瘤
	结石
	膀胱外压迫梗阻
	膀胱输尿管反流
其他疾病	放射性肾炎
	高血压性肾小动脉硬化
	肾脏缺血性疾病

（二）中草药肾病和巴尔干地方性肾病

中草药肾病（CHN）和巴尔干地方性肾病（BEN），又称马兜铃酸肾病，是一种与泌尿道上皮细胞相关的慢性肾小管间质性肾脏疾病。CHN和BEN在疾病的各发展阶段的临床和病理表现均非常相似，只是CHN在女性患者中具有更高的发病率，而BEN的发病则具有家族聚集性。两者都与肾毒性药物和马兜铃酸致癌物的接触有关。因此有人建议CHN和BEN应该统一称为马兜铃酸肾病（AAN）。

马兜铃酸是马兜铃属草药中的主要成分，在中国及亚洲其他国家较为常见。AAN首次报道在1993年，比利时的一个年轻女性为减肥而服用含马兜铃酸的中草药而发病，此后许多患者出现类似的情况而证实了这一疾病。BEN首次报道在50年前，在巴尔干地区的几个农村中种植的小麦磨成的面粉中含有马兜铃酸。

AAN的特征包括流行地区成年人的集中发病和伴发尿路肿瘤。大约50%的患者会出现移行细胞癌，马兜铃酸会导致具有特异性分子特征的DNA损伤。不幸的是，目前对马兜铃酸肾病没有有效的治疗方法，只能以支持治疗为主，同时定期监测泌尿系统恶性肿瘤。

（三）重金属

重金属（包括镉、铅和铬等）能够引起CIN，这些重金属的暴露通常反映了环境中的毒物。镉的接触通常来自于吸烟或食物及水的污染。铅的接触来自于含铅燃料和被铅污染的土壤或粉尘。铬主要用于增加钢材合金的硬度和耐腐蚀性，铬的暴露见于长期接触钢材合金、染料、喷涂、墨水及塑料工业生产的人员。肾脏近端小管是铬的主要沉积和损伤部位，但肾组织的其他部分也可能受损。

重金属的肾毒性可以表现为轻度肾小管功能异常，也可以表现为严重的肾衰竭。肾损伤的程度与毒物接触的性质、途径和接触时间有关。对于慢性接触，肾脏病理表现与CIN类似。重金属肾脏损伤的最典型表现是近端肾小管受损所致的范科尼综合征。该类患者可出现小分子蛋白尿、氨基酸尿、重碳酸盐尿、肾性糖尿及磷酸盐尿。铅中毒还有其他的临床表现，包括近端肾小管尿酸排出减少所致的痛风，以及溶血性贫血、脑病和神经性疾病。

除了支持治疗，对于重金属相关的肾脏疾病目前没有针对性的治疗。重金属螯合剂在急性中毒时有效，但目前没有大宗数据证明螯合剂对肾损害的长期预后有益。

（四）结节病

结节病是一种原因未明的慢性、系统性、炎症性疾病。受累器官出现特征性的干酪样上皮样肉芽肿，最终导致器官功能异常。结节病临床表现的严重性和多样程度取决于肉芽肿样病变浸润的范围。大约20%的结节病患者会出现肉芽肿性肾小管间质性肾炎，对激素治疗反应良好。结节病的具体细节将在相关章节讨论。

激素治疗对于急性期和进展期的肾小管间质性肾炎是有效的。有些肉芽肿性肾小管间质性肾炎患者需要长疗程的激素治疗以求更好地保护肾功能，尽管激素治疗的副作用限制了其在进展性肾脏疾病中的使用。可减少激素用量的药物包括麦考酚酸酯、硫唑嘌呤等免疫抑制剂疗效有待研究。

（五）放射性肾炎

放射性暴露是慢性肾脏病的一个重要原因，当接触的放射剂量超过2300cGy时容易产生放射性肾炎。电离辐射直接损伤所有分子包括DNA，并能够启动氧化应激（reactive oxygen species，ROS），从而引起双重组织损伤。含羟基的自由基可以在组织接受暴露后的数毫秒内产生。氧化应激和其他因素可随着时间产生很多副作用，使得患者发生严重的肾脏损伤，并在暴露后的6～12个月（或更长时间）发生肾功能损害。

诊断的主要依据是放射性暴露的病史和肾脏损伤的临床表现。治疗主要是以对症支持治疗为主。

（六）镰状细胞病

镰状细胞病是一种遗传性血液系统疾病，其主要特点为镰状红细胞所致的溶血性贫血和血管阻塞，慢性肾功能损伤在该病患者中较为常见。在正常条件下，肾脏髓质区域具有低氧供、酸性pH和高渗透压的特点，因此具有增加血液黏稠度和红细胞镰形变的倾向，这增加了肾脏局灶缺血和肾脏微循环梗死的可能性。直小血管的血管阻塞干扰了内髓的逆向反流系统，导致尿液浓缩功能障碍。

患者可能出现夜尿增多或多尿，并可能出现大量血尿，原因是髓质缺血或梗死导致的肾乳头坏死。脱落的肾乳头可能阻塞尿路，导致梗阻性肾病和肾衰竭。另一种镰状细胞病导致的肾脏损伤表现是蛋白尿，是由肾单位减少而导致的残余肾小球滤过率增高引起的。

镰状细胞病的治疗主要是控制血液系统原发病。对于肾小管功能异常，需针对低钾血症、酸中毒等给予补充钾盐、碳酸氢盐，而进入ESRD的患者需给予透析支持或肾脏移植治疗。

（七）锂中毒

锂是一种一价阳离子，能够自由被肾小球滤过。高达80%经肾小球滤过的锂在近端小管被重吸收，只有一小部分在远端肾单位经上皮钠通道（epitheliao sodium channel，ENaC）重吸收。锂能够导致集合管水通道调节异常和ENaC表达改变。锂相关的肾脏疾病最常表现为CIN，表现为慢性、隐匿性肾功能损害。接触锂后出现肾脏疾病的时间不尽相同，也没有确切的临床证据能够预测肾功能的预后。

肾性尿崩症常见于锂相关性肾病，可见于40%的患者，最早在接触锂后的8周即可出现。其他锂相关的肾小管功能异常包括多尿、尿钠排泄增多和代谢性酸中毒。锂相关的肾性尿崩症可以使用ENaC阻断剂阿米洛利治疗。

（八）尿路梗阻

尿路梗阻是急性肾损伤和慢性肾脏病的常见原因。当基础肾功能水平正常，尿路单侧或任意部分的梗阻均可导致无症状且检测不到的肾功能或尿量异常。而双侧尿路梗阻则会发生急性或慢性肾脏损伤并最终进展为ESRD。因此，最重要的是面对难以解释的肾功能损害或贫血时应该早期考虑到尿路梗阻的可能性。

尿流的阻塞导致输尿管近髓端压力升高。随着时间的延长，肾小管受损，导致血栓素A_2和血管紧张素水平改变降低肾脏血流。肾小管损伤导致尿浓缩功能受损、肾小管酸中毒、高钾血症。如果完全性阻塞不能解除，缺血和肾单位缺失将使肾小球滤过率逐渐下降。

常见的导致梗阻性肾病的病因如表29-4所示。在老年男性患者中，良性前列腺肥大是常见原因。总的来说，临床表现与病因、梗阻部位及梗阻时间有关。梗阻性肾病患者尿量减少，并有可能出现耻骨弓上疼痛（见于尿道梗阻所致的膀胱尿潴留）、肾绞痛（见于肾结石）、尿路感染、发热、急性肾损伤、高血压和血尿。尿路牵拉所致的疼痛是此类患者最常见的症状。急性输尿管梗阻通常导致严重的侧腹部疼痛并向腹股沟区放射，被称为肾绞痛。膀胱以下尿路完全梗阻将导致急性肾损伤和无尿。不完全或间歇的膀胱以下尿路阻塞表现为尿流不畅、淋漓不净、尿急、尿流变细、夜尿增多或多尿。这些患者通常没有疼痛。尿路阻塞引起的肾小管损伤将导致肾脏浓缩功能障碍从而引起多尿。

表29-4 尿路梗阻的原因

原因	举例
先天性尿路畸形	尿道口狭窄
	输尿管脱垂
	后尿道瓣膜症
	尿道闭锁
	包茎
	巨输尿管-梨状腹综合征
腔内阻塞（尿道和膀胱出口）	包茎
	尿道狭窄
	良性前列腺增生
	盆腔肿瘤
	抗胆碱能药物
	神经源性膀胱
	结核
	放射损伤
	创伤
	血凝块
	结石
	肾乳头坏死（镰状细胞病、糖尿病）
外源性压迫	盆腔肿瘤
	前列腺肥大
	腹膜后纤维化或肿瘤
获得性疾病	尿道狭窄
	神经源性膀胱
	肾小管内沉淀
	膀胱肿瘤或结石

体格检查应包括肾脏和膀胱触诊，以及直肠、骨盆和前列腺的检查。患者可能出现膀胱增大并可触及、前列腺增大、肋脊角压痛、腹股沟疼痛、高血压及大量血尿。初始检查应包括膀胱残余尿检查（>125ml被认为有临床意义，提示梗阻）、泌尿系超声评估肾脏输尿管、膀胱是否存在扩张或结构异常。

治疗的首要目标是评估容量状态、电解质异常、感染及梗阻性肾病的其他并发症，同时尽快解除梗阻以避免进一步的肾脏损伤。如果怀疑尿路梗阻，应置入尿管以解除可能的膀胱流出通道的梗阻。如果膀胱残余尿大于125ml，应保留尿管直到病因明确。有时，解除梗阻后会出现明显的梗阻后利尿以至于引起血容量减少和低血压。

对于急性梗阻，肾功能可能完全恢复。如果梗阻位置位于膀胱以上，更复杂的引流术（如经皮肾造瘘置管）是解除梗阻的主要方法。

四、囊肿性肾脏病

肾脏囊肿内壁由一层有极性的上皮细胞组成，囊内充满囊液。肾囊肿的形成源于肾脏上皮细胞结构功能的紊乱，多种细胞和分子机制参与囊性化的过程。

肾囊肿可以是获得性、遗传性或随病情进展发展而成的。获得性肾囊肿多发生于已经发生ESRD的患者。同时囊性肾脏病也是引起ESRD的重要原因。

最常见的遗传性囊性肾脏病是多囊肾（polycystic kidney disease，PKD），包括常染色体显性和常染色体隐性遗传的PKD。其他遗传性囊性肾脏病包括髓质囊性肾脏病（medullary cystic kidney disease，MCKD）、von Hippel-Lindau病及结节性硬化。成人囊性肾脏病的发展包括局灶性肾脏囊肿性疾病、多囊肾发育不良及髓质海绵肾。

在遗传性疾病中，几种基因突变与囊肿形成相关。肾小管上皮细胞相关的任一基因如*PKD1*、*PKD2*、*MUC1*（又名*MCKD1*）及*MCKD2*等发生突变均会导致上皮细胞的纤毛功能障碍，使得上皮细胞过度增生和液体分泌过多导致囊肿形成。在PKD中，囊肿不与尿液排出的管路连通，而细胞不断分泌液体最终使囊肿进行性增大。

（一）单纯性肾囊肿

超声和CT检查的广泛使用导致肾脏囊肿样病变的检出率大大提高。单纯性肾囊肿是最常见的，通常为单侧、孤立并且结构良好的，但也可以多发或累及双侧，老年人更为常见。单纯性肾囊肿通常为良性，多是在影像学检查中被偶然发现。其超声表现为薄壁、充满液体的囊腔，没有分隔或钙化。囊肿直径在0.5～1cm较多，少数可以达到3～4cm。

单纯性肾囊肿通常没有症状，但有时可出现可触及的腹部包块、感染、后背痛或血尿。单纯性肾囊肿与遗传性囊肿性肾脏病的鉴别主要依据囊肿的形态、患者年龄及家族史。

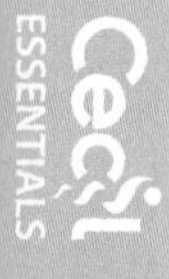

对于无症状的单纯性肾囊肿无须治疗。如肾囊肿合并感染，导致疼痛或肾素依赖的高血压，经皮引流是进一步评估和治疗的基础。

（二）复杂性肾囊肿

单纯性与复杂性肾囊肿的鉴别主要是依据影像学检查。当鉴别有困难时，有时需要病理学检查来除外恶性病变，但影像学通常具有较好的敏感性和特异性，能够满足大多数患者的诊断需要。鉴别单纯性和复杂性肾囊肿主要在于评估是否需要介入治疗，因为单纯性肾囊肿通常为良性，而复杂性肾囊肿则很大比例伴有恶性病变或其他并发症。

囊肿的初步判断可依据超声或三相CT。如有囊肿过大、结节、囊壁强化或出现分隔，则恶性疾病可能性增大。单纯性肾囊肿出现出血、感染等并发症后可能逐渐演变成带有钙化、分隔、边缘不规则多极性等特征的复杂性囊肿。

为更好地诊断和治疗，肾囊肿Bosniak分类标准在1996年提出，并在2003年修订。该分类标准是依据三相CT表现将囊肿分为四类，详见表29-5。第一类，囊肿为良性；第二类，囊肿有0～5%可能性为恶性；第三类，恶性的可能性增加至50%，并分为数种亚类。第三类和第四类囊肿需认为存在恶性病变，除非有其他证据证明为良性，否则需要手术切除。

表29-5 Bosniak肾囊肿分类标准

分类	描述
Ⅰ.良性单纯性肾囊肿	良性的单纯肾囊肿为薄壁，无分隔，不伴结石
Ⅱ.良性轻微复杂性肾囊肿	良性囊肿性病变，可有少量薄壁分隔，囊壁或分隔可包含钙化或短段稍厚的钙化（该型也包含直径小于3cm、边界清晰不强化的低密度病灶）
ⅡF.良性复杂性肾囊肿	边界清晰的囊肿，但较Ⅱ型更为复杂。可有多个薄分隔或小段平滑的厚分隔或厚壁，可出现结节性的钙化（该型也包括完全在肾脏内、非强化而直径超过3cm的低密度病灶）
Ⅲ.不能定性的囊肿肿物	不能定性的囊性肿物表现为不规则或规则的厚壁和增厚的分隔，在CT中可被强化，40%～60%为恶性（如囊性肾脏细胞癌、多房囊性肾脏细胞癌等）。其他包括出血、慢性感染或多房性囊性肾瘤为良性病变
Ⅳ.恶性囊性病变	在CT中，此类病变具有Ⅲ型的表现，并包含强化的软组织影，邻近或独立于囊壁或分隔。85%～100%为恶性病变，需要详细评估并建议手术

五、多囊肾

常染色显性遗传性多囊肾（ADPKD）是一个常见的囊性肾脏病变，并且是ESRD的重要原因。肾脏和肝脏、胰腺等其他器官多发进行性囊性病变是其特征性表现。ADPKD发病率在新生儿中为1/（400～1000），在美国患者达300 000～600 000人。

*PDK1*和*PKD2*基因突变分别是85%和15% ADPKD患者的病因。*PKD1*基因位于14号染色体，编码膜受体蛋白polycystin1（PC1）。*PKD2*位于4号染色体，编码钙离子通道蛋白polycystin2（PC2）。PC1和PC2调控细胞内钙平衡，并调控肾小管细胞间互动的信号通路。PC1和PC2也是纤毛的结构蛋白，包括肾小管上皮细胞的初级纤毛。ADPKD目前被认为属于纤毛病的一种。

在肾脏，囊性病变体积增大和数目增多导致邻近肾组织受损而引起肾功能损害，并引起肾素依赖的高血压。肾脏总体体积不断增大伴随肾功能下降。肾脏增大越快，肾功能损坏越快。

ADPKD是一个多系统的疾病。临床表现从无症状到肾脏和肾外器官的多种表现均有可能。除了肾小管，PC1和PC2蛋白在多种细胞中均有表达，包括胆道、内皮细胞、神经元细胞。ADPKD患者PC1和PC2蛋白基因突变通常具有肾外表现，其中80%的患者合并有多囊肝。心脏瓣膜结构异常和大脑动脉瘤是ADPKD重要的非囊性病变，具有家族聚集性。脑动脉瘤发生于8%的ADPKD患者，但在具有脑动脉瘤或蛛网膜下腔出血家族史的患者中发病率升高至20%

大多ADPKD患者在30岁前出现囊性病变，但肾功能损害可延迟至40岁以后出现。*PKD2*基因突变发病时间更晚，进展更慢，肾脏存活时间较*PKD1*基因突变者长20年左右。20% ADPKD患者出现尿酸和草酸钙结石，因此可能出现肾绞痛、梗阻性肾病和尿路感染。

ADPKD通常依据影像学诊断。年龄小于30岁的患者出现3个或以上的囊性病变（双侧或单侧），年龄在40～59岁的患者双侧肾脏各出现2个或更多的囊性病变，60岁以上患者双侧肾脏各出现4个或更多囊性病变可考虑诊断ADPKD。40岁以上患者未达到2个囊性病变则ADPKD可能性不大。有阳性家族史的患者不需要基因检测，但其他家族成员应该做筛查。

对于肾脏和肝脏的囊性病变目前没有有效的治疗和预防措施。肾素相关的高血压是ADPKD的常见并发症，常导致心血管事件发病率增加，并加快进入ESRD的速度。主要和最有效的治疗是使用ACEI或ARB药物控制血压，目标血压为125/75mmHg。

肾脏囊性病变增大会导致疼痛，并可能并发感染、出血，因此需要干预。外科治疗通常仅在内科保守治疗失败时才考虑。如果患者已经进入ESRD，则给予肾脏替代治疗，包括透析、肾移植。颅内动脉瘤的治疗目前存在争议，但优先治疗很重要。

ADPKD发病时间和进展速度在患者中存在差异，即使是在同一家庭中也不一样。快速进入肾衰竭的危险因素包括囊肿体积增大、*PKD1*基因突变和难以控制的高血压。其他危险因素包括男性、30岁前诊断ADPKD、35岁之前出现高血压、糖尿病、血尿。大约45%的患者在60岁前进展为ESRD，但他们较其他原因导致ESRD的患者预后相对要好。

六、常染色体隐性遗传性多囊肾

常染色体隐性遗传性多囊肾（ARPKD）也属于纤毛类疾病。ARPKD的特征是集合管广泛扩张和先天性肝纤维化，其发病率在新生儿中约为1/20 000。

*PKHD1*基因突变是ARPKD的病因。*PKHD1*位于6号染色体，因基因编码较长，目前已发现*PKHD1*基因可以有300多种突变。纤囊素（fibrocystin）（如polyductin）是*PKHD1*基因所表达的蛋白，主要分布于肾皮质与髓质中的髓袢粗段及肝脏胆管上的初级纤毛，对于肾脏和肝脏导管性结构的最终分化具有重要的作用。

ARPKD患者可能在任何年龄被诊断，但最多于出生前或出生时即得到诊断，因为大多表现出显著增大的肾脏、羊水过少、肺发育不全、Potter面容及脊柱四肢畸形。新生儿通常出现肾脏增大和肾衰竭，而年龄较大的患者可以出现肝脏疾病，包括门静脉高压、肝脾大、静脉曲张破裂出血及肝纤维化。

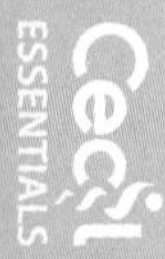

初步诊断的依据主要来自于产前或出生后的肾脏影像学表现。腹部超声可见双侧肾脏多发囊肿、肾脏增大。胎儿超声可见羊水减少、肺发育不良和Potter综合征。

ARPKD无有效治疗，基因检测也未被列入常规检查。大多数患者在宫腔内或出生时死亡，而出生时存活的患者也有20%～30%在1岁内死亡。新生儿以肾脏表现为主，较大的患者以门静脉高压、肝脾大、食管胃底静脉曲张出血等肝脏表现为主。有些基因表型偏良性的患者可能较晚发病，且不出现ESRD。

七、幼年肾单位肾痨-髓质囊肿病

肾单位肾痨和髓质囊肿病都是遗传性肾脏囊性疾病。两者都是在双侧肾脏皮髓交界处形成囊肿，并很早出现ESRD。两者无论在临床还是病理上均难以区分，仅在发病年龄和遗传方式上有差别。

肾单位肾痨是一种常染色体隐性遗传性囊性肾脏病，中位发病年龄为11.5岁。而髓质囊肿病为常染色体显性遗传，中位发病年龄为28.5岁。肾单位肾痨较髓质囊肿病更为常见，并且是30岁以内ESRD的最常见病因。

多个基因与肾单位肾痨和髓质囊肿病相关。至少2个基因（*MUC1*和*Uromodulin*）突变与髓质囊肿病相关。而肾单位肾痨则至少与18个基因的突变有关：*NPHP1*、*NPHP2*（现称*INVS*）、*NPHP3*、*NPHP4*、*NPHP5*（现称*IQCB1*）、*NPHP6*（现称*CEP290*）、*NPHP7*（现称*GLIS2*）、*NPHP8*（现称*RPGRIP2L*）、*NPHP9*（现称*NEK8*）、*NPHP10*（现称*SDCCAG8*）、*NPHP11*（现称*TMEM67*）、*NPHP12*（现称*TTC21B*）、*NPHP13*（现称*WDR1*）及*NPHP14*～*18*。这些基因编码的蛋白质功能异常会导致纤毛功能障碍并发展为多发囊性病变。

根据ESRD发病的情况将肾单位肾痨分为三种临床类型：婴儿型ESRD出现的中位年龄为1岁，幼儿型中位年龄为13岁，青年型中位年龄为19岁。多发囊性病变患者出现ESRD的时间多在50～70岁。

诊断肾单位肾痨和多发囊性病变主要根据临床特点。髓质多发囊肿、尿比重显著降低，以及没有明显的蛋白尿提示这两种疾病。发病时可进行多项基因突变的基因检测。兄弟姐妹也需要进行肾脏超声和尿液浓度检测。肾活检通常不推荐，因为其肾脏纤维化和肾小管萎缩并不特异。

肾单位肾痨和髓质囊肿病没有针对性的治疗，以支持治疗为主。对于排钠过多者给予补充钠盐，对于痛风给予别嘌醇，对于ESRD给予透析或肾移植。

根据突变位点的不同，ESRD出现于30～60年。肾移植后这两种疾病不再复发。

八、结节性硬化症

结节性硬化症(tuberous sclerosis complex, TSC)，如Bourneville病，是一种常染色体显性遗传性疾病，儿童和成人均可发病。TSC可引起皮肤、脑、肾脏等多个器官的良性肿瘤。TSC常以神经系统症状如癫痫、痴呆等为特点。

TSC在普通人群中的发病率大约为1/10 000，其中50%～65%为散发。因为TSC的遗传特点为常染色体显性遗传，因此患者的子代有50%概率患病。对患病家庭来说，基因诊断很重要。TSC的具体诊断和治疗在第115章详细讲述。

TSC是由*TSC1*、*TSC2*基因的失活突变导致的。*TSC1*基因位于9号染色体，*TSC2*基因位于16号染色体，邻近*PKD1*基因。两者分别编码hamartin和tuberin蛋白，这两种蛋白质构成复合物调节特异性细胞生成、运动及迁移。*TSC1*和*TSC2*基因的失活突变将导致这些细胞功能异常，最终引起细胞无限制地生长和瘤变。

TSC患者有2%～3%的概率发生肾脏细胞癌(RCC)，大部分为双侧发病，并且发病年龄较轻。而良性肿瘤则更常见。错构瘤，由异常的厚壁血管、平滑肌细胞、脂肪组织组成，在80%的TSC患者10岁前即出现。良性肾脏肿瘤通常不需要治疗，除非肿瘤生长过快、有局部侵袭性、合并出血、引起疼痛或高血压。

目前还缺乏疾病监测的指南，但推荐21岁之前每年进行一次肾脏和脑部MRI检查，之后每2～3年检查一次以观察病变进展。有进展性病变的患者需每年做影像学检查，肿瘤直径大于4cm时自发出血的可能性很大，并可能危及生命。如有错构瘤在局部侵袭或引起出血，需手术干预。

*TSC1*或*TSC2*基因突变会导致mTOR激活，有研究表明mTOR抑制剂依维莫司对TSC相关的室管膜下巨细胞星形细胞瘤的治疗有效。

九、髓质海绵肾

髓质海绵肾(medullary sponge kidney, MSK)，也被称作Lenarduzzi-Cacchi-Ricci病，是一种相对罕见的遗传病。通常散发，但家族中多人发病的情况也有报道。MSK表现为肾髓质和乳头集合管的囊样扩张和膨胀，最终导致肾脏在影像学上呈现海绵状表现。MSK常伴随尿液酸化和浓缩功能障碍，发生肾脏钙化和肾结石的风险大大增加，并可能出现尿路感染及肾衰竭。MSK在普通人群中的发生率为1/5000，而在肾结石的患者中发生率高达15%～20%。

MSK的基因背景目前并不清楚，通常在30～50岁被发现。大多数MSK患者没有症状，只是在影像学检查中被发现。临床病程呈现良性进展，很少出现ESRD。

当临床怀疑该疾病时，CT尿路造影已经替代静脉肾盂造影成为诊断MSK的最佳辅助检查依据。造影剂会滞留在肾乳头和囊样扩张的集合管中，形成弥漫的线样条纹状影像。肾脏钙化在MSK患者中很常见，但并非必要的诊断依据。CT检查可以帮助除外肾乳头坏死、ADPKD、尿路梗阻及肾盂肾炎。

十、肾脏肿瘤

根据美国的报道，每年大约65 000例肾脏肿瘤患者被确诊，约14 000例患者死于肾细胞癌(renal cell carcinoma, RCC)。大多肾脏肿瘤是自发产生的，但肾细胞癌与VHLD和TSC之间的相关性对了解其发生机制具有一定的提示意义。

RCC起源于肾脏上皮细胞，占肾脏癌症的85%。根据组织学表现分为5个亚型，分别为透明细胞癌、乳头状细胞癌(嗜染细胞癌)、嗜酸性细胞瘤、集合管癌和嫌色细胞癌。透明细胞癌是最常见的亚型，占75%～80%。

肾脏肿瘤症状三联征为侧腹部疼痛、血尿和相对少见的侧腹部包块(10%)。大约50%是做腹部影像学检查时偶然发现的。其他临床症状是非特异性的，包括乏力、贫血、体重减轻。与RCC相关的副癌综合征包括红细胞增多症(如红细胞生成素生成过多)、高钙血症(如甲状旁腺激素相关肽过度表达)、肝功能异常(如斯托弗综合征)及恶病质。

RCC初步诊断通常是基于影像学。与简单囊肿表现为无回声、圆形、囊壁光滑不同，RCC多呈现分隔、不规则厚壁的团块影。如果怀疑RCC，通常需要进行泌尿系统CT或磁共振检查，其协助诊断的同时，能够评估肿瘤分级和转移情况(表29-6)。

如果可能，局限的RCC首选手术切除，通常包括

表29-6 TNM STAGING SYSTEM OF RENAL CELL CARCINOMA

PRIMARY TUMOR (T)	
TX	Primary tumor cannot be assessed
T0	No evidence of primary tumor
T1	Tumor <7 cm and limited to the kidney
T1a	Tumor <4 cm and limited to the kidney
T1b	Tumor >4 cm but <7 cm and limited to the kidney
T2	Tumor >7 cm and limited to the kidney
T2a	Tumor >7 cm but <10 cm and limited to the kidney
T2b	Tumor >10 cm and limited to the kidney
T3	Tumor extends into major veins or perinephric tissues but not into the ipsilateral adrenal gland and not beyond Gerota's fascia
T3a	Tumor grossly extends into the renal vein or its segmental branches, or tumor invades perirenal and/or renal sinus fat but not beyond Gerota's fascia
T3b	Tumor grossly extends into the vena cava below the diaphragm
T3c	Tumor grossly extends into the vena cava above the diaphragm or invades the wall of the vena cava
T4	Tumor invades beyond Gerota's fascia, including contiguous extension into the ipsilateral adrenal gland
REGIONAL LYMPH NODES (N)	
NX	Regional lymph nodes cannot be assessed
N0	No regional lymph node metastasis
N1	Metastasis in regional lymph node(s)
DISTANT METASTASIS (M)	
M0	No distant metastasis
M1	Distant Metastasis

ANATOMIC STAGE/PROGNOSIS GROUPS

Stage I	T1	N0	M0
Stage II	T2	N0	M0
Stage III	T1 or T2	N1	M0
	T3	N0 or N1	M0
Stage IV	T4	Any N	M0
	Any T	Any N	M1

From Edge SB, Byrd DR, Compton CC, et al: AJCC cancer staging manual, ed 7, New York, 2010, Springer Verlag, pp 482–487.

注：本表因涉及第三方版权，故保留用英文。

肾脏全部和部分切除。局部进展性或转移的RCC可以使用化疗或白细胞介素2免疫调节治疗。针对哺乳动物西罗莫司靶向基因（mTOR）的分子治疗是更新的治疗方案，能够调节血管内皮生长因子及一些酪氨酸激酶。

RCC预后主要与发病时根据TNM分期标准评估的临床分期有关。TNM Ⅰ～Ⅲ期的RCC较Ⅳ期者预后好。有确定的转移灶者，1年生存率在12%～71%，3年生存率为0～31%。其他预后不良的因素包括卡氏评分过低、乳酸脱氢酶升高、血红蛋白水平降低及高钙血症。

十一、肾衰竭中的获得性囊性肾脏病

获得性囊性肾脏病（ACKD）是与遗传因素无关的囊肿形成，发生在多种原因导致的慢性肾脏病进展的各个阶段。其定义为慢性肾脏病或ESRD患者每个肾脏有3个或3个以上的囊肿。ACKD的患病率在10%～100%，但随着透析时间的增长而增加，透析10年的患者可达到87%。患病的危险因素包括男性、老年、心脏病史、肾脏偏大、肾脏钙化。

造成ESRD的原因或透析模式均不影响ACKD的进展。人们推测慢性肾脏病肾髓质的损伤使局部生长因子水平升高导致肾单位肥大和囊性病变形成。在有些病例中，生长因子的显著升高和基因突变（如ERBB2）可能造成囊肿的恶变，在ACKD患者中发生率为3%～7%。

ACKD相关的囊肿局限于肾脏内，通常是在影像学检查中偶然发现。ACKD患者通常没有症状，直到出现感染或出血并发症。ACKD与遗传性囊性肾脏病的鉴别点：ACKD患者有基础慢性肾脏病或ESRD病史，并且没有任何其他临床表现。透析患者ACKD的常规检测是有争议的，但肾移植前及肾移植后进行评估是被推荐的，因其有潜在的癌变风险。

ACKD患者不需要特别的治疗。大于3cm的肿物需要考虑切除。准备做肾移植的患者可以考虑双侧肾脏切除，因为使用免疫抑制剂后继发性的癌变风险增加。

十二、希佩尔·林道病

希佩尔·林道病（Von Hippel-Lindau disease，VHLD），是一种罕见的累及多器官的常染色体显性遗传性疾病。*VHL*基因——位于3号染色体的一个抑癌基因的突变是造成VHLD的原因。突变导致肾脏细胞癌，同时引起其他器官包括眼、小脑、脊髓、肾上腺、附睾及胰腺的肿瘤形成。VHLD在新生儿中的发病率为1/40 000，在美国约有7000例的患者。在有些患者中VHLD与嗜铬细胞瘤有重要的关系。

肾脏细胞癌在VHLD患者中的发病率高达70%，通常累及双侧肾脏，并为透明细胞型，平均发病年龄在26岁。对于高危患者，VHLD诊断需要依据中枢神经系统或视网膜血管母细胞瘤、肾脏细胞癌或嗜铬细胞瘤。这些患者需要更细致的评估。当存在指向性时，需要进行关于*VHL*基因突变的检测。

十三、肾结石

（一）流行病学和发病机制

肾结石是一个增加人类健康负担和资源浪费的常见临床疾病。钙石是最常见的类型，此外，胱氨酸、磷酸盐及纯尿酸型结石也具有较高的发病率。根据国家健康与营养调查，肾结石的发病率已经从1976～1980年的3.2%上升至2007～2010年的8.8%。饮食和生活方式因素的变化可能是造成流行病学改变的重要原因。

肾结石随年龄增大发病率增加，男性较未绝经的女性更为常见，已绝经的女性发病率大致与男性相同。白种人发病率最高，其次为西班牙人和亚洲人，非洲人最低。在首次发病后，结石复发的概率很高，在首发5～10年接近50%患者复发。复发的危险因素包括起病年龄轻、泌尿系统结石家族史、潜在的用药状态和反复泌尿系统感染。

结石的形成原因是尿液溶质的过饱和，用尿液中的溶质浓度与已知的溶解度的比值来衡量。比值大于1提示尿液呈过饱和状态，促进结石形成。对任何情况而言，尿量少都会增加尿液过饱和的概率，从而加速结石的形成。其他因素包括尿液钙和草酸盐浓度升高促进草酸钙结石形成，而碱性尿和高尿钙浓度促进磷酸钙结晶形成。酸性尿是尿酸盐结石形成的重要因素。正常尿液中所包含的柠檬酸盐、焦磷酸盐、镁盐、尿T-H糖蛋白、黏多糖、骨桥蛋白和钙粒蛋白等是能够阻止结晶在尿液中形成的物质。柠檬酸盐是临床中唯一能够干预的抑制因素。

（二）临床表现和诊断

肾结石患者通常没有症状，结石大多是偶然间通过影像学诊断的。当症状出现时，主要表现为侧腹部疼痛，伴或不伴肉眼血尿。疼痛可轻可重，常突然发作，可呈阵发性，之后的数小时症状可时轻时重。其他伴随症状包括无尿、尿急、恶心、呕吐。有些患者尿中可见碎石，这是尿酸结石的特点。肾结石的并发症包括尿路梗阻、肾积水感染、双侧输尿管梗阻或孤立肾的单侧输尿管梗阻所致急性肾损伤。

详细的病史对肾结石的诊断至关重要，包括首次发病的年龄、结石的数量、单侧还是双侧受累、结石形成的速度、结石的类型、外科干预的方法和次数、结石病的家族史及是否合并感染。某些线索能够指向系统性疾病所致的肾结石，如伴有吸收不良的患者可能有草酸钙结石。病史应该包含详细的饮食习惯，包括饮水量的多少，饮食含盐、蛋白、草酸盐及钙的水平，来协助判断结石形成的潜在原因。促进结石形成的药物详见表29-7。

表29-7 与肾结石形成相关的药物

药物	机制
乙酰唑胺	低柠檬酸尿
维生素C	低柠檬酸尿
维生素D	高钙尿
抗酸剂	高钙尿
茶碱	高钙尿
硝苯地平	高钙尿
阿司匹林	高尿酸尿
托吡酯	低柠檬酸尿
茚地那韦	肾小管内沉淀
阿昔洛韦	肾小管内沉淀

肾结石患者体格检查大多正常，除非正处于急性排石的阶段。然而，有些时候体格检查能够提示某些系统性疾病，如伴有痛风石的患者可能存在高尿酸尿和尿酸结石。

实验室检查应该包含完整的生化检测，特别需要注意钙、磷和尿酸水平。低钾血症和代谢性酸中毒提示肾小管性酸中毒，并发结石的可能性较高。仔细的尿液检测可能发现结晶，其他一些发现可能提示一些特殊病因（表29-8）。如果条件允许，应该尽量获取结石做化学分析，因为结石的类型对治疗具有指

表29-8 肾结石的尿液分析和影像学表现

结石类型	尿沉渣显微镜表现	影像学表现
单水草酸钙	哑铃形，粗糙的细针形结构、非偏振光的	不透明、圆形多发的结石
二水草酸钙	信封形状	不透明
鸟粪石，磷酸镁铵	形似棺材盖	不透明，并可能为鹿角样
尿酸	多晶的，菱形、玫瑰形	射线可透过
胱氨酸	六角形	不透明

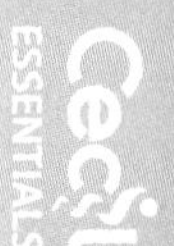

导意义。

24h尿检对大多肾结石的评估是一个基础，包含尿量、pH、钙、尿酸、柠檬酸盐、草酸盐、钠盐、尿素氮、磷酸盐及肌酐浓度的检测。门诊患者普通饮食下最好留取2次24h尿。尿检的结果对于预防复发具有重要意义。

在急性期，螺旋CT平扫已经替代了静脉肾盂造影，成为肾结石的最佳诊断方法。CT能够观察到不透明和射线可穿透的结石，具有高度的敏感性和特异性。超声也能够探测到射线可穿透和不可穿透的结石，但可能漏诊输尿管结石。超声是评估儿童和孕妇结石的重要方法。

（三）治疗和预防

对大多患者来说，直径小于4mm的非梗阻性结石可以保守治疗，因为有高度的可能性可以自然排出。随着结石的增大，自然排出的概率减小，直径小于4mm者自然排出概率为55%，4～6mm者概率为35%，大于6mm者为8%（或更少）。

在肾绞痛的急性期，镇痛治疗是基础，可选用NSAID或毒麻药。患者应该增加液体摄入，使其尿量达到每日2L以上来促进结石排出。α_1受体阻滞剂和钙通道阻滞剂也可以用于促进结石排出。α_1受体阻滞剂能够降低输尿管平滑肌张力，并降低平滑肌蠕动张力，而钙通道阻滞剂抑制平滑肌收缩以减轻输尿管痉挛。

伴有尿路感染、不能经口进水或唯一有功能的肾脏梗阻的患者需要住院治疗。急性肾损伤、无尿或脓毒症伴有尿路梗阻性结石的患者，需要紧急请泌尿外科会诊。此外，直径大于10mm的结石因几乎不可能自行排出，常因保守治疗失败或解剖异常影响结石排出，通常也需要请泌尿外科会诊。

外科手术干预的方式取决于结石大小、类型、位置和是否合并感染。震动碎石推荐用于首次治疗的非肾下极小于2cm的结石和肾下极小于1cm的结石。对更大的结石建议使用经皮肾结石切开术。

预防结石的复发包括增加水分摄入（2～2.5L/d），限制饮食钠的摄入（至少2g/d），减少蛋白质摄入（0.8～1g/d）。不建议限制饮食钙的摄入，因为钙能够在结肠与草酸盐结合从而降低尿液中促结石生成的草酸盐浓度。然而，有钙结石的患者应避免饮食中额外补充钙剂。

（四）肾结石的类型

当导致结石形成的代谢性因素确定后，可以进行特异性的治疗（表29-9）

表29-9 肾石病危险因素的治疗

尿液异常	饮食治疗	药物
高钙	足够的钙摄入，减少动物蛋白摄入，减少钠摄入（小于每日3g）	噻嗪类
高草酸盐	避免高草酸饮食，保证足够的钙摄入	维生素B_6
高尿酸	低嘌呤饮食	别嘌醇
低柠檬酸盐	增加蔬菜、水果摄入，减少动物蛋白摄入	柠檬酸钾
尿少	增加液体摄入，保证每日尿量大于2L	—

1. 钙结石

大约80%的结石是钙结石，主要组成成分是草酸钙，可混合有草酸盐、磷酸盐，偶尔有纯磷酸钙结石。草酸钙饱和度在生理范围内并不是pH依赖的，然而碱性尿能够促进磷酸钙的饱和。肾脏钙结石形成的病理生理机制比较复杂，常与严重的代谢紊乱相关（表29-10）。

表29-10 肾脏钙石形成的主要危险因素

尿量少
尿中草酸盐浓度高
高钙尿
尿中柠檬酸盐浓度低
饮食因素
水、钙、磷、钾摄入不足
草酸盐、钠、蛋白、蔗糖摄入过多
代谢因素
肥胖、代谢综合征、糖尿病、原发性甲状旁腺功能亢进、痛风、髓质海绵肾

高钙尿是在复发性钙结石患者中最常见的代谢异常，存在于30%～60%的成人肾结石患者，大多是家族性的或特发性的。高钙尿的一个机制是肠道钙吸收增加（如吸收性高钙尿），这是最常见的病因。特发性高钙尿的患者肠道钙吸收增加，但血清钙水平保持不变，因为多吸收的钙大部分被排出了。高钙尿的第二个机制是骨钙转运的增加（如重吸收性高钙尿），导致骨钙从尿液中丢失。主要见于原发性甲状旁腺功能亢进、转移癌。第三个机制是肾脏钙重吸收减少（如肾脏漏出），发病机制尚未明确。目前认为病因是肾小管钙重吸收障碍。高钠摄入降低了近曲小

管钠的重吸收，尿钠排泄分数增加生理性地导致钙排泄增加，促进结石形成。摄入过量的动物蛋白将增加体内酸负荷，导致骨钙释放增加，并引起尿钙排泄增多。酸中毒导致肾小管钙重吸收下降和尿液柠檬酸盐增多。

噻嗪类利尿剂可降低尿钙排泄，通常用于反复钙石形成的患者。它能够减轻任何病因引起的高钙尿，减少结石复发，因为它能够促进近曲小管对钙的重吸收。噻嗪类利尿剂可导致低钾血症相关的低柠檬酸盐尿，服用噻嗪类利尿剂的患者应常规补钾。补钾优先选择柠檬酸钾，因为其可同时补充钾和柠檬酸。

2. 高草酸尿

高草酸尿（女性大于45mg/d，男性大于55mg/d）发生于10%～50%钙结石患者，因导致草酸钙过度饱和，从而促进草酸钙结石形成。高草酸尿的病因来自饮食摄入过多、胃肠道吸收增加和体内代谢异常导致的草酸生成过多。

饮食因素很重要。能够增加尿中草酸排泄的食物包括大黄、菠菜、甜菜、大多数坚果、巧克力、茶、覆盆子、无花果和李子。肠源性高草酸尿常发生于脂肪吸收异常的患者中。食物中的钙在肠道结合脂肪酸，释放的自由草酸会增加其吸收。因此肠源性高草酸尿常见于慢性腹泻、炎性肠病、腹部疾病、肠切除术后和减肥手术后的患者。

同时伴随的结石形成危险因素包括尿量少、酸性尿和低柠檬酸盐尿。其他少见因素包括原发性高草酸尿，是一种常染色体隐性遗传性草酸代谢异常的疾病。患者应避免使用过量的维生素C（大于500mg/d）。有肠源性高草酸尿的患者应注意减少脂肪泻如低脂饮食，服用清胆胺和中链三酰甘油。

3. 低柠檬酸尿

柠檬酸是一种钙石形成的内源性抑制剂，是唯一能够检测并得到临床干预的抑制因子。柠檬酸与尿液中的钙结合而形成可溶性复合体，阻止钙与草酸或磷酸结合而沉积。柠檬酸也同时抑制结晶聚集。低柠檬酸尿可能是代谢性酸中毒、高蛋白摄入、碳脱水酶抑制剂和低钾血症的结果，也可能是自发性的。肾小管液pH降低导致三价柠檬酸盐转为二价，更容易被肾小管上皮细胞的柠檬酸钠同向转运体重吸收。酸中毒会增加细胞对柠檬酸的利用并增加近曲小管上皮细胞对柠檬酸的重吸收，导致低柠檬酸尿。

柠檬酸钾相比于柠檬酸钠对防止钙石形成更为有效，因为钠会使高钙尿加重。柠檬酸钾的常用剂量是15～25mmol，每日2～3次。对碱化治疗潜在的担心是增加磷酸钙结石的形成。在伴有肾功能损害的患者中血钾需要被密切监测，因为该治疗可能导致高钾血症。

4. 磷酸钙结石

磷酸钙结石的形成来自于高钙尿、低柠檬酸尿和持续的尿液碱化。磷酸钙结石可见于远曲小管酸中毒，使用碳酸酐酶抑制剂如乙酰唑胺（能够在近曲小管抑制二氧化碳重吸收），以及使用抗癫痫药物如托吡酯（能够抑制碳酸酐酶）

5. 尿酸结石

导致尿酸沉积的三个主要因素是尿液pH下降（小于5.5）、尿量过少和高尿酸尿。当尿液pH呈现酸性时，可溶性更高的尿酸盐会转化成难溶的尿酸，因此易形成结石。过量酸负荷（如饮食摄入过量动物蛋白）或慢性腹泻导致尿pH降低而引起慢性碳酸氢盐丢失，增加了尿酸结石形成的可能性。在胰岛素抵抗和2型糖尿病患者中发生率较高，考虑与氨合成受损而降低尿液pH有关。高尿酸尿在有些疾病中可以发生，如骨髓增生性疾病、溶瘤综合征、少见的与尿酸合成有关的遗传性疾病及肾脏尿酸转运子突变。

增加尿量同时给予碱化治疗是尿酸结石最有效的治疗方法。30～80mmol的柠檬酸钾能够协助保持尿液pH在6.5～7。升高pH至7以上将导致磷酸钙沉积，因此应当避免。在饮食控制动物蛋白摄入和上述治疗措施下，仍有持续的高尿酸尿（尿液尿酸排泄女性大于600mg/d，男性大于700mg/d），则应该使用别嘌醇等黄嘌呤氧化酶抑制剂100～300mg/d以减少尿酸的生成。

6. 鸟粪石

鸟粪石又称三重磷酸盐结石，主要由磷酸镁铵和碳酸钙组成。该结石生长迅速，如不治疗，可以充满整个肾盂，而形成鹿角石。其也可引起慢性肾脏病，包括ESRD。由分解尿素的病原微生物（表29-11）

表29-11 产尿素酶的细菌
棒状杆菌
嗜血杆菌
克雷伯杆菌
变性杆菌（大多种）
普罗威登斯菌（大多种）
假单胞菌
沙雷菌属
葡萄球菌

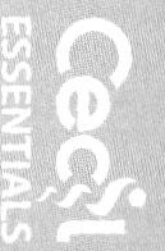

导致的慢性泌尿系统感染，常引起铵产生过多而致尿pH升高，促进磷酸镁铵结石形成。

鸟粪石的主要治疗包括早期外科清除载有细菌的结石和应用抗生素彻底治疗感染。其他治疗可考虑乙酰氧肟酸，其是一种尿毒酶的抑制剂，但因其显著的副作用，无菌时应用受到限制。

7. 胱氨酸结石

胱氨酸尿是最常见的遗传性肾石病表现，由肾脏和小肠二羧酸氨基酸转运障碍导致。肾脏氨基酸转运子的一个或两个亚基基因突变能够导致严重的肾小管二羧酸氨基酸吸收障碍，包括胱氨酸、精氨酸、赖氨酸和鸟氨酸。其中胱氨酸因在尿液中可溶性低而最容易形成结石。特征性的六角形胱氨酸结晶可在尿沉渣检测中发现。

胱氨酸尿的诊断是依据家族性的结石病史、结石发病年龄轻、轻度非穿透性结石、尿胱氨酸排泄检测。胱氨酸尿症患者每日排泄250～1000mg胱氨酸(正常约为30mg/d)。

治疗的主要目的是降低尿液胱氨酸浓度，可通过增加尿量至4L/d、使用柠檬酸钾或碳酸氢钠碱化尿液(尿液pH大于6.5)，通过减少钠盐摄入、减少尿液胱氨酸排泄和动物蛋白摄入来提高尿液pH。巯基衍生物如D-青霉胺和α巯丙酰甘氨酸能够裂解胱氨酸分子为两个半胱氨酸，从而提高溶解度。然而，这两种药物副作用较大，使其临床应用受到限制。

推荐阅读

Badr M, El Koumi MA, Ali YF, et al: Renal tubular dysfunction in children with sickle cell haemoglobinopathy, Nephrology (Carlton) 18:299–303, 2013.

Bosniak MA: The current radiological approach to renal cysts, Radiology 158:1–10, 2012.

Cornec-Le Gall E, Audrezet MP, Chen JM, et al: Type of PKD1 mutation influences renal outcome in ADPKD, J Am Soc Nephrol 24:1006–1013, 2013.

Crino PB, Nathanson KL, Henske EP: The tuberous sclerosis complex, N Engl J Med 355:1345–1356, 2006.

Katabathina VS, Kota G, Dasyam AK, et al: Adult renal cystic disease: a genetic, biological, and developmental primer, Radiographics 30:1509–1523, 2010.

Moe OW: Kidney stones: pathophysiology and medical management, Lancet 367:333–344, 2006.

Moe OW, Pearle MS, Sakhaee K: Pharmacotherapy of urolithiasis: evidence from clinical trials, Kidney Int 79:385–392, 2011.

Perazella MA, Markowitz GS: Drug-induced acute interstitial nephritis, Nat Rev Nephrol 6:461–470, 2010.

Torres VE, Chapman AB, Devuyst O, et al: Tolvaptan in patients with autosomal dominant polycystic kidney disease, N Engl J Med 367:2407–2418, 2012.

Whelan TF: Guidelines on the management of renal cyst disease, Can Urol Assoc J 4:98–99, 2010.

Worcester EM, Coe FL: Calcium kidney stones, N Engl J Med 363:954–963, 2010.

第30章

肾脏血管疾病

著　者　Jeffrey S. Berns
译　者　杨　悦　审校者　张　铮

一、引言

肾脏血管疾病是由于肾脏血流高灌注造成的，疾病谱广泛，与肾脏血液供应及肾小球、肾小管的基本功能密切相关。在这一章中，我们将重点阐述高血压、慢性肾脏病(chronic kidney disease，CKD)、终末期肾脏病(ESRD)和许多其他原因引起的急性肾损伤(acute kidney injury，AKI)的临床表现。

二、肾脏血管构成

双肾动脉起源于腹主动脉，向外侧发出进入肾门。由于右肾动脉需从下腔静脉前方越过，长度略长于左肾动脉。人群中约有30%的个体拥有副肾动脉，其同样起源于腹主动脉，向一侧或双侧肾脏供血，这一结构在怀疑患者肾脏血管性高血压时应予以关注。

肾动脉向肾脏内部走行的过程中依次形成肾段动脉、叶间动脉和弓状动脉(图30-1)。弓状动脉沿皮髓交界区走行并发出小叶间动脉，后者继续向外延伸进入皮质迷路后继续形成更细的分支，即入球小动脉，其在肾小球内形成毛细血管袢。毛细血管袢汇聚成肾小球后形成出球小动脉，出球小动脉在肾皮质形成肾小管周围毛细血管网；髓旁肾小球形成的出球小动脉形成较长的直小血管，与亨利袢的细段、降支、升支伴行进入肾髓质。直小血管是肾髓质唯一的血供来源，这一结构特点使肾脏髓质对缺血损伤格外敏感。从上升的直小血管开始的小静脉与肾皮质毛细血管网共同注入肾静脉。

左肾静脉从主动脉前和肠系膜下动脉下方穿过，汇入下腔静脉，一般情况下动脉不会对左肾静脉造成压迫。双侧性腺静脉在这一区域与肾静脉关系密切，两侧静脉在走行上略有不同，左侧性腺静脉先汇入左肾静脉，再一同汇入下腔静脉，如左肾静脉出现血栓或肿瘤引起的梗阻，可表现为明显的左侧精

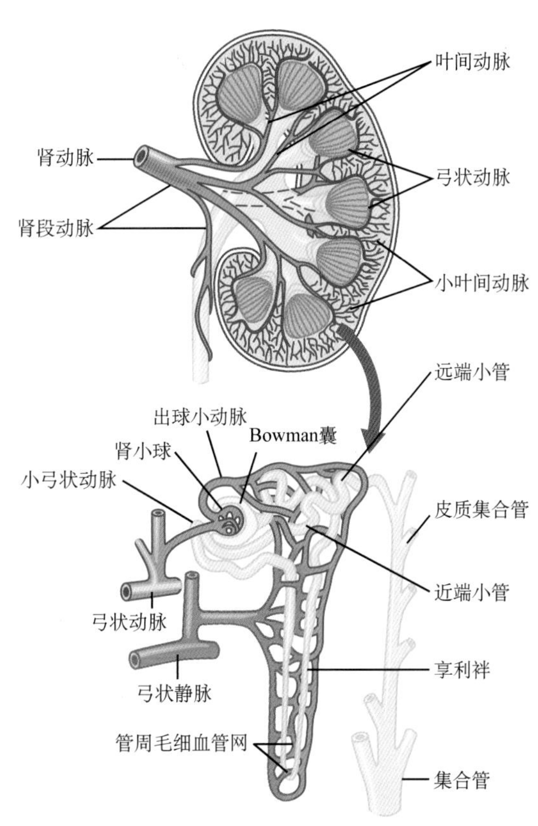

图30-1　人体肾脏示意图展示了肾动脉和肾单位的微循环(资料来源：Guyton AC，Hall JE. Textbook of medical physiology，ed 11. Philadelphia，2006，Saunders，309.)

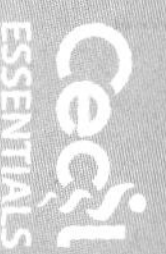

索静脉曲张；右肾静脉显著短于左肾静脉，与右侧性腺静脉均直接汇入下腔静脉。

三、肾脏血管疾病

任何原因引起肾动脉或其分支动脉的管腔明显狭窄，均可促进同侧肾脏肾素分泌增加，导致血管紧张素Ⅱ和醛固酮水平升高。肾素-血管紧张素-醛固酮系统激活引起循环血压升高，肾动脉灌注压增加，肾脏血流增加，肾脏肾小球滤过率（GFR）升高。肾素-血管紧张素-醛固酮系统激活使血管紧张素Ⅱ介导全身血管收缩和肾脏水钠重吸收增加，导致全身血压升高。若对侧肾动脉不存在狭窄，升高的血压会使对侧肾脏排钠增加（压力性排钠）。当直径减少超过50%～60%时，将会发生明显的血流动力学改变。

由于此时的高血压是血管紧张素Ⅱ过度分泌所导致的，治疗上应使用血管紧张素转换酶抑制剂（ACEI）或血管紧张素受体抑制剂（ARB）以阻断血管紧张素Ⅱ的合成及抑制其发挥生理作用。如果双侧肾动脉同时狭窄，则不会发生压力性排钠增加，此时高血压的主要原因是血管内容量负荷增加而并非血管外周阻力增加，这种情况下利尿剂的作用更加显著。在孤立肾且发生肾动脉狭窄，或健侧肾由于长期高血压发生微血管病变时，引起高血压的原因也是血管内容量负荷增加（图30-2）。

由于肾动脉狭窄造成的高血压，在治疗过程中可能造成肾脏灌注不足、肾功能受损、GFR下降。需要注意的是，如果一侧肾动脉明显狭窄，对侧肾基本正常，则降低循环血压会使狭窄侧肾脏血管维持受损状态，但由于健侧肾功能正常，可能无法检测到血肌酐的明显变化。此时若患者出现GFR下降往往预示着健侧肾功能的丧失，特别是长期罹患高血压、糖尿病或血管疾病，具有潜在健侧肾功能不全风险的患者。如果出现孤立肾或双肾动脉同时受累（双侧肾动脉狭窄），则在ACEI、ARB治疗初期就会发生AKI。

（一）动脉粥样硬化性肾动脉狭窄

1. 临床表现

肾动脉狭窄的原因多样，动脉粥样硬化是其中最常见的原因之一，将在下文着重进行探讨，其他可能造成肾动脉狭窄的疾病将在后续相关章节中陆续

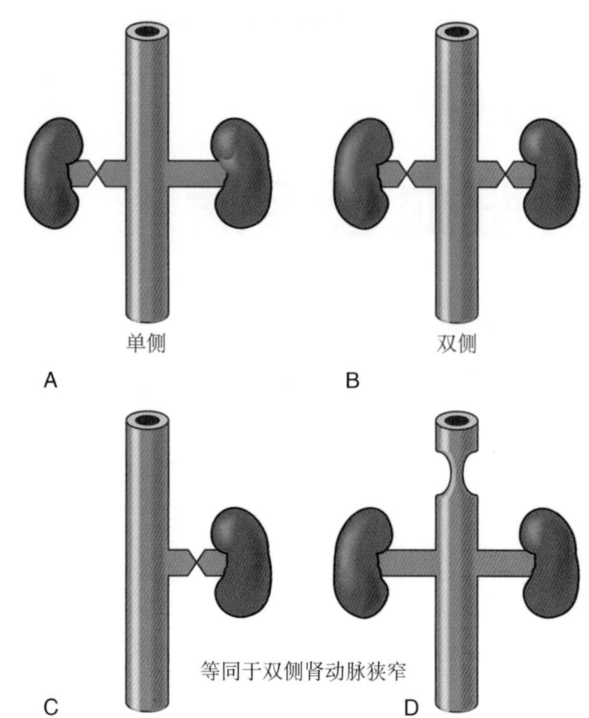

图30-2 肾动脉狭窄解剖示意图，肾动脉狭窄可以发生在单侧（A）、双侧（B）或孤立肾（C）。主动脉疾病可能导致与双侧肾动脉狭窄类似的效果（D）

涉及。动脉粥样硬化性肾动脉狭窄常是继发性高血压的常见原因，高血压人群中约5%存在本病。动脉粥样硬化性肾动脉狭窄多见于40岁以上患者，男性、白种人、吸烟、糖尿病或伴有其他系统动脉粥样硬化疾病者高发。

当患者出现难治性高血压，或50岁以上新发高血压者，应注意除外肾动脉狭窄，尤其对存在明显动脉粥样硬化性肾动脉狭窄危险因素的患者（表30-1）。病情评估：首先详细询问病史、查体，注意血压、脉搏并对比四肢脉搏，如不同肢体脉搏存在明显差异，提示存在外周血管病，这类患者应高度怀疑存在肾动脉狭窄。约50%肾动脉狭窄的患者可闻及腹部血管杂音，但这一体征并不特异。一般情况下，本病患者并不会出现典型的水肿，除非同时存在明显的CKD或其他可能导致水肿的疾病。

由于继发性醛固酮增多，实验室检查常提示低钾血症（$K^+<3.5$mmol/L）或代谢性碱中毒（$HCO_3^->28$mmol/L），可同时伴随GFR降低、血肌酐升高，需要注意的是，血肌酐正常并不能排除血流动力学改变显著的肾动脉狭窄。血浆肾素、醛固酮水平可升高，但对高血压患者肾动脉狭窄的评价和治疗意义

不大，本病患者尿液分析常呈阴性，长期高血压患者可能表现为少量蛋白尿（<1g/d）。

表30-1 肾脏动脉粥样硬化性疾病的临床表现

新发的、严重高血压或年龄大于55岁的慢性高血压患者血压骤升
快速进展、药物抵抗或恶性高血压
无法用其他原因解释的肾脏萎缩或双肾大小相差1.5cm以上
突发、无法用其他原因解释的（"闪电样"）肺水肿
无法用其他原因解释的慢性肾脏病，伴有身体其他部位动脉粥样硬化性血管疾病
急性肾损伤进展或应用ACEI/ARB类药物后突然加重的慢性肾脏病

2. 诊断

肾动脉狭窄长期缺血造成的不可逆损伤常使双侧肾脏大小不一，肾脏超声检查对本病具有提示作用。已确诊的肾动脉狭窄患者，若影像学提示肾脏体积明显缩小，医生应考虑血管成形术、动脉支架置入术或外科血运重建手术。

肾脏多普勒超声可以进行肾动脉流速测定，这对于判断血流动力学改变显著的肾动脉狭窄很有帮助。对于某些特殊人群，如特别肥胖的患者，超声检查具有一定局限性，对诊断的指导意义有限，此时需寻找高水平医疗中心请富有经验的超声检查医生进行专项检查。许多中心肾脏超声检查的敏感性、特异性、阳性预测值和阴性预测值不得而知，使其临床实用性受限。

将静脉注射含碘造影剂与CT技术相结合的CT血管造影（CT angiography，CTA）为动脉系统提供了可靠的高分辨率影像，是很有价值的影像学检查，但由于造影剂可能诱发AKI，该检查仅适用于肾功能正常或接近正常的患者，明显肾功能不全者应用受限。与CTA类似的磁共振血管造影（magnetic resonance angiography，MRA）同样可以用来诊断肾动脉狭窄。虽然新型含钆造影剂诱发肾源性纤维化硬皮病的概率已经明显降低，但该药物仍被禁止用于严重肾功能不全患者（GFR<30ml/min）。综上所述，CTA和MRA为疑似肾动脉狭窄患者提供了高灵敏性和特异性的评价手段。

采用^{99m}Tc-DTPA或^{99m}Tc-MAG3作为造影剂的核医学检查过去曾被广泛应用，其可以通过分别检测两个肾脏在应用短效ACEI前后的同位素摄取和排泄情况来评价患者分肾功能，但近年来逐渐发现该方法对于双侧肾动脉狭窄缺乏敏感性和特异性。有创性的肾动脉造影敏感性和特异性最好，被认为是目前肾动脉狭窄诊断的金标准。

在一些医疗机构，动脉造影同时可完成血液流速测定，此外，动脉造影检查的另外一项明显优势是：如果有需要，可以在检查过程中完成血管成形术和支架置入术（稍后讨论）。由于很多患者存在副肾动脉，不能单纯对肾动脉进行选择性造影，必须行主动脉造影检查，这样才能确保所有的血管都被准确评估。

3. 治疗

由于长期吸烟和高脂血症等危险因素，动脉粥样硬化性肾动脉狭窄患者常同时伴随脑血管、冠状动脉和外周血管疾病。临床医生应该注意到这些患者的心血管高危风险，同时认识到动脉粥样硬化性肾动脉狭窄患者的远期结局通常由这些伴发的非肾动脉粥样硬化性疾病的状况所决定。肾动脉狭窄使患者发展至ESRD的绝对危险增加，不过其风险仍比临床上典型的冠状动脉疾病、外周血管病、心力衰竭和脑卒中小得多。与其他动脉粥样硬化性疾病相同，本病患者也应立即接受强化降脂及阿司匹林治疗，同时戒烟、积极控制高血压和糖尿病。

虽然已有多项随机临床实验，对比了肾动脉血管成形术和支架置入术与药物治疗动脉粥样硬化性肾动脉狭窄的获益和风险，但动脉粥样硬化性肾动脉狭窄的介入治疗仍存在争议。小样本临床研究表明肾动脉成形术和支架置入能够改善部分患者血压，但哪些患者能够获益仍存在疑问，有许多患者血压改善不显著，或无效，或不能显著减少降压药种类。随机对照试验中，动脉成形术和支架置入术并未能使大部分动脉粥样硬化性肾动脉狭窄患者在高血压、肾功能和死亡率方面显著获益。

肾动脉血管成形术和支架置入术可能会给患者带来急性肾功能恶化、动脉栓塞性疾病、造影剂肾病或支架内血栓形成等并发症，这些损伤可能造成肾功能不可逆性损伤甚至ESRD。动脉粥样硬化性肾动脉狭窄患者血管成形术和支架置入术或外科手术均需谨慎，术前需对患者肾功能、高血压程度、对降压药物的耐受性、单侧或双侧肾动脉狭窄及是否存在其他动脉粥样硬化性疾病、预期寿命和其他并发症等进行个体性评估。由于本病复发率很高，对大部分患者而言，无支架置入的单独血管成形术临床治疗意义不大。

对动脉粥样硬化肾动脉狭窄患者高血压的管理

必须兼顾多种并发症，ACEI、ARB和利尿剂降压效果较好，但应用这些药物时需注意密切监测患者肾功能变化。

(二)纤维肌性发育不良

纤维肌性发育不良(fibromuscular dysplasia, FMD)是一种会导致肾动脉狭窄的非粥样硬化、非炎症性疾病。典型FMD好发于年轻女性，具体病因不明，目前认为可能是一种发育缺陷。在肾脏血管性高血压中只有10%～25%与FMD有关，其比例显著低于动脉粥样硬化性肾动脉狭窄。

FMD好发于肾动脉(约35%的患者双侧受累)，颈动脉和椎动脉也可累及。虽然一般认为本病好发于年轻女性，但男性和老龄患者也同样可能发病。

根据组织分层受累情况一般将FMD分为几类(如内膜型、中膜型和外膜型)(表30-2)。伴有血管瘤的中膜纤维组织形成是成人FMD最常见的类型(约占全部病例的70%)，交替出现的纤维肌性隆起和节段性动脉瘤常在肾动脉远心端2/3部位出现，影像学上呈典型串珠样改变(图30-3)。另一种FMD是中膜外纤维组织形成，常出现在肾动脉中点远心端，造成严重的多发性狭窄，约占成人FMD的15%。

表30-2 纤维肌性发育不良的组织学分型

亚型	所占比例(%)	影像学表现
中膜纤维组织形成	60～70	微动脉瘤，呈“串珠样”改变
中膜外纤维组织形成	15	不伴大动脉瘤，呈“串珠样”改变
中膜增生	5～15	平滑管状狭窄
内膜纤维组织形成	1～2	灶状或平滑狭窄
外膜纤维组织形成	<1	灶状或平滑管状狭窄

中膜型FMD通常呈良性进展，血管成形术往往可使症状迅速改善；内膜型FMD则更容易发生缺血事件和多器官系统性受累。FMD的临床症状通常由动脉狭窄引起，但本病很少出现血管剥离或需要特殊干预的大动脉瘤。CTA和MRA对肾动脉主干及重要分支的FMD具有一定的诊断意义，但对更远端的小动脉FMD，动脉造影检查是非常必要的。

FMD的治疗方案取决于并发症的严重程度，多数患者只需要单纯药物控制即可控制血压，血管成形术(包括置入或不置入支架)或外科手术仅适用于严重的、难治性高血压或肾功能进行性恶化的患者。不置入支架的血管成形术对很多患者效果良好，但血管再狭窄的发生率也很高，且FMD新发狭窄往往出现在对侧肾动脉。综上所述，规律监测血压和血肌酐对FMD患者尤为重要，许多患者需通过影像学检查发现新发或复发的血管损害。

(三)主动脉夹层

主动脉夹层是动脉内膜断裂和血流冲击的结果，管壁内膜纵向撕裂形成夹层，挤压真正的主动脉腔。本病的分类方法主要有DeBakey分型和Stanford分型两种，其中DeBakey分型是根据始发部位分类，而Stanford分型是根据累及区域进行分类。DeBakey Ⅰ型和Ⅱ型主动脉夹层发病部位均起源于升主动

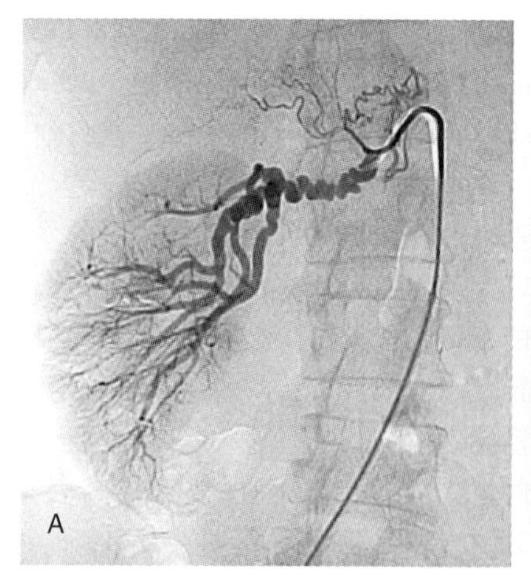

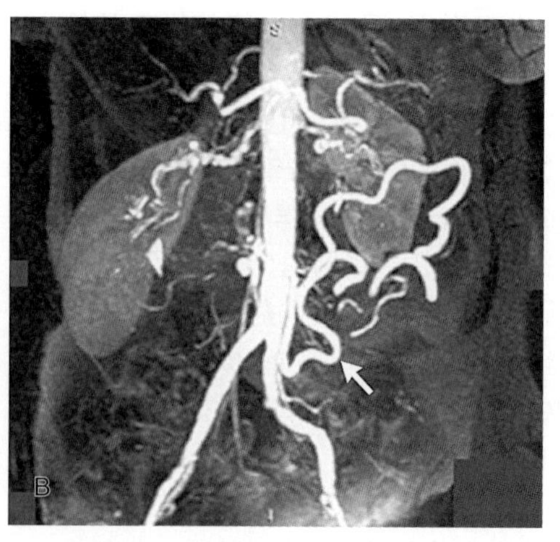

图30-3 A.典型右肾动脉中膜纤维组织形成样改变的血管造影结果(“串珠样”)；B.同一位患者的钆增强磁共振血管造影结果，可见双肾动脉中膜纤维组织形成和一个巨大的Drummond边缘动脉(箭头所示)，提示肠系膜上动脉疾病(资料来源：Slovut DP, Olin JW. Fibromuscular dysplasia. N Engl J Med, 350：1862-1871, 2004.)

脉，Ⅲ型起源于降主动脉；Stanford A型指仅限于升主动脉的主动脉夹层，而B型指升主动脉以外的其他区域的主动脉夹层。

夹层延伸可能导致包括肾动脉在内的主动脉的重要分支出现梗阻或闭塞。当主动脉夹层逐渐向下延伸累及腹主动脉时，肾动脉也常受累（左侧多于右侧），约20% Stanford B型主动脉夹层患者会出现肾衰竭。当动脉夹层累及范围不断扩大至足以发生AKI时，血管病变也常累及肠道血管和脑血管，发生严重的主动脉反流，使死亡率急剧升高。

主动脉夹层好发于50岁以上人群，男性多于女性，高血压、吸烟、动脉粥样硬化等血管高危因素人群易感。另外，一些特殊的遗传性结缔组织病，如马方综合征或Ⅳ型Ehlers-Danlos综合征患者（5%左右）也容易发生主动脉夹层，这类患者往往发病时比较年轻（小于40岁）。

约20%急性Stanford B型主动脉夹层患者会出现AKI，AKI也是主动脉夹层患者院内死亡率的独立危险因素。创伤和医疗操作（如主动脉导管置入术）同样可以引起主动脉或肾动脉夹层。一般情况下，自发性肾动脉夹层很少见，常继发于结节性多动脉炎或FMD。节段性动脉中膜溶解症是一种原因不明、少见的疾病，以动脉中膜平滑肌空泡变性为主要特征，从而造成动脉中膜破坏、血管夹层、出血及缺血。节段性动脉中膜溶解症可发生于内脏动脉和几乎全部的其他动脉系统。

主动脉夹层最常见的临床表现是胸痛，患者常形容为撕裂样的疼痛。一个或多个肢端动脉搏动消失提示主动脉夹层累及的动脉数量与夹层的严重程度相关，此外常规胸部X线检查中见纵隔增宽也是主动脉夹层的重要提示点，不论是否存在胸腔积液（左侧多见）。

主动脉夹层诊断明确后，使用无创性检查手段评估肾动脉是否受累是十分必要的：虽然检查方式存在局限性，只能看到肾动脉狭窄的大体轮廓，增强CT、MRI或MRA均可以明确诊断或除外肾动脉受累；经食管超声心动图检查可以明确诊断主动脉夹层，但它无法观察到横膈以下的主动脉结构；肾脏多普勒超声能有效评估主动脉夹层时的肾脏灌注，但并不推荐用于主动脉夹层的初筛。

主动脉夹层是高血压急症，必须在短时间内将收缩压降至100～120mmHg。在此基础上，能够有效降低脉压的药物，如可以降低每搏量的β受体阻滞剂，理论上可降低主动脉夹层的进展率。

对于因主动脉夹层造成的肾脏受累，是否可行外科手术治疗应根据个体情况，并由有经验的血管外科医生评估而定。胸部的主动脉夹层由于死亡率极高，常建议外科手术治疗；单纯腹主动脉病变则一般建议药物保守治疗。

（四）血栓栓塞性疾病

左心房和左心室是全身动脉栓塞最常见的栓子来源，心房颤动、感染性心内膜炎、心脏瓣膜病或心房黏液瘤等疾病都可能引发栓子脱落，造成肾动脉急性栓塞。在房间隔缺损等少见情况下，静脉栓子可通过缺损的房间隔引起反常性动脉栓塞。

急性肾脏缺血梗死的临床症状主要是胁腹部疼痛、肉眼血尿和发热。实验室检查可见非特异性乳酸脱氢酶升高、血尿和白细胞升高。增强CT下见到病灶处动脉内的非增强栓子影像可确诊，影像学检查对于鉴别肾动脉栓塞和肾动脉夹层具有非常重要的意义。

受到肾动脉栓子影响肾脏体积通常较小，患者不需要透析，但也存在肾功能快速恶化的情况。一旦患者被诊断为肾梗死，患者往往已经失去了早期动脉内溶栓或血栓摘除的机会，另外，这些有创性操作本身的风险和可能带来的收益仍不完全清楚。肾动脉栓塞的治疗重点在于明确潜在的栓子来源和适当的镇痛对症治疗。全身抗凝可能会降低再发血栓事件的风险。

（五）大中动脉炎

在系统性血管炎中，颞动脉炎（巨细胞性动脉炎）和Takayasu动脉炎影响大中动脉。结节性多动脉炎和川崎病则主要累及中小动脉。上述血管炎与抗中性粒细胞胞浆抗体（ANCA）无关，一般情况下很少累及肾脏造成肾小球肾炎，其与ANCA相关血管炎主要的区别在于后者以小血管炎为主，容易造成肾小球肾炎。

Takayasu动脉炎和巨细胞动脉炎是典型大动脉及其分支的肉芽肿性血管炎。巨细胞动脉炎常发生于颈动脉、椎动脉和颞动脉，肾动脉少见。两种疾病女性发病均多于男性。Takayasu动脉炎常见于50岁以下人群，而巨细胞动脉炎在50岁以上患者中常见。

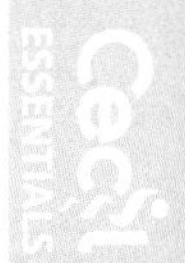

Takayasu动脉炎患者约40%存在肾动脉受累，

常见动脉炎血管狭窄造成的肾缺血或肾梗死。临床表现以跛行、血管杂音和高血压为特征，常有一个或多个肢端脉搏减弱甚至消失，不同肢体的血压差在10mmHg或更多。本病诊断依赖一系列临床症状和血管造影等影像学资料，激素是该病的治疗基础用药。

结节性多动脉炎是一种中小动脉炎，男女发病率无明显差异，发病年龄多在40～60岁。肾动脉和叶间动脉（弓状动脉和小叶间动脉较少累及）表现为坏死性血管炎，造成肾内动脉微动脉瘤形成。40%～90%肾脏受累的患者可通过动脉造影观察到上述改变。肾脏缺血导致肾功能下降和肾性高血压，可有少量蛋白尿、血尿，但本病少见急性肾小球肾炎表现，如出现往往提示并存其他疾病。本病肾梗死发生率低，但肾动脉瘤可能造成动脉夹层或破裂。

本病的诊断主要依靠临床表现和动脉造影结果，目前尚未发现具有诊断意义的血清标志物，结节性多动脉炎与ANCA无关。肾动脉造影与CT和MRA相比诊断更加清楚明确，但同时其也带来肾功能恶化的风险（虽然发生率并不高）。激素和免疫抑制剂可有效降低疾病严重程度，减少死亡率。

川崎病是一种皮肤黏膜淋巴结综合征，主要累及中小动脉，较少累及大动脉，是一种婴幼儿的自限性疾病，肾动脉受累少见。

（六）高血压肾硬化症

慢性高血压可导致易感人群发生蛋白尿、CKD或ESRD。本病存在种族差异，即使处于同样血压水平甚至血压控制更好，非洲裔美国人口中高血压肾硬化症引起CKD和ESRD的概率也远高于白种人。

长期高血压导致的肾脏改变包括肾动脉和小动脉内膜、中膜增厚导致的管腔狭窄，动脉内膜成纤维细胞增厚及管壁玻璃样变。肾小球节段或球性硬化，其中球性硬化多是肾小球缺血导致，而节段硬化则是由其他小球硬化、正常小球毛细血管压力增加代偿性肥大和损伤所致，电镜下可见由于肾脏缺血引起的肾小球基底膜皱缩；另外还可能出现以肾小管萎缩、间质纤维化为典型表现的慢性间质性肾炎。上述病理学改变常见于伴有糖尿病、动脉粥样硬化性栓塞性疾病和肾动脉狭窄等疾病的肾活检患者。

在全部高血压患者中，由于高血压肾硬化症导致CKD进展的整体风险较低，大部分高血压肾硬化症患者仅表现为轻度高血压。血压控制差及非洲裔人群高血压肾硬化症的患病风险均显著升高。基于基因多态性原因，非洲裔美国人与欧洲裔相比，更易发生载脂蛋白L1（ApoL1）和足细胞非肌性肌球蛋白重链9（*MYH9*）基因变异，这些变异已经被证实与高血压肾硬化症相关。所以，与白人相比，当一位黑种人患者出现无法用其他原因解释的CKD时，更应考虑本病，特别是否认长期严重高血压或恶性高血压病史者。

高血压肾硬化症的诊断：除外其他原因造成的肾脏损伤情况下，在长期高血压基础上出现蛋白尿和CKD。尿检一般无特异性表现，仅有少量蛋白尿（＜1g/d），超声检查常见双侧肾皮质变薄。

药物控制严重高血压可降低大部分患者慢性肾脏病进展风险，这也为高血压导致肾脏损伤提供了进一步证据。高血压肾硬化症患者血压最佳参考范围目前仍不明确。针对黑种人患者的美国非洲裔肾脏病研究（African American Study of Kidney Disease，AASK）纳入了超过1000例长期高血压、CKD缓慢进展同时伴有少量蛋白尿的患者，研究将患者分为两组，通过服用雷米普利、美托洛尔或氨氯地平分别将血压控制在125/75mmHg和140/90mmHg水平，两组间GFR变化和其他继发终点事件发生率均无明显差异，结果显示将血压降至140/90mmHg以下对高血压肾硬化症患者延缓CKD进展没有远期获益。但是，尿蛋白基线水平较高者，血压的靶目标值应该更低。

较低的血压靶目标值同样适用于高血压伴糖尿病或其他伴随疾病者，除延缓CKD进展外，良好的血压控制还可以减低心力衰竭和卒中的风险。大部分高血压肾硬化症、CKD患者需要联合应用多种降压药物，噻嗪类利尿剂（适用于GFR稳定的患者）或袢利尿剂（可用于GFR低于25～30ml/min）与ACEI、ARB、CCB或β受体阻滞剂联用是常见的治疗方案。

（七）胆固醇结晶栓塞性疾病

胆固醇结晶栓塞性疾病是由动脉粥样硬化斑块造成胆固醇栓塞引起的疾病。斑块多发于主动脉，常由心导管检查、主动脉造影、心脏外科手术或主动脉手术等有创性操作造成含胆固醇结晶的斑块移动而发病。胆固醇栓子可以自发形成，也可以在应用肝素等药物全身抗凝或溶栓过程中析出。由于动脉粥样硬化是胆固醇结晶栓塞性疾病的基础疾病，本病40岁以下患者少见，发病率随年龄增长而逐渐升高。

全身性栓塞性疾病是由动脉粥样硬化斑块发展而来的，胆固醇结晶可栓塞在小动脉，包括肾脏弓状动脉和小叶间动脉。胆固醇栓塞也常累及其他器官，具体累及部位取决于脱落斑块来自于升主动脉还是降主动脉。四肢受累常表现为指(趾)缺血、坏疽，皮肤网状青斑；肠系膜血管缺血时会出现胃肠道症状。升主动脉来源的栓子可造成心肌缺血，升主动脉和颈动脉(如颈动脉内膜切除术后)的栓子还可能引发脑卒中，理论上来说，全身任何部位均可能受累。

眼部的胆固醇栓塞一般是通过眼底检查发现Hollenhorst斑被确诊的，其表现为视网膜小动脉分叉处的黄白色斑点。本病除引起视网膜缺血、视野短暂缺失以外，通常没有其他明显症状。

胆固醇栓塞患者全身表现一般包括发热、嗜酸性细胞增多症、嗜酸性细胞尿和低补体血症，实验室检查可见红细胞沉降率加快，淀粉酶、肝酶升高。动脉粥样硬化斑栓塞造成的广泛全身性临床表现和实验室指标异常类似于系统性血管炎表现。

肾动脉胆固醇结晶栓塞的典型表现是在某些诱发因素或事件后几日内肾功能明显下降。急性或慢性肾损伤的严重程度取决于栓塞的大小和数量，无论栓塞是一次性还是持续性形成的，血小板聚集都会诱发不同程度的炎症。在最初的创伤后，很多患者有一段相对稳定的时期，但也有一些患者表现为不同形式和速度的CKD进展甚至发生ESRD。由于急性肾缺血，肾素释放增加，肾动脉胆固醇结晶栓塞常引发严重高血压。

肾动脉胆固醇结晶栓塞的诊断一般依赖临床表现，部分患者必须通过肾活检排除其他疾病后才能诊断。在肾组织的固定过程中，胆固醇结晶会被洗去，镜下观察可见被反应性内皮细胞包绕的动脉管腔内的典型针形空白结构。

本病目前没有特异性的治疗方法。典型的栓子周围会产生炎症反应，一些医生建议采用激素治疗，但是已有的观察并未能证实激素具有预防远期动脉硬化性栓塞及阻止肾衰竭进展的作用。抗凝治疗由于可能造成在粥样硬化斑块基础上出现结晶溶解和血栓栓塞而不被推荐。他汀类药物适用于大多数动脉粥样硬化患者，但尚无证据表明他汀类药物可改善动脉硬化性栓塞导致的肾脏表现，ACEI和ARB类药物可以有效控制急性高血压，但是对肾功能较差者限制使用。当发生AKI或ESRD时血液透析是十分必要的。

(八)先兆子痫

先兆子痫常见于妊娠20周以上、既往无高血压病史的孕妇，其特点为新发的持续性高血压(血压高于140/90mmHg)和蛋白尿(大于300mg/d)。虽然以高血压和蛋白尿为主要表现，但本病仍是一种系统性血管疾病，可同时伴发中枢神经系统症状(如视觉障碍、头痛、精神状态改变)、腹痛、恶心、呕吐、肝功能异常、血小板减少、肺功能障碍、胎儿发育异常，甚至肾病水平蛋白尿及AKI。当孕妇发生无法用其他原因解释的癫痫大发作即可诊断子痫。虽然被认为是两种疾病，但以溶血、肝酶升高、血小板减少为特征的HELLP综合征也可能是严重的先兆子痫的表现，导致孕妇和胎儿的死亡率增加。

先兆子痫应区别于其他原因造成的妊娠期高血压疾病，包括在妊娠20周以前发生且产后依然持续的高血压(妊娠期高血压即妊娠20周以后发生，不伴有蛋白尿或其他相关症状的高血压)。

先兆子痫的发病机制可能与母体、胎盘或胚胎均相关。妊娠早期胎盘血管系统发育异常会导致不同程度的胎盘灌注不足，向母体循环中释放抗血管生成因子，破坏母体血管生成因子和抗血管生成因子间的平衡，导致系统性内皮细胞功能障碍，引起高血压、蛋白尿和本病的其他临床症状。

可溶性的FMS相关酪氨酸激酶1(sFLT1)是一种胎盘来源的抗血管生成因子，在先兆子痫的发病机制中发挥重要的作用。它通过与血管内皮生长因子(vascular endothelial growth factor，VEGF)和胎盘生长因子(placental growth factor，PGF)结合，竞争性抑制两者与其受体间的相互作用，抑制血管生成。另一种抗血管生成因子是由血管内皮细胞生成的可溶性血管内皮因子(soluble endoglin，sENG)，在血管内皮广泛表达，是先兆子痫的重要介质。先兆子痫时机体内皮功能障碍，对血管紧张素Ⅱ等血管收缩药物敏感，全身血管收缩同时纤溶功能低下。

肾活检可见肾小球内皮细胞肿胀(即内皮增生)，毛细血管袢管腔缺血、闭塞。上述病理改变也可伴随其他微血管病变，伴随肾小球毛细血管内纤维蛋白血栓较少见。足细胞足突消失在本病也不常见。

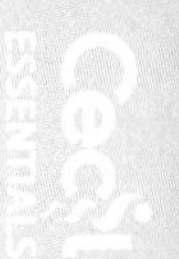

先兆子痫唯一有效的治疗方法是娩出胎儿和胎盘。分娩时机的选择需要同时考虑到妊娠周龄、先兆子痫的严重程度、是否存在全身症状及胎儿和孕妇的一般状态。适当的产科保健对于平衡孕妇风险和

胎儿早产风险至关重要。

由于无法去除原发病、无法改变疾病进程、无法减少临床后遗症，所以轻度高血压的先兆子痫孕妇应该尽量避免用药。除非收缩压高于150mmHg或舒张压高于100mmHg，一般情况下如果除蛋白尿外无其他临床症状，则无须应用降压药物。拉贝洛尔和肼苯达嗪都可以静脉或口服给药，是治疗急性先兆子痫的一线药物。慢性治疗用药的一线推荐是甲基多巴或拉贝洛尔，如有必要可在此基础上加用硝苯地平缓释片。除非患者伴发肺水肿，否则一般不推荐采用利尿剂和低钠饮食。

下列药物的妊娠妇女应用风险尚无明确说明：ACEI、ARB和直接肾素抑制剂，由于可能造成胎儿畸形，故禁用于妊娠期妇女。硫酸镁常用于减少严重先兆子痫患者的癫痫发作风险，但并不能改善疾病其他症状或减少孕妇和胎儿死亡率。

先兆子痫的大多数临床症状在分娩后很快缓解，但也有一些孕妇的高血压、蛋白尿和其他一些临床表现可能在分娩后仍持续几周甚至几个月。由于先兆子痫是产后远期高血压、肾脏病和心血管事件的危险因素，因此，坚持长时间随访是十分必要的。

（九）硬皮病肾脏危象

系统性硬化病（即硬皮病）是一种由于胶原蛋白和其他细胞外基质蛋白沉积，导致皮肤和内脏器官炎症、纤维变性而引起的特发性结缔组织病。增生性血管内皮病变可能导致血管闭塞和肾脏缺血，同时引发高血压、肾素活性升高、血管紧张素Ⅱ和醛固酮分泌增加。

硬皮病患者发生AKI和突然加剧的高血压称为硬皮病肾脏危象。5%～10%的硬皮病患者会发生本病，好发于硬皮病发病几年之内的系统性受累患者，而不是那些病变局限于皮肤且有进展性皮肤损伤和心脏受累的患者。硬皮病亚临床肾脏受累更为常见。也有个别患者在硬皮病诊断明确之前发作硬皮病肾脏危象的报道。

硬皮病肾脏危象通常表现为快速、严重的肾功能下降，少尿，高血压脑病和心力衰竭，此外，微血管内溶血性贫血也可出现。只有约10%的硬皮病肾脏危象患者不伴有高血压，一般见于应用ACEI或大剂量激素者。

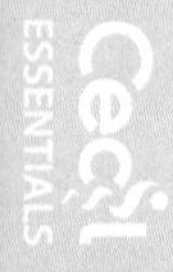

抗RNA聚合酶Ⅲ抗体与硬皮病肾脏危象关系密切，是本病的生物标志物。肾活检可见小叶间动脉受累，内膜增厚，内皮细胞增殖、水肿，伴血管腔闭塞，小动脉壁洋葱皮样改变，还可见入球小动脉至肾小球毛细血管袢出现纤维蛋白沉积、纤维素样坏死，肾小球毛细血管袢缺血塌陷，但并没有肾小球肾炎的特征表现。

肾素-血管紧张素-醛固酮系统的激活对本病进展至关重要。在没有ACEI和血液透析的年代，硬皮病肾脏危象1年死亡率可达75%，ACEI治疗将这一数字下降至15%以下。卡托普利由于半衰期较短且剂量方便调整，是最常被推荐的ACEI类药物。如果硬皮病肾脏危象发生于肾功能不全之前，ACEI可以终止甚至逆转肾功能减退。为了提高肾脏恢复的概率，一些专家建议即使发生肾功能减退或需要暂时透析的患者也应持续应用ACEI。需要注意的是，ACEI无法预防硬皮病肾脏危象，且在这种情况下应用ACEI治疗会造成预后更差，一旦肾脏危象发生，患者需要永久透析的风险会更高。相对于ARB，ACEI在治疗本病中有更多临床治疗成功的经验，更推荐用于本病。

四、血栓性血小板减少性紫癜和溶血性尿毒症综合征

血栓性血小板减少性紫癜（thrombotic thrombocytopenic purpura，TTP）和溶血性尿毒症综合征（hemolytic-uremic syndrome，HUS）都可表现为微血管病性溶血性贫血（microangiopathic hemolytic anemia，MAHA）及微血栓造成的器官功能障碍，但每种疾病又有其特殊的临床、病理和流行病学特征（表30-3）。

造成微血管内皮损伤的机制复杂（表30-4），不同等级血管均有受累，肾脏也常被累及。与硬皮病常累及小叶间动脉而恶性高血压常累及入球小动脉不同，HUS和TTP肾损伤一般最先累及肾小球毛细血管袢。然而，这些疾病表现有明显重叠，且病理改变相似，早期明确病因并进行详细的临床评估显得尤为重要。

（一）血栓性血小板减少性紫癜

TTP是一种以MAHA和血小板减少为特征的疾病。以发热、AKI和神经功能受损为主要表现。紫癜少见，不作为诊断的必要条件。30～40岁人群高发，男女患者比例约为2∶3。需要注意的是，一些特殊情

表30-3 志贺菌素相关溶血性尿毒症综合征与血栓性血小板减少性紫癜的鉴别

特征	志贺菌素相关HUS	血栓性血小板减少性紫癜
流行病学	疫区常见，但不仅限于疫区	没有区域性差别的报道
同一家族内多人发病	如果是，往往同时出现	如果是，往往在不同时间和地点发病
复发	少见	常见
消化道前驱症状	腹痛、腹泻，频繁血便	非腹泻性腹部症状多见，但不表现为前驱症状
vWF形式	增多裂解呈较小的多聚体	超大型多聚体（普通方法无法检测），疾病晚期大型及超大型vWF消耗
ADAMTS13表达	正常或稍低	缺乏（<0.1U/ml）
血管内血栓性质	以纤维蛋白为主	以vWF为主
血管内皮表现	肿胀	无肿胀
对血浆置换治疗的反应	缺乏依据	有效
诊断	检出产志贺毒素大肠杆菌；检出大肠杆菌O157：H7脂多糖抗体	ADAMTS13活性；ADAMTS13活性被抑制，*ADAMTS13*基因突变遗传学分析

注：ADAMTS13.一种凝血酶敏感蛋白1的解聚蛋白样金属蛋白酶；HUS.溶血性尿毒症综合征。

资料来源：Tarr PI, Gordon CA, Chandler WL: Shiga toxin-producing Escherichia coli and haemolytic uraemic syndrome, Lancet 365:1073-1086, 2005。

表30-4 血栓性微血管病的临床表现

状态	实例
TTP	先天或后天（自身抗体）原因导致的ADAMTS13蛋白酶缺乏
HUS	志贺菌素相关（大肠杆菌或其他）的D+（典型HUS）
	补体异常引起的D-（不典型HUS）
妊娠	先兆子痫，HELLP综合征
药物性血栓微血管病	环孢素、他克莫司、VEGF抑制剂、化疗药物（如丝裂霉素C）、奎宁、可卡因、噻氯匹定（抗ADAMTS13抗体阳性者）、CD3莫罗单抗、氯吡格雷
移植	同种异体骨髓移植、干细胞移植及实体器官移植
肿瘤	转移瘤
有血栓栓塞倾向的疾病	抗磷脂抗体综合征
感染性疾病	落基山斑疹热、炭疽、HIV
其他情况	恶性高血压、系统性红斑狼疮、硬皮病肾脏危象、放疗、DIC、心血管手术

注：D+.有腹泻症状；D-.不伴有腹泻症状；HUS.溶血性尿毒症综合征；DIC.弥散性血管内凝血；HELLP综合征.一种以溶血、肝酶升高和血小板减少为特征的临床综合征；TTP.血栓性血小板减少性紫癜；VEGF.血管内皮生长因子。

资料来源：Tsai HM: Advances in the pathogenesis, diagnosis, and treatment of thrombotic thrombocytopenic purpura. J Am Soc Nephrol 14:1072-1081, 2003。

况下患者也可能表现出与TTP患者MAHA和血小板减少症类似的表现：①应用某些药物，如噻氯匹定、环孢素和他克莫司；②干细胞移植术后；③HIV感染；④恶性高血压；⑤败血症；⑥弥漫性血管内凝血；⑦肿瘤晚期。

目前认为TTP可能是由ADAMTS13（一种凝血酶敏感蛋白1的解聚蛋白样金属蛋白酶）缺乏或活性降低引起的。ADAMT13是一种裂解血管性血友病因子（vWF）抑制血管内血栓形成的血浆蛋白酶（图30-4）。TTP最初只是血小板和vWF在多器官血管床内聚集，之后不断加重，最终导致MAHA。ADAMTS13缺乏大多是由于存在抗ADAMTS13自身抗体（大部分是IgG），少部分是先天性的基因缺陷。

MAHA常见的其他实验室异常表现：血小板减少，乳酸脱氢酶、间接胆红素和网织红细胞升高及结合珠蛋白减少。虽然纤维蛋白裂解产物可能增加，但凝血相关的实验室检查（如凝血酶原时间、活化部分凝血酶原时间、纤维蛋白原）一般无明显异常。AKI、镜下血尿和少量蛋白尿常见。

在不进行特殊干预的情况下，TTP死亡率约为90%，大部分病例在发病3个月内死亡。输入血浆治疗可使ADAMTS13水平恢复，降低血管内溶血发生率和疾病死亡率。用新鲜冰冻血浆进行血浆置换最大的优势是可以通过血浆置换在恢复ADAMTS13水平基础上清除自身抗体。

在开始治疗之前必须准确检测ADAMTS13活性，但治疗不必等到结果回报后再开始。虽然不同程度ADAMTS13缺乏对血浆置换均有良好反应，但严重的ADAMTS13缺乏（<5%）往往提示复发。由于非ADAMTS13缺乏导致MAHA的患者通常对血浆输入和血浆置换无反应。与TTP不同，HUS患者ADAMTS13的水平和功能无明显异常。

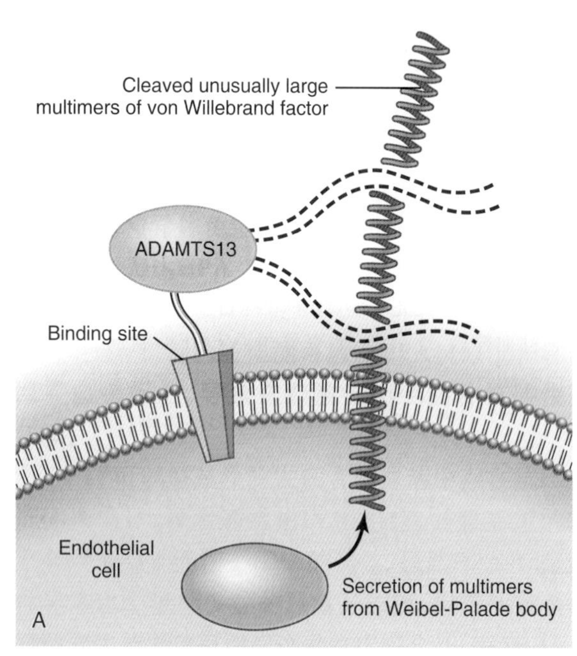

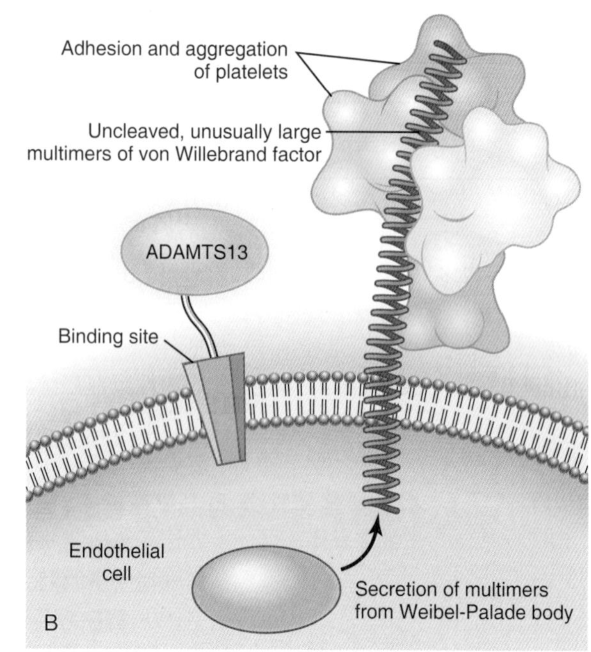

图30-4 Relation between ADAMTS13 activity, excessive adhesion and activation of platelets, and thrombotic thrombocytopenic purpura. A, In normal subjects, ADAMTS13 (i.e., von Willebrand factor-cleaving metalloprotease) molecules attach to binding sites on endothelial cell surfaces and cleave unusually large multimers of von Willebrand factor as they are secreted by stimulated endothelial cells. The smaller von Willebrand factor forms that circulate after cleavage do not induce the adhesion and aggregation of platelets during normal blood flow. B, Absent or severely reduced activity of ADAMTS13 in patients with thrombotic thrombocytopenic purpura prevents timely cleavage of unusually large multimers of von Willebrand factor as they are secreted by endothelial cells. The uncleaved multimers induce the adhesion and aggregation of platelets in flowing blood. (From Moake JL: Thrombotic microangiopathies, N Engl J Med 347:589-600, 2002.)（本图因涉及第三方版权，故保留用英文）

（二）溶血性尿毒症综合征

感染消化道产志贺毒素大肠杆菌O157：H7导致腹泻的患者中约有15%并发MAHA，主要表现为肾小球内血栓形成和AKI，称为典型腹泻型（D+）HUS。血清1型志贺杆菌或其他可以产生志贺毒素的细菌如大肠杆菌等都可以诱发D+HUS。D+HUS好发于婴幼儿，成人也可发病。常由于大肠杆菌O157：H7暴发性流行引起夏季和秋季集中性发病。部分地区的家畜消化道存在大肠杆菌，食用未全熟的肉类，接触家畜粪便、动物本身或被污染的食物产品均可能导致本病。

产生毒素志贺菌感染常有一系列前驱症状，如腹痛和血便，这些症状一般早于HUS 2～12d（中位数3d）发生。志贺毒素可直接导致肾脏血管内血栓形成，D+HUS血管内凝血通常局限在肾脏，但心脏、消化道和中枢神经系统也可能受累。

HUS实验室检查可见血肌酐升高、贫血，外周可见血红细胞碎片、网织红细胞计数增加和血小板减少。与弥散性血管内凝血相比，HUS患者血浆纤维蛋白原水平正常或升高，凝血酶原时间正常或轻度延长。新鲜粪便送检培养大肠杆菌O157：H7可以帮助追踪暴发源头。需要注意的是，不伴有腹泻的患者也应检测粪便，因为O157：H7引起的HUS并非一定伴有消化道症状，即使大肠杆菌O157：H7阴性也应尝试培养其他表型的志贺杆菌。

HUS患者肾脏病理改变主要包括血管壁增厚，内皮细胞肥大和毛细血管袢富血小板、富纤维蛋白血栓形成，肾脏血管内及血管壁内可见破碎红细胞。

D+HUS的治疗以支持性治疗为主：适当补充等渗液，对严重贫血患者进行输血治疗，避免应用其他肾毒性药物（如非甾体抗炎药、氨基糖苷类抗生素、碘化造影剂等）。由于可能加重微血管内血栓形成，一般不推荐额外补充血小板。抗生素不仅无法有效降低HUS发病率，还有可能增加风险，也不推荐使用。此外，激素、抗凝药物（如阿司匹林、肝素）、溶栓药和血浆都已经被证实无效。

大多数D+HUS患者仅给予一般支持治疗，肾功能即可恢复正常，或仅残留轻度肾功能不全，在之后的10～20年中，约25%会发生CKD进展或发生ESRD。如发生肾皮质坏死或肾活检证实超过50%肾小球受累，则CKD风险明显增加。并发症和死亡风险随年龄增加而升高，儿童死亡率为5%～10%，成人则高达约30%。

除D+HUS外，本病还可以表现为D−HUS，发生率约5%左右，这部分患者中许多是由补体系统遗传缺陷导致的（如C3、C5、补体H、I因子、CD46），本病的复发率、ESRD发生率和死亡率均高于D+HUS。D−HUS患者ADAMTS13水平正常，这一点常被用来鉴别非典型HUS与TTP，另外还有一些特殊的实验室检查可以反映补体级联系统的异常。依库珠单抗是一种人单克隆抗体，与补体蛋白C5具有高度亲和性，可减少C5a、C5b和膜攻击复合物C5b-9产生，该药物可有效抑制D-HUS患者补体介导的血栓性微血管病。

五、抗磷脂抗体综合征

抗磷脂抗体（antiphospholipid antibody，APA）是一种自身抗体，包括狼疮抗凝物和抗心磷脂抗体IgG或IgM，它们干扰磷脂结合蛋白的功能，以及体外磷脂依赖的凝血测定，如部分活化凝血酶原时间等。并非所有狼疮抗凝物都延长部分活化凝血酶原时间，因此临床上还需要一些额外的凝血检测（如印度蝰蛇毒液时间等）进一步评估。当患者发生动脉或静脉血栓事件或妊娠10周之后的流产，同时检测APA抗体阳性即可诊断抗磷脂抗体综合征（antiphospholipid antibody syndrome，APS）。狼疮抗凝物和抗心磷脂抗体在正常人群中阳性率约为10%，单独出现的抗体阳性不能诊断APS。载脂蛋白H（Apo H，也曾被命名为β_2糖蛋白1）是抗心磷脂抗体最主要靶抗原。

如患者无潜在自身免疫性疾病背景，一般考虑原发性APS。继发性APS则常与其他自身免疫病如系统性红斑狼疮（systemic lupus erythematosus，SLE）等同时发生。在SLE患者中有30%～50%可检测到APA，这部分患者肾脏受累更为常见。

APA的促凝作用是由于Apo H抗凝作用被抑制引起的，纤维蛋白溶解障碍，直接造成内皮损伤，动脉粥样硬化加重，血小板、单核细胞和内皮细胞被活化。原发性APS患者约25%肾脏受累，SLE或其他原因导致的继发性APS也可以累及肾脏。肾脏各级血管均可能形成血栓，包括肾动脉的主干和各级分支、小动脉、肾小球和静脉，上述表现与血栓性微血管病相关疾病引起的血栓很类似。肾皮质局灶萎缩是肾脏缺血间质纤维化的结果。

APS肾脏表现多样，一些患者表现为少量蛋白尿和稳定的肾功能，另一些则表现为严重高血压、肾病范畴蛋白尿、AKI或CKD。肾动脉血栓形成会导致梗死、急性胁腹部疼痛、血尿和肾功能减退。肾静脉血栓可以没有明显症状，但如果发生急性的、完全阻塞的静脉血栓，也可以表现为突发胁腹部痛和肾功能减退。肾活检病理检查可见原发性APS主要表现为小静脉血管闭塞和小叶间动脉纤维内膜增生、动脉和小动脉血栓再通、局灶性皮质萎缩及血栓性微血管病。APS的其他表现还包括血小板减少、溶血性贫血及在无肝素治疗情况下的活化部分凝血酶原时间延长。

原发性和继发性APS、深静脉血栓、动脉血栓形成及复发性自然流产患者均推荐长期应用华法林抗凝治疗，目标是将国际标准化比值控制在2～3。由于华法林妊娠期禁用，对于妊娠期妇女一般可应用肝素和（或）小剂量阿司匹林（81mg）直至妊娠结束。

由于自身抗体检测假阳性率较高，未出现临床症状的APA阳性患者的治疗目前存在一些争议。部分专家建议阿司匹林作为APA持续阳性患者的一级预防用药，但并没有切实证据证实患者可从中获益。血浆置换、泼尼松和羟氯喹均被推荐用于APS导致的严重血栓形成性微血管病的患者。

六、肾静脉血栓形成

肾静脉血栓形成（renal vein thrombosis，RVT）较少见，常伴发于恶性肿瘤，在肾病综合征、腹部手术或创伤、胰腺炎及先天或后天各种原因造成的血液高凝状态患者中也可出现。大部分恶性肿瘤相关的RVT是肾细胞癌侵犯肾静脉造成的，常同时累及对侧肾脏，形成双侧肾静脉血栓。

肾病综合征是静脉血栓形成的高危因素，这类血栓可发生于包括肾静脉在内的血液循环中的任何位置。肾病综合征患者RVT风险主要与蛋白尿和低

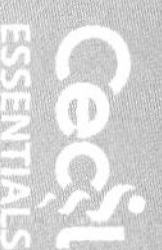

蛋白血症严重程度相关：血浆白蛋白≤2g/dl时发生RVT风险极高。一些研究表明肾病综合征患者RVT风险高达30%，但是大部分病例并无临床表现。在各种肾脏病理类型中，膜性肾病患者似乎患RVT风险更高，具体原因尚不清楚，其他肾脏病如局灶性节段性肾小球硬化症、膜增生性肾小球肾炎、肾小球微小病变和糖尿病肾病等也可发生RVT。血液高凝状态主要是由尿液中的抗血栓形成蛋白——抗凝血酶Ⅲ丢失过多引起的，当然也与促凝血因子增多、血小板活化相关。

RVT可以表现为与肾脏恶性肿瘤相关的一系列症状，包括胁腹部疼痛、肉眼血尿、恶心、厌食和下肢水肿等。此外，由于男性患者左肾静脉阻塞会引起左侧性腺静脉回流受阻，从而造成左侧精索静脉曲张。非肿瘤患者RVT症状取决于血栓本身的情况：急性、完全阻塞的血栓会导致血尿、胁腹部疼痛、腹胀和急性肾衰竭。由于存在侧支循环，成年患者RVT通常发生缓慢，这种情况下虽然蛋白尿和血肌酐水平轻度升高，但AKI少见。由于患者常缺乏典型的临床症状，实际上RVT的发病率远高于报道，一些专家建议对无症状的高危患者进行CT检查，特别是严重蛋白尿、低蛋白血症的膜性肾病患者。

诊断RVT的金标准是肾静脉造影，但由于该检查可能造成血栓移动、出血，还需使用碘化造影剂等，临床一般倾向于选择其他创伤更小的检查。肾静脉增强CT虽然可能带来造影剂肾病的风险，但它也具有相对较高的敏感性和特异性；含钆造影剂的MRI或时间飞跃法（ToF）非增强MRI检查也可用于RVT的诊断；肾脏多普勒超声同样可行，但受检查者操作、经验的影响较多，且灵敏度低于CT静脉造影。

如没有明显的禁忌证，全身抗凝是被普遍推荐的治疗方案，大部分医生会选择持续抗凝6～9个月，与其他部位的深静脉血栓形成及肺栓塞治疗类似。如能有效控制潜在诱因，远期复发风险很低，无需接受长时间的全身抗凝。直接静脉药物溶栓或手术取栓只适用于少数严重病例，特别是由于RVT栓子脱落造成肺栓塞或AKI时。对于严重膜性肾病（血浆白蛋白低于2.5g/dl）等RVT高危患者可行预防性抗凝治疗。

关于该主题的深入讨论，请参阅《西氏内科学》（第25版）第125章“肾血管疾病”。

推荐阅读

Barbour T, Johnson S, Cohney S, et al: Thrombotic microangiopathy and associated renal disorders, Nephrol Dial Transplant 27:2673–2685, 2012.

Fattori R, Cao P, De Rango P, et al: Interdisciplinary expert consensus document, on management of type B aortic dissection, J Am Coll Cardiol 61:1661–1678, 2013.

Friedman DJ, Pollak MR: Genetics of kidney failure and the evolving story of APOL1, J Clin Invest 121:3367–3374, 2011.

Furuta S, Jayne DR: Antineutrophil cytoplasm antibody-associated vasculitis: recent developments, Kidney Int 84:244–249, 2013.

Krüger T, Conzelmann LO, Bonser RS, et al: Acute aortic dissection type A, Br J Surg 99:1331–1344, 2012.

Maynard SE, Thadhani R: Pregnancy and the kidney, J Am Soc Nephrol 20:14–22, 2009.

Noris M, Mescia F, Remuzzi G: STEC-HUS, atypical HUS and TTP are all diseases of complement activation, Nat Rev Nephrol 8:622–633, 2012.

Ruiz-Irastorza G, Crowther M, Branch W, et al: Antiphospholipid syndrome, Lancet 376:1498–1509, 2010.

Sadler JE: Von Willebrand factor, ADAMTS13, and thrombotic thrombocytopenic purpura, Blood 112:11–18, 2008.

Scolari F, Ravani P: Atheroembolic renal disease, Lancet 375:1650–1660, 2010.

Shanmugam VK, Steen VD: Renal disease in scleroderma: an update on evaluation, risk stratification, pathogenesis and management, Curr Opin Rheumatol 24:669–676, 2012.

Specks U, Merkel PA, Seo P, et al: Efficacy of remission-induction regimens for ANCA-associated vasculitis, N Engl J Med 369:417–427, 2013.

Textor SC, Misra S, Oderich GS: Percutaneous revascularization for ischemic nephropathy: the past, present, and future, Kidney Int 83:28–40, 2013.

第31章

急性肾损伤

著　者　Mark A. Perazella　Jeffrey M. Turner
译　者　徐茜茜　审校者　张念荣

一、定义

急性肾损伤(acute kidney injury,AKI)可以定义为一种因肾小球滤过率(GFR)突然下降导致含氮废物(血尿素氮和肌酐)潴留,扰乱了细胞外液量的调节、电解质和酸碱平衡,并损害了药物排泄的临床综合征。重要的是,即使肾脏结构和功能的轻度异常也和其他终末器官的并发症及死亡率的增加有相关性。

AKI包括一系列临床表现。很多AKI的病因根据个体合并症、AKI的危险因素和肾损伤发生在门诊或医院而有所不同。AKI的发病率正在上升,其并发症包括进展到更严重的肾衰竭,需要肾脏替代治疗(renal replacement therapy,RRT),慢性肾脏病(CKD)和死亡。一些专家组已经为AKI作了定义并制订了诊断标准。表31-1分别描述了风险期、损伤期、衰竭期、丧失期和终末期诊断标准(RIFLE);急性肾损伤网络(AKIN)和KDIGO指南的急性肾损伤分型。

2004年,RIFLE分型被提出使AKI定义标准化。血肌酐的变化(7d内)、肾小球滤过率的减少和尿排出量被用于这个诊断标准里。风险期、损伤期、衰竭期的分类适用于AKI,而肾功能的丧失和终末期是描述CKD的阶段。2007年,AKIN组修改了RIFLE对AKI的标准定义,增加了血肌酐绝对值上升超过0.3mg/dl,取消了eGFR标准,改变了AKI发生的时间(从RIFLE标准的7d减少为48h)。AKIN标准用1、2、3期取代了RIFLE标准的R、I、F期,并且取消了L和E的分类。2012年,KDIGO组结合了部分RIFLE和AKIN的标准以提高AKI诊断的敏感性。

对AKI潜在的病理生理学的理解已经有所提高,而且更好的诊断工具也推动了该领域的发展。然而,特定的针对性治疗方法对于AKI最常见的形式仍然是有限的。尽管肾脏替代治疗技术和支持治疗等已经有所提高,有AKI的患者通常会出现其他器官的终末期疾病。更令人担心的是AKI相关的高死亡率,尤其是当其发生在医院并且需要肾脏替代治疗时。

二、发病原因

在大多数情况下,不止一个过程促成了AKI的发展,但为了便于分类,通常将AKI的发病原因分为三大类(图31-1):①肾前性AKI,由肾脏血流减少和肾脏灌注不足引起;②肾性AKI,由于疾病累及肾实质的一部分损伤引起;③肾后性AKI,由泌尿系统的梗阻引起排尿障碍所致,包括从肾盂肾盏到输尿管、膀胱和尿道口任何一段的梗阻。

AKI最常见的发病原因是肾前性因素,尤其是在门诊患者中,住院患者也可出现。肾后性AKI更常见于有前列腺增生的老年人、有膀胱功能失调和某种恶性肿瘤的患者。肾性AKI则可能起因于肾血管的疾病、肾小球疾病、肾间质疾病或肾小管的损伤等。最常见的肾性AKI是急性肾小管坏死(acute tubular necrosis,ATN),或最近改称的急性肾小管损伤(acute tubular injury,ATI),后者在组织学上定义更为准确。这是以肾脏急性的缺血性损伤,或肾毒性损伤,或两者共同作用导致GFR突然且持续下降为特征的一组临床综合征。ATN的临床诊断主要靠排除肾前性和肾后性原因导致的AKI,以及

表31-1 急性肾损伤的分期

分期	血肌酐7d内的变化	尿量
2012年KDIGO指南分期标准		
1期	增至基线值的1.5～1.9倍，或血肌酐48h内增加≥0.3mg/dl(26.5μmol/L)	连续6～12h尿量＜0.5ml/(kg·h)
2期	增至基线值的2～2.9倍	连续12h以上尿量＜0.5ml/(kg·h)
3期	增至基线值的3倍以上，或血肌酐≥4mg/dl伴随着绝对值48h内增加≥0.3mg/dl或7d内增至基线值的1.5倍，或开始肾脏替代治疗，或年龄小于18岁，eGFR降至＜35ml/(min·1.73m^2)	连续24h以上尿量＜0.3ml/(kg·h)
AKI的AKIN诊断标准(2007)		
1期	增至基线值的1.5～1.9倍，或血肌酐48h内升高≥0.3mg/dl	连续6～12h尿量＜0.5ml/(kg·h)
2期	增至基线值的2～2.9倍	连续12h以上尿量＜0.5ml/(kg·h)
3期	增至基线值的3倍以上，或血肌酐水平≥4mg/dl伴急性升高≥0.5mg/dl，或需要肾脏替代治疗	连续24h以上尿量＜0.3ml/(kg·h)或无尿超过12h
RIFLE 分期标准(2004)		
危险期	血肌酐增至基线值的1.5～1.9倍或GFR下降＞25%	连续6h以上尿量＜0.5ml/(kg·h)
损伤期	血肌酐增至基线值的2～2.9倍或GFR下降＞50%	连续12h以上尿量＜0.5ml/(kg·h)
衰竭期	血肌酐增至基线值3倍，或GFR下降＞75%，或血肌酐水平≥4mg/dl伴随着急性增加≥0.5mg/dl	连续24h以上尿量＜0.3ml/(kg·h)或无尿超过12h
肾功能丧失	肾功能完全丧失＞4周	
终末期肾病	持续肾衰竭超过3个月	

注：eGFR.估算肾小球滤过率；GFR.肾小球滤过率。

其他引起肾性AKI的原因，包括肾小球肾炎、急性间质性肾炎(acute interstiflal nephritis,AIN)和血管炎等。一旦其他AKI的内在原因被排除，就可以认为ATN是导致AKI的病因或主要致病因素。尽管急性肾小管坏死并不能完全有效地从组织学上描述这个病变，这个词语仍会作为临床医学用语被使用。

三、流行病学

相比于社区患者，AKI更常发生于住院患者。社区获得的AKI发生率大约为1%，大约50%的患者为CKD基础上发生的AKI。肾前性AKI占病例总数的70%，尿路梗阻占17%，各种原因引起的肾实质性AKI占11%。相比之下，医院获得性AKI的发生率为4.9%～7.2%。ICU中AKI的发生率更高，接近30%。CKD、老年及其他的并发症是AKI重要的危险因素。肾前性AKI仍然是最常见的原因，其次是肾毒性药物引起的肾损伤及缺血性的ATN。

四、诊断评估

(一)病史和体格检查

应该对AKI患者进行有序而系统的评估，以确保能够迅速发现和治疗一些潜在的可逆的病因，以保护肾功能并限制永久性肾损伤的发展，正如表31-2中描述的那样。得出一个确切诊断有困难的部分原因是AKI的几种潜在病因通常是共存的。因此，强调对可得到的数据进行透彻的分析，并对与AKI病因的时间顺序相关的肾功能恶化和尿量变化的相关情况进行检查。

了解AKI各种病因的自然病史也是很重要的。评估应该包括全面的病史，进行病例回顾以鉴别肾前性AKI的危险因素(呕吐、利尿剂使用、腹泻、心力衰竭和肝硬化等)；可能的肾毒性药物(处方药和非处方药)；前列腺疾病、宫颈癌或膀胱癌的危险因素；有无泌尿道梗阻症状(前列腺疾病、充溢性尿失禁、无尿等)。尿量小于400ml/d为少尿型AKI，小于100ml/d为偏无尿型AKI，少于50ml/d为无尿型AKI。

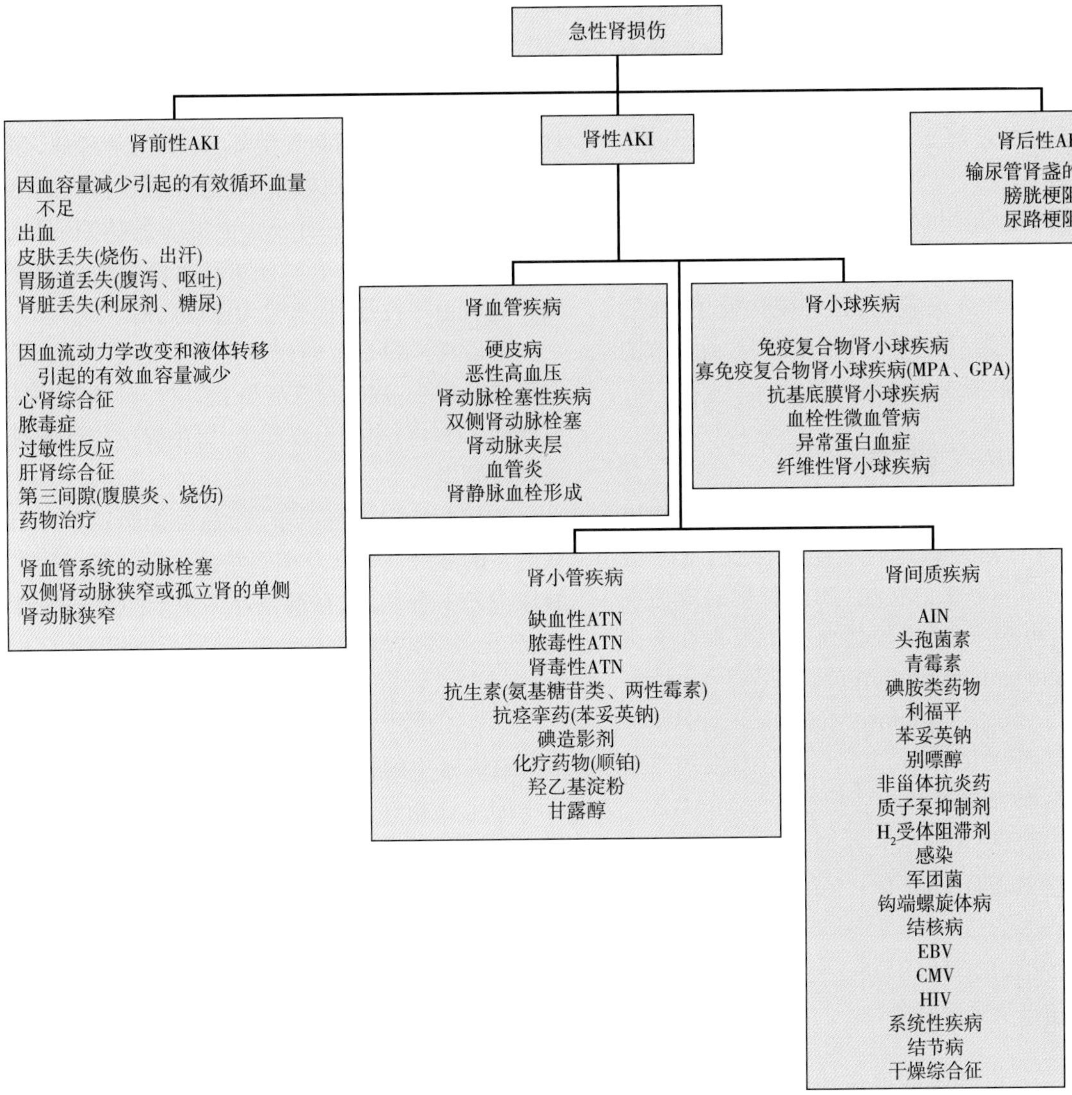

急性肾损伤

肾前性AKI

因血容量减少引起的有效循环血量不足
出血
皮肤丢失(烧伤、出汗)
胃肠道丢失(腹泻、呕吐)
肾脏丢失(利尿剂、糖尿)

因血流动力学改变和液体转移引起的有效血容量减少
心肾综合征
脓毒症
过敏性反应
肝肾综合征
第三间隙(腹膜炎、烧伤)
药物治疗

肾血管系统的动脉栓塞
双侧肾动脉狭窄或孤立肾的单侧肾动脉狭窄

肾性AKI

肾血管疾病
硬皮病
恶性高血压
肾动脉栓塞性疾病
双侧肾动脉栓塞
肾动脉夹层
血管炎
肾静脉血栓形成

肾小球疾病
免疫复合物肾小球疾病
寡免疫复合物肾小球疾病(MPA、GPA)
抗基底膜肾小球疾病
血栓性微血管病
异常蛋白血症
纤维性肾小球疾病

肾小管疾病
缺血性ATN
脓毒性ATN
肾毒性ATN
抗生素(氨基糖苷类、两性霉素)
抗痉挛药(苯妥英钠)
碘造影剂
化疗药物(顺铂)
羟乙基淀粉
甘露醇

肾间质疾病
AIN
头孢菌素
青霉素
碘胺类药物
利福平
苯妥英钠
别嘌醇
非甾体抗炎药
质子泵抑制剂
H_2受体阻滞剂
感染
军团菌
钩端螺旋体病
结核病
EBV
CMV
HIV
系统性疾病
结节病
干燥综合征

肾后性AKI

输尿管肾盏的梗阻
膀胱梗阻
尿路梗阻

图31-1 急性肾损伤的常见病因。AIN.急性间质性肾炎；ATN.急性肾小管坏死；CMV.巨细胞病毒；EBV.EB病毒；GPA.肉芽肿性多血管炎；H_2.组胺2；HIV.人类免疫缺陷病毒；MPA.显微镜下多血管炎

表31-2 急性肾损伤患者的诊断方法

1.病史回顾；特别关注近期引起肾小球滤过率减少的证据和一系列引起肾功能恶化的事件顺序，以推断可能的发病因素
2.体格检查，包括对血流动力学状态的评估
3.尿液分析和尿沉渣显微镜检查
4.尿液指数的测定，包括尿钠排泄分数和尿量
5.当怀疑出口梗阻时，置入导尿管测定残余尿量
6.如果怀疑肾前性AKI时快速补液试验
7.影像学研究，尤其是以临床应用为指导（如超声判断有无梗阻等）
8.肾穿刺活检

注：AKI.急性肾损伤。

尿量正常也不能排除AKI的诊断：非少尿型AKI（尿量＞400ml/d）可能为肾毒性药物或部分尿路梗阻引起。每日尿量变化很大也提示AKI为部分尿路梗阻引起。无尿的鉴别诊断比较有限，多见于尿路完全梗阻、肾血管严重破坏或严重的肾皮质坏死。

体格检查应集中于容量状态的评估以便对AKI的三大病因进行初始分类。体重减少、低血压、直立性低血压、颈静脉平坦等可能出现在由血容量绝对不足导致的肾前性AKI（缺血性AKI）的患者中。水肿、肺部湿啰音、第三心音奔马律则提示心力衰竭所致的有效血容量不足。而水肿、腹水和扑翼样震颤则提示肝功能不全或肝硬化等。如果血管内容量状态不确定，用留置导管测量心脏充盈压可能是有用的，

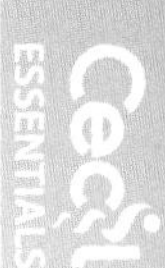

但这个技术并不常用。更常用的是测量中心静脉压。尽管中心静脉压测量在监测对补液或脱水的反应及趋势方面有局限性，但仍然是指导液体管理的重要工具。新型无创的能够更准确地评估容量状态的工具仍在研究中。

除此之外，还应寻找其他系统性疾病的证据。肺出血的症状可能提示血管炎或Goodpasture综合征，皮疹可能为系统性红斑狼疮、粥样硬化栓子、血管炎、冷球蛋白血症或AIM的一种临床表现，而关节的病变则可能提示狼疮或类风湿关节炎。

（二）基础的实验室检查

应根据完整的病史、系统回顾和体格检查作出鉴别诊断后有针对性地进行实验室检查。血常规作为基础检查，用来评估贫血（微血管病的或免疫介导的）和血小板减少[血栓性血小板减少性紫癜（thrombotic thrombocytic purpura，TTP）、溶血性尿毒症综合征（hemolytic-uremic syndrome，HUS）及弥散性血管内凝血（DIC）等]。其他评估AKI发病原因的检查包括各种血清学的化验[抗核抗体（ANA）、抗中性粒细胞抗体（ANCA）、抗肾小球基底膜抗体（抗GBM）、抗双链DNA抗体（抗dsDNA）及HBV、HCV的病毒学检测]、补体水平、冷球蛋白水平、血培养、血清乳酸脱氢酶（LDH）和结合珠蛋白检测、血尿免疫固定电泳及血清游离轻链的检测等。

（三）尿液分析和尿液显微镜检查

尿液分析是诊断性评估AKI的重要组成部分，正如表31-3中总结的那样。要重点评估尿比重、尿红细胞、尿蛋白及白细胞酯酶等。

尿比重很高提示肾前性的AKI，而等渗尿（SG=1.010）则常见于肾性AKI（如ATN等）。对尿沉渣进行显微镜检查可以量化尿液中的各种成分，进而为疾病诊断提供必要的信息。尿中有形成分很少，没有潜血、蛋白，几乎无细胞或管型等多支持肾前性AKI的诊断。肾血管性的AKI尿液的比重是可变的，有时有血尿（均一或变形的红细胞尿）及颗粒管型等。肾小球肾炎有不同的尿比重，尿潜血或蛋白阳性，有红细胞或红细胞管型等。ATN为等渗尿，尿液分析中可有蛋白或血红素等（血红素在横纹肌溶解或溶血时为阳性），有肾小管上皮细胞（RTEC）或肾小管上皮细胞管型，有时还可在沉渣镜检中观察到细颗粒或粗颗粒管型，有时为深棕色的。

肾后性AKI患者的尿液是典型的等渗尿，尿中有形成分很少，除非存在感染（脓尿）、肾结石（血尿）或伴随ATN（肾小管上皮细胞、肾小管上皮细胞管型或颗粒管型）。

在某些特定的情况下，结晶可能暗示了AKI一些潜在的病因。例如，草酸钙结晶多提示肠源性高草酸尿或乙二醇中毒，尿酸结晶多提示急性尿酸盐肾病，其他各种结晶也可能提示某些药物相关的AKI。

（四）尿液指数

随机尿中的化学检测（钠、肌酐和尿素氮）和血清中的上述指标，可以被用来评估AKI患者的肾小管功能，主要用于鉴别肾前性AKI和ATN。临床医生可以用这些指标计算尿钠排泄分数（fractional excretion of sodium，FE_{Na}）和尿素氮排泄分数（fractional excretion of urea，FE_{Urea}），它们被认为是比尿钠浓度更准确的指标。肾前性AKI尿钠浓度小于10～20mmol/L，而ATN的尿钠浓度则大于20mmol/L。

钠的清除率和肌酐清除率的比值计算如下：

$$FE_{Na}=(U_{Na}/P_{Na})\times(P_{Cr}/U_{Cr})\times100$$

U和P分别代表尿液和血清的浓度，同样地，尿素氮和肌酐清除率的比值计算如下：

$$FE_{Urea}=(U_{Urea}/P_{Urea})\times(P_{Cr}/U_{Cr})\times100$$

应用这些指标的基本原理是尿液和血清肌酐浓度的比值（U_{Cr}/P_{Cr}）提供了排出水的滤过分数。假定所有从肾小球滤过的肌酐都排到了尿液中，那么尿

表31-3 尿液分析和尿沉渣的显微镜检查

检验	肾前性	血管性	肾小球肾炎	急性肾小管坏死	急性间质性肾炎	肾后性
尿比重	高	正常/高	正常/高	等渗的	等渗的	等渗的
尿潜血	阴性	阳性	阳性	±	±	阴性
尿蛋白	阴性	阳性	阳性	阴性	±	阴性
尿沉渣镜检	阴性，透明管型	红细胞管型，变形红细胞	红细胞管型，变形红细胞	颗粒管型，肾小管上皮细胞管型	白细胞管型，嗜酸性粒细胞	阴性，有时有白细胞/红细胞管型

中肌酐浓度超过血清肌酐浓度的部分就是由水的清除造成的。

在肾前性AKI中，因为水钠潴留的加重，通常U_{Cr}/P_{Cr}远大于ATN；此外，FE_{Na}<1%，尿钠浓度很低。相比之下，在ATN导致的AKI中，肾单位会排泄大量滤过的钠和水分，导致U_{Cr}/P_{Cr}偏低，尿钠浓度偏高及FE_{Na}偏高。临床有个重要的例外情况就是当应用利尿剂时，肾前性AKI的FE_{Na}也会较高（>1%～2%）。为了消除这个影响，尿素氮排泄分数FE_{Urea}被用于临床，FE_{Urea}小于35%支持肾前性AKI的诊断，而FE_{Urea}超过50%则支持ATN的诊断。

这些结果的解释必须和患者其他方面的指标结合起来，因为临床总有些例外的情况。例如，在有糖尿、代谢性碱中毒、尿碳酸氢盐增多、耗盐疾病或CKD时，肾前性AKI可以有较高的FE_{Na}和FE_{Urea}。同样地，在色素尿、脓毒症、造影剂损伤、严重的心脏或肝衰竭及非少尿型ATN中，ATN也可以有较低的FE_{Na}和FE_{Urea}。

（五）肾脏影像学

如果肾前性的AKI或ATN是急性肾损伤的主要原因，且临床上不需要排除其他病因，则不需要更多的诊断性评估。如果诊断不明确，尤其是临床考虑其他可能（如梗阻、血管意外）时，如果临床证据不太支持肾前性AKI或ATN时，或有不明原因的少尿时，则需要更进一步的检查。肾脏影像学检查在AKI的评估中有很重要的作用。肾脏、输尿管和膀胱的腹膜后超声是首选的检查，因为它易获得、无创、没有辐射且相当准确。

超声能够提供关于肾脏大小（增大、正常、缩小）、肾实质（正常或回声增强）、肾盂和集合管系统（正常或有肾积水）及有无结构异常（如结石、包块、肿大的淋巴结等）的信息。在有AKI时，这项检查能够迅速明确或排除有无肾积水及尿路梗阻等。肾动脉多普勒超声的检查能够提供关于肾脏血流及肾动脉狭窄的重要信息，然而，这个检查的准确程度依赖操作者的水平。

当超声检查没有发现异常或不确定的时候，腹膜后的CT能够提供关于肾后性AKI的重要信息（如肿瘤、结石、腹膜后纤维化等）。CT血管造影能够准确诊断肾动脉疾病或肾梗死等，但对于有潜在急慢性肾脏病的患者有造影剂肾损害的风险。磁共振（magnetic resonance，MR）除了在诊断腹膜后纤维化方面，其他方面并不优于CT。MR钆血管造影能够提供关于肾动脉狭窄或血栓形成方面的重要信息，但应尽量避免应用于AKI或CKD 4期及以上的患者。这些患者可能发生肾源性的系统性纤维化，尤其是应用非解离的或线性的钆粉造影剂或是有炎症的时候。

核素检查可用于评估是否存在肾脏血流和双肾血流的不同，以及分肾功能等。然而，这些方法在AKI中的应用有局限性，并且在测定肾脏血液流速的绝对值时准确度下降。

（六）肾脏活组织检查

当临床表现及检查不支持肾前性AKI、ATN或尿路梗阻时，需要经皮肾穿刺活检明确AKI的病因并指导相关的治疗。肾活检的合理指征包括缺乏AKI的明显诱因，如低血压、肾毒性药物的使用及长时间超过2～3周的少尿。其他潜在的适应证包括评估老年患者无法解释的AKI（如多发性骨髓瘤相关肾损害）；全身性疾病如系统性红斑狼疮、类风湿关节炎或血管炎的肾外表现，以及应用肾毒性药物的患者是否存在AIN等。

肾组织切片要通过光学显微镜、免疫荧光染色及电镜检查等共同得出一个明确的诊断，在大部分患者中可以通过它明确AKI的病因。然而，肾活检要操作适当，以避免一些严重的并发症如外伤性的肾动静脉畸形、需要栓塞或输血的严重出血、其他脏器损伤（肝、脾、肠等），以及需要肾切除的难治性出血等。

（七）AKI检测的新方法

现有的评估GFR和肾脏损伤方法的局限性导致了以蛋白质组学为基础的鉴别AKI的新的生物学标志物的研究，以期新的生物学标志物能够提高AKI的诊断和预后。例如，AKI的早期诊断有助于采取合适的预防策略和治疗方案以避免肾功能的永久性损伤。在AKI患者中，生物标志物的浓度比血肌酐浓度的变化出现得更早，并且能够鉴别肾前性AKI、ATN和其他肾小球疾病，从而有助于直接干预，并且避免可能有害的治疗方法。例如，对于ATN患者过于积极的补液治疗可能会导致容量过多及其他终末器官的损伤。最后，生物标志物还能让临床医生更好地预测结果，如肾功能的恶化、需要肾脏替代治疗及医院获得的AKI患者的死亡率等。

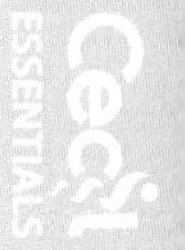

五、临床表现、鉴别诊断和治疗

（一）肾前性AKI

肾前性AKI主要是由肾脏血流不足引起。肾脏血流通常大于1L/min，是维持GFR、保证氧气输送、维持离子转运及其他耗能过程所必需的。因此，维持正常的肾功能需要足够的灌注，肾脏灌注的显著减少会使滤过压力下降进而导致GFR的下降。

1. 容量消耗

绝对或相对的血容量不足都会激活几种神经激素控制的血管收缩系统，作为维持循环稳定的重要机制。释放的物质包括交感神经系统分泌的儿茶酚胺、血管系统的内皮素、肾素-血管紧张素系统（renin-angiotensin system，RAS）的血管紧张素Ⅱ，以及血管加压素等。它们通过动静脉收缩提升血压，同时也能收缩入球小动脉和减少GFR，尤其是当全身血压不足以维持肾灌注压时。

肾动脉和小动脉分支的结构损害也能够减少灌注和引起肾前性AKI的发生。在这种情况下，肾脏的适应性反应被激活用来平衡肾脏灌注的减少。这些适应性的过程包括肌源性反射，当肾脏压力感受器感受到较低的扩张压力时被激活，进而导致入球小动脉的舒张。前列腺素类（如PGE_2、PGI_2）、NO及血管舒缓素-激肽系统的产物调节着这些血管收缩剂在入球小动脉上的影响。重要的是，入球血管舒张和出球血管收缩之间平衡的打乱会导致肾内血流动力学的破坏，进而促进AKI的发生。

2. 药物治疗

血管收缩和血管舒张过程的平衡可能会被非甾体抗炎药（NSAID）和选择性的环氧化酶2（COX2）抑制剂等药物所改变。这些药物会通过抑制有血管舒张作用的前列环素发生肾前性AKI，前列环素的作用是维持肾脏灌注。尽管有血管收缩剂的性能，血管紧张素Ⅱ能够在肾脏灌注减少的情况下，通过收缩出球小动脉多于入球小动脉敏锐地维持肾小球滤过压力和GFR。这种有益的效应可以部分解释当一个依赖血管紧张素Ⅱ收缩出球小动脉维持滤过压的患者接受ACEI或血管紧张素Ⅱ受体阻滞剂（angiotensin Ⅱ receptor blocker，ARB）治疗后，会出现GFR的下降。

3. 心肾综合征

心肾综合征（cardio renal synolrom，CRS）是一种包括了一系列心脏和肾脏共存问题的涵盖性术语。CRS有5种类型，医院获得的AKI最常见于Ⅰ型CRS。减少的心排血量、动脉充盈不足、心房压力的升高或静脉充血等，都会各自独立或联合起来损害肾脏的血循环和减少GFR，因此导致肾前性的AKI。这些过程会通过激活交感神经系统和RAS系统，增加血管加压素和内皮素-1等神经体液调节，来保护重要器官的血流灌注。然而，这些适应性的调节会增加水钠潴溜和全身性的血管收缩，最终通过两个机制促进和加重肾前性AKI：①增加心脏的后负荷，从而进一步减少心排血量和肾脏灌注；②增加中心静脉压、肾静脉压和（或）腹内压力等，最终使GFR下降。

心力衰竭患者的AKI多由Ⅰ型CRS引起，当然，这些患者也可以因为利尿剂的过度使用而发生肾前性AKI，或出现缺血或肾毒性的ATN。容量绝对不足所致的肾前性AKI可以通过适当的补液和停用利尿剂而得到改善，从而易于鉴别。Ⅰ型CRS有时难以和ATN鉴别，因为这两种情况经常同时存在。

识别心力衰竭患者的AKI在临床上很重要，因为GFR的下降会导致较差的预后。治疗主要通过改善心功能，尤其是心排血量较低的患者，从而减少肺和肾脏的充血。袢利尿剂是减少静脉充血的主要治疗药物之一，然而，这些药物会直接引起神经激素的不良反应，在使用后会短暂地使肾功能恶化。有充血性心力衰竭的患者都有不同程度的利尿剂抵抗。解决利尿剂抵抗的方法包括联合使用噻嗪类利尿剂及应用血液超滤等。对于严重的AKI，肾脏替代治疗可以用于治疗尿毒症、代谢性并发症和容量负荷过重等。终末期心力衰竭的治疗包括心脏移植和安置左心室辅助装置，后者作为长期替代治疗或为移植做准备。

4. 肝肾综合征

肝脏疾病和肾脏损害也会在生理上互相影响。有晚期的、失代偿性肝硬化或急性暴发性肝衰竭的患者会出现一种特殊的肾前性AKI，称为肝肾综合征（hepato renal syndrome，HRS）。国际腹水协会制定的HRS的诊断标准包括：①肝硬化伴有腹水；②血肌酐水平高于1.5mg/dl；③停用利尿剂和应用白蛋白扩容至少48h后肾功能没有改善；④没有休克；⑤没有肾毒性药物的使用；⑥没有肾实质的损害。根据肾功能损害进展的速度和严重程度，HRS分为两种类型。Ⅰ型HRS的肾衰竭进展迅速，2周内血肌酐较基础值升高至少2倍（2周内血肌酐＞2.5mg/dl）。

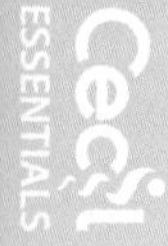

Ⅱ型HRS肾衰竭进展相对缓慢（血肌酐升至1.5～2.5mg/dl）。HRS的特点是在全身和内脏动脉血管舒张的情况下，表现为显著的肾脏血管收缩。

HRS的诊断没有专门的检查，它的诊断需要排除其他可能引起AKI的病因。Ⅰ型HRS主要的鉴别诊断有肾前性AKI和ATN等，它会有肾功能急剧的、进行性的恶化。肾前性AKI比较好鉴别，因为它对静脉补液（白蛋白和生理盐水）有反应，而Ⅰ型HRS和ATN等则更难区分。鉴别ATN和HRS是很重要的，因为这两种类型AKI的治疗、预后及结局差别较大。对于HRS，可以应用米多君、奥曲肽、血管加压素（或类似物特利加压素）及去甲肾上腺素等治疗。ATN则以对症支持治疗为主，如必要，可以行血液透析治疗。肝或联合肝-肾移植是针对HRS最有效的治疗。

（二）肾实质性AKI

肾实质性AKI是由肾实质的一部分受到损伤引起的。为了简化分类方法，肾性AKI按照损伤的解剖部位分为肾血管性、肾小球性、肾小管性及肾间质性肾损伤。

1. 肾血管疾病

肾实质性AKI可以由肾脏血管的病变引起，包括大动脉、中动脉、小动脉及肾实质内的微小动脉和静脉等。双侧肾动脉血栓形成造成肾动脉高度狭窄、心脏或大动脉的血栓栓塞阻断了肾动脉的血流，或肾动脉的夹层等都会引起AKI。对于急性起病的患者，临床表现通常包括两侧腰部或腹部的疼痛、发热、血尿、少尿甚至无尿等。对于早期诊断的患者进行溶栓治疗能够逆转急性血栓形成或血栓栓塞，并且恢复肾脏血流。经皮支架置入的血管成形术能够非侵袭性地扩张严重狭窄的肾动脉。肾动脉夹层通常需要手术修补，但有时支架置入就足够了。肾脏大血管的血管炎（多发性大动脉炎、巨细胞性动脉炎等）是引起AKI的极其少见的原因。

可能因为血管介入技术的提高，肾动脉粥样硬化引起的AKI较之前发生率下降。胆固醇结晶栓塞多是由于在有动脉粥样硬化患者中进行侵入性的血管操作，导致溃疡性斑块上的纤维帽破坏瓦解造成的。然而，溶栓治疗或使用抗凝剂等也可能导致有肾动脉或主动脉巨大斑块的患者突然发生栓塞。当它发生的时候，动脉粥样硬化的斑块可能停留在肾脏的叶间、弓状或小叶间的动脉中。除了AKI之外，临床表现还包括突发的严重的高血压、网状青斑、手指或下肢缺血、因胰腺炎或肠道缺血导致的腹痛、胃肠道出血、肌肉痛、中枢神经系统症状（如局灶性神经功能缺损、意识模糊、一过性黑矇）及视网膜的缺血症状等。外周血嗜酸性粒细胞增多、低补体血症、红细胞沉降率增快及嗜酸性粒细胞尿等也会伴随这一综合征出现。治疗以预防为主，避免已知的、会加重动脉栓塞的因素，控制血压、采用他汀类药物治疗、坏死肢体的截肢、积极补充营养、避免抗凝剂的使用（减少进一步栓塞的风险），严重的AKI可以进行肾脏替代治疗以改善这类综合征的预后。类固醇激素和伊洛前列素也可以应用，但疗效并不确定。

累及中小动脉的血管炎引起的AKI最典型的是结节性多动脉炎。它多是特发性或继发于HBV抗原血症，表现为严重的高血压和AKI。肾动脉造影显示肾脏血管树呈串珠样改变可以确诊。硬皮病是以黏液性物质的沉积造成动脉或小动脉的狭窄为特征的。硬皮病肾脏危象表现为AKI和严重的高血压，在疾病危象的患者中通常是恶化的表现。尿液分析和尿沉渣镜检可能没有阳性发现或出现细胞增多。肾脏病理可见纤维素样坏死和缺血性肾损伤。ACEI可以有效地控制血压和改善肾功能。

少数情况下，AKI也可以由肾静脉血栓形成引起，肾静脉血栓是肾病综合征常见的并发症。抗凝血物质从尿液中的丢失和促凝血物质在肝脏中生成的失衡会导致血液的高凝状态和肾静脉血栓的形成。AKI是由肾内压力的升高和肾脏灌注减少导致的。治疗包括紧急溶栓和长期抗凝，以及治疗潜在的肾小球疾病（常见于膜性肾病）和减少蛋白尿等。

2. 肾小球疾病

有很多肾小球疾病可以导致AKI，较为常见的几类总结如下。急进性肾小球肾炎可以分为三大类：①免疫复合物型；②寡免疫复合物型；③抗GBM抗体型。它们以肾小球细胞增殖和坏死、多形核白细胞的浸润、严重损伤和上皮细胞新月体的形成为特征。急进性肾小球肾炎临床表现有高血压和水肿，实验室检查有血尿、蛋白尿等肾脏沉积物。尿沉渣镜检可见异形红细胞和红细胞管型等。治疗以针对基本病因为主，联合支持治疗及必要时行肾脏替代治疗等。

TTP和HUS是两种常见的血栓性微血管病，以内皮细胞损伤和血小板聚集为特点，伴有肾小球毛细血管和小动脉内血栓形成。AKI是由严重的肾小球损伤伴广泛的缺血和坏死引起的。血栓性微血管病可以有肾脏沉积物的表现。HUS患者可以有严重的AKI，也可能和TTP患者一样，肾损伤程度较轻。微血管病性溶血性贫血和血小板减少是其主要特征。治疗除了对症支持之外，还包括应用血浆置换或依库丽单抗等进行免疫调节治疗。

异常蛋白血症、轻链或重链单克隆免疫球蛋白在肾脏的沉积，也会导致肾小球疾病。免疫球蛋白的类型、代谢及包装折叠等决定了会发展为何种肾小球病变：轻链或重链沉积病、淀粉样变性或某一种纤维样肾小球疾病。免疫球蛋白沉积病通常表现为肾性蛋白尿和AKI等，很少出现血尿。

轻链沉积病、重链沉积病和轻/重链沉积病等会导致结节状的肾小球疾病。淀粉样变性也会形成非细胞性的肾小球结节。纤维样肾小球病(纤维性和免疫触须样肾小球病)可能会有系膜扩张和肾小球结节形成。更常见的，它们会表现为系膜增生、系膜毛细血管增生或膜性肾病，有时还会形成细胞新月体。这些疾病可以通过电镜明确诊断。轻链和重链沉积病表现为颗粒样沉积，而淀粉样变性可见8～12nm的排列紊乱的纤维丝沉积。纤维样肾小球疾病可见直径20～30nm的小纤维沉积，而免疫触须样肾小球疾病为平行排列的直径30～50nm的微管沉积。

3. 肾小管疾病

(1)ATN：是医院获得的最常见的肾实质性AKI，占AKI病因的80%。它通常被分为缺血性ATN(占同类病例的50%)、肾毒性的ATN或两者都有。在很多病例中，ATN是由多种病因共同作用而造成的肾脏损害。肾缺血或肾毒性损害的最终结果是造成肾小管上皮细胞的损伤和凋亡。

(2)缺血性ATN：大部分是由严重的未及时纠正的肾前性AKI发展而来的。肾脏长时间的灌注不足会引起肾小管上皮细胞损伤，这种损伤即使在潜在的血流动力学问题纠正后依然存在，而且可能和缺血再灌注损伤有关。术中和术后的低血压会损害肾脏的灌注，而且较常发生在心脏大血管的手术中。缺血、肾毒性和多因素造成的ATN较常见于内科病房和ICU中。缺血性ATN的风险随着这些患者并存的疾病而增加。脓毒症和脓毒症休克、严重的血管内容量不足、肝硬化失代偿期及心源性休克等都是发展为缺血性ATN的高危因素。使用血管加压素维持血压可能会进一步减少肾脏灌注并且加重肾缺血。在一些病例中，缺血性ATN甚至会发展为肾皮质坏死(肾皮质的缺血性萎缩)。

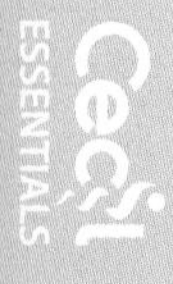

(3)肾毒性ATN：是由外源性的物质损伤肾小管造成的，主要是通过直接毒性作用，也有一部分通过使肾内血流动力学紊乱或两者联合造成肾小管损伤。过去，有机溶剂和重金属(汞、镉、铅等)是ATN的常见诱因。而现在，许多潜在的肾毒性药物被合成，并且通过多种复杂的机制造成肾小管损伤。

氨基糖苷类抗生素会造成近端小管损伤。AKI很少在治疗的第1周内发生，肾损伤最初表现为尿浓缩功能的异常及尿沉渣镜检中发现肾小管上皮细胞管型和颗粒管型等。抗真菌药两性霉素B通过两种独特的机制引起AKI：通过固醇类的相互作用破坏细胞膜，以及血管收缩引起肾小管的缺血。ATN的发展呈剂量依赖性，表现为血肌酐水平的升高和尿中肾小管上皮细胞管型及颗粒管型的增多。脂质体和脂质复合物的肾毒性较小，但也会在高危患者中引起AKI的发生。

由于在影像中的广泛应用，造影剂也是引起AKI的常见原因。AKI容易在有潜在危险因素的患者中发生，如CKD，尤其是糖尿病肾病、绝对或相对的血管内容量不足、高龄、暴露于其他肾毒性药物等。AKI的发病率约为25%，在有潜在危险因素的患者中的发病率接近50%。ATN的发病机制有缺血性的肾小管损伤(肾脏血流的长时间下降)和直接毒性损伤(渗透性的细胞损伤、氧化应激及炎症反应)等。造影剂的量越多风险越大，而低渗和等渗的造影剂肾毒性较高渗的小。

抗病毒药西多福韦和替诺福韦，一旦通过人体基底膜侧的有机阴离子转运蛋白1从外周血进入细胞内，就会通过破坏线粒体及其他细胞功能引起AKI。几种化疗药物，包括铂类药物、异环磷酰胺、光辉霉素、伊马替尼、喷司他丁及培美曲塞等，都是通过直接毒性作用引起ATN。跟其他肾毒性药物一样，它们引起ATN的部分原因存在于当它们被排泄时肾脏的肾处理中(通过小管上皮细胞转运)。此外，唑来膦酸、多黏菌素、高剂量的万古霉素、膦甲酸、地拉罗司等都会引起肾毒性的ATN。AKI最好的预防方法是对高风险患者谨慎应用肾毒性药物，适当地调整剂量，避免同时出现容量不足，密切监测肾损伤的早期指标如尿沉渣镜检等。

(4)色素性肾病：代表了内源性物质造成肾毒性的肾小管损伤。最常见的例子是血清中血红素亚基的过度产生，最后通过肾小球滤过并排泄到尿液中。在严重的横纹肌溶解时，肌肉中释放出的血红素是肌红蛋白。AKI是由肌红蛋白直接的肾小管毒性损伤(在酸性尿液中)、容量不足及肌红蛋白管型阻塞等因素共同造成的。治疗包括静脉补液(碳酸氢盐的应用有质疑)、支持治疗及肾脏替代治疗。大部分患者的肾功能可以恢复到基础水平。

各种原因导致的血管内溶血(免疫介导的、微血管病的)都会引起血红蛋白尿,通过促进活性氧自由基的形成诱导肾小管的损伤,以及抑制一氧化氮合酶减少肾脏灌注。治疗主要针对原发病及静脉补液和支持治疗。大多数患者能够恢复肾功能。

(5)结晶性肾病:AKI可以由结晶在远端肾小管腔内的沉积引起,多见于尿酸显著升高或应用某种药物治疗后。结晶沉积引起的AKI的危险因素有潜在的肾脏疾病和血管内容量不足等。由于尿酸盐结晶沉积和肾小管阻塞而引起的急性尿酸性肾病多见于溶瘤综合征患者。

磺胺嘧啶类药物在酸性尿的环境下会发生磺胺类晶体在肾小管内的沉积。而阿昔洛韦晶体沉积则多发生在快速、大量的静脉输液之后。阿扎那韦和茚地那韦的晶体沉积则多在容量收缩和尿液pH大于5.5的情况下发生。环丙沙星则在药物过量时因肾小管内的结晶沉积而诱发AKI,尤其是在有不明原因的肾脏疾病和碱性尿的患者中。除此之外,甲氨蝶呤或大剂量的静脉注射维生素C(产生草酸盐)也会因肾小管内的结晶沉积诱发AKI。

减肥手术和应用奥利司他等减重的治疗,由于肠道的吸收不良,会造成肠源性的高草酸盐尿和草酸钙的晶体沉积,进而导致急性草酸盐肾病。磷酸钠作为一种肠内的泻药也会引起急性磷酸盐肾病而导致AKI,特点是磷酸钙晶体在肾小管内的沉积。结晶性肾病的诊断是基于某种相关药物的应用史或可产生过量晶体的某种疾病状态。

(6)渗透性肾病:是较少见的通过造成近端小管的肿胀、细胞损伤和肾小管腔阻塞而引起AKI的疾病。这些物质多有高渗及不可代谢的特性,如蔗糖、右旋糖酐、甘露醇、静脉注射免疫球蛋白的蔗糖赋形剂及羟乙基淀粉等,成为这类肾脏病变的病理生理学基础。细胞发生严重的肿胀伴有胞质空泡形成,破坏了细胞的完整性且阻塞了肾小管管腔。当有潜在肾脏疾病或其他肾损伤的危险因素(血管内容量不足、高龄等)的患者接受了这些高渗性物质的治疗时,会引起异常的肾小管损伤进而造成AKI。AKI多是剂量相关性的,并且可能需要肾脏替代治疗。尽管大多数患者能够从AKI中恢复,但可能会遗留CKD。治疗以对症支持为主,并嘱患者尽量避免进一步接触这类药物。

4. 间质性肾病

间质性肾病的诱因常见的有感染、系统性疾病、浸润性恶性肿瘤及应用某种药物等,其中,药物引起的间质性肾炎是最常见的类型,尤其是在住院患者中。AIN是以AKI和各种临床表现为特点的临床综合征。临床表现的差异取决于诱因和宿主反应。例如,β-内酰胺类抗生素常引起典型的发热、斑丘疹和嗜酸性粒细胞增多症三联征,关节痛、肌痛及腰痛也可以发生。除了引起AKI外,NSAID很少引起过敏或其他肾外的表现如发热、皮疹或嗜酸性粒细胞增多症等。

尿液分析可见蛋白(微量到1+)、潜血及白细胞酯酶等阳性,尿显微镜检可能没有阳性发现(约20%),但更常见的是,尿沉渣镜检可见白细胞、红细胞、白细胞管型及颗粒管型等。莱特或汉斯染色可检验尿中的嗜酸性粒细胞,但没有一种检测对AIN是敏感或特异的。

AIN的确诊手段是肾活检。典型的表现是淋巴细胞、单核细胞、嗜酸性粒细胞及浆细胞在肾间质的浸润,间质的水肿和纤维化取决于药物暴露的时间。肾小管炎或淋巴细胞在肾小管上皮细胞的浸润,是AIN的常见表现。肉芽肿形成和间质的炎症反应常见于抗惊厥药及磺胺类药物的使用、系统性疾病(如结节病)、肾小管间质性肾炎-眼色素膜炎、特发性肉芽肿性间质性肾炎等。肾小球和肾血管通常不受累或受累相对轻微。如果无法进行肾活检,肾脏的镓扫描或PET等将有助于诊断AIN,尤其是针对于ATN和AIN的鉴别诊断时。

AIN的早期诊断,外加肾小管间质纤维化进展前及时停用可疑药物,能够最大限度地促进肾功能的恢复。激素治疗是有争议的,但它可能会减少AKI的持续时间,及早应用(诊断的前2周内)也有助于促进严重AKI患者肾功能的恢复。

在抗生素和其他药物被发现和AIN有关之前,肾间质的感染是肾小管间质性肾炎的主要病因。微生物类如葡萄球菌、链球菌、支原体、类白喉菌及军团菌等都是引起AIN的主要诱因。几种病毒如巨细胞病毒、EB病毒、人类免疫缺陷病毒(human immuno-deficiency virus,HIV)、汉坦病毒、细小病毒和麻疹等也会引起AIN。除此之外,引起立克次体

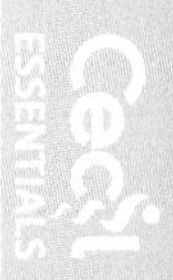

病、钩端螺旋体病及结核病的病原体也会入侵肾间质引起AIN。

肾间质也是多种系统性疾病易累及的部位。结节病会引起以淋巴细胞浸润为主的AIN，多和肉芽肿的形成相关。AKI和尿沉渣镜检中的白细胞及白细胞管型，和其他系统性的表现一起可提示该病。激素可以减轻AIN的症状，但CKD是一个潜在的长期并发症。系统性红斑狼疮更常并发各种形式的增殖性肾小球肾炎，AIN可能和肾小球疾病共存，或在极个别的情况下，它可以独立存在。免疫复合物在肾小管间质的沉积可以引起间质的炎性病变。狼疮性肾炎的AIN通常对细胞毒性药物反应良好。干燥综合征多引起以淋巴细胞沉积为主的AIN，它是另一种免疫复合物介导的肾间质疾病。

有HIV感染的患者能够发生免疫相关的肾间质疾病。弥漫性浸润的淋巴细胞增多症（diffuse infitrative lymphocytosis syndrome，DILS）是一种类干燥综合征疾病，与CD8阳性的T淋巴细胞在多器官的浸润有关。DILS似乎是一种HIV诱发的宿主反应。免疫重建炎症综合征（immune reconstitution inflammatory syndrome，IRIS）是另一种以肾间质浸润为特征的多器官疾病。这种疾病多发生于联合抗逆转录病毒治疗重建免疫系统时，存在先前或隐匿的机会性感染的患者。过度激活的免疫反应会引起T细胞在几种器官的浸润，如在肾脏的浸润就会导致AIN。治疗主要以控制感染为主，激素偶尔会被用于抑制炎症反应。

肿瘤细胞浸润肾脏是AKI较少见的病因。尸检研究确认了无症状性肾脏浸润有较高的发生率。肾间质浸润最常见的恶性肿瘤是淋巴瘤和白血病。淋巴瘤的肾实质损伤常见的形式为分散的结节或弥漫性的间质浸润。淋巴瘤能造成肾脏的巨型肿大（巨肾）和AKI。白血病的浸润也会引起巨肾、AKI及很少见的由肾小管间质损伤或溶菌酶产生引起的肾性失钾。成功的治疗原发病可以显著地改善肾脏的浸润性病变；此外，肾脏的放射治疗也会带来额外的益处。排除腹膜后淋巴结肿大引起的尿路梗阻也是很必要的。

（三）肾后性AKI

当泌尿生殖系统梗阻引起尿流中断时也会发生AKI。引起肾后性AKI的疾病称为梗阻性肾病。而影像学上表现的扩张的尿路集合系统称为肾盂积水。因尿路梗阻引起的AKI又称梗阻性肾病。只有当双侧尿路都梗阻时才会发生AKI，包括双侧输尿管或膀胱，或孤立肾患者的单侧肾梗阻。重要的是，完全或部分的尿路梗阻都能够引起AKI。总体而言，完全的尿路梗阻会引起更严重的AKI和高血压，血管内容量负荷过多、高钾血症、代谢性酸中毒和低钠血症等。

从肾盂肾盏到尿道口的任何部位，都会因为尿路梗阻引起AKI。上尿路梗阻性肾病最常见的病因是结石和腹膜后疾病；下尿路为膀胱及以下水平，前列腺增生和膀胱功能紊乱是最常见的引起尿流阻塞的原因。很多有AKI的患者都应考虑梗阻性肾病的可能，尤其是那些有相关风险病史的患者。有肾结石或某种肿瘤病史，伴随腰部疼痛，提示上尿路的疾病；有前列腺或膀胱病史，伴随着前列腺炎症或者尿潴留的症状，多提示下尿路梗阻。体格检查包括腰侧、耻骨上区域和前列腺的触诊，可触及膀胱或增大的前列腺是可能的阳性体征。插入尿管后导出大量的残余尿则证明为下尿路梗阻。

肾脏和腹膜后的超声是最合适的评估AKI和可疑尿路梗阻的初始检测方法。泌尿系统超声检测尿路梗阻的敏感性和特异性大约是90%。几种情况会导致集合系统的扩张和肾盂积水的形成，包括小于48～72h的急性梗阻、梗阻叠加严重的血容量不足，以及包绕集合系统的腹膜后疾病等。如果超声检查不能确诊或没有异常发现，但临床仍高度怀疑尿路梗阻时，泌尿系统CT能够提供更多的信息。CT扫描一个最主要的好处是能够发现结石、肿瘤、肿大的淋巴结，以及其他在没有肾盂积水的情况下造成尿路梗阻的病因。最后，如果仍怀疑梗阻是AKI的主要病因，逆行肾盂造影能够确诊有无上尿路梗阻。

梗阻性肾病引起的AKI的治疗依赖于迅速诊断和及时干预解除梗阻。延迟干预，尤其是对于完全梗阻的患者，会影响肾功能的恢复。当上尿路梗阻是由严重的腹膜后疾病如输尿管或膀胱肿瘤引起时，需要进行逆行的输尿管支架置入或肾盂引流管的置入来解除梗阻。导尿管、耻骨上置管或肾造瘘管的置入是解除下尿路梗阻的第一步。对于梗阻解除后过度利尿的患者，要保证电解质和液体的平衡。这种现象主要发生在双侧尿路完全梗阻的患者，以梗阻解除后多尿为特征。去梗阻后利尿是容量过多的患者生理性地排出过多的钠和水分，但受损的肾小管功能会导致过度的利尿及容量不足。在这种情况下，需要适当的补液以避免医源性的去梗阻后利尿及低血压等。

六、并发症

考虑到肾脏的正常功能，就可以理解AKI时会出现一系列代谢相关的并发症了。高钾血症是潜在的、威胁生命的并发症，通常需要紧急处理。高钾血症会干扰去极化刺激引起的动作电位的振幅。心电图比单纯检查钾离子浓度能更有效地指导治疗。高钾血症会引起一系列心电图的变化，包括T波高尖、P-R间期延长、QRS波群增宽及正弦波形。心电图出现以上任何一种改变都提示要紧急处理。

代谢性酸中毒是AKI常见的并发症。然而，它通常是可接受的且仅在动脉血气pH小于7.1时才需要治疗。药物治疗无效的高钾血症和严重的代谢性酸中毒是开始肾脏替代治疗的适应证。低钙血症是常见的无症状的并发症，通常不需要特殊治疗。高磷血症也会发生，一般口服磷结合剂即可。贫血通常不需要特殊治疗，除非很严重引起相应的症状，或是造成心功能紊乱。症状可以轻微，也可以很重甚至威胁生命，需要急诊透析治疗。

最重要的是，感染相关的并发症是AKI的主要死因，多由免疫功能受损、终末器官衰竭导致水肿和皮肤皲裂，以及大量的置管操作引起。

七、综合管理

AKI的管理首先取决于识别其病因和发病机制。此外，AKI相关的并发症也应及时发现和处理以避免严重的不良事件发生。肾前性AKI需要通过补充血管内容量使那些容量不足的患者达到最佳的肾脏灌注，同时也应纠正心力衰竭、肝衰竭及其他引起相对血容量不足的病因。肾性AKI需要针对受损的肾脏部分进行针对性的治疗。肾后性AKI则需要早期干预以解除梗阻和保护残存肾功能。

很多AKI的治疗最初都采用保守方法。这些包括纠正血容量过多或过少，改善血流动力学，以及纠正低钠血症、高钾血症、代谢性酸中毒及高磷血症等。患者从少尿期到非少尿期AKI的转变使治疗更为简单，但不能改善发病率和死亡率方面的预后。如果保守治疗不成功或不能完全地纠正AKI的并发症，则可能需要进行肾脏替代治疗。

医院内基础的肾脏替代治疗，主要包括急诊血液透析及连续肾脏替代治疗（CRRT），在一些特定的AKI患者中是必要的。连续性治疗一般只能在ICU中进行，包括连续静脉血液滤过、血液透析、血液透析滤过、缓慢低效的透析及长期的每日透析等。急诊透析的适应证：严重的高钾血症、尿毒症的终末器官损伤（心包炎、癫痫等）、难治的代谢性酸中毒、容量负荷过重（包括肺水肿）等。尽管没有开始进行肾脏替代治疗的BUN具体截点，笔者认为在严重的尿毒症相关并发症出现前就开始治疗是合理的。难治性的容量负荷过重伴全身性的水肿是另一个潜在的适应证。急诊血液透析是最常用于处理AKI不良后果的方法。然而，血流动力学不稳定的危重症患者多从连续性治疗中获益。CRRT可以更精确地控制容量、纠正尿毒症酸碱平衡紊乱及电解质紊乱，并且较少引起血流动力学不稳定。CRRT也能够允许积极的营养支持治疗。腹膜透析很少用于AKI，但也是一个合理的方法。

八、结局和预后

尽管支持治疗和肾脏替代治疗技术有了重大的进展，急性和慢性的并发症，包括死亡，仍然是常见的。医院AKI相关的死亡率取决于患者病情的严重程度和器官功能不全的程度。随着衰竭器官的数目从0到4，AKI相关的死亡率从小于40%增长到超过90%。同样，内科及外科ICU发生AKI的住院死亡率也随之增加。AKI患者的远期结局包括死亡风险的增加（与没有AKI的住院患者相比）。此外，住院前eGFR小于45ml/(min·1.73m^2)的CKD患者如果发生需要肾脏替代治疗的AKI，要比没有合并AKI的CKD患者有更高的死亡率。总体来说，各种形式的AKI，包括需要肾脏替代治疗的，似乎与发生新的CKD、进行性加重的CKD、ESRD及死亡风险的增加有关。

关于该主题的深入讨论，请参阅《西氏内科学》（第25版）第120章“急性肾损伤”。

推荐阅读

Bellomo R, Ronco C, Kellum JA: Acute kidney injury, Lancet 380:756–766, 2012.

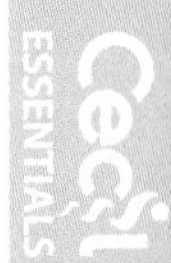

Coca SG, Yusuf B, Shlipak MG, et al: Long-term risk of mortality and other adverse outcomes after acute kidney injury: a systematic review and meta-analysis, Am J Kidney Dis 53:961–973, 2009.

Cruz DN, Ricci Z, Ronco C: Clinical review: RIFLE and AKIN—time for reappraisal, Crit Care 13:211, 2009.

Haase M, Bellomo R, Devarajan P, et al: Accuracy of neutrophil gelatinase-associated lipocalin (NGAL) in diagnosis and prognosis in acute kidney injury: a systematic review and meta-analysis, Am J Kidney Dis 54:1012, 2009.

KDIGO: 2012 clinical practice guideline for acute kidney injury. Chapter 2.5: Diagnostic approach to alterations in kidney function and structure, Kid Intl Suppl 2:33–36, 2012.

Mehta RL, Kellum JA, Shah SV, et al: Acute Kidney Injury Network: report of an initiative to improve outcomes in acute kidney injury, Crit Care 11:R31, 2007.

Moreau R, Lebrec D: Acute kidney injury: new concepts, Nephron Physiol 109:73–79, 2008.

Portilla D, Kaushal GP, Basnakian AG, et al: Recent progress in the pathophysiology of acute renal failure. In Runge MS, Patterson C, editors: Principles of molecular medicine, ed 2, Totawa, NJ, 2006, Humana Press, pp 643–649.

Schrier RW, Wang W, Poole B, et al: Acute renal failure: definitions, diagnosis, pathogenesis and therapy, J Clin Invest 114:5–14, 2004.

Uchino S, Kellum J, Bellomo R, et al: Acute renal failure in critically ill patients, JAMA 294:813–818, 2005.

第32章 慢性肾脏病

著　者　Kerri L. Cavanaugh　T. Alp Ikizler
译　者　戴沛霖　审校者　王文博　姜世敏

一、定义和流行病学

慢性肾脏病(CKD)定义为持久进展、不可逆性肾脏功能的损伤。CKD包含早期肾脏损伤(特征为尿蛋白、电解质异常、血肌酐升高),伴肾小球滤过率(GFR)下降,以及肾功能完全丧失——肾衰竭或终末期肾病(ESRD)。CKD的诊断标准,是肾脏损伤或GFR小于60ml/(min·1.73^2),并持续至少3个月以上,以此将CKD同急性肾损伤区分。2012年改善全球肾脏病预后组织的临床实践指南提出,根据肾脏疾病的根本病因、GFR的程度及尿蛋白的程度对CKD进行分类。6个GFR分期,从正常或高于正常[G1,≥90ml/(min·$1.73m^2$)]到肾衰竭[G5,<15ml/(min·$1.73m^2$)]期,以及根据尿蛋白严重程度不同,划分的3个尿蛋白分期(表32-1)。

CKD是日益加剧的全球公众健康问题,在美国,预计有2000万人诊断患有CKD(图32-1)。尽管一部分仅有轻微的GFR下降及轻至中度的尿蛋白,但大多数人仍已进展至ESRD并需要透析或肾移植。美国ESRD发病率自2000年起维持相对平稳。然而,据2013年美国肾脏病数据系统(USRDS)报道,2011年发病率下降4%(每百万人中有357人)。即使在2011年的增长率仅有3.4%,是近30年增长率最低的一年,ESRD的患病率趋势仍提示需要治疗患者数量的持续增长。ESRD患者的治疗是花费巨大的,占美国2011年医疗预算的6.3%(340亿)。除了导致进展至ESRD,GFR的下降和尿蛋白均被认为是心血管疾病和死亡的独立危险因素。因此,CKD的诊断带来的风险不仅是肾脏功能的进展性丧失,而且还有生存率的下降。

表32-1　慢性肾病的肾小球滤过率和尿蛋白分类

分类	肾小球滤过率[ml/(min·$1.73m^2$)]	分期
G1*	≥90	正常或偏高
G2*	60～89	轻微下降
G3a	45～59	轻到中度下降
G3b	30～44	中到重度下降
G4	15～29	重度下降
G5	<15	终末期肾衰竭(尿毒症)

分类	尿白蛋白排泄率(AER,mg/24h)	尿微量白蛋白/肌酐(ACR)		分期
		(mg/g)	(mg/mmol)	
A1	<30	<30	<3	正常到轻度下降
A2	30～300	30～300	3～30	中度下降
A3	>300	>300	>30	重度下降

*仅G1、G2期,不伴有其他肾损害证据,未满足慢性肾病标准。

资料来源:Kidney Disease: Improving Global Outcomes(KDIGO)CKD Work Group: KDIGO 2012 clinical practice guideline for the evaluation and management of chronic kidney disease, Kid Intl Suppl 3:1-150, 2013。

ESRD的常见病因为糖尿病（45%）、高血压（28%）、肾小球疾病（6%～7%）、囊性或先天性因素（2%～3%）。在CKD评估期间，应进行各种尝试以得到肾脏疾病的特定病因。肾脏活检是最具明确诊断意义的方法，并且也可指导治疗并帮助确定是否适合肾移植。然而，此操作过程存在潜在并发症，通过临床信息及影像学信息可能足以得出结论性诊断。

二、病理学

在肾损伤后，残余的肾单位必须通过提高自身的滤过率和清除率以保证稳定的电解质、水和酸碱平衡。CKD患者易出现水肿和严重的容量负荷、高钾血症、低钠血症和氮质血症。起始，肾单位通过增加钠的排泌来维持钠盐平衡。通过增加肾小管氨合成，在远侧肾单位提供足够的氢缓冲，排酸功能保持平衡，直至CKD晚期[当GFR降低至小于30ml/(min·1.73m^2)]。之后，远侧碳酸氢盐再生明显减少导致高氯血代谢性酸中毒。进一步的肾单位损失导致组织离子滞留，如硫酸盐致阴离子间隙的代谢性酸血症。当前需要证实的热点研究：代谢性酸中毒本身是否是CKD进展因素；通过基础的补给治疗纠正酸中毒是否是有潜力（有意义）的治疗方案。

一旦GFR下降至低于临界水平，CKD将发展至ESRD，不管初始病因是什么。图32-2显示危险因素如何影响病理生理机制，加速CKD进展过程。细节研究阐明相互作用机制，包括肾单位损伤后肾小球血流动力学反应、蛋白尿的肾小球血流动力学及炎症前反应。肾素-血管紧张素途径激活和转化生长因子β（TGF-β）产生增多都导致肾纤维化。降低肾小球内压力的干预机制，如限制蛋白和ACEI或ARB的使用，有助于减缓肾脏疾病进展并在进展性肾脏病中肾小球血流动力学和RAAS方面有重要意义。

三、临床表现

（一）尿毒症综合征的大体特征

肾脏疾病常见的最初表现为实验室检查或其他诊断检查的异常。CKD患者可一直无症状直到晚期，即GFR小于15ml/(min·1.73m^2)。尿毒症综合征是系统综合征，会对每个器官系统产生负面影响。尿毒症综合征可能为多种因素共同作用的结果，包括分子潴留、重要激素缺乏及代谢紊乱，而不是单一尿毒素作用。过量尿素导致疲劳、恶心、呕吐、头

2012年KDIGO指南和1999～2006年美国营养与健康调查（NH ANES）数据：通过eGFR和白蛋白尿水平计算的美国人口比例。

GFR级别[ml/(min·1.73m^2)]评价描述和范围			持续性白蛋白尿的分类评价描述和范围：A1 正常或轻度升高 <30mg/g <3mg/mmol	A2 中度升高 30～300mg/g 3～30mg/mmol	A3 严重升高 >300mg/g >30mg/mmol	
G1	正常或升高	≥90	55.6	1.9	0.4	57.9
G2	轻度下降	60～89	32.9	2.2	0.3	35.4
G3a	轻至中度下降	45～59	3.6	0.8	0.2	4.6
G3b	中至重度下降	30～44	1.0	0.4	0.2	1.6
G4	严重下降	15～29	0.2	0.1	0.1	0.4
G5	肾衰竭	<15	0.0	0.0	0.1	0.1
			93.2	5.4	1.3	100.0

图32-1 在美国，通过肾小球滤过率（GFR）和尿蛋白分类的慢性肾脏病分布

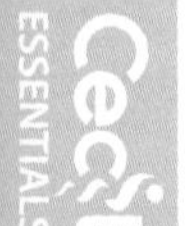

痛等症状。其分解产物(氰酸盐)使脂蛋白和肽氨甲酰化,导致多种器官功能失调。胍蛋白代谢副产物的增加,抑制肾脏α-羟化酶激活,继发甲状旁腺功能亢进。ESRD患者β_2-微球蛋白蓄积与肾脏病、腕管综合征及关节淀粉样浸润有关。其他蓄积分子的特定作用正在研究。尿毒症主要表现总结见图32-3。

(二)心血管

除高血压外,CKD患者也常见心血管紊乱,超过60%开始透析的ESRD患者的超声心动提示有左心室肥大、扩张、收缩或舒张期异常功能。CKD代谢结果,包括加速动脉粥样硬化形成,导致在心肌、心瓣膜和动脉的钙转移沉积。心律失常(包括一些导致猝

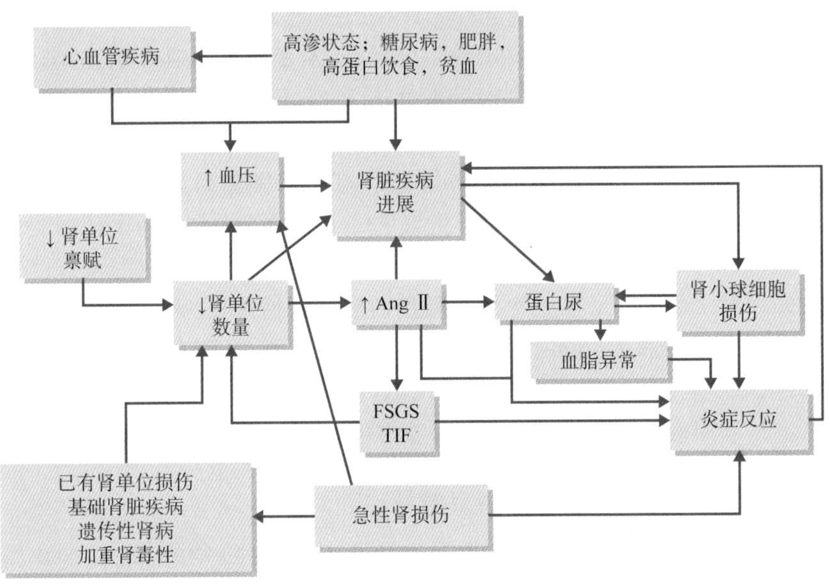

图32-2 加速慢性肾病进展,影响病理生理机制的危险因素简述。AngⅡ.血管紧张素Ⅱ;FSGS.局灶性节段性肾小球硬化症;TIF.肾小管间质纤维化(资料来源:Taal MW, Brenner BM: Predicting initiation and progression of chronic kidney disease: developing renal risk scores, Kidney Int 70:1694-1705, 2006.)

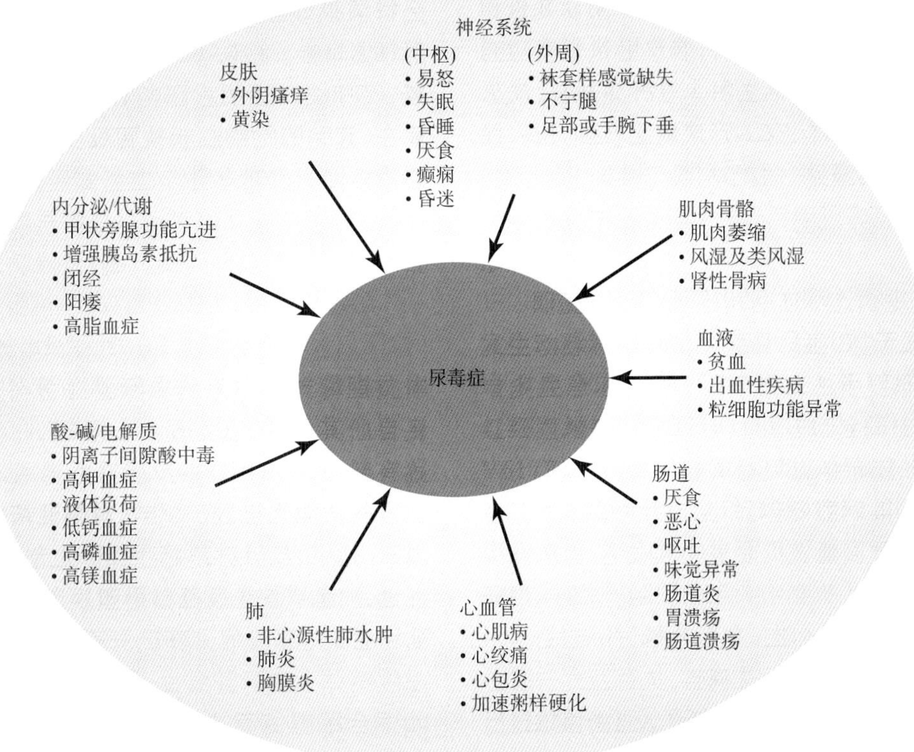

图32-3 尿毒症综合征主要表现的概述

死类型）可能由电解质异常、心脏结构改变或缺血性心血管疾病导致。心包炎可发生在透析前尿毒症患者或未接受充分透析的ESRD患者。

（三）胃肠道

胃肠紊乱是尿毒症综合征早期症状，也是最常见的症状。患者一般描述为有金属味和食欲缺乏。随之，将面临恶心、呕吐、体重减轻，并且那些严重尿毒症患者将面临口腔炎和小肠炎。在血小板功能障碍情况下，出现胃炎、消化性溃疡和动静脉畸形，并可导致胃肠道出血。

（四）神经系统

中枢神经系统表现常出现在CKD终末期，主要特征为认知功能改变和睡眠紊乱。昏睡、兴奋、扑翼样震颤、癫痫、伴随昏迷的弗兰克脑病是尿毒症晚期表现，及时开始肾脏替代治疗可以避免。周围神经表现为呈袜套样分布的进展和对称性感觉神经病。患者描述末梢肌腱反应降低和振动觉丧失。外周运动损伤可导致下肢不宁综合征、足下垂、腕下垂。这些神经改变大多在充分透析或肾移植后可逆转。

（五）骨骼肌

钙、磷酸盐平衡改变，伴有甲状旁腺功能亢进和维生素D代谢紊乱。高钙血症和继发甲状旁腺功能亢进是终末期肾磷酸盐滞留和α_1-羟化酶激活缺乏的结果，伴最终多数维生素D形成缺乏，进而反应性甲状旁腺肥大导致骨病、组织钙化。

（六）血液和免疫系统

红细胞生成素（EPO）是由肾脏产生的激素，可调节红细胞生成，随CKD进展其生成逐渐减少。EPO和铁缺乏是导致CKD患者贫血的常见原因。人工合成EPO的使用使得生活质量和贫血相关症状改善，降低了对血液制品输注的依赖。其应用需注意，因为大剂量EPO应用导致血浆血红蛋白升高至大于12g/dl时，可能会增加心血管负面事件风险率。出血性疾病常见，主要由血小板黏附和聚集缺陷所致。尿毒症患者出血症状常可由冷凝蛋白、1-脱氨-8-右旋-精氨酸加压素、结合雌激素、透析控制。

CKD患者常发生体液和细胞免疫系统缺陷。尽管在CKD终末期，白细胞计数正常、反应正常，患者仍为免疫抑制，易于感染。这也许是分叶核粒细胞、淋巴细胞和其他宿主细胞防御的功能异常所致。除此之外，CKD患者可对疫苗有不同的免疫反应。

（七）内分泌和代谢

在尿毒症患者中，甲状腺功能检查不太可信。常规实验室检查包括T_3胶体摄取率增加，由外周甲状腺素转换为T_3损伤导致的低T_3水平及正常甲状腺素水平。促甲状腺素水平通常正常。

紊乱的垂体-性腺轴导致性功能紊乱，表现为阳痿、性欲下降、停经、不孕及尿道出血。患者的睾酮、雌激素及孕酮水平降低，同时伴有卵泡刺激素、黄体生成素、促乳素水平的正常或升高。在GFR低于30ml/（min·1.73m^2）的女性患者中，妊娠不常见。

脂质异常在CKD中也常见，大多为Ⅳ型高脂血症。特征为血浆三酰甘油升高和轻度总胆固醇升高，在尿毒症中脂蛋白酯酶活性降低，导致极低密度脂蛋白转化为低密度脂蛋白减少，因此致高三酰甘油血症。可选择HMG-CoA抑制剂，因为其对炎症和动脉粥样硬化具有多能性作用。

（八）电解质

由于肾脏钾清除率降低，与肾衰竭有关的代谢性酸中毒条件下，细胞内钾向细胞外转移，且在同时应用某些药物如肾素-血管紧张素-醛固酮系统阻滞剂，CKD患者易发生高钾血症。首选的治疗方案为减少钾摄入，也可应用袢利尿剂或抑钾药物。低钾血症在CKD中不常见，但也可发生在低营养摄入或大剂量排钾利尿剂应用。

（九）皮肤

尿毒症面容，为微黄色皮肤，可能由脂溶性色素（如脂色素和类胡萝卜素）滞留所致。透析、控制甲状腺功能亢进、加强钙磷平衡、偶有紫外线照射对改善尿毒症面容有疗效。钙化防御或钙化性尿毒症小动脉病，导致伴有疼痛的皮肤钙化，常见于不可控的甲状旁腺功能亢进。应用华法林是此情况的一个危险因素。指甲表现包括对半甲，特征为远端甲床50%为红色、粉色或棕色及苍白甲和片状出血。其他常见体征和症状为瘙痒症、瘀斑——为出血性疾病所致。

四、诊断

对肾脏疾病患者的全面管理，包括筛查、诊断和治疗CKD以管理并发症并阻止进一步疾病的进展。需要筛选的患者为有高风险伴随疾病，包括糖尿病和高血压及有肾脏病家族史者。CKD的诊断需要有至少持续3个月的肾脏损伤证据。影像学异常是至关重要的，但CKD一般由尿蛋白出现或肾脏毒素清除下降而诊断（血肌酐或血尿素氮升高）。尿蛋白测量可在现场尿液即刻采集，并计算尿蛋白/肌酐率（ACR）。在若干取样ACR超过30mg/g并排除尿道感染时，应高度拟诊CKD并进一步检查。

肾脏毒素清除经常由eGFR评估。初步评估应用血肌酐基础估算公式，如肾脏病饮食改良（MDRD）公式或慢性肾脏病流行病学（CKD-EPI）公式。每个公式的计算结果均有其局限性和注意事项，在KDIGO 2012临床实践指南可见细节回顾。对于eGFR在45～59ml/(min·1.73m^2)和可能不具有蛋白尿或肾脏影像学异常的患者，在证明CKD存在依据时，可以考虑血清生物标志物半胱氨酸蛋白酶抑制剂C并将其与其他计算公式相结合。

一旦CKD诊断成立，监控管理目标如下：①阻止CKD进展；②鉴别和治疗CKD症状与并发症；③必要时为患者做肾脏替代治疗（RRT）准备。

五、治疗

（一）阻止进展

一旦诊断CKD，除了肾脏病特定潜在病因的治疗外，考虑减缓CKD的进展是至关重要的。方法包括对高血压、糖尿病和其他心血管疾病危险因素（如戒烟）做到最佳控制；应用阻断RAAS通路药物；饮食调整；避免肾毒性物品；CKD急性肾损伤的可逆性因素鉴别。

1. 管理高血压和糖尿病

若干对照试验证明治疗高血压可降低肾脏病进展的概率。目前建议在糖尿病或肾病患者中，控制血压低于140/90mmHg。然而，在CKD中，证明此条指南的证据是有限的，现仍有争议即是否可接受更高的血压目标值。阻断血管紧张素Ⅱ生成和作用的药物可进一步阻止CKD进展，在伴有无法控制的高血压的尿蛋白患者中，并未表明二氢吡啶类钙通道阻滞剂同ACEI或ARB在减缓CKD进展中起作用。

对伴有糖尿病的患者，充分的血糖控制可减缓CKD进展。该血糖控制水平应警惕低血糖风险（参考第66章），推荐目标值应维持在糖化血红蛋白低于7%，无论是否有慢性肾病并发诊断。在血压正常，伴有糖尿病和尿蛋白的患者中，也可以考虑应用ACEI和ARB来减缓CKD发展。

2. 饮食

提倡限制蛋白饮食减缓CKD进展，若干数据分析表明低蛋白饮食对减缓CKD进展是适度有益的，但是大型临床试验（MDRD研究）并未证明显著有效性。在CKD终末期，推荐饮食蛋白摄入为0.6g/(kg·d)且至少50%以上为高生物价值蛋白。目前的共识为在CKD患者中通过营养师的监督进行积极饮食监控，包括适当盐、钾、磷和蛋白摄入可能减缓CKD进展，但共识影响程度很小。

3. 避免毒性药物影响

经肾排泄的一些药物应避免使用，或减少用量（表32-2）。药物可通过多种途径损伤肾脏，包括直接毒性导致急性肾小管坏死，诱发间质性肾炎，形成尿路晶体阻塞肾脏。损伤肾脏的常见一类药物为抗生素，尤其是氨基糖苷类、非甾体抗炎药，包括环氧合酶2抑制剂，以及抗反转录病毒药物。某些非处方草本药物，包括马兜铃酸，可导致CKD。其他，如金丝桃可与肾移植药物相互作用，应避免使用。

表32-2 慢性肾脏病药物剂量调整

主要剂量减少	少量或无减量	避免应用
抗生素		
氨基糖苷类	红霉素	呋喃妥因
青霉素	萘夫西林	萘啶酸
头孢菌素	克林霉素	四环素
磺胺类药物	氯霉素	
万古霉素	异烟肼、利福平	
喹诺酮	两性霉素B	
氟康唑	氨曲南、他佐巴坦	
阿昔洛韦、更昔洛韦	多西环素	
膦甲酸		
亚胺培南		
其他		
地高辛	降压药	阿司匹林
普鲁卡因胺	苯二氮䓬类	磺酰尿类
H_2拮抗剂	奎尼丁	碳酸锂
哌替啶	利多卡因	乙酰唑胺
可待因	螺内酯	非甾体抗炎药
丙氧芬	氨苯蝶啶	含磷酸肠道准备药物

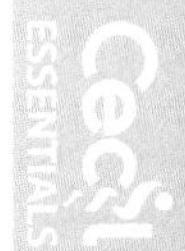

碘化造影剂可导致肾功能急性加重，尤其对CKD患者。等渗造影剂比高渗造影剂毒性低。造影剂急性肾损伤高风险患者应给予充分水化，并尽可能减少造影剂用量。在CKD终末期患者中，磁共振显像造影剂钆与肾源性系统性纤维化的严重纤维化皮肤状况有关。

4. 急性肾功能损伤的可逆原因

特定患者的GFR下降速度大体上随时间呈对数关系，因此，血肌酐浓度随时间的倒数曲线通常预示特定患者达ESRD的速率。当这样的患者突然出现肾功能急性加重时，应考虑并验证其他诊断，如第31章描述（急性肾损伤）。

（二）对ESRD患者治疗

当CKD进展至肾衰竭时，应准备行肾脏替代治疗（RRT）。中度CKD患者应转诊至肾脏学家以共同管理疾病，包括评估CKD进展风险、评估到达肾衰竭时间及RRT相关教育。在开始RRT后，延迟转诊（ESRD发生前3个月内）与高死亡率关系紧密。

（三）肾脏替代治疗

对于进展至ESRD的患者，应尽早开始讨论可选择的RRT方法，并应与患者及其他家庭成员的期望和价值评估相符合。选择包括肾移植、透析和非透析的药物治疗，也可保守治疗。在医学上符合条件的患者，应鼓励肾移植，因为其可提供更好的生活质量、增加生存率和康复机会。肾源可从死亡或生存的捐献者中获取。2011年，美国已在15 652人中行新型肾移植，即使这些患者大多（83%）在移植前已接受透析治疗。目前有两种透析方式——血液透析和腹膜透析。2011年，美国有103 744例患者采用血液透析，然而仅有7 438例（7%）选择腹膜透析。患者透析类型的分布形态在不同国家大有不同。当患者有尿毒症的症状、体征时，此时通常eGFR≤10ml/min且没有明显可逆性因素时，应开始长期透析。然而，当ESRD的并发症（如容量平衡、血钾水平）应用药物不可控时，就可开始行长期透析。

1. 血液透析

如图32-4所示，血液从血管泵入管道，这些管道是大量毛细纤维在透析器中聚集成束形成的。这些毛细纤维由半合成材料构成，具有通透性，因此能够允许血液和透析液之间交换小分子，能够逆流交换。溶液包括NaCl、碳酸氢盐和不同浓度的钾。例如，尿素或有机酸等小分子量分子可通过细胞膜扩散并一般按照浓度梯度移动。液体在跨细胞膜流体静压（超滤）作用下在透析器内移动。

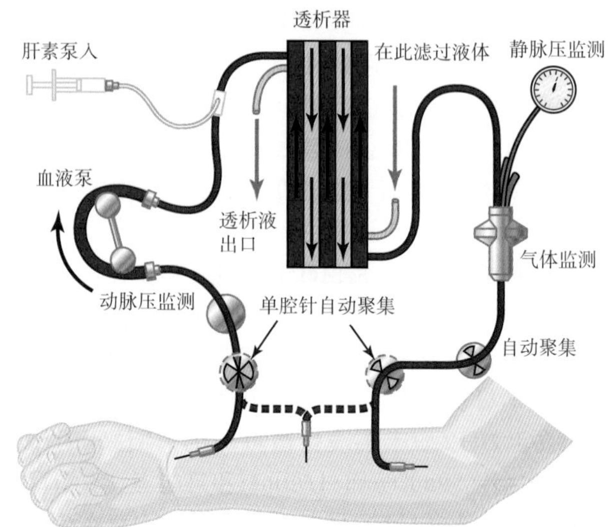

图32-4 透析交换系统的重要组成部分，与透析器共同构成人工肾。在单纯超滤，无须透析液（旁路模式）。同时展现了应用单腔针来使患者血液流入和流出的装置（资料来源：Keshaviah PR：Hemodialysis monitors and monitoring.In Maher JF, editor：Replacement of renal Function by dialysis, ed 3, Boston, 1989, Kluwer Academic Publishers.）

长期间断血液透析的ESRD患者，一般需要每周3次4h的透析。常见并发症包括低血压和肌肉痉挛。避免过多的液体增加可减少这些并发症。

动静脉瘘（AVF）或动静脉移植物（AVG）被推荐作为血液透析的永久血管通路，而不是留置管道。尽管设定目标是74%以上维持血液透析的患者使用AVF或AVG作为透析通路，但很多患者仍应用管道，尤其在开始长期透析时。临时留置管放置在颈内静脉、锁骨下静脉或股静脉，与其他中心静脉导管相同。永久管在管道外侧壁周围存在袖套，并且在进入颈内静脉前，管道在胸壁皮肤下走行一定距离。与AVF或AVG相比，导管感染和死亡率风险高。

2. 腹膜透析

在腹膜透析中，腹腔毛细血管作为半透膜，相当于血透透析器。此项技术较血液透析有若干优势：使人们能从在透析装置花费的长时间中脱离；与血液透析相比可能不需要严格的饮食控制；使更多的患者能回归全职。在持续腹膜透析中，通过腹膜透析管在不同的时间注入2～3L透析液至腹腔，每日交换

4～6次。在周期性持续腹膜透析中，患者与机械相连，腹腔注入小容量的透析液，在患者睡觉时保持较短过夜停留时间，作为一个周期。方案的调整应适应患者生活方式并达到充分的毒素清除和液体排出。通过增加透析液中葡萄糖浓度来达到超滤。

腹膜透析的2个主要缺点为腹膜炎和超体重患者很难达到充分清除。腹膜炎可通过腹膜内注射抗生素治疗。此外，尤其在一次或多次腹膜炎事件发生后，腹膜通透性发生缓慢损伤，导致透析不充分，并最终需要更换肾脏。

3. 肾移植

肾移植是肾脏替代治疗的首选方法。目前有多种可应用的免疫抑制剂，包括西罗莫司、麦考酚吗乙酯、抗白细胞介素-2受体抗体和新型药物，如贝拉西普可使移植物存活率提高。

(1)肾移植类型：肾移植捐献者可为死亡供者或活体供者，与患者有亲缘或无亲缘关系者。死亡捐献者1年和5年移植物存活率分别为91%、71%，相对地，活体捐献者其概率分别为97%、85%。

死亡和活体捐献者的优势、劣势分别列在表32-3。现努力尝试增加活体捐献是因为死者供源是不充足的。活体亲缘供者的主要优势为缺血损伤风险小、组织相容性好(图32-5)。然而，通过减少抗体的措施，

表32-3 肾移植来源比较

优势	劣势
活体捐献	
更好的组织匹配，较少排斥可能	对捐献者有少许潜在手术风险
应用免疫抑制剂量少	需自愿、医学匹配的家庭成员或他人
等待移植时间减少	
避免长期透析后遗症	
可选择手术过程	
更好的早期移植物功能，较短住院期	
更高的长期、短期生存率	
死体捐献	
任何受体均可	组织匹配不相似
可提供其他器官进行联合移植(如肾-胰腺移植)	等待时间不定
可为复杂血管构造提供血管	手术实施匆忙
	长期、短期生存率不如活体捐献
	早期移植物功能可能损害

包括血浆置换和移植前免疫抑制治疗，使具有高抗体水平患者甚至供体与患者ABO血型不符，也可成功进行肾移植。

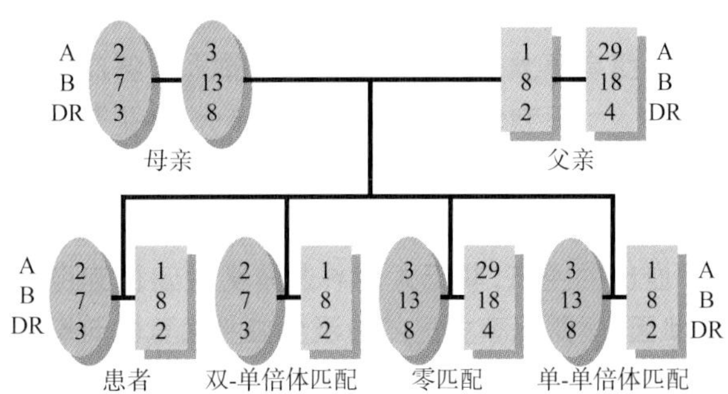

图32-5 在有4个兄弟姐妹的家庭中，人类白细胞抗体组织类型(A、B、DR)的遗传可能性图示

(2)免疫抑制剂治疗：预防和治疗移植物排斥是肾移植成功的核心。所有免疫抑制剂方案意在干扰淋巴细胞循环，有些包括一段时间的应用激素治疗。常用免疫抑制剂的作用机制见图32-6。

肝细胞色素P-450系统对环孢素、他克莫司、西罗莫司的代谢至关重要。当患者开始或停止继续应用可以诱导或抑制该系的若干药物时，可能发生这些药物水平的明显改变。因此，对药物相互作用的评估是至关重要的，可防止免疫抑制剂或其他处方药物治疗的毒性，或未达到治疗剂量低治疗性影响。

环孢素通过抑制细胞循环中的G_0和G_1期免疫活性淋巴细胞发挥作用。环孢素副作用包括造血抑制、高血钾、癫痫、痛风加重、血脂异常和齿龈增生。最显著的副作用为肾毒性，通常与肾小球血流减少有关。他克莫司的作用机制和副作用同环孢素，但另有高血糖和神经毒性的风险。环孢素和他克莫司都可导致钙调磷酸酶抑制剂性肾损害，可致慢性(同种)异基因移植物肾病，最终失去功能。

麦考酚吗乙酯(又称麦考酚酸)通过干扰嘌呤合成来干扰DNA合成，从而特异性抑制T淋巴细胞和B淋巴细胞的增殖。副作用包括贫血和白细胞减少、胃肠道症状。

西罗莫司是由吸水链真菌产生的大环内酯类抗生素。西罗莫司与mTOR受体结合(哺乳动物西罗莫司靶蛋白)，因此阻止了P70S6激酶(RBS6KB1)和重组人真核翻译起始因子4E结合蛋白1(EIF4EBP1,又称为由胰岛素1调控的磷酸化的热和酸稳定蛋白)的磷酸化。此反应抑制作用于T淋巴细胞、B淋巴细胞和非免疫细胞的细胞因子和生长因子，其主要副作

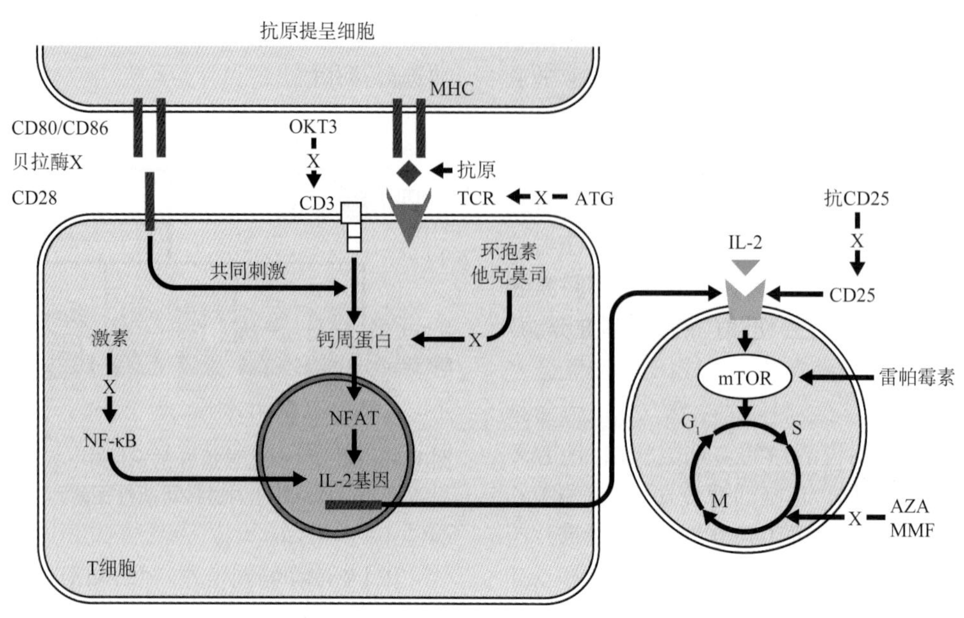

图32-6 T细胞激活路径和多种免疫抑制剂作用位点。ATG.抗胸腺细胞球蛋白；AZA.咪唑硫嘌呤；IL.白细胞介素；MHC.组织相容性复合体；MMF.支原体膜组分；mTOR.哺乳动物西罗莫司靶蛋白；NFAT.活化T细胞核因子；NF-κB.转录因子-κB；OKT3.CD3单克隆抗体；TCR.T细胞受体；G_1、S、M 是细胞增殖分期

用为血小板减少症和血脂异常。

由于持续移植物排斥和失功事件的存在，新型免疫抑制剂仍在开发中。最近，贝拉西普——一种通过阻断抗原提呈细胞的CD80和CD86位点来抑制T细胞活性的融合蛋白，临床实验已证明其有效性，并阐明其副作用同目前的免疫抑制剂相同，因此使其在美国和其他领域得以批准和使用。

（3）急性排斥：T淋巴细胞识别外源抗原，尤其当提呈Ⅱ型主要组织相容性复合体(MHCH)时，其可促进淋巴细胞激活，激活的细胞毒性淋巴细胞侵入抑制肾的小管间质区域，导致小管炎。临床上，移植物压痛、血肌酐水平升高、少尿和在某些发热病例中提示急性排斥。急性体液排斥影响肾内血管，导致血管炎，预后极其不良。此类型排斥反应学为激素抵抗型，需用抗淋巴细胞或血浆置换治疗。

（4）移植后感染：在肾移植接受者中，感染是仅次于心血管疾病的第二位死亡原因。在肾移植后为防止感染常立即应用预防性治疗，尤其在高感染风险患者中，包括卡氏肺囊虫肺炎、尿路感染、巨细胞病毒感染。除了常见社区获得性细菌和病毒感染，肾移植接受者易于感染多种病毒、真菌和其他条件致病菌，即在正常免疫体中一般不导致严重感染的病菌。

（5）移植后恶性疾病：免疫抑制增加恶性疾病发生的危险，一般认为，在某种程度上，是免疫监视损伤所致。皮肤癌（大多为鳞状细胞癌）在移植患者中是恶性肿瘤中发生率最高的。通过持续的监控和积极的管理，皮肤癌转移罕见。移植接受者也是发生非霍奇金淋巴瘤和卡波西肉瘤的高风险人群。除了年龄相关的筛查外，癌症监控应成为移植后治疗的重要部分。

六、预后

CKD的预后取决于病因、目前的严重程度、对治疗的反应性，并且CKD通常是心血管疾病和死亡的重要危险因素，在CKD患者中心血管疾病死亡率，尤其CKD3～5期患者，是相同年龄人群的3.5倍，在ESRD的死亡患者中，心血管事件所致占50%以上。明确基本机制和最终路径，以及明确对不同患者的特定影响，这些研究对于降低相关风险、治愈肾脏疾病是至关重要的。

关于该主题的深入讨论，请参阅《西氏内科学》（第25版）第130章“慢性肾脏病”。

推荐阅读

Abbate M, Remuzzi G: Progression of renal insufficiency: mechanisms. In Massry SG, Glassock RJ, editors: Massry and Glassock's textbook of nephrology, ed 4, Philadelphia, 2001, Lippincott, Williams & Wilkins, pp 1210–1217.

Coresh J, Selvin E, Stevens LA, et al: Prevalence of chronic kidney disease in the United States, JAMA 298:2038–2047, 2007.

Durrbach A, Francois H, Beaudreuil S, et al: Advances in immunosuppression for renal transplantation, Nat Rev Nephrol 6:160–167, 2010.

Kidney Disease: Improving Global Outcomes (KDIGO) CKD Work Group: KDIGO 2012 clinical practice guideline for the evaluation and management of chronic kidney disease, Kid Intl Suppl 3:1–150, 2013.

National Kidney Foundation: K/DOQI clinical practice guidelines and clinical practice recommendations for diabetes and chronic kidney disease, Am J Kidney Dis 49(2 Suppl 2):S12–S154, 2007.

Rubin RH, Marty FM: Principles of antimicrobial therapy in the transplant patient [editorial], Transpl Infect Dis 6:97–100, 2004.

Sarnak MJ, Levey AS, Schoolwerth AC, et al: Kidney disease as a risk factor for development of cardiovascular disease: a statement from the American Heart Association Councils on Kidney in Cardiovascular Disease, High Blood Pressure Research, Clinical Cardiology, and Epidemiology and Prevention, Circulation 108:2154–2169, 2003.

U.S. Renal Data System: USRDS 2013 annual data report: atlas of chronic kidney disease and end-stage renal disease in the United States, Bethesda, Md., 2013, National Institutes of Health, National Institute of Diabetes and Digestive and Kidney Diseases.

Vincenti F, Larsen C, Durrbach A, et al: Costimulation blockade with belatacept in renal transplantation, N Engl J Med 353:770–781, 2005.

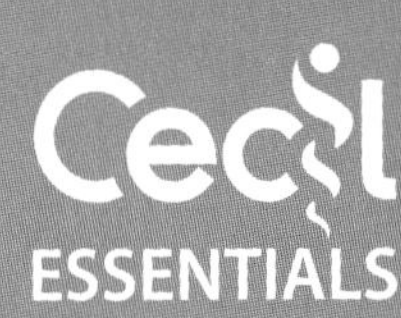

第六部分

胃肠道疾病

第33章
胃肠道疾病的常见临床表现

著　者　M. Michael Wolfe　Charles M. Bliss　D. Roy Ferguson　Sharmeel K. Wasan　Elihu M. Schimmel
John S. Maxwell
译　者　房　龙　审校者　高　春

第一节　腹痛

一、定义和流行病学

腹痛是腹内疾病的常见表现，但是由于痛觉经常会受到情绪和物理因素干扰，因此很难对腹痛加以定位或分级。腹痛可分为急性腹痛和慢性腹痛。急性腹痛发作突然，多提示严重的生理学改变。慢性腹痛可持续数月之久，尽管其并不要求立即给予关注，但慢性腹痛有可能需要长期评估。根据一份近期报道，在美国消化系统诊疗机构就诊的患者中，腹痛是最常见的症状，仅在2009年估计就有近1600万例。恰当地评估腹痛要求熟悉疼痛的机制，密切关注病史及体格检查结果，以及识别重要的伴随症状，并了解可能采用的检查方法的优缺点。

二、生理学

腹痛源于受体接受特定的热、机械或化学刺激。一旦这些受体被激活，疼痛脉冲会沿着交感纤维传递。腹痛可以分为躯体性疼痛和内脏性疼痛。躯体性疼痛来源于腹壁及壁层腹膜，而内脏性疼痛则来自内脏器官及脏层腹膜。两种神经元传递疼痛，包括快速传导的A纤维和慢速传导的C纤维。大部分内脏神经元为C型，它们刺激产生的疼痛感觉及部位多变。与此相反，壁层腹膜及腹壁存在A纤维和C纤维，躯体性疼痛多为锐痛且定位明确。

由于这种神经支配模式，腹部脏器对切割、撕裂、灼烧或挤压不敏感。但是，空腔脏器管壁或实体器官被膜受牵拉，以及炎症或缺血时会产生内脏性疼痛。

三、腹痛的病因

多种腹内及腹外疾病可产生腹痛。鉴别急性症状和慢性症状有助于诊断。对应于每种具体病因，处理方法各不相同，但是急性腹痛往往需要立即处理。

四、临床表现

（一）病史

急性腹痛和慢性腹痛的鉴别诊断都需要完整的病史，包括疼痛性质、部位、放射区域、发作时间及任何伴随症状。熟悉疼痛特征及模式对缩小鉴别诊断范围至关重要。

疼痛部位往往提示发病器官。例如，上腹痛一般为消化性溃疡或消化不良的典型表现，而右上腹痛则更多提示胆囊炎及其他胆道疾病。发病初期疼痛可在一个部位出现，随病程发展转移到另一部位，这种进展模式可能对特定的疼痛综合征有提示意义。急性腹痛常尖锐且严重，内脏穿孔时疼痛非常强烈，夹层动脉瘤可描述为撕裂样或压榨性疼痛。慢性腹痛程度可以相对较轻，肠易激或消化不良产生的疼痛为持续性钝痛，慢性消化性溃疡疼痛可描述为咬啮性或饥饿痛。疼痛缓解方式有助于某些疾病的诊断。临床医生还应询问疼痛是否为持续性或间歇性，以及是否在夜间出现。对于夜间腹痛，需要区分是疼痛导致患者醒来，还是患者由于其他原因醒来时感觉到疼痛。

表33-1列出了一些常见的引起急性腹痛和慢性腹痛的疾病的特征、部位及放射区域。

表33-1 引起腹痛的常见疾病及其特点

疾病	疼痛特征	部位	放射区域
急性腹痛			
阑尾炎	痉挛性，持续性	脐周，右下腹	背部
胆囊炎	间歇性，持续性	上腹部，右上腹	右肩胛部
胰腺炎	持续性	上腹部，脐周	背部
穿孔	突发，剧烈	上腹部	全腹
梗阻	痉挛性	脐周	背部
梗死	剧烈，弥漫性	脐周	全腹
慢性腹痛			
食管炎	烧灼样	胸骨后	左臂，背部
消化性溃疡	咬啮性	上腹部	背部
消化不良	腹胀，钝痛	上腹部	无
肠易激综合征(IBS)	痉挛性	左下腹，右下腹	无

（二）体格检查

尽管腹部检查能够提供有价值的诊断线索，但体格检查应该从患者的一般状态开始。辗转反侧难以找到舒适体位的患者可能患有梗阻性疾病。相反，呈下肢屈曲卧位且避免任何动作的患者可能患有腹膜炎，因为改变体位会加剧腹膜炎性疼痛。腹部膨隆提示梗阻性疾病或腹水。观察肠蠕动有助于诊断小肠梗阻，但这种体征仅出现于疾病早期。局部膨隆可能提示疝，需要关注任何既往外科手术瘢痕。

应当在多个部位听诊，评估肠鸣音的性质和模式，并探查血管杂音或嗡鸣音。肠鸣音消失提示肠梗阻，而高调亢进的肠鸣音也可能提示肠梗阻。多处血管杂音需要警惕可能患有严重的血管疾病，引起局部缺血。

腹部触诊需轻柔，从远离疼痛部位处开始。检查者应探查局部压痛及反跳痛区域，以及肿块和增大的器官。腹部叩诊可确定器官大小或是否存在腹水。腹部叩痛，以及严重的压痛、反跳痛均提示腹膜刺激。

直肠检查对于在结肠梗阻患者中鉴别直肠肿瘤有重要作用，急性阑尾炎患者在直肠较深部位可有压痛。对女性患者应进行盆腔检查以排除盆腔炎症性疾病。

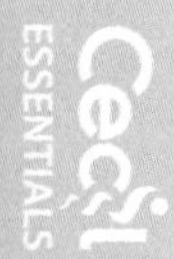

五、急腹症

评估急腹症患者是医学实践面临的挑战之一。急腹症由腹内器官突发炎症、穿孔、梗阻或梗死引起。是否进行急诊手术是需要解决的紧要问题；为避免对需要手术的患者进行治疗时出现不当的延误，快速而充分的评估必不可少。临床医生必须评估腹部压痛、反跳痛及肌紧张。即使是疑似病例，也应早期进行外科会诊，而不是等待实验室或影像学检查确诊。但是，很多腹外疾病也会导致急性腹痛，如肺炎、心肌梗死、肾结石及代谢紊乱。

一些急腹症的早期阶段几乎没有体格检查异常发现。检查者应注意良性、慢性疾病患者可能会有严重的疼痛表现，并且与体格检查发现不相符。病史所提供的资料非常有价值，尤其是此前的腹部手术史。临床实践中，突发痉挛性疼痛和腹胀的患者可能存在由粘连或嵌顿疝引起的肠梗阻。因此，对患者进行全面检查，寻找黄疸、皮肤损伤、既往手术瘢痕或慢性肝病证据非常重要。

对出现急性腹部症状的患者进行评估时，全血细胞计数和分类、尿液分析，以及血清淀粉酶、脂肪酶、胆红素、电解质等实验室检查必不可少。其他检查可以进行，但往往无助于所要求的快速决策。血白细胞计数增加提示炎症性疾病，极度升高是急性肠缺血的典型表现。血清淀粉酶浓度升高往往提示急性胰腺炎，尽管溃疡穿孔或肠系膜血栓形成也会导致高淀粉酶血症。

腹部平片检查对揭示腹内气体分布很重要，包含横膈的立位平片或左侧卧位平片，可识别空腔脏器穿孔引起的腹腔内游离气体。超声检查有助于诊断急性胆囊炎或急性阑尾炎。CT随着扫描器的技术改进而变得更有价值，尽早CT检查可快速诊断有时预料不到的腹部疾病。使用造影剂检查需谨慎，尤其预计要进行外科手术时。

六、慢性腹痛

在评价慢性腹痛时，鉴别由特定病理过程导致的器质性疼痛与功能性疼痛具有挑战性。如前面所讨论的，疼痛的部位和特征具有重要的指示作用，其他伴随症状也如此。出现餐后恶心和呕吐提示慢性消化性溃疡、胃排空障碍或流出道梗阻。对于体重减轻，需寻找器质性病因，如炎性肠病或乳糜泻。如果厌食伴随体重下降，尤其是老年患者，必须排除癌症。如果未发现癌症且所有客观检查均正常，必须考虑慢性抑郁症的可能性。

慢性腹痛最常见的病因是功能性疾病。消化不良以慢性间歇性上腹部不适为特征，有时伴随恶心或腹胀。这些症状经抑酸治疗并非总能缓解，可能是潜在的动力障碍造成的结果。而且，在具有消化不良症状的患者中发现幽门螺杆菌时，根除治疗并不一定总能消除症状。对于发现有幽门螺杆菌而无消化性溃疡的消化不良，最有效的治疗策略仍存在争议。

肠易激综合征（IBS）是一种非常常见的疾病。据估计15%的美国人患有IBS，消化科接诊患者中40%～50%与IBS相关。IBS的症状包括腹胀、肠胃胀气和肠功能紊乱。IBS的腹痛多位于左下腹，但也可能出现于其他部位或更广泛。任何患者出现体重减轻、贫血、夜间症状、脂肪泻，或50岁后出现症状，均应仔细评估有无器质性疾病，因为这些症状与IBS不相关。

为研究试验开发的罗马标准有助于诊断IBS。这些标准包括的疼痛与排便习惯改变相关，排便后缓解或伴有腹胀。患者需要安抚、诊疗建议及使用抗胆碱能药物和软便剂治疗。尽管阿洛司琼、替加色罗等5-羟色胺（5-HT）激动剂在最初治疗时有效，但由于其无法接受的副作用已被降级至限制使用。利那洛肽是一种治疗慢性便秘和便秘型IBS（IBS-C）的新药。该药物通过环鸟苷酸（cyclic guanosine monophosphate，cGMP）途径使氯化物及碳酸氢盐更多地分泌进入肠腔。该途径也可能是便秘型IBS患者内脏性疼痛缓解的原因。

更具挑战性的临床难题是功能性腹痛综合征，这一术语描述了一种疼痛达数月或数年的疾病。与其他原因的慢性疼痛不同，这种疼痛主诉往往与进食、排便或月经无关。患者很可能是女性，已经接受了许多检查及诊断性试验而结果为阴性，并且很多病例经外科手术也未能缓解。漫长或重复的诊断工作适得其反，只能使患者相信下一步需要明确的是，什么是确定疼痛来源所需要的检查。临床医生必须明确并无器质性疾病，也要意识到疼痛是真实的。这些患者并非装病，尽管实际上疼痛不符合任何常规模式。抑郁可能是疼痛的结果而非其原因。

慢性腹痛的治疗要求很高，需要与科学知识相同的智力、沟通能力和同情心。应努力询问社会因素，包括体罚及性虐待史，尤其是在女性患者中。心理学评估可能有必要，但这种会诊建议也许会被患者理解为，有迹象表明医生相信“疼痛是我臆想出来的”。转诊至专业的疼痛治疗专家对有些患者是有益的。这样可通过神经阻滞（若疼痛为局灶性）或其他减痛设备，使疼痛有可能缓解。如果这样处理依然无效，转诊至心理医生或精神科医生或许能被患者所接受。图33-1中给出了慢性腹痛的诊治流程。

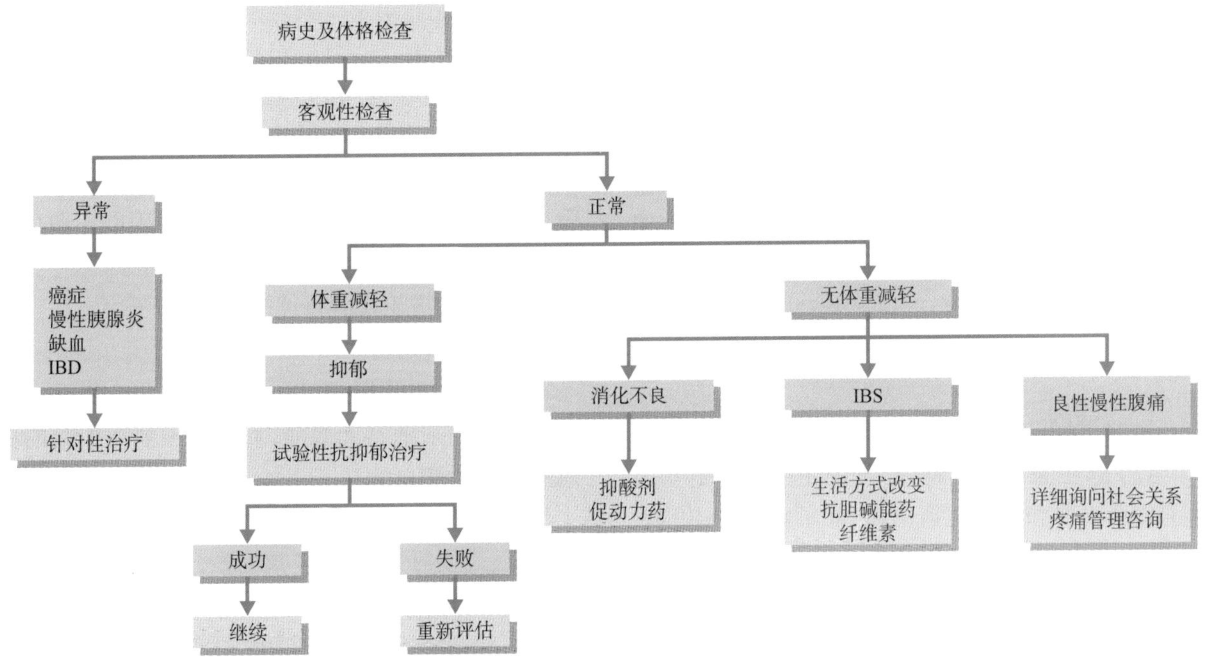

图33-1 慢性腹痛患者的诊治流程。IBD.炎性肠病；IBS.肠易激综合征

关于该主题的深入讨论，请参阅《西氏内科学》(第25版)第137章“功能性胃肠疾病”。

第二节 消化道出血

一、急性消化道出血

尽管在诊断和治疗方面有了最新进展，急性消化道出血仍然是常见的医学主要难题。出血作为许多不同疾病的并发症，充分的治疗取决于保证血流动力学稳定、确定失血量和出血病因的认真评估及管理。虽然内科和外科重症监护、药物治疗和内镜治疗的进步已经明显降低了再出血率，但是由于人口老龄化和严重伴随疾病发病率的增加，急性出血的总体死亡率在过去半个世纪基本上保持不变，维持在5%～10%。

(一)临床表现

严重的消化道出血通常表现为乏力、眩晕、头晕、气促、直立性低血压和脉搏变化、腹部绞痛、腹泻等。出血特征有助于确定出血是来源于上消化道还是下消化道。急性出血患者通常表现为下列症状之一。

(1)呕血：患者呕吐鲜红色血液或咖啡色物质，后者是由血液被部分消化所致。排除来源于鼻咽部出血或呼吸道咯血被吞咽等原因后，出血往往是来源于屈氏韧带以上部位的上消化道。

(2)黑便：黑色或柏油样便，往往伴有恶臭，是上消化道出血最常见的表现，然而小肠或近端结肠出血有时也可以引起黑便。胃内出血量至少达到50～100ml时才会导致黑便。

(3)便血：经肛门排出鲜红色血便或暗红色血便通常提示来源于下消化道的出血。然而，在急性严重便血的患者中有10%～15%是来自上消化道的快速出血。这些患者通常会出现血流动力学不稳定的体征。

(二)病因

由于诊治策略的不同，早期的主要目标是鉴别上消化道出血和下消化道出血。除了已经描述的症状，特殊病史和体格检查、患者年龄、实验室检查结果对诊断均有价值。然而经过最初评估，很多患者的出血部位仍不能确定。急性消化道出血的常见病因如表33-2所示。

(三)急性消化道出血患者的处理

1.评估生命体征和复苏

处理消化道出血简单易记的法则是SET，即稳定(S)、评估(内镜)(E)和治疗(T)。首要目标是稳定患者并确定失血的严重程度(图33-2)。立即记录随体位变化的生命体征。当患者改变体位从仰卧位变为直立位，收缩压下降超过10mmHg或脉搏加快超过10次/分，提示失血量至少达800ml或循环血容量的15%。急性消化道出血合并低血压、心动过速、呼吸急促和精神状态变化，提示失血量至少达1500ml或循环血容量的30%。

复苏目标是恢复正常的循环血容量，防止由红细胞丢失引起的心脏、肺、肾脏和神经系统的并发症。复苏最初时至少通过2条大口径静脉导管补充等渗溶液(包括乳酸盐林格溶液、0.9%氯化钠溶液)，如有输血指征，则输注血液制品。如果患者处于休克状态，应当建立中心静脉通路。尽管每个患者的输血量因个体情况而定，近期的随机试验和回顾性研究建议将血红蛋白7g/dl而不是更为宽松的9g/dl作为输血阈值，对可以进行早期(＜5h)内镜检查的消化性溃疡出血和静脉曲张破裂出血的患者，能够改善死亡率、减少总输血需求和降低再出血率。考虑到输血成本和潜在风险，单纯输血直到实现任意目标的血细胞比容并不合适。肝硬化患者常见凝血功能异常，可能需要新鲜冰冻血浆和(或)血小板控制活动性出血。

2.初步评估

在复苏进行的同时，应当通过病史和体格检查获得以下信息来确定出血来源。

(1)出血特征，包括黑便、呕血、便血或潜血试验阳性。直肠指诊对于确定粪便颜色、鉴别肛裂和直肠肿瘤是必不可少的。

(2)消化道出血的持续时间，有助于决定适当的评估速度来确定出血来源。

(3)是否出现腹痛。例如，由憩室和血管发育不良引起的便血通常无腹痛，而由肠道缺血引起的便血常伴有腹痛。

(4)其他相关症状，包括发热、排便紧迫感或里急后重、排便习惯改变、体重减轻。

(5)目前或最近使用的药物，如非甾体抗炎药、抗凝药和酒精，特别是包括阿司匹林在内的非甾体抗炎药容易导致溃疡或胃炎(参见第37章)。许多非

表33-2 急性消化道出血的常见病因

病因	相关临床特征	治疗
上消化道		
食管炎	胃灼热、吞咽困难、吞咽疼痛	药物治疗*
		抗反流手术或操作
食管癌	进行性吞咽困难、体重减轻	放化疗、外科手术
		姑息性内镜治疗
胃炎，胃溃疡	阿司匹林、NSAID	停用NSAID
十二指肠炎，十二指肠溃疡	腹痛、消化不良、幽门螺杆菌感染	药物治疗†
		急性出血的内镜治疗
胃癌	早饱、体重减轻、腹痛	外科手术、化疗
食管胃底静脉曲张	慢性肝病史	曲张静脉套扎、硬化治疗
	体格检查发现慢性肝病体征	血管加压素、奥曲肽
		TIPS或减压手术
贲门黏膜撕裂症	呕血前呕吐病史	支持疗法(通常具有自限性)
		内镜治疗
下消化道		
感染	暴露史、腹泻、发热	支持治疗、抗生素
炎性肠病	结肠炎病史、腹泻、腹痛、发热	类固醇激素、5-ASA、免疫治疗
		若药物治疗无效则手术治疗
憩室	无痛性便血	支持治疗
		防止复发的手术治疗
血管发育不良	无痛性便血	内镜治疗
	通常位于升结肠	支持治疗
	也常累及胃和小肠	局部病变的手术治疗
结肠癌	排便习惯改变、贫血、体重减轻	外科手术
结肠息肉	常无症状	内镜或手术切除
缺血性结肠炎	通常发生在老年患者	支持治疗(自限性)
	血管疾病病史	
	可以出现腹痛	
Meckel憩室	年轻患者的无痛性便血	外科手术
	病变位于回肠远端	
痔疮	与排便动作相关的直肠出血	支持治疗
		外科手术，套扎

注：NSAID.非甾体抗炎药；TIPS.经颈静脉肝内门体分流术；5-ASA.5-氨基水杨酸。

*质子泵抑制剂或组胺2受体拮抗剂。

†无幽门螺杆菌感染时，用质子泵抑制剂或组胺2受体拮抗剂；有幽门螺杆菌感染时，抗生素、质子泵抑制剂和铋剂的多种联合治疗方案。

处方药物可能含有阿司匹林或非甾体抗炎药成分。

(6)相关既往史和手术史，包括既往消化道出血史、腹部手术史(腹主动脉修补术后应考虑动脉肠瘘)、放射治疗(放射性直肠炎)、重要器官疾病(包括心肺、肝脏、肾脏等)、炎性肠病、近期息肉切除术(息肉切除术后出血)。

体格检查必须包括生命体征评估，心脏、肺脏、腹部检查和直肠指诊。最初的实验室检查应包括全血细胞计数、血型和交叉配血，以及血清电解质、血尿素氮、肌酐和凝血因子的检测。第一次血细胞比容的检测结果可能不能反映失血程度，但它将在24～48h逐渐降低至稳定水平。

必须考虑对患者的初步处理。60岁以上患者，严重失血或持续出血患者(由血细胞比容明显下降或

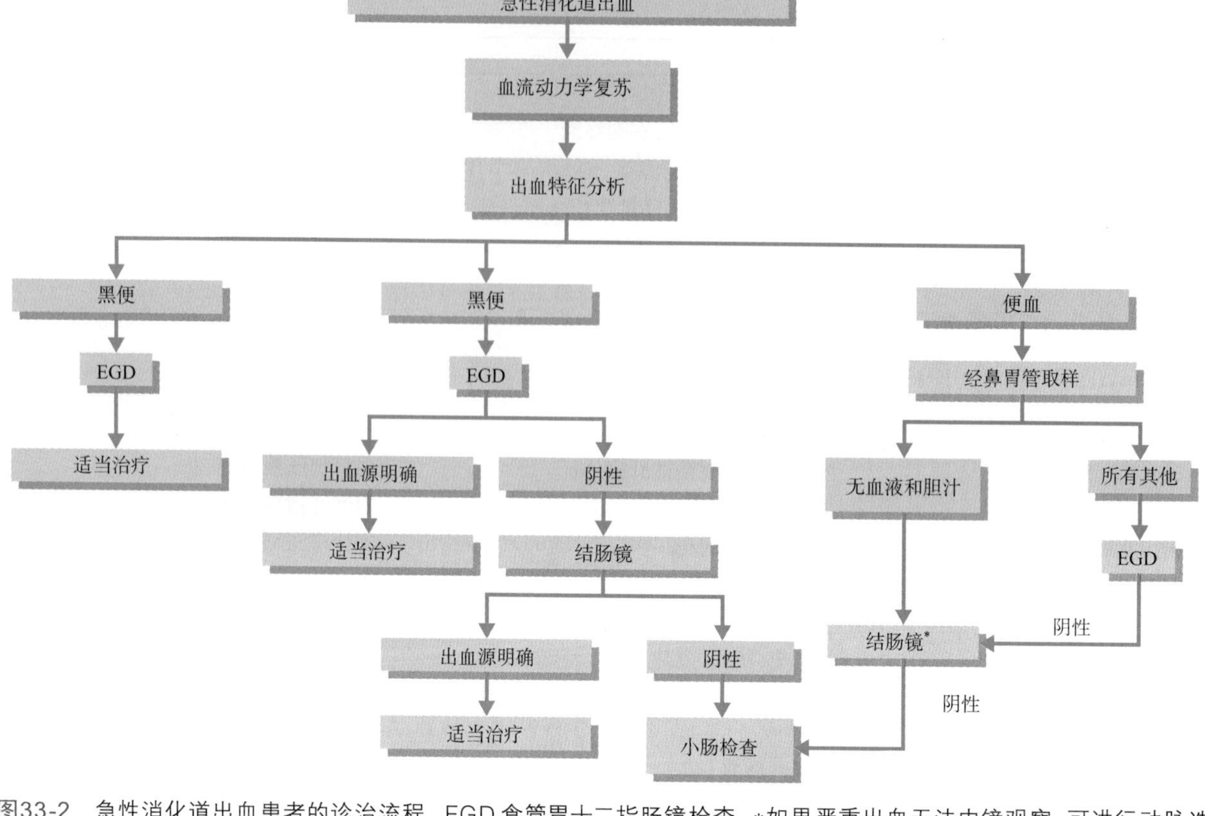

图33-2 急性消化道出血患者的诊治流程。EGD.食管胃十二指肠镜检查。*如果严重出血无法内镜观察，可进行动脉造影检查

直立性低血压及脉搏变化所反映）和合并严重伴随疾病的患者，消化道出血发生并发症的风险最大，应当在重症监护病房治疗直到稳定。

3.出血来源的确定

80%～90%的患者，急性消化道出血会自行停止且并无复发。但是，慎重的做法是明确出血来源，尤其是对那些大量出血或有合并症的患者。考虑到如果出血不能自行停止时直接给予治疗，以及确定哪些是存在进一步出血风险的患者，临床实践中需要有恰当的判断。例如，对于胃或十二指肠溃疡出血患者，静脉质子泵抑制剂抑酸治疗可以最大程度地稳定血凝块，并强化血小板聚集。质子泵抑制剂联合恰当的内镜治疗，可以降低溃疡再出血风险，减少急诊手术需求和死亡。通过内镜直接观察出血部位，可能改变对患者的治疗。

各种分类系统，如Forrest溃疡分级或Rockall评分，都是非常依赖内镜的再出血风险分层标准。通过内镜直接观察溃疡面，可以发现各种不同的出血表现及迹象。再出血的高危迹象包括活动性出血（Forrest Ⅰ）和出现动脉血管显露（Forrest Ⅱ）。溃疡基底洁净并无这些迹象的患者预后非常好。大约50%有高危迹象的患者会出现持续性或复发性出血。对于这些患者，出血部位可以用收缩血管药物或盐水注射治疗、电凝治疗或内镜下置入止血夹的机械性治疗。内镜治疗能够降低再出血发生率、死亡率，减少输血、外科手术需求，以及缩短住院时间。电凝或机械性治疗单独应用或与注射治疗联合应用，比单独应用注射治疗更有效。近来发展的一些方法，如止血喷雾剂和氰基丙烯酸酯复合物，提供了其他的治疗选择。

图33-2给出了急性消化道出血患者的诊治流程。病史要点和客观发现往往能够将出血部位定位于上消化道（屈氏韧带以上）或下消化道（屈氏韧带以下）。对于黑便或呕血的患者，应首先检查上消化道。便血患者更多为下消化道出血，但当出血速度较快时，上消化道病变也可以出现便血。插入鼻胃管抽吸胃内容物是合理的第一步。仅凭无血液抽出这一点不能排除上消化道出血，因为十二指肠球部溃疡的出血可能并不反流进入胃内而经鼻胃管抽出。一般而言，对于失血明显的急性消化道出血者，上消化道内镜检查应该作为评估的初始步骤。

一旦判断出血来源于下消化道，可以选择乙状结肠镜或结肠镜检查。当下消化道出血速度太快以至于不能通过内镜观察结肠和直肠时，可采用锝-99m（^{99m}Tc）标记胶体硫或高锝酸盐进行放射性核素红细胞显像，如果出血速度超过0.5ml/min，该方法就可以定位出血部位。尽管通过核素显像检查确定的出血部位可能不太准确，但可以指导内脏动脉造影检查，使造影剂使用量最小化。近年来，胶囊内镜和推进式或气囊小肠镜检查，提供了诊断和治疗小肠出血性疾病可能的内镜方法。钡剂造影检查在急性消化道出血评估中并无作用。

二、慢性消化道出血

慢性消化道出血的诊断是一个难点。出血可以表现为自限性、复发性的黑便或便血，但往往未达到之前讨论的血流动力学受损的程度。有些患者并无明显的失血证据，但存在持续性贫血和隐性失血。对这类疾病的评估与急性消化道出血不同，节奏相对缓慢；出血可能的原因也有别于急性消化道出血。

慢性消化道出血患者往往已经接受至少一次上消化道及下消化道内镜检查，但并未查明出血原因。因此，出血原因必定难以判断，或可能来自小肠。小肠因其长度和结构而成为一个检查困难的区域。一般而言，对小肠的初步评估为影像学检查。患者吞服钡剂，钡剂通过小肠全长。为了扩张小肠和观察更多的黏膜细节，可以置入灌肠管使其远端接近屈氏韧带，这样可以更有效地注入钡剂和空气。不过，CT和磁共振小肠成像正迅速取代透视成像。所有这些影像学检查诊断价值有限。扁平的黏膜病变容易被忽略，如作为隐性出血常见原因的血管扩张症。

如果影像学检查无阳性发现，可以采用胶囊内镜、推进式或气囊小肠镜（参见第34章）尝试对小肠进行内镜检查。对于持续失血患者，内镜检查在上消化道和结肠均未发现出血原因，影像学检查结果阴性，可在手术室对小肠全程进行剖腹探查联合内镜检查。另外，通过全消化道血管造影检查也可能发现慢性失血原因。

第三节　吸收不良

一、定义和流行病学

胃肠道的主要功能是消化和吸收主要营养成分（脂肪、碳水化合物及蛋白质）、必需微量营养素（维生素及微量矿物质）、水及电解质。这些营养素吸收受损被定义为吸收不良。在正常条件下，营养素的消化和吸收需要对食物进行机械降解和酶降解。机械过程包括咀嚼、胃内研碎及小肠内反复混合。酶水解始于胃肠道管腔内，需要唾液、胃液、胰液及胆汁分泌，在小肠刷状缘完成。消化终产物随后通过小肠上皮细胞吸收并转运进入门静脉循环。胃排空的协同调节、正常的肠内处理及足够的肠表面积均为重要因素。此外，已经认识到人类肠道菌群也在营养素利用中扮演重要角色，该菌群由定居在胃肠道的微生物群体组成。从出生开始，微生物与肠黏膜之间的相互作用促成了宿主免疫系统的成熟。微生物与宿主免疫系统间的稳态破坏会导致炎症增多和吸收减少。

大部分饮食成分在小肠全长任何部位均能吸收，但也有一些例外，吸收仅限于特定区域，如维生素B_{12}和胆固醇仅在回肠末段吸收。弥漫性黏膜相关疾病，如乳糜泻，会导致许多营养素吸收受损，而只影响回肠末段的疾病则会导致维生素B_{12}吸收减少。胆汁酸对脂肪吸收必不可少；胆汁酸经历肝肠循环，释放进入胆汁并从小肠末段重吸收。干扰这种机制的疾病会耗尽胆酸池并导致脂肪吸收不良。水和电解质主要由结肠吸收。此外，在结肠还能通过细菌酶作用从未消化的纤维素中产生许多碳水化合物来挽回热量。下面章节讨论主要营养成分的正常同化作用，以及对疑似吸收不良患者的评估方法。

二、脂肪的消化和吸收

膳食中脂肪主要由具有长链脂肪酸（16及18-碳分子）的三酰甘油（约95%）组成。在动物脂肪中，构成脂肪酸的绝大部分为饱和脂肪酸（如棕榈酸、硬脂酸），而那些植物来源的脂肪则富含不饱和脂肪酸（即碳链中具有一个或多个双键，如油酸和亚油酸）。脂肪不溶于水（疏水性），对其消化始于乳化过程，较大的脂肪小滴散布在肠腔的水介质中。在近端小肠，来自肝脏的胆盐和胰酶释放进入肠腔，混合并结合至这些液滴表面，在此共脂肪酶的活性使脂肪酸和单甘油酯得以释放。它们作为混合了胆盐的胶粒被吸收，这些疏水颗粒穿过上皮刷状缘上覆盖的静水层。

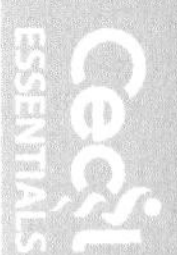

在细胞内，脂肪酸重新合成三酰甘油，并且与胆

固醇和磷脂一起被包裹成乳糜微粒和极低密度脂蛋白，通过淋巴管运出。胆盐保留在肠腔内，再循环至新的微粒处，最终以95%的效率在回肠末端重吸收。大部分膳食脂肪在空肠中与脂溶性维生素A、维生素D、维生素E、维生素K一起被吸收。建议膳食脂肪在热量构成中不超过35%，因其水平较高与心脏病、肥胖和某些癌症风险增加相关。

三、碳水化合物的消化和吸收

大部分膳食碳水化合物由淀粉（一种葡萄糖聚合物）、二糖蔗糖及乳糖组成，但只有单糖可被吸收。唾液淀粉酶及胰淀粉酶分解淀粉，释放寡糖。最终水解成葡萄糖单体发生于刷状缘，包括通过蔗糖酶和乳糖酶的二糖水解。葡萄糖和半乳糖与钠联合被主动转运，而果糖吸收则凭借易化扩散完成。大约有50%的膳食能量来源于碳水化合物，以55%为营养目标并提高不可溶性纤维（即哺乳类酶无法消化但结肠细菌能不同程度降解）的构成。

四、蛋白质的消化和吸收

膳食蛋白质是氨基酸的主要来源，并且是必需氨基酸的唯一来源。蛋白质的消化由胃黏膜分泌的胃蛋白酶在胃内开始，但是大部分水解由胰酶在近端小肠完成。胰腺以非活性酶原形式分泌胰蛋白酶、弹性蛋白酶、糜蛋白酶及羧基肽酶等蛋白酶。肠激酶（更合适的是肠肽酶）由小肠刷状缘分泌，使胰蛋白酶原裂解成活性形式的胰蛋白酶，后者依次将其他酶原转化为活性形式。肠刷状缘肽酶消化产物由氨基酸、寡肽组成，它们被转运穿过上皮细胞。大部分氨基酸的转运依赖钠，并在小肠近端发生。膳食对氨基酸氮的需求是15%左右的热量来源于蛋白质。

五、吸收不良的病理生理学机制

消化不良是指无法水解营养素，而吸收不良则是指黏膜吸收受损。但在临床实践中，吸收不良指营养素同化受损的所有方面。吸收不良可以涉及多种营养素，也可以更具选择性。因此，吸收不良的临床表现极其多变。完整的吸收过程如下：①腔内期，多种营养素被水解并溶解；②黏膜期，在上皮细胞刷状缘进行进一步处理并随后运输进入细胞；③转运期，营养素从上皮转运至门静脉或淋巴循环。这些阶段的任何损伤都会导致吸收不良（表33-3）。

表33-3 吸收不良的病理生理学机制

腔内期	黏膜期	转运期
营养获取减少	广泛黏膜缺失（切除或梗死）	血管病变（血管炎、动脉粥样硬化）
辅因子缺乏（恶性贫血、胃手术）	弥漫性黏膜病变（乳糜泻）	淋巴病变（淋巴管扩张；放疗；淋巴结肿瘤、空洞或浸润）
营养消耗（细菌过度生长）	克罗恩病；放疗；感染；浸润；乙醇、秋水仙碱、新霉素、铁盐	
脂肪溶解受损	刷状缘水解酶缺乏（乳糖酶缺乏）	
胆盐合成减少（肝细胞疾病）	运输障碍（Hartnup胱氨酸尿症、维生素B_{12}和叶酸摄取）	
胆盐分泌受损（慢性胆汁淤积）	上皮处理（无β-脂蛋白血症）	
胆盐失活（细菌过度生长）		
胆囊收缩素释放受损（黏膜疾病）		
胆盐损耗增加（回肠末端疾病或切除）		
营养素水解缺陷		
脂酶失活（卓-艾综合征）		
酶缺乏（胰腺功能不全或癌症）		
食物混合不当或输送过快（切除、旁路、甲状腺功能亢进）		

资料来源：Riley SA，Marsh MN：Maldigestion and malabsorption.In Feldman M，Scharschmidt BF，Sleisenger MH，editors：Sleisenger and Fordtran's gastrointestinal and liver disease：pathophysiology/diagnosis/management，ed 6，Philadelphia，1998，WB Saunders，pp 1501-1522。

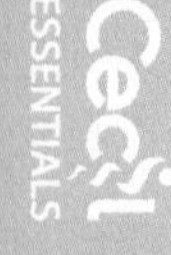

(一)腔内期

消化大部分由胰酶完成，尤其是脂肪酶、共脂肪酶和胰蛋白酶；胃消化酶并未发挥主要作用。作为后果，慢性胰腺炎会导致吸收不良，尤其是对于脂肪和蛋白质。胆盐缺乏也会引起脂肪吸收不良，原因可能为胆汁淤积性肝病（胆汁分泌受损）、细菌生长过度（导致腔内胆盐解离）、回肠疾病或切除使有效的胆汁酸肝肠循环丧失。消化腔内期的主要部分发生在十二指肠及近端空肠。

(二)黏膜期

黏膜疾病是吸收不良更为常见的原因，可由乳糜泻、克罗恩病等弥漫性小肠疾病或表面积减少（如小肠梗死的外科手术切除术后）引起。直接结果就是有效黏膜表面积减少及黏膜吸收相对缺失。原本正常肠道的特定缺陷会导致乳糖酶缺乏或无β-脂蛋白血症等特定病变。

(三)转运期

吸收后，营养素经静脉或淋巴管离开细胞。因此，吸收不良可能与肠系膜静脉阻塞、淋巴管扩张，或因恶性、浸润性病变（如Whipple病）导致的淋巴阻塞相关。

吸收过程可在多个阶段受损。例如，接受胃次全切除术或减肥手术的患者常有吸收不良，表现为各阶段的缺陷：胃搅拌受损、胃排空提前，以及食物与胆汁和胰酶在空肠混合受损。混合受损是解剖学改变（十二指肠旁路胃空肠吻合术）及胰酶生成减少（因胃内容物不经过十二指肠使胆囊收缩素和促胰液素释放减少）的后果。另外，肠淤滞会导致输入袢细菌过度生长，伴随脂肪吸收必需的胆汁酸分泌改变。多重机制的另一个例子是糖尿病，可以导致胃排空延迟、肠动力失常、细菌过度生长及胰腺外分泌不足。

六、临床表现

吸收不良的临床表现经常是非特异性的，尤其是在早期阶段。在更严重的病例可发生大便次数改变，往往带有腹泻，摄入足够食物但体重仍然减轻。但是，患者的症状常相对较轻，如腹胀及胃肠胀气。可以出现某些特定微量营养素缺乏相关的临床表现。例如，在一些患者中，缺铁性贫血可能是乳糜泻的唯一表现。蛋白质吸收不良可导致肌肉萎缩和水肿。因铁、叶酸和维生素B_{12}缺乏引起的营养不良性贫血会造成乏力。出血倾向（如瘀斑）可能源于脂肪吸收不良相关的维生素K缺乏所导致的凝血酶原时间延长。大块、油性粪便是脂肪吸收不良所致脂肪泻的特征，而腹胀（腹部膨隆）和软便次数增多则为碳水化合物吸收不良的结果。吸收不良相关的临床表现如表33-4所示。

七、诊断

很多疾病可以导致吸收不良，其中一些较为常见的如表33-4所示。一份非常详尽的患者病史往往能确定吸收不良的原因。但是，由于临床症状的多变性，更具特异性的白蛋白、维生素B_{12}、铁、胆固醇、钙、叶酸及凝血酶原时间检测有助于协助诊断吸收不良。这些检测有助于评价吸收不良的严重程度，但对于鉴别诊断没有特异性。在吸收不良诊治工作中有很多检测，那些最具临床实用价值的在后续章节中讨论（图33-3）。

(一)粪便脂肪分析

如果怀疑脂肪吸收不良，最简单的粪便脂肪定性检测方法是粪滴苏丹染色显微镜检查。这种检查敏感度有限，但快速简便，而且在出现中至重度脂肪泻时与粪便脂肪定量检测相关性很好。为了定量检测脂肪，应在患者每日饮食含100g脂肪的基础上连续3d收集粪便，分析样本的脂肪含量。正常的脂肪排出不应超过每日6g。尽管这种检查复杂、耗时而又非特异性，但在脂肪消耗适当的条件下可以准确量化粪便脂肪排泄。

(二)胰腺外分泌功能检测

抽取十二指肠内容物用于评价刺激胰腺后碳酸氢盐和酶的生成可能是胰腺外分泌功能的最佳指标。但是，这种检查有创、耗时，并且只能在少数专业机构进行。粪便胰酶（即粪便弹性蛋白酶1）测量则简单易行，能提供有效的实验室证据，用于诊断中至重度胰腺功能不全。在腹部平片或CT检查中所见的胰腺钙化提示存在慢性胰腺炎。磁共振胰胆管成像（MRCP）和内镜逆行胰胆管造影（ERCP）能帮助显示异常的导管解剖结构，并补充CT检查

表33-4　吸收不良综合征相关的临床表现

临床表现	相关疾病或综合征
消化道	
肿块	克罗恩病、淋巴瘤、结核、腺体
扩张	肠梗阻、胀气、腹水、假性囊肿(胰腺)、动力障碍
脂肪泻	黏膜疾病、细菌过度生长、胰腺功能不全、感染或炎症、药物诱发
消化道外	
皮肤	
非特异性	色素沉着、变薄、弹性丧失、皮下脂肪减少
特异性	水疱(疱疹样皮炎)、结节性红斑(克罗恩病)、瘀点(维生素K缺乏)、水肿(低蛋白血症)
头发	
脱发	谷蛋白过敏
减少或变细	全身性营养不足、甲状腺功能减退、谷蛋白过敏
眼	
结膜炎、巩膜外层炎	克罗恩病、白塞病
苍白	严重贫血
口腔	
口疮性溃疡	克罗恩病、谷蛋白过敏、白塞病
舌炎	维生素B_{12}、铁、叶酸、烟酸缺乏
口角干裂	维生素B_{12}、铁、烟酸、B族维生素缺乏
牙发育不全(釉质凹陷、营养不良)	谷蛋白过敏
手	
雷诺现象	硬皮病
杵状指	克罗恩病、淋巴瘤
匙状甲	铁缺乏
白甲	营养不足
肌肉骨骼	
单关节病和多关节病	克罗恩病、谷蛋白过敏、Whipple病、白塞病
背痛(骨软化、骨质疏松、骶髂关节炎)	克罗恩病、营养不良、谷蛋白过敏
肌无力(低钾、镁、维生素D,全身性营养不足)	弥漫性黏膜病变、细菌过度生长、淋巴瘤
神经系统	
外周神经病变(无力、感觉异常、麻痹)	维生素B_{12}缺乏
脑病变(癫痫、痴呆、脑内钙化、脑膜炎、假性肿瘤、脑神经麻痹)	Whipple病、谷蛋白过敏、弥漫性淋巴瘤

资料来源:Riley SA, Marsh MN: Maldigestion and malabsorption.In Feldman M, Scharschmidt BF, Sleisenger MH, editors: Sleisenger and Fordtran's gastrointestinal and liver disease: pathophysiology/diagnosis/management, ed 6, Philadelphia, 1998, WB Saunders, pp 1501-1522。

用于诊断,以评价慢性胰腺炎的后遗症。但是,胰腺影像学检查正常并不能排除胰腺外分泌功能不全。

(三)小肠黏膜活检

尽管上消化道内镜检查中黏膜大体外观能够提供一些关于是否有导致吸收不良相关疾病的线索,但小肠黏膜活检是对影响吸收细胞期的疾病的关键诊断性检查。在某些疾病中,组织学特征具有诊断意义;在其他疾病中,检查结果可能有高度提示作用(表33-5)。活检时需要在十二指肠球部及远端取多个组织样本以增加诊断准确性。

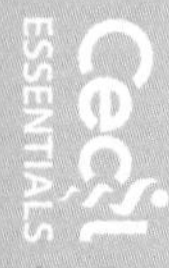

(四)影像学检查

在吸收不良患者中,小肠钡剂造影检查通常无特异性。但是,偶尔可见明确的解剖结构改变,如空肠憩室、淋巴瘤、克罗恩病、狭窄或肠瘘。另外,可能存在一种独特的小肠管壁薄、管腔扩张的钡剂显影

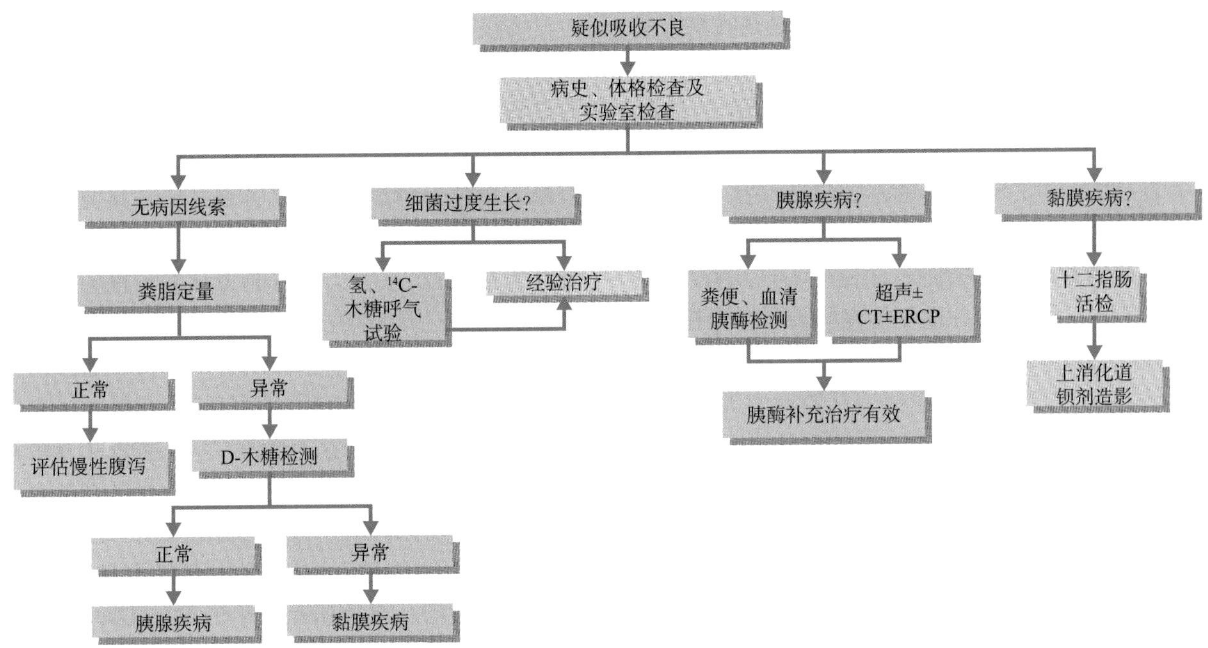

图33-3 疑似吸收不良患者的评估方法。CT.计算机断层扫描；ERCP.内镜逆行胰胆管造影（资料来源：Riley SA，Marsh MN： Maldigestion and malabsorption.In Feldman M，Scharschmidt BF，Sleisenger MH，editors：Sleisenger and Fordtran's gastrointestinal and liver disease： pathophysiology/diagnosis/management，ed 6，Philadelphia，1998，WB Saunders，pp 1501-1522.）

表33-5 小肠黏膜活检在吸收不良诊断中的价值

检查结果有诊断意义
Whipple病
淀粉样变性
嗜酸细胞性肠炎
淋巴管扩张症
原发性肠淋巴瘤
贾第鞭毛虫病
无β-脂蛋白血症
无丙种球蛋白血症
肥大细胞增多症
检查结果有提示作用但无诊断意义
乳糜泻
系统性硬皮病
放射性肠炎
细菌过度生长
热带口炎性腹泻
克罗恩病

资料来源：Trier JS：Diagnostic value of peroral biopsy of the proximal small intestine，N Engl J Med 285：1470，1971。

模式，提示乳糜泻。CT和磁共振肠道成像可提供更详细的小肠影像，能更敏感地确定异常，如肠活动性炎症、肠系膜扭转和水肿、狭窄、肠系膜纤维脂肪性增生及瘘管形成。

无线胶囊内镜是一种无创性检查方法，能直接观察小肠黏膜，与影像学检查相比能提供更为详细的对小肠疾病的评价。但是，胶囊内镜应避免用于疑似有狭窄的患者，因为有滞留风险。考虑到组织活检、外科手术前标记、球囊扩张及取异物，通过胶囊内镜检查黏膜病变后，常可继续行深部小肠镜（双气囊小肠镜、单气囊小肠镜或螺旋式小肠镜）检查。

（五）Schilling试验

维生素B_{12}是重要的微量营养素，其吸收需要多个步骤。首先，摄入的维生素与唾液R-因子蛋白结合。在胃内，胃壁细胞分泌内因子，后者与摄入的食物混合。在十二指肠，胰蛋白酶水解R蛋白，释放维生素使之与内因子结合。维生素B_{12}-内因子复合体随后由仅存在于回肠末端肠细胞上的特异性受体吸收。内因子缺乏（如恶性贫血、胃切除术后）、胰腺功能不全、细菌过度生长、回肠切除或黏膜病变（如克罗恩病）可导致维生素B_{12}吸收不良。

Schilling试验采用放射性核素标记的维生素B_{12}作为标志物，定量分析维生素B_{12}的吸收。该试验可以扩展成多个步骤以提高其诊断价值。第一步，先注射1000μg未标记维生素B_{12}以使肝储存饱和，然后患者摄入0.5μg放射性核素标记的维生素B_{12}。收集尿液检测放射活性，放射活性降低提示维生素B_{12}吸收不良。第二步，摄入维生素B_{12}时增加口服内因子，重复上述检测。若尿中排出的放射标记物被矫正，则可诊断恶性贫血。第三步，若吸收不良依然存在，给予患者短期口服抗生素，并重复检测。维生素B_{12}排出被矫正则确定有细菌过度生长。第四步，若检测结果仍异常，给予口服胰酶，并重复检测。异常结果在这一步被矫正则提示胰腺功能不全。最后一步，若所有这些干预均失败，通过其他检测方法明确有无回肠疾病或转钴胺素蛋白缺失。这一系列操作只不过是临床分析方法的一个例子，临床实际工作的常规做法是通过肠道外途径给予维生素B_{12}，而其发病原因则通过其他方法阐明。

（六）D-木糖试验

D-木糖试验作为小肠近端黏膜吸收功能的一个指标，可用于明确是否由肠上皮缺陷造成吸收不良。D-木糖是五碳单糖，跨肠黏膜运输大部分为被动扩散。试验中，受试对象摄入25g D-木糖，收集此后5h尿液。健康对象在5h内D-木糖排出超过4.5g（或≥20%摄入量），排出量较低提示吸收不良。但是，当存在肾排泄功能受损、胃轻瘫、广泛外周水肿或腹水时，可能会出现异常的低值（假阳性）结果。异常结果也可见于细菌过度生长，是肠腔内D-木糖细菌性降解的结果，但这种“假性吸收不良”可在给予抗生素治疗后得到矫正，这可以作为一种治疗性试验。

（七）呼吸试验

呼吸试验依赖于肠腔内混合物的细菌性降解，这种降解释放代谢副产物气体（如氢、甲烷、二氧化碳），后者可在呼出气体中被检测。当缺乏双糖酶时，特定的二糖（如乳糖）口服摄入后不能在小肠内适当吸收而转运至结肠，在此细菌性发酵产生代谢产物，氢气就是呼气检测的标志物。存在小肠细菌过度生长时，口服摄入的葡萄糖在小肠近端发酵（而不是被吸收），导致呼出气体中氢增多，呼出氢计时分析可辅助诊断。摄入碳-14（^{14}C）标记营养素后测定呼出气中具有放射活性的二氧化碳，已用于评估脂肪或胆酸吸收不良，以及检测细菌过度生长（^{14}C-木糖）。放射活性检测复杂、费时，在临床实践中其应用价值有限。

吸收不良的症状重叠，以及用于评价吸收不良的诊断性检测方法多样，有必要采用一种系统合理的方法（图33-3）。脂肪吸收不良最准确的检测方法仍为72h粪便脂肪分析，但这种检测难以在临床实践中应用。替代的脂肪泻的筛查方法是粪便脂肪定性检查（苏丹染色）和血清胡萝卜素测定。如果粪便脂肪含量正常，患者仍然可能会有某种特定碳水化合物的选择性吸收受损。如果主要症状是肠痉挛、肠胀气和腹泻，则应怀疑这种疾病。碳水化合物吸收不良最常见的例子是乳糖不耐受，特异性检测包括口服乳糖耐受试验，但呼吸氢测定更为灵敏和特异。

一般而言，粪便液体渗透压差可提示腹泻由肠腔内短链脂肪酸或碳水化合物相关的饮食（而非分泌性）因素所致。渗透压差可用以下公式计算：渗透压差=血浆渗透压摩尔浓度－2×（粪Na^+＋粪K^+）。渗透压差不是通过直接测量粪便渗透压摩尔浓度来计算，因其在样本容器内会随时间而增加。此外，肠腔内渗透压摩尔浓度与血清渗透压摩尔浓度相等，因为结肠并不能产生一个梯度以抵抗血清溶质浓度。

当检测显示存在脂肪吸收不良（粪便脂肪＞6g/24h，或粪便脂肪定性升高及血清胡萝卜素降低）时，下一步应进行D-木糖吸收-排泄试验。D-木糖试验正常可排除弥漫性黏膜疾病，而提示消化不良主要因为胰酶或胆盐缺乏。慢性胰腺炎的线索包括酒精滥用或既往胰腺炎发作史。胰源性吸收不良少见的原因，如囊性纤维化、微小结石形成或药物毒性，要求进行特异性检测及详细询问病史。需要明确胰腺疾病时，可进行血清胰酶检测及腹部影像学检查（腹部平片或敏感性更高的腹部CT检查）。如果尿D-木糖排泄异常，可用葡萄糖碳水化合物负荷的呼吸氢试验来诊断细菌过度生长。如果无细菌过度生长，应进行黏膜活检（见表33-5）。有时候小肠影像学检查也有帮助。

如果吸收不良的原因仍不清楚，需考虑其他因素，包括寄生虫感染，如蓝氏贾第鞭毛虫或涉及胰管的蛔虫（不发达国家更常见）感染。这些诊断要求进行仔细的粪便虫卵和寄生虫检查或粪便抗原试验。

八、治疗

吸收不良的特异性治疗有赖于确定其基础疾

病。有时对于可治疗的基础疾病应该开展治疗性试验，如去麸质饮食治疗乳糜泻、胰酶替代治疗胰腺外分泌功能不全、甲硝唑治疗蓝氏贾第鞭毛虫感染，或广谱抗生素治疗疑似的细菌过度生长。肠外营养在维持足够的营养状态中有可能发挥作用。后面章节着眼于特定疾病讨论治疗方法。这里以两种疾病——乳糜泻和细菌过度生长，作为病理生理学示例加以讨论。

（一）乳糜泻

乳糜泻（也称口炎性腹泻、非热带口炎性腹泻或麸质敏感性肠病）的特征是在遗传易感人群中由麸质相关免疫损害造成的肠黏膜损伤。在乳糜泻患者亲属中，大约10%也会发生乳糜泻。乳糜泻与人类白细胞抗原（HLA）Ⅱ类分子有很强的相关性，尤其是HLA-DQ2和HLA-DQ8。该疾病因接触小麦（含麸胶蛋白）、大麦及黑麦等谷物及其产品的储存蛋白而引发。燕麦也牵连其中，不是因为麸胶蛋白，而是因其在包装和运输过程中受小麦侵染。与这些物质相接触启动了一种细胞免疫反应而导致黏膜损伤，尤其是在近端小肠。研究结果显示组织转谷氨酰胺酶可能是乳糜泻的自身抗原。

1.临床表现

乳糜泻可以表现为典型的吸收不良综合征的症状和体征。但是，不典型发病也不少见，表现为非特异性的消化道症状，如腹胀、慢性腹泻（有或无脂肪泻）、肠胀气、乳糖不耐受或某种微量营养素缺乏（如缺铁性贫血）。肠外表现，如抑郁、虚弱、乏力、关节痛、骨质疏松或骨质软化等，也可能为主要症状或体征。已发现许多疾病与乳糜泻显著相关，包括疱疹样皮炎、1型糖尿病、自身免疫性甲状腺疾病及选择性免疫球蛋白A（IgA）缺乏。

2.诊断

对每位吸收不良综合征患者首先考虑乳糜泻，在鉴别不典型发病时也应对此加以考虑。纤维或胶囊内镜可以显示的典型特征是宽而平坦的绒毛，纤维内镜检查时可获取组织样本以进行病理组织学分析。肠活检是最具价值的确诊检查方法。病理学改变范围较广，从正常绒毛结构伴黏膜淋巴细胞和浆细胞增多（浸润性病变）到绒毛部分或完全变平。尽管异常活检结果为非特异性，但仍有高度提示作用，尤其是因为大部分貌似乳糜泻的其他疾病（如克罗恩病、胃泌素瘤、淋巴瘤、热带口炎性腹泻、移植物抗宿主病、免疫缺陷）可被临床鉴别。临床上对去麸质饮食有效则可确诊，在成人中据此可以不必为了记录愈合情况而重复活检。血清学检查（抗麸胶蛋白抗体、抗肌内膜抗体及网状蛋白抗体）有助于筛查症状不典型的患者及乳糜泻患者的无症状亲属。

3.治疗

严格的终身坚持去麸质饮食是乳糜泻的唯一治疗方法。应补充提供特定的营养素以矫正相应的缺乏，尤其是铁、维生素和钙。可能数周内就能见到临床疗效。患者须接受监测以保证足够的疗效及适当的饮食依从性。能坚持这种饮食的患者长期预后非常好，不过恶性病变的发生率可能会稍有增加，特别是淋巴瘤。

（二）细菌过度生长综合征

正常情况下，近端小肠内每毫升液体中含有的细菌量少于1×10^4，不含厌氧拟杆菌微生物，几乎无大肠杆菌。肠腔细菌过度生长会通过多种机制导致腹泻及吸收不良：①胆盐去结合，导致乳糜微粒形成障碍和脂肪吸收不良；②肠细胞（小肠上皮细胞）局部损害；③直接竞争利用营养素，如革兰氏阴性菌或鱼带绦虫、阔节裂头绦虫摄取维生素B_{12}；④通过细菌代谢产物，如水解胆酸和短链（挥发性）有机酸，刺激水及电解质分泌。

1.细菌过度生长相关性疾病

维持上消化道相对无菌的最重要因素是胃酸度、胃肠蠕动及肠道免疫球蛋白（IgA）。破坏这些功能的疾病会引起细菌过度生长。蠕动不良可由动力障碍（如硬皮病、淀粉样变性、糖尿病）或解剖结构改变（如手术所致盲袢、梗阻、空肠憩室形成）引起。胃酸缺乏、胰腺功能不全和低γ-球蛋白血症也与细菌过度生长相关，但很少引起临床脂肪泻。

2.诊断

空肠抽吸物直接培养是最具确诊作用的检查方法，但其有创、不适且费用高。^{14}C-木糖呼吸试验是准确敏感的实验室检查方法；口服葡萄糖竞争后呼吸氢试验更为简便，但敏感性或特异性较前者低。抗生素经验性治疗试验是诊断检查的可接受替代方法。

3.治疗

时机恰当时应给予特异性治疗，如手术治疗肠梗阻。患者接受抗生素治疗更为常见，其中最合适的是能有效对抗需氧和厌氧肠内微生物的抗生素。合适的选择是四环素、磺胺或甲硝唑与头孢菌素或喹诺酮联合使用。7～10d的单个疗程治疗的效果可维持数月。其他患者，间歇性治疗(每4周治疗1周)甚或更长期的持续治疗已被证实最为有效。

九、吸收不良疗法

在美国，心血管疾病和肥胖导致的其他后果已达流行的比例，解决这一难题的方法之一是特意诱导吸收不良(主要针对脂肪)以降低患者血脂水平及体重指数。用于这一目标的药物包括胆酸结合树脂，如考来烯胺和考来替泊，以及脂酶抑制剂奥利司他(xenical)和依折麦布(zetia)。外科手术治疗(减肥手术)通常由胃隔间手术联合一定程度的小肠旁路手术组成，可通过多种机制引起明显的体重下降，包括吸收不良、营养素沉积增多及饱腹感增强。

第四节 腹泻

一、定义

正常成年人的平均排便次数可在每日3次到每周3次范围内变动。腹泻可定义为排便次数增加伴黏稠度下降和排便量增加，但这些主诉的主观性及缺乏固定的正常值使得难以确切定义。1997年美国胃肠病学会将慢性腹泻定义为便溏伴或不伴排便次数增加。也有包含粪便重量的定义，在美国为平均低于200g/24h，但根据饮食不同会有变化。2003年慢性腹泻研究指南将腹泻定义为异常排泄溏稀便或水样便超过每日3次或排便量超过200g/d，或两者均有。由于主诉的主观性，需要详细的病史来进行诊断(表33-6)。

症状的持续时间有助于腹泻的鉴别诊断，而且也是必要病史的一部分。急性腹泻限定于2周及以内，常见于感染。持续腹泻为超过14d，慢性腹泻为持续超过4周。随着时间延长，其病因为感染的可能性也逐渐降低。

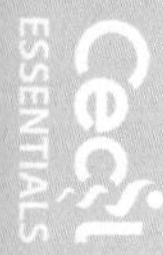

二、生理学

每24h周期内有将近8～9L液体进入小肠。其中1～2L来自饮食摄入，其余来自唾液、胃液、胆汁、胰液及小肠分泌液。除1～2L进入结肠，几乎所有液体在小肠被吸收。这部分液体在经过结肠时几乎全部被吸收，留下的粪便少于200g/d。离子、溶质和水吸收紊乱，或电解质分泌增加，都会导致肠腔内水增多从而出现腹泻。

三、急性腹泻

大部分急性腹泻由病毒或细菌感染引起并具有自限性，无须特殊治疗即可恢复。急性腹泻在西方国家很常见，平均每人每年都会发生一次。该病倾向于暴发，涉及食物或水污染，易于在特殊人群中复发，如婴儿护理者、幼儿、旅行者及免疫功能减退个体。大多数急性腹泻相关性死亡发生于老年人，原因是衰老时生理改变，包括水自稳态异常及渴觉减退。由于血容量不足，老年患者因直立性低血压、电解质紊乱及谵妄所致的跌倒风险增加。

大多数急性腹泻由病毒感染引起，针对急性腹泻的研究结果显示只有1.5%～5.6%的患者细菌培养阳性。常见的引起急性感染性腹泻的病毒包括诺如病毒、轮状病毒及腺病毒。症状往往持续大约48h，并能自发消除。

表33-6 腹泻的分类

类型	表现	病因
急性(病程<2周)	常轻度，症状多样	最常见为感染
慢性(病程>4周)		
分泌性	大量水样便 禁食后无改变	霍乱、神经内分泌肿瘤、药物、非渗透性缓泻剂、胆盐、细菌毒素
渗透性	水样便 禁食后停止	碳水化合物吸收不良、缓泻剂(Mg^{2+},PO_4^{3-})
炎症性	血性、黏液性腹泻 排便频繁、急迫、量少	感染性结肠炎 炎性肠病(IBD)、侵袭性细菌感染
动力性	软便至水样便	肠易激综合征(IBS) 细菌过度生长 甲状腺功能亢进 硬皮病
脂肪泻	油性、恶臭	吸收不良：乳糜泻、短肠综合征、消化不良、瘘

急性感染性腹泻的细菌性病原体包括沙门菌、弯曲杆菌、志贺菌、产肠毒素大肠杆菌及艰难梭菌。这些可能是最严重的急性腹泻的病因。在腹泻持续超过3d且排泄量大的患者中，87%的病例发现有细菌性病因。原虫是急性腹泻的少见病因。

由于急性腹泻症状持续时间短，预后良好，而且病毒因素所占比例较高，因此临床研究必要性不大，而且对大多数病例来说性价比不高。有必要进行完整评估的是严重病例，其临床表现包括：大量水样腹泻和低血容量，频繁少量黏液血便，血性腹泻，发热超过101°F（约38.3℃），病程超过48h，严重腹痛，需要住院治疗，近期应用抗生素，年龄超过70岁，免疫功能减退，妊娠期系统性疾病和腹泻（李斯特菌病）。

可能有助于诊断的病史要点包括旅行、工作暴露及宠物饲养相关信息。发热往往提示侵袭性微生物，如沙门菌、志贺菌、弯曲杆菌、特定病毒、溶组织阿米巴或艰难梭菌。危险因素包括食用或制作生肉或未熟透肉类及奶制品、污染的水果及蔬菜。孕妇由肉类或未消毒牛奶而致李斯特菌病的风险增加20倍，对于腹泻并有全身性表现的孕妇，常需要考虑该细菌感染。摄入金黄色葡萄球菌、蜡状芽孢杆菌或产气荚膜杆菌的预加工细菌毒素往往在6h内引起腹泻。急性旅行者腹泻最常见的病原体是产肠毒素大肠杆菌。

传染性病原体有时会引起轻到重度黏膜炎症。这些病原体包括诺如病毒、轮状病毒及人类免疫缺陷病毒（HIV）。细菌性黏膜侵袭可由沙门菌、肠侵袭性大肠杆菌、空肠弯曲杆菌及肠炎耶氏菌引起；溶组织阿米巴、艰难梭菌、志贺杆菌、大肠杆菌O157：H7、弧菌及产气单胞菌可分泌毒素并侵袭黏膜。患者经常叙述的病史为初始水样腹泻，后期发展为血性腹泻。

急性腹泻的非感染性病因较为少见。这些病因可包括肠易激综合征（IBS）、炎性肠病（IBD）、缺血性肠病（缺血性结肠炎或肠系膜缺血）、不完全性肠梗阻、粪便嵌塞伴溢出性腹泻及细菌过度生长。其最为常见的表现是持续性或慢性腹泻，但的确也会特殊发病。药物及非处方保健品也可能成为急性或慢性腹泻的病因，通过服用新药或增加剂量有可能提示诊断。口服镁剂、盐酸多奈哌齐（安理申，aricept）、管饲、液体药物及咀嚼不可吸收糖（如山梨醇）制作的口香糖也常与腹泻相关。准确的用药史（处方及非处方药），包括保健品服用史，对于诊断必不可少。

（一）急性腹泻的评价

大部分急性腹泻患者的病变既不严重也不迁延，因此不需要详细的评估。实验室检查、培养及多个处理步骤会涉及较高的费用，而且因为大多数病例由病毒感染所致，这些检测多无阳性结果。患者通常为水样腹泻，无血，无全身性表现。许多旅行者腹泻因产肠毒素大肠杆菌感染而有大量水性腹泻。一些病史或体格检查有严重异常的患者，或老年、免疫功能减退的患者，应进行实验室检查。

对于频繁少量血性腹泻的患者应注意寻找可能的细菌性病因。同样，对于有全身性表现（如腹痛、发热）、粪便白细胞阳性、粪便乳铁蛋白水平升高（白细胞标志物）或大便潜血试验阳性的患者也是如此。应做粪便培养以寻找志贺菌、沙门菌、弯曲杆菌及肠出血性大肠杆菌。诊断李斯特菌、耶氏菌和弧菌感染可能需要进一步检测。粪便培养若为阴性而又有持续性腹泻或HIV感染/AIDS病史的患者，应检查粪便寄生虫及虫卵。对这些个体或可能有暴露史的患者，还需要进行贾第鞭毛虫和弯曲杆菌免疫检测及微孢子虫染色检查。由于存在社区获得性艰难梭菌感染的风险，即使无抗生素应用史，也应检测是否存在艰难梭菌感染。

最后，粪便检查若无明确结果，在免疫功能减退的患者中可能需要使用乙状结肠镜或结肠镜进行内镜影像学检查，以评价IBD、缺血性结肠炎或巨细胞病毒性结肠炎。尽管有广泛评价，仍可在20%～40%的患者中无法确定病因。

（二）治疗

急性腹泻的治疗始于一般支持疗法。最重要的治疗是补水，最好经口服途径完成，尽管在美国静脉内水化治疗应用得更多。在美国，合适的口服水化治疗可以降低儿童入院率，每年至少减少10万例。口服水化方法是有效的，因为在许多小肠性腹泻病变中，如果给予葡萄糖和盐，小肠仍然能吸收水从而使水从肠腔转运。世界卫生组织推荐的口服水化配方构成如下：氯化钠2.6g（0.092盎司）；柠檬酸钠2.9g（0.10盎司）；氯化钾1.5g（0.053盎司）；无水葡萄糖13.5g（0.48盎司）或蔗糖27g（0.96盎司）；水1L。该配方易于配制且便宜。排汗替代饮料如佳得乐，与水化治疗液体不同，但若个体无血容量减少也可应用。

大多数病例不需要抗生素治疗，但在特殊情况下可以考虑。肠道病原体培养结果不能立即获得时，常有必要决定是否采取经验性抗生素治疗。通常而言，经验性抗生素治疗不会显著影响急性腹泻的病程。在一项研究中纳入的所有患者均为培养阳性，接受抗生素治疗的患者与其他患者相比有1d的获益。但在那些病情严重的患者中结果更好，治疗组治愈时间为1.5d，而未治疗组则为3.4d。

抗生素应避免用于肠出血性大肠杆菌感染的患者，因其不仅无获益，而且还可能增加溶血性尿毒症综合征的风险，后者与志贺毒素释放增多有关。这些患者常有血性腹泻及腹痛，但无发热。如果已经开始抗生素治疗，培养结果显示为大肠杆菌O157：H7感染，则应停止抗生素治疗。抗生素治疗非伤寒沙门菌胃肠炎也无临床改善作用，粪便中细菌清除时间可能会延长。

（三）对症治疗

饮食通常不需要有较大的改变。应鼓励患者饮用清淡液体，或许也可摄入低纤维软食物，这有助于水化治疗并补充一些热量用于基础能量需求及肠细胞再生。应避免食用牛奶，因为可能存在黏膜损伤造成的短暂乳糖不耐受。咖啡因和酒精因会刺激肠道蠕动，也要避免摄入。

对于无血性腹泻或发热的急性腹泻患者，洛哌丁胺（易蒙停，imodium）、地芬诺酯-阿托品（lomotil）或阿片酊能降低水样便的频率。这些药物还有抗分泌特性，以及抑制肠蠕动，因而能使肠吸收增加。洛哌丁胺常用剂量不应超过每日8片（每片2mg），地芬诺酯不应超过每日8片（每片5mg）。地芬诺酯和阿片酊具有中枢活性阿片类作用，会引起不必要的副作用，尤其是老年患者。这些药物还与肠出血性大肠杆菌感染患者的溶血性尿毒症综合征风险增加相关。对于在感染性腹泻患者中用益生菌恢复肠道菌群尚无很好的研究。

四、慢性腹泻

对慢性腹泻的评价更加易变，确定普遍适用的指南更加困难，这也部分反映了有很多可能的病因。腹泻可能由结肠炎症、结肠肿瘤、小肠炎症、小肠黏膜疾病致吸收不良、胰腺功能不全致消化不良、肠动力障碍及功能性肠病引起。

慢性腹泻是消化科就诊的常见原因，但其准确发病率难以估计，因其定义及患者人群差异很大。在一项研究中，老年人群慢性腹泻的发病率估计在7%～14%，但该研究包括了功能性肠病。另一项研究排除了腹痛，慢性腹泻的发病率估计为4%～5%。慢性腹泻会影响生活质量，治疗过这些患者的临床医生都曾听闻过患者因害怕腹泻及失禁而不敢外出。

慢性腹泻的评价

由于病因多样、严重程度不一，最佳指南未能确立。大多数推荐是基于专家意见，因就诊类型或地区差异可能会有偏倚。完整的病史及体格检查至关重要。询问病史时应尝试确定可能是器质性疾病还是功能性疾病，鉴别是吸收不良还是炎症性病因所致，以及明确腹泻可能的病因。因此，病史的重要部分应包括以下内容。

（1）腹泻发病的特点，是突发的还是逐渐发生的。

（2）腹泻的症状是持续性的还是间歇性的。

（3）是否出现夜间腹泻。

（4）腹泻持续的时间。

（5）流行病学资料，包括旅行、接触污染食物或水源、家庭成员有类似疾病发生。

（6）粪便特征，水性、血性，还是油性。

（7）是大便失禁还是腹泻，抑或两者兼具。

（8）腹痛：IBD、IBS、肠系膜缺血。

（9）体重减轻，常见于吸收不良、IBD、缺血及肿瘤形成。

（10）有无加重的因素，如应激、特定食物（如牛奶）。

（11）此前做过的评价，以避免重复检查。

（12）有无缓解的因素，如患者尝试了什么方法去控制腹泻。

（13）既往手术、放疗、用药和保健品服用史。

（14）假性腹泻：在进食障碍、诈病或再次罹患时需要考虑。

（15）系统回顾：甲状腺功能亢进、硬皮病、肿瘤综合征、糖尿病。

（16）HIV或其他免疫功能抑制状态的危险因素。

体格检查很少能提供特异性诊断，但确实能评价体液状态及营养状况。有帮助的发现包括口腔溃疡或提示可能有IBD的肛周疾病、皮疹或面色潮红、腹部肿块及甲状腺功能亢进的表现。

有些病因与社会经济状况相关。与急性腹泻相比，慢性腹泻的感染性病因在美国少见，但它们在发展中国家常见。感染性病因在新到移民或旅行者中是一个关注点。偶尔可见持续性感染能引起慢性腹泻，如贾第鞭毛虫、内阿米巴、艰难梭菌、产气单胞菌、邻单胞菌、隐孢子虫、惠普尔养障体(Whipple病)、人芽囊原虫及环孢子虫。另外，高达30%的这些感染者会发生感染后IBS并成为慢性腹泻的原因。

以腹泻为主IBS患者的症状变化范围很广，但主要的主诉往往是慢性腹痛和排便习惯改变。这些患者主诉频繁少量腹泻，常间杂正常排便或便秘。他们可能会描述有明显的排便紧迫感或排便不尽感。约50%的患者粪便中有黏液。大量腹泻、血性腹泻、夜间腹泻和油性粪便不会见于IBS，需要考虑器质性疾病的可能。罗马Ⅲ标准是一份用于研究目的的功能性肠病专家共识，可能有助于确定IBS及功能性腹泻的诊断。IBS的诊断标准是最近3个月内每月至少3d有反复腹痛或腹部不适，且伴有以下两条或两条以上：①排便后腹痛缓解；②发作时伴排便频率的改变；③发作时伴粪便性状的改变。

IBS可基于典型的病史和临床表现而作出诊断，并非总要求有大量的评价。如果有潜在严重症状与IBS不一致，则需要做进一步检查。罗马Ⅲ标准将功能性腹泻定义为持续或反复排散便或水样便，无腹痛或腹部不适，至少3个月内75%以上的排便有这种情况发生。该标准在指导评估方面有些模棱两可，因其无助于排除慢性腹泻的其他病因。

炎性肠病是典型的慢性腹泻的病因，包括溃疡性结肠炎和克罗恩病。放射性结肠炎(通常基于病史)和缺血性结肠炎是比较少见的病因。克罗恩病能累及从口腔到肛门的消化道的任何部分。患有克罗恩病的患者典型的症状有腹痛、腹泻、体重减轻和发热，严重的出血在克罗恩病中并不常见。克罗恩病往往有诊断延迟，从症状出现到确诊可有数月的时间间隔。贫血、白细胞增多和炎症标志物水平增高是常见的实验室检查发现。

溃疡性结肠炎因涉及结肠的部位易变，临床表现也多变。一般而言，如果炎症局限于直肠或直肠乙状结肠区域，症状相对较轻。发病可以是逐步的，可有黏液血便和间歇性腹泻伴发热，排便次数少于每日4次。排便急迫感、轻度的痉挛和排便不尽感(里急后重)均很常见，也可出现便秘。较重的症状往往与累及较多的结肠有关，如左侧结肠炎，有时为全结肠炎。患者频繁排松散、带黏液的血便，可达每日10次。可以出现轻度贫血和白细胞增多、轻到中度痉挛性腹痛及低度发热。体重减轻在轻度疾病中并不常见。超过每日10次血便的严重疾病往往提示全结肠炎。出现严重痉挛性腹痛、发热、白细胞增多和贫血，常需要输血。可有迅速的体重减轻，导致营养不良。总体上，这些患者中将近1/3是直肠乙状结肠区域疾病，1/3是左半结肠疾病，其余部分是全结肠炎。大约10%的患者是暴发性疾病。炎性肠病治疗的相关信息见第37章。

显微镜下结肠炎最多见于中年女性，但也能出现在所有年龄段及男性患者。常表现为慢性水样腹泻。可出现轻度腹部痉挛和体重减轻，但脱水和营养不良罕见。该名称暗示这是一个组织学诊断，事实上，内镜检查时结肠黏膜外观经常完全正常，活检是证实其发病必不可少的检查。病变出现在全结肠，但经常右侧更为严重。有两种显微镜下结肠炎：淋巴细胞性和胶原性。尽管该结肠炎的基础病因尚不清楚，但高达50%的病例与自身免疫性疾病相关。治疗以试验性对症药物治疗开始。洛哌丁胺和考来烯胺可能对轻度病变有用；不易吸收的类固醇激素布地奈德可以应用，但停药后经常复发。美沙拉嗪和柳氮磺胺吡啶也已经被用来治疗该类结肠炎，但有关疗效的相关信息还很少。

吸收不良可以导致腹泻，由脂肪和营养素吸收不良所致腹泻最为常见。排便典型描述为油脂性、腥臭和量大，但水样腹泻少见。可能会有体重减轻。吸收不良可以为先天性，由小肠细胞的膜转运功能缺陷所致，或为后天获得性，源于小肠广泛损伤或切除引起吸收面积减少。病因可以是乳糜泻、克罗恩病及小肠切除后的短肠综合征。空回肠旁路术曾在1960年和1970年应用于病态肥胖患者，但后来由于广泛而严重的并发症而停用，该手术人为创建了导致体重减轻的严重吸收不良。另外，也可发生胰酶缺乏(慢性胰腺炎，偶尔为胰腺肿瘤)所致的消化不良和胆盐缺乏所致的脂肪吸收不良。

实验室检查有无阳性发现取决于吸收不良的严重程度及缺乏的特定营养素的类型。最常见的吸收不良是乳糖不耐受，可以导致胀气、腹部膨隆和腹泻。乳糖不耐受可通过乳糖呼吸试验或更简单的乳糖回避试验来诊断。乳糜泻和热带口炎性腹泻会引起一系列症状，种类和严重程度大不相同，从缺铁到缺钙和镁、脂溶性维生素缺乏及体重减轻。少见的Whipple病不仅会引起吸收不良，还会导致全身性表

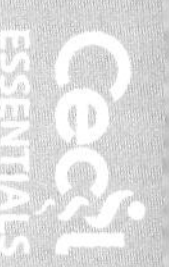

现。细菌过度生长也可以导致吸收不良，如肠动力障碍性疾病、小肠憩室形成及手术造成的盲袢。呼吸试验可用于评价细菌过度生长。

大约10%的胆囊切除术后患者会发生慢性但往往是自限性的腹泻。可能的病因是缺少了胆囊的储存功能而导致胆汁持续输送至小肠；这种持续性流动提升了结肠的胆盐水平，从而导致腹泻。胆囊切除术后腹泻通常对胆酸结合药物有反应，如考来烯胺，腹泻常随时间推移而缓解。

分泌性腹泻较为少见，典型表现为日夜均有的大量（>1L/d）水样腹泻，即使禁食仍持续出现。通过病史和禁食时粪便监测通常就能确定诊断，粪便电解质测定从而计算粪便渗透压差也有助于诊断（见前面讨论）。分泌性腹泻的渗透压差低于50mOsm/kg，而在渗透性腹泻中会超过125mOsm/kg。分泌性腹泻的病因很少为感染性。病因包括相当罕见但往往很引人注目的综合征，如卓-艾综合征（胃泌素瘤）、产血管活性肠肽肿瘤（VIP瘤）和类癌综合征。为评价慢性分泌性腹泻，应该进行粪便培养。应考虑小肠和结肠影像学检查，在病史及检查阳性发现的基础上，考虑激素及其他促分泌素检测。

推 荐 阅 读

A. Abdominal Pain

Camilleri M: Peripheral mechanisms in irritable bowel syndrome, N Engl J Med 367:1626–1635, 2012.

Johnston JM, Kurtz CB, Macdougall JE, et al: Linaclotide improves abdominal pain and bowel habits in a phase IIB trial of patients with irritable bowel syndrome with constipation, Gastroenterology 139:1877–1886, 2010.

Lembo AJ, Schneier HA, Shiff SJ, et al: Two randomized trials of linaclotide in chronic constipation, N Engl J Med 365:527–536, 2011.

Peery A, Dellon ES, Lund J, et al: Burden of gastrointestinal disease in the United States: 2012 update, Gastroenterology 143:1179–1187, 2012.

Sperber AD, Drossman D: The functional abdominal pain syndrome, Aliment Pharmacol Ther 33:514–524, 2011.

B. Gastrointestinal Hemorrhage

Barkun A, Bardou M, Marshall JK: Consensus recommendations for managing patients with nonvariceal upper gastrointestinal bleeding, Ann Intern Med 139:843–857, 2003.

Bounds BC, Friedman LS: Lower gastrointestinal bleeding, Gastroenterol Clin North Am 32:1107–1125, 2003.

Holster IL, Kuipers EJ, Tjwa ET: Hemospray in the treatment of upper gastrointestinal hemorrhage in patients on antithrombotic therapy, Endoscopy 45:63–66, 2013.

Morishita H, Yamagami T, Matsumoto T, et al: Transcatheter arterial embolization with N-butyl cyanoacrylate for acute life threatening gastrointestinal bleeding uncontrolled by endoscopic hemostasis, J Vasc Interv Radiol 24:432–438, 2013.

Ralnek IM, Barkun AN, Bardou M: Management of acute bleeding from a peptic ulcer, N Engl J Med 359:928–937, 2008.

Soulellis CA, Carpentier S, Chen YI, et al: Lower GI hemorrhage controlled with endoscopically applied TC-325 (with videos), Gastrointest Endosc 77:504–507, 2013.

Villavueva C, Colomo A, Bosch A, et al: Transfusion strategies for acute upper gastrointestinal bleeding, N Engl J Med 368:11–21, 2013.

C. Malabsorption

Dye CK, Gaffney RR, Dykes TM, et al: Endoscopic and radiographic evaluation of the small bowel in 2012, Am J Med 125:1228.e1–1228.e12, 2012.

Forsmark CE: Management of chronic pancreatitis, Gastroenterology 144:1282–1291, 2013.

Goulet O, Ruemmele F: Causes and management of intestinal failure in children, Gastroenterology 2(Suppl 1):S16–S28, 2006.

Marth T: New insights into Whipple's disease—a rare intestinal inflammatory disorder, Dig Dis 27:494–501, 2009.

Mueller K, Ash C, Pennisi E, et al: The gut microbiota: introduction, Science 336:1245, 2012.

Rubio-Tapia A, Hill ID, Kelly CP, et al: ACG clinical guidelines: diagnosis and management of celiac disease, Am J Gastroenterol 108:656–676, 2013.

Shepherd SJ, Lomer MC, Gibson PR: Short-chain carbohydrates and functional gastrointestinal disorders, Am J Gastroenterol 108:707–717, 2013.

Swallow DM: Genetics of lactase persistence and lactose intolerance, Ann Rev Genetics 37:197–219, 2003.

D. Diarrhea

American Gastroenterological Association: AGA medical

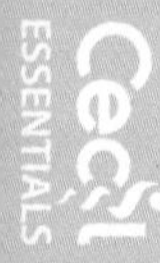

position statement: guidelines for the evaluation and management of chronic diarrhea, Gastroenterology 116:1461–1463, 1999.

Boyce TG, Swederdlow DL, Griffin PM: Escherichia coli O157:H7 and the hemolytic uremic syndrome, N Engl J Med 333–364, 1995.

Camilleri M: Chronic diarrhea: a review on pathophysiology and management for the clinical gastroenterologist, Clin Gastroenterol Hepatol 2:198–206, 2004.

Deshpande A, Lever D, Soffer E: Acute diarrhea. In Carey WD, editor: Cleveland Clinic Disease Management Project in Gastroenterology (online publication), August 1, 2010. Available at: http://www.clevelandclinicmeded.com/medicalpubs/diseasemanagement/gastroenterology/acute-diarrhea/. Accessed August 19, 2014.

Fine KD, Schiller LR: AGA technical review on the evaluation and management of chronic diarrhea, Gastroenterology 116:1464–1486, 1999.

Slutsker L, Ries AA, Greene KD, et al: *Escherichia coli* O157:H7 diarrhea in the United States: clinical and epidemiological factors, Ann Intern Med 126:505–513, 1997.

Thomas PD, Forbes A, Green J, et al: Guidelines for the investigation of chronic diarrhea , ed 2, Gut 52(Suppl V):v1–v15, 2003.

第34章

内镜及影像学检查

著 者 Christopher S. Huang M. Michael Wolfe

译 者 张伟硕 审校者 高 春

一、引言

1880年，波兰医生Mikulicz首次使用雏形食管镜直接观察食管管腔，其后，为了深入了解疾病并帮助患者恢复健康，临床医生一直试图应用各种检查手段观察胃肠道（GI）的每个部位。随着各种各样的侵入性和非侵入性内镜和影像学检查手段的不断发展，现在这个目标近乎实现。本章将介绍多种目前使用的内镜和影像学检查技术，包括其适应证和基本性能。

二、胃肠道内镜检查

胃肠道内镜检查是直接观察胃肠道的主要检查，能够帮助临床医生获取组织样本并明确诊断。此外，通过内镜可以使用多种手段直接治疗疾病。例如，消化性溃疡或静脉曲张破裂出血的止血治疗、肿瘤或息肉组织的消融及切除治疗、消化道狭窄的扩张和支架置入、胆管结石的取出等。

经过多年发展，内镜已经从早期功能有限的硬式内镜发展成为更精准、灵活并具有先进成像功能的软式内镜。目前内镜在消化系统疾病的诊疗中显现出了其特定的优势。为了检查胃肠道和胰胆系统的特定区域，多种不同类型的内镜应运而生。各种内镜长短不一，其直径在3.1～15mm（图34-1）。内镜由控制手柄、插入部、连接器、光源和图像处理系统组成。控制手柄上有不同的旋钮和按钮，旋钮用于控制插入部镜头端向各个方向偏转且标注了最大限值，而按钮用于控制抽取或注入水或空气和采集图像。控制手柄还留有一个用于作业的通道与插入部直接相通，通过这个通道，医生可以将活检钳、圈套器、球囊扩张器等直接送达可视诊察区域。插入部的前端安装了一个用于生成彩色图像的电子连接元件、一个光导照明系统和一个物镜。根据内镜种类不同，这个前端具有前视、侧视或斜向观察功能。

科技的进步使得内镜的成像质量也不断提高。采用的相关设备和技术包括高清设备、放大内镜（基

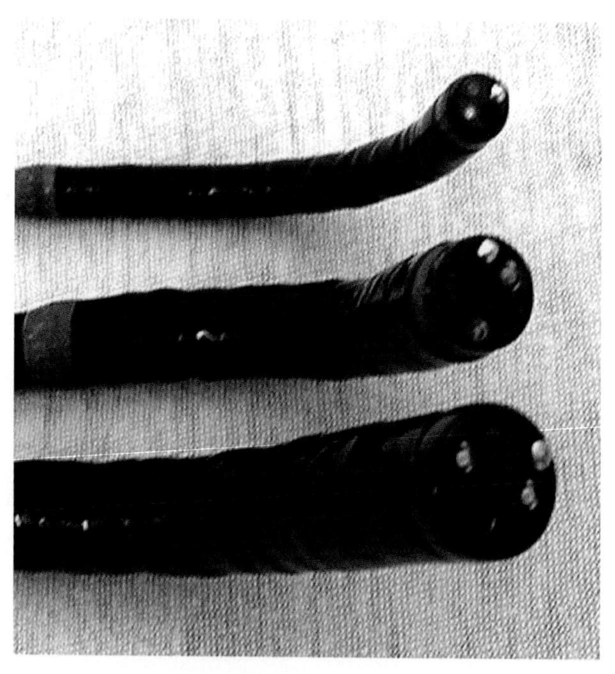

图34-1 用于上消化道检查的内镜。不同的情况下使用不同尺寸的内镜。图中上面的内镜直径为6mm，可用于非镇静状态下的内镜检查；中间的内镜直径为9mm，用于标准的诊断性检查；下面的内镜直径为12mm，用于内镜治疗，如放置肠内支架（图片由马萨诸塞州波士顿的Brian C.Jacobson提供）

础放大30倍或35～150倍)和图像增强技术,如窄带成像技术(NBI)和多波段成像。

胃肠道内镜不仅适用于在专业的内镜房间内进行,在紧急情况下也可用于患者床旁操作。患者取合适的体位,必要时给予镇静,内镜医生手动将润滑过的内镜送入预定的腔道开口。而后通过操作内镜头端不断地偏转和旋转镜身(即沿着镜身的长轴旋转),从而使内镜通过胃肠道管腔内的各种生理弯曲。通常来讲内镜检查是安全的,其并发症包括出血(结肠镜息肉切除术后为0.3%～1%)、穿孔(一般为0.05%,但息肉切除术后为0.1%～0.5%),以及镇静相关的低血压和缺氧(1%～5%),而与内镜相关的死亡非常罕见(0～0.01%)。

(一)上消化道内镜(食管胃十二指肠镜)检查

食管胃十二指肠镜检查,通常被称为上消化道内镜检查,主要是使用胃镜帮助内镜医生观察食管、胃和十二指肠,最远端可至十二指肠的第三部分水平部,有时可至第四部分升部(图34-2)。上消化道内镜检查的主要用于:评价上消化道症状以明确病因,如消化不良、胃灼热、恶心、呕吐、吞咽困难、吞咽疼痛;Barrett食管的筛查和监测;食管胃底静脉曲张的筛查;急性、慢性上消化道出血的评估;吸收不良相关腹泻的辅助检查及诊断,如口炎性腹泻或蛋白丢失性肠病。上消化道内镜检查过程中还可以进行多

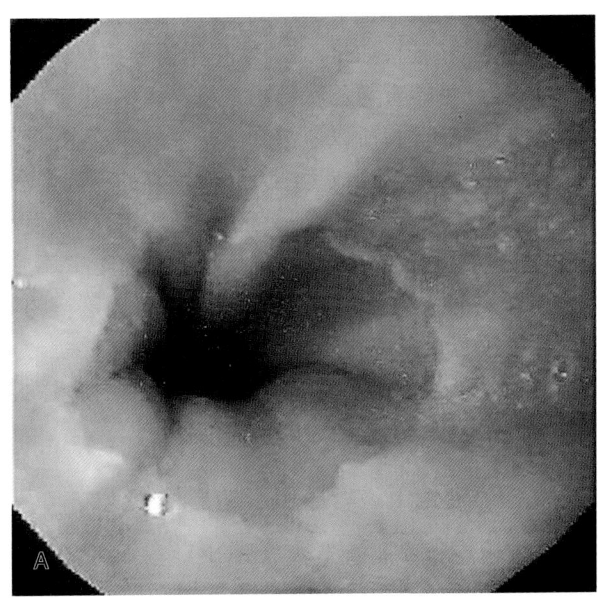

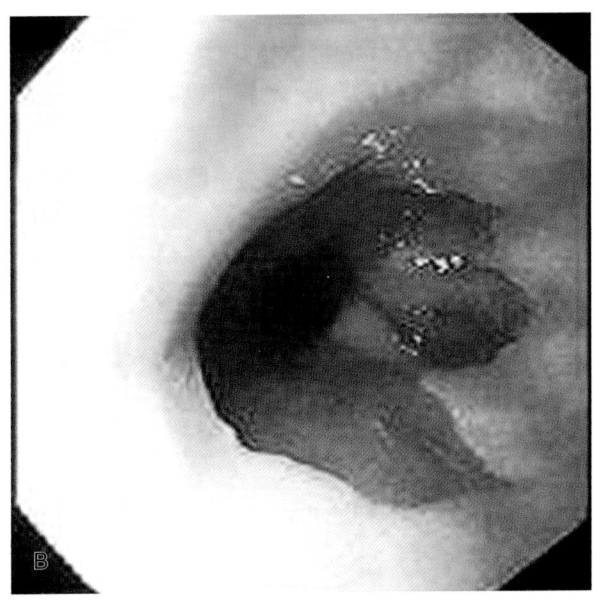

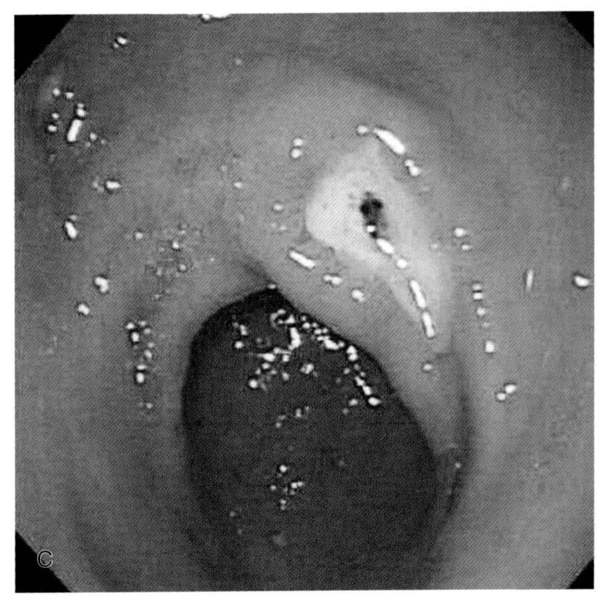

图34-2 食管远端的内镜图像。图中所示的是从胃的柱状黏膜上皮突然过渡到食管远端鳞状黏膜上皮(A)。Barrett食管的内镜图像(B)。图中所示的是食管远端鳞状上皮被柱状上皮所取代,“舌形”的柱状上皮黏膜向食管近端延伸。胃溃疡的内镜图像(C)。图中所示的是胃窦和胃体交界处的胃壁上带有褐色斑点的黄色基底溃疡(图片由M.Michael Wolfe提供)

种治疗性干预，如食管静脉曲张的套扎和硬化治疗；食管狭窄、食管环和食管蹼的扩张治疗；肿瘤或息肉组织的消融及切除治疗；上消化道出血的止血治疗；食管、幽门或十二指肠恶性梗阻的姑息性支架置入治疗。

（二）小肠镜检查

普通胃镜无法检查屈氏韧带以下的小肠部分。目前借助小肠镜检查已经可以直接观察6m左右的小肠。通过使用长的（大于200cm）小肠镜，内镜医生可以获取小肠图像，进行病理活检和处理病变部位。然而，由于小肠镜不断弯成环状和小肠本身的屈曲，很难把小肠镜送到空肠50cm以下的位置。气囊辅助内镜检查是一项新的技术，它能帮助小肠镜到达小肠大多数的部位。这种方法采用气囊合并外套管或内镜，通过使小肠肠管不断打褶，套于小肠镜或外套管上。通过给气囊有序地充放气，小肠镜可以到达小肠更远的部位。将顺行（经口）和逆行（经肛）两种方式相结合，可以观察到整个小肠。螺旋式小肠镜是另一项新技术，使用的是带有可旋转部分的外套管，通过旋转外套管，将小肠聚拢，套于外套管上，从而达到镜身前进、到达小肠更深部位的目的。

最具侵入性的检查全部小肠的方法是术中小肠镜检查。操作过程中，外科医生在患者的腹部做个切口，然后将小肠肠管不断打褶，套于小肠镜上，以配合内镜医生检查肠腔。一旦发现病变，并且确定无法通过内镜治疗，外科医生可以直接进行病变肠段的切除。

（三）视频胶囊内镜检查

由于期望获得侵入性最小的直观检查胃肠道的方法，视频胶囊内镜应运而生，胶囊内镜的检查需要患者吞服一枚类似胶囊大小的无线内镜装置。目前胶囊内镜可以用于检查食管和小肠，用于检查大肠的胶囊内镜正在研发之中。胶囊内镜的大小是11mm×26mm，在通过患者的胃肠道时，胶囊内镜可以将图像无线传输到数据记录器，过程中不需要给予患者麻醉或镇静。检查结束后，将数据记录器存储的图像上传到电脑以供观察，而胶囊内镜随着患者粪便排出体外。

食管胶囊内镜检查有助于食管静脉曲张的筛查，以及怀疑有胃酸反流相关并发症的确诊，如反流性食管炎或Barrett食管。小肠胶囊内镜检查则已经成为检查小肠的"金标准"，最常用于确诊不明原因的消化道出血或可疑的炎性肠病。胶囊内镜滞留体内，通常是在有病变的部位，虽然很少见，却是胶囊内镜检查最可能出现的并发症。

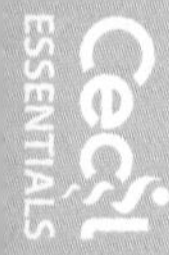

（四）乙状结肠镜和结肠镜检查

乙状结肠镜可以检查直肠、乙状结肠和脾曲以下的降结肠。检查前需要灌肠来清洁肠道。乙状结肠镜检查时间较短，一般小于10min，不是特别痛苦，通常不需要给予镇静，已经成为结直肠癌筛查较为方便的手段。乙状结肠镜检查还可以用于评估慢性腹泻和怀疑来自远端结肠或直肠的消化道出血，以及评价直乙状结肠型炎性肠病患者的治疗效果。

结肠镜可以检查整个大肠和末端回肠。检查前24h需要在清流质饮食的基础上，使用口服的高渗性溶液来清洁肠道，如聚乙二醇。由于需要拉伸和扩张结肠，结肠镜检查与乙状结肠镜检查相比，患者可能会感觉明显不适，所以通常会给予镇静和镇痛。近年来，结肠镜检查已经成为结直肠癌筛查的首选方法。结肠镜检查的其他适应证：评估慢性腹泻、缺铁性贫血、显性或隐性的消化道失血；评估炎性肠病，包括异型增生的监测。结肠镜检查过程中可以进行的治疗性干预包括息肉切除术、血管畸形的热消融治疗、结肠假性梗阻所致扩张的减压治疗、恶性梗阻的支架置入术、下消化道出血的止血治疗。

（五）内镜下逆行胰胆管造影检查

内镜逆行胰胆管造影（ERCP）是一种联合内镜和放射影像学方法来达到显影胆道和胰管的检查。十二指肠镜是专门设计用于ERCP检查的内镜，包含一个在镜身头端的成像透镜，能够直接观察位于十二指肠降部内侧壁的Vater壶腹。内镜医生通过调节位于十二指肠镜末端的抬钳器，引导导管至乳头开口，之后经导管注入造影剂，当造影剂充满胰胆管后，即可进行放射荧光显像（图34-3）。

ERCP检查的适应证：评估和治疗良性或恶性病变导致的胆管梗阻（如胆管结石、狭窄，胆道或胰腺恶性肿瘤），胆管炎，术后或创伤性胆汁泄漏和胰瘘，假性囊肿的引流，以及特发性胰腺炎（自身免疫性胰腺炎）的评估。该技术还可以使用一个特殊的测压导管，测量Oddi括约肌功能障碍时的压力。ERCP检查过程中可以进行的治疗性干预：十二指肠乳头括约肌切开术（用一个带有高频电刀的导管切开Oddi括

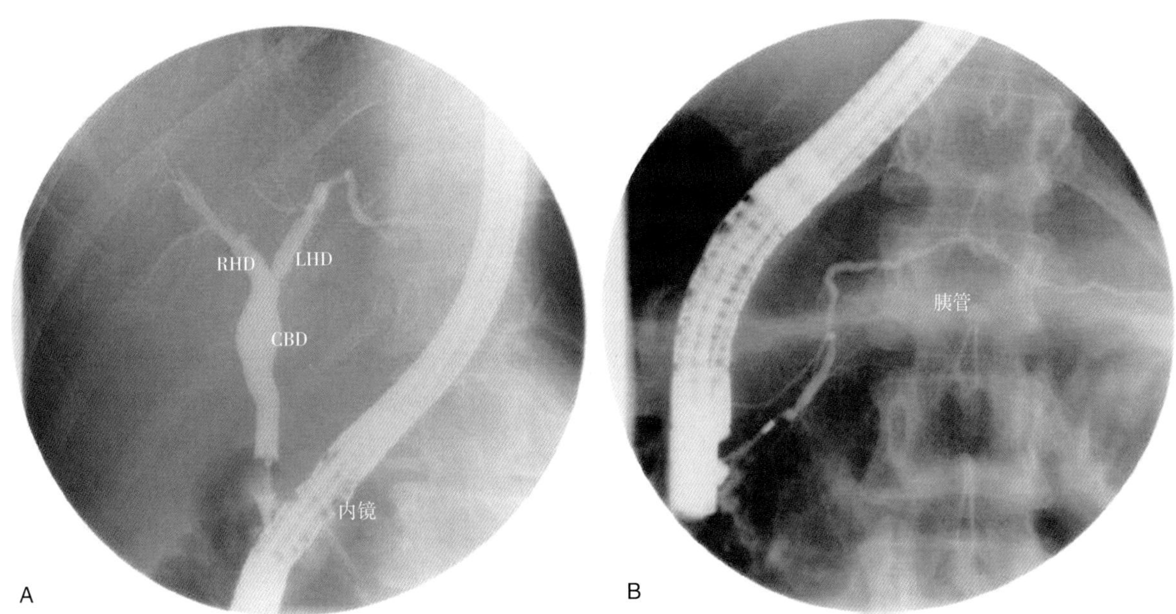

图34-3 内镜逆行胰胆管造影（ERCP）图像。正常胆道造影图像（A）。ERCP操作过程中，将造影剂注入胆道，显示胆道系统的解剖结构，包括胆总管（CBD）、右肝管（RHD）、左肝管（LHD）和较小的肝内胆管分支。正常胰腺造影图像（B）。将造影剂注入胰管，显示贯穿胰腺全长的胰管解剖结构（图片由马萨诸塞州波士顿的Brian C.Jacobson提供）

约肌）；胆管结石取石术；放置胰、胆管支架用于缓解原有梗阻的症状和体征；促进胆汁泄漏和胰瘘的愈合。ERCP发生并发症的风险较高(5%)，包括胰腺炎、乳头括约肌切开术后出血和穿孔。因此，ERCP操作前应充分评估治疗的受益和风险。

胆道镜和胰管镜检查技术是通过使用直径为3mm或更小的内镜，经过十二指肠镜的辅助通道进入胆管或胰管进行观察。该技术可以用来直接观察胆、胰导管的异常，引导进行较大结石的电动液压碎石术，或是直接获取病理标本。

（六）超声内镜检查

超声内镜(EUS)是一种在镜身末端装有超声换能器（超声探头）的内镜。因为换能器可以放置在胃肠道管腔内，通过超声内镜可以获得肠壁黏膜层、黏膜下层、固有肌层和浆膜层的高分辨率结构图像（图34-4）。内镜超声检查使得内镜医生可以判断肿瘤组织的深度，并确定皮下肿物的来源和所处的层次。此外，超声内镜能够穿透管壁，提供纵隔和上腹部邻近结构的超声图像，包括胰腺、肝脏、胆囊、肠系膜血管和肾上腺等。高频超声内镜的导管探头可以通过十二指肠镜的辅助通道进入胆管或胰管，从而对小的肿瘤和结石进行超声显像。超声内镜同样可以通过普通胃镜对小的黏膜下病变进行评估，以及

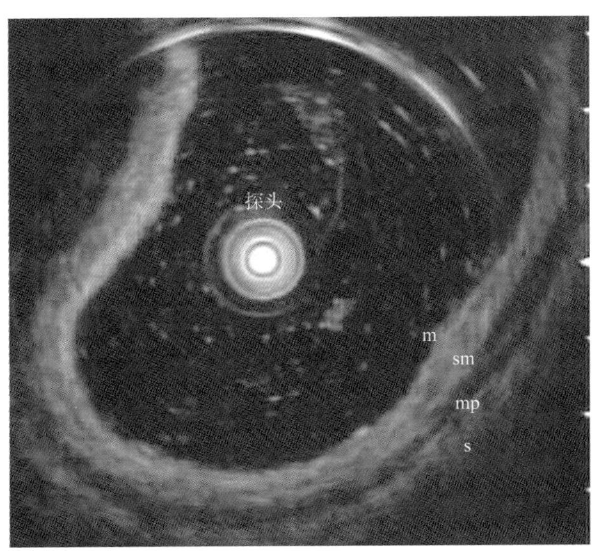

图34-4 胃肠道管壁的超声内镜图像。图中所示的是使用12MHz的超声探头，通过内镜辅助通道，对直肠壁的正常结构层次的显影。“m”代表黏膜层，表现为表浅的高回声白带和其下的低回声暗带；“sm”代表黏膜下层，表现为接下来的高回声带；“mp”代表固有肌层，表现为低回声带；“s”代表浆膜，表现为最外层的高回声带（图片由马萨诸塞州波士顿的Brian C.Jacobson提供）

对梗阻型食管癌进行分期。

细针穿刺活检(FNA)和组织芯活检也是在超声内镜的引导下完成的，在许多情况下，细针穿刺活检是获取病理组织学诊断的首选方法，如胰腺肿物或

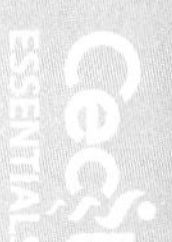

囊肿、胃肠道的黏膜下病变、腹腔内或食管旁淋巴结肿大。目前，超声弹性成像和谐波造影增强超声内镜技术进一步增强了超声内镜的诊断能力，特别是用于鉴别良性和恶性病变。然而，超声内镜不仅仅用于诊断，超声内镜引导下治疗的适用范围也在迅速扩大。超声内镜引导下可以进行的治疗性干预如下：假性囊肿的引流、腹腔神经松解术、定位实体肿瘤从而引导立体定向放射治疗、盆腔脓肿的引流及胆道开口的定位（初始尝试ERCP失败后）。

三、胃肠道影像学检查

（一）腹部平片检查

腹部平片检查是指不使用造影剂，仅靠普通X线照相装置获得患者直立、仰卧位或侧卧位的胶片图像的一种检查方式。腹部平片最常用于腹痛、恶心和呕吐的初步评估，尤其是怀疑患者出现胃肠道穿孔或梗阻时，该检查可以发现腹腔积气、肠管扩张、气液平面、粪便过多或肠袢移位。这些征象分别提示患者存在胃肠道穿孔、肠梗阻、便秘或粪便嵌塞、肠扭结或器官肿大（图34-5）。腹部平片也可以用于检查钙化灶，如慢性胰腺炎引起的胰腺钙化、胆石症。

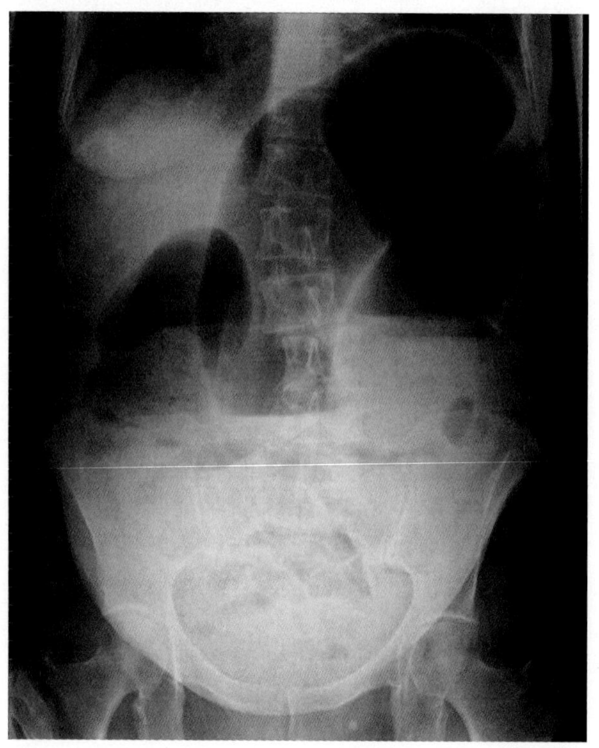

图34-5 腹部立位平片图像。图中所示的是乙状结肠扭转患者所表现的扩张肠管内的空气和气液平面（图片由马萨诸塞州波士顿的Brian C.Jacobson提供）

（二）消化道造影检查

造影剂，如钡剂或水溶性二乙酰氨基三碘苯甲酸盐（泛影葡胺），可以经口腔或直肠给药，用于检测黏膜有无异常（溃疡或肿块）、狭窄、疝形成、憩室和蠕动异常。造影剂可以单独使用（单一对比），也可以与空气或发气剂同时使用（双重对比）。前一种方法适用于检测阻塞性病变或动力障碍性疾病，而后一种方法能够发现较为微小的病变，如小的溃疡或息肉。

电视透视检查，也称改良吞钡试验，是指通过患者口服不同浓度和类型的造影剂，同时对患者口腔和咽部进行连续摄影显像的检查。这种显像模式使得临床医生可以仔细评估患者处理和转运食物的能力、有效吞咽的能力和避免误吸的能力。电视透视检查适用于评估患者的口咽性吞咽困难和反复发生的吸入性肺炎。标准的食管钡餐造影检查主要用来观察造影剂通过时食管的情况，可以用来检测食管环、食管蹼、食管狭窄和内镜检查可能遗漏的食管动力问题。食管钡餐造影也可以用于评估食管性吞咽困难和吞咽疼痛。

上消化道造影检查包括食管、胃和十二指肠造影检查。可以用来发现胃部的异常，如肿物、溃疡和黏膜增厚。适应证还包括用来评价腹痛和可疑的胃出口梗阻。如果造影剂继续完整地通过空肠和回肠，即为小肠造影检查（图34-6）。小肠造影的适应证包括任何原因引起的可疑的小肠完全性或不完全性梗阻、可疑的小肠黏膜病变（如克罗恩病）和不明原因

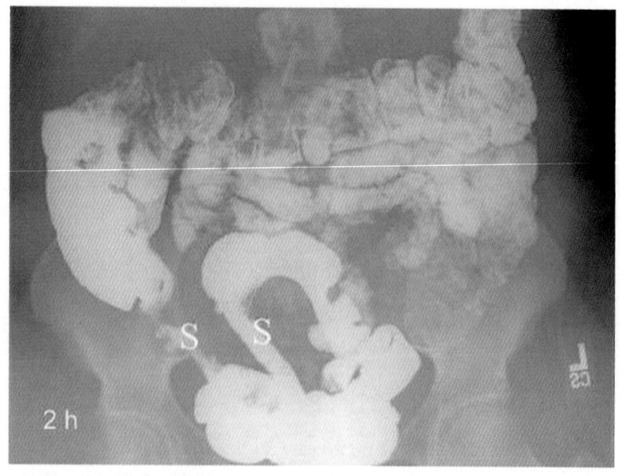

图34-6 小肠造影图像。吞服钡剂显影小肠和大肠的轮廓。图中“S”所示的是克罗恩病患者末端回肠的长的狭窄（图片由马萨诸塞州波士顿的Brian C.Jacobson提供）

的消化道失血。该检查涉及范围较广，操作过程中，放射科医生可以获得多幅图像，包括整体图像和可疑部位的特写图像。荧光透视可以用来辅助小肠造影检查，动态观察造影剂通过小肠的全过程。不仅需要关注小肠结构有无异常，而且要注意观察造影剂通过小肠到达结肠的时间。要想获得更为细致的小肠造影图像，可以进行小肠插管灌肠造影检查。该检查需要在X线荧光透视的引导下放置鼻空肠管，然后通过鼻空肠管将浓缩的造影剂直接注入小肠，进行显像观察。由于该检查的侵入性，而且随着无线胶囊内镜的兴起，目前已经越来越不常用。

单一对比和双重对比钡剂灌肠检查可以用来检测结肠狭窄、憩室、息肉和结肠溃疡，并且可以治疗性地减轻乙状结肠扭转。双重对比钡剂灌肠检查既可以单独使用，也可以联合乙状结肠镜检查，用于结直肠癌的筛查。由于各种原因不能完成结肠镜检查时，双重对比钡剂灌肠检查可以用来观察近端结肠有无异常。但是，由于钡剂灌肠检查的敏感性相对较低，以及CT结肠成像的应用（稍后讨论），目前使用得已经越来越少。总的来说，上消化道内镜和结肠镜检查已经取代上消化道造影和钡剂灌肠检查，内镜检查黏膜异常的敏感性更高，而且同时可以进行黏膜组织活检和确定病灶的切除治疗。

（三）腹部超声检查

腹部超声通常是可疑胆绞痛、黄疸或肝功能异常的首选影像学检查。该检查使用声波成像，避免接触射线，联合多普勒技术可以用来评估血流情况。超声检查可以用来检测脏器实质有无异常，如脂肪肝、肝硬化、局部肿块或囊肿、腹腔积液、胆管扩张、胆结石、大血管血栓形成，也可以用来检测有无肠壁增厚和肠套叠。超声还可以用于引导穿刺活检或液体穿刺。由于不能穿透骨骼和空气，超声检查无法成为胃肠道疾病的常用诊断工具。

（四）计算机断层扫描检查

计算机断层扫描（CT）是通过沿着患者纵轴进行圆形或螺旋式扫描，获取多个放射影像图像，然后使用计算机辅助进行图像重建的检查技术。这种内脏显像方法主要是依据脏器与周围组织或器官对比，因其各自具有不同的组织密度，进而对比产生图像。胃肠道的检查通常需要患者口服造影剂，增加对比度，便于观察。另外，可以静脉使用造影剂增强血流丰富区域的显影，提高病变的检出率，如肿瘤和活动性炎症。

CT可以用来检测脏器实质病变，如肿瘤、囊肿和脓肿，也可以用来确定肝脏、脾脏等器官的大小、形态和特征。CT还可以用来观察血管有无异常（如胃周静脉曲张、大血管血栓形成）和腹内液体（如腹腔积液）。CT能够显示胃肠道管壁的直径和轮廓，辅助炎症性病变的诊断，如溃疡性结肠炎、憩室炎和阑尾炎。CT可以引导腹部肿块的穿刺活检，或引导肿瘤消融治疗的电极植入，如射频消融治疗。CT还可以引导经皮放置引流管，用于腹腔脓肿、假性囊肿和胰腺坏死的治疗。

CT小肠插管灌肠造影检查和CT小肠造影检查是两项新兴技术，能够提供更好的小肠显像图像。CT小肠插管灌肠造影是通过提前放置的鼻空肠管，将造影剂直接注入小肠，进行显像观察。CT小肠造影检查是让患者口服低密度造影剂，充盈肠腔，显影小肠黏膜（图34-7）。随着技术进步和多平面图像重建能力的增强，有望能够探明壁内和腔外病变。

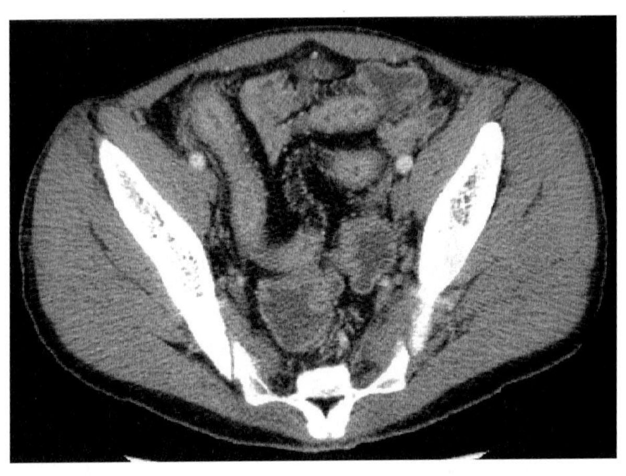

图34-7　CT小肠造影图像。图中所示的是克罗恩病患者末端回肠的一段长的炎性病变（图片由Christopher S.Huang提供）

CT也可以用来获取结肠的高分辨率图像。CT结肠成像技术，或称为虚拟结肠镜检查，是使用特殊的图像重建软件，创建结肠管腔准确的可视化图像。与结肠镜检查相同，该检查操作前也需要患者清洁肠道，不需要肠道准备的技术正在研发之中。CT结肠成像检出结肠息肉或肿物的敏感性是70%～90%，从而辅助确定哪些患者需要行结肠镜下治疗。当患者因各种原因无法完成结肠镜检查时，某些医疗中心已经使用该项技术来检查结肠。

（五）磁共振成像检查

类似CT，磁共振成像（MRI）检查能够提供腹部和骨盆的多个横断面图像。这些图像的创建是利用强大的磁场来排列体内的少量原子核，以产生可测量的磁矩。MRI检查可以避免接触射线，但需要患者长时间的、几乎一动不动的卧位，而且通常是在一个狭小的封闭管道内。MRI可以用来检查实质病变，如肿物和囊肿。对于某些病变，如血管瘤、肝脏局灶性结节性增生和脂肪肝，MRI可以比CT更好地显示其异常特征。对于克罗恩病患者，MRI也能够更好地显示直肠周围脓肿和瘘管。特殊的直肠MRI探针或线圈可以为直肠癌的肿瘤分期提供更精细的图像，也可以用来评估大便失禁患者的肛门括约肌功能。

胆道和胰管MRI，又称磁共振胰胆管造影或MRCP，是一项无创性检查方法，可以用来检查胰胆管扩张、狭窄、结石（图34-8），慢性胰腺炎的胰腺实质病变及先天性胰胆管异常，如胰腺分裂症。磁共振血管造影是一种用磁共振对血管进行显影的方法，作为一项重要的无创性检查，可以用来检测可疑的肠系膜血管缺血、血管炎和其他血管异常。

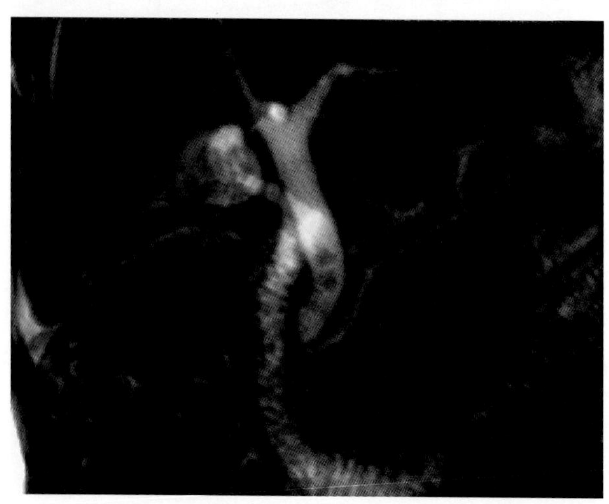

图34-8 磁共振胰胆管造影（MRCP）图像。图中所示的是胆总管内的多发结石，表现为T_2加权像中低信号的充盈缺损（图片由Christopher S.Huang提供）

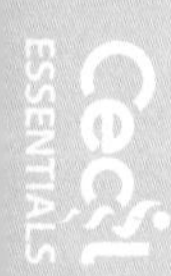

（六）内脏血管造影检查

血管造影是一项有创技术，通过提前置入的导管向血管内注入造影剂，在荧光透视下对血管进行显像观察。内脏血管造影用于消化道出血或怀疑有肠系膜血管缺血时，评估肠系膜血管的情况。对于消化道出血，血管造影能够检测到的最小失血量是1～1.5ml/min。一旦确定出血部位，放射科医生可以注入血管加压素（一种血管收缩剂），或使用微球或明胶海绵栓塞血管，来达到止血目的。对于肠系膜血管缺血，血管造影能够确定血管狭窄或阻塞的部位，接着可以进行治疗性干预，如球囊血管成形术、支架置入、注入血管扩张药或溶栓药物。血管造影的其他适应证包括为肝硬化患者实施经颈静脉肝内门体分流术（TIPS），其用来治疗难治性静脉曲张破裂出血或顽固性腹水，以及肝肿瘤的化疗栓塞。

（七）放射性核素显像检查

锝-99m（^{99m}Tc）是目前用于消化道显像的主要放射性核素，6h的半衰期和随时可用的特点使其成为临床使用的理想选择。^{99m}Tc可以标记多种底物从而用于多种显像技术。^{99m}Tc标记的胶体硫显像和^{99m}Tc标记的红细胞显像是两种用于活动性消化道出血的检测方法。红细胞显像是利用患者自身血细胞携带放射性核素至全身。这两种方法能够检测到的最小失血量是0.05～0.4ml/min。但是，对于确定出血部位，其准确性不如血管造影。对于进行性出血的患者，^{99m}Tc标记的核素显像通常先于血管造影进行，毕竟血管造影是有创检查，而且敏感性相对较低。^{99m}Tc标记的红细胞显像也可以用于肝血管瘤的诊断，阳性预测值接近100%。

胆道闪烁显像是肝脏病学研究最常用的核医学检查，使用的放射性核素是^{99m}Tc标记的亚氨基二乙酸（IDA）及其类似物。肝脏摄取放射性核素，分泌进入胆汁，然后通过胆道系统进入胆囊和十二指肠。当胆囊没有出现IDA显像时，提示可能存在胆结石引起的胆囊管梗阻继发的胆囊炎。梅克尔（Meckel）憩室可以导致腹痛和出血，但很难通过普通内镜和影像学检查发现。^{99m}Tc标记的高锝酸盐对胃黏膜具有高度亲和力，因此可以用来诊断这种先天异常。

胃排空显像有助于评估可疑的胃轻瘫。给予患者^{99m}Tc-胶体硫标记的标准餐（含液态蛋清、烤面包、果酱或果冻、水），并在进餐后第0、1、2、4h进行显影观察。如果4h的显像结果提示胃内滞留率超过10%，对于诊断胃排空延迟有高度的敏感性和特异性。

四、展望

随着技术的继续发展，内镜和影像学图像的质量和分辨率也将继续提高。另外，内镜治疗将不再局限于胃肠道管腔内。期待的创新举例如下。

1.实施经自然腔道内镜手术(NOTES)

借助新近推出的系列设备，内镜医生将能够在内镜下切开胃肠道的管壁，并将内镜送入患者腹腔，进行外科手术操作，如胆囊切除术。用于治疗肥胖的内镜下肥胖症治疗技术也将迎来黎明的曙光，而且考虑肥胖流行，需求可能很高。伴随着这些发展，将产生一门新的学科——腔镜外科学，需要外科学和消化内科学的双重基础。

2.新的内镜成像方法的应用，如共聚焦显微镜和荧光内镜检查

使用共聚焦显微镜，内镜医生可以获得类似用低倍显微镜观察的放大的内镜图像。荧光内镜使用特殊波长的光来激发良性和肿瘤组织本身自然存在的荧光分子。这些荧光分子，如胶原蛋白和还原型烟酰胺腺嘌呤二核苷酸(NADH)，以一种可预见的方式发出荧光，通过内镜检查发现显微结构变化(如异型增生)，提供了一种鉴别良性和恶性组织的手段，而不需要借助活检。

3.具有高级诊断和潜在治疗性能的视频胶囊内镜

随着纳米技术的进一步发展，胶囊内镜将能够用于胃肠道分泌物的取样，管腔内压力的测量，活检标本的获取，甚至可能使用热能或射频消融对病灶进行局部消融治疗。

关于该主题的深入讨论，请参阅《西氏内科学》(第25版)第134章“消化道内镜”。

推荐阅读

Byrne MF, Jowell PS: Gastrointestinal imaging: endoscopic ultrasound, Gastroenterology 122:1631–1648, 2002.

DiSario JA, Petersen BT, Tierney WM, et al: Enteroscopes, Gastrointest Endosc 66:872–880, 2007.

Fletcher JG, Huprich J, Loftus EV, et al: Computerized tomography enterography and its role in small-bowel imaging, Clin Gastroenterol Hepatol 6:283–289, 2008.

Gore RM, Levine MS: Textbook of gastrointestinal radiology, ed 2, Philadelphia, 2000, Saunders.

Mishkin DS, Chuttani R, Croffie J, et al: ASGE Technology status evaluation report: wireless capsule endoscopy, Gastrointest Endosc 63:539–545, 2006.

Thrall JH, Ziessman HA: Nuclear medicine: the requisites, ed 2, St. Louis, 2000, Mosby.

第35章

食管疾病

著　者　Carla Maradey-Romero　Ronnie Fass　M. Michael Wolfe
译　者　李靖涛　审校者　高　春

一、引言

食管外观简单，功能单一，就是将摄入的食物和液体转送到胃。但是，完成这个功能却需要食管动力模式的紧密协调，并联合防护屏障防止胃内容物反流到食管和咽部。这些活动紊乱或作用失调可以引起一系列的明显不适，综合起来，是导致患者就诊最常见的胃肠道症状。

二、食管的正常解剖和生理学

食管是一个管状肌性器官，起于环咽肌，长度为17～30cm，平均为20～22cm。组成包括近端的骨骼肌和远端的平滑肌。尸检研究结果显示，近端的大约5%为骨骼肌，远端60%为平滑肌，中间的35%由骨骼肌和平滑肌混合组成。食管肌层包括内环肌和外纵肌，没有浆膜层。肌间神经丛位于内环肌和外纵肌之间，黏膜下神经丛（Meissner神经丛）位于内环肌和黏膜肌层之间。肌间神经丛的神经节主要位于食管平滑肌区域，将来自迷走神经的信息传递到食管肌层。

食管和胃的交界处是一段静息压力较高的区域，被称为下食管括约肌（LES）。LES的解剖结构尚未明确，目前认为主要组成是食管远端2～3cm长的环形肌，联合从胃小弯侧向胃大弯侧走行的斜行肌纤维（胃套索纤维）。右膈肌脚通过生理性的环绕和膈肌收缩加强LES的屏障功能，膈肌收缩在体力活动时尤为明显。

吞咽过程复杂，需要多个肌群的良好协调。该过程始于神经密集支配的舌头和咽部。支配咽部肌群的神经包括三叉神经、面神经、舌咽神经、迷走神经和舌下神经。支配食管骨骼肌和咽部的迷走神经元起于延髓的疑核。食管平滑肌也受迷走神经支配，迷走神经控制食管在生理状态下的蠕动，但是，即便去除迷走神经支配，食管平滑肌的蠕动将依然继续。食管平滑肌神经丛通过两种途径控制食管运动：①通过作用于毒蕈碱型受体刺激食管的内环肌和外纵肌；②通过释放非肾上腺素能非胆碱能神经递质，包括一氧化氮和血管活性肠肽，抑制食管的环形肌层。

在随意肌的控制下，食物从口腔被推动到咽部，吞咽开始。经过一系列快速、有序、精细的协调，喉头升高，会厌封闭气道，上食管括约肌松弛，食物进入食管。食管蠕动产生的压力是40～180mmHg，从食管近端至远端逐渐升高。食管压力变化不仅与部位有关，而且与食物的性质、大小和温度有关。例如，固体或高黏度食物需要更大的推动力。食管运动受迷走神经控制，同时启动吞咽过程。当食物到达食管远端，LES松弛至胃基线压力水平，并保持松弛状态（吞咽抑制）。一旦食物进入胃内，LES随即恢复紧张性收缩状态，防止食物反流回食管。

三、食管疾病的症状

胃灼热（烧心）是食管疾病最常见的症状，44%的美国人每个月至少发生一次，大约10%的人每日都会出现烧心。最常见的描述是上腹部的烧灼感，可以向上放射到胸部。患者在描述烧心的症状时，经常是用手在剑突和胸骨角之间上下来回移动。烧心是胃食管反流的主要症状，常发生在餐后、仰卧和腹内

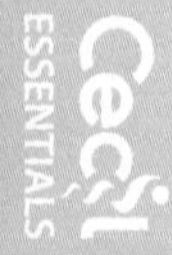

压增高的时候，如弯腰或提举重物。某些食物也可以引起烧心，包括油腻、辛辣食物和巧克力。抗酸药物通常可以暂时缓解烧心的症状。烧心可以伴有苦水反流、酸水反流或唾液过多，后者是由迷走神经反射所致。

吞咽困难是指吞咽时感觉费力，患者描述有食物被"卡住"或"下降缓慢"的感觉。虽然患者在描述食物卡在什么位置的时候，可能指着他们的颈部或胸部，但是他们所指的部位经常不是实际发生的位置。食管的机械性梗阻、食管黏膜的炎症及食管动力障碍，均可以导致吞咽困难。

吞咽疼痛，是指吞咽时有疼痛的感觉，需要在病史上与吞咽困难相鉴别，有助于明确相关疾病的病因。最常见于感染性食管炎或药物所致的食管溃疡，很少见于酸相关的食管疾病。

胸痛也可以是食管疾病的症状，常见于胃食管反流或食管动力障碍。不幸的是，由于共享介导痛觉的神经通路，心源性胸痛和食管源性胸痛的症状是部分重叠的。反流导致的胸痛可以出现类似心绞痛的典型表现，包括放射到颈部和下颌、硝酸酯类药物可以缓解症状（调节食管动力），以及劳累可以诱发。但是，胸痛将患者从睡眠中惊醒，抗酸药物可以缓解疼痛，以及疼痛可以持续数小时而无伴随症状，通常提示由食管疾病所致，很少见于真正的心脏疾病。目前常认为食管源性胸痛是由食管痉挛所致，但是数据显示，大多数患者的病因是胃食管反流。

四、胃食管反流病

胃食管反流病（GERD）是最常见的食管疾病。美国成年人中，几乎50%偶尔会出现烧心，7%的人每日都会出现烧心的症状。每年用于GERD的直接医疗花费为100亿～120亿美元，GERD相关的抑酸治疗药物是美国最常见的处方药。

胃食管反流是指胃内容物反流回食管，包括三个主要的基本机制。首先，无论对于健康人群还是GERD患者，都会由于下食管括约肌的一过性松弛引起胃食管反流，常见于餐后，又称为生理性反流。另外两个机制分别是LES基线压力降低和压力性反流，后者是指腹内压的突然增加，LES压力不能相应增加以防止反流。其他相关机制包括食管动力障碍、胃排空延迟、十二指肠胃食管反流、局部防御机制受损和唾液分泌减少。

食管裂孔疝是GERD发病机制中的另一个重要因素。疝的大小与反流的严重程度相关。不可回复的食管裂孔疝破坏括约肌的功能机制，延长食管清除时间，增加食管酸暴露的持续时间。

食管动力障碍的患者出现反流的症状会更为严重，酸清除减慢，黏膜损伤加重，更容易出现GERD的食管外表现。硬皮病是食管动力障碍最典型的例子，LES压力降低，食管蠕动减少或无蠕动，反流通常比较严重。而且，许多硬皮病患者同时伴有干燥综合征，唾液分泌减少或不分泌，中和酸的能力进一步下降。

烧心是GERD主要的临床表现，出现烧心，诊断GERD比较容易。同时伴有苦水反流或反酸有助于诊断，但这些特征并不总是存在。某些情况下，患者的症状不典型，没有烧心病史。非心源性胸痛可以出现类似心绞痛的临床表现，目前认为大部分是由GERD所致。GERD还可以引起其他一系列的食管外症状，包括慢性咳嗽、哮喘、声音嘶哑、慢性咽喉炎和癔球症。

（一）诊断

当烧心是主要或唯一的症状时，至少75%是由GERD所致，表明烧心是诊断GERD相对特异性的症状。GERD相关的其他症状包括反酸、嗳气、烧心、吞咽困难、吞咽疼痛、胸痛、癔球症、慢性咳嗽、声音嘶哑和哮喘。

基于症状诊断GERD后，通常会直接给予经验性的抗反流治疗，不再进行进一步的诊断学检查。对于首次就诊者，如果出现以下报警症状，包括吞咽困难、吞咽疼痛、食欲缺乏、体重减轻和上消化道出血的迹象，一定要进行更为详细的诊断评估。目前，大多数临床医生接受这个观点，即抗反流治疗后患者症状明显减轻，高度提示GERD是患者症状的主要病因。

内镜检查诊断GERD的敏感性较低，50%～70%存在GERD相关症状的患者，镜下没有食管黏膜损伤的依据。但是，对于糜烂性食管炎、Barrett食管和GERD的其他重要并发症，如食管溃疡和狭窄，上消化道内镜依然是诊断的"金标准"。内镜检查适用于出现警示症状的患者，以及长期存在GERD症状需要排除Barrett食管的患者。如果诊断尚不明确，适当的经验性治疗后症状不缓解，也需要行内镜检查。

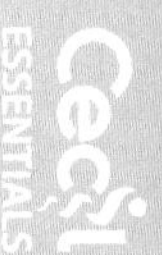

食管pH监测目前用于拟行抗反流手术的患者，抗反流手术后GERD症状复发的患者，以及症状不典型或以食管外症状为主、抗反流治疗效果不佳的患者。对于每日给予至少2次质子泵抑制剂治疗却依然存在GERD相关症状的患者，食管阻抗联合pH测定有助于确定是否存在非酸物质反流。

（二）治疗

对于症状轻微或不频繁的患者，合理使用抗酸药和进行生活方式的调整，如减肥、戒烟和抬高床头。对于症状严重的患者，则需要规范治疗。GERD的治疗概述如表35-1所示。

表35-1 胃食管反流病（GERD）的治疗

生活方式的调整
抗反流药物
H_2受体阻滞剂
质子泵抑制剂
减少一过性下食管括约肌（LES）松弛
巴氯酚
内脏疼痛调节剂
三环类抗抑郁药
曲唑酮
选择性5-羟色胺再摄取抑制剂
5-羟色胺去甲肾上腺素再摄取抑制剂
抗反流手术
内镜治疗
替代和补充疗法
针灸
心理干预疗法

GERD患者管理的初始目标是明确诊断，尽可能地缓解症状，以及治愈食管炎。对于轻至中度糜烂性食管炎的患者（洛杉矶分级A级和B级），在治愈黏膜糜烂和缓解症状方面，质子泵抑制剂的效果优于H_2受体阻滞剂。对于严重的糜烂性食管炎的患者（洛杉矶分级C级和D级），质子泵抑制剂是唯一的选择；对于某些患者，甚至需要将质子泵抑制剂的剂量加倍。质子泵抑制剂的初始治疗4周无效，对于单纯依靠症状诊断的患者，则需要再次考虑诊断问题。对于质子泵抑制剂每日1次部分有效的患者，可以先考虑在每日晚餐前加服1次。

GERD患者管理的长期目标是满意地控制反流症状、维持治愈糜烂性食管炎、预防并发症，以及提高生活质量。考虑到GERD是一种慢性复发性疾病，长期治疗中需要优先平衡的问题不同于初始治疗。

对于以非典型或食管外症状为主要表现的GERD患者，初始治疗质子泵抑制剂的剂量就应该加倍，疗效滞后有可能长达6个月。

对于不愿意长期服药，以及无法耐受抗反流药物副作用的患者，可以考虑采取外科手术治疗，但需要充分告知手术风险和可能的并发症，如腹胀、吞咽困难、腹泻和早饱。

五、胃食管反流病的并发症

GERD的常见并发症包括食管炎、食管溃疡和食管狭窄。狭窄经常导致对于固体食物的进行性吞咽困难，常需要内镜扩张以缓解梗阻症状，其后需加强抑酸治疗防止复发。

Barrett食管

Barrett食管的定义是内镜检查发现的食管上皮任何长度的改变，组织学活检证实为肠上皮化生。目前认为Barrett食管的发生与GERD有关，属于癌前病变。在因所有原因行内镜检查的人群中，Barrett食管的检出率可以高达2%；在因GERD相关症状行内镜检查的人群中，检出率为3.5%～9.6%。Barrett食管和食管腺癌在非白种人中较为常见，原因尚不清楚。有数据表明，肥胖和吸烟增加Barrett食管腺癌的发生风险。

许多学者根据内镜下病变的长度，将Barrett食管分为短节段型（<3cm）和长节段型（≥3cm）。另一种分类方法是布拉格周长和最大长度分类标准，分为C和M，C代表全周型柱状上皮化生的长度，M代表舌形化生的长度。长节段型Barrett食管更容易发生异型增生，Barrett上皮的长度和发生异型增生及食管腺癌的风险相关。

考虑到增加腺癌发生的风险，推荐对确诊的Barrett食管患者进行定期监测。由于缺乏大规模研究的数据，目前各类众多的指南都是基于假定的风险。因为炎症可以出现类似异型增生的细胞和核的变化，所有Barrett食管患者在行内镜检查前均应给予充分的抑酸治疗，如使用质子泵抑制剂。即使已经完成抗反流手术，仍需要定期监测。

在大多数情况下，对于没有异型增生的Barrett食管患者，应该每隔3～5年行1次内镜检查，如有症状变化随时检查。推荐在四个象限每2cm进行多点活检。活检标本应由熟悉Barrett化生的病理科医生阅片。如果发现任何程度的异型增生，标本应该转送给另一个专门研究Barrett组织病理学的病理科医生进行确诊。

异型增生通常分为低级别、高级别和不确定型。对于经过专家确诊的低级别和高级别异型增生患者，目前建议在6个月内重复1次内镜检查。如果没有变化，建议对Barrett黏膜行射频消融治疗。各种消融技术均可使用，包括光动力治疗、射频消融术、冷冻消融术和氩离子凝固术。

六、吞咽困难

吞咽困难是指咽下困难，可以由食物经口腔进入胃的吞咽过程的任何病变所致。鉴于这一过程的复杂性，多种疾病可能涉及其中，症状常不易辨别。吞咽困难可以分为口咽性吞咽困难和食管性吞咽困难，前者又称为转移性吞咽困难，是食物从口腔到食管的“转移”功能受损，后者又称为转送性吞咽困难，是食物从进入食管到胃的“转送”功能受损。吞咽困难的分类及鉴别诊断的流程如图35-1所示。

（一）口咽性吞咽困难

因为食管和气管靠得很近，食物，尤其是液体食物，在从口腔到食管的“转移”过程中需要相关动作的精细协调，并以非常快的速度完成。这一过程受损可以由结构缺陷所致，或更为常见的是由神经肌肉功能障碍所致。可以发生在喉咽部的结构异常包括颈椎骨质增生、喉咽部憩室（Zenker憩室）、头颈部肿瘤、放射性损伤和环状软骨后蹼。在这些情况下，当固体食物离开口腔进入食管时，患者可以出现吞咽困难。

口咽性吞咽困难，更常见的是由神经肌肉损伤所致，引起吞咽动作精细协调受损。这种情况下，吞咽困难更为常见的是在尝试进食液体食物时出现。感觉或运动神经损伤可以导致无法完成食物从口腔到食管的转移过程。脑卒中，尤其是涉及脑干的脑卒中，是引起口咽性吞咽困难最常见的病因之一。因为这种情况并发吸入性肺炎和脱水的风险较高，所以患者的死亡率也较高。

事实上，任何影响大脑的疾病都会导致吞咽困难，常见的病因包括肌萎缩性脊髓侧索硬化症、帕金森病和脑部肿瘤。原发性肌肉疾病也可以导致口咽性吞咽困难，包括眼咽型肌营养不良症、强直性肌营养不良、重症肌无力和迟发性运动障碍（迟发性多动症）。口咽性吞咽困难的患者常见的主诉是吞咽刚开始食物就被“卡住”，这种感觉可以伴有窒息、咳嗽或鼻腔反流。

（二）食管性吞咽困难

一旦食物进入食管，转送功能受损可以由结构异常或食管动力障碍所致。这些病变，既包括先天性异常，也包括后天获得性改变，需要鉴别诊断的疾病

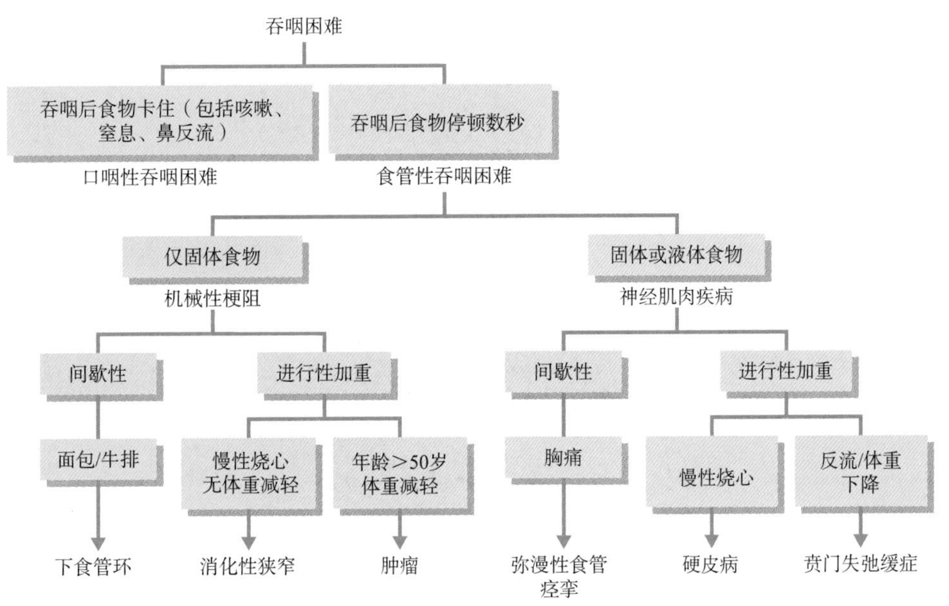

图35-1　吞咽困难鉴别诊断的流程

众多。单纯固体食物吞咽困难常见于机械性梗阻，而固体和液体食物同时发生吞咽困难是食管动力障碍性疾病的典型表现，如贲门失弛缓症。食管性吞咽困难的患者常见的主诉是吞咽开始后几秒发生吞咽困难。

七、食管动力障碍性疾病

常见的食管动力障碍性疾病包括贲门失弛缓症、弥漫性食管痉挛和硬皮病，其主要特征如表35-2所示。

（一）原发性食管动力障碍性疾病

原发性食管动力障碍性疾病是一组涉及调控食管蠕动的神经肌肉功能受损的疾病的总称。

1.贲门失弛缓症

贲门失弛缓症是食管动力障碍的原型，其特征性的表现为食管蠕动消失和下食管括约肌（LES）不松弛，是最常见的原发性食管动力障碍性疾病。已经描述的一系列病理生理学改变如下：肌间神经丛的神经节细胞缺失；迷走神经的退行性改变；迷走神经背侧运动核的退行性改变，包括偶尔发现的胞质内包涵体，即路易小体（Lewy小体）；肌内小神经纤维的缺失；小神经纤维囊泡的减少。初始损伤部位尚不清楚，98%的病例是特发性的。可以发生在从儿童到老年的任何年龄段，高峰年龄是30～60岁。

吞咽困难是贲门失弛缓症的典型症状，通常包括固体和液体食物。其他常见的症状包括反流、胸痛和患者所描述的“烧心”。症状通常在诊断之前已存在多年，如果仔细询问病史，可能尤其如此。患者也可以出现体重减轻。贲门失弛缓症可以引起肺部症状，食管反流物的误吸出现咳嗽提示合并了肺部的并发症。神经元的去神经支配，导致吞咽时食管体部蠕动消失和下食管括约肌松弛障碍，是贲门失弛缓症的基本机制。

高分辨率测压法用于贲门失弛缓症的分型，分为三种亚型，每型均与LES的不完全松弛有关。1型为经典型，食管蠕动完全消失；2型为增压型，吞咽中食管体部同步收缩增压；3型为痉挛型，吞咽后食管提前出现痉挛性收缩。

贲门失弛缓症确诊后，其治疗可以分为以下几个阶段：①药物治疗，使用硝酸酯类药物和钙通道阻滞剂降低括约肌压力，以及使用质子泵抑制剂；②肉毒毒素注射治疗，降低LES压力；③气囊扩张疗法，辅助管腔开放；④食管肌层切开术，可以选择腹腔镜手术或传统的经胸入路手术（Heller肌切开术）。

2.继发性贲门失弛缓症

许多疾病可以出现类似贲门失弛缓症的临床综合征，最常见的和最重要的病因是累及胃食管交界处的恶性肿瘤，如贲门腺癌和胃淋巴瘤，比较少见的是恶性肿瘤的远处转移累及胃食管交界处，如小细胞肺癌、霍奇金淋巴瘤和肝细胞癌，出现的结果是无论影像学检查还是测压检查都类似于原发性贲门失弛缓症。继发性贲门失弛缓症常见于老年人，吞咽困难发展迅速。绝大多数病例可以通过内镜检查确诊。其他病因包括Chagas病（南美洲锥虫病）和假性肠梗阻，后者可以由许多疾病导致，如家族性神经病变、肌肉病变、肌营养不良症等。

表35-2 常见食管动力障碍性疾病的特征

特征	贲门失弛缓症	硬皮病	弥漫性食管痉挛
症状	吞咽困难	胃食管反流	胸骨后疼痛（类似心绞痛）
	非酸性物质反流	吞咽困难	吞咽困难伴疼痛
影像学表现	食管扩张，充满液体	食管蠕动消失	同时相不协调收缩
	食管远端“鸟嘴样”狭窄	自由反流	
		消化性狭窄	
典型的测压检查表现			
下食管括约肌	静息压高	静息压低	压力正常
	吞咽时不完全或异常松弛		
食管体部	吞咽后低振幅同时相收缩	低振幅蠕动性收缩或无蠕动	部分蠕动
			弥漫性同时相无蠕动性收缩，偶尔出现高振幅收缩

(二)食管环和食管蹼

病理学是讨论食管环和食管蹼的关键。食管环位于食管远端的胃食管交界处，表面覆盖的一侧是鳞状上皮，另一侧是柱状上皮。例外的是Schatzki环，影像学上通常位于距离胃食管交界处约2cm的食管下段的位置。食管蹼是沿食管全长分布的环状结构，表面完全由鳞状上皮覆盖。颈部食管蹼通常是隔膜样结构，位于环状软骨后方区域。影像学或内镜检查偶尔可以发现，但是如果不仔细观察，很容易错过。颈部食管蹼的发病机制尚不清楚。病理组织学检查显示其是由正常鳞状上皮组织覆盖结缔组织；这个组织学特点有助于与某些皮肤疾病相关的食管病变进行鉴别，如大疱性表皮松解症、类天疱疮、慢性移植物抗宿主病。女性患者更容易出现症状，主要症状是间歇性固体食物吞咽困难。食管蹼伴发缺铁性贫血即为Paterson-Kelly或Plummer-Vinson综合征。

颈部食管蹼的治疗通常比较简单，绝大多数可以在内镜检查过程中直接进行处理。部分患者可能需要行食管探条扩张术。

下食管括约肌环(Schatzki环)是引起吞咽困难的常见原因。病史往往是特征性的，患者年龄一般超过40岁，主诉是在进食早期出现的间歇性固体食物吞咽困难。吞咽困难通常是一过性的，一旦食物通过，后面的进食则没有影响。患者可以长达数周没有症状。吞咽困难不会进行性加重，也不会出现出血、体重减轻等全身症状。Schatzki环患者偶尔可以出现食物嵌塞。

影像学或内镜检查都可以发现食管环，食管环可以引起不同程度的管腔狭窄。环的直径小于13mm容易出现症状，但也受其他因素的影响，包括食团大小和食管蠕动的有效性。

食管环的发病机制尚未明确，目前的研究主要集中在可能相关的酸反流。有证据表明，就环的直径增大和减轻症状方面，质子泵抑制剂抑酸治疗对许多患者是有效的。部分患者可能需要食管探条扩张术或更为侵入性的内镜下治疗(四象限针刀切开疗法)。

八、嗜酸细胞性食管炎

嗜酸细胞性食管炎最初是在儿童中被描述的，但是近十年来发现其在成年人中发病也越来越多。组织学活检特征性的表现是黏膜下层显著的嗜酸性粒细胞浸润，随着时间推移，多数患者会出现结构异常。基本的发病机制一般认为是由食物变应原导致的迟发型超敏反应，或是由胃肠道外的变应原引起的免疫反应，虽然往往很难明确具体的变应原。

吞咽困难是嗜酸细胞性食管炎最常见的症状，也可以出现烧心、胸痛、恶心和其他症状。患者可以发生食物嵌塞，有时还可以作为主要症状。内镜检查的表现包括食管直径均匀变细、单个或多发皱褶、食管黏膜沟和食管狭窄。单纯的内镜检查、内镜下的活检和扩张都可以导致食管撕裂。嗜酸细胞性食管炎的诊断标准：食管下段和中段的组织学活检结果提示，每个高倍镜视野有15～25个嗜酸性粒细胞浸润。

所有患者的首选治疗是质子泵抑制剂，无论有无胃食管反流，建议每日2次。随后的治疗主要依靠局部使用的类固醇激素。例如，可以使用氟替卡松吸入器，喷入口腔，吞咽之后覆盖食管表面。研究已经证实，这种治疗方法可以有效减轻症状和改善组织学异常。如果使用这种方法，应指导患者每次治疗后注意漱口，以防止发生口腔念珠菌感染。对于严重的患者，可以使用布地奈德或其他全身性的类固醇激素。所有患者均应检查食物或其他变应原。胃食管反流病和嗜酸细胞性食管炎之间的关系仍有待阐明。

九、食管感染性疾病

食管感染性疾病在免疫力正常的人群中并不常见，主要发生在使用免疫抑制剂治疗、人类免疫缺陷病毒(HIV)感染和其他原因造成免疫抑制的人群。感染性食管炎最常见的症状是吞咽疼痛，吞咽困难也很常见。免疫功能低下的人群新出现这些症状需要进行详细的评估；对于不同病因，症状不容易区别，治疗必须有针对性，根据整体情况重点强化。

念珠菌感染可能是感染性食管炎最常见的原因，可能与鹅口疮有关，也可能与鹅口疮无关，可以出现吞咽困难伴有轻微的吞咽疼痛。内镜检查，念珠菌感染有特征性的表现；食管刷检和活检可以发现真菌菌丝。口服氟康唑治疗通常是有效的。

单纯疱疹病毒感染会伴随更为严重的吞咽疼痛，引起食管溃疡，而且通常是多发溃疡。阿昔洛韦可以用来治疗单纯疱疹病毒性食管炎。巨细胞病毒感染(CMV)也可以引起食管溃疡和吞咽疼痛。内镜检查常可以发现位于食管远端的单一大溃疡,活检发现病毒包涵体即可明确诊断。更昔洛韦和膦甲酸钠是巨细胞病毒性食管炎的有效治疗方法。

个别患者可以合并多重感染。HIV感染也可以出现食管溃疡和吞咽疼痛,但是在目前抗反转录病毒治疗有效的年代已经很少见。随着全身免疫力的提高,感染性食管炎通常也会痊愈。

关于该主题的深入讨论,请参阅《西氏内科学》(第25版)第138章"食管疾病"。

推荐阅读

Armstrong D, Bennett JR, Blum AL, et al: The endoscopic assessment of esophagitis: a progress report on observer agreement, Gastroenterology 111:85–92, 1996.

Bogte A, Bredenoord AJ, Oors J, et al: Normal values for esophageal high-resolution manometry, Neurogastroenterol Motil 25:762–766, 2013.

Dellon ES, Gonsalves N, Hirano I, et al: ACG clinical guideline: evidenced-based approach to the diagnosis and management of esophageal eosinophilia and eosinophilic esophagitis (EoE), Am J Gastroenterol 108:679–692, quiz 693, 2013.

Fass R: Therapeutic options for refractory gastroesophageal reflux disease, J Gastroenterol Hepatol 27(Suppl 3):3–7, 2012.

Fass R, Achem SR: Noncardiac chest pain: diagnostic evaluation, Dis Esophagus 25:89–101, 2012.

Kumar AR, Katz PO: Functional esophageal disorders: a review of diagnosis and management, Expert Rev Gastroenterol Hepatol 7:453–461, 2013.

Vakil N, van Zanten SV, Kahrilas P, et al: The Montreal definition and classification of gastroesophageal reflux disease: a global evidence-based consensus, Am J Gastroenterol 101:1900–1920, quiz 1943, 2006.

Wang KK, Sampliner RE: Updated guidelines 2008 for the diagnosis, surveillance and therapy of Barrett's esophagus, Am J Gastroenterol 103:788–797, 2008.

第36章

胃与十二指肠疾病

著　者　Robert C. Lowe　M. Michael Wolfe
译　者　李妮娇　审校者　高　春

一、引言

胃对新摄入的食物进行存储并初步消化，开启了食物在体内消化的第一步。因为胃可以储存大量的食物（成人胃容量为1.5～2L），所以人类能够以间歇的方式进食。固体食物在胃内被消化研磨，当食物颗粒细小至能够适应十二指肠时，胃以可调控的方式将内容物排空至幽门进入十二指肠。本章重点介绍胃和十二指肠的解剖学、生理学及常见的疾病。

二、胃与十二指肠解剖学

胃的近端连接食管，远端连接十二指肠。食管下括约肌是位于食管远端的环形平滑肌结构，该括约肌在食管远端形成一段高压区域，在正常条件下能够防止胃内容物反流至食管。与食管下括约肌类似，幽门括约肌位于胃的最远端部分，在固体食物颗粒的研磨过程中发挥重要作用，并确保食团向远端推进，防止十二指肠胃反流。胃分成四个部分。贲门是从胃食管连接处至胃底的没有被明确定义的过渡区域。胃底为圆顶状，向上突出于贲门，是胃的最上部分，紧邻左半膈肌与脾。胃体位于胃底正下方并与之相延续，是胃最大的一个区域，其特征是胃黏膜形成很多纵行褶皱，称为黏膜皱襞。胃窦是从胃角切迹延伸至幽门的部分。胃角切迹是胃体与胃窦交界处固有的一个成角度的凹痕，标志着胃体的末端。幽门，也称为幽门管，是连接胃和十二指肠的管状结构。

胃黏膜层，即胃的内层，由单层柱状上皮构成。黏膜下层紧靠黏膜层，由致密结缔组织组成，内含淋巴细胞、浆细胞、小动脉、小静脉、淋巴管及肌间神经丛。固有肌层是胃壁的第三层，是由内层斜行、中间环形及外层纵行的三层平滑肌组成的复合肌层结构。浆膜层是胃壁的最外层，是由脏层腹膜在胃表面延续形成的薄而透明的组织。胃的自主神经支配来自交感神经系统和副交感神经系统，其中副交感神经从迷走神经前干和迷走神经后干发出，交感神经则从腹腔神经丛发出，并沿胃血管走行分布。

胃黏膜层由富含黏液的单层柱状上皮细胞构成，表面的胃腺体通过胃小凹通向胃腔。不同部位的胃腺体排列着不同类型的特殊功能细胞（specialized cell）。胃的泌酸部位在胃底和胃体，该部位的胃腺含有特征性的壁细胞，分泌胃酸和内因子。除了壁细胞，胃底和胃体的腺体还含有富含酶原的主细胞和肠嗜铬细胞样内分泌细胞，前者合成胃蛋白酶原，后者分泌组胺。胃窦的腺体含有特殊的内分泌细胞，包括G细胞和D细胞，前者分泌胃泌素，后者分泌生长抑素。

十二指肠是小肠的起始部分，近端连接幽门，远端连接空肠，围绕胰头周围形成“C”形（图36-1）。十二指肠在走行过程中随着角度的变化分为四个部分。第一部分是十二指肠球部，特点是黏膜面光滑平坦，没有或甚少有皱襞。十二指肠其他部分的肠腔黏膜形成具有特征性的环状褶皱，称为环形皱襞，这种结构增加了黏膜的表面积以利于食物的消化。与胃相似，十二指肠壁由黏膜层、黏膜下层、肌层和浆膜层组成。十二指肠黏膜表面有许多绒毛，绒毛由柱状上皮细胞排列形成，周围环绕着Lieberkühn隐窝。Brunner腺（十二指肠腺）位于黏膜下层，是黏膜下层的特征性组织结构，主要分泌富含碳酸氢盐的肠液参与胃酸中和反应。十二指肠的神经支配与胃相似。

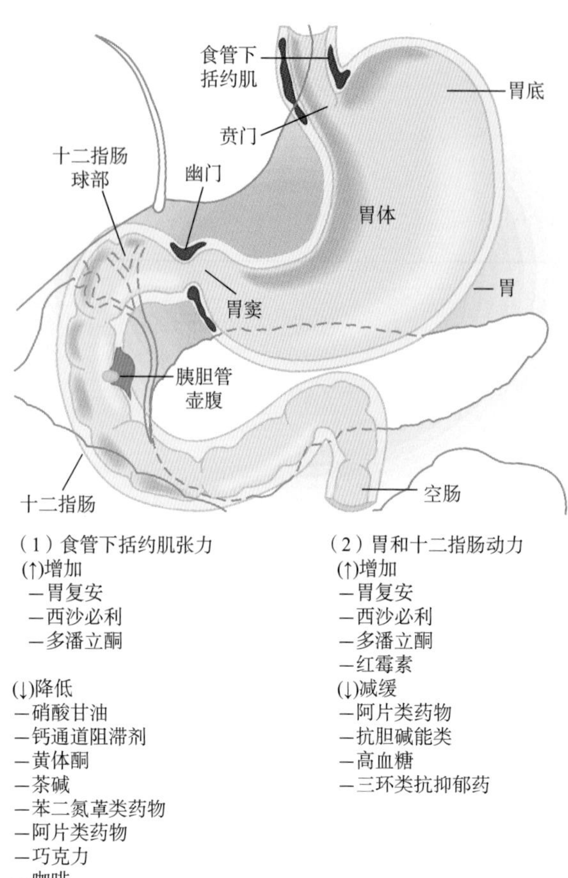

图36-1 胃和十二指肠的解剖分区。影响食管下括约肌（LES）张力和胃十二指肠动力的因素

三、胃十二指肠的黏膜分泌与保护因素

胃黏膜主要分泌胃酸，即盐酸（HCl），此外还分泌水、电解质[包括氢离子（H^+）、钠离子（Na^+）、钾离子（K^+）、氯离子（Cl^-）和碳酸氢盐（HCO_3^-）]、酶类（胃蛋白酶和胃脂肪酶）和糖蛋白（内因子和黏液），以辅助完成胃的多种生理功能。蛋白质、三酰甘油的消化及复杂的维生素B_{12}吸收过程都是从胃开始的。胃酸还能防止肠道微生物定植和各种全身性感染。正常人的胃黏膜含有大约10亿个壁细胞，能通过神经内分泌、旁分泌、内分泌三种不同途径刺激分泌氢离子（H^+）（图36-2）。神经内分泌途径通过迷走神经释放乙酰胆碱与壁细胞毒蕈碱样乙酰胆碱能受体M3（M3受体）结合，从而刺激壁细胞产生氢离子。旁分泌途径通过肥大细胞和肠嗜铬样（ECL）细胞释放组胺介导胃酸分泌。组胺与壁细胞上的组胺H_2受体结合，激活壁细胞腺苷酸环化酶，导致细胞内环磷酸腺苷（cAMP）水平增加，从而刺激壁细胞产生氢离子。内分泌途径通过胃窦G细胞分泌胃泌素刺激胃酸分泌。胃泌素既能直接作用于壁细胞使其分泌胃酸，还能通过刺激ECL细胞分泌组胺间接作用于壁细胞实现胃酸分泌。位于壁细胞顶端基底膜的氢-钾腺苷三磷酸酶（H^+-K^+-ATP酶），又称为质子泵，是酸分泌的最后步骤。机体通过负反馈机制调节胃泌素释放和胃酸分泌，从而防止餐后胃酸分泌过多。胃体和胃底的D细胞产生的生长抑素能抑制G细胞分泌胃泌素、减少壁细胞分泌胃酸，以及抑制ECL细胞释放组胺。胃蛋白酶原由主细胞分泌，是一种在pH＞4的条件下无活性的蛋白水解酶原，需要经胃酸激活才能够转化为有活性的胃蛋白酶。壁细胞还分泌一种叫内因子的糖蛋白，摄入的维生素B_{12}需结合内因子才能在回肠末端吸收。

几种不同机制参与维持胃十二指肠黏膜的保护屏障。黏液和HCO_3^-构成黏膜防御的第一道防线。首先，黏液形成稳定的黏液层，防止H^+向黏膜层反向扩散。其次，黏液层起到润滑黏膜的作用，防止黏膜机

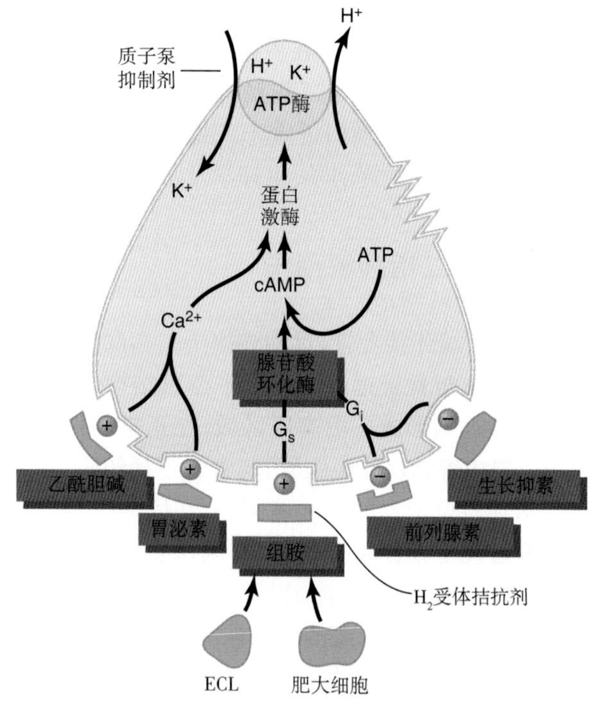

图36-2 壁细胞分泌胃酸的示意图。每一种递质都有位于壁细胞基底外侧表面的特异性受体。刺激这些受体导致细胞内第二信使的激活。胃泌素和乙酰胆碱促进钙离子向细胞内聚集，组胺通过刺激型G蛋白（G_s）激活腺苷酸环化酶，引起细胞内环磷酸腺苷（cAMP）生成增多。这些细胞内信使激活蛋白激酶，蛋白激酶最终激活细胞顶部（腔面）的质子泵（H^+-K^+-ATP酶），进行H^+和K^+交换，从而分泌H^+。前列腺素和生长抑素与受体结合后通过抑制型G蛋白（G_i）阻止腺苷酸环化酶活化，从而抑制壁细胞功能。长箭头提示各种药物抑制胃酸分泌的作用位点。ECL.肠嗜铬样细胞

械性损伤。更重要的是，黏液层使胃腔和上皮细胞之间维持着不同的pH梯度。黏膜上皮内源性防御因素主要是细胞迁移和细胞增殖，迁移和增殖使得黏膜能够不断地快速更新，确保黏膜上皮的连续性和细胞间紧密连接的完整性。黏膜下防御因素，如充足的黏膜血流量，对维持胃内正常的pH环境发挥重要的作用，从而保证胃十二指肠黏膜的完整性，构成黏膜防御的第二道防线。

四、胃十二指肠动力生理学

根据不同的电生理和功能特征，胃分成近端胃和远端胃两个功能区。近端胃（胃底和1/3近端胃体）主要用于存储新摄入的食物，而远端胃主要用于碾磨、混合和筛分食物颗粒。近端胃的平滑肌具有特征性的紧张性收缩，这种特性使胃具有容受性，即表现为当食物和液体进入时，胃底相应地舒张而胃内压力几乎没有增加。相反，远端胃则产生高强度的收缩，这种收缩节律起源于胃大弯中间部分的起搏区域。

胃十二指肠动力受空腹和进食影响而产生相应变化。空腹时，胃动力的特征是时相性收缩，又称为消化间期移行性复合运动（MMC）。MMC的作用在于清除胃和小肠内未消化的食物颗粒、黏液和脱落的上皮细胞。MMC从胃开始，沿着小肠长轴向下移行，每个周期持续时间为84～112min。进食时，胃十二指肠表现为不规则的收缩运动，将食物向远端推进。

胃对固体食物和液体食物的排空需要胃不同部位的协调运动来完成，同时受小肠的反馈机制调节。液体食物以相对线性速率从胃中排空，而固体食物则不然，固体食物通过胃收缩被推向胃窦，胃窦通过高强度收缩将食物捣碎，当固体食物被碾磨细小至直径为1～2mm的颗粒时被排入幽门。

图36-1描述了对胃十二指肠动力有显著影响的各种药物和食物，影响食管下括约肌和食管动力的因素将在本章阐述。

五、消化性溃疡

（一）定义和流行病学

消化性溃疡（PUD）是以胃或十二指肠黏膜缺损为特征的临床常见病。胃酸和胃蛋白酶最初被确定为导致PUD发病的关键因素，产生了“无酸即无溃疡”的观念。然而，近二十年来，已经认识到除了胃酸和胃蛋白酶，还有其他因素导致溃疡的形成。就性别而言，男女发病风险均等，终身总的发病风险约为10%。PUD少见于儿童，但随着年龄增长发病风险也随之增加，70%以上的PUD发生在25～64岁的人群中。然而目前，PUD的发病率在年轻人群中呈下降趋势，在65岁以上的老年人群中呈上升趋势，这可能与幽门螺杆菌感染在总人群中的患病率下降及老年人越来越多地使用非甾体抗炎药（NSAID）有关。幽门螺杆菌感染和NSAID的使用是PUD发病最重要的危险因素，如果不存在这两种因素，应寻找其他可能的原因，包括高酸分泌状态[如卓-艾综合征（ZES）]或其他少见原因，如克罗恩病、血管功能不全、病毒感染、放射治疗或肿瘤化疗。虽然有研究认为很多环境因素与PUD的发病有关，包括精神压力、人格类型、职业、酒精摄入和饮食结构，但没有确凿证据证明这些因素本身可以导致PUD。

（二）病理生理学

胃酸能够通过杀死摄入的细菌及其他病原微生物防止其进入肠道定植，从而确保营养物质的充分吸收及预防全身性感染。同时，胃酸也是水解和消化蛋白质的重要物质，在多种条件下，是引起胃十二指肠黏膜损伤的直接病因。餐后胃酸的分泌主要通过刺激胃泌素的分泌进行调节，并受负反馈机制调控，胃酸分泌增加反过来刺激胃窦的D细胞释放生长抑素，通过生长抑素抑制胃酸分泌。另外，生长抑素可以通过旁分泌途径抑制G细胞进一步释放胃泌素，胃体和胃底D细胞分泌的生长抑素也可以直接抑制壁细胞分泌胃酸和抑制ECL细胞释放组胺。虽然胃酸的存在对于溃疡的形成是必需的，但几乎所有胃溃疡患者的胃酸分泌是正常的，并且只有1/3的十二指肠溃疡患者胃酸分泌是增加的。因此，胃酸显然不是PUD发病的唯一因素，胃十二指肠黏膜的侵袭因素与防御因素之间的平衡也是重要的发病因素，侵袭因素会损伤胃十二指肠黏膜，防御因素则保护胃十二指肠黏膜免受损伤，当这种微妙的平衡被破坏时可能导致溃疡发生。

除了胃酸的分泌调节，影响黏膜屏障的因素包括黏液和HCO_3^-的分泌、黏膜血流量、细胞再生和修复及局部免疫因子的变化。胃黏膜的防御作用在很大程度上由内源性前列腺素、一氧化氮和三叶肽介导，当这些介质的合成减少时，即使胃酸分泌正常也可能足以损伤黏膜导致溃疡。

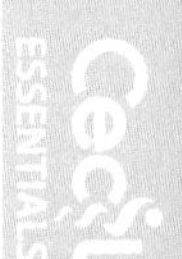

1.幽门螺杆菌感染

幽门螺杆菌（*Hp*）是螺旋弯曲形的带鞭毛的革兰氏阴性杆菌，仅在胃上皮或胃上皮化生区域定植。*Hp*感染是世界范围内最常见的病原微生物感染，全球大约50%的人群感染*Hp*。已经明确*Hp*感染能够引起胃黏膜发生至少组织学意义上的炎症。50%～95%的胃十二指肠溃疡患者感染*Hp*，然而，只有少数*Hp*相关胃炎患者会发展成PUD或胃癌。在西方国家，*Hp*在健康人群中的感染率呈明显的年龄相关性，患病率从30岁以下人群的10%上升至60岁以上人群的60%。*Hp*通常通过粪口途径传播，改善卫生条件及提高生活水平能够降低感染率。*Hp*的定植及感染在社会经济地位较低的人群中更为常见。在发展中国家，*Hp*的感染非常常见，超过80%的感染发生在20岁之前。*Hp*感染通常是终身的，除非进行*Hp*根除治疗。

*Hp*定植在覆盖胃上皮的黏液层中并具有非侵入性的特征，影响定植能力的重要因素包括细菌的运动能力、黏附能力和尿素酶的合成量。*Hp*通过尿素酶分解尿素产生氨而中和胃酸，从而创造适合自身生存的微环境。*Hp*具有特异性结合胃上皮的能力，使菌体在胃上皮细胞更新、黏液分泌或胃蠕动时不至于脱落。*Hp*通过其产生的脂多糖、白细胞活化因子和空泡毒素介导细胞毒作用、炎症反应及细胞因子活化作用导致组织损伤。大约65%的*Hp*菌株能够产生空泡毒素，与不产生空泡毒素的菌株比较，产毒素菌株可能更具致病性，因为产毒素菌株能更强烈地刺激中性粒细胞浸润。细胞毒素相关基因A（cagA）是产生空泡毒素菌株的标志物，感染cagA阳性菌株的患者更易发生PUD（图36-3）。细菌定植会

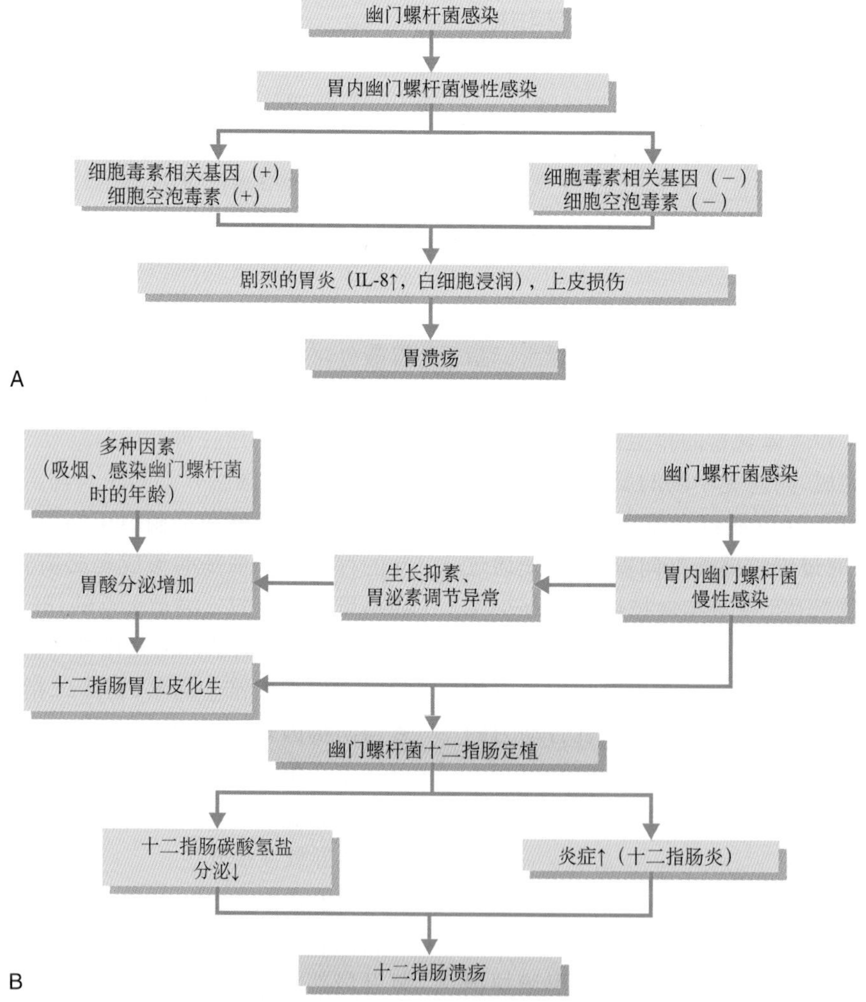

图36-3 幽门螺杆菌引起胃溃疡（A）及十二指肠溃疡（B）的机制。IL-8.白细胞介素-8（资料来源：Peek RM, Blaser MJ: Pathophysiology of Helicobacter pylori-induced gastritis and peptic ulcer disease, Am J Med 102: 200-207, 1997.）（译者注：原文图36-3～图36-5图片顺序有误，已做修改）

导致急性、慢性炎症，包括中性粒细胞、浆细胞、T淋巴细胞和巨噬细胞浸润，以及不同程度的上皮细胞损伤，只有通过有效的治疗炎症才能得到控制。

尽管*Hp*感染的最终结局难以预测，但临床表现与胃黏膜组织病理状态的分布有关，以胃窦为主的*Hp*相关胃炎与十二指肠溃疡的发生有关。在*Hp*感染的患者中发现胃内D细胞数量减少，生长抑素分泌也随之减少，这极大地削弱了对胃酸分泌的反馈调节。因此，对于*Hp*感染局限于胃窦的患者，胃泌素释放的负向抑制作用被破坏，导致餐后胃泌素水平升高和胃酸分泌过多。相对而言，*Hp*定植以胃体和胃底为主的患者则更容易发生萎缩性胃炎。

其他可以影响*Hp*感染结局的重要因素包括宿主反应、环境因素及感染时的年龄。几乎所有*Hp*感染的患者均会发生慢性浅表性胃炎，但只有20%的感染者会发生胃或十二指肠溃疡。合并严重萎缩性胃炎和(或)胃体为主的胃炎及伴肠化生的*Hp*感染者发生肠型胃癌的风险增加。另外，*Hp*感染引起的黏膜淋巴细胞反应可以导致黏膜相关淋巴组织的B细胞单克隆增生(MALT)，即MALT淋巴瘤，也称为黏膜相关淋巴组织淋巴瘤(maltomas)。MALT淋巴瘤发生罕见，在*Hp*感染者中的发生率约为1/100万。研究已经证实，*Hp*根除治疗后，50%～80%的MALT淋巴瘤患者可以获得完全的组织学缓解。远端胃的平坦、局灶、小面积病变在*Hp*根除治疗后更容易治愈。

2.非甾体抗炎药

非甾体抗炎药(NSAID)是使用最为广泛的药物之一。NSAID通常具有较好的耐受性，但仍与小部分重要的胃肠道不良反应有关。关于NSAID诱导胃十二指肠黏膜损伤的概念，早期的简单认识是局部损伤，现已认为是涉及局部和全身反应的多种相关机制。根据双重损伤模型，NSAID对胃十二指肠黏膜具有直接毒性作用和间接毒性作用，其中间接毒性作用是通过活化肝脏代谢产物和减少黏膜前列腺素合成来实现的。肝脏代谢产物被排泄到胆汁，随后进入十二指肠，通过十二指肠胃反流直接作用于胃黏膜导致损伤，并通过十二指肠顺行到达小肠导致小肠黏膜损伤。前列腺素合成减少可以依次导致上皮黏液减少，HCO_3^-分泌减少，黏膜血流量受损，上皮细胞增殖缓慢及黏膜对损伤的耐受性削弱。黏膜屏障受损促进了胃酸、胃蛋白酶、胆盐等内源性因素对胃黏膜的损伤。

前列腺素是由磷脂酶A_2作用于细胞膜磷脂中的花生四烯酸衍生而来。花生四烯酸分别通过环氧合酶(COX)途径和5-脂氧合酶(LOX)途径催化代谢成为前列腺素和白三烯(图36-4)。研究已经在哺乳动物细胞中证明COX具有两种相关而独特的亚型，命名为COX-1和COX-2。尽管其结构相似，但是由不同基因编码，并在不同组织中分布及表达；*COX-1*基因主要是结构型表达，而*COX-2*基因主要是诱导型表达。COX-1在包括胃黏膜在内的大多数组织中起到管家酶(housekeeping enzyme)作用，而COX-2则在许多不同类型的组织中受到炎症刺激或有丝分裂原诱导时表达。据推测，NSAID的抗炎作用是通过抑制COX-2的表达介导，而诸如胃十二指肠溃疡的不良反应则是由于对COX-1的作用产生的结果。两种COX亚型的发现导致特异性COX-2抑制剂的问世(如塞来昔布、罗非考昔、伐地考昔)，这些药物在保持抗炎作用的同时保留了保护性前列腺素的生物合成能力(图36-5)。遗憾的是，COX-2抑制剂的心血管不良反应限制了这些药物的使用。

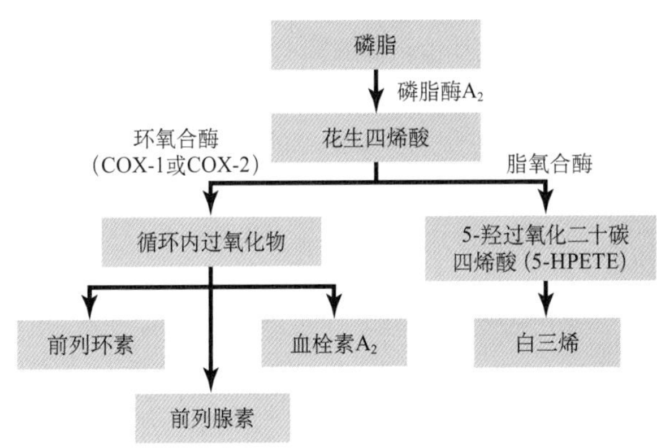

图36-4 前列腺素和白三烯通过环氧合酶和脂氧合酶两种途径的生物合成过程

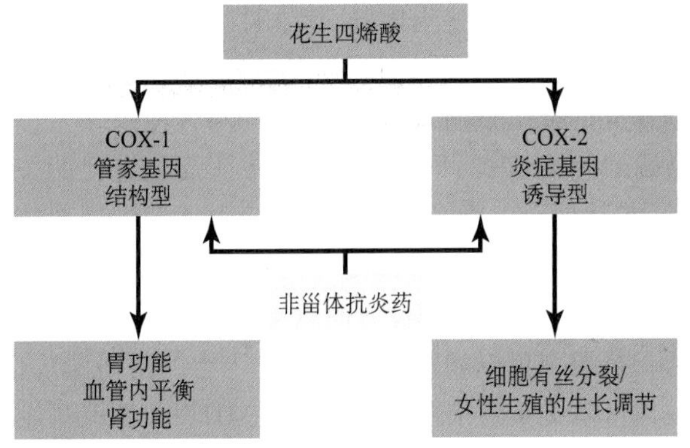

图36-5 两种环氧合酶同工酶催化组织中花生四烯酸合成前列腺素的示意图

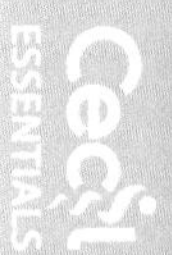

NSAID相关胃黏膜损伤的病理类型包括黏膜下出血、黏膜糜烂和黏膜溃疡，常被称为非甾体抗炎药相关性胃病。糜烂多小而表浅，而溃疡往往表现为较大较深（直径＞5mm）的黏膜损害。虽然胃的任何部位对NSAID诱导的黏膜损伤都没有抵抗性，但最常见及影响最严重的部位是胃窦。显微镜下可见损伤反应的特征是黏蛋白缺乏、炎症细胞很少或几乎没有增加。内镜研究显示，使用NSAID治疗慢性关节炎患者的胃十二指肠溃疡的患病率为10%～25%，是同龄健康人群预期患病率的5～15倍。

此外，至少60%的复杂性溃疡（如合并出血、穿孔）患者自诉使用过包括阿司匹林在内的NSAID。不论是肠溶剂型还是作为前体药物制剂，所有的传统NSAID均可诱发消化性溃疡（PUD）。NSAID诱发溃疡及其并发症的风险呈剂量相关性。NSAID相关胃黏膜损伤的危险因素包括高龄（＞60岁）、同时使用糖皮质激素或抗凝药物、既往溃疡病史、延长治疗时间及增加治疗剂量。

3.卓-艾综合征

卓-艾综合征（Zollinger-Ellison syndrome，ZES）是由胃泌素瘤引起的胃酸高分泌状态，占PUD患者的0.1%。当出现多发性、复发性或复杂性十二指肠溃疡，或当溃疡发生在不常见的部位（如十二指肠远端和空肠），以及溃疡伴慢性腹泻时，应该考虑到卓-艾综合征的可能。本病将在下文详细讨论。

（三）临床表现

消化性溃疡在临床上可以表现为无任何症状，也可以表现为缺铁性贫血、腹痛、梗阻、穿孔或出血等各种不同的症状和体征。症状可以类似于胆囊炎、胰腺炎、胃癌和胃食管反流。心肌缺血或心肌梗死，尤其是下壁心肌梗死，可以引起类似PUD的腹痛。PUD的腹痛通常是上腹痛，疼痛性质常被描述为钝痛，但也可以是剧烈疼痛或烧灼样疼痛。不到20%的患者自诉有饥饿痛，该症状被认为与胃溃疡和十二指肠溃疡均有关。同样，症状的特征及与进食的关系，尤其是十二指肠溃疡进食后疼痛缓解和胃溃疡进食后疼痛加重，并不总是与内镜下的诊断相符，因此在预测溃疡发生部位方面意义不大。夜间疼痛、牛奶或抗酸剂可以缓解的疼痛常见于十二指肠溃疡，但也可以见于胃溃疡。典型的NSAID相关性溃疡则表现为无痛性出血。恶心、呕吐也常见于消化性溃疡，更多见于胃溃疡。胃出口梗阻可以由胃窦幽门溃疡或十二指肠溃疡所致，但应与胃癌或胰腺癌引起的恶性梗阻相鉴别。体重减轻经常提示恶性肿瘤，但也常见于PUD患者。

（四）诊断

胃十二指肠溃疡的临床表现可以与其他疾病重叠，体格检查通常对诊断帮助不大，胃肠道影像学检查可以用来确诊PUD。虽然可以使用上消化道钡餐造影检查，但是内镜是首选检查方法，因为内镜检查除了能诊断和描述溃疡的特征外，还能进行组织活检病理学检查以排除恶性肿瘤、评估*Hp*感染并在急性溃疡出血的情况下进行内镜下止血治疗。

根除*Hp*感染能够显著减少溃疡复发，因此，*Hp*检测对于所有PUD患者都是至关重要的，诊断方法及其适用指征概括于图36-6。免疫球蛋白G血清学试验是非侵入性检测方法，用于诊断未经治疗人群的*Hp*感染。然而，由于抗体可以持续存在数年，血清学试验不能用于评价疗效，阳性结果可能反映的是既往感染，而不一定是现症感染。另一种检测*Hp*感染的非侵入性方法是^{13}C或^{14}C标记的尿素呼气试验。当胃内存在*Hp*时，菌体尿素酶分解尿素产生被^{13}C或^{14}C标记的二氧化碳，并在患者的呼气中被检测到。尿素呼气试验比血清学试验更为准确，尽管更为昂贵且更少普及，却是评价*Hp*根除治疗效果的非侵入性检测方法。患者在进行呼气试验前应避免使用质子泵抑制剂至少14d以防出现假阴性结果。粪便抗原检测也可以用于*Hp*感染的初步诊断。如果进行内镜检查，则可通过快速尿素酶试验或组织病理学检查来进行诊断。在进行快速尿素酶试验时，将黏膜活检标本置于含有尿素及pH敏感指示剂的培养基中，当标本含有*Hp*时，菌体尿素酶与尿素反应产生的氨使pH敏感指示剂颜色发生改变。快速尿素酶试验具有高度的敏感性和特异性，准确性等同于组织病理学检查且价格便宜。但是，近期使用抗生素或质子泵抑制剂可以影响该试验的检测结果。组织病理学检查通常作为检测*Hp*感染的“金标准”，能够同时诊断炎症的程度、类型和部位。活检标本应同时获取胃窦和胃体部位，因为细菌不是均匀分布在整个胃黏膜。即便没有找到细菌，慢性活动性胃炎依然强烈提示存在*Hp*感染。

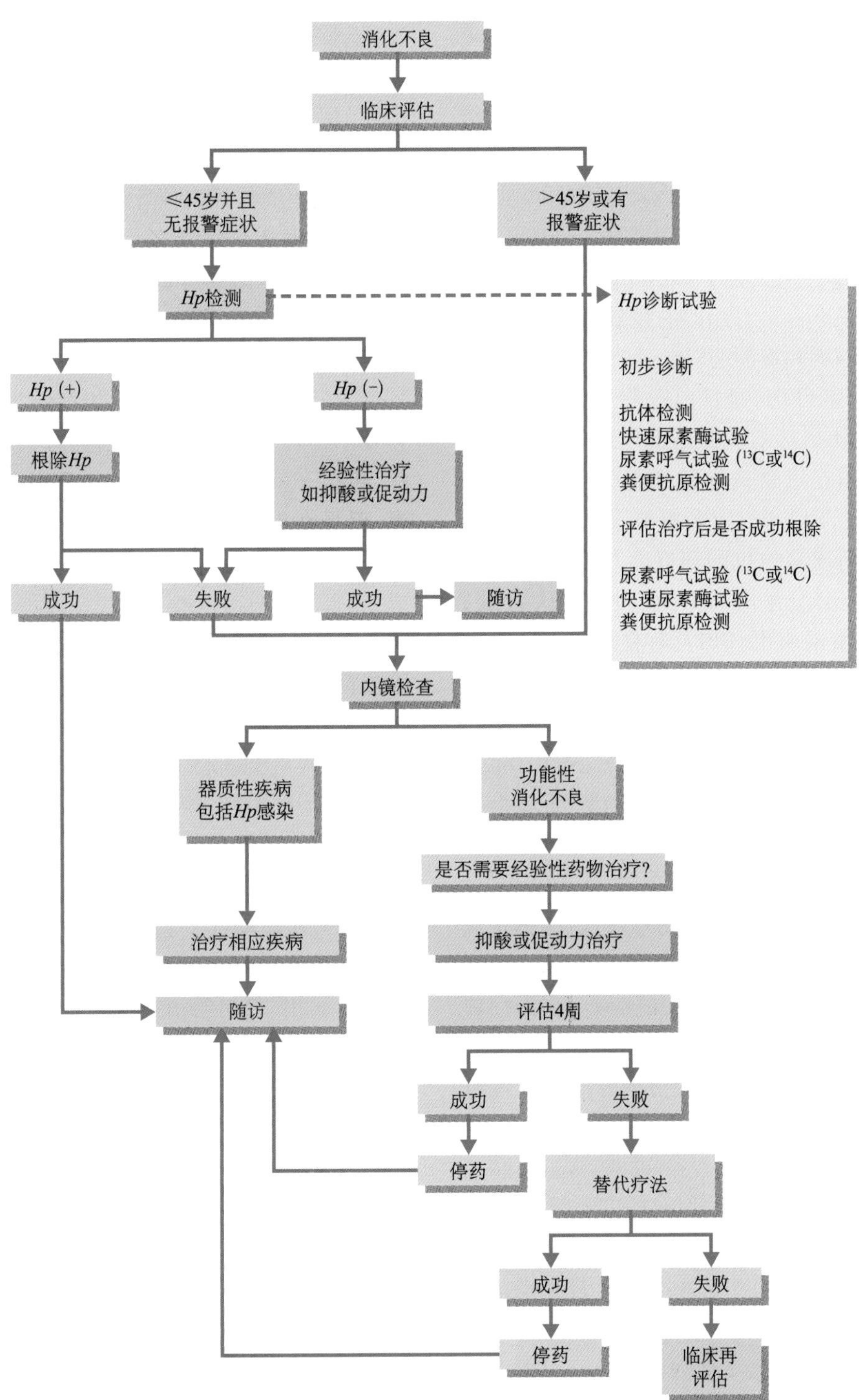

图36-6　消化不良患者的诊断流程。报警症状包括体重减轻、呕吐、吞咽困难、贫血、消化道出血、腹部包块和淋巴结肿大。*Hp*.幽门螺杆菌（资料来源：American Gastroenterological Association medical position statement: evaluation of dyspepsia, Gastroenterology 114: 579-581, 1998.）

（五）治疗

1.消化性溃疡的治疗

（1）抑制胃酸分泌使溃疡愈合：无论是何种原因引起的溃疡，抑制胃酸分泌都是PUD治疗的基础。抗酸剂是愈合溃疡的有效药物，并且能够缓解部分症状，但是由于每日需要多次服用及其相关的副作用，现在已经很少用于溃疡的初始治疗。

H_2受体拮抗剂通过竞争性、选择性地抑制壁细胞上的组胺受体来减少胃酸分泌。H_2受体拮抗剂还能提高胃内pH水平并抑制胃蛋白酶的活性。总的来说，H_2受体拮抗剂具有良好的安全性及耐受性。西咪替丁能与细胞色素P-450结合而增加药物相互作用的风险，其副作用相对大些。8周的H_2受体拮抗剂治疗能使90%～95%的十二指肠溃疡和88%的胃溃疡愈合。睡前给予单次足量的西咪替丁(800mg)、雷尼替丁(300mg)、尼扎替丁(300mg)或法莫替丁(40mg)对于溃疡愈合具有相似的疗效。推荐的疗程为十二指肠溃疡4周和胃溃疡8周。

质子泵抑制剂(PPI)是目前胃酸分泌最有效的抑制剂，较H_2受体拮抗剂能够更迅速地使胃十二指肠溃疡愈合。PPI在进食诱导壁细胞分泌胃酸时的抑制作用最明显，因此PPI应在餐前服用，并且不应与H_2受体拮抗剂或其他抗酸药联合使用。而且，只有在刺激胃酸充分分泌时PPI才能发挥最大疗效，所以PPI应在早餐前服用。PPI具有良好的安全性和耐受性，副作用少见，主要为头痛、腹泻和恶心。每日早餐前使用单次剂量的奥美拉唑(20mg)、泮托拉唑(40mg)、雷贝拉唑(20mg)、兰索拉唑(30mg)或埃索美拉唑(40mg)均可有效治愈胃十二指肠溃疡。推荐的疗程也是十二指肠溃疡4周和胃溃疡8周。

(2)增强黏膜防御功能使溃疡愈合：硫糖铝是蔗糖硫酸盐和氢氧化铝的复合物，在治疗十二指肠溃疡方面与H_2受体拮抗剂具有相似的疗效，在治疗胃溃疡疗效方面的证据尚不足。硫糖铝通过几种不同的黏膜保护机制发挥作用，而对胃酸分泌几乎没有作用。在胃十二指肠内，硫糖铝变成凝胶样物质，黏附在缺损的黏膜及正常黏膜上，对胃酸、胃蛋白酶及胆汁酸向黏膜反向弥散起物理屏障作用。硫糖铝推荐剂量为每日4次，每次1g。与其他治疗PUD的药物相比较，由于硫糖铝给药次数较多导致其使用起来不太方便。

尽管铋剂和前列腺素类似物已经显示对胃十二指肠黏膜具有保护作用，并且可能对溃疡愈合有一些作用，但是这些药物并不常规用于消化性溃疡的初始治疗。

(3)*Hp*感染的治疗：对于现有PUD或既往有溃疡病史的所有*Hp*感染者，均应尝试根除*Hp*治疗。成功的治疗需要联合使用药物，以保证有效作用于细菌及防止产生细菌耐药，同时疗程必须充足，以确保能够根除细菌。联合使用两种抗生素加上一种PPI或枸橼酸铋雷尼替丁以达到最好的根除率。目前用于*Hp*感染的根除治疗方案见表36-1。抗生素耐药和患者依从性不佳是已经明确的治疗失败的预测因素。甲硝唑耐药最为常见，并且甲硝唑和克拉霉素的耐药率还在增加，目前的耐药率分别为37%和10%。患者依从性对于治疗成功非常关键，因此目前治疗方案比早期方案在使用剂量上更为简化。初始根除治疗失败提示存在抗生素耐药，如果患者的治疗方案中有甲硝唑或克拉霉素，则可以考虑存在对甲硝唑或克拉霉素耐药。如果条件允许，应避免重复使用同一种抗生素，补救治疗的推荐疗程为14d。另外一种可供选择的初始治疗方案是10d的序贯治疗，包括一种PPI，以及序贯使用阿莫西林和克拉霉素，但是在推荐作为标准治疗方案之前需要进一步验证。

2.PUD的维持治疗

在开始PUD的长期维持治疗之前，必须注意消除溃疡复发的两个最重要的危险因素，即*Hp*感染和NSAID的使用。而且，在没有*Hp*感染的复发性溃疡患者中，应注意排除包括胃泌素瘤在内的胃酸高分泌状态。下列患者应考虑长期维持抑酸治疗，包括既往溃疡并发症的病史、溃疡频繁复发、需要继续使用NSAID、*Hp*阴性的溃疡、*Hp*规范治疗失败的患者。然而，只要*Hp*能够成功清除，即便是复杂性溃疡的患者也可以不需要维持治疗。维持治疗方案包括两种，即睡前服用1/2初始治疗剂量的H_2受体拮抗剂或早

表36-1 *Hp*感染的根除治疗方案

三联疗法(根除率85%～90%或＞90%)
BMT三联14d方案
　碱式水杨酸铋，524mg，口服，每日4次
　甲硝唑，250mg，口服，每日4次
　盐酸四环素，500mg，口服，每日4次，另外，加H_2受体拮抗剂4周
LAC 10d或14d方案
　兰索拉唑，30mg，口服，每日2次
　阿莫西林，1g，口服，每日2次
　克拉霉素，500mg，口服，每日2次
OAC 10d或14d方案
　奥美拉唑，20mg，口服，每日2次
　阿莫西林，1g，口服，每日2次
　克拉霉素，500mg，口服，每日2次
RBC-AC方案(根除率＞90%)
　枸橼酸铋雷尼替丁＋阿莫西林＋克拉霉素
MOC方案(不存在甲硝唑耐药时，根除率＞90%)
　甲硝唑＋奥美拉唑＋克拉霉素

餐前服用足量的PPI。

3.NSAID相关性溃疡的预防和治疗

NSAID相关性胃十二指肠溃疡的最佳治疗是停止继续使用这类药物。如果必须继续使用NSAID，则应该同时开始使用抑酸药物。无论是否继续使用NSAID，由于具有更好的安全性及能够更迅速地愈合胃十二指肠溃疡，PPI作为首选药物优于H_2受体拮抗剂和米索前列醇。

NSAID药物可以诱发胃十二指肠黏膜损伤，却很少引起诸如腹痛、腹胀、恶心、烧心等消化不良症状，因而导致发生严重并发症的概率较高，因此预防溃疡已经成为管理NSAID相关胃肠道毒性（GI toxicity）的首要目标。NSAID相关损伤的危险因素包括高龄（大于60岁）、既往PUD或溃疡出血病史、联合使用抗凝药物或糖皮质激素、并存其他严重疾病、使用高剂量的NSAID（表36-2）。目前有两种策略用来预防溃疡：①联合使用米索前列醇或PPI；②开发更安全的抗炎药物，如COX-2特异性抑制剂。米索前列醇是一种前列腺素E_1类似物，能够显著减少NSAID使用者胃和十二指肠溃疡的发生。通过增强前列腺素依赖性途径，米索前列醇减少胃酸分泌并增强黏膜防御。然而，米索前列醇严重的副作用会导致治疗频繁中断，尤其是每日4次给药的情况下。最常见的副作用是腹泻，其他包括腹痛、恶心、腹胀等表现。对于预防胃十二指肠溃疡，低剂量的米索前列醇（200μg，每日3次）与每日4次的疗效几乎相等，但副作用略微减少。

第二种预防NSAID相关性溃疡的策略是联合使用抑酸药物，通常是一种PPI，或选用一种新的COX-2特异性抑制剂代替传统的NSAID。现有证据表明，对于持续使用NSAID的患者，在预防胃十二指肠溃疡和改善消化不良症状方面，PPI优于H_2受体拮抗剂。同样地，对于内镜下NSAID相关性溃疡，PPI的抗溃疡作用至少与米索前列醇相近，并且胃肠道不良反应更少。然而，前瞻性研究显示，米索前列醇能够比PPI更好地降低溃疡并发症的发生率。

表36-2 NSAID相关性溃疡的危险因素

明确的危险因素
高龄
既往溃疡病史
同时使用皮质类固醇（糖皮质激素）治疗
同时使用抗凝治疗
大剂量使用NSAID
严重的全身性疾病
可能的危险因素
合并*Hp*感染
吸烟
饮酒

与传统NSAID相比较，COX-2特异性抑制剂（如塞来昔布、罗非考昔、伐地考昔）在不降低抗炎作用的同时，提高了胃肠道的安全性，并且能够降低溃疡及其并发症的发生率。然而，最近有证据表明，使用COX-2特异性抑制剂可增加心血管事件的发生风险，尤其是心肌梗死和脑卒中，这引起了社会的极大关注，导致随后部分药物撤出市场，其他药物则被限制使用。这些副作用被认为至少部分与抑制前列环素有关，从而降低了血栓素A_2对血栓形成的抑制作用。对该事件的关注导致罗非考昔和伐地考昔2005年撤出美国市场。建议临床医生在选择使用塞来昔布还是非选择性NSAID，使用PPI还是米索前列醇时，需要对患者的心血管风险和胃肠道风险进行综合评估。

最近的荟萃分析表明，*Hp*感染者使用NSAID会增加溃疡并发症的发生风险。因此，考虑到*Hp*感染是可以消除的危险因素，对于需要长期使用NSAID的患者，建议检测*Hp*并进行根除治疗。

4.PUD的手术治疗

由于抑酸药物的长足发展，以及已经认识到消除*Hp*和NSAID可以治愈溃疡，对于非复杂性溃疡现已很少使用手术治疗。手术治疗目前主要用于PUD的并发症，尤其是胃出口梗阻和胃穿孔。一些不同的手术术式如图36-7所示。

（六）消化性溃疡的并发症

1.出血

PUD是上消化道出血最常见的原因，大约占总数的50%，在美国每年有超过15万人因溃疡出血住院治疗。80%的患者出血能自发停止，溃疡出血的死亡率为5%～10%。临床表现包括呕血、黑便或便血，通常不伴腹痛。溃疡出血的主要危险因素是NSAID的使用。不良结局的预测因素包括血流动力学不稳定、鼻胃管引流出或从直肠排出鲜红色血液、高龄（>60岁）、需要输血治疗、合并多种基础疾病。所有上消化道出血患者都应尽早行上消化道内镜检查，以便进行内镜下止血治疗及再出血风险的评估。根据内镜下溃疡的不同特点，再出血的发生率分别为

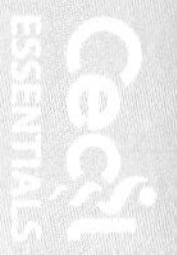

基底洁净5%、黑色斑点10%、附着血凝块22%、无活动性出血的血管显露43%、活动性渗血或喷射样出血55%(图36-8)。直径大于1～2cm的大溃疡再出血的发生率和死亡率均增加。内镜下可以进行止血治疗的措施包括多极电凝术、热凝固疗法、注射肾上腺素或放置止血夹等。通过内镜治疗可降低患者死亡率、缩短住院天数、减少输血次数及紧急手术需求，明显改善溃疡出血患者的预后。

大多数溃疡出血的复发是在发病3d之内，存在活动性出血或有出血点的患者，如溃疡面有凸起的褐色斑点，可在病情稳定后2～3d出院。考虑到基底洁净的溃疡预后非常好，在发病24h内出院或内镜检

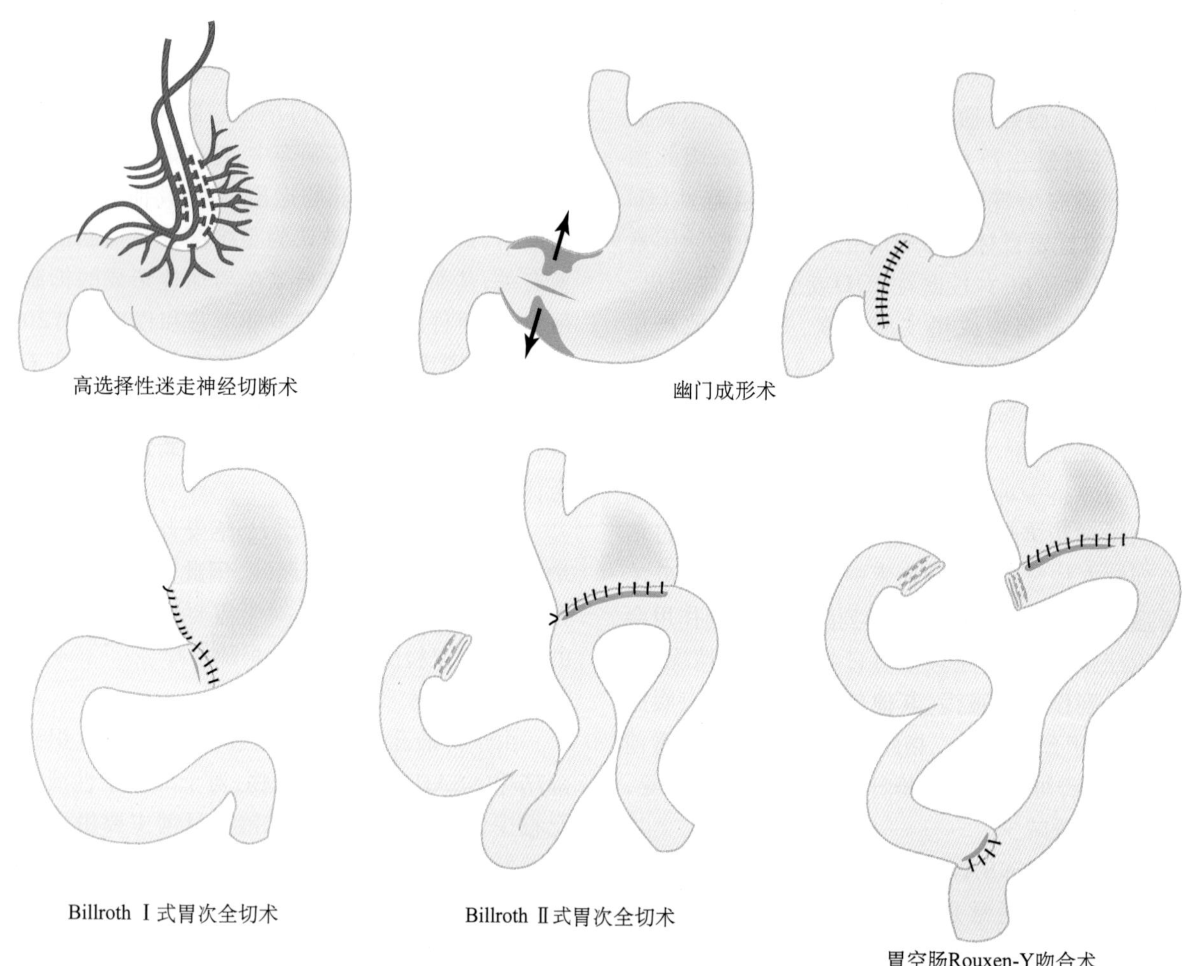

图36-7 消化性溃疡的外科手术术式（译者注：原著图36-7和图36-8的图题有误，已做修改）

	基底洁净	黑色斑点	附着血凝块	NBVV*	活动性渗血或喷射样出血
发病率(%)	42	20	17	17	18
再出血风险 (%)	5	10	22	43	55

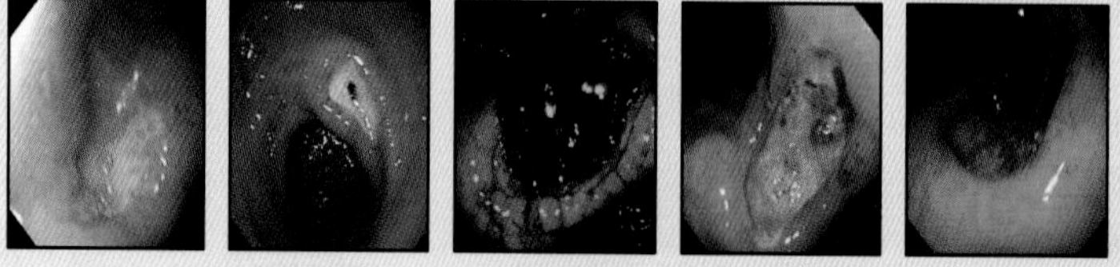

*无活动性出血的血管显露

图36-8 消化性溃疡出血的内镜下分级、发病率和再出血的风险（资料来源：Laine L, Peterson WL： Medical progress： Bleeding peptic ulcer, N Engl J Med 331：717-727, 1994.）

查后立即出院都是安全的。经内镜下止血治疗的患者中约20%会出现再出血，再出血的患者中50%能够再次使用内镜成功进行止血治疗。其他患者可以在血管造影下实施动脉内灌注血管加压素或动脉栓塞止血治疗。当上述止血措施均失败后考虑手术治疗。虽然内镜是胃十二指肠溃疡活动性出血的首选治疗，也有证据表明辅助抑酸治疗可以减少首次内镜止血治疗后的出血复发，持续静脉输注PPI可以降低溃疡出血内镜治疗后的复发率。因此，对于PUD引起的严重的上消化道出血，应该首先使用负荷剂量的PPI（泮托拉唑80mg）静脉推注，随后持续静脉输注（泮托拉唑8mg/h）。如果在内镜检查时，没有发现近期出血或活动性出血的依据，开始饮食后可使用口服PPI取代静脉制剂进行治疗。

2.穿孔

当消化性溃疡侵蚀穿透胃或十二指肠壁的全层时则发生穿孔，穿孔远较出血少见。溃疡穿孔通常会引起腹膜炎，如果未经治疗可能导致脓毒症甚至死亡。临床表现为突然发作的剧烈腹痛，通常开始于上腹部并向整个腹部扩散。出现腹膜炎时，体格检查可以出现特征性的压痛、反跳痛和腹肌紧张。大多数情况下，立位胸片或立位及卧位腹部平片检查发现腹腔游离气体（气腹）可明确诊断。对于不典型病例，腹部CT或使用水溶性造影剂上消化道造影检查有助于诊断。十二指肠溃疡穿孔通常使用网膜进行修补，胃溃疡穿孔则需使用网膜修补或行胃部分切除术。

3.胃出口梗阻

在过去没有抑酸治疗和*Hp*根除治疗的时代，60%的胃出口梗阻由PUD所致。近年来，PUD和需要手术治疗的梗阻的发病率均已下降，据估计由十二指肠溃疡引起严重胃出口梗阻的发病率低于5%，胃溃疡则更低，不到1%～2%。胃出口梗阻通常由幽门管或十二指肠溃疡所致，可发生于急性溃疡，由于溃疡部位炎症、水肿及痉挛导致梗阻，也可发生于慢性溃疡，由溃疡的瘢痕收缩及纤维化导致梗阻。常见的临床表现包括早饱、腹胀、恶心、呕吐和体重减轻。内镜是可选择的明确诊断的检查方法，但常因病变部位被食物残渣遮掩而观察不清。因此，可疑胃出口梗阻的患者在接受内镜检查之前应该进行胃减压及胃灌洗，以去除滞留的胃内容物。目前恶性肿瘤占胃出口梗阻的50%，因此，在内镜下应多取标本进行组织学和细胞学检查以除外恶性肿瘤。影像学检查，如上消化道钡餐造影检查和放射性核素胃排空显像，有时被用于确定梗阻部位的长度和评估胃排空功能。除了纠正持续呕吐引起的水电解质紊乱及酸碱失衡，胃出口梗阻的患者还应该经鼻胃管行3～5d的胃肠减压，同时静脉给予PPI或H_2受体拮抗剂抑制胃酸治疗。治疗效果可以通过试验性进食进行经验性评估。药物治疗失败的患者，选择内镜下球囊扩张术或外科手术治疗。

六、胃炎

（一）临床表现

胃炎是指胃黏膜表面的非特异性炎症。临床上，三种最常见的病因是*Hp*感染、非甾体抗炎药（NSAID）和应激相关性黏膜损伤。*Hp*和NSAID相关性胃炎的有关方面与PUD类似，已在上文详细阐述。

应激相关性胃黏膜损伤

危重症时，可以出现休克、低血压、儿茶酚胺释放等病理生理学变化，引起胃肠道黏膜血液量的减少和黏膜缺血。当黏膜的血供不足时，上皮细胞更新、黏液和HCO_3^-分泌等正常的黏膜保护因素被削弱，而损伤性因素，如细胞因子、氧自由基等炎症介质释放入血。这些因素的共同作用降低了胃黏膜的防御功能，胃酸反向扩散导致黏膜损伤，轻者表现为糜烂，严重者可发生溃疡及出血。尽管大多数危重症患者会发生胃黏膜损伤，但应激性溃疡通常停留在黏膜表面，不至于侵蚀穿透胃壁引起穿孔。该病的主要问题在于消化道失血，大多数患者仅表现为粪便潜血试验阳性。在长期重症监护的患者中，20%会发生应激性溃疡所致的隐匿性出血，5%的患者出现肉眼可见的出血。

（二）治疗

对于危重症患者，积极进行容量复苏、控制脓毒症及充分氧疗是重要的治疗措施，可以减轻低血流灌注状态及随后发生的黏膜损伤。多种策略可以用来预防危重症患者的胃肠道出血。药物可以通过中和胃酸、保护胃黏膜和抑制胃酸分泌三种主要机制发挥作用。用抗酸药中和胃酸是有效的，但因为需要每1～2h通过鼻胃管给药，使用不方便且增加护理时间。含镁的抗酸药的副作用有腹泻、高镁血症和碱血症，含铝的抗酸药的副作用有低磷血症、便秘、代谢性碱中毒及肾功能不全患者潜在的高铝血症。黏膜保护剂，如硫糖铝，一种蔗糖硫酸铝盐，可以通过

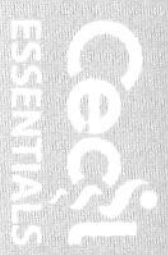

前列腺素介导途径改善黏膜血流量。硫糖铝在正常剂量下耐受良好，用量为每4～6h 1g。2%～4%的患者会发生便秘，慢性肾衰竭患者可能发生铝中毒。前列腺素类似物（如米索前列醇）对胃黏膜具有保护作用，但用于防治应激性溃疡尚无充分研究，所以不推荐在应激性溃疡时使用。抑酸剂可抑制胃酸分泌，常用于预防危重症患者的应激性黏膜损伤。连续输注或间断静脉推注H_2受体拮抗剂（如西咪替丁、雷尼替丁、法莫替丁和尼扎替丁）可以降低临床上严重应激性溃疡出血的发生率。这些药物可将胃内pH提高至4以上水平，但是迅速产生耐受性使其临床疗效受到影响。H_2受体拮抗剂通常是安全的，但依然既有药物本身，也有因个体差异发生副作用的可能。最突出的药物特异性的副作用是中枢神经系统毒性，常见于老年患者。质子泵抑制剂（PPI）的作用机制是不可逆地阻断壁细胞H^+-K^+-ATP酶，该类药物（如奥美拉唑、兰索拉唑、雷贝拉唑、泮托拉唑、埃索美拉唑）通常只有全身吸收后在活化的壁细胞分泌小管的高酸环境下才能被激活。因此，药物的激活是发生在进餐后，但危重症患者通常都是空腹状态，即在空腹情况下口服或通过鼻胃管给药，PPI的抑酸活性显著降低，所以不推荐这种给药方式。对于接受肠内营养的患者，通过胃肠道途径给药反而比静脉使用PPI更能有效地抑制胃酸。泮托拉唑是在美国使用的第一种PPI静脉制剂，几项小型研究已经显示出满意的效果，可以有效预防应激性溃疡出血。其他PPI，如兰索拉唑和埃美拉唑的静脉制剂最近也已经面市。

对于凝血功能障碍的患者及机械通气超过48h的呼吸衰竭患者，建议预防应激性溃疡出血。其他推荐进行预防应激性溃疡出血的适应证包括中枢神经系统创伤、烧伤、器官移植、既往PUD病史（不论有无出血）、多器官功能衰竭、创伤和接受大手术的患者（表36-3）。

表36-3 预防应激性溃疡出血的适应证

凝血功能障碍
呼吸衰竭
中枢神经系统创伤
烧伤
器官移植
伴或不伴出血的消化性溃疡病史
多器官功能衰竭
创伤或接受大手术

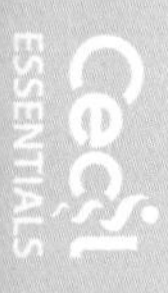

（三）胃炎的其他病因

自身免疫性萎缩性胃炎为常染色体显性遗传，与自身抗体的形成有关。组织学特征包括慢性炎症、腺体进行性萎缩和壁细胞减少或缺失。病变部位通常局限于胃体和胃底，腺体易于发生肠上皮化生。壁细胞减少或缺失导致胃酸缺乏、维生素B_{12}缺乏和巨幼细胞贫血（恶性贫血）。该病患者恶性肿瘤的风险增加，尤其是在斯堪的纳维亚国家风险更高。目前没有证据显示美国该病患者恶性肿瘤风险增加，因此不主张在美国对该病患者进行常规肿瘤监测。

淋巴细胞性胃炎的特征是T淋巴细胞浸润，病变部位通常以胃窦为主，常与乳糜泻、胶原性结肠炎、淋巴细胞性结肠炎和Ménétrier病相关。嗜酸细胞性胃炎的特征是胃的嗜酸性粒细胞浸润，尤其是胃窦部位。胃壁全层均可受累，但常累及的部位是黏膜下层、肌层和浆膜下层，这使得活检组织学诊断难度增加。临床表现主要包括胃排空延迟及由黏膜溃疡导致慢性失血引起的贫血表现。糖皮质激素可以用于控制该病的症状。

Ménétrier病（巨大肥厚性胃炎）是一种罕见病，特征是胃底和胃体出现巨大肥厚的黏膜皱襞。组织学特征包括黏膜增厚、腺体萎缩和胃小凹增宽。临床上常出现胃酸过少和低白蛋白血症。儿童Ménétrier病被认为是由巨细胞病毒（CMV）所致，而成人Ménétrier病则被认为是与组织生长因子的过表达有关。

除了*Hp*，多种传染性病原体也可以引起胃炎。胃的感染常见于HIV感染、化疗和器官移植等免疫功能低下的患者。结核病和梅毒，很少侵犯胃。巨细胞病毒感染、疱疹病毒感染、真菌感染（如念珠菌、组织胞浆菌病、毛霉菌病、隐球菌病、曲霉菌病）及寄生虫感染（如隐孢子虫、类圆线虫）都可能累及胃。其他疾病，如结节病和克罗恩病，也可以累及胃，标本组织病理学检查发现肉芽肿伴全身症状即可明确诊断。

急性移植物抗宿主病偶尔会累及胃。骨髓移植患者出现腹痛和胃肠道出血可以由胃糜烂或溃疡所致，此时应留取活检标本进行组织学检查以除外机会性感染（如CMV）。

酒精、药物（如可卡因、铁剂、氯化钾）和物理措施（鼻胃管）也都可以引起非特异性的胃炎。同样，血管损伤、栓塞、血管炎、淀粉样变性导致的缺血也可作为胃炎的病因。

七、非溃疡性消化不良

消化不良表现为上腹部疼痛或不适，是常见的临床症状，发生于25%～40%的成年人。虽然消化不良是PUD的常见临床表现，但只有15%～25%的消化不良患者存在胃或十二指肠溃疡，其余的为非溃疡性消化不良（NUD），又称功能性消化不良（FD）。NUD最可能与由内脏传入神经高敏感性引起的胃内感知异常有关，胃动力异常也参与NUD的发病。最近的证据表明，大约40%的NUD患者胃底适应性舒张功能受损。消化不良症状可以是慢性、复发性或新发的，诊断时应重点排除其他病因，如胃轻瘫、胃癌。

管理与治疗

针对NUD患者目前有三种管理方案（见图36-6）。

第一种方案：对于年龄大于45岁的消化不良患者及出现报警症状（红旗标记）的患者，应立即行内镜检查及评估。报警症状包括体重减轻、反复呕吐、吞咽困难、胃肠道出血、贫血、胃肠道恶性肿瘤家族史、腹部包块。紧急内镜检查主要是为了排除严重的潜在疾病，尤其是胃癌和食管癌。如果在内镜检查时发现胃溃疡，应进行多点标本活检和细胞学分析以排除恶性肿瘤。随后开始治疗溃疡，并通过内镜随访确认溃疡愈合，顽固性溃疡有时可以是胃癌的表现。钡餐造影检查的敏感性和特异性均较差，目前不再推荐用于评价消化不良。

第二种方案：对于年龄小于45岁且没有报警症状的NUD患者，建议进行1～2个月经验性的抑酸治疗。对试验性治疗没有反应的患者应进行内镜检查。注意避免在这种情况下长期使用药物治疗，因为安慰剂对部分患者也有非常好的疗效。

第三种方案：对NUD患者，首先通过无创性方法检测*Hp*，然后对检测阳性的患者进行*Hp*根除治疗。该方案是基于推测，愈合可能存在的溃疡，消除溃疡的主要危险因素，节省医疗资源，尤其适用于45岁以下且没有报警症状的患者。同时，需要考虑居住社区*Hp*感染的发生率，当*Hp*的患病率小于10%时，无创性检查的准确性会降低。尽管一些临床医生主张这种方案，但对于缓解NUD症状的效果，目前的研究报道差异较大。此外，盲目使用抗生素治疗可以破坏肠道正常菌群，增加*Hp*及其他细菌的耐药性，还能导致一系列不良反应，如抗生素相关性结肠炎和艰难梭菌结肠炎。

八、卓-艾综合征

卓-艾综合征（Zollinger-Ellison综合征，ZES）的特征是由产胃泌素肿瘤引起的血清胃泌素水平明显升高。胃泌素肿瘤最常位于胰腺和十二指肠。高胃泌素血症会刺激胃酸和胃蛋白酶的过多分泌，可以导致消化性溃疡、十二指肠空肠炎、食管炎和腹泻。ZES是PUD的罕见原因，占总数的不到1%。ZES中的胃泌素瘤，通常位于"胃泌素瘤三角"中，该区域由十二指肠降部和水平部、胰头及胰腺颈部接合处和胆囊管组成。75%的胃泌素瘤是散发的，剩下的25%属于Ⅰ型多发性内分泌肿瘤综合征（MEN-Ⅰ）的组成部分。MEN-Ⅰ是一种位于11号染色体的常染色体显性遗传病。MEN-Ⅰ通常为胃泌素瘤伴甲状旁腺功能亢进及垂体肿瘤。所有不伴肝转移的散发性胃泌素瘤患者都应考虑手术治疗，目的在于去除局部病灶及区域性病变。遗憾的是，至少10%的ZES患者经过详细诊断性检查后，没有发现具体肿瘤。

下列患者应该考虑ZES可能，包括反复发生的PUD（排除*Hp*感染和NSAID因素）、多发性十二指肠溃疡、少见部位的溃疡（十二指肠远端或空肠）、严重或难治性腹泻、严重或难治性胃食管反流病。尽管超过90%的ZES患者会发生消化性溃疡，但仍有多达35%的病例仅表现为腹泻。高胃酸状态伴空腹胃泌素水平大于1000pg/ml可明确ZES诊断。对可疑病例（如胃泌素＜1000pg/ml），胰泌素激发试验阳性可明确诊断。大约90%的胃泌素水平偏高而未达到诊断标准的ZES患者，胰泌素激发试验为阳性（刺激后较空腹胃泌素水平增加≥200pg/ml）。超过90%的ZES患者基础酸排量升高（＞15mmol/h，无胃酸减少相关手术史；＞5mmol/h，有胃酸减少相关手术史）。因为胃泌素瘤是高胃泌素血症的相对少见病因，故应该考虑其他引起胃泌素水平升高的原因。高胃泌素血症的最常见原因是胃窦部为主的*Hp*感染、萎缩性胃炎或PPI抑酸治疗导致的胃酸缺乏，其他原因包括保留胃窦的胃切除手术后（溃疡术后）、小肠广泛切

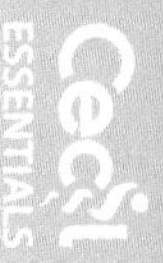

除术后、慢性胃出口梗阻和慢性肾衰竭。因此，通过胃酸分析确认高胃酸分泌状态是明确胃泌素瘤诊断的必要条件。

高胃泌素血症一旦明确并排除其他原因后，应致力于胃泌素肿瘤的定位诊断和切除。胃泌素瘤的最佳影像学检查是生长抑素受体闪烁成像技术（SRS）。SRS比其他常规影像学检查包括CT、MRI和超声检查，更为敏感。在对原发性胰腺胃泌素瘤的定位方面，超声内镜（EUS）的敏感性与SRS相近。如果出现肝转移，应进行CT或超声引导下的肝穿刺活检。对于不伴肝转移的患者可行SRS检查以进行定位诊断，SRS可发现60%胃泌素瘤的原发病灶。如果患者即将接受外科手术且已经通过SRS对肿瘤原发病灶成功定位，则不再需要其他的定位检查。大约15%的胃泌素瘤患者，SRS检查定位诊断失败后，可以继续通过MRI、血管造影或EUS检查成功定位。MEN-Ⅰ综合征患者通常存在多个胰腺或十二指肠肿瘤，尽管手术的意义尚不确定，一些临床医生建议当病灶直径大于3cm时予以手术切除治疗，以降低肝转移的风险。然而，即便如此，MEN-Ⅰ综合征患者依然很少能够获得长期的完全缓解。

所有ZES患者，无论是散发的，还是家族性的，在明确诊断之后，包括胃泌素瘤评估和定位期间，都需要进行抑酸治疗。开始即应该使用PPI治疗，剂量是常规胃十二指肠溃疡治疗剂量的2倍。对于不能经口服药的患者，包括正在接受手术的患者，可以使用PPI静脉制剂，如泮托拉唑，剂量范围为80～240mg/d。治疗目标为下一次给药之前的1h基础酸排量低于10mmol/h。长期稳定的PPI治疗可以持续抑制胃酸分泌，良好控制症状，完全愈合部分黏膜病变，并且很少发生不良反应。

表36-4 引起胃排空延迟的因素

机械性因素
消化性溃疡，幽门瘢痕形成
恶性肿瘤：胃癌、胃淋巴瘤、胰腺癌
胃外科手术：迷走神经切断术、胃切除术、Roux-en-Y吻合术
克罗恩病
内分泌代谢因素
糖尿病
甲状腺功能减退
肾上腺功能减退
电解质紊乱
慢性肾衰竭
药物因素
抗胆碱能药物
阿片类制剂
多巴胺受体激动剂
三环类抗抑郁药
胃肠道平滑肌病变
硬皮病
多发性肌炎、皮肌炎
淀粉样变性
假性梗阻
肌强直性营养不良
神经病变
自主神经病变
中枢神经系统或精神性疾病
脑干肿瘤
脊髓损伤
神经性厌食
应激
其他疾病
特发性胃轻瘫
胃食管反流病
非溃疡性（功能性）消化不良
肿瘤恶病质或厌食症

九、胃轻瘫

胃轻瘫是以胃排空延迟为特征，在没有胃出口机械性梗阻的情况下，导致食物从胃到十二指肠的传输功能受损的一种综合征。胃轻瘫主要表现为胃潴留的症状，包括早饱、易饱、腹胀、恶心、呕吐和腹部不适。因为进食可以加重症状，所以临床上还经常出现厌食、体重减轻及营养缺乏的表现。多种临床病症可以导致胃排空障碍（表36-4）。

糖尿病是胃轻瘫最常见的病因，高达60%的糖尿病患者出现胃潴留的症状。胃轻瘫是病程较长（>10年）的1型糖尿病患者典型的并发症之一，虽然还有很多其他并发症，如外周神经病变、自主神经病变、肾病、视网膜病变，但在明确糖尿病诊断的10年内胃肠道症状也很常见。糖尿病性胃轻瘫是由自主神经和胃肠神经的永久性神经病变和（或）一过性的血糖变化导致。找不到明确病因的特发性胃轻瘫也很常见，1/3的特发性胃轻瘫是由病毒感染浸润胃的肌间神经丛所致。胃手术后的患者，尤其是因PUD并发胃出口梗阻接受手术治疗的患者，通常会发生胃轻瘫。其他疾病也可以发生胃轻瘫，如帕金森病、风湿性疾病、甲状腺功能减退、甲状腺功能亢进、慢性假性肠梗阻及各种副肿瘤综合征。

诊断胃排空延迟需要排除结构及代谢的异常。内镜是排除机械性胃出口梗阻的首选检查，CT小肠成像或胶囊内镜检查有助于排除小肠病变。此外，还应进行血清电解质、血细胞计数和甲状腺功能检查。如果这些检查结果均无异常，可在进食固体-液体混合性标准试餐后，进行放射性核素闪烁成像（胃排空扫描）以明确胃排空延迟诊断。临床上，与液体胃排空试验相比较，固体胃排空试验与胃轻瘫具有更好的相关性。对特别疑难的病例，胃肠测压检查和胃电图检查可能有助于诊断。

治疗胃轻瘫应从寻找和去除潜在的可纠正的病因开始。应避免使用可能减慢胃排空的药物，如麻醉药、抗胆碱能药物和三环类抗抑郁药。因为液体比固体更容易排空，并且由于胃轻瘫患者的液体排空功能较少受损，所以改变饮食习惯可能有助于治疗。饮食习惯应调整为匀浆食物和液体补充剂，避免进食高脂肪和富含纤维的食物，因为它们在正常情况下都会抑制胃排空，在胃轻瘫时不太可能被排空。胃轻瘫的治疗方法很有限，可以使用改善胃肠道传输功能的胃肠动力药。

甲氧氯普胺（胃复安）是多巴胺-2受体拮抗剂，它还能促进胃肠道胆碱能神经末梢释放乙酰胆碱，从而加速胃排空。甲氧氯普胺的疗效缺乏一致性，它的不良反应和耐受性使得长期治疗变得困难而复杂。高达20%的患者会出现不良反应，包括倦睡、焦虑、疲劳、失眠、躁动、烦乱、锥体外系反应、溢乳和月经失调。常规使用剂量为10mg，餐前和睡前20～30min服用，20～80mg/d，肾衰竭患者应减少用量。多潘立酮（吗丁啉）是另一种具有促动力作用的多巴胺受体拮抗剂，在治疗胃排空延迟方面与甲氧氯普胺作用相似，但目前在美国无法获得该药。

红霉素是一种大环内酯类抗生素，可以刺激位于胃肠道各层的平滑肌胃动素受体。红霉素的促动力作用与其模拟胃肠道激素胃动素刺激平滑肌收缩有关，可加速胃固体和液体排空。使用红霉素以每8h 1～3mg/kg的剂量静脉给药时，可以显著改善严重糖尿病性胃轻瘫患者的胃排空。但是，因为红霉素存在快速耐受性和相关副作用，当以每8h 250～500mg的剂量口服给药，长期用于治疗胃潴留时，疗效并不理想。

关于内镜下将肉毒杆菌毒素A注射到幽门括约肌的方法，一些小型研究报道该方法可以有效治疗胃排空延迟，但较大的临床试验没有显示该方法有效。

对于上述治疗措施均无效的难治性患者，可以选择通过手术放置空肠管、带或不带排气功能的胃造瘘术，不提倡使用全胃肠外营养。外科胃切除术仅用于难治性术后胃潴留的患者。胃起搏器和其他促动力药，特别是新一代5-羟色胺受体激动剂，正在研究之中，可能是今后可供选择的治疗方法。

十、胃排空过快

胃排空过快是一种远比胃排空延迟少见的临床病症，可见于倾倒综合征。倾倒综合征是指胃内大量渗透活性食物被提前传输至小肠引起的消化道及全身症状。通常发生于胃的正常存储、碾磨和筛分功能被破坏时，最常见于肥胖减重手术（Roux-en-Y胃分流术）或PUD术后。高渗的营养物质被加速排空到小肠导致内脏血管舒张和血管活性肽的释放。倾倒综合征的早期症状发生在进餐后大约30min，包括上腹饱胀感、上腹痛、恶心、呕吐、早饱和血管舒张的特征性表现，如面色潮红、心悸和出汗。迟发症状发生在进餐后大约2h，如出汗、震颤和虚弱感，可能是由高胰岛素血症反应性低血糖所致。倾倒综合征的治疗包括膳食干预管理，以减少排入小肠内食物的体积和降低小肠的渗透压负荷，如少量多餐进食低碳水化合物、液体和固体分开摄入、避免进食高渗液体及乳糖，这些措施通常是有效的。当这些措施失败，餐前30min皮下注射25～50μg奥曲肽可能有助于缓解症状。奥曲肽通过减缓胃排空和肠道传输及抑制胰岛素释放而发挥作用。通过外科手术干预减缓胃排空鲜有成功病例。

十一、胃扭转

胃扭转是指胃在腹腔或胸腔内旋转导致胃排空不能及血运障碍的一种临床病症。胃扭转可以是一过性的，可以没有症状或症状轻微，也可能导致梗阻甚至缺血和坏死。1/3的胃扭转是原发性胃扭转，发生在膈肌下方，是由先天性或后天性因素引起的固定韧带过于松弛所致。继发性胃扭转发生在膈肌上

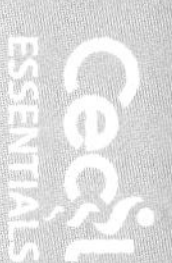

方，通常伴有食管裂孔疝或其他膈肌缺陷。急性胃扭转表现为突发剧烈的上腹痛或胸痛、持续性的干呕（很少或无呕吐物），鼻胃管通常无法插入胃内。这些表现同时出现，称为Borchardt三联征，是临床上诊断急性胃扭转的强烈指征。慢性胃扭转则症状较轻且没有特异性，主要表现为上腹不适、胃灼热、腹部饱胀感、腹部胀气和肠鸣，这些症状在餐后尤为明显。上消化道造影检查显示在扭转位点处的突然中断或类似梗阻的表现，即可明确胃扭转诊断。急性胃扭转需要急诊外科手术处理，因为若不及时治疗，胃扭转可引起胃缺血或胃穿孔，死亡率很高。治疗方法主要包括胃固定术、食管裂孔疝修补术。

推荐阅读

Chan FK, Graham DY: NSAIDs, risks, and gastroprotective strategies: current status and future, Gastroenterology 134:1240–1257, 2008.

Fuccio L, Minardi ME, Rocco MZ, et al: Meta-analysis: duration of first-line proton-pump inhibitor-based triple therapy for *Helicobacter pylori* eradication, Ann Intern Med 147:553–562, 2007.

Olsen KM, Devlin JW: Comparison of the enteral and intravenous lansoprazole pharmacodynamic responses in critically ill patients, Aliment Pharmacol Ther 28:326–333, 2008.

Papatherodoridis GV, Sougioultzia S, Archimandritis AJ: Effects of *Helicobacter pylori* and nonsteroidal anti-inflammatory drugs on peptic ulcer disease: a systematic review, Clin Gastroenterol Hepatol 4:130–142, 2006.

Park MI, Camilleri M: Gastroparesis: clinical update, Am J Gastroeterol 101:1129–1139, 2006.

Vergara M, Catalan M, Gisbert JP, et al: Meta-analysis: role of *Helicobacter pylori* eradication in the prevention of peptic ulcer in NSAID users, Aliment Pharmacol Ther 21:1411–1418, 2005.

第37章
炎性肠病

著　者　Hannah L. Miller　Francis A. Farraye
译　者　刘　芳　审校者　高　春

一、引言

炎性肠病(inflammatory bowel disease,IBD)包括两种疾病,即溃疡性结肠炎(ulcerative colitis,UC)和克罗恩病(Crohn病)。诊断IBD主要依据临床表现、内镜检查、影像学和组织学检查结果。目前这两种慢性疾病的病因和发病机制尚未完全明确,但随着新兴靶向抗炎药物的应用,未来有望降低IBD的发病率,提高患者的生活质量。

二、定义和流行病学

溃疡性结肠炎(UC)是结肠和直肠的炎症性疾病,病变局限于黏膜层和黏膜下层,连续性分布,通常先累及直肠,逐渐向上延伸,可累及全结肠。根据病变累及的范围,UC可以分为直肠型(仅累及直肠)、直乙状结肠型(直肠及乙状结肠)、左半结肠型(脾曲以下)、全结肠型(延续至脾曲以上)。这种分类对于治疗和预后评估都有重要的意义。与UC不同,克罗恩病可累及从口腔至肛门的全消化道的任一部分,通常为节段性分布,累及肠壁全层,可以导致脓肿、瘘管及狭窄等并发症。

在美国,大约有140万人患有IBD,总的年发病率大约为20/10万。近二三十年来,UC的发病率保持稳定,但是克罗恩病的发病率却逐年增高,目前似乎已经与UC持平。IBD在美国的患病率为(249～319)/10万,发病呈双峰分布,第一个发病高峰为20～40岁,第二个发病高峰为60～70岁,在性别方面发病率无明显差别。

IBD的不同发病率和患病率也反映了复杂的遗传和环境因素的相互作用对于疾病的影响。例如,UC和克罗恩病在北方和白种人中均较为常见,尤其是具有北欧血统的人群,如北美洲人、南非人和澳大利亚人。与非犹太人相比,犹太人及其后裔的IBD发病风险要高2～8倍。IBD的发病率在西班牙和亚洲裔人中最低,但是可以发生在世界任何地方及任何种族中。IBD的病因尚未完全明确,目前认为是多因素综合作用的结果,包括遗传、免疫、感染和环境因素等。另外,最新研究结果显示人体正常菌群和免疫系统功能紊乱也与IBD发病有一定的关系。

IBD有家族聚集性,5%～20%的患者,其一级亲属同样患有IBD,发病风险是其他人群的10～15倍,而且疾病类型也基本相同。与UC相比,克罗恩病的家族聚集性更为明显,阳性家族史更常见,这表明遗传因素在克罗恩病的发病因素中占有更重要的作用。

全基因组关联研究已经在几个染色体上发现了与IBD相关的易感基因位点,支持多基因遗传因素在IBD发病中的作用。位于16q12的*NOD2*基因(以前称为*CARD15*基因)多态性是第一个确定的克罗恩病的遗传危险因素,*NOD2*基因的纯合子突变导致克罗恩病的发病风险增加超过20倍。*NOD2*编码的蛋白缺陷导致肠道对细菌细胞壁成分的免疫应答发生异常。这些基因突变估计与15%～20%的克罗恩病发病相关,主要是纤维狭窄性末端回肠的疾病。除了*NOD2*,还有其他调节自噬作用的基因已经确定与克罗恩病相关,包括*ATG16L1*、*IRGM*和*LRRK*。另外,有研究发现,部分调节IL-17和IL-23受体通路的基因增加UC和克罗恩病的发病风险,包括*IL23R*、*IL12B*、*STAT3*、*JAK2*和*TYK2*。*IL27*和*TNFSF15*则仅与克罗恩病相关。还有研究发现，部分调节上皮屏障功能的基因也与IBD相关，包括OCTN/IBD5易感基因位点（*SLC22A4*和*SLC22A5*）、*ECM1*、*CDH1*、*HNF4A*、*LAMB1*和*GNA12*。

目前认为，在某些遗传易感人群，机体对肠道正常菌群或微生物的黏膜免疫应答过度可以导致IBD。已有研究结果显示，IBD患者的黏膜免疫功能可以发生显著改变。在肠道正常的免疫状态下，黏膜层有丰富的新近活化的淋巴细胞，识别某些穿过上皮屏障的抗原物质（包括来源于宿主自身的菌群或微生物、饮食和环境因素），引起相应的免疫反应，该过程被称为可控性的或生理性的炎症反应。事实上，肠道免疫系统的主要功能之一就是区分来源物质对机体是否有害。因此，体内存在着许多不同的黏膜免疫细胞，既包括参与减少免疫应答的细胞（调节性T细胞），也包括参与激活免疫应答的细胞，构成了一个巨大、功能有序的网络系统。IBD患者中，这种内稳态失去平衡或免疫耐受功能失调，导致免疫系统的过度激活。

克罗恩病患者中，机体针对体内正常菌群，持续产生由CD4阳性辅助性T淋巴细胞亚群1（Th1）介导的过度免疫应答。Th1细胞因子，包括干扰素-γ、IL-2、IL-12和肿瘤坏死因子-α（TNF-α），在克罗恩病患者中分泌增高。UC患者特征性地表现为Th2细胞因子的分泌明显增高，包括IL-5和IL-13。此外，有研究证实，非Th1/Th2途径细胞因子在IBD的发病中也可能发挥重要的作用。例如，IL-23已被认为是促炎性T细胞亚群（Th17）的诱导因子，Th17细胞分泌高水平的IL-17。溃疡性结肠炎小鼠动物模型的研究发现，Th17在调节UC的炎症反应中发挥重要作用。活动期的IBD患者，包括UC和克罗恩病，IL-17的表达均会上调。

在社会经济发达的国家，IBD的发病率较高，因此认为，环境因素在IBD的发病中也发挥一定作用。而且，随着国家工业化水平的提高，IBD的发病率也随之上升。已有研究提出，恶劣的卫生状况、食品污染及拥挤的生活环境均与蠕虫感染有关，可以导致调节性T细胞表达、IL-10及转化生长因子-β的生成，防止肠道发生炎症。但是，吸烟是唯一已经明确的与IBD相关的环境因素。吸烟对UC患者起保护作用，但对于克罗恩病患者却是有害因素。目前没有发现可以诱发IBD的饮食因素，但要素饮食和减少粪便刺激可以减轻克罗恩病患者的炎症反应。

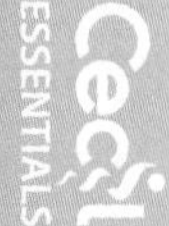

三、病理学

IBD患者的黏膜活检组织学检查可以发现，浆细胞、中性粒细胞、淋巴细胞和嗜酸性粒细胞浸润的急性和慢性炎症、局灶性溃疡、隐窝结构紊乱及隐窝脓肿（图37-1和图37-2）。

克罗恩病患者中，炎症是透壁性的，而且通常是局灶性的，25%～30%可以发现肉芽肿，但是UC不会出现肉芽肿。肉芽肿不是诊断克罗恩病所必需的，但可以在临床中辅助诊断（图37-3）。

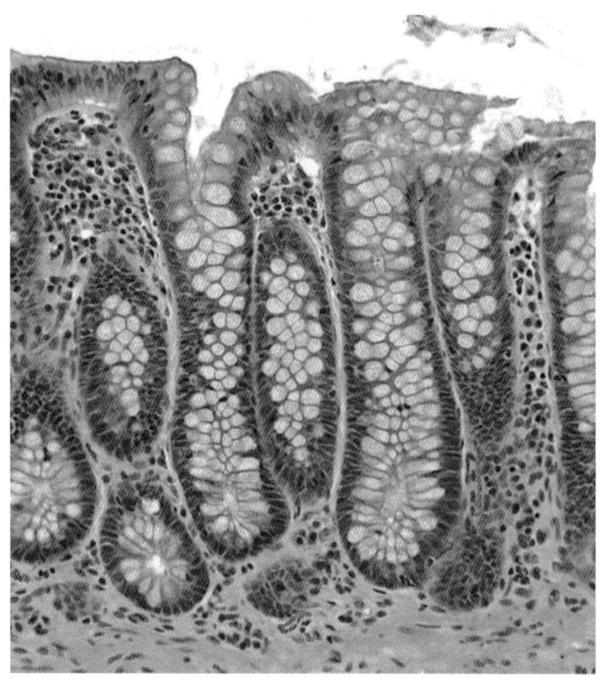

图37-1　正常结肠黏膜（苏木精和伊红染色）

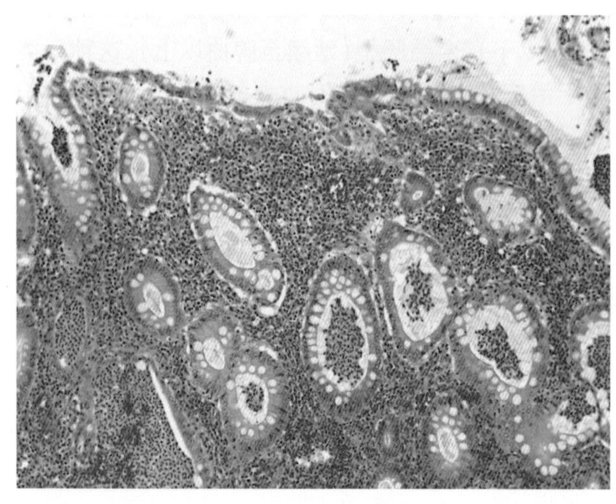

图37-2　黏膜活检标本显示溃疡性结肠炎。特征性的隐窝炎和隐窝脓肿（苏木精和伊红染色）

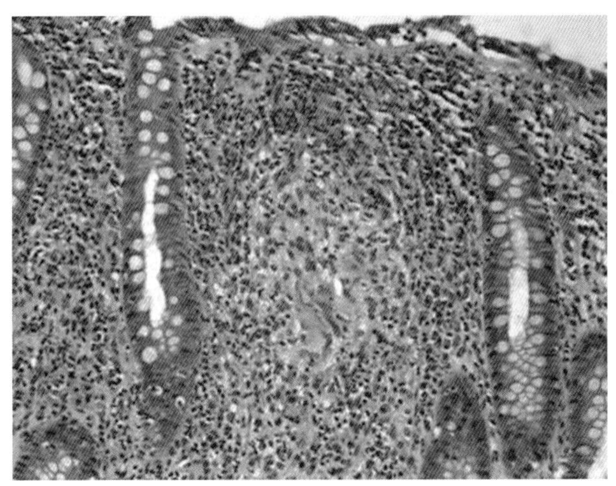

图37-3　结肠活检标本显示克罗恩病伴有肉芽肿的慢性炎性浸润（苏木精和伊红染色）

肉芽肿也不是克罗恩病诊断特异性的，可以见于其他疾病，如贝赫切特病（Beçhet病）、肺结核、耶氏菌感染和淋巴瘤。

四、临床表现

（一）肠内表现

UC是结肠和直肠的慢性炎症性疾病，病变局限于黏膜层和黏膜下层，以累及直肠为主，连续性地逐渐向上延伸，可至全结肠。结肠炎症的范围和严重程度决定预后和临床表现（隐匿性与急性发作）。大多数患者最初表现为腹泻、腹痛、排便窘迫和黏液血便。40%～50%的患者为直肠型或直乙状结肠型，30%～40%为左半结肠型（病变延伸至脾曲及以下），20%～25%为全结肠型。最初表现为直肠型或直乙状结肠型的患者中，大约15%会发展为左半结肠型或全结肠型。

UC的典型临床病程是慢性间歇性加重，随后是缓解期。提示病情加重的征象包括出现腹痛、脱水、发热和心动过速。已经用于评估UC严重程度的临床特征包括大便次数、发热、心率增快、便血、有无贫血、红细胞沉降率（ESR）和C反应蛋白（CRP）水平。贫血经常出现，常见的原因包括病变结肠黏膜的慢性失血及炎症导致的骨髓抑制。严重或暴发性结肠炎的患者可以发生穿孔，尤其是使用糖皮质激素合并中毒性巨结肠的患者。中毒性巨结肠表现为结肠重度扩张，伴有发热、腹痛、脱水、心动过速和便血。

克罗恩病的临床表现取决于累及的胃肠道的部位和炎症的类型。病变可以累及胃肠道的任一部位，最常见的是回盲部（40%），其次是小肠（30%）和大肠（25%），其他部位少见（5%），包括食管、胃和十二指肠。

克罗恩病的常见症状包括右下腹痛、发热、体重减轻、腹泻，有时可触及炎性包块。便血不如UC常见。疾病在诊断之前通常已经存在数月或数年，在儿童患者中，生长迟缓可能是唯一的临床表现。与UC不同，克罗恩病的炎症是透壁性的，可以导致微小穿孔和瘘管形成。瘘管形成可以在不同的肠段之间（如小肠-小肠瘘、小肠结肠瘘）、肠道和皮肤之间（肠外瘘）、肠道和膀胱之间（肠膀胱瘘），以及直肠和阴道之间（直肠阴道瘘）。随着时间推移，多达30%～40%的患者会出现致残性的肛周病变，包括裂隙样溃疡、肛瘘和肛周脓肿。

慢性炎症可以引起纤维化和肠腔狭窄，后者又可以导致不完全性或完全性肠梗阻，患者表现为腹痛、腹胀、恶心和呕吐。肠腔狭窄也可以导致粪便淤滞及随后的小肠细菌过度生长。广泛的回肠黏膜疾病可以引起维生素B_{12}和胆盐的吸收不良，维生素B_{12}缺乏可以导致巨幼细胞贫血，如果不及时纠正，还可以发生神经系统的副作用，胆盐吸收不良可以导致腹泻和脂溶性维生素缺乏。胆汁中的胆盐不足可以导致胆结石的形成。肠道吸收面积减少引起的广泛性的吸收不良可以导致体重减轻。慢性脂肪吸收不良导致肠腔内游离脂肪酸与钙的结合增加，使得本来与钙结合的草酸盐游离并被肠道吸收。正常情况下，草酸盐在肠腔内与钙结合形成复合物，很少被肠道吸收。草酸盐吸收过多增加了尿草酸钙结石形成的风险。回肠造瘘术或慢性腹泻的患者则增加了尿酸结石的形成风险。

（二）肠外表现

尽管UC和克罗恩病主要累及肠道，但炎症可以累及全身多器官系统，反映了这两种疾病在本质上属于系统性疾病（表37-1）。

肠外病变的表现可以与肠道的严重程度平行，也可以不平行，它们的治疗常比肠内病变更为困难。

最常见的肠外表现是关节炎，可以出现在9%～50%的IBD患者，主要分为两种类型。第一种类型是血清阴性关节炎，病变主要累及外周大关节，表现为不对称、不变形的关节炎，血清类风湿因子阴性，可以累及膝盖、臀部、手腕、肘部和脚踝。病变一般与肠道的严重程度平行，通常仅持续几周。第二种

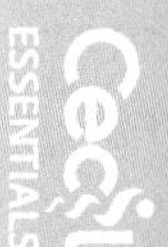

表37-1 炎性肠病的肠外表现

皮肤
坏疽性脓皮病
结节性红斑
Sweet综合征
肝胆系统
原发性硬化性胆管炎
胆石症
自身免疫性肝炎
肌肉骨骼系统
血清阴性关节炎
强直性脊柱炎
骶髂关节炎
眼部
葡萄膜炎
巩膜外层炎
其他
高凝状态
自身免疫性溶血性贫血
淀粉样变性

类型是骶髂关节炎和强直性脊柱炎，以累及脊柱及其附近关节为主，病变与严重程度不平行。强直性脊柱炎发生在5%～10%的IBD患者中，表现为腰背部疼痛和僵硬感，通常在夜间加重，晨起明显，活动后减轻。单纯的骶髂关节炎（非强直性脊柱炎）在IBD患者中更为常见，发病率可以高达20%，但大多数患者没有症状。

IBD的肝胆系统并发症包括肝内和胆道疾病。肝内疾病包括脂肪肝、胆管周围炎和慢性活动性肝炎。最常见的是胆管周围炎，又称硬化性胆管炎，通常是无症状的，肝功能提示碱性磷酸酶和γ-谷氨酰转肽酶的异常，肝脏穿刺病理提示汇管区的炎症和胆小管的变性。硬化性胆管炎可以进一步进展到肝硬化。

胆道疾病包括胆石症和原发性硬化性胆管炎（PSC）。PSC是一种慢性胆汁淤积性肝病，特征性的表现是肝内外胆管的纤维化，可以发生在1%～4%的UC患者中，克罗恩病患者少见。大约70%的PSC患者合并UC。胆管纤维化可以导致胆管狭窄，诱发胆管炎，表现为发热、右上腹痛和黄疸，进一步发展为肝硬化。此外，大约10%的患者发生胆管癌。IBD的任何治疗都不会改变PSC的进程，大多数患者会进展到肝硬化，可能需要肝移植。

IBD的典型皮肤表现是坏疽性脓皮病和结节性红斑。坏疽性脓皮病发生在大约5%的患者，特征性的表现是孤立性溃疡，溃疡边缘的下方组织有潜行性破坏，常见于腿部。溃疡可以蔓延并变得深大，破坏软组织，50%的患者的脓皮病与肠道的严重程度平行。治疗通常选择全身和（或）局部使用类固醇激素。其他治疗药物包括氨苯砜、环孢素和抗肿瘤坏死因子制剂。结节性红斑发生在10%的IBD患者中，常伴有外周性关节病，出现突起的疼痛性炎性结节，多见于胫骨前面。治疗肠道病变有助于控制结节性红斑。Sweet综合征（急性发热性中性粒细胞性皮肤病）是IBD不太常见的皮肤表现，疾病特点：急性起病，发热，血中性粒细胞增多，皮肤界限清楚的疼痛性隆起性红斑或丘疹，组织学检查提示大量的中性粒细胞浸润。

IBD的眼部疾病，包括葡萄膜炎和巩膜外层炎，出现在1%～5%的患者。葡萄膜炎（或虹膜炎）是前房的炎症性疾病，表现为视物模糊、畏光、头痛和结膜充血。局部治疗使用类固醇激素和阿托品。巩膜外层炎表现为眼睛刺痛和巩膜充血，没有视力下降，治疗选择局部使用皮质类固醇激素。

五、诊断和鉴别诊断

诊断IBD主要依据临床表现、实验室检查、内镜检查、影像学和组织学检查结果。实验室检查没有特异性的指标，通常只是反映炎症（白细胞增多）和贫血的程度。在高达70%的UC患者中，核周抗中性粒细胞胞质抗体（pANCA）是阳性的，克罗恩病患者很少出现阳性。抗酿酒酵母抗体（ASCA）阳性则常见于克罗恩病，UC很少见（表37-2）。

其他有意义的血清标志物包括针对大肠杆菌外膜孔蛋白C（OmpC）的抗体和针对细菌鞭毛蛋白CBir1、FlaX、A4-Fla2的抗体。

UC的结肠镜检查表现包括肠黏膜呈细颗粒状改变，血管纹理模糊，黏膜表面可见渗出、糜烂及浅溃疡形成（图37-4）。

病变严重者可见深溃疡，黏膜质地变脆，病程长的可以出现假性息肉。克罗恩病的内镜检查表现包括节段性或跳跃性病变，口疮样改变，深的线形或星形溃疡，表面黏膜充血水肿，渗出明显，质地较脆，与正常肠段相互间隔，界限清晰（图37-5）。

但是，有时由于病变表现重叠，偶尔会给出未定型结肠炎的诊断。例如，累及直肠的克罗恩病可以出

表37-2 溃疡性结肠炎与克罗恩病的鉴别诊断要点

	溃疡性结肠炎	克罗恩病
病变累及范围	单纯累及大肠	可累及全消化道的任一部位
	直肠几乎都会受累	直肠很少受累
病变累及方式	连续性病变	跳跃性/节段性病变
腹泻	血便	血便少见
剧烈腹痛	少见	常见
肛周病变	无	30%的患者出现
瘘管形成	无	有
内镜表现	浅溃疡，黏膜发红，质脆	口疮样深大溃疡，鹅卵石样改变
影像学改变	肠壁充盈缺损	末端回肠“细绳征”(String征)
	结肠袋减少或消失，铅管征	右下腹包块、瘘管、脓肿
组织学特点	局限于黏膜层和黏膜下层	透壁的，肠壁全层
	隐窝脓肿	隐窝脓肿、肉芽肿(约30%)
吸烟	保护因素	有害因素
血清学标志物	pANCA较为常见	ASCA较为常见

注：ASCA.抗酿酒酵母抗体；pANCA.核周抗中性粒细胞胞质抗体。

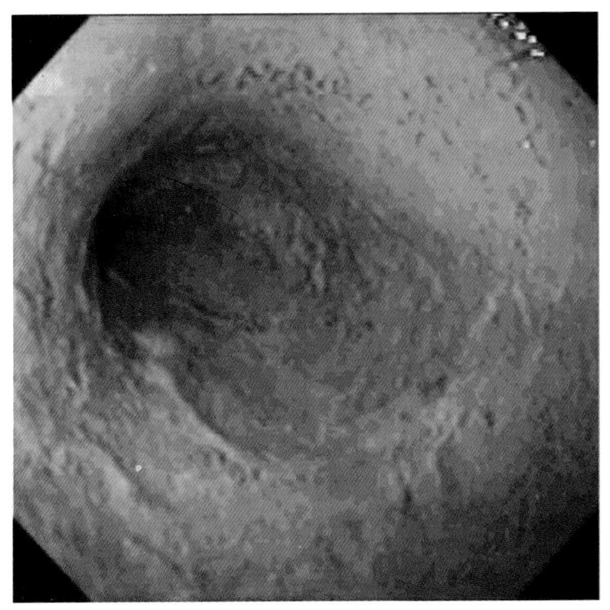

图37-4 溃疡性结肠炎的结肠镜图像显示黏膜弥漫性病变，其特征为黏膜红斑、水肿、质脆和出血

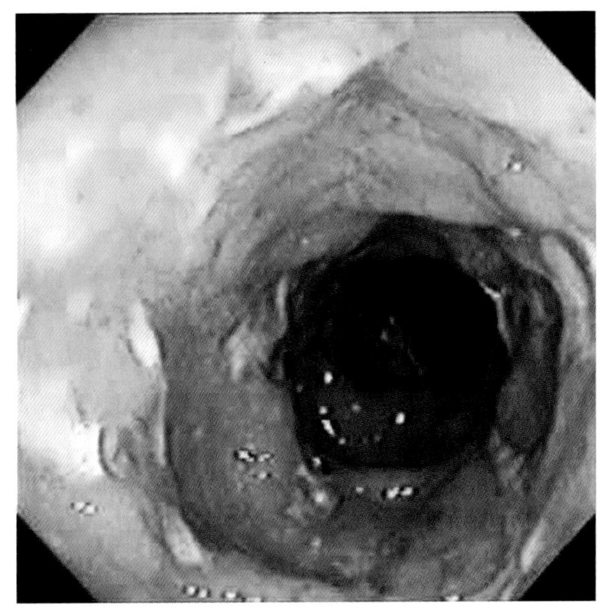

图37-5 克罗恩病的内镜图像显示在正常黏膜之间的线形溃疡

现类似UC的连续性黏膜浅层的炎性改变，UC偶尔也可以引起回肠末端的炎性病变，称为“倒灌性回肠炎”。因此，对于未定型结肠炎的患者，有必要重复进行内镜检查，并发症的出现有时有助于明确诊断。

影像学检查可以用于IBD的诊断。对于克罗恩病，诊断小肠病变的首选检查是视频胶囊内镜。胶囊内镜可以发现小肠黏膜小的糜烂、溃疡和狭窄(图37-6)。

对于已经明确或怀疑有狭窄的患者，胶囊内镜检查之前应该评估发生胶囊滞留的风险。在传统的小肠造影检查中，病变肠壁水肿增厚，正常黏膜无明显改变，形成的这种特征性改变被称为“鹅卵石征”。造影检查还可以诊断小肠较长的狭窄，称为“细绳征”(String征)。目前，CT和磁共振小肠造影进行断层显像，已经取代传统的小肠造影检查。断层显像可以发现肠壁增厚和周围的炎症，腹腔脓肿及瘘管

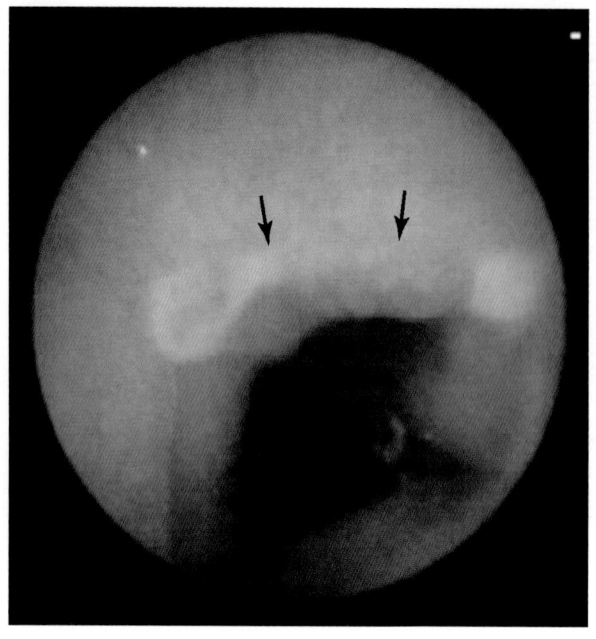

图37-6 视频胶囊内镜图像显示克罗恩病患者发生的溃疡性狭窄（箭头所示）

（图37-7和图37-8）。

对于克罗恩病，断层显像可以发现特征性的肠系膜脂肪浸润，称为"脂肪匍匐征"。

IBD的鉴别诊断包括感染性结肠炎、缺血性结肠炎、放射性肠炎、非甾体抗炎药引起的小肠结肠炎、憩室炎、阑尾炎、胃肠道恶性肿瘤和肠易激综合征。如果患者出现急性发作的血性腹泻，必须检查粪便排除感染性肠炎，常见致病菌包括肠炎沙门菌、志贺菌属、空肠弯曲杆菌、大肠杆菌O157和艰难梭状芽孢杆菌。小肠结肠炎耶氏菌可以出现类似克罗恩病的表现，包括引起回肠炎、肠系膜淋巴结炎、发热、腹泻和右下腹痛。在某些高危人群，需要排除结核分枝杆菌感染、类圆线虫病和阿米巴病，临床表现可以类似IBD，但是如果使用糖皮质激素治疗可以导致感染播散和死亡。

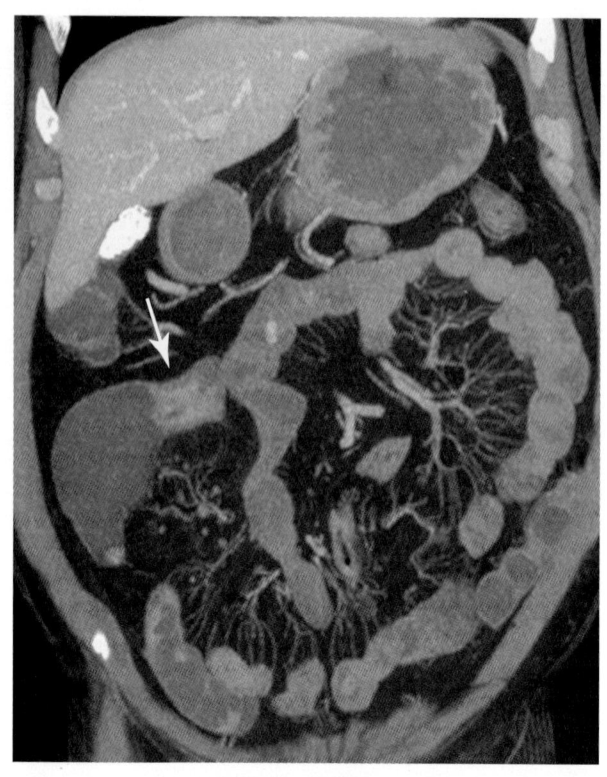

图37-7 CT小肠造影图像显示克罗恩病患者的炎性狭窄（箭头所示）和肠壁增厚

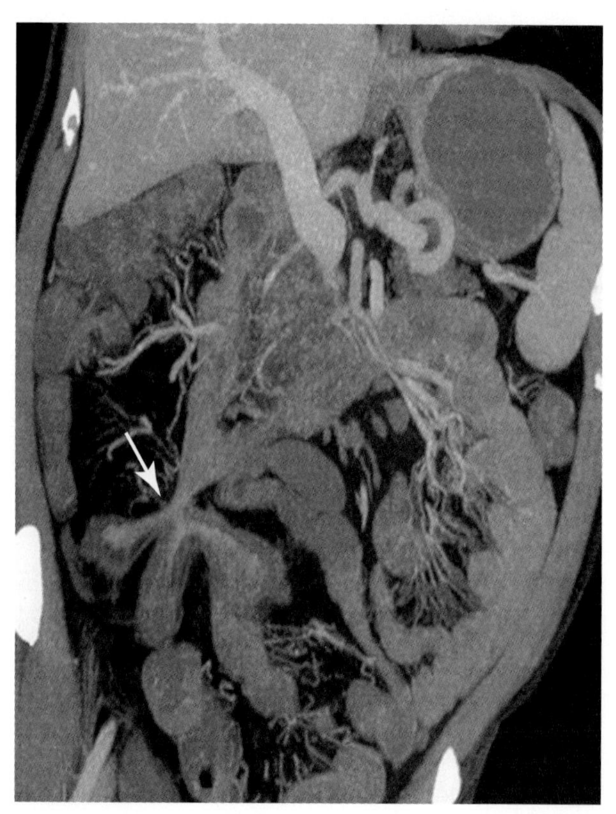

图37-8 CT小肠造影图像显示克罗恩病合并的瘘管（箭头所示）

六、治疗

IBD的治疗目标是诱导和维持缓解。初始治疗，需要确定病变累及的范围和严重程度。轻到中度的患者可以门诊治疗。重度或暴发性的患者，如出现腹痛、发热、心动过速、贫血和白细胞增多，则需要住院治疗，甚至需要多学科合作综合治疗（MDT）。IBD是慢性复发性疾病，治疗的基本原则是控制急性发作、诱导和维持缓解。表37-3概述了UC和克罗恩病的相关治疗。

表37-3 IBD的治疗概述

疾病严重程度	溃疡性结肠炎	克罗恩病
轻度	口服或局部使用5-ASA化合物	5-ASA化合物 抗生素 要素饮食
中度	口服或局部使用5-ASA化合物 口服类固醇激素或布地奈德缓释片 硫唑嘌呤、6-MP 英夫利昔单抗、阿达木单抗、戈利木单抗	5-ASA化合物 抗生素 口服类固醇激素或布地奈德乳油剂 硫唑嘌呤、6-MP 甲氨蝶呤 英夫利昔单抗、阿达木单抗、赛妥珠单抗 那他珠单抗
重度	静脉使用类固醇激素 环孢素 英夫利昔单抗、阿达木单抗、戈利木单抗 维多珠单抗 外科手术	静脉使用类固醇激素 甲氨蝶呤 英夫利昔单抗、阿达木单抗、赛妥珠单抗 那他珠单抗、维多珠单抗 外科手术

注：5-ASA.5-氨基水杨酸；6-MP.6-巯基嘌呤。

（一）5-氨基水杨酸

氨基水杨酸盐可以口服或局部给药（栓剂和灌肠）。对于轻到中度UC患者的治疗，如诱导缓解，是安全和有效的，也用于维持缓解（证据级别ⅢA）。尽管5-氨基水杨酸（5-ASA）制剂的说明书没有提到可以用于克罗恩病，但临床上也经常用于克罗恩病的诱导和维持缓解，目前没有研究证实是有效的（证据级别，诱导缓解ⅢA，维持缓解ⅢB）。这类药物包括柳氮磺胺吡啶（azulfidine），剂量为4～6g/d，分次给药。柳氮磺胺吡啶是5-ASA和磺胺吡啶的结合产物，在肠道细菌的作用下裂解并释放出5-ASA。

副作用包括头痛、恶心和皮肤反应，大约30%的患者需要停用。可以出现可逆性的精子减少，罕见的严重副作用包括胸膜心包炎、胰腺炎、粒细胞缺乏症、间质性肾炎和溶血性贫血。服用柳氮磺胺吡啶的患者需要补充叶酸。口服5-ASA化合物的衍生物包括美沙拉嗪（颇得斯安，4g/d，分次给药；delzicol，2.4g/d，分次给药；asacol HD，2.4～4.8g/d，分次给药；lialda，2.4～4.8g/d，单次给药；apriso，1.5g/d，单次给药）、奥沙拉嗪（dipentum，1～2g/d，分次给药）和巴柳氮（colazal，6.75g/d，Giazo，3.3g/d，均为分次给药）。因为副作用相对较少，美沙拉嗪的栓剂（canasa，每日1次，每次1g）和灌肠剂（rowasa，每日晚间1次，每次4g）使用普遍。此外，一些研究发现长期使用5-ASA药物可以降低UC患者的结直肠癌发生风险。

（二）糖皮质激素

糖皮质激素可以口服、局部或静脉给药，对于控制疾病活动是有效的，但不能用于维持缓解（证据级别，诱导缓解ⅠA，维持缓解ⅢA），适用于5-ASA治疗失败的中度或重度UC患者。最常用的是口服泼尼松，初始剂量为40～60mg/d。患者病情通常迅速改善，然后逐渐缓慢减量，一般5～10mg/周，直至停药。口服1周后症状无明显改善，或重度的UC患者，建议住院治疗，使用静脉糖皮质激素，如氢化可的松（300mg/d）或甲泼尼龙（可连续给药或分3次给药）。

长期使用糖皮质激素副作用较大。对于克罗恩病患者的诱导缓解，对照试验结果显示，布地奈德乳油剂（entocort EC）的疗效超过安慰剂和口服5-ASA，与泼尼松龙相近（证据级别ⅠA）。布地奈德乳油剂（9mg/d，一次性给药）经肝脏代谢，可用于回肠和回结肠克罗恩病的诱导和维持缓解（证据级别ⅢA），可以长期使用，副作用相对较少。布地奈德缓释片（uceris，9mg/d，一次性给药）作用于大肠，缓慢释放，用于治疗轻到中度的UC患者（证据级别，诱导缓解ⅠA，维持缓解ⅢA）。

（三）免疫调节剂

用于IBD的免疫调节剂包括硫唑嘌呤[imuran，2～2.5mg/(kg·d)]及其活性代谢物6-巯基嘌呤(6-MP)[purinethol，1～1.5mg/(kg·d)]、甲氨蝶呤和环孢素。对于克罗恩病和UC的维持缓解治疗，硫唑嘌呤和6-MP都是有效的，而且通常是为了降低糖皮质激素的使用剂量（证据级别ⅠA）。它们起效缓慢，可长达数周至数月，副作用包括恶心、肝功能异常、骨髓抑制、机会性感染及增加淋巴瘤和非黑色素瘤皮肤癌的发病风险。

甲氨蝶呤可用于克罗恩病的诱导缓解（25mg，每周1次，皮下注射）和维持缓解治疗（15～25mg，每周1次，皮下注射）（证据级别，诱导缓解ⅡaB，维持缓解ⅠB），副作用与其他免疫调节剂大致相同，但可以出现间质性肺炎。静脉用环孢素[2mg/(kg·d)]，24h持续给药]作为补救治疗药物，用于糖皮质激素抵抗的重度UC患者，作为向上述免疫调节剂或生物制剂过渡的桥梁治疗。考虑到潜在的副作用和需要密切随访，使用这些药物，应该在消化内科专科医生的指导下进行。

（四）生物制剂

生物制剂是一类以机体免疫系统特定方面为靶向的治疗药物。用于IBD的第一个生物制剂是英夫利昔单抗（remicade），一种针对TNF-α的嵌合单克隆抗体，研究已经证实，对于中重度的UC和克罗恩病，包括瘘管性病变，都是有效的（证据级别ⅠA）。英夫利昔单抗作为嵌合抗体的毒副作用包括输液反应、迟发型超敏反应和自身抗体的形成（抗体形成可以降低其疗效）。皮下使用的抗TNF制剂包括完全人源化单克隆抗体的阿达木单抗（humira）和戈利木单抗（simponi），以及人源化抗TNF抗体Fab片段的赛妥珠单抗（cimzia）。阿达木单抗和赛妥珠单抗对中重度克罗恩病都是有效的，阿达木单抗和戈利木单抗也已经被批准用于治疗中重度UC。

那他珠单抗（tysabri）是人源化抗α_4整合素抗体，阻断炎症细胞迁移和黏附，已被批准用于常规治疗疗效不佳或无法耐受（包括TNF-α抑制剂）的中重度克罗恩病患者的治疗（证据级别，诱导缓解ⅡaB，维持缓解ⅡaA）。维多珠单抗（entyvio）是人源化$\alpha_4\beta_7$整合素的单克隆抗体，最近被批准用于克罗恩病和UC的诱导和维持治疗（证据级别ⅠA）。

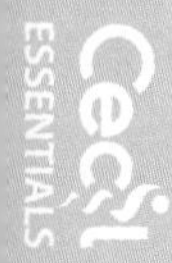

由于生物制剂对免疫系统的强效作用，需要严格掌握适应证并密切监测并发症。已有报道使用抗TNF制剂可以引起潜伏性结核的再次活动及其他严重感染。其他罕见的严重并发症包括非霍奇金淋巴瘤、充血性心力衰竭的加重、血常规和肝功能异常及脱髓鞘疾病。那他珠单抗还被发现可能与人类JC病毒引起的进行性多灶性脑白质病有关。

未来拥有交替作用机制的生物制剂正在研发之中。优特克单抗（stellara）是IL-12/IL-23抑制剂，已被批准用于银屑病，有望用来治疗克罗恩病，目前正在进行临床试验。托法替尼是一种JAK抑制剂，已被批准用于类风湿关节炎，目前正在进行克罗恩病的相关研究。

（五）其他治疗药物

IBD的其他治疗药物包括抗生素、益生菌、止泻药、胆盐树脂黏合剂和营养支持。

抗生素主要用于合并肛周或瘘管病变的克罗恩病患者。在结肠克罗恩病，抗生素可以与免疫抑制剂联合使用。抗生素在UC治疗中的作用尚未明确，需要进一步研究。但是，重度、中毒性或暴发性结肠炎的初始治疗可以静脉使用抗生素。

益生菌是活的非致病性微生物，摄入后可以预防和治疗肠道疾病，目前已被探索用于IBD的治疗。多项研究发现，益生菌能有效治疗回肠储袋-肛管吻合术后的结肠袋炎。一种称为VSL#3的益生菌混合物，包括四种乳杆菌菌株（副干酪乳杆菌、植物乳杆菌、嗜酸乳杆菌和德氏乳杆菌保加利亚亚种）、三种双歧杆菌菌株（长双歧杆菌、短双歧杆菌和婴儿双歧杆菌）和一种链球菌菌株（嗜热链球菌）。随机临床试验研究结果显示，对于轻中度活动性UC患者的治疗，益生菌是有效和安全的辅助用药。但是，到目前为止，没有发现任何一种益生菌能够有效辅助克罗恩病的治疗。

止泻药和胆盐树脂黏合剂可以用于IBD患者腹泻的辅助治疗。但是在结肠炎加重期，应谨慎使用止泻药，以防诱发中毒性巨结肠。止泻药主要用于既往肠道切除术后患者。对于回肠末端切除小于100cm的克罗恩病患者，可以发生胆盐吸收不良，胆盐进入肠道，引起分泌性腹泻。胆盐树脂黏合剂，如消胆胺，能够有效治疗。但是，如果切除超过100cm，无论是一次还是多次累计超过，这时出现的是胆盐匮乏，脂肪吸收不良。这些患者需要低脂饮食，补充中链三酰甘油，适当使用止泻药，不应使用胆盐树脂黏合剂。

营养支持是IBD重要的辅助治疗，但是作为主要治疗仅限于小肠克罗恩病患者。这些患者经过至少4周的营养支持治疗，包括完全肠外营养或要素饮食，可以获得并维持缓解。许多UC和克罗恩病患者在疾病加重期出现体重减轻，需要补充热量。维生素和矿物质可以口服给予，如服用多种维生素和叶酸的复合制剂。对于广泛的回肠病变或回肠切除的患者，应该肠外补充维生素B_{12}。使用糖皮质激素的患者需要补充钙和维生素D，小肠病变广泛的患者可以出现脂溶性维生素（维生素A、维生素D、维生素E和维生素K）、铁和少见的微量元素的吸收不良。疾病活动期或伴有狭窄的患者可能需要无乳糖和低纤维饮食。

（六）外科手术

外科手术治疗适用于出现严重并发症的患者，如梗阻、穿孔、消化道大出血，以及对内科治疗无效的中毒性巨结肠。出现异型增生或癌变也是手术治疗的主要指征。对于UC患者，不管疾病累及范围如何，必须切除整个结肠。以前选择的手术方式是结直肠全切除、回肠造口术，但是现在对大多数患者而言，标准术式是全结肠切除＋回肠储袋＋肛管吻合术。在该术式中，全结肠切除，直肠黏膜剥脱，保留肛门括约肌，回肠末段改造成储袋重建直肠，并行直肠肌鞘内回肠储袋肛管吻合，可通过肛门排便。并发症包括结肠袋炎、大便失禁、生育能力下降和需要再次手术。手术不能用来治疗克罗恩病。克罗恩病的外科术式主要用于处理并发症，包括肠段切除术、狭窄成形术、瘘管切除术和脓肿引流术。

七、预后

IBD患者的预后取决于复发率、手术率和结肠癌的发生率。大约2/3的UC患者，在确诊之后的10年内至少有一次复发。20%～30%的全结肠型UC患者最终需要进行结肠切除术。只有5%的直肠型UC患者在确诊之后的10年内行结肠切除术。相比之下，超过60%的克罗恩病患者在确诊之后的10年内需要手术治疗。克罗恩病的复发率很高，70%的患者在术后1年内内镜检查有复发，50%的患者在4年内出现有症状的复发。提示克罗恩病预后不良的因素包括狭窄性或穿透性病变和肛周病变。

UC患者发生结肠癌的风险增加，风险大小与病变范围和病程相关。全结肠型UC患者8～10年后，左半结肠型15～20年后，结肠癌的发生风险增加10～20倍。结直肠癌的累积发病率在20年后为2.5%，30年后为7.6%。直肠型UC与结直肠癌的风险增加无关。结肠克罗恩病患者，结直肠癌的发生风险等同于类似病变范围和病程的UC患者。仅累及小肠的克罗恩病患者不会增加结直肠癌的发生风险，但小肠癌和淋巴瘤的风险增加。

结肠镜检查用于筛查异型增生和结肠癌，建议在出现症状后8～10年进行，其后每1～3年监测检查一次，直肠型不需要内镜监测。IBD合并PSC的患者发生结肠癌的风险非常高，建议PSC诊断后每年行结肠镜监测。推荐的筛查模式为：除了病变部位，每间隔10cm肠段采取随机活检，总的标本数不少于33块。使用色素内镜和其他增强显像技术，提高了UC患者异型增生病变的检出率，并可能在未来取代随机活检模式。全结肠切除术适用于发现平坦的高级别异型增生、多灶性平坦的低级别异型增生和结直肠癌的患者。息肉切除术能够完整切除的息肉样病变可以使用内镜治疗，其后需要继续监测。

随着对IBD病因学和病理生理学的深入理解，期待在诊断和治疗方面能够取得重要进展，包括使用分子检测、遗传学和血清学检查来鉴定疾病的亚型；早期和更有针对性地使用生物制剂来控制炎症；更好地监测和预防高危人群结直肠癌的发生。

关于该主题的深入讨论，请参阅《西氏内科学》（第25版）第141章“炎性肠病”。

推 荐 阅 读

Abraham C, Cho JH: Inflammatory bowel disease, N Engl Med 361:2066–2078, 2009.

Anderson CA, Boucher G, Lees CW, et al: Meta-analysis identifies 29 additional ulcerative colitis risk loci, increasing the number of confirmed associations to 47, Nat Genet 43:246, 2011.

Burger D, Travis S: Conventional medical management of inflammatory bowel disease, Gastroenterology 140:1827–1837, 2011.

Cheifetz AS: Management of active Crohn disease, JAMA 309:2150–2158, 2013.

Cho JH: The genetics and immunopathogenesis of

inflammatory bowel disease, Nat Rev Immunol 8:458, 2008.

Danese S, Fiocchi C: Ulcerative colitis, N Engl J Med 365:1713–1725, 2011.

Farraye FA, Odze RD, Eaden J, et al: AGA medical position statement on the diagnosis and management of colorectal neoplasia in inflammatory bowel disease, Gastroenterology 138:738–745, 2010.

Franke A, McGovern DP, Barrett JC, et al: Genome-wide meta-analysis increases to 71 the number of confirmed Crohn's disease susceptibility loci, Nat Genet 42:1118, 2010.

Kornbluth A, Sachar DB: Ulcerative colitis practice guidelines in adults: American College of Gastroenterology, Practice Parameters Committee. [Erratum: Am J Gastroenterol 105:500, 2010.], Am J Gastroenterol 105:501–523, 2010.

Lichtenstein GR, Hanaur SB, Sandborn WJ: Management of Crohn's disease in adults, Am J Gastroenterol 104:465–483, 2009.

Maggiori L, Panis Y: Surgical management of IBD: from an open to a laparoscopic approach, Nat Rev Gastroenterol Hepatol. 10:297–306, 2013.

Talley NJ, Abreu MT, Achkar JP, et al, American College of Gastroenterology IBD Task Force: An evidence-based systematic review on medical therapies for inflammatory bowel disease, Am J Gastroenterol 106(Suppl 1):S2–S25, 2011.

第38章 胰腺疾病

著 者 David R. Lichtenstein
译 者 杜时雨 审校者 王慧芬

一、急性胰腺炎

（一）定义和流行病学

急性胰腺炎(acute pancreatitis)是胰腺的急性炎症病变，可以累及胰腺周围组织和远处器官，如肺、肾脏等。在美国，每年超过200 000人因为急性胰腺炎住院治疗，人群中的总体发病率是1/4000。

（二）发病机制和病因

胰腺位于腹膜后，分别由腺泡细胞和胰岛细胞承担外分泌和内分泌功能(图38-1)。外分泌功能主要是参与正常的消化和营养物质的吸收，这个过程依靠胰腺分泌的各种酶完成，包括淀粉酶、脂肪酶、胰蛋白酶和其他蛋白水解酶。在腺泡细胞内，消化酶在高尔基体内合成，以没有活性的酶原形式运送到细胞顶端，在相关刺激信号的调节下，消化酶原经胰管释放到十二指肠。小肠细胞的刷状缘可以合成肠激酶，能够将胰腺分泌的无活性的酶原转化为有消化活性的酶，从而在小肠内行使相应的消化功能。

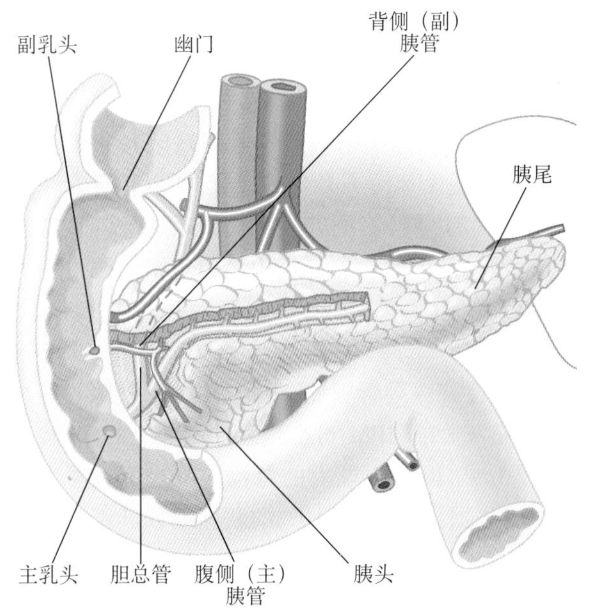

图38-1 正常胰腺解剖

急性胰腺炎的发病机制尚未完全清楚，在实验模型中可以发现，发病的最初阶段是腺泡内的胰蛋白酶原被活化为胰蛋白酶，引起急性细胞内损伤，导致胰腺自身消化。当这些提前被激活的酶进入血液后又可以引起远处器官的损害。很多种情况可以引发急性胰腺炎，包括胰管阻塞(如胆管结石、胰腺肿瘤)、胰管过度牵拉(如ERCP)、胆汁和十二指肠液逆流入胰管(图38-2)。

对于初次就诊的急性胰腺炎患者，应该尽可能地明确病因，尤其是对于治疗和预后有重要影响的发病原因。通过详细问诊、体格检查、重要的实验室检查和常规影像学检查分析，70%～90%急性胰腺炎患者的病因是可以明确的，其中45%是由胆结石引起，35%与饮酒有关，其他少见的病因占10%，但是仍然有10%～20%的急性胰腺炎病因不能确定(表38-1)。

1.胆源性胰腺炎

有胆囊结石的人群每年急性胰腺炎的发病率为0.17%，比正常人群高15～35倍。主要发病机制是胆囊结石排出至胆管后引起一过性胰管堵塞，胰液排出不畅，从而诱发急性胰腺炎。在胰腺炎发作过程中，如果有肝酶一过性升高，尤其是谷丙转氨酶(ALT)超过150IU/L时要考虑胆源性胰腺炎。

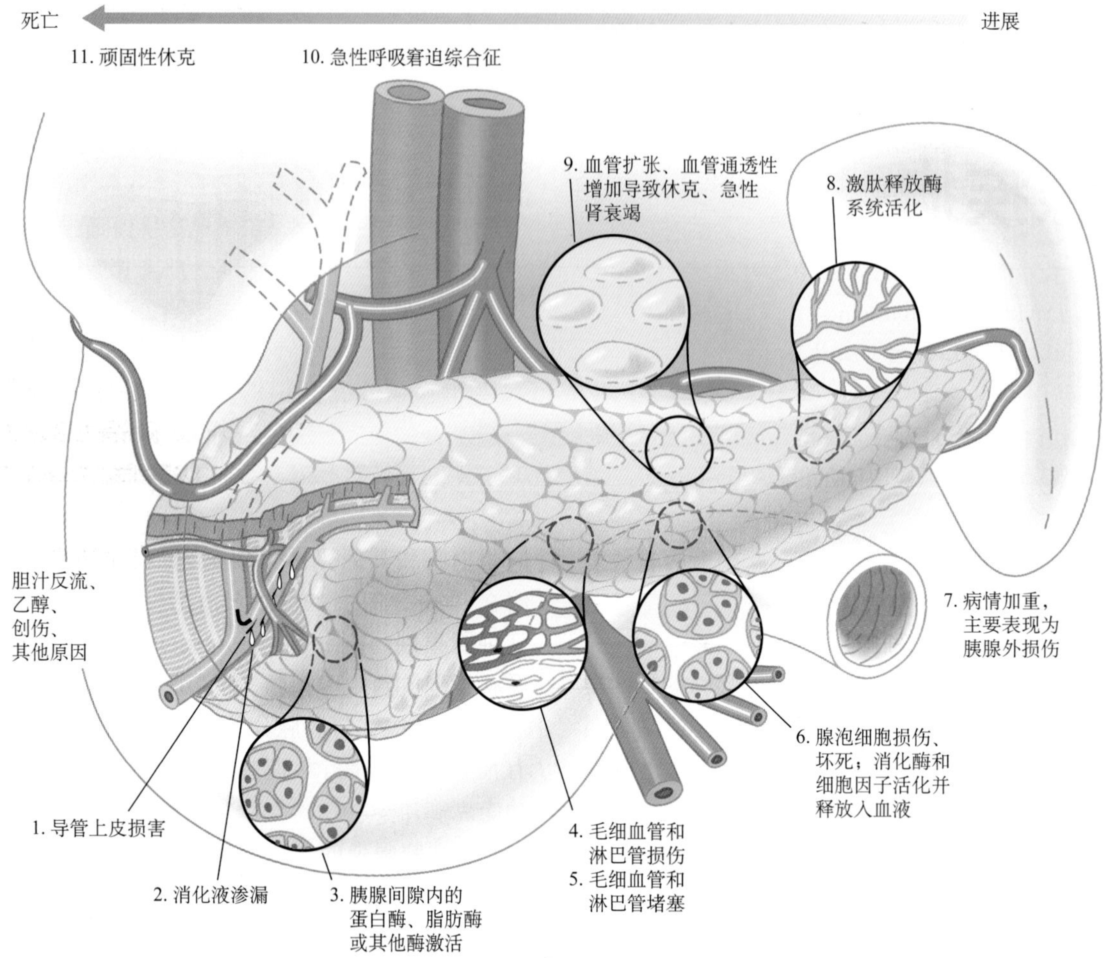

图38-2 急性胰腺炎的病理生理学改变尚未完全明确，但是正如示意图所示，整个过程从最初毒性物质释放到最终休克、死亡呈现出瀑布式反应。胆汁反流、胰管内压力升高、乙醇、创伤都可以损伤胰管上皮或腺泡细胞

大多数胆管结石可以经十二指肠乳头排出而不需干预。

2.酒精性胰腺炎

在美国，饮酒是引起急性胰腺炎的第二大病因，有10%慢性酗酒的人会发生胰腺炎，但是在临床上很难与其他病因引起的急性胰腺炎区分。酒精性胰腺炎的发病机制与遗传、环境等因素有关，但是有个体性差异。饮酒仅能使一小部分人发生胰腺炎，这些人大部分是在慢性胰腺炎基础上急性发作。但是还有一部分人没有慢性胰腺炎的基础，是真正的急性胰腺炎，这种个体差异的具体机制还不清楚。

3.遗传

遗传性胰腺炎的发生与编码多种蛋白的基因突变有关，这些蛋白包括阳离子胰蛋白酶原（PRSS1）、胰蛋白酶抑制因子（丝氨酸蛋白酶抑制剂Kazal型1，SPINK1）、囊性纤维化跨膜传导调节蛋白（CFTR）、糜蛋白酶C（CTRC）、钙敏感受体（CASR）。

对于不明原因的急性胰腺炎是否检测基因突变尚有争议。反对者认为因为缺乏特异性治疗，即使诊断明确对于治疗和预后也没有帮助。另外，基因检测结果如果泄露可能对患者造成影响，如伤残和人寿保险。赞成者认为如果明确了基因缺陷是胰腺炎的病因，能够避免其他不必要的检查，可以指导家庭生育计划，同时可以监测并发症，如胰腺癌。总之，是否进行相关基因的检测应该由经验丰富的医生作出决定。

4.肿瘤

原发性胰腺导管腺癌、壶腹部肿瘤、胰腺导管内乳头状黏液肿瘤（IPMN）都是急性胰腺炎的病因，虽然比较少见，但40岁以上的急性胰腺炎患者要考虑这些疾病。据报道，高达10%的胰腺癌以胰腺炎为首发表现。

5.吸烟

在急性胰腺炎发病中，以前认为吸烟是饮酒的

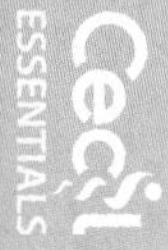

表38-1 急性胰腺炎病因

梗阻
- 结石
- 肿瘤：壶腹或胰腺肿瘤
- 寄生虫：蛔虫、华支睾吸虫
- 发育异常：胰腺分裂症、胆总管囊肿、环状胰腺
- 十二指肠乳头旁憩室
- 乳头括约肌功能障碍
- 十二指肠梗阻

毒素
- 乙醇
- 甲醇
- 蝎毒：出现胆碱能样毒性表现，引起流涎、出汗、呼吸困难、心律失常；大多出现在西印度群岛
- 有机磷杀虫剂

药物
- 已经明确有相关性的药物：硫唑嘌呤、丙戊酸、雌激素、四环素、甲硝唑、呋喃妥因、呋塞米、磺胺类、甲基多巴、阿糖胞苷、西咪替丁、雷尼替丁、舒林酸、双脱氧胞苷
- 可能有相关性的药物：噻嗪类利尿剂、苯乙双胍、普鲁卡因胺、氯噻酮、左旋门冬酰胺酶

代谢障碍
- 高三酰甘油血症，高钙血症，晚期肾病

创伤
- 意外创伤：如车祸所致腹部钝伤
- 医源性损伤：如腹腔手术、ERCP

感染性疾病（病原体）
- 寄生虫：蛔虫、华支睾吸虫
- 病毒：腮腺炎病毒、风疹病毒、甲型肝炎病毒、乙型肝炎病毒、丙型肝炎病毒、柯萨奇病毒、埃可病毒、腺病毒、巨细胞病毒、水痘病毒、EB病毒、人类免疫缺陷病毒
- 细菌及其他：支原体、空肠弯曲杆菌、结核杆菌、军团菌、钩端螺旋体

血管疾病
- 缺血：低灌注（如心脏手术）或动脉血栓形成
- 血管炎：系统性红斑狼疮、结节性多动脉炎、恶性高血压

特发性疾病
- 占急性胰腺炎病因的10%～30%
- 其中高达60%的病因是隐匿性胆石病（如胆道微结石、胆泥）
- 少见病因：Oddi括约肌功能障碍

其他疾病
- 穿透性溃疡
- 十二指肠克罗恩病
- 妊娠相关疾病
- 儿科疾病：瑞氏综合征、囊性纤维化

协同危险因素，但是近期研究表明，吸烟可能是急性和慢性胰腺炎发病的独立危险因素，但是具体机制尚不清楚。

6.自身免疫性胰腺炎

自身免疫性胰腺炎（autoimmune pancreatitis，AIP）是一种良性疾病，以淋巴浆细胞性硬化性胰腺炎（lymphoplasmacytic sclerosing pancreatitis）为主要组织学特征，表现为胰腺导管周围淋巴细胞、浆细胞浸润、席纹状纤维化、闭塞性静脉炎，免疫组化可见大量IgG_4阳性细胞浸润（＞10个/高倍镜视野）。

AIP最常见的临床表现是梗阻性黄疸，与胰头癌的表现类似，主要发病年龄集中在60～70岁，男性的发病率是女性的2倍。15%～30% AIP表现为急性胰腺炎，在急性和慢性胰腺炎中大约有5%是由AIP引起。

典型的CT表现是胰腺弥漫性肿大、主胰管不规则变细。大约60%的AIP患者会合并其他组织器官病变，包括肝内外胆管、腹膜后组织、泪腺和唾液腺、淋巴结、眶周组织、肾脏、甲状腺、肺、脑膜、主动脉、乳腺、前列腺、心包和皮肤。AIP一般对糖皮质激素治疗反应良好。

7.胰腺分裂

大约在胚胎发育至第4周时，背胰自原肠发出，随后不久腹胰从肝憩室突出；第8周时，腹胰围绕十二指肠向后旋转，贴靠在背胰后下方，与背胰的头端融合，形成主胰管。如果融合不完全，主胰管仅会经主乳头引流腹胰的胰液，而更多的胰液会经副胰管从副乳头排出，这种异常发育称为胰腺分裂（pancreas divisum），在一般人群中发病率是5%～10%，可以引起急性和慢性胰腺炎。

胰腺分裂发生胰腺炎的机制是大量胰液经较细的副胰管引流，而副乳头较小，会造成引流不畅。内镜下副乳头切开术和外科乳头成形术可以改善副乳头胰液的引流，降低胰腺炎的复发率。

（三）临床表现

急性胰腺炎的典型临床表现是突发严重腹痛，不典型病例可以表现为无法解释的脏器功能衰竭或术后肠梗阻。腹痛一般位于中上腹，常放射到双肋、背部和胸部，呈持续性，可伴有恶心、呕吐。体格检查有上腹严重压痛和反跳痛。

在急性胰腺炎渗出液中含有大量胰酶、血管活性物质（如激肽）和其他毒性物质（如弹性蛋白酶、磷

脂酶A_2)，可以沿筋膜进入腹膜后间隙、小网膜囊和腹膜腔，引起化学性腹膜炎、肠梗阻、第三间隙液体丢失和低血容量休克。这些有毒物质还可以通过静脉和淋巴通路进入血液，诱发皮下脂肪坏死和多脏器功能衰竭，包括肾衰竭、呼吸功能障碍(如肺不张、胸腔积液、急性呼吸窘迫综合征)。Grey Turner征(侧腹部瘀斑)和Cullen征(脐周瘀斑)可能与出血坏死性胰腺炎有关。

重症胰腺炎可以并发低钙血症、高血糖和酸中毒。低钙血症主要与胰腺炎合并的低蛋白血症有关，钙离子和游离脂肪酸结合形成络合钙会减少血液中钙离子含量；释放入血液的蛋白酶能增加甲状旁腺激素(PTH)的降解，减少钙离子从骨质释放，也是引起低钙血症的原因。

伴随炎症向周围组织扩散，急性胰腺炎可以引起多种局部和全身性并发症，包括胰周积液、假性囊肿形成、十二指肠和胆管梗阻及胰腺内外分泌功能障碍。不常见的并发症有胰瘘、静脉血栓形成(包括脾静脉、门静脉和肠系膜上静脉)、结肠坏死和假性动脉瘤。释放入血的胰蛋白酶有双重作用，既可以激活纤溶酶原促进血凝块溶解；还可以激活凝血酶原和凝血酶，加速血栓形成，导致弥散性血管内凝血(DIC)。

急性胰周液体积聚(acute peripancreatic fluid collections)常发生在急性胰腺炎的早期，受胰周筋膜的限制，渗出的液体一般会在胰周积聚但缺乏完整包膜。这些积液是无菌性的，大部分会在发病后数周内吸收，但是如果超过4周仍然没有被吸收，就有可能被纤维结缔组织包裹形成假性囊肿。

胰腺假性囊肿位于胰腺外，里面一般没有或仅有很少胰腺坏死组织。大部分患者没有症状，但是有的患者会出现腹痛、早饱、恶心、呕吐，主要是由假性囊肿压迫胃壁所致。快速增大的假性囊肿会破裂、出血、堵塞肝外胆管、侵蚀周围组织或继发感染。囊壁包裹成熟以后，有上述症状的患者可以通过内镜、手术治疗或体外穿刺引流。没有症状的患者需要随访观察。

急性坏死物积聚是指坏死性胰腺炎时液体和坏死物在胰腺周围积聚，坏死物包括胰腺实质和胰周坏死组织。包裹性坏死是一种成熟的、包含胰腺和胰周坏死组织、有完整包膜的囊实性结构，常发生在坏死性胰腺炎4周以后。

腹腔间隔室综合征是指腹腔内压力超过20mmHg，提示可能出现呼吸、肾脏和循环衰竭。腹腔内高压常发生在急性胰腺炎早期，主要由于胰腺炎症和第三间隙液体积聚引起。在不同报道中，腹腔间隔室综合征可以使死亡率升高50%～75%，主要治疗包括镇静、镇痛、胃肠减压和限制输液量。如果这些治疗效果不佳要考虑经皮穿刺导管减压甚至外科开腹手术，但是这些治疗措施能否改善预后还有待进一步研究。

(四)诊断和鉴别诊断

急性胰腺炎的诊断基于临床症状、生化和影像学检查，需要满足以下三条中的两条标准：具有符合胰腺炎特征的腹痛、淀粉酶和(或)脂肪酶升高并超过正常上限3倍及特征性影像学改变。

其他疾病也可以引起血清淀粉酶升高，包括肠穿孔、肠梗阻或缺血、急性阑尾炎、胆囊炎、卵巢输卵管疾病及肾衰竭。高脂血症性和酒精性胰腺炎的血清淀粉酶可以在正常范围。在诊断急性胰腺炎时，血清脂肪酶的敏感性和特异性要比血清淀粉酶更高，因此要优先考虑，这是因为脂肪酶在血液中保持升高的时间更长，甚至在胰腺炎发病几日后还能保持较高值，而此时淀粉酶已经恢复正常。在一些血清淀粉酶升高的非胰腺疾病中，血清脂肪酶可以保持正常，如巨淀粉酶血症(淀粉酶和异常免疫球蛋白形成大分子复合物)、腮腺疾病和输卵管卵巢疾病。但是在阑尾炎、胆囊炎和肾衰竭时，脂肪酶也会升高。不管是淀粉酶还是脂肪酶，数值的大小与疾病的严重程度无关，这些指标的动态变化对于判断预后意义不大。

对于诊断不明确或入院48～72h病情没有改善的应该进行增强CT或磁共振(MRI)检查。急性胰腺炎的影像学改变包括胰腺肿大、胰周炎性改变和胰周积液。但是影像学正常也不能排除急性胰腺炎，因为在15%～30%的轻症胰腺炎中胰腺形态是正常的。增强CT可以帮助了解胰腺坏死程度和胰周液体积聚范围，因此可以用来评估疾病的严重程度，但是在检查前必须进行充分的液体复苏以减少造影剂肾毒性的风险。如果对造影剂过敏或有肾功能不全不适合增强CT者，可以选用MRI代替，同样能判断胰腺坏死。一般不建议过早进行上述影像检查(发病72h以内)，因为可能会低估胰腺坏死程度。当患者有一过性肝功能异常，尤其是ALT升高3倍以上时要考虑胆源性胰腺炎，这些患者要检查腹部超声。

（五）预后

间质水肿性胰腺炎和坏死性胰腺炎的预后差别很大（图38-3）。间质水肿性胰腺炎没有微循环障碍，增强CT表现为胰腺整体均匀强化。坏死性胰腺炎表现为胰腺微循环障碍，大面积的胰腺实质（＞3cm或＞30%）在增强CT上不强化。坏死性胰腺炎占急性胰腺炎的20%～30%。

胰腺坏死提示病情严重，尤其是并发感染时，会出现感染性坏死，很多急性胰腺炎死亡病例与感染有关。急性坏死性胰腺炎中30%～50%会并发感染性坏死，而间质水肿性胰腺炎不会出现。当患者出现全身炎症反应综合征（systemic inflammatory response syndrome，SIRS）或脏器功能障碍时，要考虑感染性坏死可能，增强CT发现有腔外气体可以确诊。一般先给予经验性抗生素治疗，必要时进行CT引导下穿刺抽取坏死组织细菌培养及药敏分析，根据相关结果调整抗生素使用。建议使用能够通过血胰屏障的药物，包括头孢菌素类、碳青霉烯类、喹诺酮类、甲硝唑。

对所有患者都要进行严重程度分级，可以分为轻症、中度重症和重症。轻症胰腺炎最常见，占所有胰腺炎的80%，病情较轻，不会出现脏器功能衰竭和胰腺坏死，所占胰腺炎死亡病例不超过5%。患者在几日内会病情恢复，没有胰腺功能障碍。

中度重症胰腺炎是指有一过性脏器功能衰竭，或虽然没有脏器功能衰竭但有局部或全身并发症。局部并发症包括胰腺坏死（无论有无感染）和急性胰周液体积聚。中度重症胰腺炎的死亡率比重症胰腺炎要低得多。

急性重症胰腺炎指急性胰腺炎伴有脏器功能衰竭超过48h，占急性胰腺炎比例的15%～20%，呼吸、循环和泌尿系统最常受累，大部分早期死亡的病例（1周内）都与出现多脏器功能衰竭有关。胰腺释放的炎症介质和细胞因子是引起多脏器功能衰竭的主要原因，后期死亡大多与局部或全身感染有关。

虽然重症胰腺炎早期识别很重要，但是目前预测病情的方法都有局限性。大部分最初住院患者没有胰腺坏死或脏器功能衰竭，最常采用的方法是结合临床评估、评分系统、血清标志物和增强CT预测哪些患者可能会进展到重症（表38-2）。

提示预后不良的临床因素包括患有其他严重疾病、高龄、肥胖。实验室检查发现入院时或入院24h内血尿素氮升高、血细胞比容超过44%（血液浓缩导致）、C反应蛋白超过150mg/dl（敏感度为80%，特异性为76%，阳性预测值为67%，阴性预测值为86%）均提示较高死亡率。提示可能会进展为重症的影像学表现是发病24h内出现胸腔积液或胰腺影像提示明确的坏死改变。

器官功能障碍包括休克（收缩压＜90mmHg）、呼吸衰竭（PaO_2≤60mmHg）和进行性肾功能损伤（补液后肌酐＞2.0mg/L），提示可能会发生重症胰腺炎。SIRS持续存在会增加多脏器功能衰竭和胰腺坏死的风险。

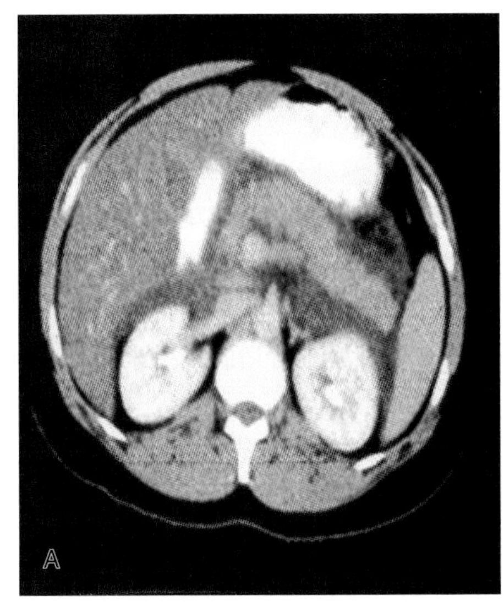

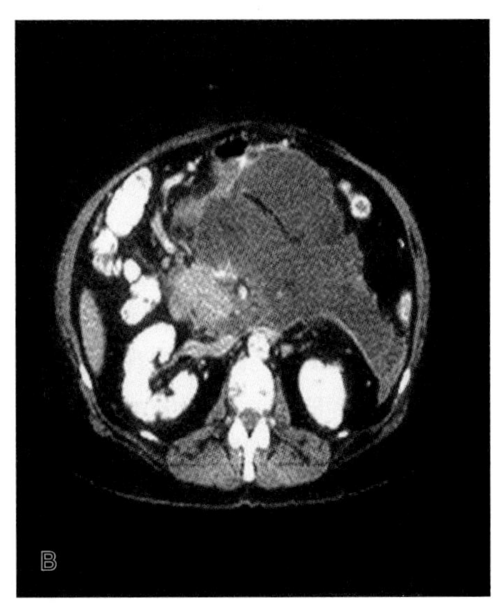

图38-3　增强CT显示间质性胰腺炎和坏死性胰腺炎

表38-2 提示重症胰腺炎的因素

标准	预后指标
一般征象	心率>90次/分 体温>38℃ 或<36℃ WBC>12×10^9/L或<4×10^9/L 呼吸频率>20次/分 或 $PaCO_2$<32mmHg
患者情况	伴发基础疾病 年龄>55岁 肥胖(BMI>30kg/m^2)
实验室检查	BUN≥20mg/dl，发病第一个24h内BUN升高提示预后不良 血清肌酐在第一个24h内超过>1.8mg/dl 入院时Hct≥44%或者24～48h内Hct不降低，提示重症胰腺炎可能 全身炎症反应的血清标志物CRP>150mg/dl
影像学改变	胸腔积液 胰腺坏死 急性胰周液体积聚
评分系统	
Ranson评分	11项评价指标，包括入院时5项(年龄>55岁，WBC>16×10^9/L，血糖>200mg/dl，LDH>350IU/L，AST>250U/L)和入院48h后6项(Hct下降>10%，BUN>5mg/dl，PO_2<60mmHg，碱缺少>4mEq/L，血钙<8mg/dl，液体缺失>6L)；符合3～5项死亡率10%～20%，符合6项或更多死亡率超过50%
APACHE Ⅱ(急性生理和慢性健康评估系统)	依据年龄、心率、体温、呼吸频率、平均动脉压、动脉血氧分压、pH、钾、钠、肌酐、Hct、WBC、GCS及以前的健康状况评分
BISAP(急性胰腺炎严重程度床边指数)	最初24h内5项指标：BUN>25mg/dl、意识障碍(GCS评分<15分)、SIRS、年龄>60岁及胸腔积液。每项指标1分，3、4、5分对应的死亡率分别是5.3%、12.7%和22.5%

注：AST.谷草转氨酶；BMI.体重指数；BUN.尿素氮；CRP.C反应蛋白；GCS.格拉斯哥昏迷量表；Hct.红细胞比容；LDH.乳酸脱氢酶；SIRS.全身炎症反应综合征；WBC.白细胞。

常用的评分系统包括Ranson评分、APACHE Ⅱ(acute physiologic and chronic health evaluation Ⅱ)评分、急性胰腺炎严重程度床边指数(bedside index for severity of acute pancreatitis，BISAP)。不论哪种评分系统，分值越高，提示病情越复杂，治疗时间越长，预后越差。

(六)治疗

急性胰腺炎早期治疗可以降低转化为重症胰腺炎的比例，减少复发率和死亡率(图38-4)。防止并发症发生依赖于全面监测、充分水化、早期发现胰腺坏死和胆总管结石。存在脏器功能衰竭或提示可能预后不良的患者应该进入专业的重症监护室治疗，必要时需要多学科协同诊治。

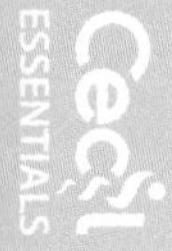

1.支持治疗

急性胰腺炎患者应开通静脉通路、启动肠外营养、常规吸氧。如果有恶心、呕吐或肠梗阻建议置入鼻胃减压管。目前还没有避免全身并发症的特效方法，可以尝试使用药物减少胰液分泌(如生长抑素、降钙素、胰高血糖素、H_2受体拮抗剂)、抑制胰酶活性(抑肽酶、加贝酯)，但是没有证据显示这些药物可以降低死亡率。

2.抗生素

没有感染证据的无菌性坏死不推荐常规使用抗生素，如果考虑存在感染性坏死，在取得细菌培养和药敏结果之前，可以根据可能的感染细菌类型选择能渗透入胰腺组织的抗生素。在获得细菌培养结果后，需要替换更合适的抗生素。

3.输液管理

急性胰腺炎早期充分的液体复苏是维持胰腺微循环灌注的重要措施，可以减少胰腺坏死，降低器官功能衰竭的发生率。首先补充含晶体的液体，建议首选乳酸林格液，初始速度是250～500ml/h，因为一项对照研究结果显示，与补充生理盐水相比，乳酸林格

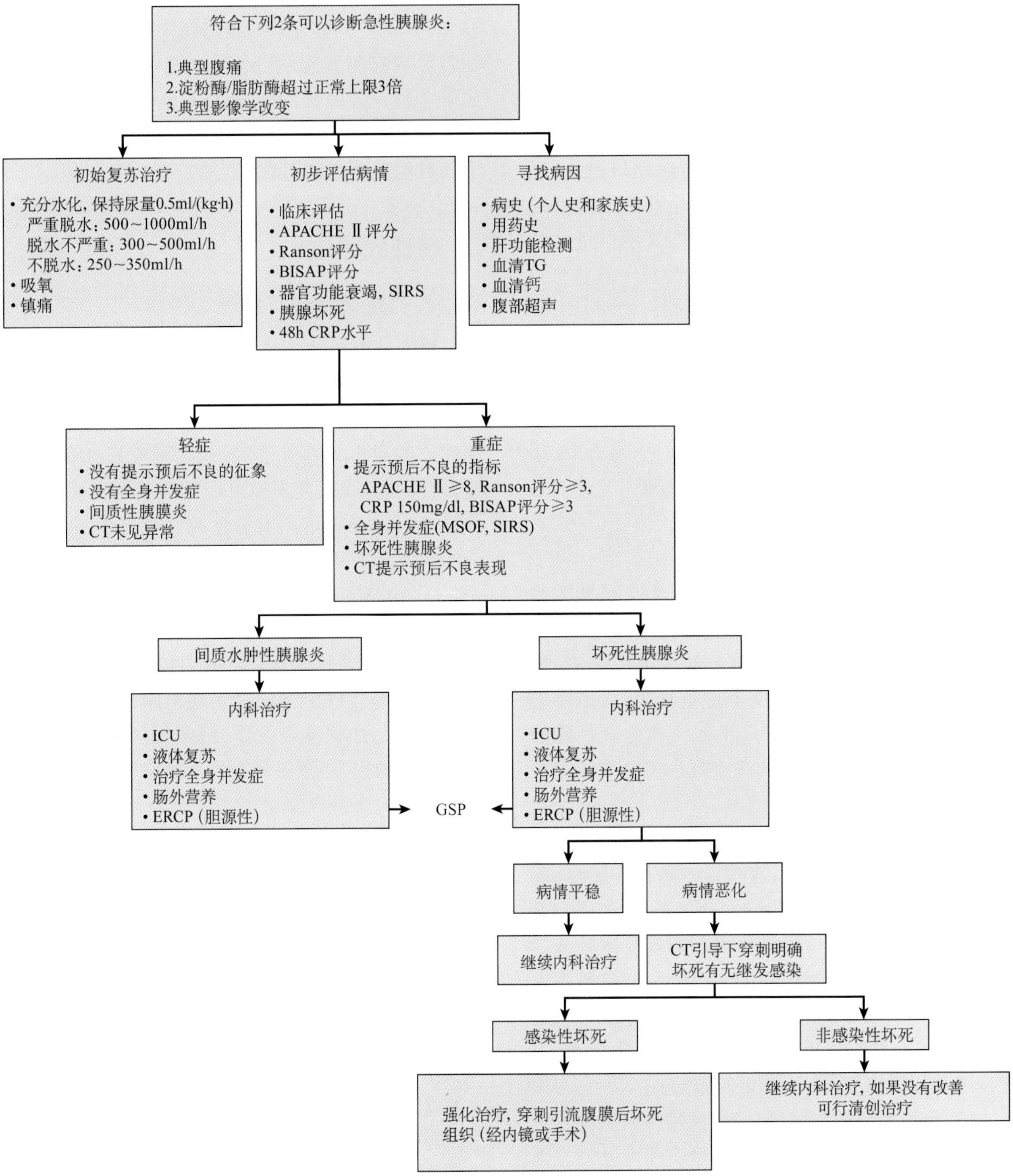

符合下列2条可以诊断急性胰腺炎：

1.典型腹痛
2.淀粉酶/脂肪酶超过正常上限3倍
3.典型影像学改变

初始复苏治疗

- 充分水化，保持尿量0.5ml/(kg·h)
  严重脱水：500～1000ml/h
  脱水不严重：300～500ml/h
  不脱水：250～350ml/h
- 吸氧
- 镇痛

初步评估病情

- 临床评估
- APACHE Ⅱ评分
- Ranson评分
- BISAP评分
- 器官功能衰竭，SIRS
- 胰腺坏死
- 48h CRP水平

寻找病因

- 病史（个人史和家族史）
- 用药史
- 肝功能检测
- 血清TG
- 血清钙
- 腹部超声

轻症

- 没有提示预后不良的征象
- 没有全身并发症
- 间质性胰腺炎
- CT未见异常

重症

- 提示预后不良的指标
  APACHE Ⅱ ≥8，Ranson评分≥3，
  CRP 150mg/dl，BISAP评分≥3
- 全身并发症(MSOF，SIRS)
- 坏死性胰腺炎
- CT提示预后不良表现

间质水肿性胰腺炎 → **内科治疗**

- ICU
- 液体复苏
- 治疗全身并发症
- 肠外营养
- ERCP（胆源性）

→ GSP ←

坏死性胰腺炎 → **内科治疗**

- ICU
- 液体复苏
- 治疗全身并发症
- 肠外营养
- ERCP（胆源性）

病情平稳 → 继续内科治疗

病情恶化 → CT引导下穿刺明确坏死有无继发感染

感染性坏死 → 强化治疗，穿刺引流腹膜后坏死组织（经内镜或手术）

非感染性坏死 → 继续内科治疗，如果没有改善可行清创治疗

图38-4　急性胰腺炎治疗流程。在一些指南中提到的内容，如CRP在诊断中的作用还需要进一步验证。抗生素使用的很多问题，包括药物种类、使用时间也需要继续探讨。因此目前的观点可能会被未来的研究修正。APACHEⅡ.急性生理和慢性健康评分Ⅱ；BISAP.急性胰腺炎严重程度的床边指标；CT.计算机断层扫描；ERCP.内镜逆行胰胆管造影；GSP.胆源性胰腺炎；ICU.重症监护室；MSOF.多脏器功能衰竭；SIRS.全身炎症反应综合征；TG.三酰甘油

液可以降低80% SIRS发生率。需要根据血流动力学和患者的容量状态，每间隔数小时调整输液速度。但是对于老人和有心肾功能障碍的患者要谨慎使用这种治疗方法。

4.镇痛治疗

从理论上讲麻醉镇痛药可能会引起十二指肠乳头括约肌痉挛，从而加重胰腺炎，但是目前没有临床证据支持这个观点。急性胰腺炎可以使用阿片类镇

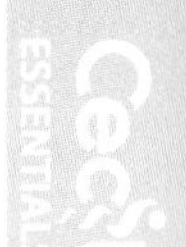

痛药，不同阿片类药物对治疗没有差异，推荐使用患者可以自己控制的镇痛药给药方式。如果重复给药，要监测血氧，因为这类药物可能会引起不易察觉的低氧血症。

5.营养支持

轻症胰腺炎在腹痛缓解后就可以经口进食，低脂固体食物和清淡流食相比在治疗安全上没有差别。重症胰腺炎或预计5～7d不能恢复经口进食的患者，要给予营养支持治疗，可以选择经深静脉全肠外营养或经鼻空肠管肠内营养。与肠外营养相比，肠内营养更加经济安全，能降低全身感染和脏器功能衰竭的风险，减少死亡率。大多数患者可以耐受肠内营养，即使有肠梗阻，也可以尝试。目前研究显示，与鼻空肠管比较，经鼻胃管肠内营养同样安全有效。不能耐受肠内营养或经肠内营养补充热量不充分的患者，可以使用肠外营养。

6.复发和坏死的治疗

（1）胆源性胰腺炎：在6个月内复发的概率是50%～75%，因此轻症胆源性胰腺炎要考虑切除胆囊，重症胰腺炎因为粘连较重一般会推迟手术。如果影像学和实验室检查证实有胆道梗阻，可以考虑急诊ERCP明确并清除结石。不适合做胆囊切除的患者，乳头括约肌切开可以有效防止胆源性胰腺炎复发。

（2）非感染性胰腺和胰周坏死：对于非感染性胰腺坏死，即使有器官衰竭，也建议内科保守治疗。胰腺急性炎症缓解，坏死渗出物充分包裹后，如果有难治性腹痛、胃或十二指肠受压引起的反复呕吐或持续的全身炎性反应，要考虑清创引流手术。这种手术一般在胰腺炎发作4～6周后实施，手术方式可以选择内镜、介入或外科开腹。没有症状的胰腺坏死，不论程度和位置如何，都不建议干预治疗。

（3）感染性胰腺和胰周坏死：感染性胰腺坏死应该积极引流或实施清创手术。多数病例可以通过细针穿刺明确有无感染性坏死，但是有时会出现假阴性，因此如果临床证据提示有感染坏死的可能，即使没有确切的感染证据也应该积极干预。治疗初期要选择广谱抗生素和支持治疗，最好能推迟到发病4周后手术，因为坏死物能充分液化、纤维组织包裹（如包裹性胰腺坏死），减少出血、穿孔等并发症。但是如果病情急剧恶化，就要尽快手术干预。

胰腺感染坏死传统的手术方法是开腹手术清除坏死物并留置导管，反复冲洗引流，或切除坏死物后仅闭式引流，但是这种治疗方法复发率和死亡率都很高，分别达34%～95%和11%～39%。因此目前更推荐经皮穿刺置管引流作为首选的治疗方法，但是如果穿刺置管失败，可以选择其他微创治疗，包括腹腔镜辅助下腹膜后清创术（VARD）和超声内镜引导下经自然腔道清创引流术。

二、慢性胰腺炎

（一）定义和流行病学

慢性胰腺炎的特征性改变是胰腺慢性炎症和纤维化，腺泡和胰岛细胞不可逆破坏，从而引起胰腺外分泌和内分泌功能障碍。与急性胰腺炎不同，慢性胰腺炎一般是进行性发展的，这两种疾病经常会有重叠，急性胰腺炎反复发作可以导致慢性胰腺炎，而慢性胰腺炎的患者可以有急性胰腺炎发作。慢性胰腺炎的年发病率是（5～12）/10万，患病率是50/10万。

（二）病因

慢性胰腺炎可以分为非梗阻性和梗阻性（表38-3），酗酒是引起非梗阻性的最主要原因（占70%）。乙醇可以引起急性胰腺炎发作，但是如果发现胰腺有结构和功能的损害，常提示有慢性胰腺炎存在。

因为大多数饮酒者并不会引起胰腺炎，因此乙醇引起胰腺炎的机制可能与尚不明确的基因遗传、饮食、环境等多因素影响有关，如流行病学证实吸烟是慢性胰腺炎的协同致病因素，并且呈剂量依赖性。

表38-3 慢性胰腺炎病因
非梗阻性病因
酒精
特发性（占总病例10%～20%）
热带性胰腺炎
遗传性（阳离子胰蛋白酶原、CFTR、胰凝乳蛋白酶C、SPINK1）
外伤
自身免疫
缺血
代谢：高三酰甘油血症、高钙血症
梗阻性病因
良性梗阻：Oddi括约肌功能障碍、胰腺分裂、外伤后狭窄
肿瘤：壶腹或胆管肿瘤

注：CFTR.囊性纤维化跨膜传导调节蛋白；SPINK1.丝氨酸肽酶抑制剂Kazal 1型。

吸烟和饮酒协同会对疾病的发生、发展起到很强的促进作用。

如果除外乙醇因素，在美国大约20%慢性胰腺炎患者找不到明确病因。胆结石是急性胰腺炎的主要病因，但是很少会引起慢性胰腺炎。在印度南部和其他热带地区，钙化性胰腺炎是慢性胰腺炎的最常见病因。自身免疫性胰腺炎、基因突变（*CFTR*、*SPINK1*、*PRSS1*、*CTRC*、*CASR*）、梗阻（如肿瘤、胰腺分裂、Oddi括约肌功能障碍）、高三酰甘油血症、高钙血症都可能是慢性胰腺炎的病因。

（三）临床表现

大多数慢性胰腺炎患者表现为持续性或间断性腹痛，少数仅以胰腺内、外分泌功能障碍为主要表现而没有腹痛。也有患者没有任何临床症状，仅是在影像学检查时发现有慢性胰腺炎的征象。

慢性胰腺炎的腹痛以上腹为主，常在进食15～30min后加重，可以放射到背部，屈曲位可以部分缓解，偶尔伴有恶心、呕吐。在疾病初期，腹痛可以是间断发作，随着病情发展疼痛趋于持续性。

慢性胰腺炎引起腹痛的机制尚不明确，可能机制包括胰腺慢性炎症、胰管内压力升高、周围神经炎等。胰腺外因素也可以引起腹痛，如胆总管和十二指肠狭窄。

慢性胰腺炎患者常会有糖耐量异常，但是一般到疾病后期才会进展到糖尿病。与典型的1型糖尿病不同的是，慢性胰腺炎时生成胰高血糖素的A细胞也会受到破坏，因此会增加低血糖症发作的风险。胰腺功能受损90%以上才会出现更显著的内分泌和外分泌障碍（如蛋白和脂肪摄入不足），因为代谢速度不同，脂肪泻要比蛋白缺乏更早出现。可以伴有脂溶性维生素（维生素A、维生素D、维生素E、维生素K）和维生素B_{12}吸收障碍，尤其是维生素D摄入减少会增加骨质疏松和骨折的风险，因此要定期检测维生素D水平和骨密度。

（四）诊断和鉴别诊断

因为直接取得胰腺病理的风险较大，诊断慢性胰腺炎主要通过间接检查证实胰腺结构改变和功能受损。显著的胰腺形态、结构变化通常与功能障碍的严重程度相关，但是疾病早期，轻度的胰腺功能损伤可能在影像发现结构异常之前就已经出现。研究显示，有时即使胰腺功能恶化，胰腺结构仍可保持正常。

与急性胰腺炎相关的实验室检查（包括淀粉酶和脂肪酶）不能确诊也不能排除慢性胰腺炎，因为即使腹痛加重时，这些酶通常也是正常的。

1.胰腺功能检查

评价胰腺外分泌功能包括直接和间接两种方法，直接检查方法是利用相关激素刺激胰液分泌，通过检测胰液中碳酸氢根离子（HCO_3^-）评价导管功能和通过检测消化酶含量评价腺泡功能。间接方法是评价胰腺分泌不足所导致的异常情况，如检测粪便中脂肪、弹性蛋白酶和血清中胰蛋白酶含量，间接判断胰腺外分泌功能有无受损。不论哪种方法在早期敏感性都很差，一般要在胰腺受损90%以上才会检测到胰酶分泌的下降。

胰泌素刺激试验是利用生理性或外源性促胰液素可以刺激胰腺导管细胞分泌HCO_3^-的机制直接评价胰腺功能。研究发现在慢性胰腺炎早期就会出现HCO_3^-分泌受损，因此这种方法可以早期诊断慢性胰腺炎（敏感率为95%）。检查时要经口放置双腔胃十二指肠导管，在注射促胰液素前后分别抽取消化液定量检测胰酶和HCO_3^-含量。这种方法主要针对可疑慢性胰腺炎，但是没有腹痛和胰腺影像学改变的患者。胰腺最大HCO_3^-分泌浓度低于80mmol/L提示胰腺分泌功能不足。在临床中很少应用胰泌素刺激试验，因为这项检查费时费力，并且患者痛苦较大。现在已经采用经内镜收集胰液，操作简便也更适合临床使用。

粪便72h脂肪检测是判断有无脂肪泻的方法（粪便中脂肪＞7g/24h），但是对于评价胰腺外分泌功能障碍特异性较低。因为脂肪泻仅发生在较重的慢性胰腺炎，这种方法的敏感性也很低。患者对于收集粪便的依从性会比较差，因此粪便脂肪定量检测方法的实验室误差较大，临床中经常会先使用粪便脂肪定性检测方法。

弹性蛋白酶是胰腺腺泡细胞合成的一种蛋白酶，在粪便中稳定性高，不受胰酶替代治疗的影响，和胰泌素刺激试验的一致性好，是评价胰腺外分泌功能最常用的非侵入性检查。轻度和重度胰腺外分泌功能障碍时，粪便中弹性蛋白酶分别低于200μg/g和100μg/g。

重度慢性胰腺炎患者血清中胰蛋白酶含量会降低，但是敏感性较差，不适合轻中度慢性胰腺炎的诊断。

2.胰腺形态检查

提示慢性胰腺炎的胰腺形态学改变包括胰管异常（如扩张、结石、粗细不均）、胰腺实质异常（如钙化、密度不均、萎缩）、腺体轮廓改变和假性囊肿，但是在疾病的早期可能没有这些改变。

酒精引起的慢性胰腺炎中大约20%的患者腹部平片可以发现胰腺钙化，这个检查简单、廉价，应该作为常规检查方法。腹平片不能发现的钙化在CT上会很清晰，CT扫描还可以发现胰管扩张、胰腺萎缩和液体积聚（如假性囊肿），对于慢性胰腺炎诊断的敏感性是75%～90%，特异性是85%。

ERCP可以评估胰管结构有无异常，能够发现胰管扩张、狭窄、分支胰管有无异常、与胰管相通的假性囊肿、胰管结石和胰瘘。通过对这些病变的观察，ERCP对慢性胰腺炎诊断的敏感性是71%～93%，特异性是89%～100%。但是ERCP也有局限性，作为一种有创性操作，约5%的患者并发急性胰腺炎。因此目前不建议把ERCP作为诊断措施，而是作为慢性胰腺炎的一种治疗方法（讨论见后）。

磁共振胰胆管造影（MRCP）是诊断胰管病变的非侵入性方法，和ERCP一样能够显示胰管病变，但是没有并发胰腺炎的风险。MRCP的主要局限是分支胰管不能清楚显像，因此仅用来诊断主胰管病变。通过注射促胰液素刺激胰液分泌，然后进行磁共振检查可以使分支胰管显像，但是对于慢性胰腺炎的诊断有无价值仍有争论。

超声内镜（EUS）通过定性、定量观察胰腺实质和胰管结构诊断慢性胰腺炎，与其他检查方法相比，敏感性更高。已经有诊断慢性胰腺炎的国际共识，共识中提出的主要诊断标准包括胰管结石、胰腺实质回声增强，次要标准包括囊肿形成、主胰管扩张（直径≥3.5mm）、胰管粗细不均、分支胰管扩张（直径≥1mm）、管壁回声增强等。如果没有这些征象，不能诊断慢性胰腺炎。如果符合4个以上征象，即使其他胰腺影像和胰腺功能检查正常，也要考虑慢性胰腺炎。

（五）治疗

1.营养不良

治疗胰腺外分泌功能不全最好的方法是补充胰酶，大多数此类药物是从猪胰腺中提取，包含脂肪酶、淀粉酶、胰蛋白酶和胰凝乳蛋白酶。使用剂量要根据每餐进食量、残余胰腺功能和治疗目标（如减少脂肪泻、减轻消化不良引起的腹部症状或改善营养状态）调整。

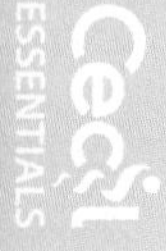

每餐要保证正常脂肪消化大约需要90 000ESP单位脂肪酶，考虑到有残存胰腺分泌的脂肪酶和生理性分泌的胃脂肪酶，每餐至少要补充50 000ESP单位脂肪酶。目前可以将胰酶制作成微球结构包裹在耐酸的胶囊中，使胰酶的补充治疗效果显著提升。如果有胃酸分泌过多，可以使用质子泵抑制剂和H_2受体阻滞剂，减少胰酶的失活。采用上述措施治疗效果仍不满意，必须减少饮食中脂肪的摄入，每日小于50g，也可以在食物中加入中链三酰甘油代替脂肪，因为中链三酰甘油不需要蛋白水解就可以吸收。但是在临床应用中大多数患者不愿意食用中链三酰甘油，因为口感较差。

25%慢性胰腺炎患者会合并小肠细菌过度生长，也是引起脂肪泻的病因之一。长期应用镇痛药及胰头炎性病变均可引起小肠动力下降，可能是小肠细菌过度生长的原因。

2.疼痛

慢性胰腺炎治疗中最困难的是控制腹痛，疼痛随着时间的推移可能会缓解，但过程是不可预测的，可能需要几年时间。腹痛产生的机制比较复杂，包括胰腺过度刺激、缺血、胰管梗阻、炎症、痛觉敏感性提高，因此疼痛的治疗主要针对这些致病因素。慢性胰腺炎引起的腹痛可以在疾病早期出现，要比胰腺形态学改变早很多。必须要警惕慢性胰腺炎有发生癌变的风险，这时腹痛方式可能会有变化，另外也要考虑胰腺外病变引起的疼痛的可能。

虽然有大约30%的患者服用安慰剂就可以缓解疼痛，但是更多患者需要规范治疗。治疗疼痛常规采用阶梯式疗法，从改变生活方式到服用药物，如果效果不佳也可以使用有创性治疗。常用的治疗方法包括以下8个方面。

（1）控制吸烟、饮酒：控制烟酒可以减少腹痛发作频率，延缓胰腺功能恶化，甚至可以降低癌变风险。

（2）加强营养，多饮水：少食多餐、低脂饮食对控制症状会有帮助。虽然没有充分依据，有专家认为多饮水可以延缓胰腺炎加重。饮食中补充中链三酰甘油能缓解疼痛，可能与中链三酰甘油的抗氧化作用和减少血清中胆囊收缩素（CCK）水平有关。

（3）镇痛药：大多数腹痛需要服用镇痛药，首先选择非阿片类药物，如曲马多。如果效果不佳可以更换为阿片类镇痛药，此类药物最大的问题是成瘾性，关于阿片类药物治疗其他疾病所致慢性疼痛的研究提示成瘾性不超过20%，有嗜酒、吸烟等行为的人出现药物成瘾的风险更大。

（4）抑制胰酶分泌：口服胰酶替代治疗可以减轻腹痛，主要机制是抑制内源性胆囊收缩素（CCK）的生成，同时还可以增加十二指肠内胰蛋白酶活性，抑制外源性CCK活性，从而减少CCK对胰腺腺泡细胞的刺激，减少胰液分泌。优先选择非肠溶胶囊包裹的胰酶，因为肠溶包裹药物要到小肠内才会崩解，距离合成CCK的肠上皮细胞较远，抑制作用也会减弱。同时服用抑酸药可以预防胃酸对胰酶的破坏，具有协同作用。

（5）神经传递调节剂：普瑞巴林已经被证实对多种疾病导致的神经性疼痛有效，包括糖尿病神经病变和中枢神经源性疼痛，有研究显示该药对于慢性胰腺炎引起的疼痛治疗也有辅助作用。类似的药物还包括三环类抗抑郁药和选择性5-羟色胺再摄取抑制剂，在临床中可以尝试应用。

（6）抗氧化剂：氧化应激反应可以直接损伤胰腺腺泡，补充抗氧化药物，如硒、维生素C和维生素E、蛋氨酸等能拮抗氧化应激，减轻疼痛。在一项随机对照研究中，服用抗氧化药物的患者每个月腹痛缓解的天数要比服用安慰剂的多（7.4d比3.2d），疼痛完全缓解的比例也更高（32%比13%）。

（7）内镜治疗：不管是由结石、胰管狭窄还是十二指肠乳头括约肌功能障碍引起的主胰管梗阻，经内镜减压治疗都能起到很好的效果。胰管狭窄可以扩张治疗，结石可以采用体内或体外液波震颤碎石，也可以临时置入支架缓解症状。有研究报道，在长达3～4年的随访期内，内镜治疗可以使50%～80%的腹痛部分或完全缓解。

（8）外科手术：主胰管直径超过6mm，可以考虑外科手术引流胰液，一般采用胰肠吻合，腹痛缓解率达80%。这种手术比较安全，死亡率在5%以下，但是仅有35%～60%在5年随访期内腹痛完全消失。如果没有胰管梗阻和扩张，可选择的手术方式有病变胰腺局部切除或全胰切除加胰岛细胞移植。

3.并发症治疗

慢性胰腺炎并发症包括假性囊肿、胰瘘、胆道梗阻、胰腺癌、小肠细菌过生长、门静脉血栓引起的胃静脉曲张。

（1）胰瘘：胰管破裂是胰瘘形成的主要原因，可以引起局部积液、腹水和胸腔积液。治疗方法包括肠道休息、注射生长抑素或类似物、经内镜胰管支架置入等。如果内科保守治疗效果不佳应该考虑外科手术。

（2）血管并发症：脾静脉紧邻胰腺，胰腺炎或肿瘤都可以影响脾静脉，形成静脉血栓，引起胃底孤立静脉曲张。如果有反复静脉曲张破裂出血，可以考虑脾切除手术。

假性动脉瘤是急性和慢性胰腺炎并发症之一。肝动脉、脾动脉、胰十二指肠动脉、胃十二指肠动脉都靠近胰腺，在炎症作用下均可形成假性动脉瘤。增强CT或磁共振能发现胰腺内或胰腺周围囊性扩张的血管，超声内镜多普勒扫描时也可以看到这些囊性病变内的血流信号。对于假性动脉瘤出血，手术难度很大，死亡率比较高，肠系膜血管造影除了明确诊断，还可以通过选择性血管栓塞治疗出血，应作为首选治疗方法。

（3）胆道和十二指肠梗阻：慢性胰腺炎患者很少出现胆道和（或）十二指肠梗阻，十二指肠梗阻表现为早饱、餐后疼痛，而胆道梗阻以腹痛、黄疸更常见。这两个并发症与胰头炎症、纤维化及周围胰腺假性囊肿压迫有关。

长期胆道梗阻可能会继发胆管纤维化，因此减压治疗很重要。可以选择经内镜置入胆道支架，但是复发率高，治疗周期长。如果内镜治疗失败可以考虑外科手术。

三、胰腺癌

（一）流行病学

在美国，每年新确诊胰腺癌约43 000例，死亡率在所有恶性肿瘤中位居第四，发病高峰年龄在70岁左右，男性发病率略高于女性（1.4：1），黑种人发病率比白种人高30%～40%。

很多因素与胰腺癌发病率升高有关，吸烟是最重要的因素之一，目前研究提示烟草中的芳香胺类是诱发胰腺癌的重要物质。其他危险因素包括肥胖、缺乏运动和糖尿病。目前评估饮食与胰腺癌之间的关系尚无定论，一些研究认为西方饮食（即高脂肪和肉类摄入，特别是熏制或加工肉类）与胰腺癌的发病有关，但是从流行病学角度又无法证实饮酒和咖啡会增加胰腺癌风险。

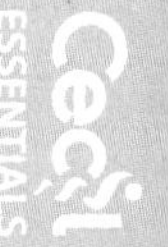

大约10%的患者会有胰腺癌家族史，但是大部

分没有发现相关的遗传基因。已经明确易患胰腺癌的遗传疾病包括遗传性胰腺炎（*PRSS1*基因）、遗传性非息肉性大肠癌、家族性腺瘤性息肉病、P-J综合征（*STK11*基因）、家族性非典型痣黑色素瘤综合征（*CDKN2A*基因）、毛细血管扩张性共济失调。

胰腺癌筛查的最佳方法和频率还没有形成共识。一些医学中心对有高危家庭遗传风险的人群监测胰腺影像学变化，但是结果显示没有改善胰腺癌的生存率。

（二）病理学

胰腺癌一般是指胰腺导管腺癌，在所有胰腺恶性肿瘤中占85%～90%。胰腺外分泌肿瘤所包含的范围更广，起源于胰腺导管、腺泡细胞，其他干细胞的肿瘤和胰母细胞瘤都属于这个范畴。大约95%的胰腺恶性肿瘤起源于胰腺外分泌组织，另外5%起源于胰腺内分泌组织，如胰岛细胞瘤或神经内分泌肿瘤。胰腺癌由几种不同的组织组成，包括癌细胞、肿瘤基质和干细胞。胰腺上皮内瘤变是胰腺癌的癌前病变，它的发展是从轻度不典型增生到中重度不典型增生，最终形成浸润性癌。

（三）临床表现

胰腺癌发病隐匿，缺乏特异性临床表现，通常在诊断时已经是晚期。常见的症状和体征有黄疸、消瘦和腹痛，疼痛一般是持续性，可放射到背部。胰头癌最常见的表现为梗阻性黄疸或增大、可触及的胆囊（Courvoisier征），无痛性黄疸提示病变有手术切除的可能。厌食、恶心、呕吐也可能发生，伴随着情绪障碍，如抑郁症。其他少见表现有血栓性浅静脉炎（即Trousseau征）、急性胰腺炎、糖尿病、腹水、副肿瘤综合征（如库欣综合征）、高钙血症、消化道出血、脾静脉血栓形成和腹部肿块。

（四）诊断和鉴别诊断

影像检查对胰腺癌诊断非常重要，除了胰腺肿块，还可以发现胆道梗阻、胰管扩张、肝转移病变、血管受侵，这些影像表现不仅要对诊断提出依据，还要评估病变有没有手术切除的可能，但是有时很难鉴别胰腺良性病变，如局灶性胰腺炎或自身免疫性胰腺炎。以往主要依靠螺旋CT鉴别肿块性质、肝转移病灶和血管受侵情况，现在MRI、血管造影和超声内镜对于病变的诊断和分期更准确，可以更详细地提供肿瘤位置、血管受侵和淋巴结转移情况。

大部分病变可以通过影像检查明确有无手术切除适应证，但是位于肝表面和腹膜的隐匿性转移灶（直径＜1cm）可能会漏诊。腹腔镜对于这些隐匿性病变的诊断会有帮助，主要的适应证如下：CT诊断能手术切除的胰腺体尾部肿瘤（50%会有隐匿性腹膜转移），直径＞3cm的原发肿瘤，影像提示可疑转移性病灶，CA199＞1000U/ml。

利用肿瘤标志物诊断胰腺癌的研究很多，但是结果仍不满意。已经有症状和体征的可疑胰腺癌患者检测CA199，敏感性为70%～80%，特异性为85%～95%，但是早期病变CA199的敏感性很低。CA199更多是用来协助判断可切除病变有无隐匿转移可能，以及晚期病变手术及放化疗后有无复发，如果CA199持续升高，即使影像检查没有发现病变也要考虑有复发可能。CA199检测需要有Lewis血型抗原，人群中5%～10%缺少这种抗原，因此这些人群不适合应用CA199判断病变情况。

遗憾的是，仅有10%～20%的胰头癌和很少的胰腺体尾癌有手术治愈的可能，如果评估病变不能手术，首先要通过CT或超声内镜引导下穿刺，明确病变组织细胞学类型，为其他治疗提供依据。

（五）治疗

1.手术切除

有无血管侵犯和远处转移是胰腺癌能否手术切除和长期存活的主要因素。尽管不同医疗中心的实践经验不同，大多数外科医生把有胰腺外受侵的胰腺癌归类为不可切除肿瘤，包括广泛的胰周淋巴结转移、胰周组织受侵和远处转移（如肝脏、腹膜、网膜、腹腔外器官）。其他不可切除的标准包括血管包绕（超过血管周长的50%），肠系膜上静脉或肠系膜上静脉-门静脉汇合处阻塞及血栓形成，肿瘤直接侵犯肠系膜上动脉、下腔静脉、腹主动脉、腹腔干、肝动脉。在CT上可以看到肿瘤和这些血管结构间脂肪间隙消失。对于胰尾肿瘤，仅仅包绕脾静脉是可以考虑手术的。

并发梗阻性黄疸的患者如果有胆管炎或黄疸所致严重皮肤瘙痒可以选择ERCP胆道支架置入，数周内因各种原因不能手术的也可以采用这种方法。在置入支架时还可以进行活检或刷检协助诊断，敏感性是30%～60%，但是比超声内镜引导下细针穿刺低。

胰头和钩突部肿瘤的标准手术方式是Whipple

手术(胰十二指肠切除术),切除范围包括胰头、胆总管下段、胆囊、十二指肠、近端空肠、胃窦和相关区域淋巴结,还要完成胰肠吻合、胆肠吻合和胃空肠吻合重建。即使经验很丰富的胰腺外科医生,这个手术死亡率也在3%左右。完成手术后如果要达到提高生存率的目的,还建议单独使用吉西他滨或联合氟尿嘧啶化疗。

肿瘤局部侵犯(小于血管周长的50%)腹腔干,肠系膜上静脉、肠系膜上静脉-门静脉汇合处或肝动脉短距离受侵堵塞,这部分病例可定义为交界性可切除。一些医疗中心在选择性病例中做短距离的门静脉或肠系膜上静脉切除重建。少数情况下也做动脉的切除重建(主要是肠系膜上动脉和肝动脉)。但当这些动脉受累时,手术并发症发生率及死亡率明显升高。术前新辅助放化疗能够将一部分局部进展期不可切除的病例转化为可切除状态,提高总体切除率,但并没有体现出生存率的差别。

2.姑息治疗

对于不能手术切除或身体状况不能耐受手术治疗的患者,姑息性干预减轻黄疸、疼痛和肠梗阻是治疗的重点。随着病情进展,医生经常要决定是否进行姑息性手术。有梗阻性黄疸时可以进行胆道旁路手术,胃出口梗阻时可以尝试十二指肠旁路手术,不能耐受手术的患者可以尝试经内镜下治疗。

3.晚期肿瘤的化疗

全身化疗可以减轻晚期胰腺癌症状、改善生存质量,化疗方案一般采用吉西他滨联合铂类、表皮生长因子受体抑制剂或氟尿嘧啶。研究显示与单独使用吉西他滨或5-氟尿嘧啶比较,两个药物联合使用虽然不能提高肿瘤的客观有效率(ORR),但是可以改善疼痛、体重下降等症状。

(六)预后

胰腺癌整体预后很差,在美国死于胰腺癌的人数占所有因恶性肿瘤死亡人数的5%。确诊后1年存活率不超过20%,5年存活率在1%~3%。大部分肿瘤发现时就已经有局限性浸润和转移,只有15%~20%有手术机会。有局限浸润无法手术的患者中期存活时间是8~12个月,如果发现转移中期存活时间只有3~6个月。

Whipple手术是胰头癌治愈的唯一机会,但是术后中期存活时间只有15~20个月。术后总体存活率是10%~25%,超过50%的患者存活5年后最终死于肿瘤复发。提示预后不佳的因素包括肿瘤分期差、肿块大、术前和术后CA199持续升高、手术切缘不净和淋巴结转移。

推 荐 阅 读

Forsmark CE: Management of chronic pancreatitis, Gastroenterology 144:1282–1291, 2013.

Hidalgo M: Pancreatic cancer, N Engl J Med 362:1605–1617, 2010.

Paulson AS, Cao HS, Tempero MA, et al: Therapeutic advances in pancreatic cancer, Gastroenterology 144:1316–1326, 2013.

Tenner S, Baillie J, DeWitt J, et al: American College of Gastroenterology guideline: management of acute pancreatitis, Am J Gastroenterol 108:1400–1415, 2013.

Van Brunschot S, Bakker OJ, Besselink MG, et al: Treatment of necrotizing pancreatitis, Clin Gastroenterol Hepatol 10:1190–1201, 2012.

Whitcomb DC: Genetic risk factors for pancreatic disorders, Gastroenterology 144:1292–1302, 2013.

Wu BU, Banks PA: Clinical management of patients with acute pancreatitis, Gastroenterology 144:1272–1281, 2013.

Yadav D, Lowenfels AB: The epidemiology of pancreatitis and pancreatic cancer, Gastroenterology 144:1252–1261, 2013.

第七部分

肝脏与胆道系统疾病

第39章

肝脏疾病的实验室检查

著　者　Shaheryar A. Siddiqui　Michael B. Fallon
译　者　王慧芬　审校者　杜时雨

一、引言

肝脏是人体最大的实质脏器，有代谢、分泌和营养功能，对于维持人体的生理健康至关重要。肝脏的功能包括保持血糖稳定，合成血浆蛋白、脂质和脂蛋白，合成和分泌胆汁酸（利于脂肪和维生素的吸收）及存储维生素（维生素B_{12}、维生素A、维生素D、维生素E和维生素K）。此外，肝脏是进行生物转化和解毒的主要场所，大量的内源性和外源性的化合物（如药物、毒物）都在肝脏进行转化。由于肝脏有很多不同的功能，因此肝脏疾病的临床表现多种多样。实验室检查用于评估肝脏的各种功能，然后需要与患者的病史和体格检查相结合，对疾病进行评估。这些检查可作为体检筛查的一部分，也可以进一步结合临床症状和体征，提示考虑肝脏疾病，如肝大、腹水、黄疸、尿色加深、大便颜色变浅或消化道出血。

二、肝功能检测

通俗地讲，肝功能检测（liver function tests，LFT）一词通常指检测一系列的指标用于评估肝脏的“功能”。这一系列的指标通常包括总蛋白、白蛋白、天冬氨酸氨基转移酶（aspartate aminotransferase，AST，以前称为谷氨酸草酰乙酸转移酶，SGOT）、丙氨酸氨基转移酶（alanine aminotransferase，ALT，以前称为谷氨酸丙酮酸转移酶，SGPT）、碱性磷酸酶（alkaline phosphatase，ALP）、γ-谷氨酰转移酶（γ-glutamyl transpeptidase，GGT）、胆红素（结合胆红素和非结合胆红素）、凝血酶原时间（prothrombin time，PT）。与其他脏器功能的评估指标（如动脉血气分析、肌酐清除率）不同，肝功能检测的指标不能直接测量肝脏的功能，也不可能准确反映出肝脏疾病的原因及严重程度。相反，这些指标只能反映已经证实的特定模式或类型的肝脏细胞和胆管细胞损伤。表39-1列出了目前应用最广及最有效的肝功能检测指标。

（一）肝细胞损伤

AST和ALT存在于肝细胞内，分别催化、转移天冬氨酸、丙氨酸和α-酮戊二酸，形成丙酮酸或草酰乙酸。当肝细胞损伤时，AST和ALT就会释放到血液循环中，因此这两个指标在评价肝脏的炎症时有较高的使用价值。ALT主要存在于肝细胞，因此ALT在反映肝脏疾病方面比AST更具特异性。AST不仅存在于肝脏，而且在心肌、骨骼肌、脑、肾、胰腺、肺中都有分布。肝细胞损伤或死亡后，这些酶就会释放到血液循环中。通过分光光度计能够间接地被测量到。

在大多数肝细胞性疾病（如病毒性肝炎、对乙酰氨基酚所致的肝损伤）中，ALT升高幅度≥AST升高幅度。在酒精性肝病中，AST通常是＞2倍的ALT（AST/ALT＞2）。如果AST/ALT＞3，对于诊断酒精性肝损伤有97%的特异性。极高的氨基转移酶水平（正常上限的15倍）通常表明有急性肝细胞坏死，常见的原因是病毒性肝炎或药物如对乙酰氨基酚引起的肝功能损伤，少见的原因是急性胆管梗阻或肝缺血（休克肝）。无临床症状而仅有ALT和AST升高（通常ALT＞AST）的患者可能有非酒精性脂肪性肝病（NAFLD），这类疾病由肥胖、胰岛素抵抗和糖尿病、高脂血症或过度饮酒引起。然而，在有些疾病中也会出现类似于酒精性肝病的AST＞ALT的情况。尽管在非酒精性脂肪肝中AST/ALT很少超过2，但若想

表39-1 肝功能的检测指标

肝功能指标*	肝脏功能	异常
血清白蛋白(3.5～5.5g/dl)	评估肝脏的合成能力(几日至几周)	合成能力下降 营养不良 肾病综合征 蛋白丢失性肠病
凝血酶原时间(11～14s)	评估肝脏的合成能力(几小时至几日)	合成能力下降(特别是凝血因子Ⅱ和Ⅶ) 维生素K缺乏 消耗性凝血障碍
血清胆红素(0.2～1.3mg/dl)(3.4～22.2μmol/L)	从血液形成胆红素、结合和排泄胆汁	溶血 弥漫性肝脏疾病 胆汁淤积性疾病 肝外胆管阻塞 先天性胆红素代谢性疾病
血清碱性磷酸酶(39～136U/L)	指向于胆管内皮细胞	胆管阻塞
γ-谷氨酰转移酶(7～45U/L)	对肝细胞的破坏和胆汁淤积的敏感性高	胆汁淤积性疾病 浸润性肝脏疾病(肿瘤、肉芽肿)
5′-核苷酸酶(2～17U/L)	对肝脏及胆汁淤积的特异性均高于GGT	骨破坏及骨重建 妊娠
天冬氨酸氨基转移酶(AST)或SGOT(5～40 U/L)	代表肝细胞的炎症和损伤	肝细胞坏死 心肌坏死或骨骼肌坏死
丙氨酸氨基转移酶(ALT)或SGPT(5～65 U/L)	代表肝细胞的炎症和损伤	同AST一致；然而，对肝细胞损伤的特异性更高

*上述肝功能检测指标的正常范围来源于几个大型医疗中心。但由于检测方法的不同，通常应采用自己实验室提供的正常范围。

区分酒精性肝病，还需要详细地询问病史及结合其他指标。

肝脏浸润性病变(如血色病)和慢性病毒性肝炎也是有差别的。

(二)胆汁淤积

血清碱性磷酸酶(ALP)是由一组同工酶组成，来源于肝脏、骨骼、肠道和胎盘。肝脏ALP(ALP同工酶，ALP-1)主要存在于胆管黏膜细胞；通常随胆汁进入小肠维持正常的血清ALP水平。胆汁淤积与胆道梗阻或胆管损伤有关，血清ALP水平上升是胆汁酸在肝脏滞留的结果；胆汁酸可溶解来源于肝细胞膜的ALP，并刺激其合成。

原发性胆汁性肝硬化(primary biliary cirrhosis，PBC)和原发性硬化性胆管炎(primary sclerosing cholangitis，PSC)就是由于胆管阻塞而引起ALP升高。其他情况下如骨再生、妊娠，以及肿瘤性、浸润性、肉芽肿性肝脏疾病也会引起ALP水平升高。孤立的ALP水平升高提示可能存在胆总管阻塞、肝脏肿瘤、肉芽肿性肝脏疾病。血清ALP水平升高，而5′-核苷酸酶(5′-NT)和GGT水平正常，常提示非肝脏疾病引起ALP升高，如骨病、妊娠、慢性肾衰竭、淋巴瘤、充血性心力衰竭。对ALP同工酶进行电泳分离可用于确认来源。

胆红素水平升高也提示胆汁淤积。血清中胆红素存在两种形式：非结合(间接)胆红素和结合(直接)胆红素。在正常情况下，血清总胆红素水平小于1mg/dl，结合胆红素占总胆红素的30%左右。血清胆红素水平反映了肝脏对胆红素的生成、结合及胆汁排泄的平衡。

高胆红素血症的鉴别诊断(参见第40章)需要考虑：胆红素生成过多(红细胞破坏过多主要引起高间接胆红素血症)，肝脏对胆红素的代谢障碍(由于先天异常导致肝细胞对胆红素的代谢障碍、肝脏疾病)，或排泄障碍(胆红素排泄的先天性异常或胆道阻塞，主要引起高结合胆红素血症)。因此，血清胆红素升高不是特定的，应该详细评估具体的原因。

肝功能的单项检测通常不显示潜在的肝脏疾病的性质，因此，必须使用一系列的肝功能检测指标。肝功能检测指标的异常和异常的幅度通常能够提供重要的信息，包括肝脏疾病主要是肝细胞型或淤胆型。图39-1概述了常见的肝功能检测的指标和对应的诊断评估。

（三）肝脏合成功能

血清白蛋白水平和凝血酶原时间反映肝脏合成蛋白质的能力。凝血酶原时间（PT）依赖于凝血因子Ⅱ、Ⅴ、Ⅶ和Ⅹ，由于凝血因子Ⅱ、Ⅶ的血清半衰期短（约6h），故能迅速反映肝功能的改变，这使得测量PT可以反映肝脏合成功能。然而，由于凝血因子Ⅱ、Ⅴ、Ⅶ、Ⅹ是依赖维生素K的因子，因此在用于评估肝功能时必须除外有维生素K缺乏或已进行针对维生素K缺乏的治疗。相比之下，血清白蛋白的半衰期是14～20d，长期肝功能异常或急性肝损伤都会引起血清白蛋白的下降。在低白蛋白血症时还需要考虑营养不良和肾脏或肠胃丢失蛋白，尤其在PT相对正常的情况下。

三、肝功能的定量检测

肝功能的定量检测依赖于肝脏的转化和运输能力，但这一检测尚未得到广泛的应用，包括靛氰绿清除试验、半乳糖消除能力试验、氨基比林呼吸检测、安替比林清除试验、单乙基甘油二甲苯胺和咖啡因清除试验。这些检测可能在预测预后方面优于常规生化检测，但由于研究中心有限，还没有进行大规模的临床使用。

（一）特异性疾病标志物

γ-球蛋白水平升高可能提示特定的疾病。例如，自身免疫性肝炎与免疫球蛋白G（IgG）升高相关，与一些自身抗体，如抗核抗体（ANA）、抗平滑肌抗体（ASMA）和抗肝肾微粒体抗体1型（anti-LKM1）阳性相关。IgG_4相关疾病是一种自身免疫疾病，是由IgG_4水平升高引起多个器官功能障碍，包括自身免疫性胆管炎和自身免疫性胰腺炎。酒精性肝硬化与IgA水平升高有关，原发性胆汁性肝硬化与IgM水平升高有关。

病毒可以通过病毒聚合酶链式反应（PCR）、酶化验和基因分型进行检测。筛查的方式可被用于特定的疾病，如血色病（铁沉积和*HFE*基因突变测试）。α_1-抗

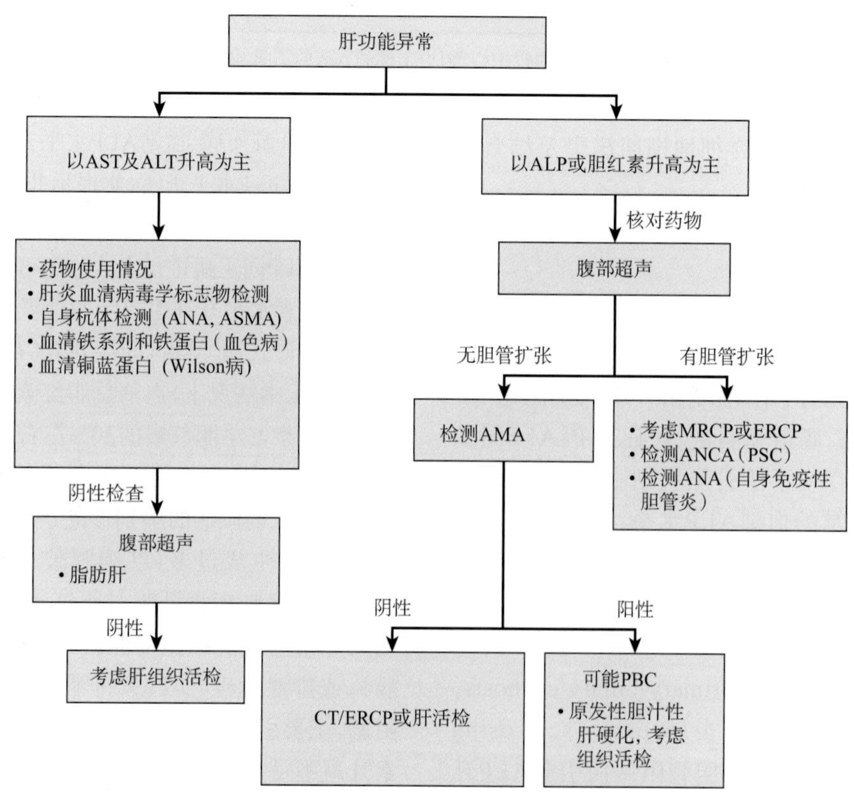

图39-1 肝功能异常的诊断方法。ALP.碱性磷酸酶；ALT.丙氨酸氨基转移酶；ANA.抗核抗体；ANCA.抗中性粒细胞胞质抗体；AMA.抗线粒体抗体；ASMA.抗平滑肌抗体；AST.天冬氨酸氨基转移酶；CT.计算机断层扫描；ERCP.内镜下逆行胰胆管造影；MRCP.磁共振胰胆管造影；PBC.原发性胆汁性肝硬化；PSC.原发性硬化性胆管炎

胰蛋白水平和血清铜蓝蛋白的测量可以分别用于评估肝病患者可能的α_1-抗胰蛋白缺乏和Wilson病。血氨对于评价肝功能来说并不是一个很好的指标，然而，它也经常用于协助评价肝性脑病。人糖缺失性转铁蛋白(CDT)试验可用于检测慢性酒精摄入。

(二)肝脏组织学生物标志物

肝活检仍然是检测和定量肝硬化、纤维化、炎症、脂肪变性、肿瘤和坏死的金标准。肝脏活组织检查操作简单，它可以使用经皮穿刺或是经颈静脉入路肝穿刺。虽然肝穿刺活检术通常是安全的，但它也有严重的并发症，如出血(1/1000)和死亡(1/10 000)，也有潜在的引起感染的风险。

考虑到这些潜在的问题，如果非侵入式的检查方法能得到验证，那么非侵入式的检查方法替代肝活检就会有优势。两个非侵入性血清标记和超声弹性成像评估就作为潜在的替代肝活检来评估肝纤维化的方法。FibroTest(在美国被称为"FibroSure")是研究最多的生物标志物序列。其他专利生物标志物序列包括增强肝纤维化试验、Hepascore、Fibro Meter、FIBROSpect西方墨点法。FibroTest序列包含六个血清标志物：α_2-巨球蛋白、结合珠蛋白、载脂蛋白A_1、GGT、总胆红素和ALT。通过计算分数，表示为一个范围，从F0～F4，表明纤维化的概率(F0为没有肝硬化，F4为肝硬化)。

另一个评分系统，称为非酒精性脂肪肝肝纤维化评分系统，使用六个变量[年龄、体重指数(BMI)、AST、ALT、血小板计数和血清白蛋白]预测非酒精性脂肪肝患者的纤维化。这个评分系统的有效性在常规的临床实践中并不明确。

成像模式，如实时剪切波弹性成像Aixplorer超声波机、瞬时弹性成像(FibroScan)、声辐射强迫成像(ARFI)，是基于传统超声技术的"剪切波"，剪切波在弹性较小的肝组织(即纤维化的肝组织)上的移动速度比正常肝组织或轻度肝纤维化的肝组织更快。这些成像技术在检测肝纤维化方面与血清生物学标志物相比具有较高的特异性。

(三)肝脏活组织检查

肝活检对于接受诱导治疗的慢性病毒性肝炎患者或是多种原因引起的肝衰竭即将进行移植的患者来说，仍是金标准。活检的禁忌证包括患者无法配合、凝血功能障碍(INR＞1.5)、血小板减少症(＜50 000～60 000/μl)、在近7～10d使用非甾体抗炎药和肝棘球蚴囊病。

关于该主题的深入讨论，请参阅《西氏内科学》(第25版)第十三部分"肝脏、胆囊和胆管疾病"。

推荐阅读

Chen J, Liu C, Chen H, et al: Study on noninvasive laboratory tests for fibrosis in chronic HBV infection and their evaluation, J Clin Lab Anal 27:5–11, 2013.

de Lédinghen V, Vergniol J, Gonzalez C, et al: Screening for liver fibrosis by using FibroScan and FibroTest in patients with diabetes, Dig Liver Dis 44:413–418, 2012.

Gangadharan B, Bapat M, Rossa J, et al: Discovery of novel biomarker candidates for liver fibrosis in hepatitis C patients: a preliminary study, PLoS ONE 7(6):e39603, 2012.

Park MS, Kim BK, Cheong JY, et al: Discordance between liver biopsy and FibroTest in assessing liver fibrosis in chronic hepatitis B, PLoS ONE 8(2):e55759, 2013.

Poynard T, De Ledinghen V, Zarski JP, et al: Relative performances of FibroTest, Fibroscan, and biopsy for the assessment of the stage of liver fibrosis in patients with chronic hepatitis C: a step toward the truth in the absence of a gold standard, J Hepatol 56:541–548, 2012.

Poynard T, Munteanu M, Luckina E, et al: Liver fibrosis evaluation using real-time shear wave elastography: applicability and diagnostic performance using methods without a gold standard, J Hepatol 58:928–935, 2013.

Rockey D, Caldwell AH, Goodman ZD, et al: AASLD position paper: liver biopsy, Hepatology 49:1017–1044, 2009.

Sebastiani G, Halfon P, Castera L, et al: Comparison of three algorithms of non-invasive markers of fibrosis in chronic hepatitis C, Aliment Pharmacol Ther 35:92–104, 2012.

Yoneda M, Suzuki K, Kato S, et al: Nonalcoholic fatty liver disease: US-based acoustic radiation force impulse elastography, Radiology 256:640–647, 2010.

Zarski JP, Sturm N, Guechot J, et al: Comparison of nine blood tests and transient elastography for liver fibrosis in chronic hepatitis C: the ANRS HCEP-23 study, J Hepatol 56:55–62, 2012.

第40章

黄　疸

著　者　Klaus Mönkemüller　Helmut Neumann　Michael B. Fallon
译　者　秦　耿　审校者　杜时雨

一、引言

黄疸(jaundice)是指血清胆红素浓度增高(高胆红素血症)引起皮肤、巩膜及其他黏膜黄染。这个词来源于法语“jaune”,意思为“黄色”,同样在希腊语“icterus”也被称为黄疸。血清胆红素的正常范围是0.5～1.0mg/dl,超过2.5mg/dl才会出现临床黄疸。在大多数情况下,黄疸本身不是一种独立的疾病,而是一个或多个与肝脏相关的疾病所产生的体征。但是在新生儿,持续高水平的间接胆红素沉积在大脑基底核(或神经核),可导致脑组织病理性改变,被称为核黄疸。这个过程是可以预防和治疗的,要特别重视,以防止对发育中大脑的损害。

二、胆红素代谢

高胆红素血症(hyperbilirubinemia)可以根据肝脏对胆红素代谢的三个阶段(摄取、结合和排泄到胆汁)进行分类,也可以分为肝前性、肝细胞性、肝后性(表40-1)。这两种分类方法是互补的,但是普遍认为后一种分类方法对临床医生更实用。

胆红素的主要来源是衰老的红细胞释放的血红蛋白,而肝脏是其代谢和排泄的主要部位。胆红素的产生、代谢或排泄任何步骤异常均可导致血清胆红素升高和临床黄疸。正常情况下,人类红细胞的寿命约为120d,被吞噬细胞破坏并从循环中清除。大多数胆红素(80%)是由被破坏的红细胞释放的血红蛋白分解而来的,其余的来自无效红细胞生成、肌红蛋白和肝血红素蛋白的分解,如细胞色素P-450酶同工酶代谢。胆红素正常生成量约为4mg/(kg·d)。

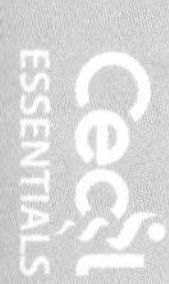

表40-1　黄疸的分类和代表性疾病

肝前性黄疸
高非结合胆红素血症
溶血(如镰状细胞贫血、自身免疫性溶血性贫血、加速红细胞破坏的机械心脏瓣膜)
微生物致溶血(疟疾、钩端螺旋体病)
无效红细胞生成(如巨幼细胞贫血)
血肿吸收
肝细胞性黄疸
高非结合胆红素血症
肝摄取减少
治疗药物干扰胆红素的摄取(如利福平、二甲双胍、甲巯咪唑、丙硫氧嘧啶、氯吡格雷、复方磺胺甲噁唑)
中草药(如山霍香、卡瓦胡椒、矮槲树、白屈菜)
甲状腺功能亢进
减少吸收和降低胞质结合蛋白(如新生儿或早产儿)
肝外分流(门静脉高压或外科分流)
葡萄糖醛酸转移酶活性下降
Gilbert综合征
Crigler-Najjar综合征Ⅰ型和Ⅱ型
新生儿黄疸
母乳性黄疸
药物诱导抑制(如氯霉素)
高结合胆红素血症
肝脏排泄受损
家族性胆汁淤积症(Dubin Johnson综合征、Rotor综合征、良性复发性胆汁淤积、妊娠期胆汁淤积症)
肝细胞损伤性疾病、血色素沉着症、α_1-抗胰蛋白酶缺乏症、淋巴瘤、结节病、广泛转移
肝硬化
肝炎

续表

药物引起的胆汁淤积(氯丙嗪、红霉素、利福平、氟烷及其他)
原发性胆汁性肝硬化
充血性心力衰竭
脓毒症
肝后性黄疸
肝外胆道梗阻
胆总管结石梗阻
胰腺良恶性肿瘤
胆管癌和壶腹癌
胆管狭窄(术后胆管狭窄、胆结石、原发性硬化性胆管炎)
先天性疾病(胆道闭锁、囊性纤维化)
感染性胆道疾病
慢性胰腺炎(胰头纤维化)

红细胞在单核-吞噬细胞系统被破坏,游离的血红蛋白被巨噬细胞吞噬,然后分解成血红素和珠蛋白。血红素经微粒体血红素加氧酶裂解形成胆绿素,胆绿素在胆绿素还原酶催化下生成胆红素Ⅸa。这种未结合或间接胆红素被释放到血浆,在血浆中与白蛋白结合。未结合胆红素不溶于水,不能通过尿和胆汁排泄。然而它是脂溶性的,因此可以穿越血脑屏障和胎盘。

非结合胆红素-白蛋白复合物运送到肝脏,进入窦周(Disse)间隙后复合物分离。非结合胆红素穿过肝细胞基底膜附着于细胞内结合蛋白,然后在葡萄糖醛酸基转移酶(UDP-GT)作用下与葡萄糖醛酸结合形成胆红素葡萄糖醛酸苷,使分子成为水溶性。这种结合(直接)胆红素通过特异性小管转运蛋白主动转运跨过胆小管膜,排入胆汁。如果结合胆红素排泄受损,可以退回基底膜和再进入循环,导致血浆中胆红素升高。结合胆红素是水溶性,可以经肾小球滤过出现在尿液中,使尿色加深(胆汁尿)。结合胆红素随胆汁排泄至肠管后,在肠道菌的作用下转化成无色四吡咯化合物(尿胆原)。高达20%的尿胆原经肠肝循环再吸收或排泄到尿液。

三、胆红素实验室测定

凡登白反应是检测胆红素最常用的试验,胆红素与重氮化对氨基苯磺酸胆红素结合形成有色化合物,直接反应分数大致等于结合胆红素和间接反应分数之和。这一特点可以把黄疸分两类:高非结合胆红素血症和高结合胆红素血症。

四、高非结合胆红素血症

引起高非结合胆红素血症的机制如下:胆红素产生过多、肝脏摄取障碍、胆红素结合减少。这些紊乱通常不伴有显著的肝脏疾病。

(一)高胆红素血症的病因

许多原因可以引起高胆红素血症,主要病因总结如表40-1所示,这有助于按胆红素生成、肝脏代谢、肝脏排泄发病机制总结病因。胆红素过量产生的典型原因是溶血,而胆红素摄取和代谢障碍最常见的原因是肝硬化或其他肝脏疾病。癌症、结石引起胆管梗阻或狭窄是梗阻性黄疸最常见的病因。由于同一个患者黄疸往往涉及多种发病机制,因此对黄疸的评估可能会很复杂。

(二)肝前性黄疸

肝前性黄疸与胆红素产生过多相关(图40-1),主要原因包括血管内或血管外溶血、大血肿的吸收、红细胞机械性破坏(如肺栓塞)。某些遗传性疾病会导致红细胞溶解增加,从而导致溶血性黄疸,镰状细胞贫血是经典的病因;其他病因包括葡萄糖-6-磷酸脱氢酶缺乏及遗传性球形红细胞增多症。传染病可以通过直接(如疟疾)或间接(如自身免疫性损伤)因素造成溶血。溶血引起的黄疸一般程度较轻,血清胆红素很少超过5mg/dl,不伴有肝脏疾病。无效红细胞生成,如巨幼细胞贫血,也导致轻度黄疸。

高非结合胆红素血症、外周血涂片检查(在某些情况下,骨髓涂片)、网织红细胞计数、珠蛋白、乳酸脱氢酶(LDH)、红细胞脆性试验、Coombs试验均可提示有无溶血。

(三)肝细胞性黄疸

肝脏有强大的储备功能,因此肝细胞黄疸常提示肝脏出现严重损伤或功能障碍。肝脏容易受到多种不同形式的损伤,鉴别诊断如图40-2所示。最常见的原因包括病毒性肝炎、接触有毒物质(如酒精、四氯化碳)、处方或非处方药物、自身免疫性疾病(如自身免疫性肝炎,原发性胆汁性肝硬化,原发性硬化性胆管炎)、肝肿瘤(主要是转移癌)。肝摄取胆红素障

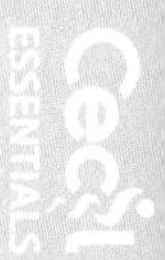

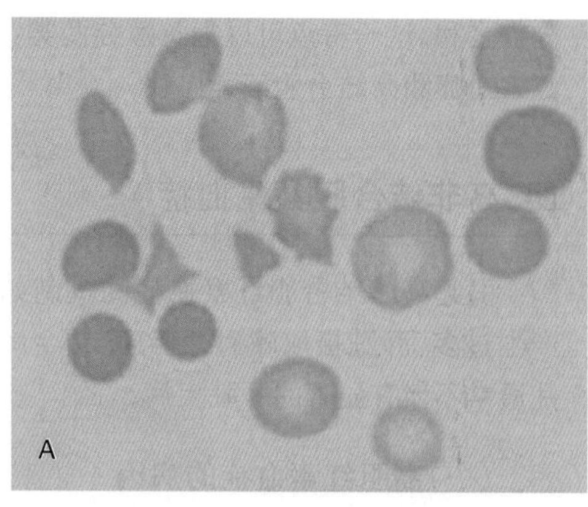

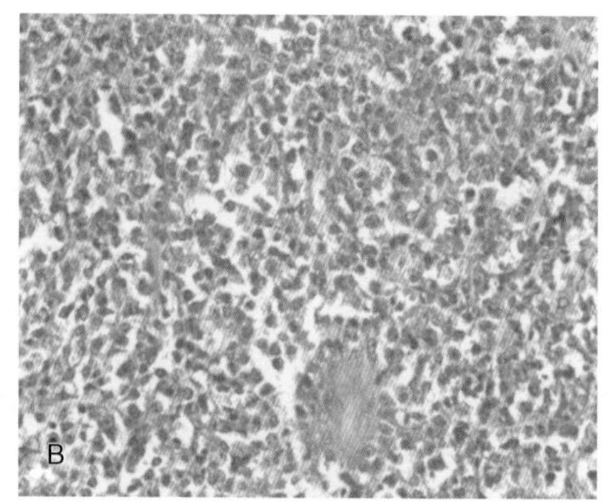

图40-1 溶血性贫血合并淋巴瘤。A.血涂片显示被破坏的红细胞；B.淋巴瘤

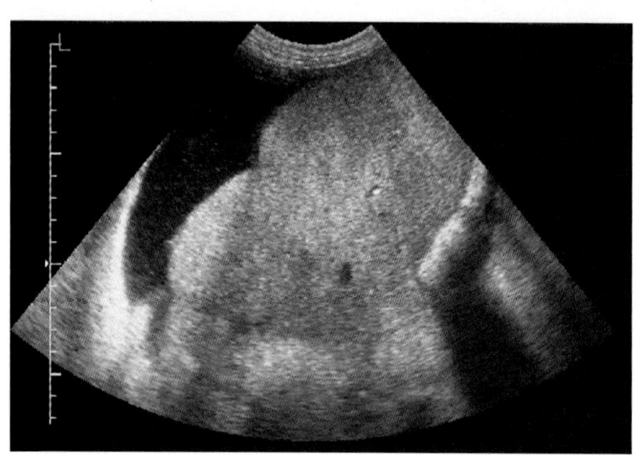

图40-2 超声图像显示肝硬化肝萎缩，轮廓不规则，腹水

碍可引起高非结合胆红素血症，通常是由药物（如利福平）竞争性引起的胆红素摄取障碍，去除竞争剂后黄疸会消退。

（四）胆红素结合障碍

高非结合胆红素血症的一个常见病因是吉尔伯特综合征（Gilbert's syndrome），是良性疾病，发病率约为7%。这是一种与肝脏疾病无关的正常变异，通常见于20～30岁青年人，表现为非结合胆红素轻度升高，空腹或身体疲劳可加重。大部分患者血清胆红素不超过3mg/dl，主要是非结合（间接）胆红素，潜在的遗传变异在*UDP-GT*基因的TATAA启动子区元件，导致UDP-GT酶水平减低。肝酶正常的高非结合胆红素血症，如果没有已知的肝脏疾病、没有溶血证据时要考虑该病。肝活检通常无异常，一般不需要治疗，苯巴比妥治疗可以显著降低胆红素水平。

Crigler-Najjar综合征是另一种引起高非结合胆红素血症的病因，基因导致UDP-GT活性减低或缺失引起高非结合胆红素血症，相比吉尔伯特综合征胆红素水平更高。也可以因药物如氯霉素引起的获得性UDP-GT缺陷，导致非结合胆红素结合障碍。

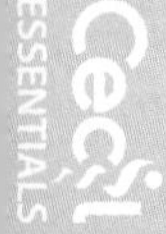

五、新生儿黄疸

约50%的足月儿和80%的早产儿在出生后2～4d会出现黄疸，1～2周自行缓解。大多数新生儿黄疸的主要原因有两个：首先，负责胆红素代谢的酶和运输途径不成熟，不能像成人一样有效、快速地结合胆红素；其次，胆红素生成增加。胆红素结合障碍最常见，会导致部分新生儿出生第2～5日出现轻至中度高非结合胆红素血症，正常分娩新生儿持续8d，早产儿可以持续14d。新生儿黄疸通常是无害的，除了密切观察外，不需要特殊的治疗。

严重的病理性高非结合胆红素血症需要引起注意，因为严重的高非胆红素血症可导致永久性神经损伤（核黄疸）。采用常规照明或光导纤维灯提供光疗，可以减轻新生儿黄疸。与低阈值光疗相比，高阈值光疗能减少神经功能障碍、听力损失，降低婴儿尤其是低体重儿出生后前5d的血清胆红素水平。然而增加光疗时间，对降低死亡率和提高非结合胆红素的转化率无效。如果光疗不能改善新生儿黄疸，需要评估其他引起新生儿黄疸的病因。

六、高结合胆红素血症

高结合胆红素血症与胆汁形成或排泌障碍相关，这种情况被称为胆汁淤积。引起高结合胆红素血症的主要机制有两种：胆红素从肝细胞排泄到胆管障碍（肝内胆汁淤积症）和胆汁流入胆管发生机械阻塞。

(一)肝排泄受损(肝内胆汁淤积)

引起肝内胆汁淤积症的原因很多,这些致病因素可以损害微胆管(如某些药物、脓毒症时炎性细胞因子)或破坏肝内小胆管。例如,原发性胆汁性肝硬化,是一种慢性、进展性肝脏疾病,主要发生于女性,特点是慢性小叶胆管的破坏和消失,胆管数量逐渐减少导致胆汁淤积、门静脉炎、纤维化,最终导致肝硬化。肝移植术后慢性排斥反应可导致肝内胆管发生类似损伤。

药物引起的胆汁淤积症越来越普遍,主要机制包括药物引起的免疫介导和特发性损伤。引起胆汁淤积的常见药物有呋喃妥因、口服避孕药、类固醇激素、红霉素、西咪替丁、氯丙嗪、丙氯拉嗪、丙米嗪、舒林酸、甲苯磺丁脲等。

妊娠期肝内胆汁淤积症(intrahepatic cholestasis of pregnancy,ICP),也被称为妊娠期特发性黄疸,特点是没有皮疹的皮肤瘙痒、氨基转移酶升高(通常超过100IU/L),以及碱性磷酸酶、5-核苷酸酶、总胆红素、直接胆红素升高。总胆红素很少超过6mg/dl,γ-谷氨酰转肽酶水平正常或仅轻微升高。ICP发生在妊娠第2或第3个月,通常在分娩后2～3周自行消退。本病确诊需结合皮肤瘙痒和肝功能异常,并排除其他病因如胆石症、肝脏疾病。ICP与围产儿高风险因素有关,包括早产、羊水粪染,胎儿死亡。

ICP的病因尚不明确,但遗传、激素和环境因素都可能参与。该病在智利和其他一些地区的发病率很高,潜在遗传相关因素的研究正在进行中。不良后果主要发生在妊娠37周后,需要由经验丰富的产科团队治疗。熊去氧胆酸可改善产妇瘙痒及改善肝功能,但是没有药物被证实能减少该病对胎儿的危险。

噬血细胞综合征(the hemophagocytic syndrome),也称噬血细胞性淋巴组织细胞增生症(hemophagocytic lymphohistiocytosis,HLH),是一种少见的炎症过度反应性疾病。它表现为发热、脾大和黄疸,骨髓和其他组织中发现噬血细胞。原发性或家族性HLH,又称家族性噬红细胞性淋巴组织细胞增生症,是一种常染色体隐性遗传性疾病。继发性HLH与恶性肿瘤、免疫缺陷、感染,特别是与病毒感染有关。在HLH,自然杀伤细胞和细胞毒性T细胞存在内在缺陷,因此无法有效应对传染性病原体或抗原。HLH患者肝活检显示肝窦扩张伴有噬血细胞、组织细胞增生。

手术后黄疸通常发生在手术后1～10d,心脏手术后的发病率约为15%,择期腹部手术后为1%。术后黄疸原因很多,如出血和输血导致胆红素生成增加,以及炎性细胞因子引起胆红素结合和分泌受损。大多可以自行恢复正常。

在引起肝细胞损伤的疾病中,肝胆红素代谢的三个步骤都可以受到影响。其中胆汁排泄,最常受累,可以导致高直接胆红素血症。急性肝炎出现黄疸很常见(参见第41章),但通常预后较好。然而,在慢性肝病中,持续性黄疸通常意味着肝功能的不可逆下降和预后不良。

(二)肝后性黄疸

肝后性黄疸,称为阻塞性黄疸,是完全或部分肝内、肝外胆管梗阻的结果(图40-3)。最常见的病因是胆总管结石和胰头肿瘤,黄疸经常是胰腺癌首发症状。其他原因包括胆道手术后胆总管狭窄、先天性胆道闭锁、胰腺炎、胰腺假性囊肿、寄生虫如肝吸虫(如华支睾吸虫、枪状双腔吸虫、泰国肝吸虫)。

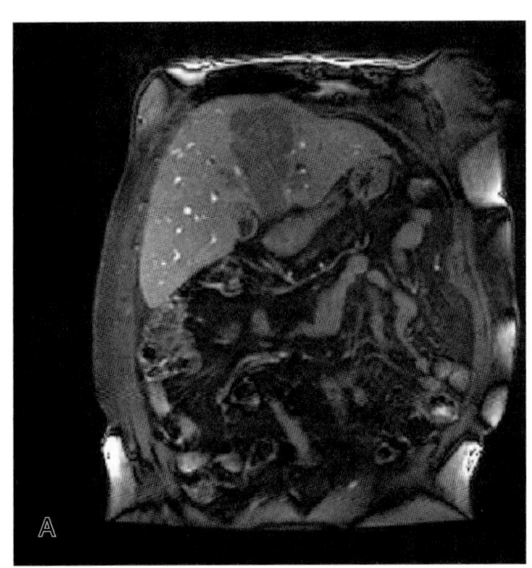

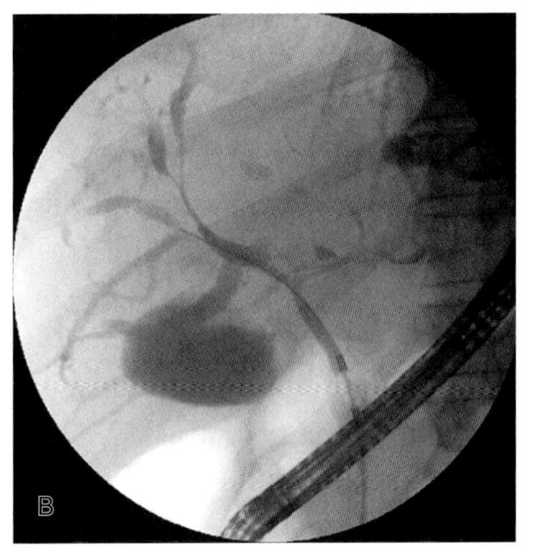

图40-3 肝癌压迫胆管。A.计算机断层扫描的矢状切面;B.内镜逆行胰胆管造影显示胆管多发狭窄

Mirizzi综合征可以引起肝后性黄疸，见于0.7%～1.4%胆囊切除术后患者。这种综合征是由于胆囊管结石外压胆总管，引起胆总管梗阻(表40-1)。

门静脉高压性胆病(或血管源性胆病)是由门静脉高压引起的肝内外胆管解剖及功能异常，常见于肝外门静脉堵塞，少数病例可见于肝硬化。门静脉高压引起的广泛侧支循环静脉可以引起胆道狭窄和扩张，一般没有症状，但是可以发展到更加严重的阶段，如胆汁性肝硬化。

IgG_4相关性疾病，目前被确认为是一类独立的疾病，可影响胆管、胆囊、胰腺和其他器官。大多数情况下IgG_4相关的胰胆管疾病与血清IgG_4水平升高有关，大量IgG_4阳性浆细胞及淋巴细胞浸润各种器官，导致纤维化。对IgG_4相关疾病的诊断需要结合胰腺、胆管和其他器官影像学结果，血清学结果，胰腺组织学表现及对糖皮质激素治疗的反应。

七、临床评价黄疸的方法

由于黄疸的鉴别诊断很广泛，需要结合病史、体格检查、实验室和影像学结果，以确定病因。黄疸表现为皮肤、巩膜黄染。其他情况也可出现皮肤黄染(如胡萝卜素血症)，橙黄色通常只出现在手掌和脚掌，巩膜无黄染。

血清胆红素水平升高，高于3mg/dl可证实存在黄疸。最重要的是确定黄疸主要是由非结合胆红素升高还是结合胆红素升高引起的，如果主要是由非结合胆红素升高引起，则需要评估溶血和其他导致红细胞寿命缩短的原因。对于结合胆红素升高的患者，临床上的挑战在于确定病因是胆道梗阻还是肝内胆汁排泄障碍(参见第39章)。

胆道梗阻引起的胆汁淤积性黄疸化验碱性磷酸酶水平升高超过正常值的3倍，而血清氨基转移酶升高小于正常值5～10倍(参见第39章)，可以伴有皮肤瘙痒、脂肪及脂溶性维生素(维生素A、维生素D、维生素E、维生素K)吸收不良。引起梗阻的病因不同，症状也会不同。例如，反复发作的腹痛和恶心提示胆石症；而上腹疼痛伴腰背部放射痛，伴有消瘦和胆囊扩张提示有胰头癌可能。胆道完全梗阻时，在无肾衰竭的情况下，血清胆红素可以达到30mg/dl。

药物导致的黄疸可伴有嗜酸性粒细胞增多，这有助于药物性胆汁淤积的诊断。血清抗线粒体抗体阳性有助于原发性胆汁性肝硬化(PBC)诊断，内镜逆行胰胆管造影(endoscopic retrograde cholangiopancreatography，ERCP)或磁共振胰胆管造影(magnetic resonance cholangiopancreatography，MRCP)有助于原发性硬化性胆管炎(PSC)诊断。

肝细胞性黄疸(参见第41章)时血清氨基转移酶升高，超过正常值10倍，碱性磷酸酶水平小于正常值，为其1/3。肝细胞损伤的证据包括凝血酶原时间延长、低白蛋白血症和肝功能受损(肝掌、蜘蛛痣，男性乳房发育症、腹水)。首先要排除常见病因，包括病毒、药物、酒精等，还要了解有无基础肝脏疾病。同时完善实验室检查，如肝炎血清学检测(参见第41章)。

如果怀疑肝外阻塞，应使用非侵入性的检查，如超声或计算机断层扫描，以确定是否存在胆管扩张。如果非侵入性影像检查发现胆管扩张，需要考虑胆管造影术(无论是内镜或放射学)。临床考虑肝内胆汁淤积且通过非侵入性的检查或直接胆管造影排除肝外梗阻，应该完善进一步的实验室检查，以确定具体的病因。肝活检可以明确组织学改变，排除其他疾病，并评估损伤和纤维化程度。

关于该主题的深入讨论，请参阅《西氏内科学》(第25版)第147章“黄疸和肝功能检测”。

推荐阅读

Berk PD: Approach to the patient with jaundice or abnormal liver tests. In Goldman L, Ausiello D, editors: Cecil Textbook of Medicine, ed 22, Philadelphia, 2004, Saunders, pp 897–905.

Pathak B, Sheibani L, Lee RH: Cholestasis of pregnancy, Obstet Gynecol Clin North Am 37:269–282, 2010.

Suárez V, Puerta A, Santos LF, et al: Portal hypertensive biliopathy: a single center experience and literature review, World J Hepatol 5:137–144, 2013.

Trauner M, Wagner M, Fickert P, et al: Molecular regulation of hepatobiliary transport systems: clinical implications for understanding and treating cholestasis, J Clin Gastroenterol 39(4 Suppl 2):S111–S124, 2005.

Vlachou PA, Khalili K, Jang HJ, et al: IgG4-related sclerosing disease: autoimmune pancreatitis and extrapancreatic manifestations, Radiographics 31:1379–1402, 2011.

Woodgate P, Jardine LA: Neonatal jaundice, Clin Evid (Online) Epub Sep 15, 2011. Available at: http://www.ncbi.nlm.nih.gov/pubmed/21920055. Accessed September 19, 2014.

第41章 急性与慢性肝炎

著 者 Jen-Jung Pan Michael B. Fallon
译 者 车宇芳 审校者 杜时雨

一、引言

肝炎(hepatitis)是指肝脏的炎症,广义上是指由病毒、毒物、代谢产物、药物或免疫等多种病因所致肝脏损伤的一种病理状态。

二、急性肝炎

急性肝炎(acute hepatitis)是指近期发生的肝脏炎症病变,病程不超过6个月。该病所致肝脏结构和功能损害既可以完全恢复正常,也可以迅速进展为广泛肝脏坏死而危及生命。急性肝炎的最常见原因是病毒性肝炎(甲、乙、丙、丁、戊型肝炎)和非病毒性原因,如药物、乙醇、毒素、自身免疫性肝炎和Wilson病。

(一)急性病毒性肝炎

五种肝炎病毒可引起急性病毒性肝炎(acute viral hepatitis)(表41-1),但其他病毒,包括巨细胞病毒和疱疹病毒也可引起肝损伤。除乙型肝炎病毒(HBV)为脱氧核糖核酸(DNA)外,其他所有嗜肝病毒基因组均为核糖核酸(RNA)。

甲型肝炎病毒(HAV)属于微小核糖核酸病毒科和嗜肝病毒属中的无包膜单链RNA病毒。它在中等温度和酸性环境下更适宜生存,通过粪-口途径传播。戊型肝炎病毒(HEV)属于戊型肝炎病毒科中的

表41-1 急性病毒性肝炎的特征

	甲型肝炎	乙型肝炎	丙型肝炎	丁型肝炎	戊型肝炎
病原体	27～28nm RNA病毒 无包膜	42nm DNA病毒 有包膜	55～65nm RNA病毒 有包膜	36～43nm RNA病毒 有包膜	27～34nm RNA病毒 无包膜
传播途径	粪-口途径	血液传播,性传播,经皮传播,母婴传播	与乙肝类似;垂直传播和性传播不常见	与乙肝类似	与甲型肝炎类似;输血传播;垂直传播
潜伏期(d)	15～50	30～180	14～180	与乙肝类似	15～60
起病方式	急性	急性 隐匿起病	隐匿起病	急性 隐匿起病	急性 隐匿起病
暴发性肝炎(%)	0.01～0.5	1	<0.1	5～20	1～2
慢性肝炎	不会	会	会	会/不会	会/不会
治疗	对症支持	核苷酸类似物;IFN-α	IFN-α+利巴韦林±DAA	IFN-α	对症支持;利巴韦林
预防	注意卫生;免疫球蛋白,疫苗	与甲肝类似	注意卫生	注意卫生,HBV疫苗	注意卫生,疫苗

注:DAA.直接作用抗病毒药物。

戊型肝炎病毒属，具有四种基因型。HEV1和HEV2仅限于人类，一般通过污水传播。HEV1主要出现在亚洲，而HEV2出现在非洲和墨西哥。HEV3和HEV4可感染人类、猪和其他哺乳动物，在发展中国家和发达国家都有该型戊型肝炎的散发病例。HEV3具有全球分布的特点，而HEV4主要出现在东南亚地区。

HBV是属于肝炎病毒科的小DNA病毒。全世界约有3.5亿人是HBV携带者；其中75%居住在亚洲和西太平洋。丙型肝炎病毒（HCV）是属于黄病毒科的单链正义RNA病毒，并且已被归类为丙型肝炎病毒属的唯一成员。

丁型肝炎病毒属于Deltaviridae科，它是一种小的缺陷RNA病毒，必须在有HBV感染存在时才能感染宿主。患者既可以同时感染这两种病毒，也能通过HBV携带者重叠感染HDV。HDV至少有8种基因型，其中4种（基因5～8型）主要见于非洲患者。在全世界3.5亿HBV携带者中，超过1500万有感染HDV的血清学证据。HDV的传播方式与HBV类似，主要通过暴露于感染的血液或体液等肠道外途径传播。由于HDV也能通过性传播，有高危性行为的人群感染风险会增加。

1.临床及实验室表现

急性病毒性肝炎起病通常有几日的潜伏期，表现为全身症状和胃肠道症状，包括全身不适、乏力、食欲缺乏、恶心、呕吐、肌痛和头痛，可能伴有轻度发热。甲型肝炎的临床表现取决于宿主的年龄：儿童患者仅有30%会表现出肝炎的症状，而成年患者大约80%表现为急性重症肝炎，血清氨基转移酶明显升高。5%～10%的急性乙型和丙型肝炎病例中，有类似于关节炎和荨麻疹等肝外表现，其原因可能与自身免疫反应或形成免疫复合物相关。肝炎也可以导致味觉和嗅觉改变，随之出现黄疸，伴有胆红素尿和陶土样粪便，这时患者的全身症状往往会有改善。肝炎时肝脏通常质地变软，体积增大，约1/5的患者出现脾大。值得注意的是，许多急性病毒性肝炎患者无症状或无黄疸（无黄疸型肝炎），这些患者常不会就医。

急性肝损伤时，丙氨酸氨基转移酶（ALT）和天冬氨酸氨基转移酶（AST）从肝细胞中释放，血清ALT和AST升高至正常值的20倍甚至更多，血胆红素升高（>2.5～3mg/dl）导致黄疸称为黄疸型肝炎（icteric hepatitis）。血胆红素水平与疾病的严重程度密切相关，一般不会超过20mg/dl。除胆汁淤积性肝炎外，血清碱性磷酸酶（ALP）升高通常不超过正常值的3倍。血常规常表现为白细胞轻度减少，可见异型淋巴细胞、贫血、血小板减少。急性病毒性肝炎的黄疸期可能持续数日至数周，直至临床症状逐渐好转，实验室指标恢复正常。

2.诊断

急性病毒性肝炎可以通过检测感染病毒的核酸直接诊断，或通过在宿主中的免疫应答表现间接诊断（表41-2、表41-3）。EB病毒和巨细胞病毒肝炎也需要鉴别，可以通过检测IgM类的特异性抗体来诊断。

急性乙型肝炎时，血清中可检测到乙型肝炎表面抗原（HBsAg）和e抗原（HBeAg）。在急性自限性感染中，两者通常在3个月内清除，但是HBsAg可以在一些患者中持续存在6个月至1年。随着抗-HBs抗体的出现，经过一段转换期之后，HBsAg被清除，并产生长期免疫力。抗-HBc和抗-HBe抗体出现在疾病的急性期，但不提供免疫保护。不常见的是，在血清学窗口期间，抗-HBc IgM（活动性病毒复制的标志物，表明最近的感染）可能是HBV感染的唯一证据。

每个HBsAg阳性的患者都应该检测抗HDV（抗HDV IgG）抗体，即使HDV被清除，抗HDV抗体也会在患者体内持续存在。通过采用敏感的RT-PCR方法检测血清HDV-RNA可证实HDV感染的活性。然而，由于基因组序列的变异性，HDV-RNA的测定可产生假阴性结果。抗HDV-IgM抗体的检测对于HDV-RNA阴性但具有相关肝病表现的患者具有一定意义。

急性丙型肝炎可以在感染后2周内使用敏感PCR法检测HCV-RNA确诊。血清HCV抗体在感染后12周内产生，或在生化指标出现异常后4～5周形成。重要的是，这些不是中和抗体，并不表示产生免疫力。如果仅通过血清酶联免疫试验（EIA）检测HCV抗体，30%有症状的患者将被漏诊。

酶联免疫试验检测血清IgM和IgG类抗体可用于诊断戊型肝炎，但可能缺乏灵敏度和特异度。对于免疫抑制的患者，应通过PCR法诊断HEV感染，血清学检测是不可靠的，因为血清转换可能永远不会发生。

3.并发症

（1）淤胆型肝炎（cholestatic hepatitis）：常见于HAV感染，表现为持续性黄疸和瘙痒，伴有胆红素显著升高、ALP升高，呈自限性病程，但需要进一步

表41-2 病毒性肝炎的血清标记物

	标志物	定义	意义
HAV	抗-HAV IgM	抗HAV IgM抗体	急性或近期感染的标志
	抗-HAV IgG	抗HAV IgG抗体	急性或既往感染的标志；疫苗接种后；已产生保护性免疫
HBV	HBsAg	乙肝表面抗原	HBsAg的出现表明该患者已存在感染
	HBeAg	乙肝e抗原	急性感染时会短暂出现阳性；慢性感染可能持续存在；反映病毒处于复制活跃期，传染性强
	抗-HBs	乙肝表面抗体	急性自限性感染的标志；疫苗接种后；已产生保护性免疫
	抗-HBe	乙肝e抗体	乙肝恢复期会短暂出现阳性；慢性感染血清转换前阳性；传染性低
	抗-HBc IgM	乙肝核心抗体IgM	急性或慢性感染急性发作的标志
	抗-HBc IgG	乙肝核心抗体IgG	急性感染时出现并持续终身；接种疫苗但未感染人群不会出现
HCV	抗-HCV	丙型肝炎抗体	急性或慢性感染的标志；不提供免疫
HDV	抗-HDV IgM	丁型肝炎抗体IgM	急性感染阳性，既往感染阴性，但大部分慢性感染患者持续携带
	抗-HDV IgG	丁型肝炎抗体IgG	所有有HDV暴露史的人群都为阳性，并且长期携带，甚至在病毒清除后仍为阳性
HEV	抗-HEV IgM	戊型肝炎抗体IgM	急性或近期感染的标志*
	抗-HEV IgG	戊型肝炎抗体IgG	慢性或既往感染的标志*

*血清学检测是不可靠的，血清学转换在免疫抑制人群中可能不会出现。

表41-3 乙型肝炎标志物

	HBsAg	HBeAg	抗-HBc IgM	抗-HBc IgG	抗-HBs	抗-HBe	HBV DNA
急性感染	+	+	+	+	—	+/—	高滴度
急性自限性感染	—	—	+	+	+	+/—	—
已接种疫苗	—	—	—	—	+	—	—
慢性感染							
HBeAg阳性	+	+	—	+	—	—	高滴度
HBeAg阴性	+	—	—	+	—	+	低滴度
免疫逃逸	+	—	—	+	—	+	高滴度
隐匿性感染	—	—	—	+	—	+/—	极低滴度
慢性感染转为急性	+	+	+/—	+	—	+/—	高滴度

检查除外胆道梗阻(参见第40章)。

(2)暴发型肝炎(fulminant hepatitis)：不到1%的急性病毒性肝炎患者会出现大量肝细胞坏死，称为急性肝衰竭，是致命的。这一点将在第42章中详细讨论。

(3)慢性肝炎(chronic hepatitis)：甲型肝炎虽然偶尔会复发，但不会进展为慢性肝病。乙型或丙型肝炎患者倘若ALT和AST水平持续升高，并超过6个月检测到病毒抗原或核酸，表明可能进展为慢性肝炎，但是急性肝炎偶尔也能表现出长达12个月的化验异常，最终也能逐渐好转。约60%HEV感染的器官移植受者无法清除病毒并进展为慢性肝炎。慢性肝炎将在下文详细讨论。

(4)罕见并发症：急性病毒性肝炎罕见伴有再生障碍性贫血，往往发生于男性患者，死亡率超过80%。其他并发症还包括胰腺炎、心肌炎、心包炎、胸腔积液、吉兰-巴雷综合征、病毒性脑膜炎和脑炎等。冷凝球蛋白血症和肾小球肾炎与乙型肝炎和丙型肝炎相关，结节性多动脉炎与乙型肝炎相关，这些并发症更常见于急性HBV或HCV感染进展为慢性肝炎的患者。

4.管理

除急性重型肝炎外，急性甲型肝炎、乙型肝炎和戊型肝炎通常是自限性的，可对症支持治疗，包括休息、充分水化和营养支持，避免饮酒。对于无法进食和肝功能恶化的患者，如肝性脑病或凝血功能障碍，可能需要住院治疗。

一般来说，急性甲型肝炎和戊型肝炎在发病3周

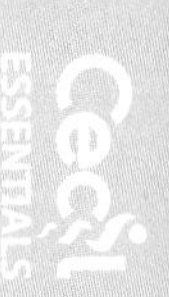

后传染性消失，而乙型肝炎在整个病程中都具有潜在的传染性，可通过性传播；但HBsAg被清除后，传染性减低。研究表明，急性乙型肝炎进行抗病毒治疗没有明显获益，但是一些专家仍主张使用核苷类似物治疗，特别是由乙型肝炎引起的急性肝衰竭。急性丙型肝炎的治疗没有完全明确，因为它的感染通常是无症状的，在起病12周内早期使用聚乙二醇干扰素-α能够诱导高水平病毒学应答率（＞90%），并且可以预防进展为慢性肝炎。

5.预防

甲型肝炎或戊型肝炎患者的粪便和血液在潜伏期和黄疸早期都含有病毒。卫生防治措施包括接触后洗手、处置排泄物、污染的衣服和器具及时消毒等。HAV疫苗接种适用于12月龄以上的儿童、流行地区的旅行者、具有免疫缺陷或慢性肝病的个体及具有高风险行为或职业的个体。自2007年以来，大量随机试验的结果显示，接种HAV疫苗进行主动免疫，其效果优于暴露后注射免疫球蛋白。随着这两种肝炎疫苗的上市，甲型肝炎疫苗已经被批准在中国使用，通过接种疫苗预防HEV也即将成为可能。

HBV很少通过除血液以外的体液传播，然而，它具有高度传染性，必须严加防范。预防乙型肝炎的药物包括乙型肝炎免疫球蛋白（hepatitis B immunoglobulin，HBIg）和重组HBV疫苗。血液或黏膜暴露后应在7d内注射HBIg，并接种HBV疫苗。目前建议对高危人群，如医务人员、血液透析患者、慢性肝病患者、监管所的人和工作人员及性行为活跃的男性同性恋进行预防接种，并大力倡导儿童接种。

HCV的预防除了通用措施之外，没有其他有效的方法，并且在暴露后注射血清免疫球蛋白对预防HCV无效。随着血液制品筛查丙肝病毒，输血导致的HCV感染基本消失。

（二）酒精性肝病

酒精滥用仍然是西方国家肝病的主要原因。酒精滥用导致的三个主要病理学表现是脂肪肝、酒精性肝炎和肝硬化，这些表现不是相互独立的，可以全部存在于同一患者中。前两种病变是可逆的，酒精性肝硬化将在第43章讨论。

1.损伤机制

酒精引起的肝损伤机制很复杂。乙醇及其代谢物，乙醛和烟酰胺腺嘌呤二核苷酸磷酸都具有肝毒性并导致肝脏代谢紊乱。细胞色素P-450（如CYP2E1）和细胞因子途径，尤其是肿瘤坏死因子-α（TNF-α）的诱导在引发和持续性肝损伤中起到关键作用。

酒精的肝毒性在个体间存在很大差异。男性每日饮酒40～80g并维持10～15年，对酒精性肝病的发展存在重大风险。相对而言，女性的这种肝损伤阈值较低。营养不良和其他慢性肝病可能加重酒精对肝脏的毒性作用。遗传因素也可以导致个体易感性差异。

2.临床和病理特征

酒精性脂肪肝可能表现为偶然发现的肝大或血化验中氨基转移酶水平升高，也可能只表现为右上腹的不适，黄疸比较罕见，并且氨基转移酶仅轻度升高（＜正常值5倍），肝活检显示肝脏弥漫性或仅小叶中心充斥着大量的脂肪变性细胞。

酒精性肝炎更严重，肝脏活检可见Mallory小体、多核白细胞浸润及中央静脉周围形成小叶间结缔组织（细胞周围、血管周围和窦周纤维化）。酒精性肝炎可以无症状，也可以直接出现肝衰竭。常见症状包括厌食、恶心、呕吐、体重减轻和腹痛，对于发热患者，需要除外感染可能。黄疸很常见，需要与胆道疾病鉴别（参见第40章）。体格检查可见慢性肝病的征象，包括蜘蛛痣和肝掌，还可以出现男性乳房发育、腮腺肿大、睾丸萎缩和体毛脱落。出现腹水和肝性脑病表明已进展为肝硬化。与其他类型的急性肝炎相比，酒精性肝炎时白细胞计数可以显著增加，氨基转移酶仅中度升高（200～400U/L），AST/ALT＞2；而病毒性肝炎不同，其两种氨基转移酶通常平行升高。

3.诊断

酒精性肝病患者常隐瞒长期大量饮酒史，而根据病史、临床表现和生化指标足以确诊。许多过度饮酒的患者患有肝脏疾病时，要考虑有无酒精以外的原因（如慢性病毒性肝炎）。因此，当肝脏疾病的原因不确定是否与过量饮酒相关时，可能需要血清学检测和肝活检确诊。

4.治疗

彻底戒酒是最重要的一步。酒精性肝病患者需要良好的营养支持治疗，这是急性酒精性肝炎治疗的基石。在没有禁忌证（如感染、消化道出血或肾衰竭）的情况下，部分患者可使用类固醇激素治疗，判别函数(DF)值大于32时,其中DF=4.6×[凝血酶原时间(s)−对照(s)]+总胆红素(mg/dl),使用类固醇激素可能存在获益,但这部分患者为晚期肝病,死亡率高。随机试验结果显示,己酮可可碱(一种口服TNF-α拮抗剂)用于治疗酒精性肝病可降低肾衰竭的风险,但不降低死亡率。

5.并发症和预后

酒精性脂肪肝在戒酒后可以治愈。酒精性肝炎也能治愈,但它经常在发现时已进展为肝硬化或肝衰竭甚至死亡。肝性脑病、腹水、急性肾损伤和消化道出血等并发症使酒精性肝炎的治疗更加复杂(参见第43章)。判别函数DF大于32的患者死亡风险很高。Lille评分模型结合了六个变量(年龄、肾功能不全、白蛋白、凝血酶原时间、胆红素和治疗7d后的胆红素),用以预测患者6个月时的死亡风险,评分大于0.45的患者6个月的存活率为25%,而当评分小于0.45时,患者6个月存活率为85%。

(三)药物诱导的肝损伤

1.定义和分类

药物诱导的肝损伤(drug-induced liver injury, DILI),是指由药物或其他化学试剂引起的肝损伤,代表了一种特殊类型的药物不良反应。目前已知超过1000种药物和添加剂会引起肝毒性。在美国和欧洲,抗生素仍然是导致DILI最常见的药物,抗生素相关的DILI的年发病率为1/(10 000～100 000)。

DILI可以根据肝损伤特征分类。肝细胞损伤为主时血清ALT水平明显升高,ALP正常或轻度升高。胆管损伤为主时合成和释放ALP增加,表现为ALP水平不成比例升高。具有肝细胞和胆汁淤积特征的肝损伤称为混合肝损伤。DILI还可以分为两大类:可预测型和不可预测型,取决于涉及的肝毒性物质。可预测性肝毒性物质,如对乙酰氨基酚和四氯化碳,引起剂量依赖性肝损伤。目前在美国和欧洲,对乙酰氨基酚是引起急性肝衰竭的主要原因。不可预测的肝毒性物质以所谓的特异性方式引起DILI,剂量依赖不明显,且发病率较低,这类肝毒性物质造成的肝损伤个体差异很大。

2.临床表现

DILI症状类似于病毒性肝炎,包括乏力、厌食、恶心、呕吐、右上腹疼痛、黄疸、陶土样大便和茶色尿,胆汁淤积性DILI患者也可能有瘙痒。发热和皮疹,是超敏反应的标志,可能与某些药物如抗惊厥药和磺胺甲噁唑-甲氧苄啶引起的DILI有关。阿莫西林-克拉维酸引起的胆汁淤积或混合性肝炎可在停药2～3周出现。呋喃妥因在用药后数周、数月甚至数年可引起慢性肝炎,并且通常与血清抗核抗体(ANA)的存在相关。

3.诊断

DILI的诊断存在一定困难,因为在大多数情况下缺乏特异性的临床表现或实验室检查。在除外其他原因的肝损伤后,需高度怀疑DILI。RUCAM(Russel-Uclaf causality assessment method)量化评分系统可提供一定的诊断依据,但临床应用相当烦琐。此外,Grant和Rockey最近进行的一项研究表明,专家意见在诊断DILI方面要优于RUCAM。我们需要一种用于诊断DILI的简单、精确且可重复的方法。

DILI在诊断时要注意除外戊型肝炎,美国的药物诱发肝损伤网络(DILIN)列出在318名疑似药物肝毒性的患者中,有9名(3%)被发现是HEV-IgM阳性。

4.治疗

DILI治疗包括立即停用肝损伤药物和对症支持治疗,轻至中度DILI停药后通常能够康复,应避免再次接触可疑毒物。某些类型的DILI,有特异性治疗方法,如对乙酰氨基酚过量使用诱发肝损伤时,*N*-乙酰半胱氨酸(NAC)有较好的解毒作用,NAC还可以改善由其他原因导致的早期急性肝衰竭患者的预后。皮质类固醇可能对大多数DILI无效,然而,对于免疫介导的DILI可短期应用,尤其伴有发热、皮疹和嗜酸性粒细胞增多等表现时。熊去氧胆酸(ursodeoxycholic acid)能加速黄疸和瘙痒的消退,可安全使用。

5.并发症和预后

随着停用毒性药物和对症支持治疗,轻至中度DILI通常迅速治愈,但胆汁淤积性肝损伤可能需要数周甚至数月才能完全恢复。有时胆汁淤积性DILI可导致永久性胆管损伤,即所谓的胆管消失综合征(vanishing bile duct syndrome)。急性肝衰竭患者,若伴有高胆红素血症、凝血功能障碍和低白蛋白血症可能需要肝移植。

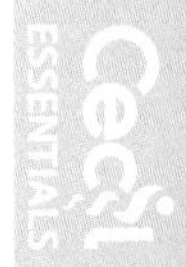

三、慢性肝炎

慢性肝炎定义为持续超过6个月的肝脏炎症。

在初始阶段，慢性肝炎可能难以根据临床或组织学标准与急性肝炎区分。除甲型肝炎外，其他急性病毒性肝炎，特别是乙型肝炎或丙型肝炎可最终发展为慢性肝炎。在美国和西欧，非酒精性脂肪性肝炎(NASH)是慢性肝炎的最常见原因。有几种药物可引起慢性肝炎，最常见的是甲基多巴。与急性肝炎相反，导致慢性肝炎的病因有时难以确定，很多少见疾病包括自身免疫疾病、不明原因DILI或NASH、抗体阴性病毒感染或胆汁淤积性肝损伤(如原发性胆汁性肝硬化、原发性硬化性胆管炎)都可能是慢性肝炎的病因。

(一)慢性病毒性肝炎

在西方国家，急性HBV感染常见于成人，5%～10%的患者不能清除病毒并发展为慢性肝炎。在其他国家，儿童感染更常见，2岁以内的儿童患慢性乙型肝炎的比例更高。HBV感染很隐匿，有很多无症状乙型肝炎携带者。在亚洲和非洲，许多乙肝携带者可能在婴儿期(垂直传播，vertical transmission)就从母亲那里感染了病毒。

HBsAg和HBeAg阳性且血HBV DNA浓度高(＞20 000IU/ml)，血清氨基转移酶升高的患者处于病毒高复制期(表41-3)。相反，低复制期的患者HBsAg和抗HBe阳性，血HBV DNA浓度低(＜20 000IU/ml)，并且氨基转移酶水平接近正常或完全正常。低复制期的患者可以进入高复制期且表现出急性或慢性乙型肝炎的特征。HBeAg阴性的慢性乙型肝炎患者如果血HBV DNA水平升高，提示病毒仍然处于高复制期，这些患者感染的HBV前核心区和(或)核心启动子可能存在突变。在病毒高复制期的患者患肝硬化和肝癌风险显著增加，这些患者和早期肝硬化的患者都应进行抗病毒治疗。

目前，美国有七种药物被批准用于治疗慢性乙型肝炎，包括干扰素-α及其聚乙二醇化形式和五种核苷类似物(拉米夫定、替比夫定、阿德福韦酯、替诺福韦酯和恩替卡韦)。治疗的主要目的是消除或永久抑制HBV，从而减少肝炎的活动，并减缓或抑制肝脏疾病的进展。恩替卡韦或替诺福韦属于高遗传抗性屏障的核苷类似物，其作为慢性乙型肝炎的一线治疗药物具有十分重要的地位。长期随访研究表明，基于干扰素的治疗可提高HBsAg血清清除率，且对HBsAg血清清除率较核苷类似物高。

在HBV同时合并HDV感染的患者中，HDV的命运由宿主对HBV的反应决定，超过95%的成年人可清除HDV病毒。相比之下，慢性乙型肝炎患者重叠感染HDV通常会导致慢性丁型肝炎。核苷类似物不能减少HDV复制，治疗慢性HDV感染的公认方案是每周应用PEG化的干扰素，疗程至少48周。

慢性丙型肝炎患者中高达75%的比例有HCV急性暴露史。美国大约1.6%的人口(410万人)HCV抗体(抗HCV)是阳性的，其中320万人为慢性感染。在感染后20年内，高达20%的HCV感染病例进展为肝硬化。HCV具有6种主要基因型，在美国最常见为基因型1，其次是基因型2和基因型3，基因型决定治疗方案和治疗持续时间。抗病毒治疗的目的是实现持续病毒学应答(sustained virologic response，SVR)，其定义为在治疗停止6个月后血HCV RNA仍维持在正常水平。多达80%的基因型2或基因型3型患者在接受每周聚乙二醇化干扰素-α和每日利巴韦林组成的联合疗法24周后达到SVR。相比之下，仅有约50%的基因型1型患者在接受联合疗法48周后可实现SVR。聚乙二醇化干扰素和利巴韦林，通过联用使用直接抗病毒药物(DAA)，特别是第一代NS3/4蛋白酶抑制剂宝赛普为(boceprevir)和特拉普为(telaprevir)(两者在2011年5月批准上市)，高达70%的基因型1型丙型肝炎患者在24周内达到SVR。然而，将第一代DAA联合干扰素和利巴韦林治疗丙型肝炎会增加潜在的副作用、药物相互作用和服药负担。随着每日一次给药的第二代蛋白酶抑制剂simeprevir(2013年11月批准)和NS5B聚合酶抑制剂sofosbuvir(2013年12月批准)上市，联用聚乙二醇化干扰素和利巴韦林后，高达90%的基因型1型丙型肝炎患者可以在短短12周实现SVR。基因型2和3型丙型肝炎患者首次可以采用无干扰素治疗方案，即sofosbuvir和利巴韦林。另外，几种新作用机制的DAA，如NS5B聚合酶抑制剂、NS5A抑制剂和新的NS3/4蛋白酶抑制剂，正在审批或研发中。

在器官移植受者中，食用野生动物肉、猪肉或贻贝可能导致HEV感染，常见无黄疸症状。约60%的这种感染转变为慢性，并且高达10%的患者进展为肝硬化。治疗包括减轻免疫抑制，30%的患者采用利巴韦林单一疗法可清除病毒。

(二)自身免疫性肝炎

自身免疫性肝炎(autoimmune hepatitis，AIH)有多种类型，其组织学均表现为显著的肝脏炎症、浆细胞浸润和肝脏纤维化。1型AIH较常见，主要特征是存在高丙种球蛋白血症及ANA和（或）抗平滑肌抗体（anti-smooth muscle antibodies，ASMA）。2型AIH的特征在于存在抗肝/肾微粒体抗体（anti-liver/kidney microsomal antibodies，抗LKM1），缺乏ANA和ASMA。1型在发病年龄和性别上无差异，而2型以女童和年轻女性多见。以往将具有可溶性肝抗原或肝-胰腺抗原（antibodies to soluble liver antigen or liver-pancreas antigen，抗SLA/LP）抗体的AIH列为第三种类型，但是现在不再单独划分，因为这些抗体也可以在1型和2型AIH中发现。其他类型还包括同时具有AIH和其他肝脏疾病（如PBC或PS）的重叠综合征。

AIH迄今仍缺乏特异性诊断标志，需多方面综合诊断，包括存在自身免疫抗体、高丙种球蛋白血症、典型的肝组织学表现及除外病毒性肝炎后方可诊断。肝外表现如闭经、皮疹、痤疮、血管炎、甲状腺炎和干燥综合征较常见。肝脏活检可发现肝衰竭和慢性肝病的证据，肝功能异常和肝活检提示肝脏炎症，是治疗的依据，首选糖皮质激素，常与硫唑嘌呤联合治疗。该方案在大多数患者中是有效的（>80%），多数情况下可延长患者生存期。

（三）非酒精性脂肪肝

非酒精性脂肪性肝病（NAFLD）可表现为脂肪肝，通常不进展为晚期肝病；也可能表现为非酒精性脂肪性肝炎（NASH），导致肝硬化。NAFLD是美国和西欧成人中肝功能异常最常见的原因。NAFLD通常在患有中心性肥胖高血压、糖尿病和高脂血症的患者中见到，也见于正常体重的人。胰岛素抵抗在NAFLD的病理生理改变中起核心作用。研究表明约3000万美国人患有NAFLD，其中860万患有NASH，并且组织学检查发现约20%的患者有晚期肝病（即桥接纤维化、肝硬化）的迹象。

肝脏活检（liver biopsy）是诊断NASH的“金标准”。该检查是侵入性的，且费用高昂，并且可能引起并发症，严重者甚至导致死亡（死亡风险0.01%～0.1%）。影像学检查既不敏感，也不能区分简单脂肪变性与脂肪性肝炎，非侵入性生物标志物正在积极研究中。目前已经开发了NAFLD活动度评分，是由脂肪变性、肝小叶炎症和肝细胞气球样变程度评分的总和。其范围在0～8分，评分为5分或更高被认为可以诊断NASH。

目前，NASH没有有效的治疗方法。但是，减轻体重和规律锻炼与肝功能和肝脏组织学的改善密切相关，是NASH治疗的重要组成部分。维生素E和吡格列酮最近被证实可改善非糖尿病NASH患者的肝脏炎症，但由于长期用药安全性的问题，目前不被常规推荐。

（四）遗传和代谢性肝炎

血色病是常染色体隐性遗传疾病，因*HFE*基因突变导致消化道铁吸收过多及体内铁蓄积过度。在美国，每1000个白种人中约有5个血色病患者。铁蛋白和转铁蛋白饱和度升高可用于筛查慢性肝病患者，并进一步行遗传基因检测。大多数血色病患者*HFE*基因突变为C282Y纯合子，突变为杂合子（C282Y/H63D）的个体也可发生铁超负荷性疾病，而H63D纯合子的人群发生铁超负荷的概率很低。涉及铁代谢的许多其他蛋白质基因突变也与铁超负荷相关，但在临床实践中没有进行常规检测。血色病可引起皮肤变色、肝硬化、癌症、心力衰竭、糖尿病、性功能减退和由于铁沉积引起的关节痛。如果早期出现以上表现，需要高度怀疑该病。血色病的标准治疗是静脉切开放血疗法，对于不宜做放血疗法的患者，可以使用铁螯合疗法。

肝豆状核变性，也称Wilson病，是由位于染色体13上的*ATP7B*基因突变引起的常染色体隐性遗传病。这些基因突变导致铜在许多器官中过量蓄积，尤其是肝脏、角膜和脑。该病患病率约为人口的1/30 000。Wilson病可以发生在任何年龄，测定24h尿铜排泄量、裂隙灯检查角膜Kayser-Fleischer环及直接测量肝铜可诊断。患者应接受青霉胺或曲恩汀的终身螯合治疗。锌可用于维持体内铜水平的稳定。

α_1-抗胰蛋白酶缺乏症是14号染色体的常染色体隐性遗传病，基因变异导致α_1-抗胰蛋白酶在肝脏中的蓄积，诱发肝损伤。正常基因产物被称为PiM，缺陷变体是PiS（50%～60%）和PiZ（10%～20%）。最常见的载体表型是PiMS和PiMZ，疾病表型是PiZZ、PiSS和PiSZ。血清中α_1-抗胰蛋白酶降低、肝脏活检显示特征性包涵体支持该诊断。血清表型检测是传统的诊断金标准，然而，基因型检测目前被广泛使用。肺疾病是由于循环α_1-抗胰蛋白酶水平低，肺泡弹力纤维长期受弹性蛋白酶破坏的结果。α_1-抗胰蛋白酶替代疗法是肺疾病患者的选择，但对肝病患者无效。

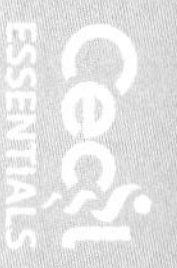

关于该主题的深入讨论，请参阅《西氏内科学》（第25版）第148章“急性病毒性肝炎”和第149章“慢性病毒和自身免疫性肝炎”。

推荐阅读

Asselah T, Marcellin P: Interferon free therapy with direct acting antivirals for HCV, Liver Int 33(Suppl 1):93–104, 2013.

Grant LM, Rockey DC: Drug-induced liver injury, Curr Opin Gastrointesterol 28:198–202, 2012.

Hughes SA, Wedemeyer H, Harrison PM: Hepatitis delta virus, Lancet 378:73–85, 2011.

Jeong SH, Lee HS: Hepatitis A: clinical manifestations and management, Intervirology 53:15–19, 2010.

Kamar N, Bendall R, Legrand-Abravanel F, et al: Hepatitis E, Lancet 379:2477–2488, 2012.

Kochar R, Sheikh AM, Fallon MB: Andreoli and Carpenter's Cecil essentials of medicine, ed 8, 2010, Saunders, pp 466–475.

Liaw YF: Impact of therapy on the outcome of chronic hepatitis B, Liver Int 33(Suppl 1):111–115, 2013.

第42章

急性肝衰竭

著　者　Brendan M. McGuire　Michael B. Fallon
译　者　杜时雨　审校者　王慧芬

一、定义

急性肝衰竭(acute liver failure, ALF)是指既往没有肝病的患者因各种原因出现肝损害，在出现黄疸后6个月内发展到肝性脑病的疾病过程。旧称“暴发性肝衰竭”，已经不再使用。肝损伤定义为国际标准化比值(INR)超过正常值1.5倍，伴有血清氨基转移酶和总胆红素升高。从黄疸进展到肝性脑病时间在7d以内称为超急性肝衰竭(hyperacute hepatic failure)，8d到24周称为迟发型肝衰竭(late-onset hepatic failure)。

二、病因

ALF是由严重肝细胞坏死所致，临床上少见，但是进展很快，非常危重。最常见的病因是病毒感染，包括甲肝、乙肝、丙肝、丁肝和戊肝病毒(参见第41章)。其他病因主要是使用了有肝毒性的药物或食物，如对乙酰氨基酚、异烟肼、氟烷、丙戊酸或蘑菇毒素。与ALF的发病类似，常见于儿童的瑞氏综合征(Reye's syndrome)和急性妊娠期脂肪肝的主要特点是小泡性脂肪浸润和小灶性肝细胞坏死。其他少见的原因有Wilson病、肝缺血、自身免疫性肝病和恶性肿瘤。

三、临床表现

根据定义，ALF的临床表现包括黄疸和肝性脑病，但是没有慢性肝病的基础。其他常见但不特异的表现有恶心、呕吐、食欲缺乏、因肝大引起的右上腹疼痛、发热、乏力、尿色加深和陶土样便。一般情况下ALF主要表现为肝脏合成和代谢功能受损，门静脉高压少见。

四、诊断

首先要了解完整的病史，重点放在寻找可能病因上，包括是否感染肝炎病毒、用药情况、是否妊娠期、是否发生过低血压、是否患有自身免疫性疾病。

早期实验室检查重点是评估肝脏功能受损程度，检测有无服用对乙酰氨基酚，如果有服用此类药物要尽早给予特殊治疗。进一步明确有无病毒感染，包括抗HAV-IgM、HBsAg、抗HBc-IgM、抗HDV、抗HCV和(或)HCV-RNA、抗HEV-IgM、腺病毒抗体IgM、单纯疱疹病毒IgM。其他检查包括育龄期女性妊娠试验、血铜蓝蛋白、免疫指标等。

在西方国家，大约50%的ALF是因为过量服用对乙酰氨基酚引起，原因不明的病例中20%也与使用该药物有关。因此，要仔细评估、核实服用该药物情况，不能单纯依靠血液检测，因为对乙酰氨基酚在血液中清除速度很快，即使血液中检测不到，也不能除外药物使用过量。

五、治疗

由于很难针对病因治疗，因此ALF以支持治疗为主。多数引起广泛肝坏死和ALF的病因都是短期存在的，在经历前期损伤后，肝细胞可以再生，肝功能有恢复的可能，对乙酰氨基酚和低血压引起的肝

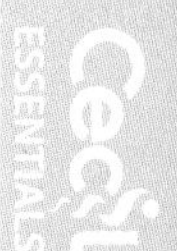

坏死就是这个过程的典型代表。与之相反，病毒或药物特异性反应引起的ALF持续时间较长，预后也很难预料。不管上述何种病程，在重症监护室里细致的支持治疗对于改善预后很有帮助。ALF患者最好能在有治疗经验且具有肝移植条件的医疗机构进行治疗。ALF可以引起很多并发症，每个并发症都应该早期识别、治疗（表42-1）。随着肝衰竭的进展，会出现其他多脏器衰竭，可出现肝性脑病、凝血功能障碍、感染、肾衰竭。

表42-1 急性肝衰竭部分并发症处理原则

并发症	发病机制	处理原则
肝性脑病	肝衰竭	去除诱因（如低血糖、使用镇静剂、感染、消化道出血、电解质紊乱、低氧血症、CO_2潴留）；使用乳果糖
脑水肿	原因不明	头抬高20°～30°，甘露醇0.5～1g/kg静推大于5min，戊巴比妥钠静脉滴注，紧急肝移植
凝血功能障碍、消化道出血	凝血因子缺乏，胃黏膜损伤	如果有活动性出血，要补充维生素K、新鲜冰冻血浆并止血治疗
低血糖	肝糖原合成减少，胰岛素降解减少	10%葡萄糖静点，监测血糖，必要时30%～50%葡萄糖静脉推注
躁动	可能与肝性脑病、颅内压升高、低氧血症有关	寻找可治疗的病因（如低氧、皮肤溃疡、脓肿），使用约束带，严重者镇静治疗并气管插管保持通气
感染	肝衰竭或有创性监测	细菌培养，放宽抗生素适应证

肝性脑病是ALF最常见的并发症，确切的发病机制尚不清楚，但是和慢性肝病及门静脉高压引起的肝性脑病相比有两个不同之处：一是只有当肝功能改善时，它才会对治疗有反应；二是发病常与低血糖或脑水肿有关，后两个都是引起昏迷的病因，但是都可以针对性治疗。ALF引起的肝性脑病的治疗和第43章提到的治疗原则略有不同。乳果糖可以口服、通过鼻胃管给药，也可以灌肠，但是如果患者有误吸的风险时最好不要口服。如果经过几次剂量调整后仍没有疗效，可停用乳果糖。严重的肝性脑病需要气管插管保护气道、防止误吸。

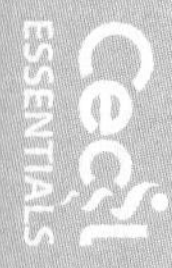

脑水肿是引起ALF患者死亡的主要病因，具体发病机制不详。脑水肿和肝性脑病很难鉴别，即使头颅CT也很难区分这两个疾病，颅内压监测是主要的鉴别方法。脑水肿的治疗目标是将颅内压控制在20mmHg以下，同时保持脑灌注压（平均动脉压减去颅内压）在60mmHg以上。治疗方法包括镇静、头抬高20°～30°，给予甘露醇、巴比妥，必要时紧急肝移植手术。

随着肝功能的恶化，肝脏糖原合成和胰岛素降解都减少，导致低血糖发生，因此所有高危患者都要监测血糖，必要时静脉注射10%葡萄糖。其他代谢异常也普遍存在，包括低钠血症、低钾血症、呼吸性碱中毒、代谢性酸中毒，因此也要定时监测电解质和血气分析。

消化道出血在ALF经常发生，与胃黏膜破损和凝血功能异常有关，所有患者都要补充维生素K_1，也可以预防性应用抑酸药。如果有出血倾向或进行有创性监测（如颅内压监测、中心静脉压监测）时，要补充新鲜冰冻血浆，以改善凝血功能。

超过80%的ALF患者在发病过程中会并发感染，其中80%是细菌感染，20%是真菌感染。感染的主要原因与肝功能受损后免疫功能被破坏及使用有创性监测有关。即使没有发热且白细胞不高也可能出现严重感染，因此要经常进行细菌培养，使用抗生素的适应证也要放宽。

ALF是肝移植的适应证，对于经过长时间治疗肝功能仍然难以恢复的患者也可以考虑肝移植。因为病情进展很快，需要移植的患者应该在出现严重并发症（如昏迷、脑水肿、出血、感染）之前转运到移植中心。如果出现重症脑病或严重凝血功能异常，提示应该尽快实施肝移植。

六、预后

引起ALF的病因和肝性脑病的严重程度是决定预后的主要因素。因为过量服用对乙酰氨基酚和甲型、乙型肝炎病毒感染所致的ALF预后较好，而Wilson病或不明原因引起的ALF预后较差。如果不进行肝移植，ALF伴有昏迷的短期存活率是20%，肝移植后1年存活率是80%～90%。由于肝脏有很强的再生能力，去除发病因素后，没有进行肝移植存活的患者也会有很好的预后。

推 荐 阅 读

Lee WM, Larson AM, Stravitz RT: AASLD position paper: the management of acute liver failure—update 2011. Available at: http://www.aasld.org/practiceguidelines/Documents/AcuteLiverFailureUpdate2011.pdf. Accessed June 23, 2014.

第43章

肝硬化及其并发症

著　者　Shaheryar A. Siddiqui　Michael B. Fallon
译　者　李晓讴　审校者　杜时雨

一、肝硬化

（一）定义

肝硬化是肝实质纤维变性并形成结节，导致正常肝细胞及血液供应遭到破坏的缓慢过程。造成肝硬化的病因很多，如病毒、炎症、毒物、代谢、基因变异等。大多数肝硬化进展为门静脉高压、肝细胞功能障碍或肝细胞分化异常。

（二）病因

非酒精性脂肪肝、酒精性肝病和丙肝病毒感染是发达国家肝硬化最常见的病因。乙肝病毒感染是亚洲及大多数非洲国家肝硬化的主要病因。还有很多肝硬化的病因需要特殊评估，包括胆汁性肝硬化（原发和继发）、自身免疫性肝炎、遗传相关性疾病（如α_1-抗胰蛋白酶缺失）和药物性损伤。然而，部分肝硬化没有明确病因，被称为特发性或隐源性肝硬化，属于排除性诊断。肝硬化病因在表43-1中列出。慢性活动性肝炎、非酒精性脂肪肝和α_1-抗胰蛋白酶缺失已在第41章中讨论。

（三）病理生理

典型肝硬化是由肝细胞严重损伤甚至无效修复所致的肝纤维化。依据肝细胞损伤的机制分为急性和慢性。对损伤的纤维化应答形成纤维组织包绕的再生结节，其过程由肝细胞再生、纤维血管膜形成、血管重排到肝硬化。正常肝小叶结构的破坏使血管床变形并导致门静脉高压和肝内静脉分流。肝硬化分为大结节（＞3mm）性、小结节（＜3mm）性和混合性，大结节性肝硬化通常为慢性活动性肝炎所致肝硬化，小结节性肝硬化通常为酒精性肝硬化的典型特点。

表43-1　肝硬化的常见病因
酒精滥用
非酒精性脂肪性肝炎
病毒性肝炎（乙型肝炎、丙型肝炎、丁型肝炎）
心源性肝硬化
慢性右心衰竭
缩窄性心包炎
药物性肝损伤（DILI）
自身免疫性肝炎
原发性胆汁性肝硬化
血色素沉着症（原发或继发）
Wilson病
α_1-抗胰蛋白酶缺乏症

（四）临床表现

肝硬化的早期症状多不典型，包括乏力、不适、虚弱、体重变化、食欲缺乏和恶心。随着门静脉高压的进展或肝细胞的损伤，会出现腹围增长、性功能障碍、精神状态改变和消化道出血等症状。体征也随肝硬化发展而变化。表43-2着重从发病机制方面强调了这些不同的症状和体征。

（五）诊断

肝脏有强大的储备功能，早期肝硬化患者通常无症状，一般通过查体或实验室检查确诊。患者会突然出现肝硬化危及生命的并发症，特别是静脉曲张破裂出血、腹水、自发性细菌性腹膜炎和肝性脑病（HE）。

表43-2 肝硬化的临床表现和发病机制

症状和体征	发病机制
全身症状	
疲劳、厌食、不适、乏力、体重减轻	肝脏合成或代谢功能障碍
皮肤	
蜘蛛痣、肝掌	雌激素和雄激素代谢
黄疸	胆红素排泄减少
海蛇头征	门静脉高压所致静脉分流
内分泌	
男性：乳房发育、睾丸萎缩、体毛减少	雌激素和雄激素代谢改变
女性：性欲减退、男性化、月经不调	
胃肠道	
腹痛	肝大、肝细胞癌
腹胀	门静脉高压所致腹水
消化道出血	门静脉高压所致食管静脉曲张破裂出血
血液系统	
贫血、白细胞减少、血小板减少	门静脉高压所致脾功能亢进
皮下瘀斑	凝血因子合成减少
神经系统	
睡眠习惯改变、嗜睡、精神错乱、扑翼样震颤	肝细胞功能障碍：不能将氨代谢为尿素氮

如果临床上怀疑肝硬化，大多数可结合临床、实验室检查及影像学表现而确诊。肝活检仍然是诊断的“金标准”。但随着影像学的发展，现在活检多被用于评估疾病的严重程度和分级、判定预后及监测疗效。

（六）实验室检查

肝细胞功能障碍导致蛋白合成受损（低蛋白血症）、高胆红素血症、血尿素氮（BUN）降低及血氨升高。门静脉高压引起脾功能亢进，从而导致贫血、血小板减少及白细胞减少。腹水患者因肾性水钠（Na^+）潴留表现为稀释性低钠血症。丙氨酸氨基转移酶（ALT）和天冬氨酸转氨酶（AST）是肝细胞坏死的标志物。如果碱性磷酸酶、胆红素比ALT、AST升高明显，则提示肝内或肝外胆道梗阻。

（七）影像学

各种影像学检查，包括超声（伴或不伴门静脉和肝静脉血管的多普勒成像）、计算机断层扫描和磁共振成像在对疑似肝硬化的诊断中有互补作用。支持肝硬化的影像学表现包括肝右叶萎缩、肝左叶和尾叶的相对扩大、肝表面结节、门静脉高压导致的腹水、腹腔内静脉曲张和脾大等。

瞬时弹性成像（fibroscan）是一种较新的无创检测技术，它通过测量肝脏硬度间接反映肝纤维化和肝硬化。肝脏硬度异常提示潜在的纤维化，这项检查结合临床和实验室的检查结果，可使一些患者避免肝活检。肝活检属于有创操作，通常用于无创检查仍不能确诊，或肝脏病变原因待查的情况。

二、肝硬化并发症

肝硬化的主要并发症如图43-1所示，大致分为肝细胞功能障碍与门静脉高压。以下各节介绍了这些并发症的病理生理关系。

（一）肝细胞功能障碍

肝硬化的肝细胞损伤使许多重要蛋白的合成受损，导致低蛋白血症；维生素K依赖的凝血因子产物减少；以及肝解毒（参见第39章详细信息）能力减弱。此外，还使结合和排泄胆红素的能力下降。

（二）门静脉高压

正常情况下，门静脉循环是低压系统，当血流从门静脉通过肝脏进入下腔静脉，压力只有很小的变化。肝静脉压力梯度（hepatic venous pressure gradient，HVPG），是经颈静脉插管测定肝静脉楔压和游离压之差，反映了肝窦压力，其正常值是3～5mmHg。发生肝硬化的肝脏正常结构被纤维组

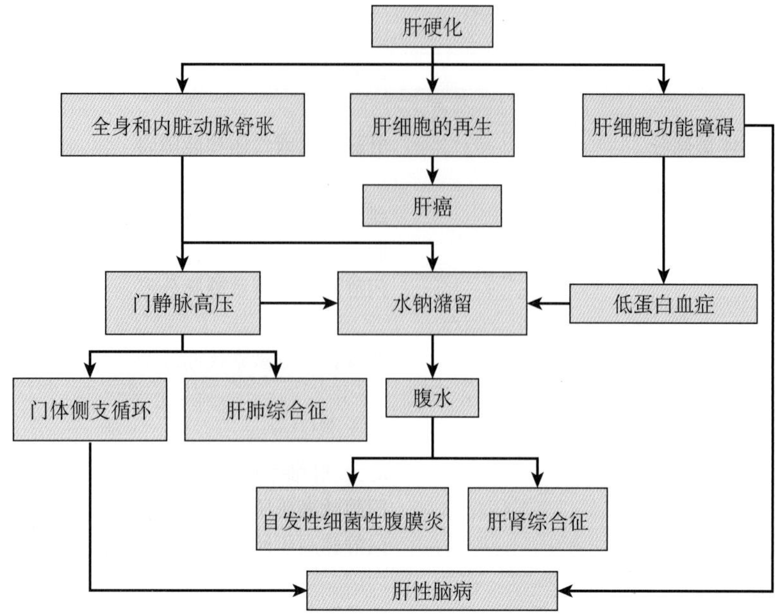

图43-1　肝硬化并发症的相互关系

织和再生结节替代，肝内血管张力增加，导致门静脉血流阻力增加及门静脉高压。门静脉高压定义为HVPG＞5mmHg，当HVPG＞10mmHg时，临床上通常出现严重的并发症。

任何窦前性、窦性、窦后性的因素均可导致门静脉高压（表43-3），而肝硬化是门静脉高压的首要原因。此外，肝硬化导致心排血量增加，使内脏血管充血，加重门静脉高压。窦性门静脉高压的HVPG一定是升高的。

门静脉高压时形成侧支循环可以降低门静脉压力。主要的侧支循环在胃食管交界处、腹膜后、直肠和肝镰状韧带（腹部和脐周）。临床上，最重要的侧支循环是在胃底和食管黏膜下连接门静脉和奇静脉的曲张静脉。

表43-3　门静脉高压原因
流动阻力增加
窦前性
肝外
门静脉或脾静脉阻塞
肝内
血吸虫病
先天性肝纤维化
结节病
窦性
肝硬化（多种原因）
酒精性肝炎
窦后性
肝外
布-加综合征
心脏原因：缩窄性心包炎
肝内
肝小静脉闭塞病
增加门静脉血流量
非肝脏疾病所致脾大
门静脉瘘

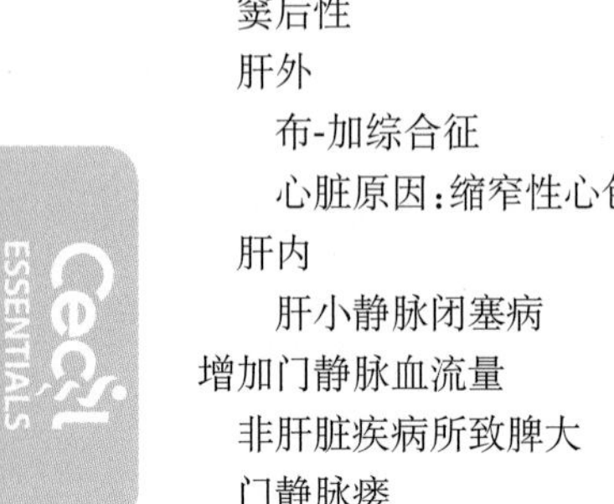

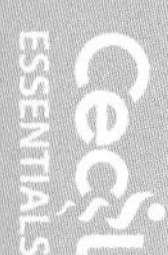

三、曲张静脉破裂出血

（一）定义

最大的曲张静脉位于食管及胃壁内，当HVPG＞10mmHg时，可产生静脉曲张，且当HVPG＞12mmHg时可发生出血。当压力升高时，食管曲张静脉最易破裂出血。胃底静脉是胃曲张静脉中破裂出血率最高的，并且在HVPG＜12mmHg时也可发生出血。

（二）临床表现

食管静脉曲张破裂出血表现为无痛性呕血、黑便或便血，通常会导致血流动力学不稳定。因肝脏合成凝血因子受损和脾功能亢进所致血小板减少而进一步加剧出血。

（三）治疗

食管胃底静脉曲张的管理包括初次出血的预

防（一级预防）、急性静脉曲张破裂出血的治疗，以及预防再出血（二级预防）（图43-2）。如果静脉曲张很明显，首选预防措施是服用非选择性β受体阻滞剂（nonselective β-adrenergic receptor blocking，NSBB），如普萘洛尔和纳多洛尔。卡维地洛是新型NSBB，对曲张静脉破裂出血的预防效果更好。推荐肝硬化失代偿期的患者每年进行食管、胃、十二指肠镜检查以监测曲张静脉，肝硬化代偿期患者每1～2年进行监测，无静脉曲张的肝硬化患者每2～3年进行监测。如果患者对β受体阻滞剂有禁忌或不耐受，定期行内镜下套扎术（endoscopic band ligation，EBL）也是有效的预防措施。单硝酸异山梨酯因存在副作用不用于预防。

当出现静脉曲张后，5%～15%的患者每年会破裂出血，并且在出血后6周内死亡率高达7%～15%。治疗包括保持呼吸道畅通、维持循环稳定，出血量较多时可输血，维持血红蛋白水平在7～8g/dl。药物与内镜的联合治疗是当前控制出血的标准方法，其效果优于单项治疗。早期预防性应用抗生素降低了感染、再出血和死亡的风险。

目前药物治疗包括奥曲肽——生长抑素类似物，它因安全有效被广泛使用。奥曲肽最好在内镜检查前使用。内镜下治疗包括EBL和硬化剂注射。EBL是降低不良反应及并发症的首选方式。对于胃食管静脉曲张破裂出血的患者内镜下曲张静脉内注射氰基丙烯酸酯胶要优于套扎，但这种疗法在美国尚未批准。气囊填塞，包括双囊管（Sengstaken-Blakemore tube）、明尼苏达州管（Minnesota tube）是在内镜治疗大出血失败后的临时保留措施。有证据表明，活动性出血的患者应尽早实施经颈静脉肝内门体分流术（transjugular intrahepatic portosystemic shunt，TIPS）以提高生存率。TIPS最常见的副作用是术后肝性脑病。

推荐的二级预防为联合应用非选择性β受体阻滞剂（普萘洛尔和纳多洛尔）和反复多次的曲张静脉套扎术。TIPS术后的患者，必须定期使用多普勒超声检测以评估病情。

（四）预后

总体而言，食管静脉曲张破裂出血的发生率和死亡率在过去两年不断减少。然而，食管静脉曲张破裂出血是危及生命的疾病，初次出血后的患者如果不进行二级预防，再出血的风险逼近60%，死亡率达33%。

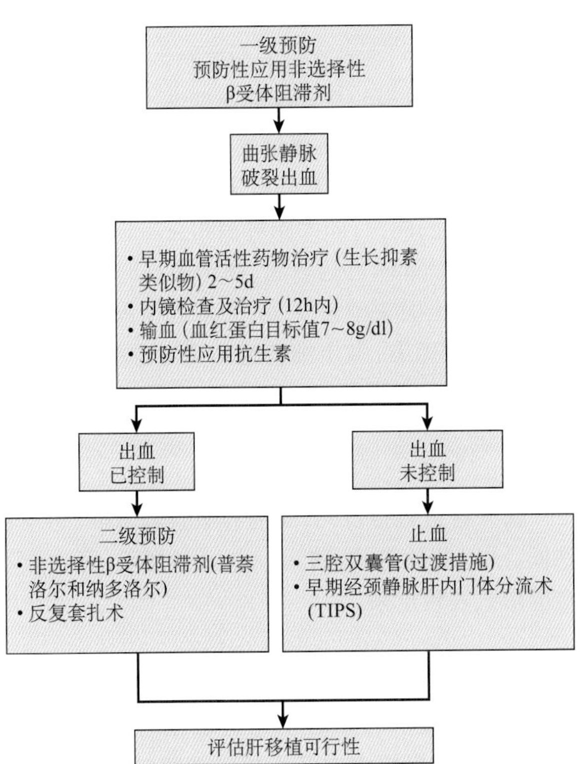

图43-2 静脉曲张破裂出血的预防和治疗

四、腹水

（一）定义和发病机制

腹水是过多的液体潴留在腹腔。腹水的病因有很多（表43-4），肝硬化是腹水最常见的病因。肝硬化腹水的形成机制仍存在争议，有理论认为门静脉高压导致肝窦静水压升高，过多的液体直接从肝包膜漏入腹腔，并且通过肝肾反射，减少肾对钠的排泄，加重水钠潴留。也有理论认为因全身动脉扩张使有效循环血容量下降，继而激活交感神经系统、肾素-血管紧张素-醛固酮系统、增加抗利尿激素释放来维持动脉压，造成肾血管收缩及水钠潴留。

（二）诊断

少量腹水在查体时不易被发现，侧腹膨隆、移动性浊音和门静脉高压的体征（如腹壁静脉曲张）均提示腹水增加。腹部超声的敏感性和特异性均较高，已被广泛应用于肝硬化腹水的筛查。腹腔穿刺是证实腹水存在和判断病因最快而直接的方法。除了常规的化验，如细胞计数，还有血清-腹水白蛋白梯度

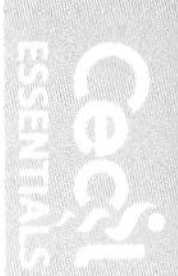

(serum-ascites albumin gradient,SAAG),SAAG与肝窦门静脉压力成正比,其计算公式如下:SAAG=血清白蛋白－腹水白蛋白。SAAG升高(＞1.1g/dl)提示腹水是门静脉高压所致(表43-4)。

表43-4 腹水分类

SAAG 高(＞1.1g/dl)	SAAG低(＜1.1g/dl)
肝硬化	腹腔内肿瘤
酒精性肝炎	结核性腹膜炎
慢性肝淤血	胰腺和胆管疾病
右心室衰竭	肾病综合征
布-加综合征	
缩窄性心包炎	
大量肝转移	
黏液性水肿	
混合型腹水	

注:SAAG.血清-腹水白蛋白梯度。

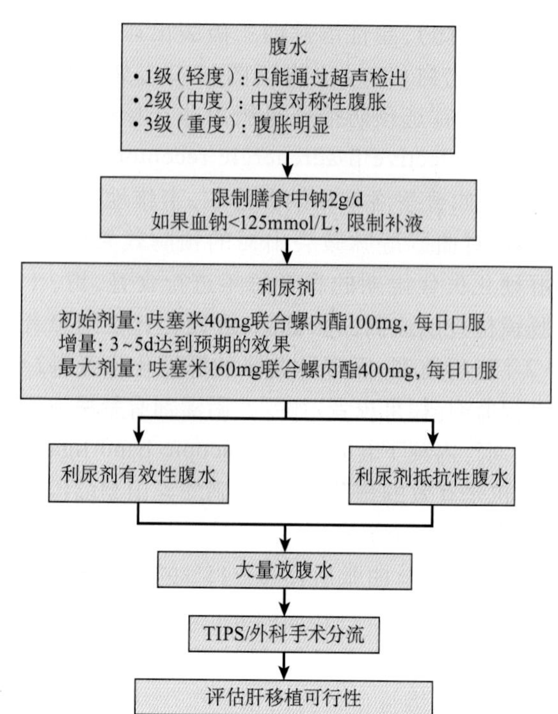

图43-3 肝硬化腹水的管理。TIPS.经颈静脉肝内门体分流术

(三)临床表现

患者会出现腹围增加、侧腹饱满、伴或不伴外周水肿的体重增加。当腹水＞500ml时,查体即可发现。当腹水＞1500ml时,移动性浊音阳性。

(四)治疗

肝硬化腹水依据病因选择治疗方法。SAAG 较高的患者(＞1.1g/ml),通过限盐(＜2g/d)联合利尿以刺激肾脏排泄Na^+。醛固酮拮抗剂螺内酯,辅以袢利尿剂(如呋塞米),对90%的腹水患者有效。过度利尿会导致电解质紊乱(如低钠血症、低钾血症)和血容量不足,继而引起肾功能受损和肝性脑病,因此应当在密切监测下利尿。当血钠浓度＜120～125mmol/L时,应该严格限水。

(五)预后

高达10%的肝硬化患者会出现难治性腹水。难治性腹水是指对大剂量利尿剂(螺内酯400mg/d、呋塞米160mg/d)缺少反应,或在小剂量利尿剂时即发生氮质血症、电解质紊乱、肝性脑病。治疗包括反复大量放腹水联合补充白蛋白(每升腹水补充6～8g)、TIPS手术、肝移植(图43-3)。腹腔静脉分流术并不常用,可用于不能行腹穿、TIPS术或肝移植的患者。

五、自发性腹膜炎

(一)定义和发病机制

自发性细菌性腹膜炎(spontaneous bacterial peritonitis,SBP)是指在没有明确感染源或手术史的情况下,腹腔出现的自发性细菌感染。具体的发病机制尚不清楚,与肠道细菌过度生长、肠道动力改变、肠壁通透性增加等因素都有关系。SBP的主要致病菌是革兰氏阴性菌,如大肠杆菌和克雷伯菌。革兰氏阳性球菌,如草绿色链球菌、肠球菌、肺炎链球菌等也可致病,但厌氧菌较罕见。大多数情况下,SBP都是单一细菌感染,多个细菌感染则考虑肠穿孔或其他原因引起的腹膜炎。

(二)临床表现

临床特征包括发热、腹痛和腹膜刺激征。感染较隐匿,或以肝性脑病、腹泻、呕吐、肠梗阻、肾功能不全等形式表现出来。

(三)诊断

肝硬化腹水的患者当病情恶化时均应考虑诊断性穿刺。如果腹水中多形核白细胞(polymorphonuclear leukocyte,PMN)＞250个/mm^3,则高度怀疑

SBP，并需要根据血和腹水中细菌培养结果经验性抗感染治疗。一些床旁快速的诊断方法，如白细胞酯酶试纸，因其敏感性低并不建议常规使用。

（四）治疗

治疗上通常应用第三代头孢菌素抗感染（如头孢噻肟，2g，每8h 1次），如果对喹诺酮类药物敏感，也可应用。治疗需要持续5～14d，通常抗生素应用72h内就会有疗效。若症状仍未好转或为确保治疗后腹水转为无菌，可反复送检腹水。SBP最严重的并发症是肝肾综合征（hepatorenal syndrome，HRS）。一旦确诊SBP立即给予输注白蛋白1.5g/（kg·24h），48h后1 g/（kg·24h），可预防HRS，提高生存率。

（五）预后

自发性腹膜炎的复发率高，1年内可达70%。初发SBP的1年死亡率是50%～70%。长期预防性应用抗生素可将复发率降低到约20%。肝硬化腹水合并上消化道出血的患者需要短期预防性抗感染。SBP的预防性治疗方案包括氟喹诺酮类药物（环丙沙星，750mg/周；诺氟沙星，400mg/d）和甲氧苄啶-磺胺甲基异噁唑（trimethoprim-sulfamethoxazole，每日1片双倍强度片剂）。长期预防性应用抗生素可导致耐超广谱β-内酰胺酶细菌（extended-spectrum β-lactamase，ESBL）或耐甲氧西林金黄色葡萄球菌（MRSA）感染。

六、肝肾综合征

（一）定义和发病机制

肝肾综合征（hepatorenal syndrome，HRS）是在肝脏功能严重障碍和出现腹水后造成的功能性肾衰竭。造成肾功能损伤的三种机制是内脏动脉扩张、肾动脉收缩和心功能障碍。

（二）临床表现和诊断

HRS患者通常有腹水及肝硬化的其他症状，部分患者可出现尿量减少或肝性脑病。HRS不能通过单一的实验室或影像学检查诊断。肝硬化腹水患者5年内出现HRS的概率是40%，合并SBP的肝硬化患者出现HRS的概率是30%。因此，临床上高度怀疑HRS的患者必须依照系统的标准诊断。

2007年国际腹水共识会议（International Ascites Club Consensus Workshop）的诊断标准包括以下内容。

（1）肝硬化腹水。

（2）血肌酐水平＞1.5mg/dl（133μmol/L）。

（3）血肌酐≤1.5mg/dl或 ≤133μmol/L的患者，经过利尿及白蛋白扩容（1g/kg，最多100 g/d）治疗2d后，仍无显著改善。

（4）无休克。

（5）近期未使用肾毒性药物。

（6）无肾实质疾病，如蛋白尿＞500mg/d，微量血尿（红细胞＞50个/HP），或肾脏超声无异常表现。

肝肾综合征分为1型和2型。1型特点是肾功能急剧恶化，在2周或更短时间内肌酐翻倍甚至＞2.5 mg/dl。2型为缓慢进展的肾衰竭。

急性肾损伤网络标准（acute kidney injury network criterion）对急性肾衰竭的重新定义得到专家和肾内科医生的广泛认可。这一标准将肾损伤分为三个阶段。第一阶段定义为血清肌酐≥0.3mg/dl（≥26.4μmol/L）或尿量＜0.5ml/（kg·h）超过6h。第二阶段是血肌酐超过正常值的2～3倍，或尿量＜0.5ml/（kg·h）超过12h。最后第三阶段是血肌酐超过正常值的3倍或≥4.0mg/dl，或尿量＜0.3mg/（kg·h）超过24h或12h无尿。关键在于早期发现肾衰竭和及时开始恰当的治疗以防止进展。

通常情况下，HRS患者的肾脏组织结构是正常的，并可在肝功能正常（如肝移植）后恢复正常。HRS的患者行血管造影可见严重的肾皮质血管收缩，但将肾脏移植到没有肝硬化的患者后，肾皮质血管收缩可逆转。

（三）治疗和预后

肝肾综合征的死亡率很高，所以预防很重要。所有肝硬化患者都要尽量避免可能诱发肾衰竭的因素，如利尿剂、非甾体抗炎药、血管紧张素转换酶抑制剂（ACEI）等。及时诊断和治疗自发性腹膜炎，如发现肌酐升高，则加用胶体溶液（白蛋白）。食管静脉曲张破裂出血的防治也是HRS初级和二级预防的首选。

研究表明，出现急性肾损害的肝硬化患者死亡率增加。特利加压素（terlipressin）是垂体后叶素V_1受体类似物，其可与白蛋白联合治疗1型HRS，也可用奥曲肽和盐酸米多君（α受体激动剂，α-adrenergic agonist）替代特利加压素。TIPS则可改善2型HRS患者的肾功能，但其可使肝硬化失代偿期患者的肝功能恶化。肝移植是唯一可逆转HRS病程的干预治疗，但它受限于HRS进展过快及肝源缺乏。

七、肝性脑病

（一）定义

肝性脑病（hepatic encephalopathy，HE）是慢性肝脏疾病、门静脉高压或门体分流引起的复杂、可逆的中枢神经系统神经精神综合征。肝性脑病也发生在急性肝衰竭患者。30%～45%肝硬化患者会出现肝性脑病，HE发生后的3年生存率约23%。

（二）病理生理

肝性脑病是多种因素共同作用的结果，包括肝脏清除内源性神经毒素不充分、血脑屏障通透性改变及神经递质异常。血氨升高在肝性脑病中的具体发病机制仍不确定，其主要来源于氨基酸脱氨作用和细菌对肠道中含氮化合物的水解。其他引起肝性脑病的病因，包括抑制性GABA/苯二氮䓬类神经递质系统的上调作用、星形胶质细胞18kDa转运蛋白（PTBR）的激活、内源性苯二氮䓬类化合物的产生、脑代谢物的改变、锌缺乏症、5-羟色胺水平的增加、H_1受体的上调、褪黑素生成改变及基底核中锰的沉积。

（三）临床表现

肝性脑病的临床特征包括智力和人格障碍、痴呆、不能复制简单的图表（结构性失用）、意识障碍、神经肌肉功能失调（扑翼样震颤、反射亢进、肌阵挛）及较少见的帕金森病样综合征和进展性截瘫。最早的表现是正常的睡眠-觉醒周期的改变。

（四）诊断

肝性脑病目前还没有特异性的实验室或影像学诊断方法。通常用血氨水平来衡量，但其敏感性及特异性均不佳。神经心理和神经认知测试，如门静脉系统脑病综合征测试（portosystemic encephalopathy syndrome test，PSET）和Stroop颜色单词测试（stroop color-word test），用以评估患者的注意力、定位、精细动作技能，已被证明对肝性脑病的诊断具有高度特异性。影像学检查如磁共振波谱被用于实验性评估肝性脑病，但还没有被用于临床。早期肝性脑病的神经精神症状需要与可逆转的神经功能障碍相鉴别，如低血糖、硬膜下血肿、脑膜炎和药物过量。

（五）肝性脑病分类

肝性脑病主要分三种类型：A型（急性），与急性肝衰竭相关；B型（旁路），与肝内门体分流术相关；C型（肝硬化），与肝硬化相关。

肝性脑病依据West Haven标准（West Haven criteria）分为0～4级。为了提高对早期肝性脑病的识别，提出了一个新的命名法，称为肝硬化神经认知障碍谱（spectrum of neurocognitive impairment in cirrhosis，SONIC）。患者分为未受损伤、隐性肝性脑病和显性肝性脑病（表43-5）。

表43-5 WEST HAVEN和SONIC标准肝性脑病临床分期

WEST HAVEN标准			SONIC			
分级	智力功能	神经肌肉功能	分类	精神状态	特殊测试	扑翼样震颤
0	正常	正常	未受损伤	未受损	正常	无
最低限	查体正常 工作或驾驶轻微变化	视觉或心理、数学测试轻微异常	隐匿性肝性脑病	未受损	异常	无
1	性格变化、注意缺陷、易激惹、抑郁	震颤和共济失调				
2	睡眠-觉醒周期改变、嗜睡、情绪和行为变化、认知功能障碍	扑翼样震颤、共济失调性步态、语音异常（缓慢和含糊）	显性肝性脑病	受损	异常	存在（昏迷状态缺失）
3	意识水平改变（嗜睡）、混乱、定向障碍和健忘	肌强直、眼球震颤、阵挛、巴宾斯基征阳性、反射减弱				
4	木僵、昏迷	眼脑反射、对伤害刺激反应迟钝				

注：SONIC. 肝硬化神经认知功能障碍谱。

(六)治疗

肝性脑病的治疗首先要明确诱发因素(表43-6),减少和消除含氮化合物的代谢产物,并防止从肠道中吸收氨。过去认为限制蛋白质是防止产生过多氨的重要途径,然而研究表明,限制饮食中的蛋白质并不能显著获益。严重肝性脑病患者可短期限制蛋白质,但长期限制会导致恶性营养不良。支链氨基酸对于改善肝性脑病或降低死亡率没有获益。

表43-6 肝性脑病诱发因素

消化道出血
摄入蛋白质增加
便秘
感染
中枢神经系统镇静药物(苯二氮䓬类、阿片制剂、三环类抗抑郁药)
肝功能恶化
低钾血症:最常为利尿剂引起
氮质血症:最常为利尿剂引起
碱中毒:最常为利尿剂引起
低血容量:最常为利尿剂引起

非吸收性双糖(如乳果糖)是肝性脑病的主要治疗措施,其被结肠细菌发酵为有机酸,可降低粪便pH、抑制结肠吸收NH_4^+。此外,乳果糖的导泻作用有助于排出氨和其他含氮化合物。乳果糖治疗目标为患者每日解2～3次软便。对于乳糖不耐受患者,可以通过灌肠或使用不可吸收的抗生素,如利福昔明(rifaximin),减少和消除含氮化合物代谢物。利福昔明,550mg口服,2次/日,由美国FDA批准用于治疗肝性脑病,并且副作用较少,但其成本较高是主要限制因素。其他影响肠道蠕动和氨生成的药物,包括阿卡波糖和益生菌的疗效也正被评估。

八、肝肺综合征与门脉性肺动脉高压症

肝硬化门静脉高压对肺循环的影响表现为两种截然不同的疾病:肝肺综合征(hepatopulmonary syndrome,HPS)和门脉性肺动脉高压症(portopulmonary hypertension,POPH)。

(一)肝肺综合征

肝肺综合征是由严重肝病、肺内血管扩张、严重低氧血症组成的三联征,在肝硬化患者中的发生率为5%～30%。肝硬化时对肺部扩血管活性物质灭活减少,引起肺血管阻力降低,肺内血管及毛细血管扩张,氧分子难以从肺泡弥散到毛细血管中与血红蛋白氧合,导致低氧血症。肝肺综合征在无肝硬化但肝静脉流出道梗阻的患者中也可出现。

(二)诊断

在肝病背景下合并肺内毛细血管扩张、氧合异常即可考虑肝肺综合征。可以分为轻度(PaO_2>80mmHg)和重度(PaO_2<50mmHg)。超声心动图微泡造影左心房有延迟出现的微气泡(注射造影剂后超过3～6个心动周期),表明肺内血管扩张。早期出现在左心房的微气泡提示心腔内分流。其他检查包括胸片、CT和肺功能,可用于排除原发心肺疾病。

(三)临床表现

临床表现包括从气体交换的亚临床异常到引起呼吸困难的严重低氧血症。经典肝肺综合征表现为当患者直立时呼吸困难加重,躺下时缓解(直立性低氧血症和斜卧呼吸)。患者也可表现为标志性的夜间低氧血症。

(四)筛查及治疗

通常把平静状态下指尖血氧饱和度低于96%作为HPS的筛查标准。目前尚无治疗肝肺综合征的有效方法,肝移植仍是唯一的选择,可以逆转大多数患者的肝肺综合征。TIPS尚未被用于治疗肝肺综合征。

(五)预后

肝肺综合征在2.5年内的死亡率高达40%。

九、门脉性肺动脉高压

门脉性肺动脉高压是指在门静脉高压的基础上产生的肺动脉高压。

(一)诊断和病理

门脉性肺动脉高压的诊断完全基于右心导管术。其诊断标准为在门静脉高压和(或)肝脏疾病的背景下,静息状态下平均肺动脉压>25mmHg或运动

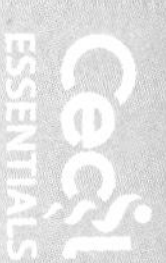

状态下＞30mmHg，同时肺毛细血管楔压＜15mmHg，肺血管阻力＞240dyne（1dyne=1×10^{-5}N）。根据平均肺动脉压分级，可以分为轻度（25～35mmHg）、中度（35～50mmHg）、重度（＞50mmHg）。轻度门脉性肺动脉高压患者不增加手术风险。中度门脉性肺动脉高压患者手术风险高且应在移植手术前接受药物治疗。重度门脉性肺动脉高压一般认为是手术禁忌证。门脉性肺动脉高压的确切机制了解甚少。组织学上，它具有类似于肺动脉高压的特点。

（二）临床表现

门脉性肺动脉高压最常见的症状是呼吸困难，但许多门脉性肺动脉高压患者无症状。

（三）治疗

除了吸氧缓解呼吸困难、应用利尿剂降低容量负荷等对症治疗，门脉性肺动脉高压的治疗类似于肺动脉高压。小规模研究表明使用静脉血管扩张剂（前列环素）及口服磷酸二酯酶抑制剂和内皮素受体拮抗剂治疗有效。

如果中度门脉性肺动脉高压对治疗产生反应，则可考虑肝移植。然而，尚不能确定成功的肝移植可否逆转门脉性肺动脉高压。重度门脉性肺动脉高压患者是肝移植的禁忌证，因为肝移植可导致高死亡率。

（四）预后

未治疗的门脉性肺动脉高压有很高的死亡率；确诊后的平均生存时间为15个月。美国注册的评价早期和长期肺动脉高压疾病管理协会（U.S.based registry to evaluate early and long-term pulmonary arterial hypertension disease management，REVEAL）的研究表明，已确诊的门脉性肺动脉高压患者5年生存率为40%。

十、肝细胞癌

（一）流行病学

肝癌是男性中排名第五、女性中排名第七的癌症，肝细胞癌是肝癌最常见类型。在美国，约90%的肝癌是肝细胞癌（hepatocellular carcinoma，HCC），胆管癌居其次。在其他国家和地区，包括撒哈拉以南的非洲、中国、日本和东南亚地区，肝细胞癌是最常见的恶性肿瘤之一，尤其在中年男性中更为常见。

（二）病因

肝细胞癌常由肝硬化所致，其与慢性病毒性肝炎密切相关。乙型肝炎病毒DNA已被证明可以整合到宿主细胞基因组，从而破坏肿瘤抑癌基因及激活原癌基因。在高发地区，通过接种疫苗来预防乙型肝炎病毒感染可降低肝癌的发病率。其他原因（如血色素沉着症、酒精、丙型肝炎病毒感染）所致的肝硬化患者，肿瘤发生的确切病理生理机制尚不十分清楚。肝细胞癌的危险因素及其临床表现如表43-7所示。

表43-7 肝细胞癌

相关
慢性乙型肝炎
慢性丙型肝炎
血色素沉着症（肝硬化）
肝硬化（酒精，隐源性）
黄曲霉毒素摄入，钍曝露
α_1-抗胰蛋白酶缺乏症
服用雄激素
常见临床表现
腹痛
腹部包块
体重减轻
肝功能恶化
罕见临床表现
血性腹水
癌栓（肺）
黄疸
肝或门静脉阻塞
代谢效应
红细胞增多症
高钙血症
高胆固醇血症
低血糖症
男性乳房发育症
男性女性化
获得性卟啉症
临床及实验室检查结果
肝脏杂音或摩擦音
血清α-甲胎蛋白＞400ng/ml

（三）诊断

表43-8列出了肝细胞癌的影像学检查方法及其最常见的结果。部分病例仍需要病理结果以确认诊

断，但如果存在临床和影像学的特征表现，特别是伴有血清甲胎蛋白升高，不需要病理检查即可确诊。

表43-8 肝细胞癌影像学特点

超声检查
肿块通常呈现不同回声，通常是低回声
CT检查
动脉期：肿瘤迅速强化
静脉期：肿瘤实质快速消除强化
MRI检查
T_1加权图像：低信号
T_2加权图像：高信号
注射钆造影剂后肿瘤增强

（四）分期

肝细胞癌分期系统有很多，其中最常用的是巴塞罗那临床肝癌（Barcelona clinic liver cancer，BCLC）系统。

（五）治疗

肝硬化代偿期的患者可接受手术切除或肝移植，5年生存率可达70%。非手术方案包括经皮无水乙醇注射、动脉灌注化疗栓塞（TACE）和射频消融治疗。索拉非尼是一种酪氨酸激酶受体血管生成抑制剂，已被批准用于治疗不能切除的HCC患者，可延长此类患者的生存时间。

（六）预后

广泛、多发及伴有血管浸润的患者预后较差，5年生存率为5%～6%。因此，重点应放在预防病毒性肝炎及其他原因引起的肝脏疾病的病因上。肝细胞癌高危人群，包括已确诊的肝硬化患者应定期进行超声筛查。

十一、肝脏血管疾病

肝脏血管的病变较少见，包括门静脉血栓（PVT）、肝静脉血栓（布-加综合征）和肝小静脉闭塞病。患者通常存在门静脉高压，临床症状类似于肝硬化。

（一）门静脉血栓

1.定义和病因

门静脉系统血栓可由腹部钝性创伤、脐静脉感染、新生儿败血症、腹腔炎性疾病（如胰腺炎）或高凝状态所致，并可与肝硬化相关。骨髓增生性疾病，包括真性红细胞增多症、原发性血小板增多症和骨髓纤维化，现在被认为可能是PVT的病因。一项研究表明，25%～65%的非肝硬化静脉血栓为骨髓增生性疾病所致。*JAK2*突变是骨髓增生性疾病的标志，经常在PVT的患者中查到。这种疾病表现为门静脉高压，但肝组织学通常是正常。

2.诊断

血管造影可明确诊断，无创的影像学检查，如超声、CT和MRI，可提示血栓、肝门附近的侧支循环及脾大。血栓长期附着于曲折的门静脉内，可导致海绵样变。

3.治疗

急性PVT可尝试溶栓治疗，华法林抗凝仍为主要的治疗措施。大多数患者在抗凝治疗6个月后血栓再通。推荐在急性血栓事件后持续抗凝3～6个月。长期抗凝可用于慢性血栓病，尤其是高凝状态的治疗。

抗凝可导致门静脉高压曲张破裂出血，然而研究表明慢性PVT患者进行抗凝治疗时静脉曲张破裂出血的风险并无增加。事实上，最近的研究表明预防性抗凝治疗（依诺肝素）可防止门静脉血栓形成和肝功能失代偿性肝硬化。如果出现食管静脉曲张破裂出血，最好采用内镜下栓塞治疗。β受体阻滞剂可降低门静脉压力，从而防止静脉曲张破裂出血，但可能会增加血栓风险，因此通常不推荐。如果内镜治疗失败，可尝试门体静脉分流术，但因没有合适的开放血管，这种方法很难实施。

（二）布-加综合征

1.定义和病因

布-加综合征（Budd-Chiari syndrome）是肝静脉或其开口以上的下腔静脉阻塞引起的以门静脉高压或门静脉和下腔静脉高压为特征的疾病。大多数情况下与血液病相关（如真性红细胞增多症、阵发性睡眠性血红蛋白尿、原发性血小板增多症、其他骨髓增生性疾病），妊娠、使用口服避孕药、肿瘤（尤其是肝细胞癌）或其他原因所致的高凝状态（如Ⅴ因子Leiden突变、蛋白C和S缺乏症）也是常见病因。腹部创伤及先天性下腔静脉蹼也可以引起布加综合征。约20%的病例是特发性的，但是这些患者多有早期、亚临床的骨髓增生性疾病或与高凝状态相关的基因突变。

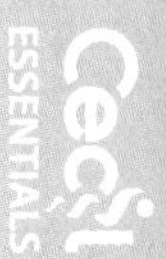

2.临床表现

根据临床病程，布-加综合征可分为急性、亚急性、慢性。急性多与急性肝衰竭相关，突发右上腹痛、肝大、腹水、黄疸。而亚急性或慢性主要表现为门静脉高压，血清胆红素、氨基转移酶水平升高可能是缓慢的，但肝功能通常很差，主要表现为低蛋白血症与凝血功能障碍。

3.诊断

腹部超声提示肝静脉血流降低或消失，腹部CT提示肝静脉灌注延迟或缺如及肝尾状叶肥厚。磁共振血管造影也可显示以上结果。如果无创的影像学检查仍无定论，要考虑肝静脉和下腔静脉造影。肝静脉和下腔静脉造影可显示导管无法插入和显像的血管，也可显示出特征性的蜘蛛网般的侧支循环，下腔静脉可因肝大或肝尾状叶肿大被压迫。肝活检可见小叶中心型充血、出血和坏死（豆蔻肝），慢性梗阻患者可发展为肝硬化。

4.治疗

治疗应个体化，并且依据发病方式、严重程度和潜在病因而采用不同的治疗方法。慢性布-加综合征患者，首先给予支持治疗以减轻腹水和水肿（如限制饮食钠、利尿剂），无法减少充血的慢性布-加综合征患者需要抗凝治疗。急性布-加综合征采用先溶栓再抗凝治疗。对于特定的患者（静脉蹼、狭窄或单一血管血栓形成），可采用血管成形术或支架置入术。在发展为肝硬化前，减压是最有效的方式，包括经颈静脉肝内门腔静脉和门腔静脉侧侧分流术。对于肝硬化患者，肝移植后长期抗凝治疗是最好的选择。

（三）肝小静脉闭塞病

1.定义和病因

肝小静脉闭塞病，也称为肝窦闭塞综合征，是由应用草药制剂（如吡啶生物碱）或大量化疗药物（如硫唑嘌呤）导致肝内小静脉内皮细胞损伤，最终导致肝小静脉和肝窦阻塞。

2.临床表现

本病临床表现为黄疸、肝大和腹水。临床表现可以迅速进展并导致多器官功能障碍，死亡率在20%～25%。

3.诊断

在骨髓移植后3～4周出现体重增加、上腹或右上腹痛、黄疸，临床上需考虑该诊断。实验室结果包括氨基转移酶升高、高胆红素血症，严重者出现合成功能障碍。腹部超声提示腹水、肝静脉内径变小、血流减少、下腔静脉通畅、肝动脉阻力增加。肝活检可用于诊断，通常经颈内静脉途径获取。与经皮途径相比，这种方法的优点包括可测量肝静脉压力梯度（hepatic venous pressure gradient，HVPG）（肝小静脉闭塞病中通常升高）及出血率较低。

4.治疗

轻度肝小静脉闭塞症可仅用支持治疗。中重度的肝小静脉闭塞症，可尝试用组织纤溶酶原激活剂、肝素、抗凝血酶Ⅲ、前列腺素E_1和谷氨酰胺联合维生素E治疗，但是以上治疗方法的疗效尚未明确。最近，去纤维蛋白多核苷酸是猪源性磷酸二酯单链寡核苷酸的混合物，其被评为重度肝小静脉闭塞病的一种潜在的治疗方法。其确凿的疗效证据尚不足，但无严重的副作用。

十二、肝移植

（一）MELD评分

终末期肝脏疾病评分模型（model for end-stage liver disease，MELD）是依据胆红素水平、血肌酐、凝血酶原时间（国际标准化比值），预测肝硬化的短期病死率，以及评估等待肝移植患者的优先级。MELD评分在6～40分。高分说明病情更严重且预测死亡率更高。当患者MELD评分达到15时，具有肝移植指征。患者接受移植的平均MELD评分是20分。

（二）预后

肝移植对于逐渐进展、严重且无法治愈的肝病患者是非常重要的治疗方法。先进的外科技术和护理支持、环孢素和他克莫司等免疫抑制剂的使用，以及精心选择患者，都有助于提高肝移植成功率。肝移植患者5年生存率为70%～80%，术后可以有良好的生活质量。美国肝移植最常见的适应证是丙型肝炎病毒感染所致的慢性肝脏疾病。其他适合肝移植的肝脏疾病包括酒精性肝病所致肝硬化、非酒精性脂肪肝（NAFLD）、自身免疫性肝炎、原发性胆汁性肝硬化（PBC）和原发性硬化性胆管炎（PSC）。若给予乙型肝炎患者乙型肝炎免疫球蛋白或核苷类似物以防止其复发，乙型肝炎患者可以成为肝移植的候选人。肝移植在急性肝衰竭患者中也有很好的结果（参见第42章）。肝移植治疗恶性肝胆疾病一直不太成功，因其在肝移植后可能复发。

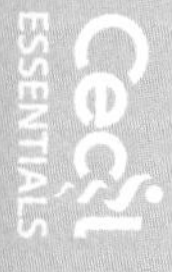

关于该主题的深入讨论，请参阅《西氏内科学》(第25版)第153章“肝硬化及其并发症”。

推荐阅读

Arroyo V: Acute kidney injury (AKI) in cirrhosis: should we change current definition and diagnostic criteria of renal failure in cirrhosis? J Hepatol 59:415–417, 2013.

Garcia-Tsao G, Bosch J: Management of varices and variceal hemorrhage in cirrhosis, N Engl J Med 362:823–832, 2010.

Kamath PS, Kim W: The model for end-stage liver disease (MELD), Hepatology 45:797–805, 2007.

Krowka MJ, Miller DP, Barst RJ, et al: Portopulmonary hypertension: a report from the US-based REVEAL registry, Chest 141:906–915, 2012.

Mehta RL, Kellum JA, Shah SV, et al: Acute Kidney Injury Network: report of an initiative to improve outcomes in acute kidney injury, Crit Care 11(2):R31, 2007.

O'Brien J, Triantos C, Burroughs AK: Management of varices in patients with cirrhosis, Nat Rev Gastroenterol Hepatol 10:402–412, 2013.

Rimola A, Garcia-Tsao G, Navasa M, et al: Diagnosis, treatment and prophylaxis of spontaneous bacterial peritonitis: a consensus document, J Hepatol 32(1):142–153, 2000.

Runyon BA: Management of adult patients with ascites due to cirrhosis: an update, Hepatology 49:2087–2107, 2009.

Tsien CD, Rabie R, Wong F: Acute kidney injury in decompensated cirrhosis, Gut 62:131–137, 2013.

Valla DC: Thrombosis and anticoagulation in liver disease, Hepatology 47:1384–1393, 2008.

Villa E, Cammà C, Marietta M, et al: Enoxaparin prevents portal vein thrombosis and liver decompensation in patients with advanced cirrhosis, Gastroenterology 143:1253–1260, 2012.

第44章

胆囊及胆道系统疾病

著　者　Matthew P. Spinn　Michael B. Fallon
译　者　王慧芬　审校者　杜时雨

一、引言

胆囊和胆道共同承担将胆汁从肝脏运送到小肠的功能，其核心作用在于脂肪的消化、脂类物质和脂溶性维生素的吸收。胆囊和胆道疾病是消化系统最常见，也是医疗花费最多的疾病。本章主要介绍胆囊和胆道疾病，特别是胆石症的治疗原则。读者可以参阅第40章中胆红素的代谢和黄疸的诊断方法，以及第34章中各种影像学方法的应用，来学习胆道系统疾病。

二、胆道的正常解剖和生理

图44-1概述了肝脏和胆道系统的基本解剖。肝脏每日产生500～1500ml的胆汁。肝脏细胞分泌的胆汁包括胆汁酸、磷脂和胆固醇，这些分泌物由肝脏细胞顶部的细胞膜分泌进入细胞间的毛细胆管。毛细胆管汇合成肝内胆管，进而成为胆总管。在空腹情况下，位于Vater壶腹的Oddi括约肌处于收缩状态，可以将约50%的胆汁通过胆囊管运送到胆囊。胆囊可以储存和浓缩胆汁。当食物进入小肠后，胆囊收缩素的释放可以松弛Oddi括约肌，进而使得胆汁进入小肠。此时胆汁中的胆汁酸浓度为毫摩尔级，兼备脂溶性和水溶性双重属性。胆固醇经肝脏排泄至小肠，最后随粪便排出体外（详见第40章）。胆汁酸具有溶解脂肪、促进脂肪消化和吸收的作用，它们很大一部分可以被小肠黏膜吸收，特别是在回肠末端，吸收的胆汁酸被重新运送至肝脏，这一过程称为胆汁酸的肠肝循环。

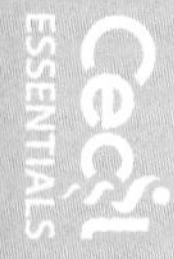

三、胆囊疾病

（一）胆囊结石

胆囊结石（胆石症）是一种常见疾病，影响着10%～15%的成年人。而胆囊结石引起的并发症是导致胃肠道疾病住院的主要原因。在美国，每年有75 000名胆囊结石患者接受胆囊切除手术，因此胆囊切除术也成了择期手术中数量最多的手术，由此产生的医疗费用每年近65亿美元。胆囊结石分为两种类型：75%为胆固醇结石，25%为胆色素结石（黑色或褐色）。胆色素结石是由胆红素钙和其他钙盐组成的。胆囊结石形成的危险因素如表44-1所示。

1.胆囊结石的发病机制

胆囊结石的形成有三个主要原因：胆汁中胆固醇过饱和、成核及胆囊排空障碍。肝脏是机体最重要的胆固醇储备脏器。在胆汁分泌时，不溶于水的胆固醇溶解在由胆汁酸和磷脂形成的微粒体中。在多数胆囊结石患者中，胆汁中的胆固醇比稳定微粒中的胆固醇要多。当胆汁中胆固醇过饱和，胆固醇分子聚合形成结合囊泡即结晶，这一过程称为成核。

过多胆固醇的逐渐沉积，最终导致肉眼可见结石的形成。影响成核的因素包括胆汁输送时间、胆囊收缩功能、胆汁的成分（胆固醇的浓缩、磷脂、胆盐等），以及胆汁菌群、黏蛋白和糖蛋白（可以作为促核因子促进胆固醇结晶的形成）。促核因子和抗核因子的相互作用，决定了胆固醇过饱和的胆汁能否形成胆固醇结石。胆囊泥沙是由胆汁酸、胆红素、胆固醇、黏液和蛋白组成的超浓缩混合物，具有不同程度的流动性，容易凝结成半固体或固体状态。

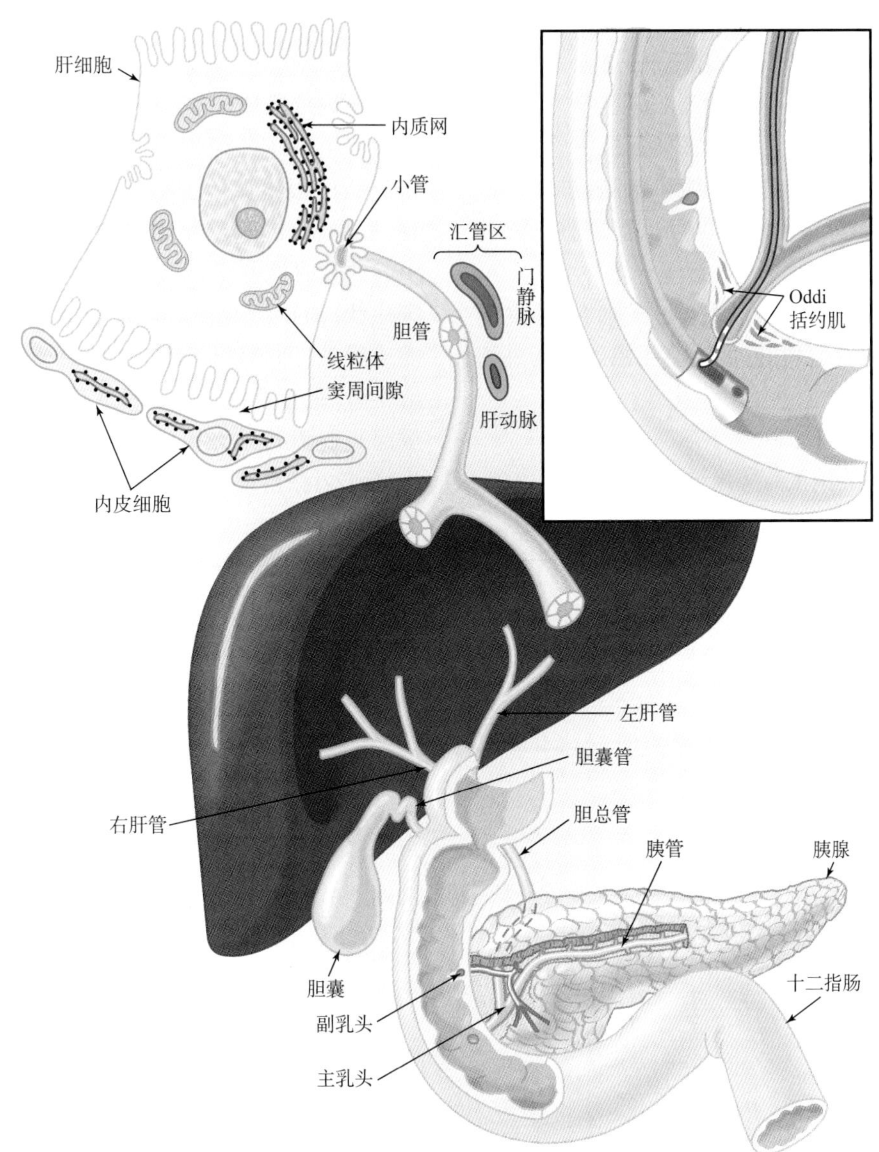

图44-1 肝脏和胆道的正常解剖与组织学结构。肝脏代谢和分泌的原料（如非结合胆红素）进入肝窦间隙，跨过内皮屏障和窦周间隙。然后非结合胆红素被肝脏细胞所摄取，与葡萄糖醛酸结合成水溶性物质，进而透过肝细胞膜分泌至胆小管，接着进入小叶内胆管、小叶间胆管、肝段胆管、肝叶胆管，最后汇合成胆总管的主要分支。门脉区是由门静脉、肝动脉和胆管组成。在禁食期间，由于Oddi括约肌的紧张性收缩，大约1/2的胆汁通过胆囊管进入胆囊，在这里胆汁被储存和浓缩，然后在进食时被分泌。任何一级胆道的疾病都可以导致胆汁淤积和梗阻性黄疸

表44-1 胆石症的高危因素

主要因素	糖尿病
年龄	社会低收入人群
肥胖	久坐
女性	全肠外营养
快速减肥	溶血
种族背景(如美洲土著)	肝硬化
次要因素	克罗恩病
药物：口服避孕药、头孢曲松、奥曲肽、噻嗪类利尿药	胆道寄生虫(如华支睾吸虫)
妊娠	末端回肠切除术

胆色素结石的形成机制尚不明确，但是结合胆红素的增加（溶血状态）、胆汁中钙离子和碳酸氢钠的升高、肝硬化、细菌在胆红素中的难降解性都与胆色素结石的形成有关。黑色素结石，主要由胆红素钙组成，在无菌胆汁的胆囊中形成，常见于慢性溶血状态、肝硬化患者和接受回肠切除术的患者。而棕色结石，主要由钙盐组成，在感染的胆管中常见。

关于胆囊结石和泥沙形成的许多公认的易感因素，可以从下文提到的病理生理学角度解释。

(1)雌激素、经产妇、口服避孕药、肥胖、快速减肥和末端回肠疾病可以减少胆汁酸的总量，进而导致胆汁中胆固醇饱和度增加。

(2)胆道寄生虫、反复细菌感染及抗生素(如头孢曲松)，易于胆道内钙盐的浓缩和结晶，进而促进成核过程。全肠外营养和输血也可以促进胆色素的沉积和泥沙的沉淀。

(3)胆囊排空障碍(由妊娠、生长抑素、禁食引起)、胆管狭窄、胆总管囊肿、胆道寄生虫和全肠外营养可以导致胆汁淤积。

2.胆囊结石的临床表现

10%～20%的美国人有胆囊结石，其中50%～60%的人是毫无症状的，而有1/3的患者发展为胆绞痛或慢性胆囊炎，另外15%的患者发展为急性病程。

图44-2概述了胆囊结石的自然病程。结石或泥沙在胆道系统任何平面的梗阻，是胆囊结石引起临床症状的根本原因。结石可以梗阻在胆囊管、胆总管、肝总管或壶腹(见图44-1、图44-2)。胆囊管结石引起的暂时性梗阻，可以导致胆囊收缩，进而出现临床症状；而持续性梗阻可以导致胆囊逐渐加重的炎症或感染(即急性胆囊炎)。胆总管远端梗阻可以导致腹痛、胆管炎(胆道感染)或胰腺炎(由于胰管梗阻引起)。胆囊管结石较大还可以引起胆总管梗阻，成为Mirizzi综合征。胆囊结石疾病常见的鉴别诊断如表44-2所示。

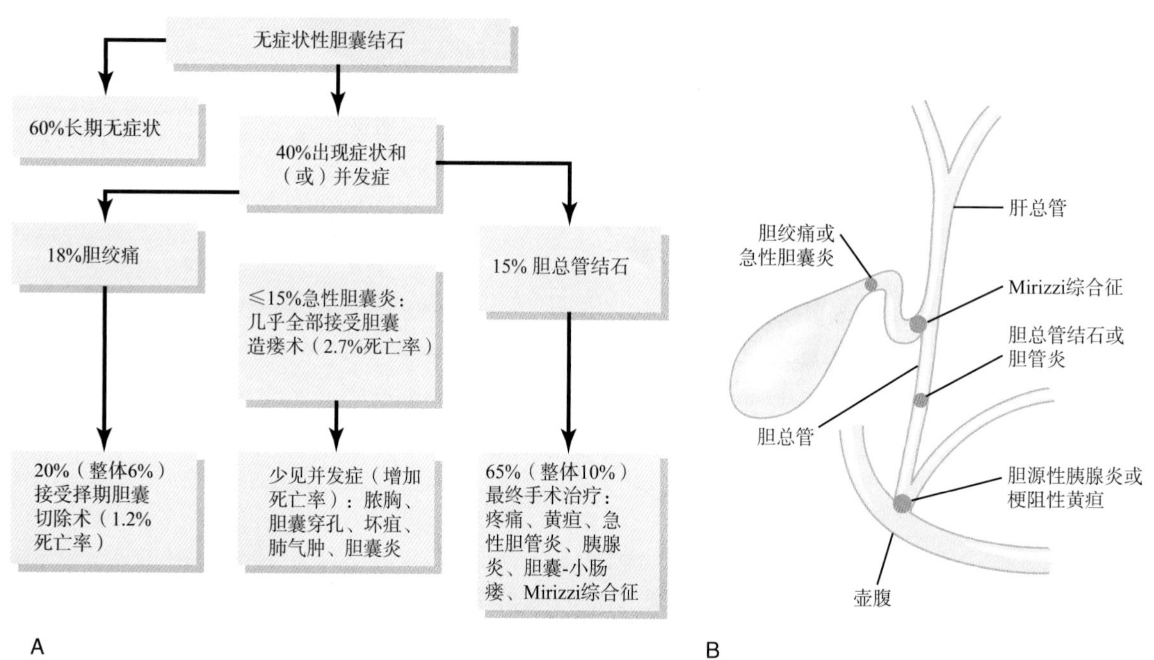

图44-2 无症状性胆囊结石的自然病史。A.胆囊结石相关临床症状，数据显示了成人在15～20年出现一个或多个症状或并发症的百分比。其间，约30%的胆囊结石患者接受手术治疗(胆囊结石并发症的危险因素文献报道差别很大，此图数据来源于最新的研究报道)。B.症状性胆囊结石的临床表现。不同条件下的梗阻部位

3.无症状性胆囊结石

许多胆囊结石在临床上处于“休眠”状态，由于其他原因行腹部B超检查时无意中被发现。胆囊结石出现临床症状的概率很小，每年平均为2%～3%，5年间为10%，而每年仅有1%～2%的患者出现并发症状。因此，对多数人而言，门诊随诊即可。预防性胆囊切除术可以被应用于可能出现症状的高危人群，主要包括：①糖尿病患者，其发生急性胆囊炎的概率和致死率较高；②胆囊壁钙化(或瓷化胆囊)，大的胆囊息肉，或大

表44-2 胆石症的鉴别诊断

消化性溃疡	肾结石
胃食管反流病	肾盂肾炎
非溃疡性消化不良	肾周脓肿
肠易激综合征	肺炎
Oddi括约肌功能障碍	心绞痛
肝炎和肝周炎（Fitz-Hugh-Curtis综合征）	胰腺炎
	异位妊娠破裂
肝脓肿	阑尾炎

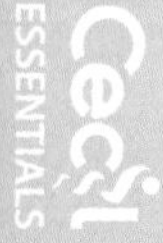

的胆囊结石（长径>3cm），这些因素会增加胆囊癌发生的概率；③镰状细胞贫血患者，急性胆囊炎与肝衰竭难以鉴别；④胆囊结石的儿童，容易发展出现临床症状；⑤美国土著，发展为胆囊癌概率较高。

4.症状性胆囊结石和胆绞痛

所谓症状性胆囊结石，定义是由于胆囊结石引起的胆囊疼痛。而胆绞痛是指胆囊出口梗阻时胆囊收缩引起的症状。典型的胆绞痛的发展过程是，突发性上腹部或右上腹的持续性疼痛，疼痛逐渐加重并持续几分钟，然后在30min至几个小时内逐渐缓解。在肩胛骨顶或右肩可以有放射痛。也可能有恶心和呕吐，但是不会出现发热和明显的包块（急性胆囊炎的体征）。其他症状还有消化不良、对脂肪类食物的不耐受、腹胀和胀气、烧心、嗳气，但是这些都是非特异性症状，正常人也可以出现。

腹部B超是发现胆囊结石最好的检查手段，已经成为评估胆石症的首选方式。B超对于胆囊结石的敏感性和特异性均大于90%，但对于胆总管结石而言则为20%。这一不足可以被超声内镜（endoscopic ultrasonography，EUS）和磁共振胰胆管造影（magnetic resonance cholangiopancreatography，MRCP）弥补，两者在胆囊结石和胆总管结石诊断上的准确率都达到了90%～95%。口服胆囊造影不再用于胆囊结石的常规评估。

腹腔镜胆囊切除术已经取代开腹胆囊切除术，成为治疗反复发作的胆绞痛的首选方式。开腹胆囊切除被应用于特定的高危患者（如既往腹部手术引起粘连、肥胖、肝硬化）。腹腔镜胆囊切除术中如果怀疑合并有胆总管结石，可以同时进行内镜逆行胰胆管造影（intraoperative endoscopic retrograde cholangiopancreatography，ERCP）或术中影像学检查。黄疸、胰腺炎、肝功能异常和胆管扩张都可以提示胆总管结石的可能。

胆囊切除术可以有效解除胆石症患者的胆绞痛，并防止今后并发症的发生。对于严格筛选的胆固醇结石患者，可以应用口服鹅去氧胆酸和熊去氧胆酸，但见效慢、成本高，并且需要终身随诊。其他消除结石的方法，包括接触溶解和碎石，现在已经很少应用。

5.急性胆囊炎

急性胆囊炎是指胆囊扩张、水肿、缺血、炎症和继发感染的疾病。急性胆囊炎通常因结石导致胆囊管梗阻引起，少见于胆囊癌或泥沙梗阻。急性胆囊炎的临床特点是突发性上腹痛，持续数小时。疼痛会逐渐加重，通常局限于上腹部或右侧季肋区，可以放射至右腰、肩胛骨或肩部。多数患者还有恶心呕吐、厌食和低热症状出现。与胆绞痛不同，急性胆囊炎引起的疼痛不会自行缓解。急性胆囊炎患者的阳性体征可能有右上腹的Murphy征、发热，部分患者可以触及肿胀的胆囊和轻度黄疸。

急性胆囊炎的并发症包括气肿性胆囊炎（常见于糖尿病患者、老年人、免疫抑制患者）、脓胸、坏疽和胆囊穿孔。胆囊穿孔可以直接发生在游离腹腔，也可以形成胆囊-小肠瘘引起胆囊结石性肠梗阻。Mirizzi综合征引起的严重黄疸是由于胆囊颈部结石压迫肝总管造成的。

急性胆囊炎和胆绞痛的诊断方法基本一致。如果腹部B超发现胆囊结石，同时伴有胆囊周围积液、胆囊壁增厚、局部压痛（B超下的Murphy征），就可以诊断急性胆囊炎。B超检查安全、应用广泛，因而成为急性胆囊炎的首选检查方式。此外，静脉注射锝标记的二异丙基乙酸（diisopropyl iminodiacetic aid，DISIDA）或肝胆的亚氮基二乙酸（hepatobiliary iminodiacetic acid，HIDA）的放射性核素扫描也很准确。在放射性核素扫描中，如果放射性核素进入胆总管和十二指肠，胆囊不显影，那么就极有可能是急性胆囊炎；反之，如果胆囊中充盈放射性核素，就不能诊断。

由于急性胆囊炎复发率很高，所以多数患者需要接受胆囊切除手术，手术时间要选择在急性发病24～48h，偶尔也可以急性期过后4～8周（图44-3）。对于高危风险的手术患者，可以采用胆囊造瘘术。在患者出现发热、白细胞增多时要应用抗生素。对于难以接受手术治疗和不能明确诊断的患者，可以采取保守观察治疗。

（二）非结石性胆囊炎

非结石性胆囊炎是一种非胆囊结石引起的胆囊急性炎症，其发病率在所有急性胆囊炎中占5%，但较结石引起的急性胆囊炎，其并发症发生率和疾病死亡率都要高。典型的非结石性胆囊炎与以下三种因素密切相关：长期禁食、卧床、血流动力不稳定，如重症患者，特别是接受全肠外营养或输血的重症患者容易出现。其中胆囊缺血和胆汁淤积在发病机制中有重要意义。在艾滋病患者中，也可发病，通常与巨细胞病毒或隐孢子虫感染有关。如果有以上三种高危因素的患者出现腹痛、发热、白细胞增多，同时

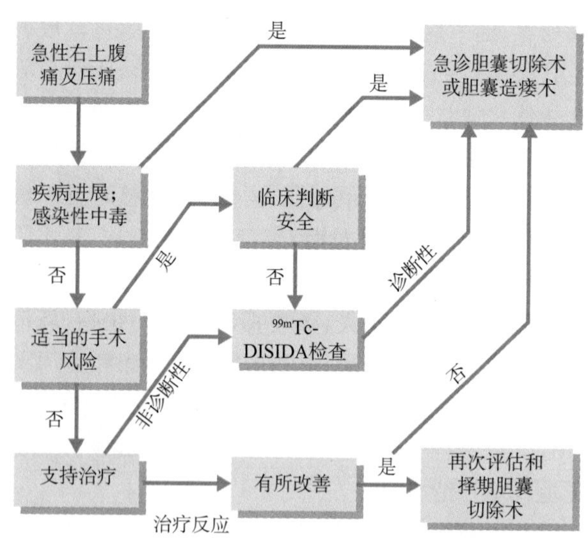

图44-3 右上腹疼痛伴压痛怀疑急性胆囊炎的治疗思路。该流程是基于对于有适应证的患者采取早期手术（常规或腹腔镜手术），以及手术风险高危的患者采取胆囊造瘘术（手术或经皮穿刺）

B超发现胆囊壁增厚，以及查体Murphy征阳性，但是没有发现胆囊结石，就要怀疑本病。在急性胆囊炎患者，应用HIDA核医学检查无法发现胆囊结石。治疗方法包括抗生素的应用和胆囊切除术。如果患者病情危重，可以选择经皮胆囊造瘘术。

（三）慢性胆囊炎

慢性胆囊炎是病理学家用来描述慢性炎性细胞浸润胆囊的一种组织病理学名称。慢性胆囊炎被认为是一种不断发展的炎症过程，由持续几日至几年的反复发作的轻度胆囊梗阻引起，造成反复黏膜损伤和炎症。临床表现主要是胆绞痛，但不同于急性胆囊炎的特点。胆囊结石是主要诱因，胆囊结石的数目与炎症程度无关。在12%的慢性胆囊炎患者中，并不伴有胆囊结石。慢性胆囊炎的诊断标准是胆囊结石患者，出现无其他原因的临床症状和体征。腹部B超是最好的筛查手段，可以发现微小结石（≤3mm）。治疗方法是腹腔镜胆囊切除术，中转为开腹胆囊切除的概率在5%。

（四）胆囊息肉

胆囊息肉是胆囊黏膜的增生，在5%的B超检查中都可被发现。多数息肉不是肿瘤，而是增生或脂类沉积（息肉）。鉴别诊断包括胆固醇性息肉、炎性息肉、腺瘤、腺肌症、胆囊癌。与恶性肿瘤相关的因素如下：直径大于1cm，同时存在胆囊结石、年龄大于60岁，以及影像学上直径不断增加。如果以上一个或多个因素同时存在，或出现胆道梗阻症状，就应采取胆囊切除术。息肉小于1cm的患者应该接受定期超声检查。

（五）胆囊癌

胆囊癌相对少见，但是病死率很高。在拉丁美洲国家（如智利）和东南亚国家发病率与死亡率较高。胆囊癌通常发现即晚期病程，伴有体重减轻、黄疸、瘙痒及右上腹巨大包块。临床症状与急性或慢性胆囊炎类似，特别在肿瘤较小的患者。高危因素包括胆囊息肉、瓷化胆囊、胆总管囊肿、胆囊结石和胰胆管合流异常。虽然早期肿瘤可以手术治疗，但是多数患者诊断即为晚期，无法治疗。

（六）胆囊运动异常

胆囊运动异常是指非结石原因引起的异常胆囊运动或收缩，导致的胆绞痛症状。实验室检查和腹部影像学检查通常都是正常的，HIDA核医学检查可以发现胆囊排空率降低，或与胆囊收缩素相关的反复疼痛。经过手术切除后，提示为非结石性胆囊炎。

四、胆道疾病

（一）胆总管结石

在西方国家，胆总管结石多数来源于胆囊。大约15%的胆囊结石患者会发展成胆总管结石（图44-4）。少数患者，结石在胆道中直接形成。胆总管结石患者可能没有症状（30%～40%），也可以出现胆绞痛和黄疸。主要并发症有急性胆管炎和急性胰腺炎。诊断依据是肝功能检查和腹部影像学检查。腹部超声是首选的影像学检查，其发现结石的敏感性为20%～90%，发现胆总管增宽的敏感性为55%～90%。EUS和MRCP已经取代ERCP来诊断胆管结石，其敏感性和特异性分别为94%和95%，其中EUS为93%，MRCP为94%。ERCP只保留治疗手段。

（二）急性胆管炎

急性（化脓性）胆管炎是胆总管结石引起的一种危及生命的胆道感染性疾病，典型的临床症状是腹痛、黄疸和发热（Charcot三联征）。在老年患者或免疫抑制患者中，可能没有临床表现。胆管炎是一种外科急症，可迅速导致败血症、休克甚至死亡。诊断要

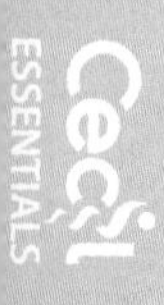

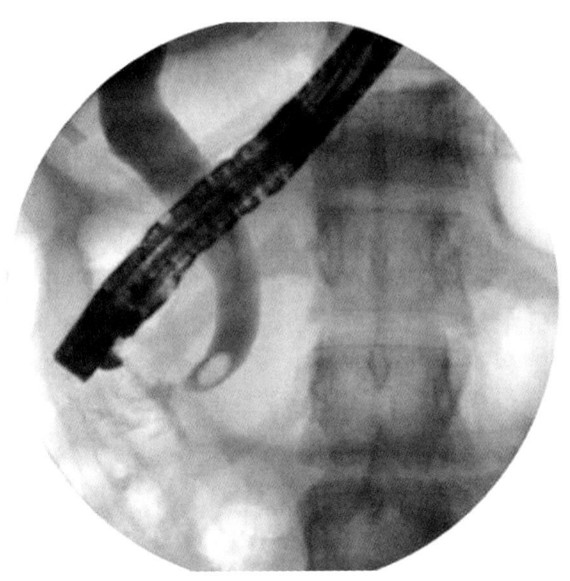
图44-4 ERCP提示胆总管结石

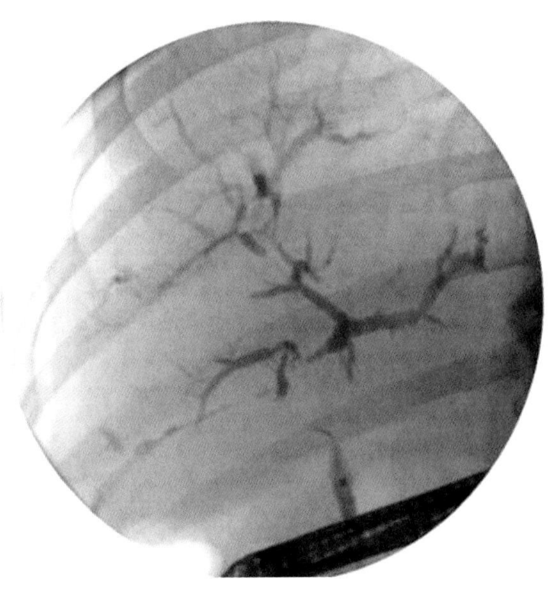
图44-5 ERCP提示肝门部胆管癌

结合临床表现和实验室检查(肝功能异常和白细胞增加),以及影像学或内镜下发现胆总管结石的综合信息。急性胆管炎的治疗包括广谱抗生素的应用及及时清除结石,通常选择ERCP和括约肌切开术。患者病情稳定后,再采取胆囊切除术。

(三)胆石性胰腺炎

生化证据显示,在30%的胆总管结石和15%的急性胆囊炎患者中,伴随有胰腺炎。胆囊结石诱发胰腺炎被认为有两种机制:壶腹一过性梗阻引起胆汁反流至胰管,以及壶腹结石或结石引起的继发性梗阻。鉴于胆石性胰腺炎患者中有25%会复发,因此胰腺炎患者临床治愈后应接受胆囊切除术。如果患者同时出现黄疸,提示存在胆管结石,应行ERCP+括约肌切开术。

(四)胆管肿瘤

在美国,胆管癌和壶腹癌并不常见。胆管癌可以发生在胆管的任何平面,在老年男性中多见,常见于50～70岁的男性。危险因素包括原发性硬化性胆管炎、胆总管囊肿、慢性溃疡性结肠炎、肝吸虫病、复发性化脓性胆管炎(东方型胆管性肝炎)。虽然由肿瘤坏死或脱落可以引起间歇性胆道梗阻和大便潜血,但是患者常见的症状是持续的无痛性黄疸。位于肝外胆管分支处的肿瘤称为肝门部胆管癌(Klatskin tumor)(图44-5)。只有少数胆管癌患者可以通过手术治愈。如果发现肿瘤无法切除,应行姑息性胆管引流术。

(五)非恶性原因引起的胆道梗阻

1.胆道狭窄

良性胆道狭窄通常是由手术创伤或慢性胰腺炎引起的。由手术创伤引起的胆道狭窄甚至可以在术后几年出现。早期诊断非常重要,因为狭窄引起的部分梗阻可以没有临床症状,但是会继发胆汁性肝硬化。对于曾有右上腹手术史,或者血清碱性磷酸酶和γ-谷氨酰转肽酶持续升高的慢性胰腺炎患者,要考虑胆道狭窄的可能。对合适的患者可以应用内镜下球囊扩张术,置入或不置入支架;或采取手术修复的方法。

2.其他原因引起的胆道梗阻

胆总管囊肿、Caroli病(先天性肝内胆管扩张)和十二指肠憩室都可以引起胆管梗阻、胆汁淤积进而引起继发性胆总管结石。肝脏损伤、肿瘤及肝动脉瘤可以引起胆管出血,造成间歇性胆管梗阻。在某些流行病学背景下,胆道寄生虫也是引起胆道梗阻的原因。胆道蛔虫在南美洲、非洲和印度是引起胆管炎和黄疸的常见原因。华支睾吸虫是韩国和东南亚国家引起东方胆管肝炎的致病原,并随移民进入美国。肝吸虫(肝片吸虫病)在全球范围内是引起胆道狭窄和胆管炎的首发原因,在玻利维亚的安第斯山脉最常见。

(六)原发性硬化性胆管炎

原发性硬化性胆管炎(primary sclerosing

cholangitis，PSC）是一种特发性、良性、非细菌性、慢性炎症纤维化导致的肝内和肝外胆管闭塞。通常发生在年轻男性（2/3患者年龄小于45岁），70% PSC患者同时伴有溃疡性结肠炎。PSC的临床症状差别很大，有的患者没有临床症状，仅有肝酶升高（碱性磷酸酶升高最为典型），有的患者出现反复发作的发热、寒战、腹痛和黄疸。PSC的诊断要通过MRCP或ERCP，可以发现肝内和（或）肝外胆管的典型改变（串珠样改变）（图44-6）。

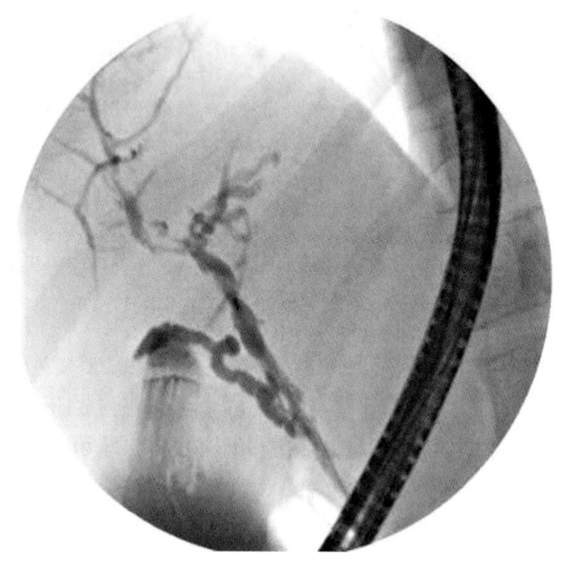

图44-6　ERCP提示PSC患者肝内外胆管特征性改变

ERCP提示PSC患者肝内外胆管的特征性串珠样改变。

目前没有对于PSC的有效治疗方法，有些中心应用熊去氧胆酸和甲氨蝶呤。其他治疗方法还有针对反复发作的细菌性胆管炎的预防性抗生素的应用、皮肤瘙痒的治疗和脂溶性维生素的补充。对于明显胆管狭窄的患者，ERCP下的胆管扩张是解决胆汁淤积的有效方法。大多数PSC患者最终会进展至终末期肝病，应进行肝脏移植的评估。1/3的PSC患者会发展为胆管癌，因此，完善的临床和实验室检查（肝功能、肿瘤标志物如CA199），以及影像学随访十分必要。

（七）Oddi括约肌功能障碍

Oddi括约肌功能障碍是一种良性的动力障碍，可以引起胰胆管汇合水平的非结石性的胆汁和胰液梗阻。患者通常有不明原因的胆源性腹痛，伴或不伴肝功能异常及胆管扩张。对于严格筛选的患者，可以采用内镜或手术切开Oddi括约肌的方法。

关于该主题的深入讨论，请参阅《西氏内科学》（第25版）第155章“胆囊和胆管疾病”。

推荐阅读

Attasaranya S, Fogel EL, Lehman GA: Choledocholithiasis, ascending cholangitis, and gallstone pancreatitis, Med Clin North Am 92:925–960, 2008.

Caddy GR, Tham TC: Symptoms, diagnosis, and endoscopic management of common bile duct stones, Best Pract Res Clin Gastroenterol 20:1085–1101, 2006.

Chattopadhyay D, Lochan R, Balupuri S, et al: Outcome of gallbladder polypoidal lesions detected by transabdominal ultrasound scanning: a nine-year experience, World J Gastroenterol 11:2171–2173, 2005.

Elwood DR: Cholecystitis, Surg Clin North Am 88:1241–1252, 2008.

Esteller A: Physiology of bile secretion, World J Gastroenterol 14:5641–5649, 2008.

Shaffer EA: Epidemiology of gallbladder stone disease, Best Pract Res Clin Gastroenterol 20:981–996, 2006.

Stinton LM, Shaffer EA: Epidemiology of gallbladder disease: cholelithiasis and cancer, Gut Liver 6:172–187, 2012.

Tazuma S: Epidemiology, pathogenesis, and classification of biliary stones (common bile duct and intrahepatic), Best Pract Res Clin Gastroenterol 20:1075–1083, 2006.

Venneman NG, van Erpecum KJ: Pathogenesis of gallstones, Gastroenterol Clin North Am 39:171–183, 2010.

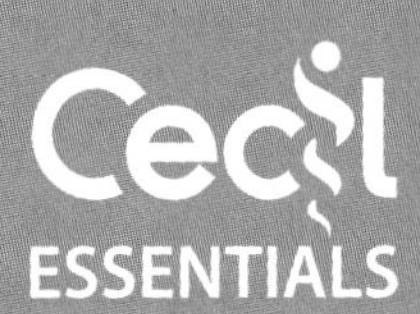

第八部分

血液系统疾病

第45章 造血与造血衰竭

著　者　Eunice S. Wang　Nancy Berliner
译　者　窦雪琳　王鸿鹄　审校者　王鸿鹄　黄晓军

一、造血

造血是指血细胞形成和发育的过程。外周血的每种细胞都源于复杂而缜密调控的发育过程。多能造血干细胞(pluripotent hematopoietic stem cell, PHSC)通过自我更新和多向分化得以维持，从而产生循环池中适当的细胞数目和种类(表45-1)。血液系统中原始细胞发育为各种细胞，后者各有不同的寿命和数量，这种持续进行、完整的细胞周期，造就了造血系统的独特性。

正常造血细胞由于衰老、使用或迁移至组织间隙而快速消耗，骨髓必须具备产生细胞以弥补这些消耗的能力，骨髓也必须具备产生更多细胞的储备功能，以应对机体由于出血、感染或其他应激情况而产生的异常需求。为了适应环境，机体进行着细胞个体生发的重复循环及自我更新，这对理解血液学中的正常和病理机制非常重要。

表45-1　外周血细胞的正常水平

种类	平均值	范围
血红蛋白	女性：14g/dl	女性：12～16g/dl
	男性：15.5g/dl	男性：13.5～17.5g/dl
血细胞比容	女性：41%	女性：36%～46%
	男性：47%	男性：41%～53%
网织红细胞	60 000/μl(1%)	35 000～85 000/μl (0.5%～1.5%)
平均红细胞体积		80～100fl
血小板	250 000/μl	150 000～400 000/μl
白细胞	7400/μl	4500～11 000/μl
中性粒细胞	4400/μl (40%～60%)	1800～7700/μl
淋巴细胞	2500/μl (20%～40%)	1000～4800/μl
单核细胞	300/μl(＜5%)	200～950(4%～11%)

(一)造血组织

造血活动从胚胎的卵黄囊开始，血岛中的早期有核红细胞形成了最初的含血红蛋白细胞。妊娠6周后，胎儿肝脏开始产生原始淋巴样细胞、巨核细胞和有核红细胞，脾脏成为次级造血器官。造血细胞最终移行至骨髓，并维持终身。对于正常宿主，骨髓是终身的主要造血器官。

生命早期，胎儿骨骼均含有可再生的骨髓，但随着年龄增长，骨髓逐渐被脂肪替代。成人活跃的骨髓仅存在于中轴骨(即胸骨、脊椎、骨盆和肋骨)及股骨和肱骨近端，故血液病诊断所需的骨髓样本通常采集于髂嵴或胸骨。当出现骨髓纤维化相关的疾病(如骨髓增殖性疾病)或严重的遗传性溶血性贫血(如重型珠蛋白生成障碍性贫血)时，这些病理情况会激发髓腔的造血能力，胎儿时期的造血器官可能会重建髓外造血，尤见于脾脏。

(二)造血过程的干细胞理论

目前假设所有的成熟造血细胞都起源于一小部分多能干细胞，这些细胞占骨髓全部细胞的比例不足1%，它们没有特异的形态学特征，只能通过其特有的功能特性进行区分。

干细胞有两个特点。首先，它们有高度增殖能力，终身能够持续补充大量的粒细胞、淋巴细胞和红细胞。造血系统需要在短时间内产生大量特定的细胞，以应对持续且波动性的血细胞需求。例如，侵入机体的微生物引起的严重感染促进中性粒细胞的释放，而低氧或急性失血可以促进红细胞生成。其次，造血干细胞是一组能够自我更新的细胞，在持续产生多系祖细胞的同时维持自身数量。

造血干细胞虽然有很强大的增殖潜能，但在正常情况下，多数是静止的，每一次仅有少数细胞扩增或分化，但它们有着惊人的增殖能力。在接受致死辐射量的小鼠研究中，少数移植细胞[即脾集落形成单位(CFU-S)细胞]即可以重建多系造血。

调节多能干细胞分化为定向祖细胞的信号通路尚不明确。数据显示定向分化的第一步是随机事件，目前假说认为后续的成熟阶段是在生长因子或细胞因子的影响下进行的(表45-2)。细胞因子通过特异的细胞因子受体对不同的细胞发挥作用。受体激活可以介导信号转导途径，改变基因转录，最终影响细胞增殖和分化。这些生长因子也可通过阻止凋亡(即程序性细胞死亡)而使发育中的造血干细胞得以存活。造血过程部分依赖于骨髓微环境中的非造血细胞(即成纤维细胞、内皮细胞、成骨细胞和脂肪细胞)。造血干细胞生物学的研究重点集中于干细胞如何被骨髓微环境中生长因子调节，以及干细胞如何被其与周围基质细胞表面之间特异的配体相互作用所调节，其中基质细胞位于境界清楚的干细胞龛中。

(三)造血分化途径

目前认为骨髓微环境中的内源性转录因子和细胞因子作用控制着造血过程，是一个密切调节的等级过程(图45-1)。在特定的调节性细胞因子的影响下，更多的原始细胞不断成熟，经历数次细胞分裂而成为某系的定向祖细胞。祖细胞也失去了自我更新的能力。形态学上，祖细胞从非特异的母细胞样细胞转化为能通过染色、形状、颗粒及核内容物可被识别的不同细胞。功能上，祖细胞获得了特异的细胞表面受体，可对特定的信号产生应答。

骨髓中正在成熟的粒细胞和红系细胞经历更多的细胞分裂，而淋巴细胞移行至胸腺和淋巴结进一步发育。巨核细胞停止细胞分裂，但继续进行核复制。最终，这些功能正常的红细胞、肥大细胞、粒细胞、单核细胞、嗜酸性粒细胞、巨噬细胞和血小板从骨髓释放至外周血中。

1.多能干细胞

多能造血干细胞在形态学上是无法区分的，只能通过表达的细胞分化抗原CD34及其在体外形成多能克隆的能力来识别。在白细胞介素-1(IL-1)、IL-3、IL-6、FMS样酪氨酸激酶(FLT3)和一种特定的干细胞因子[KIT配体(KITLG)，也称steel factor]的作用下，多能干细胞分化为髓系干细胞[即粒细胞-红细胞-巨噬细胞-巨核细胞集落形成单位(CFU-

表45-2 细胞因子及其活性

缩写	全称	对造血的作用
EPO	红细胞生成素	刺激红系祖细胞增殖和成熟；出现贫血和低氧时由肾脏产生；临床上用于治疗低EPO水平相关贫血(如肾衰竭、慢性病贫血)
G-CSF	粒细胞集落刺激因子	刺激粒细胞的增殖和成熟；因为也可以增加外周血干细胞的释放，故作用更广泛；临床上用于治疗中性粒细胞减少和移植前的干细胞动员
GM-CSF	粒细胞-单核细胞集落刺激因子	促进粒细胞和单核细胞前体细胞增殖；由于敲除GM-CSF(小鼠)无造血表型，故不明确稳态造血时GM-CSF的功能
TPO	血小板生成素	促进巨核细胞增殖；但临床研究结果不佳
M-CSF	单核细胞集落刺激因子	促进单核细胞增殖
IL-2	白细胞介素-2	促进T细胞增殖
IL-3	白细胞介素-3(多集落刺激因子)	促进粒细胞、单核细胞增殖；作用广泛，似乎可促进干细胞增殖；未用于临床
IL-4	白细胞介素-4	促进B细胞增殖
IL-5	白细胞介素-5	促进T细胞和B细胞增殖；促进嗜酸性粒细胞的增殖和分化
IL-11	白细胞介素-11	促进巨核细胞增殖；正在开展临床试验
LIF	白血病抑制因子	促进干细胞和巨核细胞增殖
SCF	干细胞因子(kit配体)	促进祖细胞增殖；对多系具有广泛的作用

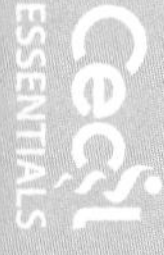

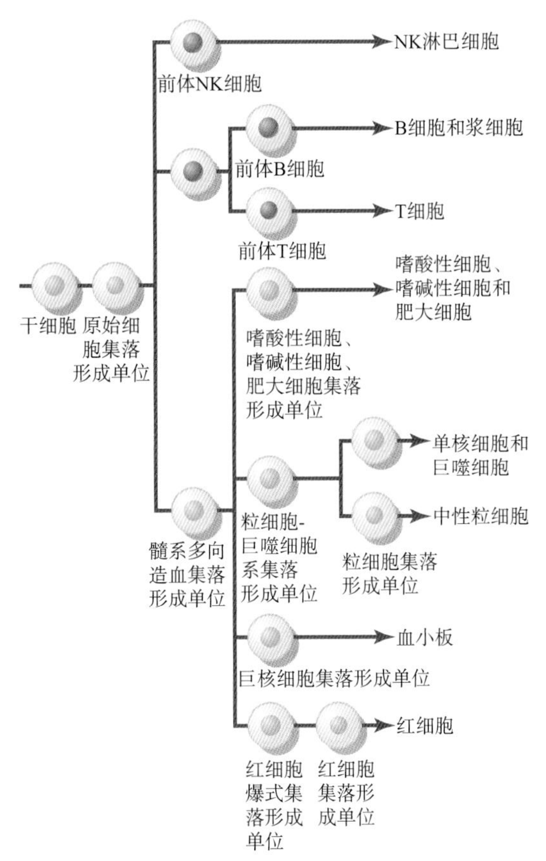

图45-1　骨髓细胞的发育

GEMM)细胞]或淋巴系干细胞。在粒细胞-巨噬细胞集落形成单位因子(GM-CSF)和IL-3的作用下,髓系干细胞可进一步分化为不同种系的子细胞(见图45-1)。淋巴生成干细胞分化为前体B细胞或前胸腺细胞(前体T细胞),离开骨髓并进一步成熟。

2.红细胞系

起源自髓系干细胞的原始红系前体细胞称为红系细胞爆式集落形成单位。这些细胞进一步分化为红系集落形成单位(CFU-E)细胞,后者为红细胞定向前体细胞。CFU-E细胞表达红细胞生成素(EPO)受体,EPO分子量为18kDa,肾间质细胞在低氧或贫血时可产生EPO。EPO可上调CFU-E细胞的增殖,并促进其成熟为原红细胞和网织红细胞,后者开始合成血红蛋白(见表45-2)。

3.粒细胞和单核细胞系

人GM-CSF在造血通路早期可调节CFU-GEMM干细胞的成熟。髓系前体细胞在粒细胞CSF(G-CSF)和单核细胞CSF的作用下,可分化为特定的定向前体细胞(见表45-2)。粒细胞CFU细胞经过一系列转化成为易于辨识的原始粒细胞、中幼粒细胞,并最终成为多核中性粒细胞,具有特征性的多叶核。相比较而言,单核CFU细胞在由成单核细胞到幼单核细胞到单核细胞或巨噬细胞的成熟过程中,则保持着单个细胞核。

4.其他细胞系

嗜酸性细胞和嗜碱性细胞分别在IL-5和IL-3及IL-4的作用下由CFU-GEMM细胞发育而来。成熟过程中所获得的特异性颗粒内容物可以用来区分它们的前体细胞与早期单核细胞。

血小板形态的发育与其他系细胞迥然不同。CFU-GEMM细胞分化为巨核细胞CFU细胞,之所以命名为巨核细胞,是因为这些细胞早期停止分裂,但核复制仍继续。巨核细胞是机体内唯一具有倍增DNA能力的细胞(即核内有丝分裂)。在数个细胞周期中,不断成熟的巨核细胞最终的核内容物是其他细胞的数倍,为其最终分解为血小板做准备,血小板包含了其他造血细胞的一部分胞质。血小板生成素(TPO)和IL-11这两种生长因子可以通过促进巨核细胞发育来增加血小板数目(见表45-2)。

5.干细胞的可塑性

目前一些研究挑战了造血干细胞(HSC)等级分化这一传统范式。HSC可以去分化为更不成熟的前体细胞,并且可以跨系转变分化为非淋巴造血细胞如肌细胞、肝细胞、胃肠道上皮细胞和神经元。

关于HSC的可塑性是由成人干细胞的内在特性造成或是由其他细胞群的污染(即造血干细胞和其他组织细胞融合)造成,还是由离体干细胞分离技术带来的人为因素造成,目前仍存在争议。尽管存在上述争议,成人HSC是一种用于组织修复和再生的动态、可更新的细胞来源,具有很好应用前景。

二、原发造血衰竭综合征

HSC疾病干扰了干细胞发育的正常模式,导致成熟细胞的生成不足(再生障碍性贫血)、成熟细胞生成过度(骨髓增殖性疾病),或分化障碍并生成过多的幼稚细胞(骨髓增生异常综合征和急性白血病)。造血衰竭,是指HSC无法产生正常数量的成熟血细胞,临床表现为外周全血细胞减少(血三系生成减低)。

虽然多种血液系统和非血液系统疾病均可引起骨髓功能异常,造成全血细胞减少(表45-3),但原发

表45-3 全血细胞减少的鉴别诊断

原发性骨髓疾病
再生障碍性贫血
先天性再生障碍性贫血综合征
范科尼贫血
Shwachman-Diamond综合征
先天性角化不良
获得性再生障碍性贫血
低增生性骨髓增生异常综合征
骨髓纤维化
阵发性睡眠性血红蛋白尿症
急性白血病：急性淋巴细胞白血病，急性髓系白血病
毛细胞白血病
系统性疾病继发的骨髓疾病
恶性实体瘤转移至骨髓
自身免疫性疾病：系统性红斑狼疮、干燥综合征
营养缺乏：维生素B_{12}、叶酸、酗酒
感染：任何原因引起的脓毒血症，病毒感染、布鲁菌病、犬艾利希体（分枝杆菌）感染
贮积病：戈谢病、尼曼-皮克病
解剖异常：脾功能亢进

性骨髓衰竭性疾病的主要特点是HSC补充干细胞池的能力严重受损。在少数情况下，骨髓衰竭综合征是内源性HSC缺陷引起的，而大多数骨髓衰竭源自正常HSC的外源性破坏。原发性造血衰竭疾病最常用的治疗手段是使用外源性的造血生长因子和干细胞移植。

（一）生长因子的临床应用

造血因子的发现为造血细胞生成减少者提供了重要的治疗手段。人们发现不同类型定向造血细胞可被特定的细胞因子刺激增殖和分化（见表45-2），这具有重要的临床意义。

DNA技术的进步使人们得以合成和纯化重组人(rh)蛋白，后者与体内蛋白的生物活性相似。在患者中使用这些合成物可以成功调控外周血中的成熟细胞。例如，外源性EPO已经成为治疗肾衰竭、化疗和骨髓衰竭综合征相关贫血的主要药物。在粒细胞缺乏性发热和放化疗后出现脓毒症的患者中，使用G-CSF或GM-CSF可以缩短住院日并减少高感染风险的时间。使用GM-CSF可以改善宿主对于真菌感染的免疫应答。人们使用大剂量G-CSF动员$CD34^+$骨髓干细胞至外周血，以用于移植前采集或移植后干细胞延迟植入的患者（稍后讨论）。

在TPO生长因子刺激血小板产生的早期研究中，由于部分患者产生了抗人TPO抗体，引起了严重的血小板减少，因此该研究只能提前终止。临床正在使用的第二代促血小板生成药物与TPO结构不同，但可以结合并激活TPO受体。罗米司亭(romiplostim)是一种重组Fc-肽段融合蛋白（即肽体），每周皮下注射1次可提升血小板数目、减少血小板输注需求并提高慢性难治性免疫介导的血小板减少症患者的生活质量。艾曲波帕(eltrombopag)是一种口服小分子TPO激动剂，可提升血小板数目、减少出血事件。目前正在研究利用TPO激动剂治疗其他骨髓衰竭综合征中的血小板减少症。

（二）造血干细胞移植

1.移植类型

随着人们对HSC生物学的了解增多，针对HSC的治疗得到发展。大多数化疗药物和放疗的抗肿瘤效应是剂量依赖性的，两者均会引起骨髓抑制，是其主要的剂量限制毒性。

在HSC移植前，采用高强度的清髓性剂量化疗和全身照射(total body irradiation，TBI)去清除恶性肿瘤细胞，然后输注供者或患者本人的干细胞以替代被清除的骨髓。移植主要用于原发性干细胞疾病，如白血病，也可以用于治疗非恶性血液系统疾病（如再生障碍性贫血、镰状细胞贫血、先天性免疫缺陷）、实体瘤（如肾细胞癌、黑色素瘤）和自身免疫性疾病（如淀粉样变、系统性狼疮）。年龄＜50岁的患者是移植的最佳人选。

目前存在多种干细胞移植的模式。自体移植指在患者接受大剂量化疗或G-CSF后的缓解期，采集患者的骨髓或外周造血干细胞(PBSC)，将细胞冷冻保存，后解冻并回输至体内。由于这种干细胞采集物中可能混入肿瘤细胞，自体移植复发率高。

异基因干细胞移植指根除功能异常的骨髓造血细胞并予以相合来源（即亲属或非亲缘供者）的正常骨髓或干细胞进行替代。使用大剂量化疗联合或不联合全身照射去破坏患者的骨髓，然后输入新的干细胞，植入并恢复正常造血。治疗相关的并发症发生率很高，治疗相关死亡率为10%～30%。然而，通过改善支持治疗、控制移植物抗宿主病(GVHD)可以使疗效不断提高。GVHD是一种自身免疫现象，指移植后骨髓中重建的淋巴细胞攻击宿主组织。供者和受者都要对所有细胞表面人类白细胞抗原(HLA)

和主要组织相容性复合体(MHC)的相容性进行检测。目前有3种主要HLA Ⅰ型抗原(即A、B、C)和3种MHC Ⅱ型抗原(即DP、DQ和DR)。这6种HLA基因位点在6号染色体上紧密连接,并几乎总是作为单组基因型遗传,即单倍体。所有的子代和其父母都是半相合的(即单倍体相同)。兄弟姐妹HLA完全相同的概率是25%。同样是HLA相合,非亲属的移植物较亲属供者的GVHD发生率更高,这是由于前者其他次要HLA不相合造成的。接受HLA不相合干细胞移植的患者存在急性GVHD、移植排斥和致死性造血衰竭的风险,其移植物相关并发症率和死亡率非常高。

研究发现部分移植患者疗效显著,其部分原因是由于移植物中的细胞对供者白血病细胞有杀伤作用,这种现象称为移植物抗白血病反应。研究发现慢性髓系白血病异基因移植后复发的患者输入供者的淋巴细胞后可以重新获得缓解。而HLA差异太小可增加疾病的复发率。例如,接受同基因(同卵双胞胎)干细胞移植的患者,以及对接受去T细胞移植以减少GVHD风险的患者,疾病复发率增高。

供者淋巴细胞输注对于慢性髓系白血病的有效性使人们意识到,异基因移植细胞的免疫效应在治愈血液系统恶性肿瘤上,与细胞减灭同样重要,甚至比之更重要。为了发挥这种效应,人们开始采用非清髓性的干细胞移植。即患者接受的预处理和免疫抑制剂量方案可以允许供者干细胞植入,同时不引起严重的细胞减灭。这种微移植可产生嵌合骨髓(即部分患者部分供者),同时不引起严重的全血细胞减少或造血功能缺乏,而大部分有治疗反应的患者最终会转化为完全供者来源的骨髓。虽然该手段仍处于发展阶段,但已经用于越来越多不适合传统清髓性移植的患者(即年龄>50～55岁,有其他合并症)或患有自身免疫病或先天疾病的患者。

2.造血干细胞移植来源

过去,干细胞移植所需的异基因骨髓干细胞来源于供者的髂后上棘穿刺,在患者接受清髓性预处理和免疫抑制后输给患者,移植物植入或正常造血功能恢复需要数周。患者需要输注血小板和红细胞来度过骨髓抑制期,并尽量减小危及生命的细菌、病毒和真菌感染的发生。其他的并发症包括严重黏膜炎、出血性膀胱炎、GVHD、疾病复发和植入失败。

后来人们发现,大剂量G-CSF治疗可以将骨髓中大量$CD34^+$造血干祖细胞动员释放至外周血中(即较基线水平提高10～15倍),故异基因移植可通过白细胞分离术采集PBSC以替代骨髓干细胞。与骨髓来源的干细胞相比,PBSC在清髓后植入更快。接受异基因PBSC移植的患者中性粒细胞恢复时间缩短、输血需求减小、住院日缩短,同时急性GVHD和长期生存与传统骨髓移植患者相似。由于PBSC采集物中$CD34^+$细胞和淋巴细胞分别比骨髓采集物多3～4倍和10倍,故慢性GVHD发生率可能更高。

脐带血(UCB)干细胞中含有丰富的未成熟$CD34^+$HSC。UCB-HSC对于HLA-相容性要求更为宽松,因此缺乏HLA全相合PBSC或骨髓供者的患者越来越多选择采用UCB-HSC。尽管UCB HSC移植仍处在发展阶段,有研究报道在原发血液系统疾病中UCB-HSC移植的远期疗效与传统的骨髓或外周PBSC相似。然而,由于UCB中采集的$CD34^+$干细胞相对较少,故移植后的造血恢复更慢,且与其他干细胞来源相比植入失败率显著升高。因此,UCB移植术仅限于儿童或年轻成人,或者有>1份HLA相合UCB的成人。

(三)再生障碍性贫血

1.定义和流行病学

再生障碍性贫血(AA)是一种以全血细胞减少伴骨髓增生显著降低的少见疾病。该病于1888年由Paul Ehrlich首次描述,他在一名死于严重贫血和中性粒细胞减少的年轻女性尸检标本中观察到骨髓显著的低增生。后续的研究发现重型AA患者尽管骨髓基质细胞功能正常及刺激性细胞因子的水平正常甚至升高,但正常多能干细胞数目减少。

AA的发病率是(1～5)/100万。发病高峰见于年轻(20～25岁)和老年(60～65岁)患者。发展中国家(如泰国和中国)的发病率是西方工业化国家(如欧洲和以色列)的3倍以上,这不能用药物或放射暴露进行解释。部分AA病例起源于原有的先天性骨髓衰竭疾病,如范科尼贫血、Shwachman-Diamond综合征和先天性角化不良。范科尼贫血是由编码DNA修复蛋白的基因突变导致的常染色隐性疾病。

2.病理学

获得性AA的已知病因很多(表45-4),包括放射暴露和常见的病毒和药物因素。既往药物及化学物质(如石油制品、橡胶、杀虫剂和化学染料中的苯、环烃)或放疗引起的骨髓毒性增加了AA的易感性,以

表45-4 获得性再生障碍性贫血病因

药物(剂量相关)：化疗药，抗生素(氯霉素、甲氧苄啶-磺胺甲噁唑)
体质性原因(很多未证实)：氯霉素，奎纳克林，非甾体类抗炎药，抗癫痫药物，金制剂，磺胺类，西咪替丁，青霉胺
毒物：苯和其他烃类，杀虫剂
病毒感染：肝炎病毒，EB病毒，人类免疫缺陷病毒
免疫病：免疫缺陷中的移植物抗宿主病，低丙种球蛋白血症
阵发性睡眠性血红蛋白尿症(PNH)
放射暴露
妊娠

上物质通过诱导DNA破坏而直接损伤了正在增殖和分化的HSC。相反，所有针对快速分裂细胞的细胞毒化疗药物(尤其是烷化剂)和放疗所诱导的骨髓再生障碍常是可逆的。虽然获得性AA有很多病因，但多数是特发的。

获得性和先天性AA的病因似乎都与端粒异常相关。端粒是重复的核苷酸序列，在染色体末端形成保护性的帽子结构以防止其降解。细胞分裂可引起正常的端粒损耗，当端粒非常短时，细胞增殖停止、衰老，并出现细胞凋亡，这一过程往往伴随着DNA损伤和基因组不稳定。正常HSC的端粒酶保护长端粒，促进休眠并延长细胞寿命。常染色体显性遗传的先天性角化不良患者由于端粒酶复合物基因突变，端粒缩短加速，导致早衰和严重的骨髓衰竭。1/3的获得性AA患者可能由于遗传、环境和表观遗传因素，端粒也出现缩短。

AA中自身反应性淋巴细胞可以破坏正常造血。AA患者中骨髓基质细胞和细胞因子水平是正常的。在免疫调节异常的疾病和病毒感染后也可发生AA，这进一步说明了该病的免疫机制。一种假说是药物或病毒抗原提呈给免疫细胞后，细胞毒T细胞应答被激活，持续存在并破坏正常干细胞。只有1/100 000的患者由于体质性的药物反应发生严重的AA。尚不明确这类患者是否对于常见的暴露(如非甾体抗炎药、磺胺类、EB病毒)具有基因易感性。

3.临床表现

临床上AA起病隐匿或急骤。患者常出现与血细胞减少相关的症状：贫血造成的无力、乏力、气短或心悸；血小板减少引起的牙龈出血、鼻出血、瘀点或紫癜；或中性粒细胞数目过低或无功能引起的反复细菌感染。AA患者体格检查可以正常，但先天性AA患者可能出现多种异常。

4.诊断和鉴别诊断

确诊AA需要行骨髓活检确定低增生，并除外其他骨髓疾病。正常的骨髓造血成分为30%～50%，直至70岁后可能低于20%。AA患者的骨髓造血成分常占5%～15%，同时存在脂肪堆积及造血细胞少见或缺如(剩下主要为浆细胞和淋巴细胞)。

在AA中，造血祖细胞和前体细胞形态学正常，但数目低于正常水平的1%，并且伴有明显的功能异常，在体外形成分化祖细胞克隆的能力明显下降。急性白血病或骨髓增生异常综合征的诊断证据是发现外周血或骨髓中原始细胞、异常增生的造血细胞(如假性Pelger-Huët畸形、小巨核细胞)和克隆性细胞遗传学异常的细胞增多，但这些异常不见于AA。

年轻患者中范科尼贫血的诊断依靠培养细胞对丝裂霉素或双环氧丁烷介导的染色体损伤敏感性增高来进行。虽然AA患者由于红细胞生成减少常引起网织红细胞计数下降，外周血涂片示血细胞少见和大红细胞，但其他骨髓原发性疾病可能有相似的表现。

5.治疗和预后

AA的治疗取决于疾病的严重程度。血细胞轻度减少的患者可以定期监测。但根据外周血细胞计数诊断为重型AA(中性粒细胞＜500/μl，血小板＜20 000/μl，校正后网织红细胞计数＜1%，骨髓造血成分5%～10%)的患者预后很差，如不治疗则中位生存期为2～6个月。由于大多数重型AA患者死于严重感染，对于中性粒细胞严重缺乏的患者应使用广谱抗生素、抗真菌和抗病毒药物支持治疗。对于症状明显的患者可予红细胞和血细胞输注，同时需注意患者是否符合移植的条件。

目前治疗AA的方法包括通过干细胞移植替代有缺陷的HSC，或控制过度活跃的免疫应答。对于所有的年轻、重型AA且有HLA相合骨髓供者的患者，应考虑异基因骨髓干细胞移植，这是根治的最佳机会。年龄小于30岁、同胞供者移植的患者长期生存率高(75%～90%)，但移植合并症和长期并发症仍是一个问题。年龄大于40岁或无HLA匹配的亲属供者患者预后较差。

对于老年患者、无法找到相合HSC供者和其他不符合干细胞移植条件的患者，可采用免疫抑制治疗。70%～80%的患者接受抗胸腺球蛋白(ATG)和环孢素(一种特异性T细胞抑制剂)联合治疗后骨髓

功能可恢复(即不再依赖输注红细胞或血小板),治疗应答者5年生存率为90%。ATG的副作用包括抗血清中外来抗原引起的全身过敏性反应和血清病,但这些副作用一般是自限性的。

对病情复发者可再次使用ATG、雄激素和新型免疫抑制剂治疗。阿仑单抗(alemutuzumab)是一种人源化单克隆抗体,直接作用于淋巴细胞的CD52抗原,对其他自身免疫病也有疗效,复发性和难治性重型AA中阿仑单抗与兔ATG和环孢素疗效相当。艾曲波帕(eltrombopag)是一种口服的TPO类似物,通过结合巨核细胞上MPL受体刺激血小板生成,对于重型AA患者是一种非常有前景的药物,接近50%接受艾曲波帕治疗的患者三系都有显著的临床疗效,骨髓增生和三系造血可恢复正常。

已经证实使用大剂量环磷酰胺等传统化疗治疗AA毒性过大。因为AA患者的内源性细胞因子生成通常较多,常规使用G-CSF、EPO或干细胞因子等生长因子往往是无效的。然而,对于难治性AA患者,长期联合使用细胞因子可能对维持血细胞数目有一些作用。对于接受初始AA治疗后存活的患者,出现其他血液系统原发性疾病如骨髓增生异常、白血病和阵发性睡眠性血红蛋白尿症(PNH)的风险增高,原因不明。

(四)阵发性睡眠性血红蛋白尿症

1.定义、流行病学和病理学

阵发性睡眠性血红蛋白尿症(PNH)是以血管内溶血、静脉血栓形成和骨髓衰竭为特点的少见疾病。其发病的分子机制是磷脂酰肌醇聚糖A类(phosphatidylinositol glycan complementation class A,PIGA)基因突变。*PIGA*基因编码糖基磷脂酰肌醇(glycosyl phosphatidylinositol,GPI),*PIGA*基因缺失所产生的异常造血干细胞上的GPI锚链蛋白减少。PNH的临床表现是由于GPI锚连蛋白(CD55和CD59)缺乏造成的,后者保护红细胞和血小板免受补体调控的攻击。CD55和CD59的缺失引起血细胞的免疫破坏增加。

起源自异常PNH克隆的血细胞可存在完全(Ⅲ型细胞)或部分(Ⅱ型细胞)GPI缺乏。GPI缺乏程度与临床症状的严重度相关。缺乏GPI的细胞往往与骨髓中多种正常表达GPI细胞(Ⅰ型细胞)共存。AA或骨髓增生异常综合征(MDS)患者存在少量异常的PNH克隆,说明这三种疾病病因的相关性。于是人们将PNH再分类为经典PNH和另一特定骨髓疾病背景下的PNH。以前存在或同时存在的疾病通过宿主免疫系统直接或间接抑制正常造血,似乎提供了一种比正常造血更有利于PNH干细胞克隆及其缺陷型的子代血细胞的选择性扩增的骨髓环境。

2.临床表现

常见于年轻的患者,有慢性腹痛、吞咽困难、勃起功能障碍及严重乏力等表现,可一过性或频繁出现,急性加重,难以控制。

3.诊断和鉴别诊断

PNH的诊断基于红细胞和粒细胞表面GPI蛋白完全或部分缺乏,通常由某一克隆细胞上CD59、CD55、CD16或CD24表达缺失而确定。实验室检查显示持续的血管内溶血,伴乳酸脱氢酶水平升高,这与溶血严重度及症状相关。患者因血细胞减少,尤其是贫血而依赖输血,同时由于胞内结构释放游离血浆血红蛋白而出现血红蛋白尿。大约15%的PNH患者可自发缓解且无远期后遗症,提示*PIGA*突变可能是暂时的,可自发消失,原因尚不明确。

4.治疗

PNH的治疗包括输血、补充铁和叶酸等支持治疗、异基因干细胞移植。有明确静脉血栓形成的患者应终生抗凝。依库珠单抗(eculizumab)是一种人源化单克隆抗体,与补体蛋白C5有高度亲和力,可防止PNH患者补体终末途径介导的血管内溶血。依库珠单抗治疗可减少溶血和血红蛋白尿,降低红细胞输注需求,改善慢性肾衰竭,并可以显著改善PNH患者的生活质量和生存率。治疗后危及生命的血栓事件发生率下降超过80%,显著改善了总生存率。虽然该药物通过补体调控阻断而理论上增加了脑膜炎双球菌感染的风险,但持续依库珠单抗治疗超过5年的长期安全性和疗效仍超出长期治疗的潜在风险。

5.预后

虽然PNH治疗手段已有进步,并有充分的抗凝治疗,但PNH仍是一种危及生命的疾病。血栓风险增加的原因并未完全明确,约一半的患者会出现大脑和腹腔内静脉受累的静脉血栓事件,占死亡事件的1/3。其他引起死亡和合并症的病因包括进展性AA和5%的远期白血病转化率。过去,诊断后的中位生存期是10～15年,1/3的患者在诊断后5年内死亡。长期依库珠单抗治疗是否可以改变疾病的自然病程尚不明确,但这是一个PNH患者全球登记组的研究目标。

（五）骨髓增生异常综合征

1.定义和流行病学

MDS是一组以无效及病态造血为特点的血液系统异质性疾病，累及一个或多个主要骨髓细胞系统：红细胞、中性粒细胞及其前体细胞和巨核细胞。患者骨髓中造血细胞数目正常或增多，但会有一系或多系血细胞减少。成熟障碍伴骨髓内细胞凋亡增多，导致释放至外周的成熟细胞减少。

原发性MDS主要见于老年人，60～75岁人群中发病率约为1/500，大部分病例为特发性。虽然MDS常被认为是一种白血病前期疾病，但MDS转化为急性髓系白血病（AML）的总体风险仅为25%～30%。然而在MDS和AML亚型（参见第46章）中发现的特征性基因缺失（$5q^-$）和有诊断意义的染色体易位提示两种疾病可能有相似的克隆性髓系干细胞损伤机制。

2.病理学

既往放化疗和有机化学物质（如苯）暴露史可以增加患者继发MDS的风险。这种疾病可以发生在任何年龄，占所有确诊MDS病例的10%～15%。在接受化疗（包括任何细胞毒药物，尤其是烷化剂和蒽环类药物）、电离辐射、放射标记抗体治疗或接受治疗癌症的干细胞移植后数月到数年都可能发生MDS，称为治疗相关MDS。由于治疗相关MDS往往起病后快速转化为更具侵袭性的疾病，因此这些疾病被重新分类为治疗相关AML并给予相应治疗（参见第46章）。

3.临床表现

大多数MDS患者是偶然发现了外周血细胞减少而被转诊进行评估。患者症状往往与外周血细胞减少的继发效应相关：血小板减少引起的出血和瘀斑，白细胞减少引起的感染，贫血引起的乏力和气短。虽然超过25%的患者可能有脾大，但体检往往不特异。对于部分出现皮肤病变和发热的MDS患者［即急性发热性中性粒细胞皮病（Sweet综合征）］，可能是MDS转化至急性白血病的前驱表现。

MDS的病程多样。一些患者寿命正常，但多数患者由于血细胞减少相关的并发症、骨髓衰竭或进展至AML而较早死亡。中位生存期一般小于2年。

4.诊断和鉴别诊断

MDS患者的血液和骨髓中可以看到明显的髓系造血细胞增生异常。外周血涂片检查除可见血细胞减少外，还有特征性的形态学异常。红系细胞往往是大细胞性的，伴有嗜碱性点彩。中性粒细胞常为少颗粒和核分叶少，有特征性的双叶核形态，称为假Pelger-Huët畸形。当自动化细胞分化计数回报异常大量的杆状细胞时，需考虑是否有假Pelger-Huët畸形。

MDS骨髓常是增生正常或活跃，虽然10%的患者骨髓可能为增生低下。血三系均可出现增生异常。红系细胞可出现巨幼红细胞，伴有多核细胞或核、质发育不同步。其也可见小巨核细胞和无颗粒型巨核细胞。髓系核左移为较早期的少颗粒髓系形态，提示成熟不良。虽然髓系原始细胞数目增多较常见，但原始细胞计数不断增加则提示疾病进展至急性白血病。骨髓电镜检查可见细胞成分改变（即核染色质明显、胞质空泡和水泡），是细胞凋亡增加的特征表现。

一些MDS亚型的自然病史和治疗与特定的细胞遗传异常相关，在初始评估时需要进行详细的骨髓分子生物学检查。例如，存在7号染色体短臂缺失（$7p^-$）或复杂细胞遗传学异常如7号染色单体或8号染色三体的MDS病例临床结局不佳。仅有5号染色体长臂缺失（即$5q^-$综合征）的MDS有特征性的临床病程，患者主要是老年女性，存在难治性大细胞贫血、血小板计数正常或升高及总体临床预后较好。这些患者往往数年内需间断接受红细胞输注，白血病转化风险较低。存在多个或复杂细胞遗传学异常者预后较差。

多数MDS患者骨髓染色体核型正常，1/3～1/2患者存在具有诊断意义的克隆性细胞遗传异常。MDS是一个除外性诊断，鉴别诊断时需要评估其他骨髓衰竭和全血细胞减少的可能原因（见表45-3），在急性病程、长期住院期间或已知6个月内接受骨髓毒性治疗（如放化疗）时，不应诊断MDS。病因应考虑维生素B_{12}或叶酸缺乏、饮酒和人类免疫缺陷病毒（HIV）感染。对于可能患MDS且骨髓低增生的患者，必须评估AA诊断的可能性。对于一个或多个髓系细胞持续减少、无其他明显病因及至少有10%的骨髓髓系细胞有异常增殖或有5%～19%的原始细胞者，应考虑诊断MDS。

过去，根据病态造血的骨髓形态和原始细胞百分比将MDS分为5个亚型：难治性贫血（refractory anemia，RA）、难治性贫血伴环状铁粒幼细胞（RA

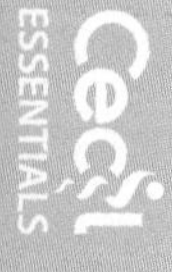

with ringed sideroblasts，RARS)、难治性贫血伴原始细胞增多(RA with excess blasts，RAEB)、难治性贫血伴原始细胞增多转化型(RAEB in transformation，RAEBT)、慢性粒-单核细胞白血病(chronic myelomonocytic leukemia，CMML)。后来随着对多系增生异常重要性的认识(如难治性血细胞减少伴多系病态造血、难治性血细胞减少伴多系病态造血及环状铁粒幼细胞)，以及重新将CMML分类为骨髓增殖性-骨髓增生异常性综合征后，以上5个亚型扩展为8个亚型(表45-5)。MDS伴单纯5q缺失的细胞遗传学异常是一种不同的临床综合征。先前有放化疗或其他清髓治疗后出现骨髓病态造血者考虑为治疗相关AML。虽然难治性贫血伴原始细胞增多或难治性细胞减少伴多系病态造血的患者往往预后不佳，但MDS的形态学分类仅大致和总生存相关。

5.治疗

通过对MDS病理生理学的深入研究，目前MDS有多种治疗手段。个体化的治疗要基于患者的意愿、体能状况、疾病生物学和预后风险分类决定。

(1)输血和生长因子：大多数MDS患者是老年患者，无法耐受或接受积极的干预，无治愈希望。对于疾病转化或进展风险低的无症状且不需要输血的患者，往往予以定期观察。对于存在症状性贫血和血小板减少的患者可以采用长期输注红细胞和血小板支持治疗，以维持生活质量。

长期输血的并发症之一是铁过载，每输注一个单位红细胞会输入200～250mg铁。过量的铁储存在巨噬细胞，最终在肝实质、心肌、皮肤和胰腺积累，引起继发性血色病或输注性铁过载。临床症状包括肝功能异常、心力衰竭、色素沉着和糖尿病。为了预防上述症状发生，对于转铁蛋白饱和度或血清铁蛋白水平显著升高的患者应接受去铁胺或口服制剂(如去铁酮)进行铁螯合治疗。

长期给予重组EPO可减少一些MDS患者的输血需求，尤其适用于内源性血清EPO水平较低、输血需求不高的患者。复发或难治性中性粒细胞减少性感染患者常单用G-CSF和GM-CSF，或在EPO和抗生素的基础上联用。这些治疗都是支持治疗，不影响总生存。

(2)免疫抑制治疗：特定的MDS疾病亚组似乎部分由于自身免疫细胞选择性靶向破坏正常HSC，从而介导造血衰竭。这些疾病亚型与AA和PNH明显

表45-5 MDS世界卫生组织(WHO)分型

分类	定义
难治性贫血(RA)	外周血：贫血，无或罕见原始细胞 骨髓：仅有红系病态造血，原始细胞＜5%，环状铁粒幼细胞＜15%
难治性贫血伴环状铁粒幼细胞(RARS)	外周血：贫血，无原始细胞 骨髓：环状铁粒幼细胞≥15%，仅有红系病态造血，原始细胞＜5%
难治性血细胞减少伴多系病态造血(RCMD)	外周血：血细胞减少(两系或三系)，无或罕见原始细胞，单核细胞＜1×10^9/L 骨髓：2个或以上髓系细胞病态造血≥10%，原始细胞＜5%，无Auer小体，环状铁粒幼细胞＜15%
难治性血细胞减少伴多系病态造血和环状铁粒幼细胞(RCMD-RS)	外周血：血细胞减少(两系或三系)，无或罕见原始细胞，单核细胞＜1×10^9/L 骨髓：2个或以上髓系细胞病态造血≥10%，原始细胞＜5%，环状铁粒幼细胞≥15%，无Auer小体
难治性贫血伴原始细胞增多1型(RAEB-1)	外周血：血细胞减少(两系或三系)，原始细胞＜5%，无Auer小体，单核细胞＜1×10^9/L 骨髓：单系或多系病态造血，原始细胞5%～9%，无Auer小体
难治性贫血伴原始细胞增多2型(RAEB-2)	外周血：血细胞减少(两系或三系)，原始细胞5%～19%，Auer小体±，单核细胞＜1×10^9/L 骨髓：单系或多系病态造血，原始细胞10%～19%，Auer小体±
骨髓增生异常综合征-不能分类(MDS-U)	外周血：血细胞减少，无或罕见原始细胞，无Auer小体 骨髓：髓系细胞单系病态造血，原始细胞＜5%，无Auer小体
MDS伴单纯5q缺失	外周血：贫血，血小板计数通常正常或升高，原始细胞＜5% 骨髓：巨核细胞计数正常或升高，伴核分叶减少，原始细胞＜5%，细胞遗传学异常为单纯5q缺失，无Auer小体

重叠。例如，部分年轻的HLA-DR15单体型低危MDS患者在接受ATG或环孢素的T细胞免疫抑制治疗后，30%～50%的患者获得缓解。伴单纯8号染色体三体或存在PNH克隆或两者均有的MDS患者对免疫抑制药物存在应答。

（3）干细胞移植：MDS患者唯一的根治手段是异基因干细胞移植，最好在完全缓解时进行。对于所有年龄＜40岁的且有HLA相合的同胞供者的MDS患者应该在确诊时考虑移植。低危MDS患者的长期无疾病生存率大于50%。然而，不匹配或非亲缘关系供者移植或老年患者均与较高的移植相关的死亡率、并发症发生率和复发率相关，因此对于上述患者仅推荐对高危患者进行移植治疗。

中危-2或高危MDS（即IPSS评分为中危-2或更高，伴有白血病转化高风险细胞遗传学异常或原始细胞水平增高的MDS）（表45-6）患者可考虑给予急性白血病的化疗方案（参见第46章），以根除快速增殖的原始细胞。这些治疗减少12～18个月内复发，但即使是对于获得缓解的患者，这些治疗对总生存期无显著延长。

（4）靶向治疗药物：虽然靶向药物不具有治愈性，但靶向MDS特定的生物学特点的新型治疗药物已经改善了很多不适合或不愿意进行干细胞移植或支持治疗的MDS患者预后。这些药物多在门诊使用，可以诱导疾病缓解、延迟向白血病的转化，并延长MDS患者的总生存期。

随着表观遗传修饰异常是MDS致病机制的关键的发现，两种DNA甲基转移酶抑制剂（即5-氮杂胞苷和地西他滨）被用于该病治疗。这些药物可能逆转异常HSC的过度甲基化和基因沉默。

对于输血依赖的MDS患者，5-氮杂胞苷与单纯输血支持相比可延迟2/3的患者白血病转化的时间，减少输血需求，并可提高生活质量。在一项MDS高危患者中比较5-氮杂胞苷和传统治疗方案的Ⅲ期临床试验中，该药是唯一可以显著延长MDS患者总生存期的药物，主要是通过延迟（但不能防止）急性白血病转化的时间。上述结果首次证明了该治疗可以改变MDS的自然病程，使5-氮杂胞苷成为输血依赖MDS患者的标准治疗。

地西他滨是一种与5-氮杂胞苷类似的化合物，是高危MDS患者的另一种治疗选择。地西他滨与支持治疗和历史对照相比可以诱导缓解并减少输血需求。然而在MDS患者中，地西他滨并未显示生存获益。

使用上述任意一种DNA甲基转移酶抑制剂去甲基化治疗时的一个特点是大多数治疗应答在治疗开始后4～6个月发生。再者，接受5-氮杂胞苷治疗的MDS患者，即使没有获得骨髓的完全缓解，其生存期仍显著长于仅接受支持治疗者。这些数据说明对于MDS（与AML不同）最佳治疗不是使用细胞毒药物清除异常HSC克隆，而是缓慢（表观遗传）修饰细胞，重建正常造血。目前仍不清楚去甲基化治疗后获得缓解是否可以等同于长期的疾病控制。

（5）来那度胺：以5号染色体长臂缺失（$5q^-$）为特征表现的低危MDS患者常出现贫血，但血小板计数正常。很多MDS亚型对来那度胺治疗特别敏感。来那度胺是一种免疫调节剂，对MDS细胞及其周围骨髓微环境起抗生长的作用。

在接受来那度胺治疗后，约66%的$5q^-$综合征MDS患者可以获得完全且持续的缓解，部分患者骨髓中异常细胞遗传克隆消失。目前发现核糖体蛋白功能的缺陷，尤其是核糖体亚基蛋白RPS14，是$5q^-$综合征MDS的病因，与此同时也发现了另一种先天

表45-6 基于世界卫生组织（WHO）分类，骨髓增生异常综合征的预后评分系统（WPSS）

参数	积分*			
	0	1	2	3
WHO分类	RA，RARS，$5q^-$	RCMD，RCMD-RS	RAEB-1	RAEB-2
染色体核型†	良好	中等	差	—
输血需求‡	无	依赖	—	—

注：RA.难治性贫血；RARS.难治性贫血伴环状铁粒幼细胞；RCMD.难治性血细胞减少伴多系病态造血；RCMD-RS.难治性血细胞减少伴多系病态造血和环状铁粒幼细胞；RAEB-1.难治性贫血伴原始细胞增多1型；RAEB-2.难治性贫血伴原始细胞增多2型；$5q^-$.MDS伴单纯5q缺失且骨髓原始细胞＜5%。

*根据以下进行风险分组：很低危（总分=0），低危（1），中危（2），高危（3～4），很高危（5～6）。

†染色体核型如下：良好，正常核型，-Y，del（5q），del（20q）；差，复杂（≥3种异常），7号染色体异常；中等，其他核型异常。

‡红细胞输注依赖指在4个月内至少需要每8周输注1次红细胞。

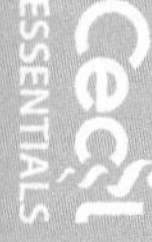

性骨髓综合征Diamond-Blackfan贫血中的核糖体亚基(RPS19)也存在缺陷。

研究显示来那度胺靶向作用于5号染色体常见的缺失区域中特定基因(即SPARC，RPS14，CDC25C和PPP2CA)的单倍足够性(haplosufficiency)而导致的异常信号通路。该药物特异性靶向作用del(5q)克隆，同时也促进红系造血和骨髓中正常细胞的再增殖。来那度胺可诱导约1/3的非$5q^-$ MDS患者获得治疗反应，提示基因表达谱中红系分化存在特定缺陷。

6.预后

目前MDS预后分类的工作仍在进行。1998年国际工作组发布了IPSS评分以更好地预测MDS患者的临床结局。IPSS根据细胞遗传学异常、血细胞减少、高龄和骨髓原始细胞的百分比将MDS患者分为三类，为每个IPSS分期提供了中位生存期和至白血病转化的时间(表45-7)。

由于IPSS仅依赖于患者起病时的特点，并且包含了目前被WHO标准定义为AML的疾病，故人们对该评分标准提出质疑。之后出现了一个基于WHO分类的新预后评分系统(WPSS)，该评分强调了WHO形态学、染色体核型和在MDS病程中任一时间对输血的依赖情况。将MDS患者分为5个新的风险分类，在任一随访时间验证其对生存和白血病进展的预测能力(见表45-6)。

随后，人们分析了包含了7012名MDS患者的多个国际数据库的联合数据，制定了新的针对未治疗MDS患者的预后分类系统：改良国际预后评分系统(R-IPSS)。这个模型包含骨髓细胞遗传学(包括数个新的染色体核型异常)、骨髓原始细胞百分比和血细胞减少作为临床预后指标，将患者分为5个预后类型(表45-8)。虽然对于MDS患者的预后预测模型在不断发展，但这些预后模型都没有包括分子生物学尤其是基因突变特点，具有一定的局限性。

现代基因组测序技术可对肿瘤样本内成百上千的基因、通路和生物学过程进行评估，为生物医

表45-7 骨髓增生异常综合征的国际预后评分系统(IPSS)

积分	骨髓原始细胞	染色体核型	血细胞减少*	总积分	中位生存期(年)
0	<5%	正常，-Y，$5q^-$，$20q^-$	0～1系细胞减少	0	5.7
0.5	5%～10%	其他异常	2～3系细胞减少	0.5～1.0	3.5
1.0		7号染色体异常，>3种异常		1.5～2.0	1.2
1.5	11%～20%			≥2.5	0.4
2.0	21%～30%				

*血细胞减少的定义是血红蛋白<10g/dl，中性粒细胞<1500/μl，血小板<100 000/μl。

表45-8 骨髓异常增生综合征修订国际预后积分系统(IPSS-R)

预后亚组(患者百分比)	细胞遗传学异常	中位生存期(年)*	进展至AML中位时间，25%†(年)*	风险比 OS/AML*	风险比 OS/AML‡
极好(3%～4%‡)	-Y，del(11q)	5.4	NR	0.7/0.4	0.5/0.5
好(66%～72%)	正常，del(5q)，del(12q)，del(20q)，del(5q)，附加另一种异常	4.8	9.4	1/1	1/1
中等(13%～19%‡)	del(7q)，+8，+19，i(17q)，其他1个或2个独立克隆的染色体异常	2.7	2.5	1.5/1.8	1.6/2.2
差(4%～5%‡)	-7；inv(3)/t(3q)/del(3q)，-7/del(7q)附加另一种异常，复杂异常(3个)	1.5	1.7	2.3/2.3	2.6/3.4
极差(7%‡)	复杂异常：>3个	0.7	0.7	3.8/3.6	4.2/4.9

注：AML.急性髓系白血病；NR.未达到；OS.总生存。

*多因素分析，N=7012；患者数据来源于MDS预后国际工作组(IWG-PM)数据库。

†AML，25%指有25%的患者发生AML。

‡N=2754。

资料来源：Schanz J, Tuüchler H, Solé F, et al: New comprehensive cytogenetic scoring system for primary myelodysplastic syndromes and oligoblastic AML following MDS derived from an international database merge, J Clin Oncol 30:820–829, 2012。

学研究带来了革命性的进步。未治疗患者的MDS样本全基因组测序显示至少78%的患者携带一个或多个致癌基因突变。虽然MDS中反复出现40多个基因的突变，大多数突变见于不足5%的MDS患者，这反映了MDS的极大生物学异质性。MDS涉及的基因参与细胞信号、DNA甲基化、染色质调节，以及最重要的RNA剪切。几项研究显示，包括*EZH2*、*DNMT3A*、*SF3B1*、*TET2*、*NRAS*、*TP53*、*RUNX1*和*ASXL1*在内的几个基因突变，可以独立于IPSS分类而预测MDS结局，并且可以仅根据临床特征改善预后预测。

目前许多中心开展了MDS样本的综合基因筛查，随着技术的进步，纳入以上突变标记的新型预后模型很可能用于临床。

三、展望

近年来随着干细胞生物学领域的快速进展，人们对骨髓衰竭综合征中的HSC功能认识加深，发现了造血和非造血干细胞疾病中特定的异常分子通路。这些发现使我们对于AA、PNH和MDS之间复杂的相互作用有了更进一步的认知。了解干细胞的可塑性和调节作用可以提供新的疾病治疗手段。

对于无HLA相合骨髓供者的原发性血液病患者而言，UCB干细胞是一种干细胞来源。采用低剂量预处理和免疫抑制方案进行非清髓性干细胞移植，是近年来逐渐兴起的治疗老年原发性骨髓衰竭综合征的另一种手段。

在难治性AA患者中，TPO激动剂艾曲波帕和抗-CD52抗体阿仑单抗可以恢复正常造血，具有很好的应用前景。在过去的几年中，靶向性新药改善了很多患者的结局，如PNH中的依库珠单抗；输血依赖MDS中的5-氮杂胞苷；AA和MDS亚组中的免疫抑制药物；5q⁻MDS中的来那度胺。

研究发现约80%的MDS病例至少存在1个癌基因突变，目前已经发现40多个突变基因。人们还需要进行更多的研究来决定如何将这些大量的信息融入MDS患者的临床治疗中，并针对这些特异的生物学标志调整治疗选择。

关于该主题的深入讨论，请参阅《西氏内科学》（第25版）第156章“造血和造血生长因子”。

推荐阅读

Bejar R, Stevenson KE, Caughey BA, et al: Validation of a prognostic model and the impact of mutations in patients with lower-risk myelodysplastic syndromes, J Clin Oncol 30:3376–3382, 2012.

Hillmen P, Muus P, Roth A, et al: Long-term safety and efficacy of sustained eculizumab treatment in patients with paroxysmal nocturnal haemoglobinuria, Br J Haematol 162:2–73, 2013.

Marsh JC, Kulasekararaj AG: Management of the refractory aplastic anemia patient: what are the options? Blood 122:3561–3567, 2013.

Olnes MJ, Scheinberg P, Calvo KR, et al: Eltrombopag and improved hematopoiesis in refractory aplastic anemia, N Engl J Med 367:11–19, 2012.

Papaemmanuil E, Gerstung M, Malcovati L, et al: Clinical and biological implications of driver mutations in myelodysplastic syndromes, Blood 122:3616–3627, 2013.

Risitano AM: Paroxysmal nocturnal hemoglobinuria and the complement system: recent insights and novel anticomplement strategies, Adv Exp Med Biol 735:155–172, 2013.

Scheinberg P, Nunez O, Weinstein B, et al: Activity of alemtuzumab monotherapy in treatment-naive, relapsed, and refractory severe acquired aplastic anemia, Blood 119:345–354, 2012.

第46章

造血干细胞的克隆性疾病

著　者　Eunice S. Wang　Nancy Berliner
译　者　刘　静　审校者　王鸿鹄　黄晓军

一、引言

造血细胞发生分化和成熟异常可导致恶性转化，肿瘤发生的多步骤理论认为分化和成熟异常可先后发生，逐步积累导致肿瘤发生。造血细胞的持续分裂为克隆性遗传变异提供了基础，也支持肿瘤形成多步骤模式。造血干细胞的克隆异常导致白血病前期和白血病的发生。造血细胞的成熟异常可导致骨髓增生异常性疾病（参见第45章），而细胞增殖调控的异常可导致骨髓增殖性疾病。这些疾病都属于白血病前期，均可转化为急性白血病，但转化风险不同。

二、骨髓增殖性肿瘤

定义和病理学

骨髓增殖性肿瘤（MPN）也称为慢性骨髓增殖性疾病（MPD），是以白细胞增多、血小板增多、红细胞增多、脾大和骨髓过度造血为特征的克隆性干细胞疾病。MPN的标志是转化的多能干细胞不受正常的造血调控。MPN患者的造血干细胞在不添加外源性细胞因子的血清中进行体外培养，可以呈现克隆性集落生长，目前该技术已用于MPN的诊断实验。

根据主要的过度增殖细胞类型，传统意义上的MPN分为四种类型：真性红细胞增多症（PV）、原发性血小板增多症（ET）、原发性骨髓纤维化（PMF，即特发性骨髓纤维化）和慢性髓性白血病。此外还包括高嗜酸性粒细胞综合征（HES）、肥大细胞病和其他罕见的疾病（表46-1）。

MPN的并发症主要由血液中一系或多系细胞的过度增殖所致，与造血细胞的克隆性演变、转化为急性白血病有关。大多数MPN的发病机制源于激酶的功能异常。

在CML中，9号和22号染色体（即费城染色体）之间的相互易位导致具有组成型激酶活性的Abelson（ABL）白血病病毒-断裂点集中区（BCR）融合蛋白（BCR/ABL）基因的形成。大多数PV、PMF和ET患者检测出JAK2酪氨酸激酶基因V617F突变，导致该处缬氨酸被苯丙氨酸所取代，该突变可以解释这些干细胞疾病的异常生长特性。

MPN患者*JAK2*突变的发现推动了临床靶向药物的研发，目前用于治疗MPN的JAK2的小分子抑制

表46-1　世界卫生组织 2008 髓系肿瘤分类

1.急性髓系白血病
2.MDS
3.MPN
　a.慢性髓性白血病
　b.真性红细胞增多症
　c.原发性血小板增多症
　d.原发性骨髓纤维化
　e.慢性中性粒细胞白血病
　f.慢性嗜酸性粒细胞白血病，未分类
　g.高嗜酸性粒细胞综合征
　h.肥大细胞病
　i.MPN，未分类
4.MDS，MPN
5.与嗜酸性粒细胞增多和PDGF-RA、PDGF-RB或FGF-R1异常有关的髓系肿瘤

注：FGF-R1.成纤维细胞生长因子受体1；MDS.骨髓增生异常综合征；MPN.骨髓增殖性肿瘤；PDGF-RA.血小板源性生长因子受体-α；PDGF-RB.血小板源性生长因子受体-β。

剂正在进行临床试验。

三、真性红细胞增多症

（一）定义和流行病学

PV指血液中红细胞数量增多，是由克隆性多能造血干细胞异常引起的外周血中红细胞增多的综合征。PV的发病率为（1～3）/10 000，诊断时的中位年龄为65岁。

（二）临床表现

PV是原发性克隆性干细胞疾病，其特征主要为与造血异常相关的红细胞增多。虽然一半患者合并白细胞增多或血小板增多，但红细胞增多是该病的特征和最严重的临床并发症的原因。患者可出现头痛、视觉问题、精神错乱和沐浴后瘙痒。闭塞性血管事件如脑卒中、短暂性脑缺血发作、心肌缺血和肢端疼痛、感觉异常或坏疽较为多见，也可能发生肺静脉、深静脉、肝静脉和门静脉血栓。患者也易发生出血事件，这可能是因血小板功能异常所致，且主要表现为胃肠道出血。查体通常提示视网膜静脉阻塞，皮肤呈绛紫色和脾大。

（三）诊断和鉴别诊断

当患者就诊时发现血红蛋白浓度升高时，初始评估应着重鉴别这是绝对红细胞增多症，还是相对红细胞增多症（即由脱水或其他原因引起的血浆容量减少致血液浓缩，红细胞总量不变）。后者并非真正的真性红细胞增多症（表46-2）。真性红细胞增多症或绝对红细胞增多症是因红细胞生成增加引起的红细胞总量的绝对增加。

正常条件下，机体在低氧血症、贫血、溶血和急性失血的状态下生成红细胞的能力增强，从而确保了持续输送氧至各组织。在生理刺激下，多能干/祖细胞被红细胞生成素（EPO）活化进而分化为红细胞祖细胞，并最终分化为携带血红蛋白的红细胞。当成熟红细胞的数量足够多时，机体的负反馈机制将会抑制EPO的生成，从而维持血清血红蛋白的正常水平。

过去PV的诊断基于红细胞总量增多、脾大、血小板增多、白细胞增多、碱性磷酸酶积分和血清维生素B_{12}结合蛋白水平的升高，并除外低氧血症和其他引起的继发性红细胞增多症原因。近来发现97%的PV患者*JAK2*基因发生突变，并在此基础上完善了新的诊断标准（关于该病的更多病生理学特点如表46-3所示）。目前可以通过检测*JAK2*基因的突变来确诊PV的疑似病例，低血清EPO水平和非EPO依赖性红细胞集落生长已经成为次要诊断标准。

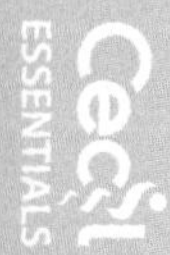

表46-2 红细胞增多症原因

Ⅰ.相对或假性红细胞增多症（正常红细胞总量）
- 脱水引起的血液浓缩（如腹泻、发汗、利尿剂、缺水、呕吐、乙醇、高血压、先兆子痫、嗜铬细胞瘤、一氧化碳中毒）

Ⅱ.真性或绝对红细胞增多症
- A.真性红细胞增多症
- B.原发性先天性红细胞增多症
- C.继发性红细胞增多症
  - 1.先天性原因（如红细胞生成素受体的激活突变）
  - 2.由一氧化碳中毒、高氧亲和血红蛋白、高海拔居住、慢性肺部疾病、低通气综合征（如睡眠呼吸暂停）、右到左心脏分流、呼吸中枢的神经性缺陷引起的缺氧
  - 3.病理性红细胞生成素造成的非缺氧原因
    - a.肾病（如肾囊肿、肾积水、肾动脉狭窄、局灶性肾小球肾炎、肾移植）
    - b.肿瘤（如肾细胞癌、肝细胞癌、小脑血管母细胞瘤、子宫纤维瘤、肾上腺肿瘤、脑膜瘤、嗜铬细胞瘤）
  - 4.药物相关性原因
    - a.雄激素治疗
    - b.外源性红细胞生成素生长因子治疗

资料修改自：Hoffman R，Benz EJ，Shattil SJ，et al，editors：Hematology：basic principles and practice，ed 2，New York，1995，Churchill Livingstone。

表46-3 世界卫生组织2008真性红细胞增多症的诊断标准

主要标准*
1. 血红蛋白（Hgb）＞18.5g/dl（男性），＞16.5g/dl（女性）；或Hgb或血细胞比容（Hct）＞99%参考范围（相同年龄、性别或居住高度）；或Hgb＞17g/dl（男性），＞15g/dl（女性），比基线持续升高≥2g/dl，但不能归咎于缺铁校正；或升高的红细胞总量（比平均正常预测值高＞25%）
2. 存在*JAK2* V617F或类似突变

次要标准
1. 骨髓三系增生
2. 血清红细胞生成素水平低于正常值
3. 体外内源性红细胞集落形成

*真性红细胞增多症诊断须满足主要标准和一个次要标准或第一条主要标准和两条次要标准。

外周血通常出现红细胞体积小，伴或不伴铁缺乏。骨穿显示红系显著增生。诊断时细胞遗传学多为正常核型。克隆细胞遗传学异常的出现预示着疾病进展。

（四）治疗和预后

PV的早期识别和治疗非常重要，因为未经治疗的PV患者罹患颅内、冠状动脉和肠系膜循环血栓栓塞的发病率和死亡率明显高于接受治疗者。20%的患者表现为动脉和静脉血栓形成的症状，血栓是最常见的死亡原因。若未经治疗，50%的患者在诊断PV后的18个月内死于血栓并发症。通过治疗，PV成为一种慢性疾病。PV在10年内和15年转为急性骨髓性白血病（AML）的风险分别为2.3%、5.5%。高龄（＞60岁）、既往有血栓史、白细胞增多症和高血细胞比容的患者后续发生血管事件的风险更高。*JAK2* V617F突变、临床心血管因素也与血栓形成相关。

间歇性静脉放血是治疗PV的主要手段，但通常导致缺铁性贫血，并降低红细胞生成速度。降细胞治疗适用于不能耐受或未能进行静脉放血、具有血栓史或具有血栓形成危险因素者、脾大患者，包括羟基脲（即低剂量细胞毒性药物，并不会增加白血病风险）、干扰素-α（年轻患者和妊娠期妇女）和阿那格雷（治疗难治性血小板增多症的巨核细胞毒性药物）。

治疗目标：血细胞比容男性＜45%，女性＜42%。在一项多中心前瞻性临床试验中，成年PV患者被随机分配到使用羟基脲、静脉放血或兼有两种方式三组中，结果发现血细胞比容＜45%的患者与45%～50%的患者相比，心血管事件死亡率（2.7%和9.8%）和血栓事件显著降低。

小剂量化疗剂（如苯丁酸氮芥、白消安）可用于对羟基脲无效的白细胞增多症和血小板增多症，但该类继发性AML的风险增加。与所有骨髓增殖性疾病一样，降细胞治疗可导致高尿酸血症，进而引起继发性痛风和尿酸结石，需要采用别嘌醇治疗。

小剂量阿司匹林的应用和对无症状血小板增多症的治疗降低了PV患者血栓栓塞事件的发生率，尤其对那些具有心血管危险因素的老年患者。对年轻患者而言，应慎重使用非甾体抗炎药和抗血小板药物，谨防胃肠道出血的风险。

PV患者经有效治疗后长期生存率得到了极大改善。目前正在进行针对JAK2信号转导途径的靶向性新药的临床试验（主要用于先前羟基脲治疗失败的患者），这类药物能否改善PV患者的结局和（或）生活质量值得期待。

四、原发性血小板增多症

（一）定义和流行病学

原发性血小板增多症（ET）是引起血小板和白细胞水平升高的一种多能干细胞疾病。但血小板功能和寿命则保持正常。ET是一种罕见的疾病，许多患者在查体中被发现。诊断时的中位年龄为60～65岁，10%～25%的患者年龄小于40岁。

（二）临床表现

2/3的ET患者有临床症状，包括头痛、头晕、视觉改变和红斑性肢痛症（即烧灼痛和手足红斑）。PV患者可发生严重动脉血栓，如短暂性脑缺血发作、脑卒中、癫痫发作、心绞痛和心肌梗死，极少发生紫癜或血肿，胃肠道出血的风险低于5%。

（三）诊断和鉴别诊断

ET的诊断须除外其他原因（如细菌感染、脓毒症、铁缺乏、自身免疫性疾病、恶性疾病）引起的血小板增多。ET的诊断需满足血小板计数超过450×10^9/L和*JAK2* V617F突变，或除外反应性血小板增多症。骨髓形态学以巨核细胞系增生为主，成熟巨核细胞增多，很少或没有粒系或红系增殖。骨髓免疫组织化学和细胞遗传学检查对于除外骨髓增生异常、骨髓纤维化或费城染色体（用于诊断CML）必不可少（表46-4）。

虽然ET没有最特异的诊断标记，但是50%以上

表46-4 世界卫生组织2008原发性血小板增多症的诊断标准

主要标准*

1.血小板计数≥450×10^9/L

2.巨核细胞增生，以成熟的大巨核细胞数量增多为主；无/极少伴有粒系或红系增生

3.不满足CML、PV、PMF、MDS或其他髓系肿瘤的WHO诊断标准

4.*JAK2* V617F突变，或其他克隆标记，或缺乏继发性血小板增多症的证据

注：CML.慢性髓性白血病；MDS.骨髓增生异常综合征；PMF.原发性骨髓纤维化；PV.真性红细胞增多症。

*原发性血小板减少症的诊断需要满足所有四个主要标准。

存在*JAK2* V617F突变。与其他MPN不同，ET患者来源的骨髓细胞通常具有因子依赖性集落生长的特点，该病的确切原因及其与*JAK2*突变状态的关系亟待深入研究。

（四）治疗和预后

ET患者的寿命与正常人相似。与PV类似，总体生存期缩短与年龄增加（＞60岁）、血栓形成史和白细胞增多有关。与其他MPN相比，白血病转化的风险极低（3%～4%）。然而，反复出血和血栓并发症的发病率高，且无法根据血小板计数或血小板功能异常准确预测。

因为该疾病控制治疗需要终身管理，所以危险因素的评估、临床体征和症状病史决定了治疗选择。所有患者受益于心血管危险因素（如吸烟、高血压、肥胖、高胆固醇血症）的积极管理。低剂量肠溶性阿司匹林可用于所有患者并且出血风险降低，血小板过度增多（＞1000×10^9/L）者出血风险增大，与获得性Von Willebrand综合征有关。年轻患者和妊娠的患者在出现症状前通常不治疗，而对于老年患者（＞60岁）、有血栓史，疾病持续时间长、严重心血管危险因素的患者，降血小板治疗可能有益。

羟基脲是一种口服细胞毒性药物，可以产生骨髓抑制，是最常见的一线药物，通常耐受性良好，长期白血病转化风险低。阿那格雷是一种抑制血小板聚集和巨核细胞成熟的口服抗血小板药物，是羟基脲治疗无效者的二线药物。该药物具有急性副作用（如液体潴留、心悸）、出血（即伴有阿司匹林）并且发生骨髓纤维化的风险增加。这两种药物都具有致畸作用，因此不能用于育龄期ET女性，ET患者的胎儿流产率高，所以干扰素-α（不穿过胎盘）联合肝素或阿司匹林被推荐用来治疗妊娠患者。

五、原发性骨髓纤维化

（一）定义和流行病学

特发性骨髓纤维化（PMF）是以异常过度的骨髓纤维化为特征的干细胞克隆性疾病。PMF是一种罕见的慢性疾病，老年人多见，年发病率为0.5/100 000。

（二）病理学

髓系干细胞异常导致巨核细胞病态造血，产生血管源性生长因子和成纤维细胞生长因子增加，这些细胞因子作用于正常的成纤维细胞和其他基质细胞，刺激其过度增殖和胶原沉积。随着骨髓纤维化的增加导致多能造血祖细胞过早释放至外周。然后这些干细胞在其他部位重建，从而使得这些组织也具有造血功能，特别是脾脏和肝脏。这个过程称为髓外造血。

（三）诊断和鉴别诊断

在疾病早期，患者可能无症状，仅在常规实验室检查时偶然发现血细胞计数异常，诊断时多为患者血小板和红细胞计数增多，偶尔也有减少者。外周血涂片通常可见泪滴形红细胞、巨型血小板，非白血病性的幼红、幼粒细胞增多，以及白细胞增多。

PMF诊断需满足以下条件：骨髓纤维化伴显著增生的网状纤维或胶原纤维或骨髓细胞增多。应除外肿瘤性和非肿瘤性原因所致的骨髓纤维化（表46-5）。此外，诊断PMF之前还需检测*JAK2*、*BCR/ABL*或其他诊断性突变和细胞遗传学标志物（表46-6）。

（四）临床表现

虽然许多患者在诊断时无症状，但大多数患者主要症状有与贫血相关，如进行性疲劳和呼吸困难，或因脾大和脾梗死导致的饱腹感和左上腹疼痛。

表46-5 骨髓纤维化的原因

Ⅰ.肿瘤性原因
- a.慢性骨髓增殖性疾病：慢性特发性骨髓纤维化、慢性髓性白血病、真性红细胞增多症
- b.急性巨核细胞白血病（FAB M7）
- c.骨髓增生异常伴骨髓纤维化
- d.毛细胞白血病
- e.急性淋巴细胞白血病
- f.多发性骨髓瘤
- g.转移性癌
- h.系统性肥大细胞病

Ⅱ.非肿瘤性原因
- a.肉芽肿性疾病：分枝杆菌感染、真菌感染、结节病
- b.佩吉特骨病
- c.甲状旁腺功能减退症或甲状旁腺功能亢进
- d.肾性骨营养不良
- e.骨质疏松症
- f.维生素D缺乏症
- g.自身免疫性疾病：系统性红斑狼疮、系统性硬化病

注：FAB M7.法国-美国-英国急性髓性白血病分型亚型7。

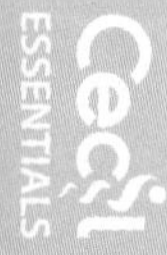

超过50%的患者因髓外造血而出现肝脾大。晚期的PMF患者可有全身症状，如发热、体重减轻、盗汗、恶病质、瘙痒和骨痛等症状。

随着骨髓衰竭的进展，患者会出现无效造血的并发症，包括中性粒细胞减少、血小板减少和贫血。有时隐匿性弥散性血管内凝血也可导致出血风险。腹膜、胸膜和中枢神经系统（CNS）中的髓外造血也可能引起症状。

（五）治疗和预后

PMF患者的中位生存期较短，通常为诊断后2～5年。最常见的不良预后因素包括年龄＞65岁、血红蛋白浓度＜10g/dl、白细胞计数＞25×10^9/L、外周血原始细胞百分比高（≥1%）和全身症状。其他临床特征包括白细胞减少、血小板减少（血小板＜100×10^9/L）、肝脾大、输血和不良的细胞遗传学异常。

该疾病可以从慢性期进展到加速期，有8%～20%的患者转化为急性白血病。PMF转化的AML对常规治疗无效，其他的非白血病死亡原因包括心力衰竭、感染、颅内出血和肺栓塞。

PMF的治疗取决于患者的危险度分层。低危无症状的患者可以等待观察，具有症状性贫血的患者受益于输血、EPO、雄激素（如达那唑）或低剂量沙利度胺治疗，以维持红细胞水平。因血小板增多和白细胞增多或髓外造血引起的症状可以用羟基脲作为一线药物来缓解，年轻或妊娠期妇女可使用干扰素-α治疗。脾大伴有症状者最佳的治疗方式是羟基脲，因为开放性脾切除术显著增加了手术发病率和死亡率，脾放疗很难耐受，除非作为姑息性治疗手段。中高危的年轻PMF患者可考虑进行HLA相合的异基因造血干细胞移植术（SCT）。

表46-6 世界卫生组织2008原发性骨髓纤维化的诊断标准

主要标准*

1.巨核细胞增生和异型巨核细胞伴有网状纤维和（或）胶原纤维，或无显著的网状纤维增多，巨核细胞改变必须伴随骨髓增生程度增高，粒细胞增生且常有红系造血减低（即原发性骨髓纤维化的前期）

2.不能满足慢性髓性白血病、真性红细胞增多症、骨髓增生异常综合征或其他髓系肿瘤的WHO诊断标准

3.有*JAK2* V617F突变或其他克隆标记或没有反应性骨髓纤维化的证据

次要标准

1.外周血出现幼红、幼粒细胞

2.血清乳酸脱氢酶水平升高

3.贫血

4.可触及的脾大

*原发性骨髓纤维化的诊断需要满足三条主要标准和两条次要标准。

虽然不是所有的PMF患者都有*JAK2* V617F突变，但几乎都具有JAK1和JAK2信号通路的激活，使得JAK1/2抑制剂有可能有效。鲁索利替尼（ruxolitinib）是一种口服JAK抑制剂，被批准用于治疗中高危的骨髓纤维化（包括PMF和独立于*JAK2*突变因PV或ET引起的骨髓纤维化）。

在两项随机前瞻性Ⅲ期临床试验中，分别比较了使用鲁索利替尼组和安慰剂组治疗骨髓纤维化（COMFORT-1试验），以及使用鲁索利替尼组和最佳治疗组（COMFORT-Ⅱ试验）。结果发现接受鲁索利替尼治疗的患者脾缩小和症状改善（如腹痛、饱腹感、盗汗、肌肉疼痛）显著，改善了患者的生活质量。与对照组相比，最新数据证实鲁索利替尼治疗后骨髓纤维化明显改善、总体生存期显著延长。

许多其他JAK2抑制剂单用或联合鲁索利替尼正在进行临床试验，PMF的疗效提高值得期待。

六、慢性髓性白血病

（一）定义、流行病学和病理学

CML是最常见的MPN，占所有白血病的15%～20%，发生率约为1/100 000。诊断时的中位年龄为53岁，但任何年龄的人群可患CML。CML的特征为粒系的显著增加，伴红细胞和血小板增多。这在MPN的自然病程中是独一无二的，包括向急性白血病不可避免的转化。

CML是第一个被发现具有特定染色体异常的恶性血液病。超过95%的CML患者具有费城染色体干细胞的克隆扩增，费城染色体为9号和22号染色体之间的平衡易位，被称为t(9;22)(q34;q11)。9号染色体（区域q34）的*ABL*基因易位至22号染色体（区域q11）与*BCR*基因连接，形成致癌性的*BCR/ABL*融合基因。该融合基因产物BCR/ABL蛋白定位于胞质，具有极强的酪氨酸激酶活性，可诱导造血干细胞发生白血病表型失调。BCR/ABL融合蛋白的表达可激活下游多个信号转导途径，使得细胞不再受细

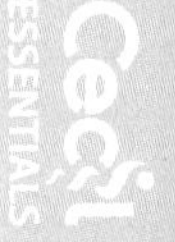

胞因子和基质的调控而大量增殖，从而导致CML的发生。

（二）诊断和鉴别诊断

CML通常表现为白细胞计数显著升高（中位值为170×10^9/L），碱性磷酸酶水平降低，尿酸和乳酸脱氢酶水平升高，以及血小板增多。CML慢性期患者的外周涂片可见各个阶段的粒细胞，包括原粒细胞（通常<5%）、中幼粒细胞、晚幼粒细胞、嗜碱性粒细胞、嗜酸性粒细胞和杆状中性粒细胞。相反，由急性感染或败血症引起的反应性粒细胞增生状态（即类白血病反应）中的外周血涂片，主要有成熟的中性粒细胞和含少量的中幼粒细胞、嗜碱性粒细胞或嗜酸性粒细胞。

骨髓检查显示骨髓增生极度活跃，其中处于各个发育阶段的髓系细胞和网状结构纤维化占主导地位。CML的鉴别诊断包括反应性白细胞增多症（如具有显著中性粒细胞反应的活动性感染或败血症）和其他MPN（如骨髓纤维化）。

CML的诊断需要使用反转录聚合酶链式反应（RT-PCR）或荧光原位杂交（FISH）技术来检测异常*BCR/ABL*的转录，使用细胞遗传学检测费城染色体。通过评价*BCR/ABL*融合基因定量水平，可以监测疾病进展和对治疗的反应。RT-PCR在10^5～10^6个细胞中检测到一个*BCR/ABL*阳性细胞，评价外周血和骨髓中的白血病负荷。

部分CML患者体内虽无法检测到费城染色体，但利用RT-PCR可检测到*BCR/ABL*融合产物，提示染色体变异易位，可产生同样的基因产物。CML疗效包括血液学缓解（即外周血细胞计数恢复正常）、遗传学缓解（即通过正常核型或FISH技术来检测费城染色体的丢失）和分子学缓解（即通过RT-PCR检测到低于标准基线的*BCR/ABL*基因转录产物3个及3个以上对数级的减少）。

（三）临床表现

新诊断的CML患者中40%最初是无症状的。常见临床表现为疲劳、嗜睡、气短、体重减轻、皮肤容易发绀和腹胀。查体通常发现脾大。

CML的自然病程包括慢性期、加速期和发展期。患者通常在CML的慢性期被诊断，持续3～5年。外周血白细胞计数升高，伴嗜酸性粒细胞和嗜碱性粒细胞增多（>20%），但幼稚细胞较少（<5%）。通过控制外周血细胞计数，患者在此期间基本无症状。

最终，疾病进入加速期，表现为发热、体重减轻、进行性脾大和骨髓细胞快速增殖相关的骨痛。尽管在治疗，白细胞计数仍随着外周原始细胞数量的增加（10%～19%）而增多。外周血嗜碱性粒细胞比例增加（>20%）导致组胺生成，伴有瘙痒、腹泻和潮红症状。在CML的加速期，患者进行性脾大，持续性血小板减少或血小板增多和白细胞增多，骨髓细胞中可发现新的细胞遗传学异常的克隆。

CML急变期危象标志着病情进展为急性白血病，患者骨髓的20%或更多被幼稚细胞替代，同时伴随骨髓、外周血中正常成熟细胞的丢失和髓外幼稚细胞的增殖。急变期后几周到几个月可发生死亡。2/3的CML患者进展为AML，而其他则发展为急性淋巴细胞（淋巴母细胞）白血病（ALL），初始肿瘤细胞是能够向多系分化的干细胞则支持这一发现。

（四）治疗

历史上，口服化疗剂如羟基脲和白消安用于治疗慢性期的CML患者，以减少患者的白细胞数目。尽管这些药物降低了急性疾病并发症的发生率，但并未改变预后或减缓向急变期的进展。

干扰素治疗慢性期的CML患者可达到60%～80%的血液学缓解，0～30%的遗传学缓解。干扰素-α治疗达到的遗传学缓解与延长生存期相关，并且化疗联合干扰素可获得更高的缓解率。尽管大多数用干扰素治疗的患者通过PCR可检测到*BCR/ABL*，但许多患者可维持血液学和遗传学缓解数年。然而加速期或急变期患者对干扰素治疗反应不佳，大剂量化疗方案仅诱导短暂缓解，持续时间少于6个月。

用于治疗CML的甲磺酸伊马替尼（gleevec，以前称为STI-571）是第一个成功治疗癌症的靶向药物。伊马替尼是多个酪氨酸激酶的竞争性抑制剂，包括ABL、BCR/ABL、血小板源性生长因子受体（PDGFR）和KIT激酶。伊马替尼通过抑制BCR/ABL的磷酸化从而阻断下游信号转导而诱导BCR/ABL阳性细胞的凋亡。临床前研究表明伊马替尼在体外有效抑制了BCR/ABL阳性的CML细胞系和祖细胞的生长，并延长了动物肿瘤模型的生存期。

这种口服活性药物最初的临床试验在1998年用于干扰素-α治疗失败的CML患者。伊马替尼具有良好的耐受性且副作用可控。在治疗组中，96%的患者口服大于300mg/d的剂量4周后达到血液学缓解，33%的患者在8周后获得遗传学缓解。后续数据显示伊马替尼用于治疗初诊的慢性期CML患者时优于干扰素-α＋阿糖胞苷，近90%的慢性期CML患者获得完全遗传学缓解，总体存活率约89%。基于这项研究，伊马替尼是第一个被批准用于治疗肿瘤的分子靶向性药物。

伊马替尼并不能根治慢性期CML患者，与干扰素α治疗类似，大多数使用伊马替尼治疗获得遗传学缓解的患者仍可检测到BCR/ABL阳性白血病干细胞的持续存在。患者可能需要终身服用伊马替尼来控制病情，甚至病情控制良好的慢性期CML患者仍然存在最终疾病进展和治疗失败的风险。据估计，高达1/3的慢性期CML患者由于不耐受药物诱导的副作用（如恶心、呕吐、胃肠道问题、外周和眶周水肿）或对伊马替尼产生耐药而停药。

为了解决这些问题，已经开发了4种新型酪氨酸激酶抑制剂（TKI）用于治疗慢性期CML：达沙替尼（sprycel）、尼洛替尼（tasigna）、博舒替尼（bosulif）和普纳替尼（ponatinib）。与伊马替尼相比，这4种药物的体外试验均显示对BCR/ABL激酶的抑制作用明显增强。

伊马替尼、达沙替尼和尼罗替尼被批准用于慢性期CML的初始治疗。患者确诊后通常使用这三种TKI之一开始治疗，并密切监测药物毒性和临床反应。在治疗开始后第3、第6和第12个月时标准化RT-PCR用来检测*BCR/ABL*，评估分子疗效。在两项随机临床试验中，分别比较达沙替尼与伊马替尼或尼罗替尼与伊马替尼治疗初诊CML患者的疗效，结果发现第二代TKI在特定时间点获得更高的完全遗传学缓解率和分子学缓解率。然而，这两种药物是否能使患者长期总体生存率提高，尚待观察。

对一线TKI治疗耐药或不耐受副作用的CML患者通常改为使用另一种药物。发生伊马替尼耐药者中一半以上发现*BCR/ABL*基因突变，引起BCR/ABL激酶的构象变化，改变药物结合和抑制作用。因此，对于需要接受二线治疗或更高剂量治疗的患者，检测突变是必需的。目前发现具有T315I突变的CML患者对伊马替尼、尼罗替尼、达沙替尼和博舒替尼均耐药，但对第三代BCR/ABL抑制剂普纳替尼（ponatinib）不耐药。

高三尖杉酯碱（omacetaxine mepesuccinate）是一种天然生物碱产物，已证明被用于治疗曾使用多种TKI治疗失败或携带T315I突变或两者兼而有之的CML患者时，具有抗肿瘤活性和功效。高三尖杉酯碱的作用机制不同于TKI，可抑制蛋白质合成，并诱导肿瘤细胞凋亡。一些临床试验已经证实了该药物的疗效，其主要的缺点是每隔28d需要皮下注射给药7～14d。

虽然较新一代的TKI抑制剂可以暂时诱导加速期或急变期CML患者获得血液学和遗传学缓解，但维持时间不长。目前唯一能根除所有BCR/ABL阳性细胞的治疗方式仍然是同种异体SCT。在TKI问世之前，年轻CML患者初诊后如果有HLA相合供者，建议选择异基因造血干细胞移植，CML患者接受SCT后的根治率高（50%～75%），主要为移植物抗白血病效应所致。

综合来看，BCR/ABL抑制剂治疗慢性期CML患者疗效好且毒性低，是CML的一线治疗药物。SCT治疗后有20%～30%的移植相关死亡率，移植仅作为加速期或急变期或使用前述治疗失败的慢性期CML患者的选择，是这些患者唯一的治愈方法。急变期的CML患者通常先进行诱导化疗方案，然后给予BCR/ABL抑制剂和同种异体SCT治疗。

（五）预后

CML患者的预后因TKI的出现发生了巨大变化，已经从一个致命性肿瘤变成了一个慢性疾病，TKI治疗5年后有近90%的患者可带病生存，这是肿瘤治疗历史上的一个突破。在TKI之前的时代，慢性期CML患者的中位总体生存期从几个月至几年不等，接受干扰素治疗者总体生存期可达6年。在TKI治疗的时代，大多数长期TKI治疗的患者预期达到正常寿命。

对于获得最佳治疗反应的CML患者应持续接受TKI治疗，目前有研究正尝试在获得良好分子反应患者中停用TKI，然而离真正治愈CML尚有较长距离，完全根治CML仍是巨大挑战。

七、急性白血病

（一）定义和流行病学

急性白血病是由源于造血干细胞的恶性转化所造成的恶性克隆性疾病。白血病的发病率为（8～10）/100 000（而前列腺癌发病率为42/100 000，乳腺癌发病率为62/100 000）。基于形态学、细胞遗

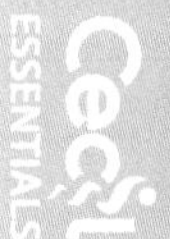

传学、免疫分型和分子学研究，急性白血病根据细胞系分为AML或ALL。80%～90%的成人白血病为AML(其他是ALL)，而大多数儿童白血病是ALL(10%是AML)。

(二)病理学

近年来对急性白血病的发病机制进行了深入研究，许多急性白血病患者可检测到特征性克隆染色体异常，但其在恶性转化中的作用仍不清楚。白血病细胞不能进一步分化并过度增殖，导致正常骨髓造血受到抑制。

目前已知的白血病危险因素是暴露于高剂量辐射和苯。化疗后继发性AML患者通常曾接受过烷化剂(如苯丁酸氮芥、美法仑、氮芥)或拓扑异构酶Ⅱ抑制剂(如表鬼臼毒素)。此外，患有染色体不稳定性疾病，如布鲁姆综合征、范科尼贫血、21-三体综合征和共济失调毛细血管扩张症患者的白血病发病率也升高。

(三)诊断和鉴别诊断

AML和ALL之间的区别对诊断、治疗和预后十分重要。AML可以通过细胞形态学和Auer小体与ALL区分开。通过细胞表面抗原、细胞化学和免疫组化对幼稚细胞免疫表型的进一步鉴定以帮助鉴别细胞为髓系或淋巴细胞来源(表46-7)。ALL和AML的形态学亚组最初由法国-美国-英国(FAB)分类，后来的世界卫生组织(WHO)分类包括分子遗传学信息(表46-8)。

(四)临床表现

患者的临床表现和其他造血系统疾病相似，包括由外周全血细胞减少所致的贫血、感染和出血。幼稚细胞增殖浸润骨髓可能引起骨痛。幼稚细胞也侵入其他器官，导致外周、纵隔和腹部淋巴结肿大，肝脾大，皮肤浸润和脑膜受累。

(五)治疗

急性白血病的治疗分为若干阶段。诱导治疗旨在将白血病细胞的数量降至不可检测的水平并恢复正常造血(即完全缓解)。然而，完全缓解后，亚临床疾病仍然存在，需要进一步治疗。

随后的巩固治疗包括用相同的药物继续化疗以消除残存的白血病细胞。随着更有效药物的发展，采用强化治疗，使用无交叉耐药的药物大剂量治疗，以消除对诱导方案可能产生耐药的白血病细胞。

维持治疗指在相当长一段时期内给予患者低剂量间歇化疗以防止随后的疾病复发。

治疗的目的是获得缓解(骨髓中＞5%的幼稚细胞和外周血细胞计数恢复正常)。

(六)预后

尽管治疗方法不同，AML和ALL的不良临床预后因素类似。在这两种类型白血病中，细胞遗传学异常均是总体存活率的最佳独立预测因素(表46-9和表46-10)。预后不良的临床因素包括年龄＞35岁的ALL或＞60岁的AML、继发性或治疗相关的

表46-7 帮助鉴别AML和ALL的实验室检查

特征	AML	ALL
幼稚细胞形态	可见细胞质Auer小体的颗粒*，多个核仁	无颗粒的胞质，嗜碱性的规律折叠的核仁
FAB分型	L1～L3	M1～M7
组化染色	髓过氧化物酶阳性	髓过氧化物酶阴性，PAS阳性
胞质抗原	－	TdT 阳性
表面抗原(病例中的百分比)	－	B细胞标志物(5%)
		T细胞标志物(15%～20%)：CD2，CD3或CD5
		CALLA(50%～65%)：CD10
细胞遗传学和基因	M3：t(15;17)	L3：t(8;14)
	M5：t(9;11)	异常ALL：*BCR/ABL* 融合基因(费城染色体易位)

注：ALL.急性淋巴细胞白血病；AML.急性髓系白血病；CALLA.急性淋巴细胞白血病共同抗原；FAB.法国-美国-英国分类系统；PAS.高碘酸希夫染色；TdT.末端脱氧核苷酸转移酶。

*Auer小体是细胞质内颗粒的线性聚集，Wright染色后呈粉红色。

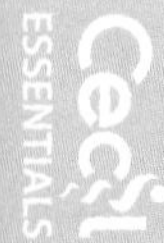

表46-8 急性白血病的FAB分型和WHO分类

急性髓系白血病（AML）的FAB分型

M0：急性髓系白血病微分化型

M1：急性粒细胞白血病未分化型

M2：急性粒细胞白血病部分分化型（以原粒细胞和早幼粒细胞为主）

M3：急性早幼粒细胞白血病

M4：急性粒-单核细胞白血病

M5：急性单核细胞白血病

M6：红白血病

M7：急性巨核细胞白血病

急性淋巴细胞白血病（ALL）的FAB分型

L1：原幼淋巴细胞以小细胞为主（正常淋巴细胞2倍大），大小均一；儿童变种

L2：原幼淋巴细胞要大于L1，大小不一；成人变种

L3：原幼淋巴细胞为伯基特样大细胞，胞质内富含空泡

急性白血病的WHO 2001分型

Ⅰ.AML

A.伴重现性遗传学异常的AML

1.AML伴 t(8；21)(q22；q22)

2.AML伴骨髓异常嗜酸性粒细胞，inv(16)(p13；q22)或 t(16；16)(p13；q22)；(CBFB/MYH11)

3.急性早幼粒细胞白血病[AML 伴 t(15；17)(q22；q12)(PML/RARA)]

4.AML伴11q23(MLL)异常

B.AML伴多系病态造血

C.治疗相关的、烷化剂相关的、拓扑异构酶Ⅱ抑制剂相关的AML和MDS

D.非特殊类型AML

1.AML微分化型

2.AML未分化型

3.AML部分分化型

4.急性粒单核细胞白血病

5.急性原始单核和单核细胞白血病

6.急性红白血病

7.急性巨核细胞白血病

8.急性嗜碱细胞白血病

9.急性全髓增生伴骨髓纤维化

10.髓系肉瘤

E.系列不明的急性白血病

1.未分化型急性白血病

2.双系列急性白血病

3.急性双表型白血病

Ⅱ.急性淋巴细胞白血病

A.前体B细胞淋巴细胞白血病/淋巴瘤

B.前体T细胞淋巴细胞白血病/淋巴瘤

注：CBF.核心结合因子；FAB.法国-美国-英国分类系统；MDS.骨髓增生异常综合征；MLL.混合型白血病；MYH11.肌球蛋白重链基因；PML.早幼粒细胞白血病；RARA.维甲酸受体-α；WHO.世界卫生组织。

表46-9 急性髓系白血病的不良临床预后因素

年龄＞60岁（急性髓系白血病的中位年龄为65岁）

治疗相关性或先前有血液疾病（如骨髓增生异常综合征、骨髓增殖性肿瘤、再生障碍性贫血）

疾病状态不良

白细胞计数＞20 000～30 000/mm^3

髓外转移

表46-10 急性淋巴细胞白血病的预后因素

影响因素	标危	高危
年龄	2～10岁	＜2岁或＞10岁
诊断时白细胞计数	＜30 000/μl	＞50 000/μl
表型	前B	前T
染色体数	超二倍体	假/亚二倍体，近四倍体
染色体异常	t(12；21)	MYC改变：t(8；14)，t(2；8)，t(8；22)混合系白血病改变(11q23) 费城染色体：t(9；22)，形成BCR/ABL
诊断时中枢神经系统疾病	无	有
性别	女	男
种族	白种人	非洲裔美国人，西班牙裔美国人
缓解时间	短(7～14d)	缓解时间延长或没有缓解

疾病、先前的血液系统疾病、初始白细胞计数升高（50×10^9/L～100×10^9/L）和对初始治疗的反应时间延长（＞4周）。

八、急性髓系白血病

（一）定义和流行病学

急性髓系白血病（AML）是一种异质性肿瘤。单独化疗后，长期治愈率（生存期＞5年）为5%～60%，总治愈率为20%～30%。AML主要发生于老年人，诊断时的中位年龄为65岁。

（二）临床表现

患者最常见的症状与全血细胞减少有关，如白细胞减少引起的感染，贫血引起的气短或乏力，血小板减少引起的出血。AML患者也可能具有需要紧急处理的独特的临床急症。

由外周血白血病细胞增多（$>80\times10^9$/L～100×10^9/L）引起的白细胞淤滞症（即高白细胞综合征），可导致弥漫性肺浸润和急性呼吸窘迫。白血病细胞也可引起致命性CNS出血和血栓形成。白血病细胞数量增多引起细胞分解而发生肿瘤溶解综合征，导致低钾血症、酸中毒和高尿酸血症，最终导致肾衰竭。

当患者白细胞计数超过100×10^9/L～200×10^9/L时，应尽快对白细胞淤滞症进行治疗。治疗方法包括白细胞去除术、羟基脲和化疗前短期预处理方案以抑制循环中肿瘤细胞的进一步产生。给予水化碱化以减少尿液结晶，应使用别嘌醇和（或）拉布立酶，或联合使用两者来碱化尿液。由于血液黏度有进一步增加的风险，红细胞输注常在循环中具有大量幼稚细胞的患者中是禁忌的。CNS可发生内出血，脑神经受侵犯和CNS白血病发生时需用紧急全脑照射或定向辐射治疗。

实验室检查显示白细胞计数从中性粒细胞减少水平（$<1\times10^9$/L）到极端白细胞增多（$>100\ 000\times10^9$/L）。严重血小板减少、正常细胞性贫血和外周循环中可见幼稚细胞均是常见的临床表现。骨髓穿刺和活检通常显示大量的原粒细胞（20%～100%），并抑制正常成熟细胞的产生。

（三）诊断

骨髓鉴别通常使用形态学、流式、细胞遗传学和分子检测以区分AML和ALL，并确定AML亚型。以前根据形态学标准和免疫组织化学染色将AML按FAB分为M0～M7亚型，这由异常细胞的细胞阶段来划分（见表46-8）。

一些FAB亚型与特定的临床相关，这有助于确定治疗方法和预后。成人AML最常见的FAB亚型是M2。AML M3（即急性早幼粒细胞白血病）患者常表现出因弥散性血管内凝血引起的自发性出血（稍后讨论）。AML M4或M5（即急性粒-单核细胞白血病或急性单核细胞白血病）患者外周循环中白细胞水平增高，并且白血病幼稚细胞可能浸润组织导致牙龈肿胀。AML M7（即巨核细胞白血病）患者有明显的骨髓纤维化，通常表现出类似于骨髓纤维化的肝脾大和全血细胞减少。

2008年WOH根据细胞遗传学［特别是t(8;21)，inv(16)和t(15;17)］和基因突变，对AML重新分类。因为发现这些特定的细胞遗传学异常对于AML患者的诊断、治疗和预后至关重要，所以核型分析对于确诊AML是必不可少的。既往化疗史、放射或其他清髓性治疗后的骨髓增生异常的证据被认为是治疗相关的AML而不是骨髓增生异常综合征（MDS）（见表46-8）。

（四）治疗和预后

AML的化疗包括诱导化疗和巩固化疗（4～6个月进行2～4个周期）。标准诱导方案使用阿糖胞苷和蒽环类药物（柔红霉素或伊达比星），可使60%～80%的新诊断的年轻AML患者获得完全缓解（CR）。对于老年人（>60岁）和其他治疗相关AML患者的缓解率则较低。

达到完全缓解后，患者可以接受巩固化疗或同种异体或自体SCT治疗（参见第45章）。对初始诱导治疗无反应的患者预后较差，可以选择新药或用非交叉耐药的化疗药物如表鬼臼脂素，或同时使用两者，进行治疗以获得缓解。

AML具有异质性，危险度分层是选择适宜的个体化治疗策略的最关键的决定因素。在过去，AML预后在一定程度上可根据临床因素预测，如患者年龄、疾病表现（即白细胞计数）、先前血液学病史或治疗相关的病史（表46-9）。目前AML危险度根据异常的细胞遗传学和分子学通常分为三类：低危、中危和高危。

AML伴t(8;21)，inv(16)或del(16q)异常的患者对诱导化疗联合2～4个疗程的高剂量阿糖胞苷的巩固化疗方案非常敏感。长期5年存活率可达55%～60%。

与预后不良相关的AML亚型包括5号或7号染色体部分缺失，11q23而无t(9;11)，inv(3q)，t(3;3)，t(6;9)，t(9;22)（即费城染色体），单体核型，或≥3种的核型异常（即复杂核型）。这些AML亚型的缓解率低；即使缓解，患者仍然处于AML复发的高风险状态，属化疗难治性疾病。不良预后的AML总生存率为5%～15%。

其余的AML患者具有中危细胞遗传学因素，包括正常核型，+8，t(9;11)或未包含在其他组中的其他细胞遗传学异常。经过标准化疗，这些患者的长期存活率为30%～45%（见表46-10）。

大规模基因组分析揭示了AML分子机制的复杂性，发现了能够对预后分层的基因突变。例如，约1/3正常核型的AML患者具有组成型活化的FMS样酪氨酸激酶3(FLT3)突变，与FLT3-ITD阴性AML患者相比，FLT3-ITD阳性患者缓解率低、复发率高、总体生存期短。在FLT3-ITD阴性患者中，同时伴有转录因子CCAAT/增强子结合蛋白α(CEBPA)双突变和核磷蛋白1(NPM1)突变者预后良好(表46-11)。

表46-11 基于细胞遗传学和分子异常的急性髓系白血病的预后因素

危险度分层	细胞遗传学	分子学异常
低危	inv(16)或t(16;16) t(8;21),t(15;17)	正常核型：*NPM1*突变但FLT3 ITD阴性或孤立的*CEBPA*双突变
中危	正常核型+8,t(9;11) 其他未定义的	t(8;21),inv(16),或t(16;16)伴*KIT*突变
高危	复杂核型(≥3种染色体异常) 单体核型 $-5,5q^-,-7,7q^-$ 11q23但无t(9;11) inv(3),t(3;3),t(6;9),t(9;22)	正常核型伴FLT3 ITD

注：ITD.内部串联重复。

患者获得完全缓解(CR)后可以接受巩固化疗、自体或异基因SCT治疗。患者进行SCT的最佳时间通常取决于临床危险因素和预后危险度分层(见表46-9和表46-10)。在CR1期进行SCT的疗效优于疾病复发后行SCT,SCT的移植相关死亡率为25%～30%。

异基因SCT被推荐为治愈高危AML患者的最佳方法，这类高危AML包括与疾病相关的预后不良的细胞遗传学和分子学特征的AML、前驱血液病史、治疗相关的AML、原发性难治性AML。高危患者接受传统化疗仅5%～20%获得治愈，60岁以下高危AML行全相合同种异体SCT的长期总体存活率为40%～60%。低危组因大剂量阿糖胞苷化疗根治率高，SCT作为复发患者的选择。

中高危AML患者由于高龄、其他合并症或缺乏HLA相合供者，不适合行同种异体移植的(基于临床或细胞遗传学数据)可选择化疗或自体SCT。与单独化疗相比，自体移植能否改善AML结局尚有争论。然而，自体移植后的长期存活率为20%～40%，至少与使用巩固化疗方案后的预后类似。

因为AML诊断时的中位年龄为65岁，所以相当大比例的AML患者为具有主要合并症或血液病史或恶性病史的老年人，他们对标准诱导化疗方案或清髓性SCT的耐受性较差。尽管预防性给予生长因子支持，抗生素和抗真菌药物进行抗感染治疗，但感染并发症仍然是引起住院强化化疗期间发病率和死亡率增高的主要原因。预期缓解率低(30%～50%)、诱导并发症和相关死亡率高导致许多患者拒绝积极治疗，而是采取羟基脲、输血支持治疗和临终关怀。

不适合和不愿选择强化治疗的患者越来越多地使用低剂量化疗方案来进行治疗。低剂量皮下注射阿糖胞苷治疗后的缓解率大约为18%。去甲基化药物(如5-氮杂胞苷、地西他滨)在老年AML患者中耐受性良好，一些研究中显示其完全缓解率为20%～47%。用这些药物治疗的患者，即使没有完全缓解，也获得了血液学改善，总体生存期延长。

复发性或难治性AML患者经过标准治疗后应考虑同种异体SCT和临床试验。AML的新疗法如非清髓性SCT(参见第45章)已使一部分老年AML患者获得持久的长期缓解，因此应根据患者偏好，总体健康状况和有无HLA相合的供者来选择SCT模式。

目前已经有临床研究应用FLT3-ITD抑制剂治疗FLT3-ITD$^+$AML患者，在Ⅱ期临床试验中，最有效的FLT3抑制剂AC220(米替丁尼)治疗复发性或难治性FLT3-ITD$^+$AML患者的完全缓解率约为50%。然而，AML细胞中的多种信号通路和AML克隆的快速增殖可加快耐药的发生。FLT3抑制剂联合化疗治疗复发和初诊FLT3-ITD$^+$AML患者的临床试验正在进行中。

九、急性早幼粒细胞白血病

(一)定义、流行病学和病理学

急性早幼粒细胞白血病(APL)，以前称为AML的FAB M3亚型(见表46-8)，占成人AML的10%～15%。年轻患者的发病率增加(中位年龄为40岁)。在美国的年发病数为600～800例。

APL不同于其他急性白血病，有其独特的生物学特征。从形态学上来看，APL细胞是未成熟的早幼粒细胞，包含大颗粒和典型的大量Auer小体。APL的特征性染色体易位——t(15;17)(q22;q12)，15号染色体上的早幼粒细胞白血病基因(*PML*)和17号染色体上的维甲酸受体-α基因(*RARA*)形成*PML/RARA*

融合基因，其翻译产物PML/RARA蛋白与其他蛋白质一起抑制了粒细胞分化必需基因的转录，从而导致白血病细胞阻滞在早幼粒细胞阶段。

（二）临床表现

临床上，APL患者经常表现出危及生命的出血，这是由APL颗粒释放的大量促凝血因子有关的弥散性血管内凝血所造成。如果APL患者未得到及时诊治，CNS和其他部位的出血并发症可能迅速致命。怀疑APL的所有患者应该开始给予全反式维甲酸（ATRA）经验性治疗（下文讨论），并积极输注新鲜冷冻血浆、纤维蛋白原和血小板，直到解决凝血问题和确诊疾病。

与其他AML亚型的患者不同，APL患者通常全血细胞减少而非白细胞增多。高危APL患者定义为白细胞计数大于10×10^9/L的患者。

（三）治疗和预后

APL是目前成人治愈率最高的急性白血病。APL治疗的关键是用药物诱导早幼粒白血病细胞终末分化、凋亡。ATRA是一种口服的维生素A衍生物，通过改变PML/RARA的构型以促进正常基因的转录和APL细胞分化成熟。

患者开始使用ATRA治疗时，必须密切监测维甲酸或APL分化综合征的发生，因其会引起致命的呼吸衰竭，其特征为双侧肺部渗出和浸润，死亡率为5%～10%。尽早使用皮质类固醇激素和利尿治疗，在严重的情况下，应暂时停止使用ATRA。

尽管ATRA单独诱导可使多达90%的APL患者获得CR，但持续单用ATRA的复发率极高，所以在治疗中采用ATRA联合蒽环类化疗药±阿糖胞苷的化疗方案。该方案使得APL的完全缓解率升至90%～95%，并且超过2/3的APL患者使用含ATRA的标准诱导、巩固和维持化疗方案治疗之后实现了根治。

复发的APL患者多采用三氧化二砷治疗，三氧化二砷是天然存在的化合物，低剂量砷剂促进APL细胞分化和凋亡，对复发性APL的缓解率高达90%。APL分化综合征和Q-T间期延长是砷剂治疗的常见副作用。基于其耐受性及与常规化疗药物无交叉毒性，砷剂成功地用于治疗APL，极大改善了其预后。

ATRA+化疗诱导期间总体死亡率达10%～20%。大多数死因是致命性出血、分化综合征、骨髓抑制的并发症，在老年人中尤为明显。为了解决这些问题，近期一项Ⅲ期临床试验将低危APL患者随机分为两组，一组使用ATRA和砷剂（无细胞毒性化疗药物）的双诱导治疗方案，另一组则使用含ATRA和化疗的标准方案。试验结果表明，ATRA联合砷剂的疗效并不劣于ATRA联合化疗，且不会增加毒性。

该临床试验结果使得ATRA联合砷剂（不化疗）方案成为低危APL患者的标准治疗方案。对于其他PML/RARA阳性的患者而言，使用含有ATRA和砷剂的标准诱导和巩固治疗之后，应考虑自体或同种异体SCT。

十、急性淋巴细胞白血病

（一）定义、流行病学和病理学

急性淋巴细胞白血病（ALL）是起源于B细胞或T细胞的淋巴母细胞肿瘤。ALL主要发生在儿童，大多数病例发生在6岁以下的儿童。先前的FAB分类系统根据恶性细胞的形态将ALL分成三种亚型（即L1、L2和L3）。WHO系统根据正常成熟期间这类细胞的特异性表面抗原标志将该疾病重新分类为前体B细胞或T细胞ALL（见表46-7）。T细胞ALL占所有ALL患者的15%～25%。超过50%的T细胞ALL患者含NOTCH1活化突变，NOTCH1是决定T细胞命运的关键调节物。1/3的成人和20%的儿童B-ALL患者具有t(9;22)。

（二）临床表现

临床和生物学特征，特别是细胞遗传学，在诊断时已被列为重要的预后因素（见表46-10）。

（三）治疗

ALL的治疗需2～3年，给予多种化疗药物联合治疗。诱导化疗通常包括长春新碱、皮质类固醇和L-天冬酰胺酶，成人患者化疗方案中加入蒽环类药物、阿糖胞苷或环磷酰胺（或组合）。ALL容易侵犯CNS和睾丸（所谓的白血病细胞的庇护所，因为标准的全身化疗不穿透这些部位），在诊断时需进行腰穿检查并预防性鞘内注射化疗药物，常规鞘内注射甲氨蝶呤或全脑照射，或两者兼而有之。儿童ALL的完全缓解率为97%～99%，成人为75%～90%。

在获得CR后，患者需使用多种药物进行巩固和强化治疗以根除该病。由于某些未知原因，ALL在初次缓解后的几个月至几年内容易复发。研究表明，患者复发率可通过缓解后给予2～3年的维持化疗而降低。长期治疗可以消除缓慢生长的白血病克隆，防止其进一步转化，或破坏其他部位，特别是CNS。

在20世纪90年代对这种疾病的理解和治疗的进展导致ALL患儿的治愈率高达90%。20%～40%的成人ALL能够治愈。成人的结局较差归因于不同年龄组的疾病的生物学机制的差异，以及老年患者不能耐受强化化疗或移植以实现长期缓解。此外，Ph^+ALL患者在老年人中更为常见，对化疗药物不敏感，CNS白血病的风险高，5年总体存活率低于10%。除常规化疗之外，Ph^+ALL患者通常口服TKI(即伊马替尼和达沙替尼)进行治疗。高危年轻的B细胞ALL患者可受益于针对异常淋巴母细胞上的B细胞抗原的抗CD20抗体(即利妥昔单抗)。

ALL患者预后越差，越应及早进行移植。研究表明，高危ALL患者(即老年患者、Ph^+、高白细胞计数或首次缓解时间延长)明显受益于第一次缓解期间行SCT，尤其是HLA全相合同胞移植。与其他疗法的20%相比，成年人早期移植的5年存活率达40%～44%。

无同胞HLA全相合供者的高危ALL患者的预后差，这类患者应该寻求非亲缘HLA全相合异体SCT或临床试验。与标准化疗相比，这类患者进行自体移植并没有明显受益。标危ALL患者，特别是儿童患者，在常规化疗和维持治疗后长期缓解率高，不需要进行同种异体SCT，除非疾病复发。

大多数ALL患者初诊2年内复发，伴随骨髓、CNS或睾丸中白血病细胞的复发。虽然复发性疾病可能对进一步化疗和局部照射有反应，但第二次缓解的持续时间通常少于6个月。所有复发性ALL患者应考虑行同种异体SCT或临床试验治疗。难治性或复发性ALL患者并不常规推荐自体SCT，治疗后的复发率高。

对于不适合行SCT的复发性ALL患者，可以尝试几种新的治疗方法，如BCR/ABL抑制剂普纳替尼联合化疗治疗Ph^+ALL，针对B细胞标志物CD19和CD52的含有毒素的抗体用于治疗复发性ALL患者还处于探索阶段。长春新碱的脂质体抑制剂Marqibo的联合治疗难治/复发性ALL，CR达到35%。

也许所有治疗中最令人兴奋的策略是免疫治疗。博纳吐单抗(blinatumomab，BiTE)是一种双特异性单链抗体，可结合T细胞表面的受体CD3和白血病细胞上的CD19。BiTE与CD3和CD19的双重结合使反应性T细胞接近肿瘤细胞，清除肿瘤细胞。对那些标准化疗后获得临床缓解但具有最小残留疾病(MRD)的ALL患者使用BiTE，可使76%的患者MRD转阴。目前利用BiTE联合化疗方案治疗复发性或难治性ALL的临床评价试验正在进行。

另一种方法是CAR-T细胞治疗，把B-ALL患者的T细胞在体外进行基因修饰，使其表达CD19嵌合抗体，从而识别和杀伤表达CD19的白血病细胞。在CAR-T治疗后进行SCT，可致80%～90%的患者获得治愈或疾病的长期控制。基因工程修饰的T细胞策略能否广泛适用于非临床试验的大多数ALL患者仍有待确定。

十一、展望

人类对MPN和急性白血病发病分子机制的认识获得快速进步，促进了新的治疗方法的发展，这些方法有望在未来几年改变这些疾病的临床治疗方法。

(一)骨髓增殖性疾病

伊马替尼作为CML靶向治疗药，其成功的重要性不言而喻。作为第一个通过对发病机制的认识而治疗成功的案例，伊马替尼已成为靶向性治疗的典范。随着第二代和第三代TKI的成功开发，SCT现在已成为CML患者的二线治疗。

类似地，骨髓增殖性疾病中的*JAK2*突变的发现为该病开辟了靶向性治疗新途径。JAK2抑制剂(如鲁索利替尼)用于治疗非*JAK2*突变依赖性的高危骨髓纤维化患者，能够显著缩小脾大并改善全身症状。此外，有研究证实鲁索利替尼具有潜在延长骨髓纤维化患者的总体存活期和减少骨髓纤维化的作用，JAK2抑制剂可能最终改变疾病的自然病程。

(二)急性白血病

对急性白血病分子发病机制的理解推动了疾病治疗的重要进展。维甲酸受体与APL发病的分子机制研究，为ATRA治疗APL提供了重要的理论基础，并为ATRA联合砷剂的成功奠定了基础，ATRA+砷剂联合治疗新方案标志着在没有细胞毒性化疗或SCT情况下APL可以被治愈。

口服BCR/ABL激酶抑制剂已成为治疗Ph^+ALL的常规药物。以CAR-T为代表的新型免疫治疗方法已经开始证明其临床价值，有待进一步的临床验证。

正常核型AML患者中FLT3激酶突变者可以应用靶向抑制剂治疗，为常规化疗疗效差的患者提供了希望。类似的方法可能很快为特异的染色体易位、基因和分子异常相关的其他急性白血病提供治疗的切入点。发展低剂量化疗和降低强度的SCT方案延长了老年AML患者的生存期，并在一些情况下提供了治愈的机会。

推荐阅读

Aifantis I, Raetz E, Buonamici S: Molecular pathogenesis of T-cell leukemia and lymphoma, Nat Rev Immunol 8:380–390, 2008.

Baxter EJ, Scott LM, Campbell PJ, et al: Acquired mutation of the tyrosine kinase JAK2 in human myeloproliferative disorders, Lancet 365:1054–1061, 2005.

Byrd J, Mrozek K, Dodge R, et al: Pretreatment cytogenetic abnormalities are predictive of induction success, cumulative incidence of relapse, and overall survival in adult patients with de novo acute myeloid leukemia, Blood 100:4325–4336, 2002.

Harrison CN, Campbell PJ, Buck G, et al: Hydroxyurea compared with anagrelide in high-risk essential thrombocythemia, N Engl J Med 353:33–45, 2005.

Landolfi R, Marchioli R, Kutti J, et al: Efficacy and safety of low-dose aspirin in polycythemia vera, N Engl J Med 350:114–124, 2004.

Maziarz RT: Who with chronic myelogenous leukemia to transplant in the era of tyrosine kinase inhibitors? Curr Opin Hematol 15:127–133, 2008.

Pullarkat V, Slovak ML, Kopecky KJ, et al: Impact of cytogenetics on the outcome of adult acute lymphocytic leukemia: results of the Southwest Oncology Group 9400 study, Blood 111:2563–2572, 2008.

Tefferi A, Vardiman JW: Classification and diagnosis of myeloproliferative neoplasms: the 2008 World Health Organization criteria and point-of-care diagnostic algorithms, Leukemia 22:14–22, 2008.

第47章

红细胞相关疾病

著　者　Michal G. Rose　Nancy Berliner
译　者　马　瑞　审校者　王鸿鹄　黄晓军

一、正常红细胞的结构和功能

红细胞将氧气输送至体内各组织，并将二氧化碳输送回肺部以排出体外。红细胞自身的结构特点正与其功能相适应：双凹圆盘状外形可使其细胞膜面积最大化，从而有利于气体交换，特有的细胞骨架及膜结构可使细胞充分变形以通过毛细血管。红细胞的细胞膜蛋白（带3蛋白及血型糖蛋白）与胞质内的细胞骨架蛋白（膜收缩蛋白、锚蛋白及蛋白4.1）相互作用，使红细胞可以通过宽度仅为其直径1/4的毛细血管。

成熟红细胞不含细胞核。在整个寿命周期中，红细胞仅在发生去核并由骨髓释放入外周血之前具有蛋白合成能力，其之后的功能均依赖于早期合成的各种蛋白。成熟红细胞中约有98%的胞质蛋白为血红蛋白。其余部分主要是酶相关蛋白，包括无氧酵解及磷酸己糖代谢途径中所需的各种酶。

红细胞结构的缺陷可导致溶血性贫血。细胞膜或骨架蛋白的异常可引起细胞形状及变形性的改变。葡萄糖代谢途径中酶的先天缺陷降低了细胞对氧化应激的抵御能力，遗传性的血红蛋白结构及合成障碍导致异常血红蛋白多聚化（镰状细胞贫血）或过量血红蛋白链的沉积（地中海贫血）。上述变化均使红细胞寿命缩短。

血液中的氧气通过血红蛋白进行转运。血红蛋白是由两条α链、两条β样（β、γ或δ）链及四个血红素分子构成的四聚体，血红素分子由吡咯环与铁络合而成。在胎儿期，血红蛋白主要为胎儿型（HbF：$\alpha_2\gamma_2$）；围生期则由胎儿型过渡到成人型（HbA：$\alpha_2\beta_2$）。在4～6月龄时，HbF的水平已降至血红蛋白总量的1%。HbA_2（$\alpha_2\delta_2$）是一种次要成年血红蛋白，约占成人血红蛋白的1%（表47-1）。

表47-1　人血红蛋白的结构和分布

血红蛋白名称	分布	构成
A	95%～98%的成人血红蛋白	$\alpha_2\beta_2$
A_2	1.5%～3.5%的成人血红蛋白	$\alpha_2\delta_2$
F	胎儿，0.5%～1.0%的成人血红蛋白	$\alpha_2\gamma_2$
Gower 1	胚胎	$\zeta_2\varepsilon_2$
Gower 2	胚胎	$\alpha_2\varepsilon_2$
Portland	胚胎	$\zeta_2\gamma_2$

二、临床表现

贫血即红细胞数目的减少，是相关疾病的一个重要临床表现。营养物质缺乏、原发性血液病或全身性疾病引起的红细胞生成减少均可表现为贫血。另外，失血或溶血也可引起贫血。

溶血的原因包括红细胞自身异常、免疫介导的红细胞破坏或血管结构异常。贫血的鉴别是患者评估的重要组成部分，并常为系统性疾病的诊治提供重要线索。图47-1概述了贫血的鉴别诊断。

贫血的临床症状反映了红细胞减少的程度及速度。急性出血或大量溶血时，患者可表现为低血容量性休克。但多数患者贫血发展缓慢，几乎没有症状。常见主诉包括乏力、活动耐量降低、呼吸困难和心悸。在冠状动脉疾病患者中，贫血可能会引发心绞痛。体格检查主要可见面色苍白。患者可出现心动过速，常可闻及心脏杂音。溶血性贫血患者常出现黄疸和脾大。

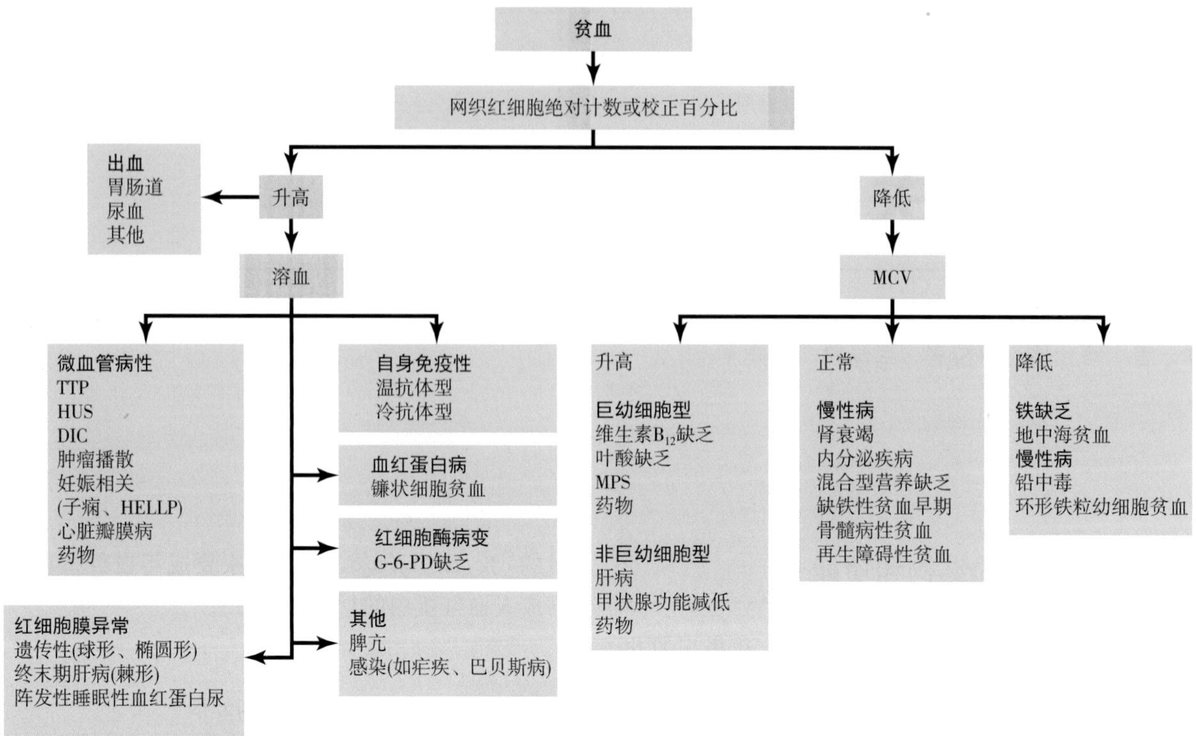

图47-1 贫血的鉴别诊断。DIC.弥散性血管内凝血；G-6-PD.葡萄糖-6-磷酸脱氢酶；HELLP.溶血、肝酶升高和血小板计数减低；HUS.溶血性尿毒症综合征；MCV.平均红细胞体积；TTP.血栓性血小板减少性紫癜

三、实验室检查

贫血的实验室检查主要包括网织红细胞计数、外周血涂片、红细胞相关化验、造血元素测定及骨髓穿刺和活检。

网织红细胞计数可用于鉴别原发性骨髓衰竭所引起的贫血与溶血或出血所引起的贫血。骨髓释放的红细胞在短期内仍含有少量RNA，此类细胞即网织红细胞，可在荧光核酸染色后使用自动计数仪计数，也可在使用亚甲蓝或其他活体染料对外周血涂片进行染色后，进行人工计数。贫血情况下红细胞生成素（EPO）产生增加，其促进网织红细胞的产生和释放。因此，外周血中的网织红细胞数量反映了骨髓对贫血的反应。

网织红细胞计数可用其占红细胞总数的百分比来表示，也可用其绝对值来表示。正常人群的网织红细胞计数为红细胞总数的0.5%～1.5%，或20 000～75 000/μl。由于红细胞寿命缩短导致贫血时，骨髓的代偿反应可使网织红细胞百分比增加至2%以上，绝对值增加至100 000/μl以上。若网织红细胞未出现相应增加，则应考虑是否存在红细胞生成障碍。对贫血患者而言，循环中血细胞的减少可导致网织红细胞比例的相对增高，但骨髓释放的网织红细胞可能并无增加，故此时以百分比表示的网织红细胞计数需经校正。校正方法如下：患者网织红细胞百分比乘以患者的血细胞比容与正常血细胞比容的比值。使用网织红细胞绝对值进行计数则不存在上述问题。

外周血涂片可为贫血病因提供重要线索。在伴有网织红细胞增多的贫血中，红细胞形态学的检查至关重要，其中血涂片对于鉴别免疫性溶血（出现球形细胞）和微血管病性溶血（出现破碎红细胞）非常关键。其他形态学病变包括镰状细胞和靶形细胞（血红蛋白病的特征性改变）、泪滴状细胞和有核红细胞（与骨髓纤维化和骨髓浸润有关）、疟疾和巴贝斯病中的细胞内寄生虫、与严重缺铁相关的铅笔形改变等。评估白细胞和血小板也有助于贫血的鉴别诊断。中性粒细胞分叶过多及大血小板均支持巨幼细胞贫血的诊断，而原始细胞的存在则提示白血病。图47-2描述了贫血患者中常见的外周血涂片表现。

在伴有网织红细胞升高的贫血患者中，红细胞的大量生成提示骨髓造血功能正常，且可以对贫血发生反应。此种情况下，骨髓穿刺结果可能仅表现为红系增生，而无法揭示骨髓的原发病变。此时评估应着重鉴别红细胞消耗的原因是出血还是溶血。相比

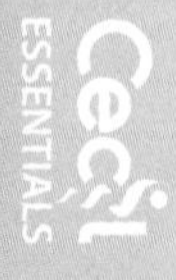

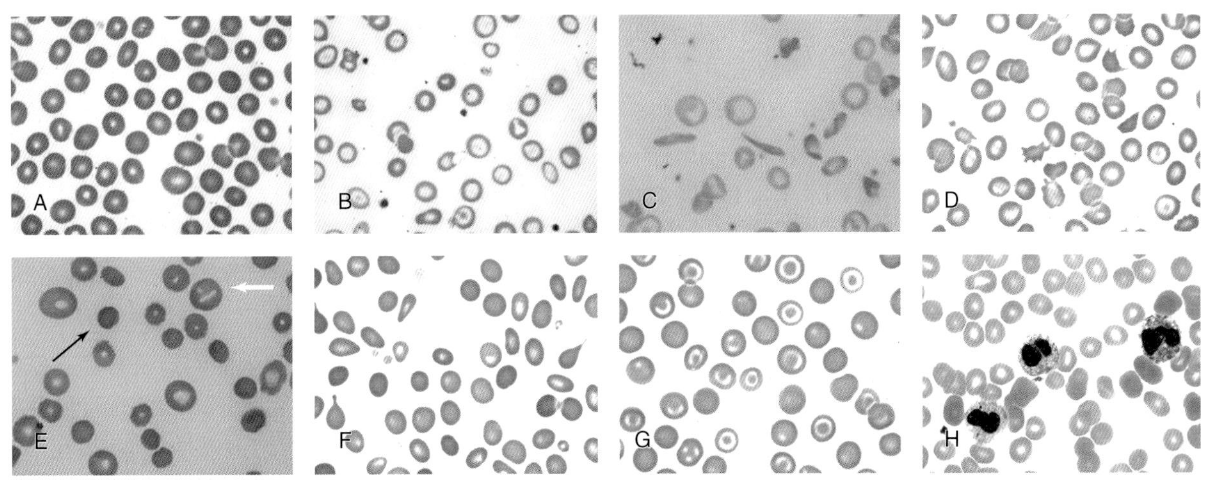

图47-2 贫血患者的外周血涂片。A.正常红细胞；B.缺铁性贫血；C.镰状细胞贫血；D.微血管病性溶血性贫血；E.自身免疫性溶血性贫血中的球形红细胞（黑色箭头）和网织红细胞（白色箭头）；F.骨髓纤维化中的泪珠细胞；G.靶形细胞；H.骨髓增生异常综合征中的Pseudo-Pelger-Huet异常

之下，低增生性贫血则常需行骨髓穿刺进行鉴别。在排除贫血常见的原因（如缺铁和其他营养缺乏）后，骨髓穿刺及活检可为肿瘤浸润骨髓、肉芽肿病累及骨髓、骨髓发育异常、骨髓增生异常综合征等诊断提供依据。

平均红细胞体积（MCV）在诊断网织红细胞计数降低的贫血（低增生性贫血）中非常重要。根据红细胞的大小（以fl为单位），可将贫血分为小细胞性（MCV＜80fl）、正常细胞性（MCV 80～100fl）及大细胞性（MCV＞100fl）。

四、低增生性贫血的评估

（一）小细胞性贫血

小细胞性贫血的鉴别诊断如表47-2所示。小细胞和低色素提示血红蛋白合成缺陷，反映了血红素合成或珠蛋白生成的异常。小细胞性贫血的主要原因是缺铁，在缺铁性贫血中，铁含量不足导致其无法与卟啉环结合而生成血红素。高达30%的慢性炎症性疾病贫血呈小细胞性。铅中毒阻碍铁参与形成血红素，也可引起小细胞性贫血。

铁粒幼细胞性贫血源自卟啉环合成的障碍，通常是由血红素合成通路中的酶受到抑制所致。吡哆醇是血红素合成通路中多种酶的辅因子，可能对先天性铁粒幼细胞性贫血有效。乙醇可抑制血红素合成途径中的多数酶，故获得性铁粒幼细胞贫血的常见原因是酒精滥用。珠蛋白合成障碍常见于珠蛋白生成障碍性贫血（又称地中海贫血，参见血红蛋白病）。这些疾病均可引起平均红细胞血红蛋白浓度降低，进而导致低色素和红细胞体积减小（低MCV）。

1.缺铁性贫血

铁缺乏是贫血最主要的病因。典型的缺铁性贫

表47-2 伴有网织红细胞减少的贫血的鉴别诊断

小细胞性贫血（MCV＜80fl/个细胞）
缺铁性贫血
轻型地中海贫血
慢性炎症性贫血
环形铁粒幼细胞贫血
铅中毒
大细胞性贫血（MCV＞100fl/个细胞）
巨幼细胞贫血
叶酸缺乏
维生素B_{12}缺乏
药物诱发的巨幼细胞贫血
骨髓增生异常综合征
非巨幼细胞性大细胞性贫血
肝脏疾病
甲状腺功能减退症
网织红细胞增多症
正细胞性贫血（MCV 80～100fl/个细胞）
缺铁性贫血早期
再生障碍性贫血
骨髓病性贫血
内分泌疾病
慢性炎症性贫血
肾衰竭所致贫血
混合型营养缺乏

注：MCV.平均红细胞体积。

血表现为小细胞性贫血，但在早期常表现为正细胞性贫血。因此，所有贫血患者均应考虑缺铁因素，无论MCV正常与否，铁相关检验均应作为低增生性贫血患者的常规检查。

铁主要来源于饮食，包括血红素来源(即肉类)和非血红素来源(蔬菜类，如菠菜)。血红素来源的铁较非血红素来源的铁更易吸收。在缺铁、缺氧、无效红细胞生成和遗传性血色病(通常由HFE基因突变引起)等情况下，铁的吸收是增加的。铁由近端小肠吸收，通过膜铁转运蛋白进入细胞，在血浆中与转铁蛋白结合进行输送，再通过转铁蛋白受体介导进入原始红细胞。铁经肠道吸收的过程由铁调素进一步调节(参见慢性炎症性贫血)。红细胞外的铁储存于铁蛋白中。男性和女性体内的铁浓度分别为50mg/kg及40mg/kg。其中，60%～75%的铁存在于血红蛋白中，少量(2mg/kg)存在于血红素及非血红素酶中，5mg/kg存在于肌红蛋白中。剩余部分储存在铁蛋白中，主要分布于肝脏、骨髓、脾脏和肌肉。人体排出铁的能力是有限的。胃肠道吸收铁过多(红系无效造血或遗传性血色病)，或慢性输血的患者中常存在铁过载。铁过载导致组织中铁沉积增加，继发内分泌器官中的次生沉积，导致肝功能异常、糖尿病及其他内分泌异常。

缺铁最常见的原因是隐性失血。所有存在缺铁的男性和绝经后女性均应评估是否存在胃肠道失血，而不论便潜血是否呈阳性。在绝经前女性中，铁缺乏常与月经(每月约丢失15mg)及妊娠(每次约丢失900mg)的铁丢失相关。即使没有胃肠道出血，幽门螺杆菌感染也可引起铁缺乏。膳食原因导致的铁缺乏常见于多孕产史的育龄期女性、生长期的儿童及以牛奶为主要食物、较少摄取其他含铁辅食的婴儿中。

2.实验室检查

如前所述，缺铁早期并无小细胞、低色素等缺铁性贫血的经典特征。进展期的血涂片中常可见红细胞淡染、靶形红细胞和铅笔状长细胞。铁缺乏常引起反应性血小板增多。

诊断缺铁性贫血的关键指标是血液中铁相关的检查，包括铁浓度、总铁结合力(TIBC)、转铁蛋白饱和度及铁蛋白浓度。转铁蛋白饱和度是血清铁与转铁蛋白浓度的比值，通常大于20%。铁缺乏导致血清铁减少及铁结合力增加，导致该比值降至10%以下。慢性炎症性疾病(如感染、炎症、恶性肿瘤)常同时降低铁和TIBC，转铁蛋白饱和度通常保持在20%以上。铁蛋白水平反映了体内储存铁的含量。肝脏合成的铁蛋白总量与体内铁的含量相关，铁蛋白低于12ng/ml是缺铁性贫血的有力证据。然而，铁蛋白同时是一种急性时相反应蛋白，在发热、炎性疾病、感染或其他应激反应中也可增高。但是，应激反应时铁蛋白通常不超过100ng/ml，铁蛋白高于100ng/ml时通常可除外铁缺乏。

如果铁相关指标的测定未能确诊是否存在铁缺乏，则可考虑试验性补铁治疗。另外，可行骨髓穿刺以直接检测骨髓中的铁含量。缺铁性贫血时，在出现红细胞生成减少之前，骨髓中的铁即已耗竭，故骨髓中检测到铁即可除外缺铁性贫血；反之，骨髓中未检测到铁，则支持缺铁性贫血的诊断。

3.治疗

口服铁剂，即每日口服硫酸亚铁或葡萄糖酸亚铁2～3次，是治疗缺铁性贫血的主要方法。应告知患者可能出现的胃肠道副作用，包括腹泻或便秘。根据患者的耐受性逐渐增加口服铁剂的剂量有助于减少副作用。铁剂应坚持口服至贫血缓解后数月，以便补足储存铁。

对于铁吸收不良、口服铁剂不耐受及口服铁剂无法满足需求量的患者，可给予胃肠外补铁治疗。该类铁制剂，特别是右旋糖酐铁，常引起过敏反应。但是较新的制剂如葡萄糖酸铁钠、蔗糖铁、纳米氧化铁和羧甲基麦芽糖铁则较为安全。如前所述，所有男性患者和绝经后女性患者均应首先除外胃肠道出血。

(二)大细胞性贫血

临床上存在两类低增生性大细胞性贫血：巨幼细胞贫血及非巨幼细胞贫血。巨幼细胞贫血由DNA合成异常引起，导致造血细胞核质发育不平衡。非巨幼细胞大细胞性贫血通常是由胆固醇代谢缺陷引起的细胞膜异常所致，常见于晚期肝病或严重甲状腺功能减退的患者。由于网织红细胞体积较成熟红细胞大，在使用自动血细胞分析仪测定时，网织红细胞计数大于10%也可引起MCV升高。

1.巨幼细胞贫血

巨幼细胞贫血是由于DNA中关键核苷酸前体的合成中断，导致细胞周期停滞于S期所引起的。红细胞胞质发育成熟，而胞核的发育则滞后。巨幼细胞形态上表现为相对成熟的细胞质环绕体积偏大的未成熟细胞核。DNA合成障碍可影响各类处于快速

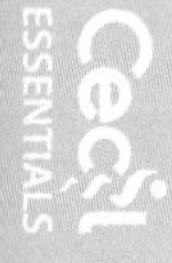

分裂期的细胞，因此巨幼细胞贫血患者常出现全血细胞减少及胃肠道症状，如腹泻和消化不良。女性宫颈黏膜细胞的巨幼样变可能导致宫颈涂片结果异常。巨幼细胞贫血最常见的病因包括维生素B_{12}或叶酸缺乏、应用抑制DNA合成或叶酸代谢的药物及骨髓增生异常综合征。

2.钴胺素缺乏症

钴胺素（维生素B_{12}）来源于膳食中的动物蛋白。钴胺素通常与其他蛋白结合，其吸收和代谢过程非常复杂。在胃中，经过胃蛋白酶的酶解，钴胺素与蛋白解离，继而与触角蛋白（转钴蛋白Ⅰ）结合。在近端十二指肠，胰蛋白酶使钴胺素与触角蛋白解离，并与内因子（IF，或转钴蛋白Ⅲ）结合。内因子由胃壁细胞分泌，通过回肠末端的cubam受体介导钴胺素的吸收。在回肠黏膜细胞内，IF-钴胺素复合物经酶解，钴胺素与触角蛋白及转钴蛋白Ⅱ结合，并释放入血浆。

在细胞内，钴胺素是两种细胞内酶，即L-甲基丙二酸单酰辅酶A（CoA）变位酶和同型半胱氨酸-甲硫氨酸甲基转移酶的辅酶（图47-3）。甲基丙二酰辅酶A变位酶是一种线粒体酶，在柠檬酸循环中可将甲基丙二酰辅酶A转化为琥珀酰辅酶A。同型半胱氨酸-甲硫氨酸甲基转移酶是一种胞质酶，可将甲基从*N*-甲基四氢叶酸转移至同型半胱氨酸以形成甲硫氨酸。去甲基四氢叶酸是脱氧尿嘧啶向脱氧胸腺嘧啶转化过程中必要的一碳单位供体。钴胺素缺乏使四氢叶酸持续甲基化，阻止5′-三磷酸胸苷的生成，使其无法参与DNA合成。所以，钴胺素缺乏引起的细胞巨幼样改变实际是通过功能性叶酸缺乏所介导，故钴胺素和叶酸缺乏所引起的血液学异常存在相似之处。

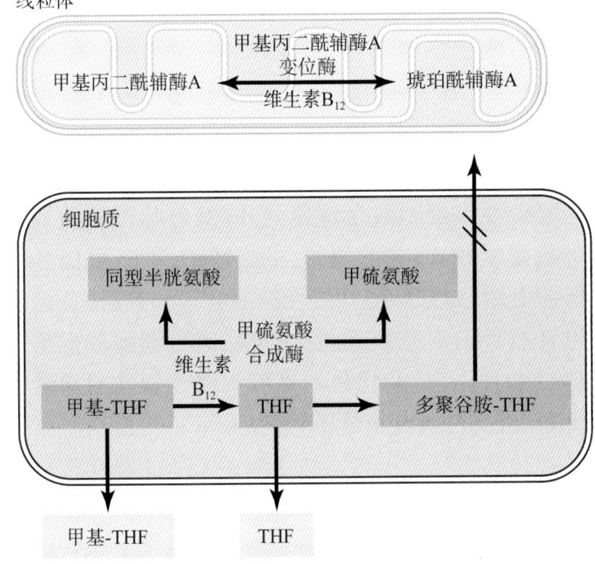

图47-3　叶酸和钴胺素的代谢途径。THF.四氢叶酸

3.钴胺素缺乏的原因

钴胺素缺乏最常见的原因是恶性贫血，该病是一种自身免疫性疾病，表现为胃壁细胞萎缩、胃酸分泌障碍和内因子缺乏。在恶性贫血和其他自身免疫相关疾病（如1型糖尿病、白癜风、Graves病、艾迪生病和甲状旁腺功能减退症）的患者中常可发现抗胃壁细胞及抗IF抗体。胃肠道系统的其他疾病也可干扰钴胺素的吸收（表47-3）。胃切除术导致壁细胞功能和内因子分泌的缺陷。胰腺功能不全干扰触角蛋白-钴胺素复合物的酶解，阻碍钴胺素与内因子结合及在回肠部位的吸收。末段回肠切除术及其他累及回肠黏膜的疾病，包括克罗恩病、口炎性腹泻、肠结核、淋巴瘤等，均会阻碍钴胺素的吸收。钴胺素体内储存量较大，且日常消耗较少，在禁食情况下，体内的钴胺素储存量可维持3～4年，直到吸收障碍存在数年后才会出现相应症状。膳食性钴胺素缺乏症非常罕见，仅见于长期严格素食者。若母亲为素食者，其婴儿在母乳喂养情况下也可能发生钴胺素缺乏。

4.叶酸缺乏

叶酸广泛存在于绿叶蔬菜、水果和动物蛋白中。烹饪过程可能破坏叶酸活性，故新鲜的水果和蔬菜是叶酸最主要的来源。因此，营养性叶酸缺乏常见于对新鲜蔬菜水果摄取较少的个体。妊娠、溶血、剥脱性皮炎等情况下，叶酸需求增加；血液透析时叶酸丢失增加，也是导致叶酸缺乏的原因（表47-4）。

5.巨幼细胞贫血的其他病因

药物及毒物也是巨幼细胞贫血的常见原因。某些药物，如甲氨蝶呤和磺胺类药物，作为叶酸拮抗剂也可引起类似叶酸缺乏的症状。嘌呤和嘧啶类似物

表47-3　钴胺素缺乏的原因
维生素B_{12}吸收不良
恶性贫血
部分或全胃切除术
胰腺功能不全
细菌过度生长
末段回肠疾病
绦虫感染
营养不良（素食者）
先天性内因子或咕啉结合蛋白缺乏

(如硫唑嘌呤、5-氟尿嘧啶)可直接抑制DNA合成。抗病毒药物也可引起细胞巨幼样变，但机制未明。酒精干扰叶酸代谢，可加重营养性叶酸缺乏的症状。骨髓增生异常综合征通常也表现为巨幼细胞贫血，其巨幼样变以红系为主。

6.巨幼细胞贫血的临床表现

巨幼细胞贫血通常呈慢性病程，在此期间血浆已充分代偿，故不会表现为血容量减少。也正因为此，患者在就诊时往往已发生重度贫血。由于苍白及黄疸，患者面色可呈黄白色。部分患者出现舌炎和唇炎。重度贫血患者MCV通常在110fl以上。胃肠道细胞的巨幼样变往往引起铁吸收不良，从而继发缺铁性贫血，导致红细胞体积减小。患者经常出现全血细胞减少。外周血涂片可见大椭圆形细胞、中性粒细胞分叶过多和大血小板。骨穿见骨髓增生活跃，前体细胞呈巨幼样变。此外，骨髓原位溶血(无效造血)可导致胆红素和乳酸脱氢酶升高。

钴胺素缺乏可导致神经系统异常，而其他原因所致的巨幼细胞贫血则不会引起神经系统症状。钴胺素缺乏所致的神经系统表现多种多样，轻者可表现为由脊髓背侧段脱髓鞘引起的振动觉及位置觉减弱，重者可表现为痴呆或神经精神疾病。有时患者可仅表现为神经系统症状，而无贫血；特别是在使用叶酸治疗钴胺素缺乏的患者时，叶酸可以纠正血液系统的巨幼细胞贫血，但不能治疗神经系统的异常症状。目前认为，钴胺素缺乏时的神经系统表现继发于线粒体酶甲基丙二酸单酰CoA变位酶的功能缺失，该酶的缺失使奇数链脂肪酸的代谢发生障碍，导致其异常整合入神经髓鞘，从而引起神经功能异常。所以神经系统异常仅见于钴胺素缺乏引起的巨幼细胞贫血中，而不出现在叶酸缺乏引起的贫血中。

表47-4 叶酸缺乏的原因

膳食不足
叶酸需求增加
妊娠
哺乳
溶血
剥脱性皮炎
恶性肿瘤
吸收不良
口炎性腹泻
克罗恩病
短肠综合征
抗叶酸药物
化疗剂(如甲氨蝶呤、培美曲塞)
磺胺类药物

钴胺素缺乏时，肠黏膜细胞的巨幼样变可引起叶酸吸收不良，导致叶酸水平降低。反之，当叶酸缺乏时，也可导致钴胺素水平的继发性降低，故巨幼细胞贫血患者应同时进行钴胺素和叶酸水平的检测。红细胞中的叶酸水平可以更准确地反映体内叶酸储备，所以当临床表现提示叶酸缺乏，而血清叶酸水平正常时，应检测红细胞中的叶酸水平。但近期研究表明，许多恶性贫血患者中血清钴胺素水平可能是正常的。钴胺素缺乏或叶酸缺乏时，同型半胱氨酸水平升高，但甲基丙二酸水平仅在钴胺素缺乏时升高。如果怀疑钴胺素缺乏，但血清钴胺素水平在正常范围时，应对上述指标进行检测。抗内因子和抗壁细胞抗体的检测有助于明确钴胺素缺乏的病因。

7.巨幼细胞贫血的治疗

对于钴胺素缺乏的患者，高剂量口服和肠外钴胺素给药均有效。口服剂量应至少达到1000μg/d。伴有神经系统异常、口服给药不耐受或无效的患者应予1000μg皮下或肌内注射治疗，每周多次，共4～8次。维持治疗为每月1000μg，肠外给药。补充钴胺素后，红细胞生成增加可引起相对性叶酸缺乏，故给予钴胺素治疗的同时应给予叶酸治疗。恶性贫血的治疗应维持终身。

叶酸缺乏的患者应接受口服叶酸治疗，剂量为15mg/d。需明确是否同时存在钴胺素缺乏，因为补充叶酸可改善钴胺素缺乏患者的血液学指标，但无法改善其神经系统症状。

巨幼细胞贫血患者对治疗反应迅速。治疗后2d即可观察到网织红细胞增多，并在7～10d达到峰值。尽管中性粒细胞数目迅速回升，其分叶过多的现象可能持续数日。在此期间，细胞增殖迅速，可能导致低钾血症、高尿酸血症或低磷血症。同时应注意监测患者是否出现铁缺乏。贫血及其他血细胞减少可在1～2个月内完全缓解，但钴胺素缺乏导致的神经症状则改善缓慢，甚至是不可逆的。

(三)正细胞性贫血

正细胞性贫血的鉴别诊断非常复杂。营养物质缺乏所致的小细胞或大细胞性贫血在初期均可表现为正细胞性贫血。混合型营养缺乏的患者也可具有正常MCV。EPO水平的测定有助于诊断肾性贫血，但慢性炎症和内分泌疾病相关贫血也可导致EPO下降。在轻度贫血患者中测定EPO并无显著意义，因为只有当血细胞比容降低到30%以下时，EPO水平才可能升高。即使血细胞比容为30%，EPO水平通常仍在正常范围内，但对于贫血患者则显得相对低下。EPO水平升高表明骨髓对贫血的反应低下，提示原发性骨髓衰竭的可能性。当常规营养评估及内分泌科检查仍不能确诊疾病时，需行骨髓穿刺以除外骨髓原发性疾病。

1.慢性炎症性贫血

慢性炎症性贫血（既往称慢性病性贫血）见于患有慢性炎症、感染性疾病、恶性肿瘤或自身免疫性疾病的患者中。患者血清铁降低，但与缺铁性贫血的铁相关指标相反，其铁结合力也降低，且转铁蛋白饱和度通常大于10%。铁蛋白水平通常升高，既因为铁蛋白是一种急性时相反应蛋白，也因为铁利用减低。铁调素明显升高。作为一种急性时相反应蛋白，铁调素促进转铁蛋白的代谢，减少肠内铁吸收及巨噬细胞对铁的动员。肿瘤坏死因子、白细胞介素和干扰素等细胞因子可诱导铁调素生成，并增加原始红细胞对EPO的抵抗，在慢性炎症性贫血中也起一定作用。患者EPO水平绝对或相对降低，铁利用不良，红细胞寿命缩短。炎症性贫血的发生率随年龄增大而增加，这可能与年龄相关合并症增加有关，其机制可能包括炎性细胞因子的增多和EPO抵抗的加重。

2.正细胞性贫血的治疗

慢性炎症贫血主要是治疗原发病和纠正营养缺乏。所有铁蛋白水平低于100ng/ml的患者均应行补铁治疗。促红细胞生成剂（ESA）已被证实可以减少患者的输血需求。然而，随机研究和荟萃分析显示，ESA的使用与动静脉血栓栓塞事件的增加、癌症死亡风险增加及生存时间缩短相关。所以，癌症患者在治疗肿瘤期间，应避免使用ESA；所有癌症患者必须在慎重评估风险和获益后才可应用ESA（ⅠB级推荐）。

3.慢性肾脏病性贫血

当肾小球滤过率小于30ml/min时，多数患者会出现贫血，这类贫血主要与低EPO水平相关。ESA有益于减少这些患者的输血，但一些研究提示，特别是在血红蛋白处于正常水平时，ESA的使用与卒中、血栓形成、高血压甚至死亡率增加相关。因此，多数指南推荐，慢性肾脏病患者使用ESA时的目标血红蛋白浓度为10～11.5g/dl（ⅠB级）。治疗慢性炎症性贫血时，应在使用ESA之前纠正营养缺乏。原发性骨髓衰竭综合征和血液恶性肿瘤的评估和治疗将分别在第45章和第46章讨论。

五、伴有网织红细胞增多的贫血评估

在贫血情况下，网织红细胞计数升高提示骨髓对红细胞异常消耗的代偿反应。溶血包括血管外溶血（红细胞在单核-吞噬细胞系统中破坏）及血管内溶血（红细胞在血管中破坏）。除溶血外，急性失血是唯一一种会导致网织红细胞升高的贫血。溶血性贫血的鉴别诊断如表47-5所示。

外周血涂片在各类贫血的鉴别中均非常重要，

表47-5 溶血性贫血的鉴别诊断

免疫性溶血
免疫球蛋白G（温抗体）介导的溶血
免疫球蛋白M（冷抗体）介导的溶血
外界因素及红细胞自身因素引起的溶血
微血管病变
弥散性血管内凝血
血栓性血小板减少性紫癜
先兆子痫、子痫、HELLP综合征
药物（丝裂霉素、环孢素、吉西他滨）
心脏瓣膜溶血
脾大
感染（如疟疾、巴贝斯病）
红细胞膜病变引起的溶血
遗传性膜异常
遗传性球形红细胞增多症
遗传性椭圆形红细胞增多症
遗传性热变性异形红细胞增多症
获得性膜异常
阵发性睡眠性血红蛋白尿症
棘细胞性贫血
红细胞酶缺陷引发的溶血
葡萄糖-6-磷酸脱氢酶缺乏症
其他酶缺陷
血红蛋白病
镰状细胞贫血
其他镰状综合征
地中海贫血

注：HELLP. 溶血、升高的肝酶、先兆子痫相关的血小板减少。

在溶血性贫血中尤为关键。红细胞形态的不同有助于区分免疫性溶血与微血管病性溶血。此外,红细胞形态的其他一些异常是镰状细胞贫血(镰状细胞)、酶缺陷(咬损细胞)和红细胞膜异常(球形细胞及椭圆形细胞)等疾病的特征性表现。

(一)免疫性溶血性贫血

免疫介导的溶血是由于红细胞膜表面结合了抗体或(和)补体所致,包括免疫球蛋白G(IgG)抗体(温抗体)及IgM抗体(冷抗体)两型。“温抗体”及“冷抗体”的命名来源于该抗体发挥活性的最适温度,由这两类抗体引发的溶血在临床上表现也不尽相同。

溶血性贫血的诊断基于直接及间接抗人球蛋白(Coombs)试验。直接Coombs试验是将患者红细胞与针对其胞膜上抗体和补体的抗血清或单克隆抗体混合,然后监测细胞的凝集,以证实患者红细胞上存在抗体或补体。间接Coombs试验则是将患者的血清和与其ABO血型相容的红细胞混合,然后将该混合物与抗IgG的抗血清混合。间接Coombs试验可检测出患者血清中的抗体。

1.IgG介导的(温抗体型)溶血性贫血

经典的自身免疫性溶血性贫血(AIHA)由针对红细胞抗原的IgG抗体引起。温抗体型溶血可为原发性(特发性),或与自身免疫病、淋巴增殖性疾病或药物相关。患者表现为急性贫血、黄疸及网织红细胞计数升高。部分患者出现脾大。外周血涂片可见球形红细胞(见图47-2E)。Coombs试验阳性,提示红细胞膜上存在IgG抗体;部分患者红细胞表面同时存在补体。由于抗体可以同时破坏网织红细胞及成熟红细胞,部分患者可能并不出现网织红细胞增多。

糖皮质激素是AIHA的主要治疗药物。通常剂量为泼尼松1～2mg/kg,激素治疗有效者可逐渐减量。激素治疗无效或激素依赖者可应用其他免疫抑制剂治疗,包括环磷酰胺、硫唑嘌呤、苯丁酸氮芥或利妥昔单抗等。静脉注射免疫球蛋白对部分患者有效。脾切除术可用于激素无效或抵抗的患者,在激素抵抗患者中,脾切除术较其他免疫抑制疗法具有更好的长期疗效。然而,脾切除无效或术后仍持续溶血的患者,有相当高风险出现继发性血栓栓塞事件。

温抗体可介导药物诱导的溶血。药物诱发的AIHA存在多种机制(表47-6)。青霉素可与红细胞结合,并作为半抗原而诱发溶血,在此种情况下,抗体直接针对药物,并且溶血仅在用药时发生。2型溶血中,抗体与药物形成复合物,结合于红细胞膜表面并激活补体。可引发2型溶血的药物包括奎尼丁、奎宁和利福平。另外一些药物,包括甲基多巴和普鲁卡因胺,则通过诱导产生直接针对红细胞表面Rh及其他抗原的抗体引发溶血,抗体可不依赖于药物而存在。但并非所有Coombs试验阳性的患者均发生溶血。

2.IgM介导的(冷抗体型)溶血性贫血

冷抗体型溶血常发生于感染后。最常见的病原

表47-6 药物诱导的自身免疫性溶血

类型	机制	常见药物	直接Coombs试验	间接Coombs试验
1	半抗原介导	青霉素 头孢噻吩	IgG阳性 补体阳性或阴性	药物存在时阳性
2	免疫复合物介导	奎宁 奎尼丁 苯乙酸 利福平 异烟肼 四环素 氯丙嗪	IgG阴性 补体阳性	药物存在时阳性
3	真正的红细胞抗体	甲基多巴 左旋多巴 普鲁卡因胺 布洛芬 干扰素-α	IgG阳性 补体阴性	无药物时也阳性

注:IgG.免疫球蛋白G。

体包括肺炎支原体和EB病毒(EBV)。IgM抗体可直接针对RBC抗原I(支原体)或i(EBV)。在手指和足趾中,抗体在较低温度下与红细胞结合,继而结合补体。血液由肢端返回中心循环的过程中,IgM从红细胞表面脱落,但补体仍结合于细胞表面。Coombs试验检测IgG和IgM为阴性,补体为阳性。溶血常是自限性的,较少出现严重溶血,通过支持治疗即可缓解。在需要输血的严重溶血中,患者应注意保暖,且输血前血液应置于加热器中加热,以避免进一步溶血。

冷凝集素血症是由IgM抗体介导的慢性溶血,通常与淋巴增殖性疾病相关。溶血通常较轻,一旦发生严重溶血,则对激素和脾切除术反应较差。IgM介导的急性、严重溶血可给予血浆置换。支持性治疗包括避免接触寒冷环境等。在淋巴增殖性疾病中,利妥昔单抗治疗可能有效。

(二)红细胞外部因素引发的溶血

1.微血管病

微血管病性溶血性贫血(MAHA)由红细胞通过微小血管时的机械性破坏引起。MAHA的主要原因包括血栓性血小板减少性紫癜和溶血性尿毒综合征(TTP/HUS)(见表47-5和图47-1)。其他原因包括妊娠相关综合征,如先兆子痫、子痫和HELLP综合征(溶血、肝酶升高、血小板减低)、药物及肿瘤转移。类似的溶血现象可见于心脏瓣膜损伤引起的机械性溶血。

外周血涂片出现破碎红细胞可证实MAHA的诊断(见图47-2D)。凝血酶原时间及部分凝血活酶时间正常,支持TTP/HUS诊断,有助于与弥散性血管内凝血进行鉴别。该疾病的诊断和治疗将在第51章详细阐述。

2.感染

寄生虫直接感染红细胞可引起溶血,如疟疾、巴贝斯病和巴尔通病。致命性溶血可见于梭菌引起的败血症,在这类疾病中,细菌毒素可直接损伤细胞膜。

(三)红细胞膜缺陷引起的溶血

1.遗传性红细胞膜缺陷

遗传性球形红细胞增多症(HS)是红细胞骨架蛋白先天性缺陷引起的溶血性贫血(表47-7)。多数HS患者存在膜收缩蛋白或锚蛋白的突变,为常染色体显性遗传。HS的特征表现包括溶血性贫血、脾大及外周血中出现球形细胞。球形细胞是红细胞经脾脏“处理”的产物,在脾脏中,单核-吞噬细胞系统将异常细胞骨架造成的异常胞膜吞噬,导致红细胞呈球状外形。所以,球形红细胞的细胞膜面积减少,膜与胞质比率降低,无法保持双凹圆盘状外形。球形红细胞变形性差,在微血管系统中易被破坏。由于膜表面积减小,HS细胞的渗透脆性增加。HS通常症状轻微,机体可充分代偿。感染或使用骨髓抑制药物可导致溶血加重。有明显溶血表现的患者应接受叶酸治疗。许多患者需行胆囊切除术以预防胆石症。重症患者可行脾切除术。

表47-7 遗传性红细胞膜异常

表型	异常膜蛋白	遗传方式
遗传性球形红细胞增多症	膜收缩蛋白,锚蛋白,带3蛋白,蛋白4.2	常染色体显性隐性(罕见)
遗传性椭圆形红细胞增多症	膜收缩蛋白,蛋白4.1	常染色体显性隐性(罕见)
遗传性热变形红细胞增多症	膜收缩蛋白	隐性
遗传性口形细胞增多症	钠通道通透性异常	常染色体显性

遗传性椭圆形红细胞增多症(HE)是一种常染色体显性遗传病,其基因突变干扰了膜蛋白与胞质蛋白的相互作用。最常见的突变影响膜收缩蛋白与蛋白4.1的相互作用,导致红细胞呈椭圆形。与HS患者相似,HE患者通常具有轻度溶血和脾大等症状。

遗传性热变形红细胞增多症(HPP)是一种罕见的常染色体隐性遗传病,通常是由于患者遗传了两种不同的膜疾病(如HS的一个等位基因和HE的一个等位基因)。患者表现为严重溶血,外周血涂片可见微球细胞和椭圆形细胞。与HS一样,出现溶血症状者可行脾切除术。

遗传性红细胞膜异常引起的溶血性贫血详见《西氏内科学》(第25版)第161章“溶血性贫血:红细胞膜和代谢缺陷”。

2.获得性红细胞膜异常

(1)阵发性睡眠性血红蛋白尿症:阵发性睡眠性血红蛋白尿症(PNH)是一种由补体调控异常所致的获得性克隆性疾病。红细胞膜上的某些膜蛋白,包括

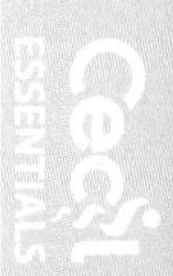

衰变加速因子(DAF或CD55)和反应性溶血膜抑制因子(MIRL或CD59),可保护正常红细胞免受补体攻击而引发细胞裂解。这两种蛋白均是膜锚连蛋白的成员,通过糖基磷脂酰肌醇(GPI)锚定于细胞膜上。磷脂酰肌醇聚糖A(PIG-A)是合成GPI所必需的酶,在PNH患者中存在该酶的克隆性突变。这些突变发生于造血干细胞水平,故所有后代造血细胞均缺乏GPI锚定蛋白。GPI锚定蛋白的缺乏使得红细胞易受补体的攻击。流式细胞术可检测红细胞或白细胞膜上CD55或CD59的缺失,有助于诊断PNH。

PNH是一种克隆性造血干细胞疾病,具有独特的临床表现。患者可表现为阵发性的急性血管内溶血,游离血红蛋白增多导致血红蛋白尿,该病也由此得名。患者还易出现血栓栓塞性疾病,包括Budd-Chiari综合征、门静脉血栓形成、脑血栓和外周静脉血栓。该病还可进展为骨髓增生异常综合征、骨髓纤维化、急性白血病或再生障碍性贫血等。在进行免疫抑制治疗的再生障碍性贫血患者中,常出现PNH样克隆。该病的传统治疗以支持治疗为主。目前证实依库珠单抗(eculizumab,一种单克隆抗体,可与补体中的C5结合)可改善溶血,减少输血次数和血栓栓塞事件。年轻患者应考虑异基因造血干细胞移植。

(2)棘形细胞贫血:棘形红细胞可见于进展期肝病、严重营养不良、营养吸收不良或肌无力的患者。细胞膜由于异常脂质的存在而呈棘状。这种异常可引发轻度溶血。但在晚期肝病患者中,溶血和脾功能亢进是很难鉴别的。类似异常也可见于先天性无β-脂蛋白血症的患者。

(四)红细胞酶缺陷所致的溶血性贫血

1.葡萄糖-6-磷酸脱氢酶缺乏症

葡萄糖-6-磷酸脱氢酶(G-6-PD)是磷酸己糖旁路途径中的关键酶,通过维持细胞内还原型谷胱甘肽的含量,保护红细胞膜及血红蛋白免于氧化损伤(图47-4)。G-6-PD基因位于X染色体上,因此几乎所有患者均为男性。多数G-6-PD突变见于非洲和地中海人群,可能与该基因对疟疾的抗性有关。非洲型G-6-PD缺乏症通常病情较轻,而地中海型则更为严重。

G-6-PD缺乏使得红细胞对氧化应激更为敏感。在感染、酸中毒或应用氧化剂情况下,血红蛋白可在细胞内沉淀而引发溶血。多种药物在G-6-PD缺乏患者中可引发溶血,包括磺胺类药物、抗疟药、氨苯砜、

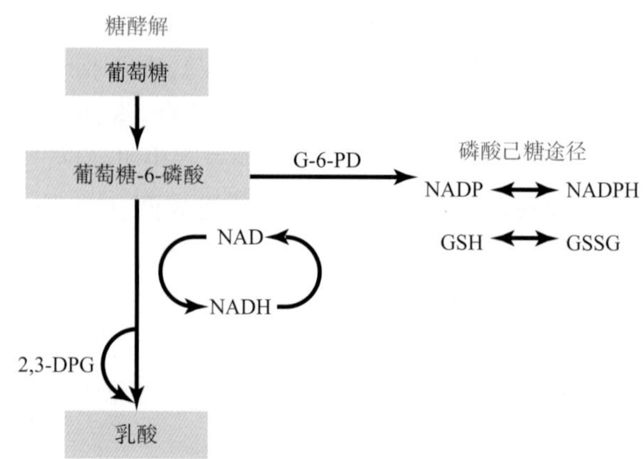

图47-4 红细胞代谢。2,3-DPG.2,3-二磷酸甘油酸;G-6-PD.葡萄糖-6-磷酸脱氢酶;GSH.还原型谷胱甘肽;GSSG.还原和氧化型谷胱甘肽;NAD.烟酰胺腺嘌呤二核苷酸;NADH.NAD的还原形式;NADP.烟酰胺腺嘌呤二核苷酸磷酸;NADPH.还原型NADP

阿司匹林和非那西丁。在感染、应用氧化性药物后,如果一位非洲裔美国人,或来自地中海区域的男性患者发生溶血,需警惕该诊断。地中海型患者可在接触蚕豆后发生溶血。患者的红细胞内含有海因小体(Heinz小体),由沉积的血红蛋白形成,可通过对外周血涂片行结晶紫染色后检测。这些包涵体可被脾脏吞噬,所以在血涂片中还可出现咬损细胞。外周血G-6-PD的测定可确诊该病。然而,由于急性溶血时幼稚红细胞增多,而网织红细胞及幼稚红细胞含有较多G-6-PD,因此,对于G-6-PD处于正常水平但仍怀疑G-6-PD缺乏患者,应在急性溶血恢复后重新检测。预防溶血的主要方法是避免氧化应激,特别是避免应用可能引起溶血的药物。脾切除术仅推荐用于严重发作性溶血或慢性溶血的患者。

2.其他酶缺陷

目前报道表明,可导致溶血的红细胞酶缺陷几乎涉及糖酵解途径中的所有酶。其中最常见的是丙酮酸激酶缺乏。这类酶通常由常染色体基因编码,遗传模式呈常染色体隐性遗传。

遗传性酶缺陷引起的溶血性贫血详见《西氏内科学》(第25版)第161章“溶血性贫血:红细胞膜和代谢缺陷”。

(五)血红蛋白病

血红蛋白病相关基因突变可引起血红蛋白合成质或量的异常,其中最常见的是镰状综合征和珠蛋白生成障碍性贫血(又称地中海贫血)。与G-6-PD缺

乏症类似，上述疾病一般见于地方性疟疾的流行区。

1.镰状细胞贫血

镰状细胞贫血是最常见的镰状综合征，该病是由于β-珠蛋白基因的点突变，导致其第6个氨基酸中谷氨酸被缬氨酸取代。该突变广泛见于非洲、印度、地中海和中东人群。由于疏水性氨基酸残基取代了亲水性残基，未携带氧气的镰状血红蛋白(HbS)溶解性较差，易于聚集和沉淀。HbS的沉淀速度取决于细胞内未携氧血红蛋白的浓度。因此，当细胞水合(或脱水)状态变化，或氧解离曲线(如缺氧、酸中毒、高海拔)变化时，未携氧血红蛋白浓度增加，镰状改变更为明显。

(1)急性表现：镰状细胞贫血的多数急性并发症与血管闭塞相关(表47-8)。疼痛危象继发于微血管系统闭塞及组织器官缺血，可出现于全身各部位，最常见的部位包括四肢、胸部、腹部和背部。疼痛危象的诱因包括感染、脱水、温度快速变化和妊娠等。但急性疼痛危象常无明显诱因。

肺血管闭塞是镰状细胞贫血的严重并发症，可导致急性胸部综合征，主要表现为胸痛、低氧血症和肺水肿。在急性胸部综合征中，感染、梗死和原位血栓栓塞常难以区分，但所有患者均应接受抗生素治疗以预防肺炎。由于低氧血症可进一步引起镰状改变，加重呼吸窘迫，故急性胸部综合征是血液置换的指征。

神经系统事件是镰状细胞贫血患者致残的主要原因。急性大血管闭塞主要见于儿童，如果未经治疗，复发率为70%。这类脑梗死是长期血液置换的指征，此疗法可降低反复栓塞的发生率。成人往往不会发生类似的大血管栓塞，原因未明。在成年人中，由于颅内血管反复发生微小闭塞，血管增生并呈动脉

表47-8 镰状细胞疾病的临床表现

急性表现	慢性表现
血管闭塞危象	慢性肾脏病
疼痛危象	等渗尿
急性胸部综合征	慢性肾衰竭
阴茎异常勃起	慢性肺病
脑血管事件	镰状肝病
缺血性卒中	增殖性视网膜病变
出血性卒中	血管坏死
再障危象	皮肤溃疡
脾脏隔离症	
骨髓炎	

瘤样扩张，故更易发生脑出血。

可引起骨髓抑制的中毒性或感染性损伤均可导致再障危象。在镰状细胞贫血中，红细胞寿命缩短，导致患者高度依赖于骨髓的造血活性，短时间内网织红细胞生成的减少即可引发严重贫血。细小病毒B19可直接感染前体红细胞。发生再障危象时通常仅需给予支持治疗。然而，部分患者可持续进展为骨髓坏死，出现幼稚粒细胞及红细胞，骨髓栓子可循环至肺部引发肺栓塞。

某些部位的血管更易受到镰状细胞贫血的累及。肾髓质极易发生血管闭塞，因为其高张力和低氧压均可显著增加HbS的浓度。镰状细胞贫血患者均存在尿液浓缩功能的障碍，在成年后均出现等渗尿。急性阵发性血尿也常见，一般继发于肾乳头坏死。

脾脏是镰状细胞贫血累及的另一重要器官。至成年时，由于微血管反复梗死，患者的脾脏均呈无功能状态。这导致患者更易发生芽孢菌感染。急性感染仍是致死的主要病因。由于未知原因，镰状细胞贫血患者更易患骨髓炎，且多以沙门菌为致病菌。

(2)慢性表现：镰状细胞贫血曾经是一种儿童病。随着越来越多的患者存活至成年，目前已经明确，反复发生的血管闭塞导致几乎所有器官的损伤(见表47-8)。肾衰竭和肺衰竭是成人患者的主要死因。其他长期并发症包括慢性皮肤溃疡、视网膜病变和肝功能障碍。此外，大多数患者需行胆囊切除术以预防胆石症。

(3)治疗：支持治疗仍是镰状细胞贫血的主要治疗。疼痛危象的治疗包括补液、吸氧、镇痛等。有感染表现的患者需给予抗生素治疗。有贫血症状的患者需给予输血。血浆置换用于急性胸部综合征、脑卒中、骨髓坏死及阴茎异常勃起。对于顽固性疼痛和支持治疗效果不佳者，换血治疗是有争议的。换血治疗的目标是使HbS水平降至30%～40%。如前所述，血栓性大血管性卒中的患者应进行慢性换血治疗。

羟基脲可增加红细胞中HbF的浓度，其应用可降低血管闭塞性危象的发生率。一项随机研究证实了羟基脲在复发性危象患者中的功效，并且随访显示使用羟基脲治疗的患者具有较长的生存期。

2.其他镰状综合征

(1)血红蛋白C：血红蛋白C(HbC)中，β链的第6个氨基酸由谷氨酸突变为赖氨酸。纯合子HbC患者贫血呈轻度，通常无临床症状。血红蛋白S-C(HbSC)

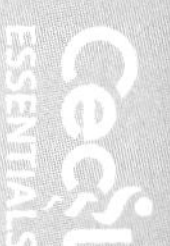

患者是HbS和HbC的杂合子，通常有临床症状，但较纯合子HbS（HbSS）患者轻微。这些患者具有较高的血细胞比容，增加的血液黏度加重了视网膜病变。患者脾脏常增大，但一般不像HbSS患者一样出现脾梗死。患者可间断出现急性脾大，继而引起血红蛋白浓度和血细胞比容的显著降低（脾隔离危象）。脾隔离危象也可发生于HbSS儿童，但对HbSS成人而言，由于脾脏功能丧失，几乎不会发生此种危象。

（2）镰状细胞β-地中海贫血：对于HbS和β-地中海贫血的杂合子患者，其疾病严重程度取决于β-珠蛋白的水平。镰状细胞$β^+$-地中海贫血患者症状较HbSS轻微，这可能是由于HbS的细胞内浓度降低。镰状细胞$β^0$-地中海贫血患者无法产生正常的β链（参见下面的讨论），具有与HbSS患者基本相同的表型。

3.地中海贫血

地中海贫血综合征（表47-9）是一种异质性疾病，由α-或β-珠蛋白链合成减少或缺失所致。重型地中海贫血综合征可引起严重的溶血性贫血，一般在幼年期即可诊断。然而，轻型地中海贫血常仅引起轻微的小细胞性贫血，少见或不出现溶血。由于MCV降低，这些疾病常与铁缺乏混淆。

（1）β-地中海贫血：目前发现，可导致β-地中海贫血的基因突变超过100个，这些基因突变导致β-珠蛋白减少或缺如。基因编码区的结构性突变可引起无义突变、信使RNA（mRNA）中断及受累等位基因不表达（$β^0$-地中海贫血）。然而，多数突变虽通过转录、翻译减少或mRNA剪接异常导致珠蛋白链产生减少，但一般不会完全阻断β-珠蛋白的产生（$β^+$-地中海贫血）。

β-地中海贫血中，球蛋白链合成异常导致β链生成减少和α链相对过量。正常血红蛋白合成的减少导致低色素性贫血，过量的α链则形成不溶性的α链聚合物并引发溶血。在轻型地中海贫血综合征中，过量的α链不足以引起显著的溶血，所以临床主要表现为小细胞性贫血。在重型地中海贫血中，溶血可发生于外周和骨髓，骨髓中继发明显的红系增生。骨髓腔的扩张导致严重的骨骼病变，并且无效红细胞生成也刺激了肠道对铁的吸收。

在β-地中海贫血中，临床表现的严重程度反映了其内在的分子学异常的异质性（见表47-9）。重型β-地中海贫血由$β^0$纯合子所致，导致严重的溶血性贫血；这类患者在婴儿期即可诊断并终身依赖输血。中间型地中海贫血患者也有两个β-地中海贫血等位基因，但其中至少包含一个$β^+$突变。这类患者表现为严重的慢性溶血性贫血，但一般不需要输血。由于无效红细胞生成，患者长期过度吸收铁，可在未输血的情况下出现铁过载。轻型β-地中海贫血通常由杂合子β-地中海贫血基因引起，也可由两个轻型地中海贫血基因突变所致。轻型患者常被误诊为缺铁性贫血。在这些患者中，铁相关化验提示血清铁正常或增加，铁饱和度正常。血红蛋白电泳提示HbA_2和HbF代偿性增加有助于诊断。

（2）α-地中海贫血：几乎全部由基因突变引起，这些突变导致16号染色体上的一个或多个α链基因缺失。每条16号染色体上均有两个几乎相同的α-珠蛋白基因。因此，α-地中海贫血的严重程度反映了α基因缺失的数目是一个、两个、三个或四个（见表47-9）。一般来说，α-地中海贫血的临床表现较β-地中海贫血轻，原因有二：第一，四个α链基因的存在保证了足够的α链合成，除非有三个或四个基因座

表47-9 地中海贫血综合征

疾病	基因异常	临床表型
β-地中海贫血		
重型地中海贫血（Cooley贫血）	$β^0$-地中海贫血基因纯合子	严重溶血、无效红细胞生成、输血依赖、铁过载
中间型地中海贫血	$β^0$-和$β^+$-地中海贫血基因杂合子	严重贫血，但非输血依赖，铁过载
轻型地中海贫血	$β^0$-或$β^+$-地中海贫血基因杂合子	轻度小细胞性贫血
α-地中海贫血		
静止型携带者	α-/αα	正常血象
α-地中海贫血标准型	αα/--（α-地中海贫血1）或 α-/α-（α-地中海贫血2）	轻度小细胞性贫血
血红蛋白H病	α-/--	小细胞性贫血和轻度溶血，非输血依赖
胎儿水肿综合征	--/--	严重贫血，宫内水肿及充血性心力衰竭；在妊娠期间或出生时死亡

出现缺失；第二，β链四聚体较α链四聚体溶解性更好，故不引起溶血。单个α链基因缺失的患者为静止型携带者，具有正常的血细胞比容和MCV。在同一染色体（--/αα，称为α-thal 1）或不同染色体（α-/α-，称为α-thal 2）上缺失两条α链的患者表现为轻度小细胞性贫血。同时具有一个α-thal 1等位基因和一个α-thal 2等位基因（--/α-）的患者表现为血红蛋白H病。血红蛋白H是β链过量的产物，特别是β_4；该病引起轻度溶血性贫血，几乎不出现原位溶血。α-thal 2纯合子无法合成α链，一般不能存活。由于HbF的形成也需要α链，所以在胚胎发育过程中，胎儿无法合成任何功能性血红蛋白。游离γ链形成四聚体，称为血红蛋白Bart。血红蛋白Bart对氧气具有极高的亲和力，在外周组织中无法释放氧气，导致严重的充血性心力衰竭和全身水肿，临床上称为胎儿水肿综合征。患病的胎儿一般为死产，或在出生不久后死亡。

地中海贫血、镰状细胞贫血和其他血红蛋白病详见《西氏内科学》（第25版）第162章“地中海贫血”和第163章“镰状细胞贫血和其他血红蛋白病”。

六、展望

越来越多的研究认为，贫血与多种疾病的患病率及死亡率相关，包括肾衰竭、恶性肿瘤、心脏病、炎症性疾病及其他慢性疾病。深入理解慢性炎症性贫血的病理生理学机制，有助于研究铁代谢及细胞因子在造血中的作用。这些进展促进了贫血和铁过载新疗法的研发。干细胞移植的发展有助于地中海贫血综合征和其他血红蛋白病的治疗。

推荐阅读

Andrews NC: Forging a field: the golden age of iron biology, Blood 112:219–230, 2008.

Bain BJ: Diagnosis from the blood smear, N Engl J Med 353:498–507, 2005.

Bennett CL, Silver SM, Djulbegovic B, et al: Venous thromboembolism and mortality associated with recombinant erythropoietin and darbepoetin administration for the treatment of cancer-associated anemia, JAMA 299:914–924, 2008.

Finberg KE: Unraveling mechanisms regulating systemic iron homeostasis, Hematology Am Soc Hematol Educ Program 2011:532–537, 2011.

Kidney Disease: Improving Global Outcomes (KDIGO): Anemia Work Group: KDIGO clinical practice guidelines for anemia in chronic kidney disease, Kidney Int Suppl 2:279–335, 2012.

Marks PW: Approach to anemia in the adult and child. In Hoffman R, Benz EJ, Silberstein LE, et al, editors: Hoffman: hematology—basic principles and practice, ed 6, New York, 2013, Saunders, pp 418–426.

Stabler SP: Vitamin B12 deficiency, N Engl J Med 368:149–160, 2013.

第48章

中性粒细胞相关临床疾病

著　者　Michal G. Rose　Nancy Berliner
译　者　窦雪琳　王鸿鹄　审校者　王鸿鹄　黄晓军

一、引言

白细胞在预防和对抗细菌感染时起主要作用。单核细胞和粒细胞是吞噬细胞，可以通过产生反应性介质杀死细菌。单核细胞也可以释放炎症介质，增强淋巴细胞的活性。淋巴细胞功能的讨论参见第49章。

二、正常粒细胞的发育、结构和功能

（一）中性粒细胞

中性粒细胞（即多形核白细胞）是外周血中主要的白细胞，其形态学特点为特征性的分叶核。中性粒细胞含有的胞质颗粒使其具有独特的形状及重要的功能（图48-1）。

中性粒细胞通过趋化、黏附和吞噬作用杀死胞内细菌（图48-2）。趋化是指细胞向刺激物有序地移动，后者包括细菌甲酰基肽或补体片段（即C3b和C5a）。中性粒细胞通过其表面糖蛋白（即CD11b/CD18）和内皮黏附分子（即胞内黏附分子1和内皮白细胞黏附分子1）的相互作用，黏附在内皮细胞上，该过程称为边集（margination）。黏附的中性粒细胞遇到趋化刺激后，沿着内皮表面向目标移动。

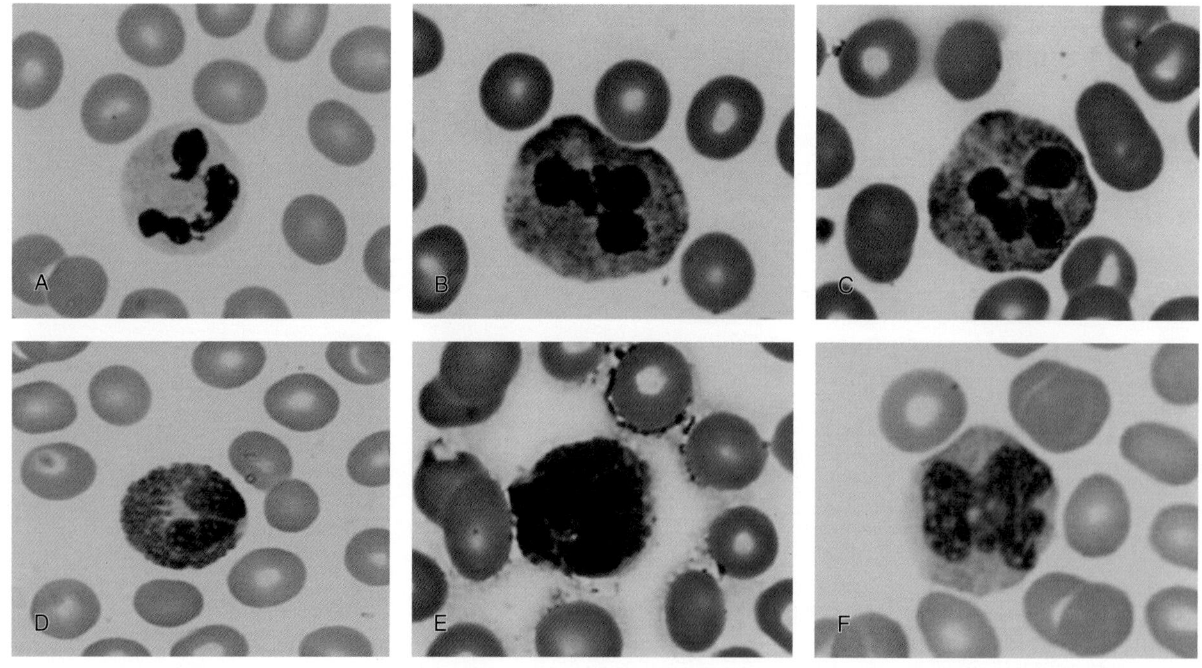

图48-1　外周血中正常的中性粒细胞和单核细胞。A～C.中性粒细胞（即多形核细胞）；D.嗜酸性粒细胞；E.嗜碱性粒细胞；F.单核细胞（图片提供：Robert J.Homer, MD, PhD, Yale School of Medicine, New Haven, Conn.）

白细胞黏附缺陷综合征显示了中性粒细胞黏附作为杀灭细菌第一步的重要性。这种罕见的遗传性疾病是由中性粒细胞表面缺乏表达CD11b/CD18复合物而引起的。中性粒细胞不能黏附内皮及进行趋化作用，故而无法吞噬或杀死细菌。该病患者尽管有高水平的循环中性粒细胞，但仍会出现严重、威胁生命的细菌感染。

吞噬作用需要中性粒细胞识别目标细菌或碎片。目标细菌通过表面结合免疫球蛋白或补体因子C3b而得到调理（opsonization）。中性粒细胞表面存在C3b和免疫球蛋白G的Fc段受体，后者可以识别和结合调理后的细菌。其后，细菌被吞噬至吞噬小泡中，后者在胞内与中性粒细胞颗粒融合。

胞内杀伤通过氧依赖和非氧依赖机制进行。初级颗粒的内容物包括组织蛋白酶G、防御素和溶菌酶，它们可以分解细菌细胞壁并杀死目标微生物。然而，杀菌的主要机制为呼吸爆发。中性粒细胞被刺激后可激活膜结合氧化酶复合体，后者可以通过还原型烟酰胺腺嘌呤二核苷酸磷酸（NADPH）的电子转移产生超氧化物。超氧化物与水相互作用可产生氢氧离子。髓过氧化物酶催化过氧化氢和氯化氢生成次氯酸离子。NADPH氧化酶是一种多亚基酶，任何一个亚基的活性消失或降低都会损害杀菌活性，并导致慢性肉芽肿性疾病，后者是一种先天性疾病，患者很容易发生致死性细菌感染。

中性粒细胞颗粒使其具有特征性的形态，并在中性粒细胞介导的激活和杀菌作用中有着重要的功能。早期髓系分化时出现初级颗粒（primary granules），后者可见于中性粒细胞和单核细胞中。初级颗粒含有大量蛋白，包括髓过氧化物酶、酸性水解酶和中性蛋白酶。这些颗粒与吞噬泡融合，有助于对吞噬细菌的消化。次级颗粒（secondary granules）在分化过程中较晚出现，使中性粒细胞具有特征性的颗粒状（电子致密）外观。这些颗粒包括乳铁蛋白、钴胺传递蛋白和基质改良胶原酶和明胶酶。中性粒细胞受到刺激后，颗粒释放至胞外。乳铁蛋白和钴胺传递蛋白可以螯合铁和维生素B_{12}，而起到抗菌作用，胶原酶和明胶酶则可以分解炎症部位的结缔组织。

中性粒细胞颗粒的异常可见于一些罕见的临床综合征。髓过氧化物酶的缺失只会造成很轻微的症状，并可能与真菌感染的抑制缺陷相关。次级颗粒缺乏很罕见，可导致细菌感染风险的轻微上升。

关于该主题的深入讨论，请参阅《西氏内科学》（第25版）第169章“吞噬细胞功能的相关疾病”。

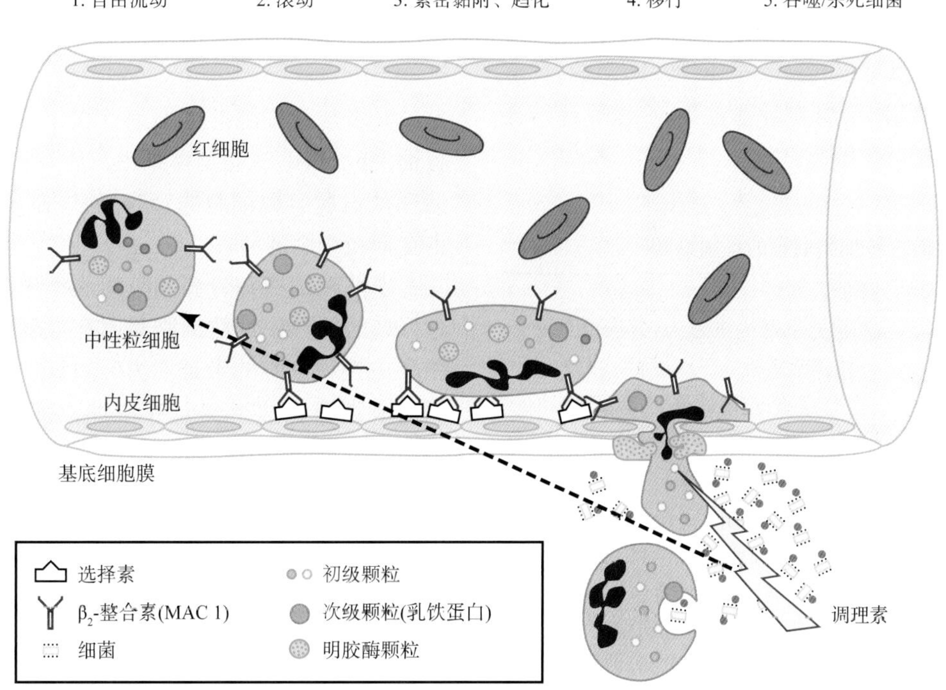

图48-2 中性粒细胞顺序激活：滚动、结合于血管壁、附着、渗出和吞噬。MAC 1.巨噬细胞抗原1（CD11b/CD18）

（二）嗜酸性粒细胞和嗜碱性粒细胞

嗜酸性粒细胞和嗜碱性粒细胞起源于骨髓的髓系前体细胞，它们可以很快地从骨髓运送至血液及外周组织中，产生过敏及炎症性反应。与中性粒细胞一样，嗜酸性粒细胞和嗜碱性粒细胞的特有外观也是源自其次级颗粒，后者对细胞功能有着重要的意义。正常情况下嗜酸性粒细胞和嗜碱性粒细胞的数目较少。

虽然嗜酸性粒细胞可以进行吞噬作用，但这些细胞的大部分活性是通过释放颗粒内容物来调控的。寄生虫和蠕虫感染时嗜酸性粒细胞数量会上升，目前认为是由于嗜酸性粒细胞产生了对寄生虫的过敏反应。过敏反应和胶原血管疾病中嗜酸性粒细胞的数目也会增多，与免疫调节功能相关。嗜酸性粒细胞增多综合征是一种罕见疾病，患者嗜酸性粒细胞水平极度升高，可造成肺脏、周围神经系统和心内膜组织的破坏。表48-1列出了嗜酸性粒细胞增多的鉴别诊断。

嗜碱性粒细胞介导速发型超敏反应并存在于慢性炎性疾病中。慢性髓系白血病中嗜碱性粒细胞水平也会升高。

（三）单核细胞

单核细胞与粒细胞都来自共同的髓系前体细胞，前者受到粒细胞-巨噬细胞集落刺激因子（GM-CSF）和巨噬细胞集落刺激因子（M-CSF）影响。大部分循环的单核细胞沿着血管壁边集，从血管迁移至组织中，发育成巨噬细胞。

表48-1 嗜酸性粒细胞增多的鉴别诊断

原因	评价
感染*	尤其见于寄生虫感染；其次可见于分枝杆菌感染
过敏性疾病*	药物、哮喘、过敏性鼻炎、荨麻疹
肺部疾病*	Chrug-Strauss综合征、Löffler肺炎、嗜酸性粒细胞肺浸润
药物反应*	常在停药后缓解
恶性疾病	副肿瘤性、血管免疫母T细胞淋巴瘤、霍奇金淋巴瘤和非霍奇金淋巴瘤
结缔组织疾病*	类风湿关节炎、嗜酸性筋膜炎、血管炎
原发性嗜酸性粒细胞增多综合征	嗜酸性粒细胞＞1500/μl，持续6个月，除外其他原因

*反应性升高。

单核-吞噬细胞系统有多种功能，这些吞噬细胞和中性粒细胞一样，都可以进行趋化、吞噬和胞内杀伤。巨噬细胞在消灭传染性分枝杆菌、真菌和原虫感染中尤为重要。

单核细胞与免疫系统的其他成分相互作用，它是T淋巴细胞的抗原提呈细胞，可以产生细胞内细胞毒性，并可以分泌特定的细胞因子。巨噬细胞（即已分化的单核细胞）处理抗原并向T淋巴细胞提呈，它在不同组织中有着不同的形式：在皮肤为朗格汉斯细胞，在胸腺为交错突细胞，在淋巴结为树突状细胞。抗原提呈细胞为非吞噬性的，它们内化抗原的过程尚未完全了解。蛋白抗原被部分消化，其和Ⅱ（Ⅰa）型主要组织相容性复合体抗原一起在细胞表面表达。该过程可以和辅助性T细胞相互作用，并激活辅助性T细胞。其他巨噬细胞如肝脏的库普弗细胞和肺脏的肺泡巨噬细胞在清除微粒、细胞碎片及循环中衰老的红细胞中发挥着重要的作用。

单核细胞可以针对肿瘤细胞产生抗体依赖和非抗体依赖的细胞毒性作用。单核细胞分泌的肿瘤坏死因子、白细胞介素-1和干扰素可以增强其细胞毒性。单核细胞分泌大量免疫调节蛋白（如肿瘤坏死因子、白细胞介素-1、干扰素）、细胞因子［如粒细胞集落刺激因子（G-CSF）、GM-CSF］、凝血蛋白、细胞黏附蛋白和蛋白酶。

三、外周中性粒细胞数目的决定因素

大多数粒细胞前体细胞存在于骨髓中，成熟过程需要6～10d。骨髓前体细胞占所有粒细胞的20%，储存池占所有粒细胞的75%。外周血中性粒细胞仅占全部粒细胞的5%。

中性粒细胞在骨髓和外周组织中转换循环。超过50%的循环中性粒细胞黏附在血管内皮（边集）。循环中性粒细胞的半衰期为6～12h，但体内研究表明半衰期可长达3～4d。在中性粒细胞迁移至组织后，它们可以继续存活1～4d。因此，外周血中性粒细胞计数占全部粒细胞池不足5%，并只占中性粒细胞全部寿命中非常短的时间间隔。

外周血白细胞数目很难反映粒细胞动力学。中性粒细胞数目的异常反映了骨髓粒细胞生成的变化或不同细胞池之间的转换。外周血白细胞计数升高可源自骨髓生成的增多，或反映边缘池中性粒细胞的动员，或来自骨髓储存池的释放。同理，粒细胞计数少可反映骨髓生成减少、边集或脾脏扣留增多，或外周血细胞破坏的增多。

外周血白细胞总数为淋巴细胞和粒细胞的总和。白细胞计数升高或降低的意义取决于升高或降低细胞组分的性质。白细胞增多症是一个非特指的术语，可指淋巴细胞（即淋巴细胞增多症）或中性粒细胞（即粒细胞增多症）的增多。有时会出现单核细胞或嗜酸性粒细胞数目增多的罕见情况。中性粒细胞数目升高引起的白细胞增多症被称为中性粒细胞性白细胞增多症或中性粒细胞增多症。

血液中白细胞计数极端升高至超过50 000/μl并出现早期髓系前体细胞的过早释放称为类白血病反应，与炎症和感染相关。当出现类白血病反应时需考虑骨髓增生性疾病的诊断，尤其是慢性粒细胞白血病（CML）。外周血涂片可反映特征性改变，为疾病的诊断提供线索。血涂片可见未成熟粒细胞、泪滴状红细胞、有核红细胞及血小板增多。这些改变反映了骨髓被纤维组织、肉芽肿或肿瘤浸润。白细胞减少症与白细胞增多症一样，可为淋巴细胞减少或中性粒细胞减少症。中性粒细胞减少症的定义为中性粒细胞绝对值少于1500个/μl。

四、中性粒细胞增多症

中性粒细胞增多症（即白细胞增多症）通常继发于其他疾病，很少为原发性血液系统疾病（表48-2）。然而，对于中性粒细胞计数持续升高的患者，尤其是血细胞比容或血小板计数也升高的患者，应进行评估以除外原发性骨髓增殖性疾病。评估外周血中*BCR/ABL*融合基因可除外CML，而*JAK2*和钙网蛋白突变检查有助于除外非CML骨髓增殖性肿瘤。因为白细胞碱性磷酸酶试验在慢性期CML中为阴性，故过去采用该试验去除外CML，但随着*BCR/ABL*的出现，该试验已被废弃。

与急性感染、应激或短期糖皮质激素应用相关的中性粒细胞增多主要是由储存池向边缘池释放所致，常为一过性。持续性中性粒细胞增多通常反映了慢性骨髓刺激。中性粒细胞增多的病因筛查很少需要进行骨髓穿刺和活检，但对于出现幼粒幼红细胞增多者需要进行骨髓检查和培养以除外结核或真菌感染、肿瘤骨髓浸润或骨髓纤维化。进行骨髓细胞遗传学和分子生物学检查以除外骨髓恶性肿瘤，并进行骨髓分枝杆菌和真菌培养。

表48-2 中性粒细胞增多症的鉴别诊断

原发性血液系统疾病
先天性中性粒细胞减少症
白血病黏附缺陷
骨髓增殖性疾病
继发于其他疾病
感染（急性或慢性）
急性应激
药物（如糖皮质激素、锂剂）
细胞因子刺激（如粒细胞集落刺激因子）
慢性炎症
恶性肿瘤
脊髓痨
骨髓刺激过度
慢性溶血、免疫性血小板减少症
骨髓抑制恢复
脾切除术后
吸烟

五、中性粒细胞减少症

（一）鉴别诊断

中性粒细胞减少（即白细胞减少）反映了中性粒细胞的生成减少、扣留增多或外周破坏增多（表48-3）。患者应首先评估脾大以除外扣留的可能性。

对于完全无症状和既往没有检验结果的患者，应考虑体质性或周期性中性粒细胞减少的可能性，并通过连续外周血计数进行评估。不同人种的中性粒细胞计数的正常值各异，美国黑种人的计数会比白种人低（即体质性中性粒细胞减少）。周期性中性粒细胞减少是一种相对良性的疾病，所有造血细胞

表48-3 中性粒细胞减少症的鉴别诊断

中性粒细胞生成减少	外周破坏增多
先天性和（或）体质性病因	严重感染
体质性中性粒细胞减少症	免疫性破坏
良性慢性中性粒细胞减少症	药物相关
Kostmann综合征	与胶原血管性疾病相关
良性周期性中性粒细胞减少症	同种免疫（新生儿）
感染后	大颗粒淋巴细胞白血病
营养缺乏（维生素B_{12}、叶酸）	脾功能亢进和（或）扣留
药物诱导	
原发性骨髓衰竭	
再生障碍性贫血	
骨髓增生异常	
急性白血病	

系均会出现周期性改变，但中性粒细胞系的变化最为显著。患者的中性粒细胞计数处于谷值时会发生感染，但临床上通常较为隐匿。相反，先天性粒细胞缺乏症或严重先天性中性粒细胞减少症（SCN）患者有显著的中性粒细胞减少，围生期即出现感染。Kostmann综合征是SCN的一个亚类，这是50年前发现的一种常染色体隐性遗传病，后续研究发现SCN可能是常染色体显性、常染色体隐性、X染色体遗传或散发的疾病，病因同样是各异的。

大约50%常染色体显性遗传的SCN和几乎100%周期性中性粒细胞减少病例与中性粒细胞弹性蛋白酶基因遗传性突变相关。这些突变生成一种错误折叠的中性粒细胞弹性蛋白酶蛋白，后者在内质网积累并激活未折叠蛋白应答。该复杂的细胞应激反应协调内质网中错误折叠蛋白的降解，如果应激严重时可触发细胞凋亡。后期研究发现常染色体隐性SCN（即Kostmann综合征）是由*HAX1*基因突变引起，该基因编码一种用于稳定线粒体膜的线粒体蛋白。HAX1的缺乏可引起线粒体膜电位的丢失并诱导细胞凋亡。

在G-CSF上市之前，大部分SCN患者在童年早期死亡，细胞因子治疗的出现延长了生存期。然而，SCN也和急性白血病发病率显著上升相关，后者会随着患者存活时间延长而变得严重。多达30%的SCN患者在10年内会出现急性髓系白血病。这些急性髓系白血病常与G-CSF受体的截短突变相关，这些获得性突变是白血病的致病机制但不会引起先天性中性粒细胞减少。G-CSF受体突变在白血病转化致病机制中的地位存在争议，且G-CSF治疗和以上突变的获得之间的关系也存在争议。

病毒感染、细菌感染或分枝杆菌感染期间或感染后会出现中性粒细胞减少。病毒感染后中性粒细胞减少在儿童中尤为常见，很可能反映了中性粒细胞消耗的增加及病毒感染对骨髓中性粒细胞生成的抑制。中性粒细胞减少也可能是严重脓毒血症的一种并发症，预后很差。

药物诱发的中性粒细胞减少可以是药物剂量依赖性骨髓抑制，也可以是体质性的免疫反应所致，前者是化疗药物最常见的并发症，也常见于抗生素使用，如磺胺甲噁唑-甲氧苄啶。氯霉素可导致体质性再生障碍性贫血，也可引起剂量依赖性骨髓抑制。最常引起中性粒细胞减少的药物包括氯氮平、柳氮磺胺吡啶、噻氯匹啶和硫代酰胺类抗甲状腺药物。停用相关药物后大多数中性粒细胞减少可快速缓解。应用G-CSF可加速缓解。

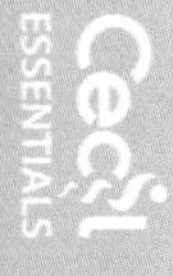

自身免疫性中性粒细胞减少分为原发性或继发性，原发性自身免疫性中性粒细胞减少是一种婴儿及年幼儿童所患的疾病，90%以上患者可在2年内自发缓解。继发性自身免疫性中性粒细胞减少常是系统性红斑狼疮的并发症，虽然临床上通常不严重，但常可以反映疾病活动度。

类风湿关节炎的中性粒细胞减少与脾大相关（即Felty综合征），是大颗粒淋巴细胞（LGL）白血病谱系的一部分。LGL白血病是抑制性T细胞的克隆性扩增。发生与类风湿关节炎相关LGL与Felty综合征的患者有着相同的HLA-DR4单体型，说明两者属于相同的疾病谱系。对于无类风湿关节炎的老年患者，LGL也是获得性中性粒细胞减少症一种相对常见的病因。近期数据发现LGL与*STAT3*基因突变有关。

（二）实验室评估

除非诊断可能是良性或周期性中性粒细胞减少症，否则对于中性粒细胞减少患者的评估应包括停用所有可能致病的药物，进行血清学实验以除外胶原血管性疾病。与评估白细胞增多症患者不同，中性粒细胞减少症患者应早期进行骨髓评估，后者常是有诊断价值的。中性粒细胞减少常反映了原发性血液系统疾病，骨髓检查使医生可以诊断骨髓衰竭综合征、白血病和骨髓增生异常。如果不存在骨髓衰竭，其他病因引起的中性粒细胞减少会有特征性的骨髓图像。所有进行骨髓检查的患者都应进行细胞遗传学检查，这有助于诊断骨髓增生异常。

不影响血小板或红细胞且突然起病的粒细胞缺乏常是药物或毒素暴露引起的，一般不需要进行骨髓检查。如果对药物诱导的中性粒细胞减少症进行骨髓检查，典型的形态为髓系细胞成熟停滞，这种特点反映了髓系前体细胞遭到免疫系统破坏，只剩下最早期的细胞，而不是真的对中性粒细胞成熟产生抑制。

（三）治疗

中性粒细胞减少症患者的治疗手段取决于中性粒细胞计数的减少程度。中性粒细胞计数在1000～1500/μl通常不会严重损害宿主对细菌感染的应答，因此除了诊断和治疗基础病以外不需要其他干预。中性粒细胞计数在500～1000/μl的患者应注意感染风险会轻度升高，虽然对于中性粒细胞功能正常及计数大于500/μl的患者很少会出现严重的问题。

中性粒细胞计数低于500/μl的患者感染风险显著升高，当他们出现感染或发热时应第一时间告知医生，无论是否明确病原体或感染灶都应积极地给予静脉输注抗生素。中性粒细胞计数显著下降的患者很少会出现感染的征象，因为感染灶内大部分炎症反应是由中性粒细胞本身产生的。

对于严重免疫介导的中性粒细胞减少症患者，糖皮质激素和静脉免疫球蛋白对于提高中性粒细胞计数和预防感染并发症是很有效的。G-CSF可增加外周血白血病计数，有助于治疗药物（包括化疗）诱导的中性粒细胞减少症患者的感染。G-CSF对于部分免疫介导中性粒细胞减少和骨髓增生异常患者也有效。

关于该主题的深入讨论，请参阅《西氏内科学》（第25版）第167章“白细胞增多症和白细胞减少症”。

六、展望

人们在阐明严重先天性中性粒细胞减少症和周期性中性粒细胞减少症的分子致病机制方面已有很大进步，调控未折叠蛋白应答的药物可能对上述疾病有效。对髓系分化分子研究确立了中性粒细胞成熟中转录因子功能的重要性，为白血病和骨髓增生异常的致病机制提供了理论基础。以上发现为髓系恶性肿瘤的治疗干预提供了切入点。

推荐阅读

Aktari M, Curtis B, Waller EK: Autoimmune neutropenia in adults, Autoimmun Rev 9:62–68, 2009.

Andres E, Maloisel F: Idiosyncratic drug-induced agranulocytosis and acute neutropenia, Curr Opin Hematol 15:15–21, 2008.

Baehner R: Normal phagocyte structure and function. In Hoffman R, Benz EJ, Shattil SJ, editors: Hematology: basic principles and practice, ed 4, New York, 2005, Churchill Livingstone, pp 737–762.

Beekman R, Touw IP: G-CSF and its receptor in myeloid malignancy, Blood 115:5131–5136, 2010.

Berliner N: Lessons from congenital neutropenia: 50 years of progress in understanding myelopoiesis, Blood 111:5427–5432, 2008.

Berliner N: Leukocytosis and leukopenia. In Goldman L, Schafer AI, editors: Goldman's Cecil medicine, ed 24, Philadelphia, 2011, Elsevier Saunders.

Glogauer M: Disorders of phagocyte function. In Goldman L, Schafer AI, editors: Goldman's Cecil medicine, ed 24, Philadelphia, 2011, Elsevier Saunders.

Pillay J, den Braber I, Vrisekoop N, et al: In vivo labeling with $2H_2O$ reveals a human neutrophil lifespan of 5.4 days, Blood 116:625–627, 2010.

Xia J, Link DC: Severe congenital neutropenia and the unfolded protein response, Curr Opin Hematol 15:1–7, 2008.

Zhang R, Shah MV, Loughran TP Jr: The root of many evils: indolent large granular lymphocyte leukaemia and associated disorders, Hematol Oncol 28:105–117, 2010.

第49章

淋巴细胞疾病

著　者　Jill Lacy　Stuart Seropian

译　者　魏　蓉　审校者　王峰蓉　黄晓军

一、引言

免疫系统的核心细胞是淋巴细胞。淋巴细胞介导获得性免疫反应，通过响应特定的病原体使免疫系统具有特异性，并且赋予机体对再次感染的持久免疫。淋巴细胞起源于骨髓中的多能造血干细胞，后者是血液中所有细胞成分的起源。淋巴细胞有两种主要功能群：B淋巴细胞（B细胞）和T淋巴细胞（T细胞），它们在细胞发育场所、抗原受体和细胞功能方面均不同。

淋巴细胞疾病主要包括由淋巴细胞特定亚群的肿瘤性转化所致的一系列淋巴瘤或白血病，由淋巴细胞发育或功能的先天性或获得性缺陷所致的免疫缺陷综合征，以及由感染或抗原刺激引发的生理性反应所致的淋巴结肿大、淋巴细胞增多或淋巴细胞减少。

二、淋巴细胞的发育、功能和定位

（一）B细胞

B细胞以其细胞表面的免疫球蛋白（即抗体）为特征。B细胞的主要功能是通过产生抗原特异性的抗体，介导针对抗原的体液免疫反应。

B细胞在骨髓中的发育经过一系列高度协调的步骤，其中包括免疫球蛋白重链和轻链的基因序列重排及B细胞特异的细胞表面蛋白的表达（图49-1）。免疫球蛋白的基因重排可产生巨大的B细胞库，这些B细胞以各自抗原特异性的免疫球蛋白分子为特征。成熟的B细胞从骨髓迁移至全身的淋巴组织，成熟的B细胞具有B细胞特异性的细胞表面免疫球蛋白和抗原，包括CD19、CD20及CD21。

抗原与细胞表面免疫球蛋白的结合，可以激活成熟的B细胞，B细胞开始增殖、分化，最终丢失大部分B细胞表面标志成为终末阶段的浆细胞，并生产大量可溶性的抗体。B细胞性的肿瘤性疾病可发生在B细胞发育的不同阶段。B细胞性淋巴瘤可以表现出截然不同的形态，表达不同的细胞表面抗原（即免疫表型）。

（二）T细胞

T细胞在免疫反应中发挥一系列的功能，包括经典的细胞免疫反应。T细胞前体细胞从骨髓迁移至胸腺，在胸腺分化成为成熟的T细胞亚群，并经胸腺选择，消除可对自身多肽发生反应的T细胞。在胸腺，T细胞前体细胞经历一系列分化过程，包括T细胞受体（TCR）基因的重排和表达，并获得T细胞特异性的细胞表面蛋白，包括CD3、CD4和CD8。

T细胞在胸腺发育成熟后，最终会丢失CD4或CD8蛋白。成熟的T细胞有两个主要的亚群：$CD4^{+}$T细胞和$CD8^{+}$T细胞。T细胞在胸腺中发育成熟并完成抗原选择后，成熟的$CD4^{+}$T细胞和$CD8^{+}$T细胞迁移至淋巴结、脾脏和其他的周围免疫系统。成熟的T细胞构成了80%的外周血淋巴细胞、40%的淋巴结细胞及25%的脾脏淋巴细胞。

成熟的$CD4^{+}$T细胞和$CD8^{+}$T细胞亚群介导不同的免疫功能。$CD8^{+}$T细胞杀死病毒感染的细胞或外来细胞，并抑制免疫功能，$CD8^{+}$T细胞被称作细胞毒性T细胞。$CD4^{+}$T细胞通过产生细胞因子或通过细胞表面的直接接触，激活其他的免疫反应细胞，如B细胞和巨噬细胞，$CD4^{+}$T细胞被称为辅助性T细胞。

与B细胞相似，T细胞表达特定的TCR分子以识别特定的多肽抗原。与B细胞不同，T细胞只响应经过胞内处理、与特异的细胞表面抗原提呈蛋白相结

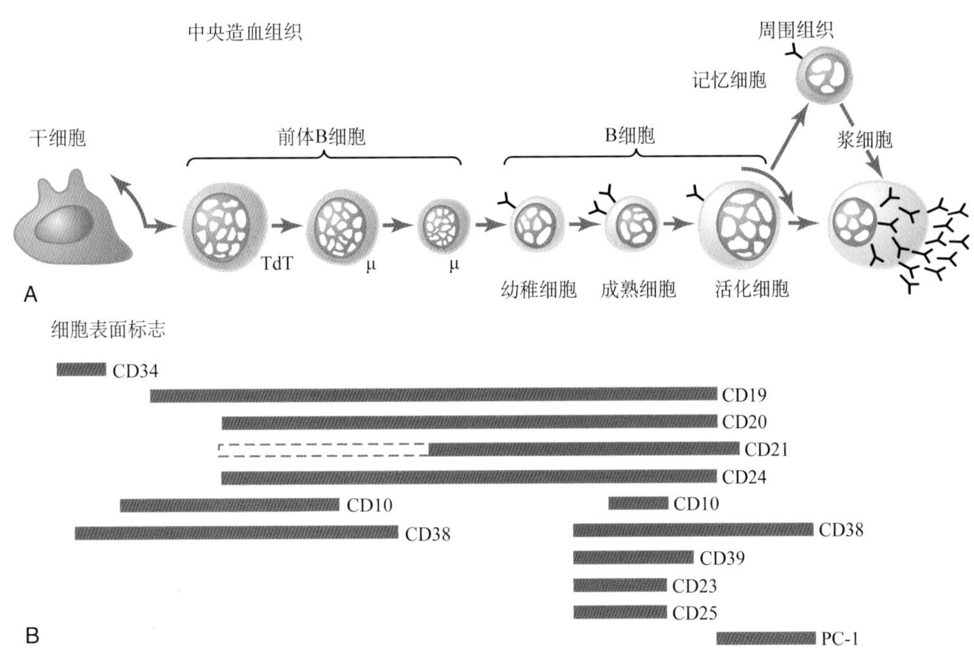

图49-1 B细胞的成熟过程。A.免疫球蛋白产生及成熟的变化；B.表面标志的出现与消失。TdT.末端脱氧核糖核酸转移酶（资料来源：Ferrarini M,Grossi CE,Cooper MD:Cellular and molecular biology of lymphoid cells. In Handin RI,Lux SE,Stossel TP,editors:Blood Principles and practice of hematology,Philadelphia,1995,JB Lippincott,p643.）

合（或被提呈的）的多肽，这些特异的细胞表面抗原提呈蛋白被命名为主要组织相容性复合体（MHC）分子。$CD4^+$和$CD8^+$T细胞在对多肽-MHC复合物的响应中，体现其MHC限制性。$CD4^+$T细胞识别由MHC Ⅱ类分子所提呈的抗原多肽片段，$CD8^+$T细胞识别由MHC Ⅰ类分子所提呈的抗原多肽片段。特定的多肽-MHC复合物与TCR结合可诱发下游信号通路的激活，表达基因产物。这些基因表达的产物介导了$CD4^+$T细胞的辅助功能和$CD8^+$T细胞的细胞毒性作用。详细的讨论参见第45章。

（三）淋巴系统

淋巴细胞存在于周围淋巴组织中，在此，抗原和淋巴细胞发生相互作用，淋巴细胞被激活。周围淋巴组织由淋巴结、脾脏和黏膜相关淋巴组织组成。淋巴细胞通过血管和淋巴系统在这些组织中持续循环。

淋巴结是高度有序的淋巴组织，它们是淋巴引流系统的汇合点，淋巴引流系统将抗原通过淋巴带入淋巴结后捕获。淋巴结由外部皮质和内部髓质构成（图49-2）。皮质主要由B细胞构成的淋巴滤泡形成。部分滤泡含有被套区包围的中心区或生发中心，被特定抗原活化的B细胞在此增殖。T细胞在滤泡周围的副皮质区广泛分布。

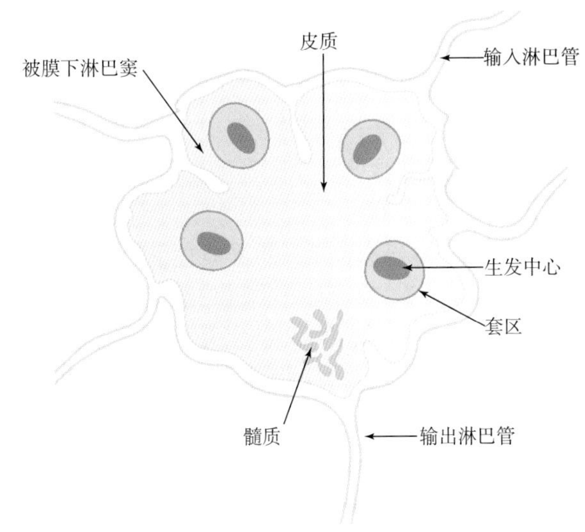

图49-2 正常淋巴结的结构。皮质区包含滤泡，滤泡由生发中心和套区组成。髓质包含复杂的通道，与输出淋巴管相连

脾脏从血液中而不是淋巴系统中捕获抗原，脾脏是清除衰老红细胞的场所。淋巴细胞在脾脏的白髓区驻留，白髓区周围富有入脾小动脉。与在淋巴结中的分布类似，B细胞和T细胞在脾脏中也分区存在，T细胞存在于动脉周围淋巴鞘中，B细胞存在于滤泡中。黏膜相关的淋巴组织（MALT）从上皮表面

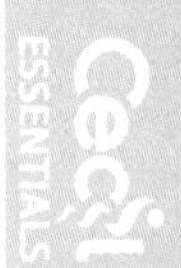

及肠道相关的淋巴组织(扁桃体、腺样体、阑尾和小肠Payer憩室)和其他分布更广泛的富含淋巴细胞的黏膜部位,获取抗原。

淋巴细胞循环于外周血中,占成年人外周血白细胞的20%～40%,该比例在新生儿和儿童中更高。外周血淋巴细胞中,80%～90%是T细胞,其余大部分是B细胞。只有很小比例的外周血淋巴细胞属于另外一种淋巴细胞,即自然杀伤细胞(NK细胞)。这类细胞没有B细胞或T细胞特征性的细胞表面分子,并且它们的免疫球蛋白或TCR基因没有经过重排。从形态上看,这类细胞个体大,胞质丰富,内含嗜天青颗粒,常被称作大颗粒淋巴细胞。从功能上看,它们是天然免疫的一部分,对广泛的病原产生非特异性反应,而不需要抗原暴露。

三、淋巴源性肿瘤

淋巴细胞恶变产生多种不同淋巴源性的肿瘤,包括源于T细胞、B细胞和NK细胞的肿瘤。淋巴组织恶变通常累及淋巴组织,但其可以发生于或扩散到任何部位。淋巴系统恶性肿瘤的主要临床分型包括非霍奇金淋巴瘤(NHL)、霍奇金淋巴瘤、淋巴细胞白血病和浆细胞病。

(一)非霍奇金淋巴瘤

1.定义和流行病学

非霍奇金淋巴瘤包括一组异质性淋巴组织恶性肿瘤,它们具有不同的组织学表现、细胞来源和免疫表型、分子生物学因素、临床特点、预后及治疗后的效果。根据"监测、流行病学和结果数据库"(SEER),非霍奇金淋巴瘤在常见的癌症类型中排名第七,2013年有70 000人罹患该病,19 000名患者死于该病。非霍奇金淋巴瘤的中位发生年龄为66岁,多见于男性和白种人。2000～2010年,非霍奇金淋巴瘤的发病率以每年0.5%的速度缓慢增长,但同期内年死亡率有所下降。

2.病理学

鉴于非霍奇金淋巴瘤的异质性,现行的分类系统可以根据独特的临床特征,将其区分为特定的病理亚型。在过去的50年中,这些分类系统稳步发展,组织病理学和生物学行为之间的相关性逐渐体现。病理分类方案试图将恶性非霍奇金淋巴瘤亚型与相对应的正常细胞相关联。世界卫生组织(WHO)最新发布的分类(表49-1),综合了形态学、免疫表型和细胞遗传学特征,来描述非霍奇金淋巴瘤亚型。在美国,最常见的非霍奇金淋巴瘤包括弥漫性大B细胞淋巴瘤(DLBCL)、滤泡性淋巴瘤、小淋巴细胞性淋

表49-1 世界卫生组织关于淋巴组织肿瘤的分类*

B细胞肿瘤
前体B细胞肿瘤
前体B淋巴母细胞性白血病/淋巴瘤(前体B细胞急性淋巴母细胞白血病)
成熟(外周)B细胞肿瘤
慢性B细胞淋巴细胞白血病/小淋巴细胞淋巴瘤
B细胞幼淋巴细胞白血病
淋巴浆细胞淋巴瘤
脾边缘带B细胞淋巴瘤(含或不含绒毛淋巴细胞)
脾B细胞淋巴瘤/白血病,未分型
毛细胞白血病
浆细胞骨髓瘤/浆细胞瘤
MALT型结外边缘带B细胞淋巴瘤
MALT型淋巴结边缘带B细胞淋巴瘤
原发性皮肤滤泡中心淋巴瘤
滤泡型淋巴瘤
套细胞淋巴瘤
弥漫性大B细胞淋巴瘤
纵隔大B细胞淋巴瘤
原发性渗出性淋巴瘤
Burkitt淋巴瘤/Burkitt细胞白血病
T细胞和NK细胞肿瘤
前体T细胞肿瘤
前体T淋巴母细胞淋巴瘤/白血病(前体T细胞急性淋巴母细胞白血病)
成熟(外周)T细胞肿瘤
T细胞幼淋巴细胞白血病
T细胞大颗粒淋巴细胞白血病
侵袭性NK细胞白血病
成人T细胞淋巴瘤/白血病(HTLV-1阳性)
结外NK细胞或T细胞淋巴瘤,鼻型
肠病型T细胞淋巴瘤
肝脾γδT细胞淋巴瘤
皮下脂膜炎样T细胞淋巴瘤
蕈样肉芽肿/Sezary综合征
间变型大细胞淋巴瘤,T细胞/裸细胞,原发性皮肤浸润型
外周T细胞淋巴瘤,不另分类
血管免疫母细胞性T细胞淋巴瘤
间变型大细胞淋巴瘤,T细胞/裸细胞,原发性系统侵犯型

注:HTLV-1.人类T细胞白血病病毒-1;MALT.黏膜相关淋巴组织;NK.自然杀伤细胞。

*仅包含了主要的分类,常见肿瘤以黑体字标识。B细胞和T细胞/NK细胞肿瘤根据其主要的临床表现分类:播散性为主的或白血病性的,原发结节外的及结节为主的。

巴瘤或白血病(即慢性淋巴细胞白血病,CLL)和套细胞淋巴瘤。

大多数非霍奇金淋巴瘤的病因不详。在大多数非霍奇金淋巴瘤患者中,无法确定明显的遗传倾向或流行病学及环境因素。许多非霍奇金淋巴瘤亚型携带特定的易位染色体,通常涉及免疫球蛋白基因(或T细胞源性NHL的TCR基因)和癌基因或生长调节基因。引起这些异常染色体重排的原因不详。

先天性免疫缺陷综合征或自身免疫性疾病患者罹患非霍奇金淋巴瘤的风险增加。致癌病毒与一些少见的非霍奇金淋巴瘤变异型的发生有关。EB病毒(EBV)与多种生物学上具有侵袭性的淋巴瘤相关,包括获得性免疫缺陷综合征(AIDS)相关的弥漫性侵袭性淋巴瘤,器官移植后免疫抑制患者出现的淋巴组织增殖性疾病,以及在非洲地区流行的Burkitt淋巴瘤。人类T淋巴细胞病毒1型(HTLV-1)与成人T淋巴细胞白血病/淋巴瘤的发生相关,这类疾病在日本地区和加勒比盆地流行。卡波西肉瘤中,人类疱疹病毒8型(HHV-8)被发现与浆膜腔弥漫性侵袭性非霍奇金淋巴瘤变异型的发生有关,而该疾病几乎只发生在感染了人类免疫缺陷病毒(HIV)的患者中。

几种惰性淋巴瘤与感染性病原体有关,这些感染性病原体通过慢性抗原刺激,间接促进淋巴增生,导致B淋巴细胞增殖。幽门螺杆菌感染与胃MALT淋巴瘤通过这种方式相关,应用抗生素根除感染通常可使淋巴瘤消退。

3.临床表现

虽然非霍奇金淋巴瘤有众多的亚型,但大多数疾病个体可以被概念性地分为临床惰性(即低度恶性)或侵袭性(即高度恶性)。惰性淋巴瘤通常生长缓慢,不一定需要持续治疗,并且有一个长的自然病史。通常会有淋巴结肿大反复出现和消退的病史。而侵袭性淋巴瘤多伴随有症状,如不加以治疗其生存期有限。

大多数非霍奇金淋巴瘤患者表现为无痛性淋巴结肿大,累及一个或多个外周淋巴结区。非霍奇金淋巴瘤也可以累及结外部位,根据不同的病变部位,患者可表现出各种临床症状。淋巴瘤可以累及任何部位,常见的结外病变部位包括胃肠道、骨髓或局灶性骨病变,肝脏、皮肤及鼻咽和口咽的韦氏环。侵袭性淋巴瘤比惰性淋巴瘤更容易累及结外部位。

中枢神经系统受累,包括软脑膜播散,在惰性淋巴瘤亚型中很少出现,但在侵袭性淋巴瘤中时有发生。侵袭程度最高的非霍奇金淋巴瘤(即Burkitt淋巴瘤和淋巴母细胞淋巴瘤)特别容易累及软脑膜。

大约20%的非霍奇金淋巴瘤患者在发病时会出现全身症状,如发热、体重下降、夜间盗汗。侵袭性淋巴瘤患者更易出现这些症状。

4.诊断和鉴别诊断

除了淋巴恶性肿瘤之外,淋巴结肿大的原因很多(表49-2)。在进行淋巴结活检之前,完整的病史和仔细的体格检查是很重要的。淋巴结肿大可以根据

表49-2 淋巴结肿大的病因

感染性疾病
- 病毒:传染性单核细胞增多症(巨细胞病毒、EB病毒),获得性免疫缺陷综合征,风疹,单纯性疱疹,传染性肝炎
- 细菌:局部感染所致的局部淋巴结肿大(链球菌、葡萄球菌),猫抓病(汉赛巴尔通体),布鲁菌病,兔热病,李斯特菌病,黑死病(鼠疫杆菌),软下疳(杜克雷嗜血杆菌)
- 真菌:球孢子菌病,组织胞浆菌病
- 衣原体:性病性淋巴肉芽肿,沙眼
- 分枝杆菌:淋巴结核,结核,麻风
- 原虫:弓形体病,锥虫病
- 螺旋体:莱姆病,梅毒,钩端螺旋体病

免疫性疾病
- 类风湿关节炎
- 系统性红斑狼疮
- 混合性结缔组织病
- 干燥综合征
- 皮肌炎
- 血清病
- 药物反应:苯妥英,肼苯达嗪,别嘌醇

恶性疾病
- 淋巴瘤
- 实体肿瘤淋巴结转移:黑色素瘤,肺脏,乳腺,头颈,胃肠道,卡波西肉瘤,原发灶不明的肿瘤,肾脏,前列腺

非典型淋巴组织增生
- 大滤泡性淋巴结增生
- 生发中心转化
- Castleman病

其他疾病和不明原因的疾病
- 皮肤病性淋巴结炎
- 结节病
- IgG_4型淋巴结肿大
- 淀粉样变性
- 黏膜皮肤淋巴结综合征(川崎病)
- 窦性组织细胞增生症(Rosai Dorfman综合征)
- 多灶性朗格汉斯细胞(嗜酸性细胞)肉芽肿
- 脂质储积病:戈谢病和尼曼-匹克病

肿大淋巴结的位置(即局部性或全身性)及临床症状进行分析判断。

颈部淋巴结肿大，最常见于上呼吸道感染，包括传染性单核细胞增多症、病毒综合征和细菌性咽炎。单侧腋窝、腹股沟或股淋巴结肿大，可能由受累肢体的皮肤感染所致，包括猫抓热。全身淋巴结肿大可能是由全身性感染(如HIV、巨细胞病毒)、药物反应、自身免疫性疾病或某种全身淋巴结病综合征引起。如果持续性淋巴结肿大的病因在经过完整全面的评估后仍不明确，那么应该行淋巴结切除活检术。肿大的锁骨上淋巴结，提示恶性肿瘤的可能性大，应该活检。

淋巴瘤的确诊需要淋巴结活检或淋巴组织活检。细针抽吸或穿刺活检一般是不够的。病理标本的分析应包括常规组织学检查和免疫表型。免疫表型可以确定细胞来源(即B细胞、T细胞、NK细胞或非淋巴细胞)，细胞表面抗原有助于区分淋巴瘤的亚型。在B细胞淋巴瘤中，免疫分型通过确定细胞表面免疫球蛋白是否限制性表达κ或λ轻链，来确定其是否为单克隆源性肿瘤。在某些情况下，可能需要针对免疫球蛋白或TCR基因重排的细胞遗传学分析或分子生物学研究，来确定淋巴瘤的病理亚型或确定单克隆(即恶性)病程。如果淋巴结活检不能确诊，并且不明原因的淋巴结肿大持续存在，那么应反复活检。

对于淋巴瘤累及骨髓和外周血的患者，如小淋巴细胞性淋巴瘤或CLL，其诊断可基于对其外周血淋巴细胞免疫表型的流式细胞仪检测。对于低度恶性或慢性惰性淋巴瘤的患者，诊断仅限于血液或骨髓的小淋巴细胞性淋巴瘤前，需注意除外累及淋巴结或结外部位的侵袭性淋巴瘤的可能性。

5.治疗

淋巴瘤确诊后，患者应该进行一个完整的分期评估(表49-3)。分期确定病变范围，提供预后信息，并可能影响治疗的选择。修正后的Ann Arbor分期被用于非霍奇金淋巴瘤患者和霍奇金淋巴瘤患者(表49-4)。

在特定情况下可使用各种辅助检查。例如，如果怀疑是成人T细胞白血病/淋巴瘤，应进行HTLV-1或HIV检测。临床病史提示免疫缺陷或具有行为危险因素的患者应进行HIV感染检测。有胃肠道症状或存在胃肠道受累风险的患者(即套细胞淋巴瘤和其他累及咽淋巴环的恶性淋巴瘤)需进行胃肠道内镜检查。对于非霍奇金淋巴瘤治疗方法的选择是由分期、特定亚型和临床因素(如患者的年龄和总体疾病状况)共同决定的。

6.淋巴瘤亚型

(1)惰性非霍奇金淋巴瘤：常见的低度恶性或惰性淋巴瘤包括滤泡性淋巴瘤、小淋巴细胞淋巴瘤(与

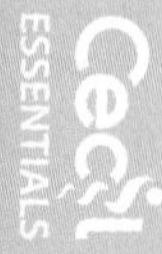

表49-3 淋巴瘤分期的评估

需进行的评估检查
- 经验丰富的血液病理学家分析病变活检
- 病史，注意是否存在B症状
- 体格检查，注意淋巴结区(包括Waldeyer环)病变和肝脾的体积
- 标准血液学检查：
  - 全血细胞计数
  - 乳酸脱氢酶和β_2-微球蛋白
  - 肾功能评估
  - 肝功能检测
  - 钙，尿酸
- 骨髓穿刺和活检
- 影像学检查，包括：
  - 胸片(正位和侧位)
  - 胸部、腹部和骨盆CT扫描
  - PET扫描(霍奇金淋巴瘤及中度和高度恶性的淋巴瘤)

特定情况下需行的检查
- 对有临床症状的部位或骨扫描异常的区域，行普通骨骼放射线检查
- 如有神经系统症状或体征，行颅脑或脊椎CT或MRI检查
- 血清和尿液蛋白电泳
- 行腰椎穿刺完善脑脊液细胞学检查(Burkitt淋巴瘤和淋巴母细胞淋巴瘤)

注：B症状.发热、盗汗和体重减少大于体重的10%；CT.计算机断层扫描；MRI.磁共振成像；PET.正电子发射断层成像技术。

表49-4 淋巴瘤分期系统

分期	标准描述
Ⅰ	累及单个淋巴结区域或结构(Ⅰ)或单个淋巴结外部位(ⅠE)
Ⅱ	累及横膈同侧两个或以上淋巴结区域(Ⅱ)或局部累及一个淋巴结区域和相邻的结外部位(ⅡE)
Ⅲ	累及横膈两侧的淋巴结区域(Ⅲ)，可伴有局限性结外部位受累(ⅢE)或脾脏受累(ⅢS)或脾脏和结外部位均局限性受累(ⅢSE)
Ⅳ	弥漫性或播散性累及一个或多个结外器官，伴或不伴有相关的淋巴结受累

注：每个分期都应记录是否伴有临床症状：A(无症状)或B(发热、盗汗和体重减少大于体重的10%)。

CLL相同，稍后讨论）和边缘区淋巴瘤。

滤泡性淋巴瘤占所有淋巴瘤的1/3，是最常见的惰性淋巴瘤。这是一种成熟的克隆性B细胞肿瘤，组织学上保留了淋巴结的结节状结构，伴有小淋巴细胞、成熟淋巴细胞的浸润。免疫表型为CD10、CD19、CD20、CD21阳性，CD5阴性。滤泡性淋巴瘤的细胞遗传学特征是t(14;18)，使免疫球蛋白重链（IgH）与抗凋亡的B淋巴细胞白血病/淋巴瘤2基因（Bcl-2）并列；BCL-2蛋白在滤泡性淋巴瘤中均一、过度表达，使受累细胞抵抗凋亡。

滤泡性淋巴瘤是一种低度恶性的惰性肿瘤，自然病史长（中位生存期接近10年），但80%～90%的患者在诊断时已达疾病的进展期（Ⅲ/Ⅳ），常伴有骨髓受累，并且不能被标准治疗方法治愈。在多达50%的滤泡性非霍奇金淋巴瘤患者中，该病最终转化为侵袭性更高的淋巴瘤，以弥漫性大细胞浸润为病理特征，临床上表现为淋巴结或其他肿瘤包块迅速扩大，乳酸脱氢酶（LDH）水平升高，以及出现与疾病进展相关的临床症状。

滤泡性淋巴瘤的治疗因分期不同而异。对于少数早期的患者（Ⅰ/无巨大肿块形成的Ⅱ期患者），适宜的治疗是放射治疗。使用局部或全淋巴照射，可使超过50%的早期疾病患者达到持久缓解或治愈。

对于进展期的患者来说，其治疗具有争议性。虽然进展期惰性非霍奇金淋巴瘤对很多治疗方法有效，但其不可治愈性和自然病程长的特点，使得治疗可推迟至患者出现临床症状之后。这种策略被称为观察等待法。治疗的指征包括因肿大的淋巴结而造成的外观或机械性影响、肿瘤高负荷、全身症状及骨髓侵犯。

可供选择的治疗包括单克隆抗体疗法、化疗和使用放射性标记的抗体。对于大多数患者，适当的治疗通常包括使用嵌合型抗B细胞单克隆抗体利妥昔单抗，联合或不联合全身化疗。将利妥昔单抗加入化疗方案，增加了疾病的缓解率和缓解时间，在一些研究中认为总生存期也被延长（1级证据）。

选择何种化疗方案联合利妥昔单抗，可能会受到患者年龄和疾病状况的影响。有多种方案可供选择，就整体生存率而言，没有方案被证明更加优越。一项随机试验表明：苯达莫司汀，一个性质类似烷化剂和嘌呤类似物的独特药物，与利妥昔单抗联合的治疗方案，在药物毒性、反应率及无进展生存期方面，均优于利妥昔单抗联合CHOP方案[即环磷酰胺、羟基柔红霉素（多柔比星）、长春新碱、泼尼松]（1级证据）。

治疗对大多数患者是有效的，至少1/3的患者可以达到临床完全缓解，并持续1～3年。细胞毒性药物的治疗通常在疗效达到最大响应时停止，但利妥昔单抗可以继续间歇使用，以维持缓解。它已在多项随机研究中被证明可以延长缓解时间（1级证据）。复发的风险和对于成本的考虑可能会影响这种治疗的应用，利妥昔单抗也可用于复发时，并获得类似的疗效。

患者复发后可以再次获得缓解，但通常再次缓解期短于第一次缓解期。复发患者的治疗选择包括使用与初始治疗不同的药物或药物组合的化疗。复发患者可以单用利妥昔单抗。两个放射标记的抗CD20抗体，替伊莫单抗（钇标记）和托西莫单抗（碘-131标记），被用于复发难治的滤泡性淋巴瘤患者，获得了较高的治疗响应率。对于临床或病理证据提示向高度恶性淋巴瘤转化的患者，应选用针对弥漫性、侵袭性肿瘤的治疗（将在后文讨论）。

大剂量化疗联合自体或异体干细胞移植可以选择性地用于复发难治的滤泡性淋巴瘤患者。对接受异体移植患者的长期随访表明，一些患者通过这种方法治愈，但与异体移植相关的并发症限制了其在难治性惰性淋巴瘤中的广泛使用。

除了滤泡性淋巴瘤，MALT淋巴瘤及与其密切相关的边缘区淋巴瘤被认为是低度恶性的、惰性的亚型。鉴于其良好的预后、局限性和长的自然病程，MALT淋巴瘤通常采用保守的局部治疗（即放疗或手术），而避免全身化疗。单克隆抗体利妥昔单抗对MALT淋巴瘤有效，当需要全身治疗时可以使用。胃MALT淋巴瘤与幽门螺杆菌感染高度相关，根除感染常可以获得缓解。抗生素治疗是早期幽门螺杆菌阳性胃MALT淋巴瘤的一线治疗。

（2）侵袭性非霍奇金淋巴瘤：侵袭性非霍奇金淋巴瘤包括弥漫性大B细胞淋巴瘤、间变性大细胞淋巴瘤、外周T细胞淋巴瘤和高度恶性淋巴瘤、Burkitt淋巴瘤和淋巴母细胞淋巴瘤（见高度恶性非霍奇金淋巴瘤）。大多数的弥漫性侵袭性大细胞淋巴瘤是B细胞来源的；侵袭性T细胞淋巴瘤与B细胞淋巴瘤的治疗相似，但预后整体较差。

非霍奇金淋巴瘤亚型中DLBCL占40%。与低级别滤泡性非霍奇金淋巴瘤患者不同的是，所有具有弥漫性、侵袭性病史的患者都应予以积极的治疗，因为这些淋巴瘤是危及生命的，同时也是可能被治愈的。针对所有弥漫性侵袭性非霍奇金淋巴瘤患者的标准初始治疗，不论分期，采用包含一种蒽环类药物与抗CD20单克隆抗体利妥昔单抗在内的多药联合的化疗方案。

对于DLBCL，CHOP方案是最广泛使用的化疗方案。早期患者（Ⅰ期/无巨大肿块形成的Ⅱ期患者）如需要减少化疗，可在至少3个周期的CHOP联合利妥昔单抗治疗后，采用局部放射治疗。进展期疾病的患者需要6个周期的CHOP加利妥昔单抗的化疗，对巨大肿块使用局部放射治疗，对进展期患者的意义并不明确。完全缓解可通过CHOP联合利妥昔单抗或类似的方案来实现，超过50%的患者可被治愈。

获得缓解后复发的患者可通过大剂量化疗联合自体外周血干细胞移植的方法治愈，特别是当复发性疾病对标准剂量化疗仍然有效时。大剂量化疗联合自体干细胞移植优于标准剂量的挽救性化疗，因此被认为是对复发、化疗敏感、弥漫性侵袭性的非霍奇金淋巴瘤的标准治疗。

（3）套细胞淋巴瘤：在所有非霍奇金淋巴瘤中占5%～8%，常见于老年男性患者。套细胞淋巴瘤是成熟B细胞肿瘤，发生在淋巴滤泡套区，并具有一个极具特色的免疫表型，表达CD5抗原和B细胞标志，但与CLL不同，其CD23阴性。套细胞淋巴瘤的特征还包括一个特殊的t（11；14）染色体易位，使免疫球蛋白重链基因（14q32位点）与*BCL1*基因并列，编码促生长的细胞周期蛋白D1。大多数情况下，通过免疫组化证实细胞周期蛋白D1的易位或表达，可以确诊该病。病理分类为母细胞型或多形性亚型，以及较高的增殖率，与套细胞淋巴瘤的侵袭性行为和不良预后相关。

套细胞淋巴瘤患者在许多方面与惰性淋巴瘤患者相似，多数患者处于疾病进展期时，伴骨髓受累。套细胞淋巴瘤倾向于累及Waldeyer环和胃肠道。与低级别滤泡性淋巴瘤一样，套细胞淋巴瘤是可治疗的，但通常不能治愈。然而，与惰性淋巴瘤不同，套细胞淋巴瘤具有侵袭性，中位生存期仅3年。

患者通常在诊断时即使用全身化疗联合利妥昔单抗进行治疗，也难以实现持久缓解。对于年轻的患者，通常在第一次缓解时给予大剂量化疗联合自体干细胞移植，以获得更为持久的缓解（证据水平Ⅱ-1）。对于不适合移植及复发的患者，有多种药物或方案可供选择。

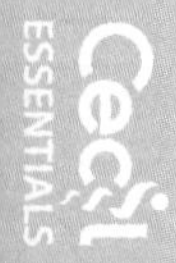

蛋白酶体抑制剂硼替佐米是一种新型的非化疗药物，对套细胞淋巴瘤有效。Bruton酪氨酸激酶抑制剂伊布替尼是一个新药，是治疗非霍奇金淋巴瘤的新型靶向药物的代表可用于治疗复发的套细胞淋巴瘤。

（4）高度恶性非霍奇金淋巴瘤：两个高度恶性淋巴瘤亚型，Burkitt淋巴瘤和淋巴母细胞淋巴瘤，在成人中罕见。尽管如此，识别这些亚型是重要的，因为它们是潜在的通过适当的治疗可以治愈的疾病，并且由于其高度侵袭性的本质、快速的增长速度及治疗初期发生肿瘤溶解反应的倾向，通常需要在确诊时即开始紧急的住院治疗。

成人淋巴母细胞淋巴瘤是一种侵袭性淋巴瘤，通常被认为是与急性T细胞白血病相对应的淋巴瘤。B细胞淋巴母细胞淋巴瘤不常见。淋巴母细胞淋巴瘤多见于年轻的成年男性，累及纵隔和骨髓，复发时常累及软脑膜。

Burkitt淋巴瘤是一种罕见的成人B细胞淋巴瘤，具有高度侵袭性，倾向于累及骨髓和中枢神经系统。Burkitt淋巴瘤的细胞遗传学特征是特殊的染色体易位t（8；14），将8号染色体的*MYC*癌基因移动至接近14号染色体（抗体的）重链基因（IGH位点）的增强子的位置上。在非洲中部，Burkitt淋巴瘤在儿童中流行，通常与EB病毒感染有关。然而，在美国，散发性Burkitt淋巴瘤中，EB病毒阳性很少见。

Burkitt淋巴瘤和淋巴母细胞淋巴瘤需要强烈的多药联合化疗，以及预防脑膜复发的鞘内化疗。这些淋巴瘤在化疗开始后迅速发生肿瘤溶解，所有患者在第一次化疗前和化疗期间必须接受预防肿瘤溶解综合征的措施。预防措施包括水化、碱化尿液、别嘌醇，并考虑使用可使升高的尿酸水平快速降低的拉布立酶治疗。

7.预后

多种变量均可影响非霍奇金淋巴瘤的预后，针对常见疾病类型的预后评价方案也相继推出，包括弥漫性大B细胞淋巴瘤、滤泡型淋巴瘤和套细胞淋巴瘤。对于大部分非霍奇金淋巴瘤亚型，发病时处于进展期（Ⅲ/Ⅳ）、多个结外部位受累、LDH水平升高、B症状（如发热、盗汗、消瘦），以及一般状况不佳等因素，提示较差的生存率。

国际预后指数（IPI）基于年龄、一般状况、分期和结外病变的部位和数量将患者分层。在仅有1个或没有危险因素的患者中治愈和长期无病生存的可能性大于75%，而在有4个或以上危险因素的患者中概率小于50%。

在滤泡型非霍奇金淋巴瘤患者中，与缩短的生存期相关的因素包括高龄、进展期、贫血、多个淋巴结受累（多于4个）及LDH水平升高。有3个及以上相关因素的患者，中位生存期为5年，是只有1个或没有危险因素患者的50%。侵袭性T细胞淋巴瘤通常较B细胞非霍奇金淋巴瘤预后更差，对于这一部分患者应考虑加入临床试验研究或进行移植治疗。

关于该主题的深入讨论，请参阅《西氏内科学》（第25版）第185章“非霍奇金淋巴瘤”。

（二）霍奇金淋巴瘤

霍奇金淋巴瘤是一种以淋巴结病变为基础的淋巴系统恶性疾病，以炎症背景下可见到肿瘤性的Reed-Sternberg（RS）细胞为特征。霍奇金淋巴瘤占淋巴瘤的10%，在美国，每年有大约9000例的新发患者，这是青年人群中最常见的淋巴瘤。在工业化国家，其发病年龄呈双峰样分布：首先是15～35岁年龄段出现高峰，其次是大于50岁年龄段出现次高峰。

霍奇金淋巴瘤的发病原因不明。危险因素包括传染性单核细胞增多、较高的社会经济地位、免疫抑制（如HIV感染、器官移植、免疫抑制剂）及自身免疫性疾病。尽管在患者中常可检测到EB病毒感染，但还没有证据表明两者存在直接的因果关系。

1.病理学

霍奇金淋巴瘤是通过识别受累淋巴组织中的RS细胞进行诊断。经典的RS细胞个体大、双核，每个核都含有明显的核仁，外观像猫头鹰的眼睛。虽然RS细胞的细胞起源已经辩论了几十年，但分子生物学研究已证实，RS细胞是伴有种系免疫球蛋白位点克隆性重排的B细胞。与NHL不同，霍奇金淋巴瘤累及的肿大淋巴结通常是由良性反应性炎性细胞构成，RS细胞往往很难被发现。典型的RS细胞在细胞免疫表型分析中显示为CD30（Ki-1）和CD15阳性，CD20、CD45及胞质或细胞表面免疫球蛋白阴性。大约50%的病例，可在RS细胞中检测出EB病毒。

霍奇金淋巴瘤的病理分型包括四个经典型亚型：结节硬化型（NS）、混合细胞型（MC）、淋巴细胞削减型（LD）和淋巴细胞富集型（LR），以及一个非经典型亚型，以结节性淋巴细胞为主型（NLP）。NS型是最常见的亚型（60%～80%），其特点是纤维带将淋巴结分隔为小的结节，另一个特点是其RS细胞为陷窝细胞。NS型是青少年和年轻成年人HL的主要亚型，通常累及纵隔及膈上淋巴结。MC型（15%），不形成带状硬化，在弥漫性的炎症浸润中RS细胞很容易识别，这种弥漫性炎症浸润比NS亚型中所见的更具异质性。LR型（5%）的特点是在主要由小淋巴细胞构成的背景中可见经典的RS细胞。LD型是一种罕见的亚型（＜1%），与高龄、HIV感染和社会经济地位低有关。LD型霍奇金淋巴瘤的病理特征包括明显缺乏的炎性细胞和大片的RS细胞。

NLP亚型已经成为一个单独的类型，它更接近于惰性非霍奇金淋巴瘤而非经典型霍奇金淋巴瘤。NLP的特点是结节样增长，具有多分叶细胞核的RS细胞变异体（即“爆米花”细胞），通常见不到经典的RS细胞。这些变异的细胞的免疫表型不同于经典的RS细胞，它们表达B细胞抗原（CD19、CD20）和CD45，不表达CD15和CD30。CD20的存在使得其治疗可以使用利妥昔单抗，利妥昔单抗通常不用于经典型霍奇金淋巴瘤。NLP在霍奇金淋巴瘤中占5%，显著多发于男性，往往累及外周淋巴结，但不侵犯纵隔。该病预后良好，但晚期复发比经典型霍奇金淋巴瘤更为常见。

2.临床表现

霍奇金淋巴瘤常起病于淋巴结，最常见于纵隔或颈部，并播散到附近相邻或不相邻的淋巴结，包括腹膜后淋巴结和脾脏。随着疾病的进展，可出现血源性播散，累及结外区域，包括骨髓、肝脏和肺脏。与非霍奇金淋巴瘤不同，霍奇金淋巴瘤很少以结外位点起病，但可以通过附近淋巴结播散累及结外位点（如腹膜后淋巴结到脊椎，肺门淋巴结到肺实质）。

霍奇金淋巴瘤通常导致无痛性淋巴结肿大，最常发生在颈部。常规的胸片检查可能在无症状患者身上发现纵隔淋巴结肿大。纵隔或肺门淋巴结肿大，伴有或不伴有周围肺组织浸润，均可引起咳嗽、气短、喘息或喘鸣等呼吸道症状。临床上，约1/3的患者有发热、夜间盗汗或体重降低的全身症状（B症状）。NS亚型患者常出现全身瘙痒症状，患者在确诊前常有数月到数年的瘙痒病史。

如果不予治疗，疾病的自然发展是不可阻挡的，尽管通常是缓慢的，但最终会累及多个淋巴结，之后经血行播散至骨髓、肝脏和其他脏器。随着病情的进展，患者经历B症状、不适、恶病质和感染等并发症。进展性疾病患者最终死于骨髓衰竭或感染的并发症。

新确诊的霍奇金淋巴瘤患者的准确分期对治疗方案的制订、预后和疗效的评估非常重要。改良的Ann Arbor分期（见表49-4），后缀A或B分别表示没有或有B症状。一个新诊断患者的分期评估与非霍奇金淋巴瘤患者相似（见表49-3），包括病史和体格检查；完整的血液学检查，包括红细胞沉降率（ESR）和HIV血清学检测；胸部、腹部和骨盆的CT检查；正电子发射断层成像技术（PET）；在某些情况下，需行骨髓穿刺和活检。额外的影像学检查（如骨片、脊髓磁共振成像）只有当症状表明这些部位受累时需要进行。化疗之前，患者还需要评估心肺功能，并完善乙型肝炎的检测（因为化疗过程中有被激活的风险）。这些通过无创检查获得的信息，可以用于霍奇金淋巴瘤患者的临床分期。

3.诊断和鉴别诊断

确诊需要对受累的淋巴结组织进行活检。免疫表型分析需常规进行，以进一步确定光镜检查所得出的诊断，并和形态学上与霍奇金淋巴瘤表现相近的非霍奇金淋巴瘤（如富含T细胞的大B细胞淋巴瘤、间变性大细胞淋巴瘤）相鉴别。

4.治疗

霍奇金淋巴瘤是可治愈的肿瘤，使用目前的治疗方式，治愈率超过80%。治疗方案包括化疗的持续时间和放射治疗的使用和剂量，是根据疾病分期[即早期（Ⅰ/Ⅱ）与进展期（Ⅲ/Ⅳ）]和其预后特征决定的。大多数的患者是年轻人，会经历长期无病生存期，在过去30年间，治疗的重点已转向尽量减少治疗相关的发病率和死亡率。在不影响疗效的情况下，初始的放射治疗因其延迟毒性而很少使用，延迟毒性包括治疗后十年或以上在辐照区域继发实体肿瘤，尤其是发生乳腺癌的高风险。标准剂量的胸部照射，其长期后遗症包括甲状腺功能不全（通常是甲状腺功能减退症）和冠状动脉疾病的恶化。

大多数早期（Ⅰ、Ⅱ）霍奇金淋巴瘤患者使用ABVD方案化疗（即多柔比星、博莱霉素、长春新碱、氮烯咪胺），化疗后对受累淋巴结进行一个疗程的低剂量辐照（＜30Gy），此类辐照不增加继发实体肿瘤的风险。化疗的持续时间和放射治疗的照射剂量取决于早期疾病是否具有不良预后因素。提示疾病预后良好的因素通常包括无大的纵隔肿块、受累淋巴结数量有限、没有B症状、年轻和低ESR。这类早期疾病患者通常接受2～4个周期（月）的ABVD方案，之后接续20Gy的局部照射。而具有疾病不良预后因素的患者需要4～6个周期的ABVD方案，接续30Gy的辐照（Ⅰ级证据）。

进展期（Ⅲ/Ⅳ）霍奇金淋巴瘤患者主要接受化疗。在美国，ABVD方案是最广泛使用的初始治疗。ABVD比MOPP方案（即氮芥、长春新碱、甲基苄肼、泼尼松）更加有效且毒性较低，同时不会导致不孕不育的长期后遗症并可避免MOPP相关的继发性白血病的发生（Ⅰ级证据）。约60%的Ⅲ或Ⅳ期的患者通过6个周期（月）ABVD治疗可治愈。

BEACOPP强化治疗方案（即博莱霉素、依托泊苷、多柔比星、环磷酰胺、长春新碱、泼尼松和甲基苄肼），与基于ABVD的方案相比，用于进展期患者时，可获得更高的疾病缓解率，并减少治疗失败率，但在所有研究中，其整体生存率并未增加（Ⅰ级证据）。BEACOPP方案被越来越多地选择性用于高危患者。性腺毒性与永久性不育常见于BEACOPP治疗后，且有报道称其会增加继发性白血病的风险。选择这种方案时必须考虑其晚期后遗症和急性毒性。

放疗联合化疗在进展期疾病中不常用。但是，对于纵隔大的肿块患者，化疗结束后予纵隔辐照巩固治疗可以降低疾病的复发率。

疗效评估包括治疗中及治疗后反复的分期评估（即体格检查、CT和PET）。对于进展期疾病，两个疗程的ABVD后，治疗中期的PET扫描可提供预后信息，因为PET显示持续性代谢活动，与疾病的耐药或复发高度相关。反之，尽管CT发现残留异常（如肿大的淋巴结、残留的纵隔肿块），但PET检查时没有显示残留病变，这样的患者可以被治愈。治疗后残留影像学异常的患者，如果PET检查持续阳性，则有较高的疾病复发率。这部分患者应密切监测或考虑立即重复活检或挽救治疗。大多数复发将出现在2年内，除了NLP变异型患者，5年后复发非常罕见。

复发或初始治疗无效的患者应采用挽救治疗，因为通过大剂量化疗和自体造血干细胞移植，很多患者可以被治愈（Ⅰ级证据）。自体移植后复发的患者通常不可治愈，但年轻且临床认为合适的患者可以考虑异基因移植作为潜在的治愈方法。

难治性霍奇金淋巴瘤可以通过放射治疗、挽救化疗或色瑞替尼获得控制。后者是一个由连接有抗微管剂的CD30靶向抗体构成的免疫毒素，具有较高的响应率，超过30%的自体移植后复发患者可以获得完全缓解（Ⅱ-1级证据）。

5.预后

近80%的霍奇金淋巴瘤患者可被治愈。影响复发和生存的预后因素包括组织学为混合细胞型(MC)或淋巴细胞削减型(LD)、男性、多淋巴结区受累、年龄大于40岁、B症状、红细胞沉降率快及大肿块病变(如纵隔增宽1/3以上,或大于10cm的肿块)。诊断时基于这七项变量的国际预后指数,在进展期疾病中可有效提示预后。

(三)淋巴细胞白血病

1.急性淋巴细胞白血病

起源于B前体细胞或T前体细胞的淋巴细胞白血病在第48章中详细介绍。

2.慢性淋巴细胞白血病和小淋巴细胞淋巴瘤

(1)定义和流行病学:B细胞CLL是一种淋巴细胞恶性疾病,以B细胞来源的小淋巴细胞增多和积聚为特点。CLL本质上与B细胞小细胞淋巴瘤相同,但表现为白血病。CLL是美国最常见的白血病,男女发病率为2∶1。尽管该病可发生于各个年龄阶段,但其发病率随年龄升高而增加,超过90%的患者确诊该病时大于50岁。

CLL的病因不明。CLL的家族聚集性提示其在某些情况下具有遗传基础。辐射和常见的致癌物与CLL发病风险增加之间的联系尚不明确。

(2)病理学:CLL的常见形式是克隆性增生的成熟B细胞,表达成熟B细胞的特征性标志和低水平的表面免疫球蛋白M(IgM),IgM的轻链为限制性表达,这反映了该恶性肿瘤的克隆起源。骨髓或外周血的细胞涂片以核仁不明显的小淋巴细胞为主,经常可观察到破裂细胞(即破碎细胞)。对受累淋巴结的检查可见弥漫性浸润的小淋巴细胞破坏淋巴结的正常结构。

诊断CLL的免疫分型是独特的,表达成熟B细胞标志CD19、CD20(弱表达)和CD21的同时表达CD5和CD23。尽管并没有发现CLL特异的染色体病变,但30%~50%的患者存在染色体异常,如果采用敏感性较高的检测,如荧光原位杂交(FISH),该比例可能更高。最常见的染色体异常包括12(通常是三体性12号染色体)、13和14号染色体。17号和11号染色体的细胞遗传学异常与预后差相关。

(3)诊断和鉴别诊断:CLL往往是偶然通过常规血细胞计数发现的,血细胞计数显示白细胞增多,且以小淋巴细胞为主。外周血或骨髓的流式细胞仪分析显示CD5和CD23阳性的特异的克隆性B细胞群。

CLL需与反应性淋巴细胞增多及其他类型的淋巴瘤或白血病相鉴别。套细胞淋巴瘤可能表现与其类似的形态学和免疫表型,但以不表达CD23和表达Cyclin D1为特征。诊断CLL要求淋巴细胞绝对值超过5000/μl。当患者血液中出现少量孤立性、特异的克隆性CLL细胞时,应考虑该患者为单克隆性B淋巴细胞增多症,可以继续观察。

(4)临床表现:CLL细胞积聚在骨髓、外周血、淋巴结和脾脏中,导致淋巴细胞增多、淋巴结肿大、脾大及最终衰退的骨髓功能。CLL也经常与免疫失调相关,表现为低丙种球蛋白血症所致的细菌感染风险增加,以及自身免疫现象如Coombs阳性溶血性贫血或免疫性血小板减少症。有些患者出现淋巴结肿大及与血细胞减少相关的症状,有时出现复发性感染。随着病情的进展,患者出现全身淋巴结肿大、肝脾大和骨髓衰竭。死亡往往是由于难治性疾病合并感染性并发症或骨髓衰竭。在大约5%的病例中,CLL转变为高度恶性的弥漫性大细胞淋巴瘤,这种转变通常迅速导致死亡,被称为Richter综合征。

(5)治疗:CLL是一种低度恶性的白血病或淋巴瘤,其特点是进展缓慢,自然病史长,通常为几年或几十年。该病的中位生存期超过6年。诊断时疾病的程度(分期)是生存的最佳预测因子。在缺乏免疫症状的情况下,贫血和血小板减少是与进展期患者低生存率相关的因素。

因为标准治疗不能治愈CLL,且其无症状期可持续多年,因此在疾病进展或出现临床症状(如巨块性淋巴结肿大、发热等全身症状及骨髓浸润引起的血细胞减少)之前,并不采用特异性治疗。白细胞计数的上升率也可以用来预测症状的发展和是否需要治疗。

当需要治疗时,有多种治疗方法可供选择。患者的年龄、医疗条件和细胞遗传学异常都可能会影响治疗的选择。有效的化疗药物包括烷化剂(如氮芥、环磷酰胺)、核苷类似物(氟达拉滨)或新药苯达莫司汀。抗CD20的单克隆抗体利妥昔单抗可有效对抗CLL,但它与化疗药物联合使用时是最有效的。

大多数患者治疗有效,肿瘤负荷可显著减低。以氟达拉滨为基础的治疗,与其他治疗相比,通常具有更高的完全缓解率,但可能带来更高的感染风险或骨髓造血干细胞的损伤。越来越多的单克隆抗体

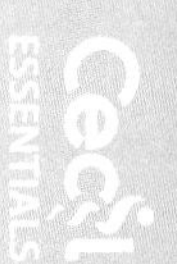

可能会对复发或难治性CLL患者有效。CD52在大部分淋巴细胞上表达，阿伦单抗，一种人源化CD52分子的单克隆抗体，可有效治疗包括伴有17p缺失的患者，这一部分患者使用常规化疗效果不佳。其他药物，包括抗CD20抗体奥法木单抗和阿妥珠单抗，被证实与苯丁酸氮芥联合给药时，对尚未经治疗的CLL患者，可延长其缓解期（Ⅰ级证据）。

具有预后不良细胞遗传学异常的CLL患者更可能对标准治疗产生耐药，生存期短。这些患者可选择异基因移植，该治疗通过强烈的免疫反应或移植物抗白血病效应发挥其治疗作用。出现自身免疫现象的患者，需要用糖皮质激素治疗，对于低丙种球蛋白血症的患者，静脉注射丙种球蛋白可降低感染发生的频率。出现迅速增大的纵隔肿块、全身症状及高血清LDH水平，提示疾病转变为预后不良的弥漫性大细胞淋巴瘤（即Richter综合征）。

（四）浆细胞病

浆细胞病是一组彼此相互关联的克隆性B细胞疾病，它们都产生和分泌单克隆免疫球蛋白（或免疫球蛋白分子的一部分），即M蛋白。浆细胞疾病实验室检查的突出特征是血清或尿的蛋白电泳中出现单一的免疫球蛋白分子（整体或部分）。临床上，浆细胞病的特征是M蛋白对全身的影响及骨骼和骨髓的浸润。直接表现如原发性淀粉样变性，克隆性浆细胞群产生的轻链沉积导致组织损伤，但是却没有显性的浆细胞克隆增殖。华氏巨球蛋白血症是一个兼具非霍奇金淋巴瘤和浆细胞病特点的疾病。本节讨论该疾病，因为本病所产生的IgM异常蛋白具有独特的临床作用。

最常见的浆细胞病是意义不明的单克隆丙种球蛋白病（MGUS），其次是多发性骨髓瘤和与其密切相关的浆细胞瘤，浆细胞瘤是一种发生于骨或髓外软组织的孤立性骨髓瘤。不常见的浆细胞病包括骨硬化性骨髓瘤［即多发性神经病变、脏器肿大、内分泌失调、单克隆丙种球蛋白病、皮肤异常（POEMS综合征）］、重链病和原发性淀粉样变性。

当患者的血清蛋白电泳发现M蛋白，但无相关疾病，且没有其他实验室或临床证据表明是浆细胞病的情况下，被认为是MGUS。MGUS的定义为低水平血清M蛋白（$<3g/dl$），无尿本-周蛋白，小于10%的克隆性骨髓浆细胞，以及没有贫血、高钙血症、肾衰竭和溶骨性病变等。MGUS比骨髓瘤更常见，随着年龄增长其发病率增加，年龄超过50岁的人中其发病率为3%。MGUS被认为是一种癌前病变，患者发生骨髓瘤或与其相关的恶性浆细胞病的风险较普通人群高（7倍）。尽管如此，每年仅有1%的MGUS患者进展为浆细胞瘤。

将病情稳定、无进展的MGUS患者和最终进行性发展为多发性骨髓瘤的MGUS患者区分开来是困难的。疾病进展的风险在以下患者中更高：IgA或IgM型M蛋白，M蛋白的初始浓度超过1.5g/dl，游离的κ与λ轻链比值异常。虽然没有确切的证据证明对诊断MGUS的患者进行监测可以提高生存率，但笔者建议患者每年进行包括血清蛋白电泳在内的疾病评估，以便在出现临床症状或并发症之前，检测出进展为多发性骨髓瘤的情况。

M蛋白可在除浆细胞病以外的良性和恶性疾病中被检测到（表49-5）。约10%的CLL患者的血清中可检测到单克隆IgG或IgM。M蛋白也可以发生在多种自身反应性或感染性疾病中。

1.多发性骨髓瘤

（1）定义和流行病学：多发性骨髓瘤是一种恶性浆细胞疾病，以骨髓和骨骼的瘤细胞浸润，以及血清或尿液中的单克隆免疫球蛋白或轻链为特征。骨髓瘤的病因不明。

该病在男性中的发病率高于女性，在美国，黑种人中的发病率较白种人高。骨髓瘤的发病率随年龄增长而升高，确诊时的中位年龄为69岁（SEER数据）。直系亲属中有浆细胞疾病的患者罹患骨髓瘤的概率更高。有报道称该病的发生与职业暴露于有机溶剂、农药、石油产品和电离辐射相关，但在患者中这些危险因素却是罕见的。

（2）病理学：该疾病的肿瘤细胞表现出分化的浆细胞的特点，高速合成和分泌免疫球蛋白。骨髓活检或肿瘤部位定向骨活检显示轻链限制性表达，即克隆性的浆细胞浸润。细胞表面标志，包括CD38、CD138和免疫球蛋白轻链，可用于浆细胞的鉴别和计数；B细胞标志CD20在骨髓瘤中是阴性的，可以此与其他淋巴组织增生性疾病区别。

通过高敏感性的检查，可以在大部分骨髓瘤患者中检测到遗传学异常。骨髓样本常规进行标准核型分析和FISH检测，可以发现具有预后意义的染色体异常，包括编码免疫球蛋白重链基因的14号染色体易位，超二倍体，以及1号、13号或17号染色体缺失。

表49-5 单克隆免疫球蛋白(M蛋白)分泌相关的疾病分类

疾病	M蛋白模式
浆细胞肿瘤	
多发性骨髓瘤	IgG>IgA>IgD伴有或不伴有游离轻链或仅有轻链(κ>λ)
孤立性骨髓瘤	IgG>IgA>IgD伴有或不伴有游离轻链或仅有轻链(κ>λ)
髓外浆细胞瘤	IgA>IgG>IgD伴有或不伴有游离轻链或仅有轻链(κ>λ)
华氏巨球蛋白血症	IgM伴有或不伴有游离轻链(κ>λ)
重链病	γ、α或μ型重链或其片段
原发性淀粉样变	游离轻链(λ>κ)
意义未明的单克隆丙种球蛋白病	IgG>IgM>IgA,通常不伴有尿轻链分泌
其他B细胞肿瘤	
慢性淋巴细胞白血病	偶尔分泌M蛋白;IgM>IgG
B细胞非霍奇金淋巴瘤	偶尔分泌M蛋白;IgM>IgG
霍奇金淋巴瘤	
非淋巴细胞肿瘤	
慢性粒细胞性白血病	无固定模式
恶性肿瘤(如结肠、乳腺、前列腺)	无固定模式
自身免疫性疾病或自身反应性疾病	
冷凝集素血症	最常见为IgM κ
混合型冷球蛋白血症	IgM或IgA
干燥综合征	IgM
各种炎症、贮积症或感染性疾病	
黏液水肿样苔藓	IgG λ
戈谢病	IgG
肝硬化、结节病、寄生虫病、肾性酸中毒	无固定模式

资料来源:Salmon SE:Plasma cell disorders.In Wyngaarden JB, Smith LH Jr,editors:Cecil textbook of medicine,ed 18,Philadelphia,1988,WB Saunders,p1026。

(3)诊断和鉴别诊断:骨髓瘤必须与相关的疾病相鉴别,包括MGUS和浆细胞瘤。多发性骨髓瘤的确诊需满足以下条件中的2条以上:骨髓中的浆细胞数增多(>10%)、非IgM型的血清M蛋白超过3g/dl、克隆性蛋白尿。无症状性骨髓瘤(即Ⅰ期多发性骨髓瘤或冒烟型骨髓瘤)是指骨髓中克隆性浆细胞>10%,或单克隆蛋白量>3g/dl,或两者同时存在,但靶器官没有相关损伤。

患者出现疾病相关的器官功能异常(如贫血、溶骨性病变、高钙血症、肾功能异常),即被认为是存在症状性骨髓瘤,需要治疗。低丙种球蛋白血症所致的反复感染也被认为是症状性骨髓瘤的诊断标准。当骨骼或软组织发现单克隆的浆细胞瘤,且无骨髓受累和其他终末器官损害时,可诊断为孤立性浆细胞瘤。

对疑似患有多发性骨髓瘤患者的病情评估包括骨髓活检;血红蛋白、血清钙、肾功能和血清游离κ与λ轻链比值;血清或尿蛋白电泳;免疫电泳;骨骼的检查。PET和MRI可用于进一步评估骨病变,对寡分泌或不分泌型患者,也是疾病诊断及疗效评估所必需的。常规骨扫描因为骨髓瘤溶骨的特性,临床应用意义较小。

约20%的多发性骨髓瘤患者通过标准的电泳无法检测到血清M蛋白,但是通过血清游离轻链分析可检测到循环中的游离轻链。游离轻链可出现在尿液中(即本-周蛋白),24h尿蛋白电泳可检测到。极少见的情况下,非分泌型多发性骨髓瘤患者的血和尿中都检测不到M蛋白。游离轻链的检测非常敏感,当其他检测方法考虑患者是非分泌型时,可用本法测定克隆性蛋白的水平。游离轻链在循环中的半衰期

(2～6h)，比完整的免疫球蛋白分子数周的半衰期短，因此可以用来更快速地评估疗效。

(4)临床表现：多发性骨髓瘤的临床表现包括恶性浆细胞浸润骨髓和骨骼所带来的直接影响、M蛋白引起的全身效应，以及与疾病发生相伴随的体液免疫缺陷所致的影响。多发性骨髓瘤最常见的症状是骨痛。骨X线片通常显示单纯的溶骨性穿孔样病变，可伴有全身骨质疏松和病理性骨折。骨病变可表现为压迫脊髓的膨胀性肿块。广泛的骨受累引起的高钙血症，在多发性骨髓瘤中常见，可能会是主要的临床表现。大多数患者由于骨髓浸润和造血抑制而发生贫血，并导致疲劳；粒细胞减少和血小板减少较少见。

骨髓瘤患者因为正常免疫球蛋白的合成受损和分解代谢增加，易受细菌感染。革兰氏阴性菌引起的尿路感染常见，同样，肺炎链球菌、金黄色葡萄球菌、流感嗜血杆菌和肺炎克雷伯菌所致的呼吸道感染也常见。

约25%的骨髓瘤患者发生肾功能不全。肾衰竭的原因往往是多方面的：高钙血症、高尿酸血症、感染和淀粉样沉积都可能参与其中。然而，由于轻链排泄直接损伤肾小管的情况也时有发生。M蛋白的理化性质可以对患者产生广泛的影响，包括冷球蛋白血症、高黏滞血症、淀粉样变性，以及因为M蛋白和血小板、凝血因子的相互作用导致的凝血异常。

多发性骨髓瘤具有多个分期系统。国际分期系统(ISS)仅基于两个变量：β_2-微球蛋白和白蛋白水平，ISS将骨髓瘤分为三期，预后具有明显差异(表49-6)。

表49-6 多发性骨髓瘤国际分期系统

分期	标准	生存时间(个月)
Ⅰ	β_2-微球蛋白<3.5mg/L 白蛋白≥3.5g/dl	62
Ⅱ	介于Ⅰ期和Ⅲ期之间	44
Ⅲ	β_2-微球蛋白>5.5mg/L	29

(5)治疗：大多数骨髓瘤患者都有临床症状，处于进展期，且需要治疗。Ⅰ期或无症状骨髓瘤的患者可能处于疾病的惰性期，不需要立即治疗。疾病进展的发生率为每年5%～10%，因此患者应该进行连续的M蛋白定量检测，并评估疾病相关的症状或体征，以监测疾病的进展情况。对于孤立性骨或髓外浆细胞瘤的患者，特别是当浆细胞瘤发生在头部和颈部区域时，局部放射治疗可能带来长期缓解，而因此被认为是治疗的选择。骨孤立性浆细胞瘤的患者，常常在常规脊柱MRI检查时发现无症状的骨病，该类型进展为骨髓瘤的风险更高。

有症状的骨髓瘤患者需要全身治疗和细致的支持治疗。虽然骨髓瘤不是一种可治愈的恶性肿瘤，但全身治疗可以延长生存期，并显著提高生活质量。可供选择的治疗在过去的十年中已扩大到包括多种药物在内的两大类药物，免疫调节药(IMID)和蛋白酶体抑制剂。这些药物可以单独使用，也可联合他药作为强化治疗。通常与大剂量地塞米松联合使用，这是一种有效的抗骨髓瘤的治疗。IMID包括沙利度胺、来那度胺和泊马度胺。蛋白酶体抑制剂包括硼替佐米和卡菲佐米。这些药物因其有效性和较好的耐受性，已在很大程度上取代了传统的化疗药物，成为初始治疗和后续治疗的重要成分。目前已制订了多种组合方案，在使用这些药物的同时，可联合使用适量的化疗药物。

沙利度胺是第一个IMID，最初在20世纪60年代的英国被作为镇静剂使用。当用于治疗妊娠期呕吐时，会导致出生缺陷。沙利度胺抗血管生成的属性使其随后作为抗癌剂被使用。虽然免疫调节药物的作用机制还不清楚，但现在认为它们主要通过刺激免疫效应细胞发挥抗肿瘤作用。IMID通常与地塞米松联合使用，当作为初始治疗时，具有良好的耐受性和较高的反应率。

沙利度胺的毒性包括周围神经病变、便秘、嗜睡和皮疹。后来的IMID，虽然骨髓抑制更常见，但其副作用的耐受性较好，神经病变和全身症状发生的概率较低。第二代IMID来那度胺因其具有良好的耐受性在北美更为常用。IMID和类固醇联合使用会产生一个棘手且独特的副作用，即深静脉血栓，其发生率高达25%，因此通常同时给予一些预防性治疗。

硼替佐米是第一个被应用的蛋白酶体抑制剂，适用于具有不良细胞遗传学危险因素的患者。硼替佐米一般是皮下给药，可引起血小板减少、乏力和神经病变。

大多数患者在初始治疗后，骨痛、高钙血症和贫血的症状，都会随着M蛋白水平的降低而减轻。初始治疗的选择取决于疾病分期、细胞遗传学风险，以及是否适合选择大剂量化疗和自体干细胞移植。在第一次或第二次缓解时，使用包含烷化剂的大剂量化疗，之后行自体外周造血干细胞输注，可改善生存率和生活质量，优于标准剂量的化疗。虽然这种方法不能治愈疾病，但对于一些患者，甚至老年患者而言，却是非常重要的治疗选择，且毒性可耐受。与新药治疗相比较，自体干细胞移植的相对价值并不明确，这也因此成为一个活跃的临床研究领域。异基因造血干细胞或骨髓移植可能可以为某些患者带来持久的缓解，但它在短期内有更高的并发症和死亡风险。在标准治疗或移植后出现复发的患者，可以更换化疗方案，或接受包括新药和化疗药物在内的联合疗法。

针对骨髓瘤的预期并发症给予支持治疗是治疗的一个重要方面。可通过常规注射唑来膦酸二钠或帕米膦酸二钠来减少骨吸收，以减轻疼痛和病理性骨折。骨病变，特别是涉及承重骨时，可能需要姑息性放疗以控制疼痛和预防病理性骨折。脊椎骨病变可导致脊髓压迫，伴有逐渐加重的背痛和神经症状。出现脊髓压迫症状时，需要立即行脊柱MRI检查评估病情，必要时，需对受累部位进行局部照射。

避免使用肾毒性药物，包括静脉注射造影剂，对防止肾衰竭非常重要。所有的患者都应该接受肺炎球菌和流感嗜血杆菌疫苗。严重低丙种球蛋白血症患者，静脉注射丙种球蛋白可预防复发性感染。红细胞生成素的使用可以缓解贫血，减少输血的需求。

(6)预后：多发性骨髓瘤被认为是不可治愈的，但是患者的整体生存率随着自体干细胞移植的广泛应用，以及新型制剂的开发，得以显著改善。例如，美国梅奥诊所报告的中位生存期从29个月增长到了44个月。

疾病的预后取决于疾病的分期和细胞遗传学状况。具有不良核型的患者，包括t(14;16)和17p缺失，预后不良，应考虑更强效的治疗或临床研究。不良因素还包括进展期疾病、肾功能受损、LDH水平升高、骨髓细胞遗传学异常、血清白蛋白水平降低，以及β_2-微球蛋白水平升高。

2.华氏巨球蛋白血症

华氏巨球蛋白血症是一种恶性浆细胞样淋巴细胞肿瘤，可分泌大量的IgM。该病是一种慢性疾病，易发于老年患者（中位发病年龄为64岁），兼具低度恶性淋巴瘤和骨髓瘤两者的特征。与骨髓瘤不同，华氏巨球蛋白血症存在淋巴结肿大和肝脾大，尽管也常累及骨髓，但溶骨性病变和高钙血症罕见。

华氏巨球蛋白血症的主要临床表现包括症状性贫血和因IgM的物理性质引起的高黏滞综合征。与IgG不同，IgM大部分存在于血管内，IgM水平升高会导致血浆黏度升高。鼻出血、视网膜出血、头晕、意识模糊和充血性心力衰竭，都可因为高黏滞综合征而引起。大约10%的IgM蛋白具有冷球蛋白的性质，因此患者可能出现冷球蛋白血症或冷凝集素综合征，临床上表现为遇冷时出现肢端发绀、雷诺现象、血管症状或溶血性贫血。一些华氏巨球蛋白血症的患者会在肿瘤症状出现前出现周围神经病变。

华氏巨球蛋白血症的治疗方案，与其他低度恶性B细胞淋巴瘤类似。单独使用核苷类似物如氟达拉滨或烷化剂，或联合泼尼松的治疗，对减轻淋巴结肿大、脾大和降低M蛋白有效，但不能治愈疾病。利妥昔单抗和蛋白酶体抑制剂硼替佐米都可有效治疗华氏巨球蛋白血症。IgM负荷较高的患者使用利妥昔单抗可能产生不良后果，因其在治疗初期会导致血浆黏度增加。血浆置换对紧急降低血清IgM水平非常有效，因此常用于高黏滞血症治疗初期。虽然罕有完全缓解，但治疗有效的患者中位生存期可达4年，有的患者可以存活10年以上。

3.罕见浆细胞病

重链病是一种罕见的淋巴浆细胞样肿瘤，以产生有缺陷的γ、α或μ型重链为特点。其临床表现因所分泌的重链类型不同而异。γ型重链病可见淋巴结肿大，伴有腭水肿的咽淋巴环受累，以及全身症状。α型重链病，也被称为地中海淋巴瘤，以小肠淋巴组织浸润为特点，伴有腹泻和吸收不良。μ型重链病与CLL有关。

原发性淀粉样变性是一种全身性疾病，其特征是器官和组织中免疫球蛋白轻链沉积，导致器官功能障碍，并引起一系列的症状。充血性心力衰竭、出血、肾病综合征和周围神经病变是常见的并发症。某些类似骨髓瘤的治疗，对原发性淀粉样变性的患者有效。硼替佐米、环磷酰胺和地塞米松的组合，对部分患者有效。通过筛选，某些患者可能对大剂量化疗和自体干细胞治疗反应良好。但如果出现明显的终末器官功能障碍如心肌病，则会增加并发症和死亡率。

POEMS综合征是一种罕见的疾病，其特点是多发性神经病变、骨质硬化、内分泌疾病、单克隆丙种球蛋白病和皮肤病变。POEMS综合征的病因未知，但这种疾病可能是进展性的，会造成严重的残疾、第三间隙水肿和血管内皮生长因子（VEGF）水平升高。单克隆性λ轻链表达通常升高。局部的骨病变可

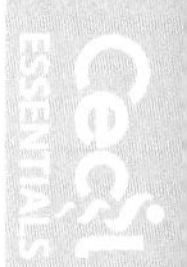

以使用放射治疗。大剂量化疗和自体干细胞移植是具有广泛性病变患者的有效治疗方法。

关于该主题的深入讨论，请参阅《西氏内科学》(第25版)第187章“浆细胞疾病”和第188章“淀粉样变性”。

四、先天性和后天性淋巴细胞功能紊乱

一些先天性疾病会影响淋巴细胞的成熟和功能，从而导致免疫缺陷性疾病。获得性淋巴细胞功能紊乱远比先天性疾病常见。HIV感染是获得性免疫缺陷最重要的感染原因(参见第101章)。感染HIV的患者罹患非霍奇金淋巴瘤的风险增加。HIV感染人群发生非霍奇金淋巴瘤，组织学上表现为弥漫性侵袭性B细胞，包括弥漫性大B细胞淋巴瘤和Burkitt淋巴瘤，经常与EB病毒感染相关，确诊时往往已是晚期(Ⅲ或Ⅳ)，且有结外部位受累。

针对普通人群不同淋巴瘤亚型的多药联合化疗方案，同样适用于HIV感染相关的非霍奇金淋巴瘤患者，而且可能被治愈。采用高效抗反转录病毒治疗(HAART)可治疗潜在的HIV感染，同时可改善HIV相关淋巴瘤患者的疗效和预后。

异基因器官移植患者需要使用强效的免疫抑制剂(如环孢素、他克莫司、霉酚酸酯、糖皮质激素、甲氨蝶呤)，这些药物对于骨髓移植患者可以预防移植物抗宿主病，对于实体器官移植患者可以预防移植物排斥。但这些药物可造成T细胞功能的严重缺陷，形成获得性免疫缺陷状态，因此移植受者易受到众多病毒和原虫的感染。

应用强效免疫抑制药物的患者有罹患淋巴组织增殖性疾病的风险(如移植后淋巴组织增殖性疾病，PTLD)，该疾病临床上可表现为侵袭性淋巴瘤。PTLD是一种EB病毒相关的淋巴组织增殖性疾病，以单克隆、多克隆的单形性或多形性B细胞群为特征。发生PTLD的患者应尽可能减少免疫抑制剂的剂量。器官移植后早期发生多形性疾病的患者对该方案反应良好。因为移植物排斥反应而不能停用免疫抑制剂的患者，与晚期单形性疾病患者，对使用利妥昔单抗单药治疗或与化疗联合治疗的效果更好。

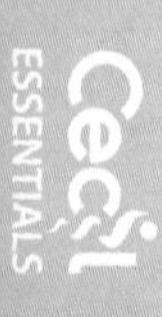

推荐阅读

Canellos GP, Anderson JR, Propert KJ, et al: Chemotherapy of advanced Hodgkin's disease with MOPP, ABVD, or MOPP alternating with ABVD, N Engl J Med 327:1478–1484, 1992.

Coiffier B, Lepage E, Briere J, et al: CHOP chemotherapy plus rituximab compared with CHOP alone in elderly patients with diffuse large-B-cell lymphoma, N Engl J Med 346:235–242, 2002.

Engert A, Plütschow A, Eich HT, et al: Reduced treatment intensity in patients with early-stage Hodgkin's lymphoma, N Engl J Med 363:640–652, 2010.

Fisher RI, Gaynor ER, Dahlberg S, et al: Comparison of a standard regimen (CHOP) with three intensive chemotherapy regimens for advanced non-Hodgkin's lymphoma, N Engl J Med 328:1002–1006, 1993.

Geisler CH, Kolstad A, Laurell A, et al: Long-term progression-free survival of mantle cell lymphoma after intensive front-line immunochemotherapy with in vivo purged stem cell rescue: a nonrandomized phase 2 multicenter study by the Nordic Lymphoma Group, Blood 112:2687–2693, 2008.

Hasenclever D, Diehl V: A prognostic score for advanced Hodgkin's disease. International Prognostic Factors Project on Advanced Hodgkin's Disease, N Engl J Med 339:1506–1514, 1998.

Kyle RA, Therneau TM, Rajkumar SV, et al: A long-term study of prognosis in monoclonal gammopathy of undetermined significance, N Engl J Med 346:564–569, 2002.

Maloney DG, Grillo-Lopez AJ, White CA, et al: IDEC-C2B8 (rituximab) anti-CD20 monoclonal antibody therapy in patients with relapsed low-grade non-Hodgkin's lymphoma, Blood 90:2188–2195, 1997.

McSweeney PA, Niederwieser D, Shizuru JA, et al: Hematopoietic cell transplantation in older patients with hematologic malignancies: replacing high-dose cytotoxic therapy with graft-versus-tumor effects, Blood 97:3390–3400, 2001.

National Cancer Institute: SEER cancer statistics fact sheets: myeloma, Bethesda, Md, 2013. Available at: http://seer.cancer.gov/statfacts/html/mulmy.html. 2013. Accessed October 3, 2014.

National Cancer Institute: SEER cancer statistics fact sheets: non-Hodgkin lymphoma, Bethesda, Md., 2013. Available at: http://seer.cancer.gov/statfacts/html/nhl.html. Accessed October 3, 2014.

Philip T, Guglielmi C, Hagenbeek A, et al: Autologous bone marrow transplantation as compared with salvage chemotherapy in relapses of chemotherapy-sensitive non-Hodgkin's lymphoma, N Engl J Med 33:1540–1545, 1995.

Rummel MJ, Niederle N, Maschmeyer G, et al: Bendamustine plus rituximab versus CHOP plus rituximab as first-line treatment for patients with indolent and mantle-cell lymphomas: an open-label, multicentre, randomised, phase 3 non-inferiority trial, Lancet 381:1203–1210, 2013.

Singhal S, Mehta J, Desikan R, et al: Antitumor activity of thalidomide in refractory multiple myeloma, N Engl J Med 341:1565–1571, 1999.

Swerdlow S, Campo E, Harris N, et al: World Health Organization classification of tumours of hematopoietic and lymphoid tissues, ed 4, Lyon, 2008, IARC Press.

Wang ML, Rule S, Martin P: Targeting BTK with ibrutinib in relapsed or refractory mantle-cell lymphoma, N Engl J Med 369:507–516, 2013.

第50章

生理止血

著　者　Alexa J. Siddon　Henry M. Rinder　Christopher A. Tormey
译　者　迟雨佳　王峰蓉　审校者　王峰蓉　黄晓军

一、引言

止血过程是人体内促凝血和抗凝血力量的生理平衡，其作用是维持血液的流动和保持血管系统结构的完整。血管的损伤可启动凝血过程，通过形成局部的血小板-纤维蛋白血栓，以阻止血液的丢失，这一反应后续还跟随一系列的步骤，逐步实现血栓的保持、伤口的愈合、血栓的溶解、组织的修复及重塑。在健康人体内，这些反应是序贯发生并保持平衡的，从而保证在控制出血的同时，血管仍然能持续向器官输送足够的血流。倘若上述任何一个过程因为先天遗传性缺陷或后天获得性疾病等原因被破坏，就可能出现出血性疾病或血栓性疾病等凝血功能异常。

动脉与静脉的血流特点不同，因而对凝血系统的需求也有所不同。在压力相对高的动脉血管中，即使相对细小的血管受损也会迅速丢失大量的血液，因此，动脉中的促凝反应必须能够快速地控制出血。血小板在动脉的促凝反应中起决定性作用，它们最先控制血液的丢失，然后提供一个活性表面供可溶的凝血因子定位并迅速生成纤维蛋白，最终形成血栓。相对而言，静脉系统的血流速度较慢，出血缓慢，这一特点使得血小板的作用减弱，静脉系统的凝血过程反而更依赖于凝血酶的生成速度。临床中根据这些不同特点，有针对性地使用抗凝药：抗血小板药物如阿司匹林和氯吡格雷等，用来预防冠状动脉和脑动脉血栓；而抑制凝血酶合成的药物包括肝素和华法林，用来治疗和预防静脉血栓栓塞性疾病。近来，新型抗凝血药物被广泛应用，包括直接凝血酶抑制剂（如达比加群酯）和Ⅹa因子抑制剂（如利伐沙班）；它们选择性地抑制活化的凝血因子，从而预防由心房颤动和静脉血栓导致的全身栓塞性疾病。

这一章简要描述了血管止血过程中相互依赖的生理机制，包括血管壁促凝和抗凝功能的生理平衡，血小板的生理因子，止血过程中关键的受体-配体的相互作用，以及高度复杂且相互交织的凝血瀑布通路。

二、血管壁的生理功能

血管内皮细胞（endothelial cell，EC）可以根据具体情况协调促凝血系统及抗凝血系统。当血管完整的时候，健全的内皮细胞会刺激抗凝血系统活化，帮助维持血液持续流动；某种程度上，内皮细胞提供了一种被动的防护功能，将血液与内皮下如胶原和组织因子（tissue factor，TF）等一些促凝血因子隔离开。此外，完整的内皮细胞还通过分泌产物（表50-1）来积极调节凝血平衡的微环境。这些分泌产物包括前列环素和一氧化氮，它们可以促使血管平滑肌松弛，并降低管腔内的剪切力。当它们被释放到血液中后，可以促进血小板产生环磷酸腺苷（cyclic adenosine monophosphate，cAMP），从而抑制血小板的活化和聚集。内皮细胞还可以分泌二磷酸腺苷酶，降解血小板释放到细胞外的二磷酸腺苷（adenosine diphosphate，ADP），从而抑制血小板募集到正在增大的血小板凝块上。内皮细胞还可以诱导和增强可溶凝血因子的作用。在凝血过程的早期，组织因子途径抑制物（tissue factor pathway inhibitor，TFPI）游离体可以阻碍凝血过程的始动反应；最后，TFPI还要应对因暴露于少量Ⅹa因子而逐渐激活的凝血过程。

静止的血栓调节蛋白和组织纤溶酶原激活剂锚定在内皮细胞的细胞外基质上，可以被局部形成的凝血酶和纤维蛋白激活，以分别发挥抗凝血或溶解纤维蛋白的作用。

当内皮细胞的结构被破坏或生理功能被激活时，凝血平衡被打破，将会向促凝血方向倾斜，这一过程是由内皮细胞本身，以及血管损伤后暴露的内皮下基质共同介导完成的。由毒素或分泌因子等激活的内皮细胞会在其表面表达黏附因子配体，包括选择素E和选择素P、β_1和β_2整合素、血小板内皮细胞黏附因子（PECAM-1），以及血管性血友病因子（vWF）多聚体（表50-1）。vWF多聚体锚定于内皮细胞表面，并有黏附的作用；整合素介导白细胞的黏附，以及随后经内皮向组织迁移的过程。内皮细胞损伤后，暴露的内皮下基质可结合vWF多聚体（图50-1A），使血小板在局部黏附。内皮下的促凝血蛋白包括血小板反应蛋白、纤连蛋白和胶原，其功能包括作为配体捕捉血小板及激活附着的血小板。特别是胶原，既是血小板配体，也是血小板的强效激活剂；后一作用促使血小板致密释放颗粒，并表达构象活化的配体糖蛋白Ⅱb/Ⅲa（GPⅡb/Ⅲa，见后续章节）。另一个关键的促凝血介导因子是组织因子（TF），内皮细胞损伤后其暴露于循环血液，是可溶性凝血系统主要的启动因子，表达于血管内皮下平滑肌细胞和成纤维细胞表面，后者连同活化的血小板，一起形成最终的血小板-纤维蛋白血栓（图50-2）。

表50-1 内皮细胞凝血因子成分

促凝血因子	抗凝血因子
胶原	血管舒张
Ⅷ因子	二磷酸腺苷酶
纤连蛋白	硫酸乙酰肝素
整合素	一氧化氮（NO）
血小板内皮细胞黏附因子1（PECAM-1）	前列环素
选择素（E和P）	血栓调节蛋白
血管收缩力	组织因子途径抑制物（TFPI）
血管性血友病因子（vWF）	组织纤溶酶原激活剂

三、血小板的生理功能

血小板的功能是为止血过程提供以细胞为基础的平台。血小板表面受体介导主要的止血活动，并且保证血小板能够直接与内皮组织和损伤的内皮下组织结合（图50-1B）。血小板与组织配体相互作用，使得跨膜信号通过受体诱导血小板活化，并通过多种通路提高促凝血功能：使更多的受体转位至细胞膜表面，受体构象变为活化形态，释放颗粒成分募集血小板黏附，暴露促凝的细胞膜磷脂。血小板促凝表面可以作为反应平台，供凝血瀑布运行，从而更快地组装出更多的凝血酶。凝血酶给予血小板正反馈，促进凝血瀑布进一步放大，同时产生纤维蛋白，以提供更强且长效的止血功能。最终，血小板通过血凝块周围的ⅩⅢ因子及血小板因子4，分别起到巩固血凝块及抵御纤溶系统的作用（表50-2）。

（一）血小板止血

血小板是无核细胞，直径为2～4μm，体积为6～11fl。血小板来自于巨核细胞的细胞质，巨核细胞经历4d的成熟期后可以向外周血释放血小板，每个巨核细胞共可释放1000～3000个血小板。血小板进入外周血循环后，可存活7～10d；血小板会因衰老或正常的修护血管而消耗，后者仅需要很少量的血小板。如果血管结构完整（如近期无手术或创伤等），并且没有大量的血小板的消耗（如败血症等），每日仅需要约7100/μl（7.1×10^9/L）的血小板即可满足生理止血需求。

正常的血小板计数范围为150 000～450 000/μl（150×10^9/L～450×10^9/L），这是基于人群统计的参考范围。在血小板数量及功能均正常的情况下，出血时间（一种体内检测血小板功能的方法）通常小于8min。如果血小板功能正常，但数量小于100 000/μl（100×10^9/L），出血时间则会延长。因此，当存在血小板减少时，出血时间不能用于判断出血的原因是血小板功能异常还是结缔组织病。出血时间的检测是一种体内试验，结果变异性较大，与操作者密切相关，并且会给受检者留下瘢痕；因此许多实验室换成了一些所谓的体外出血时间试验，如血小板功能分析仪（PFA-100），利用抗凝的全血检测"出血终止时间"（PFA-100的详情及其他血小板功能检测平台参见第51章）。然而PFA-100及其他想法类似的试验都跟出血时间试验一样，当血小板数量低于100 000/μl（100×10^9/L）时，其结果的异常都不能用来鉴别是血小板数量减少还是功能异常引起的出血。

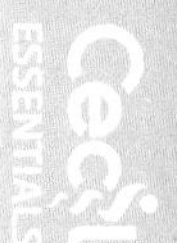

（二）剪切力介导的黏附

在动脉循环的高流速状态中，血小板与血管壁

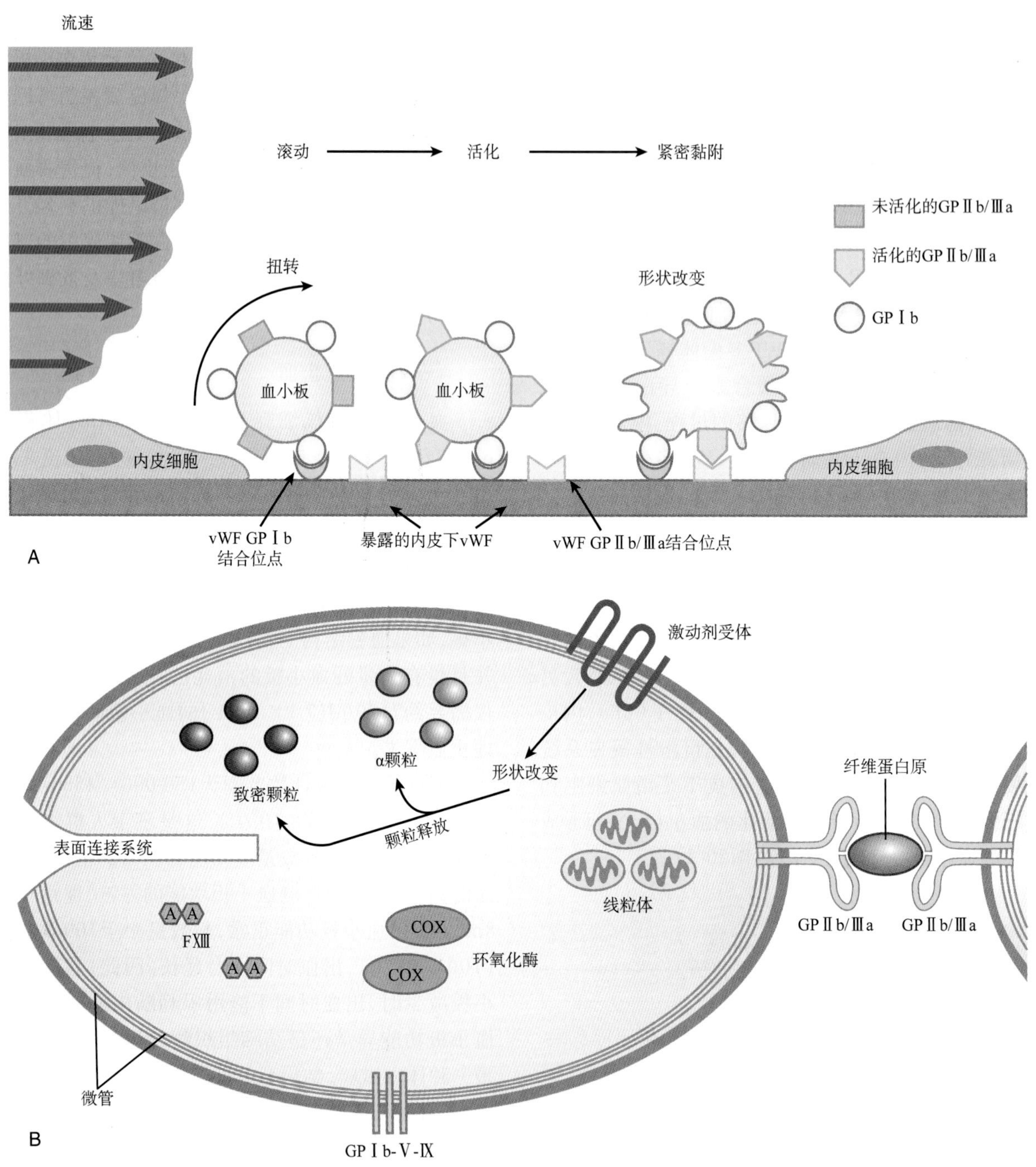

图50-1　A.黏附反应导致血小板与vWF黏附。最初是血小板上的糖蛋白Ⅰb（GPⅠb）与位于vWF上相应的结合位点产生快速而短暂的连接，随后使得血小板随着血流的推动扭转，并沿着vWF滚动。vWF-GPⅠb的相互作用产生了跨膜信号，刺激血小板活化并使其改变形状；同时将GPⅡb/Ⅲa转化为活化构象，可以与vWF上独特的精氨酸-甘氨酸-天冬氨酸位点结合。这一次级黏附作用使得血小板牢固地附着于暴露的内皮下vWF。B.血小板的内外部结构。血小板由许多重要的内外部及跨膜的组分构成，帮助促进血小板的活化、黏附、聚集/凝集，并协助以凝血因子为基础的凝血过程。图片展示了血小板最重要的及与临床关系最密切的解剖结构，血小板的活化、胞质组分及颗粒的释放等具体步骤将在文中详细描述

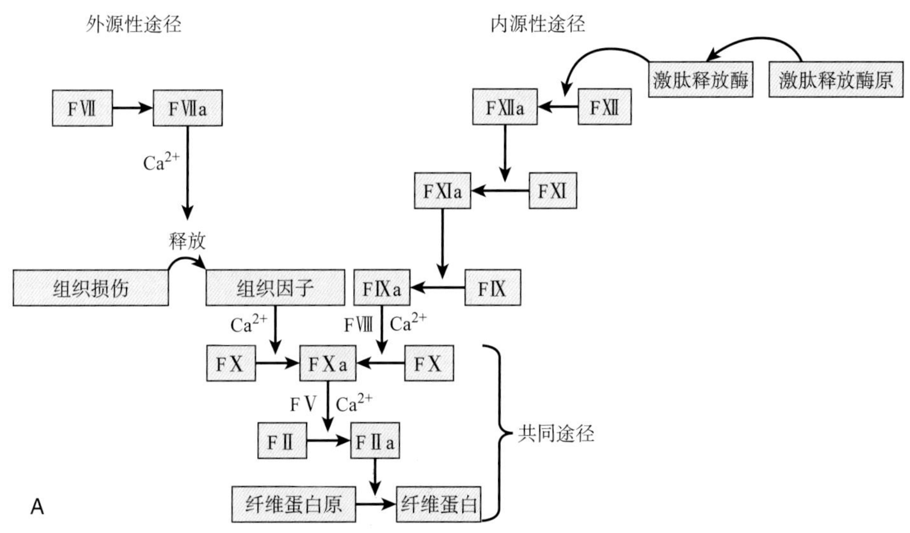

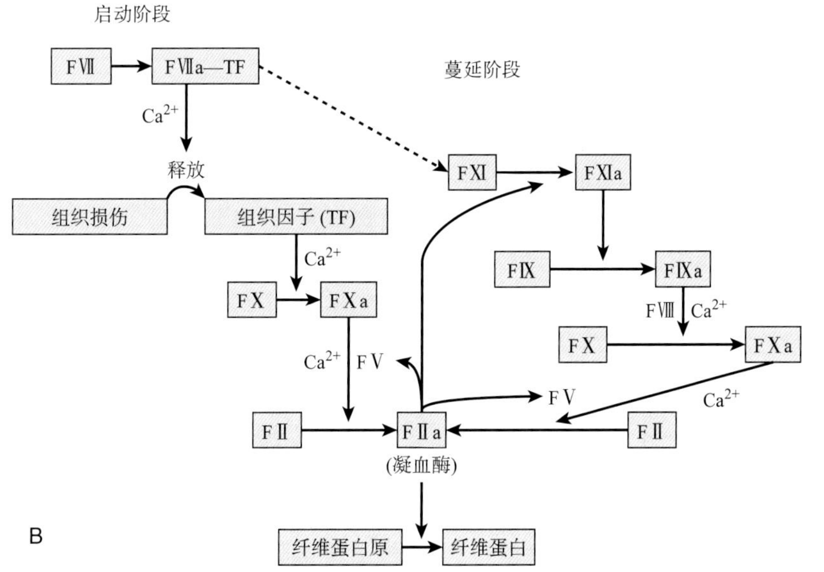

图50-2 A.经典的凝血瀑布示意图。实验室定义的外源性与内源性途径，分别通过一系列的方法检测凝血酶原时间(PT)和部分凝血活酶时间(PTT)来监测抗凝作用。PT主要检测Ⅶ因子的活化，而PTT是反映Ⅺ因子和血友病因子Ⅸ及Ⅷ活性的最佳方法；两个实验都可以检测到共同途径的因子(X、V及Ⅱ因子)缺乏。B.以更现代的观点看凝血瀑布，血栓的形成是由暴露的组织因子(TF)启动的，TF与循环中少量的Ⅶa因子结合，形成外源性X因子酶复合体，进而产生Xa因子。Xa因子与Va因子、Ⅱ因子结合，形成凝血酶原酶复合体，产生少量的凝血酶(Ⅱa因子)；在凝血过程的初期，凝血酶将纤维蛋白原切断成为薄弱的纤维蛋白单体。凝血酶活化凝血因子的作用，特别是在活化的血小板表面，是凝血反应的关键。凝血酶可以产生Ⅺa因子，Ⅺa因子可以继而活化Ⅸ因子，TF-Ⅶa复合体(在被TFPI阻断前)也可以产生Ⅸa因子。被凝血酶活化的Ⅷa因子与Ⅸa因子结合，形成内源性X因子酶复合体，在血小板表面产生大量的Xa因子及凝血酶原酶复合体，进一步扩增凝血酶。大量的凝血酶产生足够的纤维蛋白单体，使之形成稳定的纤维蛋白多聚体和纤维蛋白血栓

的相互作用已经被研究得很透彻。血管与血流的这种交互作用，展示在图50-1A左侧，血液在血管中以不同速度平行流动：越接近血管壁血液流速越慢，反之，越接近中心流速越快。这种不同的速度所产生的剪切力，越靠近血管壁越大，而血管中心最小。剪切率与血管直径大小成反比，估计其范围为500/s(大动脉中)到5000/s(小动脉中)。在中度狭窄(50%)的粥样硬化动脉中，其硬化斑块表面的剪切率可达3000～10 000/s，在临床上更显著的狭窄血管中，其剪切率更大。动脉的高流速使得血栓不易形成，其原因有两方面：①限制了凝血反应发生的时间；②细胞及蛋白与血管壁不易紧密黏附。于是当血管受损开

表50-2　血小板促凝血的特性

促黏附的受体配体作用
*GPⅠb-Ⅸ-Ⅴ-vWF
+GPⅡb/Ⅲa-纤维蛋白原和GPⅡb/Ⅲa-vWF
&GPⅠa/Ⅱa-胶原
#选择素P-选择素P糖蛋白配体-1
介导活化的受体配体作用
GPV-凝血酶
GPVI-胶原
分泌的α颗粒蛋白
配体（纤维蛋白原、纤连蛋白、血栓黏合素、玻连蛋白、vWF）
酶（α_2-抗纤维蛋白溶酶；Ⅴ因子、Ⅷ因子及Ⅺ因子）
抗肝素（血小板因子4）
分泌的致密颗粒激动剂
二磷酸腺苷，血清素
血小板促凝血的组分及功能
血栓素A_2的形成，磷脂酰丝氨酸的表达

注：GP.糖蛋白（glycoprotein）。

＊GPⅠb-Ⅸ-Ⅴ-vWF复合体又称CD42。

＋GPⅡb/Ⅲa整合素（$\alpha_{2b}\beta_3$）复合体又称CD41。

& GPIIa又称CD29。

选择素P又称CD62P，而选择素P糖蛋白配体-1又称CD162。

始出血时，血小板可以首先对损伤的内皮作出反应，并不再向下游流动。

动脉循环中能促使血小板快速黏附于血管壁的力量之一是径向扩散作用，体积较大的细胞（红细胞和白细胞）趋于向剪切力较小的血管中心流动，这一过程可以有效地将体积较小的血小板推向血管壁，让血小板在止血过程中占据最有利的位置。这种体积依赖的流动特点也许可以解释一个看似矛盾的现象，给血小板减少症或消耗性凝血疾病的患者输注红细胞可以减缓出血速度甚至起到止血效果（参见第51章）。这一效应也强调了血小板在动脉止血中的重要地位；血小板数量的减少及功能的异常可能与手术或外伤后的严重动脉失血相关。与此相反，静脉循环中的剪切力较低，允许细胞自由流动，并给予凝血反应更充足的时间，正是由于这个原因，静脉止血需要的血小板数量较少，对于血小板功能的需求也较低。

在高流速的动脉发生出血时，血小板须立刻活化并黏附于血管损伤的部位（见图50-1A），位于内皮下层的两种分子在这一过程中至关重要，它们分别是vWF和胶原。在剪切力极高的血管，控制出血完全依赖于vWF的存在及其功能。vWF是内皮细胞和巨核细胞合成的大分子多聚体链，vWF多聚体可以被分泌入血，也可以存储在内皮细胞的Weibel-Palade小体中。超大的vWF多聚体可以有效地结合血小板，特别是在剪切力作用下，vWF固定于血管表面后及vWF展开时。暴露的内皮下胶原可固定多聚体态的vWF，同时高剪切力将血小板表面隐藏状态的GPⅠb-Ⅸ-Ⅴ复合体暴露出来，vWF多聚体可以与该复合体相结合。这种结合速度极快，但亲和力较低；因此血小板在内皮下vWF表面减速，但仅与其保持微弱的黏附力。血小板不再四处漂流，而是沿着内皮下层滚动或滑动，使得GPⅠb-Ⅴ-Ⅸ-vWF的相互作用产生跨膜信号，同时在高剪切力的共同作用下，导致血小板原有的盘状外形改变，同时另一种血小板受体GPⅡb/Ⅲa发生构象改变（见图50-1A）。

（三）配体

活化的GPⅡb/Ⅲa受体可与纤维蛋白原相结合，或与体积较大的vWF多聚体相结合，其在vWF上的结合位点与GPⅠb-Ⅸ-Ⅴ复合体的结合位点完全不同。次级黏附反应是一种更高亲和力的作用，它将血小板牢牢地结合在内皮下层（见图50-1B）。在接近动脉栓塞的剪切率条件下，血小板黏附于vWF多聚体的过程，几乎全部可由GPⅠb-Ⅸ-Ⅴ-vWF复合体介导完成，且无须血小板活化。在通过vWF来结合和活化血小板的过程中，血浆中的vWF裂解酶是其重要的调控者，这是一种含有Ⅰ型凝血酶敏感蛋白基序的解离素和金属蛋白酶家族成员13（ADAMTS-13）。ADAMTS-13通过切割vWF的超大分子聚合体来调节vWF的活性，通过将其切割成小的碎片来降低其对血小板的亲和力。除了直接激活血小板以外，凝血酶还可水解ADAMTS-13，从而维持vWF多聚体持续存在，增强血小板在血管损伤区域的募集。先天性或获得性ADAMTS-13裂解酶活性降低，可以导致血小板不受抑制地黏附于vWF的超大分子多聚体上，进而形成广泛的微血管血栓（参见第52章“血栓性血小板减少性紫癜”）。

在适中的剪切率条件下，除GPⅠb-Ⅸ-Ⅴ-vWF黏附外，还有血小板与内皮下层胶原的结合，胶原通过结合GPⅠa/Ⅱa位点来捕捉血小板（见表50-2）。因此内皮下层的vWF及胶原在激发血小板黏附过程中起协同作用，并且前者在高剪切力条件下起主导作用。胶原是一种独特的成分，它既可以通过与血小板表面的GPⅠa/Ⅱa位点结合来锚定血小板，又可以与血小板GPⅥ结合来激活血小板，这两个血小板受体均与血小板生理功能密切相关。事实上，任何一种血小板表面关键的黏附受体的先天性缺失，如GPⅡb/Ⅲa、GPⅠb/Ⅸ-Ⅴ、GPⅥ、GPⅠa/Ⅱa的缺失，均可导致显著的凝血功能异常，仅能通过血小板的输注予以纠正。在凝血酶激活血小板过程中，GPⅠb的α链既是GPⅤ受体，也是蛋白酶激活受体（protease-activated receptor，PAR）的辅因子，这一发现再次印证了上述观点。同血小板受体缺失一样，vWF配体的减少，尤其是大型多聚体形式的减少，也可导致出血。

当损伤处表面黏附一层血小板后，vWF会结合到已经黏附在一起的血小板的管腔面上，从而在血液中募集更多的血小板以扩大血小板栓子体积。血小板激活并释放血清素和ADP，可以进一步增强血小板向血小板栓子处的募集（见图50-1B和表50-1）。血小板的活化是一系列相互依赖的过程，包括5个主要反应：①局部释放必要的配体来稳定血小板-血小板基质；②持续募集更多的血小板；③小动脉收缩以减缓出血；④局限并加速血小板相关纤维蛋白的形成；⑤保护血栓不被纤维蛋白酶溶解。

血小板栓子的本质是一个血小板-配体-血小板的相连基质，以纤维蛋白原、纤连蛋白和vWF作为其桥接配体（图50-3）。纤维蛋白原和vWF被吞入血小板内，并储存于静态血小板的α颗粒中，当血小板激活时再将它们释放到细胞外。纤维蛋白原在血小板的连接中起到重要作用，它分别与两个血小板的表面GPⅡb/Ⅲa受体相结合并将两个血小板连接在一起。一些数据表明，vWF也可以起到类似的作用。像之前提到的，血小板GPⅡb/Ⅲa经过钙离子依赖的构象改变，可以与纤维蛋白原、纤连蛋白或vWF含有的特定氨基酸序列（精氨酸-甘氨酸-天冬氨酸，RGD）位点相结合。每个纤维蛋白原分子在它的两极末端各带有一个RGD位点，而大型vWF多聚体则含有多个RGD位点，它们都可以与构象改变的GPⅡb/Ⅲa相结合，最终形成血小板-配体-血小板基质。GPⅡb/Ⅲa是血小板表面最丰富的糖蛋白，在静态的血小板表面大约有50 000个，而激活后的血小板将有更多的GPⅡb/Ⅲa受体由细胞质中逐渐向细胞膜表面转运。

（四）激活

局部的激动剂（胶原、肾上腺素、凝血酶）可以向血小板栓子募集血小板，另外，血小板向微环境中释放的激动剂也可以起到相同的作用（见图50-1B）。之前所提到的胶原及凝血酶，通过与血小板表面特定的受体相作用，强烈地激活血小板；尽管肾上腺

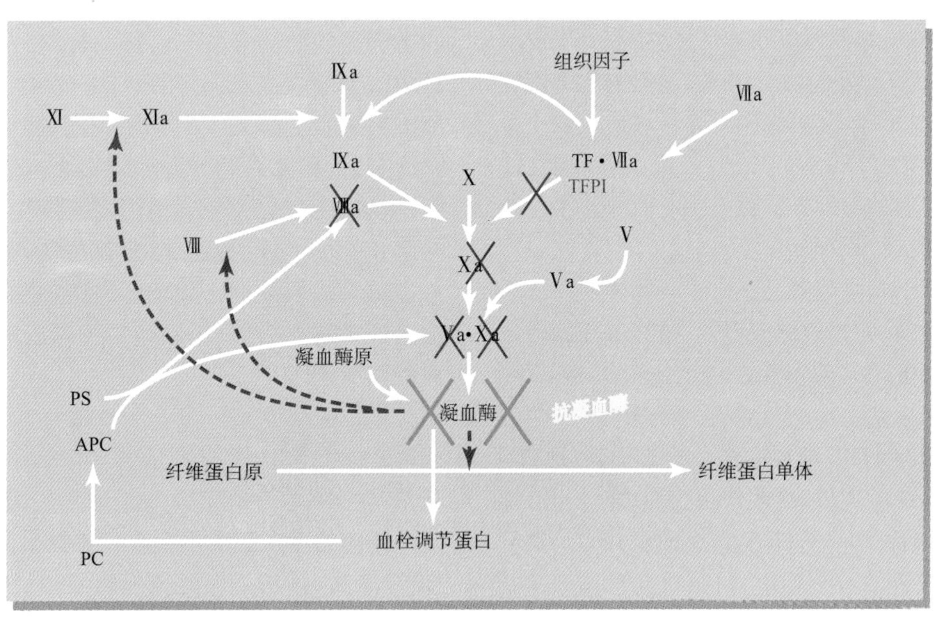

图50-3　内源性抗凝血通路。组织因子途径抑制物（TFPI）切断组织因子（TF）的刺激，并封闭TF-Ⅶa-X复合体；此外，凝血瀑布还被天然抗凝血因子进一步负向调节。这种抑制部分产生于凝血酶，它可以活化血栓调节蛋白。血液中的抗凝血酶抑制凝血酶活性，同时抑制Xa因子产生凝血酶。凝血酶和血栓调节蛋白形成的复合体激活蛋白C（PC）而成为活化的蛋白C（APC），APC与蛋白S（PS）结合去切割并灭活Ⅷa和Va因子，进一步阻碍凝血酶的生成

素本身并不是强效的血小板激动剂，但它可以刺激血小板上α肾上腺素受体，使其可以与效果相对更弱的激动剂ADP产生协同作用。血小板直接释放的激动剂包括血栓烷A_2(thromboxane A_2，TXA_2)，这是一种在血小板细胞质内产生的，由环氧化物酶1(cyclooxygenase 1，COX-1)介导裂解花生四烯酸的产物，产生后释放到血栓周围环境中。TXA_2既是血小板激动剂，也是血管收缩剂，释放后很快会被分解为无活性的副产物，血栓烷B_2。

阿司匹林对血小板COX-1活性的抑制是不可逆的，对血小板内TXA_2合成的阻断是永久性的。阿司匹林与COX-1残端的一个特定的丝氨酸残基不可逆地共价结合，使一个酪氨酸分子穿过该丝氨酸残基，形成COX-1激活位点的空间位阻。非甾体抗炎药(nonsteroidal anti-inflammatory drugs，NSAID)与丝氨酸发生乙酰化作用，非共价地结合。相反地，NSAID可逆地竞争性结合于活化酶起催化作用的丝氨酸位点。因此，与阿司匹林不同的是，NSAID的抗血小板作用依赖于NSAID在血浆内的持续血药浓度。

COX-2是一种诱导同分异构体，存在于白细胞中，主要介导炎症反应及疼痛。由于成熟血小板通常不具备COX-2活性，开发治疗炎症性疾病的高选择性COX-2抑制剂的原因之一，是可避免由血小板功能异常(不累及血小板COX-1功能)引起的出血。此外，血管内皮细胞利用COX-2活性，合成抗凝血成分，前列环素(见表50-1及第50章)。下调内皮细胞的前列环素，同时保存血小板凝血功能，可使止血平衡偏向血栓形成；大宗的临床试验表明，高选择性的COX-2抑制剂有增加高血压和发生动脉血管事件的风险，包括心肌梗死和卒中。

其他的血小板激动剂通过血小板致密颗粒、α颗粒与膜微管融合，向细胞外液释放，最终导致颗粒成分外排(见图50-1B)。致密颗粒包含血清素，像TXA_2一样既是血小板激动剂，也是血管收缩剂。另一个致密颗粒的成分是ADP，单纯的血小板激动剂，通过G锚定蛋白相连的P2RY12受体作用于血小板，没有血管活性作用(见表50-2)。TXA_2与血清素在介导血管收缩过程中发挥的重要作用，目前机制并不完全清晰。然而，通过血管直径的缩小，血管收缩可能增加剪切力，从而促进血小板向损伤部位的募集。

一些先天性致密颗粒缺乏(如Hermansky-Pudlak综合征)的患者可发生严重出血，由此可见，致密颗粒的释放在维护止血过程中有着重要的作用。血小板的活化引发血小板的黏附扩增，同时优化血小板表面，为可溶性凝血因子提供良好的反应平台，从而使得凝血酶和纤维蛋白爆炸性地产生(见后续讨论)。最后，血小板的其他组分，如胞质中的ⅩⅢ因子，也被释放到血管中起活化作用。这时，ⅩⅢ因子作为栓子稳定剂，再次体现出活化血小板在促进止血中的重要作用。

四、可溶的凝血因子

(一)凝血模型

经典的可溶性凝血因子的“瀑布”模型(见图50-2A)，最初是在40年前被提出的，它描绘了由两点起始，最终汇聚于共同途径，形成凝血酶和纤维蛋白。这一模型让人们在一系列蛋白水解反应最终形成纤维蛋白栓子的认识上前进了一大步，而且分别与凝血酶原时间(PT)和活化的部分凝血酶原时间(APTT)很好地吻合，可以分别指导华法林和肝素的使用剂量。尽管在一些临床情景上，这一模型是可行的，但一些出血性疾病如血友病，却反驳了这一预测，当这两条途径中的一条发生功能障碍时，另一条途径理应有效地产生足够的血凝块。而更多近期的模型清晰地描绘了凝血发生的动力学步骤(见图50-2B和图50-3)。凝血蛋白的调节，其特征在于连续的下级因子激活和酶复合物的协调组装，并且受循环中的抑制蛋白负向调节。这些酶复合物包括丝氨酸蛋白酶及其辅因子和酶原底物。当没有明显的血管破损时，酶复合物及凝血酶低速、微量合成；循环中的抗凝因子也会有效地灭活这些促凝血复合物，并阻止栓子形成。然而，一旦促凝血刺激物出现，便会立即生成大量的活化因子，这些酶复合物的合成被迅速扩增(一部分是在良好的磷脂膜表面装配形成的)，进而导致剧烈的凝血酶的合成，以及后续的纤维蛋白的形成。

(二)血栓的启动

体内的凝血启动是出现在血液暴露于组织因子(TF)之后，特别是血管壁损伤后，且在成纤维细胞表面接触血液后。在这一栓子形成的最初过程中，内源性凝血途径(或称为接触途径)并未参与。TF启动的凝血过程有两个阶段：启动阶段和蔓延阶段(见图50-2B)。启动阶段的开始是暴露的TF与Ⅶa因子相结合，后者总是以皮摩尔数量级存在于循环中。这种Ⅶa-TF复合体只能催化非常少量的Ⅹ因子转化为Ⅹa因子，随后可产生纳摩尔数量级的凝血酶。在启动阶段，看起来微不足道的微量凝血酶的合成，是蔓延阶段的启动点，这一过程的顺利完成推动凝血酶的爆炸性合成达到顶峰，最终完成纤维蛋白的堆积。

（三）血栓的蔓延

启动阶段合成的微量凝血酶是血小板有效的活化剂，活化的血小板给成长的血栓提供活化的磷脂膜表面，并提供大量血小板释放的Ⅴ因子。血栓形成过程中，大于96%的凝血酶是在栓子蔓延阶段合成的。Ⅴ因子随后迅速地被凝血酶活化成Ⅴa因子。vWF方便地将Ⅷ因子携带到出血部位，后者也被凝血酶活化，从vWF上释放出来。在启动阶段，Ⅷa因子与由Ⅶa-TF复合体催化产生的皮摩尔数量级的Ⅸa因子相结合，形成Ⅷa-Ⅸa复合物。这一复合物在血小板表面的形成，将开启Ⅹa因子产生的主要路径，完成由TF-Ⅶa复合物（外源性的Ⅹ因子酶复合物）向内源性的Ⅹ因子酶复合物的转化（Ⅷa-Ⅸa复合物）。这一转化有显著的动力学优势，内源性的Ⅹ因子酶复合物的效率是外源性Ⅹ因子酶复合物的50倍。Ⅹ因子酶复合物由外源性向内源性的转化，进而产生丰富的凝血酶的这一过程，在生理止血过程中的重要性，在血友病患者的出血成因中得到有力的证明。在严重缺乏Ⅷ因子或Ⅸ因子时，APTT会延长，通过体外人工刺激可衡量血凝块启动阶段的APTT，但蔓延阶段凝血酶的合成功能却不能被APTT所评估，而这才是血友病最重要的受损部分。

活化的血小板表达Ⅷa因子和Ⅸa因子受体，将这些活化的蛋白酶类与膜磷脂酰丝氨酸结合形成复合物，从而增强与酶底物Ⅹ因子的结合，大大增强了内源性Ⅹ因子酶复合物的动力学效率。类似地，凝血酶原酶的装配也依赖于活化的血小板表面，从而达到最佳活性。像Ⅹ因子酶复合物一样，膜结合的凝血酶原酶复合物活化凝血酶原的效率，是游离Ⅹa因子活化可溶的凝血酶原的300 000倍。在血凝块形成的启动阶段和蔓延阶段，血小板结合的Ⅹa因子是凝血酶原裂解的限速酶；其底物凝血酶原位于活化或未活化的血小板表面的GPⅡb/Ⅲa上。发生在血小板表面的总体蛋白酶反应，其动力学优势，是血液中游离的蛋白酶反应效率的1300万倍。

那么内源性途径中其他因子在凝血过程中扮演怎样的角色呢？越来越多的证据表明，Ⅺ因子可以进一步扩大凝血的蔓延阶段。一旦内源性Ⅹ因子酶合成开启后，Ⅹa因子就成为限速环节。尽管TF-Ⅶa复合物可以产生少量的Ⅸa因子，但这个产生过程受限于组织因子途径抑制物（TFPI）。为迅速产生足够的作为蔓延阶段原料的Ⅹa因子，就需要一个具有动力学优势Ⅸa来源。Ⅺ因子是另一个被启动阶段产生的极少的凝血酶激活的酶原，但这一活化过程受限于活化的血小板表面。血小板激活的Ⅺa因子激活血小板表面的Ⅸ因子，有利于内源性Ⅹ因子酶复合物。另外，结合在血小板表面，可保护Ⅺa远离其抑制物蛋白酶nexin2。综上，活化的血小板表面上Ⅺa因子的产生，可以提供足量的Ⅸa，在充足的内源性Ⅹ因子酶复合物作用下，有效地维持Ⅹa因子的高速合成。

（四）可溶性凝血因子的限制

内源性抗凝物既可灭活形成的凝血酶，也可阻止凝血酶的生成（见图50-3）。最重要的灭活凝血酶的天然抗凝物是抗凝血酶（antithrombin，AT）。在血栓形成过程中，局部凝血酶浓度最高可达1.4 μmol/L，而生理状态下AT的浓度是其2倍多（3.2μmol/L）。AT对抗凝血酶的作用，可以被内皮细胞相关的硫酸乙酰肝素蛋白聚糖强化1000倍。血小板细胞膜和血小板释放的血小板因子4可以保护凝块上的凝血酶不被灭活。然而，任何游离到循环中的凝血酶都会立刻（<1min）被血浆AT抑制，在正常的微环境下，每个完整的内皮细胞表面装载了大约60 000个AT分子，游离的凝血酶几乎立刻就被中和。因此，早期的凝血酶形成非常依赖于活化血小板的保护，以保证足够的时间促使启动阶段向蔓延阶段的转化。

以凝血酶生成作为靶点的体内抗凝物中，在最早期凝血过程中起作用的是TFPI，它可以灭活Xa因子和TF-Ⅶa复合物。TFPI主要由内皮细胞释放入微血管中。正常情况下，TFPI大部分定位在内皮表面，与内皮细胞表面的葡聚糖相连接，但可被肝素游离下来。新生成的TFPI仅直接作用于Ⅹa因子，但暴露于Ⅹa因子后，TPFI即可获得对抗TF-Ⅶa复合体的能力。在启动阶段，与血小板相连的Ⅹa可同时避免被TFPI和AT灭活。保留少量在凝血早期阶段生成的Ⅹa因子，对于产生能够启动蔓延阶段的纳摩尔量级的凝血酶而言，是非常必要的。

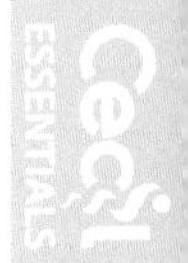

活化的蛋白C（APC）具有抗凝、抗炎及纤维蛋白

溶解功能，使其成为止血和炎症过程的重要调节者。与TFPI一样，蛋白C仅在凝块形成以后才激活。成形的凝血酶与内皮细胞或单核细胞表面的血栓调节蛋白（一种蛋白聚糖）相结合。与血栓调节蛋白结合的凝血酶失去了激活血小板的能力，转而激活蛋白C。在内皮细胞表面，内皮细胞蛋白C受体（endothelial cell protein C receptor，EPCR）结合新生成的蛋白C，使其固定并被周围的与血栓调节蛋白结合的凝血酶激活。在EPCR和蛋白S的帮助下，APC可以灭活Ⅷa因子和Ⅴa因子（分别是Ⅹ因子酶复合物和凝血酶原酶复合物的成分），从而限制促凝过程的自身扩增（图50-4）。在其他凝血因子作用下，活化的血小板膜可以保护Ⅷa因子和Ⅴa因子不被APC灭活。除了影响凝血酶的生成功能以外，APC还能使纤溶酶原激活物抑制剂-1（plasminogen activator inhibitor-1，PAI-1）失活，从而增强血栓的重塑。APC还有抗炎的功能，重组的APC可以减少内毒素刺激后的肿瘤坏死因子的生成，蛋白C缺陷小鼠（杂合子）在发生系统性内毒素血症时会表达更多的促炎细胞因子。

肝脏是所有凝血因子合成的主要部位。肝脏疾病通常不会引起Ⅷ因子的水平下降，因为Ⅷ还可以由内皮细胞和单核-吞噬细胞系统合成。一些凝血因子亚基的合成依赖维生素K，包括凝血酶原（Ⅱ因子）、Ⅶ因子、Ⅸ因子和Ⅹ因子；以及抗凝物质蛋白C和蛋白S的合成，同样需要维生素K参与。通过一种维生素K依赖的羧化酶，在上述蛋白的氨基酸末端区域经过翻译后修饰作用，可加入10～12个γ-羧基谷氨酸残基，这些残基是关键的钙离子结合位点，从而决定这些蛋白的立体功能结构，并以适当的方向与细胞膜相结合。华法林可以封闭维生素K环氧化物还原酶，使得维生素K循环中源自维生素K环氧化物维生素K生成降低。

五、血凝块的生长和成熟

越来越多的证据表明，最初的血栓形成不能维持持久的止血。不管在静脉的富纤维蛋白血栓或是动脉的富血小板血栓产生过程中，促使血栓稳固的关键环节都在血栓形成后开始启动。

（一）纤维蛋白原凝块结构

纤维蛋白血栓的结构具有令人惊讶的多变性。尽管遗传因子无疑是决定血栓结构的重要原因，但另外两个显著的因素：凝血酶和纤维蛋白原的局部浓度，此两者的相互作用产生了纤维蛋白链。在富含凝血酶的微环境中，通常形成薄而紧密的交联纤维，使得整个纤维蛋白栓子通透性降低，且不易被分解。在凝血酶缺乏的部位，纤维蛋白链更疏松，具有多孔结构，使血栓更易被溶解。相似地，高浓度的纤维蛋白原与大型血栓相关，血栓致密的网状结构，使其不易变形，对溶解酶抗性提高。低浓度的纤维蛋白原产生疏松的血栓，极易被溶解酶降解。

（二）ⅩⅢa因子诱导纤维蛋白交联

ⅩⅢ因子在血栓的形成过程中起到重要的稳定作用。ⅩⅢ因子在血浆中循环，也有部分储存于血小板

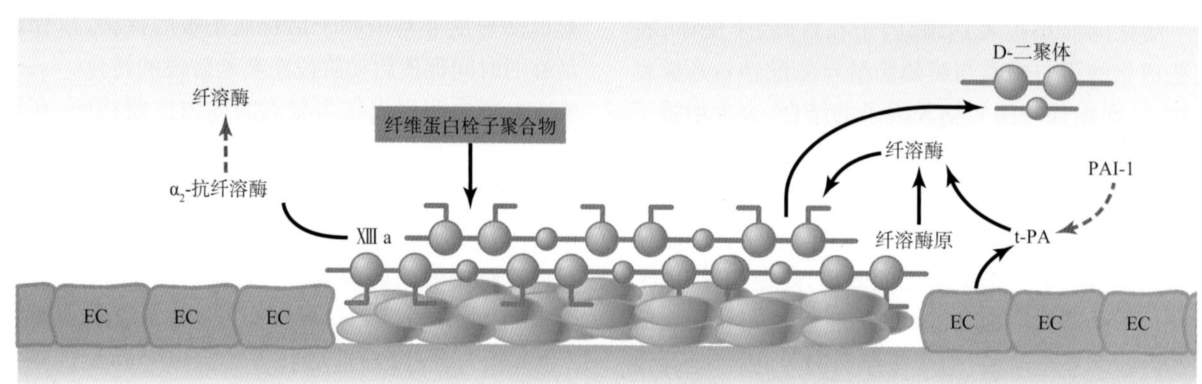

图50-4 平衡的纤溶系统限制血小板-纤维蛋白血栓。血小板栓与纤维蛋白网在ⅩⅢa的加入下强化成纤维蛋白血栓。ⅩⅢa因子还与α_2-抗纤溶酶相连，保护血栓不在纤溶酶介导下纤维蛋白溶解。同时附近完整的内皮细胞（EC）分泌组织型纤溶酶原激活物（t-PA）。t-PA在躲避纤溶酶原激活物抑制剂-1（PAI-1）的情况下，将与血栓联合的纤溶酶原活化为纤溶酶，导致纤维蛋白降解并释放可溶性的纤维蛋白多肽和D-二聚体。因此通过检测血液中的D-二聚体可反映纤溶系统的活性

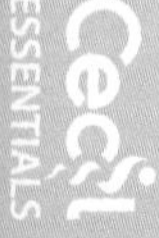

中；事实上，血液中稳定活性的纤维蛋白存在于血小板中，占总纤维蛋白的50%，并在激活后被释放出来。在血浆中，XIII因子是一种四聚体分子，包含两个α亚单位（含有该酶的激活位点）和两个β亚单位（可以延长酶原的血浆半衰期，但必须与α亚基分离后，才具有完整的酶活性）。而血小板XIII因子是一种二聚体，仅包含两个α亚单位。两种形式的酶原都需要凝血酶酶切裂解，以及纤维蛋白作为辅因子，但血浆XIII因子的激活过程相当缓慢，主要限速于β亚单位的分离。凝血酶激活的XIIIa因子结合于纤维蛋白，并使之形成交联单位，这样使其透过性降低，并增加对分解酶的抗性。此外，XIIIa因子还与主要的纤溶酶抑制剂$α_2$-抗纤溶酶交联，直接作用并定位于纤维蛋白，使任何入侵的纤溶酶失活。

（三）纤维蛋白溶解

纤维蛋白溶解系统通过调控，阻止纤维蛋白堵塞健康的血管。在血栓形成过程中，Xa因子和凝血酶刺激健康的内皮细胞释放组织型纤溶酶原激活剂（tissue-type plasminogen activator，t-PA）和尿激酶型纤溶酶原激活剂（urokinase-type plasminogen activator，u-PA），两者都可以将纤溶酶原裂解为纤溶酶。血浆中存在大量的纤溶酶原，在正常情况下，纤溶酶原激活剂的浓度是纤溶酶形成的限速因素。t-PA的动态效率可以随着纤维蛋白的出现，至少增大一个数量级。这帮助t-PA在血栓形成的微环境下维持最佳活性。相对地，u-PA需要与活化的血小板相结合来发挥其释放纤溶酶的能力。

控制纤溶系统的是多种血浆中的调节因子，它们可以灭活已形成的纤溶酶（如$α_2$-抗纤溶酶和可能的$α_2$-巨球蛋白）或阻碍纤溶酶的形成来实现调控作用。后者中最重要的是PAI-1。PAI-1也是血小板释放的，以数摩尔的水平存在于血浆中，因此可以防止血栓在成熟前被溶解。血浆中PAI-1的含量差异很大，一方面因为PAI-1分泌存在生理节律性，另一方面也与PAI-1的基因多态性有关。PAI-1的4G启动子区域多态性与PAI-1的高水平相关，也与血栓栓塞性疾病的高风险相关（参见52章）。

另一个限制纤溶系统的调控因子是血栓周围的凝血酶激活纤溶抑制物（thrombin activator fibrinolysis inhibitor，TAFI）。TAFI在肝脏合成未激活形式，循环于血浆中，可能与纤溶酶原形成一个复合体。TAFI裂解特定纤维蛋白的赖氨酸残端，否则该残端将促进纤维蛋白与纤维蛋白溶解酶类（如纤溶酶）相结合。TAFI需要纤溶酶或凝血酶来激活；然而通过凝血酶直接激活TAFI需要相当大量的凝血酶。相对地，内皮细胞相关的血栓调节蛋白可以将凝血酶介导的TAFI活化增强1250倍，使其成为重要的辅因子，而且是主要存在于血管壁与血流之间的辅因子。

除内皮细胞表面以外，巨噬细胞在纤溶系统中也有重要作用。巨噬细胞通过非纤溶酶依赖的机制经由溶酶体蛋白水解酶降解纤维蛋白血栓。巨噬细胞通过其表面的整合素受体CD11b/CD18，与纤维蛋白和纤维蛋白原相结合，这种联合复合体随后被内吞入巨噬细胞的溶酶体内，将纤维蛋白或纤维蛋白原降解。

组织的修复和重塑是血栓的生理终点，它们最终导致以纤维蛋白为基础的血栓溶解。除了t-PA和尿激酶，内源性途径激活因子激肽释放酶，XIIa因子及XIa因子都可以将纤溶酶原激活为纤溶酶。纤溶酶原结合于细胞表面的受体，通过接近t-PA和纤维蛋白血栓促进其自身的活化，并保护纤溶酶不被循环的（游离的）$α_2$-抗纤溶酶灭活（见图50-4）。纤溶酶最终分解纤维蛋白多聚体成为可溶的纤维蛋白多肽和D-二聚体；纤溶酶还可以激活金属蛋白酶进一步降解损伤的组织。成纤维细胞和白细胞会向伤口处迁移，后者由选择素黏合，这些炎性细胞与白细胞和活化的血小板分泌的生长因子（如转化生长因子β）共同作用，来增强血管的修复和组织的重塑。

（四）凝血的实验室检查

为了更好地进行实验室检查，凝血瀑布被人为地分为了外源性和内源性途径，分别测量PT和PTT。它们最后会汇聚到产生凝血酶和纤维蛋白的共同途径上（见图50-2A）。在实验室中，外源性途径（PT）的评估是检测循环中的VIIa因子与外源加入的TF（又称促凝血酶原激酶）的反应。PT对因子II、VII、V、X的缺乏极为敏感，这些因子都与严重的出血相关。由于因子II、VII、X都是维生素K依赖的因子，而VII因子在血液中的半衰期最短，PT目前是华法林（香豆素）治疗的最佳监测试验。PT的检测不受内源性凝血因子XII、XI、IX、VIII缺乏的影响。华法林延长PT的程度取决于特定的促凝血酶原激酶的强度（基于它的国际敏感度指数，international sensitivity index，ISI），以及检测所用的特定凝血设备。国际标准化比率（international normalized ratio，INR）将这些因素考虑在内，使华法林诱导的PT延长在不同实验室之间的变异度标准化。对于患者的INR计算如下：(患者PT/平均质控PT)^{ISI}。国际上推荐了华法林抗凝治疗中相应的INR治疗范围，不同的INR是根据特定疾病核定的，具体在第51章中涉及。相反，除非是极高剂量的普通肝素，治疗剂量的肝素不太影响PT的检测。

APTT的检测基于体外的接触活化作用（如用带负电荷的白陶土作为血浆刺激物）。APTT对于接触因子的缺乏较为敏感，包括激肽释放酶原(prekallikrein，PK)、高分子激肽原(high-molecular-weight kininogen，HMWK)、Ⅻ因子，同时也对内源性通路凝血因子（因子Ⅺ、Ⅸ、Ⅷ）和共同通路凝血因子（因子Ⅴ、Ⅹ和凝血酶原）的缺乏敏感。PK、HMWK和Ⅻ因子的缺乏可以延长APTT，但不会导致临床上的出血，意味着这些因素与生理止血无关。但是严重的Ⅺ因子缺乏，以及Ⅸ和Ⅷ因子的缺乏，都可以导致严重的出血。同时APTT还对普通肝素极为敏感，因此可以用来监测普通肝素抗凝治疗。与衡量华法林抗凝的INR相比，普通肝素抗凝时APTT变异范围更宽，且难以标准化。普通肝素治疗的程度可以用敏感实验（抗Ⅹa因子活性）来检测。治疗后的抗Ⅹa因子活性为0.3～0.7U/ml，通常较APTT基线水平（肝素治疗前）或人群平均值延长1.8～2.5倍。

大部分现有的关于可溶性凝血因子的实验室检查都仅检测起始阶段的动力学。PT和APTT的检测终点都是纤维蛋白出现，而这时凝血反应仅完成不到5%，且仅有非常微量的凝血酶原被激活。PT和APTT对检测先天的凝血因子缺失（如血友病）非常敏感，同时还可以指导肝素和华法林的治疗。凝血酶可以使血栓持续存在，也可以诱导内源性抗凝血因子或纤溶系统调控，从而抑制血栓过度增大，但上述实验均不能反映蔓延阶段凝血酶产生的相关信息。

在手术室和重症监护室，需要快速的凝血实验来帮助立刻纠正凝血异常，因而产生了一种特殊的凝血检测方法，血栓弹力图(thromboelastometry，TEG)。TEG利用全血检测纤溶亢进，同时还可以评估血小板功能不良。当全血在促凝因子（如白陶土）作用下开始凝固，探测器即开始收集血栓形成速度和强度的有关信息。

推荐阅读

Bauer KA: Recent progress in anticoagulant therapy: oral direct inhibitors of thrombin and factor Xa, J Thromb Haemost 9:12–19, 2011.

Cosemans JMEM, Angelillo-Scherrer A, Mattheij NJA, et al: The effects of arterial flow on platelet activation, thrombus growth, and stabilization, Cardiovasc Res 99:342–352, 2013.

Gorlinger K, Shore-Lesserson L, Dirkmann D, et al: Management of hemorrhage in cardiothoracic surgery, J Cardiothorac Vasc Anesth 27:20–34, 2013.

Monroe DM, Hoffman M: The clotting system: a major player in wound healing, Haemophilia 18:11–16, 2012.

Monroe DM, Hoffman M: The coagulation cascade in cirrhosis, Clin Liver Dis 13:1–9, 2009.

Tripodi A: The laboratory and the direct oral anticoagulants, Blood 121:4032–4035, 2013.

Whelihan MF, Mann KG: The role of the red cell membrane in thrombin generation, Thromb Res 131:377–382, 2013.

第51章

止血障碍：出血

著　者　Christopher A. Tormey　Henry M. Rinder
译　者　孙　葳　王峰蓉　审校者　王峰蓉　黄晓军

一、引言

对于患有出血性疾病的个体，选择治疗方法时需要考虑出血是否是终身问题（即先天性）或是近期出现的问题（即获得性），同时还需要考虑潜在的病理生理学，如血管、血小板或凝血因子的缺陷，使患者具有出血倾向。本章探讨的临床概念和工具，应该有助于形成一个合适的框架来评估和治疗止血缺陷的患者。

二、出血的临床和实验室评估

出血的评估需要详细的病史、体格检查和实验室评估。患者的病史应包括对出血的描述（如鼻出血、月经过多、血肿形成），出血时的情况（如创伤、手术、口腔治疗），以及是否需要血液制品（何种血液制品）来处理出血。例如，阿司匹林等药物的短暂应用可能与出血相关，出血也可伴随相关的疾病，如感染或肝脏疾病。确定出血家族史是十分重要的，如果先证者提示血友病，那么医生就可能需要询问若干代和二级亲缘亲属（如舅舅）。

体格检查可提供关于出血来源的线索，如小血管出血常见瘀斑/瘀点，而较大血管出血，通常出现血肿和紫癜（如大片瘀斑）。在血小板减少症（即血小板计数减少）、血小板质量缺陷、血管异常或血管性血友病（vWD）的患者中，更易发生皮肤、黏膜或胃肠道（GI）中小血管出血。女性月经过多可能是出血性疾病的唯一症状，却绝不能仅仅归因于妇科原因。器官、关节、深部组织或肌肉中的大血管出血更常与凝血因子缺乏（如血友病）相关。

实验室筛查试验在出血患者的初始评估中是有用的（表51-1），并且应包括血细胞计数（尤其是血小板计数）和外周血涂片的检查；凝血酶原时间（PT），对维生素K依赖性凝血因子（特别是凝血因子Ⅶ）的缺乏高度敏感；活化部分凝血活酶时间（APTT），可检测因子Ⅷ、Ⅸ和Ⅺ的缺乏（图51-1）。因子Ⅹ、Ⅴ、Ⅰ（纤维蛋白原）和Ⅱ（凝血酶原）的异常可以延长PT和APTT。如果PT或APTT延长，应进行纠正试验：将患者的血浆与正常血浆混合，并重复凝血时间试验。纠正试验可以区别因子缺乏（即PT或APTT校正至正常范围）和循环抑制剂的存在（即凝血时间仍然延长）。出血患者的另一个常规测试是凝血酶时间，其检测的是功能性纤维蛋白原水平。第50章详细阐述了凝血级联的生理学基础。

血小板功能传统上可以通过体内出血时间进行评估，是一种有创性检测，在皮肤切口后计算至出血停止所需的时间（参见第50章）。血小板质量缺陷和罕见的结缔组织疾病可以使出血时间延长。出血时间测试结果取决于执行测试的技术人员的专业知识。在婴儿和新生儿中该检测项目可重复性差且操作困难，因此限制了其使用。

一些仪器利用静脉抽取的全血可在体外对血小板功能进行评估。其中一种为血小板功能分析仪-100（PFA-100），可以提供体外出血时间。让枸橼酸盐抗凝处理的全血穿过充满血小板活化剂如胶原、二磷酸腺苷（ADP）和肾上腺素浸渍的小孔。随着血小板开始活化和黏附，孔逐渐变得阻塞，测量由血小板栓子完全阻塞小孔所需的时间作为闭合时间（图51-2）。血小板质量缺陷（如由阿司匹林和vWD引

表51-1 止血相关筛查

实验室检测	检测的内容	异常的原因
血细胞计数和外周血涂片	血小板计数和形态学特征	血小板减少症、血小板增多症、灰色血小板和巨大血小板综合征
凝血酶原时间	因子Ⅶ依赖性途径	维生素K缺乏和华法林、肝脏疾病、DIC、因子缺乏（Ⅷ、Ⅴ、Ⅹ、Ⅱ）、因子抑制物
部分凝血活酶时间	因子Ⅺ、Ⅸ和Ⅷ依赖性途径	肝素、DIC、狼疮抗凝剂*、vWD、因子缺乏（Ⅺ、Ⅸ、Ⅷ、Ⅴ、Ⅹ、Ⅱ）、因子抑制物
凝血酶时间	纤维蛋白原	肝素、低纤维蛋白原血症、异常纤维蛋白原血症、DIC
血小板功能分析	血小板和vWF功能	阿司匹林、vWD、储存池疾病
纠正试验	因子抑制剂或缺陷	异常凝血时间被纠正，为因子缺陷；如不能纠正，则存在抑制物

注：DIC.弥散性血管内凝血；vWD.von Willebrand病；vWF.von Willebrand因子。

*狼疮抗凝剂与出血无关。

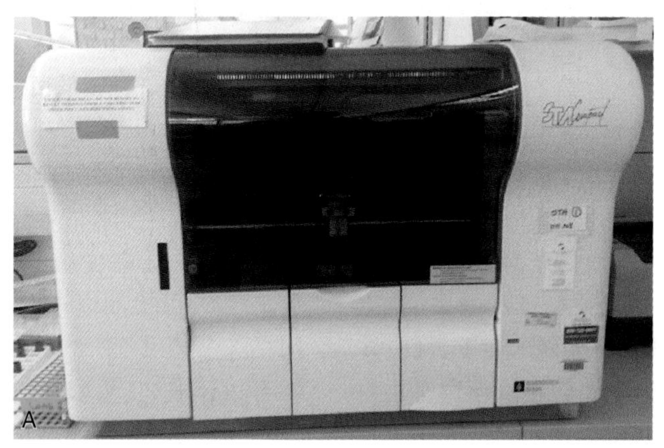

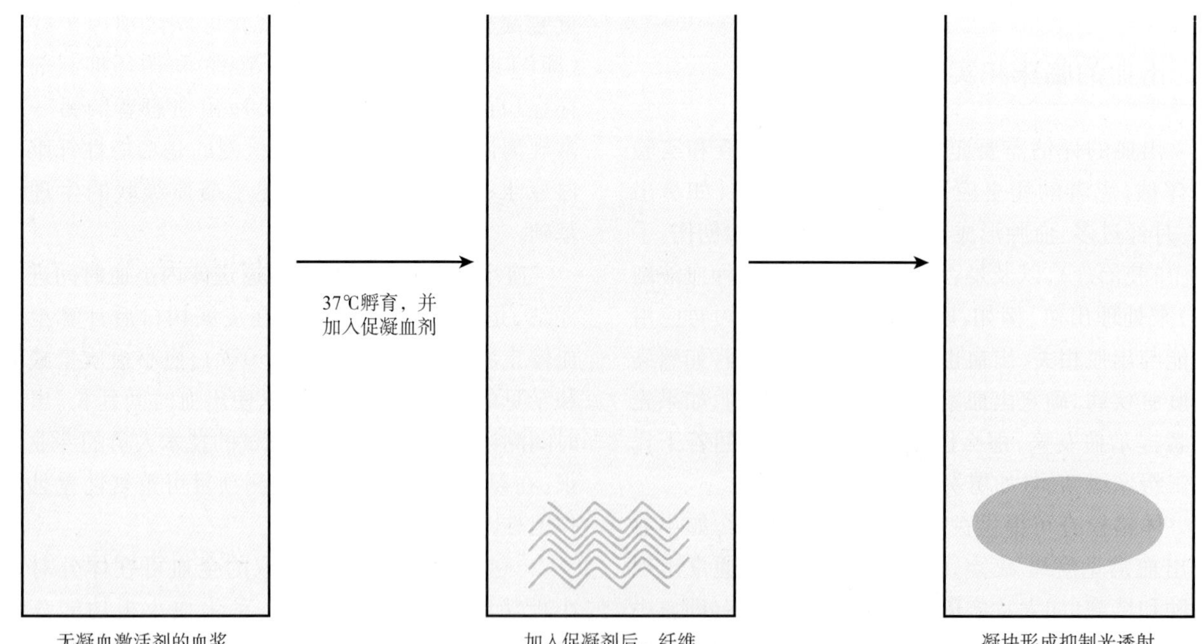

图51-1 凝血酶原（PT）和活化部分凝血活酶时间（APTT）测量的基本方法。A.典型的实验室仪器用于进行基础和复杂的凝血试验。B.将血浆样品在37℃下孵育，然后与组织因子和磷脂混合（测定PT）或表面活化剂和磷脂（测定APTT）。凝块形成阻断光通过样品，测量光通过所用的时间并与参考范围进行比较。PT或APTT凝血时间的延长可以与许多先天性或获得性凝血因子缺陷相关。根据延长的类型和疑似潜在的临床疾病，在获得异常PT或APTT值之后，通常可进行更特异性的凝血因子检测

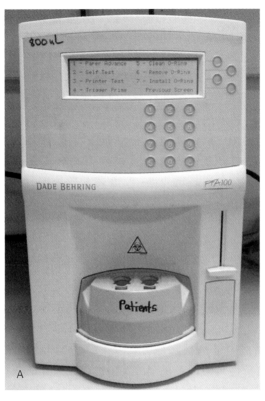

A

B

带有血小板激动剂的胶原蛋白膜

全血流动方向

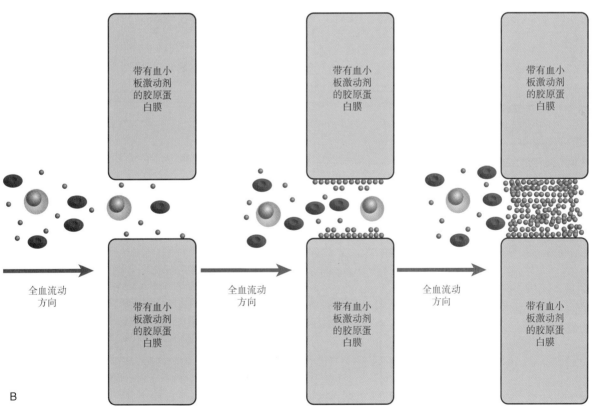

图51-2 血小板功能分析仪-100（PFA-100）的基本原理。A.全血血小板流向包被胶原的孔。膜注入有效的血小板激动剂（即二磷酸腺苷或肾上腺素）。B.在仪器通道的流动中，血小板被剪切力激活，同时在激动剂的作用下产生血小板黏附和聚集的初始波。随着时间的推移，活化的血小板继续聚集，关闭孔道阻断全血流。孔道关闭所需的时间以秒为单位进行测量，并与参考范围进行比较。异常延长的闭合时间可能与vWD相关，这是由于该试验依赖于血小板黏附，也可见于血小板功能缺陷，是由于完全闭合有赖于血小板聚集

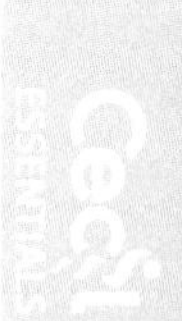

起)可以使闭合时间延长。虽然血小板减少症时(血小板<100 000/μl)避免使用闭合时间(类似于体内出血时间),但这些体外试验正逐渐取代出血时间的测量。

另一项评价APTT延长的实验室检查,尤其在住院病房,是测定添加某些物质[如溴化己二甲铵(聚凝胺)、鱼精蛋白、肝素酶]后的APTT,以中和经由静脉抽血引起的任何肝素污染。在纠正试验中延长的APTT不能校正,也可见于有狼疮抗凝物的患者,通常是在血栓形成情况下。狼疮抗凝物的诊断可以通过添加过量的磷脂后APTT得以校正来证实,也可以通过其他针对狼疮抗凝物的特异性测试来证实。

快速确定可能的出血原因(图51-3)应考虑以下几类主要疾病:①vWD、血小板减少或异常血小板功能;②由维生素K缺乏、肝脏疾病或弥散性血管内凝血(DIC)引起的多种凝血因子水平降低;③单个凝血因子缺乏(通常是遗传性);④以及更罕见的获得性凝血因子(如因子Ⅷ)抑制物。对以上这些情况,进行实验室评价最有效。

三、由血管疾病引起的出血

血管性紫癜(即瘀斑)定义为由血管内在结构异常或由血管炎性浸润(即血管炎)引起的出血。虽然血管性紫癜通常在血小板计数和凝血试验结果正常的情况下引起出血,但血管炎和血管损伤可能严重到足以引起继发性血小板和凝血因子消耗。

老年患者中通常会见到因覆盖血管的皮下组织菲薄和胶原的分解,从而引起老年性紫癜,类固醇治疗也常出现类似的萎缩性皮肤变化。血管性紫癜的另一种获得性病因是坏血病[即维生素C(抗坏血酸)缺乏]。坏血病患者可出现毛发周围出血(即毛囊周出血)和毛发卷曲。瘀斑常在大腿上部形成经典的鞍形图案。牙龈出血是由牙龈炎引起,而不是由皮下组织缺陷引起。缺齿的坏血病患者可以没有牙龈出血症状,据此不能排除坏血病。

血管壁的先天性缺陷可引起瘀斑。这些罕见的综合征包括弹性纤维假黄瘤,一种脉管系统弹性纤维缺陷疾病,可伴有严重胃肠道和泌尿生殖道出血;以及Ehlers-Danlos综合征,其特征是血管和皮下组

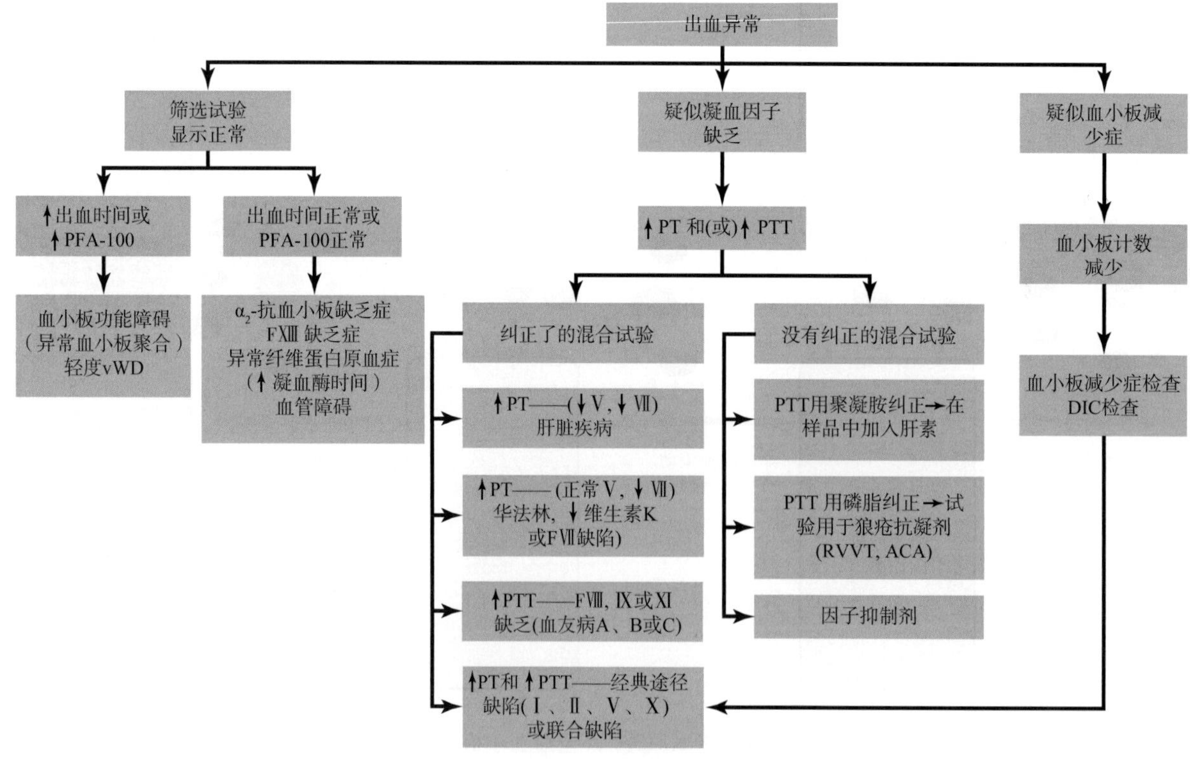

图51-3 评估出血的流程图。对血小板和因子缺乏进行实验室筛查可以锁定疾病检查的方向,随后根据特异性因子和其他凝血试验(如混合研究、D-二聚体)以明确诊断。ACA.抗心磷脂抗体;DIC.弥散性血管内凝血;FⅧ.因子Ⅷ;PFA-100.血小板功能分析仪-100;PT.凝血酶原时间;PTT.部分凝血活酶时间;RVVT.Russell毒蛇毒时间;vWD.von Willebrand病;↑.增加;↓.减少

织中存在异常胶原分子。这两种综合征均可在皮肤中引起瘀斑，但只有弹性纤维假黄瘤患者会发生明显的胃肠道出血。

与消化道出血相关的另一种先天性血管壁缺陷是遗传性出血性毛细血管扩张症（即Osler-Weber-Rendu综合征）。这种疾病的特征为血管壁变性，引起血管瘤样病变，与黏膜表面（包括嘴唇和胃肠道）的血疱类似。随年龄增长，由这些病灶破裂引起的出血也随之增加，胃肠道病变通常引起明显的慢性出血，经常导致铁缺乏。

突然发生的可触性紫癜（即皮肤局部出血，突出皮面），伴有皮疹和发热，可能由无菌性或脓毒性血管炎引起。脓毒性血管炎可由脑膜炎球菌血症和其他细菌感染引起，且通常伴有血小板减少和凝血时间延长。幼儿和青少年无菌性血管炎的一种病因是过敏性紫癜（Henoch-Schönlein紫癜），其为一种皮肤、胃肠道和肾脏的血管炎，通常伴随因肠道出血引起的腹痛。该综合征可发生在病毒性前驱症状后，并且可能由免疫球蛋白A（IgA）超敏反应引起，可被血清IgA免疫复合物和类似IgA肾病的肾脏组织病理学特征所证实。例如，对别嘌醇过敏可引起广泛皮肤紫癜。

血管疾病出血的治疗很明确。老年性紫癜和类固醇药物引起的紫癜通常不需要治疗。坏血病通过补充维生素C纠正。先天性疾病，包括Ehlers-Danlos综合征、遗传性出血性毛细血管扩张症和弹性纤维假黄瘤患者，应避免使用可能加重出血倾向的药物（如阿司匹林），并且这些患者应该接受支持治疗（如补铁、红细胞输注）。对患有遗传性出血性毛细血管扩张的患者，全身使用雌激素可诱导鼻黏膜的鳞状上皮化生，以减少外伤所致鼻出血。

脓毒性血管炎处理的重点是应用恰当的抗生素治疗。对无菌性血管炎，类固醇激素和免疫抑制剂是最有效的治疗。当血管炎严重到足以引起血小板和凝血因子消耗（参见弥散性血管内凝血）时，可以考虑输注血小板、冷沉淀物或新鲜冷冻血浆（FFP）。

四、由血小板减少引起的出血

血小板减少症（<150 000/μl）是住院患者最常见的问题之一。血小板减少症的初始诊断方法包括鉴别低血小板计数是否由血小板产生减少、血小板滞留增加或血小板破坏增加引起（图51-4）。

骨髓巨核细胞数量和形态学特征是区分血小板生成减少与外周滞留（如脾大）或破坏（如免疫性血小板减少性紫癜（ITP）的传统诊断手段。网织血小板计数在评价血小板减少症方面可作为血小板动力学的外周血指数。

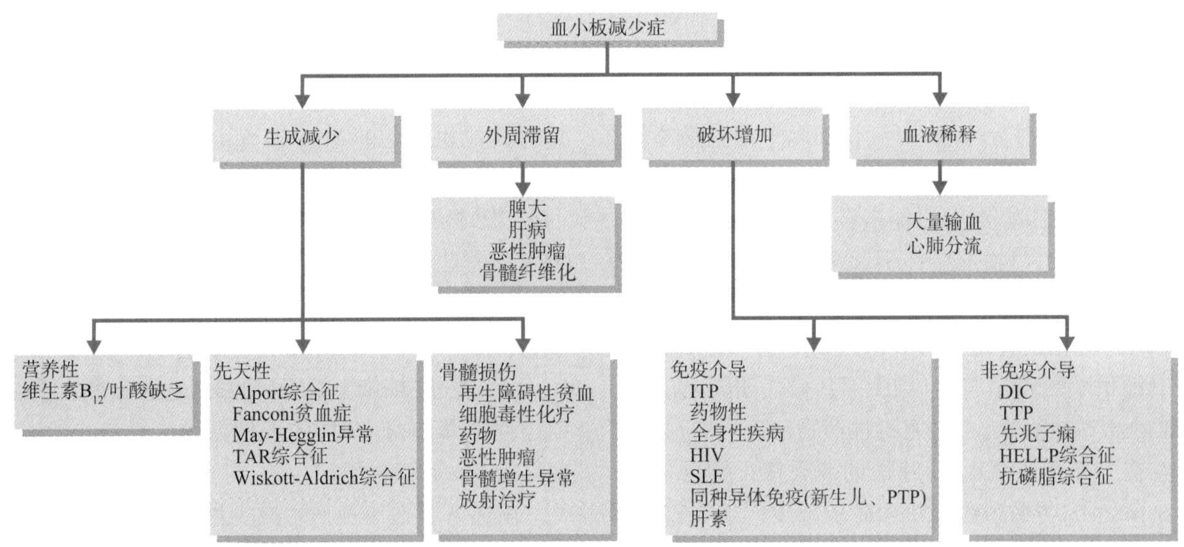

图51-4　血小板减少症的鉴别诊断。导致循环血小板数目减少的疾病可以通过四种主要病理生理机制分类：生成减少、外周滞留、外周破坏和血液稀释。病史、体格检查和骨髓评估可缩小可能原因的范围。DIC.弥散性血管内凝血；HELLP.与妊娠相关的溶血、肝脏酶谱升高和血小板计数降低；HIV.人类免疫缺陷病毒；ITP.免疫性血小板减少性紫癜；PTP.输血后紫癜；SLE.系统性红斑狼疮；TAR.血小板减少伴桡骨缺失综合征；TTP.血栓性血小板减少性紫癜

（一）骨髓中血小板生成减少

骨髓中血小板生成减少的特征是骨髓穿刺和活检标本中巨核细胞减少或缺失及循环网织血小板百分比降低。正常巨核细胞生成抑制可见于骨髓损伤和干细胞破坏（如细胞毒化疗药物的使用）；正常骨髓微环境破坏、正常干细胞被侵袭性恶性疾病替代、再生障碍、感染（如粟粒型结核）或骨髓纤维化；特异但罕见的先天性巨核干细胞缺陷；影响巨核细胞成熟的代谢异常。

1.药物和营养相关的血小板减少症

因恶性肿瘤或自身免疫性疾病应用细胞毒或免疫抑制性化疗可引起血小板减少症。血小板减少的病理生理学通常直接归因于药物或代谢产物的毒性，或两者兼具。例如，清髓性化疗药物抑制干细胞增殖，导致骨髓中的巨核细胞死亡并减少血液循环中的成熟血小板。其他常用药物如噻嗪类利尿剂、酒精和雌激素可能以类似的方式损伤骨髓巨核细胞。

虽然诊断这些疾病可能复杂，但停药后通常即可作出诊断。其他有帮助的实验室检查包括网织血小板计数和测定未成熟血小板比例。原则上，在外周血中容易检测到富含RNA的未成熟血小板。在血小板减少症中，健康骨髓的正常代偿反应是血小板生成增加，且未成熟血小板数量相应增加。然而，在骨髓抑制药物治疗中，未成熟血小板计数通常较低，表明巨核细胞增生低下。在应用已知可引起血小板减少的药物时，网织血小板比例降低有助于确立诊断。

药物相关性血小板减少症通常是可逆的，在停止细胞毒性药物治疗后，因巨核细胞干细胞最终恢复和再生，血小板生成也随之恢复。然而，反复或强烈化疗（如干细胞移植）可能造成巨核细胞干细胞和基质环境的永久性损伤，并引起慢性血小板减少。这种情况可伴有白细胞减少和贫血。

与药物相关骨髓抑制类似，营养疾病，特别是酒精中毒和叶酸或钴胺素（维生素B_{12}）代谢异常通常与血小板减少有关。与细胞毒性药物治疗一样，必需营养物质如维生素B_{12}或叶酸的缺乏使正常巨核细胞发育受阻，导致成熟血小板生成减少。营养缺乏可通过检测外周血中维生素B_{12}和叶酸水平来明确诊断。在营养疾病患者中，血小板计数应该在戒酒和适当的多种维生素替代治疗后回升。

2.恶性肿瘤相关性血小板减少症

来源于骨髓的恶性疾病（如白血病、多发性骨髓瘤）和恶性疾病（如非霍奇金淋巴瘤、小细胞肺癌、乳腺癌和前列腺癌）继发累及骨髓时，可以抑制血小板生成。病理生理学通常归因于对骨髓环境的毒性；巨核细胞的正常发育通常被大量异常骨髓成分或侵袭性肿瘤所抑制。

恶性肿瘤相关性血小板减少症的诊断通常基于骨髓穿刺，其特征为巨核细胞减少，有时伴恶性细胞。对于诊断恶性疾病侵及骨髓，骨髓活检的诊断率高。采用流式细胞术检测骨髓抽取物的克隆性B细胞，对检出单克隆性B淋巴细胞增殖性疾病（如非霍奇金淋巴瘤）也高度敏感。血小板减少症的根治疗法依赖于积极治疗原发疾病。

尽管并不是严格意义上的细胞侵袭过程，骨髓纤维化（即网状蛋白纤维增加，有时是胶原蛋白增加）可能导致血小板减少或全血细胞减少。骨髓纤维化最常发生在骨髓增殖性疾病、肥大细胞增多症及分枝杆菌和其他骨髓感染。偶见于骨髓增生异常或急性巨核细胞白血病患者，但很少为先天性（即成骨不全）。

与单纯恶性肿瘤相关性血小板生成减少类似，骨髓纤维化通过骨髓检查确诊。治疗原发疾病是治疗骨髓纤维化血小板减少症的最佳方法。

3.先天性血小板减少综合征

儿童血小板减少症可由先天性巨核细胞生成缺陷引起，见于血小板减少伴桡骨缺失综合征、先天性无巨核细胞性血小板减少症（即血小板生成素受体突变）和范科尼贫血（即先天性再生障碍性贫血伴肾发育不全和皮肤色素过度沉着）。原发于骨髓的其他疾病包括May-Hegglin异常和肌球蛋白重链9基因（*MYH9*）相关疾病，其特征在于巨大血小板和Döhle体（即白细胞和血小板中的嗜碱性包涵体）。

Wiskott-Aldrich综合征以血小板减少伴微血小板为特征，是伴有湿疹和免疫缺陷的一种X连锁疾病，可以通过T细胞上缺乏CD43表达来诊断。当伴有神经性耳聋和肾炎时，先天性低增生性血小板减少症称为Alport综合征。

前述各类血小板产生减少性疾病的诊断缺陷和详细方法在本章讨论范围之外。尽管如此，对多种先天性血小板减少症的根治性治疗是同种异基因造血干细胞移植，在这个过程中异常内源祖细胞成分被消除，取而代之的是能够产生正常功能、成熟血小板的前体细胞。

(二)血小板滞留

通常,在任何时候均有高达30%的循环血小板被滞留在脾脏中。由于滞留引起的血小板减少症常见于进展期肝病、伴有脾大的骨髓增殖性疾病(如慢性髓细胞性白血病、慢性特发性骨髓纤维化)和脾受累的恶性疾病。在上述每种疾病中,脾脏对血小板的捕获增加使血小板计数降低至50 000/μl～100 000/μl,但很少更低。

血小板滞留的诊断可通过体格检查或影像学检查发现脾大所提示。网状血小板计数或未成熟血小板分数正常或轻微升高,并且骨髓检查通常提示巨核细胞数量和形态正常。由于缺乏血小板滞留的特异性检测,诊断通常是在排除低增生和破坏性血小板减少的其他原因后作出。

由脾大引起的血小板减少症的治疗常常取决于使脾脏增大的原发疾病。脾切除术可适用于部分患者,如骨髓增殖性疾病等,但是很少用于治疗由门静脉高压引起的血小板减少症。因骨髓增殖综合征引起血小板减少症的患者中,是否进行脾切除术,必须进行个体化评估,权衡手术并发症、脾脏髓外造血能力丧失和反跳性血小板增多等综合利弊。有助于控制潜在病症的药物(如恶性肿瘤的化疗)或诸如肝移植(如用于终末期肝病和门静脉高压)的治疗可有助于缩小脾脏和减少血小板捕获。

(三)血小板破坏

由血小板破坏引起的血小板减少症首先要考虑这种破坏是由免疫机制(如抗体介导的血小板清除)或非免疫机制(如微血管病变)引起。这种分类方法非常重要,因为两种类型血小板破坏的病理生理学、诊断和治疗大相径庭。

1.免疫介导的血小板破坏

免疫介导的血小板破坏通常指抗体介导的血小板清除。血小板破坏可进一步分为自身免疫型(即抗自身抗原的抗体)和同种异体免疫型(即针对非自身抗原的抗体)。自身免疫性血小板减少症是最常见的免疫介导的血小板破坏形式。它可以是仅针对血小板的原发疾病,或是继发于另一种自身免疫性疾病(如系统性红斑狼疮)的并发症。同种异体免疫介导的血小板破坏比较罕见,通常仅在新生儿或长期输血的个体中发生,前者形成母体抗胎儿血小板抗原的抗体,后者彤成针对外源血小板抗原的同种抗体。

在自身免疫和同种异体免疫介导的血小板减少中,免疫性血小板破坏是由直接针对血小板膜糖蛋白受体的多克隆抗血小板抗体增加引起的,抗体中最常见的是针对糖蛋白Ⅱb/Ⅲa(GPⅡb/Ⅲa)的隐性新表位的抗体,而抗糖蛋白Ⅰb(GPⅠb)或人白细胞抗原(HLA)的抗体较少见。这些抗体包被的血小板可以诱发单核-吞噬细胞系统细胞上Fc受体对血小板的调理作用。抗体包被的血小板被脾脏清除,小部分被肝脏清除。

这些疾病导致骨髓血小板生成急剧增加,表现为骨髓巨核细胞数目的增加。所生成的年轻血小板具有相对较高的颗粒含量,从而止血功能增强。骨髓检查中巨核细胞数目增加或正常是区分血小板破坏与生成减少的传统方法。然而,网织血小板百分比的增加与血小板破坏特别是免疫介导的血小板减少有关,并且足以诊断血小板破坏。

免疫清除引起的血小板减少可能很严重,血小板存活时间通常从正常7～10d减少至小于1d。虽然该类型血小板减少很严重,但严重出血或出血性死亡并不常见,一部分原因是年轻血小板功能增加,另一部分原因是维持血管完整性所需的循环血小板数量相对较低,估计每日为7100/μl。

(1)免疫性血小板减少性紫癜:儿童急性免疫性血小板减少性紫癜(ITP)通常有前驱病毒感染,如水痘。ITP患者出现瘀点状出血和黏膜出血,血小板计数通常低于20 000/μl。血涂片显示大血小板,但没有其他异常细胞,如儿童白血病时的原始细胞。骨髓中巨核细胞数量增加或偶尔正常。ITP部分依靠排除性诊断。发热、器官肿大、全血细胞减少、淋巴结病或外周血细胞异常等症状提示恶性疾病的诊断,如白血病、神经母细胞瘤、Wilms瘤或其他骨髓疾病。

实验室检查可以作为临床评价的补充,但ITP的诊断并不依赖于实验室检查。检查可证实外周血中网状血小板的百分比增加,或检测到血清中或血小板上存在血小板自身抗体(即血小板相关免疫球蛋白)。虽然血小板相关抗体测定的敏感性高,但对ITP并不特异,因为在因肝脏疾病或人类免疫缺陷病毒(HIV)感染而引起血小板减少症患者中,非特异性结合血小板的免疫球蛋白水平通常增加。特异性血小板糖蛋白血清抗体的测定技术特异性高,但敏感性差。平均血小板体积增加作为破坏性血小板减少症的指标,相对不敏感,部分是由于其正常值范围过于宽泛。网状血小板百分比增加与血小板破坏增加一致，但不能区分ITP和其他原因所致血小板破坏，如肝素引起的血小板减少（HIT）和血栓性血小板减少性紫癜（TTP）（参见第52章）。

儿童急性ITP可以不经过治疗就缓解，但是特别是在严重或复杂情况下，临床医生可能更倾向用类固醇激素或静脉注射免疫球蛋白（IVIG）治疗。ITP的IVIG治疗被认为通过三种机制起作用。第一，高浓度免疫球蛋白G（IgG）阻断RES吞噬细胞上的Fc受体和阻断抗体依赖性细胞毒性的细胞效应器。第二，IgG的输注增加了IgG分解代谢的速率，从而使抗血小板IgG破坏相应增加。第三，抗血小板免疫球蛋白的清除可通过抗独特型效应（即产生对ITP抗体的免疫应答）而增加。

超过80%的儿童急性ITP可迅速缓解，且不再复发。10%～20%的儿童最终发展为复发性血小板减少（即慢性ITP）；然而，其中超过70%对脾切除术完全有效。对于脾切除术后的慢性患者，可使用IVIG、Rh免疫球蛋白，以及在病情严重时使用利妥昔单抗（美罗华）的免疫治疗。出血性死亡在儿童急性ITP中罕见（＜2%），但是慢性难治性ITP的死亡率达2%～5%。

与儿童类似，成人ITP的诊断主要是排除诊断，但是成人急性ITP很少自然缓解，并且超过50%的病例会发展成慢性ITP。症状表现为出血点和黏膜出血，伴有血小板计数低于20 000/μl，通常低至1000/μl～2000/μl。少于10%的成人ITP死于出血。

成人ITP可能与HIV或丙型肝炎病毒感染等相关。ITP可能是HIV感染的最初表现，而在HIV感染的晚期阶段，血小板减少症通常是由于巨核细胞感染HIV、骨髓中分枝杆菌感染和终末期HIV疾病的营养缺乏导致的骨髓衰竭所引起。

ITP可见于自身免疫性疾病如系统性红斑狼疮、炎性肠病和非病毒性肝炎的患者。在一些患者中，ITP伴有自身免疫性溶血性贫血，也称为Evans综合征。直接Coombs试验通常为阳性，表明存在针对红细胞的温反应型自身抗体。初始治疗可能与单独的ITP没有显著不同。但是不同于ITP，慢性Evans综合征对脾切除术反应差。

在系统性红斑狼疮中，ITP可由与自身免疫性疾病本身相关的因素引起，包括血小板表面上免疫复合物沉积和活动性血管炎，这两者都可以导致血小板清除率增加和计数减低。ITP和潜在的自身免疫性疾病的治疗通常是相互关联的。当狼疮抗凝物或抗心磷脂抗体与系统性红斑狼疮和血小板减少相关时，即可诊断继发性抗磷脂抗体综合征，该病最常见血栓栓塞并发症。

成人急性ITP的一线治疗是类固醇激素，通常给予泼尼松每日1～2mg/kg。研究表明，大剂量地塞米松冲击治疗，每14d或28d给予6～8个剂量可以较好控制病情。ITP通常不需要血小板输注，因为输入的血小板存活时间短暂，且出血并发症并不常见。然而，在出血明显或需要手术的患者中，可以安全输注血小板，并且可以短暂地增加血小板计数，尽管通常短于24h。

在严重血小板减少（＜5000/μl）或有危及生命出血的急性ITP患者中，大剂量甲泼尼龙（1g/d，共3d）可以单独或联合IVIG（总量1～2g/kg，分为2～5d）应用，同时输注血小板。对于复发性ITP，常需要长期类固醇激素治疗，但常伴有明显的副作用。每2周给予4d大剂量地塞米松冲击疗法，在约2/3的慢性ITP患者中疗效显著。

最初对IVIG治疗有效的慢性ITP儿童和成人患者，通常对脾切除术反应良好，而那些IVIG治疗无效的患者，不太可能在脾切除术后获得疾病缓解。超过50%的慢性ITP患者在脾切除术后有一定程度的病情缓解。如果ITP在脾切除术后复发，则必须排除副脾，一般通过肝脏和脾脏扫描，因为仍然可能发现Howell-Jolly小体。

疾病复发通常是间歇性的，特别是在病毒感染后，这些患者可以用IVIG治疗。另外，如果患者为Rh（D）抗原阳性，也可以用IgG类抗Rh（D）抗体的制剂——Rh免疫球蛋白（RhoGAM）治疗。抗D诱导红细胞溶血（通常为轻度），可能导致RES的Fc受体封闭及肝脾血小板摄取减少。

一些ITP患者，特别是伴有HIV感染的患者，在抗Rh（D）治疗后出现明显甚至致命的血红蛋白血症或血红蛋白尿，因此应当仔细监测。Rh免疫球蛋白通常在脾切除术后的患者中无效。在对脾切除术没有反应的患者，可以联合应用IVIG、长春新碱、抗Rh（D）、达那唑和免疫抑制（如硫唑嘌呤）治疗，以避免使用类固醇治疗。

一些慢性ITP患者对输注抗CD20单克隆抗体利妥昔单抗有效。骨髓细胞学正常的慢性ITP可以使用血小板生成素类似物和激动剂抗体来刺激血小板生成，其在基础试验和临床实践中显示出较好的前景。然而，由于许多慢性ITP患者血小板计数从未达到正常，治疗的目标通常是将血小板计数维持在

30 000/μl以上，以避免明显出血。约有5%的成人ITP患者死于慢性、难治性疾病及治疗相关并发症。

（2）药物诱导的血小板破坏：特定药物相关的免疫介导血小板破坏，是血小板减少症常被忽视的病因。与前述通过直接抑制巨核细胞生成起作用的药物（如化疗药物）不同，该类药物诱导针对血小板抗原的免疫应答。

药物可以通过几种机制诱导自身免疫应答。一种是针对可溶性药物分子产生抗体应答。当可溶性药物结合到血小板膜时，药物诱导的抗体通过RES破坏循环血小板。药物诱导的血小板减少症的其他机制包括通过药物-血小板相互作用（半抗原反应）形成免疫原性新抗原，药物依赖性自身抗体可与血小板抗原发生交叉反应。有时也会形成药物和循环血小板的免疫复合物。

历史上，奎尼丁或奎宁类制剂是与血小板抗体相关的第一类药物。通过偶联至载体蛋白上的药物试验可以检测到抗体。随着对药物诱导的血小板减少的认识增加，已经报道了许多药物，包括抗生素、抗惊厥药、精神药物和抗血小板药物可以介导血小板破坏（表51-2）。

表51-2 与免疫性血小板减少症相关的常用药物

药物类别	举例
抗生素	青霉素
	头孢菌素（头孢噻吩、头孢他啶）
	万古霉素
	磺胺（磺胺异噁唑）
	利福平
	利奈唑胺
	奎宁
抗癫痫药，抗精神病药和镇静安眠药	苯二氮䓬类（地西泮）
	氟哌啶醇
	卡马西平
	锂
	苯妥英
抗高血压药	利尿剂（氯噻嗪）
	血管紧张素转换酶抑制剂（雷米普利）
	甲基多巴
镇痛药和抗炎药	对乙酰氨基酚
	布洛芬
	萘普生
抗血小板药	阿昔单抗
	替罗非班
抗凝剂	肝素
	低分子量肝素

肝素也可以诱导血小板减少，但与其他药物不同，这种相互作用会导致看似矛盾的血栓形成。肝素诱导的血小板减少症的机制及其促血栓形成作用在第52章中会有更详细的讨论。

对发生急性血小板减少的患者询问病史时，应仔细检查所有药物，特别是血小板计数降低之前应用的药物，可能有助于推断病因并纠正血小板计数降低。不管诱导的机制如何，血小板减少症的发生往往迅速，且暂时与服用的药物相关。停止服用可疑药物通常同样会出现血小板计数快速上升。对于一些在药物去除后仍存在长期血小板减少的患者，使用诸如IVIG（2g/kg分2～3次应用）或类固醇激素、免疫抑制治疗，可恢复血小板计数至基线水平。

尽管通常需要通过检测具有药物特异性的抗体来确诊药物诱导的血小板减少，但这些检测一般仅由专业实验室进行。如果怀疑药物引起的血小板减少症，临床医生不必等待特异性抗体检测结果，即可停用潜在的可疑药物。

（3）胎儿和新生儿同种免疫血小板减少症：胎儿和新生儿同种免疫性血小板减少症（FNAIT）发生在母亲为罕见的血小板同种异体抗原纯合子时，最常见的是血小板GPⅢa受体上的人血小板抗原1b（HPA-1b），而胎儿表达从父亲遗传的HPA-1a单倍型。同种免疫性血小板减少的发病机制类似于Rh（D）致敏诱导新生儿溶血性疾病。母亲第一次妊娠期间暴露于HPA-1a抗原，在这期间或随后妊娠过程中，她产生抗HPA-1a的高滴度IgG抗体。这些抗体穿过胎盘，与HPA-1a阳性胎儿血小板反应，并通过RES引起外周血小板破坏。

当通过影像学检查发现宫内胎儿出血时或当健康新生儿出现意外出血，伴有血小板减少时（通常血小板计数为50 000/μl～75 000/μl或更低），常常考虑FNAIT的诊断。母亲FNAIT病史可以提示其在未来妊娠期间再次发生FNAIT的可能性比较大。

疑似诊断为FNAIT后，可以通过检查母体血清中抗HPA同种抗体来确认。虽然在FNAIT患者出血可能很严重，但抗体不一定预测出血是否会在子宫内、分娩时或出生最初几日发生，抗体的检测主要用于确诊。

洗涤母体血小板（或无HPA-1a抗原的随机血小板）和IVIG的输注可用于治疗出血和恢复血小板计数。对已纠正出血的新生儿来说，从循环中清除母体抗体后，FNAIT几乎不会造成长期伤害。

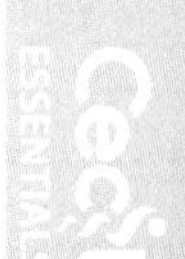

(4)输血后紫癜：成人输血后可出现同种免疫性血小板减少[即输血后紫癜(PTP)]。如同在新生儿中，这种病症是患者暴露于常见的，但其自身血小板不表达的血小板同种异体抗原。例如，PTP可以发生在缺乏HPA-1a，之前在妊娠或输血期间已经对该抗原形成同种异体免疫的个体输血后。因为超过95%的献血者表达HPA-1a，并且抗原随血小板分散，任何血液制品都可以含有HPA-1a。虽然尚未完全明确，一些研究者已经推测可溶性HPA抗原沉积在内源性血小板上，导致它们被抗HPA同种抗体快速清除。

PTP可以通过检测发病者的血清中存在抗HPA抗体来确诊。患者通常用IVIG治疗，并且后续的输血必须来源于无相关HPA的供体。虽然HPA-1a是同种异体血小板减少症的最常见原因，但其他血小板同种异体抗原也可引起这种临床综合征(表51-3)。

表51-3 同种免疫性血小板减少症的分子基础

糖蛋白	等位基因(同种异型抗原)	表型/频率	氨基酸和位置
Ⅲa	HPA-1a/1b	0.98/0.25	亮氨酸/脯氨酸；33
Ⅰb	HPA-2a/2b	0.99/0.14	苏氨酸/蛋氨酸；145
Ⅱb	HPA-3a/3b	0.91/0.70	异亮氨酸/丝氨酸；843
Ⅲa	HPA-4a/4b	0.99/0.01	精氨酸/谷氨酰胺；143
Ⅰa	HPA-5a/5b	0.99/0.21	谷氨酸/赖氨酸；505
Ⅲa	HPA-6a/6b	NA	脯氨酸/谷氨酸；407
Ⅲa	HPA-7a/7b	NA	脯氨酸/谷氨酸；407
Ⅲa	HPA-8a/8b	NA	精氨酸/胱氨酸；636

注：HPA.人类血小板抗原；NA.数据不可用。

2.非免疫介导的血小板破坏

(1)弥散性血管内凝血(DIC)：非免疫性血小板破坏中最常见和潜在危及生命的原因之一是DIC，其与脓毒症、恶性肿瘤、晚期肝病及引发内毒素释放或引起严重组织损伤的其他病症相关(表51-4)。在由细菌脓毒症引起的DIC中，循环内毒素诱导循环单核细胞和内皮细胞表达组织因子，引起压倒性的凝血酶和纤维蛋白产生过程。纤维蛋白的沉积发生在整个血管系统中，同时有相对不足的纤维蛋白溶解，导致血栓形成或微血管病变及随后的器官损伤。血小板和循环因子的凝血酶激活最终分别远远超过骨髓和肝脏的合成能力，导致血小板减少及PT和APTT的延长。

虽然DIC的原发性损害是凝血酶和凝块产生，但临床终点通常是消耗性凝血疾病，表现为血小板和凝血因子的耗竭。黏膜出血，特别是胃肠道的出血及静脉穿刺部位的渗血是DIC的早期征兆。

表51-4 弥散性血管内凝血的病因

脓毒症或内毒素
革兰氏阴性菌血症
组织损伤
创伤
闭合性头部损伤
烧伤
低灌注或低血压
恶性疾病
腺癌
急性早幼粒细胞白血病
原发血管疾病
血管炎
巨大血管瘤(Kasabach-Merritt综合征)
主动脉瘤
心脏附壁血栓
外源性病因
蛇毒
活化因子输注(凝血酶原复合物浓缩物)

纤维蛋白原水平通常较低，但在DIC中可能是正常的，因为脓毒症或潜在病症的急性期反应可增加纤维蛋白原分泌。因此不能因为纤维蛋白原在正常范围内而排除DIC。纤维蛋白凝块形成和组织型纤溶酶原激活物触发DIC中的纤维蛋白溶解。实验室检查显示纤维蛋白裂解产物(即纤维蛋白单体的裂解片段)水平增加到大于40μg/ml、D-二聚体(即纤维蛋白-纤维蛋白二聚体的裂解片段)大于0.5mg/ml。虽然DIC患者中纤维蛋白裂解产物的水平通常升高，但却并不特异。升高的D-二聚体水平对DIC更特异，通常用于确诊或替代纤维蛋白裂解产物进行筛选试验。血液涂片也可以通过显示大量破碎细胞来协助诊断DIC，但该结果对DIC并不特异，也可见于其他微血管病变如TTP。

由于动脉瘤、血管瘤和附壁血栓等相关的大血块导致血小板和凝血因子消耗，可触发慢性DIC。慢性DIC的另一原因是恶性疾病，常常是腺癌或急性早幼粒细胞白血病。这些疾病中的恶性细胞通过以下几个方面促进凝血酶形成：分泌组织因子；合成可以激活因子X的半胱氨酸蛋白酶；诱导血小板-配体结合；以及上调内皮细胞纤溶酶原激活物抑制剂-1(PAI-1)或环氧化酶2(COX-2)的表达。与恶性肿瘤相关的慢性DIC通常引起大量凝血因子消耗，使PT和APTT延长。患者临床表现出迁移性血栓性静脉炎（即Trousseau综合征）或非细菌性血栓性（消耗性）心内膜炎。

DIC的治疗应该针对以下方面：①潜在疾病的治疗，如脓毒症给予抗生素或恶性疾病给予化疗；②支持性止血治疗，包括血小板、冷沉淀物（含纤维蛋白原）和新鲜冰冻血浆FFP；③中断凝血因子和血小板的活化。对于最后一点，通常不建议抗凝治疗，除非抗凝和促凝的平衡明显倾向于促进凝血，如伴随附壁血栓的动脉血栓栓塞或伴随Troussoau综合征的迁移性血栓性静脉炎。慢性DIC的这些血栓形成并发症一般对华法林治疗耐药，并且通常需要使用普通或低分子量肝素等高强度抗Ⅹa治疗。脓毒症引起的DIC，使用具有药理活性的蛋白C可以明显降低死亡率。

（2）妊娠高血压综合征伴血小板减少：孕妇轻度血小板减少症与血液稀释有关，血液稀释是妊娠的正常生理反应，可使血小板计数降至100 000/μl～150 000/μl；这与母亲或胎儿并发症不相关。然而，妊娠高血压综合征可导致血小板计数低于100 000/μl，这样可能引发并发症。

妊娠高血压综合征可出现高血压，随后进展为蛋白尿和肾功能障碍（即子痫前期）和进展为脑水肿和癫痫（即惊厥）。血小板减少是妊娠高血压综合征的晚期表现，通常发生在分娩时或妊娠最后3个月。妊娠HELLP综合征（以溶血、肝酶谱升高和血小板计数降低为特征）偶尔与高血压相关。与妊娠高血压综合征或HELLP相关的血小板减少可能由血管前列腺素代谢异常或胎盘功能失调引起血小板消耗，血管病变和微血管闭塞所致。这两种疾病通常随胎儿和胎盘的娩出而好转。偶尔分娩后血小板减少并未缓解，这时应给予IVIG或血浆置换。

导致非免疫性血小板破坏的其他妊娠相关疾病包括TTP、溶血性尿毒症综合征（HUS）和抗磷脂综合征。尽管伴发血小板减少，这些血小板消耗过程通常引发血栓形成状态而不是出血倾向。这些与血小板减少有关的医学问题在第52章讨论。

（3）消耗和稀释血小板减少症：除血小板阻滞、生成率低和破坏等原因导致血小板减少外，低血小板计数偶尔由消耗和血液稀释引起。出血的潜在原因通常是大规模创伤，这是直接造成这些患者血小板减少的病理生理学原因。

严重出血时，血小板试图止血，导致内源性消耗，并且其消耗远快于脾释放或骨髓中生成血小板的速度。创伤后的复苏措施，包括大量静脉补液、红细胞和FFP的输注，导致循环血小板数量的稀释。创伤期间血小板消耗和稀释的联合作用可能会造成灾难性后果，并且这种情况在历史上是主要的死亡原因。除了确定大出血来源外，创伤后积极的血小板输注可以最有效地克服血小板消耗和稀释的影响（后面讨论）。

五、由血小板功能缺陷引起的出血

血小板黏附到损伤的血管并将额外的血小板募集到血块中的能力对于原发性止血，特别是当患者面临创伤或手术时是必要的。与由血小板减少症引起的出血不同，血小板功能缺陷个体出血是因为这些个体的血小板不能对体内刺激产生合适的黏附或聚集等应答。

这些血小板质量缺陷疾病最常见于血小板计数正常或接近正常的个体。评估通常依赖于循环血小板功能（而不是数量）的测试。从流行病学角度来看，获得性血小板质量缺陷疾病比先天性血小板缺陷更常见。

（一）获得性血小板功能障碍的原因

1.阿司匹林与抗血小板治疗

患者的病史和术前筛查应评估是否服用干扰血小板功能的药物，如阿司匹林。阿司匹林不可逆地阻断花生四烯酸的正常代谢，并且所有暴露的血小板都不可逆地受到影响，即使在停用阿司匹林后也不能对刺激作出反应。阿司匹林诱导的血小板聚集特征如表51-5和图51-5所示。

非甾体抗炎药（NSAID）（如吲哚美辛）可逆地抑制COX，在停药24～48h后血小板功能可以恢复。与阿司匹林或NSAID相关的大多数外科手术后的出血通常是轻度的，术前或可以不必停用阿司匹林，尤其是处于卒中或心肌梗死高风险的患者，阿司匹林诱导的血小板功能障碍为其所需。

阿司匹林效应仅限于COX-1，各种NSAID对COX-1和COX-2的相对亲和力不尽相同。COX-2是对炎症细胞因子应答而在内皮细胞中合成的诱导性酶。抑制COX-2可以减少内皮细胞前列腺素I_2（即前列环素）的合成，该前列环素通过抑制血小板聚

表51-5 引起血小板聚集异常的疾病

疾病	对激动剂的反应				
	肾上腺素	ADP	胶原	花生四烯酸	瑞斯托菌素
阿司匹林和NSAID	PW	PW	NL，↓*	↓	NL
格兰茨曼病	缺失	缺失	缺失	缺失	PW
Bernard-Soulier综合征	NL	NL	NL	NL	缺失
储存池病	↓	PW	↓	NL，↓	PW
Hermansky-Pudlak综合征	↓	PW	↓	NL	PW
灰色血小板综合征	↓	↓	↓	NL	NL
血管性血友病疾病	NL	NL	NL	NL	↓，NL

注：ADP.二磷酸腺苷；NL.正常；NSAID.非甾体抗炎药；PW.只有主要波聚集；↓.下降。

*在大多数不同剂量的胶原情况下，阿司匹林会引起血小板聚集减少。在2B型血管性血友病中，患者使用低剂量瑞斯托菌素可使聚集增加，用标准剂量的瑞斯托菌素可使聚集减少或保持正常。

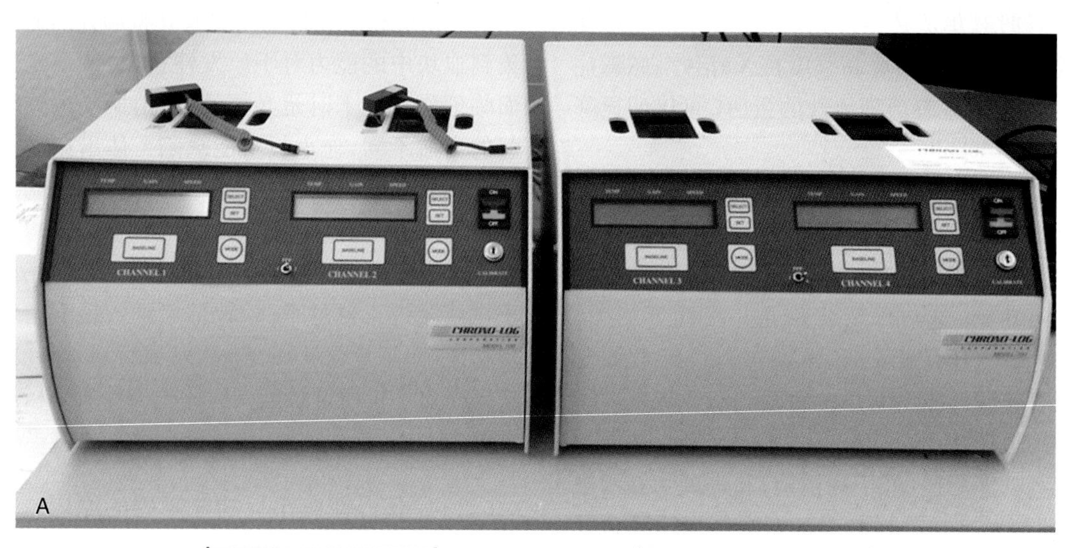

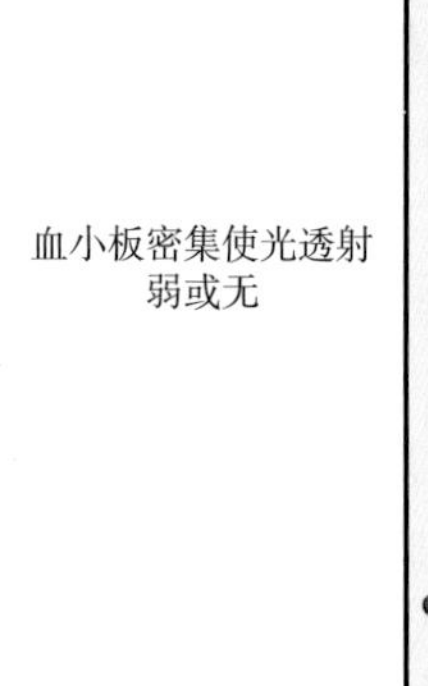

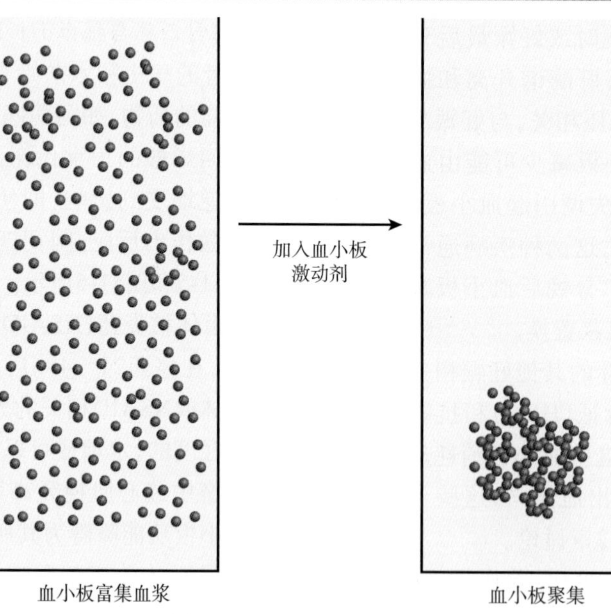

图51-5 光电比浊法检测血小板聚合的方法学。A.典型的实验室光电比浊法血小板聚集仪。B.在该测定中，血小板功能与光透射成正比。富血小板血浆可阻止光透射，将其暴露于各种激动剂（即二磷酸腺苷、肾上腺素、胶原、花生四烯酸和瑞斯托菌素），随着血小板开始聚集或凝集，光透射程度随时间加强，并且对大部分激动剂，常表现为主要或次要聚集波。无或较低的光透射增加通常与血小板功能降低相关

集而表现出抗血栓形成作用。非选择性NSAID在促血栓或抗血栓的平衡中倾向出血，因为NSAID诱导COX-1抑制意味着血小板中血栓素A_2的产生被阻断。相反，应用更多选择性COX-2抑制剂所出现的心血管风险增加可能归因于COX-2诱导的内皮细胞前列环素产生的缺乏，以及健全的血小板功能（即通过COX-2的阻断，没有抑制血栓素A_2）。最近的研究表明，在阿司匹林之前给予NSAID，可竞争COX-1结合位点并减少阿司匹林的抗血小板作用，其为凝血平衡中同时使用NSAID和阿司匹林另一个可能的因素。

另一类抗血小板药物不通过COX-1/2途径起作用。这些药物是P2Y12受体拮抗剂（如氯吡格雷、普拉格雷）。它们通过不可逆地结合血小板激动剂ADP的表面受体来破坏血小板功能。P2Y12受体拮抗剂主要用于具有冠状动脉疾病和脑卒中相关的血栓形成风险个体的辅助抗凝治疗。如果服用P2Y12受体拮抗剂的患者出现出血，这些药物可以在损伤部位抑制血小板活化，这与服用阿司匹林的效果没有不同。

不管使用何种药物，中度至重度出血最合理的第一步治疗是停用抗血小板药物。停用不可逆抑制剂对抗凝血小板没有影响，但是新生成的血小板则不受药物影响并且在损伤部位适当地发挥作用。

除了停止用药，由阿司匹林或其他抗血小板剂引起的出血可以通过输注1-脱氨基-(8-D-精氨酸)-加压素（DDAVP）来解决。该制剂可以有效地减少血小板抗凝血患者的出血时间。血小板输注有时也是合适的手段。在大多数情况下，单纯输注4～6U随机供体血小板（或一个单位机采）可提供足够的正常血小板（＞10%的总循环数）以恢复初始止血。由其他药物引起的血小板功能障碍和出血也可以类似地通过停止用药并在需要时提供血小板输注进行治疗（表51-6）。

2.尿毒性血小板功能障碍

肾功能不全可与毒性蛋白如胍基琥珀酸的累积相关，其可诱导血管内皮细胞形成高水平的一氧化氮以抑制血小板功能。尿毒症状态也可以通过尚不明确的机制抑制血小板分泌途径和抑制血小板黏附到暴露的内皮。然而尿毒症状态确实使个体处于血小板功能障碍相关的出血风险中。因为没有正式的检测手段，对那些伴有血小板样出血疾病的急性或慢性肾衰竭的个体，应疑似诊断。

尿毒症血小板功能障碍的短期治疗包括施用DDAVP和冷沉淀物。两者都增加循环血管性血友病抗原，这可以帮助克服一些尿毒症相关的血小板缺陷。联合雌激素对长期治疗有一些益处。血小板输注可能对危及生命的出血和急性肾衰竭患者稍有作用，但是这种治疗的效果是短暂的，因为输注的血小板会快速获得尿毒症缺陷。血小板输注不应被认为是大多数尿毒症出血的首选治疗。

（二）先天性原因血小板功能障碍

1.血小板糖蛋白缺陷

遗传性血小板质量缺陷包括血小板受体和颗粒的异常。两种罕见但阐述明确的血小板受体疾病是Bernard-Soulier综合征和Glanzmann血小板功能不全。

Bernard-Soulier综合征由血小板GPⅠb[即原发性血管性血友病因子（vWF）受体]在血小板表面表达减少引起，GPⅠb功能降低引起的较不常见。该综合征的特征在于轻度血小板减少、出血时间增加、大血小板及轻至中度出血症状。诊断常见于儿童，但有些可能直到成年才出现症状。尽管具有足够的vWF水平和功能，如瑞斯托菌素辅助因子（Rcof）活性正常，Bernard-Soulier综合征的实验室检验显示对瑞斯托菌素缺乏血小板聚集反应（见表51-5和图51-5）。

Glanzmann血小板功能不全的特征是出血时间延长及血小板GPⅡb/Ⅲa（即vWF和纤维蛋白原受

表51-6 影响血小板功能的药物

强抑制剂
阿昔单抗（和其他抗GPⅡb/Ⅲa或抗RGD化合物）
阿司匹林（通常包含在非处方药物中）
氯吡格雷、噻氯匹定（ADP受体阻滞剂）
非甾体抗炎药
中度抑制剂
抗生素（青霉素、头孢菌素、呋喃妥因）
葡聚糖
纤溶剂
肝素
羟乙基淀粉
弱抑制剂
酒精
硝酸甘油
硝普钠

注：ADP.二磷酸腺苷；GP.糖蛋白；RGD.精氨酸-甘氨酸-天冬氨酸。

体)异常低水平表达，少数也可表现为GPⅡb/Ⅲa表达正常但功能缺失。患者通常在儿童期出现出血。在Glanzmann血小板功能不全的情况下，血小板聚集测试证实除瑞斯托菌素外，血小板对所有激动剂的反应缺乏或减弱(见表51-5和图51-5)。

血小板输注可纠正Bernard-Soulier综合征和Glanzmann血小板功能不全引起的出血。然而，由于频繁血小板输注引起的同种异体免疫的高风险(即患者缺乏GPⅠb或GPⅡb/Ⅲa)，所以该治疗应当仅在临床上需要时谨慎进行。

2.血小板颗粒或分泌缺陷

遗传性血小板颗粒疾病可根据缺失或缺陷的颗粒类型定义。储存池疾病的特征在于致密颗粒相对减少或缺失及与之对应的中至重度黏膜出血。负责招募和激活血小板的致密颗粒成分的释放受到损伤。储存池病对大多数激动剂引发的继发聚集效应降低或缺失(见表51-5和图51-5)。

Hermansky-Pudlak综合征是致密颗粒缺陷伴皮肤白化病和轻度血小板减少的疾病。患者具有明显出血倾向，可以自发发生，但是更常见于外科手术。

Chédiak-Higashi综合征是一种罕见血小板颗粒疾病，其特征为轻度出血、部分白化病和复发性化脓性感染。在中性粒细胞和单核细胞中可见大的、不规则的灰色-蓝色内含物。

灰色血小板综合征的特征是外周血涂片上可见缺乏正常染色的无色或灰色血小板，并且电子显微镜检查证实α-颗粒或其内容物消失。患有灰色血小板综合征的患者有轻度出血病史，并且聚集试验显示对肾上腺素、ADP和胶原的反应减低。

所有血小板颗粒疾病都可以通过避免应用阿司匹林和其他抗血小板药物及通过激素控制妇女的月经治疗成功。当出血发生时应当给予血小板输注。

(三)血小板输注治疗

1.标准血小板治疗

健康供体全血分离的血小板输注可用于止血或预防出血。血小板输注支持是基于前面讨论的两大类情况：用于未出血的血小板减少症患者的预防性血小板输注和急性出血时的血小板输注。

对于未出血的血小板减少症患者，几种触发因素可以在没有直接出血的情况下提示进行血小板输注。接受化疗的患者可能会出现严重血小板减少，当他们的血小板计数低于10 000/μl时应该输注血小板，以防止自发性出血。对没有发热、脓毒症或消化道出血、临床病情相对简单的患者来讲，这是个安全、合适的阈值。10 000/μl这个阈值是通过多项前瞻性随机对照试验严格建立的，可以显著降低血小板输注的频率，从而降低与多种血液制品暴露相关的风险。如果患者存在并发症或正在门诊治疗，当血小板计数低于20 000/μl时可以给予预防性输注，尽管该阈值并非严格基于临床试验证据。

对于经历有创性操作(如手术)或创伤患者，当计数低于50 000/μl时输注血小板是合理的。建议对接受神经或眼科手术的患者，使用更高的血小板计数标准；如果可能，推荐血小板计数高于100 000/μl，因为这些解剖部位的出血是灾难性的。50 000/μl和100 000/μl的阈值主要基于经验和国内公布的指南，但缺乏相应的临床试验。

对于急性出血患者，输注血小板的决定取决于几个因素，其中血小板减少是最直接和有用的标准。对大多数急性出血，合理目标是血小板计数高于50 000/μl，而神经系统出血则可能需要计数高于100 000/μl。

急性出血患者必须考虑先天性或获得性血小板功能障碍。服用抗血小板药物如阿司匹林的患者显著出血时，可能受益于血小板输注，而与血小板基线计数无关。另一个考虑因素是输入的血液制品和液体的体积。除血浆、扩容剂和生理盐水外，创伤患者可以接受超过10U的输注红细胞。大量液体(输血量大于10U)复苏将血小板计数减少到低于基线的50%，导致显著的稀释性凝血障碍。在这些情况下，必须重新获得血小板计数，并且给予足量的血小板输注以保持充足的止血功能。

当决定输注血小板时，可以从血库或输血服务处申请血小板。血库提供随机-供者汇集的血小板和单采血小板。随机-供者汇集的血小板由4～6个供体的血小板浓缩物组成(合并)一个大剂量。对非复杂性血小板减少的成年患者，一个单位随机供者血小板浓缩物通常将血小板计数提高8000/μl～10 000/μl。4～6U合并在一起预计可以将血小板增加30 000/μl～60 000/μl。机采血小板是使用自动化血液成分单采仪器从一个供者采集血小板。这些单供者机采血小板的剂量几乎等于6U分离血小板汇总的剂量，据估计可以使无合并症患者的血小板计数增加高达50 000/μl。

基于之前叙述的血小板预期增量和特定的输血

目标，一个随机供者血小板池或一个单采血小板产品应充分升高血小板计数以纠正血小板减少症并防止自发性出血。在血小板减少症患者进行有创性操作、轻至中度创伤时，或血小板功能障碍患者发生出血时，这一剂量足以止血或预防出血。对于病情复杂的患者（如血小板减少症伴颅内出血或大量创伤），随时间推移可能需要更多的血小板剂量以达到止血。

2.血小板输注失败和血小板输注无效

血小板减少症患者的血小板输注并不是在所有情况下都成功。尿毒症引起获得性输注血小板功能障碍，限制其在体内的止血能力。ITP引起的血小板减少症患者通常在输血后不出现血小板计数增加，因为循环自身抗体引起内源性和输注血小板的快速破坏。这种现象称为血小板输注无效，可由多种受血者的问题所致，包括发热、脓毒症、脾大和DIC。尽管对于诸如ITP或DIC引起的血小板输注无效的病理生理学已经阐明（血小板从循环中被清除），但很少有数据表明为什么存在诸如发热或感染的个体对血小板输注会发生不恰当的反应。

当治疗血小板输注无效的患者时，医生应考虑其是否由非免疫或免疫因子介导。免疫输注无效表示抗体介导的清除。对于非免疫介导的输注无效，如在发热或DIC的情况下，潜在的疾病通常随时间推移缩短输注血小板存活时间，但不影响即刻血小板恢复。

血小板输注无效的标准诊断方法包括在血小板输注完成后10min至1h进行血小板计数。非免疫介导的输注无效患者通常在输血后1h，显示最初的血小板计数和缓增加，随后因为潜在疾病的影响，以比预期更陡的速率下降。对于这种类型的血小板输注无效患者，解决潜在疾病常增加血小板输注的有效性。

对于免疫介导的血小板输注无效患者，实际上血小板计数没有增加，即使在输血完成后的几分钟内。抗血小板抗体在长期输血的个体中最常见。重复暴露于输血产品可诱导同种异体抗体，最常见的是HLA抗原。随着时间的推移和多次输血暴露，同种异体抗体的滴度可以急剧增加，并导致输注后不相容的血小板快速清除。

对于同种异体免疫的患者，免疫抑制不能减少血小板同种异体抗体，因此改善输血后血小板恢复的努力集中在寻找HLA相容的血小板。管理同种异体免疫患者输血的第一步是提供ABO抗原匹配的血小板，以使由天然存在的ABO抗体引起的清除减小至最低；这通常是有帮助的，因为血小板在其表面表达A和B抗原。如果这个步骤不能使血小板计数增加，应该寻找缺乏所检测同种抗体的靶抗原的供体血小板。一种方法是利用患者的血清交叉匹配供体血小板，选择相容的血小板单位随后进行输血。

如果交叉匹配相容的血小板不能诱导足够的血小板恢复，血库应提供与受体HLA相匹配的血小板，以避免HLA相关抗体。使用血细胞分离机间断从相容的供者采集HLA匹配的血小板，直到患者的血小板计数恢复，不再需要输注。许多血库和输血服务机构试图通过预防来解决血小板HLA同种异体免疫的问题。它们提供经过过滤的血液制品，以减少其白细胞含量，这种过程称为白细胞去除。因为污染的白细胞是暴露于HLA的主要来源，所以去除它们可以非常有效地防止随后的同种异体免疫，甚至在长期输注的患者中也是如此。

六、由血管性血友病引起的出血

血小板黏附到血管上的功能性配体的紊乱导致临床上类似于与血小板或血管疾病（如鼻出血、GI出血）相关的出血。vWF在内皮细胞和巨核细胞中合成并且在血浆中起作用以介导血小板黏附到受损部位（见图51-1）。vWF是一种大的多聚蛋白；最大的多聚体含有最多的黏合位点远较小的vWF分子具有更强的止血能力。在低vWF水平的患者中，血小板黏附到受损血管的时间延迟，并导致黏膜出血及出血时间延长。vWF也是因子Ⅷ的载体蛋白，vWF缺乏或vWF-Ⅷ结合异常导致因子Ⅷ快速被清除，因子Ⅷ水平降低和APTT延长。

血管性血友病（vWD）临床表现为类似血小板缺陷和凝血因子缺陷的出血。vWF基因中的许多突变已经根据表型将vWD分为三个主要亚型。

（一）1型血管性血友病

大多数患者为1型vWD，所有vWF多聚体的轻至中度数量减少。这种疾病通常由杂合突变引起，并且具有显性遗传。1型vWD的特征在于因子Ⅷ，vWF抗原和Rcof活性同等降低。Rcof检测的是患者血浆（其含有vWF）在瑞斯托菌素存在下凝集正常血小板的能力。1型vWD的患者通常仅出现与手术或口腔科操作相关的轻至中度出血。

用DDAVP治疗1型vWD的患者，其刺激内皮细胞释放储存的vWF，并导致血浆vWF抗原、Rcof和因子Ⅷ水平增加。DDAVP以0.3μg/kg的剂量皮下给药，通常获得很好的效果。然而，对DDAVP产生快速耐受是因为内皮细胞在重复应用DDAVP后需要时间来合成新的vWF。

有时更严重的1型vWD患者或面临更长期止血障碍的患者必须应用vWF浓缩物。1型vWD患者妊娠期间出血比较罕见。因为vWF水平在妊娠期显著上升，所以vWF抗原和Rcof水平通常在妊娠中晚期正常，消除该时期的出血风险。大多数1型vWD的孕妇分娩时没有出血并发症，并不需要在妊娠期间或产后早期进行治疗。

（二）2型血管性血友病

2型vWD的特征是可变外显率的杂合突变，vWF分子出现质量缺陷。最常见的2型vWD相对缺乏较大的vWF多聚体。2A型缺乏高分子量vWF多聚体，这些患者出现与vWF抗原水平相比不成比例的Rcof活性降低。

分子缺陷与vWF的A2结构域中的突变相关，使得其对vWF切割蛋白酶（即ADAMTS13）更敏感。2A型vWD患者对vWF浓缩物治疗有效，对DDAVP反应较差。

2B型vWD中的异常vWF分子对血小板亲和力增加，导致循环中的高分子量多聚体损失，经常产生血小板减少症。2B型vWD中的血小板聚集试验显示低剂量瑞斯托菌素诱导的血小板凝集异常增加；在实验室中，将患者的vWF加入到正常血小板中同样使瑞斯托菌素诱导的血小板凝集增加，从而证实了vWF异常。DDAVP诱导2B型vWD患者中异常vWF的释放，引起血小板减少症，因此需禁用DDAVP，而应该使用vWF浓缩物替代。

2M型vWD的实验室检查结果与2A型相似，但其具有高分子量多聚体。这种罕见类型的vWF缺陷通常是vWF发生突变，导致与血小板配体GPⅠbα的结合减少。一些2M型vWD患者对DDAVP有反应，但大多数需要vWF浓缩物。

在2N型vWD中，异常vWF分子对因子Ⅷ的结合亲和力降低，其降低因子Ⅷ存活时间并产生类似于血友病A的出血表型。不同于真正的血友病A，低水平因子Ⅷ对高纯度因子Ⅷ治疗无效，而vWF浓缩物可改善病情。在2N型vWD中，Rcof和vWF抗原水平正常，因为因子Ⅷ结合位点突变不影响vWF功能或存活。在血友病A的女性中应考虑2N型vWD的诊断。关于vWF与因子Ⅷ结合的检测可由相应实验室完成。

（三）3型血管性血友病

罕见的3型vWD患者具有vWF的完全缺陷，通常是遗传了两个vWF等位基因（即复合杂合子）异常。3型vWD患者缺乏或仅存在极低水平的Rcof和vWF抗原，因子Ⅷ水平为正常的3%～10%，他们通常可能会出现类似血友病的严重出血。3型vWD对DDAVP无反应，需要vWF浓缩物治疗出血。

（四）获得性血管性血友病

获得性vWD通常表现为严重的2A型缺陷，没有较大vWF多聚体，但是患者没有出血史。获得性vWD由较大vWF多聚体的异常清除引起，并且与单克隆丙种球蛋白病、淋巴增殖性疾病、骨髓瘤和以血小板增多症为特征的其他恶性和骨髓增生性疾病相关。在这些情况下，应用IVIG和治疗基础疾病可以成功治疗获得性vWD。

获得性vWD中引起vWF多聚体异常清除的另一原因是主动脉瓣狭窄。可通过手术成功修复纠正。

（五）凝血因子障碍引起的出血

正常血小板止血最初堵塞血管损伤的部位并维持黏膜完整性。由于凝血因子的异常，初始血小板栓子不会通过继发性止血而固化，并且导致凝块分解和出血。这种出血不同于血小板型出血。凝血因子缺乏导致深部组织和关节出血，较轻的缺乏引起手术后延迟出血。

大多数因子显著缺陷的患者，实验室筛查测试结果异常（见图51-1），但是轻度缺乏患者也可以出血，并且仅出现凝血因子临界异常值。与以前讨论的其他止血异常一样，凝血因子问题可以分为先天性缺陷和因药物或潜在疾病情况导致的获得性缺乏。

（六）先天性因子缺陷

1.血友病A和B

因子Ⅷ X连锁缺陷（即血友病A）和因子Ⅸ X连

锁缺陷（即血友病B）仅次于vWD，是最常见的因子缺乏。血友病A的发生率约是血友病B的6倍。

大约50%或更多的重度血友病A病例的发生是由于基因主要部分的倒置，导致活性完全丧失。其他突变倾向于引起较轻微的病变。大多数血友病B的患者存在突变，引起因子Ⅸ功能异常，没有活性。抗原和功能检测的组合结果可以确定缺陷是由蛋白质丧失还是由其正常功能丧失所导致。

血友病A和血友病B都按其因子水平分型。严重缺乏的特征为因子Ⅷ或Ⅸ水平小于1%，而中度和轻度血友病患者的因子水平分别为1%～5%和大于5%。

重度血友病A和血友病B的症状和体征在儿童期出现，有肌肉、关节和软组织出血。因为是X连锁疾病，主要存在于男性患者中；发病的男性患者的母亲是携带者，舅舅有50%的概率患病。然而，25%～30%的血友病病例是由新突变引起，没有相关家族史。在极少数情况下，极度不均衡的X染色体失活的女性携带者可能出现因子水平低于30%的轻度出血症状。

重度血友病的出血通常是自发的，并且在任何类型的手术甚至轻度创伤之后都很常见。在这种情况下出血常表现为关节积血（即血液进入关节）或腹膜后出血，或两者都有。也可出现血尿和黏膜或颅内出血。中度血友病患者较少有自发性出血，但他们仍然存在显著的手术或创伤后出血性并发症的风险。轻度血友病病情比较隐匿，可直至成人阶段因大手术后出血被诊断。

血友病的并发症源自关节和肌肉慢性出血，导致严重畸形、关节炎、肌肉萎缩和挛缩。这些并发症需要强化的物理治疗和矫形护理，常常最终需要关节置换。在应用病毒灭活之前，接受因子浓缩物输注的血友病患者会引发输血传播感染相关并发症，包括HIV、乙型肝炎和丙型肝炎。目前治疗使用病毒灭活或重组的因子浓缩物。

2.非血友病A或B性先天性因子缺陷

由凝血因子Ⅴ、Ⅶ、Ⅹ和Ⅺ缺乏引起的遗传性出血性疾病（见表51-2）发生率比血友病A和B低很多。因子Ⅴ缺乏患者通常血浆因子Ⅴ和血小板因子Ⅴ缺乏并存，发生类似于血友病患者的关节和肌肉出血。一些血浆因子Ⅴ缺乏的患者并无症状，直到他们面临手术或创伤，并且这些患者血小板因子Ⅴ水平正常。序列凝血因子遗传性缺乏（如因子Ⅴ和Ⅷ联合缺陷）的情况很少见。

因子Ⅺ缺乏的患者通常比血友病A或B患者出血障碍更轻微（甚至因子Ⅺ水平<5%），但因子Ⅹ缺乏通常表现为更严重的出血。因子Ⅺ缺乏是一种常染色体隐性遗传性疾病，在德系犹太人中发病率高，通常在成年后期和在纤维蛋白溶解增加的临床情况下表现出来，如在前列腺手术后。获得性因子Ⅹ缺乏可发生在淀粉样变性患者中，异常的循环轻链可吸附和清除因子Ⅹ，从而引起因子Ⅹ水平降低，并偶尔引发出血。

纤维蛋白原（因子Ⅰ）作为血小板受体GPⅡb/Ⅲa的桥联配体，见于血管损伤部位的血小板-血小板基质。纤维蛋白原还在凝血级联的最后步骤中发挥作用形成纤维蛋白凝块。先天性低纤维蛋白原血症和无纤维蛋白原血症比较罕见。这些患者产生非常少量的纤维蛋白原。此外，一些个体产生功能异常的纤维蛋白原，这些遗传突变通常影响纤维蛋白交联和聚合。这类疾病被称为先天性异常纤维蛋白原血症。

由于纤维蛋白原在促进血小板和凝血因子止血的双重作用，有先天性纤维蛋白原障碍的患者从幼年起就存在中度至严重的出血问题。这类患者常见与血小板疾病相关的黏膜出血及与经典凝血因子缺乏有关的深部组织或关节出血。

先天性无纤维蛋白原血症或异常纤维蛋白原血症可以通过筛选试验诊断（见表51-2），可测量纤维蛋白原水平，凝血酶时间主要用于测定纤维蛋白原功能。治疗依赖于输注冷沉淀物或纤维蛋白原浓缩物的替代治疗（稍后讨论）。

（七）获得性凝血因子障碍

1.先天性因子缺乏的因子抑制剂

约25%的血友病A患者对输注的因子Ⅷ产生同种异体抗体。抑制物在功能上起作用并且在实验室中以Bethesda单位（BU）测量；1BU定义为中和50%因子活性所需抑制物的量。高水平抑制物（>10 BU）可以完全中和输注的因子浓缩物的活性，使它们在对抗出血时无效。

出血的治疗需要因子Ⅷ抑制物旁路活性物（FEIBA）或重组因子Ⅶa的治疗方案。对于长期治疗，通过IVIG、免疫抑制治疗、血浆去除术和使用大剂量输注诱导免疫耐受的联合治疗来实现对抑制物的抑制。B型血友病患者体内含有抑制物的概率较低(2%～6%)，但是在出血时，运用类似的高剂量FEIBA或重组Ⅶa来治疗，类似的长期抗体抑制疗法通常也会用到。

2.获得性凝血因子抑制物

获得性因子Ⅷ抑制物(很少情况下也抑制其他凝血因子)偶尔见于无出血史的患者(通常为长者)。与重症先天性血友病患者的抗体不同，获得性抑制剂基本上是自身抗体。

获得性因子Ⅷ抑制剂的滴度可能非常高，有时与妊娠、自身免疫疾病、恶性病，尤其是淋巴组织增殖性疾病相关。与这些潜在疾病的关系表明获得性凝血抑制物是某种形式的免疫失调，但是其机制还未被揭示。

诊断获得性抑制物的具体实验室手段类似于先天性血友病。因子Ⅶa或FEIBA被用于治疗有因子Ⅷ获得性抑制物的患者出血。应用抗CD20的制剂，如利妥昔单抗，这种强烈的免疫抑制疗法已经成为主流的成功疗法，应该尽快应用以消除抑制剂。

3.维生素K缺乏

重症住院患者和门诊患者的出血症可能是由营养不良导致的凝血因子缺陷引起。其中首当其冲的是多种因素导致的维生素K缺乏。胆管疾病可能干扰肠肝循环，从而降低维生素K的吸收。抗生素之类的药物能清除肠道菌群，减少肠道菌源的维生素K。其他药物像消胆胺能直接抑制维生素K的吸收，属于这一类的还有头孢菌素类药物，它们能干扰肝内脂溶性维生素K的代谢。维生素K缺乏可能反映由吸收不良、慢性疾病或重症患者摄食减少导致的营养不良。

凝血因子Ⅱ、Ⅶ、Ⅸ、Ⅹ是维生素K依赖性的凝血因子，天然的抗凝血蛋白C和S与之类似。除了疾病所致的维生素K缺乏，抗凝药华法林阻断了维生素K依赖因子Ⅱ、Ⅶ、Ⅸ和Ⅹ γ-羧基化，并能急剧降低功能性因子Ⅶ的水平，这是因为在体内，在所有维生素依赖性的凝血因子中因子Ⅶ半衰期最短(6h)。

4.稀释性凝血病

像血小板一样，凝血因子的功效可能因单纯红细胞输血或者输入大量扩容液体或生理盐水的稀释作用而消除。快速输注10U的红细胞，国际标准化比率就会增加2。这种情况也可见于急剧出血时，伴随着循环凝血因子的消耗和损失。

在创伤的情况下，通过输注血浆来保持足够的凝血因子活性很重要。有创伤方面的文献证据表明输血时采用红细胞与血浆的比例接近1∶1时止血效果最优。稀释性凝血病应该通过反复监测PT和APTT来调控血浆输注剂量的治疗策略。

5.肝病

有别于维生素K缺陷或接受华法林治疗的患者，大多数肝病患者的凝血因子水平很低，并非只是维生素K依赖性的因子，但因子Ⅷ是一个例外。虽然血友病患者行肝移植会增加因子Ⅷ的水平，但是因子Ⅷ的水平在肝病患者中通常是正常或升高，这一现象与RES和巨核细胞源性的因子Ⅷ产量一致。如果肝病患者的因子Ⅷ水平下降，应该考虑合并弥散性血管内凝血。

诊断PT延长的病因时，检测因子Ⅶ和维生素K非依赖性的因子如因子Ⅴ是很有效的。维生素K缺乏时，因子Ⅶ水平降低，因子Ⅴ水平正常，而普通肝病患者两者水平都降低。PT是检测肝功能的灵敏指标，甚至轻微肝病的患者也会延长，它的上升先于白蛋白和前白蛋白水平的显著下降，并且通常伴随氨基转移酶的变化。轻度或者中度肝病患者PT会延长，但APTT通常仍然在正常范围内。严重的肝病患者PT会进一步延长，APTT也会异常。

肝病引起出血的其他病因包括纤维蛋白裂解产物清除减少，伴有弥散性血管内凝血，血小板功能抑制，以及组织型纤溶酶原激活物的增加。治疗肝病相关出血基本上依赖于输注血浆补充凝血因子，尽管这只能暂时纠正病情。肝移植才是彻底治疗这些合成性缺陷的方法。

6.纤维蛋白原缺失或获得性缺陷

低纤维蛋白原水平在消耗性疾病如弥散性血管内凝血中最常见，该病的病理生理学特征在之前已有介绍。异常纤维蛋白原血症是偶发先天性疾病，更常见于肝病患者中。这种情况下，病态的肝脏细胞产生由翻译后修饰缺陷编码出来的异常纤维蛋白原分子。这种异常的纤维蛋白原不能正常地交联聚合，从而导致出血症。

异常的纤维蛋白原水平和功能可以导致PT和APPT延长。虽然肝素及纤维蛋白裂解产物之类的抑制剂也能延长凝血酶时间，但是延长的凝血酶时间对低纤维蛋白原或其分子异常的诊断更为特异。对肝素不敏感的蛇毒凝血酶时间可以被用于鉴别由于样品中有肝素污染而导致凝血酶时间延长，并且有助于异常纤维蛋白原血症的确诊。

七、实验室指标正常的出血

某些凝血因子或血小板依赖性的出血症并不表现出任何筛选性实验室测试指标（如PT、APTT）的异常。血管性紫癜和其他一些出血形式也是这样。轻度血管性血友患者的APTT指标可能正常，但是进一步的检查发现因子Ⅷ、vWF抗原或vWF Rcof水平稍微下降。轻度的2A型vWD多聚体分析异常。类似地，因子Ⅱ、Ⅴ、Ⅶ、Ⅷ、Ⅸ或Ⅺ的轻度缺陷可能无PT或APTT延长，但是特异性凝血因子测试显示因子水平低于正常范围。

轻度出血，常在手术或创伤后延迟出现，可以见于由于因子ⅩⅢ缺陷或异常纤维蛋白原血症导致的凝血块不稳定的患者。在新生儿，因子ⅩⅢ缺陷表现为晚期脐带根部出血。因子ⅩⅢ缺陷是通过检测尿液中凝血块溶解度增加来诊断，如果凝血块在8mol/L的尿液中异常快速地溶解，患者应该行酶联免疫吸附（ELISA）法精确测定因子ⅩⅢ的水平。因子ⅩⅢ缺陷可以通过输入冷沉淀物或已获批准的因子ⅩⅢ浓缩物来治疗。因为因子ⅩⅢ有较长的半衰期，对于严重的因子ⅩⅢ缺陷，预防性输注仅需每3～4周重复给药一个剂量。

（一）血浆及凝血因子输注疗法

对于一种或多种凝血蛋白缺陷的患者，有多种替代性治疗方案。最常用的凝血因子替代治疗是新鲜冰冻血浆FFP。它是从健康捐献者全血中提取的，并在8h内进行冷冻，包含正常（即治疗）水平的、维持止血所需的所有凝血因子。在很多情况下，包括肝衰竭，因子Ⅱ、Ⅴ、Ⅹ、Ⅺ缺乏，是凝血因子替代治疗的最佳选择。

在有创性操作前或出血时，FFP常与维生素K一起用于逆转华法林的作用。FFP的合适剂量是依体重而定的，而非根据凝血测试中的延长程度。10～15ml/kg体重FFP足以替代凝血因子缺乏，并能纠正异常的凝血指标。假设每单位的PFF约为200ml，对于一个70kg的成人合理的剂量是3～4U。输注FFP有时效性，且在输注过程中凝血因子即以标准的半衰期降解，因此在进行预期操作时，即刻给予FFP输注以保证充分的止血。

在某些情况下，患者可能不能耐受用于改善凝血障碍的大剂量FFP输注，可以采用其他备选方法。凝血酶原复合物浓缩剂（PCC）能快速纠正延长的凝血酶原时间，而避免了FFP的大容量。PCC是一种含有因子Ⅱ、Ⅶ、Ⅸ、Ⅹ的人源冻干浓缩物，可以溶于少量液体后静脉注射。一种真正的四因子PCC在2013年被美国FDA批准用于临床。这是人源PCC的一种变化剂型，FEIBA，包含因子Ⅱ、Ⅸ、Ⅹ及活化形式的因子Ⅶ；因子Ⅶa是FEIBA与标准PCC的主要区别。FEIBA的一般给药剂量为每8～12h 50～100U/kg 。

除FFP外，PCC是治疗华法林抗凝情况下出血良好替代方案，而FEIBA首先用于凝血因子抑制物存在状态下的止血。维生素K也被认为是血浆输注的替代方案。口服或非口服给予维生素K（每日1～10mg，连续3d）能恢复维生素缺陷但肝功能正常患者的凝血因子合成。

对于A或B型血友病，几种灭活病毒的人源或重组的因子Ⅷ和Ⅸ浓缩物可供选择。这些产品的研发是由于20世纪80年代凝血因子混合制剂被HIV和肝炎病毒污染，而导致高发病率和死亡率。

对于血友病，凝血因子替代是有效治疗的关键。各种血友病患者通常需要小剂量预防性输注凝血因子，常规剂量25～40U/kg，每周3次；在出现内出血，遭遇创伤或进行口腔操作时，需增加剂量或增加输注频率。轻度血友病A在小手术时可能不用输入凝血因子。他们的病情可以通过输入ε-氨基己酸（一种抗纤溶药物），每4～6h 4g，得以控制，联合或不联合输注DDAVP（0.3μg/kg）。

大多数的血友病患者需要预防性或在手术、创伤时输入凝血因子。每8～12h输注1次，1U/kg剂量的因子Ⅷ浓缩物能使血浆中因子Ⅷ的活性增加2%；50U/kg 剂量的因子Ⅷ理论上能为严重A型血友病患者提供100%因子Ⅷ活性。因子Ⅸ的半衰期长，每18～24h输入一次，2U/kg因子Ⅸ可增加2%活性（即100U/kg产生100%活性）。血友病患者进行大手术时，在手术期间和术后早期需要输注大量凝血因子以获得正常的凝血因子水平（＞80%），来防止伤口血肿的形成。根据伤口严重程度、患者初次应用凝血因子的反应及是否有凝血因子抑制物产生，凝血因子的剂量由上述的浓度下调。

严重的A和B型血友病患者能产生对因子Ⅷ或Ⅸ的同种抗体（抑制物）。标准剂量的凝血因子不能改善凝血异常，因为输入的凝血因子很快被清除，出血持续存在。有几种可以绕开内源性凝血途径的疗法正在应用中，有望减弱凝血级联反应中对活性因子Ⅷ或者Ⅸ的依赖，剂量50～100U/kg的FEIBA已经被用于此目标。

另一种广泛应用的旁路药物是具有活性的凝血因子Ⅶ(FⅦa)，一种重组的凝血因子。对于有强抑制物的血友病A或B出血患者，FⅦa通常以每2h 90μg/kg的剂量输注直至出血被控制。这种药物在有抑制物的血友病患者、先天性因子Ⅶ缺乏及获得性凝血因子抑制物的患者中，对于出血的控制相当成功。基于它在治疗血友病相关的出血症中取得的成功，FⅦa已经被用于治疗非血友病性出血性疾病的临床试验。因为有限的成功，FDA只是批准FⅦa用于治疗因子Ⅶ缺乏(15～30μg/kg)或凝血因子抑制物相关性出血及Glanzmann血小板无力症出血。

几种灭活病毒的、由中间产物提纯的因子Ⅷ浓缩物(非重组或纯化的单抗)已经研制成功。这些因子通常含有大量的vWF(如Humate-P)，后者可有效用于中重度血管性血友病出血的治疗或预防，在大手术前即刻输注，是有效替代治疗，此外还是DDAVP治疗失败或不适用的血管性血友病患者的有效替代疗法。

(二)冷沉淀输血疗法

冷沉淀抗血友病因子(冷沉淀物)是一种经常被忽视但是对很多出血性疾病治疗都很重要的血液成分。这种因子是将冰冻血浆在超低温的情况下解冻，去除沉淀之后制备而成，包含少数凝血因子，但其中富含纤维蛋白原、纤连蛋白、因子Ⅷ、vWF及因子XⅢ。冷沉淀物的主要优势在于平均每个单位只有10～20ml。

基于冷沉淀物的成分和小体积，它可以被用于弥散性血管内凝血、低纤维蛋白原血症或异常纤维蛋白原血症的纤维蛋白原替代治疗，这一产品还有助于孤立性因子XⅢ缺乏，或弥散性血管内凝血时因子XⅢ消耗的治疗。大量证据表明冷沉淀物中的vWF和因子Ⅷ能通过增加循环血小板的黏附性来缓解尿毒症中的出血症状。

冷沉淀物最常用于低纤维蛋白原血症的治疗，其合适的剂量因患者的血浆总量，纤维蛋白原基础水平和目标水平而定。对于大多数与低纤维原血症相关的出血，纤维蛋白原的恰当浓度应＞100mg/dl。对于一个纤维蛋白原水平低于100mg/dl的70kg成年人，10U的冷沉淀物(总体积在150～200ml)能提供充足的纤维蛋白原，同时增强其他止血功能。更多关于治疗剂量的方案，如儿童、大体重患者或极度低纤维蛋白原血症的患者，在输注时强烈推荐更加具体的计算方式。

八、展望

诊断出血性疾病的新方法仍在继续探索。例如，相对目前已有的方法，检测凝血酶的产生为理解异常出血病因提供了更为广阔的视角。输血的新方法及其改良方案也正在研究中，包括从诱导干细胞中获取的具有特定功能的细胞，以及纤维蛋白包被的白蛋白颗粒，这种颗粒能规避免疫系统介导的血小板破坏，同时产生重要的治疗效果。用于治疗血友病的人源化及重组的凝血因子的研究也在持续进行中，研究重点放在制备免疫源性更低和不易诱发关键抑制物的凝血因子。

推荐阅读

Altomare I, Wasser J, Pullarkat V: Bleeding and mortality outcomes in ITP clinical trials: a review of thrombopoietin mimetics data, Am J Hematol 87:984–987, 2012.

Branchford BR, Di Paola J: Making a diagnosis of VWD, Hematology Am Soc Hematol Educ Program 2012:161–167, 2012.

Favaloro EJ, Franchini M, Lippi G: Biological therapies for von Willebrand disease, Expert Opin Biol Ther 12:551–564, 2012.

Ferreira J, DeLosSantos M: The clinical use of prothrombin complex concentrate, J Emerg Med 44:1201–1210, 2013.

Hayward CP, Moffat KA, Liu Y: Laboratory investigations for bleeding disorders, Semin Thromb Hemost 38:742–752, 2012.

Hedges SJ, Dehoney SB, Hooper JS, et al: Evidence-based treatment recommendations for uremic bleeding, Nat Clin Pract Nephrol 3:138–153, 2007.

Hod E, Schwartz J: Platelet transfusion refractoriness, Br J Haematol 142:348–360, 2008.

Holbrook A, Schulman S, Witt DM, et al: Evidence-based management of anticoagulant therapy: antithrombotic therapy and prevention of thrombosis, ed 9, American College of Chest Physicians Evidence-Based Clinical Practice Guidelines, Chest 141(Suppl):e152S–e184S, 2012.

Kenney B, Stack G: Drug-induced thrombocytopenia, Arch

Pathol Lab Med 133:309–314, 2009.

Levy JH, Greenberg C: Biology of factor XIII and clinical manifestations of factor XIII deficiency, Transfusion 53:1120–1131, 2013.

Peddinghaus ME, Tormey CA: Platelet-related bleeding: an update on diagnostic modalities and therapeutic options, Clin Lab Med 29:175–191, 2009.

Peterson JA, McFarland JG, Curtis BR, et al: Neonatal alloimmune thrombocytopenia: pathogenesis, diagnosis and management, Br J Haematol 161:3–14, 2013.

Peyvandi F, Bolton-Maggs PH, Batorova A, et al: Rare bleeding disorders, Haemophilia 18(Suppl 4):148–153, 2012.

Poon MC, Card R: Hemophilia management in transfusion medicine, Transfus Apher Sci 46:299–307, 2012.

Roback JD, Caldwell S, Carson J, et al: Evidence-based practice guidelines for plasma transfusion, Transfusion 50:1227–1239, 2010.

Rydz N, James PD: Why is my patient bleeding or bruising?, Hematol Oncol Clin North Am 26:321–344, viii, 2012.

Salles II, Feys HB, Iserbyt BF, et al: Inherited traits affecting platelet function, Blood Rev 22:155–172, 2008.

Sborov DW, Rodgers GM: How I manage patients with acquired haemophilia A, Br J Haematol 161:157–165, 2013.

Seligsohn U: Treatment of inherited platelet disorders, Haemophilia 18(Suppl 4):161–165, 2012.

Scott DW, Pratt KP, Miao CH: Progress toward inducing immunologic tolerance to factor VIII, Blood 121:4449–4456, 2013.

Slichter SJ: Platelet transfusion therapy, Hematol Oncol Clin North Am 21:697–729, 2007.

Stasi R: Immune thrombocytopenia: pathophysiologic and clinical update, Semin Thromb Hemost 38:454–462, 2012.

Theusinger OM, Madjdpour C, Spahn DR: Resuscitation and transfusion management in trauma patients: emerging concepts, Curr Opin Crit Care 18:661–670, 2012.

Wada H, Matsumoto T, Hatada T: Diagnostic criteria and laboratory tests for disseminated intravascular coagulation, Expert Rev Hematol 5:643–652, 2012.

第52章

止血障碍：血栓

著　者　Richard Torres　Henry M. Rinder.
译　者　江志红　王峰蓉　审校者　王峰蓉　黄晓军

一、血栓形成的病理学

Virchow三联征定义了血栓形成的病理机制，包括血流淤滞、血管壁损伤及抗凝血因子向促凝失衡三个因素。前两个因素明确定位于特定的血管床。虽然最后一个因素可以是全身性的，但是研究数据提示止血平衡的调节至少部分是局部的。例如，抗凝血酶、蛋白C、蛋白S遗传性缺陷通常导致下肢静脉血栓栓塞症（VTE）；而遗传性的凝血因子缺陷包括因子V Leiden及凝血酶原G20210A基因突变，不仅导致下肢静脉血栓栓塞症，还与大脑静脉及静脉窦血栓形成相关。

血管对止血的调节主要通过以下几个因素：①微环境的信号，如血管损伤形成的血流湍流所产生的剪切力影响内皮细胞合成血栓调节蛋白、组织因子及一氧化氮合成酶，也影响血小板的活性；②内皮细胞亚型特异性信号转导通路，如血液湍流的剪切力上调主动脉血管内皮细胞的一氧化氮合成酶的表达，但不上调肺动脉血管的相应表达；③内皮细胞对某些蛋白转录调节的差异，如血管性血友病因子vWF及其裂解蛋白酶ADAMTS-13；④炎症与血栓的关系越来越受重视，在生理学上两者是通过选择素和整合素配体所介导的。

（一）动脉血栓

下文简要地讨论动脉粥样硬化斑块（动脉粥样硬化血栓形成）易形成血栓的血液学因素；而动脉粥样硬化形成的病理生理机制已在第8章讨论。

1.动脉血栓形成和纤维蛋白溶解

除了内皮细胞介导的止血调节机制外，内皮细胞与纤溶系统的相互作用，因其影响血凝块增长的程度，在动脉粥样硬化血栓形成疾病的发生中起重要作用。纤溶酶介导稳定的纤维蛋白聚合物降解为纤维蛋白降解产物，包括实验室常规检测的D-二聚体，是近期血栓形成的相关指标。组织纤溶酶原激活物（t-PA）将无活性的纤溶酶原转化为纤溶酶，其活性受Ⅰ型纤溶酶原激活物抑制剂-1（PAI-1）调节。在流行病学上，t-PA和PAI-1的水平异常与动脉血栓形成的风险增加相关，但绝对水平与动脉血栓形成的相关程度仍有争议。因此，目前t-PA和PAI-1检测的临床应用有限。

高水平t-PA与动脉粥样硬化血栓形成的高发生率相关，尤其是急性心肌梗死和脑卒中，而与高水平的PAI-1无关，这一现象很奇特。尽管PAI-1水平和动脉血栓形成率之间的直接相关性很弱，但t-PA水平的上调可看作是高PAI-1水平的替代标志物。值得注意的是，在广泛性炎症中PAI-1的水平显著增加。在代谢综合征或2型糖尿病的血管疾病患者中，异常的止血和高PAI-1水平之间的强烈关联，可能与PAI-1的炎症作用相关，进而强调了血栓形成与炎症相互作用的重要性。在心绞痛患者中，随着PAI-1活性水平的增高，急性心肌梗死的风险升高，并且有证据表明PAI-1水平与血管成形术后支架再狭窄的风险直接相关。从遗传风险的角度来看，PAI-1的4G同种型（与5G形式相比）导致更高水平的PAI-1，但是动脉血栓形成的相对风险仅有小幅度的增加。相比之下，t-PA的多态性和纤溶酶原水平与动脉粥样硬化血栓形成风险无关。

2.高同型半胱氨酸血症在动脉疾病中的作用

血浆同型半胱氨酸（HCY）水平升高与动脉粥

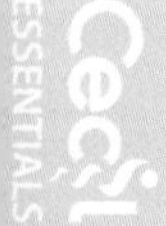

样硬化血栓形成相关。以同型半胱氨酸尿症和高同型半胱氨酸血症为特征的罕见的先天性综合征（如胱硫醚β-合酶缺乏症）与静脉血栓栓塞症（VTE）和早期动脉粥样硬化症相关。同型半胱氨酸水平升高可导致血管内皮细胞功能障碍和凋亡，血管内皮细胞损伤进而可触发正常的凝血途径，却没有上调血管内皮细胞依赖性的抗凝血功能［如活化蛋白C（APC）］。中度升高的同型半胱氨酸水平亦可导致冠状动脉、外周动脉和脑动脉疾病。轻度升高的同型半胱氨酸水平与不耐热形式的亚甲基四氢叶酸还原酶（MTHFR）相关，而后者是因MTHFR结合位点编码区中的多态性（C677T）而产生。该亚型在人群中占30%～40%，具有更高的调节同型半胱氨酸浓度（MTHFR的底物）的阈值，尤其是在叶酸缺乏时。事实上，与同型半胱氨酸代谢相关的任何一个维生素辅因子（叶酸、维生素B_6和维生素B_{12}）的缺乏，均可能导致轻度的高同型半胱氨酸血症。

通过补充维生素B_6、维生素B_{12}和叶酸以降低同型半胱氨酸水平，可能是适度降低同型半胱氨酸最有效的方法。但不管引起高同型半胱氨酸血症的原因是什么或是否存在MTHFR多态性，这种方法都不会降低动脉粥样硬化血栓栓塞的风险。因此，高同型半胱氨酸和血栓形成之间的关系目前尚未完全明确，探究高同型半胱氨酸和高凝状态的相关因素仍在继续。

3.血小板在动脉粥样硬化血栓形成中的作用

尽管血管内皮相关的异常可影响止血，但是血小板的活化和黏附也是动脉粥样硬化血栓形成的关键环节，尤其是在急性冠状动脉综合征或缺血性脑卒中的患者中。抗血小板治疗是维持动脉短期和长期开放的主要方式，尤其是在冠状动脉血运重建后。抗血小板治疗可以针对血小板特定的功能，包括环氧化酶介导的血栓烷A_2的形成，二磷酸腺苷（ADP）与其血小板受体的相互作用，以及糖蛋白Ⅱb/Ⅲa复合物（GPⅡb/Ⅲa）与纤维蛋白原的结合所引起的血小板聚集（表52-1）。

阿司匹林之所以长期以来一直是心肌梗死、心绞痛和脑卒中治疗的关键，是因为它不可逆地抑制血小板环氧化酶，进而阻断血栓素A_2释放。在血小板的寿命内（7～10d），阿司匹林能有效地防止弱生理激动剂所引起的血小板聚集（见第51章表51-5）；然而，阿司匹林很少能抑制凝血酶和其他强的激动剂（如胶原）激活血小板。因此，阻断血小板活化的其他途径对于存在动脉血栓形成高风险的患者很重要。

其中一些用于治疗脑卒中或冠状动脉疾病的药物（如氯吡格雷和普拉格雷）可特异性地阻断ADP与血小板表面的ADP受体P2RY12结合，抑制血凝块局部释放的ADP激活血小板，从而减少血小板聚集。氯吡格雷与阿司匹林联合可用于预防缺血性脑卒中和阻断血管重建后的支架血栓形成；然而高达1/3的患者对氯吡格雷耐药。这是由于存在细胞色素P-450基因CYP2C19的多态性，氯吡格雷很少代谢为其活性形式，从而导致功能丧失。更强效的拮抗剂普拉格雷不受细胞色素P-450基因型的影响，但是非基因因素如血小板周转、药物吸收和患者的依从性对疗效起重要作用。

联合使用阿司匹林和P2RY12拮抗剂（氯吡格雷、普拉格雷或替卡格雷）的抗血小板治疗降低了经皮冠状动脉介入治疗后支架内血栓形成和随后的心血管事件的风险，抗血小板治疗应至少维持12个月，除非患者有高出血风险。在急性冠状动脉综合征中，与氯吡格雷相比，普拉格雷和替卡格雷可进一步减少心血管的缺血事件，尽管它们也有较高的出血风险。这是因为药物相互作用及细胞色素的不同基因型并不会显著影响普拉格雷和替卡格雷的活性代谢物的产生；因此在大多数患者中能更强和更快速地抑制P2RY12受体介导的血小板聚集。

表52-1 抗血小板药物

环氧化酶（COX）抑制剂
阿司匹林
非阿司匹林类的非甾体抗炎药（NSAID）（非选择性抑制COX-2）
P2RY12 拮抗剂
普拉格雷
替卡格雷
氯吡格雷
磷酸二酯酶抑制剂
双嘧达莫
前列环素
GPⅡb/Ⅲa阻断剂
阿昔单抗
依替巴肽
替罗非班

注：COX-2.环氧化酶2；GPⅡb/Ⅲa.糖蛋白Ⅱb/Ⅲa 复合物；NSAID.非甾体抗炎药。

阻断血小板活化的第三种途径是针对GPⅡb/Ⅲa。GPⅡb/Ⅲa是血小板表面结合纤维蛋白原和结合vWF的受体。阿昔单抗是一种修饰的单克隆抗体，它可防止血小板的GPⅡb/Ⅲa和纤维蛋白原相结合，并在血管成形术后、支架置入术后或药物溶栓后阻断血小板聚集。研究已显示，在心肌梗死或不稳定心绞痛患者中，阿昔单抗可降低经皮冠状动脉血运重建后的急性缺血事件的复发率，它主要降低术中和术后犯罪血管内血小板介导的血栓形成的发生率。还有其他GPⅡb/Ⅲa阻断剂，包括依替巴肽(integrilin)和替罗非班(aggrastat)，它们干扰GPⅡb/Ⅲa的精氨酸-甘氨酸-天冬氨酸(RGD)结合位点，它们通过静脉给药用于急性冠状动脉综合征患者，在经皮冠状动脉介入术后保持冠状动脉通畅。血小板减少症是所有GPⅡb/Ⅲa抑制剂罕见(＜2%)的并发症，很可能与受体新表位的暴露及免疫介导的血小板破坏有关。通常在1周内，随着药物的清除，血小板逐渐恢复正常。只有在显著的血小板减少相关出血时才输注血小板，后者与支架置入后支架内血栓形成的高发病率相关。

其他抑制血小板活性的新靶点包括抑制环核苷酸磷酸二酯酶(如双嘧达莫、西洛他唑)和阻断蛋白酶激活的受体1(PAR-1)。磷酸二酯酶抑制剂很可能具有多种作用机制，它导致血小板内信号转导减少以损害其反应性。PAR-1是凝血酶激活血小板的两个主要公认的靶点之一，另一个是PAR-4。目前还在评估磷酸二酯酶抑制剂或PAR-1抑制剂联合阿司匹林和(或)氯吡格雷的潜在效用(如预防动脉粥样硬化血栓形成中的再狭窄)。

(二)静脉血栓栓塞：遗传性的危险因素

凝血酶形成和抗凝血途径之间的平衡已经在先天性抗凝蛋白缺乏的患者中广泛研究(表52-2)。这些患者易患静脉血栓栓塞症(VTE)，包括深静脉血栓形成(DVT)和肺栓塞(PE)。

1.因子Ⅴ Leiden

导致VTE的最常见的遗传性疾病是因子Ⅴ Leiden(FⅤL)基因突变。欧洲人群FⅤL基因突变的杂合子的检出率约为5%。FⅤL突变可以生成对活化蛋白C(APC)的降解作用不敏感的变异型FⅤ，并减弱因子Ⅴ在因子Ⅷa失活中的活化蛋白C(APC)-辅因子的活性，因而增加VTE的风险，进而导致凝血酶生成增加。APC抵抗可以通过特异性的凝血试验证实，增加APC不能抑制凝血酶产生。在首次发生VTE患者中约1/4是FⅤL杂合子，而在复发性VTE或有较强的VTE家族史的患者中，该比例增加至约60%。

FⅤL杂合子发生VTE的风险可增加7倍。然而，在50岁时只有25%的FⅤL杂合子患者发生VTE，而其他遗传性易栓症的VTE发生率更高。若同时存在获得性危险因素，如制动、妊娠或口服避孕药，FⅤL患者的VTE发生风险更加显著。已证实凝血酶原G20210A突变与FⅤL具有协同作用，而与MTHFR突变无协同作用。FⅤL纯合子发生VTE的风险增加

表52-2 易栓症相关实验室检查的发生率及相应的血栓发生的相对风险*

在人群的总体发生率	静脉血栓RR	动脉血栓RR
高同型半胱氨酸血症(25%)	1～2	1.16
活化蛋白C抵抗(5%)		
FⅤL杂合子	7	1
FⅤL纯合子	20～80	
凝血酶原G20210A基因突变(1%～2%)		
杂合子	2～5	1
纯合子	＞5	1
血小板GPⅡb/Ⅲa HPA-1b 纯合子(2%～3%)		4(男性中发生心肌梗死)
蛋白C缺陷(0.2%～0.5%)	7	1
蛋白S缺陷(0.1%)	8.5	1
抗凝血酶缺陷(0.02%～0.05%)	8	1
异常纤维蛋白原血症(罕见)	～1	1.5

注：FⅤL.因子Ⅴ Leiden；GPⅡb/Ⅲa.糖蛋白Ⅱb/Ⅲa复合物；HPA-1b.人血小板抗原-1b；RR.相对风险。

*不同研究的关于发生率和相对风险的数据差异很大，通常有相互矛盾的结果。该结果综合了不同研究的数据，主要是来自于荟萃分析。

20～80倍。无FⅤL突变的APC抵抗罕见。虽然因子Ⅴ Cambridge比FⅤL更加少见，但其在APC的剪切位点(Arg306)具有相似的突变，与APC抵抗和血栓形成有关。因子Ⅴ的其他次要等位基因，包括6755A/G(D2194G)R2单倍型，可能可以增强活化蛋白C抵抗。当该单倍体与FⅤL突变位于不同的染色体上时，可减少正常因子Ⅴ转录，使FⅤL与正常因子Ⅴ的比率增高。

2.凝血酶原G20210A突变

与遗传性易栓症相关的另一种突变是凝血酶原G20210A突变，该突变发生在凝血酶原基因的3′-非翻译区。这种突变导致凝血酶原水平高于正常，使发生VTE的风险增加2倍。在欧洲人群中杂合子约占3%，但在VTE患者中约占15%。凝血酶原G20210A突变纯合子很罕见，但发生VTE的相对风险约为10倍。凝血酶原突变是如何影响血栓的发生尚未完全明确，但在转录期间凝血酶原mRNA的聚腺苷酸化的变化似乎参与其中。G20210A基因型的诊断是通过检测患者的这种特异性突变DNA来进行，目前尚没有可用于筛查或功能测定的试验。

3.遗传性天然抗凝蛋白缺陷症

虽然天然抗凝蛋白(抗凝血酶、蛋白C和蛋白S)的缺陷不如FⅤL或凝血酶原G20210A常见，但它们更可能在年轻人群中发生症状性的VTE。在具有这些缺陷的患者发生VTE时，仅半数同时伴有获得性血栓风险因素(如妊娠、手术或制动)。通过功能测定或抗原测定可以检测抗凝血酶、蛋白C或蛋白S的缺陷，因为一部分突变可引起抗凝蛋白含量的减少，而其他突变可导致蛋白的功能障碍。已发现许多基因突变与这些抗凝蛋白的缺陷有关，但尚未发现某个基因是起主导作用。总体而言，在所有的VTE患者中，抗凝血酶、蛋白C和蛋白S的缺乏所占比例为5%～10%或更低。

抗凝血酶是一种天然存在的抗凝蛋白，与内源性硫酸乙酰肝素形成复合物以抑制已形成的凝血酶和因子Ⅹa的活性。抗凝血酶缺陷的杂合子导致抗凝血酶的活性低于正常水平的70%，发生VTE的风险增加20倍。在这类患者中，通常到25岁时50%的患者发生VTE。已知的相关基因突变超过200种。纯合突变非常罕见，可能是胎死宫内。罕见的纯合突变轻度损害抗凝血酶结合肝素的功能，轻度抑制凝血酶的活性。

获得性抗凝血酶(AT)缺乏更常见。由于抗凝血酶的分子量小，肾病综合征患者可随着蛋白尿而丢失。获得性抗凝血酶缺陷(及蛋白质C缺陷)也可能与造血干细胞移植术后发生严重肝静脉闭塞性疾病相关；抗凝血酶和蛋白C可能在受损的肝微血管系统中过度消耗。低水平的抗凝血酶也与危重症患者的不良结局相关。有症状的抗凝血酶缺陷杂合子患者的成功治疗措施包括普通肝素抗凝联合新鲜冷冻血浆或重组抗凝血酶的短期替代；先天性缺陷患者的治疗主要是长期使用华法林。

凝血酶和血栓调节蛋白在血管内皮细胞表面形成复合物，激活蛋白C，APC与其辅因子蛋白S偶联，剪切和灭活因子Ⅴa和Ⅷa，进而分别下调凝血酶原复合物和因子Ⅹ酶复合物，以减慢凝血酶产生的速度。与抗凝血酶缺陷相同，蛋白C和蛋白S缺乏的杂合子可导致年轻患者发生静脉血栓，偶尔发生动脉血栓(中位发生年龄为20～40岁)。

罕见的纯合蛋白C缺乏在新生儿中可出现伴广泛VTE的暴发性紫癜和皮肤坏死。有报道，杂合子型蛋白C缺乏成人患者中，在开始华法林治疗时未同时进行肝素抗凝可出现类似的临床表现，这被称为“华法林诱导的皮肤坏死”。这部分患者中约1/3存在遗传性的蛋白C缺陷，而其余患者存在获得性蛋白C缺乏，可能与维生素K缺乏有关。华法林是一种维生素K抑制剂，抑制维生素K依赖的蛋白C的合成，并且由于蛋白C的半衰期较短，在凝血因子Ⅱ、Ⅸ和Ⅹ水平降低前，蛋白C的水平迅速下降。在开始华法林治疗早期，这种不平衡倾向与促凝血状态，可导致广泛的微血管血栓形成。因此，活动性的VTE患者在开始华法林治疗之前，应使用普通肝素(UFH)或低分子量肝素(LMWH)抗凝，并持续用到华法林治疗开始至少48h。

遗传性蛋白S缺陷同样存在华法林诱导的皮肤坏死。蛋白质S缺乏通常发生在急性疾病中。蛋白S以游离形式循环，并与补体4b(C4b)结合蛋白结合；只有游离的蛋白S才具有活性，它是蛋白C的辅因子。因为C4b结合蛋白是急性期反应蛋白，所以危重疾病时游离蛋白S的水平降低。在正常妊娠中亦可观察到类似的情况。

纯合子型蛋白C缺陷或双重杂合子型蛋白C或S缺陷的短期治疗，尤其是新生儿暴发性紫癜，包括全量普通肝素抗凝及补充血浆或蛋白C浓缩物。通过测定抗凝血酶、蛋白S和蛋白C的活性和抗原水平，来判断抗凝蛋白的功能缺陷是功能障碍引起还是合成减少引起。与抗凝血酶缺陷一样，初始肝素治疗后序贯华法林的长期治疗，已经在杂合子型蛋白C或S缺陷患者中取得成功。正如预想的那样，在华法林治疗期间蛋白C和蛋白S水平都降低。因此，为了充分评价蛋白C和S，患者在检测时需暂停华法林。

(三)静脉血栓：获得性的危险因素

1.手术和住院

一些内外科疾病可增加血栓风险。这些获得性的危险因素已被广泛认可，即使易于形成血栓的病理生理学特点可能还不明确(表52-3)。血流淤滞是血栓形成的明确的危险因素(如长期制动的住院患者易发生VTE)。其他高风险情况，包括手术(特别是骨科)和创伤，同样与下肢的制动和血流淤滞相关。当彻底寻找血栓形成的证据时，手术和创伤均显示与VTE极高的发生率(＞50%)相关。脂肪栓塞和组织损伤也可能增加手术和创伤后发生VTE的风险，特别是闭合性头部损伤的患者，该损伤可释放大量组织因子。对于创伤患者，尤其对于因出血风险增加而有抗凝禁忌的血栓高风险患者，可以预防性地放置永久性或暂时性下腔静脉(IVC)过滤器以防止发生肺栓塞(PE)。

所有住院患者均应考虑是否需要使用LMWH预防静脉血栓。对于同时合并出血风险的疾病，包括血小板减少症、凝血障碍(伴/不伴肝脏疾病)及近期发生出血，不应予抗凝治疗。最应该进行预防性抗凝治疗的疾病包括恶性肿瘤、既往发生VTE、制动和血栓形成性疾病。

表52-3 获得性的血栓形成危险因素

内外科疾病
抗磷脂抗体、狼疮抗凝物
人工心脏瓣膜
心房颤动(非瓣膜性)
充血性心力衰竭
溶血性贫血(自身免疫性溶血性贫血、镰状细胞贫血、血栓性血小板减少性紫癜、阵发性夜间血红蛋白尿)
高脂血症
制动
肿瘤
伴血小板增多的骨髓增殖性疾病
肾病综合征
骨科手术
妊娠
创伤、脂肪栓塞
药物因素
肝素诱导的血小板减少症
口服避孕药、激素替代治疗
凝血酶原复合物

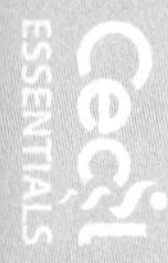

2.妊娠和流产

妊娠是与静脉淤滞相关的高凝状态。妊娠期和产后女性比非妊娠期女性发生明确的血栓性疾病的风险高约5倍。妊娠增加了促凝血蛋白的水平，包括纤维蛋白原、vWF，以及因子Ⅶ、Ⅷ和Ⅹ，同时降低了抗凝血因子的水平如蛋白S、抗凝血酶(AT)及纤维蛋白溶解抑制剂，如PAI-1和凝血酶激活的纤溶抑制物(TAFI)。妊娠期间或产后任何时间都可能发生VTE。合并以下任何一种情况的女性在产后发生VTE的风险更高：死胎、早产、产后出血、剖宫产、存在合并症或妊娠前体重指数大于30kg/m^2。

遗传性易栓症的孕妇妊娠期的血栓风险更高，更容易发生流产和VTE。易发生流产的遗传性危险因素有FⅤL、凝血酶原G20210A基因突变、AT缺陷、蛋白C或蛋白S缺乏。既往有VTE病史的孕妇发生流产的相对风险更高，尽管这种特定的风险似乎仅限于妊娠9周以后。事实上，在妊娠期前9周遗传性易栓症可防止孕妇发生流产，可能是通过限制对早期胚胎的氧毒性。因此，建议对以下准备妊娠的女性进行遗传性易栓症风险评估：既往VTE病史，以及反复发生妊娠9周后流产的病史，并且未发现其他特殊原因(如抗磷脂抗体综合征)。AT缺陷和高同型半胱氨酸血症也与胎盘早剥相关。

对于复发性流产的孕妇，若未确诊遗传性易栓症或抗磷脂抗体综合征(后面讨论)，不需要预防性抗凝。

3.口服避孕药和激素替代疗法

口服避孕药的使用增加了VTE发生的风险，同样绝经后女性在进行激素替代疗法的早期亦可观察到类似风险。口服避孕药或激素替代疗法的女性，同时患有FⅤL突变，VTE发生风险协同增加。在口服避孕药的女性中，吸烟增加了血栓形成的风险，这可能是通过增加血栓素的合成来增加血小板反应性的。在动脉系统中，流行病学证据已清楚地指出吸烟是心血管疾病的主要危险因素。矛盾的是大多数数据表明激素替代治疗在心血管疾病中起保护作用。如前所述，服用口服避孕药可发生获得性活化蛋白C抵抗(APC)和游离及功能性蛋白S的水平降低。

4.其他易发生血栓形成的疾病状态

如前所述,肾病综合征中的血栓形成与从肾脏丢失抗凝血酶(AT)有关。溶血是一种常见的促血栓状态,通过血细胞破坏介导,可能与增加了促凝血的膜磷脂暴露有关。在人工心脏瓣膜、镰状细胞病和其他溶血性贫血(包括Coombs试验阳性的自身免疫性溶血性贫血)的患者中,观察到溶血合并血栓栓塞并发症。在阵发性夜间血红蛋白尿(PNH)中,补体激活可以直接介导血小板活化,因此应用补体抑制剂依库珠单抗可显著降低PNH中血栓栓塞性疾病的发生率。

血小板活化和清除似乎是肝素诱导的血小板减少(HIT)和血栓性血小板减少性紫癜(TTP)的主要血栓形成表现。虽然通常认为慢性弥散性血管内凝血(DIC)与某些恶性肿瘤如黏液性腺癌和急性早幼粒细胞白血病相关,但是恶性肿瘤患者中VTE,即Trousseau综合征的发生风险增加,与DIC无关。实际上,VTE可发生在多种恶性肿瘤中,包括肺、乳腺、胃肠和任何转移性实体瘤。然而,当特发性VTE发生在无癌症个体中时,筛查隐匿性恶性肿瘤不是必需的,而且并不改善随后的癌症相关患病率或死亡率。然而,既往有VTE病史的患者一旦确诊恶性肿瘤,则VTE事件的风险增加,特别是如果同时合并存在FⅤL或凝血酶原G20210A突变。与华法林相比,LMWH可以更好地预防恶性肿瘤相关VTE,这可能是因为LMWH可以更好地维持抗凝状态。在骨髓增殖性疾病(如原发性血小板增多症),常常存在引起高聚集性的异常血小板生理机制,并且需要特异性的血小板抑制剂(参见高凝状态和血小板紊乱疾病)。

5.抗磷脂抗体综合征

另一种获得性血栓形成性疾病是抗磷脂抗体综合征(APS)。APS是一种原发性疾病,其他自身免疫性疾病如系统性红斑狼疮(SLE)有时伴有狼疮抗凝物或抗磷脂抗体。与SLE的病因学的关系尚不明确,但通过造血干细胞移植替代难治性SLE患者的宿主免疫系统可能根除狼疮抗凝物和血栓栓塞风险。APS的所有表现与高凝状态相关,包括复发性静脉或动脉血栓形成,由微循环血小板清除引起的血小板减少,以及由胎盘血管功能不全引起的复发性流产。APS的血清标志物包括抗心磷脂抗体、抗β_2-糖蛋白I抗体和狼疮抗凝血因子。APS悉尼共识标准是目前用于诊断APS的标准。诊断需同时具备临床标准及实验室标准,临床标准包括需要影像学或病理学证实的血栓形成或血栓形成相关流产,以及实验室标准,即≥2次血清标志物阳性,且2次检测时间相隔至少12周。通过酶联免疫吸附试验(ELISA)检测抗心磷脂抗体和抗β_2-糖蛋白Ⅰ抗体,而通过加入过量的磷脂校正延长的磷脂依赖的凝血试验[最常见的是高岭土部分凝血活酶时间(PTT)或Russell蝰蛇毒凝血时间]来检测狼疮抗凝血因子。因此,狼疮抗凝血因子是一种误称,其存在使患者倾向于凝血而不是出血,且当可检测到狼疮抗凝血因子时血栓形成的风险最高。该命名法的另一个误导性方面是磷脂-反应性抗体,这些抗体实际上针对的是血浆中的磷脂结合蛋白,如β_2-糖蛋白Ⅰ抗体、膜联蛋白Ⅴ、凝血酶原。免疫法可测定抗β_2-糖蛋白Ⅰ抗体,该标志物的高滴度也与血栓栓塞风险相关。

在APS合并复发性流产的患者中,妊娠期应用LMWH可减少流产风险。

(四)高凝状态和血小板紊乱

原发性血小板增多症和真性红细胞增多症是与*JAK2*基因突变相关的克隆性骨髓增殖性疾病。血小板增多可见于全部原发性血小板增多症或部分真性红细胞增多症患者。并且这些患者血栓形成的风险增加。这些疾病患者的血小板聚集测定通常是异常的,特别是肾上腺素和ADP。然而,出血或血栓形成的风险并非源于异常的血小板聚集。真性红细胞增多症患者中肠系膜静脉、门静脉和肝静脉循环血栓形成发病率高。

即使是年轻的原发性血小板增多症患者,亦可发生动脉和静脉血栓性并发症。对于原发性血小板增多症患者(可能还有原发性骨髓纤维化和真性红细胞增多症的患者),既往血栓病史或存在*JAK2* V617F突变,显著升高动脉血栓形成的风险。因此,在高危的原发性血小板增多症和其他骨髓增殖性疾病患者中预防性使用低剂量阿司匹林可能是合理的。

在血小板增多症中,血小板更新增加也与血栓栓塞并发症相关,与高血小板计数不一定相关,这些已被放射性血小板存活研究和血栓性原发性血小板减少中网状(年轻)血小板增加证明。此外,阿司匹林成功治疗有症状的患者,是通过减少血小板清除、增

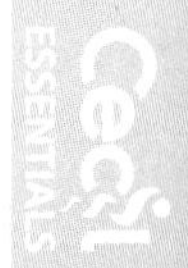

加血小板存活发挥作用的。预防血小板增多症的血栓形成并发症的治疗方法还包括，应用羟基脲降低血小板计数。有证据表明，在动脉血栓形成高风险的原发性血小板增多症患者中，最有效的治疗是联合应用羟基脲和低剂量阿司匹林。而反应性（继发性）血小板增多症患者，包括缺铁性贫血、慢性感染、类风湿关节炎或脾脏切除后状态引起的血小板增多症，通常不增加血栓形成的风险，不需要预防性应用阿司匹林。

1.肝素诱导的血小板减少症

肝素诱导的血小板减少症（HIT），因为其潜在的灾难性血栓形成并发症及其独特的病理生理特征，必须与其他药物诱导的免疫血小板减少症区分。几乎25%应用普通肝素（UFH）的患者产生识别肝素和血小板因子4（PF4）复合物的抗体（通过ELISA检测），PF4是从活化的血小板中释放。当这部分患者再次应用肝素时，5%～10%的患者可能发生HIT，其血小板计数大多数在50 000～100 000/μl。HIT很少发生在既往没有接触过肝素的患者中（发生率0.3%）。

手术是HIT的特殊危险因素。外科手术患者的HIT发生率约为2.6%，而内科患者为1.7%。在进行体外循环的心脏手术或如髋关节置换的骨科手术患者中HIT的抗体检测率高。仅接受LMWH的患者中HIT的发生率低得多，仅为UFH所见的约1/10。然而UFH和LMWH引起血小板减少的机制是相似的：肝素-血小板因子4复合物的抗体与血小板Fc受体结合，引起信号转导和血小板活化，在血小板表面增加凝血酶的产生。

肝素诱导的血小板减少症的诊断主要根据临床表现（如使用4Ts积分标准，包括血小板减少程度、血小板减少的时间、血栓形成和排除血小板减少症的其他原因），但是通过快速ELISA法可检测血清中的肝素-血小板因子抗体。ELISA的主要缺点是它不能提示该抗体复合物是否为血小板的功能性激活剂，因此对于诊断HIT敏感性好，但不特异。血清素释放试验是HIT的功能测定试验，在肝素达到治疗水平时，检测暴露于血清抗体后的血小板活化。然而，基于4Ts积分标准的HIT的低风险可以用于排除HIT诊断。

在HIT中，基于凝血酶的促凝反应将血小板结合到微循环的凝块中，导致血小板减少；约30%的HIT患者发生明显的血栓栓塞并发症，甚至是严重的或危及生命的。在HIT中，血栓栓塞事件可以发生在血小板减少之前、同时和之后，且各阶段的发生率相同。虽然合并心血管疾病及接受全剂量肝素治疗时，HIT患者的血栓形成更为常见，但任何剂量的肝素（甚至肝素冲管）都可导致血栓形成。动静脉血栓栓塞性疾病甚至可以发生在停用肝素后几周，这种作用可能是由血管内皮细胞的糖胺聚糖介导的，它与PF4相结合成为循环HIT抗体的靶点。

停用所有类型的肝素是治疗HIT的关键。此外，尽管抗体可能因使用普通肝素诱导生成，但是超过80%的抗体与LMWH有交叉反应。因此，对于HIT患者推荐短期抗凝治疗，直接使用凝血酶抑制剂（DTI），如阿加曲班或比伐卢定，其不是肝素-血小板因子抗体的靶标。事实上，因为在HIT患者中随后的血栓形成、截肢和死亡的事件发生率增加，即使目前没有血栓形成，在停用肝素后也应使用DTI。DTI的选择可根据其他临床情况，如肾功能不全患者的比伐卢定清除率降低、出血风险增加，而阿加曲班可以通过肝脏代谢清除。已经开始使用华法林治疗的患者发生HIT时，除了用DTI替代之外，还使用维生素K以校正蛋白C水平。虽然美国FDA尚未批准Ⅹa抑制剂治疗HIT的适应证，但Ⅹa抑制剂-磺达肝素具有每日一次皮下给药的优点，而不需要监测INR并且不影响INR。

DTI应持续使用直至血小板计数高于100 000/μl～150 000/μl。然后可加华法林，并且两种药物应当重叠使用至少5d，并且重叠使用至INR在治疗水平上至少48h。因为DTI可延长INR，重叠华法林治疗5d后可导致INR超标（通常＞4）。随着INR增加，逐渐减少DTI的使用剂量是一种合理的治疗策略。一旦停用DTI，重要的是在4～6h后复查INR，以确认其保持在治疗目标范围内。

如果HIT没有血栓形成，抗凝治疗的总疗程为4周；如果存在血栓形成，抗凝治疗的总疗程应持续3～6个月。华法林不应该首先用于治疗HIT，在无皮下注射DTI的情况下也不应该单独使用华法林，因为它可能诱导获得性蛋白C缺乏导致静脉性肢体坏疽。HIT中蛋白C耗尽的一个标志是在单次华法林剂量后INR突然升高（＞3.5）。在这种情况下，应停用华法林，并予患者补充维生素K。既往有HIT病史的患者，如因手术需行体外循环时，若在上次使用肝素至少100d后且ELISA检测抗体为阴性时，可以短期安全使用普通肝素。

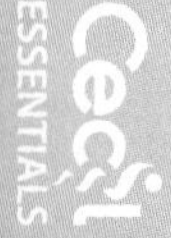

2.血栓性血小板减少性紫癜

由于血小板活化和清除导致血小板减少的另一疾病是血栓性血小板减少性紫癜（TTP）。在先天性或家族性TTP患者中，vWF裂解蛋白酶，ADAMTS13（一种含Ⅰ型凝血酶敏感蛋白基序的解离素和金属蛋白酶家族，成员13）的基因突变，使其丧失活性。获得性TTP的患者通常存在能阻断vWF裂解蛋白酶正常功能的抗体，其活性小于正常的10%。内皮细胞释放的超大分子量的vWF多聚体，通过P-选择素锚定到血管内皮细胞表面，形成长链，血小板黏附和聚集在微循环中。ADAMTS13通过对接到A1/A3 vWF结构域并在A2位点内切割，从而下调多聚体的大小。TTP裂解蛋白酶功能缺失导致超大分子量vWF多聚体的增多，后者在锚定和激活血小板中最有效。这些导致血小板黏附和清除增加，但不伴有凝血级联反应的激活。因此，不同于DIC，凝血酶原时间（PT）和PTT在TTP中都是正常的。

化疗后的TTP（丝裂霉素C）及与妊娠、造血干细胞移植、狼疮或HIV感染有关的TTP，似乎具有类似的血栓形成的致病机制。血小板减少（通常严重）常伴有微血管病变，如外周血涂片可见破碎红细胞及血清乳酸脱氢酶升高。多个器官的微血管闭塞引起临床症状，特别是在肾脏和脑。少于25%的TTP患者表现为经典的五联征（发热、血小板减少、微血管病性溶血性贫血、神经系统症状和肾功能不全）。TTP的诊断通常基于对血小板减少症和微血管病性溶血性贫血的临床评估。大多数实验室对ADAMTS13活性和抑制剂的测定周期较长。

家族性TTP的治疗主要是输注血浆以补充裂解蛋白酶活性；而获得性TTP还需要去除抗体，后者通过血浆置换完成，由此去除患者的血浆（血浆去除术）并用新鲜冷冻血浆代替，这种血浆通常被制成“冷沉淀物去除”血浆以减少输入血浆中超大vWF多聚体。类固醇激素和抗血小板药物（如阿司匹林、双嘧达莫）通常同时使用，但是否对血浆置换有任何额外益处仍不清楚。输注血小板在TTP中是相对禁忌的，在没有明显出血的情况下不应该输注血小板，因为存在血栓形成的风险。当血浆置换治疗效果差或发生早期复发时，使用抗CD20的免疫抑制治疗可能有效。重度TTP（定义为ADAMTS13活性检测不出）相关的死亡率仍然显著，血浆置换治疗后18个月死亡率将近10%。使用新鲜冷冻血浆和冷沉淀物以替换ADAMTS13是一种潜在的治疗方法。

溶血性尿毒症综合征（HUS）是TTP疾病谱的一部分，且与微血管病性血小板血栓相关。然而，HUS的溶血性贫血和肾衰竭通常不伴有神经系统损害，且HUS与TTP血小板减少或微血管病变的程度不同。此外，少于3%的HUS病例与vWF裂解蛋白酶活性降低相关。与TTP不同，HUS主要发生在儿童患者，由产志贺毒素的细菌，特别是大肠杆菌O157：H7血清型引起的出血性结肠炎，成人不常见。非典型HUS（即无腹泻或志贺样毒素）很少与其他细菌感染相关，由于因子H、I和B的突变或多态性引起的补体失调相关。这些突变使补体（C3）沉积在血小板表面从而增加血小板活化。非典型HUS，在临床上与HUS表现一致但与产毒素细菌不相关。一些HUS病例，特别是非典型HUS，可以对血浆交换去除血浆联合维持性血液透析治疗有效，直到肾功能恢复。越来越多的数据表明抗C5a补体的治疗有助于预防该疾病中的补体介导的损伤。

二、血栓形成的临床评估

对血栓栓塞患者评估包括临床病史、实验室检查结果及体格检查。触发VTE疾病的事件包括制动、骨科或外科手术操作、使用口服避孕药和妊娠。复发性（易栓症）的VTE可发生在年轻患者，或少见部位（如脑血管），可伴有VTE的家族史，常提示遗传性疾病。获得性VTE风险可能与全身性疾病相关如溶血（如PNH、自身免疫性溶血性贫血），胶原血管疾病（如狼疮）或各种恶性疾病。相反，动脉血栓栓塞性疾病更常见于在破裂的动脉粥样硬化斑块（如冠状动脉疾病）或动脉粥样硬化症（如缺血性脑卒中、周围动脉疾病）基础上发生动脉血管疾病，主要与代谢危险因素相关，包括高血压、高胆固醇血症和糖尿病。对血栓性疾病的临床评价需根据疾病发生的位置[动脉、静脉和（或）特定血管床]及是否存在易导致血栓栓塞风险的血管内皮、血小板或可溶性凝血因子的异常来进行。

实验室诊断

复发性VTE患者强烈推荐进行易栓症的实验室筛查，尤其是50岁以下的患者、不明原因VTE患者和具有VTE家族史的患者。必须明确任何易发生血栓复发的风险因素，以及任何一种可能需要家庭

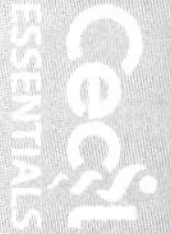

咨询或避免额外环境风险的遗传性疾病。易栓症患者需完善以下检查：①活化蛋白C抵抗；②凝血酶原G20210A的基因分型；③狼疮抗凝血因子检测、抗心磷脂抗体和抗$β_2$-糖蛋白I抗体；④抗凝血酶和蛋白C活性水平；⑤游离蛋白S(表52-4)。FⅤL突变的基因分型可以替代APC抵抗检测，且还能确定患者是杂合子还是纯合子，尽管其可能漏诊极少见的APC抵抗的变异型。

实验室检查在动脉粥样硬化症和动脉血栓栓塞中的用途尚不清楚。在骨髓增殖性疾病中，血小板计数和血小板功能(如聚集时间和出血时间)可为羟基脲和(或)阿司匹林的治疗提供依据。对于少见或复发性动脉疾病的患者，可进行的其他合理的检测包括t-PA和PAI-1水平检测及异常纤维蛋白原血症的检查(凝血酶时间和抗原：活性比)，以上所有检测都应该与止血的专家商议。

表52-4 静脉血栓相关的实验室检查

活化蛋白C抵抗、因子Ⅴ Leiden
狼疮抗凝血因子
抗心磷脂抗体、抗$β_2$-糖蛋白I抗体
血同型半胱氨酸检测：禁食及蛋氨酸后
凝血酶原G20210A突变
抗凝血酶活性
蛋白C活性
游离蛋白S水平

三、静脉血栓栓塞症的治疗

一旦诊断VTE，需要立即治疗。大多数患者的抗凝治疗包括使用肝素类药物的短期抗凝治疗，以及基于华法林的长期治疗。溶栓治疗适用于大面积近端静脉血栓或肺栓塞的患者。IVC过滤器用于存在抗凝血禁忌、有抗凝并发症(通常为活动性出血)或抗凝失败(复发性PE)的患者。IVC过滤器明显降低早期PE的发生率，但是它们的使用也与置入部位的血栓形成、晚期IVC血栓并发症及10%～20%的静脉炎后综合征相关。临时IVC过滤器通常用于创伤患者，并且放置时间少于7～10d时似乎疗效最佳。

普通肝素(UFH)的半衰期短，其作用具有可逆性，故通常用于住院患者的抗凝治疗，但低分子量肝素(LMWH)的使用越来越广泛。UFH的起始剂量为，单剂注射80U/kg，之后按18U/(kg·h)持续输注。已证实UFH剂量超过30 000U/d，对预防复发性VTE最有效。使用UFH时需监测PTT，各个医院根据其抗Ⅹa水平确定治疗性PTT范围，相当于0.3～0.7U/ml。所有医院都应建立基于患者体重和PTT监测来调整UFH输注的方案。

UFH应持续使用至少4d(广泛血栓的患者应更长)，在华法林充分抗凝(连续2d INR≥2)后可以停止。部分接受大剂量肝素(通常＞40 000U/d)治疗的患者，PTT仍无法达到治疗范围，这种肝素耐药性由多种机制引起，包括肝素结合蛋白增加，存在中和药物(如鱼精蛋白)和抗凝血酶活性降低。炎性疾病患者血浆中因子Ⅷ活性和纤维蛋白原升高，在这些患者中可观察到明显的肝素耐药性，建议直接监测抗Ⅹa水平。

在治疗血栓栓塞和急性冠状动脉事件中，LMWH是UFH很好的替代药物。LMWH激活抗凝血酶(AT)，且具有更特异的抗因子Ⅹa的活性，而UFH对凝血酶、因子Ⅸ和因子Ⅺ有影响。与UFH相比，LMWH的优点包括血浆半衰期增加，具有更佳的剂量反应预测，允许间歇固定剂量给药，肝素诱导的血小板(HIT)的发生率更低(为UFH的10%～20%)，并且监测需求显著减低。在肾衰竭患者中，低分子量肝素持续时间延长，在这些情况下可能需要根据抗Ⅹa水平进行监测和调整药物剂量。通常皮下注射LMWH后3～5h，抗Ⅹa活性达峰(每日2次给药时为0.5～1U/ml，每日一次给药时为1～2U/ml)。与UFH相同，在LMWH序贯华法林作为长期抗凝治疗时，两者需重叠使用直至INR达标至少2d后，才可停用低分子量肝素。

华法林和LMWH用于长期预防VTE。应在出现VTE的24h内开始使用华法林，同时联合肝素治疗。由于因子Ⅶ水平的迅速降低，在华法林治疗的几小时内即出现PT延长；然而，直到其他维生素K依赖性凝血因子(因子Ⅱ、Ⅸ和Ⅹ)水平也降低，华法林才达到治疗性的抗凝作用。足量的华法林治疗，通常在4～5d内达到治疗性抗凝作用。UFH或LMWH在至少连续2d INR＞2后停用。华法林抗凝治疗的一个长期存在的问题是INR存在个体差异。至少50%对华法林敏感性的变异性是可以通过*CYP2C9*和*VKORC1*基因的多态性来解释。尽管这些已被加入华法林安全预测和治疗剂量的模型中，但是大多数临床医生开始治疗后，仅需通过周期性监测，即可按需调整治疗剂量。

INR的治疗范围取决于不同临床情况下血栓形

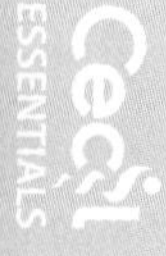

成的风险。在没有已知的危险因素的患者中，非复杂的VTE的预防INR需控制在2～3；相反，对于抗心磷脂抗体综合征(APS)和复发性VTE，INR需在3～4(表52-5)。

华法林或LMWH预防的疗程取决于VTE的具体临床情况、出血的风险和血栓复发的可能性。一般来说，使用华法林抗凝的时间越长，血栓复发的概率越低。与华法林长疗程(6个月)相比，短程治疗(6周)预防血栓复发效果较差。具有明确的暂时性危险因素的患者，如骨科手术，即使仅采用华法林短期治疗，血栓复发率极低；当然在全髋关节置换术后，长疗程血栓预防(＞21d)比短程预防(7～10d)更有效。目前尚不清楚全髋或膝关节置换术后，患者口服因子Ⅹa抑制剂和达比加群是否比LMWH在预防血栓上获益更多(表52-6)。

表52-5 华法林抗凝治疗的INR预期值

临床情况	INR的范围
静脉血栓形成	
治疗性	2.0～3.0
预防性	1.5～2.5
人工心脏瓣膜	
生物型	2.0～2.5
机械型	3.0～4.0
心房颤动(非瓣膜性)	
预防	1.5～2.5
狼疮抗凝物	
治疗及预防	2.0～3.0
复发性血栓栓塞	3.0～4.0

表52-6 新型口服抗凝药物(NOAC)及其适应证

NOAC	适应证
达比加群	直接抑制凝血酶，用于非瓣膜性心房颤动患者(预防脑卒中及非CNS栓塞)
利伐沙班	抗Ⅹa活性，用于非瓣膜性心房颤动患者(预防脑卒中及非CNS栓塞)；治疗VTE及其随后的预防；髋关节及膝关节术后VTE的预防
阿哌沙班	抗Ⅹa活性，用于非瓣膜性心房颤动患者(预防脑卒中及非CNS栓塞)
依度沙班	抗Ⅹa活性，用于手术患者预防VTE；心房颤动患者预防栓塞
替卡格雷	血小板P2RY12拮抗剂，用于预防急性冠脉综合征的血栓形成

注：CNS.中枢神经系统；VTE.静脉血栓栓塞症；Ⅹa.活化因子Ⅹ。

相反，不明原因的VTE(即除创伤、手术、制动、妊娠或癌症外)的患者血栓复发率高，即使是在华法林治疗3～6个月后。对于不明原因的近端VTE或PE的患者，停止抗凝治疗后3周，若D-二聚体水平正常，那么血栓复发的风险相对较低，据此可有助于确定是否需要在3～6个月后继续抗凝治疗。

证据还表明遗传性高凝状态的疾病(如FⅤL)可能终身存在发生VTE或PE的风险。一些研究已表明长期应用低强度华法林利大于弊，产生的出血风险被降低的复发性血栓形成的发生率所抵消。因此，遗传性易栓症可能需要持续更长时间的华法林治疗，这取决于患者的合并症及当时是否处于VTE的易患环境中。停用华法林后出现复发性VTE的患者，不论是否有明确的易栓症原因都应该接受长期的抗凝治疗。APS和首次发生VTE的患者在停止抗凝治疗后发生复发性VTE的风险非常高(每年高达50%)，这显然是检测抗心磷脂抗体的有利依据。表52-7为在不同患者中华法林治疗持续时间普遍指导原则。因为华法林是致畸剂，所以育龄妇女应该同时使用有效的避孕方法。

华法林治疗时INR超过治疗水平很常见，伴或不伴出血。INR轻度升高(＞5)且出血很少或无出血的患者中，暂停华法林并以较低的维持剂量重新给药可能就足够了。更高INR(5～9)且没有严重出血的患者应该停用华法林，并应该接受低剂量(1～2.5mg/d)的口服维生素K以达到INR治疗水平；

表52-7 VTE后预防性抗凝治疗的疗程

临床情况	治疗疗程
远端或浅表的静脉血栓	3～12周
初发的近端血栓	
无危险因素	3～6个月*
可纠正的危险因素(如手术、创伤)	3～6个月
肿瘤	长期†
抗磷脂抗体综合征	长期
遗传性的危险因素‡	＞6个月
复发性 VTE/PE	终身

注：PE. 肺栓塞；VTE. 静脉血栓栓塞症(包括深静脉血栓形成、肺栓塞、颅内静脉及静脉窦血栓形成)。

*3～6个月后评估D-二聚体有助于决定是否停止抗凝治疗。

†长期的抗凝治疗必须根据是否存在其他合并症、出血风险、暂时性危险因素、依从性，进行个体化调整。

‡遗传性危险因素包括因子Ⅴ Leiden、凝血酶G20210A突变、抗凝血酶缺陷、蛋白C缺陷、蛋白S缺陷。

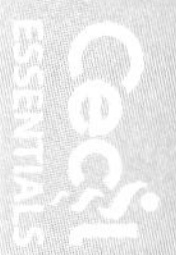

如果胃肠功能有问题，可肠外给予维生素K。如果高INR值伴严重的活动性出血，特别是如果需要手术止血，维生素K联合输注血浆（见第51章）可快速纠正INR。同时使用增加游离华法林水平的药物，可使INR升高（表52-8）。若抗凝治疗时发生出血并发症时，必须认真考虑未来的出血风险，以及该患者是否需要替换为放置IVC过滤器作为预防。

（一）妊娠期间的抗凝治疗

肝素，包括UFH和LMWH，是妊娠期间治疗静脉血栓形成最安全的方法。肝素不能透过胎盘，不像华法林可引起特征性胎儿胚胎病。华法林还可导致胎儿出血和胎盘早剥，故妊娠期间应避免使用。妊娠期VTE或PE应该静脉应用UFH治疗5～10d，随后为UFH皮下注射治疗方案，从每12h 20 000U开始，调整剂量，使注射后的APTT高于基线的1.5倍。LMWH是UFH很好的替代治疗，其可以每天皮下注射1次或2次，并且不需要监测。上下腔静脉过滤器也已经在妊娠期成功使用，而无明显并发症。对于抗磷脂抗体综合征的孕妇，关键治疗是预防流产，予阿司匹林（160mg）联合预防剂量的UFH皮下注射（10 000～15 000U/d，分次使用）或LMWH（抗Ⅹa水平达到0.1～0.3U/ml）。若这样的孕妇有血栓栓塞性疾病病史时，应使用治疗剂量的LMWH或UFH联合阿司匹林。

肝素应在阵痛和分娩时停用，尽管分娩期间出血的风险不高，特别是当抗Ⅹa水平低于0.7U/ml时。分娩时体内残留抗凝药物有发生硬膜外麻醉后脊柱血肿的风险，这个问题在UFH和LMWH的使用中均有报道。硬膜外麻醉的安全的抗Ⅹa水平是未知的。如果分娩期间APTT延长，硫酸鱼精蛋白可中和UFH，而LMWH仅部分（10%）被鱼精蛋白逆转。

产后的抗凝可以使用肝素或华法林，在母乳喂养期间两种药物都不是禁忌。长期使用华法林治疗（如瓣膜性心脏病）的女性，在准备妊娠时需要转换为全量的UFH或LMWH抗凝，分娩后重新开始华法林治疗。

表52-8 华法林的药物相互作用

增加华法林的药效：INR延长
华法林清除率↓
双硫仑
甲硝唑
复方磺胺甲噁唑
华法林蛋白结合率↓
保泰松
维生素K转化↑
氯贝丁酯
减少华法林药效：INR未达标
华法林肝脏代谢↑
巴比妥
利福平
华法林吸收↓
考来烯胺

注：↑.增加；↓.减少；INR.国际标准化比值。

（二）围术期的抗凝治疗

需要手术的患者如何抗凝是常见的临床问题。在这种情况下，治疗原则既反映了外科手术期间和术后立即充分止血的需要，也显现了术后尽快重新开始抗凝的关键性和重要性，因为手术本身代表相对高凝状态。心房颤动患者血栓栓塞的风险显著地影响围术期的抗凝治疗；在这种临床情况下，CHADS-2评分（心力衰竭、高血压、年龄、糖尿病和脑卒中）可估计术后脑卒中的风险，因此规定在停用维生素K拮抗剂时需要使用UFH/LMWH桥接抗凝治疗。对于VTE患者开始抗凝治疗的时间小于1个月，应该推迟择期手术；若该患者必须进行手术，停止抗凝和放置临时IVC过滤器可能是最好的选择。对于大多数接受长期抗凝治疗的VTE患者，通常术前不需要使用肝素；术前停用维生素K拮抗剂至少4d，以使INR逐渐降至小于1.5，这是手术安全的水平。术后静脉肝素（或皮下注射LMWH）可以安全地用于抗凝治疗，直到华法林重新开始后INR达标。与所有指南一样，个别患者的情况可能有所不同。例如，在大型的外科手术后立即给予肝素可能是禁忌的，因为有高出血风险，恢复抗凝治疗可能需要延迟至术后12～24h。

关于该主题的深入讨论，请参阅《西氏内科学》（第25版）第171章“出血和血栓患者的诊治”。

推荐阅读

Adam SS, McDuffie JR, Lachiewicz PF, et al: Comparative effectiveness of new oral anticoagulants and standard thromboprophylaxis in patients having total hip or knee replacement, Ann Intern Med 159:275–284, 2013.

Barbui T, Finazzi G, Carobbio A, et al: Development and validation of an international prognostic score of thrombosis in World Health Organizationessential thrombocythemia (IPSET-thrombosis), Blood 120:5128–5133, 2012.

Beer PA, Erber WN, Campbell PJ, et al: How I treat essential thrombocythemia, Blood 117:1472–1482, 2011.

Brilakis ES, Patel VG, Banerjee S: Medical management after coronary stent implantation, JAMA 310:189–198, 2013.

Cattaneo M: The platelet P2Y12 receptor for adenosine diphosphate: congenital and drug-induced defects, Blood 117:2102–2112, 2011.

Cuker A, Gimotty PA, Crowtheer MA, et al: Predictive value of the 4Ts scoring system for heparin-induced thrombocytopenia, Blood 120:4160–4167, 2012.

Dobromirski M, Cohen AT: How I manage venous thromboembolism risk in hospitalized patients, Blood 120:1562–1569, 2012.

Douketis JD: Perioperative management of patients who are receiving warfarin therapy: an evidence-based and practical approach, Blood 117:5044–5049, 2011.

Sobieraj DM, Lee S, Coleman CI, et al: Prolonged versus standard-duration venous thromboprophylaxis in major orthopedic surgery, Ann Intern Med 156:720–727, 2012.

Sultan AA, Tata LJ, West J, et al: Risk factors for first venous thromboembolism around pregnancy: a population-based cohort study from the United Kingdom, Blood 121:3953–3961, 2013.

Tosetto A, Iorio A, Marcucci M, et al: Predicting disease recurrence in patients with previous unprovoked venous thromboembolism: a proposed prediction score (DASH), J Thromb Haemost 366:1019–1025, 2012.

第9版

Cecil ESSENTIALS

中文翻译版

西氏内科学精要

Andreoli and Carpenter's Cecil Essentials of Medicine

下卷

主　编　**Ivor J. Benjamin**
Robert C. Griggs　Edward J. Wing　J. Gregory Fitz
主　译　王　辰　郑金刚
副主译　詹庆元　彭丹涛

科学出版社

北　京

图字：01-2018-4249 号

内 容 简 介

《西氏内科学》以论述严谨、系统，尤其是对病理、生理等科学原理的深刻阐述而深受国内外读者的欢迎，被世界各国医学院校誉为“标准内科学参考书”。《西氏内科学精要》第 9 版浓缩了《西氏内科学》第 25 版的精华，内容严谨、系统而精练，便于读者更快地学习其体系框架及核心内容。本书对每一种疾病从定义、流行病学、病理学、临床表现、诊断和治疗等方面进行了全面而精练的描述，反映了内科学知识的最新进展、循证实践指南；并辅以大量的图表，形象、直观，便于读者更好地理解。

本书是住院医生、医学生和医学院校教师的必备教科书，也是住院医师规范化培训的推荐教材。

图书在版编目（CIP）数据

西氏内科学精要：全 2 册：原书第 9 版 /（美）艾弗・J. 本杰明（Ivor J. Benjamin）等主编；王辰，郑金刚主译．—北京：科学出版社，2019

书名原文：Andreoli and Carpenter's Cecil Essentials of Medicine

ISBN 978-7-03-060283-1

Ⅰ．①西…　Ⅱ．①艾…②王…③郑…　Ⅲ．①内科学　Ⅳ．① R5

中国版本图书馆 CIP 数据核字（2018）第 293649 号

责任编辑：沈红芬　黄建松　杨小玲 / 责任校对：杨　赛

责任印制：肖　兴 / 封面设计：黄华斌

ELSEVIER

Elsevier(Singapore) Pte Ltd.

3 Killiney Road，#08-01 Winsland House I, Singapore 239519

Tel: (65) 6349-0200;Fax: (65) 6733-1817

Andreoli and Carpenter's Cecil Essentials of Medicine, 9/E

ISBN-13: 9781437718997

This translation of Andreoli and Carpenter's Cecil Essentials of Medicine, 9/E by Ivor J. Benjamin, Robert C. Griggs, Edward J. Wing, J. Gregory Fitz was undertaken by China Science Publishing & Media Ltd. (Science Press) and is published by arrangement with Elsevier (Singapore) Pte Ltd.

Andreoli and Carpenter's Cecil Essentials of Medicine, 9/E by Ivor J. Benjamin, Robert C. Griggs, Edward J. Wing, J. Gregory Fitz 由中国科技出版传媒股份有限公司（科学出版社）进行翻译，并根据中国科技出版传媒股份有限公司（科学出版社）与爱思唯尔（新加坡）私人有限公司的协议约定出版。

《西氏内科学精要》（原书第 9 版）（王辰　郑金刚主译）

ISBN: 978-7-03-060283-1

科学出版社出版

北京东黄城根北街 16 号

邮政编码：100717

http://www.sciencep.com

中国科学院印刷厂印刷

科学出版社发行　各地新华书店经销

*

2019 年 1 月第　一　版　开本：889 × 1194　1/16

2019 年 12 月第二次印刷　总印张：79 3/4

总字数：2 350 000

定价（上、下卷）：498.00 元

（如有印装质量问题，我社负责调换）

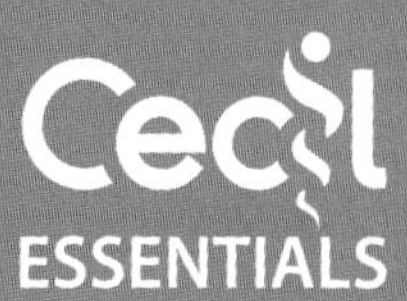

译校人员

主　译　王　辰　郑金刚

副主译　詹庆元　彭丹涛

译　者（以姓氏汉语拼音为序）

卜　石[1]　才　华[1]　蔡　莹[1]　蔡晓频[1]　车宇芳[1]　陈玫玲[1]　陈文慧[1]　陈晓平[1]

迟雨佳[2]　崔晓阳[1]　戴沛霖[1]　董　哲[1]　窦雪琳[2]　杜时雨[1]　杜雪蓓[3]　杜怡峰[4]

段　军[1]　樊雪强[1]　房　龙[1]　冯莹莹[1]　高娟娟[5]　高立伟[1]　高瑞龙[1]　顾卫红[1]

韩治伟[1]　何德华[6]　黄　絮[1]　黄琳娜[1]　贾　倞[1]　江志红[2]　矫毓娟[1]　金　仙[1]

金江丽[1]　孔晓牧[1]　李　玲[7]　李　敏[1]　李爱莉[1]　李佳慧[1]　李靖涛[1]　李妮娇[1]

李晓讴[1]　李旭东[1]　林红梅[1]　刘　芳[1]　刘　静[2]　刘　蕾[1]　刘　琳[1]　刘　芃[1]

刘嘉琳[6]　刘雨桐[8]　刘尊敬[1]　马　瑞[2]　马也娉[1]　彭丹涛[1]　乔亚男[1]　秦　耿[1]

邱毓祯[6]　任景怡[1]　邵　文[1]　石景丽[1]　侍效春[8]　舒晓明[1]　宋马小薇[5]

隋　鑫[5]　孙　青[1]　孙　葳[2]　孙丽丽[1]　孙晓川[8]　唐文雄[1]　田　鑫[1]　童　润[1]

汪　伟[1]　汪仁斌[1]　王　放[1]　王　慧[1]　王　磊[1]　王　丽[1]　王　瑶[1]　王峰蓉[2]

王国春[1]　王慧芬[1]　王建新[1]　王姗姗[1]　王文博[1]　魏　蓉[2]　吴东海[1]　吴文静[1]

谢玲玎[1]　熊　英[1]　徐茜茜[1]　阳艳军[1]　杨　勇[5]　杨　悦[1]　杨兆军[1]　叶素素[8]

于利平[1]　张　波[1]　张　硕[8]　张　涛[7]　张　阳[5]　张　铮[1]　张杰文[9]　张立宁[1]

张丽芳[1]　张念荣[1]　张伟赫[1]　张伟硕[1]　张泽宇[1]　赵　屹[10]　赵婷婷[1]　郑晓晓[1]

周　颖[1]　周庆涛[11]　朱　洁[7]　主鸿鹄[2]　左　瑜[1]

审校者（以姓氏汉语拼音为序）

蔡　莹[1]　常志刚[12]　陈玫玲[1]　崔晓阳[1]　戴沛霖[1]　杜时雨[1]　杜怡峰[4]　冯莹莹[1]

高　春[1]　韩治伟[1]　黄　絮[1]　黄尚志[13]　黄晓军[2]　姜世敏[1]　李　菁[1]　李　敏[1]

李爱莉[1]　李佳慧[1]　凌　斌[1]　刘　琳[1]　刘　芃[1]　刘嘉琳[6]　刘晓飞[1]　刘晓清[8]

刘尊敬[1]　卢　昕[1]　马也娉[1]　潘凯枫[5]　彭丹涛[1]　任景怡[1]　侍效春[8]　舒晓明[1]

王峰蓉[2]　王国春[1]　王慧芬[1]　王维虎[5]　王文博[1]　王延江[7]　翁惠玲[8]　吴东海[1]

吴文静[1]　邢小燕[1]　徐茜茜[1]　杨　勇[5]　杨　悦[1]　杨文英[1]　张　波[1]　张　铮[1]

张丽芳[1]　张念荣[1]　章军建[3]　郑金刚[1]　周宝桐[8]　周庆涛[11]　周益锋[1]　朱广迎[1]

主鸿鹄[2]

译校者单位

1 中日友好医院
2 北京大学人民医院
3 武汉大学中南医院
4 山东省立医院
5 北京大学肿瘤医院
6 上海交通大学医学院附属瑞金医院
7 陆军军医大学大坪医院
8 中国医学科学院北京协和医院
9 河南省人民医院
10 中国医学科学院计算机技术研究所
11 北京大学第三医院
12 北京医院
13 中国医学科学院基础医学研究所

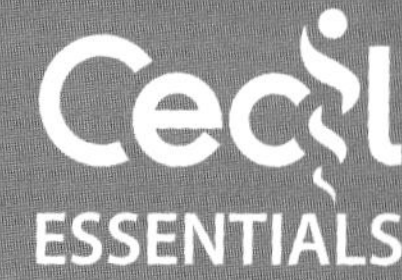

目 录

上 卷

下 卷

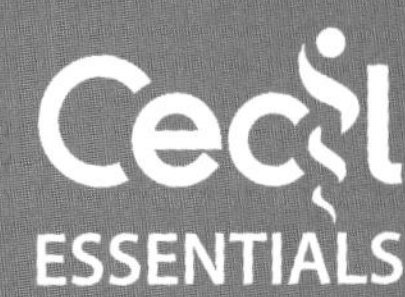

第九部分

肿 瘤

三、脊髓压迫症
四、上腔静脉综合征
五、高钙血症
六、发热性中性粒细胞减少症
七、化疗引起的恶心和呕吐
八、皮肤毒性
九、肿瘤溶解综合征

第53章

肿瘤生物学

著　者　Aram F. Hezel
译　者　隋　鑫　审校者　朱广迎

一、引言

肿瘤是一类复杂的基因病，它是一个正常细胞在一系列调控其增殖和生物学行为的过程控制下转变成癌细胞，其增殖不受控制，播散转移，最终导致疾病和（或）死亡。在基因测序技术进步的推动下，多种肿瘤的遗传学基本面貌已经明确。近10年的许多治疗进展已成功地聚焦到基因突变研究鉴定出的靶点上。尽管肿瘤的本质是（细胞随着时间推移获得的）基因上的改变，还有许多患者方面的因素影响肿瘤的形成和进程，包括靶器官的合并症、免疫反应、代谢状态等。本章回顾了肿瘤生物学的基本要素及其中关键的驱动性基因改变。

二、肿瘤的特征

肿瘤对人体有多方面的作用。肿瘤累及不同的组织器官，并通过不同方式影响正常生理功能，导致了临床表现的异质性，这与不同肿瘤的显微结构和基因水平特征也是对应的。即使源自于相同器官或细胞类型的肿瘤也具有广泛的异质性。已经有超过100种肿瘤被鉴定出来，其是依据起源的组织器官和组织学形态进行分类的。而随着肿瘤基因分型的进一步研究，我们在未来几年中可能会见到几千种不同类型的肿瘤。

虽然肿瘤在临床表现、组织学、基因水平上具有多样性，但它们还是具有一些共同的特点。Hanahan和Weinberg在2000年首次界定了肿瘤生长所必须获得的能力，后来又更新了这个了解肿瘤概念的框架，加入了“新出现的特征”和“促成性特征”（表53-1）。

正常的细胞分裂，一方面受到限制于组织损伤修复次数的生长和分裂信号的调控，另一方面受到细胞分裂生长抑制信号的调控。与之相对，肿瘤细胞往往有自给自足的生长信号，且对抑制生长的信号不敏感。对凋亡（程序性细胞死亡）的抵抗也使得肿瘤细胞可以绕开限制细胞存活的在进化上保守的程序。另外，正常细胞只能进行一定次数的细胞分裂，限制了它们生长的潜能，而肿瘤细胞却具有无限增殖的潜能。除了肿瘤细胞内在的特征之外，还有两个对环境因素的作用：血管生成，或者说血供的建立，为肿瘤生长到1～2mm以上提供所需要的氧气和营养；侵袭和转移导致肿瘤细胞可以离开原发灶到新的部位形成克隆。转移是90%以上肿瘤患者死亡的原因。

最近的研究又重新将注意力转回到对于肿瘤防治非常重要的肿瘤生物学。新出现的特征：肿瘤细胞特异的代谢需求，有越来越多的代谢相关基因（如IDH1/2、FH、SDHB）证实在肿瘤中发生了突变；同样很重要的是肿瘤逃避机体免疫的能力，这一点在针对免疫调节分子PD1的靶向药物的临床疗效中得到了体现。

表53-1　肿瘤的表型

肿瘤的特征	新出现的特征
自给自足的生长信号	免疫逃逸
对抑制生长的信号不敏感	代谢失调
逃避凋亡	促成性特征
无限增殖的潜能	基因组不稳定
诱导血管生成	炎症
组织侵袭和转移	

促成性特征：基因组不稳定——这是肿瘤的发展及在全身治疗过程中出现耐药的重要原因；促肿瘤炎症反应——可能导致了肿瘤逐步进展，并且通过提供炎症微环境起到对肿瘤的维持作用。

在很多情况下，这些肿瘤特征的发现带来了新的治疗方式。这方面的例子包括靶向促进生长的蛋白或信号通路的抑制剂，如针对肺癌和结肠癌的表皮生长因子受体（EGFR）抑制剂、乳腺癌中HER2/neu（ERBB2）抑制剂、黑色素瘤中RAF和MEK抑制剂。类似的还有抑制血管生成（如血管内皮生长因子）的药物，如今也用于肿瘤的治疗。

三、肿瘤遗传学

肿瘤作为基因疾病，包括的范围从一些由较小的基因异常导致的恶性病变（如*BCR-ABL*重排引起的慢性粒细胞白血病），到遗传背景复杂的多步骤形成的肿瘤（如直肠癌、胰腺癌、乳腺癌）。一个细胞要经历恶性转化，需要生长和存活优势。大多数侵袭性的肿瘤需要在多个基因发生突变的情况下才发生，并且它们可以保持基因组的不稳定或者具有增突变表型。细胞更替时的随机复制错误、正常的老化或者偶尔发生在一些家系中的遗传性癌基因种系突变会引起DNA修复失调，在这种情况下，暴露于环境致癌物会导致突变。肿瘤中的基因突变根据这些突变带来的功能性结果分为三类：癌基因、抑癌基因、稳定性基因（或看护基因）。但也有新发现的突变并不能很恰当地被归为其中一类。表53-2列举了部分突变的临床结果。

（一）癌基因

癌基因突变导致一个正常细胞变为肿瘤细胞，包括染色体易位、基因扩增、基因内突变。癌基因通常激活一些对于肿瘤很重要的信号通路。例如，原癌基因*ABL*从9号染色体易位到22号染色体的*BCR*基因的情况下，融合基因*BCR-ABL*表达的蛋白向细胞核产生不受抑制的促进生长的信号，进而导致慢性粒细胞白血病（CML）。癌基因的一个等位基因的活化突变往往就足以导致肿瘤发生（如*KRAS*）。

由于癌基因激活导致肿瘤生长的通路，其发现促使研究人员开发特异性针对这些基因和信号通路的药物。例如，在乳腺癌患者中，*HER2*扩增可作为生物标志物用来筛选从抗HER2单克隆抗体曲妥珠单抗治疗中获益的人群；同样地，*EGFR*活化突变可以用来筛选从*EGFR*突变抑制剂治疗中获益的非小细胞肺癌患者；另外，还有黑色素瘤中的*BRAF*突变。鉴定出突变的癌基因，发现抑制这种活化突变蛋白的药物，进而对带有这种突变的患者使用这种药物——这种模式被反复证明是成功有效的。

（二）抑癌基因

抑癌基因控制细胞的增殖和生长。抑癌基因的点突变或缺失会导致细胞具有生长优势。抑癌基因的失活通过以下几种方式导致其蛋白产物的活性降

表53-2 与肿瘤相关的部分基因突变

基因	相关的遗传性综合征	主要的肿瘤类型
癌基因		
KRAS	—	胰腺癌、肺癌、膀胱癌、结肠癌
BCR-ABL 易位		慢性粒细胞白血病
BCL2	—	慢性淋巴细胞白血病
KIT，*PDGFRA*	家族性胃肠间质瘤	胃肠间质瘤
抑癌基因		
TP53（*p53*）	Li-Fraumeni综合征	乳腺、肉瘤、肾上腺、脑及其他多种类型肿瘤
APC	家族性腺瘤性息肉病	结肠、胃、小肠
VHL	Von Hippel-Lindau综合征	肾
SMAD4	幼年性息肉病/遗传性出血性毛细血管扩张综合征	结肠癌、胃癌、胰腺癌
CDKN2A（*p16*）	家族性非典型多痣及黑色素瘤综合征	黑色素瘤、胰腺腺癌、非小细胞肺癌
稳定性基因		
BRCA1，*BRCA2*	遗传性乳腺癌	乳腺、卵巢
MSH2，*MLH1*	Lynch综合征	结肠、子宫、胃

低:沉默或失活点突变、大片段的DNA缺失或重排、基因所在区域的甲基化或染色质重塑。与癌基因的活化相反,抑癌基因的两个等位基因都失活才有可能导致肿瘤发生。例如,视网膜母细胞瘤基因(*RB1*,一个抑癌基因)的一个遗传性的突变本身并不会在幼儿中导致视网膜母细胞瘤,但如果出生后遭受"第二次打击"(*RB1*的体细胞突变)会导致包括双侧视网膜母细胞瘤在内的多种肿瘤。抑癌基因*TP53*突变是散发性肿瘤中最常见的基因突变,这个基因的缺失是可遗传的,带有此突变的家系患乳腺癌、脑肿瘤、白血病、肉瘤等肿瘤的概率较高,被命名为Li-Fraumeni综合征。

(三)稳定性基因

稳定性基因或看护基因的突变也会促进肿瘤发生。这些基因负责正常DNA复制过程中的错误修复,包括错配修复基因、碱基切除修复基因和核苷酸切除修复基因。稳定性基因的突变使得DNA复制错误增加,在癌基因和抑癌基因中引入DNA复制错误(突变),最终导致恶性转化。Lynch综合征,也称为遗传性非息肉病性结肠癌,就是一种DNA错配修复基因缺陷的遗传性综合征。有此综合征的家系中多发结肠癌和子宫内膜癌,胃肠肿瘤的发病率也相对较高。

四、肿瘤的起源

(一)通往肿瘤的阶段

包括结肠癌、乳腺癌、胰腺癌、肝癌等在内的多种恶性肿瘤的发展都是由一系列基因层面的级联事件驱动的从正常向恶性逐步转变的过程。这个模型最初是在结肠癌中描述的——在结肠癌前息肉中发现了与进展期的肿瘤中相同的基因突变。这种进展模式为许多癌症的筛查和预防项目提供了遗传学和生物学基础,这些项目着重进行癌前病变的识别和治疗,从而防止其发展成为恶性肿瘤。这种方法常见的例子包括结肠镜检查筛查结肠癌,以及宫颈巴氏(Papanicolaou,Pap)涂片筛查宫颈癌。

(二)肿瘤干细胞

肿瘤干细胞的概念在某些恶性肿瘤中受到关注。对肿瘤中细胞层级结构的观察支持了这一概念:部分细胞保持增殖的自我更新能力,而另一部分细胞则不能。肿瘤干细胞这一群体的存在可能是治疗抵抗的原因之一。

关于该主题的深入讨论,请参阅《西氏内科学》(第25版)第181章"肿瘤生物学和遗传学"。

推 荐 阅 读

Cancer Genome Atlas Network: Comprehensive molecular characterization of human colon and rectal cancer, Nature 487:330–337, 2012.

Hanahan D, Weinberg RA: Hallmarks of cancer: the next generation, Cell 144:646–674, 2011.

Jordan CT, Guzman ML, Noble M: Cancer stem cells, N Engl J Med 355:1253–1261, 2006.

Vander Heiden MG, Cantley LC, Thompson CB: Understanding the Warburg effect: the metabolic requirements of cell proliferation, Science 324:1029–1033, 2009.

Vogelstein B, Kinzler KW: Cancer genes and the pathways they control, Nat Med 10:789–799, 2004.

第54章

肿瘤流行病学

著　者　Gary H. Lyman　Nicole M. Kuderer
译　者　高娟娟　张　阳　审校者　潘凯枫

一、引言

全球每年肿瘤新发病例超过1100万，死亡病例约700万。与此同时，全球肿瘤现患病例约2200万，并且患病人数每年都在急剧增加。2014年，美国肿瘤新发病例约170万，年龄别标化发病率为470/10万；肿瘤死亡病例超过585 000人，年龄别标化死亡率为176/10万。在40～80岁的男性和女性中，恶性肿瘤位居死因第一位，并在其他年龄段人群中（包括1～14岁儿童）位居死因第二位。

常见恶性肿瘤新发和死亡病例数统计见图54-1。虽然乳腺癌和前列腺癌分别是女性、男性中最常见的非皮肤型肿瘤，但肺癌在两种性别人群中都居肿瘤死因首位，约占肿瘤总死亡人数的30%。近几十年来，胃癌和宫颈癌的死亡率逐步下降。20世纪90年代以来，恶性肿瘤总死亡率下降了约20%，其中下降幅度最大的是男性中的结直肠癌、前列腺癌、肺癌，女性中的结直肠癌、乳腺癌（图54-2）。在过去10年中，慢性骨髓性白血病死亡率降低超过8%，非霍奇金淋巴瘤死亡率下降超过3%。在发达国家，肿瘤死亡率在少数民族或种族（特别是非裔美国人）及社会经济阶层较低人群中比较高。这种少数民族或种族中的高肿瘤死亡率，并不能完全由诊断时的临床分期差异来解释，除此以外，社会经济因素、是否能够获得适当的治疗及合并症等也是重要的影响因素。

二、肿瘤流行病学方法

流行病学主要研究人群中的疾病分布及其影响因素。某一特定时间内，某人群中患病个体的比例为患病率。发病率和死亡率是指一定期间内某人群中疾病发生或死亡的人数[如新发肿瘤病例数/（10万人·年）]。为方便不同人群间的比较，发病率和死亡率可根据年龄、性别、种族及其他人口学特征进行调整。

队列研究或病例-对照研究是评价某一特征或暴露与肿瘤风险关系时采用的经典研究方法。队列研究为前瞻性评估暴露组与非暴露组中疾病分布差异。病例-对照研究是探索相关疾病病例组和对照组中的暴露分布差异。相对危险度（relative risk，RR）是衡量暴露与疾病之间关联的指标，RR大于1.0代表风险增加。在病例-对照研究中，由于暴露组和非暴露组的人群规模通常是未知的，因此常用比值比（odds ratio，OR）来估计RR。研究人群规模越大，暴露和疾病关联的估计结果就越准确。此外，研究结果的恰当解释还需要综合考虑研究设计或分析过程中是否存在系统误差或偏倚。

混杂因素可能削弱真实的关联或产生假关联（如影响因素与暴露和疾病都相关）。在研究过程中，如果发现了潜在的混杂因素并对其进行了测量，可通过分层或多因素分析等方法进行调整和评估。因此，因果关系的结论很少能够基于单一的研究获得，而是需要逐渐积累大量的重复验证实验结果，并综合考虑来自动物实验、其他实验室的结果、关联的强度、可能的混杂因素等信息。

在肿瘤预防和筛查的干预研究中，随机对照试验是最常用的研究方法。随机对照试验不仅要求样本量足够大，并且需要对干预的依从性、长期随访及疾病发生发展的结局状况进行密切监测。

新发病例

男性			女性		
前列腺癌	238 590	28%	乳腺癌	232 340	29%
肺癌和支气管癌	118 080	14%	肺癌和支气管癌	110 110	14%
结直肠癌	73 680	9%	结直肠癌	69 140	9%
膀胱癌	54 610	6%	子宫肿瘤	49 560	6%
皮肤黑色素瘤	45 060	5%	甲状腺癌	45 310	6%
肾癌和肾盂癌	40 430	5%	非霍奇金淋巴瘤	32 140	4%
非霍奇金淋巴瘤	37 600	4%	皮肤黑色素瘤	31 630	4%
口腔癌和咽癌	29 620	3%	肾癌和肾盂癌	24 720	3%
白血病	27 880	3%	胰腺癌	22 480	3%
胰腺癌	22 740	3%	卵巢癌	22 240	3%
全部肿瘤	854 790	100%	全部肿瘤	805 500	100%

死亡病例

男性			女性		
肺癌和支气管癌	87 260	28%	肺癌和支气管癌	72 220	26%
前列腺癌	29 720	10%	乳腺癌	39 620	14%
结直肠癌	26 300	9%	结直肠癌	24 530	9%
胰腺癌	19 480	6%	胰腺癌	18 980	7%
肝癌和肝内胆管癌	14 890	5%	卵巢癌	14 030	5%
白血病	13 660	4%	白血病	10 060	4%
食管癌	12 220	4%	非霍奇金淋巴瘤	8 430	3%
膀胱癌	10 820	4%	子宫肿瘤	8 190	3%
非霍奇金淋巴瘤	10 590	3%	肝癌和肝内胆管癌	6 780	2%
肾癌和肾盂癌	8 780	3%	脑部及其他神经系统肿瘤	6 150	2%
全部肿瘤	306 920	100%	全部肿瘤	273 430	100%

图54-1 2013年美国肿瘤统计数据：新发病例和死亡病例的估计数。病例数估计值四舍五入精确到十位数。图中恶性肿瘤不包括基底细胞皮肤癌、鳞状细胞皮肤癌及除膀胱癌外的原位癌

三、危险因素

（一）遗传因素

肿瘤危险因素可分为遗传性和获得性两类。虽然遗传性因素在肿瘤的发生发展机制中具有重要意义，但仅有少数肿瘤是以孟德尔方式遗传的。例如，视网膜母细胞瘤、多发性内分泌腺瘤综合征和结肠息肉病是以常染色体显性方式遗传。一些癌前病变是以不同的外显率进行孟德尔方式遗传。有些常见恶性肿瘤具有较低外显率的家族聚集性，如乳腺癌和结直肠癌。针对一些遗传性肿瘤综合征，目前已经有了基因检测等潜在的预防措施（表54-1）。许多确定的肿瘤易感基因可被用于基因检测，但在选择接受这些检测的目标人群时还需要充分考虑肿瘤遗传学及与目标人群相关的伦理、经济和社会因素等。

在恶性肿瘤细胞中，获得性体细胞突变最为常见。其中有些突变在肿瘤的发生、发展过程中是明确的启动因素。虽然随机的基因突变频繁发生，但对肿瘤的发生、发展、生长、侵袭和转移起重要作用的主要因素有：与细胞生长、增殖相关的原癌基因，与细胞增殖调控相关的抑癌基因及与染色体不稳定性相关的错配修复基因。因自发突变率相对较低，恶性转化的完成常常需要多个基因的突变。

（二）生活方式

获得性肿瘤危险因素主要包括生活方式、职业和其他环境致癌物的暴露因素等。生活方式危险因

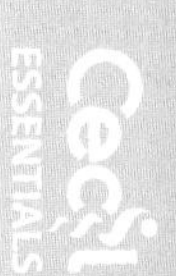

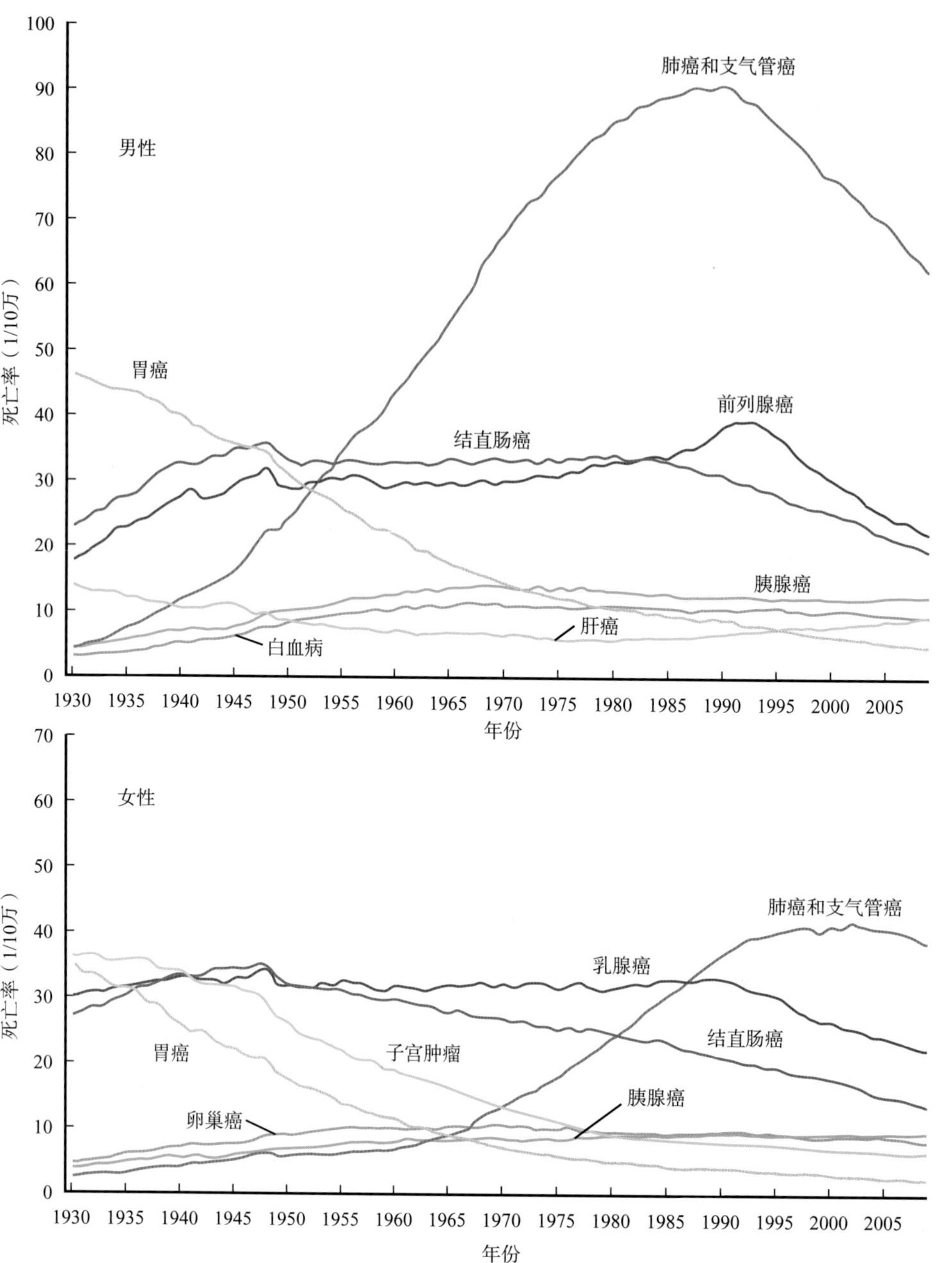

图54-2　1930～2009年美国肿瘤死亡率

素主要有吸烟、饮酒、其他膳食因素和缺乏体育锻炼等(表54-2)。

1.烟草

烟草是目前全球肿瘤发病率和死亡率最大的危险因素。吸烟者的肿瘤发病风险是不吸烟者的20倍以上。并且吸烟是肺癌发生的最主要病因。美国1/3的肿瘤可归因于吸烟。据估计，全球范围内每年有超过100万人死于吸烟导致的恶性肿瘤。绝大多数肺癌的发生可归因于吸烟，而被动吸烟会增加不吸烟者发生肺癌的风险。吸香烟和雪茄及咀嚼烟叶，是头、颈、口腔和食管肿瘤的重要危险因素。虽然在过去20年中，美国烟草的使用量明显下降，但仍处于较高水平，特别是在年轻女性中。而在发展中国家的许多地区，烟草使用量仍在持续增加。

2.营养

饮食和体重在肿瘤发生中也发挥重要作用。过量饮酒是肝脏、头颈部、食管和乳腺肿瘤的重要危险因素。肥胖和高脂饮食与结肠癌、乳腺癌密切相关，但具体机制仍需进一步研究。中心型和外周型肥胖可增加多种肿瘤的发病率和死亡率，其中包括子宫

表54-1 遗传性肿瘤综合征的基因诊断

肿瘤种类和相关基因	预防措施
乳腺癌	
BRCA1, *BRCA2*	预防性乳房切除术
PTEN, *STK11*, *TP53*	选择性雌激素受体调节剂
	改变生活方式
	增大筛查强度，如乳房MRI
小叶型乳腺癌和胃癌	预防性胃切除术
	预防性乳房切除术
CDH1(E-cadherin)	增大筛查强度，如乳房MRI
	选择性雌激素受体调节剂
卵巢癌	
BRCA1, *BRCA2*	预防性卵巢切除术
	口服避孕药
结肠肿瘤	
家族性腺瘤性息肉病	预防性结肠切除术
	NSAIDs
APC	改变生活方式
遗传性非息肉性结肠癌	改变生活方式
	NSAIDs
MLH1, *MSH2*	定期随访
MSH6, *PMS2*	预防性经腹全子宫切除术和卵巢切除术
MYH-相关性息肉病	改变生活方式
MYH	NSAIDs
	预防性结肠切除术
子宫肿瘤	
PTEN, *MLH1*, *MSH2*,	预防性子宫切除术
MSH6, *PMS2*	定期随访

注：MRI.磁共振成像；MYH.人同源性*mut*基因；NSAIDs.非甾体类抗炎药。

内膜癌、乳腺癌（绝经后妇女）、肾癌、胆囊癌、胰腺癌、食管癌、结肠癌和前列腺癌等。

3.感染因素

细菌、病毒和寄生虫等多种慢性感染可增加多种肿瘤的发病风险。在发展中国家的某些地区，血吸虫感染是膀胱鳞状细胞癌的主要病因。病毒感染也与人类恶性肿瘤密切相关，如EB病毒（Epstein-Barr virus，与鼻咽癌和Burkitt淋巴瘤相关）和人T细胞白血病病毒Ⅰ型（HTLV-Ⅰ）。人免疫缺陷病毒（human immunodeficiency virus，HIV）感染导致的获得性免疫缺陷综合征患者中，卡波西肉瘤、非霍奇金淋巴瘤和肛门生殖器鳞状细胞癌的发病风险也显著增加。慢性乙型和丙型肝炎病毒感染与肝细胞癌的发生相关。人乳头瘤病毒16和18型是宫颈癌的病因，针对这些病毒株和引起生殖器疣的病毒株的疫苗现已上市。

表54-2 肿瘤危险因素

生活方式因素	相关肿瘤
烟草	肺癌，支气管癌，食管癌，头颈部肿瘤，胃癌，胰腺癌，肾癌，膀胱癌，宫颈癌
饮酒过量	肝癌，直肠癌，乳腺癌，口腔、咽、喉、食管肿瘤
肥胖，高脂饮食	结肠癌，乳腺癌，子宫内膜癌，肾癌，胰腺癌，食管癌，前列腺癌
低膳食纤维	结肠癌
缺乏锻炼	结肠癌，乳腺癌
环境暴露因素	
人乳头瘤病毒16型、18型	宫颈癌
乙型和丙型肝炎病毒	肝癌和肝细胞癌
石棉	间皮瘤和其他类型肺癌
氡	肺癌
紫外线辐射	黑色素瘤，基底和鳞状细胞癌
电离辐射	白血病，甲状腺癌，肺癌，乳腺癌

4.辐射

（1）非电离辐射：紫外线（UV）照射可显著增加基底细胞癌、鳞状细胞癌及皮肤黑色素瘤等类型皮肤癌的发病风险，因此每日的日光暴露量与发病风险增加成正比。大多数日光暴露导致的危害主要来自中等波长紫外线引起的直接DNA损伤。近年来随着年轻人黑色素瘤发病率的迅速增加，人们开始关注大量使用日光浴机和长期日晒与肿瘤发生的关系。

（2）电离辐射：已有大量研究发现，电离辐射是一种致癌物，能够显著增加血液系统恶性肿瘤和多种实体瘤的发病风险。辐射诱发的白血病和实体瘤等恶性肿瘤，在职业暴露的放射工人和矿工、第二次世界大战日本广岛和长崎原子弹爆炸后的幸存者及医疗辐射暴露者等群体中得到了广泛研究。辐射暴露导致的肿瘤发生风险增加可能有几年（白血病）到几十年（实体瘤）的潜伏期，并与累积暴露剂量相关。在日本原子弹爆炸幸存者中，相关肿瘤的发病风险仍在持续增加。

人类辐射暴露的80%以上来自天然辐射源，其中最主要的是氡。氡暴露是肺癌发生的第二大原因，来源于居住环境中普遍存在的低剂量辐射。在职业环境中，大多数氡辐射相关肺癌发生在吸烟者中，提示吸烟和氡辐射具有强烈的协同致癌效应。除此以外，美国的年平均辐射暴露主要来源于医疗辐射。在儿童期反复暴露于多种影像学检查（如CT扫描）的辐射，也会明显增加日后肿瘤发生的风险。

5.化学物质

多种化学药物会增加特定肿瘤的发病风险。这些化学物质可能用于疾病诊断和治疗等职业环境中，也可能存在于日常生活中。与人类肿瘤相关的有机或无机化合物包括苯（白血病）、联苯胺（膀胱癌）、砷、煤烟、煤焦油（肺癌和皮肤癌）和木尘（鼻腔癌）。石棉是职业性肿瘤最常见的致癌因子，与间皮瘤和其他类型肺癌密切相关。在美国，几乎所有确诊的间皮瘤均与早期的石棉暴露有关。石棉和吸烟在导致肺癌的过程中具有强烈的协同作用。

某些医疗药物会增加肿瘤风险，其中包括烷化剂、蒽环类药物和其他类别的肿瘤化疗药物和免疫抑制剂。在绝经后妇女中使用的雌激素增加了子宫内膜癌的风险；但雌激素与黄体酮联合应用可使风险下降。在孕妇中使用合成雌激素（如己烯雌酚），可增加后代患阴道癌的风险。某些地区的生活方式也可能使人们暴露于烟草制品和饮食因素（如黄曲霉毒素等）中的多种化学致癌物。

四、肿瘤预防

肿瘤预防策略包括旨在减少暴露风险的一级预防和早期发现肿瘤、通过干预改变疾病自然演变过程的二级预防。一级预防策略包括改变不良生活方式（如戒烟，防晒，坚持低脂、高纤维饮食），消除职业或环境危险因素及化学预防等（见表54-2）。

（一）改变生活方式

戒烟是最直接、有效的肿瘤预防措施。全球每年有100多万人死于烟草导致的肿瘤，美国1/3肿瘤的发生可归因于烟草。虽然烟草控制项目使美国吸烟率呈下降趋势，但目前的烟草使用量仍然较高。并且在有些国家，烟草使用量还在持续增加。流行病学研究表明，某些生活方式的改变也可降低肿瘤发病的风险，包括规律的体育锻炼和合理膳食。中心型肥胖与多种肿瘤的发病率和死亡率增加有关，如乳腺癌、子宫内膜癌等。充分摄入水果、蔬菜可降低胃癌和食管癌的风险。避免过度日晒和人工日光浴机的暴露可能逆转目前显著上升的皮肤恶性肿瘤发病趋势。在职业和家庭环境中应尽量减少已知致癌物的暴露。有证据表明空气污染与肺癌发病密切相关，但控制空气污染尚任重而道远。与此同时，限制应用潜在的致癌化合物和医疗辐射也十分必要。

（二）化学预防

化学预防制剂包括可预防肿瘤发生的药物、疫苗或微量营养素（如矿物质、维生素等）。随机试验和流行病学研究都发现，许多措施可以降低一些常见肿瘤的发病风险。例如，每天服用阿司匹林可能降低结肠癌和黑色素瘤的风险。接种乙型肝炎疫苗可降低肝细胞癌的发病率。针对人乳头瘤病毒特定病毒株的疫苗有望预防宫颈癌。

五、肿瘤筛查

肿瘤筛查方法应该能够高灵敏性地从无症状人群中发现癌前病变或早期肿瘤患者。肿瘤筛查是否具有实际应用价值，取决于当前是否具备能够明显改善癌前病变或早期肿瘤患者预后的治疗措施。理想的筛查方法应具有非侵入性、低成本、特异度高（假阳性率低）等特点。高危人群的筛选可提高遗传咨询、检测及肿瘤筛查项目的收益。

肿瘤筛查研究结果的恰当解释需考虑领先时间偏倚和病程长短偏倚。领先时间是指从筛查发现疾病到疾病症状实际出现的时间差。如果筛查能够早期诊断疾病，尽管患者的实际生存时间并没有改变，也可能产生筛查发现的患者生存时间比非筛查患者更长的错觉。病程长短偏倚是由于所研究肿瘤的不同亚型可能具有不同的生长速度产生。在无症状人群中肿瘤生长缓慢的患者所占比例明显高于肿瘤生长快速的患者，因此筛查更容易发现生长速度较慢的肿瘤病例。筛查研究可能观察到，筛查发现的肿瘤患者生存时间较长，但这一现象可能源自肿瘤本身较长的病程。虽然肿瘤筛查方法的随机对照试验需要大量研究对象，并耗时多年，但随机对照试验对定量分析筛查效果、解决领先时间和病程长短偏倚等问题却是不可缺少的。

筛查检测可能出现假阴性和假阳性结果。假阴性结果因无法对真正的患者进行正确的诊断，导致失去早期治疗的机会；假阳性结果由于会带来不必要的检查和治疗，也给人们造成了经济损失和情绪压力。

目前，推荐的肿瘤筛查方法包括针对乳腺癌的临床检查和乳腺X线检查；针对宫颈异型或肿瘤的巴氏细胞学涂片、人乳头状瘤病毒DNA检测；针对结肠息肉或肿瘤的结肠镜检查；针对前列腺癌的直肠指检和血清前列腺特异性抗原(prostate-specific antigen，PSA)检测等。虽然仍存在一些有待解决的问题，美国近期根据肺癌筛查试验(national lung cancer screening trial，NLST)结果，推荐采用低剂量CT扫描筛选肺癌高危个体。

推荐阅读

Colditz GA, Sellers TA, Trapido E: Epidemiology: identifying the causes and preventability of cancer, Nat Rev Cancer 6:75–83, 2006.

Detterbeck FC, Mazzone PJ, Naidich DP, et al: Screening for lung cancer: diagnosis and management of lung cancer, 3rd ed. American College of Chest Physicians evidence-based clinical practice guidelines, Chest 143:e78S–92S, 2013.

Kushi LH, Doyle C, McCullough M, et al: American Cancer Society guidelines on nutrition and physical activity for cancer prevention: reducing the risk of cancer with healthy food choices and physical activity, CA Cancer J Clin 62:30–67, 2012.

Lyman GH, Dale DC, Wolff DA, et al: Acute myeloid leukemia or myelodysplastic syndrome in randomized controlled clinical trials of cancer chemotherapy with granulocyte colony-stimulating factor: a systematic review, J Clin Oncol 28:2914–2924, 2010.

Raaschou-Nielsen O, Andersen ZJ, Beelen R, et al: Air pollution and lung cancer incidence in 17 European cohorts: prospective analyses from the European Study of Cohorts for Air Pollution Effects (ESCAPE), Lancet Oncol 14:813–822, 2013.

Schottenfeld D, Beebe-Dimmer J: Alleviating the burden of cancer: a perspective on advances, challenges and future directions, Cancer Epidemiol Biomarkers Prev 15:2049–2055, 2006.

Siegel R, Naishadham D, Jemal A: Cancer statistics, 2013, CA Cancer J Clin 63:11–30, 2013.

Siegel R, Zou Z, Jemal A: Cancer Statistics, 2014, CA Cancer J Clin 64:9–29, 2014.

Smith RA, Brooks D, Cokkinides V, et al: Cancer screening in the United States, 2013: a review of current American Cancer Society guidelines, current issues in cancer screening, and new guidance on cervical cancer screening and lung cancer screening, CA Cancer J Clin 63:88–105, 2013.

第55章

肿瘤治疗的原则

著　者　Davendra P. S. Sohal　Alok A. Khorana
译　者　林红梅　审校者　朱广迎

一、引言

癌症的治疗进展日新月异。化疗是全身系统治疗的支柱，但分子生物学知识的爆炸性增加使得越来越多的研究投入到更具有特效性的“靶向”药物的发展上。20世纪90年代以来，每年批准用于癌症治疗的新药呈倍数增长。近400种抗癌药物在临床试验中，超过任何其他类别的药物。此外，手术和放射治疗仍是治疗局部肿瘤安全和有效的手段，并且技术在不断完善。然而，在美国癌症仍然是第二大死因，这呼吁我们要同时在姑息治疗方面投入资源和关注。癌症的治疗需要多学科专家的协作，包括外科、内科和放射肿瘤科，以便为患者提供最佳的治疗选择。这一章简要概括了使用手术、放射治疗和内科药物治疗癌症的基本原则，同时介绍了癌症的诊断、分期及支持性护理干预等患者治疗过程中涉及的重要内容。

二、诊断和分期

癌症的根治通常需要充分的组织学诊断。这通常需要对肿瘤组织进行侵入性活检，以获得足够的标本来评估肿瘤的形态、侵袭性及各种分子标志物的表达。影像学检查等非侵入性检查通常不能代替组织学诊断，但个别肿瘤除外，如α-甲胎蛋白水平明显升高伴随影像学证据时，可用于诊断肝细胞癌。

一旦确立了癌症的诊断，下一步就是全面评估肿瘤播散的程度，这个过程称为分期。肿瘤分期包括临床分期和病理分期。临床分期的确定包括对患者进行体格检查及影像学诊断，影像学诊断的手段包括超声、计算机断层扫描、磁共振成像、全身正电子发射断层扫描、放射性核素扫描或其他组合。对特定肿瘤来说，选择何种影像学手段取决于它们传播到特定器官的倾向性大小。病理分期则更加明确，并遵循美国癌症联合委员会和国际癌症联合会制定的TNM分期系统。TNM分期系统需要对所切除的主要肿瘤标本进行三个方面的仔细评估：①原发肿瘤侵袭的大小和程度（T分期）；②组织学相关的区域性淋巴结的数量和位置（N分期）；③有无远处转移（M分期）。M分期基于从临床和病理结果两方面获得的信息。然后根据TNM分期进行肿瘤病理期别的确定，从Ⅰ～Ⅳ，反映肿瘤负荷的增加。最终的TNM分期具有预后和指导治疗的意义。例如，手术切除后的结肠癌标本，病理提示侵入固有肌层，淋巴结转移情况2/16，没有证据表明远处转移，那么这个结肠癌患者的分期是T2N1M0（Ⅲ期），肿瘤复发的可能性为40%～50%；患者应在手术后接受6个月的辅助化疗。而假设，这例患者淋巴结没有受累，则分期为T2N0M0（Ⅰ期），复发的可能性小于10%，则不推荐性术后化疗。

生物标志物可以提供额外的预后信息，如乳腺癌中若激素受体阴性或Her2过表达，则意味着预后不良。有些标志物也可以起到预测作用，如在乳腺癌中Her2的过表达预示着对曲妥珠单抗的治疗有效。类似地，结直肠癌中的*KRAS*突变预示着对针对表皮生长因子受体（EGFR）抗体（如西妥昔单抗、帕尼单抗）的不应答。在TNM分期的基础上，预后和预测性生物标志物均能为治疗提供重要的信息。某些基因的表达与否也能提供额外的预后或预测信息。例如，对特定雌激素受体阳性的乳腺癌患者，21基因的表达通常用于在临床上决定是否进行辅助治疗时。对于某些肿瘤，测量肿瘤标志物（如结肠癌中的癌胚抗原，睾丸癌和肝癌中的α-甲胎蛋白）的血清水平也可以提供重要的预后价值。对所有的这些信息进行综合，最终评估癌症是否可治愈。

下一步是评估患者的总体临床状况，包括是否具有影响主要器官功能的合并症及患者的器官功能情况，称为功能状态。功能状态的评估可以使用几种不同的方法，如东方合作肿瘤组的ECOG评分或Karnofsky评分。功能状态评分差或有重要合并症的患者，可能无法从针对癌症治疗中获益，并且有较大风险发生副作用或不良事件。对以上所有情况进行综合评估（包括诊断、分期、预后和预测指标、功能状态评分），以决定对患者进一步实施根治性还是姑息性治疗。

三、手术治疗的原则

手术可以通过切除癌前病变或癌症风险高的器官来防止癌症（如对可能导致乳腺癌的遗传性缺陷患者实行双侧乳房切除术）。手术也可以通过活检来诊断癌症；通过淋巴结取样协助进行肿瘤分期；通过去除原发性肿瘤提供根治性治疗；重建肢体或器官移植；或者为肿瘤患者提供姑息减症治疗（如用于梗阻的肠旁路术、脊髓减压术，或者某些骨科手术以预防或治疗病理性骨折）。介入专家（如组织活检，或插入各种介入装置、支架、导管和排液管等）及放射科医师、胃肠病专家、肺科医师等，均可以进行侵入性手术。

当某个实体肿瘤较局限时，手术是最有效的治愈手段。手术的目的是彻底清除原发肿瘤、局部淋巴结和相邻的组织，并保证正常组织的安全边缘。在手术中，肿瘤是被隔离的，并且在手术过程中几乎从不被切开，以避免肿瘤细胞种植播散。肿瘤手术的改进包括在某些合适的肿瘤中进行腹腔镜手术，以及在手术时通过注射染料来鉴定前哨淋巴结是否转移，如果前哨淋巴结未发生转移，则可以避免进行全面的淋巴结清扫。

四、放射治疗的原则

许多肿瘤患者在疾病过程中的某个时刻接受了放射治疗。放射治疗可以单独使用，也可以与化疗联合使用进行根治性治疗。不同于手术，对局限或区域性病变进行放射治疗可以保护器官的结构和功能，提高患者的生活质量。例如，对局限性喉癌病变进行放化综合治疗，具有类似于手术的结果，但保留了喉。放射治疗在姑息治疗中也是有效的，其用于控制各种与癌症有关的问题，如疼痛、吞咽困难和出血。

电离辐射可以直接破坏细胞DNA，或通过自由基中间体间接杀灭细胞。在细胞周期的M期和G_2期，细胞最易受辐射影响。放射治疗的目标是使肿瘤组织获得高剂量，同时正常组织获得最小的毒性。将总的放疗剂量分割成每日小剂量进行，可以利用正常组织和肿瘤组织之间修复能力的差异，提高正常组织的耐受性。辐射的生物学效应受许多因素影响，包括肿瘤组织中的氧含量及是否使用化疗增敏药物。

放射治疗计划的目标是精确定义要照射的剂量和体积。放疗剂量以吸收剂量（Gy）为单位进行测量，Gy已取代了较老的单位rad（1Gy=100rad）。常规放射治疗为单次给量1.8～2Gy/d，每周治疗5次，总疗程为5～6周。对于姑息治疗，提高单次剂量可在较短的时间内给予有效剂量。

电离辐射有两种：一种是通过使用直线加速器来产生电子或高能X射线进行外照射疗法。电子的穿透深度有限，通常用于治疗浅表肿瘤。高能X射线穿透深度高，可以用于治疗体内或深部肿瘤，同时减少皮肤的受照剂量。另一种为近距离放疗，使用放射源将电离辐射（γ射线）直接传递到肿瘤，如将碘-125粒子植入前列腺，作为早期前列腺癌的根治性治疗手段。目前放疗方面的治疗进展包括使用先进技术，使肿瘤等特定区域可以达到更高剂量，同时保持正常组织低剂量（适形和调强放射治疗）。

放射治疗后的正常组织损伤包括急性或晚期损伤（表55-1）。急性损伤通常在照射后数天至数周内

表55-1 放射治疗后的急性损伤、晚期损伤

器官	急性损伤	晚期损伤	出现副作用的剂量（Gy）
骨髓	增生不良	白血病，骨髓增生异常	25
脊髓	无	脊髓病	45
心脏	无	心包炎，心肌病，冠状动脉疾病	45
直肠	腹泻，里急后重	狭窄，梗阻	60
眼	结膜炎	视网膜病变	55
肺	肺炎	慢性肺纤维化	25

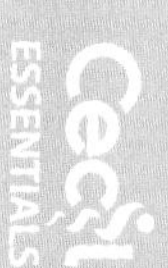

发生，主要发生在快速增殖的组织，如皮肤和胃肠黏膜中。其严重程度取决于放射治疗的总剂量，但这类损伤通常可以修复。晚期损伤，如坏死、纤维化或器官衰竭，则出现在放射治疗结束后数月或数年，其严重程度与单次剂量有关。放射治疗的另一个晚期并发症是继发性恶性肿瘤(如乳腺癌或霍奇金淋巴瘤进行放疗后)。

五、内科治疗的原则

肿瘤的化疗是指单独或组合使用细胞毒性药物进行全身治疗。大多数化疗药物是起抗增殖作用，对快速生长的肿瘤更有效，但对正在快速分裂的正常组织如骨髓和消化道黏膜等也具有显著不良作用。而一些新型药物，包括单克隆抗体、信号转导抑制剂在内，可特异性针对肿瘤细胞进行靶向杀伤。这些药物称为靶向药物，与化疗药物区分开。

(一)化疗机制

化疗药物可以分为细胞周期特异性和细胞周期非特异性两种。细胞周期非特异性化疗药物对处于细胞周期的细胞具有更大的影响，但也影响G_0期细胞；细胞周期特异性化疗药物则仅影响处于细胞周期的细胞。根据其作用机制不同，化疗药物可进一步分为烷化剂、抗代谢药、抗肿瘤抗生素和有丝分裂纺锤体抑制剂(表55-2)。大多数化学药物会抑制骨髓，引起中性粒细胞减少症，从而易发感染；或引起血小板减少症，可能会发生危及生命的出血。对于大多数药物，按周期连续使用，每2～4周应用一次。两次化疗给药之间的间期(化疗周期)允许在下一次给药之前恢复血液计数和其他副作用。

剂量强度的概念也很重要。化学疗法的细胞杀伤遵循一级动力学：一定剂量的药物只能杀死一部分肿瘤细胞。化疗药物的剂量-反应曲线陡峭。因此，施用的剂量越大，杀死剂量越大：化疗药物剂量增加2倍可导致肿瘤细胞杀伤数增加10倍。这也意味着减少药物剂量可能会降低最终的治愈率，所以应慎重考虑为了降低毒性而对化学药物进行随意的减量。与传统的乳腺癌化疗相比，在某些选定的乳腺癌患者中，在生长因子支持下使用“剂量密集”方法缩短化疗周期已经显示可以改善生存。

单药化疗很少治愈癌症。因此，在多种肿瘤中已经普遍开发了各种联合化疗方案。联合化疗可以提供最大的肿瘤细胞杀伤和覆盖更广泛的抗药性肿瘤细胞；还可以预防或减缓耐药细胞的发展。联合化疗方案中选择的药物通常具有作为单一用药的已知功效，但具有不同的作用机制和不重叠的毒性特征。这些方案通常用某些缩写词来代替，如淋巴瘤中常用的CHOP(环磷酰胺、多柔比星、长春新碱和泼尼松)或用于结直肠癌的FOLFOX(5-氟尿嘧啶、亚叶酸、奥沙利铂)。

(二)化疗适应证

局部或晚期肿瘤的化疗方案总结如表55-3所示。辅助化疗是指在原发肿瘤被切除后使用的化疗。辅助化疗用于那些复发风险高的患者，在于控制全

表55-2 常用化疗药物

药物名称	适用的肿瘤	作用机制类别	常见副作用
细胞周期特异性			
5-氟尿嘧啶	胃肠道肿瘤，头颈部癌，乳腺癌	抗代谢物，抑制胸苷酸合酶	骨髓抑制，黏膜炎，腹泻
吉西他滨	胰腺癌，肺癌，乳腺癌，膀胱癌	抗代谢物，脱氧胞苷类似物	骨髓抑制，恶心，呕吐
甲氨蝶呤	ALL，绒毛膜癌，膀胱癌，淋巴瘤	抗代谢药，叶酸拮抗剂	骨髓抑制，黏膜炎，急性肾衰竭
多柔比星	乳腺癌，肺癌，NHL	蒽环类，嵌入DNA	骨髓抑制，恶心，呕吐，心肌病
伊立替康	结直肠癌，肺癌	喜树碱，拓扑异构酶Ⅰ抑制剂	骨髓抑制，腹泻
紫杉醇	乳腺癌，肺癌，卡波西肉瘤，卵巢癌	植物生物碱，抑制微管形成	骨髓抑制，超敏反应，神经病变
长春新碱	ALL，淋巴瘤，骨髓瘤，肉瘤	植物生物碱，破坏微管装配	外周神经病，便秘
细胞周期非特异性			
环磷酰胺	乳腺癌，NHL，CLL，肉瘤	烷化剂，交联DNA	骨髓抑制，出血性膀胱炎，恶心，呕吐
顺铂	肺癌，膀胱癌，卵巢癌，睾丸癌，头颈部癌	烷化剂，交联DNA	肾毒性，恶心，呕吐，耳毒性，感觉神经病变

注：ALL.急性淋巴细胞白血病；CLL.慢性淋巴细胞白血病；NHL.非霍奇金淋巴瘤。

表55-3 部分癌症的化疗疗效

可能治愈的进展期肿瘤	睾丸癌 急性白血病：淋巴细胞性，早幼粒细胞白血病，部分粒细胞白血病 淋巴瘤：霍奇金淋巴瘤，部分非霍奇金淋巴瘤 儿童实体肿瘤：横纹肌肉瘤、尤因肉瘤、肾母细胞瘤 绒毛膜癌 小细胞肺癌
使用辅助治疗可能治愈的肿瘤	乳腺癌 结直肠癌 骨肉瘤 非小细胞肺癌
可能获得生存期延长或疾病缓解的进展期肿瘤	结直肠癌 乳腺癌 卵巢癌 头颈部癌 膀胱癌 小细胞肺癌 原发性肝细胞癌 肾癌 多发性骨髓瘤

身的微转移病灶。例如，在前述的Ⅲ期结肠癌病例中，结肠切除后进行6个月的辅助化疗可以将患者复发的可能性从50%降低到25%。在其他多种肿瘤中也显示辅助化疗可以提高治愈率。

新辅助化疗或称术前化疗，是指在手术前使用的化疗，有时与放疗联合使用。如果化疗有效，则新辅助治疗可以减少肿瘤的大小，从而允许缩小正常组织的切除范围。例如，在乳腺癌患者中用保乳术代替乳房全切术，或在肢端肿瘤患者用肢体保留手术代替截肢。在某些肿瘤部位，如喉或肛门，新辅助化疗甚至可以消除肿瘤，而完全避免手术。

然而，化疗最常用于治疗手术或放射治疗无效的晚期转移性肿瘤。化疗有时可以治愈肿瘤（如某些淋巴瘤或睾丸癌）。即使不能治愈时，化疗也通常会延长肿瘤患者的生存期，改善与癌症有关的症状、提高生活质量。

（三）化疗的局限性

化疗仅在某些情况下才能治愈肿瘤，是因为它本身受到副作用（即剂量上限）的限制。标准剂量的化疗无法治愈肿瘤有以下几个原因。

第一，肿瘤细胞的增殖动力学自然可以抵御化疗。最开始应用化疗时，认为肿瘤细胞中处于增殖期的细胞占某个固定的百分比。然而，大多数人类肿瘤呈现出Gompertzian生长动力学特点，也就是说，随着肿瘤大小的增加，肿瘤细胞倍增的速度逐渐减慢。因此，当肿瘤在临床上检测不到时，肿瘤的生长分数最大；患者已经出现相关症状或有临床证据时，肿瘤的生长分数可以低于5%。化疗在辅助治疗中可以很成功（此时肿瘤负荷最小），但很少能够治愈晚期转移性病变。

第二，癌细胞可产生化疗抗性。抗性的最重要形式之一是先天性的，并由称为P-糖蛋白的保守演化的细胞膜外流出泵介导。耐药性也可以在细胞暴露于化疗药物后通过各种机制获得；例如，肿瘤细胞可以通过降低叶酸转运蛋白的表达来减少甲氨蝶呤的摄取，或者当用5-氟尿嘧啶治疗时它们可以通过扩增目标酶胸苷酸合酶的表达来产生获得性抗药性。

第三，*TP53*基因突变在各种肿瘤中是常见的。当发生DNA损伤时，TP53蛋白引起细胞周期停滞并介导细胞凋亡。在没有功能性TP53的情况下，肿瘤细胞被保护免受化疗诱导的细胞凋亡。

（四）干细胞移植

克服化疗的局限性的方法之一是增加患者的给药剂量。然而，由于骨髓抑制和其他器官损伤，提高化疗剂量可能导致危及生命的并发症。干细胞移植，是先给予患者能使其获得骨髓清除剂量的化疗（有时使用放射治疗），然后通过输注外周血或骨髓干细胞的方法重建骨髓而获得“拯救”。干细胞的来源可以是患者本身（自体移植）或人白细胞抗原匹配相关或不相关供体（同种异体移植）。干细胞移植选择性应用于部分患者，可以改善慢性骨髓性白血病（CML）、复发性霍奇金淋巴瘤和非霍奇金淋巴瘤、难治性急性骨髓性白血病或多发性骨髓瘤患者的生存。

由于供体细胞的免疫反应，即所谓的移植物抗肿瘤效应，同种异体移植在诱导治愈中比自体移植更为成功。较新的干细胞移植手段，通过使用较低、非清髓剂量的化疗，依靠移植物抗肿瘤效应实现肿瘤缓解，可以解决这个问题。然而，由于匹配的供体（特别是少数民族人群）的供应有限，并且老年患者和合并症患者无法耐受这一过程，同种异体移植只能提供给少数患者。为了增加供体的可用性，正在研

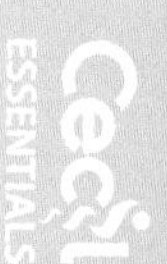

究是否可以使用脐带血作为干细胞的来源。

干细胞移植的并发症主要与化疗和放疗对重要器官(包括肺和肝)的毒性有关。同种异体移植后的长期发病率和死亡率与移植物抗宿主病和用于治疗的免疫抑制剂造成的并发症有关。

(五)内分泌治疗

源于由激素调节的组织(如乳腺和前列腺组织)的癌症即使在转移后也可能对激素调控机制敏感。内分泌治疗包括激素和抗激素药物的使用,它们作为拮抗剂或部分激动剂起作用。

许多转移性乳腺癌患者在肿瘤细胞中表达激素受体(雌激素或孕激素)。这些患者中有60%以上对雌激素受体调节剂(他莫昔芬)或抑制肾上腺类固醇产生的芳香化酶抑制剂(来曲唑、阿那曲唑或依西美坦)治疗有效。在男性患者中,对转移性前列腺癌应用促黄体激素释放激素激动剂(亮丙瑞林或戈舍瑞林)治疗观察到类似的反应,这种药物可以将睾酮降低至阉割水平。

在筛选的乳腺癌和前列腺癌患者中,仅使用内分泌治疗就可以控制晚期转移性病变多年。他莫昔芬和芳香化酶抑制剂对乳腺癌切除术后的患者也是高效的辅助治疗药物。此外,研究已经显示,在乳腺癌发生风险高的健康女性中,他莫昔芬的应用可以使乳腺癌的发病率降低50%。

(六)靶向治疗

由于化学疗法的局限性,加上对癌细胞生物学的了解进一步深入,导致新一类药物——可以特异性针对癌细胞的靶向药物产生:对肿瘤细胞增殖至关重要的生长因子和信号分子;细胞周期蛋白;细胞凋亡调控因子;介导宿主-肿瘤相互作用(如血管生成和肿瘤免疫)的分子(图55-1)。这些药物包括针对细胞表面抗原或生长因子的单克隆抗体、特异性或多靶向受体酪氨酸激酶抑制剂、特异性途径信号转导抑制剂、反义寡核苷酸和基因治疗药物。其他种类药物正在研究中。在靶向药物中没有观察到化疗的常见副作用,如骨髓抑制、恶心、呕吐、腹泻和脱发等,但是其他毒性仍然需要仔细监测和管理(表55-4)。

最著名的靶向药物是伊马替尼,其既可以抑制BCR-ABL(来自CML的费城染色体的组成型活性融合产物),也可以抑制KIT(c-kit、CD117),后者在胃肠道间质瘤(GIST)中过表达。伊马替尼每日口服可以使超过90%的慢性期CML患者达到血液学完全缓解,50%以上转移性GIST患者达到部分反应。尽管伊马替尼是靶向药物中的重大进步,但在大多数患者中,靶向药物并不能起到治愈作用。癌细胞通过发展新的突变和复杂的细胞内信号通路,可以很快获得逃避靶向治疗的细胞杀伤作用的途径。在给定的肿瘤内多个平行的克隆同时发展,有些是具有靶向治疗抗性的。对伊马替尼产生药物抗性的细胞在ABL激酶结构域产生突变,从而导致药物结合不良。

伊马替尼单药的成功不可能在许多其他恶性肿瘤中复制,因为恶性肿瘤中存在多样、复杂的信号转导通路失调。具有多个(相对于特定的)靶标的酪氨酸激酶抑制剂的研究正在进行中。索拉非尼和舒尼替尼就是这类药物的两个实例,它们可以抑制多种通路,包括血管内皮细胞生长因子(VEGF)、血小板衍生生长因子(PDGF)和KIT。研究表明,这些药物在肾癌和肝癌中有效。

靶向治疗药物可以通过各种机制增加化疗的疗效。例如,贝伐单抗是一种针对血管生成因子(VEGF)的抗血管生成剂,在进展期结直肠癌患者中,贝伐单抗和标准化疗结合可以提高应答率和存活率。类似地,EGFR拮抗剂,西妥昔单抗和帕尼单抗可增加以伊立替康为基础的化疗对结直肠癌的疗效,以及口咽癌中根治性放疗的疗效。这些药物的可用性使某些肿瘤中药物联合的模式增加。例如,现在化疗和靶向治疗的多种组合可用于治疗进展期结肠癌。相应地,这种肿瘤患者的中位生存时间获得了倍增。

(七)生物和免疫治疗

使用宿主免疫调节作用作为其主要作用机制的细胞因子被分类为生物反应调节剂或生物制剂。单克隆抗体有时也被归类为生物制剂,尽管这些抗体已经作为靶向治疗进行了讨论(见前文)。干扰素通常用于CML,尽管它们在疗效方面并不像伊马替尼那样成功。干扰素也用于治疗毛细胞白血病、卡波西肉瘤、选择后的黑色素瘤和肾细胞癌。白细胞介素-2(IL-2)作为T细胞生长因子起作用,并诱导淋巴因子激活和自然杀伤细胞活性。10%～20%的转移性黑色素瘤或肾细胞癌患者对IL-2治疗有效。在这些少数患者中,可以达到完全缓解并持续多年。然而,IL-2具有毒性,特别是毛细血管渗漏综合征,它可以导致低血压、水肿、肾功能不全甚至死亡。

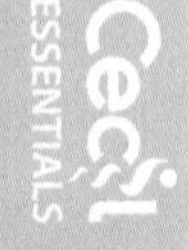

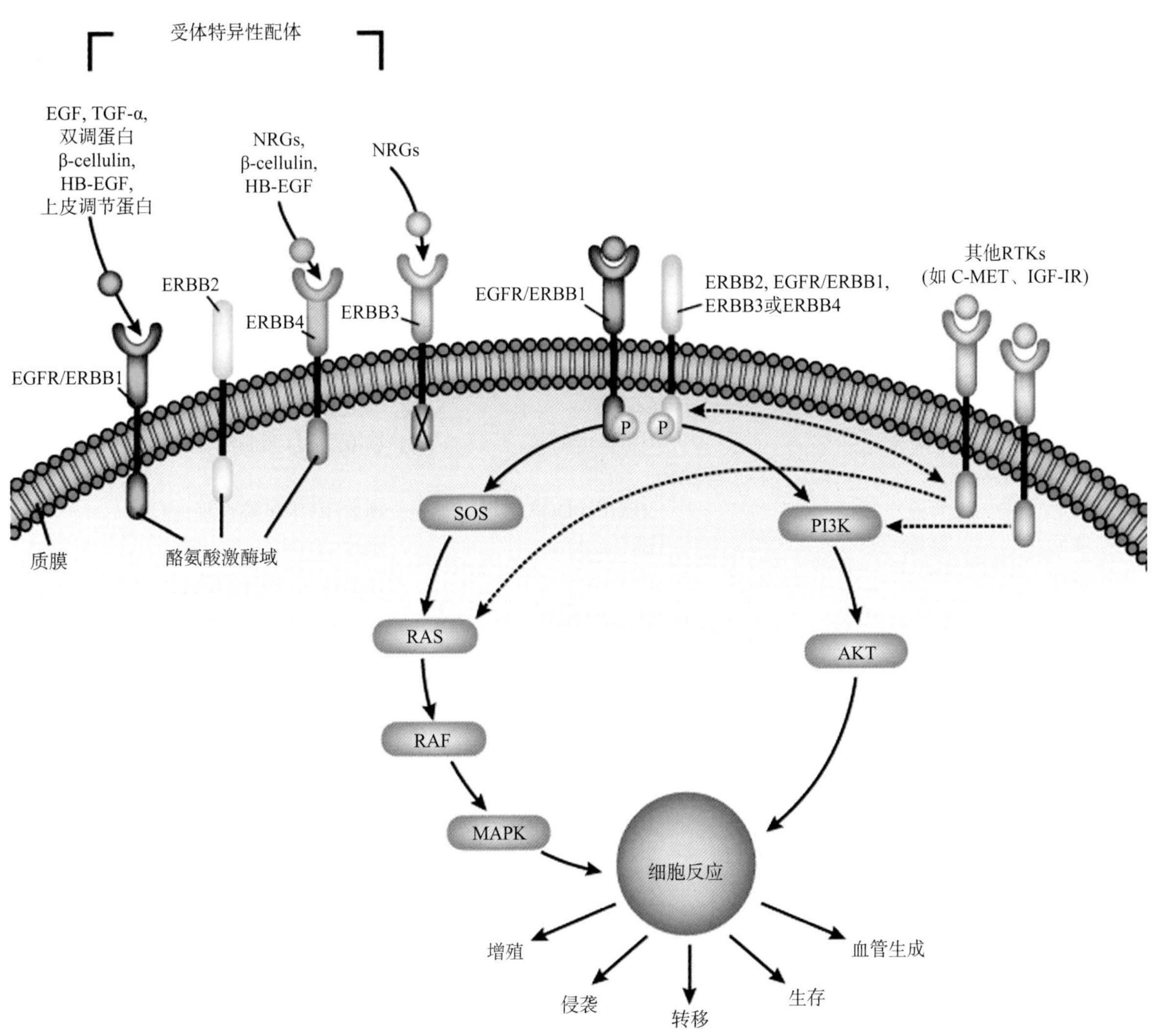

图55-1 表皮生长因子受体（EGFR）途径及相关治疗靶点。图中描述了EGFR家族的跨膜受体和参与下游信号转导的分子，其最终导致对影响细胞存活、生长和增殖的关键蛋白质的控制。已批准的针对这些分子的治疗药物包括西妥昔单抗和帕尼单抗（EGFR）；埃罗替尼和吉非替尼（EGFR酪氨酸激酶）；曲妥珠单抗、帕妥珠单抗和拉帕替尼（ERBB2）；索拉非尼和威罗菲尼（RAF）。其他几种药物目前正在临床研发中，包括靶向药PI3K、AKT、MAPK和ERBB3。HB-EBF.肝素结合性EGF样生长因子；IGF-1R.胰岛素样生长因子-1受体；NRGs.神经调节因子；P.磷；RTKs.受体酪氨酸激酶；TNF-α.肿瘤坏死因子-α（修改自Doebele RC，Oton AB，Peled N,et al:New stvategies to overcome limitations of reversible EGFR tyrosine kinase inhibitor therapy in non-small cell lung cancer. Lung Cancer,69：1-12，2010.）

免疫治疗剂通过改变肿瘤的宿主免疫应答来起作用。癌症疫苗，如用于前列腺癌的树突状细胞疫苗sipuleucel-T，可以针对具有特异性肿瘤抗原的靶细胞。获得免疫检查点阻断的分子在黑色素瘤中具有一定的效应。这些药物阻断T细胞抑制分子（如细胞毒性T细胞相关蛋白4和程序性细胞死亡1），从而释放T细胞并特异性杀伤癌细胞。

（八）个性化医疗

肿瘤学领域正在迅速走向一个新时代，可以使用先进技术评估个体患者的生物样本，以揭示特异性分子表达，然后使用精确的治疗药物进行靶向性治疗。这种方法被命名为各种名称，包括精准医疗、个性化医疗或基因组学驱动的治疗。获取患者的肿瘤组织并分析整个基因组，这所涉及的时间和成本现在已经大大缩短和减少，并且在继续迅速下降。除了DNA之外，还可以进行全转录组（RNA）、表观基因组（DNA甲基化）和单核苷酸多态性（SNP阵列）的分析。已经对几种肿瘤完成了完全排序。这样的工作创建了可以测试患者肿瘤的“参考文库”。根据

表55-4 常用靶向治疗药物

药物名称	适用的肿瘤	靶点	常见副作用
单克隆抗体			
阿仑单抗	CLL	CD52	骨髓抑制，发热，皮疹
贝伐单抗	结直肠癌，肾癌，肺癌	VEGF	高血压，蛋白尿，出血，血栓栓塞
西妥昔单抗	结直肠癌	EGFR	皮疹
伊曲利单抗	转移性黑色素瘤	CTLA4	细胞因子释放风暴
奥法木单抗	CLL	CD20	皮疹，腹泻，呼吸道感染
帕尼单抗	结直肠癌	EGFR	皮疹
帕妥珠单抗	乳腺癌	HER2	皮疹，腹泻
利妥昔单抗	NHL	CD20	输液反应，皮肤反应
曲妥珠单抗	乳腺癌	HER2/neu	输液反应，充血性心力衰竭
信号转导抑制剂			
阿立替尼	肾癌	VEGF，PDGF，KIT	高血压，手足综合征，腹泻
克唑替尼	肺癌	EML4-ALK	水肿，腹泻
达沙替尼	CML	BCR-ABL	骨髓抑制，胸腔积液
伊马替尼	CML，GIST	BCR-ABL	腹泻，体液潴留，骨髓抑制
埃罗替尼	肺癌，胰腺癌	EGFR酪氨酸激酶	皮疹，腹泻
吉非替尼	肺癌	EGFR酪氨酸激酶	皮疹，高血压
拉帕替尼	乳腺癌	HER2，EGFR	皮疹，腹泻
雷卡非尼	GIST，结直肠癌	VEGF	高血压，肝毒性，发音困难
舒尼替尼	肾癌，GIST	VEGF，PDGF，KIT	皮疹，腹泻，疲劳
索拉非尼	肝癌，肾癌	VEGF，PDGF，KIT	高血压，疲劳，腹泻，手足综合征
凡德他尼	甲状腺髓样癌	VEGF，EGFR，RET	皮疹，腹痛，腹泻
维马拉尼	黑色素瘤	BRAF	皮疹，皮肤病变，关节痛
其他类			
全反式视黄酸	急性早幼粒细胞白血病	分化诱导剂	维生素A毒性，视黄酸综合征，高脂血症
氮嘧啶	骨髓增生异常综合征	低甲基化剂	骨髓抑制，注射部位反应
硼替佐米	淋巴瘤，骨髓瘤	蛋白酶体抑制剂	皮疹，恶心，呕吐，神经毒性
依维莫司	肾癌，乳腺癌，神经内分泌癌	mTOR抑制剂	高血糖，腹泻，疲劳

注：CLL.慢性淋巴细胞白血病；CML.慢性粒细胞白血病；CTLA4.细胞毒性T细胞相关蛋白4；EGFR.表皮生长因子受体；GIST.胃肠道间质瘤；mTOR.哺乳动物雷帕霉素靶蛋白；NHL.非霍奇金淋巴瘤；VEGF.血管内皮生长因子。

这些分析结果，可以为每一位患者推荐具体的药物或方案。目前使用的检测方法包括乳腺癌中的21基因表达谱、结直肠癌中的KRAS、肺癌中的EGFR和EML4-ALK及黑色素瘤中的BRAF。对肿瘤组织的这种评估允许患者参与靶向治疗的临床试验，这可能最终确定真正可以改善临床结果的药物。

六、疗效评价

癌症疗法的疗效是通过各种方法来衡量的，并有相应的评价词汇。在转移性疾病患者中，所有已知的疾病部位都通过物理检查和系列影像学检查来监测。疗效是根据国际公认的实体瘤疗效评价标准(RECIST)规则进行判断。所有已知病变的消失称为完全反应，而30%或更大的缩小称为反应。新病变的外观或已知病变的大小增加20%被称为疾病的进展，意味着治疗失败。既不反应也不进展的肿瘤称为疾病稳定。

达到应答标准的患者所占的百分比称为对所使用药物的有效率。新药通常根据有效率进行评估。然而，“应答”并不意味着治愈。如果所有患者发生复发，即使该药物具有100%的有效率，也不能被称为治愈性药物。用于测量药物疗效的“黄金标准”被认为是总生存的提高或其无病生存期的改善，无病生存期定义为患者在没有疾病的情况下存活的时间间隔。使用有效的二线治疗方法最大可以缩短两种不同的初始治疗之间的生存差异，在这种情况下，无病生存期可以作为评价新方案的重要终点。越来越多的生活质量终点，如使用止痛药物或患者报告的结果，被用于评估药物缓解的疗效。在接受辅助治疗的患者中，无法评估应答率，因为没有临床上明显的肿块，这种情况下无病生存期和总生存可以作为观察终点。在某些肿瘤中，肿瘤标志物的连续测量也可用于鉴定癌症复发和监测治疗反应。

七、支持性治疗

支持性治疗干预措施可以提高癌症治疗的安全性和耐受性。许多药物可以缓解化疗相关的副作用。5-羟色胺受体拮抗剂和神经激肽1受体拮抗剂与传统止吐药联合可以控制化疗引起的恶心、呕吐。粒细胞集落刺激因子（非格司亭）和粒细胞-巨噬细胞集落刺激因子（沙莫司亭）可以刺激骨髓祖细胞的增殖和分化，从而防治化疗导致的中性粒细胞减少，或者使中性粒细胞减少的持续时间达到最大程度的缩短，并能减少中性粒细胞减少所致发热的发生概率。这些药物也用于移植时进行动员和干细胞采集。非伐他汀可以缩短化疗周期的持续时间，允许使用剂量密集方法进行乳腺癌的辅助治疗（见前文）。重组人角质形成细胞生长因子（帕利夫明）可以减少化疗和放疗所致的黏膜炎。

支持性治疗是肿瘤治疗的一个组成部分，尤其是在肿瘤不可治愈的情况下。肿瘤治疗中的姑息治疗不仅包括姑息处理各种临床症状（特别是疼痛综合征），还应该包括患者的社会心理和精神方面。在姑息治疗中还经常使用化疗和放疗，改善患者的生活质量。

致谢

霍拉纳博士获得了国家癌症研究所（K23 CA120587）、国家心血管病研究所（RO1HL095109）和V基金会的资助，并感谢肿瘤学教授Sondra和Stephen Hardis所给予的研究支持。

推荐阅读

Aparicio S, Caldas C: The implications of clonal genome evolution for cancer medicine, N Engl J Med 368:842–851, 2013.

DeVita VT, Rosenberg SA: Two hundred years of cancer research, N Engl J Med 366:2207–2214, 2012.

Garraway LA: Genomics-driven oncology: framework for an emerging paradigm, J Clin Oncol 31:1806–1814, 2013.

Vogelstein B, Papadopoulos N, Velculescu VE, et al: Cancer genome landscapes, Science 339:1546–1558, 2013.

Yap TA, Omlin A, de Bono JS: Development of therapeutic combinations targeting major cancer signaling pathways, J Clin Oncol 31:1592–1605, 2013.

第56章

肺　癌

著　者　Patrick C. Ma
译　者　高立伟　审校者　朱广迎

一、定义和流行病学

在美国，肺癌在男性和女性中都是发病率排名第二的恶性肿瘤，也是癌症相关死亡的主要原因。世界范围内，每年大约有100万人死于肺癌。近年来，尽管肺癌的生物学、遗传学及临床治疗方面有了很大的进展，但是肺癌患者的5年生存率也只有大约15%。较低的长期生存率主要是由于肺癌患者中很大一部分在确诊时就已经是晚期。

支气管上皮来源的恶性肿瘤主要有两种类型：小细胞肺癌（small cell lung carcinoma，SCLC）和非小细胞肺癌（non-small cell lung carcinoma，NSCLC），非小细胞癌更多见，包括腺癌（32%）、鳞癌（30%）、大细胞癌（10%）和一些分化差的组织学亚型不明确的非小细胞癌（NOS）。小细胞癌在所有支气管上皮来源的恶性肿瘤中占比不到20%。

虽然有超过15%的NSCLC患者，尤其是肺腺癌患者既往无吸烟史，但是目前正在吸烟或既往有吸烟史仍然是发生肺癌的主要危险因素。据统计，目前有1/5的成年人每天吸烟，这意味着肺癌将继续成为未来几十年的主要公共卫生负担。非小细胞肺癌患者中有一部分不吸烟或只有轻度吸烟史，而小细胞肺癌的发生却和吸烟有着显著的相关性，吸烟是小细胞肺癌发生的关键致病因素。近年来，吸烟者肺癌和非吸烟者肺癌在分子和基因/基因组层面上已经被认为是两种不同的疾病。

患肺癌的风险通常与吸烟包数-年数（每天包数×吸烟年数）成正比，发病高峰发生在吸烟的60～70年，已戒烟者其终身患肺癌的风险保持在高水平。被动吸烟是不吸烟者患肺癌的原因之一，和吸烟者生活在一起的不吸烟者患肺癌的风险增加30%以上。肺癌的其他危险因素包括石棉和石油暴露等环境危害。在石棉暴露的背景下，吸烟被认为是增加患肺癌风险的共同因素。氡暴露也增加患肺癌的风险（第54章）。

通过对潜在致病机制的了解，人们已逐渐认识到肺癌是一种遗传甚至是基因组疾病。随着近年来包括美国国立卫生研究院（National Institutes of Health，NIH）支持的肿瘤基因图谱（the cancer genome atlas，TCGA）项目在内的基因组分析的发展，原癌基因和抑癌基因突变的积累已经被认为是癌发生的根本原因。

肺癌所有独特的分子——基因组亚型已经确立，目前已知的肺癌的基因水平变化包括表皮生长因子受体（*EGFR*/*ERBB1*）突变、Kirsten鼠肉瘤病毒原癌基因同源体（Kirsten rat sarcoma viral oncogene homolog，*KRAS*）基因突变、间变性淋巴瘤激酶（anaplastic lymphoma kinase，*ALK*）2p23染色体重排，最常见的是与棘皮动物微管相关蛋白样物质4（*EML 4-ALK*）基因融合。重要的是，这些致癌基因的变化提供了治疗的机会，原因为癌变是在细胞中这些基因突变的背景下发生的。

几种靶向治疗药物已经通过美国FDA批准，用于治疗晚期非小细胞肺癌，其中包括应用于*EGFR*基因突变的药物（厄洛替尼、阿法替尼和吉非替尼）和应用于*ALK2* p23重排的药物（克唑替尼）。*EGFR*基因突变的肺癌经常发生在不吸烟或有轻度吸烟史的人群中，更多的是腺癌亚型，且亚裔女性突变率更高。*KRAS*基因突变更常见于有重度吸烟史的肺癌患者。*EGFR*基因突变和*ALK* 2p23染色体重排更常见于较年轻的肺癌患者，确诊时的中位年龄大约在55岁。

二、病理学

（一）组织学亚型

1.非小细胞肺癌

大部分肺癌的组织学亚型都是非小细胞癌，其中腺癌和鳞状细胞癌最常见。

2.腺癌

腺癌是肺癌中最常见的组织学亚型，在美国，每年有大约40%的肺癌患者确诊为肺腺癌，并且有65 000人因此死亡。肺腺癌也是无吸烟史肺癌患者中最常见的组织学亚型，和鳞状细胞癌相比，多发生于肺周边，周围型肺癌约占肺腺癌总数的75%。

病理形态上，肺腺癌通常是产生黏液的腺样结构，但是*EGFR*基因突变却通常发生在肺的非黏液腺癌中，而黏液腺癌更多见*KRAS*基因突变。典型的腺癌细胞细胞角蛋白7（cytokeratin 7，CK7）、甲状腺转录因子-1（thyroid transcription factor 1，TTF-1）、癌胚抗原（carcinoembryonic antigen，CEA）、黏液素及表面活性蛋白染色阳性，细胞角蛋白20（cytokeratin 20，CK20）染色阴性。肺腺癌的疗效和预后相对较差。

细支气管肺泡癌（bronchoalveolar cell carcinomas，BAC）是肺腺癌的一种亚型，多见于不吸烟和年轻的肺癌患者，影像学可表现为浸润性病变或周围有黏液的孤立性结节。细支气管肺泡癌的细胞以鳞片状形式沿支气管壁生长。

3.鳞状细胞癌

鳞状细胞癌起源于支气管壁的上皮层，管壁正常的柱状上皮细胞经过上皮化生、不典型增生形成原位癌，当它获得完全恶性侵袭表型后浸透支气管黏膜层形成浸润性癌。大部分的鳞状细胞癌发生在中心气道，管腔的梗阻导致阻塞性肺不张或阻塞性肺炎。虽然坏死和空洞形成在任何类型的肺癌中都可能发生，但是在鳞状细胞癌中更常见。由于肿瘤细胞生长相对较慢，鳞状细胞癌在所有肺癌亚型当中发生转移的速度最慢。

病理学上，鳞状细胞癌可以通过细胞角化、角化珠形成及细胞间桥等结构与非小细胞癌的其他类型相鉴别。

4.腺鳞癌

腺鳞癌占非小细胞肺癌的0.4%～4%，预后不佳。此类肺癌有腺癌和鳞癌两种成分，且每种成分的肿瘤细胞占比不低于10%。

5.大细胞癌

大细胞癌常表现为周围型病变，可合并阻塞性肺炎和肺门淋巴结肿大，肺大细胞癌主要分为两种亚型，巨细胞癌和透明细胞癌。巨细胞癌是一种间变性肿瘤，患者中位生存期不到1年；透明细胞癌类似于肾透明细胞癌，恶性程度较低。

6.未分类的非小细胞肺癌

一些分化差的非小细胞肺癌通过组织学形态和免疫组化分型仍无法分类，此类非小细胞肺癌被定义为非小细胞肺癌未分类型（NSCLC-NOS）。

7.小细胞肺癌

小细胞肺癌起源于肺的神经内分泌细胞，且常伴有副肿瘤综合征（表56-1）。小细胞肺癌常发生于肺门周围，极少不起源于主支气管，肺门淋巴结肿

表56-1 肺癌相关副肿瘤综合征

表现	病理类型	机制
肺性肥大型骨关节病和杵状指	除了小细胞以外的其他病理类型	未知
低钠血症	任何病理类型，常见于小细胞癌	SIADH，肿瘤致异位抗利尿激素分泌增加
高钙血症	常见于鳞状细胞癌	骨转移，破骨细胞活化因子，甲状旁腺激素，前列腺素
库欣综合征	常见于小细胞癌	异位ACTH分泌
Eaton-Lambert 肌无力综合征	常见于小细胞癌	压力敏感型钙通道抗体＞75%；影响突触前神经元钙通道活性
其他神经肌肉异常	任何病理类型，常见于小细胞癌	抗神经元细胞核抗体，也被称为Anti-Hu；其他未知因素
血栓性静脉炎	所有病理类型	未知

注：ACTH.促肾上腺素皮质激素；SIADH.抗利尿激素异常分泌综合征。

大常见。此类肿瘤有较高的转移倾向，转移常发生在胸内淋巴结、骨、肝、肾上腺和脑，大部分患者就诊时已经有转移发生。小细胞肺癌分为局限期和广泛期，近年来，TNM分期系统也被推荐用于小细胞肺癌分期。小细胞肺癌是一种高度侵袭性恶性肿瘤，如果不干预，患者中位生存期不到5个月。小细胞肺癌患者5年生存率约为5%，最近几十年也未改善。

（二）分子基因亚型

目前，肺癌越来越被认为是包含不同分子基因亚型的一组疾病（表56-2），很多分子基因的变化可以指导靶向治疗及判断患者预后。

1.*EGFR*基因突变

*EGFR*基因突变检测和靶向治疗在世界范围内已经成为非小细胞肺癌常规治疗手段。主要发生在肺腺癌患者体细胞特异性*EGFR*激酶区域的活化突变，可以预测应用EGFR抑制剂吉非替尼或厄洛替尼的敏感性和疗效，此类突变常见于不吸烟或轻度吸烟的女性腺癌患者中。*EGFR*基因突变更常见于亚裔患者中（30%，与之相比，高加索人为7%～10%）。

2.*ALK* 2p23 重排

非小细胞肺癌中，EML4-ALK融合体是一种肿瘤的驱动基因。有3%～7%不吸烟或轻度吸烟（<10 包/年）的非小细胞肺癌患者中可以检测到*ALK*基因重排，*EML4-ALK*融合通常不会和*EGFR*或*KRAS*基因突变同时出现。

3.*KRAS*基因突变

*KRAS*基因突变在肺鳞癌中少见，但是在肺腺癌中有15%～25%的发生率。相比于不吸烟者或轻度吸烟者*KRAS*基因突变更常见于既往或正在吸烟的人群中，对于*KRAS*基因突变，目前并没有确定有效的靶向治疗药物。

（三）肺癌基因组

在过去的10年中，TCGA项目对人类癌症的全基因组分析使我们对肺癌在基因组层面上有了全新的认识。TCGA分析肺腺癌的特点，确定了相对较高的体细胞外显子突变率（平均12.0个突变/兆碱基对），肺鳞癌的突变率与其相似。通过RNA测序，肺腺癌的三种亚型分别为bronchioid亚型、magnoid亚型和鳞状亚型。另外，肺腺癌中还发现多基因融合表达，多种机制导致*CDKN2A*失活也被发现。

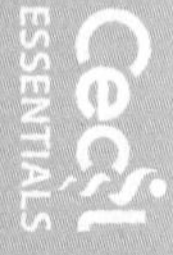

对鳞癌来说，TCGA研究最令人意想不到的发现是*HLA-A*基因的失活突变，*HLA-A*基因编码组织相容复合体，它在肿瘤细胞抗原提呈和免疫应答方面起着重要的免疫调节作用，这项发现被认为是证明癌细胞可通过改变其表面抗原物质来逃避免疫应答的理论提供了线索，潜在的靶向治疗的靶点在多种肿瘤中都得到了确定，也为肺癌靶向治疗提供了新的研究方向。

三、临床表现

肺癌的初始症状通常没有特异性（咳嗽、喘憋、咳痰、胸痛、体重下降等）常被误认为支气管炎或肺炎。由于初诊时肿瘤常常已侵犯邻近器官或已有远处转移，有些症状是由相应受累部位导致的，如咯血、胸痛、胸膜或胸壁侵犯；声嘶（左侧喉返神经）；肿瘤直接侵犯胸膜或纵隔淋巴结阻塞淋巴液回流导致的胸腔积液；吞咽困难（食管受累）；可能进展为心脏压塞的恶性心包积液；脊髓压迫；以及脑转移。恶性胸腔积液使患者失去手术机会。上腔静脉阻塞可能导致“上腔静脉阻塞综合征”，由于静脉回流受阻，常伴有面部及上肢水肿。患者查体也许正常，但可能会有一些肺的体征变化，提示受肿瘤侵犯，如爆裂音（如阻塞性肺炎）；提示呼吸道梗阻的呼吸相哮鸣音；胸腔积液所致的肺底叩诊浊音；锁骨上、颈部或腋窝淋巴结（远处转移）肿大。肺癌最常见的转移部位为淋巴结、肝脏、脑、肾上腺、肾和肺。

发生在肺尖或侵犯胸壁上部的肺癌被称为“肺上沟瘤”或“Pancoast瘤”。典型症状为由于侵犯臂丛神经所致的上肢放射痛。肿瘤侵犯颈交感神经链导致“Horner综合征”，表现为上睑下垂、瞳孔缩小、额面部无汗。

四、诊断和鉴别诊断

（一）诊断和分期

当疑诊肺癌时，无论是意外发现还是由于出现症状就诊，除非患者由于合并症不适合治疗，否则组织学诊断都是必要的。在评估转移情况后，选择合适的活检部位能协助判断出可能的最远处的转移及肿瘤的最高分期。如果临床可见的肿瘤局限于胸腔内，支气管镜适用于中心型的肿瘤；经胸肺穿刺更适用

表56-2 非小细胞癌分子基因组亚型

癌基因	分子基因组突变分类	特点
*EGFR*基因突变	体细胞错义突变，最常见于21号外显子L858R和外显子19缺失突变	更常见于亚裔女性，不吸烟或轻度吸烟；多见于腺癌亚型 对EGFR抑制剂厄洛替尼、吉非替尼和阿法替尼敏感 *T790M*基因突变导致EGFR抑制剂耐药
EML4-ALK	*ALK* 2p23染色体易位	3%～7%的NSCLC 更常见于轻度吸烟者（<10包/年）或不吸烟者 对ALK抑制剂克唑替尼敏感
*KRAS*基因突变	体细胞突变	突变见于15%～25%的肺腺癌 少见但是可见于鳞癌 更常见于曾吸烟或正在吸烟者 目前无有效的靶向药物
*PIK3CA*基因突变	体细胞突变	*PIK3CA*基因编码p110α，PI3K的一种催化亚基，属于一种调控细胞生长、增殖、存活和运动等细胞过程的脂质激酶家族 突变见于1%～3%的NSCLC 鳞癌更常见 PIK3CA有靶向治疗的巨大潜力
*BRAF*基因突变	体细胞突变	属于丝氨酸苏氨酸蛋白激酶家族 1%～3%的突变率 对*BRAF*突变敏感的特异性抑制剂威罗菲尼（vemurafenib），已被FDA批准用于治疗v600e-BRAF介导的皮肤黑色素瘤
HER2	扩增、突变、小片段插入	*HER2*突变见于2%～4%的NSCLC 在选择性*EGFR/KRAS/ALK*突变阴性的患者中，*HER2*突变可达 6% 主要见于女性不吸烟腺癌患者 可能与用于乳腺癌的HER2靶向药物敏感性相关（曲妥珠单抗、拉帕替尼、帕妥珠单抗和T-DM1）
LKB1	失活突变、缺失突变	肿瘤抑制因子，也称为STK11 在高加索人NSCLC患者中突变率为17%～35%，在亚裔人中突变率只有3%～7%
*RET*融合	染色体易位	最近在一些肺腺癌中发现（1%～2%）
*ROS1*融合	染色体易位	ROS1是一种受体酪氨酸激酶，属于胰岛素受体家族 *ROS1*融合体可见于2%的NSCLC 年轻患者、不吸烟者和亚裔患者更常见 ROS1阳性，克唑替尼（ALK/MET抑制剂）有效
FGFR1	扩增突变	基因属于FGFR TK家族，包括*FGFR 1*、*FGFR 2*、*FGFR 3*、*FGFR 4* *FGFR1*基因组改变在肺鳞癌中已经确定，在此类独特的肺癌亚型中有进一步靶向治疗的可能
MET	选择性剪接变异、突变、扩增、受体过表达	*MET*原癌基因是一个重要的侵袭性信号轴 *MET*基因扩增可见于 2%～4%的NSCLC，其受体蛋白过表达常见 *MET*过表达和预后呈负相关 多种*MET*-靶向治疗药物已经进入临床研究，*MET*高表达可能是治疗反应的预测性生物标志物
BCL2	扩增、受体过表达	相比于NSCLC，*BCL2* 过表达在SCLC中更常见 在人类肿瘤（如SCLC、CLL）中，针对线粒体抗凋亡标志物BCL2，各种BH3类似物已经被研发出来

注：CLL.慢性淋巴细胞性白血病；EGFR.表皮生长因子受体；FDA.美国食品与药品管理局；FGFR.成纤维细胞生长因子受体；NSCLC.非小细胞肺癌；PI3K.磷脂酰肌醇-3-激酶；SCLC.小细胞肺癌；TK.酪氨酸激酶。

于外周型肿瘤。胸腔积液应该检测其中是否存在肿瘤细胞，如存在则提示疾病已出现转移(M1a)。

(二)孤立肺结节

孤立肺结节(solitary pulmonary nodule，SPN)是指单发的、圆形、直径≤3cm的肺内病变。尽管这类型的病变在部分肺癌患者中较常见，SPN的鉴别诊断仍可能有多种恶性或良性的病因。除外原发性肺癌(肺腺癌)，其他可能的病因包括支气管类癌，肺外肿瘤的转移(如恶性黑色素瘤、肉瘤、结肠癌、肾癌、乳腺癌和睾丸癌)。良性病变包括肺的良性肿瘤(错构瘤)，炎性肉芽肿(真菌性疾病包括组织胞浆菌病、球孢子菌病及分枝杆菌病)，肺脓肿、血管畸形(动静脉畸形)，盘状肺不张及炎性假瘤(包裹性胸腔积液)。

尽早明确诊断很重要，它可使某些恶性肿瘤得到治愈。对于良性结节，可能避免手术及其相关的风险及并发症。诊断评估应考虑到患者的年龄、性别、吸烟史、肺癌或其他肿瘤的家族史、其他相关的高危因素。SPN的影像学特征对诊断有帮助。较大的病变更倾向于恶性。无家族史的患者，直径4～7mm的结节，仅有0.9%可能性为恶性。若结节直径为8mm至2cm，则恶性风险提高到18%。若直径大于2cm，恶性风险提高至50%。良性肿瘤一般具有光滑清楚的边界，而带有不规则或有毛刺边缘的结节则更倾向为恶性。良性肿瘤一般表现为均一的、中心型、分层(洋葱皮)或爆米花样钙化形态。反之，外周型或偏心型(不对称)钙化更倾向于恶性。如果可能，比较患者的既往影像学资料以评估SPN的发生率及其稳定性非常重要。2年以上体积未发生变化的SPN一般不考虑为恶性病变。

一旦肺癌诊断确立，分期对预后及治疗是非常必要的。NSCLC的分期是选择手术切除及何时选择化疗及放射治疗的依据，目前应用肿瘤-淋巴结-转移灶分期系统，即TNM分期系统(表56-3)。SCLC的分期，应用美国退伍军人医院肺癌研究组(Veterans Administration Lung Study Group，VALG)分期系统，分为局限期(病变局限于一侧胸腔内)及广泛期(病变超出一侧胸腔)。以根治为目的的同步放化疗适于前者，而姑息化疗适于后者。

胸腹部CT用以明确肿瘤的部位及大小，确定纵隔淋巴结、胸膜病变、肾上腺及肝转移的情况。然而，CT在鉴别良性或恶性的纵隔肿大淋巴结方面有其局限性，应用^{18}F-脱氧葡萄糖(FDG)标记的正电子发射型计算机断层显像(PET)在探测纵隔淋巴结的性质及发现其他部位的转移灶方面较CT有更高的敏感性和特异性。原则上，任何因影像学检查考虑纵隔或胸外转移而排除手术治疗的患者都应该行组织学活检。纵隔淋巴结分期的有创检查技术包括支气管镜下经支气管针吸活检和纵隔镜检查。纵隔镜也可用于影像学检查没有纵隔淋巴结受累征象的患者进行根治性手术前的分期检查。PET扫描判断脑部病变的作用有限，如果患者怀疑脑转移，应该行脑部增强磁共振成像(MRI)扫描(如果患者有MRI检查禁忌，应行脑部增强CT代替)，如果怀疑患者有骨转移，应行核素骨扫描检查。

转移病变被细分为“胸内局部扩散”(M1a)——恶性胸腔积液/心包积液或对侧肺转移——和“胸外广泛播散”(M1b)，累及肝、骨、脑或肾上腺。M1a期预后要好于M1b期。

五、治疗

劝导患者不要吸烟或戒烟是医生必须担负的责任(见第54章)。美国预防医学工作组(the United States Preventive Services Task Force，USPSTF)支持对高危人群进行肺癌筛查：正在或曾经吸烟，年龄在55～80岁，吸烟史30年每天1包，或15年每天2包；筛查范围还包括戒烟时间短于15年的人群。

(一)小细胞肺癌

SCLC患者中很少一部分如果没有转移的证据，可以行手术切除，但是绝大多数SCLC患者需要化疗来治疗其全身性疾病。SCLC分为局限期和广泛期，局限期通过放化疗行根治性治疗，广泛期行以化疗为主的姑息性治疗。顺铂/卡铂和依托泊苷联合化疗是SCLC一线化疗方案。拓扑替康用于疾病进展后的解救治疗。SCLC对放疗、化疗敏感，患者有可能长期生存。然而，尽管初治有效率高，患者常常由于对放化疗抵抗而出现疾病进展。局限期患者放化疗后或广泛期患者化疗后有效者行预防性脑放疗，可以提高患者总生存期。

(二)非小细胞肺癌

1.早期非小细胞肺癌(Ⅰ期和Ⅱ期)

手术可治愈早期NSCLC患者，它适用于Ⅰ期和

表56-3 TNM STAGING SYSTEM FOR LUNG CANCER (2010)

T (PRIMARY TUMOR)	
TX	Primary tumor cannot be assessed, or tumor proven by the presence of malignant cells in sputum or bronchial washings but not visualized by imaging or bronchoscopy
T0	No evidence of primary tumor
Tis	Carcinoma in situ
T1	Tumor≤3cm in greatest dimension, surrounded by lung or visceral pleura, without bronchoscopic evidence of invasion more proximal than the lobar bronchus (i.e., not in the main bronchus)*
T1a	Tumor≤2cm in greatest dimension
T1b	Tumor>2cm but≤3cm in greatest dimension
T2	Tumor >3cm but≤7cm or tumor with any of the following features (T2 tumors with these features are classified T2a if ≤5 cm): Involves main bronchus, ≥2cm distal to the carina Invades visceral pleura Associated with atelectasis or obstructive pneumonitis that extends to the hilar region but does not involve the entire lung
T2a	Tumor>3cm but ≤5cm in greatest dimension
T2b	Tumor>5cm but≤7cm in greatest dimension
T3	Tumor >7 cm or one that directly invades any of the following: chest wall (including superior sulcus tumors), diaphragm, phrenic nerve, mediastinal pleura, parietal pericardium; or tumor in the main bronchus (<2 cm distal to the carina* but without involvement of the carina; or associated atelectasis or obstructive pneumonitis of the entire lung or separate tumor nodule(s) in the same lobe
T4	Tumor of any size that invades any of the following: mediastinum, heart, great vessels, trachea, recurrent laryngeal nerve, esophagus, vertebral body, carina, separate tumor nodule(s) in a different ipsilateral lobe
N (REGIONAL LYMPH NODES)	
NX	Regional lymph nodes cannot be assessed
N0	No regional lymph node metastases
N1	Metastasis in ipsilateral peribronchial and/or ipsilateral hilar lymph nodes and intrapulmonary nodes, including involvement by direct extension
N2	Metastasis in ipsilateral mediastinal and/or subcarinal lymph node(s)
N3	Metastasis in contralateral mediastinal, contralateral hilar, ipsilateral or contralateral scalene, or supraclavicular lymph node(s)
M (DISTANT METASTASIS)	
MX	Distant metastasis cannot be assessed
M0	No distant metastasis
M1	Distant metastasis
M1a	Separate tumor nodule(s) in a contralateral lobe; tumor with pleural nodules or malignant pleural (or pericardial) effusion†
M1b	Distant metastasis

From Edge S, Byrd DR, Compton CC, et al, editors: AJCC Cancer Staging Manual, ed 7, New York, 2010, Springer.

*Te uncommon superf cial spreading tumor of any size with its invasive component limited to the bronchial wall, which may extend proximally to the main bronchus, is also classif ed as T1a.

†Most pleural (and pericardial) effusions with lung cancer are due to tumor. In a few patients, however, multiple cytopathologic examinations of pleural (pericardial) fluid are negative for tumor, and the fluid is nonbloody and is not an exudate. Where these elements and clinical judgment dictate the effusion is not related to the tumor, the effusion should be excluded as a staging element and the patient should be classifed as M0.

注：本表因涉及第三方版权，故保留用英文。

Ⅱ期可手术的NSCLC患者。除了有内科合并症或高龄的患者外，手术方式应采用肺叶切除(或更大范围的切除)。肺楔形切除可以考虑用来代替肺叶切除，早期NSCLC患者也可采用局部消融放疗技术，如立体定向放射治疗(SBRT)或赛博刀放射外科治疗。

2.局部晚期非小细胞肺癌(ⅢA 期和ⅢB期)

Ⅲ期NSCLC的异质性很大，最佳治疗方式也不确定。ⅢA期患者新辅助放化疗后行根治性手术是可选择的治疗方式。绝大部分ⅢB期患者已经失去了手术机会，此类患者5年生存率很差，同步放化疗优于单纯放疗。

3.晚期非小细胞肺癌(Ⅳ期)

化疗可以延长Ⅳ期NSCLC患者的生存期，减轻症状。体力评分高的Ⅳ期患者通常接受双药联合化疗，铂类药物(顺铂或卡铂)联合另外一种药物(如紫杉醇、培美曲塞、吉西他滨)，组织学特异性为个体化治疗提供了可能，如腺癌可优选培美曲塞，而鳞癌可优选吉西他滨。

(三)基因组学指导下的精确治疗

以突变分析和基因组谱为基础的精确治疗或个体化靶向治疗为肺癌患者带来了新的希望。例如，NSCLC，尤其是肺腺癌，其中一些具有原癌基因突变的亚组，新的治疗手段对这类患者很有效，如人们所说“是有靶点的”。存在*EGFR*基因突变的肺癌，EGFR抑制剂吉非替尼或厄洛替尼和化疗相比改善了患者的无进展生存期。分子图谱优于临床参数的时代已经到来。靶向治疗已经对肺癌的治疗模式和临床结果产生了影响，靶向治疗的主要障碍在于获得性耐药的不断出现会最终导致患者病情恶化和死亡。厄洛替尼耐药的主要机制是EGFR 20外显子*T790M*突变，约占耐药病例的一半。近年来，厄洛替尼的其他耐药机制也越来越被人们所认识，包括*MET*基因扩增、*RTKs*基因激活、*PIK3CA*基因突变、*EGFR*基因扩增、*AXL*基因上调或*SCLC*组织学转化。而针对*ALK*基因特异性治疗药物克唑替尼耐药机制的研究也正在迅速开展。目前，很多经临床实验室改进法案(CLIA)认证的基因组学实验室也正在描绘肿瘤基因组谱，但何为最好的肺癌基因组分析方法仍然没有确定。

六、预后

初治时的TNM分期是肺癌患者最重要的预后因素，体力评分差和体重下降也是肺癌患者的不良预后因素。

关于该主题的深入讨论，请参阅《西氏内科学》(第25版)第191章“肺癌和其他肺肿瘤”。

推荐阅读

Hirsch FR, Jänne PA, Eberhardt WE, et al: Epidermal growth factor receptor inhibition in lung cancer: status 2012, J Thorac Oncol 8:373–384, 2013.

Imielinski M, Berger AH, Hammerman PS, et al: Mapping the hallmarks of lung adenocarcinoma with massively parallel sequencing, Cell 150:1107–1120, 2012.

National Lung Screening Trial Research Team, Aberle DR, Adams AM, et al: Reduced lung-cancer mortality with low-dose computed tomographic screening, N Engl J Med 365:395–409, 2011.

Rosell R, Bivona TG, Karachaliou N: Genetics and biomarkers in personalization of lung cancer treatment, Lancet 382:720–731, 2013.

Sequist LV, Waltman BA, Dias-Santagata D, et al: Genotypic and histological evolution of lung cancers acquiring resistance to EGFR inhibitors, Sci Transl Med 3(75):75ra26, 2011.

第57章

胃肠系统肿瘤

著　者　Davendra P. S. Sohal　Alok A. Khorana
译　者　熊　英　审校者　朱广迎

一、引言

胃肠系统肿瘤是全世界最常见的肿瘤之一，每年在全球造成270多万人死亡，在美国造成约145 000人死亡。胃肠癌通常是上皮恶变——癌，具有明确的肿瘤转化的病理模式。风险因素和表现是部位特异性的，并且通常涉及多模式治疗，包括手术、化疗和放疗。这些癌症的发病会造成相关并发症，包括肠或胆道梗阻和由于消化系统解剖、生理改变造成的营养不良。因此，缓解症状和维持充足营养是肿瘤患者护理的重要组成部分。

二、食管癌

（一）流行病学

食管癌的发病群体正在缓慢演变。在美国，食管鳞状细胞癌的发病率正在下降，但食管腺癌的发病率正在上升。这些变化反映了危险因素的人口统计学变化趋势：与前者相关的烟草和酒精使用正在下降，而与后者相关的肥胖、反流病和代谢综合征正在增加。

（二）病理学

鳞状细胞癌通常见于上段食管；它像头颈肿瘤一样，由烟草中的致癌物质引起慢性黏膜损伤并由饮酒恶化而发展。腺癌通常在慢性反酸的情况下和在有Barrett食管的病史时出现，后者涉及远端食管或胃食管连接处的上皮化生。Barrett食管的患者每年发生这种疾病的风险为0.12%，比一般人群高出11倍。

（三）临床表现

食管癌的主要症状是吞咽困难。长期胃食管反流病通常存在于腺癌患者中。由于经口饮食不足和其他因素造成的体重减轻是常见的关联临床表现。

（四）诊断

内镜检查仍然是首选的检查。可视化的肿物和黏膜不规则改变可作为快速的临床诊断依据；对可疑区活检可提供组织学证据。内镜超声检查是评估T和N分期（肿瘤侵入食管壁深度和周围淋巴结受累的深度）的有用手段。对可疑淋巴结细针抽吸可进一步改善N分期准确度。在最终确定治疗计划之前要进行全身性（M分期）影像学检查，优选增强CT。

（五）治疗

如果食管癌诊断为早期（Ⅰ期），首选手术切除。食管切除术可以经胸（Ivor-Lewis）或经食管裂孔进行，具有相似的疗效。对于局部晚期疾病（Ⅱ和Ⅲ期），需要多模式治疗，包括化疗、放疗和手术治疗。使用5-氟尿嘧啶（5-FU）和顺铂的联合化放疗仍然是鳞状细胞癌的标准治疗，在这种情况下，手术可能不考虑，特别是对于颈段食管肿瘤，因为放化疗可以提供良好的疾病控制。对于食管远端和胃食管结合部的腺癌，有几种治疗模式，包括使用表柔比星、顺铂和5-FU的围术期化疗，使用紫杉醇和卡铂术前放化疗，或手术加基于5-FU方案的辅助放化疗。

对于晚期疾病（Ⅳ期），联合化疗可以提高生存率。曲妥珠单抗是针对人表皮生长因子受体2（HER2）的单克隆抗体，其是增殖信号转导的细胞表面受体。在*HER2*过表达的胃食管结合部的腺癌中加入该药到标准化疗中是有益的。对吞咽困难的支持性治疗和姑息性干预,如局部照射和放置饲管,可以提高生活质量。

(六)预后

早期(Ⅰ期)食管癌是可治愈的。局部晚期(Ⅱ期或Ⅲ期)疾病的治愈率较低,转移性疾病(Ⅳ期)仍然不能治愈。恰当治疗后的5年存活率在Ⅰ、Ⅱ、Ⅲ和Ⅳ期分别为70%、40%、30%和5%。

三、胃癌

(一)流行病学

在美国,胃腺癌是少见的恶性肿瘤之一,20世纪其发病率和死亡率显著下降。这种下降大部分归因于制冷技术,其避免使用含有致癌亚硝酸盐和亚硝胺的食品防腐剂。卫生状况的改善也降低了与胃癌相关的幽门螺杆菌感染率。然而,这种疾病在亚洲国家(中国、日本和韩国)、中东和东欧仍然普遍,成为世界上五种最常见的癌症之一。

(二)病理学

传统上,存在两种主要的组织学亚型:弥漫型和肠型。弥漫型与年龄较小、分化差、印戒细胞相关,发病率增加且预后较差。在E-钙黏蛋白基因(*CDH1*)中存在失活突变的载体,如具有遗传性弥漫性胃癌综合征的载体,易于发生这样的癌症。肠型在老年患者中可见,以肠化生的背景区分,发生率逐步下降且有更好的预后。然而,在许多情况下,这种组织学上类型很难区分,临床处置时并不区分。

(三)临床表现

经典三联征是贫血、厌食和衰弱。早发性饱腹感(皮革胃)、吞咽困难(胃食管交界或贲门肿瘤)、上腹部疼痛、恶心、呕吐和胃肠道出血也常见。腹膜转移扩散可导致腹水。

(四)诊断

食管胃十二指肠镜检查是首选。用于确诊的活检应随后进行,然后由CT检查进行远处转移情况评估。如果怀疑有皮革胃,可能需要盲检,因为明显的黏膜病变通常难以发现。推荐在日本等高发病率国家进行内镜筛查。

(五)治疗

手术仍然是治疗非转移性疾病的基石,但对切除范围有争议。在日本和韩国这样的高发病率国家中,进行了包括胃、所有周围淋巴结和脾的手术(D2清扫),在临床上有所获益。然而,这种获益在西方人群中并没有看到。对于局部晚期疾病,除手术外,用表柔比星、顺铂和5-FU进行围术期化疗,或用5-FU术后放化疗是可采用的方法。对于转移性疾病,一线和二线姑息化疗可以提高生存率。对于具有*HER2*过表达的肿瘤患者,化疗中增加曲妥珠单抗可进一步延长生存期。

(六)预后

取决于诊断时的分期。早期癌症可以治愈;Ⅰ、Ⅱ、Ⅲ和Ⅳ期的5年生存率分别为65%、40%、15%和5%。日本和韩国的生存结果优于大多数西方国家;这种差异可能归因于常规内镜筛查或疾病生物学的差异。

四、胰胆管癌

(一)流行病学

胰腺导管腺癌的发病率和死亡率缓慢逐步增加。它是第十位最常见的癌症,但是在美国是癌症相关死亡的第四位主要原因。吸烟和慢性胰腺炎是确定的临床危险因素。胰腺癌风险随着*BRCA1*、*BRCA2*和*PALB2*及家族性综合征如Peutz-Jeghers和Lynch综合征的遗传突变而增加。胰腺神经内分泌肿瘤是来自胰腺内分泌细胞的罕见恶性肿瘤。它们可以是非功能性的,或者它们可以分泌激素,如胰岛素(胰岛素瘤)、胃泌素(胃泌素瘤)、胰高血糖素(胰高血糖素)或血管活性肠肽(VIPoma,血管活性肠肽瘤)。

胆管癌,定义为由胆管上皮产生的癌症,包括肝内和肝外胆管癌与胆囊癌。这是一种罕见的恶性肿瘤。确定的风险因素包括可引起胆道系统慢性炎症的情况,如原发性硬化性胆管炎、胆石病和肝吸虫感染(华支睾吸虫属,*Opsithorcis*)及胆道树的解剖异常(如Caroli病、胆总管囊肿)。胆囊癌在智利和印度北部特别普遍。

(二)病理学

胰腺腺癌伴随胰管上皮中突变的积累而发展;

影响的基因是*KRAS*，其次是*CDKN2A*(*p16*)、*TP53*、*SMAD4*(*DPC4*)等。组织学进展发生在胰腺上皮内瘤变形成的各个阶段，最终导致浸润性腺癌。促结缔组织增生的反应——丰富的纤维化基质产生在胰腺癌很常见。

(三)临床表现

无痛性黄疸是频繁出现的症状，是由胆道梗阻引起的腹部疼痛，常放射到背部。在50岁以上的成人中，没有明显的肥胖相关的危险因素下新发的2型糖尿病，应引起对胰腺癌的怀疑。症状包括厌食、体重减轻和不适。由于胰腺外分泌功能不全，可发生腹泻。静脉血栓栓塞，见于各种恶性肿瘤，与胰腺癌最相关。胆囊癌有时是胆囊切除术后评估组织学标本时偶然发现的，胆囊切除术通常用于胆石症或胆囊炎。分泌性胰腺神经内分泌肿瘤可造成因激素分泌过多产生相关的症状，包括低血糖(胰岛素瘤)、Zollinger-Ellison综合征(胃泌素瘤)、高血糖(胰高血糖素瘤)和由于电解质紊乱的腹泻(VIPoma)。

(四)诊断

使用超声、CT或磁共振成像(MRI)对胰胆系统进行成像可以识别病变。然而，小的胰腺内肿瘤、壶腹周围和胆道系统病变也可引起胰胆管阻塞，但可能在影像上不明显。如果怀疑为恶性肿瘤，内镜超声和经内镜逆行胰胆管造影术是非常有用的检查。在这些过程中，病变可以更好地可视化观察，梗阻可以通过放置支架来减轻。组织学诊断可以通过活检、细针抽吸和胆管刷洗获得，生长抑素受体闪烁显像有助于定位隐匿的神经内分泌肿瘤。

(五)治疗

胰胆管恶性肿瘤是最难治疗的癌症之一。它们的解剖位置常常很难行切除术：胰腺癌经常涉及腹腔动脉干和肠系膜上动脉，胆道癌可以阻塞所有胆汁外流(Klatskin肿瘤)。可以尝试Whipple手术(胰十二指肠切除术)、根治性胆囊切除术(切除胆囊、肝门、肝脏节段Ⅳ和Ⅴ)和胆管树重建(胆管癌)的节段性肝切除术等手术。然而，胰腺腺癌切除术后的5年总生存率低于20%。

最近对多种方案(如5-FU、伊立替康和奥沙利铂或组合的吉西他滨和蛋白结合型紫杉醇)的研究证明了化疗对转移性胰腺癌的总生存期有改善。吉西他滨与顺铂已成为胆管癌的标准治疗。奥曲肽，生长抑素类似物，可用于治疗神经内分泌肿瘤。最近在神经内分泌肿瘤中的研究也显示出使用靶向药物如依维莫司和舒尼替尼对病情有改善。缓解症状是辅助治疗的一个重要组成部分。阿片类镇痛药和腹腔神经丛阻断可缓解疼痛；胆道支架和经皮引流可用于治疗阻塞性黄疸；胃出口和胆道梗阻可考虑姑息性手术；食欲刺激剂如奥氮平、甲地孕酮和屈大麻酚用于厌食症；针对消化不良补充胰酶干预措施可以提高患者的生存质量。

(六)预后

胰胆管恶性肿瘤预后较差，5年总生存率仍然低于10%。在过去几十年里，与其他几种癌症相比，存活率没有明显改善。

五、肝细胞癌

(一)流行病学

肝细胞癌(HCC)或原发性肝癌是世界上常见的疾病。它是全世界男性癌症相关死亡的第二大常见原因。

(二)病理学

大多数HCC出现在基础肝硬化的背景下，饮酒、乙型肝炎和丙型肝炎是最常见的原因。引起肝硬化的还有其他疾病，如血色素沉着症、原发性胆汁性肝硬化和α_1-抗胰蛋白酶缺乏。肝硬化过程中的慢性肝细胞损伤和随后的细胞再生，提供了癌症发展的基质：应激炎症细胞因子释放、恒定细胞循环及异常细胞发育和分化。

(三)临床表现

HCC经常被潜在的肝脏疾病掩盖。腹水引起的腹部膨隆、疲劳、肌肉萎缩、厌食和脑病是肝硬化的特征性表现。急性肝失代偿或右上腹疼痛可预示肝癌的进展。HCC也可以是肝硬化患者常规监测期间通过筛查超声检查时偶然发现的。

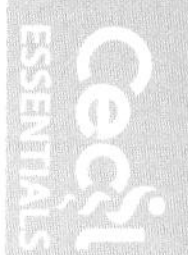

(四)诊断

HCC是极少数可以在没有组织学确认的情况下进行诊断的恶性肿瘤之一。非组织学诊断标准包括：基础性肝硬化，甲胎蛋白水平升高(＞400ng/ml)增强CT或MRI的特征表现(动脉期增强和快进快出)。在没有潜在的肝硬化情况下,必须获得组织学诊断。对于肝硬化患者,定期检测α-甲胎蛋白和超声检查可以监测早期病变。

(五)治疗

对于小病变,手术切除可以治愈。术前需评估肝功能,以确保患者适于行部分肝切除术。肝移植是一种可以治疗HCC及潜在肝硬化的选择。严格的标准,如米兰标准(单个肿瘤直径≤5cm,或肿瘤数量≤3个,每个<3cm,并且没有血管浸润)用于确定哪些患者适合移植。若不符合手术适应证,射频消融、经动脉化疗栓塞、钇-90栓塞和经皮乙醇注射可以用于局部控制。索拉非尼是针对RAF激酶(CRAF、BRAF)的多靶点抑制剂,血管内皮生长因子受体(VEGFR-1、VEGFR-2、VEGFR-3)和其他细胞表面激酶受体(PDGFR-β、KIT、FLT3和 RET)也被证明可治疗转移性疾病。

(六)预后

完全手术切除或肝移植后5年生存率接近50%。对于晚期HCC,索拉菲尼治疗的中位总生存期小于1年。尤其需要注意,HCC的预后通常由潜在的肝脏疾病的严重性决定。

六、结肠直肠癌

(一)流行病学

结直肠癌是第三大最常见的癌症,也是美国癌症相关死亡的第三大常见原因,每年诊断新增150 000个病例。在全世界,它是一个日益严重的问题,是最常见的癌症之一。可能与高膳食脂肪、红肉饮食、低膳食纤维、肥胖和饮酒增加相关联。相反,增加运动和补充雌激素、叶酸,阿司匹林和非甾体抗炎药的使用可能会降低风险,炎性肠病的病史是结直肠癌的危险因素。

(二)病理学

结肠腺癌以逐级的方式从正常上皮进展到癌,如图57-1所示。大多数结肠源于息肉。通常,错构瘤性息肉是非肿瘤性、锯齿状和增生性的,具有低的恶变潜能;而腺瘤性息肉可以进展为癌症。散发性结肠癌主要由三种分子途径之一引起。

(1)经典的腺瘤-癌途径,约占所有结肠癌的75%,由腺瘤性结肠息肉病(*APC*)基因的体细胞突变启动。通过β-连环蛋白的释放导致WNT信号通路的失调,随后出现两种关键的细胞增殖基因*MYC*和*CCND1*(细胞周期蛋白D1)的上调,导致腺瘤形成。随着疾病的进展,染色体不稳定性和其他基因如*KRAS*、*TP53*和*SMAD2/4*的突变积累,最终导致腺癌发展。

(2)在DNA错配修复途径中,突变积累,导致"微卫星灶"的形成。这种条件称为微卫星不稳定性,与15%的结肠癌相关。在该途径(如MLH1),称为CpG岛,在各种基因的启动子区域,增加胞嘧啶和鸟嘌呤的串联重复序列的甲基化,促进癌发生。BRAF突变通常与该途径相关联。

(3)启动子甲基化,在没有微卫星不稳定性的情况下,也可导致结肠癌形成。这些肿瘤也可发展为

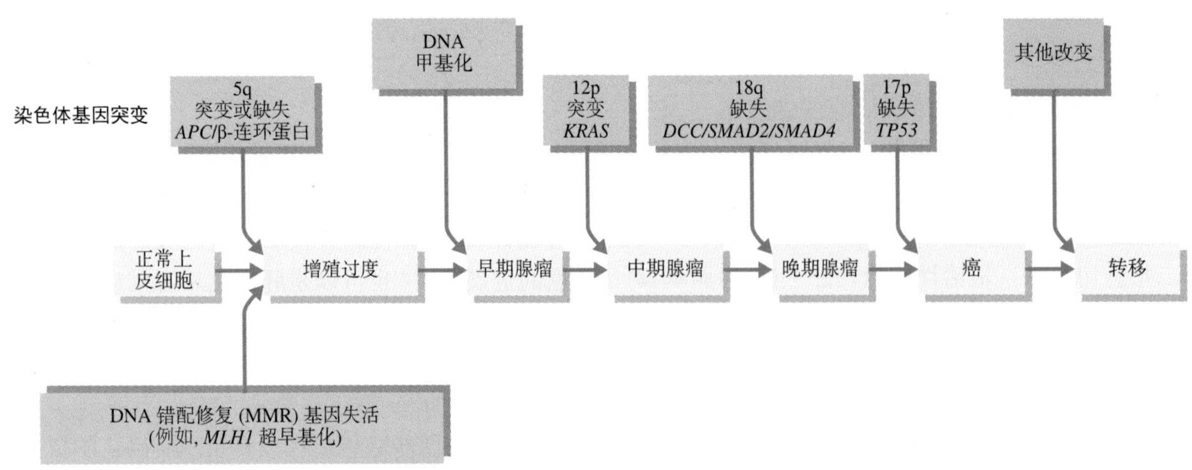

图57-1 结肠癌基因模式,一些基因涉及逐步从正常结肠上皮转变为腺癌的过程

*KRAS*突变，但不发展为*BRAF*突变。这种病例约占所有结肠癌的5%。

前文提及的许多基因异常均可导致结肠癌的遗传倾向。这种综合征占所有结肠癌的3%～5%。它们可以分为与下面的息肉相关的综合征和无息肉两类。经典家族性腺瘤性息肉病（FAP）由*APC*基因中的常染色体显性突变引起。结肠息肉（数百至数千）从青少年期开始形成，导致癌症在成年早期的发展。具有衰减特征FAP的患者具有更少的息肉且较晚发生恶变。MYH相关性息肉病由*MYH*基因中的常染色体隐性突变引起，并且表型类似衰减的FAP。Peutz-Jeghers综合征、幼年型息肉病和考登综合征是导致癌症发生的具有遗传易感性结肠直肠息肉相关的其他罕见病症。

经典非息肉综合征是遗传性非息肉性结肠直肠癌，也称为Lynch综合征。在涉及错配修复途径的基因（*MSH2*、*MSH3*、*MSH6*、*MLH1*、*MLH3*、*PMS1*、*PMS2*）中的种系隐性突变导致腺癌。除了有结肠癌家族史和遗传综合征中其他相关癌症，这些病例与有缺陷错配修复相关的散发病例无区别。

（三）临床表现

便血和排便习惯的改变是结肠癌的典型症状。早期病例基本上无症状，通常通过筛查诊出。进展期病例可以表现为肠梗阻或穿孔、直肠出血、体重减轻、腹痛和由于肝或腹膜转移导致的腹水。与错配修复途径相关的具有某些典型特征：癌变见于右侧，发生在年轻的患者中，在女性中更常见，分化差，局部晚期但没有显著的淋巴结扩散。

（四）诊断

结直肠癌筛查是一项重要的公共卫生工作。筛选方法包括粪便潜血检查、影像学（钡灌肠、CT引导结肠造影）和内镜检查（可曲性乙状结肠镜检查、结肠镜检查）。筛选方法应考虑资源配置、患者偏好和风险评估（个人和家庭病史），结肠镜下组织学诊断是金标准。此外，结肠镜检查有助于癌症预防，因为它可以切除腺瘤性息肉，腺瘤性息肉如不治疗可以进展为癌症。一旦确立了癌症诊断，应使用CT扫描评估远处病变，以进行分期。

（五）治疗

对于可切除病变的患者，选择手术切除。推荐切除受累的肠段，以及包含所有引流淋巴结的相应肠系膜。这种手术越来越多地使用腹腔镜技术进行，可降低围术期并发症发生率。基于病理决定手术后是否化疗（即辅助化疗），对于Ⅰ期疾病（T1或T2，N0），不建议进行化疗。对于Ⅲ期疾病（任何T，N+），强烈建议进行化疗。氟嘧啶（5-FU、卡培他滨）与奥沙利铂联合使用6个月是标准治疗。对于Ⅱ期疾病（T3或T4，N0），是否化疗有争议。建议对每位患者进行仔细的风险-效益评估，以确定辅助化疗是否适合。直肠癌有较高局部复发率。为了改善疗效，术前化疗和放疗推荐使用，手术应行全直肠系膜切除术。

对于转移性结肠直肠癌，治疗选择包括化疗药物，如氟嘧啶、奥沙利铂和伊立替康。靶向治疗的出现改善了临床预后。这些治疗包括抗血管生成剂（贝伐单抗、阿柏西普）、抗表皮生长因子受体抗体（西妥昔单抗、帕尼单抗）和多激酶抑制剂（瑞戈非尼）。还需配合积极的全身治疗和手术。因此，转移性结肠癌是少数几种可以治愈的恶性肿瘤之一，初始治疗后需要密切监测以便尽早发现复发病灶。监测应包括定期查体、CT扫描和血清癌胚抗原（CEA）监测，CEA是一种由恶性上皮细胞不成比例地合成的蛋白质。增加活动和饮食调整（减少红肉和脂肪，增加水果、蔬菜和纤维）与改善预后相关联。结直肠癌护理的另一个重要组成部分是家庭风险评估，因为这是一种常见的疾病，在美国每年高达7500例可归因于遗传综合征。如果怀疑这种综合征，应该进行遗传咨询转诊。

（六）预后

在胃肠肿瘤中，结直肠癌的整体预后最好。对于非转移性疾病，根据淋巴结受累的程度，5年生存率为50%～95%。对于转移性疾病，采用新疗法可以达到2年以上的中位生存期。关键问题是通过筛查进行早期探查，可以提高整体预后。

七、肛管癌

（一）流行病学

肛门癌是不常见的恶性肿瘤，每年在美国报告约7000例。它与人乳头瘤病毒（HPV）感染密切相关。在人类免疫缺陷病毒（HIV）感染的患者和从事肛门接触性交的患者中，也更常见，最可能是由于宿主免

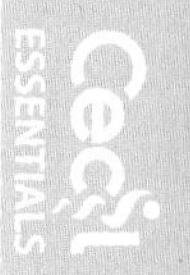

疫力差和HPV传播增加。尖锐湿疣是这种癌症的前期病变。

（二）病理学

组织学是典型的鳞状细胞癌，由过度增殖角化细胞的片段构成。特别是16型和18型HPV，通过病毒蛋白E6和E7导致肿瘤抑制基因*TP53*和*RB1*失活，促使最终发展为肿瘤。炎性肠病或复发性肛裂和瘘引起的慢性局部炎症也可导致肛管癌。

（三）临床表现

常见局部症状，如肛周瘙痒或疼痛、出血和肛门肿块感。在已有克罗恩病等慢性潜在疾病的情况下，进行了良好的疾病控制，仍存在肛门疾病不愈合或肛周病变时，应怀疑恶性肿瘤。

（四）诊断

查体识别可疑病变，应活检以确认诊断。对远处转移灶的评估应包括胸部、腹部和盆腔的CT扫描。应特别注意检查腹股沟淋巴结，因为这是早期转移的常见部位。

（五）治疗

肛管癌是少数不需手术就可治愈的实体恶性肿瘤之一。对于非常小的早期病变，完全切除即可。然而，在大多数情况下，5-FU和丝裂霉素联合化疗及放疗是标准治疗方式。该方案具有显著的急性毒性，应予以细致护理。这种治疗可以避免需要进行永久结肠造口的大手术。

（六）预后

超过70%的病例可通过放化疗治愈。复发性疾病通常用手术切除（局部复发）或全身化疗（远处转移）治疗。普及HPV疫苗接种，更好地预防和治疗艾滋病毒感染可降低肛门癌的发生率。

推荐阅读

Bang YJ, Van Cutsem E, Feyereislova A, et al: Trastuzumab in combination with chemotherapy versus chemotherapy alone for treatment of HER2-positive advanced gastric or gastro-oesophageal junction cancer (ToGA): a phase 3, open-label, randomised controlled trial, Lancet 376:687–697, 2010.

Conroy T, Desseigne F, Ychou M, et al: FOLFIRINOX versus gemcitabine for metastatic pancreatic cancer, N Engl J Med 364:1817–1825, 2011.

Grothey A, Van Cutsem E, Sobrero A, et al: Regorafenib monotherapy for previously treated metastatic colorectal cancer (CORRECT): an international, multicentre, randomised, placebo-controlled, phase 3 trial, Lancet 381:303–312, 2013.

Hvid-Jensen F, Pedersen L, Drewes AM, et al: Incidence of adenocarcinoma among patients with Barrett's esophagus, N Engl J Med 365:1375–1383, 2011.

Neoptolemos JP, Moore MJ, Cox TF, et al: Effect of adjuvant chemotherapy with fluorouracil plus folinic acid or gemcitabine vs observation on survival in patients with resected periampullary adenocarcinoma, JAMA 308:147–156, 2012.

Valle J, Wasan H, Palmer DH, et al: Cisplatin plus gemcitabine versus gemcitabine for biliary tract cancer, N Engl J Med 362:1273–1281, 2010.

van Hagen P, Hulshof MC, van Lanschot JJ, et al: Preoperative chemoradiotherapy for esophageal or junctional cancer, N Engl J Med 366:2074–2084, 2012.

Yao JC, Shah MH, Ito T, et al: Everolimus for advanced pancreatic neuroendocrine tumors, N Engl J Med 364:514–523, 2011.

第58章 泌尿生殖系统肿瘤

著　者　Robert Dreicer　Jorge Garcia　Timothy Gilligan　Brian Rini
译　者　宋马小薇　审校者　王维虎

一、肾细胞癌

（一）定义和流行病学

肾细胞癌（RCC）占所有恶性肿瘤的2%～3%。它排在男性最常见肿瘤的第五位，女性则排在第七位，2013年美国新诊断RCC约65 000例。大多数患者没有危险因素。RCC已知的危险因素为吸烟，吸烟者为非吸烟者的两倍。可能的危险因素包括肥胖和高血压。RCC在终末期肾衰竭或多囊肾患者中更常见。少数（3%）RCC患者为遗传获得。

目前普遍认为遗传性RCC为von Hippel-Lindau（VHL）综合征，是一种以多发性血管瘤为特征的常染色体显性遗传性疾病，包括透明细胞RCC。遗传性VHL综合征（*VHL*基因的失活）也散发于透明细胞癌中（非遗传性），具有依赖血管生长的特征。对这种综合征的研究已改变了进展期疾病的治疗选择（参见下文讨论）。

（二）病理学

RCC的组织学亚型特征基于不同的遗传特征、组织学特征和临床表型。透明细胞RCC（占所有RCC的75%）是最常见的亚型，其特征为*VHL*基因失活。少见类型包括乳头型、嫌色细胞型、未分类亚型及髓质型RCC，以上类型几乎只出现于具有镰状细胞的患者中。虽然这些RCC亚型在生物学上各不相同，但目前手术和治疗方法并不受亚型的影响。

（三）诊断和鉴别诊断

肾脏肿块可以是良性或恶性的，随着肿块体积的增大，恶性的可能性亦随之增加。大多数透明细胞RCC可通过增强CT诊断。肾脏肿块的其他可能疾病包括良性肿瘤（如肾嗜酸细胞瘤）、其他原发部位的转移性肿瘤（罕见）、肾错构瘤、含脂质的良性肿瘤（最常见于年轻女性）及感染性病程。尽管上述疾病在影像学上具有其各自的特征，但是，最终诊断仍依赖于肾活检或肾切除术。

（四）临床表现

RCC在男性中更常见（2∶1），发病中位年龄约65岁。大多数患者无临床症状，或因其他疾病行影像学检查时偶然发现。典型症状和体征包括血尿、腰腹部疼痛及可触及的腹部肿块。远处转移和具有副肿瘤综合征的患者可出现全身症状。肾脏肿块多数通过计算机断层扫描（CT）发现，并具有RCC特征性表现（如血供丰富）。完善分期检查，包括胸部CT；有相应症状时可行头颅CT和骨扫描检查。尽管部分患者已行肾肿块活检，如已无手术机会的远处转移患者或最初发现肾脏小肿块的患者，但大多数患者仍需行肾切除术以明确诊断。

（五）治疗

1.肾脏肿块

研究者通过回顾性分析一组肾肿块直径小于4cm的不需手术患者的数据后发现，由于部分肾脏肿块（约20%）非恶性，因此，若影像学表现不符合典型RCC，则建议行病理活检；对于肾脏肿块，即便已确诊是RCC，也可初步观察。肿瘤的生长速度约为每年3mm，并且转移的发生率非常低。根据肿瘤的侵犯程度、解剖学部位、肾功能及外科手术技术等因素行肾部分切除（部分肾切除术）或整体切除（根治性肾切除术)为标准治疗。虽然肾部分切除术可更好地保留肾功能,但行肾部分切除与整体切除患者的预后却无差别。另一种治疗肾脏肿块的方法是使其处于极高或极低的温度中:对于有手术禁忌的患者可采用冷冻(冷冻疗法)或烧灼(射频消融)法。远期结果还需更多的数据。目前,在不考虑复发风险时,除1项临床试验外,仍无其他临床试验显示肾切除术前行新辅助治疗或术后行辅助治疗可改善患者的预后。

2.转移性RCC手术

一般状况好、合并症较少的转移性RCC患者可行原发肾肿瘤切除术(即减瘤性肾切除术)。已有两项随机试验显示出总生存的获益。此外,对于经过严格筛选的孤立转移灶患者,行手术切除可使疾病控制率高达30%。

3.转移性RCC的系统治疗

转移性RCC的初始治疗为激素治疗和化疗,上述两种治疗仅能最小获益(表58-1)。免疫疗法获益有限,大多数获益者为经严格筛选并且对大剂量白细胞介素-2持续性应答的人群。转移性RCC的治疗进展是发现了*VHL*基因失活引起的血管内皮生长因子(VEGF)依赖途径,使得许多VEGF途径抑制剂得到临床研发(表58-1)。通常,使用这类药物后,70%~75%的患者可以降低肿瘤负荷或维持稳定状态。尽管这些药物可使少数患者的疾病控制期延长至几年,但对大多数人群仅能维持几个月。现有药物联合使用后毒性更大,并未优于单药疗法。目前标准治疗为VEGF和(或)哺乳动物雷帕霉素靶向药物(mTOR)的单药序贯治疗。

(六)预后

局限期肾癌的预后主要取决于原发肿瘤的分期分级。其他预测因素包括肿瘤坏死、发病时的症状及患者的一般状况。对于转移性RCC,通过一般状况、诊断至转移的时间,以及实验室检验指标[乳酸脱氢酶(LDH)、血红蛋白、钙离子、中性粒细胞和血小板]来建立与疾病预后相关的模式。

二、膀胱肿瘤

(一)定义和流行病学

膀胱尿路上皮癌(UCB)占美国所有恶性肿瘤的4%,并占癌症相关死亡的3%。UCB在发达国家更常见,是西方国家男性最常见的第四大肿瘤及女性最常见的第九大肿瘤。吸烟是膀胱癌的已知危险因素;吸烟者的发病率是不吸烟者的4倍。职业暴露于含有芳香胺(如氯化烃和多环芳烃)的膀胱癌患者占所有膀胱癌患者的20%。越来越多的研究者认为,遗传易感性是一项重要的危险因素。膀胱癌患者的一级亲属患膀胱癌风险会增加一倍。遗传因子,如慢乙酰化*N*-乙酰转移酶2(NAT2)变异体和谷胱甘肽*S*-转移酶Mu1(GSTM1)-空白基因型,都是已知的危险因素。

(二)病理学

在美国和欧洲,移行细胞癌是主要的组织学亚型,占所有膀胱癌的90%。尽管部分地区非上皮癌更常见,但腺癌、鳞癌及小细胞癌占剩余10%的绝大部

表58-1 转移性肾细胞癌治疗方法的总结

药物	客观有效率	PFS(月)	备注
激素疗法	2%	N/A	转移性RCC治疗中具有局限性、姑息治疗作用
化疗	5%~6%	N/A	通常不使用
白细胞介素-2	20%~25%(高剂量)	3.1	持久的完全缓解率为7%~8%
α干扰素	10%~15%	4.7	与治疗无效的患者相比,总体生存率略有提高
VEGF抑制剂*	约30%	9~11	常见毒性包括乏力、黏膜炎、手足综合征、腹泻、高血压和甲状腺功能减退
mTOR抑制剂†	2%(难治性)~9%(未治疗)	4~7	在低危组患者中,替西罗莫司单药治疗较干扰素单药治疗的总生存增加;副作用包括乏力、黏膜炎、皮疹及高三酰甘油血症/高血糖/高胆固醇血症

注:mTOR.哺乳动物雷帕霉素靶向药物;N/A.不适用;PFS.无进展生存;RCC.肾细胞癌;VEGF.血管内皮生长因子。

* VEGF抑制剂:索拉非尼、舒尼替尼、匹多巴尼、阿立替尼。

† mTOR抑制剂:替西罗莫司、依维莫司。

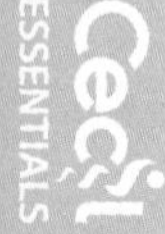

分。膀胱壁由四层组成：尿路上皮（最内层上皮）、固有层、固有肌层（逼尿肌）和外膜（浆膜）。

（三）临床表现

UCB在男性中更常见（4∶1），中位发病年龄为73岁。约75%新诊断的UCB并未侵入肌层；而25%则表现为侵入膀胱壁肌层的新生物。

尽管膀胱癌患者早期表现为刺激性排尿症状（尿频、尿急及排尿困难），但膀胱癌患者的典型症状为无痛性血尿。进展期膀胱癌患者可能由于肿瘤直接侵犯或输尿管梗阻而出现侧腹或盆腔疼痛。

（四）诊断和鉴别诊断

膀胱癌初期评估通常包括膀胱镜检查及尿液细胞学分析。随后，患者通过麻醉下经尿道膀胱肿瘤切除术（TURBT）获得病理组织学标本。病理标本需包含肌肉，以除外肿瘤侵犯肌层。其他检查包括腹盆CT（或CT膀胱造影）。对于肿瘤已侵犯至肌层的患者，还需行胸部CT检查；对于已出现骨痛的患者，需行骨扫描检查。大多数初诊的UCB患者分期为Ta（侵犯尿路上皮层），T1（侵犯固有层）或原位癌（CIS），均属于非肌层浸润性膀胱癌（NMIBC）。

高分化、分期早的患者出现非肌层浸润性复发的风险较高，而对于低分化、分期晚的患者，其复发和进展为肌层浸润性膀胱癌的风险增加。其他肿瘤（如淋巴瘤、肉瘤）很少继发膀胱癌。

（五）治疗

1.局限性疾病

高分化、分期早、非肌层浸润性UCB通常行TURBT及膀胱灌注细胞毒性药物治疗。多灶性、高分化、复发性患者或高风险NMIBC（低分化T1或CIS）可行卡介苗（BCG）膀胱内灌注或膀胱切除术。

肌层浸润性膀胱癌最佳治疗方法为根治性膀胱切除术及双侧盆腔淋巴结清扫术。对于不适合手术的患者或拒绝行膀胱切除术的患者，外照射治疗和TURBT是可供选择的治疗手段。

术前行以顺铂为基础的多药化疗（即新辅助化疗）已成为改善患者生存的Ⅰ类证据。虽然，新辅助治疗尚未对吉西他滨联合顺铂（GC）的化疗方案行前瞻性研究，但GC方案已普遍替代了由甲氨蝶呤、长春新碱、多柔比星和顺铂（M-VAC）组成的方案。

2.转移性疾病

来自一系列Ⅲ期临床试验的Ⅰ类证据表明，对新发转移患者行顺铂为基础的化疗（如M-VAC或GC方案）可使患者中位生存期达14～15个月，其中5%～15%的患者可能治愈。

30%～50%的进展期UCB患者由于肾功能不全而不推荐使用顺铂，肾功能不全通常由年龄相关性肾病或疾病相关梗阻所致。虽然目前仍无已结束的Ⅲ期随机临床试验比较顺铂为基础的化疗与卡铂为基础的化疗进展期UCB患者疗效的优劣，多项Ⅱ期随机临床试验报道了以顺铂为基础的化疗的优势。

一线治疗后出现进展的患者（围术期或转移）的治疗是姑息性的。目前，尚无Ⅰ类证据表明全身治疗可以提高患者的无进展生存期或总生存期。许多化疗药物可用于挽救治疗，但在减轻疾病症状方面，并无证据表明多药联合较单药更有效。

（六）预后

高分化、分期早的NMIBC通常不会进展至肌层浸润，也不会影响患者的预期寿命，但与发病率及卫生保健资源使用相关，并且该类患者需要长期随访。行膀胱切除术的肌层浸润性UCB患者基于T分期和淋巴结受累情况可能出现全身衰竭。肿瘤局限而无淋巴结转移患者的治愈率大于50%。肿瘤转移患者的中位生存期为14～16个月。经过全身治疗，仅有小部分患者（5%～15%）可达到长期存活。

三、前列腺癌

（一）定义和流行病学

前列腺癌是美国男性中最常见的恶性肿瘤；预计2013年新诊断病例超过239 000例。生物学上，前列腺癌是一种多样化，但自然病程较长的异质性疾病。虽然前列腺癌的终身发病风险约为1/6，但大多数男性不会死于该疾病。PSA作为前列腺癌筛查指标被广泛使用，从而影响了前列腺癌的发病率。尽管最近前列腺癌发病率出现短暂下降，但与PSA使用之前相比，前列腺癌的发病率依旧较高。

多种危险因素与前列腺癌相关，包括年龄、种族、膳食和遗传因素。前列腺癌的确诊中位年龄为65岁，青年男性（<40岁）很少患前列腺癌。美国黑种人较白种人或西班牙裔人患前列腺癌的风险更高。遗传突变如BRCA1/2、Lynch综合征及最近发现的同

源盒B13(HOXB13)的异常均与前列腺癌相关。如果一名男性患者的一级亲属患有前列腺癌,则其患前列腺癌的风险会增加5～10倍。尽管摄入大量动物脂肪与前列腺癌的发生相关,但并未发现富含抗氧化剂、番茄红素、水果或蔬菜的饮食与前列腺癌之间的关联。

最近,一项大型肿瘤预防研究(SELECT)证明,硒和维生素E的摄入不会降低前列腺癌的发病风险。两项评估5α-还原酶抑制剂非那雄胺和度他雄胺的研究表明,使用5α-还原酶抑制剂可使前列腺癌的相对风险降低23%～25%。尽管这些药物可以带来益处,但由于其副作用,该类药物的使用率仍然很低,副作用包括勃起功能障碍、性欲缺乏及男子乳腺发育症等。

(二)病理学

前列腺癌通常由PSA水平异常或直肠指诊后行经直肠超声和活组织检查确诊。对于行前列腺根治性切除术的患者,需要对完整的前列腺、精囊及淋巴结(如果存在)进行分析。疾病的预后和治疗方式取决于肿瘤体积、是否存在神经侵犯及外周侵犯、Gleason评分、切缘情况及是否侵犯精囊。腺癌占所有前列腺癌病理类型的95%以上。其余的组织学亚型包括小细胞癌和肉瘤。神经内分泌癌及乳头状癌预后不良。

Gleason评分系统在前列腺癌的治疗中相当重要,需要病理学方面的专业知识。Gleason评分根据肿瘤的生长模式和分化程度,将肿瘤分成1～5级(5级:分化最低)。将所占比例最大的和其次的两个级别相加来获得Gleason总分。例如,如果标本主要包括3级,其次是4级,则为7(3+4)。8～10分代表肿瘤分化较差,提示预后较差。

(三)诊断和鉴别诊断

除远处转移的患者外,大多数患者通过多点活检确诊(12针)。前列腺活检结果阴性不能排除前列腺癌。对于已出现远处转移的患者,可行淋巴结或骨活检。如果肿瘤局限于前列腺,对于高风险患者(如高Gleason评分、高PSA水平)需行影像学检查(腹盆CT及骨扫描)。明确诊断后,PSA水平、Gleason评分和临床分期的危险分层对制定治疗方案至关重要。其他影响治疗的重要特征包括年龄、合并症、患者的选择及预期寿命。

(四)临床表现

由于确诊前列腺癌的患者可以出现极低的PSA水平(即<1ng/ml),因此并不存在"正常"的PSA值。直肠检查、射精、感染和尿路梗阻均可影响PSA水平。在美国,PSA筛查已广泛普及,但是并没有证据表明前列腺癌的死亡率随之降低。

大多数早期前列腺癌患者并没有症状;然而,部分患者也会出现尿频、尿急、夜尿及排尿不畅等症状。血尿或血精的出现提示前列腺癌的可能。直肠指诊异常(不对称肿块/结节)也提示前列腺癌。

(五)治疗

局限期前列腺癌的治疗方式包括根治性前列腺切除术、放射治疗(外照射或近距离放射治疗)及主动监测。对于极低风险的前列腺癌患者,主动监测是合适的。根治性前列腺切除术和放射治疗之间的选择基于患者的危险分层及偏好而决定。手术存在尿失禁及勃起功能障碍的风险。放射治疗局部并发症较少,但具有骨髓抑制、乏力,以及3%～5%的概率患第二肿瘤的风险。放疗通常与化学去势法联合治疗中危及高危的患者。

对于进展期前列腺癌,尽管合适的治疗时机不明确,但目前广泛使用去势疗法。对于转移患者,使用具有或不具有抗雄激素的促肾上腺激素释放激素(LHRH)激动剂的连续治疗是最常见的治疗方式,间歇性去势治疗对于仅有PSA水平升高的患者也是有效的。对于新发转移的患者,在去势治疗6个月时检测不出PSA水平提示预后较好。去势治疗的主要副作用包括盗汗、潮热、勃起功能障碍、体重增加、肌肉萎缩、乏力、骨流失及代谢综合征。

骨健康是前列腺癌患者的一个重要问题。骨质疏松和转移引起的骨骼相关事件较常见。两种药物可预防上述并发症:唑来膦酸(一种二膦酸盐物质)及狄诺塞麦(RANK-配体抑制剂)。

所有转移性前列腺癌患者最终将发展为去势抵抗性前列腺癌(CRPC),定义为在去势的睾酮水平背景下,出现血清学、临床及客观的疾病进展。虽然CRPC的机制尚未完全明晰,但目前有几种治疗可供选择。sipuleucel-T——一种能够延长存活的自体细胞产物,以及醋酸阿比特龙——是一种新型CYP17A1(C17,20-裂解酶)抑制剂,常用于化疗前。另外两种药物,卡巴他赛(一种新型化疗药物)和雄激素受体抑制剂恩杂鲁胺，已经成为多西他赛为基础的化疗后的标准治疗。

(六)预后

许多低风险、局限于前列腺本身的前列腺癌患者可通过手术或放疗治愈。大多数治疗后有PSA复发征象的患者最终将发生肿瘤转移，但自然病程是可变的。出现肿瘤转移的患者通常能够继续存活3～5年。

四、睾丸癌

(一)定义和流行病学

睾丸癌的发病率在种族及地区之间差别很大。在美国，睾丸癌是20～40岁男性中最常见的肿瘤，但在15岁之前或55岁之后却少见。白种人发病率是黑种人的5倍。自1975年以来，睾丸癌的发病率增加了50%以上。目前，美国男性正面临着0.37%患睾丸癌的终身风险和0.02%的死亡风险。危险因素包括隐睾症和具有睾丸癌的个人或家族史。青春期前对隐睾患者行睾丸固定术可降低睾丸癌的风险。

(二)病理学

约95%的睾丸癌为生殖细胞肿瘤；其他类型主要包括淋巴瘤、性索间质肿瘤及睾丸网腺癌。生殖细胞肿瘤分为两大类：精原细胞瘤和非精原细胞瘤(NSGCT)。精原细胞瘤100%由精原细胞肿瘤组成，而大多数NSGCT为两种或更多种类型的生殖细胞肿瘤的混合物：精原细胞瘤、胚胎癌、畸胎瘤、卵黄囊瘤和绒毛膜癌。尽管大部分肿瘤是精原细胞瘤，但是含有胚胎癌、畸胎瘤、卵黄囊瘤或绒毛膜癌的任何类型的肿瘤都被认为是NSGCT。因为精原细胞瘤不能产生α-甲胎蛋白(AFP)，所以具有高水平AFP的患者，无论组织病理学如何，根据定义可被诊断为NSGCT。

(三)诊断和鉴别诊断

当怀疑睾丸肿瘤时，应行经阴囊超声检查；如果发现可疑的肿块，标准诊断程序是腹股沟睾丸切除术。经阴囊睾丸切除术或活检术是禁忌的，因为上述两种方式可增加肿瘤细胞在阴囊中种植的风险并改变肿瘤扩散的模式。鉴别诊断包括睾丸淋巴瘤、睾丸扭转、睾丸附睾炎和其他阴囊良性病变。

(四)临床表现

睾丸癌大多表现为睾丸肿大、肿块或硬结。可伴或不伴疼痛，并且疼痛的出现不能排除肿瘤。睾丸萎缩、男子乳房发育症、腰背痛及血栓性疾病是较少见的表现。

肿瘤分期包括检测睾丸切除术后血清AFP、人绒毛膜促性腺激素(β-HCG)和LDH的水平，以及腹盆CT扫描、胸部CT或胸部X线检查评估淋巴结和器官转移情况。睾丸淋巴引流至腹膜后淋巴结，腹膜后淋巴结扩散为Ⅱ期。临床上，睾丸癌分为三期：Ⅰ期(局限性)，肿瘤无淋巴结转移的证据；Ⅱ期(区域性)，伴腹膜后淋巴结肿大但无远处转移；肿瘤播散期。肿瘤播散期包括睾丸切除术后血清AFP和(或)β-HCG水平持续升高的Ⅰ期或Ⅱ期且肿瘤体积较大及所有Ⅲ期。Ⅲ期包括肿瘤向其他器官、盆腔或其他非腹膜后淋巴结区转移，以及腹膜后淋巴结转移同时伴有血清肿瘤标志物明显升高。肿瘤播散期分为三类：低危、中危和高危；三者的治疗方式不同。

(五)治疗

Ⅰ期精原细胞瘤和NSGCT通常在手术后行随访监测。精原细胞瘤的复发风险约为18%，而NSGCT的复发风险为30%。对于精原细胞瘤，单药卡铂化疗或放疗可作为替代监测的治疗手段；而对于NSGCT，则为博来霉素、依托泊苷和顺铂(BEP)化疗或腹膜后淋巴结清扫(RPLND)。无论选择上述任何一种手段，Ⅰ期患者长期疾病特异性生存率可达99%。

Ⅱ期精原细胞瘤通常采用放疗，但是当肿瘤直径大于5cm或肿瘤体积较小时，需行化疗[BEP或依托泊苷联合顺铂(EP)]。Ⅱ期NSGCT的治疗取决于肿瘤体积、血清AFP和β-HCG的水平。如果任一肿瘤标志物升高，那么无论肿瘤大小如何，化疗为优选。如果淋巴结直径均小于2cm且肿大淋巴结少于6个，那么可行RPLND或密切监测。尽管部分经严格筛选的患者可行RPLND，但当肿瘤较大时，应选择化疗。

Ⅲ期精原细胞瘤的治疗取决于肿瘤转移部位及血清肿瘤标志物的水平。对低危患者，需行三周期的BEP或四周期的EP方案化疗。对于中危和高危患者，需行四周期的BEP化疗[或依托泊苷、异环磷酰胺和顺铂(VIP)化疗]。对于NSGCT的患者，如果可行，应对残留灶先行化疗，后行手术切除。对于精原细胞瘤的患者，可先观察残留灶直至正电子发射断层扫描（PET扫描）显示8-氟脱氧葡萄糖（FDG）摄取增加。精原细胞瘤和化疗后有肿瘤残余的患者建议行PET检查。

化疗后复发的患者可行标准剂量或大剂量挽救化疗，同时给予造血干细胞支持治疗。

（六）预后

总体而言，睾丸癌患者的长期疾病特异性存活率为95%。Ⅰ期患者的存活率为99%，Ⅱ期患者的存活率为96%，Ⅲ期患者的存活率为73%。根据转移的风险，低危患者的存活率约90%，中危患者的存活率约80%，而高危患者的存活率约为50%。

推荐阅读

Alva A, Hussain M: The changing natural history of metastatic prostate cancer, Cancer J 19:19–24, 2013.

Burger M, Oosterlinck W, Konety B, et al: ICUD-EAU international consultation on bladder cancer 2012: non-muscle-invasive urothelial carcinoma of the bladder, Eur Urol 63:36–44, 2012.

Calabrò F, Albers P, Bokemeyer C, et al: The contemporary role of chemotherapy for advanced testis cancer: a systematic review of the literature, Eur Urol 61:1212–1220, 2012.

Cooperberg MR, Carroll PR, Klotz L, et al: Active surveillance for prostate cancer: progress and promise, J Clin Oncol 29:3669–3676, 2011.

de Bono JS, Logothetis CJ, Molina A, et al: Abiraterone and increased survival in metastatic prostate cancer, N Engl J Med 364:1995–2005, 2011.

Gakis G, Efstathiou J, Lerner S, et al: ICUD-EAU international consultation on bladder cancer 2012: radical cystectomy and bladder preservation for muscleinvasive urothelial carcinoma of the bladder, Eur Urol 63:45–57, 2013.

Galsky M, Hahn N, Rosenberg J, et al: Treatment of patients with metastatic urothelial cancer “unfit” for cisplatin-based chemotherapy, J Clin Oncol 29:2432–2438, 2011.

Howlader N, Noone AM, Krapecho M, et al: SEER Cancer Statistics Review, 1975-2011, Bethesda, Md., 2014, National Cancer Institute. Available at: http://seer.cancer.gov/csr/1975_2011/. Accessed July 9, 2014.

James N, Hussain S, Hall E, et al: Radiotherapy with or without chemotherapy in muscle-invasive bladder cancer, N Engl J Med 366:1477–1478, 2012.

National Comprehensive Cancer Network: NCCN clinical practice guidelines in oncology: prostate cancer, version 2, 2013. Available at: www.NCCN.org. Accessed July 7, 2014.

Rini BI, Campbell SC, Escudier B: Renal cell carcinoma, Lancet 373:1119–1132, 2009.

Scher HI, Fizazi K, Saad F, et al: Increased survival with enzalutamide in prostate cancer after chemotherapy, N Engl J Med 367:1187–1197, 2012.

第59章

乳腺癌

著　者　Nicole M. Kuderer　Gary H. Lyman

译　者　贾　倞　审校者　朱广迎

一、流行病学

在美国，女性乳腺癌是除皮肤癌之外最常见的恶性肿瘤，也是继肺癌之后死亡率位于第二位的恶性肿瘤。统计结果预测，2013年将有232 340例新诊断的浸润性乳腺癌患者，近40 000例患者死于该病。乳腺癌在男性中非常罕见，但在美国每年仍然有超过2000位男性诊断为乳腺癌。自1999年以来，虽然乳腺癌的发病率不断上升，但是其死亡率却以每年2%的速度逐渐下降（图59-1和图59-2）。

成年人随着年龄的增长，乳腺癌的发病率出现上升趋势。乳腺癌的其他发病因素包括乳腺癌家族史、初潮早、绝经晚、终身未育或首次妊娠的年龄超过25岁、长期使用外源性雌激素、接受电离辐射及肥胖等。有乳腺癌病史患者的对侧乳腺癌患病概率亦增高。尽管只有5%的乳腺癌患者携带乳腺癌易感基因，*BRCA1*和*BRCA2*，但是仍应当建议患者进行专业的遗传学咨询，必要时进行*BRCA1*和*BRCA2*的基因检测，尤其是存在以下情况者：家族中有多个乳腺癌患者或有男性乳腺癌患者，双侧乳腺癌患者，或者年轻患者（发病年龄小于45～50岁）、卵巢癌患者，或某些高风险民族（如德裔犹太人）等。

二、筛查、初始表现和分期

多数乳腺癌的诊断源自乳腺X线筛查，或者由患者、医生发现的一个可触及的肿块。乳腺X线筛查能够降低普通人群及乳腺癌高风险人群的乳腺癌所

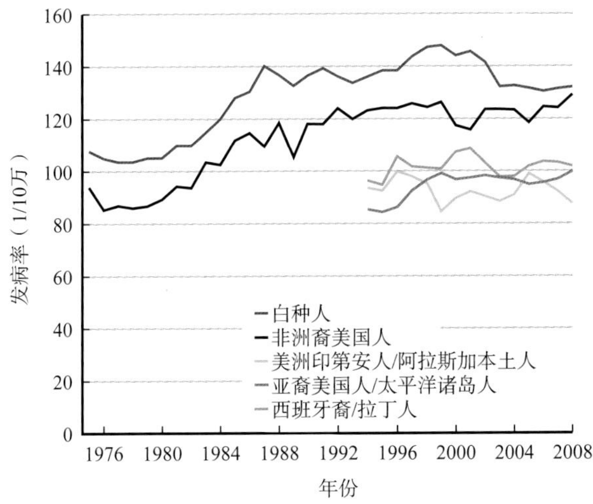

图59-1　不同种族人群乳腺癌的发病率（资料来源：DeSantis C, Siegel R, Bandi P, et al: Breast cancer statistics, 2011, CA Cancer J Clin 61: 409-418, 2011.）

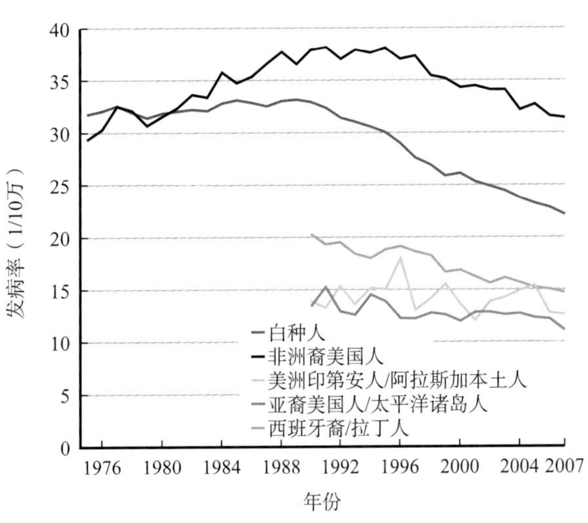

图59-2　不同种族人群乳腺癌的死亡率（资料来源：DeSantis C, Siegel R, Bandi P, et al: Breast cancer statistics, 2011, CA Cancer J Clin 61: 409-418, 2011.）

致死亡率。虽然在主要的几种乳腺癌筛查指南中有些不同，但是大多数指南均推荐年龄在50～74岁的女性每年进行一次乳腺X线检查。40～50岁的女性可考虑每年或每两年进行一次。对于存在较多危险因素，尤其是有明确家族史或其他遗传学方面危险因素的女性，还建议进行磁共振成像（MRI）筛查。如果能够触摸到一个肿块，即使未在乳腺X线和MRI影像上显示，仍应对该肿块进行全面评估。

乳腺癌的分期需要将原发肿瘤切除，同时还要对同侧腋窝淋巴结进行评估。淋巴管显影及前哨淋巴结活检越来越多地应用到腋窝淋巴结的评估中，而完整的腋窝淋巴结清扫术仅用于前哨淋巴结活检病理证实为阳性的患者。对于那些预后较好的患者，活检结果仅有几个淋巴结阳性也可以避免腋窝淋巴结清扫。原发肿瘤直径大于5cm和腋窝淋巴结阳性的患者还应当增加以下影像学分期检查：全身骨扫描、胸部和腹部CT检查。如果没有转移性病变的症状和体征，原发肿瘤体积较小且无腋窝淋巴结转移的患者无须进行进一步检查。初始诊断时仅有不足10%的乳腺癌患者已经出现远处转移。

三、病理学

由于乳腺癌筛查的应用及筛查手段的增加，导管原位癌（ductal carcinoma in situ，DCIS）的诊断明显增多，不过这种癌症不具备侵袭性。多数侵袭性乳腺癌是浸润性导管癌，少部分侵袭性癌为浸润性小叶癌。小管癌和黏液癌为浸润性导管癌的亚型，这类肿瘤患者的预后较好。炎性乳腺癌是一个临床诊断，它的典型特点是乳腺皮肤改变，如皮肤水肿和红斑，通常触摸不到肿块。

乳腺肿瘤活检和外科根治性手术时，通常会检测原发肿瘤的雌激素受体（estrogen receptor，ER）和孕激素受体（progesterone receptor，PR）状态。另外，还应检测人类表皮生长因子受体（human epidermal growth factor receptor，HER）2/neu的表达状态，以及其基因扩增情况，以便为术后的辅助治疗提供选择依据。所谓三阴性乳腺癌是指患者的ER和PR为阴性，*HER2*（*ERBB2*）癌基因无扩增，这类患者的预后较差，其可选择的治疗手段也较少。三阴性乳腺癌常发生于携带有*BRCA*乳腺癌易感基因的女性。对于激素受体阳性的患者，基因检测结果可提供更多的信息以判断其预后，同时也为进一步治疗提供依据。

四、治疗

早期乳腺癌患者的诊治应当由多学科的医疗团队完成，包括放射诊断学家、病理学家、外科医生、内科肿瘤医生、放射肿瘤医生及其他相关人员。保留乳房的肿瘤切除术和术后辅助性放射治疗成为目前多数早期浸润性癌患者的标准治疗手段。当肿瘤体积较大时，考虑行切除乳房的手术，继之以乳腺重建。目前，还有一部分患者需要进行术前新辅助化疗。对于那些肿瘤体积较大、无法采用保乳手术的患者，新辅助化疗增加了其保留乳房的概率，同时术后还可以通过病理结果客观地评价患者的化疗效果。如果患者既往因乳腺癌或其他恶性肿瘤接受过乳腺的放射治疗，则其手术方式应选择乳房切除术。身体状况较差的患者，如果其激素受体阳性，可选择内分泌治疗而不是放射治疗；外科手术治疗通常也适用于这类患者。

不论是绝经前还是绝经后患者，根治术后的辅助性化疗和内分泌治疗可以提高其无复发生存率和总生存率。对于明确有HER2肿瘤蛋白过表达或*HER2*（*ERBB2*）基因扩增的患者，后续1年的曲妥珠单抗辅助治疗能够延长其无病生存期。DCIS的患者可以选择保乳术，辅以术后放射治疗，也可以选择单纯乳房切除术。如果DCIS患者的病灶较大或多灶性者，则应当评估其淋巴结状况，以排除因隐匿性浸润癌引起的淋巴结转移。如果没有证据表明患者存在浸润性癌，则辅助性化疗不适用于DCIS患者。

对于存在高复发风险的患者，他莫昔芬化学预防作用的利弊还需商榷。携带*BRCA1*和*BRCA2*易感基因的女性应当接受双侧乳腺和卵巢切除术，因为其在相对年轻时患侵袭性乳腺癌和卵巢癌的风险比较高。如果携带*BRCA*易感基因的女性选择非手术手段，则应当对其进行密切观察，定期接受体格检查、乳腺X线筛查和乳腺MRI检查。这类女性及具有其他高危因素的女性还可以通过卵巢切除或抗雌激素药物等治疗来降低其患乳腺癌的风险。

乳腺癌患者身体的任何系统均可出现癌转移，其中最常见的转移部位为骨骼、肝、肺和中枢神经系统。非洲裔美国女性的乳腺癌复发率和死亡率较白种人女性高（见图59-2）。虽然转移性乳腺癌患者的平均寿命是数年而不是数月，但是这些患者是无法治愈的。是否为这类转移性乳腺癌患者提供全身性治疗取决于疾病的侵犯范围和部位，症状的严重程度，患者的机体功能状况及既往的治疗方案。

五、预后

多数早期乳腺癌患者自初始诊断和治疗之后，可以存活很多年，很多人可拥有正常寿命。在过去的几个世纪，乳腺癌患者的生存期一直在不断延长，这得益于早期诊断水平和治疗有效率的提高（见图59-2）。愈后乳腺癌患者数量的猛增为我们提出了一系列重要的问题，包括癌症复发的监测，以及由于癌症和癌症治疗带来的迟发和长期的身体和精神上的影响。对于局部复发的患者，应当能够得到早期诊断并进行根治性治疗。既往患有乳腺癌的患者，其患侧或健侧乳腺患原发性乳腺癌的概率增加。但是，没有证据表明额外的实验室和影像学检查（指严谨的询问病史、体格检查和恰当的影像学筛查等手段之外的检查）能够使无症状的乳腺癌愈后患者获益。曾经接受化疗，尤其是使用蒽环霉素和烷化剂类药物的患者，其患急性粒细胞白血病或骨髓增生异常综合征的概率增加，虽然这一后果不是很常见。蒽环霉素和曲妥珠单抗药物治疗还会增加充血性心力衰竭的发生率。

长期存活的乳腺癌患者最常见的症状为乏力、抑郁及性功能障碍。乏力是治疗后最常见的症状，但是常被忽略。医生应当对有乏力症状的患者进行评估，判断它是否属于因接受蒽环霉素或曲妥珠单抗药物而引起的充血性心力衰竭的早期症状。

应当鼓励乳腺癌愈后患者采取健康的生活方式，如适当的低盐饮食、规律的体育锻炼和有节制的饮酒等。近期更新的美国临床肿瘤协会指南中对乳腺癌的随访建议中提到，初始诊断后的3年内，应当每3～6个月进行一次常规病史采集和体格检查，之后的2年中每6～12个月进行一次随访，5年后每年进行一次随访。另外，对于很多低风险的患者，治疗一年之后也可以考虑转入乳腺癌愈后项目或基本诊疗随访项目。

正是因为对乳腺癌的生物学特征有了更深入的了解，以及临床诊治过程中有关诊断、预后和治疗等各方面的复杂性，需要乳腺癌相关科室的医生密切合作，为患者提供最佳治疗策略。另一方面，乳腺癌早期诊断和治疗水平的不断提高，为患者带来更长的生存期。使这类患者能够有质量地生活并延长生存期，是我们追求的另一个目标。因此，如何有效地观察、监测、处理或治疗这类患者的远期后遗症则显得尤为重要。

关于该主题的深入讨论，请参阅《西氏内科学》（第25版）第198章“乳腺癌和乳腺良性疾病”。

推荐阅读

DeSantis C, Siegel R, Bandi P, et al: Breast cancer statistics, 2011, CA Cancer J Clin 61:409–418, 2011.

Holmes MD, Chen WY, Feskanich D, et al: Physical activity and survival after breast cancer diagnosis, JAMA 293:2479–2486, 2005.

Khatcheressian JL, Hurley P, Bantug E, et al: Breast cancer follow-up and management after primary treatment: American Society of Clinical Oncology clinical practice guideline update, J Clin Oncol 31:961–965, 2013.

Lyman GH, Baker J, Geradts J, et al: Multidisciplinary care of patients with earlystage breast cancer, Surg Oncol Clin N Am 22:299–317, 2013.

Lyman GH, Benson AB, Bosserman L, et al: Sentinel lymph node biopsy for patients with early-stage breast cancer, American Society of Clinical Oncology clinical practice guideline update, J Clin Oncol 32:1365–1383, 2014.

Lyman GH, Sparrenboom A: Chemotherapy dosing in overweight and obese patients with cancer, Nat Rev Clin Onc 10:451–459, 2013.

Peto R, Davies C, Godwin J, et al: Comparisons between different polychemotherapy regimens for early breast cancer: meta-analyses of longterm outcome among 100,000 women in 123 randomised trials, Lancet 379:432–444, 2012.

第60章

其他实体肿瘤

著　者　Michael J. McNamara
译　者　宋马小薇　审校者　王维虎

一、引言

头颈部肿瘤、黑色素瘤、肉瘤和原发部位不明的肿瘤是不同类型的恶性肿瘤，每种都具有各自的流行病学、组织病理学、治疗及预后。头颈部肿瘤和黑色素瘤相对常见，肉瘤及原发部位不明的肿瘤相对罕见。近年来，对肿瘤分子生物学，以及免疫系统与恶性肿瘤之间相互作用的认识已经改变了对这类患者的治疗选择。

二、头颈部肿瘤

（一）定义和流行病学

头颈部肿瘤是口腔、口咽、鼻咽、下咽和喉黏膜表层的鳞状细胞癌（图60-1）。头颈部的其他恶性肿瘤，如唾液腺肿瘤或甲状腺癌，在生物学行为、表现形式、病程、病理学及治疗反应方面不同。

在美国，头颈部肿瘤占新发肿瘤的3.2%。2013年，预计新发病例53 640例，死亡11 520例。长期接触烟草和乙醇是该疾病的极高危因素。但在最近的几十年内，人乳头状瘤病毒（HPV）所致的口咽鳞状细胞癌发病率急剧增加。HPV阳性的口咽癌患者通常比HPV阴性的患者更为年轻，且极少接触烟酒。相反，这些患者既往都有高危性行为史，包括较早的性生活史及大量性伴侣。鼻咽鳞状细胞癌在美国相对少见，由于其与EB病毒（EBV）感染相关而与其他上头颈部肿瘤表现不同。

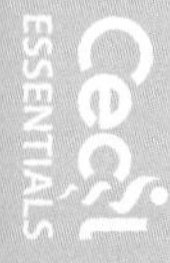

（二）病理学

上呼吸道、上消化道的鳞状上皮（扁平上皮）产生的肿瘤约95%为鳞状细胞癌。也可见到黏膜黑色素瘤、腺癌和神经内分泌肿瘤。根据鳞状细胞癌与正常鳞状上皮的相似程度，分为高分化、中分化和低分化三类。低分化鳞状细胞癌更具侵袭性，预后更差。鼻咽癌分为角化型和非角化型，后者与EBV感染密切相关。

分子生物学方面，HPV相关的口咽癌与烟酒相关的鳞状细胞癌不同。例如，与乙醇、烟草相关的头颈部肿瘤多与肿瘤抑制基因*TP53*的突变及细胞周期调节蛋白p16-INK4a表达下降相关。相反，HPV相关的口咽癌则表现为野生型TP53伴有p16-INK4a的表达增加。免疫组织化学结果表明，p16-INK4a可以作为HPV相关疾病的诊断指标。

（三）临床表现

头颈部肿瘤患者的临床表现取决于原发肿瘤的位置和局部侵犯的程度。由于诊断时肿瘤远处转移并不常见，因此患者很少出现远处转移相关的症状或体征。鼻咽癌通常阻塞咽鼓管或引起鼻出血。口腔肿瘤可以表现为疼痛和口腔溃疡性病变。HPV相关性口咽癌通常表现为颈部淋巴结肿大，而原发部位肿瘤较小而无症状。下咽癌则表现为吞咽困难，喉癌则表现为声音嘶哑。

头颈部肿瘤远处转移发生较晚，转移部位通常为肺或骨。患者也可出现高钙血症，这是一种异位甲状旁腺激素相关蛋白所致的副肿瘤综合征。

（四）诊断和鉴别诊断

鳞状细胞癌的诊断需要通过活检明确。肿瘤分期可通过影像学及上呼吸道、上消化道详细检查完成。第二原发肿瘤好发于既往有乙醇和烟草滥用史

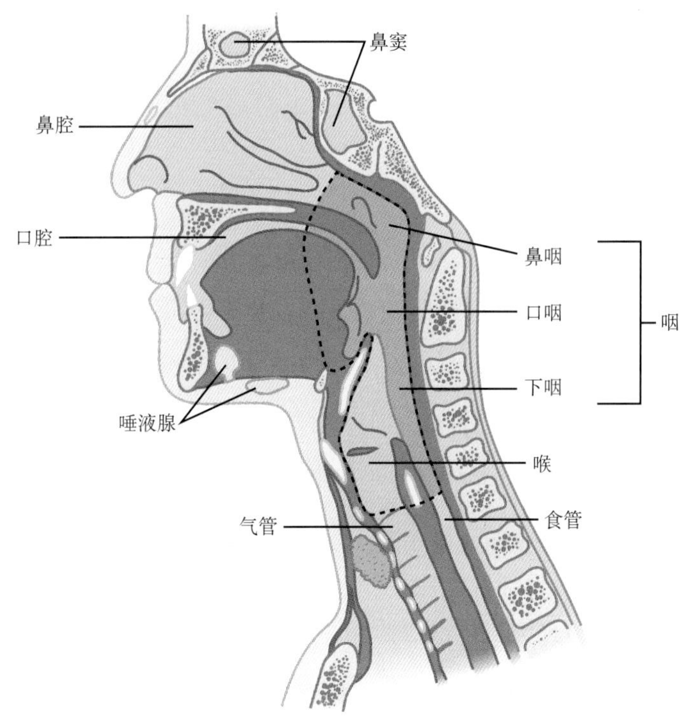

图60-1 头颈部解剖分区

的患者。CT、MRI和正电子发射断层扫描(PET)可以鉴别查体不能发现的淋巴结受累及远处转移。具有颈部淋巴结肿大并且无明显原发部位的鳞状细胞癌患者需要随机活检舌及周围组织的基部,并行同侧扁桃体切除术来识别隐匿的原发部位。

(五)治疗和预后

头颈部肿瘤的预后取决于肿瘤分期。目前使用美国癌症联合委员会(AJCC)TNM分期系统。早期疾病预后良好,5年生存率接近90%。然而,只有少数患者诊断时为早期;疾病通常在诊断时已发展为局部晚期,具有原发肿瘤体积大、侵袭性强或区域淋巴结转移的特点。综合治疗可以治愈,但总体效果并不满意。

HPV阳性的口咽癌较烟酒相关的口咽癌预后好。疾病的生物学行为及合并症可导致预后变差。此外,这类患者患上呼吸道、上消化道第二原发肿瘤的风险较高,包括肺癌和食管癌,这就是所谓的区域性癌变,即整个上呼吸道、上消化道上皮恶性转化的风险增高。

手术和放射治疗可以根治。单独的化疗并非根治性治疗手段。化疗同期给予放疗称为同步放化疗,这种治疗方式可以增强辐射所致的细胞毒性效应。同步放化疗较单纯放疗更有效但毒性也更大。治疗的选择基于原发肿瘤的部位及疾病的分期。早期可以通过单纯手术或放疗治愈。局部晚期患者则需要更积极的治疗,包括同步放化疗或同步放化疗联合手术治疗。

由于手术切除可导致面部畸形或器官功能的丧失,因此放疗为基础的治疗可代替手术治疗,如放疗可以在治疗局部晚期喉癌的同时不切除喉。尽管放化疗可以保留器官,但具有急慢性毒性。

转移性头颈部肿瘤是不可治愈的,需行姑息治疗。与支持性治疗相比,化疗在减轻肿瘤症状的同时可适当延长中位生存期。

三、黑色素瘤

(一)简介

黑色素瘤是黑色素细胞的恶性失调。黑色素瘤由于其侵袭性及区域和远处转移的倾向性而与其他常见皮肤肿瘤不同。黑色素瘤的发病率正在增加,目前排在美国常见肿瘤发病率的第五位。2013年新发黑色素瘤76 690例,而9480例死于该疾病。黑色素瘤在接触紫外线后不易变黑的欧美白种人中更常见。黑色素瘤有多种危险因素,紫外线接触最重要。该疾病发生最强的危险因素为强烈或间歇性的紫外线照射，特别是在儿童期和成年早期。慢性或职业性紫外线接触不会产生同等程度的风险，但可促使黑色素瘤发生于在紫外线接触的区域内，如头颈部。黑色素瘤的其他危险因素包括黑色素瘤的家族史或个人史，以及多发性典型痣和非典型痣。

（二）病理学

黑色素细胞来源于迁移到表皮的神经嵴细胞。它们位于表皮的基底层并将产生的黑色素转运到角质形成细胞，从而决定皮肤和毛发的颜色。黑色素细胞也存在良性增殖性病变，包括常见的获得性痣。

黑色素瘤有四种主要的临床病理亚型。最常见的为浅表广泛型，它可以发生于身体的任何部位，更好发于躯干和下肢。恶性雀斑样黑色素瘤典型表现为老年人长期暴露于紫外线区域的褐色斑点。结节型黑色素瘤垂直生长进入真皮，表现为深色结节性病变。肢端色斑样黑色素瘤好发于手掌、足底表面及指甲下区域，这种亚型在黑种人中最常见。还有其他类型的黑色素瘤。追溯到20世纪60年代，这种分类可获得黑色素瘤的临床异质性，但不能提供预后信息或确定临床治疗决策。

肿瘤侵袭的深度、溃疡形成及分裂象的出现和数量与疾病预后相关。这些特征已被纳入恶性黑色素瘤的AJCC TNM分期系统。侵袭深度的增加提示不良预后。淋巴结转移、远处转移和死亡的风险随着肿瘤厚度的增加而增加。因此，病灶较薄的黑色素瘤（厚度≤1mm）患者通常预后较好，而对于病灶较厚的黑色素瘤（厚度>4mm）患者，即使没有淋巴结转移，5年生存率仍低于50%（表60-1）。

表60-1 根据浸润深度和受累淋巴结数目估计黑色素瘤患者的总生存率

原发肿瘤浸润深度(mm)	AJCC T分期	5年总生存率(%)
≤1	T1	95
1.01～2.0	T2	85
2.01～4.0	T3	70
＞4.0	T4	55
受累淋巴结数目(个)	AJCC N分期	5年总生存率(%)
1	N1	65
2～3	N2	55
≥4	N3	35

注：AJCC.美国癌症联合委员会。

资料来源：Edge S，Byrd DR，Compton CC，et al：AJCC Cancer Staging Manual，ed 7，New York，2010，Springer。

（三）临床表现

大多数皮肤黑色素瘤患者确诊时为疾病早期。约15%的患者在诊断时已有临床或影像学明确提示的区域淋巴结转移。许多良性病变与黑色素瘤有共同的形态学特征，使得临床查体更具挑战性。由于局限期患者的存活率较高，所以早期发现极为重要。

ABCDE准则有助于发现恶性肿瘤，包括不对称性、边缘不规则、颜色不均匀、直径大于6mm、病变增大。形状、大小或颜色发生变化应高度警惕恶性病变。

黑色素瘤通常转移至区域淋巴结，应检查区域淋巴结是否转移。转移部位包括肝、肺、皮肤、骨和脑。晚期疾病的症状多变。

与皮肤黑色素瘤相反，黏膜黑色素瘤在诊断时通常已经进展。这种疾病少见，好发部位为头颈部、肛门直肠和外阴阴道区域。黏膜黑色素瘤的症状与该区域较常见恶性肿瘤的症状相似。

（四）诊断和鉴别诊断

诊断黑色素瘤需对活检标本行组织学评估。对可疑黑色素瘤的有色病变应行切除活检，并通过精确测量肿瘤厚度来决定是否行前哨淋巴结活检及局部切除肿瘤的宽度。如果不能行切除活检，建议行全层钻取活检。对可疑病变的刮取活检难以明确肿瘤厚度，并且导致诊断标本不足。组织学诊断依赖特征形态学，以及对S100、HMB45和MART1等标志物的免疫组织化学染色。

一般而言，对于病变较薄或中等厚度的黑色素瘤患者，其转移性较低而不需行影像学分期检查。通过临床检查或前哨淋巴结活检发现的较厚的黑色素瘤或已发生淋巴结转移患者的疾病播散风险较高，因此，该类人群需行胸腹部和盆腔CT明确分期。是否行进一步影像学检查取决于患者的临床表现。例如，对进展期黑色素瘤伴新发全身骨痛的患者应行骨扫描检查；如果出现神经症状则应行脑部影像检查。

（五）治疗和预后

目前使用AJCC TNM分期可以准确预估黑色素瘤患者的预后。总生存取决于原发肿瘤的厚度和区域淋巴结转移的数量。溃疡性病变及较高的有丝分裂率与不良预后相关。转移性疾病是不可治愈的，临床病程取决于肿瘤播散的方式和程度。血清乳酸脱氢酶（LDH）水平升高是转移患者独立的不良预后因素。

对于非转移性黑色素瘤，扩大切除术是治愈的基石。安全切除范围取决于肿瘤侵袭深度及原发病灶的位置，通常情况下为1～2cm。肿瘤厚度大于1mm且体格检查阴性的患者应行区域淋巴结活检以除外转移。前哨淋巴结或淋巴结转移的黑色素瘤患者应行淋巴结切除，从而获得更精确的分期，并去除残余病灶。

对于肿瘤完全切除后具有高危复发风险的患者，即原发肿瘤大于4mm或者出现淋巴结转移，可以考虑行大剂量干扰素辅助治疗。该类患者应接受长达一年的干扰素治疗。这种治疗改善患者预后有限，且对总生存的影响尚不明确。

对于肿瘤转移的患者，已经开发出了基于疾病分子生物学和对恶性肿瘤产生免疫反应的新药物。例如，伊匹木单抗，是一种靶向针对细胞毒性T淋巴细胞抗原4(CTLA-4)的单克隆抗体。CTLA-4是可以抑制T细胞活化的免疫调节分子。伊匹木单抗的免疫调节作用可以产生对抗肿瘤抗原的免疫反应，从而延长肿瘤转移患者的生存期(A类证据)。

约45%的皮肤黑色素瘤患者具有原癌基因*BRAF*的活化性突变，其中BRAF是丝裂原激活蛋白激酶(MAPK)信号通路的一个成分。维罗非尼和达拉非尼是口服BRAF抑制剂，可以延长特异性*BRAF*突变肿瘤转移患者的生存期(A类证据)。曲美替尼为口服靶向MEK的活性药物，其中MEK是另一个BRAF下游MAPK信号通路中的成分。这种药物也对*BRAF*突变的转移性黑色素瘤患者有效。

四、肉瘤

(一)定义和流行病学

肉瘤是间充质来源的异源性实体瘤。这类肿瘤可分为骨肉瘤或软组织肉瘤，其各自具有不同的临床病理亚型。据估计，美国2013年全年新发软组织肉瘤11 410例，骨肉瘤3010例。总体而言，肉瘤占所有新发肿瘤的比例小于1%。

大多数肉瘤为散发，危险因素包括放射性暴露、化学致癌物及遗传易感性[家族性腺瘤息肉(FAP)，Li-Fraumeni综合征]。此外，人类疱疹病毒8(HHV-8)感染与卡波西肉瘤相关。

根据软组织肉瘤组织解剖学起源可将其进一步分为头颈、内脏、腹膜后、腹腔内及肢体肉瘤。这种分类有利于肿瘤分期、预后评估和制定治疗策略。最常见的软组织肉瘤为胃肠间质瘤(GIST)、多形性肉瘤、脂肪肉瘤、横纹肌肉瘤和滑膜肉瘤。最常见累及骨骼的肉瘤是尤因肉瘤、软骨肉瘤和骨肉瘤。

(二)临床表现

由于肉瘤具有异质性，包括肿瘤生物学及肿瘤原发部位的差异，其临床表现比较多样。四肢和头颈部的软组织肉瘤通常表现为进行性增大、无痛性肿块。内脏和腹腔内肉瘤多偶然发现，直到局部进展才出现症状，如GIST。临床症状通常非特异，包括早饱、腹部饱满、腹胀或不适。

骨肉瘤的典型表现为疼痛，如尤因肉瘤和骨肉瘤。肿瘤最常累及的部位为股骨、胫骨和肱骨。体格检查时可能会触及明显的包块。临床症状通常早于诊断前数月出现。大多数患者确诊时表现为局灶性病变。最常转移的部位为肺和骨。

(三)诊断和鉴别诊断

肉瘤需通过组织学诊断确定。肉瘤需要与其他较常见的恶性肿瘤进行鉴别，如淋巴瘤、黑色素瘤及其他分化较差的肿瘤。肉瘤的诊断一般基于特征性的形态学，但也可通过免疫组织化学及分子检测手段辅助诊断。例如，尤因肉瘤通常和特征性11号和22号染色体异位[t(11;22)]相关。其他类型的分子重排有助于肉瘤特异性诊断。

对于骨肉瘤，平片通常表现为溶骨性和成骨性混合成分伴有软组织水肿。当新生骨与肿瘤成直角时，骨膜反应产生“日光”样表现；反应性骨的分层引起“洋葱皮”样的表现多见于尤因肉瘤。

(四)治疗和预后

手术是局限性肉瘤的首选治疗。术前或术后放疗可以降低局部复发率。对于具有特异组织学亚型的肉瘤(尤因肉瘤和骨肉瘤)，化疗或许可以加强局部控制、降低远处复发并改善总生存。

转移性肉瘤患者有时可从根除性手术获益。然而，一旦发现肿瘤转移，治疗目的则转变为姑息性治疗。化疗可以减轻肿瘤负荷并尽可能地减轻肿瘤相关症状，化疗药包括多柔比星、异环磷酰胺和吉西他滨。

靶向治疗革命性地改变了GIST的治疗手段。小分子酪氨酸激酶抑制剂，伊马替尼对GIST患者有高度的活性，可以迅速减轻肿瘤负荷并持续有效。伊马替尼目前被用于GIST患者的围术期和进展/转移性治疗(A类证据)。

五、原发部位不明的肿瘤

(一)定义和流行病学

原发部位不明的肿瘤(cancers of unknown primarysite,CUP)是指通过完整的病史、体格检查、影像学检查及适当的诊断性操作后不能确定恶性肿瘤起源的一类肿瘤。在美国,CUP约占所有新诊断肿瘤的2%;预计2013年新发病例为31 860例。CUP是一类具有多样性临床表现和预后的异质性疾病。尽管难以找到肿瘤原发部位,但肿瘤分子谱提示CUP通常来源于隐匿性肺、肾、膀胱或胰胆肿瘤。

(二)临床表现

大多数CUP患者具有非特异性主诉。厌食、体重下降和乏力是进展期疾病的典型表现,通常在CUP诊断时就已出现。疼痛则更加多变,但多出现于骨转移患者。少见的症状和体征包括硬脑膜外脊髓压迫、高钙血症、孤立脑转移、腹水和静脉血栓性疾病。

许多患者在初期几乎没有任何临床症状,如进行性的淋巴结肿大,而在评估非相关疾病时,偶然被诊断为CUP。

(三)病理学

CUP的分类基于组织学评估。大多数CUP具有腺癌的组织学特征。同时,也包括鳞癌、神经内分泌肿瘤和低分化肿瘤。由于疾病治疗方案的不同,低分化肿瘤必须与黑色素瘤、淋巴瘤和肉瘤进行区分。

免疫组织化学或许有助于确定肿瘤起源。例如,在低分化的肿瘤中检出S100和HMB45则支持黑色素瘤的诊断,CD45阳性支持淋巴瘤的诊断。嗜铬粒蛋白和突触泡蛋白提示神经内分泌分化肿瘤。细胞角蛋白5(CK5)和CK6多大量表达于鳞状细胞癌中;CK7和CK20的表达则提示腺癌。

肿瘤分子谱研究提示,基因表达谱可以发现60%～80%患者肿瘤的原发部位。然而,基因表达谱是否可以改善患者的预后尚不明确。

(四)治疗和预后

CUP的中位生存期为8～11个月。治疗以姑息性治疗为主。化疗可以缓解肿瘤相关症状并提高总生存。某些CUP的临床表现提示其预后相对较好,也可治愈。例如,局限于单侧腋窝淋巴结转移的女性腺癌患者可以根据局部进展期乳腺癌进行评估和治疗而无论影像学是否证实。同样,不论是否找到原发灶,局限于颈部淋巴结转移的鳞状细胞癌患者可以根据局部进展期头颈部肿瘤进行治疗。上述情况下,治疗或许可以治愈。此外,患有中线部低分化肿瘤的青年男性或许可以从生殖细胞肿瘤的化疗方案中受益。

目前,可以通过肿瘤分子谱来确定肿瘤的原发部位,该方法较标准的临床病理更具有多样性并且更加准确。

推荐阅读

Chapman PB, Hauschild A, Robert C, et al: Improved survival with vemurafenib in melanoma with BRAF V600E mutation, N Engl J Med 364:2507–2516, 2011.

Fletcher CDM, Unni KK, Mertens F: World Health Organization classification of tumors: pathology and genetics of tumors of soft tissue and bone, Lyon, 2002, IARC Press.

Hainsworth JD, Rubin MS, Spigel DR, et al: Molecular gene expression profiling to predict the tissue of origin and direct site-specific therapy in patients with carcinoma of unknown primary site: a prospective trial of the Sarah Cannon Research Institute, J Clin Oncol 31:217–223, 2012.

Rajendra R, Pollack SM, Jones RL: Management of gastrointestinal stromal tumors, Future Oncol 9:193–206, 2013.

Robert C, Thomas L, Bondarenko I, et al: Ipilimumab plus decarbazine for previously untreated metastatic melanoma, N Engl J Med 364:2517–2526, 2011.

Siegel R, Naishadham D, Jemal A: Cancer statistics, 2013, CA Cancer J Clin 63:11–30, 2013.

Wisco OJ, Sober AJ: Prognostic factors for melanoma, Dermatol Clin 30:469–485, 2012.

Zandberg DP, Bhargava R, Badin S, et al: The role of human papillomavirus in nongenital cancers, CA Cancer J Clin 63:57–81, 2013.

第61章 肿瘤和肿瘤治疗并发症

著　者　Bassam Estfan　Alok A. Khorana
译　者　田　鑫　审校者　朱广迎

一、引言

疾病及其治疗过程会导致多种并发症发生。肿瘤并发症的表现可以是局限性的，也可以是全身性的（表61-1）。肿瘤治疗，特别是放化疗导致的不良反应或并发症多是暂时性的，但是有一些不良反应或并发症，如周围神经病变，可能造成机体永久性损伤（表61-2）。防治肿瘤并发症的发生不仅影响患者生活质量，甚至可能影响肿瘤治疗的结局，其意义在于防治由于肿瘤并发症导致的肿瘤治疗延迟、终止或药物减量，减少住院时间和频次。通常，防治癌症并发症需要多学科协作。本章列举了一些重要的癌症并发症及其防治方法。

表61-1　肿瘤并发症

局限性	全身性
脑转移	厌食/恶病质
肿瘤相关性疼痛	肿瘤相关性血栓形成
脊髓压迫症/马尾综合征	肿瘤相关性疲劳
恶性胸腔积液、腹水	高钙血症
病理性骨折	类肿瘤综合征
上腔静脉综合征	肿瘤溶解综合征
内脏梗阻	

表61-2　肿瘤治疗并发症

脱发
中心静脉导管血栓形成/感染
骨髓抑制
发热性中性粒细胞减少症
潮热
高血压
恶心和呕吐
周围神经系统疾病
继发性恶性肿瘤
皮肤毒性
口炎
肿瘤溶解综合征

二、肿瘤相关性血栓形成

（一）流行病学

肿瘤患者静脉和动脉血栓栓塞形成的风险增加，是肿瘤患者死亡的第二大原因。

（二）病理学

肿瘤患者的血液呈高凝状态。肿瘤细胞能够激活机体凝血系统，某些肿瘤，如胰腺癌、胃癌、肺癌、淋巴瘤和脑肿瘤与静脉血栓形成高度相关；肿瘤治疗，包括化疗、抗血管生成药物和激素治疗会进一步增加血栓形成的风险；其他危险因素包括中心静脉导管、肥胖、既往血栓形成和使用促红细胞生成因子。血小板和白细胞计数升高被证实可预测其发生风险。但是，由于肿瘤相关性血栓形成的病因是多因素的，不能简单由单一指标评估。Khorana评分采用了5个临床和实验室指标，被多个指南作为肿瘤相关性血栓形成的风险评估方法。

（三）临床表现

临床症状包括呼吸困难、咳嗽、喘息、胸痛、心动过速、上腹痛或肢体肿胀。即使是非卧床患者和已经接受足够抗凝治疗的肿瘤患者，在做肿瘤分期研究的影像检查时偶然也会发现肺栓塞，由于与预后相关，需要予以适当治疗。

（四）治疗

对住院肿瘤患者，可以预防性使用普通肝素，低分子量肝素（LMWH）和磺达肝素，在一项预防非卧床患者静脉血栓形成的研究中，磺达肝素在入选者中被证实是高度安全有效的。

对静脉血栓形成的肿瘤患者应抗凝治疗。华法林的口服抗凝效果常与化疗药物、营养状况的变化和相对耐药等因素相关，临床应用较为复杂。在一项随机临床试验中，针对静脉血栓形成的肿瘤患者给予长达6个月的低分子量肝素——达肝素，用于预防血栓复发，效果优于华法林。目前这类抗凝剂已成为一线首选治疗药物。

对于抗凝禁忌（如在活动性出血存在）或低分子量肝素失效的静脉血栓形成患者，可以考虑下腔静脉滤网。目前，新型口服抗凝剂尚未在肿瘤患者人群中进行研究。

三、脊髓压迫症

（一）流行病学

脊髓压迫症是继脑转移后的第二常见的神经系统并发症；据估计，2.5%的癌症患者会发生脊髓压迫症。乳腺癌、肺癌、前列腺癌和多发性骨髓瘤是最常见的病因。

（二）病理学

大多数情况（60%～70%）下脊髓压迫症发生在胸椎水平，其次是腰椎和颈椎。硬膜外的疾病常常伴随脊髓圆锥（终止于L_1或L_2椎体水平）水平下的马尾综合征。大多数转移到脊柱的肿瘤会侵犯椎体，造成硬膜囊被挤压，导致硬膜外静脉循环阻塞及白质和灰质的血管源性水肿。

（三）临床表现

脊髓压迫症通常表现为受累水平的背部进行性加重的疼痛。如果突然出现背部疼痛，应高度怀疑脊椎压迫导致的脊髓断裂。Valsalva动作会使疼痛程度加重。感觉或运动缺损是严重脊髓压迫症的标志。脊髓压迫症常见的症状（高达85%的患者）是运动肌无力，通常为对称性。但是，神经根性运动无力则可能预示着肿瘤转移到椎体外侧。感觉缺失较感觉异常或感觉减退少见。大便失禁、尿失禁和尿潴留通常发生得更晚。

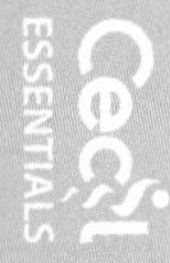

（四）诊断

临床上肿瘤患者新发生的背部疼痛都应高度怀疑脊髓压迫症，并尽快做脊椎影像学检查。虽然在脊椎X线片上可以显示出溶解性病变或椎体骨折，但磁共振成像（MRI）仍作为首选的影像学检查方法。即使是局部症状，也应进行全脊髓MRI检查，因为可能有多个椎体水平受累。

（五）治疗

治疗前进行神经功能缺损程度检查可以预测对治疗的反应和预后。为了保证患者有更多的离床活动，疼痛的对症治疗是很有必要的。另外，可以使用糖皮质激素，糖皮质激素的有效剂量为16～96mg/d，更高的剂量并没有显示出治疗优势，但能增加更多的副作用。外科的减压和放疗是脊髓压迫症的两种主要治疗方法。

在一项Ⅲ期临床试验中，101名脊髓压迫症的肿瘤患者被随机分配到单独放疗组（30Gy/10f）或同方案放疗后手术减压组。中期分析显示放疗+手术组患者不卧床（84%比57%）和恢复行走能力（10/16比3/16）与单纯放疗组有显著差异。

放射治疗对缓解症状和局部控制是有用的；它通常用于没有脊髓神经缺失或那些预期存活时间较短的患者。初始化疗可用于高度敏感的恶性肿瘤，如某些淋巴瘤或小细胞肺癌。脊髓压迫症的治疗还要考虑患者的年龄、预后和有无其他合并症等因素。

四、上腔静脉综合征

（一）定义

上腔静脉综合征是恶性肿瘤外部压迫或血管内阻塞、血栓形成导致的结果。上腔静脉壁薄，因此容易受压。上腔静脉综合征最常见的病因是肺癌和淋巴瘤。

（二）临床表现

上腔静脉综合征的临床表现取决于阻塞程度。缓慢的挤压作用导致奇静脉、内乳静脉、脊柱棘突旁静脉、侧胸静脉和食管静脉系统的侧支形成。其中，奇静脉最为重要，梗阻水平之下的血管不能耐受。

上腔静脉综合征的症状既可以突然发生也可能隐匿发生。多数患者会出现呼吸困难(60%～70%)、面部或颈部肿胀(占50%),其次是咳嗽、疼痛、手臂肿胀、吞咽困难。症状常因前倾或仰卧而加重。阳性体征包括颈部及胸壁静脉曲张、面部水肿、多血症、发绀、上肢水肿。

(三)诊断

胸部X线平片通常会出现异常,最常见的表现为纵隔增宽(64%)和胸腔积液(26%)。最好的确诊方法是胸部增强CT,能显示肿块的位置和大小、血管内的血栓、侧支静脉引流情况。如果上腔静脉综合征是恶性肿瘤的首发症状,则病理诊断是确定治疗方式的第一步。

(四)治疗

治疗上腔静脉综合征的目的是缓解症状,治疗原发病是主要手段。一般支持性措施包括头部抬高、糖皮质激素和利尿剂。在病理明确之前不应该进行放疗或用糖皮质激素治疗,否则会掩盖疾病的诊断。上腔静脉综合征的具体治疗措施取决于病理诊断。化疗是治疗化疗敏感的恶性肿瘤,如淋巴瘤、小细胞肺癌,或生殖细胞肿瘤的首选一线治疗措施;对于非小细胞肺癌和其他不敏感的肿瘤,放射治疗是首选的治疗措施。

对症治疗2周内可出现症状缓解但常是暂时的。因此,一旦出现上腔静脉综合征应立即启动全身性治疗。有些肿瘤需要手术治疗,对于化疗或放射治疗不能缓解的严重的持续症状,可以采用血管内支架置入术伴或不伴球囊扩张术。对于中心静脉导管相关性血栓形成,需要抗凝治疗;并根据个体情况拔除中心静脉导管。

五、高钙血症

(一)流行病学

血液病和实体肿瘤高钙血症并发症的发病率高达10%以上。最常见的病因是多发性骨髓瘤、乳腺癌和鳞状细胞癌。

(二)病理机制

导致高钙血症的主要机制是骨转移和甲状旁腺激素相关蛋白(PTHrP)、骨化三醇,或细胞因子造成的骨溶解。肿瘤患者出现高钙血症,可以排除原发性甲状旁腺功能亢进的病因。许多肿瘤患者合并低白蛋白血症,需要矫正血钙测量值。

(三)临床表现

高钙血症的早期症状包括便秘、多饮、多尿、恶心、呕吐、心动过缓。大多数患者有脱水迹象。精神状态改变是高钙血症最常见的症状,症状的严重程度取决于病程的长短,而不是绝对血钙水平。

(四)治疗

出现高钙血症应停止使用补钙、维生素D和利尿剂,立即积极进行液体复苏,用生理盐水200～300ml/h,以保持较高的尿排出量。在心脏或肾功能受损的患者,则应慎重补液。积极液体复苏对轻度高钙血症有效,但中度和重度高钙血症需要进一步干预。

双膦酸盐是首选的治疗药物。它能抑制破骨细胞的骨吸收。静脉注射用帕米膦酸二钠和唑来膦酸是最常用的两种双膦酸盐类药物。一项荟萃分析提示,唑来膦酸治疗使血钙恢复到正常水平更迅速且维持时间更长。血钙对双膦酸盐的反应需要几天时间;因此,治疗严重的高钙血症时,如果需要迅速降低血钙水平,可以皮下注射降钙素(4U/kg),每日2～4次。降钙素通过增加钙的肾排泄和减少骨吸收而起作用。其他用于高钙血症治疗的药物包括硝酸镓和糖皮质激素。基础疾病的控制是最根本的手段。新发或再发的高钙血症往往表明疾病进展或由于药物治疗导致,应予综合治疗。

六、发热性中性粒细胞减少症

(一)定义

发热性中性粒细胞减少症是化疗的常见并发症。它被定义为体温38℃(100.4°F),并且中性粒细胞计数低于500/L(或低于1000/L,但预测在未来48 h可能减少到低于500/L)。发热性中性粒细胞减少症发生的风险随着化疗方案的强度和持续时间的增加而增加。它可以导致治疗延误或中断、住院时间延长、生存质量下降,复发率和死亡率增加。

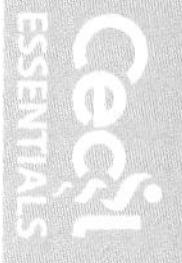

(二)治疗

虽然大多数发热性中性粒细胞减少症患者需

要在医院治疗，但低风险患者有时可能成功地在门诊治疗。是否适合在门诊治疗的依据是美国临床肿瘤学会(ASCO)发表的指南提供的风险分层评分系统。所有的发热性中性粒细胞减少症患者都应该有病史和体格检查，以确定可能存在的感染源。黏膜肿胀或硬结、留置导管周围红斑都可能是感染源。其风险评估检查应包括完整的化学治疗简介、完全血细胞计数和分类、现存的每个导管尖端的至少一个血培养、尿检、胸部X线片。

一旦发热性中性粒细胞减少症诊断成立，在获得了病原学培养标本后，必须立即进行经验性广谱抗生素治疗。通常，病原学检测是阴性，治疗可用覆盖革兰氏阴性菌的头孢吡肟或哌拉西林/他唑巴坦。如果怀疑中心静脉导管感染或黏膜、皮肤感染，可用万古霉素。长期中性粒细胞减少会增加真菌感染风险，还应考虑用抗真菌药物。确定抗菌治疗的持续时间有个体差异，但至少要持续到有骨髓恢复的证据(通常是中性粒细胞计数＞500/L)。粒细胞集落刺激因子如非格司亭或聚乙二醇化非格司亭可以减少化疗导致的发热性中性粒细胞减少症，预防性应用于高风险的化疗方案。

七、化疗引起的恶心和呕吐

(一)定义

恶心和呕吐可能是化疗最受关注的不良反应。化疗药物根据致吐性进行风险分层(表61-3)。恶心和呕吐通常被归类为急性的、延迟的或预期的。急性恶心和呕吐在治疗的24h内出现，而迟发性恶心发生起始于2～5日治疗后。高焦虑或先前缺乏恶心治疗的患者可能在开始化疗后发生预期性症状。化疗引起的恶心和呕吐在年轻患者和女性患者中的发生风险高。有饮酒史的患者发生风险低。

(二)病理学

机制不完全了解，但涉及化疗对胃肠黏膜和中枢神经系统的作用，如化学感受器触发区(最后区)。相关的神经递质包括多巴胺、5-羟色胺(5-HT)和P物质。

(三)治疗

最好的治疗方法是预防。预防呕吐的方案取决于化疗方案呕吐的风险(表61-3)。随机临床试验证实，神经激肽1(NK1)受体拮抗剂(阿瑞匹坦和福沙吡坦)，5-HT_3受体拮抗剂和地塞米松的组合是预防高度致吐化疗首选方案。对于中度致吐化疗，地塞米松与5-HT_3拮抗剂通常是足够的。化疗时所有患者应间断给予多巴胺受体拮抗剂或5-HT_3受体拮抗剂缓解恶心症状。

高度和中度致吐化疗以地塞米松作为延迟性恶心的首选治疗方法。其他药物包括奥氮平可用于急性和延迟性恶心呕吐的预防。预期性恶心或呕吐最适当的方法是控制初始周期的症状。一旦发生预期性恶心或呕吐，最好的方法是在化疗前用苯二氮䓬类药物。

八、皮肤毒性

许多化疗药和靶向药有皮肤毒性，可导致患者不适、生存质量下降，以及影响化疗药和靶向药的使用剂量。

(一)临床表现

70%～80%使用表皮生长因子受体(EGFR)拮抗剂的患者可观察到痤疮样疹，通常在面部、头皮和躯干上部暴发伴红斑的脓疱或丘疹。

手掌足底红斑，即所谓手足综合征是化疗药物

表61-3 肿瘤治疗的恶心和呕吐风险

催吐风险	发生率(%)	典型药物	推荐预防措施
高	＞90	顺铂、大剂量环磷酰胺	NK1受体拮抗剂+地塞米松+5-HT_3 受体拮抗剂
中	30～90	奥沙利铂、多柔比星、伊利替康	地塞米松+5-HT_3 受体拮抗剂
低	10～30	紫杉醇、依托泊苷、吉西他滨	地塞米松，或5-HT_3 受体拮抗剂，或多巴胺受体拮抗剂
极低	＜10	长春新碱、博来霉素	不需要

注：5-HT.5-羟色胺；NK1.神经激肽1。

(如氟尿嘧啶和卡培他滨)或酪氨酸激酶抑制剂(如索拉非尼、舒尼替尼和瑞格菲尼)的不良反应。不同药物的表现略有不同,通常表现为对称性手掌或足底发红,伴随红斑可能出现麻木和疼痛,也可能发生痛性水疱或脱皮。在受压区域较易观察到症状,如经过长时间站立或行走的足底。

(二)治疗

EGFR拮抗剂相关皮疹的治疗措施需要根据皮疹的严重程度进行选择,包括局部类固醇、口服抗生素(米诺环素或多西环素),以及减少EGFR拮抗剂的剂量或停药。预防其发生可以使用防晒霜、减少阳光照射、干性皮肤用洗剂。预防措施如防晒霜和日常应用化妆水对手足综合征有帮助。最有效的治疗是短暂停止用药(通常是几天,直到症状缓解),再次恢复使用EGFR拮抗剂时应减少剂量。

九、肿瘤溶解综合征

(一)定义

肿瘤溶解综合征发生于高增殖率的恶性肿瘤(如侵袭性淋巴瘤或白血病),通常发生在使用细胞毒性化疗药物后。肿瘤溶解综合征是肿瘤学急症。很少情况下,肿瘤溶解综合征也能够自发发生。

(二)病理学

大量肿瘤细胞裂解导致大量释放钾、磷酸盐和核酸进入血液。导致尿酸迅速增加,沉积在肾小管,引起急性肾损伤。

(三)诊断

当肿瘤患者出现高尿酸血症、高钾血症、高磷血症、低钙血症时应考虑肿瘤溶解综合征。尿酸沉积引起的肾损伤还能导致肌酐升高。

(四)治疗

肿瘤溶解综合征可以预见和预防。一个国际专家小组已经开发了一个风险分层方案。积极的水化是预防肿瘤溶解综合征的关键,水化应持续运用直至肿瘤负荷变小。在高风险的情况下,还可用别嘌醇(150mg),剂量为0.2mg/kg的拉布立酶也可用于预防肿瘤溶解综合征。拉布立酶还可用于治疗严重的高尿酸血症和防止肾损伤。

关于该主题的深入讨论,请参阅《西氏内科学》(第25版)第176章"高凝状态",第179章"肿瘤溶解",第245章"高钙血症",第400章"脊髓压迫"。

推荐阅读

Bayo J, Fonseca PJ, Hernando S, et al: Chemotherapy-induced nausea and vomiting: pathophysiology and therapeutic principles, Clin Trans Oncol 14:413–422, 2012.

Connors JM: Prophylaxis against venous thromboembolism in ambulatory patients with cancer, N Engl J Med 370:2515–2519, 2014.

Cooper KL, Madan J, Whyte S, et al: Granulocyte colony-stimulating factors for febrile neutropenia prophylaxis following chemotherapy: systematic review and meta-analysis, BMC Cancer 11:404, 2011.

Flowers CR, Seidenfeld J, Bow EJ, et al: Antimicrobial prophylaxis and outpatient management of fever and neutropenia in adults treated for malignancy: American Society of Clinical Oncology clinical practice guideline, J Clin Oncol 31:794–810, 2013.

Howard SC, Jones DP, Pui CH: The tumor lysis syndrome, N Engl J Med 364:2011, 1844-1854.

Huang V, Anadkat M: Dermatologic manifestations of cytotoxic therapy, Dermatol Ther 24:401, 2011.

LeGrand SB: Modern management of malignant hypercalcemia, Am J Hosp Palliat Care 28:515–517, 2011.

Lepper PM, Ott SR, Hoppe H, et al: Superior vena cava syndrome in thoracic malignancies, Respir Care 56:653–666, 2011.

Loblaw DA, Mitera G, Ford M, et al: A 2011 updated systematic review and clinical practice guideline for the treatment of malignant extradural spinal cord compression, Int J Radiat Oncol Biol Phys 84:312–317, 2012.

Lyman GH, Khorana AA, Kuderer NK, et al: Venous thromboembolism prophylaxis and treatment in patients with cancer: American Society of Clinical Oncology practice guideline update, J Clin Oncol 31:2189–2204, 2013.

Patchell RA, TIbbs PA, Regine WF, et al: Direct decompressive surgical resection in the treatment of spinal cord compression caused by metastatic cancer: a randomized trial, Lancet 366:643–648, 2005.

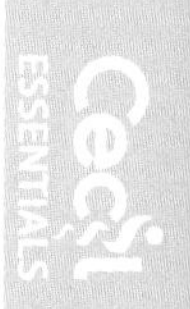

Roila F, Herrstedt J, Aapro M, et al: Guideline update for MASCC and ESMO in the prevention of chemotherapy- and radiotherapy-induced nausea and vomiting: results of the Perugia consensus conference, Ann Oncol 21(Suppl 5):v232–v243, 2010.

Wu PA, Balagula Y, Lacouture ME, et al: Prophylaxis and treatment of dermatologic adverse events from epidermal growth factor receptor inhibitors, Curr Opin Oncol 23:343–351, 2011.

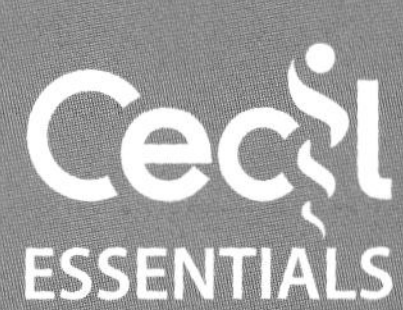

第十部分

内分泌疾病与代谢性疾病

四、诊断

五、治疗

六、血脂紊乱疾病

第62章

下丘脑-垂体轴

著　者　Kawaljeet Kaur　Diana Maas
译　者　张　波　审校者　杨文英

一、解剖和生理

垂体位于颅底称作蝶鞍的骨性结构中。重约600mg，由三叶组成，腺垂体（前叶）、神经垂体（后叶）和中叶。下丘脑和垂体通过包含门脉循环的漏斗干连接，垂体周围散布着重要结构，垂体增大可损害这些结构，包括位于腺体上方的视交叉和腺体两侧的海绵窦（图62-1）。每侧海绵窦包含了颈内动脉和第Ⅲ脑神经、第Ⅳ脑神经、Ⅴ1支、Ⅴ2支和第Ⅵ脑神经。

腺垂体释放六种由腺体内特定细胞生成的激素：促肾上腺皮质激素（ACTH）、卵泡刺激素（FSH）、黄体生成素（LH）、生长激素（GH）、泌乳素和促甲状腺激素（TSH）。这些激素受腹侧下丘脑产生的刺激或抑制肽类调节，并由漏斗门脉系统传送到腺垂体。神经垂体占垂体总重量的20%，并分泌两种重要的肽类激素：血管加压素（AVP，抗利尿激素）和催产素。这些神经垂体激素由下丘脑的视上核和室旁核合成，并以神经内分泌颗粒的形式随视上垂体束路径运送到后叶（表62-1）。中叶在妊娠15周时退化，正常成人垂体中不存在。

成像研究提示，正常成人垂体具有一个平坦的上缘，垂直高度为8～10mm。在首选成像方法MRI上腺垂体信号均一，静脉注射造影剂后可呈均匀增强（见图62-1）。在激素活性增强期间，尤以妊娠期间最显著，垂体可以增大并改变形状。神经垂体与腺垂体明显不同，MRI T_1加权像中表现为腺体后部的一个亮区，矢状面上观察最好。MRI表现明亮的原因可能是正常神经垂体内存在AVP和（或）磷脂小囊泡。

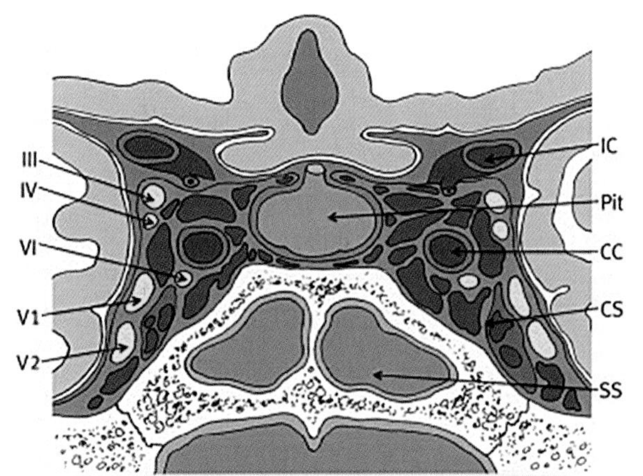

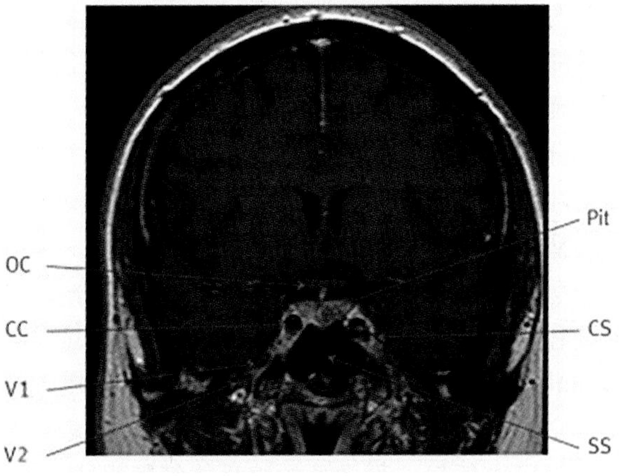

图62-1　垂体及其周围结构MRI冠状位图像，包括第Ⅲ脑神经（动眼神经），第Ⅳ脑神经（滑车神经），Ⅴ1支（三叉神经眼神经支），Ⅴ2支（三叉神经上颌神经支），第Ⅵ脑神经（展神经）。CC.颈动脉（海绵窦段）；CS.海绵窦（左侧）；IC.颈内动脉；OC.视交叉；Pit.垂体腺；SS.蝶窦（资料来源：Jesurasa A，Kailaya-Vasan A，Sinha S：Surgery for pituitary tumors，Surgery 29：428-433，2011，Figure 1.）

表62-1 垂体-靶腺器官激素轴

下丘脑激素	垂体靶腺细胞	垂体相关激素	外周靶腺器官	外周相关激素
刺激性				
腺垂体				
促甲状腺激素释放激素(TRH)	促甲状腺激素细胞	促甲状腺激素(TSH)	甲状腺	甲状腺素(T_4)
				三碘甲状腺原氨酸(T_3)
生长激素释放激素(GHRH)	促生长激素细胞	生长激素(GH)	肝脏	胰岛素样生长因子1(IGF-1)
促性腺激素释放激素(GnRH)	促性腺激素细胞	黄体生成素(LH)	卵巢	孕酮
			睾丸	睾酮
		卵泡刺激素(FSH)	卵巢	雌二醇
			睾丸	抑制素
促肾上腺皮质激素释放激素(CRH)	促肾上腺皮质激素细胞	促肾上腺皮质激素(ACTH)	肾上腺	皮质醇
神经垂体				
血管加压素(AVP)			肾脏	
催产素			子宫	
			乳房	
抑制性				
生长抑素	促生长激素细胞	生长激素	甲状腺	
	促甲状腺激素细胞	促甲状腺激素	肝脏	
多巴胺	泌乳素细胞	泌乳素	乳房	

二、垂体瘤

垂体瘤占颅内肿瘤的10%～15%。它们是发生在鞍内的最常见的肿瘤，占该区域肿瘤的90%以上，通常都是良性的。因为垂体瘤通常无症状，其发病率难以确定，但在放射学研究中患病率为10%～20%。大部分垂体瘤生长缓慢，但部分生长速度快并具有侵袭性。垂体腺癌十分罕见，通过原发肿瘤的远处转移或脑脊液分离出肿瘤细胞而得以确诊。

垂体肿瘤根据大小和功能或分泌能力分类。肿瘤直径小于10mm称为微腺瘤，而直径等于或大于10mm则称为大腺瘤。可以分泌激素的肿瘤称为分泌性腺瘤，不分泌激素的肿瘤称为无分泌功能腺瘤。垂体肿瘤可由任何一种类型的腺垂体细胞组成，也可以为多种细胞类型形成的多激素肿瘤或无分泌功能肿瘤。泌乳素瘤是最常见的类型。表62-2描述了不同垂体肿瘤的患病率，表62-3描述了用于确定新发垂体瘤分泌状态的检测方法。

垂体瘤的临床表现多为由于激素的过量分泌或分泌不足，或肿瘤压迫引起的症状或体征。垂体压迫(体积增大的占位效应)的常见临床特点包括头痛、视野缺损和脑神经麻痹。肿瘤向上增生压迫视交叉引起双颞侧偏盲。向两侧增生进入海绵窦会导致第Ⅲ、Ⅳ或Ⅵ脑神经受压而引起眼肌麻痹、复视、上睑下垂，Ⅴ1或Ⅴ2受压可引起面部疼痛。肿瘤对正常垂体组织的破坏会引起激素分泌减少或腺垂体功能减退症。垂体激素缺乏的筛查试验见表62-3，破坏性垂体损伤引起垂体激素缺乏的顺序通常首先是GH，接下来是FSH和LH，再者是TSH，最后是ACTH。

表62-2 垂体肿瘤患病率

肿瘤类型	患病率(%)
泌乳素瘤	40～45
生长激素瘤	20
ACTH瘤	10～12
促性腺激素瘤	15
无功能腺瘤	5～10
促甲状腺激素瘤	1～2

表62-3 垂体疾病筛查试验

疾病	检测试验	疾病	检测试验
垂体肿瘤		腺垂体功能减退症	
肢端肥大症	胰岛素样生长因子1	生长激素缺乏	胰岛素样生长因子1
	OGTT：测定血糖和生长激素(0、60、120min)		生长激素激发试验：胰岛素耐量试验
泌乳素瘤	基础血清泌乳素		精氨酸-GHRH试验 胰高血糖素兴奋试验
ACTH瘤	24h尿皮质醇和肌酐水平 1 mg过夜地塞米松抑制试验	促性腺激素缺乏	女性：基础雌激素、LH、FSH 男性：早8时空腹雄激素(总量；游离)、LH、FSH
	夜间11时唾液皮质醇	TSH 缺乏	血清TSH、FT_4
	血清 ACTH	ACTH 缺乏	ACTH
	地塞米松-CRH试验		激发试验：胰岛素耐量试验
	双侧岩下窦取血		美替拉酮试验
TSH瘤	血清TSH、FT_4、FT_3		快速$ACTH_{1\sim24}$兴奋试验(1μg 和 250μg)
促性腺激素瘤	FSH、LH、α亚基		

第一节 腺垂体激素异常疾病

一、泌乳素

(一)定义和流行病学

成熟的泌乳素多肽包括199个氨基酸，是前泌乳素经蛋白水解切除一个28个氨基酸的信号肽后形成的。垂体泌乳素细胞合成和分泌泌乳素受下丘脑衍生的多巴胺有效抑制，从而使之维持在基础水平。除减少多巴胺可作用于泌乳素细胞外，刺激泌乳素合成和分泌的因素还包括促甲状腺激素释放激素(TRH)、雌激素、血管活性肠肽(VIP)、血管加压素(AVP)、催产素和表皮生长因子。

妊娠期间泌乳素分泌可生理性升高。分娩后，泌乳素诱导并维持乳房乳汁的分泌。一旦泌乳素水平升高促进乳汁初分泌后，泌乳素自行降至基础水平，随后以婴儿的持续吸吮反射维持乳汁继续分泌。不论何种原因引起的高泌乳素血症均可通过抑制促性腺激素释放而引起性腺功能减退症，不育、溢乳和(或)由性腺功能减退症引起的骨量丢失。

泌乳素瘤和高泌乳素血症多见于女性，在25～35岁高发。高泌乳素血症的患病率男性约为20/100 000，女性约为90/100 000。泌乳素瘤在儿童或青少年中罕见。

(二)临床表现

泌乳素瘤的临床表现因年龄和性别而不同。年轻女性的典型临床表现有月经紊乱、溢乳和不育。50%～80%女性患者出现溢乳。男性可能因为LH和FSH分泌减少引起性腺功能减退症从而出现性欲减退、勃起功能障碍。通常在肿瘤压迫症状如头痛、神经功能缺损、视力或视野改变等出现以后才确诊。男性溢乳和乳腺发育罕见。因为女性患者月经紊乱出现早，微泌乳素瘤多见于女性，大泌乳素瘤多见于男性和绝经后女性。

(三)诊断和鉴别诊断

单次测定血清中泌乳素水平高于正常上限值即可确诊高泌乳素血症。对于泌乳素瘤，血清泌乳素水平与泌乳素瘤体积大小相关。血清泌乳素水平高于250ng/ml通常提示泌乳素瘤的存在。高泌乳素血症的诊断不需要动态试验。

泌乳素常规检测时可能出现两种假象：大泌乳素和Hook效应(某些放射免疫测定法造成的假性低泌乳素测量值)。当一个轻度高泌乳素血症患者没有预期的高泌乳素血症的临床特征(如溢乳、月经紊乱、不育)时即应考虑是否存在大泌乳素。尽管循环血泌乳素85%是单体，血清同样含有大泌乳素，大泌乳素是没有生物活性的泌乳素的多聚体。目前大多市售的泌乳素检测方法不能检测大泌乳素，但可通过聚乙二醇沉淀法在血清中检测到。占高泌乳素血症一定比例的大泌乳素发生率为10%～20%。无论何时当患者存在体积很大的垂体瘤而泌乳素水平仅轻度升高时均应考虑到Hook效应。Hook效应指一种检测假象，血清中异常升高的泌乳素水平使标准双位点免疫放射测定中的抗体饱和，从而导致假性低泌乳素水平。可通过使用1：100倍稀释后的血清样本复测来克服这种假象。

妊娠、身体或情感应激、运动和胸壁刺激时泌乳素水平可以生理性增高。其他引起高泌乳素血症的因素包括某些药物，如甲氧氯普胺和利培酮，可使泌乳素水平升至高于200ng/ml。垂体体积增大时可出现轻到中度高泌乳素血症（25～200ng/ml），可能是由于非泌乳素分泌肿瘤引起，这种肿瘤使漏斗柄受压从而抑制了多巴胺运送到泌乳素细胞。其他原因包括下丘脑-垂体疾病、全身性疾病、神经源性和特发性病因。

（四）治疗和预后

推荐使用多巴胺激动剂——溴隐亭和卡麦角林治疗。多巴胺激动剂使泌乳素水平恢复正常，减小肿瘤体积，并使超过80%的泌乳素瘤患者的性腺功能得以恢复。由于多巴胺激动剂治疗这些肿瘤迅速有效，大泌乳素瘤引起视力视野受损、神经缺陷或腺垂体功能减退时，多巴胺激动剂也作为初始治疗。

卡麦角林是一种更新型的药物，因为在使泌乳素水平正常化、缩小肿瘤方面更有效，同时副作用较少，较其他多巴胺激动剂更受推崇。使用多巴胺激动剂最常见的副作用是恶心、呕吐、直立性头晕、眩晕和鼻塞。使用大剂量的卡麦角林治疗帕金森病的患者中有与卡麦角林相关的心脏瓣膜病变的报道，考虑及此，以及长期治疗的需要，溴隐亭可以用于能耐受该药的年轻患者。对不能耐受多巴胺激动剂或对药物治疗无效者，可行经蝶窦肿瘤切除术。无症状的微泌乳素瘤是不需要治疗的。

最近研究表明，对于已经保持正常泌乳素水平2年，并且在逐渐减少多巴胺激动剂剂量下仍没有肉眼可见残余肿瘤者，多巴胺激动剂可以安全地停用。一旦多巴胺激动剂停用，第一年内应每3个月检测一次泌乳素水平，以后每年检测一次。只有当泌乳素水平再次升高时才需要做MRI检查。停药后再发风险为26%～69%，且可以根据最初泌乳素水平和肿瘤大小来预测。

二、生长激素和促甲状腺激素

（一）定义

生长激素是由191个氨基酸组成的单链多肽，由腺垂体生长激素细胞合成、储存和分泌。生长激素分泌受下丘脑释放的两个激素调节：生长激素释放激素（GHRH）和生长抑素。GHRH刺激生长激素细胞释放生长激素，生长抑素抑制这一过程。生长激素刺激肝脏分泌胰岛素样生长因子1（IGF-1）。IGF-1与结合蛋白结合在血液中循环：尽管血清中有6种结合蛋白，但80%以上的IGF-1与IGFBP3结合。在出生后和青春期，生长激素和IGF-1对于骨骼纵向生长、骨骼成熟、骨量的增加起到关键作用。在成人阶段，生长激素对于骨骼形态和骨量的维持有重要作用。生长激素还可以通过拮抗胰岛素作用来调节碳水化合物、脂类和蛋白质代谢，促进脂类分解和游离脂肪酸的生成，促进蛋白质合成。

（二）生长激素缺乏症

1.流行病学

儿童时期发生的生长激素缺乏症最常见的是特发性，但可能与遗传因素有关，或者与大脑或蝶鞍先天解剖畸形有关。成年人中生长激素缺乏症最常见的原因是大的垂体细胞瘤及其治疗，在这些病例中有30%～60%存在一种或多种垂体激素缺乏。鞍区受到放射治疗10年后腺垂体功能减退症发病率约为50%。

2.临床表现

生长激素缺乏症儿童表现为生长迟缓、身材矮小和空腹低血糖。成人生长激素缺乏症表现为骨矿盐减少，肌肉力量和运动能力下降，体重下降而脂肪增加和腹型肥胖，葡萄糖耐量减低和胰岛素抵抗，血脂谱异常包括低密度脂蛋白胆固醇水平和三酰甘油水平升高、高密度脂蛋白胆固醇水平降低，情绪低落和社会心理健康受损。

3.诊断和鉴别诊断

由于垂体生长激素的分泌呈脉冲性，单次随机检测血清生长激素无助于生长激素缺乏症的诊断。成人中由于垂体瘤引起的生长激素缺乏症，若同时伴有任何其他三种垂体激素的腺垂体功能减退症，IGF-1水平降低即可诊断，无须激发试验。IGF-1水平假性降低见于营养不良、急性疾病、乳糜泻、控制不佳的糖尿病、肝脏疾病和摄入雌激素。在儿童中，IGF-1水平变异较大，不能反映生长激素水平的真实状态，因此需要激发试验。

传统"金标准"刺激试验是胰岛素引起的低血糖刺激试验（胰岛素耐量试验或简称ITT）。血糖水平低于45mg/dl的症状性低血糖是生长激素分泌的有效刺激，儿童生长激素水平正常反应大于10ng/ml，成人大于5ng/ml。虽GHRH刺激试验灵敏性和特异性与ITT相似，但由于美国没有GHRH药物，故使用胰高血糖素刺激试验，尤其适用于成人缺血性心脏病或癫痫患者。胰高血糖素刺激试验的正常反应定义为生长激素水平峰值大于3ng/ml。

4.治疗和预后

重组人生长激素（hGH）被允许应用于身材矮小的儿童以增加身高。美国食品和药品管理局（FDA）已批准以下情况应用生长激素治疗：因生长激素完全缺乏导致的严重生长迟缓和生长激素部分缺乏导致的身材矮小。身材矮小定义为比年龄匹配的正常儿童的身高均值低至少2.5个标准差，生长速度低于第25百分位，骨龄延迟，以及预测的成年身高低于父母身高均值。经FDA批准使用生长激素治疗的疾病包括生长激素缺乏症、特发性身材矮小症、特纳综合征、Prader-Willi综合征、慢性肾脏疾病、AIDS相关肌肉萎缩，SHOX基因缺乏、Noonan综合征和出生时小于胎龄的儿童。对于儿童生长激素缺乏症的整体判断需要综合临床评估，以及垂体生长激素对刺激试验的不全反应。对没有生长激素缺乏症或生长激素部分缺乏的儿童推荐使用更大剂量的生长激素。

成人可以0.1～0.3mg生长激素每日皮下注射作为起始剂量补充生长激素，根据临床反应、副作用及IGF-1水平，每6周增量1次。生长激素治疗的绝对禁忌证在成人中包括活动性肿瘤、颅内压增高和增殖性糖尿病性视网膜病变；控制不佳的糖尿病和未治疗的甲状腺疾病是相对禁忌证。生长激素疗法的副作用通常是短暂的，包括关节痛、液体潴留、腕管综合征和葡萄糖耐量减低。儿童的其他副作用包括股骨头骨骺滑脱症和脑积水。

（三）肢端肥大症或生长激素分泌亢进

1.定义和流行病学

肢端肥大症按字面意思可理解成骨骼四肢异常增大，由成人阶段生长激素分泌亢进引起。在儿童，骨骺闭合前出现过量生长激素分泌可引起巨人症。这两种情况几乎总是由于分泌生长激素的垂体瘤所致。约30%的生长激素分泌性垂体腺瘤是分泌多种激素的，同时也分泌泌乳素。肢端肥大症的患病率为每百万人2～4人，诊断时的平均年龄为40～50岁。

2.病理学

生长激素分泌性肿瘤由单一生长激素细胞的克隆或混合生长激素细胞的克隆扩增引起。在生长激素分泌性垂体腺瘤中可以发现多种遗传异常。由于生长激素细胞增生和腺瘤引起的GH分泌亢进也见于由G蛋白激活突变引起的McCune-Albright综合征的患者。还见于与GH分泌性垂体腺瘤相关的家族综合征，包括多内分泌腺瘤病1型、卡尼综合征（黏液瘤、皮肤色素沉着、睾丸、肾上腺和垂体肿瘤）和芳烃受体相互作用蛋白（AIP）监督中的突变疾病。

3.临床表现

肢端肥大症是一种罕见疾病，临床症状和体征的变化缓慢、隐匿。从最初症状和体征的出现到确诊，间隔通常为8～10年，在此期间，许多患者已因GH过量分泌引起的代谢异常和疾病经历过药物和外科治疗。这种疾病的特征性临床表现包括骨和软组织的身体变化，并具有多种内分泌和代谢异常（表62-4）。

表62-4 肢端肥大症临床表现

变化	临床表现
躯体变化	
四肢变化	手足肥大
肌肉骨骼变化	关节痛
	凸颌
	咬合不良
	腕管综合征
	近端肌病
皮肤变化	出汗
结肠变化	息肉
	癌
心血管系统变化	心脏增大
	高血压
内脏肥大	舌肥大
	甲状腺肿大
	肝大
内分泌代谢变化	
生殖变化	月经紊乱
	溢乳
	性欲减退
生化变化	糖耐量减低
	糖尿病
脂代谢变化	高三酰甘油血症

4.诊断和鉴别诊断

对于大部分肢端肥大症患者，血清IGF-1检测可用于诊断生长激素分泌亢进。另一种选择是口服100g葡萄糖行葡萄糖耐量试验。正常情况下，2h后血葡萄糖可以抑制生长激素水平低于1ng/ml；对于肢端肥大症患者，生长激素水平可以反常升高，保持不变或虽然下降但仍高于1ng/ml。绝大部分肢端肥大症患者存在生长激素分泌性垂体肿瘤，约70%的肢端肥大症患者是由垂体大腺瘤引起的。罕见情况下，GH分泌亢进由异位GHRH分泌性肿瘤引起，包括下丘脑性错构瘤和神经节细胞瘤、胰腺胰岛细胞瘤、小细胞肺癌、类癌、肾上腺腺瘤和嗜铬细胞瘤。异位GH分泌也被报道见于胰腺、肺和乳腺癌中。

5.治疗和预后

肢端肥大症的治疗需要针对肿瘤的治疗和使GH和IGF-1正常化的治疗，同时对于由过量GH引起的伴发疾病和代谢异常加以管理。治疗通常需要使用多种治疗模式来实现对该病的充分控制。经蝶窦手术通常是主要治疗方法，其治愈率与肿瘤大小成比例关系。鞍内微腺瘤患者手术治愈率为75%～95%。即使在非侵袭性大腺瘤患者中，手术切除肿瘤可使40%～68%的患者IGF-1正常化。

因为存在海绵窦浸润或囊内性蛛网膜内侵袭，40%～60%的肿瘤无法单纯依靠手术治愈。其他治疗方案包括药物治疗，或手术切除肿瘤后继续药物治疗控制体内激素，和(或)放射治疗残余瘤。常规放射疗法可以使超过60%患者的GH、IGF-1 水平正常，但通常需要10～15年才可以达到最大疗效。聚焦单剂量γ刀放疗的5年缓解率为29%～60%。放疗后5～10年内超过50%的患者会出现腺垂体功能减退症。

目前，治疗肢端肥大症的药物有三种：多巴胺激动剂，生长抑素受体配体(SRL)如奥曲肽和兰瑞肽，以及GH受体拮抗剂。SRL主要通过生长抑素受体亚型2和5起作用，导致肿瘤GH分泌减少。在肢端肥大症中，SRL可以作为一线治疗用于以下情况：外科手术治愈可能性低、GH分泌亢进手术治疗失败、存在妨碍手术或使手术更复杂的严重合并疾病时的术前准备、暂时控制GH、IGF-1以等待放疗达到最大疗效等。SRL可以使40%～65%患者GH和IGF-1降至正常水平，使约50%患者的肿瘤缩小。SRL的副作用包括腹泻、腹部绞痛、肠胃胀气和胆石症(15%)。

培维索孟是目前唯一可用的GH受体拮抗剂。它通过拮抗位于肝脏的GH受体阻断GH外周作用。培维索孟适用于使用最大剂量SRL后IGF-1仍持续升高的患者。该药治疗肢端肥大症非常有效，可使97%的患者IGF-1水平降至正常，25%使用该药物的患者会出现肝转氨酶暂时升高，肿瘤增大的患者低于2%。

卡麦角林是用于治疗肢端肥大症的多巴胺激动剂中最有效的药物，但有效患者不足10%。

(四)促甲状腺激素

TSH是由腺垂体促甲状腺激素细胞分泌的一种糖蛋白。它由α和β亚基组成。TSH的释放过程受TRH(促甲状腺激素释放激素)(刺激)和生长抑素(抑制)调节。此外，还受甲状腺释放的甲状腺激素的负反馈调节。

(五)评价

垂体-甲状腺轴的评估需要测定TSH水平及甲状腺释放的甲状腺激素(即T_4和T_3)。使用TRH进行的动态试验已无法再用。

(六)TSH缺乏症

1.定义和流行病学

TSH缺乏导致继发性甲状腺功能减退症：垂体TSH分泌减少不能充分刺激甲状腺分泌甲状腺激素。TSH缺乏症的患病率为1/(80 00～120 000)。

2.病理学

肿瘤侵犯正常垂体导致的腺垂体功能减退症可引起一种或多种垂体激素的缺乏。垂体的放疗也可以一段时间后出现腺垂体功能减退症。

3.临床表现

甲状腺功能减退的常见体征和症状包括体重增加、易疲劳、畏寒和便秘。如果甲状腺功能减退症是由蝶鞍肿瘤引起的，则根据肿瘤大小，可能存在压迫表现。

4.诊断和鉴别诊断

继发性甲状腺功能减退症的特点是低水平游离T_4，以及低或不适当的正常TSH水平。鉴别诊断包括甲状腺疾病综合征，其常见于急性疾病。该综合征不需要任何干预，在急性疾病治愈后复测实验结果会恢复正常。

5.治疗和预后

与原发性甲状腺功能减退症相同，处置重点在于甲状腺激素替代治疗。然而不同的是，要根据游离T_4水平而不是TSH水平来调整治疗方案。治疗继发性甲状腺功能减退症之前必须排除或治疗潜在的肾上腺皮质功能减退症以避免肾上腺危象的发生。

（七）TSH分泌性垂体肿瘤

1.定义和流行病学

TSH分泌性垂体肿瘤非常罕见，其特征为不适当的TSH释放，并且这种不适当的释放对甲状腺分泌的甲状腺激素的负反馈机制失效。在一般人群中，TSH瘤的患病率为每百万人中1～2人。

2.病理学

TSH瘤的发病机制目前不明。

3.临床表现

最常见的发病年龄为五十余岁，男女无差异。可以肿瘤压迫效应为初发症状，最常见的表现为甲状腺功能亢进的症状和体征，包括体重减轻、震颤、怕热和腹泻。高达80%的患者存在弥漫性甲状腺肿。许多情况下，这些肿瘤最初被误诊为原发性甲状腺功能亢进症并错误地接受放射性碘治疗。有时这些肿瘤产生的TSH没有生物活性，在影像学检查时偶然被发现。

4.诊断和鉴别诊断

结合升高或不正常的TSH水平，以及同时存在的升高的甲状腺激素水平（游离和总T_4和T_3）来诊断。鉴别诊断包括遗传性抗甲状腺激素和甲状腺功能正常的高甲状腺素血症，其特征是正常TSH，高总T_4，正常游离T_4和升高的甲状腺素结合球蛋白水平。因为垂体意外肿瘤的高发生率，只有生化结果确认后才需行成像检查（MRI）。

5.治疗和预后

外科手术（经蝶窦切除）是首选治疗，并应由经验丰富的神经外科医生进行。如果拒绝手术或存在手术禁忌，可以使用放射治疗。生长抑素类似物（如奥曲肽、兰瑞肽）也可用于手术后的持续性甲状腺功能亢进症。大多数患者结局良好，可以使甲状腺毒症得以控制，肿瘤体积得以减小。

三、促肾上腺皮质激素

促肾上腺皮质激素（ACTH）是由39个氨基酸组成的肽类激素，由前体分子、前阿片黑素细胞皮质激素（POMC）转化而成，并由腺垂体中的促肾上腺皮质激素细胞合成和分泌，它由下丘脑促肾上腺皮质激素释放激素（CRH）刺激生成。ACTH进而刺激肾上腺皮质中糖皮质激素和雄激素的分泌。

（一）ACTH 缺乏症

1.定义和病理学

ACTH缺乏症引起继发性肾上腺皮质功能减退症，导致皮质醇和肾上腺雄激素分泌减少。因为醛固酮分泌通过肾素-血管紧张素轴维持，所以肾上腺分泌醛固酮不受影响。ACTH缺乏症可以由大的垂体肿瘤压迫正常垂体引起。继发性或散发性肾上腺皮质功能减退症最常见的病因是医源性因素，见于类固醇药物治疗其他疾病过程中。

2.临床表现

原发性和继发性肾上腺皮质功能减退症的临床特征均为体重减轻、疲劳、肌肉无力、直立症状、恶心、呕吐、腹泻和腹痛。生化异常包括低钠血症、氮质血症、嗜酸性粒细胞增多和贫血。重要的是，皮肤色素沉着和高钾血症只见于原发性肾上腺皮质功能减退症，而不是ACTH缺乏引起的继发性肾上腺皮质功能减退症。

3.诊断和鉴别诊断

诊断继发性肾上腺皮质功能减退症的金标准是胰岛素耐量试验。该试验禁止在高龄患者和具有癫痫发作史、心血管疾病或脑血管疾病的患者中使用。更安全的试验是早晨8时空腹快速ACTH兴奋试验。该试验检测皮质醇对合成ACTH或二十四肽促皮质素的反应。测量ACTH和皮质醇基础水平，然后在30min和60min时测量皮质醇水平。早晨8时血皮质醇水平小于5μg/dl表明肾上腺皮质功能不全。血浆皮质醇兴奋试验中高峰浓度大于18～20μg/dl为正常反应。

4.治疗

诊断后必须开始糖皮质激素替代治疗，可给予氢化可的松（早晨10mg，下午5mg）或泼尼松（5～7.5mg/d）。关于应激情况下如何调整类固醇药物剂量的患者教育是至关重要的。中枢性疾病引起的继发性肾上腺皮质功能减退症的患者通常不需要补充盐皮质激素。

（二）ACTH分泌性垂体肿瘤（库欣病）

1.定义和流行病学

ACTH瘤（库欣病）约占库欣综合征病例的

80%，通常是微腺瘤，女性多见（女性与男性的比例约为3∶1）。

2.病理学

过量ACTH长期刺激引起双侧肾上腺弥漫性过度增生，有时呈现多结节性增生，两者均可导致过多的皮质醇分泌。

3.临床表现

库欣病的体征和症状与高皮质醇血症有关，包括向心性肥胖、多毛症、面部多血质、紫纹、锁骨上及颈背部脂肪垫和肌肉无力（图62-2）。库欣病的其他表现包括2型糖尿病、高血压、血脂异常、骨质疏松症和性腺功能减退症。

4.诊断和鉴别诊断

需要三个不同试验联合检测来评估内源性皮质醇增多症。24h尿可以显示皮质醇水平升高，但是该试验在肾功能不全时不可靠。第二个试验，1mg地塞米松抑制试验，在试验前一天晚上11时给予1mg地塞米松口服后测量第二天空腹早8时皮质醇水平。正常情况下皮质醇水平应被抑制至低于1.8μg/dl。另一个诊断试验是深夜唾液皮质醇测定，连续两晚夜间11时收集唾液。该试验取决于有正常的睡眠周期。使用吸入或局部用类固醇激素者不适合该试验，因为假阳性发生率较高。三个试验中单一阳性结果不足以作出该诊断，必须通过其他测试重复和确认。由于这些垂体肿瘤可周期性产生过量ACTH，建议对临床高度怀疑但初试阴性的个体进行重复测试。

病理性皮质醇增多症应该与下丘脑-垂体-肾上腺轴的生理性刺激加以区别，后者可见于严重疾病、进食障碍、乙醇中毒、妊娠、严重神经精神疾病和控制不佳的糖尿病。病理性皮质醇增多症可以是ACTH依赖性或ACTH非依赖性。一旦确诊ACTH依赖性皮质醇增多症需行垂体MRI检查，因为大多数患者具有ACTH细胞腺瘤；然而，40%～45%的ACTH分泌性垂体肿瘤在MRI扫描中呈阴性。这些病例中，ACTH依赖性库欣综合征的患者应行CRH刺激后岩下窦取血（IPSS）测定ACTH水平，通过测定垂体-外周ACTH水平梯度差别来鉴别诊断库欣病与异位ACTH综合征。

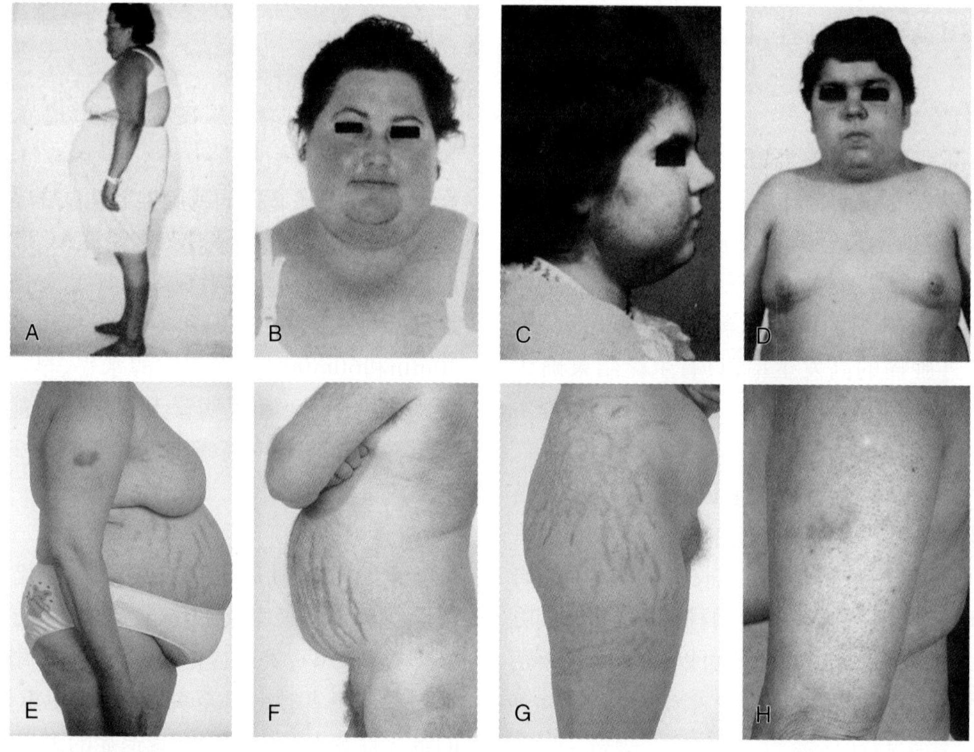

图62-2 库欣综合征的临床特点。A.某30岁女性库欣综合征患者的向心性肥胖，全身性肥胖特点和脊柱后凸；B.同一患者中的满月脸，多血质，多毛症和锁骨上脂肪垫；C.某14岁女童库欣病患者的脸圆，多毛症和痤疮；D.某14岁男性库欣病患儿中的向心性和全身性肥胖，以及满月脸；某41岁女性（E），40岁男性（F）库欣病患者中的典型的向心性肥胖和红色腹部紫纹；G.某24岁先天性肾上腺皮质增生症患者接受过量地塞米松替代治疗时出现的紫纹；H.某库欣病患者典型的瘀斑和皮肤变薄，该患者没有明显受伤即出现瘀斑（资料来源：Larsen PR, Kronenberg H, Melmed S, et al: Williams Textbook of Endocrinology, ed 10, Philadelphia, 2003, Saunders.）

5.治疗和预后

应由经验丰富的神经外科医生手术切除垂体肿瘤。手术失败患者可以再手术、双侧肾上腺切除术、放射治疗或药物治疗。治疗药物包括酮康唑、甲吡酮、米托坦、卡麦角林、帕瑞肽和米非司酮。病情严重的患者中，术前准备可静脉注射依托咪酯以稳定病情。垂体微腺瘤切除术后长期缓解率为69%～98%，复发率为3%～19%。

四、促性腺激素

LH和FSH这两种促性腺激素是由腺垂体中的促性腺激素细胞合成和分泌的糖蛋白激素。它们都由α和β亚基组成，后者赋予其各自的特异生物功能。这些激素与性腺（卵巢和睾丸）中的受体结合并调节性腺功能。它们的分泌同时受来自下丘脑的促性腺激素释放激素（GnRH）和来自循环血中的性激素（雌激素和睾酮）的反馈调节。

（一）促性腺激素缺乏症（低促性腺激素性性腺功能减退症）

1.定义

低促性腺激素性性腺功能减退症的特征是LH和FSH分泌减少或缺失，这会导致性激素（雌激素和睾酮）分泌减少。

2.临床表现

临床症状和体征取决于疾病发生时间和性激素缺乏程度。如果性激素缺乏发生在胎儿时期，会引起生殖器两性畸形。如果发生在出生后但在青春期之前，可导致性发育延缓或缺乏。青春期后发生的性激素缺乏通常变化隐匿并可能持续多年得不到确诊，特别是在男性，常见表现为性腺功能减退症的症状及不育症。

3.诊断和鉴别诊断

根据FSH和LH呈低水平或不适当的正常范围，以及性腺激素（雌激素或睾酮）呈低水平来做出诊断。促性腺激素缺乏的原因可以是先天性（Kallman综合征、Prader-Willi综合征、间隔视神经发育不良）或获得性的，如血色素沉着病、高泌乳素血症、蝶鞍肿瘤、颅脑放射性炎症和浸润性疾病。

4.治疗

对于女性患者，应该以口服或经皮给药方式进行雌激素替代治疗，直到自然绝经年龄。在子宫完好的女性中，还必须附以孕激素治疗诱导产生撤退性出血，以防止子宫内膜增生症。男性患者中，雄激素替代治疗有多种可选方式，包括肌内注射产品、几种凝胶和贴剂。不育治疗还额外需要在女性中使用重组FSH和LH或在男性中使用人绒毛膜促性腺激素（HCG）和FSH治疗。

（二）促性腺激素瘤

1.定义和流行病学

促性腺激素瘤通常较大，典型表现为压迫效应的症状和体征。患者也可以有性腺功能减退症和其他垂体激素缺乏的症状。这些肿瘤可分泌FSH、LH和（或）α亚基。

2.诊断和鉴别诊断

激素评估可发现雌激素或雄激素未缺乏，而FSH、LH和（或）α亚基水平升高。还需要对手术标本进行免疫过氧化物酶染色以确诊，特别是在绝经后女性中。

3.治疗

经蝶窦手术切除肿瘤为首选治疗。与真正的无功能性垂体肿瘤相比，这些肿瘤体积更大也更具侵袭性，因此放射治疗可用作辅助治疗。

第二节　神经垂体激素异常疾病

AVP和催产素由下丘脑产生，存储在神经垂体并从神经垂体释放。

一、尿崩症

（一）定义

尿崩症特点是AVP缺乏，排泄大量稀释性低渗尿液。

（二）病理学

中枢性尿崩症可以是家族遗传性的，因为AVP基因中常染色体显性突变影响产生AVP的神经元功能。它还可以继发于蝶鞍内和蝶鞍上的肿瘤，下丘脑和神经垂体的浸润、感染、创伤或手术，或作为自身免疫病的一部分。表62-5为尿崩症的病因。

（三）临床表现

多尿（每日尿量大于3L）和多饮是尿崩症的临床标志。

表62-5 尿崩症病因

中枢性尿崩症
- 特发性
- 家族遗传性
- 垂体切除术后
- 下丘脑和神经垂体的浸润
- 朗格汉斯细胞组织细胞增生症
- 肉芽肿
- 感染
- 肿瘤(蝶鞍内和蝶鞍上)
- 自身免疫

肾性尿崩症
- 特发性
- 家族遗传性
- V_2受体基因突变
- 水通道蛋白-2基因突变
- 慢性肾脏病(如慢性肾盂肾炎、多囊肾,或髓质囊性疾病)
- 低钾血症
- 高钙血症
- 镰状细胞贫血
- 药物
- 锂
- 氟化物
- 地美环素
- 秋水仙碱

(四)诊断和鉴别诊断

尿崩症可以是中枢性的,由AVP缺乏引起;或肾源性,由对AVP抵抗引起。只要能保证水的获取并且口渴机制完好,尿崩症患者通常能够维持正常的血清钠水平和正常的渗透压水平。禁水试验是首选的确诊试验并可用以鉴别尿崩症的不同病因。禁水后,尿崩症患者的血清钠和渗透压水平会升高。如果没有观察到应该出现的尿渗透压的正常升高和尿量的减少,则要参考对加压素合成类似物的反应。中枢性尿崩症患者对合成类似物有反应,即尿渗透压增加和尿量减少。相反,肾性尿崩症患者对合成加压素类似物无反应。部分性中枢性尿崩症患者可出现有限度的反应。

精神性多饮的特征是水摄入增加而没有AVP缺乏,也没有对AVP的抵抗。精神性多饮患者可以出现尿液浓缩而不需要进行合成加压素试验。

(五)治疗

可以使用AVP类似物去氨加压素(DDAVP)进行替代治疗,目前有口服、胃肠外和鼻内三种剂型。水溶加压素是AVP的短效类似物,可以在术后围术期皮下注射。其他的AVP类似物包括DDAVP,目前有皮下、鼻内和静脉注射形式;去氨加压素是唯一片剂形式。由于垂体术后患者尿崩症具有短暂性且可能过渡到一过性抗利尿激素分泌失调综合征(SIADH),因此AVP治疗要非常慎重,不能作为常规治疗以避免出现低钠血症。

二、抗利尿激素分泌异常综合征

抗利尿激素分泌异常综合征已在第27章的低钠血症中讲述。

推荐阅读

Biller BM, Grossman AB, Stewart PM, et al: Treatment of adrenocorticotropin-dependent Cushing's syndrome: a consensus statement, J Clin Endocrinol Metab 93:2454–2462, 2008.

Fleseriu M, Petersenn S: Medical management of Cushing's disease: what is the future? Pituitary 15:330–341, 2012.

Freda P, Beckers A, Katznelson L, et al: Pituitary incidentaloma: an Endocrine Society clinical practice guideline, J Clin Endocrinol Metab 96:894–904, 2011.

Melmed S: Medical progress: acromegaly, N Engl J Med 355:2558–2573, 2006.

Melmed S, Casanueva F, Hoffman A, et al: Diagnosis and treatment of hyperprolactinemia: an Endocrine Society clinical practice guideline, J Clin Endocrinol Metab 96:273–288, 2011.

Melmed S, Colao A, Barkan A, et al: Guidelines for acromegaly management: an update, J Clin Endocrinol Metab 94:1509–1517, 2009.

Nieman L, Biller B, Findling J, et al: The diagnosis of Cushing's syndrome: an Endocrine Society clinical practice guideline, J Clin Endocrinol Metab 93:1526–1540, 2008.

Swearingen B, Biller B: Diagnosis and management of pituitary disorders, New York, 2008, Humana Press.

第63章

甲状腺疾病

著　者　Theodore C. Friedman
译　者　蔡晓频　审校者　杨文英　张　波

一、引言

甲状腺分泌甲状腺素(T_4)和三碘甲腺原氨酸(T_3)，这两种激素的主要功能是调节机体能量代谢与产热，促进生长。甲状腺由左右两个侧叶构成，中间以峡部相连。成人甲状腺重10～20g。显微镜下观察甲状腺的结构，可见由多量滤泡构成，滤泡的中心含有胶质，滤泡的外围是单层甲状腺滤泡上皮。滤泡细胞合成甲状腺球蛋白，以胶质的形式储存。甲状腺球蛋白分子上的酪氨酸碘化是T_4与T_3生物合成的重要环节。

二、甲状腺激素生理

(一)甲状腺激素的合成

饮食中的碘是甲状腺激素合成必需的原料。碘在胃中转化为碘化物后，迅速在胃肠道被吸收。碘化物在甲状腺通过主动转运从血循环跨过滤泡细胞基底膜进入滤泡细胞，然后被甲状腺过氧化物酶酶促氧化，继之在甲状腺过氧化物酶介导下甲状腺球蛋白分子中的酪氨酸残基碘化，形成单碘酪氨酸和二碘酪氨酸。碘化的酪氨酸分子偶联形成T_4(3,5,3′,5′-四碘甲腺原氨酸)或T_3(3,5,3′-三碘甲腺原氨酸)。一旦碘化，含有新形成的T_4和T_3的甲状腺球蛋白便储存在滤泡中。甲状腺球蛋白水解消化后，游离的T_4和T_3释放入血循环中，这一过程受到促甲状腺激素(TSH)的刺激。单碘酪氨酸和二碘酪氨酸被碘化酪氨酸脱碘酶脱碘后释放碘，释放的碘可以进入甲状腺碘池再利用。

(二)甲状腺激素的转运

T_4和T_3与血清运载蛋白紧密结合，运载蛋白包括甲状腺素结合球蛋白(TBG)，甲状腺素结合前白蛋白和白蛋白。未结合的T_4、T_3或称游离T_4、T_3是发挥生物活性功能的部分，分别占总T_4的0.04%和总T_3的0.4%。

(三)甲状腺激素的外周代谢

正常甲状腺分泌T_4、T_3和反T_3。反T_3是T_3的无生物学活性形式。血循环中大部分T_3由T_4在外周组织中脱碘形成。T_4脱碘可以发生在外环(5′-脱碘)，产生T_3(3,5,3′-三碘甲腺原氨酸)或在内环脱碘(5-脱碘)，产生反T_3(3,3,5′-三碘甲腺原氨酸)。

(四)甲状腺功能的调控

下丘脑分泌的促甲状腺激素释放激素(TRH)通过下丘脑-垂体门脉系统转运到腺垂体的促甲状腺细胞，刺激TSH的合成和释放(图63-1)。TSH增加甲状腺对碘的摄取，刺激甲状腺球蛋白的碘化，增加甲状腺球蛋白的水解来刺激甲状腺释放T_3和T_4，并刺激甲状腺细胞的生长。TSH分泌过多会导致甲状腺肿大(甲状腺肿)。血循环中的T_3对TRH和TSH的释放产生负反馈抑制。

(五)甲状腺激素的生理作用

甲状腺激素增加多种机体组织的氧耗和产热来增加基础代谢率。此外，甲状腺激素对多种器官系统还有特定作用(表63-1)。这些作用在甲状腺功能亢进时增强，在甲状腺功能减退时减弱，是导致这两种疾病的典型症状和体征的基础。

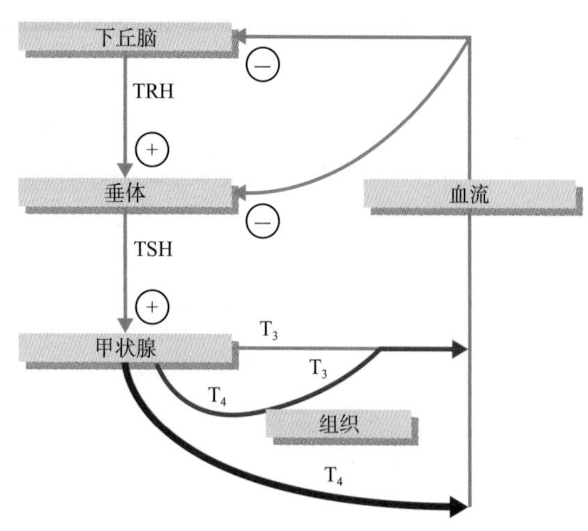

图63-1 下丘脑-垂体-甲状腺轴。T_4在外周组织中转化为T_3。T_3.三碘甲腺原氨酸；T_4.甲状腺素；TRH.促甲状腺激素释放激素；TSH.促甲状腺激素

表63-1 甲状腺激素的生理作用

系统	作用
心血管	增加心率和心排血量
胃肠道	加快胃肠蠕动
骨骼	增加骨转换与骨吸收
呼吸	维持呼吸中枢对缺氧和高碳酸血症的正常呼吸驱动
神经肌肉	增加肌肉蛋白的转换，增加肌肉收缩和舒张的速度
脂类和碳水化合物代谢	增加肝脏糖异生和糖原分解，以及肠道葡萄糖吸收
	增加胆固醇合成和降解，增加脂肪分解
交感神经	增加心脏、骨骼肌、淋巴细胞和脂肪细胞中β肾上腺素能受体的数量，减少心脏α肾上腺素能受体数量，增加儿茶酚胺敏感性
造血	增加红细胞2,3-二磷酸甘油酸，促进氧从血红蛋白解离，以增加组织的氧供

三、甲状腺的评估

评估甲状腺疾病患者，仔细检查甲状腺至关重要。评估甲状腺功能状态和结构特征可以通过以下四项检查来进行：①测定血清甲状腺激素水平；②影像学检查观察甲状腺大小和结构；③测定甲状腺自身抗体；④甲状腺细针抽吸活检（FNA）。

（一）甲状腺激素水平的检测

通过放射免疫方法测定血清总T_4和总T_3的水平，其代表与甲状腺结合蛋白结合的激素总量。总T_4和T_3水平在甲状腺功能亢进时升高，甲状腺功能减退时下降。TBG生成过多时（如妊娠或雌激素治疗）总T_4和T_3水平会升高，这时并没有真正的甲状腺功能亢进。与此相似，在甲状腺结合蛋白水平降低的情况下（如先天性甲状腺结合蛋白减少、蛋白质丢失性肠病、肝硬化、肾病综合征），总T_4和T_3水平会下降，而这时甲状腺功能仍然正常。因此，在这些情况下必须进一步测定反映生物活性的游离甲状腺激素水平。游离T_4和游离T_3水平可以直接测定或通过透析法或超滤法测定。

通过第三代免疫测定法测定血清TSH，可以准确地区分正常TSH水平与低于正常范围的水平。因此，测定TSH可以诊断临床甲状腺功能亢进（游离T_4和游离T_3升高和TSH下降）和亚临床甲状腺功能亢进（游离T_4和游离T_3正常和TSH下降）。在甲状腺功能亢进症时，游离T_3可以升高而游离T_4正常。在原发性（即甲状腺性）甲状腺功能减退症时，由于反馈抑制作用减弱，血清TSH超过正常范围。但在继发性（即垂体性）或三发性（即下丘脑性）甲状腺功能减退症，TSH通常低于正常或在正常范围内。

血清甲状腺球蛋白的测定可用于乳头状甲状腺癌或滤泡性甲状腺癌患者的随访。在接受甲状腺切除术和碘-131（^{131}I）治疗后，左甲状腺素抑制治疗患者的甲状腺球蛋白水平，应该小于0.5μg/L。超过该数值则提示肿瘤持续存在或转移的可能性。

降钙素由甲状腺的C细胞产生，并且在维持钙稳态中起到一定的作用。降钙素的测定在甲状腺髓样癌的诊断和治疗效果的监测方面非常有价值。

（二）甲状腺影像学检查

高锝酸盐（^{99m}Tc）在甲状腺浓聚，并且可以通过γ照相扫描，得到关于甲状腺的大小和形态，以及功能活性区域定位的信息（甲状腺扫描）。甲状腺扫描通常与甲状腺放射性碘（^{123}I）摄取率的定量评估结合进行。功能性甲状腺结节称为温结节或热结节；无功能结节称为冷结节。恶性肿瘤通常与冷结节有关；手术切除的冷结节中约16%是恶性的。

甲状腺超声检查可用于区分实性或囊性结节。临床医生还可以在超声引导下进行结节的FNA，甲状腺结节的超声特征有助于识别可能恶性的结节（表63-2）。

（三）甲状腺自身抗体

针对甲状腺不同抗原成分的自身抗体，包括甲状腺球蛋白（Tg抗体）、甲状腺过氧化物酶（TPO 抗体，曾称为抗微粒体抗体）和TSH受体抗体均可在血清中检测到。TPO 抗体强阳性提示自身免疫性甲状腺疾病。TSH受体抗体升高见于Graves病（参见后文的讨论）。

（四）甲状腺活检

通过甲状腺结节FNA进行细胞学评价是区分结节良恶性的最佳方法。成功的FNA既需要穿刺取得足够的细胞学样本，又需要有经验丰富的细胞学专家对标本进行诊断。

表63-2 恶性甲状腺结节的高危因素

病史
头颈部辐射
核辐射暴露
结节生长迅速
近期发生
年轻
男性
甲状腺癌的家族史（甲状腺髓样癌和5%乳头状甲状腺癌）
体格检查
结节质地硬
结节固定
淋巴结受累
声带麻痹
远处转移
实验室和影像学检查
血清降钙素升高
锝扫描冷结节
超声
微钙化
比正常甲状腺实质回声低
结节血供丰富
不规则边缘
纵横比大于1
无晕
可疑颈淋巴结转移
部分囊性的结节
海绵状外观，定义为多个微囊成分总和大于结节体积的50%

四、甲状腺功能亢进症

甲状腺毒症是由于血循环中甲状腺激素水平升高引起的临床综合征。甲状腺毒症的临床表现是甲状腺激素的直接生理作用，以及机体对儿茶酚胺的敏感性增加所致。心动过速、细震颤、凝视、多汗和上眼睑下落迟滞都是由儿茶酚胺敏感性过高引起的。

（一）症状和体征

表63-3列出了甲状腺功能亢进症的症状和体征。甲状腺毒性危象或甲状腺风暴是甲状腺功能亢进症危及生命的并发症，常由于外科手术、放射性碘治疗或严重应激（如血糖控制差的糖尿病、心肌梗死、急性感染）诱发。患者出现高热、潮红、严重的心动过速、心房颤动和心力衰竭。还常常伴有易激惹、躁动不安、谵妄和昏迷。胃肠道症状包括恶心、呕吐和腹泻。用其他临床表现难以解释的高热是甲状腺危象的重要特征。

（二）鉴别诊断

导致甲状腺激素过度分泌的甲状腺毒症病因常见的有Graves病、毒性腺瘤、毒性多结节性甲状腺肿或甲状腺炎（表63-4，图63-2）。然而，甲状腺毒症也可由过量摄入甲状腺激素引起，异位产生甲状腺激素（如卵巢甲状腺瘤）较为罕见。

1.Graves病（格雷夫斯病）

Graves病是甲状腺毒症最常见的原因，是一种自身免疫病，女性多见，高发年龄为20～40岁。可以表现为以下一项或多项特征：①甲状腺肿；②甲状腺毒症；③眼病的症状轻重不一，包括易流泪、突眼、眼外肌麻痹和视神经损伤所致的视力受损；④甲状腺皮肤病变，常见表现为胫前皮肤非可凹性显著增厚（胫前黏液性水肿）。

表63-3 甲状腺功能亢进症的症状和体征

症状	体征
心悸	心动过速
神经质	心房颤动
气短	脉压增大
怕热	反射活跃
疲乏无力	细颤
食欲亢进	近端肢带肌病
体重下降	结膜水肿
月经稀发	甲状腺杂音（Graves病）

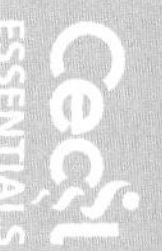

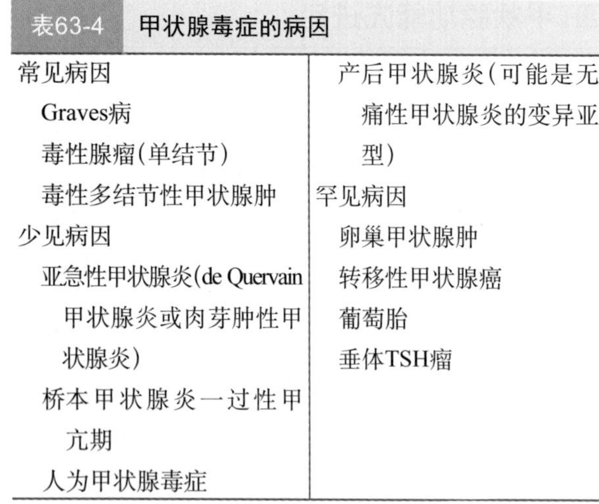

表63-4　甲状腺毒症的病因

常见病因	产后甲状腺炎（可能是无痛性甲状腺炎的变异亚型）
Graves病	罕见病因
毒性腺瘤（单结节）	卵巢甲状腺肿
毒性多结节性甲状腺肿	转移性甲状腺癌
少见病因	葡萄胎
亚急性甲状腺炎（de Quervain甲状腺炎或肉芽肿性甲状腺炎）	垂体TSH瘤
桥本甲状腺炎一过性甲亢期	
人为甲状腺毒症	

注：TSH.促甲状腺激素。

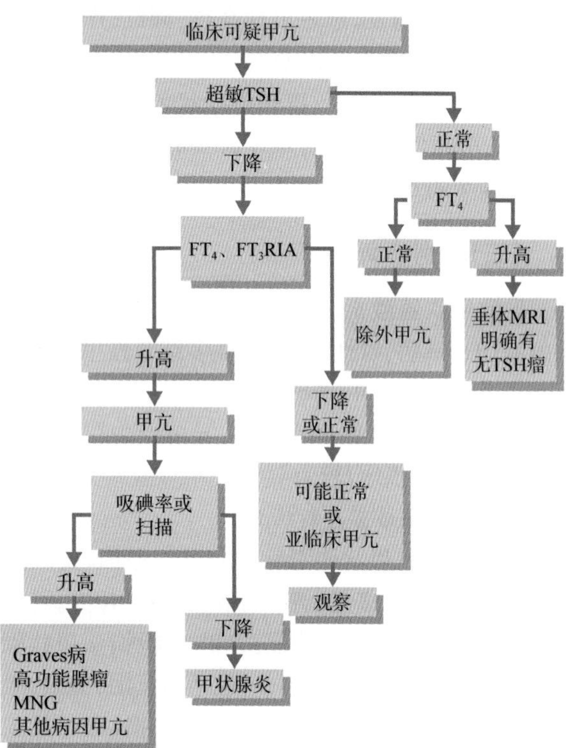

图63-2　甲状腺功能亢进症的鉴别诊断流程。MNG.多结节性甲状腺肿；MRI.磁共振成像；RIA.放射免疫测定；T_3.三碘甲腺原氨酸；T_4.甲状腺素；TSH.促甲状腺激素

（1）发病机制：Graves病的甲状腺毒症是由于生成过量TSH受体抗体引起的。这些刺激甲状腺的免疫球蛋白刺激甲状腺细胞生长，促进甲状腺激素的分泌。眼病的发生是由于淋巴细胞在眼外肌的炎性浸润，伴随黏多糖的沉积所致。眼外肌和甲状腺共有的抗原致敏淋巴细胞引发炎症反应导致Graves病眼病。

（2）临床表现：年轻Graves病患者的典型特征是甲状腺毒症的常见临床表现（表63-3）。此外，患者可以出现弥漫性甲状腺肿或Graves病眼病特征。通常老年患者甲状腺毒症的临床症状不典型，甚至会表现为淡漠型甲亢，起病隐匿，情绪不稳定，体重减轻，肌无力，常规治疗难以控制的充血性心力衰竭和心房颤动。

Graves病相关的眼征也包括任何病因引起的甲亢在眼部的非特异性表现（如甲状腺性凝视）。Graves病眼眶组织特异的炎性浸润导致眶周水肿、结膜充血和肿胀、突眼、眼外肌麻痹或因视神经损伤导致的视力受损。

胫前黏液性水肿（甲状腺皮肤病变）见于2%～3%的Graves病患者，表现为胫骨下端皮肤非可凹性增厚。甲剥离表现为指甲与甲床的分离，也常见于Graves病患者。也可出现甲状腺性杵状指。

（3）诊断：总T_4、T_3或游离T_4、T_3（或两者）升高和TSH下降，再加上甲状腺毒症的临床表现，可以确诊甲状腺功能亢进。甲状腺刺激性免疫球蛋白通常是升高的，其检测在单纯眼病而缺乏其他甲状腺功能亢进临床特征的患者中尤其有价值。^{123}I的摄取率增加可以鉴别Graves病与亚急性甲状腺炎或桥本甲状腺炎的早期阶段，后者在甲状腺功能亢进的同时^{123}I的摄取率下降。无论是否出现眼病的临床症状，眼眶部磁共振成像或超声检查通常显示眼外肌肥大。

（4）治疗：治疗Graves病的甲状腺功能亢进有三种方式，即抗甲状腺药物、放射性碘治疗和手术。

1）抗甲状腺药物：硫脲类药物包括丙硫氧嘧啶、甲巯咪唑和卡比马唑，通过抑制甲状腺过氧化物酶来阻断甲状腺激素的合成。丙硫氧嘧啶还可部分抑制外周组织T_4向T_3的转化。药物治疗通常疗程较长（1～3年），药物剂量逐渐减少，直到出现自发缓解而停药。逐渐减少药物剂量，要同时将T_4和T_3保持在正常范围内。停药后，40%～60%的患者持续缓解。甲亢复发的患者可以继续使用硫脲类药物治疗，或选择手术治疗或放射性碘治疗。硫脲类药物的不良反应包括瘙痒和皮疹（见于5%的患者）、肝转氨酶升高、胆汁淤积性黄疸、急性关节痛，罕见的不良反应有粒细胞缺乏（发生率小于0.5%）。

甲巯咪唑对肝脏的毒性作用低于丙硫氧嘧啶，目前已成为甲状腺功能亢进症的首选治疗药物。必须告知患者，服药过程中一旦出现发热或咽痛，应停止服药并就诊，因为这些症状可能提示粒细胞缺乏症。在症状较重的甲状腺毒症的初始治疗时，β肾上腺素能受体阻断剂有助于缓解心动过速、高血压和心房颤动。随着甲状腺激素水平恢复正常，β受体阻滞剂可以逐渐停用。

2）放射性碘治疗：与手术治疗或抗甲状腺药物相比，放射性碘治疗在花费、疗效、操作的简便性和短期副作用方面，都具有更好的优势；然而，80%～90%的患者在放射性碘治疗后会发生甲状腺功能减退症，需要甲状腺激素终身替代治疗。^{131}I通常用于成人Graves病的治疗。^{131}I禁用于妊娠的妇女，但在^{131}I治疗后受孕的后代不增加出生缺陷的风险。严重甲状腺毒症、巨大甲状腺肿或潜在的心脏病患者在接受放射性碘治疗之前，应该使用抗甲状腺药物治疗使甲状腺功能正常，因为^{131}I治疗可以导致已合成甲状腺激素的释放，这可能诱发心律失常并加重甲状腺毒症的症状。

放射性碘治疗后，甲状腺缩小；患者在6周至3个月的时间内甲状腺功能恢复正常，随后出现甲状腺功能减退。因此应该监测血清游离T_4和TSH水平，一旦发生甲状腺功能减退，开始左甲状腺素替代治疗。甲状腺全切术后发生甲状腺功能减退几乎不可避免，甲状腺次全切除术后或放射性碘治疗后通常会发生甲状腺功能减退，抗甲状腺药物治疗后较少部分患者会发生甲状腺功能减退；因此，所有Graves病患者必须终身监测甲状腺功能。

3）手术治疗：巨大甲状腺肿伴有压迫症状者、多发甲状腺结节者可以选择甲状腺次全切除术或全切术，1年之内有妊娠计划的患者有时也可以选择手术。外科医生必须拥有丰富的甲状腺手术经验。患者在术前要使用6周抗甲状腺药物治疗，以确保手术时甲状腺功能正常。手术前2周，每日口服饱和碘化钾溶液以减少腺体的血供。术后不到2%的患者发生永久性甲状旁腺功能减退症和喉返神经麻痹。

Graves病眼病可以用糖皮质激素治疗，眶部放疗或手术治疗。最近发现硒对Graves病眼病有效。

2.高功能腺瘤

高功能性单结节常常是良性的，常见于老年患者。临床可出现甲状腺毒症的各种症状。体格检查可触及单个突出的结节。实验室检查显示TSH下降和T_3水平显著升高，而T_4只有轻度升高。甲状腺扫描显示热结节，而对侧甲状腺显示部分或完全被抑制。高功能单结节通常可用放射性碘治疗。如果甲状腺扫描显示对侧被抑制，那么放射性碘治疗后甲状腺功能恢复正常，如果甲状腺扫描显示对侧未被抑制，那么治疗后通常会发生甲状腺功能减低。对于较大的结节，可能需要给予抗甲状腺药物治疗，待患者甲状腺功能恢复正常后进行单侧腺叶切除术。

3.毒性多结节性甲状腺肿

毒性多结节性甲状腺肿一般见于患有多结节性甲状腺肿多年的老年人，特别是在碘缺乏地区的患者饮食碘含量增加，或使用含碘的造影剂检查之后出现。常见临床特征有心动过速、心力衰竭和心律失常。体格检查可发现多结节性甲状腺肿。实验室检查可见TSH下降，T_3和T_4升高，甲状腺扫描显示多个高功能结节可以明确诊断。通常选择^{131}I治疗。尤其对甲状腺肿大较轻而放射碘摄取较高的患者疗效好。甲状腺肿大明显时可能需要手术。

4.亚临床甲状腺功能亢进症

亚临床甲状腺功能亢进症的特征是总T_4、T_3或游离T_4、T_3水平正常，TSH下降。病因包括任何形式的甲状腺功能亢进症（如Graves病、毒性腺瘤、毒性多结节性甲状腺肿）的早期阶段。由于这些患者，尤其是老年患者发生心律失常的风险增加，TSH持续降低的患者多数需要使用硫脲类药物治疗或放射性碘治疗。骨密度降低是需要治疗的另一项指征。

5.甲状腺炎

甲状腺炎可分为急性、亚急性或慢性。虽然甲状腺炎可能最终导致临床甲状腺功能减退，但最初的临床表现通常是甲状腺功能亢进，这是由于炎症导致T_4和T_3迅速释放。甲状腺炎引起的甲状腺功能亢进与其他病因的甲状腺功能亢进，通过检测甲状腺摄碘率易于区分，前者摄碘率下降，反映受损的甲状腺细胞产生激素减少。

急性化脓性甲状腺炎较为罕见，常由细菌感染引起。患者表现为高热，皮肤红肿，以及甲状腺触痛；该病可能易与亚急性甲状腺炎混淆。如果血培养为阴性，FNA可以确定病原体。使用强效抗生素治疗，偶尔需要切开引流。

6.亚急性甲状腺炎

亚急性甲状腺炎（也称为de Quervain甲状腺炎或肉芽肿性甲状腺炎）是甲状腺的急性炎症，可能由病毒感染引起，90%的患者可痊愈。亚急性甲状腺炎患者的主要症状是发热和颈前部疼痛。患者可能伴有甲状腺功能亢进的症状和体征。典型体征是甲状腺部位明显触痛。实验室检查结果随疾病病程而变化。病程早期，患者可能出现甲状腺功能亢进症状，伴有血清T_4升高，血清TSH降低，甲状腺扫描放射性

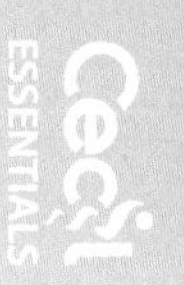

碘摄取减低。随后，甲状腺功能不断变化，从甲状腺功能正常发展到甲状腺功能减退，甲状腺功能还有可能再恢复正常。甲状腺扫描放射性碘摄取增加反映了甲状腺炎症有所恢复。治疗常使用大剂量阿司匹林或其他非甾体抗炎药，但如果疼痛较重伴有高热，可能需要短期使用泼尼松治疗。在甲状腺功能减退期，可以使用左甲状腺素替代治疗。

产后甲状腺炎的临床过程类似于亚急性甲状腺炎。它通常发生在产后的前6个月内，经历甲状腺功能亢进，甲状腺功能减退，然后甲状腺功能正常的三相变化过程，或者可能只发生甲状腺功能减退。部分患者伴有潜在的慢性甲状腺炎。

7.慢性甲状腺炎

慢性甲状腺炎（桥本甲状腺炎或淋巴细胞性甲状腺炎）由于淋巴细胞浸润导致正常甲状腺结构被破坏，引起甲状腺功能减退和甲状腺肿。Riedel甲状腺肿可能是桥本甲状腺炎的一种变异亚型；其特点是甲状腺广泛纤维化导致质地极硬的甲状腺肿块。桥本甲状腺炎在女性更常见，是美国甲状腺肿和甲状腺功能减退症的最常见病因。少数情况下，桥本甲状腺炎的患者发生一过性甲状腺功能亢进伴有放射性碘摄取减低，这是由于T_4和T_3释放入血循环所致。慢性甲状腺炎与亚急性甲状腺炎的鉴别点为前者甲状腺无触痛，而且抗甲状腺抗体滴度较高。TPO抗体通常较早出现，并且持续存在多年。Tg抗体阳性并不能反映桥本甲状腺炎，不能提供比TPO 抗体更多的信息。血清T_3和T_4水平可以正常或减低；若减低则TSH升高。甲状腺FNA镜下可见淋巴细胞和Hürthle细胞（增大的嗜碱性滤泡细胞）（原文有误，应为嗜酸性滤泡细胞，译者注）。甲状腺功能减退和甲状腺明显增大（甲状腺肿）是左甲状腺素治疗的指征。给予足够剂量的左甲状腺素以使TSH水平恢复正常并使肿大的甲状腺回缩。

8.人为甲状腺毒症

人为甲状腺毒症的患者常因试图减肥而摄入过量的甲状腺素，可出现甲状腺毒症的典型临床特征。血清T_3和T_4水平升高，TSH下降，血清甲状腺球蛋白浓度也下降。放射性碘摄取低至测不出。患者可能需要心理治疗。

卵巢甲状腺肿见于卵巢畸胎瘤，其含有分泌甲状腺激素的甲状腺组织。全身扫描发现盆腔存在放射性碘的摄取而明确诊断。

葡萄胎是由于妊娠期绒毛膜滋养层细胞的增殖和肿胀而引起的，产生过量的绒毛膜促性腺激素，后者具有内在的TSH样活性。对葡萄胎进行手术和药物治疗后，甲状腺功能亢进可缓解。

五、甲状腺功能减退症

甲状腺功能减退症是由于甲状腺激素缺乏引起的一组临床综合征。对婴幼儿，甲状腺功能减退引起生长发育迟缓，并可能导致永久性运动和智力障碍。甲状腺功能减退症的先天性病因包括先天性甲状腺缺如（甲状腺组织完全缺失）、甲状腺发育不全（异位甲状腺或舌甲状腺）、甲状腺发育不良、甲状腺激素合成障碍和先天性垂体疾病。成年起病的甲状腺功能减退导致代谢率减慢，通过治疗可以逆转。原发性甲状腺功能减退（甲状腺衰竭）多见，也可能是继发性（下丘脑或垂体激素缺乏）的，较为罕见的是由于甲状腺激素受体抵抗所致（表63-5）。

自身免疫性甲状腺炎（桥本甲状腺炎）是成人甲状腺功能减退症最常见的原因。该病可以单独发生，或者是多腺体自身免疫综合征Ⅱ型（Schmidt综合征）的一个组分，该综合征还包括胰岛素依赖性糖尿病、肾上腺皮质功能减退症、恶性贫血、白癜风、性腺功能减退症、垂体炎、乳糜泻、重症肌无力和原发性胆汁性肝硬化。甲状腺功能减退的医源性病因包括^{131}I治疗、甲状腺切除术和锂剂或胺碘酮治疗后。碘缺乏或碘过量也可引起甲状腺功能减退症。

（一）临床表现

甲状腺功能减退症的临床表现（表63-6）与起病的年龄和甲状腺激素缺乏的严重程度有关。先天性甲状腺功能减退症（也称为克汀病）的婴儿可能表现为喂养困难，肌张力减退，活动减少，后囟未闭，颜面部和双手水肿。如果未得到及时治疗，则会出现智力发育迟缓，身材矮小和青春期延迟。

成人甲状腺功能减退症通常起病隐匿。患者可在明确诊断前数年即出现易疲劳、嗜睡和体重逐渐增加。深腱反射松弛相延迟（hung-up反射）是重度甲状腺功能减退症有价值的特征性临床体征。黏多糖结合水沉积到皮下引起水肿；也称为黏液性水肿，是引起重度甲状腺功能减退症患者皮肤粗厚和水肿的原因。

严重甲状腺功能减退症如果未得到及时治疗可

表63-5 甲状腺功能减退症的病因

原发甲状腺功能减退症
自身免疫性
桥本甲状腺炎
多腺体自身免疫综合征Ⅱ型的组分
医源性
^{131}I治疗
甲状腺切除术
药物诱导
碘缺乏
碘过量
锂剂
胺碘酮
抗甲状腺药物
先天性
甲状腺缺如
甲状腺发育不全
甲状腺发育不良
甲状腺激素生物合成缺陷
继发性甲状腺功能减退症
下丘脑功能障碍
肿瘤
结核
结节病
朗格汉斯细胞组织细胞增多症
血色病
放射治疗
垂体功能障碍
肿瘤
垂体手术
产后垂体坏死
特发性垂体功能减退
糖皮质激素分泌过多(库欣综合征)
垂体放射治疗

表63-6 甲状腺功能减退的临床特征

儿童	成人
学习障碍	体重增加
智力发育迟缓	便秘
身材矮小	月经不规则
骨龄延迟	皮肤粗糙，干冷
青春期发育延迟	眶周和外周水肿
成人	反射延迟
疲劳	心动过缓
怕冷	关节痛，肌痛

导致黏液性水肿昏迷，其特征为低体温、极度虚弱、昏睡、通气不足、低血糖和低钠血症，常由于寒冷、感染或服用精神病治疗药物而诱发。

(二)诊断

原发性甲状腺功能减退症患者的实验室异常包括血清TSH水平升高和总T_4、游离T_4水平减低。下丘脑或垂体功能紊乱时清晨血清TSH水平减低或正常低值是继发性甲状腺功能减退的特征。而血清总T_4和游离T_4通常处于正常下限水平。

甲状腺功能减退症通常伴有高胆固醇血症和肌酸磷酸激酶(MM型，代表骨骼肌来源)水平升高。贫血通常是正细胞正色素性贫血，也可能是巨细胞性贫血(伴有恶性贫血引起的维生素B_{12}缺乏)或小细胞性贫血(由营养缺乏或女性月经失血引起)。由于桥本甲状腺炎(成人甲状腺功能减退症的主要原因)TPO 抗体阳性常见，其检测有助于决定亚临床甲状腺功能减退症的患者是否适合左甲状腺素治疗(稍后讨论)。

(三)鉴别诊断

甲状腺功能减退症早期症状轻微，因此对于表现一种或多种体征和症状的患者保持高度警惕性才能使患者得到早期诊断(见表63-6)。易被忽视的早期症状包括月经紊乱(通常是月经过多)、关节痛和肌痛。

一些情况使得实验室诊断较为复杂，如总T_4水平减低而甲状腺功能正常的情况，见于血TBG水平减低，如肾病综合征、肝硬化或TBG缺乏。在这些情况下TSH和游离T_4水平是正常的。总T_4水平减低也可见于非甲状腺疾病综合征(正常甲状腺功能病态综合征)，多发生于严重疾病患者。这样的患者总T_4水平减低，有时甚至游离T_4水平也减低，而血清TSH水平往往正常，也可以轻度升高。这种综合征与原发性甲状腺功能减退症的鉴别点为无甲状腺肿大，抗甲状腺抗体阴性，血清反T_3水平升高，以及伴有相应疾病的临床表现。甲状腺激素水平随着原发疾病的缓解而恢复正常，患者不需要左甲状腺素治疗。

(四)治疗

甲状腺功能减退症的起始治疗应该使用合成的左甲状腺素。使用左甲状腺素可以使生物活性的T_3和T_4处于生理水平。左甲状腺素的半衰期为8d；因此只需要每天给药一次。成年人左甲状腺素的平均替代剂量为75～150μg/d。健康成人合适的起始剂量为1.6μg/(kg·d)。对于一些老年患者和心脏病患者，左甲状腺素剂量应逐渐增加，从25μg/d开始，每2周增加剂量25μg；然而，以全量开始治疗在多数患者中也是安全的。临床上应监测左甲状腺素的治疗反应，并在剂量调整后6周检测血清TSH水平。TSH水平维持在0.5～2mU/L最佳。对于继发性甲状腺功能减退症（垂体或下丘脑功能减退）患者，检测TSH无助于指导治疗，应该调整左甲状腺素剂量直到游离T_4达到正常范围中间值。

最近研究发现，部分甲状腺功能减退症患者在左甲状腺素治疗后尽管TSH恢复正常，但甲状腺功能减退的症状仍持续存在。此外，一项大型研究发现，超过20%使用左甲状腺素替代治疗的甲状腺缺如患者，尽管TSH水平正常，但游离T_3或游离T_4不能维持在正常范围内。这反映了通过外周组织的脱碘还不足以代偿T_3分泌的缺乏。由于这些研究结果，对于那些对左甲状腺素替代治疗临床反应不充分的甲状腺功能减退症患者，联合左甲状腺素和T_3或含有左甲状腺素和T_3的甲状腺干制剂的治疗方式引起新的关注（也存在众多争议）。

黏液水肿昏迷患者的治疗，首先给予负荷剂量左甲状腺素500～800μg静脉注射，然后给予左甲状腺素100μg/d，氢化可的松（静脉注射，100mg，每日3次）和静脉补液。自身免疫病的患者类固醇激素应先于甲状腺激素使用。同时纠正相应的诱发因素。有时还需要辅助呼吸，使用保暖毯子治疗低体温。尽管接受了恰当的治疗，黏液水肿昏迷死亡率仍较高。很多患者在1～3d内情况得到改善。

（五）亚临床甲状腺功能减退症

亚临床甲状腺功能减退症的特征为T_4和T_3水平正常或正常低值，TSH轻度升高。部分患者会进展为临床甲状腺功能减退症。关于何时开始治疗TSH水平轻度升高的患者一直存有争议。通常建议，如果患者两次化验TSH水平均大于5mU/L，并且TPO抗体阳性或伴有甲状腺肿的情况下应该使用左甲状腺素治疗。如果患者没有明显的甲状腺肿大并且抗TPO抗体阴性，多数专家建议，只有在两次化验TSH水平均大于10mU/L时才应给予左甲状腺素治疗。另一些专家建议，如果TPO抗体阳性，可以在TSH水平更低的情况下开始治疗。

六、甲状腺肿

甲状腺肿即甲状腺肿大。甲状腺肿的患者甲状腺功能可以正常（即单纯甲状腺肿），可以为甲状腺功能亢进（即毒性结节性甲状腺肿或Graves病），也可以为甲状腺功能减退（非毒性甲状腺肿或桥本甲状腺炎）。甲状腺肿（常为局灶性肿大）的病因也可能是甲状腺腺瘤或甲状腺癌。非毒性甲状腺肿由于甲状腺激素合成不足导致TSH水平升高从而进一步刺激甲状腺肿。碘缺乏（地方性甲状腺肿）曾经是非毒性甲状腺肿最常见的原因。由于加碘盐的广泛应用，地方性甲状腺肿在北美较为少见。

致甲状腺肿物质可以引起甲状腺肿，碘和锂剂是导致甲状腺肿的两种常见化学物质或药物。葡糖硫苷是天然的致甲状腺肿物质，一些蔬菜如卷心菜、西兰花、球芽甘蓝、芜菁、花椰菜、甘蓝和其他绿叶蔬菜可以含有此类物质。其他含有致甲状腺肿物质的食品有大豆和大豆制品、花生、菠菜、红薯和一些水果（如草莓、梨和桃）。甲状腺激素生物合成缺陷可导致甲状腺肿并伴有甲状腺功能减退（或者为代偿状态的甲状腺功能正常）。

通过仔细的甲状腺检查及甲状腺激素化验往往可以揭示甲状腺肿的病因。甲状腺对称性肿大，质地光滑，常伴有血管杂音和甲状腺功能亢进提示为Graves病。结节样甲状腺伴有甲状腺功能减退和抗甲状腺抗体阳性则提示桥本甲状腺炎。甲状腺弥漫性肿大，质地光滑伴有甲状腺功能减退和抗甲状腺抗体阴性，可能提示碘缺乏病或甲状腺激素生物合成缺陷。巨大甲状腺肿可以向胸骨下延伸，引起吞咽困难、呼吸窘迫或声音嘶哑。超声检查或放射性碘扫描可以了解甲状腺的形态结构，检测TSH水平可以明确甲状腺的功能状态。

伴有甲状腺功能减退的甲状腺肿可以使用甲状腺激素治疗，剂量以TSH达到正常为目标。以往甲状腺功能正常的甲状腺肿也可使用左甲状腺素治疗；然而，左甲状腺素治疗引起甲状腺肿回缩效果不佳，因此不再推荐。手术仅适用于非毒性甲状腺肿并伴有压迫症状或巨大胸骨后甲状腺肿。

七、单发甲状腺结节

甲状腺结节是常见疾病。人群中约有4%存在临床明显的甲状腺结节，尸解的数据显示，约50%存在甲状腺结节。常见的良性甲状腺结节有滤泡性腺瘤、胶性结节、良性囊肿或结节样甲状腺炎。临床检查提示患者可能只有一个明显的结节，但甲状腺超声检查可能显示结节为多个。虽然大多数结节是良性的，但有小部分结节是恶性的。幸运的是，大多数甲状腺癌是低度恶性肿瘤。询问病史、体格检查和实验室检查有助于区分良性和恶性病变（见表63-2）。例如，淋巴结受累或声音嘶哑强烈提示恶性肿瘤。

甲状腺癌的主要致病因子是儿童或青少年时期头颈部辐射暴露。以往放射线用于治疗胸腺肿大、扁桃体疾病、血管瘤或痤疮。核电站事故（如乌克兰切尔诺贝利核电站）引发的环境辐射暴露导致甲状腺癌的发病率增加。具有辐射暴露史的患者应该接受基线甲状腺超声检查，并且每1～2年对甲状腺进行仔细触诊。

显性结节（结节直径为1～1.5cm或以上）或具有可疑恶性超声特征的结节应当进行FNA检查，FNA是一项安全的检查方法，能够减少不必要的甲状腺手术。细胞学专家可以鉴别出大多数良性病变（占所有活检的75%）。此外，如乳头状癌、未分化癌和髓样癌等恶性病变（占活检的5%）也能明确诊断。然而，滤泡性肿瘤不能通过FNA来区分良恶性；细胞学报告为滤泡性肿瘤，以及“可疑”细胞学，需要手术切除。目前可以对FNA标本进行分子检测，以帮助确定滤泡性病变是否具有恶性肿瘤的分子特征，是否需要手术切除。对于滤泡性病变伴有TSH水平降低的患者，应进行甲状腺扫描，因为热结节很少是恶性的。

虽然过去曾对良性甲状腺结节使用左甲状腺素抑制治疗，但目前不再推荐使用，因为左甲状腺素治疗引起甲状腺结节明显回缩并不常见。

八、甲状腺癌

甲状腺癌的分类和特征见表63-7。乳头状癌常伴有局部浸润和淋巴结转移。预后不良的指征包括甲状腺包膜侵犯，肿瘤直径大于2.5cm，发病年龄大于45岁，高柱状细胞亚型或Hürthle细胞亚型，以及淋巴结受累。滤泡癌比乳头状癌侵袭性更强，可侵犯局部淋巴结或通过血行远处转移到骨、脑或肺。多数肿瘤同时显示乳头状和滤泡样细胞类型。患者可能在诊断原发甲状腺病变之前首先发现转移性病变。未分化癌多见于老年患者，侵袭性极强，迅速引起疼痛、吞咽困难和声音嘶哑。

甲状腺髓样癌起源于分泌降钙素的滤泡旁细胞，比乳头状癌或滤泡癌恶性度更高，可以多灶，既有局部侵犯，又有远隔转移，可以是散发性或家族性。家族性甲状腺髓样癌为常染色体显性遗传，并且是多内分泌腺瘤病ⅡA型（甲状腺髓样癌、嗜铬细胞瘤和甲状旁腺功能亢进症）或多内分泌腺瘤病ⅡB型（甲状腺髓样癌、黏膜神经瘤、肠道神经节瘤、马方样体形和嗜铬细胞瘤）的组分。基础血清降钙素水平升高能够明确诊断。甲状腺髓样癌患者应该进行RET原癌基因突变的检查；如果存在突变，应该检查所有一级亲属。

治疗：对单个的乳头状微小癌可以进行腺叶切除术。然而，较大的乳头状癌和大多数滤泡癌需要进行甲状腺全切术，同时进行中央组淋巴结清扫，如果发现颈部侧方淋巴结转移的证据，则应进行改良的颈淋巴结清扫术。手术后，对于癌灶较小的低危患者，使用左甲状腺素将TSH水平保持在正常低值或轻度受抑的范围内，并且定期监测血清甲状腺球蛋白水平并进行颈部超声检查。对于癌灶较大，具有肿瘤复发高风险的患者应该使用放射性碘治疗。然后使用足量的左甲状腺素将血清TSH水平抑制至低于正常。密切监测临床、颈部超声检查，同时检测血清甲状腺球蛋白水平。

如果颈部超声检查阴性并且重组人TSH刺激后血清甲状腺球蛋白受抑制，则提示甲状腺癌患者无肿瘤残存。TSH刺激（增加甲状腺组织对^{131}I摄取）的

表63-7 甲状腺癌的临床特征

分型	比例(%)	起病年龄(岁)	治疗	预后
乳头状癌	80	40～80	甲状腺手术，继之放射碘治疗	好
滤泡癌	15	45～80	甲状腺手术，继之放射碘治疗	一般或好
髓样癌	3	20～50	甲状腺手术，同时中央组颈淋巴结清扫	一般
未分化癌	1	50～80	峡部切除+姑息性X线放射治疗	差
淋巴瘤	1	25～70	X线放射治疗或化疗，或两者联合	一般

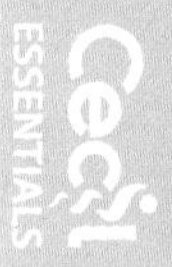

^{131}I全身扫描可以评估肿瘤的复发和转移。停用甲状腺激素替代治疗6周，或者在患者继续甲状腺激素替代治疗的同时使用重组人TSH都可以升高TSH水平。后者可避免出现甲状腺功能减退症状。血清甲状腺球蛋白水平升高提示甲状腺癌的复发。全身^{131}I扫描显示能够摄取^{131}I的局灶或转移性病变，可以在患者停止甲状腺激素替代后，使用放射性碘治疗，而不摄取^{131}I的病变可以手术切除或局部X线放射治疗。常规化疗在分化型甲状腺癌的治疗中效果不佳，但是较新的针对肿瘤分子发病机制的靶向生物制剂可能有应用前景。

甲状腺髓样癌的治疗需要进行甲状腺全切术外加上颈部中央组淋巴结清扫术。检测血清降钙素的水平可以确定手术是否已彻底切除肿瘤，以及肿瘤是否复发。

未分化癌的治疗仅切除峡部来确定诊断，并防止气管受压，然后进行姑息性X线放射治疗。甲状腺淋巴瘤也可用X线放射治疗或化疗，或两者联合治疗。

分化良好的甲状腺癌预后良好。诊断时的年龄和性别是患者最重要的预后因素。年龄大于40岁的男性和50岁以上的女性比年轻的患者具有更高的复发率和死亡率。侵袭性甲状腺髓样癌的5年存活率为50%，而未分化癌的平均存活时间为6个月。

关于该主题的深入讨论，请参阅《西氏内科学》（第25版）第226章“甲状腺”。

推荐阅读

Abraham P, Avenell A, McGeoch SC, et al: Antithyroid drug regimen for treating Graves' hyperthyroidism, Cochrane Database Syst Rev CD003420, 2010.

Alexander EK, Kennedy GC, Baloch ZW, et al: Preoperative diagnosis of benign thyroid nodules with indeterminate cytology, N Engl J Med 367:705–715, 2012.

Cooper DS, Doherty GM, Haugen BR, et al: Revised American Thyroid Association management guidelines for patients with thyroid nodules and differentiated thyroid cancer, Thyroid 19:1167–1214, 2009.

Franklyn JA: The thyroid—too much and too little across the ages: the consequences of subclinical thyroid dysfunction, Clin Endocrinol (Oxf) 78:1–8, 2013.

Gharib H, Papini E, Paschke R, et al: American Association of Clinical Endocrinologists, Associazione Medici Endocrinologi, and European Thyroid Association Medical guidelines for clinical practice for the diagnosis and management of thyroid nodules: executive summary of recommendations, Endocr Pract 16:468–475, 2010.

Gullo D, Latina A, Frasca F, et al: Levothyroxine monotherapy cannot guarantee euthyroidism in all athyreotic patients, PLoS ONE 6:e22552, 2011.

Wiersinga WM: Do we need still more trials on T4 and T3 combination therapy in hypothyroidism?, Eur J Endocrinol 161:955–959, 2009.

第64章

肾上腺

著　者　Theodore C. Friedman
译　者　王　瑶　审校者　杨文英　张　波

一、生理学

肾上腺(图64-1)位于两侧肾脏上极，由皮质和髓质两部分构成。肾上腺皮质有三个解剖区：外层球状带，分泌盐皮质激素醛固酮；中间束状带，分泌皮质醇；内层网状带，分泌雄激素。肾上腺髓质位于肾上腺的中心，功能上与交感神经系统有关，应激时分泌儿茶酚胺肾上腺素和去甲肾上腺素。

所有类固醇激素的合成均始于胆固醇并由一系列酶促反应催化调节(图64-2)。糖皮质激素影响新陈代谢、心血管功能、行为、炎症和免疫反应(表64-1)。皮质醇是人类天然糖皮质激素，由肾上腺分泌，受促肾上腺皮质激素(ACTH)调节。ACTH是39个氨基酸的神经肽，受下丘脑的促肾上腺皮质激素释放激素(CRH)和血管加压素(AVP)调节(第62章)。糖皮质激素又负反馈调节CRH和ACTH的分泌。下丘脑-垂体-肾上腺轴(HPA)(图64-3)与生殖、生长和甲状腺轴在多水平上交互影响，并由糖皮质激素在各水平上起主要参与作用。

肾素-血管紧张素-醛固酮系统(图64-4)主要调节醛固酮分泌。当循环血量减少和(或)肾灌注压力下降时，肾小球旁细胞分泌肾素。肾素为限速酶，使由肝脏合成的60kDa血管紧张素原分子裂解产生有生物活性的十肽血管紧张素Ⅰ。血管紧张素Ⅰ又被肺和其他组织中的血管紧张素转换酶迅速转化为八肽血管紧张素Ⅱ。血管紧张素Ⅱ是一个强血管加压素；它刺激醛固酮产生但并不刺激皮质醇产生。血管紧张素Ⅱ是醛固酮分泌的主要调节物质，但血钾浓度、血浆容量、ACTH水平也影响醛固酮分泌。ACTH也介导醛固酮的生理节律，因此，醛固酮的血

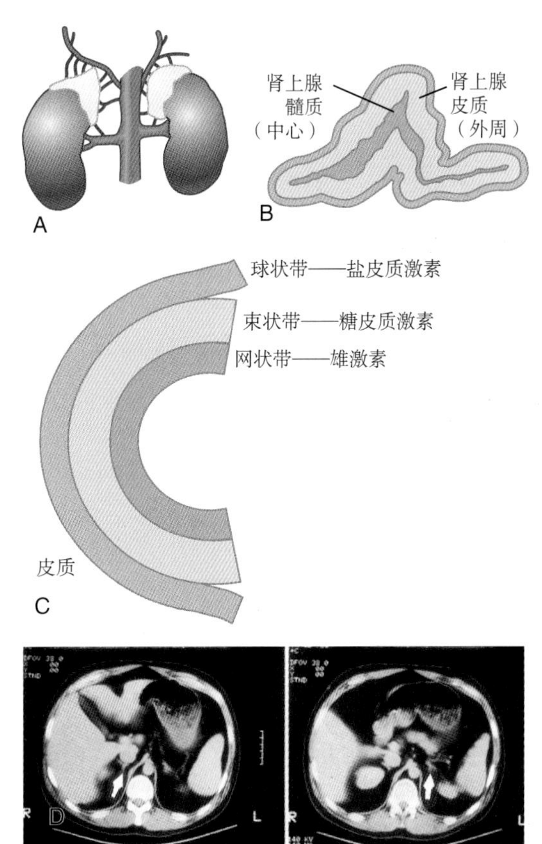

图64-1　A.肾上腺的解剖位置；B.肾上腺皮质和髓质分布；C.肾上腺皮质的区带；D.腹部的磁共振图像显示的正常肾上腺位置和相对大小(箭头)(D引自Nieman LK: Adrenal cortext. In Goldman L, Schafer AI, editors: Cecil-Goldman medicine, ed 24, Philadelphia, 2012, Saunders, Figure 234-1.)

浆浓度在早晨最高。醛固酮与Ⅰ型盐皮质激素受体结合。而皮质醇既可结合Ⅰ型盐皮质激素受体也可结合Ⅱ型糖皮质激素受体。胞内酶11β-羟胆固醇脱氢酶(11β-HSD)Ⅱ型，可将皮质醇转化为无活性的

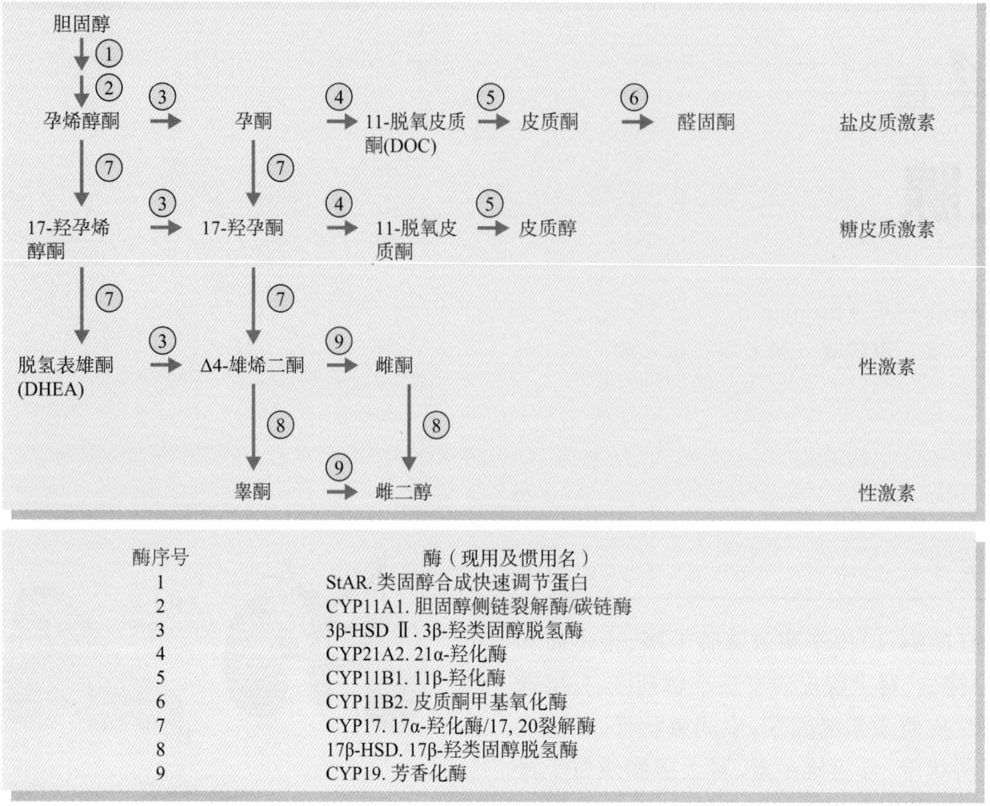

图64-2　类固醇生物合成途径

表64-1　糖皮质激素的作用
代谢稳态平衡
调节血糖水平(对糖异生的允许作用)
增加糖原合成
提高胰岛素水平(对脂解激素的允许作用)
增加分解代谢,减低合成代谢(脂肪除外),抑制生长激素轴
抑制生殖轴
刺激盐皮质激素受体(皮质醇)
结缔组织
导致胶原蛋白和结缔组织流失
钙稳态
刺激破骨细胞,抑制成骨细胞
减少肠钙的吸收,刺激甲状旁腺素释放,增加尿钙排泄,减少磷的重吸收
心血管功能
增加心排血量
增加血管张力(对升压激素的允许作用)
增加钠潴留
行为和认知功能
日间疲劳
夜间觉醒
短时记忆下降
认知下降
欣快或抑郁
免疫系统
增加血管内白细胞浓度
减少炎性细胞向损伤部位移动
抑制免疫系统(胸腺溶解;抑制细胞因子、前列腺素、激肽、血清素、组胺、胶原酶和纤溶酶原激活物)

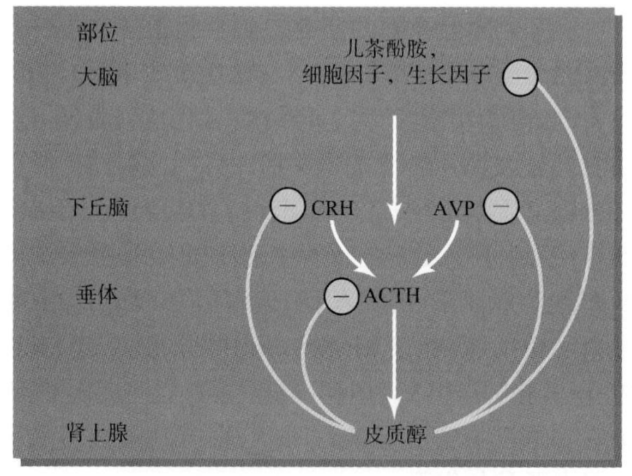

图64-3　大脑下丘脑-垂体-肾上腺轴。负号表示负反馈。ACTH.促肾上腺皮质激素；AVP.精氨酸加压素；CRH.促肾上腺皮质激素释放激素

皮质酮,在功能上限制了皮质醇与Ⅰ型受体的结合。皮质醇与糖皮质激素受体的结合由Ⅰ型11β-HSD调节,通过皮质醇和皮质酮的互相转化来实现。醛固酮与胞质盐皮质激素受体结合引起肾小管回吸收钠(Na^+)并分泌钾(K^+)和氢(H^+)。血浆Na^+上升和K^+下降又反馈抑制肾素,进一步抑制醛固酮分泌。

肾上腺雄激素前体包括脱氢表雄酮(DHEA)及

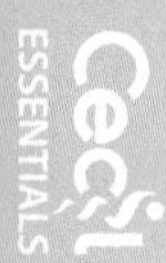

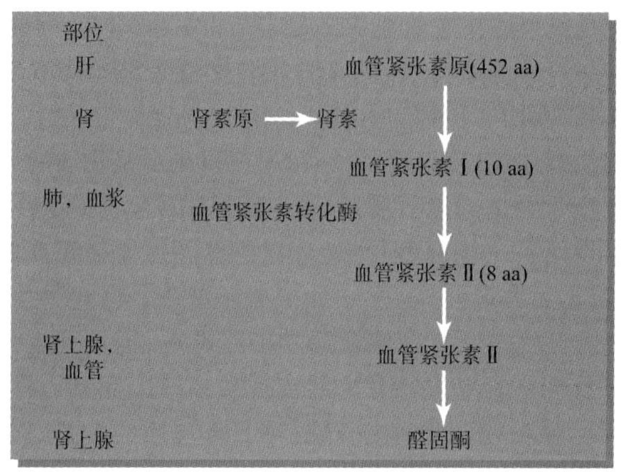

图64-4　肾素-血管紧张素-醛固酮系统。aa.氨基酸

其硫酸盐和雄烯二酮。它们由网状带合成，受ACTH和其他肾上腺雄激素刺激因子调节。虽然它们仅有很低的内源雄激素活性，但在外周可转换为睾酮和双氢睾酮而参与雄激素的产生。在男性，过量的肾上腺雄激素水平没有临床不良后果，但在女性可导致痤疮、多毛症和女性男性化。由于雄激素和雌激素也在性腺合成，去甲肾上腺素也可由交感神经节分泌，所以肾上腺雄激素和儿茶酚胺不足不易在临床上识别。

二、肾上腺皮质功能减退综合征

(一)肾上腺皮质功能减退症

糖皮质激素不足可以是原发性或继发性的，原发性由肾上腺皮质的破坏或功能障碍造成，继发性由ACTH分泌不足造成(表64-2)。肾上腺自身免疫性破坏(艾迪生病)是工业化社会中最常见的原发性肾上腺功能减退症的原因，约占全部病例的65%。通常，在这种情况下糖皮质激素和盐皮质激素分泌都减少，如果不及时治疗，可能致命。孤立的糖皮质激素或盐皮质激素缺乏也可能发生，且越来越多的证据显示，轻微的肾上腺皮质功能减退症(类似于亚临床甲状腺功能减退症，在63章讨论)也应诊断，在某些情况下应予以治疗。肾上腺髓质功能通常是储备充足的。约70%艾迪生病患者存在抗肾上腺抗体。

结核曾经是肾上腺皮质功能减退症的最常见原因。然而，自20世纪60年代以来在工业化国家发病率下降，现在只占肾上腺功能减退症患者的15%～20%；这些患者中50%可以观察到肾上腺钙化。罕见的肾上腺皮质功能减退症的原因在表64-2

表64-2　肾上腺皮质功能减退综合征

原发性肾上腺疾病
糖皮质激素和盐皮质激素联合缺陷
　自身免疫性
　　孤立的自身免疫病(艾迪生病)
　　自身免疫性多内分泌腺综合征Ⅰ型
　　自身免疫性多内分泌腺综合征Ⅱ型
　感染性
　　结核
　　真菌
　　巨细胞病毒
　　人类免疫缺陷病毒
　血管性
　　双侧肾上腺出血
　　败血症
　　凝血障碍
　　血栓，栓子
　　肾上腺梗死
　浸润性
　　转移癌或淋巴瘤
　　结节病
　　淀粉样变性
　　血色病
　先天性
　　先天性肾上腺皮质增生症
　　21-羟化酶缺乏症
　　3β-脱氢酶缺乏症
　　20，22-碳链酶缺乏症
　　肾上腺ACTH不敏感
　　先天性肾上腺发育不全
　　肾上腺脑白质营养不良症
　　肾上腺髓质神经病
　医源性
　　双侧肾上腺切除
　　药物：甲吡酮、氨鲁米特、曲洛斯坦、酮康唑、米托坦(o,p'-DDD)、米非司酮、帕瑞泰
盐皮质激素缺陷不合并糖皮质激素缺陷
　皮质酮甲基氧化酶缺乏
　孤立的球状带缺乏
　肝素治疗
　危重病
　血管紧张素转化酶抑制剂
继发性肾上腺疾病
继发性肾上腺功能不全
　下丘脑-垂体功能障碍
　外源性糖皮质激素
　ACTH肿瘤切除后
低肾素性低醛固酮
　糖尿病肾病
　肾小管间质疾病
　尿路梗阻
　自主神经病变
　非甾体抗炎药
　β肾上腺素能药物

注：ACTH.促肾上腺皮质激素；o,p'-DDD.o,p'-dichlorodiphenyldichloroethane(mitotane)，二氯二苯二氯乙烷(米托坦)。

中列出。许多人类免疫缺陷病毒（HIV）感染者肾上腺储备功能不足，但没有显著的肾上腺功能减退症表现。

艾迪生病可能是自身免疫性多内分泌腺综合征的一部分，有两个不同的类型。Ⅰ型自身免疫多内分泌腺综合征，以甲状旁腺功能减退症、肾上腺皮质功能减退症和皮肤黏膜念珠菌病三联征为特点，通常童年即有临床表现。其他不常见的表现包括甲状腺功能减退症、性腺功能减退症、胃肠吸收不良、胰岛素依赖型糖尿病、斑秃或全秃、恶性贫血、白癜风、慢性活动性肝炎、角膜病、牙釉质和指甲发育不全、垂体炎、无脾症、胆石症。Ⅱ型自身免疫多内分泌腺综合征，又称Schmidt综合征，特征是艾迪生病、自身免疫性甲状腺疾病（Graves病或桥本甲状腺炎）和胰岛素依赖型糖尿病。其他相关疾病包括恶性贫血、白癜风、性腺功能不全、垂体炎、乳糜泻、重症肌无力、原发性胆汁性肝硬化、干燥综合征、红斑狼疮、帕金森病。这型综合征通常在成年发病。

常见的肾上腺皮质功能减退症的表现有厌食、体重下降、进行性加重的疲劳，偶尔呕吐、腹泻和嗜盐。还可能出现肌肉和关节疼痛、腹痛、体位性头晕。色素沉着（最初多见于伸侧皮肤、掌纹和颊黏膜）常继发于垂体产生ACTH和其他相关肽增多。实验室异常可能包括低钠血症、高钾血症、轻度代谢性酸中毒、氮质血症、高钙血症、贫血、淋巴细胞增多、嗜酸性粒细胞增多。特别是在儿童中，低血糖也可出现。

急性肾上腺皮质功能减退症是一个医学急症，等待实验室结果时治疗不应延迟。危重患者伴有低容量时，应该抽取血浆皮质醇、ACTH、醛固酮和肾素样本，然后应用氢化可的松治疗（100mg静脉注射）并开始盐水输注。败血症引起的肾上腺皮质功能减退症的确定：基础皮质醇水平低于10μg/dl或用0.25mg ACTH 1-24（二十四肽促皮质素）后皮质醇的增幅小于9μg/dl。疾病严重时，白蛋白和皮质醇结合球蛋白（CBG）降低，导致总皮质醇水平降低但游离皮质醇不降低；因此，此时总皮质醇水平低可能并不能诊断肾上腺功能减退症。

对有长期症状提示肾上腺皮质功能减退症的患者，应进行早晨基础血浆皮质醇测定或1h促皮质素（二十四肽促皮质素）试验，或两者都做。后者是给予0.25mg ACTH 1-24（二十四肽促皮质素）静脉或肌内注射，测定0、30和60min血浆皮质醇。正常的反应是整个试验每个时点血浆皮质醇浓度高于20μg/dl。如患者早晨基础血浆皮质醇浓度低于5μg/dl和刺激后皮质醇浓度低于18μg/dl，很可能存在肾上腺功能减退症，应该接受治疗。早晨基础血浆皮质醇浓度10～18μg/dl结合刺激后皮质醇浓度低于18μg/dl常提示肾上腺储备受损，应激条件下需要补充皮质醇（稍后讨论）。

一旦诊断肾上腺皮质功能减退症，需要确定是原发性还是继发性肾上腺皮质功能减退症。继发性肾上腺功能减退症由刺激肾上腺皮质的ACTH分泌不足引起（见第62章）。不存在过度色素沉着。此外，由于盐皮质激素水平是正常的，在继发性肾上腺功能减退症患者中没有嗜盐的症状，实验室异常中可能观察到低钠血症，但不存在高钾血症和代谢性酸中毒。还可出现甲状腺功能减退症，性腺功能减退症，生长激素缺乏的症状。为区分原发性和继发性肾上腺皮质功能减退症，应测定早晨基础血浆ACTH水平，以及立位（直立至少2h）血清醛固酮水平与血浆肾素活性（PRA）。血浆ACTH值大于20pg/ml（正常值为5～30pg/ml）符合原发性肾上腺皮质功能减退症，而低于20pg/ml可能代表继发性肾上腺皮质功能减退症。醛固酮水平降低同时立位PRA大于3ng/（ml·h）符合原发性肾上腺皮质功能减退症，而PRA水平低于3ng/（ml·h）多代表继发性肾上腺皮质功能减退症。1h促皮质素试验在原发性和继发性肾上腺皮质功能减退症都是受抑制的。

继发性肾上腺皮质功能减退症通常发生在停用糖皮质激素治疗后。如果可行，应用隔日糖皮质激素疗法比每日糖皮质激素疗法对HPA轴抑制轻。HPA轴的完全恢复可能需要1年或更长时间，限速步骤在于CRH神经元的恢复。

在应激时，皮质醇分泌会增加。因此，一些学者提出的肾上腺疲劳的概念，生物学上无法证实。

急性肾上腺皮质功能减退症平稳后，艾迪生病的患者需要终身糖皮质激素和盐皮质激素替代治疗。许多患者存在糖皮质激素过度治疗而盐皮质激素治疗不足的问题。由于糖皮质激素过度治疗导致有害的体重增加和骨质疏松症，推荐应用可耐受的最小剂量皮质醇，没有糖皮质激素不足的症状（通常为关节疼痛、腹痛或腹泻）即可。推荐初始方案为氢化可的松15～20mg（清晨）+5mg（下午3时）模仿生理剂量；偶尔需要第三次剂量。糖皮质激素替代量在大多数患者中基本一致，而盐皮质激素替代量差别很大。合成盐皮质激素初始剂量为氟氢可的松100μg/d(常分次服用)，调整剂量使立位PRA为1～3ng/(ml·h)。轻度疾病引起的应激(如恶心、呕吐、发热>38℃)，氢化可的松剂量应予加倍，剂量加倍时间尽可能短。无法吞服氢化可的松药片的患者可能需要注射氢化可的松。患者处于严重应激(如全麻手术，严重创伤)应接受每日150～300mg注射氢化可的松(分三次)，恢复期迅速调至正常替代量。所有患者应戴医疗信息手环，并应该指导患者如何使用氢化可的松紧急肌内注射。

(二)低肾素性低醛固酮血症

盐皮质激素缺乏可由肾脏分泌肾素减少引起。低血管紧张素血症导致低醛固酮血症，进一步引起高钾高氯性代谢性酸中毒。血钠浓度通常是正常的，但总血浆容量多不足。PRA和醛固酮水平低，对包括低血钾在内的刺激无反应。糖尿病和慢性肾小管间质病是最常见的导致肾小球旁器损伤的原因。低肾素性低醛固酮血症的一个亚型由自主神经功能不全引起，是引起直立性低血压的常见原因。由压力感受器介导的刺激如直立或容量不足导致，不能引起一个正常的肾素反应。应用药物如非甾体抗炎药、血管紧张素转换酶抑制剂，β肾上腺能拮抗剂也可以产生低醛固酮血症。应用盐、氟氢可的松α_1受体激动剂米多君可有效纠正低醛固酮血症引起的直立性低血压和电解质异常。

(三)先天性肾上腺皮质增生症

先天性肾上腺皮质增生症(CAH)是肾上腺类固醇生物合成障碍的常染色体隐性遗传疾病，它导致糖皮质激素和盐皮质激素缺乏及代偿性ACTH分泌增加(图64-2)。CAH有五大类型，每个类型的临床表现取决于哪些类固醇存在过量和不足。21α-羟化酶(CYP21)缺乏症是最常见的类型，约占CAH患者的95%。此时，17-羟孕酮和孕酮不能进行21-羟化，生成11-脱氧皮质醇和11-脱氧皮质酮，导致皮质醇和醛固酮的产生不足。皮质醇缺乏会导致ACTH释放增加，引起肾上腺增生及17-羟孕酮和孕酮产生过多。ACTH增高也会导致雄烯二酮和脱氢表雄酮的生物合成增多，进一步转换为睾酮。21-羟化酶缺乏症患者可分为两个临床表型：经典21-羟化酶缺乏症，通常在出生时或童年诊断，以及迟发型21-羟化酶缺乏症，青春期或青春期后显现。2/3的经典21-羟化酶缺乏症患者有不同程度的盐皮质激素缺乏(失盐型)，其余的1/3为非失盐型(单纯男性化型)。失盐是由于醛固酮生成减少和具有盐皮质激素拮抗作用的前体物质浓度增加(孕酮和17-羟孕酮)导致。

迟发型21-羟化酶缺乏症代表了经典型21-羟化酶缺乏症的等位基因变异，以轻度酶缺陷为特征。迟发型21-羟化酶缺乏症是人类最常见的常染色体隐性遗传疾病，在德裔犹太人中高发。此型通常在青春期发病，出现男性化的迹象(多毛症和痤疮)及闭经或月经稀发。女性无法解释的多毛、月经紊乱或不孕均应考虑该病。

诊断经典型21-羟化酶缺陷症最常用的初步测定是血浆17-羟孕酮。测定值大于200ng/dl可以诊断。迟发型21-羟化酶缺乏症的诊断是基于给予0.25mg的合成ACTH 1-24，30min后出现高水平的血浆17-羟孕酮(>1500ng/dl)。

经典型21-羟化酶缺乏症治疗的目的是替代糖皮质激素和盐皮质激素，抑制ACTH和雄激素过多生成，使儿童能正常生长和性成熟。关于经典型21-羟化酶缺乏症的治疗，建议对所有患者用氢化可的松和氟氢可的松进行生理替代。对男性化患者可给予抗雄激素(氟他胺)和芳香化酶抑制剂(睾内酯)治疗。虽然对迟发型21-羟化酶缺乏症的传统治疗是应用地塞米松(0.5mg/d)，抗雄激素制剂如螺内酯(100～200mg/d)或氟他胺(125mg/d)可能同样有效且副作用较少。迟发型21-羟化酶缺乏症不需要盐皮质激素替代治疗。

11β-羟化酶(CYP11B1)缺乏症患者约占CAH的5%。在这种类型，11-脱氧皮质醇转化为皮质醇及11-脱氧皮质酮转化为皮质酮(醛固酮的前体)受阻。患者因为盐皮质激素活性前体物质增多，通常表现为高血压和低血钾。可有男性化表现，正如21-羟化酶缺乏症，雄激素过量也可能以迟发型的形式表现。诊断依据是基础或ACTH刺激后血浆11-脱氧皮质醇水平升高。

CAH的罕见类型是3β-HSDⅡ型，17α-羟化酶(CYP17)缺乏症，以及类固醇合成快速调节蛋白(StAR)缺乏症。

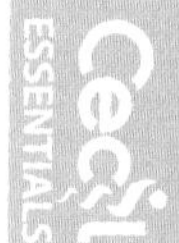

三、肾上腺皮质功能亢进综合征

糖皮质激素皮质醇分泌过多导致库欣综合征，引起碳水化合物、蛋白质和脂质代谢紊乱。盐皮质激素如醛固酮的分泌过多导致高血压和电解质紊乱综合征。

（一）库欣综合征

1.病理生理学

皮质醇产生增多可见于生理和病理状态（表64-3）。生理性高皮质醇血症发生在应激、妊娠的后3个月及定期进行剧烈运动的人。病理性皮质醇水平升高的原因包括外源性或内源性库欣综合征和一些精神异常状况，如抑郁、酗酒、厌食症、病态惊恐及酒精或毒品戒断。

库欣综合征可以是由于应用外源性ACTH或皮质醇，或由于这些激素通过内源性途径产生过多。内源性库欣综合征呈ACTH依赖性或非ACTH依赖性。ACTH依赖性占患者的85%，包括来源于垂体的ACTH（库欣病）和异位来源的ACTH。垂体库欣病占ACTH依赖性库欣综合征患者的90%。异位ACTH分泌最常发生在小细胞肺癌患者。这些患者较年长，通常有吸烟史，主要表现出肺癌的症状和体征而不是库欣综合征。相比之下，临床上明显的异位ACTH综合征患者，大多为胸腔内（肺和胸腺）类癌。非ACTH依赖性原因占库欣综合征的15%，包括肾上腺腺瘤、肾上腺癌、小结节性肾上腺疾病、自主的大结节性肾上腺疾病。非癌性库欣综合征中女性与男性比为4∶1。

2.临床表现

库欣综合征患者高皮质醇血症的临床体征、症状及常见的实验室发现列于表64-4（生物合成途径参见图64-2）。在列出的症状和体征中，库欣综合征患者常有部分表现，而非全部。通常，肥胖是向心性的，四肢消瘦，这有别于特发性肥胖的全身性体重增加。脸变圆（满月脸）和颈背部脂肪垫（水牛背）可能出现在与库欣综合征无关的肥胖，而多血质面容和锁骨上脂肪堆积则是更特异的库欣综合征体征。库欣综合征可能出现近端肌肉无力；因此不能从蹲位站起或梳头。睡眠紊乱、失眠、夜间高度警觉、情绪波动和其他心理异常很常见。常常出现认知功能障碍和严重的疲劳。在女性，月经不规律往往先于其他库欣综合征症状而出现。两性均可主诉性欲减退，男性常主诉勃起功能障碍。成年女性发生痤疮和多毛也提示库欣综合征。库欣综合征患者中观察到的皮肤条纹是紫红色的（即紫色或暗红色），宽度至少1cm。手背皮肤变薄是年轻库欣综合征患者的一个特异征象。患者过去的照片非常有助于评估库欣综合征的特征性体征的进展。

表64-3 肾上腺皮质功能亢进综合征

糖皮质激素过多状态
生理状态
  应激
  剧烈运动
  妊娠后3个月
病理状态
  精神状态（假性库欣综合征）
  抑郁
  酗酒
  神经性厌食
  惊恐障碍
  酒精或药物戒断
  ACTH依赖性
    垂体腺瘤（库欣病）
    异位ACTH综合征
    支气管类癌
    胸腺癌
    胰岛细胞瘤
    小细胞肺癌
    异位CRH分泌
  非ACTH依赖性
    肾上腺腺瘤
    肾上腺癌
    小结节性肾上腺疾病
外源性
  糖皮质激素摄入
  ACTH摄入
盐皮质激素过多状态
原发性醛固酮增多症
  醛固酮分泌瘤
  双侧肾上腺增生
  醛固酮分泌癌
  糖皮质激素可抑制性醛固酮增多症
肾上腺酶缺乏
  11β-羟化酶缺乏症
  17α-羟化酶缺乏症
  11β-羟类固醇脱氢酶缺乏症Ⅱ型
外源性盐皮质激素
  甘草
  生胃酮
  氟氢可的松
继发性醛固酮增多症
  与高血压相关
    恶性高血压
    肾血管性高血压
    应用雌激素
    肾素分泌瘤
  不伴高血压
    巴特综合征
    失盐型肾病
    肾小管性酸中毒
    利尿剂或泻药滥用
    水肿状态（肝硬化、肾病、充血性心力衰竭）

注：ACTH. 促肾上腺皮质激素；CRH. 促肾上腺皮质激素释放激素。

表64-4 皮质醇增多症的症状、体征和实验室异常

特征	占患者的比例(%)
脂肪重新分布(颈背部和锁骨上的脂肪垫、颞部萎缩、向心性肥胖、体重增加)	95
月经不规律	80(女性患者)
皮肤薄和多血质	80
满月脸	75
食欲增强	75
睡眠紊乱	75
夜间觉醒	75
高血压	75
高胆固醇和高三酰甘油血症	70
精神活动改变(注意力不集中、记忆力下降、欣快)	70
糖尿病和糖耐量低减	65
紫纹	65
多毛	65(女性患者)
近端肌肉无力	60
精神紊乱(情绪不稳、抑郁、躁狂、精神病)	50
性欲下降及勃起功能障碍	50(男性患者)
痤疮	45
骨质疏松和病理性骨折	40
易淤血	40
伤口愈合差	40
女性男性化	20(女性患者)
水肿	20
感染增加	10
白内障	5

库欣综合征相关的实验室发现包括血浆碱性磷酸酶水平升高、粒细胞增多、血小板增多、高胆固醇血症、高三酰甘油血症、葡萄糖耐量低减和(或)糖尿病。低钾血症或碱中毒通常发生在异位ACTH综合征引起的严重高皮质醇血症。

3.诊断

如果病史和体检发现提示高皮质醇血症，库欣综合征的诊断通常可以通过收集24h尿测定游离皮质醇(UFC)确定。该检查诊断库欣综合征非常敏感，因为90%患者的初始UFC水平大于50μg/24h(图64-5)。

过夜地塞米松抑制试验已被广泛用作筛选工具来评估患者可能的高皮质醇血症。午夜11时或12时口服1mg地塞米松，第二天早上8时测量血浆皮质醇。早晨血浆皮质醇水平大于1.8μg/dl表明高皮质醇血症。尽管这个试验会产生较多假阳性和假阴性结果，2008年内分泌学会共识指南中仍推荐使用。

皮质醇正常分泌呈昼夜节律：清晨6时～8时，血浆皮质醇浓度最高，午夜最低。大多数库欣综合征患者皮质醇水平昼夜变化不明显。夜间血浆皮质醇值大于清晨值的50%即考虑库欣综合征。由于夜间获取血浆皮质醇标本困难，夜间唾液皮质醇测定已用于评估高皮质醇血症。这个试验对库欣综合征的诊断有很高的敏感性和特异性。诊断或排除库欣综合征可能需要多次测定UFC或唾液皮质醇，尤其对临床症状和体征提示高皮质醇血症的受试者。

4.鉴别诊断

一旦确立了库欣综合征的诊断，还需要评估HPA轴反馈调节来确定高皮质醇血症的原因，通过静脉取血检查和影像学检查可以实现这一目标。首先测量基础ACTH水平，库欣病和异位ACTH综合征者ACTH正常或升高，但原发于肾上腺的库欣综合征患者ACTH受抑制。ACTH水平受抑制的患者可以进一步做肾上腺影像学检查。鉴别库欣病和异位ACTH综合征可进行大剂量或过夜8mg地塞米松抑制试验、绵羊CRH(oCRH)试验及双侧同时岩下窦取血(IPSS)。

地塞米松抑制试验(Liddle试验)，每6h口服一次0.5mg的地塞米松，共2d(小剂量)，接着是每6h口服一次2mg的地塞米松，共2d(大剂量)。大剂量地塞米松抑制试验的第2日，UFC水平在垂体腺瘤患者可抑制到基线10%以下，而异位ACTH综合征患者或肾上腺皮质醇分泌瘤的患者则不能抑制到这样的水平。Liddle试验有一些方法学缺陷，结果解释应谨慎，建议手术前进行其他确证试验。

过夜大剂量地塞米松抑制试验有助于确立库欣综合征的原因。在此试验中，早晨8时测定基线皮质醇水平，夜间11时口服8mg地塞米松，然后测定第2日早晨8时血浆皮质醇。垂体库欣病患者可抑制，即血浆皮质醇下降到基线水平的50%以下。

oCRH测试也可以用来确定库欣综合征的原因，但在美国，2014年后由于无法获得CRH，不能再进行该试验。

双侧IPSS是一个准确而安全的区分垂体库欣病和异位ACTH综合征的操作检查。腺垂体的静脉血注入海绵窦，然后流入上下岩下窦。静脉小壶注射oCRH，注射前后同时采集岩下窦和外周静脉血样进

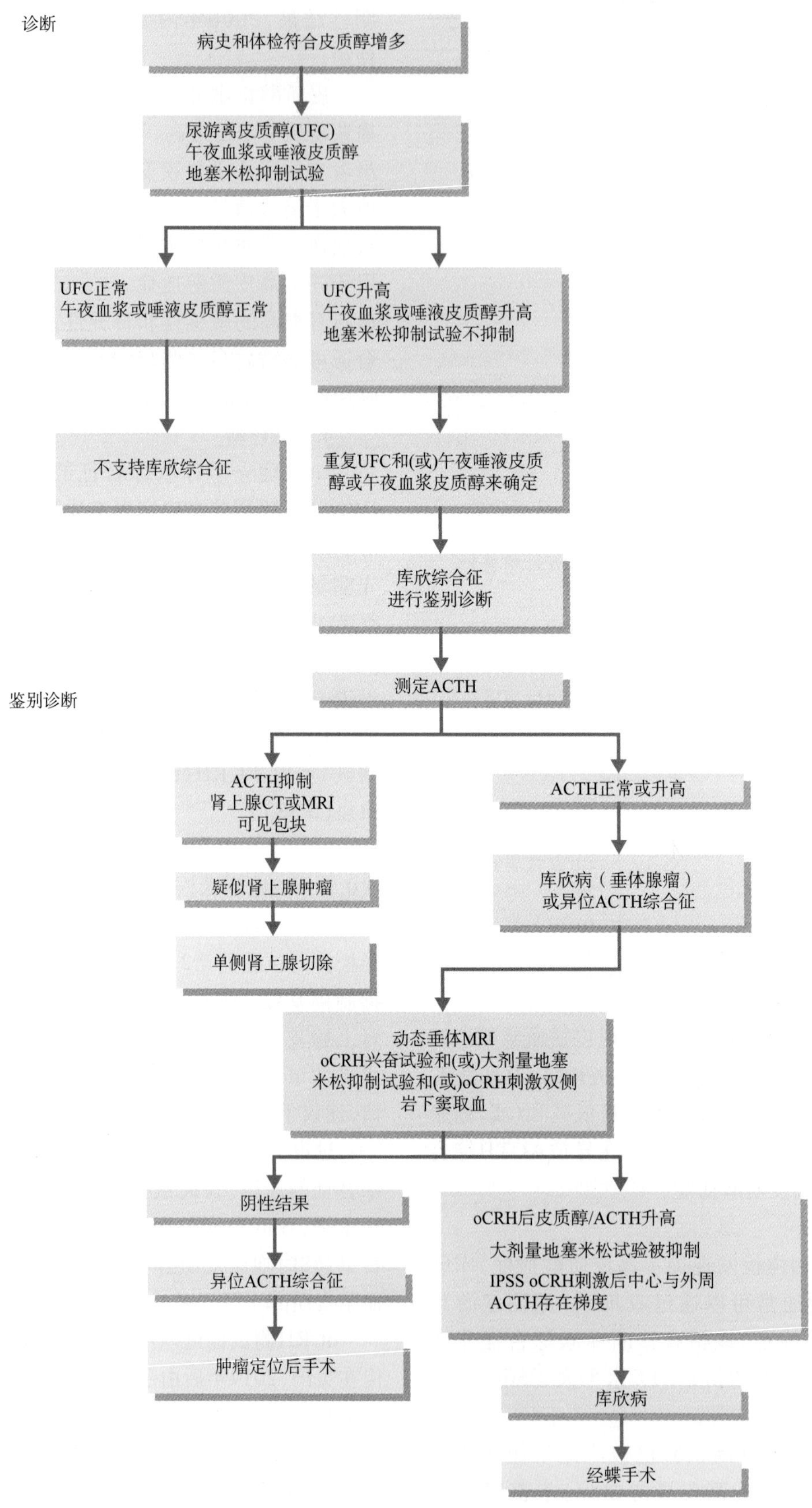

图64-5 评估皮质醇增多症流程

行血浆ACTH测定。基线和oCRH刺激后岩下窦与外周血显示明显梯度者提示垂体库欣病。基线水平，岩下窦与外周血ACTH浓度梯度为1.6或以上者强烈提示垂体库欣病，而异位ACTH综合征或肾上腺腺瘤的患者没有岩下窦与外周血间的ACTH梯度差。注射oCRH后，中心与外周血ACTH梯度超过3.2符合垂体库欣病。应用oCRH可完全将垂体与非垂体库欣综合征区别开来。70%～80%垂体库欣病患者中检测到ACTH梯度偏向肿瘤侧。尽管这一操作需要有IPSS经验的放射科医师进行，但许多三级医疗机构均可开展。

钆强化磁共振成像(MRI)是定位垂体腺瘤的首选方法。许多中心进行动态MRI，钆进入和流出垂体时可显示其形态。因为约10%的正常个体MRI可发现垂体无功能腺瘤，垂体成像不应作为诊断垂体库欣病的唯一标准。

5.治疗

对各种库欣综合征的首选治疗是适当的手术，或者在某些情况下给予放射治疗(见第62章)。对垂体手术后仍存在高皮质醇血症的库欣病患者，比较有吸引力的治疗方案是双侧肾上腺切除术加终身糖皮质激素和盐皮质激素替代。

对于异位ACTH综合征患者，目标是通过适当的扫描来定位肿瘤，以便手术切除。皮质醇分泌肾上腺腺瘤的首选治疗是单侧肾上腺切除术。分泌皮质醇的肾上腺癌初始也应手术治疗；然而肾上腺癌预后差，只有20%的患者在诊断后存活超过1年。

下述情况需要药物治疗高皮质醇血症：正在放疗或已接受垂体照射手术前等待疗效、不适合手术或不愿手术的患者。最常用于阻断肾上腺的药物包括酮康唑、*o*,*p*′-DDD′（米托坦）、甲吡酮、氨鲁米特、米非司酮、曲洛司坦，可以单独使用或合用。生长抑素类似物帕瑞肽减低ACTH并可能减少肿瘤体积，是一个近期FDA批准的治疗库欣病的药物。

(二)原发性盐皮质激素过多

1.病理生理学

原发性醛固酮增多症的原因(见表64-3)有醛固酮分泌腺瘤(75%)、双侧肾上腺增生(25%)、肾上腺癌(1%)和糖皮质激素可抑制性醛固酮增多症(＜1%)。肾上腺酶缺乏(11β-HSDⅡ型，11β-羟化酶缺乏症和17α-羟化酶缺乏症)和表观盐皮质激素过多(摄入的甘草或生胃酮抑制11β-HSD Ⅱ型，或这种酶的先天性缺乏)是功能性的盐皮质激素过度活跃。继发性醛固酮增多症(见表64-3)是肾素-血管紧张素系统过度激活的结果。

原发性醛固酮增多症通常是在评估高血压或低钾血症时发现，代表一种可治愈的高血压。多达5%的高血压患者为原发性醛固酮增多症。这些患者年龄通常在30～50岁，女性与男性比例是2∶1。

2.临床表现

高血压、低血钾和代谢性碱中毒是醛固酮增多症的主要临床表现；大多数的临床症状与低血钾有关。症状轻微的低钾血症患者会出现疲劳、肌肉无力、夜尿多、倦怠、头痛。如果存在更严重的低血钾，则会出现烦渴、多尿症、感觉异常甚至会阵发麻痹和强直。血压的范围可以从轻度升高到很高。由于代谢性碱中毒束臂加压试验或面神经征可阳性。

3.诊断和治疗

首先，要记录低钾血症伴高血压的情况(图64-6)。测定钾之前患者必须有适当的盐摄入量

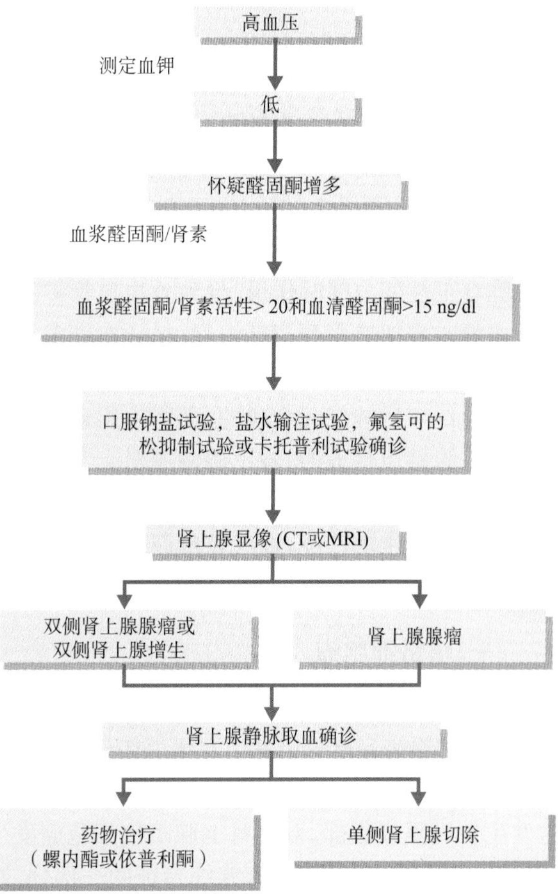

图64-6 评估原发性醛固酮增多症流程。血浆醛固酮单位ng/dl，血浆肾素单位ng/(ml·h)

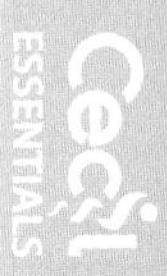

并停用利尿剂。测定早晨血浆醛固酮水平(ng/dl)和PRA值[ng/(ml·h)]。血清醛固酮与PRA比大于20同时血清醛固酮水平大于15ng/dl提示醛固酮增多症的诊断。然后必须进行确诊试验，包括口服钠盐、静脉盐水输注、氟氢可的松抑制试验或卡托普利试验。

一旦原发性醛固酮增多症诊断明确，重要的是要区分醛固酮分泌腺瘤和双侧增生，因为前者治疗方案是手术治疗，后者是药物治疗。应进行肾上腺计算机断层扫描(CT)定位肿瘤。如一侧观察到清晰的腺瘤，另一侧肾上腺正常，患者应该接受单侧肾上腺切除术。生化和定位的结果均符合双侧增生的患者应该给与保钾利尿剂治疗，常用依普利酮或螺内酯。继发于肾素-血管紧张素系统激活的高醛固酮血症和高血压可见于恶性高血压患者、肾血管性高血压患者、接受雌激素治疗的患者，偶见于肾素瘤患者。高醛固酮血症而没有高血压可见于巴特综合征、失盐型肾病或肾小管酸中毒，以及滥用利尿剂或泻药者。

四、肾上腺髓质功能亢进

肾上腺髓质合成儿茶酚胺，将酪氨酸合成去甲肾上腺素、肾上腺素和多巴胺。去甲肾上腺素是肾上腺髓质产生的主要儿茶酚胺，主要通过激动α受体发挥作用，导致血管收缩。肾上腺素主要作用于β受体，对心脏有正性变力变时作用，导致外周血管扩张并在低血糖时增加血浆葡萄糖浓度。循环血中多巴胺的作用尚不清楚。去甲肾上腺素是在中枢神经系统和交感神经节后神经元合成的，而肾上腺素几乎完全在肾上腺髓质合成的。肾上腺髓质对全身去甲肾上腺素分泌的贡献相对较小。肾上腺髓质功能减退几乎不会影响生理功能，而儿茶酚胺的过多分泌会引起嗜铬细胞瘤的临床综合征。

(一)嗜铬细胞瘤

1.病理生理学

嗜铬细胞瘤虽然可以发生在体内任何交感神经节，但超过90%来自肾上腺髓质。大多数肾上腺外肿瘤发生在纵隔或腹部。双侧肾上腺嗜铬细胞瘤发生在约5%的病例，且可能为家族综合征的一部分。嗜铬细胞瘤可为多内分泌瘤病ⅡA或ⅡB型的一部分。前者(Sipple综合征)表现为甲状腺髓样癌、甲状旁腺功能亢进症、嗜铬细胞瘤；后者的特点是甲状腺髓样癌、黏膜神经瘤、肠道神经节瘤、马方体形和嗜铬细胞瘤。嗜铬细胞瘤还可与神经纤维瘤、小脑视网膜血管母细胞瘤病(Hippel-Lindau病)和结节性硬化症伴随存在。

2.临床表现

因为大多数嗜铬细胞瘤分泌去甲肾上腺素作为主要儿茶酚胺，高血压(通常是阵发性)是最常见的表现。其他症状包括头痛、心悸、出汗三联征，以及皮肤苍白、腹泻、焦虑、恶心、疲劳、体重减轻、腹痛和胸痛。情绪压力、锻炼、麻醉、腹部加压，或摄入含酪胺食品可能引发这些症状。直立性低血压也可发生。血压的大幅波动为其特征，标准抗高血压药物对嗜铬细胞瘤相关的高血压通常疗效不佳。嗜铬细胞瘤患者还可能发生心脏异常，以及对药物的特殊反应。

3.诊断和治疗

尿液分离儿茶酚胺、甲氧基肾上腺素水平测定通常作为筛选试验，血浆游离甲氧基肾上腺素和去甲甲氧基肾上腺素水平是确诊或排除嗜铬细胞瘤的最佳检测。血浆游离甲氧基肾上腺素水平大于0.61nmol/L和血浆游离去甲甲氧基肾上腺素水平大于0.31nmol/L符合嗜铬细胞瘤的诊断。如果这些检测水平仅轻度升高，可以进行可乐定抑制试验。在嗜铬细胞瘤患者，这些检测水平不变或增加。一旦诊断嗜铬细胞瘤，应进行肾上腺CT扫描。肾上腺内嗜铬细胞瘤在CT扫描时易见，并在应用造影剂后呈增强反应。如果CT扫描是阴性的，那么肾上腺外嗜铬细胞瘤通常可用碘-131标记间碘苄胍(^{131}I-MIBG)扫描、正电子发射断层扫描、奥曲肽扫描或腹部磁共振定位。嗜铬细胞瘤在T_2加权图像显示高信号。

已定位的嗜铬细胞瘤应采用手术治疗。患者手术前应该用α阻滞剂酚苄明1～2周。β肾上腺素能拮抗剂应在术前或在术中使用。5%～10%嗜铬细胞瘤是恶性的。^{131}I-MIBG或化疗可能有效，但预后差。α-甲基-ρ-酪氨酸可用于减少肿瘤分泌儿茶酚胺，它是酪氨酸羟化酶的抑制剂，此酶为儿茶酚胺生物合成反应的限速酶。

(二)肾上腺意外瘤

在检查或治疗与肾上腺疾病无关的其他临床状况时，临床上隐匿的肾上腺肿块可能无意中得以发现，它们通常称为意外瘤。有的肿瘤分泌稍高于正常水平的皮质醇，导致亚临床库欣综合征。对肾上腺意外瘤的患者推荐测定早晨血浆ACTH水平和过夜1mg地塞米松试验。高血压患者也应检测血清钾、血浆醛固酮浓度、PRA、尿液或血浆游离甲氧基肾上腺素。激素分泌功能活跃的肾上腺皮质肿瘤或肿瘤大于4cm的所有患者应考虑手术。肿瘤大小与激素分泌无关，小于4cm的意外瘤可以通过重复影像学及激素检查来监测随访。

（三）原发性肾上腺癌

原发性肾上腺癌非常罕见，发病率为每100万人1～5例。女性与男性比例是2.5∶1，平均发病年龄为40～50岁。约25%的患者有症状，包括腹痛、体重减轻、厌食、发热。80%的原发性肾上腺癌为功能性，最常见为仅分泌糖皮质激素（45%）或分泌糖皮质激素+雄激素（45%）。

75%的病例发现时已有明显的转移。偶然发现的肾上腺大肿物恶性的可能性更大。建议切除大于6cm的肿瘤，通常大于4cm的肿瘤也建议切除。没有已知癌症的患者，大多数恶性肾上腺肿块是原发性肾上腺皮质癌，而在已知的恶性肿瘤患者，肾上腺肿物约75%可能为转移癌。

肾上腺皮质癌的治疗方法是手术。这些癌症通常对放疗和化疗抵抗，但抑制肾上腺的化合物米托坦已被证明可改善生存质量。肾上腺皮质癌预后不良，总体5年生存率小于20%。

关于该主题的深入讨论，请参阅《西氏内科学》（第25版）第227章“肾上腺皮质”。

推荐阅读

Annane D: Adrenal insufficiency in sepsis, Curr Pharm Des 14:1882–1886, 2008.

Neary N, Nieman L: Adrenal insufficiency: etiology, diagnosis and treatment, Curr Opin Endocrinol Diabetes Obes 17:217–223, 2010.

Nieman LK, Biller BM, Findling JW, et al: The diagnosis of Cushing's syndrome: an Endocrine Society clinical practice guideline, J Clin Endocrinol Metab 93:1526–1540, 2008.

Vassiliadi DA, Tsagarakis S: Endocrine incidentalomas: challenges imposed by incidentally discovered lesions, Nat Rev Endocrinol 7:668–680, 2011.

Young WF Jr: Adrenal causes of hypertension: pheochromocytoma and primary aldosteronism, Rev Endocr Metab Disord 8:309–320, 2007.

第65章

男性生殖内分泌学

著　者　Glenn D. Braunstein
译　者　杨兆军　审校者　杨文英　张　波

一、引言

睾丸由间质细胞(Leydig细胞)和曲细精管组成，前者分泌睾酮和雌二醇，后者产生精子。它们由腺垂体分泌的黄体生成素(LH)和卵泡刺激素(FSH)调节，而LH和FSH又受到下丘脑产生的十肽的促性腺激素释放激素(GnRH)调控(图65-1)。LH刺激Leydig细胞分泌睾酮，睾酮在垂体和下丘脑水平负反馈抑制LH的产生。FSH通过与曲细精管的Sertoli细胞(支持细胞)相互作用刺激精子生成；而FSH的分泌受到性腺类固醇激素及Sertoli细胞分泌的一种糖蛋白激素——抑制素的负反馈抑制。

可以通过测定血清LH和睾酮浓度生化评估下丘脑-垂体-Leydig轴功能，而精液分析和血清FSH测定可以评价下丘脑-垂体-曲细精管轴功能。垂体分泌促性腺激素的功能可通过注射人绒毛膜促性腺激素(HCG)刺激试验进行评价，HCG是一种生物活性类似于LH的糖蛋白激素。

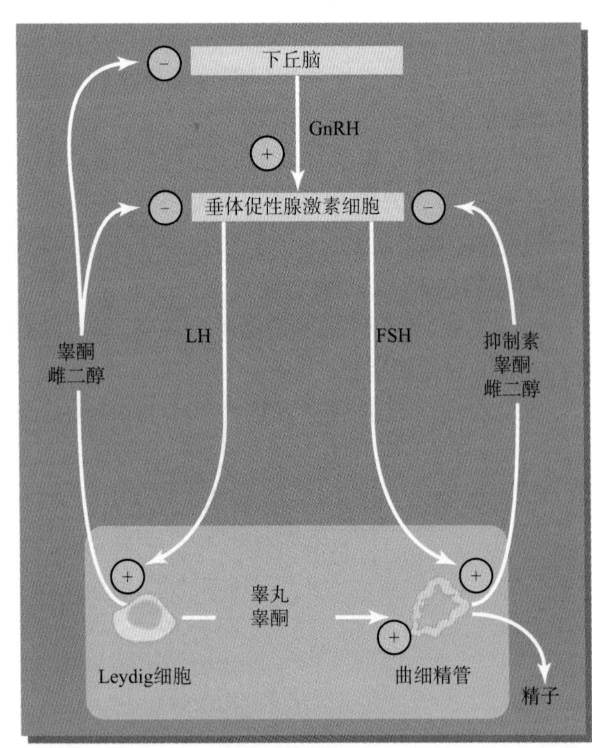

图65-1　下丘脑-垂体-睾丸轴的调节。"+"和"-"分别表示正反馈和负反馈；FSH.卵泡刺激素；GnRH.促性腺激素释放激素；LH.黄体生成素

二、性腺功能减退症

性腺功能减退症可以表现为睾酮缺乏或精子生成障碍，通常这两种异常同时存在。雄激素缺乏的临床表现与雄激素缺乏发生的时间和程度有关。睾酮是沃尔夫管分化成附睾、输精管、精囊和射精管必需的，它还通过其在细胞内的主要代谢产物——双氢睾酮(DHT)促进外生殖器的雄性化。因而胚胎期雄激素缺乏会导致生殖器难辨和男性假两性畸形，妊娠晚期出现雄激素缺乏可导致小阴茎，或单侧、双侧睾丸不能正常下降至阴囊而形成隐睾症。

在青春期雄激素调节男性性分化，包括阴囊、附睾、输精管、精囊、前列腺、阴茎、骨骼肌和喉结的生长发育。此外，雄激素还刺激腋窝、阴部、面部、躯体毛发的生长，增加皮脂腺的分泌。它还通过转化为雌激素促进骺软骨板的生长和闭合，临床上表现为青春期生长突增。青春期前雄激素缺乏可致肌肉发育不良，肌力下降和耐力降低，声音高尖，腋毛、阴毛稀少，面部毛发和体毛缺失。下肢和上肢长骨在生长激素作用下可持续生长，从而导致类无睾体型

（即臂展超过身高≥5cm）和下肢相对于身高过长。青春期后雄激素缺乏可导致性欲下降、勃起功能障碍、体力下降、眼角和口角细皱纹，面部毛发和体毛减少。

男性性腺功能减退症可根据病变发生部位分为3类（表65-1）。直接影响睾丸的疾病可导致原发性或高促性腺激素性性腺功能减退症，表现为少精症或无精症和低睾酮水平，由于雄激素、雌激素和抑制素对垂体和下丘脑负反馈调节作用减弱而使LH和FSH水平升高。相反，由于下丘脑或垂体病变引起的性腺功能减退症可导致继发性或低促性腺激素性性腺功能减退症，低睾酮水平和生精功能不足是由于促性腺激素水平低下所致。第3类性腺功能减退症是由于雄激素作用缺陷所致。

（一）下丘脑-垂体异常

全垂体功能减退症可由于先天性结构异常或由于下丘脑释放激素合成或释放不足导致，它还可能因肿瘤、血管缺血梗死、浸润性疾病、自身免疫病、创伤和感染引起。

卡曼综合征（Kallmann syndrome）是一种与嗅觉障碍有关的低促性腺激素性性腺功能减退症，表现为嗅觉减退或完全嗅觉缺失。该综合征是由于GnRH神经元自嗅球向下丘脑移行过程发生异常所致。患者发育停留在青春期前，伴小而硬的睾丸，类无睾症。

高泌乳素血症可通过升高的泌乳素抑制GnRH的释放、降低LH对Leydig细胞的效应，以及在靶器官水平抑制睾酮的某些作用导致低促性腺激素性性腺功能减退症。停用某些引起泌乳素升高的药物、手术切除垂体瘤或使用多巴胺激动剂使泌乳素水平恢复正常可逆转该类型的性腺功能减退症。

消瘦或系统性疾病可在男性患者引起另外一种类型的继发性性腺功能减退症，即下丘脑功能异常。消瘦或系统性疾病可致下丘脑释放GnRH受损，继而引起促性腺激素和睾酮水平降低。这种情况常见于癌症、AIDS或慢性炎症疾病的患者。

表65-1 男性性腺功能减退症的分类

分类
下丘脑-垂体异常（继发性性腺功能减退症）
全垂体功能减退症
孤立的促性腺激素缺乏
复杂的先天性综合征
高泌乳素血症
下丘脑功能异常
性腺疾病（原发性性腺功能减退症）
克莱恩费尔特综合征和相关的染色体缺陷
强直性肌营养不良
隐睾症
双侧无睾症
曲细精管衰竭
成人睾丸间质细胞衰竭
雄激素合成酶缺乏
雄激素作用缺陷
睾丸女性化（完全性雄激素不敏感）
部分雄激素不敏感
5α-还原酶缺乏症

（二）原发性性腺发育异常

最常见的先天性原发性睾丸功能减退的原因是克莱恩费尔特综合征（Klinefelter's syndrome），约每600例活产男婴会有1例罹患，常常是因母方减数分裂时染色体不分离而产生XXY基因型所致。在青春期的临床表现为不同程度的性腺功能减退症，男性乳房发育，小而坚硬的睾丸，其最长径小于2cm（正常睾丸≥3.5cm），无精症，类无睾（宦官样）体型，FSH和LH水平升高。原发性性腺功能减退症也可见于另一种先天异常——强直性肌营养不良症，表现为进行性肌无力，面部、颈部、手和下肢肌肉萎缩，前额脱发，肌强直。

约3%的足月男婴患有隐睾症，大多数患儿可在第1年自行恢复，因此到1岁时隐睾症患病率约为0.75%。当睾丸位于腹腔内时，较高的体温会导致精子生成障碍和少精子症。Leydig细胞功能通常正常，因而成年后睾酮水平正常。

双侧无睾症又称为睾丸消失综合征，是一种罕见的疾病，该病患者外生殖器发育完全，提示在胚胎发育早期有大量的睾酮和DHT产生，但在出生前或出生后不久睾丸组织消失，从而形成空阴囊。可通过HCG刺激实验与隐睾症相鉴别，隐睾症患者在注射HCG后血清睾酮水平升高，而双侧无睾症患者无反应。

获得性性腺功能异常的原因有多种。成人的曲细精管极易受损，感染性疾病如流行性腮腺炎、淋球菌或麻风导致的睾丸炎，放射、血管损伤、创伤、乙醇摄入和化疗药物的使用，特别是烷化剂，以上这些都是常见导致曲细精管受损的病因。血清FSH水平可正常或升高，这取决于曲细精管受损的程度。Leydig细胞也可被以上同样的因素损伤。此外，有些男性的

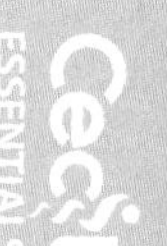

睾丸功能表现为随年龄增长而逐渐下降，原因可能为微血管功能异常。由于睾酮合成减少，临床上患者可表现为性欲下降、勃起功能障碍、情绪不稳、疲乏和血管舒缩症状，如潮热。血清LH水平常常升高。

（三）雄激素作用缺陷

当睾酮或其代谢产物DHT与靶细胞的雄激素受体结合后，受体被激活并与DNA结合，刺激基因转录、蛋白合成和细胞生长，从而发挥雄激素的生理作用。雄激素受体缺乏可导致睾丸女性化综合征，表现为男性假两性畸形。这种遗传性别为男性的患者具有隐睾，但外观表现为女性表型。因为在胚胎形成期雄激素失活，阴唇阴囊皱襞不能融合，结果形成一个短阴道。睾丸在胚胎发育早期分泌苗勒管抑制因子，所以输卵管、子宫和阴道上部缺如。在青春期由于睾丸分泌少量雌二醇，外周组织也可以将睾酮和肾上腺雄激素转化为雌激素，患者可发生乳腺增大。腋毛、阴毛的生长必需依赖雄激素的作用，因而患者腋毛和阴毛缺如。在升高的LH持续刺激下，血清睾酮水平明显升高。LH升高的原因是睾酮不能在下丘脑水平发挥负反馈抑制作用。由于雄激素受体基因的点突变，患者也可出现不完全雄激素不敏感表型，临床上患者表现为不同程度的男性假两性畸形。

5α-还原酶是睾酮转化为DHT必需的关键酶，缺乏该酶的患者出生时表现为分叉阴囊和尿道下裂，前者是由于阴唇阴囊皱襞融合异常，后者是尿道口开口于会阴或阴茎。在青春期雄激素合成量足以部分克服酶的缺陷，阴囊、阴茎增大和肌肉量增加，这些患者可发育为貌似生理正常的男性。

（四）诊断

图65-2显示了表型为男性的性腺功能减退症的实验室评估流程。必须完善血清LH、FSH浓度测定和精液分析。低睾酮水平同时低促性腺激素水平提示下丘脑-垂体异常，这需要进一步测定血清泌乳素水平和进行放射影像学检查。高促性腺激素水平伴

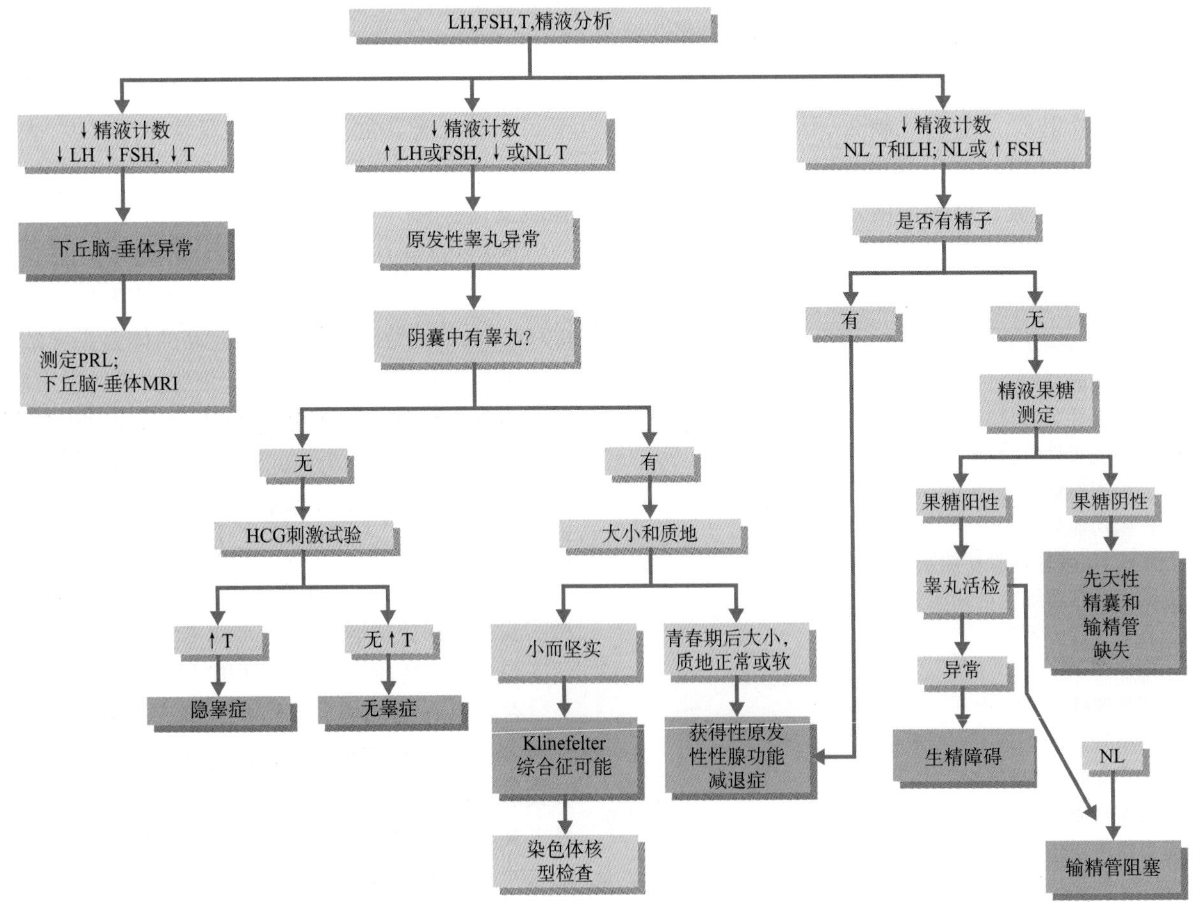

图65-2　性腺功能减退症的实验室评估。↑.升高；↓.下降或低；FSH.卵泡刺激素；HCG.人绒毛膜促性腺激素；LH.黄体生成素；MRI.磁共振成像；NL.正常；PRL.泌乳素

正常或低睾酮水平提示原发性睾丸异常。如果阴囊内不能触及睾丸，或仔细挤压患者下腹部不能使睾丸进入阴囊内，则需进行HCG刺激试验。若血清睾酮水平升高提示存在有功能的睾丸组织，可以诊断隐睾症；若睾酮水平无升高，考虑双侧无睾症。阴囊内小而坚硬的睾丸要高度怀疑克莱恩费尔特综合征，确诊则需要进行染色体核型分析。睾丸长径大于3.5cm、柔软度正常或偏软提示青春期后获得性原发性性腺功能减退症。

如果主要表现为精子数量减少伴或不伴FSH升高，则要鉴别是输精管问题还是获得性原发性性腺功能减退症。若有精子存在，说明至少一侧睾丸有输精管输出，这种情况提示获得性睾丸受损。如果患者射精时没有精液，可能是由于原发性睾丸疾病或输精管问题所致。精囊可分泌果糖入精囊液，因此若精液中有果糖，则应进一步进行睾丸活检以确定病变是源于生精障碍还是睾丸至精囊的输精管阻塞所致。若精囊液中无果糖提示先天性精囊和输精管缺失。

（五）男性不育

约15%的夫妇患有不孕症，其中男性病因约占40%，女性病因约占40%，双方病因约占20%。除了下丘脑、垂体、睾丸疾病或雄激素作用异常外，甲状腺功能亢进、甲状腺功能减低、肾上腺异常和系统性疾病也可导致精子生成障碍，而Y染色体上遗传物质微缺失也可出现类似症状。输精管、精囊、前列腺的疾病可引起男性不育(male infertility)；还有影响膀胱括约肌的疾病导致逆行射精，精液排入膀胱而非经阴茎射出也同样可致不育。阴茎解剖异常（如尿道下裂患者）、缺乏性交技巧、男性或女性生殖道内存在抗精子抗体均与不育症有关。

（六）性腺功能减退症和不育症的治疗

下丘脑-垂体疾病或原发性睾丸疾病导致的雄激素缺乏最好选用外源性睾酮制剂治疗，可以肌内注射中效睾酮酯，也可使用透皮睾酮贴片或凝胶。睾酮治疗可提高性欲和勃起功能，增加肌肉数量和肌肉力量，提高运动耐力，增加面部和躯干毛发。副作用包括痤疮、液体潴留、红细胞增多症、良性前列腺增生，发生睡眠呼吸暂停罕见。前列腺癌患者禁忌使用。

如果下丘脑病变患者有生育要求，可使用体外泵脉冲式持续皮下注射GnRH改善男性化和生精能力。对下丘脑或垂体病变患者可使用外源性促性腺激素直接刺激睾丸，增加睾酮分泌和精子产生。如果原发性睾丸功能衰竭患者伴少精症，可尝试集中精子宫内人工授精或体外受精。输精管阻塞导致的无精症可进行输精管再通修复术或进行附睾精子抽吸后进行体外受精。

三、男性乳腺发育症

男性乳腺发育症(gynecomastia)指由于男性乳腺腺体组织增生导致的良性乳房增大。这种情况非常常见，高达70%的青春期男孩和约1/3的50～80岁成人患男性乳腺发育症。雌激素刺激而雄激素抑制乳腺组织的发育，雌激素和雄激素在乳腺组织的这种作用失衡就会导致男性乳腺发育症。这种失衡可以是由于游离雌激素水平绝对增加，游离雄激素水平下降，靶组织对雄激素不敏感，或乳腺组织对雌激素敏感性增强。表65-2列举了男性乳腺发育症的常见病因。

男性乳腺发育症必须和乳房脂肪增多而非腺体增生鉴别，还需和其他乳腺异常，特别是乳腺癌相鉴

表65-2 引起男性乳腺发育的相关情况

生理情况
新生儿
青春期
更年期
病理情况
肿瘤
睾丸肿瘤
肾上腺肿瘤
异源性分泌HCG的肿瘤
原发性性腺功能衰竭
继发性性腺功能减退症
睾酮合成酶缺陷
雄激素不敏感综合征
肝脏疾病
营养不良恢复期
透析
甲状腺功能亢进症
腺体外的芳香化酶活性过强
药物
雌激素和雌激素激动剂
促性腺激素
对抗雄激素作用或抑制雄激素合成的药物
细胞毒药物
依法韦仑
乙醇
HIV感染
特发性

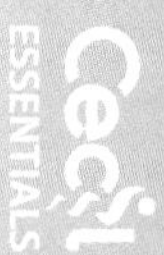

别。男性乳腺癌常常表现为单侧、偏心、硬而坚实的肿块，肿块与基底组织粘连固定，乳房皮肤凹陷、回缩，乳头结痂或有分泌物。相反，男性乳房发育表现为以乳头为中心，与乳房基底组织并不固定。通过体格检查常足以鉴别男性乳腺发育和乳腺癌，但有时也需要进行乳腺X线成像检查。

青春期青少年出现的伴有疼痛和压痛的男性乳腺发育应定期复查，多数青春期乳腺发育可在1年内消失。对成人偶然发现的无症状的男性乳腺发育需仔细了解饮酒、药物使用情况，有无肝脏、肺部疾患或肾功能异常、性腺功能减退症或甲亢的症状和体征。如果以上情况均不存在，则只需随访即可。相反，对于近期发生的进行性痛性男性乳腺发育的成年患者应进行甲状腺、肝脏、肾脏功能检查，如果检查结果均正常，还应测定血清HCG、LH、睾酮、雌二醇水平。进一步的评估应根据图65-3的总结进行。

停用导致乳腺增生的药物或去除了潜在的病因后，增生的乳腺组织可萎缩。如乳腺增生持续存在，可使用抗雌激素（如他莫昔芬）试验性治疗3个月，观察是否有效。乳腺增生超过1年者常伴有纤维化，从而对药物治疗缺乏反应，对于此类患者常需手术切除增生的组织。

关于该主题的深入讨论，请参阅《西氏内科学》（第25版）第236章“生殖内分泌学和不育症”。

推荐阅读

Bhasin S, Basaria S: Diagnosis and treatment of hypogonadism in men, Best Pract Res Clin Endocrinol Metab 25:251–270, 2011.

Dickson G: Gynecomastia, Am Fam Physician 88:716–722, 2012.

Mathers MJ, Sperling H, Rubben H, et al: The undescended testis: diagnosis, treatment and long-term consequences, Dtsch Arztebl Int 106:527–532, 2009.

Palermo GD, Neri QV, Monahan D, et al: Development and current applications of assisted fertilization, Fertil Steril 97:248–260, 2012.

Shamlaul R, Ghanem H: Erectile dysfunction, Lancet 381:153–165, 2013.

Stahl PJ, Stember DS, Goldstein M: Contemporary management of male infertility, Annu Rev Med 63:525–540, 2012.

Wikstrom AM, Dunkel L: Klinefelter syndrome, Best Pract Res Clin Endocrinol Metab 25:239–250, 2011.

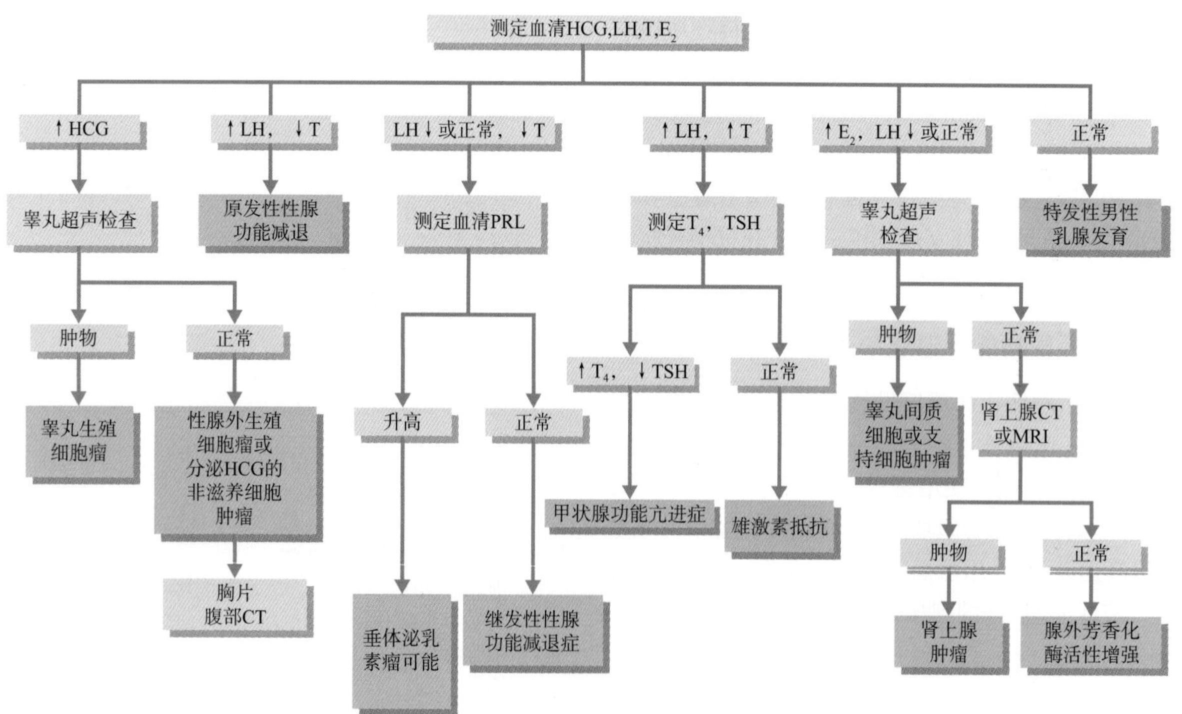

图65-3　根据HCG、LH、T和E_2水平进行男性乳腺发育症的病因诊断。↑.升高；↓.降低；CT.计算机断层成像；MRI.磁共振成像；T_4.甲状腺素；TSH.促甲状腺激素（资料来源：Braunstein GD：Gynecomastia, N Engl J Med 328：490-495, 1993.）

第66章

糖尿病，低血糖症

著　者　Robert J. Smith
译　者　谢玲玎　金　仙　审校者　杨文英　张　波

一、糖尿病

（一）定义和诊断标准

糖尿病不是一个单一的疾病，而是由于胰岛素绝对或相对缺乏而引发的一组疾病。由于胰岛素不能发挥有效的作用来刺激机体摄取糖，以及调节碳水化合物、脂肪和蛋白质的代谢而引发高血糖症。除了高血糖症以外，特别是在未控制的糖尿病患者中还可发生其他代谢障碍，包括脂蛋白动力学的改变和游离脂肪酸水平升高。这些异常导致糖尿病急性及慢性的临床并发症。

非妊娠人群诊断糖尿病的标准见表66-1。空腹血糖大于等于126mg/dl，随机血糖（即与进食或空腹无关的任意时间）大于等于200mg/dl，或75g糖耐量试验中2小时血糖大于等于200mg/dl。此外，如果糖化血红蛋白（HbA_{1c}）大于等于6.5%也可诊断糖尿病。HbA_{1c}反映人体循环血中红细胞的血红蛋白糖基化的比例，与循环血中平均血糖水平成正比。HbA_{1c}能够反映过去2～3个月血糖的平均水平。因为HbA_{1c}是在红细胞整个生命中逐渐累积产生的，所以影响红细胞寿命的因素可能造成测定的假象，如各种原因的贫血或者某些可能导致血红蛋白糖基化敏感性提高或降低的血红蛋白病。患者血糖或HbA_{1c}水平明显升高，如果伴有相应的高血糖症状（如多尿、多饮），一次检查结果即可诊断。如果缺乏血糖升高的相应临床表现，需要另一日重复检查一次才可确诊。

血浆血糖水平轻度升高未达到糖尿病诊断的患者（HbA_{1c}为5.7%～6.4%）发展为糖尿病的风险增加，因此被认为是糖尿病前期。糖尿病前期患者空腹血糖水平在100～125mg/dl称为空腹血糖受损，2h血糖水平在140～199mg/dl（最可靠的检测方法为标准的75g糖耐量试验）称为糖耐量受损（见表66-1）。虽然不是所有糖尿病前期患者均会进展为糖尿病，但每年仍有约6%的患者会进展为显性糖尿病。同时有观察性研

表66-1　糖尿病的诊断标准

测量	正常	糖尿病前期	糖尿病
血浆葡萄糖（mg/dl）			
空腹*	＜100	100～125†	≥126
负荷后2小时‡	＜140	140～199§	≥200
随机‖			≥200
糖化血红蛋白（%）	≤5.6	5.7～6.4	≥6.5

*空腹：无热量摄入 ≥8h。

†空腹血糖受损。

‡负荷后：标准75g口服葡萄糖负荷后或餐后。

§糖耐量受损。

‖随机：一天中的任意时间，与进餐无关。

数据来源：the American Diabetes Association clinical practice recommendations. 2013，Diabetes Care 36（Suppl 1）：S11-S66，2013。

究显示，糖尿病前期患者患心血管疾病的风险增加。

妊娠期糖尿病是妊娠期间首次发现的糖尿病。最被广泛接受的诊断标准为在妊娠的任何阶段空腹血糖≥92mg/dl，妊娠24～28周行75g糖耐量试验空腹血糖≥92mg/dl，或1h血糖≥180mg/dl，或糖负荷后2h血糖≥153mg/dl(表66-2)。妊娠期未治疗的糖尿病可能增加胎儿畸形、异常分娩的风险，以及母亲更容易发生糖尿病并发症。

(二)病因学分类

一旦根据升高的血糖或者HbA_{1c}水平诊断为糖尿病，基于临床及分子病理生理特征明确糖尿病的分型十分重要(表66-3)。

表66-2 妊娠期糖尿病的诊断标准

测量	诊断阈值(mg/dl)
血浆血糖	
空腹*	≥92
75g口服葡萄糖负荷后	
1h	≥180
2h	≥153

*空腹：无热量摄入 ≥8h。

数据来源：the American Diabetes Association clinical practice recommendations. 2013，Diabetes Care 36(Suppl 1)：S11-S66，2013。

表66-3 糖尿病的病因学分类

1型糖尿病
- 免疫介导(1a型)
- 特发(1b型)

2型糖尿病

其他特殊类型糖尿病
- B细胞功能的遗传缺陷
  - 青少年发病的成年型糖尿病(MODY)及其他疾病
- 胰岛素作用的遗传缺陷
  - 胰岛素受体的突变及其他疾病
- 胰腺外分泌腺的疾病
- 内分泌病
  - 库欣综合征、肢端肥大症及其他疾病
- 药物或化学物质诱导
  - 糖皮质激素最常见
- 感染
- 免疫介导的糖尿病的罕见类型
  - 胰岛素受体-阻断型抗体及其他疾病
- 伴糖尿病的其他遗传综合征
- 妊娠期糖尿病

数据来源：the American Diabetes Association clinical practice recommendations. 2013，Diabetes Care 36(Suppl 1)：S67-S74，2013。

1型糖尿病(T1DM)的特点是胰岛内产生胰岛素的B细胞被广泛破坏，患者依赖胰岛素治疗才能生存。在既往的医学文献中，1型糖尿病称为青少年糖尿病或者胰岛素依赖型糖尿病。这些术语已不再使用，因为1型糖尿病在成人发病并不罕见，而且多种其他类型糖尿病也需要胰岛素治疗。在美国，1型糖尿病患者占全部糖尿病患者的5%～10%。在大多数患者中，存在自身免疫介导的B细胞的破坏(1A型)。少数个体没有自身免疫标志物，称为1B型(特发性)糖尿病。大多数1型糖尿病患者自发病后几星期至几个月内进展为明显的胰岛素缺乏。小部分个体存在B细胞自身免疫破坏的证据，但疾病进程相对缓慢，为1型糖尿病的一种亚型，称为成人隐匿性自身免疫糖尿病(LADA)。

如果患者血糖明显升高伴随酮症酸中毒，特别是患者年轻且非肥胖体型，很可能诊断为1型糖尿病。患者如检测到自身抗体，通常为一组抗体，包括抗IA2(抗酪氨酸磷酸酶)抗体、抗胰岛素抗体、抗谷氨酸脱羧酶(GAD或GAD65)抗体，并且在病程中需要持续应用胰岛素控制高血糖，可明确1型糖尿病的诊断。随后可检测空腹C肽水平来证实患者胰岛素分泌不足。C肽是胰岛素前体胰岛素原的一个片段，在胰岛素合成过程中被裂解。它的分泌和循环与内源性胰岛素的产生成正比而与外源性胰岛素应用无关。

2型糖尿病(T2DM)是一类异质性的靠临床诊断的糖尿病亚型，在美国占所有糖尿病患者的90%以上。它通常起病缓慢，可经过数年甚至数十年的过程。它通常可长时间保持部分胰岛素分泌能力，同时存在胰岛素抵抗。大多数2型糖尿病患者存在相关的肥胖(80%～90%)，但仍有一小部分患者为非肥胖型，不具有2型糖尿病的典型特征。2型糖尿病可以通过下列特点与1型糖尿病鉴别：2型糖尿病是在一些危险因素如肥胖的基础上缓慢发生的过程，血糖升高相对和缓，因残存胰岛功能而不易发生酮症酸中毒。如果根据患者发病年龄早，血糖水平高，没有肥胖，或者出现酮症酸中毒而临床怀疑1型糖尿病，应检测自身抗体谱(应为阴性)及C肽水平(应为阳性)来鉴别。

越来越多的糖尿病病因有别于上述1型和2型糖尿病，被归类在一个广泛的类别，称为其他特殊类型糖尿病。尽管这一类型并不常见(占所有糖尿病中的1%～2%)，但在临床实践中识别它们十分重要。特殊类型糖尿病包括一组常染色体显性遗传病，称作青少年发病的成人型糖尿病（MODY）；很多此病患者与2型糖尿病临床表现相似，但发病年龄小于25岁。MODY3型患者（肝细胞核因子1α突变）对磺脲类药物格外敏感，MODY2型患者（葡糖糖激酶突变）表现为轻度的非进行性的血糖升高，仅在妊娠期间需要治疗。基于以上原因，发病年龄早，缺乏自身免疫标志物，家族遗传提示常染色体显性遗传的患者，应该考虑MODY基因测序。

更少见的基因突变包括胰岛素受体的突变或者参与胰岛素作用的其他基因的突变。胰腺外分泌腺疾病包括慢性胰腺炎或手术造成A细胞分泌的胰高糖素与B细胞分泌的胰岛素共同缺失。由于缺乏反调节胰岛素的胰高血糖素的影响，这些患者对胰岛素的反应比1型糖尿病更加敏感，更容易出现低血糖倾向。一些内分泌疾病可产生过多的对抗胰岛素作用的激素，如肢端肥大症中的生长激素，库欣综合征中的糖皮质激素，识别此类原因引发的糖尿病十分重要，因为如果去除激素过量分泌的病因，患者的血糖可恢复正常。许多药物与糖尿病有关，特别是糖皮质激素。

分类中的妊娠期糖尿病为妊娠期间首次发现的糖尿病，通常表现为2型糖尿病。

（三）1型糖尿病

1.流行病学和病理学

1型糖尿病的主要特点与2型糖尿病的比较见表66-4。1型糖尿病的发病年龄高峰为6～14岁，但仍有约一半的患者为20岁以后发病。遗传因素在1型糖尿病的发病风险中起到一定作用，这是由于观察到1型糖尿病的家族成员中发病率增加：在兄弟姐妹中约为5%，父亲患1型糖尿病的后代为6%，母亲患糖尿病的后代为2%。在遗传危险因素的背景下，有假说认为B细胞的免疫破坏由环境因素触发，虽然目前尚不明确，但可能包括微生物、化学制品或食物（图66-1）。疾病为遗传与环境因素共同作用的结果，可以解释在同卵双胞胎中发病率虽然高（30%～ 50%）但并不完全一致。

表66-4 最常见的两型糖尿病的一般比较

	1型	2型
既往的术语	胰岛素依赖的糖尿病，1型糖尿病；青少年型糖尿病	非胰岛素依赖的糖尿病，2型糖尿病；成年型糖尿病
发病年龄	通常小于30岁，特别是儿童和青少年时期，但可发生在任何年龄	通常大于40岁，但在年轻人群中越来越多
遗传易感性	中等；表达需要环境因素参与；同卵双胞胎中一致性达35%～50%；已提出多个候选基因	强；同卵双胞胎中一致性达60%～90%；已提出很多候选基因
人类白细胞抗原（HLA）相关性	DQA和DQB连锁，受 DRB3和DRB4影响（DR2保护作用）	未知
其他相关性	自身免疫相关；Graves病，桥本甲状腺炎，白癜风，艾迪生病，恶性贫血	异质性群体，基于特定的致病过程和遗传缺陷进一步进行亚型分类
促发因素和危险因素	大部分未知；微生物、化学、饮食，其他	年龄，肥胖（向心性），久坐的生活方式，既往妊娠期糖尿病
诊断时的发现	85%～90%的患者存在一种或多种针对下述抗原的自身抗体：ICA512，IA-2，IA-2β，GAD_{65}，IAA	诊断之前无症状期显著高血糖或可引起并发症（微血管和大血管）
内源胰岛素水平	低或缺乏	通常存在（相对缺乏），早期可出现高胰岛素血症
胰岛素抵抗	只存在于高血糖的时候	大多数持续存在
禁食时间延长	高血糖，酮症酸中毒	血糖正常
应激，停用胰岛素	酮症酸中毒	非酮症性高血糖，偶发生酮症酸中毒

注：GAD.谷氨酸脱羧酶；IA-2，IA-2β.胰岛细胞瘤相关蛋白2和2β（酪氨酸磷酸酶）；IAA.胰岛素自身抗体；ICA.胰岛细胞抗体；ICA512.胰岛细胞自身抗原512（IA-2的片段）。

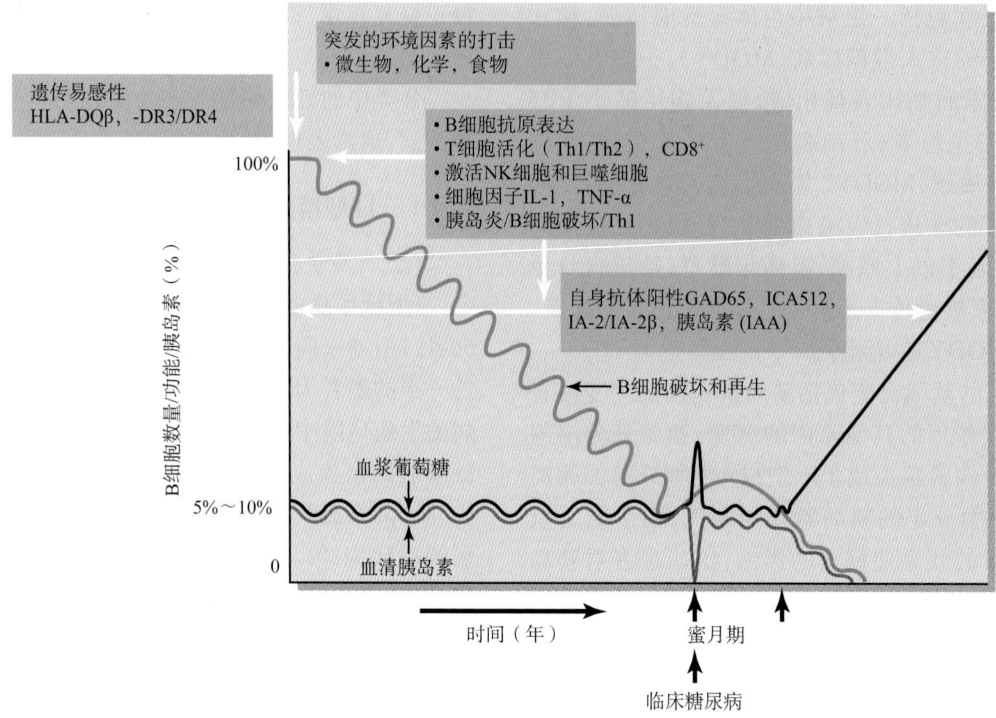

图66-1 1型糖尿病的自然病程。在胰岛素治疗的起始阶段可出现蜜月期，其间B细胞功能可有短暂改善。GAD.谷氨酸脱羧酶；HLA.人类白细胞抗原；IA-2，IA-2β.酪氨酸磷酸酶；ICA.胰岛细胞抗体；ICA512.胰岛细胞自身抗原512（IA-2片段）；IL-1.白细胞介素-1，NK.自然杀伤细胞，Th1.CD4⁺的辅助性T细胞亚型负责细胞介导的免疫反应；Th2.CD4⁺的辅助性T细胞亚型负责体液免疫；TNF-α.肿瘤坏死因子-α

1型糖尿病的患病率在不同人群之间差异很大，例如，在西北欧患病率比较高，而在亚洲的一些地区患病率则低得多。在美国的总体患病率约是2.4/1000。1型糖尿病发病主要于20岁之前，因而是儿童期最常见的严重的慢性疾病。它是儿童糖尿病中最常见的亚型，约占70%，其余大部分为2型糖尿病。LADA作为自身免疫1型糖尿病的一个变种类型，其特征为成年发病，与经典1型糖尿病相比经历一个更长期的起伏变化。

显性1型糖尿病的发病会经历一个数月到数年不等的临床前阶段，在此期间主要通过细胞介导的免疫机制（单核细胞、CD8阳性的T淋巴细胞）特异性地破坏B细胞。目前认为自身抗体（针对胰岛细胞、胰岛素、GAD、酪氨酸磷酸酶）的产生主要是由于B细胞和胰岛的暴露，而抗体本身并不介导细胞破坏的过程。具有危险因素的患者（如1型糖尿病患者的一级亲属）检测到1个或多个自身抗体也是证明该患者处于临床前阶段的最敏感和有效的方法。

健康人的胰岛具有代偿能力，可以产生足够强的B细胞分泌能力维持血糖水平，直到80%～90%的B细胞丧失。在某些患者中，这种亚临床的B细胞功能丢失可能仅在发生并发疾病如偶发的上呼吸道感染时表现出高血糖。胰岛素缺乏可造成高血糖甚至酮症，由于血容量降低导致葡萄糖排出减少，糖异生增加，胰岛素抵抗增加，肝脏酮体生成。经过诊断，开始胰岛素及其他治疗，去除应激引起的胰岛素抵抗，B细胞功能可能会有不同程度的恢复。一些患者可恢复到不需要胰岛素治疗的状态。这种现象称为蜜月期，一般可持续数周至1年。因为完全可以预测到B细胞功能进行性下降最终会导致再次出现高血糖，以及可能会发生糖尿病酮症酸中毒，所以在此期间，患者通常应该维持胰岛素治疗，且调定至最低可耐受剂量。

筛查1型糖尿病不是常规的医疗服务的一部分。对高危个体检测自身抗体也无临床意义。

2.临床表现

1型糖尿病最常见的临床症状主要是由高血糖及随之而来的渗透性利尿引起的。患者通常经历几天至几周逐渐恶化的多尿和多饮（由于血容量减少及血浆渗透压升高带来的代偿反应）。多尿在儿童可表现为尿床和白天尿失禁，成人表现为夜尿增多。通常患者可出现体重减轻、乏力和嗜睡。约25%的1型

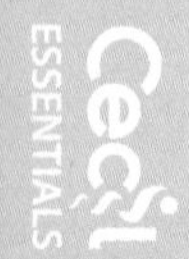

糖尿病患者以酮症酸中毒起病。

3.治疗

1型糖尿病的管理包括立即启动治疗纠正高血糖,体液丢失和酮症酸中毒,注意可能存在的诱因或并发疾病如感染。1型糖尿病的最初治疗还应包括患者及家庭成员(适合病人的年龄)的教育,包括使用胰岛素注射装置的技术、血糖监测、营养及运动。最好由一个团队来完成,包括内科医生、教育工作者(通常是受过专门训练的护士和药剂师)和营养师。医疗建议、患者教育及心理支持应该是持续的、长期的、个体化为基础的过程。血糖管理的主要目标是降低高血糖的程度和随之而来的糖尿病慢性并发症的风险,同时避免急性和慢性低血糖的风险。治疗还应包括注意控制血脂水平、血压水平,以及可能影响糖尿病慢性并发症风险的其他因素。应对足部、外周神经功能、视网膜状态、肾脏功能进行常规检查以早期发现糖尿病并发症,并给予早期干预治疗。其他内容需要阅读关于儿童和青少年1型糖尿病治疗的具体问题的相关信息。

4.血糖控制

1型糖尿病患者绝对需要外源胰岛素治疗。糖尿病控制和并发症试验(DCCT)和其他研究已经明确,1型糖尿病患者血糖控制改善可以减少慢性微血管并发症(视网膜病变、肾脏病变、神经病变)的发生。同一批患者的随访研究[糖尿病干预和并发症的流行病学(EDIC)研究]进一步证实了胰岛素强化治疗可以降低心血管疾病的发病率和死亡率。基于这些研究和其他研究的结果,目前最普遍接受的1型糖尿病糖化血红蛋白的控制目标是7%。对低血糖不敏感的患者,或者存在使血糖管理更困难的其他因素(如肾衰竭),糖化血红蛋白的合理控制目标应个体化地定在8%甚至更高。

目前胰岛素种类多样。它们皮下注射后的起效时间、达峰时间和持续时间均不相同(表66-5)。重组人胰岛素制剂的不同药代动力学源自它们与蛋白质和锌特定的络合。此外,多种人胰岛素类似物由于在皮下注射部位溶解度的改变而使其作用更快或者更缓慢。大多数胰岛素制剂提供100U/ml的浓度(U-100)。患者使用血糖仪进行自我血糖监测对有效实施胰岛素治疗至关重要。理想情况下,自我血糖监测应该经常进行:空腹、餐前、餐后2h、睡前,有时需监测凌晨2时~3时血糖。大多数血糖仪可保存测量数值和时间以备日后回顾。患者可将数据手工记录在表格中或者将血糖仪的数据下载到电脑中。如果备注上相关的细节如摄取的食物、运动、相关症状的自我血糖监测记录将更有帮助。每隔3个月应进行糖化血红蛋白的检测。

大多数1型糖尿病患者需要胰岛素强化治疗,包括每日多针(3~4次)胰岛素皮下注射或应用胰岛素泵持续皮下胰岛素输注(CSII)。多针注射方案,又称为基础-餐时方案,通常包括一针长效胰岛素类似物(甘精或地特胰岛素)每日注射1次或2次,维持稳定的基础胰岛素水平。常规胰岛素或速效胰岛素类似物每日额外注射3次或更多(每餐之前和有时在加餐之前)来维持适当的餐后胰岛素水平。通常,一旦血糖水平稳定,方案中长效胰岛素的剂量每天保持不变。如果患者争取每餐固定摄入相同量的碳水化合物及总热量,速效胰岛素剂量可以保持不变。或者根据血糖水平(每餐前测定)和计算每餐摄入碳水化合物的热量来调整速效胰岛素用量,可更好和更灵活地控制血糖。长效胰岛素类似物甘精或地特胰岛素不能与其他胰岛素混合共用一个注射装置,因此,这种基础-餐时方案通常需要每日注射4次或者更多。

对于一个新诊断的1型糖尿病患者,胰岛素的起始剂量一般为0.2~0.4U/(kg·d),一段时间后有望增加到0.6~0.7U/(kg·d)。约一半的总剂量应作为基础胰岛素。根据不同患者血糖的个体反应,基础的甘精或地特胰岛素可每日注射1次(清晨或睡前)或平分成2次注射。对于中效鱼精蛋白锌(NPH)胰岛素为基础胰岛素的方案,2/3的胰岛素剂量应清晨注射,1/3的剂量应睡前注射。这种分配减少了夜间低血糖的风险,并且使得NPH的最大作用峰值约出现在午餐时间。根据每餐的进餐量及内容分配每日速效胰岛素的剂量。

胰岛素泵(CSII)对许多1型糖尿病患者来说是首选的胰岛素治疗方案。这个小的便携装置包括一个储存速效胰岛素的容器,通过一个很容易放置的皮下导管而输注胰岛素。一个微处理器调控泵提供基础胰岛素的输注,它可根据预定的患者的需求编程设定调整一天中不同时段的基础率。在进餐、加餐或校正高血糖时,患者可进一步操作胰岛素泵来注射相应的大剂量。对照研究显示,与多针注射的基础-餐时方案相比,CSII可能实现更好的血糖控制。如果使用得当,CSII是调整胰岛素剂量最灵活的手段,调整和追加剂量不需要额外的皮下注射。它的局限性包括需要更多的患者参与,缺乏长效的储药

表66-5 胰岛素种类*

胰岛素种类	通用名	餐前注射时间	起效时间(h)	达峰时间(h)	持续时间(h)	BG最低点(h)
速效胰岛素	赖脯胰岛素[†]	0～0.2h	0.1～0.5	0.5～2	<5	2～4
	门冬胰岛素[‡]	0～0.2h	0.1～0.3	0.6～3	3～5	1～3
	谷赖胰岛素[§]	0～0.25h(餐前15min或开始进餐后20min内)	0.15～0.3	0.5～1.5	1～5.3	2～4
短效胰岛素	常规胰岛素	0.5～1h	0.3～1	2～6	4～8	3～7
中效胰岛素	NPH	0.5～1h	1～3	6～15	16～26	6～13
长效胰岛素	甘精胰岛素[‖**]	每日一次[¶]或每日两次(约12h)	1.1～4	小或无峰	10.8～>24	下一次注射之前
	地特胰岛素[**]	每日一次[¶]或每日两次(约12h)	1.1～4	小或无峰	12～24	下一次注射之前
人预混						
NPH/常规胰岛素	70/30	0.5～1h	0.5～1	2～12	14～24	3～12
NPH/常规胰岛素	50/50	0.5～1h	0.5～1	2～5	14～24	3～12
胰岛素类似物预混						
NPL/赖脯胰岛素	75/25	0.25h	0.15～0.25	1	14～24	—
NPA/门冬胰岛素	70/30	0.25h	0.15～0.3	2～4	24	—
NPL/赖脯胰岛素	50/50	0.25h	0.15～0.25	1	14～24	—

注：BG.血糖；NPA.中性鱼精蛋白门冬胰岛素；NPH.中性鱼精蛋白锌胰岛素；NPL.中性鱼精蛋白赖脯胰岛素。

*作用时间谱取决于几个因素，包括剂量，注射的部位、方法(此表中列出的为针对皮下注射)，糖尿病病程，糖尿病类型，胰岛素抵抗的程度，运动的水平，是否存在肥胖及体温。一些时间范围跨度大是由于纳入了几个独立研究的数据。餐前注射的时间取决于餐前血糖水平和胰岛素类型。如果血糖低，可能需要注射胰岛素后立即进餐(首先进食该餐中的碳水化合物部分)。如果血糖高，可能需要注射胰岛素后延迟进餐并且最后进食碳水化合物部分。

**不能将甘精或地特胰岛素与其他胰岛素混合。

†胰岛素类似物，将人胰岛素分子β链28、29位脯氨酸和赖氨酸次序对换。

‡胰岛素类似物，将人胰岛素分子β链28位脯氨酸替换为天冬氨酸。

§胰岛素类似物，将人胰岛素分子β链3位天冬酰胺替换为赖氨酸，并且将人胰岛素分子β链29位赖氨酸替换为谷氨酸。

‖胰岛素类似物，将人胰岛素分子α链21位天冬酰胺替换为甘氨酸，并且在人胰岛素分子β链羧基末端添加两个精氨酸。

¶每天同一时间注射，与饮食无关。清晨注射降糖效果可能更显著，夜间低血糖发生率更低。

装置，以及胰岛素泵可能发生故障。新诊断的1型糖尿病患者需要经过一段时间(至少6～12个月)多次注射胰岛素的过程再过渡到胰岛素泵治疗。血糖控制良好的患者(HbA_{1c}≤7%)由多次注射胰岛素改为CSII时最初的日剂量设定通常需减少10%～20%。

许多应用CSII的患者需要提高清晨的基础输注率来适应黎明现象，这段时间由于胰岛素的拮抗激素如生长激素的昼夜变化而导致机体胰岛素敏感性下降。一天中的其他时间也可能需要调整基础率，因为可能出现胰岛素敏感性的变化(如运动后)。餐前大剂量可以通过计算而得，方法是根据患者餐前血糖水平的校正剂量(需要时)，加上根据患者预设的个体化的碳水化合物/胰岛素指数计算出覆盖这一餐所需要的胰岛素剂量。患者过渡到CSII治疗时最好能在一个专业机构就诊，以便由有经验的教育人员(通常是经过专业培训的注册护士)帮助完成其需要的患者教育。目前已有可以连续血糖监测(CGM)的设备供临床使用，它可以单独使用，或者整合在胰岛素泵中。因为担心它们的准确性不能始终如一，现有设备不能根据测定的血糖水平自行调整胰岛素输注率；实际上，必须患者设定胰岛素泵做出适当的调整。

胰岛素强化治疗并不适合于所有1型糖尿病患者。有些患者不愿或不能进行频繁的血糖监测，饮食控制及多次胰岛素注射。在另一些患者中，通过严格的血糖控制和胰岛素强化治疗来达到较低的HbA_{1c}目标值可能无法实现。例如，因为下述情况可能会使低血糖风险增加：自主神经病变和不能感知低血糖，或胃肠神经病变导致胃轻瘫，引起营养消化吸收过程无法预料的变化。在这些情况下，采用胰岛素治疗和血糖管理的更简单方法，以前称为胰岛素常规治疗，可能是合适的。这样的方案可能是基础胰岛素，如每日注射2针中效胰岛素，混合或不混合短效或速效胰岛素。例如，两次混合制剂方案，NPH/短效或NPH/赖脯（门冬或谷赖胰岛素）混合胰岛素剂型每日2次注射。最开始，早餐前给予估算总剂量的2/3，晚餐前给予1/3；每一次的剂量中2/3为NPH，1/3为常规或速效胰岛素。然后根据检测的血糖水平来调整每次注射时每种胰岛素的剂量，希望早餐前的NPH峰值可覆盖午餐血糖，速效胰岛素可覆盖另外两餐，并且NPH可另外保证足够的基础血糖控制。可通过将中效胰岛素和速效胰岛素混合在一个注射器这种方法来实施每日两次注射方案。预混胰岛素，如70%中效加30%速效，或50%的中效加50%的常规胰岛素，也可通过注射器或预置的胰岛素笔注射用于临床。预混胰岛素使用更方便，但获得良好血糖控制的难度更大。

5.低血糖管理

无论何种特定治疗方案，1型糖尿病患者需要学习如何管理低血糖。当血糖水平低于正常范围（50～70mg/dl）时，患者通常会出现肾上腺素能症状（如出汗、焦虑、发抖）。如果血糖显著降到足够低水平，患者可能出现中枢神经系统症状，从思考困难、思维混乱到反应迟钝甚至意识丧失。如果低血糖被确定（如小于70mg/dl），应摄取10～15g可快速吸收的碳水化合物。血糖水平低于50mg/dl，推荐摄取20～30g。橙汁、饼干或可携带的片剂葡萄糖和管状葡萄糖溶液（可在药房非处方购买）可用来治疗低血糖。15min后应再次检测血糖水平，如果需要应再次补充糖分直到低血糖被纠正。另一种方法为注射胰高血糖素。如果患者曾经发生需要他人救助的严重低血糖（包括意识丧失），一名家庭成员掌握胰高血糖素注射技术通常是很有帮助的。严重的低血糖存在受伤的风险，如跌倒或车祸，而且持续的低血糖会造成神经系统的损伤。

6.营养管理

适当的营养管理是1型糖尿病有效治疗方案中的重要组成部分。理想情况下营养管理方案应该根据患者的生活方式、运动方式、饮食习惯、文化修养和经济水平个体化调整。很多专家小组建议在大众指南的前提下允许个体化调整碳水化合物、脂肪和蛋白质的摄入量。例如，美国糖尿病协会（ADA）的推荐如下：

（1）脂肪的摄入量，低于7%总热量，尽量减少反式脂肪酸的摄入。

（2）总胆固醇摄入量，低于200mg/d。

（3）膳食蛋白质摄入量，在没有肾衰竭的情况下占总热量的15%～20%。

（4）纤维摄入量，至少14g每1000总卡［路里］。

（5）减少盐的摄入（1500mg/d），即使只是出现轻度高血压也应特别注意。

患者应与受过糖尿病治疗培训的医学专家一同制订营养管理目标。

大多数食谱注重计算和控制碳水化合物的总量而不是它的来源。患者可学习如何估算每一餐中碳水化合物的克数（碳水化合物计算），来确保摄入相同的碳水化合物的量。或者通过计算每餐碳水化合物的量作为参考，再根据预设的患者特异性的胰岛素/碳水化合物比值来调整每日餐时胰岛素剂量。建议避免添加果糖作为甜味剂的食物，因为果糖对脂质代谢可能存在潜在不利影响。适当饮酒是可以接受的（女性每日不超过1杯，男性每日不超过2杯）。

由于超重会增加心血管疾病的风险，因此营养管理的基本目标应该是使体重维持正常，或在超重或肥胖患者中体重下降。饮食疾病包括暴食症、厌食症和贪食症，在1型糖尿病中相对常见，尤其是在年轻的女性患者中。

7.运动

应鼓励规律运动，运动对控制体重、降低慢性并发症风险和提高生活质量均有益处。专家一般建议每次30min、每周至少5次中等强度的体育锻炼。锻炼身体消耗的热量与运动持续时间和强度成正比，而且运动可以提高胰岛素敏感性（有时可持续数小时）。运动安排与进餐和胰岛素注射间隔时间保持一致可获得最佳效果。运动前后应监测血糖，基础血糖偏低时不适宜运动（因为增加低血糖风险），血糖水平高于250mg/dl也不适宜运动（因为可进一步增加血糖升高的风险和发生酮症）。应鼓励1型糖尿病患者培养适合自己年龄和整体健康水平的运动兴趣，包括竞技性体育项目，但必须在小心监测血糖，以及适当调整胰岛素治疗和饮食控制方案的情况下进行。

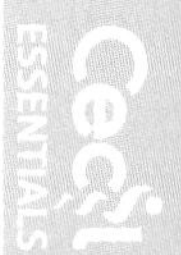

（四）2型糖尿病

1.流行病学和病理学

2型糖尿病是一种非常常见的疾病，在美国影响了8%～10%的人口，在大多数其他发达或发展中国家的患病率相似。许多2型糖尿病患者未被确诊，还有许多人（在美国约占人口的6%）处在糖尿病前期状态。2型糖尿病的特点是不同程度的胰岛素抵抗和胰岛素缺乏，是遗传风险背景下环境因素影响的结果。2型糖尿病的主要特征与1型糖尿病的区别，总结于表66-4。2型糖尿病的患病率在过去的50年增加了10倍以上，这主要是由于能量摄入增加、运动减少，以及这些因素导致的肥胖。超过80%的2型糖尿病患者存在肥胖。2型糖尿病的发病高峰年龄为50～60岁，然而，在某些人群中，2型糖尿病可占到儿童糖尿病的30%。父母中有一人患糖尿病，子代一生中患糖尿病的风险约为40%，如双亲患病，则风险约为70%。在美国，2型糖尿病的发病率在拉丁美洲裔人群、非洲裔美国人及一些东亚人群中高于北欧及西欧血统的人群。部分原因是由于社会经济和文化因素的影响而造成的（如购买廉价和高热量食物的差异），但也与种族遗传的差异有关。研究认为，所有人群的遗传易感性经研究反映了超过40个基因的联合影响。在任何人群中均没有发现单个基因或者一小组基因对糖尿病的发病风险有决定性的影响。

2型糖尿病通常经历一个长时间的临床前或糖尿病前期的阶段，在这个过程中葡萄糖耐量逐渐恶化（图66-2）。这个过程平均可达十年甚至更长时间，进展速度存在明显的个体差异。大多数患者在临床前阶段存在胰岛素抵抗，但能够通过分泌更多的胰岛素（高胰岛素血症）来代偿维持正常血糖水平。随着时间的推移，这种代偿胰岛素抵抗的能力逐渐减退。2型糖尿病的临床前阶段与B细胞数量减少相关，但在发展到显性高血糖阶段时，仍存在大量残存的B细胞（通常是正常时的40%～50%）。因此，在2型糖尿病中不仅存在B细胞数量的减少，而且存在B细胞功能障碍。随着血糖水平的升高，高血糖本身可能

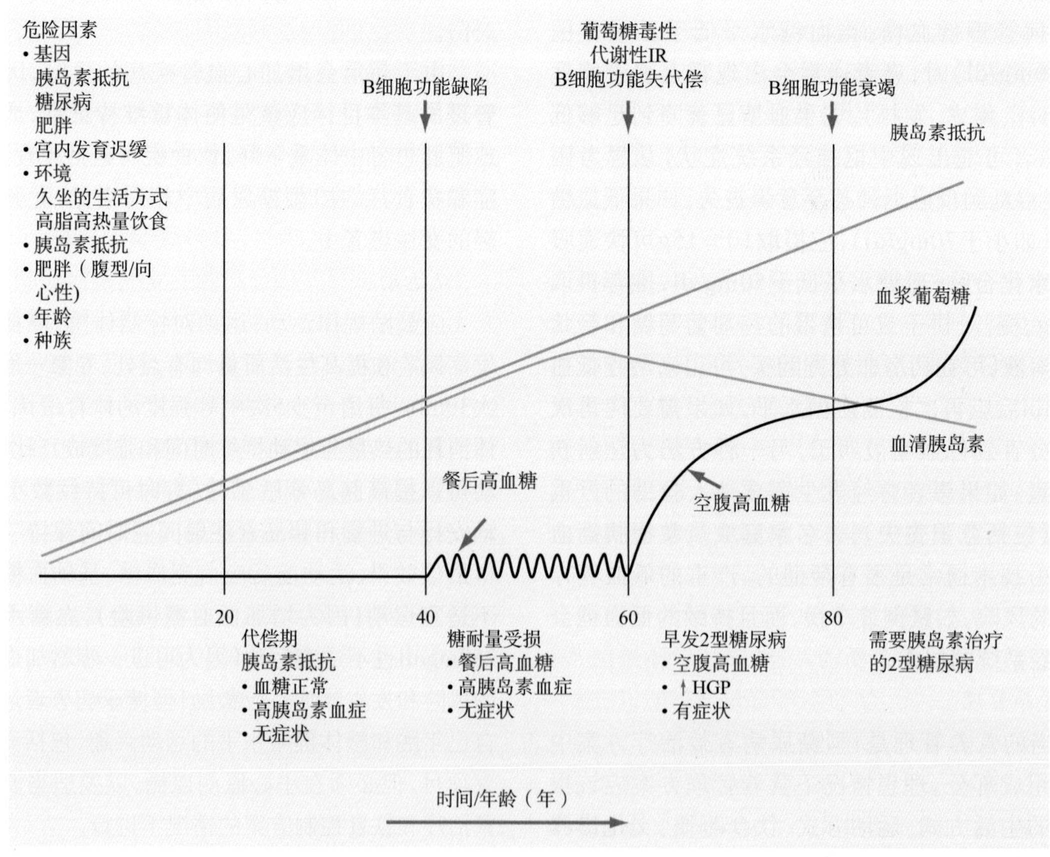

图66-2　2型糖尿病的自然病程。反映B细胞功能失代偿进展为显性糖尿病的不同阶段，和需要胰岛素治疗阶段的时间/年龄标记点的数字（以年为单位）只是一个近似的参考值。某些群体对胰岛素更敏感，需要更严重的B细胞功能丧失才会引发糖尿病，而在胰岛素抵抗的肥胖人群，B细胞功能轻度下降就可引发糖尿病。使用胰岛素的2型糖尿病患者存在着很大差异，并且不是年龄依赖性的。HGP.肝脏葡萄糖生成；IR.胰岛素抵抗

导致糖尿病的进展，进一步减少胰岛素分泌和加重胰岛素抵抗，其中的机制目前尚不清楚(称为葡萄糖毒性)。

通过测定空腹或随机血糖来筛查2型糖尿病的特定高危人群和糖尿病前期患者符合成本效益比。超过30%的2型糖尿病患者和更高比例的糖尿病前期患者未被诊断。ADA专家小组推荐基于年龄、生活方式、家族史和种族来筛查糖尿病，总结于表66-6。由于2型糖尿病隐匿的特性，患者在临床诊断时发生并发症的风险已经增加(稍后讨论)。

2.临床表现

许多患者无临床症状而在常规检测血糖时诊断为糖尿病。血糖水平足够高，超过葡萄糖重吸收的肾糖阈(>170mg/dl)时产生渗透性利尿，导致多尿、多饮的典型症状，以及晶体渗透压变化造成视物模糊。患者还可能出现体重下降，泌尿系感染或皮肤真菌感染。高血糖继发的渗透性利尿会导致电解质紊乱，甚至偶尔会出现严重的高渗状态，高渗状态相关的临床症状和体征包括疲劳、虚弱和最终可出现从混乱到昏迷程度不等的神志障碍(稍后讨论)。这种情况最常发生在具有基础肾脏功能损害的老年患者。与1型糖尿病患者相比，2型糖尿病患者通常有足够的残存胰岛功能来抑制脂质分解，这可保护患者避免发生酮症酸中毒。有一部分2型糖尿病患者，会发生酮症酸中毒，这可能反映出葡萄糖毒性抑制胰岛素分泌程度的个体差异。

由于长期受到高血糖和相关代谢障碍的影响，2型糖尿病患者在诊断之时就可能已经发生糖尿病慢性微血管及大血管并发症。因此，患者可能经历心血管事件，如急性心肌梗死，然后才意外发现2型糖尿病。

3.代谢综合征

心血管疾病易感性在下述情况下进一步增加：胰岛素抵抗、糖尿病前期、2型糖尿病，以及其他心脏病危险因素包括腹型或内脏型肥胖、高脂血症和高血压。代谢综合征这一术语被用于特指综合患有这些心血管危险因素的患者。不同的专家组对代谢综合征的诊断提出不同但有重叠的诊断标准。国家胆固醇教育计划成人治疗小组Ⅲ(ATP Ⅲ)定义这种综合征为以下五条特征中具有任意三条：

(1)空腹血糖水平≥100mg/dl或药物治疗血糖升高。

(2)高密度脂蛋白(HDL)胆固醇<40mg/dl(男性)或<50mg/dl(女性)或药物治疗低HDL胆固醇血症。

(3)血浆三酰甘油≥150mg/dl或药物治疗三酰甘油升高。

(4)腹型肥胖(男性腰围≥102cm或女性腰围≥88cm)。

(5)血压≥130/85mmHg或药物治疗高血压。

虽然代谢综合征是否代表一个独立的病理疾病仍需讨论，但它常作为心血管危险因素的聚合体而引起关注。

4.治疗

2型糖尿病患者应在诊断时即开始接受营养咨询，包括超重或肥胖患者努力减轻体重。许多患者通过调整饮食，特别是减少热量摄入，可独立于其他干预措施，迅速改善血糖水平。一些患者即使小幅减重10%～20%，对胰岛素抵抗和血糖控制就有显著获益。

根据患者最初的血糖水平，是否具有高血糖相

表66-6 无症状成人中糖尿病筛选标准

1.所有年龄≥45岁的成人均应筛查糖尿病；如果正常，应每隔3年重复检测
2.在更年轻(<30岁)时需考虑筛查或筛查需更频繁的人群
  a.超重(BMI≥25kg/m²)或BMI正常(18.5～24.9kg/m²)但向心性肥胖
  b.习惯久坐的生活方式
  c.一级亲属有糖尿病(即父母或兄弟姐妹)
  d.是高风险种族的成员(如非洲裔美国人、拉丁美洲/拉美裔美国人、印第安人、亚裔美国人、太平洋岛民)
  e.生产过体重超过4kg的婴儿，曾经历过不明原因的围生期孩子死亡或曾经诊断妊娠期糖尿病
  f.患高血压(≥140/90mmHg)
  g.HDL胆固醇<35mg/dL(0.9mmol/L)和(或)三酰甘油>250mg/dl(2.82mmol/L)
  h.在既往检查中出现糖耐量受损[75g糖耐量试验2h血浆葡萄糖≥140mg/dl(7.8mmol/L)但<200mg/dl(11.1mmol/L)]，空腹血糖受损[血浆葡萄糖100～125mg/dl(5.6～6.9mmol/L)]，或HbA_{1C}≥5.7%
  i.存在胰岛素抵抗相关的其他疾病(如PCOS、黑棘皮病)
  j.有心血管疾病史

注：BMI.体质指数；HbA_{1C}.糖化血红蛋白；HDL.高密度脂蛋白；PCOS.多囊卵巢综合征。

改编自：the American Diabetes Association Clinical Practice Recommendations. 2013，Diabetes Care 36(Suppl 1)：S11-S66，2013。

关临床表现，以及是否存在其他合并症，可以决定患者起始治疗是单纯饮食控制还是药物治疗。血糖明显升高，存在体液丢失，高渗状态引起神志改变和酮症酸中毒的患者需要紧急住院治疗（稍后讨论）。

对大多数患者来说，2型糖尿病的治疗可在门诊进行。ADA和欧洲糖尿病研究协会（EASD）经常在线发布及更新实用的临床指南。大多数专家组建议从一个或两个口服降糖药物（取决于高血糖的程度）起始，逐渐进展到第三种口服药或胰岛素（如口服药被证明失效）。显著高血糖患者（＞300mg/dl或糖化血红蛋白＞9.0%～9.5%），从一开始就应该考虑起始胰岛素治疗。2型糖尿病B细胞的功能丧失通常是逐渐发展的，有时可迁延多年，因此，随着时间的推移，治疗需要逐渐增加药物剂量或联用其他降糖药物，通常最终需要胰岛素治疗。与1型糖尿病相同，2型糖尿病的整体管理不仅是治疗高血糖，而且还包括慢性微血管和大血管并发症的评估、预防及治疗等干预措施。

5.血糖控制

英国糖尿病预防研究（UKPDS）和其他随机对照试验已经证实，在2型糖尿病中改善血糖控制可降低微血管慢性并发症的风险（视网膜病变、肾病和神经病变）。自血糖高于正常水平开始，微血管并发症的发生风险逐渐增加。还没有令人信服的随机临床数据证明治疗2型糖尿病可改善大血管并发症（如心血管疾病）结局。因而糖化血红蛋白的控制目标应该是个体化的，需要平衡改善微血管并发症的获益与低血糖风险。2型糖尿病患者，特别是老年或有复杂合并症的患者，对严格的血糖管理方案很难掌握，而更容易出现低血糖引起的不良反应。因此，糖化血红蛋白≤7.0%对于较年轻的2型糖尿病患者是适当的目标，而对于合并疾病和预期寿命有限的老年患者而言，糖化血红蛋白≤8.0%也是可以接受的安全目标。患者或他们的照护人员应进行规律的血糖监测（SMBG）来评估持续改进的血糖控制，识别潜在的低血糖，发现血糖明显升高，这种情况可能出现在患有并发疾病时。测定糖化血红蛋白对血糖控制情况提供重要的补充信息，应该间隔3～6个月检测一次。

6.2型糖尿病中非胰岛素（抗糖尿病）药物

有许多种类的非胰岛素药物可用来治疗2型糖尿病，有些是口服药，有些是注射剂型（表66-7）。非胰岛素药物治疗时，二甲双胍是一线的治疗方案，原因在于其降糖的有效性，不增加体重及不发生低血糖，在多年的临床实践中的安全性及良好耐受性，且价格低。对于不能耐受二甲双胍的患者，磺脲类药物是合理的选择，这基于它的疗效、耐受性及低价格。磺脲类药物的缺点是许多患者可能引起一定程度的体重增加，并存在低血糖的风险。其他类药物也可考虑作为一线治疗药物，但目前对其长期安全性缺乏了解或存在顾虑，且药物价格更高。

如果单药治疗可以耐受但未能将血糖控制到合适水平，通常的做法是继续目前药物治疗并增加第二种药物。药物联合通常选择机制互补的类别。例如，胰岛素增敏剂二甲双胍与胰岛素促泌剂磺脲类联用理论上可发挥更大的协同作用和潜在功效。血糖显著升高但未严重到需要胰岛素治疗的患者可以一开始就启动双药治疗。这样更快速地控制血糖既

表66-7 非胰岛素抗糖尿病物分类*

药物分类	上市药物（通用名）	给药途径	作用方式
双胍类	二甲双胍	口服	胰岛素增敏剂
磺脲类	格列吡嗪、格列本脲、格列美脲、格列齐特、氯磺丙脲、甲磺氮草脲	口服	胰岛素促泌剂
氯茴苯酸类	瑞格列奈、那格列奈	口服	胰岛素促泌剂
噻唑烷二酮	吡格列酮、罗格列酮	口服	胰岛素增敏剂
GLP-1 类似物	艾塞那肽、利拉鲁肽、阿必鲁肽	皮下注射	肠促胰素类似物
DPP-4 抑制剂	西格列汀、沙格列汀、利格列汀、阿格列汀	口服	肠促胰素作用增强剂
α糖苷酶抑制剂	阿卡波糖、米格列醇	口服	延缓碳水化合物的消化/吸收
胰淀粉样多肽	普兰林肽	皮下注射	延缓胃排空，抑制胰高血糖素
SGLT2抑制剂	卡格列净、达格列净、恩格列净	口服	增加尿葡萄糖排泄

注：DPP-4.二肽基肽酶-4；GLP-1.胰高血糖素样肽-1；SGLT2.钠葡萄糖转运蛋白亚型2。

*关于药物联用、处方和安全性的详细信息请咨询生产厂家。

有潜在的获益，但也同时存在让患者服用两种药物出现潜在副作用的不足。许多复方制剂可用于需要服用多种药物时，这更方便了患者，有时比各自服用多种药物更便宜。

目前可用的非胰岛素类抗糖尿病药物总结于表66-7。在处方这些药物前应咨询最新的制造商信息以确保获得单药或复方制剂的最近更新的详细信息，以及药物的有效性及安全使用信息。

（1）二甲双胍：二甲双胍是一种口服的双胍类药物，它主要通过抑制糖异生，减少肝糖原生成来发挥其最突出的疗效。这种胰岛素增敏效应与该药低血糖风险低相关。二甲双胍已被使用超过30年，而且价格低。通常的起始剂量是500mg，每日1次或2次，间隔几周可逐渐增量，通常最大剂量为每日2000mg，分2～3次服用。二甲双胍通常可使糖化血红蛋白降低1.5%。进一步的获益包括一定程度的体重减轻（平均3kg）及血脂水平的轻度改善（降低低密度脂蛋白胆固醇和三酰甘油，升高高密度脂蛋白）。不良反应包括胃肠道反应，以及罕见出现的乳酸酸中毒。在肾功能不全患者应避免应用此药。

（2）磺脲类药物：磺脲类药物通过结合和激活B细胞上的钾离子通道来刺激内源性胰岛素的分泌。如果患者有足够的残存B细胞功能，这类药物可降低糖化血红蛋白1%～2%。这类药物在临床应用已超过40年，其中许多价格低、常用的磺脲类药物在持续时间、代谢途径和清除方式上存在差异。因为它们甚至可以在没有高血糖的情况下增加胰岛素分泌，所以磺脲类药物引起低血糖的可能性很大。在开始磺脲类药物治疗前，需要指导患者如何识别和处理低血糖。可增加磺脲类药物低血糖风险的因素包括高龄、营养不良、乙醇摄入及肝肾功能不全。这类药物的其他缺点包括容易引起体重增加，以及随着时间的延长继发失效。

（3）氯茴苯酸类：瑞格列奈和那格列奈通过激活B细胞钾离子通道，从而刺激内源性胰岛素分泌的作用机制与磺脲类药物相似，然而它们降血糖的力度通常不如磺脲类药物。它们起效快速，与磺脲类相比出现低血糖的倾向减少。其应用一直受到高价格和与磺脲类相比缺乏优势的限制。

（4）噻唑烷二酮类：噻唑烷二酮类（TZDs）激活核过氧化物酶体增殖物激活受体-γ（PPAR-γ），从而导致多个基因的转录水平的变化。其净效应是减轻了胰岛素抵抗，使胰岛素作用增强，导致周围组织葡萄糖的摄取增加并且减少肝糖的生成。吡格列酮通常可使糖化血红蛋白下降0.5%～1.4%，且发生低血糖的风险低。潜在的副作用包括体重增加和肝脏毒性。

（5）胰高糖素样肽-1类似物：胰高糖素样肽-1（GLP-1）是小肠中产生的激素之一（特指肠促胰素），它可以调节肠道的蠕动和胰岛素的分泌。GLP-1类似物，艾塞那肽、利拉鲁肽和阿必鲁肽，与GLP-1受体结合，通过促进胰岛素依赖性的胰岛素分泌，减慢胃排空，抑制餐后胰高血糖素的生成，以及增加饱腹感从而减少食物摄入来改善血糖控制。此类药物可使糖化血红蛋白降低0.5%～1.5%，并引起一定程度的体重下降（3kg左右）。它们通过预置药物的注射笔注射使用——艾塞那肽每日注射2次，其长效制剂每周注射1次，利拉鲁肽每日注射1次，阿必鲁肽每周注射1次。最常见的副作用是恶心和偶有腹泻，这可能与药物对胃肠运动的影响有关。GLP-1类似物的应用受到注射带来的不便、相对高的价格、对减重的持久性和其他获益缺乏长期数据的限制。它们通常作为二线药物与其他降糖药或胰岛素联用。

（6）二肽基肽酶-4 抑制剂：二肽基肽酶-4（DPP-4）抑制剂——西格列汀、沙格列汀、利格列汀、阿格列汀——抑制GLP-1（在前一节中描述）和葡萄糖依赖性促胰岛素分泌多肽（GIP）的灭活，这两种肽类激素是体内调节葡萄糖稳态的重要激素。DPP-4抑制剂的某些作用可能与GLP-1类似物重叠，但它可能因为还增加了GLP-1以外的其他激素的水平而产生额外的效应。DPP-4抑制剂为口服制剂，可使糖化血红蛋白降低0.5%～1.0%。它们可作为单药治疗或与一种或多种药物联用，且副作用轻微。

（7）α-糖苷酶抑制剂：α-糖苷酶抑制剂（如阿卡波糖、米格列醇）是一种在肠道中通过抑制复合糖的酶分解过程而改善血糖控制的口服药物。这类药物降糖作用较弱，使糖化血红蛋白下降0.5%～0.8%。小肠中未被消化吸收的碳水化合物酵解后导致的频繁肠道积气及腹泻是此类药物使用受限制的原因。

（8）普兰林肽：普兰林肽是一种稳定的B细胞肽类似物（淀粉不溶素），它可延缓胃排空，加强饱腹感继而减少食物摄入，降低餐后胰高血糖素水平。由于此类药物需要多次注射，并且对降低HbA_{1c}作用有限，因此未被广泛应用。

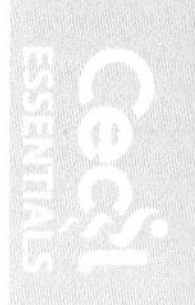

（9）SGLT2抑制剂：卡格列净、达格列净和恩格列净是近来被批准的通过抑制钠-葡萄糖协同转运蛋白2（SGLT2）实现降糖作用的口服降糖药物。

SGLT2在肾小管中调控超过90%的葡萄糖再吸收，并通过促进尿中葡萄糖排泄达到降糖效果，使HbA_{1c}下降0.5%～1.0%，对体重下降作用不大。这些药物是否增加心血管事件、增加LDL-C水平、增加泌尿系统和生殖系统感染，以及低血压和低血糖风险仍在探讨中。

7. 2型糖尿病的胰岛素治疗

在使用口服药物血糖未达标的患者可能需要启用基础胰岛素治疗。常用的选择有甘精胰岛素（每日1次）、地特胰岛素（每日1～2次）或NPH（每日睡前1次）（关于不同胰岛素的更多细节可参照下面讨论部分及表66-5）。标准的起始剂量为10U（或者0.2U/kg），每隔3日或更长时间增加2～4U。启用胰岛素可简化口服药物降糖方案（如多种口服药物联合治疗可简化为单药治疗）。如果基础胰岛素治疗仍无法有效控制血糖的患者需要启用餐时的速效胰岛素。此时通常停用所有口服降糖药物，单纯应用外源胰岛素进行降糖治疗。相比1型糖尿病患者，这些2型糖尿病患者进餐时可能不需要碳水化合物含量和胰岛素剂量间的精确换算，可能原因为这些患者仍有残存的内源胰岛素分泌功能。也因为这种原因，只有极少数的2型糖尿病患者应用胰岛素泵治疗。

8.营养和体重管理

糖尿病患者应接受营养师的咨询，并根据自身的生活方式、运动、文化和经济情况制订个体化的营养膳食计划。很多当前的专家委员会制订的指南提倡灵活搭配碳水化合物、脂肪和蛋白质比例。2型糖尿病的营养管理通常把重点放在减少能量的摄入和减重。由于一些增加体重的口服降糖药物和胰岛素的应用，减重似乎变得更难。

营养管理的重要目标是通过平衡营养素的摄入时间、摄入量和药物治疗、运动，使血糖达标并且避免低血糖发生。

对于超重或肥胖患者，初始的减重目标通常定为体重的5%～10%。这将会显著改善糖尿病并且提高患者制订下一步减重目标的积极性（参见第67章）。

减重手术被广泛认为可减重、显著改善血糖和降低2型糖尿病慢性并发症风险。Roux-en-Y胃旁路术后数天的患者血糖即可达到显著改善，对降糖药物的需求也减少。这反映了某些胃肠道激素和代谢因子可能发生了变化，且这种变化独立于体重下降。通过胃束带术或袖状胃切除术，血糖亦可逐步得到有效控制。减重手术与单纯药物饮食疗法的随机对照试验显示减重手术更能使HbA_{1c}有效达标。另外一些研究显示了戏剧性结果，约75%患者经过减重手术后血糖完全正常并可停用所有降糖药物（参见第67章）。

9.运动

2型糖尿病患者需进行体育运动，它不仅使体重下降，亦可有效降低慢性并发症风险。一些专家委员会普遍推荐每周至少进行5次的30min或更长时间的中等强度体育运动，但需根据个人的体力和限制情况（疾病情况如心血管疾病等）制定个体化方案。一些不愿意或无法进行有效有氧运动的患者需每天进行步行或根据个体限制情况进行其他运动。

（五）1型糖尿病和2型糖尿病血糖控制之外的标准化管理

目前认为需对1型糖尿病和2型糖尿病定期进行一些评价和干预，包括每次就诊时进行血压管理和足部检查。吸烟患者每次就诊时需接受戒烟的重要性和戒烟策略的相关宣教。需每年接受1次眼底检查，对已有糖尿病眼底病变患者需增加检查频率。另外每年至少接受1次口腔检查。对于病程大于5年的1型糖尿病和初次诊断的2型糖尿病患者需每年接受1次尿白蛋白/肌酐检查评估是否升高（＞30mg白蛋白/g肌酐）。每年需接受空腹状态下的血脂谱检测。推荐应用阿司匹林（75～162mg/d）进行心血管疾病的二级预防（此推荐有临床试验证据的支持），或对10年心血管风险高于10%的患者进行一级预防（此推荐为专家意见）。需每年接受流感疫苗的接种。需接种1次肺炎链球菌疫苗，年龄大于65岁后再重复接种。

（六）并发其他疾病时糖尿病的管理

当糖尿病并发其他疾病时，为了适应进食量减少和疾病相关的应激激素释放增多继发的潜在的胰岛素抵抗状态，通常需要调整血糖管理方案。尽管因某些其他疾病无法摄入营养（如胃肠炎），1型糖尿病患者也仍时刻需要外源胰岛素来对抗显著的高血糖状态和DKA。1型糖尿病患者根据进食受影响的程度和持续时间，需要暂时、部分减少胰岛素剂量并增加血糖监测频率；或者如果进食量正常，可能需要适当增加胰岛素剂量，因为疾病导致的应激会增加胰岛素抵抗。拟行外科手术或者因严重疾病住院治疗的使用口服降糖药的2型糖尿病患者，需停用口服降糖药并改为胰岛素来控制血糖直至恢复正常饮食结构。

为了避免显著的高血糖，住院患者需调整血糖控制目标，同时需避免低血糖发生。对于非危重疾病，标准的血糖控制目标包括血糖低限不低于90～100mg/dl、餐前血糖水平需低于140mg/dl及随机血糖水平需低于180mg/dl。对危重症患者，为了能及时调整胰岛素剂量需静脉胰岛素治疗，大部分专家推荐的血糖控制范围为140～180mg/dl。

（七）妊娠糖尿病

妊娠期的激素环境造成的胰岛素抵抗可导致妊娠期间糖尿病（GDM）的发生。GDM出现在2%～5%的妊娠妇女中，如果不进行治疗对母婴均有不良影响。因此年龄大于25岁的妊娠妇女或者年龄小于25岁但存在一项或一项以上危险因素（见表66-6中2a～d、2g）的妊娠妇女，在妊娠24～28周时需进行GDM筛查。高危妇女（如肥胖、有妊娠糖尿病史、有尿糖阳性或有一级亲属患糖尿病）需更早进行筛查（如初诊产科或首次产前检查时）。目前被广泛接受的筛查方法为2h 75g口服葡萄糖耐量试验，各时间点规定的血糖切点见表66-2。

关于GDM和糖尿病合并妊娠的详细管理方案超出了本章节的范围。基本原则包括饮食、运动和口服降糖药或胰岛素治疗。为了使胎儿出现高血糖风险最小化，妊娠期血糖控制目标比非妊娠期更低，即空腹95mg/dl（5.3mmol/L）或更低、餐后1h 140mg/dl（7.8mmol/L）或更低、餐后2h 120mg/dl（6.7mmol/L）或更低。HbA_{1c}的测定可能有利于确定在发现GDM之前是否存在高血糖，但在GDM管理中其价值有限。GDM妇女在分娩后6～12周时需再次评估75g口服葡萄糖耐量试验，其中约10%的妇女仍然存在明显的糖尿病。超过40%的GDM妇女在随后的20年中发展成糖尿病，其危险因素取决于种族背景和肥胖。妊娠仅仅是一种激发试验，而并非是未来发展为糖尿病的危险因素。

（八）糖尿病严重代谢失调的管理

1.糖尿病酮症酸中毒

糖尿病酮症酸中毒（DKA）最常发生在1型糖尿病患者（每年每100例1型糖尿病患者中发生约2.5例）。酮症酸中毒亦可发生在2型糖尿病患者中，尤其是在急性病患病期间（严重感染、内科疾病或创伤），以及有酮症倾向的2型糖尿病患者。初诊1型糖尿病患者中约25%的患者存在DKA，另外常发生于已确诊的1型糖尿病停用常规的胰岛素治疗者。DKA是一种可以威胁生命的疾病状态，总死亡率约2.5%，大部分死因归结于复杂或迅猛的疾病状况，而并非DKA本身导致的代谢紊乱。

DKA发病机制是胰岛素缺乏和胰岛素对抗（应激）激素水平的升高联合作用结果。胰岛素缺乏使机体组织对葡萄糖的摄取能力和代谢减少、肝糖原储备动员（糖原分解）加速、导致肝和肾葡萄糖净生成量增加（糖异生）。由胰岛素缺乏导致的肌肉蛋白分解代谢可释放氨基酸，为糖异生提供底物促进糖异生。因葡萄糖的内生合成增加，血糖水平明显升高，即使处于空腹状态也会如此。血糖水平超过170mg/dl会出现糖尿，葡萄糖通过尿液排泄时会协同排泄大量的水和电解质（Na^+和K^+）。患者出现多尿但无法充分补充水分，继而逐渐出现更严重的水和电解质缺乏。渗透性利尿的特点是丢失水分比丢失电解质更严重，并逐渐造成高渗状态。因胰岛素缺乏，脂肪合成减少、分解加速，导致循环中的游离脂肪酸增加，血浆中游离脂肪酸可以作为肝脏酮体（β-羟丁酸、乙酰乙酸和丙酮）生成的底物。β-羟丁酸和乙酰乙酸是酸性物质，其血浆水平升高可促进代谢性酸中毒的发生。

单纯胰岛素缺乏亦可导致上述情况，但潜在的或诱发疾病可加重病情如感染等。感染可导致胰岛素抵抗继而使应激激素水平增加（皮质醇、儿茶酚胺、胰高血糖素和生长激素），一系列的正反馈循环形成，造成不断加重的高血糖、水和电解质丢失、酮症和代谢性酸中毒。此时单纯胰岛素治疗远远不够，患者通常需要住院并接受多方面的干预治疗。

DKA的常见表现包括多尿、烦渴、近期的体重下降（尤其是初发糖尿病）、视物模糊、虚弱、厌食、呕吐、腹痛（似急腹症）和精神状态改变（从嗜睡到昏迷）。DKA和这些相关症状的发展通常需要2～4d，但在应用胰岛素泵的患者中不到12h即可出现上述情况。在体格检查中可以看到典型的脱水相关证据，如皮肤弹性减弱、低血压和心动过速。因酸中毒导致的血管扩张效应，皮肤表现为温暖、干燥；明显的低血压可导致血管塌陷。患者为了代偿代谢性酸中毒，通常表现为深快呼吸（Kussmaul呼吸），并在呼吸时能闻到丙酮造成的典型的烂苹果气味。DKA诊断标准如下：①血糖水平高（>250mg/dl）；②中重度的酮血症（β-羟丁酸>5mmol/L）或酮体测定试纸Ketostix测定的酮体水平阳性（将血浆稀释到1：2或更高比例）；③酸中毒（pH<7.3或血浆碳酸氢盐≤15mEq/L）。测定尿酮体可能会误导诊断，因为在没有DKA的空腹状态下尿酮体也有可能呈阳性。

除评估诊断标准中的指标外，还需要评估其他指标，包括电解质、血尿素氮、肌酐、磷酸盐、肝功能、淀粉酶、动脉或混合静脉血气（包括pH）、全血细胞计数、尿液分析、心电图和胸部X线片等。DKA患者需要计算阴离子间隙［阴离子间隙=（Na^+）-（Cl^-+HCO_3^-）］，DKA患者的阴离子间隙通常高于12mEq/L。另外需要测定血浆渗透压，可直接测定或者计算得出：估算的渗透压=［2×（Na^+）］+［（血糖mg/dl）/18］。

DKA的诱因包括感染（最常见），心肌梗死（包括无症状性心肌梗死），炎症（阑尾炎、胰腺炎）和药物（尤其是糖皮质激素）。

DKA的治疗首先必须迅速实施有效措施应对威胁患者生命的异常情况，包括胰岛素缺乏、水和电解质丢失、钾离子丢失及代谢性酸中毒。标准的治疗方案中，需先常规给予负荷量短效胰岛素（0.1U/kg），随后持续以0.1U/（kg·h）的速度静脉输注。应每小时检测血浆葡萄糖直至血糖值降至250mg/dl，随后根据血糖水平（每小时下降75～100mg/dl为目标值）调整胰岛素输注率，避免血浆渗透压下降过快导致其他潜在的并发症。

在启用胰岛素同时，补充液体和电解质至关重要。可根据体重下降程度、黏膜干燥度、皮肤张力和是否存在直立性低血压评估初始的体液丢失量，一般情况下DKA的体液丢失量为3～8L。标准的静脉补液流程：第1小时内输注生理盐水1000ml，第2小时应根据估算的初始液体丢失量以15ml/min的速度输注生理盐水；随后的2h改为0.45%盐水以7.5ml/min的速度输注；随后逐渐减慢输液速度，在约8h内需完全补充估算的液体丢失量。在此过程中需要频繁监测颈静脉充盈度和胸部听诊并早期发现是否存在输液量过多。对充血性心力衰竭风险高的患者需监测中心静脉压。

所有患者需要补钾，为了保证避免发生有潜在危害的低血钾或高血钾，需在密切监测情况下进行补充。在补钾治疗开始前应通过Foley导尿管（必要时）确保患者有尿液生成。除非患者无尿，则应在启动胰岛素治疗后的1～2h内开始补钾。主要目标是全程保持血清钾离子高于3.5mEq/L，如果起初就存在低钾血症或应用碳酸氢盐纠正酸中毒（会促使细胞外钾转移至细胞内），则在治疗早期就开始进行血钾干预尤为重要。如果血清钾为5mEq/L或更高，补钾通常要慎重，或者需根据监测的血清钾水平以10～40mEq/h的速度，以静脉补液的一部分进行补钾。如果血清钾<4mEq/L或>5mEq/L，需每2h监测一次血清钾水平。

通常情况下应避免补碳酸氢盐，但pH低于7、血清碳酸氢盐水平低于5.0mEq/L、血钾离子浓度高于6.5mEq/L、对补液无反应的低血压、严重左心衰或呼吸抑制的患者需要补充碳酸氢盐。若出现上述情况，可能需要静脉输注碳酸氢盐50～100mEq（1～2安瓿），输注时间不低于2h。

DKA纠正后继续给予充分的胰岛素治疗以有效纠正酮症非常重要。相比其他异常状态，酮症可能需要更长时间来纠正。可以通过下述措施实现这一目标：当血糖水平降至200～250mg/dl时需要加用葡萄糖静脉输注（如含5%葡萄糖的0.45%盐水）治疗，同时继续输注胰岛素（1～2U/h）。

DKA纠正后若患者生命体征平稳、酸中毒已充分纠正、患者进流食时无恶心呕吐，以及其他各种诱因已得到控制时，可过渡为皮下胰岛素治疗。

2.高血糖高渗状态

高血糖高渗状态（HHS）通常只发生在2型糖尿病患者，其中1/3的患者此前未被诊断糖尿病。患者通常是老年人，常合并存在肾功能不全。应激导致的胰岛素抵抗会加重胰岛素的相对缺乏，造成高血糖、糖尿和渗透性利尿。然而尚存的内生胰岛功能可抑制脂肪分解和酮体生成，避免出现酮症酸中毒。HHS患者相比DKA患者，常表现为更显著的血糖升高、水和电解质紊乱及高渗状态。HHS发展较隐匿（数天或数周），因此患者容易发展为更严重的高血糖和容量不足。

HHS与感染（40%）、利尿剂的应用（35%～40%）及住在护理院（25%～30%）相关。其他复杂诱因可能包括肠梗阻、肠系膜血栓、肺栓塞、腹膜透析、硬膜下出血和大量的药物治疗等。其总死亡率超过DKA（10%～40%），当年龄大于70岁、住在护理院，以及更高的血浆渗透压或血钠浓度会使死亡率进一步升高。临床上，这些患者相比DKA具有更明显的水、电解质紊乱及精神症状（如嗜睡、意识模糊和昏迷）。

HHS的一般治疗原则与DKA大致相同，包括大量补液（通常整个病程中需补液8～12L）。补液和电解质的纠正过程需比DKA进行得更加缓慢，通常超过36～72h。补液开始后才启动胰岛素治疗。治疗过程中需要进行补钾，但不如DKA需求大。HHS比DKA对胰岛素更敏感，因此胰岛素用量可能小于DKA。对于严重脱水和血栓形成倾向的情况，通常需要预防性肝素抗凝治疗。尽管HHS的血糖水平升高显著，患者最终有可能恢复为口服降糖治疗。

（九）糖尿病的慢性并发症

1型糖尿病和2型糖尿病的慢性并发症相似，包括微血管并发症（肾病、视网膜病变和神经病变）和大血管并发症或心血管并发症（冠心病、外周血管病和脑血管病）。糖尿病慢性并发症可缩短平均寿命（约缩短10年）。微血管并发症和大血管并发症的主要发病机制包括多羟基化合物途径的激活（山梨醇的积聚）、糖基化蛋白的形成和糖基化产物的增加（交联糖基化蛋白）、脂代谢异常、氧化应激损伤增加、高胰岛素血症、某些组织的过度灌注、黏滞度增高、血小板功能紊乱（聚集增加）、内皮损伤和各种生长因子的激活。

1.微血管并发症

（1）视网膜病变：病程超过20年的几乎所有的1型糖尿病和60%～80%的2型糖尿病患者会出现糖尿病视网膜病变。在发达国家，该病是造成20～74岁人群失明的最主要原因。糖尿病病程、较差的血糖控制、糖尿病类型（1型糖尿病高于2型糖尿病）、高血压、吸烟、血脂异常、肾病和妊娠等因素可使糖尿病视网膜病变的发病率增加、进展加快。

早期干预通常会延缓糖尿病视网膜病变的发展甚至有些情况下可逆转病情，但大多数患者病变严重前没有症状。因此推荐病程超过5年的1型糖尿病和任何病程的2型糖尿病患者每年进行眼底筛查。

在非增殖期视网膜病变中，已出现视力下降的显著黄斑水肿患者进行局部激光光凝治疗后病情可改善。全视网膜激光光凝治疗可改善增殖期视网膜病变患者和一些严重的非增殖期视网膜病变的2型糖尿病患者的结局。已发生玻璃体积血并出现视力下降的患者通过玻璃体切割术视力可能会显著恢复。除糖尿病视网膜病变，糖尿病患者的白内障发生风险也会增加。

（2）肾病：在发达国家，糖尿病肾病成为导致终末期肾病（ESRD）的最主要原因（约30%）。然而在过去的几十年间，进展到ESRD的风险已显著下降，现今ESRD仅出现在不足10%的患者中。较差的血糖控制、高血压、吸烟、口服避孕药、肥胖和老年等因素会增加糖尿病患者的严重肾病风险。

糖尿病肾病主要是一种肾小球疾病，病理学特点包括肾小球系膜膨胀、肾小球基底膜增厚和肾小球硬化。在疾病早期，虽然不是所有患者但大部分患者会出现蛋白尿，蛋白尿水平与进展速度和肾脏损伤程度相关。因此，病程超过5年的1型糖尿病和任何病程的2型糖尿病患者需每年进行尿蛋白的检测。尿微量白蛋白与尿肌酐比值用随机尿标本测定即可，因为其结果与用24h尿标本测定的结果有很好的相关性。尿白蛋白排泄率在30～300mg/（g·Cr）称中等程度的白蛋白尿（曾称微量白蛋白尿），并表明很有可能是糖尿病肾病。当尿白蛋白排泄率大于300mg/（g·Cr）称为显著增加的白蛋白尿（曾称大量白蛋白尿），这些患者有很大风险发展为肾病范畴的蛋白尿和ESRD。

在所有糖尿病患者中，尽量使血糖达标和严格控制血压是肾病一级预防策略的一部分。血压需控制在130/80mmHg以下，除非存在其他禁忌情况。血管紧张素转化酶抑制剂（ACEI）或血管紧张素受体阻滞剂（ARB）是更合适的一线药物。在无法耐受ACEI或ARB的患者或需要联合用药降压治疗的患者，钙通道拮抗剂如地尔硫䓬和维拉帕米可作为备选。利尿剂和适当的限钠措施也常用于血压的控制。

（3）神经病变：糖尿病神经病变的发生随着病程的延长而增加，且受血糖控制程度的影响（发生在约70%的糖尿病患者中）。任何部位的外周神经或自主神经系统均可能受累。外周多发性神经病变最为常见，首发表现通常为远端型对称性感觉性多发神经病变（手套或袜套样分布）。疼痛、麻木、感觉过敏和感觉异常进一步发展为感觉丧失，加上本体感觉丧失，可导致步态异常，造成反复的创伤和潜在的跗骨骨折，甚至发展为夏科关节。这种改变会造成双足的压力感异常，加上软组织萎缩和外周动脉功能不全，可造成足部溃疡，甚至发展为骨髓炎和坏疽。对所有患者进行详细的、定期的神经检查并尽早发现轻触觉（常用5.07/10-g尼龙丝）、反射和振动觉减退至关重要。

糖尿病神经病变第二种常见形式为自主神经病变，常合并或独立发生于远端多发神经病变，可发生以下症状：直立性低血压导致的摔倒或晕厥、胃轻瘫、肠道疾病如便秘或腹泻和膀胱功能障碍导致的尿潴留。糖尿病自主神经病变和血管病变共同作用造成男性勃起功能障碍。自主神经病变导致的胃肠道功能障碍会使食物吸收出现变化，使血糖达标更加困难。当怀疑自主神经病变时，可行深吸气或做Valsalva动作，若心率的正常变异缺失则更能证明自主神经病变的存在。

较不常见的糖尿病神经病变包括胸椎和腰椎神经根的多发性神经根病、单个外周/脑神经的单一神经病变和多发外周神经的非对称性神经病变（多元的单一神经病变）。糖尿病性肌萎缩导致的肌肉萎缩和肌力减弱通常发生在大腿前肌肉和骨盆带，这是糖尿病神经病变不常见的一种形态，通常数月后可恢复。

预防糖尿病神经病变的首要方法是控制血糖。临床研究显示血糖控制良好的1型糖尿病患者远端型多发神经病变的发生减少。已患有神经病变的患者接受糖尿病足的管理也格外重要，包括每日的足部自检、规律的医院检查、对足部硬结/感染或其他损伤的早期干预。痛性多发性神经病变可以致残且治疗困难。一线药物包括阿米替林、万拉法新、度洛西汀和普瑞巴林。对一种药物效果不佳的患者可尝试联合两种不同种类的药物。备选治疗可能在一些患者中有效，包括外用的辣椒素乳剂、利多卡因贴、硫辛酸、外用的异山梨醇二硝酸盐喷雾和经皮神经电刺激（TENS）。甲氧氯普胺或多潘立酮（多巴胺D2受体激动剂）、红霉素（胃动素激动剂）、西沙必利（胆碱能激动剂）或莫沙必利（选择性血清素5-羟色胺5-HT_4受体激动剂）等药物可能会改善胃轻瘫（自主神经病变的第二位）症状。洛哌丁胺（或苯乙哌啶）和阿托品可能会改善腹泻症状。直立性低血压可通过抬高床头、从卧位缓慢直立、应用护腿长袜或盐皮质激素氟氢可的松等改善。

2.大血管并发症

糖尿病患者的大血管并发症（包括心血管疾病、短暂性缺血发作或卒中和外周血管疾病）患病风险增加2～4倍，占糖尿病患者死亡的70%～80%。糖尿病患者中大血管并发症风险的增加可能与代谢状态的改变和一些常见相关因素如高血压和血脂异常等有关。先前讨论过大血管疾病和诱发因素的筛查。降低大血管疾病风险的方法包括严格控制血糖、超重或肥胖患者的减重、戒烟、控制血压和治疗血脂异常等（细节详见第69章）。

二、低血糖症

（一）定义

低血糖症指血糖低于正常值（多数实验室＜50～60mg/dl），通常发生在接受胰岛素或其他抗糖尿病药物治疗的1型糖尿病或2型糖尿病患者中。这可能与降糖药物的过度治疗、未能摄入预期数量的热量或运动导致的葡萄糖消耗增加同时胰岛素敏感性增加等有关。

低血糖症在未用药物治疗的糖尿病患者中较少发生，在这种情况下单纯通过血糖值难以确定临床意义的低血糖症，因为正常下限的血糖值在不同个体中是不一样的，并且受空腹状态的持续时间和性别的影响。男性的空腹状态24h的血糖可降至约55mg/dl，48～72h可降至50mg/dl。然而绝经前女性空腹状态24h的血糖可降至35mg/dl且没有低血糖症状。在评估血糖测定的时候，需要认识到血浆葡萄糖水平约比全血葡萄糖水平高15%。如果患者表现出Whipple三联征，临床意义的低血糖症很容易被识别。Whipple三联征包括：①低血糖症状；②血浆葡萄糖水平降低（低于50～60mg/dl）；③低血糖水平被纠正后症状迅速缓解。

（二）症状和体征

低血糖的典型症状和体征见表66-8。自主神经症状由于交感神经兴奋而产生，交感神经兴奋又是机体对抗低血糖症反应的一部分。虽然中枢神经低血糖症发作后大部分患者中枢神经系统功能能恢复，但持续或反复发作的严重中枢神经低血糖症会对大脑造成不可逆的损伤或导致死亡。

表66-8 低血糖的症状和体征

自主神经反应		
出汗	心悸	饥饿感
苍白	心动过速	恶心
焦虑	高血压	呕吐
手抖	易怒	感觉异常
中枢神经低血糖症		
思考困难	头晕	癫痫
疲劳、虚弱	视物模糊	意识丧失
困倦	思维混乱	昏迷
头痛	异常行为	死亡

（三）病理学

当降糖激素产生过多、升糖激素产生过少、缺乏内生葡萄糖合成基质或细胞和组织的耗糖增加时会造成低血糖症。

（四）病因分类

低血糖症的病因分类见表66-9。

1.药物诱导

低血糖症最常见的原因是在糖尿病治疗过程中使用过量的胰岛素或胰岛素促泌剂（尤其是磺酰脲类）。乙醇是另一种导致低血糖的常见物质，通常发生在慢性酗酒的营养耗竭的个体中，尤其是在连续数天或更长时间酗酒后。在这种情况下，肝糖原储备耗竭，乙醇代谢过程通过夺取肝脏中的烟酰胺腺嘌呤二核苷酸（NAD+）阻断糖异生。与低血糖相关的常用药物包括β受体阻滞剂（尤其是非选择性$β_2$肾上腺素能拮抗剂）、ACEI、戊烷脒（通过对B细胞的毒性）、奎宁和喹诺酮类。

表66-9 成人低血糖症的病因学分类

成人低血糖症的病因学分类
药物诱导
降糖药物（胰岛素、磺脲类、氯茴苯酸类）
乙醇
其他药物（β受体阻滞剂、ACEI、戊烷脒、奎宁、喹诺酮类等）
改变胃肠道功能
餐后低血糖
B细胞胰岛素过度分泌
胰岛素瘤
非胰岛素瘤胰源性低血糖（伴或不伴减重手术）
非胰岛细胞肿瘤
肿瘤分泌胰岛素样生长因子-Ⅱ
肿瘤消耗葡萄糖
自身免疫
循环胰岛素抗体
胰岛素受体刺激型抗体
内分泌激素分泌缺陷
糖皮质激素（肾上腺皮质功能减退症）、生长激素、儿茶酚胺、胰高糖素
危重疾病
败血症
肝衰竭
肾衰竭
营养不良
神经性厌食症

注：ACEI.血管紧张素转化酶抑制剂。

2.内生胰岛素和类胰岛素激素的过度产生

滋养性低血糖症是一种发生在胃出口手术后患者因胃排空加速而导致餐后90～180min发生血糖水平下降的一种疾病。这与更常见的倾倒综合征不同，倾倒综合征是高渗负荷物快速进入小肠，并出现水分的移位和自主神经反应，和低血糖症无关。"反应性低血糖"已成为过时的术语，过去指血糖不低的个体中餐后2～4h出现肾上腺素能样症状，这些个体可以通过增加进餐次数和避免高碳水化合物食物来减少上述症状的发生。

胰岛B细胞肿瘤（胰岛素瘤）通过不受调控的方式产生过多的胰岛素而造成低血糖。此类疾病虽然不常见[1/(250 000患者·年)]，但一旦发生时应需正确诊断。胰岛素瘤通常偏小（1～2cm）、良性（＞90%）、孤立发生（＞90%）、只局限于内分泌胰腺（＞99%）。一些患者的肿瘤因生长缓慢，数年后才能被诊断，但胰岛素瘤可造成严重的低血糖症。反复暴露于低血糖后肾上腺素能样症状会有被抑制的倾向，中枢神经低血糖症状可能占主导地位，包括有时会出现行为异常等。患者为了纠正低血糖而频繁进食，并造成一定程度的体重增加。

非胰岛素瘤性胰源性低血糖症在症状上可能与胰岛素瘤相似，但在病理上表现为B细胞肥大和增生，而并非存在肿瘤。最近，有报道描述在行胃转流术后数月或数年的患者中有一小部分患者出现了相似的B细胞增生并导致低血糖的现象，多见于女性。

非胰岛细胞肿瘤是低血糖症的罕见病因，它产生胰岛素样生长因子（IGF），通常是IGF-Ⅱ的部分加工形式（被称为大IGF-Ⅱ），并具有类胰岛素效应。这种肿瘤通常比较大并且是恶性的，多位于腹膜后、腹部或胸腔。肿瘤类型包括血管外皮细胞瘤、肝细胞癌、淋巴瘤、肾上腺皮质癌、胃肠道类癌和间叶细胞肿瘤等。一些大肿瘤可导致低血糖，但检测不到胰岛素样因子。

3.激素缺乏

胰岛素拮抗激素在正常情况下可使血糖水平升高，胰岛素拮抗激素缺乏可导致低血糖，如原发或继发性肾上腺皮质功能减退症导致的低水平的糖皮质激素可能会导致低血糖症。儿茶酚胺、胰高血糖素和生长激素的缺乏亦可导致低血糖症。

4.严重疾病

在严重疾病状态下也可出现低血糖，其通过很

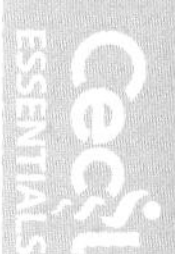

多不同机制导致低血糖，如脓毒血症、肝功能不全和肾功能不全等。虽然单纯营养失调时很少出现低血糖，但患有严重疾病并出现营养状态不佳的患者很容易发生低血糖症。

（五）诊断

如果患者存在明确记录的低血糖，根据临床表现、病史和体格检查可做出明确的低血糖症的诊断。在糖尿病患者中，通过用药史即可明确胰岛素或其他降血糖药物诱导的低血糖症。若有明确或可疑酗酒史患者中出现低血糖，则需考虑乙醇诱导的低血糖可能。若想鉴别是否存在其他药物导致的低血糖，则需要了解更深入彻底的用药史，且停用可疑药后低血糖症可能改善。患者可能存在明确的肾上腺功能减退症病史或有相关的临床表现（如直立性低血压、皮肤色素沉着等），或胰岛素敏感性明显增加的1型糖尿病患者。患者可能存在导致低血糖可能性的非胰岛细胞肿瘤。患者可能存在胃转流手术史（有可能导致B细胞增生）。此外，合并脓毒血症、肝功能不全、肾功能不全、严重的营养不良或有明确的厌食症亦可能是低血糖症的潜在病因。

目前有很多算法可以用来指导评估明确的或潜在的低血糖症，包括内分泌学会发布的专家共识。如果有机会观察到预期低血糖症的患者低血糖症状的发作，尽可能在治疗之前留取血浆标本，测定葡萄糖、胰岛素、胰岛素原、C肽和β-羟丁酸，并筛查磺脲类和氯茴苯酸类药物。可通过血糖仪及时证实低血糖。获取血标本后应口服（15～30g）或静脉补充葡萄糖（25g，或一支50%右旋糖酐注射剂），可观察到血糖水平恢复及症状改善。

对于尤其在空腹状态时出现的明确或可疑低血糖的患者，经过白日禁食几小时可能诱导低血糖症，如果出现了低血糖症状，则采用前述相同的实验室检查组套检查。对于出现餐后低血糖症状的患者（餐后5h内），需要提供混合餐（非单纯糖负荷）并留取基线和餐后5h内每30min 1次的血标本。

对于那些通过上述测定程序未证实低血糖但仍高度怀疑低血糖症的患者，根据梅奥诊所提出的方案需进行72h禁食试验，每6h留取血标本直到试验结束。试验在72h时结束，或如果出现血糖水平下降（通过血糖测定仪测定，降至45mg/dl即2.5mmol/L）并出现相关症状，或血糖值低于或尚未降至55mg/dl（3mmol/L）但已证实Whipple三联征时可提前终止试验。在72h试验结束时，静脉注射1mg胰高血糖素并留取第10min、20min和30min血标本，之后患者可进食。最后一次留取的血标本（注射胰高血糖素前）还需额外用来进行β-羟丁酸和磺脲类/氯茴苯酸类的测定。

如果在出现低血糖的同一时间点出现胰岛素、胰岛素原和C肽水平的升高，则提示可能存在胰岛素瘤、B细胞增生、胰岛素促分泌剂作用（磺脲类或氯茴苯酸类）或胰岛素抗体。如果在胃部手术患者的进餐试验中出现上述三种激素水平的升高，则提示滋养性低血糖症。在继发于胰外肿瘤的低血糖症患者中，血浆胰岛素、胰岛素原和C肽不会升高。该诊断可通过多种成像技术证实存在大肿瘤的方式进一步明确。低血糖时若出现高胰岛素水平，同时出现低水平的胰岛素原和C肽水平，提示存在外源胰岛素的作用。继发于胰岛素或胰岛素促泌剂导致的人为的低血糖症不常见，曾在糖尿病或非糖尿病个体中观察到。

（六）治疗

低血糖症最重要的治疗步骤是鉴别和纠正潜在的病因，包括药物、乙醇、严重感染、肿瘤和肾上腺功能减退症。对于滋养性低血糖症患者可通过改善饮食习惯来减少低血糖的发生，如增加进餐频率、减少每次进餐量和避免摄入消化吸收较快的高密度碳水化合物食物。

非胰岛细胞肿瘤导致的低血糖症可通过切除肿瘤的方法进行治疗。对不能手术切除的肿瘤，可通过减瘤术有效减少低血糖症的发生。胰岛素瘤导致的低血糖症可通过手术切除达到治愈。对于不能手术切除的胰岛素瘤导致的持续性低血糖症，应用二氮嗪、长效生长抑素类似物（奥曲肽或兰瑞肽）、维拉帕米或苯妥英钠治疗有时有效。减重手术后出现B细胞增生的患者，其一线治疗为通过改善饮食结构（增加进餐频率、减少每次进餐量和避免集中摄入高糖食物）减少食物诱导的胰岛素分泌。

关于该主题的深入讨论，请参阅《西氏内科学》（第25版）第229章“糖尿病”和第230章“低血糖症/胰腺胰岛细胞疾病”。

推荐阅读

American Diabetes Association clinical practice recommendations 2013, Diabetes Care 36(Suppl 1):S1–

S108, 2013.

Bril V, England J, Franklin GM, et al: Evidence-based guideline: treatment of painful diabetic neuropathy. Report of the American Academy of Neurology, the American Association of Neuromuscular and Electrodiagnostic Medicine, and the American Academy of Physical Medicine and Rehabilitation, Neurology 76:1758–1765, 2011.

Coustan DR: Gestational diabetes mellitus, Clin Chem 59:1310–1321, 2013.

Cryer PE, Axelrod L, Grossman AB, et al: Evaluation and management of adult hypoglycemic disorders: an Endocrine Society clinical practice guideline, J Clin Endocrinol Metab 94:709–728, 2009.

Eckel RH, Grundy SM, Zimmet PZ: The metabolic syndrome, Lancet 365:1415–1428, 2005.

Eringsmark Regnéll S, Lernmark A: The environment and the origins of islet autoimmunity and type 1 diabetes, Diabet Med 30:155–160, 2013.

Forbes JM, Cooper ME: Mechanisms of diabetic complications, Physiol Rev 93:137–188, 2013.

Gross JL, de Azevedo MJ, Silveiro SP, et al: Diabetic nephropathy: diagnosis, prevention, and treatment, Diabetes Care 28:164–176, 2005.

Insulin pump therapy, Drug Ther Bull 50:105–108, 2012.

Inzucchi SE, Bergenstal RM, Buse JB, et al: Management of hyperglycemia in type 2 diabetes: a patient-centered approach. Position statement of the American Diabetes Association (ADA) and the European Association for the Study of Diabetes (EASD), Diabetes Care 35:1364–1379, 2012.

Kavvoura FK, Owen KR: Maturity onset diabetes of the young: clinical characteristics, diagnosis and management, Pediatr Endocrinol Rev 10:234–242, 2012.

Mauras N, Fox L, Englert K, et al: Continuous glucose monitoring in type 1 diabetes, Endocrine 43:41–50, 2013.

Nathan DM, Cleary PA, Backlund JY, et al: Intensive diabetes treatment and cardiovascular disease in patients with type 1 diabetes. Diabetes Control and Complications Trial/Epidemiology of Diabetes Interventions and Complications (DCCT/EDIC) Study Research Group, N Engl J Med 353:2643–2653, 2005.

Pickup JC: Insulin-pump therapy for type 1 diabetes mellitus, N Engl J Med 366:1616–1624, 2012.

Seaquist ER, Anderson J, Childs B, et al: Hypoglycemia and diabetes: a report of a workgroup of the American Diabetes Association and the Endocrine Society, J Clin Endocrinol Metab 98:1845–1859, 2013.

Torres JM, Cox NJ, Philipson LH: Genome wide association studies for diabetes: perspective on results and challenges, Pediatr Diabetes 14:90–96, 2013.

第67章
肥胖症

著　者　Osama Hamdy
译　者　陈晓平　审校者　杨文英　张　波

一、定义和流行病学

肥胖症是一种疾病，通常被定义为体质指数(BMI)≥30kg/m^2。BMI为30～34.9kg/m^{2}被认定为1级肥胖，35～39.9kg/m^{2}为2级肥胖，而40kg/m^{2}或更高为3级或重度肥胖。"病态肥胖症"曾指体重超过理想体重至少45kg(100磅)以上，或超过理想体重的60%的个体；也适用于任何BMI≥40kg/m^{2}的个体。

单纯基于BMI来定义肥胖症的局限性越来越引起注意，原因主要是BMI和身体脂肪含量之间的相关性在不同种族(基因)人群中或在肌肉发达程度不同的个体中有所不同。许多研究人员和临床医生更倾向于将肥胖症定义为足以导致危害健康的多余身体脂肪。将肥胖症与心血管代谢风险、身体脂肪的分布和腰围比联系在一起，比单纯测量体脂含量或BMI更重要。具有更多的内脏脂肪和临床上腰围更大(代谢性肥胖)的人群患心血管疾病和糖尿病的风险比BMI相同或身体脂肪百分比相同、但腰围更低的人群要高很多。美国国家胆固醇教育计划成人治疗组第三次指南(ATP Ⅲ)将美国男性的腰围大于102cm(40in)或美国女性的腰围大于88cm(35in)列为符合心脏代谢综合征定义的五条标准之一。尽管存在一定局限性，但BMI仍可作为一个简单的测量指标用来评估个体的健康风险和比较不同临床试验间的结果。

在过去的30年间，美国成年人和儿童超重(BMI为25～30kg/m^2)或肥胖症的比例急剧上升。由美国疾病控制和预防中心(CDC)组织的2009～2010年全国健康和营养调查(NHANES)显示，超过1/3(35.7%)的美国成人患有肥胖症，肥胖症患病率是1976～1980年NHANES调查的患病率的两倍多(15%)。非西班牙裔黑种人调整年龄后的肥胖症患病率最高(49.5%)，其次是墨西哥裔美国人(40.4%)，所有西班牙裔(39.1%)白种人和非西班牙裔白种人(34.3%)。最近，增长速度看似放缓，甚至持平。2012年显示美国各州肥胖患病率的差异很大，低者如科罗拉多州仅为20.5%，高者如路易斯安那州则高达34.7%。总体而言，成人肥胖症的患病率在中西部地区(29.5%)和南部(29.4%)较高，在东北部(25.3%)和西部(25.1%)较低。

自1980年以来，儿童和青少年超重或肥胖症的比例几乎翻了3倍。目前，年龄在2～19岁的儿童和青少年约17%(1250万人)患有肥胖症。NHANES的数据显示，1976～1980年和2009～2010年2～5岁的儿童肥胖症患病率从5%增加到12.1%；12～19岁的青少年肥胖症患病率从5%增加到18.4%。1998～2003年低收入学龄前儿童肥胖症的患病率从13%增加到15.2%，严重肥胖症从1.8%增加到2.2%。2003～2010年患病率略有下降，肥胖症从15.2%降到14.9%，严重肥胖症从2.2%降到2.1%。

超重和肥胖症及其相关的健康问题，通过直接医疗费用和间接成本(如工作时间和劳动力的损失)对美国的医疗保健系统产生巨大的经济影响，其医疗费用占美国医疗费用总额的10%。据估计，2008年美国治疗肥胖症的医疗费用总额为1470亿美元，与正常体重者相比，肥胖者每年的医疗费用平均高出1429美元。约一半的费用由医疗补助和医疗保险支付。

二、肥胖症的病理学

肥胖症是遗传和环境相互作用的结果，因此遗传易患肥胖的个体如果有久坐不动的生活方式和摄入高热量食物，其患肥胖症风险更高。肥胖症父母的孩子有80%的可能性患肥胖症，这是遗传和环境相互影响的结果。

遗传对肥胖症的影响通常被认为是多个基因变异的综合效应，只在罕见情况下由单一强效基因的缺陷所致。动物实验证实的单基因缺陷已用于确定食欲和饱腹感的机制，这些基因中的一些突变随后被发现存在于遗传性肥胖症罕见类型患者中。例如，瘦素基因和瘦素细胞内受体基因的功能失活性突变首先在实验室小鼠（分别为ob/ob和db/db小鼠）中被确定为肥胖症的一个病因。瘦素是脂肪细胞中产生的一种激素，主要存在于皮下脂肪中。这是一个强力的饱感因子，作用于下丘脑的弓状核中减少神经肽Y的产生，而神经肽Y是摄入食物的刺激因子。在发现小鼠瘦素基因突变后，瘦素基因突变被确认为一种罕见人遗传性肥胖症的致病原因，受其影响的个体在儿童时期就由于食物摄入量增加而患严重的肥胖症。正常情况下瘦素分泌遵循昼夜节律模式，晚上和夜间分泌较多。在这一时间段内瘦素分泌的缺失有特别明显的影响，可导致一种称为“夜间进食综合征”的现象发生，在这种情况下，患者往往在夜间进食大量的食物。

其他被认定为人类肥胖症的罕见单基因缺陷的原因包括使下述基因失去功能的突变：编码羧肽酶E、黑皮质素-4或黑皮质素-3受体和5-羟色胺-2c或五羟色胺-1b受体的基因。肥胖症也可以是许多其他遗传性疾病的一个特征，这种肥胖症的特定机制尚不甚清楚。这些不同的综合征可能有常染色体显性遗传、常染色体隐性遗传或X连锁遗传方式，与多个不同的遗传病因相对应。在这些综合征中，Bardet-Biedl综合征是最为熟知的一种常染色体隐性遗传疾病，特征为肥胖症和其他异常，包括男性性腺功能减退症、智力发育迟滞、视网膜营养不良、多指（趾）畸形和肾畸形。Prader-Willi综合征中，15号染色体（q11—q13）长臂部分缺失与肥胖、婴儿期的肌张力减低、认知障碍、行为异常（易怒）、身材矮小和低促性腺素性性腺功能减退症相关。

虽然已知的单基因突变只占人类肥胖症病因的一小部分，在更常见的肥胖类型中存在广泛遗传影响的证据。例如，在双胞胎和被收养者的研究中，即使在分开抚养的情况下同卵双胞胎成员变为肥胖的模式与他们的亲生父母体重模式一致。代谢率、自觉的体育活动和食物的热效应似乎可以不同程度遗传，但导致常见类型的人类肥胖症的具体基因尚未确定。在庞大人群中的基因组分析已经确定多个基因或遗传区域内的多态性与肥胖症风险相关。这些包括下述基因内或基因附近区域的多态性：黑皮素-4受体（参与下丘脑中的食欲抑制通路的蛋白）、脑源性神经营养因子（作用于能量平衡）；β_3肾上腺素能受体（作用于内脏脂肪堆积）和过氧化物酶体增殖物激活受体-γ2（PPAR-γ2，参与脂肪细胞分化的转录因子）基因。与肥胖风险增加相关的遗传变异的很多其他位点已被确认，但其导致肥胖的潜在机制尚未明确。目前假设人类肥胖症常见类型的遗传成分来自这些基因和许多不明的基因的变异，共同和协同作用来发挥效应。

导致肥胖症近期明显增加的重要环境因素包括热量摄入增加（反映高热量、廉价食物的供应增加）和能量消耗减少（体力活动减少的后果）。较低的社会经济地位、教育水平低、戒烟和进食升糖指数高的碳水化合物已被确定为肥胖症的特定混杂因素。其他可能影响肥胖症风险的因素包括宫内生长和营养史，生殖和其他激素水平，以及可以改变能量摄入和消耗之间的反馈关系的因素。总之，身体脂肪总量的增加是能量摄入超过能量消耗的结果。这是通过遗传和环境的影响，以及个体行为特征相互作用而形成的。

三、肥胖相关健康风险的病理学

脂肪组织不仅是一个被动的储脂库。脂肪细胞也可作为一个复杂和活跃的分泌代谢物质（如激素、激素原、细胞因子和酶）的内分泌器官在人体代谢中发挥重要作用。肥胖与胰岛素抵抗和内皮功能紊乱（动脉粥样硬化早期阶段）之间的关系是由脂肪组织释放的一些激素介导的。这些激素称为脂肪细胞因子或脂肪因子，由一组药理活性低且分子量中等的蛋白质构成，具有自分泌和旁分泌的作用，是炎症和免疫系统的已知产物。它们在脂肪组织生理学和启动代谢和心血管异常方面起重要作用，不仅在超重和肥胖者中如此，在体瘦而内脏脂肪含量较高的个体中也如此。脂肪因子包括脂联素、瘦素、肿瘤坏死因子-α（TNF-α）、白细胞介素6（IL-6）、抵抗素、纤溶酶原激活物抑制剂1（PAI-1）、血管紧张素原和单核细胞趋化蛋白1（MCP-1）。脂肪组织量的增加或其在中央和外周区域不成比例的分布与这些因子血清水平的变化有关。除了瘦素和脂联素，脂肪因子的产生来自脂肪细胞，也来自围绕脂肪细胞的间质组织中的脂肪组织内常驻巨噬细胞。原因未明的是，体内脂肪量的增加与脂肪组织巨噬细胞数量的增加及其细胞因子的合成相关。

人脂联素是血浆中相对丰富的244个氨基酸多肽，占血浆总蛋白的0.01%。在脂肪组织中脂联素基因表达与肥胖、胰岛素抵抗和2型糖尿病（T2DM）相关。低脂联素血症与胰岛素抵抗程度的相关性比与肥胖程度或糖耐量受损的相关性更强。遗传多态性可能会影响脂联素的调节，其导致脂联素水平因人而异。一些人体研究表明，脂联素水平高可防止2型糖尿病的发生，表明将来可能使用脂联素作为衡量糖尿病风险的一个指标。冠心病患者血浆脂联素水平较低，糖尿病伴冠心病患者中脂联素水平较糖尿病不伴冠心病者低。在肥胖症中体重下降10%可引起脂联素水平显著增加（40%～60%），在糖尿病和非糖尿病患者均如此。脂联素还通过减弱TNF-α介导的炎症作用参与调控炎症反应，调节内皮功能，抑制生长因子诱导的血管平滑肌细胞增殖。

瘦素是一种以游离和结合形式在血浆中循环的167个氨基酸脂肪细胞源性激素。它通过激活下丘脑内的特定中心来降低食物摄入，增加能量消耗，调节葡萄糖和脂肪代谢，改变神经内分泌功能，从而影响能量平衡。随着脂肪量的增加，血浆瘦素水平呈指数增加（一项研究显示肥胖者较瘦人高4倍多），这个结果提示肥胖者存在瘦素抵抗。在脂肪代谢障碍患者中用瘦素治疗后，证明能降低血糖，改善胰岛素刺激的肝和外周葡萄糖代谢，减少肝脏和肌肉三酰甘油含量。提示瘦素作为一种信号，有助于全身胰岛素敏感性的调节。瘦素还被发现与心血管死亡率独立相关。虽然脂联素和瘦素都与胰岛素抵抗密切相关，脂联素与内脏脂肪储存密切相关，而瘦素与皮下脂肪关系密切。

脂肪组织是TNF-α的主要来源和IL-6的大部分来源。这两种前炎性细胞因子水平与肥胖和胰岛素抵抗密切相关。一些研究已经证实TNF-α与心血管疾病之间具有很强的联系。早发性心血管疾病患者血浆TNF-α水平升高，这种升高与胰岛素敏感性无关。相反，循环中TNF-α的水平随着体重下降而降低，并同时伴有血管内皮功能的改善。

抵抗素是一种来自脂肪细胞的富含半胱氨酸的信号蛋白，主要在白脂肪组织中表达，在血清中也可检测到抵抗素。抵抗素被认为是作用于远离脂肪组织的部位，这类似于其他脂肪因子，抵抗素对肥胖者的胰岛素抵抗有作用。PAI-1是另一种由皮下和内脏脂肪合成的生物活性肽。与皮下脂肪相比，PAI-1的循环水平与内脏脂肪更相关，是冠心病的一个强有力的预测因子。高PAI-1水平与血液凝固性增加有关。减重或药物降低血清PAI-1后可改善胰岛素的敏感性。PAI-1的减少与体重和血清三酰甘油下降有关。

内脏脂肪和皮下脂肪产生不同的特定脂肪细胞因子，表明这两种脂肪间内分泌功能的差异。伴有或无糖尿病的肥胖者通过吸脂手术去掉大量的皮下脂肪组织后，导致血清瘦素水平降低，但并没有改变其他细胞因子或其他代谢参数的水平，也没有改善这些人的胰岛素敏感性或减少他们术前的血清高胰岛素水平。在动物模型中，皮下脂肪的去除导致肠系膜脂肪体积增加，增加内脏脂肪TNF-α的产生。虽然在人体并没有尝试内脏脂肪切除，但关于老龄化啮齿类动物模型的两项研究表明，去除内脏脂肪可减少炎性因子的合成和改善葡萄糖耐量和胰岛素敏感性。

肥胖症相关风险

超重和肥胖症个体出现以下健康状况的风险增加：

- 心血管代谢综合征
- 2型糖尿病
- 高血压
- 血脂异常
- 冠心病
- 充血性心力衰竭
- 心房颤动
- 骨性关节炎
- 脑卒中
- 胆囊疾病
- 脂肪肝与非酒精性脂肪性肝炎
- 睡眠呼吸暂停
- 哮喘
- 胃食管反流
- 某些癌症（子宫内膜癌、乳腺癌和结肠癌）
- 妇科疾病（月经紊乱、不孕、多囊卵巢综合征）

体重减轻7%～10%可降低许多上述疾病的风险。最近的研究表明，在2级和3级肥胖伴糖尿病患者中实施胃旁路手术后，体重显著下降（初始体重的15%～25%），并使糖尿病得到2～10年的短暂缓解。尚不清楚体重减轻本身和胃旁路手术相关的激素变化对糖尿病缓解的作用何者更重要。

四、肥胖症的诊断与评估

男性肥胖的特征为雄性或腹部肥胖（苹果形身材）与代谢并发症如胰岛素抵抗、高血压、血脂异常和高尿酸血症密切相关。相比之下，典型的女性或雌性肥胖（梨形身材）者中，脂肪堆积在臀部、髋部和大腿区域的，有程度较轻的代谢并发症。腰臀围比（WHR）已用于区分这些肥胖形式。WHR在男性大于1或女性大于0.8，表示内脏脂肪沉积和腹型肥胖，与健康风险的增加相关。

从前，测量总的身体脂肪的金标准技术是水下称重法，该方法基于脂肪组织比肌肉密度小的原则。目前，双能X线吸收法（DEXA）扫描用来精确测量身体成分，尤其是脂肪量和非脂肪量构成比，它的额外优势是可测量区域脂肪分布。DEXA比人体测量更准确，比CT或磁共振成像（MRI）扫描性价比更高。然而，DEXA不能区分皮下和内脏的腹部脂肪，也不能区分皮下和肌肉周围的脂肪。生物电阻抗是更简便和更低廉的测量身体总脂肪的方法，但它受身体水合状态的影响很大，精确度不及DEXA。

BMI被广泛用作测量肥胖。它的计算方法是将一个人的体重（kg）除以身高（m）的平方；或者重量（磅）×703除以身高（英寸）的平方。白种人中BMI为19～27kg/m^{2}与心血管代谢危险的相关性很弱。健康不良后果发生在BMI 27kg/m^{2}或以上，并随着BMI水平的增加而增加。老年患者中随着BMI增加，风险增加更明显。

在流行病学研究中，常使用腰围或腰臀比或两者同时来间接估计腹内脂肪体积。虽然这些测量与CT测量的腹内脂肪量具有良好的相关性，但它们的准确性不及CT。目前，腰围是最简易的人体测量的方法，供健康照护专用测量内脏脂肪体积的金标准技术是腹部CT（在L_4～L_5椎体水平）和MRI。这些方法由于成本高和辐射暴露未被广泛应用。与CT相比，MRI需要通过调整设置MRI扫描仪来额外定义脂肪组织。一些商业软件包可用于内脏脂肪量的计算，并有可能进一步细分身体的脂肪，至少分为三个独立且可测量的部分：皮下、肌肉和内脏的脂肪。

腹部超声检查测定内脏脂肪体积的方法已用于研究和临床工作。一些研究显示，通过腹部超声测量的腹内脂肪体积和通过腹部CT扫描测量的腹内脂肪体积存在良好的相关性。测量需在患者仰卧位，安静吸气末进行，将一个传感器压在腹部。根据腹膜与腰椎之间的距离量化腹内脂肪。研究表明，腹腔内脂肪超声测量与代谢危险因素如CAD的相关性强于腰围或腰臀比与代谢危险因素的相关性。近来，已使用生物阻抗技术测量内脏脂肪，但这种方法不如CT准确。

五、肥胖症的治疗

表67-1总结了目前肥胖症的治疗指南。首选干预措施随基于BMI的肥胖程度不同而不同，BMI分为五组。四个主要的治疗方法是生活方式的改变（饮食和运动）、行为矫正、药物干预和减重手术。一般情况下，不同的联合干预措施比单一的方法效果更好。

表67-1 基于BMI类别选择治疗的指南*

治疗	BMI（kg/m^2）				
	25～26.9	27～29.9	30～34.9	35～39.9	≥40
饮食、运动、行为疗法	是，伴合并症	是，伴合并症	是	是	是
药物治疗		是，伴合并症	是	是	是
减重手术			是，伴合并症	是，伴合并症	是，伴合并症

*"是"表明无论是否有合并症均需治疗。

资料来源：National Institutes of Health (NIH), National Heart, Lung, and Blood Institute (NHLBI), North American Association for the Study of Obesity (NAASO): The practical guide to the identification, evaluation, and treatment of overweight and obesity in adults. NIH Publication No. 00-4084, Bethesda, Md., October 2000, NIH. http://www.nhlbi.nih.gov/files/docs/guidelines/prctgd_c.pdf.Accessed November 2014。

(一)生活方式的改变

有效的生活方式改变的主要组成部分包括膳食结构干预和个体化的体力活动方案。行为矫正策略和患者教育也是实现减轻至目标体重和维持目标体重的关键。必须根据循证为基础的膳食指南来制订患者个体化计划,同时咨询注册营养师或有资质的健康照护人员。首先,每天摄入热量应减少250～500cal。合理而有序地减少热量有助于患者坚持更长的时间执行推荐的饮食计划。每天来自碳水化合物的热量应减少到总摄入量的40%～45%,摄入量不少于130g/d。除了肾功能受损(肌酐清除率<60ml/min)或明显的微量白蛋白尿的患者,蛋白质摄入量不应少于1.2g/kg调整后的体重[调整后的体重=理想体重+0.25(目前的体重－理想体重)]。这通常占总摄入热量的20%～30%,旨在减少减肥过程中体重的损失。剩下的30%～35%的热量摄入应该来自脂肪。应杜绝反式脂肪,饱和脂肪应减少到总热量摄入量的7%以下。膳食计划还应包括大量可溶性纤维(如新鲜水果和蔬菜)和健康碳水化合物,特别是高纤维和血糖指数低的食物。每天推荐摄入大约每1000cal 14g的纤维(20～35g纤维)。

热量摄入应随时间向下调整直至达到减重目标。所有这些步骤的背后应该是一个目标,即制订个性化的、同时有利于长期保持的计划。许多患者发现接受有具体建议的日常膳食干预是很有帮助的。这种结构化的饮食可能会增加依从性,而且比罗列一般指南更容易遵循。完全的营养代餐(如以营养奶昔或营养棒的形式)对某些患者有用,特别是在减肥计划开始时。如果使用代餐,可以在早餐、午餐或餐间添加100～200cal的零食(如水果和坚果)。

每个患者应按照运动生理学专业人士的建议构建个性化的运动计划,该计划应能够兼顾患者的生活方式、运动能力及潜在的心血管风险。因为肥胖者经常有锻炼困难,这个过程需要仔细关注。一个平衡的运动计划包括心血管、伸展和力量运动的混合,必须逐渐增加持续时间和强度。患者可以从每日10～20min的伸展和有氧运动(如中等强度的步行)开始,随后逐步增加。任何运动之前都应该有热身过程,以尽量减少受伤。

长期的生活方式干预试验,如糖尿病预防计划(DPP),建议每周有150min的锻炼时间。较新的指南建议每日60～90min的运动,每周至少需要150～175min以获得减肥效果。重点应放在中等强度的运动,如步行20min,而不是剧烈运动。因为不习惯锻炼的患者可能会发现很难将体力活动融入日常生活中,所以使用各种各样的锻炼方式来保持兴趣也是很重要的。增加运动持续时间至每周300min后发现有助于长期维持减重。频繁的短时运动,每次10min,可以增加方案的依从性。

(二)行为矫正与患者教育

认知行为干预和患者教育是减肥计划成功的重要组成部分。只要有可能,认知行为干预应该由经验丰富的心理医师执行。干预的基本原则通常包括设定行为目标、刺激控制技术、认知重构、自信的沟通技巧、压力管理和预防复发。通过每周进行一次小组会议的模式来进行的认知行为支持计划往往是成功的。患者应该学会如何设定SMART目标(特定的、可衡量的、具有行动导向的、现实的和限时的)。强调现实生活中的案例(如成功的案例、学习日志、再次进步)有帮助作用。行为矫正的策略应该有助于患者明确饮食计划偏倚的诱因(如时间、食物或运动的类型、状况和感觉),克服挑战(预先计划、延迟和分心策略、解决问题),管理自动产生的消极思想("绕道"思想),通过专注饮食的策略应对暴饮暴食,使用日志学习预防复发,集体进餐和设置个体化体重维护计划。

(三)药物治疗

目前美国批准的4种用于抗肥胖的药物是奥利司他、苯丁胺(芬特明)、氯卡色林和芬特明与长效托吡酯的合剂。除了苯丁胺本身,其他三种药物被批准用于肥胖的长期治疗。

1.奥利司他

奥利司他通过对胃肠道脂肪酶的抑制减少脂肪吸收从而限制热量的摄入。这一机制导致脂肪吸收减少约30%,粪便中脂肪含量增加。除了减重,使用奥利司他还与糖尿病发病率的下降、总胆固醇和低密度脂蛋白(LDL)胆固醇水平的改善、血压和糖尿病患者的血糖控制的改善相关。然而,高密度脂蛋白(HDL)胆固醇已被发现略有下降。大多数人有不同程度的副作用,如腹泻、胀气、油性大便、排便紧急,罕见情况下出现大便失禁现象。胆结石的风险也有所增加。胃肠道不良事件通常与摄入的脂肪量成正比。必须补充脂溶性维生素A、D、E和K以防止可能出现的缺乏。奥利司他常用剂量为每餐前120mg。60mg剂型的药物目前是可以在OTC柜台买到的，它的效果差一些，副作用也较少些。

2.芬特明

芬特明被批准用于肥胖症的短期治疗(最多6个月)。因为芬特明具有类似于安非他明的作用，除了抑制食欲外，还使血压升高、心率增快，并刺激中枢神经系统(通常导致失眠)，推荐服用剂量为30mg，每日一次 。芬特明联合三环类抗抑郁药或单胺氧化酶抑制剂可能导致血压大幅增加和其他严重反应，其原因为血清中5-羟色胺(5-HT)水平升高。

3.氯卡色林

氯卡色林是选择性5-HT2C受体激动剂，特异性针对5-HT2C受体亚型。在下丘脑激活这些受体，主要是为了激活阿黑皮素原(POMC)的生产，从而通过饱腹感信号促进体重减轻。与有密切关系的5-HT2B受体相比，氯卡色林对5-HT2C有高100倍的选择性。选择性较少的药物如芬氟拉明和右芬氟拉明通过激活5-HT2B受体，先前证明与严重的心脏瓣膜病变有关，但氯卡色林没有这方面不利影响的证据。临床试验表明，经氯卡色林治疗一年，47.5%的患者体重减轻至少5%，22.6%的患者减轻至少10%。临床研究显示氯卡色林治疗也显著降低2型糖尿病患者的糖化血红蛋白(HbA_{1c})，改善血脂和降低血压。

氯卡色林被批准为在饮食控制和运动基础上长期控制体重的辅助措施，用于BMI 30kg/m^{2}或以上，或BMI 27kg/m^{2}或以上并伴有至少有一个肥胖相关疾病(如高血压、血脂异常、2型糖尿病)的患者。剂量为10mg，每日2次。不良反应通常为轻度至中度，最常见的是头痛、上呼吸道感染、鼻咽炎、鼻窦炎、头晕、恶心和疲劳。美国FDA将氯卡色林归分类为Ⅳ类药物，因为其具有致幻作用，可能导致精神疾病。

4.芬特明和长效托吡酯

芬特明是一种食欲抑制剂及安非他明和芬氟拉明的兴奋剂(详见前面的有关减重的芬特明单独使用讨论)。托吡酯原是一种抗惊厥药，被发现有减重的副作用。芬特明和低剂量的托吡酯联合已被证明对减重有协同作用。与氯卡色林相同，这种复合制剂也是作为在饮食控制和运动的基础上对体重长期管理的附加药物。临床试验表明，接受最大剂量的患者(芬特明/托吡酯，15mg/92mg)1年后平均减重10.9%，接受推荐起始剂量(3.75mg/23mg)1年后平均减重5.1%。为避免由芬特明成分引起的失眠，该药每天早晨服用一次。初始剂量是前2周为3.75mg/23mg，另外12周逐渐滴定至7.5mg/46mg。如果患者服用较大剂量的药物后，体重仍没有减少基线体重的至少3%，可以停止该药或增加剂量到11.25mg/69mg，共2周，此后再增加到最大剂量15mg/92mg。如果患者经过12周治疗后，没有减少至基线体重的5%，则逐渐停止该药物。副作用包括感觉异常、口干、便秘、代谢性酸中毒、鼻咽炎、上呼吸道感染、头痛。

数据表明，妊娠3个月的胎儿暴露于托吡酯(单独作为抗惊厥药使用时)有增加唇裂伴或不伴腭裂的风险(9.6%)。因此，该类药物不应该给育龄妇女使用，除非是采取了有效避孕方法，而且用药期间每月需做妊娠试验。芬特明/托吡酯可增加静息心率达到20次/分，所以有心脏或脑血管疾病史的患者应谨慎使用。托吡酯有增加自杀想法或行为和情绪障碍包括抑郁、焦虑和失眠的风险。它也可以导致认知功能障碍，包括注意力不集中，记忆困难，说话或语言问题，特别是单词发音困难。有闭角型青光眼的患者禁忌使用，因为它有增加眼压和永久性视力丧失的风险。

Contrave是安非他酮和纳曲酮的复合制剂。刚被FDA批准为减重药物(*Medical Letter* 2014年11月10日)。

(四)减重手术

目前，减重手术有三大类：①单纯的胃限制术；②单纯的胃限制术加一些吸收不良，以Roux-en-Y胃旁路手术(RYGB)为代表；③胃限制术加具有明显的小肠吸收不良(稍后讨论)。减重手术的数量在美国从1998年约13 365例增加到2008年的接近220 000例，用于成人3级肥胖(BMI≥40kg/m^2)。在严重程度稍低的肥胖患者(BMI 35～40kg/m^2)，合并一个或多个高风险疾病，如危及生命的心肺疾病(如严重的睡眠呼吸暂停、肥胖相关的心肌病)或控制不佳的糖尿病等，均可以考虑减重手术。尽管目前获益的证据有限，减重手术有时也在BMI 30～35kg/m^{2}的糖尿病或代谢综合征患者中实施。17岁以下的青少年且已达到骨骼成熟(通常是女孩13岁，男孩15岁)，减重手术有不同的推荐指南：BMI 35～40kg/m^{2}且至少合并一种严重的疾病(如2型糖尿病、阻塞性睡眠呼吸暂停综合征、假性脑瘤)或BMI 50kg/m^{2}或

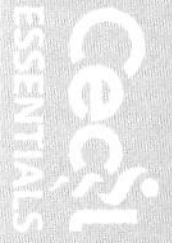

以上同时合并症较轻。减重手术的禁忌证包括高手术风险(如充血性心力衰竭、不稳定型心绞痛),药物滥用和精神病。

不同类型的常用的减重手术如图67-1所示。胃限制术是通过产生饱腹感和限制食物摄入达到体重减轻的目的。通常通过垂直带状胃成形术(VBG)限制上部胃囊的容量为15～45ml和限制袋出口到剩余的胃为10～11ml。目前,腹腔镜可调节胃束带术(LAGB)几乎已经完全取代了VBG,因为它创伤较小,可调节并可逆,有更好的效果。

LAGB较单纯生活方式干预能更好地维持减重,且手术死亡率极低(0.1%)。然而与RYGB相比,5年和10年减重效果要显著低于RYGB,去脂体重下降幅度小。目前已证实在55岁以上的患者中实施LAGB是安全的。与LAGB相关的并发症包括束带滑脱,束带侵蚀,气球故障,注射口错位,带口感染和食管扩张。通过使用不同的束带插入方法和修正端口连接,这样的问题已经减少了。总之,LAGB的并发症和死亡率都明显低于RYGB术。然而,RYGB是目前美国最常用的减肥手术,因为它减重幅度更大。

在RYGB,将胃的上部横切,从而创建了一个非常小的10～30ml的近端胃囊。胃囊与Roux-en-Y近端空肠吻合,绕过剩下的胃、十二指肠和一小部分的空肠。标准Roux(消化)肢长度是50～100cm,胆胰肢长度是15～50cm。因此,RYGB效用是限制食物的摄入和可导致一些营养物质吸收不良。

袖状胃切除术(SLG)是另一种限制性手术,通过很大部分的胃底切除使胃降到原容积的约25%,形成一个筒状结构。虽然手术永久缩小了胃,但后期可能发生胃扩张。此手术经常通过腹腔镜技术进行。因为其手术风险低,当前SLG较其他类型的减重手术增长更迅速。其他手术,包括胆胰分流术(BPD)、胆胰分流并十二指肠转位术(BPD/DS)和分期的减肥手术目前都很少采用。

需要有更多的数据来指导个体对减重手术术式的选择。目前大多数采用腹腔镜手术。这种方法的优势在于在疗效相当的情况下,伤口并发症少,术后疼痛少,住院时间短,术后恢复快等。然而,这些优势可能被更常见的并发症抵消:腹腔镜胃空肠吻合术本身相关的并发症、吻合口狭窄,以及术后较高的肠梗阻率。

健康照护研究与质量机构(AHRQ)确定在美国所有减重出院者中,住院死亡率占0.19%。最近的一项荟萃分析表明,减重手术30d内的死亡率为0.08%,30d后的死亡率为0.31%。减重手术不全是一个"低风险"的手术,审慎的选择患者,围术期的精细照护均是强制性要求的。术前患者的选择和教育,以及细致的术后随访对于手术的成功非常重要。

减重手术的获益除了能量限制和减重之外,还能增加前肠旁路,导致参与血糖调节和控制食欲的胃肠激素生理反应的改进,包括胃饥饿素、胰高血糖素样肽-1(GLP-1)和PYY3-36(PYY)。力学的改进包括承重关节的负担较轻,肺顺应性改善,颈部周围的脂肪组织减少,从而可减轻梗阻性呼吸和睡眠呼吸暂停。

在一个包括22 000例减重手术的详尽荟萃分析中,患者平均减去61%的多余体重,2型糖尿病、高血压、睡眠呼吸暂停、血脂异常得到改善。肥胖手术治疗2型糖尿病的获益是最重要的观察终点之一,尤其以胃旁路和吸收不良术的影响最大。糖尿病病程短和体重下降更多是减肥手术后糖尿病缓解的独立预测因素。空腹血糖水平的改善发生在体重明显下降之前。胰岛素治疗的患者显著减少了胰岛素的用量,大多数2型糖尿病患者在手术后6周能够停用胰

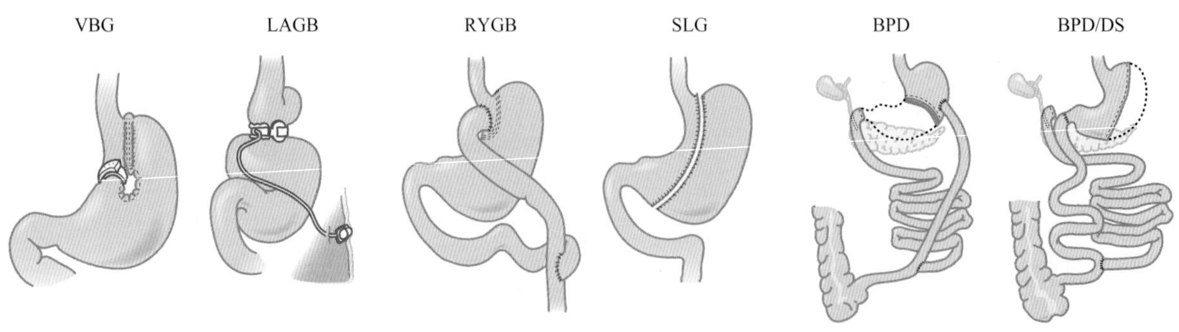

图67-1 常见的减重手术。VBG.垂直带状胃成形术;LAGB.腹腔镜可调节胃束带术;RYGB.Roux-en-Y胃旁路术;SLG.袖状胃切除术;BPD.胆胰分流术;BPD/DS.胆胰分流并十二指肠转位术

岛素治疗。一些患者RYGB后血糖维持正常长达14年。最近的两项随机对照研究比较RYGB和强化生活方式干预对中度肥胖的2型糖尿病患者的影响，发现RYGB在糖尿病缓解和减少降糖药使用方面更有优势。

吸收不良减肥手术后体重下降通常在术后12～18个月达到最低。在接下来的十年中，体重反弹幅度约占体重的10%。限制性LAGB所致的体重下降是逐渐的，可能持续数年。单纯性的限制术，无法获得理想的体重下降，原因与使用的高热量液体可以通过吻合口，不产生饱腹感有关。

六、预后

最近的临床数据显示，通过持续10年的医疗人员监督下的强化生活方式干预，患者平均可以保持4%～5%的体重下降，许多患者不进行强化生活方式干预，数月或数年后反弹至其最初的体重。减肥手术后体重恢复也并不少见，通常发生在体重下降峰值的2年后。减少10%～20%的初始体重与总的和静息状态能量消耗减少相关，这一变化会阻碍进一步的体重下降。同样，体重的增加与能量消耗增加相关，这会阻碍进一步的体重增加。这些观察表明，人体采用的生物设定点或机制是要保持体重，研究者们支持这样的理论，即行为不是肥胖的唯一决定因素。在肥胖2型糖尿病患者中长期的强化生活方式干预肥胖可带来约5%的体重下降，可明显降低慢性肾脏疾病与抑郁症的风险，进一步改善血糖控制、血压、体力，以及一些脂质参数，但尚未显示能减少心血管事件和死亡率。进一步了解肥胖症的遗传和激素调节可能有助于研究人员开发出更有效和更持久的干预手段。

关于该主题的深入讨论，请参阅《西氏内科学》（第25版）第220章“肥胖症”。

推荐阅读

Aldahi W, Hamdy O: Adipokines, inflammation, and the endothelium in diabetes, Curr Diabetes Rep 3:293–298, 2003.

Angrisani L, Lorenzo M, Borrelli V: Laparoscopic adjustable gastric banding versus Roux-en-Y gastric bypass: 5-year results of a prospective randomized trial, Surg Obes Relat Dis 3:127–134, 2007.

Chang SH, Stoll CR, Song J, et al: The effectiveness and risks of bariatric surgery: an updated systematic review and meta-analysis, 2003–2012, JAMA Surg 149:275–287, 2014.

Després J-P, Moorjani S, Lupien PJ, et al: Regional distribution of body fat, plasma lipoproteins, and cardiovascular disease, Arteriosclerosis 10:497–511, 1990.

Hamdy O: The role of adipose tissue as an endocrine gland, Curr Diabetes Rep. 5:317–319, 2005.

Hamdy O, Carver C: The Why WAIT program: improving clinical outcomes through weight management in type 2 diabetes, Curr Diabetes Rep. 8:413–420, 2008.

Ikramuddin S, Korner J, Lee WJ, et al: Roux-en-Y gastric bypass vs intensive medical management for the control of type 2 diabetes, hypertension, and hyperlipidemia: the Diabetes Surgery Study randomized clinical trial, JAMA 309:2240–2249, 2013.

Look AHEAD Research Group, Wing RR, Bolin P, et al: Cardiovascular effects of intensive lifestyle intervention in type 2 diabetes, N Engl J Med 369:145–154, 2013.

Maggard MA, Shugarman LR, Suttorp M, et al: Meta-analysis: surgical treatment of obesity, Ann Intern Med 142:547–559, 2005.

Schauer PR, Kashyap SR, Wolski K, et al: Bariatric surgery versus intensive medical therapy in obese patients with diabetes, N Engl J Med 366:1567–1576, 2012.

Sjostrom L, Lindroos AK, Peltonen M, et al: Swedish Obese Subjects Study Scientific Group. Lifestyle, diabetes, and cardiovascular risk factors 10 years after bariatric surgery, N Engl J Med 351:2683–2693, 2004.

Strauss RS, Bradley LJ, Brolin RE: Gastric bypass surgery in adolescents with morbid obesity, J Pediatr 138:499–504, 2001.

第68章

住院成年人的营养不良、营养评估与营养支持

著　者　Thomas R. Ziegler
译　者　孔晓牧　审校者　杨文英　张　波

一、住院患者的营养不良

21世纪，发达国家实施了数量可观的调查，以阐述慢性病患者与择期或急诊入院患者中蛋白质-能量营养不良及特定微量营养元素缺乏的发生频率。通常，患者在住院期间不能摄入充足的能量、蛋白质、维生素与矿物质，且其对处方膳食的随意摄入通常也是不够的。研究已发现在住院期间发生营养不良状况加重的现象比较普遍。这是一个需要注意的问题，因为必要的宏量营养素（能量、碳水化合物、蛋白质/氨基酸和脂肪）与微量营养素（维生素、矿物质和电解质）对于细胞和器官的正常结构与功能、肌肉量、组织修复、免疫功能、行走能力及患者康复都至关重要。瘦体重（主要来源于骨骼肌）的显著减少，以及特定种类维生素、矿物质的缺乏与虚弱和疲劳、感染率增加、伤口愈合能力受损、恢复期延长相关。这种相关性在伴有慢性蛋白质-能量营养不良且因病减重的患者中凸显。

急慢性病患者常会在数天至数月内由于恶心、胃肠道症状、抑郁和焦虑及其他医学因素而发生持续性或间断性的进食减少。这些患者也可能因为手术、诊断或治疗及其康复过程而使摄食受限。部分患者会因为腹泻（如慢性消化吸收障碍或感染性腹泻）、呕吐、多尿（如未得到控制的糖尿病）、伤口引流、透析或其他因素发生异常的营养素流失。特定的药物，包括皮质类固醇、化疗药物、抗排异药物、利尿剂，与骨骼肌溶解、胃肠道损伤、电解质或水溶性维生素丢失有关。卧床休息或运动量显著减少是门诊与住院患者常见的情况，会伴有骨骼肌消耗和蛋白质合成受损。

分解代谢性疾病与危重疾病会伴有下述变化：血中“拮抗”激素浓度升高，包括来源于肾上腺和胰腺的激素（如皮质醇、儿茶酚胺、胰高血糖素）；被激发的免疫、内皮与上皮细胞释放的促炎症细胞因子，如白细胞介素（如IL-1、IL-6、IL-8）和肿瘤坏死因子-α（TNF-α），以及外周组织对合成代谢类激素的抵抗，如胰岛素和胰岛素样生长因子-1（IGF-1）。这些激素与细胞因子的改变增加了机体对内源性代谢底物的可及性（如通过糖原水解和糖异生生成的葡萄糖、通过骨骼肌溶解产生的氨基酸、通过脂肪分解产生的游离脂肪酸），这些底物对细胞和器官的功能、伤口愈合、机体存活至关重要。营养元素摄入减少与组织营养元素流失增加（通过这些激素与细胞因子的作用）的联合作用，加之因炎症、感染和细胞因子血症导致的能量、蛋白质与微量元素需求增加，会导致急慢性疾病患者中常见的消瘦与微量营养素缺乏的情况。表68-1显示了导致蛋白质-能量营养不良与微量营养元素缺乏的常见原因。肥胖已成为普遍的健康问题，同时也是另一种形式的营养不良，详细内容参见67章。

二、营养评估

营养状况的系列评估是常规医疗照护中非常重要的组成部分。其主要目的是发现已存在的机体蛋白质、能量储备与微量营养素的缺乏；并确定导致

营养不良的危险因素(表68-1);以采取相应措施避免营养缺乏和骨骼肌消耗。目前,尚无应用于临床实践的“金标准”检测手段能够给出一个评价整体营养状态的指数。血中特定微量营养素的浓度(如铜、锌、硫胺、25-羟维生素D、维生素B_6、叶酸、维生素B_{12})与电解质(如镁、钾、磷)浓度是表示个体需求,以及是否补足的重要指标。营养状况的评定需整合多种因素,包括患者的医疗与手术记录、急慢性疾病的种类与严重程度及其治疗与手术过程、引流部位与引流量、体格检查的发现、体重变化史(程度与时间点)、膳食类型及在开始肠内营养(EN)与肠外营养(PN)前使用的营养补充剂、目前的器官功能与体液状态评估,以及血中特定维生素、矿物质与电解质浓度的测定。在重症监护病房(ICU),测量的体重通常反映了近期的静脉输液量,该数据通常比近期的“干”体重或术前体重大得多,后者被认为是最佳指标。

表68-1 急性与慢性疾病患者中蛋白质-能量营养不良和微量营养素缺乏的常见原因

因慢性与急性疾病、胃肠道症状(如恶心、呕吐、腹痛)或抑郁和焦虑引起厌食而导致自发摄食减少
由于手术或诊断、治疗过程,以及在此类过程后发生胃肠道功能紊乱而要求限制摄食
由于吸收不良(如乳糜泻、短肠综合征、炎症性肠病、囊肿性纤维化、腹泻),消化不良(如胰腺炎),呕吐,多尿(如糖尿病),伤口引流或肾脏替代治疗导致的异常宏量营养素与微量营养素丢失
能量消耗(能量需求),蛋白需求与微量营养素需求增加的时期(如危重疾病、炎症加重)
具有拮抗性的激素(如皮质醇、儿茶酚胺、胰高血糖素)的分解代谢作用,激活的免疫、内皮、上皮细胞释放的促炎症细胞因子如白细胞介素(IL-1、IL-6、IL-8)和肿瘤坏死因子-α(TNF-α),以及周围组织对于合成代谢类激素包括胰岛素和胰岛素样生长因子-Ⅰ(IGF-Ⅰ)的抵抗作用
卧床、行走减少及机械性通气过程中的化学性麻痹(因蛋白质合成受损导致的骨骼肌消耗)
添加了引起骨骼肌溶解、胃肠道受损或引起电解质与水溶性维生素丢失的药物(如糖皮质激素、化疗药物、利尿剂、抗排异治疗)
在家庭中,社会经济能力的丧失、不称职的护理人员、行走困难
在住院期间,能量、蛋白质与必需微量营养素(维生素、矿物质、痕量元素)的供给不足

一系列因素能够提供患者是否摄入了足够的营养,是否具有轻、中或重度的蛋白质-能量营养不良,是否缺乏特定的维生素、矿物质或电解质的重要信息。对于在之前很短数周或数月中体重不知不觉下降了平时的5%~10%及以上,或体重不足理想体重(IBW)90%,或BMI低于18kg/m^2的患者需要进行仔细的评估,因为这些患者容易发生营养不良。

在住院患者,尤其是ICU患者中,循环中的蛋白质浓度(如白蛋白、前白蛋白)通常很低,且缺乏特异性,不足以用作蛋白质营养状态的标志物。血浆白蛋白和前白蛋白浓度在活动性炎症或感染、危重疾病和创伤后通常会下降(因肝脏蛋白质合成减少与血中蛋白质的分解),包括体液状态、毛细血管渗漏、肝脏合成减少与血液清除率增加在内的一些非营养因素也可显著影响蛋白质浓度。由于白蛋白的半衰期较长(18~21d),无论其他混杂因素如何,即使给予足够饮食,血白蛋白浓度仍可能持续在低水平,且其对已补足营养的反馈较慢。前白蛋白的半衰期短得多(数天),对于病情稳定的门诊患者,血液中前白蛋白浓度的连续性变化可用作表示蛋白质营养状态的常规指标。

能量需求可通过标准的公式估算得到,如Harris-Benedict公式,其整合了患者年龄、性别、体重和身高信息以确定基础能量消耗(BEE)。体力活动与宏量营养素摄入的热效应可计入BEE公式以得到用于维持当前体重的能量处方;对于多数住院与门诊患者,其能量需求应为BEE的1.2~1.3倍,除非患者处于昏睡或卧床(常见于ICU)情况时对能量的需求减少。对能够走动的患者,其能量需求应估算为BEE的约1.3倍。目前,通常会给予ICU患者较低的热量(后续文章中有讨论)。床旁代谢车(间接的卡路里测量)通过测量呼出气计算耗氧与二氧化碳生成所得到的数据,在多数情况下能够给出真实准确的能量消耗量,非常实用。

一种简便且相对准确的适用于多数人的能量需求估算方法是简单地将每千克净体重、干体重或IBW的能量需求按照20~25 kcal/d计算。IBW的数值可通过查标准表或公式获得。这种估算方法基于的假设是计算中使用的体重数据不受静脉输液或毛细血管渗漏综合征的影响(前文所述)。在ICU患者中,已知过度进食会引起并发症(后续讨论),且有限数据显示不同能量剂量对应不同临床结局,因此部分学者甚至提倡较低卡路里剂量[折合

15～20kcal/(kg干重·d)]。在避免发生再进食综合征(后续讨论)的前提下，临床表现稳定、营养不良、非ICU且需要补足营养的患者对于较高能量剂量(高达35kcal/(kg·d)的耐受性通常较好。在肥胖患者(定义为超过理想体重20%～25%以上的患者)中，可用体重校正值计算能量与蛋白质需求，计算公式如下：

体重校正值=(当前体重－IBW)×0.25+IBW

ICU病房中非烧伤患者的研究显示，多于2.0g/(kg·d)的蛋白负荷不能有效用于蛋白质合成，且多余的蛋白质会被氧化并导致氮质血症。对于多数需要特殊饮食且肾功能正常的分解代谢疾病患者，推荐使用的蛋白质剂量是1.5g/(kg·d)，约为健康人推荐膳食许可量(RDA)——0.8g/(kg·d)的两倍。添加蛋白质的剂量需根据氮质血症(不做透析的情况下)与高胆红素血症的严重程度与进展变化而相应下调。同时，这些策略均应充分考虑到分解代谢疾病患者有效利用外源性营养素的能力相对欠缺，并且应了解多数患者在出院后恢复过程中，需经过数周到数月其蛋白质与瘦肉组织才能补足。充足的非蛋白质能量的提供对于氨基酸有效合成蛋白质而非氧化供能(三磷酸腺苷或ATP)是必要的。多数医疗中心通常采用的非蛋白能量与氮的比值范围为(75～125)：1。由于氮=蛋白/6.25，以上比例等同于每补充6.25g蛋白质或氨基酸则需同时补充75～125kcal的非蛋白质能量。

三、营养支持

表68-2列出了常见的提示需要特定口服/肠内营养(EN)或肠外营养(PN)支持的临床情况。在这些情况下，如有可能，无论是在学院的还是社区的医疗中心，多学科营养支持团队的咨询均能够减少并发症与花费，并增加EN与PN的合理应用。

(一)口服营养支持

口服营养素补充剂包括给予口服平衡膳食，辅以服用液体(或固体)的全营养素补充产品、蛋白质补充剂(如可混入膳食饮料的水解式乳清蛋白或酪蛋白粉)、高效能复合维生素-复合矿物质补充剂，和(或)已诊断存在缺乏的特定微量营养素(如锌、铜、维生素B_6、维生素B_{12}、维生素D)。另有为慢性肾衰竭患者设计的特定补充剂(以热量浓缩而蛋白质与电解质含量低为特点)，以及其他一系列根据特定疾病类型设计的配方(后续讨论)可供选用。一些研究已经显示，每日1～2瓶液体全营养素补充剂能够促进如全髋关节置换或胃肠手术应激后的恢复。这些补充剂提供了能量、碳水化合物、高质量蛋白质、脂肪和微量营养素；不含乳糖和麸质；并可能包含小肽和中链三酰甘油以分别促进氨基酸和脂肪的吸收。一些配方中也添加了可溶性的纤维或益生元(如低聚果糖)以减少腹泻。对于存在营养不良或营养不良风险又能够耐受口服药的门诊患者，给予有效的口服复合维生素-复合矿物质制剂是非常明智的，且这种补充至少需持续数月。

(二)给予肠内管饲法

存在表68-2所示状况的患者虽具有胃肠道功能但因为内科或手术的情况(如机械通气、胰腺炎、痴呆、吞咽困难、创伤或烧伤)尚不能够通过口服补充足够的膳食。尽管对于以上情况的患者通常给予了PN处置，但这种处理方式并不是基于循证的；学会

表68-2 特定经口/肠内或肠外营养支持的适应证
患者近期表现出中到重度的蛋白质或蛋白质-能量营养不良或具有一种或多种特定的必需微量营养素缺乏的表现
在过去的几周或几个月，患者体重下降(非主动减重)的量为原体重的5%～10%或更多，或体重低于理想体重的90%，或BMI低于18.5kg/m^2
住院或门诊就医期间，由于疾病原因，患者已超过5～10d膳食摄入不足需求的50%
患者有严重的分解代谢性应激(如ICU治疗、严重感染)且超过3～5d营养摄入不足
胃肠道大手术或其他大手术后(如髋关节置换、部分脏器切除)
内科疾病伴有胃肠道功能紊乱(腹泻、恶心和呕吐、胃肠道出血、严重肠梗阻、部分性梗阻)时间延长(超过5～10d)和(或)短肠综合征、慢性或急性腹泻，或其他吸收不良的疾病
在某些临床情况下，经口进食为禁忌证或进食量显著下降，如呼吸或其他急慢性器官衰竭、痴呆、吞咽困难、化疗或放疗、炎症性肠病、胰腺炎、高输出肠外瘘、酗酒、毒品依赖
慢性阻塞性肺疾病、慢性感染，或其他慢性炎症或分解代谢紊乱且有病历记录的营养摄入缺乏者和(或)近期体重下降者

注：BMI.体质指数；ICU.重症监护病房。

指南强烈推荐，对于应给予特定营养支持的且具有胃肠道功能的患者，应予口服营养补充剂或使用肠内管饲法（“肠道能用则用”）。若患者能够耐受，这些产品可用作口服营养元素补充剂。按照适当量补充时，流质膳食能满足多数患者的全营养需求，但部分ICU患者与合并有营养不良或其他情况的患者可能会有其特殊的需求（参见后续讨论）。

食物可经传统的鼻胃管进入胃中，或经小口径鼻胃管或鼻空肠管，或经皮胃造瘘管或空肠造口管，或经皮胃空肠吻合管（胃口部位用于抽吸，空肠端口部位用于给食）进行管饲。经胃给食可使用连续性灌注或一次性灌注，而经小肠给食必须通过连续性缓慢灌注泵以免发生腹泻。管饲开始阶段的8～24h应慢速灌注（如10～20ml/h），在其后的8～24h慢慢将灌注速度提高到目标灌注速度，以在接下来的24～48h内灌注所需的能量与蛋白质，且此过程取决于患者的临床耐受性与状态。新近指南强调，应使接受肠内管饲的患者呈半卧位（如把头垫高），谨慎小心地实施管饲（同时连续评估腹泻、恶心、呕吐、腹胀和影响较大的胃残留物），并在经胃给食不能很好耐受时采用胃动力药物和（或）经幽门后肠道给食。新近数据显示，患者通常能够很好地耐受在管饲期间较高容量的胃残留物（如＞250ml）。

最初基于动物研究发现，在分解代谢性的动物模型中，EN与PN相比能够促进肠道屏障功能、减少感染性并发症、减少代谢亢进且降低发病率与死亡率。在随机临床试验研究中，相比PN，接受进入空肠的EN能够为胰腺炎患者的结局带来获益。基于现有数据，国际专家学组与学术团体针对ICU患者提出的新近指南建议，当患者仅靠口服膳食与营养补充剂不能满足热量需求（如＞60%）时，尤其是在患者已存在营养不良的情况下，应在其进入ICU后1～3d给予肠内管饲。多项研究显示，ICU患者实际上只获得了医嘱所要求管饲量的60%～75%。这是因为患者发生了对管饲不耐受的情况（如较多胃残留物、呕吐、腹泻、管移位），或因诊断试验或治疗干预导致管饲中断。尽管PN（后续讨论）常被用于不能管饲的患者以满足其能量需求，但这种方式缺乏高质量的临床试验证据，因而仍是有争议的。由于数据显示在内科治疗的与手术的ICU患者中净能量赤字（即一段时期内每日需求热量与实际摄入热量之差的总和）增加与较差的临床结局相关，现有大量研究正在进行以探明PN的有效性。

多数门诊和住院的ICU与非ICU患者能够耐受经胃或小肠给予标准的、便宜的、1.0～1.5kcal/ml的肠内配方。现有多种肠管饲产品可供临床选用，需要根据临床情况与器官功能选择特定产品。不具备有效的随机对照临床试验数据的EN产品也能上市，因此仍然需要进行针对不同临床情况确定最佳EN配方的试验研究。

肠内营养的并发症包括腹泻。腹泻常见于接受管饲的住院患者，但通常由管饲以外的因素导致，包括使用抗生素、含山梨醇或高渗性的药物（如扑热息痛酏剂）及感染。对于患有肠黏膜病或严重低白蛋白血症的患者，管饲本身导致的腹泻确实会伴随快速给食而发生，并导致肠壁水肿。包含纤维素的肠内营养配方有时可有效减少腹泻。其他的管饲并发症包括肺吸入管饲物；鼻置管饲管道的机械问题，包括不适、鼻窦炎、因管道导致的局部创伤引发咽部或食管黏膜的糜烂；以及经皮给食管道相关的进口部位的渗漏、皮肤损伤、蜂窝织炎和疼痛。管饲的代谢并发症包括液体失衡、高血糖、电解质异常、氮质血症，以及偶尔发生再进食综合征（后续讨论）。通常，如果需要管饲的时间超过4～6周，则应该放置经皮饲管。

在接受皮下或静脉胰岛素治疗高血糖的管饲患者中，当管饲发生意外中断或因诊断试验或治疗导致中断时，胰岛素的持续作用会引起显著的低血糖。住院接受管饲的患者需要每天（或按要求每天数次）监测血糖浓度、血电解质水平（包括镁、钾和磷），以及每周监测数次（或在ICU每天监测）肾功能。其他血生化指标需要至少每周测定。此过程需要同时密切监测出入量（包括尿液、粪便和排水量）的情况及胃肠道的耐受性。患者能够经口进食时，管饲需要逐渐减少并终止（如由注册营养师计量每日热量）。对于在家进行管饲的患者，咨询社区服务专业人员以确保适当的照护与随访，这些很重要。

（三）给予肠外营养

考虑采用PN治疗的根本原则是患者不能通过肠内途径摄入足够的营养。肠外营养支持包括通过外周或中心静脉给予含葡萄糖、L-氨基酸、脂肪乳剂、电解质、维生素与矿物质的标准全营养混合物（附加所需的特定药物如胰岛素或奥曲肽）。给予胃肠道功能障碍患者全PN治疗已经成为全世界多数医院和ICU的标准照护方式，而在个别机构的使用差异很大。PN对于肠衰竭的患者(如短肠综合征)能够挽救生命。已有数据指出，相比接受不足量的EN或仅接受水化疗法(静脉输注葡萄糖)的患者，PN能够通过降低合并症，并可能降低死亡率而使已存在中到重度营养不良或危重疾病患者获益。基于最近的针对危重疾病人群的严谨研究已达成共识，即对于不能耐受足量EN的患者，应在患者进入ICU后第3～4日再起始PN。

与PN相比，EN较为便宜，且可更大程度地维持肠黏膜结构和功能，在机械的和代谢性的并发症方面更为安全(见后续讨论)，并且院内感染率较低。因此，应尽可能应用并发展肠内途径给予营养，并相应减少PN的使用。

以下是PN的适应证：

(1)患有短肠综合征或其他导致肠衰竭情况的患者(如运动障碍、梗阻、严重的肠梗阻、严重的炎症性肠病)，尤其是已经存在营养不良的患者。

(2)临床上稳定但由于疾病已7～10d不能给以充足肠内给食(如大于需求量的50%)的患者。

(3)患有需要ICU治疗的严重分解代谢应激情况，且已3～5d以上没有摄入充足肠内营养的患者。

当住院患者已存在中到重度的营养不良且通过口服或经肠道途径注定不能满足营养需求时，没有理由阻止给予他们PN治疗。

以下是PN的禁忌证：

(1)当胃肠道有功能且经肠内给食可行。

(2)当预计需要PN的时间等于或少于5d。

(3)当患者不能耐受PN要求的额外的静脉输液量，或在PN计划起始时存在严重的高血糖或电解质紊乱。

(4)当患者有未得到控制的血液感染或严重的血流动力学不稳定状态。

(5)基于临床判断，为PN开放一条新的静脉通路会导致过度风险。

(6)治疗必须以个人意愿为基础，有行为能力的患者或其法定授权的代理人不希望给予其侵入性的营养支持，如尚未发病的患者或疾病终末期的患者。

PN既可以外周静脉也可以中心静脉输液的形式进行，通过经皮锁骨下静脉或颈内静脉导管输入上腔静脉(在医院条件下的非隧道式)，或通过一个皮下隧道式的中心静脉导管(如Hickman导管)或中心静脉输液港(长期在家进行PN治疗)，或通过外周插入的中心静脉导管(PICC)。尽管研究证据有限，对于需要长期在家接受中心静脉PN治疗的患者，隧道式的中心静脉导管显然较PICC更为适用，因为PICC会导致更高的局部并发症(如静脉炎、导管破损)发生率，以及可能的PICC导管相关感染的发生率。

表68-3对外周静脉与中心静脉PN溶液中典型的液体、宏量营养素与微量营养素成分进行比较。静脉注射用脂肪乳(通常加入PN中，其成分在美国为20%的豆油溶液)提供了必需的亚油酸与α-亚油酸脂肪酸和能量(10kcal/g)；通常以全PN袋的形式经24h输注。脂肪乳的最大推荐输注速度约为1.0g/(kg·d)。多数患者在静脉输注脂肪乳后，血浆三酰甘油均能够很好地清除。最近，一种含有80%橄榄油/20%豆油的静脉脂肪乳在美国被批准用于成人PN治疗。基线与每周检测血三酰甘油水平很重要，三酰甘油水平可作为评估静脉内的脂肪清除状态的指标；三酰甘油水平应保持低于400mg/dl，以减少发生胰腺炎或严重慢性阻塞性肺疾病患者肺弥散量降低的风险。

通过中心静脉给予PN时可容许更高浓度的葡萄糖(3.4kcal/g)与氨基酸(4kcal/g)以高渗溶液的形式输注；因此，为达到相应热量补充目标所需的脂肪乳剂量较少(表68-3)。中心静脉PN对于钾、镁和磷酸盐的需求通常高于外周静脉PN。更高浓度的葡萄糖和氨基酸允许多数患者仅接受1～1.5L的PN则每日的能量和氨基酸即可达到目标。中心静脉PN的起始医嘱通常是由葡萄糖提供60%～70%的非氨基酸能量，由脂肪乳剂提供30%～40%的非氨基酸能量。这些比例应根据血糖与血三酰甘油水平按照要求分别做相应调整。依据高血糖与住院疾病发病率、死亡率存在相关性的详尽数据，专家委员会目前推荐在ICU患者中严格控制血糖(在80mg/dl与130～150mg/dl之间)，并进行严密的血糖监测。当接受中心静脉PN的ICU患者发生高血糖时，应从单独路径给予静脉胰岛素输注。

不同亚型患者静脉输注的微量元素和维生素的特定要求尚无严格定义，在多数稳定的患者中，治疗方法是使之达到已发布的推荐剂量，并通过标准化的静脉输液制剂使血浓度保持在正常范围(表68-3)。部分研究显示，有一定比例的ICU患者尽管接受了特定的PN(或EN)，仍存在锌，硒，维生素C、E和D水平较低的情况。缺乏这些必需营养素可损害机体的抗氧化、免疫、伤口愈合及其他重要的生理功能，因此建议当其血清浓度低时要使用营养补充剂。例如，在烧伤、伤口较大、发生胃肠道液体大量丢失和其他血清浓度检测水平低的疾病患者进行PN时，锌（和其他微量元素，如铜）的量应相应增加。最近的数据提示，硫胺素缺乏的情况在长期接受利尿治疗或严重营养不良的患者中并不少见。

最常见的外周静脉PN并发症是因导管使用引起的局部静脉炎。在这种情况下，通常需在溶液中添加一些小剂量的氢化可的松和肝素。血电解质水平的异常可通过改变外周PN配方浓度进行治疗。高三酰甘油血症患者通常对PN总脂肪量下降反应敏感。比起外周静脉PN，中心静脉PN发生机械、代谢和感染性并发症的概率更高。机械性并发症包括与中心导管插入有关的情况（如气胸、血胸、导管位置不正、血栓形成）。感染性并发症包括与导管相关的血液感染和非导管相关的感染。这些感染的风险在下述情况下增加：使用非锁骨下静脉中心静脉通路（如颈静脉、股静脉）和非专用的多功用导管即还用于抽血、给药等其他用途的PN输注港。在接受中心静脉PN的患者中血糖控制不佳（＞140～180mg/dl）并不少见，这也与院内感染风险增高有关。与高血糖相关的风险因素包括在PN起始时血糖控制不佳；在PN最初几日内使用高浓度葡萄糖（＞10%）或葡萄糖总负荷增加过快；外源胰岛素量不足；对中心静脉给予PN的血糖反应监测不足；使用糖皮质激素和血管加压药物如去甲肾上腺素（能够刺激糖异生并引起胰岛素抵抗）。

新近数据显示，氨基酸谷氨酰胺不足或未补充治疗可能增加PN患者的感染风险。这种氨基酸在分解代谢状态下是必需的，且对于免疫细胞或肠黏膜细胞而言是重要的能量来源。部分专家委员会目前建议在ICU患者的PN中常规添加谷氨酰胺，但对此建议仍存在争议，因为一些研究显示对于特定类型患者应用这种方法没有获益（甚至有害），且这种方式也没有改善住院死亡率。

在严重分解代谢性疾病患者中，针对营养利用效率和代谢并发症的研究显示，给予的总能量和蛋白质/氨基酸的量必须低于之前常规给予的量，尤其是对病情不稳定的患者和ICU患者。高热量、碳水化合物、氨基酸和脂肪负荷（"高营养"）尽管容易通过中心静脉PN补充来实现，但可导致严重的代谢并发症，包括过度产生二氧化碳、氮质血症、高血糖、电解质紊乱和肝硬化与损伤。PN中葡萄糖和脂质的剂量在起始后的数天内应快速提高，同时密切监测血糖、电解质、三酰甘油水平、器官功能、出入量及临床进程。

中心静脉PN相关的再进食综合征在下述高风险患者人群中相对常见：已经存在营养不良、电解质缺乏、酗酒，或静脉补液治疗（例如5%葡萄糖）时间延长而没有获得营养支持的患者，这些情况在住院患者中均较常见。再进食综合征是通过静脉输入过量葡萄糖（＞150～250g，如在1L的PN中包含15%～25%的葡萄糖）而诱导发生的。这反过来会显著刺激胰岛素释放，其在碳水化合物代谢通路中能够通过细胞内转移与利用使血钾、镁，尤其是磷的浓度快速降低。使用高剂量的碳水化合物也会消耗硫胺素，硫胺素是碳水化合物代谢过程的必要辅助因子，硫胺素的消耗会促使硫胺素缺乏的症状发生，尤

表68-3 传统的肠外营养液成分

容积与成分*	外周PN	中心PN
容积（L/d）	2～3	1～1.5
葡萄糖（%）	5	10～25
氨基酸（%）†	2.5～3.5	3～8
脂质（%）‡	3.5～5.0	2.5～5.0
钠（mEq/L）	50～150	50～150
钾（mEq/L）	20～35	30～50
磷（mmol/L）	5～10	10～30
镁（mEq/L）	8～10	10～20
钙（mEq/L）	2.5～5	2.5～5
痕量成分§		
维生素‖		

*按照要求调节肠外营养（PN）中电解质，使血清电解质水平连续检测均保持在正常范围。增加氯化钠与钾的百分比以纠正代谢性碱中毒，增加醋酸盐百分比以纠正代谢性酸中毒。必要时向PN中添加短效胰岛素以使血糖达标（重症监护病房常常需要通过单独通路静脉输注胰岛素控制高血糖）。

†提供所有必需氨基酸和部分非必需氨基酸。根据肾衰竭或肝衰竭患者氮质血症或高胆红素血症的严重程度分别上调或下调氨基酸剂量至目标水平。

‡在美国，脂质以基于豆油或橄榄油/豆油的脂肪乳提供。在欧洲和其他非美国国家，还有静脉注射鱼油、橄榄油、中链三酰甘油和这些物质的混合物可用于PN。脂质通常与葡萄糖和氨基酸混合在同一PN输液袋中（"一体化"溶液）。

§添加到周围静脉和中心静脉PN中的痕量成分是铬、铜、锰、硒和锌的混合物（每种成分也可单独补充添加）。

‖添加到周围静脉和中心静脉PN中的维生素是维生素A、B_1（硫胺素）、B_2（核黄素）、B_3（烟酰胺）、B_6（吡哆辛）、B_{12}、C、D和E，生物素、叶酸和泛酸。根据个人情况添加维生素K（如肝硬化）。特殊的维生素也可单独补充。

其是在基线硫胺素水平较低的患者中。高胰岛素血症也倾向于导致肾脏钠和液体潴留。同时,液体与钠潴留、电解质减少(可导致心律失常),以及由于过多热量引起的高代谢可能导致心力衰竭,尤其是已患心脏病和因长期蛋白质-能量营养不良而心肌肥大的患者。防止再进食综合征需要提高警惕,注意发现高风险患者群;PN采用低葡萄糖浓度起始;基于当时的血浓度和肾功能经验性地给予较高浓度钾、镁和磷的补充;补充硫胺素(100mg/d,3～5d)。

如果需要在家进行PN治疗,主治医生应向社区服务专业人员咨询,以确认由恰当的家庭护理公司和营养支持专业人员去评估静脉通路、代谢状态和在家PN的程序,并安排护理人员随访与PN监测。让新开始PN的患者晚出院也很重要。对于多数新开始PN的患者,建立适合的静脉通路并在最初的2～3d严密监测液体与电解质水平是护理工作中的重要部分,这对于那些存在严重营养不良或再进食综合征风险高的患者而言非常重要。

关于该主题的深入讨论,请参阅《西氏内科学》(第25版)第214章“营养评估”和第215章“蛋白质-能量营养不良”。

推荐阅读

Casaer MP, Mesotten D, Hermans G, et al: Early versus late parenteral nutrition in critically ill adults, N Engl J Med 365:506–517, 2011.

Doig GS, Simpson F, Sweetman EA, et al, and Early PN Investigators of the ANZICS Clinical Trials Group: Early parenteral nutrition in critically ill patients with short-term relative contraindications to early enteral nutrition: a randomized controlled trial, JAMA 309:2130–2138, 2013.

Gershengorn HB, Kahn JM, Wunsch H: Temporal trends in the use of parenteral nutrition in critically ill patients, Chest 145:508–517, 2014.

Heidegger CP, Berger MM, Graf S, et al: Optimisation of energy provision with supplemental parenteral nutrition in critically ill patients: a randomised controlled clinical trial, Lancet 381:385–393, 2013.

Heighes PT, Doig GS, Sweetman EA, et al: An overview of evidence from systematic reviews evaluating early enteral nutrition in critically ill patients: more convincing evidence is needed, Anaesth Intensive Care 38:167–174, 2010.

McClave SA, Kozar R, Martindale RG, et al: Summary points and consensus recommendations from the North American Surgical Nutrition Summit, JPEN J Parenter Enteral Nutr 37(5 Suppl):99S–105S, 2013.

McClave SA, Martindale RG, Vanek VW, et al: Guidelines for the provision and assessment of nutrition support therapy in the adult critically ill patient: Society of Critical Care Medicine (SCCM) and American Society for Parenteral and Enteral Nutrition (A.S.P.E.N.), JPEN J Parenter Enteral Nutr 33:277–316, 2009.

Ziegler TR: Parenteral nutrition in the critically ill patient, N Engl J Med 361:1088–1097, 2009.

Ziegler TR: Nutrition support in critical illness: bridging the evidence gap, N Engl J Med 365:562–564, 2011.

第69章

脂代谢紊乱

著　者　Geetha Gopalakrishnan　Robert J. Smith
译　者　于利平　审校者　杨文英　张　波

一、定义和流行病学

游离脂肪酸（free fatty acids，FFA）、胆固醇和三酰甘油等脂质是疏水性的分子，通过与蛋白结合来转运。非酯化的FFA与白蛋白结合成阴离子而被转运，酯化的脂质复合物在脂蛋白颗粒中被转运。脂蛋白由疏水性核（胆固醇酯和三酰甘油）和两性的表面单层膜（磷脂、非酯化的胆固醇和载脂蛋白）组成。根据脂蛋白的密度，超速离心可将它们分离成五种组分（表69-1）。

脂蛋白表面的蛋白成分（如载脂蛋白）可激活引导脂代谢的酶和受体。脂蛋白合成和代谢缺陷可导致血脂异常。美国的血脂异常患病率约为20%，不同人群的患病率有差异。冠心病前期的人群约70%患有血脂异常。在临床试验中，治疗血脂异常可改善冠心病及全因死亡率。三酰甘油和胆固醇在动脉粥样硬化的发病机制中具有重要作用，且这种作用可以被改变，这两种脂类是本章关注的重点。

二、病理学

在小肠腔内，食物中的三酰甘油和胆固醇酯被胰腺分泌的脂肪酶水解为甘油、FFA和游离胆固醇。甘油和FFA形成微胶粒从而被吸收至小肠细胞。游离胆固醇的转运由肠腔和小肠细胞间的一种胆固醇成分介导。在细胞内，甘油与三种脂肪酸链结合形成三酰甘油，而胆固醇被酯化从而形成胆固醇酯。乳糜微粒由三酰甘油（占乳糜微粒重量的85%）、胆固醇酯及表面的脂蛋白组成。乳糜微粒进入循环系统，并从高密度脂蛋白（high-density lipoprotein，HDL）颗粒中获得更多表面载脂蛋白，如载脂蛋白C-Ⅱ和载脂蛋白E（图69-1）。载脂蛋白C-Ⅱ可活化位于毛细血管内皮中的脂蛋白脂酶（lipoprotein lipase，LPL）。LPL分解乳糜微粒核中的三酰甘油，释放出FFA，而FFA可提供能量来源。过多的脂肪酸被储存在脂肪组织中或被用来合成肝脏中的脂蛋白。含三酰甘油较少的残余乳糜微粒经过肝脏中的LDL受体作用，从循环中被清除。乳糜微粒表面的脂蛋白E可激活肝脏中的LDL受体。

极低密度脂蛋白（very-low-density lipoprotein，VLDL）在肝脏中合成（图69-1）。来源于循环系统或肝脏中合成的FFA和胆固醇可被并入VLDL颗粒中。任何增加FFA进入肝脏的情况（如控制不佳的糖尿病）均可使VLDL的产生增多。三酰甘油（占

表69-1　脂蛋白的特点

脂蛋白分类	密度（g/ml）	来源	载脂蛋白	脂肪
乳糜微粒	＜0.95	小肠	C-Ⅱ，E	TG（85%），胆固醇（10%）
VLDL	＜1.006	肝	B100，C-Ⅱ，E	TG（55%），胆固醇（20%）
IDL	1.006～1.019	VLDL分解代谢	B100，E	TG（25%），胆固醇（35%）
LDL	1.019～1.063	IDL分解代谢	B100	TG（5%），胆固醇（60%）
HDL	1.063～1.25	肝，小肠	A-Ⅰ，E	TG（5%），胆固醇（20%）

注：HDL.高密度脂蛋白；IDL.中密度脂蛋白；LDL.低密度脂蛋白；TG.三酰甘油；VLDL.极低密度脂蛋白。

VLDL颗粒重量的55%)、胆固醇(占20%)和表面的载脂蛋白一起在肝脏中被组装合成VLDL颗粒。载脂蛋白C-Ⅱ是LPL的辅助因子,可水解VLDL颗粒核中的三酰甘油,产生VLDL残余物或中密度脂蛋白(intermediate-density lipoprotein,IDL)。消耗25%三酰甘油的IDL可被载脂蛋白E介导的LDL受体清除出循环系统,或被进一步水解形成低密度脂蛋白(LDL)。LDL颗粒含有的三酰甘油较少(占LDL颗粒重量的5%),但含有较多的胆固醇酯(占60%)和载脂蛋白。LDL表面的载脂蛋白B100可结合LDL受体,从而有利于LDL从循环中被清除。内化的LDL-胆固醇可用来合成激素、形成细胞膜,并储存能量。

在肝脏中,LDL-胆固醇被用来合成胆汁酸(图69-1),胆汁酸和游离胆固醇一起被分泌至肠腔。胆汁酸帮助转运脂肪。进入肠腔的约50%的胆固醇和97%的胆汁酸被重吸收至血液循环,被重吸收的胆固醇可调节胆固醇和LDL受体的合成。

人体中包括肝实质细胞在内的很多细胞均可合成胆固醇(图69-2)。乙酸被转化为HMG-CoA(3-hydroxy-3-methylglutaryl-coenzyme A,3-羟基-3甲基戊二酰辅酶A)。HMG-CoA还原酶将HMG-CoA转化为甲羟戊酸,经一些步骤后甲羟戊酸转化为胆固醇。HMG-CoA还原酶是胆固醇合成通路中的限速步骤,对该酶有抑制作用的药物可减少胆固醇的生物合成和细胞内胆固醇池。LDL颗粒进入细胞受到负反馈调节(见图69-2)。胆固醇负平衡可增加LDL受体表达,并进一步增加对循环血中胆固醇的摄取。而细胞内胆固醇的正平衡则抑制LDL受体表达,并减少细胞对LDL-胆固醇的摄取。循环中多余的LDL通过清道夫受体进入巨噬细胞和其他组织。由于清道夫受体不能被调节,这些细胞积聚细胞间多余的胆固醇,导致泡沫细胞和粥样斑块的形成。

HDL可帮助将胆固醇从组织和其他脂蛋白中移除,从而起到抗斑块形成的作用。HDL在肝脏和小肠中合成(见图69-1)。多余的磷脂、胆固醇、乳糜微粒上的载脂蛋白、VLDL、IDL、LDL可转运至HDL颗粒中,从而增加HDL颗粒体积。HDL颗粒表面有一种脂蛋白,为载脂蛋白A-Ⅰ,它可转移细胞间池中的胆固醇。富含三酰甘油的脂蛋白在脂解过程中产生胆固醇,这些胆固醇也可被载脂蛋白A-Ⅰ接受。载脂蛋白A-Ⅰ还可以激活卵磷脂-胆固醇酰基转移酶(lecithin-cholesterol acyltransferase,LCAT),而LCAT是一种酯化胆固醇的酶。这些胆固醇酯从亲水的HDL表面移动至疏水的HDL核。胆固醇酯转移蛋白(cholesterol ester transfer protein,CETP)将核HDL-胆固醇酯转移至其他脂蛋白(如VLDL)。这些脂蛋白将胆固醇运至周围组织,用于激素和细胞膜的合成。

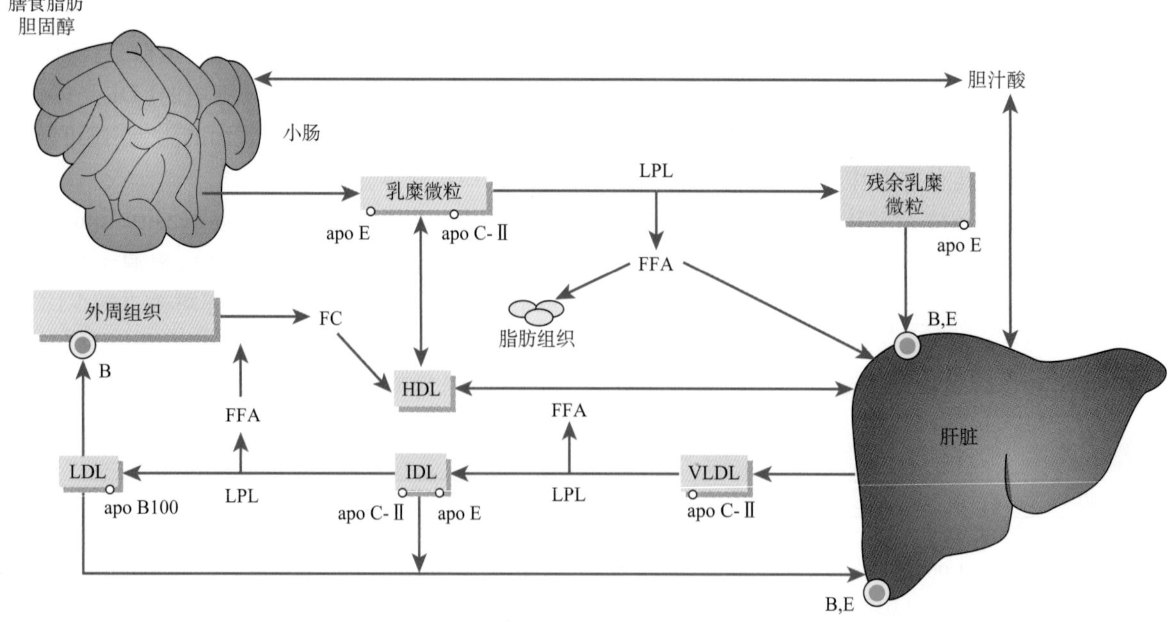

图69-1 血浆脂蛋白的正常代谢(详见正文)。apo.载脂蛋白;B,E.含有载脂蛋白B和E的膜受体(与LDL受体同类);FC.游离(非酯化)胆固醇;FFA.游离(非酯化)脂肪酸;HDL.高密度脂蛋白;IDL.中密度脂蛋白;LDL.低密度脂蛋白;LPL.脂蛋白酯酶;VLDL.极低密度脂蛋白

脂蛋白产生和清除缺陷可导致血脂异常。遗传基因和后天获得性因素都和血脂异常病因相关（表69-2和表69-3）。这些稍后将在此章进一步讨论。

三、临床表现

血脂异常在动脉粥样硬化的发生过程中具有重要作用。很多证据显示高LDL-胆固醇水平和低HDL-胆固醇水平与冠心病发生风险的增加有关。多余的LDL导致胆固醇斑块形成并沉积在动脉壁（即粥样斑块）、皮肤和腱索（即黄色瘤）、眼睑（即睑黄瘤），以及虹膜（即角膜环）。三酰甘油对血管性疾病的影响尚不十分清楚。糖尿病和肥胖症等代谢疾病常和血管疾病及高三酰甘油血症相关，而这些代谢紊乱性疾病的其他因素亦影响到动脉粥样硬化，因此很难区分出高三酰甘油的影响。但是，在几个以人群为基础的研究中，异常三酰甘油水平与冠心病风险的增加有相关性。明显的高三酰甘油水平（>1000mg/dl）与乳糜血综合征相关，胰腺炎和黄色瘤是乳糜血综合征的部分表现。

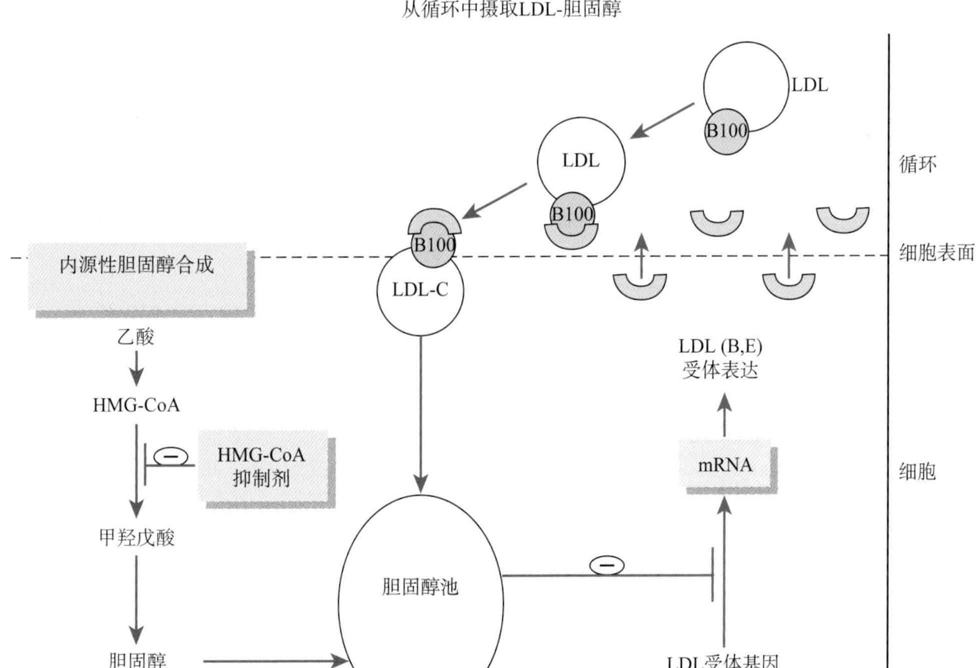

图69-2　LDL受体表达的调节（详见正文）。B100.载脂蛋白B100；B、E.含有载脂蛋白B和载脂蛋白E的脂蛋白的膜受体（与LDL受体同类）；HMG-CoA.3-羟基-3-甲基戊二酰辅酶A；LDL-C.LDL-胆固醇；mRNA.信使RNA

表69-2　遗传性脂代谢紊乱疾病

疾病	基因缺陷	血脂紊乱
家族性高胆固醇血症	编码LDL受体基因突变	TC和LDL升高
家族性载脂蛋白B100缺陷症	载脂蛋白B100缺陷导致LDL与LDL受体结合障碍	TC和LDL升高
高载脂蛋白(a)血症	LDL与载脂蛋白(a)结合增加	脂蛋白(a)增加
多基因高胆固醇血症	含有载脂蛋白E4的脂蛋白与LDL受体结合增加，导致LDL受体下调	TC和LDL升高
家族性混合型高脂蛋白血症	肝脏VLDL生成增加的多基因疾病，导致LDL产生增加、HDL产生减少；部分患者有LPL基因突变，影响到LPL的表达和功能	TC、LDL和TG增加；HDL减少
家族性β脂蛋白血症	载脂蛋白E2与LDL受体亲和力下降	TG、TC和LDL增加
脂蛋白酯酶缺乏症	LPL基因突变	TG升高
载脂蛋白C-Ⅱ缺乏症	载脂蛋白C-Ⅱ缺陷导致LPL活性降低	TG升高
家族性高三酰甘油血症	肝脏VLDL产生增加，HDL分解代谢增加	TG升高，HDL降低

注：HDL.高密度脂蛋白；LDL.低密度脂蛋白；TC.总胆固醇；TG.三酰甘油；VLDL.极低密度脂蛋白。

表69-3 继发性高脂血症的机制

临床病因	升高的脂蛋白	机制
糖尿病	乳糜微粒，VLDL，LDL	VLDL产生增加，VLDL/LDL清除减少
肥胖	乳糜微粒，VLDL，LDL	VLDL产生增加，VLDL/LDL清除减少
脂肪营养不良	VLDL	VLDL产生增加
甲状腺功能减退症	LDL，VLDL	VLDL/LDL清除减少
雌激素	VLDL	VLDL产生增加
糖皮质激素	VLDL，LDL	VLDL产生增加，VLDL向LDL转换增加
乙醇	VLDL	VLDL产生增加
肾病综合征	VLDL，LDL	VLDL产生增加，VLDL向LDL转换增加

注：LDL.低密度脂蛋白；VLDL.极低密度脂蛋白。

四、诊断

血脂异常定义为总胆固醇、三酰甘油或LDL-胆固醇水平大于一般人群的第90百分位数，或HDL-胆固醇水平低于一般人群的第10百分位数。由于餐后10h内血浆中有乳糜微粒，诊断需要依据空腹总胆固醇、三酰甘油和脂蛋白检测值。建议分开2d的两次检测结果异常方可确诊血脂异常。

总胆固醇、三酰甘油和HDL-胆固醇水平可直接测出；VLDL和LDL-胆固醇水平为计算得出。如果三酰甘油浓度低于400mg/dl，那么VLDL-胆固醇水平为三酰甘油水平的1/5。LDL-胆固醇经总胆固醇减去VLDL和HDL-胆固醇计算得出。如果三酰甘油水平超过400mg/dl，VLDL和LDL-胆固醇水平则不能测出。在这种情况下，观察血清可判断脂蛋白是否有异常。当三酰甘油水平超过350mg/dl，血清会浑浊，离心后，最上层为白色，乳糜微粒沉淀在下，而出现分散不透明的下层浮游物则反映出VLDL-胆固醇功能异常。

目前的指南推荐，需选择性筛查血脂水平的对象包括有脂蛋白异常或早发血管疾病家族史的儿童，以及冠心病发病风险高的成人。美国预防服务工作组推荐男性35岁、女性45岁以后应筛查血脂水平，对更年轻的人群筛查血脂水平是否有长期获益则尚缺乏证据支持。如果总胆固醇水平超过200mg/dl或HDL-胆固醇水平低于40mg/dl，则需复查空腹时各种血脂的水平。如果总胆固醇水平低于200mg/dl并且HDL-胆固醇水平大于40mg/dl，推荐每5年复查一次血脂水平。根据表69-4中显示的风险筛查项目，对于患有冠心病、有冠心病风险或患有冠心病等危症（如有症状的颈动脉疾病、外周动脉疾病、腹主动脉瘤或糖尿病）的人群，应该增加筛查血脂水平的频次。冠心病危险因素包括年龄（男性＞45岁，女性＞55岁）、早发冠心病（男性一级亲属发病时间＜55岁，或女性一级亲属发病时间＜65岁）家族史、吸烟、高血压及低HDL-胆固醇水平（＜40mg/dl）。HDL-胆固醇浓度高于60mg/dl对心血管有保护作用。总之，血脂水平筛查有一定的证据支持（B级），而对于高龄、男性、冠心病史人群，筛查血脂水平的证据等级则有所增加（A级）。

表69-4 筛查血脂异常的推荐*

1.20岁时推荐检查空腹血脂谱
2.每5年复查，若有如下情况：
  a.有0～1个危险因素的患者，LDL＜160mg/dl
  b.有≥2个危险因素的患者，LDL＜130mg/dl
3.每年复查，若有如下情况：
  a.有≥2个危险因素的患者，LDL 130～159mg/dl
  b.有CHD或CHD等位症的患者，LDL＜100mg/dl

注：CHD.冠心病；HDL.高密度脂蛋白；LDL.低密度脂蛋白。

*国家胆固醇教育计划（NCEP）成人治疗组Ⅲ的推荐，借鉴发表于2004年的推荐。CHD危险因素包括年龄（男性＞45岁，女性＞55岁）、早发CHD家族史（男性一级亲属＜55岁，女性一级亲属＜65岁）、吸烟、高血压及HDL＜40mg/dl。若HDL＞60mg/dl，减掉一项危险因素。CHD风险等位症包括有症状的颈动脉疾病、外周动脉疾病、腹主动脉瘤和糖尿病。

五、治疗

两次检测血脂异常则可起始治疗，对高胆固醇和高LDL-胆固醇的治疗可减缓冠心病的发生和进展。一级和二级预防试验的荟萃分析显示，血清胆固醇水平每下降10%，冠心病死亡率下降约15%。LDL-胆固醇治疗策略基于存在的危险因素（表69-5），已有较强证据显示饮食调整可降低LDL-胆固醇和三酰甘油水平（表69-6）。但是，生活方式对血脂水平的调整是否可改善心血管结局，证据尚有限（C级）。如果生活方式调整后血脂的目标值未达到，则要考虑药物治疗（表69-7）。已有足够的证据支持他汀类药物对冠心病一级和二级预防均有作用（A级）。他汀类药物的疗效在服药后1～2个月可检测评估。如果应用了最大剂量的他汀类药物仍未使血脂水平达标，可考虑加用其他药物。

诊断高甘油三酯血症需空腹查血脂水平。三酰甘油水平高于200mg/dl为异常，150～200mg/dl为临界值，低于150mg/dl为正常。所有三酰甘油水平异常的患者均推荐饮食和运动干预（C级）。但是，若空腹三酰甘油水平高于200mg/dl，建议口服药物治疗，尤其是对那些有冠心病和胰腺炎风险的人群（见表69-7）。如果三酰甘油水平高于500mg/dl，可考虑应用贝特类药物、鱼油和烟酸类药物（C级）。但是，三酰甘油水平低于500mg/dl，他汀类为一线治疗药物（B级）。

低HDL-胆固醇水平（＜40mg/dl）也可增加冠心病风险。在弗明翰心脏研究（Framingham Heart Study）中，HDL-胆固醇水平每下降5mg/dl均增加心肌梗死的患病风险。生活方式改善（如减少饮食中饱和脂肪酸）和药物治疗（烟酸、贝特类药物）可改善HDL-胆固醇水平。但是，目标值和推荐治疗仍缺乏足够的证据。

表69-5 降低LDL胆固醇水平的治疗方法*

危险因素	治疗目标：LDL(mg/dl)	生活方式改变：LDL(mg/dl)	药物治疗：LDL(mg/dl)
≤1个危险因素	＜160	≥160	≥160～190
≥2个危险因素	＜130	≥130	≥130～160
CHD或CHD风险等危症	＜100(或＜70)	≥100	≥100～130

注：CHD.冠心病；HDL.高密度脂蛋白；LDL.低密度脂蛋白。

*国家胆固醇教育计划（NCEP）成人治疗组Ⅲ的推荐，借鉴发表于2004年的推荐。CHD危险因素包括年龄（男性＞45岁，女性＞55岁）、早发CHD家族史（男性一级亲属＜55岁，女性一级亲属＜65岁）、吸烟、高血压及HDL＜40mg/dl。若HDL＞60mg/dl，减掉一项危险因素。CHD风险等位症包括有症状的颈动脉疾病、外周动脉疾病、腹主动脉瘤和糖尿病。

表69-6 营养摄入的推荐*

营养素	推荐摄入量
总脂肪	总热量的25%～35%
饱和	＜7%
多不饱和	＜10%
单不饱和	＜20%
碳水化合物	总热量的50%～60%
蛋白质	总热量的15%
胆固醇	＜200mg/d
纤维素	20～30g/d

*国家胆固醇教育计划（NCEP）成人治疗组Ⅲ的推荐，借鉴发表于2004年的推荐。

（一）生活方式调整

生活方式调整应该是高脂血症治疗首当其冲的一步（见表69-6）。限制饮食中脂类摄入可将总胆固醇降低15%，将LDL-胆固醇降低25%。限制饱和脂肪摄入的低脂饮食可促进LDL受体表达，并增加循环中LDL-胆固醇的摄取。相反，饱和脂肪可下调肝脏中LDL受体表达，并增加循环LDL-胆固醇水平。因为不饱和脂肪酸（多不饱和和单不饱和）一般没有上

表69-7 高脂血症治疗的常用药物

药物种类	LDL(%改变)	HDL(%改变)	三酰甘油(%改变)	副作用
HMG-CoA抑制剂	↓20～60	↑5～10	↓10～30	肝毒性、肌炎、横纹肌溶解、增加华法林效果
胆固醇吸收抑制剂	↓17	无效果	↓7～8	与HMG-CoA抑制剂合用时出现肝酶异常、肌痛、肝炎、横纹肌溶解、胰腺炎、可能增加癌症风险和癌性死亡
胆汁酸螯合剂	↓15～30	轻微增加	无效果	恶心、腹胀、腹部绞痛、肝功能异常；干扰华法林和甲状腺素等药物的吸收
纤维酸	↓5～20	↑5～20	↓35～50	恶心、腹部绞痛、肌痛、肝毒性、增强华法林作用
烟酸	↓10～25	↑15～35	↓25～30	肝毒性、高尿酸血症、高血糖、面色潮红、皮肤瘙痒、恶心、呕吐、腹泻
ω-3脂肪酸	↓4～49	↑5～9	↓23～45	嗳气、味觉反常、消化不良

注：HMG-CoA.羟甲基戊二酰辅酶A还原酶。

述作用，因此是更优的脂肪摄取形式。但是，多不饱和脂肪酸含有反式而非顺式双键结构的脂肪酸（即反式脂肪酸），可有类似饱和脂肪酸的作用，增加血浆胆固醇水平。

限制饱和脂肪酸和反式不饱和脂肪酸要求保障适量的热量替代补充。增加碳水化合物含量来达到此目标会增加肝脏合成三酰甘油。含可溶性纤维（如燕麦麸）的饮食替代是应该推荐的，因为这些纤维对三酰甘油水平的影响有限。而且它们在肠道结合胆汁酸，从而降低胆固醇水平。其他多不饱和脂肪（如ω-3脂肪酸）具有心脏保护作用。这些多不饱和脂肪酸在多脂鱼、亚麻籽油、菜籽油和坚果中含量较多，它们可减少VLDL产生、抑制血小板聚集和降低冠心病风险。即使每周两次进食多脂鱼（如三文鱼）也有益处。

治疗明显高三酰甘油血症必须限制饮食中脂肪摄入（<10%）。碳水化合物和乙醇摄入等其他因素也增加三酰甘油合成。每周饮酒限制到1～2次，并坚持低脂高纤维饮食，可改善高三酰甘油血症。

运动可增加LPL活性，即使单次运动也可降低三酰甘油和增加HDL-胆固醇。运动对LDL-胆固醇的影响不十分清楚。低中强度的运动方法，可清除VLDL颗粒，却增加LDL-胆固醇的产生。但是，高强度运动中并没有看到这种效果。高强度运动可使LDL-胆固醇水平下降，而这种效果独立于体重减轻。

（二）药物治疗

如果饮食和运动调整不能使血脂水平正常，那么需要加入药物治疗（见表69-7）。决定药物治疗策略时，需要平衡获益和药物潜在的副作用。很多患者需要2种或3种药物才能很好地控制血脂。

HMG-CoA还原酶是胆固醇合成的限速酶。抑制该酶可减少细胞间胆固醇池，并进而增加对循环中LDL-胆固醇的摄取。HMG-CoA还原酶抑制剂（如洛伐他汀、普伐他汀、辛伐他汀、氟伐他汀、阿托伐他汀和瑞舒伐他汀）增加胆固醇利用，降低VLDL合成，并增加HDL-胆固醇的合成。这些药物治疗后，可观察到LDL-胆固醇和三酰甘油水平降低并且HDL-胆固醇水平升高。一级和二级冠心病预防试验的荟萃分析结果显示他汀类治疗可降低全因死亡率和冠心病死亡率。这些药物限制冠状动脉粥样硬化的进展，并可能使粥样硬化得到好转。因此，治疗LDL-胆固醇水平异常时，这些药物是一线治疗药物。肝酶水平增加和肌肉损伤是潜在的剂量依赖的副作用。他汀单药治疗可引起肌炎，不过当他汀与烟酸或纤维酸衍生物合用时，肌炎风险更高。部分他汀类药物可增强华法林效果。

胆固醇吸收抑制剂（如依折麦布）通过在小肠刷状缘干扰胆固醇转运而起作用，它们增加胆固醇利用并降低LDL-胆固醇水平。尽管降低了LDL-胆固醇水平，对心血管事件和死亡率的改善作用尚无报道。依折麦布可单独应用或与HMG-CoA还原酶抑制剂联合应用以降低LDL-胆固醇水平。联合应用时，该药可能增加血清转氨酶水平，并可能增加癌症和癌症死亡的风险。

干扰小肠腔内胆固醇吸收的药物可增加胆固醇的利用和降低循环中胆固醇水平。胆汁酸螯合剂（如考来烯胺、考来替泊和考来维仑）在小肠腔内结合胆汁酸，并增加粪便中胆汁酸的排泄。进而，更多的LDL-胆固醇在肝脏中被用来合成胆汁酸。细胞胆固醇池的减少可上调LDL受体表达，并减少循环中LDL-胆固醇的量。胆汁酸螯合剂可增加小肠中HDL-胆固醇的形成，从而使HDL-胆固醇水平轻度升高，并可降低冠心病风险。这些药物可在轻度血脂异常时单独应用，或与HMG-CoA还原酶抑制剂等另一种降脂药物联合应用。肝功能异常和胃肠综合征（如恶心、腹胀、腹部绞痛）是胆汁酸螯合剂的常见副作用，并限制了这些药物的应用。这些药物还可以干扰其他药物的吸收（如华法林和甲状腺素）。

纤维酸衍生物（如吉非贝齐和非诺贝特）增加FFA在肌肉和肝脏中的氧化。肝脏中脂肪产生减少可减少VLDL产生，并进而减少LDL-胆固醇的产生。纤维酸衍生物还可以增强LPL活性，并增加HDL-胆固醇的合成。这类药物的治疗结果，不仅降低三酰甘油和LDL-胆固醇水平，并且可以升高HDL-胆固醇水平。有证据显示这类药物应用于有高三酰甘油血症（>200mg/dl）和低HDL-胆固醇（<40mg/dl）的部分人群，可减少心血管事件，但是对心血管死亡率或全因死亡率的改善尚无明确证据。肝毒性和肌炎是纤维酸衍生物类药物的潜在副作用，而且这些药物也可以干扰华法林的代谢，导致华法林药物剂量需要重新调整。

烟酸具有抗脂肪分解作用，因此可减少FFA进入肝脏，导致肝脏VLDL合成和LDL-胆固醇产生减少。烟酸还可减少HDL-胆固醇分解作用。此药治疗后可降低三酰甘油和LDL-胆固醇水平，并增加

HDL-胆固醇水平。此外，烟酸可刺激组织纤溶酶原激活物，并预防血栓症，它是降低脂蛋白(a)[或称为Lp(a)]的首选药物(稍后将有讨论)。烟酸的心脏保护作用可能与其对Lp(a)和HDL-胆固醇的作用相关。其副作用包括肝毒性、高尿酸血症、高血糖和潮红。

ω-3脂肪酸减少VLDL产生，并进一步降低三酰甘油水平(降低35%)，还可以少量增加HDL-胆固醇(3%)和LDL-胆固醇(5%)。对血脂的作用可在数月或数年后出现，并需要每日进食鱼油剂量达3～4g。但是，治疗起始数周后即可观察到因心脏猝死和冠心病导致的死亡率的减少。该获益在低剂量(鱼油＜2g/d)治疗中即可观察到，这与ω-3脂肪酸对心脏电生理的影响可能有很大关系。ω-3脂肪酸在鱼油补充剂中占30%～50%，在处方药(如Lovaza和Vascepa)中占85%。在临床试验中，口服Lovaza和Vascepa 4g/d可降低三酰甘油水平达45%。鱼油补充剂似乎是降低三酰甘油水平的更合理且效价比更高的方法。其副作用包括嗳气、味觉反常和消化不良。

其他可考虑的药物包括新霉素、洛美他派和米泊美生，这些药物可用于难治性的LDL-胆固醇升高。新霉素与胆汁酸结合，从而降低LDL-胆固醇水平，新霉素也可以抑制载脂蛋白(a)在肝脏的生成而降低Lp(a)。新霉素推荐用于辅助治疗家族性高胆固醇血症和Lp(a)过高。其主要副作用包括肾毒性和耳毒性。洛美他派抑制肝脏中微粒体三酰甘油转移蛋白而减少载脂蛋白B，该药物治疗可将LDL-胆固醇水平降低50%。肝毒性是该药的一种严重不良事件。米泊美生是另一种批准用于纯合性家族性高胆固醇血症的药物，它和载脂蛋白B的信使RNA结合，并抑制载脂蛋白B的生成。载脂蛋白B是VLDL、IDL和LDL的结构性组分，米泊美生治疗可降低LDL水平达50%。其副作用包括流感样症状、注射部位反应、肝酶水平增高和肝毒性。洛美他派和米泊美生相关的副作用和高费用将这些药物的应用局限于纯合性家族性高胆固醇血症人群。

六、血脂紊乱疾病

脂蛋白产生过量或清除障碍的很多特定疾病可导致血脂异常(见表69-2和表69-3)。这些疾病常常是家族性发病，但继发性因素也需考虑。并存疾病(如糖尿病、甲状腺功能减退症)，药物(雌激素、糖皮质激素和β受体阻滞剂)及生活方式因素(饮食、乙醇)可增加脂蛋白的产生和清除。解决这些继发因素常常可以使血脂水平正常。如果血脂异常仍持续存在，可能需要考虑基因检测和药物治疗。

(一)家族性高胆固醇血症

编码LDL(载脂蛋白B/E)受体的基因突变可导致家族性高胆固醇血症。LDL受体合成或功能障碍可减少LDL的清除，增加循环中LDL-胆固醇水平，并导致胆固醇斑块形成。这些斑块沉积在动脉(粥样斑)、皮肤或腱索(黄色瘤)、眼睑(睑黄瘤)和虹膜(角膜环)。家族性高胆固醇血症是常染色体显性遗传病，该病的纯合形式很罕见，纯合型患者发病早，表现为高总胆固醇水平(600～1000mg/dl)和高LDL-胆固醇水平(550～950mg/dl)，三酰甘油和HDL-胆固醇水平正常。这些患者易患有冠心病、因主动脉根部粥样硬化导致的主动脉瓣狭窄及肌腱黄色瘤(常在Achilles肌腱内)。如果该病长期不治疗，纯合型家族性高胆固醇血症的患者一般在20岁前死于心肌梗死。杂合型家族性高胆固醇血症患病率为1/500，该病的患者LDL受体部分缺陷导致细胞中一半的LDL受体具有完全正常功能，杂合型患者的总胆固醇水平升高(300～600mg/dl)和LDL-胆固醇水平升高(250～500mg/dl)程度低于纯合型患者。早发冠心病(男性低于45岁和女性低于55岁)和肌腱黄色瘤是特征性的临床表现。

虽然家族性高胆固醇血症可通过检测LDL受体基因突变或通过证明LDL受体功能缺陷而明确，但通常家族性高胆固醇血症的诊断基于临床表现做出。有家族性高胆固醇血症风险的患者具有如下特征：升高的总胆固醇水平(＞300mg/dl)和LDL-胆固醇水平(＞250mg/dl)，并且患有或家族史中有早发冠心病和肌腱黄色瘤。治疗要求低脂(占＜20%总热量摄入)、低胆固醇(＜100mg/d)饮食，联合药物治疗。通常，家族性高胆固醇血症患者需要多种药物，以使胆固醇水平降到目标值。不能耐受药物或LDL受体功能缺陷的患者，可考虑如下治疗：肝移植来提供功能性受体，回肠旁路手术来降低胃肠对胆汁酸的吸收，或LDL分离来清除过量的LDL。洛美他派和米泊美生可考虑作为辅助治疗。

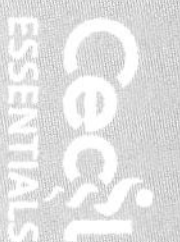

(二)家族性载脂蛋白B100缺陷症

家族性载脂蛋白B100缺陷症为常染色体显性遗

传疾病，为载脂蛋白B100缺陷导致LDL颗粒与LDL受体结合障碍。该疾病在高胆固醇血症的高加索人群中患病率为1/750。其临床表现与家族性高胆固醇血症相似，表现为高总胆固醇水平、高LDL-胆固醇水平、早发冠心病和肌腱黄色瘤。但是，纯合型和杂合型家族性载脂蛋白B100缺陷症比家族性高胆固醇血症的患者症状轻，因为载脂蛋白E仍可介导残余颗粒的清除。纯合型和杂合型患者的总胆固醇水平分别为350～550mg/dl、200～350mg/dl。DNA分析可发现载脂蛋白B100基因突变，并确定诊断，但对于起始治疗而言基因诊断不是必须的。推荐低胆固醇和低脂饮食联合他汀、胆汁酸螯合剂和(或)烟酸，来使胆固醇水平达标。

(三)高脂蛋白(a)血症

脂蛋白(a)，即Lp(a)，是LDL的一种特殊形式，为LDL与载脂蛋白(a)在细胞外结合形成。Lp(a)升高时，可通过与纤溶酶原竞争而干扰纤维蛋白溶解。这导致血栓溶解减少和栓子形成增加。Lp(a)也与巨噬细胞结合，促进泡沫细胞形成和动脉粥样硬化斑块形成。筛查对象为有早发冠心病史或早发冠心病家族史且无血脂异常的人群，以及那些降胆固醇治疗无法达标的人群。诊断依据为Lp(a)水平高于30mg/dl且有早发冠心病。治疗的主要目标为应用他汀等药物降低LDL-胆固醇水平。如果LDL-胆固醇目标值不能达到，可考虑应用烟酸和新霉素降低Lp(a)水平。

(四)多基因性高胆固醇血症

人群中高胆固醇血症大多由很多不同基因的微小影响共同作用导致。这些基因缺陷的性质目前尚不确切，但是载脂蛋白E在发病机制方面可能起一定作用。乳糜微粒和VLDL残余物表面的载脂蛋白E-4与LDL受体具有强结合力。含有载脂蛋白E-4的脂蛋白与LDL受体结合增加，可下调LDL受体合成，并增加循环中LDL-胆固醇水平。饮食等环境因素可影响乳糜微粒和VLDL的产生，而载脂蛋白E-4增加可下调LDL受体水平。这导致冠心病风险增加，根据存在的危险因素推荐应用降LDL的药物(见表69-7)。

(五)家族性混合性高脂蛋白血症

家族性混合性高脂蛋白血症(familial combined hyperlipoproteinemia，FCHL)是常染色体显性多基因疾病，影响到1%～2%的人群。饮食、糖耐量和药物等因素可影响表型特点。此病的患者，肝脏合成过量VLDL，VLDL被LPL水解产生LDL。LPL基因突变影响LPL的表达或功能，从而降低VLDL分解代谢的效率。LPL功能异常在FCHL患者中占1/3。LPL活性下降增加循环中VLDL-三酰甘油；进而，用于合成HDL的VLDL残余物颗粒亦减少。因此，对于总胆固醇水平高于250mg/dl、三酰甘油高于175mg/dl或HDL-胆固醇低于35mg/dl的所有患者均需考虑FCHL。

目前FCHL缺乏确诊性检查，但是家族史筛查可帮助诊断该疾病。FCHL表型是变化多样的，可以表现为高LDL-胆固醇水平、高VLDL-三酰甘油水平，或既有基因缺陷又有环境因素而导致上述两者水平均高。患者还可表现为高载脂蛋白B(＞120mg/dl)血症和降低的LDL-胆固醇/载脂蛋白B100比值(＜1.2)。小而密LDL颗粒更易聚集，而小而密LDL颗粒可导致动脉粥样硬化，并与早发冠心病相关。黄色瘤和睑黄瘤不是FCHL的临床特点。FCHL患者需要低脂低胆固醇饮食联合多种降脂药物治疗，以达到血脂控制目标。纤维酸衍生物可水解VLDL颗粒中的三酰甘油核，使LDL产生增加，所以推荐纤维酸衍生物用于治疗高三酰甘油血症。FCHL患者常常需要额外口服他汀或烟酸类药物，以降低LDL-胆固醇水平。

(六)家族性β脂蛋白血症

脂蛋白颗粒表面的载脂蛋白E结合LDL受体，促进残余颗粒从循环中清除。载脂蛋白E-2等位基因型与LDL受体的结合力低于载脂蛋白E-3和E-4。纯合型载脂蛋白E-2突变的患者，LPL水解三酰甘油核和形成的富含胆固醇的乳糜微粒。VLDL和IDL残余颗粒在循环中聚集。通常在脂蛋白产生增加(如糖尿病、饮酒)或清除减少(如甲状腺功能减退症)等诱因存在的前提下，该表型才能表达。除了较常见的常染色体隐性遗传的载脂蛋白E突变，还有多种常染色体显性遗传的载脂蛋白E突变类型，后者儿童期即可有表现。早发冠心病、周围血管疾病和手掌皱褶处的黄色瘤是典型的临床特点。家族性β脂蛋白血症的患者有高胆固醇水平(300～400mg/dl)和高三酰甘油水平(300～400mg/dl)。确诊需要基因检测，以发现纯合型载脂蛋白E-2或载脂蛋白E突变。治疗糖尿病和甲状腺功能减退症等并存疾病，可使纯合型载脂蛋

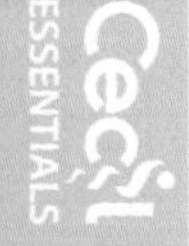

白E-2患者的血脂水平达正常。如果目标值未达到，可考虑饮食治疗，应用纤维酸衍生物和HMG-CoA还原酶抑制剂等降脂药物。

（七）脂蛋白脂酶缺乏症

LPL基因突变导致LPL合成或功能障碍，继而导致循环中乳糜微粒和VLDL颗粒增加，以及严重的高三酰甘油血症。纯合型LPL缺乏症很罕见，表现为童年起病、三酰甘油水平超过1000mg/dl。杂合型LPL缺乏症出现于2%～4%的人群，通常需要诱因才能表达表型，如控制欠佳的糖尿病或雌激素治疗。这些杂合型患者有中等程度的高三酰甘油血症（250～750mg/dl），若有继发因素，也可升高至1000mg/dl以上。此病可导致乳糜血综合征，特征为明显高三酰甘油血症（1000～2000mg/dl）、胰腺炎、发疹性黄色瘤、视网膜脂血症和肝脾大。肉眼观察可断定乳糜脂血标本。冷藏12h后，可观察到乳状上层（增加的乳糜微粒）或浑浊的血浆下层浮游物（增加的VLDL），或两层皆有。有LPL活性减弱的证据可确定诊断。低脂饮食（脂肪占总热量＜10%，或20～25g/d）是起始治疗。控制欠佳的糖尿病和饮酒等继发因素需要解决，降低VLDL的药物（如纤维酸衍生物、烟酸）可能需要用来预防严重的高三酰甘油血症。

（八）载脂蛋白C-Ⅱ缺乏症

载脂蛋白C-Ⅱ是LPL的活化辅助因子。载脂蛋白C-Ⅱ缺乏症是罕见的常染色体隐性疾病，可导致循环中乳糜微粒和VLDL颗粒增加，进而导致严重的高三酰甘油血症。临床表现类似于其他LPL缺乏症，这些临床表现包括高三酰甘油血症（＞1000mg/dl），以及胰腺炎、出疹性黄色瘤、视网膜脂血症和肝脾大症状。推荐的治疗包括控制继发因素（如糖尿病和甲状腺功能减退症）、限制食物中脂肪摄入（＜总热量10%）和药物治疗（如纤维酸衍生物）。对于严重高三酰甘油血症，可考虑输注血浆（含有载脂蛋白C-Ⅱ）。

（九）家族性高三酰甘油血症

家族性高三酰甘油血症是常染色体显性疾病，表现为肝脏产生过量的VLDL。尚不明确具体的缺陷或基因突变。糖尿病、乙醇摄入和雌激素治疗等增加VLDL的继发因素可加重该疾病。家族性高三酰甘油血症导致的低HDL水平与分解代谢增加有关。该病患者表现为高三酰甘油血症（200～500mg/dl）和低HDL-胆固醇水平（＜35mg/dl）。有高三酰甘油血症病史和家族史、有冠心病但LDL水平正常的患者可考虑诊断该病。血浆过夜冷藏后出现浑浊的下层浮游物可考虑为VLDL代谢异常。起始治疗为控制可能加重该病的继发因素。如果血脂水平不达标，则需控制食物中脂肪摄入（＜总热量的10%），应用鱼油、烟酸和纤维酸衍生物等药物治疗。

关于该主题的深入讨论，请参阅《西氏内科学》（第25版）第206章“脂代谢疾病”。

推荐阅读

Carroll MD, Lacher DA, Sorlie PD, et al: Trends in serum lipids and lipoproteins of adults, 1960-2002, JAMA 294:1773–1781, 2005.

Expert Panel on Integrated Guidelines for Cardiovascular Health and Risk Reduction in Children and Adolescents, National Heart, Lung, and Blood Institute: Summary report, Pediatrics 128(Suppl 5):S213–S256, 2011.

Genest JJ, Martin-Munley SS, McNamara JR, et al: Familial lipoprotein disorders in patients with premature coronary artery disease, Circulation 85:2025–2033, 1992.

Gordon T, Castelli WP, Hjartland MC, et al: High density lipoprotein as a protective factor against coronary artery disease. The Farmingham Study, Am J Med 62:707–715, 1997.

Grundy SM, Cleeman JI, Merz CN, et al: Implications of recent clinical trials for the National Cholesterol Education Program (NCEP) Adult Treatment Panel III guidelines, Circulation 110:227–239, 2004.

Hokanson JE, Austin MA: Plasma triglyceride level is a risk factor for cardiovascular disease independent of high-density lipoprotein cholesterol: a meta-analysis of population-based prospective studies, J Cardiovasc Risk 3:213–224, 1996.

Jenkins DJ, Kendall CW, Marchie A, et al: Effects of a dietary portfolio of cholesterol-lowering foods vs lovastatin on serum lipids and C-reactive protein, JAMA 290:502–510, 2003.

Kumana CR, Cheung BM, Lauder IJ: Gauging the impact of statins using number needed to treat, JAMA 282:1899–1901, 1999.

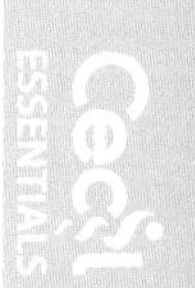

National Cholesterol Education Program (NCEP) Expert Panel on Detection, Evaluation, and Treatment of High Blood Cholesterol in Adults (Adult Treatment Panel Ⅲ): Third Report of the National Cholesterol Education Program (NCEP) Expert Panel on Detection, Evaluation, and Treatment of High Blood Cholesterol in Adults (Adult Treatment Panel Ⅲ) final report, Circulation 106:3143–3421, 2002.

U.S. Preventive Services Task Force: Screening for lipid disorders in adults: U.S. Preventive Services Task Force recommendation statement, 2008. Available at: http://www.uspreventiveservicestaskforce.org/uspstf/uspschol.htm. Accessed August 1, 2014.

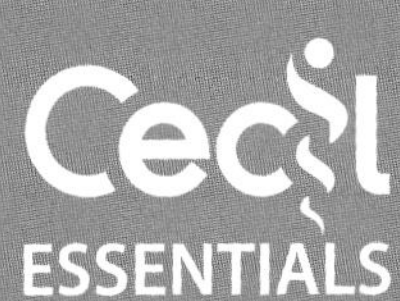

第十一部分

女性健康

第70章

女性的健康问题

著 者 Kelly McGarry Kimberly Babb Laura Edmonds Christine Duffy Michelle Anvar Jennifer Jeremiah
译 者 阳艳军 审校者 凌 斌

一、女性健康的特殊性

女性健康的特殊性来源于这样的认识：男性与女性在生物学上的差异导致男女人群中某些疾病的患病率、表现和处理策略上存在差异。女性健康的关注点在于女性独有的健康问题（如妊娠）；女性中更常见的疾病（如乳腺癌、骨质疏松症、某些风湿性疾病）；男性和女性中临床表现、自然病程、危险因素及预防或治疗策略不同的疾病（如心脏病、性传播感染、尿路感染）。这个领域涉及的专家涵盖所有学科，包括妇产科医师、普通内科医师、内科亚专科医师、家庭医师、放射科医师和外科医师。在这一章，我们将聚焦于女性独有的医学问题，展示常见疾病已知的性别差异。如果需要了解某些具体话题的更详细的讨论，请参阅这一版的《西氏内科学精要》及第25版《西氏内科学》中相应的章节。

二、女性与男性不同的原因

男性和女性在生物、生理和心理等方面都存在着巨大的差异。尽管我们已经深入了解了男女之间的部分差别，也有部分差别刚刚开始被阐明，还有一些差别未被发现。

女性的体型倾向于小于男性。女性的肾脏质量较轻，因此在定义正常肾功能时要考虑这个因素。在血肌酐水平相同的情况下，女性的肌酐清除率通常比男性低15%。人类肌肉和脂肪的体积因性别和年龄不同而存在差异，这会影响药物的代谢和肾功能的估算。女性的血管比男性细。这种生物学差异导致女性心脏导管治疗在技术上面临更大的挑战，除非发明较细的血管内导管。

性别也会影响治疗。一项涉及700余名医生的研究发现，患者的种族和性别独立影响医生对胸痛的处理，这些医生接诊几种假设情况下的患者。与男性相比，女性尤其黑种人女性被转诊接受导管治疗的可能性明显降低。

男性和女性在生理上的差异会影响生物学应答。例如，女性通过增快心率增加心排血量，而男性通过增加每搏量、部分通过增加血管阻力达到增加心排血量的目的。这些生理上的差异可能会导致男性和女性不同的病理生理结局。男性和女性的交感神经张力也不同。女性的交感神经活性比男性弱，而副交感神经活性比男性强。这就是绝经前女性的血压往往低于同年龄男性，以及女性比男性可能更容易出现直立性低血压和晕厥的原因之一。

肝脏对药物的清除率在不同性别、民族和种族人群间存在差异。男性和女性之间药代动力学的差异在一定程度上决定药物治疗的临床效果和潜在的副作用。男性和女性生理学上的差异包括女性的体重较轻、器官较小、体脂百分比较高、肾小球滤过率较低及胃动力不同。分子学方面，男性和女性之间的差异涉及药物转运体和药物代谢酶。临床上药效动力学方面的重要性别差异包括QT间期延长风险，这会导致一种潜在致死性室性心律失常——尖端扭转型室性心动过速。服用了某些药物的女性尖端扭转型室性心动过速的发生率明显高于男性，这些药物包括某些抗生素、抗心律失常药物和抗精神病药。男性和女性之间除了药物转运和代谢差异导致血浆和细胞内的药物浓度不同外，女性心电图中校正QT（QTc）间期天生比男性长。由于心脏复极率存在性别差异，因此应谨慎处方已知可延长QTc间期的药物，或者用这些药物时要进行监测。

针对月经紊乱的处理方法要基于对生殖系统生理的理解。一生中雌激素水平变化很大。刚进入青春期时，下丘脑开始释放促性腺激素释放激素（GnRH），从而刺激卵巢。正常的月经周期需要下丘脑、垂体、卵巢对激素进行精确调控和反馈，以及子宫作为卵巢激素产生效应的最终器官。月经周期由卵泡期（增殖期）、排卵期和黄体期（分泌期）组成。决定月经周期的生理学改变包括激素水平、子宫内膜和基础体温（清醒时测量）发生变化（图70-1）。

在卵泡期，下丘脑分泌GnRH，后者刺激垂体释放促性腺激素、黄体生成素（LH）和卵泡刺激素（FSH），然后LH和FSH刺激卵泡发育和雌激素分泌。雌激素分泌导致子宫内膜增厚。最终，只有一个有卵子的卵泡占主导地位，卵泡成熟后排卵，这在LH水平达峰后很快发生。排卵后，卵子离开占主导地位的卵泡，朝着输卵管游移。卵泡中剩余的细胞成为黄体，后者在黄体期产生孕激素。如果未受孕，孕激素约分泌14d，然后卵泡恢复原状。这与雌激素和孕激素水平降低有关。随着雌激素和孕激素水平降低，子宫内膜脱落，这样月经就出现了。

从青春期开始，正常的月经周期下通常每月一次月经，直至绝经，45～55岁时开始绝经。月经初潮出现几年内，由于下丘脑-垂体-卵巢激素轴的成熟，月经周期趋于稳定。月经周期平均为28d，正常范围为25～35d。典型的月经期为2～7d。月经初潮比预期延迟和月经周期异常需要评估是否存在疾病，包括激素异常和解剖结构异常。

目前已确定人体全身的雌激素受体，包括生殖

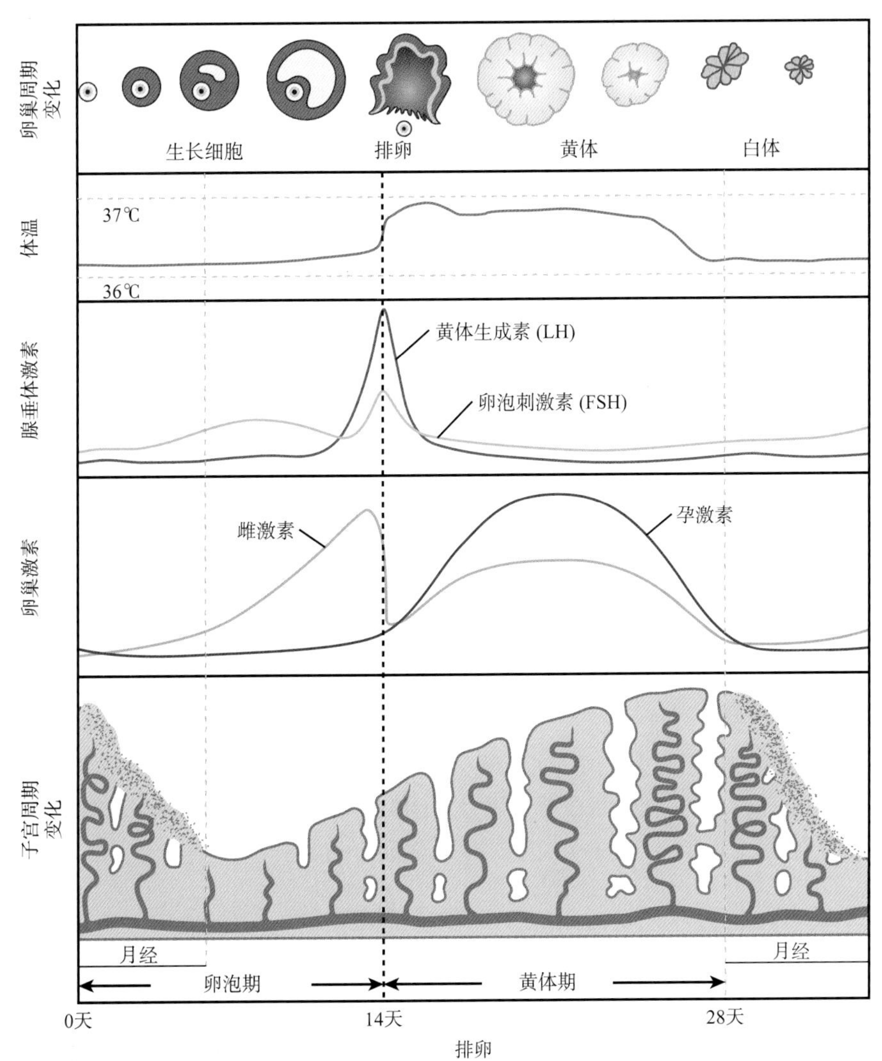

图70-1 决定月经周期的生理学改变

器官及大脑、动脉、骨骼、平滑肌和尿道等非生殖器官的雌激素受体。绝经时雌激素水平下降可部分解释绝经后女性身上发生的一系列变化。生殖系统异常出血和绝经的诊断方法将在本章后面的部分中讨论。

社会因素的性别差异

复杂的社会因素，包括社会化过程、对工作和家庭的期望、生活行为和其他心理社会因素，可解释男性和女性之间的健康差异。研究显示，男性和女性在社会中仍然占据不同的地位。女性受雇工作的可能性低于男性，收入低、生活贫困及成为单身家长的可能性高于男性。男性在吸烟、喝酒、饮食不平衡和超重等方面的比例更高。女性中缺乏运动的可能性高于男性。然而，不论男性还是女性，社会经济地位低(SES)的人中不良生活方式的比例都较高。女性更有可能报告健康问题，一定程度上与其社会需求高及责任感重有关。在控制感和自尊感上，也存在性别差异。尽管女性报告其获得的社会支持度较高，但她们的控制感和自尊感都低于男性。

已有研究表明，男性和女性之间的健康差异与他们在收入、受教育程度、职业状态和受雇佣状态等方面不平等有关。女性的整体死亡率可能低于男性，但据报告，女性在抑郁症、精神障碍、痛苦困扰和一些慢性疾病负担上高于男性。我们需要意识到这些社会决定因素对所有患者健康的影响，并且需要理解社会地位、行为和心理社会因素对健康的影响途径有男女差异。必须鼓励患者采取健康的生活方式，因为健康的行为有助于预防体重增加、高血压、心血管疾病、糖尿病、关节炎和过早死亡。

三、女性一生中的健康问题

（一）青少年的健康问题

青少年是身体和情感快速发生变化的时期，患者可能既有儿科问题，也有成人的问题。青少年常常不能很好地理解健康问题，在询问时往往会尴尬或紧张。医务人员必须帮助青少年掌握这一时期的变化，以开放、公正的态度教给他们健康的行为，建立起治疗关系。

1.性别、性身份和性生活史

青少年往往纠结于与性别、性和性行为相关的问题。他们常因尴尬、害怕别人评判或考虑到自尊等而回避讨论这些话题。以一种安全、公正的态度与青少年去讨论这些问题，可改善他们对这些问题的理解，并促其作出健康、负责任的选择。

自己认定其为女同性恋、男同性恋、双性人或跨性人的青少年是药物滥用、亲密伴侣暴力和精神卫生问题的高危人群。询问性身份和性取向是性生活史采集中非常重要的部分。青少年的许多尝试及性行为并非总能反映其性身份或性取向。性生活史应该包括以下内容，性伴侣的数目和性别；避孕措施和屏障保护的使用；性活动的类型，包括口交、阴道性交和肛交；性虐待史和亲密伴侣暴力；强制性交史；性交时饮酒或使用违禁物质。应鼓励青少年在性活动方面作出健康选择，包括避免性行为、采取避孕和屏障保护、寻求令人尊重的伙伴。

2.自尊

通常青少年就诊时由父亲或母亲陪同，在对青少年的许多医学问题进行治疗前应该获得其父母的同意。单独与青少年讨论其社会史和健康史非常重要，这应该作为整个就诊过程的部分或全部内容，因为在其父母面前讨论许多问题时他们会感到不舒服。要对他们的病史保密，除非他们泄露了使自己或他人处于危险的事情或者身患需向公共卫生部门报告的某些疾病。各个州对保密的调控情况存在差异。

青少年常常低估其父母对他们的健康问题的理解能力。医生应鼓励青少年与其父母敞开心扉，讨论他们的健康问题，在交流分歧上搭建起桥梁。

3.进食障碍

进食障碍常开始于青少年时期，包括厌食症、贪食症、暴饮暴食和其他进食行为障碍。这些疾病以扭曲的身体形象、身体功能失调的行为为特征，可导致长期的身体和心理问题。进食障碍发生率正在逐渐升高，白种人女性不成比例地受到影响。照料青少年的医生应监测他们的体重和体质指数(BMI)，并筛查是否存在与进食障碍相关的身体形象及行为变化。进食障碍的处理常常需要采用多学科策略，治疗团队应该包括一名初级医疗保健医生、一名心理医生和一名营养师。

4.性传播感染

性传播感染(STI)在青少年中较常见。大部分病例为人乳头状瘤病毒(HPV)、沙眼衣原体和毛滴虫感染，另外还有淋球菌、梅毒螺旋体、疱疹病毒、人类免疫缺陷病毒(HIV)感染，以前三种多见。

13～21岁的所有患者应每年筛查沙眼衣原体和

淋菌性感染。美国疾病预防与控制中心(CDC)建议13～64岁的所有患者每年进行推定同意(opt-out)的艾滋病毒检测。

HPV疫苗已添加到儿童免疫的标准程序中，建议9～11岁儿童接种HPV疫苗。如果HPV疫苗未纳入常规免疫程序中，则批准26岁以下的患者接种HPV疫苗。HPV疫苗已被证实为一种预防宫颈癌的非常安全、有效的手段。

5.原发性闭经

闭经是指性成熟的女性没有月经，分为原发性闭经和继发性闭经。原发性闭经是指年龄>16岁、第二性征已发育或年龄>14岁、第二性征未发育，还未出现月经初潮。

原发性闭经通常由遗传或解剖结构异常导致。乳房已发育、有完整的子宫及FSH和LH水平是确定原发性闭经病因的重要因素。如果子宫发育不全或缺如，即使乳房发育，也会导致对雄激素不敏感和苗勒管发育不全。如果子宫发育正常，则需要明确生殖道是否存在先天性闭锁如处女膜闭锁或阴道隔膜，因为生殖道存在先天性闭锁时，虽然有月经，但经血不能外流。然而，如果缺少第二性征，则需要检测FSH和LH水平，以鉴别低促性腺激素型性腺功能减退症(即青春期延迟或垂体-下丘脑疾病)和高促性腺激素型性腺功能减退症(即卵巢早衰或特纳综合征)。

(二)成年女性的健康问题

1.促进健康和预防疾病的保健措施

女性的全面保健包括女性特定性保健服务和一般性保健服务，以及关于促进健康行为和疾病预防的相关咨询。表70-1显示了针对一般女性疾病预防的循证医学建议。

表70-1 针对一般女性的疾病预防建议

类别	建议	适宜年龄段和相关检查推荐
酒精	所有女性应接受饮酒行为筛查。不良饮酒定义为>7份酒精饮料/周或每次饮酒>3份酒精饮料。饮酒会造成身体、社会和心理损害，要对有不良饮酒行为的女性进行干预	18岁开始，与医疗保健提供者联系
心血管疾病	所有女性均应接受心血管疾病风险(高血压、吸烟、糖尿病、家族史、缺乏体力活动、高脂饮食、超重/肥胖)的评估，并制定降低风险的策略。风险评估工具可计算10年心血管风险	与医疗保健提供者联系
	筛查脂代谢紊乱，包括总胆固醇、高密度脂蛋白、低密度脂蛋白、三酰甘油	年龄≥45岁女性，以及存在其他危险因素的20～44岁女性，筛查间隔不清楚，但如果低风险，建议每5年筛查一次
癌症		
乳腺癌	乳腺X线摄影	ACS建议，如果身体健康，从40岁开始每年筛查一次，如果乳腺癌终身风险>20%，任何年龄段的女性均应每年筛查一次；USPSTF建议，50～74岁的女性每两年筛查一次，如存在特殊情况，50岁之前也要每两年筛查一次，健康状况不佳的女性不太可能从筛查中获益，目前的证据不足以支持>75岁的女性能从筛查中获益。
	MRI	乳腺癌风险评估基于NCI的乳腺癌风险评估工具的计算结果
宫颈癌	见表70-2	
卵巢癌	任何专业组织均不推荐常规筛查卵巢癌，高风险女性(有明显的家族史，存在*BRCA1*和*BRCA2*基因)可考虑进行筛查	

续表

类别	建议	适宜年龄段和相关检查推荐
子宫内膜癌	任何专业组织均不推荐常规筛查子宫内膜癌	对于HNPCC高危女性，35 岁时进行子宫内膜活检筛查
抑郁症	所有女性均应进行抑郁症筛查；多种筛查工具可供使用。可简单询问：①过去2周内，你有感到失望、沮丧或绝望吗；②过去2周内，你有兴趣不大或很高兴做的事吗	与医疗保健提供者联系
传染性疾病		
性传播感染	咨询建议	加强对性行为活跃的成人及青少年的性教育以减少性传播感染性疾病的传播
衣原体感染	推荐检测	所有≤24岁的女性及高危女性
淋病	推荐检测	所有存在感染危险的性行为活跃的女性
丙型肝炎	推荐检测	丙型肝炎感染高危的女性，1945～1965年出生者每年筛查一次
HIV感染	推荐检测	15～65岁的青少年和成人；存在HIV感染风险的年轻人及老年人；所有孕妇
HPV感染	见表70-2	
肥胖	所有女性均应进行肥胖的筛查。BMI＞30 kg/m^{2}的女性需要接受行为干预	与医疗保健提供者联系
骨质疏松	补充钙和维生素D进行初级预防的证据不足。应该劝阻那些每日摄入维生素D和钙的女性，女性更应进行适当的负重和预防的抗阻训练	
	DEXA 骨密度测试；可以由 FRAX 评估骨折风险	所有65岁以上的女性及有骨折危险（等同于或者高于无任何危险因素的65岁女性）的65岁以下女性，FRAX 评估的10年骨折风险为9.3%的50～64岁女性
脑卒中	如果预防缺血性脑卒中的获益胜过增加胃肠道出血的风险，应每日服用阿司匹林以预防脑卒中	55～79岁的女性
甲状腺疾病	USPSTF 发现推荐或者反对无症状女性进行常规筛查的证据不足；推荐有症状的女性进行检测	
吸烟	所有女性应戒烟	与医疗保健提供者联系
暴力	筛查和咨询的人际关系和家庭暴力	与医疗保健提供者联系

注：ACS.美国癌症协会；BMI.体质指数；DEXA.双能X线吸收法；FRAX.骨折风险评估工具；HIV.人类免疫缺陷病毒；HNPCC.遗传性非息肉病性结肠肿瘤；HPV.人乳头状瘤病毒；MRI.磁共振成像；NCI.国家癌症研究所；USPSTF.美国预防服务工作组。

2.宫颈癌筛查

在美国，宫颈癌是癌症相关死亡的第十位病因，多发生在从未接受宫颈癌筛查或既往5年内未筛查过的女性。感染HPV-16和18这两类病毒者是宫颈癌的高危人群，约占70%的宫颈癌病例。感染HPV-16和18这两类病毒者是宫颈癌的高危人群，约占70%的宫颈癌病例。性生活太早、多个性伴侣、合并其他性传播性疾病（包括AIDS）、多次分娩及长期服用避孕药和吸烟均会导致感染HPV-16和18这两种病毒株的概率增加。在年龄小于 25 岁的女性中，HPV感染率达到高峰，但这些感染大多是一过性的。约10%的女性感染后HPV持续阳性达5年。从宫颈异常到转变成癌是一个病变由轻到重的逐年进展过程。

美国预防服务工作组（USPSTF）和美国癌症学会（ACS）、美国阴道镜及宫颈病理学协会（ASCCP）和美国临床病理学协会（ASCP）公布共识，推荐对女性进行宫颈癌筛查。这些建议并不适用于2级宫颈上皮内瘤样病变（即CIN 2）或高度宫颈恶变、宫颈癌或子宫内暴露于己烯雌酚(DES)的女性,同样也不适用于免疫功能低下或 HIV阳性的女性(表70-2)。

3.*避孕*

在美国,约 62%的育龄女性使用不同形式的避孕措施,但约一半的妊娠为意外妊娠。帮助患者选择合适的避孕方法应考虑几个重要因素,首先是避孕效果和患者的依从性。避孕方法的效果取决于是否恰当使用(表70-3)。结合她们之前对各种避孕措施的体验及个人喜好,可能有助于预测某种避孕措施的效果,以及她们是否会长期遵守当前的避孕措施。

详细了解个人史及家族史有助于确定最适合女性的避孕方法。任何一种医疗措施可为一部分人带来益处,而对于其他人,可能会使他们面临风险。例如,对于有静脉血栓形成家族史的人来说,口服避孕药会增加血栓形成风险,因此该类人群应禁用口服避孕药,而口服避孕药可纠正贫血女性月经过多的问题。另外,评估性生活史和性传播感染风险在避孕措施选择和屏障避孕方法宣教中起重要的作用。

4.*避孕方法*

屏障避孕方法包括男用和女用避孕套、阴道隔膜及宫颈帽。阴道隔膜和宫颈帽需由医疗专业人员处方,并由专业人员置入,为达到有效避孕,需要在性交后6～8h取出。男用避孕套可以在柜台购买,还有预防STI传播的益处。

联合应用激素是激素控制生育最常见的方法,通常包括小剂量雌激素(≤35μg)和孕激素。给药方法包括药丸、贴片和阴道环。激素避孕的禁忌证与雌激素成分相关,包括血栓栓塞性事件病史或有已知的血栓形成基因突变、脑血管意外(CVA)、冠状动脉疾病(CAD)、未控制的高血压、有先兆偏头痛、35岁以后吸烟、乳腺癌、雌激素依赖性肿瘤、未确诊的阴道异常出血、肝肿瘤和妊娠。

复方口服避孕药的潜在益处包括调节月经流量,以及预防卵巢囊肿复发、子宫内膜异位症、痤疮、多囊卵巢综合征、痛经的发生。长期应用复方口服避孕药可减少一生中子宫内膜癌和卵巢癌的患病风险。世界卫生组织(WHO)基于患者的风险因素制定的避孕药具应用标准,为避孕方法的选择提供了很好的指导(http://www.who.int/reproductivehealth/publications/family_planning/9789241563888/en/index.html[2014-8-1])。服用避孕药期间应该保持在每天的同一时间服药。

表70-2 宫颈癌筛查建议

年龄或状况	USPSTF	ACS/ASCCP/ASCP	证据理论
<21岁	尽管性生活活跃,仍不建议筛查	尽管性生活活跃,仍不建议筛查	年轻女性的HPV 阳性和细胞学异常有可能逆转
21～29岁	每3年进行一次体液或常规细胞学筛查,不应进行HPV检测	每3年进行一次体液或常规细胞学筛查,不应进行HPV检测	HPV 检测不适用于<30 岁的女性,因为HPV阳性率较高和细胞学异常往往是一过性的,会导致不必要甚至有害的干预措施
30～65岁	每3年进行一次细胞学检测或者每5年进行一次细胞学和HPV联合检测	每5年进行一次细胞学和HPV联合检测(首选)或者每三年进行一次细胞学检测,如果不能进行HPV检测	
>65岁	如果过去接受过恰当的检查,宫颈癌风险并不增加,则无须进一步检测	如果过去接受过充分的检查,则无须进一步检测	恰当的检查是指在过去 10 年内两项检测结果均为阴性或者在过去5年内有一项检测结果为阴性,没有 CIN2 或瘤样病变程度更高的病史。因为癌症风险随年龄增长而增加,如果以前巴氏涂片正常,如果过度检查可能会导致假阳性结果
子宫切除术后	如果没有CIN2或更高程度的瘤样病变,无须进一步筛查	如果没有CIN2或更高程度的瘤样病变,无须进一步的筛查	临床医生应确认全子宫切除
HPV疫苗接种后	继续筛查	继续筛查	

注:ACS.美国癌症协会;ASCP.美国阴道镜和宫颈病理学协会;CIN2.宫颈上皮内瘤变2级;HPV.人乳头状瘤病毒;USPSTF.美国预防服务工作组。

表70-3 长效、可逆的避孕方法比较

方法	应用第一年意外妊娠女性的比例 典型用法*	最佳用法†	继续使用1年的女性比例‡
不采取措施§	85	85	
杀精‖	29	18	42
体外排精	27	4	43
易受孕期知晓法	25		51
标准日期法¶		5	
2日法¶		4	
排卵法¶		3	
阴道避孕海绵			
经产妇	32	20	46
初产妇	16	9	57
阴道隔膜#	16	6	57
避孕套**			
女用避孕套	21	5	49
男用避孕套	15	2	53
复方药片和孕激素药片	8	0.3	68
避孕贴片	8	0.3	68
阴道环	8	0.3	68
醋酸甲羟孕酮	3	0.3	56
宫内节育器(IUD)			
ParaGard(铜T)	0.8	0.6	78
曼月乐(左炔诺孕酮宫内节育系统)	0.2	0.2	80
Implanor皮下埋植避孕剂	0.05	0.05	84
女性绝育手术	0.5	0.5	100
男性绝育手术	0.15	0.10	100
紧急避孕药	在无保护性交后72h内使用,减少妊娠风险≥75%††		
哺乳期闭经方法	高效、临时的避孕方法‡‡		

*夫妻开始使用一种避孕方法(不一定是第一次使用),而且是典型使用,1年内未因其他原因而停止避孕的意外妊娠比例,基于1995年家庭增长的全国调查数据评估应用杀精、体外排精、阴道隔膜、男用避孕套、避孕药、醋酸甲羟孕酮进行避孕的1年意外妊娠比例,纠正漏报的堕胎,请参阅上述其他评估方法。

†夫妻开始使用一种避孕方法(不一定是第一次使用),而且持续正确使用(最佳使用),如果1年内未因其他原因而停止避孕的意外妊娠比例,Trussell和 Wynn(2008)为每种方法评估提供了指导。

‡夫妻1年内持续使用一种避孕措施。

§第2列和第3列的妊娠比例是基于那些未使用避孕措施,以及女性停止使用避孕措施的人群,1年的妊娠率约为89%,在那些应用可逆的避孕措施而在1年内停止避孕的人群中,这个比例降至85%。

‖杀精剂有多种形态,包括泡沫、乳霜、凝胶、栓剂和薄膜。

¶排卵与2日法基于宫颈黏液检测,标准日期法避免了在月经来潮的第8～19日的易受孕期进行性生活。

#使用杀精剂。

**不含杀精剂。

††在无保护性交后120h内,单次口服2个剂量;或首次服1个剂量,间隔12h服第2个剂量。针对单次服用2个剂量的方案,有专门的产品销售。FDA已宣布口服避孕药用于紧急避孕是安全、有效的。以下是22个品牌的紧急避孕药:Ogestrel或Ovral(1个剂量是2个白色药片);Cryselle、Levore、Levlen或Nordetto(1个剂量是4个亮橙色药丸);Cryselle、Levore、Low Ogestrel、Lo/Ovral或Quasense(1个剂量是4个白色药片);Tri Levlen或Triphasil(1个剂量是4个黄丸);Jolessa、Portia 、Seasonale或Trivora(1个剂量是4个粉红色药丸);Seasonique(1个剂量是4个光蓝绿丸);Empresse(1个剂量是4个橙色药丸);Alesse、Lessira或Levlite(1个剂量是5个粉红色药丸);Aviane(1个剂量是5个橙色药丸)和Lutera(1个剂量是5个白色药片)。

‡‡为了有效避孕,一旦月经恢复、母乳喂养的频率和持续时间减少,应用奶瓶喂奶或者宝宝已6个月,就必须使用另外一种避孕方法。所有类型的输卵管绝育的5年避孕失败率为1.31%,10年避孕失败率为1.85%。输卵管电灼绝育术的10年避孕失败率最高,输卵管切除则最低。

资料来源:Trussell J, Wynn LL: Reducing unintended pregnancy in the United States, Contraception, 2008, 77: 1-5。

避孕贴是将激素贴剂经皮肤渗透进入机体，产生避孕作用。每周的同一天更换一次，连续应用3周，然后停用1周。避孕贴可提供较高的平均剂量雌激素，但峰值剂量较低。另一种形式是阴道环，是将一种柔性环插入阴道3周，然后月经来时取出1周。避孕贴和阴道环的避孕效果与依从性有关。对雌激素不耐受或者血栓栓塞风险高的女性可选择只含有孕激素的避孕药，禁忌证包括CAD发作期、乳腺癌、肝肿瘤、静脉炎。只含孕激素的避孕药的避孕效果不如复方避孕药，有些女性用后可能会出血。

醋酸甲羟孕酮(DMPA)是一种只含有孕激素的长效避孕针，每12周肌内注射一次，其避孕效果非常好。这种针剂的主要副作用包括不规则出血(随着应用时间延长会消失)和闭经(年发生率50%)，也可能会出现体重增加、头发变化和痤疮等副作用。美国FDA警告，DMPA可能会降低骨密度，特别是在青少年人群中。

宫内节育器(IUD)对于5～10年内不想妊娠的女性是一个很好的选择。它是全球应用最广泛的可逆避孕方法。在美国有两种比较常用的宫内节育器，都经过有效的灭菌。铜宫内节育器可放置10年，带孕酮的宫内节育器可放置5年。铜宫内节育器会加重月经出血和痉挛。带孕酮的宫内节育器应用初期会有出血，近一半的应用者出现闭经。

Implanon是一种皮下埋植避孕剂，有效避孕期长达3年。其操作过程简单，可以便利地植入和取出，可在院外实施。Implanon可缓解痛经，但是会导致月经不调。

紧急避孕可以通过一个或多个激素避孕措施或置入铜宫内节育器实现。在美国，激素避孕药物或工具可在药店购买，建议在性交后72h内应用。

停止避孕后多长时间可以妊娠取决于避孕措施的类型。应用激素类避孕药的平均时间为3个月。而应用DMPA，则要在停止避孕12～22个月后才可能妊娠。

5.妊娠

(1)孕前咨询和妊娠计划：孕前咨询应从采集完整的病史开始，评估孕妇和胎儿潜在的风险。正规的遗传咨询可能对有遗传性疾病个人史或家族史的女性有益。对于无明显病史和严重家族史的女性，接受维持健康生活方式、补充营养、避开对胎儿有毒物质等方面的教育是很重要的。

2009年，美国医学研究所公布了妊娠期体重增加指南，建议计划妊娠的女性在妊娠前达到正常的体质指数(BMI)；建议和帮助超重或肥胖患者在孕前努力减肥，这样可预防妊娠期糖尿病、胎儿不良结局及病理性骨骼肌肉问题。避免吸烟、饮酒和使用违法药物很关键，因为这些药物对孕妇和胎儿都有害。应该建议所有计划妊娠或能够妊娠的女性每天服用含叶酸(400～800μg)的多种维生素片，以降低神经管缺陷和其他先天性疾病风险，包括心血管缺陷、尿路缺陷和唇腭裂。

常规的实验室评估包括风疹病毒滴度、水痘病毒滴度(针对水痘病史阴性的女性)、乙型肝炎表面抗原，还要检测完整的血细胞计数来评估是否有血红蛋白病。女性孕前应接受HIV检测和咨询。

孕前咨询的一个很重要的目标是确保女性对麻疹、腮腺炎、风疹、破伤风、白喉、脊髓灰质炎和水痘等疾病有免疫力。由于孕期流感病毒感染出现并发症的风险增加，因此孕期应接种流感疫苗。理想情况是，女性在孕前至少1个月接种所有需要接种的疫苗。妊娠时不应接种活疫苗(如风疹疫苗)。

应该回顾患者的用药史，包括处方药、非处方药和中草药，以确定潜在的致畸物。应该停用对孕妇和胎儿健康都非绝对必需的药物。对于因慢性疾病需要接受治疗的孕妇，这一点往往不太可能。

已知可增加孕妇及其子代妊娠不良结局风险的疾病包括糖尿病、甲状腺疾病、癫痫、高血压、类风湿关节炎、慢性肾脏疾病、血栓形成倾向、哮喘和心血管疾病。孕前针对这些疾病的治疗可改善妊娠结局。这些患者通常被转诊至高危妊娠管理部门进行评估。在美国，约1%的孕妇合并妊娠前糖尿病。约7%的孕妇发生妊娠期糖尿病(GDM)。出现GDM的女性再次妊娠时GDM发生率较高(30%～80%)，未来进展为2型糖尿病的风险显著增加。对于孕前已有糖尿病且妊娠期出现GDM的女性，充分控制糖尿病可降低先天性畸形的发生风险。

甲状腺疾病是可影响育龄期女性的第二大常见的内分泌疾病。在所有的孕妇中，甲状腺功能亢进症(甲亢)和显性甲状腺功能减退症(甲减)的发生率分别约为0.2%和2.5%。充分治疗甲状腺疾病可改善妊娠结局。70%～80%有类风湿关节炎的女性在妊娠期有病情缓解的经历，但其余的女性在妊娠期会出现疾病活动或加重的现象。有系统性红斑狼疮(SLE)的女性在妊娠期常出现疾病加重。SLE可导致胎儿不良结局风险增加，包括自然流产、胎儿生长受限和早产。

有些疾病可显著增加孕妇和胎儿死亡风险。肺动脉高压(尤其艾森门格综合征)、先天性心脏病伴缺氧症状、心功能分级较差和心律失常都与孕妇不良结局有关。

(2)妊娠期用药：孕妇应避免应用大多数药物(表70-4)。但某些药物的益处可能超过其风险，尤其是有慢性疾病的女性。妊娠期绝对禁用的药物很少。在决定继续应用或停用某些药物前，需要讨论其风险和获益，且需要孕妇作出明智的决定。

(3)妊娠并发症和未来患病的风险：有妊娠期糖尿病病史的女性未来出现糖尿病的风险增加。孕期合并妊娠期高血压疾病(如先兆子痫或妊娠期高血压)的女性未来出现原发性高血压的风险增加。有神经管缺陷婴儿分娩史的女性应每天补充4g叶酸。对于既往孕期出现问题的女性，产科医师如高危妊娠专家严密随访有益，可降低未来出现疾病的风险。

需要意识到的两个重要情况是产后抑郁症和产后甲状腺炎。10%～15%的孕妇会出现产后抑郁症。产后抑郁症状与临床诊断为抑郁症的非孕女性的症状一样。产后抑郁症的危险因素包括孕前抑郁症病史及当前孕期出现抑郁症。7%～8%的孕妇出现产后甲状腺炎，但仅约1/3的女性依次经历典型的甲亢期、甲减期和恢复期，另有30%的孕妇仅表现为甲亢，其余40%～50%的孕妇仅有甲减表现。如果产后意外出现症状，应该迅速评估甲状腺功能。

表70-4 美国FDA对妊娠期药物安全性的分类

类别	解释
A类	在孕妇中开展的充分、良好的对照研究证实，对妊娠期任一阶段的胎儿都无不良影响
B类	动物实验未发现对胎儿有害的证据，但在孕妇中未开展充分、良好的对照研究 或者 动物实验显示有不良影响，但在孕妇中开展的充分、良好的对照研究未发现对妊娠期各阶段胎儿有不良影响
C类	动物实验显示有不良影响，在孕妇中未开展充分、良好的对照研究 或者 未进行相关动物实验，也未在孕妇中开展充分、良好的对照研究
D类	在孕妇中开展的充分、良好的对照研究或观察性研究显示对胎儿有害，但该药物治疗的获益可能大于潜在的风险
X类	在动物或孕妇中开展的充分、良好的对照研究或观察性研究显示有造成胎儿异常或存在风险的证据，这类药物禁用于孕妇或计划妊娠的女性

6.女同性恋健康

成为女同性恋是一种非同寻常的经历。女同性恋社区映射出美国民族、种族和社会经济状况的多样性。美国医学研究所在其发布的一项报告中承认，女同性恋、男同性恋、双性恋和跨性人(LGBT)遭受特有的、与常人有差距的医疗，因此鼓励医务人员对这些人群的医疗过程中增加人文关怀。与异性恋女性相比，女同性恋在就诊时显然更有可能遭遇歧视。许多医务人员并不会询问性生活史和性取向。医务人员可能无意中假定其为异性恋，并以异性恋的态度进行交流，导致患者更难以透露其性取向。临床医师可通过一直采用中性的语言，为女同性恋患者创造一个安全和受欢迎的环境。例如，“你是否有重要的另一半”，而不是“你结婚了吗”。另外一个重要的问题是要确保保密，工作人员要了解女同性恋患者及其家庭成员，并与他们舒适相处。

50%～80%的女同性恋报告，在其生命的某一时间点有异性性活动(这种情况下HPV获得性感染的风险最高)。这样的女同性恋应像异性恋女性一样遵循相同的指南，进行宫颈癌筛查。尽管在女同性恋中许多性传播感染的发生率较低，但适当时也应考虑筛查性传播感染。女同性恋应与异性恋女性一样，接受生活方式方面的咨询及适当时候进行筛查。

7.妇科疾病

在妇科疾病中，月经紊乱很常见，常常分为闭经和子宫异常出血。异常可能是与生殖系统相关的疾病，也有可能是一种重要的全身系统性疾病的早期体征之一。

(1)闭经：每年有5%的女性出现闭经。闭经是指在未妊娠或不哺乳的情况下，月经消失至少3～6个月。之前建立规律月经周期的女性出现的闭经为继发性闭经(表70-5)。月经不规律或不频繁时会出现月经稀发，此时月经周期通常延长超过35～40d，这与慢性无排卵或排卵过少有关。继发性闭经的最常见原因为妊娠。在纯母乳喂养婴儿的女性中，哺乳可导致长达6个月的闭经。停用某些激素类避孕药尤其DMPA后会出现长期闭经。如果45岁以上的女性出现闭经，要怀疑是否为绝经。

闭经和月经稀发可由子宫内膜-卵巢-垂体-下丘

脑轴的任意一个点出现病理性改变所致。继发性闭经的鉴别诊断很广泛，包括卵巢、下丘脑、垂体和子宫（按发生率由高到低排序）等器官原发衰竭或功能障碍。

针对闭经的评估从采集病史和进行体格检查开始，以评估合并疾病和解剖情况，还要进行尿液人绒毛膜促性腺激素（HCG）检查。如未妊娠，要进一步评估，包括检测血清促甲状腺激素、催乳素和卵泡刺激素水平。对于有高雄激素血症证据的女性，应检测血清总睾酮、17-羟孕酮和脱氢表雄酮硫酸盐（DHEAS）水平。根据上述检查的结果，可考虑进一步检查和评估。

无明确原因出现的催乳素水平升高、卵泡刺激素水平正常或降低的女性，或有视觉症状或头痛的女性，应进行脑部磁共振成像检查，以明确是否有垂体异常。血清FSH水平升高提示卵巢功能早衰，这样的女性应该在健康管理、不孕症和雌激素替代治疗等方面接受咨询。卵泡刺激素水平正常、有子宫手术操作史的女性应进行孕激素激发试验，以排除流出道异常。FSH水平较低或正常、有因减肥或运动导致的功能性下丘脑性闭经病史的女性应该接受健康体重和运动等方面的咨询。

表70-5 继发性闭经的原因

原因	例子
生理性改变	妊娠、哺乳、绝经
卵巢改变	放疗或化疗导致的卵巢功能衰竭、染色体异常、自身免疫性或特发性原因
无排卵	高雄激素血症（多囊卵巢综合征、先天性肾上腺增生），高泌乳素血症（泌乳素瘤、吩噻嗪类药物、麻醉药、其他药物），甲状腺功能亢进症，甲状腺功能减退症，垂体功能减退症，垂体腺瘤，库欣综合征，下丘脑性性腺功能减退症（进食障碍、运动原因、应激）
药物因素	激素类药物、细胞毒性药物、其他药物
子宫流出道异常	手术、Asherman综合征

（2）子宫异常出血：子宫异常出血可由许多异常情况所致，包括无排卵、子宫内膜病变和凝血功能障碍。月经频发的女性月经周期不足21d，而月经稀发的女性月经周期超过40d。出血时间过长或出血量过多的现象为月经过多（menorrhagia）。经量频多（menometrorrhagia）是指不规则时间间隔内出血过多。

对于子宫异常出血的女性，要询问其开始出血的时间、持续时间、类型和量。图70-2是子宫异常出血的一种病因（即结构性和非结构性病因）归类系统。这个归类系统去掉了“月经过多”和“经量频发”两个名词，分别以“大量月经出血”和“经间期出血”替代。在PALM-COEIN归类系统中，子宫异常出血的4个主要的结构性原因为息肉、子宫腺肌病、平滑肌瘤及恶性肿瘤或增生，5个非结构性原因包括凝血功能异常、排卵功能障碍、子宫内膜因素、医源性因素及其他因素。

在子宫异常出血的评估中，可通过询问子宫开始出血时是否有乳房触痛、腹部痛性痉挛和液体潴留等症状而获得排卵周期证据。如果没有上述症状，说明是无排卵性出血，鉴别诊断要聚焦在激素原因。无排卵性出血是排卵失败和无黄体期的结果。卵巢分泌雌激素而无孕酮对抗，就会导致子宫内膜持续增生。此时的子宫内膜是不稳定的，会导致周期性、

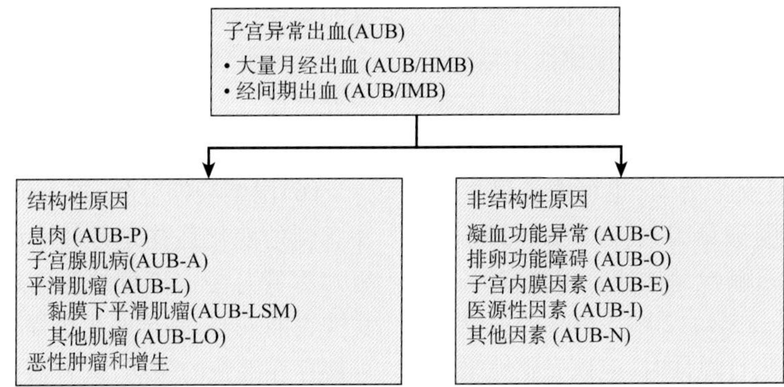

图70-2 子宫异常出血的PALM-COEIN归类系统［资料来源：Munro MG, Critchley HO, Broder MS, Fraser IS; FIGO Working Group on Menstrual Disorders: FIGO classification system (PALM-COEIN) for causes of abnormal uterine bleeding in nongravid women of reproductive age, Int J GynaecolObstet 113: 3-13, 2011.］

不规则、往往大量的出血。凝血功能异常所致出血常常是典型的排卵性出血类型，会出现大量、规则的出血。应询问是否有出血性疾病个人史或家族史，因为很大一部分(5%～32%)有大量月经出血的女性为不明原因的出血紊乱。

对于子宫异常出血的女性，要进行全身体格检查，以及寻找贫血的依据和子宫异常出血的全身原因，如甲状腺疾病或多囊卵巢综合征。还要进行泌尿生殖道检查，以验证出血来源；检查时有可能会找到宫颈息肉，这与性交后出血典型相关；也可能会发现子宫增大，这提示存在子宫肌瘤。任何情况下必须进行尿妊娠试验，以排除妊娠；为评估宫颈疾病或感染，应该进行巴氏涂片检查和宫颈分泌物培养。实验室检查应包括血细胞计数、甲状腺功能和凝血功能。对于年龄≥45岁的女性及年龄虽<45岁但为子宫内膜增生或子宫内膜癌高危(即肥胖或有慢性无排卵史、药物治疗失败或持续存在症状的女性)个体的女性，应该行子宫内膜组织病理学检查。对于怀疑为解剖结构异常的女性，一开始就要考虑进行经阴道超声检查。

子宫异常出血要基于已确定的病因及因出血导致的贫血程度进行治疗。血流动力学不稳定的女性可能需要刮宫或静脉注射雌激素。对于血流动力学稳定的女性，应用雌孕激素联合制剂如口服避孕药可达到控制出血的目的。释放左炔诺孕酮的宫内节育器可用于有雌激素治疗禁忌证的女性或需要长期治疗的女性。不需要避孕和有痛经的女性可应用非甾体抗炎药。手术通常只用于其他治疗措施失败和未来无妊娠要求的女性，包括子宫内膜消融术和子宫切除术。

(3)不孕症：据美国疾病预防与控制中心(CDC)报告，11%的美国女性难以妊娠或者不能妊娠至足月。不孕症是指不采取避孕措施、有规律性生活1年仍未受孕。年龄越大，不孕症越常见。在推迟妊娠或在高龄时试图妊娠的女性中，不孕症的发生率较高。

不孕的原因可能是女方因素，也可能是男方因素。女方最常见的原因是卵巢因素(占20%～25%)，这通常与代谢异常有关，其次是输卵管因素(20%～25%)和子宫因素(5%～15%)。20%～30%的夫妻不孕的原因不得而知。在进行评估时，应该完整地采集生育史、用药史、妇科病史，并进行详细的体格检查，以确定是否有代谢性疾病或妇科结构性异常。对于月经不规律或月经稀发的女性，要检测血促甲状腺激素(TSH)、FSH和催乳素水平，检查黄体期血清孕酮水平或制作基础体温表，以确定排卵期；对于≥35岁的女性，于月经第3天检测FSH水平，以评估卵巢储备功能。常常由生殖专家进行进一步的评估和治疗。

(4)绝经：女性如果连续12个月未出现月经或卵巢被摘除，就意味着绝经。在西方国家，绝经的平均年龄为51.4岁，范围是40～58岁。吸烟的女性往往绝经较早，平均比不吸烟女性早1.5年，而且吸烟与绝经的关系为剂量依赖关系。由于女性的寿命在80岁左右，许多女性绝经后至少要度过整个生命的1/3。

在绝经期尽管会出现潮热和阴道干涩等症状，但绝经本身是生命周期的正常部分。这个过渡时期让医生们有机会帮助女性，使她们关注重要的健康预防措施，尽早明确一些主要慢性疾病的风险，如骨质疏松症和冠心病。

(5)绝经前期到绝经期的过渡：许多关于绝经过渡期的信息来自全国女性健康研究(SWAN)。这项多地点、多民族的女性队列研究的目的在于更好地了解中年期女性的健康状况。

绝经的过渡时间飘忽不定，可长达5～10年。绝经期以卵巢和内分泌的变化为特点，最终导致原始卵母细胞储备衰竭及卵巢停止产生雌激素。约37岁时，卵泡减少加速，与此同时血FSH水平小幅上升，而抑制素水平降低。血FSH水平升高时，月经周期中的卵泡期就会缩短，绝经过渡期的最早临床特征之一是，月经周期从育龄早期平均30d到绝经早期缩短至25d。

绝经过渡后期，少数残留的卵泡对FSH的反应很差，导致不能排卵。月经周期开始变得飘忽不定，月经稀发而周期延长。此时仍有可能排卵，因此该阶段的女性仍建议继续做好有效的避孕措施，直至12个月未再出现月经。最终当卵泡衰竭时，卵巢再也不能分泌雌二醇，但由于有LH的持续刺激，卵巢还能继续分泌雄激素。

(6)围绝经期症状：进入绝经过渡期的女性最早注意到的变化往往是月经不调(约75%的女性会经历)。尽管月经血流量的变化是预料中的，且大多数女性也能安心，临床医生仍需要注意流血的类型，有可能存在潜在的疾病，或者需要临床评估(表70-6)。

睡眠障碍是围绝经期女性常有的现象。潮热或出汗可扰乱睡眠类型，影响睡眠质量，导致乏力、易激惹、难以集中精力。阴道干涩和性交疼痛是常见的症状，会影响性功能。

情绪和认知方面的变化也是绝经过渡期女性的常见诉求，但目前尚未证实激素水平波动和情绪不稳定及认知功能改变之间有因果联系。此阶段有明显抑郁症状的女性在生命早期更可能曾患抑郁，尤其是激素水平变化时期，例如，分娩后抑郁、经前紧张症（PMDD）。绝经过渡期的情绪问题应该按照其他年龄段出现的情绪问题处理。除了情绪问题，许多围绝经期女性主诉难以集中精力，记忆困难。在SWAN队列中，围绝经期女性在认知功能上有小幅、短暂的下降，但焦虑和抑郁对认知功能也有独立的负面影响。大多数流行病学研究并未发现绝经过渡期女性抑郁症风险增加或认知功能下降。

潮热是绝经的标志性症状。在美国，75%经历自然绝经的女性和90%接受绝经手术的女性会出现血管舒缩方面的症状。潮热可能每年只出现几次，也有可能一天出现数次；10%～15%的女性非常频繁地出现潮热，或者症状很重。对于大多数女性来说，血管舒缩症状是自限性的，平均持续1～2年。然而，高达25%的女性症状持续5年以上。

潮热与下丘脑的体温调节紊乱有一定关联，但其确切原因目前未知。女性往往会突然感到温热，程度可从“能注意到”至“明显不舒服”，尤其是脸部和上半身。这可能伴随明显的排汗。报告显示，潮热的发生率存在种族和民族差异，非裔美籍女性中发生率较高，而白种人女性及西班牙裔或亚裔女性中发生率相对较低。

20世纪50年代，有人发现，雌激素能缓解潮热，雌激素也因此被广泛用来治疗潮热。1975年，发表在《新英格兰医学杂志》上的一项研究表明，应用雌激素超过7年的女性中子宫内膜癌的发生率是一般女性的14倍。随后的研究确定，当每个月持续应用12～13d的低剂量孕激素时，子宫内膜增生和子宫内膜癌的风险可基本降为0。子宫完整的女性在应用雌激素时，必须同时接受孕激素治疗，以预防子宫内膜增生和子宫内膜癌。

表70-6　绝经后女性子宫异常出血的类型
月经期大量出血（＞80ml），尤其伴有血块
月经期出血持续＞7d或比往常延长≥2d
一个月经周期开始至下一个月经周期开始的时间间隔＜21d
两个月经周期之间出现点滴出血或流血
性交后子宫出血

激素治疗（即有完整子宫的女性应用雌激素或雌孕激素联合治疗）依然是治疗绝经期血管舒缩症状的最有效的措施（A级证据）。激素还被美国FDA批准用于治疗泌尿生殖道萎缩，以及预防骨质疏松症。20世纪90年代公布的心脏和雌激素/孕激素替代治疗研究（HERS）结果显示，既往有心脏病的女性在接受雌激素替代治疗时，心脏事件发生率升高。

女性健康倡议（WHI）研究被设计用来了解绝经后女性中各种不同的激素治疗方案及其对疾病尤其心血管疾病的预防效果。这项研究纳入了1.6万余例女性受试者，雌孕激素联合治疗组平均接受5.6年治疗，雌激素组平均接受6.8年治疗。在雌孕激素联合治疗组，冠心病（HR=1.29）、脑卒中（HR=1.41）、肺栓塞（HR=2.13）、乳腺癌（HR=1.26）等疾病的发生风险显著增加。由于这一额外风险，雌孕激素联合治疗试验被提前终止。

雌孕激素联合治疗试验的结论是，雌孕激素联合治疗不能开始或继续用来预防冠心病。雌激素治疗试验并未发现冠心病或乳腺癌风险明显增加，但观察到脑卒中风险显著升高（HR=1.39）。该试验得出的结论是，单纯雌激素不推荐绝经后女性用来预防慢性疾病，激素治疗不应该用来预防疾病。

（7）绝经后治疗

1）激素治疗：包括美国妇产科医师学会（ACOG）和北美绝经学会（NAMS）在内的多个医学学会已经公布了绝经后激素治疗应用指南。大多数指南认为，对于已接受充分的风险和益处咨询的女性，雌激素和雌孕激素联合治疗适用于治疗中重度血管舒缩症状和泌尿生殖道萎缩（B级证据）。开始激素治疗时，应该用治疗症状所需的最低剂量，且常常仅给予短期（即2～3年，不超过5年）治疗。对于只有阴道干涩的女性，可以阴道局部用雌激素代替口服雌激素。在女性充分了解潜在的获益和风险后，某些情况下小剂量激素延长治疗是可以接受的，即如果治疗的获益超过风险或尝试停止治疗失败（C级证据）。

2）可替代的治疗方案：人们对于用非激素类和所谓的“自然”替代物来治疗绝经症状的兴趣极高。高达75%的绝经期女性使用过一些替代治疗或补充治疗，以期缓解绝经症状。生活行为干预方法，如多穿几层衣服、规律锻炼、减压技巧和避免已知诱发因素等都是安全的，可能有助于缓解部分女性的症状。

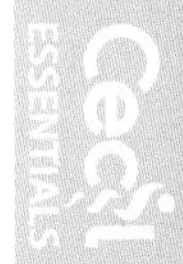

某些更常用的草药提取物，包括异黄酮(如大豆、红三叶草)和黑升麻用来治疗绝经症状。然而，在强有力的随机对照研究中，与安慰剂相比，上述治疗手段中没有一项被证实可减轻潮热。

在非激素类药物治疗方案中，也有一些药物治疗潮热有效，但激素治疗的效果优于这些方案。帕罗西汀是美国FDA唯一批准用于治疗潮热的非激素类药物，帕罗西汀和文拉法辛均可降低潮热发生频率，但这两种药物对性功能有不良影响。有研究显示，与安慰剂相比，加巴喷丁和可乐定也可降低潮热发生频率。

(8)性功能障碍：美国调查女性性功能障碍患病率的规模最大的研究——PRESIDE研究显示，40%以上的女性报告存在各种形式的性功能问题。45～65岁的女性在绝经过渡期前后不成比例地受到影响。在第4版《精神疾病诊断和统计手册》(DSM-Ⅳ)中，女性性功能障碍的诊断包括在性欲、性兴奋和高潮等方面出现障碍，性交疼痛和阴道痉挛。性欲和性兴奋障碍是最常见的。性功能障碍的危险因素包括抑郁和焦虑、人际冲突、应激和疲乏、药物滥用史。疾病和身体方面的问题，包括盆底疾病、子宫内膜异位症、精神和神经疾病，都对性功能有不良影响。

在绝经后女性中，症状性阴道萎缩的发生率高达40%。女性随着年龄增大开始进入绝经期，雌激素水平下降，导致阴道上皮变薄，阴道弹性和润滑度降低，从而导致性交时疼痛。对阴道萎缩的评估应该包括采集完整的用药史和性生活史，同时进行盆腔检查，如果阴道疼痛或有阴道分泌物，还需要进行阴道分泌物性传播感染(STI)的相关检查。

性功能障碍应该根据潜在的病因进行处理，例如评估是否应用了可影响性功能的选择性五羟色胺再摄取抑制剂(SSRI)、抗组胺药物、β受体阻滞剂和抗精神病药物。非药物治疗包括咨询、改善生活方式以减轻压力和焦虑、物理治疗阴道痉挛和盆底功能障碍、用润滑剂和阴道保湿剂治疗由于阴道干涩导致的性交疼痛。对于部分女性，阴道润滑剂和保湿剂可能是有效的，应该作为一线治疗。

针对性功能障碍的药物治疗主要集中在激素治疗。在WHI研究中，激素治疗对性功能障碍并没有显示出益处，然而，基于Cochrane数据的一项综述在评估激素治疗对性功能的影响后发现，激素治疗对围绝经期和绝经后早期女性有小幅至中等程度的益处。由于全身吸收极少，阴道局部用雌激素是用来缓解阴道萎缩症状的非常有效的治疗手段。

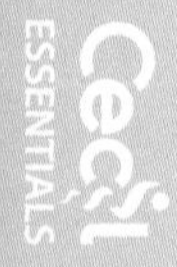

(9)泌尿生殖道症状：随着年龄增长，尿失禁发生率升高。绝经后尿失禁很常见，约25%的绝经后女性会出现尿失禁。尿失禁的原因是多方面的。绝经后尿道和膀胱上皮变得更加脆弱，缺少弹性。随着年龄增长，尿道压力也降低。子宫脱垂、脱出和直肠前突都会增加尿失禁风险。体重增加时尿失禁风险也增加，这是因为肥胖会导致膀胱的压力增加。尿失禁及其行为和药物治疗方案在《西氏内科学》(第25版)中第26章“尿失禁”中有详细讨论。

四、女性特有的医学问题

(一)肥胖、代谢综合征、多囊卵巢综合征和糖尿病

近几十年肥胖的发生率稳步上升，1/3以上的美国成年人为肥胖(体质指数即BMI＞30kg/m^2)患者。总体上，肥胖对男性和女性的影响是差不多的，但社会经济状态较差的女性不成比例地受到影响。肥胖可导致许多疾病风险增加，包括冠心病，这也是男性和女性死亡的首要原因。在女性中，腹型肥胖(腰臀比＞0.9)预示有冠心病风险。在肥胖人群中，许多癌症(包括子宫内膜癌)的发生风险也增加。对于妊娠期女性，肥胖有特殊的启示意义：肥胖会导致许多妊娠相关的并发症发生风险增加，包括妊娠期糖尿病、巨大儿、高血压、肩难产和剖宫产，还与产后并发症如血栓形成和感染等有关。肥胖还与月经不规律和不排卵发生率升高有关。

与肥胖有关的代谢效应已经被阐明。与男性相比，在女性中代谢综合征与心血管疾病风险之间的关联更强烈。国家胆固醇教育计划/成人治疗小组Ⅲ定义代谢综合征为存在可导致心脏病或脑卒中风险增加的5个危险因素中的3个或3个以上，这5个危险因素包括腹型肥胖、三酰甘油水平升高、高密度脂蛋白胆固醇水平降低、高血压、空腹血糖受损。代谢综合征显著增加2型糖尿病和心血管疾病风险，这些患者应该有针对性地进行强化生活方式干预，以减轻相应的危险因素负担。

多囊卵巢综合征(PCOS)是由于雄激素过多导致的一种内分泌疾病，全球5%～10%的女性患此病。PCOS对生殖和代谢的影响包括不排卵、不孕、痤疮、多毛症、肥胖和代谢综合征。胰岛素抵抗增加是

这种综合征的显著结局之一，从而导致2型糖尿病风险增加，这在肥胖女性中尤其明显。PCOS患者患子宫内膜癌和卵巢癌的风险也显著升高。

肥胖人群中2型糖尿病发生风险增加。与肥胖相同，美国的糖尿病发生率也一直在上升。10%以上的美国成年人被诊断为糖尿病，还有许多未被诊断。在黑种人、西班牙裔和土著美国人中，糖尿病患病率最高。女性中糖尿病对心血管疾病风险增加的影响程度大于男性；在心血管事件发生后，女性糖尿病患者的生存率和生活质量都低于男性糖尿病患者。另外，女性糖尿病患者中失明率也较高。识别出空腹血糖受损(即糖尿病前期)的女性有助于找出未来可能进展为糖尿病的人。在评估母亲的糖尿病风险时，除了回顾传统的糖尿病危险因素，还要询问是否有妊娠期糖尿病病史、分娩的婴儿出生体重是否大于4kg(约9磅)。

(二)乳房疼痛、分泌物和肿块

在临床中，乳房症状很常见，可导致患者出现明显的焦虑。尽管大多数乳房主诉与良性疾病有关，但充分评估乳房症状很重要，以确保没有漏诊乳腺癌。最初的评估包括获取病史，询问症状开始出现的时间，以及症状是如何进展的。例如，如果乳房肿块在月经前很明显，而到卵泡期逐渐缩小，很有可能是良性囊肿。

乳房疼痛是一种很常见的、非特异性的症状，通常是良性的。在10%～15%新诊断乳腺癌的女性中，乳房局部疼痛是唯一的症状。乳房疼痛有周期性和非周期性两种类型。自然状态下，约2/3的乳房疼痛是周期性的，与月经周期的激素水平正常变化有关。非周期性乳房疼痛与月经周期无关，常常是单侧疼痛。非周期性乳房疼痛的原因包括大乳房、饮食和生活方式因素(如咖啡和尼古丁)、炎症性乳腺癌，以及各种药物，包括口服避孕药、抗抑郁药和抗生素。年龄大于35岁的女性应接受诊断性乳腺X线摄像检查。如果乳腺X线摄影检查和体格检查正常，那就可以放心了。对于年龄小于35岁的女性，如果体格检查正常，不必进一步检查。

乳腺分泌物是乳腺恶性肿瘤不常见的体征之一。约5%的女性乳腺癌患者以乳腺分泌物为其症状。以下情况要高度怀疑恶性肿瘤：乳腺分泌物在无诱因的情况出现、持续出现或者单侧出现；乳腺分泌物呈浆液性、浆液血性、血性；出现乳腺分泌物的患者年龄较大；出现乳腺分泌物的同时，伴随有肿块。最常见的导致乳腺分泌物出现的乳腺恶性肿瘤为导管原位癌。然而，良性的导管内乳头状瘤是出现乳头血性分泌物的最常见原因。

用手挤压出现的双侧乳腺分泌物，大多数是一种正常的生理反应。很多情况下，非哺乳期女性也会出现双侧溢乳，包括泌乳素腺瘤、甲状腺功能障碍、慢性肾衰竭。双侧乳腺出现分泌物也有可能与用药有关，这些药物包括抗精神病药、口服避孕药和大麻。

乳腺分泌物的最初评估包括妊娠试验、催乳素水平测定和甲状腺检查。如果考虑恶性肿瘤，需要乳腺专科医生进行分泌物细胞学、免疫学检查和隐血试验，还有乳房X线摄影和超声检查。

乳房肿块包括4种情况：脓肿、良性肿块、良性肿瘤和癌症。良性肿块包括囊肿(cysts)、乳腺囊肿(galactoceles)、乳头状瘤和纤维腺瘤。癌性肿块的典型特征是无痛性的、持续存在明显的肿块。尽管乳腺癌的特征被描述为肿块较硬、不可移动、边界不规则，但没有任何一项检查结果能可靠地区分良性肿块和癌性肿块。

持续存在的乳腺肿块需要接受评估，根据病史、体格检查和患者年龄，进行乳腺超声、X线摄影或活检等检查。年龄小于30岁的女性出现乳腺恶性肿瘤的风险较低。对于年轻女性，乳腺超声是首选的影像学检查。如果肿块是囊肿，有症状者可进行抽吸治疗。如果肿块呈实性且其特征与乳腺纤维腺瘤不同(可通过观察或活检发现)，需要进行活检以排除恶性肿瘤。如果是年龄大于30岁的女性，乳腺X线摄影是首选的诊断性检查，即便其近期乳腺X线摄影筛查阴性。通常需要同时行乳腺超声检查，以进一步评估肿块或在乳腺X线摄影检查中发现的异常区域。对于临床可疑的肿块，即便影像学检查阴性也不能停止进一步的工作。乳腺X线摄影检查会漏诊10%～20%临床可触及的乳腺癌。

(三)盆腔疼痛

盆腔疼痛有急性和慢性两类，两种类型在临床中都常见。急性盆腔疼痛常常持续数小时或数天，可能疼痛来自妇科、胃肠道或尿路疾病。需要排除包括异位妊娠破裂、阑尾炎等在内的危及生命的情况。妇科原因包括妊娠并发症、急性盆腔感染；卵巢原因包括卵巢囊肿和扭转。

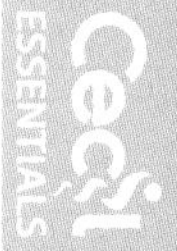

慢性盆腔疼痛(CPP)是至少持续6个月的下腹部疼痛,可严重到导致功能受损或需要治疗。约10%的门诊和妇科转诊的原因为CPP。在采集CPP患者病史时,要询问疼痛的特征,充分回顾身体各系统病史,以及既往用药、手术、妇科和产科病史、完整的精神疾病和社会史(包括幼年或成年期遭遇的家庭暴力次数及药物滥用情况)。

最常见的与CPP有关的疾病包括子宫内膜异位症、慢性盆腔炎症性疾病、间质性膀胱炎、肠易激综合征、骨盆底肌痛、肌筋膜疼痛和神经痛。间质性膀胱炎或痛性膀胱综合征是一个临床诊断,诊断依据包括存在与膀胱相关的疼痛、受压或不适,与下尿路症状持续6周以上有关,并且无感染或其他可确定的病因。包括药物滥用、躯体化、抑郁症及身体或性虐待在内的精神健康问题也可能导致CPP,确定这些因素可使女性免于不必要的检查和干预。

应该对腹部疼痛的局部区域、瘢痕、疝或肿块进行体格检查,且需要进行盆腔检查。确定最可能的诊断后,应给予经验性的、有针对性的治疗,并且要随访疗效。如果患者无应答或症状未改善,要考虑开展进一步的工作。如果经验性用药和完整的调查评估并未获得诊断,可能需要考虑进行腹腔镜检查,以确定盆腔病因。

根据潜在的病因,处理策略可能包括热疗(肌肉骨骼疼痛),咨询和转诊至精神专科,转诊至胃肠道专科,药物(包括加巴喷丁治疗神经病性疼痛、非甾体抗炎药、激素类避孕药),子宫切除术,神经横断手术。包括药物及强调饮食和心理社会因素干预在内的多学科方案可能优于单纯药物治疗。

(四)亲密伴侣暴力

亲密伴侣暴力(IPV)是一个严重的、可预防的公共卫生问题。2013年,美国预防服务工作组(USPSTF)修改指南,建议临床医生针对育龄期(14～46岁)女性筛查IPV,并且在适当的时候提供干预服务或转诊使其接受干预服务。有几个筛查工具能有效筛查IPV,大多数专家认为筛查IPV的益处超过其潜在的伤害。医务工作者可在众多筛查工具中进行选择,包括伤害-侮辱-威胁-尖叫(HITS)评估工具、药物滥用持续筛查/暴力持续评估工具(OAS/OVAT)和药物滥用评估筛查(AAS)。

一个短的、有效的调查可能更实用。一种简称为STaT(即被打、被威胁及被乱扔东西)的筛查工具执行起来相对简单,这个筛查工具询问3个问题:你曾经被亲密伴侣推倒或打耳光吗？你曾经被亲密伴侣用暴力威胁过吗？你曾经被亲密伴侣扔、砸东西或被其用东西打穿孔过吗？

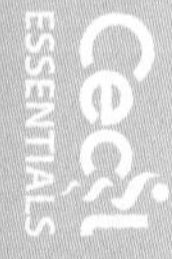

一份自己填写完成的问卷调查可能比面对面的调查询问更有效。在筛查或讨论IPV时,医疗工作者不能带有批判性,必须有同情心,必须严格保密。

即便有明确的病史或体格检查线索,通常医疗工作者也仍然没有诊断IPV。患者常常隐瞒被虐待的关系。她们可能因为被虐而责备自己,或他们可能从情感上并没有准备承认被虐待。尽管IPV有一些危险因素,但各个年龄段、民族、种族,以及不同性别和性生活身份的人群中都有受害者。

已经确定的IPV危险因素包括年轻人、女性、社会经济状况较差、有暴力家族史或个人史。病史线索包括频繁在急诊室就诊、寻求治疗延迟、对受伤作出的解释不一致、失约、反复流产、开始接受产前医疗的时间较晚、用药依从性差、不适当的影响、过度关注或言语辱骂伴侣、明显的社会隔离、在检查生殖器官或直肠时不愿脱衣服或有困难。常见的主诉包括躯体化症状(如慢性疼痛、头痛、肠易激综合征),精神症状(如抑郁、焦虑、惊恐障碍、创伤后应激障碍、药物滥用)和妇科症状(如性传播感染、慢性盆腔疼痛、意外妊娠)。确诊后,IPV女性患者可能会被转诊,由精神卫生工作人员或社会工作者进一步处理。

(五)精神问题

在符合精神疾病诊断标准的人中,不到一半被确诊。这些患者也不愿意寻求专业帮助。在每5个有焦虑和药物滥用的人中,只有2人在疾病出现第1年内寻求帮助。女性和男性中精神疾病的总发生率大概相同。然而,抑郁、焦虑和躯体化障碍等常见的精神疾病的发生率存在很大的性别差异。在美国,女性和男性一生中精神疾病的发生率估计分别为21%和13%。抑郁症是女性中最常见的精神健康问题,女性抑郁症患者的预后较差,因为女性抑郁症持续的时间比男性长。

目前在了解女性特有的生育期情绪紊乱方面取得了进展,尤其是产后、经前期(即经前综合征和经前紧张症)和绝经过渡期。这些时期出现的抑郁症可能代表大脑对激素水平波动的一种特殊的生物反应,可能需要不同的治疗方案。在治疗经前紧张症时,SSRI、口服避孕药、阿普唑仑(苯二氮䓬类药物)

和性腺激素释放激素(GnRH)激动剂对部分女性有效。

对于合并3种或3种以上疾病的患者,精神疾病相关的残疾要严重得多。女性比男性更有可能存在合并症,包括焦虑症、进食障碍和躯体化障碍。常见精神疾病的性别特异性危险因素不成比例地影响女性,包括基于性别的暴力、低收入和收入不平等、社会状态低或处于从属地位、负有照顾他人的责任。针对女性的性暴力发生率较高,这与女性中创伤后应激障碍(PTSD)发生率高于男性有关。躯体化障碍基本上只在女性中诊断。如果按照严格的诊断标准,一生中躯体化障碍的患病率为0.2%~2%。躯体化障碍与明显的残疾有关,与其他精神疾病相比,躯体化障碍相关的门诊或急诊就诊次数明显增加。躯体化障碍可能与遗传因素和环境因素有关。

女性中一般的焦虑障碍和惊恐障碍的患病率约是男性的2倍,女性和男性一生中的患病率分别为5%和3.5%。尽管女性中社会焦虑障碍的患病率高于男性,但因该病寻求治疗的男性更多。社会期望和性别角色可能在这种差异中发挥一定的作用。

90%以上的进食障碍、神经性厌食症和贪食症发生在女性。15~30岁的女性中0.5%~1.5%有厌食症,1%~3%的女性有贪食症。进食障碍和情绪障碍尤其抑郁症之间有很强烈的关系。精神分裂症、躁郁症等严重精神疾病的发生率没有明显的性别差异,2%以下的人会患这类精神疾病。

男性和女性中寻求精神疾病治疗的途径有所不同。女性更可能找她们的初级卫生保健医师披露其精神健康问题并寻求帮助,男性更可能寻找精神卫生专科医师,是住院治疗的主要使用者。在精神疾病治疗过程中,存在性别偏倚的证据。即便男性和女性在抑郁症标准化评估中得到相似的分数,或者在表现上有同样的症状,临床医生更可能诊断女性患抑郁症。医生也更有可能为女性患者处方改变情绪的精神科药物。

(六)冠心病

在流行病学和临床表现上,冠心病有明显的性别差异。冠心病依然是男性和女性中死亡的首要原因,但20世纪80年代以来,与男性相比,每年有更多的女性死于冠心病。女性中冠心病的确诊年龄晚于男性,大约晚10年。女性中大多数冠心病发生在绝经后,因为此时雌激素水平下降。雌激素可促使有心脏保护作用的高密度脂蛋白胆固醇水平升高,可能影响动脉粥样硬化性斑块的进展和消退。雌激素可能还因其扩血管、抗炎和抗氧化等特性,对身体有益处。

有冠心病的女性更有可能比男性经历不典型症状,如乏力、腹痛、不消化、恶心和呕吐、气短。这些不典型的症状可部分解释女性寻求医疗救助的时间晚于男性。即便女性患者已寻求医疗救助,她们获得确诊和接受医疗干预的时间也比男性长。女性比男性更可能因出现心脏性猝死而就诊。女性患者接受已经被证实有效的治疗措施的可能性也低于男性,包括β受体阻滞剂、阿司匹林、溶栓药物和他汀类药物,女性患者也往往较少转诊去接受有创检查和冠状动脉旁路移植手术(CABG)。与男性患者相比,女性患者在心肌梗死发作或行CABG后死亡的可能性更高。

与白种人女性相比,黑种人和西班牙裔女性中心血管疾病危险因素的患病率更高,包括高血压、吸烟、久坐不动生活方式、高胆固醇血症、糖尿病和肥胖。造成差异的部分原因与遗传因素有关,其余原因与行为、文化和心理因素有关。与社会经济地位较高的女性相比,社会经济地位较低的女性中心血管危险因素的患病率更高,且这种情况不分种族。

心肌梗死的治疗也同样存在种族差异。与白种人女性患者相比,黑种人女性患者接受再灌注治疗和冠状动脉造影的比例较低,而院内死亡率较高。

临床上观察到的男性和女性在冠心病各方面的差异既有患者因素,也有医生因素。女性患者往往因为要照顾别人而延迟寻求治疗。很多女性不知道冠心病的患病率。2006年的一项调查中,仅55%的女性确认心血管疾病是女性死亡的首要原因。已有研究显示,临床医生也低估了女性心血管疾病的严重程度。即便男性患者和女性患者的风险情况相当,与男性患者相比,临床医生倾向于将女性患者归为风险较低的类型。用来指导女性冠心病治疗的许多证据基于主要纳入男性患者的临床试验。对男性患者有益的治疗和干预措施可能并不会为女性患者带来相同的益处。

(七)骨质疏松症

超过1000万美国人有骨质疏松症,其中800万为女性患者。骨质疏松症是一种不成比例地影响女性的疾病,尤其是年龄较大的女性。骨质疏松症患者一生中骨折的风险高达40%。大多数骨质疏松症研究主要覆盖白种人女性，不能广泛适用于所有种族和民族。少数族裔很少被诊断和接受治疗。

（八）人类免疫缺陷病毒感染

自20世纪80年代HIV开始流行以来，女性感染HIV的比例大幅增加；在美国存活的HIV感染患者中，女性占25%，而在HIV流行之初女性仅占7%。非裔美籍女性和拉丁裔女性不成比例地受到影响。2010年，黑种人女性中新发感染率是白种人女性的20倍，几乎是西班牙裔女性的5倍（依次是38.1/10万、1.9/10万和8.0/10万）。少数族裔HIV感染女性的死亡率高于白种人女性。

许多因素影响种族差异。在HIV感染率较高的社区（很多非裔美籍人和拉丁裔居住社区），每次性交中HIV获得性感染的风险较高。其他因素包括经济拮据、无保险、性传播感染发生率较高等，都可导致HIV获得性感染和传播风险增加。

女性中HIV预防有其特有的障碍。女性可能不清楚性伴侣的HIV危险因素，如注射毒品、有多个性伴侣或与男性无保护性交。无保护阴道性交对女性的风险大于男性，无保护肛门性交比无保护阴道性交的风险更高。曾遭遇性虐待的女性更有可能卷入高风险性行为中，如用性交换毒品、有多个性伴侣或与身体受虐待的伴侣性交。

尽管女性中HIV感染和获得性免疫缺陷综合征（HIV/AIDS）的许多临床表现与男性相似，但仍存在明显的性别差异。女性可能不会优先考虑自己的治疗。女性也不成比例地受贫穷、IPV、居所不稳定、药物滥用、缺乏交通工具、无保险、必须寻找儿童看护者等因素影响，这些因素都是她们接受治疗的障碍。

生物学差异也同样存在。尽管在CD4计数相同的情况下，通常女性HIV感染者的病毒载量低于男性，但男性和女性中疾病进展的发生率相似。男性和女性中机会性感染的发生率也相似。女性可能以妇科主诉作为HIV/AIDS的最初表现，包括念珠菌性阴道炎、盆腔炎、异常巴氏涂片结果，以及单纯疱疹病毒感染、梅毒、软下疳等性传播感染。

宫颈异常和宫颈癌的风险与免疫抑制的程度、年龄及高危类型乳头状瘤病毒（HPV-16、18、52和58）同时感染有关。CD4细胞计数充足，以及HPV检测阴性的女性宫颈细胞学异常的风险相对较低。女性HIV感染者更有可能迅速进展至宫颈癌。美国CDC建议确诊HIV感染的第1年内进行两次（每隔6个月）宫颈细胞学筛查。宫颈细胞学筛查正常及本来低风险（即既往巴氏涂片检查无异常、无HIV感染或AIDS）的女性可每年进行一次巴氏涂片检查，本来就属于高风险的女性需要更频繁地接受检查。与HIV血清学阴性的女性相比，HIV感染女性中外阴和肛周上皮内瘤变更常见，要针对这些病变进行评估。

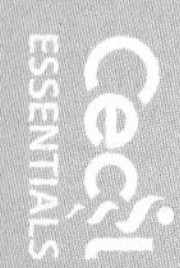

男性和女性HIV/AIDS患者中抗病毒治疗和随访监测的情况相似。女性患者还应该接受应用物理避孕工具（即男用或女用避孕套）的相关咨询。尽管避孕效果有所不足，应用物理避孕工具已被证实可有效减少HIV和其他性传播感染的传播。

关于该主题的深入讨论，请参阅《西氏内科学》（第25版）第19部分“女性健康”。

推荐阅读

Breslau J, Kendler KS, Aguilar-Gaxiola S, et al: Lifetime prevalence and persistence of psychiatric disorders across ethnic groups in the United States, Psychol Med 1:35–45, 2005.

Committee on Practice Bulletins–Gynecology: Practice bulletin no. 128. Diagnosis of abnormal uterine bleeding in reproductive-aged women, Obstet Gynecol 120:197–206, 2012.

Department of Reproductive Health, World Health Organzation (WHO): Medical eligibility criteria for contraceptive use, ed 4, 2010. Available at http://www.who.int/reproductivehealth/publications/family_planning/9789241563888/en/. Accessed July 30, 2014.

Dunlop AL, Jack BW, Bottalico JN, et al: The clinical content of preconception care: women with chronic medical conditions, Am J Obstet Gynecol 199(Suppl B):S310–S327, 2008.

Moyer VA, U.S. Preventive Services Task Force: Screening for intimate partner violence and abuse of elderly and vulnerable adults: U.S. preventive services task force recommendation statement, Ann Intern Med 158:478–486, 2013.

Nelson H: Menopause, Lancet 371:760–770, 2008.

North American Menopause Society: The 2012 hormone therapy position statement of North American Menopause Society, Menopause 19:257–271, 2012.

Trussell J: Contraceptive technology, rev ed 19, New York, 2007, Ardent Media.

U.S. Preventive Services Task Force: Screening for family and intimate partner violence: recommendation statement. Available at http://www.uspreventiveservicestaskforce.org/3rduspstf/famviolence/famviolrs.htm. Accessed July 30, 2014.

Vesco KK, Whitlock EP, Eder M, et al: Risk factors and other epidemiologic considerations for cervical cancer screening: a narrative review for the U.S. Preventive Services Task Force, Ann Intern Med 155:698–705, 2011.

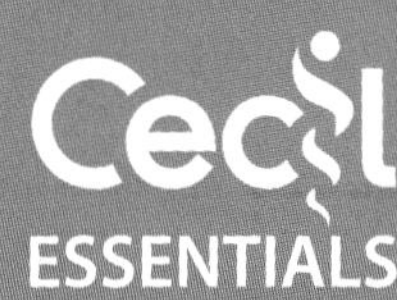

第十二部分

男性健康

第71章

男性的健康问题

著　者　David James Osborn　Douglas F. Milam　Joseph A. Smith，Jr.
译　者　杨　勇　审校者　杨　勇

引言

本章将阐述与男性相关的疾病，这类疾病涉及男性生殖系统和生育系统。临床上常可遇到此类疾病，涉及排尿功能、肿瘤学、生殖系统功能及相关的内分泌功能。

第一节　成年男性雄激素缺乏症

一、定义和流行病学

数个临床诊治指南阐述了男性症状性低睾酮水平综合征，其中两个重要的版本是内分泌学会的版本和来自五个相关学会合作完成的版本，这五个相关学会包括老年男性研究国际学会（the International Society for the Study of the Aging Male，ISSAM）、男科学国际学会（International Society of Andrology，ISA）、欧洲泌尿外科学会（European Association of Urology，EAU）、欧洲男科学学会（European Academy of Andrology，EAA）、美国男科学学会（American Society of Andrology，ASA）。其中一个指南将该疾病定义为成年男性雄激素缺乏症，其他则将其定义为迟发性性腺功能低下，即低睾酮水平及相关临床症状组成的一个疾病过程。

成年男性雄激素缺乏症（或称为迟发性性腺功能低下）可定义为低睾酮水平（总睾酮或游离睾酮）并伴有因低睾酮水平所致的三种症状（勃起功能障碍、性欲降低和嗜睡或睡眠障碍）。以该通用定义为诊断标准，文献报道的雄激素缺乏症发病率为2.1%～6%。从另一个角度看，40岁以上男性的低睾酮水平的发病率要高很多，多项研究显示为17%～38.7%。临床指南只需要伴有一项症状即可诊断雄激素缺乏症，因此雄激素缺乏症的真实发病率可能与低睾酮水平发病率相近。

在过去的10年，低睾酮水平相关疾病的知识在主流媒体有明显增加。此外，睾酮替代相关临床专业也得以发展，因此男性服用雄激素的人群增加了近3倍，从2008年的0.8%增加至2011年的2.91%。雄激素处方量的增加可能与雄激素缺乏症的公共知晓度增加有关，也可能存在该疾病的不适当诊断而过度治疗。雄激素缺乏症的诊断和治疗面临挑战，而且可能存在缺陷。因此内科医生有必要对该病进展有彻底的了解，在媒体的推动下出现可能新发病人群时内科医生尤其要保持清醒的头脑。

二、病理生理学

正常老化有时会因导致下丘脑-垂体-性腺轴功能紊乱而引起血清睾酮水平的下降，其中一类功能障碍定义为原发性性腺功能低下（即睾丸功能障碍）。在原发性性腺功能低下疾病进程中，尽管来自腺垂体的黄体生成素（LH）水平正常或略偏高（即维持着一种正常的刺激），睾丸分泌睾酮的水平仍发生异常，或精子生成出现问题。垂体分泌LH的功能障碍也是低血清睾酮水平的原因，一旦LH分泌减低，不能有效刺激睾丸间质细胞（Leydig cell）合成及分泌适量的睾酮。这类低血清睾酮现象多定义为继发性性腺功能低下，引起继发性性腺功能低下的疾病有垂体肿瘤、血色素沉着症及阻塞性睡眠呼吸暂停等。

总睾酮(total testosterone,TT)测定包括血清游离睾酮(free testosterone,FT)和结合睾酮的测定。游离睾酮仅占2%,而与白蛋白或性激素球蛋白(sex hormone binding globulin,SHBG)结合的睾酮占98%。由于并无其他结合形式的睾酮,因此游离睾酮是更有生物活性的睾酮存在形式。例如,一男性其血清总睾酮水平降低,同时血清游离睾酮水平也降低而且有相关的临床症状,则可诊断为雄激素缺乏综合征。

SHBG水平增加可降低血清游离睾酮水平。吸烟、咖啡、增龄、肝炎或甲状腺功能亢进的进展均可导致血清SHBG的增加,而可能促使雄激素缺乏症发生。肥胖尽管可导致SHBG的减低,但肥胖同时促使睾酮在外周脂肪细胞内转化为雌激素。极限锻炼、娱乐药物滥用、营养缺乏、应激、各种急性疾病均可暂时降低血清睾酮水平。

三、临床表现

低睾酮水平可影响男性的一般状态、性生活、体质状态及精神健康,如表71-1所示,这些症状依据与雄激素缺乏症的特殊相关性而被分类。不同的研究对雄激素缺乏症的症状进行不同的分类。如一项有关雄激素缺乏症发病率的临床研究将12种症状中出现3种症状并结合低FT或TT水平而定义为雄激素缺乏综合征;而在类似的研究中,将低睾酮水平伴有3项与性活动相关症状的患者定义为雄激素缺乏。临床指南简单告知临床医生应依据不同的症状决定是否对患者进行睾酮水平的测定。依据这些指南,应治疗的雄激素缺乏患者必须至少伴有1项症状。与雄激素缺乏症最相关的症状是性欲减低。

表71-1 雄激素缺乏症的症状及体征

特异性症状和体征	相对特异性症状和体征
性需求(性欲)和性活动减少	体力及自信心下降
自发勃起减少	自我感觉差及抑郁心态
乳房不适及男性乳房女性化	注意力不集中及记忆力下降
腋下及耻骨毛发减少	睡眠障碍及嗜睡
睾丸变小或萎缩	轻度贫血(红细胞计数及容积正常)
不育及精子量减少	肌肉体积减小和力量减低
身高降低及骨密度减低	身体脂肪及体重指数增加
潮红及出汗	体力及工作状态下降

四、诊断

各种原因使得雄激素缺乏症的诊断并非直截了当。依据最为简易的定义,低睾酮水平伴有至少1项相关临床症状。多数临床指南建议伴有任何雄激素缺乏症相关症状的男性均应检测血清TT。尽管实验室标准存在差异,一般而言,如血清TT水平高于350ng/dl(12.1nmol/L),则除外雄激素缺乏症;如TT低于200ng/dl(6.9nmol/L),对于有症状的患者即可诊断雄激素缺乏症。如TT水平位于两者之间,则需要测定FT,低FT(经典阈值为5～9ng/dl)则提示为雄激素缺乏症。由于游离睾酮测定费用较高,通常并不建议检测。此外,对无症状男性进行睾酮水平筛查也无必要。

睾酮水平位于临界值的男性需对血清睾酮进行反复测定,因睾酮水平在不同的时间和循环节律中出现波动,理想的状态是在工作时间(上午7时～11时)每4小时检测一次,此时测得的睾酮水平最高。进行血清睾酮测定前禁食并无必要。但2013年有研究显示,口服糖耐量试验后1h,正常男性的血清睾酮水平下降25%。高强度的训练也可降低男性血清睾酮水平(但不会低于正常值范围)。

有急性或亚急性疾病时不应测定血清睾酮水平。对于患有慢性疾病,如糖尿病、COPD、炎症性关节炎、肾脏疾病、HIV相关疾病、肥胖、代谢综合征、血色素沉着症等,应采用正常值低限衡量血清睾酮水平是否正常。事实上一项临床诊治指南建议对有垂体肿物、HIV相关的体重减轻,或低创伤度骨折等患者,无论是否伴有相关症状,均应定期测定血清睾酮水平。

一项临床诊治指南建议对所有可疑患者均应测定血清LH水平以除外是否存在继发性性腺功能低下;而另一临床诊治指南则建议只对TT低于150ng/dl(5.2nmol/L)的可疑患者测定血清LH和催乳素。对患有疾病的患者(如肥胖、肝炎及甲状腺功能亢进等),已知SHBG会有所改变,因此需谨慎评估,不如直接检测游离睾酮而非TT水平。

需要补充雄激素的男性需进行前列腺特异性抗原的检测及经直肠指诊以评估前列腺;如以上检查有任何问题,应转诊至泌尿外科做进一步评估。表71-2提供了可疑雄激素缺乏症的指南建议。

表71-2 雄激素缺乏症诊断的注意事项

年龄大于40岁有症状的男性均应检测血清睾酮水平
血清睾酮处于临界值者应重复检测
应早上检测血清睾酮
对于伴有慢性病者应采用正常值下限评估血清睾酮水平
睾酮水平极低者应检测血清LH及催乳素
进行抽血查睾酮时应同时查血清PSA及红细胞比容以减少抽血次数
急性及亚急性疾病状态时不建议行血清睾酮检测
不建议一开始即直接检测游离睾酮以减少费用
不建议睾酮替代治疗期间定期检测游离睾酮水平
拟生育时不建议睾酮替代治疗

注：LH.黄体生成素；PSA.前列腺特异性抗原。

五、治疗

雄激素缺乏症者建议睾酮治疗，治疗的目标是维持第二性征、改善性功能及自身感觉，以及改善骨密度。此外，现有的资料显示代谢及心血管也因此获益。在开始治疗之前，应先获得红细胞比容和血清PSA的基础值。

目前至少有9种不同的睾酮替代治疗剂型。在美国，最为常用的剂型为睾酮庚酸酯或环戊丙酸酯肌注剂型、透皮睾酮贴片、睾酮凝胶、植入式缓释颗粒等。由于贴片会对皮肤造成频繁刺激，医生多建议采用其他剂型，通常根据患者的喜好而定。医生建议以一个包装的睾酮凝胶的剂量涂抹于肩部皮肤（通常为50mg）；肌内注射睾酮通常为每2周肌内注射100mg；睾酮颗粒植入通常在门诊实施，一次植入持续有效，可维持睾酮水平3～4个月。

（一）睾酮治疗的副作用

睾酮治疗可引起精子数减少及睾丸体积缩小，还可引起粉刺、油性皮肤和乳房疼痛。此外，睾酮可增加红细胞比容，或引起可致命的红细胞增多症。如红细胞比容增高，应暂停睾酮替代治疗。患者偶尔需要放血来避免或治疗红细胞增多症。睾酮替代并不能治疗男性不育，研究显示可作为男性避孕的手段之一。拟生育的男性应避免摄取睾酮。对于拟保留男性生育能力的患者，可补充人绒毛膜促性腺激素（HCG）。

只有口服剂型的睾酮对肝脏有负面作用。睾酮治疗可加重阻塞性睡眠呼吸暂停及充血性心力衰竭，因此在上述疾病尚未纠正之前不应开始睾酮治疗。资料显示睾酮治疗并不会损害高密度脂蛋白。应被告知睾酮治疗可抑制内源性睾酮的生成和精子的产生。依据睾酮治疗的期间不同，停药后需要1～2个月内源性睾酮和精子生成才能恢复至基线值。

（二）睾酮治疗与前列腺

一般而言，有前列腺癌或乳腺癌病史的男性应避免睾酮治疗，但对此目前仍存在争议。部分泌尿外科医生认为在某些特殊情况下，睾酮治疗并不会增加前列腺癌复发或进展。此外，尚无结论性证据证明睾酮治疗可影响良性前列腺增生症。

（三）睾酮治疗的监测

睾酮治疗开始后5～12周应对血清TT进行监测。如为肌内注射睾酮，注射后1周测定血清TT；如采用睾酮凝胶，至少在开始治疗后1个月测定早晨血清TT。治疗开始后每3～6个月评估红细胞比容，一年后则每年评估红细胞比容。如红细胞比容升高超过54%，则应停止睾酮治疗。如睾酮治疗目的拟为改善骨质疏松症，则应治疗开始后1～2年进行骨密度评估。如出现血清PSA水平异常或1年内升高超过0.75ng/ml，则应会诊于泌尿外科。治疗开始后5～12周，血清TT水平仍低于正常值，则应增加睾酮的剂量。睾酮治疗的目的为将血清TT水平维持在400～600ng/dl。如患者的临床症状最终并未因睾酮治疗而改善，应停止治疗。

第二节 勃起功能障碍

勃起功能障碍（erectile dysfunction，ED）定义为在无早泄状态下不能维持勃起而完成满意的性活动。早泄并非ED。在美国，阳痿是引起ED最常见的原因之一，阳痿的通常定义为不能获得或维持能够性交的阴茎适当硬度。引起ED的其他病因有阴茎纤维性海绵体炎（Peyronie’s disease）和阴茎外伤。

ED影响数百万美国民众，根据马萨诸塞州男性老化研究项目（the Massachusetts Male Aging Study）提供的数据，40岁以上男性52%受到不同程度阳痿的困扰。40～70岁，阳痿的发生率升高3倍；70岁左右，约15%的男性则为完全性勃起功能障碍。年龄与身体健康状况是ED发生风险最重要的预测因子。吸烟是ED最重要的生活方式变量。

近年来，许多专注于ED和早泄的诊所在北美各地建立以应对该类疾病日益增长的诊治需求。原本这些患者就诊于初级医疗机构（注：全科诊所）可获得保险的覆盖，但是到这类诊所就诊则需付费。因此让初级医疗机构医生（注：全科医生）对ED和早泄这类疾病进程有着更为彻底的认识显得尤为重要。

一、阴茎勃起的机制

精神或触觉产生的性刺激常是阴茎勃起的第一步。神经信号通过盆腔神经丛传递到阴茎内的海绵体神经。盆腔神经丛接受来自交感神经和副交感神经系统的神经信号，而交感神经纤维起源于胸腰脊髓段，而副交感神经纤维则起源于骶2～骶4（S_2～S_4）脊髓骶段。输入性体神经感觉信号起源自阴茎并通过阴部神经达到S_2～S_4。这些信息分别传递至大脑和脊髓自主神经中心。肾上腺素能神经分布在这些信息传递过程中并起重要作用。已发现去甲肾上腺素浓度在阴茎海绵体组织和分支小动脉中含量极高。能启动勃起的传入神经信号可起源于大脑（如为精神刺激）或产生于触觉刺激。精神源性的勃起并未发现相应的中枢，但大脑颞叶似乎起重要作用。

性刺激可引起海绵体神经释放一氧化氮（NO）至神经肌肉连接部，NO可激活鸟苷酸环化酶（guanylyl cyclase），而鸟苷酸环化酶可将三磷酸鸟苷（GTP）转化为环鸟苷酸（cGMP），蛋白激酶G被cGMP激活，继而被激活的一系列蛋白可降低细胞内钙离子的水平，从而导致平滑肌松弛、海绵体动脉扩张及阴茎血流量输入增加，最终导致阴茎的勃起（图71-1）。对于阴茎如何控制静脉血回流目前了解甚少。

二、勃起功能障碍的病因

心理性ED曾经被认为是最常见的ED类型，随着对勃起机制和神经生理的进一步了解而找到其他更为常见的病因。在ED专家看来，心理性ED仅占不到15%。而目前被认为最常见病因的解剖性病灶则位于神经肌肉连接部，该处为深部海绵状阴茎小动脉内皮细胞和平滑肌与海绵体神经相接之处。海绵体神经释放NO减少及发生在神经肌肉的平滑肌细胞反应受损定义为内皮细胞功能障碍。ED其他常见因素包括某些内分泌疾病、血管疾病、中枢及外周神经疾病及药物的影响。

（一）心血管疾病

在美国，硬化性血管疾病、高血脂、吸烟及高血压均为ED常见病因。很容易理解这些疾病与ED的关联性，因为勃起本身为小动脉平滑肌的松弛和穿越阴茎海绵体小静脉的回流阻力增加的综合作用。心血管疾病可通过减少小动脉内径或造成梗阻，或更为常见的作用——内皮细胞功能障碍，而减少阴茎小动脉的血运。内皮细胞功能障碍是ED最常见的病因，最终将阻断血管平滑肌的神经控制机制，导致血运减少及海绵体内压力减低。

供应阴茎海绵体的主要血管为海绵体动脉，该动脉为阴部内动脉的终末分支。大小动脉的疾病均可降低局部血压，减轻阴茎变长变硬的程度。静脉关闭相关疾病也是ED的病因之一，这类患者能勃起，但在射精之前勃起会提前消失。

（二）神经源性勃起功能障碍

因为神经系统是勃起生理中的重要组成部分，

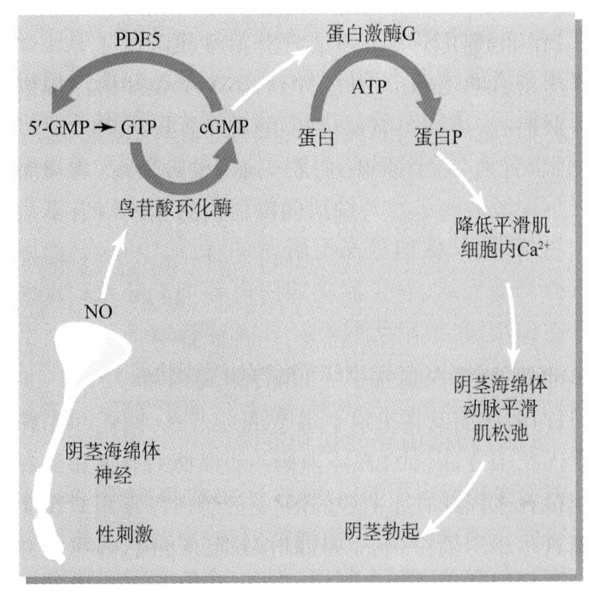

图71-1 性刺激导致阴茎海绵体神经末梢释放NO并进入神经肌肉连接部。ATP.adenosine triphosphate，三磷酸腺苷；cGMP.cyclic guanosine monophosphate，环鸟苷酸；GMP.guanosine monophosphate，磷酸鸟苷；GTP.guanosine triphosphate，三磷酸鸟苷；PDE5.phosphodiesterase type 5，磷酸二酯酶5型

任何影响大脑、脊髓和外周神经系统的疾病均能导致ED。例如，痴呆、帕金森病、脑卒中均为与ED相关的大脑疾病。脊髓损伤患者通常患有ED，由于骶髓反射通路的完整性，脊髓损伤患者的阴茎对触觉有一定反应，但需要药物辅助才能完成性交。外科手术所致的医源性神经损伤（前列腺根治性切除术或直肠外科手术）也是神经源性ED的常见病因。因随年龄增长而对触觉反应减低也可引起神经源性ED。

（三）内分泌疾病

睾酮在勃起功能中起着不可或缺的作用。而很多内分泌疾病或直接或间接地降低血清FT或结合睾酮水平。但是雄激素缺乏症并非ED的原发原因，因为勃起能力仅部分取决于睾酮的水平。雄激素缺乏症患者通常为性欲或勃起硬度降低。睾酮替代治疗能使雄激素水平极低或接近0的患者恢复勃起的能力。更为常见的是ED患者血清睾酮正常或略低于正常水平。对于血清睾酮正常的ED患者从来不推荐睾酮补充治疗。

影响勃起能力最为常见的内分泌疾病为糖尿病。该病除导致血管硬化和微血管病变外，糖尿病还影响自主神经系统和体神经系统，包括自主神经长纤维功能的丧失。胆碱能神经长纤维的丧失可导致勃起反射弧的传出冲动传导受阻。糖尿病似乎还导致阴茎海绵体内小动脉平滑肌水平处神经肌肉连接部的障碍。研究显示，在糖尿病患者中阴茎海绵体小梁中NO及乙酰胆碱的浓度明显减低。这些发现可能提示神经元丧失及神经肌肉连接部功能障碍的综合作用结果。其他内分泌疾病，如甲状腺功能减低、甲状腺功能亢进、肾上腺功能障碍等均能导致ED。由于在ED患者中甲状腺及肾上腺功能障碍者并不常见，因此相关检查并非ED筛查的常规检查。

（四）药物诱导勃起功能障碍

很多药物可引起ED或加重ED症状。表71-3列举了可能与ED有关的药物种类。有些患者更改药物后可恢复勃起功能，但少数病例外，多数情况下需直接进行ED的相关治疗。

（五）药物及外科治疗

自1998年西地那非上市以来，ED的评估和治疗模式随之发生变化，使ED患者成为初级诊疗机构的目标人群。目前ED现有治疗方法包括口服磷酸二酯酶5型（PDE5）抑制剂、经尿道注射前列地尔（前列腺素E_1）、阴茎海绵体内注射血管活性制剂、负压泵限制性装置，以及阴茎假体植入。循序渐进的治疗措施通常开始于口服磷酸二酯酶5型抑制剂，如无效再逐步过渡到有创的干预措施（图71-2）。知情患者的决定在能否成功治疗中起关键作用。患者是否转诊至专科医生，应根据其是否需要进行专科的诊断性检查和处置。

（六）口服磷酸二酯酶5型抑制剂

目前ED药物治疗主要基于磷酸二酯酶PDE5的抑制，而PDE5则可降解cGMP至无活性的5′-GMP。如图71-1所示，西地那非、伐地那非、阿凡那非和他达拉非均竞争性抑制PDE5分解cGMP，即使患者的NO及cGMP合成减低，PDE5抑制也能改善勃起的硬

表71-3 降低勃起硬度和影响射精障碍频率的药物分类

药物分类	勃起硬度减低	射精障碍
β肾上腺素能拮抗剂	常见	略常见
交感神经制剂	可预见	常见
α_1受体激动剂	不常见	不常见
α_2受体激动剂	常见	略常见
α_1受体拮抗剂	不常见	略常见*
血管紧张素转化酶抑制剂	不常见	不常见
利尿剂	不常见	略常见
抗抑郁制剂	常见†	略常见‡
抗精神病制剂	常见	常见
抗胆碱能制剂	略常见	不常见

*患者能射精，但5%～30%患者为逆行射精。

†不常见于血清素再摄取抑制剂。

‡服用血清素再摄取抑制剂者射精延迟或抑制。

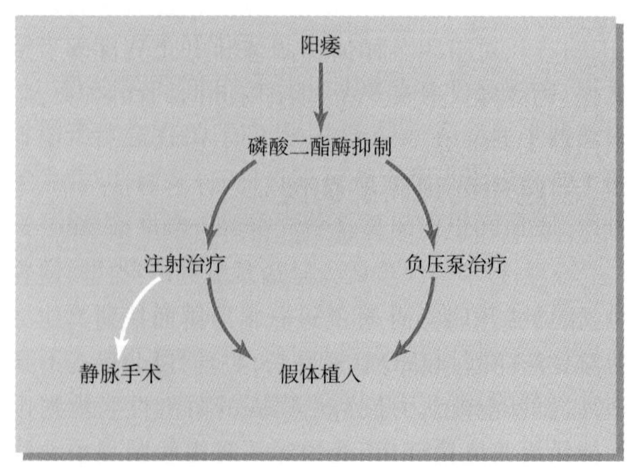

图71-2 阳痿治疗的合理流程

度。但并非所有患者均能对PDE5抑制产生反应。适当性刺激和完整的神经和血管通路均是产生适当的NO及cGMP以增加阴茎深部动脉血运的必要保证。PDE5抑制剂对器质性、心理性、神经源性及混合性病因所致的ED均有疗效，PDE5抑制剂治疗ED的总反应率可达70%。

除非有禁忌证，PDE5抑制剂已成为多数男性ED的一线治疗药物。PDE5抑制剂联合α受体阻滞剂可引起低血压。药物的相互作用比较复杂并取决于各自药物的种类。一般选择性α受体阻滞剂如坦索罗辛或阿夫唑嗪与PDE5抑制剂联合更为安全。但PDE5抑制剂不应与硝酸盐类药物合并使用，因多数患者会出现比较明显的协同降压作用（血压下降超过25mmHg）。有必要进行定期随访以确定疗效，与PDE5抑制剂相关的副作用，以及健康状况的变化。总体而言，30%的男性ED患者对这类药物无反应。

（七）前列地尔（前列腺素E_1）尿道内注射治疗

对于经PDE5抑制剂口服治疗无效的患者，经尿道内注射前列地尔可作为二线方案，即通过尿道口将含该药的凝胶注入尿道内。因包绕尿道的尿道海绵体和阴茎海绵体存在静脉交通支而保证了这种给药途径的有效性。多数口服PDE5抑制剂失败的ED男性通过此治疗方法能获得一定的疗效。但经尿道内注射前列地尔的疗效不如阴茎海绵体内注射治疗（后有叙述）。治疗初期患者自我操作可能会有一定困难，通常会在门诊医生指导下进行。在注入药物凝胶之前应排尽尿液。

高达1/3的患者会有暂时性尿道灼痛现象，在治疗前应与患者进行适当沟通。头晕或晕厥的合并症并不常见。该药物治疗起效快，疗效消失也快，罕见阴茎异常勃起。该药物可与PDE5抑制剂联合应用以增强ED治疗的疗效。性伴侣阴道内灼痛也常有发生，原因为尿道内的前列地尔凝胶流入阴道，但通过戴避孕套能防止此类不良事件。

（八）阴茎海绵体内注射治疗

阴茎海绵体内注射治疗的机制是将血管活性药物直接注射入阴茎海绵体，导致阴茎海绵体动脉平滑肌扩张而致阴茎勃起。此治疗对90%以上ED患者有明显疗效。常用的注射药物包括前列地尔、罂粟碱和酚妥拉明。这些药物既可单独使用也可联合。前列地尔是最常用的单独使用药物，也只有阴茎海绵体注射前列地尔经过广泛的临床试验并被美国FDA批准用于男性ED的治疗。酚妥拉明可增强罂粟碱的作用，常与前列地尔或罂粟碱联合使用。这些药物被制成不同浓度的联合剂型以增强疗效和减低副作用。二联及三联指两种或三种药物的联合制剂。

这类治疗的常见副作用为尿道黏膜挫伤和阴茎疼痛（总体发生率为50%），阴茎疼痛在年轻人及使用前列地尔患者中更为常见，因此对年轻人低剂量前列地尔或罂粟碱及酚妥拉明联合制剂更可能获益。其他与注射治疗相关的合并症包括阴茎异常勃起、阴茎纤维性海绵体炎（Peyronie's disease）。据报道阴茎异常勃起的发生率为1%～4%，勃起时间延长多见于神经源性ED，尤其是脊髓损伤的年轻男性。获得性阴茎弯曲（即阴茎纤维性海绵体炎所致硬结导致的阴茎弯曲）并不常见，但多见于阴茎海绵体注射治疗数年后。药物注射治疗最常见的问题并非合并症，事实上50%～60%的患者开始治疗1年后停止使用该方法。

与经尿道内注入治疗相似，治疗初期需在医生指导下进行。有预装专用注射器内的制剂，也有散装需自行抽取的制剂（建议采用胰岛素注射29号针头）。建议开始时采用小的试验剂量，数周内才逐渐增加至疗效要求的剂量。该药物不能在24h内重复使用，如感觉阴茎疼痛性勃起超过4h则应寻求专业医疗帮助。典型情况下，患者在门诊先注射试验剂量，并在门诊等候观察。如患者经历阴茎异常勃起，则应在4h内寻求医生帮助。一旦发生阴茎异常勃起，经阴茎海绵体注射0.5～1ml 250μg/ml去甲肾上腺素溶液（0.5mg去甲肾上腺素溶于2ml生理盐水）并同时监测心率和血压，一般情况下阴茎异常勃起经此治疗均能获得缓解。美国泌尿外科学会（AUA）网站可获得正式的阴茎异常勃起诊治指南。

（九）负压泵限制性装置

负压泵限制性装置的工作原理是将塑料套管套住阴茎，并紧压于阴茎根部皮肤达到封闭效果，利用一空气泵，通过连接于塑料套管内的导管，将套管内的空气抽尽而形成套管内负压或真空状态；在负压的作用下，血流将充盈至双侧的阴茎海绵体并引起阴茎被动勃起。一旦阴茎勃起，并于阴茎根部套入一橡皮束带以限制阴茎血流回流，阴茎勃起因此得以

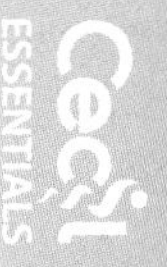

维持。PDE5抑制剂与负压泵限制性装置联合使用不但安全，也能提高勃起的疗效。该装置使用的副作用通常有阴茎冰凉感、麻木及阴茎挫伤等。

（十）阴茎假体

阴茎假体植入，无论是半硬还是可膨胀装置，均为手术室的植入手术。多数患者愿意选择可膨胀假体，因该假体能缩能胀，更接近自然勃起状态。尽管阴茎假体植入手术比其他技术创伤更大，但该技术对阳痿的长期治疗疗效更佳。90%的植入阴茎可膨胀假体的患者及其配偶对该治疗满意。

对植入假体的不断改进使得阴茎植入假体更为耐用而且有更好的抗感染能力。连接于假体与储液壶之间的导管连接技术的改进使得可膨胀假体的机械故障率5年内降低至小于5%。植入部件表面抗感染涂层或植入时喷涂于植入部件表面的涂层等技术的发展使得植入后感染的发生率降低50%。

第三节　良性前列腺增生

良性前列腺增生（benign prostatic hyperplasia，BPH），是一种前列腺的非恶性增大，是老年男性的常见疾病。据估计90%以上男性一生中都会出现有组织学证据的BPH，其中至少50%会因此出现下尿路症状（lower urinary symptoms，LUTS）并因此就医寻求帮助。广义而言，下尿路症状可分为两组症状群：梗阻性排尿症状及膀胱过度活动症状（表71-4）。

尽管多数BPH患者因下尿路症状就医，但其他疾病也可产生下尿路症状，如糖尿病、脊髓疾病、帕金森病、多发结节硬化及脑血管疾病等（图71-3）。评估这些非BPH相关的病症对制订合理的治疗方案至关重要。了解患者药物史也极为重要，因老年人相当数量的药物会引起不同类型的下尿路症状，其中包括梗阻性排尿症状和膀胱过度活动症等。

一、病理生理学

睾酮或更具代谢活性的双氢睾酮是前列腺生长，继而发生BPH的原因。睾丸产生睾酮，并经5α-还原酶转化成双氢睾酮。双氢睾酮是细胞内的主要雄激素，并认为是导致并维持良性前列腺增生患者前列腺细胞呈增生生长特征的主要因素。

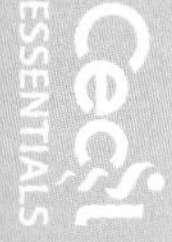

BPH主要发生在尿道周围前列腺组织，此区域称为前列腺移行区（图71-4），该区域组织生长导致膀胱出口梗阻（bladder outlet obstruction，BOO），并因此引起下尿路症状。BOO产生为两种机制作用的结果：前列腺尿道周围腺体组织体积增加所致的机械性梗阻；膀胱颈及前列腺内平滑肌组织张力增加导致排尿时膀胱颈张力不能松弛所致的动力性梗阻。同样重要但尚未完全了解的另一种原因，即膀胱逼尿肌对以上两种机制所致膀胱出口梗阻的反应。随着膀胱出口阻力的增加，膀胱逼尿肌收缩也随之增强，长此以往可导致膀胱功能的改变。

在膀胱出口梗阻的早期，膀胱功能尚能代偿；但随着阻力的持续存在，患者会产生下尿路症状，膀胱过度活动症症状，如尿频、尿急及尿急症更为明显。膀胱过度活动症症状常是患者就医的主要原因。梗阻的进一步持续存在，膀胱壁逐渐增厚及顺应性减低；顺应性减低可导致膀胱功能性容量的下降，并进一步加重患者膀胱过度活动症症状。

二、诊断

伴有可疑BPH所致下尿路症状患者的初始评估

表71-4　下尿路综合征表现

膀胱过度活动症	梗阻性排尿
尿频	排尿踌躇
夜尿增多	尿线细
尿急症	间断排尿
急迫性尿失禁	尿不尽感

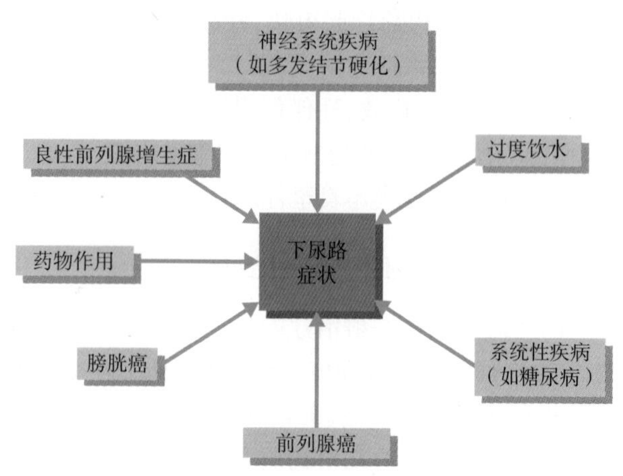

图71-3　下尿路症状的病因

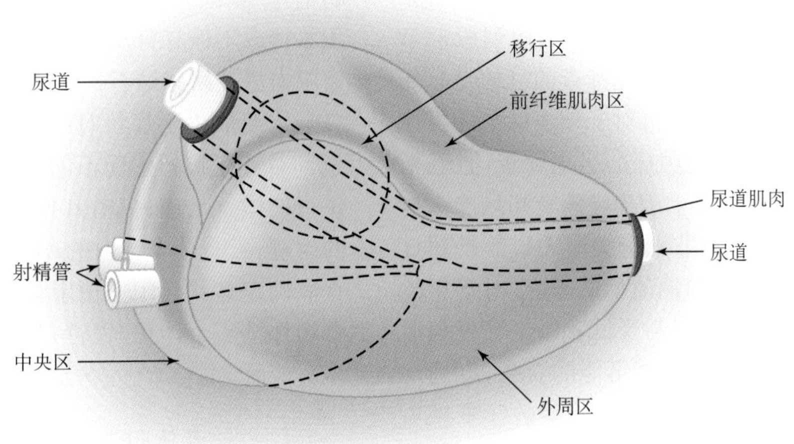

图71-4 前列腺分区

包括尿路症状病史、药物史、疾病史、一般身体状况及吸烟饮酒病史。下尿路症状的综合评估通常采用AUA症状指数（又称国际前列腺症状评分，IPSS），这是一种获得验证的自我填写的问卷表，包括7个与BPH及BOO相关的问题。AUA症状指数分级为轻度（0～7分）、中度（8～19分）及重度（20～35分）。在初始评估中AUA症状指数是一种有用的工具，可评估总体症状群的严重程度，以及药物或手术治疗的疗效。

一般体检应包括直肠指诊和相关的神经系统检查，尿液分析（试纸法或显微镜法）有助于了解有无血尿和泌尿系统感染。尿糖阳性对该类患者有特殊临床意义（提示可能存在引起下尿路功能改变的另一种因素）。BPH初始诊断指南推荐对所有伴提示BPH症状和体征的患者检查血肌酐以了解其肾功能状况。但对这种推荐应审慎，因这种建议发现尿路梗阻所致肾功能不全的比例极低，目前血肌酐检查已不再是BPH患者评估必须检查的项目。依据同一指南的建议，在初始评估中血清PSA（前列腺特异性抗原）检查仅作为选项。血清PSA不仅可作为前列腺癌筛查指标，也可作为前列腺体积的一种标志。由美国NIH赞助的MTOP（Medical Therapy of Prostatic Symptoms）研究显示血清PSA增加与前列腺体积呈线性相关。血清PSA大于4ng/ml者，4.5年之内9%的BPH患者存在手术的风险。

对于中度及重度BPH患者，以下一些诊断性检查也可选择，以确定患者的症状是否与其因BPH引起的梗阻相关。尿流率检查是一种无创检查，其参数最大尿流率（Q_{max}）通常被认为是鉴别患者是否存在BOO的最有用的参数，但最大尿流率的减低也可能为膀胱收缩功能受损所致。正常年轻男性Q_{max}可达25ml/s，而低于10ml/s通常被认为有明显的BOO。值得注意的是，Q_{max}低于15ml/s的BPH患者经尿道前列腺切除术（TURP）后可获得更好的临床疗效。残余尿量的测定可通过导尿，或更建议采用超声获得。残余尿量的增加提示急性尿潴留的风险增高，最终将导致手术干预。MTOP研究显示残余尿量超过39ml的BPH患者在4.5年内约7%需要手术干预，残余尿量超过200ml者，提示膀胱功能可能存在损害，需进一步行尿动力学检查予以确定。

采用排泄性尿路造影或超声检查评估上尿路（肾及输尿管）对一般的BPH患者并非必须，除非伴有泌尿系统疾病的证据（如血尿、泌尿系感染、肾功能不全、泌尿系统手术史及泌尿系统结石病史）。经直肠超声也不常规推荐，除非需了解前列腺体积及形态以确定手术干预方案。

三、鉴别诊断

许多疾病可引起老年男性下尿路症状。直肠指诊及血清PSA有助于鉴别BPH及前列腺癌；早期前列腺癌并无症状，而且两种疾病可并存。尽管血清PSA没有足够的特异性及敏感性以鉴别BPH和前列腺癌，但仍不失为一种评估前列腺癌风险的有用工具。

为应对目前对血清PSA筛查的争议，美国泌尿外科学会（AUA）2013年颁布新一版的前列腺癌早期筛查指南。根据此版指南，早期筛查的目的是减低前列腺癌的死亡率。总体而言，对于55岁以下的男性该指南并不推荐进行前列腺癌的早期筛查（直肠指诊及血清PSA检查）。但对于前列腺癌较高风险人群（如有前列腺癌家族史或非洲裔美国人），年龄超过40～55岁即可进行前列腺癌的早期筛查。对于年龄为55～60岁者，该指南建议与受试者讨论筛查和治疗的已知风险及前列腺癌筛查可能的获益，以确定个体化筛查方案。该指南并不推荐对年龄70岁以上或预期寿命低于10～15年的老年男性进行前列腺癌筛查。

直肠指诊和血清PSA均在前列腺癌筛查中起一定的作用。前列腺癌多起自于前列腺外周部位，并极易被直肠指诊触及。直肠指诊触及硬结或结节状病灶则应怀疑前列腺癌。血清PSA为良性或恶性前列腺细胞产生的一种蛋白，前列腺增大、炎症和癌变均可导致血清PSA的升高。尽管血清PSA升高并非对前列腺癌有诊断意义，凭此做进一步前列腺活检则可除外或诊断前列腺癌。由于前列腺进行性增生，随着年龄增长，血清PSA也逐渐升高。曾经认为的血清PSA低于4ng/ml为正常的标准已经否定，血清PSA随着年龄的增加代表了一种持续的前列腺癌风险，而非设定一种低限阈值可以除外此种风险。伴随时间而出现的血清PSA变化，称为PSA速度，可能更有价值。一般而言，血清PSA速度超过每年0.75ng/ml提示情况恶化，并建议行前列腺活检。

前列腺炎是另一种引起下尿路症状的疾病。前列腺炎可有细菌感染或非细菌性炎症发展所致。在老年男性中前列腺炎患者的症状多与BPH患者重叠。糖尿病、神经系统疾病（如帕金森病和脑血管疾病等）、其他泌尿系统疾病（如尿道狭窄等）均可在BPH患者中产生LUTS。许多药物，尤其是抗胆碱能制剂，也可产生类似BPH的症状。

四、药物治疗

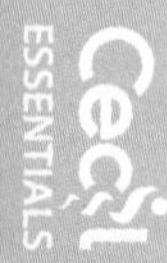

药物治疗是诊断为BPH相关LUTS患者的首选治疗。多数患者可通过药物治疗控制症状并少有副作用发生。MTOP研究显示长效α受体阻滞剂与5α还原酶抑制药联合治疗效果明显优于单药治疗。AUA症状指数为中度至重度的患者初始治疗通常采用药物治疗。如缺乏外科手术指征（如顽固性尿潴留、肾积水伴或不伴有肾功能损害、反复泌尿系感染、反复肉眼血尿及膀胱结石），开始采取药物或其他治疗的决定主要取决于症状对患者产生困扰的程度。每个患者对其症状的感受不同：夜尿两次对一些患者来说可能微不足道，但对其他患者而言可能是很严重的问题。没有一个绝对的AUA症状评分值或客观检查能确定症状性BPH患者需要的初始治疗。每个患者的评估需个体化，而治疗方案也要根据患者的具体病情而定。

（一）α受体阻滞剂

α受体阻滞剂是治疗BPH相关LUTS最常用的处方药。膀胱颈和前列腺分布有丰富的α肾上腺素能受体，α_{1a}受体亚型占70%～80%；而α_{1b}受体主要调节血管平滑肌的收缩，但在膀胱颈及前列腺的分布少于前者。

多沙唑嗪、特拉唑嗪、坦索罗辛及缓释阿夫唑嗪均为长效α受体阻滞剂。通常服法为睡前一次以减少对直立性低血压的影响。这类药物的作用机制是作用于α_1受体，因此能通过扩张血管引起暂时性低血压及头晕。原本有高血压的患者血压下降更为明显（平均下降10～15mmHg），而血压正常者服用后血压平均下降1～4mmHg。总体而言，10%～20%的患者服用后会产生暂时性副作用，包括头晕、乏力、外周水肿和鼻腔充血等。多沙唑嗪和特拉唑嗪可进行剂量调整以减轻这些副作用并保持一定的疗效。多沙唑嗪和特拉唑嗪一次有效剂量分别为4mg及5mg，最大疗效分别出现在连续服用1～2周和3～6周。总之，这些药物能降低AUA症状指数评分40%～50%，60%～65%患者的尿流率改善达40%～50%。

坦索罗辛为α_{1a}受体阻滞剂并有较长的半衰期。与其他α受体阻滞剂比较，其非特异性α受体的结合率明显降低，因此直立性低血压及头晕的副作用也明显低于其他α受体阻滞剂。该药物在高血压或血压正常者均对血压无明显影响。最大疗效出现在持续服用1～2周。

（二）5α-还原酶抑制剂（非那雄胺及度他雄胺）

非那雄胺和度他雄胺的作用机制为通过抑制

细胞内5α-还原酶而阻止细胞内睾酮转化为双氢睾酮。该类药物服用6～12个月后前列腺体积缩小18%～25%。对前列腺体积较大者[＞40ml(临床前列腺体积测定以ml为单位，对前列腺而言，1ml=1g=1cc)]，该类药物能最有效地阻止前列腺增生的进展和缓解症状。尽管近年来的证据显示前列腺体积小至30ml左右的BPH患者，其症状改善及疾病进展比较稳定，但长期服用5α-还原酶抑制剂仍能减低尿潴留及手术干预的风险，对于增生前列腺体积较大者作用更为明显。通常连续服用6个月开始出现疗效，最大疗效出现在开始治疗后12～18个月。

非那雄胺和度他雄胺均能降低血清PSA至50%左右，因此在解读长期口服5α-还原酶抑制剂患者的血清PSA时必须考虑这种变化。服用5α-还原酶抑制剂6个月后，患者血清PSA测定值乘以2作为解读血清PSA临床意义的标准值。血清游离PSA的变化也降低50%。长期服用5α-还原酶抑制剂(无论是非那雄胺或度他雄胺)均可引起性功能障碍，包括勃起硬度及性欲减低，以及射精量的减少。5α-还原酶抑制剂引起的ED是可逆的，停药后2～6个月之内即可恢复至用药前水平。

(三)磷酸二酯酶5型抑制剂(PDE5抑制剂)

尽管目前多认为这类药物主要用于ED的治疗，但有证据显示西地那非、伐地那非和他达拉非等PDE5抑制剂能有效治疗BPH患者症状。正如之前讨论的，PDE5抑制剂能降解cGMP，降低细胞内钙离子浓度，继而导致血管平滑肌松弛。该药物主要作用于阴茎血管和前列腺、尿道及膀胱颈的平滑肌。数个随机双盲安慰剂对照研究显示该类药物能有效治疗BPH患者的下尿路症状。尽管对PDE5抑制剂的疗效能否超过α-受体阻滞剂尚无结论，但两者联合能起更大的效果。该类药物常见的副作用为头痛、鼻塞和面部潮红。

(四)抗胆碱能药物

对多数BPH患者而言，其症状的主要成分为膀胱过度活动症症状。多数膀胱出口梗阻患者伴有尿频、尿急及夜尿增多症状。抗胆碱能药物(奥昔布宁、托特罗定及索拉菲尼)是治疗女性膀胱过度活动症的最佳药物。而这类药物与α受体阻滞剂联合治疗伴有膀胱过度活动症症状的BPH患者则能更为明显地改善其LUTS症状。除非前列腺体积小于29ml，抗胆碱能制剂并不优于α受体阻滞剂。抗胆碱能制剂的副作用有口干、便秘、恶心和认知障碍。男性服用该药物出现尿潴留的风险很低。

五、外科治疗

(一)微创治疗

尽管经尿道前列腺电切除术(TURP)仍为治疗BPH的外科手术标准，但人们在寻找更为微创及合并症更低的微创治疗上做出了很多努力，如寻找不同的热发生器以破坏前列腺组织等。这些基于门诊的热消融技术在治疗后1～2周内可能引起组织水肿而增加膀胱出口梗阻的严重程度，但治疗后12周左右疗效将会进一步显现。

经尿道微波热疗(TUMT)是目前被广泛研究的一种治疗BPH的微创技术。基于尿道传感器传导微波能量(30～300Hz)对前列腺组织进行加热。因此而发生的移行区前列腺组织体积的减小能有效改善尿流率和相关症状。经尿道穿刺消融(TUNA)则利用穿刺进入前列腺组织的电极传导低水平射频能量而导致前列腺组织发生相关的改变。其他在临床正在使用，或正在进行临床研究的微创技术有间质激光消融术及高能聚焦超声(HIFU)。所有技术的作用机制均为向前列腺内传递一定能量以破坏前列腺组织，从而减小前列腺体积并缓解BPH相关症状。

这些治疗常见的合并症有膀胱过度活动症症状的暂时加重、暂时性尿潴留、血尿及射精功能障碍(主要为逆行射精)。长期合并症如ED和尿道狭窄也有报道，但明显低于传统外科手术。这些微创技术的主要益处在于减少传统手术的合并症(如出血)，或与全麻及脊髓麻醉相关的并发症，能明显减低远期合并症，如ED、膀胱颈挛缩或尿道狭窄的发生率。此外所有这些微创治疗均能在门诊或日间手术间完成。

基于热疗的微创手术成功率介于药物治疗和传统外科手术之间，65%～70%的患者治疗后症状和尿流率得以改善。目前长期疗效尚可，但仍在评估中。

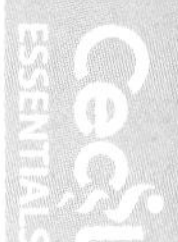

(二)传统外科手术

经尿道前列腺电切除术(TURP)仍为症状性BPH治疗的金标准。TURP通过电切镜利用电切环经尿道将前列腺移行区组织切除。治疗的目标是切除前列腺移行区组织至前列腺被膜，创建一个平滑开放的前列腺尿道和膀胱颈。改进该技术可采用生理盐水冲洗的等离子双极电切技术，能有效降低暂时性水中毒综合征（TURP综合征）的发生率。

由于手术室的治疗新技术发展，其疗效接近传统的TURP技术。如需经验更丰富泌尿外科医生操作的钬激光剜除术能更有效治疗前列腺体积更大的BPH患者。其他技术如不同类型的前列腺组织气化术，不同于TURP手术，气化术并无组织标本。这些气化术包括磷酸钛氧钾激光（又称KTP或绿激光）和双极等离子气化等。除钬激光剜除术外，其他术式针对的前列腺体积不应大于100ml，否则建议开放手术。尿失禁、逆行射精和尿道狭窄的发生率均高于基于门诊的微创技术，围术期合并症如输血等优于传统的TURP。除剜除术外，传统的TURP手术仍为治疗症状性BPH的最有效术式。如以尿流率及症状改善作为成功率的标准，TURP术的成功率高达80%～90%。

经尿道前列腺切开术（TUIP）主要为经尿道切开膀胱颈及近端前列腺尿道。该术式尽管创伤大于门诊的微创术式，但对前列腺体积小于30ml的患者其成功率接近TURP。TUIP术式的合并症明显低于TURP，但症状缓解的长期疗效不如后者。

对前列腺体积特别大者仍需开放前列腺剜除术。这是一种创伤较大的手术，需要经下腹中线5～10cm皮肤切口进入，同时需要切开膀胱颈或前列腺被膜，并将增生的前列腺移行区组织钝性分离并取出。该手术的成功率很高，但合并症也高于任何其他术式（表71-5）。目前在美国已很少采用该术式，多被经尿道钬激光剜除术代替。

六、结论

源自BPH的LUTS治疗经历了从外科手术为主到药物治疗的戏剧性变化，以及美国人口的老龄化，使得这些患者由泌尿外科诊治转变为由全科医生诊治。除非严重LUTS或出现早期外科干预症状，全科医生能成功处理多数轻度及中度LUTS患者，如这类患者药物治疗无效，还可采取基于门诊的微创治疗。

第四节 睾丸癌

睾丸癌是15～34岁年龄段男性最常见的实体肿瘤。近25年来睾丸癌的发生率持续升高。始于1970年基于顺铂的化疗出现及近年来多学科的系统治疗极大地改善了近40年来睾丸癌患者的生存率。目前低危睾丸癌患者的生存率接近99%，而高危睾丸癌者生存率也高达80%。

隐睾被认为是睾丸癌最为公认的危险因素。生精功能异常也被认为与睾丸癌有关。高达15%的睾丸癌患者存在男性不育。再者，睾丸萎缩患者睾丸癌的风险也明显升高。尽管存在争议，但睾丸内微小结石几乎并不增加睾丸癌的风险，因此发现有睾丸微小结石者并不需要进行睾丸癌风险的定期监测。2%～3%的睾丸癌患者确诊时存在双侧病变，而5%～10%的睾丸癌患者的对侧睾丸将会出现肿瘤。尽管生精功能受损，但多数睾丸癌患者仍具备生育能力。与患者讨论生育问题很重要，尤其是那些将来需要辅助治疗如放疗和化疗的患者。

睾丸癌最为常见的症状和体征为发现睾丸一无痛及质地坚硬的包块。肿瘤出血时患者也可能以阴囊急诊形式就诊，而这类患者中高达33%常被误认为附睾炎。阴囊超声具有诊断价值，睾丸癌通常与阴囊良性疾病有显著差别，前者明显为睾丸实质内的肿物，后者则为睾丸旁包块。晚期睾丸癌的症状和体征包括咳嗽、胃肠道症状（腹膜后转移包块所致）、背部疼痛（腹膜后转移）、神经系统症状（脑转移）、下肢水肿（髂血管淋巴结转移或下腔静脉瘤栓），以及锁

表71-5 良性前列腺增生症的药物治疗和外科治疗成功率

改善程度	$α_1$受体阻滞剂	非那雄胺	TURP	TUIP	开放手术
症状（%）	48	31	82	73	79
尿流率（%）	40～50	17	120	100	185
预期改善可能性（%）	74	67	88	80	98

注：TUIP.经尿道前列腺切开术；TURP.经尿道前列腺电切除术。

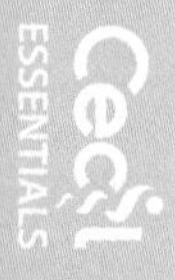

骨上淋巴结转移。

一、诊断和分期

睾丸肿瘤的初始处理为经腹股沟切口行睾丸切除术并高位横断结扎精索[①]。组织病理可区分基质肿瘤或生殖细胞肿瘤(germ cell tumor,GCT)。精原细胞瘤是最常见的纯单一组织类型的睾丸肿瘤;畸胎瘤、卵黄囊肿瘤、胚胎癌、绒毛膜癌归类于非精原细胞生殖细胞肿瘤,而这类肿瘤常混合有两种以上成分(即睾丸原发肿瘤中含有两种以上组织病理成分)。睾丸肿瘤有其特有的血清肿瘤标志物(STMs),并在肿瘤分期中起重要作用。这些肿瘤标志物包括HCG、AFP及LDH。HCG升高见于绒毛膜癌或胚胎癌,以及15%的精原细胞瘤。AFP升高见于卵黄囊肿瘤及胚胎癌,一旦AFP升高可除外精原细胞瘤。这些血清肿瘤标志物升高或因原发肿瘤分泌,或为转移病灶分泌所致。

腹膜后淋巴结是睾丸癌最为常见的初始转移部位。因此在了解睾丸癌侵犯范围时腹部增强CT是重要的分期评估手段。但文献显示,CT扫描对腹膜后分期诊断的准确性仍存在问题,假阴性及假阳性率均为20%～30%。常见淋巴结转移驻留病灶为腔静脉旁、主动脉腔静脉间、肾门下方的主动脉前及主动脉分叉上方。由于肺及纵隔也是常见转移部位,因此全面评估还需行胸部CT扫描和胸片检查(表71-6)。

表71-6 睾丸癌分期诊断方法

肿瘤标志物
- AFP:升高仅出现在非精原细胞生殖细胞肿瘤
- HCG:精原细胞瘤及非精原细胞瘤生殖细胞肿瘤均有升高

腹部CT扫描:腹部淋巴结是最常见的区域淋巴结转移部位

胸片及胸部CT:肺部是最常见的远处器官转移部位

二、治疗

睾丸根治性切除术后,原发肿瘤的组织病理类型、病理分期及血清肿瘤标志物为确定进一步治疗方案的主要依据。睾丸根治性切除术后如肿瘤标志物仍升高者,无论肿瘤为何种病理类型,均应行基于顺铂的系统化疗;如直接行放疗或腹膜后淋巴结清扫则面临很高的失败风险。

临床上精原细胞瘤Ⅰ期占70%,Ⅱ期占20%,Ⅲ期占10%。因精原细胞瘤对放射治疗极为敏感,过去多数专家建议对Ⅰ期及Ⅱ期精原细胞瘤患者的腹膜后病灶采用放射治疗。但现在对Ⅰ期患者多采取监测,在监测过程中即使出现新的腹膜后转移病灶仍对化疗或放射治疗极为敏感有效。Ⅱ期患者腹膜后转移融合成团块(转移淋巴结直径＞5cm)或Ⅲ期患者应采取联合化疗。

非精原细胞生殖细胞肿瘤晚期更为多见(Ⅰ期为30%,Ⅱ期为40%,Ⅲ期为20%),临床Ⅰ期和低肿瘤负荷Ⅱ期常推荐行腹膜后淋巴结清扫术,证据显示这些分期的患者行腹膜后淋巴结清扫术不但能获得更准确的病理分期,术后复发率也极低(＜2%),而且有治愈的可能,尤其是能清除有可能存在的畸胎瘤成分(该成分对化疗并不敏感)。腹膜后淋巴结清扫术的合并症包括淋巴囊肿、乳糜腹水(0.4%)及小肠梗阻(1%～2%)。保留神经的腹膜后淋巴结清扫术能使80%的患者保留正常射精。Ⅰ期或Ⅱ期患者有时也推荐初始化疗,如血清肿瘤标志物正常及腹部CT阴性的Ⅰ期患者也要采取监测随访,这些患者约2年内有25%出现复发,获得复发证据后通常采用化疗。

基于顺铂的系统化疗是晚期患者的标准治疗。腹膜后淋巴结转移融合成团块者化疗的治愈率为70%～80%。化疗的副作用包括肾功能损害、神经系统损害、雷诺现象、血液毒性、肺毒性、心血管毒性,以及有0.5%继发白血病的风险。

第五节 男性不育

约90%的夫妻婚后第1年均能受孕。因此除非不避孕1年仍未受孕,一般男性不做生育功能的评估。尽管无论何种性别都难以确认不孕的原因,在不孕夫妻中男性因素仍占25%～50%。男性不育的因素有精子运输障碍、精子的质量和数量下降;引起以上不育因素的疾病有ED、逆行射精、射精管阻塞、输精管梗阻、内分泌功能异常、精索静脉曲张及基因异常。

一、病史和体检

男性不育的评估应始于完整病史的采集和体

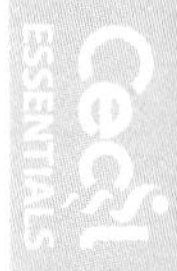

① 译者注:即睾丸根治性切除术。

检。病史采集中应着重询问尝试受孕的时间、受孕史（包括可能存在的前妻受孕史）、勃起功能及润滑剂使用等。详细的药物史、手术史、家族史和社会经历等都很重要。

体检应始于一般身体状况的全面检查，随之着重进行男性生殖系统器官的检查。仔细检查双侧睾丸以除外不育男性高发的睾丸肿瘤；评估睾丸的大小和质地，正常睾丸大小约20ml，触之并无过于柔软或海绵感。仔细检查精索，确定双侧输精管是否存在。阴囊检查了解有无精索静脉曲张（尤其是腹压增加时），直肠指诊了解前列腺或精囊有无异常。

二、精液分析

精液分析应该是男性不育最重要的检查。取精液前2～7d不应有射精，两次间隔7d的精液分析才可供临床参考。随着节制天数的增加，精子浓度有所升高，2004年一项关注射精频率对精子浓度影响的研究发现，节制超过10d受试者精子浓度仍持续升高。一旦获取精液，精液标本应尽快送至实验室，2h后精子的活动度即开始明显下降。

精液标本显微镜检查最重要的内容有精子浓度、精子形态和活动度。正常精子浓度应大于2×10^7个/ml，低于此标准者可以诊断为少精症（oligospermia）。未见精子者诊断为无精症（azoospermia）。依据各实验室的标准，精子形态多以某种形态占百分比表述。正常形态精子占比约为50%被认为具备正常精子形态。形态学评估主要依据精子头尾的大小和形态。精子活动度也以百分比表示，如能以协调及持续运动的精子为活动正常精子，正常活动度精子占50%以上被认为精子活动度正常。活动度异常者定义为弱精子症（asthenospermia），而形态异常定义为畸形精子症（teratospermia）。

精液分析的其他参数还有精液容量、pH及果糖是否阳性。精液容量一般为2～4ml，射精管阻塞（从输精管和精囊中无液体流出）或逆行射精均可导致精液容量减少。射精时来自睾丸的液体仅占精液量的极少部分，因此双侧输精管结扎并不会明显影响射精所产生的精液量。精液pH正常范围为7.2～8.0，酸性pH提示可能存在输精管先天缺失或精囊发育不良。正常精囊分泌果糖并为精子提供能量，因此果糖阳性见于正常精液，低果糖或果糖缺乏提示射精管阻塞或精囊发育不良。

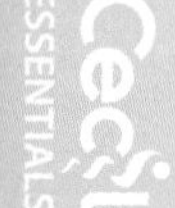

三、其他诊断性检查

如患者的精液分析异常，应进行全面的内分泌检查。初始的内分泌评估包括血清LH、FSH、催乳素和睾酮测定。所有内分泌检查均应在上午取样（11时之前），血清FSH升高预后不良，提示患者的不育症难以纠正；简言之，下丘脑垂体过多分泌激素以刺激精子生成，但睾丸并未对此有所反应。对于严重少精症或无精症者应进行以染色体分析为主（主要为染色体核型和Y微缺失评估）的基因检测，以除外有无先天性曲细精管发育不全综合征（Klinefelter综合征）及Y染色体异常。

不育男性如体检正常一般无须做阴囊超声，或因个人习惯而不愿行私处体检者也可做阴囊超声检查以帮助诊断是否存在精索静脉曲张。通常需要进一步诊断的不育症患者需转专科诊治。

四、男性不育症的初始治疗[①]

根据病史、体检及诊断评估结果选择治疗。首先应告知不育是男性整体状态的一种反应，减小压力、改善睡眠及健康饮食均能改善男性生育能力。以维生素和膳食为主的抗氧化治疗能否改善精子活动度的证据仍相互矛盾，建议不育男性可在超市或健康食品商店购买一些有抗氧化作用的复合维生素，但不能过度依赖这些治疗。

其他生活方式的改变也可改善生育能力，如避免热水浴可为精子生成提供更有利的条件。此外，吸烟、饮酒及大麻对男性生育均有负面影响。有些药物也可能会对生育功能产生负面影响，如α受体阻滞剂可导致BPH患者出现逆行射精等。外源性睾酮补充可降低精子生成能力，睾酮补充治疗停用后2个月精子生成能力才可能恢复至正常。

性交的时间和频率也对受孕有明显影响。应用排卵预测盒有助于受孕。由于精子在女性生殖道内能生存2d，因此每2日性交可最大程度地提高精子的受孕能力。此外，拟受孕者不建议使用润滑剂，因该类制剂有杀精作用。

有精索静脉曲张伴少精症者，或有（无）精子形态和活动度缺陷，可从曲张精索静脉切除术获益（此后有进一步阐述），最常见的术式有精索静脉曲张

① 译者注：或全科治疗。

切除术及性腺静脉栓塞术。少精症伴略低或正常血清FSH不育男性可口服克罗米酚柠檬酸盐（商品名Clomid），标准方法为25mg/d或50mg隔日一次，并连续服用至少2个月（因新的精子产生需要至少64d）。有关研究显示，尽管该药物能明显增加精子含量，但对生育影响甚微；符合以上实验室诊断的患者服用该药物确能获益。

不育男性伴有精索静脉曲张或少精、无精症者，经以上治疗无明显疗效时，应与泌尿外科会诊做进一步检查。如无精或少精症者伴精液量减少及果糖阴性提示射精管梗阻；无精症且超声检查有射精管梗阻证据者进一步检查应为睾丸活检。如怀疑为逆行射精（如少精症、果糖阳性及精液量少），泌尿外科医生会选择射精后离心尿镜检有无精子以确定是否存在逆行射精。

泌尿外科专科评估一旦完成，泌尿外科专科医生会建议行辅助生殖技术治疗（assisted reproductive technology，ART），ART最为简单的形式为宫内受精，适用于少精症及活动度正常者。体外受精（IVF）和胞质内精子注射（ICSI）费用高但成功率更高。甚至因Klinefelter综合征而无精症者采取ICSI治疗受孕成功率都高达40%。

第六节　阴囊良性疾病

一、精索静脉曲张

精索静脉曲张为精索静脉呈蔓状扩张，无论站立或腹压增高均可触及如蠕虫状团块。进行阴囊检查时患者应站立位，临床有意义的精索静脉曲张，站立位时均能触及。由于随着年龄增长，精索静脉曲张的发生率会增加。目前有关该病的发病率资料有很大差异，左侧单侧精索静脉曲张发生率为6.5%～22%，双侧发生率为10%～20%。单侧右侧精索静脉曲张发生率小于1%，由于右侧精索静脉曲张可能与腹膜后肿瘤相关，右侧单侧精索静脉曲张患者常需做包括腹膜后影像学在内的进一步检查。除非体检能明显触及，一般左侧单侧精索静脉曲张并无临床意义。体检未能触及但超声偶尔发现的左侧单侧精索静脉曲张，称为亚临床精索静脉曲张，通常无临床意义。

可触及或不可触及的精索静脉曲张常偶然发现，多数并无太大临床意义。可触及精索静脉曲张可引起睾丸萎缩。有生育要求的男性（注：精索静脉曲张患者），需比较两侧睾丸大小，或采用超声检查做更准确的测量。任何要求生育的男性如睾丸大小差异超过20%，需密切随访或最好转诊泌尿外科做进一步检查。尽管精索静脉曲张多为偶然发现，但也常因男性不育、阴囊疼痛和无症状睾丸萎缩等疾病检查时发现此病。

精索静脉曲张的病理生理不甚了解，涉及静脉瓣功能障碍，静脉血压力传至精索内静脉而导致精索静脉扩张。静脉血在静脉系统内滞留干扰维持睾丸温度的逆流换热机制，从而导致睾丸实质及生精功能受损。

精索静脉曲张是导致原发不育（从未有过孩子）和继发不育（曾经有过孩子）最为常见的病因，占男性不育的33%。但多数可触及精索静脉曲张患者生育并无障碍，对于男性不育并伴有精索静脉曲张的患者而言，典型的精液分析结果为精子计数减低，精子形态及活动度异常或低下。外科手术纠正了精索静脉曲张后，伴有男性不育的患者其精液分析参数改善率为60%～80%，继而受孕率为20%～60%。

任何主诉慢性阴囊疼痛患者进行超声检查时均应仔细观察，常能观察到精索静脉曲张，但只有可触及的精索静脉曲张才可能是疼痛的原因，如超声发现不可触及的精索静脉曲张，不应告知患者可能为其阴囊慢性疼痛的原因。患有可触及精索静脉曲张的慢性阴囊疼痛患者，手术纠正精索静脉曲张后，约80%患者的慢性阴囊疼痛的症状可获得改善。

治疗精索静脉曲张常用的术式有精索内静脉腹膜后高位结扎术、腹股沟及腹股沟下显微外科技术切除曲张静脉、腹腔镜精索静脉曲张切除术及经性腺静脉栓塞术。经腹股沟显微镜下静脉切除术为成功率最高的术式。最常见的手术合并症有鞘膜积液形成，睾丸动脉误扎尽管少见，一旦发生可导致睾丸萎缩甚至坏死。对于不可触及的鞘膜积液并无临床意义，无须外科处理。

二、精索囊肿（附睾囊肿）

精索及附睾囊肿为连接睾丸与附睾的输出小管扩张所致。尽管两者之间并无差异，但多数医生将较小的囊肿称为附睾囊肿，较大的囊肿称为精索囊肿。这些囊肿很常见，29%的无症状男性阴囊超声检查可发现这些囊肿存在。输精管结扎术后，35%的男性可发生精索囊肿，因此远端梗阻可能是这些囊肿发生的原因。

体检时，精索囊肿多为活动而坚硬的包块，与光滑的睾丸有明显的分隔。较大的囊肿能看出有透光特性。囊肿内充满透明液体并含有大量精子。如肿物无透光特征，应做阴囊超声检查以确定是否为实体瘤。附睾内绝大多数实体瘤为良性。精索及附睾小囊肿多无临床意义，也并非患者阴囊慢性疼痛的原因。如果囊肿过大或引起不适可采取手术切除。

三、急性附睾炎

急性附睾炎临床上表现为发热、急性阴囊疼痛、明显红肿及附睾硬结。从病理生理机制角度而言，急性附睾炎为尿道或膀胱的细菌逆行感染所致。35岁以下男性，最常见的致病菌与尿道细菌性炎症相关，如淋球菌或支原体尿道炎等。更年长者急性附睾炎致病菌为大肠埃希菌为主的大肠菌群感染，通常与急性下尿路感染或膀胱出口梗阻有关。

急性附睾炎诊断中最重要的考虑是要与急性睾丸扭转鉴别。体检时急性附睾炎表现为非特异性及主要位于附睾的肿大，附睾触痛明显，尿常规出现白细胞及细菌提示为感染性疾病。阴囊超声和多普勒超声有助于鉴别急性附睾炎和睾丸扭转。

急性附睾炎严重者也可涉及睾丸（附睾睾丸炎），此时常有全身症状。多数情况下初始治疗为抗生素、非甾体抗炎药，甚至可能需要口服镇痛药物。某些严重的病例需要广谱抗生素治疗，甚至需要住院救治。年龄35岁以下的男性急性附睾炎者通常服用强力霉素和头孢三嗪或单剂量的阿奇霉素。年长者需要服用氟喹诺酮类或复方新诺明2～4周。急性附睾炎合并症有附睾脓肿形成、睾丸梗死、不育、慢性附睾炎或睾丸疼痛。

四、鞘膜积液

鞘膜积液是阴囊鞘膜壁层和脏层之间液体蓄积所致。非交通性鞘膜积液通常包绕睾丸和精索；交通性鞘膜积液实则为腹股沟斜疝，只因疝囊腹腔开口过小，疝内容物仅为液体而不是肠道或脂肪。通过挤压鞘膜积液的液体，观察其是否被挤回腹腔便可鉴别交通性鞘膜积液或非交通性鞘膜积液。交通性鞘膜积液多见于儿童。

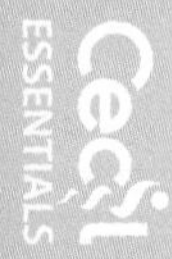

非交通性鞘膜积液常见症状有阴囊沉重感、阴囊疼痛或阴囊肿物。体检时透光试验阳性即可获得诊断。如未能触及睾丸，建议行阴囊超声检查以除外继发于睾丸肿瘤的反应性鞘膜积液。非交通性鞘膜积液为鞘膜血清液体分泌增加或吸收减少所致。感染、外伤、肿瘤性疾病、淋巴系统疾病等是成人鞘膜积液产生的因素，其他多为特发性因素。

症状性非交通性鞘膜积液的治疗为外科手术。针吸及硬化剂注射治疗复发风险极高，但适用于有外科手术风险的患者。鞘膜切除术包括多余睾丸鞘膜切除及折叠。手术后合并症如鞘膜积液复发和慢性疼痛发生率分别为9%及1%。

五、睾丸扭转

睾丸扭转为泌尿外科急症。睾丸血运来自睾丸动脉（起自主动脉）、输精管动脉（起自膀胱下动脉）及提睾肌动脉（起自腹壁下动脉）。这三支动脉血管均通过精索进入睾丸。精索扭转可导致动脉血流入和静脉血流出均被阻断。如果不能在6～8h内解除扭转，睾丸梗死及坏死性出血将有可能发生。患者年龄通常小于21岁，症状表现或诊断的延迟多见于成年人，与患者及医生因素均有关。

睾丸扭转特征性症状和体征表现为阴囊疼痛急性发作，恶心及呕吐，正常阴囊皮肤皱褶消失，提睾肌反射消失、睾丸呈高位扭转状态并伴有触痛。睾丸扭转的诊断多基于临床症状和体征，如具备急诊超声检查条件，所有患者术前均应行阴囊超声检查。如症状体征典型，高度怀疑睾丸扭转，无超声检查条件者也应行外科手术探查。多普勒超声检查是鉴别急性睾丸扭转与其他阴囊急诊如急性附睾炎、睾丸附件扭转和外伤等的重要手段。

如有可能在急诊室或诊室即开始对睾丸扭转进行手法复位。因可能存在皮质坏死，故手法复位应轻柔地将睾丸下拉并向外侧旋转（旋转方向如打开一本书），如手法复位成功，睾丸即不会缩至高位而降至阴囊内正常位置，同时阴囊疼痛便可即刻缓解。即使手法复位成功，患者仍应进行双侧睾丸固定术。值得注意的是睾丸扭转仅68%呈现为内侧旋转。

重要的外科手术原则是外科复位及手术台上睾丸血运的评估。确定睾丸能存活则应行三点固定（内侧、外侧及下方三点）的双侧睾丸固定术。如有睾丸梗死建议行睾丸切除术，对侧睾丸固定术应同时完成。如果诊断及手术及时，约70%的睾丸能挽救。外科手术延迟导致睾丸挽救率降至40%。

推荐阅读

Androgen Deficiency in Adult Men

Baillargeon J, Urban RJ, Ottenbacher KJ, et al: Trends in androgen prescribing in the United States, 2001 to 2011, JAMA Intern Med 173:1465–1466, 2013.

Bhasin S, Cunningham GR, Hayes FJ, et al: Testosterone therapy in men with androgen deficiency syndromes: an Endocrine Society clinical practice guideline, J Clin Endocrinol Metab 95:2536–2559, 2010.

Caronia LM, Dwyer AA, Hayden D, et al: Abrupt decrease in serum testosterone levels after an oral glucose load in men: implications for screening for hypogonadism, Clin Endocrinol (Oxf) 78:291–296, 2013.

Kvorning T, Andersen M, Brixen K, et al: Suppression of endogenous testosterone production attenuates the response to strength training: a randomized, placebo-controlled, and blinded intervention study, Am J Physiol Endocrinol Metab 291:E1325–E1332, 2006.

Meriggiola MC, Bremner WJ, Costantino A, et al: Low dose of cyproterone acetate and testosterone enanthate for contraception in men, Hum Reprod 13:1225–1229, 1998.

Morgentaler A: Testosterone therapy in men with prostate cancer: scientific and ethical considerations, J Urol 189(1 Suppl):S26–S33, 2013.

Nieschlag E, Swerdloff R, Behre HM, et al: Investigation, treatment, and monitoring of late-onset hypogonadism in males: ISA, ISSAM, and EAU recommendations, J Androl 27:135–137, 2006.

Rhoden EL, Morgentaler A: Risks of testosterone-replacement therapy and recommendations for monitoring, N Engl J Med 350:482–492, 2004.

Svartberg J, Midtby M, Bønaa KH, et al: The associations of age, lifestyle factors and chronic disease with testosterone in men: the Tromsø Study, Eur J Endocrinol 149:145–152, 2003.

Wu FCW, Tajar A, Beynon JM, et al: Identification of late-onset hypogonadism in middle-aged and elderly men, N Engl J Med 363:123–135, 2010.

Erectile Dysfunction

American Urological Association: AUA guideline on the management of erectile dysfunction: diagnosis and treatment recommendations, 2005 (website). http://www.auanet.org/education/guidelines/erectile-dysfunction.cfm. Accessed November 2014.

American Urological Association: Guideline on the management of priapism, 2003 (website). http://www.auanet.org/education/guidelines/priapism.cfm. Accessed November 2014.

Cappelleri JC, Rosen RC: The Sexual Health Inventory for Men (SHIM): a 5-year review of research and clinical experience, Int J Impotence Res 17:307–319, 2005.

Carson CC, Lue TF: Phosphodiesterase type 5 inhibitors for erectile dysfunction, Br J Urol Int 96:257–280, 2005.

Costa P, Potempa A-J: Intraurethral alprostadil for erectile dysfunction: a review of the literature, Drugs 72:2243–2254, 2012.

Feldman HA, Goldstein I, Hatzichristou DG, et al: Impotence and its medical and psychosocial correlates: results of the Massachusetts Male Aging Study, J Urol 151:54–61, 1994.

Kostis JB, Jackson G, Rosen R, et al: Sexual dysfunction and cardiac risk (the Second Princeton Consensus Conference), Am J Cardiol 96:313–321, 2005.

Montague DK, Jarow JP, Broderick GA, et al: for the Erectile Dysfunction Guideline Update Panel: The management of erectile dysfunction: an AUA update, J Urol 174:230–239, 2005.

Benign Prostatic Hyperplasia

Carter B, Albertsen P, Barry M, et al: Early detection of prostate cancer: AUA Guideline,, Linthicum, Md., 2013, American Urological Association.

D'Amico AV, Chen MH, Roehl KA, et al: Preoperative PSA velocity and the risk of death from prostate cancer after radical prostatectomy, N Engl J Med 351:125–135, 2004.

Eggener SE, Roehl KA, Catalona WJ: Predictors of subsequent prostate cancer in men with a prostate specific antigen of 2.6 to 4.0 ng/ml and an initially negative biopsy, J Urol 174:500–504, 2005.

Kaplan SA, Roehrborn CG, Rovner ES, et al: Tolterodine and tamsulosin for treatment of men with lower urinary tract symptoms and overactive bladder: a randomized controlled trial, JAMA 296:2319–2328, 2006.

Lowe FC, McConnell JD, Hudson PB, et al: for the Finasteride Study Group: Long-term 6-year experience with finasteride in patients with benign prostatic hyperplasia, Urology 61:791–796, 2003.

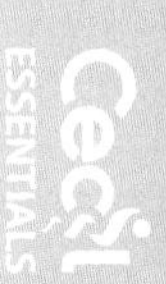

McConnell JD, Roehrborn CG, Bautista OM, et al: for the Medical Therapy of Prostatic Symptoms (MTOPS) Research Group: The long-term effect of doxazosin, finasteride, and combination therapy on the clinical progression of benign prostatic hyperplasia, N Engl J Med 349:2387–2398, 2003.

Roehrborn CG, Kaplan SA, Jones JS, et al: Tolterodine extended release with or without tamsulosin in men with lower urinary tract symptoms including overactive bladder symptoms: effects of prostate size, Eur Urol 55:472–479, 2009.

Wang C: Phosphodiesterase-5 inhibitors and benign prostatic hyperplasia, Curr Opin Urol 20:49–54, 2010.

Testis Cancer

Amato RJ, Ro JY, Ayala AG, et al: Risk-adapted treatment for patients with clinical stage I nonseminomatous germ cell tumors of the testis, Urology 63:144–148, 2004.

Atsu N, Eskicorapci S, Uner A, et al: A novel surveillance protocol for stage I nonseminomatous germ cell testicular tumors, Br J Urol Int 92:32–35, 2003.

Classen J, Schmidberger H, Meisner C, et al: Radiotherapy for stages IIA/B testicular seminoma: final report of a prospective multicenter clinical trial, J Clin Oncol 21:1101–1106, 2003.

DeCastro BJ, Peterson AC, Costabile RA: A 5-year follow-up study of asymptomatic men with testicular microlithiasis, J Urol 179:1420–1423, discussion 1423, 2008.

Einhorn LH, Donohue J: Cis-diamminedichloroplatinum, vinblastine, and bleomycin combination chemotherapy in disseminated testicular cancer, Ann Intern Med 87:293–298, 1977.

MacVicar GR, Pienta KJ: Testicular cancer, Curr Opin Oncol 16:253–256, 2004.

Schmoll HJ, Kollmannsberger C, Metzner B, et al: Long-term results of first-line sequential high-dose etoposide, ifosfamide, and cisplatin chemotherapy plus autologous stem cell support for patients with advanced metastatic germ cell cancer: an extended phase I/II study of the German Testicular Cancer Study Group, J Clin Oncol 21:4083–4091, 2003.

Stephenson AJ, Sheinfeld J: The role of retroperitoneal lymph node dissection in the management of testicular cancer, Urol Oncol 22:225–235, 2004.

Male Infertility

Balercia G, Regoli F, Armeni T, et al: Double-blind randomized trial on the use of L-carnitine, L-acetylcarnitine, or combined L-carnitine and L-acetylcarnitine in men with idiopathic asthenozoospermia, Fertil Steril 84:662–671, 2005.

Joesoef MR, Beral V, Aral SO, et al: Fertility and use of cigarettes, alcohol, marijuana, and cocaine, Ann Epidemiol 3:592–594, 1993.

Roth LW, Ryan AR, Meacham RB: Clomiphene citrate in the management of male infertility, Semin Reprod Med 31:245–250, 2013.

Sabanegh EJ, Agarwal A: Male infertility. In Wein AJ, Kavoussi LR, Partin AW, et al, editors: Campbell-Walsh Urology, Philadelphia, Pa., 2012, Elsevier, pp 616–647.

Schiff JD, Palermo GD, Veeck LL: Success of testicular sperm injection (corrected) and intracytoplasmic sperm injection in men with Klinefelter syndrome, J Clin Endocrinol Metab 90:6263–6267, 2005.

Benign Scrotal Diseases

Alleman WG, Gorman B, King BF, et al: Benign and malignant epididymal masses evaluated with scrotal sonography: clinical and pathologic review of 85 patients, J Ultrasound Med 27:1195–1202, 2008.

Ficarra V, Crestani A, Novara G, et al: Varicocele repair for infertility: what is the evidence? Curr Opin Urol 22:489–494, 2012.

Karmazyn B, Steinberg R, Kurareid L, et al: Clinical and radiographic criteria of the acute scrotum in children: a retrospective study in 172 boys, Pediatr Radiol 35:302–310, 2005.

Neiderberger C: Microsurgical treatment of persistent or recurrent varicocele, J Urol 173:2079–2080, 2005.

Sessions AE, Rabinowitz R, Hulbert WC, et al: Testicular torsion: direction, degree, duration and disinformation, J Urol 169:663–665, 2003.

Shridharani A, Lockwood G, Sandlow J: Varicocelectomy in the treatment of testicular pain: a review, Curr Opin Urol 22:499–506, 2012.

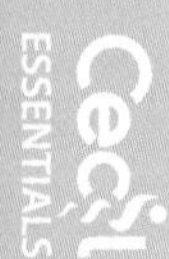

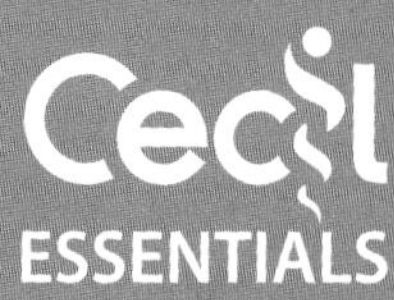

第十三部分

骨与骨矿物质代谢性疾病

第72章

骨矿盐平衡的正常生理

著　者　Andrew F. Stewart
译　者　卜　石　审校者　邢小燕

一、钙平衡

维持正常钙平衡对于生存至关重要，原因如下：第一，血清钙浓度调节肌肉和神经组织细胞膜的兴奋性。血清钙浓度升高使神经元和肌肉细胞对刺激产生不应性，在临床上表现为昏迷和肌无力。相反，血清钙浓度降低使神经肌肉兴奋性增加，临床上表现为惊厥和不自主的肌肉痉挛和收缩，称为手足痉挛或搐搦。第二，生物的生存需要骨骼，钙是骨骼中的主要结构阳离子，骨骼矿化的主要钙盐形式是羟磷灰石，骨矿含量下降将导致自发性骨折。第三，细胞内的钙在细胞内信号转导中占有重要地位，细胞内钙的调控对所有细胞的生存很重要。药学领域利用这一机制开发出可以调节细胞内钙离子浓度和钙通道活性的药物来治疗多种人类疾病。无论什么专业的内科医生，都会遇到钙平衡紊乱的疾病。

血清总钙的浓度通常维持在9.5mg/dl，其中有约4.5mg/dl主要与血清白蛋白结合，约0.5mg/dl以不溶性复合物的形式（如硫酸钙、磷酸钙、枸橼酸钙）存在于血循环，循环中剩余的4.5mg/dl是游离钙或非结合钙或离子钙。血清游离钙或离子钙具有重要的临床和生理意义。这些游离钙通过肾小球滤过，与细胞膜相互作用调节膜电位或兴奋性，能进出骨骼羟磷灰石晶体点阵。

尽管多数临床实验室通常检测的是血清总钙，保持血清离子钙水平正常十分重要。在某些情况下，在离子钙不变时，血清总钙可以发生变化。例如，在肝硬化或肾病综合征时，如果白蛋白降低，血清总钙水平下降，但离子钙水平正常。在某些情况下直接测定离子钙很重要。

在进化过程中已经形成了一个调控共同体来保证这一系统的完整性。当患者出现高血钙、低血钙或骨矿化异常时，意味着其多重安全调控点已被打破（将在后面讨论）。

为保持稳态控制，离子钙与三个重要的部分可以相互作用，如图72-1所示钙的生理黑框。尽管细胞内的钙对细胞内信号转导非常重要，从数量上讲它对全身的钙平衡并不重要。维持血清钙浓度的三个关键调控部位是肠道、肾和骨骼。

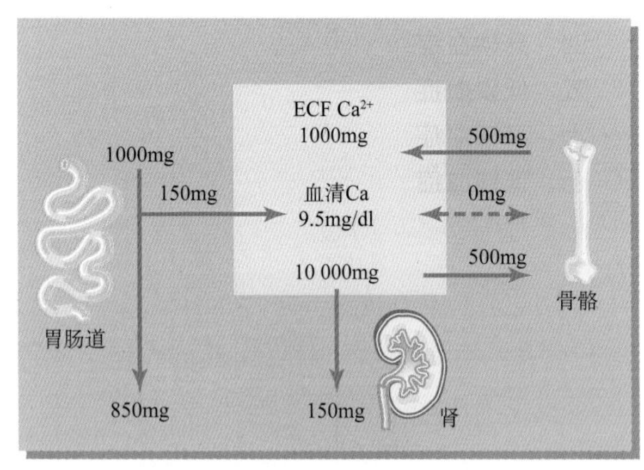

图72-1　钙的生理。中央的框代表细胞外液（ECF），有1000mg钙。胃肠道、骨骼和肾三大器官相互作用来调节钙代谢。每日进出ECF的钙量以毫克（mg）来度量

（一）钙在细胞内、外的流动

1.肠道钙的吸收

一个成年人每日从正常饮食中摄入的钙约为1000mg，其中300mg被吸收（单向吸收率约为30%），吸收的部位是十二指肠和近端空肠。每日约150mg

钙由肝(自胆汁)、胰腺和小肠腺分泌,所以钙净吸收(称为吸收分数)约为摄入量的15%。

肠道对钙吸收的效率受小肠上皮细胞的活性维生素D[1,25(OH)$_2$D,又称骨化三醇]调节。1,25-(OH)$_2$D水平的增加可促进钙吸收,1,25(OH)$_2$D水平下降则减少食物中的钙吸收。通过增加钙的摄入和(或)升高血浆1,25(OH)$_2$D浓度可以短期内快速增加食物中的钙吸收。病理性血钙升高(如高钙血症)的原因可能是循环1,25(OH)$_2$D水平升高(如结节病)或钙摄入过多(如乳-碱综合征)。相反,低钙血症的原因可能是1,25(OH)$_2$D水平下降(如慢性肾衰竭、甲状旁腺功能减退)。如果一个正常成人每日摄入1000mg钙,从胃肠道吸收约150mg,剩余的850mg钙从粪便排出。

2.肾对钙的处理

钙在肾的滤过负荷约10 000mg/d。对整体钙平衡而言这一数字很大,因此也可以认为肾是最重要的血钙水平的实时调控者,而肾对钙处理异常(如应用噻嗪类利尿剂、甲状旁腺功能减退)可以显著影响血清钙平衡。

每日肾小球滤过10 000mg钙,约9000mg(90%)被近端小管曲部、直部和髓袢升支粗段重吸收。上述90%的钙与钠和氯一起被重吸收,不受甲状旁腺激素(PTH)调节。剩下的10%到达远端肾小管,受PTH调节(PTH可以促进尿钙的重吸收)。PTH抑制尿钙排泄的效率极高,升高的PTH可以基本阻止尿钙排泄。这是一种很强的保存钙的机制,尤其是在钙极度缺乏的情况下(如低钙膳食、维生素D缺乏、肠道吸收不良)。但是,在某些病理情况下(如原发性甲状旁腺功能亢进)又可促进高钙血症的发生。

一个健康个体每日从终尿排泄的钙约为150mg。如果每日肾滤过的钙为10 000mg,终尿排泄的钙为150mg,则近曲和远曲小管共重吸收钙9850mg(98.5%)。一个健康个体每日与外界的钙交换则实现了完全的零平衡:摄入1000mg/d－排出[(经粪便850mg/d)+(经尿液150mg/d)]=0。

3.骨骼的生物学特征和钙平衡

成年男性和成年女性的骨骼约分别含钙1.2kg和1.0kg。大多数的钙以羟磷灰石[$Ca_{10}(PO_4)_6(OH)_2$,一种羟基磷酸钙盐]晶体的形式存在。钙对骨骼的结构完整性起重要作用,但骨骼也作为巨大的人体钙库来随时调节进出细胞外液(ECF)的钙量。

成人的骨有两种类型:骨皮质(或称板层骨)和骨松质(或称小梁骨)(图72-2)。颅骨和长骨的骨干以骨皮质为主,另外一些骨(如桡骨远端、椎体和髋部的转子)以骨松质为主。

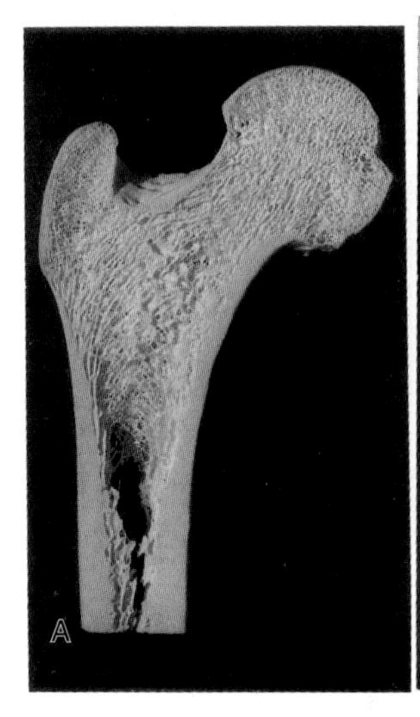

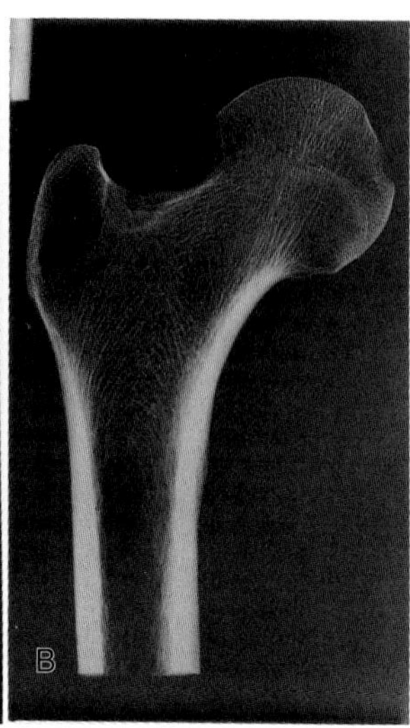

图72-2　人体骨结构。人体近端股骨大体标本(A)和同样部位的X线片(B)。注意有两种类型的骨:一种为骨皮质(如板层骨),另一种为骨松质(如小梁骨)。不同部位骨的骨皮质和骨松质的比例不同。例如,股骨干主要包含骨皮质,而股骨颈的近端和大转子仅有极少骨皮质,且几乎全部为小梁骨。这种区别是很重要的,因为多数骨质疏松性骨折发生在骨松质占优势的部位(包括大转子、股骨颈、椎体和桡骨远端)(资料来源:Webster S.S.Jee, MD, University of Utah, Salt Lake City, Utah.)

人们常认为骨是一种惰性组织,其实不然。骨作为一种有活力的组织其实是在持续地反复自我更新。成年人骨骼每3～10年完成一次完全重构。骨科医生利用骨重构的机制,常规或故意将骨折处理得不完美,因为随着时间的推移正常的骨重构过程会使骨恢复其原本的形状。

调节骨转换的细胞分为负责清除旧骨的细胞、负责新骨形成的细胞和调节这两个过程的细胞(图72-3)(见第74章)。清除(或吸收)旧骨的细胞是破骨细胞,破骨细胞是来源于循环巨噬细胞融合成的代谢活跃的多核巨细胞,它们沉积在骨表面并形成一个封闭的区域。在该区域分泌氢离子(如酸)、蛋白酶(如胶原酶)和蛋白多糖消化酶(如透明质酸酶)。酸可以溶解羟磷灰石而释放钙。各种酶可以消化骨的蛋白和蛋白多糖(如胶原、骨钙素和骨桥蛋白),来形成骨的非矿物质部分(或称类骨质)。破骨细胞沿骨松质的骨板移动,在骨皮质钻取隧道,定期地在它们的封闭区域内向骨髓腔释放被消化的物

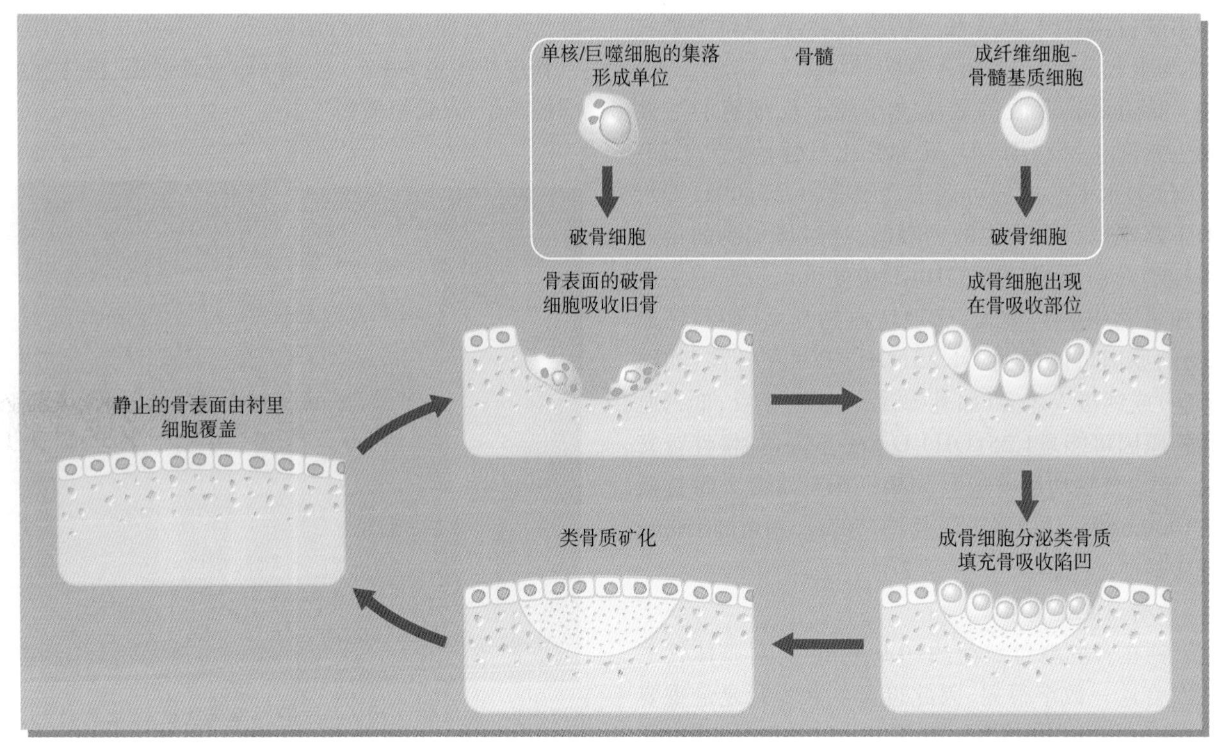

图72-3 骨重构的细胞组成。骨重构是一个连续的过程，其中包括来自巨噬细胞系［如单核/巨噬细胞的集落形成单位（CFU-GM）］的破骨细胞前体被激活成为活跃的促骨吸收的破骨细胞，破骨细胞进入骨表面并挖出骨吸收的陷凹。来自成纤维细胞-骨髓基质细胞（CFU-F）的成骨细胞前体随后出现并在骨吸收部位活化，它们分泌新的类骨质，类骨质随后矿化将破骨细胞骨吸收形成的骨陷凹填平（资料来源：Manolagas SC，Jilka RL： Bone marrow，cytokines，and bone remodeling： emerging insights into the pathophysiology of osteoporosis，N Engl J Med 332：305-311，1995.）

质，并在小梁骨表面形成骨吸收陷凹（称为Howship陷凹）。释放的钙进入细胞外“钙池”，释放的蛋白水解物，如脱氧吡啶诺啉交联物（胶原片段和羟脯氨酸），可以作为临床评价骨吸收的标志物。

新骨形成由来源于骨髓间质细胞或骨表面衬里细胞的成骨细胞完成。成骨细胞合成和分泌骨的非矿物质部分（称为类骨质），这些成分主要是蛋白，包括胶原、骨桥蛋白、骨粘连蛋白、骨钙素、蛋白多糖和多种生长因子［如转化生长因子-β（TGF-β）和胰岛素样生长因子-Ⅰ］。这些物质形成的复合物为羟磷灰石晶体提供了支架。

在近10年间，人们开始关注曾经被忽视的第三类细胞——骨细胞。骨细胞起源于成骨细胞，被埋在矿化的骨内。每一个骨细胞存在物理联系并通过长长的树状结构与骨表面的细胞相连。树状结构通过精细的微管网络广泛地深入矿化的骨内。骨细胞在感受骨内生物力学应力的变化上起关键作用，通过细胞表面的延伸结构来传递信号以吸引、激活或抑制破骨细胞和成骨细胞。它们通过这种方式决定哪些区域的骨需要进行新骨形成，哪些区域是破骨细胞进行骨重构的靶目标。

通过骨转换（或称骨重构）过程，破骨细胞持续清除旧骨，成骨细胞继续合成新的类骨质然后矿化，最终实现新骨替代旧骨。被取代的旧骨，被认为是有缺陷的或受损伤的发生微小骨折、强度下降的骨。而新骨力学强度更好（尽管证据还不充分）。治疗骨质疏松症最主要的抗骨吸收剂（如雌激素、类雌激素药物和双膦酸盐）就通过显著抑制骨转换来改善骨密度和骨的力学性能。

骨重构对于全身的钙平衡非常重要。破骨细胞可在需要维持正常血钙浓度时从骨骼获取钙。相反，血钙过多时可以沉积在成骨细胞分泌的未矿化的类骨质中。在正常情况下，破骨细胞骨吸收的速率能使每日500mg钙从骨骼移出进入ECF，同时成骨细胞在新的部位进行类骨质的矿化时有500mg钙从ECF进入骨。这样骨骼和ECF的钙就实现了平衡（见图72-1的框显示），生物体与外界环境也达到了钙的平衡。

考虑到钙平衡的复杂性和严格控制血钙的重要性，因此系统性地调节和整合通过胃肠道、骨骼和肾的钙流是非常重要的。PTH和维生素D的活性形式1,25(OH)$_2$D就是调控这一过程的两个最重要的代谢调控激素。

(二)调控激素

1.甲状旁腺素(PTH)

PTH是由四个甲状旁腺合成的激素(图72-4)。这些腺体位于正常甲状腺腺体的后方，左右各一对。通过钙感受器(一种位于甲状旁腺细胞表面的G蛋白偶联的钙受体)来持续监控血清钙离子的浓度。通过这一精细敏感的系统，血清钙离子轻微下降(如下降0.1mg/dl)就会刺激PTH分泌，而血清钙的微小上升也会抑制PTH分泌。

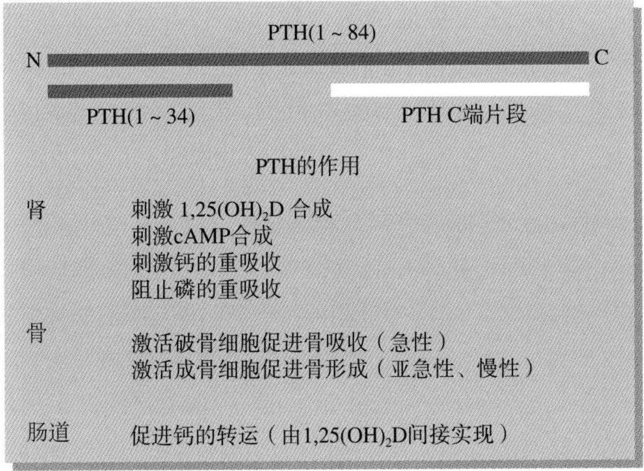

图72-4 PTH的结构和作用。PTH是一个含84个氨基酸的蛋白，在肝脏进行酶切产生N端和C端两部分。该图列出了PTH N端片段的作用。cAMP.环磷酸腺苷；1,25(OH)$_2$D. 1,25-二羟胆骨化醇

PTH自甲状旁腺分泌时是一种含84个氨基酸的肽类激素，然后被肝的库普弗细胞迅速(半衰期为3～5min)切割成两部分，活性部分在N端，C端为无活性部分。甲状旁腺持续监测血清钙浓度，低血钙时PTH分泌立即增加。PTH在分泌后被快速清除保证了甲状旁腺和PTH对血钙进行十分精准的调控。

PTH有三个作用的靶器官，两个是直接作用，一个是间接作用。第一个直接作用的靶器官是肾，PTH可以抑制肾排泄钙，同时抑制磷酸盐和碳酸氢盐的重吸收，分别导致高尿磷、低血磷和近端肾小管酸中毒。PTH对肾的作用是即刻发生的，还可促进活性的1,25(OH)$_2$D的合成。

PTH还可以直接作用于骨骼。PTH通过促进破骨细胞骨吸收来快速动员骨钙进入循环。在数日至数周后，PTH可以激活成骨细胞产生新骨，从而使钙从血循环进入骨。PTH快速刺激破骨细胞(并不激活骨形成)的能力对于骨钙快速进入ECF非常重要。

PTH通过促进肾脏合成1,25(OH)$_2$D来间接促进肠道对钙的吸收。综合来看，低血钙时PTH分泌增加，通过三重作用促使低水平的血钙恢复正常，这三重作用分别为减少肾脏钙排泄，从骨骼动员钙进入ECF，以及增加1,25(OH)$_2$D的合成来间接促进肠道吸收钙。

2.维生素D代谢

维生素D有两种化合物：麦角骨化醇(维生素D$_2$)和胆骨化醇(维生素D$_3$)(图72-5)。这两种物质都是无活性的前体物，维生素D$_3$主要来源于经日晒后的皮肤，维生素D$_2$来自于植物甾醇。维生素D$_2$和D$_3$可以见于各种复合维生素和商业化的膳食补充剂。

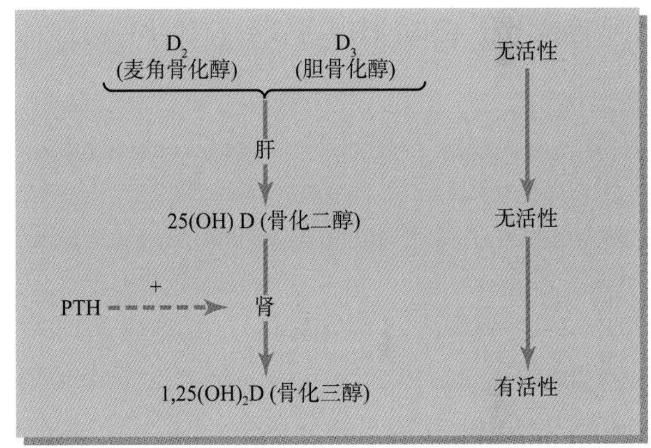

图72-5 维生素D的代谢途径。无生物活性的维生素D有两种存在形式——维生素D$_2$和维生素D$_3$，它们均分别在肝脏和肾脏进行两步羟化后转变为维生素D的活性形式：1,25-二羟胆骨化醇，亦称为骨化三醇。PTH.甲状旁腺激素

这两种前体物在肝脏被维生素 D 25-羟化酶(CYP2R1)分别转化为25(OH)D$_2$和25(OH)D$_3$。这两种衍生物仍然是无活性的前体物，但它们有临床意义：第一，在严重肝脏疾病(如肝硬化)时，这一重要步骤受阻，可导致维生素D缺乏综合征——肝性骨营养不良。第二，25(OH)D是反映维生素D营养状态(充足或缺乏)的标准实验室检测指标，可应用于低钙血症、骨软化症或佝偻病、骨质疏松症和肠吸收不良及其他类似情况的患者。

25(OH)D在肾脏近曲小管被25-羟维生素D$_3$-1α-羟化酶(CYP27B1)转化(或激活)为活性形式——1,25(OH)$_2$D，这种物质亦称为骨化三醇，受PTH调控。PTH促进1,25(OH)$_2$D合成，PTH下降时

1,25(OH)$_2$D合成减少。1,25(OH)$_2$D的主要作用是促进肠道钙的吸收。PTH通过1,25(OH)$_2$D间接调节肠道中饮食的钙吸收。甲状旁腺功能减低时出现低钙血症的部分原因就是肠道钙吸收不足。相反，甲状旁腺功能亢进时出现的高钙尿症和肾结石，直接原因就是循环1,25(OH)$_2$D水平升高。测定1,25(OH)$_2$D可以作为衡量甲状旁腺功能和肠钙吸收的一个指标。

3.降钙素

降钙素是由甲状腺滤泡旁C细胞合成的，高血钙时可促进降钙素分泌。它曾经被认为是一种基本的调节钙的激素。药理剂量的降钙素可以降低血钙水平，但很少有降钙素在人体自我稳态维持中发挥作用的证据。

（三）钙平衡的整合

当饮食中摄入了远超过正常量的钙时，血清钙会有轻微上升，随即PTH水平受到抑制。PTH水平的下降立即使肾远曲小管的钙排泄大大增加，同时使破骨细胞活性受到抑制，从而抑制持续的骨吸收，但允许来自ECF的钙进入未矿化的类骨质沉积池。这两方面作用使血清钙快速、短期下降到正常水平。但是如果长期保持高钙膳食，这些适应机制就显得不足了。肾持续的钙排出增加导致高尿钙（伴肾结石和肾钙化），不受拮抗的骨形成会导致骨过度矿化（如骨硬化病）。

防止长期高钙饮食的负面影响需要有两个额外的反应（图72-6B）。第一，亚急性或慢性PTH的抑制使循环1,25(OH)$_2$D水平下降，使肠道钙吸收、钙进入ECF和尿钙排泄的效率降低。第二，慢性PTH下降可使成骨细胞活性缓慢下降，类骨质无法形成，使钙沉积于骨的能力丧失。

相反，在短暂低钙饮食期间（图72-7A），如在两餐之间，随着血清钙的极轻微下降，PTH释放增加，后者立即使肾钙排泄减少。同时，快速刺激破骨细胞

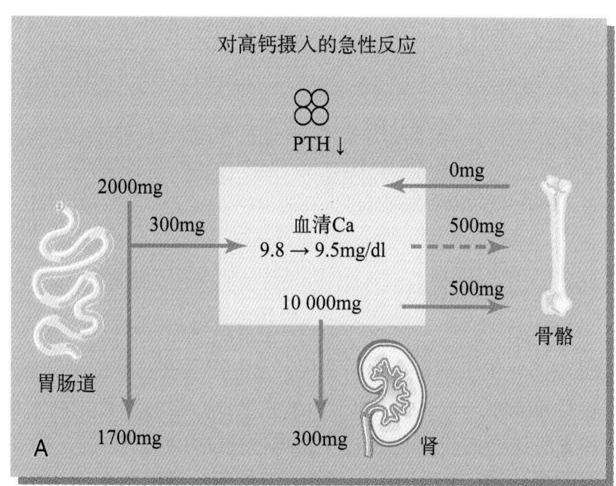

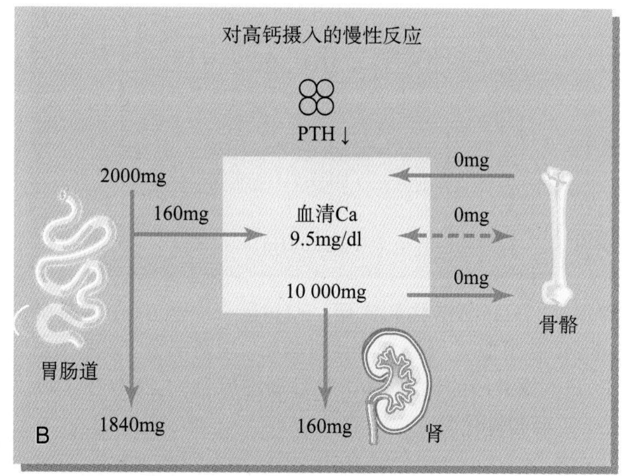

图72-6 对钙摄入增加的反应。A.快速反应；B.慢性反应。详见正文

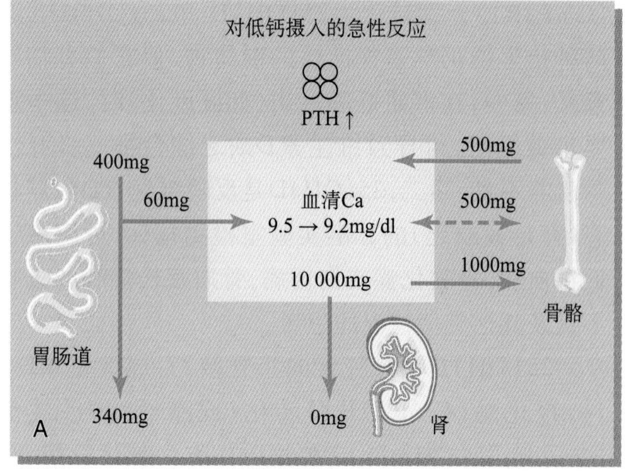

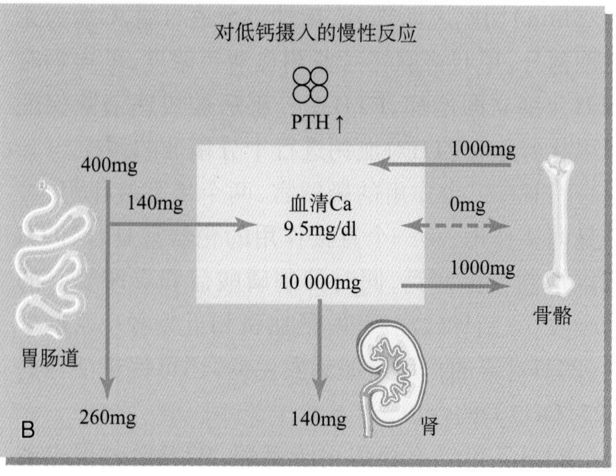

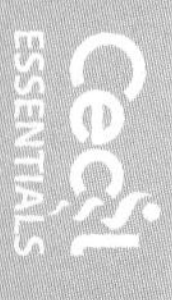

图72-7 对钙摄入减少的反应。A.快速反应；B.慢性反应。详见正文

使骨钙进入ECF。对低钙饮食的急性反应是适当减少了肾脏钙丢失并开发了进入ECF的新钙源。

如果经历长期病程，上述初步反应就不足以代偿，需要骨去矿化来代偿。需要一个更为长期的解决方案，机体的适应是双重的（图72-7B）。首先，慢性的低钙饮食（可能发生在乳糖不耐受的人中）会导致PTH的慢性升高，经过数日至数周，慢性PTH升高使1,25$(OH)_2$D水平升高，后者使肠道钙吸收效率增加（如使钙吸收率增加）来代偿膳食钙的不足。第二，慢性升高的PTH使成骨细胞活性和类骨质合成增加，导致骨钙沉积增加。在这种适应低钙饮食的稳态中，PTH水平升高，破骨细胞和成骨细胞活性增加（骨转换增加），但净骨钙丢失可以被忽略或认为是正常的。

从进化的角度看，当生命从富含钙的海洋环境来到钙来源不确定的陆地时，为适应变化无常的钙供给环境，而进化出了一套能保证生存且非刻意的适应性行为的复杂、精细的调节机制。如第73章所讨论的，一些导致高血钙或低血钙的异常情况总是由ECF与肠、肾和骨骼层面的异常引起。医生只需根据这些稳态平衡的假说精确地分析病理生理过程，并有效治疗潜在的疾病。

二、磷的稳态

磷是一种无机元素，在理化文献中缩写为P，在生理学中缩写为Pi。相关的分子携带负电荷，磷酸盐离子为三价（PO_4^{3-}）。多数临床实验室测定的是磷而不是磷酸盐离子。

磷是一种重要的生理性缓冲物，在pH为中性的血液中，磷以一定比例的磷酸一氢盐（HPO_4^{2-}，二价）和磷酸二氢盐（$H_2PO_4^-$，一价）形式存在。医生需要知道的是血液中测定的磷的单位是mg/dl，而药物制剂中的单位是mmol。表72-1提供了一些常见的含磷制剂从mg向mmol转换的数据。这些值和总剂量对应特定的含磷制剂，建议在必要时咨询药师或查询医院制剂手册。

磷调节并参与大量基本的生物过程，包括DNA

表72-1 治疗性的磷制剂

制剂	成分(/ml)*	pH	mOsm/kg H_2O	磷酸盐(mmol/ml)	磷(mg/ml)	钠(mEq/ml)	钾(mEq/ml)
口服剂							
牛奶(纯)	—	—	288	0.029	0.9	0.025	0.035
中性磷[†]	Na_2HPO_4, NaH_2PO_4, K_2HPO_4, KH_2PO_4	7.3	—	0.107	3.33	0.095	0.095
磷酸苏打[†](碱式磷酸钠)	180mg $Na_2HPO_4\cdot7H_2O$ +480mg $NaH_2PO_4\cdot H_2O$	4.8	8240	4.150	128.65	4.822	0
磷酸二氢钠(酸式磷酸钠)	136mg $Na_2HPO_4\cdot7H_2O$+58.8mg H_3PO_4 (NF 85%)	4.9	1740	1.018	35.54	1.015	0
中性磷酸钠	145mg $Na_2HPO_4\cdot7H_2O$+18.2mg $NaH_2PO_4\cdot H_2O$	7.0	1390	0.673	20.86	1.214	0
胃肠外的							
中性磷酸钠	10.07mg Na_2HPO_4+2.66mg $NaH_2PO_4\cdot H_2O$	7.35	202	0.090	2.80	0.161	0
中性钠、钾、磷	11.5mg Na_2HPO_4+2.58mg KH_2PO_4	7.4	223	0.100	3.10	0.162	0.019
磷酸钠[†]	142mg Na_2HPO_4+276mg $NaH_2PO_4\cdot H_2O$	5.7	5580	3.000	93.00	4.000	0
磷酸钾[†]	236mg K_2HPO_4+224mg KH_2PO_4	6.6	5840	3.003	93.11	0	4.360

注：H_2O.水；K_2HPO_4.磷酸氢二钾；KH_2PO_4.磷酸二氢钾；Na_2HPO_4.磷酸氢二钠；NaH_2PO_4.磷酸二氢钠。

*水合状态很重要，如268mg $Na_2HPO_4\cdot7H_2O$（分子量 268）等于 1.00mmol，而 268mg Na_2HPO_4（分子量 142）等于1.89mmol。

†商业化的制剂：中性磷，Willen 制药公司，Baltimore，Md.[中性磷-钾（neutra-phos K）含有两倍的钾且不含钠]；碱式磷酸盐（phospho-soda），C.B.Fleet Company，Lynchburg，Va.（灌肠剂是碱式磷酸盐强度的1/3，仅用于口服）；磷酸钠，Abbott Laboratories，North Chicago，Ill.；磷酸钾，Invenex Pharmaceuticals，Grand Island，N.Y.，或Abbott Laboratories。因为中性磷不易溶解，其特别的组分还不清楚，上面的数据由生产者提供。

资料来源：Lentz RD，Brown DM，Kjellstrand CM：Treatment of severe hypophosphatemia，Ann Intern Med 89：941-944，1978。

双螺旋结构的完整构成，氧从血红蛋白至细胞的穿梭，2,3-二磷酸甘油的利用，通过结合在磷酸基上的激酶与其他分子进行细胞内信号传递，促进关键的细胞内信使系统（如cAMP和磷酸肌醇），通过NADP-NADPH系统保持基本的细胞内的氧化还原状态，通过葡萄糖6-磷酸酶调控葡萄糖代谢。

磷是细胞内主要的离子，除了在细胞内的重要作用外，磷酸盐在细胞外也有重要地位，与钙一起形成羟磷灰石晶体来保证骨骼的完整性（此前已讨论过）。与钙相同，磷对骨强度非常重要，磷平衡的紊乱（如低磷性佝偻病）可导致病理性骨折。骨骼也是机体主要的磷储存库，在机体极度缺乏磷时可能从骨调动磷。

磷在细胞内的重要地位有两个推论。首先，临床上可以存在细胞内极度缺乏磷而血磷不是显著降低的情况。其次，威胁生命的磷缺乏通常可能未被认识，因为它的症状通常在ICU很常见且缺乏特异性（如意识水平下降、低血压、呼吸机依赖和肌肉无力）。敏锐的临床医生将全身虚弱作为磷缺乏症的潜在指征，这种情况下充分补磷可以发挥神奇的效果。

与血钙浓度的严格调节不同的是，血磷浓度的调节相对宽松。血磷水平可以保持在一个宽的范围内（3.0～4.5mg/dl）。细胞外磷的浓度不如细胞外钙浓度重要。因为多数饮食富含磷，严格的系统性血磷调控机制似乎并无必要。

磷代谢的生理黑框见图72-8。框代表ECF，与钙相同，它与消化道、肾和骨骼相互配合。因为多数磷在细胞内，磷与细胞内结构有大量的相互作用。

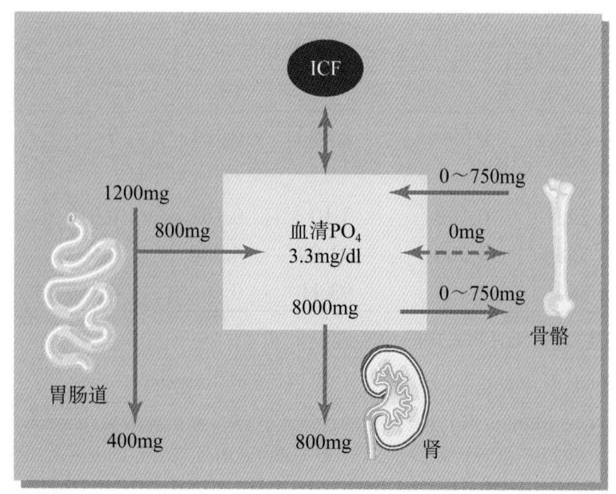

图72-8　磷的生理。术语见图72-1，详情见正文。ICF.细胞内液

（一）肠道磷的吸收

正常的膳食含有1200～1600mg磷，每日约吸收2/3（或800～1200mg）。在十二指肠和空肠的磷吸收率是固定的（约为67%）。在富含磷的正常环境，磷的摄入一贯是很充足的。在膳食磷缺乏时（如长期酗酒、ICU、小肠吸收不良或应用能结合磷的制酸药），没有足够的磷供吸收就成为一个很大的生理性挑战，因为并不存在生理性的补救措施。

（二）骨骼磷的流动

与钙相同，破骨细胞促骨吸收和成骨细胞促新骨形成也分别伴随着磷出-入骨骼（见图72-1和图72-3）。尽管骨骼可以作为磷的来源，磷可以看作在钙调控过程中伴随钙转运的被动转运体。在病理生理情况下，骨钙的流动可能会变得很重要。例如，多发性骨髓瘤时的骨破坏或严重的制动综合征导致的高钙血症和高磷血症，同时伴随高血钙导致的肾钙化和肾衰竭。相反，前列腺癌和乳腺癌的成骨性骨转移及甲状旁腺切除术后的骨饥饿综合征均会导致临床上明显的低磷血症。

（三）细胞内-细胞外磷的流动

磷从细胞外穿梭进入细胞内，这一问题在某些临床情况下会很重要。例如，在代谢性酸中毒时，细胞内的磷出细胞导致高磷血症，但在碱中毒时，血清磷浓度下降，因细胞外的磷进入细胞内导致低磷血症。

细胞内磷的水平有重要的临床意义，至少在挤压伤（即横纹肌溶解症）和肿瘤溶解综合征时。在上述两种情况下，大量的细胞内磷进入ECF导致低钙血症、癫痫、肾钙化和肾衰竭。相反，当营养供给严重不足的患者突然给予静脉或口服能量补充时，葡萄糖以葡萄糖6-磷酸的形式将磷带入细胞可导致严重的低磷血症和猝死。

（四）肾对磷的处理

肾对磷的调节是维持血磷正常的最重要机制。与钙相同，磷从肾小球滤过后90%被重吸收[即肾小管对磷的重吸收率（TRP）]，剩余的10%被排出[即磷的排泄分数（FE_{Pi}）]。FE_{Pi}可以通过一次尿标本来计算：

FE_{Pi}=[尿Pi(mg/dl)/尿Cr(mg/dl)][血Cr(mg/dl)/血Pi(mg/dl)]

TRP的计算很简单：

$$TRP=1-PE_{Pi}$$

将肾对磷的处理理解为肾小管对磷的最大重吸收能力（TmP），TmP通常类似于血清中正常的血磷浓度，约为3.3mg/dl。当血磷浓度高于3.3mg/dl时，即发生高磷酸尿使血磷浓度降至3.3mg/dl。如果血磷浓度低于3.3mg/dl，滤过的磷将被完全重吸收，尿磷排泄降为零。

TmP被认为是“储磷库”的大坝，高于TmP的磷被排出，TmP的水平控制血磷的浓度。TmP的值不是固定的，可以因代谢的需求和现有的代谢状况而升高或降低（后面详述）。

TRP或FE_{Pi}可以计算，TmP 来源于Bijvoet的诺模图（图72-9）。这一过程对临床实践很重要，因为这是分析低磷血症是肾或非肾来源的首要步骤。

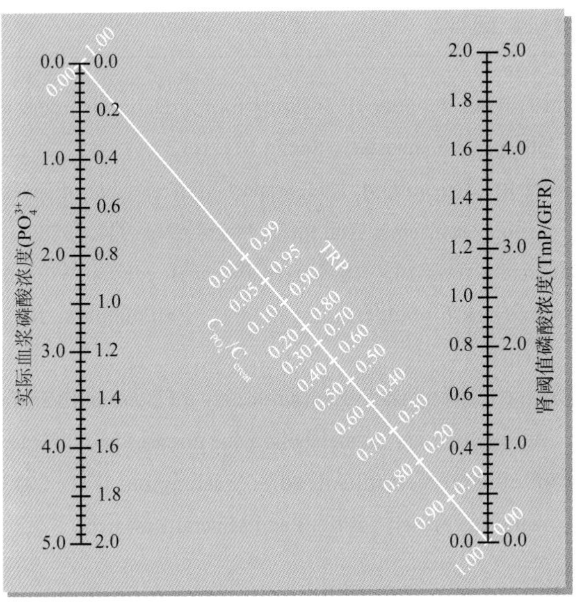

图72-9 诺模图显示磷的肾小球滤过率对应的磷的肾小管排泄阈值（TmP/GFR）。允许与磷的排泄分数互相转换。TRP可以计算，可以画一条自血磷水平（左侧的竖线）经过TRP（中间的对角线）延伸至右侧竖线的线，代表TmP/GFR（即肾脏磷排泄的阈值）。TmP值以mg/dl或mmol为单位。TmP值低于1.0mmol 或 2.5mg/dl为异常，提示高尿磷。C_{creat}.肌酐浓度；C_{PO_4}.磷浓度（资料来源：Walton RJ, Bijvoet OL: Nomogram for derivation of renal threshold phosphate concentration, Lancet 2: 309-310, 1975.）

（五）甲状旁腺激素（PTH）和排磷因子（phosphatonins）

PTH促使尿磷增加；PTH降低了TmP或者更精确地说是抑制了近曲肾小管对磷的重吸收。这一性质解释了在原发性和继发性甲状旁腺功能亢进时出现的低磷血症，以及在甲状旁腺功能减低时出现的高磷血症。过多的PTH减低TmP，低的PTH使TmP上升到轻度异常的水平。

TmP水平受其他因素调控。例如，在实验动物和人体中实验性磷剥夺饮食导致PTH非依赖性TmP升高，高磷饮食导致PTH非依赖性TmP下降。几十年来，这一领域的研究者们一直在假设存在促尿磷排泄因子（称为利磷因子），其中1个是成纤维细胞生长因子-23（FGF-23）。近10年来，本领域研究有很大进展，但仍有很多问题有待解决。主要的生理问题焦点是存在一个非PTH依赖的激素调节系统来调节肾磷的排泄，肾脏是调节磷平衡的首要器官。

三、血清镁的调节

镁是一种二价阳离子。镁的稳态与磷的稳态类似。镁和磷都主要位于细胞内，细胞内的浓度远远高于细胞外。两种物质都主导细胞内的调控过程。对镁来说，这些过程包括一些基本事件，如DNA复制和转录、RNA的翻译、用ATP作为能量来源，以及肽类激素的分泌。

镁和磷在细胞含量极其丰富。因为蔬菜和肉类食物均富含镁和磷，镁和磷相同，也几乎不存在需要建立一套复杂调控体系的进化压力。与磷相同，血清镁浓度并不是严格调控的。因为镁主要在细胞内，血清镁测定实际不能反映整体的和细胞内镁的状态。因为镁参与细胞内基因转录和细胞能量的利用等基本过程，即使是威胁生命的镁缺乏通常也很难被意识到，因为症状很不典型：虚弱、呼吸机依赖、广泛的神经系统综合征（如癫痫）和心血管系统衰竭。

镁的原子量是24（1mol=24g），因它为二价离子，一价是12g。血镁的测定单位通常是mg/dl或mEq/L；口服补镁单位通常是mg/片或mEq/小瓶；尿镁排泄单位通常是mEq或mg/24h。建立镁代谢黑框是很有好处的（图72-10），这里镁的单位是mg和mEq。

与磷相同，镁与肠道、骨骼、细胞内供应和肾存在着大量重要联系。在肠道水平，正常饮食中都含有大量镁，所以机体对镁的调控十分有限；消化食物中约1/3的镁被机体吸收。在正常环境中，食物中的镁很充足，可被大量吸收，不会出现镁缺乏。但是，在营养供给不能保障时（如酗酒、在ICU内）或肠道吸收不良时会发生镁缺乏。

在骨骼水平，在类骨质矿化时，镁进入羟磷灰石晶体，镁在破骨细胞骨吸收时被释放（见图72-1、图72-3）。这部分镁流动数量较小。

在许多情况下，镁缺乏是肾脏失镁过多造成。输盐水、应用利尿剂、饮酒和继发性醛固酮增多症（如肝硬化和腹水）都可以造成高尿镁。我们也可以采用与钙磷相同的方法来计算镁的排泄分数（FE_{Mg}），它可以用来评价在低镁血症时肾是否在适当地保镁，或者尿镁排出增加是否为低镁血症的原因。FE_{Mg}的正常值是2%～4%，低血镁者FE_{Mg}应低于1%～2%。

在稳态调控方面，可看作是肾脏重吸收过程（见磷的处理部分），对镁的处理调定点固定在约2.2mg/dl。

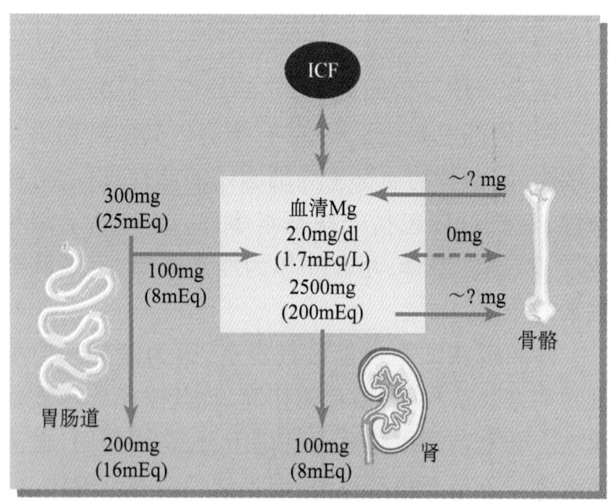

图72-10 镁的生理黑框。术语见图72-1，详情见正文。这里镁的单位是mg和mEq。ICF.细胞内液

前提是，膳食中的镁十分充足。当摄入的镁过量时，因镁的最大重吸收率（T_m）调定点为2.2mg/dl，过多的镁会通过尿排出。相反，在膳食中镁缺乏时（相当于膳食热量不足时），短期的缺乏会因血镁低于肾T_m 2.0mg/dl使尿镁排出减少。尚未有已知的镁的独立激素调节系统存在。

四、展望

尽管看起来我们对钙、PTH、维生素D、磷平衡和骨骼生物已经了解很多，但其实本章描述的许多生理细节我们也只是在近10～15年才开始了解。新的调控蛋白（如FGF23）和疾病仍有待进一步阐明。这一领域仍存在很多未知的内容，研究正在不断进展。

推 荐 阅 读

Christov M, Juppner H: Insights form genetic disorders of phosphate homeostasis, Semin Nephrol 33:143–157, 2013.

Lentz RD, Brown DM, Kjellstrand CM: Treatment of severe hypophosphatemia, Ann Intern Med 89:941–944, 1978.

Melmed S, Polonsky KS, Larsen PR, et al, editors: Williams textbook of endocrinology, ed 12, Philadelphia, 2012, Saunders.

Rosen CJ, editor: The American Society for Bone and Mineral Research primer on metabolic bone diseases and disorders of mineral metabolism, ed 8, Washington, D.C., 2013, American Society for Bone and Mineral Research.

第73章

血中矿物质的紊乱

著　者　Steven P. Hodak　Andrew F. Stewart
译　者　卜　石　审校者　邢小燕

一、引言

在本章将讨论导致循环中钙、磷和镁的浓度升高或降低的疾病。第72章描述了正常情况下钙、磷和镁的代谢。

诊断这些紊乱的最理想方法是了解它们潜在的生理和病理生理，进而做出诊断并制定成功的治疗方案。多年的经验会使人在鉴别诊断时并未充分考虑其他观点就转到惯常的模式上。因此，正确且通常容易治疗的诊断被忽略了。例如，高钙血症伴随肺结节时很可能提示恶性肿瘤导致的体液性高钙血症，许多医生就得出这个诊断并判断预后不良。但是，这一组合也可能出现在肺结核或原发性甲状旁腺功能亢进（以下均简称"原发性甲旁亢"）导致的高钙同时伴有陈旧性的非活动性肺部瘢痕的患者中。完整的鉴别诊断见表73-1。

表73-1　与高钙血症相关的疾病

恶性肿瘤相关的高钙血症
恶性肿瘤的体液性相关的高钙血症
分泌1,25$(OH)_2D_3$的淋巴瘤导致的高钙血症
直接侵犯骨组织导致的高钙血症
真实的异位甲状旁腺功能亢进
原发和三发性甲状旁腺功能亢进
家族性低尿钙性高钙血症或家族性良性高钙血症
肉芽肿性疾病
肉样瘤
铍中毒
异物
结核
球孢子菌病
芽生菌病
组织胞浆菌病
肉芽肿性麻风病
嗜酸性肉芽肿
组织细胞增生症
炎症性肠病
除了甲状旁腺功能亢进以外的内分泌疾病
甲状腺功能亢进
嗜铬细胞瘤
艾迪生病危象
血管活性肠肽瘤（VIPoma）；水样泻，低钾血症，胃酸缺乏综合征
药物
噻嗪类利尿剂
氨茶碱
锂
乳腺癌骨转移应用雌激素/抗雌激素治疗时
维生素D及其衍生物（骨化三醇、双氢速甾醇）
维生素A（包括视黄酸衍生物）
膦甲酸
乳碱综合征
制动加高骨转换
青少年骨骼
Paget骨病
骨髓瘤和乳腺癌骨转移
恶性肿瘤的前体液性高钙血症
轻症原发性甲状旁腺功能亢进
继发性甲状旁腺功能亢进（如连续性可动式腹膜透析）
慢性和急性肾衰竭
横纹肌溶解导致的急性肾衰竭的恢复期
长期血液透析
骨化三醇
制动
钙清除减少
碳酸钙
全胃肠外营养（TPN）
肾小球滤过率下降的患者应用含钙TPN时
短肠综合征患者长期应用TPN时
高蛋白血症
高白蛋白血症伴容量减少
具有钙结合免疫球蛋白的骨髓瘤
终末期肝病
锰中毒

二、高钙血症

（一）症状和体征

高钙血症可导致神经肌肉细胞膜超极化，对刺激产生不应性（见第72章）。这一状况在临床上表现为骨骼肌无力、平滑肌活动减慢导致的便秘和肠梗阻，以及从疲乏到轻度意识混乱至深度昏迷的神经功能障碍；还可以导致肾功能不全，通过入球小动脉收缩使肾小球滤过率（GFR）下降，激活远端肾单位的钙受体；导致肾源性尿崩症（伴随多饮和多尿），可造成细胞外液（ECF）减少，GFR下降。

高钙血症可造成钙磷结晶在肾间质沉积（即肾脏钙质沉着症或间质性肾炎）及肾结石、泌尿系梗阻，并可使ECG呈现QTc间期缩短。但更多无症状的高钙血症仅能通过常规的实验室检测来发现。

高钙血症是否有症状取决于多种因素。高血钙的程度是其中之一，当血钙高于13mg/dl时通常会有症状。高钙血症持续的时间也是一个重要因素。缓慢升高的血钙浓度，即使高达15～17mg/dl，如果这种变化是逐渐发生的，也可能仅有轻微症状。高钙血症患者总体健康状况、年龄也影响症状的严重程度。例如，儿童制动导致的严重高钙血症达到15mg/dl左右反应还可以很灵敏。但是，伴有阿尔茨海默病和应用镇静剂的老年人血钙达11.5mg/dl时可能就会陷入昏迷。

（二）病理生理学

当诊断和治疗高钙血症时应该考虑第72章描述的生理黑框。这些病因可以分为假性高血钙（如血清蛋白异常造成）、肾脏因素（如噻嗪类利尿剂、锂剂应用）、胃肠道因素（如肉样瘤、乳碱综合征）、骨骼因素（如恶性肿瘤相关的高钙血症、制动性高钙血症）和一些复合因素。后者最好的例子是原发性甲旁亢（PHPT），其高钙血症的发生有胃肠道和肾脏因素参与。在考虑表73-1列出的诊断时应同时想到其潜在的病理生理机制和临床背景。

（三）鉴别诊断

1.恶性肿瘤相关的高钙血症（malignancy-associated hypercalcemia，MAHC）

住院患者发生的高钙血症最常见的病因是肿瘤。高钙血症一般发生在癌症晚期且通常进展迅速，随即死亡。约50%的肿瘤患者在出现高钙血症后仅存活30d。

高钙血症通常仅出现在瘤负荷较重的患者。相反，小的、隐匿性的肿瘤很少导致高钙血症。但是当肿瘤是小的神经内分泌肿瘤（如胰岛细胞瘤和支气管类癌）时，这一规则就不适用了。下列肿瘤易导致高钙血症：乳腺癌、肾癌、鳞癌、卵巢癌和多发性骨髓瘤、淋巴瘤。其他种类的癌，如结肠癌、前列腺癌和胃癌，通常不伴高钙血症。

肿瘤通过多种机制导致高钙血症，最常见的是恶性肿瘤的体液性高钙血症（humoral hypercalcemia of malignancy，HHM）。HHM在恶性肿瘤相关的高钙血症（malignancy-associated hypercalcemia，MAHC）中约占80%，是肿瘤分泌大量PTH相关蛋白（PTHrP）的结果。PTHrP具有类似PTH（甲状旁腺激素）的作用，可以使肾脏减少钙的排泄、激活破骨细胞、加快骨吸收。许多正常类型的细胞可以产生PTHrP，但在健康个体中PTHrP的分泌量很低。

与HHM机制相关的典型肿瘤通常为任何部位（如喉部、肺、子宫颈和食管）的鳞状细胞癌、肾癌、卵巢癌和乳腺癌。HHM相关的高钙血症没有或仅有很少的骨转移。当肿瘤被切除或消融后，高钙血症缓解。除了高钙血症，这些患者血清PTHrP浓度升高，血PTH、1,25(OH)$_2$D、血磷和肾小管磷最大重吸收率（TmP）降低（见第72章）。

MAHC的第二种形式是肿瘤对骨的局部浸润，称为局部溶骨性高钙血症（local osteolytic hypercalcemia，LOH）。在MAHC患者中LOH约占20%。不同于HHM，这些患者的骨转移或原发肿瘤负荷较大，肿瘤通常为乳腺癌或血液系统肿瘤（如多发性骨髓瘤、白血病、淋巴瘤）。肿瘤在骨髓分泌的一些局部因子导致破骨细胞骨吸收。这些因子包括PTHrP 、巨噬细胞炎症蛋白1α（macrophage inflammatory protein 1α，MIP1α）、受体激活的核因子-κB 配体（RANKL）和白细胞介素-6（IL-6）、白细胞介素-1（IL-1）。这些患者的血PTH、PTHrP、1,25-(OH)$_2$D水平均下降，且血磷水平正常或升高。

MAHC的第三种机制是淋巴瘤和恶性胚胎瘤分泌的1,25(OH)$_2$D。这种形式少见且机制有趣。尽管高钙血症可以有骨的直接参与，但1,25(OH)$_2$D浓度升高导致肠道钙吸收增加，进一步促进了全身骨吸收。这种类型的恶性高钙血症还可以发生在结节病（见肉芽肿性疾病）。

2.原发性甲状旁腺功能亢进(简称"原发性甲旁亢")和三发性甲状旁腺功能亢进(简称"三发性甲旁亢")

尽管MAHC是住院患者中高钙血症最常见的病因,原发性甲旁亢无疑是门诊患者中高钙血症的最常见病因。MAHC和原发性甲旁亢共占高钙血症病因的90%。通常,原发性甲旁亢的高钙血症是轻度的,血钙水平为10.6~11.5mg/dl。但原发性甲旁亢偶尔也会表现为重度高血钙(达到20mg/dl)。约85%的患者中高血钙是由于单一甲状旁腺腺瘤过度分泌PTH造成,约15%源自多个甲状旁腺增生,有小于1%的患者为甲状旁腺腺癌。无论何种病因,通过发现高血钙伴血PTH升高诊断。典型表现是低血磷、TmP下降、血清1,25(OH)$_2$D和血氯水平升高及血碳酸氢盐浓度下降。

原发性甲旁亢通常症状不典型。但一些患者会发生高钙尿症和含钙肾结石(通常为草酸钙结石,其次为磷酸钙结石)。某些甲旁亢患者,特别是一些严重类型,骨密度下降、组织学上表现为典型的甲旁亢性骨病,亦称为纤维囊性骨炎(osteitis fibrosa cystica)(见第74章)。其他患者因前面描述的机制可发展为轻至重度肾衰竭,如存在以下情况之一者,明显的骨量减低、肾结石、肾功能下降和血钙浓度高于正常上限1mg/dl,均为行甲状旁腺切除的指征。其他患者可以谨慎监测。对于拒绝手术或无法手术的患者,可应用双膦酸盐或拟钙剂西那卡塞来控制高血钙。

原发性甲旁亢可以是多发性内分泌腺瘤综合征(MEN)的一个组分。在MEN1中通常并发垂体瘤和胰腺肿瘤,而MEN2中常并发嗜铬细胞瘤和甲状腺髓样癌。

继发性甲旁亢是与正常血钙或低血钙相伴随的循环中PTH浓度适当升高,是机体为了纠正低血钙(如在维生素D缺乏或慢性肾衰竭时)的正常反应。

三发性甲旁亢所涉及的甲旁亢伴随高钙血症,是发生在甲状旁腺被长期刺激后,如慢性肾衰竭伴随的低血钙或因吸收不良导致的长期维生素D缺乏时。甲状旁腺受到长期刺激可发生增生,有时会形成腺瘤,当这些状况不能被正常抑制时就会导致高血钙。经典的例子是在成功行肾移植后发生的PTH依赖性高血钙。

3.家族性低尿钙性高钙血症

家族性低尿钙性高钙血症,亦称家族性良性高钙血症,是钙受体的杂合、失活性突变导致的一种常染色体显性遗传疾病。甲状旁腺表面有这样一种有缺陷的受体,会在血钙浓度实际不低时不适当地感知血钙降低,于是PTH分泌增加,这一作用使血钙浓度升高,于是PTH在高于正常的水平保持平衡。此时血钙浓度通常仅轻度升高,范围在11~12mg/dl,也可能再高一点。部分失活的钙受体在肾脏中表达,导致肾脏不适当地保留钙,因此发生尿钙降低并导致高血钙。因为中枢神经系统也有同样的钙受体表达,并不能感受到高血钙,所以患者通常没有症状。此综合征的两个名字已将其特征准确概括。

除了低尿钙和常染色体显性遗传外,这些患者在生化表现上与原发性甲旁亢类似。因为本病患者无症状且不会发生不良后遗症,正确诊断本病的重要性在于避免患者被误诊为原发性甲旁亢而接受不必要且无效的甲状旁腺切除术。纯合子的个体,通常在婴儿期就发生严重的高钙血症而需要紧急接受甲状旁腺全切术。

4.肉芽肿性疾病

大多数肉芽肿性疾病可以导致高血钙(见表73-1)。主要的类型有结节病、结核和真菌性疾病。在肾脏,肉芽肿病变可以使无活性的25(OH)D转化为有活性的1,25(OH)$_2$D。当这些患者暴露于日光经紫外线照射,或摄入相对极少量的膳食维生素D就可以导致轻至重度的高钙血症。

高钙血症可由肠钙过度吸收和1,25(OH)$_2$D诱导的骨吸收引起。前者是很多病例发生高钙血症的重要因素。因为血钙升高,PTH受到抑制,血磷水平也升高。高血钙加高血磷可以导致肾钙质沉着和肾衰竭。治疗应集中在纠正潜在的疾病。措施包括低钙膳食、低维生素D摄入、限制日照和补水。可应用袢利尿剂来促进肾脏排出钙,发生严重高血钙时可应用糖皮质激素。

5.除甲状旁腺功能亢进外的其他内分泌疾病

除了甲旁亢,另外四种内分泌疾病也可以导致高血钙。50%的甲亢患者可伴有轻度的高血钙,这时血钙很少超过11mg/dl。发生机制是甲状腺激素使破骨细胞活化。

第二个可能出现高钙血症的内分泌疾病是嗜铬细胞瘤。一些患者由于MEN2综合征中的原发性HPT而导致高钙血症,另外一些则因为嗜铬细胞瘤分泌的PTHrP导致高钙血症。高钙血症还可发生于肾上腺功能减退和胰腺VIP瘤的患者。

6.药物

可导致高钙血症的药物有噻嗪类利尿剂、锂剂、氨茶碱、茶碱、维生素D和A、膦甲酸、雌激素和他莫昔芬(在乳腺癌有广泛骨转移时)。

7.乳碱综合征(milk-alkali syndrome)

大多数人每日的钙摄入量为600～1200mg。如第72章提到的,膳食中的钙吸收是被严密调控的,但如果摄入超大剂量的钙则会摧毁这一系统而导致高钙血症。这种情况最早在19世纪40年代已被描述,当时的患者服用了大量的牛奶、奶油和抗酸剂。还发生于一些常规服用大量碳酸钙或其他含钙抗酸剂来治疗消化性溃疡的患者。出现高钙血症时,钙的摄入一般超过4g/d,常高达10～20g/d,常发生严重的高钙血症并导致肾衰竭。

8.制动

因制动(immobilization)导致的高钙血症有两种情况:完全制动(如四肢瘫痪)数周,发生在高骨转换的背景下,如年轻人或儿童,以及甲旁亢、Paget病和骨的恶性病变(如乳腺癌骨转移、多发性骨髓瘤)。制动激活了破骨细胞骨吸收并抑制成骨细胞活性,导致严重的骨吸收和骨形成解耦联,使骨钙快速、大量净流出进入ECF。如果不治疗,就会导致骨矿物质严重丢失。这一综合征还伴有高尿钙,如果患者长期留置导尿管可能导致泌尿系感染和严重的钙源性肾结石。

针对这种高钙血症最有效的治疗是主动负重锻炼、水化和应用抗骨吸收药物如双膦酸盐。

9.慢性和急性肾衰竭

慢性和急性肾衰竭都与高钙血症相关。最初最常见的是肾$1,25(OH)_2D$合成减少导致的低钙血症和肾小球滤过率降低导致的血磷升高。但是,在慢性肾衰竭时可因应用含钙抗酸剂或为预防肾性骨病应用$1,25(OH)_2D$或帕立骨化醇而出现高钙血症。

10.胃肠外营养

肠内和肠外营养(parenteral nutrition)剂均可导致高血钙。高热量的肠内营养制剂内含有大剂量钙,可以导致乳碱综合征(特别是肾功能下降时)。更不可思议的是在应用全胃肠外营养液(TPN)时出现的高血钙综合征。这些患者通常有短肠综合征,长期进行TPN。在一些患者中,高钙血症可能源于TPN溶液中的大量钙、维生素D或铝。

11.高蛋白血症

循环中约50%的钙与白蛋白和其他蛋白相结合。血中蛋白的增加会导致血清总钙(而非离子钙)的假性升高,这种升高常见于血容量减少和脱水时。这一综合征的患者没有意识状态下降,心电图(ECG)上QTc间期延长和高钙尿的真性高钙血症的典型症状。这种“高血钙”不需要治疗,否则可能导致低血钙综合征,出现感觉异常、手足搐搦和癫痫等症状。

(四)高钙血症的治疗

需要强调的一点是,并非所有的高钙血症都需要治疗。轻度甲旁亢患者血钙在边缘水平且未合并其他并发症者可以观察。对于顽固性肿瘤晚期的严重高钙血症,姑息治疗可能是最好的选择。家族性低尿钙性高钙血症最好也不治疗。

高钙血症的最佳治疗是逆转其潜在的病理生理异常。与肠钙吸收增加相关的疾病[如结节病、乳碱综合征、分泌$1,25(OH)_2D_3$的淋巴瘤]最好进行低钙饮食和避免维生素D摄入。对于存在容量减低和肾功能下降的高钙血症,应通过生理盐水加袢利尿剂来增加ECF容量和肾小球滤过率。

药物导致的高钙血症应停用相应的药物。与骨吸收增加相关的高钙血症(如MAHC和制动)最佳的治疗是应用双膦酸盐(如帕米膦酸二钠或唑来膦酸)来抑制骨吸收。有多种病理生理机制参与的高钙血症治疗时可以联合应用各种措施。对于甲状旁腺疾病引起的高钙血症切除甲状旁腺有效,对于不能手术的患者可以应用西那卡塞或双膦酸盐。

三、低钙血症

(一)症状和体征

低钙血症(hypocalcemia)导致细胞膜的跨膜电位差下降,细胞(特别是神经肌肉细胞)兴奋性增加(见第72章)。神经肌肉细胞自发放电可导致自发的抽搐、感觉异常和骨骼肌的收缩(如腕部痉挛、脚痉挛或手足搐搦)。

在体格检查时可以观察到两个体征:陶瑟征(Trousseau sign)——当血压计的袖带环绕上臂,充气加压至收缩压之上(译者注:应充气至收缩压以上10～20mmHg,持续3min)时会看到前臂肌肉自发地收缩;面神经征(Chvostek sign)——轻叩面神经出腮腺处可引发面部肌肉的抽动。ECG上表现为QTc间期延长。长期的甲状旁腺功能减退(甲旁减)可有基底核钙化，无症状但在CT扫描和头颅X线平片上明显可见。

（二）病理生理学

低钙血症可能有五种机制：血清结合蛋白水平下降（如白蛋白），血磷升高使钙磷乘积升高，尿钙排泄增加，肠钙吸收下降，钙从ECF进入骨。实际上，几种疾病中存在多个机制。例如，甲状旁腺功能减退时低钙血症既有肠钙吸收减少也有远曲小管对钙重吸收减少的机制；乳腺癌广泛骨转移时成骨细胞活性增加使钙从ECF进入骨；厌食症时肠道钙摄入减少。这些知识的掌握对于确定有效的治疗非常重要。例如，对于乳糜泻患者给予口服维生素D治疗可能无效（除非吸收不良的问题得到解决），胃肠外给予维生素D可能会更有效。

（三）鉴别诊断

下文和表73-2概括了可能导致低钙血症的病因。

1.甲状旁腺功能减退

甲状旁腺功能减退（简称甲旁减）导致低钙血症的机制是肠道钙吸收减少和肾脏远曲小管钙重吸收减少。甲旁减可以是特发性或自身免疫因素，可以是孤立的或是多内分泌腺功能减退综合征的一部分（可伴发于Graves甲亢、桥本甲状腺炎、艾迪生病、1型糖尿病、白癜风、黏膜皮肤念珠菌病和其他自身免疫病）。甲旁减常见于接受甲状腺、甲状旁腺或喉部手术的患者。手术和自身免疫因素导致的甲旁减占其大部分病因。少见的病因包括先天的如DiGeorge综合征、孤立性甲状旁腺功能减退或基因突变。还有一些罕见的病因：组织浸润性疾病[如乳腺癌、血色病（如铁沉积）或结节病]可以破坏或取代正常的甲状旁腺组织。

血清离子钙降低加血清PTH水平不适当地降低即可诊断甲旁减。血磷水平通常在正常高限或升高，血$1,25(OH)_2D$浓度降低（见第72章）。

治疗：通过大剂量钙（可高达6～8g/d）的补充来增加肠钙吸收。如有必要应加用活性维生素D[$1,25\text{-}(OH)_2D$]，替代的剂量应为0.25～1.0μg/d。治疗的目标是通过大量增加肠道对钙的吸收来抵消肾脏对钙的排泄。这种治疗方法的风险就是可能会导致高尿钙和进一步的肾钙质沉着及肾结石。因此，必须要规律监测24h尿钙以发现高危的高尿钙症。血

表73-2 低钙血症的鉴别诊断

甲状旁腺功能减退
- 手术
- 特发性和自身免疫性
- 浸润性疾病
  - Wilson病（铜）
  - 血色病
  - 结节病
  - 转移性（乳腺）癌
- 先天性
  - 孤立性，散发性
  - DiGeorge 综合征
  - 甲状旁腺功能亢进母亲的新生儿

遗传
- X连锁
- 甲状旁腺钙受体（Gα11亚基）的激活性突变
- PTH信号肽突变
- GCM2（旧称 GCMB）突变

假性甲状旁腺功能减退
- Ⅰa型：多重激素作用抵抗，Albright遗传性骨病
- Ⅰb型：PTH作用抵抗不伴其他异常
- Ⅰc型：特定的PTH作用抵抗，由于PTH受体复合物的催化亚单位缺陷导致
- Ⅱ型：特定的PTH作用抵抗，腺苷酸环化酶的受体后缺陷，尚不明确

维生素D异常
- 缺乏紫外线暴露
- 维生素D缺乏
- 脂肪吸收不良
- 维生素D依赖性佝偻病，肾脏1α-羟化酶缺陷，$1,25(OH)_2D$受体缺陷
- 慢性肾衰竭
- 肝衰竭

低白蛋白血症

败血症

高镁血症和低镁血症

快速骨形成
- 甲状旁腺或甲状腺切除术后的骨饥饿综合征
- 成骨性骨转移
- 维生素D治疗骨软化症和佝偻病

高磷血症
- 挤压伤，横纹肌溶解
- 肾衰竭
- 肿瘤溶解
- 补充磷酸盐过多（口服、静脉，复合因素）

药物
- 光辉霉素，普卡霉素
- 双膦酸盐
- 降钙素
- 氟化物
- 乙二胺四乙酸（EDTA）
- 枸橼酸
- 静脉造影剂

膦甲酸

胰腺炎
- 低白蛋白血症
- 低镁血症
- 钙皂形成

清钙通常保持在正常低限(8.5～9.0mg/dl)。某些情况下,可以加噻嗪类利尿剂(如氢氯噻嗪)以增加尿钙的重吸收,这样可以有效避免高尿钙并升高血钙。

2.假性甲状旁腺功能减退

假性甲状旁腺功能减退(pseudohypoparathyroidism,简称假性甲旁减)是指对PTH作用抵抗的一组疾病。多数病例中PTH抵抗的原因是信号转导蛋白$G_{s\alpha}$的不同失活性突变。最常见的综合征是Ia型,伴随多种激素抵抗的表型合称为Albright遗传性骨营养不良(Albright's hereditary osteodystrophy),表现为身材矮小、第4/5掌(跖)骨缩短、肥胖、智力障碍、皮下钙化和咖啡-牛奶斑。

当患者有低血钙、高血磷,但是血PTH水平升高且能排除其他原因的低钙血症和继发性甲旁减时,即可诊断假性甲旁减。治疗类似于甲旁减。

3.维生素D异常(vitamin D disorder)

肠道钙的吸收需要有活性维生素D[即1,25-$(OH)_2D$]。维生素D的活化需要来自膳食或光照后的足够量的维生素D,钙和维生素D自肠道吸收,肝将维生素D转化为25(OH)D,肾脏再将25(OH)D转化为1,25$(OH)_2D$(见第72章)。

当上述转化的一个或多个步骤出现异常,常发生低钙血症、骨软化症或佝偻病(见第74章)。吸收不良综合征,如短肠综合征和麦胶性肠病(又称乳糜泻,celiac sprue),可因钙和维生素D吸收不良导致低钙血症。慢性肝功能不全,特别是原发性胆汁性肝硬化,可导致低钙血症和骨软化症。慢性肾功能不全可影响1,25$(OH)_2D$ 合成导致血钙降低和肠钙吸收不良。

尽管西方饮食中在牛奶和复合维生素中添加了维生素D,不含牛奶、人乳或无强化补充剂牛奶的膳食中维生素D的量还是缺乏的。相对而言,少量的日光暴露就可以提供丰富的维生素D并可以替代膳食中维生素D的需求。但是维生素D缺乏可见于日照不足和膳食中维生素D均缺乏的情况(如多云天气、穿衣过多或身体遮盖较多、婴幼儿长期护理、茶和烤面包的简单老人餐),这时维生素D缺乏是司空见惯的情况(绝不是例外)。

一些遗传综合征可以影响维生素D的转化进而导致严重的低钙血症。长期大剂量应用抗癫痫药如苯妥英钠或苯巴比妥钠或它们的衍生物可导致低钙血症和骨软化症。

4.低白蛋白血症

低白蛋白血症见于烧伤、肾病综合征、营养不良和肝硬化的血清白蛋白水平降低,可导致血清总钙下降但离子钙水平不下降。有一些以血清白蛋白水平来校正血清总钙的公式,但没有一个是完全准确的。如果要了解真实的离子钙浓度需要直接测定离子钙。

5.败血症

与革兰氏阳性菌或革兰氏阴性菌败血症相关的低钙血症通常较轻。其机制尚不清楚。发生低钙血症的败血症通常预后不良。

6.高镁血症

与钙一样,镁也是二价阳离子,镁浓度过高时可以模拟钙的作用来抑制PTH的分泌。因此,可以导致功能性甲旁减和低钙血症。这种情况在临床实践中很少见。

7.低镁血症

低镁血症是低钙血症的最常见原因之一,常见于酗酒、营养不良、癌症顺铂治疗和肠道吸收不良综合征。低镁血症抑制PTH分泌(如PTH分泌需要依赖镁-三磷酸腺苷酶),并阻止PTH对肾和骨骼的作用。镁缺乏导致功能性的甲旁减和PTH抵抗。治疗很直接:补充镁,在数分钟至数小时内就可以纠正这一综合征。静脉补钙和维生素D都无效。

8.快速骨形成

骨矿化增加的速率超过了骨重吸收的速率导致钙向骨骼净流入,如果这一速率过大将导致低钙血症,如甲旁亢时行甲状旁腺切除术后的骨饥饿综合征。手术前骨转换(骨吸收和骨形成)速率较高,但二者还是正常偶联的。手术后,PTH水平降低,破骨细胞的骨吸收速率突然下降,但是高速的骨矿化还要持续几日,因为术后快速发生的骨吸收和骨形成的失衡使骨骼成为一个储钙池,随之发生低血钙。

快速的骨形成还可发生于因维生素D缺乏有严重骨软化或佝偻病和大量未矿化的类骨质的患者。当给予维生素D治疗后,未矿化的类骨质迅速矿化使骨骼成为一个储钙池,随之发生低血钙。这一现象的另一个例子是前列腺癌或乳腺癌及其他少见的恶性肿瘤发生广泛的成骨性骨转移时。

9.高磷血症

作为维持血清钙磷乘积的结果,引起高磷血症的疾病可以导致低钙血症。例如,一些导致严重高磷的疾病[横纹肌溶解症(如挤压损伤)、肾衰竭和肿瘤溶解综合征]。严重高磷血症可见于为结肠镜检查行肠道准备而服用大量含磷泻药时,在用磷酸盐灌肠意外造成直肠穿孔而过分积极静脉补磷时。在这些情况下,高磷血症发生得相对突然,所以低血钙也出现得比较急且严重。此时,通常出现的第一个临床表现是抽搐发作。

治疗应采取一切手段降低血磷。因可能导致钙沉积在软组织中,应避免静脉补钙。

10.药物

某些药物可引起低钙血症,包括那些用于治疗高钙血症的药物、含氟化合物(如麻醉的气体)、螯合物[如EDTA和枸橼酸(库存血液中)]、放射检查用静脉造影剂、抗病毒药膦甲酸等都可以导致低钙血症。

11.胰腺炎

胰腺炎患者如果出现低钙血症,应该是预后不良的指征。经典机制是在来自发炎胰腺的脂肪酶的作用下形成不含钙的脂肪酸皂。游离脂肪酶消化自身网膜和腹膜后脂肪成为带负电荷的离子与ECF的钙紧密结合,引起低钙血症。此时的低钙血症可以通过输入钙来纠正,并且可在胰腺炎缓解后自行终止。

四、高磷血症

(一)症状和体征

高磷血症没有特异的体征,通常是在常规化验筛查时发现或者是低钙血症的结果。

(二)病理生理学

高磷血症的出现有两种机制。第一种机制是大量的磷通过胃肠道、静脉用药或内生途径(如肌肉或肿瘤)进入ECF;第二种机制是磷不能排出,发生于急性或慢性肾衰竭时。几乎所有的天然食物中都含有磷,所以大部分食物能提供足量的磷(见第72章)。正常情况下,磷很容易被健康的肾清除,但是,当GFR低于20～30ml/min时,这种能力就几乎丧失了。

(三)鉴别诊断

高磷血症的鉴别诊断见下文和表73-3。

1.人为原因

当采血管内的血样发生溶血时,可以造成假性

表73-3 高磷血症的原因

人为因素
溶血
胃肠道摄入增多
灌肠
口服磷-苏打缓泻剂
胃肠道出血
静脉磷负荷
磷酸钾溶液
输血
内源性磷负荷
肿瘤溶解综合征
横纹肌溶解(挤压综合征)
溶血
肾脏清除减少
慢性或急性肾衰竭
甲状旁腺功能减退
肢端肥大症
瘤样钙化

血磷升高。判断线索之一是血钾测定也同时升高。所以当高钾血症和高磷血症同时出现时,应该重新采血立即复测血磷。

2.胃肠道摄入增加

在患者口服大量磷时会发生高磷血症。在文献中,多数磷诱发的低血钙源于做结肠镜准备时应用了含磷的泻药;另一种非预期的原因是在应用含磷苏打水灌肠时导致直肠意外穿孔,使大量磷酸盐直接进入腹腔被快速吸收。因为胃溃疡导致的上消化道出血使上消化道磷负荷增加,也可能造成高磷血症。

3.静脉磷负荷

在补钾治疗时应用磷酸钾制剂可能补充了大量的磷。因为看起来仅给了少量的钾(如20～40mEq的磷酸钾)时,实际上已经含有大量磷,这就有可能导致严重的高磷和低钙血症(见第72章)。另一种情况是通过静脉途径输入红细胞导致高磷血症,系因溶血而释放大量的磷。

4.内源性的磷负荷

高磷血症在三种情况下可因组织破坏导致。第一种情况是肿瘤溶解综合征,经典病例发生在巨大Burkitt淋巴瘤化疗使大量细胞死亡后;第二种情况是在急性横纹肌溶解后从骨骼肌中释放出磷;第三种情况是在严重溶血时。每一种情况下都会有大量磷进入ECF,并且常同时伴有肾功能受损,结果导致

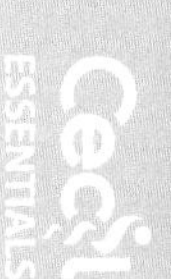

肾衰竭、严重低钙血症、惊厥，甚至死亡。

5.肾脏清除减少

肾对磷的清除是保持磷平衡的主要机制。急性和慢性肾功能异常都可以导致高磷血症。PTH可使近端肾单位减少磷的重吸收，所以甲旁减通常伴有血磷正常高限或显著高于正常。瘤样钙沉着症(tumoral calcinosis)是在肾脏清除磷的能力受损时导致的慢性高磷血症和磷酸钙盐聚集于骨骼附属的大关节周围。儿童，特别是青少年，血磷浓度是高于成人的。

五、低磷血症

(一)症状和体征

磷参与很多重要的细胞活动，包括DNA合成和复制、能量产生和利用、红细胞对氧的摄取和传递，以及机体每个细胞氧化还原状态的保持等(见第72章)。磷缺乏的表现是非特异的、广泛的且可能是致命的。这些表现可能包括呼吸机依赖，充血性心力衰竭，昏迷，低血压和全身无力、精神萎靡。因为这些症状和体征是非特异的，经常会被归结为其他病因而得不到治疗。它们通常发生在ICU，此时没有口服营养物，静脉补磷不充足，利尿剂和盐水的输注又加剧了肾脏失磷。而适当的治疗可能会产生令人意想不到的结果，可能使患者突然从垂死状态恢复为非卧床状态，拔出插管，应答自如。

慢性低血磷导致骨骼矿化异常，在儿童期称为佝偻病，在成人期称为骨软化症。临床表现可有乏力、骨痛、长骨的弯曲、骨折或假骨折(见74章)。

(二)鉴别诊断

导致低磷血症(hypophosphatemia)的病因可以分为磷摄入不足、肾脏丢失过多、骨摄取过多或磷自ECF进入细胞内(表73-4)。从诊断的角度，测定TmP(见第72章)很重要，因为它可以帮助医生快速判断低磷血症的类型。

1.磷摄入不足

发生磷摄入不足相关疾病时TmP升高，因为实质上所有的食物都富含磷，由于饮食的原因很难导致低血磷，但是在严重热量摄入不足的情况下可能会发生，如神经性厌食症、战俘营生活、长期在ICU接受治疗、吸收不良综合征和长期酗酒。在前三类原因中，能量摄入缺乏，可利用的磷极少。在酗酒时，能量摄入可以很高，但乙醇是不含磷的。应用磷结合抗酸剂如氢氧化铝凝胶可以导致严重磷缺乏、低磷血症和骨软化症。

表73-4 低磷血症的病因

磷酸盐摄入不足
饥饿
吸收不良
磷结合抗酸剂
酗酒
肾脏磷酸盐丢失
原发、继发或三发性甲状旁腺功能亢进
恶性肿瘤的体液性高钙血症(PTHrP)
利尿剂、降钙素
X-连锁低磷佝偻病(XLH)
常染色体显性遗传
肿瘤导致的骨软化症
范科尼综合征
酗酒
骨骼过度矿化
甲状旁腺切除术后的骨饥饿综合征
成骨性骨转移
骨软化症、佝偻病治疗中
磷酸盐进入ECF
代谢性酸中毒恢复后
呼吸性碱中毒
从饥饿到恢复进食，静脉给予葡萄糖

2.肾脏失磷过多

肾脏失磷过多时TmP降低。PTH的作用是促进肾排磷，所有类型的甲旁亢，只要是肾功能正常，就会伴随低磷血症。这种情况在原发性甲旁亢中体现得较充分；但是在继发性甲旁亢中就不一定适用了，特别是在维生素D和钙吸收不良时。血磷水平降低可以是严重维生素D缺乏的最早和唯一可以注意到的线索，在很多场合下这一线索使麦胶性肠病(乳糜泻)不典型病例得到诊断。

PTHrP(见“恶性肿瘤相关的高钙血症”)与PTH相同会使尿中排磷增多，因此肿瘤患者发生体液性高钙血症时通常有低血磷(前提是肾功能正常)。噻嗪类和袢利尿剂促进尿磷排泄的作用都很强，应用上述利尿剂时如果不补充磷就可能导致低磷血症。乙醇摄入导致的低磷血症也属于此类。

某些遗传性疾病可能导致严重的肾脏失磷(见第74章)。这些疾病包括X连锁的低磷血症(X-linked hypophosphatemia，XLH，亦称为维生素D抵抗性佝偻病），常染色体显性遗传性低血磷性佝偻病（ADHR）。另一种肾脏失磷综合征是肿瘤性的骨软化症，亦称肿瘤导致的骨软化症（tumor-induced osteomalacia，TIO）。获得性或遗传性的弥漫性近端肾小管疾病，如范科尼综合征（Fanconi syndrome），也可因肾脏失磷而导致低磷血症。

3.骨骼过度矿化

骨骼矿化增加造成大量磷进入骨骼，导致低磷血症。一个例子是甲状旁腺切除后发生的骨饥饿综合征（见低钙血症相关章节）。其他的例子有成骨性骨转移时和维生素D缺乏性佝偻病或骨软化症给予维生素D治疗后。

4.磷从细胞外液转移

当细胞外液（ECF）的pH升高时，磷可以从血清进入细胞内。在代谢性酸中毒（如糖尿病酮症酸中毒）恢复时，发生呼吸性碱中毒时都可能导致低磷血症。最极端的例子是长期饥饿或神经性厌食者在口服碳水化合物或给予胃肠外葡萄糖时会使磷大量进入细胞。胰岛素促进葡萄糖进入细胞，葡萄糖随即磷酸化成为6-磷酸葡萄糖。在磷储备已经被大量消耗时，快速进食碳水化合物或胃肠外给予葡萄糖可能导致严重的低磷血症，甚至因呼吸循环衰竭发生猝死。所以饥饿者再进食应缓慢进行并注意磷的补充。

（三）治疗

磷替代的最佳途径是口服，通常将2000～4000mg/d分2～4次给予。最初磷的剂量大于1000～2000mg/d通常会导致腹泻（磷可以用来做泻药），但是如果剂量逐渐增加，略大剂量也可以很好地耐受。静脉补磷仅在清楚知道含量（见第72章）且患者不能口服时应用，需要频繁监测血磷、血钙和肌酐水平。静脉补磷的剂量不超过500～800mg/d。

六、高镁血症

（一）症状和体征

临床上明显的高镁血症并不常见。症状可有困倦，体征可有反射减退，最终出现神经肌肉、呼吸和心血管系统衰竭。高镁血症可以导致低血钙（见低钙血症相关章节）。高镁血症见于两种情形：严重肾衰竭给予含镁的制酸剂时；大剂量静脉应用硫酸镁治疗子痫或子痫前期时。

（二）鉴别诊断

高镁血症的鉴别诊断很简单，限于前文描述的两种疾病（表73-5）。轻度高镁血症常见于透析患者，但严重高镁血症仅见于肾衰竭伴肠外营养或口服镁盐时（应用含镁的制酸剂或磷结合剂）。高镁血症在治疗子痫时较常见但尚可控制。

七、低镁血症

（一）症状和体征

低镁血症很常见，特别是在ICU，但与低磷血症伴随时，易被忽视。镁广泛参与各种生物活动，低镁血症可导致低钙血症、惊厥和独立于低血钙的感觉异常，还可有一系列神经肌肉、心血管和呼吸系统症状。

（二）鉴别诊断

鉴别诊断详见下文和表73-5。

1.摄入不足

镁摄入不足常见于酗酒和营养不良者。它可以是肠道吸收不良综合征的一部分，可以因呕吐或鼻

表73-5 高镁血症和低镁血症的病因

高镁血症
肾衰竭患者同时应用含镁抗酸剂时
胃肠外应用硫酸镁治疗子痫
低镁血症
摄入不足
饥饿
吸收不良
酗酒
呕吐、鼻饲
肾脏丢失过多
利尿剂
输注盐水
继发性醛固酮增多症
肝硬化
充血性心力衰竭
渗透性利尿、高血糖
顺铂、氨基糖苷类抗生素、两性霉素
低钾血症
高钙血症、高钙尿症
近端肾小管疾病
遗传缺陷

饲引起。这些情况在ICU很常见且常被忽视。

2.肾脏丢失过多

肾脏过度失镁的情况在临床很常见。噻嗪类和袢利尿剂可以导致肾脏失镁，盐水输注也可以有类似后果。原发性醛固酮增多症患者，可因醛固酮作用使肾脏失镁，但在继发性醛固酮增多时(肝硬化、低容量、充血性心力衰竭或其他疾病)更为常见。有渗透性利尿时，如控制较差的糖尿病，可导致肾脏失镁。某些肾毒性药物，如顺铂、氨基糖苷类抗生素和两性霉素可导致近端肾小管损伤和较重的肾脏失镁。低钾血症、高钙血症和高钙尿症也会导致肾脏镁排泄增加。许多可以造成近端肾小管损伤的疾病，如范科尼综合征和间质性肾炎，也可引起肾脏失镁。

(三)治疗

镁的替代方式可有肌内注射和静脉输注，通常可以应用硫酸镁24～48mEq/24h(见第72章)。口服镁盐制剂有氧化镁，但是因为镁的导泻作用，口服大剂量的镁盐比较困难。

推荐阅读

Bilezikian JP, Khan AA, Potts JT: Guidelines for the management of asymptomatic primary hyperparathyroidism: summary statement from the third international workshop, J Clin Endocrinol Metab 94:335–339, 2009.

Christov M, Juppner H: Insights from genetic disorders of phosphate homeostasis, Semin Nephrol 33:143–157, 2013.

Nakajima K, Tamai M, Okaniwa S, et al: Humoral hypercalcemia of malignancy associated with a gastric carcinoma secreting parathyroid hormone, Endocr J 60:557–562, 2013.

Nazeri AS, Reilly RF Jr: Hereditary etiologies of hypomagnesemia, Nat Clin Pract Nephrol 4:80–89, 2008.

Nesbitt MA, Hanan FM, Howles SA, et al: Mutations affecting G-protein subunit alpha-11 in hypercalcemia and hypocalcemia, N Engl J Med 368:2476–2486, 2013.

Rosen CJ, editor: The American Society for Bone and Mineral Research primer on metabolic bone diseases and disorders of mineral metabolism, ed 8, Washington, D.C., 2013, American Society for Bone and Mineral Research.

Stewart AF: Hypercalcemia associated with cancer, N Engl J Med 352:373–379, 2005.

Stewart AF: Translational implications of the parathyroid calcium receptor, N Engl J Med 351:324–326, 2004.

第74章

代谢性骨病

著　者　Mara J. Horwitz　Andrew F. Stewart
译　者　卜　石　审校者　邢小燕

一、引言

代谢性骨病(metabolic bone disease)是一个用来描述一些具有弥漫性骨骼病变的疾病的通用术语。许多伴随低骨量，病因不一定是代谢异常，也有可能是遗传性、感染性或其他。但是，代谢性骨病仍是一个有用的、涵盖面很广的术语。从广义上讲，它涵盖了很多常见的疾病，如骨质疏松症(见第75章)；罕见的骨硬化性疾病如氟化物中毒、遗传性疾病和局部骨疾病，如多发性骨纤维结构不良症[①]。

本章集中介绍相对常见的、内科医生可能会遇到的代谢性骨病(表74-1)，其他许多罕见的代谢性骨病也有涉及。正常骨稳态和组织病理见第72章和图74-1。

破骨细胞、成骨细胞活性和类骨质矿化可以通过未脱钙的髂嵴前部骨活检来评价，这是评估骨病理的标准方法。切片必须是未脱钙的，因为常规病理标本经酸介导脱钙，即不能区分矿化的成熟骨和可能是正常或病理状态的未矿化的类骨质。如图74-1所示，使用不脱钙骨的病理切片可以突出显示破骨细胞、成骨细胞和类骨质。因为四环素是荧光标记的，能在类骨质矿化时进入羟磷灰石结晶。在骨活检前给予四环素就可以评估骨矿化的速率和效果(图74-1B和F)。

表74-1　能导致或促进代谢性骨病的条件、疾病或药物

骨质疏松症(见第75章)
Paget骨病
甲旁亢性骨病(如纤维囊性骨炎)
骨软化症和佝偻病
低血磷综合征
维生素D综合征
抗癫痫药
铝剂
代谢性酸中毒
肾性骨病
遗传性疾病
成骨不全
低磷酸酶症
骨质疏松-假神经胶质瘤综合征
X连锁骨质疏松
混杂因素
浸润性疾病
多发性骨髓瘤
淋巴瘤、白血病
肉状瘤
恶性组织细胞增生症
肥大细胞增多症
戈谢病
溶血性疾病(如地中海贫血、镰状细胞性贫血)
移植性骨病

二、鉴别诊断

(一)Paget骨病

Paget骨病(Paget’s disease of bone)，亦称变形性骨炎，是位列骨质疏松症之后的第二大常见的骨病(译者注：此处指欧美，中国患病率并不高)。美国45岁以上人群中患病率约为2%，但各地患病率不同。本病在欧洲裔人群中常见，在非洲裔和亚裔中罕见。

与其他代谢性骨病的弥漫性全身骨受累不同，

① 译者注：polyostotic fibrous dysplasia，POFD，又称Albright综合征或McCune-Albright综合征，MAS。

Cecil ESSENTIALS

Paget骨病是一个局部骨受累的疾病。可以是单个骨(单骨型),也可以是多骨受累(多骨型)。Paget骨病可以影响任何部位的骨,通常有骨盆、椎骨、颅骨、胫骨和股骨。尽管Paget骨病是一种慢性疾病,并且最初的病灶可以扩大,但很少出现新的病变。

Paget病主要的细胞异常是破骨细胞骨吸收增加,随之而来的是大量异常的质量较差的新骨形成(图74-1C)。影像学检查中常见到典型的硬化病变(图74-2A～C)、骨扫描显示放射性摄取增加(图74-2D)及血清碱性磷酸酶(是Paget病的生化标志物)升高是成骨细胞活性显著增加的表现。

多数Paget病患者是无症状的,本病常因为常规检查发现血清碱性磷酸酶升高或因其他原因行影像学检查而意外诊断。临床表现有骨痛、骨畸形、骨折、骨关节炎相关的合并症和神经压迫综合征(如耳聋、椎管狭窄)。少见的并发症包括制动患者发生高钙血症和高心排血量性心力衰竭。因Paget病的受累部位血管较多,受累骨表面的皮肤温度一般比其他部位高。Paget病最可怕的并发症是受累骨的骨肉瘤(罕见,发生率＜1%)。

Paget病的病因不清,可能病因有病毒来源和遗传易感。Paget病的诊断需要结合骨转换生化标志物和影像学检查。在大多数患者中,血清总碱性磷酸酶的升高是充分且敏感地反映疾病活动的指标。但血清骨源性碱性磷酸酶在疾病活动性不太高时可能是一个比总碱性磷酸酶更敏感的指标。在诊断时行骨扫描检查可以发现病变部位和受累程度(图74-2D)。影像学检查可以进一步确认Paget病,并有助于评估并发症和局部病变的进展(图74-2A～C)。

治疗的两个主要目标是缓解症状和预防并发症。治疗指征包括缓解症状(如骨痛、头痛、神经系统并发症),术前减少血流以尽量减少择期手术中Paget病病变骨部位的出血,应处理严重Paget病制动患者的高血钙,避免局部病变进展带来的远期并发症,如长骨弯曲畸形、颞骨受累导致的听力丧失,以及枕骨大孔和脊柱受累带来的神经系统并发症。Paget病治疗包括非药物治疗(如物理治疗)和药物治疗(包括抑制骨吸收的药物和针对疼痛的镇痛治疗)。

治疗的主要药物是双膦酸盐,包括作用较强的氨基酸衍生的双膦酸盐(如唑来膦酸),可以通过抑制破骨细胞活性来抑制Paget病病变部位的骨吸收。对于应用作用较强双膦酸盐的患者,建议同时补充钙剂和维生素D来预防低钙血症和继发性甲旁亢。

当Paget病病变骨发生完全骨折时可以考虑矫形手术。严重髋部或膝部受累的患者可以通过手术进行膝关节矫形或全关节置换术。

(二)甲旁亢性骨病

甲旁亢性骨病(hyperparathyroid bone disease)亦称纤维囊性骨炎(osteitis fibrosa cystica,OFC),是长期甲状旁腺激素水平升高的后果。甲状旁腺激素(PTH)水平升高的原因可能是原发性甲旁亢(多由于甲状旁腺腺瘤或相对少见的增生或腺癌造成)。

继发性甲旁亢是由于吸收不良、维生素D缺乏或慢性肾衰竭导致的适当的PTH升高,血钙水平正常或略低于正常。

三发性甲旁亢是指甲状旁腺受到长期刺激(如慢性肾衰竭时)出现增生或腺瘤,导致PTH升高并伴随高血钙(见第73章)。

原发或三发甲旁亢的典型特征是高血钙。而继发性甲旁亢患者的血钙正常或偏低伴PTH升高。

甲旁亢性骨病属于高骨转换性,特征是破骨细胞骨吸收增加和成骨细胞合成类骨质增加、骨矿化加速、在皮质骨和小梁骨形成小囊(纤维囊性骨炎的囊)(图74-1B和D),以及成纤维细胞和骨髓基质数量增加。血清骨形成标志物[如碱性磷酸酶(ALP)和骨钙素(OC)]和骨吸收的标志物[如N端肽(NTX)和C端肽(CTX)]通常都升高,在骨组织学上可以反映这一特点。患者常诉骨痛或广泛的不适与疼痛。

DEXA测定骨密度正常或减低。严重的甲旁亢性骨病的特征性放射学改变为颅骨的"胡椒盐样"表现、末端指骨和远端锁骨的簇状骨吸收、第二指骨桡侧骨皮质骨膜下骨吸收(图74-3)、骨盆和长骨的棕色瘤(即破骨细胞聚集导致的较大的溶骨性病变)。在甲状旁腺切除术后上述放射学表现可消失,通过DEXA测定的骨量通常快速、显著增加。

甲旁亢性骨病的治疗包括切除原发性和三发性甲旁亢患者的甲状旁腺和纠正潜在的继发性甲旁亢的病因以降低PTH水平(见第73章)。如果血钙轻度升高而骨密度正常,则不需要治疗。

应用甲状旁腺钙受体拟似剂(如西那卡塞)可以使血钙水平下降。西那卡塞可用于慢性肾衰竭继发甲旁亢、甲状旁腺癌切除手术失败的患者和严重的原发性甲旁亢患者。

甲状旁腺切除术后可有中至重度的低钙血症,

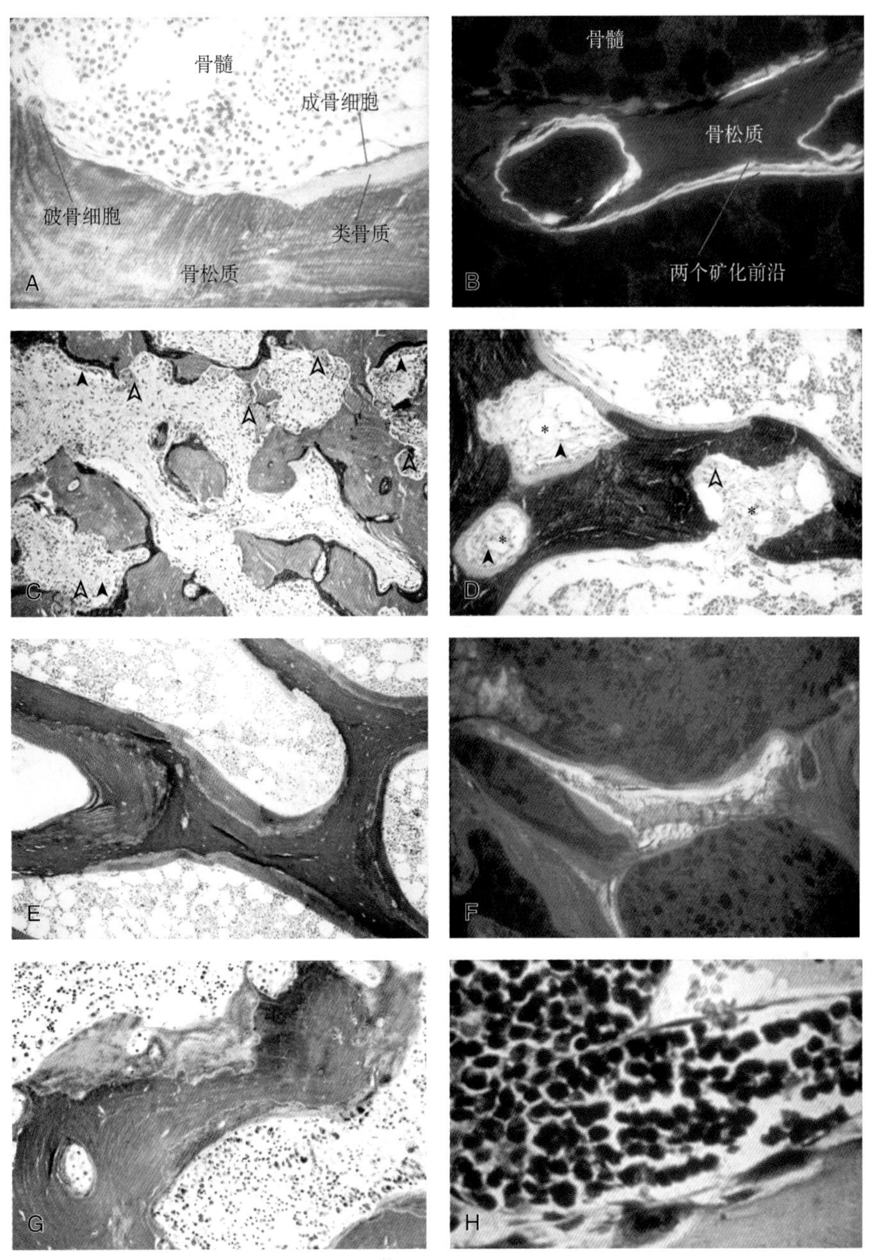

图74-1 A.正常骨组织学，显示的是未脱钙的人髂前上棘骨活检得到的正常骨重构单元。左图，多核的破骨细胞已经越过矿化的骨松质表面1～2周，吸收（清除）旧骨。右图，骨表面被分泌类骨质的成骨细胞覆盖。在骨松质表面的破骨细胞和成骨细胞之间是大量平的、成纤维样细胞，称为衬里细胞（lining cell）。在这个切片上没有看到骨细胞。B.来自一位甲旁亢性骨病患者的四环素标记的骨活检。注意在骨松质表面的亮黄色的平行线。这些线代表两条四环素标记，这两条线出现的时间相差14d。可以据此计算出矿化的速率（μm/d），即骨矿化沉积率（mineral apposition rate，MAR）。在这一病例中，MAR显著加快，是典型的甲旁亢性骨病。与没有进行四环素标记的F形成对比。C.Paget病。大量多核的破骨细胞（空心箭头）在吸收骨松质。大量的成骨细胞（实心箭头）在合成新的、结构紊乱的骨。骨髓腔被纤维细胞填充。D.原发性甲旁亢的典型纤维囊性骨炎表现。较正常骨组织（例A）增多的类骨质、成骨细胞（实心箭头）和破骨细胞（空心箭头）。破骨细胞侵袭性的骨吸收导致三个大微囊产生（星形标记）。这些微囊组成了纤维囊性骨炎的囊状结构。在骨髓腔，特别是微囊里，充满了成纤维细胞。组成了纤维囊性骨炎的纤维状结构。E.骨软化症或佝偻病。注意图中部分大量混乱的矿化类骨质（橙色标记）。接缝处是厚的类骨质缝，代表成骨细胞产生的但没有能够被矿化的类骨质，是骨软化症和佝偻病的标志。F.四环素标记显示完全不能矿化，是骨软化症和佝偻病的特征性诊断标志。与例B对比。G.肾性骨病。透析患者骨活检的显微照片，展示了肾性骨病的典型特征，包括侵袭性破骨细胞骨吸收（如骨表面大量的破骨性骨陷凹，与例A的光滑骨表面形成对比）和部分大量混乱的矿化类骨质（橙色）。H.浸润性骨病。如多发性骨髓瘤，骨髓被浆细胞填充，骨陷凹内的两个大的破骨细胞在骨松质表面活跃地进行骨吸收

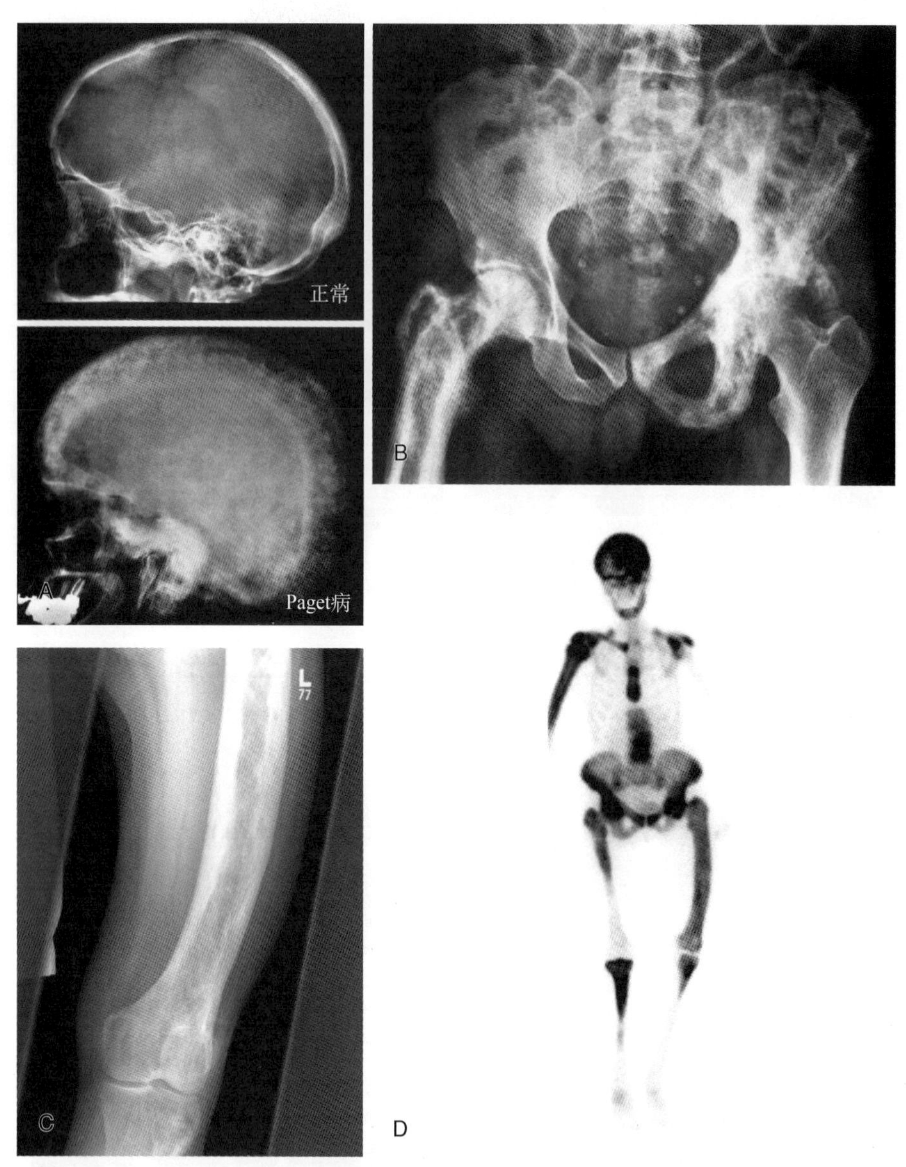

图74-2 Paget病的典型影像学表现。A.正常颅骨（上图），Paget病典型的棉絮状表现的颅骨（下图），伴颅盖骨显著增大和岩骨的硬化；B.典型的骨盆非对称性病变（溶骨性病变和成骨性病变均有）；C.股骨的弯曲畸形伴骨皮质增厚；D.全身核素显像显示有多处骨病变的Paget病

称为骨饥饿综合征(hungry bone syndrome)(见第73章)。甲旁亢性骨病可见于单纯的由甲状旁腺腺瘤引起的严重的原发性甲旁亢，或伴有维生素D缺乏导致的骨软化症、免疫抑制剂导致的移植性骨病或肾性骨营养不良。

(三)骨软化症和佝偻病

虽然在美国和全球都很常见，骨软化症和佝偻病(osteomalacia and rickets)仍常常被忽视。骨软化症和佝偻病本质上是同一个病，但从定义上讲，佝偻病发生于儿童期生长板(骨骺)仍开放时，骨软化症发生于成人期骨骺闭合之后。

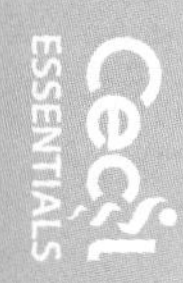

这些疾病基本的异常是类骨质缝不能矿化(形成羟磷灰石结晶)(见图74-1)。这些患者有成骨细胞，可以合成类骨质，但是类骨质不能有效矿化或完全不能矿化，因此在骨活检标本上可以见到典型的厚的类骨质缝(见图74-1E、F)和骨矿物质含量下降，骨的机械性能很差。上述异常导致骨痛、假骨折、骨折和长骨的弯曲畸形，以及其他的骨畸形改变(图74-4)。在佝偻病患儿中，生长板不能矿化导致膝、踝和肋软骨的球形或多节样改变(如串珠肋)及牙齿畸形。骨软化症的影像学特征是Looser带或Milkman假骨折。

矿化异常导致类骨质中不能形成羟磷灰石(由

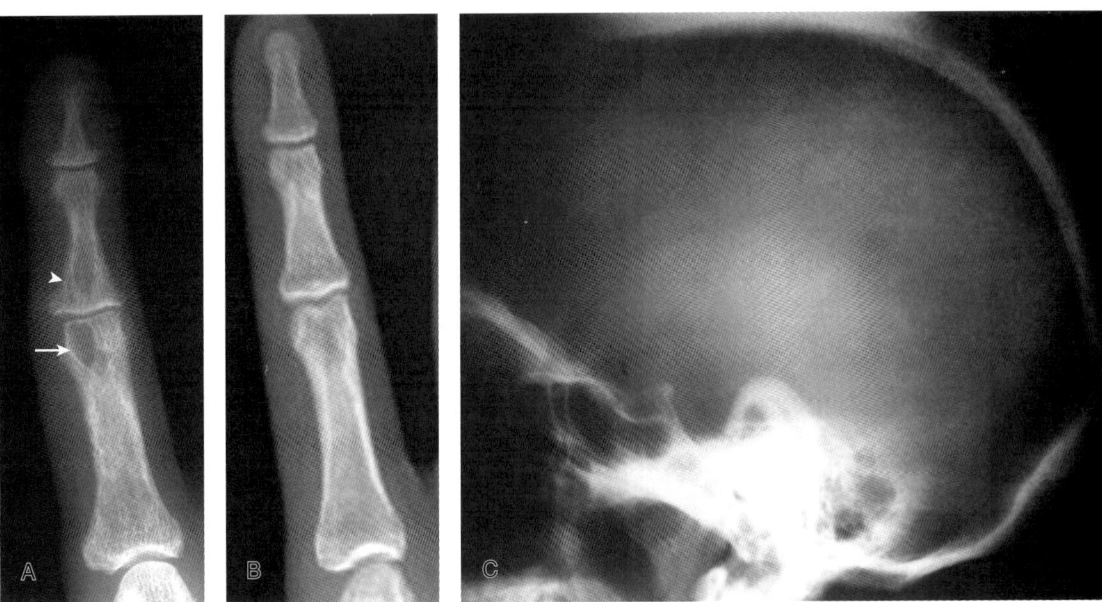

图74-3 甲旁亢的骨影像学改变。A.一位原发性甲旁亢患者的手部照片。箭形指示处为典型骨巨细胞瘤（棕色瘤），是破骨细胞聚集导致的巨囊样改变。箭头指示处为因骨膜下骨吸收导致的指骨桡侧呈不规则改变，这是典型的甲旁亢的骨改变。当手术切除侵袭性甲状旁腺肿瘤或增生的甲状旁腺后，棕色瘤和骨膜下骨吸收会被重新填充和消失。B.正常手部的X线片供比较。未见到棕色瘤，指骨骨膜表面平滑。C.甲旁亢患者颅骨经典的"胡椒盐样"改变。因骨膜下骨吸收导致颅骨的骨内膜和外层皮质或骨板模糊。侧位片显示颅盖骨模糊不清，有小斑点（资料来源：J.Towers, MD, D.Armfield, MD, University of Pittsburgh, Pittsburgh, Penn.）

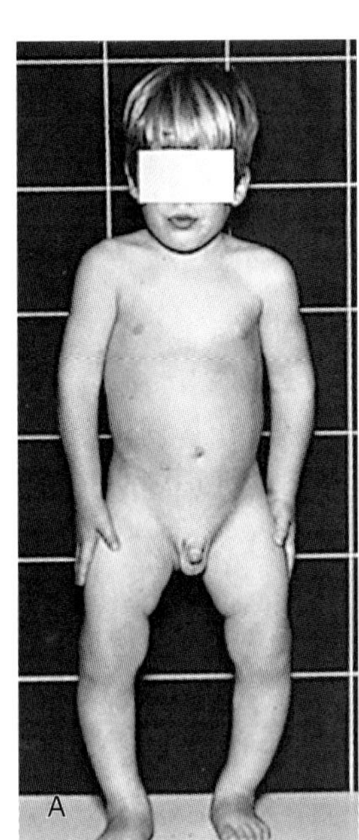

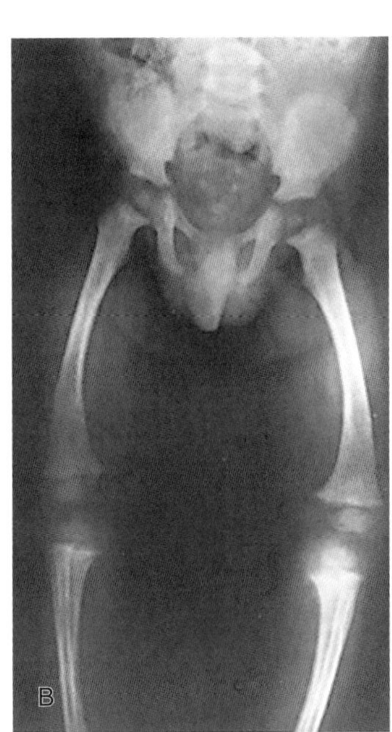

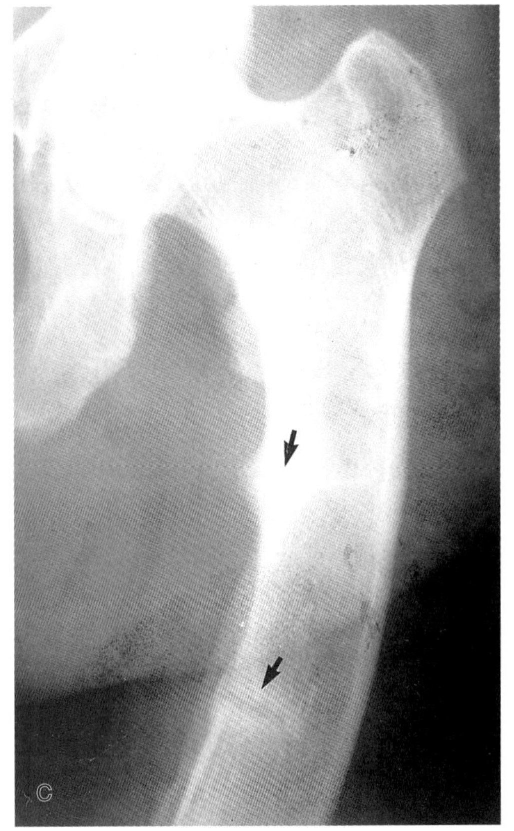

图74-4 A.典型的佝偻病病例，有股骨和胫骨弯曲。B.一个佝偻病儿童的骨X线片。下肢承重骨弯曲，骨骺未闭合、斑驳状并过度生长。C.Looser带或假骨折线（箭头）是骨软化症或佝偻病的特征性表现。骨骺闭合提示患者是成人。这是骨软化症的特征性影像诊断依据

钙磷组成)结晶,无骨矿化相。病因可以是低血磷(常见)、钙缺乏(罕见)或维生素D缺乏(常见)。影响矿化的毒素有铝、尿毒症患者血浆中的一些不明物质,以及长期、大剂量应用的抗癫痫药。由于钙盐是可溶于酸的,慢性代谢性酸中毒也可以导致骨软化症或佝偻病。引起矿化异常的原因有维生素D缺乏(如吸收不良、肝脏疾病)、低血磷性疾病(如X连锁低血磷性佝偻病、常染色体显性遗传的低血磷症、肿瘤性骨软化症)、代谢性酸中毒、药物相关的疾病、遗传性疾病(如Ⅰ型和Ⅱ型维生素D依赖性佝偻病、低磷酸酶症)(见第73章)。

当一个骨密度减低的患者出现前文描述的影像学特征,并伴有低钙血症、血PTH和碱性磷酸酶水平升高,以及无法解释的骨痛和虚弱时应考虑骨软化症和佝偻病。但是这些是疾病晚期的特征,本病更需要得到早期诊断并治疗。血清25(OH)D或其活性形式1,25(OH)$_2$D$_3$降低,血磷降低或在适当的临床背景下碱性磷酸酶升高均支持此诊断。低尿钙是维生素D缺乏的典型表现。肾小管对磷的最大重吸收较低或肾小球滤过率降低时,尿磷不适当地增多(见第72章)是典型的肾脏磷排泄异常表现。此时可以得出临床诊断,也可以通过口服四环素双标记技术进行不脱钙的骨活检确诊,定量分析矿化不良的程度(见图74-1E、F)。

治疗需考虑潜在的病因,包括维生素D制剂和钙、磷的补充,有时还需解除对矿化的抑制。以上疾病的治疗可以带来惊喜,因为患者的反应往往是戏剧性的,可以很快从慢性疾病的状态过渡到强壮、健康。

(四)肾性骨营养不良症

肾性骨营养不良症(renal osteodystrophy)是在终末期肾病或透析患者中出现的一组中至重度的异常,包括骨痛、病理性骨折和去矿化。亚临床肾性骨营养不良很常见且出现较早,是血磷升高和成纤维细胞生长因子-23(fibroblast growth factor-23, FGF-23)升高的结果,可导致骨矿化异常。

继发性甲旁亢可能是对肾脏1,25(OH)$_2$D合成缺陷和血磷升高的一种反应,钙磷沉积在软组织(见第72章和第73章),使PTH分泌显著升高,导致骨转换增快、去矿化和骨折。这类患者对口服或胃肠外给予1,25(OH)$_2$D或钙受体拟似剂(西那卡塞)或两者联合应用十分敏感。

某些肾性骨营养不良患者由于口服钙剂和磷结合剂使血钙磷控制在合理的水平,因此PTH也处于标准水平。但这类患者有严重的骨软化,典型表现是骨痛、DEXA或骨活检骨密度降低、骨活检见到的矿化异常导致的类骨质层增厚(图74-1G)。这类患者对1,25(OH)$_2$D替代治疗的反应相当好。

还有一些肾性骨营养不良的患者同时存在继发性甲旁亢和骨软化(图74-1G),以及低骨转换或无动力性骨病。后者描述了透析患者成骨细胞、破骨细胞活性很低或完全无活性、无类骨质——与继发性甲旁亢和骨软化症相反的情况。这种情况可能源于既往曾应用过的骨转换抑制剂(如铝中毒),大剂量应用1,25(OH)$_2$D对PTH的过度抑制导致低骨转换,或某些未知的原因。

对于所有骨病,明确病因是有效治疗的基本前提。早期诊断可使患者在发生骨痛和骨折前得到治疗。

(五)遗传性骨病

单基因疾病导致的骨量减少并不常见,但是对于代谢性骨病专科医生来说遇到单基因骨病的概率就会大一些,其中最常见的就是成骨不全(osteogenesis imperfecta),在新生儿或老年人中均可发病,临床表现可以很轻,也可以很重,取决于基因突变的情况。成骨不全患者有骨脆性增加和骨畸形,可以累及含胶原的组织,包括肌腱、皮肤和眼睛。

成骨不全的病因是Ⅰ型胶原的基因突变。而低磷酸酶症(hypophosphatasia)是组织特异性碱性磷酸酶(alkaline phosphatase gene, ALPL)基因突变导致的,这些患者有骨的去矿化、骨折和骨痛,血清碱性磷酸酶水平极低或测不出。

临床上还陆续发现了一些新的单基因骨病。例如,罕见的骨质疏松-假性神经胶质瘤综合征(严重的常染色体显性遗传性骨质疏松伴失明),病因是低密度脂蛋白受体相关蛋白5(low-density lipoprotein receptor-related protein 5, LRP5)基因的失活性突变。这一基因的激活性突变可导致常染色体显性遗传性的高骨量。

(六)浸润性疾病

多发性骨髓瘤或Waldenström巨球蛋白血症的患者是经典的导致骨骼去矿化的疾病,在白血病或髓淋巴瘤患者中也有这一特征(见图74-1H)。其他良性或恶性度不高的疾病相关的弥漫性骨髓浸润可以导致广泛性骨量减低、骨痛和骨折。遇到意料外的骨质疏松症患者时应想到这些疾病的可能。例如，地中海贫血或镰状细胞贫血，伴弥漫性骨髓浸润的结节病，伴富含脂质骨髓巨细胞的戈谢病、恶性肥大细胞增多症及弥漫性组织细胞增生症。

(七)移植相关性骨营养不良

已接受或即将接受器官移植的患者通常有严重的骨质疏松。某些患者由于应用免疫抑制剂(如糖皮质激素、他克莫司或环孢素)导致，这些药物对骨形成有很强的抑制作用，通常会导致骨量减少。

很多患者的骨密度下降发生在器官移植之前，是器官功能衰竭或相应治疗的结果。例如，原发性胆汁性肝硬化也可以出现成骨细胞异常和钙及维生素D的缺乏。终末期肺或心脏疾病、体力活动较少和广泛营养不良可促进骨骼去矿化。终末期肾病患者有肾性骨营养不良症的各种组分，这一异常可能会随着器官移植数量的增长而变得越来越常见。

三、治疗

治疗取决于原发疾病。原发性和三发性甲旁亢的治疗通常需要手术切除病变的甲状旁腺组织。骨软化症和佝偻病会在合理的药物治疗(如单用维生素D、钙剂、磷酸盐或联合应用)或停用有害药物(如抗痉挛药)后得到改善。

接受透析的继发性甲旁亢患者可以根据临床情况联合应用维生素D的活性形式[1,25$(OH)_2D_3$(骨化三醇)或其类似物]、钙剂、磷结合剂和西那卡塞治疗。因维生素D缺乏导致的继发性甲旁亢应给予口服母体化合物、维生素D。在治疗潜在疾病时需要注意的问题见表74-1。

这些疾病通常治疗反应较好，患者在治疗后往往会获得显著的、满意的疗效。最主要的障碍是有时不容易想到这些诊断，当DEXA报告为骨质疏松时只是被动接受而并不进一步思考可能的病因。当患者因骨密度或影像学检查诊断为骨质疏松时，医生应该回顾表74-1的内容，排除或确定可能的疾病。

关于该主题的深入讨论，请参阅《西氏内科学》(第25版)第242章“代谢性骨病患者的处理”。

推荐阅读

Christov M, Pereira R, Wesselig-Perry K: Bone biopsy in renal osteodystrophy: continued insights into a complex disease, Curr Opin Nephrol Hypertens 22:210–215, 2013.

Khosla S, Westendorf JJ, Oursler MJ: Building bone to reverse osteoporosis and repair fractures, J Clin Invest 118:421–428, 2008.

Lindsay R, Cosman F, Zhao H, et al: A novel tetracycline labeling strategy for longitudinal evaluation of the short term effects of anabolic therapy with a single iliac crest bone biopsy, J Bone Miner Res 21:366–373, 2006.

Moe S, Drueke T, Cunningham J, et al: Definition, evaluation and classification of renal osteodystrophy: a position statement from Kidney Disease: Improving Global Outcomes (KIDIGO), Kidney Int 69:1945–1953, 2006.

Ralston SH: Paget's disease of bone, N Engl J Med 368:644–650, 2013.

Rosen CJ, editor: Primer on the metabolic bone diseases and disorders of mineral metabolism, ed 8, Ames Iowa, 2013, J Wiley & Sons and American Society for Bone and Mineral Research.

Stewart AF: Translational implications of the parathyroid calcium receptor, N Engl J Med 351:324–326, 2004.

第75章

骨质疏松症

著　者　Susan L. Greenspan
译　者　卜　石　审校者　邢小燕

一、引言

骨质疏松症(osteoporosis)是最常见的骨矿盐代谢性疾病。在50岁以上人群中，女性患病率约为50%，男性约为25%。美国国立卫生研究院骨质疏松预防共识发展小组(the National Institutes of Health Consensus Development Panel on Osteoporosis Prevention)对骨质疏松症的定义是，由于骨强度下降造成骨折风险增加的骨骼疾病。骨强度(bone strength)包括两个主要的方面：骨密度(bone density)和骨质量(bone quality)。骨密度反映了成年的峰值骨量和成年后的骨丢失量。骨质量决定于骨的结构、几何形状、骨转换、骨矿化和损伤的累及[如微骨折(microfractures)](图75-1)。

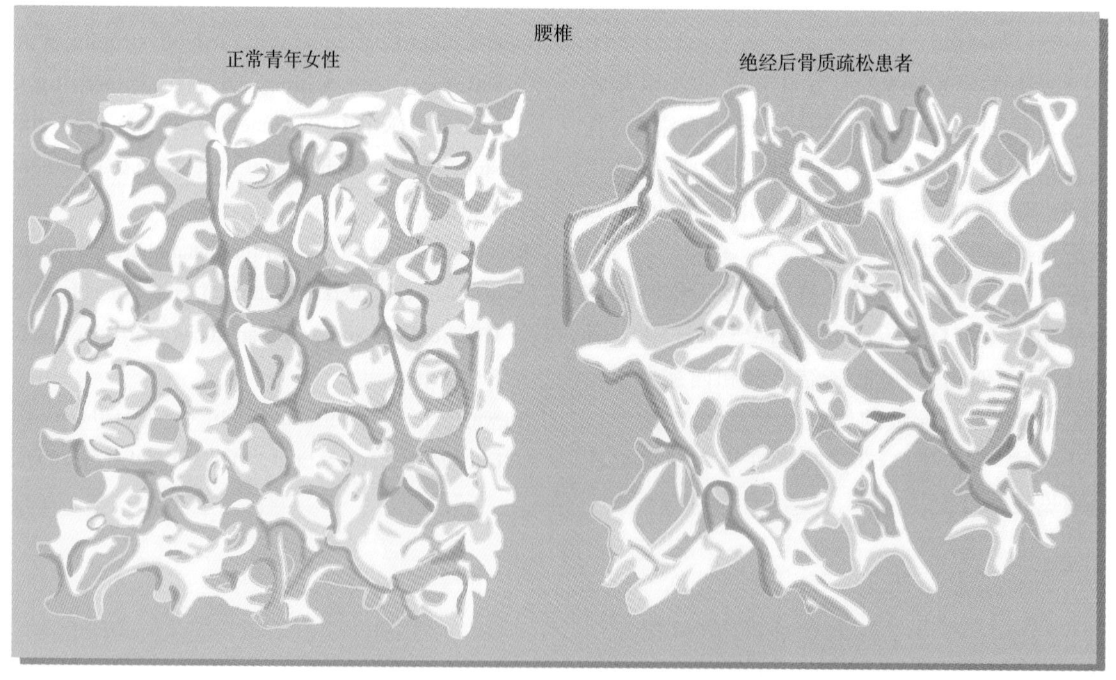

图75-1　来自正常青年女性和绝经后骨质疏松症女性腰椎样本的显微CT三维重建图。骨质疏松症女性骨量减少，骨微结构破坏。正常个体的板层状结构在各个方向是均一的，而骨质疏松的个体横向结构丢失相对较多，使板层状结构变成彼此相距较远的细条棒，同时伴随骨小梁连续性的丧失。这些改变导致骨强度下降，所以仅用骨密度的降低来预测是不够的[资料来源：Riggs BL, Khosla S, Melton LJ：Sex steroids and the construction and conservation of the adult skeleton, Endocr Rev 23：279-302, 2002; Courtesy Ralph Mueller, PhD, Swiss Federal Institute of Technology (ETH) and University of Zurich, Switzerland.]

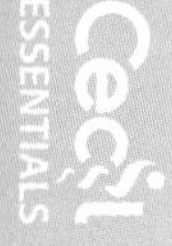

二、定义和流行病学

在美国，每年约有200万人发生骨质疏松性骨折，每年有近30万人发生髋部骨折，髋部骨折后1年内相关的死亡率为20%以上。超过50%的髋部骨折患者无法恢复至骨折前的活动状态，其中20%需借助长期辅助设备生活。如果以骨密度进行诊断，美国有4800万人为骨量低下，900万人患骨质疏松。尽管椎体骨折的患病人数低于髋部骨折，但其5年死亡率与髋部骨折相似。仅有1/3的影像学诊断的椎体骨折患者得到了医学关注。

三、病理和危险因素

峰值骨量(peak bone mass)主要取决于遗传因素。男性的骨密度高于女性，非裔美国人和西班牙裔人的骨密度高于白种人。其他影响峰值骨量的因素有性腺激素的水平、性发育的时间、钙剂摄入、运动和生长激素等。

导致成年人骨量丢失的因素是多方面的。女性骨量丢失的类型不同于男性，女性在骨松质含量多的部位(如椎体)比骨皮质多的部位(如股骨颈)骨量丢失更多(图75-2)。女性骨松质的骨量丢失远远大于男性。女性绝经期雌激素水平低下导致骨量显著下降，在绝经后的前几年里，骨量下降的速度是每年1%～5%。女性的骨密度在此后的生命中持续下降，在75岁以后又会有一个骨量丢失的加速期，在老龄时骨量丢失加速的机制尚不清楚。

引起继发骨量丢失的因素可导致骨质疏松和骨折。常用的可导致骨量丢失的药物有糖皮质激素、抗癫痫药、过多的甲状腺激素、肝素、雄激素剥夺治疗、芳香化酶抑制剂和醋酸甲羟孕酮。可引起男性或女性性腺功能低下的内分泌疾病都可以导致骨量丢失。甲状旁腺功能亢进、甲状腺功能亢进和皮质醇增多症通常会像维生素D缺乏一样造成骨量丢失。胃肠疾病可使钙和维生素D的吸收下降(表75-1)。跌倒的危险因素(如年龄、视力减退、既往跌倒史、活动受限、直立性低血压、认知障碍、维生素D不足、平衡能力减退、步态异常、肌肉无力)也可以导致骨折。

四、临床表现

不同于其他慢性病有复杂的症状和体征，骨质疏松症在骨折发生前被认为是一个“寂静”的疾病。而90%的髋部骨折发生于跌倒之后，2/3的椎体骨折是没有症状的，往往发生于很小的应激时，如抬东西、打喷嚏和弯腰时。急性椎体骨折可以导致显著的背痛，背痛可随着应用镇痛药和物理治疗而在数周内逐渐减轻。有严重椎体骨折的患者可以有身高变矮、驼背和严重的颈椎前弯，也被称为老妇驼背症(dowager's hump)。过长(>5年)双膦酸盐的使用可以导致非典型性股骨骨折(an atypical femoral fracture)，临床表现一般是单侧或双侧大腿疼痛，导致在没有外伤或极轻微外伤后即发生股骨干骨折。

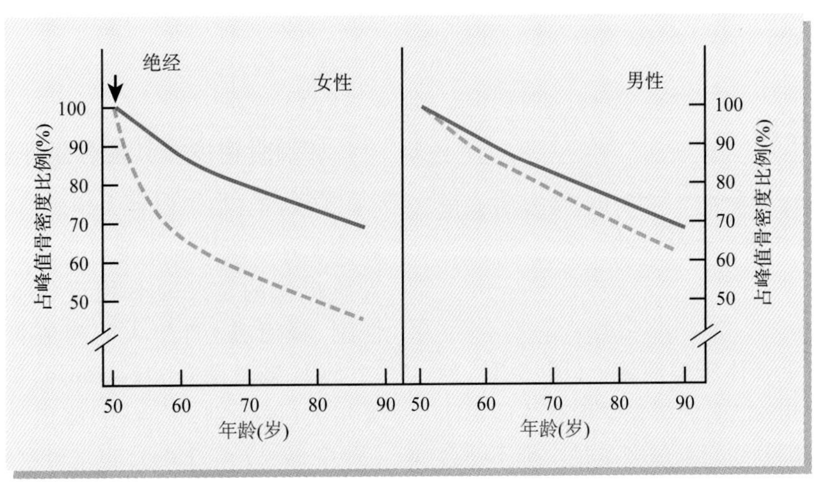

图75-2 女性和男性与年龄相关的不同骨丢失类型。虚线代表骨松质，实线代表骨皮质。本图数据基于多项双能X线吸收法测定骨密度的横断面和纵向研究(资料来源：Khosla S, Riggs BL：Pathophysiology of age-related bone loss and osteoporosis, Endocrinol Metab Clin North Am 34：1015-1030, 2005.)

表75-1 导致或促进骨质疏松和骨折的条件、疾病及药物

生活方式因素	高泌乳素血症	系统性肥大细胞增多症	结节病
酗酒	男性性腺功能减退症	地中海贫血	体重下降
过度消瘦	全垂体功能减退症	风湿性和自身免疫病	药物
维生素A过量	卵巢早衰或原发性卵巢功能衰竭	强直性脊柱炎	铝(在抑酸剂中)
跌倒	继发性性腺功能减退症	狼疮	抗凝剂(肝素)
高盐摄入	特纳综合征/克氏综合征(曲细精管发育不全)	类风湿关节炎	抗惊厥药
制动	内分泌疾病	其他风湿性和自身免疫病	芳香化酶抑制剂
体力活动不足	肾上腺功能不全	中枢神经系统疾病	巴比妥类药物
低钙摄入	库欣综合征	癫痫	肿瘤化疗药
吸烟(主动或被动)	糖尿病(1型、2型)	多发性硬化	环孢素和他克莫司
维生素D不足	甲状旁腺功能亢进	帕金森病	醋酸甲羟孕酮(绝经前的避孕药)
遗传因素	甲状腺毒症	脊髓损伤	糖皮质激素(泼尼松≥5mg/d或同类药物的等效剂量应用≥3个月)
囊肿性纤维化	胃肠道疾病	脑卒中	促性腺激素释放激素(GnRH)拮抗剂和激动剂
Ehlers-Danlos 综合征	乳糜泻	其他情况和疾病	锂
戈谢病	胃旁路术	人类免疫缺陷病毒(HIV)感染/获得性免疫缺陷综合征(AIDS)	甲氨蝶呤
糖原累积症	胃肠道手术	酗酒	肠外营养
血色病	炎症性肠病	淀粉样变性	质子泵抑制剂
高胱氨酸尿症	吸收不良	慢性代谢性酸中毒	选择性5-羟色胺再摄取抑制剂
低磷酸酶症	胰腺疾病	慢性阻塞性肺疾病	他莫昔芬(绝经前应用)
特发性高钙尿症	原发性胆汁性肝硬化	充血性心力衰竭	噻唑烷二酮类药物(如吡格列酮、罗格列酮)
马方综合征	血液系统疾病	抑郁症	甲状腺激素(过量时)
成骨不全	血友病	终末期肾病	
父母亲髋部骨折或骨质疏松史	白血病和淋巴瘤	高钙尿症	
卟啉病	单克隆丙种球蛋白病	特发性脊柱侧凸	
性腺功能减退症	多发性骨髓瘤	肌肉营养不良症	
神经性厌食症和暴食症	镰状细胞病	移植后骨病	
运动性闭经			

改编自：National Osteoporosis Foundation: 2013 clinician's guide to prevention and treatment of osteoporosis. Available at http://nof.org/files/nof/public/content/file/917/upload/481.pdf. Accessed August 23, 2014。

五、诊断和鉴别诊断

有急性临床椎体或髋部骨折病史，或经骨密度检查后，即可确立骨质疏松症的诊断。

（一）影像学

影像学检查可见椎体压缩性骨折（图75-3），但是只有在骨量减少30%以上时影像学检查才能显示出来。在评价骨量时，射线剂量过多或过少都不适合读片。因此，影像学检查对于骨质疏松的诊断价值较低（除了椎体骨折），故骨质疏松的诊断通常都是基于骨密度的结果。

（二）骨密度或其他骨量评估工具

1994年，基于白种人绝经后女性的数据，WHO开发了骨质疏松症和低骨量的分类系统（表75-2）。骨质疏松的定义是骨密度（BMD）小于等于（同性别，译者注）青年人的峰值骨量的2.5s（即$T \leqslant -2.5s$）。低骨量（osteopenia）的定义是骨密度为青年人（同性别，译者注）峰值骨量的$-1.0 \sim -2.5s$（即$-2.5s < T < -1.0s$）。正常骨密度的定义是骨密度不低于青年人峰值骨量的1.0s（$T \geqslant -1.0s$）。

评价骨密度的标准方法是双能X线吸收测定，这种方法具有较高的精密性和准确性。测量部位在

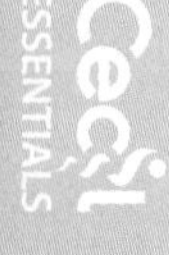

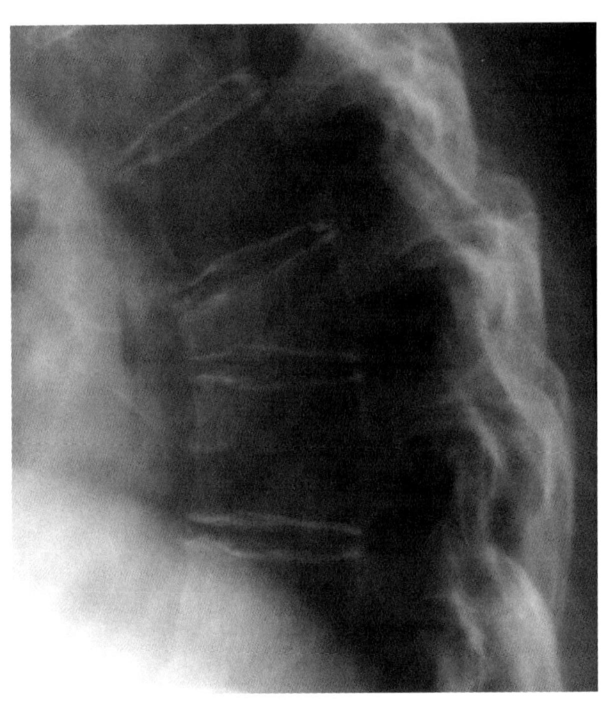

图75-3 脊柱侧位片提示胸椎前部楔形压缩性骨折

表75-2 WHO骨质疏松的诊断分级

分级	骨密度标准
骨量正常	大于或等于青年人峰值骨量-1.0*s*(即*T*≥-1*s*)
骨量减低	为青年人峰值骨量的-1.0～-2.5*s*(即-2.5＜*T*＜-1.0*s*)
骨质疏松	低于青年人峰值骨量的-2.5*s*(即*T*≤-2.5*s*)

髋部和腰椎，约30%的病例中可以见到测量不一致的情况(图75-4)。只有当至少两节椎体可以用于分析时才可以使用腰椎数据诊断，因为仅采用一节椎体进行评价误差较大。采用椎体平均值、全髋或股骨颈三个部位骨密度的最低值进行诊断。

对于甲状旁腺功能亢进的患者，骨皮质骨量丢失较为常见，所以前臂桡骨远端1/3的骨密度也应评价。前臂骨密度测定还适用于下列情况：老年患者因脊柱关节的退行性变、硬化造成的不典型钙化或主动脉钙化导致腰椎骨密度测定假性升高；肥胖患者因体重超过DEXA仪器承受范围而不能登上检查床时。

髋部和腰椎的定量CT(QCT)也可以测定骨密度，但是，缺少髋部QCT的正常值数据，QCT椎体测定的精密度不及DEXA，放射线的剂量显著高于DEXA。前臂的单光子吸收测定和外周骨的测定(如足跟超声)也用于评估骨量，但是WHO的诊断标准仍仅采用中心的DEXA测定。

美国国家骨质疏松基金会(the National Osteoporosis Foundation, NOF)推荐所有≥65岁的女性和65岁以下绝经后伴有一项危险因素的女性进行骨密度测定(表75-3)。美国预防医学工作组(U.S.Preventive Services Task Force, USPSTF)则建议≥65岁的所有女性和60～64岁伴有一项危险因素的女性进行骨密度测定。NOF推荐所有≥70岁的男性进行骨密度测定，USPSTF没有建议在男性中进行骨密度筛查。目前有白种人、非裔美国人、亚洲人、西班牙裔男性和女性的数据库。来自NOF和USPSTF的指南对于骨质疏松症筛查的规定在绝经后女性中基本类似，但是对老年男性则有不同建议。USPSTF认为目前还没有足够的证据来提出男性的筛查指南。

表75-3 NOF对于骨密度测定的建议

- 女性≥65岁，男性≥70岁，无论是否存在临床危险因素
- 年轻的绝经后女性和绝经过度期的女性，50～69岁的男性存在骨折的临床危险因素时
- 50岁以后发生过骨折者
- 具有与低骨量或骨量丢失相关的疾病(如类风湿关节炎)或应用影响骨量的药物(如糖皮质激素泼尼松≥5mg/d或同类药物的等效剂量应用≥3个月)

WHO开发了骨折风险评估工具(fracture risk assessment tool, FRAX)预测40～90岁的男性和女性10年内髋部骨折和任何主要部位骨质疏松性骨折的风险。FRAX包含的风险因素有股骨颈的*T*值、年龄、性别、身高、体重和一些特殊的危险因子如成年期的骨折史、父母亲的髋部骨折史、目前吸烟、糖皮质激素应用、类风湿关节炎、饮酒(每日乙醇摄入≥3次)和继发性骨质疏松症。FRAX评分对骨折风险的预测是种族和国家特异的且仅用于治疗前的患者。

DEXA骨密度测定通常可以在治疗2年后进行监测，监测的频率取决于评估的部位和治疗的类型。例如，骨松质通常较骨皮质表面积更大且代谢更活跃，所以在应用强的抗骨吸收药物后更容易改善。在强力抗骨吸收治疗后腰椎骨密度的改善较其他部位更显著。即使在测定的精密度很高时，治疗后前臂骨密度没有变化也是很常见的。足跟骨中骨松质的比例很高，但精密度差，故病情监测不采用这一部位。

所有骨质疏松和骨量低下的患者均应该鉴别有无继发性骨量丢失的病因，包含血钙测定(需用血清白蛋白水平来校正)来除外甲状旁腺功能亢进或营

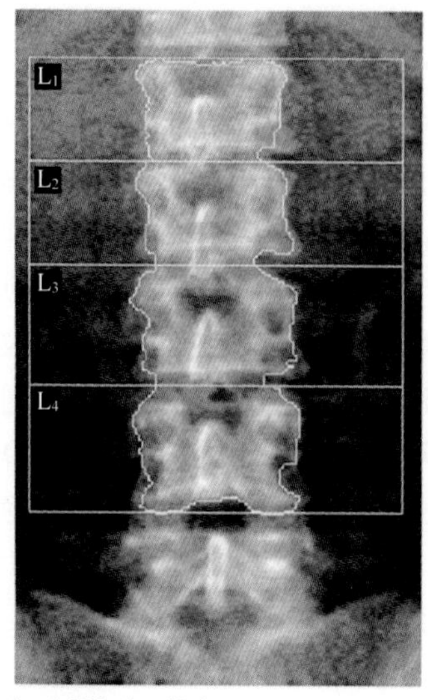

k = 1.135, d_0 = 48.6
116×137

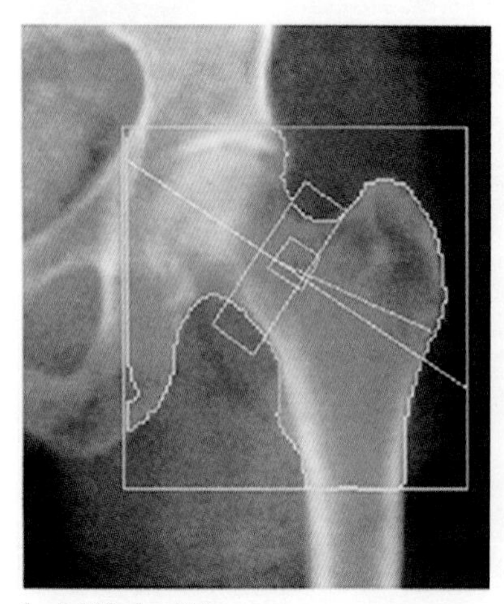

k = 1.145, d_0 = 53.2
93×97

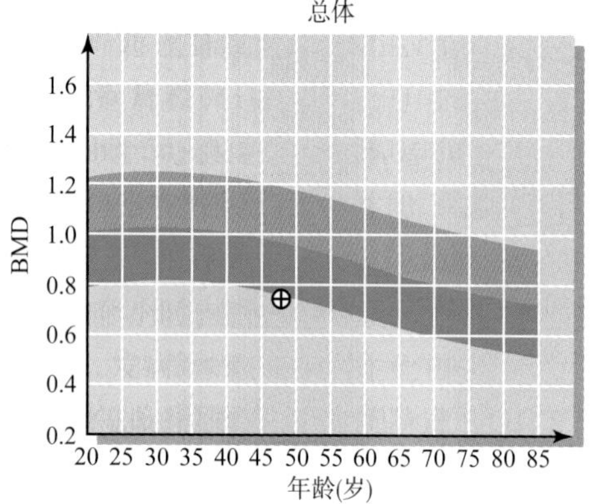

部位	面积 (cm²)	骨矿含量 (g)	骨密度 (g/cm²)	T 评分	T (%)	Z 评分	Z (%)
L_1	12.52	8.04	0.642	−2.6	69	−2.0	74
L_2	13.41	9.74	0.726	−2.7	71	−2.1	76
L_3	16.21	11.96	0.738	−3.1	68	−2.5	73
L_4	17.42	13.94	0.800	−2.9	72	−2.2	77
全部	59.56	43.68	0.733	−2.9	70	−2.2	75

注：全部BMD的变异系数 CV 1.0%, ACF = 1.028, BCF = 1.006, TH = 5.848。
WHO分类：骨质疏松，骨折高风险。

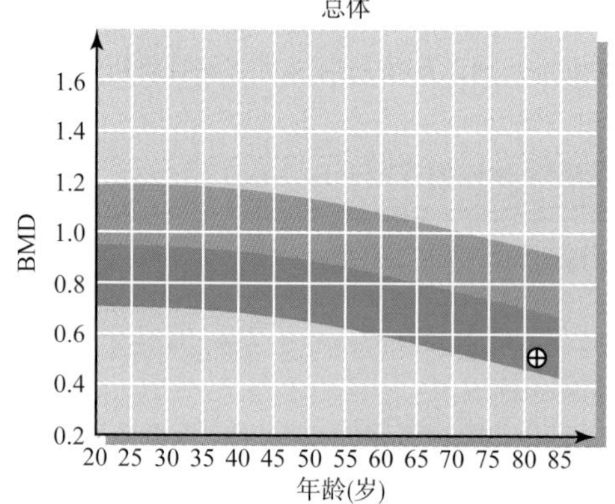

部位	面积 (cm²)	骨矿含量 (g)	骨密度 (g/cm²)	T 评分	T (%)	Z 评分	Z (%)
股骨颈	4.68	1.89	0.404	−4.0	48	−1.6	69
大转子	10.63	4.13	0.388	−3.1	55	−1.3	75
转子间	16.59	9.90	0.597	−3.2	54	−1.3	74
全髋	31.89	15.91	0.499	−3.6	53	−1.5	74
Ward三角	1.19	0.32	0.268	−4.0	37	−0.9	72

注：全部BMD CV 1.0%, ACF = 1.028, BCF = 1.006, TH = 5.163。
WHO分类：骨质疏松，骨折高风险。

图75-4 左图，此患者双能X线吸收法（DEXA）测定腰椎（L_1～L_4）骨密度为0.733g/cm²（图中有十字的白圈），*T*值为–2.9。参考数据图显示生产厂家（Hologic, Inc., Bedford, Mass.）提供的标准数据库中年龄、性别相匹配的BMD均值±2*s*（阴影部分）。*T*值为患者BMD与预测同性别青年人峰值BMD均值相差的标准差的个数，*Z*值为患者BMD与性别、年龄、种族相匹配的BMD均值的差值相差的标准差的个数。患者BMD的百分比是患者BMD占青年人平均峰值BMD的百分比或占同年龄人（同性别）平均BMD的百分比。右图患者DEXA测定的全髋BMD为0.499g/cm²（图中有十字的白圈），股骨颈*T*值为–4.0，全髋*T*值为–3.6。参考数据图显示第三次国家健康和营养调查中年龄、性别相匹配的BMD均值±2*s*（阴影部分）。*T*值为患者BMD与预测的同性别青年人峰值BMD均值相差的标准差的个数，*Z*值为患者BMD与性别、年龄、种族相匹配BMD均值的差值的标准着个数。患者BMD的百分比是患者BMD占青年人平均BMD峰值的百分比或占同年龄平均BMD值的百分比（资料来源：Bone densitometry report for the QDR-4500A bone densitometer,Bedford, Mass., Hologic, Inc.）

养不良；25-OH维生素D水平测定以评价是否存在维生素D缺乏或不足；血碱性磷酸酶（ALP）测定以评价有无Paget病、恶性肿瘤、肝硬化或维生素D缺乏；肝、肾功能检查来评价有无肝肾损伤；24h尿钙和肌酐测定用于评估高尿钙和吸收不良；在贫血、吸收不良或低尿钙患者中进行关于麦胶性肠病的检测；促甲状腺激素（TSH）测定以除外甲状腺功能亢进；在贫血的老年患者中进行血清蛋白电泳检查以除外骨髓瘤。血甲状旁腺激素（PTH）测定的结果通常需要结合血钙和维生素D水平来解释。男性推荐测定总睾酮。

对某些严重或少见病例要行进一步的鉴别诊断。多数情况下不需要进行骨活检。骨转换标志物在临床实践中变异较大，这些测定通常用于科研。但是它们对于在双膦酸盐长期治疗或药物假期后评估骨转换率很有价值。

六、预防

充足的钙和维生素D摄入、运动及预防跌倒是对所有患者都适用的基础措施。美国国家医学研究院（the Institute of Medicine）推荐的成人每日允许钙摄入量（元素钙，译者注）是1200mg。钙的来源可以是膳食、营养补充剂或膳食加营养补充剂。营养补充剂应该是纯的碳酸钙或枸橼酸钙，每日500～600mg分两次服用。碳酸钙应该随餐服用以达到最好的吸收，而枸橼酸钙是否随餐服用均可。补充的钙剂可以是片剂、咀嚼剂或液体形式。橙汁、谷类食物、面包和营养棒等食物均可用于钙强化。每日钙摄入超过1200mg将不再有益，过多的钙摄入可能增加肾结石和心血管病的风险（尽管数据有矛盾）。

维生素D对于钙吸收和骨矿化很重要。维生素D还有一些骨外的益处和对于改善肌力及防跌倒的作用。维生素D有两个来源：食物和光合作用。因为食物的维生素D来源十分有限（如强化的牛奶、酸奶），而常建议患者避免日光照射以预防皮肤癌和皱纹，很多研究均发现老年人群中存在维生素D的缺乏或不足。老年患者皮肤合成维生素D的能力下降。低水平的维生素D可以导致继发性甲状旁腺功能亢进。

可以通过摄入复合维生素、含维生素D的钙剂或单纯的维生素D补充维生素D，而补充的维生素D有胆骨化醇（D_3）和麦角骨化醇（D_2）两种形式。为了使25-OH维生素D达到至少20ng/dl（50nmol/L），美国国家医学研究院推荐70岁及以下成人维生素D的日补充量是600IU，70岁以上人群的推荐量是800IU（基于生活能够自理的无骨质疏松症患者的数据）。但NOF推荐的日剂量是800～1000IU。对于老年患者、存在吸收不良的患者及肥胖者，可能需要更高剂量的维生素D。存在严重维生素D缺乏的老年患者，可以给予每周50 000IU的维生素D并持续3个月，以便将维生素D水平调至正常范围。活性维生素D通常是不需要的，它通常不应作为绝经后骨质疏松症的基础措施。

负重运动是保持骨骼完整性的重要措施。关于男性和绝经后女性运动的类型及持续时间的研究结果存在诸多矛盾，但通常建议负重运动或抗阻训练，并且有证据提示这些训练能够改善骨量或保持骨骼完整性。在新发椎体骨折患者，物理治疗对于改善姿势和增强背部肌肉力量很重要。

因为90%的髋部骨折和大量的椎体骨折发生于跌倒后，应该为跌倒风险较高的脆弱的老年人提出预防跌倒的措施。居家防跌倒措施应包括在卫生间安装扶手杆和楼梯安装扶手、地面避免松散的小块地毯和电线、保证床边良好的照明、厨房中的移动物体保证触手可及。其他防跌倒的措施包括尽量避免应用可导致头晕或直立性低血压的药物，评估使用辅助设施（如手杖、助行器）的必要性，保证合适的鞋子和良好的视力。使用髋部保护器来预防骨折的效果并不一致且令人失望，患者对这些产品的依从性也很差。

七、治疗和进展

NOF的治疗指南包含了10年骨折风险的预测。NOF对绝经后女性和50岁及以上男性的治疗建议详见表75-4。

表75-4 NOF对治疗的建议

- 髋部或椎体脆性骨折的成人
- 经DEXA合理评估诊为骨质疏松（腰椎、全髋或股骨颈*T* ≤-2.5*s*）
- 经DEXA评估为低骨量（腰椎或股骨颈*T*为-1*s*～-2.5*s*）加WHO FRAX 评分10年髋部骨折风险≥3%或10年主要部位骨质疏松性骨折风险≥20%者

注：DEXA.双能X线骨吸收；FRAX.骨折风险评估工具；WHO.世界卫生组织。

接受糖皮质激素治疗的患者可以在骨密度正常的情况下发生骨折。美国风湿病学会(American College of Rheumatology Society)建议预计应用糖皮质激素≥3个月的患者，在开始糖皮质激素治疗同时检测骨密度，并按该指南规定开始应用抗骨吸收药物。

(一)双膦酸盐

双膦酸盐是骨质疏松预防和治疗的主流用药。它抑制破骨细胞中胆固醇的合成路径，促进破骨细胞早期凋亡，抑制破骨细胞的迁移和附着。与其他药物不同的是，双膦酸盐可以进入骨，半衰期很长，并且可以实现药物在骨的再循环。

在美国，批准用于骨质疏松症预防和治疗的双膦酸盐有阿仑膦酸钠、利塞膦酸钠、伊班膦酸钠和唑来膦酸钠。阿仑膦酸钠治疗3年以上可以使椎体骨量增加8%，髋部骨量增加4%。这一改善与椎体、髋部、前臂约50%的骨折风险下降相关(表75-5)。阿仑膦酸钠每周35mg用于骨质疏松症的预防，每周70mg用于骨质疏松症的治疗。阿仑膦酸钠已被批准用于男性骨质疏松和糖皮质激素导致的骨质疏松症。

利塞膦酸钠已被批准用于骨质疏松症的预防和治疗(剂量为每周35mg，每月150mg，有一种剂量为每周35mg的延迟剂型可以在早餐后服用)。大规模、多中心临床研究显示利塞膦酸钠治疗3年以上可使椎体骨量增加6%～7%，髋部骨量增加3%。使椎体骨折风险下降50%、非椎体骨折风险下降40%、髋部骨折风险下降40%(表75-5)。利塞膦酸钠已被批准用于治疗男性骨质疏松症和糖皮质激素导致的骨质疏松症的预防和治疗。

口服伊班膦酸钠已被批准用于绝经后骨质疏松症的预防和治疗。伊班膦酸钠治疗3年可使椎体骨密度升高6.5%，髋部骨密度升高3.4%，并且降低62%的新发椎体骨折，但未发现非椎体骨折和髋部骨折风险的下降。伊班膦酸钠的应用剂量是口服每月150mg和静脉3mg，每3个月应用1次。

唑来膦酸钠已被批准用于绝经后骨质疏松症、男性骨质疏松症和类固醇激素导致的骨量丢失的治疗。一项治疗3年的关键性试验提示椎体骨密度增加6.9%，髋部增加6.0%，椎体骨折风险下降70%，非椎体骨折风险下降25%，髋部骨折风险下降41%。唑来膦酸钠治疗骨质疏松症的剂量是每年静脉滴注5mg，预防剂量是每24个月静脉滴注5mg。

表75-5 美国食品与药品管理局批准的预防和治疗骨质疏松的药物

药物	预防/治疗	剂量	减少椎体骨折	减少髋部骨折	女性/男性	类固醇激素导致的骨质疏松
阿仑膦酸*	是/是	预防：每周35mg，口服 治疗：每周70mg，口服	是	是	是/是	是
伊班膦酸*	是†/是	150mg/月，口服，3mg，每3个月静脉滴注	是	否	是/否	否
利塞膦酸*	是/是	预防/治疗：每周35mg，口服，每周35mg，口服 延迟释放剂型，每月150mg，口服	是	是	是/是	是
唑来膦酸*	是/是	预防：5mg/2年，静脉滴注 治疗：5mg/年，静脉滴注	是	是	是/是	是
降钙素	否/是	200IU/d，经鼻	是	否	是/否	否
狄诺塞麦	否/是	60mg，每6个月皮下注射	是	是	是/是	是
激素/雌激素治疗	是‡/否	依不同药物和剂型而异	是	是	是§/否	否
雷洛昔芬	是/是	60mg/d，口服	是	否	是/否	否
特立帕肽[PTH(1-34)]	否/是	20μg/d，皮下注射	是	否	是/是	是

*阿仑膦酸、利塞膦酸、伊班膦酸、唑来膦酸都属于双膦酸盐。

†仅口服。

‡短期预防或治疗。

§用于治疗。

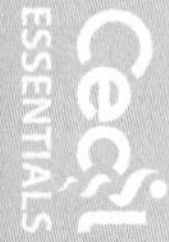

口服双膦酸盐吸收较差，所以要求必须在清晨空腹时随一满杯水服下，必须在服药30min(服用阿仑膦酸钠和利塞膦酸钠时)或60min(服用伊班膦酸钠时)后才能进餐且在此期间不可仰卧。利塞膦酸钠的一种延迟释放剂型可以在早餐后服用。

双膦酸盐潜在的副作用包括上消化道反应、烧心和食管炎。静脉给药的双膦酸盐在应用后可能出现流感样症状。双膦酸盐还可导致关节痛和肌痛。肾功能不全是应用双膦酸盐的禁忌证(eGFR低于30～35ml/min)。下颌骨坏死是下颌骨生长异常的罕见副作用，更常见于静脉应用大剂量双膦酸盐的肿瘤患者和口腔卫生较差的人。非典型性股骨干骨折在长期(＞5年)应用双膦酸盐的患者有极少量的报道，这些骨折的特点是可有前驱的单侧或双侧大腿疼痛，可能在轻微的活动后即发生骨折。非典型骨折在接受骨质疏松治疗的患者中罕见，但在接受频繁大剂量静脉双膦酸盐治疗的肿瘤患者中较常见。

(二)降钙素

降钙素是由甲状腺的滤泡旁细胞分泌的一种由32个氨基酸组成的短肽。降钙素治疗3年的核心临床研究显示骨密度无显著改变，但是，经鼻200IU/d的降钙素可使椎体骨折风险下降50%(表75-5)，而非椎体骨折和髋部骨折风险没有下降。美国FDA建议组正在评估降钙素与肿瘤的关系。

(三)狄诺塞麦

核因子-κB受体激活物(the receptor activator of nuclear factor-κB，RANK)及其配体(RANKL)可调节破骨细胞活性。与安慰剂相比，狄诺塞麦(是一种RANKL抗体)应用3年后，椎体骨密度增加9.2%，髋部骨密度增加6.0%。椎体、髋部和非椎体骨折风险分别下降 68%、40%和20%。狄诺塞麦已被批准用于绝经后骨质疏松症和男性骨质疏松症的治疗，男性前列腺癌雄激素剥夺治疗后，女性乳腺癌应用芳香化酶抑制剂治疗后。给药方式为每6个月60mg皮下注射1次。

(四)雌激素的激动-拮抗剂

雌激素的激动-拮抗剂曾被称为选择性雌激素受体调节剂(selective estrogen receptor modulator，SERM)，因为这类药物有类雌激素和类雌激素拮抗剂的作用。雷洛昔芬已被批准用于骨质疏松症的预防和治疗。MORE研究提示，雷洛昔芬治疗3年可使椎体和股骨颈骨量分别增加4%和2.5%。相关椎体骨折风险下降50%，但未见非椎体和髋部骨折风险的下降(表75-5)。治疗伴随着血脂谱的改善(总胆固醇和低密度脂蛋白胆固醇降低)。

雷洛昔芬不会引起子宫内膜增生，不会引起阴道出血、乳腺疼痛和肿胀。它可以降低绝经后骨质疏松症女性和浸润性乳腺癌高危的女性浸润性乳腺癌的风险。患者发生深静脉血栓和(或)肺栓塞的风险与接受性激素治疗的患者相同。雷洛昔芬不能减轻更年期症状，并可能加重潮热、潮红。对心血管系统没有影响。雷洛昔芬的用法是每日1次60mg，空腹或随餐服用。

(五)激素治疗

WHI(Women's Health Initiative)是一项大型、多中心、随机、安慰剂对照的评价激素治疗的临床研究，该研究报告激素治疗5.2年后髋部和椎体骨折风险下降36%。除了可以改善骨量，治疗的益处还包括改善血脂谱、降低结肠癌发病率和改善更年期症状。但是，激素治疗也存在潜在风险，如心血管事件、乳腺癌、深静脉血栓、肺栓塞和胆囊疾病的风险可能增加，故激素治疗仅限于预防或治疗更年期症状，骨质疏松的治疗应选用其他药物。

(六)甲状旁腺激素

重组PTH(1～34)或称特立帕肽，是骨形成促进剂，治疗18个月后可使椎体骨密度增加9.7%，髋部骨密度增加2.6%；相关的椎体骨折风险下降65%，非椎体骨折风险下降53%。特立帕肽治疗过程不应超过2年，20μg每日皮下注射1次用于绝经后女性及高骨折风险的男性。应用特立帕肽之后，患者需应用抗骨吸收剂来预防停药后的骨丢失。重组PTH(1～84)在欧洲已被批准应用。

(七)其他治疗

1.药物治疗

雷奈酸锶在欧洲被批准治疗骨质疏松症，但是没有获得美国FDA的批准。其作用机制还不完全清楚，但锶可以刺激成骨细胞增生、抑制破骨细胞形成。对组织蛋白酶K的抑制可以抑制骨吸收且不影响骨形成。另一个很有前景的促进骨形成治疗的靶点是用一种抗体来抑制骨硬化素，骨硬化素是骨形成的潜在抑制物。

联合治疗可能的方案为两种骨吸收抑制剂的联合或一种骨吸收抑制剂和一种骨形成促进剂的联合。但总体来讲，研究提示，联合治疗较单药治疗骨密度增加仅有微小优势，且并没有更大的骨折风险下降。所以不推荐两种骨吸收抑制剂或一种骨吸收抑制剂加一种骨形成促进剂的联合治疗。但是，推荐在应用特立帕肽促骨形成治疗之后应用骨吸收抑制剂（如双膦酸盐）来维持已获得的骨量。

2.椎体成形术和椎体后凸成形术

椎体成形术需要将骨水泥（聚甲基丙烯酸甲酯）注入压缩的椎体中来预防椎体的进一步塌陷。椎体后凸成形术将球囊引入椎体使之扩张，随后向椎体注入骨水泥，这种方法使椎体扩大并可能升高椎体的高度。一些研究提示这种治疗可以显著改善早期的疼痛，但对于长期疼痛的减轻似乎与安慰剂相似，仍需后续研究来确定椎体成形和椎体后凸成形术结局是否存在差异。此手术仅推荐用于椎体骨折后有明显疼痛的患者，不作为有不典型症状的椎体骨质疏松症患者的常规治疗。

推荐阅读

Institute of Medicine: Dietary reference intakes for calcium and vitamin D, Washington, D.C., 2011, The National Academies Press.

Kanis JA: Diagnosis of osteoporosis and assessment of fracture risk, Lancet 359:1929–1936, 2002.

National Osteoporosis Foundation: Clinician's guide to prevention and treatment of osteoporosis, Washington, D.C., 2013, The Foundation.

Nelson HD, Helfand M: Screening for postmenopausal osteoporosis. Systematic evidence review no. 17. (Prepared by the Oregon Evidence-based Practice Center for the Agency for Healthcare Research and Quality.) Rockville, Md., 2002, Agency for Healthcare Research and Quality. Accessed at http://www.ahrq.gov/downloads/pub/prevent/pdfser/osteoser.pdf on 3 June 2010.

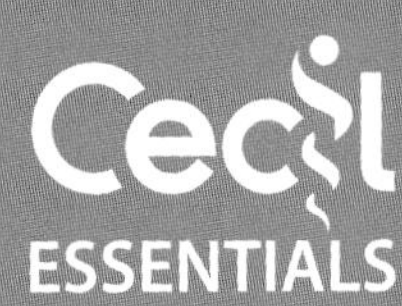

第十四部分

肌肉骨骼与结缔组织疾病

第76章

风湿病患者的处理

著　者　Niveditha Mohan
译　者　王国春　审校者　吴东海

一、引言

风湿病是一组累及关节及关节周围组织的骨骼肌肉的系统性疾病。自身免疫反应、慢性炎症、局部创伤和感染引起的组织变性可导致痛风、骨关节炎和结缔组织病如类风湿关节炎和系统性红斑狼疮的发生。

详细的临床评估才能区分局部与系统病变，做出合理的诊断和恰当的治疗，其中病史的收集和体格检查最为重要。实验室的检查更多用于证实而不是诊断。结缔组织病的筛查在床边进行而不是在实验室。单独依据实验室的结果来证实或排除系统性结缔组织病是不可靠的，也是不明智的。

二、骨骼肌肉的病史采集和体检

正确的骨骼肌肉病史采集是为获得正确诊断必不可少的方法。表76-1和表76-2列出了鉴别不同类型关节炎的病史特点。当一个患者有骨骼肌肉症状时，全面的病史采集及体格检查通常就能得出诊断，但后续的进一步调查对确诊是必要的。

第一步是确定症状是源自骨骼肌肉系统而不是其他系统病变引起的牵涉痛（如心脏疾病引起的左肩痛）。下一步是根据病史和临床表现明确这个症状是关节还是关节外的表现。

人口统计学资料能提供有用的信息。患者的年龄可以提示特殊的风湿疾病。脊柱关节病最常见于年轻男性，系统性红斑狼疮（SLE）见于年轻女性，痛风见于中年男性和绝经后女性，骨关节炎见于老年人群。70岁患者和20岁患者的非对称性的膝关节疼痛和肿胀意义是不同的。

表76-1　有助于关节炎评估的临床特征
年龄、性别、种族、家族史
受累关节的类型
单关节、寡关节、多关节
大关节与小关节
对称性
隐匿性发作与快速发作
炎性与非炎性疼痛（即晨僵、僵硬感、夜间痛）
全身症状与体征（即发热、乏力、体重下降）
滑膜炎、滑囊炎、肌腱炎
其他器官系统受累（即皮疹、黏膜病变、指甲病变）
关节炎相关疾病（即银屑病、炎性肠病）
贫血、蛋白尿、氮质血症
侵蚀性关节病

免疫状态也可影响风湿病的诊断。免疫功能不全的患者应当注意有无感染性关节炎。HIV感染的患者可以出现严重的Reiter综合征或银屑病的暴发或银屑病关节炎。

患者的病史是提供鉴别炎症和非炎症性关节病的依据。炎症性关节炎的特点是休息时仍疼痛及晨僵（即胶着感）、关节肿胀和关节压痛。骨关节炎和非关节的骨骼肌肉疾病患者，通常休息状态是无疼痛的，而运动可诱发疼痛。有些骨关节炎的关节症状开始是僵硬感但活动后好转。突然发作的关节炎通常是晶体诱导性关节炎，相对缓发作的是感染性关节炎，而大多数其他关节炎呈现缓慢和隐匿性发作。

某些疾病有典型的关节受累的类型：单关节炎（一个关节），如感染或晶体诱导的关节炎；少关节炎或寡关节炎（2～4个关节），如Reiter综合征或银屑病关节炎；多关节炎（5个或更多关节），如类风湿关节炎或SLE。对称性和游走性特点，大关节与小关节受累，中轴关节与四肢关节受累等都是疾病的特殊表现。在收集病史时一定要考虑到这些特点。起止点病(即肌腱或韧带附着在骨的部位的病变)可能提示脊柱关节病。

全身症状如乏力、体重下降和发热，可见于系统性自身免疫病和感染，但局部病变少见。全面的系统检查能够为诊断提供线索，虽然全身症状较多的疾病需要排除，但它们至少对开始评估疾病是有帮助的。

体格检查，应仔细评估所有关节的主动和被动活动范围。还要检查是否有关节压痛、肿胀、发热、红斑、变形和关节积液(图76-1)。患者自身常意识不到包括变形和积液等关节异常，但这是关节病变的体征。自诉的关节疼痛可能来自其他部位，通过体检可以得到证实。膝关节痛常常是髋关节病的表现，在检查髋关节时可以再现。明显的滑膜炎(即滑模增厚)对于诊断炎症性关节病如类风湿关节炎有帮助。

不同的疾病关节受累的类型有明显不同，这可以提供重要的诊断信息。例如，以远端指间关节病变为主的疾病主要见于银屑病和炎性骨关节炎。腕和掌指关节受累几乎只见于类风湿关节炎，极少见于骨关节炎。中轴关节检查可以发现腰椎的屈伸度下

表76-2 常见关节病的不同特点

疾病	人口统计学资料	受累关节	特殊表现	实验室发现
痛风	男性，绝经后女性	单关节或寡关节	大脚趾肿痛、快速急性发作、多关节痛风、痛风石	SF：晶体，大量WBC计数，>80%PMN
感染性关节炎	如何年龄	通常为大关节	发热、寒战	SF：大量WBC计数，>90% PMN，培养
骨关节炎	随年龄增加	负重关节、手		非炎症性SF
类风湿关节炎	任何年龄，多见于20～50岁女性	对称性、小关节	类风湿结节、关节外病变	SF：大量WBC计数，>70% PMN
反应性关节炎(Reiter综合征)	年轻男性	寡关节、非对称性	尿道炎、结膜炎、皮肤和黏膜病变	SF：中等WBC计数，>50% PMN
脊柱关节病	青中年男性	中轴、骨盆(骶髂关节)	葡萄膜炎、主动脉瓣关闭不全、起止点病	
系统性红斑狼疮	育龄期女性	手关节、膝	非侵蚀性关节病、自身抗体、多器官病	SF：低至中度WBC计数，几乎100%有抗核抗体

注：PMN.中性粒细胞；SF.滑液；WBC.白细胞。

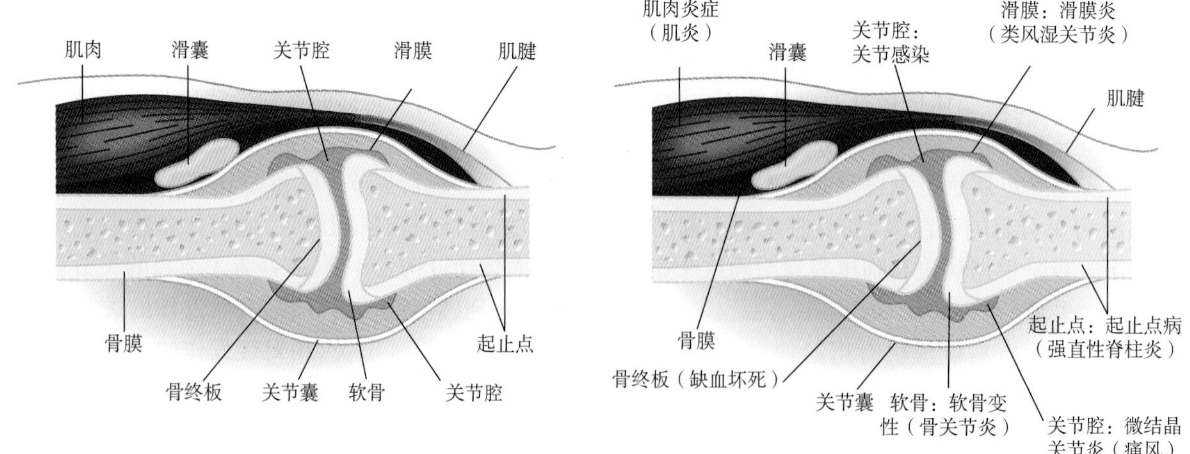

图76-1 骨骼肌肉系统的解剖结构(左)；骨骼肌肉疾病的病变部位(右)(资料来源：Gordon DA: Approach to the patient with musculoske letal disease. In Bennett JC, Plum F, editors: Cecil Textbook of Medicine, ed 20, Philadelphia, 1996, WB Saunders, p 1440.)

降，旋转度下降和胸扩张度下降，这是强直性脊柱炎和其他脊柱关节病的特点。患者可能只诉一个关节的问题，但体检可发现其他受累关节，从而改变对整个疾病的评估。

因为风湿病可以累及任何器官系统，因此所有患者都应进行全面的体检。脱发和眼底改变（见于SLE），色素膜炎（见于脊柱关节病和幼年关节炎），结膜炎（见于反应性关节炎），干燥症状（见于干燥综合征），口腔和其他黏膜溃疡（见于反应性关节炎、SLE和白塞综合征），淋巴结肿大（见于SLE和干燥综合征），以及皮肤损伤（见于银屑病、皮肌炎、硬皮病、SLE和血管炎）都应当考虑到。反复的耳鼻喉科症状如窦道炎应当怀疑有无肉芽肿性多血管炎（即Wegener肉芽肿）。银屑病的头皮损伤，脐周和肛周损伤；硬皮病的手指皮肤增厚及口腔黏膜溃疡通常被忽略。

肺部检查可能发现间质纤维化的证据（见于硬皮病、SLE、类风湿关节炎和肌炎），心脏评估也许提示有主动脉瓣关闭不全（见于SLE和脊柱关节病），肺动脉高压（见于系统性硬皮病），或心肌病的证据（见于系统性硬皮病、肌炎和淀粉样变）。胸膜和心包摩擦音可见于SLE、类风湿关节炎和硬皮病。肝脾大（见于SLE和类风湿关节炎）及腹胀（见于硬皮病）也能提供有价值的临床线索。

肌力检查提示肌无力可能源于肌炎，神经病变（在血管炎和SLE），肌病（见于激素性肌病）或滑膜炎（见于类风湿关节炎、SLE和脊柱关节病）。全面的神经系统检查可能提示有腕管综合征，周围神经病变如复合型单神经炎（即可见于很多血管炎的非对称性感觉或运动神经病变）和中枢神经系统病变（见于SLE和血管炎）。反复流产、网状青斑、雷诺现象和反复血栓事件提示抗磷脂综合征（见于原发或继发于SLE）。

初始评估应考虑患者是否需要进行紧急的诊断和治疗。若为感染需立即处理。急性关节炎症、发热和系统性体征如寒战、盗汗，以及白细胞增多提示存在感染。痛风性关节炎可以表现出部分或全部上述特征，但它的发作更突然。炎症扩展到关节边界以外的部位是感染性关节炎的特征，另外也可见于晶体性关节病和类风湿关节炎。非关节病变如蜂窝织炎、化脓性滑囊炎、腱鞘炎和静脉炎有时可能与感染性关节炎相似。滑液分析是确诊的关键。

在无明显创伤情况下可出现急性神经卡压或脊髓压迫，肌腱断裂和骨折。脊髓压迫可能由于椎间盘突出或椎体的半脱位所致。肌腱断裂可能由于炎性关节病，尤其是类风湿关节炎的腕关节受累。骨盆及其他部位的应力性骨折可见于骨质疏松或软骨病的患者。仔细的骨骼肌肉和神经系统的检查有助于疾病的诊断。而所有上面描述的情况均需要紧急处理。

系统性风湿病的发作通常呈隐匿性，并且病程较长。治疗通常不需要急诊处理而可以延后，尤其在诊断不确定的情况下。然而，有潜在威胁生命的状况或有严重的不可逆的器官损伤的可能性时，或许需要紧急治疗。SLE患者或系统性血管炎患者可出现中枢或外周神经系统病变，包括脑梗死和周围神经病变、肾小球肾炎、炎性或出血性肺病、冠脉受累、肠坏死和肢端坏死。严重的肢端坏死有时也可见于硬皮病和雷诺病。硬皮病还可发生肾危象，这是由于肾的血管病变导致肾梗死、氮质血症、微血管病变和严重的高血压。急性的失明可能是巨细胞动脉炎的并发症，出现这种情况，即使在没有做血管活检明确诊断时也需要紧急处理。

急性炎性肌病应给予积极治疗，因为它可以进展很快并且可以累及呼吸肌。而有些肌炎患者，重要器官受累可以不明显。当患者疑似为系统性疾病时，应仔细评估患者的肺和肾的状况。

三、实验室检查

滑液分析是评估关节炎的重要部分（表76-3）。它可以帮助我们区别炎症性和非炎症性关节炎，检查的结果可以用于感染性关节炎或晶体性关节炎的诊断。

滑液由血浆滤液和透明质酸组成。透明质酸由滑膜衬里分泌。滑液分析应包括细胞计数及分类，尿酸盐和脱水磷酸钙晶体成分分析，革兰氏染色及滑液培养。滑液的糖和蛋白浓度测定的临床意义不大。所有急性关节病和所有怀疑感染性关节炎的状况都应做滑液检查。对于慢性炎症性关节炎至少应做一次关节滑液分析。在治疗前抽取关节液分析对于做出正确诊断是最基本的要求。

虽然通常认为自身抗体是风湿病的标志物，但在具体每一个患者的诊断过程中的实用性并没有想象得高。虽然几乎95%的SLE患者存在抗核抗体（ANA），但在硬皮病和自身免疫性肌炎中的阳性率也很高，而在其他风湿病中的阳性率要低得多。相

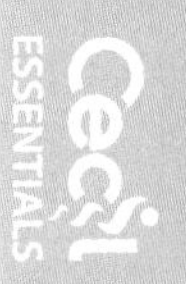

表76-3 通过白细胞计数将滑液分类

分组	诊断举例	外观	滑液中WBC计数(个/mm^3)*	PMN比例(%)
正常		清亮，淡黄色	0～200	<10
Ⅰ.非炎症性	骨关节炎；创伤	清亮至轻微浑浊	50～2000(600)	<30
Ⅱ.轻度炎症性	系统性红斑狼疮	清亮至轻微浑浊	100～9000(3000)	<20
Ⅲ.重度炎症性(非感染)	痛风	浑浊	2000～160 000(21 000)	≈70
	假性痛风	浑浊	500～75 000(14 000)	≈70
	类风湿关节炎	浑浊	2000～80 000(19 000)	≈70
Ⅳ.重度炎症性(感染)	细菌感染	非常浑浊	5000～250 000(80 000)	≈90
	结核	浑浊	2500～100 000(20 000)	≈60

注：PMN.中性粒细胞；WBC.白细胞。

*范围，括号内为均值。

反，有15%～25%的健康人群也存在ANA，当用商业试剂盒测试时，有时甚至是高滴度的。老年人和非风湿性的系统性疾病如肿瘤，以及非风湿性的自身免疫病如甲状腺炎或甲状腺功能减退，ANA的阳性率也较高。

ANA阳性对于没有临床症状的自身免疫病的特异性非常低，因此它不能作为普通人群的疾病筛查。其他自身抗体也许更有价值，将在后面的章节中讨论。

类风湿因子(RF)见于约80%的类风湿关节炎患者中，但也见于其他风湿病、慢性感染、肿瘤和几乎所有可以引起高球蛋白血症的疾病中。RF阴性和阳性结果都不具有诊断价值，其结果的解释必须与临床相结合。虽然RF的特异性低，但它提示关节病变进展较快，以及关节外的受累。

抗环瓜氨酸肽抗体对类风湿关节炎的特异性很高(>90%)而对诊断有帮助。它们的敏感性为50%～75%。如果抗体能帮助疾病的诊断、评估疾病的进展，以及治疗方案的修改，那么就应当开展这种抗体的测定和重复检测。

急性期蛋白测定，C反应蛋白和血沉是非特异性的。阳性结果提示炎症性疾病。对于某些病例，如巨细胞动脉炎患者和风湿性多肌痛患者，这些检测对于诊断有帮助，还可用于监测疾病的进展和治疗。贫血可能提示慢性疾病或溶血性贫血。白细胞减少，特别是淋巴细胞减少，提示SLE，而血小板增多提示活动性炎症。白细胞增多可能提示炎症或感染，而糖皮质激素治疗也会导致去边缘化引起中性粒细胞计数的升高。系统性疾病的患者多应进行尿液分析。认为蛋白尿、尿中红细胞和管型是隐性肾脏病变的依据。实验室检查应当始终与临床表现相结合进行考虑。

四、放射学检查

放射学检查通常能够发现特殊疾病的特征性表现。对于确诊的类风湿关节炎患者，放射学也许可以见到腕、尺骨茎突、掌指关节、近端指间关节及足趾小关节等关节的典型的侵蚀性改变。

这种侵蚀性改变是温和的和非反应性的。相反，侵蚀性银屑病关节炎可引起硬化性反应，患者可以出现特征性的“望远镜关节”，也称为“铅笔帽”样损伤。痛风患者中可见较大的侵蚀性改变，伴有突出边缘的硬化甚至是近关节的痛风石。

对于强直性脊柱炎，骨盆X线片观察到的骶髂关节炎对诊断有很高的特异性。腰椎片和胸片可见到韧带骨赘(即纤维环外侧缘的钙化)、桥接骨赘、脊柱韧带钙化及疾病后期典型的脊柱竹节样改变。骨关节炎患者可见到关节面的狭窄、骨刺和硬化。软骨钙化是一种常见的病变，它可以无症状或导致晶体性关节炎(即假性痛风)。对于急性关节炎，放射学检查帮助较小，因为骨改变的发生需要一段时间；只有感染性关节病变是破坏性的，在疾病早期就可见到。

其他影像学检查如磁共振成像(MRI)、放射性核素扫描、超声和CT检查也经常用于评估骨、关节、肌肉和软组织的病变情况。超声可用于检测滑囊囊肿，尤其是膝关节的Baker囊肿，此外其较多用于门诊，指导患者的诊治。

MRI常用于评估早期缺血性骨坏死，尤其是髋关节，以及评估半月板或肩袖疾病。MRI适用于评估合并有神经根病变和椎管狭窄的椎间盘病变，也用于评估骨和关节的实性病变，包括肿瘤性病变。MRI对水肿(即水含量)的检测较为敏感，因此可用于评估感染和非感染性肌肉疾病。对于骨髓炎的评估，

MRI是一种敏感但不特异的方法，而采用放射性核素显像则较为合适。MRI不能替代临床的评估及普通胸片检查。

在很多情况下，组织病理学检查可以对疾病进行确诊。肌肉活检对于确诊炎性肌病也许是必要的，而血管炎有时需要做神经活检。皮肤活检可区别不同原因引起的风湿性皮肤病变。为了明确疾病的诊断、治疗及评估预后，有时需要做肾活检。

五、总结

关节炎的评估始于详细的病史采集，包括受累关节的部位和类型，区别炎症性与机械性或其他原因，以及全面的系统检查以判断是否有非关节的系统性特点。患者的年龄和性别、家族史、用药史及其他疾病史对疾病的诊断和治疗都会有影响。放射学和实验室检查，尤其是滑液分析可以提供确定的有时甚至是诊断性的信息。

关于该主题的深入讨论，请参阅《西氏内科学》(第25版)第256章“风湿病患者的处理”。

推荐阅读

Felson DT: Epidemiology of the rheumatic diseases. In Koopman WJ, editor: Arthritis and allied conditions, ed 13, Baltimore, 1997, Williams & Wilkins, p 3.

Gordon DA: Approach to the patient with musculoskeletal disease. In Goldman L, Bennett JC, editors: Cecil textbook of medicine, ed 21, Philadelphia, 2000, WB Saunders, pp 1472–1475.

Sergent JS: Approach to the patient with pain in more than one joint. In Kelley WN, Harris ED Jr, Ruddy S, et al, editors: Textbook of rheumatology, ed 5, Philadelphia, 1997, WB Saunders, p 381.

第77章

类风湿关节炎

著 者 Rayford R. June Larry W. Moreland
译 者 舒晓明 审校者 舒晓明

一、定义和流行病学

类风湿关节炎(rheumatoid arthritis,RA)是一种慢性、系统性、炎症性疾病,其病因未明,特征是对称性多关节疼痛和肿胀、晨僵和疲劳。RA病程多变,通常有疾病加重期,较少活动期和真正的缓解期。疾病预后从少见的缓解到致残和一些患者过早死亡的严重性疾病。

若不治疗,大多数患者在几年内出现渐进性的关节损害和严重的残疾。自从20世纪90年代肿瘤坏死因子-α(TNF-α)抑制剂的使用,在疾病治疗模式上发生了变化,现在可以使用许多常规的和生物制剂的治疗方法来治疗之前让人逐渐衰弱的慢性疾病。

RA是一个世界性的难题,在成年人中患病率为0.5%~1%,年发病率为0.03%。RA女性的发病率是男性的3倍,这种疾病可在任何年龄阶段发生,包括婴儿和老年人。然而,RA最常见于40~50岁的女性。RA在45岁之前的男性不常见,但是随着年龄增大,发病率显著增加。在女性,发病率上升到45岁,最高年龄可达75岁,之后下降。许多研究已经表明,与普通人群相比,RA患者死亡率增加,死亡率增加归因于感染和心血管并发症。

RA的潜在病因(如在易感个体的促发因素)是未知的。RA可能由目前认为的常见临床表现的多种疾病组成,并可能无单一的主要发病机制。正如大多数自身免疫性疾病,类风湿关节炎被认为是基因和环境因素通过复杂的相互作用产生的结果。吸烟、肥胖、二氧化硅暴露、煤油和生物溶剂都与RA的发展有关。吸烟具有最重要的影响,特别是在抗CCP抗体阳性的患者中。

个体的遗传属性也在RA起病的易感性和严重性中发挥关键作用。支持遗传基因作用的研究显示,同卵双生子中有15%的一致性,是异卵双生子的近4倍。影响最大的基因主要位于MHC Ⅱ类分子基因座,占RA遗传风险的1/3。在人类白细胞抗原-DR(HLA-DR)单倍型有参与抗原识别的独特序列,称为共有表位,因为它与更严重的RA和关节外的表现密切相关。尽管很重要,共有表位并不能完全解释RA病因,因为它只发生在25%~35%的白种人。而携带者中发展为RA的概率仅为1/25。

环境和基因的相互作用最明显的体现是,吸烟和MHC Ⅱ基因座增加RA发生的危险。两者之间的确切关系尚不清楚,但是研究已经表明随着吸烟而增加的牙周疾病中的细菌能促进瓜氨酸化。抗CCP抗体与疾病进展有关。

关于该主题的进一步讨论,请参阅《西氏内科学》(第25版)第264章"类风湿关节炎"。

二、病理学和发病机制

RA是有复杂发病机制的异质性疾病。RA是一种临床诊断,为单一的临床表型,但是潜在的基因型可能不是独特的。相反,几种信号通路可能导致共同的临床表现。

RA以滑膜炎症为特点,伴有免疫耐受缺失、自身抗体形成、骨骼破坏及系统炎症。在对细胞与细胞相互作用和细胞因子通路方面的了解取得了很多进展,但是对免疫耐受缺失方面知之甚少。对RA发病机制的很多见解认识来源于分析对细胞因子抑制剂的反应(如IL-1、TNF-α、IL-6)和特异性的T细胞和B细胞靶向治疗。

滑膜炎症和增殖过程可能是由抗原提呈细胞(APCs)和CD4$^+$T细胞之间的相互作用而促发的。APCs呈现MHC Ⅱ分子-抗原肽复合物,结合于T细胞特异性受体。T细胞克隆性扩增发生于APC向T细胞提呈的合适的第二信号或共刺激信号。活化的Th1和Th17细胞似乎在滑膜组织中占优势。这些细胞刺激滑膜巨细胞分泌促炎细胞因子,如IL-1、TNF-α和IL-6,激活许多炎症通路。

体液免疫也参与RA的发病机制。在RA中最常发现的自身抗体是IgM类风湿因子(RF)和抗CCP抗体。RF和抗CCP抗体与进展的侵蚀性RA有关(见诊断和鉴别诊断),并见于临床前期RA的血清中。虽然尚未确定因果联系,但抗CCP抗体,联合基因和环境因素(如吸烟、牙周疾病),共同参与RA的发病过程。

RA的发病机制分阶段。在诱导阶段,关节环境能够招募炎症细胞。吸烟、细菌产物、病毒成分和其他的环境刺激能够加快进程。遗传倾向的自身反应能激发RA 的不可逆途径。

在可能是抗原依赖的或者非依赖的破坏性阶段,涉及间质成分,如成纤维细胞和滑膜细胞。骨侵蚀是由破骨细胞局部分化和活化引起的,然而软骨破坏似乎是由滑膜细胞、巨噬细胞和滑液中性粒细胞产生的蛋白水解酶引起的。拮抗调控机制(如可溶性TNF-α受体、抑制性细胞因子、蛋白酶抑制剂、天然细胞因子拮抗剂)不能产生足够高的水平,导致免疫耐受的缺失。

细胞因子是一种能够调控很多免疫细胞功能的类激素样蛋白,已经表明其参与滑膜炎症。关节炎症环境由特别是在滑膜内层中的巨噬细胞和成纤维细胞产生的促炎因子起主导作用。已经在滑膜中蛋白质和mRNA水平中确定了IL-1、IL-6、TNF-α和其他许多细胞因子和趋化因子。

滑膜衬里细胞增生,血管翳过度形成,侵害和破坏邻近的软骨和骨骼,引起RA的关节损害(图77-1)。侵害滑膜的血管翳主要成分为类成纤维滑膜细胞和巨噬细胞。滑液增加引起细胞外基质损伤,这种损伤

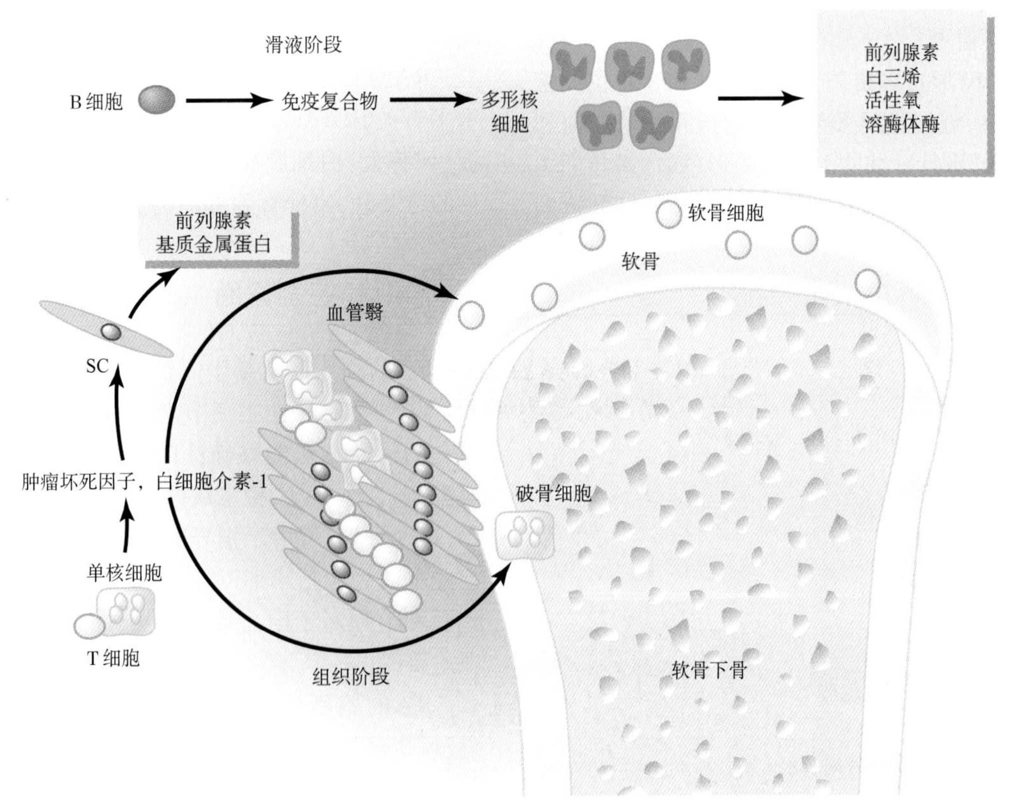

图77-1 类风湿关节炎致病机制。增生性滑膜血管翳侵入骨骼-软骨界面。IL-1、TNF-α，激活滑膜细胞，产生前列腺素和基质金属蛋白酶。在滑液中，由免疫复合物和补体激活的多型核白细胞(PMN)，产生炎症和破坏的介质

是由几种蛋白酶包括丝氨酸蛋白酶、组织蛋白酶和金属蛋白酶造成的。

关于该主题的深入讨论，请参阅《西氏内科学》（第25版）第264章“类风湿关节炎”。

三、临床表现

（一）关节表现

RA表现为对称性的多关节炎，以手、腕和足小关节起病，逐渐累及双肩、肘部、髋、膝和踝关节的滑膜。患者有隐匿起病的炎性疼痛，这种疼痛和僵硬静息时加重，活动后缓解。持续晨僵，通常超过1h，是RA的一种典型特征（表77-1）。任何活动的关节（含滑膜）均可受累，包括骨突起性关节（脊柱）、颞颌和环杓关节。受累的关节肿胀、发热、触痛，且可有渗出积液。滑膜，通常为几层细胞厚，在检查时可触及（即滑膜炎）。

没有治疗，RA在一些患者中进展为关节破坏和畸形。通过影像学检查，滑膜附着点的骨骼和软骨边沿常见侵蚀性损伤。然而，不是所有RA的患者有侵蚀性病变。腱鞘炎（如腱鞘的炎症）导致肌腱错乱排列和拉伸或缩短。

常见的畸形是掌指关节尺侧偏斜和半脱位及腕关节半脱位。近端指间关节和远端指间关节屈曲和过伸挛缩，导致特征性的天鹅颈畸形（如远端指间关节屈曲，近端指间关节过伸）或纽扣花畸形（如近端指间关节屈曲挛缩和远端指间关节过伸挛缩）。

表77-1 类风湿关节炎的临床特征

类风湿关节炎的临床特征
关节特点
晨僵
对称性关节肿胀
多见于腕关节、近端指间关节、掌指关节
骨骼和软骨的侵蚀
关节半脱位和尺侧偏斜
炎症关节的滑液
腕管综合征
Baker囊肿
关节外特点
类风湿结节：皮下、肺、巩膜
肺疾病
血管炎，特别是皮肤和外周神经
胸膜心包炎
巩膜炎、巩膜外层炎
足部溃疡
费尔蒂综合征

腕关节滑膜炎可导致正中神经压迫和腕管综合征。罕见的是长期存在的颈椎病变可能导致C_1～C_2半脱位和颈髓压迫。膝关节腔积液挤入关节后侧（如Baker囊肿）可能模仿深静脉血栓甚或蜂窝织炎。

（二）关节外表现

RA是一种系统性疾病，有多种关节外表现（表77-1）。全身症状包括乏力、低热、消瘦和肌痛。关节外表现在RF阳性伴有未控制的关节症状的患者中更常见。在皮肤方面，明显的皮下类风湿结节和RF阳性有关，常见于伸肌肌腱表面，特别是肘关节。比较少见的是，类风湿结节可出现在肺、胸膜、心包膜、巩膜和其他部位，包括在一些罕见病例中的心脏。在眼方面，RA通常和角膜结膜炎有关，与干燥综合征合并存在，少见伴有巩膜炎和巩膜外层炎。

RA肺受累通常包括间质性肺疾病和可能包括胸膜心包炎，产生胸膜和心包膜的渗出。RA的心血管影响可能包括长期的炎症导致渐进性的冠状动脉疾病到心包炎，到小至中型血管炎。RA的血管炎能够产生皮肤损伤（如溃疡、皮肤坏死）及多发性单神经炎。

RA常有血液学并发症，与慢性病贫血及血小板增多有关。RA患者淋巴瘤的风险也增加。Felty综合征（如脾大、白细胞减少和反复肺部感染）是一种少见的合并症，常伴有腿部溃疡和血管炎。

四、诊断和鉴别诊断

RA的临床诊断基于完整的病史和体格检查。典型症状包括对称性小关节滑膜炎相关的晨僵。没有单一的诊断方法能够确诊RA。相应地，诊断依赖于典型症状、体征、实验室数据及放射学表现。

分类标准可用于指导RA的临床诊断。分类标准已经更新为包括早期RA的诊断（表77-2），因为及时诊断和治疗对于阻止疾病进展、关节畸形和残疾是很重要的。

RA的鉴别诊断包括病毒性关节炎（如细小病毒、风疹病毒、乙型肝炎和丙型肝炎病毒感染），甲状腺疾病，结节病，反应性关节炎，银屑病关节炎，干燥综合征，系统性红斑狼疮，细菌性心内膜炎，风湿热，焦磷酸钙疾病（CPPD），慢性痛风石性痛风，风湿性多肌痛，侵蚀性骨关节炎和纤维肌痛。病史和体格检

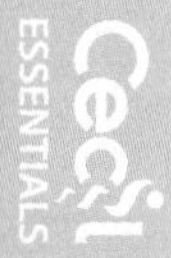

查包括完整的系统回顾有助于明确诊断。

类风湿因子是一种与IgG Fc片段结合的抗体（通常是IgM，也可以是IgG或其他）。类风湿因子和IgG共同形成免疫复合物，在70%～80%的RA患者血清中可以检测到这种免疫复合物。然而，类风湿因子不是RA的特异性抗体，也常见于系统性红斑狼疮、干燥综合征、心内膜炎、结节病和肺与肝疾病（包括乙型肝炎和丙型肝炎病毒感染）患者，以及健康人中。在个别患者中，其浓度滴度与疾病活动性不相关，但是高浓度和严重的侵蚀性关节炎和关节外病变有关。仅在血清中发现类风湿因子不能确诊RA，但能够帮助确认临床初步诊断。

抗CCP抗体是RA更为特异的标志物。抗CCP 抗体比类风湿因子特异性更高（>95%），敏感性相似（68%～80%）。抗CCP抗体可以在临床RA发展前几年检测到（比类风湿因子早），它们和RA的严重预后相关，包括放射学上的关节损伤和不良预后。由于它们对RA特异性高，抗CCP抗体有助于区分RA与其他类风湿因子阳性的疾病，包括干燥综合征、感染和肝炎。

急性时相反应物，如红细胞沉降率和C反应蛋白通常在活动性炎症中升高，但对于诊断RA无敏感性和独特性。它们可用于区分RA与非炎症性疾病如骨关节炎和纤维肌痛。即使有关节炎的临床证据，急性时相反应物也有可能是正常的。RA的炎症通常引起慢性病性贫血和血小板增多。

当已经诊断时，滑液分析通常是没有必要的，但是如果只有一个关节受累，应行关节穿刺术以排除感染或结晶性关节病。滑液分析是非特异性的，但可以用来提示炎症。影像学检查尽管不是2010年RA分类标准的一部分，但可显示关节周围的骨质减少、边缘侵蚀和均一的对称性关节间隙狭窄。

关于该主题的深入讨论，请参阅《西氏内科学》（第25版）第257章“类风湿关节炎实验室检查”，第258章“风湿性疾病影像学研究”，第263章“滑囊炎、筋膜炎和其他关节病与运动医学”，第264章“类风湿关节炎”。

表77-2 2010年ACR/EULAR类风湿关节炎的分类标准

对于具有至少1个关节确定为滑膜炎，并且不能被另外一种疾病更好地解释的患者，确诊类风湿关节炎需要10分中至少6分
A.受累关节（0～5分）
1.大关节（0）
2～10.大关节（1）
1～3.小关节（有或没有大关节受累）（2）
4～10.小关节（无大关节侵害）（3）
>10.关节（至少包含1个小关节）（5）
B.血清学（0～3分）
RF和抗CCP阴性（0）
低滴度RF或低滴度抗CCP（2）
高滴度RF或高水平的抗CCP（3）
C.急性反应产物（0～1分）
正常CRP和ESR（0）
异常CRP 或ESR（1）
D.症状持续时间（0～1分）
<6周（0）
≥6周（1）

注：ACR.美国风湿病协会；CCP.环瓜氨酸肽；CRP.C反应蛋白；ESR.红细胞沉降率；EULAR.欧洲风湿病协会；RF.类风湿因子。

资料来源：Aletaha D，Neogi T，Silman AJ，et al：2010 Rheumatoid arthritis classification criteria：an American College of Rheumatology/European League Against Rheumatism collaborative initiative，Arthritis Rheum 62：2569-2581，2010。

五、治疗

RA管理的最终目标是减轻疼痛和不适，预防畸形和正常关节功能的丧失，以及维持正常身体和社会功能。虽然RA无法治愈，但一部分患者可以持续缓解。治疗始于医生和患者之间对于疾病性质和治疗目标的有效沟通。

非药物治疗方法包括减少关节压力和物理疗法、职业疗法。炎症关节局部休息可以减轻关节压力，如减重、夹板疗法及行走辅助工具的使用。疾病发作时需要避免剧烈的活动。然而，通过分级运动方案来维持关节全范围的活动，阻止关节挛缩和肌肉萎缩。物理治疗提高肌肉力量，维持关节的活动性。职业治疗能够提供各种器具保护关节，使日常活动更容易。

（一）药物治疗

研究表明，缓解病情的抗风湿药物（DMARD）在疾病早期使用比晚期使用能更有效地延缓疾病进程。即使是在长期存在病变的患者，有效的治疗可以改善体征、症状和影像学进展，应该尽可能地、尽快地、并尽可能长地完全控制RA炎症。传统DMARD及生物DMARD阻止疾病进展和残疾。

(二)症状控制和桥接治疗

DMARD需要1～6个月起效。所以,不能用来改变疾病进程的NSAID通常在疾病早期用来控制症状。NSAID有明显的副作用,包括肾衰竭、胃肠道出血风险增加,应慎用于具有多种内科并发症患者。

糖皮质激素在治疗RA方面仍然重要,特别是急性加重期。这些药物以低至中等剂量谨慎使用。虽然糖皮质激素在疾病快速恶化和减少骨骼侵蚀方面很有用,但是糖皮质激素长期使用的副作用是确实存在的。其应主要用作DMARD进一步起效的桥接治疗。副作用包括骨质疏松、骨骼缺血性坏死、肥胖、高血压、糖耐量异常。应在所有接受长期糖皮质激素的患者中,筛查、预防和治疗骨质疏松症,以预防糖皮质激素诱导的骨质疏松症。关节内的糖皮质激素对仅少数关节累及的RA加重是极其有效的治疗。

(三)传统和生物DMARD

许多DMARD可用于治疗RA。所有传统DMARD药物起效缓慢。完全起效需要1～6个月,而且需要密切监测毒性。

甲氨蝶呤由于其确定的功效和已知的毒性特征(A级证据,多个随机对照试验),是广泛用于中重度RA患者的初始DMARD。它可以通过胃肠外或口服途径,每周给药一次。已知的副作用包括口腔溃疡、恶心、肝毒性和肺炎。

甲氨蝶呤治疗失败以后,随后的传统和(或)生物DMARD药物选择不是标准化的,而是基于医师和患者自己的偏好。轻度RA患者,羟氯喹或柳氮磺吡啶,或两者联合,可用作一线药物(B级证据)。两项随机对照试验显示,甲氨蝶呤、柳氮磺吡啶和羟氯喹三联治疗,不逊于生物制剂TNF-α抑制剂(A 级证据)。托法替尼是一种口服的Janus激酶抑制剂,也是第一种减少细胞因子水平的激酶抑制剂。

生物DMARD是基于免疫的靶向治疗方法,在20世纪90年代引入使用细胞因子靶向的TNF-α抑制剂。TNF-α抑制剂是美国FDA批准用于RA治疗的9种生物DMARD的第一种(表77-3)。有5种靶向TNF-α的药物可用。TNF-α抑制剂是最广泛使用的生物制剂,因为它们在耐甲氨蝶呤治疗患者中快速改善。它们被推荐作为甲氨蝶呤治疗失败以后的除甲氨蝶呤之外的药物(A级证据)。

大多生物DMARD采用静脉或皮下注射给药,价格非常高。一些可增加感染的风险,包括重新激活结核病的风险。其他细胞因子靶向药物包括IL-6受体拮抗剂托珠单抗和IL-1受体拮抗剂阿娜白滞素。生物DMARD也包括T细胞共刺激分子抑制剂阿巴西普和B 细胞消耗剂利妥昔单抗。

关于该主题的深入讨论,请参阅《西氏内科学》(第25版)第36章"生物制剂"。

(四)针对RA的医疗护理

RA是一种慢性疾病,需要重点关注合并症。DMARD本身需要频繁的实验室检查监测其毒性,包括骨髓抑制、肝毒性和肾功能不全。接受生物制剂

表77-3 慢作用抗风湿药

传统制剂	毒性
硫酸羟氯喹	肾毒性,需要定期查眼底
柳氮磺吡啶	恶心和骨髓抑制
甲氨蝶呤	口腔溃疡,恶心,骨髓抑制,肺炎,在妊娠和共病肺部疾病中禁用
来氟米特	骨髓和肝毒性,考来烯胺清除,妊娠禁忌
托伐替尼(口服DMARD)	感染率类似于生物DMARD,骨髓和肝毒性,高脂血症
生物制剂	**发病机制**
阿达木,塞妥昔单抗,依那西普,戈立木单抗,英夫利昔	细胞因子靶向的抗TNF-α抗体
托珠单抗	细胞因子-靶向的抗IL-6抗体
阿娜白滞素	细胞因子靶向抗IL-1抗体
阿巴西普	T细胞靶向的抑制共刺激分子
利妥昔单抗	B细胞靶向的抗CD20抗体

注:DMARD.抗风湿药;IL.白细胞介素;TNF.肿瘤坏死因子。

和DMARD治疗的患者可能发生机会性感染。在急性感染的情况下，应禁用DMARD和生物制剂。所有RA患者应该预防性接种肺炎球菌疫苗、流感疫苗和乙型肝炎疫苗。因为带状疱疹疫苗是活疫苗，因此在生物制剂使用前应给予带状疱疹疫苗以阻止带状疱疹发生。

RA本身是骨质疏松症的危险因素，加上糖皮质激素的使用，可导致严重的骨质疏松症及随后的并发症。在每一个RA患者中，应该保护骨骼健康，避免骨质疏松症的发展。RA由于其为慢性炎症，也是心血管疾病的危险因素，应该积极监测。

RA患者术前麻醉时需要特别谨慎，以避免C_1～C_2半脱位和骨髓压迫。关节置换术对患有严重的破坏性关节疾病患者，特别是膝盖和臀部病变者起着重要作用。

六、预后

尽管RA的根本病因未知，但细胞生物学、免疫学和分子生物学的进步促进了RA巨大的治疗改善。传统和生物DMARD的使用改善了疾病的短期和长期预后。骨侵蚀出现在疾病开始后的1～2年内，并且早期使用DMARD可避免疾病的远期合并症。

RF阳性、CCP阳性和关节外的表现是严重病变的特点。淋巴瘤和其他恶性肿瘤的病例在RA患者中增多，共存心血管病变和血管及感染，总死亡率增高。

尽管高达15%的患者能够进入无药物缓解期，但长期的残疾是很明显的。50%的RA患者在患病10年后不能工作。大多数患者处于这些极端与各种残疾水平之间。伴随急性单个或者多个大关节恶化，一些患者病情在几年内起伏。

未来的发展将包括何时使用生物DMARD，新的靶向生物制剂和基于个人疾病发展机制理解的个性化治疗方法。

推荐阅读

Aletaha D, Neogi T, Silman AJ, et al: 2010 Rheumatoid arthritis classification criteria: an American College of Rheumatology/European League Against Rheumatism collaborative initiative, Arthritis Rheum 62:2569–2581, 2010.

Karlson EW, Ding B, Keenan BT, et al: Association of environmental and genetic factors and gene-environment interactions with risk of developing rheumatoid arthritis, Arthritis Care Res (Hoboken) 65:1147–1156, 2013.

McInnes IB, O'Dell JR: State-of-the-art: rheumatoid arthritis, Ann Rheum Dis 69:1898–1906, 2010.

McInnes IB, Schett G: The pathogenesis of rheumatoid arthritis, N Engl J Med 365:2205–2219, 2011.

Moreland LW, O'Dell JR, Paulus HE, et al: A randomized comparative effectiveness study of oral triple therapy versus etanercept plus methotrexate in early aggressive rheumatoid arthritis: the treatment of Early Aggressive Rheumatoid Arthritis Trial, Arthritis Rheum 64:2824–2835, 2012.

O'Dell JR, Mikuls TR, Taylor TH, et al: Therapies for active rheumatoid arthritis after methotrexate failure, N Engl J Med 369:307–318, 2013.

Saag KG, Teng GG, Patkar NM, et al: American College of Rheumatology 2008 recommendations for the use of nonbiologic and biologic disease-modifying antirheumatic drugs in rheumatoid arthritis, Arthritis Rheum 59:762–784, 2008.

Singh JA, Furst DE, Bharat A, et al: 2012 update of the 2008 American College of Rheumatology recommendations for the use of disease-modifying antirheumatic drugs and biologic agents in the treatment of rheumatoid arthritis, Arthritis Care Res (Hoboken) 64:625–639, 2012.

第78章

脊柱关节炎

著　者　Douglas W. Lienesch
译　者　石景丽　王国春　审校者　吴东海

一、定义

脊柱关节炎(spondyloarthritis,SpA),又称血清阴性关节炎或脊柱关节病,是风湿性疾病中具有特定临床表现的一组互相关联的炎性疾病。成人脊柱关节炎的六种类型包括:强直性脊柱炎(ankylosing spondylitis,AS)、反应性关节炎(ankylosing spondylitis,ReA)、炎性肠病关节炎(arthritis of inflammatory bowel disease,即克罗恩病和溃疡性结肠炎)、银屑病关节炎(psoriatic arthritis)和未分化的脊柱关节病(undifferentiated spondyloarthropathy,uSpA)。幼年型脊柱关节病类似于强直性脊柱炎且通常会持续至成年。

脊柱关节炎的主要临床特征是骶髂关节和脊柱的炎症(即骶髂关节炎和脊柱炎)。典型的脊柱外骨骼病变包括肌腱附着点炎症(即附着点炎)、指(趾)的炎症[即指(趾)炎],以及1～4个下肢关节的炎症(即少关节炎)。常见表现还包括阳性家族史、眼炎(即前葡萄膜炎或结膜炎)、类风湿因子阴性和皮下结节。

这些疾病的进一步分类依据是银屑病皮肤或指甲改变、炎性肠病、前驱胃肠道或泌尿生殖系的感染史。脊柱关节炎还可根据受累关节的分布类型进行分类,主要累及脊柱的为中轴型脊柱关节炎(即典型的强直性脊柱炎),无脊柱受累的为外周型脊柱关节炎。

脊柱关节炎与人类白细胞抗原B27(human leukocyte antigen B27,HLA-B27)密切相关,它是HLA编码的Ⅰ类主要组织相容性抗原基因B位点的等位基因。HLA-B27阳性率在白种人中约为8%。然而,HLA-B27阳性率在白种人强直性脊柱炎患者中可达90%,在反应性关节炎或幼年型脊柱关节炎中达80%,在葡萄膜炎患者中比例更高。HLA-B27阳性率在炎性肠病或银屑病伴有外周关节炎患者中无显著升高,除非他们合并有脊柱炎,在这些患者中HLA-B27阳性率为50%。HLA-B27阳性率在不同种族中差异较大,这也解释了在不同人群中强直性脊柱炎发生率存在的差异。

强直性脊柱炎更容易发生在青春期男性和年轻男性,但是这个研究结果也反映了女性的漏诊情况,因为女性的症状可能比男性轻。反应性关节炎更容易出现在男性泌尿生殖系感染沙眼衣原体后,但痢疾患者发生反应性关节炎的性别分布均等。炎性关节炎(包括脊柱炎)患者中5%～8%合并银屑病,10%～25%合并溃疡性结肠炎或克罗恩病。男性和女性发生率相同。脊柱关节炎的发病率在HIV高感染率人群中增加,尤其是银屑病性和反应性关节炎。

二、病理学

尽管HLA-B27和脊柱关节炎的密切关系已被研究得很清楚,但其在发病机制中的特殊作用还未阐明。在啮齿类动物转基因HLA-B27的模型中发生的炎性疾病与人类HLA-B27相关疾病高度类似,这提供了其参与发病的强有力的间接证据。当这些动物生活在无菌环境中时它们并不患病,说明环境是另外一个关键因素。

除基因外,某些特殊病原体与脊柱关节炎的发病机制存在重要关系。泌尿生殖系的沙眼衣原体感染或志贺菌、沙门菌、弯曲杆菌和耶尔森鼠疫杆菌相关的痢疾均可引起反应性关节炎。其他感染性病原体较少引起。它们可能由于病原体的持续感染触发了炎性反应，或感染引起异常免疫应答导致抗原提呈细胞的HLA-B27分子错误折叠，引发了持续的炎症反应。

目前仍没有一个脊柱关节炎的发病机制理论可以解释这些疾病的临床表现，需要更多的研究来证实疾病的根源。有研究强调了免疫系统在脊柱关节炎中的复杂作用，研究发现在HIV感染者的病情更加严重，尤其是银屑病关节炎。当对HIV感染者进行抗病毒治疗后，脊柱关节炎的发生率即下降。

尽管炎性关节病的细胞及分子机制已阐明，但脊柱关节炎的病理生理机制仍不完全清楚。骶髂关节、脊柱及附着点的炎症是这类疾病的独有特征。病理生理研究表明，炎症起源于骶髂关节的骨髓和软骨交界面及附着点的骨髓和纤维软骨交界面。炎症部位发现巨噬细胞和$CD4^+$及$CD8^+$T细胞，并且存在大量前炎症细胞因子、TNF-α和IL-23。

滑膜组织的炎症及破骨细胞激活，导致骨的重吸收，类似于类风湿关节炎的关节炎症表现。与类风湿关节炎不同的是，早期骨的重吸收是继发于破骨细胞的激活，引起骨骼、关节或椎体周围的新骨形成（如骨肥厚、骨赘或韧带骨赘）。最终形成关节处的骨性融合（骨性强直）。骨的重吸收及增生这一矛盾阶段的关系是热门研究领域。

三、临床表现

（一）脊柱关节炎的共同临床表现

所有类型的脊柱关节炎都有很多重叠的临床症状，因此容易被认为是一组相关疾病。表78-1列出了这些疾病的临床特征。这些疾病的主要共同临床特征是炎性脊柱痛和以下肢为主的非对称性炎性关节和肌腱疾病。年龄小于40岁的年轻患者，有隐匿慢性下腰痛或臀部疼痛，并伴有长期晨僵活动后缓解的患者应怀疑炎性脊柱痛。

特征性的外周关节疾病通常以下肢为主，累及1～4个关节，可能与肌腱附着点炎症（即附着点炎）或腊肠指（趾）[即指（趾）炎]有关。累及上肢且有类风湿关节炎相似表现的对称性多关节炎可见于某些类型的银屑病或炎性肠病相关的脊柱关节炎。前葡萄膜炎、附着点炎、指（趾）炎、银屑病皮肤或指甲改变、炎性肠病、家族性脊柱关节炎、前驱胃肠道或泌尿生殖系感染均提示脊柱关节炎。皮下结节、类风湿因子和抗核抗体通常都是阴性的。

对于某些患者，这些疾病临床症状会随着病程延长而增加。一些患者起病时没有某个特定疾病的典型表现，因此被认为是未分化脊柱关节炎。疾病早期根据主要症状的部位可分为中轴型脊柱关节炎或外周型脊柱关节炎。很多患者随后会出现符合脊柱关节炎某个特定分类的临床证据。

炎性脊柱痛是中轴疾病的主要特征，来源于骶

表78-1 脊柱关节炎分类的比较

特征	强直性脊柱炎	泌尿系感染后的反应性关节炎	痢疾后的反应性关节炎	炎性肠病关节炎	银屑病关节炎
骶髂关节炎	+++++	+++	++	+	++
脊柱炎	++++	+++	++	++	++
外周关节炎	+	++++	++++	+++	++++
关节病程	慢性	急性或慢性	急性或慢性	急性或慢性	慢性
HLA-B27	95%	60%	30%	20%	20%
附着点病	++	++++	+++	++	++
关节外症状	眼、心脏	眼、GU、口腔和（或）GI、心脏	GU、眼	GI、眼	皮肤、眼
其他名称	Bekhterev关节炎，Marie-Strümpell 病	Reiter综合征，SARA，NGU，衣原体关节炎	Reiter 综合征	克罗恩病，溃疡性结肠炎	

注：GI.胃肠道；GU.泌尿生殖道；HLA.人类白细胞抗原；NGU.非淋球菌性尿道炎；SARA.性获得性反应性关节炎；+.特征的相对流行程度。

资料来源：Cush JJ，Lipsky PE：The spondyloarthropathies.In Goldman L，Bennett JC，editors：Cecil textbook of medicine，ed 21，Philadelphia，2000，Saunders，pp 1499-1507。

髂关节和脊椎的炎症。如果疾病不控制可能会导致骶髂关节和全椎体的关节强直（即骨性融合），最终会丧失脊柱和肋椎关节的活动性，形成畸形和肺外限制性功能障碍。

附着点炎可发生在很多不同的解剖部位，包括棘突、肋椎关节、坐骨结节、足底筋膜和跟腱。

当脊柱关节炎出现外周关节受累时，常表现为偶发，累及下肢的非对称性少关节炎。关节炎可以进展、转为慢性甚至致残。脊柱关节炎的一个特点是出现手指或足趾的梭形肿胀，即指（趾）炎或腊肠指（趾）。

前葡萄膜炎或眼睛的前房炎症，是脊柱关节炎常见的关节外表现，尤其是在HLA-B27阳性患者中出现。急性发作的葡萄膜炎通常是单眼，伴有疼痛、眼睛发红及视物模糊症状。经常反复发作可导致失明。巩膜炎、巩膜外层炎和结膜炎较少见。

脊柱关节炎有时会累及其他器官导致严重的残疾和死亡。主动脉炎，尤其是升主动脉炎，会引起主动脉根部扩张、主动脉夹层及心脏传导系统障碍导致主动脉瓣关闭不全。还可出现隐匿性的上肺叶纤维化。寰枢关节的半脱位、马尾综合征或椎体骨折均可导致脊髓压迫。在罕见病例中，长期的脊柱关节炎可引起继发性淀粉样变。

（二）脊柱关节炎的特殊临床表现

1.强直性脊柱关节炎

强直性脊柱关节炎的主要临床特征是炎性脊柱痛。脊柱的累及随着时间延长从骶髂关节进展至全脊柱水平。脊椎和骨突关节的强直可导致骨骼活动性进行性丧失。肋椎关节的受累导致胸廓扩张度降低和限制性肺功能障碍。

椎体活动性丧失及继发性骨质疏松增加了创伤性脊柱骨折的风险。肩部和臀部的中轴受累常见且与预后不良相关。外周的少关节炎、附着点炎和指（趾）炎在女性中更常见。确诊需要影像学证实骶髂关节炎（即骶髂关节侵蚀、硬化和强直）。前葡萄膜炎很常见。主动脉炎、上叶肺纤维化、马尾综合征和淀粉样变较少发生且见于疾病后期。

2.反应性关节炎

反应性关节炎的特征性临床表现是尿道炎、结膜炎和某些皮肤表现（图78-1）。尿道炎可由衣原体感染引起，或见于痢疾相关疾病引起的无菌性炎症反应。结膜炎在反应性关节炎中表现温和，这点与葡萄膜炎不同。

皮肤溢脓角化症为一种特殊的丘疹鳞屑性的皮疹，通常出现在手掌和脚掌。环状龟头炎表现为男性龟头或阴茎的皮疹。反应性关节炎患者还可出现非凹陷性指甲增厚和口腔溃疡。银屑病和炎性肠病患者均可表现为类似的皮损，因此容易混淆。

大多数病例是自限性的。慢性或复发性关节炎和慢性脊椎炎与HLA-B27和衣原体感染有关。

3.银屑病关节炎

银屑病关节炎有以下5个可辨识的临床亚型：远端指间关节受累伴指甲凹陷；大关节和小关节的非对称性少关节病；毁损性关节炎，严重破坏性关节炎；对称性多关节炎，与类风湿关节炎相同；中轴为主的疾病。这些类型不是单独发生的，临床重叠情况很多。

脊柱炎或骶髂关节炎可伴随任何一个其他类型发生。在脊柱炎或骶髂关节炎患者中HLA-B27阳性

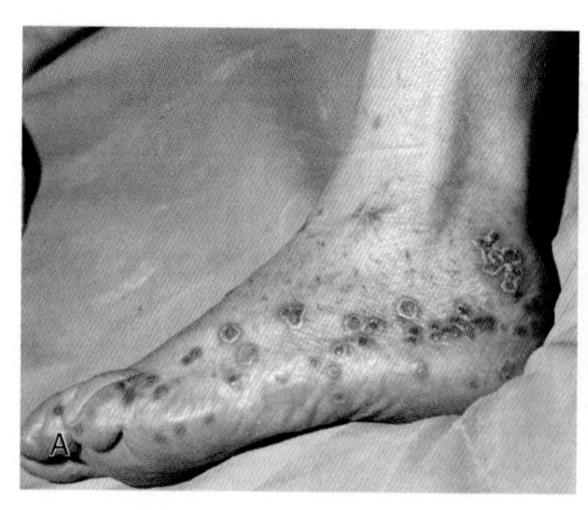

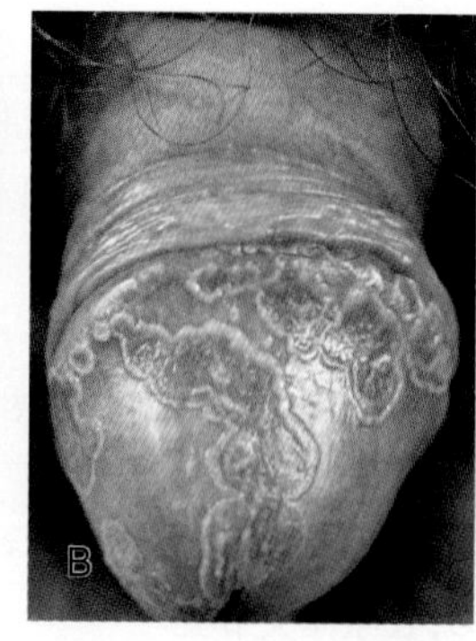

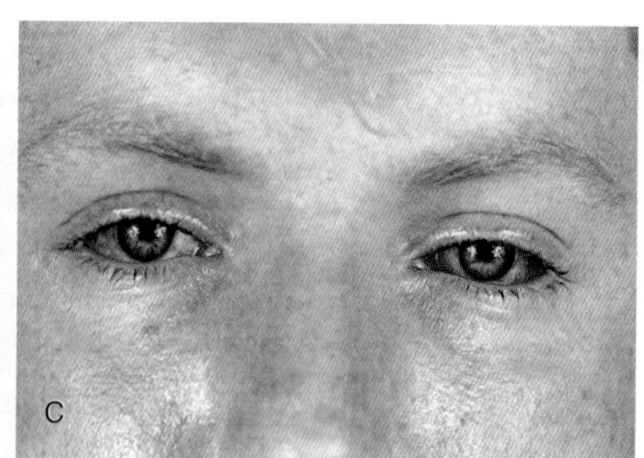

图78-1 反应性关节炎。A.皮肤溢脓角化症：足背及足底的红棕色丘疹、水疱和脓疱伴中央糜烂，典型焦痂和周围鳞屑。B.环状龟头炎：龟头湿润、稍凸起化脓性的环形边界，边界清楚伴糜烂。C.前葡萄膜炎伴随的双侧结膜炎（资料来源：Fitzpatrick TB, Johnson RA, Wolff K, et al: Color atlas and synopsis of clinical dermatology, ed 3, New York, 1983, McGraw-Hill, pp 393, 395.）

率升高但在其他临床类型中没有。在大多数病例中银屑病皮肤或指甲病变发生先于关节炎，但两者也可同时发生，或关节疾病先于皮肤受累。少数情况下，关节疾病不易与银屑病关节炎区分，如患者有银屑病家族史但患者本人无银屑病。

4.肠病性关节炎：炎性肠病

克罗恩病和溃疡性结肠炎常常伴随炎性脊柱疾病及外周关节炎。外周关节炎特点是典型非侵蚀性、少关节炎、偶发，以及关节受累程度与肠病活动平行。慢性、对称性多关节炎可出现在克罗恩病患者中。

四、诊断和分类诊断

脊柱关节炎的诊断仍是综合典型病史、体格检查、实验室检查及骨骼肌肉的影像学做出的临床诊断。诊断以炎性脊柱痛或慢性1～4个下肢非对称性少关节炎为主要特征。在此背景下，以下特征均可增加脊柱关节炎的诊断可能：葡萄膜炎，银屑病，附着点炎，指(趾)炎，炎性肠病，脊柱关节病家族史，C反应蛋白(CRP)升高，HLA-B27阳性，前驱胃肠道或泌尿生殖系感染，X线、CT或MRI显示骶髂关节炎。

区分脊柱关节炎与脊柱关节的其他炎性或退行性病变是很有挑战性的。晶体关节病表现为外周少关节炎，通常在下肢，但很少累及脊柱，滑膜液中的细胞内晶体可证实。类风湿关节炎和其他系统性自身免疫病通常表现为上肢和下肢的对称性的多关节炎，并伴有血清学异常如类风湿因子、抗环瓜氨酸肽(anti-CCP)抗体或抗核抗体阳性。以中轴为主的脊柱关节炎必须与以下疾病区别：骶髂关节、脊椎或椎间盘的无痛性感染；脊柱和椎间盘的退行性疾病；弥漫性特发性骨肥厚(DISH)。

在正确的临床背景下，脊柱关节炎特异的影像学特征可以大幅增加诊断的准确性。骶髂关节炎通常是脊柱疾病的最早期影像学征象，可导致骶髂关节硬化和侵蚀，最终形成骨性融合(图78-2A)。慢性脊柱炎的X线表现包括纤维环骨化、脊柱韧带钙化、骨性硬化及椎体变方和骨突联合的强直改变。这些病变可导致椎体融合和“竹节样”改变(图78-2B)。

影像学表现伴随疾病的进展，在疾病早期可能不明显。然而在影像学前期，MRI可证实炎性骨病(即骨炎)和骶髂关节及椎体的侵蚀，CT可显示骨性硬化和关节侵蚀。

骨的侵蚀、硬化及新骨形成也可发生在附着点

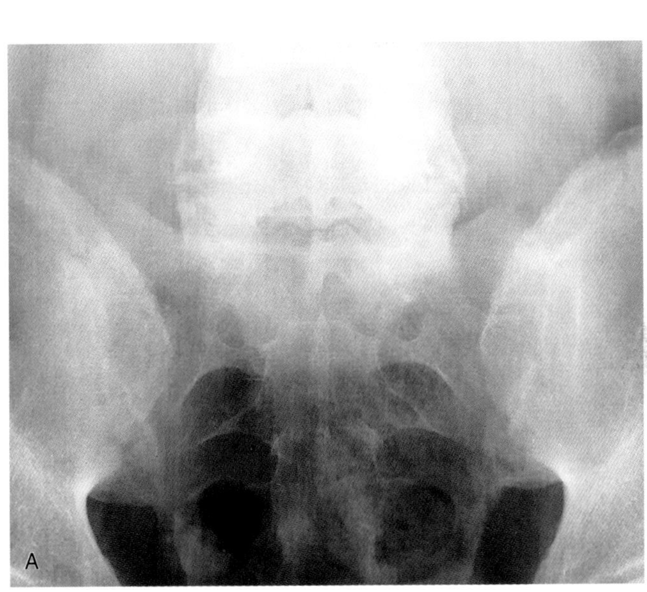

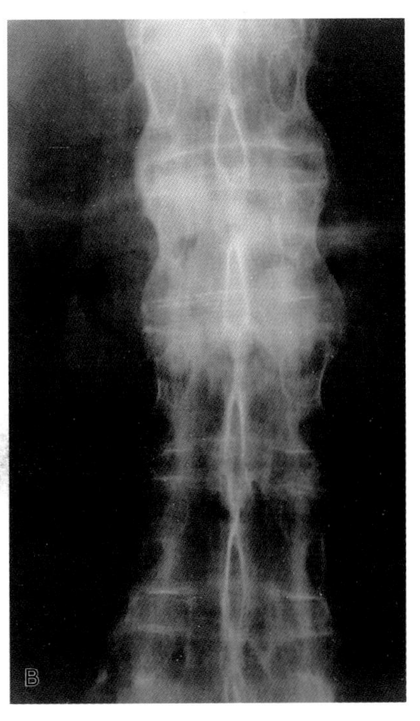

图78-2 A.强直性脊柱炎的双侧对称性骶髂关节炎；B.强直性脊柱炎的腰椎脊柱炎，对称性、边缘桥接的韧带骨赘和脊髓韧带钙化(资料来源：Cush JJ, Lipsky PE：The spondyloarthropathies.In Goldman L, Bennett JC, editors：Cecil textbook of medicine, ed 21, Philadelphia, 2000, Saunders, 1499-1507.)

炎部位。骨和软骨交界面的侵蚀(即软骨下侵蚀)、硬化和骨质增生是脊柱关节炎累及外周关节的特点。在一些病例如毁损型银屑病性关节炎中可出现整个或部分指(趾)骨重吸收(即骨质溶解)。

五、治疗

目前没有方法能够治愈任何一种类型的脊柱关节炎,但是有很多针对症状的有效治疗。患者教育很重要,并且能够筛查患者家庭成员情况及早期发现急性临床表现如葡萄膜炎。物理治疗包括每天的伸展训练、姿势调整和强化练习,有助于维持适当的骨性联合,减少畸形,增加躯体功能,尤其是中轴疾病。选择性地进行骨科手术可有效地矫正严重脊柱畸形或不稳定。

NSAID可明显减轻脊柱疼痛和僵硬感,很多患者常年持续服用此药(循证医学中心:1级证据)。没有明确证据显示应用系统性激素可使脊柱关节炎患者获益,因此通常应避免使用这类药物。骶髂关节或其他关节的关节腔内注射激素治疗可暂时缓解病情。

同样,传统的免疫抑制剂在治疗中轴型脊柱关节炎的作用和有效性还未证实。相反,有临床试验显示柳氮磺胺吡啶和甲氨蝶呤可改善脊柱关节炎的外周症状(2级证据)。

TNF-α抑制剂(如英夫利昔单抗、阿达木单抗和戈利木单抗)代表了治疗脊柱关节炎的一个重大突破。这类药物的有效性已被证实,并且很快成为对NSAID和物理治疗不满意或无效的中轴炎性疾病患者的选择(1级证据)。TNF-α抑制剂可显著缓解疼痛、改善功能和提高生活质量。它们也可预防或延缓疾病进展和结构损害。这类药物对银屑病关节炎亦有效,减轻银屑病的皮肤和指甲改变,延缓外周关节的影像学进展。英夫利昔单抗和阿达木单抗能够缓解溃疡性结肠炎和克罗恩病的肠道炎症,同时减轻关节和脊柱炎症。优特克单抗,IL-23抑制剂,已被证实对银屑病和银屑病关节炎有效。

葡萄膜炎需要对炎性眼炎有经验的眼科医生进行治疗。可局部或眼内激素治疗,但仍需要系统性应用激素或免疫抑制剂控制炎症,预防永久性视力缺失。甲氨蝶呤和TNF-α抑制剂可以长期使用(2级证据)。

反应性关节炎通常是自限性的,关节症状可用NSAID或关节腔内注射激素治疗。如果发展为慢性关节炎或脊柱炎,治疗方案同其他类型的脊柱关节炎。还需评估并治疗沙眼衣原体感染和反应性关节炎相关的性传播疾病患者及其性伴侣。早期治疗能减少反应性关节炎的复发。胃肠道相关的反应性关节炎长期抗感染治疗无效。临床试验中对沙眼衣原体感染引起的反应性关节炎进行长期抗感染治疗有不同的结果,在其广泛应用前需要进一步研究。

六、结论

脊柱关节炎导致的残疾因疾病的分类和严重程度而不同。以往脊柱关节炎患者比类风湿关节炎患者的残疾程度轻。一些自限性的反应性关节炎患者并无后遗症。相反,病情严重的患者有中轴和外周关节的畸形和损害,导致严重残疾。也可出现严重潜在致命性的骨骼外表现。

随着有效的免疫抑制剂出现,如用于治疗银屑病的甲氨蝶呤和生物制剂(如TNF-α和IL-23抑制剂),可显著改善病情严重患者的症状并提高生活质量。

推荐阅读

Hreggvidsdottir H, Noordenbos T, Baeten D: Inflammatory pathways in spondyloarthritis, Mol Immunol 57:28–37, 2014.

Sieper J, Rudwaleit M, Baraliakos X, et al: The Assessment of Spondyloarthritis international Society (ASAS) handbook: a guide to assess spondyloarthritis, Ann Rheum Dis 68(Suppl II):ii1–ii44, 2009.

Smolen JS, Braun J, Dougados M, et al: Treating spondyloarthritis, including ankylosing spondylitis and psoriatic arthritis, to target: recommendations of an international task force, Ann Rheum Dis 73:6–16, 2014.

第79章

系统性红斑狼疮

著　者　Amy H. Kao　Susan Manzi
译　者　吴东海　审校者　舒晓明

一、定义和流行病学

系统性红斑狼疮(systemic lupus erythematosus, SLE)是典型的系统性自身免疫病，病因不明。SLE主要影响育龄女性，也可累及年轻男性和任何性别的老年人。

临床表现多种多样，从轻微的疲劳和口腔溃疡到危及生命的肾与神经系统疾病。通常，病情在临床活动和静止期之间波动。然而，反复的疾病活动及其治疗最终可导致不可逆的器官损伤。

诊断SLE需要通过完整的病史、体格检查和实验室检查。没有一个单一的实验室检查可以确诊SLE，其诊断往往是困难的，患者常常多次就诊于多个医生。

虽然SLE无法治愈，但可用各种药物，主要是免疫抑制剂，治疗SLE患者相关的多种慢性疾病。SLE患者的妊娠、骨骼健康、心血管疾病(cardiovascular disease, CVD)和恶性肿瘤必须给予特殊考虑。

报道的SLE发病率和患病率差异很大，反映了该病的异质性。SLE的发病率在世界范围内估计为每100 000人每年1.8～7.6例，似乎有随时间增加的趋势。患病率为每100 000人14.6～149.5例。

在育龄期，SLE患病率女性和男性的比例是(10～15)∶1。在儿童和老年患者中，这种性别差异也存在，但较不明显(2∶1)。SLE偏好非白裔族群，非裔美国人(3倍)、非洲加勒比人(5倍)、亚洲人(2倍)和西班牙裔比白种人患病率更高。这些患者比白种人SLE病情更严重，整体预后较差。

二、病理学

虽然对SLE发病机制仍知之甚少，在免疫系统失调、环境诱因和激素环境变化的背景下，患SLE的个人可能有遗传倾向。同卵双胞胎患病的高一致率(＞20%)和其他兄弟姐妹之间患病的低一致率(＜5%)强调了遗传因素对SLE的影响。对涉及SLE发病基因的探索是一个活跃的研究领域。编码某些人类白细胞抗原、补体系统成分、免疫球蛋白受体和其他各种蛋白质的基因被认为是SLE的候选基因。

SLE中许多免疫异常表明体液和细胞免疫失调参与SLE发病。失调导致自身免疫耐受丧失和自身免疫破坏健康组织，其标志是自身抗体和免疫复合物的产生。

各种环境因素，包括微生物和紫外线照射，可影响SLE发生、发展和狼疮活动。两性在SLE患病率的显著差异和妊娠对疾病活动性的影响提示激素在SLE发病中起作用。

三、临床表现

在SLE中，几乎所有器官系统均可受累。表79-1概述了SLE诸多临床表现中的一些表现。

(一)全身表现

在SLE患者中，疲劳、发热、淋巴结肿大、全身关节和肌痛常见。最常见的症状，疲劳(＞90%)，也可以使人倍感痛苦。当诊断SLE时，应排除疲劳的其他原因包括贫血、甲状腺功能减退症和纤维肌痛。

表79-1 系统性红斑狼疮的临床表现

全身症状
- 疲劳
- 发热
- 淋巴结肿大
- 体重减轻
- 厌食

肌肉黏膜症状
- 口腔、生殖器、鼻溃疡*
- 血管性水肿
- 脱发
- 光敏性*
- 颧部(蝴蝶)皮疹*
- 盘状病变*
- 亚急性皮肤狼疮
- 肿胀性红斑
- 脂膜炎
- 血管炎
- 冻疮
- 荨麻疹
- 甲周红斑

肌肉骨骼系统症状
- 关节炎*
- 关节痛
- Jaccoud关节病
- 缺血性坏死
- 肌炎

心脏症状
- 心包炎*
- 心包积液
- 心肌炎
- 瓣膜增厚
- Libman-Sacks心内膜炎
- 粥样硬化性心脏病

肺部症状
- 胸膜炎*
- 胸腔积液
- 肺炎
- 肺泡出血
- 间质性肺病
- 闭塞性细支气管炎
- 肺动脉高压
- 肺栓塞
- 血管炎
- 急性可逆性缺血性综合征
- 肺萎缩综合征

肾脏症状
- 细胞管型或肾小球肾炎*
- 蛋白尿或膜性肾病或肾病综合征*

神经精神症状
- 癫痫发作*
- 脑炎/无菌性脑膜炎
- 脑血管病
- 横贯性脊髓炎
- 舞蹈病
- 头痛
- 认知障碍
- 自主神经功能障碍
- 脑神经病变
- 周围神经病变
- 精神病*
- 焦虑
- 抑郁
- 情绪障碍

血液
- 白细胞减少症*
- 淋巴细胞减少*
- 溶血性贫血*
- 非溶血性贫血(慢性病贫血,缺铁)
- 血小板减少症*
- 抗磷脂抗体综合征

血管系统症状
- 雷诺现象
- 网状青斑
- 动脉或静脉血栓形成
- 血管炎(几乎任何部位)

眼部症状
- 干燥性角结膜炎
- 巩膜外层炎
- 巩膜炎
- 视网膜血管炎
- 动脉和静脉闭塞
- 视神经炎

胃肠道症状
- (胃、肠等的)动力减退
- 肠系膜血管炎
- 吸收不良
- 蛋白丢失胃肠病
- 狼疮性肠病
- 肠系膜和肝血管血栓形成
- 肝炎
- 肝大
- 脾大
- 胰腺炎
- 非结石性胆囊炎
- 腹膜炎

血清学表现
- 自身抗体*
- 低补体血症
- 急性期反应物升高

生殖
- 反复自然流产
- 胎儿早产
- 新生儿狼疮

*1997年美国风湿病协会SLE分类标准中的一项。

(二)皮肤黏膜表现

口腔溃疡可是疼痛或无痛性的，通常累及舌或腭。SLE的皮肤表现常见，包括典型的颧部(蝴蝶)皮疹、盘状病变(即永久的瘢痕和毁容)、脱发和光过敏。亚急性皮肤红斑狼疮可以表现为银屑病样皮疹或类似体癣的环形病变。酒渣鼻常被误认为颧部皮疹。一个关键区别点是红斑狼疮颧部红斑不跨越鼻唇沟。

(三)肌肉骨骼表现

关节痛和关节炎是SLE常见的表现(＞75%)。狼疮性关节炎通常是非侵蚀性的(不同于类风湿关节炎)，但由于炎症和关节肌腱松弛，10%的患者有Jaccoud关节病，这种畸形可以恢复。

(四)心肺表现

超过60%的SLE患者在病程中有心包炎、胸膜炎。心包或胸腔积液通常为渗出性。超声心动图和尸检经常观察到瓣膜增厚和非感染性Libman-Sacks心内膜炎。有心肺症状和发热的患者应怀疑有心肌炎。

(五)肾脏表现

肾炎表现为血尿和蛋白尿，是SLE患者并发症和死亡的主要原因。国际肾脏学/肾脏病理学会(ISN/RPS)修订了1982世界卫生组织狼疮性肾炎分类(Ⅰ～Ⅵ型)。ISN/RPS Ⅳ型狼疮性肾炎(即弥漫增殖型)是最常见的形式，预后最差，但也是适于积极免疫抑制治疗的类型。

(六)神经精神表现

神经精神表现是广泛多样的，包括感觉运动神经病、头痛、认知障碍、情绪障碍、精神病、致命的缺血性脑卒中、脑炎和横贯性脊髓炎。2010年欧洲抗风湿联盟专项工作组认识到“轻度或中度认知功能障碍在SLE中是常见的”，推荐“治疗SLE和非SLE相关因素，以及心理教育以防止认知功能进一步恶化”。

(七)血液学表现

白细胞减少，主要是淋巴细胞减少、贫血和血小板减少在SLE中常见。贫血通常由溶血或慢性疾病引起。抗磷脂抗体(antiphospholipid antibodies, APAs)可在约33%的SLE患者中检测到,与复发性血栓形成、血小板减少和反复自然流产有关。

(八)血管表现

40%以上的SLE患者有雷诺现象。静脉血栓(如肺栓塞、深静脉血栓形成)和动脉血栓通常由APAs所致。下肢溃疡、坏疽、血栓性静脉炎、甲襞梗死、皮肤坏死和坏死性紫癜也可见。小血管病变或血管炎可见于任何器官系统,可以是危及生命的表现。

(九)眼部表现

继发性干燥综合征引起的干燥性角结膜炎(第85章)是SLE最常见的眼部表现。浅层巩膜炎、巩膜炎、视网膜血管炎可发生,但不常见。

关于该主题的深入讨论,请参阅《西氏内科学》(第25版)第266章"系统性红斑狼疮"。

四、诊断和鉴别诊断

SLE是一种临床诊断;没有哪个单一检验或临床症状可以明确地诊断该病。大多数患者的临床病变随时间推移而演变,在大多数情况下,只有经过几年(和就诊多个不同的医生)患者才认识到患有SLE。

(一)分类

SLE分类标准的制定旨在使SLE的研究更趋一致。常用的美国风湿病学会SLE分类标准(表79-2)于1997年进行了更新。利用这个系统,满足11个标准中的4个可诊断患者有确定的SLE。

2012年系统性红斑狼疮国际合作诊所(the Systemic Lupus International Collaborating Clinics, SLICC)进一步修订了分类标准(表79-3),以提高临床相关性和将新知识融合到SLE免疫发病机制的

表79-2 1997年美国风湿病学会系统性红斑狼疮分类标准*

标准	定义
1.颧部红斑	颧部,扁平或高出皮面的固定红斑,常不累及鼻唇沟
2.盘状红斑	隆起的红斑,附有角质鳞屑和毛囊栓,陈旧病灶上可有萎缩性瘢痕
3.光过敏	从病史中得知或医生观察到由于对日光的异常反应,引起皮疹
4.口腔溃疡	经医生观察到的口腔或鼻咽部溃疡,一般为无痛性
5.关节炎	非侵蚀性关节炎,累及两个或更多外周关节,表现为关节疼痛、肿胀或渗液
6.浆膜炎	a)胸膜炎——病史中有胸痛或经医生证实有胸膜摩擦音或存在胸腔积液;或
	b)心包炎——有ECG异常或心包摩擦音或心包积液
7.肾脏病变	a)尿蛋白——定量>0.5g/24h,或定性>3+;或
	b)细胞管型——可以是红细胞、血红蛋白、颗粒或混合管型
8.神经系统异常	a)癫痫——非药物或代谢紊乱所致,如尿毒症、酮症酸中毒或电解质紊乱;或
	b)精神症状——非药物或代谢紊乱所致,如尿毒症、酮症酸中毒或电解质紊乱
9.血液系统异常	a)溶血性贫血伴网织红细胞增多;或
	b)白细胞减少——两次或两次以上检测<4000/mm^3;或
	c)淋巴细胞减少——两次或两次以上检测<1500/mm^3;或
	d)血小板减少——<100 000/mm^3,但非药物所致
10.免疫学异常	a)抗DNA抗体:抗DsDNA抗体滴度异常;或
	b)抗SM抗体:存在抗SM核抗原的抗体;或
	c)APL阳性,基于:①血清中IgM或IgG型ACL的水平异常,②用标准方法测定狼疮抗凝物结果阳性,③梅毒血清学实验假阳性至少6个月,并经过梅毒螺旋体固定术或荧光螺旋体抗体吸收试验证实
11.抗核抗体	用免疫荧光法或其他相当的测定方法测出某个时间的抗核抗体滴度异常,并除外"药物性狼疮"综合征

*此分类基于11个标准。用于在临床研究中确定患者,一个患者如果在任何观察区间(累计)满足11项标准中的4项或更多,则被分类为有确定的系统性红斑狼疮。

资料来源:Tan EM, Cohen AS, Fries, et al: The 1982 revised criteria of the classification of systemic lupus erythematosus, Arthritis Rheum 25:1271, 1982; Hochberg MC: Updating the American College of Rheumatology revised criteria for the classification of systemic lupus erythematosus, Arthritis Rheum 40:1725, 1997。

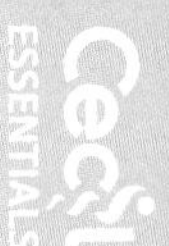

表79-3 系统性红斑狼疮国际合作诊所系统性红斑狼疮的分类标准

临床标准*	实例
1.急性皮肤狼疮	大疱性红斑狼疮 狼疮颧部红斑(不是颧部盘状狼疮) 斑丘疹性红斑皮疹 光敏性红斑皮疹(无皮肌炎的情况下) 亚急性皮肤红斑狼疮 中毒性表皮坏死松解型系统性红斑狼疮
2.慢性皮肤狼疮	典型的盘状红斑 局部性(颈部以上) 全身性(颈部上下均有累及) 冻疮样狼疮 盘状红斑/扁平苔藓重叠 肥厚性狼疮(疣状) 肿胀性红斑狼疮 狼疮性脂膜炎(深在性狼疮) 黏膜狼疮
3.口腔溃疡	上腭、颊黏膜、舌或鼻部溃疡(排除其他原因,如血管炎、贝赫切特病、感染、炎性肠病、反应性关节炎及进食酸性食物等)
4.非瘢痕性脱发	弥漫性头发稀疏或因质脆而折断(在没有其他原因的情况下,如斑秃,如药物、缺铁及雄激素相关的脱发)
5.滑膜炎(≥2个关节)	以肿胀或积液或压痛为特征,晨僵≥30min
6.浆膜炎	典型胸膜炎超过1d或胸腔积液或胸膜摩擦音 典型心包痛超过1d或心包积液或心包摩擦音或心电图证实有心包炎(排除其他原因,如感染、尿毒症和Dressler心包炎)
7.肾脏病变	尿蛋白/肌酐(或24h尿蛋白)≥500mg蛋白质/24h或红细胞管型
8.神经系统	急性精神错乱状态(排除其他原因,如毒性代谢、尿毒症和药物) 多发性单神经炎(排除其他已知原因,如原发性血管炎) 脊髓炎 周围或脑神经病变(排除其他已知原因,如原发性血管炎、感染和糖尿病) 精神病 癫痫发作
9.溶血性贫血	
10.白细胞减少 或淋巴细胞减少	至少一次<4.0×10^9/L(排除其他已知原因,如Felty综合征、药物及门静脉高压)或 至少一次<1.0×10^9/L(排除其他已知原因,如皮质激素、药物和感染)
11.血小板减少	至少一次<100×10^9/L(排除其他已知原因,如药物、门静脉高压症和血栓性血小板减少性紫癜)
免疫学标准	
抗核抗体	高于实验室参考值范围
抗dsDNA抗体	高于实验室参考范围,ELISA除外:比实验室参考范围大2倍
抗sm抗体	
抗磷脂抗体	下列任一项:狼疮抗凝物阳性;梅毒血清学试验假阳性;中高滴度抗心磷脂抗体(IgA、IgG或IgM)或抗β_2GP1阳性(IgA、IgG或IgM)
低补体	C3低 C4低 CH50低
直接Coombs试验	无溶血性贫血的情况下,阳性

注:ELISA.酶联免疫吸附试验;Ig.免疫球蛋白。

*标准是累积的。如果患者满足狼疮性肾炎这个独立的标准(在ANA或抗dsDNA抗体存在的条件下),或四个标准(至少一个临床标准和一个免疫标准),则可被诊断为有系统性红斑狼疮。

资料来源:Modified from Petri M, Orbai AM, Alarcón GS, et al: Derivation and validation of Systemic Lupus International Collaborating Clinics classifi cation criteria for systemic lupus erythematosus, Arthritis Rheum 64:2677-2686, 2012。

定义中。根据SLICC标准，如果一个患者有至少4条表79-3中所列的标准（包括至少一个临床标准和一个免疫标准）或在ANA或抗dsDNA抗体阳性的背景下，有活检证实的狼疮性肾炎（即独立标准）患者则被诊断为有SLE。虽然这些分类标准不用于诊断目的，但执业临床医生在全面检查的情况下一起使用它们以支持诊断。

在SLE患者中发现各种自身抗体，不同的SLE患者队列和族群中自身抗体的检出率不同（表79-4）。这些自身抗体常可在SLE临床表现出现前检出。95%以上的SLE患者ANA检测阳性，滴度1∶160或更高。

ANA通过间接免疫荧光法测定，结果报出滴度和核型。SLE最常见的核型是均质型（即弥散型）。抗dsDNA和抗Sm抗体对SLE高度特异，而抗SSA/Ro和SSB/La抗体也常在干燥综合征和类风湿关节炎患者中发现。某些抗体与特定的临床表现有关，特别是抗dsDNA抗体与狼疮性肾炎，抗U1-RNP抗体与系统性硬化症或肌炎的重叠特征相关。单独自身抗体不能诊断任何自身免疫病，必须结合患者的临床表现进行解释。

（二）重叠综合征

一些有两种或两种以上自身免疫病临床和实验室特征的患者有重叠综合征。混合性结缔组织病的特点是SLE、硬皮病和肌炎重叠，且有高滴度抗U1-RNP抗体水平。对于有多种自身免疫表现，但不符合特定的自身免疫病标准的患者，使用未分化结缔组织病这一术语。这些患者通常处于病程早期，最终会发展成一种特定的自身免疫病。

表79-4 系统性红斑狼疮中自身抗体的阳性率

目标抗原	抗体阳性(%)
核抗原	>95
dsDNA	30～60
Sm	10～44
核糖核蛋白(U1-RNP)	25～40
SSA/Ro	30～40
SSB/La	38
磷脂	16～60
核糖体P蛋白	5～10
组蛋白	21～90

资料来源：Wallace D，Hahn BH：Other clinical laboratory tests in SLE.In Dubois' lupus erythematosus and related syndromes，ed 8，Philadelphia，2013，Saunders，pp 526-531。

五、治疗

SLE尚无根治办法，治疗的目的是教育患者，减轻炎症，抑制免疫系统，密切监测患者，尽早识别疾病的表现。虽然治疗本身具有广泛的毒副作用，但糖皮质激素和免疫抑制剂可降低SLE患者的并发症和死亡率。医生必须仔细权衡治疗的益处和已知的风险。

在SLE患者的治疗中患者教育和预防疾病复发是非常关键的。防晒霜（防晒指数≥50）和紫外辐射防护服可有效预防光敏性皮疹和全身复发。低剂量阿司匹林常用于APA阳性患者以预防血栓事件。抗磷脂抗体综合征（APS）的其他治疗方法后文讨论。建议所有患者接受用失活疫苗进行的常规免疫接种（如流感、肺炎球菌）。由于疾病可能会导致抑郁和无助感，SLE患者的心理支持是至关重要的。

NSAID可用于轻度关节痛，但糖皮质激素是最主要的抗炎剂，是SLE最有效的药物。糖皮质激素可用于改善几乎所有的SLE表现，治疗方案从低剂量、隔日给药到大剂量、静脉给药。鉴于SLE是慢性疾病，糖皮质激素常经年使用，累积暴露可能会导致广泛的毒副作用，包括肥胖、糖尿病、动脉粥样硬化加速、骨质疏松症、缺血性坏死、白内障，以及感染风险增加。为了避免这些不良反应，应使用能减少类固醇剂量的免疫调节或免疫抑制剂。

抗疟药物（主要是羟氯喹）对SLE有效，被认为是标准治疗药物。它对疲劳、轻微关节炎和皮肤黏膜表现尤其有益。这些药物通常长期使用，妊娠期使用是安全的。最严重的副作用是视网膜毒性，虽然不常见。服用抗疟药的患者应该有基线检查资料，并每年到眼科检查一次视野。

当单用糖皮质激素疗效欠佳或为减少糖皮质激素剂量时，硫唑嘌呤和甲氨蝶呤是用于SLE的免疫抑制剂。硫唑嘌呤的毒副作用包括血细胞减少、感染风险增加及引发恶性血液病。硫唑嘌呤可用于妊娠期重症内脏性狼疮，特别是肾炎。甲氨蝶呤治疗SLE关节炎特别有效。除了血细胞减少和感染，肝功能异常、脱发、恶心和肺炎也是甲氨蝶呤潜在的副作用。因为甲氨蝶呤有致畸作用，所以在妊娠前3～6个月应停用。硫唑嘌呤和甲氨蝶呤需要定期实验室监测。

吗替麦考酚酯（MMF）被越来越多地用于治疗内脏器官受累的患者，尤其是肾炎。霉酚酸是MMF的活性代谢产物，可以用来代替MMF，因为对某些患者而言，其胃肠道副作用较少。临床试验表明，MMF在诱导活动性狼疮肾炎缓解方面与静脉环磷酰胺同样有效。MMF在妊娠药物分类中为D类，毒副作用包括胃肠道紊乱及白细胞减少。

有神经狼疮、急进性肾炎或内脏血管炎的患者常用环磷酰胺治疗，它是治疗SLE最有效的免疫抑制剂。由于潜在的毒性，这种药通常应用于最严重的SLE。环磷酰胺的急性毒性包括全血细胞减少、脱发、黏膜炎和出血性膀胱炎。长期使用环磷酰胺可导致移行细胞癌、恶性血液病、不育、过早绝经和机会性感染。

针对免疫系统各方面，包括B细胞、T细胞和B细胞之间的相互作用和细胞因子的生物免疫调节剂具有巨大的潜力和乐观的前景。最有前途的是针对产生自身抗体的B细胞的制剂。贝利抗体是抑制B细胞刺激因子的单克隆抗体，是50年多年来第一个批准用于治疗SLE的制剂。

关于该主题的深入探讨，请参阅《西氏内科学》（第25版）第35章“包括糖皮质激素的免疫抑制药物”。

六、SLE患者治疗中的特殊问题

（一）妊娠

SLE孕妇比健康母体有较高的妊娠意外（如流产和死胎）和早产率（即胎膜早破、先兆子痫、胎儿宫内生长受限）。妊娠前狼疮活动，特别是肾炎、高血压和APS，是妊娠并发症的危险因素。妊娠本身可使SLE妇女处于复发的高危状态，尤其是妊娠前病情处于活动状态者。

新生儿狼疮是母体抗SSA/Ro或SSB/La抗体通过胎盘影响胎儿而致的一种少见疾病。有这些自身抗体的母亲所生婴儿患先天性心脏传导阻滞的风险为2%。这些母亲应在妊娠16周开始进行胎心音和胎儿超声心动图检查。用含氟皮质类固醇治疗（即地塞米松或倍他米松）可能是有益的，但许多先天性心脏传导阻滞儿童无法生存（30%）或有并发症，超过60%者需要起搏器。

新生儿狼疮常见的表现是皮疹、血细胞减少和肝脾大，所有这些通常在6～8个月母源抗体从患儿循环中移除后消退。新生儿狼疮患儿的母亲本身不一定有SLE。

仔细的产前筛查和规划，SLE女性可以成功地拥有健康的孩子。产前监测抗SSA/Ro、SSB/La抗体和APA，孕前咨询处理高危妊娠的产科医生对患者至关重要。理想情况下，SLE妇女应该有6个月临床稳定期才考虑妊娠。

（二）激素治疗

因为SLE多累及女性，激素被认为在SLE发生、发展中起作用。因担心诱导疾病复发，风湿病学家历来不愿用雌激素治疗。随机安慰剂对照临床试验有助于指导SLE妇女的激素治疗。

一项多中心、随机试验显示，具有轻度或稳定病情活动的SLE妇女口服避孕药不增加SLE发作的风险。然而，这并不适用于所有SLE女性，特别是病情活动或严重的患者，以及以前有血栓事件或APA的患者。对年轻的、性活跃的SLE妇女，尤其那些用致畸药物的患者，有效的计划生育是必要的。医生必须仔细地与SLE患者讨论生育控制的风险和收益。

无论SLE状态如何，激素治疗都是一个有争议的话题。然而，在SLE中尤其令人感兴趣，因为有些妇女提前进入更年期。在一个激素治疗的临床试验中，入选患者为有轻微或稳定病情的SLE患者，她们既往无血栓事件、APA或妇科或乳腺癌，未发现这些患者有严重的临床复发，但20%的患者确有轻度到中度的复发。这些结果表明，在SLE患者的亚组中，可考虑用短暂的（一年）激素治疗去缓解妇女的更年期症状。

（三）骨骼健康

SLE患者比年龄匹配的健康对照者骨密度减少、骨质疏松和骨折发病率较高。风险的增加由传统的危险因素（如女性、白种人或亚裔种族、高龄、低体重）及SLE相关因素所致。由于SLE的疲劳和关节症状可能限制体力活动，导致骨强度降低。

SLE治疗通常易导致骨骼健康的整体损失。糖皮质激素减少骨量，是SLE女性患者骨折的独立危险因素。环磷酰胺可导致卵巢早衰，是骨质疏松的另一个危险因素。不管是否使用类固醇，狼疮病的损害都会导致骨密度减低。SLE患者被劝导避免阳光照射，从而导致25-(OH)维生素D水平低，钙吸收不足。

由于SLE特异的低骨密度风险因素，预防骨质疏松症是非常重要的（见第75章）。虽然SLE患者的骨质疏松筛查指南与一般人群是相同的，对过早绝经和正在或将要长期（＞3个月）使用糖皮质激素的患者，应考虑骨密度扫描。

（四）心血管疾病

随着SLE的生存和治疗改善，患者的寿命延长，CVD已成为并发症和死亡的主要原因。SLE患者患冠心病的概率是健康人的5～10倍。更引人注目的是，35～44岁的绝经前妇女患心肌梗死的概率是健康女性的50倍以上。

系列尸检发现SLE心血管疾病的潜在机制是冠状动脉粥样硬化性心脏病。SLE过早动脉粥样硬化的原因是多方面的，包括炎症介质、SLE相关的因素（如过早绝经、糖皮质激素治疗、疾病活动），以及传统的心血管危险因素。

虽然对SLE患者没有确定的心血管治疗指南，2011年美国心脏协会更新的在女性预防CVD的指南把（第一次）自身免疫病（如SLE和类风湿关节炎）包括在增加风险的类别中。医生应考虑过早动脉粥样硬化性CVD，积极评估具有典型和非典型心脏症状的SLE患者，而不论其年龄和性别。

（五）继发性抗磷脂抗体综合征

抗磷脂抗体综合征（APS）是一种在APA存在的条件下，以反复血管血栓形成或流产或两者兼而有之为特征的疾病（表79-5）。狼疮抗凝物是APA实验室抗体谱的一部分，自相矛盾地与血栓形成和复发性流产相关。狼疮抗凝物这个词是误称，因为它在体外的抗凝效果反映活化部分凝血活酶时间延长，但这个词并不表明SLE的诊断或出血风险增加。

已发现有不同的蛋白可以结合APA。APS如果单独出现，就考虑为原发性，如果与其他自身免疫病一起存在，就考虑为继发性。原发性和继发性APS之间的病情严重程度或临床后果没有大的差异。据报道，SLE中各种APA的检出率为16%～55%。有APA的SLE患者血栓栓塞和妊娠并发症的风险增加，肺动脉高压、Libman-Sacks心内膜炎和神经系统并发症患病率较高。灾难性APS这个词用来描述那些具有多个微血栓、APA阳性、常有危及生命的疾病的患者，这些疾病导致临床上与脓毒症和血栓性血小板减少性紫癜不易区分的多器官衰竭。

APS的治疗应根据患者和临床表现而个体化。对有血管血栓形成的患者，通常需无限期抗凝预防复发。对长期治疗，通常选择华法林，治疗目标是国际标准化比值（INR）为2～3。更高的INR水平（3～4）并非更有效，且与出血并发症相关联。肝素和低分子

表79-5 修订的抗磷脂抗体综合征分类标准

分类标准*	定义
临床标准	
1.血管血栓形成	任何组织或器官中出现一次或多次动脉、静脉或小血管血栓形成 血栓形成必须通过客观验证的标准来确认（即适当的影像学研究或组织病理学有明确发现），组织病理学证实血栓形成，但在血管壁无明显的炎症表现
2.病态妊娠	一次或多次无法解释的经超声或直接检查证实的形态正常胎儿于妊娠10周或大于10周胎死宫内，或 一次或多次形态正常的胎儿在妊娠34周内早产，因①子痫或严重先兆子痫或②有明确的胎盘功能不全特征，或 三次或三次以上连续的在妊娠10周之内发生无法解释的自发流产，除外母亲解剖和内分泌方面的异常及双亲染色体方面的原因
实验室标准	
1.狼疮抗凝物	两次或两次以上测得血浆中存在LAC，且两次测定间隔至少大于12周
2.抗心磷脂抗体	用标准化的ELISA法，在血清或血浆中两次或两次以上测得中高滴度的IgG和（或）IgM型抗心磷脂抗体（即＞40 GPL单位，或＞第99百分位），两次测定的间隔至少大于12周
3.抗β_2糖蛋白Ⅰ抗体	用标准化的ELISA法，在血清或血浆中两次或两次以上测得中高滴度的IgG和（或）IgM型抗β_2糖蛋白Ⅰ抗体（滴度＞第99百分位），两次测定的间隔至少大于12周

注：ELISA.酶联免疫吸附测定法；Ig.疫球蛋白；LAC.狼疮抗凝物。

*如果满足至少一条临床标准和一条实验室诊断标准，则可确诊为抗磷脂抗体综合征。

资料来源：Modified from Miyakis S，Lockshin MD，Atsumi T，et al：International consensus statement on an update of the classification criteria for definite antiphospholipid syndrome（APS），J Thromb Haemost 4：295-306，2006。

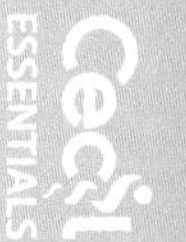

肝素也是APS的有效抗凝剂，用于在华法林治疗的基础上疾病复发的患者或正在或计划妊娠的患者。

（六）恶性肿瘤

一项国际多中心超过16 000人的SLE患者队列研究报告，与普通人群相比，SLE患者恶性肿瘤的风险增加。最引人注目的是非霍奇金淋巴瘤的风险增加4倍。其他血液、外阴、肺和甲状腺癌的频率增加，而与一般人群相比，乳腺癌和子宫内膜癌在SLE中的频率均小于预期值。恶性疾病风险在疾病早期似乎最高，但风险在患者的整个寿命中一直较高。虽然淋巴结肿大是SLE常见的临床表现，但如果淋巴结不随SLE治疗而消散，是无痛性或非移动的，或者单独出现不伴其他狼疮症状，则医生应考虑恶性肿瘤。

七、预后

1955年SLE患者的5年生存率只有50%。早期诊断和治疗的进展导致目前在发达国家狼疮患者的5年和10年生存率分别大于90%和约为90%。

SLE的死亡率呈双峰型。早期死亡（诊断后不足5年）由SLE活动和感染所致，而晚期死亡（诊断后大于5年）由慢性SLE并发症和药物、动脉粥样硬化性CVD和感染所致。数据表明，恶性肿瘤相关的并发症和死亡是终身风险，但在疾病早期发病率最高。随着SLE治疗方法的不断改进和患者生存率提高，我们需要额外地关注与SLE及其治疗相关的合并症，特别是早期动脉粥样硬化性心脏病、恶性肿瘤、骨骼健康和心理健康。

推荐阅读

Arbuckle MR, McClain MT, Rubertone MV, et al: Development of autoantibodies before the clinical onset of systemic lupus erythematosus, N Engl J Med 349:1526–1533, 2003.

Austin HA 3rd, Klippel JH, Balow JE, et al: Therapy of lupus nephritis. Controlled trial of prednisone and cytotoxics, N Engl J Med 314:614–619, 1986.

Bernatsky S, Ramsey-Goldman R, Labrecque J, et al: Cancer risk in systemic lupus: an updated international multi-center cohort study, J Autoimmun 42:130–135, 2013.

Bertsias GK, Ioannidis JPA, Aringer M, et al: EULAR recommendations for the management of systemic lupus erythematosus with neuropsychiatric manifestations: report of a task force of the EULAR standing committee for clinical affairs, Ann Rheum Dis 69:2074–2082, 2010.

Danchenko D, Satia JA, Anthony MS: Epidemiology of systemic lupus erythematosus: a comparison of worldwide disease burden, Lupus 15:308–318, 2006.

Furie R, Petri M, Zamani O, et al: A phase III, randomized, placebo-controlled study of belimumab, a monoclonal antibody that inhibits B lymphocyte stimulator, in patients with systemic lupus erythematosus, Arthritis Rheum 63:3918–3930, 2011.

Ginzler EM, Dooley MA, Aranow C, et al: Mycophenolate mofetil or intravenous cyclophosphamide for lupus nephritis, N Engl J Med 353:2219–2228, 2005.

Lee C, Ramsey-Goldman R: Bone health and systemic lupus erythematosus, Curr Rheumatol Rep 7:482–489, 2005.

Manzi S, Meilahn EN, Rairie JE, et al: Age-specific incidence rates of myocardial infarction and angina in women with systemic lupus erythematosus: comparison with the Framingham Study, Am J Epidemiol 145:408–415, 1997.

Mosca L, Benjamin EJ, Berra K, et al: Effectiveness-based guidelines for the prevention of cardiovascular disease in women—2011 update: a guideline from the American Heart Association, J Am Coll Cardiol 57:1404–1423, 2011.

Miyakis S, Lockshin MD, Atsumi T, et al: International consensus statement on an update of the classification criteria for definite antiphospholipid syndrome (APS), J Thromb Haemost 4:295–306, 2006.

Petri M, Kim MY, Kalunian KC, et al: Combined contraceptives in women with systemic lupus erythematosus, N Engl J Med 353:2550–2558, 2005.

Petri M, Orbai AM, Alarcón GS, et al: Derivation and validation of the Systemic Lupus International Collaborating Clinics classification criteria for systemic lupus erythematosus, Arthritis Rheum 64:2677–2686, 2012.

Wallace D, Hahn BH, editors: Other clinical laboratory tests in SLE. In Dubois' lupus erythematosus and related syndromes, ed 8, Philadelphia, 2013, Saunders, pp 526–531.

第80章

系统性硬化

著　者　Robyn T. Domsic
译　者　张立宁　审校者　卢　昕

一、引言

系统性硬化(systemic sclerosis，SSc)是一种以皮肤和血管硬化为特征的结缔组织病。这个疾病更通用的名称为硬皮病，该词来源于希腊语"scleroderma"，"scleros"的意思为"增厚"，"derma"的意思为"皮肤"。

该病可表现为相对良性的临床进程或表现为快速进展的病程，最终导致患者残疾或死亡。尽管皮肤改变是该病最显著的特征，但有内脏受累者病情更严重，并可能致残。监测潜在的内脏受累对于系统性硬化患者的管理至关重要，早期发现和治疗内脏并发症可将患者的致残率和死亡率降到最低。

二、流行病学

在美国系统性硬化的发病率约为20/(100万·年)。由于系统性硬化患者的存活时间较长，该病的患病率为240/100万。系统性硬化的发病率和患病率在世界各地不尽相同，全球的发病率通常在欧洲和亚洲较低。女性更易患该病，男女发病比例约为1∶3，发病年龄可以从儿童到老年，但发病高峰年龄是40～60岁。

与其他结缔组织病不同的是，家族遗传现象在系统性硬化并不明显。双生子的研究显示，同卵双生子和异卵双生子中的共患病率仅有5%，提示后天的环境因素在疾病的发生中可能起更关键的作用。然而，许多系统性硬化的患者有家族成员患其他自身免疫性疾病(如甲状腺疾病、类风湿关节炎、系统性红斑狼疮)的家族史。大规模的GWAS研究显示，一部分与系统性硬化发病相关的基因(如主要组织相容性复合物Ⅰ类和Ⅱ类基因*STAT4*和*IRF5*)也是其他疾病如类风湿关节炎、系统性红斑狼疮的易感基因。这些研究表明自身免疫性疾病存在共同的遗传易感基因。

三、病理学

系统性硬化的发病机制至今未完全阐明。但是有如下三个已明确证实的发病因素：与血管病变相关的内皮和血管的损害，免疫系统的激活，胶原和其他结缔组织基质蛋白过度增生导致的纤维化(图80-1)。这些系统参与的最初证据来源于尸检的研究。血管改变包括血管内皮细胞损伤和内膜增厚导致的管腔狭窄，有时可造成管腔闭塞和外膜的纤维化。血管的改变既可在皮肤看到，也可发生在肺、心脏、肾的血管，影响动脉、小动脉和毛细血管。而真正的血管炎是看不见的。

皮肤的炎症浸润包括皮肤中单个核细胞、T淋巴细胞及单核细胞的活化，这些炎症通常发生在血管周围。皮肤增厚伴随着胶原纤维过度沉积、皮下脂肪和皮肤的附属器如毛囊、皮脂腺被纤维组织替代。

血管、免疫系统和结缔组织改变的相互作用是很复杂的。大多数假说认为早期血管和免疫系统的相互作用导致了成纤维细胞的活化，而后者是该病的效应细胞。研究发现，成纤维细胞在皮肤和其他组织中数目增多，在体外培养时，这些细胞可形成系统性硬化的细胞表型，产生大量的胶原，在组织培养基中存活时间更长。这些成纤维细胞在体外培养中能持续存在，提示这类细胞的异常生物特性并不需要

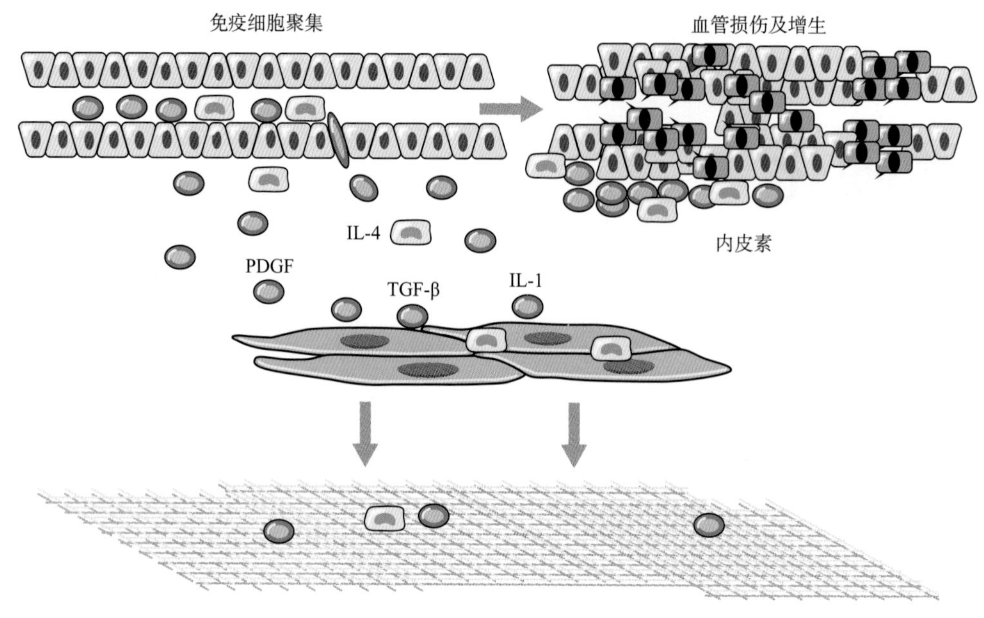

图80-1 系统性硬化的病理过程。血管损伤导致内皮细胞（红色）和平滑肌细胞（蓝色）内膜增生。成纤维细胞被激活以处理增多的细胞外基质。IL.白细胞介素；PDGF.血小板源性生长因子；TGF-β.转化生长因子β

持续的免疫刺激。

可能导致纤维化的其他因素包括缺氧和局部细胞因子的改变。早期的血管病变包括血管收缩和舒张因子的失衡，内皮细胞被激活促发的白细胞迁移，平滑肌细胞增生和无效的血管生成。血管的活化诱发白细胞介素介导的纤维化的发生。

免疫系统激活有如下几个方面的证据：第一，血清炎症标志物（如红细胞沉降率）和细胞因子的水平增加。第二，超过95%的SSc患者血清中可检测到自身抗体，而部分自身抗体是该病特异的自身抗体。所有自身抗体针对细胞内不同的核抗原，区分这些自身抗体有助于对疾病进行分类，但其致病机制尚未阐明。第三，SSc中Th2细胞因子占优势的现象提示T细胞被活化。已有报道显示SSc中白细胞介素（即IL-1、IL-2、IL-2R、IL-4、IL-8、IL-13和IL-17）和干扰素的水平升高。Th17细胞的作用至今未明确，但研究表明这些促炎T细胞的失调可能参与了疾病的发病。第四，越来越多的证据表明SSc存在巨噬细胞活化和Toll样受体表达和功能的异常，提示固有免疫失调也参与了发病。

四、临床表现

雷诺现象是SSc患者最常见的临床症状，但也可以出现其他的临床症状。不同的疾病表型，临床特征不同。SSc可累及多种内脏器官，从而表现出各异的临床表型和相应的诊疗策略。

（一）皮肤

传统上，根据皮肤受累的程度和部位，将SSc分为两种主要临床类型：局限性（limited cutaneous，lc）硬皮病和弥漫性（diffuse cutaneous，dc）硬皮病。局限性硬皮病（lcSSc）患者的皮肤增厚局限于肢体远端（即肘和膝的远端）。弥漫性硬皮病（dcSSc）患者具有相似的肢体远端皮肤改变，同时在疾病过程中皮肤病变还可累及上臂、大腿或躯干。极少数患者（＜1%）没有皮肤增厚，但具有一种或多种典型的SSc内脏表现。

术语“硬皮病”曾用于描述临床病程类似于lcSSc的dcSSc患者。但区分不同的皮肤受累类型很重要，因为dcSSc患者更可能在疾病早期出现内脏器官并发症（如肾危象、心脏受累），而lcSSc患者的内脏受累可以出现在整个病程中，甚至在发病数十年后（表80-1）。某些lcSSc或dcSSc患者可能同时具有另一种结缔组织病（最常见的是多发性肌炎、系统性红斑狼疮或类风湿关节炎）的典型临床特征，这种情况称为重叠综合征。

表80-1 不同类型的系统性硬化的临床表现

临床表现	弥漫性硬皮病(*N*=1434)	局限性硬皮病(*N*=1718)
皮肤		
手指肿胀	82%	78%
皮肤硬化、增厚	广泛：躯干、面部、肢体远端	面部、肘和膝的远端
毛细血管扩张	58%	70%
钙质沉积	14%	22%
外周血管		
雷诺现象	95%	97%
指(趾)端溃疡	42%	39%
肺		
间质性肺病	37%	34%
肺动脉高压	5%	16%
心脏		
心律失常	16%	14%
舒张功能障碍	4%	5%
心肌炎	6%	2%
心包炎	4%	3%
肾脏		
肾危象	18%	2%
胃肠道		
食管动力减退、反流	79%	77%
小肠动力障碍	18%	13%
吸收不良	11%	9%
大便失禁	2%	2%
关节和骨骼肌		
肌腱摩擦	53%	5%
关节挛缩	88%	38%
肌炎	10%	6%
肌病	2%	1%

资料来源：the University of Pittsburgh Scleroderma Databank，1980-2012。

(二)血清学分类

血清学分类是将SSc按照相关的自身抗体进行分类。具有相同自身抗体的患者倾向于有类似的皮肤表现、疾病自然病程和内部受累的特征。

血清学分类可以扩充先前描述的临床分类。例如，95%的抗着丝点抗体阳性的患者为lcSSc，发生肺动脉高压的风险增加。具有抗拓扑异构酶Ⅰ(即抗Scl-70抗体)或抗RNA聚合酶Ⅲ抗体的个体更可能患dcSSc。此外，具有抗RNA聚合酶Ⅲ抗体的患者发生肾危象的风险增加，具有抗Scl-70抗体的患者发生间质性肺病的频率更高。

图80-2描述了SSc内脏受累的风险与皮肤硬化类型的关联性，说明了SSc临床和血清学分类的关系。有多于一种SSc自身抗体的患者不常见。

(三)雷诺现象和外周血管受累

大多数SSc患者在疾病过程中会发生雷诺现象。雷诺现象是对寒冷的三相血管痉挛反应，表现为受凉后皮肤苍白(皮肤发白)，可伴有或不伴有发绀，即皮肤变蓝之后的反应性充血(红斑)，这种改变在指端受影响和不受影响的区域之间具有特征性的分界线。

部分患者雷诺现象的发生可先于皮肤变化很多年。严重受累者可能因缺血导致指端组织丢失，包括手指凹陷性瘢痕、溃疡和坏疽(罕见)。指端溃疡在抗着丝点或抗拓扑异构酶Ⅰ自身抗体阳性的患者中更常见。近年来，关于SSc患者的下肢溃疡的报道也越来越多。

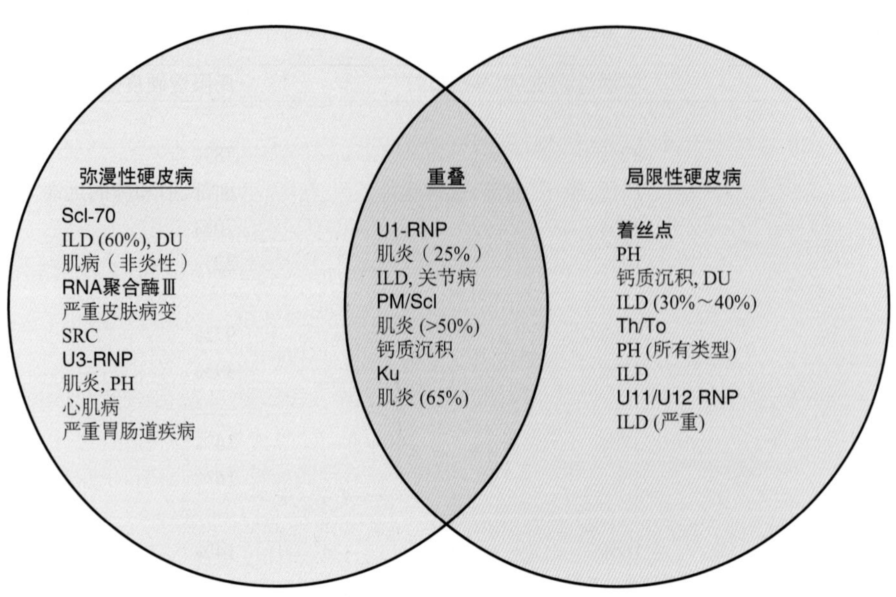

图80-2 系统性硬化的临床血清学分类和抗体相关的内脏表现。粗体部分指抗体；每一个抗体下面的临床表现均与该抗体相关。DU.指（趾）端溃疡；ILD.间质性肺病；Ku.70/80kDa蛋白质（XRCC6/XRCC5）；PH.肺高压；PM.多发性肌炎；RNP.核糖核蛋白；Scl.硬化；SRC.硬皮病肾危象

（四）间质性肺病

间质性肺病(interstitial lung disease,ILD)可能是SSc最严重的并发症之一，应该常规监测(见第17章)。最初的表现通常是干咳，并且在数月至数年内逐渐出现呼吸困难。然而，上诉症状的发作也可以是突然的。

高分辨率胸部计算机断层扫描(CT)典型特征是双侧间质性改变，可呈进行性。肺功能测试显示用力肺活量(FVC)减低。病理检查最常见的类型是非特异性间质性肺炎。抗Scl-70抗体阳性的患者发生ILD的风险最高。

（五）肺动脉高压

SSc患者可以出现世界卫生组织(WHO)分类的三种类型的肺高压(pulmonary hypertension,PH)(见第18章)。肺动脉高压(PAH,组1)是最常见的，在队列研究中，10%～15%的SSc患者发展成PAH。这在lcSSc患者最常见。临床表现包括在几个月内快速进展的呼吸困难。肺功能测试显示一氧化碳弥散(DLco)降低，伴不同比例的FVC下降。

其他较少见的包括与ILD相关的肺动脉高压(组3)及由于心肌纤维化引起左心室舒张功能障碍相关的肺动脉高压或非SSc相关的左心室疾病所致的肺动脉高压(组2)。通过超声心动图对所有类型的肺动脉高压进行筛查，随后应通过右心导管进行确认。

（六）硬皮病肾危象

硬皮病肾危象(scleroderma renal crisis,SRC)表现为突然发作的快速血压升高，伴血清肌酐上升和镜下血尿及蛋白尿。微血管病性溶血性贫血和血小板减少较常见。尽管SRC曾经是SSc死亡的主要原因，但现在通过血管紧张素转换酶(ACE)抑制剂控制进展性高血压，SRC目前已可以得到控制。

SRC的典型表现是在dcSSc疾病早期阶段出现近期加重的皮肤增厚、明显的肌腱摩擦感和抗RNA聚合酶Ⅲ抗体阳性。对早期活动性dcSSc患者应每周检查血压一次，并在收缩压上升超过基线20mmHg时予以报告。每日15mg或更高剂量的泼尼松的应用与SRC的发展相关，对存在SRC风险的患者应避免使用。

（七）心脏

SSc患者具有三种主要类型的心脏受累：心包炎、心肌炎和心肌纤维化。后者可导致充血性心力衰竭和由于心肌传导系统的纤维化引起的心律失常。这些并发症在SSc患者中可以是无症状的和未被识别的，但通过尸检发现，多数患者存在病理改变。近期心脏磁共振成像(MRI)研究也证实了尸检的

结果。

舒张功能障碍正逐渐被认为是心肌纤维化的并发症，可以在筛选肺动脉高压时通过超声心动图进行评估。许多SSc患者突发死亡，可能是由于室性心律失常所致。应在疾病早期阶段即完善静息心电图的检查。患者如有心悸主诉，应通过正规的检查心律失常的方法来评估。

（八）胃肠道

80%或更多的SSc患者至少有一种胃肠道症状，并且可能影响到整个胃肠道。胃肠道受累是SSc致残的重要原因。

当食管受累时，由于食管括约肌松弛，患者会有胃灼热，食管动力障碍导致固体食物在食管远端吞咽困难。小肠肌层的神经病变和纤维化可导致小肠运动功能障碍和餐后腹胀的症状。小肠动力下降可能导致细菌过度生长，引起腹胀和腹泻。

当小肠发生严重的运动迟缓时，患者有时会出现功能性肠梗阻或假性肠梗阻。对有严重营养吸收不良伴随体重减轻和腹泻的患者，肠外营养可能是必需的。与小肠类似，结肠也可能出现运动功能受损导致便秘，偶尔出现腹泻。在结肠游离系膜边缘可以看到广口憩室。可因肛门内括约肌纤维化引起大便失禁。

（九）骨骼肌

骨骼肌症状也是常见的。肌腱可以发生炎症和纤维化，特别是在疾病早期、弥漫性病变的患者。可察觉的肌腱或滑囊的摩擦感实际上是SSc的病理特征，并且在发生广泛的皮肤增厚之前通常是疾病进展为dcSSc的预兆。手指关节屈曲挛缩更常发生在dcSSc发病的最初2年。对于有可触及的滑膜炎的真正关节炎患者，应考虑到与类风湿关节炎重叠的可能。

一些患者会发生非进展性的轻度近端肌肉无力和失用性的肌病。少数尤其是与其他结缔组织病重叠的患者，可发展为真正的肌炎，可能最终导致功能障碍和致残。

五、诊断和鉴别诊断

雷诺病（即原发性雷诺现象）在SSc的鉴别诊断中是首要的。现患或可能发展成SSc或其他结缔组织病的雷诺病患者，其特征是甲褶毛细血管异常（即毛细血管扩张、巨毛细血管和存在无血管区域），指端组织丢失和抗核抗体（ANA）阳性。而雷诺病患者并没有这些特征。

混合性结缔组织病（MCTD）也是SSc需鉴别诊断的。MCTD患者具有两种或更多种自身免疫性疾病的特征，最常见的包括SSc，多发性肌炎和系统性红斑狼疮的临床特征。MCTD患者抗U1-RNP抗体（MCTD的血清学标志物）呈阳性。MCTD患者可以出现以下任何一种或所有的SSc表现：雷诺现象、手指肿胀、局限或弥漫性皮肤增厚、肌炎、间质性肺病、肺动脉高压和食管运动障碍。

假性硬皮病有时难以与SSc区分（表80-2），包括嗜酸性筋膜炎、局灶性硬皮病，如线性硬皮病（在儿童中更常见）和斑块性或泛发性硬斑病。

肾源性系统性纤维化是已有肾衰竭的患者在进行放射学检查时使用造影剂钆的并发症。肾源性系统性纤维化表现为发生在下肢或手上的对称的、纤维化的、硬化的丘疹、斑块或皮下结节，也可以是红斑。皮损最初常表现为水肿，可能被误诊为蜂窝织炎。对已有肾衰竭（无论病因）的纤维化患者应该考虑此诊断。

硬肿病和硬皮病都是皮肤纤维化性疾病，在皮肤活检中可发现过多的黏蛋白聚集。硬肿病在体格检查时类似dcSSc，或表现为多发的坚实的结节性皮损（即丘疹性黏蛋白增多症）。常见的共同点是单克隆丙种球蛋白病[即免疫球蛋白（IgG）]。硬肿病通常累及颈和肩的背部，而肢体远端不受累。所有假性硬皮病均没有雷诺现象、特征性内脏受累和SSc相关的自身抗体。

六、治疗

因为单纯的SSc不需要治疗，所以必须适时监测患者的内脏受累情况，以早期识别和治疗针对特定器官的并发症。与风湿病学家商讨是有帮助的，此外，应规定将病情严重的患者转诊到专业的硬皮病中心。

所有患者均应在病程中对间质性肺病和肺动脉高压进行筛查评估。目前的专家建议表明，早期弥漫性病变患者应该至少每年筛查一次这些并发症，活动性dcSSc患者应该每周监测血压，因为突发的血压升高提示SRC。早期dcSSc患者还应该进行皮肤厚度

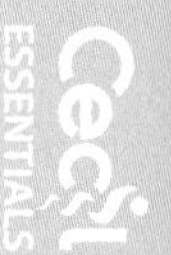

表80-2 假性硬皮病

疾病	特征
其他疾病	
硬斑病	一个或多个散在的皮损，呈斑块状或线条状
嗜酸性筋膜炎	手指屈曲而非肢端硬化；上肢上举起时有特征性的凹陷性改变；上肢及大腿皮肤褶皱或凹陷；外周血嗜酸性粒细胞增多；筋膜和皮肤深部纤维化
硬肿病(Buschke病)	主要累及颈部、肩部及上肢，不累及手；与糖尿病有关
硬化性黏液水肿	与丙种球蛋白病有关，皮肤呈青苔状并增厚，但不连接成片；可出现雷诺现象
移植物抗宿主病	皮肤改变类似于硬皮病；血管病变
肾源性纤维化皮肤病	下肢或上肢硬化斑块或结节，不累及面部；发生在有肾功能不全患者应用钆时，皮肤水肿常先发生
环境因素和药物诱发的反应	
博来霉素	皮肤和肺的纤维化类似于硬皮病
左旋色氨酸(1980s)	左旋色氨酸污染物或代谢产物诱发的嗜酸性粒细胞增多-肌痛综合征(20世纪80年代首次描述)，发热，嗜酸性粒细胞增多，神经源性表现
有机溶剂(如三氯乙烯)	临床表现难与特发性系统性硬化鉴别
镇痛药	局部注射部位的损伤
毒油综合征	污染的油菜籽油(1981年西班牙流行)；与嗜酸性粒细胞增多-肌痛综合征类似
氯乙烯	血管损伤，肢端骨质溶解，肢端硬化，不出现内脏病变
钆	肾源性纤维化皮肤病

的评分以判断皮肤病变的进展或转归。对于dcSSc和lcSSc，均应进行初步的食管动力功能的监测，进一步的客观检查应根据症状来选择。

针对患者的疾病和类型(即早期或晚期，弥漫性或局限性病变)对患者和其家庭成员开展宣教，可以帮助减轻患者的焦虑。

(一)雷诺现象

钙离子通道阻断剂已经广泛使用了数十年，大多数患者耐受性良好。长效硝苯地平对一半以上的患者有效，而新药如氨氯地平更常被应用(1B级证据)。在一项安慰剂对照试验中，血管紧张素受体阻断剂氯沙坦降低了患者雷诺现象发作的严重程度和频率。血管紧张素拮抗剂在几项对照试验中未被证实有效。5-磷酸二酯酶(PDE-5)抑制剂已被发现可以改善患者的雷诺现象(1A级证据)。

对有指端溃疡的患者，可能需要更积极的治疗。PDE-5抑制剂已被证明有效(1B级证据)。涂抹于手指根部的糊剂、凝胶或贴剂的外用硝化甘油可能有辅助的作用。在随机安慰剂对照试验中，波生坦防止了SSc和雷诺病患者形成新的指端溃疡，尽管美国食品药品管理局(FDA)尚未批准该适应证(1B级证据)。伊洛前列素，一种静脉注射前列环素，也被证明可以减少指端溃疡，并且在欧洲被广泛应用，但它也没有得到美国FDA的批准(A级证据)。

对累及相邻手指的指端溃疡患者，应使用动脉多普勒超声或血管造影术对尺动脉和桡动脉进行评估，因为较大的动脉可以出现严重狭窄。外科干预包括手指交感神经阻断术、桡或尺动脉和静脉旁路术或桡动脉闭塞术。对反复发作的指端溃疡或其他血栓形成事件的SSc患者中，应进行高凝状态的评估，特别是狼疮抗凝物的检查。在这种情况下，阿司匹林或其他抗凝剂是使用的适应证。

(二)皮肤病变

在dcSSc患者的随机安慰剂对照试验中，没有发现可以改善皮肤增厚的药物。如下几个方法学问题可能导致了阴性结果，包括所选择的药物、患者群体和试验设计。过去，甲氨蝶呤和D-青霉胺受到相当大的关注，但没有令人信服的数据支持其中任何一种药物有效。

尽管缺乏随机的研究，但回顾性的病例对照研究显示吗替麦考酚酯可能有效(B级证据)。

关于自体干细胞移植的疗效，已有数个研究已发表。在一项针对间质性肺病的研究中，与安慰剂相比，环磷酰胺的使用可以显著改善患者的皮肤增厚。但由于环磷酰胺可能有危及生命的不良反应(包括恶性肿瘤)，故除非有严重的内脏并发症，否则不推荐使用。

（三）硬皮病肾危象

早期诊断和及时启动ACEI是提高SRC生存率和改善预后的关键。应该调整ACEI用量以维持正常的血压（3级证据），血压控制在125/75mmHg以下更佳。β受体阻断剂是相对禁忌的。

即使SRC患者最初需依赖透析治疗，但是维持ACEI治疗，一些患者可能出现肾血管损伤的缓慢逆转。因为高达50%的SRC患者可自发地摆脱透析，移植评估应推迟到SRC发病后至少2年。

（四）间质性肺病

治疗是为了防止疾病发展到肺结构的改变和不可逆的纤维化，因此早期识别炎症性间质性肺病是很重要的。最近一项大规模随机安慰剂对照试验证实在疾病第1年口服环磷酰胺对于适度改善FVC具有显著的统计学意义。然而，经过环磷酰胺治疗1年后的患者，如继续使用环磷酰胺，患者并无获益，提示这时需要选择其他的治疗。

回顾性的对照和非对照的病例系列研究显示吗替麦考酚酯可能有效，目前正在进行该药的随机对照临床试验。对于终末期间质性肺病患者可以考虑肺移植。

（五）肺动脉高压

有几种药物已被批准用于治疗肺动脉高压（见第18章）。来自于几项安慰剂对照药物试验的亚组分析显示相关药物可以改善SSc或结缔组织病相关的肺动脉高压，包括5磷酸二酯酶抑制剂（如西地那非、他达拉非），内皮素受体拮抗剂（如波生坦、安立生坦）和前列环素类似物（如曲前列环素、依前列环素）（A级证据）。

理论上，早期治疗且不太严重的患者，可以改善预后，但相关研究才刚刚开始被报道。因为SSc相关的肺动脉高压患者的预后比特发性肺动脉高压患者更差，所以应该将SSc相关肺动脉高压患者推荐给具有专业肺动脉高压诊所的三级保健机构。

（六）心脏受累

皮质类固醇和免疫抑制剂联用可用于治疗心肌炎。常规建议用于治疗症状性心包炎（见第10章）、心律失常（见第9章）和充血性心力衰竭（见第5章）。

（七）胃肠道受累

对大多数SSc患者的胃食管反流可以用质子泵抑制剂和保守措施治疗，包括升高床头并避免食用含酒精和咖啡因的食物。如果未经治疗，反流性食管炎可进展为远端食管狭窄。

具有严重食管、胃或小肠动力障碍的患者可以通过使用促胃肠动力药物如甲氧氯普胺、红霉素或奥曲肽来改善症状。交替使用抗生素可能有助于抑制细菌过度生长。对于具有吸收不良的晚期小肠病变，可能需要补充铁、钙和脂溶性维生素，有时甚至需要胃肠外营养。SSc患者出现无法解释的缺铁性贫血可能提示胃窦血管扩张（即“西瓜胃”），可以用激光光凝治疗。

（八）骨骼肌、关节和肌腱受累

温和型肌病通常是非进展性的，通常采用物理治疗。如果有证据表明存在伴血清肌酶升高或肌电图或肌活检异常的肌炎，皮质类固醇和免疫抑制剂的治疗（如甲氨蝶呤、硫唑嘌呤）可能是有帮助的。

lcSSc或dcSSc患者可能由于肌腱受累而出现手挛缩。应尽快开始针对手指关节的日常伸展运动的物理治疗，以防止手指运动功能的进一步损害。

关于该主题的深入讨论，请参阅《西氏内科学》（第25版）第267章“系统性硬化（硬皮病）”。

推荐阅读

Kowal-Bielecka O, Landewé R, Avouac J, et al: EULAR recommendations for the treatment of systemic sclerosis: a report from the EULAR scleroderma trials and research group (EUSTAR), Ann Rheum Dis 68:620–628, 2009.

Maurer B, Distler O: Emerging targeted therapies in scleroderma lung and skin fibrosis, Best Pract Res Clin Rheumatol 25:843–858, 2011.

Mayes MD: The scleroderma book: a guide for patients and families, New York, 1999, Oxford University Press.

Medsger TA: Natural history of systemic sclerosis and the assessment of disease activity, severity, functional status, and psychologic well-being, Rheum Dis Clin North Am 29:255–275, 2003.

第81章

系统性血管炎

著　者　Kimberly P. Liang
译　者　舒晓明　审校者　吴东海

一、定义和流行病学

原发系统性血管炎是一组血管炎症性疾病，特点是免疫介导的损伤导致血管坏死、血栓形成、狭窄或它们的一些组合形式。任何器官的血管均可受影响，但每种血管炎的特点有不同的血管大小或范围及组织靶向性。尽管血管炎比较少见，但却可危及器官或生命，因此必须及时诊断和治疗。血管炎依据1990年美国风湿病协会（ACR）分类标准和1994年Chapel Hill会议共识，基于受累血管大小（小、中或大血管）进行分类。抗中性粒细胞胞质抗体（ANCA）相关性血管炎与特征性抗体相关。图81-1显示血管炎的主要分类。尽管ACR和CHCC的定义并不是计划作为诊断标准，然而这些分类标准在临床研究设计、治疗和预后方面非常重要。ACR和欧洲风湿病协会（EULAR）正在重新制定原发性血管炎的诊断和分类标准。

确定每一类血管炎的患病率和发生率是具有挑战性的，因为这些疾病很少见，用于流行病研究目的的分类标准和定义不完整，一些血管炎具有重叠的临床病理（如ANCA-相关性血管炎）。

（一）小血管炎

1.ANCA-相关性血管炎（AAV）

肉芽肿性多血管炎（GPA，之前称为韦格纳肉芽肿病），显微镜下多血管炎（MPA），嗜酸性肉芽肿性多血管炎（EGPA，既往称为Churg-Strauss综合征）

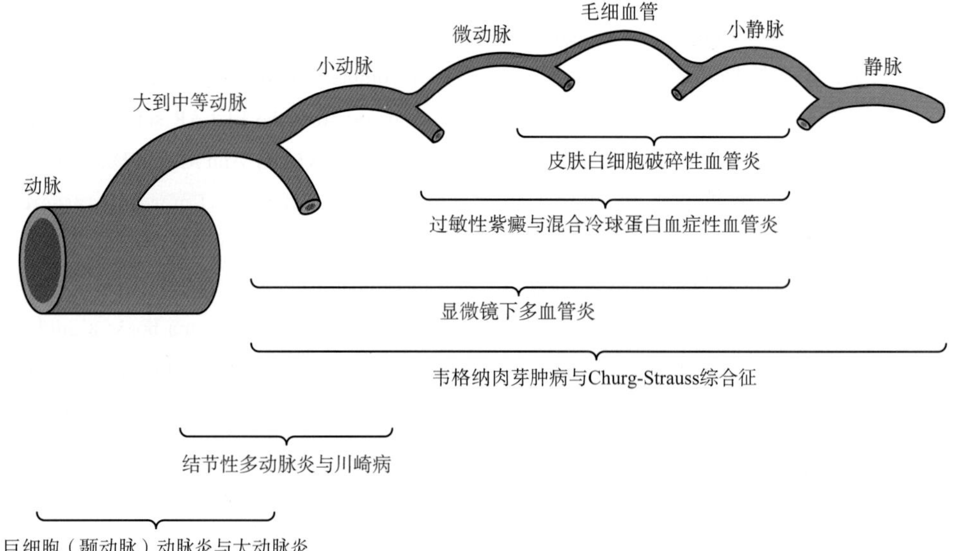

图81-1　血管炎的疾病谱（资料来源：Jennette JC, Falk RJ, Andrassy K, et al：Nomenclature of systemic vasculitides：proposal of an international consensus conference, Arthritis Rheum 37：187-192, 1994.）

和肾脏局限性血管炎累及小至中等血管，且可能与ANCA相关。

多个研究显示，AAV发病率为（10～20）/100万。发病高峰为65～74岁，男女比例为1∶1.5。EGPA在AAV中最少见，发病率为（1～3）/100万，与GPA和MPA相比，其与ANCA抗体关联较弱。

2.过敏性紫癜（HSP）

HSP是小血管炎，常见于儿童，发病高峰在4～6岁，但也可见于成年人。儿童血管炎中几乎一半是过敏性紫癜。17岁以下的儿童中，HSP年患病率约20/10万。男性多于女性（2∶1），HSP常发生于冬春季节。

（二）中等大小血管炎

结节性多动脉炎（PAN）是中等大小血管炎，其特征为动脉瘤和肌性动脉闭塞。与小血管炎相比，PAN的肾脏病变不表现为肾小球肾炎，而表现为肾动脉瘤和动脉闭塞，引起高血压或肾功能不全或两者均出现。PAN可表现为原发性血管炎或继发于病毒感染，主要为乙型肝炎病毒、丙型肝炎病毒或艾滋病病毒。确定PAN炎发病率是困难的，因为1994年前不能鉴别PAN和显微镜下多血管炎。

川崎病也是一类中等大小血管炎，常见于5岁以下儿童。在儿童中，川崎病是继过敏性紫癜之后第二常见的血管炎，约占儿童血管炎的23%。在美国小于5岁的儿童的年发病率为20/10万。

（三）大血管炎

巨细胞动脉炎（GCA），也称为颞动脉炎，是成人中最常见的血管炎。它是一种大血管炎，东欧人群常见，平均发病年龄为70～75岁。

GCA多见于女性，男女比例为1∶3。约40%的GCA患者常与风湿性多肌痛（PMR）有关，其特征为亚急性起病的颈部、肩部、髋部肢带肌群疼痛和僵硬。然而只有10%～25%的PMR患者有或将发生GCA。

Takayasu动脉炎（TAK），或称“无脉症”，是一少见的大血管炎，最初是在19世纪东亚年轻女性患者中发现，但现在全世界都有报道。在成人中，男女比例约为1∶8，诊断时平均年龄在25岁。

二、病理学

大多数系统性血管炎的病因和发病机制，在很大程度上是未知的，对其已经提出了多种机制：基于遗传易感背景下形成血管炎症和损伤（图81-2）。疾病的触发因素包括感染和环境暴露（如化学物质、污染物），但这些仍然是推测的。

体液免疫和细胞免疫应答、细胞因子释放、趋化因子激活和免疫复合物沉积在疾病发病中起重要作用。血管正常的保护和修复过程也可促使损伤和缺血。例如，损伤后，作为血管修复出现的细胞迁移和增殖，可以导致内膜增生和预防出血的促凝环境，导致血栓形成和血管阻塞。损伤的血管血流循环障碍导致组织缺血和损伤。血液循环障碍的程度因血管广泛损伤的严重程度各不相同，这可能取决于血管炎的类型，以及所涉及血管的大小和位置。

在ANCA-相关性血管炎中，GPA的病理典型表现为供应上、下呼吸道的小血管坏死性肉芽肿性炎症。在GPA和MPA，肾脏病理显示寡免疫坏死性新月体性肾小球肾炎。在EGPA，与过敏或过敏性疾病密切相关，包括过敏性鼻炎、鼻息肉、哮喘。EGPA患者约70%有免疫球蛋白E（IgE）水平升高，外周血和组织中嗜酸性粒细胞增多。小血管病理典型显示透壁嗜酸性粒细胞、散在浆细胞、淋巴细胞浸润和血管外肉芽肿。

HSP病理特征为小血管白细胞破碎性血管炎伴随在免疫荧光下IgA沉积。已报道HSP的触发因素为各种感染因素，包括细菌和病毒。

GCA和大动脉炎的病理组织学很相似。在两者中，大血管显示淋巴浆细胞浸润。可能会在血管壁中层看到巨细胞和肉芽肿，由于旺盛的内膜增生，管腔闭塞性动脉炎可能发生。其他病理特征包括血管平

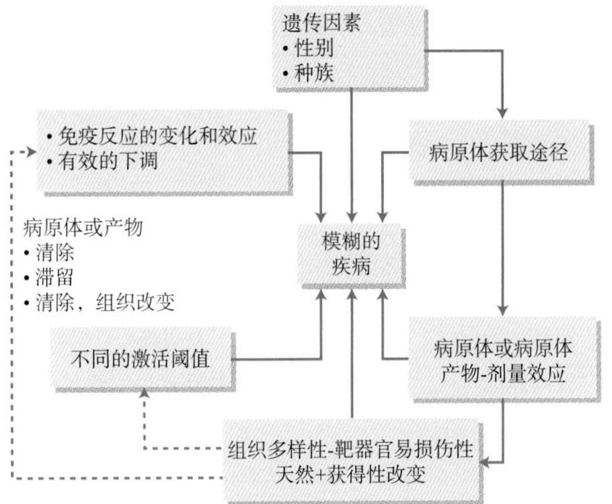

图81-2 影响疾病的损伤性和表现的因素

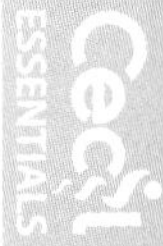

滑肌细胞增殖和内弹力层断裂。

三、临床表现和诊断

不仅在不同的疾病，而且在不同患者中，系统性血管炎的临床表现是多种多样的。典型的临床表现与受影响的血管大小有关，详见表81-1。

（一）小血管炎

1.ANCA-相关性血管炎

在GPA，虽然几乎任何器官系统都可能会受到影响，但最常累及鼻窦和上呼吸道、肺和肾脏。难治性慢性鼻窦炎、鼻腔结痂、溃疡、鼻出血、鼻中隔穿孔、中耳炎是常见的表现。慢性鼻软骨炎症和破坏可导致“马鞍鼻”畸形。在GPA和MPA中肺受累可包括肺结节（在GPA中往往为空洞）、浸润或因毛细血管炎所致的弥漫性肺泡出血。更重要的是，危及生命的肺出血可以简单地表现为进行性急性呼吸困难、缺氧或呼吸衰竭，不一定有咯血。喉疾病可表现为声音嘶哑或声门下狭窄；眼眶假瘤也可发生于GPA，他们可能会导致视神经受压、眼球突出和（或）眼外肌麻痹。

在GPA、MPA或RLV中，其肾脏表现是急性肾衰竭。肾活检显示寡免疫坏死性新月体性肾小球肾炎。在GPA或MPA可能出现的其他器官表现包括神经系统、皮肤、骨骼肌肉、心血管的一般体征和症状。患者可有亚急性症状（数周至数月的鼻窦炎、关节痛、乏力）或可表现出急性“肺肾综合征”的急进性肾小球肾炎和危及生命的肺出血合并呼吸衰竭。

表81-1 基于血管大小的血管炎典型临床表现*

大血管	中等血管	小血管
肢体跛行	皮肤结节	紫癜
非对称血压	溃疡	水疱性病变
无脉	网状青斑	肺泡出血
血管杂音	坏疽	肾小球肾炎
主动脉扩张	多发单神经炎	多发单神经炎
主动脉及其主要分支狭窄/或动脉瘤	肠系膜和或肾动脉分支微动脉瘤	皮肤血管外周坏死性肉芽肿
		片状或甲下线状出血
		巩膜炎、巩膜外层炎、葡萄膜炎

*所有类型的血管炎的一般症状有发热、体重下降、乏力、厌食、关节痛和肌痛。

在EGPA，其临床特点包括重症哮喘、嗜酸性粒细胞增多（>1500/ml）和累及两个或两个以上器官的血管炎。在EGPA中其他器官受累可能包括神经系统、肾脏、皮肤、心脏、胃肠道。EGPA中鼻窦受累通常不会出现GPA中的破坏，且肺浸润可能是一过性的。

确定任何类型的AAV的诊断最常依赖组织病理（如肾、肺、皮肤、神经）。ANCA检测对疑似小血管炎的诊断起着重要作用，有助于鉴别诊断GPA和MPA。几乎90%AAV的肾脏受累患者ANCA检测阳性。大多数GPA患者有胞质型（cANCA）抗蛋白酶3（PR3）抗体，而大多数MPA患者有核周型（pANCA）抗髓过氧化物酶（抗MPO）抗体。ANCA阳性的鉴别诊断包括药物作用、感染和其他自身免疫性疾病。EGPA可以区别于其他AAV是基于既往成人哮喘或过敏性鼻炎史、血液或组织中嗜酸性粒细胞增多。

对于任何小血管炎的鉴别诊断包括感染、凝血紊乱、药物毒性、动脉粥样硬化、栓塞性疾病、恶性肿瘤和与其他自身免疫性疾病相关的继发性血管炎。

2.过敏性紫癜

HSP患者就诊时有下肢紫癜、关节炎（通常是大关节）、腹痛和肾脏疾病（图81-3）。在儿童中，约75%的患者有关节炎和腹痛；胃肠道症状可能先于紫癜

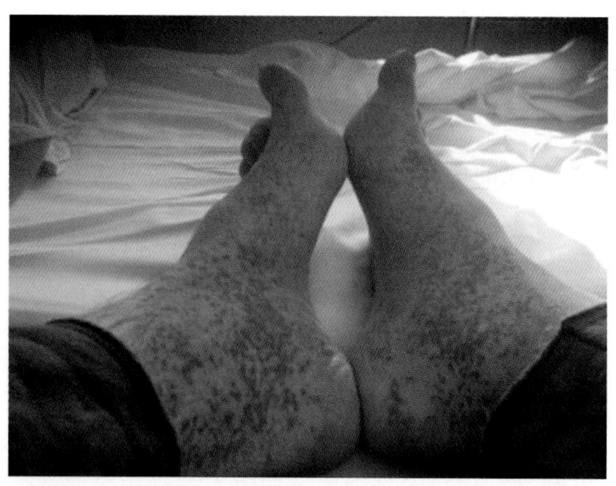

图81-3 累及皮肤的小血管炎患者下肢可触及的皮疹。这些病变是“可触及”的，因为它们轻度突起（即使闭眼都可触及），而且触诊时常不会变白（资料来源：Molyneux ID, Moon T, Webb AK, Morice AH: Treatment of cystic fibrosis associated cutaneous vasculitis with chloroquine, J Cystic Fibrosis 9: 439-441, 2010. Copyright 2010 European Cystic Fibrosis Society.）

长达2周，包括便血。最常见的肾脏表现为有或无蛋白尿的镜下血尿。

虽然皮肤或肾活检提示IgA沉积可能有助于巩固HSP诊断，但HSP的诊断通常是依据临床和实验室的证据。根据EULAR分类标准，HSP患者必须有以下肢为主的紫癜或瘀斑，且至少包括以下一种表现：关节炎或关节痛；腹痛；组织病理显示IgA沉积；肾损害。HSP的鉴别包括腹痛的其他原因，儿童紫癜的其他原因和过敏性血管炎。过敏性血管炎也是一种小血管炎，可能发生在儿童和成人，可以是特发性或感染或药物暴露触发。它通常表现为一个孤立的皮肤白细胞破碎性血管炎，通过病因治疗（如治疗感染、药物停用），常是自限性的。

（二）中等血管炎

1.结节性多动脉炎

PAN最常累及的器官系统有胃肠道、肾脏和神经系统。肠系膜动脉瘤或狭窄，导致肠道缺血，引起腹痛症状或"肠绞痛"（饭后疼痛）。肾动脉瘤或狭窄导致高血压或肾功能不全，而不是MPA中的肾小球肾炎。神经系统受累可表现为多发性单神经炎。睾丸炎可见，表现为急性睾丸疼痛。贫血、红细胞沉降率或C反应蛋白升高，或两者均升高，高血压（如果肾动脉受累）是常见的。像所有的血管炎一样，全身一般症状也可能出现。

PAN根据血管造影或活检结果，结合适当的临床表现进行诊断。PAN中抗中性粒细胞胞质抗体通常阴性。感染的检查，包括乙型和丙型肝炎病毒和HIV是必要的，因为已知它们与PAN相关。鉴别诊断包括MPA和混合冷球蛋白血症性血管炎。后一血管炎有许多临床特征与PAN相同，包括周围神经病变、关节痛、肌痛、紫癜和丙型肝炎。

2.川崎病

川崎病的临床表现包括持续发热超过5d，结膜充血，咽部变化（草莓舌、黏膜脱落），外周肢体变化（皮肤脱屑），多形性皮疹，颈部淋巴结肿大。关节痛、腹痛、肝炎、无菌性脑膜炎、葡萄膜炎也有报道。冠状动脉瘤，是最严重的并发症之一，出现在发病后的第4周内，往往在超声心动图监测时发现。虽然扩张小动脉瘤区可能缓解，然而较大的动脉瘤常持续存在，可在任何时间，甚至到成年后发展成冠状动脉缺血。川崎病是一种三相疾病，包括急性发热期长达14d，亚急性期2～4周，恢复期可以持续几个月到几年。在急性期，持续高热（>38.5℃），对解热镇痛药反应不佳。

鉴别诊断是广泛的，包括病毒感染、毒素介导的疾病（如中毒性休克综合征和猩红热）、系统性幼年特发性关节炎、过敏反应和药物反应（如Stevens-Johnson综合征）。

（三）大血管炎

1.巨细胞动脉炎或颞动脉炎

在临床表现中，GCA患者最常见的症状有新发的持续头痛、下颌跛行、视觉障碍（如黑矇、复视）、乏力、关节痛。患者通常是50岁以上，有颞动脉触痛或增厚，并有红细胞沉降率升高（>50mm/h，采用魏氏法）。可能隐匿或急性起病。10%～15%的GCA患者可发生前缺血性视神经病变的失明。鉴于GCA和PMR之间的关联性，应该对PMR患者健康宣教GCA的相关症状和体征，以及GCA患者应监测PMR的症状。

GCA通常经颞浅动脉活检诊断。获取足够长的血管组织（2～3cm）是重要的，因为血管炎可有"跳跃性损伤"。

2.大动脉炎

大动脉炎的典型临床表现包括两上臂间收缩压差大于10mmHg，肱动脉或桡动脉搏动减弱，锁骨下动脉或主动脉听诊杂音，四肢跛行，颈部和下颌疼痛，头痛，眩晕，高血压，全身症状，关节痛、肌痛。

大动脉炎的诊断通常是基于血管成像检查，显示在主动脉及主要分支冗长的、逐渐变细的狭窄或动脉瘤样病变。鉴别诊断包括梅毒、脊柱关节病、类风湿关节炎、炎性肠病、结缔组织疾病。血管成像检查包括计算机断层血管造影和磁共振血管造影，通常用于诊断和疾病监测。

四、治疗和预后

（一）小血管炎

1.ANCA-相关性血管炎

糖皮质激素通常与其他药物联合用于AAV的诱导和维持缓解治疗，通常以泼尼松等效剂量的1mg/（kg·d）开始，伴有或无甲泼尼龙冲击治疗（1g/d×3d），在6～12个月逐步减量。此外，GPA和MPA的标准传统治疗是环磷酰胺，口服或静脉注射3～6个月。据报道，GPA中缓解率为30%～93%，在MPA

缓解率为75%～89%。

利妥昔单抗，可耗竭B细胞的抗CD20嵌合型单克隆抗体，多个随机对照试验（RITUXVAS和RAVE试验）证明在诱导AAV缓解方面，不劣于环磷酰胺治疗AAV。

血浆置换术或血浆置换治疗，常常联合诱导缓解治疗危及生命的疾病如肺出血或急进性肾小球肾炎（肺肾综合征）。MEPEX研究是一项随机对照研究，比较血浆置换与大剂量甲泼尼龙治疗严重肾血管炎。血浆置换在降低依赖透析的患者人数上优于甲泼尼龙。

对于局限的（早期）的GPA，如病变局限于上呼吸道，甲氨蝶呤可用于诱导缓解，而不是环磷酰胺；这个结论是通过NORAM试验获得的Ⅰ级证据支持。两个随机对照试验显示，甲氧苄啶有助于预防GPA诱导缓解后的复发。

在AAV维持缓解治疗（Ⅰ级证据）包括甲氨蝶呤、硫唑嘌呤或霉酚酸酯。因为已知累积使用环磷酰胺的风险有膀胱癌、出血性膀胱炎、骨髓抑制，它不再用于AAV的维持缓解治疗。

尽管AAV曾被认为是具有相当大死亡率的疾病（如果不治疗，2年死亡率为80%），然而由于治疗方法的改进，在过去的30年里预后明显改善。据报道，患者5年生存率高达45%～91%。在以肾脏受累的AAV患者中，20%患者在5年内发展为终末期肾病。

2.过敏性紫癜

在轻度病情患者中，治疗HSP是简单的支持治疗（即水化和镇痛药）。然而，糖皮质激素通常用于促进症状的缓解；早期使用糖皮质激素与改善预后有关，特别是当有严重的胃肠道受累时。在危及生命的病例及重症急性肾衰竭中，可考虑其他免疫抑制剂或血浆置换。HSP的预后一般良好，小于1%的患者出现终末期肾病。

（二）中等大小血管炎

1.结节性多动脉炎

PAN的治疗包括糖皮质激素或非甾体抗炎药（NSAID）或两者同时使用。如果疾病是严重的和持续性或复发，可加用免疫抑制剂，如环磷酰胺（尤其是胃肠道或心脏受累）、甲氨蝶呤、秋水仙碱或静脉注射免疫球蛋白（IVIG）。在合并乙型肝炎或丙型肝炎的PAN病例中，抗病毒治疗不仅需要达到控制病毒感染，但也用于治疗相关的血管炎本身。糖皮质激素和环磷酰胺能够改善患者的预后，现1年生存率为85%。合并多个系统并发症如肾脏或神经系统受累的PAN预后差。

2.川崎病

川崎病治疗包括第一个48h的高剂量阿司匹林［80～100mg/（kg·d）］，然后3～5mg/（kg·d）。静脉注射丙种球蛋白是标准的治疗方法，显著降低冠状动脉瘤并发症的发生率。最初10d（IVIG剂量是2g/kg）后，如果第一个IVIG剂量不能改善患者的情况，至少重复剂量一次。如果及时治疗，川崎病预后是很好的；然而，15%～25%的患者可发生冠状动脉瘤，增加病死率。

（三）大血管炎

1.巨细胞动脉炎或颞动脉炎

糖皮质激素是治疗GCA的基石。如果临床高度怀疑或存在GCA的视觉障碍，为了防止视力丧失，应立即治疗（24h内）。糖皮质激素的初始剂量通常为1mg/（kg·d），逐渐减量。大多数患者需要糖皮质激素持续治疗1～2年，但可能会更长，尤其是在那些合并PMR症状的患者。在无GCA的PMR中，低剂量糖皮质激素（10～20mg/d泼尼松等效量）是有效的，迅速临床起效。

如果患者在糖皮质激素减量过程中复发，可加用其他免疫抑制剂。荟萃分析3个随机对照试验结果显示，甲氨蝶呤是有效降低GCA复发风险及减少糖皮质激素累积剂量的有效辅助剂。低剂量阿司匹林是预防颅内缺血性事件的重要的辅助治疗（Ⅱ级证据，来源于两个大型回顾性研究）。生物制剂治疗GCA仍然在研究中。

2.大动脉炎

糖皮质激素是治疗大动脉炎的基石；通常起始剂量为0.5～1mg/（kg·d）。虽然大多数患者对起始剂量有效，50%以上患者在糖皮质激素减量过程中复发。因此，激素助减剂常被用来帮助维持疾病缓解。最常用的激素助减剂有甲氨蝶呤和硫唑嘌呤。与GCA和PMR不同，在大动脉炎中，肿瘤坏死因子（TNF）抑制剂在治疗难治性大动脉炎中已经显现希望。与GCA一样，小剂量阿司匹林被认为在预防缺血性并发症中起有益的辅助作用。

在大动脉炎患者中，表现为脑血管疾病、冠状动脉疾病、中至重度主动脉瓣反流、肾血管性高血压、下肢进行性跛行或进行性动脉瘤扩大的症状时，常用血管重建干预。应在疾病稳定时进行选择性干预。

在GCA和TKA中，主动脉炎（大血管受累的常见表现）可导致主动脉瘤，随后的夹层和破裂风险增加。在GCA和TKA中，大多数患者疾病反复发生，形成慢性、逐渐进展和反复的病程。

五、治疗中的其他注意事项

免疫抑制治疗与感染风险增加相关。接受中至大剂量糖皮质激素（＞20mg/d泼尼松当量）和其他免疫抑制剂联合治疗的患者亦应接受预防卡氏孢子虫肺炎（以前称为PCP）的治疗。此外，感染通常可以模拟或导致系统性血管炎的复发。糖皮质激素治疗即使在感染的情况下，也不应该突然停止，因为存在肾上腺危象或疾病复发或两者均有的风险。在大多数病例中，如果怀疑感染或诊断感染，其他免疫抑制剂应停止使用。

糖皮质激素治疗是骨丢失的常见原因（骨量减少、骨质疏松）。由于在治疗的前6个月内可能会出现严重的骨丢失，因此应补充钙和维生素D，并获得基线骨密度检查，还应考虑额外的骨保护治疗（如双膦酸盐）。甲氨蝶呤和环磷酰胺致畸，环磷酰胺可能导致卵巢早衰，育龄期妇女选择环磷酰胺治疗时必须考虑这些因素。免疫抑制剂也可与骨髓抑制和额外的长期风险如恶性肿瘤相关。

致谢

感谢Kathleen Maksimowicz-McKinnon MD和Kelly Liang，MD的帮助。

关于该主题的深入讨论，请参阅《西氏内科学》（第25版）第270章“系统性血管炎”。

推荐阅读

Bloch DA, Michel BA, Hunder GG, et al: The American College of Rheumatology 1990 criteria for the classification of vasculitis: patients and methods, Arthritis Rheum 33:1068–1073, 1990.

Hoffman GS, Cid MC, Rendt-Zagar KE, et al: Infliximab for maintenance of glucocorticosteroid-induced remission of giant cell arteritis: a randomized trial, Ann Intern Med 146:621–630, 2007.

Hunder GG, Bloch DA, Michel BA, et al: The American College of Rheumatology 1990 criteria for the classification of giant cell arteritis, Arthritis Rheum 33:1122–1128, 1990.

Jennette JC, Falk RJ, Andrassy K, et al: Nomenclature of systemic vasculitides: proposal of an international consensus conference, Arthritis Rheum 37:187–192, 1994.

Jones RB, Tervaert JW, Hauser T, et al: Rituximab versus cyclophosphamide in ANCA-associated renal vasculitis, N Engl J Med 363:211–220, 2010.

Specks U, Merkel PA, Seo P, et al: Efficacy of remission-induction regimens for ANCA-associated vasculitis, N Engl J Med 369:417–427, 2013.

Stone JH, Merkel PA, Spiera R, et al: Rituximab versus cyclophosphamide for ANCA-associated vasculitis, N Engl J Med 363:221–232, 2010.

Weiss PF: Pediatric vasculitis, Pediatr Clin North Am 59:407–423, 2012.

第82章

晶体性关节炎：痛风

著　者　Ghaith Noaiseh
译　者　左　瑜　审校者　王国春

一、引言

痛风是指在关节及软组织中单钠尿酸盐(monosodium urate，MSU)结晶沉积造成的一类异质性疾病。痛风通常以下肢单关节间歇性发作起病，随着时间进展，可造成几乎任何外周关节慢性、变形性及损毁性破坏。

痛风与高尿酸血症相关。高尿酸血症定义为血清尿酸水平＞6.8mg/dl。高于该浓度，尿酸盐可在正常生理条件下形成尿酸晶体。

二、流行病学

在美国超过600万的成人患有痛风。发病率及患病率均显著升高，这与人群的老龄化，利尿剂等药物应用的增加，肥胖、高血压、肾脏疾病、心血管疾病及代谢综合征等发病率的增加有关。

发病率和患病率与年龄和血清尿酸盐升高的程度及持续时间成比例。男性患有痛风的可能性是女性的3～6倍，但是性别差异随着年龄的增加而减少，部分是由于绝经后妇女雌激素水平的下降。雌激素具有尿酸排泄效应，这也解释了为什么痛风在绝经前的妇女中是罕见的。

三、发病机制

(一)高尿酸血症的病理生理学

尿酸是人类嘌呤代谢的最终产物。与许多其他物种不同，人类缺乏尿酸酶，这种酶可以催化尿酸转化为尿囊素(一种可溶性强的代谢物)。大多数个体的尿酸水平维持在4～6.8mg/dl，体内总的尿酸量约为1000mg。然而，体内的尿酸累积可导致血液中尿酸盐过饱和。在正常pH和温度下血清尿酸水平大于6.8mg/dl可能导致MSU晶体在关节、软组织和其他器官中沉淀。尿酸盐结晶形成是从无症状高尿酸血症发展到临床痛风的关键步骤。与可溶性尿酸盐分子不同，MSU晶体是急性炎症的有效促进剂。

只有20%的高尿酸血症患者最终可发展为痛风，而晶体形成的其他促进因素目前尚不明确。

全身尿酸池与净嘌呤积累密切相关，其有三个来源：膳食嘌呤摄取，从降解细胞中释放的核酸，从头合成途径(内源性嘌呤生物合成)。约2/3的尿酸每日从肾脏排泄，其余的从肠道排泄。这些机制间的平衡决定体内总的尿酸含量。

高尿酸血症是由合成和消除之间的不平衡引起的。肾脏分泌减少是大约90%高尿酸血症的病因(表82-1)。在剩余的10%中，高尿酸血症由尿酸产生过多引起(在标准西方饮食情况下24h尿液中尿酸＞1000mg)，或者由产生过多与肾脏分泌减少共同引起。

图82-1总结了嘌呤代谢的从头合成途径和补救合成途径。关键酶活性的异常可导致血清尿酸水平升高和痛风发生。总体而言，尿酸过量产生少数由酶缺乏造成，大多则是通过补救途径增加了嘌呤碱的再利用(见图82-1)。嘌呤的从头合成是由5′-磷酸核糖-1-焦磷酸(PRPP)合成酶驱动。PRPP合成酶过度活跃造成PRPP过量，从而增加嘌呤的产生。在补救途径中，组织产生的中间体嘌呤产物(次黄嘌呤、鸟嘌呤和腺嘌呤)被再利用，而不是进一步降解为

表82-1 高尿酸血症的原因

尿酸产生过多	尿酸分泌减少
代谢性疾病	肾功能不全
HGPRT缺乏（纯合或杂合）	容量不足
PRPP合成酶活性增强	代谢性酸中毒（乳酸性酸中毒和酮症酸中毒）
G-6-PD 缺乏	
糖原贮积病	
其他	肥胖
骨髓增生和淋巴增殖性疾病	乙醇
红细胞生成相关疾病（溶血性贫血、巨细胞性贫血、镰状细胞病、地中海贫血、其他血红蛋白病）	药物：低剂量水杨酸盐，利尿剂（噻嗪类、袢利尿剂），环孢素，他克莫司，左旋多巴，乙胺丁醇
实体肿瘤	
弥漫性银屑病	家族性青少年高尿酸性肾病
乙醇（特别是啤酒）	
药物：细胞毒药物、烟酸	髓质囊性肾病
海鲜、动物内脏、红肉	铅性肾病
果糖	
肥胖	

注：HGPRT.次黄嘌呤-鸟嘌呤磷酸核糖基转移酶；PRPP.5′-磷酸核糖-1-焦磷酸；G-6-PD.葡萄糖-6-磷酸脱氢酶。

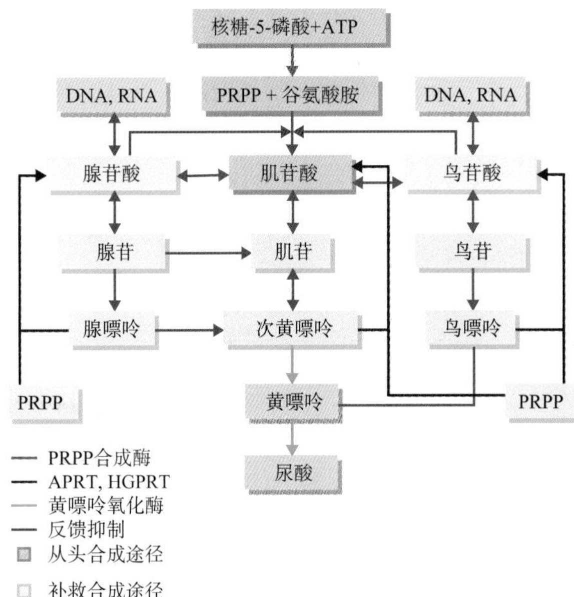

图82-1 嘌呤合成，相互转化和降解的生物化学途径。APRT.腺嘌呤磷酸核糖基转移酶；ATP.三磷酸腺苷；HGPRT.次黄嘌呤-鸟嘌呤磷酸核糖基转移酶；PRPP.5′-磷酸核糖-1-焦磷酸

黄嘌呤和尿酸。次黄嘌呤-鸟嘌呤磷酸核糖基转移酶（HGPRT）活性的缺陷导致嘌呤合成补救途径受损及产生尿酸的底物增加（Lysch-Nyhan综合征和Kelley-Seegmiller综合征）。

与细胞更新加快相关的疾病（如溶血、无效血细胞生成及银屑病）或其他造成嘌呤核苷酸分解增多的情况（如乙醇或果糖摄入）均可导致高尿酸血症。富含嘌呤的食物构成日常嘌呤负荷的大部分，并可能使高尿酸血症恶化。另外，低脂乳制品的消耗与降低的血清尿酸盐水平相关，并且可以降低痛风的风险。

极小部分的血清尿酸盐可与血浆蛋白结合。因此，尿酸在肾小球中几乎完全滤过，随后通过位于近曲小管上皮内侧的各种有机酸转运蛋白进行重吸收及分泌。滤过的尿酸仅有约10%通过尿液排泄。

除了双向转运尿酸，有机酸转运蛋白也负责消除其他有机酸和某些药物。这些转运蛋白的功能受到某些药物，包括噻嗪类利尿剂、低剂量阿司匹林和环孢霉素的影响，导致尿酸排泄的减少和高尿酸血症。相反，一些药物如丙磺舒和氯沙坦在管状腔中排泄时，药物可通过从转运蛋白中置换出尿酸从而发挥其促进尿酸排泄的效应。影响这些转运蛋白的某些遗传突变可导致尿酸分泌减少。肾功能不全可通过影响这些转运蛋白的某些遗传突变导致尿酸低分泌。肾功能不全可通过尿酸滤过减少引起高尿酸血症。

（二）急性痛风发作的病理生理学

在一些长期高尿酸血症的患者中，MSU晶体在组织沉积，被称作痛风石，可在滑膜和软骨表面形成。在急性发作期间，痛风石裂解，将大量MSU晶体释放到关节间隙中，并激活滑膜巨噬细胞和成纤维细胞吞噬晶体，可造成细胞质多蛋白复合物NALP3（NACHT、LRR和PYD结构域包含蛋白3）炎症小体的激活，进一步产生白细胞介素-1β（IL-1β）。IL-1β可激活中性粒细胞和内皮细胞，并使中性粒细胞穿过毛细血管内皮进入关节间隙。通过进一步激活新募集的中性粒细胞以促进炎症并导致急性痛风临床症状的出现。

MSU晶体被炎性细胞清除，然后开始细胞凋亡。这与其他机制一起最终导致急性炎症过程的消退，通常在10～14d后。即使关节症状完全缓解，低水平的炎症状态（发作间期炎症）可以在无症状的关节中持续存在。这种炎症在长期痛风患者中可变得明显，造成慢性滑膜炎、软骨损失和骨侵蚀。

四、临床特点

痛风包括三个阶段：无症状高尿酸血症、急性间歇性痛风及慢性痛风。

（一）急性痛风发作

典型急性痛风发作表现为快速发展的单关节炎（偶有累及两个关节），可出现严重的疼痛、红肿及压痛。最常见的受累关节是第一跖趾关节（足痛风），其次是踝关节、中足和膝关节。疼痛在8～24h内加剧。急性发作通常在5～14d内即使没有治疗也能自行缓解。临床可完全缓解，在发作间期患者也没有症状。临床上容易和脓毒性关节炎或蜂窝织炎相混淆，因为许多患者可以出现发热、寒战、炎性指标升高等全身炎症反应的表现。

促进性因素包括利尿剂、乙醇、手术、创伤和含有高嘌呤的食物的摄入。这些都可能引起血清尿酸盐水平的波动。降低尿酸盐的治疗可以通过相同的机制在早期触发痛风发作。

此后，上肢关节可能受累，包括手关节、腕关节及肘关节。

（二）慢性痛风

如果高尿酸血症没有得到充分治疗，可能发生向慢性期的转变。这个阶段称为慢性痛风（也称作慢性痛风石性痛风或慢性进展性痛风），通常在急性发作后10年或更长时间内发生。该阶段与疾病早期相比发作程度较轻，发作间期的症状不会完全缓解，患者的关节会存在基础痛感。

慢性痛风的特征性病变是痛风石，是软组织或关节中可触及的尿酸钠（MSU）晶体的聚集。痛风病史在20年以上的患者中约75%有痛风石。高尿酸血症的严重程度及持续时间决定了痛风石发生的风险。虽然耳朵、手指、手腕及鹰嘴是典型的位置，但痛风石可发生在身体任何部位。

五、诊断

特征性关节的发作高度提示急性痛风性关节炎，尤其是存在急性发作后完全缓解的特点。然而，诊断还应通过对受累关节的分析而确定。排除脓毒性关节炎及其他结晶性关节如二羟焦磷酸钙（CPPD）沉积病是诊断的关键步骤，CPPD沉积病由软骨中二羟焦磷酸钙晶体的沉积引起。在急性发作期间，通过偏振光显微镜可观察到细胞内明显的双折射的针状MSU晶体。也可在痛风石中检测到MSU晶体（图82-2A）。

细菌感染可以与滑液中的尿酸盐晶体共存，应进行革兰氏染色和培养。吸出的关节液会较混浊，并且关节液分析呈现炎症状态（>2000个白细胞/μl），可达到50 000～100 000个白细胞/μl甚至更多。血清尿酸水平并非诊断依赖的指标因为痛风急性期血清尿酸水平可正常甚至偏低。实验室检查可提示白细

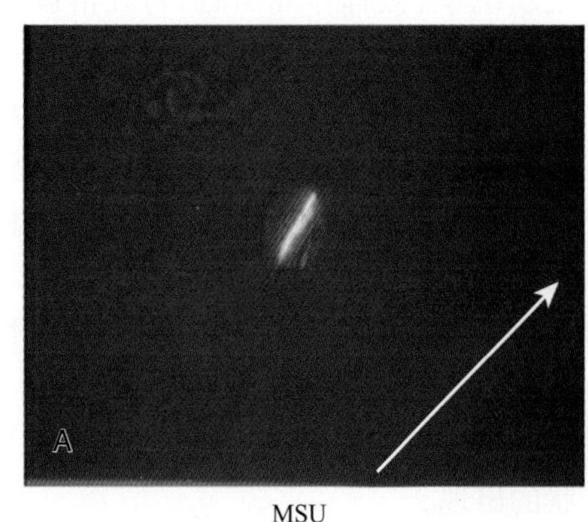

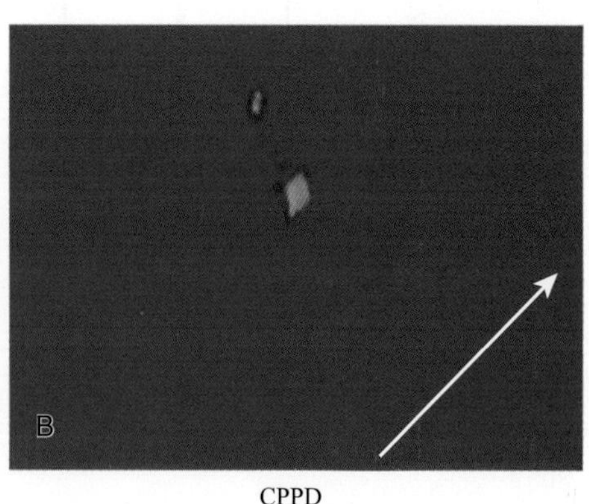

图82-2 A.强负双折射尿酸单钠晶体；B.弱正双折射的焦磷酸钙二水合物晶体的偏振显微镜图像。箭头表示偏振轴（A.资料来源：the ACR Slide Collection on the Rheumatic Diseases.见于http：//images.rheumatology.org/，2015年1月接收；B.资料来源：Saadeh C，Diamond HS： Calcium pyrophosphate deposition disease.见于http：//emedicine.medscape.com/article/330936-overview#showall.“Multimedia Library”目录下，2015年1月接收）

胞及炎性指标升高,但两者都是非特异性的。在发作间期,MSU晶体可在此前发作痛风的关节中检测到,这可以在患者无症状时提供对痛风诊断的支持。

(一)影像学特点

在急性发作期间,平片可能仅显示软组织肿胀。在多年的疾病和慢性期后,可以看到明确的具有突出的骨边缘和硬化边缘表现的"打孔样"骨质侵蚀。疾病发展到晚期之前,关节间隙无明显改变。能够在具有痛风石的患者中发现软组织肿块,不存在关节周围骨质减少。超声可以作为痛风诊断和治疗中有前景的手段。

(二)移植患者中的痛风

应用环孢霉素的移植患者高尿酸血症的发生率明显高于普通人群。与典型的痛风患者相比,这些患者无症状高尿酸血症持续时间较短(0.5～4年：20～30年),急性间歇性痛风持续时间更短(1～4年：10～15年)并且可以在移植后1年就出现痛风石。痛风的发作可不典型,疼痛也较轻,部分是因为移植患者同时在使用糖皮质激素。

六、鉴别诊断

急性痛风性关节炎应与脓毒性关节炎和其他晶体性关节炎如CPPD沉积病区分开来。急性CPPD沉积病的发作通常较不突然,并且发作持续时间更久,长达1个月或更长。主要累及大关节如膝关节及腕关节。脊柱关节病包括反应性关节炎、银屑病性关节炎、强直性脊柱炎及肠病性关节炎等均可表现为单关节受累。这些疾病中关节液呈炎性表现,白细胞在10 000～50 000/μl,但没有晶体存在且培养是阴性的。

在慢性期,痛风可能与类风湿关节炎相混淆,痛风石可能与类风湿结节相混淆。炎症关节或痛风石的晶体分析可以帮助鉴别这两类疾病。

七、治疗

(一)急性痛风的治疗

治疗的目标是快速控制炎症和疼痛。受累的关节应休息。受累关节的冰敷通常有助于减轻症状,但不足以充分控制症状。

通常使用的非甾体抗炎药(NSAID)有布洛芬、萘普生、吲哚美辛和双氯芬酸,作用效果相近。应立即启动全剂量的NSAID,治疗持续7～10d可能是完全消除症状所必需的。NSAID不适合患有消化性溃疡、炎性肠病或肾功能不全的患者,并且在处于心血管事件风险的患者中必须谨慎使用。

如果在急性发作的早期(即在最初的24～48h内),口服秋水仙碱可以是有效的。第一天通常处方剂量为1.2mg,4h后口服0.6mg,随后剂量逐渐减少直到症状缓解。出现呕吐或腹泻时应停药。不推荐静脉应用秋水仙碱,因为可能出现骨髓抑制等严重副作用。关节内糖皮质激素注射对于其他全身治疗不耐受的单关节或寡关节受累的患者是一种非常有效的治疗手段。肠内或肠外应用糖皮质激素,在肾功能不全、对NSAID或秋水仙碱不耐受或治疗效果不佳的患者中有效。该治疗手段通常用于多关节受累、关节内注射不适用时(即受累关节过多)。糖皮质激素常见的起始剂量是泼尼松,每日30～50mg。

在急性发作期间不应该中断降尿酸治疗(urate-lowering therapy,ULT)。应鼓励明确诊断的患者在急性发作期维持用药,并在典型症状发作时及时开始用药,可能会缩短发作持续的时间。

(二)非发作期及慢性痛风的治疗

1.降尿酸治疗

慢性治疗的目的是防止反复发作,并通过消耗关节和软组织中的晶体沉积物来最小化关节损伤。这是通过将尿酸水平降低到小于6mg/dl来实现的。对于患有慢性痛风石的患者应将降尿酸的目标定为小于5mg/dl,可以更快、更有效地缩小痛风石,减少发作频率。痛风患者降尿酸的适应证包括在一年中的两次或更多次发作、复发性肾结石及痛风石或慢性痛风性关节炎。

降尿酸药物分为三类:抑制尿酸合成,增加肾脏尿酸排泄和尿酸代谢。降尿酸治疗的最佳疗程尚不明确,并且通常推荐终身治疗。降尿酸治疗通常在急性发作缓解之后开始。

(1)抑制尿酸合成药物:别嘌呤醇和非布司他作为黄嘌呤氧化酶抑制剂可以防止尿酸盐形成,对于尿酸产生增多及排泄减少的病例均有效。

别嘌呤醇仍然是一线和最常用的降尿酸药物,特别是对于患有慢性肾功能不全、尿酸结石或尿酸过量产生的患者。如果肾功能正常,建议起始剂量为

100mg/d，因为较高的剂量可能增加别嘌呤醇过敏的风险，这是一种潜在的致死并发症，也会增加早期痛风急性发作的风险。建议别嘌呤醇剂量每2～5周以100mg的速度递增，直到尿酸水平达标。最大剂量为800mg/d。不良事件包括皮疹（2%）、肝损伤、血管炎、嗜酸性粒细胞增多和骨髓抑制。

别嘌呤醇过敏反应可能是致命的，同时应用噻嗪类药物或青霉素过敏患者的风险可能更高。发热、严重剥脱性皮炎、嗜酸性粒细胞增多及肝衰竭和肾衰竭均可能发生。如果应用别嘌呤醇尿酸不能达标或出现不良反应，可考虑应用非布司他。

如果单一疗法不能使尿酸达标，可以将促尿酸排泄药物与黄嘌呤氧化酶抑制剂联合应用。

（2）促尿酸排泄药物：在美国，丙磺舒是唯一可用的促尿酸排泄药物，作为尿酸分泌减少患者的一线治疗药物（24h尿酸＜600mg）。但其对于肾功能不全患者（肾小球滤过率＜50ml/min）无效，并且禁用于肾结石患者。患者应通过每天至少喝1.5L液体来维持高尿量。

（3）尿酸酶疗法：对于常规治疗反应不佳的痛风患者，可每2周静脉应用普瑞凯希（pegloticase，聚乙二醇重组尿酸酶）。

拉布立酶（rasburicase），另一种重组尿酸酶，用于预防肿瘤溶解综合征，但尚未用于痛风的治疗。

（4）非降尿酸治疗：低剂量秋水仙碱或NSAID等常与降尿酸药物同时应用以减少加用降尿酸药物早期急性痛风发作的风险。在血清尿酸水平达标后预防性治疗还需持续6个月。

2.生活方式的改善及教育

对于新诊断的痛风患者应对其潜在的可控的危险因素及相关疾病进行评估，如肥胖、高血压和高脂血症。应推荐减少食用高嘌呤食物（如贝类、肝脏、甜面包）和含果糖饮料，以及减少乙醇的摄入。如果可能，应避免使用利尿剂。

3.无痛风的高尿酸血症的治疗

别嘌呤醇和拉布立酶已经用于预防和治疗化疗后发生的肿瘤溶解综合征相关的高尿酸血症。除了这种适应证，没有证据支持可作为无症状高尿酸血症的常规治疗手段。

八、二羟焦磷酸钙晶体沉积症

二羟焦磷酸钙（CPPD）晶体沉积症是一种临床异质性疾病，以关节内CPPD晶体沉积为主要表现。这些晶体主要沉积在软骨中，在透明软骨和纤维软骨未矿化的细胞外基质中。通过无机焦磷酸（PPi）和细胞外基质代谢的改变造成细胞外PPi的聚集，这是CPPD晶体形成所必需的步骤并促进软骨的钙化。晶体被滑膜上的巨噬细胞吞噬，激活细胞内NALP3炎症小体复合物，并驱化中性粒细胞进入关节间隙。

CPPD沉积病通常见于老年人群。年龄大于85岁的个体50%以上具有CPPD晶体在软骨中沉积的放射学证据（软骨肉瘤病），但大多数是无症状的。最常见的受累关节是膝半月板和手腕的三角纤维软骨。

CPPD沉积病的临床病程可以是无症状的、急性的、亚急性的或慢性的。最常见的临床表现，发生在超过50%的患者中，是一种特殊类型的骨关节炎，称为假性骨关节炎。这是一种非炎症性关节炎，通常累及不受骨关节炎影响的关节，如腕、肩、踝和掌指关节。无症状的患者通常是在进行影像学检查时偶然发现软骨钙化而诊断的。假性痛风是一种急性单关节炎，与痛风急性发作类似。也可以看到类似类风湿关节炎的慢性对称性多关节炎的形式，并可表现为严重的损毁性关节炎，在影像学上类似于神经性关节炎。

CPPD沉积病在小于50岁人群中很少发生，除非该疾病是家族性的或与代谢异常有关（如甲状旁腺功能亢进症）。急性假性痛风发作可能由创伤、手术（特别是用于甲状旁腺功能亢进症的甲状旁腺切除术）或严重的疾病引起。关节内的黏弹性补充疗法可促使CPPD沉积病急性发作。发作常累及单关节或寡关节，如果不治疗，症状可持续数天至数月。受累关节可出现肿胀，并有不同程度的发红和皮温升高，并可出现发热、红细胞沉降率增快及白细胞升高。

在偏振光显微镜下发现滑液中存在具有弱正双折射的细胞内棒状或菱形晶体可以明确诊断（图82-2B）。这些晶体在一些患者中可能难以检测，并且常常在临床标本中缺失。

临床表现相符合的情况下，软骨钙化（影像学上高密度沉积）的出现高度提示诊断。应进行关节腔穿刺以除外感染。重要的是，关节感染可导致晶体脱落，导致伴随的晶体相关炎症。滑液是炎症性的（＞2000个白细胞/μl），平均为24 000个白细胞/μl。

CPPD沉积病的治疗是针对有症状的患者。目前没有将CPPD晶体从滑膜或软骨中去除的有效措施。治疗手段包括受累关节的关节腔内注射糖皮质激素。NSAID药物是有效的,但因为其对老年患者有毒副作用而使用受限。严重的多关节受累可能需要短期应用全身激素治疗。在假性痛风频繁发作的患者中,预防性每日低剂量秋水仙碱可能降低发作频率。

九、磷灰石相关性关节炎

磷灰石(碱性磷酸钙,basic calcium phosphate,BCP)的异常积累可能在高钙血症状态和其他疾病中发生。与MSU或CPPD晶体不同,单独的BCP晶体不能通过偏振显微镜识别,并且只能通过电子显微镜观察到。最常见的与磷灰石相关的症状是钙化性关节周围炎,其通常发生在肩部。

密尔沃基肩病是一种极具破坏性的与BCP相关的关节病,在老年女性中更常见。其特征是合并大量非炎症性积液(即<2000个白细胞/μl),并且导致肩袖破坏,随后造成关节的不稳定和盂肱软骨的破坏。

其他表现包括类似于痛风的急性可逆炎性关节病,称为假-假性痛风(pseudo-pseudogout),以及沿着脊椎椎体前外侧的骨化,称为弥漫性特发性骨肥厚症(DISH)。关节炎或滑囊炎的急性发作可能是自限性的。关节内或关节周围注射皮质类固醇或使用NSAID药物可缩短症状的持续时间和减轻症状。

十、草酸钙沉积病

在草酸钙沉积病中,草酸盐或草酸钙晶体沉积在组织中。原发性草酸钙沉积病是一种遗传性代谢疾病,可出现肾钙质沉着、肾衰竭和早期死亡。继发性草酸钙沉积病可出现于长期血液透析或腹膜透析患者中。晶体沉积在骨、软骨、滑膜和关节周围组织中。晶体脱落到关节间隙中可导致外周关节的炎症。在平片上可以看到软骨钙化或软组织钙化。明显的双折射双椎体晶体是特征性表现。应用NSAID药物、关节内皮质类固醇或秋水仙碱的治疗通常可有一定程度的改善。

致谢

感谢Dr.Douglas Lienesch,MD的宝贵建议。

推荐阅读

Choi HK: Epidemiology, pathology, and pathogenesis, chap 12. In Stone JH, Crofford LJ, White PH, editors: Primer on the rheumatic diseases, ed 13, New York, 2008, Springer.

Edwards L: Crystal deposition diseases, chap 28. In Goldman L, Schafer AI, editors: Goldman's Cecil Medicine, ed 24, Philadelphia, 2012, Saunders.

Ghosh P, Cho M, Rawat G, et al: Treatment of acute gouty arthritis in complex hospitalized patients with anakinra, Arthritis Care Res 65:1381–1384, 2013.

Harrold L: New developments in gout, Curr Opin Rheumatol 25:304–309, 2013.

Jordan KM: Up-to-date management of gout, Curr Opin Rheumatol 24:145–151, 2012.

Khanna D, Fitzgerald JD, Khanna PP, et al: 2012 American College of Rheumatology guidelines for management of gout. Part 1: systematic nonpharmacologic and pharmacologic therapeutic approaches to hyperuricemia, Arthritis Care Res 64:1431–1446, 2012.

Khanna D, Khanna PP, Fitzgerald JD, et al: 2012 American College of Rheumatology guidelines for management of gout. Part 2: therapy and anti-inflammatory prophylaxis of acute gouty arthritis, Arthritis Care Res 64:1447–1461, 2012.

Neogi T: Gout, N Engl J Med 364:443–452, 2011.

第83章

骨关节炎

著　者　C. Kent Kwoh
译　者　左　瑜　审校者　王国春

一、定义和流行病学

骨关节炎，也称为退行性关节疾病，是最常见的关节炎和肌肉骨骼疾病类型。它是滑膜关节疾病，包括关节损伤的修复失败及个体疾病导致关节结构改变等一系列病理生理变化，其最常见的特征是疼痛。

超过2690万25岁以上的美国人有某种形式的骨关节炎，并且患病率随年龄增加。根据放射学确定的患病率因受累关节而异。27%的成年人和超过80%的65岁以上的人有手部骨关节炎的证据，在60岁以上的人中37%有膝关节炎的放射学证据。有症状的骨关节炎的患病率较低，7%的成人有症状性手关节受累，17%的年龄大于45岁的有症状性膝关节受累。

手和膝骨关节炎在女性中更常见，特别是在50岁以后，并且在非裔美国人中更常见。结节性骨关节炎累及远端和近端指间关节，在女性和女性一级亲属中更常见。

骨关节炎发病率较高，是美国人群长期残疾的主要原因。下肢骨关节炎是行走或爬楼梯困难的最常见原因，造成大约100 000名美国老年人无法独自从床走到浴室。

骨关节炎由于直接的医疗费用（如医生拜访、实验室检查、药物、手术）和间接成本（如工资损失、家庭护理）而具有巨大的经济影响。随着美国人口的老龄化，骨关节炎的负担预计将在未来几年增加。

关于该主题更深入的讨论，请参阅《西氏内科学》（第25版）第262章“骨关节炎”。

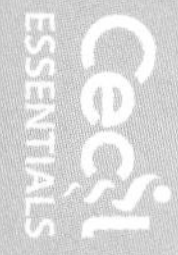

二、病理学

骨关节炎的原因是复杂和异质的，其病理生理学还不太清楚。主要特征是关节软骨的进行性丢失及相关的软骨下骨重塑。在正常软骨中，具有持续的细胞外基质更新，在合成和降解之间存在平衡。在骨关节炎中，这两种过程存在不平衡，过度的基质降解超过正在进行的基质合成。过度降解是由分解代谢因子如促炎细胞因子和活性氧过度产生引起的。

骨关节炎的最好定义为关节损伤，一种涉及全关节的疾病过程，包括软骨下骨、韧带、关节囊、滑膜、关节周围肌肉和关节软骨。在骨创伤或重复性损伤后，关节损伤的原因可能包括肌无力和韧带松弛引起的关节不稳定；神经损伤和神经元敏化或过度兴奋，或两者同时存在。此外亚急性代谢综合征和由滑膜炎引起的局部炎症可引起低度全身性炎症。已知的骨关节炎的风险因素包括生物力学、代谢和炎症过程；改变关节形状的先天性或发育性畸形和遗传因素。年龄、性别和种族是骨关节炎的主要危险因素。

生物力学因素包括涉及重复关节应力的某些职业或运动引起的重复或孤立的关节创伤，可以导致早期骨关节炎。改变的关节形状可通过生物力学因素促成骨关节炎。肥胖可具有生物力学因素及亚急性或明显的代谢综合征引起的全身性因素，这两者都与低度全身性炎症相关。

代谢性疾病如血色素沉着症、褐黄病、Wilson病和戈谢病与骨关节炎相关。高骨矿物质密度与髋关节和膝关节受累有关。雌激素缺乏可能是髋或膝部疾病的危险因素。相关基因研究和全基因组扫描已经鉴定了几种潜在的遗传标记。患者通常具有骨关节炎或关节置换的家族史。

炎性关节疾病如类风湿关节炎可导致软骨退化，并可由于生物力学效应导致继发性骨关节炎。关节的破坏，包括关节软骨损伤、骨赘形成和软骨下骨重建，被认为是关节损伤和各种病因学的最终产物。

最早出现的是关节软骨最表层的纤维化。随着时间的推移，关节表面的破坏变得更深，纤维化延伸到软骨下骨，软骨碎裂，释放到关节中，基质降解，并且最终软骨完全丧失，仅留下暴露的骨。

在该过程的早期，软骨基质显示水分增加和蛋白多糖含量减少，不同于随着衰老发生的软骨的脱水。将钙化的软骨与放射带分开的潮线被毛细血管侵入。软骨细胞最初是具有代谢活性的并且释放多种细胞因子和金属蛋白酶，有助于基质降解。在后期，这会导致裂缝穿透到软骨下骨，造成纤维化的软骨释放到关节间隙中。

金属蛋白酶的组织抑制剂和金属蛋白酶的产生之间的不平衡可在骨关节炎中发挥作用。可出现软骨下骨重塑和密度增加，并且可能形成包含网状、纤维状或软骨样组织的囊状骨腔。在骨-软骨交接处、关节边缘处可出现骨赘或骨质增生。骨赘的形成可限制关节活动，并且认为是关节软骨退化后新骨形成的结果，但是产生的确切机制目前仍不明确。

在骨关节炎的关节滑液和其他组织中已经鉴定出几种晶体，最值得注意的是焦磷酸钙脱水物和羟基磷灰石。虽然这些晶体有强烈的致炎能力，但在骨关节炎发病机制中的作用仍不清楚。通常晶体是不引起症状的，并且与疾病的程度或严重性不相关。

骨关节炎相关风险因素的多样性表明，造成关节损伤的许多因素，包括生物力学创伤、慢性关节炎症及遗传和代谢异常，可以促成或触发导致先前描述的特征性病理改变的级联瀑布。在某些时候，软骨降解过程变得不可逆。随着关节软骨的逐渐变化、关节力学改变，使降解过程持续发展。

三、临床表现

疼痛是骨关节炎的特征性表现，也是最常见的症状。疼痛通常因活动或负重而加重，休息后可以缓解。疾病后期也可能在静息时发生疼痛。在疾病早期，疼痛往往是暂时的、间歇性的和不可预测的。疼痛可以是较严重的，并且其不可预测的性质是具有限制活动并影响生活质量的极其麻烦的特征。随着疾病进展，疼痛倾向于变得恒定，但疼痛程度据研究可有所减轻。其他突出的症状，如僵直、黏滞状态、疲劳和睡眠障碍，常常导致功能限制和残疾。

疼痛一般局限于受累关节，但可以影响更远的部位。疼痛的原因不清楚，但可能是异质性的。疼痛可能由结构病理学之间的相互作用，运动、感觉和自主神经支配，在脊髓和皮质水平的疼痛信号处理等多个因素促成。具体的个人和环境因素也可能很重要。一部分患者可能患有神经性疼痛。

患者个人因素可以改变疼痛接受和报告的疼痛水平。患者的情感状态，如抑郁、焦虑和愤怒，可能会影响报告的疼痛水平。他们的认知状态，包括疼痛认知、期望、对过去疼痛的记忆及他们的沟通技巧可以决定疼痛的感知和报告。研究表明，如年龄、性别、社会经济地位、种族或民族和文化背景等人口因素均可能影响疼痛报告。

患者关节可能会僵直，特别是在长时间不活动之后，但它不是骨关节炎的主要特征，并且通常持续少于30min。患者没有发热等系统性症状。

关节查体可能存在压痛和骨性肥大。膝关节受累可能出现关节渗出和软组织肿胀，但往往是间歇性的。持续性的炎症伴关节皮温升高、红肿、渗出和软组织肿胀少见。查体时可有骨擦感、关节活动受限、关节畸形、对位不良、关节松弛或不稳定等；以横向半脱位为表现的关节畸形是固定的并且是不可复原的；可以看到肌力减退和步态异常。

骨关节炎已经被分出了几个亚型。结节可出现于远端指间关节（DIP），也称为Heberden结节和近端指间关节（PIP），也称为Bouchard结节。这在中年妇女中最常见，尤其是在一级亲属中具有强烈的家族史。侵袭性、炎症性骨关节炎与显著的破坏性变化相关，特别是在手关节中，并且通常是有症状的。骨关节炎常见的受累关节包括DIP、PIP、第一腕-掌关节及膝关节、足和髋关节。

关于该主题的深入讨论，请参阅《西氏内科学》（第25版）第256章“风湿病患者的处理”和第262章“骨关节炎”。

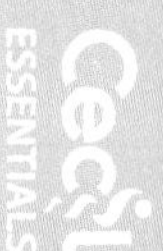

四、诊断和鉴别诊断

骨关节炎基于先前概述的体征和症状进行诊断。虽然有特征性的放射学表现，但不是进行临床诊断所必需的。影像可用于确定诊断并排除其他疾病，但是对X线片不敏感，并且在疾病过程的早期可能没有阳性提示。此外，尽管具有骨关节炎的放射学表现，疼痛也有可能具有其他来源，如滑囊炎、肌腱炎或牵涉性痛。例如，髋部疾病可以表现为膝盖疼痛。

骨关节炎必须与炎性关节疾病相鉴别，如类风湿关节炎和脊柱关节病。这可以通过识别受累关节的特征性表现和关节畸形的性质来判断。骨关节炎通常累及的关节包括DIP、PIP、第一腕-掌关节、颈椎和腰椎的关节突关节、髋关节、膝关节和第一跖趾关节。掌指关节(MCP)、腕关节、肘关节、肩关节和踝关节的受累是罕见的，除非在创伤、先天性疾病或内分泌或代谢疾病存在的情况下。

骨关节炎的特征性影像学特征包括关节间隙狭窄，作为软骨损失的替代物；骨赘和软骨下硬化，作为新骨形成的指标，这是骨关节炎的特征性表现；以及软骨下囊肿，是软骨下骨的黏液性改变或纤维变性。骨磨损和软骨下骨重建可能导致骨形状的变化。磁共振成像(MRI)可以显示额外的形态学异常，如软骨下骨中的骨髓损伤、半月板变性和滑膜炎。

侵蚀性手关节炎的疼痛和肿胀可提示类风湿关节炎，尽管不存在全身性炎症表现和类风湿关节炎的其他典型特征。随着年龄增加，类风湿因子和抗核抗体出现假阳性的概率升高，有时滴度较高。骨关节炎更常见的受累关节是手的远端小关节(DIP＞PIP＞MCP和手腕)，而类风湿关节炎更常影响手的近端小关节(MCP和手腕＞PIP＞DIP)。

关于该主题的深入讨论，请参阅《西氏内科学》(第25版)第258章“风湿性疾病的影像学研究”、第264章“风湿性关节炎”和第265章“脊柱关节病”。

五、治疗

骨关节炎的自然病程包括快速进展期及相对稳定期。治疗方案应该根据个人情况制定，可以包括非药物、药物和手术等方法。治疗的主要目标是改善疼痛和功能，并减少残疾。

应该教育患者关于治疗的目标及生活方式改变、运动、活动的节奏和其他用于减轻受损关节负荷措施的重要性。最初的重点应该是自助自立和患者驱动的治疗，而不是被动的治疗。应鼓励患者进行非药物和药物治疗。物理治疗师可能有助于提供适当的练习指导以减少疼痛和保持关节功能。对于膝关节和髋关节骨性关节炎，辅助装置如步行辅助器可能是有用的。日常的分阶段有氧运动、肌肉强化和运动幅度训练是有益的。练太极也可能有用。

应鼓励超重患者减肥。护膝可以减轻疼痛、改善稳定性，并减少膝骨关节炎和轻度或中度内翻或外翻导致关节不稳定患者的跌倒风险。关于合适的鞋类的建议也很重要。脊柱矫形器可为有颈椎或腰椎受累的患者提供益处。热疗、超声或经皮神经电刺激(TENS)的局部应用可提供短期益处。针灸也可为这些患者改善症状提供帮助。

药理治疗可缓解症状，但不改变病程。因此，应根据其相对疗效和安全性来选择药物。应在考虑了合并症的情况下使用药物。

对乙酰氨基酚(最高3g/d)可能是轻至中度疼痛有效的初始口服镇痛药。在有症状的骨关节炎患者中，应以最低有效剂量使用非甾体抗炎药(NSAID)，如果可能应避免长期使用。如果对患者有增加胃肠道毒性的风险，应考虑使用环氧合酶-2(COX-2)选择性药物或非选择性NSAID与质子泵抑制剂或米索前列醇协同应用的方法以保护胃黏膜。所有NSAID，包括非选择性和COX-2选择性药物，应谨慎用于有心血管危险因素的患者。局部外用NSAID和辣椒素可以是膝关节和手关节骨关节炎中口服止痛剂或抗炎剂的有效替代物，并且可以用作辅助药物，特别是在老年患者中。

Meta分析显示口服氨基葡萄糖和硫酸软骨素在膝关节骨性关节炎患者中受益有限。如果其他干预措施无效或禁忌，弱阿片类药物和麻醉镇痛药可考虑用于治疗难治性疼痛。只有在特殊情况下，强的阿片类药物才能用于治疗严重的疼痛。偶尔关节内注射皮质类固醇(不超过1次/4个月)可以在改善症状方面提供一定的短期益处并具有最小的毒性，特别是对于膝关节。对于患有中至重度疼痛和积液或其他局部炎症迹象的患者可能治疗反应更好。基于目前的证据，关节内透明质酸似乎具有很少或没有益处。

手术治疗包括全关节置换，其在缓解疼痛、减少残疾和改善功能方面很有效。随着外科技术的发展，全关节置换的适应证已扩大到包括年轻和年龄较大的年龄组。其他手术选择包括截骨术和单室膝关节置换术。关节镜检查不推荐用于膝关节骨性关节炎的治疗。

六、预后

鉴于肥胖的发病率及其与膝关节负荷的相关性，肥胖可能是膝关节骨性关节炎发展和进展最重要的可变危险因素。体重减轻1kg可减少膝盖负荷4kg。外翻和外翻畸形也已确定为影响膝关节骨性关节炎进展的重要危险因素。

关于该主题的深入讨论，请参阅《西氏内科学》（第25版）第262章“骨关节炎”。

推荐阅读

Blagojevic M, Jinks C, Jeffery A, et al: Risk factors for onset of osteoarthritis of the knee in older adults: a systematic review and meta-analysis, Osteoarthritis Cartilage 18:24–33, 2013.

Helmick CG, Felson DT, Kwoh CK, et al: Estimates of the prevalence of arthritis and other rheumatic conditions in the United States. Part I, Arthritis Rheum 58:15–25, 2008.

Hochberg MC, Altman RD, April KT, et al: American College of Rheumatology 2012 recommendations for the use of nonpharmacologic and pharmacologic therapies in osteoarthritis of the hand, hip, and knee, Arthritis Care Res 64:465–474, 2012.

Litwic A, Edwards MH, Dennison EM, et al: Epidemiology and burden of osteoarthritis, Br Med Bull 105:185–199, 2013.

Zhang W, Moskowitz RW, Kwoh CK, et al: OARSI recommendations for the management of hip and knee osteoarthritis, part I: critical appraisal of existing treatment guidelines and systematic review of current research evidence, Osteoarthritis Cartilage 15:981–1000, 2007.

Zhang W, Moskovitz RW, Nuki G, et al: OARSI recommendations for the management of hip and knee osteoarthritis, part II: OARSI evidence-based, expert consensus guidelines, Osteoarthritis Cartilage 16:137–162, 2008.

第84章

非关节性软组织疾病

著　者　Niveditha Mohan
译　者　左　瑜　审校者　王国春

一、引言

在一般人群中，非关节软组织疾病占骨骼肌肉疾病的大部分。这些疾病包括大量解剖定位明确的疾病（如滑囊炎、肌腱炎）和具有广泛性疼痛症状的纤维肌痛综合征。对于大多数非关节软组织疾病，病因学和发病机制了解很少。

非关节软组织疾病可以按照受累的解剖区域来分类，如肩部疼痛。在确定区域后，可尝试识别受累的结构，如上棘肌腱、双头肌腱或肩峰下囊。在背痛的情况下，受累结构（如椎间盘、小关节、韧带、椎旁肌）的精确解剖学描绘通常是不可能的。

二、流行病学

大多数非关节软组织疾病的流行率或发病率的精确数据无法获得，但这些病症所占的门诊访视率高达30%。纤维肌痛被认为是20～55岁妇女的广泛性肌肉骨骼疼痛最常见的原因。全球平均发病率为2.7%。

三、病因和发病机制

尽管诸如过度使用或重复活动（如网球肘、外上髁炎）或生物力学因素（如转子滑囊炎患者下肢长度差异）之类的诱发因素在许多病例中是确定的，大多数非关节软组织疾病的精确病理生理学仍然可能是未知的。

术语肌腱炎表示腱鞘炎症，但小的肌腱撕裂、骨膜炎和神经卡压已经被认为是潜在的机制。类似地，虽然术语滑囊炎意味着滑膜囊的炎症，但却难以发现可证实的炎症。在一些情况下（如鹰嘴或髌前的急性滑囊炎），该机制是沉积在软组织中的尿酸钠晶体的急性炎症反应，是痛风的关节外表现。肌腱炎和滑囊炎对抗炎剂（包括皮质类固醇）的有效反应支持这些观点，即这些综合征至少一部分是一种炎症过程。

在肌筋膜痛综合征中，病因甚至更模糊。通常过度使用和创伤被作为病因，但是许多病例缺乏上述的机械因素。

研究人员检验了纤维肌痛综合征的多种机制，包括肌肉研究、睡眠生理过程、神经激素功能和心理状态。虽然病理生理机制仍然未知，但越来越多的文献指向中枢（中枢神经系统）而不是外周（肌肉）机制。肌肉组织多年来一直是研究的焦点。初步的研究，包括组织学和组织化学研究，提出可能是一种代谢性肌病；然而，经过仔细的对照研究，认为这些异常可能是缺乏锻炼的结果。

睡眠研究表明，通过所谓的α波入侵（即正常唤醒脑电图模式），深度睡眠（Ⅳ期）的破坏可能是病因之一，但这一现象后来也在其他疾病中被观察到，表明此现象可能对疾病有影响，而非病因。

在某些情况下，肌肉骨骼损伤已被认为是纤维肌痛的触发因素，但是社会和法律问题掩盖了其病因作用。几项研究表明，纤维肌痛综合征中可能会发生微小的下丘脑-垂体-肾上腺轴功能异常，这些变化是纤维肌痛的疾病组成部分还是造成的结果仍然不确定。目前一个主要的发病机制认为疼痛调节异常造成中枢致敏，从而影响神经递质、激素的水平，并导致睡眠障碍。

纤维肌痛长期以来与心理障碍有关。大多数研究证实，与纤维肌痛综合征相关的重度抑郁症的发病率高达34%～71%。偏头痛、肠易激综合征和恐慌症的高发病率也与纤维肌痛综合征相关，表明纤维肌痛可能是情感障碍的一部分。

四、临床表现

许多软组织风湿综合征累及滑囊、肌腱、韧带和肌肉。关节囊是由类似于滑膜细胞的间质细胞构成的封闭囊；滑囊的位置有利于组织的滑行。皮下滑囊(如鹰嘴突、髌前囊)于出生后形成以应对外部的摩擦。深层囊(如肩峰下囊)通常在出生之前形成，以应对肌肉和骨骼之间的运动，并且可与或不与相邻关节腔连通。应对异常剪切应力而形成的不定形的囊(如在第一跖骨头之上)，常呈不均匀分布。虽然大多数形式的滑囊炎表现为孤立的局部症状，但有些可能是系统性疾病如痛风的结果。

肌腱炎、滑囊炎和肌筋膜疾病应与关节疾病区分开来。在大多数情况下，这可以通过仔细检查所累及的结构来实现(表84-1)。肌肉骨骼检查的一般原则如下。

观察：如果存在畸形或软组织肿胀，要检查是梭形畸形(即以对称方式围绕整个关节)还是局部变化。是局部变化而不是梭形畸形可将非关节疾病与关节疾病区分开来。

触诊：压痛是局部的还是梭形分布？有积液吗？局部(不是梭形或关节线)触痛可区分非关节疾病与关节疾病。积液通常提示关节疾病。

评估运动范围：肌肉骨骼检查包括主动运动范围(即患者尝试移动受累结构)和被动运动范围(即检查者移动受累结构)的评估。关节疾病通常由于滑膜增生、积液、关节内结构紊乱而引起关节运动的机械限制，在主动和被动运动中表现为相同的障碍。非关节疾病特征表现为主动运动的障碍比被动运动的程度更大。

表84-1 非关节软组织疾病与关节疾病的鉴别

临床表现	非关节软组织疾病	关节疾病
运动受限	主动＞被动	主动=被动
关节摩擦感(结构破坏)	0	+/0
压痛		
滑膜(梭形表现)	0	+
局部	+	0
肿胀		
滑膜(梭形表现)	0	+
局部	+/0	0

注：+.存在；0.不存在。

临床症状包括疼痛、皮温升高及滑囊部位的肿胀，活动时加重，休息时好转。通过主动式及被动式活动时的疼痛情况可将滑膜炎与肌腱炎区分开来。肌腱炎一般只在主动式活动时出现疼痛。然而，对于大多数患者这些形式常同时发生。

肌肉的扭伤或拉伤通常根据先前活动的病史来诊断，症状包括疼痛及肌肉对抗阻力收缩时的运动受限。慢性肌筋膜疼痛的临床体征和症状为非特异性，常常是非解剖部位的疼痛，并且与受累区域的痛觉过敏有关。

纤维肌痛综合征的特征在于广泛的疼痛和许多其他症状，包括失眠、认知功能障碍、抑郁、焦虑、复发性头痛、眩晕、疲劳、晨僵、肢体感觉迟钝、肠易激综合征和膀胱过敏。

五、诊断和治疗

(一)细菌性滑囊炎

浅表的滑囊炎，尤其是鹰嘴部位、髌前，偶有髌下的，比深部的滑囊炎更易表现为感染或晶体沉积，可能是由于病原体通过皮下组织直接侵袭。从感染的浅表滑囊炎中分离的病原体最常见的是金黄色葡萄球菌。当有蜂窝织炎、红肿、发热和外周白细胞增多时，应怀疑脓毒性滑囊炎。

确定诊断和排除皮下滑囊的感染通常需要抽吸膨胀的滑囊。应评估囊液的细胞数，进行革兰氏染色和培养，并检查有无晶体。

(二)无菌性滑囊炎

无菌性滑囊炎通常由于与相关肢体的突然或反常的重复活动相关的过度使用引起。两种最常见的滑囊炎类型是肩峰下和转子滑囊炎(表84-2)。

肩胛下滑囊炎是上臂外侧或三角肌疼痛的最常见原因，手臂外展时加重。肩峰下滑囊炎是肩胛骨和肱骨头之间发炎的肩袖肌腱受压的结果。因为肩袖构成肩峰下囊的一部分，所以这个位置的滑囊炎往往是肩袖的肌腱炎引起的。偶尔，肩峰下滑囊炎或肩袖肌腱炎是肩锁关节的肩袖肌腱的骨赘压迫引起的。鉴别诊断包括肩袖撕裂、盂内关节的关节内病变、髌腱炎、颈部神经根病变及胸部造成的牵涉性

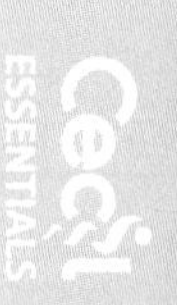

疼痛。

转子滑囊炎是大转子处插入臀肌引起的炎症。它产生大腿外侧疼痛，当患者患侧卧位时症状更严重。女性似乎更倾向于患有这种疾病，这可能是由于较大的女性骨盆引起了臀肌的牵引力增加。其他潜在的风险因素包括体重增加、局部创伤、慢跑等过度使用的活动及下肢长度差异（主要在较长腿侧）。这些因素被认为会导致髂胫束处臀大肌的紧张程度增加，产生滑囊炎症。转子滑囊炎的鉴别诊断包括腰椎神经根病变（特别是L_1和L_2神经根）、感觉异常性股痛（即沿腹股沟韧带通过的股外侧皮神经受压）、真正的髋关节疾病及腹部疾病。其他滑囊炎综合征较少见（表84-2）。

细菌性滑囊炎的治疗包括感染囊腔的反复抽液及抗生素的应用。抗生素初期针对金黄色葡萄球菌，然后根据囊液培养的结果进行调整。复发性败血性滑囊炎可能需要手术切除黏液囊。无菌性滑囊炎的处理应包括休息、局部热敷，若可除外消化性溃疡、肾脏疾病或晚期老年禁忌，可应用NSAID。

最有效的方法通常是局部注射皮质类固醇。在注射皮质类固醇前，应对明显肿胀的浅层囊进行抽吸。对于深层囊肿，如肩峰下或转子囊，一般只能抽出很少或抽不出液体，直接注射皮质类固醇而不试图抽吸是合理的。对髂腰肌滑囊、臀大肌坐骨囊、腓肠肌半膜囊（即贝克囊肿）进行抽吸或注射药物时要谨慎。这些囊肿接近重要的神经和血管结构，推荐在超声引导下进行抽吸。

（三）肌腱炎

大多数肌腱炎综合征是肌腱炎症的结果。过度使用微小撕裂的肌腱是肌腱炎最常见的危险因素。

表84-2 滑囊炎综合征

部位	症状	查体
肩峰下	肩痛	按压肩峰下区域
鹰嘴	肘部疼痛	鹰嘴肿胀
髂耻	腹股沟处疼痛	按压腹股沟区
转子	臀部外侧疼痛	按压大转子
髌前	膝前部疼痛	髌前肿胀
髌下	膝前部疼痛	髌韧带内侧或外侧肿胀
鹅足	膝内侧疼痛	按压胫骨近段内侧（膝关节下方）
坐骨结节	臀部疼痛	按压坐骨棘（臀沟处）
跟后	足跟痛	跟腱插入处与跟骨间肿胀
跟骨	足跟痛	按压跟垫中间部位

可能发生由骨赘引起的肌腱受压，如肩锁关节的骨赘造成肩袖肌腱的受压。

肌腱炎的常见形式是外侧上髁炎，也称为网球肘（表84-3）。这是网球选手常见的过度使用综合征，但可以在需要重复延伸前臂的许多其他活动（如吊顶绘画）中看到。通过排除肘关节病变及外侧上髁局部压痛以确诊，并通常在前臂抵抗阻力伸展时加重。例如，跟腱炎、腓骨及胫骨后肌腱炎等病变可能发生在血清阴性脊柱关节病如莱特综合征或银屑病关节炎中。应该对相关的患者进行病史的询问和临床评估。

肌腱炎的治疗类似于滑囊炎，包括NSAID、局部热敷和皮质类固醇注射。休息、物理治疗、职业治疗、符合人体工程学的锻炼均是有效的辅助治疗手段。肌腱炎中注射皮质类固醇的目的是渗透肌腱鞘而不是肌腱本身，因为直接注入肌腱可导致肌腱断裂。由于肌腱断裂的倾向，应该避免在跟腱处注射皮质类固醇。仅在保守治疗失败后才应进行手术治疗。对保守治疗效果不佳的冈上肌肌腱的慢性卡压可能需要进行肩峰下减压。

（四）纤维肌痛综合征

纤维肌痛综合征的描述很早就出现在医学文献中，但由于缺乏客观的诊断或病理学依据，仍然需要进行排除诊断。

美国风湿病学会（ACR）在1990年对纤维肌痛综合征进行了定义以用于临床试验。纤维肌痛综合

表84-3 肌腱炎综合征

部位	症状	查体
拇短伸肌及拇长展肌	腕部疼痛	四指握住拇指尺偏腕关节时疼痛（称Finkelstein试验）
手指屈肌肌腱	手指在屈曲时触发疼痛或交锁	掌指关节屈肌腱上结节
内上髁	肘部疼痛	内上髁压痛
外上髁	肘部疼痛	外上髁压痛
肱二头肌肌腱	肩部疼痛	沿肱骨结节间沟压痛
髌骨	膝部疼痛	髌腱插入部位压痛
跟腱	足跟疼痛	按压跟腱
胫骨后肌	踝内侧疼痛	踝关节内侧压痛伴脚踝扭转障碍
腓骨	中足外侧或脚踝疼痛	被动扭转时踝关节外侧疼痛

征是一种慢性、广泛的疼痛，在体格检查中具有特征性压痛点，通常与疲劳、睡眠障碍、头痛、肠易激综合征和情绪障碍等相关。2010年ACR根据提及压痛点检查的文献制定了依据症状的早期诊断标准(表84-4)。这些诊断标准不要求进行压痛点检查，而是根据纤维肌痛综合征的特点制订了症状严重程度的分级，与1990年ACR的标准有很好的相关性。

纤维肌痛综合征的临床表现是隐匿性发作的慢性、弥漫性、局限性较弱的肌肉骨骼疼痛，通常伴有疲劳和睡眠障碍。体格检查通常提示正常的肌肉骨骼系统，没有畸形或滑膜炎。然而，广泛的压痛，特别是在肌腱插入的部位，提示疼痛阈值普遍降低。

约1/3的患者将先兆创伤视为其症状的基础，1/3的患者描述了前驱病毒性感染史，1/3的患者没有明确的基础疾病。此外，还有较多不太典型的表现，包括非皮肤分布的感觉异常(即麻木和刺痛)等神经性疾病表现、关节痛而不是肌痛的表现及类似退行性椎间盘疾病的骨骼疾病表现。许多患者可能已经进行了侵入性检查，在某些情况下可能会进行不适当的手术，如腕管松解减压术及颈椎或腰椎间盘切除术。

表84-4 美国风湿病学会(ACR)纤维肌痛综合征诊断标准

诊断标准

- 广泛疼痛指数(widespread pain index，WPI)评分≥7分，症状严重程度(symptom severity，SS)量表评分≥5分，或者WPI评分为3～6分并且SS量表评分≥9分
- 相似程度的症状持续至少3个月
- 排除其他原因的疼痛

补充材料

1.WPI评分

在19个可能的位点上评估患者过去一周疼痛点的数量：左肩带、右肩带、左上臂、右上臂、左下臂、右下臂、左髋、右髋、左大腿、右大腿、左小腿、右小腿、左下颌、右下颌、胸部、腹部、上背部、下背部和颈部

2.SS 量表评分

对于疲劳、清醒、认知症状和躯体症状*，过去一周的严重程度评估如下：0=无症状；1=症状很少；2=症状适中；3=症状很多

SS量表评分是前三种症状的严重程度加上躯体症状的严重程度的总和，最终得分在0～12分

*躯体症状可能包括肌肉疼痛或虚弱、肠易激综合征、乏力或疲劳、认知或记忆问题、头痛、麻木或刺痛、眩晕、失眠、抑郁、紧张、癫痫发作、腹痛或痉挛(特别是上腹部)、便秘、腹泻、恶心、呕吐、发热、口干、瘙痒、胸痛、喘息、雷诺现象、荨麻疹、耳鸣、听力困难、胃灼热、口腔溃疡、味觉丧失或变化、眼睛干涩、视物模糊、气短、食欲不振、皮疹、光过敏、容易瘀伤、脱发、尿频尿痛和膀胱痉挛。

在纤维肌痛综合征鉴别诊断中应考虑的病症包括风湿性多肌痛(老年患者)、甲状腺功能减退、多发性肌炎和早期系统性红斑狼疮或类风湿关节炎。然而，当症状出现数月或数年，没有其他结缔组织病的其他迹象或症状时，上述疾病的诊断就不太可能了。

纤维肌痛综合征患者的实验室和影像学检查结果通常是正常的。可通过进行放射学检查，红细胞沉降率、类风湿因子或抗核抗体检测排除其他疾病，如骨关节炎、类风湿关节炎和系统性红斑狼疮，其他检查认为不是纤维肌痛综合征诊断所必需的。纤维肌痛综合征应根据分类标准进行诊断。

纤维肌痛综合征的治疗包括确认病情不是进展性的、致残性或危及生命的。药物和物理治疗，对大多数患者有帮助。经过短期、双盲、安慰剂对照试验后，有效的药物包括阿米替林和环苯扎林。低剂量的上述药物(如10～30mg的阿米替林，10～30mg的环苯扎林)是有效的并且通常耐受良好。研究表明，5-羟色胺-去甲肾上腺素再摄取抑制剂(如度洛西丁、文拉法辛、安非他酮)和$\alpha_2\delta$配体(如加巴喷丁、普瑞巴林)的新型抗抑郁药也是有效的，特别是与低剂量的三环类抗抑郁药联用。

应鼓励患者在管理病情方面发挥积极作用。如果可能，他们应该开始一个渐进的、低等级的有氧运动计划，以改善肌肉的健康并获得一种健康的感觉。联合治疗的方法对于大多数患者缓解症状是有效的，尽管少数患者需要更强化的治疗策略，如治疗精神疾病的药物或转诊至疼痛中心。

推荐阅读

Goldenberg DL, Burkhardt C, Crofford L: Management of fibromyalgia syndrome, JAMA 292:2388–2395, 2004.

Littlejohn GO: Balanced treatments for fibromyalgia, Arthritis Rheum 50:2725–2729, 2004.

第85章
系统性疾病的风湿病样表现和干燥综合征

著　者　Yong Gil Hwang
译　者　郑晓晓　审校者　卢　昕

一、引言

风湿病样表现可见于多种系统性疾病，包括恶性肿瘤、内分泌疾病和结节病（表85-1、表85-2）。肌肉骨骼症状可发生在这些疾病诊断的前后。患者可出现关节疼痛、肌无力、肌痛或运动范围减少。本书其他章节对这些系统性疾病和风湿病样表现进行了详细介绍。

二、与恶性肿瘤相关的风湿性症状

副肿瘤性风湿病样表现包括肥大性骨关节病（hypertrophic osteoarthropathy，HOA），关节炎（即炎性关节炎和癌性多发性关节炎），肌炎，血管炎，系统性红斑狼疮（systemic lupus erythematosus，SLE）样症状和硬皮病。癌症患者出现肌肉骨骼症状的病理生理机制不详，值得探索。如果恶性肿瘤的诊断与

表85-1　风湿性症状相关的系统性疾病

恶性疾病	内分泌疾病
肥大性骨关节病	糖尿病
淋巴瘤	甲状腺功能减退
白血病	甲状腺功能亢进
癌性多关节炎	甲状旁腺功能亢进
血液系统疾病	肢端肥大症
血友病	胃肠道疾病
镰状细胞病	脊柱关节病
地中海贫血	惠普尔病
多发性骨髓瘤	血色素沉着症
淀粉样变性	原发性胆汁性肝硬化

表85-2　内分泌疾病的肌肉骨骼表现

内分泌疾病	肌肉骨骼表现
糖尿病	腕管综合征
	夏科关节病
	粘连性关节囊炎
	关节活动受限综合征（手关节病变）
	糖尿病性肌萎缩
	糖尿病性肌梗死
甲状腺功能减退	近端肌病
	关节痛
	关节积液
	腕管综合征
	软骨钙质沉着病
甲状腺功能亢进	肌病
	骨质疏松
	甲状腺杵状指
甲状旁腺功能亢进	肌病
	关节痛
	侵蚀性关节炎
	软骨钙质沉着病
甲状旁腺功能减退	肌肉痉挛
	软组织钙化
	脊柱关节病
肢端肥大症	腕管综合征
	肌病
	雷诺现象
	背痛
	早期骨关节炎
库欣综合征	肌病
	骨质疏松
	股骨头缺血性坏死

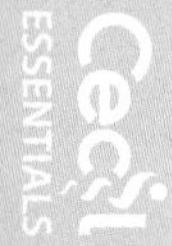

肌肉骨骼症状的发生在时间上存在关联性，或者在恶性肿瘤成功治疗之后，风湿病症状也随之消失，那么推测两者可能相关。然而，在许多病例中，这样的关联性可能只是一种巧合。

恶性肿瘤可直接侵犯关节或关节周围组织，并出现风湿病样症状，如软骨肉瘤、巨细胞瘤和骨肉瘤。而当肿瘤没有直接侵犯时，肌肉骨骼症状可作为副肿瘤的一种表现出现，如卵巢癌患者并发皮肌炎。

恶性肿瘤出现风湿症状的发生率不详，但与实体瘤相比，血液系统恶性肿瘤更易出现肌肉骨骼症状。在癌症患者中，没有单一的实验室检测指标可以确定风湿性疾病的诊断。所有出现风湿病性综合征的患者，均应当根据其详细病史、体格检查和适龄的恶性肿瘤的筛查来进行评估。

（一）肥大性骨关节病

肥大性骨关节病（HOA）以杵状指、长骨骨膜炎和关节炎为特征。关节炎主要累及大关节，骨膜炎主要发生在股骨、胫骨和桡骨远端。原发性HOA（即原发性皮肤骨膜肥厚症）通常是一种儿童时期发生的自限性疾病。而继发HOA可以是全身性的或局部的，主要与肺癌和化脓性肺疾病相关。

HOA也与心血管疾病（如紫绀型先天性心脏病、感染性心内膜炎），肝胆疾病（如肝硬化、原发性胆汁性肝硬化）和胃肠道疾病（如炎性肠病、乳糜泻）有关。不伴有杵状指的骨膜炎可见于甲状腺杵状指（趾）、维生素A中毒、氟中毒、静脉淤血、高磷血症和结节病。孤立的慢性杵状指主要与肺胸膜疾病相关，与肥大性骨关节病无关。

虽然已经提出了几种可能的机制，但HOA的发病机制仍不清楚。HOA通常伴随着与关节周围骨膜炎相关的骨和关节的疼痛。疼痛常在肢体下垂时加重，肢体抬高时缓解。骨膜炎典型的表现包括可以在普通X线上看到沿长骨远端出现骨膜新骨。当骨膜炎在普通X线上表现不明显时，可以通过骨扫描来发现早期疾病的证据。由于HOA和肺部肿瘤的关系，当临床上怀疑HOA时，行胸部的影像学检查很重要。

多种情况下，在治疗原发疾病时，非甾体抗炎药或其他镇痛药等对症治疗可使相关风湿症状得到明显缓解。在难治性病例中，有报道双膦酸盐类药物如帕米膦酸和唑来膦酸是有效的。

（二）类风湿关节炎样综合征

类风湿关节炎样综合征与实体肿瘤和血液系统恶性病相关。与副肿瘤综合征相关的临床特点包括频繁发作的累及下肢的急性或迟发性不对称性疾病，大关节非特异性滑膜炎（不累及腕和手），一般无骨侵蚀，类风湿因子和抗环瓜氨酸肽抗体阴性。但这些特征不是特异性的，可能与老年发病的类风湿关节炎、血清阴性类风湿关节炎、强直性脊柱炎、缓和的血清阴性对称性滑膜炎伴凹陷性水肿（remitting seronegative symmetrical synovitis with pitting edema，RS3PE）或风湿性多肌痛（polymyalgia rheumatica，PMR）混淆。

RS3PE主要表现为突发的多发性关节炎、凹陷性水肿和显著的全身症状。超过一半的RS3PE患者与恶性肿瘤相关。淋巴系统增生性疾病如白血病和淋巴瘤可以直接侵袭滑膜、关节组织或关节旁骨，导致滑膜炎或骨痛，出现各种风湿症状。

（三）狼疮样症状

实体恶性肿瘤（如胃癌、宫颈癌、乳腺癌、睾丸精原细胞瘤）、淋巴瘤或骨髓增生异常综合征患者，可以出现抗核抗体（ANA）阳性，但这些自身抗体出现的意义还不清楚。SLE和隐匿性恶性肿瘤之间的关联尚不确定。没有必要对有SLE典型临床表现的患者寻找潜在的恶性肿瘤。然而，对没有风湿性表现的狼疮样自身抗体阳性、不能解释的Coombs试验阳性的溶血性贫血或血小板减少的患者，需要进一步筛查隐匿性肿瘤。

（四）雷诺现象和硬皮病样症状

突然起病的雷诺现象和硬皮病样症状可能提示潜在肿瘤，如血液系统恶性肿瘤和肝、卵巢、睾丸、膀胱、乳房或胃的恶性肿瘤。硬皮病样皮肤改变也可出现在伴有多发性神经病变、内脏增大、内分泌失调、单克隆丙种球蛋白病、皮肤异常（即POEMS综合征）的骨硬化骨髓瘤和类癌患者中。

继发性雷诺现象的特征包括发病年龄大于50岁、症状不对称、症状常年存在和快速进展的指端溃疡和坏死。年龄超过50岁，皮肤硬化症进展迅速，或对治疗反应不佳的存在硬皮病样症状的患者，可出现继发性雷诺现象。由于大约95%的系统性硬化患者可发生雷诺现象，所以无雷诺现象可作为系统性硬化与副肿瘤性硬皮病样症状相区别的另一个显著特征。

(五)风湿性多肌痛

风湿性多肌痛(PMR)的临床症状和体征包括肩膀和骨盆肢带的疼痛和晨僵、红细胞沉降率(ESR)加快和慢性病性贫血。虽然PMR和肿瘤之间的关联性尚有争议,但一些不典型的PMR相关症状可能提示潜在的恶性肿瘤,如50岁之前发病、典型部位的不对称性症状或局部受累、ESR＜40mm/h或＞100mm/h和对低剂量糖皮质激素反应不良等。

骨髓增生异常综合征和骨髓增生综合征经常与PMR相关。骨髓增生异常综合征也与各种肌肉骨骼症状和体征如皮肤血管炎、单发或多发性关节炎、狼疮样症状、雷诺现象、软骨炎和坏疽性脓皮病有关。

(六)血管炎

血管炎最常见于淋巴增殖性疾病和骨髓增生异常综合征,而在恶性肿瘤中很少见。皮肤白细胞破碎性血管炎是血管炎性副肿瘤综合征最常见的表现。虽然副肿瘤性血管炎的临床表现与特发性血管炎没有区别,但慢性的、伴血细胞减少的复发性疾病和对常规治疗反应差的情况可能提示潜在的恶性肿瘤。

(七)炎性肌病

炎性肌病和恶性肿瘤之间的关系已经确定。

关于该主题的深入讨论,请参阅《西氏内科学》(第25版)第269章"炎性肌病"。

(八)其他症状

其他可能提示肿瘤的风湿病样症状包括嗜酸性筋膜炎、掌筋膜炎、反射性交感神经营养不良、红斑性肢痛症、Sweet综合征(即急性发热性嗜中性皮肤病)和骨软化症。多于15%的Sweet综合征与恶性肿瘤相关,它可能表现为急性、自限性多关节炎或血管炎。通过体格检查发现的膝关节或肩关节疼痛可以是各种肿瘤的牵涉痛。

三、伴风湿性症状的血液系统疾病

(一)血友病

急性的膝、肘和踝关节的痛性血友病性关节病是血友病最常见的表现。反复发作的关节血肿导致滑膜增生及慢性炎症,进而导致慢性血友病性关节病。

慢性血友病性关节病的特征是关节畸形、纤维强直和骨赘增生。典型的X线表现为退行性关节炎。治疗上除了快速地给予补充相应的血友病因子外,急性关节血肿必须先冷敷和关节固定,随后再进行物理治疗。只有在怀疑合并感染或关节非常紧张时,才有必要使用吸引术(在补充血友病因子后)。

(二)镰状细胞病

镰状细胞病的肌肉骨骼并发症包括疼痛危象、关节病、指/趾炎、骨坏死和骨髓炎。镰状细胞危象是最常见的肌肉骨骼特征,它能引起大关节的痛性关节炎和由相邻骨危象区域引发的非炎性关节腔积液。由于反复局部骨缺血或梗死,可导致股骨头、肩和胫骨平台骨坏死。

以手或足对称性疼痛、肿胀(即手足综合征)为表现的指/趾炎可能是新生儿和幼年患儿发病的首发症状。它常在几周内自发缓解。发生化脓性关节炎和骨髓炎的风险增加,多由沙门菌感染引起,并且与血红蛋白病有关。

(三)多发性骨髓瘤

多发性骨髓瘤的风湿病样症状包括溶骨性骨破坏引起的骨痛、病理性骨折和骨质疏松。胸腰椎疼痛伴高钙血症、肾功能不全和贫血提示多发性骨髓瘤的可能。多发性骨髓瘤临床表现可以不典型,常与一些自身免疫性疾病如干燥综合征和系统性红斑狼疮等表现相似。

(四)淀粉样变性

淀粉样变性是由于蛋白质折叠异常,致使不溶性纤维蛋白沉积在一个或更多器官的细胞外基质中,从而破坏器官的组织结构和功能。其临床表现和患病率取决于淀粉样变性的类型。

骨髓瘤相关淀粉样变性[即淀粉样蛋白轻链(AL)淀粉样变性]是一种最常见的系统性淀粉样变性。来自单克隆轻链的淀粉样蛋白可沉积在滑膜和关节软骨,出现类风湿关节炎样的多发性关节炎。在淀粉样变性关节病中,关节僵硬更明显,沉积在盂肱关节的淀粉样蛋白可使前肩扩大,称为肩垫征。AL淀粉样变的其他风湿性症状包括肌无力、假性肌肥大、因溶骨性病变所致的病理性骨折,与巨细胞动脉炎相似的下颌跛行和由于侵犯外分泌腺所致的干燥综合征。

腹部脂肪抽吸或直肠黏膜活检标本经刚果红染色后出现苹果绿双折射现象，则可以确定为淀粉样蛋白。其他类型的淀粉样变性还包括继发性淀粉样变性[即淀粉样蛋白A(AA)的沉积]、遗传性淀粉样变、β_2-微球蛋白相关淀粉样变。

(五)内分泌疾病

内分泌疾病主要表现为弥漫性的、难以定义的肌肉骨骼症状，且关节周围的疼痛常比关节痛更明显。临床疑诊内分泌疾病是迄今为止最重要的诊断步骤。常规临床实验室检查如ESR、ANA、类风湿因子、尿酸水平和抗链球菌溶血素O滴度通常对诊断无太大帮助，而X线检查常最先提示内分泌疾病的可能。

(六)糖尿病

糖尿病最常见的肌肉骨骼并发症之一是糖尿病手关节病变(如糖尿病手综合征)。其特点是隐匿起病的手指和手掌皮肤蜡状增厚和掌指及指间关节的屈曲挛缩。患者无法做到将手腕充分屈曲、双手掌不留缝隙地完全合十(即祈祷的姿势)的动作。尽管这种症状与糖尿病病程及血糖控制相关，但也可能在显性糖尿病发病前出现，并且出现指端硬化样症状。

掌腱膜挛缩和狭窄性屈曲性腱鞘炎(即扳机指)易被识别。患有糖尿病的人更容易患腕管综合征。糖尿病性肩周关节炎(即肩周炎或冻肩)在糖尿病患者中很常见，尤其是在糖尿病病史较长的女性患者中。肩囊炎的特征是阶段性的疼痛和肩关节运动受限，大约一半的患者双侧关节受累。

病程长且控制不佳的糖尿病患者可出现无痛性关节肿胀和畸形，称为夏科关节或神经性关节病。跗、跖趾和跖跗关节最常受累，X线上易与骨髓炎相混淆。

多达20%的有典型肥胖、年龄超过50岁的糖尿病患者可以出现弥漫性特发性骨肥厚。它与颈背部僵硬有关，而与疼痛无关。由于前纵韧带弥漫性骨化，在脊柱侧位X线片上可以看到四个或者更多的相邻椎体融合，而无椎间关节(关节面)受累。

糖尿病性肌萎缩(即糖尿病腰骶神经根神经病)的显著特征是急性或亚急性起病的髋关节、臀部或大腿剧烈疼痛，随后出现患肢进行性无力。通常发生于控制相对良好的老年男性糖尿病患者，发病前常伴有厌食、体重减轻和步态不稳。

(七)甲状腺功能减退

几乎1/3甲状腺功能减退的患者有肌肉骨骼症状。甲状腺功能减退的关节炎可以与早期类风湿关节炎相似，影响手和腕的小关节，但不出现骨侵蚀或关节畸形。相反，黏液水肿性关节病常累及膝关节等大关节。

许多甲状腺功能减退患者可出现腕管综合征、扳机指、雷诺现象和假性痛风。急性假性痛风可以是甲状腺功能减退的一个临床特征。

甲状腺功能减退也可引起许多肌肉疾病。甲状腺功能减退患者可能出现无症状的肌酶升高，但少数患者可为发展近端肌无力或多发性肌炎样症状。患者可能会出现疲劳、乏力和纤维肌痛样全身肌肉疼痛。甲状腺功能减退性肌病很少表现为肌肥大、僵硬和肌肉痉挛(即Hoffman综合征)。

(八)甲状腺功能亢进

甲状腺功能亢进常见的风湿症状包括近端肌病、肩周炎、甲状腺杵状指/趾(即皮肤增厚伴骨膜新骨形成)和骨质疏松症。淡漠型或隐蔽型老年甲状腺功能亢进患者中更易出现近端肌无力。嘱患者做下蹲起立的动作可以发现近端肌无力。

(九)甲状旁腺功能亢进

肌肉骨骼症状在甲状旁腺功能亢进患者中很常见，并且缺乏特异性，许多患者可表现出肌肉骨骼的临床症状。这些肌肉骨骼表现包括囊性纤维性骨炎(即骨痛、骨质疏松和骨囊肿)、骨膜下吸收、假性痛风、类风湿关节炎样症状、弥漫性骨质疏松、脊柱压缩性骨折和近端肌病。慢性肾病患者继发的甲状腺旁腺功能亢进是引起肾性骨病的主要原因。

(十)肢端肥大症

肢端肥大性关节病一般发生在大关节，约70%的肢端肥大症患者存在该表现。

软骨增生早期致关节间隙加宽，但最终可能会导致伴疼痛、活动度受限和畸形的严重的骨关节炎。

四、伴风湿病性症状的胃肠道疾病

(一)惠普尔病

惠普尔病是一种罕见的多系统疾病，最常累及胃肠道，是*Tropheryma whippelii*感染引起的。肌肉骨骼症状是惠普尔病最常见的前驱症状，在确诊前可能已存在多年。大关节的间歇性游走性寡关节炎是其典型的表现，但有些患者可能出现明显的多发性关节炎。滑膜液一般是以单核细胞为主的炎症。X线检查常是正常的。

（二）血色素沉着症

血色素沉着症是北欧人群中最常见的一种遗传性疾病，多与骨关节炎样关节病、软骨钙质沉积和骨质疏松相关。常特异性累及双手的第二、第三掌指关节，掌骨桡侧出现钩状骨赘是其X线影像学的特点。在血色素沉着症患者中，腕和膝关节出现软骨钙质沉积很常见。假性痛风的急性发作可以是其主要的临床表现。常规静脉切开和铁螯合剂治疗对关节病作用不大。

（三）原发性胆汁性肝硬化

原发性胆汁性肝硬化常与其他自身免疫性疾病相关，如局限性硬皮病、类风湿关节炎、干燥综合征和自身免疫性甲状腺疾病。维生素D缺乏在原发性胆汁性肝硬化患者中非常普遍，女性患者出现骨质疏松的风险显著增加。

五、伴风湿病性症状的其他全身性疾病

（一）人类免疫缺陷病毒感染

感染人类免疫缺陷病毒（HIV）的患者可能出现骨髓炎、骨坏死、反应性关节炎或银屑病关节炎。

（二）结节病

结节病的临床表现类似于许多急性或慢性风湿性疾病。急性结节病或Löfgren综合征表现为发热、结节红斑、肺门淋巴结肿大和急性多关节炎，几乎总是累及踝和膝关节。关节炎通常是自限性非侵蚀性的，不出现关节变形。

慢性结节病性关节炎不常见，常与活动性多系统疾病相关。约5%的结节病患者出现骨受累，可以是局部的，也可以是广泛的。骨囊肿通常无症状，手指可出现香肠样指或假性杵状指。局灶性溶骨性改变可导致病理性骨折。结节病肌肉受累通常是无症状的，但也可以表现为近端疼痛、进行性无力或肌萎缩。

六、干燥综合征

（一）定义和流行病学

干燥综合征（Sjögren syndrome，SS）是一种慢性自身免疫性疾病，以CD4$^+$T淋巴细胞的炎性细胞浸润外分泌腺导致眼干（即干燥性角结膜炎）和口干（即口腔干燥）为特征。SS可以作为一种主要的疾病出现，也可与其他自身免疫性疾病如类风湿关节炎和SLE相关（即继发性SS）。

SS是第二个最常见的风湿性疾病，不同研究显示，原发性SS的患病率为0.1%～0.6%。然而，由于许多患者未确诊，SS在人群中的确切患病率还不清楚。尽管所有年龄段的人均可患病，但SS在40岁以上的人群中更常见，且在女性中的发病率是男性的9倍。

（二）发病机制和病理学

SS的发病机制尚不完全清楚，但越来越多的证据表明，在有遗传易感基因HLA-DR3的个体，慢性免疫系统的活化是其重要机制。1型干扰素调节基因（即干扰素标记）的表达上调和B细胞活化因子及其受体的异常表达在SS的发病中起重要的作用。

外分泌腺受累的特点是唾液腺活检可见局灶性淋巴细胞性涎腺炎和涎腺导管上皮增生。唾液腺活检见到腺体实质萎缩性纤维化或脂肪浸润或两者共存，这在老年人中较常见，不应与SS混淆。

（三）临床表现

SS的临床特点可分为外分泌腺功能障碍和腺体外症状。眼干和口干的主观症状是大多数患者最常见的主诉。由于缺乏特异性早期表现，通常疾病发生数年后才得到确诊。患干燥性角结膜炎患者常主诉慢性的眼磨砂感或沙眼刺激，而不是眼干燥，或者主诉眼瘙痒、畏光和内眦有厚的黏液丝积聚。严重干眼症可导致视觉缺损和点状角膜病变，可通过荧光素、丽丝胺绿或孟加拉红染色来检测。

唾液分泌减少会导致龋齿、牙龈萎缩、口腔念珠菌病、慢性食管炎，由于咀嚼和吞咽困难可导致体重下降和夜尿增多。其他外分泌腺功能障碍包括复发性非变应性鼻炎和鼻窦炎，女性SS患者可因阴道干涩出现性生活困难，由于喉、气管及支气管受累可致干咳。SS是系统性疾病，1/3的原发性SS患者可出现多种腺体外临床表现（表85-3）。

表85-3 干燥综合征的腺体外临床特征

皮肤和黏膜 活检显示与高球蛋白血症和(或)白细胞破碎性血管炎相关的下肢紫癜 光敏性皮损，与亚急性皮肤红斑狼疮不易区别 呼吸系统 气管支气管树干燥所致的慢性支气管炎 淋巴细胞性间质性肺炎、肺间质纤维化、慢性阻塞性肺疾病、隐源性机化性肺炎、肺内结节假性淋巴瘤 肌肉骨骼系统 多发性肌炎 多发性关节痛，多发性关节炎 肾脏系统 肾小管间质性肾炎 1型肾小管性酸中毒 血管系统 雷诺现象 小血管炎，组织活检可见血管周围单核细胞浸润或白细胞破碎性改变	中枢神经系统 局灶性缺损包括多发性硬化、脑卒中 弥漫性缺损包括痴呆、认知功能障碍 脊髓受累包括横贯性脊髓炎 周围神经系统 外周感觉运动神经病变 三叉神经感觉神经病变、视神经 单核-吞噬细胞系统 脾大 淋巴结肿大和发展为假性淋巴瘤 肝胆系统 肝大 原发性胆汁性肝硬化 内分泌系统 桥本甲状腺炎引起的甲状腺功能减退 其他自身免疫性内分泌疾病

(四)皮肤

SS的主要皮肤表现为干燥、皮肤脱屑、瘙痒的环形红斑、皮肤血管炎和雷诺现象。大约10%的SS患者可出现皮肤血管炎，主要侵犯中小血管，表现为可见的皮肤紫癜、荨麻疹或皮肤溃疡。雷诺现象可先于其他特征多年出现，通常不会造成指端溃疡或梗死。

(五)肺部疾病

SS的肺部表现包括无症状间质性肺病、肺功能异常和支气管周围淋巴细胞浸润所致的隐源性机化性肺炎。肺淋巴结肿大和肺淋巴组织增生性疾病通常只出现在原发性SS患者。

(六)关节

大约一半的原发性SS患者可出现关节疼痛，伴或不伴明显的滑膜炎。它通常对称性地累及手或膝关节。关节病一般不会出现骨侵蚀和关节畸形。类风湿因子与关节症状的发生相关。

(七)肾脏

肾脏受累最常见的表现是远端肾小管的尿酸化功能异常，导致完全或不完全的远端肾小管酸中毒，但明显的肾脏疾病不常见。SS患者、与SLE重叠的SS患者或伴发冷球蛋白血症和低补体血症的SS患者可患肾小球疾病，如膜增生性肾小球肾炎和膜性肾病。

(八)心血管系统

虽然超声心动图可以检查出心包积液，但原发性SS患者很少出现急性心包炎。经母体胎盘传递的抗Ro/SSA和抗La/SSB抗体可导致新生儿狼疮和致死性的胎儿先天性心脏传导阻滞。这些抗体阳性的妇女，第一个孩子出生就伴有心脏阻滞的风险为5%。在随后的妊娠中，这种风险上升到15%。产前监测胎儿心率是必不可少的。

(九)神经肌肉疾病

约10%的SS患者可出现周围神经病变，并且可以出现在干燥症状之前。小纤维神经病的诊断可能需要定量泌汗自主神经反射测试或通过活检测量表皮神经密度。脑神经尤其是三叉神经和视神经的受累，是血管炎的一个表现。虽然中枢神经系统的受累仍有争议，但局灶性或弥漫性脑病变和多发性硬化症样症状已有报道。肌痛很常见，但有症状的炎性肌病罕见。

(十)淋巴增生性疾病

SS患者更易患淋巴瘤(主要来源于B淋巴细胞)。危险因素包括皮肤血管炎、周围神经病变、类风湿因子、冷球蛋白血症和低补体血症。出现新发包块并伴有全身症状或淋巴结持续性肿大应警惕恶性肿瘤。

(十一)胃肠和肝胆疾病

吞咽困难通常是由于咽部和食管干燥所致。以$CD4^+$T淋巴细胞为主的炎症浸润可能造成慢性萎缩性胃炎、胃酸缺乏和恶性贫血。虽然原发性SS患者很少肝脏受累，但组织学的发现提示SS与肝功能异常相关。当然，在SS时如检测到肝功能异常，应先排除其他原因尤其是丙型肝炎病毒和药物毒性所致的异常。

（十二）诊断和鉴别诊断

虽然SS没有明确的诊断标准，但是已经制定了用于研究的分类标准。美国欧洲共识小组（AECG）分类最为广泛接受，分类标准如下。

（1）泪液分泌不足和唾液腺功能下降的症状和体征。

（2）自身抗体的检测（存在抗Ro/SSA抗体或抗La/SSB抗体，或两者均有）。

（3）排除可能类似SS的其他疾病，包括头颈部的放射性照射、丙型肝炎病毒感染、获得性免疫缺陷综合征、淋巴瘤、结节病、移植物抗宿主病和抗胆碱能药物的使用。

美国风湿病学会和干燥国际合作临床联盟（ACR-SICCA）提出了一个临时的分类标准，但尚未完全通过验证。AECG和ACR-SICCA标准之间的主要差异在于，ACR-SICCA标准不包括眼干和口干，并且不区分原发性和继发性SS。

SS的诊断需要结合临床和实验室特征，并且排除引起干燥症状的其他原因，需通过各种测试来评估该病受累的靶腺体。Schirmer试验、孟加拉红染色和泪膜破碎时间可用来检查干燥性角结膜炎。唾液腺摄取^{99m}Tc显像、腮腺造影和唾液流量测定（即Saxon测试）可以提供口干的客观证据。怀疑SS的患者，唇腺活检往往是必不可少的，尤其是当患者缺乏抗Ro/SSA或抗La/SSB抗体的时候。患者常常可以检测到类风湿因子和ANA，这可能会被误诊为类风湿关节炎。常见的实验室异常还包括贫血、血小板减少、白细胞减少、ESR增快、单克隆丙种球蛋白病和高丙种球蛋白血症。

其他疾病也可以产生干燥性角结膜炎症状、口干或泪腺和唾液腺肿大。SS的鉴别诊断必须考虑感染性疾病，如与HIV、乙型和丙型肝炎病毒、人类T淋巴细胞病毒、梅毒和结核分枝杆菌感染相关的弥漫性浸润性淋巴结病综合征，并且必须考虑到浸润性疾病如结节病和淀粉样变性。在评估眼干和口干时，应考虑到许多药物包括非处方药的抗胆碱能副作用。干燥症状可见于重叠综合征，可以有SS和SLE或SS和硬皮病重叠的特征。

（十三）治疗

SS是无法治愈的。针对SS的各种症状，表85-4概述了几种用于改善症状的药物。中重度受累的患者可能需要全身药物治疗，包括使用免疫抑制剂和生物制剂。没有证据表明硫唑嘌呤、低剂量糖皮质激素、环孢素、英夫利昔单抗或甲氨蝶呤对SS有效。羟氯喹可以使红细胞沉降率和免疫球蛋白的水平恢复正常，但它不能显著增加唾液流率。许多临床医生用羟氯喹治疗皮疹、乏力、肌痛和关节痛。抗B细胞、抗细胞因子或抗趋化因子的靶向治疗正在火热的研究中。

表85-4 干燥综合征的治疗方案

外分泌功能障碍的局部治疗
干燥性角结膜炎
无防腐剂的人工泪液
眼镜和（或）护目镜
封泪管（栓塞或电凝）
外用环孢素滴眼液
口腔干燥
人工唾液
唾液分泌刺激物，机械的或电动的
氟化物治疗和（或）严格的牙齿护理
无糖含片、柠檬汁
性生活困难
阴道润滑剂或丙酸凝胶
感染的严格治疗
外分泌功能障碍的全身治疗
毛果芸香碱或西维美林
如果可以，禁用或停用抗胆碱能作用的药物
全身症状的治疗
唾液腺感染：四环素和非甾体抗炎药
关节痛：羟氯喹或氯喹
全身性血管炎和肾小球肾炎：糖皮质激素和（或）环磷酰胺
白细胞破碎性血管炎：无特异性治疗
间质性肺病：糖皮质激素、环磷酰胺

（十四）预后

原发性和继发性SS的特点是慢性病程，疾病进程各异。肺、肾、神经系统和皮肤均可受累，原发性SS患者发生淋巴瘤的风险增加，尤其是有危险因素的患者。SS的总体死亡率与普通人群相比未见升高。

关于该主题的深入讨论，请参阅《西氏内科学》（第25版）第268章“干燥综合征”。

推荐阅读

Cordner S, De Ceulaer K: Musculoskeletal manifestations of hemoglobinopathies, Curr Opin Rheumatol 15:44–47, 2003.

Garcia-Carrasco M, Ramos-Casals M, Rosas J, et al: Primary Sjögren syndrome: clinical and immunologic disease patterns in a cohort of 400 patients, Medicine (Baltimore) 81:270–280, 2002.

Hansen A, Lipsky PE, Dorner T: Immunopathogenesis of primary Sjögren's syndrome: implications for disease management and therapy, Curr Opin Rheumatol 17:558–565, 2005.

King JK, Costenbader KH: Characteristics of patients with systemic lupus erythematosus (SLE) and non-Hodgkin's lymphoma (NHL), Clin Rheumatol 26:1491–1494, 2007.

Markenson JA: Rheumatic manifestations of endocrine diseases, Curr Opin Rheumatol 22:64–71, 2010.

Ravindran V, Anoop P: Rheumatologic manifestations of benign and malignant haematological disorders, Clin Rheumatol 30:1143–1149, 2011.

Shiboski SC, Shiboski CH, Criswell L, et al: American College of Rheumatology classification criteria for Sjögren's syndrome: a data-driven, expert consensus approach in the Sjögren's International Collaborative Clinical Alliance cohort, Arthritis Care Res 64:475–487, 2012.

St Clair EW, Levesque MC, Prak ET, et al: Rituximab therapy for primary Sjögren's syndrome: an open-label clinical trial and mechanistic analysis, Arthritis Rheum 65:1097–1106, 2013.

Cecil ESSENTIALS

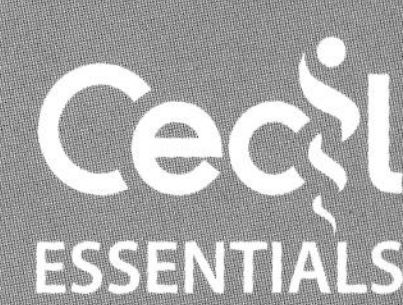

第十五部分

感染性疾病

第86章

宿主如何防御感染

著　者　Bharat Ramratnam　Edward J. Wing
译　者　孙晓川　审校者　翁惠玲　刘晓清

一、宿主对抗病原的结局：胜利、死亡、共生

许多因素决定了人类能否与正常微生物菌群和谐共生，能否抵御外部病原体入侵，以及能否在充满了各种各样微生物的环境中生存。这些因素包括年龄、营养、基础疾病（如糖尿病、慢性肺部疾病）和暴露情况（如微生物毒力、接种物）。宿主的防御系统，包括屏障（如皮肤）、固有免疫（如吞噬细胞）和由抗体及T细胞介导的特异性免疫决定了宿主的结局。

人类已进化出多层防御系统来抵抗病原体。病原体和人类之间的相互作用共有四种结局：人类宿主死亡、病原体被清除、两者和谐共生或其关系的潜在特征在其他生物压力下随时间不断变化。例如，肺炎球菌肺炎可致宿主死亡，而宿主的防御系统也可清除该病原体。大肠杆菌和脆弱拟杆菌在肠道中生存，以共生的方式保护宿主。大多数暴露于结核分枝杆菌的宿主发生无症状的潜伏性感染，结核菌在体内呈非复制的无活性状态。世界上近1/3的人口有潜伏性感染，但只有约10%会进展为活动性感染。免疫缺陷（如人免疫缺陷病毒HIV感染）和诸如年龄等因素增加了由潜伏性感染进展为活动性感染的风险。

无症状感染不代表病原体处于潜伏或休眠期。例如，慢性HIV-1感染曾被错误地认为是在宿主发生免疫缺陷和机会性感染之前的长期潜伏或沉默阶段。然而，在大多数未经治疗的HIV-1感染者体内，病毒每天都在活跃复制并杀死$CD4^+$T淋巴细胞，即使仅仅在8～10年后，当$CD4^+$T淋巴细胞水平降至低于200个细胞/ml时，总体效应才会体现出来。尽管感染者无症状，但仍具传染性。在发达国家，无论$CD4^+$T淋巴细胞水平如何，均推荐治疗。治疗可阻止病毒破坏免疫系统，降低生殖道分泌物中的病毒载量，并减少感染者传播HIV-1的风险。

二、宿主免疫防御类别和感染风险

缺乏特定免疫组分的宿主是揭示先天免疫和获得性免疫相对重要性的最佳案例。例如，导致免疫细胞（如中性粒细胞）耗竭的化疗会增加宿主对细菌和真菌的易感性。免疫球蛋白先天缺陷者发生肺炎链球菌和流感嗜血杆菌等感染的风险增加，这些感染在正常人群中常被抗体反应抑制。使用抑制肿瘤坏死因子-α（TNF-α）的药物会增加结核潜伏感染者发展为活动性结核病的风险。历史上，一些敏锐的临床医生通过非典型菌感染（如青年男性中的耶氏肺孢子菌感染）发病率的增加发现了一种新的免疫缺陷综合征，被称为HIV-1。

宿主对病原体的防御可分为非免疫防御、先天（固有）免疫和特异性（获得性）免疫。宿主针对外界病原体的免疫防御机制由位于外周（如皮肤和黏膜下区域）和次级淋巴组织（如淋巴结、扁桃体、脾和派伊尔结）中的细胞和分子组成。

关于该主题更深入的讨论，请参阅《西氏内科学》（第25版）第七部分“免疫和炎症的原理”的第45～50章。

（一）宿主的非免疫防御

非免疫防御包括阻挡病原体进入体内的表皮和黏膜的物理屏障。呼吸道通过纤毛作用和咳嗽排出

Cecil ESSENTIALS

黏附病原体的黏液，从而持续清除肺部和上呼吸道中的黏液和其黏附的病原体。包括流感病毒在内的呼吸道病毒可能会抑制纤毛作用或完全破坏黏膜，从而使细菌定植并引起感染。脑卒中、药物或其他降低咳嗽反射的情况可能会导致分泌物、黏液和病原体的清除受限，进而引起肺部感染。类似地，吸烟和暴露于工业毒素如二氧化硅可能会降低宿主肺部防御能力，如造成纤毛运动障碍从而引起感染。除黏液和纤毛外，位于肺实质中的肺泡巨噬细胞在初始清除和杀死病原体中起重要作用。

胃肠道防御机制包括胃酸、呕吐与腹泻，胃酸可杀死许多病原体，呕吐和腹泻有助于清除肠道病原体。宿主胃肠道防御对不同细菌的敏感性差异很大。例如，仅10个志贺菌便可引起感染，而10^5～10^8个霍乱弧菌才会引起感染。

泌尿道的生理防御机制包括排尿、尿的酸度和抗菌蛋白。影响这些因素(如前列腺肥大、肾结石)的疾病可导致潴留和感染。细菌可直接通过尿道进入膀胱(如女性在发生性行为时)，进而在膀胱内定植，引起感染。损伤及绕过或破坏解剖屏障的器械操作常常导致感染，如烧伤、静脉导管、插管、尿路导管、手术和创伤。

皮肤表面和呼吸道及胃肠道内的正常微生物菌群是宿主防御的重要组成部分。正常菌群既会与病原体竞争营养，同时其自身也具有抗菌活性。肠道中的正常菌群被抗生素破坏后，念珠菌和艰难梭菌等引起超感染的细菌可在肠道中定植并引起感染。

当病原体突破最初的解剖屏障及清除血液和淋巴液中病原体的器官(包括肝脏、脾脏和淋巴结)，便开始发挥重要作用。缺少脾脏的宿主更易发生由荚膜细菌(包括肺炎链球菌、脑膜炎奈瑟菌和流感嗜血杆菌)引起的严重脓毒症。肝硬化使门静脉血液绕过肝脏回流，更易出现肠道细菌引起的感染。

(二)固有免疫应答

固有免疫是指细胞、分子和细胞受体沉积病原体，并在感染部位促进非特异性炎症。表86-1对固有免疫和获得性免疫进行了比较。相对来说，固有免疫具有非特异、一致、快速和无记忆的特点。获得性免疫是高度特异性的，在初次感染期间作用缓慢，而在再次感染时可产生更快速而强烈的应答。

参与固有免疫和获得性免疫的分子包括细胞因子、趋化因子和整合素。细胞因子为可溶性蛋白质，具有促进细胞生长与激活及调节获得性免疫应答等多种功能(表86-2)。其功能范围包括刺激和激活炎症细胞，如中性粒细胞、巨噬细胞和嗜酸性粒细胞，亦包含干扰素的直接抗病毒作用。一些细胞因子可以激活内皮细胞并引起发热，而另一些则下调炎症反应水平。

组织中趋化因子的浓度梯度将白细胞募集到炎症区域。白细胞表面的整合素使其黏附到其他类型细胞(如血管内皮细胞)的受体上，这是募集并将白细胞定位到炎症区域的第一步。

吞噬细胞上相对非特异的病原体识别受体包括最初在果蝇中发现的Toll样受体(TLR)、寡聚域样受体(通常缩写为Nod样受体)、C型凝集素样受体和识别双链RNA的细胞内受体等。关于TLR的研究比较广泛(表86-3)：TLR位于巨噬细胞和树突状细胞等某些类型的细胞上。当病原体黏附于细胞表面上的TLR并被识别时，核转录因子活化(包括核转录因子-κB)。这刺激了炎症反应中许多重要细胞因子的产生，包括白细胞介素-1(IL-1)、IL-6、IL-10、IL-15、TNF-α和生长因子(见表86-2)。这些细胞因子通过激活效应细胞和刺激许多其他炎性因子(包括IL-2、干扰素、C反应蛋白、补体成分和生长因子)的产生来增强炎症反应。

补体是在肝脏中产生的可溶性蛋白质，可具有酶的功能。补体可被固有免疫和获得性免疫防御系统的几条途径激活，如图86-1所示。抗原-抗体免疫复合物结合C1、甘露糖结合凝集素途径或细菌细胞壁成分激活的旁路途径，都可激活补体。

表86-1 固有免疫和获得性免疫应答的特征

固有免疫	获得性免疫
无记忆性：应答的质量和强度保持不变	记忆性：每次暴露后免疫应答均发生改变
仅识别病原体不变的、通用的几种分子模式	识别病原体各种特异性抗原*
通过有限几种受体进行模式识别	通过多种抗原特异性抗体识别抗原
初次遇到病原时直接发挥作用	初次遇到病原时需1～2周开始发挥作用；再次遇到病原时需3～7d开始发挥作用

*抗原是一种可以引起免疫应答的分子结构(如蛋白质、肽段、脂质、糖类)。

资料来源：Kumar P, Clark M, editors: Kumar and Clark's clinical medicine, ed 8, London, 2012, Elsevier。

表86-2 细胞因子

细胞因子	来源	靶标	作用	受体
IL-1α	Epi、成纤维细胞、损伤或死亡细胞	多种	起始炎症反应和修饰基因表达的"双作用"细胞因子	CD121a/CD121b
IL-1β	M、B	T、B、M、End、其他	激活白细胞、增强内皮黏附	CD121a/CD121b
IL-2	T	TB、NK、M、oligo	T细胞增殖、调控	CD122/CD25
IL-3	T*、Mas、Eos、NK、End	Ery、G	造血母细胞增殖与分化	CD123/CDw131
IL-4	Mas、T、M	B、T、End	Th2细胞和B细胞的分化	CD124/CD132
IL-5	Mas、T、Eos	Eos、B	B细胞和嗜酸性粒细胞的分化	CD125/CDw131
IL-6	T、B、M、星形胶质细胞	T、B、其他	造血、分化、炎症	CD126/CD130
IL-7	骨髓和胸腺基质	pB、pT	前体B细胞增殖、T、上调促炎因子	CD127/CD132
IL-8	M、L、其他	PMN、Bas、L	趋化因子	CD128
IL-9	Th2*	T、B	增加IgM、IgG、IgE的生成	
IL-10	CD8⁺T*、Th2、(B)†、M	T、B、Mas、M	抑制Th1细胞产生IFN-γ、TNF-β、IL-2，迟发型超敏反应，激活Th2细胞	CD210
IL-11		骨髓基质	形成破骨细胞	
IL-12	DC、B、T	T、NK	增加T细胞和NK细胞产生IFN-γ和TNF-α，下调IL-10	CD212
IL-13	Th2*、Mas、NK	Th2、B、M	调节Th2细胞，下调IL-1、IL-6、IL-8、IL-10、IL-12	
IL-14	T	B*	刺激增殖、抑制免疫球蛋白分泌	
IL-15	M、Epi	T、B*	增殖	
IL-16	Eos、CD8⁺T*	CD4⁺T*	CD4* 趋化因子	
IL-17	(T)	Epi、End、其他	破骨细胞生成、血管生成	
IL-18	M	Th1、NK	诱导IFN-γ生成、增强NK细胞活性	
IL-32	Tn、NK、Epi	多种	促进炎症	
TGF-β	Eos、其他	许多细胞类型	抗炎、促进伤口愈合	
TNF-α	M*、PMN、T、B、NK	M、PMN、T、End、其他	调节炎症反应	CD120a和CD120b
TNF-β	L	多种	调节炎症反应	CD120a和CD120b
IFN-α	L、Epi、成纤维细胞	多种	上调MHC Ⅰ类分子、抑制病毒复制	
IFN-β	Epi、成纤维细胞	多种	上调MHC Ⅰ类分子、抑制病毒复制	
IFN-γ	CD8⁺*、(CD4⁺*)、NK	T、B、M、NK、End	抗病毒、抗寄生虫、抑制增殖、提高MHC Ⅰ和Ⅱ分子表达	CD119
M-CSF	L、M、G、End、Epi、其他	M	巨噬细胞增殖与分化	CD115
G-CSF	T*、M、End	G	粒细胞增殖与分化	
GM-CSF	T、M、End、Mas	pG、pMye	刺激粒细胞和髓系细胞增殖与分化	CD116
MIF	M	M	抑制巨噬细胞凋亡、促进巨噬细胞存活	

注：B.B细胞；Bas.嗜碱性粒细胞；CSF.集落刺激因子；End.内皮细胞；Eos.嗜酸性粒细胞；Epi.上皮细胞；G.粒细胞；IFN.干扰素；IL.白细胞介素；L.淋巴细胞；M.巨噬细胞；Mas.肥大细胞；MHC.主要组织相容性复合物；Mye.髓细胞；NK.自然杀伤细胞；p.前体；PMN.中性粒细胞；oligo.少突细胞；T.T细胞；Th.辅助T细胞；TNF.肿瘤坏死因子。

*活化细胞。

†括号表明只有一部分指定的细胞类型产生细胞因子。

资料来源：Doan T, Melvold R, Viselli S, Waltenbaugh C: Immunology, ed 2, Philadelphia, 2012, Lippincott, Williams & Wilkins。

表86-3 Toll样受体

PRR	PAMP	病原体	PRR表达
TLR2	肽聚糖	革兰氏阳性菌	mDC
TLR3	双链RNA	病毒	mDC
TLR4	脂多糖	革兰氏阴性菌	mDC
TLR7	单链RNA	病毒	pDC
TLR9	双链DNA	病毒	pDC

注：mDC.成熟树突状细胞；PAMP.病原相关分子模式；pDC.前体树突细胞；PRR.模式识别受体；TLR.Toll样受体。

资料来源：Kumar P，Clark M，editors：Kumar and Clark's clinical medicine，ed 8，London，2012，Elsevier。

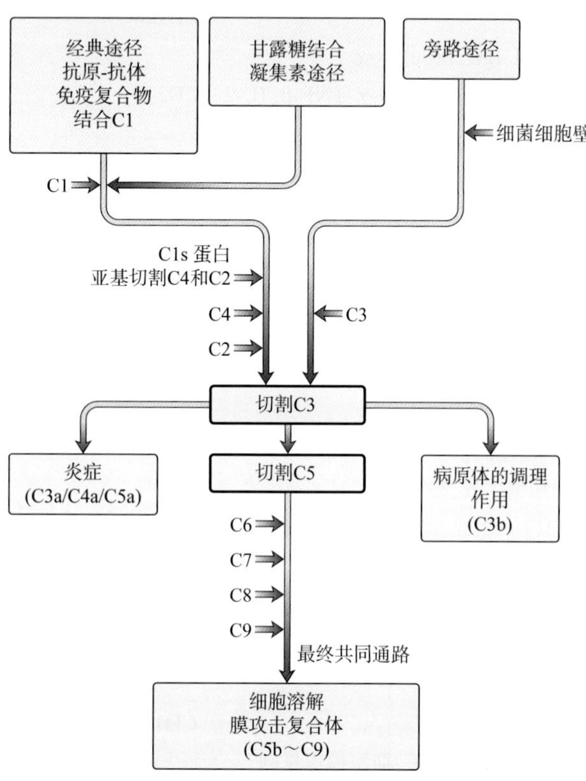

图86-1 补体及其他效应分子的功能（资料来源：Kumar P, Clark M, editors: Kumar and Clark's clinical medicine, ed 8, London, 2012, Elsevier.）

补体活化的级联反应产生C3转化酶（一种可切割C3的蛋白质）。C3的切割可导致多种蛋白质（C3a、C4a和C5a）的产生，进而刺激肥大细胞释放组胺，导致血管扩张，增加内皮通透性并吸引活化的中性粒细胞。C3的另一个裂解产物C3b与免疫球蛋白G（IgG）结合后可刺激细胞吞噬病原体。C5～9的活化导致细菌裂解。缺乏补体成分C5～9的患者对脑膜炎奈瑟菌和淋病奈瑟菌等病原体尤其易感。补体的激活受若干调节蛋白调控，如C1酯酶抑制剂可以抑制经典途径中补体的异常激活。

炎症反应可引起相关临床表现，包括红斑、触痛、发热和肿胀。这些临床症状可由组织中的微生物、组织损伤或异常的获得性免疫（如自身抗体）引起。这一反应涉及上述炎症分子、组织和迁移的白细胞。中性粒细胞是炎症相关临床表现的核心，中性粒细胞减少症患者在严重感染部位通常缺乏炎症征象。

中性粒细胞是来源于骨髓的吞噬细胞。感染时巨噬细胞产生的生长因子（包括粒细胞集落刺激因子G-CSF和粒细胞-巨噬细胞集落刺激因子GM-CSF）在很大程度上刺激了中性粒细胞的产生。中性粒细胞在血液中循环，被募集到炎症部位，并被趋化因子激活。这些趋化因子包括衍生自细菌的甲酰肽、补体C3a和C5a、IL-8、干扰素和白三烯（尤其是白三烯B4）。中性粒细胞通过复杂的整合素调节过程，调动中性粒细胞和内皮细胞上的受体，从血管内皮间隙迁移至炎性组织。而后，活化的中性粒细胞沿趋化物（即趋化因子）梯度向炎症部位迁移。

中性粒细胞中的颗粒含有多达100种抗微生物分子，是一个"杀菌机器"。颗粒中的成分在细胞吞噬病原体后释放到细胞内的吞噬体内，或在靠近病原体时释放至胞外。宿主对病原体的调理作用（即抗体和补体结合）大大增强了中性粒细胞的吞噬作用。其杀灭病原体的主要机制是超氧化物爆发（即由NADPH氧化酶催化的超氧化物阴离子的产生），而后是过氧化氢歧化。许多其他颗粒分子，如组织蛋白酶、弹性蛋白酶、防御素和胶原酶也参与了杀灭过程。巨噬细胞等其他吞噬细胞亦存在类似的机制。

嗜酸性粒细胞在组织中的浓度比血液中高，主要在宿主防御多细胞寄生物如寄生虫中发挥作用。IL-5促进嗜酸性粒细胞的增殖和分化。嗜酸性粒细胞被补体因子和白三烯等各种介质激活并招募，其嗜酸颗粒含有对寄生虫有毒性的特异性阳离子蛋白质。嗜酸性粒细胞在过敏反应和哮喘等疾病的发病机制中也起着重要作用。

血液中的嗜碱性粒细胞和组织中的肥大细胞含有组胺颗粒。它们可以通过补体因子和肥大细胞表面的抗原-IgE结合激活。组胺是通过四种不同组胺受体起作用的短效低分子量胺。其作用包括引起支气管收缩和支气管平滑肌收缩、瘙痒、疼痛、血管舒张和血管通透性增加。组胺也在胃酸分泌、晕车和睡眠抑制中发挥作用。常用的抗组胺药可以拮抗这些作用。

血液中的单核细胞在骨髓中产生并在血液中循环数日。之后，它们迁移到组织中，在细菌产物如脂多糖（LPS）、干扰素-γ和其他细胞因子的激活下，吞噬病原体和碎片，并杀死病原体。

巨噬细胞的性质和功能取决于所在的组织。肺中的肺泡巨噬细胞不断暴露于空气中的颗粒和病原体，而脑中的小胶质细胞则具有非常不同的环境和功能。巨噬细胞在急性炎症后清除细胞碎片，因此是外周组织的清洁工。巨噬细胞产生各种在炎症过程中发挥重要作用的细胞因子，包括IL-1、TNF-α、IL-6、IL-15和白细胞生长因子。

炎症和感染期间的发热是由巨噬细胞释放到循环中的细胞因子如IL-1和TNF-α导致的。这些因子增加下丘脑前列腺素的水平，上调了正常的体温调定点，进而在体温调节机制的作用下提高机体核心体温。

巨噬细胞在肉芽肿的形成中起核心作用。例如，巨噬细胞通过将活的病原体隔离在肉芽肿内的方式，在控制难以杀死的抗酸杆菌（如结核分枝杆菌）或真菌中起关键作用。巨噬细胞还将来自病原体的抗原提呈给T细胞，有助于启动获得性免疫应答。髓系细胞可以控制免疫应答，被称为骨髓来源的抑制性细胞。

树突状细胞来源于骨髓或淋巴细胞前体。树突状细胞主要存在于病原体可能进入人体的组织中，如皮肤、胃肠道、脾脏和呼吸道。这些细胞因具有分枝状的胞质突起而得名，并以与巨噬细胞相似的方式吞噬病原体。它们是体内主要的抗原提呈细胞（APC）。

自然杀伤（NK）细胞是杀死被病毒感染的细胞和某些肿瘤细胞等异常细胞的T淋巴细胞。它们不需要抗原致敏即可产生穿孔素，该物质是一种具有致死作用的成孔蛋白质。它们组成了获得性免疫尚未建立前针对病毒感染的第一道防线。

（三）获得性免疫应答

在抵御病原体的过程中，获得性免疫应答对机体产生精确的特异性保护（见表86-1）。当再次遇到特定病原体时，感染后的记忆B和T细胞可以快速恢复特异性反应，获得性免疫系统抵御不同病原体的能力是十分惊人的。B细胞可以产生约10^{14}种不同的免疫球蛋白分子，而T细胞对于特异性抗原可以具有多达10^{18}种不同的T细胞受体（TCR）。

1.B细胞

抗体是由B细胞产生的可识别病原体特异结构单元（即表位）的糖蛋白。在抵御微生物的过程中，抗体可与病原体结合以抑制病原体感染细胞的能力或毒素效力（即中和）、促进吞噬细胞如中性粒细胞和巨噬细胞的吞噬作用（即调理）、激活补体，或通过抗体依赖性细胞毒作用（ADCC）杀死感染细胞。

抗体介导的宿主防御主要发生在细胞外，而T细胞介导的宿主防御主要作用于细胞内（即针对进入细胞并在细胞内存活的病原体）。表86-4总结了抗体的五种主要类型（同种型）。补体激活由IgM和IgG完成，而调理作用则由IgG和IgA实现。IgG抗体穿过胎盘，为新生儿提供几个月的保护性免疫；IgA是在黏膜表面起作用的分泌型抗体，是外分泌物如黏液中的主要抗体；IgE负责过敏反应和宿主对寄生虫的防御；IgD为具有触发先天免疫应答能力的免疫调节分子。

表86-4 人类抗体特征

分类	IgG	IgA	IgM	IgD	IgE
重链类型	γ	α	μ	δ	ε
分子量（大约，kDa）	150	170	900	180	190
补体激活（经典途径）	++	0	++++	0	0
调理作用（用于结合）	++++	++	0	0	0
反应素活性	0	0	0	0	++++
血清浓度（大约，mg/dl）	1500	150～350	100～150	2	2
半衰期（d）	23	6	5	3	2.5
主要作用	再次应答	分泌性免疫	初次应答、补体激活	针对炎症的免疫调节	过敏反应、抗寄生虫免疫

注：Ig.免疫球蛋白；+.最小；++++.最大。

结构上，抗体由两条大的重链和两条小的轻链组成（图86-2）。每条重链和轻链具有恒定区和可变区。重链决定了特定的抗体类型（IgM、IgG、IgA、IgE和IgD），轻链则只有两种类型（κ和λ）。每个分子的抗原结合位点由重链的可变区和轻链的可变区组成。每个分子都有两个这样的结合位点。B细胞受体由与该B细胞相关的特异性免疫球蛋白组成。未经刺激的B细胞在其细胞表面表达单个IgM分子。当受到刺激时，B细胞可首先产生IgM抗体。之后，B细胞可使其产生的免疫球蛋白类型发生转变（如从IgM变为IgG），并成为产生大量抗体的浆细胞或长期记忆细胞，其抗原特异性不发生改变。

免疫球蛋白与抗原结合后，两条重链恒定区上的Fc部分可与中性粒细胞、巨噬细胞和树突状细胞表面的Fc受体结合。这种相互作用将抗原-抗体复合物结合到吞噬细胞上，不同的抗体类型发挥其不同的调理、吞噬或激活补体经典途径的作用。

人类可以产生数十亿种不同的抗体，这种多样性来源于编码抗体可变区的基因区域。人类之所以能对所有微生物都产生特异性抗体，策略有二：一是体细胞超突变，二是免疫球蛋白轻链和重链的可变区（V）、多样区（D）和连接区（J）的基因片段可发生重组。重链的可变区由V、D和J基因编码。轻链的可变区由V和J基因编码。

有超过1000种不同的V、D和J基因。在B细胞分化期间，体细胞易位随机发生在V、D和J重链基因及V和J轻链基因上，可变区极大的多样性正是通过这种方式形成的。进一步的遗传变异来源于B细胞在淋巴组织中遇到抗原后发生的体细胞突变。B细胞表面具有特异性Ig抗体，其特异性由识别三维结构的V（D）J重组产生。这些分子结构存在于病原体的表面或是由病原体产生的毒素中。

获得性免疫反应开始于淋巴结滤泡中特异性B细胞对抗原的识别。IgM抗体由Ig表面受体对抗原具有亲和力的B细胞产生。与淋巴结中辅助性T细胞的相互作用可导致类别转换（如从IgM转变为IgG或其他类型）。该转换被称为同种型转换，并由特异性细胞因子如IL-4、IL-10、IL-5和由T细胞产生的其他细胞因子驱动。同型转换可使宿主受益于针对相同抗原的不同类型抗体的不同功能（如IgM的补体激活作用、IgG的调理活性）。通过表面共受体和刺激性可溶性分子与T细胞的相互作用，B细胞发生分裂并增加抗体的生成量。B细胞也可分化成不表达表面抗体但分泌大量单一同种型特异性免疫球蛋白的浆细胞。

B细胞也可能经历体细胞超突变。在此过程中，产生抗体的细胞可出现免疫球蛋白DNA的点突变以增加对抗原的亲和力。这可以刺激更高亲和力抗体产量的增加，从而微调B细胞免疫应答。在与T细胞相互作用的驱动下，一部分B细胞在体内永久形成记忆细胞，当机体再次暴露于抗原时，这些记忆细胞可快速产生对该抗原亲和力极高的抗体。

B细胞的激活可以通过两条途径实现。一些抗原可刺激B细胞增殖并直接产生抗体，无须$CD4^+$辅助性T细胞参与，代表性抗原包括具有广泛刺激性的微生物衍生物如LPS。另一些来源于微生物的重复多糖序列等其他分子可更特异地刺激成熟B细胞。

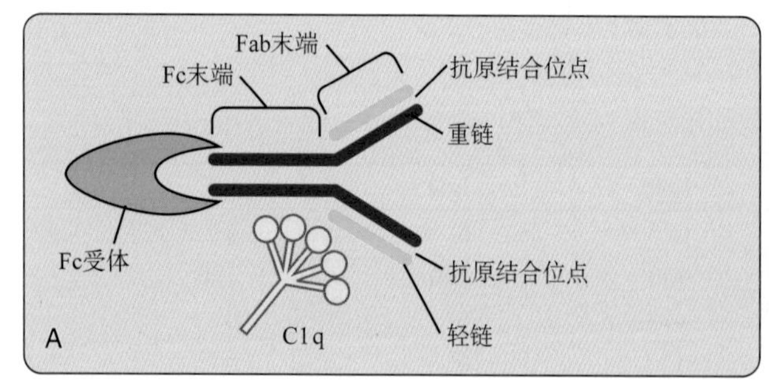

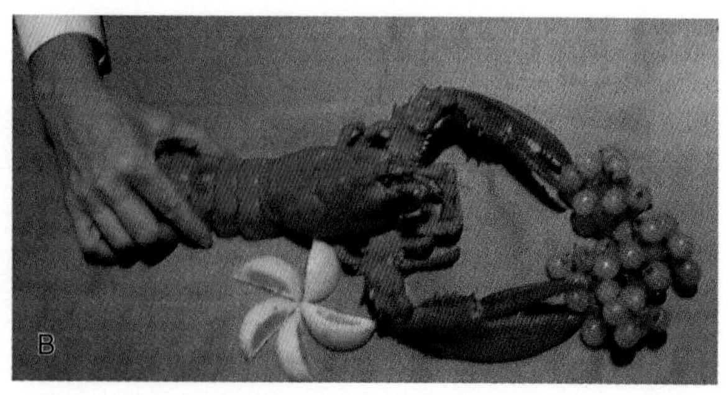

图86-2　抗体的结构。抗体由通过二硫键连接的两条重链（红线）和两条轻链（蓝线）组成。两条重链结合形成尾部（Fc末端），可与多种细胞上的受体（FcR）相互作用。重链和轻链参与形成Fab端。在5′或氨基末端，这些链形成两个相同的抗原结合位点，类似于两个蟹钳。在抗体较链区附近，存在C1q的结合位点，C1q是补体级联反应的第一个组分（资料来源：Birdsall H： Adaptive immunity： antibodies and immunodeficiencies.In Bennett JE, Dolin R, Blaser M, editors： Mandell, Douglas, and Bennett's principles and practice of infectious diseases, ed 8, Philadelphia, 2015, Saunders.）

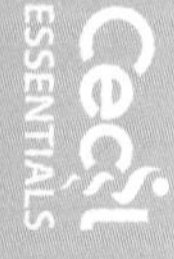

更常见的是，B细胞通过与$CD4^+$T细胞的协同作用而被激活。特异性抗原与B细胞表面的免疫球蛋白结合，引起抗原内吞、裂解，抗原片段随后与MHC Ⅱ结合，一同提呈到细胞表面。具有抗原特异性TLR的$CD4^+$T细胞通过黏附分子和CD28、CD80/86等共刺激活化分子与B细胞相互作用。然后$CD4^+$T细胞产生促进B细胞产生抗体的细胞因子如IL-4。

2.T细胞

T细胞在骨髓中产生，然后在胸腺中进行加工和选择。T细胞表面含有CD4或CD8分子及抗原特异性的TCR。T细胞的形成与B细胞抗原分化的过程相似，都涉及V、D和J簇的基因重排和选择。相比于B细胞，可引起T细胞应答的潜在表位更多。

随着在胸腺中发育成熟，TCR对自身分子具有过高亲和力的T细胞被清除。通常在局部淋巴结或类似组织（如肠道中的派伊尔结）中的初始T细胞通过与树突状细胞等APC的相互作用而致敏。APC处理微生物抗原肽，然后将抗原提呈给相关T细胞。抗原提呈与人类白细胞抗原（HLA）相关：HLA Ⅱ类分子对应$CD4^+$细胞，HLA Ⅰ类分子对应$CD8^+$细胞。$CD4^+$细胞称为辅助性T细胞，并发育成Th1、Th2和Th17亚型。$CD8^+$细胞是细胞毒性T细胞（图86-3）。

$CD4^+$T细胞是允许和增强B细胞、其他$CD4^+$T细胞和$CD8^+$T细胞免疫应答的关键细胞。$CD4^+$T细胞也可以激活吞噬细胞。$CD4^+$T细胞指挥吞噬细胞通过吞噬或胞吞作用来识别病原体。例如，树突状细胞将外部病原体或抗原吞噬或胞吞至细胞内，然后在吞噬体内降解它们。

通过蛋白酶水解产生的短肽抗原附着于MHC Ⅱ类分子上，而后，复合物被传送到细胞表面，以提呈给表达CD4的初始T细胞。抗原特异性的$CD4^+$T细胞继而黏附在APC表面的MHC Ⅱ类/抗原复合物上。辅助因子对于稳定相互作用十分重要，如与APC上的细胞间黏附分子1（ICAM-1）相互作用的T细胞上的黏附分子淋巴细胞功能相关抗原1（LFA-1）。激活黏附复合物如CD28（位于T细胞上）和CD80/86（位于APC上）对于T细胞的致敏、增殖和活化是必需的。激活和增殖也受IL-2驱动。

活化的$CD4^+$T细胞（最初称为Th0细胞）可在IL-12和其他细胞因子的诱导下成为Th1细胞，或在

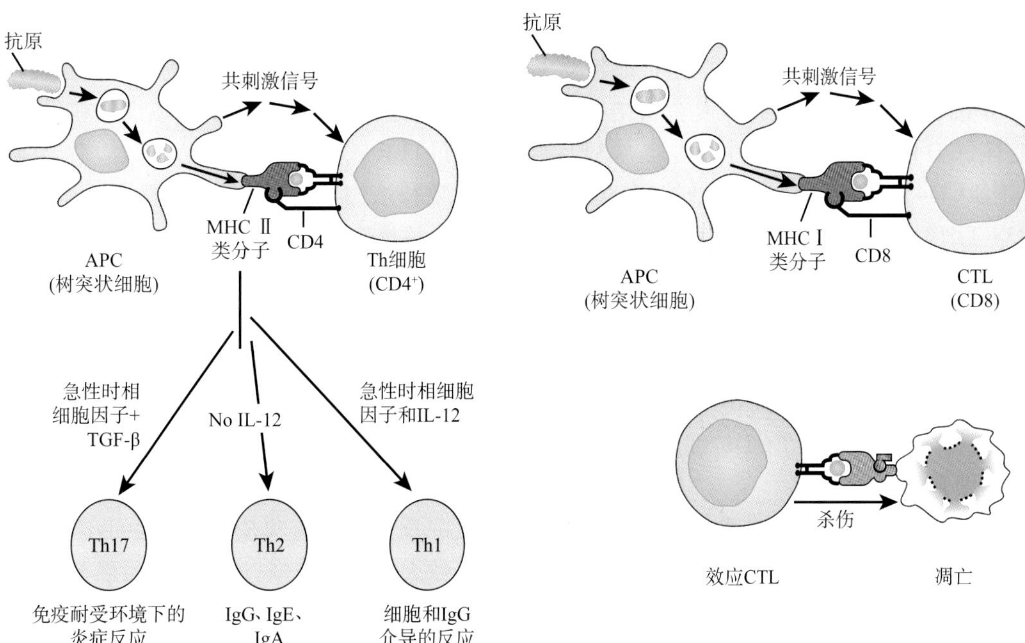

图86-3 T细胞激活概述。树突状细胞（DC）通过主要组织相容性复合物（MHC）与T细胞受体的结合，启动与$CD4^+$或$CD8^+$T细胞之间的相互作用。DC通过MHC Ⅱ类分子上11个氨基酸的肽段、B7共受体和细胞因子来激活$CD4^+$T细胞；并通过MHC Ⅰ类分子上89个氨基酸的肽段、B7共受体和细胞因子来激活$CD8^+$T细胞。图中可见抗原提呈给$CD4^+$T细胞及交叉提呈给$CD8^+$T细胞。DC产生的细胞因子决定了辅助性T（Th）细胞的类型。活化的$CD8^+$T细胞可通过其表面受体识别靶细胞MHC Ⅰ类分子上的肽段，进而与靶细胞相互作用并裂解靶细胞。APC.抗原提呈细胞；CTL.细胞毒性T细胞；Ig.免疫球蛋白；TGF-β.转化生长因子-β（资料来源：Rosenthal KS, Tan MJ, editors: Rapid review microbiology and immunology, ed 3, Philadelphia, 2011, Mosby.）

IL-4和IL-10的诱导下成为Th2细胞。Th17细胞的分化由转化生长因子-β（TGF-β）、IL-6和IL-23驱动。Th1细胞介导宿主针对细胞内病原体如结核分枝杆菌或弓形体的防御。其原理为通过产生干扰素-γ来激活APC（如巨噬细胞），进而破坏入侵的细胞内病原体。Th1细胞还产生IL-12、IL-2和TNF-α以增强免疫应答。它们还激活细胞毒性T细胞以裂解被感染的细胞。

另外，$CD4^+$T细胞还可分化为具有抗寄生虫活性的Th2细胞。Th2细胞通过产生IL-4刺激B细胞产生针对细胞外病原体的抗体，并通过产生IL-5刺激嗜酸性粒细胞增殖以抵御寄生虫（如蠕虫）。

Th17细胞被IL-23刺激并产生IL-17，通过将中性粒细胞募集到由细胞外细菌和真菌引起的感染部位来放大炎症反应。这些$CD4^+$T细胞亚群的复杂性仍在探索之中。

$CD8^+$T细胞对一开始便直接进入吞噬细胞的病原体产生免疫应答，如病毒。当病原体在细胞内复制时，病毒蛋白质通过与泛素共价结合的方式被标记，以便后续清除。被标记的分子之后被蛋白酶体（细胞质内的酶复合物）降解。裂解后的肽段由6～24个氨基酸组成，在APC细胞内通过复杂的过程与MHC Ⅰ类分子结合，而后提呈到APC表面上。提呈抗原特异性的初始$CD8^+$细胞与MHC Ⅰ类/抗原复合物结合并表达IL-2受体。$CD4^+$Th1抗原特异性细胞也与APC相互作用，刺激$CD4^+$细胞产生IL-2，并增加CD80/86的表达。$CD8^+$T细胞上的CD28与APC上的CD80/86相互作用，刺激$CD8^+$T细胞增殖并分化成细胞毒性T细胞。细胞毒性T细胞可以裂解表达相应MHC Ⅰ类分子/抗原复合物的靶细胞。MHC Ⅰ类分子/抗原复合物的识别、IL-2的刺激、CD28与CD80/86的黏附几个信号结合起来，有效地启动了$CD8^+$细胞毒性T细胞对病毒感染细胞的攻击。

$CD4^+$和$CD8^+$T细胞有助于调节免疫反应。$CD4^+$调节性T细胞（Treg）表达CD4和CD25，有助于调节免疫应答，特别是与自身免疫性疾病和某些传染性疾病有关的免疫反应。$CD8^+$抑制T细胞会抑制一些自身免疫性炎症反应。

三、宿主对病原体的防御反应

人类不断受到病原体的威胁。肺炎链球菌、A组链球菌和呼吸道病毒定植于呼吸道；金黄色葡萄球菌、真菌和许多其他病原体存在于皮肤表面。胃肠道内生存着所有类型的病原体：有些是良性的，而有些是危险的。

如前所述，宿主需要持续且恰当地对非免疫性防御的破坏做出反应。例如，如果一个人手被割伤，则皮肤屏障被破坏，病原体可能会侵入皮下组织。这立即刺激机体产生非免疫性防御反应，包括巨噬细胞的吞噬作用，这些细胞能够产生IL-1和TNF-α等细胞因子。细胞因子可刺激血管内皮上黏附分子的表达。而后中性粒细胞黏附于内皮，迁移进组织，并被趋化因子梯度募集到病原体的入侵部位。

另一种破坏非免疫性防御体系的过程由呼吸道病毒感染引起。流感病毒可能通过破坏呼吸道上皮、抑制纤毛运动和黏液生成而损害宿主上下呼吸道的防御体系。而后，定居于正常宿主呼吸道中的细菌性病原体（最常见肺炎链球菌）可能定植并入侵下呼吸道，导致肺炎。结核分枝杆菌等胞内病原体可避开上下呼吸道的防御，并在肺中的肺泡巨噬细胞中生存和繁殖。干扰肺泡巨噬细胞功能的因素（如二氧化硅暴露）可能会增加宿主对结核病的易感性。

固有免疫系统在感染的早期阶段至关重要。尽管呈非特异性，但其反应迅速，能够消除病原体或控制感染，直到更强大、更特异的获得性免疫系统开始产生应答。吞噬细胞如组织巨噬细胞在外周"巡逻"，并通过TLR来"侦查"病原体。被激活后，吞噬细胞行使吞噬和杀伤功能，并产生细胞因子和趋化因子以启动炎症反应。

补体可通过旁路途径被激活，其产物可募集中性粒细胞、调理并裂解病原体。组胺释放引起血管舒张，循环中的中性粒细胞通过整合素定位到最接近病原体侵入部位的血管内皮，而后通过血管壁，随趋化因子梯度迁移至感染部位。调理作用有助于中性粒细胞和其他免疫细胞摄取并杀死病原体。这些直接炎症反应和固有免疫应答发生迅速，并且在数小时至数天内不断增强。这些反应虽然有效，但仅起着临时作用，以等待更特异、更有效的获得性免疫逐渐形成。

外周组织中未成熟的树突状细胞是外来组织的监察者。它们通过TLR和其他受体介导的胞吞和吞噬作用来"侦查"病原体；一旦病原体被识别，树突状细胞则会迁移至区域淋巴结内。树突状细胞在那里成熟，不再进行吞噬，而是将加工过的抗原提呈给T细胞，从而引发特异性的获得性免疫应答。反应类型取决于病原体的类型。胞内病原体如结核分枝杆菌刺激T细胞介导的免疫应答，而肺炎链球菌主要刺激B细胞和抗体介导（体液）的免疫应答。大多数感染同时引起宿主不同程度的细胞免疫和体液免疫反应，如流感病毒可诱导B细胞和T细胞免疫反应。

（一）体液免疫

感染早期，补体和预先存在于循环或组织中的抗体直接对病原体产生免疫反应，直接裂解、调理和中和病原体。B细胞可被与T细胞无关的抗原激活，也可通过与$CD4^+$T细胞及与T细胞依赖性抗原的相互作用来激活。B细胞首先增殖并产生IgM抗体，然后通过同型转换产生其他类型的抗体，包括IgG和IgA。作用在细胞外的抗体与病原体或其产物结合，发挥中和、调理病原体、激活补体和ADCC作用。

（二）细胞免疫

特异性识别入侵病原体的初始T细胞活化、增殖并产生细胞因子。$CD4^+$T细胞产生的细胞因子能够刺激其他T细胞、增强整体炎症反应、激活吞噬细胞以杀死病原体，并能刺激抗体的产生。再次暴露于之前已识别过的细胞内病原体时，已致敏的T细胞可迅速活化、增殖以做出应答。

推荐阅读

Bennett JE, Dolin R, Blaser M: Mandell, Douglas, and Bennett's principles and practice of infectious diseases, ed 8, Philadelphia, 2015, Saunders.

Medzhitov R, Shevach EM, Trinchieri G, et al: Highlights of 10 years of immunology in Nature Reviews Immunology, Nat Rev Immunol 11:693–702, 2011.

第87章

感染性疾病的实验室诊断

著　者　Kimberle Chapin
译　者　刘雨桐　审校者　侍效春　刘晓清

一、引言

能够快速而准确诊断更多的感染性疾病的能力反映了当今医学的长足进步。自动化、分子化及技术先进的床旁体外诊断实验(point-of-care，POC)使得诊断更易明确。但是，样本获取、检验方法选择、检验参数确定及检验结果解读则变得更加复杂。

近70%的患者需实验室检查结果辅助诊断。保证检验技术的准确性关系到患者的安全、发病率、死亡率及医疗费用。一些已发表的案例可以说明检验结果对优化患者护理的贡献，如艰难梭菌毒素的分子检测与感染控制；为减少发病率与死亡率而建立的识别、治疗脓毒血症的相关评分分层；为辅助高危手术操作过程中的灭菌与针对性抗生素用药而建立的耐甲氧西林金黄色葡萄球菌(MRSA)及金黄色葡萄球菌菌落定植的监测方法；以及在成功的抗感染干预与管理项目中起到辅助作用的快速分子检测技术。

本章重点为感染性疾病实验室检查中的重要组成部分，以及与患者护理相关的实验室检测与诊断技术的发展趋势。更多内容请参阅2013年版的美国微生物学会(ASM)与美国感染病学会(IDSA)指南中有关感染性疾病的微生物实验室诊断部分。该指南依据疾病分类(如呼吸系统疾病、生殖系统疾病)对感染性疾病实验室诊断方法进行了总结，并且涵盖了众多供快速查阅的表格。此文件被广泛认可，且定时更新，现作为Sanford指南的一部分：感染性疾病的实验室诊断(http://www.sanfordguide.com/)。

二、标本采集与处理

在感染性疾病诊断的众多组成部分中，标本采集与运送过程中的保存方法常常被忽视。作为委托和监管工作的一部分，实验室有标本采集流程及不合格标本的拒收标准。这些通过循证方法制定的操作规范保证了检验结果用于患者治疗的可靠性。例如，若初步的涂片评估显示某痰标本被鳞状上皮细胞污染，并显示具有正常口腔菌群而非深部呼吸道标本，则应予以拒收。再如，应拒收欲进行艰难梭菌毒素检测的硬条状粪便标本，这是由于标本性状与艰难梭菌感染不符，该感染应导致水样泻。

为保证病原检出效果，所有参与标本采集的工作人员(如内科医师、护士及标本采集员)均应熟悉相应的采集装置、推荐的采集技术及运送要求。若临床开具了非常规进行的微生物检验项目，如脑脊液(CSF)标本的厌氧微生物相关检测，应向实验室电话说明。

三、快速诊断方法

对感染性疾病的直接检测与微生物实验室检测而言，“快速”或“即刻”一词已不再陌生。所有主要的诊断性检验项目均可在1～4h内完成，包括标本的直接观察、微生物特异性抗原、蛋白及核酸的检测、细胞计数及生物标志物检测。因此，患者在当次就诊过程中通常能够取得检验结果。

表87-1列举了美国FDA所批准的应用于未处理标本的直接实验室检验方法。例如，细菌及酵母的革

兰氏染色、真菌的荧光增白剂荧光染色、军团病诊断采用的尿军团杆菌抗原检测及针对CSF中肠病毒所采用的聚合酶链式反应(PCR)。

真阳性率或真阴性率决定了检验方法的预测价值，而方法的直接与快速的特点并不等同于一定具有较高的预测价值。所以，一些传统检验项目由于常常得到假阳性结果(如CSF的细菌抗原检测与墨汁染色)，现已不再常规推荐。

四、直接涂片

有时，直接涂片对于疑似病因的明确十分有意义(如利用痰标本的革兰氏染色确诊肺炎球菌肺炎)，且此方法通常在标本到达实验室后的数分钟至数小时内即可完成。然而，方法的敏感性与特异性取决于标本采集过程是否恰当(如在使用抗生素前采集)，有时还取决于是否获悉患者的免疫状态。

使用荧光增白剂或金胺的荧光染色(图87-1)可

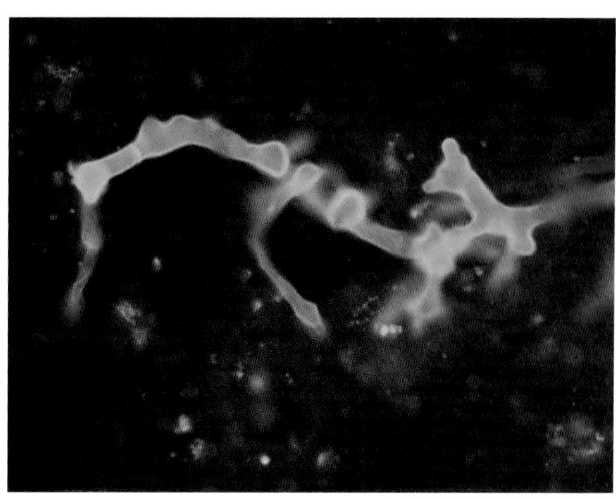

图87-1　应用荧光增白剂荧光染色显示伤口标本内的真菌菌丝

表87-1　FDA批准的标本直接检验方法

检验方法*	诊断方法	待测物
涂片染色	革兰氏染色	细菌，酵母菌
	荧光染色	DFA：耶氏肺孢子菌，病毒†
		金胺：分枝杆菌
		荧光增白剂：真菌
	特殊的：抗酸染色(Kinyoun)，弱抗酸染色(PAF)，墨汁染色‡	实验室根据初染结果判断进行何种检验§
	瑞氏染色	白细胞分类与计数
抗原-抗体反应	乳胶凝集试验	尿样本中的军团菌或肺炎链球菌抗原
		血清与CSF中的隐球菌抗原
	抗体/抗原侧向层析	GAS，RSV，甲型或乙型流感病毒
	IgG、IgM的血清学检测，蛋白质印迹法	多种待测物，免疫状态及急性疾病的鉴别和(或)确证
	生物标志物	降钙素原‖，C反应蛋白
分子生物学方法¶	杂交与信号放大	HPV，细菌性阴道病或阴道炎，GAS
	RNA和(或)DNA扩增	≤5个靶点时进行小规模检测：性传播病原体(GC，CT，TV)
		≥10个靶点时进行多重扩增：脓毒血症，呼吸道病原，胃肠道病原
		基因芯片：多个靶点，HCV基因型
	扩增并进行核酸定量	HIV，HCV，HBV

注：CSF.脑脊液；CT.沙眼衣原体；DFA.直接荧光抗体；DNA.脱氧核糖核酸；FDA.美国食品药品管理局；GAS.A组链球菌；GC.淋病奈瑟菌；HBV.乙型肝炎病毒；HCV.丙型肝炎病毒；HIV.人类免疫缺陷病毒；HPV.人乳头瘤病毒；Ig.免疫球蛋白；RNA.核糖核酸；RSV.呼吸道合胞病毒；TV.阴道毛滴虫。

*检验于当天进行，1h完成。

†由于直接荧光抗体(DFA)是种属特异性的(如耶氏肺孢子菌、水痘-带状疱疹病毒、单纯疱疹病毒1型或2型、巨细胞病毒)，这些涂片方法优于组织学染色法(如银染)及Tzanck试验(如有核巨细胞)，后两者对不同病原可能显示出相似的形态学结果。

‡推荐用于脑脊液(CSF)或血清中的隐球菌抗原检测。墨汁染色常给出假阳性结果，此方法被用于确证CSF革兰氏染色中疑似的酵母菌。

§例如，若革兰氏染色结果显示革兰氏阳性分枝杆菌，怀疑诺卡菌，推荐使用弱抗酸染色；若金胺染色阳性，推荐抗酸染色。

‖鉴别细菌性脓毒血症时，降钙素原要优于C反应蛋白。

¶此处每类中均列出了常见的病原体，但方法适用的待测物范围远不限于此。

分别增加直接涂片检出真菌或抗酸杆菌(AFB)的敏感性。对寄生虫、病毒、耶氏肺孢子菌进行直接荧光抗体染色法较传统组织学染色更快速特异,传统方法可能需要数天时间。然而,由于通常难以获得足够量的标本,涂片与培养的敏感性可能不高,而其他一些方法,如分子检测与经验性治疗,在特定病例中仍有价值。

五、床旁体外诊断实验

床旁体外诊断实验可快速提供检测结果。通常,患者在当次就诊过程中即可取得结果,而后便可直接接受治疗。然而,多数在医生办公室或现场实验室进行的检验项目均为快速抗原检测,这些检测的诊断价值取决于标本类型(如对甲型流感病毒或乙型流感病毒的检测而言,鼻咽拭子要优于喉拭子)、待测病原(如对A群链球菌的检测结果较甲型或乙型流感病毒更可靠)及进行检测时该病的流行状况。

快速抗原检测中假阳性结果不常见,所以若出现阳性,即可依照结果进行治疗。相反,若出现阴性结果则不甚可靠。例如,在新近的一次H1N1流感暴发事件中,快速抗原检测数据的敏感性(约50%)远不及分子检测。若采用多重病毒检测系统,超过50%的因"流感样疾病"入院的患者会检出其他病毒(图87-2)。所以,若"流感样疾病"的住院患者使用快速抗原检测阴性时,推荐其采用分子检测方法复测。许多厂商提供流感病毒的扩增检测方法,可检索临床实验室改进修正案(CLIA),查找能够在开业医生的实验室或急救中心中进行的流感快速检测方法。

(一)分子检测

在过去的10年中,感染性疾病的分子检测方法获得了长足发展。表87-1列出了基本的方法分类。

FDA批准的直接分子检测方法包括杂交法和扩增法。两者间主要区别在于杂交法不会扩增样本内的核酸成分。对于检测DNA的方法,其敏感性受限于DNA以单拷贝形式存在的特点。对于检测蛋白质或RNA的方法,由于这些物质在微生物体内的自然状态即为多拷贝扩增状态,方法的敏感性在某种意义上是增加的。常见的杂交方法包括针对组织内靶点的荧光原位杂交(FISH)技术,以及肽核酸(PNA)荧光原位杂交技术(图87-3)。杂交系统可通过配对信号放大技术来增加其敏感性,如人乳头瘤病毒相关检测(即指Qiagen/Digene HPV test)。

相反,扩增法能够通过多种途径增加样本内核酸的拷贝数,包括聚合酶链反应(PCR)、转录介导的扩增(TMA)技术、环介导的等温扩增(LAMP)技术。实时PCR中,扩增与检测同时进行,可使检测更

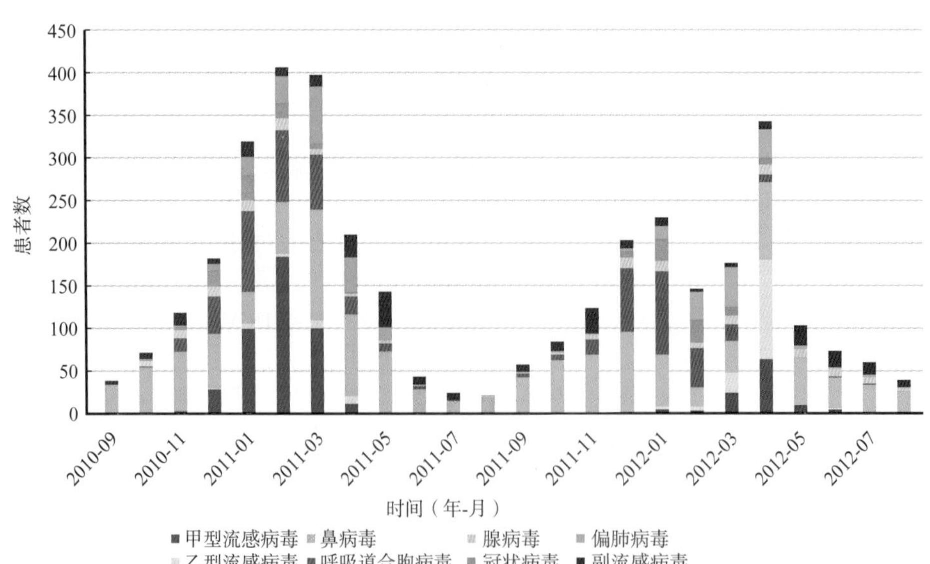

图87-2 在两个呼吸系统疾病高发季节之间,从患流感样疾病的住院患者体内检测到的呼吸道病毒。病毒流行病学结果是通过包含14种病毒的多重呼吸道病毒检测平台获得的。该结果为减少抗生素使用及讨论患者可能的病因提供了有用的信息

快速。扩增法既能够检测单一待测物(如CSF中的肠病毒),也能检测同一样本中某类疾病涉及的一组病原,如性传播疾病(如沙眼衣原体、淋病奈瑟菌及阴道毛滴虫)。

这些方法能够利用多重扩增测试平台(即经FDA批准的提供14~24种呼吸道病原或急性胃肠炎病原靶点的多重检测)从单一样本中获得多种病原体的信息。这些方法也可用于长期治疗及疗效评估中的病毒载量测定(即人类免疫缺陷病毒、乙型肝炎病毒及丙型肝炎病毒载量)。

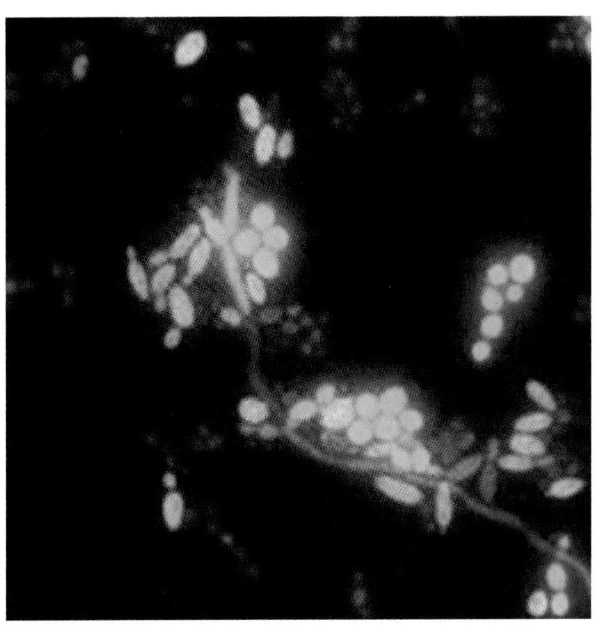

图87-3 肽核酸杂交探针可被用于血培养阳性标本中酵母菌的鉴定。应用"Yeast Traffic Light PNA FISH"检测可鉴定出:白色念珠菌和(或)近平滑念珠菌(绿色)、热带念珠菌(黄色)、光滑念珠菌和(或)克柔念珠菌(红色)。

(二)培养

尽管快速直接检测及分子检测领域取得了进步,但是对于多数标本类型而言,培养仍在感染性疾病诊断中占有举足轻重的地位。随着技术的更新,培养过程中快速识别的方法有所进步。血标本与抗酸杆菌培养在可持续监测的培养箱中进行,该培养箱能够基于生长曲线,在标本出现阳性结果时发出信号。阳性结果被即时报告后,标本便可被立即取出,以进行后续染色、菌种鉴定及药敏试验。

表87-2列举了最常用的阳性液体培养标本(如血液)及阳性培养皿菌落生长标本的鉴定方法。其中也包括一些已成为许多实验室标准操作流程的分子杂交技术(见图87-3)。

虽然多数实验室仍依赖生化技术与酶表型技术进行微生物鉴定,但微生物16s与18srRNA测序结果已然说明生物化学方法在特异性方面的不足。此外,这些方法也需要一定的反应时间。导致微生物鉴定时间滞后。应用基质辅助激光解吸电离飞行时间质谱(MALDI-TOF MS)比例的增加代表了一个重要的方法学上的转变。此技术利用蛋白光谱分析来鉴定微生物,仅耗时数分钟而非数日。关于此项技术的说明见图87-4。

药敏试验通常需要待测微生物在含有抗生素的培养基中生长,所用抗生素应适合治疗该微生物。分子生物学技术的出现推动了药敏试验的发展,相关项目包括MRSA、耐万古霉素的肠球菌(VRE)、耐碳青霉烯类药物的微生物及耐利福平的结核分枝杆菌的筛查。然而,人们还不清楚该如何从医学角度解读所测到的耐药基因序列或基因表达。

表87-2 阳性液体培养标本或菌落标本的快速鉴定方法

方法*	待鉴定病原	耗时	费用	专业技术
PNA荧光涂片	细菌、真菌(酵母菌)	1~2h	$$	+
MALDI-TOF	细菌、真菌、分枝杆菌	数分钟	$	+
杂交探针	细菌、双相型真菌、分枝杆菌	1~4h	$$	++
扩增†	细菌、病毒、分枝杆菌	1~4h	$$$	++
16s/18s测序	细菌、真菌	1~12h	$$$	+++
HPLC	分枝杆菌	24h	$$$	+++

注:MALDI-TOF.基质辅助激光解吸电离飞行时间质谱;HPLC.高压液相色谱;PNA.肽核酸;$.相对费用;+.对于专业技术的相对需要程度。

*快速检测方法需要2~24h完成。此处列举的方法均经美国FDA批准,或已经临床实验室验证其鉴定效果。由于需要一定的专业技术与费用,常规实验室可能无法进行其中部分检测项目,开具检验者应询问是否能够进行。

†包含多种不同技术,如聚合酶链式反应(PCR)、转录介导的扩增(TMA)技术、环介导等温扩增(LAMP)技术。

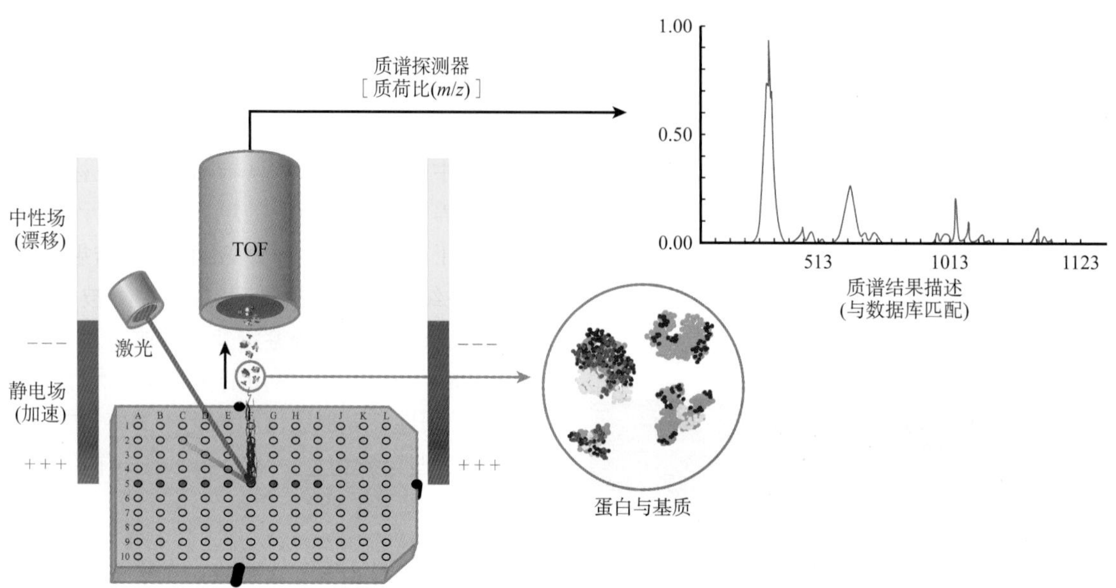

图87-4 基质辅助激光解吸电离飞行时间质谱(MALDI-TOF MS)。挑选培养皿中的细菌或真菌菌落，直接涂于MALDI的玻片上。用基质覆盖样本并加以干燥。而后用激光轰击标本，使得标本与基质发生升华与离子化。通过测定离子在管中的飞行时间，将离子堆依照质荷比进行分离。而后，应用软件绘制并分析频谱图，通过与数据库中的参考质谱频谱进行对比、匹配，最终得到鉴定结果。此过程仅耗费数分钟。虽然此方法所用仪器较为昂贵，但此方法已被美国食品药品管理局批准，且可快速获得大量可靠的鉴定结果

六、感染性疾病诊断的发展趋势

为了标准化报告方式与微生物实验结果的解读方法，人们制定了标本检验的循证医学指南。此指南尤其适用于采集部位可能被潜在正常菌群污染的标本(如尿液、体表伤口、呼吸道标本)。

针对标本类型，有相应的规定限制何种微生物及多少种微生物应进行菌种鉴定和药敏试验。例如，若在清洁尿液标本发现3种或3种以上微生物，且存在量相等，此标本即被认为"污染标本"(即便这些微生物可能是潜在的病原体)，因为该情况下无法判断任一种微生物的临床意义。此时应重新取样。同样地，其余标本类型也应列出无意义的检出微生物种类。

其他发展趋势包括限制检查项目的开具及基于疾病或健康管理系统的评分系统的应用；继续强化微生物学家、药剂师及医师的协作，以优化感染性疾病的控制管理；应用多重检测系统来简化复杂疾病(如急性胃肠炎)的诊断；提高阳性分子生物学结果的临床相关性；以及更多地应用宏基因组学与测序结果来进行标本直接检测(如血液标本、骨标本)和感染性疾病暴发流行的识别。

推荐阅读

Balcl C, Sungurtekin H, Gürses E, et al: Usefulness of procalcitonin for diagnosis of sepsis in the intensive care unit, Crit Care 7:85–90, 2003.

Barenfanger J, Graham DR, Kolluri L, et al: Decreased mortality associated with prompt Gram staining of blood cultures, Am J Clin Pathol 130:870–8706, 2008.

Baron EJ, Miller JM, Weinstein MP, et al: A guide to utilization of the microbiology laboratory for diagnosis of infectious diseases: 2013 recommendations by the Infectious Diseases Society of America (IDSA) and the American Society for Microbiology (ASM), Clin Infect Dis 57:e22–e121, 2013.

Buss SN, Alter R, Iwen PC, et al: Implications of culture-independent panel-based detection of *Cyclospora cayetanensis* [letter], J Clin Microbiol 51:3909, 2013.

Clark AE, Kaleta EJ, Arora A, et al: Matrix-assisted laser desorption ionization-time of flight mass spectrometry: a fundamental shift in the routine practice of clinical microbiology, Clin Microbiol Rev 26:547–603, 2013.

Forrest GN, Mehta S, Weekes E, et al: Impact of rapid in situ hybridization testing on coagulase-negative staphylococci positive blood cultures, J Antimicrob Chemother 58:154–158, 2006.

McCulloh R, Andrea S, Reinert S, et al: Potential utility of multiplex amplification respiratory viral panel (RVP) testing in the management of acute respiratory infection in children: a retrospective analysis, J Pediatr Infect Dis Soc 3:146–153, 2014.

McCulloh RJ, Koster M, Chapin KC: Respiratory viral testing: new frontiers in diagnostics and implications for antimicrobial stewardship, Virulence 4:1–2, 2013.

Mermel LA, Jefferson J, Blanchard K, et al: Reducing *Clostridium difficile* incidence, colectomies, and mortality in the hospital setting: a successful multi-disciplinary approach, Jt Comm J Qual Patient Saf 39:298–305, 2013.

Musher DM: The usefulness of sputum Gram stain and culture [letter], Arch Intern Med 165:470–471, 2005.

第88章

发热与发热综合征

著　者　Ekta Gupta　Maria D. Mileno
译　者　刘雨桐　审校者　侍效春　刘晓清

一、引言

发热是需要医学评估的常见问题之一。当人体核心体温上升超过每日正常体温波动范围，即36.8℃±0.4℃（98.2℉±0.7℉）时，即称为发热。真性发热可作为感染的重要依据，有必要进一步检查。虽然发热是多数感染性疾病的特点，但是此症状也可出现在非感染性疾病中，如自身免疫与炎症性疾病、恶性肿瘤、创伤。

本章将回顾发热的发病机制、急性发热患者的处理策略与不明原因发热。发热可与感染相关（如动物暴露导致的感染），也可像在临床常见的情况一样作为患者就诊的唯一主诉，同样也可合并皮疹、淋巴结肿大等其他表现。本章最后将叙述真性发热与伪热的区别。

二、发病机制

核心体温的调节是哺乳动物与人类最重要的生理机制之一。在感染或炎症状态下，宿主单核细胞与巨噬细胞受外源细菌成分、毒素或伤口释放的细胞产物的激活，介导下丘脑体温调定点的改变。

单核细胞与巨噬细胞可产生一些小分子蛋白即细胞因子（cytokines），如白细胞介素-1（IL-1）、白细胞介素-6（IL-6）、肿瘤坏死因子（TNF）。这些物质被称为内源性致热原（endogenous pyrogens），它们能够通过提高下丘脑体温调定点来使体温升高，体温调定点决定了体温的平均水平，受下丘脑调控。感染部位的巨噬细胞释放IL-1与其他内源性致热原，这些物质经血流运输至下丘脑，刺激前列腺素E_2（PGE_2）水平的升高。升高的PGE_2能够提高调定点的温度，从而指导机体的热调节机制升高核心体温。IL-1同样可以在外周组织诱导PGE_2的产生，导致常伴随发热出现的非特异性肌痛、关节痛。前列腺素抑制剂，如阿司匹林、对乙酰氨基酚，能够阻断前列腺素的合成，从而达到降温目的。

体温调节过程起始于位于皮肤、腹部、脊髓的感觉神经元，中枢神经系统（CNS）温度感受器接受并整合传入的温度信息。在下丘脑温度调定点上升后，血管舒缩中枢的神经元放电频率改变，导致外周血管收缩，同时在双手、双足产生能够被个体察觉的冷觉。此时，血液由外周分流入体内核心器官，此过程能够使核心体温继续上升1～2℃。

其他信号转导机制也参与了体温调节过程。瘦素是一种来源于脂肪组织的激素，它具有维持机体能量稳态的功能，脂肪组织的自身产热参与了核心体温的维持。产热作用对于抵抗感染及应答寒冷刺激十分重要。发热在某些感染中能够直接对抗微生物，如神经梅毒、沙门菌病，同时升高的体温也能增强体液与细胞免疫应答水平。IL-1独立作用于两个生理系统：体温调节与铁代谢。它可从多方面刺激宿主防御体系，从而达到协同应对感染的目的。

然而，发热也有其负面影响。对于有基础脑部疾病的患者，或是健康的老年人，发热可能导致定向障碍与意识模糊。心动过速能够增加心肺负荷，对患有严重心肺疾病的患者有致充血性心力衰竭与心肌梗死的可能。发热时，应当应用退热药物以缓解症状，并避免对有基础病的患者造成损害。由于水杨酸盐有导致Reye综合征的风险，推荐儿童应用对乙酰氨基酚控制体温。

发热（fever）、高热（hyperthermia）与体温过高

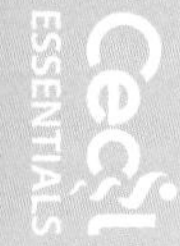

(hyperpyrexia)三个概念不尽相同。虽然多数体温升高的患者均为“发热”(>38.3℃或100.9℉),但仍有一些情况能够导致患者体温超过正常稳态,甚至超过41℃或105.8℉(即“高热”),这种情况能够迅速致命,且此状态下的机体对退热药物无反应。迅速降温对于发生高热的患者(如中暑)的存活十分关键,即便是健康的个体,长时间在高温、高湿环境下进行剧烈体力劳动,也可能发生中暑。中暑的特点为体温超过40.6℃(105.1℉)、感觉异常或昏迷及停止排汗。治疗方法包括用潮湿的敷料覆盖患者体表,随即静脉补液以纠正水和电解质的丢失。

严重高热可能出现在一种遗传性的麻醉药物反应中(即恶性高热),也可出现在对吩噻嗪类药物的反应中(即神经阻滞剂恶性综合征)。5-羟色胺综合征也可出现发热表现,该综合征通常与同时应用两种5-羟色胺制剂相关,但也可出现于对5-羟色胺极为敏感的患者使用一种含5-羟色胺的药物后。有时,中枢神经系统疾病患者(如截瘫患者)及严重皮肤病的患者可因无法散热而表现出高热状态。

“体温过高”一词指体温异常地极度升高(>41.5℃或106.7℉),此情况可出现于严重感染的患者,但更常见于中枢神经系统出血患者。

三、急症发热患者的诊断方法

评估患急症发热患者时,应当关注其热型。评估方法包括判断其每日波动是否正常,发热患者的体温通常持续处在高位。一般情况下,体温于下午晚些时候或傍晚时达到高峰。

寒战通常提示细菌感染的开始,最常见于菌血症,不过也可见于其他临床情况如药物热或输液反应。体温波动较大可能提示脓肿形成。对所有曾去过或居住在疟疾流行地区的发热患者均应考虑疟疾,若患者反复发热同时伴有间隔1～3d的周期性寒战与体温升高,且两次发作间体温正常、一般状况良好,也应考虑疟疾。由于抗炎药物的应用可能改变或削弱发热反应的特点,应评估其使用时机。多数感染性疾病早期即表现出发热,伴有亚临床而后临床上特定器官或系统的受累。

若发热为唯一主诉,或与局部症状、体征相伴,诊断时则应采集完整病史,包括全面的系统回顾、用药史、手术史、从孩提时期起的全部预防接种史。为更好地评估发热过程,退热药物可能需暂缓使用。老年患者、应用糖皮质激素的患者、慢性肝病或肾病患者可能更难以出现明显发热。所有可能的疾病来源均应被评估,包括旅行史、结核分枝杆菌暴露史、职业暴露、兴趣爱好、动物及昆虫暴露及性接触。对于有近期旅行史的患者,旅行路线、活动日程、地域特点、季节特点及可疑暴露疾病的潜伏期均应在考虑范畴中(表88-1)。

(一)病毒感染

健康青年患者的急性发热性疾病通常是由病毒感染造成,由于病毒感染为自限性,且治疗手段有限,因而不需要做出十分明确的诊断。上呼吸道症状,如流涕、咽喉痛、咳嗽、声音嘶哑,常见病因为鼻病毒、冠状病毒、副流感病毒与腺病毒感染。腺病毒感染暴发通常发生在集体居住的区域,如军营和大学宿舍。呼吸道合胞病毒、人偏肺病毒及人博卡病毒感染具有相似的特征,且有时会伴有肺炎。

有一种冠状病毒能够导致潜在致死的上呼吸道病毒感染,即中东呼吸综合征(MERS)。该病毒可导致肺炎合并急性呼吸窘迫综合征(ARDS),已造成半数感染者死亡,同时该病毒也具有高度传染性。

夏季出现的脑膜炎多数由肠道病毒感染引起,尽管临床上在脑膜炎的诊断过程中通常会立即采取针对细菌性病原的治疗措施。肠道病毒感染所致的发热综合征在多数情况下并不伴有脑膜炎表现。

一些虫媒病毒可致自限性发热与脑炎。这些病毒包括加利福尼亚脑炎病毒,东部、西部、委内瑞拉马脑炎病毒,圣路易脑炎病毒,西尼罗河病毒。科罗拉多蜱传热表现为双峰热,可见于西北部及西南部蜱暴露后。该疾病的特点为高热与白细胞减少。在纽约州,一种鹿源蜱传病毒所致的多例感染表现为发热与意识模糊。

流感病毒能够引起发热、咽喉痛、咳嗽、肌痛、关节痛及头痛,其感染常在冬季流行。通常,无并发症的流感发热不应超过5d。若流感患者出现较长期的发热,则应怀疑发生了细菌二重感染,应进一步检查并采取治疗措施。

早期识别发热与干咳表现能够帮助发现并遏制严重急性呼吸窘迫综合征(SARS)的暴发。近几年禽流感及H1N1流行株的蔓延使人们严肃地意识到流感病毒具有强大的变异能力,从而经常会产生新的能够对抗人免疫系统的病毒株。每年预防性接种流感病毒疫苗十分重要。

发热伴随单核细胞增多症及淋巴结肿大常见于Epstein-Barr病毒(EBV)、巨细胞病毒(CMV)、急性人

表88-1 常见旅行者感染（按潜伏期分类）

疾病	一般潜伏期（范围）	地区分布
潜伏期＜14d		
疟疾，恶性疟原虫	6～30d	热带、亚热带
登革热	4～8d（3～14d）	热带、亚热带
基孔肯亚病	2～4d（1～14d）	热带、亚热带（东半球）
斑点热，立克次体	数天至2～3周	不同地区的致病种不同
钩端螺旋体病	7～12d（2～26d）	广泛分布；最常见于热带地区
伤寒	7～18d（3～60d）	尤其常见于印度次大陆
疟疾，间日疟原虫	8～30d（通常超过1个月至1年）	在热带/亚热带广泛分布
流感	1～3d	世界范围内分布；也可在途中感染
急性人类免疫缺陷病毒（HIV）感染	10～28d（10d至6周）	世界范围内分布
军团菌病	5～6d（2～10d）	广泛分布
虫媒病毒性脑炎（如日本脑炎、蜱传脑炎、西尼罗河病毒脑炎）	3～14d（1～20d）	不同地区的致病种不同
潜伏期10d至6周		
疟疾、伤寒、钩端螺旋体病	见上文与该病潜伏期相关描述	见上文与该病地区分布相关描述
甲型肝炎	28～30d（15～50d）	最常见于发展中国家
戊型肝炎	26～42d（2～9周）	广泛分布
急性血吸虫病（Katayama综合征）	4～8周	常见于撒哈拉以南非洲旅行返回者
阿米巴肝脓肿	数周至数月	最常见于发展中国家
潜伏期＞6周		
疟疾、阿米巴肝脓肿、戊型肝炎、乙型肝炎	见上文与该病潜伏期相关描述	见上文与该病地区分布相关描述
结核病	原发感染，数周；再活动，数年	全球范围内分布；耐药率与耐药程度相差很大
内脏利什曼病	2～10个月（10d至数年）	亚洲、非洲、南美洲

资料修改自：美国疾病预防与控制中心：CDC health information for international travel 2012，New York，2012，Oxford University Press。

类免疫缺陷病毒（HIV）感染及刚地弓形体感染。这些感染造成的其他症状还包括肝功能异常、呼吸道症状及神经系统症状。急性HIV感染可出现单核细胞增多症样表现，其诊断非常急迫。

（二）细菌感染

身体的每个部位都能够被致病性细菌感染，造成一系列局部表现，需要抗生素治疗。例如，金黄色葡萄球菌可导致皮肤脓肿或蜂窝织炎。高致病性的病原微生物可定植在与卫生保健行业有接触的人群中。人们最关注的是菌血症。对具有常见细菌感染临床表现的患者，在抗菌药物使用前应及时抽取血培养，有助于鉴定致菌血症的病原及决定疗程。

发热可以是金黄色葡萄球菌（*S.aureus*）感染后的主要临床表现。该病原及甲氧西林耐药的菌株（即MRSA）常引起没有明显原发感染灶的脓毒血症。对于静脉用药者、透析者、静脉吸毒者或严重慢性皮炎患者，应关注该细菌的感染。葡萄球菌血症可能造成感染的骨受累与心瓣膜受累，分别造成骨髓炎与感染性心内膜炎；菌血症也可能提示这些潜在疾病的存在。其他常见导致菌血症的病原菌和感染来源包括肺炎链球菌（即肺炎来源）、大肠埃希菌（即泌尿系与胃肠道来源）、链球菌（即皮肤来源）与厌氧菌（即胃肠道来源）。

单核细胞增多性李斯特菌感染造成的菌血症主要见于细胞免疫功能受损的个体。菌血症是李斯特菌感染最常见的临床表现。许多患者合并脑膜炎，此时应行腰椎穿刺来进行脑脊液培养。

伤寒与副伤寒常见于许多低收入国家。患者可能以发热作为单一首发症状。美国80%的伤寒、副伤寒患者有以下6个国家的旅行史：印度、墨西哥、菲律宾、巴基斯坦、萨尔瓦多和海地。患者常见发热伴头痛，起病常隐匿，体征不明显，仅在患病第2周时可能出现难以发现的一过性皮疹（即玫瑰疹）。其他症状包括腹泻、便秘、腹部隐约不适感，有时还会出现干咳。疾病的诊断依赖血培养或粪便培养。

(三)发热合并局部症状和体征

局灶性细菌感染的症状可以很明显,如脓肿、蜂窝织炎或中耳炎,也可较为隐匿,可发展为鉴别诊断困难的发热综合征。仔细检查黏膜及结膜,若发现瘀点,可能提示脑膜炎球菌血症或感染性心内膜炎。发热时间及心脏杂音可能提示心内膜炎,需额外行血培养。肺炎的肺部体征包括啰音及实变表现,然而隐球菌、球孢子菌、组织胞浆菌及鹦鹉热、军团菌、肺孢子菌导致的肺炎体征很少。

以上感染应依靠暴露史及宿主免疫状态做出疑诊。同时,评估肝、脾、淋巴结的大小也很重要,病毒感染的病例尤为如此。肿胀的关节可能提示化脓性关节炎。含脑神经的完整神经查体及脑膜炎体征的检查可能提示中枢神经系统感染情况。

疟疾、细菌性脓毒血症及细菌的肺部、泌尿道、肠道感染并发菌血症时,应立即进行经验性治疗,同时等待病原鉴定结果及药敏结果回报。若发热患者的表现指向细菌感染,应当进行全血细胞计数、白细胞分类计数及血小板计数,对于有疟疾或巴贝西虫病感染风险的患者应行血涂片,其他检查包括尿液分析、咽拭子培养、血培养及胸部X线检查。

皮疹较为突出的发热患者应排除致命性感染性疾病,包括脑膜炎球菌脓毒症、中毒性休克综合征(TSS)及洛基山斑点热(RMSF)。皮疹的特征可以帮助诊断。表88-2～表88-4列举了一些常见的以发热为唯一表现的疾病及一些导致发热伴皮疹疾病的诊断线索。表88-5与表88-6列举了旅行者中常见的输入性发热性疾病。

表88-2 以发热作为唯一或主要表现的感染性疾病

致病微生物或病原体	流行病学暴露史与病史	不同的临床表现与实验室检查结果
病毒		
鼻病毒,腺病毒,副流感病毒	无(腺病毒正在流行)	常表现为URI症状,咽部及直肠培养,快速病毒抗原检测
中东呼吸综合征(MERS)	旅行至阿拉伯半岛或与中东归来者有接触	肺炎伴ARDS,痰病毒抗原检测,在通常无菌的部位取样进行PCR(CDC)
肠病毒(非脊髓灰质炎病毒:柯萨奇病毒,埃可病毒)	夏季,有流行	偶见无菌性脑膜炎,皮疹,胸膜痛,疱疹性咽峡炎;血清学或核酸检测(PCR)
流行性感冒	冬季,有流行	头痛,肌痛,关节痛;鼻咽部培养,快速病毒抗原检测
EBV,CMV	密切接触,血液或组织暴露史,职业或围产期暴露史	单斑试验,EBV特异性抗体检测;免疫功能不全的患者进行EBV PCR;CMV IgM的"套片小管法"检测;CMV抗原血症检测;CSF中的CMV DNA检测;组织培养与组织病理学
科罗拉多蜱传热	西南部与四北部地区,蜱暴露史	双相病程,白细胞减少症;利用血液、CSF进行培养、血清学检测或PCR
鹿源蜱传病毒(Powassan病毒)	纽约州的蜱暴露史	精神状态改变或脑炎,血清与CSF的IgM检测(CDC)
细菌		
金黄色葡萄球菌	静脉吸毒者,静脉置管者,透析患者,皮炎患者	必须除外心内膜炎,血培养
单核细胞增多性李斯特菌	细胞免疫功能受损者	也可能同时出现脑膜炎表现,血及CSF培养
伤寒沙门菌,副伤寒沙门菌	被携带者或患者污染的食物或水	头痛、肌痛、腹泻或便秘,一过性玫瑰疹;血、骨髓或便培养
链球菌	心脏瓣膜病	低热,乏力;血培养
动物暴露史		
伯氏立克次体(Q热)	感染牲畜与临产动物的暴露史	头痛,偶发肺炎,肝炎,培养阴性的心内膜炎;血清学检测
问号钩端螺旋体	被犬、猫、啮齿类动物、小型哺乳动物的尿液污染的水	头痛,肌痛,结膜充血,双相性疾病,无菌性脑膜炎;血清学检测

注:ARDS.急性呼吸窘迫综合征;CDC.美国疾病预防与控制中心的病例定义;CMV.巨细胞病毒;CSF.脑脊液;EBV.Epstein-Barr病毒;IgM.免疫球蛋白M;PCR.聚合酶链式反应;URI.上呼吸道感染。

表88-3 导致发热伴皮疹的病原微生物的鉴别诊断

斑丘疹，红斑病变	皮肤瘀点
肠病毒	淋病奈瑟菌
EBV，CMV，刚地弓形体	脑膜炎奈瑟菌
急性HIV感染	立克次体（落基山斑点热）
科罗拉多蜱传热病毒	伤寒立克次体（鼠型斑疹伤寒）
伤寒沙门菌	恰非埃里希体
问号钩端螺旋体	埃可病毒
麻疹病毒	草绿色链球菌（心内膜炎）
风疹病毒	弥漫性红皮病
乙型肝炎病毒	A组链球菌（猩红热，中毒性休克综合征）
梅毒螺旋体	金黄色葡萄球菌（中毒性休克综合征）
细小病毒B19	特有的皮疹
人疱疹病毒6型	坏死性脓疱：铜绿假单胞菌
水疱性病变	游走性红斑：莱姆病
水痘-带状疱疹病毒	黏膜病变
单纯疱疹病毒	疱疹性咽炎：柯萨奇病毒A
柯萨奇病毒A	软腭出血点：风疹病毒，EBV，猩红热（A组链球菌）
创伤弧菌	红斑：中毒性休克综合征（金黄色葡萄球菌与A组链球菌）
	口腔溃疡结节性病变：荚膜组织胞浆菌
	Koplik斑：麻疹病毒

注：CMV.巨细胞病毒；EBV.Epstein-Barr病毒；HIV.人类免疫缺陷病毒。

表88-4 病毒感染中的发热与皮疹

病毒	疾病特点	潜伏期与早期症状
柯萨奇病毒，埃可病毒	类似风疹的斑丘疹，1～3mm，淡粉色，起始于面部，后扩散到胸部与四肢 疱疹样水疱性口腔炎伴外周皮疹（以红斑为基底的丘疹和透明水疱），包括手掌和足底（手-足-口病）	夏季 无瘙痒或淋巴结肿大 许多病例显示可在家庭内或社区范围内流行 患者多为儿童
麻疹病毒	红斑与斑丘疹始发于颜面的上半部，继而向下扩散至四肢，包括手掌与足底。Koplik斑为以红色为基底的灰蓝色斑点，可见于第二磨牙旁的颊黏膜上。不典型的麻疹可见于接种灭活疫苗后暴露于麻疹病毒的患者。皮疹起始于外周，表现为荨麻疹样、血管样与出血性皮疹	潜伏期为10～14d 首先出现严重的上呼吸道症状，鼻炎，咳嗽与结膜炎；继而出现Koplik斑，之后出现皮疹
风疹病毒	斑丘疹起始于面部，之后向下扩散；软腭出血点	潜伏期12～23d 耳后，颈后与枕下区淋巴结肿大
水痘-带状疱疹病毒	全身性水疱暴发出现；发展过程从红斑至水疱，再到结痂的丘疹；从躯干起始，呈离心性蔓延；水痘皮损为痛性的，且通常按皮节分布	潜伏期14～15d；晚冬，早春 带状疱疹为病毒再激活导致，可在任何季节发生
单纯疱疹病毒	原发于口腔的感染：咽部、口腔黏膜上形成溃疡的小水疱；痛性，有触痛 复发感染：边缘呈朱红色，单个或少数几个病变，生殖器疱疹；可无症状，或在生殖器黏膜上出现类似口腔的病变	潜伏期2～12d
乙型、丙型肝炎病毒	1/5患者具有前驱症状；红斑，斑丘疹，荨麻疹 白细胞破碎性血管炎可见于丙型肝炎	关节痛，关节炎；肝功能异常；乙型肝炎抗原血症
Epstein-Barr病毒	躯干和肢体近端的红斑、斑丘疹 偶见荨麻疹样改变与出血疹	5%～10%的患者于疾病的第1周内出现一过性皮疹
人类免疫缺陷病毒	发生于躯干的斑丘疹可以是感染的早期表现	相关的发热、咽喉痛及淋巴结肿大可能持续2周或更久

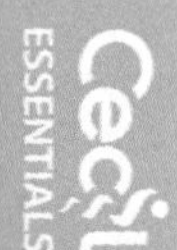

表88-5 旅行返回者发热相关的常见症状与疾病

咽喉痛	咳嗽	腹痛	关节痛或肌肉痛	腹泻
细菌性咽炎	阿米巴病(肝)	阿米巴病(肠)	虫媒病毒感染	阿米巴病(肠)
白喉	炭疽	炭疽	登革热	炭疽
传染性单核细胞增多症	细菌性肺炎	弯曲菌肠炎	黄热病	弯曲菌肠炎
HIV血清转换	丝虫热	军团菌病	巴贝西虫病	HIV血清转换
莱姆病	TPE	疟疾	巴尔通体病	军团菌病
脊髓灰质炎	组织胞浆菌病	麻疹	布鲁菌病	疟疾
鹦鹉热	军团菌病	类鼻疽	麻风性结节性红斑	类鼻疽
兔热病	利什曼病(内脏)	鼠疫	肝炎(病毒性)	鼠疫
病毒性出血热(拉沙热)	吕弗勒综合征	回归热	组织胞浆菌病	回归热
非特异性病毒性URTI	疟疾	沙门菌病	HIV血清转换	沙门菌病
	麻疹	血吸虫病(急性)	军团菌病	血吸虫病(急性)
	类鼻疽	志贺菌病	钩端螺旋体病	志贺菌病
	鼠疫	伤寒	莱姆病	儿童伤寒
	Q热	病毒性出血热	疟疾	病毒性出血热
	回归热	耶氏菌病	鼠疫	耶氏菌病
	血吸虫病(急性)		脊髓灰质炎	
	弓蛔虫病		Q热	
	旋毛虫病		回归热	
	结核病		二期梅毒	
	兔热病		弓形体病	
	伤寒与副伤寒		旋毛虫病	
	斑疹伤寒		锥虫病(非洲)	
	病毒性出血热		兔热病	
	非特异性病毒性URTI		伤寒与副伤寒	
			斑疹伤寒	
			病毒性出血热	

注:HIV.人类免疫缺陷病毒;TPE.热带型肺嗜酸性粒细胞肺炎;URTI.上呼吸道感染。

资料来源:Beeching N, Fletcher T, Wijaya L: Returned travelers. In Zuckerman JN, editor: Principles and practice of travel medicine, ed 2, Boston, 2013, Wiley-Blackwell, p 271。

表88-6 常见临床表现与相关感染

临床表现	热带地区旅行后需考虑的感染性疾病
发热与皮疹	登革热,基孔肯亚病,立克次体感染,伤寒(皮疹可能零星出现或不出现),急性HIV感染,麻疹,急性血吸虫病
发热与腹痛	伤寒,阿米巴肝脓肿
不可区分的发热(undifferentiated fever)伴正常或降低的白细胞计数	登革热,疟疾,立克次体感染,基孔肯亚病
发热与出血表现	病毒性出血热(登革热等),脑膜炎球菌脓毒症,钩端螺旋体病,立克次体感染
发热与嗜酸性粒细胞增多	急性血吸虫病;药物过敏反应;肝吸虫病及其他寄生虫感染(罕见)
发热与肺部浸润	常见细菌及病毒病原体;军团菌病,急性血吸虫病,Q热,类鼻疽
发热与精神状态改变	脑型疟,病毒性或细菌性脑膜脑炎,非洲锥虫病
单核细胞增多症	Epstein-Barr病毒,巨细胞病毒,弓形体病,急性HIV感染
持续时间超过2周的发热	疟疾,伤寒,Epstein-Barr病毒,巨细胞病毒,弓形体病,急性HIV感染,急性血吸虫病,布鲁菌病,结核病,Q热,内脏利什曼病(罕见)
旅行归来超过6周出现的发热	间日疟,急性肝炎(乙型、丙型或戊型),结核病,阿米巴肝脓肿

注:HIV.人类免疫缺陷病毒。

资料修改自:美国疾病预防与控制中心:CDC health information for international travel 2012, New York, 2012, Oxford University Press。

四、不明原因发热

多数发热情况可以自行好转，或很容易被明确诊断并控制，然而另一些情况下，发热可持续且病因不明。表88-7列举了常见的不明原因发热的病因。

不明原因发热(FUO)的概念为体温仍多次超过38.3℃(101℉)，持续3周以上，且经过初步诊断处理无法明确病因。鉴别发热的真实性十分重要；美国国立卫生研究院(NIH)收治的347例长期发热的患者中，多达35%的患者被确认为无明显发热或伪热。FUO可分为以下几类：经典FUO、院内获得性FUO、中性粒细胞缺乏性(免疫缺陷性)FUO及HIV相关FUO。每一亚类FUO均有不同的病因。

表88-7 不明原因发热的常见病因

感染
脓肿
布鲁菌病
导管相关感染
巨细胞病毒
球孢子菌病
组织胞浆菌病
人类免疫缺陷病毒感染
感染性心内膜炎
腹腔内、膈下及盆腔疾病
肝脏与胆道疾病
莱姆病
结核分枝杆菌
骨髓炎
鼻窦炎
弓形体病
泌尿道感染
自身免疫病
成人斯蒂尔病
家族性地中海肉样瘤病(familial Mediterranean sarcoidosis)
类风湿关节炎
系统性红斑狼疮
颞动脉炎
恶性肿瘤
肝细胞肝癌
白血病
转移瘤
胰腺癌
肾细胞癌
其他病因
深静脉血栓，肺栓塞
甲状腺功能亢进
菊池病
周期性发热(肿瘤坏死因子受体相关)

(一)经典不明原因发热

经典FUO的最常见原因为感染、恶性肿瘤及非感染性炎症性疾病，其余包括其他病因和诊断未明。既往感染性疾病为经典FUO的最常见病因，占25%～50%。脓肿、心内膜炎、结核病、复杂泌尿道感染及胆道感染一直是最重要的几种感染。感染性疾病中，近1/3为脓肿，其中多数为腹腔或盆腔来源。结肠憩室或阑尾炎穿孔有时可导致大的包裹性的腹腔脓肿，却很少出现局部体征。

过去的50年中，影像学技术的发展与普及使得腹腔、盆腔内的脓肿与恶性肿瘤更容易被发现，由此导致持续的FUO的可能性有所降低。恶性肿瘤可直接产生并释放致热的细胞因子，同时也间接地自发形成或诱导形成坏死灶，以及创造易于发生二重感染的环境，最终导致发热症状的出现。血管内感染通常可通过血培养发现，不过存在一些生长缓慢或对生长环境有苛刻要求的微生物，要发现它们相对困难。

在发展中国家，感染依然是FUO最常见的原因，此处提及的感染包括结核病、伤寒、疟疾和阿米巴肝脓肿在内。部分FUO疾病的发病率随地域改变而发生变化。经典FUO可以是德系犹太人中出现的家族性地中海热；可以是最常见于日本的一种名为菊池病的特殊类型的坏死性淋巴结炎；也包括TNF受体相关的周期性发热(TRAPS)，由于该遗传性周期性发热综合征首次发现于爱尔兰，因而曾被称为家族性爱尔兰热。

非感染性炎症及其他原因造成的FUO的比例在上升。结缔组织病中，幼年型类风湿关节炎(即斯蒂尔病)、其他类型类风湿关节炎及系统性红斑狼疮在年轻患者中最为常见。颞动脉炎与风湿性多肌痛则更常见于老年患者。

近1/3严重疾病的老年患者不出现或仅出现FUO。对常见感染与非感染性疾病，老年人更容易出现不典型临床表现。例如，老年结核病患者可能不出现咳嗽或发热症状，老年感染性心内膜炎患者可能

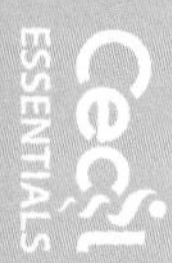

仅表现为乏力与体重下降而不出现发热，老年腹部脓肿患者在体格检查时可能表现为腹部压痛阴性。白细胞增多与杆状核比例升高很可能与严重感染相关。对于老年FUO患者，HIV感染虽不是首要考虑对象，但也应纳入考虑范畴。

普通感染是旅行返回者发热最常见的原因，如疟疾、呼吸道感染或泌尿道感染。不过，由登革热、伤寒及阿米巴肝脓肿导致发热的发生率在逐渐上升，尤其是在有热带地区旅行史的人群。钉螺热也是一类发热性疾病，暴露于疫区内有血吸虫的淡水后发病。该病可能自愈，也可能需要进行抗寄生虫药物治疗，以避免严重后遗症的发生。问诊时应当采集旅行史，这可能导致诊断方向整体发生改变。

(二)院内获得性不明原因发热

一些FUO的发生与医疗操作相关，包括手术、尿路或呼吸道插管、血管内装置、药物治疗与制动。为了减少或避免血流感染与压疮的发生，人们制订了质量管理措施。对于院内患者，若在入院时没有发热，而在住院后出现病程超过3d、体温超过38℃(100.4℉)的发热，诊断需考虑到药物热、感染性血栓性静脉炎、复发性肺栓塞及艰难梭菌肠炎的可能。

(三)免疫缺陷相关性不明原因发热

所有患者中，免疫功能抑制患者的FUO发生率最高。由于免疫应答受损，除发热外，患者没有或仅有轻微的其他炎症表现，因而本来很容易被诊断的感染性疾病临床表现不典型，也没有影像学异常。对于有细胞免疫缺陷的患者，FUO常由化脓性细菌感染以外的原因造成(如真菌、CMV感染)。

中性粒细胞减少症为免疫缺陷的一种类型，该类患者病情十分凶险。严重中性粒细胞减少的患者具有很高的细菌、真菌感染风险。对于中性粒细胞减少患者而言，发热十分常见。因为有时发热在治疗后很快就好转，有时发热是由快速致命的感染引起，许多患者的发热时间很短。

菌血症与脓毒血症可以造成中性粒细胞减少患者的病情迅速恶化，此时应立即使用经验性的广谱抗生素进行治疗而不是等待培养结果。然而，仅有35%迁延发热的中性粒细胞减少者经广谱抗生素治疗有效。如果广谱抗生素治疗3d后仍发热，应考虑进行真菌感染的相关检查，同时给予经验性的抗真菌治疗。

(四)人类免疫缺陷病毒相关的不明原因发热

HIV感染的急性期表现为单核细胞增多样症状，发热是其突出表现(见第101章)。经过HIV感染急性期后，患者进入一段持续时间较长的亚临床感染阶段，这期间患者通常不会出现发热。在未治疗的HIV感染的晚期，发热十分常见，它通常提示合并症的发生。感染多为有潜在致命风险的机会性感染，由于患者发生了严重的免疫缺陷，其临床表现通常不典型。获得性免疫缺陷综合征(AIDS)患者常常发生多重感染。在HIV感染者开始进行高效抗反转录病毒治疗(HAART)后，若HIV病毒载量被有效控制，则FUO的发病率会显著下降。

(五)不明原因发热患者的处理策略

对FUO患者的评估通常包括以下几个方面：确证患者发热、分析热型、采集完整病史、反复查体、适当的实验室检查、关键的影像学检查及侵入性诊断性操作。对该类患者的查体应当比一般情况下更加仔细，这是由于FUO患者主要的异常体征通常比较轻微，需要反复查体才能发现。

对FUO患者的检查应当主要关注病史、查体及初次实验室检查的结果。现如今，有以大量全面的实验室检查与影像学检查代替理性的诊断思路的趋势。这种突击法非但无法给出满意的诊断结果，更可能导致患者支付高额医药费、出现假阳性结果及进行可能干扰正确诊断的不必要的过度检查。

有一个基本原则，即经典FUO患者应尽可能不给予治疗，直至明确发热病因后再进行针对性治疗。一个特例是免疫功能受损的患者，该类患者通常需要迅速开始经验性治疗。

五、导致发热的特定情况和暴露

(一)动物暴露后发热

1.Q热

Q热是一类广泛传播的人畜共患病，其病原为伯氏立克次体，该病有急性与慢性两相。主要传染源为感染的牛、绵羊及山羊。病原体能够在土壤中存活数月，同时可经空气传播。典型Q热通常急性起病，高热(40℃或104℉)、乏力、头痛、肌痛是该病最常见症状。急性Q热通常病情轻微，能够在2周内自愈。Q热心内膜炎常发生在有基础瓣膜损伤或免疫功能

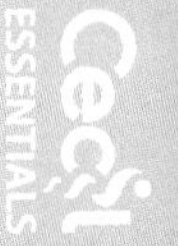

不全的患者中，该病也通常是发生慢性感染的主要表现。

免疫荧光检测是Q热血清学诊断的参比方法。仅对有症状的患者考虑使用强力霉素治疗。

2.钩端螺旋体病

钩端螺旋体病是由问号钩端螺旋体引起的一种临床表现多样的人畜共患病。该病呈全球分布，多见于热带地区。钩端螺旋体能够感染啮齿类、牛、猪、犬、马、绵羊与山羊，病原体通过尿液排出。人多在暴露于环境中的感染源之后感染，如被污染的水。

钩端螺旋体病可表现为亚临床感染之后出现血清学转化，也可是自限性的系统性感染，也可表现为伴有多器官功能衰竭的、严重的、潜在致命的疾病。75%~100%的患者表现为急起的发热、寒战、肌痛与头痛的急性疾病。非特异性发热的患者出现结膜充血，同时伴有淋巴结肿大和肝脾大，提示钩端螺旋体病的诊断。

在该病的第二期中，发热不显著，而头痛与肌痛较为剧烈，无菌性脑膜炎是该期的重要临床表现。在部分钩端螺旋体病患者中，可并发黄疸（虽然极少发生肝衰竭）、肾衰竭、葡萄膜炎、出血、ARDS、心肌炎与横纹肌溶解（即Weil综合征）。

由于钩端螺旋体病的临床表现与常规实验室检查结果不特异，因而需要保持高度警惕性。该病依据问号钩端螺旋体的血清学检查进行诊断。有症状的患者可以应用强力霉素进行治疗。

3.布鲁菌病

布鲁菌病是由山羊布氏杆菌感染引起的人畜共患性疾病。人类通过接触感染动物（即绵羊、牛、山羊、猪或其他动物）的体液或由此生产的食品（如未经巴氏消毒的牛奶和奶酪）而被传染。

布鲁菌病的临床表现包括发热、盗汗、不适、关节痛、乏力、体重下降与抑郁。患者可有发热及多项主诉，但没有其他客观的异常发现。该病可表现为迅速起病，也可表现为隐匿起病，持续数天至数周。肌肉骨骼系统与泌尿生殖系统最常受累。1%～2%的患者出现神经系统布鲁菌病、心内膜炎与肝脓肿。

若患者出现其他原因无法解释的发热及非特异性主诉，且可能具有暴露史，则应考虑布鲁菌病的诊断。理想情况下，诊断应依赖血液或其他部位（如骨髓）的病原培养结果。相关血清学检测包括试管凝集反应与酶联免疫吸附试验（ELISA）。对于无局灶病灶的成人患者，推荐使用强力霉素与利福平进行治疗。

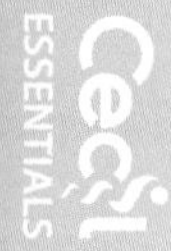

（二）发热与皮疹

脑膜炎球菌脓毒症、葡萄球菌性TSS与RMSF是最被关注的发热伴皮疹相关的疾病。

1.细菌性脑膜炎

脑膜炎奈瑟菌是美国儿童与青年细菌性脑膜炎中最常见的病原菌。近期发现，纽约市的HIV感染者中脑膜炎双球菌感染的风险在升高。

脑膜炎球菌病的临床表现多样，从短暂的发热伴菌血症至暴发性疾病均可出现，后者在出现临床表现的数小时之内即可发生患者死亡。急性系统性脑膜炎球菌病有以下3种临床症候群：仅出现脑膜炎、脑膜炎伴发脑膜炎球菌脓毒症及脑膜炎球菌脓毒症但不伴有脑膜炎。

奈瑟菌性脑膜炎的典型初发症状是在平素身体健康的患者中突然出现的发热、恶心、呕吐、头痛、注意力下降和肌痛。患者的皮疹表现为散在的直径1～2mm的瘀点，最常出现于躯干及身体下半部分。超过一半的患者有瘀点表现。瘀点可以融合成较大的紫癜和瘀斑。

2.葡萄球菌中毒性休克综合征

金黄色葡萄球菌能够产生外毒素，从而导致以下3种临床症候群：经口摄入金黄色葡萄球菌肠毒素可导致食物中毒；表皮剥脱毒素可导致烫伤样皮肤综合征；中毒性休克综合征毒素1（TSST-1）及其他肠毒素可导致中毒性休克综合征（TSS）。TSS相关病例报道中，约一半在月经期发病，与高吸收力卫生棉条上的细菌生长相关。其他非月经期发病的TSS病例与手术、产后伤口感染、乳腺炎、鼻中隔成形术、鼻窦炎、骨髓炎、关节炎、烧伤、皮肤与皮下损伤（尤其是位于四肢、肛周、腋下的损伤）及流感后呼吸道感染相关。一些MRSA菌株能够产生TSST-1，感染这些菌株的患者也有发展为TSS的可能。

美国疾病控制与预防中心设立的诊断标准包含数项指标。患者必须有超过38.9℃的发热，以及低血压、弥漫性红皮病、脱皮症状（除非患者在发生脱皮症状前死亡），并且至少有3个器官系统受累。虽然80%～90%的TSS患者能够在黏膜或伤口处检测到金黄色葡萄球菌，但分离到金黄色葡萄球菌不在葡萄球菌性TSS的诊断标准内。

3.立克次体感染

RMSF是一种潜在致命但通常能够治愈的蜱

传疾病。RMSF病例大多发生于流行区的春季及早夏。导致该病的病原体为立克次体（*Rickettsia rickettsii*），是一种专性寄生于细胞内的革兰氏阴性菌，其传播依赖蜱叮咬。近1/3确诊RMSF的患者否认近期蜱叮咬史及近期蜱接触史。

在患病早期，多数患者表现出非特异性症状和体征，如发热、头痛、不适、肌痛、关节痛、恶心，伴或不伴呕吐。多数RMSF患者在发病的第3～5天出现皮疹。典型的皮疹最初为淡粉色斑疹，继而进展为深红色，最终变成出血疹。皮疹始于腕部、前臂和脚踝，继而发展至手臂、大腿、躯干和脸部。

RMSF的诊断是依据流行病学史（如春天或初夏的流行地区）结合症状与体征做出的。疾病后期可以通过皮肤活检进行诊断并且通过血清学检查确认。

鼠型斑疹伤寒（即地方性斑疹伤寒）在世界范围内流行，它是由跳蚤传播的伤寒立克次体（*Rickettsia typhi*）感染引起。该疾病是以发热、皮疹和头痛为特征的中度严重疾病。在美国，得克萨斯州和南加利福尼亚州已有该病的报道。

非洲蜱咬热由非洲立克次体引起，可见于从东非返回的旅行者。它使患者产生类似RMSF的发热综合征伴大面积焦痂。多西环素对立克次体感染有效，需要尽快开始治疗。

4.莱姆病

在美国，莱姆病由蜱传伯氏疏螺旋体（*Borrelia burgdorferi*）中的一些致病菌种感染所引起。而在欧洲和亚洲，其他菌种的伯氏疏螺旋体感染可以产生更严重的症状。有80%的患者可在局部出现游走性红斑，其他局部病变包括类似病毒感染的非特异性表现。游走性红斑是一种逐渐扩大的斑疹，其形态为中央不受累的环形病变。

早期播散性莱姆病通常在蜱咬后数周至数月内产生急性神经系统或心脏受累表现，这可能是该病的首发症状。非特异性症状（如头痛、疲劳、关节痛）可能在该病治疗后持续数月。没有证据表明这些长期存在的主诉能够提示持续的活动性感染。莱姆病患者常发生巴贝西虫（*Babesia*）与埃里希体（*Ehrlichia*）的共感染，在处理莱姆病患者时应对此情况有所考虑。

5.人埃里希体病

孤星蜱（*Amblyomma americanum*）是恰菲埃里希体（*Ehrlichia chaffeensis*）的主要传播媒介，可导致人单核细胞性埃里希体病（HME）。患者通常急性起病，发病前有1～2周的潜伏期。多数患者表现为发热与非特异性症状，如不适、肌痛、头痛和寒战。

人粒细胞无形体病（HGA）是另一种蜱传疾病，由嗜吞噬细胞无形体（*Anaplasma phagocytophilum*）感染引起，鉴别该病与HME的关键在于皮疹表现（斑疹、斑丘疹或瘀点）。这种皮疹发生在约30%的HME患者中，但罕见于HGA患者。

推荐使用间接荧光抗体法诊断埃里希体病，该方法也是目前最普及的方法。所有莱姆病或巴贝西虫病患者均应考虑合并埃里希体感染的可能。所有疑似患有埃里希体病或无形体病的患者均应使用多西环素进行治疗。

6.与皮疹相关的病毒感染

病毒感染的典型皮疹可明确发热的病因诊断。例如，水痘-带状疱疹病毒感染可导致水痘或带状疱疹两种不同皮肤表现。通过识别皮疹可以判断麻疹的复发。

病毒性出血热的特征为急性起病的高热，在某些病例中出现出血并发症，死亡率较高。节肢动物常作为病毒的传播媒介，如登革热，它是返回的旅行者中最常见的发热原因之一。在纽约州发现的鹿源蜱传病毒能够导致发热伴意识模糊，伴或不伴皮疹。

（三）发热合并淋巴结肿大

全身性与局部淋巴结肿大可以是一些感染性疾病的主要表现，如单核细胞增多症、结核病、HIV感染和化脓性感染。

传染性单核细胞增多症的特征为发热、咽峡炎、淋巴结肿大三联征。EBV是一种广泛传播的疱疹病毒，其通过易感人群与EBV传播者之间的密切接触传播。传染性单核细胞增多症的淋巴结受累通常呈对称分布，且更常累及颈后群（与颈前群相比）。颈后淋巴结在胸锁乳突肌深处，必须仔细触诊。淋巴结可能较大，中度触痛。淋巴结肿大也可能发展得更为广泛，并可出现脾大，这有助于鉴别该病与导致咽炎的其他病因。

淋巴结肿大在第1周达峰值，然后在2～3周内逐渐消退。脾大见于50%的传染性单核细胞增多症患者，通常在疾病第3周开始回缩。

对于具有传染性单核细胞增多症临床表现的患者，应进行白细胞分类计数及嗜异性抗体检测（Monospot）。对于嗜异性抗体阳性的患者，若其临床表现与典型传染性单核细胞增多症一致，则不必进行其他检测。若嗜异性抗体检测呈阴性，但临床上仍强烈怀疑EBV感染，可重复进行Monospot检测，这是由于在疾病早期，该检测结果可呈阴性。

若临床病程较长，或患者无典型EBV感染症状，应当进行针对病毒衣壳抗原（VCA）与EBV核抗原（EBNA）的IgM和IgG抗体检测。若在症状出现的4周内检测到IgG EBNA，则可排除急性原发性EBV感染，而应考虑非EBV相关的单核细胞增多症。

1.巨细胞病毒

巨细胞病毒（CMV）所致人类疾病多种多样，主要取决于宿主。在免疫功能正常的宿主中，CMV感染通常无症状或可能表现为单核细胞增多症。CMV感染可通过多种途径传播。

CMV感染相关的单核细胞增多症的表现被描述为“伤寒样”，这是由于全身症状和发热为其主要表现，而颈部淋巴结肿大和脾大的体征不如EBV单核细胞增多症中常见。腹泻、发热、疲劳和腹痛为常见症状。而在免疫功能受损的患者中，如移植患者，CMV可引起严重的致死性感染，如肺炎、肝炎、结肠炎和视网膜炎。根据病程中不同时间点的抗体滴度的变化，血清学检查可作为近期CMV感染的间接证据。血清学检查也有助于判断CMV既往暴露情况。该信息与免疫抑制宿主的CMV再激活综合征的发生风险监测十分相关。

2.急性人类免疫缺陷病毒感染

由于众多症状和体征均可能与有症状的急性HIV感染相关，所有单核细胞增多症患者都应接受HIV检测。研究一致报道发热、全身性淋巴结肿大、咽喉痛、皮疹、肌痛或关节痛及头痛为最常见的症状。应通过HIV血浆病毒载量来检测是否发生急性感染，而ELISA可能在数月后才能显示HIV阳性结果。

3.弓形体病

弓形体病是一种全世界分布的感染性疾病，由胞内寄生性原生动物刚地弓形体（*T.Gondii*）感染引起。人类可以通过食用受污染的肉、垂直传播、输血、暴露于含卵囊的猫粪、器官移植等途径感染弓形体。

免疫功能正常的宿主原发感染通常无症状，但潜伏感染可以终身持续存在。当发生有症状感染时，最常见的表现为双侧对称的非触痛性颈部淋巴结肿大。患者可能出现头痛、发热及乏力。症状通常在几周内消失。在既往已被感染的艾滋病患者或其他免疫功能受损的宿主中，刚地弓形体感染可在脑组织内再激活，引起脓肿和脑炎。

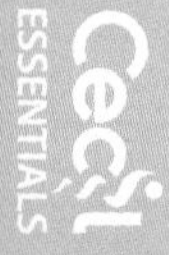

（四）导致局部淋巴结病的感染

淋巴结结核（即颈部结核性淋巴结炎）表现为亚急性或慢性起病。低热通常与大块颈淋巴结粘连相关。在儿童中，结核分枝杆菌（*M.tuberculosis*）为病原体，但在成年人中，更常见鸟分枝杆菌（*M.avium*）复合体和瘰疬分枝杆菌（*M.scrofulaceum*）。手术切除是一种治疗选择。

1.猫抓病

猫抓病是由汉赛巴尔通体（*Bartonella henselae*）引起的疾病，其特征为被猫抓伤后产生的自限性局部淋巴结肿大，也可由除猫以外的其他媒介传播。其他表现包括内脏器官、神经系统和眼部受累。在85%～90%的患儿中，猫抓病表现为在病原接种部位附近的局部皮肤改变和淋巴结肿大。在一些个体中，病原体可播散并感染肝、脾、眼、骨或中枢神经系统。仅有局部病变的患者通常表现为自限性疾病，而播散性感染的患者可发生危及生命的并发症。在FUO患儿的初始评估中，应考虑到汉赛巴尔通体感染的可能性。

猫抓病的诊断基于典型临床表现（即淋巴结肿大）与可能的猫或跳蚤的暴露史。支持诊断的实验室结果包括汉赛巴尔通体抗体滴度阳性、淋巴结活检后组织Warthin-Starry染色阳性或聚合酶链式反应（PCR）检测阳性。

2.化脓性感染

金黄色葡萄球菌（*S.aureus*）和A组链球菌（GAS）感染可造成急性化脓性淋巴结炎。肿大且有触痛的淋巴结通常发现在下颌下、颈部、腋窝或腹股沟区域。患者可出现发热和白细胞增多症。脓皮病、咽炎和牙周感染通常是原发感染灶。治疗包括引流与应用抗生素。

3.鼠疫

黑死病是由鼠疫耶氏菌（*Y.pestis*）引起的细菌感染症候群，通常表现为发热、头痛和腹股沟、腋窝或颈部的淋巴结肿大并融合成团。淋巴结可化脓并自发破溃。对于美国西南部的具有跳蚤和啮齿类动物潜在暴露史的急性病患者，应考虑该病的诊断。在淋巴结抽吸物中可见革兰氏阴性球杆菌。使用Wayson染色可观察到鼠疫耶氏菌特征性的两极深蓝染色的别针样菌体。

4.性传播疾病

与性传播疾病相关的腹股沟淋巴结肿大可以发生在单侧或双侧。在梅毒早期，肿大的淋巴结具有分散分布、固定、无压痛的特点。在性病淋巴肉芽肿中可见有融合成团的痛性淋巴结肿大。软下疳所造成的淋巴结肿大常位于单侧，有压痛及融合。生殖器疱疹感染早期也可引起痛性腹股沟淋巴结肿大。

六、伪热与自身诱发的疾病

在大多数病例报道中，伪热或自身诱发的疾病是FUO相对少见的病因，但其发生率可能超过人们的通常预期。患者通常是年轻女性，其中50%的人曾在卫生保健的某些领域接受过培训。他们往往受过良好教育，非常合作，善于表达，能够操控家庭成员与护理人员。由于电子体温计或红外体温计的使用，患者不再能够操控体温计，这使得伪热变得困难。伪热的诊断线索包括尽管患者体温读数较高，但缺乏中毒表现、心动过速与体温的昼夜变化。患者在两次发热症状发作之间状态良好。

如果某人注射或进食致热物质，如含菌的悬浮液、尿液或粪便，可引起真正的发热。虽然间歇性复数菌菌血症可能提示腹腔内脓肿的诊断，但它也可提示患者自身诱发的感染。在患者个人物品中发现注射针头与注射物能够协助诊断。

在大多数情况下，人们认为这些行为有相应的心理学基础。然而，一项详细的心理疾病患者分析的研究并未发现自身诱发或模拟疾病患者在主要精神病方面的诊断证据。孟乔森综合征或代理型孟乔森综合征是伪热的最极端形式。患者通常同意在他们自己或他们的孩子（即代理）身上进行许多高度侵入性的诊断操作和治疗操作。这些个体均需要客观、完整、有分寸且富有同情心的评估，以及大量的心理护理。

推荐阅读

Aduan RP, Fauci AS, Dale DC, et al: Prolonged fever of unknown origin (FUO): a prospective study of 347 patients, Clin Res 26:558A, 1978.

Aduan RP, Fauci AS, Dale DC, et al: Factitious fever and self-induced infection: a report of 32 cases and review of the literature, Ann Intern Med 90:230–242, 1979.

Cannon J: Perspective on fever: the basic science and conventional medicine, Complement Ther Med 21(Suppl 1):S54–S60, 2013.

Hayakawa K, Balaji R, Pranatharthi C: Fever of unknown origin: an evidence-based review, Am J Med Sci 344:307–316, 2012.

Rezai-Zadeh K, Munzberg H: Integration of sensory information via central thermoregulatory leptin targets, Physiol Behav 121:49–55, 2013.

Weber D, Cohen M, Morrell D: The acutely iii patient with fever and rash. In Mandell GL, Bennett JE, Dolin R, editors: Mandell, Douglas, and Bennett's principles and practice of infectious diseases, ed 7, Philadelphia, 2010, Churchill Livingstone, pp 791–807.

Cecil ESSENTIALS

第89章

菌血症与脓毒症

著　者　Russell J. McCulloh　Steven M. Opal
译　者　刘雨桐　审校者　侍效春　刘晓清

一、定义

脓毒症是住院患者发病和死亡的主要原因。疾病的进展是宿主免疫应答和感染微生物之间的复杂相互作用的结果。正如"拯救全身性感染运动"所定义的，脓毒症由已证实或疑似的感染与感染的全身表现构成。症状可包括发热、精神状态改变及炎症和凝血的异常。严重的病例可以进展到多器官系统功能障碍，继而是器官衰竭和死亡。

脓毒症的诊断标准见表89-1。严重脓毒症由脓毒症诱发的组织灌注不足和随之而来的器官功能障碍导致。脓毒性休克是指严重脓毒症并伴有充分液体复苏后仍持续的低血压或者需使用血管升压药才可保持平均动脉压(MAP)高于65mmHg。从局部感染到多器官衰竭和难治性脓毒性休克的疾病进展的连续过程如图89-1所示。

近期，一套修正的定义被提出。目前所使用的术语"脓毒症"(sepsis)一词缺乏特异性。脓毒症应表示一种有害的状态，其中感染诱发的全身性炎症和凝血反应已变成对宿主有害。脓毒症是一种感染过程，其特征是由灌注不足和免疫调节异常所引起的组织损伤。因为脓毒症对于患者总会造成严重的后果，所以应当使用"脓毒症"这一术语，而不是目前使用的"严重脓毒症"。严重感染(severe infection)应被用于描述伴有全身性炎症反应但尚无远离感染灶的器官功能障碍证据的感染(即脓毒症以前的定义)。这些定义修订是否可以解决目前术语混淆的问题仍有待观察。

了解脓毒症的病理生理机制已被证明有助于鉴别和治疗症状类似脓毒症的严重炎症过程，包括

表89-1　脓毒症的诊断标准*

标准
一般因素
发热(>38.3℃)
低体温(核心体温<36℃)
心率>90次/分或大于正常年龄别正常值2*s*
呼吸急促
精神状态改变
严重水肿或液体正平衡(>20ml/kg 超过24h)
无糖尿病情况下发生高血糖(血浆葡萄糖>140mg/dl或7.7mmol/L)
感染因素
白细胞增多症(WBC计数>12 000mm^3)
白细胞减少症(WBC计数<4000mm^3)
WBC计数正常，但幼稚细胞比例大于10%
血浆C反应蛋白大于正常值2*s*
血浆降钙素原大于正常值2*s*
血流动力学因素
低动脉血压(SBP<90mmHg，MAP<70mmHg，或SBP下降[成人下降40mmHg或小于年龄别正常SBP 2*s*])
器官功能障碍因素
动脉低氧血症(PaO_2/FiO_2<300)
急性少尿(在充分液体复苏条件下，尿量<0.5ml/(kg·h)，至少持续2h)
肌酐升高(0.5mg/dl或44.2μmol/L)
凝血异常(INR>1.5或APTT>60s)
肠梗阻(肠鸣音消失)
血小板减少(血小板计数<100 000/mm^3)
高胆红素血症(血浆总胆红素，4mg/dl或70μmol/L)
组织灌注因素
高乳酸血症(1mmol/L)
毛细血管灌注减少或出现花斑

注：APTT.部分凝血活酶时间；FiO_2.吸入氧分数；INR.国际标准化比率；MAP.平均动脉压；PaO_2.氧分压；SBP.收缩压；*s*.标准差；WBC.白细胞。

*此标准包括已证实或疑似感染，以及上表中的部分变量。

资料来源：Dellinger RP，Levy MM，Rhodes A，et al：Surviving Sepsis Campaign：international guidelines for management of severe sepsis and septic shock，2012，Intensive Care Med 39：165-228，2013。

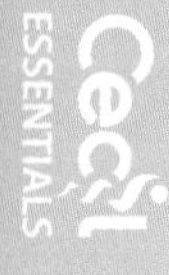

胰腺炎、严重创伤、热力烧伤和某些毒素或环境的暴露。这些过程可以造成全身性炎症反应综合征(SIRS),但是缺少在确立脓毒症诊断时所必需的感染这一组成成分。这些严重的"无菌性"炎症和脓毒性休克之间显示的临床相似性反映了它们相似的分子机制。相同的免疫应答信号转导途径由高度保守的病原体相关分子模式(PAMP)激活,PAMP是宿主固有免疫系统细胞所识别的分子基序。损伤相关分子模式(DAMP)是由受损的宿主细胞所释放的分子,是一种促进炎症反应的内源性的危险信号(参见脓毒性休克的病理生理学)。

二、流行病学

由于发展中国家的数据有限,难以评估脓毒症的全球发病率。在工业化国家,据报道脓毒症的发病率为每10万人22～300例。脓毒症可占成人死亡的6%。在美国,每年发生超过75万例脓毒症和20万例脓毒症相关死亡。死亡风险取决于疾病的严重程度和多种宿主因素。总体而言,估计脓毒症的死亡率可从轻中度病例的20%至脓毒性休克患者的60%以上不等。

脓毒症对财政影响巨大。脓毒症的单次医疗保健支出约为5万美元,单在美国每年总计花费已超过170亿美元。

细菌感染是脓毒症最常见的原因。细菌引起的血流感染在住院患者中所占比例最高。早产儿、高龄(尤其是85岁以上的老年人)、静脉置管者、人工装置植入者或类似严重烧伤及血液系统恶性肿瘤等严重疾病患者的发生率最高。

血流感染最常见的病原体包括葡萄球菌(如金黄色葡萄球菌,*Staphylococcus aureus*)、A组链球菌、大肠杆菌(*Escherichia coli*)、克雷伯菌属(*Klebsiella species*)、肠杆菌属(*Enterobacter species*)和铜绿假单胞菌(*Pseudomonas aeruginosa*)。免疫功能受损患者和长期血管内置管患者患假丝酵母属(*Candida species*)血流感染风险增高,其中某些菌种可能对常用的抗真菌药物耐药。鉴于潜在病原体的种类较为广泛,临床医生面临着准确及时诊断和选择适当的经验性治疗的双重挑战。

当尚未确定感染病原时,一些流行病学因素可作为临床医生的指导。表89-2列举了与某些特定宿主状态相关的微生物,这些宿主状态使患者具有感染和患脓毒症的风险。与不良结局相关的宿主因素包括极端的年龄、免疫调节剂或免疫抑制剂的使用及伴发的慢性疾病。

一些诊断和治疗因素与疾病严重程度和临床结

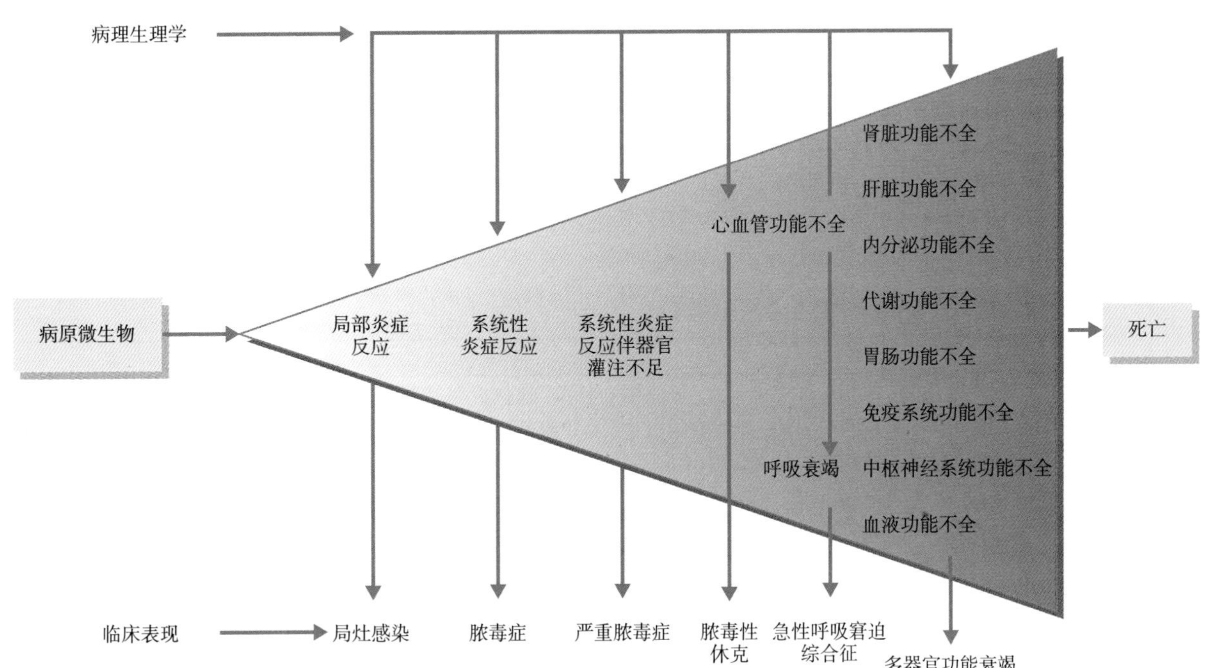

图89-1 脓毒症发展的连续过程及其病理生理学术语

局相关。延迟进行有效的抗菌治疗与更差的结局相关。多重耐药微生物的感染可能导致有效治疗的延误，并且对于一些微生物而言，尤其是革兰氏阴性肠杆菌，延误为不良结局的独立相关因素。某些微生物(如铜绿假单胞菌，*P.aeruginosa*)的毒力更强。原发感染部位也很重要；呼吸系统最常见，而中枢神经系统感染通常最为致命。受累器官系统的数量也与结局相关，死亡率随着发生功能障碍的器官系统数量增加而增加。

三、病理学与免疫学发病机制

致命性脓毒性休克在大体病理检查甚至是标本组织学检查时通常表现得并不严重。最常见的病理表现是组织间隙水肿、肺水肿和胸腔积液。肺泡透明膜形成及纤维蛋白沉积是常见表现，这提示为急性呼吸窘迫综合征(ARDS)的纤维增殖阶段。偶尔可在肾上腺组织中检测到点状或肉眼可见的证据，或可在组织和黏膜表面见到弥漫的瘀斑，这些现象提示出现了弥散性血管内凝血(DIC)。

肾脏病理通常正常，而且肾脏组织坏死不十分常见。用"急性肾小管坏死"(acute tubular necrosis)一词不太恰当，而用"急性肾损伤"(acute kidney injury，AKI)来描述脓毒性休克中的无肾小管或肾小球坏死证据的通常可逆的肾功能损伤更为合适。

尸检的一项重要发现是确定引起脓毒性休克的感染灶。尽管已经进行了数天至数周看似具有针对性的抗微生物治疗，在大多数已故患者中仍很容易找到导致脓毒症的感染灶。若对刚刚死于脓毒症的患者进行仔细的组织化学检查，则可在肺、脾、淋巴结和肝组织中看到过度凋亡(而不是坏死)的免疫效应细胞。若对死于脓毒症患者的组织进行电镜检查，通常可见上皮和内皮表面的紧密连接缺失。电镜也显示弥漫的线粒体肿胀和胞内细胞器的降解与清除(即自噬)。

四、脓毒性休克的病理生理学

人们已揭示了与脓毒性休克基本病理生理过程相关的分子机制。触发脓毒症的过程包括一个或一组病原体突破某组织部位的上皮屏障，继而逃避了体液和细胞固有免疫防御机制的清除，最终引起侵袭性感染。当病原微生物进入宿主组织时，首先被固有免疫系统的髓系细胞识别，该过程由细胞表面和内涵体小室中的模式识别受体[如Toll样受体(TLR)]介导。TLR识别微生物中高度保守的分子基序。这些分子基序，如脂多糖(LPS)，革兰氏阴性细菌产生的内毒素；革兰氏阳性菌的细菌脂肽；真菌细胞壁中的β-葡聚糖；病毒RNA基因组和蛋白质；细菌鞭毛；以及从损伤的宿主细胞中释放的DAMP，包括组蛋白、线粒体DNA和高迁移率族蛋白1等胞内结构(图89-2)。

TLR和相关的胞内模式识别受体能够提醒宿主感染的发生，这些受体包括炎性体元件、视黄酸诱导基因1(RIG1)样解旋酶和胞质微生物TLR4。TLR4是人类固有免疫系统中的LPS受体，长期受到人们的关注。当革兰氏阴性细菌被破坏时，LPS从细菌的细胞膜释放。LPS首先结合到名为LPS结合蛋白的载体蛋白上，之后，LPS单体被递送给CD14，CD14是一种膜相关的多配体的模式识别受体。接

表89-2 根据宿主因素分类的脓毒症患者常见病原体

患者因素	应考虑的病原
无脾	有荚膜的微生物，尤其是肺炎链球菌、流感嗜血杆菌、脑膜炎奈瑟菌、犬咬嗜二氧化碳菌
肝硬化	弧菌属，沙门菌属及耶氏菌属；有荚膜的微生物，其他革兰氏阴性杆菌
酗酒	克雷伯菌属，肺炎链球菌
糖尿病	毛霉菌病，假单胞菌属，大肠杆菌，B组链球菌
中性粒细胞减少症	肠道革兰氏阴性杆菌，假单胞菌属，曲霉属，假丝酵母菌属，毛霉菌属，金黄色葡萄球菌，链球菌属
T细胞功能障碍	李斯特菌属，沙门菌属，分枝杆菌属，疱疹病毒(包括单纯疱疹病毒、巨细胞病毒、水痘-带状疱疹病毒)
获得性免疫缺陷综合征	沙门菌属，金黄色葡萄球菌，鸟分枝杆菌复合物，肺炎链球菌，B族链球菌

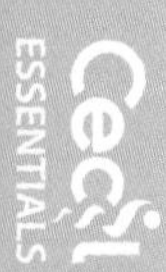

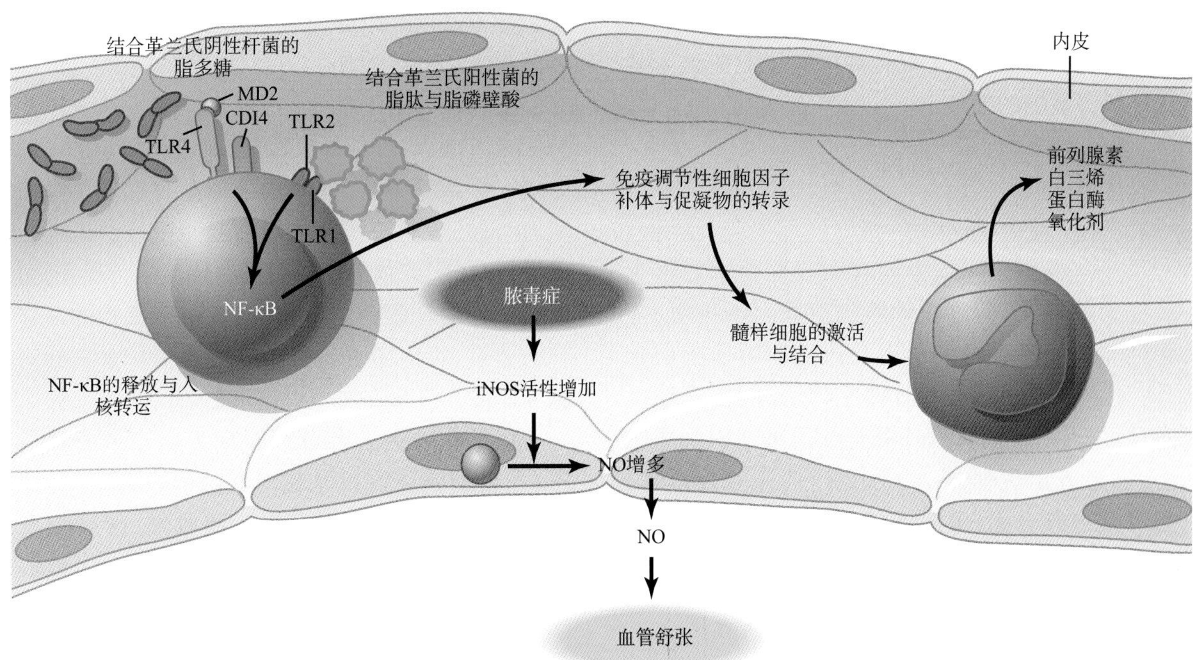

图89-2 脓毒症的免疫学发病机制。血流感染的早期识别始于利用模式识别受体对革兰氏阴性细菌脂多糖进行的识别，这些受体包括：Toll样受体4（TLR4）；簇分化抗原14（CD14）；骨髓分化因子2（MD2），此外，TLR2用于识别脂磷壁酸与来自革兰氏阳性细菌的其他物质。TLRs与其配体结合，通过活化B细胞的核因子-κ轻链增强子（NF-κB，是一种单个核细胞）发出指导急性期反应基因转录的信号。脓毒性休克由多种血管活性介质的全身释放引发，介质包括由细胞因子诱导型NO合酶（iNOS）诱导产生的一氧化氮（NO）

着，LPS单体被传递至一种可溶性蛋白[即骨髓分化因子2（MD2）]，并结合至TLR4的胞外域。当此LPS/MD2/TLR4复合体组装并二聚化后，胞内信号可提醒宿主发生了侵袭性感染。此转导途径诱发一系列衔接蛋白和信号分子的磷酸化事件，终止了转录激活因子（如核因子-κB，NF-κB）的激活与入核转运。转录因子结合到急性期蛋白网的启动子位点，导致炎症因子、宿主防御因子和凝血因子的快速释放。

其他TLR，如TLR5（即细菌鞭毛）、TLR2/TLR1与TLR2/TLR6异源二聚体（即细菌脂肽、脂磷壁酸及细菌与真菌的其他组分），表达在免疫效应细胞的细胞表面并识别不同的分子模式。核酸特异性识别的TLR位于胞内空泡中，它们在此识别微生物DNA（TLR9）、单链RNA（TLR7和TLR8）及双链RNA（TLR3）。

而后，机体合成一系列补体成分、细胞因子、趋化因子、前列腺素类物质（如前列腺素）、血管活性肽、血小板激活因子和蛋白酶，使得中性粒细胞、单核细胞、巨噬细胞、树突状细胞、淋巴细胞和内皮细胞能够共同抵抗感染过程，清除病原体并启动组织修复。这种防御系统能够有效地清除在整个生命过程中不断发生的因局部损伤及不可避免的上皮屏障轻度损伤而进入人体的病原微生物。

如果炎症过程未被机体探知，并伴有大量病原体，甚至包括一些没有既往免疫记忆的高毒力微生物（如鼠疫、兔热病、炭疽病、出血热病毒）的侵入，"脓毒症"这一广泛而具有破坏性的炎症过程可在短时间内发生，这对宿主是有害的，甚至是致命的。炎症反应在局部感染中可以挽救生命，但如果该反应持续广泛存在则可转为危及生命。

体内的内皮细胞膜被激活并成为促黏附与促凝血的表面，促进中性粒细胞和血小板的黏附。中性粒细胞释放蛋白酶、细胞因子、活性氧自由基和血管活性前列腺素，这些分子会损伤内皮细胞及其功能。细胞因子诱导型一氧化氮合酶表达被上调，导致大量一氧化氮（NO）的产生。NO是一种有效的血管扩张剂，当与其他血管活性肽和磷脂介质共同发挥作用时，其可促进毛细血管床的广泛开放及通透性的增加，此时血管内液体进入间质内。活性氧与NO结合能够产生高度有害的活性氮中间体（如过氧亚硝酸盐），该中间体可损伤线粒体功能并诱导细胞凋亡。

而后，系统性低血压迅速发展，脓毒性休克随之发生。临床医生必须立即采取行动以纠正血流动力学异常并解决基础的感染。

五、临床表现

尽管已经在诠释脓毒症的病理生理学过程上有了巨大的进步，但临床诊断仍然局限于病史、症状评估与非特异性的实验室及血流动力学判别标准。为了立刻启动适当的抗微生物治疗，需要对以上问题进行综合分析，因而脓毒症的早期识别非常重要。当患者出现表89-1中所列出的一般表现时，应当对其进行全面、及时的评估，包括血液与其他体液（若有指征）的细菌培养。局部症状和体征提示医生应进行全面的体格检查，同时开具相应的影像学检查以发现感染灶。自然防御屏障的破坏，如放置经皮装置或血管内导管，应在感染评估时考虑在内，若怀疑其为脓毒症发生的根源，应当予以移除。

许多患者出现发热或寒战症状，但是老年患者和使用免疫调节剂的患者却可能没有发热。低体温提示预后更差或疾病更加严重。呼吸急促可以是代谢性酸中毒的代偿表现，或ARDS的早期症状和体征。

精神状态改变可能是由代谢紊乱引起的，而代谢紊乱则是脓毒症、低血糖、基础的感染或伴发的低血压所造成的结果。这种症状可能难以在老年痴呆患者中被识别，因而在评估和治疗其他方面相对稳定而可能存在精神状态改变的老年患者时，应提高警惕。

皮肤表现（如蜂窝织炎、脓肿）可以提示发生脓毒症的原因，同时可以反映外周组织的灌注状态。一些病原微生物在发生全身性感染时，可引起特定皮肤病变。金黄色葡萄球菌和链球菌可导致弥漫性红皮病、大疱性皮损或全身性脱屑。一些革兰氏阴性菌，包括铜绿假单胞菌和肠道微生物，所引起的菌血症能够造成坏死性脓疮，尤其是在免疫功能受损的患者中。这些皮损呈直径为1～15cm的圆形病变，中央发生坏死，周围出现红斑。脑膜炎奈瑟菌感染后最初于下肢产生瘀点，而后发展为弥漫性紫癜，这可能预示脓毒性休克即将发生及高死亡风险。在其他一些少见的感染性疾病中可以观察到类似的临床表现，如在无脾患者中出现的暴发性肺炎球菌脓毒症，或在终末途径补体成分缺陷患者中出现的播散性奈瑟菌感染。

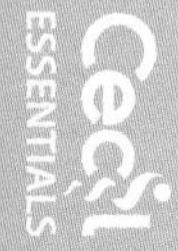

血流动力学不稳定，特别是伴或不伴少尿症状的低血压，通常与脓毒症相关。血流动力学的不稳定可由心排血量不足、血管内液体减少或低全身血管阻力引起。静脉液体复苏可在起始阶段纠正低血压表现，但在严重脓毒症和脓毒性休克的情况下，可能需要额外的升压药物支持。在尝试了最初的液体复苏措施后，可能需要进行重点心脏监护来判断对静脉液体或升压药物的相对需求。

脓毒性休克患者可以表现为心动过速与低血压。患者的四肢可以是相对温暖的（即暖休克或分布性休克），其外周血管也可能收缩，导致皮肤花斑和肢端冰冷（即冷休克）。暖休克是大多数成人患者在脓毒性休克早期的主要征象，出现弥漫性血管舒张、洪脉和代偿性高心排血量（尽管此时的心肌功能是降低的）的表现。为维持血压与重要脏器的灌注，机体主要通过增加心率来增加心排血量。如果休克没有被及时纠正，心肌功能障碍便会随后发生，进而在几小时内发展为冷休克。心功能储备有限的高龄患者对休克耐受性较差，更容易发生冷休克。就诊时对早期复苏治疗无效的脓毒性休克提示预后不良，此种情况的死亡率可超过70%。

除低血压外，少尿也可提示发生了AKI。它是由疾病进展、感染病原体和药物共同导致。炎症细胞因子、微生物毒素、全身性低血压和药物性肾损伤均可导致AKI的发生。肾损伤的其他原因包括感染或药物性肾间质损伤，以及免疫复合物介导的损伤，正如心内膜炎中所发生的一样。

除呼吸急促外，脓毒症患者还可出现的肺部症状包括由于间质水肿、炎症或血流动力学不稳定所引起的明显缺氧。ARDS的定义为在吸氧浓度大于50%的条件下，动脉氧分压小于50mmHg、出现弥漫性肺泡浸润，以及肺毛细血管楔压小于18mmHg。脓毒症患者ARDS的发生率高达40%。ARDS中的弥漫性肺部炎症导致肺血管通透性增加，这使得液体复苏变得复杂，因为过量的液体可加剧肺水肿和缺氧状况。精神状态的改变和脓毒症相关肌病也可造成气道损伤及呼吸肌无力，因而需要有创通气支持。

脓毒症患者可能有明显的血液学变化。他们可能发生中性粒细胞增多症，且通常伴有未成熟细胞计数增加，患者也可表现为显著的白细胞减少（特别是淋巴细胞减少），后者通常出现于严重脓毒性休克的情况。一过性中性粒细胞减少通常出现在脓毒性休克早期，是由微循环中内皮表面上中性粒细胞的激活和黏附引起。在此之后迅速发生持续的中性粒细胞增多症，这是因为脓毒症诱发的炎性细胞因子可刺激骨髓合成新的白细胞。

血小板减少和凝血异常可能发生，患者表现为瘀点或紫癜。严重的凝血紊乱可诱发DIC，导致凝血酶在整个微循环中沉积。凝血因子的过度激活和降解可消耗凝血因子，导致弥散性出血。气管插管周围的黏膜过度出血和静脉穿刺部位的持续出血预警内出血的发生。患者可能发生大量胃肠道出血，进一步加重低血压和休克。

就诊时可发现葡萄糖代谢紊乱。患者出现类似糖尿病患者接受含葡萄糖液体后的表现，或是感染造成的急性代谢紊乱。低血糖在患有基础肝病的患者中更常见。由于组织氧合不良、线粒体功能障碍及肝脏乳酸清除能力受损，患者的无氧代谢水平提高，造成血清乳酸水平增加与代谢性酸中毒的发生。

六、诊断

脓毒症的准确诊断依赖于病史、体格检查与一般实验室检查。基于“拯救全身性感染运动”指南所建立的成人脓毒症的诊断标准列于表89-1中。

准确、及时地识别基础的感染病因十分重要。对于能够提供病史的患者，评估合并症、潜在暴露史、先前感染和免疫系统异常可以帮助指导经验性抗生素治疗和实验室检查，特别是微生物培养项目。从新的静脉穿刺点和现有的血管内留置管中采集两套血培养（如果可能，在开始经验性抗微生物治疗之前采集）能够在许多情况下帮助鉴定致病生物。症状评估和体格检查应当提示感染灶部位，继而指导影像学检查和脓液引流。

除微生物培养外，其他一些实验室检查可以帮助确定疾病的严重程度，并提供治疗反应监测的基线数据。基本的实验室化验包括全血细胞计数及分类、血生化、肌酐水平与转氨酶水平，以帮助识别严重的器官功能障碍。应及时使用脉搏血氧仪测定氧饱和度，以确定患者的气体交换能力与通气支持的需求。应进行凝血试验，尤其是对于具有DIC证据和血小板减少的患者。对于精神状态改变或出现显著呼吸困难的患者，动脉血气检查可以帮助确定基础的酸碱失衡和生理代偿状态，同时可以间接提示疾病的严重程度。

炎症指标的水平通常升高，包括C反应蛋白和降钙素原。降钙素原水平的升高可以协助诊断严重脓毒症，同时提供一些预后数据和对治疗反应的监测。在肺炎导致的脓毒症病例中，连续测量降钙素原水平可以帮助指导抗生素治疗的疗程。

此外，应进行其他检查项目来确定潜在的病因。严重腹泻的患者应接受抗生素相关性艰难梭菌感染的检测。影像学检查应着力于识别感染灶，并辅助积液或脓肿的引流。计算机断层扫描可以应用于此类情况，不过对于难以搬运的危重患者，应当考虑使用床旁影像学检查，尤其是超声。

生理功能的多项检测和先进微生物诊断试验越来越多地被用于临床实践。这些检测项目包括用于鉴定细菌和病毒的聚合酶链反应（PCR）的衍生测定法，以及单独或组合使用炎症细胞因子和其他生物标志物用于辅助诊断与预后评价。

七、治疗

脓毒性休克是内科急症。早期诊断与治疗感染的同时，应当立即尝试重建生理性血流动力学、给予重要器官支持并向组织输送氧气。患者应尽快转移到重症监护室，以获得最佳监测、血流动力学支持和专业的支持性治疗。

早期识别、及时复苏与早期应用适当的抗菌药物是获得良好结局的最重要决定因素。如果允许，应尽快进行感染灶引流（即控制感染源）。“2012拯救全身性感染运动”指南中的关键要素总结在表89-3中。

治疗脓毒症的一个基本要素是在早期使用针对致病病原体的有效抗生素。治疗最好在脓毒性休克起病的1h内给予，通常使用经验性广谱抗菌方案，直到得到血液及感染部位的培养结果。有关初始治疗方案的建议列于表89-4中。之前，直到对致病病原体的治疗失败数天后才能得到菌种鉴定及药敏结果，此情况与不良结局相关。在确定病原体后，阶梯降使用最简单的能够覆盖该病原的单药疗法十分重要。

表89-3 成人脓毒症的推荐初始治疗方案

- 低血压或血乳酸水平＞4mmol/L的患者立即给予液体复苏
- 在不会显著推迟治疗的前提下，使用抗生素之前取适当的标本进行培养
- 评估感染灶位置，以进行感染源控制（如脓肿引流）
- 如果血管内留置管可能发生感染，则移除
- 在严重脓毒症和脓毒性休克发生的第1小时内开始应用广谱抗生素。最初应用的抗生素方案应针对疑似的脓毒症感染源和可能的病原体，也应结合当地常见病原体的药敏谱
- 将晶体液作为开始液体复苏时的首选。如果使用胶体液，请避免使用淀粉，同时对于低白蛋白血症患者及需要大容量液体复苏的患者考虑使用白蛋白
- 对疑有容量不足的脓毒症患者，在15～30min内给予30ml/kg晶体液快速输注进行容量负荷试验；一些患者可能需要更多液体。复苏的目标应为中心静脉压达8～12mmHg、平均动脉压（MAP）≥65mmHg，以及上腔静脉氧饱和度≥70%，或混合静脉血氧饱和度≥65%
- 保持目标MAP≥65mmHg；如果液体不能有效且充分升压，则开始使用升压药物。在血流动力学参数稳定后，限制液体治疗以防止肺内液体积聚及低氧血症恶化
- 中心静脉输注去甲肾上腺素作为升压药物首选。肾上腺素是第二选择，其次是血管加压素，可作为补救疗法。如果需要使用强心药，可考虑使用多巴酚丁胺。除特殊情况（即发生快速性心律失常和持续性心动过缓风险较低）之外，避免使用多巴胺
- 当血红蛋白浓度降至＜7g/dl时，输注红细胞；目标血红蛋白水平为7～9g/dl
- 在急性呼吸窘迫综合征患者中，潮气量的目标为6ml/kg
- 给予低分子量肝素或普通肝素用于深静脉血栓的预防；如果存在肝素治疗禁忌，使用逐级加压弹力袜或间歇性加压装置
- 使用组胺H_2受体拮抗剂或质子泵抑制剂来预防应激性溃疡的发生
- 提供专业的护理支持；在第1周提供低剂量营养；如果出现难治性脓毒性休克，应考虑使用应激剂量类固醇；维持血糖在110～180mg/dl

资料来源：Dellinger RP，Levy MM，et al：Surviving Sepsis Campaign：international guidelines for the management of severe sepsis and septic shock，2012，Crit Care Med 41：580-637，2013。

表89-4 成人脓毒症患者初始抗菌治疗的推荐

指征	推荐剂量*
经验性覆盖（未知病原）	万古霉素15mg/kg q12h，合用哌拉西林-他唑巴坦†3.375g IV q6h或亚胺培南0.5g IV q6h或美罗培南1.0g IV q8h，加用或不加一种氨基糖苷类药物（如妥布霉素5mg/kg IV q24h）‡
社区获得性肺炎（CAP）	头孢曲松1g IV q24h，合用阿奇霉素 500mg IV q24h或一种氟喹诺酮类药物（如莫西沙星400mg IV q24h或左氧氟沙星750mg IV q24h）§
社区获得性尿源性脓毒症	哌拉西林-他唑巴坦3.375g IV q6h或环丙沙星400mg IV q12h
脑膜炎	万古霉素15mg/kg IV q6h，合用头孢曲松2g IV q12h，合用地塞米松0.15mg/kg IV q6h×（2～4d），推荐在应用抗生素前使用；若怀疑李斯特菌属感染，加用氨苄西林2g IV q4h
院内获得性肺炎	万古霉素15mg/kg q12h，合用哌拉西林-他唑巴坦4.5g IV q6h或亚胺培南0.5g IV q6h或美罗培南1g IV q8h或头孢吡肟2g IV q8h，合用一种氨基糖苷类药物（如阿米卡星15mg/kg IV q24h 或妥布霉素5～7mg/kg IV q24h）或左氧氟沙星750mg IV q24h。若高度怀疑或已知病原体为MRSA，一些权威机构将万古霉素替换为利奈唑胺600mg IV q12h
中性粒细胞减少症	头孢吡肟2g IV q8h；若患者有中心静脉置管且考虑导管相关感染，加用万古霉素15mg/kg IV q12h。如果发热持续≥5d，加用抗真菌药物卡泊芬净70mg IV×1次，继之50mg IV q24h。若怀疑或已证实有侵袭性曲霉菌感染，使用伏立康唑6 mg/kg IV q12h×2次，之后改用4mg/kg IV q12h
蜂窝织炎与皮肤感染	万古霉素15mg/kg IV q12h。糖尿病患者与免疫功能不全患者加用哌拉西林-他唑巴坦3.375g IV q6h。若怀疑坏死性筋膜炎，加用克林霉素900mg IV；手术清创十分重要

注：IV.静脉内；MRSA.耐甲氧西林的金黄色葡萄球菌。

*均为肾功能正常条件下的剂量，应根据肌酐清除率的改变作剂量调整。

†若患者对青霉素过敏，换用氨曲南2g IV q8h。

‡应对氨基糖苷类药物进行血药浓度监测（即峰浓度与谷浓度）。

§若患者有重症社区获得性感染或健康护理相关性肺炎，换用头孢吡肟或一种碳青霉烯类药物，合用阿奇霉素±一种氨基糖苷类药物。

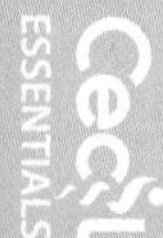

八、预后

尽管在临床实践和治疗方面均取得了进展，但是脓毒症的死亡率仍然很高，在相对健康的成年人中为20%～30%，而在老年人、免疫功能受损患者及有严重慢性合并症的患者中则超过80%。由于严重的分解代谢、营养不良和长期住院，患者可能表现为严重的虚弱、消瘦和乏力。在初始住院治疗和辅助的家庭治疗后，患者可能需要在业务熟练的机构进行长期康复护理。患者可能留有永久性残疾，包括肾功能损伤或因感染治疗过程而造成的持续性虚弱无力。

推荐阅读

Angus DC, Linde-Zwirble WT, Lidicker J, et al: Epidemiology of severe sepsis in the United States: analysis of incidence, outcome, and associated costs of care, Crit Care Med 29:1303–1310, 2001.

Angus D, van der Poll T: Severe sepsis and septic shock, N Engl J Med 369:840–851, 2013.

Black G: Gyroscope: a survival of sepsis, West Conshohocken, Pa., 2011, Infinity Publishing.

Dellinger RP, Levy MM, Rhodes A, et al: Surviving Sepsis Campaign: international guidelines for management of severe sepsis and septic shock, 2012, Intensive Care Med 39:165–228, 2013.

Hotchkiss RS, Coopersmith CM, McDunn JE, et al: The sepsis seesaw: tilting toward immunosuppression, Nat Med 15:496–497, 2009.

Melamed A, Sorvillo FJ: The burden of sepsis-associated mortality in the United States from 1999 to 2005: an analysis of multiple-cause-of-death data, Crit Care 13:R28, 2009.

Vincent JL, Opal SM, Marshall JC, et al: Sepsis definitions: time for a change, Lancet 381:774–775, 2013.

第90章

中枢神经系统感染

著　者　Allan R. Tunkel　Marjorie A. Janvier　Avindra Nath
译　者　张　硕　侍效春　审校者　侍效春　刘晓清

一、引言

中枢神经系统感染具有很高的发病率和死亡率。本章的重点是脑膜炎、脑炎和脑实质及脑膜周围区域脓肿。

二、脑膜炎和脑炎

与病毒、细菌、真菌、原虫和蠕虫等侵袭性病原体的接触，可导致脑膜炎（即覆盖脑和脊髓的脑膜的炎症）或脑炎（即脑实质炎症）。这些感染原可通过直接种植或血行播散侵入中枢神经系统，并引起一系列临床症状。临床医生必须快速启动诊断评估，并开始适当的治疗。

（一）脑膜炎

1.定义

脑膜炎系指覆盖脑和脊髓的软脑膜的炎症。主要表现为脑脊液（CSF）中白细胞数量的异常增加。脑膜炎可以由许多感染性病原体（即细菌、病毒、真菌和寄生虫）引起，也可以由非感染性原因导致，如肿瘤或囊肿、药物（如非甾体抗炎药、抗生素）、系统性疾病（如系统性红斑狼疮、贝赫切特病、结节病）或涉及神经系统的操作（如神经外科手术、脊髓麻醉、鞘内注射）等。

基于病原体的毒力，脑膜炎可表现为急性、亚急性或慢性。急性脑膜炎症状通常在几小时至几天内发作，慢性脑膜炎的临床表现及脑脊液异常至少持续4周。急性脑膜炎通常由细菌或病毒引起，而慢性脑膜炎通常由螺旋体、分枝杆菌或真菌引起。

2.流行病学和病因学

（1）细菌性脑膜炎：在美国，随着针对流感嗜血杆菌和肺炎链球菌的联合疫苗的引入，细菌性脑膜炎的流行病学指标在过去的几十年中发生了显著变化。监测研究发现，在2003～2007年期间，每年发生约4000例细菌性脑膜炎且500例由此引起死亡。细菌性脑膜炎的主要病原体是肺炎链球菌（58%）、无乳链球菌（18%）、脑膜炎奈瑟菌（14%）、流感嗜血杆菌（7%）和单核细胞增多性李斯特菌（3%）。

某些特定病原体的出现可能基于患者的年龄和各种危险因素（表90-1）。在一项纳入352例社区获得性肺炎球菌性脑膜炎的研究中，70%的病例伴有基础病。与肺炎球菌性脑膜炎相关的基础病包括脾切除术或无脾状态、多发性骨髓瘤、低丙种球蛋白血症、酗酒、营养不良、慢性肝脏或肾脏疾病和糖尿病。患者通常存在邻近的或远隔的感染灶，如肺炎、中耳炎、乳突炎、鼻窦炎、心内膜炎和头部外伤伴CSF漏。

B族链球菌（即无乳链球菌）是新生儿脑膜炎的常见病原体，其中52%的病例发生在1岁以内。成人患无乳链球菌脑膜炎的危险因素包括年龄大于60岁、妊娠或产后状态、糖尿病、其他慢性疾病及免疫抑制状态。

脑膜炎奈瑟菌通常在儿童和成人中引起脑膜炎。在美国，大多数病例是由血清群B、C和Y引起；在美国以外的国家，则通常由血清群A和W135引起。由于脑膜炎奈瑟菌存在于上呼吸道中，由该菌引起的脑膜炎的暴发可能出现于人群接触密切的场所，如在家庭成员、托儿所、大学宿舍和监狱中。据报道，在纽约市男性同性恋人群中曾暴发血清型C型脑膜

表90-1 脑膜炎常见细菌病原体与易患因素

易患因素	细菌病原体
年龄	
<1个月	无乳链球菌，大肠杆菌，单核细胞增生李斯特菌
1～23个月	无乳链球菌，大肠杆菌，流感嗜血杆菌，肺炎链球菌，脑膜炎奈瑟菌
2～50岁	肺炎链球菌，脑膜炎奈瑟菌
>50岁	肺炎链球菌，脑膜炎奈瑟菌，单核细胞增生李斯特菌，需氧革兰氏阴性杆菌
免疫抑制状态	肺炎链球菌，脑膜炎奈瑟菌，单核细胞增生李斯特菌，需氧革兰氏阴性杆菌（包括铜绿假单胞菌）
颅底骨折	肺炎链球菌，流感嗜血杆菌，A组β-溶血性链球菌
头颅外伤；神经外科手术后	金黄色葡萄球菌，凝固酶阴性葡萄球菌（特别是表皮葡萄球菌），需氧革兰氏阴性杆菌（包括铜绿假单胞菌）

资料来源：Tunkel AR，van de Beek D，Scheld WM：Acute meningitis.In Bennett JE，Dolin R，Blaser M，editors：Mandell，Douglas，and Bennett's principles and practice of infectious diseases，ed 8，Philadelphia，2015，Saunders。

炎奈瑟菌脑膜炎，在普林斯顿大学和加利福尼亚大学圣巴巴拉分校中曾暴发血清型B型脑膜炎奈瑟菌脑膜炎。对于末端补体成分（C5～8，可能包括C9在内）和备解素缺陷的患者，其脑膜炎球菌感染风险增加。

由于B型流感嗜血杆菌联合疫苗的常规接种，由流感嗜血杆菌引起的脑膜炎的发病率已经下降了90%以上。如果在年龄较大的儿童和成人中分离出该种病原体，提示宿主合并某些特定的基础病，如鼻窦炎、中耳炎、会厌炎、肺炎、糖尿病、酗酒、脾切除术后或无脾状态、头部外伤伴CSF漏及免疫缺陷状态。

由单核细胞增生李斯特菌引起的脑膜炎常见于新生儿、大于50岁的成年人、酗酒者、免疫抑制状态的成人及糖尿病或肾病等慢性疾病患者。鉴于该菌可能由胃肠道入侵人体，李斯特菌感染的暴发与食用被污染的凉菜、生蔬菜、牛奶和奶酪有关。散发病例则与食用被污染的火鸡肉饼、苜蓿片、哈密瓜、切片芹菜、猪头奶酪和加工肉质品有关。

革兰氏阴性菌引起的脑膜炎很少见，其易感人群为体弱者、创伤或神经外科手术后脑膜损伤者。金黄色葡萄球菌脑膜炎通常发生于神经外科手术后或创伤后早期、CSF分流术后、糖尿病、酗酒、需要血液透析的慢性肾脏疾病、静脉吸毒和恶性肿瘤的患者中。表皮葡萄球菌是置入CSF分流管患者中最常见的导致脑膜炎的病原体。

（2）病毒性脑膜炎：肠道病毒是无菌性脑膜炎综合征最常见的可识别病因。无菌性脑膜炎综合征是指经过初步评估、常规脑脊液涂片和培养后，其病原体难以鉴定的脑膜炎（多为脑脊液淋巴细胞性增多性脑膜炎）。据美国疾病控制和预防中心（CDC）估计，美国每年发生1000万～1500万有症状的肠道病毒感染，其中3万～7.5万例为脑膜炎。

许多其他病毒可以引起无菌性脑膜炎综合征，包括腮腺炎病毒（在未免疫的人群中）、人类免疫缺陷病毒（HIV）、几种虫媒病毒（如圣路易斯脑炎病毒、加利福尼亚脑炎病毒系、科罗拉多蜱热病毒、尼罗病毒）和疱疹病毒。单纯疱疹病毒（HSV）脑膜炎最常与原发于生殖器的感染有关。在患有复发性良性淋巴细胞增多性脑膜炎综合征（既往称为Mollaret脑膜炎）的患者中，其CSF可检测到HSV的DNA，几乎均由2型单纯疱疹病毒（HSV-2）引起。

（3）螺旋体性脑膜炎：与脑膜炎有关的最常见的螺旋体是梅毒螺旋体（梅毒的病原体）和伯氏疏螺旋体（莱姆病的病原体）。梅毒性脑膜炎的发病率在初始感染后的2年内最高，占未治疗病例的0.3%～2.4%。随着HIV感染者合并神经梅毒的病例报道增加，神经梅毒的总发病率在增长。10%～20%的莱姆病患者表现为神经系统受累，与游走性红斑同时出现或出现在产生红斑1～6个月之后。

（4）结核性脑膜炎：在美国，结核性脑膜炎约占肺外结核病例的15%。而在经济欠发达地区，结核性脑膜炎更为常见。潜在病灶的再激活和进展到晚期播散性结核病的相关危险因素包括高龄、使用免疫抑制药物、胃切除术、妊娠和慢性病。HIV感染影响了结核病的流行病学，该人群中超过70%的结核病例表现为肺外结核（包括中枢神经系统结核）。

（5）真菌性脑膜炎：由于免疫抑制患者数量的增加，近年来真菌性脑膜炎的发病率急剧增加。在确诊病例中，新型隐球菌是最常见的真菌病原体，常见于免疫抑制状态或合并慢性病的人群中。HIV感染者处于最高风险组。偶有无基础疾病的健康个体患病的病例报道。

粗球孢子菌分布于在美洲半干旱区域和美国西南部沙漠地区（如加利福尼亚州、亚利桑那州、新墨西哥州及得克萨斯州)，是一种热带双相真菌。粗球孢子菌分布区域约1/3的人群被感染，仅不到1%的患者发展为播散性感染，其中1/3～1/2出现脑膜炎。

其他真菌较少引起CNS感染。组织胞浆菌分布于肥沃的河谷，主要是密西西比河和俄亥俄河流域，念珠菌脑膜炎较为少见。

3.临床表现

(1)急性脑膜炎：成人患者通常在发病后数小时至数天内就诊。细菌性脑膜炎典型表现为发热、头痛、脑膜刺激征和意识障碍(即思维混乱、谵妄、从昏睡到昏迷的意识水平下降)。某个患者可能不会表现出所有的症状。脑膜刺激征可能显著，可能不显著，亦可伴有Kernig征或Brudzinski征阳性，尽管这些体征在成人中的敏感性只有5%。10%～20%病例出现脑神经麻痹(主要累及脑神经Ⅲ、Ⅳ、Ⅵ和Ⅶ)和局灶性神经系统体征。30%的病例出现癫痫。老年患者的细菌性脑膜炎可表现隐匿，仅表现为嗜睡或迟钝，无发热和各种脑膜炎临床表现，特别是在合并基础疾病(如糖尿病和心肺疾病)的老年人中。老年患者可能有并发的或前驱感染的支气管炎、肺炎或鼻窦炎。

病毒性脑膜炎通常是自限性疾病。肠病毒性脑膜炎的临床表现取决于宿主的年龄和免疫状态。半数以上的青少年和成人患者出现颈项强直。成年人通常伴有头痛，程度较重，以前额痛为主。畏光在老年患者中很常见。非特异性症状和体征包括呕吐、厌食、皮疹、腹泻、咳嗽、上呼吸道病症(咽炎等)和肌痛。发病时间(夏季和秋季常见)和社区中已知的流行性疾病亦可提示肠病毒感染。肠病毒性脑膜炎的病程通常小于1周。许多患者在腰椎穿刺后症状明显改善，这可能与颅内压降低有关。

HSV-2感染引起的脑膜炎通常以颈项强直、头痛和发热为特征。复发性良性淋巴细胞性脑膜炎表现为数次至10次脑膜炎发作，每次持续2～5d，可自行缓解。临床表现为急性发作的头痛、发热、畏光和脑膜刺激征；约50%的患者出现一过性的神经系统症状，如癫痫发作、幻觉、复视、脑神经麻痹和意识障碍。

(2)亚急性和慢性脑膜炎：成人中由螺旋体、分枝杆菌或真菌引起的亚急性和慢性脑膜炎起病后可持续数周乃至数年。患者最初可无明显症状，仅有轻度头痛和发热、渐进性精神状态改变或其他神经系统症状。

梅毒性脑膜炎临床表现与其他无菌性脑膜炎相似，表现为头痛、恶心和呕吐。其他表现有颈项强直(60%)、发热、癫痫和脑神经麻痹，以及相对少见的其他局灶性神经系统异常。

脑膜炎是急性播散性莱姆病最重要的神经系统异常表现，通常发生于游走性红斑出现后的2～10周。头痛是莱姆病脑膜炎唯一常见的症状。其他症状表现包括畏光、恶心、呕吐和颈项强直。约半数的莱姆病脑膜炎患者出现轻度脑功能异常，常表现为嗜睡、情绪波动、抑郁、记忆力和注意力下降及行为异常。大约50%的患者合并脑神经麻痹，其中面神经麻痹占80%～90%。

结核性脑膜炎通常表现出隐匿的前驱症状，包括不适、乏力、低热、间歇性头痛和性格改变。2～3周内进展至脑膜炎期，表现为持续性头痛、脑膜刺激征、呕吐和意识障碍。某些成人患者在疾病的前驱期亦可表现为缓慢进展的痴呆，亦可表现为与化脓性细菌性脑膜炎相似的、快速进展的脑膜炎。体格检查方面，并非所有患者出现发热(50%～98%的病例)及脑膜刺激征(25%～80%的儿童和成人中不存在)。局灶性神经系统症状通常为单侧脑神经麻痹或相对少见的双侧脑神经麻痹；其中，第Ⅵ对脑神经最常受累。

真菌性脑膜炎的病程取决于临床情况。临床可表现为急性、亚急性或慢性。在未经抗真菌治疗的情况下，某些真菌性脑膜炎的症状可持续数年。相反，同样的病原体可以导致免疫抑制状态的患者在几天内产生严重的症状和体征，且不伴脑膜刺激征。在不伴获得性免疫缺陷综合征(AIDS)的患者中，隐球菌性脑膜炎通常表现为亚急性病程，症状持续数天至数周。头痛是最常见的主诉，其他表现包括发热、脑膜刺激征和性格改变，约一半患者会出现意识障碍、易激惹及其他人格变化等提示脑膜脑炎的表现。约40%的患者出现眼部异常表现，包括乳头水肿和脑神经麻痹。

在AIDS患者中，隐球菌性脑膜炎的表现较为隐匿，症状轻微或无症状。该类患者可能仅有头痛和嗜睡。尽管发热较为常见，但很少患者出现脑膜刺激征。

球孢子菌病脑膜炎主要表现为头痛、低热、体重下降和精神状态改变。约半数患者出现定向力障碍、嗜睡、思维混乱或失忆。脑膜刺激征并不常见。组织胞浆菌病脑膜炎的临床表现不特异，通常

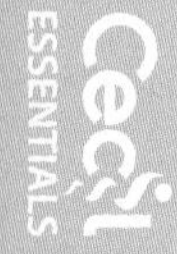

表现为头痛和发热。仅约半数的患者有局灶性神经精神症状。念珠菌性脑膜炎的临床表现也是非特异性的。

(3)诊断：对于临床疑诊脑膜炎的患者，应行腰椎穿刺进行CSF分析，做出确诊（表90-2）。表90-3阐明了不同病因脑膜炎的一般临床表现。以下各部分将详述做出病因诊断的具体方法。

(4)细菌性脑膜炎：CSF的革兰氏染色可以快速、准确地鉴定60%～90%的细菌性脑膜炎的病原微生物，其特异性接近100%。诊断的金标准为CSF培养，如在抗生素治疗前进行CSF培养，80%～90%的社区获得性细菌性脑膜炎结果为阳性；对于已经接受抗生素治疗的患者，其阳性率降低。与以前的认识不同，目前普遍认为在开始抗生素治疗后，CSF中病原体的清除速度更快，CSF中的脑膜炎球菌在使用抗生素后2h内完全清除，肺炎球菌在4h内完全清除。

表90-2 疑诊中枢神经系统感染的脑脊液（CSF）检查

常规检查
WBC计数与分类
RBC计数*
葡萄糖浓度†
蛋白质浓度
革兰氏染色
细菌培养
根据临床疑诊的选择性检查
病毒培养‡
抗酸杆菌涂片和培养
性病研究实验室（VDRL）试验
墨汁染色
隐球菌多糖抗原
真菌培养
抗体检测[IgM和（或）IgG]§
核酸扩增试验（如PCR）‖
细胞学¶
流式细胞术

注：CSF.脑脊液；IgG.免疫球蛋白G；IgM.免疫球蛋白M；PCR.聚合酶链式反应；RBC.红细胞；WBC.白细胞。

*检查第一管和最后一管；在穿刺损伤的患者中，RBC计数应随CSF流出减少。以下公式可用于确定CSF红细胞和白细胞的数量是否由穿刺损伤导致（所有单位是细胞数/立方毫米）：

CSF修正白细胞数=实际CSF白细胞数－（血中白细胞计数×CSF红细胞计数）/血中红细胞计数

†与在腰椎穿刺前测量的血清葡萄糖浓度进行比较。

‡病毒培养的阳性率可能很低。

§可用于脑膜炎和脑炎的特定病原检查。

‖对于脑炎的特定病毒感染和慢性脑膜炎的病原检查非常有用。

¶在疑诊恶性肿瘤的患者中。

资料来源：Tunkel AR：Approach to the patient with central nervous system infection.In Bennett JE，Dolin R，Blaser M，editors。Mandell，Douglas，and Bennett's principles and practice of infectious diseases，ed 8，Philadelphia，2015，Saunders。

目前已有几种快速诊断试验辅助细菌性脑膜炎的病因诊断。乳胶凝集试验可检测b型流感嗜血杆菌、肺炎链球菌、脑膜炎奈瑟菌、大肠杆菌K1株和B族链球菌的抗原。然而，由于细菌抗原检测结果不会改变抗生素的选择决策，且存在假阳性结果可能，因此不被推荐常规用于病原学诊断。对于CSF革兰氏染色和培养结果阴性的患者及接受过抗生素治疗的患者，可考虑应用该检测。

核酸扩增技术如聚合酶链式反应（PCR）已被用于扩增几种特定脑膜炎病原体的DNA，从而做出病原学鉴定。广谱细菌PCR检测的灵敏度为100%，特异性为98.2%，阳性预测值为98.2%，阴性预测值为100%。

(5)细菌性脑膜炎和病毒性脑膜炎的鉴别诊断：对于CSF革兰氏染色或培养阴性的患者，急性细菌性脑膜炎的诊断通常难以明确或排除。根据临床表现结合/不结合检验结果，已有研究尝试建立评估模型来准确地进行细菌性脑膜炎及其他病原体（通常是病毒）的鉴别诊断。一项细菌性脑膜炎评分模型研究的荟萃分析从8项研究、5312名患者中，选取4896名（92%）临床资料完备的患者计算细菌性脑膜炎评分，发现儿童CSF细胞增多者细菌性脑膜炎风险极低。细菌性脑膜炎低风险的特征是CSF革兰氏染色阴性、CSF中性粒细胞的绝对计数＜1000/mm^3、CSF蛋白＜80mg/dl、外周血中性粒细胞的绝对计数＜10 000/mm^3。无论这篇荟萃分析和其他研究的阳性结果如何，仍应根据临床判断来决定是否给予疑诊细菌性脑膜炎的患者以经验性抗生素治疗。

一些蛋白质被研究项目评估其用于诊断急性细菌性脑膜炎的诊断价值。急性细菌性脑膜炎患者血清及CSF中的C反应蛋白（CRP）和血清降钙素原浓度升高，此检测可用于鉴别细菌性脑膜炎和病毒性脑膜炎。对于CSF革兰氏染色阴性且其他参数分析结果不确定的脑膜炎患者，血清CRP或降钙素原浓度正常或低于检测范围下限，对于细菌性脑膜炎的诊断有较高的阴性预测值。

表90-3 感染性脑膜炎脑脊液检查

脑膜炎类型	白细胞计数(1/mm^3)	主要细胞类型	葡萄糖浓度(mg/dl)	蛋白质浓度(mg/dl)
病毒性	50～1000	单核*	>45	<200
细菌性	1000～5000†	多核‡	<40§	100～500
结核性	50～300	单核‖	<45	50～300
隐球菌性	20～500¶	单核	<40	>45

*早期可能为中性粒细胞。

†中性粒细胞计数可以从100/mm^{3}到10 000/mm^3。

‡约10%患者的脑脊液(CSF)以淋巴细胞为主。

§应与同时血清葡萄糖水平进行比较;CSF与血清葡萄糖的比值在大多数情况下≤0.4。

‖可能出现治疗后的矛盾现象,即在抗结核治疗过程中,CSF从以单核为主转化为以中性粒细胞为主。

¶超过75%的获得性免疫缺陷综合征患者<20/mm^3。

资料来源:Tunkel AR: Approach to the patient with central nervous system infection.In Bennett JE, Dolin R, Blaser M, editors: Mandell, Douglas, and Bennett's principles and practice of infectious diseases, ed 8, Philadelphia, 2015, Saunders。

目前,PCR是最有可能替代病毒培养来诊断肠道病毒性脑膜炎的检测方法。经过许多研究者在临床上评估,肠道病毒反转录PCR(RT-PCR)在检测肠道病毒方面被证明较病毒培养更为敏感,其敏感性达86%～100%,特异性达92%～100%。另外,PCR是诊断HSV-2脑膜炎的一种有潜力的病原检测方法。在复发性良性淋巴细胞性脑膜炎患者中,HSV-2的检出与合并无症状或体征的生殖器感染的典型病例显著相关。

(6)螺旋体性脑膜炎:目前尚无单一的常规实验室检查可以明确中枢神经系统梅毒的诊断。CSF的性病研究实验(VDRL)检测对神经梅毒诊断的特异性高,但敏感性低(仅有30%～70%的患者为阳性)。无血液污染的CSF的VDRL阳性者可诊断神经梅毒,阴性者不排除诊断。结合特定的临床表现和血清学检查,CSF白细胞和(或)蛋白质升高即可诊断神经梅毒。

伯氏疏螺旋体的特异性血清抗体检测是目前诊断莱姆病的最佳实验室方法,对于有相应神经系统异常表现的患者,检测阳性是诊断莱姆病性脑膜炎强有力的证据。然而,这些检测尚未标准化,不同实验室间差异显著。

(7)结核性脑膜炎:由于CSF中结核菌数量很少,通过特异性染色法难以检出结核杆菌。既往报道中,涂片阳性率低于25%,培养阳性率低于50%。PCR技术可检测CSF中分枝杆菌DNA片段,有望成为一种有效的检测手段。Gen-Probe检测技术通过使用标记的DNA探针,扩增来自结核分枝杆菌的核糖体RNA。一项对该检测的效能的5年回顾性研究发现,在CSF培养阳性者中,该检测的敏感性和特异性分别为94%和99%。

(8)真菌性脑膜炎:其诊断依赖于CSF中真菌的鉴定,然而,真菌性脑膜炎的CSF培养不总是阳性的。对于非AIDS和AIDS患者而言,CSF培养可较好地诊断隐球菌性脑膜炎。同时,CSF墨汁染色仍是一种快速有效的检测手段,阳性率达50%～75%,在AIDS患者中达88%。然而,仅有25%～50%的其他真菌性脑膜炎CSF培养阳性。

由于CSF培养可能为阴性或培养时间较长,其他检测手段(特别是血清学检测)可能有助于诊断。隐球菌多糖抗原的胶乳凝集试验对隐球菌性脑膜炎的诊断较敏感和特异。隐球菌多糖抗原也可以出现于血清和CSF中,通常是严重免疫抑制的患者中,如AIDS患者。血清学抗体检测(即球霉菌和组织胞浆菌抗原)和尿抗原检测(即组织胞浆抗原)可用于其他真菌性脑膜炎的检测。

4.治疗

(1)急性脑膜炎患者的初始治疗:急性细菌性脑膜炎是一种危及生命的疾病,早发现、早诊断、早期抗生素使用是降低发病率和死亡率的关键。对于疑诊某种细菌性脑膜炎的患者,其初始处理包括进行腰椎穿刺,以明确CSF检测与拟诊是否一致(图90-1)。如果为化脓性脑膜炎,抗生素治疗方案应基于革兰氏染色的结果(表90-4)。然而,如果通过这种方式无法识别病原体或腰椎穿刺较晚,则应在留取血培养后开始经验性抗生素治疗,该方案应基于患者的年龄和基础疾病（表90-5）。

如果患者不满足以下任何标准，可直接行腰椎穿刺而无须做头部CT检查：初次发作的癫痫、免疫抑制状态、可疑占位性病变征象（如视盘水肿或局灶性神经病变征象，不包括脑神经麻痹）、中重度意识障碍。有风险的患者在腰椎穿刺之前应行头部CT检查，以排除脑组织移位（由颅内大体积占位病变或广泛性脑水肿引起），防止行腰椎穿刺出现的潜在脑疝风险。在这种情况下，应在留取血培养后，立即开始经验性抗生素治疗并应用地塞米松（如符合适应证），再行CT检查。

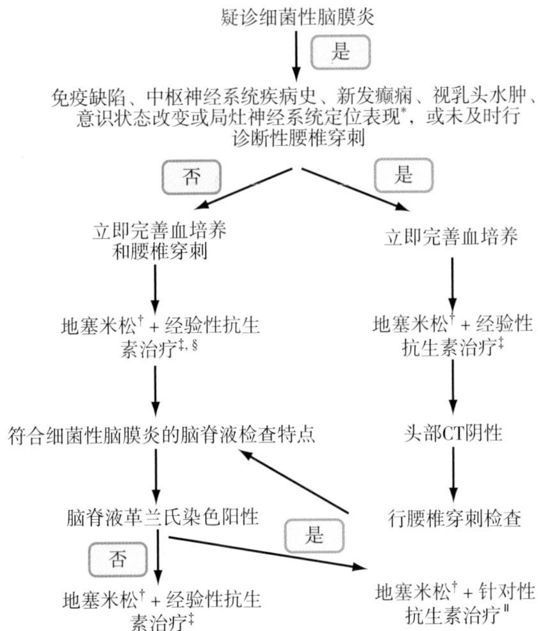

图90-1　疑诊细菌性脑膜炎的成人患者的处理流程。*脑神经Ⅵ或Ⅶ麻痹不是推迟腰椎穿刺的指征。†参见关于在细菌性脑膜炎患者中使用辅助性地塞米松的建议。‡见表90-5。§地塞米松和抗生素治疗应在留取CSF标本后立即开始。‖见表90-4。CT.计算机断层扫描（资料来源：Tunkel AR, Hartman BJ, Kaplan, SL et al: Practice guidelines for the management of bacterial meningitis, Clin Infect Dis 39: 1267-1284, 2004.）

表90-4　急性细菌性脑膜炎推荐抗生素治疗方案

微生物*	抗生素
流感嗜血杆菌b型	三代头孢菌素†
脑膜炎奈瑟菌	三代头孢菌素†
肺炎链球菌	万古霉素联合三代头孢菌素†
单核细胞增生性李斯特菌	氨苄西林或青霉素G§
无乳链球菌	氨苄西林或青霉素G§

*假定通过革兰氏染色阳性鉴定的病原体。

†头孢噻肟或头孢曲松。

‡如果给予地塞米松，有些专家会加用利福平。

§应考虑联合氨基糖苷类。

资料来源：Tunkel AR, Hartman BJ, Kaplan, SL, et al: Practice guidelines for the management of bacterial meningitis, Clin Infect Dis 39:1267-1284, 2004。

（2）脑膜炎的特异性抗菌治疗：在分离出脑膜炎病原体且获得药敏检测结果后，可将细菌性脑膜炎抗生素治疗方案调整为最佳治疗方案（表90-6）。表90-7为成人中枢神经系统感染抗生素治疗推荐剂量。

特别地，肺炎球菌性脑膜炎的特异性治疗取决其在体外对青霉素和三代头孢菌素的敏感性。美国的监测研究结果表明，青霉素耐药的肺炎链球菌占25%至50%甚至以上；拉丁美洲一些地区的比例高达60%，亚洲一些国家的比例高达80%。对于疑诊肺炎球菌性脑膜炎的患者，不推荐青霉素作为经验性治疗用药，推荐万古霉素联合三代头孢菌素（如头孢噻肟或头孢曲松）。在进行药敏检测后，可调整为最佳抗生素治疗方案（见表90-7）。

病毒性脑膜炎通常是良性的自限性疾病。HSV-2脑膜炎可完全恢复正常，无神经系统后遗症，尚不清楚抗病毒治疗是否可以改变轻度病毒性脑膜炎的病程。

表90-5　化脓性脑膜炎的经验性治疗

易感因素	抗生素
年龄	
＜1个月	氨苄西林加头孢噻肟或氨苄西林加氨基糖苷
1～23个月	万古霉素加三代头孢菌素*†
2～50岁	万古霉素加三代头孢菌素*†‡
＞50岁	万古霉素加氨苄西林加三代头孢菌素*
免疫抑制状态	万古霉素加氨苄西林加头孢吡肟或美罗培南
颅底骨折	万古霉素加三代头孢菌素*
头颅外伤；神经外科手术后	万古霉素加头孢他啶、头孢吡肟或美罗培南

*头孢噻肟或头孢曲松。

†如果给予地塞米松，有些专家会加用利福平。

‡如果怀疑是由单核细胞增生性李斯特菌引起的脑膜炎，可以加用氨苄西林。

资料来源：Tunkel AR, Hartman BJ, Kaplan, SL, et al: Practice guidelines for the management of bacterial meningitis, Clin Infect Dis 39:1267-1284, 2004。

中枢神经系统梅毒的首选治疗方案为静脉输注青霉素G，剂量为每日给药1800万～2400万U，每4h给药1次或连续输注，疗程为10～14d；或使用普鲁卡因青霉素（240万U/d肌内注射）联合丙磺舒（500mg/次，4次/日，口服），疗程10～14d。

莱姆病累及神经系统包括脑膜炎的治疗通常需要胃肠外途径给药。目前推荐方案为静脉注射头孢曲松，剂量为2g/d，疗程14d左右（10～28d），没有相关证据支持疗程超过4周有益。

对于结核性脑膜炎而言，最重要的治疗原则是在临床高度疑诊该病时及早开始治疗，而不应推迟至确诊。美国胸科学会、CDC和美国传染病学会联合推荐药物敏感性结核性脑膜炎的治疗方案为异烟肼、利福平、乙胺丁醇和吡嗪酰胺联合治疗2个月，继以异烟肼和利福平巩固治疗7～10个月。结核性脑膜炎的治疗应个体化，对于病情严重或合并HIV感染

表90-6 脑膜炎患者的抗感染治疗

微生物	治疗选择
细菌	
流感嗜血杆菌	
β-内酰胺酶阴性	氨苄西林
β-内酰胺酶阳性	头孢曲松或头孢噻肟
脑膜炎奈瑟菌	
青霉素 MIC＜0.1μg/ml	青霉素G或氨苄西林
青霉素 MIC 0.1～1.0μg/ml	头孢曲松或头孢噻肟
肺炎链球菌	
青霉素 MIC≤0.06μg/ml	青霉素G或氨苄西林
青霉素 MIC≥0.12μg/ml	
头孢曲松或头孢噻肟MIC＜1.0μg/ml	头孢曲松或头孢噻肟
头孢曲松MIC或头孢噻肟≥1.0μg/ml	万古霉素* 联合头孢曲松或头孢噻肟
肠杆菌†	头孢曲松或头孢噻肟
铜绿假单胞菌	头孢他啶或头孢吡肟‡
鲍曼不动杆菌†	美罗培南
单核细胞增生性李斯特菌	氨苄西林或青霉素G‡
无乳链球菌	氨苄西林或青霉素G‡
金黄色葡萄球菌	
甲氧西林敏感	萘夫西林或苯唑西林
甲氧西林耐药	万古霉素*
表皮葡萄球菌	万古霉素*
螺旋体	
苍白密螺旋体	青霉素G
伯氏疏螺旋体	头孢曲松或头孢噻肟
分枝杆菌	
结核分枝杆菌	异烟肼+利福平+吡嗪酰胺+乙胺丁醇
真菌	
新型隐球菌	两性霉素B制剂§+氟胞嘧啶
粗球孢子菌	氟康唑
组织胞浆菌	两性霉素B脂质体
念珠菌	两性霉素B制剂§±氟胞嘧啶

注：MIC.最低抑菌浓度。

*可考虑加用利福平，指征见正文。

†某种特定抗生素的选择必须由体外药敏试验来指导。

‡应考虑联合氨基糖苷类。

§两性霉素B脱氧胆酸盐，脂质体两性霉素B或两性霉素B脂质复合物。

表90-7 肾脏和肝脏功能正常的成年人抗微生物制剂的推荐剂量

抗微生物制剂	全天剂量[*]	给药间隔(h)
阿米卡星[†]	15mg/kg	8
两性霉素B脱氧胆酸盐	0.7～1.0mg/kg	24
氨苄西林	12g	4
头孢吡肟	6g	8
头孢噻肟	8～12g	4～6
头孢他啶	6g	8
头孢曲松	4g	12～24
乙胺丁醇[§]	15mg/kg	24
氟康唑	400～800mg[‡]	24
氟胞嘧啶[§,∥]	100mg/kg	6
庆大霉素[†]	5mg/kg	8
异烟肼[§,¶]	300mg	24
脂质体两性霉素B	3～4mg/kg	24
美罗培南	6g	8
萘夫西林	9～12g	4
苯唑西林	9～12g	4
青霉素G	2400万U	4
吡嗪酰胺[§]	15～30mg/kg	24
利福平[§]	600mg	24
妥布霉素[†]	5mg/kg	8
磺胺甲噁唑-甲氧苄氨嘧啶	10～20mg/kg[**]	6～12
万古霉素[††]	30～60mg/kg	8～12

*除非另有说明，应静脉内给药。

†需要监测血清峰浓度和谷浓度。

‡对于球孢子菌脑膜炎推荐剂量为800～1200mg。

§口服。

∥维持血药浓度为50～100μg/ml。

¶以10 mg/kg的剂量开始治疗。

**基于甲氧苄氨嘧啶组分的剂量。

††维持血清谷浓度为15～20μg/ml。

者疗程应延长。

AIDS患者的隐球菌性脑膜炎的治疗通常使用两性霉素B制剂(如两性霉素B脱氧胆酸盐、脂质体两性霉素B或两性霉素B脂质复合物)联合氟胞嘧啶2周，继以氟康唑巩固治疗8周。对于非AIDS患者的隐球菌性脑膜炎，氟康唑的最佳用药方案仍不明确。一项HIV-1阴性的CNS隐球菌病患者的回顾性研究表明，患者更倾向接受含有两性霉素B的诱导治疗及随后的氟康唑巩固治疗方案。大多数专家建议应用大剂量氟康唑(800～1200mg/d)作为球孢子菌脑膜炎的一线治疗方案。

组织胞浆菌脑膜炎的推荐治疗方案为脂质体两性霉素B 4～6周，继以伊曲康唑治疗至少1年。念珠菌脑膜炎的治疗方案为单独应用两性霉素B或联合氟胞嘧啶。

(3)辅助治疗：对于细菌性脑膜炎的成人患者，如疑诊或确诊为肺炎球菌性脑膜炎，应使用地塞米松。这一建议基于一项纳入301名细菌性脑膜炎成人患者的前瞻性、随机、双盲试验，使用地塞米松与不良结局的减少(15%比25%，P=0.03)和死亡患者比例下降(7%比15%，P=0.04)相关，其中肺炎球菌性脑膜炎患者和入院格拉斯哥昏迷量表评定为中重度患者的获益最为显著。

地塞米松的给药方案为10mg/次静脉给药，每6h一次，连续4d(首剂应早于或同步与首剂抗生素应用，可最大程度地减轻蛛网膜下腔炎症反应)。辅助性地塞米松不应用于已经接受抗生素治疗的患者，或者证实为非肺炎链球菌性脑膜炎的患者。尽管地塞米松应用使成人细菌性脑膜炎患者获益，但在发展中国家，对细菌性脑膜炎患者常规使用地塞米松仍存在争议。

尽管目前已有有效的抗结核化疗，结核性脑膜炎相关的发病率和死亡率仍未发生变化。辅助性皮质类固醇的治疗有助于缓解该病的体征和症状，应当在所有结核性脑膜炎患者中早期辅助性使用地塞米松。

隐球菌性脑膜炎患者可能伴有颅内压升高和(或)脑积水，处理方式包括CSF分流和频繁、高放液量的腰椎穿刺。

(二)脑炎

1.定义

脑炎是脑实质的炎症，伴有神经系统功能障碍。在缺乏脑炎的病理学证据的情况下，CSF中的炎症反应或神经系统影像上出现脑实质影像异常可作为脑炎的依据。然而，脑炎可以不伴有显著的CSF细胞增多或神经系统影像学异常。脑炎和脑膜炎有许多共同的特征，均可表现为发热、头痛和精神状态改变，脑炎的精神状态改变更为严重。

脑炎和脑病之间也存在某些共同的临床表现。然而，脑病在疾病的早期即表现出思维混乱，可以迅速进展为意识障碍。脑病的原因包括代谢紊乱、缺氧、缺血、中毒、器官功能障碍、副肿瘤综合征和全身性感染。

2.流行病学和病因学

脑炎发病率和死亡率较高，是卫生保健系统的严重负担。一项研究表明其住院率为7.3/10万。病死率为3.8%～7.4%，在HIV感染者中更高。脑炎的康复者中后遗症发生率高，导致劳动力丧失，需要长期康复治疗或专业护理。

脑炎的病原体多种多样，包括病毒（最常见）、细菌、真菌和寄生虫。详细的病史询问可为明确病原体提供线索，包括季节、地理位置、当地社区中的流行病、旅行史、娱乐活动、职业暴露、昆虫接触、动物接触、疫苗接种史和患者的免疫状态。

在美国最常见的病毒性脑炎的病原体是单纯疱疹病毒1型（HSV-1）、西尼罗河病毒和肠道病毒，其次是其他疱疹病毒（如水痘-带状疱疹病毒）。其他病原体可为地方性的（如中西部的拉克罗斯病毒）或全球性的（如狂犬病病毒、日本脑炎病毒）。细菌病原体是可治疗的脑炎病原，包括埃立克体和立氏立克次体，及时应用合理的抗生素可以挽救生命。

50%～70%的脑炎病原体无法明确，这可能是脑炎诊治中最大的挑战。近10%的脑炎是非感染性的。

（1）临床表现：因为脑炎很少通过病理确诊，神经功能障碍的体征和症状成为诊断的重要依据，但这些临床表现通常是非特异的。脑炎的临床表现由脑受累的区域和感染的严重程度决定。一些病原体具有对于某些特定解剖部位的亲神经性。HSV-1感染几乎全部累及颞叶，其典型的临床表现通常为颞叶癫痫及与此相关的人格改变、意识障碍、局灶性神经症状（包括吞咽困难）、感觉异常、无力和局灶性癫痫。急性起病的发热和头痛亦可伴随出现。

虫媒病毒感染通常引起弥漫性大脑受累，引起广泛性神经功能障碍和昏迷。发热和头痛通常早于精神状态改变，轻者仅为轻度思维混乱，重者出现反应迟钝。其他神经系统表现可包括行为改变（如精神病）、局灶性麻痹或瘫痪、脑神经麻痹和运动障碍（如舞蹈病）。约80%的西尼罗河病毒脑炎是无症状的，约20%仅有发热。有症状的患者可表现为发热、头痛、肌痛和弛缓性瘫痪。50%的患者可出现斑丘疹。

对于脑炎和脊髓炎，中枢神经系统外炎症或感染的证据可有助于病原学诊断。例如，立克次体、水痘-带状疱疹病毒和西尼罗河病毒通常有相关的皮肤表现。口炎、口腔溃疡或离心性分布的皮疹可提示肠道病毒感染。结核性和真菌性脑膜脑炎可有相关的肺部病变。

由于临床表现相似，感染后脑脊髓炎常常被误诊为脑脊髓炎。最常提及的例子是急性播散性脑脊髓炎（ADEM），主要见于儿童和青少年。ADEM特征性表现为磁共振成像（MRI）中边界不清的白质病灶，注射钆剂后病灶增强。炎症后脑脊髓炎可能由免疫反应介导，起源于对前驱感染或疫苗等抗原刺激的免疫应答。与ADEM相关的病毒感染包括麻疹、腮腺炎、风疹、水痘-带状疱疹、Epstein-Barr病毒感染、巨细胞病毒感染、单纯疱疹、甲型肝炎和柯萨奇病毒感染。目前认为与ADEM相关的疫苗包括日本脑炎、黄热病、麻疹、流感、天花、炭疽和狂犬病疫苗，然而ADEM与这些疫苗接种的直接因果关联仍不确定。ADEM的临床表现通常在抗原刺激后2d至4周出现，快速进展为脑病，伴或不伴脑膜刺激征。神经系统症状取决于病灶的部位。

抗*N*-甲基-D-天冬氨酸受体（NMDAR）脑炎是继ADEM后自身免疫性脑炎的第二常见原因。该疾病可出现于任何年龄，以伴或不伴畸胎瘤的年轻人和儿童为主。主要表现为急性的行为改变、精神病和紧张症，演变为包括癫痫、记忆减退、运动障碍、言语障碍及自主神经和呼吸失调在内的综合征。儿童中神经系统异常症状常见，成人中精神症状常见，但多数病例均进展为相似的临床综合征。

（2）诊断：初步的实验室检查包括血常规、肝肾功能和凝血。白细胞计数下降、血小板计数下降和转氨酶升高可提示埃立克体或无浆体感染。同时应行胸片检查，某些局灶性浸润可提示特定的病原体感染（如真菌或分枝杆菌感染）。

脑炎的神经系统影像学检查十分重要，脑炎患者均应行该检查。MRI在检测异常病灶方面较CT更敏感，为首选的影像学检查。弥散加权MRI可以检测出HSV、肠道病毒71和西尼罗病毒感染的早期异常信号，故优于常规MRI。HSV脑炎患者的颞叶可有显著的水肿和出血。黄病毒（如西尼罗河病毒、日本脑炎病毒）脑炎可在丘脑、基底核和中脑的T_1加权图像上出现特征性的混合强度或低信号病灶。ADEM的MRI通常表现为皮质下白质、偶有皮质下灰质，在T_2加权和液体衰减反转恢复（FLAIR）序列中显示多个局灶或汇合区域信号异常；病灶通常是强化的，并且表现出同步的强化演变过程。

脑电图在脑炎病原体鉴别中几乎无特异性，但脑电图所发现的亚临床癫痫活动可协助确定脑功能障碍的程度，并提示受累区域。HSV脑炎的脑电图多呈现颞叶局灶周期性一侧癫痫样放电（PLED）。

除非有特定的禁忌证，所有患者应行腰椎穿刺以行CSF分析（即细胞计数和分类、葡萄糖和蛋白质水平测定）和CSF压力的测定。大多数病毒性脑炎CSF单核细胞增多，细胞计数为10～1000/mm^3。在疾病早期，可没有CSF细胞增多或中性粒细胞升高。CSF蛋白水平升高，但通常小于100～200mg/dl；葡萄糖水平大多正常。CSF病毒培养不作为常规推荐。

脑活检已基本被CSF分子检测取代。然而，对于某些类型的感染，脑活检仍有诊断意义。例如，内格里小体是狂犬病的一种特异的组织病理学特征；HSV等感染可见被空泡包围的核内嗜酸性包涵体。

对于病原体的实验室检测方法包括抗原检测、培养、血清学检测和分子诊断。HSV脑炎是一种相对常见的可治疗的脑炎，应对所有临床诊断脑炎者进行HSV PCR检测。发病前72h内可出现PCR检测假阴性，如强烈怀疑HSV脑炎（如颞叶受累者），应在3～7d内进行复查。肠病毒和水痘病毒亦为脑炎常见病毒，应行CSF PCR检测；然而，对于水痘-带状疱疹病毒而言，检测CSF抗体比病毒DNA灵敏度更高。

针对其他病原体的检测是个体化的，应结合患者的暴露史、旅行、季节及临床表现和实验室检查结果来考虑。许多感染的诊断需要对急性期和恢复期（即配对检测）的血清进行检测。急性期采集的血清样品应当暂时储存，待抽取恢复期血清样品后同时测定。在虫媒病毒性脑炎的诊断中，免疫球蛋白M（IgM）和免疫球蛋白G（IgG）捕获酶联免疫吸附测定（ELISA）法是有效的，并已被广泛应用。CSF IgM抗体的检测是诊断西尼罗病毒感染特异而灵敏的方法。黄病毒属（如西尼罗病毒、圣路易斯脑炎病毒、日本脑炎病毒）之间存在明显的交叉反应；噬斑减少中和试验可有助于鉴定黄病毒种类。

对于特定季节、旅居于流行区的所有脑炎患者，均应行立克次体、埃立克体和无形体属的血清学检测，因为这些感染都是可治疗的。抗体检测在疾病早期并不都是阳性，故对于临床表现疑诊此类感染的患者均应行经验性治疗。

NMDAR抗体阳性可确诊抗NMDAR脑炎，并且应该继续筛查肿瘤。伴发的肿瘤几乎均为卵巢畸胎瘤。

（3）治疗：脑炎的诊治首先应考虑可治疗的病因。抗病毒治疗通常仅限于疱疹病毒（特别是HSV-1和水痘-带状疱疹病毒）和HIV引起的感染，可应用阿昔洛韦（肾功能正常的成人10mg/kg，每8h一次，静脉给药）。一旦临床和实验室检查符合细菌性脑膜炎，即应开始经验性治疗。如果疑诊是立克次体或埃立克体感染，应予经验性多西环素治疗。西尼罗病毒感染应予以支持治疗。

在疑诊感染后脑脊髓炎（即ADEM）的患者中，通常推荐大剂量静脉内糖皮质激素（每天静脉内注射1g甲基泼尼松龙至少3～5d），后改用口服减量3～6周。抗NMDAR脑炎的治疗包括糖皮质激素、静脉免疫球蛋白和血浆置换；如合并肿瘤，应及时手术治疗，以改善病情并减少复发。

三、脑脓肿

CNS感染亦可表现为脑实质脓肿或脑膜旁感染。朊病毒感染导致的临床体征局限在脑和脊髓内。

（一）定义

脑脓肿是感染物在脑实质中的局灶性聚集，表现为病灶中心坏死、病灶周围炎性细胞聚集。

（二）病理和病理生理学

脑脓肿的临床表现与其他占位性病变（如脑肿瘤等）相似，但脑脓肿进展更快，较肿瘤更易发生脑膜受累。脑脓肿起源于颅外病灶，或从颅外病灶直接蔓延至颅内。例如，肺、心脏（即心内膜炎）或未知病灶的血源性播散，脑膜外感染灶的直接蔓延（如耳炎、颅骨骨髓炎、面部感染和鼻窦炎），来自近期或远期头部外伤或神经外科手术的部位的感染。

脑脓肿通常是多种病原微生物引起的混合感染。常见分离出的病原体是需氧和微需氧链球菌和革兰氏阴性厌氧菌，如拟杆菌属和普雷沃菌；革兰氏阴性需氧菌和葡萄球菌少见；放线菌、诺卡菌和念珠菌更为少见。对于免疫抑制状态者，脑脓肿的常见病原体为隐球菌（即脑微小脓肿）和弓形体。在外科手术切除的标本中，经抗生素治疗的患者70%培养阳性，未应用抗生素的患者95%培养阳性。

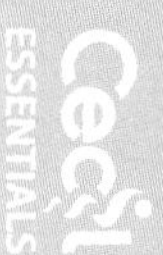

（三）临床表现

脑脓肿典型临床表现包括感染相关症状（如发热）、脑局灶性受累表现及由于颅内物增加引起的占位效应。在某些病例中，特别是在疾病早期，上述表现常不出现。例如，近半数脑脓肿无发热或白细胞升高。最常见的临床表现为近期发作的头痛，头痛程度可进行性加重，并伴随出现与病灶部位相关的局灶性病征（如偏瘫、失语症），继而出现反应迟钝和昏迷。30%的患者在明确诊断前出现过癫痫发作。弓形体通常累及基底核，常出现运动障碍相关表现。由于病原体特性不同，病程可短至数小时，或长至数日至数周。

（四）诊断

对于脑脓肿，由于CSF检查的诊断价值较低，且其结果可以是正常的，故应避免。存在颅内占位性病变时，行腰椎穿刺有引起脑疝的风险。由于脑脓肿是由外周感染灶播散引起，故寻找感染灶有助于鉴定致病微生物及制定正确的治疗方案。

钆剂增强MRI较CT能更好地显示软组织对比，对于检测多发脓肿、后颅窝脓肿、大脑炎、占位效应程度、相关的静脉血栓形成和治疗反应的评估更为有效。在脑炎早期，CT表现可正常，但MRI FLAIR序列对显示脑水肿非常敏感。在T_1加权像上，早期脑炎表现为边界不清的低信号，后期则表现为中心坏死、边缘信号略高，在增强显像中表现为边缘增强、中心坏死。中心坏死区域在扩散加权像上为高信号，在表观弥散系数（ADC）图像上显示为低信号（图90-2）。肿瘤的MRI显示相反的特征。肿瘤和脑脓肿的鉴别诊断在行脑活检或手术切除前应用MRI对于边缘强化的病灶进行立体定位时至关重要。脑脓肿应行中心引流，而脑肿瘤应该沿着其边缘进行活检。

奴卡菌脑脓肿经常是多叶状的。李斯特菌脑脓肿通常位于脑干。

（五）治疗

对于疑诊脑脓肿的患者需要尽快干预处理。在无外科手术高风险的情况下，应行病灶穿刺，以便进行病原学诊断。对于有治疗指征的脑水肿，可短期使用大剂量地塞米松（16～24mg/d，4次/日）静脉注射，直至可行外科手术。糖皮质激素可延缓脑脓肿周围包膜形成，并抑制感染的免疫应答。

癫痫发作应及时处理，避免全身性发作的强直期增加颅内压。对于脓肿体积较大者，癫痫可能引起脑疝。对于所有皮质或颞叶脑脓肿，应预防癫痫发作，可选择能够静脉使用的抗惊厥药物。

脑脓肿有效的抗生素治疗是建立在了解已确诊或疑诊的病原体及抗生素特性的基础上，如应了解药物的中枢神经系统通透性和抗菌谱。如已发现中枢神经系统外感染原发灶，对于未形成包膜

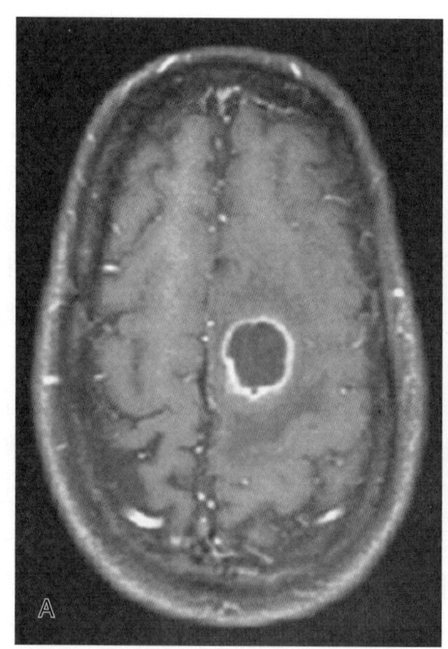

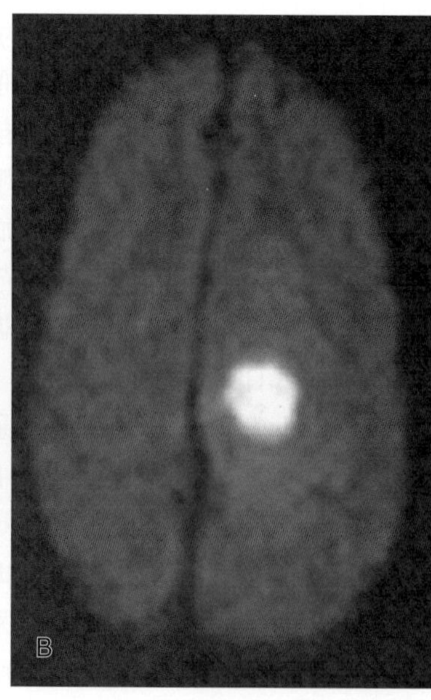

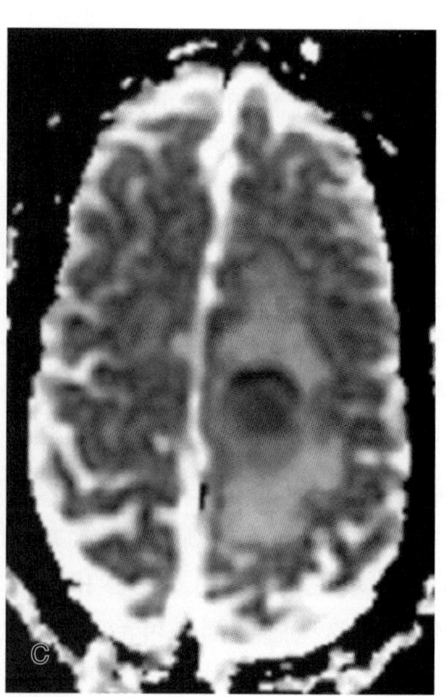

图90-2 脑脓肿的磁共振成像特征。A.增强扫描显示在左额叶中的环状增强病变；B.扩散加权像显示在腔内由于黏性脓液和细胞成分使扩散受限；C.相应的表观扩散系数图显示低信号的腔内黏性物质及周围水肿

的大脑炎、多个小的脓肿、基底核或脑干脓肿者可以不进行手术,行经验性抗生素治疗。如果病原体未知,经验性抗生素应包括万古霉素、甲硝唑和三代头孢菌素。脑干脓肿应考虑李斯特菌感染可能,治疗方案应包括静脉内使用氨苄西林。在出现多个环状增强病灶的HIV感染者中,无论患者血清弓形体抗体是否阳性,均应针对弓形体病进行经验性治疗。

应用经验性治疗者应重复CT或MRI检查。如疗效不佳,则应手术干预。在脑脓肿的治疗中,其感染的原发灶或易患因素如口腔、耳、心脏或肺部的感染处理十分重要。

四、脑膜旁感染

(一)定义

脑膜旁感染包括在覆盖脑脊髓的潜在腔隙中产生的化脓性感染(即硬膜外脓肿和硬膜下积脓)和引起邻近静脉窦和脑静脉闭塞(即脑静脉窦血栓形成)的感染。

(二)硬膜下积脓

1.定义

硬膜下积脓是硬脑膜和蛛网膜之间腔隙中的感染。

2.发病机制

2/3的硬膜下积脓由额窦或筛窦感染引起,20%来自内耳感染,其余继发于外伤或神经外科手术。硬膜下积脓由鼻旁窦感染通过逆行性血栓性静脉炎的直接或间接播散引起。由于大脑镰阻止播散穿过中线,单侧积脓最为常见,但双侧或多发积脓亦可能发生。约1/4的患者合并皮质静脉血栓或脑脓肿。某些硬膜下积脓可能合并硬膜外脓肿或脑膜炎。该感染在儿童中较成人更常见。

3.临床表现

硬膜下积脓最早的症状是由慢性耳炎或鼻窦炎引起的,表现为偏侧头痛、发热和意识障碍。进而出现呕吐、脑膜刺激征和局灶性神经系统异常表现(即偏瘫或癫痫发作)。如不治疗,意识障碍进一步加重,感染灶和周围脑组织肿胀会引起静脉血栓形成,或致命性脑疝。

硬膜下积脓主要与脑膜炎鉴别诊断,两者均出现颈强直和意识障碍,但视盘水肿和偏侧性神经功能缺损表现在硬膜下积脓中更常见。

4.诊断

在硬膜下积液的患者应避免腰椎穿刺,以防止脑疝。增强CT或MRI可以诊断该病,表现为一个轴外、月牙形且边缘强化的占位,位于颅骨内侧大脑半球表面或大脑半球间裂隙内。硬膜下积脓在磁共振T_1加权像中表现为低信号,在T_2加权像上表现为高信号。与脑脓肿类似,硬膜下积脓在弥散加权像上表现为高信号,在ADC上表现为低信号。

5.治疗

本病需要立即行手术脓肿引流,在开颅术明确病原体后立即静脉应用大剂量的针对性抗生素。

五、恶性外耳炎

头颈部感染的讨论见第91章。

六、硬脊膜外脓肿

(一)定义和流行病学

硬脊膜外脓肿是脊髓周围硬脊膜和椎骨间的硬膜外腔中的感染,可以导致瘫痪和死亡。在美国,该病的发生率为(0.5~1.0)/10 000名住院患者,注射吸毒者中发病率增加。

(二)病理和发病机制

硬脊膜外腔的感染来自邻近感染灶的直接蔓延或远处感染灶经血行播散。皮肤感染,尤其是背部皮肤感染是最常见的远处感染灶,在注射吸毒者中尤为显著。起源于腹腔、呼吸道和泌尿系统的感染灶也很常见。由于在疼痛管理中使用硬膜外导管越来越多,硬膜外脓肿和血肿亦越来越多。

硬脊膜外腔的解剖特点决定脓肿的位置。由于椎管大小相对恒定,不同节段脊髓的周长不同,脓肿最易出现于脊髓的胸段和腰段,最少出现于颈膨大。由于硬脊膜和脊柱间组织连接疏松,脓肿可以蔓延到多个脊髓节段,引起严重而广泛的神经系统受累表现。

硬脊膜外脓肿的病原体可以通过以下途径获得:探查术取出的脓液培养或革兰氏染色(阳性率90%)、血培养(60%~90%)和CSF(20%)。最常见的病原体为金黄色葡萄球菌,其次是链球菌和革兰氏阴性菌。结核性脓肿在高危人群的发生率高达25%。最近的一次流行中，一种罕见的喙状凸脐孢菌引起了医源性感染，该感染发生在硬膜外注射被该病原体污染的糖皮质激素后，这是一种植物的致病菌，很少感染人类。

（三）临床表现

发热、脊柱疼痛和神经功能障碍是硬脊膜外脓肿的经典三联征。并非所有患者均出现经典三联征，导致诊断延误。患者通常出现发热和急性或亚急性颈部或背部疼痛。一个重要的体征是受累节段的局部压痛，颈强直和头痛常见。硬脊膜外脓肿引起的疼痛可被误诊为坐骨神经痛、腹腔内脏痛、胸壁痛或颈椎间盘疾病。如果在疾病的这一阶段未被识别，症状可以在数小时至数天内进展，出现无力、下肢反射消失和受累脊髓节段以远脊髓瘫痪。此时应疑诊硬脊膜外脓肿，开始应用全身性抗生素，并行急诊神经影像学检查。

（四）诊断

硬脊膜外脓肿的诊断依赖CT或MRI（图90-3）。鉴别诊断包括横断性脊髓炎、椎间盘突出、硬膜外出血和转移瘤，可通过MRI进行鉴别。硬膜外脓肿通常伴有相应椎体的椎间盘炎或骨髓炎。

（五）治疗

在得到病原体培养和药敏检测结果前，对硬脊膜外脓肿的经验性治疗应针对葡萄球菌使用耐青霉素酶的青霉素。如果怀疑甲氧西林耐药，应使用万古霉素。根据疾病的严重程度可联合使用三代头孢菌素或喹诺酮覆盖革兰氏阴性菌。

过去认为手术减压是必需的，但如果通过MRI早期明确诊断，在尚未出现神经系统并发症之前可先给予有效的药物治疗。患者需要密切监测，一旦神经系统症状恶化，则需要外科手术干预。

七、静脉窦血栓

（一）脓毒性海绵窦性血栓形成

脓毒性海绵窦血栓形成通常由面部感染经过面静脉或蝶窦、筛窦扩散引起。主要症状为头痛或侧面部疼痛，随后数天至数周出现发热、眼眶受累（即由于眼静脉阻塞引起的眼球突出和结膜水肿）。随后很快出现眼球运动神经麻痹。部分患者出现三叉神经的第一和第二分支支配区域的感觉障碍并伴有角膜反射减低。随后眼眶内容物受累，出现轻度的视盘水肿和视力减退，部分进展为失明。

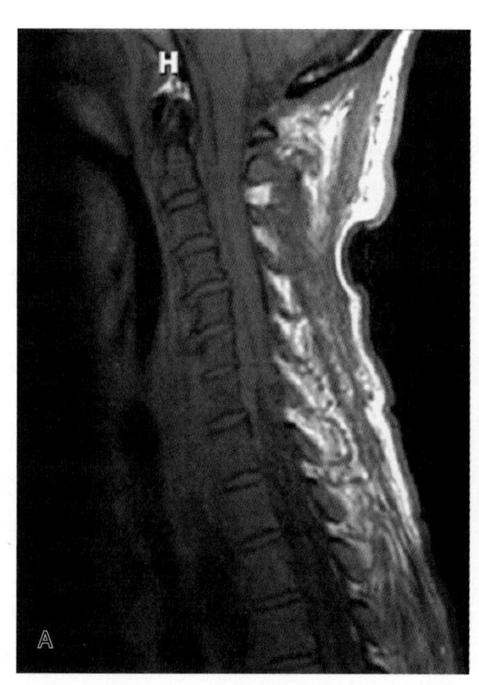

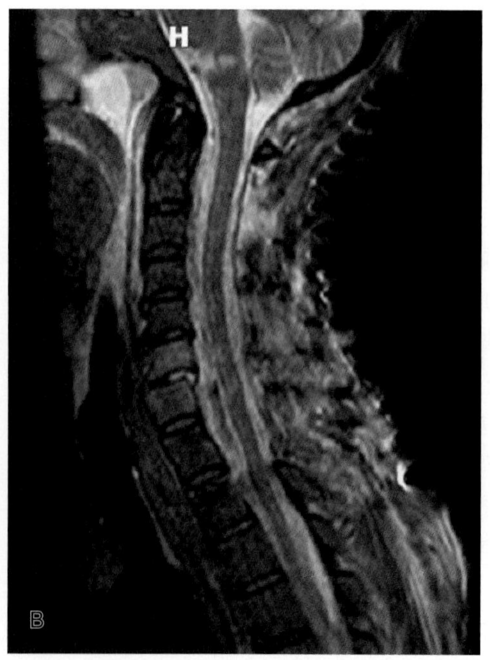

图90-3 磁共振成像显示了1例人类免疫缺陷病毒感染者由颈椎葡萄球菌感染引起的硬膜外脓肿。A.非增强T_1加权像显示硬膜外腔病灶从C_2延伸到C_7。注意颈椎强直。B.从C_2到T_1椎板切除融合术后，短Tau反转恢复（STIR）图像显示硬膜外腔中的流体聚集为高信号强度病变。脊柱的曲度正常

感染蔓延至对侧海绵窦或其他颅内静脉窦，引起脑梗死或因静脉引流受阻而导致颅内压升高，可导致昏睡、昏迷和死亡。如果伴有脑膜炎或脑膜旁感染，CSF化验可显示异常。最常见的病原体是金黄色葡萄球菌，其次是链球菌和肺炎球菌，亦可发生厌氧菌感染。

海绵窦血栓的诊断依赖MRI静脉显像。同时应行蝶窦和筛窦的影像学评估，如有感染可能需要引流。经验性抗生素方案应包括抗葡萄球菌抗生素。静脉给予甲硝唑、万古霉素和头孢曲松的联合方案具有理想的CSF和脑组织通透性，且对金黄色葡萄球菌和常见鼻窦病原体有效。对于确诊或疑似甲氧西林敏感的金黄色葡萄球菌，可加用静脉萘夫西林。

（二）外侧静脉窦血栓

外侧静脉窦脓毒性血栓源于中耳的急性或慢性感染。感染通过连接乳突与外侧静脉窦的交通静脉播散，并可能累及乙状窦。临床表现为耳痛，之后出现持续数周的发热、头痛、恶心、呕吐和眩晕，体格检查可见乳突肿胀。可伴有第Ⅵ对脑神经麻痹和视盘水肿，但其他局灶性神经受累罕见。

磁共振检查可明确诊断。治疗包括静脉使用覆盖葡萄球菌和厌氧菌的广谱抗生素（即萘夫西林或甲氧西林联合青霉素或甲硝唑），但通常需要外科手术（乳突切开术）。

（三）脓毒性矢状窦血栓

脓毒性矢状窦血栓不常见，通过静脉播散、复杂性颅骨骨折感染或神经外科伤口感染（罕见），继发于化脓性脑膜炎、筛窦或上颌窦感染。临床表现为颅内压升高（头痛、恶心和呕吐），迅速进展成昏睡和昏迷。诊断和治疗同上述外侧静脉窦血栓。

八、感染性心内膜炎的神经系统并发症

（一）流行病学

1/3的细菌性心内膜炎出现神经系统并发症，其死亡率增加了3倍。大多数并发症与瓣膜赘生物有关。二尖瓣心内膜炎引起的脑栓塞（非系统性）越来越常见。大多数栓塞发生在治疗前或治疗早期，与感染的病原菌无关。治疗2周后栓塞风险显著下降。2%～10%的颅内真菌性动脉瘤合并心内膜炎，其中急性心内膜炎较亚急性更常见。

（二）发病机制

脑栓塞出现的部位与脑血流分布有关，大多数栓子栓在大脑中动脉的周围分支，引起偏瘫。可导致局灶性癫痫发作。然而，多发微脓肿可引起类似败血症引起的弥漫性脑病。

真菌性动脉瘤最常发生于大脑中动脉，动脉瘤通常位于血管远端。由此可与先天性动脉瘤相鉴别。

（三）临床表现

临床表现为卒中、意识障碍、脑膜炎、局灶性癫痫和新发严重头痛。卒中表现为脑实质或蛛网膜下腔中的缺血性病灶或出血性病灶。患者可有其他系统性微栓塞表现或视网膜病变、甲床片状出血或微量血尿。

（四）诊断

心内膜炎的神经系统受累诊断的最佳手段为CT或MRI。心内膜炎引起的神经系统的MRI表现为缺血性病灶、出血性病灶、蛛网膜下腔出血、脑脓肿、真菌性动脉瘤和脑微出血。70%的患者CSF化验异常，其表现类似于化脓性脑膜炎（即多核细胞为主，蛋白质浓度升高和葡萄糖浓度降低）或脑膜旁感染（即淋巴细胞为主、中等程度的蛋白质浓度升高、葡萄糖浓度正常）。需多次血培养以鉴定病原体。

多探头CT血管造影是诊断动脉瘤必需的。小的脑脓肿可使心内膜炎的病情更为复杂。大脓肿罕见，大多数发生在急性心内膜炎，而非亚急性心内膜炎。多发微脓肿CT检查难以发现，且不适合手术引流。

（五）治疗

应针对原发病进行抗生素治疗。对卒中通常进行保守治疗。目前尚无对未破裂的真菌性动脉瘤的治疗的对照试验。动脉瘤可随着抗生素治疗而减小，但是破裂的风险高，大多数临床医生主张手术处理动脉瘤或进行血管内栓塞。然而，血管内栓塞可能无法预防新发动脉瘤破裂导致的出血。对保守的药物治疗无反应的感染性心内膜炎患者，即便出现颅内出血，仍应尽快行瓣膜置换手术。

九、朊病毒疾病

（一）病因学

朊病毒是一种特殊的感染性蛋白质，可引起数种人类疾病。感染形态的朊蛋白富含β-折叠的多聚体，不溶于表面活性剂，能抵抗蛋白酶K的消化。

朊病毒疾病（即传染性海绵状脑病）可以分为散发性、遗传性或获得性。最常见的形式是散发性克-雅病（Creutzfeldt-Jakob disease，CJD）。家族性包括Gerstmann-Sträussler-Scheinker综合征和家族性致死性失眠。

获得性朊病毒疾病是由异常朊病毒蛋白（PrP）在人与人之间或从牛到人的传播引起。人类之间的CJD的意外传播发生在尸体的硬脑膜移植、角膜移植、注射人生长激素或垂体促性腺激素、污染的脑电图电极和污染的手术器械中。此种感染类型被称为医源性CJD（iCJD）。

英国出现了变体CJD（vCJD），与牛海绵状脑病的暴发和牛肉的污染有关，大大增加了人们对这一组疾病的研究。库鲁病是另一种传播的海绵状脑病，在新几内亚通过食人传播。由于这种做法在20世纪50年代被禁止，该疾病现在几乎灭绝了。

（二）散发的克-雅病

1.流行病学

散发的克-雅病（sCJD）在全世界范围内出现，普通人群中的年发病率为（0.5～1.0）/100万。

2.临床表现

CJD最初经常被误诊。前驱症状为睡眠模式和食欲改变、体重减轻、性欲改变、记忆力和注意力受损。早期症状为定向障碍、幻觉、抑郁和情绪不稳定，随后出现伴有肌阵挛的快速进展性痴呆（约90%的患者）。肌阵挛通常由触觉、听觉或视觉惊恐刺激引起。CJD在10%～15%的患者中为突发起病。

其他特异的表现有癫痫、自主神经功能障碍和下运动神经元病（提示肌萎缩性侧索硬化）。小脑共济失调发生在1/3的患者中。

3.病理学

CJD的病理特征是脑海绵状或空泡样变，无炎症细胞浸润。朊病毒致病型可以通过脑组织免疫组织化学染色和蛋白质印迹分析证实。人类朊病毒复制的基本过程是细胞内蛋白错误折叠的诱导和该类蛋白聚集。

4.诊断

CJD四联征为亚急性进行性痴呆、肌阵挛、脑电图的典型周期性复合波和CSF化验正常。MRI FLAIR序列表现为沿新皮质延伸的高信号曲线，称为皮质环，累及额叶、顶叶和颞叶（按受累概率的降序排列）。常规CSF检查通常正常。当脑细胞死亡时，会将蛋白质14-3-3释放到CSF中，对诊断CJD是高度特异和敏感的。

5.治疗

CJD目前尚无有效的治疗，其进展不可逆转。从发病到死亡的中位生存时间为5个月，90%的散发性CJD患者在1年内死亡。

虽然疾病不是传统意义上的传染性疾病，但是在处理被朊病毒蛋白污染的物质时仍存在风险。处理血液、CSF和其他体液时应戴手套。仪器必须进行适当的消毒和灭菌。

关于该主题的深入讨论，请参阅《西氏内科学》（第25版）第412章“脑膜炎：细菌、病毒和其他”、第413章“脑脓肿和脑膜旁感染”、第414章“急性病毒性脑炎”和第415章“朊病毒疾病”。

推荐阅读

Brouwer MC, Thwaites GE, Tunkel AR, et al: Dilemmas in the diagnosis of acute community-acquired bacterial meningitis, Lancet 380:1684–1692, 2012.

Carfrae MJ, Kesser BW: Malignant otitis externa, Otolaryngol Clin North Am 41:537–549, 2008.

Colby DW, Prusiner SB: Prions, Cold Spring Harb Perspect Biol 3:a006833, 2011.

Connor DE Jr, Chittiboina P, Caldito G, et al: Comparison of operative and nonoperative management of spinal epidural abscess: a retrospective review of clinical and laboratory predictors of neurological outcome, J Neurosurg Spine 19:119–127, 2013.

Glaser CS, Honarmand S, Anderson LJ, et al: Beyond viruses: clinical profiles and etiologies associated with encephalitis, Clin Infect Dis 43:1565–1577, 2006.

Solomon T, Michael BD, Smith PE, et al: Management of suspected viral encephalitis in adults—Association of British Neurologists and British Infection Association National Guidelines, J Infect 64:347–373, 2012.

Thigpen MC, Whitney CG, Messonnier NE, et al: Bacterial

meningitis in the United States, 1998-2007, N Engl J Med 364:2016–2025, 2011.

Titulaer MJ, McCracken L, Gabilondo I, et al: Treatment and prognostic factors for long-term outcome in patients with anti-NMDA receptor encephalitis: an observational cohort study, Lancet Neurol 12:157–165, 2013.

Tunkel AR, Glaser CA, Block KC, et al: The management of encephalitis: clinical practice guidelines by the Infectious Diseases Society of America, Clin Infect Dis 47:303–327, 2008.

Tunkel AR, Hartman BJ, Kaplan SL, et al: Practice guidelines for the management of bacterial meningitis, Clin Infect Dis 39:1267–1284, 2004.

van de Beek D, Brouwer MC, Thwaites GE, et al: Advances in treatment of bacterial meningitis, Lancet 380:1693–1702, 2012.

van de Beek D, Drake JM, Tunkel AR: Nosocomial bacterial meningitis, N Engl J Med 362:146–154, 2010.

Venkatesan A, Tunkel AR, Bloch KC, et al: Case definitions, diagnostic algorithms, and priorities in encephalitis; consensus statement of the International Encephalitis Consortium, Clin Infect Dis 57:1114–1128, 2013.

Weisfelt M, van de Beek D, Spanjaard L, et al: Clinical features, complications, and outcome in adults with pneumococcal meningitis: a prospective case series, Lancet Neurol 5:123–129, 2006.

第91章
头颈部感染

著　者　Edward J. Wing
译　者　张　硕　侍效春　审校者　侍效春　刘晓清

一、感冒

（一）定义和流行病学

感冒是一种由病毒引起的，以咽喉痛、流涕及鼻塞为表现的综合征。平均每年每个成人患2～3次感冒，儿童患5～7次感冒。感冒每年导致约1.1亿人次就诊、2000万工作日损失及至少30亿美元医疗费用损失。最有效的传播途径为直接接触，也可以通过气溶胶传播。

（二）病理生理及微生物学

不同病原体引起的感冒的发病机制有所不同。例如，鼻病毒对黏膜上皮没有破坏作用，而流感病毒则破坏黏膜上皮。感冒由多种病毒引起，包括鼻病毒（30%～40%）、流感病毒、副流感病毒、腺病毒、冠状病毒、呼吸道合胞病毒、肠道病毒和偏肺病毒。25%～30%的感冒无法鉴定病原体。

（三）临床表现

感冒起病时表现为咽痛，几天后发展为流涕、鼻塞、打喷嚏和咳嗽。可合并发热、一定程度的不适和声音嘶哑。合并肌痛提示流感病毒感染可能，合并结膜炎则提示腺病毒或肠道病毒感染可能。症状3～6d达峰，持续7～10d，但病毒排泄可持续至感染后2～3周。

普通感冒常伴有喉炎。主要表现为声音嘶哑、声音中断或失声。作为一种自限性疾病，喉炎通常持续3d左右。其少见病原体包括A组链球菌、流感嗜血杆菌、白喉棒状杆菌、结核分枝杆菌和真菌。

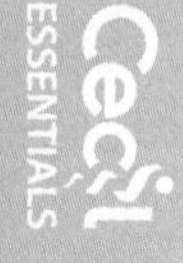

假膜性喉炎是声门下病毒感染的一种临床表现，通常发生于3岁以下的儿童中。患者表现出特征性的粗糙而尖利的咳嗽及呼吸时喘鸣。其诊断是基于临床表现的，主要为对症治疗。

（四）治疗

感冒以对症治疗为主，包括针对鼻充血的减充血剂、针对发热和肌痛的非甾体抗炎药（NSAID）、针对咽喉痛的锭剂及针对咳嗽的右美沙芬。无证据证明锌和松果菊对感冒有效。目前亦尚无高级别的证据支持实施预防措施。病毒性喉炎和假膜性喉炎亦以对症治疗为主，尚无证据表明抗生素有益。

关于该主题的更深入讨论，请参阅《西氏内科学》（第25版）第361章“普通感冒”。

二、急性细菌性鼻窦炎

本部分主要讨论急性社区获得性细菌性鼻窦炎。

（一）定义和流行病学

细菌性鼻窦炎是一种鼻旁窦的炎症和细菌感染。细菌性鼻窦炎可继发于感冒，0.5%～2.0%的成人感冒病例及6%～13%的儿童病例中可出现。鼻窦炎每年导致2300万次就诊和2000万次抗生素应用。

（二）发病机制

患鼻窦炎时，鼻窦窦口因炎症狭窄，黏膜纤毛功能失调、破裂，且黏液变得黏稠。鼻窦通常为无菌的，当鼻细菌定植后，导致鼻窦感染。鼻窦穿刺可鉴定病原体，鼻窦炎的主要病原菌为肺炎链球菌和流感嗜血杆菌(表91-1);30%～40%的培养结果是阴性的。真菌可在糖尿病患者中引起罕见的鼻脑毛霉菌病。

(三)临床表现

急性细菌性鼻窦炎的症状和体征与感冒相似。表91-2列出了鼻窦炎的症状和体征的敏感性和特异性。流涕/鼻塞、面部疼痛和上颌牙痛提示鼻窦炎可能。体格检查发现的流涕、面部疼痛和鼻旁窦区触痛是非特异且多变的。感冒与急性细菌性鼻窦炎的主要鉴别在于,感冒的临床表现在3～6d达峰,第10天左右缓解;而鼻窦感染的特征性临床表现于感染10d后出现。急性细菌性鼻窦炎的临床进程有3种类型:症状持续超过10d;伴严重症状,包括发热和脓性流涕3～4d;普通感冒症状改善后突然恶化。

(四)诊断

急性细菌性鼻窦炎主要依靠临床表现诊断。在诊断不清楚或存在并发症的情况下,影像学检查可起到辅助作用。然而,普通感冒也可能导致阳性的影像学表现。如有指征,计算机断层扫描(CT)为首选检查。

(五)治疗

在没有抗生素治疗的情况下,急性细菌性鼻窦炎可在2周内自行缓解。根据全国主要的内科医师、儿科医师、变态反应科医师和耳鼻喉科医师组织制定的指南所推荐,抗生素治疗可加快症状缓解。然而,Cochrane数据库系统综述中报告的对随机对照试验的回顾表明,在成人中,应用抗生素的风险大于获益。首选抗生素方案为阿莫西林或阿莫西林-克拉维酸,疗程为10d。由于普通细菌耐药性的增加,大环内酯、磺胺甲噁唑-甲氧苄氨嘧啶及多西环素可能疗效不佳。患者应在48～72h内治疗起效。鼻腔内盐水冲洗可明显缓解症状。对于有过敏性鼻炎病史的患者,可予鼻腔内应用激素。没有明确证据支持使用抗组胺药及α-肾上腺素能激动剂。对于治疗反应不佳或合并颅内或眼眶并发症的患者,可考虑手术

表91-1 急性细菌性鼻窦炎的病原体

微生物	成人(n=339)		儿童(n=30)	
	分离数	比例(%)	分离数	比例(%)
肺炎链球菌	92	41	17	41
流感嗜血杆菌	79	35	11	27
厌氧菌	16	7	—	—
链球菌属	16	7	3	7
卡他莫拉菌	8	4	9	22
金黄色葡萄球菌	7	3	—	—
其他	8	4	1	2

资料来源:Mandell GL, Bennett JE, Dolin R, editors: Mandell, Douglas, and Bennett's principles and practice of infectious diseases, ed 7, Philadelphia, 2009, Churchill Livingstone。

表91-2 鼻窦炎诊断性的症状和体征

症状或体征	敏感性(%)	特异性(%)	似然比
上颌牙痛	18	93	2.5
减轻充血药物无效	41	80	2.1
咳嗽	70	44	1.3
咽痛	52	56	1.2
头痛	68	30	1.0
脓性分泌物	51	76	2.1
鼻窦透照异常	73	54	1.6
鼻窦压痛	48	65	1.4
发热	16	83	0.9

资料来源:Williams JW Jr, Simel DL, Roberts L, Samsa GP: Clinical evaluation for sinusitis: making the diagnosis by history and physical examination, Ann Intern Med 117:705-710, 1992。

治疗。

急性细菌性鼻窦炎的少见并发症包括颅内病变，如硬膜下积脓、硬膜外脓肿、脑脓肿、脑膜炎和静脉窦栓塞；颅外并发症包括眼眶蜂窝织炎、眼眶脓肿和骨膜下脓肿（图91-1）。眼眶或颅内脓肿为急诊手术干预指征。关于治疗细节，参见美国传染病学会上呼吸道感染指南。

三、咽炎、口炎、喉炎和会厌炎

（一）咽炎

1.定义和流行病学

咽炎或咽痛是后咽及邻近部位黏膜的炎症。口炎、喉炎和会厌炎为相应部位黏膜的炎性病变。这些感染非常常见。在美国，每年有700万儿童和600万成人咽炎患者就诊于急诊。其发病高峰期通常在冬季。

2.病因学

在咽炎中，病毒感染占70%～90%，其中以鼻病毒最为常见。腺病毒引起的咽炎通常发生于深冬，常见于5岁以下的儿童和青年人中。肠道病毒可引起疱疹性咽峡炎（如柯萨奇A组病毒）、手足口病（如柯萨奇A16病毒和肠道病毒71）和非特异性疾病（如B组柯萨奇病毒和埃可病毒）。单纯疱疹病毒可在儿童和大学生中引起咽炎和口炎。其他可以引起上述感染的病毒包括Epstein-Barr病毒、流感病毒、副流感病毒和巨细胞病毒等。

A组链球菌（GAS）感染在儿童病例中占10%～30%，在成人病例中占0～5%。在冬季，多达50%的病例可能是由GAS感染所致。其他可以引起上述感染的细菌较为少见，包括C组和G组链球菌及坏死梭杆菌。咽炎的非感染性病因包括贝赫切特综合征、川崎病和阿弗他口炎。

3.临床表现

在临床诊疗中，鉴别GAS引起的咽炎和病毒性咽炎较为重要。通常，GAS感染起病急骤，表现为吞咽疼痛、颈部淋巴结触痛及不伴有咳嗽和鼻炎的发

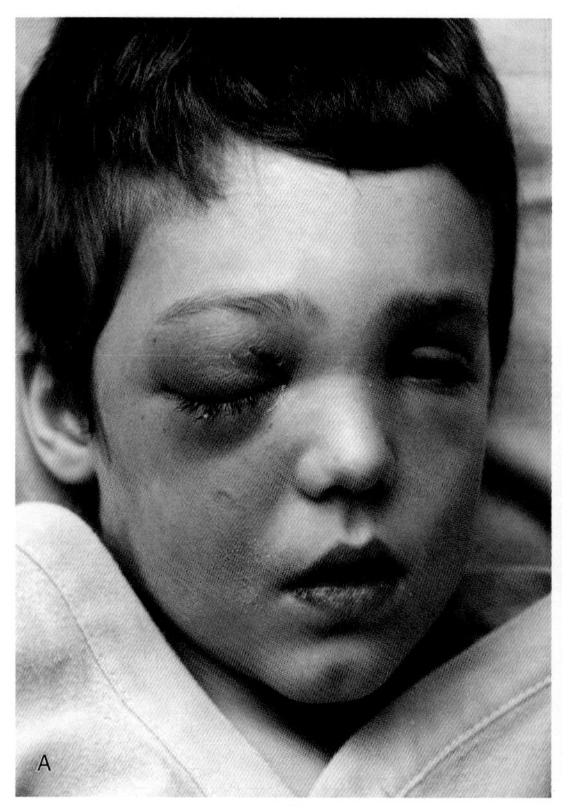

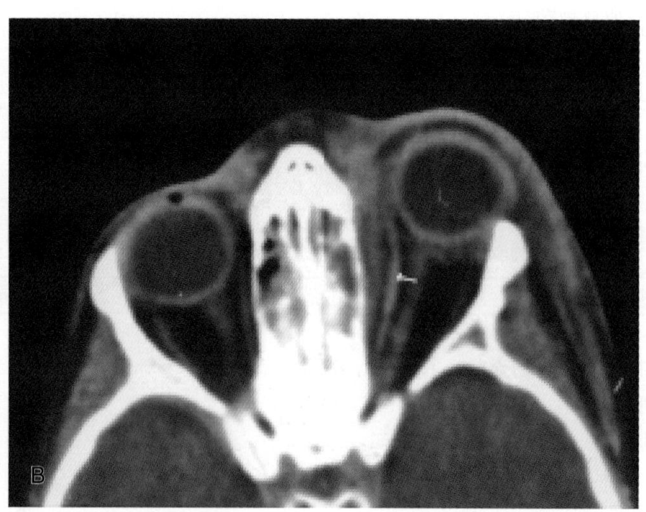

图91-1 A.一名并发眼眶脓肿的筛窦炎患儿，注意明显的水肿和眼球突出。B.眼眶CT显示骨膜下脓肿（箭头所示）（A.资料由Gary Williams，MD提供；B.资料来源：DeMuri GP, Wald ER：Sinusitis.In Bennett JE, Dolin R, Blaser M, editors：Mandell, Douglas, and Bennett's Principles and practice of infectious diseases, ed 8, Philadelphia, 2015, Saunders.）

热。病毒性咽炎可伴有咳嗽、鼻炎和结膜炎（通常为腺病毒）。猩红热表现为细小的斑丘疹、砂纸样脱屑和草莓舌（舌乳头凸起）。然而，即便是有经验的临床医生，其鉴别病毒性和细菌性咽炎的成功率仅为50%左右。

咽炎的并发症包括扁桃体周围脓肿和扁桃体炎，通常发生于少年和青年。患者出现不适，可伴有低沉的嗓音或如同“含热土豆”的含糊不清的发音及口臭。腭垂可能移位，也可能有牙关紧闭和流涎。其他不常见的并发症包括邻近的颈部间隙感染。坏死梭杆菌可引起罕见的综合征，称为咽炎后败血症或雷米尔综合征，其表现为严重的咽痛和发热。

咽外侧间隙感染可继发于颈内静脉脓毒性血栓性静脉炎，其死亡率可高达50%。治疗方案为静脉应用青霉素和脓肿引流。表91-3列出了咽痛患者的危险征象。

4.诊断

临床医生应及时诊断GAS感染，因为及时治疗可以预防链球菌感染后并发症，包括急性风湿热、猩红热和扁桃体周围脓肿。GAS的快速抗原检测特异性高，但敏感性仅有66%～90%。确诊依靠扁桃体和咽拭子的病原学培养。如患者临床表现及流行病学特征符合GAS感染，应行GAS快速抗原检测试验：如果检测阳性，应给予治疗；如果在儿童和青少年中为阴性，则应进一步留取病原学培养，如果结果为阳性，则应启动治疗；如果在成人中为阴性，因其并发症的发生率很低，风湿热的发生率极低，故不需要进一步培养，可采取对症治疗。

5.治疗

病毒性咽炎的治疗主要为对症治疗；GAS咽炎的治疗是口服青霉素或阿莫西林10d。对于青霉素过敏患者，可应用第一代头孢菌素（非危及生命的过敏者）、克林霉素或克拉霉素10d，或阿奇霉素5d作为替代方案。

表91-3 咽痛患者的7种危险征象

1.症状持续超过1周没有改善
2.呼吸困难，特别是喘鸣
3.处理口腔分泌物困难
4.吞咽困难
5.不伴有红肿的剧烈疼痛
6.可触及的肿物
7.咽部或耳中出血，即便是少量出血

（二）口腔感染

1.口炎

许多病毒可引起口炎（见“咽炎”）。其中，单纯疱疹病毒引起的口炎以囊泡和中度疼痛为特征。原发性感染的治疗方案为口服阿昔洛韦或伐昔洛韦。其他病毒如肠道病毒，也可引起口炎。

2.牙周感染

牙周感染包括牙龈炎、牙周炎（为成人牙齿脱落的主要原因）和牙周脓肿。其中，急性坏死性溃疡性牙龈炎或文森特牙龈炎以牙龈急性疼痛、假膜和口臭为主要特征。应予清创及抗生素治疗。

3.颈部间隙感染

颈部间隙感染通常由龋齿引起。口腔感染可导致咽侧间隙、咽后间隙及下颌下和舌下间隙（如路德维希咽峡炎）的感染。这些感染属于急症，需要手术及抗生素治疗。路德维希咽峡炎以下颌下间隙肿胀、舌体抬高和进食困难为特征（图91-2）。主要治疗方案包括手术减压、引流和静脉应用抗生素。表91-4列出了需要引流和减压的颈部间隙感染。

4.口腔溃疡

口腔溃疡是位于口腔前部结构的浅层溃疡，通常持续数日至数周。病因尚不明确。主要为对症治

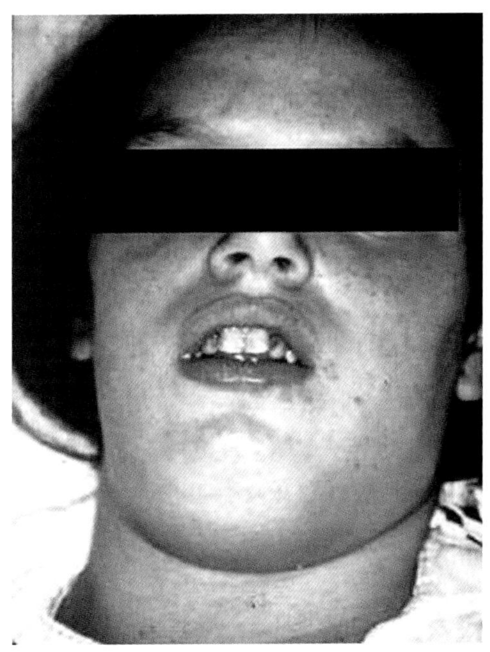

图91-2 路德维希咽峡炎患者的早期表现，显示其颌下间隙的硬板状肿胀（资料来源：Megran DW, Scheifele DW, Chow AW: Odontogenic infections, Pediatr Infect Dis 3: 262, 1984.）

表91-4 咽旁间隙感染和手术引流指征

感染	手术指征
扁桃体周围脓肿	脓肿或呼吸困难
咽侧间隙脓肿	脓肿
颈静脉脓毒性血栓性静脉炎	药物治疗5～6d后仍发热
咽后脓肿	脓肿或呼吸困难
路德维希咽峡炎	脓肿或呼吸困难

疗，对于溃疡广泛、持续时间长的患者，可以应用皮质类固醇或沙利度胺。

5.鹅口疮

鹅口疮是指舌、硬腭、软腭和咽部浅表白色念珠菌感染，引起口腔痛和吞咽痛。视诊可见舌、硬腭、软腭及咽喉处有乳白色的斑块。免疫抑制状态人群为鹅口疮的易感人群，包括服用皮质类固醇者或有基础病者，如HIV感染者。治疗方案为局部应用抗真菌药或口服氟康唑5～7d。

6.细菌性会厌炎

急性细菌性会厌炎由流感嗜血杆菌引起，过去较为少见，是一种对5岁以下儿童危及生命的疾病。随着儿童中流感嗜血杆菌疫苗的广泛应用，该病在儿童的发病率降低了99%。目前该疾病在成年人中更常见，可由多种细菌引起，包括肺炎链球菌、金黄色葡萄球菌、β-溶血性链球菌和肺炎克雷伯菌。患者通常表现出发热和毒血症状、流涎、吞咽困难及保持头部伸展位，同时伴有说话时疼痛及喉部和气管区触痛。体格检查可见会厌呈樱桃红色。协作护理对于维持气道通畅至关重要，如有必要可在手术室进行。治疗可应用广谱抗生素。类固醇激素在临床中应用普遍，但尚缺乏循证医学证据。

四、急性细菌性外耳炎及中耳炎

（一）急性细菌性外耳炎

急性局限性外耳炎是耳道外部的浅表性感染，通常与由金黄色葡萄球菌引起的疖有关，可应用口服抗葡萄球菌抗生素治疗。急性弥漫性外耳炎（即游泳者耳）以瘙痒起病，在搔抓耳郭或耳屏后可进展至中重度疼痛，通常伴有外耳道红肿，最常见的病原体为铜绿假单胞菌。其治疗方案为乙酸和乙醇灌洗，可局部应用环丙沙星或新霉素联合多黏菌素，亦可不应用抗生素。

恶性外耳炎较为罕见，通常发生于老年糖尿病患者，于数周至数月内持续进展。主要表现为深部疼痛、耳漏及外耳道的后下壁肉芽组织。首选CT扫描作为影像学评估。该感染可进展至颅底骨髓炎和脑膜炎，病死率极高。主要治疗方案为手术清创处理及抗铜绿假单胞菌的全身性治疗。

（二）急性细菌性中耳炎

1.定义和流行病学

急性细菌性中耳炎是中耳的急性细菌感染。几乎所有儿童在10岁内至少有一次中耳炎发作，因此，中耳炎是儿童最常见的细菌感染。中耳炎占儿科门诊患者的1/4，同时是儿童外科手术的第二大常见原因（最常见的是包皮环切术）。大约1/3的儿童较易发病，并且有多次发作，1/3具有中度易感性，而另1/3的儿童则相对不易感。

2.病理生理学

成人的急性细菌性中耳炎与儿童类似，但儿童较成人更为易感，因为儿童的咽鼓管更短、更水平（图91-3）。典型的发病经过是在病毒感染期间，咽鼓管发生阻塞和功能障碍，进而引起中耳炎。定植在中耳的细菌无法被清除。中耳炎最常见的致病细菌是肺炎链球菌、不可分型的流感嗜血杆菌和卡他莫拉菌。

3.临床表现

超过2/3的急性细菌性中耳炎患者表现为耳痛。由于缺少病史或病史采集不确切，该病在幼儿中诊断较为困难。体格检查通常可见中耳积液和鼓膜异常，后者表现为充血鼓胀或内陷；在施加正压或负压时，鼓膜运动受限。还可出现鼓膜穿孔、渗液、发热和听力下降。此外，患者可有眩晕、耳鸣和眼球震颤。中耳炎通常是自限性的，多数在一周内好转。

4.治疗

由于多数患者的中耳炎是自限性的，是否积极干预一直存在争议。临床研究的问题在于确诊困难和缺乏安慰剂对照。在美国，过度使用抗生素导致耐药菌增加，使呼吸道感染的治疗更为复杂。抗生素可缩短病程，并可预防并发症如乳突炎、面瘫、脑脓肿、硬膜外脓肿和胆脂瘤等，即使目前尚无令人信服的证据支持，但是整个人群中这些疾病的发病率都在下降。

指南建议，应在中耳炎治疗中使用抗生素，特别是高风险患者、合并复杂疾病患者或当缓解疼痛对患者较为重要时。抗生素治疗失败率较低。然而，由

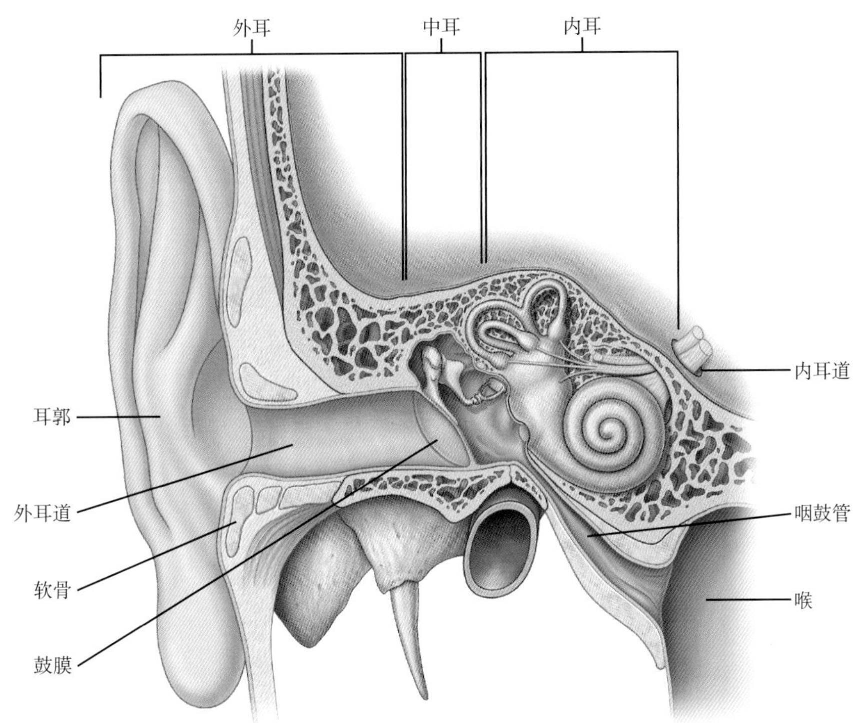

图91-3 咽鼓管（资料来源：Drake RL： Gray's basic anatomy, Philadelphia, 2012, Elsevier, pp 413-592.）

于对抗生素耐药性的顾虑，使得不使用抗生素、密切观察患者成为更为合理的选择。Cochrane系统评价抗生素治疗咽痛、急性中耳炎、支气管炎和感冒的结论是，在临床医生认为条件允许的情况下，可以延迟使用抗生素。如果症状恶化或持续超过48～72h，则应开始使用抗生素。

肺炎链球菌、流感嗜血杆菌和卡他莫拉菌分别显示出对青霉素显著耐药。尽管耐药率有所增加，阿莫西林或阿莫西林-克拉维酸仍然是首选抗生素。替代药物包括头孢菌素或大环内酯类抗生素。如果治疗3d后没有改善，应考虑换用抗生素。

浆液性中耳炎指在没有感染体征或症状情况下的中耳液体积聚。这通常是自限性的，在2～4周内缓解。然而，液体持续存在超过3个月与听力丧失密切相关，推荐放置引流管。

推荐阅读

Carfrae MJ, Kesser BM: Malignant otitis externa, Otolaryngol Clin North Am 41:537–549, 2008.

Lemiengre MB, van Driel ML, Merenstein D, et al: Antibiotics for clinically diagnosed acute rhinosinusitis in adults, Cochrane Database Syst Rev 10:CD006089, 2012.

Shulman ST, Bisno AL, Clegg HW, et al: Clinical practice guideline for the diagnosis and management of group A streptococcal pharyngitis: 2012 update by the Infectious Diseases Society of America, Clin Infect Dis 55:1279–1282, 2012.

Spurling GK, Del Mar CB, Dooley L, et al: Delayed antibiotics for respiratory infections, Cochrane Database Syst Rev (4):CD004417, 2013.

第92章

下呼吸道感染

著　者　John R. Lonks
译　者　张　硕　侍效春　审校者　侍效春　刘晓清

一、定义和流行病学

肺炎是肺实质的炎症，通常由急性感染引起。当在医院外罹患该病时，称为社区获得性肺炎。其严重程度差异较大，轻者可为自限性疾病，重者则危及生命。社区获得性肺炎较为常见，大多数患者在门诊治疗即可。

肺炎是所有年龄组住院治疗的最常见的疾病之一，每年约有100万人次住院。每年，美国约有50 000人死于流感和肺炎。流感或肺炎是由感染引起死亡的首要原因，在全因死亡率中排名第九。

多种微生物可引起肺炎，包括细菌、病毒、分枝杆菌和真菌。这些病原体来源于正常菌群或吸入的外源微生物。非感染性疾病可以与肺炎表现类似。肺炎的发病率在刚进入成年期的人群中最低，随着年龄增加不断增长（图92-1）。

二、病理学

细菌性肺炎通常导致大叶性肺炎或支气管肺炎。大叶性肺炎是整个肺叶或大部分肺叶的实变；支气管肺炎是肺的斑片状实变。肺炎球菌肺炎的炎症反应分为4个阶段：充血期、红色肝样变期、灰色肝样变期和消散期。在最初的充血期，肺泡被含有中性粒细胞和细菌的液体填充。在红色肝样变期，肺泡内充满了红细胞、大量的中性粒细胞及纤维蛋白。在灰色肝样变期，红细胞分解，纤维蛋白和中性粒细胞则继续填充肺泡。随后，肺泡内的渗出实变逐渐消散。

（一）发病机制

事实上，下呼吸道是无菌的。正常人体有黏液和纤毛所形成的黏液纤毛“自动扶梯”，是抵御肺炎的宿主防御机制。

宿主防御能力的下降导致肺炎的风险增加。脑卒中和其他神经疾病、药物和酒精可引起的咳嗽反射的丧失或抑制，增加了发生肺炎的风险。高龄及其相关疾病带来的肺炎风险增加机制与此相同。

吸烟和呼吸道刺激物等环境因素可损害纤毛功能，继而增加了发生肺炎的风险。此外，由肿瘤或异物对气道的机械阻塞，可导致微生物的清除减少，可能引起阻塞性肺炎。除了机械清除作用，吞噬细胞和抗体等固有宿主防御在清除到达肺泡的微生物中起至关重要的作用。肺泡巨噬细胞和其他固有免疫的成分是防御的第一道防线。随后，中和抗体和中性粒

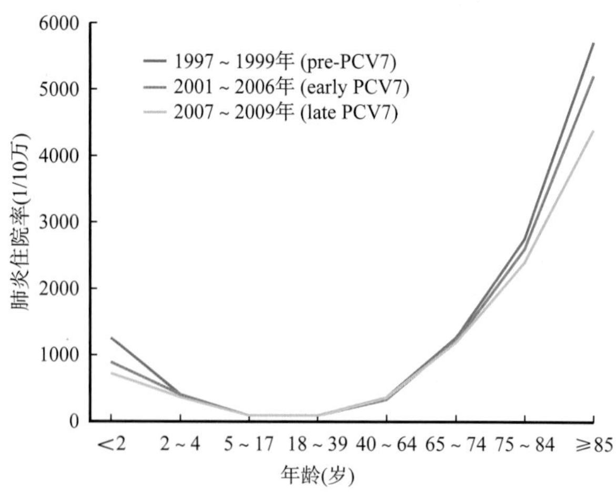

图92-1　不同年龄分组的肺炎住院率。PCV7.7价肺炎球菌联合疫苗（资料来源：Griffin MR, Zhu Y, Moore MR, etal：U.S.hospitalizations for pneumonia after a decade of pneumococcal vaccination, N Engl J Med 369：155-163, 2013.）

细胞发挥重要作用。这些宿主防御机制的损伤(如暴露于二氧化硅的肺泡巨噬细胞、化疗后的中性粒细胞、低丙种球蛋白血症下的抗体)，增加了宿主对肺炎的易感性。人类免疫缺陷病毒(HIV)感染者患肺炎球菌肺炎的风险增加。

微生物进入肺部主要有两种途径：一为定居于上呼吸道的微生物的微吸入，二为吸入含有致病微生物的气溶胶颗粒。当足够数量的病原微生物进入肺部，且正常的宿主防御不能将其清除时，细菌的增殖导致下呼吸道感染。

(二)呼吸道病原体的传播

某些病原体可以通过飞沫在人与人之间传播。当一个人咳嗽、打喷嚏或说话时，可以产生飞沫。一些医疗操作如吸引、气管内插管、心肺复苏或引发咳嗽的操作等也可导致这种传播。最大传播距离尚不明确。过去认为，人与人之间的飞沫传播距离为3ft以内。而一些数据表明这一距离可能远达6ft左右。呼吸道飞沫通常直径大于5μm。

监狱、营房和庇护所等拥挤环境与传播增加有关。通过飞沫传播的病原体包括肺炎链球菌、肺炎支原体和流感病毒。

结核分枝杆菌、真菌和炭疽芽孢等病原体是通过空气传播的。以这种方式传播的微生物可以通过气流和正常的空气流动实现长距离(＞6ft)的播散。能够通过空气传播的飞沫核粒子的直径通常为5μm以下。

(三)病原体

许多细菌和病毒可导致肺炎。肺炎链球菌(即肺炎球菌)是最常见的病原体，经典的对于肺炎的描述就是基于肺炎球菌引起的疾病。大多数肺炎球菌肺炎感染发生在12月份和次年4月份之间。肺炎球菌可以短暂定植于上呼吸道，通过微吸入进入下呼吸道。当吸入菌量足够时，正常的宿主防御不能清除细菌，患者会发生肺炎。肺炎球菌具有多糖荚膜，可抵御吞噬作用。当宿主通过先前暴露或接种获得针对多糖荚膜的抗体后，可中和肺炎球菌，加强吞噬作用。

可以定植于口咽并在吸入时引起肺炎的其他细菌包括流感嗜血杆菌，较不常见的金黄色葡萄球菌及罕见的化脓性链球菌(即A组β-溶血性链球菌感染)。类似地，慢性阻塞性肺疾病患者及老年人中的卡他莫拉菌和嗜酒者中的肺炎克雷伯菌也可以定植于口咽并导致肺炎。大多数社区获得性肺炎病例是由单一病原体引起的。

肺炎球菌肺炎患者可以在其他部位发生感染，包括脓胸、心包炎、脑膜炎、心内膜炎和脓毒性关节炎。大约1/5的肺炎球菌肺炎患者出现菌血症。

肺炎支原体感染通常引起的是轻症肺炎，主要感染20岁以下人群，通常不需要住院治疗，但有些病例病情较重。

肺炎衣原体是社区获得性肺炎的常见病因。它通常引起轻症肺炎，在门诊患者中更常见。

军团菌是一种环境微生物，可引起肺炎。嗜肺军团菌是肺炎中最常见的菌种，但麦氏军团菌和博氏军团菌也可引起肺炎。多数病例是散发的，暴发流行可起源于污染源，如冷却塔和空调机组。传播通常通过吸入气溶胶颗粒发生，含有军团菌的水的微吸入也可发生。

偶尔，金黄色葡萄球菌引起细菌性肺炎，有时作为流感的并发症出现。社区获得性甲氧西林耐药菌株(MRSA)引起继发性细菌性肺炎病毒，主要是流感病毒，在成人中引起一小部分肺炎。流感患者继发细菌性肺炎的风险较高，多由肺炎链球菌、流感嗜血杆菌和金黄色葡萄球菌引起。呼吸道合胞病毒(RSV)通常感染儿童，作为肺炎的病原体在老年人中相对常见。腺病毒很少在青年中引起肺炎。在2003年，中国南方的广东省出现了严重急性呼吸综合征(SARS)病毒，国际传播开始后不久即被控制。2012年，新出现的中东呼吸综合征冠状病毒(MERS-CoV)成为重症肺炎的原因之一，其大多数病例发生在中东。

流感病毒等病毒感染使患者易患继发性细菌性肺炎。流感病毒感染可损伤呼吸道黏膜上皮，并导致固有免疫应答障碍，使得患者对继发性细菌感染的易感性增加。

导致肺炎的真菌并非来自正常菌群。某些存在于土壤中的双相型真菌(如荚膜组织胞浆菌、皮炎芽生菌和粗球孢子菌)被吸入人体后可引起肺炎。双相型真菌在室温下为菌丝态，在体温下转变为酵母形态。菌丝态是真菌的可传播形式，酵母形态不能在人与人之间传播。

引起肺炎的真菌局限于某些地理区域：荚膜组织胞浆菌分布在密西西比州、密苏里州和俄亥俄河谷；皮炎芽生菌分布在邻近密西西比河和俄亥俄河流域的南部州及与大湖相接的中西部州；粗球孢子菌分布在美国西南部。荚膜组织胞浆菌、皮炎芽生菌和粗球孢子菌可在免疫功能正常的宿主中引起疾病。曲霉菌是霉菌的一种，在环境中广泛分布；它很少在免疫功能正常的宿主中引起疾病。免疫缺陷或气道异常的患者则存在被曲霉菌感染的风险，但很少与其他霉菌如接合菌属（毛霉目）混合感染，接合菌属（毛霉目）在糖尿病患者中较为易感。

结核分枝杆菌不是正常菌群的组成成分。它通过被直接吸入肺泡的小气溶胶颗粒（<5μm）传播。结核分枝杆菌是一种生长缓慢的微生物，通常导致慢性症状；然而，偶尔也可急性发病。HIV感染者、使用生物制剂如肿瘤坏死因子（TNF）抑制剂治疗的患者及非常年幼和年老的患者特别易感。

急性起病的住院患者的正常菌群与健康的门诊人群的正常菌群不同。住院患者的正常菌群更常出现金黄色葡萄球菌（包括甲氧西林耐药菌株）和革兰氏阴性杆菌（包括铜绿假单胞菌）。当住院患者吸入口咽菌群时，可能含有以上菌种之一。念珠菌属和肠球菌几乎不引起肺炎。

关于该主题的深入讨论，请参阅《西氏内科学》（第25版）第9章“肺炎概述”。

三、临床表现

肺炎的常见临床表现为急性起病的发热、寒战、咳嗽、咳痰、呼吸困难，有时出现胸膜炎样胸痛。患者可能出现铁锈色的血痰，这是肺炎链球菌肺炎的典型症状。肺外体征和症状包括恶心、呕吐、腹泻、腹痛、头痛、意识障碍、关节痛、肌痛和精神状态的改变。老年患者的体征和症状可不明显，甚至无明显临床表现。胸部听诊可闻及啰音或支气管呼吸音。白细胞计数升高伴核左移（即杆状核细胞增多）、肺部症状和体征及胸部影像学上新发的浸润性病变有助于肺炎的诊断。

四、诊断和鉴别诊断

疑诊肺炎时，接下来首要是确定病原学诊断。然而，目前尚无具有高灵敏度和高特异性的单一诊断试验。痰液革兰氏染色可提供重要的诊断信息。虽然来自上呼吸道的上皮细胞和口咽菌群可能污染痰液标本，但通过对痰革兰氏染色样本的仔细阅片，可以找到来自下呼吸道的、含有中性粒细胞的样本区域，检查该区域中的细菌有助于诊断。然而，某些患者无痰，而且抗生素使用可以改变痰检结果。

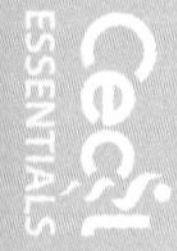

肺炎链球菌是成对、成链排列的革兰氏阳性球菌，球菌有时指向一端（柳叶刀状）。流感嗜血杆菌是多形性革兰氏阴性杆菌。金黄色葡萄球菌是呈“葡萄状”簇状排列的革兰氏阳性球菌。卡他莫拉菌是革兰氏阴性双球菌。依照这些病原体独特的形态特征，痰的革兰氏染色可对某一特定病原体感染做出疑诊（图92-2）。

支原体、军团杆菌属、分枝杆菌属和衣原体属不能通过革兰氏染色显现。特殊的抗酸染色可用于查找分枝杆菌。

痰培养可以揭示病原学诊断，其结果应与痰革兰氏染色结果相符。然而，肺炎球菌培养困难。一项针对合并肺炎球菌菌血症的肺炎患者的研究发现，只有55%患者的痰培养物可培养出肺炎球菌。支原体属、军团菌属、分枝杆菌属和肺炎衣原体在常规琼脂培养基上不生长。某些细菌需要特殊的培养基，如培养分枝杆菌的罗氏（Löwenstein-Jensen）培养基和培养军团菌的缓冲炭酵母提取物琼脂培养基（BCYE）等。

血培养也有助于病原学诊断。然而，有菌血症与无菌血症性肺炎球菌肺炎的比例大约为1∶4。血培养结果阳性对于确诊非常有帮助，其病原体被明确，依照其药敏结果可制定恰当的治疗方案。

用于鉴定致病生物的其他诊断试验有尿军团菌抗原、尿组织胞浆菌抗原、呼吸道病毒的聚合酶链反应（PCR）检测及支原体和粗球孢子菌的血清学检测。

肺炎球菌肺炎患者的胸片可表现为肺叶浸润性实变或支气管肺炎样斑片状影，间质性病变较为少见。不能依照胸片进行明确的病原学诊断。

不是所有新发肺部浸润影的患者都有肺炎。充血性心力衰竭常常与肺炎混淆。表现为肺部浸润性病变和发热的其他非感染性疾病包括肺栓塞、肉芽肿性多血管炎（即韦格纳肉芽肿病）、药物反应、肿瘤、隐源性机化性肺炎、过敏性肺炎、胶原血管病和急性呼吸窘迫综合征（ARDS）。

五、治疗

肺炎的有效治疗是根除感染的微生物。抗生素用于杀死细菌并减少或阻止肺部感染的播散。肺部的炎症损伤依赖正常的机体反应修复。

青霉素的应用将合并菌血症的肺炎球菌性肺炎的死亡率从84%降至17%。然而，抗生素对疾病的前5d的死亡率没有影响或影响甚微。

在明确病原学诊断后，可以给予适当的抗生素治疗(表92-1)。如果没有病原学诊断，建议使用多种抗生素中的一种进行经验性治疗。有关指南，请访问http//www.idsociety.org/IDSA_Practice_Guidelines(2014年11月1日访问)。

依据临床预后的预测因子判断肺炎患者是否需要住院。肺炎严重程度指数(PSI)将患者分为5个风险组。低风险组的患者门诊治疗即可，高危组的患者应住院治疗。由Lim等研发的CURB-65评分(意识障碍、尿素水平、呼吸频率、血压和年龄≥65岁)更容易计算，但未经PSI那样严格地验证。此外，社会心理因素和其他因素亦可影响患者是否住院治疗，这些因素未被包括在PSI或CURB-65中。

关于该主题的更深入讨论，请参阅《西氏内科学》(第25版)第9章"肺炎概述"。

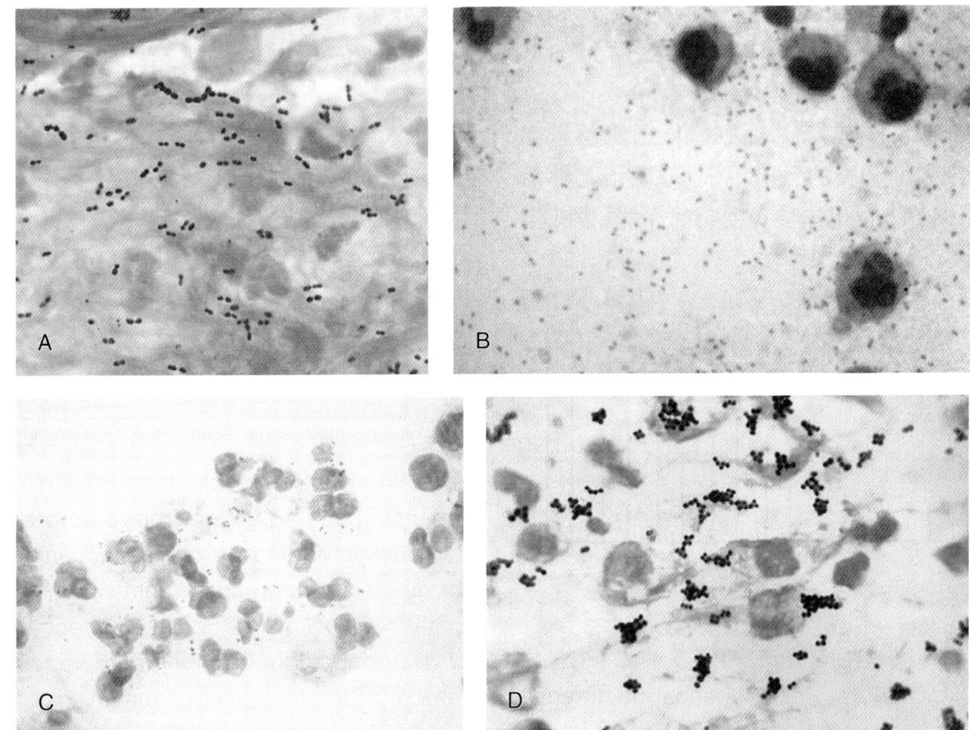

图92-2 痰革兰氏染色。A.肺炎链球菌；B.流感嗜血杆菌；C.卡他莫拉菌；D.金黄色葡萄球菌。PCV7.7价肺炎球菌联合疫苗(A.资料来源：Murray PR： Medical microbiology, ed 7, Philadelphia, 2013, Elsevier; B.资料来源：de la Maza LM, Pezzlo MT Shigei JT, Peterson EM： Color atlas of medical bacteriology, Washington, DC2004, ASM Press; C.资料来源：Ferri F： Ferri's color atlas and text of clinical medicine, Philadelphia, 2009, Elsevier; D.资料来源：Donowitz GR： Acute pneumonia.In Mandell GL, Bennett J, Dolin R, ditors： Mandell, Douglas, and Bennett's principles and practice of infectious diseases, ed 8, Philadelphia, 2015, Churchill Livingstone.)

表92-1 特定病原体肺炎的治疗

病原体	首选抗生素	替代抗生素
肺炎链球菌	青霉素	头孢菌素、莫西沙星、左氧氟沙星
流感嗜血杆菌	头孢呋辛、头孢曲松	
肺炎支原体	大环内酯类	莫西沙星、左氧氟沙星
军团菌	大环内酯类或喹诺酮	
甲氧西林敏感的金黄色葡萄球菌	萘夫西林	头孢菌素
耐甲氧西林金黄色葡萄球菌	万古霉素(静脉给药)	磺胺甲噁唑-甲氧苄氨嘧啶(口服)或多西环素
卡他莫拉菌	阿莫西林-克拉维酸盐、头孢呋辛、头孢曲松、磺胺甲噁唑-甲氧苄氨嘧啶	

六、预后和预防

合并菌血症的肺炎球菌肺炎患者死亡率(21%)高于未合并菌血症者(13%)。在合并菌血症的肺炎球菌肺炎患者中,死亡率随着年龄增加(图92-3)、受累肺叶数量增加(即一叶,12%;两叶,24%;三叶,63%)而升高,与白细胞计数亦相关(白细胞减少,35%;正常外周血白细胞计数,24%;白细胞增多,14%)。不同类型的肺炎球菌肺炎死亡率不同。例如,感染Ⅰ型荚膜肺炎球菌的患者死亡率为3%,而感染Ⅲ型荚膜肺炎球菌的患者死亡率为22%。存活的患者通常无后遗症。

流感疫苗不仅预防流感,而且降低了流感患者发生继发性细菌性肺炎的风险,从而可以预防细菌性肺炎。对于65岁及以上未接种疫苗的人群,推荐接种13价肺炎球菌联合疫苗,6~12个月接种23价肺炎球菌多糖疫苗。对于不足65岁的成人,当其合并免疫功能抑制状态或处于特定的身体状况,使其有肺炎球菌感染的高风险,也应接种疫苗。联合肺炎球菌疫苗也已减少儿童侵袭性肺炎球菌感染,由于儿童携带病原体比例下降,亦减少了传播,从而减少了成人感染(图92-4)。使用儿童联合疫苗降低了成人肺炎的住院率(见图92-1)。同时,由于潜在成为耐药菌的荚膜类型包括在疫苗中,该疫苗的应用也减少了抗生素的耐药性。

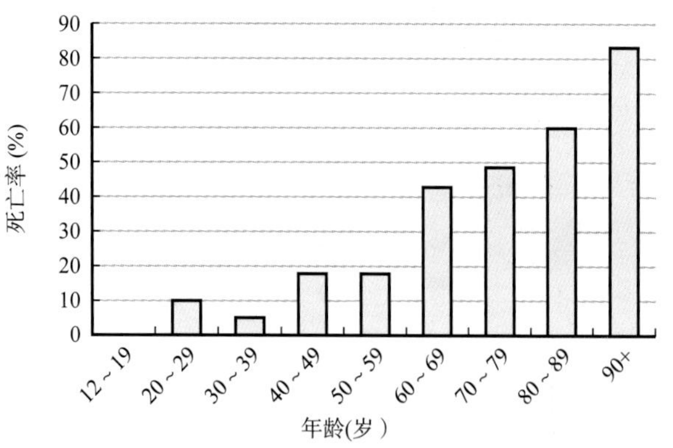

图92-3 不同年龄分组的肺炎球菌肺炎死亡率(资料来源:Austrian R, Gold J: Pneumococcal bacteremia with especial reference to bacteremic pneumococcal pneumonia, Ann Intern Med 60:759-776, 1964.)

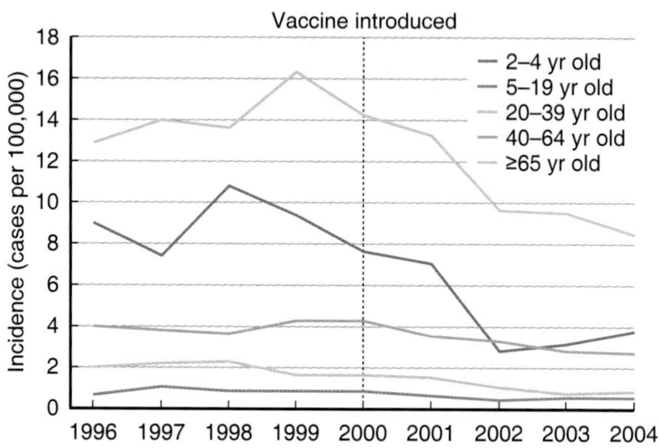

图92-4 Incidence of penicillin-resistant pneumococcal infection from before and after the introduction of the pneumococcal conjugate vaccine for different age groups. (From Kyaw MH, Lynfeld R, Schaffner W, Schaffner W, et al: Effect of introduction of the pneumococcal conjugate vaccine on drug-resistant Streptococcus pneumoniae, N Engl J Med 354:1455-1463-2006.)(本图因涉及第三方版权,故保留用英文)

推荐阅读

Austrian R, Gold J: Pneumococcal bacteremia with especial reference to bacteremic pneumococcal pneumonia, Ann Intern Med 60:759–776, 1964.

Fine M, Auble T, Yealy D: A prediction rule to identify low-risk patients with community acquired pneumonia, N Engl J Med 336:243–250, 1997.

Griffin M, Zhu Y, Moore M: U.S. hospitalizations for pneumonia after a decade of pneumococcal vaccination, N Engl J Med 369:155–163, 2013.

Kyaw M, Lynfield R, Schaffner W, et al: Effect of introduction of the pneumococcal conjugate vaccine on drug-resistant *Streptococcus* pneumonia, N Engl J Med 354:1455–63, 2006.

Lim WS, Van der Eerden MM, Laing R: Defining community acquired pneumonia severity on presentation to hospital: an international derivation and validation study, Thorax 58:377–382, 2003.

Mandell L, Wunderink R, Anzueto A: Infectious Diseases Society of America/American Thoracic Society consensus guidelines on the management of community-acquired pneumonia in adults, Clin Infect Dis 44:S27–S72, 2007.

Tomczyk S, Bennett NM, Stoecker C, et al: Use of 13-valent pneumococcal conjugate vaccine and 23-valent pneumococcal polysaccharide vaccine among adults aged ≥65 years: recommendations of the Advisory Committee on Immunization Practices (ACIP), MMWR Morb Mortal Wkly Rep 63(37):822–825, 2014.

第93章

心血管感染

著　者　Cheston B. Cunha　Eleftherios Mylonakis
译　者　张　硕　侍效春　审校者　侍效春　刘晓清

一、感染性心内膜炎

（一）定义

感染性心内膜炎（IE）是单个或多个心脏瓣膜的感染，在一些少见的情况下，也可以是心腔壁内膜的感染。IE的病理改变是赘生物（感染的血小板和纤维蛋白血栓）。在1646年，蒙彼利埃大学的法国医生Lazare Rivière首次描述了IE的病理学表现。在尸体解剖时，Rivière描述了“质地上类似于肺的小圆形生长物，其中最大的如榛子大小，并阻塞了主动脉瓣”。“心内膜炎”这一术语最早由法国医生Jean-Baptiste Bouilloud在1835年使用，但是直到1880年，William Osler才将之前关于临床、病理和微生物学的多种表现归纳为该疾病的统一描述。

在过去的60年中，心内膜炎的流行病学、危险因素和治疗已经发生了显著的改变。在没有抗生素的年代，IE是致命的疾病。随着抗生素和瓣膜置换手术的出现，如果能早期诊断，IE可以被有效治疗，死亡率也显著降低。尽管已取得这些进展，但随着越来越多的患者接受血管内操作、置入心腔内或血管内的人工装置、耐药性更强的病原体定植，如何有效治疗IE仍然是一个挑战。

传统上，基于起病缓急程度，IE被分为亚急性细菌性心内膜炎（SBE）或急性细菌性心内膜炎（ABE）。这种分类反映了病原体的毒力：金黄色葡萄球菌是ABE的常见病因，而毒力较低的病原体如草绿色链球菌更可能是SBE的病因。此外，IE还可以根据累及瓣膜的性质进行分类，如自体瓣膜心内膜炎（NVE）或人工瓣膜心内膜炎（PVE）；或者根据受累瓣膜的数目来细分（如多瓣膜的IE）。一些宿主，特别是静脉内药物滥用者，容易患IE。根据是否接受侵入性操作，IE可分为健康护理相关IE或院内获得性IE。心内膜炎可以根据致病生物进一步分类，这些分类通常组合使用（如院内获得的金黄色葡萄球菌导致的三尖瓣急性细菌性心内膜炎）。

（二）流行病学

SBE在年龄偏大的成人中最常见，在过去的50年中，IE患者的平均年龄在逐渐增加。超过一半的IE发生在50岁以上的患者中。风湿性心脏病在现代已经越来越少，现在是不太常见的易感因素。

根据最近的估计，IE在美国的整体年发病率是12.7/10万，较前几年有显著增加。与发病率增加类似，根据年龄调整的住院率也在每年增加2.4%。SBE通常累及二尖瓣，累及主动脉瓣少见，而累及肺动脉瓣则相对罕见。右心ABE主要发生在静脉药物滥用者。根据不同病变情况，先天性心脏病的个体可能易患IE。

（三）发病机制

正常的心脏内膜能一定程度上抵抗细菌的侵入。如果心脏内膜受损，可能会形成无菌的血小板和纤维蛋白血栓。这种非细菌性血栓性心内膜炎可能由于菌血症而感染，形成赘生物。内膜损伤可由退行性瓣膜疾病、风湿性心脏病、先天性心脏病或心脏内仪器或装置引起。

1.心脏方面的易感因素

约15%的NVE患者有基础的先天性心脏病。在这些疾病中，法洛四联症具有最高的IE感染风险。其他易导致IE的病变包括室间隔缺损、二尖瓣病变和主动脉缩窄。显著的二尖瓣反流是IE最重要的易感因素，二尖瓣脱垂约占NVE病例的20%。退行性瓣膜病变是老年人SBE的易感因素，二尖瓣最常受累。在肥厚型心肌病或非对称性室间隔肥厚的患者中，主动脉瓣IE很罕见。

2.非心脏方面的易感因素

中心静脉导管和心脏内装置可引起心内膜损伤，并导致易患IE。最常见的医院获得性IE病原体是金黄色葡萄球菌、凝固酶阴性葡萄球菌、D族肠球菌和需氧革兰氏阴性杆菌。这些病原体的感染通常发生在操作后1个月内。院内获得性IE可以累及正常或异常的瓣膜。因为ABE病原体毒性更强，因此院内获得性IE的死亡率高。

低毒力和非侵袭性的病原体（如草绿色链球菌）是最常见的SBE病原体。草绿色链球菌的荚膜使细菌能够黏附到损伤的心脏瓣膜上，其引起SBE能力与其荚膜的厚度直接相关。草绿色链球菌是口腔和胃肠道的常驻菌群。侵入性牙科操作常常引起一过性菌血症，可以引起已有损伤的心脏瓣膜的SBE，但不会累及正常瓣膜。草绿色链球菌的一过性菌血症可在覆盖受损内膜的无菌性血小板和纤维蛋白血栓上形成赘生物。导致SBE的D族肠球菌菌血症中，胃肠道或泌尿生殖道为常见的细菌来源。

（四）诊断

1.临床表现

IE的主要临床表现是发热（90%的病例）和心脏杂音（85%）。抗生素广泛应用后，如果患者因为其他原因服用抗生素，则可能不伴有发热。SBE通常表现为出汗、不适和厌食。SBE的临床经过更为惰性，可伴有背痛、关节痛（>50%的患者）或栓塞性卒中。随着SBE的病情进展，循环免疫复合物可沉积在肾脏中，引起间质性肾炎、肾小球肾炎甚至肾衰竭。Osler结节（手指或脚趾远端指垫的痛性皮下结节）、Janeway病变（手掌和脚底上的出血性无痛性斑块）和Roth斑（中心白点的视网膜出血）是与微栓塞和SBE免疫介导的血管炎相关的典型表现。

因为病原体的毒力更强，ABE患者倾向于更为暴发的临床病程。ABE患者通常有高热[>38.9℃(102°F)]，并且经常伴寒战。如果有瓣膜机械性功能障碍，将主要表现为充血性心力衰竭。右心ABE还常表现为具有胸膜炎性胸痛的脓毒性肺栓塞。SBE和ABE的临床表现见表93-1。

临床上，PVE分为早期（植入瓣膜后<2个月）或晚期（>2个月）。早期PVE由毒性较强的病原体（如金黄色葡萄球菌）引起，在内皮化完成之前感染了人工瓣膜。机械瓣膜的内皮化可以一定程度上抵抗晚期PVE中的一过性菌血症。随着时间的推移，生物假体瓣膜具有与机械瓣膜相同的IE风险。

此外，没有其他原因可解释的高水平的或持续性的菌血症和心脏杂音应考虑IE。急性还是亚急性起病与IE病原体的毒力相关。如果血液培养阴性，但存在杂音、赘生物和IE的外周表现，则应考虑血培养阴性的感染性心内膜炎（CNE）的诊断。IE的临床诊断需结合临床表现、实验室检查和超声心动图的结果。表93-2列出了IE可能的病原体的流行病学线索。在IE中最重要的表现是持续性的菌血症，通常由多次血培养阳性发现。表93-3为改良Duke标准，广泛应用于IE诊断。

表93-1 亚急性细菌性心内膜炎（SBE）和急性细菌性心内膜炎（ABE）的临床症状和体征

症状和体征*	ABE	SBE
厌食	−	+
体重下降	−	±
肌痛或关节痛	+	±
疲劳	−	+
呼吸困难	+	−
胸膜炎性胸痛†	+	−
腰背疼痛	+	+
头痛	+	±
精神状态改变	+	±
急性意识障碍	+	−
脑血管意外	−	+
突发单侧失明	−	+
左上腹疼痛	脾脓肿	脾梗死
发热	>38.9℃ (102°F)‡	<38.9℃ (102°F)
新发或较前改变的心脏杂音	±	−
脾大	−	+
瘀点	+	+
Osler结节	−	+
Janeway病变	+	−
裂片状出血	±	+
Roth斑	−	+
充血性心力衰竭(LVF)	+	-

注：LVF.左心室颤动；+.存在；−.不存在；±.存在或不存在。

*除此之外无法解释。

†来自三尖瓣ABE的脓毒性肺栓塞。

‡在静脉药物滥用的ABE患者中发热可能<38.9℃(102°F)。

资料修改自：Cunha BA, Gill MV, Lazar JM: Acute infective endocarditis: diagnostic and therapeutic approach, Infect Dis Clin North 10:811-834, 1996。

金黄色葡萄球菌和铜绿假单胞菌等早期PVE的病原体通常具有较强的毒力和侵袭力。晚期PVE则更类似于SBE，由毒力较弱的病原体引起，并且具有更为惰性的临床经过。最常见的病原体是凝固酶阴性葡萄球菌，此外草绿色链球菌也可以导致晚期PVE。院内获得性IE源于侵入性血管内或心脏内操作，这会导致瓣膜或内膜的损伤；它也可以由感染直接蔓延引起，如起搏器导线相关的ABE。引起院内获得性IE的病原体可来源于皮肤（如金黄色葡萄球菌、凝固酶阴性葡萄球菌）、胃肠道或泌尿生殖道操作（如D组肠球菌），或来自中心静脉导管、植入式静脉输液港或血液透析导管（如念珠菌，需氧革兰氏阴

表93-2 感染性心内膜炎可能的病原体的线索

流行病学特征	病原体
静脉药物滥用	金黄色葡萄球菌
	铜绿假单胞菌
	β-溶血性链球菌
	需氧GNB
	多种微生物
	真菌
留置心血管装置	金黄色葡萄球菌
	CoNS
	需氧GNB
	棒状杆菌属
泌尿生殖系统疾病、感染或操作	肠球菌属
	B族链球菌（无乳链球菌、单核细胞增多性李斯特菌）
	需氧GNB
慢性皮肤病	金黄色葡萄球菌
	β-溶血性链球菌
牙列不良、牙科操作	草绿色链球菌
	营养变异链球菌（*Abiotrophia spp*、*Granulicatella spp*）
	孪生球菌属
	HACEK菌属†
酒精性肝硬化	肺炎链球菌
	巴尔通体属
	单核细胞增多性李斯特菌
	β-溶血性链球菌
烧伤	金黄色葡萄球菌
	需氧GNB
	铜绿假单胞菌
	真菌
糖尿病	金黄色葡萄球菌
	β-溶血性链球菌
	肺炎链球菌
早期PVE	金黄色葡萄球菌
	需氧GNB
	真菌
	棒状杆菌属
晚期PVE	CoNS
	金黄色葡萄球菌
	草绿色链球菌
	肠球菌属
	棒状杆菌属
	军团菌属
猫、犬暴露史	巴尔通体属
	巴氏杆菌属
	二氧化碳嗜纤维菌属
接触受污染的牛奶或受感染的农场动物	布氏杆菌属
	伯氏立克次体（Q热）
	猪红斑丹毒丝菌
流浪者	巴尔通体属
人类免疫缺陷病毒感染	肺炎链球菌
	沙门菌
	金黄色葡萄球菌
肺炎和脑膜炎*	肺炎链球菌
实体器官移植	金黄色葡萄球菌
	烟曲霉菌
	肠球菌属
	念珠菌属
胃肠道病变	牛链球菌
	肠球菌属

注：CoNS.凝固酶阴性葡萄球菌；GNB.革兰氏阴性杆菌；PVE.人工瓣膜心内膜炎。

*伴有酒精性肝硬化。

†HACEK属菌：嗜血杆菌属、放线菌属、人心杆菌属、艾肯菌属和金杆菌属。

资料修改自：Baddour LM，Wilson WR，Bayer AS，et al：Infective endocarditis：diagnosis，antimicrobial therapy，and management of complications：a statement for healthcare professionals from the Committee on Rheumatic Fever，Endocarditis，and Kawasaki Disease，Council on Cardiovascular Disease in the Young，and the Councils on Clinical Cardiology，Stroke，and Cardiovascular Surgery and Anesthesia，American Heart Association；endorsed by the Infectious Diseases Society of America，Circulation 111：e394-e433，2005。

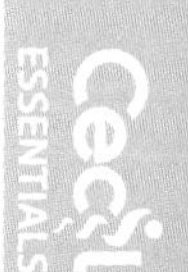

表93-3 用于诊断感染性心内膜炎的改良DUKE标准

诊断标准
　确诊IE(满足下列任意一项)：
　　赘生物中有符合IE的病理或微生物学阳性的发现
　　2条主要标准
　　1条主要及3条次要标准
　　5条次要标准
　疑诊IE(满足下列任意一项)：
　　1条主要及1条次要标准
　　3条次要标准
　排除IE(满足下列任意一项)：
　　存在明确的替代诊断或<4d的抗生素治疗后缓解
　　不满足疑诊IE条件
主要标准
　符合IE的阳性血培养结果(满足下列任意一项)：
　　两次独立的血培养结果满足典型的IE致病微生物：
　　　•草绿色链球菌，*Streptococcus gallolyticus*(之前称为生物Ⅰ型牛链球菌)，营养变异链球菌(*Granulicatella spp*与*Abiotrophia defectiva*)
　　　•HACEK菌属：嗜血杆菌属、放线菌属、人心杆菌属、艾肯菌属和金杆菌属
　　　•金黄色葡萄球菌
　　社区获得性肠球菌而无原发病灶
　符合IE的微生物持续性血培养阳性，并满足下列任意一项：
　　至少两次间隔12h以上血培养阳性
　　3次血培养均阳性或≥4次血培养时大多数阳性(第一次和最后一次标本采取时间至少间隔1h)
　*伯氏立克次体单次血培养阳性或抗Ⅰ相IgG抗体滴度>1：800
　心内膜受累证据
　IE超声心动图表现阳性：
　*对临床标准至少分级为“疑诊IE”的人工瓣膜患者或复杂IE(瓣周脓肿)的患者推荐TEE；其他患者首先检查TTE
　　超声心动图结果阳性的定义(满足下列任意一项)：
　　　•摆动的心内团块，位于反流血流喷射路径上的瓣膜或支撑结构上，或位于植入材料尚且没有其他解剖结构可以解释
　　　•脓肿
　　　•新发的人工瓣膜部分裂开
　新发瓣膜反流(原有心脏杂音增强或改变不是充分标准)
次要标准(*超声心动图次要标准已被移除)
　危险因素：易患IE的心脏疾病或静脉吸毒
　发热：38.0℃(100.4°F)
　血管现象：主要动脉栓塞、脓毒性肺梗死、真菌性动脉瘤、颅内出血、结膜出血、Janeway病变
　免疫现象：肾小球肾炎、Osler结节、Roth斑、类风湿因子阳性
　微生物学证据：血培养阳性但不符合主要标准(凝固酶阴性葡萄球菌和不引起心内膜炎的微生物的单次血培养阳性除外)或与IE一致的微生物活动性感染的血清学证据

注：IE.感染性心内膜；IgG.免疫球蛋白G；TEE.经食管超声心动图；TTE.经胸超声心动图。

*表示较以前发布的Duke标准的更改处。

资料修改自：Li JS，Sexton DJ，Mick N，et al：Proposed modifications to the Duke criteria for the diagnosis of infective endocarditis，Clin Infect Dis 30：633-638，2000。

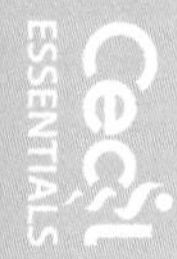

性杆菌)。全胃肠外营养(TPN)相关的IE最常见的病原体是念珠菌属;其他TPN相关的真菌血症引起IE相对少见。在静脉药物滥用者中,三尖瓣ABE通常由金黄色葡萄球菌或铜绿假单胞菌引起(取决于地域和吸毒用具)。

感染性CNE由培养困难的病原体引起,如军团菌、布氏杆菌、*Tropheryma whipplei*和伯纳特立克次体(导致Q热)。军团菌病可能导致NVE或PVE。布氏杆菌病引起的CNE可能较难诊断,但如患者有家畜接触或饮用未经高温消毒的乳制品的既往史应考虑该诊断,并且超声心动图经常显示较大的赘生物。Q热是一种难以诊断的感染性CNE。动物接触史可能提示Q热SBE的诊断。Q热的临床表现通常很明显,但仍可能漏诊,因为Q热的赘生物不容易被看到。

2.实验室检查

IE可能会有许多非特异性的实验室检查异常(表93-4);在适当的背景下,这些结果对于诊断疾病非常重要。

超声心动图是IE诊断和处理中的一个重要工具;所有疑似IE的患者都应该进行该检查。IE可能性较小或体型较小的患者,经胸腔超声心动图(TTE)检查即可。虽然TTE通常足以筛查NVE,但"金标准"仍然是经食道超声心动图(TEE),其在检测较小的赘生物、瓣周脓肿和PVE方面更敏感。如果TTE或TEE显示赘生物,但血培养仍为阴性,则应考虑感染性CNE的诊断。这种病例的分层诊断方法见表93-5。

军团菌相关IE的诊断是基于前驱的肺炎病史和尿抗原阳性。布氏杆菌相关IE通过血清学检测和(或)聚合酶链反应来确诊。正电子发射断层扫描(PET)或计算机断层扫描(CT)上的增强的瓣膜摄取则提示Q热CNE,应行Q热检测。随着复杂的微生物检测方法的出现,HACEK菌属(嗜血杆菌属、放线菌属、人心杆菌属、艾肯菌属和金杆菌属)生长相对较快,不再表现为CNE。

IE的影像学检查主要用于诊断IE的并发症。尽管超声心动图仍然是检测赘生物的首选方法,但是随着多层CT扫描技术的进步,除了在右心IE中看到的脓毒性栓塞之外,胸部CT还可以用于检测赘生物和瓣膜异常。脊柱的磁共振成像(MRI)可以用于主诉背痛的IE患者;它是检测由IE引起的椎骨骨髓炎的首选方法。精神状态的改变则需要立刻行头颅CT或MRI,以评估是否存在脑脓毒性栓塞。虽然比TEE侵入性更小,但是心脏MRI通常缺乏检测较小赘生物的特殊分辨率;然而,它可能有助于发现主动脉根部假性动脉瘤、Valsalva窦的动脉瘤和栓塞性血管病变。

3.鉴别诊断

SBE的诊断基于由已知的心内膜炎病原体感染

表93-4 感染性心内膜炎的非特异性实验室检查

实验室检查结果	比例(%)
贫血	70～90
白细胞升高	20～30
ESR升高	90～100
C反应蛋白(CRP)	100
血涂片中可见组织细胞	25
类风湿因子阳性(RF)	50
循环免疫复合物	65～100
镜下血尿	30～50

注:ESR.红细胞沉降率。

资料来源:Brusch JL: Clinical manifestations of endocarditis.In Brusch JL, editor: Infective endocarditis, New York, 2007, Informa Healthcare, pp 143-166。

表93-5 血培养阴性的心内膜炎的诊断方法

无法进行瓣膜活检

1.Q热和巴尔通体血清学:如果阴性,则在血培养时使用裂解离心浓缩法,并通知微生物学实验室注意苛养微生物,使用特殊的培养基和培养技术,如巯基乙酸盐、盐酸吡哆醛或富含L-胱氨酸的培养基用于缺陷乏养菌的培养,缓冲炭酵母提取物(BCYE)琼脂培养基用于军团菌的培养,针对HACEK菌属延长培养时间*

2.类风湿因子(RF),抗核抗体(ANA)

3.PCR检测巴尔通体属和*Tropheryma whipplei*

4.巢式PCR检测真菌,组织检测新型隐球菌荚膜抗原及尿标本检测组织胞浆菌抗原:如果阴性,则用Western印迹法做肺炎支原体、军团菌、布氏杆菌和巴尔通体的血清学检测

可以瓣膜活检

1.广谱PCR 检测细菌(16S rRNA)和真菌(18S rRNA)

2.直接染色的组织学检查检测衣原体、伯氏立克次体、军团菌、真菌和*Tropheryma whipplei*

3.引物延伸富集反应(PEER)或自身免疫组织化学(AIHC)

注:PCR.聚合酶链式反应;rRNA.核糖体RNA。

*HACEK菌属:嗜血杆菌属、放线菌属、人心杆菌属、艾肯菌属和金杆菌属。

资料修改自:Fournier PE, Thuny F, Richet H, et al: Comprehensive diagnostic strategy for blood culture-negative endocarditis: a prospective study of 819 new cases, Clin Infect Dis 51:131-140, 2010; and Mylonakis E, Calderwood SB: Infective endocarditis in adults, N Engl J Med 345:1320, 2001。

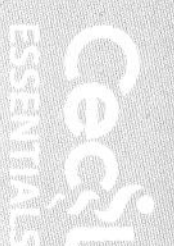

引起的其他原因无法解释的高水平或持续性菌血症，并伴有心脏赘生物。根据起病前的潜伏期长短（通常为1～3个月），IE可能伴有外周表现，如Osler结节、Janeway病变、裂片状出血或结膜出血。SBE还可伴有脾大或栓塞现象。然而，在SBE中看到的外周表现也可能存在于其他疾病中。在将外周表现归因于SBE之前，医生需要排除其他系统性疾病，才能确诊SBE。

临床上，与SBE临床表现最相像的疾病是Libman-Sacks心内膜炎［与系统性红斑狼疮（SLE）相关］，消耗性心内膜炎（由恶性肿瘤引起，通常为淋巴瘤、肺癌或胰腺癌）和心房黏液瘤。任何病因的心肌炎均可以出现类似于SBE的发热、心脏杂音和外周栓塞现象。心肌炎中常见的心脏增大通常并不出现在SBE中。白细胞减少和血小板减少症可能提示病毒性心肌炎，但在SBE中并不常见。超声心动图提示心肌炎没有赘生物，并且不伴有菌血症。

SLE，特别是在缓解期，可以表现为类似于SBE的低热、心脏杂音、外周表现和脾大。SLE的实验室发现包括慢性病贫血和轻中度升高的红细胞沉降率（ESR）。即使存在Libman-Sacks赘生物，SLE患者也罕见SBE。狼疮活动期可以表现为类似于ABE的临床表现，包括高热（＞102°F）、指尖触痛（类似Osler结节）及眼底镜发现的棉絮斑或Roth斑。结膜出血和裂片状出血在SLE中很少见，但在SBE中很常见。镜下血尿是SBE的常见肾脏表现（即局灶性肾小球肾炎），但伴有蛋白尿和血尿的弥漫性肾炎是SLE的典型肾脏表现。虽然SLE和SBE的临床表现可能有重叠，但如果没有高水平或持续性菌血症就可以排除SBE。

心房黏膜瘤可以表现为类似SBE的症状，如发热、心脏杂音和栓塞现象（如裂片状出血）。心房黏液瘤常伴有ESR明显升高，但不会出现性病研究实验室实验（VDRL）检测假阳性、类风湿因子升高和肾脏受累的表现。在TTE或TEE检查时，心房黏液瘤表现为心房表面（而不是IE中的瓣膜上）的肿块或赘生物。如果没有菌血症证据，SBE可以被排除。

除了类似SBE临床表现的疾病外，还有些疾病伴有类似SBE的超声心动图结果，包括乳头状纤维瘤、血栓、瓣膜钙化、黏液样变性和消耗性心内膜炎。这些疾病通常不伴有发热或菌血症。术语“消耗性心内膜炎”是指继发于恶性肿瘤的伴有心脏杂音和血培养阴性的赘生物。患有消耗性心内膜炎的患者一般没有发热，除非由基础的恶性肿瘤（如淋巴瘤）引起发热。由淋巴瘤并发的消耗性心内膜炎的患者可能有发热、脾大和其他SBE表现。血培养阴性可以有效排除IE的诊断。感染性的CNE（如Q热）可以表现为很小甚至看不见的赘生物。如果患者同时有发热、心脏杂音和赘生物及IE的外周表现，则应考虑感染性的CNE。

（五）治疗

IE的治疗效果取决于病原体对抗生素的敏感性、抗生素进入赘生物的通透性及抗生素治疗的适当疗程。IE治疗优先选择杀菌抗生素。IE的病原体定殖在赘生物深部，因此需要延长治疗时间以对赘生物进行渗透和灭菌。在IE治疗的早期，血培养很快会转为阴性，但需继续治疗，因为赘生物中的感染未被根除。抑制赘生物中细菌的繁殖依赖于抗生素的杀菌活性，因此需要延长抗生素的治疗时间。需要注意的是，尽管给予了适当的抗生素治疗，金黄色葡萄球菌心内膜炎患者的血培养转阴较慢，可维持数天阳性。抗生素渗透到赘生物中是治疗关键；如草绿色链球菌对β-内酰胺类抗生素高度敏感，但仍需要长时间的抗微生物治疗以根除赘生物中的病原体。

虽然一些非复杂性的IE病例可以用2周的抗生素来治疗，但单药治疗或联合治疗的疗程通常为4~6周，这取决于病原体的不同。有效的抗微生物治疗并不能消除心内膜炎患者使用心脏辅助装置或栓塞并发症。治疗失败通常与瓣膜结构受损有关，瓣膜受损是IE的一种并发症，可能需要瓣膜置换进行治疗。心脏内或心脏外的化脓性并发症通常需要引流以达到IE的治愈。IE治疗的总体原则见表93-6，IE特定抗生素治疗方案的概述见表93-7。

心内膜炎的并发症包括心脏内和心脏外并发症，它们也可以按照损伤机制（即免疫相关或感染相关）进行分类。IE的感染性心脏内并发症包括化脓性心包炎和瓣周脓肿；它们在临床上表现为经过适当的抗生素治疗后，仍有持续发热或持续性菌血症。并发症可以是脓毒血症相关的或免疫相关的，如脾脏受累可以是免疫性的（脾梗死）或脓毒性的（脾脓肿）。栓塞事件与赘生物大小有关。非脓毒性的中枢神经系统栓塞（如无菌性脑膜炎）可使SBE复杂化，而脓毒性栓塞（如急性细菌性脑膜炎）可使ABE复杂化。特别是对于ABE，可能伴有瓣膜穿孔或结构破坏，并导致急性充血性心力衰竭。通常这些并发症决定是否和何时进行手术。手术干预的适应证见表93-8。作为一般原则，瓣周脓肿或难治性充血性心力衰竭需要紧急外科手术。在1周适当的抗生素治疗后仍有持续性赘生物或栓塞

表93-6 感染性心内膜炎的治疗原则

1.初始的抗生素根据体格检查和临床病史经验性选择
2.需使用杀菌性抗生素
3.检测MIC和MBC以确保药物的剂量充分
4.与连续输注相比，间断给药的血栓渗透作用更强；渗透效果与血清药物峰值水平直接相关
5.前1～2周患者应该在卫生保健机构中接受治疗
6.疗程通常是4～6周
7.4周的疗程适用于简单的NVE病例（在某些情况下，可以选用更短的2周疗程）；6周疗程用于治疗PVE和赘生物较大的感染（即由HACEK菌属引起的感染*）

注：MBC.最小杀菌浓度；MIC.最小抑菌浓度。

*HACEK菌属：嗜血杆菌属、放线菌属、人心杆菌属、艾肯菌属和金杆菌属。

资料修改自：Brusch JL：Diagnosis of infective endocarditis.In Brusch JL，editor：Infective endocarditis，New York，2007，Informa Healthcare，pp 241-254。

事件发生也应该考虑手术治疗。

（六）预后

各种形式IE的预后都与感染相关的任何并发症直接相关。因此，早期诊断和适当的抗生素早期应用是降低死亡率的关键。最近的研究发现，适当地进行早期手术干预是降低发病率和死亡率的重要手段，特别是减少栓塞事件的发生。如果及时治疗并使用适当的抗生素，据估计，草绿色链球菌和牛链球菌的治愈率在NVE中为98%，在PVE中至少为88%。静脉药物滥用者的右心心内膜炎多由金黄色葡萄球菌引起，通常在NVE中的治愈率为90%，在PVE中为75%～80%。然而，在非静脉内药物滥用者中，金黄色葡萄球菌IE的治愈率非常低：在NVE中为60%～70%，在PVE中为50%。当病原体是革兰氏阴性杆菌或真菌时，治愈率明显降低（40%～60%）。高龄、糖尿病、主动脉瓣受累和并发症的发生，包括充血性心力衰竭和中枢神经系统栓塞，都是死亡率和发病率增高的危险因素。

（七）感染性心内膜炎的预防

最近的美国心脏协会指南指出，并非所有患者都需要抗生素预防，仅特定亚组患者应考虑预防。抗生素预防适用于所有人工心脏瓣膜的患者、有瓣膜疾病的心脏移植受者、有IE病史的患者和一些特定先天性心脏病的患者。在先天性心脏病患者中，只有病变未修复或部分修复的患者和使用人工修复材料的患者应接受预防性抗生素（Ⅱa级推荐）。

通常在腰部以上的侵入性操作之前，会针对草绿色链球菌预防性使用抗生素以预防IE。对于侵入性牙科操作，推荐的预防抗生素是阿莫西林，单剂2g口服，在术前30～60min内使用。青霉素过敏者可使用克林霉素或大环内酯替代。

二、动脉内膜炎和化脓性静脉炎

感染性动脉内膜炎是一种动脉血管内感染性疾病，通常见于主动脉缩窄、主动脉瓣反流或动脉导管未闭，其他方面与IE类似。与IE一样，在没有心脏内赘生物的情况下，如果有持续性或高水平的菌血症则提示该诊断。影像检查（如PET扫描）可以显示动脉的受累程度。治疗与IE相同。

化脓性血栓性静脉炎是指以静脉内脓肿为特征的静脉内感染；它是使用中心静脉导管的一种并发症。患者出现高热[＞38.9℃（102°F），相比而言，单纯性静脉炎的发热＜38.9℃（102°F）]和由皮肤来源的病原体（如金黄色葡萄球菌）引起的菌血症。治疗包括抗生素治疗和受累静脉节段切除的联合治疗。

三、中心静脉导管相关血流感染

中心静脉导管相关血流感染相对常见，在美国每年的发病人数约为20万。如果患者没有其他明显感染灶而出现发热、寒战或低血压，应怀疑中心静脉导管感染。感染的风险随着导管在留置时间的延长而增加。除临床症状外，外周血和导管血的血培养应有同一种致病微生物生长。如果导管血培养比外周血培养至少早2h出现细菌生长，则应高度怀疑中心静脉导管相关的血流感染，而不是在导管留置期间出现的菌血症。

导管相关感染的治疗方法取决于其后需对导管采取的措施（即移除、更换或保留）。在任何情况下，应该针对最可能的病原体开始经验性抗生素治疗。经验治疗应涵盖金黄色葡萄球菌和院内革兰氏阴性杆菌。然后可以根据血培养或导管末端培养的结果来调整治疗。如果怀疑有导管相关的血流感染，并且导致了感染性休克或IE，应立即拔除导管。如果致病微生物血培养阳性超过72h，或者出现脓毒性血栓性

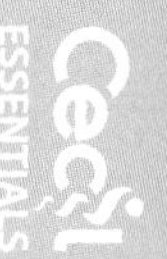

表93-7 感染性心内膜炎的抗微生物治疗

致病微生物	自然瓣膜		人工瓣膜	
	抗生素治疗	备注	抗生素治疗	备注
青霉素敏感的草绿色链球菌，牛链球菌和其他青霉素MIC≤0.1μg/ml的链球菌	青霉素G或头孢曲松治疗4周*	在不伴有栓塞性疾病(除了肺栓塞)或其他并发症的右心NVE患者中，可考虑使用青霉素G或头孢曲松与庆大霉素联合治疗2周方案	青霉素G治疗6周，联合庆大霉素治疗2周*	对于青霉素敏感的草绿色链球菌、牛链球菌和其他链球菌(青霉素MIC≤0.1μg/ml)引起的PVE，推荐联合短疗程的氨基糖苷类(2周)
青霉素相对耐药的链球菌(0.1μg/ml<青霉素MIC<0.5μg/ml)	青霉素G治疗4周，联合庆大霉素治疗2周*		青霉素G治疗6周，联合庆大霉素治疗4周*	
链球菌(青霉素MIC>0.5μg/ml)，肠球菌属或缺陷乏养菌属	青霉素G或氨苄西林，联合庆大霉素治疗4～6周*	对于症状持续>3个月，心肌脓肿或其他并发症的患者，推荐6周的疗程	青霉素G或氨苄西林，联合庆大霉素治疗6周*	Fernando-Hidalgo等最近的一项研究显示，治疗粪肠球菌IE时，氨苄西林联合头孢曲松的方案与氨苄西林联合庆大霉素的方案一样有效
甲氧西林敏感的葡萄球菌	萘夫西林或苯唑西林治疗4～6周，最初3～5d可以联合或不联合庆大霉素†	在少数感染青霉素敏感的葡萄球菌患者中，青霉素G可以替代萘夫西林或苯唑西林	萘夫西林或苯唑西林联合利福平治疗6周以及庆大霉素治疗2周†	推迟使用利福平至已经开始另外两种有效的抗葡萄球菌药物治疗1～2d后更为明智
耐甲氧西林葡萄球菌	万古霉素，最初3～5d可以联合或不联合庆大霉素		万古霉素联合利福平治疗6周及庆大霉素治疗2周	如果葡萄球菌对庆大霉素耐药，则应当根据体外药物敏感性试验选择替代的第三种药物
葡萄球菌导致的右心NVE，其中一部分选定的患者	萘夫西林或苯唑西林联合庆大霉素治疗2周	这种疗程2周的治疗方案已经被用于研究由苯唑西林和氨基糖苷类敏感的分离株引起的感染。出现IE相关的任何心脏内或心脏外并发症，发热持续≥7d和HIV感染者不能用短程疗法。赘生物在1～2cm或以上的患者也可能应被排除在短程疗法之外		
HACEK菌属‡	头孢曲松治疗4周	氨苄西林和庆大霉素治疗4周是一种替代方案，但一些分离株可能会产生β-内酰胺酶，从而降低这种方案的疗效	头孢曲松治疗6周	氨苄西林和庆大霉素治疗6周是一种替代方案，但一些分离株可能会产生β-内酰胺酶，从而降低这种方案的疗效

注：HIV.人类免疫缺陷病毒；IE.感染性心内膜炎；NVE.自体瓣膜心内膜炎；PVE.人工瓣膜心内膜炎。

*万古霉素治疗适用于明确对β-内酰胺类抗生素起速发型超敏反应的患者。

†对于由甲氧西林敏感的葡萄球菌引起的IE但是对青霉素过敏的患者，第一代头孢菌素或万古霉素可以替代萘夫西林或苯唑西林。在明确对β-内酰胺类抗生素起速发型超敏反应的患者中应避免使用头孢菌素。

‡HACEK菌属：嗜血杆菌属、放线菌属、人心杆菌属、艾肯菌属和金杆菌属。

资料修改自：Mylonakis E，Calderwood SB：Infective endocarditis in adults，N Engl J Med 345：1318-1330，2001。

表93-8 感染性心内膜炎行手术干预的超声心动图指征

赘生物
- 系统性栓塞后仍持续存在的赘生物
- 二尖瓣前叶赘生物(特别是在抗菌治疗的前2周内栓塞事件发生≥1次)*
- 尽管进行了适当的抗菌治疗,赘生物继续增大*†

瓣膜功能障碍
- 急性主动脉或二尖瓣关闭不全伴心室功能衰竭的征象†
- 内科保守治疗无效的心力衰竭†
- 瓣膜穿孔或破裂†
- 尽管进行了适当的抗菌治疗,仍有大脓肿或脓肿增大†

瓣周结构受累
- 瓣膜开裂,破裂或瘘†
- 新发心脏传导阻滞†
- 尽管进行了适当的抗菌治疗,仍有大脓肿或脓肿增大†

*由于栓塞的风险,可能需要手术。

†因为药物治疗失败或心力衰竭,可能需要手术。

资料修改自:Baddour LM,Wilson WR,Bayer AS,et al:Infective Endocarditis:diagnosis,antimicrobial therapy,and management of complications:a statement for healthcare professionals from the Committee on Rheumatic Fever,Endocarditis,and Kawasaki Disease,Council on Cardiovascular Disease in the Young,and the Councils on Clinical Cardiology,Stroke,and Cardiovascular Surgery and Anesthesia,American Heart Association;endorsed by the Infectious Diseases Society of America,Circulation 111:e394-e433,2005。

静脉炎的证据,也应该拔除导管。

对血流动力学稳定的患者可以考虑进行保留导管治疗,由金黄色葡萄球菌、铜绿假单胞菌、芽孢杆菌属、微球菌属、痤疮丙酸杆菌或其他丙酸杆菌、真菌或分枝杆菌引起的感染除外。保留导管治疗有赖于全身性使用抗生素,并用抗生素或乙醇封管。

通过导丝交换置入中心静脉导管适用于那些拔除原有导管导致并发症风险很高的患者。与拔除导管相比,导丝交换清除感染的可能性较低。

关于该主题的深入讨论,请参阅《西氏内科学》(第25版)第76章"感染性心内膜炎"。

推荐阅读

Baddour LM, Cha YM, Wilson WR: Clinical practice: infections of cardiovascular implantable electronic devices, N Engl J Med 367:842–849, 2012.

Bor DH, Woolhandler S, Nardin R, et al: Infective endocarditis in the U.S., 1998–2009: a nationwide study, PLoS ONE 8(e60033):2013.

Brouqt P, Raoult D: Endocarditis due to rare and fastidious bacteria, Clin Microbiol Rev 14:177–207, 2001.

Fournier PE, Thuny F, Richet H, et al: Comprehensive diagnostic strategy for blood culture-negative endocarditis: a prospective study of 819 new cases, Clin Infect Dis 51:131–140, 2010.

Fernández-Hidalgo N, Almirante B, Gavaldà J, et al: Ampicillin plus ceftriaxone is as effective as ampicillin plus gentamicin for treating *Enterococcus faecalis* infective endocarditis, Clin Infect Dis 56:1261–1268, 2013.

Garcia-Cabera E, Fernandez-Hidalgo N, Almirante B, et al: Neurological complications of infective endocarditis: risk factors, outcome, and impact of cardiac surgery: a multicenter observational study, Circulation 127:2272–2284, 2013.

Kang DH, Kim YJ, Kim SH, et al: Early surgery versus conventional treatment for infective endocarditis, N Engl J Med 366:2466–2473, 2012.

Kiefer T, Park L, Tribouilloy C, et al: Association between valvular surgery and mortality among patients with infective endocarditis complicated by heart failure, JAMA 306:2239–2247, 2011.

Li JS, Sexton DJ, Mick N, et al: Proposed modifications to the Duke criteria for the diagnosis of infective endocarditis, Clin Infect Dis 30:633–638, 2000.

Mermel LA, Allon M, Bouza E, et al: Clinical practice guidelines for the diagnosis and management of intravascular catheter-related infection: 2009 Update by the Infectious Disease Society of America, Clin Infect Dis 49:1–45, 2009.

Mylonakis E, Calderwood SB: Infective endocarditis in adults, N Engl J Med 345:1318–1330, 2001.

Wilson W, Taubert KA, Gewitz M, et al: Prevention of infective endocarditis: guidelines from the American Heart Association: a guideline from the American Heart Association Rheumatic Fever, Endocarditis, and Kawasaki Disease Committee, Council on Cardiovascular Disease in the Young, and the Council on Clinical Cardiology, Council on Cardiovascular Surgery and Anesthesia, and the Quality of Care and Outcomes Research Interdisciplinary Working Group, Circulation 116:1736–1754, 2007.

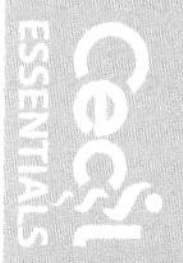

第94章

皮肤软组织感染

著　者　Sajeev Handa
译　者　张　硕　侍效春　审校者　侍效春　刘晓清

一、定义

皮肤和软组织感染(SSTI)指病原体对皮肤、皮下组织、筋膜及肌肉的感染。

二、流行病学

SSTI是各年龄段人群中最常见的感染,尽管其确切的发病率不详。发生SSTI的危险因素有:

(1)因创伤、手术伤口、人或动物咬伤及伴有皮癣的干性敏感皮肤,导致表皮损伤。

(2)因营养不良、糖尿病或获得性免疫缺陷综合征(AIDS)导致免疫抑制状态。

(3)慢性静脉或淋巴功能不全。

三、病理生理学

(一)感染机制

微生物通过切口、叮咬或毛囊穿过皮肤。宿主防御系统中的各组分通过皮肤的毛细血管网被募集到侵入部位,包括氧自由基、补体、免疫球蛋白、巨噬细胞、淋巴细胞和粒细胞。

细菌含有以*N*-甲酰甲硫氨酸起始的N-末端氨基酸序列的蛋白质,对吞噬细胞(包括巨噬细胞和粒细胞)有趋化作用。其他微生物细胞壁组分(包括酵母菌的酵母聚糖、革兰氏阴性细菌的内毒素和革兰氏阳性细菌的肽聚糖等)激活补体旁路途径,产生血清趋化因子。吞噬细胞通过内皮细胞间隙从毛细血管进入组织,沿着源于细菌的趋化因子浓度梯度实现从血清到活动性感染部位的迁徙。

活化的内皮细胞还产生白细胞介素-8(IL-8)等趋化因子。活化的粒细胞催化花生四烯酸合成白细胞趋化物白三烯B4。IL-1、IL-6和肿瘤坏死因子等促炎性细胞因子增强免疫反应、引起发热、激活中性粒细胞,并增加抗体产生和C反应蛋白等急性期反应物的合成。

细胞因子刺激内皮细胞产生一氧化氮和前列腺素,进而舒张血管。净生理效应是增加组织灌注,引起急性炎症。如Celsus所述,急性炎症的特征为红(即发红)、肿(即肿胀)、热(即产热增加)、痛(即疼痛),19世纪Virchow增加了功能障碍(即功能丧失)特征。前文第86章已更深入地讨论了宿主对感染的防御。

(二)病理机制

脓疱通常发生于面部,为圆形或不规则的厚而结皮的病变。多由金黄色葡萄球菌引起,包括耐甲氧西林金黄色葡萄球菌(MRSA)或A族链球菌(如化脓性链球菌)。导致脓疱病的某些链球菌菌株,感染可继发链球菌感染后肾小球肾炎。

毛囊炎是毛囊的浅表细菌感染。表皮中会出现脓性物质。表现为一簇多个、小而隆起的瘙痒性红斑,其直径通常小于5mm。

疖是毛囊感染。脓性物质通过真皮进入皮下组织,形成小的脓肿。痈是几个发炎的毛囊融合成单个炎症肿块。脓性分泌物通过多个毛囊排出。

蜂窝织炎是皮肤和皮下组织的浅表炎症,表现为局部红、热、压痛(图94-1)。丹毒是一种特殊形式的蜂窝织炎,主要由产毒素的酿脓链球菌引起。其临床表现为表浅的范围进行性扩大的红斑(火红色），局部皮温升高，质地较硬，边缘隆起，淋巴系统受累和水疱较常见。也可由B、C、D组链球菌引起（图94-2）。

坏死性筋膜炎是深层筋膜的炎性反应，进展迅速，快速扩散，可继发皮下组织坏死。组织坏死由真皮血管的血栓形成导致。坏死性筋膜炎可由多种微生物混合感染（Ⅰ型）引起，包括需氧菌（如链球菌、葡萄球菌、革兰氏阴性杆菌）和厌氧菌（如消化链球菌、拟杆菌、梭菌）；亦可由单一微生物引起（Ⅱ型），即化脓性链球菌（图94-3）。当感染累及阴囊和会阴部位时，称为Fournier坏疽。

化脓性肌炎是由细菌直接接种引起的肌肉组织感染，通常不太严重。例如，感染可以由使用注射药

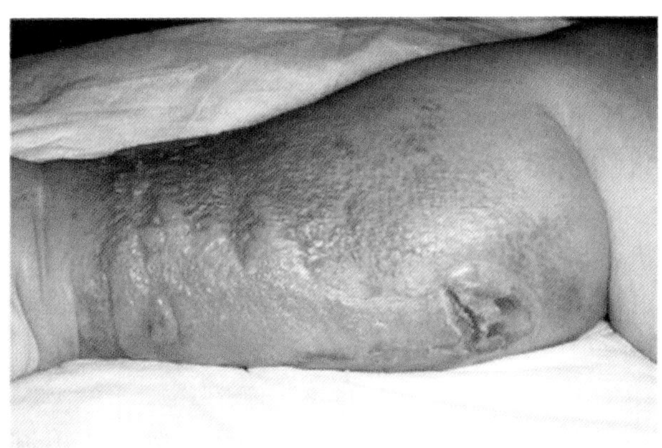

图94-1 边界不清的红斑和水肿伴大疱形成是下肢蜂窝织炎的特征性表现（资料来源：Pride HB：Cellulitis and erysipelas.Zaoutis LB，Chiang VW，editors：Comprehensive pediatric hospital medicine，Philadelphia，2007，Mosby，Fig.156-1.）

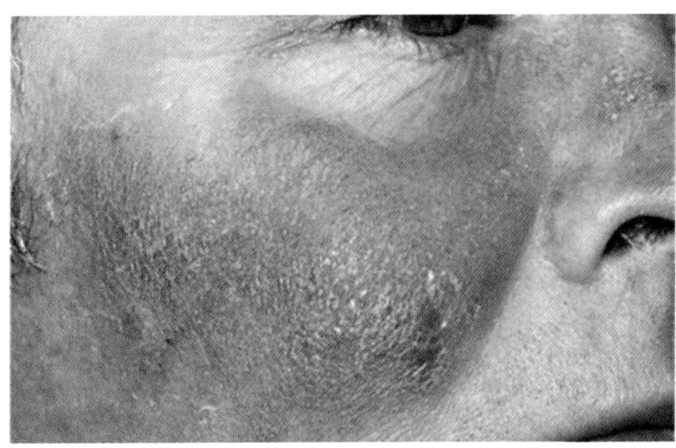

图94-2 边界清晰的红斑和水肿是丹毒的特征性表现（资料来源：Pride HB：Cellulitis and erysipelas. Zaoutis LB，Chiang VW，editors： Comprehensive pediatric hospital medicine，Philadelphia，2007，Mosby，Fig.156-2.）

物引起，或继发于金黄色葡萄球菌、A组β-溶血性链球菌菌血症播散引起，或由非穿透性创伤造成的血肿引起。

臁疮是深入真皮的溃疡性脓皮病（与脓疱病不同）。它由A组链球菌和假单胞菌属感染引起。

四、病因学和临床表现

（一）致病微生物

许多病原微生物可引起SSTI，以酿脓链球菌、金黄色葡萄球菌和无乳链球菌感染最为常见。

酿脓链球菌（即A组β-溶血性链球菌）是一种革兰氏阳性球菌，可导致丹毒、链球菌性蜂窝织炎、坏死性筋膜炎、肌炎、肌坏死和链球菌中毒性休克综合征。链球菌性蜂窝织炎发生于创伤、烧伤或手术切口感染，可累及大面积区域。注射毒品者和淋巴回流受损者为该种感染的高危人群。全身表现为发热、寒战、伴或不伴淋巴管炎的不适感及菌血症。与丹毒相反，受累区域皮肤不隆起，与正常皮肤分界不清，且病变往往偏粉红色而不是火红色。

链球菌中毒性休克综合征表现为低血压，可出现急性肾损伤、转氨酶升高、皮疹、软组织坏死和凝血功能异常，可能并发急性呼吸窘迫综合征。从无菌部位分离出该病原体可明确诊断。

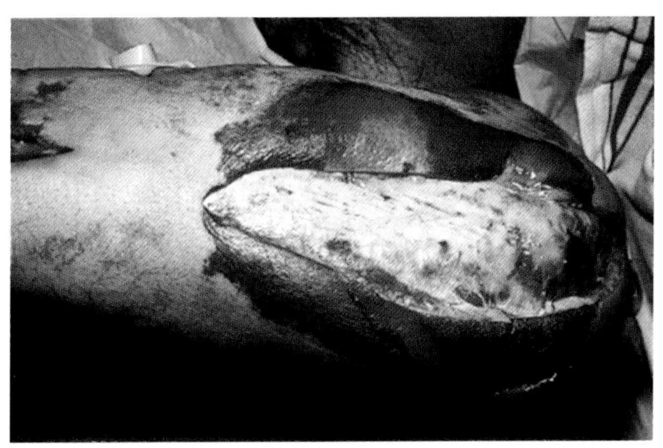

图94-3 梭状芽孢杆菌引起的自发性坏死性筋膜炎。患者因前臂突然发生严重疼痛、随后迅速肿胀就诊。体格检查发现捻发音，常规影像学检测证实软组织气肿。急诊手术清创可见坏死性筋膜炎，肌肉正常。注意皮肤呈现紫色（资料来源：Stevens DL，Aldape MJ，Bryant AE.Necrotizing fasciitis，gas gangrene，myositis and myonecrosis.In Cohen J，Powderly WG，Opal SM，editors： Infectious diseases，ed 3，London，2010，Mosby，Fig.10-11.）

金黄色葡萄球菌是一种革兰氏阳性球菌，高达30%的健康人的前鼻孔中有该菌定植，可引起多种侵袭性和化脓性感染。局灶SSTI包括疖、痈、大疱和非大疱性脓疱病、乳腺炎、臁疮、蜂窝织炎、伤口和异物感染。菌血症可并发败血症、心内膜炎、心包炎、肺炎、脓胸、骨髓炎和软组织、肌肉、内脏脓肿。

葡萄球菌中毒性休克综合征通常与卫生棉条使用有关，亦可发生于分娩后或术后，或者与皮肤病变有关。主要临床表现为急性起病的发热、红皮病、低血压及多系统受累（如急性肾损伤、转氨酶升高、凝血功能异常、恶心、呕吐、腹泻）。

社区获得性MRSA是急诊科最常见的SSTI病原。分离的菌株含有编码多种毒素的基因，包括导致白细胞破坏和组织坏死的细胞毒素。

无乳链球菌（B组链球菌）是一种革兰氏阳性双球菌，1/3成人的SSTI由其引起。主要表现为蜂窝织炎、足溃疡和压疮。蜂窝织炎与假体植入有关，如乳房或阴茎假体。其他少见表现还有多发性肌炎、局部起泡的指/趾炎和坏死性筋膜炎。

（二）其他病原微生物

嗜水气单胞菌、维氏气单胞菌和舒氏气单胞菌是革兰氏阴性杆菌，存在于海水和淡水中，可在损伤后导致轻重不一的伤口感染，引起蜂窝织炎、肌坏死和横纹肌溶解。有报道维氏气单胞菌和舒氏气单胞菌感染可引起坏死性筋膜炎。医用水蛭亦可导致气单胞菌引起的伤口感染。

溶血隐秘杆菌是一种革兰氏阳性的弱抗酸杆菌。可导致软组织感染，包括慢性溃疡、蜂窝织炎和甲沟炎。

炭疽芽孢杆菌是革兰氏阳性芽孢杆菌，可形成芽孢。孢子可通过受损的皮肤接种，导致皮肤炭疽病。最初表现为小而瘙痒的丘疹，周围逐渐出现无痛性、非脓性水疱，易破裂，在溃疡的基部留下黑色的焦痂。单纯性皮肤炭疽病在1～3周内愈合，无瘢痕形成。严重的皮肤炭疽病出现广泛的水肿、进行性恶化的炎症和毒血症表现（图94-4）。

汉氏巴尔通体是一种革兰氏阴性杆菌，引起猫抓病。在猫等汉氏巴尔通体宿主咬伤或抓伤后3～10d，可出现质地较软的红斑丘疹。在1～3周后出现同侧淋巴结肿大，患者通常出现全身症状。淋巴结肿大可能需要数月才能消退。

犬咬嗜二氧化碳嗜细胞菌是一种具有锥形末端的、纤细的革兰氏阴性杆菌。它与犬（主要）和猫咬伤或抓伤密切相关。无脾患者感染该微生物发生脓毒症的风险较高。

产气荚膜梭菌是一种厌氧的较大的革兰氏阳性杆菌。它可以引起皮肤、肌肉和其他软组织的蜂窝织炎或危及生命的坏死性感染。其引起的坏死性感染的特征为快速进行性组织破坏、组织气肿、休克和死亡。创伤及非法毒品注射可产生组织缺氧环境，利于该菌生长。亦可见于肠癌或中性粒细胞减少的患者。组织或分泌物的革兰氏染色可见大的革兰氏阳性杆菌，不伴有炎性细胞浸润。

迟钝爱德华菌是存在于淡水中的一种革兰氏阴性杆菌，与伤口感染、脓肿和菌血症有关。对于肝病和铁超负荷患者，该菌引起的死亡率高。

啮蚀艾肯菌是一种革兰氏阴性杆菌，是正常口腔菌群的一部分。它是人咬伤、反向咬伤和长期啃咬手指或指甲者感染的重要病原体，可能引起严重的软组织感染，导致脓毒性关节炎和骨髓炎。

红斑丹毒丝菌是一种革兰氏阳性杆菌，但由于快速脱色，它可能表现为革兰氏阴性菌。主要宿主为家猪，通过切口或擦伤直接接触感染。主要表现为类丹毒（伴水疱的亚急性蜂窝织炎）、伴有全身症状的弥漫性皮疹或常伴有心内膜炎的菌血症。

土拉弗朗西斯菌是一种革兰氏阴性杆菌，存在于兔子、野兔、仓鼠和啮齿动物中。人接触上述动物后通过皮肤感染，在3～5d后发生溃疡腺型兔热病。最初表现为丘疹，随后发展为溃疡，伴有局部淋巴结

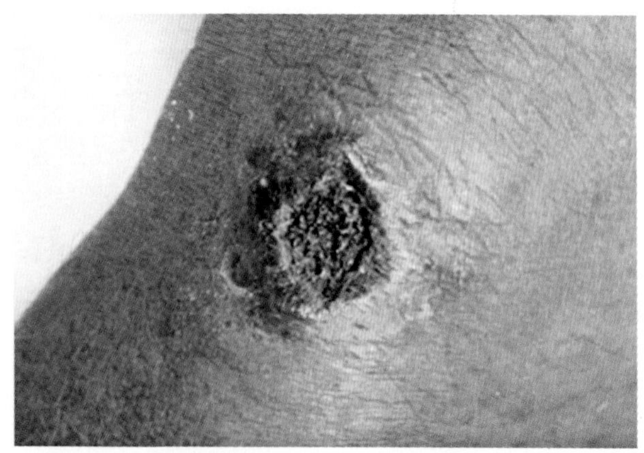

图94-4 炭疽芽孢杆菌引起的前臂皮肤炭疽病（资料来源：Centers for Disease Control and Prevention：Public health image library.Available at http：//phil.cdc.gov/Phil/home.asp.Accessed October 31, 2014.）

肿大，水疱可见。如不治疗，溃疡将持续数周，愈合后遗留瘢痕。受累淋巴结化脓是最常见的并发症，即使给予适当的治疗仍可能发生(图94-5)。炭疽杆菌和土拉弗朗西斯菌已被恐怖主义组织用作生物武器。

新型隐球菌、白色念珠菌、荚膜组织胞浆菌、皮炎芽生菌、粗球孢子菌和机会致病性真菌感染可有皮肤表现。机会性真菌包括曲霉菌属、毛霉菌和镰刀菌属，可引起免疫抑制状态患者的皮肤感染。真菌感染的皮肤表现包括丘疹、结节、红斑、溃疡、疣样病变和焦痂。

擦伤的皮肤暴露于1型和2型单纯疱疹病毒(HSV-1和HSV-2)时可使得病毒进入表皮和真皮。感染通常由性接触传播，偶尔发生在口腔以外或生殖器以外的部位，如卫生工作者的手部，主要在甲床和皮肤的交界处(即疱疹性瘭疽)产生疼痛性红斑。可进展为类似细菌感染(即甲沟炎)的水疱样病变。性传播疾病在第100章讨论。

海分枝杆菌是一种非典型的抗酸杆菌，是引起人类感染的最常见的非典型分枝杆菌。其感染源于皮肤磨损伤或穿刺伤口接触海水或淡水(未加氯消毒)，表现为分布于某一肢体的丘疹，进而进展至浅层溃疡并形成瘢痕。病变通常是单发的，但亦可能出现向上蔓延的孢子丝菌病样的结节性淋巴管炎，并累及邻近关节或肌腱。

麻风分枝杆菌是一种生长缓慢的抗酸杆菌，不能在体外生长，是麻风病(汉森病)的病原体。它主要

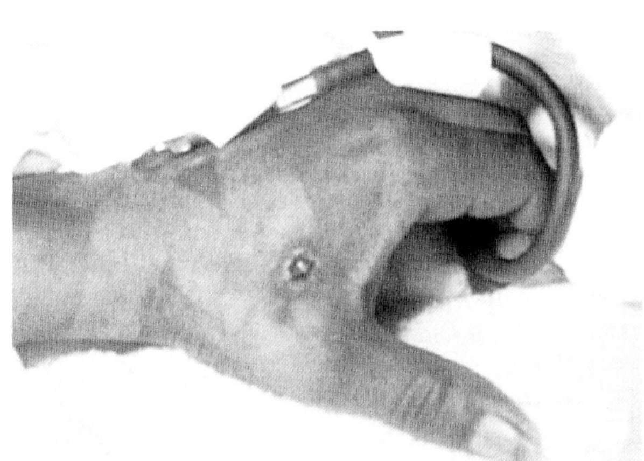

图94-5　经皮肤感染土拉弗朗西斯菌后形成的兔热病溃疡和焦痂(资料来源：Beard CB, Dennis DT: Tularemia.In Cohen J, Powderly WG, Opal SM, editors: Infectious diseases, ed 3, London, 2010, Mosby.)

通过空气传播，可引起慢性皮肤损害和神经损伤。

关于该主题的更深入讨论，请参阅《西氏内科学》(第25版)第326章“麻风病”。

多杀性巴氏杆菌是一种革兰氏阴性球杆菌，可能感染猫犬抓伤或咬伤的部位。损伤后24h内出现蜂窝织炎，导致肿胀、红斑、压痛及浆液性或脓性渗出，伴或不伴局部淋巴结肿大、寒战和发热。

铜绿假单胞菌是一种革兰氏阴性杆菌，主要是院内致病菌。在社区中，血清型O：11铜绿假单胞菌可引起毛囊炎，通常发生在共用热水澡桶、浴缸和游泳池后。症状通常在暴露48h后发生，表现为软而瘙痒的丘疹、脓丘疹或结节。它是烧伤感染的重要病原体，可进展为败血症。

申克孢子丝菌是一种双相型真菌，主要分布于北美和南美洲的热带地区。感染发生于皮肤接触多刺植物(如玫瑰刺)后，表现为无痛性丘疹，缓慢扩大成紫色结节或溃疡。可沿淋巴引流分布出现继发病变。

原发性水痘-带状疱疹病毒(VZV)感染主要通过呼吸道传播，亦可通过与病变部位接触后传播。病毒血症导致播散性丘疹，主要分布于躯干，进而为水疱、脓疱直至结痂。带状疱疹为背根神经节感觉神经元中的潜伏病毒再激活，在神经支配区域内出现疼痛，随后几天内出现皮疹。临床表现为单侧皮节区分布的丘疹和水疱可明确带状疱疹诊断。Ramsay Hunt综合征为VZV感染累及膝状神经节导致耳道和鼓膜的剧烈疼痛并伴有同侧面神经麻痹。鼻尖疱疹(即Hutchinson征)可以是视神经带状疱疹病情进展和角膜受累的先兆。免疫抑制人群为播散性感染的高危人群。

创伤弧菌是一种革兰氏阴性杆菌，通过浅表伤口接触温暖海水感染。临床表现为严重而快速进展的蜂窝织炎、坏死性血管炎和溃疡。侵袭性软组织感染可发生坏死、发热、败血症和大疱形成。感染发生于食用生蚝后，特别是在免疫抑制状态人群(如肝硬化、铁超负荷)中出现，1～3d后可出现伴有皮肤坏死病变的败血症。

表94-1描述了皮肤细菌和真菌感染分类。

五、诊断

详细的病史采集对诊断至关重要，应全面评估特定的感染危险因素，如旅行史、动物接触史、海水

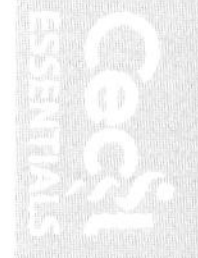

表94-1 皮肤细菌和真菌感染分类

疾病	微生物
原发性脓皮病	
脓疱病	金黄色葡萄球菌，A组链球菌
毛囊炎	金黄色葡萄球菌，假丝酵母菌，铜绿假单胞菌（弥漫性毛囊炎）
疖和痈	金黄色葡萄球菌
甲沟炎	金黄色葡萄球菌，A组链球菌，假丝酵母菌，铜绿假单胞菌
臁疮	A组链球菌，假单胞菌属
丹毒	A组链球菌
下疳	苍白密螺旋体，杜克雷嗜血杆菌，孢子丝菌，炭疽芽孢杆菌，土拉弗朗西斯菌，溃疡分枝杆菌，海分枝杆菌
有假膜的溃疡（皮肤白喉）	白喉杆菌
蜂窝织炎	A组或其他链球菌，金黄色葡萄球菌；偶见其他多种微生物
感染性坏疽和坏疽性蜂窝织炎	
链球菌性坏疽和坏死性筋膜炎	A组链球菌，肠杆菌科细菌和厌氧菌的混合感染
进行性细菌性协同性坏疽	厌氧链球菌合并另一微生物（金黄色葡萄球菌、变形杆菌属）
坏疽性龟头炎和会阴部蜂窝织炎	A组链球菌，肠杆菌科细菌（大肠杆菌、克雷伯菌）和厌氧菌混合感染
气性坏疽，伴捻发音的蜂窝织炎	产气荚膜梭菌和其他梭菌、拟杆菌属、链球菌、克雷伯菌、大肠杆菌
免疫抑制状态患者的坏疽性蜂窝织炎	假单胞菌属、曲霉菌属、毛霉菌
皮肤疾病继发细菌感染	
烧伤	铜绿假单胞菌，肠杆菌属，各种其他革兰氏阴性杆菌，各种链球菌，金黄色葡萄球菌，假丝酵母属，曲霉菌属
湿疹性皮炎和剥脱性皮炎	金黄色葡萄球菌，A组链球菌
慢性溃疡（静脉曲张、卧床）	金黄色葡萄球菌，链球菌，大肠菌群，铜绿假单胞菌，消化链球菌，肠球菌，拟杆菌，产气荚膜梭菌
皮癣	金黄色葡萄球菌，A组链球菌
皮肤创伤（擦伤、动物咬伤、昆虫咬伤）	多杀巴斯德氏菌，白喉杆菌，金黄色葡萄球菌，A族链球菌
水疱或大疱性疾病（水痘、天疱疮）	金黄色葡萄球菌，A组链球菌
聚合性痤疮	痤疮丙酸杆菌
化脓性汗腺炎	金黄色葡萄球菌，变形杆菌属和其他大肠菌群，链球菌，消化链球菌，铜绿假单胞菌，拟杆菌属
间擦疹	金黄色葡萄球菌，大肠菌群，假丝酵母菌
皮脂腺囊肿	消化链球菌，拟杆菌，大肠菌群，金黄色葡萄球菌
坏疽性脓皮病	金黄色葡萄球菌，消化链球菌，变形杆菌属和其他大肠菌群，铜绿假单胞菌
系统性疾病累及皮肤	
菌血症	金黄色葡萄球菌，A组（及D组等其他组）链球菌，脑膜炎奈瑟菌，淋病奈瑟菌，铜绿假单胞菌，伤寒沙门菌，流感嗜血杆菌
感染性心内膜炎	草绿色链球菌，金黄色葡萄球菌，D组链球菌等
真菌血症	念珠菌属，隐球菌属，皮炎芽生菌，镰刀菌属
李斯特菌病	单核细胞增生性李斯特菌
密螺旋体病（魏氏病和胫前热）	不同血清型的钩端螺旋体
兔咬热	念珠状链杆菌，小螺旋菌
类鼻疽	类鼻疽伯克霍尔德菌
马鼻疽	伯克霍尔德菌
秘鲁疣	杆菌状巴尔通体
猩红热综合征	
猩红热	A组链球菌，金黄色葡萄球菌少见

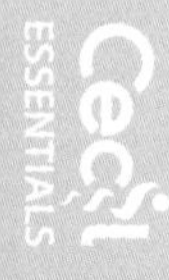

续表

疾病	微生物
烫伤样皮肤综合征	金黄色葡萄球菌(噬菌体分型Ⅱ群)
中毒性休克综合征	A组链球菌,金黄色葡萄球菌(产致热外毒素的菌株)
感染期和感染后非化脓性并发症	
暴发性紫癜(弥散性血管内凝血的表现)	A组链球菌,脑膜炎奈瑟菌,金黄色葡萄球菌,肺炎球菌
结节红斑	A组链球菌,结核分枝杆菌,麻风分枝杆菌,粗球孢子菌,秋季群钩端螺旋体,小肠结肠炎耶氏菌,嗜肺军团菌
多形性红斑样病变(罕见),滴状银屑病	A组链球菌
其他表现	
红癣	极小棒状杆菌
结节样病变	假丝酵母菌属,孢子丝菌,金黄色葡萄球菌(葡萄孢菌病),海分枝杆菌,巴西利什曼原虫,由麻风分枝杆菌引起的麻风病可引起流行病变、结节性和溃疡性病变
增生性(假性上皮瘤样增生)和增殖性损伤(如足分枝菌病)	诺卡菌属,波氏假阿利什霉,皮炎芽生菌,巴西副球孢子菌,瓶霉菌,枝孢菌
血管性丘疹/血管瘤(杆菌性血管瘤病,上皮样血管瘤病)	汉氏巴尔通体,五日热巴尔通体
环状红斑(慢性游走性红斑)	伯氏疏螺旋体

资料修改自:Mandell GL, Bennett JE, Dolin R, editors: Mandell, Douglas, and Bennett's principles and practice of infectious diseases, ed 7, Philadelphia, 2009, Churchill Livingstone。

接触史、职业和存在风险的业余爱好(如农业、园艺)和免疫状态。如果发生动物咬伤,应确定动物的咬伤时间、损伤情况和动物的健康状况。人咬伤分为自伤、他人咬伤(即有意的)和反向咬伤。

除了伤口评估外,还应筛查人类免疫缺陷病毒(HIV)、HSV、梅毒螺旋体(梅毒病原体)、乙型肝炎病毒和丙型肝炎病毒等传染性病原体。随后应进行详细的体格检查。如有指征,根据病史和体格检查可确定初始抗生素方案。

住院患者的评估应包括全血细胞计数和生化指标。C反应蛋白是一种有效的炎性指标,可用于指导治疗。肌酸磷酸激酶可协助诊断,但对筋膜室综合征和坏死性筋膜炎等肌肉受累的疾病并不特异。对于门诊的非复杂性SSTI不推荐病原体培养。血培养在患有蜂窝织炎的住院患者中阳性率低,是否获益尚不确定。存在深层结构和下方组织受累风险的患者需要切开引流,有病原体培养的指征。

核酸扩增技术是诊断HSV和VZV引起的皮肤感染最灵敏和特异的检查。留取样本时,用拭子从活动性皮肤感染病灶的基底部搔刮。直接荧光抗体检测敏感性较差。这些病变有切开引流的禁忌证。

(一)特殊诊断注意事项

1.动物咬伤

在动物咬伤时,应行血、组织活检和吸取物的需氧和厌氧微生物培养。

2.人咬伤

在人咬伤的情况下,伤口拭子可能提供误导性信息。应行革兰氏染色鉴定微生物、中性粒细胞(即炎症)和鳞状上皮细胞(即表面污染)。如果可行,组织活检或受感染部位的吸取物可提供需氧和厌氧培养的样本。

3.创伤

采样的最佳时机为伤口部位清创后立即采样。初始培养应重点关注常见病原体,其他检查应针对特殊情况相关的少见或罕见感染进行,如暴露于海水后应检测弧菌。在某些情况下可能需要组织活检和特殊染色,如疑诊海分枝杆菌感染时。

4.烧伤

在采样前,烧伤区域必须清洁且避免使用局部抗生素。建议使用表面拭子或组织活检来获得培养样本,组织病理学检查可以评估是否存在感染及其严重程度。建议每周2次对拭子或培养样本进行定量

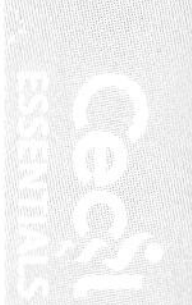

培养，以监测定植菌。如存在与伤口相关的全身感染的证据，则应立刻行血培养。

5.糖尿病足感染

对于溃疡的浅表拭子培养结果可能是误导性的，不应进行该检查。如果行手术清创，应留取深层组织行微生物学检查。

如果怀疑有骨受累，应行X线检查。该检查对于出现捻发音前显示软组织气体亦有帮助（图94-6）。磁共振成像是最灵敏的检测手段。第87章详细讨论了感染性疾病的实验室诊断。

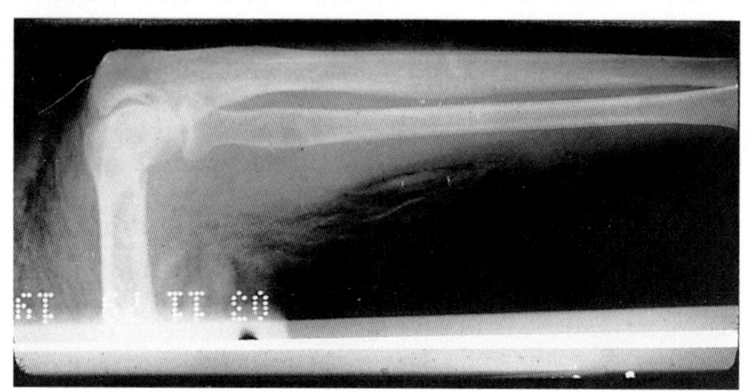

图94-6 梭状芽孢杆菌引起肌坏死的影像学检查，可见组织中的气体（经J.W.Tomford，MD许可使用）

（二）鉴别诊断

许多非感染疾病类似于SSTI：

•棕色遁蛛咬伤

•接触性皮炎

•痛风

•银屑病关节炎伴远端指/趾炎

•Reiter综合征

•复发性多软骨炎

•破裂的贝克囊肿

•由于慢性丙型肝炎或乙型肝炎感染引起的免疫复合物病，引起混合性冷球蛋白血症（可能有红斑疹）

•坏疽性脓皮病

•Sweet综合征（急性发热性中性粒细胞性皮病）

•静脉淤血

六、治疗

（一）药物治疗和支持治疗

轻型蜂窝织炎可在门诊给予双氯西林、阿莫西林或头孢氨苄治疗。克林霉素或左氧氟沙星可用于对青霉素过敏的患者。严重的蜂窝织炎应使用静脉头孢唑林、萘夫西林或苯唑西林。克林霉素或万古霉素可用于对青霉素过敏的患者。合并癣的患者应局部使用抗真菌制剂，如克霉唑或特比萘芬。

轻症社区获得性MRSA感染在有使用抗生素指征时，可选用克林霉素、甲氧苄啶-磺胺甲噁唑或四环素。然而，后两种药物不能充分覆盖链球菌。对于重症者，应使用静脉万古霉素、达托霉素、特拉万星、头孢洛林、克林霉素或利奈唑胺。非化脓性蜂窝织炎的住院患者可考虑使用β-内酰胺类抗生素，如疗效不佳，应改用有抗MRSA活性抗生素。合并脓肿的蜂窝织炎应手术引流。

除了支持性治疗外，如果存在捻发音、大疱、快速进展的蜂窝织炎或具有与体格检查不相称的疼痛（提示坏死性筋膜炎），应当请外科急会诊。初始治疗选用静脉万古霉素或达托霉素或利奈唑胺联合哌拉西林-他唑巴坦或头孢吡肟加甲硝唑或碳青霉烯类。由化脓性链球菌引起的Ⅱ型坏死性筋膜炎或气性坏疽应立刻给予静脉青霉素联合克林霉素治疗。坏死性筋膜炎应用静脉免疫球蛋白仍有争议。

筋膜室综合征需要急诊手术减压，以防止肌肉坏死和不可逆的神经元损伤。溶血隐秘杆菌引起的蜂窝织炎或伤口感染可使用克林霉素、红霉素、万古霉素或四环素治疗。HSV和VZV感染如存在治疗指征，应使用阿昔洛韦、泛昔洛韦或伐昔洛韦。

（二）特殊治疗注意事项

1.动物咬伤

轻度的动物咬伤可用阿莫西林-克拉维酸治疗。对于青霉素过敏的患者，可选用静脉或口服氟喹诺酮联合克林霉素或磺胺甲噁唑-甲氧苄啶联合甲硝唑。住院患者如无青霉素过敏，可选用静脉氨苄西林-舒巴坦或哌拉西林-他唑巴坦。

兔热病应选择庆大霉素、妥布霉素、链霉素、多西环素或环丙沙星治疗。猫抓热的首选药物是阿奇霉素。对于红斑丹毒丝菌感染的高危人群，应选择青霉素或氨苄西林，在青霉素过敏患者中，可使用第三代头孢菌素或氟喹诺酮。

动物处理者的皮肤炭疽应选择环丙沙星或左氧氟沙星治疗。疑似遭恐怖主义生物武器袭击的病例必须立即报告。

2.海水中发生的撕裂伤和穿刺伤

海水中发生的撕裂伤和穿刺伤的治疗方案应包

括多西环素和头孢他啶或氟喹诺酮。淡水中发生的创伤的治疗应包括第三代或第四代头孢菌素(即头孢他啶或头孢吡肟)或氟喹诺酮。如果怀疑海分枝杆菌感染,可选择克拉霉素、米诺环素、多西环素、磺胺甲噁唑-甲氧苄氨嘧啶或利福平联合乙胺丁醇治疗。

3.人咬伤

人咬伤患者如无感染征象,应使用阿莫西林-克拉维酸盐预防性治疗3～5d。反向咬伤需要进行影像学评估,并请手外科医生会诊是否行探查术。建议使用静脉氨苄西林-舒巴坦或莫西沙星治疗。

4.烧伤

全身使用抗生素和抗真菌药仅用于治疗有脓毒症或感染性休克征象的烧伤患者。毛霉菌感染需要用脂质体两性霉素B治疗。

5.糖尿病足感染

单纯性感染如蜂窝织炎通常是由A组链球菌或金黄色葡萄球菌引起,应该针对病原菌进行相应的处理。如果溃疡没有化脓或炎症,则无使用抗生素指征。严重的有截肢风险的感染需要外科手术评估及广谱抗生素治疗,因为它通常是需氧和厌氧微生物的混合感染。如患者无其他危险因素,通常不需要针对铜绿假单胞菌的经验性治疗。当社区MRSA的流行率高,或感染严重时,或患者有MRSA感染史时,推荐进行MRSA针对性治疗。所有伤口处理均应行适当的冲洗和清创。

七、预后

单纯性SSTI经过适当的治疗后可完全康复。发生坏死性筋膜炎等并发症者的死亡率为30%～70%。存在多种合并症的患者和免疫抑制状态者的预后不良。

推荐阅读

Baddour L: Skin abscesses, furuncles and carbuncles, UpToDate. Available at http://www.uptodate.com/contents/skin-abscesses. Accessed October 31, 2014.

Baron EJ, Miller JM, Weinstein MP, et al: A guide to utilization of the microbiology laboratory for diagnosis of infectious diseases: 2013 recommendations by the Infectious Diseases Society of America (IDSA) and the American Society of Microbiology (ASM). Available at http://www.idsociety.org/uploadedFiles/IDSA/Guidelines-Patient_Care/PDF_Library/Laboratory%20Diagnosis%20of%20Infectious%20Diseases%20Guideline.pdf.

Cohen J, Powderly WG, Opal SM, editors: Infectious diseases, ed 3, London, 2010, Mosby.

Golstein EJ: Bite wounds and infectious, Clin Infect Dis 14:633–640, 1992.

Herchline T: Cellulitis treatment and management. Available at http://emedicine.medscape.com/article/214222-overview. Accessed October 31, 2014.

Lipsky BA, Berendt AR, Cornia PB, et al: 2012 Infectious Diseases Society of America clinical practice guideline for the diagnosis and treatment of diabetic foot infections, Clin Infect Dis 54:132–173, 2012.

Liu C, Bayer A, Cosgrove SE, et al: Clinical practice guidelines by the Infectious Diseases Society of America for the treatment if methicillin-resistant Staphylococcus aureus infectious in adults and children, Clin Infect Dis 52:e18–e55, 2011.

Stevens DL, Bisno AL, Chambers HF, et al: Practice guidelines for the diagnosis and management of skin and soft-tissue infections, Clin Infect Dis 41:1373–1406, 2005.

第95章

腹腔感染

著 者 Edward J. Wing
译 者 叶素素 审校者 周宝桐 刘晓清

一、引言

腹腔感染通常是由腹腔脏器的穿孔或梗阻引起的严重情况，常常需要外科干预来引流脓肿、修复穿孔和解除梗阻。它通常是由包括需养菌和厌氧菌在内的多种微生物感染引起，因此需要广谱抗生素覆盖。美国外科感染学会和美国感染性疾病学会已制定了相应的诊治指南（表95-1～表95-3）。本章主要介绍成人中最常见的腹腔感染。

二、阑尾炎

（一）定义和流行病学

阑尾炎是阑尾的急性炎症，通常由阑尾管腔被阑尾石梗阻引起。阑尾炎是世界范围内急症手术最常见的原因。2007年，美国有295 000例患者因为阑尾炎住院，总计花费74亿美元。人一生中患阑尾炎风险为7%～12%，男性略高于女性。

（二）病理学

正常阑尾长5～10cm，通常位于盲肠前方。盲肠后位、盆腔位和回肠后位等部位变异将会对临床表现产生影响。阑尾近端的梗阻常由阑尾结石引起，肿瘤、肠系膜淋巴腺炎、寄生虫和种子是较少见的梗阻原因。梗阻引起阑尾肿胀、血供不良，继而中性粒细胞浸润阑尾壁引起炎症，最终将导致阑尾坏疽和破裂。

急性阑尾炎（包括阑尾破裂）的细菌学涉及多

表95-1 AGENTS AND REGIMENS FOR THE INITIAL EMPIRICAL TREATMENT OF EXTRABILIARY COMPLICATED INTRAABDOMINAL INFECTION

REGIMEN	COMMUNITY-ACQUIRED INFECTION IN CHILDREN	COMMUNITY-ACQUIRED INFECTION IN ADULTS	
		Mild to Moderate Severity *	High Risk or Severity†
Single agent	Ertapenem, meropenem, imipenemcilastatin, ticarcillin-clavulanate, and piperacillin-tazobactam	Cefoxitin, ertapenem moxifl oxacin, tigecycline, and ticarcillin-clavulanic acid	Imipenem-cilastatin, meropenem, doripenem, and piperacillin-tazobactam
Combination	Cefriaxone, cefotaxime, cefepime, or cefazidime, each in combination with metronidazole; gentamicin or tobramycin, each in combination with metronidazole or clindamycin and with or without ampicillin	Cefazolin, cefuroxime, cefriaxone, cefotaxime, ciprofl oxacin, or levofl oxacin, each in combination with metronidazole‡	Cefepime, cefazidime, ciprofl oxacin, or levofl oxacin, each in combination with metronidazole*

From Solomkin JS, Mazuski JE, Gradley JS, et al: Diagnosis and management of complicated intraabdominal infection in adults and children: guidelines by the Surgical Infection Society and the Infectious Diseases Society of America, Surg Infect 11:79–109, 2010, Table 2.

* Includes perforated or abscessed appendicitis and other infections of mild to moderate severity.

†Includes severe physiologic disturbance, advanced age, and immunocompromised states.

‡Because of increasing resistance of Escherichia coli to fl uoroquinolones, local population susceptibility prof les and, if available, isolate susceptibility should be reviewed.

本表和表95-2、表95-3因涉及第三方版权，故保留用英文。

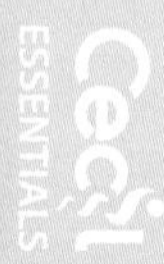

表95-2 REGIMENS USED FOR INITIAL EMPIRICAL TREATMENT OF BILIARY INFECTION IN ADULTS

INFECTION	REGIMEN
Community-acquired acute cholecystitis of mild to moderate severity	Cefazolin, cefuroxime, or cefriaxone
Community-acquired acute cholecystitis of severe physiologic disturbance, advanced age, or immunocompromised status	Imipenem-cilastatin, meropenem, doripenem, piperacillin-tazobactam, ciprofl oxacin, levofl oxacin, or cefepime, each in combination with metronidazole*
Acute cholangitis afer bilioenteric anastomosis of any severity	Imipenem-cilastatin, meropenem, doripenem, piperacillin-tazobactam, ciprofl oxacin, levofl oxacin, or cefepime, each in combination with metronidazole*
Health care-associated biliary infection of any severity	Imipenem-cilastatin, meropenem, doripenem, piperacillin-tazobactam, ciprofl oxacin, levofl oxacin, or cefepime, each in combination with metronidazole, vancomycin added to each regimen*

From Solomkin JS, Mazuski JE, Gradley JS, et al: Diagnosis and management of complicated intraabdominal infection in adults and children: guidelines by the Surgical Infection Society and the Infectious Diseases Society of America, Surg Infect 11:79–109, 2010.

* Because of increasing resistance of Escherichia coli to fl uoroquinolones, local population susceptibility prof les and, if available, isolate susceptibility should be reviewed.

表95-3 INTRAVENOUS ANTIBIOTICS FOR EMPIRICAL TREATMENT OF COMPLICATED INTRAABDOMINAL INFECTION

ANTIBIOTIC	ADULT DOSAGE*
β-LACTAM/β-LACTAMASE INHIBITOR COMBINATION	
Piperacillin-tazobactam	3.375 g q6h†
Ticarcillin-clavulanic acid	3.1 g q6h; FDA labeling indicates 200 mg/kg/day in divided doses q6h for moderate infection and 300 mg/kg/day in divided doses q4h for severe infection
CARBAPENEMS	
Doripenem	500mg q8h
Ertapenem	1g q24h
Imipenem-cilastatin	500 mg q6h or 1 g q8h
Meropenem	1g q8h
CEPHALOSPORINS	
Cefazolin	1-2 g q8h
Cefepime	2 g q8-12h
Cefotaxime	1-2 g q6-8h
Cefoxitin	2 g q6h
Cefazidime	2 g q8h
Cefriaxone	1-2 g q12-24h
Cefuroxime	1.5 g q8h
Tigecycline	100-mg initial dose, then 50 mg q12h
FLUOROQUINOLONES	
Ciprofl oxacin	400mg q12h
Levofl oxacin	750mg q24h
Moxifl oxacin	400mg q24h
Metronidazole	500 mg q8-12h or 1500 mg q24h
AMINOGLYCOSIDES	
Gentamicin or tobramycin	5-7 mg/kg‡ q24h§
Amikacin	15-20 mg /kg‡ q24h§
Aztreonam	1-2 g q6-8h
Vancomycin	15-20 mg/kg‖ q8-12h§

From Solomkin JS, Mazuski JE, Gradley JS, et al: Diagnosis and management of complicated intraabdominal infection in adults and children: guidelines by the Surgical Infection Society and the Infectious Diseases Society of America, Surg Infect 11:79–109, 2010.

FDA, U.S. Food and Drug Administration.

* Dosages are based on normal renal and hepatic function.

†For Pseudomonas aeruginosa infection, dosage may be increased to 3.375 g q4h or 4.5 g q6h.

‡Initial dosage regimens for aminoglycosides should be based on adjusted body weight.

§Monitoring of serum drug concentration should be considered for dosage individualization.

‖ Initial dosage regimens for vancomycin should be based on total body weight.

种微生物，包括肠道需养菌（大肠杆菌最常见）和厌氧菌（脆弱拟杆菌最常见）。典型的阑尾炎可分离出10～14种不同微生物。这与憩室炎等其他腹腔内感染相似。

（三）临床表现

典型的急性阑尾炎以食欲减退起病，继而出现脐周疼痛。疼痛性质为持续的中等程度的疼痛，有时为绞痛。4～6h后，疼痛转移到右下腹，并出现麦氏点压痛。麦氏点位于脐与右髂前上棘连线上右髂前上棘内侧0.5～2in(图95-1)。75%的患者会出现1～2次呕吐。

腹膜刺激的证据包括腹肌紧张和反跳征阳性。患者呈典型的仰卧位而不愿移动。右髋关节屈曲和内旋(闭孔征)或者被动伸展(腰大肌征)也会引起疼痛。触摸左下腹也会引起右下腹疼痛(Rovsing征)。

阑尾炎患者通常有轻微发热或心动过速。25%的患者会发生阑尾破裂,但通常较难判断是否发生破裂。如果病情延误4～5d,且发生阑尾破裂,将会出现明显的发热、心动过速和腹部包块。

临床表现的变异包括以右下腹痛、后背和肋腹部疼痛(盲肠后位阑尾)、耻骨上疼痛(盆腔位阑尾)和左下腹压痛(长阑尾)为首发症状。老年人可能不出现脐周或右下腹痛。儿童可能无法准确描述病史,而孕妇的阑尾可能被增大的子宫向上推移。在妊娠8个月时,疼痛可能位于右上腹。

(四)诊断

急性阑尾炎的诊断重要却又困难。一项详细的荟萃分析报道,单独根据病史、体格检查和炎症标志物来诊断阑尾炎并不可靠,而将这三项结合起来就可以准确诊断。因此,需要详细询问病史和进行体格检查。询问病史应注意从脐周到右下腹的转移性疼痛。而体格检查时应注意发现包括腹肌紧张、强直叩痛和反跳痛在内的腹膜刺激征表现。检测白细胞总数、中性粒细胞计数、杆状核中性粒细胞比例和C反应蛋白水平。

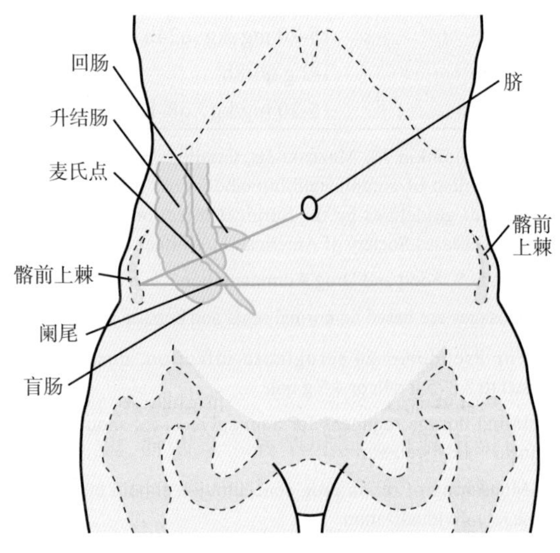

图95-1 阑尾的各种解剖部位变异

Alvarado评分系统(表95-4)可帮助诊断阑尾炎。MANTRELS评分比较方便记忆,该评分取决于以下8个因素:转移性腹痛、食欲减退、恶心和呕吐、右下腹压痛、反跳痛、体温升高、白细胞增多和核左移。评分在5～6分的患者需要密切观察,而评分≥7分者需行手术治疗。

两项前瞻性研究表明螺旋增强计算机断层成像(CT)在急性阑尾炎诊断方面有较高的准确性。阑尾炎的早期CT发现是阑尾肿大,通常阑尾直径大于6mm(图95-2)。增强后阑尾壁会明显增厚。晚期出现的表现包括炎症、盲肠壁增厚和周围脂肪层索条影。阑尾结石也是一项有用的征象。如果发生阑尾穿孔,可以看到包括脓肿腔在内的广泛的炎症改变。尽管对于是否有必要行CT扫描,以及CT扫描是否比临床评估更准确仍存在争议,但目前急诊科的标准处理中包括CT扫描。CT的广泛应用将手术发现正常阑尾的比例从11%～15%降到了3%～5%。

若观察细致,超声对于阑尾炎的诊断是非常准确的,特别是对于儿童和孕妇。由于诊断准确且没有电离辐射,磁共振成像(MRI)在许多中心常用于儿童、孕妇和其他患者的检查。但是,由于CT扫描速度快、普及度高,对于大多数患者来说是首选。

急性阑尾炎需要进行的鉴别诊断较多,包括尿路感染和结石;妇科疾病如卵巢囊肿破裂、异位妊娠、盆腔炎性疾病和肠道疾病,如憩室炎和克罗恩病。

表95-4 用于诊断急性阑尾炎的Alvarado或MANTRELS*评分系统

计分表现	变量值	得分
症状	转移性腹痛	1
	食欲减退	1
	恶心、呕吐	2
体征	右下腹压痛	2
	反跳痛	1
	体温升高(≥37.3℃)	1
实验室检查	白细胞增多(白细胞计数>10 000/μl)	2
	核左移(>75%中性粒细胞)	1
总分		10

*MANTRELS 助记符:转移性腹痛(M)、食欲减退(A)、恶心和呕吐(N)、右下腹压痛(T)、反跳痛(R)、体温升高(E)、白细胞增多(L)、核左移(S)。

资料来源:Wray CJ, Kao LS, Millas SG, et al: Acute appendicitis: controversies in diagnosis and management, Curr Probl Surg 50:54-86, 2013。

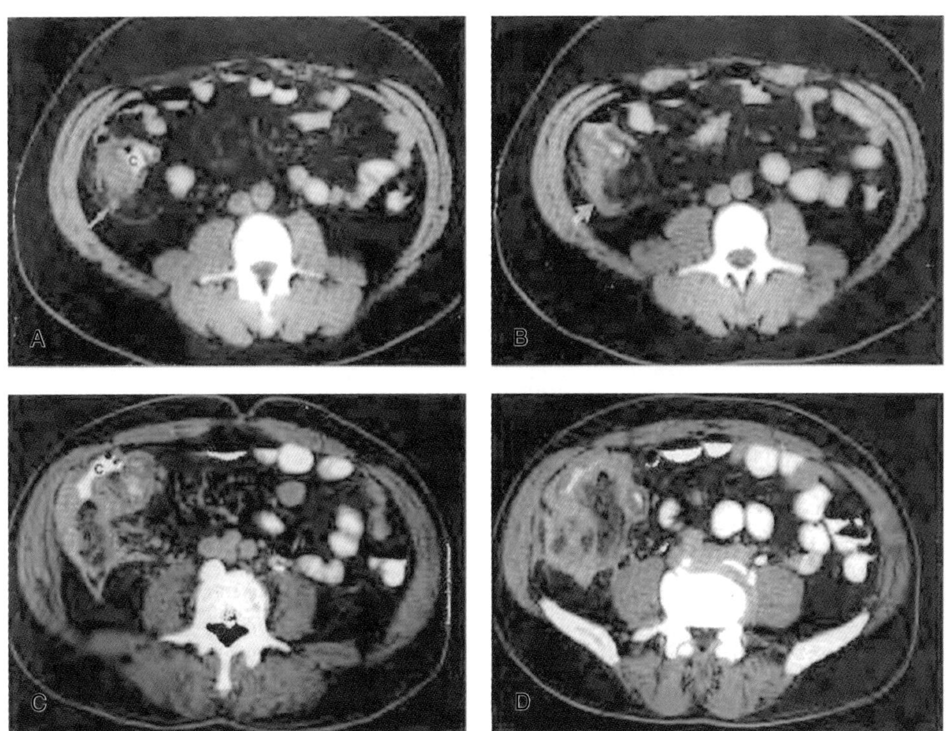

图95-2 急性阑尾炎的CT表现。A.非复杂性阑尾炎CT扫描显示的阑尾结石（箭头）；B.CT扫描显示阑尾肿胀（箭头）和结肠周围脂肪炎症；C和D.两图从不同水平显示了阑尾穿孔伴脓肿形成；C.盲肠（资料来源：Novelline RA，editor：Squire's fundamentals of radiology，ed 6，Cambridge，Mass.，1964，Harvard University Press，Figures 13.43 and 13.44.）

（五）治疗

对于急症患者，可供选择的治疗方式包括腹腔镜下阑尾切除术和开腹阑尾切除术。如果确定有阑尾破裂，就有指征应用抗生素和引流。Cochran的一项综述指出应对所有患者在手术之前应用抗生素，以预防伤口和腹腔内感染。外科感染协会和美国感染性疾病协会制定的指南推荐使用能覆盖大肠杆菌和脆弱拟杆菌的抗生素（见表95-1和表95-3）。该推荐意见也适用于其他腹腔感染如憩室炎。对于简单的病例，抗生素应在术后停用。如果发生阑尾破裂，术后5～7d后停用抗生素通常是比较安全的。

在过去的10年，有些研究提倡仅用抗生素治疗急性阑尾炎。尽管该研究已经起步并有成为未来治疗方向的潜力，但由于缺乏足够数量的对照试验、试验中难以证实诊断、高复发率与高并发症发生率，这种方法不适合广泛应用。

（六）预后

在美国，无并发症患者死亡率极低。然而，阑尾破裂导致的全部患者和老年患者的死亡率分别为1%和5%。伤口感染发生率为1%～20%。孕妇患阑尾炎后流产率为1.5%，但是阑尾破裂者流产率为20%～35%。

三、憩室炎

（一）定义和流行病学

憩室炎是肠壁憩室穿孔导致的炎症和感染，通常发生在乙状结肠。美国每年有超过200万例患者被诊断憩室炎，2009年，有21.9万例患者接受住院治疗。憩室炎也是乙状结肠切除最常见的原因。

憩室在小于40岁人群中发生率为10%，在大于80岁人群中发生率为50%～80%。10%～25%有憩室的人会发生憩室炎。在非洲农村和亚洲憩室炎的发生率小于1%。饮食被认为是关键危险因素。支持这一假说的研究发现，居住在日本的日籍居民憩室患病率为1%，而居住在美国的日裔憩室患病率却为52%。

（二）病理学

憩室是结肠黏膜层和肌肉层在结肠带之间穿过

结肠壁形成的疝，在该部位有主要血管穿过肠壁。憩室炎由肉眼可见或显微镜下可见的小孔造成，可以导致炎症和局部感染，严重者可引起腹腔游离气体和弥漫性腹膜炎（图95-3）。

（三）临床表现和诊断

没有炎症的憩室不会引起任何症状。非复杂性憩室炎患者有左下腹痛，并经常伴有恶心和发热。

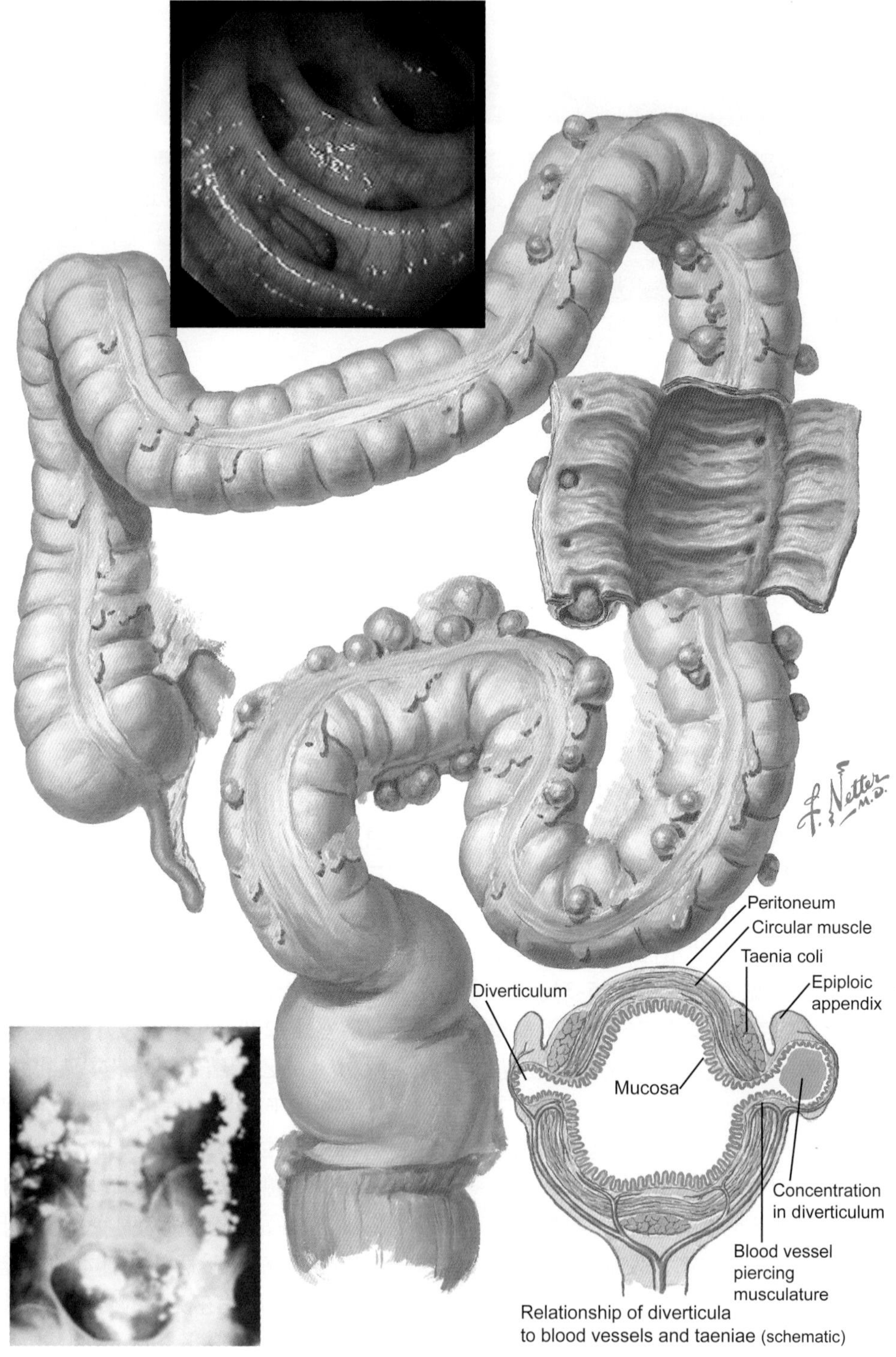

图95-3 Diverticulosis. (From the Netter Collection of Medical Illustrations. Available at www.netterimages.com. Accessed October 31, 2014.)（本图因涉及第三方版权，故保留用英文）

CT作为一种可供选择的诊断措施，可以看到结肠周围软组织条带样改变、结肠壁增厚和蜂窝织炎。10%～20%的患者表现出严重疼痛、腹部压痛、发热、白细胞增多，需要收住院并应用静脉注射的抗生素。憩室炎的鉴别诊断包括尿路感染、胃肠炎、炎性肠病、结肠癌并穿孔、阑尾炎和肠梗阻。

复杂性憩室炎发生在无穿孔的情况下。患者可能会出现严重腹痛、腹部游离气体、腹肌紧张强直和多系统衰竭。并发症包括结肠周围、腹膜后或盆腔CT可见的脓肿，以及化脓性腹膜炎、结肠膀胱瘘、结肠阴道瘘或结肠小肠瘘（发生率为5%）。这种情况下通常需要进行经皮或外科手术引流脓肿，包括乙状结肠切除。

（四）治疗和预后

非复杂性憩室炎患者可以在门诊口服抗生素治疗，而更严重的患者需要住院静脉使用抗生素7～10d（见表95-1和表95-3）。尽管一项Cochrane循证医学综述和在瑞典进行的一项对照试验的数据表明并不是所有的患者都需要用抗生素治疗，但是美国的治疗标准是需要用抗生素治疗。最主要的需要覆盖的微生物是大肠杆菌和脆弱拟杆菌。对于复杂性憩室炎，要求从根源上控制（如进行脓液引流或肠道切除）、静脉使用能覆盖肠道菌群的抗生素，并行系统性复苏术。瘘管需要行外科切除和修复治疗。

憩室炎处理后6～8周需要行结肠镜检查，以排除结肠癌。憩室炎的复发率约是20%。为了预防复发，推荐高纤维饮食、减轻体重和适当运动。憩室炎第二次复发后可以考虑乙状结肠切除术，需要根据年龄、医疗状况、憩室炎发作的频率和严重性来决定是否行乙状结肠切除。若行乙状结肠切除，95%以上的患者不会再复发。

四、胆囊炎和胆管炎

（一）定义和流行病学

11%～36%的人患有胆石症。约20%的胆石症患者会在某个时间发展成暂时性的胆囊管梗阻。这将会引起胆绞痛（阵发性右上腹痛），持续1～5h。胆囊炎常发生在胆囊管长期梗阻时。随着管腔内压力的增加，引起血液和淋巴液回流障碍，导致急性炎症和感染的发生。

在有胆石症的患者中，6%～12%存在胆总管结石或胆总管结石病。胆管炎由胆总管梗阻引发（通常是胆总管结石导致的），引起炎症并常发展为严重感染。

（二）临床表现

对于胆源性疼痛的患者，疼痛最明显的部位和放射范围不尽相同（图95-4）。急性胆囊炎的典型表现包括持续的右上腹疼痛（该疼痛比胆绞痛更剧烈）、发热、食欲减退、恶心和呕吐。墨菲征为阳性（即深触诊右上腹时吸气因疼痛中断）。用超声检查评估胆囊、观察探头诱发疼痛（即超声墨菲征）可以提高

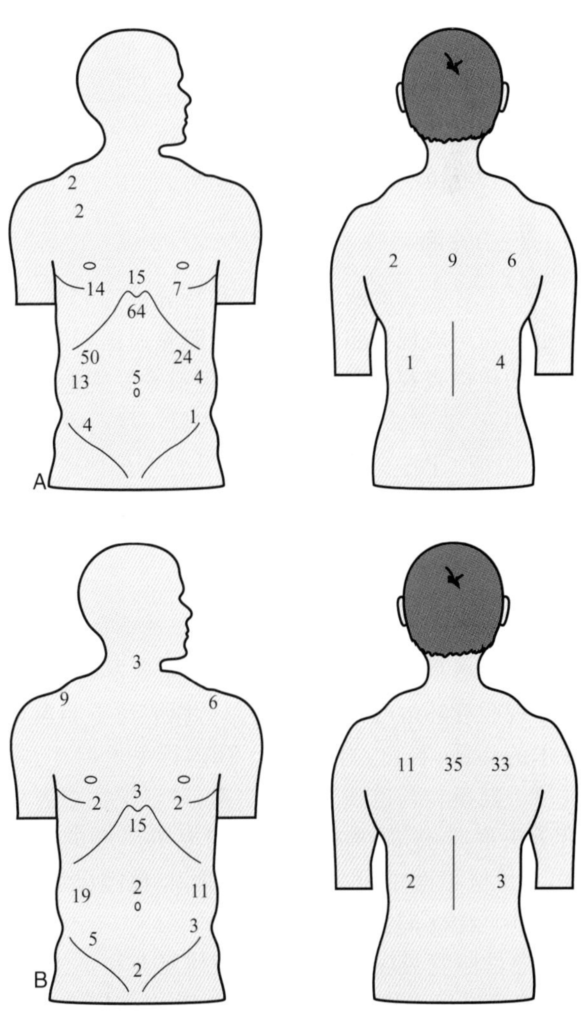

图95-4　A.107例胆石症患者在胆绞痛发作时疼痛最严重的部位（因为累加效应，总百分数>100%）。剑突下和右肋下是最常见的疼痛部位，注意左肋下疼痛并非不常见。B.胆石症患者在胆绞痛发作时疼痛的放射部位（资料来源：Burnicardi FC, Andersen DK, Billiar TR, et al: Schwartz's principles of surgery, ed 9, New York, 2009, McGraw-Hill.）

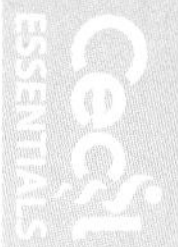

诊断的准确性。

老年患者和糖尿病患者临床表现可能并不明显。可以检查到轻微的白细胞增多。15%～30%会并发细菌感染。如果梗阻持续，可能会发生坏疽性胆囊炎、胆囊壁坏死和脓肿形成。胆囊穿孔罕见，且通常局限在肝脏下方。如果合并产气微生物感染，将出现气肿性胆囊炎。

伴有胆总管梗阻的急性胆管炎可以导致轻微自限性疾病至暴发性的危及生命的感染。2/3的患者有查科三联征（即右上腹痛、发热和黄疸）。发热通常伴有寒战。若合并低血压和精神状态改变，会出现Reynold五联征（即黄疸、发热、腹痛、休克和意识状态改变），这是病情严重的征象。白细胞增多、碱性磷酸酶和胆红素水平升高是典型的表现。胆汁培养常有肠道微生物生长，30%～40%血培养为阳性。

关于该主题的深入讨论，请参阅《西氏内科学》（第25版）第155章“胆囊和胆管疾病”。

（三）诊断

超声对该病诊断的敏感性和特异性为95%。胆囊炎的超声表现为胆囊壁增厚和胆囊周围积液。胆管炎的超声表现为胆总管扩张，但很难发现造成梗阻的胆石。要确诊胆管炎需要行内镜下逆行性胰胆管造影（ERCP）。鉴别诊断包括消化性溃疡伴或不伴穿孔、胰腺炎、阑尾炎、肝炎、心肌梗死和肺炎。

（四）治疗

胆绞痛通常是自限性的。急性胆囊炎通常需要干预以解除胆囊管梗阻，但是也可能自发缓解。如果出现胆囊坏疽或穿孔，则有急行腹腔镜下胆囊切除术的指征；若无，则应在1～3d内行手术治疗。常规给予能覆盖肠道细菌的抗生素。对轻中症患者可给予头孢曲松，而重症患者则需要更广谱的抗生素，如亚胺培南-西司他丁或哌拉西林-他唑巴坦（见表95-1～表95-3）。

急性胆管炎应当早期给予液体复苏和抗生素。ERCP可以用来诊断和解除梗阻。重症病例有通过ERCP或手术行紧急胆道减压的指征。

五、实体器官感染

（一）肝脓肿

肝脓肿通常由细菌或溶组织阿米巴引起。两者均较少见。在美国细菌性肝脓肿的年发病率为（10～20）/100万，而阿米巴性肝脓肿的年发病率为1/100万。然而，全世界有10%的人存在胃肠道阿米巴感染，阿米巴肝脓肿是最常见的肠道外表现。

胆道是细菌性肝脓肿最常见的感染来源。其他来源包括直接蔓延（如穿孔的阑尾炎）、门静脉（如腹腔感染）、肝动脉（如导管细菌感染）和创伤。有20%～40%的患者无法找到原因。肝脓肿的细菌学检查可以反映感染的来源，最常见的来源是含多种微生物的肠道菌群。血源性肝脓肿通常为葡萄球菌或链球菌引起的，较少见的病原体包括肺炎克雷伯菌（此菌的感染通常见于亚洲病例系列中）和念珠菌属（多见于免疫受损患者中）。

肝脓肿通常表现为持续数日至数周的发热。约50%的患者有右上腹疼痛和压痛，1/4的患者有黄疸，3/4的患者有外周血白细胞计数升高，2/3的患者有梗阻性肝病的迹象，表现为碱性磷酸酶水平的增高。表95-5列举了阿米巴肝脓肿和细菌性肝脓肿的区别。

阿米巴肝脓肿患者与细菌性肝脓肿患者相比更

表95-5 阿米巴性肝脓肿和细菌性肝脓肿的比较

特征	阿米巴肝脓肿	细菌性肝脓肿
流行病学		
男女比例	5～18	1.0～2.4
年龄（岁）	30～40	50～60
持续时间（d）	＜14（约75%的病例）	5～26
死亡率（%）	10～25	0～5
症状和体征*		
发热	80	80
体重下降	40	30
腹痛	80	55
腹泻	15～35	10～20
咳嗽	10	5～10
黄疸	10～15	10～25
右上腹压痛	75	25～55
实验室检查*		
白细胞增多	80	75
碱性磷酸酶升高	80	65
单个病灶	70	70

*大致的病例占比。

资料来源：Sifri CD，Madoff LC：Infections of the liver and biliary system.In Mandell GL，Bennett JE，Dolin R，editors：Mandell，Douglas，and Bennett's principles and practice of infectious diseases，ed 7，Philadelphia，2009，Churchill Livingstone。

年轻，右上腹痛多见，病程更急，且常有该病高发地区的旅游或居住史。

超声是首选的初步诊断方法，因为其快速且能帮助辨别是否为胆道来源。CT更加特异，且能辨别是否为其他来源的肝脓肿，如腹腔脓肿的蔓延。肝右叶是脓肿最好发的部位，约有50%的病例呈多灶性脓肿。

肝脓肿的引流非常重要。经皮穿刺抽取脓液既能用于诊断又能用于治疗。可能非常有必要进行反复的脓液抽取或置管引流。抗生素的选择应根据可能的感染来源和细菌革兰氏染色与培养结果确定。50%的血培养呈阳性，且患者可能仅见血培养阳性。疗程通常为4～6周。脓肿破裂或脓毒症很少发生。如果出现抗生素疗效不佳、脓肿破裂或复杂的多腔脓肿，需行手术治疗。

溶组织阿米巴的血清学检查敏感度为95%，但无法区分是胃肠道疾病还是肝脓肿。溶组织阿米巴感染的治疗为口服甲硝唑7～10d。

（二）胰腺感染

尽管大部分胰腺炎的发作是自限性的，但是若发生感染坏死性胰腺炎，病死率可高达30%。急性胰腺炎的特征性表现为上腹部疼痛，向后背部放射，伴恶心和呕吐。血清淀粉酶浓度高于正常上限3倍以上，CT表现为典型的胰腺炎症。80%的病例为轻症急性胰腺炎，而20%的病例为中重症急性胰腺炎。

感染坏死性胰腺炎患者的典型表现：发热、白细胞增多和起病数周后逐渐加重的腹部疼痛。治疗标准包括应用能覆盖培养所得微生物（典型的肠道细菌或金黄色葡萄球菌）的抗生素治疗，若情况允许，可延迟4～6周行手术清创。由于早期手术干预可能增加死亡率，所以推荐延迟手术清创。

胰腺脓肿通常发生在急性胰腺炎发作后的2～6周，需行经皮穿刺引流联合抗生素治疗。胰腺坏死和胰腺坏死合并感染，以及胰腺假性囊肿和胰腺脓肿的鉴别诊断非常困难。

关于该主题的深入讨论，请参阅《西氏内科学》（第25版）第144章“胰腺炎”。

（三）脾脓肿

脾脓肿通常为血源性的，特别是继发于感染性心内膜炎，因此病原体通常为链球菌和葡萄球菌属。患者表现为左上腹痛、发热、脾脏增大和血白细胞计数增多。超声检查有诊断价值，行脾切除术可治愈。经皮穿刺抽脓加抗生素治疗同样有效。

（四）内脏外脓肿

内脏外脓肿多继发于炎症或医源性因素如内镜和手术引起的肠道穿孔。其他原因包括腹膜炎、实体器官脓肿破裂和穿透伤。临床表现因部位和原因各不相同。CT是最有用的影像学检查。感染源的控制对治疗而言非常重要，控制方式通常是经皮穿刺抽脓或手术引流。其次，应根据感染灶的部位、革兰氏染色结果、细菌培养结果，有针对性地选择能覆盖病原体的抗生素。

六、腹膜炎

（一）原发性腹膜炎

原发性或自发性细菌性腹膜炎常发生在有肝硬化腹水的患者或肾病综合征的儿童。没有明显的感染来源。细菌学分析显示为肠道需养菌，包括大肠杆菌、肺炎克雷伯菌和革兰氏阳性细菌。厌氧菌并不常见。

原发性腹膜炎的临床表现包括发热、腹痛、腹水和肝脏功能恶化。如果腹水中性粒细胞大于250/μl可以疑诊原发性腹膜炎。如果能排除继发性原因则可以确定诊断。腹水革兰氏染色和培养可能会阴性。患者通常在应用抗生素48～72h后表现出治疗效果。发生过一次原发性腹膜炎的肝硬化腹水患者再发的风险高，需要预防性使用抗生素治疗。一项包含13项研究的荟萃分析显示，预防性使用抗生素可以降低发病率和病死率。

（二）继发性腹膜炎

继发性腹膜炎通常由肠道穿孔和肠道微生物污染引起。其他来源包括泌尿系统和妇科器官的破裂。细菌学鉴定通常可以发现来自肠黏膜表面的多种需养菌和厌氧菌。外周血白细胞计数通常升高。

患者常有发热和腹膜刺激征表现，如腹肌强直、压痛和反跳痛。腹部压痛在腹膜炎的起始部位（如破裂的内脏）最明显。由于活动可引起疼痛，患者常屈膝并保持平静呼吸。

腹部超声和CT可以显示腹膜炎的来源。抽吸腹水检查通常能发现病原体。应尽快开始使用能覆盖可能的或已发现的病原体的抗生素。抗生素通常选择之前讨论的能覆盖引起腹腔内感染的细菌者。手术可以控制感染来源(如穿孔的阑尾)、清创并引流脓肿。

(三)腹膜透析中发生的腹膜炎

长期行腹膜透析的患者发生腹膜炎的概率一般低于每24个月1例,但部分患者的发病率较高。病原体通常为皮肤定植菌群,以表皮葡萄球菌、金黄色葡萄球菌和链球菌属为主。大部分患者有腹部疼痛和压痛,而无发热。腹水中性粒细胞计数大于100个/μl,且在混浊的透析液内发现细菌可以确定诊断。

患者的治疗通常在门诊行腹膜腔内给药即可,数个抗生素方案均被证实有效。如果存在导管隧道感染、病原体为少见微生物如真菌,或者存在持续性感染,需要拔除腹膜透析导管,此类情况见于10%~20%的患者。

(四)结核性腹膜炎

原发性结核性腹膜炎常缓慢起病。症状包括发热、腹痛和体重减轻。常同时伴有肺结核。体征有压痛、腹壁揉面感或腹水。症状和体征都可以比较轻微。

腹水为渗出液,含500~2000个细胞/μl,以淋巴细胞为主。仅有25%的患者腹水培养呈阳性。腹腔镜下取腹膜上的结节进行活检能确定诊断。治疗包括标准的抗结核治疗。

推荐阅读

Alvarado A: A practical score for the early diagnosis of acute appendicitis, Ann Emerg Med 15:557–564, 1986.

Attasaranya S, Fogel EL, Lehman GA: Choledocholithiasis, ascending cholangitis and gallstone pancreatitis, Med Clin North Am 92:925–960, 2008.

Chabok A, Pahlman L, Hjern F, et al: Randomized clinical trial of antibiotics in acute uncomplicated diverticulitis, Br J Surg 99:532–539, 2012.

Fagenholz PJ, Demoya MA: Acute inflammatory surgical disease, Surg Clin North Am 94:1–30, 2014.

Shabanzadeh DM, Wille-Jorgensen P: Antibiotics for uncomplicated diverticulitis, Cochrane Database Syst Rev (11):CD009092, 2012.

Soares-Weber K, Brezis M, Tur-Kaspa R, et al: Antibiotic prophylaxis of bacterial infections in cirrhotic inpatients: a meta-analysis of randomized controlled trials, J Gastroenterol 38:193–200, 2003.

Solomkin JS, Mazuski JE, Gradley JS, et al: Diagnosis and management of complicated intra-abdominal infection in adults and children: guidelines by the Surgical Infection Society and the Infectious Diseases Society of America, Surg Infect 11:79–109, 2010.

Wilkins T, Embry K, George R: Diagnosis and management of acute diverticulitis, Am Fam Physician 87:612–620, 2013.

Wray CJ, Kao LS, Millas SG, et al: Acute appendicitis: controversies in diagnosis and management, Curr Probl Surg 50:54–86, 2013.

第96章
感染性腹泻

著　者　Awewura Kwara
译　者　叶素素　审校者　周宝桐　刘晓清

一、定义和流行病学

急性腹泻的定义为由于肠蠕动频率增加导致每天排便次数≥3次，每日排便量至少200g，持续时间小于2周。在临床实践中，常认为每日排稀便3次以上便是腹泻。感染性腹泻是有感染病原体和相关肠道受累的症状和体征的腹泻，如恶心、呕吐、腹部绞痛、血便（痢疾）或全身症状。当腹泻超过14d时，称为持续性腹泻。慢性腹泻指的是持续超过1个月的腹泻。能引起感染性腹泻的病原体包括细菌、病毒和寄生虫。

据估计，全球每年有17亿腹泻病例，其中急性感染性腹泻每年导致超过200万人死亡。在5岁以下的儿童中，感染性腹泻是第二位死亡原因，每年导致约76万儿童死亡。在美国，每年估计有2.11亿～3.75亿例急性腹泻病例，超过90万例住院治疗，约6000例死亡。在美国，仅食物中毒每年就有约7600万例，5000例因此死亡。

二、病理学

腹泻是由于肠道水、离子和肠道运动改变引起粪便含水量、容积和排便频率的改变。在正常条件下，成人的胃肠道每日有高达9L的液体通过。大约有98%的液体被吸收，只有100～200ml随粪便排出。摄入的肠道病原体或微生物毒素能突破肠道的防御屏障，改变肠道的平衡，使净分泌增加，导致腹泻。通常每次进食时有大量微生物随之进入体内。宿主针对肠道病原体的防御机制包括胃内低pH、细菌快速通过小肠近端、细胞免疫反应和抗体产生。除此之外，肠道内有大量正常菌群定植可以防止致病菌的繁殖。

正常防御机制的改变可以使人体处于发生感染性腹泻的危险中。胃切除或胃酸缺乏患者感染沙门菌、蓝氏贾第鞭毛虫和蛔虫的频率会增加，而有些微生物如志贺菌属或轮状病毒，在胃部高酸环境下仍能生存。有些病毒、细菌和寄生虫感染在有细胞或体液免疫缺陷的患者中更常见。超过99%的结肠正常菌群是由厌氧菌组成，它们可以产生脂肪酸，降低肠道pH，防止细菌在肠道定植。在一些个体中，由于使用广谱抗生素治疗，患者肠道菌群发生改变，导致难辨梭菌感染的发生。

组成肠道病原体的毒力因素包括接种量、黏附因子、产生的毒素和侵袭性。例如，志贺菌、肠出血性大肠杆菌（EHEC）、蓝氏贾第鞭毛虫和溶组织内阿米巴等病原体，仅10～100个就可以引起感染，而霍乱弧菌需要10^5～10^8 个才能引起疾病。许多病原体，包括霍乱弧菌和产毒性大肠杆菌，必须黏附在胃肠道才能引发感染。它们通过产生毒力因子而黏附在肠上皮的刷状缘。数种肠道病原体能通过产生毒素引起疾病。这些毒素包括能引起分泌性腹泻的肠道毒素、能引起细胞破坏和炎性腹泻的细胞毒素，以及能作用于神经系统的神经毒素。其他的细菌通过侵入和破坏肠黏膜上皮细胞引起疾病。

（一）肠毒素引起的分泌性腹泻

能产生肠毒素的细菌定植在小肠并大量繁殖。而后产生肠毒素，这些肠毒素可以黏附在肠黏膜表面，并通过分泌超过结肠吸收能力的大量等渗液引起水样腹泻。霍乱弧菌可以产生霍乱毒素，该毒素是含1个A和5个B亚单位的异二聚体。肠毒素可以黏附在肠黏膜，并激活腺苷酸环化酶产生环腺苷酸（cAMP）， cAMP可以导致氯化物吸收量增加、钠吸收减少和液体分泌过多。肠毒性大肠杆菌(ETEC)能导致旅行者腹泻,可以产生不耐热肠毒素和耐热肠毒素。不耐热肠毒素通过与霍乱毒素相同的机制发挥作用,而耐热毒素通过激活鸟苷酸环化酶产生环鸟苷酸(cGMP)。

(二)细胞毒素引起的腹泻

与肠毒素相比,肠道病原体产生的细胞毒素通过破坏黏膜上皮细胞,引起含有炎症细胞的血性腹泻(痢疾)。痢疾志贺菌产生志贺毒素,该毒素能导致患者发生痢疾性腹泻。其他产毒素细菌包括副溶血性弧菌、难辨梭菌和产志贺毒素大肠杆菌(STEC),它能引起出血性结肠炎和溶血-尿毒综合征(HUS)。

(三)侵袭性腹泻

有些细菌通过直接侵入和破坏肠道黏膜而不是通过产生细胞毒素来引起痢疾。志贺菌和肠道侵袭性大肠杆菌侵入并在上皮细胞内繁殖,同时播散到邻近细胞。腹泻通常伴随发热、腹部绞痛和少量黏液血便。其他的细菌,如伤寒沙门菌和小肠结肠炎耶氏菌,会先穿透黏膜后播散入血,引起全身性疾病。

(四)细菌性食物中毒

细菌性食物中毒是由摄入被毒素污染的食物引起的,这将导致中毒性疾病而非肠道感染。这些毒素可能包括细胞毒素、肠毒素和神经毒素。能造成细菌性食物中毒的病原体包括金黄色葡萄球菌、产气荚膜梭菌和蜡状芽孢杆菌。这些病原体在食物中生长、产生毒素,并通过进食被直接摄入体内。食物摄入后,症状的出现十分迅速,潜伏期为1～16h,发病率高。该病很少出现发热,且症状通常在12～24h内消失。

葡萄球菌和蜡样芽孢杆菌毒素可作用于神经系统而引起呕吐。摄入因烹饪或储存不当而含有金黄色葡萄球菌耐热肠毒素的食物,在2～7h内就会出现呕吐和腹泻。摄入被产气荚膜杆菌产生的分泌性毒素或细胞毒素污染的蔬菜、肉或家禽的患者,8～14h内就会发生水样腹泻。蜡样芽孢杆菌常污染炒饭、蔬菜或谷类;它能产生2种毒素之一,患者摄入这些毒素的1～6h内,就能出现类似金黄色葡萄球菌或产气荚膜杆菌感染的表现。如果患者摄入的是细菌本身,细菌可在体内产生毒素,此类感染的潜伏期通常更长(8～16h)。

三、特定病原体

常见肠道病原体的流行病学、临床特征及推荐的诊疗方法的总结见表96-1和表96-2。

表96-1 常见肠道病原体的流行病学和临床特征

病原体	流行病学特征	常见临床特征
空肠弯曲菌	进食未煮熟的家禽肉,到热带或亚热带地区旅行	急性水样泻、发热、腹痛、大便有炎症证据(粪便白细胞、乳铁蛋白或潜血阳性)
霍乱弧菌	进食烹饪不充分的海产品,到流行地区旅行	急性脱水性水样泻,通常无发热
难辨梭菌	使用抗生素,近期住院史,有基础病的老年人	腹泻伴发热,粪便炎症表现,显著的白细胞增多
产肠毒素的大肠杆菌	到热带和亚热带地区旅行	水样泻,腹部绞痛,恶心、呕吐;大便中无白细胞
非伤寒沙门菌	食源性暴发,动物接触史	急性水样泻,发热,腹痛,炎症证据
志贺菌	人-人传播,日间住院医疗中心接触	严重的腹泻,发热,腹痛,血性腹泻,大便有炎症表现
产志贺毒素大肠杆菌	食源性暴发,未烹调熟的汉堡、生芽菜类,饮水和涉水暴露	腹痛,血便,无发热,大便内发现炎症证据
非霍乱弧菌	进食贝类或未煮熟的海产品	水样泻,腹部绞痛,恶心;发热和呕吐少见
小肠结肠炎耶尔森菌	污染的食物或水,未煮熟的肉类,未经巴氏灭菌的牛奶	急性水样泻,发热,腹痛,血性腹泻
诺如病毒	冬天在人口密集的公寓暴发,游轮暴发	水样腹泻,恶心,呕吐,腹部疼痛
环孢子虫	食源性暴发,到热带或亚热带地区旅行(特别是尼泊尔)	持续的非炎性腹泻
隐孢子虫	水源性暴发,到热带或亚热带地区旅行	持续的非炎性腹泻
溶组织内阿米巴	到热带地区旅行,近期从流行地区迁入	血性腹泻,肠外累及(肝脓肿)
蓝氏贾第鞭毛虫	水源性暴发,到北美、俄罗斯山区旅行	腹痛,持续水样泻,胃肠胀气,脂肪泻,恶心、呕吐

表96-2 成人特定病原体感染引起的腹泻的诊断和推荐的抗生素治疗方案

病原体	诊断	推荐的治疗方案
空肠弯曲菌	常规粪便培养	红霉素250mg 每日4次，或阿奇霉素 500mg 每日1次，连用7d
霍乱弧菌	在特殊含盐培养基（TCBS）行粪便培养，分离细菌检测O1血清学分型	多西环素300mg 单剂或单剂氟喹诺酮或四环素500mg 每日4次，连用3d，或TMP-SMZ 160/800mg 每日2次，连用3d
难辨梭菌	EIA法检测粪便中难辨梭菌毒素A或B，或PCR检测毒素B基因	停用有关的抗生素。对于轻中度患者，甲硝唑 500mg 每日3次，连用10d。对于严重患者，万古霉素125mg 每日4次，连用10～14d
产肠毒素大肠杆菌	粪便培养大肠杆菌，并检测肠毒素	口服氟喹诺酮连用3d（如环丙沙星500mg 每日2次，左氧氟沙星500mg 每日1次，诺氟沙星400mg每日2次）。如果敏感，TMP-SMZ 160/800mg 每日2次，连用3d
非伤寒沙门菌	常规粪便培养	不推荐使用抗生素治疗。如果存在肠外累及或免疫缺损，TMP-SM2（如果敏感）或氟喹诺酮用法如前，或头孢曲松100mg/(kg·d)分为1～2次，连用7～14d；如果为血管内感染或复发，应延长治疗时间
志贺菌	常规粪便培养	氟喹诺酮连用3d（如环丙沙星500mg 每日2次，左氧氟沙星500mg 每日1次，诺氟沙星400mg 每日2次）。若对治疗敏感，TMP-SMZ 160/800mg 每日2次，连用3d
产志贺毒素大肠杆菌	采用山梨醇-麦康基琼脂培养基进行粪便培养，随后检测血清型O157，而后H7，用EIA法检测志贺毒素。	应当避免使用抗生素和抗动力药
非霍乱弧菌	在特殊含盐培养基（TCBS）进行粪便培养	氟喹诺酮口服3～5d（环丙沙星500mg 每日2次，左氧氟沙星 500mg 每日1次，诺氟沙星400mg 每日2次）
小肠结肠炎耶尔森菌	在麦康基培养基上进行粪便培养，孵育温度 25～28℃	通常不需要抗生素。对于严重感染或菌血症，应用TMP-SMZ或氟喹诺酮或多西环素加氨基糖苷类抗生素
环孢子虫	三色或抗酸染色寻找粪便中的寄生虫	TMP-SMZ 160/800mg 每日2次，连用 7～10d
隐孢子虫	三色或抗酸染色寻找粪便中的寄生虫，EIA法寻找隐孢子虫	在免疫功能正常的人中是自限性的。如果病情严重或患者免疫受损，可用巴龙霉素500mg 每日3次，连用7d
等孢子球虫	三色或抗酸染色寻找粪便中的寄生虫	TMP-SMZ 160/800mg 每日2次，连用7～10d
溶组织内阿米巴	粪便检测寄生虫和虫卵，EIA法检测溶组织内阿米巴	甲硝唑750mg 每日3次，连用5～10d，加双碘喹啉650mg 每日3次，连用20d，或巴龙霉素500mg每日3次，连用7d
蓝氏贾第鞭毛虫	粪便检测寄生虫和虫卵，EIA法检测贾第虫	甲硝唑 500～750mg 每日3次，连用 7～10d

注：EIA.酶联免疫分析；PCR.聚合酶链反应；TCBS.硫代硫酸盐-枸橼酸盐-胆盐-蔗糖琼脂；TMP-SMZ.复方磺胺甲噁唑。

（一）志贺菌

志贺菌引起的腹泻发生在摄入粪便污染的食物和水之后。主要的种群包括痢疾志贺菌、福氏志贺菌、鲍氏志贺菌和宋内志贺菌。由于该菌对胃酸抵抗力相对较强，仅摄入至少10～100个细菌就可以引起感染。常见人—人传播，儿童看护中心的婴儿和小儿发病率最高。疾病潜伏期为6～72h。由于肠毒素的产生和细菌在小肠的繁殖，该病最初表现为非炎性水样腹泻。细菌侵袭结肠上皮和黏膜后出现痢疾样表现。志贺菌病的并发症包括与1型痢疾志贺菌相关的溶血性尿毒综合征和与福氏志贺菌感染相关的Reiter慢性关节炎综合征。

（二）沙门菌

伤寒沙门菌引起伤寒，而非腹泻。非伤寒沙门菌感染是由摄入被污染的肉、乳制品或家禽产品或与某些动物直接接触造成，如鸟、宠物龟、蛇和其他爬行动物。经口摄入10^5～10^8个微生物可以致病，但是对于胃酸缺乏的患者或免疫受损的患者，更低的菌量即可致病。细菌侵入回肠远端，并引起腹泻伴发热、恶心或呕吐。腹泻通常在2～3d缓解。并发症包括菌血症、动脉粥样斑块及植入假体的播散种植感染。抗菌治疗不能缩短腹泻的时间，并且可能会延长粪便的排菌时间；因此，只有严重感染或累及肠外的病例才有抗生素使用指征。

（三）空肠弯曲菌

空肠弯曲菌引起的疾病通常与进食未煮熟的禽类或与动物直接接触有关。感染剂量为10^4～10^6个细菌，潜伏期为1～5d。最常见的临床表现为急性水样腹泻，也可出现不太常见的全身症状，如发热。在腹泻前可能会出现前驱症状，如发热、肌痛、头痛和不适。并发症包括反应性关节炎和吉兰-巴雷综合征，前者与人类白细胞抗原B27（HLA-B27）尤为相关。这些并发症可在腹泻停止后2～3周出现。抗生素治疗能缩短带菌状态。

（四）弧菌

根据脂多糖O抗原可将霍乱弧菌分为150多个菌株。霍乱弧菌产毒菌株O1和O139能产生霍乱毒素，同时也与临床疾病相关。经口感染的菌量为10^5～10^8个，潜伏期为6h至5d。典型的霍乱以呕吐、腹痛和腹泻起病。腹泻进一步发展为大量水样便，因为大便中可以清楚地看到黏液微粒，因此被描述为“米泔水”样。大量腹泻在几个小时内就会导致脱水和休克。该病可能是暴发性的，发病3～4h就会发生死亡。发热和菌血症少见。在疫区，该病通常根据临床特征做出诊断。非霍乱弧菌的特征见表96-1和表96-2。

（五）导致腹泻的大肠杆菌

引起腹泻的大肠杆菌有数种型别，其引起腹泻的机制各不相同。除了ETEC和STEC，还包括肠致病性、肠侵袭性、肠聚合性和广泛黏附性大肠杆菌。ETEC是旅行者腹泻最常见的原因。其可以导致肠毒素介导的水样泻，伴腹部绞痛和呕吐。肠致病性大肠杆菌与新生儿流行性腹泻相关。EHEC或STEC通过进食污染的食物或水获得。经口摄入10～100个病原体就可以引起感染，潜伏期为3～4d。在美国，该病多由大肠杆菌O157∶H7引起，该菌为肠出血性菌种。典型表现为血性腹泻、腹痛和粪便白细胞增多。全身并发症包括儿童的溶血性尿毒综合征和成人的血栓性血小板减少性紫癜。抗生素治疗不但不能降低发病率，反而增加儿童患溶血性尿毒综合征的危险。

（六）难辨梭菌

在美国，难辨梭菌是成人医院性腹泻最主要的原因。事实上，所有的抗生素都与难辨梭菌感染的发生相关，其中最常见的是克林霉素、头孢菌素类、氟喹诺酮类和青霉素类药物。该菌的孢子存在于环境中，且对酒精成分的洗手液抵抗力强。产毒难辨梭菌的孢子被摄入后，可以经过胃酸存活下来并倍增，定植于低位肠道中，并在此产生两种外毒素，分别是毒素A（一种肠毒素）和毒素B（一种细胞毒素）。这些毒素可以破坏细胞和细胞之间的紧密连接导致液体的漏出。细胞毒素可以引起假膜的形成。

流行菌株如北美脉冲电场凝胶电泳1型（NAP1）与严重的疾病过程、高死亡率和高复发率相关。3种细菌因素与NAP1菌种引起的难辨梭菌感染有关，包括毒素A和B产生增加、氟喹诺酮类抗生素的耐药和二元毒素的产生。该病患者常有腹痛和水样泻，但是也可能会有血便。严重感染的标志包括假膜性结肠炎、急性肾衰竭、白细胞显著增多、低血压和中毒性巨结肠。肠道固有正常菌群在抵抗致病菌定植和帮助抗生素相关难辨梭菌结肠炎恢复方面非常重要。

（七）小肠结肠炎耶尔森菌

耶尔森菌小肠结肠炎是由于进食被污染的食物水源或未煮熟的肉类引起的一种人畜共患病。经口摄入10^9个细菌可引起感染，潜伏期为3～7d。该病可以类似急性阑尾炎，并可能继发回肠穿孔、肠系膜淋巴结炎或末端回肠炎。感染后的反应性多关节炎和Reiter综合征也可能发生。

（八）病毒性腹泻

病毒常通过黏附小肠黏膜、破坏吸收和分泌过程而引起腹泻，而非引起炎症。他们可能侵入小肠绒毛上皮细胞并引起绒毛脱落。在过去，轮状病毒是儿童严重腹泻最常见的原因，但由于轮状病毒疫苗的广泛应用，该病的发病率大幅度下降。诺如病毒的传染性很强，是美国成人和儿童食源性胃肠炎的常见原因。它曾经是游轮上流行性腹泻的病因。目前既没有疫苗也没有特效治疗方法。其他能引起腹泻的病毒有腺病毒、札幌病毒和星状病毒。病毒性腹泻的潜伏期通常大于14h，呕吐可以是显著的特征。

（九）原虫性腹泻

能引起腹泻的几种重要的寄生虫包括：蓝氏贾

第鞭毛虫、隐孢子虫和溶组织内阿米巴。受到污染的水源可以导致该病的暴发。蓝氏贾第鞭毛虫在小肠繁殖、黏附或侵入，但并不破坏小肠黏膜细胞。摄入少量病原体即可以致病。隐孢子虫、贝氏等孢子球虫和卡耶塔环孢子虫在免疫正常个体中偶然引起自限性腹泻，但在晚期获得性免疫缺陷综合征（AIDS）患者中能引起严重疾病。溶组织内阿米巴能引起从轻度腹泻到暴发性阿米巴结肠炎和小肠外阿米巴脓肿的一系列综合征。

（十）旅行者腹泻

旅行者腹泻能影响10%～40%从工业化国家到热带和亚热带发展中国家的旅行者。约50%的患者进行了病原体的鉴定，其中80%为细菌病原体引起的，最常见的是ETEC或肠聚集性大肠杆菌。其他致病细菌包括志贺菌、沙门菌、弯曲菌、产气单胞菌、非霍乱弧菌和邻单胞菌。病毒性病原体包括轮状病毒、诺如病毒；寄生虫引起者少见。旅行者腹泻患者无须行粪便检查，即可经验性地给予抗生素治疗。

四、临床表现

该病的流行病学和临床特征对于鉴定潜在的病因和指导治疗方面非常重要（见表96-1）。初始评价应考虑疾病的严重程度、脱水的体征和发热、腹痛、血便（痢疾）或里急后重等提示肠道炎症的表现。病史中的重要流行病学线索包括年龄、旅行史、进食未煮熟或生食物和肉、抗生素应用、性行为、日间住院治疗史和具有相同暴露史的群体中发生该病的暴发流行（见表96-1）。发热（体温38.5℃或101.3°F或更高）与引起肠道炎症的侵袭性病原体相关。应通过检查确定脱水的严重程度和需要的补液量及该病可能的病因。脱水或血容量不足的体征包括皮肤松弛和弹性下降、黏膜干燥、尿量减少、心动过速和低血压。

五、诊断和鉴别诊断

感染性腹泻的诊断和治疗方法如图96-1所示。用亚甲蓝染色或乳铁蛋白方法检测大便中的红、白细胞，可以帮助区别侵袭性病原体引起的腹泻和非侵袭性病原体引起的腹泻。大部分患者的腹泻是自限性的，并且几乎有50%的患者腹泻在一天内停止。因此，一般发病24h内的患者通常不必要行微生物检查，除非存在某些特殊情况。

粪便培养的适应证包括严重腹泻（每日排便6次及以上）、腹泻持续时间大于1周、发热、痢疾样腹泻、需住院治疗、炎性腹泻和多例发病怀疑暴发流行。常规大便培养可以鉴定出志贺菌、沙门菌、弯曲菌和产气单胞菌。如果患者有血便或溶血性尿毒综合征，应当行大便培养找大肠杆菌O157并检测志贺样毒素。如果患者有近期抗生素应用史、住院史或年龄大于65岁同时存在合并状况、免疫抑制或中性粒细胞减少，应行酶联免疫测定来检测难辨梭菌毒素A或B，或者行聚合酶链反应测定毒素B。如果腹泻时间大于7d，需考虑原虫感染，应当检查大便的虫卵、寄生虫（如滋养体）和（或）贾第虫抗原。如果患者有AIDS，应当行粪便的隐孢子虫、微孢子虫和鸟分枝杆菌复合群检测。

六、治疗

初始治疗应当包括补充水和电解质，伴或不伴抗微生物治疗。除非患者处于昏迷或严重脱水状态，通常口服补液治疗即可。持续给予营养支持治疗能改善儿童的预后。对于儿童，常推荐给予BRAT饮食（香蕉、米饭、苹果酱和吐司面包），并避免奶制品的摄入，但是支持的证据有限。

（一）口服补液治疗

在大部分腹泻患者中，口服包含葡萄糖和电解质的等渗液体就能完成补液治疗。一种有效的溶液配制方法：2大汤匙糖、1/4茶匙盐和1/4茶匙小苏打，加入1 L 煮沸过的饮用水中。在美国，推荐使用含钠45～75mEq/L的液体（如儿童口服电解质补充剂或补液盐溶液）。治疗上应当给予大量补液直到得到液体平衡恢复的临床证据，然后继续给予维持治疗。对发展中国家的严重腹泻患者，口服补液治疗能挽救生命。

（二）静脉补液治疗

若腹泻引起大量液体丢失，应当给予静脉快速补液治疗。乳酸盐林格溶液是可供选择的液体，该液体成分与腹泻时丢失的电解质组分相似。应根据包括生命体征、黏膜表现、颈静脉和皮肤肿胀等在内的临床征象指导液体补充和维持的速率。

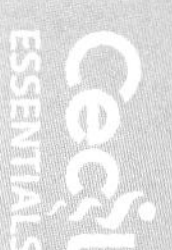

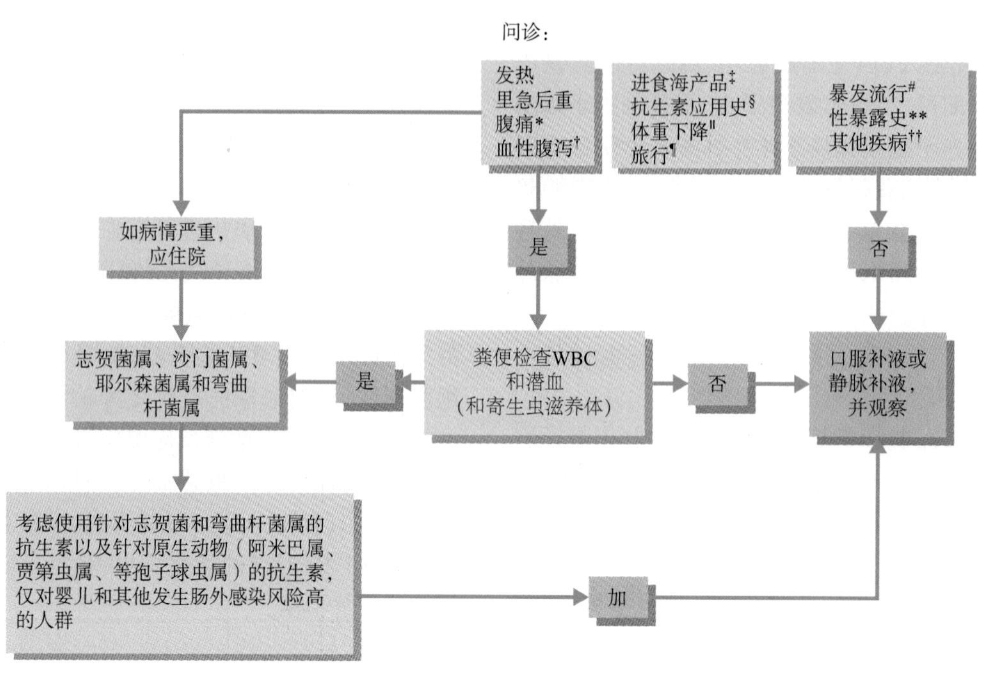

图96-1 急性感染性腹泻的诊断和治疗方法。Abd.腹部；IV静脉注射；ORS.口服补液液溶液；WBC.白细胞。*如果存在提示阑尾炎样综合征的不能解释的腹痛和发热，应当培养小肠结肠炎耶氏菌；†血性腹泻而粪便中没有白细胞，提示为肠出血性大肠杆菌感染或阿米巴病（白细胞被寄生虫破坏）；‡摄入未充分烹饪的海产品应当考虑为弧菌感染或诺如病毒；§考虑为难辨梭菌感染，应当停用相关的抗生素；‖持续性腹泻（>10d）伴体重迅速下降应考虑为贾第虫病、隐孢子虫病或炎性肠病；¶到热带区域旅行增加ETEC、病毒、原虫（贾第虫属、内阿米巴属、隐孢子虫属）和侵袭性细菌病原体（如果粪便有白细胞）感染的可能性；#暴发流行的腹泻应当考虑为金黄色葡萄球菌、蜡状芽孢杆菌、产气荚膜梭菌、ETEC、弧菌、沙门菌、弯曲杆菌或志贺菌感染；**对于有症状的同性恋男子应当行乙状结肠镜以区分远端15cm处的直肠炎（由疱疹病毒、淋球菌、衣原体或梅毒感染引起）和结肠炎（由弯曲杆菌、志贺菌或难辨梭菌感染引起）；††在免疫功能低下的宿主，应当考虑的范围很广，包括病毒（如巨细胞病毒、单纯疱疹病毒、轮状病毒）、细菌（如沙门菌、鸟分枝杆菌复合体、难辨梭菌）、原虫（如隐孢子虫、等孢子球虫、微孢子虫、内阿米巴、贾第虫）和寄生虫（类圆线虫超感染综合征）等病原体（资料来源：Guerrant RL, Shields DS, Thorson SM, et al: Evaluation and diagnosis of acute infectious diarrhea, Am J Med 78: 91-98, 1985.）

（三）抗菌治疗

大部分感染性腹泻的病例并不需要抗菌治疗。然而，抗生素可以降低腹泻的量（如霍乱）或疾病的持续时间和严重性。抗生素在治疗志贺菌病、旅行者腹泻、弯曲菌感染和难辨梭菌感染方面是有效的。对无并发症的沙门菌病，抗生素可能延长沙门菌的排菌时间。对于特定的病原体，抗生素的选择和剂量如表96-2所示。对于成人的旅行者腹泻，经验性给予用环丙沙星500mg每日2次，或复方磺胺甲噁唑（TMP-SMZ）160/800mg 每日2次，疗程3～5d即可。对于抗生素相关的难辨梭菌结肠炎，若允许，应停用广谱抗生素。一线的治疗方法为甲硝唑500mg，每日3次，口服10～14d。对于严重的患者，初始治疗可用口服万古霉素125mg，每日4次，口服10～14d。持续复发性的难辨梭菌疾病，肠道菌群替代治疗有成功的例子。

（四）对症治疗

在一些情况下，可以给予洛哌丁胺和次水杨酸铋等止泻药以缓解腹泻症状。洛哌丁胺能抑制肠蠕动并有一定程度的抗分泌作用。在旅行者腹泻病例中，用洛哌丁胺伴或不伴抗生素都可将腹泻持续时间减少至1d左右。在患者有血便或怀疑炎性腹泻时，应当避免使用抑制胃肠动力药物。已知这些药物的应用与延长志贺菌病的发热时间、使难辨梭菌结肠炎发展为中毒性巨结肠及使STEC感染儿童发生溶血性尿毒综合征有关。次水杨酸铋能减少儿童患者排便量，也可减轻旅行者腹泻患者的腹痛、腹泻、恶心症状。

七、预后

预后一般较好，但也取决于病因和疾病的严重程度。大部分患者在3～5d内完全恢复。但也可能发生死亡等严重并发症。重病和死亡常见于严重脱水、婴儿、老年人、医疗条件较差或免疫抑制患者（如AIDS）。严重脱水不治疗可能会导致休克、肾衰竭和死亡。由耶尔森菌、弯曲杆菌、志贺菌引起的感染后反应性多关节炎和Reiter综合征使病例变得更加复杂。弯曲菌引起的腹泻患者可能会发生吉兰-巴雷综合征。

推荐阅读

Dupont HL: The Practice Parameters Committee of the America College of Gastroenterology: Guidelines on acute infectious diarrhea in adults, Am J Gastroenterol 92:1962–1975, 1997.

Dupont HL: Bacterial diarrhea, N Engl J Med 361:1560–1569, 2009.

Guerrant RL, Van Gilder T, Steiner TS, et al: Practice guidelines for the management of infectious diarrhea, Clin Infect Dis 32:331–351, 2001.

Kelly CP, Lamont JT: *Clostridium difficile*—more difficult than ever, N Engl J Med 359:1932–1936, 2008.

Thielman NM, Guerrant RL: Acute infectious diarrhea, N Engl J Med 350:38–47, 2004.

第97章

骨和关节感染

著　者　Jerome Larkin
译　者　叶素素　审校者　周宝桐　刘晓清

一、定义

骨髓炎指骨骼任何组成部分的感染，化脓性关节炎指天然关节或人工关节的感染。相关的结构，如肌腱、韧带和滑囊也能被感染，特别是当存在假体或生物移植材料时。骨髓炎和化脓性关节炎可能由菌血症发作时细菌播散引起，或由血运不足、创伤并发症导致，也可以从周围组织或结构的灶性感染蔓延而来。

在血行感染病例中，菌血症本身可能相对短暂，很少引起临床后果。血源性骨髓炎在儿童常见，但仅占成人骨髓炎的20%。椎骨和盆骨是最常见的累及部位。

外周血管疾病导致的组织缺氧常与糖尿病、高血压、高脂血症或吸烟有关，是50岁以上成人发生骨髓炎最大的风险因素。该病的前驱表现常为血供不足和神经病变导致的软组织感染和破坏。最多见于下肢，特别是足部，并且常发生在糖尿病患者中。

创伤，特别是开放性骨折创伤，常伴有骨骼的结构和血供破坏，是发生骨髓炎和化脓性关节炎的主要危险因素。尤其在开放性骨折（如高空坠落或车祸）中，创面常被土壤或其他环境内物质严重污染。此类骨折常需要内固定（如放置支柱、螺丝或其他金属装置）使骨骼稳固。这些内固定装置的存在为细菌和包括真菌在内的其他微生物提供了滋生场所，使它们可以逃避免疫系统而繁殖。慢性骨髓炎是这类损伤的一种可能的并发症，并且常由多种病原菌或少见微生物感染引起。尽管在受伤时已积极行清创术与预防性应用抗生素治疗，数月或数年后仍可能发生慢性骨髓炎。长时间不能活动的患者（如截瘫）发生骨髓炎的风险也会增高。典型的感染部位包括骨盆、骶骨和脊椎下段，与这些区域不能解除的受压状态和压疮形成有关。

骨髓炎可以人为地分为急性与慢性。前者是典型的血源性感染，伴感染部位软组织的炎症表现，起病过程为数天至1周。X线表现通常是正常的。慢性骨髓炎更为隐匿，病程达数月。在普通X线上表现出骨骼破坏的概率更大，并常形成窦道。死骨（死骨区域）和骨包壳形成（死骨周围形成的新骨）也可以在X线中看到。对于急性骨髓炎，6周的抗生素治疗可能将其治愈，而慢性骨髓炎通常更需要外科干预与抗生素疗程的延长（≥3个月）。

二、病理生理学

骨骼的血供特征和最常见的病原体（金黄色葡萄球菌）的特性都与感染的发生有关。尽管一般来说骨骼对感染有抵抗力，但是由于干骺端的血管结构包含由单层不连续的内皮细胞组成的毛细血管袢，在这个部位细菌可以进入细胞外基质。此外，这些毛细血管床也缺乏功能激活的巨噬细胞。金黄色葡萄球菌能产生蛋白，表达在自身表面，促进在细胞外基质组织上的黏附。当金黄色葡萄球菌被成骨细胞吞噬后，能以一种类似孢子的状态存活很长时间，致使感染有潜在的复发风险。最后，许多细菌能形成生物膜，这使得它们可以逃避免疫系统的清除作用。例如，在关节置换术或其他移植手术中用到的假体材料，能为这种生物膜的形成提供平台。

在化脓性关节炎病例中，通常存在一些基础的关节异常（如风湿性关节炎），这些异常可能是像骨关节炎一样常见的疾病。患者可能并未注意到或记起这些相对轻微的损伤，有假设认为这些损伤可能会引起关节内轻微出血，从而为细菌的繁殖提供了很好的环境。

三、临床表现和诊断

骨髓炎患者常存在感染部位的疼痛。表面覆盖的软组织可以有炎症或组织破坏的表现，后者常见于糖尿病患者的软组织溃疡。历史上，骨髓炎的诊断依赖于感染部位X线摄片的透光区表现。通过骨活检组织学和病原微生物培养能够确定诊断。目前，该病的诊断基于钆磁共振成像（MRI），因为MRI能清楚显示伴或不伴骨骼破坏的骨髓水肿。另外，我们也可以通过三维骨扫描或电脑断层扫描做出诊断。这些手段对于因肾功能不全而存在发生肾源性全身硬化风险从而不能接受钆加强检查的患者十分有帮助。C反应蛋白（CRP）或红细胞沉降率（ESR）的升高支持该病诊断。

骨髓炎患者可通过血培养阳性或骨骼活检与培养阳性做出微生物学诊断。皮肤溃疡分泌物的培养并无帮助，因为该处培养的结果通常为多种定植菌，与骨骼感染的微生物无关系。但也有例外，如从引流瘘管处分离出金黄色葡萄球菌或沙门菌，或偶尔从溃疡处分离出假单胞菌。对于前一种情况，分离到的细菌可能为病原体；而对于后一种情况，在制定经验性抗生素治疗方案时应当使用能覆盖假单胞菌的药物。如果在X线引导下穿刺抽取骨组织培养为阴性，可以重复穿刺活检1次或行切开活检并进行培养。

化脓性关节炎累及四肢关节时，几乎都表现出明显的炎症特征（如红、肿、热、痛）。通常存在发热，并且常有相关的菌血症出现。脊柱、骨盆或髋部的化脓性关节炎通常需要行MRI检查，因为这些部位很难单纯通过检查来评估。当有持续的后背、骨盆或髋部疼痛而又无其他原因解释时，即使没有发热，也应当尽快行影像学评估。

化脓性关节炎的诊断最终依赖关节穿刺吸引术。这些检查应当在应用抗生素治疗之前进行。对穿刺吸出的液体，应行细胞计数和分类计数、晶体分析、革兰氏染色、需养和厌氧培养、真菌和抗酸染色及培养等检查。染色或培养阳性在大多数有相应临床表现的病例中被认定为是感染的证据。白细胞计数超过50 000个/μl提示存在感染。对于诊断困难的病例，如在穿刺吸引术之前用过抗生素的患者，应当将培养时间延长到14d以上。对于培养条件苛刻的微生物，如厌氧菌和营养缺陷链球菌，需要使用特殊的培养技术。最终，对于难以诊断病例，标记白细胞扫描技术能帮助区分是否存在化脓性关节炎。不断发展的分子学技术，如聚合酶链反应（PCR）和16S核糖体序列测定未来可能成为可供选择的更加快速和准确的诊断方法选择。

尽管几乎所有的病原微生物在适当的情况下都能引起骨髓炎和化脓性关节炎，但绝大部分病例是由葡萄球菌、链球菌和需氧革兰氏阴性杆菌引起的。感染的葡萄球菌属包括金黄色葡萄球菌和凝固酶阴性的葡萄球菌。后者常与人工关节感染和整形外科假体感染有关。能引起骨和关节感染的链球菌包括A、B、C、G和F组链球菌，以及营养缺陷和兼性双球菌（以前称为“营养缺陷链球菌”）。

多达30%的血行感染由革兰氏阴性细菌引起。它在老年患者的尿路感染相关菌血症中很常见。分离到的菌种包括大肠杆菌、流感嗜血杆菌和副流感嗜血杆菌。黏质沙雷菌和假单胞菌感染与水暴露有关，并通常与住院或静脉注射毒品相关。

真菌如念珠菌、曲霉菌和接合菌可能会引起骨和关节的感染，特别是在免疫缺陷患者、糖尿病患者和遭受创伤的患者中。诺卡菌和其他抗酸细菌可能见于创伤后，或与人工关节相关，可能需行多次清创术才能最终分离到病原体。痤疮丙酸杆菌常在肩部感染中分离到，特别是那些有人工关节的患者。潜在病原体的多样化强调了在抗生素使用前获取合适样本进行培养的必要性。

莱姆病的病原体，即伯氏疏螺旋体，能导致多病灶或单关节的化脓性关节炎。关节液分析与细菌性化脓性关节炎是一致的，但是常见病原体培养是阴性的。可能存在相关的其他发现，包括移行性红斑、弥漫性肌痛和关节痛、脑神经麻痹、发热和无菌性脑膜炎。据报道，关节液PCR分析的敏感性在30%～75%。诊断依赖血清学检查及居住在疫区的患者中出现的相关临床表现。在疾病后期，渗出液的炎症指标可能减轻，患者通常没有任何症状。治疗根据疾病阶段进行，采用多西环素或头孢曲松。

淋球菌能引起单部位或多部位的化脓性关节炎，常伴有腱鞘炎和皮肤病损。它通常见于性活跃的年轻人。关节炎培养可能是阴性的，但是用核酸扩增方法检测咽部、尿道或直肠标本通常能够得到阳性

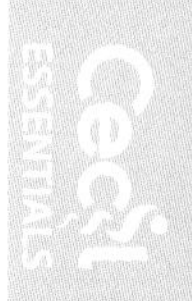

的结果。治疗药物为头孢曲松。

四、鉴别诊断

骨髓炎和化脓性关节炎的鉴别诊断包括非感染性炎症疾病，如痛风、假性痛风、类风湿关节炎、炎性肠病和其他炎症性和自身免疫性疾病。一些偶然情况，如肉瘤或转移性肿瘤等肿瘤，其临床表现可与骨髓炎相似。几种病毒的感染，如风疹、细小病毒B19和乙型肝炎病毒感染可能有关节炎表现。

慢性复发性多病灶骨髓炎是一种骨骼的非感染性炎症病变，其本质被认为是一种自身免疫性的疾病。其MRI特征性表现与骨髓炎相似。但细菌培养阴性，抗生素治疗无效。该病的诊断通常只有在进行了多次针对假定的细菌性骨髓炎的诊断和治疗后才能做出诊断。尽管儿童为典型患病人群，成人中也可能发生。

五、治疗

骨髓炎的治疗包括采取清创术充分清除感染或坏死组织和抗生素的应用。去除所有坏死或失活组织是非常重要的。如果不能去除，这些组织可能会成为慢性或复发性感染的滋生地。出于这方面考虑，如果感染持续超过1个月或出现复发，去除所有的固定装置、整形装置、骨移植物或其他捐献的组织非常有必要。尸体捐献组织感染通常由不典型病原体引起，如梭菌。骨骼慢性感染部位会形成死骨。死骨由免疫系统的作用造成，其组织学特征为形成能局限感染的肉芽肿组织。尽管这种反应在局限感染方面很有效，但它增加了复发风险，并会减弱局部骨骼强度。一旦发现死骨，就应行手术取出。

如果是手术后立即发生的感染（如在放置假体和移植物1个月以内），并且仅累及软组织，只进行清创术和抗生素治疗就有很大机会能够治愈。为使骨折愈合，我们偶尔不得不将感染的假体留在该部位以固定骨骼。在这种情况下，必须持续应用抗生素治疗直到假体能被取出。对于脊柱假体的感染，由于必须将假体留在原部位，抗生素疗程也需要延长，有时甚至是永久的。在保留假体的情况下，对敏感葡萄球菌感染者加用利福平能提高总体治愈率。

对于化脓性关节炎患者，需行反复的穿刺抽脓或多次的关节部位清创，直至脓液被完全清除。可以通过关节液中细胞计数的减少及培养转阴确定。人工关节感染通常需要移除感染的假体，局部空腔应用抗生素垫片填充4～6周，同时全身应用抗生素。在所有感染的症状和体征消失后，可再放置一个新的假体。某些凝固酶阴性葡萄球菌和链球菌感染可以采用清创术、保留关节和持续应用6周以上的抗生素来治疗。而后若有合适的抗生素，应考虑给予慢性抑菌治疗。

应根据培养结果和药敏结果选择对感染病原体有活性作用的抗生素治疗方案。在大多数病例中，首选β-内酰胺类抗生素。也可以考虑用喹诺酮类治疗肠杆菌感染或联合利福平治疗葡萄球菌感染。这些药物的优势在于口服生物利用度较高，其药物组织浓度接近或与静脉使用时相同。应当注意利福平与其他药物的相互作用，以及喹诺酮类药物引起的难辨梭菌结肠炎和跟腱断裂的风险。当培养结果为阴性时，经验性地选用对包括耐甲氧西林金黄色葡萄球菌（MRSA）在内的典型病原体有效的药物治疗是合理的。应慎用达托霉素，因为曾有用此药治疗骨骼感染的失败案例。万古霉素仍然是覆盖耐药的葡萄球菌（如MRSA）经验性治疗的标准药物。即使是明确的感染病例，如果在行细菌培养前曾用过抗生素，也可导致培养结果阴性。在这种情况下，经验性治疗应当参考之前所用药物的抗菌活性，并根据暴露史推测可能感染的病原体。

在所有的病例中，后续的治疗决策（是否再行清创术或改变抗生素治疗方案）应与抗感染治疗时的临床反应密切相关。监测CRP或ESR等炎症标志物有助于评估治疗反应是否充分。特别是，如果这些标志物在开始治疗时水平较高，那么在治疗完成时这些标志物应下降到正常或接近正常的水平。感染部位与炎症相关的症状和体征在治疗结束时也应消失。几个随机对照试验对比了不同的抗生素疗程。总体来说，急性骨髓炎的疗程应为4～6周。如果患者情况改善，但炎症标志物仍然较高，或局部炎症体征并没有改善，继续使用抗生素治疗也是合理的。应对患者进行密切监测和评估，以了解是否需要进一步行清创术或其他有助于诊断和控制感染源的措施。慢性骨髓炎可能需要12周或更长时间的治疗，通常应根据患者的临床情况进行个体化治疗。

在治疗过程中，应每周监测抗生素毒性作用。根据具体应用的药物，监测肾脏和肝脏功能、全血细胞计数和特定药物的血药浓度。对于应用氨基糖苷类药物的患者，应每2周监测1次肾脏功能和抗生素的峰浓度及谷浓度。在适当的临床条件下，可以应用一些辅助疗法，如骨移植术、血运重建和植入肌肉瓣以覆盖和保护暴露的骨骼。

天然关节的化脓性关节炎应当给予4周的抗生素治疗；人工关节的感染通常应治疗6周或更长。对药物毒性和治疗反应的监测与骨髓炎类似。

六、预后

如能正确诊断、充分清创并进行适当的抗生素治疗，大部分骨髓炎或化脓性关节炎的预后很好。最常见的并发症是受累的骨骼或关节局部的疼痛和(或)功能受限。然而，这些并发症相对少见，且程度较轻。人工关节感染较为例外，25%～50%的患者会因感染而出现功能丧失。慢性骨髓炎的复发率，特别是在糖尿病患者中，可以高达30%。在一些更复杂的病例中，如污染的开放性骨折和需要保留的感染假体，可能会发生骨折不愈合、假体失效和慢性骨髓炎等并发症。极端的情况下，若感染无法控制，患者可能需行截肢术，造成功能和运动能力的丧失。骨或关节的感染偶尔能播散至其他关节或血流中，导致威胁生命的脓毒症。这些病例通常为金黄色葡萄球菌感染导致，不过所幸只存在于个案中。

关于该主题的深入讨论，请参阅《西氏内科学》(第25版)272章“滑囊、关节和骨骼的感染”。

推荐阅读

Lew DP, Waldvogel FA: Osteomyelitis, Lancet 364:369–379, 2004.

Osmon DR, Berbari EF, Berendt AR, et al: Diagnosis and management of prosthetic joint infection: clinical practice guidelines by the Infectious Diseases Society of America. Executive summary, Clin Infect Dis 56:1–25, 2013.

Ross JJ: Septic arthritis, Infect Dis Clin North Am 19:799–817, 2005.

Shuford JA, Steckelberg JM: Role of oral antimicrobial therapy in the management of osteomyelitis, Curr Opin Infect Dis 16:515–519, 2003.

Spielberg B, Lipsky BA: Systemic antibiotic therapy for chronic osteomyelitis in adults, Clin Infect Dis 54:393–497, 2012.

Stengel D, Bauwens K, Sehouli J, et al: Systematic review and meta-analysis of antibiotic therapy for bone and joint infections, Lancet Infect Dis 1:175–188, 2001.

Tice AD, Hoaglund PA, Shoultz DA: Outcomes of osteomyelitis among patients treated with outpatient parenteral antimicrobial therapy, Am J Med 114:723–728, 2003.

Waldvogel FA, Medoff G, Swartz MN: Osteomyelitis: a review of clinical features, therapeutic consideration and unusual aspects, N Engl J Med 282:316–322, 1970.

第98章
尿路感染

著　者　Joao Tavares　Steven M. Opal
译　者　叶素素　审校者　周宝桐　刘晓清

一、定义和诊断

尿路感染(UTI)是指患者存在没有其他诊断可以解释的显著菌尿及尿路症状和体征。尿路感染包括无症状性菌尿、尿道炎、膀胱炎、肾盂肾炎、导管相关性尿路感染、前列腺炎和脓尿。本章主要对尿路感染的两种主要形式膀胱炎和肾盂肾炎进行介绍。

一个实用的分类方法将这些感染分为非复杂性和复杂性尿路感染。非复杂性尿路感染表现为发作性膀胱炎和轻微肾盂肾炎，多发生在没有病史提示存在尿路异常的健康、绝经前的、性活跃的非妊娠妇女。所有其他的尿路感染发作被认为可能是复杂性感染，并应进一步评估。

虽然单纯依靠临床症状区分膀胱炎和肾盂肾炎并不容易，但患者存在排尿困难、排尿次数增加、耻骨上压痛、尿液检查有血尿伴菌尿或脓尿，明确符合膀胱炎的诊断；而背部或腰部疼痛、恶心、呕吐、发热或寒战提示上尿路感染。当不能将症状归因于尿路(如截瘫或神经源性膀胱患者、糊涂的老年人或镇静的患者)或当患者有不典型症状，如精神状态改变、烦躁或低血压时，尿路感染的诊断变得更加困难。有时患者有尿路症状但尿中没有细菌(“脓尿性排尿困难”或“尿道综合征”，通常由沙眼衣原体或其他难以培养的泌尿生殖道病原体引起)。

菌尿是尿路感染的标志。女性的无症状菌尿被定义为两次连续在中段尿标本中分离出相同细菌菌株，且菌量至少10^5CFU/ml，但无泌尿生殖系症状。男性的单次清洁中段尿标本分离出浓度大于10^5CFU/ml的细菌就可以定义为无症状菌尿。无症状菌尿的诊断也可以是无论男性和女性患者，单次导尿标本细菌的浓度大于10^2CFU/ml(非留置导尿管获取的尿标本)。

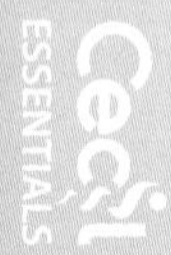

为了提高测试的灵敏度，有意义的菌尿被定义为在一个有非复杂性膀胱炎和脓尿(每毫升尿每高倍视野≥5个白细胞)症状的女性，尿中细菌大于10^2CFU/ml。在有非复杂性肾盂肾炎的女性和有尿路感染症状的男性，有意义的菌尿被定义为尿中细菌大于10^4CFU/ml加脓尿。对于复杂性尿路感染，尿中细菌浓度高于10^5CFU/ml就可以视为有意义的菌尿，无论是否存在脓尿。

为保证取材合格，尿液必须留在膀胱至少2h，并且尿液标本收集后，应立即培养。如果尿标本不能立即培养，在适当的培养之前，最多可以冷藏8h。

除了孕妇、中性粒细胞减少患者及尿路有解剖或功能缺陷的个体外，存在无症状菌尿并不等同于尿路感染。尿中存在白细胞管型提示为肾盂肾炎，这一发现提示可能是有肾脏或集合系统的阻塞性病变的复杂性尿路感染(如肾乳头坏死)。肾移植患者的无症状性菌尿很难界定，这些患者的菌尿通常有指征按尿路感染治疗。

二、实验室结果

年轻、性活跃的妇女出现典型的尿路感染症状预示尿路感染的可能性很高。因此，这部分患者不需要实验室检查证实。在此类人群中，只有诊断不清或怀疑是耐药病原体感染，才需要在治疗前进行尿液分析和尿培养。对所有可疑复杂性尿路感染患者，都需要行尿液分析和培养。当怀疑患者是肾盂肾炎时，必须行血培养。当怀疑为肾结石、恶性肿瘤、尿路梗阻性疾病及泌尿系统畸形时,需要行影像学检查。

三、流行病学

对于儿童和老年人,男性比女性更容易发生尿路感染。对于小男孩,尿道畸形是常见的原因;对于老年男性,尿路感染通常是由继发于前列腺增生所致的膀胱颈梗阻引起。男同性恋者患尿路感染的风险较以往增加。青少年女性和性活跃的妇女比她们的男性伴侣更易患尿路感染。年轻女孩尿路感染的发病率较高可能与过度性生活有关。性活跃的妇女尿路感染发生率最高。绝经后妇女尿路感染发病率的增加与雌激素缺乏及老年性骨盆松弛引起的膀胱排空不良相关。

非复杂性尿路感染患者最常见的病因是大肠杆菌(90%的病例),其次是金黄色葡萄球菌。其他病因包括克雷伯菌、粪肠球菌、屎肠球菌、变形杆菌、斯氏普罗威登斯菌和摩根菌属。对于复杂性尿路感染患者,大肠杆菌仍然是最常见的尿路病原体,但其占比低于非复杂性尿路感染。其他致病菌包括铜绿假单胞菌、鲍曼不动杆菌、肠杆菌属、黏质沙雷菌、嗜麦芽窄食单胞菌、肠球菌属和念珠菌属。

厌氧菌是尿路感染少见的原因;当存在厌氧菌感染时,提示消化道和泌尿道之间有瘘管。金黄色葡萄球菌尿路感染通常提示存在菌血症及菌尿,后者是由于肾脏对血流具有清除作用。1%的尿路感染者患有肾盂肾炎,在孕妇中此患病率为20%~40%,30%的肾盂肾炎患者存在菌血症。在发生尿路感染的糖尿病患者和移植患者中,菌血症的发生率更高。

四、发病机制

细菌可以通过至少3条路径进入膀胱或肾脏:上行性、血行性、淋巴性。淋巴扩散最少见。血行性途径对于革兰氏阳性菌如金黄色葡萄球菌或念珠菌是非常重要的,而对革兰氏阴性杆菌却相反。上行性途径对肠道细菌最重要,女性尿道长度较短而尿路感染发生率较高,以及留置Foley导尿管者发生尿路感染的频率高均支持这一观点。

在到达膀胱或肾脏之前,微生物必须在泌尿道的外部定植。在尿路感染的发展过程中,最重要的环节也许是与宿主因素(如分泌腺表型、P1血型、尿路特异性上皮蛋白Ⅰ和Ⅱ)和细菌毒力因子[黏附素、P菌毛和Ⅰ型菌毛(pili)]之间的相互作用。正常膀胱通常被黏多糖表层覆盖,以防止短暂进入膀胱的细菌结合到膀胱壁上。带有P菌毛的尿路致病性大肠杆菌能与尿路上皮细胞的α-1,4位相连的半乳糖-半乳糖二糖结合,而这些半乳糖-半乳糖糖脂也在P1血型中表达。P1血型者在复发性尿路感染或肾盂肾炎患者中占比较高。同时,那些缺乏P1血型的患者不易患复杂性尿路感染。

研究表明,60%~100%的尿路感染患者中能分离到带有P菌毛的大肠杆菌。实验发现,其在上行性尿路感染中可被上皮细胞表面的受体类似物抑制。Ⅰ型菌毛可以结合糖蛋白中的尿路特异性上皮蛋白Ⅰ和Ⅱ。表达Ⅰ型菌毛的大肠杆菌为多数膀胱炎病例的病原体。

一旦大肠杆菌附着于尿路上皮细胞,机械和生化因素都会促进尿路感染发生。在性生活过程中的尿道局部损伤和机械按摩能帮助细菌进入膀胱,如果存在膀胱输尿管反流或其他尿路解剖缺陷,细菌会进一步到达肾脏。放置Foley导管也有助于细菌进入膀胱,所有长期留置导尿管的患者最终将发展为尿路感染。所有的尿道致病性病原体都有在尿液中繁殖的能力。

从宿主角度来说,与尿路感染发展相关的其他因素是新的性伴侣(1年以内)、使用阴道隔膜和杀精子药、一级亲属尿路感染的家族史、CXCR1表达水平降低和白细胞介素-8受体。尿路感染发展相关的病原体因素为鞭毛、多样的黏附素、铁载体、毒素、多糖荚膜及能够导致有害炎症反应的能力。

与尿路感染无关的行为包括性生活前或性生活后排尿行为、每日饮用品、排尿频率、延迟排尿习惯、擦拭方式、卫生棉条的使用、阴道冲洗、盆浴和内衣类型。

五、治疗

非复杂性尿路感染的治疗目标是减轻症状和预防并发症。治疗应该遵循两个重要原则:社区耐药泌尿生殖道病原体的流行率和对生态菌群的附加损害(如耐药菌传播的风险)。对于非复杂性尿路感染的一线药物是呋喃妥因、复方磺胺甲噁唑(TMP-SMX)和磷霉素氨丁三醇;二线药物为氟喹诺酮类药物(除莫西沙星)和β-内酰胺类药物(表98-1)。

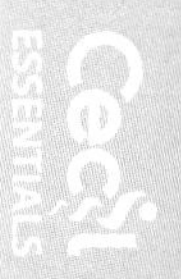

表98-1 非复杂性尿路感染的治疗

抗生素	膀胱炎			肾盂肾炎		
	是否对治疗有帮助	剂量和疗程	评价	是否对治疗有帮助	剂量和疗程	评价
呋喃妥因一水合物粗晶	*是，一线药物	100mg bid，连用5d	便宜，耐受性好 SE：N，H 对正常菌群影响小	否	NA	肾脏组织穿透力低
复方磺胺甲噁唑	*是，一线药物	160/800mg bid，连用3d	如果知道耐药率，在<20%情况下方可应用 SE：皮疹，荨麻疹，N，V	是	160/800mg bid，连用14d	*如果病原体的敏感性是已知的 ‡如果未知，给予初始LA-IV药物
磷霉素氨基丁三醇	*是，一线药物	单次服用3g	可能不那么有效， SE：N，D，H	否	NA	对MRSA、ESBL、VRE有活性
氟喹诺酮类（环丙沙星、左氧氟沙星）	†是，二线药物	3d疗法， 250mg bid 250mg qd	附加损害大 SE：N，V，D，H，肌腱炎	*是，一线药物	剂量不定，7～14d	如果已知耐药率，<10%情况下方可应用
β-内酰胺类	‡是，二线药物	剂量根据药别而定，5～7d	有效率低，副作用多 SE：N，V，D，皮疹，荨麻疹	‡是 慎用，有效率低	剂量不定，10～14d疗程	‡初始给予LA-IV制剂

注：D.腹泻；ESBL.超光谱β-内酰胺酶；H.头痛；IV.静脉注射；LA.长效制剂；N.恶心；NA.不适用；MSRA.耐甲氧西林金黄色葡萄球菌；SE.副作用；V.呕吐；VRE.耐万古霉素肠球菌。

*根据目前指南，这是ⅠA级证据。

†根据目前指南，这是ⅢA级证据。

‡根据目前指南，这是ⅠB级证据。

资料来源：Gupta K，Hooton TM，Naber KG，et al：International clinical practice guidelines for the treatment of acute uncomplicated cystitis and pyelonephritis in women：a 2010 update by the Infectious Diseases Society of America and the European Society for Microbiology and Infectious Diseases—executive summary，Clin Infect Dis 52：561-564，2011。

复杂尿路感染的治疗应根据培养结果及其他存在的合并症进行。在性活跃的妇女中，复发性尿路感染可以通过性生活后单次服用TMP-SMX 40/200mg来预防（如果患者每年发生2次以上的性生活相关性尿路感染）或每日、隔日、每周服用抗生素。如果患者患有与性生活无关的尿路感染或每年性生活相关性尿路感染发生小于2次，通过患者自行治疗就可预防复发。对于绝经后妇女，每日阴道内局部应用雌三醇会有所帮助。在完成治疗后，应对孕妇行尿培养，其他复杂尿路感染患者应在个体化基础上进行尿培养。

关于该主题的深入讨论，请参阅《西氏内科学》（第25版）第284章"尿路感染患者的治疗方法"。

推荐阅读

Gupta K, Hooton TM, Naber KG, et al: International clinical practice guidelines for the treatment of acute uncomplicated cystitis and pyelonephritis in women: a 2010 update by the Infectious Diseases Society of America and the European Society for Microbiology and Infectious Diseases—executive summary, Clin Infect Dis 52:561–564, 2011.

Gupta K, Trautner B: In the clinic: urinary tract infection [review], Ann Intern Med 156:ITC3-1–ITC3-15, quiz ITC-13–ITC-16, 2012.

Hooton TM: Clinical practice: uncomplicated urinary tract infection [review], N Engl J Med 366:1028–1037, 2012.

Hooton TM, Bradley SF, Cardenas DD, et al: Diagnosis, prevention, and treatment of catheter-associated urinary tract infection in adults: 2009 International Clinical Practice Guidelines from the Infectious Diseases Society of America, Clin Infect Dis 50:625–663, 2010.

Nicolle LE, Bradley S, Colgan R, et al: Infectious Diseases Society of America guidelines for the diagnosis and treatment of asymptomatic bacteriuria in adults, Clin Infect Dis 40:643–654, 2005.

第99章

医院相关性感染

著　者　Steven "Shaefer" Spires　Thomas R. Talbot
译　者　叶素素　审校者　周宝桐　刘晓清

一、引言

医院相关性感染（HAI）是一种入院时不存在或未处于潜伏期的感染。入院后超过48h及出院7～30d内发生的感染被定义为HAI。这些感染可以发生在所有类型的医疗保健机构中，包括急诊室、长期护理机构、康复机构、透析门诊和门诊手术中心。

HAI有相当程度的发病率和死亡率。根据2011年疾病预防与控制中心（CDC）对新发感染项目进行的调查报告，急诊室HAI的患病率为6.8%。从急诊入院的数据推断（每年约3500万患者），在美国，每年急诊室会发生200万例HAI。HAI可造成大量的发病和死亡，且费用高昂，一项回顾性研究显示，每例感染平均花费13 973美元。由于对门诊非口服抗生素、专业护理、物理康复治疗的花销和误工天数的估计不完全，此费用可能会被低估。

截止到2011年1月，医疗保险和医疗补助服务中心（CMS）要求公开报告某些指定场所HAI的相关结果，以此作为"价值导向采购"（value-based purchasing）的一部分。截止到2013年1月，以下急诊室HAI需要上报CDC国家医疗安全网络（NHSN）：重症监护病房（ICU）的导尿管相关尿路感染（CAUTI）和中心静脉导管相关血流感染（CLABSI）、结肠与经腹子宫切除术的手术部位感染（SSI）、院内发生的艰难梭菌感染（CDI）和院内发生的耐甲氧西林金黄色葡萄球菌（MRSA）菌血症。预防HAI的重要性从未如此显著。

HAI的主要类型包括上报CMS的感染、医院获得性肺炎（HAP）或呼吸机相关性肺炎（VAP）及多重耐药菌（MDRO）感染。MDRO是对多种抗生素耐药的病原体[如MRSA、耐万古霉素肠球菌（VRE）、抗生素耐药的革兰氏阴性杆菌]。本章回顾了HAI的主要类别，重点为预防、诊断和治疗。

二、医院相关性感染的流行病学与预防

如今，MDRO增加、新抗生素缺乏、HAI被公开报道，竭力防治HAI变得更加重要。HAI的流行病学和预防领域的重点在于系统性地实施对医院感染的追踪（如监督），以进行基于循证医学的预防。

虽然HAI曾被认为是危重病情与接受院内治疗的代价，但在过去10年中发生的数个关键事件改变了这个观念。在2006年，Pronovost和同事在参加密歇根卫生和医院协会（Michigan Health and Hospital Association）的重点ICU项目（Keystone ICU project）时，对密歇根州的103个ICU实施了"简单且廉价的干预措施"。这一具有里程碑意义的研究显示，CLABSI中位发生率从2.7例/千导管日降至0。这些结果将人们的讨论点从HAI的控制转变为HAI的预防。其他重大事件包括认识到可运用集束化循证实践来有效降低HAI；获悉非急症、非ICU机构中的HAI负担；以及意识到质量改进学科在降低HAI中的重要地位。

预防HAI的可能性已大大增加，且各种类型的预防干预措施能大大减少HAI的负担。2010年，Wenzel和Edmund将这些干预措施命名为水平和垂直的策略（表99-1）。水平的HAI预防策略指广泛的行为措施（如手卫生、预防隔离），旨在预防多种或所有类型的HAI，不针对具体的病原体、操作或设备。垂直的HAI预防策略是针对特定类型或特定病原体的。垂直策略包括使用操作清单或集束标准化措施，以及去除定植的MRSA。

表99-1 医院感染的预防策略

水平策略(旨在预防所有或多种类型的HAI)	导管相关性血流感染
1.标准预防	建立通路所需物资清单：
•手卫生	集束化供给
•恰当使用PPE	所有人至少应佩戴面罩，遵守程序者应使用无菌服、手套、口罩和帽子
•呼吸卫生与咳嗽的礼节	如果可以，尽可能避免使用股血管置管
•适当的环境清洁和废品处理	用酒精和＞0.5%的氯己定进行皮肤消毒
2.ICU氯己定沐浴*	在穿刺部位使用氯己定浸润的敷料或海绵
3.对病原体进行适当的隔离预防	如果发现插管技术不当，授权人员可以叫停非紧急性的穿刺操作
4.预防针刺损伤的步骤	维护：
5.去除MDRO定植	尽可能减少通路数量
6.对医护人员进行IC/IP规范的教育	用消毒剂擦洗导管的接头部位与端口
垂直策略(针对特定类型的HAI)	每日审核评估是否需要继续留置及拔除导管的可能
导管相关性尿路感染	手术部位感染
仅在有适应证时放置导尿管：	术前策略：
尿潴留或尿道梗阻	用剪刀(而非剃刀)进行非刺激性的脱毛操作
危重患者需要进行精确的UOP测量	消除远处感染
尿失禁，会阴或骶骨受伤	如有，应去除金黄色葡萄球菌定植
对终末期疾病进行舒适护理	戒烟
供选方案：	如可能，控制血糖使糖化血红蛋白＜7%
阴茎套式导尿管	避免在围术期使用免疫抑制剂
间歇性导尿术	发现病处理营养不良状况
正确地插入和维护：	术中策略：
保持无菌操作	手术室：适当通风，最小化流量，适当着装和手术擦洗
正确保护导尿管	恰当备皮(氯己定+乙醇或聚维酮+乙醇)与铺无菌巾
维护封闭引流系统	抗生素预防：适当的时机、剂量和术中重复给药
维持引流通畅	维持体温正常
导尿管预设停止指令，或由注册护士提出的停止导尿的方案	控制血糖
如果感染率仍然很高，应使用抗感染导管	组织氧合，术前和术后补给
呼吸机相关性肺炎	难辨梭菌感染
允许时使用无创通气	掌握预防方法：
插管后：	抗生素管理
应取半卧位(30°～45°)，除非存在禁忌	预防传播：
咽部以下的痰液抽吸	接触传播警示(如在确诊之前经验性安置疑似CDI的患者)
避免胃过度充盈	在离开患者房间前用肥皂和水洗手
采用带袖的ET管	持续的接触传播警示，直到出院
口腔护理(用氯己定口服冲洗)，刷牙	使用含漂白剂的药物恰当进行环境消毒
保持通风回路闭合，除非因污渍或故障更换	
每日目标化镇静管理	
如果筛查发现可行，应行自主呼吸试验	
应用撤机规程，以将通气持续时间最小化	

注：HAI.医院相关性感染；IC/IP.感染控制或预防；ICU.重症监护室；MDRO.多重耐药菌；PPE.个人防护用品；UOP.尿排出量。

*当前数据不强烈支持通过此方法预防CAUTI、VAP和CDI。

三、导尿管相关性尿路感染

2011年疾病预防与控制中心进行的一项调查显示，CAUTI是第二大常见的装置相关性感染。2011年CAUTI的发生率为0～4.2/千导管日，而2006～2007年的发生率为3.4～7.7/千导管日。据估计，在1998年每例CAUTI所需额外花费为589～758美元，而在2007美国医院CAUTI相关的年度开支总数估计在3.9亿～4.5亿美元。

CAUTI的并发症包括膀胱炎、肾盂肾炎和高达4%的菌血症。虽然导尿管相关菌血症非常少见，但它可能是一个被低估的医院相关性菌血症的致病原因，据估计每发生一次需额外支出3744美元。多数CAUTI的流行病学数据均来自ICU患者。然而，一些研究发现非ICU患者的CAUTI发生率与ICU患者的发生率相似（以导管日计），并且在某种程度上，非ICU患者感染的绝对数量要高于ICU患者。

多数院内尿路感染均与导尿管相关。留置导尿管患者每日出现细菌尿的概率是3%～10%。留置导尿管从多个方面破坏了抵抗感染的自然防御机制，包括尿流、尿道长度及通过排尿来防止潜在的病原体附着于尿路上皮表面。Tamm-Horsfall蛋白是尿中含量最高的蛋白质，通过与尿路致病菌结合，促进细菌被尿液冲洗排出，并降低局部固有免疫的激活阈值，在预防尿路感染中发挥了重要作用。导尿管阻止了这些可溶性蛋白进入下尿路。

留置导管允许某些微生物定植、附着并形成生物膜。多数引起尿路感染的病原体均从导管口和会阴上升至尿道。CAUTI最常鉴定出的病原菌为大肠杆菌、念珠菌属、克雷伯菌属、铜绿假单胞菌和肠球菌属（图99-1）。

尿路感染的常见症状（如排尿困难、尿频）可能对于诊断留置导尿管患者的尿路感染没有帮助。CAUTI最常见的临床表现为发热（≥38℃）和菌尿。CAUTI的其他体征和症状包括寒战、精神状态改变、骨盆或耻骨上疼痛、肋脊角压痛和无其他潜在原因的血尿急性发作。患者出现其中一个体征或症状，加上已知的尿路病原体培养阳性结果（$>10^5$CFU），则强烈提示CAUTI。脓尿（尿中白细胞>5个/ml）并不总是留置导尿管患者感染的可靠指标；脓尿、无症状性菌尿不是必需的治疗指征。患CAUTI的风险因素包括导尿持续时间、潜在的致命性疾病、年龄大于50岁、患有一非手术性基础疾病及不依从正确的导管护理方法。

预防CAUTI最有效的方法是除非绝对必要否应避免放置导尿管，并严格限制导尿管的使用，仅用于有适应证时。导尿管的正确插入和护理是最重要的（见表99-1）。保持引流袋位于膀胱下方以使引流通畅、使用封闭导管体系（即使是在留取尿样时）及在情况允许时尽快停止导尿是预防CAUTI的关键要素。在指导护士的停止导尿规范中，一线工作人员已经定义了不需医嘱即可拔除导管的标准，这一规范正在逐步推行，以避免不必要的导尿。不推荐常规使用抗菌涂层导管，除非在正确实施所有其他适当的预防策略时，感染率仍居高不下。

通常不推荐对无症状菌尿进行治疗。CAUTI的治疗可参照当前美国感染性疾病学会（IDSA）的指南进行，抗生素治疗方案的选择应根据当地的抗菌谱和确诊的综合征（如肾盂肾炎）来制定。在治疗前，尿培养和药敏结果可用来评估病原体的耐药性，同时制订经验性抗菌方案。

多数临床医生倾向于在诊断尿路感染后，首先更换导尿管或停止导尿。指南建议如果置入超过2周，应更换导尿管。基于专家委员会的综述，有较充分的证据（A-Ⅲ级）证明，如果症状迅速好转，治疗持续时间可为7d，如果症状好转延迟，治疗持续时间应为10～14d。根据专家委员会的意见所提供的中等程

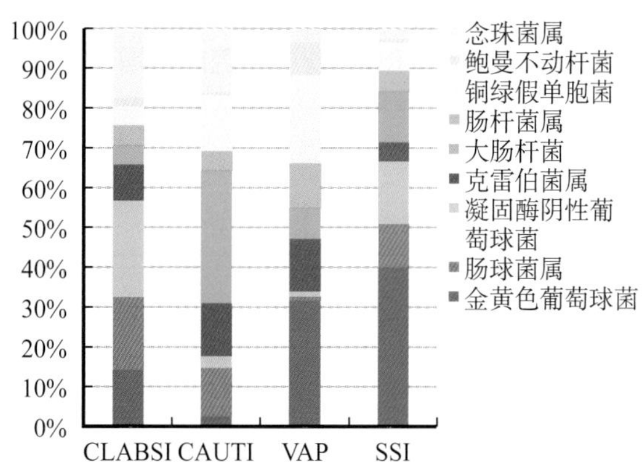

图99-1 上报疾病预防与控制中心下属的国家医疗保健安全网络的特定类型医院感染病原体。CAUTI.导管相关性尿路感染；CLABSI.中心静脉导管相关性血流感染；SSI.手术部位感染；VAP.呼吸机相关性肺炎（资料来源：Sievert DM, Ricks P, Edwards JR, et al：Antimicrobial-resistant pathogens associated with healthcare-associated infection：summary of data reported to the National Healthcare Safety Network at the Centers for Disease Control and Prevention, 2009-2010, Infect Control Hosp Epidemiol 34：1-14, 2013.）

度的证据(B-Ⅲ级)，如果患者病情不严重，且病原体对药物敏感，可以考虑给予左氧氟沙星治疗5d。对于年龄小于65岁的非妊娠妇女，在拔除导尿管后，可以给予抗生素治疗3d(B-Ⅱ级)。

四、医院获得性肺炎

医院获得性肺炎(HAP)已经成为最常见的HAI。大部分HAP发生在ICU，超过90%的HAP是VAP。由于病原学相似，医院相关性肺炎(HCAP)被归为HAP。其他定义见表99-2。

由于用于监测的定义不同，并且相关诊断具有主观性，HAP或VAP的发生率较难确定。一些研究估计，VAP的发生率为每应用呼吸机1000d出现2～16例。VAP与住院天数增加(在一项研究中为10天)、费用增加(约40 000美元)和死亡增加(病死率13%，手术患者中最高)有关。

VAP的危险因素包括可导致误吸增加、宿主防御受损、呼吸道和上消化道细菌定植等的情况。在机械通气的患者中，身体的自然机械防御机制被中断(如纤毛上皮、黏液、咳嗽)，会导致潜在致病性微生物在下呼吸道定植。这些病原体最重要的来源往往是在患者口咽部和胃部的病原体。

最常见的呼吸道病原体是金黄色葡萄球菌和铜绿假单胞菌，其次是几种肠杆菌科细菌和鲍曼不动杆菌(图99-1)。MDRO定植与住院时间增加有关。指南认为，与早期HAP相比，晚期HAP(入院后>4d)可能是在决定进行经验性抗菌治疗时最有用的因素。虽然细菌在HAP中发挥最大的作用，但在免疫抑制患者中也必须考虑真菌和病毒因素。

HAP或VAP的定义包括临床、影像学和微生物学标准。临床肺部感染评分系统(CPIS)对于确定何时需要抗菌药物治疗是十分有用的(表99-3)。≥6分诊断肺部感染的敏感性为85%。提示感染的症状和体征包括发热(≥38℃)、外周血白细胞增多、脓性痰和呼吸状况恶化。气管吸出物行革兰氏染色和培养提供最终的诊断证据。当存在数种上述症状和体征，但无肺浸润的情况下，应考虑包括呼吸机相关性气管支气管炎在内的其他诊断。

由于住院时间延长会增加MDRO定植的可能性，住院时间是在考虑开始经验治疗时的一个重要因素。在早发HAP(住院≤4d)中，除非患者有HCAP的某些特征(表99-2)或是已知有耐药菌定植，否则多以社区获得性病原体为治疗目标。然而，在晚发HAP(包括VAP和HCAP)中，IDSA指南推荐加用能覆盖耐药的革兰氏阳性菌(包括MRSA)和多重耐药

表99-2 医院性肺炎的定义和类型

肺炎类型	定义
医院相关性肺炎(HCAP)	是指90d内因感染在急诊住院2d以上；或过去30d内在NH或LTCF中住院；接受过静脉注射抗生素治疗、化疗或伤口护理；或到过医院或血液透析门诊的患者中发生的肺炎
医院获得性肺炎(HAP)	指发生在入院至少48h后，并且入院时不在潜伏期内的患者的肺炎
呼吸机相关性肺炎(VAP)	指气管内插管48～72h后发生的肺炎

注：LTCF.长期护理机构；NH.疗养院。

资料来源：American Thoracic Society，Infectious Diseases Society of America：Guidelines for the management of adults with hospital-acquired，ventilator-associated，and healthcare-associated pneumonia，Am J Respir Crit Care Med 171：388-416，2005。

表99-3 改良的临床肺部感染评分(CPIS)

临床标准	信息	得分*
体温(℃)	≥36.5和≤38.4	0
	≥38.5和≤38.9	1
	≤36或≥39	2
白细胞计数(1/μl)	≥4000和≤11 000	0
	<4000或>11 000	1
	<4000或>11 000+≥500杆状核	2
气管分泌物	无/少	0
	大量/非脓性	1
	大量+脓性	2
PaO_2/FiO_2(mmHg)	>240或ARDS	0
	≤240并且无ARDS证据	2
胸部影像学证据	无浸润	0
	弥漫性或片状浸润	1
	局部浸润	2
微生物学†	阴性	0
	阳性	2

注：ARDS.急性呼吸窘迫综合征。

*使用这些临床标准，临床肺部感染评分≥6分检测肺部感染的灵敏度为85%。

†直视或盲法进行的保护性的气管内吸取物的革兰氏染色结果。

资料来源：Fartoukh M，Maitre B，Honore S，et al：Diagnosing pneumonia during mechanical ventilation：the clinical pulmonary infection score revisited，Am J Respir Crit Care Med 168：173-179，2003。

的肠杆菌科细菌的药物[根据美国胸科协会(ATS)/IDSA的HAP指南为Ⅱ级证据]。我们也应考虑对多重耐药铜绿假单胞菌进行双覆盖。对于晚发HAP,经验性治疗方案为万古霉素或利奈唑胺加上抗假单胞菌β-内酰胺类/β-内酰胺酶抑制剂、碳青霉烯类抗生素或头孢菌素类。

五、导管相关性血流感染

NHSN收集CLABSI的数据,并要求ICU将CLABSI进行公开报告。在2011年,CLABSI发生率为0～3.7例/千导管日,而在2006～2007年为每1～5.6例/千导管日。虽然CLABSI在医院感染中患病率最低,但是其患病率和费用仍然很高。据估计每例静脉导管相关感染的额外费用是4000～56 000美元。该病引起住院天数增加6.5～22d,住院患者死亡率约为10%。

引起原发性CLABSI最常见的病原菌是经皮插入部位的定植菌或导管接头的污染菌。胃肠道或其他血管内病原体引起血行播散可能性小。引起CLABSI最常见病原体是凝固酶阴性葡萄球菌、念珠菌属、金黄色葡萄球菌和肠球菌(见图99-1)。自2006～2007年以来,肠球菌和念珠菌引起的感染比例上升,表明由于循证预防策略的采用,皮肤定植菌的问题已得到较好解决,而由继发血源性播散引起CLABSI的比例正在升高。对于病情严重、中性粒细胞缺乏、伴烧伤或全肠外营养的患者,念珠菌血症的风险更高。其他类型的导管相关性感染包括静脉炎、插管部位感染、引流袋和导管隧道感染。

许多CLABSI可以通过应用循证预防措施,指导导管插入与维护,达到预防效果。策略包括在插管之前用氯己定与酒精充分消除皮肤定植菌、将无菌屏障最大化(如穿戴无菌手套、隔离衣、帽子、口罩,并在患者身上铺无菌单)、手卫生、消毒技术(见表99-1)。应使用杀菌剂擦洗静脉导管接头部位。如果不需要再置管,应及时拔除导管。

当有中心静脉导管的患者出现发热或全身症状时,应怀疑血流感染。进行诊断性评估的第一步应为在开始抗菌治疗前,同时采集外周血和导管血样本进行培养。对于疑似血流感染患者,应取出口部位的渗出物进行培养。

导管类型(如外周与中心、短期与长期)、相关的感染并发症,以及相关的微生物都会影响治疗。对于短期使用非隧道导管相关的CLABSI,且患者不存在复杂因素(如化脓性血栓性静脉炎、心内膜炎、血管内异物),较合适的方案为在导管拔除后,进行7～14d治疗。然而,对于长期置管患者,可能需尝试全身使用抗生素,同时应用抗生素封管治疗进行抢救(为B-Ⅱ级,说明证据量中等,证据来自设计良好的临床试验或队列或病例系列)。对于金黄色葡萄球菌菌血症和真菌血症相关导管感染,大量抢救案例均不成功,因而并不推荐。如存在血管内并发症,强烈推荐拔除导管,并延长全身抗生素治疗时间(如4～6周)(B-Ⅱ级)。在许多病例中,脓毒性血栓性静脉炎可能需要手术治疗。隧道和囊袋感染可能也需要清创治疗,不过在导管被移除后,7～14d的抗菌治疗就应足够。

六、手术部位感染

SSI的标准定义根据累及组织的深度将其分为表浅切口、深部切口(深达筋膜或肌肉)和累及器官空腔。大部分SSI发生在手术30d内,但有些可能发生较晚,特别是在有假体植入时(如关节置换术)。在2006～2008年,SSI的总体风险为每百次手术1.9例。每年约发生50万例SSI,估算年均费用为450亿美元。发生SSI的患者,其死亡风险会增加。

患者的皮肤菌群内源性种植是最常见的感染途径。金黄色葡萄球菌和凝固酶阴性葡萄球菌引起超过40%的SSI。对于清洁-污染手术,包括开腹手术,感染以革兰氏阴性杆菌为主。当术后患者出现伤口化脓、疼痛、压痛、肿胀或发红时,应当怀疑SSI。用无菌方式获取标本而进行的细菌培养,若得到阳性结果,则最具说服力。

许多方法被用来预防SSI发生(见表99-1)。最早也是最有效的策略之一是主动监测并及时向外科医生和医务人员通报感染率。许多率的降低可用霍桑效应解释(即主动监测会改变那些被监测者的行为)。其他旨在减少SSI发生的重要干预措施包括抗菌药物预防(如在正确的时间应用正确剂量的恰当药物)、适当的皮肤消毒及血糖控制(见表99-1)。

SSI的处理往往需要打开切口,去除感染组织,使伤口Ⅱ期愈合。开始抗生素治疗的决定应个体化,取决于伤口的外观、全身感染的征象、感染深度、宿主的免疫系统和手术类型。培养和革兰氏染色结果有助于决定抗生素覆盖范围。对于清洁手术发生的SSI,推荐在治疗时经验性覆盖金黄色葡萄球菌和链球菌。对于涉及会阴、肠道或泌尿生殖道的手术,需要使用能覆盖革兰氏阴性菌和厌氧菌的广谱抗生素。当SSI发生在初次手术的48h内时，往往涉及化脓性链球菌和梭状芽孢杆菌。

七、抗菌药物管理的重要性：艰难梭菌感染

CDI被定义为患者发生腹泻或中毒性巨结肠，同时在粪便中能检测到难辨梭状芽孢杆菌或其毒素A和（或）B，或有内镜、手术或组织病理学证实发生假膜性结肠炎。此类结肠感染常伴有发热和白细胞增多。

CDI的发生率和严重程度均有所升高，且大多数报道均提及BI/NAP1/027株的出现，以及高龄住院患者不成比例地受到CDI影响的情况。BI/NAP1/027株可以超芽孢化（比以往菌株产生更多的毒素A和B），并产生另一种双毒素。在治疗CDI时，虽少见对于一线药物（甲硝唑和口服万古霉素）耐药的情况，但BI/NAP1/027流行株对氟喹诺酮类药物的耐药性有所增加。有人担心，氟喹诺酮类药物的广泛使用可能为这一菌株的流行提供了一个选择性的优势。不过，事实上几乎所有抗生素都与CDI风险增加有关。

由于CDI病例的持续增加、许多不同的病原体对抗生素的耐药的增加，以及缺乏具有新作用机制的抗菌药物，抗菌药物管理便显得尤为重要性。抗菌药物管理是一种战略，它强调对抗生素进行合理的药物类型、剂量和疗程选择，以获得最佳的临床结果，同时降低后续并发症的风险。

抗菌药物管理不当的后果包括出现耐药、出现CDI和药品过度消耗。不同抗菌药物引起耐药或CDI的概率不同。实施抗生素管理的方法包括对医务人员进行教育、提供指南，若可行则降阶梯实施或修改经验性抗菌治疗方案，使用更加合适的经验性治疗方法，以及对某些抗生素采用前端审定策略（front-end restriction）。

关于该主题的深入讨论，请参阅《西氏内科学》（第25版）第283章“怀疑有肠道感染患者的治疗方法”和第296章“梭状芽孢杆菌感染”。

八、多重耐药菌

一些耐药菌的名字（如MRSA、VRE）提示其仅对一种药物耐药，而MDRO则指的是对多种抗生素耐药的微生物。根据NHSN在2009～2010年报道的数据，超过一半的医院感染是由MDRO造成的（表99-4）。

与抗生素敏感菌造成的感染相比，MDRO引起的感染将导致住院时间、医疗费用和患者死亡率的增加。Kollef及其同事发现，那些未接受充分抗菌药物治疗的院感患者，其感染相关的死亡率是接受充分抗生素覆盖的ICU患者的2.37倍。覆盖不充分的主要原因是存在多药耐药。

主要的革兰氏阳性MDRO为MRSA和VRE。耐甲氧西林金黄色葡萄球菌可以产生一种独特的青霉素结合蛋白（PBP2A），PBP2A与β-内酰胺类抗生素的亲和力较低，并能在足够水平的β-内酰胺类抗生素存在时形成稳定的肽聚糖产物。与甲氧西林敏感金黄色葡萄球菌（MSSA）相比，MRSA感染的预后往往较差，但是典型的医院获得性菌株的毒力并不一定更强。社区获得性MRSA中最常见的是USA-300株，其毒力反而更强，此菌株的87%均能产生杀白细胞毒素，与其强大的白细胞破坏能力和致组织坏死能力相关。MRSA的最大来源是与卫生保健系统密切接触的患者，且大多数的携带者均无症状。

耐万古霉素金黄色葡萄球菌是另一威胁。已经发现了万古霉素中介耐药菌株、万古霉素不均一耐药菌株与万古霉素耐药菌株。人们认为，对万古霉素中介耐药或敏感性降低的原理是细胞壁和生物基质的增厚，从而使得药物更难到达作用靶点。而产生万古霉素完全耐药的机制则是从VRE获得*vanA*基因。与许多MRSA菌株不同，VRE感染几乎完全从医院获得。*vanA*或*vanB*基因簇位于可移动基因因子中，能够在菌株之间传播。这些基因可以编码对万古霉素亲和力较低的肽聚糖前体。

革兰氏阴性MDRO有形成多药耐药的巨大趋势，而尚无针对这些病原体的新型抗菌药物。肠杆菌科细菌为通常定植于胃肠道的革兰氏阴性菌，能发酵葡萄糖，约占医院感染的29%。这些微生物往往是腹部手术相关SSI的最常见病原体。非葡萄糖发酵菌，包括铜绿假单胞菌、鲍曼不动杆菌和嗜麦芽窄食单胞菌，约占HAI的9%。

多重耐药革兰氏阴性菌正在成为人们关注的焦点，这主要是因为出现了对现有绝大多数或所有抗菌药物耐药的菌株（如产生β-内酰胺酶、超广谱β-内酰胺酶，且对碳青霉烯类和氟喹诺酮类菌耐药的MDRO）。对碳青霉烯类抗生素的主要耐药机制包括OprD（一种外膜蛋白）的缺失，以及产生能水解碳青霉烯类药物的肺炎克雷伯碳青霉烯酶（KPC）和金属-β-内酰胺酶

表99-4 分离到的病原菌对特定抗生素的耐药率(根据NHSN,2009～2010)

病原体	抗生素	CLABSI(%)	CAUTI(%)	VAP(%)	SSI(%)
金黄色葡萄球菌	苯唑西林	54.6	58.7	48.4	43.7
屎肠球菌	万古霉素	82.6	82.5	82.6	62.3
肺炎克雷伯菌	头孢曲松或头孢他啶	28.8	26.9	23.8	13.2
	碳青霉烯类	12.8	12.5	11.2	11.2
大肠杆菌	头孢曲松或头孢他啶	19.0	12.3	16.3	10.9
	氟喹诺酮类	41.8	31.2	35.2	25.3
肠杆菌属	头孢曲松或头孢他啶	37.5	38.5	30.1	27.7
	碳青霉烯类	4.0	4.6	3.6	2.4
铜绿假单胞菌	氟喹诺酮类	30.5	33.5	32.7	16.9
	哌拉西林-他唑巴坦	17.4	16.6	19.1	6.8
	头孢吡肟	26.1	25.2	28.4	10.2
	碳青霉烯类	26.1	21.3	30.2	11.0
鲍曼不动杆菌	碳青霉烯类	62.6	74.1	61.2	37.3

注:CAUTI.导尿管相关性尿路感染;CLABSI.中心静脉导管相关性血流感染;NHSN.国家医疗保健安全网络;SSI.手术部位感染;VAP.呼吸机相关性肺炎。

资料来源:Sievert DM,Ricks P,Edwards JR,et al: Antimicrobial-resistant pathogens associated with healthcare-associated infection: summary of data reported to the National Healthcare Safety Network at the Centers for Disease Control and Prevention,2009-2010,Infect Control Hosp Epidemiol 34:1-14,2013。

(MBL)。新德里金属-β-内酰胺酶1(NDM1)是在美国引起暴发的首个MBL。碳青霉烯酶和MBL很容易传播,且存在与其他抗生素耐药的基因编码机制相交叉的趋势。氟喹诺酮类药物的耐药性可以通过流出泵或者编码DNA促旋酶和拓扑异构酶Ⅳ的基因发生突变来实现(这两个酶为抗生素药物靶点)。

对于任何机构而言,限制MDRO在医院内的传播都应该是一个综合性的、系统的工程。感染预防方案应包括优化监控措施以识别新出现的MDRO,并实施适当的干预措施。这些方案的核心为循证的预防措施和抗菌药物管理项目。

推荐阅读

American Thoracic Society, Infectious Diseases Society of America: Guidelines for the management of adults with hospital-acquired, ventilator-associated, and healthcare-associated pneumonia, Am J Respir Crit Care Med 171:388–416, 2005.

Cosgrove SE: The relationship between antimicrobial resistance and patient outcomes: mortality, length of hospital stay, and health care costs, Clin Infect Dis 42(Suppl 2):S82–S89, 2006.

Hooton TM, Bradley SF, Cardenas DD, et al: Diagnosis, prevention, and treatment of catheter-associated urinary tract infection in adults: 2009 international clinical practice guidelines from the Infectious Diseases Society of America, Clin Infect Dis 50:625–663, 2010.

Kollef MH, Hamilton CW, Ernst FR: Economic impact of ventilator-associated pneumonia in a large matched cohort, Infect Control Hosp Epidemiol 33:250–256, 2012.

Mermel LA, Allon M, Bouza E, et al: Clinical practice guidelines for the diagnosis and management of intravascular catheter-related infection: 2009 update by the Infectious Diseases Society of America, Clin Infect Dis 49:1–45, 2009.

Pronovost P, Needham D, Berenholtz S, et al: An intervention to decrease catheter-related bloodstream infections in the ICU, N Engl J Med 355:2725–2732, 2006.

Scott RD II: The direct medical costs of healthcare-associated infections in U.S. hospitals and the benefits of prevention. Available at: http://www.cdc.gov/hai/pdfs/hai/scott_costpaper.pdf. Accessed November 1, 2014.

Stevens DL, Bisno AL, Chambers HF, et al: Practice guidelines for the diagnosis and management of skin and soft-tissue infections, Clin Infect Dis 41:1373–1406, 2005.

Wenzel RP, Edmond MB: Infection control: the case for horizontal rather than vertical interventional programs, Int J Infect Dis 14(Suppl 4):S3–S5, 2010.

第100章
性传播感染

著　者　Philip A. Chan　Susan Cu-uvin
译　者　叶素素　审校者　周宝桐　刘晓清

一、引言

性传播感染（STI）涵盖多种病原体，数千年来引起多种人类疾病。由于STI单一疾病的异质性和多种症状，其诊断非常具有挑战性。医生和患者讨论与性和性病传播相关的内容时往往存有潜在社会偏见和犹豫心态，使性传播感染的诊断和处理进一步复杂化。

STI的恰当诊断应基于详细的病史（特别注意性取向和行为），体格检查和实验室检验确诊。医生的专业化及尊重的态度对于获得与STI相关的准确临床病史非常重要。患者经常因为尴尬或社会歧视而否认有风险行为。患者也可能低估风险行为，因此STI的诊断应结合病史、临床检查和诊断试验。

对于所有疑诊STI的患者，应当获取详细的性接触史。应告知他们，这些信息对于诊断和治疗STI是必需的。病史应包括男性和女性伴侣的性取向，主要性伴侣、临时性伴侣和一次性伴侣的数量，以及避孕套、药物和酒的使用情况。应获取性伴侣的病史，包括目前症状和已被诊断的STI。如果可以，在接诊期间应该安排咨询和教育。预防主题包括禁欲，常规测试，向性伴侣告知STI，行为矫正（即避免危险的性活动），使用避孕套和暴露后的预防性治疗。

由于STI的多样性，将其分为几个主要的组有利于诊治。不同类别之间存在重叠，必须使用临床判断以正确诊断STI。例如，典型表现为溃疡的STI可偶尔表现为尿道炎。许多STI是无症状的。当一个人虽有一种STI时，也应考虑其他的STI。STI的主要类别包括尿道炎和宫颈炎、生殖器溃疡病和生殖器疣。有症状的STI患者通常符合这些类别之一。

二、尿道炎和宫颈炎

尿道炎和宫颈炎的特征是排尿困难、烧灼感和尿道分泌物。分泌物质地可能从不明显的水样到明显的脓性。尿道炎可分类为淋球菌性（即由淋病奈瑟菌引起并在革兰氏染色上可见）或非淋球菌性（通常由沙眼衣原体引起）。非淋球菌性尿道炎也可以由其他病原体引起，其中很多病例由罕见病原体导致。尿道炎在历史上被分为淋球菌性或非淋球菌性，是因为淋病奈瑟菌很容易在革兰氏染色上看到。大多数有症状的尿道炎患者应该用针对淋球菌和衣原体的抗生素进行经验性治疗，而非等待检测结果。

（一）衣原体

1.定义和流行病学

衣原体是美国和世界上最普遍的细菌性STI。感染由沙眼衣原体引起，导致30%～40%的非淋球菌性尿道炎和子宫颈炎病例。2011年美国疾病控制和预防中心（CDC）约收到140万个病例报告，估计感染数量超过报告病例数的2倍。

年龄是风险因素之一。衣原体在青少年和青年中的患病率为5%～10%。其他风险因素包括有多个性伴侣、无保护的性行为或生活在社会经济水平较低的地区。对于男性，衣原体感染很少有并发症。而对于女性，未治疗的衣原体与潜在的严重并发症相关，包括盆腔炎（PID）、异位妊娠和不孕。

CDC建议对年龄在25岁及25岁以下性活跃女性和其他有风险的妇女进行衣原体筛查。对于有衣原体或其他STI病史、有新的或多个性伴侣或为交换毒品或金钱而发生性行为的人，也应该考虑筛查。所有孕妇都应进行衣原体筛查。男同性恋（MSM）应至少每年筛查1次，如果有持续的风险因素，如多个性伴，应当增加筛查频率。筛查男性的原因是预防症状性附睾炎、直肠炎和尿道炎。

2.病理学

沙眼衣原体是专性的细胞内寄生的革兰氏阴性细菌，其进化与其他细菌不同。沙眼衣原体有几个血清型与人类疾病有关。这几个血清型包括A～C（即沙眼或眼病）、D～K（即肛门生殖器疾病）和L1～L3［即性病淋巴肉芽肿（LGV）］。沙眼衣原体在附着到易感上皮细胞和随后的内吞作用之前以细胞外基本小体形式存在。在进入细胞时，沙眼衣原体基本小体重组为液泡内的网状体，其功能活跃，导致病原体的生长和复制。

3.临床表现

衣原体感染在女性可以表现为从无症状到危及生命的PID。当患者有症状时，最常见的是男性尿道炎和女性宫颈炎。潜伏期不等，但通常在暴露后7～14d。

男性40%～90%的衣原体感染病例可能是无症状的。尿道炎通常表现为排尿困难或尿道分泌物。沙眼衣原体和淋病奈瑟菌感染是年轻男性中附睾炎的常见病原体。感染的典型表现为单侧睾丸疼痛、肿胀和压痛。沙眼衣原体感染也可能导致前列腺炎和直肠炎；后者通常在MSM中找到。受感染男性传染女性的传播率高达65%。

超过85%的感染在女性和男性是无症状的。当有症状时，由于症状的非特异性，女性沙眼衣原体感染可能难以诊断。经典表现为宫颈炎，它可引起异常分泌物、出血、骨盆疼痛、宫颈易出血和溃疡。衣原体感染的并发症包括慢性骨盆疼痛、不孕、异位妊娠和PID。沙眼衣原体感染所致PID的发生率取决于研究的人群，其范围为0（在低危人群中）～30%。PID通常表现为腹部或骨盆疼痛，宫颈活动时疼痛，子宫或附件压痛。感染也可引起肝脏周围炎（即Fitz-Hugh-Curtis综合征），是肝包膜的炎症。它出现在5%～15%的PID病例中。衣原体是全世界可预防性不孕的主要病因。

衣原体可引起结膜炎和沙眼，这是全世界可预防性失明的最常见原因。这种疾病也可能表现为咽炎和LGV。经典的LGV是一种流行于非洲、东南亚和加勒比地区的疾病。在美国和欧洲，特别是在有直肠炎症状的MSM中也发现了LGV。通常，LGV表现为生殖器溃疡和腹股沟淋巴结肿大。

4.诊断和鉴别诊断

沙眼衣原体不能在生长培养基上常规培养，这使得诊断变得困难。核酸扩增试验（NAAT）的引入是一项主要的进步，并且现在是标准的诊断试验。NAAT包括几种实验室方法，包括聚合酶链反应（PCR）、转录介导的扩增和链置换扩增。据报道，NAAT的敏感性为80%～90%，特异性为99%。该测试用尿液和子宫颈内拭子获取阴道或尿道（男性）标本进行。NAAT也可以在直肠和咽拭子标本上进行，但必须在使用前进行验证。

测试为阳性并接受抗衣原体治疗的个体在治疗后至少3周内不应重新检测。在这段时间内，NAAT可能由于残余物质而持续阳性，这并非意味着持续感染。对孕妇或关注持续感染的患者，可以进行重复测试以确证治愈。患者通常每3个月重复检测一次，每年至少一次。有STI病史个体有再次感染的风险。对于有多个性伴侣的人，包括MSM，建议每3～6个月进行包括衣原体在内的一般STI检测。

5.治疗

用于衣原体引起的尿道炎或宫颈炎的标准治疗方案是阿奇霉素（1g口服1次）或多西环素（100mg每日2次，共7d）。这两种药物同样有效，治愈了95%以上的感染。阿奇霉素是首选的药物，因为给药简单，有助于改善依从性。阿奇霉素也可用于孕妇。其他治疗衣原体有效的药物包括喹诺酮和青霉素。不应使用磺胺类药物（如SMZ-TMP）和头孢菌素。多西环素、氧氟沙星和左氧氟沙星禁用于孕妇。

由衣原体引起的附睾炎应用多西环素（100mg每日口服2次，共10d）治疗。LGV直肠炎的治疗取决于症状的严重程度，应包括多西环素（100mg每日2次，最多3周）。在女性，PID应该用头孢曲松（250mg肌内注射1次）覆盖淋病奈瑟菌和多西环素（100mg每日口服2次，共14d）覆盖衣原体。妊娠或有症状的妇女应住院并开始使用静脉注射抗生素，包括头孢西丁（每6h静脉注射2g）或头孢替坦（每12h静脉注射2g）和多西环素（每12h口服100mg）。持续时间取决于临床改善程度，但通常为2周。替代治疗方案包括克林霉素（每8h静脉注射900mg）和庆大霉素（2mg/kg负荷剂量，然后每8h 1.5mg/kg）。

6.预后

未经治疗的沙眼衣原体感染的自然史不尽相同。个体可长期保持无症状，感染也可自愈或进展出现症状和并发症。约20%诊断为衣原体感染但无症状的个体可以在返回治疗之前清除感染。感染不产生保护性免疫，并且再感染很常见（10%～20%）。在一些地区，尽快治疗性伴侣，即医生可以在未见性伴侣的情况下为其开药治疗是被允许的。

（二）淋病

1.定义和流行病学

淋病由淋病奈瑟菌引起，是继衣原体之后美国第二常见的STI。与衣原体相似，淋病是男性尿道炎和女性宫颈炎的重要原因，具有相同的并发症。在美国，淋病发生率在2009年下降到9.81/10万的最低点。这大部分要归功于筛查和治疗计划。然而，自2009年以来，淋病病例每年增加104.2/10万，2011年报告的病例超过30万例。

大多数被诊断患有淋病的个体是青少年或青年。MSM也已经成为一个重要的风险群体。感染的风险因素包括年龄较小，多个性伴侣，特定种族或民族，社会经济地位低下和STI病史。非裔美国人和拉丁裔美国人的淋病患病率明显高于美国白种人。

2.病理学

淋病奈瑟菌是具有外膜、肽聚糖细胞壁和细胞质膜的革兰氏阴性细菌。有若干因素和细菌的毒力有关。通过在细胞表面突出的菌毛，细菌可以黏附到柱状上皮细胞，并通过内吞作用进入宿主细胞。没有菌毛的细菌一般认为无传染性。淋球菌能够在宿主上皮细胞和吞噬细胞内复制。在黏膜感染后，中性粒细胞的免疫活化产生显著的炎症和渗出物如脓。

3.临床表现

淋病通过与受感染伴侣性行为传播。每次性行为的感染风险为20%～50%，并随性行为次数增加而增加。潜伏期为2～7d。当出现症状时，淋病患者比非淋菌性尿道炎患者排出更多的脓性分泌物。男性尿道炎的症状是最常见的临床表现。10%的男性可能无症状。淋病的其他表现包括附睾炎、直肠炎和咽炎。罕见但严重的并发症包括脓肿和尿道狭窄。

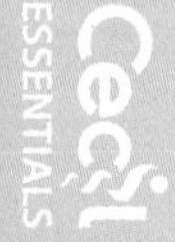

50%～80%的女性淋病患者无症状。典型表现包括宫颈炎症状，如骨盆或附件疼痛、排出异常分泌物、排尿困难和异常出血。与男性一样，淋病可导致女性直肠炎和咽炎。大多数感染者是无症状的。淋病最常见的并发症是PID，其发生在10%～40%的女性中，可以导致严重感染、慢性骨盆疼痛和不孕。妊娠期间的感染可以导致多种并发症，如早产、羊膜破裂和自发流产。

淋病感染也可能与肝周炎（Fitz-Hugh-Curtis综合征）有关。在少于3%的患者中，播散性淋球菌感染可导致腱鞘炎（影响多个腱）、皮炎（为无痛、少量短暂性脓疱性病变）和多发性关节痛（即非脓性）的经典三联征。此外，播散性感染可以单独出现化脓性关节炎。临床表现通常包括发热和其他非特异性全身症状。

4.诊断和鉴别诊断

淋病奈瑟菌是革兰氏阴性双球菌，可通过革兰氏染色在脓性分泌物标本上看到。然而，最常见的诊断方法是NAAT，其敏感性大于98%。NAAT的主要缺点是无法评价抗生素敏感性。淋病奈瑟菌也能从直肠、尿道、咽或子宫颈的拭子标本中培养到。样品通常含有许多不同的微生物。选择性培养基如改良的Thayer-Martin培养基（具有万古霉素、黏菌素、制霉菌素和甲氧苄氨嘧啶）用于抑制固有菌群的生长。培养的敏感性从65%～95%。当涉及耐药问题时，应送培养以进行敏感性检测。

5.治疗

淋病奈瑟菌的耐药性仍然是一个世界性的问题。在过去10年中，常用抗生素（包括一线头孢菌素）最低抑菌浓度（MIC）的缓慢和逐步增加使淋病的治疗复杂化。淋病的耐药模式因地区而异。

为了解决抗生素耐药的问题，非复杂性泌尿生殖性淋病应该用双重治疗；其一应该是头孢曲松（250mg肌内注射1次），另一种是阿奇霉素（1g口服1次）。阿奇霉素也可以同时治疗衣原体感染。或给予多西环素（100mg每日口服2次，共7d）代替阿奇霉素。高耐药率（10%～20%）限制了四环素类的使用。这种方案治疗淋病的有效率是99%。头孢克肟（400mg口服1次）可在头孢曲松耐药时使用。头孢曲松过敏的患者，可谨慎使用阿奇霉素单药治疗（2g口服1次）。使用较高剂量的阿奇霉素时常见胃肠道副作用。

其他具有抗淋病活性的抗生素包括壮观霉素。因耐药不应该用于治疗淋病的抗生素包括青霉素类和氟喹诺酮类。播散性或复杂性的淋球菌感染应该静脉注射头孢曲松和多西环素或阿奇霉素治疗。这些方案的疗程取决于临床过程和对治疗的反应。

6.预后

适当的抗生素治疗可以治愈淋病。未经治疗的疾病通常在几周内消退，但是及时的治疗能中止传播并预防并发症。

(三)阴道炎

1.定义和流行病学

阴道炎是指以外阴炎症或刺激和异常阴道分泌物为特征的疾病。虽然该病完全不同于尿道炎，但是症状有明显的重叠，并且病原体类似。感染性阴道炎的3种主要类型是念珠菌外阴阴道炎、细菌性阴道炎和毛滴虫病。后两者与性传播密切相关。

滴虫病是世界上最常见的非病毒性STI。在美国，年龄在14～49岁的妇女中有3.1%感染了阴道毛滴虫。建议对公认具有其他STI高风险因素(即具有新的或多个性伴侣)的妇女进行滴虫病筛查。筛查孕妇的细菌性阴道炎目前尚有争议。

2.病理学

白色念珠菌和光滑念珠菌是导致念珠菌外阴阴道炎最常见的微生物。这些菌种可能无症状定植于妇女，其存在不一定意味着感染。有症状病例是由念珠菌的过度生长并穿透浅表阴道上皮细胞引起的。过度生长可由于高水平雌激素或抗生素抑制其他阴道菌群引起。

滴虫病是由原生动物阴道毛滴虫引起的，它可以感染泌尿生殖道中的鳞状上皮。阴道毛滴虫通常不存在于阴道中，具有数天的潜伏期。

细菌性阴道炎是由阴道生态系统中多种细菌大量繁殖，伴有正常存在乳杆菌减少引起的。阴道加德纳菌是细菌性阴道炎的主要致病菌，它被认为可以感染阴道上皮，产生其他细菌可以附着的生物膜。阴道加德纳菌也被认为在细菌性阴道炎性传播中是最可能发挥作用的病原体。

3.临床表现

阴道炎的症状包括瘙痒(即念珠菌外阴阴道炎的主要特征)，阴道分泌物的量、颜色或气味的变化，烧灼感，刺激感，红斑，性交疼痛，点状出血和排尿困难。毛滴虫病和细菌性阴道炎通常是无症状的，但可以通过性传播。妇女的有症状性毛滴虫病最常见的包括化脓性阴道分泌物、红斑和外阴刺激。异常气味也常常与感染相关。

细菌性阴道炎的症状多为轻微的刺激和红斑，而较少发生排尿困难或性交疼痛。细菌性阴道炎患者的阴道分泌物常有显著的腥臭气味，也可能有异常颜色或纹理。

4.诊断和鉴别诊断

诊断阴道炎需要进行实验室检查和显微镜检查。阴道pH检查具有协助鉴别的价值。典型的念珠菌外阴阴道炎通常不引起阴道pH的变化，而细菌性阴道病和毛滴虫病能使阴道pH上升到6。具有特征性临床症状的妇女阴道分泌物涂片或培养鉴定出念珠菌，可证实念珠菌外阴阴道炎的诊断。

毛滴虫病的诊断可以基于实验室检查(NAAT)，湿涂片可见的活动毛滴虫或培养结果阳性而证实。当有革兰氏染色或显微镜检查时，Amsel标准或Nugent标准可用于诊断细菌性阴道炎。

5.治疗

阴道炎采用适当的抗生素治疗是可以治愈的。滴虫病予甲硝唑(2g每日1次或500mg每日2次，共7d)或替硝唑治疗。孕妇可以在妊娠的任何阶段用单剂2g甲硝唑治疗。替硝唑的安全性尚未完全证实。

建议同时对所有近期性伴侣进行治疗，因毛滴虫病几乎仅通过性接触传播。相同的口服甲硝唑500mg每日2次方案也是细菌性阴道炎的主要治疗方法；然而，不推荐单次口服2g治疗细菌性阴道炎。单剂150mg氟康唑治疗念珠菌外阴道炎非常有效。局部用药取决于该病例是否为复杂病例。孕妇只建议局部应用唑类治疗7d。

6.预后

细菌性阴道炎可用各种抗生素治疗，但主要关注的是正常乳酸杆菌菌群在阴道中的重建失败。这将导致反复感染并且需延长治疗时间。某些情况下，治疗推荐口服和阴道给予乳杆菌制剂。细菌性阴道炎会增加人类免疫缺陷病毒(HIV)、2型单纯疱疹病毒(HSV-2)和淋病奈瑟菌感染的风险，这使阴道炎的治疗对其他STI的管理至关重要。

(四)非淋菌性尿道炎的其他原因

目前有若干种已知的尿道炎及子宫颈炎的病因，而更多病因可能是未知的。重要病原可能包括生殖道支原体、HSV、梅毒螺旋体、腺病毒和解脲支原体。解脲支原体可以是正常菌群的一部分，其在尿道炎中的作用尚未得到证实。

这些病原体中最常见的是生殖道支原体。它是一种缺乏细胞壁的细菌，不能被革兰氏染色，且在培养基中难以生长。在美国，该病原体占男性非淋菌性尿道炎的15%～25%，并且认为是女性子宫颈炎和PID的病因。有症状个体的经验治疗包括阿奇霉素（1g口服1次）和多西环素（100mg口服，每日2次，共7d）。

三、生殖器溃疡病

生殖器溃疡是几种STI的主要表现。生殖器溃疡可分类为痛性（如HSV、软下疳）或非痛性（如梅毒）。由衣原体引起的LGV也表现为溃疡。溃疡可以分为单发（如梅毒、软下疳）、多发或成簇发生（如HSV）。此类STI的体征和症状多种多样，仅凭临床检查不足以准确诊断（表100-1）。

（一）梅毒

1.定义和流行病学

梅毒由苍白螺旋体引起，其可导致多种临床疾

表100-1 生殖器溃疡性疾病的鉴别诊断

疾病	原发病灶	淋巴结肿大	全身症状	诊断和治疗
生殖器疱疹（HSV-1/2）				
初发	潜伏期2～7d，在红斑的基础上出现多个疼痛的小水疱，持续7～14d	有压痛，柔软，通常双侧	发热，乏力	病毒培养，DFA，抗体检测，Tzanck涂片 治疗：阿昔洛韦、泛昔洛韦或伐昔洛韦持续7～10d（复发病例更短）
复发	团簇状，在红斑的基础上出现多个疼痛的小水疱；持续3～10d	无	无	
初期梅毒（苍白螺旋体）	潜伏期10～90d（平均21d） 硬下疳：无痛性丘疹，溃疡较硬，边缘隆起，基底光滑，常为单个，可以在生殖器或身体任何部位 不治疗3～6周愈合	硬下疳后1周出现；双侧或单侧；质硬，散在，无融合，无皮肤改变，无痛，非化脓性	在晚期	非梅毒螺旋体检测（RPR，VDRL），螺旋体检测（FTA-ABS），显微镜暗视野；不能培养 治疗：见表100-3
软下疳（杜克雷嗜血杆菌）	潜伏期3～5d；从小水疱或丘疹到脓疱到溃疡；质软，非硬结；非常疼痛	50%为起病1周后出现；疼痛，2/3病例是单侧；化脓性	无	革兰氏染色和培养 治疗：阿奇霉素、头孢曲松、环丙沙星
性病淋巴肉芽肿（沙眼衣原体血清型L1、L2、L3）	潜伏期5～21d；自限性，无痛性丘疹、小水疱或溃疡；持续2～3d；仅有10～40%患者出现	起病后5～21d；1/3是双侧，压痛，沟槽征；多发性脓肿；病灶融合，干酪样，化脓性；黏稠的黄色脓液；窦道；瘘管；狭窄；生殖器溃疡	发热、关节炎、心包炎、直肠炎、脑膜脑炎、角膜结膜炎、耳前淋巴结肿大、结节性红斑	衣原体NAAT 治疗：切开引流，多西环素
腹股沟肉芽肿	潜伏期9～50d；至少有一个无痛性丘疹逐渐发展为溃疡；溃疡大（1～4cm），不规则，无触痛，边缘增厚，底部为红色牛肉样组织；溃疡时间长的部分表现为浅色疤痕，白色区域；前方边缘包含新的丘疹	无真正的淋巴结肿大；在1/5的患者，通过淋巴管在皮下播散导致腹股沟区硬肿或脓肿（腹股沟假性淋巴结炎）	骨骼、关节和肝脏的转移性感染	Wright或Giemsa染色，可在巨噬细胞空泡中见到短小、饱满、双极染色的Donovan小体 治疗：多西环素
尖锐湿疣（生殖器疣）	外阴、龟头、尿道口、肛门、会阴周围较大、质软、肉质的菜花样赘生物	无	无	临床诊断，如果有必要则活检 治疗：局部使用鬼臼树脂，手术，其他

注：DFA.直接法荧光抗体试验；FTA-ABS.荧光梅毒螺旋体抗体吸收试验；NAAT.核酸扩增试验；RPR.快速血浆反应素环状卡片试验；VDRL.性病研究实验室。

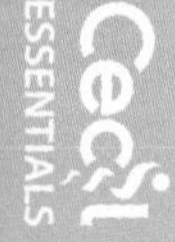

病。在20世纪初，人们认为美国一般人群梅毒患病率高达10%。美国CDC于1941年开始报告梅毒的发病率。该病发病率在20世纪40年代初达到峰值，患者达到近60万例，随后在2000年达到最低点，在一般人群中为2.1/10万。然而自此以来，报告梅毒病例数量一直在增加。尽管主要的高危人群是MSM，但该疾病可在所有年龄、性别、性取向、社会经济地位及种族和民族人群中检出。

有HIV感染或获得性免疫缺陷综合征（HIV/AIDS）的MSM中，梅毒大流行已经产生了严重的后果。STI诊所的临床医生和治疗HIV/AIDS患者的临床医生需要了解梅毒的诊断和治疗指南。由于感染HIV/AIDS的MSM人数不断增加，在这一人群中的共感染并不少见。所有MSM，无论是否感染HIV，应该考虑每年筛查梅毒，如有其他危险因素应增加筛查频率。

2.病理学

苍白密螺旋体是螺旋运动的细长卷曲细菌。苍白密螺旋体无法培养，对诊断和研究造成了阻碍。苍白密螺旋体感染并穿透黏膜，导致经典的硬下疳。然后感染局部淋巴结并向全身传播。中位潜伏期约为3周。在超过60%的感染个体中，梅毒不会进展到第三期。宿主免疫因素被认为有助于三期梅毒的发生。

3.临床表现

95%的一期梅毒病例发生在生殖器。从具有一期梅毒的个体传播到未感染个体的风险约为每次性行为30%。梅毒也可通过口腔-生殖器暴露和与其他任何原发病变部位的接触传播。外科医生因针刺感染梅毒螺旋体的案例多次见于文献记录，但通常不会在针刺感染部位形成硬下疳(即突发梅毒)。

梅毒的四个经典阶段是一期、二期、潜伏期和三期。梅毒分期代表了连续的感染过程，而非离散的。各期可以单独出现，但患者通常同时具有一期和二期梅毒的症状。一期和二期梅毒传染性很强，而三期梅毒传播的病例也有报道。

仅仅基于体格检查来诊断一期梅毒是非常困难的。最初的硬下疳是无痛性、基底部清洁的硬溃疡，边缘坚硬、隆起。它里面富含螺旋体，传染性极强。一期梅毒很少没有硬下疳，但它可能会被忽视。经过几个星期，即使不治疗硬下疳也会自发地愈合。

二期梅毒通常表现为弥漫的斑丘疹，通常累及手掌和足底。然而亦存在广泛的早期皮肤表现，包括斑疹、丘疹、脓疱、囊泡及以上症状的混合。囊泡病变可能很容易与包括单纯疱疹在内的其他STI混淆。梅毒也可能有晚期皮肤表现，包括结节、鳞状或树胶状表现。

皮疹通常出现在硬下疳发生几周后，由于病原体的播散引起。高达80%的患者具有某些皮肤表现。皮疹通常分布均匀且呈粉红色，没有疼痛或烧灼感，通常不累及面部。皮疹经数周至数月可自然消退，常与玫瑰糠疹、多形性红斑、药疹、体癣、麻疹和脂溢性皮炎混淆。虽然腋窝或腹股沟褶皱或其他区域病灶受到擦伤侵蚀可能具有传染性，二期梅毒的斑丘疹通常被认为是无传染性的。

其后梅毒进入潜伏期，在此期间受感染的个体没有症状，但血清学测试结果为阳性(表100-2)。然后，在初次感染后几年至几十年的任何时间点都可以发展为三级梅毒。

未治疗的梅毒患者30%～40%会发展为三期梅毒，其包括神经梅毒、心血管梅毒和树胶肿。神经梅毒通常被认为是三期梅毒的并发症。然而，在初始感染时，苍白螺旋体就可侵入并引起中枢神经系统的症状。早期神经梅毒的特征可以是脑膜炎的症状和

表100-2 梅毒血清学检测

特点	非梅毒螺旋体	梅毒螺旋体
方法	心磷脂抗体（RPR，VDRL）	梅毒螺旋体抗体（FTA-ABS，EIA）
适应证	筛查和评估对治疗的反应，通过稀释血清和报告滴度定量	确证试验，通常终身阳性，在某些情况下可用作筛查试验
梅毒阳性		
一期	77%	86%
二期	98%	100%
早期潜伏	95%	99%
晚期潜伏	73%	96%
假阳性	人群中1%～2%的人RPR/VDRL为假阳性；常为孕妇，最近免疫接种或自身免疫性疾病，急性感染性疾病，HIV感染，慢性肝病，前带反应（阴性结果是由于高抗体滴度）	孕妇交界阳性常见，应当重新检测

注：EIA.酶联免疫测定；FTA-ABS.荧光梅毒螺旋体抗体吸收试验；HIV.人类免疫缺陷病毒；RPR.快速血浆反应素环状卡片试验；VDRL.性病研究实验室。

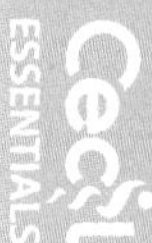

体征，以及包括头痛在内的轻微症状。神经梅毒的其他表现包括耳梅毒（即听力损失）和眼部梅毒（其通常表现为后葡萄膜炎）。晚期神经梅毒可能表现为全身轻瘫（即进行性痴呆、健忘、精神疾病和性格改变），Argyll-Robertson瞳孔（即对光反射消失，但调节反射正常）和脊髓痨（即共济失调和电击样痛）。晚期神经梅毒中最常见的发现是不规则的瞳孔。

树胶肿是免疫系统激活的结果，可在体内的任何组织或器官中发生。梅毒的典型心血管症状包括主动脉炎，其经常影响升主动脉、胸主动脉，导致伴扩张的树皮样外观和主动脉瓣反流。

4.诊断和鉴别诊断

苍白螺旋体不能在标准实验室培养基上生长，梅毒诊断因此受限。梅毒的诊断试验依赖于对螺旋体抗体的直接和间接检测。非梅毒螺旋体试验，如快速血浆反应素（RPR）和性病研究实验室（VDRL）试验依靠抗心磷脂抗体，其诊断意义通常类似于梅毒螺旋体抗体。这些测试通常敏感但不特异，假阳性结果相对常见，特别是在患有其他自身免疫性疾病或妊娠的个体中。非梅毒螺旋体测试以抗体稀释度形式报告；与1∶1024的稀释度相比，1∶2的稀释度极低。此测量通常可以用作患者中螺旋体负荷量代表。随着治疗，非梅毒螺旋体测试结果常可恢复到无反应。

梅毒螺旋体检测如荧光梅毒螺旋体抗体吸附（FTA-ABS）检测依靠直接针对病原体的抗体为靶点，因此特异性更佳。检测结果可能是阳性或阴性，阳性结果通常终身保持阳性。一般的检测路线图首先使用敏感的非梅毒螺旋体检测，随后进行特异性较高的梅毒螺旋体检测以确诊。抗体测试的固有局限性导致许多病例不能得到明确诊断。

临床医生在诊断梅毒时可能犯以下的错误。在一期梅毒中，初始非梅毒螺旋体检测结果可能为阴性。具有可疑的梅毒病变的患者应该进行重复测试或给予经验性治疗。在新近暴露的情况下，应该告诉患者梅毒测试和HIV抗体测试可能是阴性的。在疾病过程中早期治疗的患者可能不再产生抗体应答，因此可能不会有阳性结果。

治疗成功后，初发梅毒患者在6个月时应观察到非梅毒螺旋体试验滴度降低至1/4。滴度可能永远不会恢复正常，应定期进行随访。对于MSM，CDC指南建议每年进行STI测试，对有多个性伴侣、匿名性伴侣或有其他感染危险因素的患者应当进行更频繁的检测（3～6个月）。

5.治疗

尽管梅毒的经典分期是一期、二期、潜伏期和三期，但当考虑治疗时，疾病最好被分为早期感染（<1年）或晚期感染（≥1年）。苍白螺旋体对青霉素仍然敏感。早期梅毒的患者可以给予单次肌内注射苄星青霉素G来治疗，其血清浓度较高且持续较长时间。有晚期梅毒或患病时间不明的患者应该给予每周1次肌内注射苄星青霉素G共3周（表100-3）治疗。这种方法能治愈大多数患者。

虽然青霉素仍然是首选药物，多西环素也可以用于对青霉素有严重过敏反应的患者。然而由于梅毒螺旋体对青霉素的敏感性，应尽量使用青霉素。对于对青霉素过敏的孕妇，应该在药剂师和变态反应学专家协助下进行青霉素脱敏治疗。治疗可能导致患者出现发热反应（即Jarisch-Herxheimer反应）。症状是由梅毒螺旋体的死亡引起的，不应与过敏反应混淆。

梅毒和HIV的共同流行导致具有神经梅毒表现的患者增加。对于有神经症状的梅毒病例，需行腰椎穿刺排除神经系统受累。脑脊液中细胞增多或蛋白质浓度增加都提示需要治疗神经梅毒。脑脊液

表100-3 梅毒治疗

临床分类	首选方案	替代方案*
早期梅毒（<1年）	苄星青霉素，240万U肌内注射1次	青霉素脱敏治疗 多西环素，100mg口服，每日2次，持续14d 四环素，500mg口服，每日4次，持续14d 阿奇霉素2g口服，每日1次
晚期梅毒（≥1年）或病程未知	苄星青霉素，240万U肌内注射，每周1次，持续3周	青霉素脱敏治疗 多西环素，100mg口服，每日2次，持续28d 四环素，500mg口服，每日4次，持续28d
神经梅毒	青霉素G，400万U，静脉输注，每4h 1次或2400万U持续静脉输注每天1次，治疗10～14d	青霉素脱敏治疗 头孢曲松2g，每日1次，肌内注射或静脉注射，持续10～14d

*如果患者有青霉素过敏。

(CSF)样品应当送检VDRL，但是该检测敏感性低(50%)，阴性测试结果不能排除神经梅毒。通常，没有神经系统症状的HIV阴性梅毒患者不应行腰椎穿刺。然而，许多有HIV感染的梅毒患者具有无症状的神经梅毒，其临床意义尚不清楚，但这些患者肌内注射治疗的失败率很高。一些专家建议在$CD4^+T$细胞计数低于350/μl或非梅毒螺旋体检测滴度大于1：32的所有HIV感染者中进行CSF检查。这些标准几乎捕捉到了所有无症状性神经梅毒患者。

患有神经梅毒的个体应该静脉注射青霉素G治疗10～14d。在具有神经系统疾病表现的三期梅毒中，用静脉注射青霉素治疗能使疾病停止进展，但不会逆转现有的结构性损伤。眼病或有其他类似的神经系统表现的患者应按神经梅毒治疗。应随访非梅毒螺旋体检测滴度变化，以确保治疗反应适当。在少数病例可能需要重复治疗。

6.预后

虽然青霉素是梅毒的首选治疗药物，但它并没有经过临床试验验证，而是基于长期的临床使用史。然而，相当一部分梅毒患者，治疗后在规定时间内并没有出现非梅毒螺旋体检测滴度的下降。此类患者应该重新治疗。

关于该主题的深入讨论，请参阅《西氏内科学》(第25版)第319章“梅毒”。

(二)单纯疱疹病毒

1.定义和流行病学

单纯疱疹病毒1型和2型(HSV-1/2)可引起多种临床疾病。HSV-1通常是口唇疱疹(感冒疮)的致病原因，而HSV-2是生殖器疱疹的致病原因，尽管可能存在重叠。感染发生后，HSV-1/2进入潜伏状态，并且在某些人群可能在以后重新激活引起疾病。

在群体中HSV-1和HSV-2的总体流行率分别为约60%和20%。然而，中年人HSV-1感染的发生率为90%～100%。HSV-2的血清阳性率与患者的性活跃程度(包括性伴侣的数量和STI史)，以及年龄、性别(女性比男性风险更高)、种族或民族有关。美国超过5000万人有生殖器HSV-1/2感染，大多数无症状。CDC指南不建议对无症状人群进行HSV-1/2常规筛查。没有证据表明筛查HSV-1/2能降低其传播或对疾病有影响。HSV-1/2在美国是不需要报告的疾病。

2.病理学

HSV-1和HSV-2是8种双链DNA人类疱疹病毒中的两种。其他是水痘-带状疱疹病毒(VZV)、巨细胞病毒(CMV)、Epstein-Barr病毒(EBV)和人类疱疹病毒6/7/8。感染某种类型的HSV不能降低或增加感染其他类型的概率。在初始感染后，HSV-1/2在感觉或自主外周神经节的神经元细胞内进入潜伏状态。再激活可以在任何时间发生，部分由免疫因子介导。HSV-1最常感染三叉神经节，HSV-2最常感染骶神经根神经节(S_2～S_5)。

3.临床表现

HSV-1/2通过皮肤接触传播，包括黏膜性接触，包括口咽、阴道、直肠、子宫颈和结膜。重要的是，传播可以在没有症状的情况下发生。

HSV-1/2感染阶段包括首发期、潜伏期和复发期。生殖器HSV-1/2的首发感染可包括发热、头痛、其他全身症状，以及经典的痛性生殖器水疱或溃疡(多发性)和淋巴结肿大的局部症状。HSV-1引起的口腔感染包括龈口炎和咽炎。症状可能从无到严重并需要住院治疗。然后HSV-1/2进入潜伏状态。再激活发生在症状不如原发性感染严重的一组患者中。一些患者没有发生再激活，而其他患者每年有3次以上的再激活。

HSV-1/2感染的并发症包括脑膜炎和直肠炎。脑膜炎的复发性发作(即Mollaret脑膜炎)可能由HSV-1/2引起。HSV-1/2感染的其他表现包括疱疹性甲沟炎(如卫生保健工作者的手指的感染)、角斗士疱疹(如运动员诸如摔跤手中的HSV-1/2皮肤感染)和眼部疾病(如角膜炎、急性视网膜坏死)。HSV-1/2感染在罕见情况下与多形性红斑、肝炎和脑炎相关。

4.诊断和鉴别诊断

通常HSV-1/2感染可以临床诊断。如果可能，应使用病毒培养(敏感性50%)、PCR或直接荧光抗体(DFA)法检测HSV-1/2。作为替代，也可使用免疫球蛋白M(IgM)和免疫球蛋白G(IgG)抗体的血清学检测。上述检测应保留用于疑似原发感染个体或有记录的慢性感染的个体，通常不应用于筛选目的。

5.治疗

HSV-1/2感染的推荐方案包括阿昔洛韦(400mg口服，每日3次，持续7～10d，或200mg口服，每日5次，持续7～10d)，泛昔洛韦(250mg口服，每日3次，持续7～10d)或伐昔洛韦(1g口服，每日2次，持续7～10d)。疾病的再激活也可治疗：阿昔洛韦(400mg口服，每日3次，持续5d，或800mg口服，每日2次，共5d，或800mg口服，每日3次，共2d)，泛昔洛韦

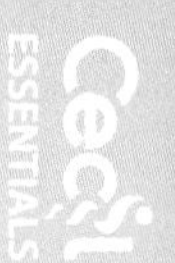

（125mg口服，每日2次，持续5d，或1000mg口服，每日2次，共1d或500mg，1次，接着250mg每日2次，持续2d）或伐昔洛韦（500mg每日2次，共3d，或1g每日1次，共5d）。

频繁复发的个体可以行抑制性治疗。严重患者应用静脉注射阿昔洛韦（5～10mg/kg，每8h静脉注射）治疗。治疗持续时间和过渡口服药物的时机应基于临床改善情况，通常是7～10d。孕妇全身应用阿昔洛韦、伐昔洛韦和泛昔洛韦治疗的安全性尚未确定。

6.预后

尽管HSV-1/2感染不能治愈，但大多数人是无症状的，且抑制性治疗可行。应对HSV-1/2感染者进行关于该疾病的教育，包括传播途径和可用治疗手段。应鼓励他们与性伴侣讨论他们的情况，包括在没有症状时可能发生传播的可能性。患者应在发病期间禁止性行为。

（三）软下疳

软下疳是美国生殖器溃疡的罕见原因。感染是由革兰氏阴性杜克嗜血杆菌引起的，在非洲和加勒比地区呈地方性流行。典型症状包括单发或多发、疼痛、非硬结的生殖器溃疡和腹股沟淋巴结肿大。该菌的生长需要含有血红素的培养基，并且它在革兰氏染色下呈鱼群样。在某些地区PCR可用于诊断。

应进行HSV-1/2和梅毒相关测试。推荐的治疗方案包括阿奇霉素（1g口服1次），头孢曲松（250mg肌内注射1次）或环丙沙星（500mg口服，每日2次，共3d）。孕妇和哺乳期妇女禁止使用环丙沙星。

（四）腹股沟肉芽肿

腹股沟肉芽肿也称为杜诺凡病，是由革兰氏阴性细菌肉芽肿克雷伯菌引起的。这种疾病在美国罕见（2010年为24例），但在非洲、印度、大洋洲和加勒比地区流行。临床表现包括无痛、溃疡性生殖器病变伴红斑。可以在组织病理学上观察典型的Donovan小体。

推荐的治疗方案是多西环素（100mg口服，每日2次，持续至少3周）。替代方案包括阿奇霉素、环丙沙星和复方磺胺甲噁唑。阿奇霉素可用于治疗妊娠期间的腹股沟肉芽肿。多西环素和环丙沙星孕妇禁用。

（五）生殖器溃疡的其他原因

当常规检测结果为阴性时，应考虑生殖器溃疡的其他原因。非感染性原因包括创伤、贝赫切特病、恶性肿瘤和药物介导的疾病。

四、其他性传播感染

（一）生殖器疣

人乳头状瘤病毒（HPV）是从生殖器疣到侵袭性癌症等一系列皮肤和黏膜疾病的病因。HPV与宫颈、肛门和口咽癌相关。现存HPV类型超过100种。性传播HPV感染是生殖器疣和肛门生殖器癌的病因。超过80%的性活跃成年人在一生中曾感染过HPV。生殖器疣通常呈良性且无症状，90%是由HPV6型和11型引起的。与肛门生殖器癌关系最密切的HPV类型是16型和18型；HPV16型最常见。

生殖器疣通常可描述为出现于生殖器，外观呈扁平或丘疹样。生殖器疣的诊断通常通过临床检查完成。若仍然诊断不清，可以进行活检。生殖器疣的治疗可包括鬼臼毒素（0.5%溶液或凝胶）、咪喹莫特（5%霜剂）、绿茶儿茶素（15%软膏）、冷冻治疗、鬼臼树脂（10%～25%浓度）、三氯乙酸（TCA）和手术切除。

HPV疫苗即Gardasil（四价疫苗）和Cervarix（二价疫苗），目前可用于接种。接种疫苗的主要目的是预防宫颈癌和其他癌症。疫苗也能有效预防生殖器疣。疫苗在有初次性接触前最有效。指南建议11～26岁的男性和女性接种疫苗。疫苗接种的最小年龄为9岁。该指南指出没有足够的证据支持需要为26岁以上的人接种疫苗。

（二）阴虱

阴虱（pediculosis pubis）可从生殖器扩散到身体的其他区域。最常见的症状是瘙痒。可能出现小斑疹和局部淋巴结肿大。光学显微镜下看到病原体即可确诊。

治疗包括苯氯菊酯（1%霜涂在患处，在10min内清洗）或除虫菊酯（用法类似）。替代药物包括马拉硫磷（0.5%洗剂）或伊维菌素。衣服、床单和其他织物应彻底清洗。

（三）疥疮

疥疮是由皮肤螨虫疥螨引起的，通过皮肤接触传播，在成人中，也常常通过性接触传播。临床表现通常包括瘙痒和小的红色斑丘疹，通常存在于手腕、前臂、手指和生殖器部位。

诊断通常基于临床表现和皮肤刮屑的检查。推荐的治疗方案包括苯氯菊酯(5%乳膏涂抹颈部以下的身体并在8～14h后洗掉)或伊维菌素。

推荐阅读

Centers for Disease Control and Prevention: Sexually transmitted diseases surveillance 2012, Atlanta, 2013, U.S. Department of Health and Human Services.

Cook RL, Hutchison SL, Østergaard L, et al: Systematic review: noninvasive testing for *Chlamydia trachomatis* and *Neisseria gonorrhoeae*, Ann Intern Med 142:914–925, 2005.

Geisler WM, Lensing SY, Press CG, et al: Spontaneous resolution of genital *Chlamydia trachomatis* infection in women and protection from reinfection, J Infect Dis 207:1850–1856, 2013.

Jensen JS: *Mycoplasma genitalium*: the aetiological agent of urethritis and other sexually transmitted diseases, J Eur Acad Dermatol Venereol 18:1–11, 2004.

Platt R, Rice PA, McCormack WM: Risk of acquiring gonorrhea and prevalence of abnormal adnexal findings among women recently exposed to gonorrhea, JAMA 250:3205–3209, 1983.

Rockwell DH, Yobs AR, Moore MB Jr: The Tuskegee study of untreated syphilis: the 30th year of observation, Arch Intern Med 114:792–798, 1964.

Schroeter AL, Lucas JB, Price EV, et al: Treatment for early syphilis and reactivity of serologic tests, JAMA 221:471–476, 1972.

Vall-Mayans M, Caballero E, Sanz B: The emergence of lymphogranuloma venereum in Europe, Lancet 374:356, 2009.

Workowski KA, Berman S, et al, for the Centers for Disease Control and Prevention (CDC): Sexually transmitted diseases treatment guidelines, 2010, MMWR Recomm Rep 59:1–110, 2010.

第101章

人类免疫缺陷病毒与获得性免疫缺陷综合征

著　者　Brian T. Montague　Aadia I. Rana　Edward J. Wing　Timothy P. Flanigan
译　者　孙晓川　审校者　翁惠玲　刘晓清

一、定义和流行病学

人类免疫缺陷病毒(HIV)是一种反转录病毒，属于慢病毒家族。对该病毒所致疾病的最早描述始于1982年。当时乌干达青年渔民中大量出现HIV感染相关的消瘦，故此病最初被称作“纤瘦病”。同年在美国，人们开始用“获得性免疫缺陷综合征”(AIDS，艾滋病)一词来描述原本健康的男性在发生同性性行为(MSM)后所患的综合征。其特点是出现严重而罕见的机会性病原体感染，如卡氏肺囊虫(现称为伊氏肺孢子菌)肺炎及罕见肿瘤，如卡波西肉瘤。这些感染原本仅发生在细胞免疫严重缺陷的患者中，而研究证实了这些患者存在严重免疫缺陷。随着类似的机会性感染相继在静脉吸毒者和血友病男性及其女性性伴侣中发生，人们逐渐认识到该综合征的病原通过性接触或血液及血制品传播。

1983年人们发现HIV，并于次年证实了HIV即为导致艾滋病的元凶。至1993年，AIDS已成为美国25～44岁成人的主要死因，直到1995年底有效的联合抗反转录病毒疗法(ART)的出现，这一流行趋势方发生显著改变。到2006年底，美国约有110万HIV感染者及艾滋病患者，其中约有56 300人于当年感染。超过20%的HIV感染者对感染状态不知晓，他们具有罹患严重并发症和将病毒传染给其他人的风险。

二、传播途径

尽管最初在美国，人们发现该病经常发生于男同性恋或静脉吸毒者中，但在全球范围内，异性性行为一直是HIV传播的主要途径。该病毒存在于感染者的精液和宫颈阴道分泌物中，并可通过阴道或肛门性行为双向传播。若同时存在其他性传播疾病，尤其是生殖器溃疡相关疾病，性传播HIV的概率将大大增加。

HIV的母婴垂直传播可发生于子宫内、生产时及母乳喂养过程中。在缺乏抗反转录病毒疗法的情况下，HIV感染的母亲所生婴儿中感染率为25%～30%。在产前和围生期对母亲并在出生后对婴儿应用有效的抗反转录病毒药物，可将垂直传播的风险降至2%以下。

在1985年美国全国范围内实行血液制品筛选检测之前，通过输血及血制品感染的患者几乎占到全美艾滋病患者的3%。自1985年开始，所有北美的血液制品均对HIV抗原及抗体进行筛查。在北美及西欧国家，通过输血感染HIV的风险目前已降至极低，但仍未彻底消除。

医护人员意外暴露于患者体液后也可感染HIV。被HIV污染的空心针头刺伤而感染的风险约为0.3%。观察性研究数据显示，及时采取暴露后预防措施可使这一感染风险降低至1/10左右。

关于该主题的深入讨论，请参阅《西氏内科学》(第25版)第387章“人类免疫缺陷病毒感染的预防”。

三、流行病学

在美国，HIV感染是一种要求上报的疾病。各州及疾病防控中心(CDC)共同监测HIV感染新发病例，存活HIV感染者数量及艾滋病诊断率。CDC已经确立了明确的艾滋病监测诊断标准，包括$CD4^+$辅助性T淋巴细胞计数（CD4计数）低于200个细胞/mm^3、已经诊断患有多种提示细胞或体液免疫缺陷的机会性感染、患有某些特定的癌肿或其他与严重免疫缺陷相关的疾病。随着ART的应用，上述艾滋病诊断标准的临床意义变得有限，但记录艾滋病病例数仍具有重要的流行病学意义，可以作为提示晚期诊断和缺乏相关医疗资源的指标。

从20世纪80年代早期开始，HIV感染出现全球大流行。HIV陆续在各大洲传播开来。20世纪90年代晚期开始，印度、东南亚、南非、俄罗斯和东欧的一些地区HIV感染传播的速度异常迅猛。由于自HIV感染至艾滋病相关疾病发生之间存在一段潜伏期，临床确定的艾滋病在新人群中传播并流行的时间可能要滞后6～8年。全球范围内，2011年有170万人因HIV感染而死亡，约有3400万存活HIV感染者，其中有330万儿童。2011年约有250万新发HIV感染者，比2001年估计的310万人下降24%。2009年约有37万新发感染儿童和4.2万～6万孕产妇死亡病例。70%全球新发HIV感染者来自撒哈拉以南的非洲地区。在很多资源匮乏地区，HIV及相关感染的发病率及死亡率一直居高不下。随着中低收入国家ART的普及，HIV的发病率和死亡率应该会有所下降，进而导致存活HIV感染者的数量增加。

在美国过去的10年间，女性HIV感染人数迅速增多；在东南部一些农村地区，女性占到了2005年新发感染的半数以上。在过去几年间，HIV感染在年轻男男性行为人群中呈现再次走高的趋势。在北美洲HIV感染者中，非洲裔和拉美裔的比例甚高。鉴于感染多发生在静脉吸毒最普遍的贫穷内陆城市，我们认为静脉吸毒导致病毒传播是造成这种情况的主要原因。自2003年开始，美国通过静脉吸毒传播病毒的比例大幅下降，而异性性行为的比例则持续上升。美国最近的研究表明，即便是在治疗易得的情况下，接受治疗并达到病毒学抑制状态的患者比例仅为25%（图101-1）。识别存活HIV感染者、鼓励就诊、坚持随访并提升患者对抗病毒治疗的长期依从性变得愈发重要。这被称为控制HIV感染的“寻找、检测、治疗、留住”（STTR）策略。

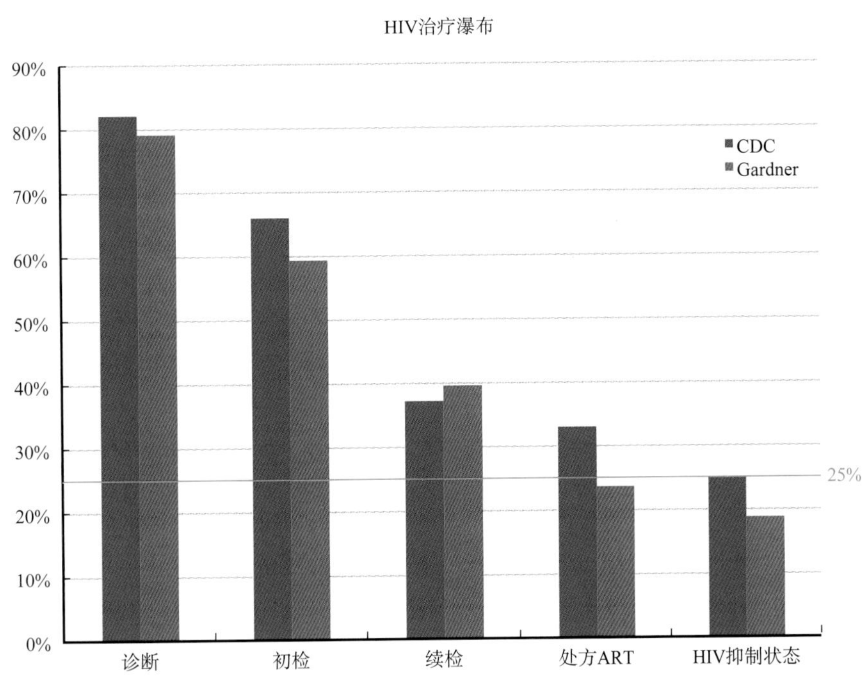

图101-1 艾滋病诊疗情况。随着从诊断、初检、续检到通过抗反转录病毒药物治疗实现病毒抑制状态，艾滋病患者随诊的比例进行性下降（资料来源：2014年11月3日在http：//www.cdc.gov/hiv/pdf/research_mmp_StagesofCare.pdf.网站上查阅到的“HIV in the United States： the Stages of Care.CDC Fact Sheet，2012.”和Gardner EM，McLees MP，Steiner JF，et al： The spectrum of engagement in HIV care and its relevance to test-and-treat strategies for prevention of HIV infection，Clin Infect Dis 52：793-800，2011.）

关于该主题的深入讨论，请参阅《西氏内科学》（第25版）第384章“HIV感染和艾滋病的流行病学特征”。

四、病理学

HIV的核心包括两条单链RNA、病毒编码的反转录酶、蛋白酶和整合酶（图101-2）。包裹结构蛋白（p24和p18）的是来自宿主细胞的磷脂双层，其上有跨膜（gp41）和表面上（gp120）的包膜糖蛋白。HIV的包膜糖蛋白对辅助性T细胞和单核-吞噬细胞系统其他细胞表面的CD4分子具有高亲和力。在HIV与CD4分子结合后，病毒的衣壳经历一系列构象变化，与另一个辅助受体（其中最重要的是趋化因子受体CCR5和CXCR4）结合。与辅助受体的结合促使病毒发生构象变化，拉近其与宿主细胞的距离，并暴露gp41蛋白的融合结构域，随后插入宿主细胞膜，介导病毒与宿主细胞的融合。

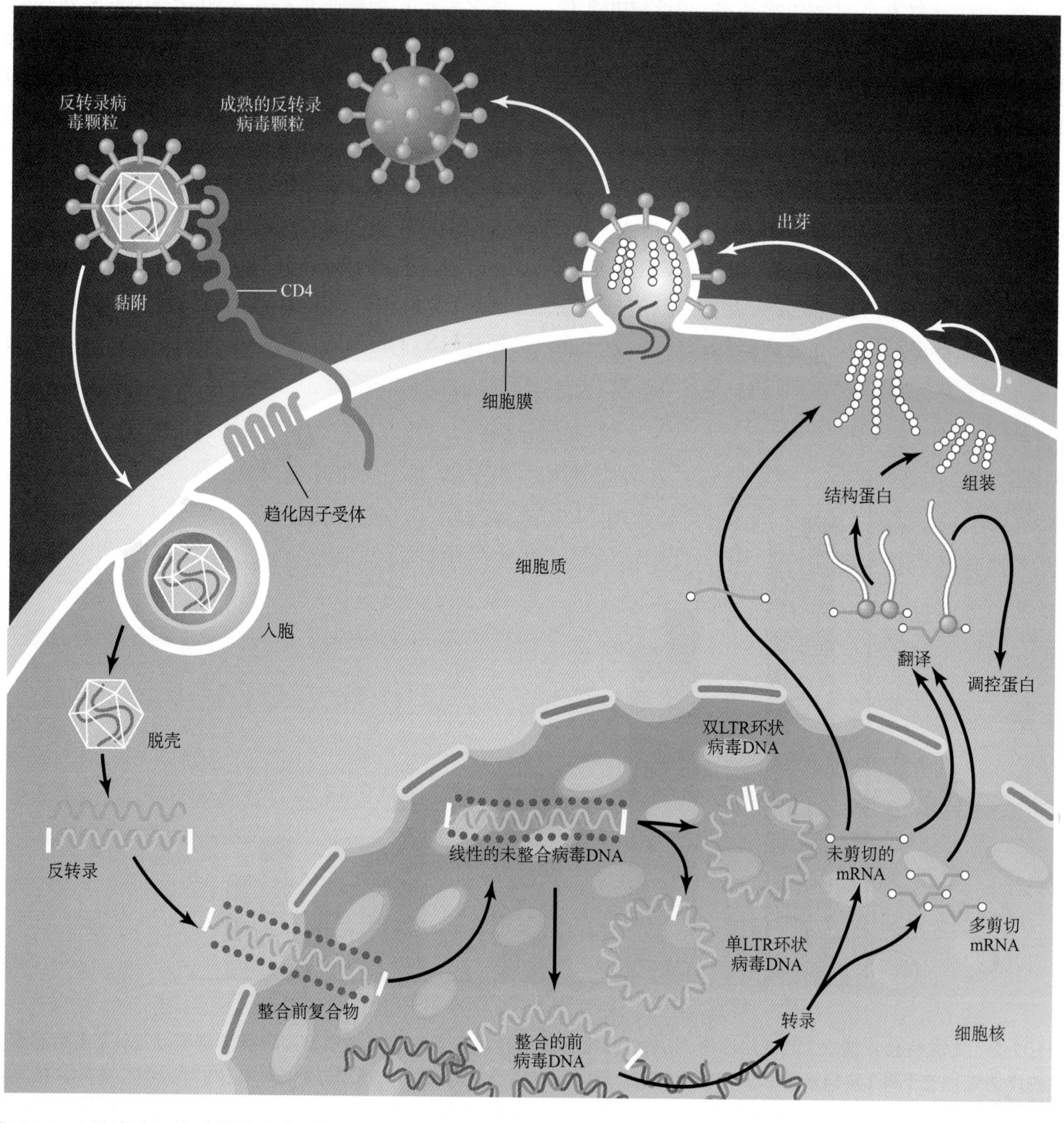

图101-2 HIV复制。抗反转录病毒药物治疗的重要靶点包括膜结合与融合、反转录、前病毒DNA的整合及蛋白质合成。LTR.长末端重复序列；mRNA.信使RNA（资料修改自：Furtado MR, Callaway DS, Phair JP, et al： Persistence of HIV-1 transcription in patients receiving potent antiretroviral therapy, N Engl J Med 340：1614-1622, 1999.）

通过以上过程，HIV的核蛋白反复合物进入宿主细胞胞质内，并通过病毒编码的反转录酶对其RNA病毒基因进行反转录，产生的双链病毒DNA进入细胞核。在宿主蛋白质的介导下，病毒的整合前复合物恰当定位，在反转录病毒整合酶的催化下整合入宿主染色体中。即便应用有效的ART（见下文）治疗，被感染的CD4阳性静息记忆细胞依然会成为病毒存储库，导致患者终身持续感染。然而，大多数病毒的复制发生在活化T细胞内，这些细胞更易被HIV感染且更具备支持HIV复制的能力。

当CD4阳性淋巴细胞被激活后，HIV的信使RNA（mRNA）表达将增强。核心蛋白、酶、包膜蛋白分别被*gag*、*pol*和*env*基因编码。最近的研究表明除病毒自身的蛋白外，超过100种宿主蛋白在病毒的复制中起着重要作用。病毒颗粒在细胞膜处完成组装，并以出芽的方式释放到细胞外。每一个新组装病毒包含两份未被剪切的mRNA拷贝作为病毒基因组。病毒的复制和新病毒的产生会使被感染的T细胞发生裂解。包括巨噬细胞和某些树突细胞在内的其他宿主细胞也可感染HIV，但病毒的复制并不会导致这些细胞裂解。

急性感染之后，肠黏膜淋巴组织和其他淋巴组织中出现高水平的病毒增殖。感染后2～4周，血浆中HIV RNA的水平（即血浆病毒载量，PVL）通常超过100万拷贝/mm^3。几乎所有急性HIV感染的病例都是由噬受体5病毒造成的，这些病毒通过与趋化因子受体CCR5结合从而进入细胞。在接下来的几周，部分有效的免疫应答导致PVL下降，且下降速度通常很快。6～12个月后，PVL通常趋于稳定，并可维持在这一水平数年之久，我们称其为病毒调定点（图101-3）。以感染后6～12个月的PVL确定的病毒调定点，是艾滋病后续进展速度的重要预测指标，但仅对半数患者如此。

在急性反转录病毒综合征恢复后，患者可在数年内无任何不适，但即便在无症状的感染者中，每天也可产生超过1000亿个新的病毒颗粒。在HIV感染过程中，大多数患者会出现循环CD4阳性细胞的快速产生、更新和进行性下降。随着疾病的进展，在PVL出现急剧上升后可观察到CD4计数明显下降（图101-3）。与HIV复制相关的细胞裂解只是导致CD4计数进行性下降的部分原因。在长达数年的临床潜伏期内，病毒颗粒大量存在于淋巴结生发中心的滤泡状树突细胞中，导致这些淋巴结出现增生和进行性纤维化。随着艾滋病的进展，淋巴结逐渐萎缩，病毒血症逐渐加剧。晚期艾滋病患者通常存在持续高水平的病毒血症。

CD4计数的下降往往伴随着剩余淋巴细胞功能的严重损伤。免疫无反应可能在HIV感染早期发生，并最终发生在几乎所有艾滋病患者中。抗原刺激所致的辅助T细胞增殖被显著抑制，T细胞的细胞毒性反应减少，针对病毒感染细胞的自然杀伤细胞活性显著降低。CD4细胞功能和数目的下降是患者免疫功能障碍的核心，进而参与导致B淋巴细胞功能低下（针对新抗原产生抗体的能力下降）。

关于该主题的深入讨论，请参阅《西氏内科学》（第25版）第385章“HIV感染的免疫发病机制”。

五、临床表现

（一）急性HIV感染和急性反转录病毒综合征

高达50%的HIV感染者在初始感染后的2～6周会出现单核细胞增多症样表现（急性反转录病毒综合征）。症状包括发热、咽痛、淋巴结肿大、皮疹、关节痛和头痛，并通常持续数天至3周（表101-1）。皮疹通

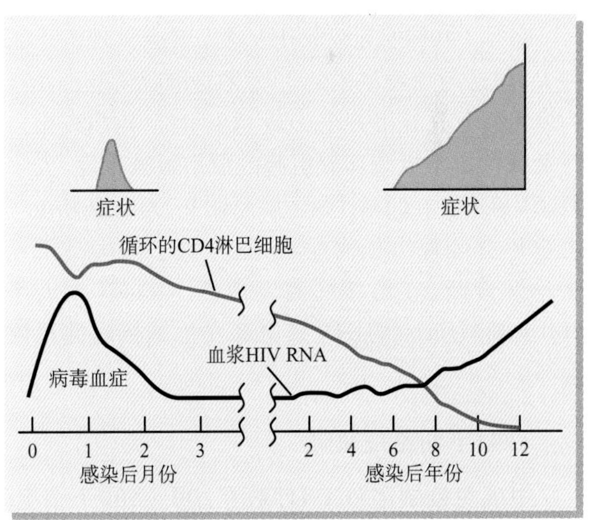

图101-3　未经抗反转录病毒治疗的HIV自然史。在急性感染后，病毒复制的暴发导致CD4计数的突然下降。部分有效的细胞免疫可将病毒的复制抑制在最低水平，并使CD4计数上升并稳定在低于正常的水平。在未予治疗的情况下，患者出现严重免疫缺陷之前，CD4计数的下降与病毒的最低水平成比例。此后，病毒计数可上升且患者常出现症状。尽管多数患者在8～10年内发展至严重免疫缺陷阶段，但不同患者间存在巨大差异，某些可在几年内进展至艾滋病而某些可能在20年后才出现明显的CD4计数下降

常呈一过性的躯干或面部斑丘疹。10%的感染者会发生急性自限性无菌性脑膜炎，其脑脊液特点是细胞增多并可检测到HIV。急性反转录病毒综合征患者通常会因症状较重至医院就诊。对急性HIV反转录病毒综合征保持高度警惕非常重要，因为在这一阶段，患者血浆中的HIV RNA水平非常高，很可能通过性行为、共用针头或母婴等途径传染给他人。

（二）与艾滋病相关的疾病谱

未经治疗的HIV感染通常会导致患者免疫功能缓慢、非线性下降至严重免疫缺陷。然而，不同个体间疾病的进展情况有很大差异。在感染后10年内，未经治疗的患者中约50%发展为艾滋病，30%出现相对轻微的症状，不到20%的患者完全无症状（见图101-3）。与老年人相比，儿童和青少年发展至艾滋病的速度较慢，在未应用ART的情况下，HIV感染10年内发展至艾滋病的比例低于30%。免疫缺陷的进展速度不受HIV传播途径的影响，而且从长期来看，亦不受性别影响，尽管通常女性患者疾病进展较快而血浆HIV载量较低。

（三）HIV感染的早期影响

35%～40%的无症状HIV感染者会出现淋巴结肿大，但这与免疫缺陷的进展速度和后续是否发展为淋巴瘤无显著相关性。HIV感染早期，常出现由自身免疫性血小板破坏而引起的血小板减少症。大多数HIV感染者在CD4计数下降至低于200个细胞/mm^{3}之前不会表现出任何症状，这导致了该病常常无法早期诊断。在结核病高发地区，CD4计数大于200个细胞/mm^{3}的HIV感染者发生结核病的风险很高。

（四）早期免疫缺陷

中度免疫缺陷（CD4计数在200～500个细胞/mm^3）患者对蛋白质和多糖抗原的抗体反应及细胞免疫功能均有下降。这些功能损害导致常见肺炎病原体（尤其是肺炎链球菌和流感嗜血杆菌）引起的菌血症性肺炎的发病率增加3～4倍，且在流行地区活动性肺结核的发病率显著增加（表101-2）。

皮肤黏膜损伤可能是免疫功能障碍的首发表现，包括水痘-带状疱疹（带状疱疹）再激活，复发性生殖器单纯疱疹病毒（HSV）感染，口腔或阴道念珠菌病和口腔毛状白斑（参见下文）。女性HIV感染者最早的临床表现可能是无诱因的念珠菌性阴道炎频繁复发。由HSV-2引起的复发性、痛性肛周、生殖器或会阴大溃疡更常见于女性。女性HIV感染者巴氏涂片检查发现高度鳞状上皮内病变的可能性增加。直肠巴氏涂片上显示发育不良或肿瘤形成的发生率对男女性均有增加且程度相似。

（五）机会性感染

在免疫缺陷晚期，CD4计数低于200个细胞/mm^3，患者出现机会性感染的风险极高（见表101-2）。在有效的抗反转录病毒药物出现和预防性使用抗

表101-1 急性反转录病毒综合征的症状和体征

症状或体征	发生率(%)
发热	98
淋巴结肿大	75
咽痛	70
肌痛和关节痛	60
皮疹	50
头痛	35

表101-2 发生在不同CD4计数情况下的艾滋病并发症

CD4计数(个细胞/mm^3)	机会性感染或肿瘤
＞500	带状疱疹
	结核
200～500	口腔毛状白斑
	念珠菌咽炎（鹅口疮）
	卡波西肉瘤（皮肤、黏膜）
	复发性细菌性肺炎
	宫颈或肛门肿瘤
100～200	伊氏肺孢子菌肺炎
	播散性荚膜组织胞浆菌感染
	卡波西肉瘤（内脏）
	进行性多灶性脑白质病
	非霍奇金淋巴瘤
＜100	念珠菌性食管炎
	巨细胞病毒视网膜炎
	鸟分枝杆菌
	弓形体脑炎
	隐孢子虫肠炎
	新型隐球菌脑膜炎
	慢性溃疡性单纯疱疹病毒
	巨细胞病毒性食管炎或结肠炎
	原发性中枢神经系统淋巴瘤

生素治疗之前，60%的北美男性艾滋病患者出现伊氏肺孢子菌肺炎（PCP）。在ART应用于临床之前，美国HIV患者弓形体脑病的发病率高达约3.9/100（患者·年）。CD4计数低于50个细胞/mm^3表示处于严重免疫抑制状态，在有效的ART应用于临床之前，此类患者在后续12～24个月内的死亡率高。

在未予治疗的情况下，巨细胞病毒（CMV）视网膜炎（可迅速导致失明）和播散性结核分枝杆菌（MAI）感染频繁发生。只有在病毒复制得到有效控制的情况下，针对这些疾病的特定疗法才能见效。

六、诊断和鉴别诊断

识别艾滋病患者并让他们接受有效的治疗是公共卫生领域的重要工作。最近的研究已经证实ART可以减少HIV的传播。尽管早期诊断的重要性已得到确认，但诊断时患者CD4计数的中位数仍维持在175个细胞/mm^3左右，表明检测和治疗仍存在延迟的情况。

美国疾病预防与控制中心和预防医学工作组建议所有13～64岁的人应进行一次HIV检测，是否需要重复检测及是否应对此年龄段以外的人进行检测应根据感染及再感染风险酌情而定。所有孕妇都应定期接受HIV检测。为达成这一目标，CDC进一步建议将HIV检测视为常规医疗检测的一部分，无须患者书面同意或在检测前后进行正式的医疗咨询。非常重要的是，检测前应确保患者理解他们正在接受检测并知晓如发现HIV感染，可以接受治疗。

检测HIV感染的标准流程是首先检测血清和唾液中的HIV抗体。若免疫印迹法检测出针对至少两种病毒蛋白质的抗体，则可确认抗体阳性。这些检测技术都非常敏感，但近期感染者抗体检测可为阴性。窗口期通常为1～2周，在此期间感染者血浆中具有可被检测到的HIV RNA和核心p24抗原。若近期有HIV暴露史且初始酶联免疫吸附法（ELISA）测定抗体阴性，应在6周和3个月时重复测定。在处于HIV暴露高风险的人中，若免疫印迹法检测结果为抗体可疑阳性，则通常提示早期血清学转化；在这种情况下，血浆HIV RNA阳性（即＞10 000拷贝/ml）表示急性HIV感染。

快速的现场即时HIV检测在院内外均发挥重要作用。这些快速检测的试剂盒可在30min内出结果，但需进行抗体检测加以确认。最近研发的第四代HIV检测法可同时检测病毒的抗原及抗体。

七、治疗

（一）初步咨询和门诊评估

一旦确定HIV感染，医生应从容不迫地讨论患者病程、治疗及免疫学和病毒学检验（如CD4计数、病毒载量检测）在指导治疗中的作用。医生应该向患者强调，现有的ART治疗可使疾病的进展被无限期延长。歧视艾滋病患者仍是一个重要问题，而且是阻碍患者就医的一个关键因素。将此视作HIV检测后医学咨询和治疗的一部分，对保证新患者持续接受治疗十分重要。

如何预防通过无保护性行为及共用针头的方式进一步传播HIV应该在首次就诊及后续随诊时与患者进行反复讨论。尤为重要的是，应向患者强调这些高危行为不仅会危害他人，还可能导致传染新的潜在耐药株。

初始评估应该包括以HIV为导向的系统回顾和全面的体格检查。尤其必须检查是否存在HIV相关皮疹和卡波西肉瘤。口腔检查可以显示鹅口疮、牙龈炎、毛状白斑、HSV导致的浅表溃疡、口疮溃疡或卡波西肉瘤的特征性病变。在非常晚期的患者中，眼底可能会出现CMV视网膜炎特征性的出血性损害。淋巴结肿大、肝脾大和任何外阴病变都应引起注意。周围神经病变和整体认知功能下降的相关检查亦应密切关注。

（二）实验室检测

首次就诊时应该检测CD4计数和PVL，并告知患者结果。PVL和CD4之间相关作用的图示可有助于患者理解。还应进行HIV基因型检测以评估其耐药性（参见下文）。

PVL是反映治疗依从性的重要指标，初始阶段应该每隔3～4个月检测一次。对于规律应用ART后病毒被抑制的患者，目前的指南允许以6个月为间隔对PVL进行监测。对于那些未接受或只是最近才开始ART治疗且CD4数目低于200个细胞/mm^3的患者，通常每3～4个月检测一次CD4细胞数目及PVL。一旦患者规律治疗，并且病毒得到抑制（＜200拷贝）、CD4计数高于200个细胞/ml，CD4细胞计数监测的意义也就不再那么重要了，指南允许将监测间隔延长至每年一次。

(三)筛查相关感染

1.结核

纯化蛋白衍生物(PPD)检测应在HIV感染早期进行,硬结≥5mm为阳性。任何PPD检测阳性患者都应接受活动性肺结核的评估。若无活动性疾病,则应接受9个月的异烟肼或短期联合药物预防性治疗(参见第92章);若存在活动性疾病,则应在充分考虑抗结核药与抗反转录病毒药物之间的相互作用后,启动多药联合治疗。

2.性传播疾病

如果患者的梅毒血清学检测呈阳性,则应立即开始治疗。梅毒感染在受HIV高度影响的人群中是常见的,且共感染会增加将HIV传播给他人的风险。建议定期筛查。

3.肝炎

肝病是艾滋病患者中致残及致死的重要原因。推荐对甲型、乙型、丙型肝炎进行基线筛查,对甲型及乙型肝炎没有免疫的患者应该接受免疫接种。丙型肝炎在通过静脉吸毒感染HIV者中非常高发,HIV感染者中通过男男性行为传染丙型肝炎的病例也在增多。鉴于缺乏有效的丙型肝炎疫苗,建议对存在暴露风险的患者定期筛查丙型肝炎。

4.其他感染

对于CD4计数低、需要预防弓形体感染的患者,应考虑筛查弓形体抗体。在组织胞浆菌及球孢子菌感染流行区,应对这两种菌进行筛查,若患者为阳性,则采取相应预防措施。

(四)免疫接种

针对多糖的抗体反应在CD4计数较高的患者中较强。免疫接种的最佳时机尚不确定。对于CD4计数低的患者,大多数医生会在免疫重建后让患者接种及再接种某些疫苗。在CD4计数低于200个细胞/mm^3的患者中应避免接种活疫苗。

1.肺炎球菌

所有艾滋病患者都应接种一剂PCV14(Prevnar13),8周后再接种一剂PPV23(Pneumovax)。若先前接种过PPV23,则患者应该至少1年后再接种PCV13。要求患者CD4计数≥200个细胞/ml。推荐在第一次接种PPV23的5年之后重复接种。

2.流感病毒

艾滋病患者流感及其并发症的发病率及死亡率高,因此艾滋病患者应每年接种季节性流感疫苗。

3.带状疱疹病毒

带状疱疹病毒再激活,是艾滋病患者带状疱疹患病率增加的一个重要原因。因为带状疱疹疫苗是减毒活疫苗,所以需要进行额外的检查以评估该疫苗在HIV感染者中的安全性。尽管这些试验并未报道相关风险的增加,但尚无最终定论,而且美国FDA并未推荐使用该疫苗。

4.人乳头状瘤病毒

无论是否感染HIV,CDC均推荐于11岁或12岁接种人乳头状瘤病毒(HPV)疫苗。男男性行为者和包括HIV感染者在内的免疫缺陷者,在26岁前若未曾接种过HPV疫苗,亦应接种。

5.甲型和乙型肝炎病毒

艾滋病患者应通过血清学检测来评估是否已经感染甲型及乙型肝炎病毒。易感患者应接种疫苗。

(五)其他疾病筛查

1.宫颈癌

女性艾滋病患者应该间隔6个月做2次巴氏涂片检查,若均正常,则此后每年检查一次。若涂片发现异型细胞,则应进行阴道镜检查。

2.直肠癌

HPV与女性宫颈癌及男性和女性直肠癌相关。虽然有些人主张定期筛查,但尚无明确的有关直肠癌的指南。

八、抗反转录病毒治疗

抗反转录病毒治疗的目标是保证HIV感染者能无症状、高质量地生活。早期不完善的ART防止了HIV产生主要抗性突变,对于这些早期无症状的感染者,目前的治疗均可帮助他们达到上述目标。目前美国推荐向所有艾滋病患者提供治疗。在世界上的大部分地区,实际上还是根据CD4计数结果来决定是否采取治疗,以便将有限的资源分配给最可能直接受益的患者。

(一)抗反转录病毒药物

美国卫生和公共服务部已经制定了抗反转录病毒治疗的循证医学指南。最常用的抗反转录病毒药物如表101-3所示。目前一线治疗的首选及替代方案总结见表101-4。除了少数例外,所有推荐方案都至

表101-3 几类最常用的抗反转录病毒药物

药物种类	药物
核苷/核苷酸反转录酶抑制剂(NRTI)	替诺福韦
	阿巴卡韦
	拉米夫定
	恩曲他滨
	齐多夫定
	去羟肌苷*
	司他夫定*
非核苷反转录酶抑制剂(NNRTI)	依法韦仑
	奈韦拉平
	依曲韦林
	利匹韦林
蛋白酶抑制剂†	阿扎那韦
	地瑞纳韦
	福沙那韦
	洛匹那韦
	沙奎那韦
整合酶抑制剂	雷特格韦
	埃替格韦
	度鲁特韦
CCR5抑制剂	Maraviroc
融合抑制剂	Fuseon

*因为毒副作用而很少使用。

†大多数蛋白酶抑制剂需要联合使用可抑制其代谢的药物以提高疗效。利托那韦每日100mg是最常使用的。可比司他(cobicistat)最近被批准用作固定剂量复合制剂的一部分,其适应证能否扩展目前正在研究中。

少包含3种完全活性药物。药物的共配制逐渐允许将多种药物组合在单一片剂中。目前已批准3种每日使用的单片制剂方案用于治疗艾滋病,还有许多正在研发中。服药数量的减少可以显著提升患者的治疗依从性并使治疗失败的风险最小化。世界卫生组织公布了欠发达地区艾滋病治疗指南,提倡应基于疗效、成本和可用性选择一线和二线治疗方案。

评估早期治疗收益的临床试验已经证明,在出现明显免疫缺陷之前HIV已对健康产生许多影响。结构性治疗中断并延迟治疗至CD4计数降至500个细胞/mm^{3}以下,可导致心血管疾病、肾脏疾病、肝脏疾病和神经认知障碍的风险增高。尽管患上述疾病的风险随CD4计数的下降和免疫功能的恶化而增加,但某些患者可在严重免疫缺陷之前便出现这些问题。在CD4计数下降至500个细胞/mm^{3}之前开始ART治疗的益处主要归因于这些非感染并发症的降低。

随着AIDS患者在ART的作用下寿命越来越长,老年的典型疾病逐渐成为关注焦点。很难鉴别HIV感染对这些疾病的风险产生的额外影响,而普遍存在的物质滥用、吸烟和其他因素亦影响判断。由于HIV本身可通过治疗加以控制,所以认识这些风险并提供最好的基础医疗,对帮助艾滋病患者健康生活至关重要。

(二)基线耐药性检测和耐药性的产生

断续服用抗反转录病毒药物可导致HIV耐药株的产生。至少16%(1/6)的新发感染含有影响对一种或多种抗反转录病毒药物敏感性的突变。因此,建议在应用ART前进行病毒耐药性检测。对依从性差的患者进行密切监测至关重要。现已发现断续服药几周后即可导致某些耐药性突变的产生,尤其是导致病毒对拉米夫定和恩曲他滨耐药的M184V突变。

(三)何时改变治疗方案

在无症状患者中首次应用抗反转录病毒疗法后,PVL应迅速下降,通常在4周内降低10倍,在16～24周内降至无法检测的水平(＜50拷贝/ml)。如果未达到这个量级的下降,医生应对患者的依从性进行评估。若患者对治疗方案几乎完全依从(＞95%),则应考虑重新检测是否含有耐药性突变并改用另一种治疗方案。携带耐药性突变的少数病毒亚群在药物施加的选择压力下可迅速赶超敏感病毒亚群。这些耐药亚群可仅在治疗过程中被检测到。

如果所选的治疗方案实现了将PVL降至可检测水平以下并且患者依从性良好,则病毒可在很多年内甚至永远被有效抑制。单次检测中PVL的小幅度升高通常无显著意义。具体可参见定期更新的国际艾滋病协会-美国耐药性指南(www.iasusa.org/guidelines/index.html)。如果因为某些原因不得不停用某一种抗反转录病毒药物,则应暂时停用该疗法中的所有抗反转录病毒药物。作为替换,可予全新的治疗方案以维持病毒的完全抑制。

(四)预防机会性感染

在艾滋病最开始大流行的15年,机会性感染的预防治疗是对HIV感染最有效的医疗干预手段。其中最成功的是在CD4计数小于200个细胞/mm^{3}的患者中预防PCP感染。在艾滋病患者中常规采用预防措施,使北美艾滋病男性患者中出现PCP感染的频

表101-4 DHHS指南推荐的一线抗病毒治疗的首选和替代方案

给药量	组合*	限制†
首选治疗方案		
每日1次，每次1片	atripla(替诺福韦、恩曲他滨、依法韦仑)	CrCl＞50、致畸性
每日1次，每次2片	truvada(替诺福韦、恩曲他滨)+度鲁特韦	CrCl＞50
每日1次，每次3片	truvada(替诺福韦、恩曲他滨)+阿扎那韦+利托那韦	CrCl＞50、肝硬化者Child-Pugh A级
每日1次，每次3片	truvada(替诺福韦、恩曲他滨)+地瑞那韦+利托那韦	CrCl＞50、肝硬化者Child-Pugh A级
BID方案：一种药物每日1片，另一种药物每日2次，每次1片	truvada(替诺福韦、恩曲他滨)+雷特格韦	CrCl＞50
二线治疗方案		
每日1次，每次1片	complera(替诺福韦、恩曲他滨、利匹韦林)	CrCl＞50†、PPI 禁用
每日1次，每次1片	stribild(替诺福韦、恩曲他滨、埃替格韦、cobicistat)	CrCl＞70†、肝硬化者Child-Pugh A级
每日1次，每次1片	triumeq(阿巴卡韦、拉米夫定、度鲁特韦)	HLA-B5701阴性、CrCl＞50
每日1次，每次3片	epzicom(阿巴卡韦、拉米夫定)+阿扎那韦+利托那韦	HLA-B5701阴性‡、CrCl＞50†、肝硬化者Child-Pugh评分＜5
每日1次，每次3片	epzicom(阿巴卡韦、拉米夫定)+利匹韦林	HLA-B5701阴性、CrCl＞50†、PPI禁用、肝硬化者Child-Pugh评分＜5
BID方案：一种药物每日1片，另一种药物每日2次，每次1片	truvada(替诺福韦、恩曲他滨)或epzicom(阿巴卡韦、拉米夫定)+依曲韦林	CrCl＞50†、HLA-B5701阴性(阿巴卡韦)、肝硬化者Child-Pugh评分＜5(阿巴卡韦)
每日1次，每次4片	truvada(替诺福韦、恩曲他滨)或epzicom(阿巴卡韦、拉米夫定)+膦沙那韦+利托那韦	CrCl＞50†、HLA-B5701阴性(阿巴卡韦)、肝硬化者Child-Pugh 评分＜5(阿巴卡韦)
每日1次，每次5片	truvada(替诺福韦、恩曲他滨)或epzicom(阿巴卡韦、拉米夫定)+洛匹那韦/利托那韦	CrCl＞50†、HLA-B5701阴性(阿巴卡韦)、肝硬化者Child-Pugh 评分＜5(阿巴卡韦)

注：CrCl.肌酐清除率[单位ml/(min·17.3m²)]；DHHS.美国卫生和人类服务部；HLA.人类白细胞抗原；PPI.质子泵抑制剂。

*新的抗反转录病毒药物和药物组合方案经常被批准。有关首选和替代方案的最新列表，请参阅DHHS的“抗反转录病毒药物使用指南”(见推荐阅读)。

†当CrCl＜50时，替诺福韦，拉米夫定和恩曲他滨均需调整剂量，应避免使用含有这些药物的复合制剂。

‡HLA-B5701是提示存在阿巴卡韦过敏风险的遗传标志物。在用药前应对其进行筛查，若存在该标志物，则不应选用此药。

率较最初下降至1/4(从60%至＜15%)。

特异性抗菌药(表101-5)还可有效预防体内存在弓形体抗体且CD4计数低于100个细胞/mm³的患者发生弓形体脑炎，以及结核菌素皮肤试验阳性患者出现活动性结核病，无论体内CD4计数结果如何。建议在CD4计数较低(＜50个细胞/mm³)的患者中预防结核分枝杆菌感染。在CD4计数低于50个细胞/mm³的患者中，CMV视网膜炎的预防中度有效，但及时应用ART，早期治疗活动性疾病才是目前的首选。针对复发型HSV-2感染(用阿昔洛韦、泛昔洛韦或伐昔洛韦)和复发型念珠菌性食管炎(用氟康唑)的预防措施非常有效，但通常应该仅用于症状复发的患者。来自组织胞浆菌或球孢子菌病流行区的患者，如果他们可检测到相关抗体且CD4计数低于150个细胞/mm³，则应考虑进行初级预防(用氟康唑)。尚无隐球菌抗原筛查的相关指南。

在ART治疗导致CD4计数上升后，停止针对机会性感染的特异性预防药物是合理的。在开始有效的ART治疗且连续2次相隔3个月以上的CD4计数均超过100个细胞/mm³后，可以安全停用针对CMV和

表101-5 HIV感染者一级和二级预防建议

病原体	CD4阈值（个细胞/mm^3）	其他预防适应证	首选方案	替代方案
一级预防				
伊氏肺孢子菌肺炎	<200		TMP-SMX SS或DS每日	氨苯砜，阿托伐醌
弓形体病	<100	可检测到抗弓形体IgG抗体	TMP-SMX SS或DS每日	嘧啶-氨苯砜和乙胺嘧啶-磺胺多辛
鸟分枝杆菌	<50		阿奇霉素1200mg/d	克拉霉素500mg bid
二级预防				
结核分枝杆菌	任何	通过PPD或IGRA证实的结核暴露史	异烟肼（取决于病原体对其是否敏感）	利福平、异烟肼+利福喷丁
隐球菌病	<200	隐球菌脑膜炎或隐球菌抗原阳性病史	氟康唑	NA
球孢子菌病	<150	可检测到抗组织胞浆菌IgG抗体或有球孢子菌病病史	氟康唑或伊曲康唑	NA
组织胞浆菌病	<150	可检测到抗组织胞浆菌IgG抗体	伊曲康唑	NA
巨细胞病毒（CMV）	<50	符合CMV感染的眼和眼外表现	更昔洛韦3g/d	NA

注：DS.双倍剂量；IgG.免疫球蛋白G；IGRA.干扰素-γ释放测定；NA.不适用；PPD.纯化的蛋白衍生物；SS.单倍剂量；TMP-SMX.甲氧苄啶-磺胺甲噁唑。

MAI的预防药物；同样地，如果连续两次CD4计数超过200个细胞/mm^3，可以停用针对PCP和弓形体的预防药物。

关于该主题的深入讨论，请参阅《西氏内科学》（第25版）第389章“预防和治疗艾滋病并发症：感染、肿瘤和代谢异常”。

九、艾滋病特异性临床表现的治疗

艾滋病的临床表现不仅包括免疫缺陷相关的机会性感染，还包括HIV相关的恶性肿瘤及其他非感染性并发症。艾滋病患者的临床表现随发病时间不同而明显不同（见表101-2）。一些HIV相关肿瘤，如非霍奇金淋巴瘤和HPV相关肿瘤可能在感染性并发症出现之前发生。任何CD4计数下，结核等感染性并发症均可出现，其发生率因HIV感染而增加。在CD4计数较高时出现的感染性并发症对特异性感染的常规治疗反应良好（如恰当的β-内酰胺类抗生素治疗肺炎球菌性肺炎，标准多药联合治疗肺结核）；然而在CD4计数低于200个细胞/mm^3时出现的机会性感染则需要在治疗急性感染后予以慢性抑制疗法（如PCP肺炎、CMV视网膜炎、新型隐球菌脑膜炎）。

关于该主题的深入讨论，请参阅《西氏内科学》（第25版）第389章“预防和治疗艾滋病并发症：感染、肿瘤和代谢异常”。

（一）艾滋病相关疾病的初步评估

当患者出现新疾病或主诉时，评估患者的免疫状态是关键。如果患者正在接受抗反转录病毒治疗并且在近期进行过CD4评估，CD4计数是反映患者状态的最佳指标。近期未进行CD4检测的患者，若无明确证据表明免疫功能正常，都应被假定为免疫功能低下者。如果治疗存在中断，则CD4计数会在治疗中断后约12个月时降至先前的最低点。在疾病急性期，CD4计数可能下降。因此，急性期以CD4计数为指标可低估患者的免疫功能。

（二）全身症状

严重免疫缺陷的最初表现为非特异性症状，患者可能会出现不明原因的发热、盗汗、厌食、体重减轻或腹泻。在未接受有效抗病毒治疗的患者出现明确的机会性感染之前，上述症状可能会持续数周或数月。绝大多数艾滋病晚期患者出现的持续性发热提示存在机会性感染。CD4计数低于50个细胞/mm^3的患者出现不明原因发热和贫血的最常见原因是播散性结核分枝杆菌感染。该感染可通过骨髓活检诊断，用分枝杆菌选择性培养基来进行血培养通常亦可见阳性结果。治疗常可达到退热和增加体重的效果。侵袭性非霍奇金淋巴瘤可引起不明原因发热和体重减轻，脾脏迅速肿大或不对称的淋巴结肿大。

(三)消耗症状和体型改变

艾滋病晚期可能会出现明显的恶病质。在一些情况下，消耗症状是由间断的感染过程导致的。肿瘤坏死因子产生的增多可导致艾滋病晚期患者出现发热、恶病质和高三酰甘油血症。如果出现直立性低血压，特别是伴发高钾血症时，应考虑肾上腺皮质功能不全的可能性。这种少见的情况可由CMV肾上腺炎引起。大多数出现艾滋病相关恶病质的患者，在开始有效的ART治疗后会有体重增加并自觉好转。难治性恶病质则可通过重组生长激素、未甲基化雄激素或甲地孕酮来增加体重，但尚无这些治疗的明确适应证。

此前的抗病毒药，特别是核苷/核苷酸反转录酶抑制剂(如去羟肌苷、司他夫定)和早期蛋白酶抑制剂可导致脂肪代谢障碍和脂肪萎缩，进而出现脂肪分布的改变。长期接触这些药物的患者可能会出现面部和四肢脂肪丢失。同时，他们会出现明显的向心性肥胖，包括水牛背和明显的腹型肥胖。停药后这些变化仍会持续存在，增加患者心血管疾病风险。

(四)皮肤疾病

大多数未治疗的艾滋病患者最终会发生皮肤感染。艾滋病患者出现典型皮肤感染(如毛囊炎、蜂窝织炎)和机会性感染(如播散性带状疱疹或HSV、杆菌性血管瘤病和真菌感染)的风险更高。特异性治疗对这些疾病大多有效。非感染性皮肤表现包括已有的银屑病、脂溢性皮炎和嗜酸性毛囊炎恶化。皮肤损伤同样可由播散性感染或恶性肿瘤造成。如果患者出现不明原因的全身症状，详细的皮肤检查可能会提供重要信息以支持诊断。

关于该主题的深入讨论，请参阅《西氏内科学》(第25版)第392章“艾滋病患者的皮肤表现”。

(五)口腔疾病

口腔念珠菌性口炎(鹅口疮)常是最早观察到的机会性感染。早期鹅口疮可完全无症状；随着疾病的进展，可出现进食疼痛。口腔黏膜上特征性的白色干酪样分泌物容易刮除，其下的黏膜可为正常或发炎。

艾滋病患者中口腔干燥常见且常被忽视。它可能是导致牙齿疾病和牙龈炎的重要原因，进而对患者产生其他不利后果。

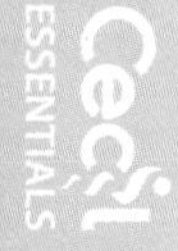

严重的牙龈炎可以是艾滋病患者的一个重要问题，可导致局部和系统性感染及牙齿缺失。

口腔溃疡可由HSV引起，但通常是原因不明的。小的口腔溃疡局部皮质醇治疗有效，而大的口腔或食管溃疡则需要口服沙利度胺或皮质醇。在开始皮质醇或沙利度胺治疗之前进行HSV和CMV培养以排除病毒感染非常重要。由于沙利度胺有致畸作用，育龄妇女禁用。

口腔毛状白斑是一种可能由Epstein-Barr病毒(EBV)感染导致的白色、苔藓样的斑块状病变，最常见于舌的侧表面。这种病变是无痛的，可自发缓解和复发，且ART治疗通常有效。

卡波西肉瘤有在口腔和皮肤发生的倾向。口腔病变可以呈紫色、红色或蓝色，可隆起或扁平。这些病变通常无痛，仅于扩大、出血或溃疡时引起症状(参见下文)。

(六)食管疾病

CD4计数大于100个细胞/mm^{3}时很少发生症状性食管疾病。吞咽时疼痛和胸骨后烧灼感是常见症状，最常提示念珠菌性食管炎，尤其是伴发鹅口疮时。若抗真菌治疗后3～5d症状未迅速缓解，则应进行诊断性食管镜检查与活检、细胞学检验和培养。

若食管镜提示溃疡性病变，则常由CMV(50%)、阿弗他溃疡(45%)或HSV(5%)引起。因为每种病变都有其疗法，所以必须明确病因诊断。CMV感染引起的食管溃疡对静脉注射更昔洛韦或膦甲酸治疗反应良好，应持续用药2～3周或直到内镜下病变消失。由HSV引起的食管溃疡通常对静脉注射阿昔洛韦治疗反应良好。

关于该主题的深入讨论，请参阅《西氏内科学》(第25版)第390章“艾滋病患者的胃肠道表现”。

(七)肺部疾病

艾滋病患者常见肺部感染，严重程度从非特异性间质性肺炎至危及生命的肺炎(表101-6)。HIV感染者患细菌性肺炎的风险增加3～4倍，致病菌常为荚膜细菌，包括肺炎链球菌和流感嗜血杆菌。肺病风险的增加始于中度免疫缺陷(CD4计数为200～500个细胞/mm^3)。常骤然起病，对及时治疗反应良好；然而若延误抗微生物治疗，则病情可呈暴发性恶化。对于CD4计数大于200个细胞/mm^{3}的患者，治疗应遵循肺炎经验性治疗的现行指南(见第92章)。当CD4

计数接近200个细胞/mm^3或肺炎的临床表现及病程不典型时，应积极寻求诊断性检验检查。

与急性细菌性肺炎一样，活动性肺结核可在CD4计数远高于200个细胞/mm^3时出现（表101-6）。艾滋病患者的胸片可见原发性肺结核的特征，包括肺门淋巴结肿大、肺下叶和中叶浸润影、粟粒型表现、胸腔积液和典型的再激活表现。肺外结核分枝杆菌感染在免疫缺陷晚期的患者中发生率同样有所升高。抗结核药对肺内及肺外结核感染均可迅速起效。

PCP肺炎仍然是艾滋病患者中常见的危及生命的感染。患者常逐渐起病，表现为干咳、发热、劳力后气促；而排痰性咳嗽则提示其他疾病。吸气时胸骨下“抓痛”常见且提示PCP感染。与其他免疫功能低下患者PCP的急性发作相反，艾滋病患者PCP的肺部症状在就诊前可持续数周。动脉低氧血症是典型表现，且在轻微运动后迅速恶化，如血氧检测仪提示运动时血氧饱和度下降则可支持诊断。胸片常提示轻微的肺间质改变，亦可完全正常。胸腔积液提示存在PCP以外的病因。

若临床怀疑PCP感染，则应立即开始治疗，短期治疗对PCP的诊断不会产生干扰。尽快确定PCP感染非常重要，因为延误其他可治疾病的正确诊断常可致命。诱导痰标本有时可确认诊断，但大多数患者需进行支气管肺泡灌洗，超过95%的PCP患者可通过该检查确诊。大剂量甲氧苄啶-磺胺甲噁唑（TMP-SMX）治疗3周有效（表101-6）。存在动脉低氧血症（不吸氧下氧分压75mmH_2O）的PCP患者，皮质醇治疗（40mg泼尼松，每日2次，3周内逐渐减量）有效。

关于该主题的深入讨论，请参阅《西氏内科学》（第25版）第391章“艾滋病患者的肺部表现”。

播散性组织胞浆菌和球孢子菌感染在艾滋病患者中发生率明显更高。真菌感染可引起结节性浸润或在胸片上表现为粟粒型病变。组织胞浆菌感染常累及骨髓和皮肤，骨髓检查常可见该病原体。艾滋病患者中播散性霉菌病的标准治疗是大剂量两性霉素脂质体。由于该病常复发，即使已无相关症状和体征，仍应继续口服唑类药物（球孢子菌感染使用氟康唑，组织胞浆菌感染使用伊曲康唑）。对于接受组织胞浆菌病治疗的患者，当CD4计数不少于150个细胞/mm^3、血培养阴性、血清组织胞浆菌抗原滴度低时，治疗1年后即可中止二级预防。接受针对系统性、脑膜或肺部弥漫性球孢子菌病治疗的患者有更高的复发风险，可能需要接受无限期的抑制真菌治疗。

关于该主题的深入讨论，请参阅《西氏内科学》（第25版）第332章“组织胞浆菌病”和第333章“球孢子菌病”。

（八）心血管疾病

随着艾滋病患者预期寿命的增长，心血管疾病正逐渐成为重要的致残和致死原因。艾滋病患者发生心血管疾病的风险较高。即便应用ART治疗，此风险依然存在，原因可能是持续存在的免疫激活、吸烟、高脂血症、代谢综合征、糖尿病或慢性肾脏疾病。

1.心包炎和心包积液

心包积液是艾滋病公认的并发症，可由感染或恶性肿瘤引起（见第10章），多数无法确定病因且自限。在结核病流行区域，继发于结核病的缩窄性心包炎需着重考虑。此外，心包炎和心包积液也可继发于急性感染、非霍奇金淋巴瘤和卡波西肉瘤。

2.充血性心力衰竭

除缺血性心肌病外，艾滋病患者可因HIV相关的扩张型心肌病和感染性心肌病而出现充血性心力衰竭。

表101-6 艾滋病的肺部并发症：鉴别诊断和治疗

并发症	特征	胸片	诊断	治疗
伊氏肺孢子菌肺炎	亚急性起病、干咳、呼吸困难	间质浸润最常见	BAL或痰标本病原体染色镜检	TMP-SMX、喷他脒或阿托伐醌或伯氨喹+克林霉素
细菌感染（肺炎球菌、嗜血杆菌最常见）	急性起病、咳痰、发热、胸痛	小叶或局部浸润	痰标本革兰氏染色和培养、血培养	头孢呋辛或备选抗生素
结核病	慢性咳嗽、体重下降、发热	局部浸润、淋巴结肿大	痰标本抗酸染色和分枝杆菌培养	异烟肼、利福平、比嗪酰胺、乙胺丁醇
卡波西肉瘤	无症状或轻度咳嗽	肺部结节影、胸腔积液	开胸活检	化疗

注：BAL.支气管肺泡灌洗；TMP-SMX.甲氧苄啶-磺胺甲噁唑。

(九)胃肠道疾病

HIV感染早期可出现胃肠道受累。在感染的最初几周，肠相关淋巴组织中的CD4记忆性T细胞被严重消耗。然而，感染早期一般不会出现肠道症状。

在免疫缺陷晚期(CD4计数<50个细胞/mm^3)，胃肠道疾病常见，可表现为吞咽困难、腹泻或结肠炎。这些均可导致营养不良，使与晚期艾滋病相关的体重下降变得更加复杂。恶心和呕吐通常与药物相关。如果经验性的抗组胺-2(H_2)药或止吐药治疗对恶心和呕吐无效，则应进行更全面的胃肠道评估。

关于该主题的深入讨论，请参阅《西氏内科学》(第25版)第390章"艾滋病的胃肠道表现"。

1.腹泻

许多免疫缺陷晚期患者至少会间歇性地出现腹泻，可由多种微生物(表101-7)和某些抗反转录病毒药物及其他药物引起。在许多情况下，未发现明确原因，应对粪便标本进行常见细菌病原体的培养。沙门菌、弯曲菌和耶尔森菌属是常见的病原菌，标准的抗微生物治疗通常可起效。患者还可能出现艰难梭菌毒素相关腹泻的反复发作，这可能与频繁使用广谱抗生素有关。

在持续腹泻的情况下，应检验新鲜粪便标本中是否含有寄生虫。可用改良抗酸染色法检验微小隐孢子虫、微孢子虫和贝氏等孢子虫，这些都是艾滋病患者最常见的肠道原虫感染。微孢子虫感染需活检后用电子显微镜观察诊断。尽管隐孢子虫病可自限，但可能出现大量腹泻(多达10L/d)。等孢子虫病对口服TMP-SMX治疗有效，部分微孢子虫病对阿苯达唑治疗有效。应用ART后，隐孢子虫病和等孢子虫病的症状均可缓解。

若便检结果为阴性且腹泻持续，应行内镜检查(见第34章)。十二指肠或小肠活检可能会提示隐孢子虫、微孢子虫、结核分枝杆菌或CMV感染的证据。结肠活检可提示HSV直肠炎、CMV结肠炎或结核分枝杆菌感染。对于难治性腹泻患者，对症治疗可改善生活质量。

2.肝炎

艾滋病患者常出现非特异的肝功能异常。血清丙氨酸氨基转移酶和天冬氨酸氨基转移酶的升高常提示慢性活动性乙型或丙型肝炎，但也可由药物性肝炎导致，包括TMP-SMX和抗反转录病毒药物引起的肝炎。酗酒或其他物质滥用(如"摇头丸"、MDMA)在艾滋病患者中十分常见，亦是肝炎风险因素之一。

血清碱性磷酸酶的升高可以反映肝脏的浸润性疾病(如结核分枝杆菌、CMV感染、结核病、肿瘤)，但也可在非结石性胆囊炎、隐孢子虫病或艾滋病相关的硬化性胆管炎患者中出现。梅毒性肝炎已被研究清楚，以非常显著的碱性磷酸酶升高为特征。

病毒性感染，特别是丙型肝炎，是艾滋病患者致残和致死的重要原因。超过80%有静脉吸毒史的艾滋病患者同时感染丙型肝炎，他们发展为终末期肝病的风险更高。隐匿性肝炎感染(抗体阴性但可检测到RNA或DNA)可见于乙型肝炎和丙型肝炎，特别是在免疫缺陷的晚期。在共感染丙型肝炎的艾滋病患者中，丙型肝炎治疗效果明显差于单纯丙型肝炎感染，但随着新一代直接作用药物的出现，这种情况可能会有所改变。

(十)生殖系统疾病

原发性和继发性梅毒在艾滋病患者中仍不鲜见，尤见于男男性行为者。早期神经系统表现已被研究清楚，完整的病史采集和检查以排除神经系统并发症对

表101-7 艾滋病相关性腹泻：鉴别诊断和治疗

病因	特征	诊断	治疗
隐孢子虫	从高频到大量腹泻，症状差异大	粪便抗酸染色	硝噻醋柳胺、ART
艰难梭菌	腹痛、发热常见	便检艰难梭菌毒素或内镜检查	甲硝唑或万古霉素
巨细胞病毒	黏液脓血便(结肠炎)	结肠镜检和活检	更昔洛韦
鸟分枝杆菌	腹痛、发热、腹膜后淋巴结肿大	血培养或内镜下活检	多药联合治疗，包括克拉霉素、乙胺丁醇
沙门菌或弯曲杆菌	有时出现黏液脓血便(结肠炎)	粪便培养	氟喹诺酮(检测药敏)
微孢子虫	水样泻	粪便荧光增白剂或三色染色；电子显微镜观察活检组织	阿苯达唑、ART
贝氏等孢子虫	水样泻	粪便抗酸染色	TMP-SMX

注：ART.抗反转录病毒疗法；TMP-SMX.甲氧苄啶-磺胺甲噁唑。

评价新发病例非常重要。基于分期的治疗方案在艾滋病和非艾滋病患者中是一致的。但艾滋病患者需要更长时间才能实现快速血浆反应(RPR)滴度的完全降低,且甚至在成功治疗后仍持续存在低滴度RPR。

复发性生殖器溃疡最常由HSV感染引起。通过溃疡刮取物的病毒培养和特异性免疫荧光检验可明确诊断。

念珠菌属,尤其是白色念珠菌,可在艾滋病和健康的HIV血清学阴性妇女中引起刺激性外阴阴道炎。其干酪样白色渗出物在氢氧化钾涂片下可见出芽的酵母或假菌丝。

细菌性阴道炎和毛滴虫病常见,尽管两者都对特异性治疗(如甲硝唑)有反应,细菌性阴道炎常见复发。

有关性传播疾病的更多信息,请参阅第100章。

(十一)神经系统疾病

大多数未经治疗的艾滋病患者最终都会出现神经系统并发症。严重程度从轻度认知障碍或周围神经病变到严重痴呆和危及生命的中枢神经系统感染。与其他慢病毒相同,HIV在感染早期进入中枢神经系统的小胶质细胞。直接神经损伤和病毒蛋白对神经元功能的影响都可导致艾滋病患者出现神经系统疾病。

1.认知功能障碍

智力损害很少发生在HIV感染早期,但在中度免疫缺陷时即可出现轻微症状(如学习准确性和速度下降)。艾滋病痴呆综合征(ADC)常常隐匿起病,在数月或数年内逐渐进展。ADC的特征是注意力不集中、记忆力减退、思维迟缓、运动功能障碍和偶尔出现的以社交恐惧和淡漠为特征的行为异常。抑郁症和早期ADC的临床表现有很多相似之处,必须仔细加以鉴别。

ADC患者的头部计算机断层扫描(CT)仅能显示大脑萎缩和扩大的脑沟及脑室,但这些表现不能可靠地预测认知缺陷。脑脊液检查通常是正常的。运动异常可包括进行性步态共济失调。随着疾病的进展,患者可出现局灶性神经系统并发症,其特征为下肢痉挛性瘫痪和继发于空泡性脊髓病的大小便失禁。

2.中枢神经系统局灶性病变

HIV感染晚期可并发许多神经系统问题。这些表现的神经解剖学分类如表101-8所示。一些常见或可治的问题将在本节或下一节中讨论。

HIV感染的几种机会性并发症可导致局灶性中枢神经系统病变。具有局灶性神经系统体征、新发癫痫或近期出现快速进展性认知障碍的患者应进行脑磁共振成像(MRI)或CT检查。在这种情况下,弓形体病、CNS淋巴瘤和进行性多灶性脑白质病(PML)是CNS局灶病变最常见的原因(表101-9)。

表101-8 艾滋病神经系统并发症的神经解剖学分类

类别	并发症
脑膜炎和头痛	无菌性脑膜炎
	隐球菌脑膜炎
	结核性脑膜炎
	神经梅毒
弥漫性脑病	
意识清醒	艾滋病痴呆综合征
	神经梅毒
觉醒程度减低	弓形体脑炎
	巨细胞病毒脑炎
局灶性脑病	结核性脑脓肿
	原发性中枢神经系统淋巴瘤
	进行性多灶性脑白质病
	弓形体脑病
	神经梅毒
骨髓病	亚急性或慢性进行性空泡性脊髓病
	巨细胞病毒性骨髓病
周围神经病	感觉神经损伤为著的多神经病
	中毒性神经病
	自主神经病变
	巨细胞病毒性多神经根病
肌病	非炎性肌病
	齐多夫定相关性肌病

表101-9 艾滋病神经系统并发症

并发症	临床起病			神经影像学特点		
	时间	警觉性	发热	病灶数目	病变特征	病变部位
弓形体脑病	数天	减少	常见	通常多个	球形、环形强化	基底核和皮质
原发性中枢神经系统淋巴瘤	数天至数周	多变	无	一个或几个	不规则,弱环形强化	脑室旁
PML	数周至数月	多变	无	通常多个	MRI上可见多发病灶	白质

注:MRI.磁共振成像;PML.进行性多灶性淋巴瘤。

在没有ART疗法之前，弓形体脑炎发生在高达1/3的具有弓形体感染血清学证据的艾滋病患者中，但很少见于体内无相应抗体的患者中。患者通常具有与发热相关的进行性头痛和局灶性神经异常的表现。增强CT常显示多个环形增强病变。MRI更敏感，常能显示出多个在CT上不明显的小病灶。治疗包括用乙胺嘧啶、磺胺嘧啶和亚叶酸开始经验性治疗。神经系统病变恶化、血清弓形体抗体阴性且神经影像学表现与典型弓形体病不符、脑脊液EBV的PCR检测结果与铊标单光子发射计算机断层扫描（SPECT）结果不一致、10～14d抗原虫治疗无效的患者应进行脑组织活检。在初始治疗反应后，患者必须长期接受病毒抑制治疗，直至在有效ART的支持下CD4计数稳定大于200个细胞/mm^3。

3%～6%的艾滋病患者会并发原发性神经淋巴瘤，这些患者脑脊液中均可检测到EBV的DNA。病变可呈单灶或多灶，且常为弱环形强化。放疗常可诱发缓解，其效果可通过抗反转录病毒治疗恢复免疫功能来维持。

PML是由乳多空病毒（JC病毒）引起的脱髓鞘疾病。其症状和体征包括进行性痴呆、视觉损伤、癫痫发作和偏瘫。MRI通常显示主要累及白质的多处病变。这些病变通常在CT上分辨度低于MRI，且非环形强化，这有助于鉴别PML和其他中枢神经系统占位性病变。PML缺少有效的特异性治疗，有效的抗反转录病毒治疗常能使疾病进展变缓，但也有例外。

关于该主题的深入讨论，请参阅《西氏内科学》（第25版）第394章“艾滋病的神经系统并发症”。

3.无明显局灶体征的中枢神经系统疾病

对发热和头痛的艾滋病患者难以评估，因为免疫缺陷患者中严重的中枢神经系统病变常症状轻微。细菌性脑膜炎的治疗与非免疫缺陷患者相同。艾滋病患者的脑膜疾病通常可分为无菌性脑膜炎、慢性脑膜炎和脑膜脑炎三大类。

关于该主题的深入讨论，请参阅《西氏内科学》（第25版）第394章“艾滋病的神经系统并发症”。

4.无菌性脑膜炎

无菌性脑膜炎可以是急性反转录病毒综合征的一种表现，患者通常会出现头痛。感觉中枢一般完整，神经系统检查也正常。在已确诊HIV感染者中，无菌性脑膜炎可由几种可治的疾病引起。

5.慢性脑膜炎

慢性脑膜炎患者的特征表现包括头痛、发热、注意力难以集中和感觉变化。脑脊液检查显示葡萄糖浓度下降、蛋白质浓度增高和轻至中度的淋巴细胞增多。

隐球菌脑膜炎是最常见的慢性脑膜炎。血清或脑脊液中存在隐球菌抗原或脑脊液印度墨汁染色阳性可确立诊断。两性霉素B治疗至少2周，随后予大剂量氟康唑治疗通常有效。连续腰椎穿刺引流脑脊液以降低颅内压，在隐球菌脑膜炎的早期治疗中非常重要。

结核分枝杆菌可在艾滋病患者中引起亚急性或慢性脑膜炎。若隐球菌抗原呈阴性，则在慢性脑膜炎患者中应考虑抗结核治疗。

球孢子菌或荚膜组织胞浆菌可在居住于或曾旅行至流行区（分别位于美国西南沙漠，以及俄亥俄州和密西西比河流域）的患者中引起亚急性或慢性脑膜炎。

艾滋病患者的神经梅毒更常见，且可在感染早期出现症状。患者可能在早期出现头痛和头晕，其后是人格改变、缺血性脑卒中、共济失调、癫痫发作和瘫痪。

6.脑膜脑炎

脑膜脑炎患者出现感觉中枢受累，表现从轻度嗜睡到昏迷程度不等。患者常发热，神经系统检查常显示弥漫性中枢神经系统受累的证据。CT或MRI可仅显示非特异性异常，而脑电图表现常与脑的弥漫性疾病一致。

CMV脑炎罕见且难以诊断；它仅在CD4计数低于50个细胞/mm^3的情况下出现。患者可能表现出意识混乱、脑神经异常或长管征。脑脊液结果可能类似于细菌性脑膜炎，具有中度的多形核白细胞增多和葡萄糖浓度降低。CT或MRI可显示脑室周围异常。许多患者具有CMV视网膜炎。PCR法检测脑脊液中CMV的DNA是诊断CMV脑炎和多发性神经根病（持续背痛和下肢无力）灵敏和特异的方法。

由HSV引起的脑膜脑炎在HIV感染者中不常见。

（十二）HIV相关的恶性肿瘤

自有效的ART出现以来，艾滋病相关的恶性肿瘤发病率明显下降。在感染HIV的男男性行为者中，卡波西肉瘤的发生率从开始时的40%降至1999年的小于15%。人类疱疹病毒8是致病原。在许多情况下，病变在有效的抗反转录病毒治疗后可消退。全身化疗可使许多患者的症状性内脏疾病得到缓解。卡波西肉瘤仍常见于发展中国家的许多地方。

非霍奇金淋巴瘤(组织学以B细胞为主,伴有未分裂或免疫母细胞类型)在HIV感染者中的发生率是一般人群的150～250倍。高达40%艾滋病相关的全身性淋巴瘤与EBV相关,若原发性累及中枢神经系统则几乎均和EBV相关。具有结外受累是这些肿瘤的特点,累及胃肠道和脑的频率高。针对全身病灶的化疗和针对中枢神经系统病灶的放疗通常在临床上有效,同时应用ART可维持其疗效。

其他恶性肿瘤,包括霍奇金淋巴瘤,在未经治疗的HIV感染者中发病率亦有所增加。由于越来越多的艾滋病患者在治疗后存活,各种各样非艾滋病定义的恶性肿瘤的发生率逐渐增加。其中,肛门癌、非小细胞肺癌、霍奇金淋巴瘤和肝癌(与肝炎病毒相关)发病率的增加与HIV相关。

关于该主题的深入讨论,请参阅《西氏内科学》(第25版)第394章"艾滋病的神经系统并发症"。

(十三)肾脏疾病

艾滋病患者中的肾功能不全可由肾毒性药物、长期应用某些抗病毒药物(尤其是替诺福韦)、吸毒(如海洛因)或HIV相关性肾病(HIVAN)导致。通常抗反转录病毒治疗可改善HIVAN。在一些情况下,特别是肾小球功能迅速下降时,应进行肾脏活检以明确诊断。在美国,HIVAN几乎全部见于非洲裔美国人,且通常表现为严重蛋白尿和进行性肾功能不全。若未予治疗,大多数患者会在几个月内发展为终末期肾病。治疗应与抗反转录病毒药物并行。

(十四)肌肉骨骼和风湿病

艾滋病患者常有肌肉骨骼不适,鉴别HIV的急性并发症和更加惰性的关节退行性疾病或复发性肌肉劳损非常重要。尤其应注意静脉吸毒或血友病患者是否存在脓毒性关节炎。

Reiter综合征与HIV相关,且在艾滋病患者中病情更重或病程更长。急性发作与免疫重建有关,通常多西环素治疗可快速起效。

银屑病患者中CD4计数的下降和皮肤疾病及银屑病关节炎的发作均相关。若有必要,在对这两种急性发作的标准治疗中可联合应用改善病情的抗风湿药物(DMARD)。

狼疮和类风湿关节炎在CD4计数低的患者中可能表现相对较隐匿。随着针对HIV的治疗,患者CD4计数上升,潜在的结缔组织病可能会出现急性发作。

艾滋病患者,包括应用ART治疗的患者,可能会出现髋关节的血管性坏死。确诊可能需要MRI,手术是治疗的主要手段。

局部肌肉无力可能提示脊髓-神经病变。若为近端肌无力或存在肌痛和压痛,应该怀疑肌病。ART是HIV相关性肌病的主要治疗方法。肌病很少由齐多夫定的毒性造成。

(十五)免疫重建炎症综合征

治疗开始时CD4计数低而治疗后CD4计数快速上升的患者有出现免疫重建炎症综合征(IRIS)的风险。该综合征表现为对先前耐受的抗原(通常是感染)产生明显免疫反应。具体症状取决于病原体或抗原和受累部位。与IRIS相关的常见病原体包括结核分枝杆菌和其他分枝杆菌、肺孢子虫肺炎、隐球菌、疱疹病毒和乙型或丙型肝炎病毒。在严重情况下,如与脑膜炎或肺部炎症相关的IRIS导致呼吸障碍,可使用皮质醇减轻炎症并缓解症状,但大多数情况下予以支持治疗。

关于该主题的深入讨论,请参阅《西氏内科学》(第25版)第395章"艾滋病中的免疫重建炎症综合征"。

十、预防HIV感染

三种方法——行为改变、性传播疾病的治疗和ART,对阻止艾滋病传播意义重大。所有这些方法都基于艾滋病检测的普及和患者就医比例的提高。

在艾滋病患病风险增加的人群中(如美国和西欧的男男性行为活跃人群、乌干达和泰国的年轻人),采用更安全的性行为,特别是性行为时使用避孕套,与HIV感染率的下降相关。长期维持这些行为改变很有挑战性,需要行为强化。最近的几项对照研究表明男性包皮环切可以将HIV感染的风险降低一半以上。

ART越来越成为预防计划的关键目标。在北美,围生期对HIV感染的孕妇及其婴儿应用抗反转录病毒疗法可将母婴传播率由25%降至小于5%。如果孕妇在怀孕和哺乳期间维持病毒抑制状态,则母婴传播的风险小于1%。

在职业暴露和通过无保护性行为暴露于HIV后，预防性应用ART已被证实是有效的暴露后预防措施。近期研究表明暴露前预防有助于减少高危男男性行为中的HIV传播，且替诺福韦和恩曲他滨的固定剂量组合已经获得了FDA批准。一项大规模多中心临床研究表明ART治疗可减少几乎100%的性传播，从而最有力地证明了ART治疗在艾滋病预防中的重要性。

开发有效的艾滋病疫苗是目前研究的热点。候选疫苗的早期临床试验正在进行中，但目前仅提供有限的保护作用。诱导针对HIV抗原的活跃T细胞应答既不能防止HIV感染，也不能在接种者中减少HIV复制的程度。疫苗的一个合理目标是诱导产生可以广泛抑制或中和多种HIV病毒株的抗体，但这一目标尚未实现。

关于该主题的深入讨论，请参阅《西氏内科学》（第25版）第387章"人类免疫缺陷病毒感染的预防"。

十一、预后

应用ART后，许多研究队列中的患者生存期接近同年龄段对照组。由于在许多艾滋病人群中，肝炎病毒的共感染率高，所以肝病仍然是致病和致死的一个重要原因，在与HIV相关的早期死亡中占很高比例。在流行地区，结核病也是HIV感染早期死亡的一个重要原因。即便应用ART治疗，HIV感染者仍有较高风险患心血管疾病和非艾滋病定义的恶性肿瘤，如非霍奇金淋巴瘤。对于艾滋病患者，坚持ART治疗可以为他们提供相对正常的生活。

推荐阅读

Aberg JA, et al: Primary care guidelines for the management of persons infected with HIV: 2013 update by the HIV Medicine Assocation of the Infectious Diseases Society of America, Clin Infect Dis 58:1–10, 2014.

Castel AD, Magnus M, Greenberg AE: Pre-exposure prophylaxis for human immunodeficiency virus, Infect Dis Clin North Am 28(4):563–583, 2014.

Center for Disease Control and Prevention, Project Workgroup: Recommendations for HIV prevention with adults and adolescents with HIV in the United States, 2014. Available at: http://stacks.cdc.gov/view/cdc/26062. Accessed December 2014.

Cohen MS, Chen YQ, McCauley M, et al: Prevention of HIV-1 infection with early antiretroviral therapy, N Engl J Med 365(6):493–505, 2011.

Gardner EM, McLees MP, Steiner JF, et al: The spectrum of engagement in HIV care and its relevance to test-and-treat strategies for prevention of HIV infection, Clin Infect Dis 52:793–800, 2011.

International Antiviral Society–USA: Practice Guidelines, Topics in Antiviral Medicine, Available at: https://www.iasusa.org/guidelines. Accessed December 2014.

Panel on Antiretroviral Guidelines for Adults and Adolescents: Guidelines for the use of antiretroviral agents in HIV-1-infected adults and adolescents, Department of Health and Human Services, Available at: http://aidsinfo.nih.gov/contentfiles/lvguidelines/AdultandAdolescentGL.pdf. Accessed December 2014.

Rajasuriar R, Wright E, Lewin SR: Impact of antiretroviral therapy (ART) timing on chronic immune activation/inflammation and end-organ damage, Curr Opin HIV AIDS 10:35–42, 2015.

Smith CJ, Ryom L, Weber R, et al: Trends in underlying causes of death in people with HIV from 1999 to 2011 (D:A:D): a multicohort collaboration, Lancet 384:241–248, 2014.

World Health Organization: Global health observatory (GHO), HIV/AIDS, Available at: http://www.who.int/gho/hiv/en/. Accessed December 2014.

第102章

免疫缺陷宿主中的感染

著　者　Staci A. Fischer
译　者　孙晓川　审校者　翁惠玲　刘晓清

一、引言

随着对自身免疫性、恶性和慢性器官衰竭性疾病治疗手段的多样化和有效性提高，机会性感染的疾病谱逐渐扩大。从幼年起病的先天性综合征到老年发生的恶性肿瘤，许多可导致免疫缺陷的疾病都以感染为其主要并发症（表102-1）。在一些富有挑战的领域（如移植），对机会性感染的预防、快速诊断和有效治疗是决定成功的关键。

二、定义和流行病学

对可能存在感染的免疫缺陷患者，应首先对其因基础疾病和治疗而受损的各项免疫功能进行评估。

（一）中性粒细胞缺乏

中性粒细胞缺乏是指绝对中性粒细胞计数（包括中性杆状核粒细胞）小于500个细胞/mm^{3}的情况。这种情况常见于化疗后，并可长期存在于血液系统恶性肿瘤和造血干细胞移植（HSCT）术后患者（表102-1）。这些患者可能会出现自身定植菌或环境中普遍存在的病原体引起的感染（表102-2）。由于部分化疗药物可导致黏膜炎或破坏其他保护屏障，细菌感染在这种情况下极易发生，其中最常见的是口腔黏膜、皮肤、软组织及鼻旁窦和肺部感染（窦肺感染）。静脉内导管相关性感染和胃肠道细菌移位也可发生。此类情况下，由于假单胞菌属感染死亡率高，因此对中性粒细胞缺乏发热患者，其经验性抗菌治疗应覆盖此类菌。

中性粒细胞缺乏患者（尤见于长期粒细胞缺乏患者）发生侵袭性真菌感染的风险较高，念珠菌感染常见。由曲霉菌和毛霉菌引起的窦肺感染致残率和致死率极高。

非化疗药物也可导致中性粒细胞缺乏，其感染风险较化疗药物低。相关药物包括β-内酰胺类抗生素、碳青霉烯类抗生素、两性霉素B、抗精神病药、抗癫痫药（如卡马西平、丙戊酸、苯妥英）、肼屈嗪、磺胺类抗生素和非甾体抗炎药。

中性粒细胞缺乏患者感染的风险与其绝对中性粒细胞计数（即中性粒细胞与中性杆状核粒细胞之和）呈负相关：中性粒计数越低，粒缺持续时间越长，感染风险越高。由于化疗药物会攻击更新活跃的自体细胞，所以口咽和胃肠道黏膜常会受损，导致共生和定植细菌（如草绿色链球菌、大肠杆菌、克雷伯菌、肠球菌、假单胞菌）、病毒（单纯疱疹病毒最常见）和真菌（尤其为念珠菌）的免疫逃逸和增殖。在预防性使用抗菌药的中性粒细胞缺乏患者中，耐药病原体可突破防线，进而引起血流感染和多药耐药的脓毒血症。

（二）细胞免疫缺陷

细胞免疫缺陷可由某些病毒感染（尤见于HIV、丙型肝炎病毒和巨细胞病毒）或由免疫抑制剂的常规使用［如实体器官移植后及同种异体造血干细胞移植受者发生移植物抗宿主病（GVHD）时的预防和治疗］导致（表102-1）。细胞免疫缺陷也可并发于T细胞淋巴瘤和原发性免疫缺陷疾病，如常见变异型免疫缺陷病（CVID）。CVID是最常见的原发性免疫缺陷疾病，表现为复发性细菌感染（特别是肺炎和支气管炎），通常在20～50岁发病。T细胞功能障碍或缺陷的患者有较高风险发生机会性感染，如单核细胞增多性李斯特菌、巨细胞病毒（CMV）、伊氏肺孢子菌和侵袭性真菌感染（表102-2）。

单核细胞增多性李斯特菌是移植受者所患细菌性脑膜炎的最常见病原体。CMV引起T细胞内的潜伏感染，血清抗体阳性的患者可在晚期HIV感染或接受移植后出现CMV再激活，引起病毒血症或胃肠道、肝、肺或视网膜的局灶性感染。血清抗体阴性的患者若接受来自于血清抗体阳性供者的器官，出现CMV感染的风险高，可导致长期同种异体移植物功能障碍和症状性感染。

伊氏肺孢子菌是一种真菌，可导致进展期HIV感染者或由移植或GVHD所引起的T细胞功能障碍者出现低氧血症和肺间质浸润。由地方性真菌（包括芽孢杆菌、球孢子菌和组织胞浆菌）造成的再活化、获得性感染或移植物传播亦可见于临床。环境中的真菌，包括曲霉菌、毛霉菌（导致毛霉菌病）和其他霉菌可被吸入，进而导致中性粒细胞缺乏患者出现窦肺感染。皮肤和脑等部位的感染播散可导致复杂感染。

表102-1 导致免疫缺陷的疾病

中性粒细胞和吞噬细胞	重症联合免疫缺陷（SCID）
中性粒细胞缺乏	共济失调毛细血管扩张
•先天综合征	湿疹血小板减少伴免疫缺陷综合征
•与毒品相关的中性粒细胞缺乏（如化疗、抗菌药、抗精神病药、抗惊厥药）	终末期肾病
•自身免疫性中性粒细胞缺乏	营养不良
•周期性中性粒细胞缺乏	人类免疫缺陷病毒（HIV）感染
•骨髓增生异常综合征	T细胞淋巴瘤
•范可尼贫血	特发性$CD4^+$淋巴细胞缺乏
•再生障碍性贫血	体液免疫
•骨髓增殖性疾病（如急性髓系白血病）	常见变异型免疫缺陷病（CVID）
中性粒细胞功能障碍	脾切除、脾发育不全（如镰状细胞病）
•Chédiak-Higashi综合征	肾病综合征
•高免疫球蛋白E综合征（Job综合征）	蛋白丢失性肠病
•慢性肉芽肿病	多发性骨髓瘤
•白细胞黏附缺陷	B细胞淋巴瘤
•免疫抑制剂（如霉酚酸酯、硫唑嘌呤）	慢性淋巴细胞性白血病
•疣、低丙种球蛋白血症、感染和先天性骨髓粒细胞缺乏症（WHIM）	华氏巨球蛋白血症
•病毒感染（如人类免疫缺陷病毒、人类疱疹病毒6）	重症联合免疫缺陷
细胞免疫	共济失调毛细血管扩张
免疫抑制剂用于移植	湿疹血小板减少伴免疫缺陷综合征
•环孢霉素、他克莫司、西罗莫司	高免疫球蛋白M综合征
•达利珠单抗，巴利昔单抗	选择性免疫球蛋白A缺乏
•霉酚酸酯、硫唑嘌呤	X连锁无丙种球蛋白血症
•抗淋巴细胞疗法（如抗胸腺细胞球蛋白、阿仑单抗）	免疫抑制剂（如环磷酰胺、硫唑嘌呤、霉酚酸酯）
皮质类固醇	药物（如美罗华、硫唑嘌呤、柳氮磺胺吡啶、黄金、环孢素、卡马西平、丙戊酸、苯妥英、阿仑单抗、氯喹）
细胞毒性药物（如环磷酰胺）	并发于实体器官和造血干细胞移植的低丙种球蛋白血症
氟达拉滨	补体缺陷
抗肿瘤坏死因子α制剂（如阿达木单抗、依那西普、英夫利昔单抗、塞妥珠单抗、戈利木单抗）	C2缺乏
移植物抗宿主病（GVHD）	甘露糖结合凝集素缺乏
迪格奥尔格综合征（即胸腺发育不全）	C3缺乏
	因子H缺乏症
	因子I缺乏
	终末途径（C5～C9）缺陷

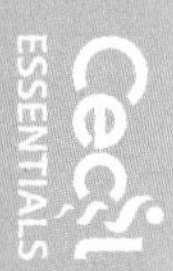

表102-2 与免疫缺陷相关的病原体

中性粒细胞和吞噬细胞
- 葡萄球菌
- 铜绿假单胞菌
- 肠杆菌科
- 缓症链球菌、草绿色链球菌
- 曲霉菌
- 念珠菌
- 毛霉菌(引起毛霉菌病)
- 镰孢菌
- 单纯疱疹病毒(HSV)

细胞免疫
- 疱疹病毒(HSV、水痘-带状疱疹病毒、EBV、人类疱疹病毒6和8)
- JC病毒
- BK病毒(特别是在肾移植中)
- 人乳头状瘤病毒(HPV)
- 呼吸道病毒(如流感病毒、偏肺病毒、副流感病毒、呼吸道合胞病毒)
- 单核细胞增多性李斯特菌
- 诺卡菌
- 沙门菌
- 分枝杆菌(艾滋病患者中的鸟分枝杆菌感染)
- 新型隐球菌
- 曲霉菌
- 念珠菌
- 伊氏肺孢子菌
- 类圆线虫
- 隐孢子虫
- 弓形体(刚地弓形体)
- 利什曼原虫

体液免疫
- 支原体
- 肺炎链球菌
- 流感嗜血杆菌
- 空肠弯曲菌
- 解脲支原体
- 肺炎衣原体
- 沙门菌
- 贾第鞭毛虫
- 埃可病毒
- 水痘-带状疱疹病毒

补体缺陷
- 复发性窦肺感染
- 肺炎链球菌
- 流感嗜血杆菌
- 淋病奈瑟菌
- 脑膜炎奈瑟菌

细胞免疫缺陷者常会出现细菌感染(如诺卡菌和军团菌)、寄生虫或原虫感染(如类圆线虫和巴贝虫)。

(三)体液免疫缺陷

体液免疫对于控制荚膜细菌感染,如脑膜炎奈瑟菌、肺炎链球菌和流感嗜血杆菌等至关重要。低丙种球蛋白血症、蛋白丢失性疾病(如肠病或肾病综合征)、脾切除术后或慢性淋巴细胞性白血病患者有严重的体液免疫缺陷,因而更易感染某些病原体(见表102-1)。接受多年免疫抑制治疗的移植物受者可出现低丙种球蛋白血症,进而更易发生类似感染。在恶性肿瘤和接受移植的患者中使用诸如利妥昔单抗(抗CD20的单克隆抗体)的制剂,可能会造成严重的B细胞功能缺陷和荚膜细菌感染。

(四)补体缺陷

补体缺陷患者患自身免疫病的风险较高,且可出现复发性感染。肺炎链球菌和流感嗜血杆菌等引起的窦肺感染较为常见。补体终末途径成分(C5～C9)缺陷的患者可出现脑膜炎奈瑟菌和淋病奈瑟菌引起的复发性感染。

虽然本章主要论述系统性免疫缺陷,但也应考虑可在特定宿主中增加局部感染风险的局部病理生理改变。例如,反复肺炎的囊性纤维化或慢性阻塞性肺疾病患者可能会出现局部支气管扩张,其正常黏膜纤毛清除机制不足以控制和预防感染。这些部位易出现复发性细菌感染,尤其是假单胞菌感染。类似地,肢体淋巴水肿的患者在发生早期感染时淋巴引流不足,受累肢体更易出现复发性蜂窝织炎。

三、病理学

免疫缺陷患者中的感染常由低毒力病原体引起,这些病原体多仅在机体正常防御机制受损或缺失时引起感染。此类患者仅少量病原体即可致病,并且由于免疫抑制状态而缺乏炎症表现,这些情况均可能干扰感染的诊断。

四、临床表现

免疫缺陷患者感染时的临床表现可能与免疫功

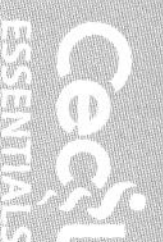

能正常的患者不同。在免疫抑制剂的作用下，移植患者在感染时可无典型症状及体征，如发热、红斑和白细胞增多。在免疫缺陷患者中，本应局限的感染可能会播散。例如，肾移植相关肾盂肾炎可能会并发菌血症和急性肾损伤，而这两种情况在正常患者中均少见。

对可能存在感染的免疫缺陷患者应进行详细的体格检查，包括仔细观察口腔、牙周、肛周和皮肤。即便是轻微的病变（如轻度红疹、牙龈红斑）也可提示热源。与感染相关的症状和体征（如发热）可能并不出现。在进行系统回顾时，一些轻微的症状（如寒战和出汗）可能是提示机会性感染的唯一征象。肛周或直肠疼痛不伴肿胀或红斑，常为提示中性粒细胞缺乏患者出现肛周脓肿的典型表现。在免疫抑制剂的作用下，患者可无提示感染的典型异常实验室检查指标，如全身细菌感染者白细胞增多或播散性类圆线虫感染者嗜酸性粒细胞增多。

在许多情况下，先天性或获得性免疫缺陷疾病的首发表现是少见菌感染或复发性感染，了解与免疫缺陷相关的特殊感染可指导诊断性检查。例如，在发生伊氏肺孢子菌感染的非免疫缺陷患者中，应检测其T细胞免疫功能，尤其要注意HIV感染；复发性脑膜炎奈瑟菌感染的患者应检测是否存在补体系统终末端成分缺陷。表102-2所列病原体感染的具体表现可见于本书其他章节。

五、诊断和鉴别诊断

与健康人相比，免疫缺陷患者的感染更难以诊断，鉴别诊断所需考虑的疾病范围也更广。由于体液和细胞免疫缺陷可降低感染时患者的抗体反应水平，因此血清学检测对这些患者的诊断敏感性差。故标准细菌培养和抗酸杆菌及真菌培养对感染的诊断通常至关重要。而在免疫抑制状态下，引起感染的病原体可为共生菌或定植菌，因此阳性培养结果的临床意义有时难以界定。例如，支气管镜标本中存在念珠菌，最可能来自呼吸道和咽部定植。

在出现机会性病毒感染时（如CMV、人类疱疹病毒6和BK病毒感染），针对病毒DNA或RNA的灵敏检测方法（最常见的是定量聚合酶链反应法，PCR）已成为诊断的重要手段，并有助于指导抗病毒治疗疗程。真菌感染的生物学标记，如血清半乳甘露聚糖和β-D-葡聚糖，可提示曲霉菌等侵袭性霉菌感染。

许多情况下感染原因不明，需要对病变组织进行活检和组织病理学检查以明确病原体，甚至联合活检组织培养以明确诊断，并区分定植菌和致病菌。当培养及其他检测无阳性发现时，皮肤、骨髓或肝组织活检可能会提供诊断线索。

在中性粒细胞缺乏发热患者中，降钙素原水平在发生菌血症时可升高，而在真菌感染时仍可正常。18-氟脱氧葡萄糖正电子发射断层扫描/计算机断层扫描（PET/CT）有助于免疫缺陷患者感染部位的确定。而在这些患者中，^{111}In、^{99m}Tc或Ga标记的核医学检测敏感性则有限。

六、治疗和预防感染

治疗免疫缺陷患者中感染的前提是快速诊断，并尽可能对其基础免疫疾病进行干预以重建免疫功能。很多时候，在等待诊断性检测结果的同时应给予广谱的经验性治疗。对这些患者而言，治疗延迟可导致感染播散和死亡风险升高。关于各种病原体的具体治疗建议可见于本书其他章节。

（一）中性粒细胞缺乏

对粒缺发热患者而言，鉴于铜绿假单胞菌感染者死亡率高，经验性治疗应确保覆盖此菌。经验性治疗还应根据患者抗菌药物使用史、既往感染、定植菌情况[如耐甲氧西林金黄色葡萄球菌（MRSA）、耐万古霉素肠球菌（VRE）]和局部易感性数据来进行调整。可以使用广谱抗菌药如哌拉西林-他唑巴坦和头孢吡肟。近期住院、近期使用广谱抗生素或有产超广谱β-内酰胺酶的肠杆菌感染史的患者可考虑应用碳青霉烯类抗生素。在培养确定病原体并明确药敏后，应缩小抗菌药覆盖范围。

若粒缺患者持续发热3～5d，且无明确感染部位或病原菌，建议经验性使用糖肽类抗生素（如覆盖金黄色葡萄球菌的万古霉素，尤其用于留置中心静脉导管的患者）和抗真菌药物，以覆盖葡萄球菌、曲霉菌及其他常见真菌。虽然两性霉素B作为抗真菌的主要药物已使用多年，但伏立康唑因其在粒缺患者中疗效更佳而成为治疗可疑曲霉菌感染的首选药物。

帮助中性粒细胞缺乏或功能障碍患者重建免疫功能有助于预防或治疗感染。在实体瘤化疗患者中使用粒细胞集落刺激因子(C-GSF)(如非格司亭或培非司亭)可预防和治疗绝对中性粒细胞缺乏,进而降低感染风险。在药物性中性粒细胞缺乏患者中亦是如此。由于C-GSF可刺激异常增生和恶性肿瘤细胞的生长,故髓系恶性肿瘤和骨髓增生异常患者中通常禁用。

降低粒缺患者感染风险的措施包括预防暴露和抗菌药预防等。每日用无菌水或盐水冲洗口腔4～6次与轻柔刷牙有助于防止牙周感染和链球菌性菌血症。每日用氯己定沐浴可减少院内获得的多重耐药菌的定植。摄入低微生物饮食(如新鲜果蔬)并避免接触干花、鲜花及盆栽植物可减少患者真菌(包括曲霉菌)感染的风险。

在高效空气过滤(HEPA)房间中维持空气正压且充分通风,是HSCT病房的护理标准,可降低暴露于空气传播病原体的风险。对居家的患者来说,在粒缺期间避免接触施工区(包括室内装修)可降低侵袭性真菌感染风险。患者前往诊所和医院就诊时应在行走与转运过程中戴口罩。严格执行手卫生在预防感染中至关重要。为了预防感染,建议粒缺患者避免使用肛门温度计、栓剂、灌肠剂和卫生棉条。饮用井水的患者应使用过滤器来降低隐孢子虫感染的风险。新型化疗药可将黏膜炎风险降至最低,有助于减少恶性肿瘤患者感染的风险。

据可靠数据,若预计患者将出现持续7d或更长时间的中性粒细胞缺乏状态,则应使用喹诺酮类抗生素(如环丙沙星、左氧氟沙星)来预防严重感染。当所用化疗方案可诱导黏膜炎发生时,常需加用青霉素来预防草绿色链球菌感染。预防性使用伏立康唑或泊沙康唑,可降低HSCT患者及接受诱导化疗的血液系统恶性肿瘤患者中侵袭性真菌感染的发生率。某些癌症患者(包括急性淋巴细胞白血病)或应用高剂量皮质醇、甲氨蝶呤、氟达拉滨、博来霉素、L-天冬酰胺酶及阿糖胞苷的患者存在T细胞功能严重受损,应予伊氏肺孢子菌预防性治疗(见后文)。既往曾出现单纯疱疹病毒(HSV)感染症状或血清学检测阳性的患者应予阿昔洛韦预防。

(二)体液免疫缺陷

低丙种球蛋白血症及CVID患者发生荚膜菌(如肺炎链球菌)感染的风险较高,免疫球蛋白(IVIG)每月400～600mg/kg静脉给药可预防这些患者出现感染。由于血清抗体阳转率低,患者容易出现肺炎链球菌、流感嗜血杆菌或脑膜炎奈瑟菌感染。

(三)造血干细胞移植

HSCT后感染风险的高低取决于干细胞来源、化疗方案类型和GVHD风险(图102-1)。清髓疗法(包括化疗和全身放疗)通常会导致严重的黏膜炎,使患者面临感染的风险。因为自体移植患者能够更早地接受移植,所以感染风险相对较低。而接受经配型的无血缘关系供体异基因移植的受者机会性感染风险长期内将显著升高,原因是同种异体移植物相关的GVHD发生风险高,进而导致长期T细胞免疫缺陷和免疫重建延迟。脐带血细胞移植因其移植的细胞数目较少,患者易长期处于中性粒细胞缺乏状态,感染风险较高。但这些患者发生GVHD的风险较低。

在HSCT后的早期阶段,受者仍将处于中性粒细胞缺乏状态。在此期间可出现长期中性粒细胞缺乏状态下特有的病原体感染,通常使用伏立康唑或泊沙康唑、左氧氟沙星或环丙沙星、阿昔洛韦和青霉素进行预防性治疗以度过这一阶段。

在同种异体移植的情况下,受者在移植后出现GVHD的风险较高,需使用皮质醇、甲氨蝶呤、环孢素、他克莫司或霉酚酸酯加以预防。发生GVHD后通

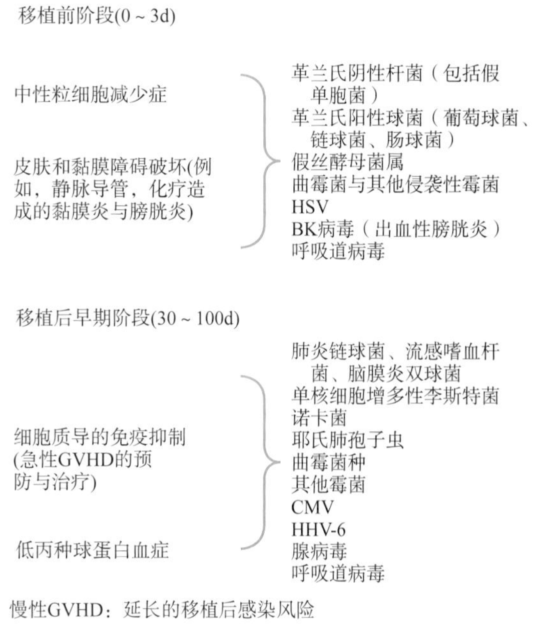

移植前阶段(0～3d)

中性粒细胞减少症 皮肤和黏膜障碍破坏(例如,静脉导管,化疗造成的黏膜炎与膀胱炎)	革兰氏阴性杆菌(包括假单胞菌) 革兰氏阳性球菌(葡萄球菌、链球菌、肠球菌) 假丝酵母菌属 曲霉菌与其他侵袭性霉菌 HSV BK病毒(出血性膀胱炎) 呼吸道病毒

移植后早期阶段(30～100d)

细胞质导的免疫抑制(急性GVHD的预防与治疗) 低丙种球蛋白血症	肺炎链球菌、流感嗜血杆菌、脑膜炎双球菌 单核细胞增多性李斯特菌 诺卡菌 耶氏肺孢子虫 曲霉菌种 其他霉菌 CMV HHV-6 腺病毒 呼吸道病毒

慢性GVHD:延长的移植后感染风险

图102-1　造血干细胞移植后感染的时间。CMV.巨细胞病毒;GVHD.移植物抗宿主病;HHV.人类疱疹病毒;HSV.单纯疱疹病毒

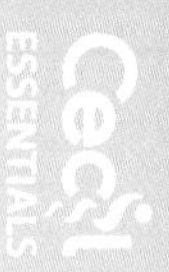

常予大剂量皮质醇治疗。难治性患者可能需要加用针对T细胞活性的免疫抑制剂，包括抗胸腺细胞球蛋白、他克莫司、西罗莫司、环磷酰胺和阿仑单抗。应用这些制剂的患者出现CMV、诺卡菌、HHV-6、伊氏肺孢子菌、腺病毒、侵袭性霉菌和其他机会性致病菌感染的风险较高。在某些情况下，患者因需长期应用免疫抑制剂来控制GVHD，故感染风险始终较高，需长期用抗生素预防，疗程为6～12个月。

在未发生GVHD的单纯性HSCT患者中，体液免疫功能需1～2年方能恢复正常，故即便移植成功，患者仍有感染含荚膜微生物的风险。移植后1～2年应重新接种疫苗，因为移植前所种疫苗产生的抗体常已消失。

（四）人类免疫缺陷病毒感染

第101章详细讨论了艾滋病患者中感染的治疗和预防。

（五）实体器官移植

器官移植受者终身存在感染风险，其相关病原体随着时间推移而改变（图102-2）。在移植术后4周内，患者可出现与手术和住院相关的感染，如肾移植受者出现尿路感染、肺移植受者出现肺炎、心脏移植受者出现胸骨伤口感染。还可发生常见的医源性感染，如导管相关性血流感染和艰难梭菌感染。胰腺和肝移植受者若发生吻合口漏，可出现多种微生物感染的腹腔内脓肿。

病毒或细菌潜伏感染患者在移植和诱导免疫抑制时可出现播散性感染，死亡率较高。在入院时便对准备接受移植的患者进行仔细评估，对尽早得到阳性培养结果至关重要。通过移植传播的感染较为罕见，包括狂犬病病毒、西尼罗河病毒、淋巴细胞性脉络丛脑膜炎病毒（LCMV）、HIV和乙型及丙型肝炎病毒。为了预防感染传播，器官库和移植中心正在努力提高供体检测的灵敏性和特异性。

CMV、李斯特菌、军团菌和侵袭性真菌感染（如曲霉菌）等机会性感染最常见于移植后1～6个月内。6个月后发生的感染可见于为预防移植期间急性排异反应而应用诱导淋巴细胞清除的药物（如胸腺球蛋白和阿仑单抗）的患者或出现急性排异反应的

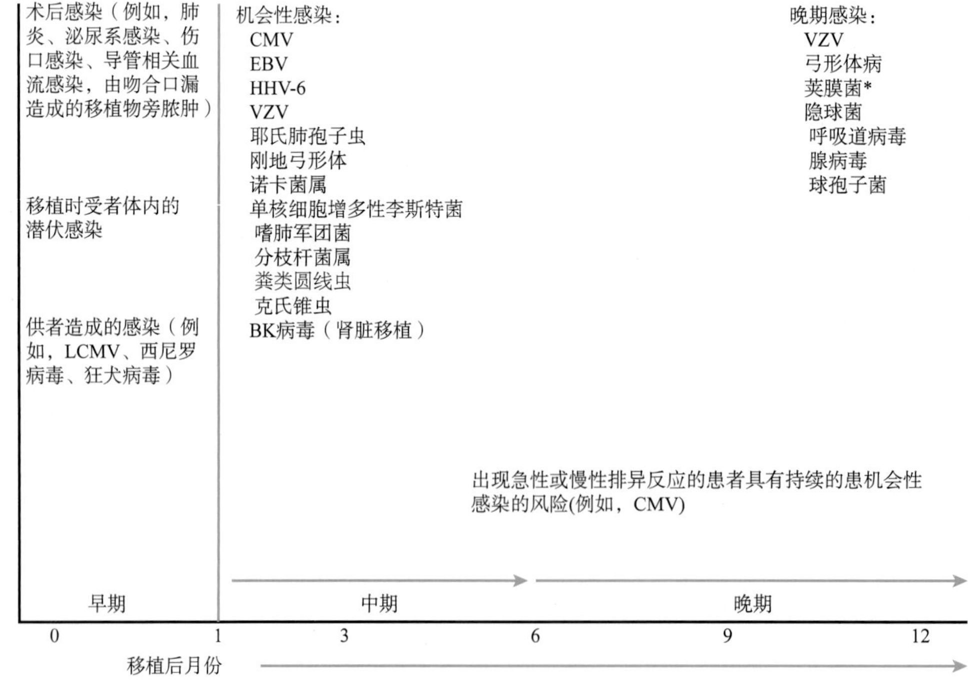

图102-2　实体器官移植后感染的时间。CMV.巨细胞病毒；EBV.Epstein-Barr病毒；HHV-6.人类疱疹病毒6；LCMV.淋巴细胞性脉络丛脑膜炎病毒；VZV.水痘-带状疱疹病毒。*尤其是低γ球蛋白血症伴免疫抑制患者

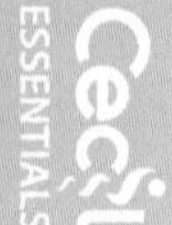

患者。

因为CMV可引起有症状的感染并与慢性异基因移植物功能障碍相关，所以应提前使用缬更昔洛韦加以预防。CMV血清阴性受者与CMV血清阳性供者的组合发生感染的风险最高。肺移植受者在移植后的6个月内发生曲霉菌感染的风险很高，应使用伏立康唑来预防侵袭性真菌感染。肺移植受者终身存在呼吸道病毒感染风险。肺移植后，闭塞性细支气管炎是慢性异基因移植物功能障碍最常见的表现，可能需要使用阿奇霉素来改善预后。

通过移植物传播的弓形体在心脏移植受者中出现再激活的风险很高，早期可导致心肌炎或晚期导致脑病。在心脏移植中心，标准的诊疗流程是先对受者及供者进行血清学（IgG）检测，若供体血清学阳性，则无论受者血清学阳性还是阴性，均予磺胺甲基异噁唑-甲氧苄氨嘧啶预防。

实体器官移植受者可出现伊氏肺孢子菌感染，通常发生在移植后6～12个月。肺炎是最常见的表现，与HIV感染者中所见相似。肺外（特别是肝和脾）感染在受者中亦可出现。移植后应予磺胺甲基异噁唑-甲氧苄氨嘧啶（在磺胺类药物过敏患者中使用阿托伐醌）预防性治疗12个月。若需大剂量糖皮质激素或抗淋巴细胞药物治疗急性排异反应，则应重新开始预防性治疗。

几乎所有潜在的活动性乙型和丙型肝炎感染者在接受肝移植后都会出现病毒再激活。对于乙型肝炎，在开始移植时用拉米夫定或其他抗病毒药物治疗，通常可成功抑制感染。丙型肝炎尽管治疗更加困难，但在移植后用干扰素、利巴韦林和蛋白酶抑制剂可推迟患者肝功能受损时间。用于移植后的直接作用的新型药物正在研究中。

在未发生急性排异反应的患者中，机会性感染的风险随着时间的推移而下降。但晚期感染（移植后12个月以上）仍可发生，最常见的是水痘-带状疱疹病毒（VZV）、HSV（特别是脑炎）、新型隐球菌、JC病毒（即进行性多灶性脑白质病）和社区获得性感染，如流感和肺炎链球菌感染。在接受长期免疫抑制治疗的低丙种球蛋白血症患者中使用IVIG可有助于预防感染。

对于发生侵袭性真菌感染、病毒感染或细菌性脓毒血症的器官移植受者，减少免疫抑制药物的使用可有助于患者恢复，然而不适用于关键性的心、肺或肝脏移植。在感染痊愈后，应恢复免疫抑制治疗。

在实体器官移植或HSCT后发生GVHD的患者中，抗菌药物如唑类、大环内酯类、利福平、棘白菌素、核苷反转录酶抑制剂（NRTI）、蛋白酶抑制剂和非核苷反转录酶抑制剂经细胞色素P450代谢失活成为治疗感染的一项重大挑战。若患者使用可诱导或抑制P450代谢的药物，则应密切监测钙调神经磷酸酶抑制剂（如环孢素、他克莫司）的浓度。

虽然免疫缺陷患者接种疫苗（如每年的流感疫苗）后可能不会发生血清学转化，但对家庭接触者和医护人员来说，接种疫苗可预防暴露，进而在这些最易感的患者中预防感染。免疫缺陷患者接种活病毒疫苗（如麻疹/腮腺炎/风疹疫苗、水痘疫苗、黄热病疫苗）后可能会出现播散性感染，应注意避免。免疫缺陷儿童有其专门的疫苗接种方案。

七、预后

诊断是否及时准确，以及抗菌药的使用是否及时、恰当决定了感染合并免疫缺陷者的预后。推荐使用杀菌剂，而非抑菌剂。通过应用G-CSF（在中性粒细胞缺乏患者中）、IVIG（在低丙种球蛋白血症患者中）或减少免疫抑制药物（在肾脏和胰腺移植受者中）来调节患者对感染的免疫应答可能会提高其生存率。

老年患者、需重症监护的患者和无法快速免疫重建的患者预后较差。肿瘤溶解综合征、急性呼吸衰竭和败血症可增加死亡率。患有急性白血病及合并其他疾病，包括心血管疾病、肾衰竭、肝脏疾病或肺部疾病的患者预后明显较差，尤见于侵袭性真菌感染。在ICU患者中，侵袭性真菌感染的归因死亡率为20%～50%（图102-3）。

八、结论

对感染合并免疫缺陷的患者需要仔细监测症状、探查细微体征，并了解患者免疫功能成分的受损情况。随着恶性肿瘤和终末器官衰竭疾病治疗的进步，发生在这些患者中的感染疾病谱也在日益扩大。

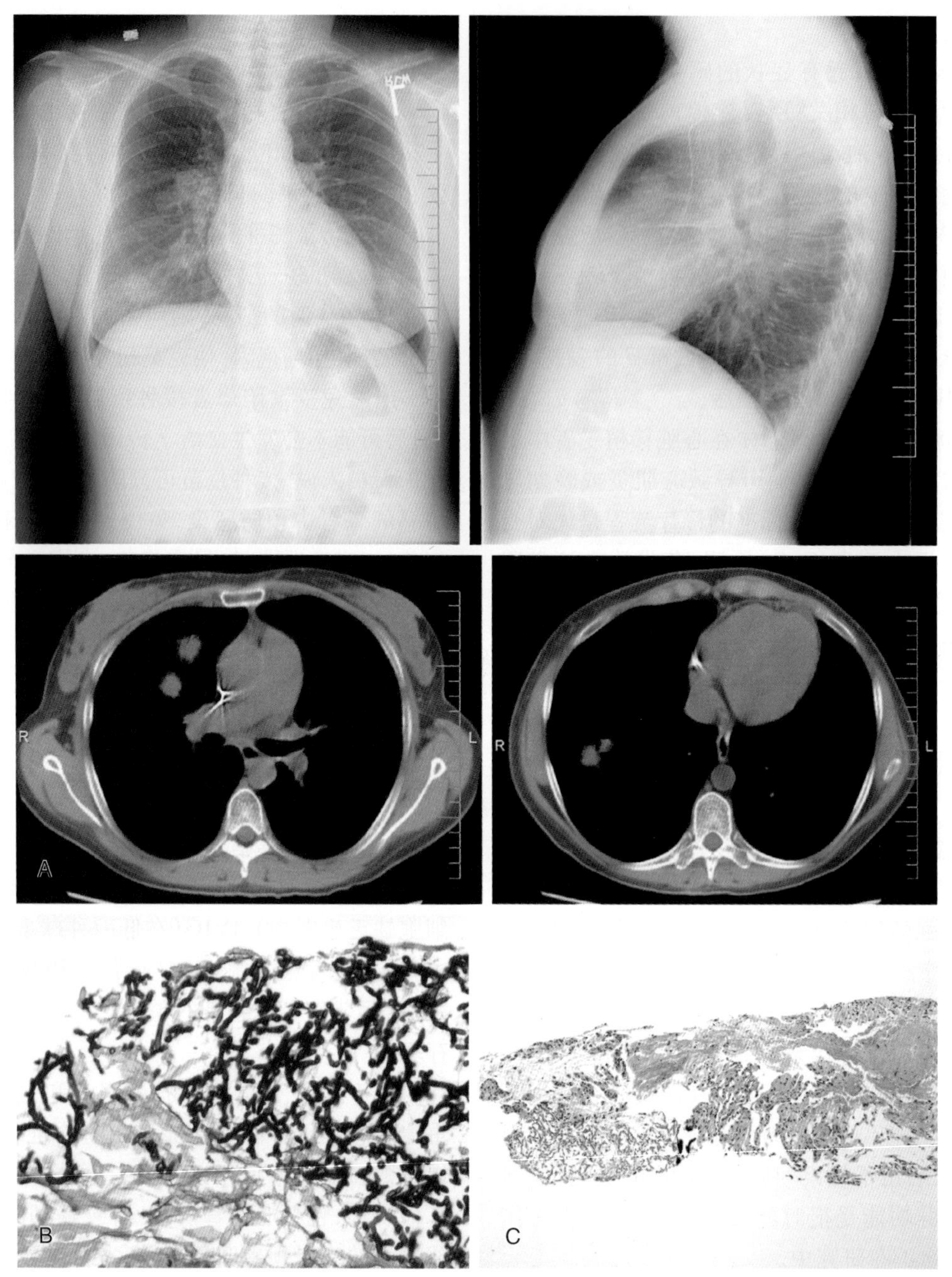

图102-3　接受肾移植的骨髓增生异常综合征患者出现侵袭性肺曲霉菌感染。就诊时，患者有劳力性呼吸困难，不伴发热、咳嗽。A.胸部正侧位X线片（上）和CT片（下）；B.经支气管镜肺活检显示组织中存在菌丝（苏木精和伊红染色，x100）；C.活检组织银染提示菌丝呈锐角，培养提示烟曲霉菌生长

推 荐 阅 读

Bennett CL, Djulbegovic B, Norris LB, et al: Colony-stimulating factors for febrile neutropenia during cancer therapy, N Engl J Med 368:1131–1139, 2013.

Blumberg EA, Danziger-Isakov L, Kumar D, et al: Infectious disease guidelines, ed 3, Am J Transplant 13:1–371, 2013.

Bow EJ, Bacteriol D: Infection in neutropenic patients with cancer, Crit Care Clin 29:411–441, 2013.

Boysen AK, Jensen BR, Poulsen LO, et al: Procalcitonin as a marker of infection in febrile neutropenia: a systematic review, Mod Chemother 2:8–14, 2013.

Buckley RH: Primary cellular immunodeficiencies, J Allergy Clin Immunol 109:747–757, 2002.

Choi SW, Levine JE, Ferrara JL: Pathogenesis and management of graft-versus-host-disease, Immunol Allergy

Clin North Am 30:75–191, 2009.

Copelan EA: Hematopoietic stem-cell transplantation, N Engl J Med 354:1813–1826, 2006.

Fischer SA: Emerging viruses in transplantation: there is more to infection after transplant than CMV and EBV, Transplantation 86:1327–1339, 2008.

Flowers CR, Seidenfeld J, Bow EJ, et al: Antimicrobial prophylaxis and outpatient management of fever and neutropenia in adults treated for malignancy: American Society of Clinical Oncology clinical practice guideline, J Clin Oncol 31:794–810, 2013.

Freifeld AG, Bow EJ, Sepkowitz KA, et al: Executive summary: clinical practice guideline for the use of antimicrobial agents in neutropenic patients with cancer: 2010 update by the Infectious Diseases Society of America, Clin Infect Dis 52:427–431, 2011.

Furst DR: Serum immunoglobulins and risk of infection: how low can you go? Semin Arthritis Rheum 39:18–29, 2008.

Green M, Michaels MG: Epstein-Barr virus infection and posttransplant lymphoproliferative disorder, Am J Transplant 13:41–54, 2013.

Kotton CN: CMV: prevention, diagnosis and therapy, Am J Transplant 13:24–40, 2013.

Paul M, Yahav D, Bivas A, et al: Anti-pseudomonal beta-lactams for the initial, empirical, treatment of febrile neutropenia: comparison of beta-lactams [review], Cochrane Database Syst Rev 11:1–117, 2010.

Steinberg JP, Robichaux C, Tejedor SC, et al: Distribution of pathogens in central line-associated bloodstream infections among patients with and without neutropenia following chemotherapy: evidence for a proposed modification to the current surveillance definition, Infect Control Hosp Epidemiol 34:171–175, 2013.

Tam JS, Routes JM: Common variable immunodeficiency, Am J Rhinol Allergy 27:260–265, 2013.

Thom KA, Kleinberg M, Roghmann MC: Infection prevention in the cancer center, Clin Infect Dis 57:579–585, 2013.

Tomblyn M, Chiller T, Einsele H, et al: Guidelines for preventing infectious complications among hematopoietic cell transplantation recipients: a global perspective, Biol Blood Marrow Transplant 15:1143–1238, 2009.

第103章

旅行者中的感染性疾病：原虫和蠕虫感染

著　者　Rebecca Reece　Aadia I. Rana　Erna Milunka Kojic
译　者　孙晓川　审校者　翁惠玲　刘晓清

一、引言

本章将回顾针对海外旅行者的医疗建议、推荐采取的保护措施及美国和其他国家常见寄生虫病的诊断和治疗。

二、旅行准备

美国每年有超过2700万人赴海外旅行，其中超过60%前往发展中国家。随着海外旅行人数的增多，暴露于世界各地感染性疾病的风险正在逐渐升高。如何预防和治疗旅行者中的健康问题成为每一位医生关注的话题。在海外旅行时，患病的风险取决于旅行目的地、旅行时长、基础疾病、年龄和在国外进行的活动。旅行前要解决的主要问题包括接种必需和推荐的疫苗、预防疟疾、处理旅行者腹泻和预防蜱及蚊子叮咬。疾病预防与控制中心（CDC）的出版物及网站（www.cdc.gov/travel/destinations/list）会提供每周更新的不同地区健康风险的相关信息。

（一）疫苗接种

所有海外旅行者都应确保接种最新的常规疫苗。其中只有黄热病疫苗是法律规定要求接种的，但通常强烈建议接种一些其他疫苗，具体依据旅行目的地、类型和旅行时长而定。为确保疫苗接种的安全性及明确患者是否对鸡蛋或鸡胚细胞过敏，接种前应全面了解病史。对孕妇和因人类免疫缺陷病毒（HIV）感染、恶性肿瘤或化疗所致免疫缺陷的患者应予特别关注，接种疫苗前需仔细评估。

1.甲型肝炎

在美国，旅行是甲型肝炎病毒感染最常见的危险因素。感染的风险随居住条件、停留时间和到访地区甲型肝炎发病率的不同而异。对于某些地区，2～3周的旅行便足以使每500～1000名旅行者中的1人感染。因此，推荐所有计划去甲型肝炎中高度流行地区旅行或工作的易感者接种甲型肝炎疫苗。甲型肝炎疫苗应至少在出发前2周接种，但即便在出发时接种也依然有效。一次接种可使接种者获得1～2年的免疫保护；若想获得持久免疫（至少20年或可终身），需要在6～18个月后加强免疫。

2.流感

虽然流感并非一定是旅行相关性疾病，但旅行者应考虑接种流感疫苗。在全球不同地区，流感季节可不同。若患者未接种疫苗，则可在出现流感样症状时予一疗程抗病毒药物（奥司他韦）治疗。

3.乙型脑炎

乙型脑炎（JE）病毒与西尼罗河和圣路易斯脑炎病毒密切相关。它通过受感染的蚊子叮咬传播给人类。在亚洲，JE是最常见的可通过疫苗预防的脑炎。它发生在亚洲的大部分地区和西太平洋的部分地区。前往亚洲国家旅行的非流行国家旅行者中，JE的总发病率低于1/100万。然而，在JE病毒高发的农村地区，长期滞留的外籍人士和旅行者，其患病风险可能与当地居民相似（即每年5～50例/10万儿童）。即便对于短期旅行，如果恰逢疾病传播的高发季节，在农村地区从事大量室外或夜间活动也将提高感染风险。只去大城市短期（＜1个月）旅行的人感染JE的风险最低。2009年，新型JE灭活疫苗（接种2次，间隔28d）被批准用于17岁以上人群；儿童的使用尚处于临床研究阶段。

4.麻疹

在美国，大多数麻疹患者是在海外旅行时感染的。在全球许多地方，麻疹仍然是一种常见疾病。目前建议在15个月龄时接种麻疹疫苗，5岁后进行二次接种。于1956年后出生的人，若无疫苗接种记录或在儿童期未接受加强免疫，应在旅行前进行一次强化免疫。

5.流行性脑脊髓膜炎

前往脑膜炎奈瑟菌流行的国家旅行或居住的人应接种流行性脑脊髓膜炎疫苗（尤其是在与当地居民密切接触的情况下）。前往沙特阿拉伯（朝圣期间）、撒哈拉以南非洲的脑膜炎流行带及其他已有相关旅行警告的地区（相关信息可见于CDC网站）旅行的人同样应接种疫苗。9个月至55岁的人首选流行性脑脊髓膜炎结合疫苗（MCV4），超过55岁首选流行性脑脊髓膜炎多糖疫苗（MPSV4）。

6.脊髓灰质炎

脊髓灰质炎仍流行于亚洲和非洲的一些地区。在前往仍有脊髓灰质炎患者的地区之前，旅行者应确保他们已经接种其年龄组的脊髓灰质炎疫苗，并在成年后接种灭活疫苗以加强免疫。

7.伤寒

海外旅行者在印度次大陆、中美洲、西南美洲和撒哈拉以南非洲接触到伤寒的风险最高。推荐前往流行地区并可能暴露于受污染的食物和水的旅行者接种疫苗。口服活疫苗（7日间服用4粒肠溶胶囊）和静脉注射疫苗（单次给药）均可，其有效性基本相同，均为50%～70%。

8.黄热病

黄热病疫苗是一种减毒活疫苗。建议前往黄热病流行的南美洲和非洲旅行的人接种此疫苗。其保护作用可持续至少10年。疫苗必须在指定的疫苗接种中心接种。严重不良反应罕见，主要包括黄热病疫苗相关的嗜内脏型疾病和神经疾病，在老年人和患有胸腺疾病者中更为常见。不良反应在60岁以上人群中更为常见，因此应在接种前细致评估这些旅行者接种疫苗的风险和收益。

9.其他疫苗

某些人长期居住于发展中国家，或因特殊原因导致感染某些高度传染性疾病的风险较高，应考虑接种乙型肝炎、鼠疫和狂犬病疫苗。破伤风疫苗应定期接种，旅行者应确保在旅行前5年内曾进行过加强免疫。美国目前没有霍乱疫苗。在世界范围内有两种口服霍乱疫苗，但保护作用有限。因此，不建议旅行者接种霍乱疫苗，但采取标准的预防和疾病控制措施仍很有必要。

（二）疟疾的预防

疟疾感染的发病率和死亡率很高，恶性疟原虫感染尤其如此。因为疾病传播的风险是区域性的，所以是否采取预防及预防方式取决于所去国家的疟疾耐药性及在当地确切的行程安排。总的来说，前往仅有氯喹敏感的恶性疟原虫的地区（即中美洲、加勒比、北非和中东的部分地区）旅行的旅行者，应在旅行前1周至离开后4周这段时间内每周服用磷酸氯喹（碱型300mg或磷酸盐型500mg）。

而前往氯喹耐药的恶性疟原虫高发地区（东南亚、撒哈拉以南非洲、南美洲和南亚）旅行，则应服用甲氟喹（lariam）、阿托喹酮-氯胍（马拉隆）或多西环素。甲氟喹可导致神经系统副作用（头晕、耳鸣和生动梦境），但严重的神经精神副作用罕见。美国FDA在2013年发布黑框警告说明甲喹酮的神经系统副作用可发生在任何时间且不可逆转，因此医生在开具处方时需格外小心。由于耐药性日益严重，甲喹酮在缅甸、泰国农村或东非的某些地区也并非完全有效。阿托喹酮-氯喹和多西环素在东南亚地区有效，也可用在其他氯喹耐药地区。患者对阿托喹酮-氯喹通常耐受良好，但必须每日服用。每日服用多西环素可能会导致光过敏、食管炎，偶尔可出现阴道念珠菌感染。

若当地情况允许，伯氨喹可用于间质疟原虫或卵形疟原虫感染高发地区的初级预防。它的优势在于能够预防所有疟原虫急性感染和后期间日疟原虫及卵形疟原虫复发性感染。该药物严禁用于葡萄糖-6-磷酸脱氢酶（G-6-PD）缺乏的患者。另须强调预防蚊虫叮咬的重要性，相关措施包括蚊帐、纱窗、含氯菊酯的衣服和驱虫剂。

（三）旅行者腹泻

每年20%～50%的海外旅行者会出现腹泻。细菌感染（如肠毒性大肠杆菌）是最常见的原因，其他原因包括寄生虫和病毒感染。旅行者腹泻的病程平均为3～6d，但约有10%的病程持续超过1周。腹泻的同时可伴有腹部绞痛、恶心、头痛、低热、呕吐或腹胀。发热超过38℃（101℉）、血便或两者兼有的旅行者应立即就医(见第96章)。

注意饮食卫生可以预防腹泻。所有的水和冰都应假定为不安全的,沙拉和街头小贩的食品常常被原虫包囊污染,后者是大多数旅行者可遇到的最危险的食物。所有食物都应煮熟,未经巴氏消毒的奶制品应避免食用。

通常不推荐预防性使用抗生素。地芬诺酯(lomotil)和洛哌丁胺(imodium)可缓解轻度腹泻患者的症状,一线治疗是氟喹诺酮口服3d。如泰国和尼泊尔等某些国家中,氟喹诺酮耐药菌正逐渐增多,尤见于弯曲杆菌属的细菌。在这种情况下,可用阿奇霉素代替治疗。

(四)特殊问题

1.孕妇

虽然在正常妊娠期间,旅行通常不是禁忌,但情况复杂的孕妇需要慎重考虑,甚至可能建议延迟旅行。妊娠前3个月和最后3个月出现产科并发症的风险最高。

大多数活病毒疫苗在妊娠期间禁用。免疫实践咨询委员会(ACIP)认为孕妇接种黄热病疫苗需要慎重,如有可能应尽量避免。如果必须旅行且暴露于黄热病的风险超出了接种疫苗带来的风险,则孕妇应该接种疫苗。由于尚无可完全避免疟疾感染的预防措施,因此孕妇应避免或推迟去疟疾流行地区旅行。若必须旅行,则应尽可能避免蚊虫叮咬。在化学药物预防方面,氯喹和甲氟喹分别适用于氯喹敏感和耐药的疟原虫流行地区。

2.获得性免疫缺陷综合征

许多国家禁止获得性免疫缺陷综合征(AIDS)患者入境。一些国家要求所有申请3个月以上签证的旅行者进行HIV的血清学检测,并在旅行前提供正式的检测报告。HIV感染者在去发展中国家旅行前需要做一些特殊准备,因为他们对某些疾病更加易感(如肺炎球菌感染、结核病)。艾滋病和其他性传播疾病的相关问题非常值得我们关注,尤其是在性行为活跃的年轻人中。

(五)旅行者回国后

旅行者在回国后最常出现的健康问题是腹泻、发热、呼吸道疾病和皮肤病变。一份详细的病史应包括旅行者的确切行程,包括旅行日期、暴露史(如不洁饮食、饮用水源、淡水接触、性活动、动物接触、昆虫叮咬)、旅行地区(城市或是农村)、疫苗接种史、抗疟药物预防史。

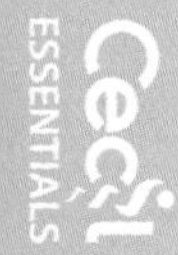

1.腹泻

旅行者腹泻是一种急性疾病,通常在2周内缓解。如果旅行者腹泻对经验性抗生素治疗无反应,则应检查是否患有蓝氏贾第鞭毛虫(参见下文)。应该留取3份粪便标本来检测虫卵和虫体并进行粪便培养。若贾地鞭毛虫检测呈阴性,则应考虑经验性使用甲硝唑来治疗可能存在的贾地鞭毛虫或其他原虫感染(如阿米巴病)。鉴别诊断还包括非感染性疾病,如暂时性的乳糖不耐受、肠易激综合征及相对少见的炎性肠病。

2.发热

从疟疾流行地区归来的发热患者应将疟疾列为第一诊断。如果未予及时诊断和治疗,恶性疟原虫感染可致命。疟疾的标准诊断方法是用光学显微镜来检测吉姆萨染色的血涂片中的疟原虫。在医疗资源匮乏的疟疾流行地区,检测疟原虫抗原的快速诊断方法显得愈发重要,因为这种检测方法准确性较高且易于操作。

氯喹敏感的恶性疟原虫感染的旅行者应使用氯喹治疗。若患有氯喹耐药的恶性疟原虫感染造成的单纯性疟疾,则合理的用药包括阿托喹酮-氯喹、青蒿素衍生物(如可获得)和基于甲氟喹或奎宁的方案。基于奎宁和甲氟喹的用药方案最常出现不良反应,而且泰国-缅甸-柬埔寨地区的恶性疟原虫对甲氟喹的耐药率高,应避免使用。

严重疟疾的定义为伴有明显器官功能障碍或高水平寄生虫血症(>5%)或两者兼有的急性疟疾感染。出现这种情况时,应静脉注射奎尼丁治疗7d并密切监测QTc间期。全球许多地区采用静脉注射青蒿琥酯的方法治疗,但复发率较高。

旅行后发热的其他重要原因包括病毒性肝炎(甲型和戊型肝炎)、伤寒、细菌性肠炎、虫媒病毒感染(如登革热、基孔肯雅热)、立克次体感染和罕见的钩端螺旋体病、急性HIV感染、阿米巴肝脓肿。

3.皮肤病

旅行者在回国后最常出现的皮肤问题是晒伤、昆虫叮咬、皮肤溃疡和皮肤幼虫移行症。持续性皮肤溃疡患者应尽快检测皮肤利什曼原虫、分枝杆菌或真菌感染。仔细、完整的皮肤检查对于发现发热患者的立克次体焦痂或蝇蛆病导致的开口疖肿等至关重要。

三、原虫感染

原虫感染虽然仅在某些地区流行，但在世界各地均可见，其中部分原因是旅行和移民者的增多(表103-1)。原虫感染在热带、亚热带及气候温和地区均造成了极大的疾病负担。各种疾病(尤其是HIV感染)导致的免疫抑制状态可使症状更加严重。在所有原虫疾病中，疟疾在全球造成的死亡人数最多，每年约100万人。

(一)美国原虫感染

1.贾第虫病

贾第虫病是旅行者回国后出现非血性腹泻的常见原因。蓝氏贾第鞭毛虫和肠贾第虫可见于全球各地，包括美国。然而，贾第虫感染最常见于从拉丁美洲、东南亚或中东回来的旅行者。传播途径包括粪-口途径(通过受污染的食物、水或公共游泳区传播)，或在某些高危人群(如男男性行为者)中的接触传播。该病通常呈自限性病程，持续2～4周或更长，发热、恶心或呕吐的症状罕见。用显微镜检测粪便标本中的包囊或滋养体，或抗原检测可用于明确诊断。治疗可选择甲硝唑、替硝唑或硝唑尼特。

2.阿米巴病

阿米巴病也可在旅行者中引起腹泻。和贾第虫一样，溶组织内阿米巴可见于全球各地，并通过粪-口途径传播。然而，大多数感染者并无症状(80%)。严重感染者可出现长达4周的血性水样泻伴腹部绞痛。免疫缺陷患者可出现严重的侵袭性感染，并具有发生坏死性结肠炎或肠穿孔的风险。还可出现肠外阿米巴病，尤其是肝脓肿。用显微镜检测粪便标本中的包囊和滋养体，或通过对粪便或血清标本进行抗原检测，可明确诊断。有症状患者的治疗首选甲硝唑或替硝唑，次选巴龙霉素或碘喹醇。

(二)旅行者和移民者中常见的原虫感染

1.利什曼原虫病

利什曼原虫通过白蛉传播，可导致皮肤、皮肤黏膜或内脏受累。皮肤受累表现为持续性溃疡伴溃疡周边隆起，常见于从中东(旧世界地区：硕大利什曼原虫、热带利什曼原虫)或拉丁美洲(新世界地区：巴西利什曼原虫、秘鲁利什曼原虫等)回来的旅行者。诊断依靠组织活检。内脏利什曼原虫可导致肝、脾、骨髓受累，更常见于来自亚洲(杜氏利什曼原虫)或南美洲(恰加斯利什曼原虫)的移民者。诊断依靠组

表103-1 原虫感染

原虫	环境	传播媒介	诊断	特殊考虑	治疗
流行于美国的原虫感染					
巴贝虫	新英格兰	硬蜱、输血	血涂片(厚涂片和薄涂片)	无脾者病情重	奎宁和克林霉素
蓝氏贾第鞭毛虫	山区	人类、小型哺乳动物	显微镜检粪便或十二指肠液	常见于男男性行为者、旅行者和日托所儿童	奎纳克林、硝唑尼特或甲硝唑
弓形体	普遍存在	家猫、生肉	临床诊断，血清学检测加以确认	孕妇和免疫缺陷(AIDS)患者	乙胺嘧啶和磺胺嘧啶
溶组织内阿米巴	东南部	人类	显微镜检测粪便标本或溃疡印片	常见于男男性行为者、旅行者和被收容者	甲硝唑
隐孢子虫	普遍存在	人类	粪便抗酸染色	免疫缺陷(AIDS)患者病情重	硝唑尼特
阴道毛滴虫	普遍存在	人类	生殖器分泌物湿涂片	阴道炎的常见病因	甲硝唑
主要见于旅行者和移民者的原虫感染					
疟原虫	非洲、亚洲、南美洲	按蚊	血涂片(厚涂片和薄涂片)	有旅行史的发热患者需考虑	取决于感染地区的耐药情况(见正文)
杜氏利什曼原虫	中东	白蛉	组织活检	发热、脾大的移民者需考虑该病	葡萄糖酸锑钠
锥虫	非洲和南美洲	锥鼻虫、输血	直接对血液或脑脊液进行检测	很少见于旅行者、与输血相关	取决于所感染锥虫的种类和疾病分期

注：AIDS.获得性免疫缺陷综合征；CSF.脑脊液。

织活检或受累器官培养。

治疗方案根据疾病的严重程度和原虫的耐药性来进行选择。大多数皮肤病变呈自限性，但可用葡萄糖酸锑钠(penostam)或巴龙霉素治疗。对于内脏受累者，治疗方案包括葡萄糖酸锑钠、两性霉素B或两种制剂联合使用。

2.非洲锥虫病

非洲锥虫病(亦称为非洲昏睡病)是一种由罗得西亚锥虫(东非)或冈比亚锥虫(中非和西非)引起的感染性疾病，通过采采蝇传播。临床表现包括发热、头痛和中枢神经系统受累。该病较少见于自撒哈拉以南非洲返回的旅行者，但外迁者应注意该病。患者通常有昆虫叮咬处出现锥虫性下疳的病史。用显微镜检测血、淋巴结和脑脊液中的寄生虫可明确诊断。治疗方案根据所感染的锥虫种类来进行选择，药物的毒性较高，建议咨询传染病学或热带医学专家。

3.美洲锥虫病

美洲锥虫病(亦称为查加斯病)是由克氏锥虫感染引起的疾病，在中美洲和南美洲流行。传播途径包括接触锥鼻虫(接吻虫)的粪便、输血和器官移植。旅行者感染的风险极低，但长期居住在卫生条件差的房间里会使感染风险增加。感染后3个月为急性期，此后终身慢性感染。经典的急性期表现包括锥虫入侵处的眼睑和眼组织肿胀和红斑，称为Romana征。然而，大多数患者在感染期间并无症状，仅在献血时才被发现。20%～30%的患者会在慢性感染数十年后出现症状，包括心脏扩大、心力衰竭、食管扩张或巨结肠。

在急性期，用显微镜对外周血进行检测可明确诊断。在慢性期，多种血清学检测可协助诊断。建议早期治疗，因可预防慢性期并发症。在美国，抗锥虫药物可在咨询该领域专家后从CDC获得。而若出现慢性期并发症，则一般予支持治疗。

四、蠕虫感染

线虫或蛔虫感染是全世界最常见的寄生虫感染。其中，肠道线虫中的蛔虫和鞭虫是最常见的两种类型。其他重要的蠕虫包括类圆线虫、蛲虫、血吸虫和绦虫(参见下文)。虽然大多数蠕虫均见于世界各地，但主要影响发展中国家，并对到这些地区的游客构成潜在风险(表103-2)。

(一)美国常见的蠕虫感染

1.蛲虫

蛲虫病在美国和全世界均常见。该病主要感染儿童，并通过粪-口途径传播，临床表现为肛周瘙痒。诊断依靠透明胶纸粘拭法，即将透明胶带粘在肛周过夜，取下后用显微镜检测胶带上是否粘有虫卵。用

表103-2 蠕虫感染

蠕虫	环境	传播媒介	诊断	治疗
流行于美国的蠕虫感染				
蛲虫	普遍存在	人类	直接检测虫卵	甲苯达唑、阿苯达唑
蛔虫	东南部	人类	便检虫卵	甲苯达唑、阿苯达唑
鞭虫	东南部	人类	便检虫卵	甲苯达唑、阿苯达唑
钩虫	东南部	人类	便检虫卵	甲苯达唑、阿苯达唑
常见于旅行者和移民者的蠕虫感染				
肠类圆线虫	发展中国家	人类	便检幼虫	噻苯咪唑、伊维菌素
血吸虫	发展中国家	蜗牛	便检或尿检虫卵	吡喹酮
班氏吴策线虫和马来丝虫	亚洲、非洲部分地区	蚊子	夜间血标本检测	伊维菌素
旋盘尾丝虫	非洲、南美洲和中美洲	黑蝇	活检	伊维菌素
罗阿丝虫	非洲	虻	血标本检测和临床判断	乙胺嗪或伊维菌素
华支睾吸虫	亚洲	生鱼和蜗牛	便检虫卵、影像学检测	吡喹酮
棘球绦虫	全球	犬和家畜	影像学检测、血清学检测、活检	手术、支持疗法
猪肉绦虫(囊虫病)	发展中国家	人类、猪	影像学检测、血清学检测	手术、阿苯达唑
猪肉绦虫、牛肉绦虫、阔节裂头绦虫(绦虫病)	全球	猪、牛、鱼	便检虫卵或节片	吡喹酮

甲苯达唑治疗。

2.蛔虫

蛔虫可见于世界各地(包括美国)，但主要影响发展中国家。虽然被感染者常无症状，但部分患者会在蛔虫迁移的期间出现肺浸润或胆管、胰腺和肠道阻塞，这些症状一般发生在虫负荷高的患者中。便检虫卵和虫体可明确诊断，用甲苯达唑治疗。

3.鞭虫

鞭虫因其成体的特征性形态而被称作鞭虫。和蛔虫相似，鞭虫也是一种主要感染儿童的肠道线虫。发展中国家儿童中，虫负荷高时可导致直肠脱垂和血性腹泻，其余多数患者无症状。用显微镜检测到粪便标本中的虫卵和虫体或内镜提示结肠炎并发现成虫可明确诊断。可用甲苯达唑治疗。

4.钩虫

十二指肠钩口线虫和美洲板口线虫(钩虫)也呈世界性分布(和蛔虫相似)，并常见于来自亚洲和撒哈拉以南非洲的移民。幼虫直接穿透皮肤造成感染，其后可随淋巴液和血液进入肺，然后再被吞咽。感染者可无症状，也可在幼虫钻入皮肤处出现瘙痒性皮炎。和蛔虫一样，钩虫感染患者在幼虫迁移期间可出现肺部浸润，称为吕弗勒综合征。严重钩虫感染引起严重的慢性缺铁性贫血并导致虚弱。嗜酸性粒细胞增多常见。便检虫卵和虫体可明确诊断，用甲苯达唑治疗。

(二)旅行者和移民者中常见的蠕虫感染

1.类圆线虫病

粪类圆线虫虽然在热带更常见，但也是一种呈世界性分布的蠕虫。与受污染的土壤接触可造成感染：幼虫穿透皮肤，迁移至肺，随后被宿主吞咽。被感染者通常无症状，但可在持续感染数十年后进入慢性期。有症状的患者通常会有胃肠道不适，表现为腹胀、腹泻和腹痛。嗜酸性粒细胞增多症常见。免疫缺陷患者可出现播散性感染，称为超感染综合征。超感染综合征常见于因化疗、类固醇激素或疾病而处于免疫抑制状态的移民者，死亡率较高。诊断依靠粪便检查(敏感性为30%～50%)或血清学检测，但无法区分慢性和急性感染。治疗方案为伊维菌素治疗2d，出现超感染综合征的患者需延长用药时间。

2.血吸虫病

血吸虫病可见于热带和发展中国家。裂体吸虫(也称为血吸虫)以淡水中的软体动物为中间宿主，通过穿透宿主皮肤引起感染。主要有3种：曼氏血吸虫(见于非洲、中东、南美洲)、埃及血吸虫(见于非洲、中东)和日本血吸虫(见于中国、菲律宾和东南亚)。大多数急性感染者无症状，部分可出现皮炎。对沉积虫卵的持续免疫反应可引起慢性感染。埃及血吸虫可导致尿路梗阻或血尿，而曼氏血吸虫和日本血吸虫则可导致肝脾大、肝硬化、门脉阻塞和静脉曲张。日本血吸虫可感染中枢神经系统，出现环形强化病变和癫痫发作。在血吸虫流行地区，感染患者虫负荷高，可通过便检或尿检虫卵来明确诊断；而在旅行者中，感染后虫负荷通常较低，应通过血清学检测来明确诊断，可用吡喹酮治疗。

3.淋巴丝虫病(象皮肿)

班氏吴策线虫和马来丝虫可见于整个热带地区，寄生于淋巴管内，是导致象皮肿病的病原体。临床表现多样，可为急性淋巴结炎、无症状微丝蚴血症、丝虫热或热带肺嗜酸性粒细胞增多症。两种丝虫导致的淋巴结炎都可累及上肢和下肢，但阴囊受累仅见于班氏吴策线虫。因为这些丝虫具有夜现周期性，所以应在10pm～4am进行外周血涂片，检测其中的微丝蚴以明确诊断。

乙胺嗪可根除微丝蚴和成虫。然而，因为慢性淋巴管阻塞并非完全可逆，只能予支持治疗，所以该病的治疗仍具挑战性。

4.罗阿丝虫(眼线虫)病

罗阿丝虫病是由眼线虫(罗阿丝虫)感染引起的，可见于西非和中非。临床表现多样，可包括皮炎、皮下肿胀、关节症状或神经系统表现。极罕见的情况下，患者眼睛的前房可见成虫，患者血标本中发现微丝蚴或成虫可明确诊断，并和淋巴管丝虫病一样，用乙胺嗪治疗。

5.河盲病

盘尾丝虫感染主要发生在西非和中非地区，但也可见于南美洲和中美洲。瘙痒性皮炎是其最常见的表现，但眼部受累是其最严重的表现。流行地区虫负荷高的患者可出现眼部受累。初始表现为结膜炎和畏光。微丝蚴侵及角膜可引起炎症反应，导致硬化性角膜炎和失明。河盲症是非洲最常见的致盲原因。通过检测钳取皮片中的微丝蚴可明确诊断。可选用伊维菌素治疗。应在初始单剂量治疗的3个月或6个月后重复给药，以抑制后续微丝蚴感染。

6.支睾吸虫病

华支睾吸虫是中国的肝吸虫。具有胆道疾病

相关症状(包括右上腹痛、厌食和体重减轻)的亚洲移民者应着重考虑该病。尽管该病不常见,但未经治疗的患者可出现胆管癌。85%的患者可经吡喹酮治愈。

7.猪囊虫病

猪囊虫病由猪肉绦虫(有钩绦虫)感染引起。患者可出现新发癫痫或头痛。头部计算机断层扫描(CT)可显示环形强化病灶。基于患者的病史和影像学表现常可做出诊断,免疫印迹法可进一步加以明确。应根据感染部位及患者症状采用不同的治疗方案。治疗包括抗寄生虫治疗、抗癫痫药物和手术切除病灶。抗寄生虫药物可选择吡喹酮或阿苯达唑。因为治疗有增加脑水肿和癫痫发作的风险,所以建议在治疗前咨询相关领域专家。

8.肠道绦虫

常见的绦虫感染包括猪肉绦虫(来自生猪肉)、牛肉绦虫(来自生牛肉)和阔节裂头绦虫(来自生鱼肉)感染。除猪肉绦虫侵袭性感染者外(如前文所述,见“猪囊肿病”部分),大多数感染者无症状。3种绦虫均用吡喹酮治疗。

9.棘球绦虫

细粒棘球绦虫感染可引起包虫病,出现囊性肝脏肿块。该病可见于牧羊地区(如南美洲、中亚和中东)的移民者。CT上囊肿的典型表现包括钙化壁和单房包囊。这一典型表现结合相关病史有助于明确诊断。血清学检测有时可呈假阴性。治疗方法为手术切除囊肿,术中应避免囊肿破裂和内容物外溢。手术切除前常予阿苯达唑治疗。

引起泡球蚴病的多房棘球绦虫相对少见。这种更具侵袭性的感染可导致肝脏病变及脑和肺的受累。治疗方案为肝脏病灶切除术联合抗寄生虫药物(甲苯达唑或阿苯达唑)治疗。然而,这些药物并不能将寄生虫杀死,因此死亡率仍较高。目前正在探索其他可能有效的药物,如两性霉素B和硝唑尼特。

推荐阅读

Arguin P: Approach to the patient before and after travel. In Goldman L, Schafer A, editors: Cecil Textbook of Medicine, ed 24, Philadelphia, 2012, Saunders, pp 1800–1803.

Centers for Disease Control and Prevention: CDC Health Information for International Travel 2014, New York, 2014, Oxford University Press.

Jeronimo S, de Queiroz Sousa A, Pearson R: Leishmaniasis. In Guerrant RL, Walker DH, Weller PF, editors: Tropical Infectious Diseases: Principles, Pathogens, and Practices, ed 3, Philadelphia, 2011, Saunders, pp 696–706.

Kirchoff L: Trypanosoma species (American trypanosomiasis, Chagas' disease): biology of trypanosomes. In Mandell GL, Bennett JE, Dolin R, editors: Principles and Practice of Infectious Diseases, ed 7, Philadelphia, 2010, Churchill Livingstone, pp 3481–3488.

Leder K, Torresi J, Libman M, et al: GeoSentinel surveillance of illness in returned travelers, 2007-2011, Ann Intern Med 158:456–468, 2013.

U.S. Department of Commerce, Office of Travel and Tourism Industries: Profile of U.S. resident travelers visiting overseas destinations: 2011 Outbound. Available at: http://travel.trade.gov/outreachpages/download_data_table/2011_Outbound_Profile.pdf. Accessed November 3, 2014.

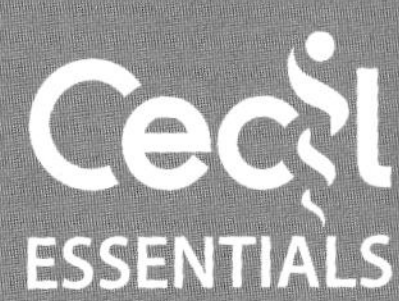

第十六部分

神经疾病

第104章

神经系统检查

著　者　Frederick J. Marshall
译　者　张　涛　审校者　王延江

一、引言

为准确诊断神经系统疾病，临床医生会对神经系统损伤的部位及病因进行预判和验证。随着病史采集、体格检查、实验室评估的进行，临床医生的预判会进一步聚焦。重点放在常见、严重和可治疗的疾病。常见疾病患者中，有典型临床表现者占80%，罕见临床表现者占15%。罕见疾病患者中，典型临床表现者占5%，罕见临床表现者不足1%。

二、神经系统病史采集

临床医生必须确定症状的部位、性质和时间。临床医生须要求患者描述症状的演变过程，而不是过去做的检查和诊断评估。确定患者正常状态的最后时间很重要。排除模棱两可的描述如昏眩，取而代之的应该是头晕（这可能涉及心血管功能不全）或平衡障碍（这可能涉及小脑或后索损伤）。

必要时可通过家庭成员和知情人确认患者的病史信息。病史信息应涵盖既往疾病史和手术史、当前用药情况、过敏史、家族史、预防接种史和个人史，包括受教育水平、工作经历、可能毒物暴露接触史、药物使用史、性经历、当前生活情况等。

在病史采集中寻求定位诊断的线索。例如，疼痛通常由周围神经系统损伤引起，而失语（即语言功能障碍）提示中枢神经系统异常。因为感觉和运动功能在大脑皮质上的解剖学部位相对间隔较远，而神经纤维逐步接近并汇聚在脑干、脊髓、神经根和周围神经，因此肢体感觉丧失和运动功能障碍共存提示大脑皮质的一个大病变或神经轴索的一个小损伤。脊髓或脑干的小病灶可导致广泛的神经功能障碍，而其他部位的微小病变可能无症状。

表104-1列出了常见神经系统症状的可能部位，有助于病变的定位诊断。表104-2和表104-3列出了神经系统特定部位病变的相关症状。一些症状可能是由神经系统的各个层次的病变引起的。例如，复视可由脑干中的局灶性病变、周围神经（第Ⅲ、Ⅳ或第Ⅵ对脑神经）、神经肌肉接头或眼外肌病变引起，也可以是颅内压增高的结果。相关的症状存在或缺乏将会让病史采集者否定最初的定位推测。表104-4列出了重要神经疾病类型和实例。

一些神经解剖定位指向一个或有限的几个特定诊断。例如，神经肌肉接头疾病通常是由自身免疫过程引起的，如重症肌无力（常见）或兰伯特-伊顿肌无力综合征（罕见）。例外的如肉毒中毒和先天性肌无力疾病较为罕见。另外，神经系统的某些区域

表104-1　常见神经系统症状的可能定位价值

可能定位价值	症状或临床表现
高	局灶性乏力、感觉丧失或疼痛
	局灶性视力缺失
	语言障碍
	失认症
中	眩晕
	构音障碍
	活动笨拙
低	疲劳
	头痛
	失眠
	头晕
	焦虑、意识模糊或精神紧张不安

表104-2 中枢神经系统的症状学定位

症状或临床表现	定位
大脑半球	
单侧无力或感觉障碍	对侧大脑半球
语言障碍	左侧大脑半球(额叶和颞叶)
空间定向障碍	右侧大脑半球(顶叶和枕叶)
失认(自知力缺如)	右侧大脑半球(顶叶)
视野缺损	对侧半球(枕部、颞部和顶叶)
情感抑制或社会活动能力去抑制	双侧大脑半球(额叶和边缘叶)
意识改变	双侧大脑半球(弥散性)
记忆力改变	双侧大脑半球(海马、穹隆、杏仁核和乳头体)
小脑	
肢体笨拙	同侧小脑半球
步态和姿势不稳	小脑中线结构
基底核区	
随意运动迟缓	黑质和纹状体
非随意运动	纹状体、丘脑和下丘脑
脑干	
对侧躯体乏力或感觉障碍,患侧面部乏力或感觉障碍	中脑、脑桥、延髓
复视	中脑和脑桥
眩晕	脑桥和延髓
意识改变	中脑、脑桥、延髓(网状结构)
脊髓	
低于病变平面的患侧无力和麻痹,对侧麻木	皮质脊髓束和脊髓丘脑束
步态失稳	脊髓后索
双侧(可以是不对称的)在多个连续的神经根分布的感觉障碍和乏力	脊髓中央

表104-3 运动单元的症状定位*

症状或临床表现	定位
前角细胞	
肌肉无力、萎缩、抽搐(肌颤),但没有感觉障碍	脊髓前角(弥漫性或节段性)
脊髓根	
无力,感觉丧失局限于已知的神经根分布(疼痛,一个共同的特点,可能会扩散)	颈段、胸段、腰段、骶段
神经丛	
不局限于单一的神经根或周围神经分布的肢体疼痛,无力,感觉丧失	臂和腰骶部(也可能是由于多发性神经病)
神经	
局限于单一的周围神经分布的疼痛、远端无力和(或)感觉改变	外周神经(神经源性疼痛)
对称的双侧疼痛、远端无力和(或)感觉改变(通常以足开始)	周围神经(神经病)
分散影响单侧周围神经分布疼痛,远端无力和(或)感觉的变化	外周神经(复合的单神经病变)
单侧特殊感觉丧失	脑神经Ⅰ、Ⅱ、Ⅴ、Ⅶ、Ⅷ、Ⅸ
单侧面肌瘫痪	脑神经Ⅶ(同侧)
神经肌肉接头	
运动后进行性肌无力,不伴感觉障碍	眼、咽和骨骼肌
肌肉	
近侧无力,无感觉主诉	播散和其他方式

* 前角细胞及外周神经系统。

表104-4 神经系统疾病分类

疾病分类	举例
遗传疾病	
常染色体显性遗传病	亨廷顿病
常染色体隐性遗传病	Friedreich型共济失调
X连锁隐性遗传病	Duchenne型肌营养不良
线粒体病	进行性眼外肌麻痹
散发的	唐氏综合征
肿瘤	
原发性	恶性胶质瘤
继发性	转移性黑素瘤
副肿瘤	小脑变性
血管疾病	
卒中	血栓、栓塞、出血、腔隙性梗死
结构	脑动静脉畸形
炎性	脑动脉炎
感染性疾病	
细菌感染	流行性脑脊髓膜炎
病毒感染	单纯性疱疹脑炎
寄生虫	弓形体病
真菌感染	隐球菌脑膜炎
蠕虫	猪囊虫病
朊蛋白	克雅病
退行性疾病	
中央	帕金森病
中央和外周	肌萎缩侧索硬化
自身免疫疾病	
中枢神经脱髓鞘	多发性硬化
周围神经脱髓鞘	吉兰-巴雷综合征
神经肌肉接头	重症肌无力
中毒和代谢性疾病	
内源性	尿毒症性脑病
外源性	酒精中毒性神经病变
其他类型	
创伤	脊髓损伤
脑积水	正常压力脑积水
精神障碍	癔症性下肢轻瘫

(如大脑半球)很容易受到表104-4中所列举疾病的累及。

症状的发生速度和出现顺序很重要。退行性疾病通常逐渐进展,而血管疾病(如脑卒中、动脉瘤性蛛网膜下腔出血)进展迅速。某些症状,如复视几乎无一例外突然发生,即使潜在的疾病在数天到数周前就已开始逐渐发展。

三、神经系统查体

一般的神经系统查体是必要的(表104-5),但是还需根据病史特点进行针对性的检查。对于不能解释的体征应进一步追溯患者病史。

查体用于在两种推测诊断之中最终确定损伤部位——是某结构的最后共同通路中断,还是该通路

表104-5 常规神经系统检查的要点

全身体格检查
- 头(创伤、畸形和杂音)
- 颈(声音、杂音和甲状腺肿大)
- 心血管系统(心率、节律、杂音;外周血管脉搏和颈静脉扩张)
- 肺(呼吸、咳嗽、发绀)
- 腹部(肝脾大)
- 背部和四肢(骨骼畸形、外周水肿、直腿抬高)
- 皮肤(神经损伤的皮肤特征、肝病皮肤特征)

精神状态
- 意识水平(清醒、昏睡、昏迷)
- 注意力(思维的连贯性,连续7s)
- 定位力(时间和空间)
- 记忆力(短期和长期)
- 语言能力(命名、重复、理解、流利、阅读和书写)
- 视觉空间能力(画钟和数字广度)
- 判断力、洞察力、思想内容(精神病)
- 情绪(抑郁、狂躁、焦虑)

脑神经
- 嗅觉(双侧鼻孔对气味的反应)
- 视觉(瞳孔传入功能,眼底检查,视力、视野和眼部结构)
- 动眼神经、滑车神经、展神经(各向眼球运动、眼球震颤、瞳孔传出功能和眼睑睁开)
- 三叉神经(下颌反射、面部感觉、角膜反射传入和咀嚼肌)
- 面神经(角膜反射传出、面部表情、眼睑闭合、鼻唇沟、力量及程度)
- 位听神经(眼球震颤、语音识别、韦伯试验、林纳试验即气骨导比较试验)
- 舌咽和迷走神经(呕吐反射和腭垂位置)
- 副神经(胸锁乳突肌和斜方肌的肌力与肌容积)
- 舌下神经(舌的位置、形态及肌束颤动)

运动系统检查
- 旋前肌漂移(轻微皮质脊髓束损伤)
- 肌容积及肌张力(基底核病变产生强直、小脑病变产生肌张力障碍、皮质脊髓束病变产生痉挛、非特异性的半球损伤产生肌肉控制障碍、肥厚提示肌张力障碍、假性肥大提示肌肉疾病、萎缩提示下运动神经元病)
- 不自主运动(震颤、抽搐、肌张力障碍、舞蹈病表明基底核疾病,扑翼样震颤、肌阵挛提示可能有中毒或代谢疾病)
- 主要肌群的肌力(0～5级)
- 上肢:三角肌、肱二头肌、肱三头肌,腕关节屈伸,手指屈伸,骨间肌
- 下肢:髋关节屈曲、外展、内收和后伸,膝关节屈伸,踝关节背屈、跖屈、外翻、内翻,趾屈伸

感觉功能检查
- 轻触觉(后索)
- 针刺觉(脊髓丘脑束)
- 温度觉(脊髓丘脑束)
- 关节位置觉(后索)
- 振动觉(后索)
- 皮肤书写觉(大脑感觉皮质)
- 同时双刺激(大脑感觉皮质)
- 两点辨别觉(后索和大脑感觉皮质)

反射检查
- 标准反射(0～4级)
- 二头肌
- 三头肌
- 肱桡肌
- 膝反射
- 踝反射
- 病理反射
- 巴宾斯基征(如果存在)
- 眉弓反射(如果存在)
- 吸吮反射(如果存在)
- 下颌反射(如果活跃)
- 掌颌反射(如果存在)
- 霍夫曼征(如果活跃)

协调和步态
- 指鼻试验(动作性震颤提示小脑疾病)
- 快速轮替试验(轮替运动障碍提示小脑疾病)
- 精细动作(慢、幅度小提示基底核或皮质脊髓束异常)
- 跟膝胫试验(共济失调提示小脑疾病)
- 起坐试验(高级基底核、小脑、皮质脊髓束或肌肉疾病时不能完成)
- 自然行走(观察摆臂减少、痉挛步态、步基宽、慌张步态、摇摆步态、跨阈步态、起步缓慢和肌张力障碍)
- 踵趾步态(共济失调)
- 足外翻或内翻行走(寻找潜在的肌张力障碍)
- 分别单脚跳立(寻找潜在的肌张力障碍)
- 双脚并拢站立、睁眼、闭眼(感觉共济失调和小脑疾病)
- 反跳试验(姿势调整机制缺失)

的传入部分损害(图104-1)。以运动系统为例，最后的共同通路是运动单元，包括发出神经中轴突的脊髓前角运动神经元、周围神经、神经肌肉接头和肌肉。这些结构的任何部位损伤均导致肌肉功能障碍。相反，如果这些结构是完整的，在恰当的条件下可观察肌肉功能。如果所有涉及最后共同通路的模式未能诱发反应，临床医生可以得出结论，病变位于这个最后共同通路内。

例如，由第Ⅶ对脑神经病变引起的单侧面瘫，患者不能主动微笑、闭眼、额纹减少。开玩笑时自发微笑和大笑时患侧运动不能。然而，如果病变部位在中枢，非主动(自发)微笑时的面部运动会保留或增加。这一现象常见于脑卒中引起的面部肌肉无力患者。

中枢传入对于神经系统的最后共同通路通常是发挥紧张性抑制作用。中枢传入的损害典型表现为受累肌群的过度活跃。中枢抑制系统损害的体征包括痉挛、反射亢进(运动皮质、皮质下白质或脑干和脊髓的皮质脊髓通路)、肌张力障碍、强直、震颤和抽搐(基底核或锥体外系系统)，以及共济失调和辨距不良(小脑)。一个例外是肌张力低下，这是由小脑疾病引起的。

四、实验室检查

采用实验室和特殊检查来验证初步诊断和完成最终诊断。这些检查应综合考虑费用、风险和对患者造成不适等因素来选择性实施。常用的有帮助的检查将在后面章节中讨论。辅助检查不应在没有特定鉴别诊断的情况下进行。许多神经诊断检查会意外发现与患者就诊疾病无关的异常之处。

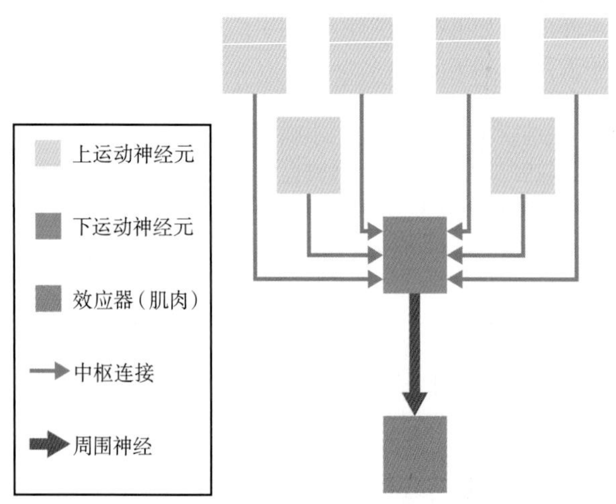

图104-1　中枢神经系统在概念上指可归纳为一系列集中的高级神经信号的最后共同通路。例如，上运动神经元汇聚下运动神经元，其轴突形成最终的共同通路到效应器——肌肉

(一)腰椎穿刺术

一些特殊的情况下需要进行脑脊液(CSF)检查，通常为脑膜炎和脑炎(表104-6)。脑脊液标本应常规送检验科，分析细胞分类和计数、蛋白质和葡萄糖水平及细菌培养，也应检查脑脊液颜色和透明度。混浊或变色脑脊液应离心，并与水对比确认是否黄变。另外，根据情况还可对脑脊液进行特殊检查，包括革兰氏染色，真菌、病毒和结核杆菌培养，隐球菌和其他抗原，检测梅毒、莱姆病、肿瘤细胞、副肿瘤和其他特异性蛋白抗体及寡克隆带。还可进行特种病毒的聚合酶链反应检测。测定脑脊液中的特殊蛋白，如tau蛋白、磷酸化tau蛋白、β淀粉样蛋白可用于痴呆风险患者的评估，目前其研究用途大于临床用途。快速进展性痴呆患者脑脊液中可检测到14-3-3蛋白。

记录腰椎穿刺的初压和末压很重要。穿刺部位的组织感染是腰椎穿刺的绝对禁忌证。相对禁忌证包括已知或可能的颅内或脊髓占位病变、颅内占位引起的颅内压增高、血小板减少导致的凝血功能障碍(通常是可以纠正的)及抗凝治疗与出血性疾病。

少见但严重的并发症包括腰椎穿刺小脑幕切迹或枕骨大孔疝、脊髓硬膜外血肿、脊髓脓肿、椎间盘突出或感染、脑膜炎和局部麻醉剂的不良反应。常见的相对良性的并发症包括头痛和背痛。

(二)组织活检

在一些特定的专病中心，可开展不同组织的诊断性活检，包括大脑、周围神经(参见第121章)、肌肉(参见第121章)和皮肤。有时活检是明确诊断的唯一手段。

(三)电生理检查

电生理检查包括脑电图、肌电图、神经传导和诱

表104-6　腰椎穿刺指征
急性(不需要等待大脑成像结果)
无神经系统体征的急性中枢神经系统感染
亚急性(等待大脑成像结果)
血管炎、蛛网膜下腔出血或病情不详
颅内压增高，但磁共振成像或计算机断层扫描无颅内占位
真菌性或癌性脑膜炎鞘内注射治疗
特发性颅内高压或蛛网膜下腔出血致头痛的对症治疗

发电位。这些检查在患者不能配合查体或提供充分病史的情况下有助于诊断。

脑电图最常用于癫痫诊断(参见第118章)。它可用于诊断脑部疾病,这些疾病中大脑背景电活动减慢,也用于脑死亡评估。

肌电图有助于肌肉疾病、神经肌肉接头疾病、周围神经病和前角细胞疾病的鉴别诊断(参见第121章)。神经传导检查(参见第122章和第123章)可显示波幅下降(轴索神经病的特征)或速度减慢(脱髓鞘性神经病的特征)。

视觉诱发电位检查常用于多发性硬化的评估(参见第120章)。视觉刺激皮质反应的不对称减慢表明视神经或中枢视觉通路脱髓鞘病变。脑干听觉诱发电位检查有助于第Ⅷ对脑神经及其中枢投射通路病变的诊断。桥小脑角和脑干病变引起传导异常减慢。脑干听觉诱发电位有助于婴幼儿耳聋的诊断。体感诱发电位检查由脱髓鞘疾病、占位性病变和代谢紊乱导致的中枢感觉传导减慢。它们也可以用来评估脊髓原因导致的感觉异常。

(四)影像学研究

磁共振成像(MRI)和计算机断层扫描(CT)是高分辨率成像技术,为诊断中枢神经系统病变提供了高精度检查手段。但是大多数神经系统疾病的CT和MRI结果是正常的。此外,许多异常的CT和MRI表现与患者病症的诊断无关。

表104-7对CT与MRI进行了比较。虽然CT具有普及度高、检查速度快、患者耐受性好的优势,但是MRI的应用更多。CT用于检查急性脑出血时是急诊首选。MRI提供更多的详细信息,同时可以获得水平面、垂直面和冠状面图像。CT或MRI增强扫描有助于肿瘤、脓肿及其他与血脑屏障破坏相关疾病的诊断。MRI可用于功能成像和波谱分析,这两种技术对于评估认知障碍、代谢紊乱、癫痫、多发性硬化及许多其他疾病有应用前景。

MRI和CT血管成像可以无创地显示头部和颈部的主要血管。动脉内注射造影剂的常规血管造影用于评估许多颅内血管异常疾病,包括小动脉瘤、动静脉畸形和小血管炎症。

颈动脉、椎动脉无创超声可发现血管狭窄。经颅多普勒技术可检测颅内动脉的血流情况。

单光子发射CT(SPECT)有助于颅内血流的评估。^{123}I标记的ioflupane注射技术(DaTSCAN)可显示多巴胺转运蛋白,从而有可能追踪帕金森病患者脑内多巴胺能神经元的丢失。

正电子发射断层扫描(PET)是一种功能成像技术,可以显示特定的代谢紊乱。它有助于评估局部葡萄糖和氧代谢异常。PET在确定局灶性癫痫的原发病灶方面具有特别的价值。定制的配体可用于识别特定的病理过程。比如,美国食品药品管理局(FDA)批准的florbetapir F18(Amyvid)用于评估阿尔茨海默病β-淀粉样蛋白神经斑块的密度,正在FDA审查中的fluorodopa F18用于诊断帕金森病。

(五)遗传和分子诊断

神经系统疾病种类众多,超过所有其他系统的疾病。研究已经彻底改变了许多疾病的诊断方法,每年都会建立一些新的基因检测方法。表104-8列出了部分商业化的检查方法。

对一种疾病的基因检测需要临床医生对患者进行深入仔细的评估,通常需要患者家属共同参与评

表104-7 磁共振成像与计算机断层扫描
磁共振成像(MRI)
分辨率1～2 mm(磁场强度3特斯拉)
除外严重肾功能不全,钆造影相对安全
不受骨的影响;多平面成像;有功能(生理)成像能力
计算机断层扫描(CT)
分辨率＞5mm
碘造影剂过敏和皮疹
比MRI成像速度快
金属物体,如起搏器或动脉瘤夹存在时不能行MRI
急性出血显像良好
病情危重或幽闭恐惧症患者耐受性更好

表104-8 可用遗传学检查的神经疾病
•神经肌肉疾病:神经(腓骨肌萎缩症);肌肉(强直性肌营养不良症/Duchenne型肌营养不良,Becker型肌营养不良);前角细胞(脊髓性肌萎缩、家族性肌萎缩性脊髓侧索硬化症)
•运动障碍:脊髓小脑共济失调、多类型;Friedreich型共济失调;肌张力障碍(DYT1突变);亨廷顿病
•智力缺陷(脆性X染色体综合征)
•线粒体疾病:线粒体脑肌病、乳酸酸中毒及卒中样发作(MELAS综合征);肌阵挛癫痫伴破碎红纤维(MERRF综合征)

估。基因检测存在重要的伦理问题，包括确保隐私的安全力，确保患者获知携带致病基因后能给予足够的心理和社会支持，以及充分论证在缺乏治疗手段条件下进行产前筛查或症状前检测的恰当性。

五、展望

新的影像技术和分子诊断研究开始揭示神经系统疾病的发病机制，而过去只能依据临床现象来进行诊断。对于以前无法治疗的神经退行性疾病，目前正在对症状前期的患者进行研究，希望通过早期干预来改变疾病的结局。虽然上述已有的检查，以及可预见未来将会取得进一步进展，但是临床表现仍然是理解神经系统疾病对患者及其家庭造成冲击的根本性的重要因素。

推荐阅读

Biller J, editor: Practical neurology, ed 4, Philadelphia, 2012, Lippincott Williams & Wilkins.

Griggs RC, Jozefowicz R, Aminoff MJ: Approach to the patient with neurologic disease. In Goldman L, Schafer AI, editors: Goldman's Cecil medicine, ed 24, Philadelphia, 2012, pp 2228–2235.

第105章

意识障碍

著　者　Mohamad Chmayssani　Paul M. Vespa
译　者　朱　洁　李　玲　审校者　王延江

一、引言

昏迷是一个睡眠样状态，即使给予强刺激仍处于无知觉的闭眼状态。弱反应状态指双眼睁开，或烦躁和模糊状态，或谵妄状态。弱反应状态不是昏迷，但可能处于昏迷早期，因此也应同昏迷一样来探讨病因。

意识清醒状态取决于脑干网状激活系统及其皮质投射结构和功能的完整。网状结构起自脑桥中部，沿中脑背侧上行至丘脑，通过丘脑皮质连接支配高级中枢。对该解剖结构的了解使我们能够聚焦可导致昏迷的解剖结构：脑干及双侧大脑半球的功能障碍满足意识丧失的解剖学条件，而其他结构区域的病变不会导致意识丧失。除结构性损害外，脑膜炎、代谢性脑病及癫痫等造成大脑广泛性损害的疾病也可导致昏迷，需与之鉴别。

二、病理生理因素

昏迷患者的评估中，需要首先考虑由颅内感染或蛛网膜下腔出血引起的脑膜刺激征，因为其原因需要立刻被关注（尤其是化脓性脑膜炎），且这些原因在CT检查中可能无特殊发现。

大脑半球占位性病变导致昏迷，其原因可能为病变扩大侵犯双侧大脑半球或病变压迫脑干网状结构。横向形成疝（脑组织横向移位）及小脑幕切迹疝（脑组织纵向移位）往往同时存在（图105-1）。临床上大脑半球占位性病变增大的临床表现通常逐步从腹

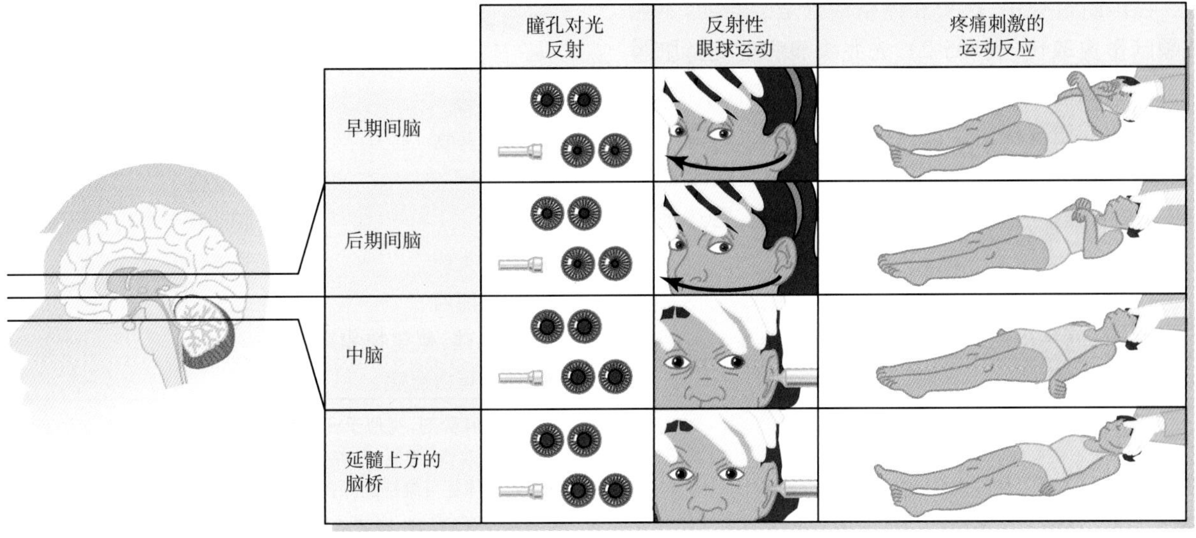

图105-1　大脑半球占位性病变所致昏迷的神经系统体征演变是从大脑头部到尾部的逐级功能缺失。早期间脑和后期间脑分别指丘脑上和丘脑下的功能缺失水平（资料来源：Aminoff MJ, Greenberg DA, Simon RP: Clinical neurology, Stamford, Conn., 1996, Appleton and Lange.）

侧向背侧进展。能够导致昏迷的大脑半球占位性病变需要足够大，在CT中容易发现。

脑干的占位性病变可直接影响网状结构而导致昏迷。由于眼球水平活动相关通路包括脑桥侧视中枢、内侧纵束及动眼神经核横贯脑干网状结构，因此眼球反射活动的异常往往提示脑干病变。不伴有眼球反射活动异常的昏迷患者通常不存在颅后窝压迫脑干的占位性病变。CT对于该区域病变的显示欠佳。颅后窝病变可阻碍来自侧脑室的脑脊液循环，导致严重的非交通性脑积水。

代谢异常可见于营养素缺乏（如硫胺素、葡萄糖）、代谢紊乱（如低钠血症），或由外源性毒素（如药物）或内源性毒素（器官功能衰竭）导致。代谢异常可导致广泛性神经系统功能障碍，因此除极个别特例外，往往缺乏诸如偏瘫、单侧瞳孔散大等定位体征。对于代谢性脑病，查体和影像学检查往往不能发现明确的解剖损害，也无法确定引起代谢性昏迷的具体原因。药物中毒倾向于损害脑干网状结构，查体中往往可见反射性眼球运动消失。多灶性病损的表现可类似于代谢性昏迷（表105-1）。

癫痫持续状态后期，肢体抽搐逐渐缓解，但此时整个大脑癫痫活动可能仍持续存在（非惊厥性癫痫持续状态）。所以，即使抽搐停止，所谓癫痫发作后状态仍可导致原因不明的昏迷。

三、诊断方法

在诊断过程中，病史和体格检查是必需的，不能被颅脑影像取代（表105-2）。先兆头痛病史支持脑膜炎、脑炎、脑出血或蛛网膜下腔出血的诊断。中毒史、意识模糊或谵妄提示广泛病变，如脑膜炎、内源性或外源性中毒。突发昏迷高度提示脑干缺血或出血性卒中、蛛网膜下腔出血及脑出血破入脑室。昏迷前出现偏瘫或失语等症状提示大脑半球的占位或梗死。

表105-1 导致代谢性昏迷的疾病种类

弥散性血管内凝血
败血症
胰腺炎
血管炎
血栓性血小板减少性紫癜
脂肪栓塞
高血压脑病
弥散性微小转移肿瘤

体格检查至关重要，耗时短却可以提供丰富的诊断信息。体格检查过程中尤其需要关注3个问题：①是否有脑膜炎？②是否有体征提示占位性病变？③患者当前状态是否提示内源性或外源性的代谢异常？以此为依据可决定采取相应抢救措施（表105-3）。

（一）脑膜炎的诊断

脑膜刺激征并非总是存在，其敏感性取决于病因：脑膜刺激征在化脓性脑膜炎和蛛网膜下腔出血

表105-2 CT检查正常的昏迷原因

脑膜疾病	内源性毒素、先天性缺陷病、精神错乱
蛛网膜下腔出血（少见）	缺氧和贫血
细菌性脑膜炎	低血糖
脑炎	高钙血症
硬膜下脓肿	渗透压异常
外源性毒素	高血糖
镇静药和巴比妥类药物	低钠血症
麻醉药和γ羟基丁酸*	高钠血症
酒精	器官系统衰竭
兴奋剂	肝性脑病
苯环己哌啶†	肾性脑病
可卡因和苯丙胺‡	肺功能不全（二氧化碳中毒）
精神类药物	癫痫
三环类抗抑郁药	癫痫发作后持续状态
吩噻嗪类药物	棘波昏迷
锂	体温过低或过高
抗痉挛药	脑干缺血
阿片类药物	基底动脉卒中
可乐定§	脑垂体卒中
青霉素	诈病
水杨酸类药	
抗胆碱能药	
一氧化碳、氰化物和高铁血红蛋白血症	

*普通麻醉剂，类似于γ-氨基丁酸，被用作消遣性毒品及健身辅助。它起效快、恢复快，常可导致肌阵挛和精神异常，并可导致2～3h生命体征可维持的深昏迷（格拉斯哥昏迷评分量表=3）。

†昏迷伴随的胆碱能症状：流泪、流涎、支气管黏液和体温过高。

‡癫痫后昏迷或癫痫持续状态（即癫痫发作后持续状态）。

§一种阿片受体类降压药，在治疗毒品戒断时常过量使用。

极为常见，而无痛性脑膜炎或真菌性脑膜炎则较少出现。尽管如此，脑膜刺激征的出现可为诊断提供重要线索。忽略该体征可导致耗时的额外检查如颅脑影像学检查，也可能错失治疗时间窗。

所有昏迷患者均应做被动屈颈检查(图105-2)，头部外伤史患者除外。脑膜炎患者被动屈颈时可出现单侧或双下肢的反射性屈曲，称为Brudzinski征。该体征往往表现为单侧且不明显，一旦出现则必须进行脑脊液检查。

表105-3 急救治疗

1.确保气道通畅
2.呼吸和循环支持
3.抽血检测血糖、电解质、肝肾功能、凝血酶原时间、部分凝血活酶时间、全血细胞计数和药敏试验
4.静脉注射100mg维生素B_1
5.静脉注射25g葡萄糖(通常是50%葡萄糖注射液50ml)来预防低血糖昏迷*
6.纳洛酮治疗阿片类药物中毒(0.4～2mg静脉注射，根据需要每2～3min重复一次)
7.使用选择性苯二氮䓬受体拮抗剂氟马西尼(每分钟0.2mg静脉注射，最大剂量1mg)来治疗苯二氮䓬类药物导致的昏迷或结束其维持的镇静状态†

*血糖水平与低血糖症患者意识水平关系不大，昏睡、昏迷和精神错乱在血糖为2～60mg/L的患者中均可发生。

†不建议在昏迷原因不明下使用氟马西尼，因为多种麻醉药中毒的患者使用氟马西尼后会导致癫痫(包括苯二氮䓬类与三环类抗抑郁药或可卡因联用)。

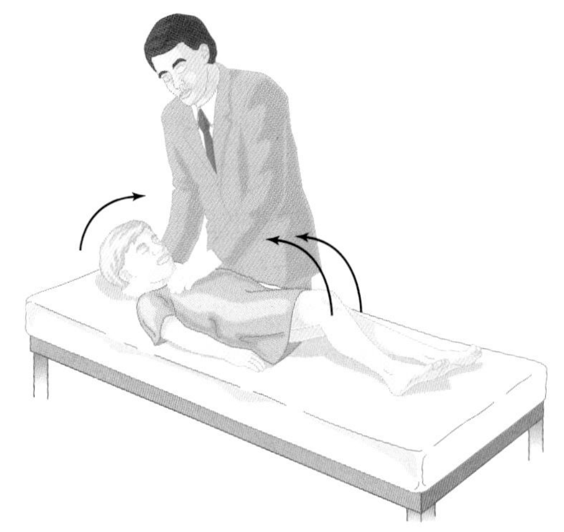

图105-2 能引出脑膜刺激征中Brudzinski征的疾病，常见的有感染性脑膜炎或蛛网膜下腔出血(资料来源：Aminoff MJ, Greenberg DA, Simon RP: Clinical neurology, Stamford, Conn., 1996, Appleton and Lange.)

这种情况下腰椎穿刺前是否必须进行CT检查？如果没有提示占位病变压迫导致的偏侧体征(如偏瘫)，应该立即进行腰椎穿刺。过去极少报道儿童脑膜炎患者在腰椎穿刺术后出现脑疝，因此腰椎穿刺对于昏迷患者的快速诊治是非常重要的。CT检查可能会延误治疗造成严重后果。一个替代方法是进行血培养后立刻给予抗生素治疗，随后进行腰椎穿刺。这一做法不会改变脑脊液细胞数及糖和蛋白质含量，短期的抗生素治疗也不会影响革兰氏染色和致病菌培养的阳性结果。血液及脑脊液中也可检测到细菌抗原。

(二)代谢性及器质性昏迷病因的鉴别

神经系统查体可以实现代谢性和器质性病因的鉴别诊断。对于器质性或代谢性昏迷的评估和治疗措施大相径庭，且两类疾病常进展迅速，因此快速的内科和外科评估可能挽救生命。鉴别器质性或代谢性昏迷的神经系统查体聚焦于三方面：疼痛刺激的运动反应、瞳孔对光反射和反射性眼球活动。

1.运动反应

非对称的肢体运动功能异常或反射异常是提示占位性病变最清楚的体征。运动反应需疼痛刺激来诱发。将患者的上肢置于半屈曲位，在患者头部或躯干部施加疼痛刺激。压眶或掐捏前胸部或上臂内侧的皮肤是最有用的方法。按压甲床也被采用，但是该方法可能掩盖自发的上臂运动。

大脑半球占位性病变患者的神经系统查体见图105-1。半球占位性病变在早期间脑期(损害位于丘脑水平以上)，一侧上肢对疼痛刺激的运动反应正常，对侧上肢运动减弱提示偏瘫。昏迷患者单侧肢体出现运动反应减弱提示半球病变。如病变在丘脑水平(后期间脑期)，疼痛刺激除了引发上臂屈曲外，还可出现下肢的伸展和内旋(去皮质状态)；可见双上肢反应不对称。占位性病变进一步累及中脑水平，反射性姿势表现为四肢伸直(去大脑状态)，在这一水平运动反应的不对称性消失。此时，瞳孔中等大小、对光反射消失，早期为单侧随后进展为双侧。病变进一步进展到脑桥水平，最为常见的表现就是对疼痛刺激的反应消失，虽然可能出现脊髓介导的双膝屈曲运动。

图105-1中所显示的经典姿势，尤其是姿势的不对称，强烈支持占位性病变的存在。但是，这些肢体运动，尤其在昏迷的早期，往往被视为完全的、不对

称的上肢屈曲和伸直的阶段性表现(在图105-1中显示为去皮质和去大脑状态姿势)。疼痛刺激后出现的少量不对称的上肢屈伸或伸直运动所承载的提示意义与完全去皮质或去大脑状态姿势是一样的。

代谢性损害不同于半球占位性病变,不会出现按解剖结构逐渐扩展和累及不同脑区的方式来发展,且很少出现占位性病变具有的不对称的运动征象。反射性姿势可能存在,但是不会出现类似于占位性病变中不对称的去皮质状态表现,在去大脑状态下也很少出现瞳孔反应的消失。

2.瞳孔反应

代谢性昏迷查体的一个核心特征就是存在瞳孔反应。无论在代谢性昏迷早期(此时疼痛刺激可诱发运动反应),还是在昏迷晚期(此时无法引出运动反应),瞳孔反应均存在。代谢性昏迷患者瞳孔反应的消失仅出现于因深度昏迷而需要呼吸和血压支持时。

3.反射性眼球运动

反射性单侧眼球运动的存在反映脑桥和中脑结构功能的完整性。这些反射性眼球运动(见图105-1)可通过被动头部转动刺激半规管及前庭系统来诱发(称为玩偶眼试验),也可通过向外耳道灌入冷水至鼓膜抑制半规管功能来诱发(冷热水试验)。

在代谢性昏迷中,眼球反射运动可消失或保留。在瞳孔反应保留的条件下,玩偶眼试验中眼球反射运动的消失,往往见于药物中毒。非药物中毒性昏迷,如器官功能衰竭、电解质紊乱或渗透压异常所致的昏迷中,反射性眼球运动往往存在。

脑干占位性病变常见于出血或梗死。眼球运动反射通路贯穿脑桥和中脑,因此往往受到影响,脑干病变所致的典型去皮质或去大脑状态也很常见。局限于中脑的病变(如心源性基底动脉尖栓塞)可导致瞳孔反射减弱或消失,合并或不合并眼球内收受损;瞳孔反应和眼球内收均由第Ⅲ对脑神经支配。局限于脑桥的病变(如脑桥高血压性脑出血)瞳孔缩小(针尖样或脑桥瞳孔),但对光反射存在,反映局部交感神经损害;针尖样瞳孔少见。眼球浮动(自发对称或不对称的有节奏的垂直眼球震动)是脑桥病变最常见的表现。

继发于急性脑损伤(如脑炎、高血压脑病、低钠血症、高钠血症、低血糖或高血糖所致)或慢性脑损伤(如痴呆或精神发育迟缓)的癫痫,常导致发作后昏迷时间延长。查体可见瞳孔对光反射正常和诱导的眼球运动(在没有过度使用抗惊厥药情况下),常见足趾上翘和局灶性体征(Todd麻痹)。

即使在没有明显癫痫症状发作的情况下,非惊厥性癫痫持续状态也应被视为一种诊断。非惊厥性癫痫发作时可导致昏迷,也可合并其他引起昏迷的病因,包括感染性疾病和代谢性疾病。

患者出现以下症状时应怀疑非惊厥性癫痫发作:①全身抽搐发作后出现一个延长的癫痫发作后状态,或者在手术或神经损伤后出现长时间的警觉性改变;②突发意识障碍或波动性精神异常伴间断意识正常;③精神或意识状态异常并伴有面部肌肉痉挛或眼球震颤运动;④间断性空白凝视、失语、自动症(如咂嘴、手指笨拙活动)或不伴有急性器质性病变的突发性失语。

非惊厥性癫痫发作的诊断主要依靠脑电图(参见第118章)。即使在昏迷患者脑功能受抑制而不能用其他方式评价的情况下,脑电图仍然可以提供关于脑电活动的信息。脑电图对于监测癫痫发作,记录其持续时间,观察患者对治疗的反应,以及改善昏迷患者预后方面具有重要的作用。

现有证据表明非惊厥性癫痫发作或周期性放电,诊断延迟,伴或不伴急性脑损伤患者非惊厥状态的持续时间是预后不良的独立预测因子。

四、昏迷的预后

对于心搏骤停后自发循环恢复但仍处于昏迷状态的患者,低温治疗已被证实可以改善其神经系统预后。过去心搏骤停的预后仅基于神经系统检查。虽然这适用于大部分情况,但为了更好地预测患者预后,还可运用除查体之外的其他检测方法。瞳孔反应、角膜反射和运动反应是可在床边评估的预测患者预后的最佳临床指标。脑干是中枢神经系统中恢复能力最强的部分,这些反射提供了一些反映脑干功能的指标。任何脑干损伤的征象是皮质损伤强有力的证据(图105-3)。

对于心搏骤停后没有用低温治疗的昏迷患者,最新指南支持用脑电图预测其不良后果。全身性肌阵挛状态的早期发病是一个不利征兆。血清标志物已被用于评估心搏骤停后昏迷患者的预后。神经元特异性烯醇化酶(NSE)是最权威的生物标志物,并已被广泛研究。现已发现NSE＞30ng/ml提示患者存在持续昏迷的可能。类似地,作为电生理标志物,体感诱发电位(SSEP)对于预测仍处在持续昏迷状态的患者非常有帮助。特别是昏迷24h后刺激正中神经,SSEP中

20ms处的负峰值区(N_{20})双侧皮质反射的缺失提示患者预后不佳。尽管潜力巨大，神经影像在预测心搏骤停后缺氧缺血损伤预后方面的作用尚未明确。表观弥散系数(ADC)严重减少及双侧海马病变的MRI提示广泛的严重性损伤和缺血性损伤，并高度提示预后不良。

使用低温治疗极有可能影响临床查体和辅助检查的结果。目前缺乏采用体格检查、脑电图和诱发电位来预测心搏骤停患者低温治疗的效果。目前公认在评估接受低温治疗患者的预后前，应观察72h以上。

五、昏迷样状态

闭锁综合征患者的损伤为脑干横断性损伤(常为出血或梗死)，损伤部位在网状结构下方(因此意识保留)、髓质支配呼吸的核团上方(从而维持心肺

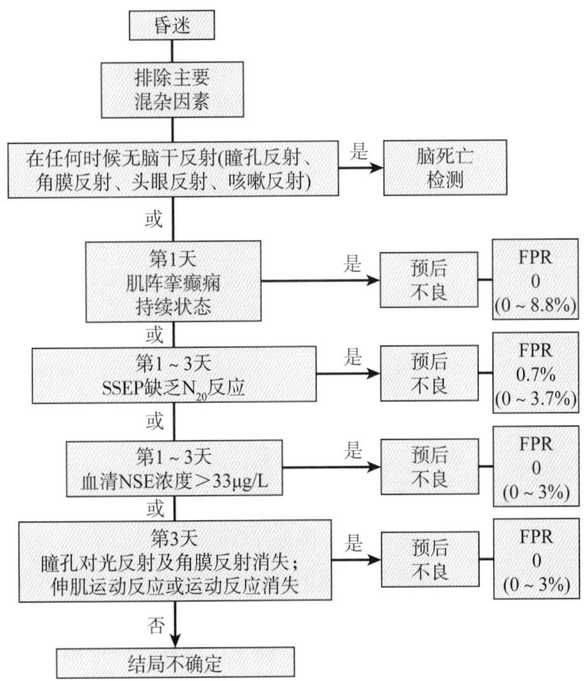

图105-3 心肺复苏后的昏迷患者预后的判定算法。括号中间的数字代表95%可信区间。FPR.假阳性率；N_{20}.SSEP上在20ms处的负峰值；NSE.神经元特异性烯醇化酶；SSEP.体感诱发电位(资料来源：Wijdicks EFM, Hijdra A, Young GB, et al: Practice parameter: prediction of outcome in comatose survivors after CPR[an evidence-based review]: report of the Quality Standards Subcommittee of the American Academy of Neurology, Neurology 67: 203-210, 2006.)

功能)(表105-4)。闭锁综合征患者意识清楚，可以睁眼，具有睡眠-觉醒周期，但是对于主动发声和肢体运动至关重要的脑干下行通路受到横断性损伤。眼球自主运动，特别是垂直运动得以保留。患者可以通过睁眼和闭眼，或者通过适当数量的眨眼运动来回答问题。患者脑电图通常是正常的，表明皮质功能正常。

诊断过程中需排除精神或心理原因所致的心因性无反应状态。神经系统查体提示瞳孔对光反射存在，但对疼痛刺激无反应。在头眼反射(玩偶眼试验)中眼球受意志支配转动，而不是像昏迷患者那样眼球为平稳、不受约束的反射性侧眼运动。冷热水试验也可唤醒患者，因其可产生不适或引出皮质介导的眼球震颤，而不是像昏迷患者那样典型的强制性眼球偏转。代谢性昏迷患者缓慢的共轭性眼球转动是无法被模仿的，因此可排除心因性无反应状态。同样，昏迷患者在被动睁眼后常出现缓慢的、不对称和不完全的眼闭合，这是无法假装的，也可排除心因性昏迷。相反，意识清楚患者在被动睁眼时眼睑肌肉会产生主动张力抵抗。心因性无反应状态患者的脑电图提示患者处于正常的清醒状态，存在睁眼和闭眼时反应性后节律。紧张性木僵患者，给予劳拉西泮可能会使其觉醒。植物状态(VS)现也称为无反应性觉醒综合征，患者表现为睁眼并存在睡眠-觉醒周期。其脑干网状激活系统是完整的，可以产生觉醒，但是与皮质的连接通路中断，阻止患者觉醒。

表105-4 闭锁综合征

临床特征
眼睛持续睁开
瞳孔对光反射存在
眼球可以按指令自主垂直运动
言语不能
四肢瘫痪
睡眠-觉醒周期存在
病因
脑桥血管病变(常见)
颅脑损伤、脑干肿瘤、脑桥髓鞘溶解症(罕见)
恢复可能
发生后1～12周(血管性)*或
发生后4～6个月(外伤性)*
预后良好的表现
CT扫描正常*
眼球水平运动功能的早期恢复*

*对护理的提示。

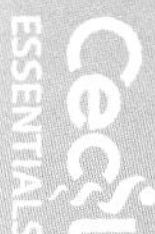

植物状态定义为医源性颅脑损伤后持续3个月以上，或创伤性颅脑损伤后持续12个月以上。持续植物状态存在多长时间就等同于永久植物状态，尚不能绝对界定。在创伤患者中，难以早期预测哪些患者将会保持在持续植物状态。颅脑创伤后6～8周MRI出现胼胝体和脑干背外侧损害与植物状态持续1年相关。将MRI形态学和创伤后脑干波谱学结合分析，可以预测持续性植物状态（PVS）和最低意识状态（MVS）。在极少数病例中，患者在晚期有所改善，但是仍无法恢复正常。第一周时双侧体感诱发电位（SSEP）缺失预示死亡或植物状态。

持续植物状态患者每天睁眼，对响亮的声音有反应；当强光照射时眨眼。瞳孔对光反射存在，眼球可以自主运动，也可在头眼反射试验时运动。患者能打哈欠、咀嚼、吞咽、偶尔喉咙发声、流泪。眼球自发来回运动（非常慢且速度恒定）是这类患者的特征性表现，同时也使探视者感到伤感，因为患者看起来在环视房间。头眼反射（玩偶眼征）可确定源于脑干的眼球运动。患者四肢可以运动，但运动反应仅为原始反应；疼痛刺激常产生去皮质或去大脑状态的姿势，或这些运动的部分表现。

最低意识状态是新近被用于描述不符合持续植物状态标准的患者。处于持续植物状态和最低意识状态的患者都表现出明显的意识改变。与持续植物状态患者相反，最低意识状态患者通过视觉跟踪、遵循简单命令、回答是或否（但不一定可靠），或可被理解的言语或受限的有目的行为来与周围环境进行有限互动。据估计，持续植物状态和最低意识状态之间的误诊率约为40%。

神经功能影像的创新应用有助于意识障碍的鉴别诊断、预后评估和病理生理机制判定。一项前瞻性研究评估了7例植物状态患者和4例最低意识状态患者对熟悉声音的皮质激活状态。全部4例最低意识状态患者和2例植物状态患者的激活区域从初级听觉皮质延伸到与颞区相关的高级听觉皮质。在3个月期间，这两例植物状态患者的临床表现提升到最低意识状态。

脑死亡以大脑功能不可逆性终止为特征。因此，可以基于脑死亡来确定生物体的死亡。虽然各地法律在细节上可能存在差异，但是标准定义允许根据所有脑功能（包括脑干功能）不可逆性停止来诊断脑死亡（表105-5）。确定脑死亡的不可逆性需要知晓患者昏迷的原因，且原因足以解释脑死亡的临床表现，并且不存在排除标准（表105-6）。有时会使用验证性检查，但不是诊断所必需（表105-7）。脑死亡引起的心脏骤停通常在数天内发生（平均4d），即使在持续地通气支持下仍不可避免。从无关于明确诊断为脑死亡的患者恢复的报道，脱离呼吸机可导致终末节

表105-5 大脑功能终止的标准*

检测的解剖区域	确定体征
端脑	对疼痛等感觉刺激无反应和反应迟钝†
中脑	瞳孔无反应‡
脑桥	无反射性眼球运动§
延髓	呼吸终止‖

*序贯测试对于脑死亡的临床诊断是必要的。所有患者都应该每6h测试1次，缺血缺氧性脑损伤患者也至少每天测试1次。

†患者不能唤醒，无呻吟及痛苦表情，无肢体回缩。完全性脊髓反射（深部腱反射、跖屈反射、足底退缩、强直性颈部反射）可存在。

‡通过检眼镜中的放大镜，观察集中在虹膜上的光线可以很容易评估瞳孔对光反射。当患者濒临死亡或经常输注多巴胺治疗时，可能在任意一侧出现瞳孔对光反射消失。

§在无眼球运动一侧的鼓膜中注入50ml冰水。眼前庭测试阴性患者头眼反射（玩偶眼试验）也常阴性。

‖在最大CO_2浓度刺激下（≥60mmHg）；伴随呼吸暂停，PCO_2每分钟增加2～3mmHg，呼吸停止。断开呼吸机的气管内管并插入套管，以6L/min给氧。

表105-6 脑死亡的排除标准

痫样发作	体温过低（<32.2℃）
去皮质或去大脑强直	神经肌肉阻滞
使用镇静药物	卒中

表105-7 脑死亡的验证性检查

等电位脑电图	镇静药或低温（温度<20℃）所致的昏迷可产生脑电图低平
核医学	最常见的放射性核素被用作脑成像的示踪剂HMPAO。缺乏同位素摄取（空心颅骨现象）表明无脑灌注成像及支持脑死亡的诊断
经颅多普勒超声	出现无舒张期的小收缩期峰值血流或涡流提示升高血管阻力并支持脑死亡的诊断。金标准是大脑血流停止
CT血管成像	MCA和ICV的皮质节段无血流信号对确诊脑死亡高度敏感，具有100%的特异性。ICV无血流信号是最敏感的标志

注：HMPAO. ^{99m}Tc标记的六甲基丙烯胺肟；ICV. 大脑内动脉；MCA. 大脑中动脉。

律(最常见的是没有心室反应的完全性心脏传导阻滞)、交界性心律或室性心动过速。在呼吸停止的终末时刻(或在窒息测试中停止氧气供应情况下)可能会出现纯粹性脊髓反射活动,包括角弓反张、转颈、下肢强直和上肢屈曲。

推荐阅读

Bernard SA, Gray TW, Buist MD, et al: Treatment of comatose survivors of out-of-hospital cardiac arrest with induced hypothermia, N Engl J Med 346:557–563, 2002.

Bernat JL: Chronic disorders of consciousness, Lancet 367:1181–1192, 2006.

Fins JJ, Master MG, Gerber LM, et al: The minimally conscious state: a diagnosis in search of an epidemiology, Arch Neurol 64:1400–1405, 2007.

Greer DM, Scripko PD, Wu O, et al: Hippocampal magnetic resonance imaging abnormalities in cardiac arrest are associated with poor outcome, J Stroke Cerebrovasc Dis 22:899–905, 2013.

Laureys S, Celesia GG, Cohadon F, et al: Unresponsive wakefulness syndrome: a new name for the vegetative state or apallic syndrome, BMC Med 8:68, 2010.

Laureys S, Schiff ND: Coma and consciousness: paradigms (re)framed by neuroimaging, Neuroimage 61(2):478–491, 2012.

Meaney PA, Bobrow BJ, Mancini ME: Cardiopulmonary resuscitation quality: improving cardiac resuscitation outcomes both inside and outside the hospital–a consensus statement From the American Heart Association, Circulation 124:417–435, 2013.

Peberdy MA, Callaway CW, Neumar RW, et al: Cardiac arrest care: 2010 American Heart Association guidelines for cardiopulmonary resuscitation and emergency cardiovascular care, Circulation 122(18 Suppl 3):S768–S786, 2010. [Errata in Circulation 123:e237, 2011, and Circulation 124:e403, 2011.].

Plum F, Posner JB: The diagnosis of stupor and coma. Contemporary Neurology Series, vol 71, ed 4, New York, 2007, Oxford University Press.

Rodriguez RA, Nair S, Bussiere M, et al: Long-lasting functional disabilities in patients who recover from coma after cardiac operations, Ann Thorac Surg 95:884–891, 2013.

Wijdicks EFM: The diagnosis of brain death, N Engl J Med 344:1215–1221, 2001.

Wijdicks EFM, Hijdra A, Young GB, et al: Practice parameter: prediction of outcome in comatose survivors after cardiopulmonary resuscitation (an evidence-based review), Neurology 67:203–210, 2006.

Wu O, Soresnen AG, Benner T, et al: Comatose patients with cardiac arrest: predicting clinical outcome with diffusion-weighted MR imaging, Radiology 252:173–181, 2009.

Young GB: Neurologic prognosis after cardiac arrest, N Engl J Med 361:605–611, 2009.

Zandbergen EGJ, Hijdra A, Koelman JH, et al: Prediction of poor outcome within the first 3 days of postanoxic coma, Neurology 66:62–68, 2006.

第106章

睡眠障碍

著　者　Selim R. Benbadis
译　者　李旭东　审校者　彭丹涛

一、引言

睡眠障碍有许多分类方法。国际分类利用一种轴系统将其分为3类：睡眠紊乱、睡眠行为障碍，以及与精神、神经疾病相关的睡眠障碍。从实践的角度出发，最好根据临床表现分类，本章采用了这种分类方法。本章针对原发的睡眠障碍，而不是明确的内科或精神疾病继发的睡眠障碍。

二、白天过度睡眠障碍

（一）病史

详细的睡眠病史采集是起点，常常揭示了白天过度睡眠（EDS）的可能原因，如药物、系统性疾病、睡眠剥夺或昼夜节律紊乱。大多数白天过度睡眠的原因（睡眠时间不足、生活方式、昼夜节律障碍）无须特殊的睡眠评价。从病史中可以提取提示特殊原因的症状，如睡眠呼吸障碍（即呼吸暂停）或发作性睡病。

为了将白天过度睡眠主观地定量化，发明了不同的量表。爱泼沃斯思睡量表（ESS）是临床实践中最常用的量表，也是病史的扩展。爱泼沃斯思睡量表是针对8种条件下打瞌睡的可能性的简易问卷，得分为0～24分（表106-1）。没有严格的划分，超过10分或11分提示严重的白天过度睡眠，需要进一步调查。除了导致个体残疾外，白天过度睡眠还是一种公共健康问题，因为它损害了操作能力，可能导致交通和工业事故，在某种程度上相当于酒精中毒。

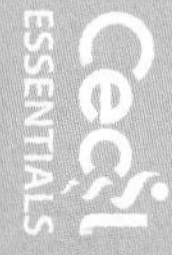

（二）体格检查

白天过度睡眠的体格检查应该包括常规的神经系统检查。如果疑似睡眠呼吸障碍，还应该检查上气道。

（三）睡眠检查

多导睡眠监测（PSG）是一种全夜的睡眠检查，测量多种参数，如睡眠分期、呼吸、腿部运动和心电模式。使用正式的实验室的多导睡眠监测的移动或家庭替代品越来越多。

多次睡眠潜伏期试验（MSLT）和清醒维持试验（MWT）用于测量与定量白天过度睡眠，包括了一系

表106-1　爱泼沃斯思睡量表

下列情况中你有多大的可能打瞌睡或睡着而不是仅仅感到劳累？这些情况指的是你的日常生活状况。即使你最近没有做这些事情，试着想象它们有多大的可能影响你。在下列表中每一种情况下选择最适合的数字。

0=不会打瞌睡

1=很小的可能打瞌睡

2=中等的可能打瞌睡

3=极大的可能打瞌睡

下列状况您打瞌睡的机会有多大？	
坐着阅读	______
看电视	______
公众场合坐着不活动（在剧院或开会）	______
作为乘客在汽车内1h不休息	______
允许的情况下在下午躺下休息	______
坐着和他人说话	______
午餐后安静地坐着（未饮酒）	______
堵车时汽车停下的数分钟	______
总和	______

资料来源：Johns MW：A new method for measuring daytime sleepiness：the Epworth Sleepiness Scale，Sleep 14：540-545，1991。

列的白天小睡、其间测量睡眠潜伏期（即Ⅰ期睡眠潜伏期）和睡眠分期。多次睡眠潜伏期试验的标准化好于清醒维持试验。睡眠潜伏期正常大于12min，小于5min提示严重的思睡。

三、睡眠呼吸障碍

（一）定义和流行病学

睡眠呼吸障碍是一个疾病的谱系，最常见的是阻塞性睡眠呼吸暂停（OSA）。阻塞性疾病谱从原发、孤立或轻微的打鼾到上气道抵抗综合征（代偿的阻塞性睡眠呼吸暂停），再到轻、中、重度的阻塞性睡眠呼吸暂停。多导睡眠监测决定其程度。

阻塞性睡眠呼吸暂停的患病率为2%～4%，累及男性多于女性，发病率随着年龄增长而增加。中枢性睡眠呼吸暂停不太好定义。它有相同的概念，但是没有阻塞的证据。

（二）病理生理学

阻塞性睡眠呼吸暂停的病理生理学是反复的上气道关闭或塌陷从而氧饱和度下降，并导致唤醒。典型的阻塞发生于鼻咽或口咽的水平。唤醒引起的睡眠分段导致了睡眠剥夺和白天过度睡眠。

（三）临床表现

阻塞性睡眠呼吸暂停的典型表现为超重的患者出现白天过度睡眠和打鼾。其他症状包括同床伴侣证实的窒息或哽噎和非特异的症状，如清晨头痛、抑郁、认知障碍和性功能异常。体格检查中，体质指数（＞10kg/m^2）和颈围（男性＞17in或女性＞16in）预示阻塞性睡眠呼吸暂停。如果患者并不肥胖，应该查找头面解剖或上气道的异常（如下腭后缩过小、巨舌、扁桃体肥大）。

（四）诊断和鉴别诊断

应该考虑白天过度睡眠的其他原因，但是在典型的阻塞性睡眠呼吸暂停病例中，诊断通常是明确的，易于被全夜多导睡眠监测所证实。呼吸暂停的定义是气流停止（下降90%），而低通气使气流下降30%～90%，两者都要持续10s或以上。如果这些事件伴随着用力呼吸则称之为阻塞性，如果不伴随用力呼吸则称之为中枢性。呼吸暂停-低通气指数（AHI）是指每小时呼吸暂停和低通气的总数，大于5为异常。呼吸暂停-低通气指数在5～10为轻度，10～15为中度，＞15为重度。

用力呼吸相关的唤醒是指气流下降伴随用力增加、高声打鼾而导致唤醒的时段，也称为上气道抵抗综合征。它们代表阻塞性睡眠呼吸暂停的代偿阶段。多导睡眠监测根据事件的频率（即AHI）、氧饱和度下降、睡眠紊乱（即唤醒和分段）和心律失常将程度定量化。尽管存在一些限制，如果阻塞性睡眠呼吸暂停是可能的原因而且没有相应的神经系统疾病的征象，诊断性多导睡眠监测可以使用移动系统在家中实施。

（五）治疗和预后

治疗的模式取决于程度，包括减轻体重，体位手段避免仰卧睡眠，针对轻度患者的口腔设备，针对中重度患者的气道正压通气（PAP）模式和手术。对于中重度阻塞性睡眠呼吸暂停患者，首选治疗是气道正压通气；它的主要限制是患者的依从性。通过鼻枕、加湿器、适宜的面罩使患者舒适感最大化非常重要。气道正压通气需要用滴定的方法来决定持续气道正压通气（CPAP）的类型（如自动CPAP、双水平PAP）和每一位患者适宜压力的设定。当气道正压通气模式不工作时，可以使用兴奋剂和促醒药物作为辅助手段改善白天过度睡眠。

中枢性睡眠呼吸暂停常常伴随其他的心肺异常，如心力衰竭。首选治疗也可以选择持续气道正压通气，但是常常需要特殊的肺部护理。

阻塞性睡眠呼吸暂停有许多并发症，因此对其进行治疗非常重要。并发症包括高血压、冠状动脉粥样硬化性心脏病、卒中、糖尿病、抑郁和认知障碍。

四、发作性睡病

（一）定义和流行病学

发作性睡病在每千人中至少累及两人。发作性睡病四联症为过度睡眠、猝倒、睡眠麻痹、睡前幻觉。每5000人中约有1人出现全部四联症。

（二）病理生理学

发作性睡病是一种食欲素神经传递障碍导致的快速眼动（REM）睡眠调节障碍，可能源于外侧下丘脑食欲素神经元的自身免疫性缺失。它具有明显的遗传学成分，与人类白细胞抗原（HLA）的紧密联系也证实了这一点，如在白种人和黑种人中与HLA-

DQB1*0602相关、在日本人中与HLA-DR2相关。发作性睡病的白天症状为快速眼动睡眠混入清醒。

(三)临床表现

发作性睡病平均起病年龄为25岁左右，但是两个高峰年龄为15岁和35岁。白天过度睡眠是严重的和几乎持续存在的，而睡眠渴望可以是突发的和不可抗拒的(即睡眠发作)。

在其他的附加症状中，猝倒是最特异的且最有助于诊断。猝倒不伴有发作性睡病是例外。发作性睡病不伴有猝倒更难以识别，与特发性睡眠过多重叠。猝倒的特点是情绪诱发的短暂的(数秒到数分钟)肌张力丧失(即REM失张力的混入)，最常见的是发笑，也可以是高兴、惊讶和恐惧。严重时，患者可以跌倒。轻微发作时，仅仅出现点头、言语含糊。

睡前幻觉是生动的、梦样的，对于发作性睡病发生于入睡时的幻觉比醒前(睡眠终止)幻觉更特异。睡眠麻痹经常是在清醒时有意识的不能移动的可怕的体验。除了四联症，患者常常有不能回忆的自动症样行为发作，类似于复杂部分性发作。夜间睡眠常常由于频繁的唤醒、生动的梦或下肢活动而分段。

(四)诊断和鉴别诊断

应该寻找白天过度睡眠的其他原因，特别是最常见的阻塞性睡眠呼吸暂停。多导睡眠监测应在多次睡眠潜伏期试验前一夜完成。多导睡眠监测排除阻塞性睡眠呼吸暂停是白天过度睡眠的原因，多次睡眠潜伏期试验中，睡眠潜伏期小于8min且有2次快速眼动起始的睡眠出现即可明确诊断。另外，脑脊液中食欲素水平小于110pg/ml也能确定诊断。HLA分型更有助于排除发作性睡病而不是诊断，因为其敏感而不特异。

(五)治疗和预后

兴奋剂(如苯丙胺、哌甲酯)依然用于治疗白天过度睡眠，但是新型促醒药物得到更广泛应用。其包括莫达非尼(100～400mg，每日2次)和长效每日1次的阿莫达非尼(每日150～250mg)。羟丁酸钠(每日3～9g)也用于治疗白天过度睡眠、猝倒和夜间睡眠紊乱。它有效但是短效，通常上床时服用，数小时后要再次服用。羟丁酸钠和莫达非尼在治疗白天过度睡眠上可能有协同作用。针对猝倒，可以使用抗抑郁药(表106-2)。

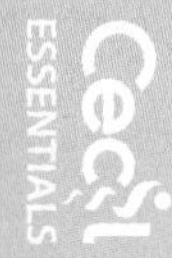

通过适当的治疗通常预后良好。然而，严重的发作性睡病可能致残，且需要适应如有计划地小睡。

五、特发性过度睡眠

(一)定义和流行病学

特发性过度睡眠是一种没有已知病理学基础的特征不明的综合征，因此是一种排除性诊断，远少于发作性睡病。

(二)临床表现

患者有终身的伴非REM小睡(长时和难以恢复精力)的白天过度睡眠，没有发作性睡病的REM型的附加症状。定义中，必须排除白天过度睡眠的其他原因。患者从夜间睡眠和长时间白天小睡中醒来难以恢复精力(即睡眠迟钝)，长时间处于朦胧状态(即睡眠沉醉)。

(三)诊断和鉴别诊断

必须排除白天过度睡眠的其他原因，多导睡眠监测应该正常，没有睡眠呼吸障碍和发作性睡病所见的睡眠分段。多次睡眠潜伏期试验证实睡眠潜伏期小于8min，但是没有REM起始的睡眠。

(四)治疗和预后

治疗包括用于发作性睡病的相同的兴奋剂和促醒药物。治疗反应不太满意，差异很大。常常需要适应工作场所。

六、Kleine-Levin综合征

Kleine-Levin综合征是一种少见的、反复或循环的睡眠过多，患病率为1/1 000 000。病因不明。通常10余岁起病，持续数天至数周的睡眠过多发作，伴有

表106-2 促醒药物

药物	剂量范围(mg)
苯丙胺(dexedrine、desoxyn、adderall、adderall XR)	5～60
哌甲酯(ritalin、metadate、methylin、concerta)	10～60
莫达非尼(provigil)	200～400
阿莫达非尼	150～250

食欲亢进、性功能亢进、意识模糊和幻觉。每数月发作1次，至少每年1次。必须排除白天过度睡眠的其他原因。

兴奋剂、促醒药物和锂用于治疗本病。随着时间推移，发作逐渐变轻、变短、变少。

七、周期性肢体运动障碍

（一）定义和流行病学

周期性肢体运动障碍（PLMD）的特点是睡眠中发生重复的活动（通常是腿部）。这是一种纯粹的多导睡眠监测的发现，常常伴有不安腿综合征（RLS）。

（二）病理生理学

多巴胺的神经传递减少导致周期性肢体运动障碍。

（三）临床表现

同床伴侣可能会报告腿部运动，而患者可能报告白天过度睡眠、失眠或不安腿综合征的症状（即安静时令人不快的蚁走感导致渴望移动腿部或行走）。大多数不安腿综合征患者存在周期性肢体运动障碍，但反之不正确。

（四）诊断和鉴别诊断

不安腿综合征依靠病史诊断，而周期性肢体运动障碍依靠多导睡眠监测诊断。一旦诊断确定，应该寻找继发性周期性肢体运动障碍的原因。与不安腿综合征症状相同的疾病有多发性周围神经病、脊髓病变、妊娠、缺铁性贫血（即铁蛋白水平）、维生素B_{12}缺乏、尿毒症、药物、原发性睡眠障碍、发作性睡病或阻塞性睡眠呼吸暂停。

（五）治疗和预后

类似于不安腿综合征，小剂量的普拉克索或罗匹尼罗除了治疗帕金森病外也可用于治疗该病（表106-3）。经过治疗预后良好。

表106-3 不安腿综合征的治疗

药物	剂量范围(mg)
左旋多巴或卡比多巴(息宁)	50～200
罗匹尼罗(requip)	0.25～4.0
普拉克索(mirapex)	0.125～0.5

关于该主题的深入讨论，请参阅《西氏内科学》（第25版）第410章“其他运动障碍”。

八、失眠

（一）定义和流行病学

失眠定义为难以启动或维持睡眠。严重的慢性失眠会导致重大的健康问题，包括抑郁、焦虑，药物或酒精滥用，以及全因死亡率增高。

失眠是一般人群中最常见的睡眠主诉。高达1/3的人报告至少偶尔睡眠困难。慢性失眠（大于1个月）累及大约10%的人。

（二）病理生理学

疼痛、内科疾病（如慢性阻塞性肺病）、精神状态和药物可以引起失眠。急性或短期失眠由可识别的因素导致，并可转变为慢性持续的问题。慢性失眠受易感因素（遗传）、促发因素（环境）和维持因素（行为）的影响。极少数情况下，如朊蛋白病、致死性家族性失眠，失眠是神经系统疾病的唯一症状。

（三）临床表现

失眠表现为不能进入睡眠（即起始型失眠）或维持睡眠（即维持型失眠）。除了夜间症状，诊断还需要作为失眠结果的白天症状（如疲劳、白天过度睡眠、注意力不集中、情绪改变、头痛）。

适应性失眠是某种压力下的急性反应。当扳机点与不良、脆弱的睡眠倾向结合时，其转变为慢性（大于1个月），并导致适应不良的行为和睡眠相关的条件反射性唤醒。所谓的心理生理性失眠是目前为止最常见的失眠综合征，是加重失眠的不良睡眠习惯所导致的恶性循环。由于其慢性特点，常伴随不良睡眠习惯、多次的治疗和睡眠焦虑。如果起病时没有扳机点，可能具有终身不良睡眠的病史（即特发性失眠），并具有心理生理性失眠相同的结局。

反常性失眠和睡眠状态感知不良是用于主诉没有睡眠的患者的名词。然而客观检查时，他们具有正常的睡眠数量和结构。

（四）诊断和鉴别诊断

诊断依靠病史，包括睡眠日记。需要排除可识别的内科、精神或药物相关的疾病和其他睡眠障碍（阻塞性睡眠呼吸暂停）。睡眠检查（多导睡眠监测和多次睡眠潜伏期试验)偶尔有助于诊断。

(五)治疗和预后

非药物治疗包括常规的睡眠卫生建议(如避免咖啡因、过晚锻炼)(表106-4)和避免睡眠相关条件反射性唤醒的行为矫正(如仅在睡眠和性生活时使用卧室)。其他策略包括针对失眠的认知行为治疗(CBT-I)、放松技术、生物反馈和行为改变如睡眠限制治疗和刺激控制治疗。

失眠药物治疗的原则包括使用最低有效剂量、间断用药(不是每日)、基于失眠类型(即起始型或维持型)选用适当药物(即短或中半衰期)和限制治疗时间。治疗应该逐渐减量,以避免反弹。药物应该和非药物治疗(行为)联合。行为治疗是有效的。

非处方睡眠药(通常是抗组胺药)通常是安全的,但由抗胆碱能作用和宿醉效应导致使用受限。褪黑素可以促进睡眠,用于昼夜节律障碍,包括飞行时差综合征。选择性褪黑素激动剂如雷美尔通有助于起始型失眠。其他治疗列在表106-1中。

经药物和非药物联合治疗,预后通常良好。行为矫正受制于患者参与的意愿。

九、睡眠行为障碍

睡眠行为障碍是发生在睡眠当中,或从清醒转换到睡眠,或从睡眠转换到清醒时的不必要的现象。它们通常包含了无意识的、复杂的、看似有目的的行为,有时是梦样的行为。根据发生的睡眠时期进行分类。

表106-4 睡眠卫生

1.每日维持规律的生活
2.每日早上在相同的时间醒来
3.暴露于自然光调节昼夜节律
4.上午或下午较早锻炼;避免夜间剧烈锻炼
5.避免白天小睡,特别是15:00以后
6.避免兴奋性物质如咖啡因和尼古丁,避免临近睡前饮酒
7.避免临近睡前的暴食
8.保持睡前放松的规律生活
9.保持舒适的睡眠环境
10.保持床仅用于睡眠,避免其他活动(如看电视、听收音机、阅读)
11.犯困时才睡
12.睡前试着放松(或列出将来再考虑的事)
13.如果20min无法入睡,起床

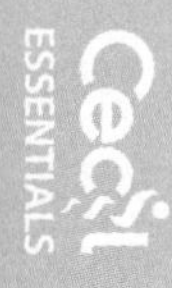

(一)慢波睡眠行为障碍

1.定义和流行病学

慢波睡眠行为障碍包括唤醒障碍及相关疾病的重叠,如梦呓、夜间惊恐(即夜惊)、睡行(即梦游)、夜间徘徊、混浊性唤醒(即睡眠沉醉)。

2.病理生理学和临床表现

慢波睡眠行为障碍于儿童期起病,特点为部分唤醒和处于清醒与睡眠中间状态。常见类似症状的家族史。

促发因素常常诱发发作,如发热、并发症、睡眠剥夺或饮酒。倾向出现于δ睡眠占优势的夜间前1/3。特点是典型的慢波睡眠的唤醒。患者意识模糊,可能言语含混,花费数分钟才能恢复定向力。对于唤醒,慢波睡眠有更高的阈值。

梦呓常常包含了片段的、无意义的句子。梦游和夜间徘徊特点是步行。夜间惊恐(即睡眠惊恐或夜惊)是梦样的,伴有突然唤醒、惊叫、自主神经兴奋性增高(如瞳孔扩大、出汗、潮红、竖毛、心动过速)。儿童看起来恐惧、不安。发作持续数分钟,第2天不能回忆。

3.诊断和鉴别诊断

最主要的鉴别诊断是夜间痫性发作,偶尔的发作频繁,则需要癫痫监测(视频脑电图)。对于发作性症状,应用家庭视频比目击者描述更准确。夜间痫性发作比睡眠行为障碍更加刻板,常常包含强直或阵挛的运动成分。

4.治疗和预后

安慰和避免伤害的措施就足够了。对于伤害性行为,小剂量苯二氮䓬类药物(氯硝西泮0.5~1mg)常常有效。预后良好,大多数患者无须治疗。

(二)快速眼动行为障碍

1.定义和流行病学

快速眼动行为障碍(RBD)是一种快速眼动睡眠调节障碍,伴有肌张力不消失与快速眼动特征的分离,导致患者演示他们的梦。典型的快速眼动行为障碍累及50岁以后的患者(通常更老),男女性比为10:1。

2.病理生理学

脑桥快速眼动无张力神经元的双侧变性导致快速眼动抑制的缺失。快速眼动行为障碍与α突触核蛋白病(即帕金森病、多系统萎缩和路易体痴呆)伴发，其特征性预示这些疾病，有时可达10～15年。

3.临床表现

典型的发作由同床伴侣报告，包括睡眠中大幅度的、击打样、伤害性行为。清醒时，患者可以回忆梦境。作为典型的快速眼动唤醒，患者迅速警觉、清晰(与慢波睡眠唤醒不同)。药物，特别是精神药物，可能加重快速眼动行为障碍。

4.诊断和鉴别诊断

诊断常常单独根据病史，无须多导睡眠监测。实施监测时，显示快速眼动肌张力不消失，或者位相性或持续性活动增加。与慢波睡眠行为障碍一样，最主要的鉴别诊断是夜间痫性发作，偶尔需要癫痫监测。家庭视频(手机)记录是有用的。

5.治疗和预后

小剂量氯硝西泮(0.5～2mg)常常是有效的。症状最初对治疗反应良好，但是神经变性病可能导致症状明显。

关于该主题的深入讨论，请参阅《西氏内科学》(第25版)第100章“阻塞性睡眠呼吸暂停”和第405章“睡眠障碍”。

推荐阅读

Buysse DJ: Insomnia, JAMA 309:706–716, 2013.

Ebisawa T: Analysis of the molecular pathophysiology of sleep disorders relevant to a disturbed biological clock, Mol Genet Genomics 288:185–193, 2013.

Faraut B, Boudjeltia KZ, Vanhamme L, et al: Immune, inflammatory and cardiovascular consequences of sleep restriction and recovery, Sleep Med Rev 16:137–149, 2012.

Mignot EJ: A practical guide to the therapy of narcolepsy and hypersomnia syndromes, Neurother 9:739–752, 2012.

Ohayon MM: From wakefulness to excessive sleepiness: what we know and still need to know, Sleep Med Rev 12:129–141, 2008.

第107章

皮质综合征

著　者　Sinéad M. Murphy　Timothy J. Counihan
译　者　李旭东　审校者　彭丹涛

一、解剖

一对大脑半球通过一大束白质纤维连接，即胼胝体。每一个半球包括四个解剖和功能独特的区域：额叶、颞叶、顶叶和枕叶（图107-1）。两个大脑半球在许多行为和感觉运动任务上互相补充各自的功能，然而特定的功能强烈地偏侧化到一侧半球，特别是语言、动手能力、视空间感觉。在95%的人中，语言功能偏侧化到左侧半球；有15%的人是左利手，其中仅有10%～27%的人右侧半球为语言优势半球，其取决于左利的程度。右侧半球（非优势半球）主要负责视空间功能。中央沟分开运动皮质（中央前回）和感觉皮质（中央后回）。在每一个区域，身体不同部位的皮质表征按照运动（额叶）和感觉（顶叶）的模型排列（图107-2）。

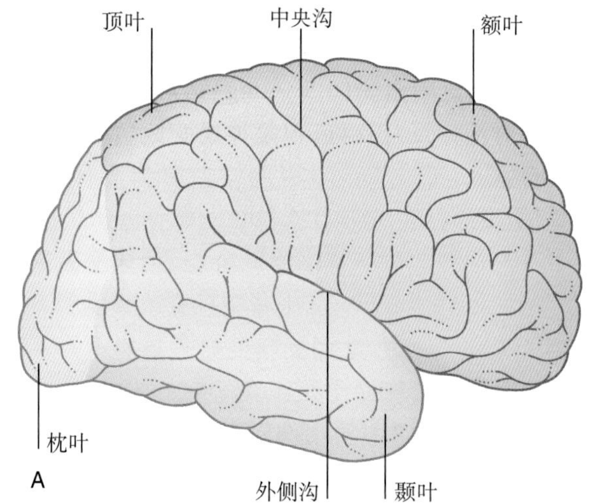

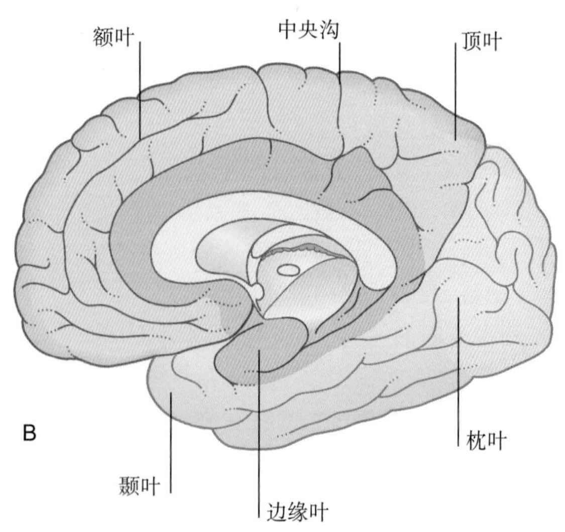

图107-1　大脑半球的外侧（A）和内侧（B）（资料来源：FitzGerald MJT, editor：Clinical neuroanatomy and neuroscience, ed 6, Philadelphia, 2011, Saunders, Fig.2-1.）

二、临床评价

皮质病变引起的症状和体征一致性不如脊髓或周围神经病变导致的缺陷，患者可能意识不到缺陷的范围。这使得相关的病史和仔细的体格检查（包括认知评估）非常重要。此外，患者之间存在明确的个体差异。症状的出现率和进展速度影响临床缺陷的范围。皮质运动感觉表征的排列模型使得我们能更加精确地定位病变。例如，运动或感觉的体征局限在下肢可能提示矢状窦旁病变，而累及面部和上肢的体征可能起源于外侧皮质区域。

三、局灶综合征

表107-1总结了一些脑叶综合征和脑叶损害的

临床特征。

(一)失语

失语或语言障碍是指优势半球特定的语言中枢损害所导致的语言功能障碍或丧失。其不同于构音障碍,后者是言语发音的紊乱。失语的主要类型总结于表107-2。

语言障碍患者的书写功能总是受累(图107-3)。失读不伴有失写综合征是例外,其源于优势半球枕叶和胼胝体压部的病变(常常由大脑后动脉区域的梗死所致)。患者的语言中枢与对侧(未受累)的视觉皮质失去联系。这类患者可以书写句子,但是不能读出他们所写的内容。

失语的临床评价需要检查流畅性、理解、复述、命名、阅读、计算和书写。孤立的失命名(难以回忆物体的名称)没有太大的定位价值。

Broca失语的特点是言语流畅性的严重损害,伴明显的言语和书写的表达障碍。理解力可能轻度受累。语言障碍总是伴随对侧面部和上肢无力,这是Broca语言区邻近运动区的结果。

Wernicke失语的特点是不能理解口头或书面语言。受累者言语流畅,但内容无意义;他们使用的词语含义(语义性错语)或发音(语音性错语)接近目标词。因为他们没有偏瘫,可能被误诊为精神障碍。

传导性失语的特点是理解正常和言语流畅但不能复述。责任病灶位于连接Broca区和Wernicke区的弓状纤维。全面性失语源于额叶较大的病变;累及语言的各个方面。非优势半球言语区病变导致音韵障碍。例如,非优势半球的额下回病变(类似Broca区)患者以单调的声音讲话,丧失了言语的自然韵律。

构音障碍则是言语功能保持完整(通过患者可以书写句子来证实)而患者发音困难。构音障碍源于从大脑皮质到球部肌肉的通路沿线上任何部位的病变。

(二)失认和失用

失认是指尽管保留了感觉功能但不能识别特定的感觉刺激。例如,视觉失认就是尽管视力正常但不能识别视觉刺激。其他失认综合征包括不能识别声音(听觉失认)、颜色(颜色失认)或熟悉的面孔(面孔失认)。责任病变通常位于颞枕区。

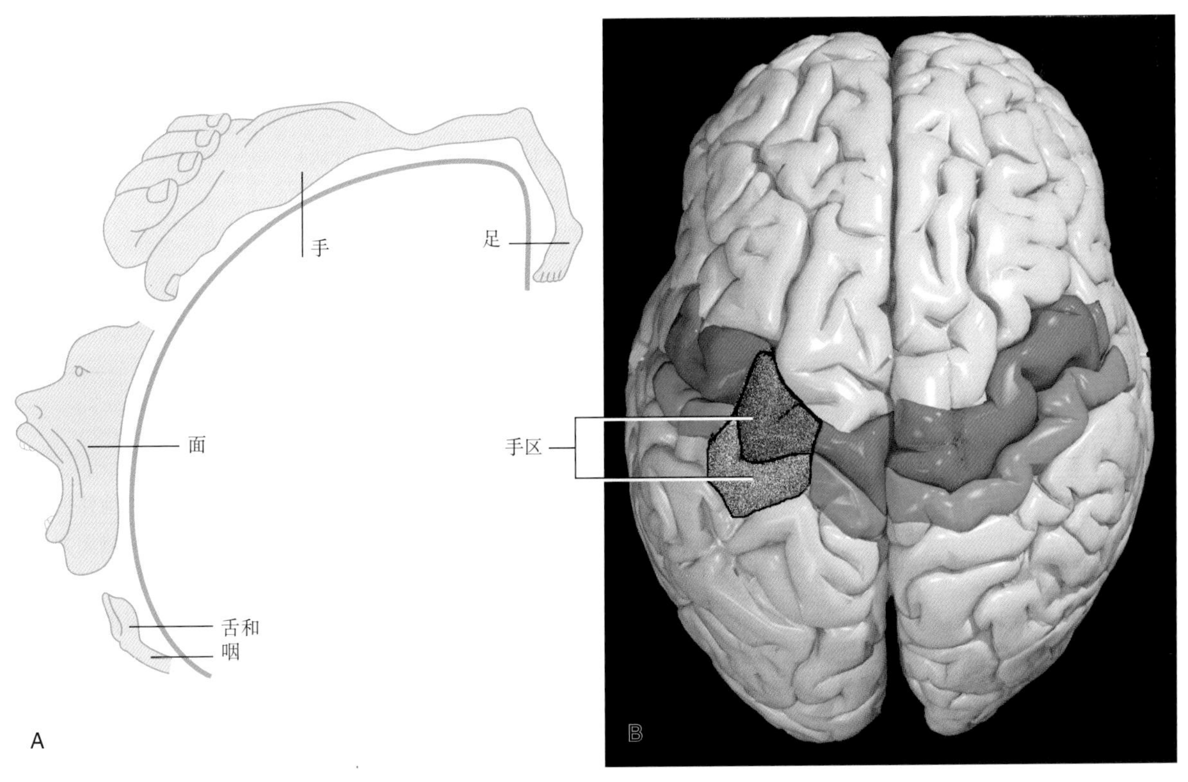

图107-2 初级运动皮质位于中央前回而躯体感觉皮质位于中央后回的排列模型(资料修改自:Kretschmann HJ, Weinrich W: Neurofunctional systems: 3D reconstructions with correlated neuroimaging: text and CD-ROM, New York, 1998, Thieme.)

表107-1 皮质的症状和体征

优势半球	非优势半球	两者均可有
额叶		
Broca失语	运动性音韵障碍	对侧痉挛性无力
经皮质运动性失语		强迫性眼球偏斜
纯失写		执行功能障碍,序列动作不良
		无动性缄默,尿失禁(双侧病变)
		失抑制,情绪多变,意志缺乏
		额叶释放征(噘嘴、强握、猪鼻、觅食、掌颌)
		异己手
顶叶		
Wernicke失语	对侧感觉忽视	对侧感觉缺失
经皮质感觉性失语	结构性失用	
失用	病觉缺失	
古茨曼综合征(失算、手指失认、左右失定向、失读)	穿衣失用	
传导性失语		
颞叶		
命名性或感觉性失语	面孔情感表达识别障碍	对侧上1/4象限盲
言语遗忘	视空间遗忘	遗忘
经皮质感觉性失语	感觉性音韵障碍/乐盲	Klüver-Bucy综合征(口部探索性行为、被动、性亢奋)双侧病变
纯词聋		幻听
		复杂性幻视
		幻嗅
		视觉/体验性妄想
枕叶		
失读不伴有失写		Anton综合征(视觉失认、失明否认)
		对侧同向性偏盲
		幻视
		视觉共济失调、视动眼震缺乏、重复视
		巴林特综合征(同时性失认、视觉共济失调、眼球运动共济失调);双侧病变,通常为顶枕

表107-2 主要的失语类型

类型	病变部位	流畅性	理解	复述	命名	其他体征
Broca(表达性)	额叶下部	↓	好	↓	↓	对侧无力
Wernicke(理解性)	颞上回后部	好	↓	↓	↓	同向性偏盲
经皮质运动性	额下回	↓	好	好	可能正常	可能对侧无力
经皮质感觉性	颞中回、丘脑	好	↓	好	通常正常	可能正常
传导性	缘上回	好	好	↓	↓	无
全面性	额叶(大型)	↓	↓	↓	↓	偏瘫

注:↓.下降。

失用是指尽管身体的感觉运动功能足以执行运动,但不能实施习得的运动任务,是一种运动计划障碍(图107-4)。责任病灶通常位于优势半球的顶下小叶。简单的失用检查就是要求患者做手势(如梳头、吹蜡烛)。非优势半球顶叶病变常常导致偏侧忽视:患者不能注意到对侧(通常是左侧)视野或对侧身体的刺激。有一种轻度的忽视称为对消。患者能注意到脑部病变(病变通常位于右侧)对侧的刺激,但是当双侧同时刺激时,患者只能注意到同侧(右侧)刺激。病觉缺失,即不能意识到某种缺陷,常常伴随着偏侧忽视。严重的患者甚至否认受累肢体属于他们。

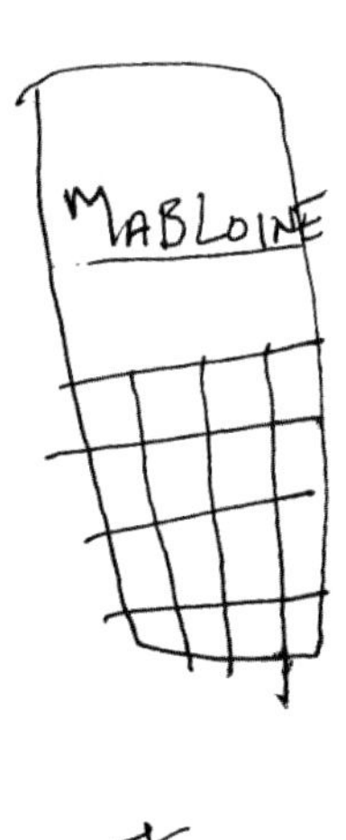

图107-3 失语患者尝试命名手机、钥匙、照相机、钢笔、书包和靴子所书写的新词

四、展望

现有的神经影像学的进展使得神经科学家不仅能够研究特定脑的结构和功能解剖,而且还可以研究它的代谢活动。功能磁共振成像(fMRI)可以绘制皮质下灰白质结构(如基底核)的代谢解剖和某种条件下作用(如肌张力障碍)的图谱。这些模式使得我们可以应用所谓弥散张量成像的技术详细地研究白质纤维束(纤维束成像)。

同样,现代磁共振技术在急性卒中设施中能够分辨梗死的脑组织和缺血的组织(仍然潜在可变)。正电子发射断层显像(PET)和单光子发射计算机断层显像(SPECT)是逐渐应用于诊断神经变性疾病的核医学成像技术。在急症医院设施中,这些技术将得到更多的应用。

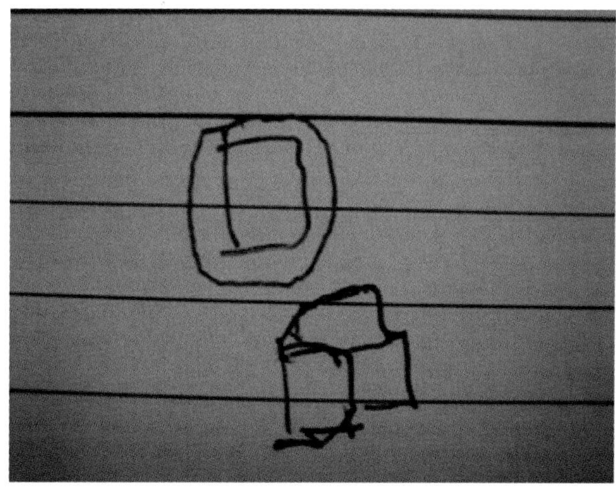

图107-4 神经变性疾病患者尝试画立方体,证实了结构性失用的存在

推荐阅读

Brazis PW, Masdeu JC, Biller J: Localization in clinical neurology, ed 6, Philadelphia, 2011, Lippincott Williams & Wilkins.

Carota A, Calabrese P: The achromatic "philosophical zombie," a syndrome of cerebral achromatopsia with color anopsognosia, Case Rep Neurol 5:98–103, 2013.

Goldenberg G: Apraxia in left handers, Brain 136:2592–2601, 2013.

Knopman DS: Regional cerebral dysfunction: higher mental functions, chapter 408. In Goldman's Cecil Medicine, ed 24, Philadelphia, 2012, Saunders.

Mesulam MM: Primary progsressive aphasia and the language network, Neurology 81:456–462, 2013.

第108章 痴呆与记忆障碍

著　者　Frederick J. Marshall
译　者　王　磊　彭丹涛　审校者　彭丹涛

一、主要的痴呆综合征

痴呆是指进行性的智力衰退及伴随日常生活能力逐渐下降的综合征。记忆减退是其核心特征，特定的痴呆综合征引起独特形式的记忆损害。除记忆外，痴呆综合征在语言、空间处理、运用（如运动行为）和执行功能（如计划和安排事情）也产生特定的损害。皮质性痴呆和皮质下痴呆虽然是旧术语，但仍有助于痴呆分类（表108-1）。

表108-2提供了神经系统退行性病变痴呆的鉴别诊断，表108-3概述了痴呆的其他原因。神经系统退行性变是引起痴呆最常见的原因，如阿尔茨海默病（AD）、额颞叶痴呆、弥漫性路易小体病。

大多数痴呆病因目前无法治疗。而潜在可治疗的病因不到5%。其中，结构改变或感染、代谢和营养性疾病必须考虑。每个痴呆患者都应该检测血清电解质和维生素B_{12}水平，评估肝、肾、甲状腺功能。如果存有可能感染的风险，应进行梅毒和莱姆病血清学检测。慢性感染（参见第90章）和正常颅压脑积水也在病因考虑之列。同时进行颅脑影像学检查。

神经心理学测试描绘出认知和记忆障碍的特征，有助于鉴别诊断。蒙特利尔认知评估量表（MoCA）（表108-4）是一个标准的测试，可以用作床旁或办公室识别痴呆患者的筛查工具。该量表优于简易精神状态量表（MMSE），对于筛查广泛的认知域异常更为敏感，包括视觉空间或执行功能、命名、注意力、言语流利性、抽象推理、短期记忆编码和检索、定向。

表108-1　皮质性痴呆与皮质下痴呆区别

皮质性痴呆
- 症状：记忆力减退为主、语言缺乏、感知觉异常、运用障碍
- 受损大脑区域：颞叶皮质（内侧），顶叶皮质及额叶皮质
- 示例：阿尔茨海默病、弥漫性路易小体病、血管性痴呆、额颞叶痴呆

皮质下痴呆
- 症状：行为改变、情感及情绪受损、运动迟缓、执行功能障碍、记忆力减退相对较轻
- 受损大脑区域：丘脑、纹状体、中脑
- 示例：帕金森病、进行性核上性麻痹、正常颅压脑积水、亨廷顿病、克-雅病、慢性脑膜炎

表108-2　成人神经系统退行性病变痴呆的病因

阿尔茨海默病*
帕金森病*
弥漫性路易小体病*
进行性核上性麻痹
皮质基底核变性
纹状体黑质变性
橄榄体脑桥小脑变性
亨廷顿病
额颞叶痴呆
皮克病
缺乏典型神经病理改变的额颞叶痴呆
额颞叶痴呆合并运动神经元病
苍白球黑质变性

*所示疾病可以对症治疗。

表108-3 成人进行性痴呆的其他病因

器质性疾病或创伤
- 正常颅压脑积水*
- 肿瘤
- 拳击手痴呆(拳击手因发生多次脑震荡所致)

血管性疾病
- 血管性痴呆†
- 血管炎*

遗传代谢性疾病
- 威尔逊病*
- 神经元蜡样脂褐质沉积症(Kufs病)
- 其他晚发型溶酶体沉积病

脱髓鞘或髓鞘形成缺陷性疾病
- 多发性硬化†
- 异染性脑白质营养不良

感染性疾病
- 人类免疫缺陷性病毒1型*
- 三期梅毒*
- 克雅病
- 进行性多灶性白质脑病
- Whipple病*
- 慢性脑膜炎*
- 隐球菌性脑膜炎*
- 其他

代谢性或营养性疾病
- 维生素B_{12}缺乏*
- 甲状腺激素缺乏或过剩*
- 维生素B_1缺乏(Korsakoff综合征)
- 酒精中毒†

精神性疾病
- 抑郁性假性痴呆*

*所示疾病是可以预防或治愈的。

†所示疾病仅能对症处理。

除了蒙特利尔认知评估量表外,痴呆患者还应进行运用测试(如展示如何梳理头发,如何吹灭火柴)和忽视如视觉、触觉、听觉刺激的双同步消退试验。依据这些筛查结果,实施更为详尽的神经心理学检查。

(一)阿尔茨海默病

在老年人中,阿尔茨海默病(AD)约占所有痴呆的70%。在美国约有530万AD患者,并且随着人口老龄化,预计到2050年可以达到近1800万。AD对患者、家庭和社会均造成严重的负担。据估计,每年的直接和间接支出超过1500亿美元。年龄超过80岁的老年人32%～47%罹患该病。65岁人群的发病率为每年1/200,80岁人群的发病率为每年1/10。超过50%的照顾者患上抑郁症或重大疾病。

表108-4 蒙特利尔认知评估量表要素

认知领域	项目	分数
视空间或执行功能	完成轨迹测验,复制立方体或者画钟	5
命名	说出3个描绘出的动物的名字	3
注意力	顺背5个数字,倒背3个数字,保持字母警觉性,连续减7	6
语言	复述2个短语,说出以特定字母或文字开头的一系列词语	3
抽象思维	识别名词之间的相似性(火车/自行车,手表/尺子)	2
延迟回忆	回忆之前练习过的5个单词(面孔、天鹅绒、教堂、菊花、红色)	5
定向力	确定日、月、年、星期、地点及城市	6
总分		30

资料来源:Nasreddine ZS, Phillips NA, Bedirian V, et al: The Montreal Cognitive Assessment, MoCA: a brief screening tool for mild cognitive impairment, J Am Geriatr Soc 53:695-699, 2005。

AD具有诸多病因,但均尚未完全明确。所有病因产生相似的临床及病理结果。病理以进行性的皮质神经元凋亡、淀粉样斑块形成及神经原纤维缠结为特征。Aβ淀粉样蛋白是斑块的主要成分,高度磷酸化的tau蛋白则是神经原纤维缠结的主要成分。整个病理过程始于海马及内嗅皮质,逐渐蔓延至颞叶、顶叶、额叶的相关皮质区域。皮质乙酰胆碱相对性缺乏(源于基底核神经元的丢失)为中枢作用的胆碱酯酶抑制剂缓解该病临床症状提供了基本原理。

1.发病机制

AD大致分为两类:一类为早发遗传性或家族聚集性,这种相对罕见,且已确定3个特定发病相关基因;另一类更为常见,即散发性,典型的发病年龄为65岁以上(表108-5)。

常染色体显性遗传早发型AD在Aβ淀粉样蛋白的产生及处理过程中均有异常,这也为散发性AD的分子病理学提供了线索。淀粉样蛋白前体的异常加工所产生的淀粉样多肽Aβ(1～42)在AD的病理过程中至关重要。它驱使下游tau蛋白加工异常,高度磷酸化的tau蛋白导致神经原纤维缠结。

表108-5 家族性与散发性阿尔茨海默病

染色体与基因	发病年龄(岁)	占所有家族性阿尔茨海默病百分比	占所有散发性阿尔茨海默病百分比
家族性阿尔茨海默病*			
1号染色体,*PSEN2*(早老素2)	40～80	5～10	＜0.5
14号染色体,*PSEN1*(早老素1)	30～60	70	＜1
21号染色体,*APP*(β-淀粉样蛋白前体)	35～65	5	＜0.5
散发性阿尔茨海默病†			
无决定性基因‡	通常＞60	—	98

*家族性阿尔茨海默病早发病且为常染色体显性遗传。

†散发性阿尔茨海默病晚发病且可能为多基因遗传和(或)与环境相关。

‡19号染色体载脂蛋白E等位基因ε4相较于ε2或ε3增加AD患病风险。

在晚发型家族性AD谱系中,ApoE是散发性AD易感基因位点。ApoE具有基因多态性(ε2、ε3、ε4),AD患者的一级亲属若继承2个ε4等位基因,其发生AD的终身风险高达60%。ApoE-ε4选择性与Aβ及tau蛋白相互作用,但是ApoE-ε4增加AD患病风险的机制目前未知。

2.临床表现

AD始于并逐渐影响记忆力、定向力、语言、视空间处理、运用能力、判断能力及洞察力。AD早期发生抑郁很常见,而易激惹和行为脱抑制这些精神行为异常多见于AD晚期。最终患者的日常生活需全部依赖他人。AD病程进展速度不一,但从开始显示临床症状至重度痴呆通常耗费5～15年。

AD的诊断标准在表108-6中有概述。尽管确诊AD需要组织活检(极少完成)或是尸检,但是这些诊断标准在中度AD患者中的诊断特异性≥85%。正电子发射X线断层成像技术(PET)配体florbetapir F18(Amyvid)可与淀粉样斑块结合,已经通过美国FDA认证用于AD的临床诊断。该项检查即使在没有临床迹象的痴呆患者中亦可呈阳性。同样地,脑脊液中Aβ、tau、磷酸化的tau蛋白负荷测定协助AD诊断已经商业化,但由于此检查为有创检查,同时临床诊断仅具相对较好的准确性,故该项检测尚未广泛应用。

表108-6 很可能阿尔茨海默病的诊断标准

通过临床检查和精神状态测试初步判定的进行性功能减退和痴呆,同时经神经心理评估确认
隐匿性起病
通过他人诉说或观察到明确的进行性认知功能减退
通过既往史或检查确认的最初或最突出的认知损害属于下列分类之一:
记忆减退的表现(加上至少另一认知领域损害)
非记忆减退表现(加上其他认知领域损害):语言、视空间、执行功能障碍
无血管性痴呆,路易小体性痴呆,额颞叶痴呆或对认知功能有潜在影响的其他活动性神经系统或非神经系统统合并疾病或药物的证据

因PET及脑脊液检测可识别临床前期的高危个体而被广泛应用于新兴的大规模前瞻性随机化研究的受试者分层。AD患者出现临床症状数年前,大脑形态的改变即可通过结构影像学确定。

3.治疗

尽管疗效适中,胆碱酯酶抑制剂多奈哌齐(安理申)、卡巴拉汀(艾斯能)、加兰他敏仍代表着重要进步。这些药物可以每天一次给药,卡巴拉汀也可通过皮肤药贴给药。

在临床实验中,胆碱酯酶抑制剂只有不到50%的患者获益。数据表明它不能够预防MCI患者进展为AD,MCI是指记忆或另一个认知领域受损尚未影响日常生活自理能力。MCI患者中每年有近12%进展为AD,粗略估计2/3MCI患者在症状出现5年内发展为临床AD。

银杏制剂在AD的治疗及预防中无效,谷氨酸抑制剂美金刚被证实能够减缓中重度AD患者日常生活能力衰退速度。

过去10年临床试验的治疗策略包括通过阻断α分泌酶或β分泌酶或在α分泌酶位点上调淀粉样蛋白前体裂解以减少Aβ多肽生成。通过主动或被动免疫方法降低大脑Aβ水平的研究已经实施。但是所有

以上措施均未能兑现其改变AD的承诺，故广泛重新评估现存关于AD发病机制的理论是必要的。

临床前AD这一新兴概念，指的是出现临床表现数年前已有多个生物标志物的改变。以该人群为目标的多个大型前瞻性干预治疗性研究已经着手实施或正在酝酿，以上研究推断在疾病晚期（痴呆症状出现）再干预可能为时已晚。新型分子和免疫方法在未来疾病修饰治疗中仍有前景。

护理工作提供照料卫生、营养和监督服药依从性。抗精神病药、抗抑郁药、抗焦虑药对行为障碍的患者大有裨益，这也是安置养老院最常见的原因。患者和家属可以去当地阿尔茨海默病联合协会寻求更多社区扶植信息。

4.预防

尚无高级别甚至中级别的证据表明任何干预措施可以降低AD患病风险。低级别证据表明地中海饮食、叶酸、HMG-CoA还原酶抑制剂（如他汀类药物）、高教育水平、低酒精摄入、认知活动及体育运动（尤其高强度）可能降低AD患病风险。

一项中级别科学证据表明结合型雌激素和甲基化孕酮增加AD患病风险。一项低级别科学证据显示一些非甾体抗炎药物、抑郁症、糖尿病、中年高脂血症、使用烟草、创伤性脑损伤、农药接触、相对社会隔离增加AD患病风险。

（二）弥漫性路易小体病

路易小体是病理性的包涵体，局限存在于脑干时，则为帕金森病的病理标志（参见第114章）。弥漫性路易小体病具有帕金森病样症状（如运动迟缓、肌僵直和平衡障碍），同时合并早期出现且突出的痴呆。病理解剖发现路易小体分布在脑干、边缘系统及皮质。该病常伴随视幻觉及波动性认知功能障碍，且此类患者对神经安定药高度敏感。

弥漫性路易小体病是仅次于AD的第二位常见痴呆病因。但在一个特定患者中，弥漫性路易小体病的病理特征常和AD的经典神经炎性斑块及神经原纤维缠结共存，使痴呆病因难以鉴别。

（三）血管性痴呆

10%～20%的痴呆患者磁共振成像（MRI）或计算机断层扫描（CT）具有局灶卒中的影像学证据，兼具神经系统查体的局灶性体征。当痴呆综合征始于卒中和疾病发展呈阶梯式（表明复发性血管事件）时则诊断为血管性痴呆的可能性大。

血管性痴呆特点为早期失禁、步态异常和情感低沉。一种被称为Binswanger病的皮质下痴呆源于脑室周围白质小血管病变，但它可能仅是影像学表现而非一种真正疾病。合理的控制血管疾病危险因素——降压、戒烟、调整饮食及抗凝治疗（在某些情况如心房颤动）需严格执行且患者是获益的。

（四）额颞叶痴呆

行为变异型额颞叶痴呆患者经常出现社交行为脱抑制，但又可表现为毫无生气、缺乏动机及自发动作或行为。进行性非流利失语因发音不清晰及语法错误导致缺乏言语流利性，但相对保留理解力。语义性痴呆保留发音流利性，但出现进行性命名及词语理解困难。记忆力、空间定向能力及运用能力在所有额颞叶痴呆亚型早期相对保留，而执行功能、情感调控和行为明显受累。

现有数个额颞叶退行性病变（FTLDS），包括皮克病（现在称作FTLD-tau）。在一些家系中，17号染色体上微管相关tau蛋白基因（*MAPT*）突变造成tau蛋白阳性的额颞叶痴呆，兼具帕金森综合征（FTDP-17）。交互反应DNA结合蛋白（TDP-43）病理性表达大约占额颞叶痴呆的40%，不论是否伴有运动神经元病。尽管肉瘤基因（*FUS*）融合突变曾被认定是家族性肌萎缩性侧索硬化症（ALS）的病因，但是其中一些突变也会导致FTD（主要为行为变异型），占临床诊断FTD的5%～10%。C9orf72基因碱基重复扩增导致FTD及ALS的神经退行性变。两种情况下RNA的加工过程均异常。

如同AD，额颞叶痴呆进展数年。无任何干预措施可延缓病程。近半数患者有家族史。

（五）帕金森病

几乎50%的帕金森病患者（参见第114章）在85岁时出现痴呆。帕金森病痴呆症的执行功能受损程度较语言和视觉空间功能尤其严重。思维过程减慢（如思维迟钝），类似于运动缓慢（如运动迟缓）。

痴呆发生在帕金森病的晚期，大多数患者早期服用增强多巴胺能神经传递的药物改善运动障碍，这些药物可以诱发精神症状。故拟诊断帕金森病痴呆时，应尝试将药物减量。胆碱酯酶抑制剂对于帕金森病痴呆具备一定的疗效，美国FDA批准卡巴拉汀用于治疗帕金森病痴呆。

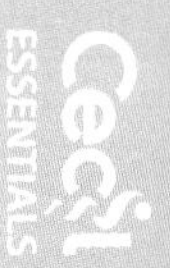

（六）正常颅压脑积水

痴呆（主要为皮质下痴呆）、步态不稳和小便失禁三大主征提示正常颅压脑积水可能。这些患者表现为行走拖曳、不抬膝盖和宽步基。数周至数月症状即可进展，大脑成像显示脑室扩大与皮质萎缩程度不相称。

目前有多项检查可用于诊断，包括放射性核素脑池造影术和磁共振成像脑脊液流体研究。最重要的方法仍然是连续腰椎穿刺或临时放置引流装置移除大量脑脊液后临床症状是否减轻，即观察患者步态和测试认知功能。神经外科手术放置永久性脑脊液分流器可治疗该病。使用分流器移除30～40ml脑脊液患者即有明显的症状缓解，数分钟到数小时即出现步态及警觉性改善。正常颅压脑积水的原因是脑脊液流体动力学紊乱。对于继发于严重的头部外伤或蛛网膜下腔出血的正常颅压脑积水，安装分流装置可能最具成效。

（七）朊病毒感染、慢性脑膜炎和获得性免疫缺陷综合征相关痴呆

克-雅病（CJD）是一种亚急性起病，表现为痴呆，具有传染性的疾病，发病年龄多为40～75岁，发病率为1/100万（参见第90章）。这种疾病导致广泛的皮质海绵状变性和胶质细胞增生。临床以小脑症状为主，锥体外系受累所致运动过多或视觉失认症和皮质盲分型（如Heidenhain变异型）。

90%的CJD患者具有肌阵挛，相比之下AD患者则有10%。所有分型CJD患者均表现为在数周至数月内发展的进行性痴呆和人格分裂。脑电图显示特征性异常，包括扩散减慢和周期性的尖波或棘波。

朊蛋白作为该病传播媒介，用常规消毒方式无效。脑脊液可检测14-3-3蛋白，尽管其诊断CJD的敏感性及特异性未遂人愿（参见第90章）。弥散加权显像DWI显示特征性的皮质绸带征。

某些传染性病原体可引起亚急性或慢性发展的皮质下痴呆。这些慢性脑膜炎在第90章中讨论。

人类免疫缺陷病毒借助单核细胞和小胶质细胞系统感染中枢神经系统并造成相关神经元细胞缺失、空泡形成和淋巴细胞浸润。此感染相关痴呆的特征是智力下降和运动迟缓。患者出现执行功能障碍、记忆力减退、注意力不集中和淡漠。使用蛋白酶抑制剂和反转录酶抑制剂治疗病毒感染可能减缓痴呆的进展（参见第90章）。

二、其他记忆障碍

（一）记忆的结构

记忆功能分为内省过程（即陈述性、外显的、可意识到的记忆）和非内省过程（即非陈述、内隐的、程序性记忆）。短期记忆（如单词列表）是一种陈述性记忆。其他形式包括源自个人经历的有意识的情景再现（即情景记忆）和事实（即语义记忆），这些都可以有意识地回忆和陈述（即陈述性）。陈述性记忆是有意识地知道什么。内侧颞叶或间脑中线结构损伤导致的失忆症缺乏陈述性记忆。

非陈述记忆包含几个不同的、神经解剖学定位尚不明确的功能，与特定的运动学习、认知或感知任务相关。非陈述（程序性）记忆涉及无意识地知道如何……非陈述性记忆障碍涉及不同的联合新皮质，依赖于任务性质（如顶叶-颞叶-枕叶联合皮质执行视知觉任务，额叶联合皮质执行运动任务）。内侧颞叶病变的遗忘症患者往往在非陈述记忆测试中表现正常。

顺行性遗忘是无法习得新信息。它通常发生在脑损伤之后或痴呆。无法回忆以前的信息是逆行性遗忘。这两种类型的失忆常同时发生在脑损伤综合征，只是两者程度有所不同。顺行性遗忘严重程度与损伤的严重程度相关。

（二）孤立的记忆功能障碍

记忆障碍可以是头部外伤、硫胺素缺乏症（即Korsakoff 综合征）、良性衰老的健忘、短暂性全面遗忘症或心因性疾病的孤立症状。

头部外伤导致的逆行性遗忘多于顺行性遗忘，两种遗忘形式以致病事件为起点随时间前后延伸。随着时间的流逝，尽管最接近创伤前后的事件极少能够回想起来，但其他中断记忆可逐渐恢复。

Korsakoff综合征的特点是几乎完全无法建立新的记忆。当问及他们的现状或传达最近新闻报道内容时，患者的回答常常是虚构的。慢性酒精中毒是导致硫胺素（维生素B_1）不足和其他营养缺乏最常见的潜在原因。硫胺素在葡萄糖代谢中是一个必要的辅助因子，所以任何时候给急诊室昏迷患者输注葡萄糖时必须补充硫胺素。

伴随衰老即出现轻度记忆减退，表现为回忆姓

名困难及忘记日期。以人群为基础的神经心理功能评估表明，延迟回忆任务表现欠佳是检测随年龄增长出现认知变化的最敏感指标。相比之下，随着年龄的增长语言流畅仍然完好无损，且词汇有所增加，即便步入老年亦是如此。

短暂性全面遗忘是一种影响老年患者（>50岁）的急性记忆障碍。患者通常仅有一次发作。有时，会在若干年之后再次发作。患者表现为完全的时间和空间定向障碍，人物定向力保留。几乎完全为逆行性遗忘，顺行性遗忘持续时间不同，一般为6～12h。患者往往焦虑，可能会一遍又一遍地重复同样的问题。短暂性全面遗忘易与心因性失忆症、神游状态或部分复杂的癫痫持续状态混淆。人们认为短暂性全面遗忘反映了为海马或中线丘脑投射供血血管的功能不全。

不同于器质性记忆障碍，心因性失忆症患者通常表现为近期和远期记忆损害不一致，以情绪记忆损害为主，器质性记忆障碍相对较少和明显地对自己所处的困境漠不关心，他们很少问问题。最典型的是心因性失忆症患者往往存在人物定向力障碍（问我是谁），这种现象很少在器质性记忆障碍中见到。

严重抑郁患者可表现为假性痴呆。自主神经症状包括食欲、体重、睡眠模式改变更常见，而皮质功能受损如失语症、失认症、失用症罕见。抗抑郁治疗后记忆力及智力减低改善。抑郁通常与其他痴呆共同存在，如AD、帕金森病及血管性痴呆。

关于该主题的深入讨论，请参阅《西氏内科学》（第25版）第402章“阿尔茨海默病及其他痴呆”。

推荐阅读

Bateman RJ, Xiong C, Benzinger TLS, et al: Clinical and biomarker changes in dominantly inherited Alzheimer's disease, N Engl J Med 367:795–804, 2012.

Carrillo MC, Brashear HR, Logovinsky V, et al: Can we prevent Alzheimer's disease? Secondary "prevention" trials in Alzheimer's disease, Alzheimers Dement 9:123–131, 2013.

Castellani RJ, Perry G: Pathogenesis and disease-modifying therapy in Alzheimer's disease: the flat line of progress, Arch Med Res 43:694–698, 2012.

Iqbal K, Flory M, Soininen H: Clinical symptoms and symptom signatures of Alzheimer's disease subgroups, J Alzheimers Dis 37:475–481, 2013.

Ling SC, Polymenidou M, Cleveland DW: Converging mechanisms in ALS and FTD: disrupted RNA and protein homeostasis, Neuron 79:416–438, 2013.

McKhann GM, Knopman DS, Chertkow H, et al: The diagnosis of dementia due to Alzheimer's disease: recommendations from the National Institute on Aging and the Alzheimer's Association workgroup, Alzheimers Dement 7:263–269, 2011.

Perry DC, Miller BL: Frontotemporal dementia, Semin Neurol 33:336–341, 2013.

第109章

情绪、思维和行为障碍

著　者　Jeffrey M. Lyness
译　者　邵　文　彭丹涛　审校者　彭丹涛

一、精神障碍的分类

精神障碍是指思想、感觉或是行为的改变并且引起实质性主观痛苦或影响患者的功能状态。许多精神障碍是由药物、系统性疾病或神经系统疾病对大脑生理的直接影响而引起的。这些原因引起的精神障碍可以被统称为继发性精神障碍，与原发性或特发性精神障碍概念相对应。神经认知障碍与精神障碍的区分要点在于，神经认知障碍存在有智力损伤，如意识状态、定向力、注意力或记忆损伤。然而，神经认知障碍性疾病也存在其他精神疾病综合征中常见的心境、思想及行为的改变。神经认知障碍已在第105章和第108章中重点讲解。

非认知性继发综合征引起与其对应的特发性疾病相似的精神症状。在评估任何一个患者出现的新发或者加重的精神症状时，全面评估病因至关重要，其中包括详细地询问病史和体格检查（包括神经系统查体）及实验室相关辅助检查。表109-1强调精神症状的重要病因。尽管很多疾病倾向于产生某种特定的精神性综合征，也有很多疾病可以表现为精神性综合征中的任何一种。反之，一种精神性综合征则可能是由多种疾病引起的。

原发性精神障碍的病因尚不清楚，其分类主要通过对临床症状的可靠经验性观察来区分并归纳为可辨认的综合征。表109-2显示最主要的精神病综合征及可能引起这些表现的疾病。表109-3显示主要的特发性障碍，不包括成瘾性疾病（参见第126章）。很多精神障碍表现出来多种综合征。例如，具有精神病特征的重性抑郁症可以表现为抑郁综合征和精神病综合征。在评估患者出现新的或者加重的精神症状时，临床医生必须基于症状及基于潜在的次要原因来进行鉴别诊断。

表109-1　精神病综合征的重要病因

中枢神经系统疾病	系统性疾病
肿瘤	心血管病
中毒	呼吸系统疾病
血管疾病	肿瘤
癫痫	感染
感染	营养疾病
遗传性疾病	内分泌疾病
先天性畸形	代谢性疾病
脱髓鞘疾病	药物
退行性疾病	药物中毒
脑积水	停药

二、抑郁障碍和双相障碍

抑郁障碍和双相障碍的特征性表现在于单独抑郁（即单相性）或既有躁狂又有抑郁（即双相性）的特发性发作。抑郁发作的核心症状包括情绪症状（如烦躁、易怒、快感缺乏、兴趣缺失），思想症状（如绝望感、无价值感、负罪感或自杀想法）和自主神经系统症状与体征（如无力，精神运动迟缓或易激惹，注意力减退，睡眠、食欲或体重改变等）。

重性抑郁障碍定义为至少5种症状的发作，包括情感低落、快感缺乏或兴趣缺失，上述症状几乎每天发生、至少持续两周，并且可以引起痛苦或影响功能状态。其他主要症状可能包括相关的焦虑、躯体症状，在严重情况下，可以出现精神病症状，如妄想。

表109-2 主要的精神病综合征

综合征	主要症状和体征	病症
神经认知综合征	认知功能(如意识水平、定向力、注意力、记忆力、语言、实践、视空间及执行功能)损害	神经认知障碍 智力障碍(发病于儿童期)
心境综合征	抑郁:情绪低落、快感缺乏、消极思想、自主神经系统症状 躁狂:情绪高涨或烦躁、夸大、精力旺盛、意志行为增强、强制言语、睡眠需要减少	神经认知障碍 情绪障碍(双相或抑郁)(原发性或继发性) 精神障碍(分裂情感性精神病)
焦虑综合征	所有包括焦虑情绪及相关的生理症状和体征(如心悸、震颤、发汗等) 可以包括各种类型的功能障碍性思维(如灾难性恐惧、强迫观念、病理性重现)和行为(如强迫行为、回避行为)	神经认知障碍 情绪障碍(双相或抑郁)(原发性或继发性) 精神障碍(原发性或继发性) 焦虑症(原发性或继发性)
精神病综合征	现实感丧失、幻觉、思维脱轨	神经认知障碍 情绪障碍(双相或抑郁)(原发性或继发性) 精神障碍
躯体症状综合征	躯体症状伴发有相关痛苦思想、感觉或行为	情绪障碍(双相或抑郁)(原发性或继发性) 焦虑症(原发或继发) 强迫症及其他相关障碍 创伤相关障碍 躯体症状障碍
病理人格	情绪调节、思维、人际行为、冲动调节等功能失调的持久模式	神经认知障碍 因其他身体状况导致的人格改变 人格障碍

资料来源:American Psychiatric Association: Diagnostic and statistical manual of mental disorders, ed 5, Washington, D.C., 2013, American Psychiatric Association。

重性抑郁症在人群中很普遍,年患病率约为7%,男性终身患病率可达10%,而女性高达20%~25%。新发抑郁发作的年发病率约为3%。抑郁初次发作可发生在任何年龄,但最常见年龄段为30~50岁。尽管重性抑郁发作可自发缓解或治疗后完全缓解,但终身复发率至少为50%~70%,并且高达20%的患者可以进展为慢性。重性抑郁症是全球主要的致残因素之一,并且是自杀死亡的主要决定因素,并且可以增加伴发躯体疾病患者的死亡风险。持续性抑郁障碍,即精神抑郁症,是由慢性抑郁症状定义的病症,尚未达到重性抑郁症的诊断标准。

抑郁障碍是异质疾病,存在很多潜在的致病机制。遗传因素,如血清素转运蛋白基因的多态性,可以影响人体面对心理社会压力时的抑郁发作易感性。抑郁是多基因和多因素相关性疾病,其中遗传因素约占患病风险的40%。在抑郁症中可发现脑5-羟色胺能和去甲肾上腺素能系统及下丘脑-垂体-肾上腺轴的功能改变。神经影像学研究表明,抑郁症患者可出现较小的海马体积及若干脑区(包括前扣带皮质)代谢活性的改变。然而,上述研究数据并不足以进行临床诊断,临床诊断主要根据临床综合征进行识别。功能障碍、消极性思维模式、社会关系受损及应激性生活事件均可以促进抑郁症的发生。

轻度到中度的重性抑郁症对于集中的心理治疗或抗抑郁药物治疗反应较好(A级证据)(表109-4)。而更为严重的抑郁症对单独的心理社会干预措施并无效果。严重或难治性抑郁症可以实施安全有效的电休克治疗(A级证据)。其他基于证据的躯体性疗法包括光照疗法(适用于季节性抑郁)和迷走神经刺激治疗(B级和C级证据)。有数据表明,解离性麻醉剂氯胺酮为一种*N*-甲基-D-天冬氨酸(NMDA)受体

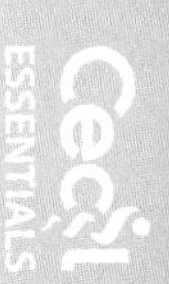

拮抗剂，可能会迅速改善难治性抑郁症患者的症状，其临床适用性仍有待进一步确定。

双相障碍（即双相1型）的特征在于反复发作的躁狂，同时常伴有重性抑郁发作。躁狂发作包括高涨（欣快）或易激惹心境，有目的地增加活动，通常伴有鲁莽行为，如性欲亢进、挥霍或赌博、语量增多、精力充沛、睡眠需要减少、注意力不集中等。

表109-3 主要的双相情感、思维、行为障碍（原发性）

心境障碍	人格障碍
抑郁（单相）	A组：古怪的
重性抑郁障碍	分裂样人格障碍（脱离社会关系、限制情感表达）
持续性抑郁（心境恶劣）	分裂型人格障碍（社会情感障碍、认知或知觉扭曲、心向行为）
双相	偏执型人格障碍（普遍的不信任和怀疑）
双相障碍	B组：戏剧化或情绪化的
循环情感性障碍	边缘型人格障碍（人际关系不稳定、自我意向、影响和冲动）
双相Ⅱ型障碍（未特定双相障碍）	自恋型人格障碍（夸大，需要赞赏，缺乏同情心）
焦虑症	反社会型人格障碍（漠视或侵犯他人权利）
惊恐障碍（伴或不伴广场恐惧症）	表演型人格障碍
广泛性焦虑症	C组：焦虑或恐惧的
社交恐惧症	回避型人格障碍（社会抑制，不足感，对批评过度敏感）
特定恐惧症	依赖型人格障碍（普遍过度地需要照顾，导致顺从和依赖行为及分离恐惧）
以焦虑为主要症状的其他情况	强迫型人格障碍（对有序性过分关注，完美主义及过分控制心理和人际，而失去了灵活性、开放性和效率）
强迫症	
急性焦虑障碍，创伤后应激障碍	
精神障碍	
精神分裂	
精神分裂症样精神障碍	
短时精神障碍	
情感分裂性精神障碍	
妄想性障碍	
躯体症状障碍	
躯体症状障碍	
疾病焦虑障碍	
转换（功能性神经症状）障碍	
影响身体状况的心理因素	
做作性障碍（即Münchhausen综合征）	

资料来源：American Psychiatric Association：Diagnostic and statistical manual of mental disorders，ed 5，Washington，D.C.，2013，American Psychiatric Association。

表109-4 抗抑郁的心理疗法和药物治疗

名称	作用途径或机制
心理疗法	
认知心理疗法	识别和纠正负性思维
人际心理疗法	识别和处理角色转换、人际缺失、人际冲突或人际交往障碍
	识别情景问题并确定其优先顺序，计划和实施战略以处理最优先的问题
常用的抗抑郁药	
选择性5-羟色胺再摄取抑制剂（SSRI）	抑制突触前膜再摄取5-羟色胺
西酞普兰和依他普仑	
氟西汀	
帕罗西汀	
舍曲林	
5-羟色胺和去甲肾上腺素再摄取抑制剂（SNRI）	抑制突触前膜再摄取5-羟色胺和去甲肾上腺素
度洛西汀	
万拉法新与去甲文拉法辛	
三环类抗抑郁药（TCA）	抑制突触前膜再摄取5-羟色胺和去甲肾上腺素（按照不同的比例，取决于具体的TCA类型）
阿米替林	
低吸帕明	
多虑平	
丙米嗪	
去甲替林	
单胺氧化酶抑制剂（MAOI）	抑制单胺氧化酶，即催化单胺神经递质氧化代谢的酶
异唑肼	
苯乙肼	
司来吉兰	选择性MAO-B抑制剂
苯环丙胺	
其他药物	
安非他酮	尚不明确，尽管是去甲肾上腺素和多巴胺突触前膜再摄取的弱抑制剂
米氮平	血清素［5-羟色胺（5-HT）］α_2和5-HT_2受体拮抗剂
曲唑酮	抑制5-羟色胺的突触前再摄取；5-HT_2和5-HT_3受体拮抗剂
维拉佐酮	抑制5-羟色胺的突触前再摄取；5-HT_{1A}受体激动剂

与单相抑郁相比，双相障碍年发病率较低（约为0.6%），平均发病年龄较小（一般为10～20岁），且双相抑郁障碍以男性多见。大多数患者在急性发作之后回到基线水平，但也有患者呈现出逐渐恶化的病程，还有一些患者出现频繁发作，并逐渐衰弱（如每年快速循环发作4次）。

遗传因素在双相障碍发病机制中相较重性抑郁障碍中发挥更大的作用，可占双相障碍风险因素的50%，并且可以增加超过50倍的人群基础发病率。双相障碍是多基因相关的，并且在特定家族相关基因位点不同。发病机制尚不清楚，但可能与额叶纹状体系统的功能失调相关。结构神经影像学研究表明，双相障碍患者出现脑室-脑比值增加，提示存在脑实质的萎缩。心理应激因素在躁狂和抑郁发作中起到一定作用。

双相障碍的主要治疗是心境稳定药物（如锂，抗惊厥药如丙戊酸和卡马西平），可用于急性发作和维持治疗（A级证据）。抗惊厥药物拉莫三嗪可用于双相抑郁症。抗精神病药物可用于急性躁狂发作，并且可在维持治疗中发挥作用。在更加明确的抗躁狂治疗方案起效前，苯二氮䓬类药物可用于急性躁狂或攻击行为的治疗。抗抑郁药应长期应用来治疗抑郁发作，尽管其可能促进躁狂发作。

电休克治疗对于难治性躁狂（B级证据）和抑郁（A级证据）有效。心理社会治疗本身并不能有效治疗躁狂，并且对双相抑郁症的疗效也较差，但心理教育、心理支持及提高用药的依从性可能改善长期治疗效果。

一系列不太严重的双相障碍包括以轻躁狂发作为特征的病症，表现为无精神病症状或无明显功能损害的低水平躁狂症状。其包括双相Ⅱ型障碍，其特征在于轻躁狂和重性抑郁发作，以及循环型情感障碍（表现为轻度躁狂和不满足重性抑郁症诊断标准的低水平抑郁症）。双相Ⅱ型障碍多在抑郁发作期寻求治疗，因此应仔细询问躁狂症状病史，以避免应用抗抑郁药物而引起躁狂。这些较不严重的情绪障碍发病机制尚不清楚。

三、以焦虑为突出特征的障碍

特发性焦虑障碍表现为痛苦的思想症状和躯体症状（表109-5），同时伴发有焦虑感觉。惊恐发作是一种短暂性急性焦虑发作、灾难化思维（如恐惧、濒死感、失去控制感）和躯体化症状。如果惊恐发作或其他临床上显著的焦虑症状仅在特定的环境刺激中发生，这种焦虑障碍可以被称为恐惧症，并可以进一步分类为广场恐惧症（即在不可能逃离的或者是会令人感到尴尬的某些地方感到焦虑，如单独一人或在人群中、在隧道中或是在桥梁上）、社交恐惧症（即在社交场合下感到焦虑）和特定恐惧症（即在其他情况下感到焦虑或由其他物体引起如血液、动物或高度等）。惊恐障碍表现为反复的惊恐发作，其中部分发作意想不到或不可预测，并且伴随有预期焦虑（即担心再次发作）和回避行为（即回避可能引起惊恐发作的场合或被认为发作很尴尬或危险的场合）。

其他障碍可能不会引起单独的惊恐发作。强迫症表现为反复的强迫思维（即可以产生焦虑的思维、冲动或精神意象，且尝试抵制或中和这些想法）和强迫行为（即在困扰或严格规则时表现出重复行为或心理行为）。其潜在的病理机制涉及纹状体额叶功能和中枢5-羟色胺能系统，因此现在已经将其从焦虑障碍中区分开来。

暴露于严重压力事件（通常涉及实际的生命危险或生命安全威胁）的个体可能经历任何各种各样的精神性后遗症。如果后遗症包括侵入性症状（如侵入性记忆、梦境，并对创伤的情景或内容产生强烈的痛苦反应），回避与创伤经历有关的痛苦记忆或外界情境（如创伤事件的遗忘、自责、兴趣或活动减少、分离性感觉等）及唤醒和反应性的改变，上述精神障碍被称为急性应激障碍（持续时间一般不超过1个月）或创伤后应激障碍（持续时间超过1个月）。存在焦虑症状而不满足上述的诊断或不能被明确诊断为认知、情绪或精神障碍性疾病，可能被诊断为广泛性焦虑症。

表109-5 焦虑常见的躯体化症状

心肺症状	泌尿生殖系统症状
心悸	尿频或尿急
胸痛	神经或自主神经系统症状
胸痛或窒息感	发汗
胃肠症状	皮肤潮红
哽噎感	头晕或晕厥
消化不良	感觉异常
恶心	震颤
腹泻	头痛
腹胀或腹痛	

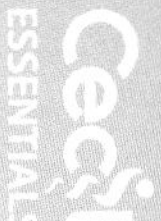

上述精神障碍较为常见，惊恐障碍和强迫症的患病率为1%～2%，恐惧症可高达10%。尽管关于情绪障碍长期预后的数据很少，但这些疾病往往都为一个慢性消长病程。这些精神障碍的首次发作年龄多为10多岁、20多岁或30多岁。而新发的焦虑往往在较晚的年龄段出现，主要是因为很少有焦虑为原发性焦虑症（表109-2）。

大多数焦虑症的发病机制可认为是涉及多种神经内分泌和自主神经系统的不恰当激活，并由中枢神经系统的杏仁核及其他脑结构协调产生。杏仁核接受皮质感觉区和丘脑的兴奋性谷氨酸能信号，并且传入主要的单胺能系统（如蓝斑的去甲肾上腺素能神经元、腹侧被盖区的多巴胺能神经元和中缝核的5-羟色胺能神经元），并投射到相应的脑区从而产生焦虑症状。

识别和纠正功能障碍性思维模式（即认知治疗）和消除病理性行为、加强功能性行为（即行为治疗）在大多数的焦虑症患者中被证明治疗有效（A级证据）。上述治疗方式可单独用于治疗特定恐惧症，并且可以作为初级治疗或结合药物疗法用于大多数其他的焦虑障碍。

抗抑郁药、抗焦虑药和其他药物也被用于治疗。有趣的是，抗抑郁药物已逐步取代抗焦虑药，作为恐惧症、创伤后应激障碍、广泛性社交恐惧症和广泛性焦虑症的主要治疗药物。对于强迫症，只有对5-羟色胺能系统具有显著活性的抗抑郁药才能有效[如氯丙米嗪和选择性5-羟色胺再摄取抑制剂（SSRI），见表109-4]。

四、精神病或精神障碍

精神病是一种现实感的丧失，表现为幻觉（即错误的感知觉）、妄想（即坚信的错误信念）及思维过程脱轨。精神分裂症是典型的精神病性障碍，包括精神病的急性发作（即阳性症状）及可以引起整体功能逐渐下降的阴性症状（如情感淡漠、意志缺乏、冷漠、社交退缩等）。

精神分裂症的终身患病率略低于1%，其慢性、消耗性病程对患者、家庭及社会造成严重的负担。精神分裂症的高发年龄在青春期后期至成年早期，男性发病年龄较女性小。年发病率约为15/10万，但在不同的研究样本和人群中存在显著的变异性。精神分裂症在男性中相较于女性更为常见。

精神分裂症是多因素导致的疾病，但其发病机制至今尚不明确。遗传因素占精神分裂症患病风险的50%，具有多个风险基因位点。脑组织尸检研究结果表明，存在皮质细胞结构轻微损害的神经病理过程很可能是心理社会因素及神经发育与出生时存在或早年获得的不可定位的脑损伤相互作用的结果。多巴胺能中脑皮质和中脑边缘系统通路在精神病症状的产生中发挥重要作用。

抗精神病药物，通常与苯二氮䓬类药物联用，用于急性精神病发作的治疗。尽管维持抗精神病药物治疗有助于降低急性精神病发作的严重程度和频率（A级证据），但仍需要结合心理社会康复治疗来帮助患者管理人际和其他压力因素，并改善整体临床症状。辅助性认知行为治疗也可以改善部分患者的临床预后（A级证据）。在美国，第二代（非典型）抗精神病药物已经取代了第一代抗精神病药物，因为它们的锥体外系副作用（包括迟发性运动障碍）的发生率较低。然而，第二代抗精神病药物可以导致肥胖和代谢综合征的发生增加。

情感分裂性精神障碍是一种慢性、复发性的精神障碍，其患病率略低于精神分裂症。其特征是精神病发作和具有精神病特征的情绪发作（躁狂或抑郁）。因此，其诊断不能仅仅基于患者在某个时间点的临床症状，而是需要了解整个病程。分裂情感性障碍的临床预后各种各样，但介于精神分裂症和情绪障碍之间。治疗方式主要是应用抗精神病药物、情绪稳定药物和抗抑郁药物治疗特定的精神与情绪症状。

妄想性障碍或妄想症特征性表现有不存在思维过程障碍的妄想，明显的幻觉或精神分裂症的阴性症状。妄想可以是非怪诞的。妄想性障碍的终身患病率约为0.2%。妄想症一般对抗精神病药物仅部分反应，但抗精神病药物结合心理治疗可以使患者从妄想症状中转移，从而很大程度上使得患者的功能不受损害。非精神分裂症性原发性精神障碍的发病机制仍不明确。

五、躯体症状障碍及相关障碍

躯体症状障碍以前称为躯体形式障碍，包括令人痛苦的躯体症状和相关的思想、感觉或行为。主要类型包括有转换障碍（即与过度思想、感受和行为相关的多种躯体症状），疾病焦虑障碍（即过度的疾病关注及健康相关行为与躯体症状不成比例），转化（即功能性神经系统症状），障碍（即神经系统躯体症状与客观的神经系统疾病或健康状况不相符），以及影响身体状况的心理因素。做作性障碍又称为Munchausen综合征，是一种精神障碍，是指患者故意制作或假装一些疾病的症状（如模拟或人工诱发的发热或低血糖），进而谋求患者身份。

尽管可识别的身体疾病不足以解释患者的临床表现，但在除精神障碍以外的这些情况下，患者的痛苦和功能障碍不是有意识地产生的，并且与其他临床疾病类似同样令人痛苦。而装病则是有意识地假装疾病和疼痛，因此这种不同于精神障碍。

六、人格障碍

人格是内心精神经验和行为持久模式的组成部分，包括情感冲动调节，防御和应对机制及人际关系。人格特质必须与一定时间内的状态相区分。例如，仅在急性抑郁时表现出依赖特征的患者并不具有依赖性人格。

当人格特质在广泛情况下可以导致主观困扰或功能障碍时，可以诊断为人格障碍。主要的人格障碍见表109-3。人格和人格障碍是基因、环境及发育因素复杂作用的结果。人格障碍的处理措施取决于具体类型，但除了长期心理治疗以外，在大多数临床情况下，治疗目标不是改变患者的基本人格特点，而是帮助患者将其人格优点（如最佳防御机制）最大化，并将情绪失调、无益的防御及破坏性行为最小化。

尽管药物治疗不是人格障碍患者的主要治疗措施，但是在特定患者中也有一定的疗效（如抗精神病药物靶向治疗偏执型人格障碍中的偏执，情绪稳定剂或抗抑郁药在边缘型人格障碍中靶向治疗情绪失调）。人格障碍的患者也倾向于形成情绪、焦虑、进食、成瘾性等其他可药物治疗的精神障碍。

七、展望

神经科学进展可以促进药物治疗或其他躯体性治疗的进展。例如，深部脑刺激被研究用于严重难治性心境障碍和焦虑障碍。将来可以基于基因组或蛋白质组概况来制定个体化方案。这些研究进展有助于识别可能最大受益于基于证据的心理治疗或其他的心理社会干预措施的患者。识别更为明确且有力的风险标志物可以识别高风险个体或群体并制定预防性干预措施。然而，目前的美国医疗保健系统存在很多阻碍精神健康治疗实施的障碍，从意识到精神健康治疗推广会改善人群健康，也可能会做出改变。

推 荐 阅 读

American Psychiatric Association: Diagnostic and statistical manual of mental disorders, ed 5, Arlington, VA, 2013, American Psychiatric Association.

Anderson IM, Haddad PM, Scott J: Bipolar disorder, BMJ 345:e8508, 2012.

Bateman AW: Treating borderline personality disorder in clinical practice, Am J Psychiatry 169:560–563, 2012.

Gask L, Evans M, Kessler D: Clinical review: personality disorder, BMJ 347:f5276, 2013.

Geddes JR, Miklowitz DJ: Treatment of bipolar disorder, Lancet 381:1672–1682, 2013.

Kupfer DJ, Frank E, Phillips ML: Major depressive disorder: new clinical, neurobiological, and treatment perspectives, Lancet 379:1045–1055, 2012.

Leucht S, Tardy M, Komossa K, et al: Antipsychotic drugs versus placebo for relapse prevention in schizophrenia: a systematic review and meta-analysis, Lancet 379:2063–2071, 2012.

Leucht S, Cipriani A, Spineli L, et al: Comparative efficacy and tolerability of 15 antipsychotic drugs in schizophrenia: a multiple-treatments meta-analysis, Lancet 382:951–962, 2013.

Murrough JW, Iosifescu DV, Chang LC, et al: Antidepressant efficacy of ketamine in treatment-resistant major depression: a two-site randomized controlled trial, Am J Psychiatry 170:1134–1142, 2013.

Rector NA, Beck AT: Cognitive behavioral therapy for schizophrenia: an empirical review, J Nerv Ment Dis 200:832–839, 2012.

Tol WA, Barbui C, van Ommeren M: Management of acute stress, PTSD, and bereavement: WHO recommendations, JAMA 310:477–478, 2013.

Wetherell JL, Petkus AJ, White KS, et al: Antidepressant medication augmented with cognitive-behavioral therapy for generalized anxiety disorder in older adults, Am J Psychiatry 170:782–789, 2013.

第110章

自主神经系统疾病

著　者　William P. Cheshire，Jr.
译　者　乔亚男　审校者　彭丹涛

一、定义和流行病学

自主神经系统遍布全身，支配所有的内脏活动。它的中枢网络及外周交感神经和副交感神经系统可以整合复杂的器官功能，可以维持内环境稳定以应对外界环境的变化，可以调节身体对压力的应激生理反应，并且完成循环、消化和生殖系统的功能。良性的自主神经功能障碍非常常见。在人的一生中，20%的正常人可通过身体对情绪压力、颈动脉窦刺激、排尿、排便、咳嗽、紧张及其他因素做出神经性晕厥和环境反射性晕厥的反应，这类人群占急诊室就诊人次的1%～3%。另外，1%的正常人群还可表现为手掌及足心多汗。而部分人群则表现为无汗症，会增加严重高温环境中的死亡率。

直立性低血压是自主神经功能衰竭中最具有致残性的一种，它随着年龄的增长、体力活动的减少而增加，也可见于累及交感肾上腺素能神经系统的疾病。有5%～20%的老年人存在直立性低血压。

在工业化国家中，糖尿病是最常见的引起自主神经病的原因。大约30%的糖尿病患者会发展成自主神经病，5%则存在症状性直立性低血压。其他的自主神经表现主要有40%～60%存在便秘，20%～40%存在胃轻瘫，30%～80%存在膀胱功能紊乱，还有大于30%的男性存在勃起功能障碍。

关于该主题的深入讨论，请参阅《西氏内科学》（第25版）第25章“老龄化的常见临床症状”和第229章“糖尿病”。

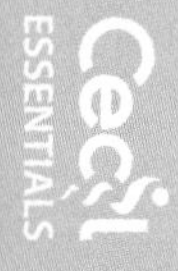

二、病理学

累及大脑、脊髓和周围神经的疾病及损伤交感神经的系统性疾病可导致自主神经功能障碍或衰竭。这类疾病很广泛，包括神经退行性疾病、外伤性疾病、脑血管性疾病、自身免疫性疾病、遗传性疾病、代谢性疾病、中毒性疾病和药物反应。

外周细小神经病变发生脱髓鞘或髓鞘变薄，以及引起远端感觉缺失的小纤维周围神经病可影响交感或副交感纤维。糖尿病性自主神经病是由自主神经的微循环障碍导致的。其他引起自主神经系统障碍的原因包括遗传、感染、代谢、中毒及药物等。

可以通过不同的异常蛋白聚集来鉴别一些退行性自主神经疾病。少突胶质细胞胞质内包涵体（由折叠错误的α-突触核蛋白积聚物形成）是多系统萎缩的特异性病理表现。在路易体病变（如帕金森病）中会发现异常折叠的交感神经元α-突触核蛋白积聚物。β-折叠的淀粉样蛋白在周围自主神经沉积会导致严重的自主神经病变。在原发性淀粉样病变、免疫球蛋白轻链相关疾病和遗传性淀粉样变性中经常会出现这种情况，而在反应性淀粉样变性中则很少出现。

其他的自主神经功能障碍多伴有自身免疫异常。吉兰-巴雷综合征是一种与抗神经节苷脂抗体相关（如抗GM1抗体、抗GM3抗体）的急性炎症性脱髓鞘性多发性神经病，其中一个典型症状是自主神经功能异常。自身免疫性自主神经病变还包括急性自主神经元疾病，为患有急性全自主神经失调症的患者在其自主神经节中具有针对烟碱型乙酰胆碱受体的抗体，多与肺癌、胸腺瘤相关。其他的副肿瘤性自主神经病变一般与抗神经元核抗体1型（即ANNA-1或抗-Hu）和抗衰亡反应介导蛋白的抗体（即CRMP-5或抗-CV_2）有关。兰伯特-伊顿肌无力综合征（Lambert-Eaton综合征）与电压门控钙通道抗体相关。电压门控钾通道抗体则可导致自身免疫性神经性肌强直、自主神经性多汗及站立困难。

某些药物经常会影响自主神经功能。利尿剂、交感神经阻断药、α受体阻滞剂和血管扩张剂可引起或导致直立性低血压。抗胆碱能药物和碳酸酐酶抑制剂可减少排汗。而阿片类药物和选择性5-羟色胺再摄取抑制剂则会增加排汗。阿片类药物还会减慢肠转运。抗胆碱能药物、三环类抗抑郁药和抗组胺药可能导致尿潴留。

功能性的自主神经功能障碍是指自主神经结构不存在缺损而功能受损的一种病理状态。这是因为情感中枢和自主神经中枢与大脑边缘系统紧密相连，因此一些心理疾病也可表现出自主神经症状。

关于该主题的更深入探讨，请参阅《西氏内科学》（第25版）第420章“周围神经病”，第188章“淀粉样变性”和第47章“免疫介导组织损伤的机制”。

三、临床表现

自主神经系统疾病的临床表现因涉及的神经种类和严重程度不同而各不相同。自主神经症状和体征可能表现为良性或恶性、阵发性或持续性、局灶性或全身性，代表着自主神经的功能低下或功能亢进。传入性自主神经病变将中枢自主神经元与传入信息分离脱节，而导致自主神经传出的信号过多或不稳定。一个典型的传入性自主神经功能障碍的病例是喉癌放疗后颈动脉压力感受器功能衰竭所引起的不稳定性高血压。T_5水平以上的脊髓损伤，由于高于自主神经传出神经，会出现伴有高血压的阵发性交感兴奋、大汗淋漓、面色潮红、头痛等自主神经反射性异常。严重的脑部疾病，如蛛网膜下腔出血、创伤或脑积水因使下丘脑环路不再受皮质抑制而导致自主神经障碍。

除传入性自主神经病变外，更常见的是传出性自主神经病变，其使得冲动外流到神经效应器的联结受阻，进而导致兴奋或抑制性自主神经反应功能障碍。传出性自主神经病变的一个典型疾病是伴有远端感觉缺失和跟腱反射减弱的周围神经病变。

肾上腺素能神经功能衰退损害了能在直立状态下维持血压的心脏和外周血管反应，其典型症状包括轻度头晕或可通过坐下缓解的直立疲劳感。迷走神经功能衰退损害了可以预防致心律失常交感活动的心脏副交感神经，从而导致患者心率固定，不随呼吸运动改变。

泌汗神经功能衰竭表现为重度无汗症，同时可伴有埃迪瞳孔和反射消失（如罗斯综合征），大大增加了热衰竭和中暑的风险。局部排汗异常的一个典型疾病是丑角综合征，临床表现是半侧脸的表皮交感神经元去神经化使患侧脸对热刺激所应该表现的红润、出汗消失，而表现为干燥和苍白，与健侧脸明显能区分。霍纳综合征（即单侧的上睑下垂、瞳孔缩小、无汗症）也被确定为此类情况。

自主神经功能障碍的标志性症状是不伴脉搏增快的严重直立性低血压。至少一半的患者会出现与日间发生睡眠低血压相反的卧位高血压和夜间高血压。除了迷走神经和泌汗神经的异常，广泛的自主神经功能障碍患者可能有便秘、胃轻瘫、膀胱功能障碍、男性勃起功能障碍、口干或眼干等症状。有些人还有餐后低血压，尤其是在吃了大量富含碳水化合物的食物后。

多系统萎缩是自主神经功能障碍疾病中最严重的一种，是一种散发的、进展的、致命的神经退行性疾病，多同时伴对左旋多巴反应不佳的帕金森样症状或小脑共济失调症状，也可出现伴有尿失禁的膀胱张力减退及夜间呼吸哮鸣等症状。此外，直立性低血压在其他路易体病（如帕金森病）中也很常见。纯粹的自主神经功能衰退是不伴有其他神经功能衰退的广泛自主神经功能衰退。

与自主神经功能衰退相比，神经源性晕厥发生在自主神经系统功能亢进的患者中，其往往存在反常的自主神经传导。前驱症状通常包括苍白、出汗、恶心、腹部不适、瞳孔放大、呼吸次数增加和认知能力下降，如果患者继续保持直立的姿势则可能发展为短暂的意识丧失。外周交感血管张力（减压性晕厥）或副交感神经张力的增强（血管迷走神经性晕厥）会导致血压、心率和脑灌注降低。

直立不耐受指的是在一些特殊情况下，患者在长时间站立时很难通过自主神经传导来维持血压。有些患者会经历血压逐渐下降的过程，而一些患者会经历不伴随血压下降的异常心率升高。

关于该主题的深入讨论，请参阅《西氏内科学》（第25版）第62章“疑似患者心律失常的方法”，第67章“动脉高血压”，第136章“胃肠蠕动障碍”和第409章“震颤麻痹”。

四、诊断和鉴别诊断

仔细的病史询问和详细的体格检查对于诊断疾病至关重要。机敏的医生会询问疾病的病程，引发或改变症状的条件，症状出现的时间，症状是否稳定、改善或恶化，症状是持续性还是发作性的，直立性疾病会不会在清晨、热环境、体育锻炼后或享用一顿大餐后更加严重等问题。患者是否能够坚持排队或洗个热水澡是识别直立不耐受的有用线索。

自主神经功能障碍的体征包括瞳孔不对称或对光反射迟缓、上睑下垂或黏膜干燥。如叩诊检查到膀胱极度膨胀也可被认为是自主神经功能障碍的表现。还可观察或触及两侧不对称的出汗。

检查中最重要但经常被忽略的部分就是直立性血压的测量(图110-1)。患者取仰卧位时测量血压和心率，并让其站立1～3min或更长时间后再次测量。相关的伴随症状是关键信息，如直立性低血压患者表现出的警觉性较低，或会把重量从一条腿转移到另一条腿来改善静脉回流，或低头使得脑接近心脏水平，或在皮下血管收缩功能受损时表现出下肢皮肤发红等。

直立性低血压是指在1～3min内采取直立的姿势时，收缩压降低至少20mmHg或舒张压降低至少10mmHg，伴随或者不伴其他症状。神经源性直立性低血压通常在持续站立时发生，一般缺少反射性心动过速症状(反射性心动过速多于失血、脱水或过度静脉充盈时出现)。

直立不耐受会引起该姿势下的心率持续增加，成人每分钟增加30次以上(青少年则为增加40次)。直立性心动过速综合征的患者，站立时心率每分钟超过120次。

在可控状态下对自主神经反应进行实验室检查可以发现自主神经功能衰竭是否存在及其严重程度和分布情况。临床自主神经测试通常评估瓦氏动作、直立前倾位和周期性深呼吸对每搏血压和心律的影响，同时定量测定排汗反射。动态血压监测对评估偶发或餐后低血压、夜间高血压和突发自主神经性不稳定高血压很有帮助。

五、治疗

直立性低血压的治疗选择如表110-1中概述。治疗目的是使患者能无症状地站立足够长的时间以从事日常活动。往往并不需要服用药物，且药物可能会加重卧位高血压。一个随机对照试验表明，在接受耐力训练后，直立不耐受可有所改善(A级证据)。

普通的多汗症可通过口服抗胆碱能药物控制，如每日服用1～3次1～2mg胃长宁(B级证据)。外用胃长宁可减少局部性味觉性出汗(A级证据)。皮下注射肉毒杆菌毒素有助于治疗某些局部多汗症(A级证据)。自来水电离子导入疗法可能对手掌多汗症有效(B级证据)。对某些病情严重的案例进行内镜下胸交感神经切除术可能有帮助(A级证据)。

关于该主题的深入讨论，请参阅《西氏内科学》(第25版)第418章“自主神经障碍及其管理”。

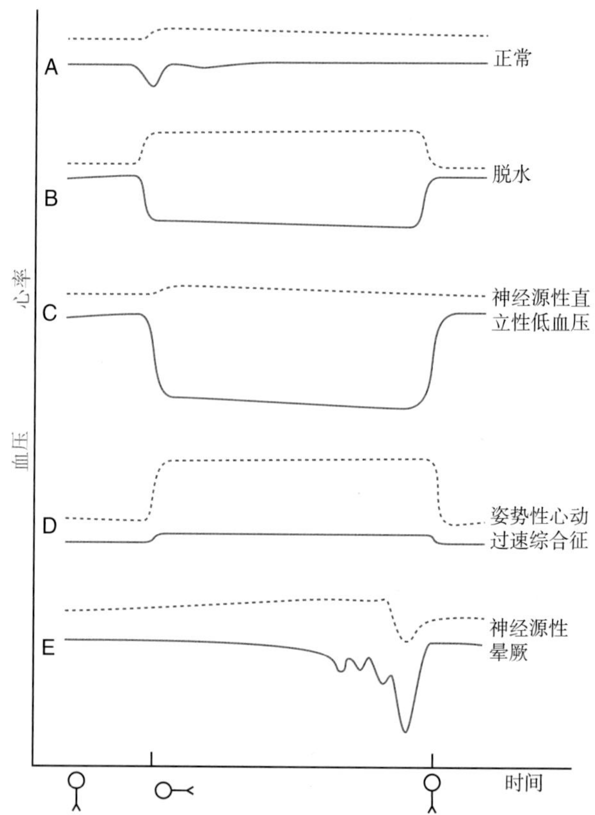

图110-1 直立性血压概述。A.直立或头位向上时的正常反应一般为血压无变化或轻度下降，并且多在1.5min内恢复，同时伴有心率的轻度下降。B.脱水可引起血管内低血容量，从而导致伴有反射性心动过速的血压下降。C.神经源性直立性低血压可引起较严重的血压下降。血压下降发生迅速、持久、不容易恢复，并且不伴有代偿性心动过速。D.姿势性心动过速综合征和其他形式的直立不耐受主要表现为不伴直立性低血压的异常的心率增加。E.神经源性晕厥多于站立一段时间后发生，伴有血压波动的先兆和心动过缓，如脑血流灌注不能迅速恢复，则多出现约持续7s的意识丧失

表110-1 直立性低血压的治疗

干预手段	机制	剂量	推荐证据
保守疗法			
避免长时间卧床、延长直立时间	逆转生理性失调		B
增加液体摄入	增加血容量	2～2.5L/d	B
增加钠摄入量	增加血容量	盐10～20g/d	A
穿带弹力的下装和束腹带	减少静脉淤积	15～20mmHg	B
进行生理的对抗练习	增加四肢肌肉紧张度，增加静脉回流	肌肉收缩30s	A
弹丸式饮水疗法	激发可引起血压升高1～2h的交感神经反射	1000ml淡水	A
卧床时抬高头10cm	减少夜间尿钠排出及夜间高血压		C
避免进食大量含碳水化合物的食物	如果患者为餐后低血压		B
药物治疗			
停用或减少可降低血压的药物			A
盐酸米多君	α肾上腺素受体拮抗剂，收缩毛细血管床	每日3次，1次5～10mg	A
溴吡斯的明	刺激交感神经节冲动传导	每日2次或3次，1次30～60mg	B
氟氢可的松	钠潴留；激活外周血管α肾上腺素能受体	每日0.1～0.4mg	B

六、预后

直立不耐受和神经性晕厥通常是良性的、可控的，并且可随时间的推移出现改善甚至恢复。而自主神经衰竭则预示着更严重的预后，取决于其病理生理病变的性质和程度。伴随持续性或严重的直立性低血压的患者往往预后很差。

糖尿病患者心血管自主神经病变使得无症状心肌缺血发生概率和整体死亡率风险加倍。自主神经淀粉样变尤为凶险，如果患者伴有直立性低血压，其中位生存率往往不足一年。虽然某些患者最终都出现多系统萎缩的症状，但纯粹的自主神经功能障碍可能会多年保持稳定，这代表着诊断后有7～9年的预期生存时间。

有规律的体育锻炼可以改变因缺乏运动引起的自主神经功能异常。在老年人中，锻炼也可能弥补一些与年龄相关的自主功能下降（B级证据）。

推荐阅读

Benarroch EE: Postural tachycardia syndrome: a heterogeneous and multifactorial disorder, Mayo Clin Proc 87:1214–1225, 2012.

Feldstein C, Weder AB: Orthostatic hypotension: a common, serious and under-recognized problem in hospitalized patients, J Am Soc Hypertens 6:27–39, 2013.

Figueroa JJ, Basford JR, Low PA: Preventing and treating orthostatic hypotension: as easy as A, B, C, Cleve Clin J Med 77:298–306, 2010.

Freeman R, Wieling W, Axelrod FB, et al: Consensus statement on the definition of orthostatic hypotension, neurally mediated syncope and the postural tachycardia syndrome, Auton Neurosci 161:46–48, 2011.

Guzman JC, Armaganijan LV, Morillo CA: Treatment of neurally mediated reflex syncope, Cardiol Clin 31:123–129, 2013.

Karayannis G, Giamouzis G, Cokkinos DV, et al: Diabetic cardiovascular autonomic neuropathy: clinical implications, Expert Rev Cardiovasc Ther 10:747–765, 2012.

Koike H, Watanabe H, Sobue G: The spectrum of immune-mediated autonomic neuropathies: insights from the clinicopathological features, J Neurol Neurosurg Psychiatry 84:98–106, 2013.

Logan IC, Witham MD: Efficacy of treatments for orthostatic hypotension: a systematic review, Age Ageing 41:587–594, 2012.

Pop-Busui R, Cleary PA, Braffett BH, et al: Association between cardiovascular autonomic neuropathy and left ventricular dysfunction: DCCT/EDIC study (Diabetes Control and Complications Trial/Epidemiology of Diabetes

Interventions and Complications), J Am Coll Cardiol 61:447–454, 2013.

Singer W, Sletten DM, Opfer-Gehrking TL, et al: Postural tachycardia in children and adolescents: what is abnormal? J Pediatr 160:222–226, 2012.

Spallone V, Ziegler D, Freeman R, et al: Cardiovascular autonomic neuropathy in diabetes: clinical impact, assessment, diagnosis, and management, Diabetes Metab Res Rev 27:639–653, 2011.

Stewart JM: Common syndromes of orthostatic intolerance, Pediatrics 131:968–980, 2013.

Wenning GK, Geser F, Krismer F, et al: The natural history of multiple system atrophy: a prospective European cohort study, Lancet Neurol 12:264–274, 2013.

第111章

头痛、颈腰痛和脑神经痛

著 者 Timothy J. Counihan
译 者 孙 青 审校者 彭丹涛

一、头痛

(一)定义和流行病学

头痛是颅内痛觉敏感结构受刺激导致,这些痛觉敏感结构包括硬脑膜静脉窦,三叉神经颅内段、舌咽神经、迷走神经和上段颈神经,大动脉和静脉窦。许多结构包括脑实质、脑室的室管膜层和脉络膜对痛觉不敏感。因为脑实质对痛觉不敏感,所以临床上经常发现,除了大面积的颅内结构损害(如血肿或肿瘤)外,患者很少或几乎不出现头痛。颈源性头痛这个名词有时被用来指头痛(常常是枕部)起源于颈椎结构的异常。

(二)头痛的分类

头痛通常分为原发性、继发性和脑神经痛综合征(表111-1～表111-3)。临床医生尽力对头痛综合征做出精确的临床诊断很重要。表111-4列出了评估头痛患者时的一些关键问诊问题。

1.偏头痛

(1)定义:偏头痛是一种常见的发作性神经系统疾病,特点是1/3的患者在头痛之前有神经系统、胃肠道和自主神经的症状(称为先兆)。其诊断依靠头痛的特点和伴随症状。体格检查和实验室检查的结果一般正常。

女性偏头痛的患病率为18%,男性为6%。据估计,2800万美国人有致残性偏头痛。尽管偏头痛发病年龄高峰是青春期和成年早期,但所有类型的偏头痛均可以是从儿童早期以后的任何年龄发病。

表111-5列出了多种偏头痛亚型。最常见的是无先兆的偏头痛和有先兆的偏头痛,无先兆的偏头痛占70%。偏头痛先兆是局灶的神经系统症状,它可以在头痛之前出现,或伴随头痛出现,或极少数情况下在头痛之后出现。先兆持续时间通常大于

表111-1 原发性头痛综合征

偏头痛	其他原发性头痛综合征
紧张性头痛	原发性针刺样头痛
三叉自主神经性头痛	用力/性行为头痛
丛集性头痛	原发性霹雳性头痛
发作性偏侧头痛	持续性偏侧头痛
SUNCT综合征	

注:SUNCT.突发单侧神经痛样头痛伴结膜充血和流泪。

表111-2 继发性头痛综合征

外伤后	内环境紊乱
血管性	低氧血症或高碳酸血症(如阻塞性睡眠呼吸暂停)
蛛网膜下腔出血	透析相关头痛
血管炎	低血糖
动脉夹层(颈动脉或椎动脉)	药物性
非血管性	副作用(如双嘧达莫、硝酸盐类、环孢素)
特发性颅内压增高(脑假瘤)	戒断
低颅压(如腰椎穿刺后或脑脊液漏)	伴有脑脊液淋巴增多的短暂性头痛和神经功能缺失综合征
肿瘤	颈源性
小脑扁桃体下疝畸形	
感染	
脑膜炎	
脓肿	
鼻窦炎	

5～20min，不超过60min，可出现视觉、感觉运动、语言或脑干功能障碍。最常见的先兆是阳性视觉症状（如闪光暗点），它常出现在头痛之前。先兆的鉴别诊断包括起源于枕叶视觉皮质的局灶性癫痫发作或短暂性脑缺血发作（TIA）。TIA的症状没有演变过程，是典型的阴性症状（如偏盲）而不是偏头痛先兆特征性光幻视的阳性视觉症状。偏头痛的疼痛常常是搏动性、单侧、额颞部疼痛，常伴有食欲减退、恶心，有时伴有呕吐。典型偏头痛发作时，患者对光明显不耐受（畏光），需要在暗室中休息。患者也可能对声音不耐受（畏声），有时对气味不耐受（畏嗅）。偏头痛的诊断需要以上这些特征中的至少一个，尤其是在缺少胃肠道症状的情况下。这些症状组成一个综合征，常常不同程度影响患者工作，以致在头痛发作时不能正常工作。在儿童中，偏头痛多与发作性腹部疼痛、晕动症、眩晕和睡眠障碍有关。尽管偏头痛缓解后复发并不少见，但典型偏头痛很少老年起病（大于50岁）。作为一种确切的遗传性（孟德尔遗传）疾病，伴随短暂性轻偏瘫或偏瘫的复发性偏头痛罕见（如家族性偏瘫性偏头痛）。

表111-3 常见的脑神经痛和相关综合征
三叉神经痛
舌咽神经痛
枕神经痛
其他脑神经分支疼痛（如眶上神经痛）
中枢面部疼痛综合征（如冷刺激性头痛）

表111-4 评估头痛的关键问题
1.你头痛多长时间了？
2.最开始头痛时是什么表现？是间歇性、每日持续性或逐渐加重？
3.从头痛开始到头痛程度最重多长时间？
4.头痛前有预兆（如先兆）吗？
5.头痛能严重影响日常生活（如工作、学习）吗？
6.什么情况（如光、噪声、气味）能加重头痛？
7.你需要做什么来缓解头痛（如休息、活动、服药）？
8.一天的什么时间头痛最容易发生？头痛经常能把你痛醒吗？
9.你是否注意到头痛的特殊诱因（如食物、压力、睡眠减少、月经周期）？
10.你的其他家人有头痛吗？

表111-5 偏头痛分类
无先兆的偏头痛
有先兆的偏头痛
偏头痛变异型
偏瘫型偏头痛
基底动脉型偏头痛
前庭性偏头痛
视网膜性偏头痛

基底动脉型偏头痛不常见，主要发生在儿童。在严重的发作性头痛之前或同时出现双侧枕叶、脑干或小脑功能障碍（如复视、双侧视野异常、共济失调、构音障碍、双侧感觉障碍、其他脑神经体征和偶尔出现昏迷）。前庭性偏头痛表现为伴或不伴其他典型偏头痛症状的眩晕。

（2）偏头痛的并发症：偏头痛持续状态指持续时间大于72h的严重偏头痛。偏头痛性脑梗死是有先兆的偏头痛的一个罕见并发症。偏头痛性癫痫这个名词用来指那些先兆触发癫痫的患者。

（3）偏头痛的病理生理：偏头痛发作是在不同个体中重要性各不相同的多个因素相互作用的结果。这些因素包括遗传倾向、中枢神经系统对某种刺激的易感性、激素因子和一系列神经血管事件。65%～91%的患者有阳性家族史。在家族性偏瘫性偏头痛（FHM）中，发现了3个不同的离子通道基因突变，包括19号染色体上P/Q型钙通道突变（*FHM1*）和1号染色体上编码Na^+/K^+泵的基因突变（*FHM2*）。这些发现支持以下理论：偏头痛是一种真正的离子通道病，各种不同离子通道基因突变导致同一种表型。绝大多数患者偏头痛的病因仍不清楚。

偏头痛的先兆很可能由皮质扩散抑制导致，它指神经去极化波沿皮质从后部向前部扩散。偏头痛的疼痛机制中一个关键结构是三叉神经血管系统。刺激三叉神经核下部可以激活硬脑膜小动脉上的5-羟色胺受体和神经末梢，导致神经源性炎性反应。据推测，这个过程反过来刺激血管周围的神经末梢，顺向刺激三叉神经，导致三叉神经支配区的疼痛。此外，正电子发射断层扫描研究发现，在偏头痛发作时，脑干神经调节结构包括导水管周围灰质、蓝斑和中缝核会呈激活状态。

（4）偏头痛的治疗：治疗的目标包括3个方面。①做出精确的偏头痛诊断，排除其他导致头痛的凶险病因；②缓解头痛急性发作；③预防偏头痛和伴随症状复发。第一步是告知患者患有偏头痛。需要跟患

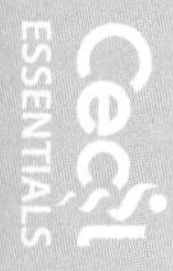

者强调疾病的良性性质和患者在治疗计划中的核心作用。患者记录头痛日记很重要，这有助于识别隐蔽的头痛诱因，有助于监测头痛频率和对治疗的反应，也有助于让患者积极参与到治疗中。一个持久无头痛的治疗效果需要以下目标：让患者两个小时头痛消失，没有头痛复发，不需要继续服用止痛药。

(5)急性偏头痛发作：急性偏头痛发作最佳的缓解方式是应用分层疗法而不是阶梯疗法，应用单种药物或多种药物联合治疗及行为矫正疗法。简单的镇痛药如对乙酰氨基酚、阿司匹林或非甾体抗炎药(NSAID)对许多偏头痛发作有效。阿片类药物和布他比妥不该应用于偏头痛的常规治疗中。镇痛药的过度使用在头痛患者中尤其常见，因此治疗的一个重要方面是监测镇痛药物的使用剂量。在头痛发作早期对于出现恶心症状的患者给予镇吐药是有帮助的。吩噻嗪类药物具有镇吐、促胃动力和镇静的特点，但是它们可以导致不自主运动，这可以是急性不良反应(急性肌张力障碍)或长期使用时出现迟发型运动障碍。

许多偏头痛特异性5-羟色胺激动剂已经出现。这些通常被称为“曲普坦类”(triptans)的药物在偏头痛急性期治疗有效并且起效很快。随着非口服制剂(胃肠外、吸入、经皮)越来越多，它们在很大程度上解决了偏头痛患者呕吐和胃轻瘫不能口服药物问题，从而产生更佳效果。例如，目前近70%的偏头痛患者对皮下应用舒马普坦有效(图111-1)。尽管曲普坦类药物能高效缓解偏头痛，但是必须仔细指导患者如何合理应用。此外，即使是对这些药物有效的头痛，也并不能因此确定这种头痛是偏头痛的诊断。

(6)急诊室急性偏头痛的治疗：偏头痛是急诊患者就诊最常见的原因之一，并存在一些治疗的挑战；通常一旦偏头痛完全发作更难以治疗。即使是对于既往有偏头痛病史患者，对偏头痛进行准确诊断仍很重要。当头痛作为典型的偏头痛发作时，患者通常可以自己意识到，尽管头痛程度可能比以前更严重。当患者声称此次头痛与以往头痛不相同时，需要考虑排除其他更凶险的头痛病因。此后治疗的核心原则是确保头痛能够得到有效的治疗，补水，止痛，缓解畏光、恶心等伴随症状。绝大多数急诊就诊的急性偏头痛患者已经尝试一些顿挫疗法，他们很可能处于脱水状态。在这种情况下，胃肠外给予非甾体抗炎药、曲普坦类药物和止吐药是有效的(图111-1)。

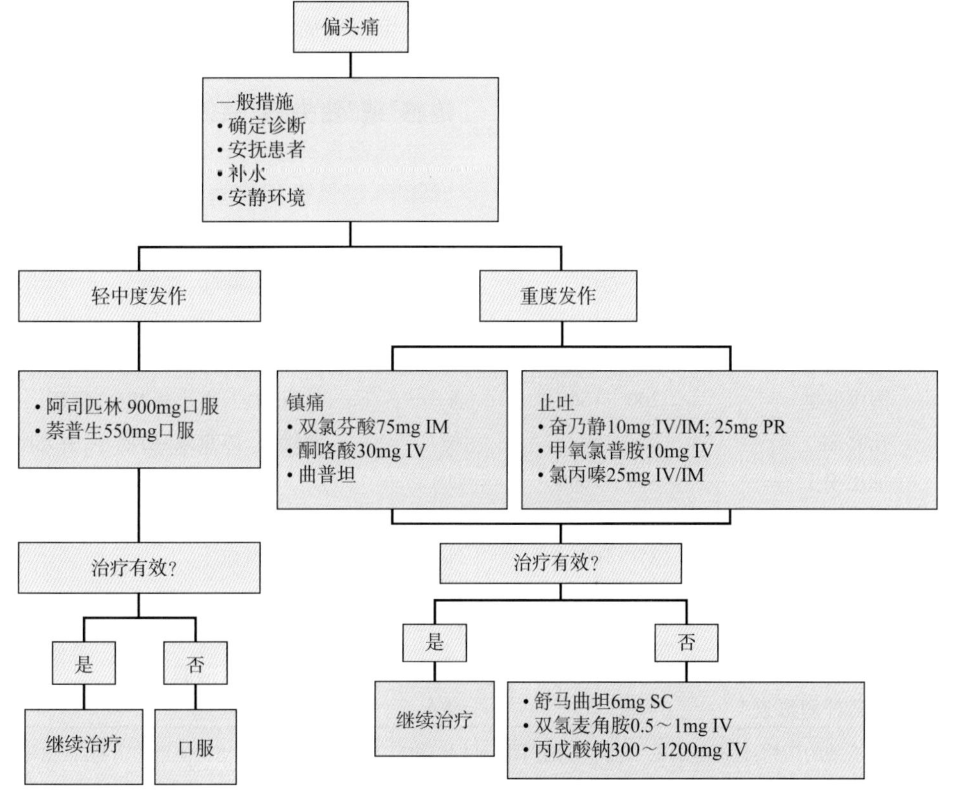

图111-1 偏头痛的治疗法则。IM.肌内注射；IV.静脉注射；SC.皮下注射

(7)偏头痛的预防：很强的证据表明多种药物对预防偏头痛发作有效(表111-6)。这些药物应该仅应用于那些频繁发作(通常每个月发作多于4次者)并且愿意每日服药的患者。任何一种药物只有经过足够长时间的试验期和应用足够的剂量后才能被宣布无效。有时需要联合治疗，尽管不常规使用。预防性药物至少能将头痛发生频率减少50%才被认为成功。其他预防偏头痛常用的药物包括加巴喷丁、赛庚啶、美西麦角和可乐定，但是它们作为一线治疗的证据很少。补充镁、菊类植物提取物、蜂斗菜和高剂量核黄素(维生素B_2)对某些患者有效。

(8)偏头痛治疗的未来：急性偏头痛治疗最重要的新进展是降钙素基因相关肽(CGRP)受体拮抗剂。刺激三叉神经节神经元导致CGRP释放；已经发现CGRP受体拮抗剂telcagepant具有和口服曲普坦类药物相似的疗效。随着对偏头痛遗传基础的认识增加，对这个疾病离子通道障碍的理解也在加深，可能会发现新的治疗靶点。

2.丛集性头痛

(1)临床特点：丛集性头痛是与偏头痛完全不同的典型的三叉神经自主性头痛，虽然两者临床上有一些重叠。丛集性头痛不常见，所有头痛患者中不到10%的人会出现。与偏头痛不同，丛集性头痛在男性中更常见，起病的平均年龄更晚。而且，与偏头痛不同，丛集性头痛很少在儿童期起病，很少有家族史。丛集性头痛的疼痛程度非常剧烈，均局限在单侧，伴随患侧的鼻黏膜充血和结膜充血。患侧前额和面部出汗可增加。也可伴随Horner综合征的眼部体征：瞳孔缩小、上睑下垂，另外还有眼睑水肿。患者常常在入睡2～3h后被痛醒(闹钟性头痛)。与偏头痛患者不同，在暗处、安静处休息疼痛不会缓解；相反，患者有时需要通过活动来分散对疼痛的注意力。尽管一天内疼痛可能反复发作数次，每次通常持续1h，在数周内丛集性发作。

反复发作的头痛期被数年或数月不等的无头痛期分隔。小剂量的酒精可明显诱发头痛。还存在罕见的丛集性头痛的变异型：缓解期很短(小于14d)的慢性头痛变异型；头痛持续时间更短和女性更多发的慢性发作性偏侧头痛和头痛呈持续的、中等程度的、单侧的持续性偏侧头痛。尽管疼痛的分布表明三叉神经功能障碍，但是所有这些综合征的病因不清楚。

(2)治疗：丛集性头痛的治疗是急性期止痛和预防复发。急性头痛发作时面罩吸氧(7～10L/min，15min)可改善疼痛，70%的患者数分钟内起效。舒马普坦和双氢麦角胺也有效。预防性药物包括锂、丙戊酸钠、维拉帕米、美西麦角和皮质激素。吲哚美辛通常对发作性偏侧头痛及其相关症状非常有效。

3.紧张性头痛

与偏头痛不同，紧张性头痛无特殊特点。疼痛通常不是搏动性的，而是非常均匀的，常被描述为“压迫感”或“钳夹感”。它通常不是单侧性疼痛，可能是

表111-6 偏头痛的预防治疗

药物种类	药物	剂量范围(mg)	证据等级	不良反应
β受体阻滞剂	普萘洛尔	80～240	A	禁忌证：哮喘、晕厥
	美托洛尔	50～150	A	
	噻吗洛尔	10～20	A	
抗癫痫药物	丙戊酸钠	200～1500	A	体重增加，血小板减少，震颤
	托吡酯	25～150	A	肾结石、体重减轻、遗忘、青光眼、平衡障碍
	加巴喷丁	300～1800	U	
抗抑郁药	阿米替林	10～150	B	嗜睡
	去甲替林	25～100	N/A	失眠、高血压
	文拉法辛	37.5～150	B	
钙通道阻滞剂	维拉帕米	180～480	U	便秘、低血压、水肿
	氟桂利嗪*	5～10	N/A	体重增加、抑郁
其他	肉毒杆菌毒素A	可变	N/A	不适、瘀斑

注：证据等级A，确定有效的药物；证据等级B，可能有效的药物；证据等级U，没有充足的证据支持使用的药物；证据等级N/A，在最近的证据评审中没有提到。

*在美国没有。

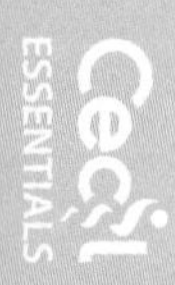

额部、枕部或全头疼痛。跟偏头痛不同，紧张性头痛经常有颈部疼痛。疼痛常常持续时间长（数天），头痛发作不会突发突止。紧张性头痛没有先兆。畏声和畏光不明显。尽管紧张性头痛可能在特殊情感应激时发生或加重，它的病理生理可能与持续的头颈部肌肉收缩相关；因此，命名这个综合征时更有用的名词是肌肉收缩性头痛。

医生需要仔细评估患者社会心理环境和焦虑或抑郁状态。低剂量的三环类抗抑郁药物被证明对预防紧张性头痛最有效。尽管文献记载疗效最好的是阿米替林（amitriptyline），副作用小的新型药物可能同样有效。非药物治疗如放松、按摩、物理治疗或针灸可能对难治性病例有用。肌内注射肉毒杆菌毒素已经被用来治疗偏头痛和紧张性头痛，但是仅在慢性偏头痛中已被证实有效。

4.其他已被定义的原发性头痛综合征

其他急性持续时间短暂的头痛综合征需要与偏头痛、丛集性头痛或紧张性头痛鉴别。这些头痛包括原发性霹雳样头痛、原发性针刺样头痛、原发性劳力性头痛和性交性头痛。后者可能与颅内动脉瘤破裂很难鉴别，需要计算机断层扫描和腰椎穿刺以排除蛛网膜下腔出血（SAH）。所有的这些头痛综合征在偏头痛患者中更常见。另外两种罕见、持续时间短暂的头痛综合征需要注意：持续时间短暂的单侧神经痛样头痛伴结膜充血和流泪（SUNCT）及睡眠头痛。后者指多次很短暂的可以将患者（通常是老年女性）从睡眠中痛醒的头痛发作。SUNCT综合征导致多次很短暂（数秒至数分钟）的丛集样头痛和自主神经功能障碍。

慢性每日头痛被定义为每月至少15d出现，每次持续时间大于4h持续3个月以上的头痛。在临床实践中这表示患者头痛的时间比不头痛的时间长。在这些病例中明确头痛是发作性疾病（像偏头痛或紧张性头痛）还是由新发每日持续性头痛组成很重要。

（1）新发每日持续性头痛：新发每日持续性头痛需要与紧张性头痛或偏头痛转化成的慢性每日头痛鉴别，需要进行检查排除其他继发性原因。

头痛可以是潜在的脑结构性损害的表现（表111-2）。头痛可以出现在包括脑梗死、颅内出血和蛛网膜下腔出血在内的所有形式的脑血管疾病中，尽管在脑梗死中严重的头痛罕见。相反，在蛛网膜下腔出血中，疼痛非常严重，常被患者描述为“此生最严重的头痛”。体格检查可以发现颈强直、第Ⅲ对脑神经麻痹（通常累及瞳孔）和视网膜、视网膜前或结膜下出血。头部CT检查常常发现蛛网膜下腔、脑室内或其他部位颅内出血。

某些症状可提示脑结构性损害（表111-7）。

头痛伴有发热的患者是急诊室常见的诊断难题。颈强直是常见的症状。脑膜刺激征可通过引出布鲁津斯基征和凯尔尼格征确定。50%的患者出现呕吐。疑诊脑膜炎时需要尽快完善包括腰椎穿刺在内的检查。如果患者出现局灶体征、视盘水肿或深度意识水平的改变，腰椎穿刺之前需要完善头部CT检查除外脓肿或硬膜下积脓等局灶性疾病。尽管这些疾病很罕见。

（2）急性鼻窦炎：头面部疼痛是鼻窦炎最突出的表现。常伴随全身乏力和低热。疼痛是钝痛、酸痛和非搏动性疼痛；运动、咳嗽或用力时头痛加重；减轻鼻充血药物可以缓解头痛。头痛在刚睡醒时或长时间卧位时最严重，立位时减轻。

疼痛的部位取决于受累的鼻窦。上颌窦炎引起同侧颊部、耳和牙齿的疼痛，伴有明显的面部触痛。额窦炎引起额部头痛，可以放射到眼后部和头顶部。额部压痛可能存在，表现为眶上缘内侧皮下部位触痛。筛窦炎疼痛在双眼之间或之后，可放射到颞部。眼部和眶部常有触痛，而且眼球运动可能加重疼痛。蝶窦炎引起眶部和头顶部疼痛，有时引起额部或枕部疼痛。因为鼻窦炎的疼痛感觉由三叉神经传导，许多主诉“鼻窦性头痛”的患者可能是偏头痛的三叉神经血管功能障碍，而不是鼻窦炎。慢性鼻窦炎很少导致头痛。

（3）脑肿瘤：颅后窝肿瘤（特别是小脑），尤其脑脊液循环部分受阻后出现脑积水时，常常导致头痛。然而，幕上肿瘤很少出现头痛，更常出现精神状态改变、局灶性功能障碍或癫痫。尽管颅内压增高常常与头痛相关，但它不是主要机制，因为均匀的颅内压升高通常不会刺激痛觉敏感结构。

表111-7 急性头痛的鉴别诊断——主要病因

偏头痛	急性脑积水
丛集性头痛	脑膜炎或脑炎
卒中	巨细胞动脉炎（常常慢性头痛）
蛛网膜下腔出血	肿瘤（常常慢性头痛）
颅内出血	外伤
脑梗死	
动脉夹层（颈动脉或椎动脉）	

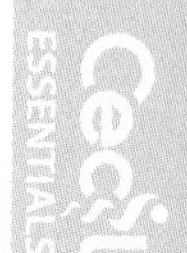

(4)特发性颅内压增高：特发性颅内压增高(IIH)也称为良性颅内压增高，是指不存在局灶性脑损害、脑积水或脑水肿的颅内压增高的一个综合征。常见的发病年龄是15～45岁，在肥胖女性中更常见。这个疾病的特征是头痛伴随颅内压增高的表现。头痛常常隐匿起病，通常全头痛，疼痛程度相对轻微，常常清晨或用力时(如使劲或咳嗽时)加重。

有时患者有视觉障碍，如周边视野受限、盲点扩大、视物模糊或继发于展神经麻痹的复视。检眼镜检查发现的视盘水肿比临床表现更严重。特发性颅内压增高通常是良性自限性的，但是可能导致视力减退甚至失明。

这个疾病与维生素A中毒、萘啶酸、达那唑和异维A酸等药物有关，也与皮质类固醇类药物撤药、系统性疾病如甲状旁腺功能低下和狼疮有关。

CT扫描通常正常，但是可以发现脑室变小，某些患者可出现空蝶鞍。脑脊液初压升高，通常在250～450mmH_2O，长时间监测时可发现颅内压有明显波动。有些特发性颅内压增高的患者是由脑静脉窦血栓导致。这些病例在产后、口服避孕药、抗磷脂抗体综合征等高凝状态时可以出现。排除特发性颅内压增高继发性因素后，患者需要进行膳食咨询以减轻体重。碳酸酐酶抑制剂(乙酰唑胺)和皮质类固醇激素被证明可以有效控制头痛。作为二线药物，呋塞米也可减少脑脊液生成。连续进行腰椎穿刺尽管可以短暂减轻头痛，但并不常用。有时有必要进行脑脊液分流术(脑室腹膜分流术)。对于进行性视力减退的患者，视神经鞘开窗术可以使80%～90%的患者保留或恢复视力，使大多数患者头痛缓解。

(5)特发性颅内压降低：特发性颅内压降低也被称为低颅压性头痛，常常作为腰椎穿刺术后的并发症出现，这是由腰椎穿刺后脑脊液漏到硬膜囊导致的。低颅压性头痛也可由蛛网膜囊肿自发性破裂导致。头痛最初表现为特征性的体位性头痛，站立时头痛加重、平躺时头痛快速缓解。有时头痛伴随局灶或假性局灶性体征，尤其是展神经麻痹。

(6)创伤后头痛：创伤后头痛没有特殊的特点，伴随易激惹、注意力集中障碍、失眠、记忆障碍和头重脚轻，也存在不同程度的焦虑和抑郁。有多种治疗方案可供选择，阿米替林和非甾体抗炎药有效。有时肌松剂和抗焦虑药物也有效。

(7)巨细胞动脉炎：巨细胞动脉炎是大中血管肉芽肿性血管炎，60%的巨细胞动脉炎患者有头痛。95%以上的患者年龄在50岁以上。除了头痛，四肢乏力、发热、体重减轻和下颌间歇性跛行在疾病早期出现。一半的巨细胞动脉炎患者可出现风湿性多肌痛，其是颈部、肩部和骨盆部疼痛僵硬的一个综合征。巨细胞动脉炎也可出现继发于缺血性视神经炎的视力损害。头痛常常被描述为酸痛，夜间或寒冷环境中疼痛加重。颞浅动脉通常肿胀、触痛，也可出现无脉搏搏动。红细胞沉降率常常升高；平均100mm/h。贫血也经常出现。颞动脉活检通常可以确诊，但是因为动脉炎是节段性的，大块或多节段活检或许有必要。泼尼松治疗常常有显著效果，必须尽快药物治疗以保护患侧视力。

(三)急性头痛患者的评估

鉴别头痛病因是良性的还是恶性的很重要。详细的病史(疼痛的性质、部位、持续时间、发展过程)有助于判断哪些患者有症状性颅内结构损害(见表111-4、表111-7、表111-8)。除了那些主诉是急性起病此生最严重的头痛患者，疼痛的程度没有太多诊断价值。疼痛的性质(搏动性、压迫性、针刺样)和部位也可能对诊断有帮助，尤其是如果疼痛起源于颅外，如颞动脉炎疼痛部位在颞部。颅后窝病变导致枕颈部疼痛，有时伴随单侧球后疼痛。一般而言，多部位的疼痛提示良性病因。精确说明头痛的起病是最重要的，描述疼痛性质为“像被球棒拍击头部一样”的患者需要考虑蛛网膜下腔出血。确立头痛的发展过程同样重要。头痛是发作性、非进展性(典型偏头痛或紧张性头痛)的吗？或者头痛是每日持续性(如颞动脉炎)或进展性(提示存在颅内结构损害)的吗？需要询问患者是否存在已知的诱发因素，如月经、特殊的食物、咖啡、酒精或精神压力。体位性头痛(直立位时头痛最严重，平躺后头痛快速缓解)是低颅压(低颅压头痛)的特征。头痛程度的昼夜差异可能为病因诊断提供线索；清晨头痛

表111-8 提示结构性脑损害的头痛的临床特征

症状	体征
一生中程度最严重的疼痛	颈强直
进展	发热
发病＞50岁	视盘水肿
清晨加重——晨起疼醒	病理反射或反射不对称
用力时明显加重	意识状态改变
局灶性神经功能障碍	

或睡醒后头痛提示头痛病因是颅内压增高或睡眠呼吸暂停。需要注意头痛的伴随症状如视觉障碍、恶心或呕吐。病史问诊应该包括用药情况，尤其是镇痛药和非处方药物。还需要考虑患者既往病史和家族史。大多数的头痛患者，体格检查和神经系统检查是正常的，尽管检查时尤其需要注意有无视盘水肿及颞动脉有无搏动。在急诊室对急性非创伤性头痛的评估具有挑战性；确定头痛如何演变非常关键。急性起病的剧烈头痛需要尽快检查排除蛛网膜下腔出血、颅内出血、急性梗阻性脑积水和脑膜炎（见表111-7）。恰当的初步评估应该包括头部CT或磁共振成像检查。在影像学检查之前，没有局灶性神经系统体征或意识障碍的疑似脑膜炎的患者不应该推迟腰椎穿刺。如果怀疑细菌性脑膜炎，所有的患者都需要进行包括血培养在内的标准的血液检验。

多种系统性疾病会以头痛为突出症状，表111-2总结了一些常见的疾病。

二、脑神经痛

疼痛持续时间短暂（通常1～2s或更短）和疼痛的分布是神经痛与其他头部疼痛的鉴别点（见表111-3）。

（一）三叉神经痛

三叉神经痛是单侧三叉神经支配区的针刺样、痉挛样疼痛。疼痛持续数秒，但一天内可发作多次，持续数周。它的典型特点是可以被面部特定区域如唇部或牙龈的轻微碰触诱发。三叉神经痛是老年人最常见的神经痛，被认为是脑桥处异常血管袢压迫三叉神经导致。一小部分病例是由多发性硬化、桥小脑脚肿瘤、动脉瘤或动静脉畸形导致，在这些病例中（与真正的三叉神经痛不同）常常有神经系统受累的客观体征，如存在感觉减退区。在这些症状性神经痛患者中，疼痛常常不典型。对于具有感觉缺失体征、年龄小于40岁和双侧或不典型症状的患者需要进行MRI检查。当三叉神经痛干扰进食时，它可以是致命的。标准剂量的抗惊厥药物如苯妥英钠、卡马西平、加巴喷丁、普瑞巴林及有时巴氯芬对神经痛常常有效。抗抑郁药如阿米替林和最近的度洛西汀也可能对这种情况有效。已经被证明抗抑郁药、抗惊厥药和阿片类镇痛药的联合治疗具有协同效果。

如果药物治疗无效，可以手术治疗：微血管减压术或三叉神经感觉分支射频损伤。

（二）舌咽神经痛

舌咽神经痛比三叉神经痛少见。短暂的、阵发性、严重的、针刺样、单侧疼痛从喉部放射到耳部或从耳部放射到喉部，常常被特定的扳机点（如扁桃体窝或咽部）诱发。吞咽常常诱发疼痛发作；打哈欠、说话和咳嗽是其他的潜在诱发因素。药物治疗无效时有必要进行微血管减压术。

（三）带状疱疹后神经痛

1/3的带状疱疹患者累及脑神经，导致头痛。在部分患者急性起病后出现持续剧烈的烧灼样疼痛。这种不适感可能数周后消失或持续数月或数年（尤其老年患者）。疼痛位于受累神经分布区，轻微碰触可出现敏锐的触痛。三叉神经第一支是最常受累的脑神经（眼部带状疱疹），有时伴随角结膜炎。当面神经受累时（膝状体带状疱疹），外耳道和耳郭出现疼痛。有时可出现面神经麻痹。

（四）枕神经痛

枕神经痛是起源于颅底部、常常由颈部伸展诱发的枕部疼痛综合征。体格检查发现枕神经分布区的触痛和C_2皮节的感觉异常。治疗包括穿着软领衣服、肌松药、物理治疗和局部注射镇痛药和抗炎药。颈源性头痛这个名词常常被用来描述颈部有肌筋膜触痛点的头痛。重要的是，颈椎病（将在下面讨论）通常不出现头痛。

三、颈椎病

颈椎病是颈椎间盘退行性疾病，导致骨赘形成邻近关节突关节和韧带的肥大。与腰椎不同，颈椎间盘（髓核）突出导致的神经根痛仅占20%～25%。颈椎病是办公室工作人群中最常见的疾病之一，90%年龄大于60岁的人影像学上存在颈椎病。解剖异常程度与临床症状和体征并不直接相关，此原因尚不清楚。颈椎正常、年龄相关、退行性的改变和先天或后天性颈椎管狭窄共同导致疾病发生；外伤可能加重这个过程。颈脊髓病是由退行性病变的椎间盘、生物力学不稳定性加重的颈椎病及黄韧带僵硬变性共同导致。它可以表现为伴或不伴有神经根刺激或脊髓压迫症状或体征的颈部僵硬疼痛。伴有神经根刺激症状的患者(颈神经根病)会出现向下放射到受累神经根所支配皮区的疼痛和麻木。更典型的是,放射痛按照神经根支配的肌肉分布,而麻木和疼痛按照神经根支配的皮区分布。与感觉症状相比,不连续的感觉缺失的体征不常见和不突出(表111-9)。为了缓解症状,患者经常采取上肢上抬屈曲放置在头后部的体位。头后仰并偏向患侧时疼痛加重(Spurling试验)。因为肌肉无力可能被疼痛掩盖,客观的神经系统体征可能仅发现腱反射不对称。有某种程度脊髓受压的患者可出现步态不稳、膀胱功能障碍和体格检查发现下肢痉挛状态。这些患者需要行MRI检查。除了在类风湿关节炎患者中,怀疑存在颅底凹陷症或寰枢椎半脱位这种情况,颈椎平片仅能提供很少的信息。

因为颈椎病在普通人群中很常见,所以在同一个患者中颈椎病可能与脊髓其他疾病同时存在。其他类似于颈椎病的疾病包括多发性硬化、肌萎缩侧索硬化和比较少见的亚急性联合变性(维生素B_{12}缺乏)。保守疗法包括抗炎药、颈部制动和当疼痛消失后颈部肌肉等长收缩的物理疗法。当神经系统功能障碍进展,尤其是出现颈部脊髓受压的体征时,需要考虑手术治疗。一些证据表明颈椎病是一种活动性退行性疾病。此外,一些关于谷氨酸拮抗剂如利鲁唑的早期研究表明,其在减缓疾病进展过程中有潜在的作用。

四、急性腰痛

不伴有坐骨神经痛(放射性神经根痛)的急性腰痛常见,有报告显示患病率高达33%。持续数周的急性腰痛常常是自限性的,严重永久的致残风险低。增加致残性的风险因素包括心理压力、工伤的赔偿冲突和同时存在其他疼痛综合征。对急性腰痛患者的评估需要集中精力在鉴别力学起源的疼痛和神经根刺激导致的神经源性疼痛。颈椎病和腰椎病有相同的病理改变。因为脊髓在第1腰椎水平终止,椎间盘疾病和退变的椎关节导致的腰椎管狭窄会压迫马尾神经根。腰椎间盘退行性疾病最常见的节段是$L_{4\sim5}$和$L_5\sim S_1$,刺激腰神经根下段可导致坐骨神经痛。急性腰痛与脊髓或锥体肿瘤不同,前者坐位或卧位疼痛缓解,后者长时间卧位疼痛加重。检查发现正常的腰椎前凸消失,椎旁肌痉挛和下段腰神经根受牵拉导致直腿抬高疼痛加重。约10%的椎间盘向椎管侧方突出,这种情况下压迫头侧神经根。脊柱叩诊可能出现一个椎体的局部压痛,提示炎症或肿瘤累及骨骼。

腰椎椎管狭窄可以表现为"神经源性跛行",常常表现为单侧或双侧臀部疼痛,站立或行走加重,休息或弯腰减轻。神经源性跛行与血管性跛行不同,前者下坡时疼痛加重,后者上坡时疼痛加重。

在单纯的腰痛患者中,MRI没有特异性改变;腰痛时,早期MRI评估不会改善临床预后。MRI应该仅应用于具有神经系统症状或体征的腰痛,尤其是应用于新发膀胱或直肠功能障碍或会阴感觉症状提示马尾综合征时。具有肿瘤、感染或骨质疏松危险因素和休息时疼痛程度最重(夜间疼痛)的患者需要进行影像学检查。原发性和转移性肿瘤患者可以表现为急性腰痛(参见第119章)。此外,发育异常也常常出现疼痛(参见第115章)。

腰痛的治疗措施与颈部疼痛类似,具有神经系统体征和影像学检查有明确的病理改变的患者可以手术治疗。大多数急性腰痛患者,即使是椎间盘破裂患者,可以通过短时间的休息、放松肌肉和镇痛来保守治疗。仅推荐疼痛严重的患者长时间卧床休息。与正规的物理治疗方案一样,关于保持恰当姿势和适当腰部锻炼的患者教育是有帮助的。具有神经损伤或脊椎不稳的患者,应避免脊柱推拿疗法。

关于该主题的深入探讨,请参阅《西氏内科学》(第25版)第398章"头痛和其他头部疼痛"。

表111-9 常见的颈神经根综合征

椎间盘	神经根	肌肉	疼痛分布	感觉症状分布	腱反射
$C_{4\sim5}$	C_5	三角肌、肱二头肌	肩胛骨内侧,肩	肩	肱二头肌腱反射
$C_{5\sim6}$	C_6	腕伸肌	前臂外侧	拇指、示指	肱三头肌腱反射
$C_{6\sim7}$	C_7	肱三头肌	肩胛骨内侧	中指	肱桡肌反射
$C_7\sim T_1$	C_8	手内肌	前臂内侧	环指、小指	手指屈肌反射

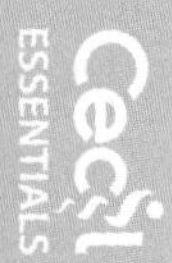

推荐阅读

Bronfort G, Evans R, Anderson AV, et al: Spinal manipulation, medication, or home exercise with advice for acute and subacute neck pain: a randomized trial, Ann Intern Med 156:1–10, 2012.

Cherkin DC, Sherman KJ, Kahn J, et al: A comparison of the effects of 2 types of massage and usual care on chronic low back pain: a randomized, controlled trial, Ann Intern Med 155:1–9, 2011.

El Barzouhi A, Vleggeert-Lankamp CL, Lycklama à Nijeholt GJ, et al: Magnetic Resonance Imaging in follow up assessment of sciatica, N Engl J Med 368:999–1007, 2013.

Fehlings MG, Tetreault LA, Wilson JR, et al: Cervical Spondylitic Myelopathy. Current State of the art and future directions, Spine 38:S1–S8, 2013.

Gelfand AA, Goadsby PJ: A neurologist's guide to acute migraine treatment in the emergency room, Neurohospitalist 2:51–59, 2012.

Headache Classification Subcommittee of the International Headache Society: The International Classification of Headache Disorders: 3rd edition, Cephalalgia 33:629–808, 2013. Available at: http://ihs.classification.org/en/.

Rana MV: Managing and treating headache of cervicogenic origin, Med Clin North Am 97:267–280, 2013.

Rizzoli PB: Acute and preventive treatment of migraine, Continuum 18:764–782, 2012.

第112章 视力和听力障碍

著　者　Eavan McGovern　Timothy J. Counihan
译　者　杜雪蓓　审校者　章军建

一、视力障碍和眼球运动障碍

（一）视觉系统的检查

1.*灵敏度*

视觉功能的临床检查应从视力检查开始。戴矫正眼镜的患者在测试时应该戴上矫正眼镜使用测试距离为20ft（1ft＝30.48cm）的Snellen视力表进行测试（图112-1）。患者可以辨认出的最小一行被记录为视敏度；例如，视力20/40是指正常的个体在40ft处可以看到字母，患者最多能在20ft处看到。当折射系统出现误差导致视力下降时，可以让患者通过针孔镜来改善视力。当需要矫正一只视力小于20/40的眼时，表明该眼已有晶状体（白内障）或视网膜的损害或视交叉前视神经的损害。每只眼的色觉还应使用Ishihara色板进行测试；即使视力正常，有视神经损伤的患者也可能诉说在受影响的眼中颜色似乎“洗掉”了。

2.*视野*

视野的全面检查通常可以定位阻断传入（感觉）视觉系统的病变位置（图112-2）。四个象限的视野应通过将患者的视野与检查者（对应）的视野进行比较来测试。检查者的头部应该与患者的头部齐平，并且用白色视标标记周围视野，使用红色销钉评定盲点的存在。在检测视野缺损时，要求患者计数检查者伸出手指的个数比移动视标更为敏感。视野缺损测试应首先单侧测试，然后另一侧，因为在双侧测试时发现视野缺损（特别是在左半球）表明对侧顶叶有病变。

暗点是部分或完全视力丧失的区域，并且可能由中枢或外周原因引起。中心暗点由黄斑的损伤引起。影响视野一半的暗点被称为偏盲。如果在双眼中相同部位的视野都受到影响，则认为视野缺损是同向的；同向性偏盲意味着视交叉后病变。同向性视野缺损可以是一致的（每个半野的视觉缺损是相同的）或不一致的（每个半野中的视觉缺损是不相同的）。

象限盲是视野中较小的缺损，可能是上面的（表明颞叶病变）或下面的（表明顶叶病变）。颞侧偏盲意

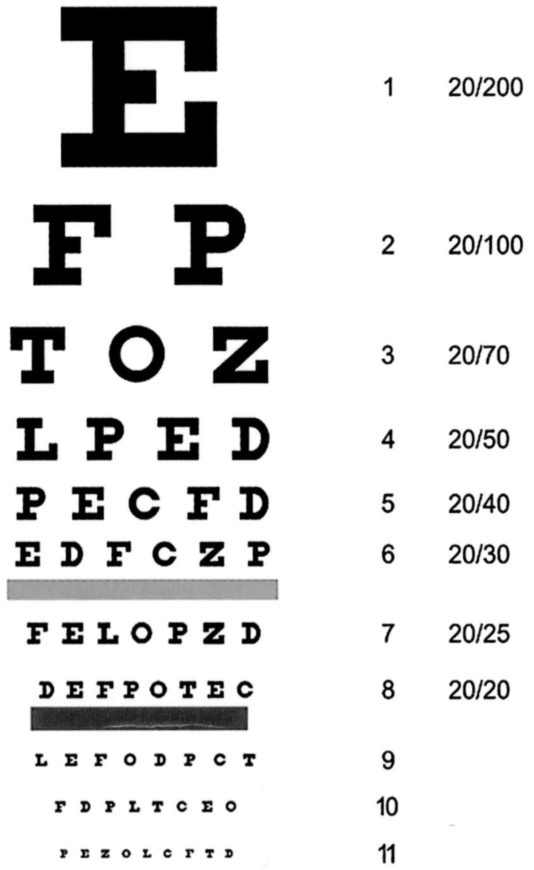

E	1	20/200
F P	2	20/100
T O Z	3	20/70
L P E D	4	20/50
P E C F D	5	20/40
E D F C Z P	6	20/30
F E L O P Z D	7	20/25
D E F P O T E C	8	20/20
L E F O D P C T	9	
F D P L T C E O	10	
P E Z O L C F T D	11	

图112-1　Snellen视力表

味着视交叉处的病变，如垂体瘤。严重偏盲症与视网膜的血管损伤发生有关。

闪烁暗点是闪光的幻觉。如果是单眼的，那么这些闪烁暗点由视网膜脱离引起；双眼闪烁提示枕叶血流量减少（如偏头痛）或癫痫发作。在床边对患者测试的任何可疑结果都需要使用视野测量进行正式的视野测试（图112-3）。

3.瞳孔

瞳孔的检查应从观察静息状态下瞳孔的大小和形状开始。瞳孔收缩由动眼神经的副交感系统介导，扩张则由交感系统介导。如果这些系统的平衡被破坏，则会产生瞳孔大小不对称。应该在昏暗和明亮的光线下都进行瞳孔检查。如果瞳孔大小不对称的情况从暗处到亮处有所增加，则提示副交感系统的病变可能。生理性不对称是指在不受环境光强度影响的瞳孔不对称性；这发生在大约20%的人中。

应该注意每只眼的直接和间接对光反射；在间接对光反射中，当光照射进一只眼睛时，两个瞳孔应该同时收缩。这最好使用“交替光试验”来测验，光从一只眼快速移动到另一只眼。当光照射到一只眼中时，两只眼应该同时收缩。如果随着光从另一侧移向该侧瞳孔时，该侧瞳孔扩张，则应怀疑该眼中的视神经异常。并且将该异常称为瞳孔传入障碍。要求患者首先注视远处，然后注视前面距离12in（1in = 2.54cm）检查者的手指，来测试瞳孔调节反应。瞳孔应该对称和快速地缩小。

阿-罗瞳孔是小而不规则瞳孔，其视近物时调节反射存在，但对光反射消失。它们与神经梅毒、糖尿病和其他疾病有关。这种所谓的光-近反射分离也可能发生在中脑背侧顶盖部损伤中，其中可能存在垂直凝视、眼睑缩回和辐辏式回缩性眼震的相关异常（Parinaud综合征）。这种罕见的临床发现经常在松果体病变的患者中出现。

应注意存在的上睑下垂。伴有眼睑下垂，瞳孔散大，对光反射消失表示动眼神经的病变，从而影响了副交感神经对瞳孔的反应。内侧肌和下直肌与下斜肌的相关麻痹（参见后面的讨论）导致患者眼睛变形（下侧，“向下和向外”）和出现有复视的主诉。动眼神经神经麻痹的常见原因包括糖尿病或血管炎情况下的脑缺血和小脑幕疝引起的后交通动脉动脉瘤的压迫。由缺血引起的动眼神经麻痹常常使瞳孔反射保留，但导致动眼肌和提睑肌完全麻痹。急性疼痛性的动眼神经麻痹应被视为紧急情况，需要确定是否存在颅内动脉瘤。

出现上睑下垂、瞳孔缩小称为霍纳综合征，其由交感神经损伤引起，可能发生在下丘脑、脑干和上升交感神经链从颈上神经节至眼球的任何一段。可能

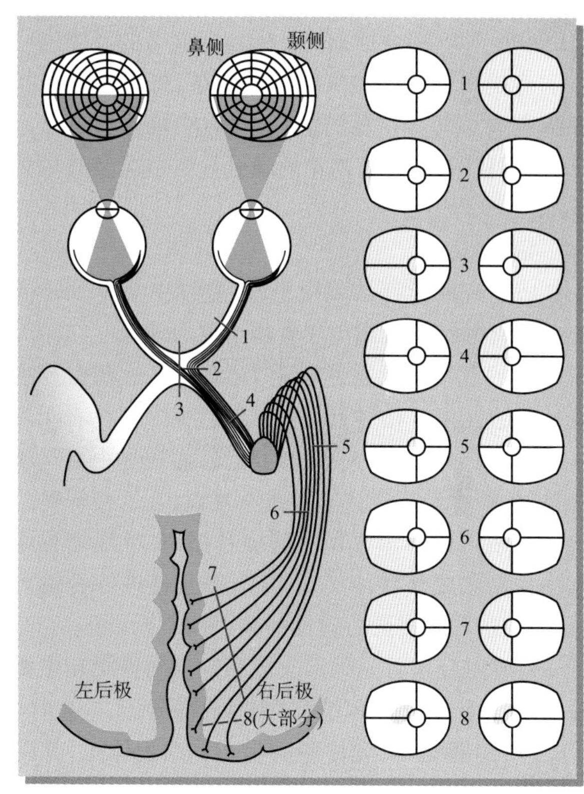

图112-2 伴随视觉通路损伤的视野。1.视神经：单侧黑矇。2.横向视交叉：严重不协调，不完全（对侧）同向偏盲。3.中央视交叉：颞侧偏盲。4.视神经：不协调，不完全同性偏盲。5.颞侧（Meyer）视辐射回路：部分或完整的（对侧）同向的上象限盲（Meyer）环。6.顶叶（上）视辐射回路：部分或完全同向的下象限盲。7.视辐射的枕叶完全损害：完全同向性偏盲，通常中心注视区保留的现象，称“黄斑保护”。8.视觉皮质不完全损伤：一致性同向性暗点，通常至少有中央视觉的严重损害（资料来源：Baloh RW：Neuro-ophthalmology.In Goldman L，Bennett JC，editors：Cecil textbook of medicine，ed 21，Philadelphia，1998，WB Saunders，P2236.）

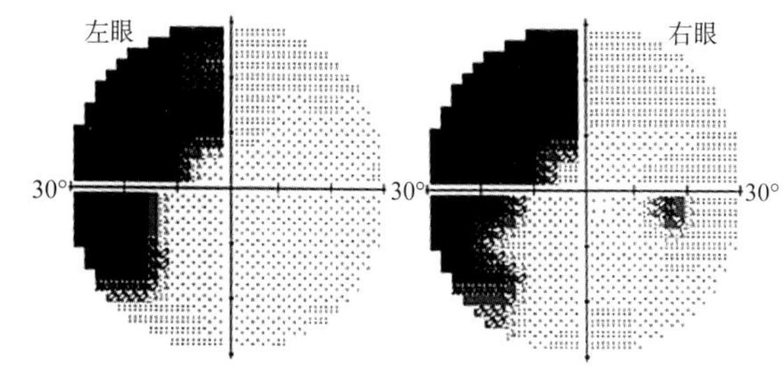

图112-3 Humphrey视野显示不一致的同向性偏盲

存在与交感神经纤维损伤有关的单侧无汗症。霍纳综合征可能是肺尖肿瘤的第一个征兆，或可能发生在影响颈动脉的疾病中。

强直性瞳孔对光反应是缓慢和不完全的收缩。这通常是检查时偶然发现的，但可能与反射消失(Holmes-Adie综合征)有关。保留对调节的反应表明该病症是副交感神经失神经的结果。虹膜震颤是指随瞳孔大小同步振荡的瞳孔不稳；它被认为是正常现象。图112-4总结了常见的瞳孔异常情况及其相关特征。

4.眼球运动

病史有助于评估复视患者。复视主要是水平的还是垂直的？向右或向左看哪个更为清晰？在白天有变化的复视提示重症肌无力。复视是近视力复视或远视力复视？相对更为糟糕的近视力复视表明内直肌、动眼神经或会聚系统的损伤，而当远距离观察物体时，展神经损伤会导致水平复视。在下楼梯时恶化的复视可能暗示第Ⅳ对脑神经损伤。单眼复视通常由视网膜或晶状体疾病引起，并且通过针孔镜可校正复视，同时排除心理性的原因。

检查时应该首先确定头部和眼以确保眼在主要注视的位置。眼运动系统有4个组成部分：

(1)追随运动：允许眼固定在移动物体上，并随移动物体平稳运动。要求患者在各个方向上跟随移动目标，如针。

(2)扫视运动：这些运动允许注视从一个目标快速切换到另一个目标。应检查水平和垂直扫视运动。

(3)前庭眼反射：即使头部移动，这种反射也能使注视固定在物体上。它通过使用Doll's Eye Maneuver进行评估。

(4)会聚反应：测试眼睛跟踪物体的能力，因为它接近于调节反射的极限。先要求患者注视远方，然后再注视靠近他们眼睛的检查者的手指。

检查水平和垂直方向上的平滑追随和(自动)扫视运动以确定运动是共轭还是不共轭。不共轭的眼睛运动表明脑干(在眼球运动神经核及其连接水平)、周围神经(第Ⅲ、Ⅳ或Ⅵ对脑神经)、个体眼肌(眼肌病)或神经肌肉接头(重症肌无力或肉毒杆菌中毒)的疾病。眼球运动范围内的一个大的缺陷可以提供足够的诊断信息。然而，在许多情况下，尽管患者有复视主诉，但是在测试眼球运动时没有明显可见的异常。角膜光反射测试可以帮助识别在这些情况下的异常。指导患者注视直接照射在眼里的光。如果眼睛正常排列，角膜表面的反光点大约在角膜中心偏鼻侧1mm。如果一只眼位向内侧倾斜，反光点将向外移位；如果眼位向外偏离，反光点将向内移位。

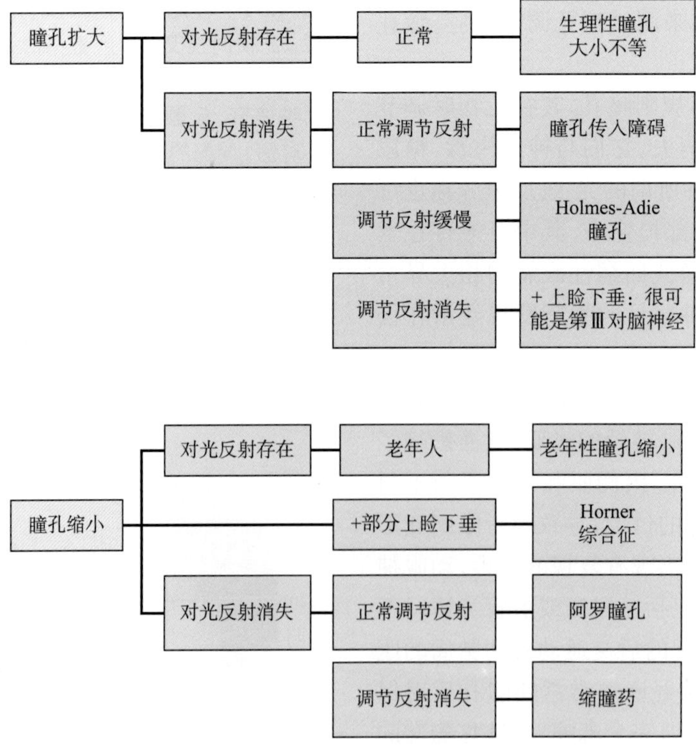

图112-4 瞳孔不等(不对称性)的诊断流程

展神经支配外直肌。滑车神经支配上斜肌，使眼球内旋抑制内收（如当患者试图向下看时）。所有其他肌肉由动眼神经支配（图112-5）。脑干中脑神经的异常通常伴随其他体征，如无力、共济失调或构音障碍。展神经通过颅后窝有上行路径，并且如果颅内压增高将导致其在多个位置受压；因此，展神经麻痹可能是虚假的定位标志。共轭眼球运动是受从脑半球到脑干的内侧纵束的核上通路调节。由出血、梗死或肿瘤引起的大脑半球病变破坏了向对侧的凝视，使得眼"偏向"偏瘫对侧。

脑干的病变导致同侧的共轭麻痹（眼朝向偏瘫侧）。连接动眼神经核和展神经的内侧纵束的病变导致核间眼肌麻痹。在这种情况下，水平凝视时一只眼内收不能和另一只眼外展性的眼球震颤。病变处于内收不能的一侧；双侧病变常见于多发性硬化。表112-1列出了急性眼肌麻痹的主要原因。

5.检眼镜检查

每位患者的视网膜应通过检眼镜进行仔细检查，这提供了不需要扩大瞳孔的眼底放大视图（图112-6）。

（二）单侧视力丧失

一只眼的视力丧失可能由角膜、晶状体、玻璃体、视网膜或视神经的损伤引起。仔细的眼底检查通常会揭示眼和视网膜病变，但视神经的急性病变（视神经炎）可能与视神经盘的异常无关。视神经炎的特征在于视神经的炎症伴有非对称性视觉缺损。视神经盘炎是指视神经的检眼镜检测可观察到的变化；眼球后神经炎指的是在眼底检查中没有可观察到的变化（医生没有看见什么，患者什么都看不到）。

患有视神经炎的患者抱怨在受影响的眼中有视力障碍。视力丧失可能是隐性的，并且只有当未受影响的眼意外看不见时才能意识到。患者经常抱怨眼球运动时出现眶周疼痛。视力损害的演变是高度可变的，在从不到一天到数周的时间内进展。

大多数患者在3～7d将达到最大视力损害。患者可描述其视物模糊或昏暗，颜色可能显得比平时暗淡些或呈灰色。红色去饱和与视神经炎发生相关，可使用Ishihara彩色板检测。在首次检查的患者中，视力可以从几乎20/20到完全失明。视野的检查显示在中央视野25°内的损伤，其中中央和旁中心的暗点是最常见的类型。经常存在传入瞳孔障碍。眼底检查仅在大约一半的患者中发现异常。视盘可能出现充血，

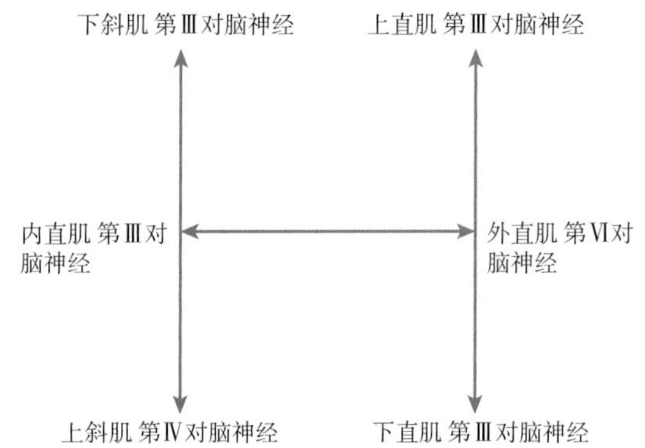

图112-5 眼肌的运动及其神经支配

表112-1 急性眼肌麻痹的主要原因

状态	诊断特征
双边	
肉毒杆菌	污染食物，高海拔烹饪，小学生涉及
重症肌无力	麻痹的波动程度，对氯化腾喜龙（乙基）静脉注射反应
Wernicke脑病	营养不良，硫胺素静脉注射反应
急性多发性脑神经病	前驱呼吸道感染；脑脊液蛋白水平升高
脑干卒中	其他脑干征象
单边	
后交通动脉动脉瘤	第Ⅲ对脑神经，瞳孔涉及
先天性糖尿病	第Ⅲ对或第Ⅵ对脑神经，瞳孔幸免
重症肌无力	第Ⅲ对或第Ⅵ对脑神经，瞳孔幸免
脑干卒中	第Ⅲ对或第Ⅵ对脑神经，瞳孔幸免

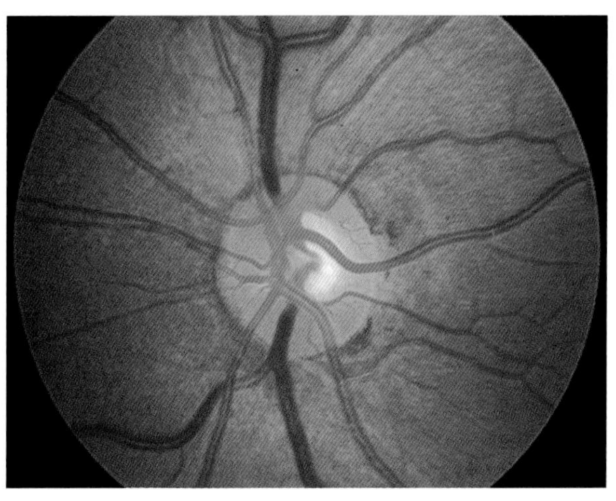

图112-6 正常视盘检查

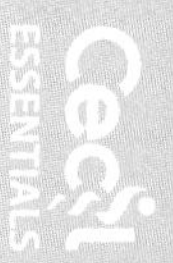

边缘模糊，出血（如果存在）很少，并且出血的情况仅在视盘或围绕视盘的区域发现。视神经炎应及时使用大剂量的静脉皮质类固醇治疗，因为该方法被证实可以缩短恢复的时间。视神经炎的最常见原因是多发性硬化。双侧视神经炎不太常见，可能与广泛的横贯性脊髓炎相关，被称为视神经脊髓炎（NMO）或Devic疾病。最近发现针对与NMO相关的水通道蛋白4（存在于星形胶质细胞和血管内皮细胞上的水通道蛋白）的抗体已经将视神经脊髓炎识别为单独疾病，并出现了不同的治疗方案。NMO抗体是与中枢性脱髓鞘疾病相关的第一种敏感性和特异性的生物标志物。视神经可被源自神经本身的肿瘤或视神经交叉区的肿瘤压迫。病理过程中出现急性视盘水肿常导致继发性视神经萎缩，包括视盘水肿、视神经炎、缺血性视神经病变。比起任何其他原因，青光眼在成年人中导致继发性视神经萎缩较为常见。在有遗传性视神经萎缩的年轻患者中，Leber遗传性视神经病变常常是视神经萎缩的原因；它通常是双边的。

Foster-Kennedy综合征是指一只眼出现视神经萎缩，另一只眼有视盘水肿，继发于肿瘤压迫一侧视神经，引起视神经原发性萎缩和由于肿瘤的存在引起颅内压增高，因而在对侧出现视盘水肿。

缺血性视神经病变以两种形式发生。动脉粥样硬化的变化主要发生在50～70岁，并且没有全身性疾病的证据存在。动脉炎的表现形式通常是巨细胞动脉炎；可能有疾病的全身表现，包括头痛、头皮压痛和广泛性肌痛。实验室评估显示贫血和升高的红细胞沉降率几乎存在于每个动脉炎的患者中。动脉炎患者应使用高剂量的皮质类固醇治疗，以防止永久性的视力丧失。

急性暂时性单眼失明通常是来自颈动脉的粥样斑块引起的一过性黑矇到致中心视网膜动脉栓塞的结果。任何暂时性视力丧失的主诉造成的紧急情况，必须采取措施，通过快速诊断和启动适当的治疗来防止永久性视力丧失。保存视力的实例包括颅内动脉炎的皮质类固醇治疗，急性青光眼的眼内压的降低，以及栓塞性脑血管疾病的颈动脉手术，抗凝或抗血小板治疗。

（三）双目视力丧失

由视神经损伤引起的渐进性双侧视力丧失是罕见的。原因包括Leber遗传性视神经病和营养缺乏的状态。急性短暂双侧视力丧失（视物模糊）可能是由脑肿瘤或特发性颅内高压引起的颅内压增高所导致的，并有严重的视盘水肿。特发性颅内高压，以前称为假性脑瘤，需要迅速检查和治疗，以防止潜在的双侧视力损伤。它通常与高体质指数（BMI）相关，并且在年轻女性中更为常见。维生素A和四环素摄入与该病相关。可能存在单侧或双侧眼外直肌麻痹。影像学检查后，在明显的双侧视盘水肿状态下腰椎穿刺是相对安全的，是少数的几种情况之一。脑形成可能模拟特发性颅内高压的表现，应该进行神经影像学检查。

视辐射或视皮质的双侧损伤导致皮质性失明。瞳孔对光反射正常及眼底检查发现是正常的，患者偶尔可能不知道他或她是盲人（Anton综合征）。患者常常被误诊为具有转化反应。短暂性皮质盲最常见于基底动脉功能不全，但也见于高血压性脑病。视觉现象（如幻视、闪烁暗点）是偏头痛先兆的特征，也可能是血管收缩引起的枕叶血流量降低的反应。动静脉畸形、肿瘤和癫痫可能产生类似的症状，应该通过详细的病史和仔细检查及在适当的影像学检查与具有先兆的偏头痛区分开。

视幻觉是与外部光刺激无关的视觉感觉；视幻觉可以是简单的或复杂的，也可以是局部的或整体的，可能出现在有明显或模糊的感知障碍的患者身上。视幻觉是感知外部刺激中一些特征被扭曲的改变。最简单的视幻觉现象包括闪光（闪光感）、蓝光（光幻视）或闪烁的锯齿线，在瞬时频繁发作或似乎在不断地运动。这些可以由从眼到皮质的视觉通路中的任意位置的功能障碍引起。青光眼、初期视网膜脱离、视网膜缺血或黄斑变性可引起简单的视幻觉。枕叶的病变通常与简单的视幻觉相关；典型的偏头痛是这种简单视幻觉最常见的情况。存在颞叶病变或顶枕联合区病变会频繁出现将人、动物、风景或各种不可描述的场景作为景象的复杂视幻觉。癫痫起源的视幻觉通常是原始性幻视。

二、听力及其损害

（一）听觉功能障碍的症状

听觉系统损害的主要症状是听力丧失和耳鸣。基于病理学的解剖位置，听力损害可以分为传导性、感觉性、混合性或中枢性（图112-7和图112-8）。

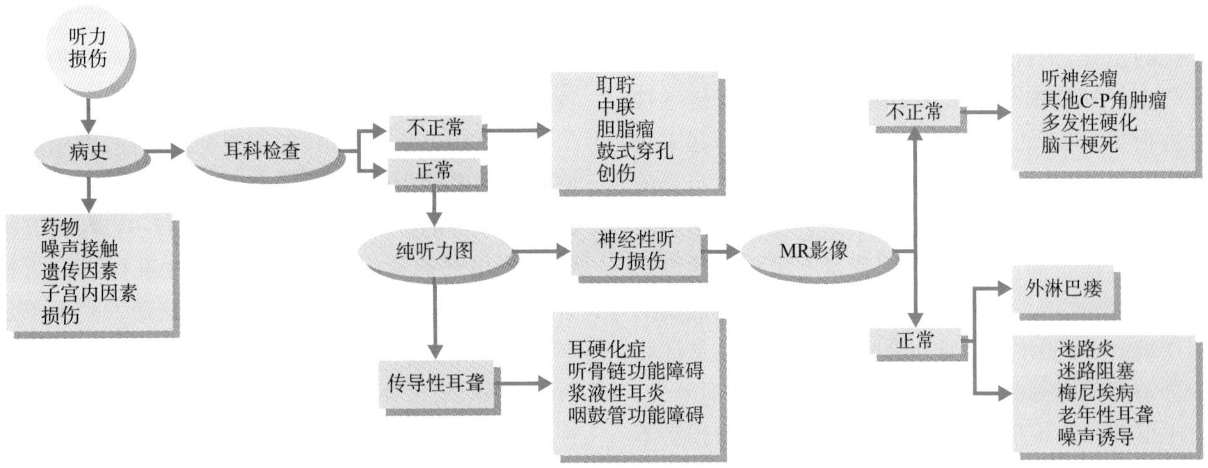

图112-7　耳聋评价(单侧和双侧)。C-P.小脑脑桥;MR.磁共振(资料修改自:Baloh RW:Hearing and equilibrium. In Goldman L, Bennett JC, editors:Cecil textbook of medicine, ed 21, Philadelphia, 1998, WBSaunders, P2250.)

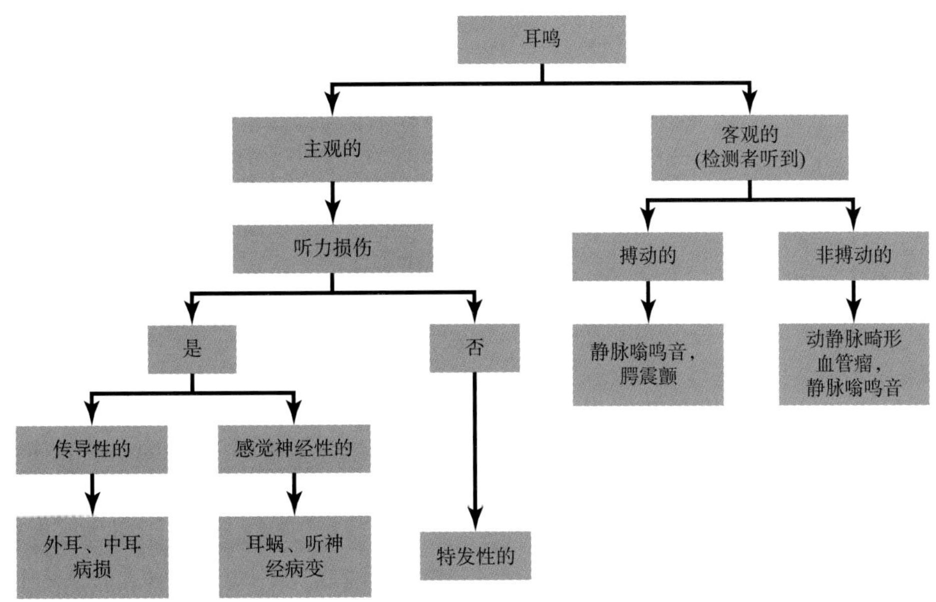

图112-8　耳鸣患者的诊断流程。AVM.动静脉畸形

耳鸣可以是主观的或客观的。传导性听力损伤涉及外耳或中耳的损伤。传导性听力损伤的患者在嘈杂和安静的背景下能听到语音,这是因为他们能听懂任何人的大声讲话。患者的耳朵常常感觉到胀满感,好像被堵住了。如果是单侧耳聋,Weber测试可确定聋的耳朵。感觉性听力损伤通常由耳蜗或前庭蜗神经的听觉部分损害引起。具有感觉性听力损害的患者通常难以听到与背景噪声混淆的言语,并且可能被喧闹的言语惹恼。他们通常听到的低频音比高频音更好。声音失真在感觉性听力损害中很常见。中枢(耳蜗后的)性的听力损害是罕见的,它是由中枢听觉通路的双侧损伤引起,包括耳蜗和背侧橄榄核复合体、下丘、内侧膝状体和在颞叶的听觉皮质。损伤两侧听觉皮质可能导致纯字耳聋,患者选择性地不能区分语言,但能够听到非言语的声音。

耳鸣是指对耳朵里的噪声或银铃般声音的感知,通常是患者(主观的)听到,尽管很少,有时检查者也可以听到声音。对于后者,当检查医生将听诊器放置在患者的外耳道时,即可以听到所谓的主观耳鸣声。与心跳同步并脉动的耳鸣表明头或颈中有血管异常(见图120-7)。动脉瘤、动静脉畸形和血管肿瘤可产生这种类型的耳鸣。仅由患者听见的主观性耳鸣可涉及外耳道、鼓膜、小骨、耳蜗、听觉神经、脑

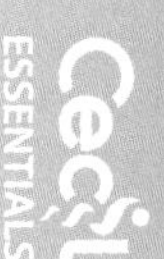

干和皮质的损伤。耳鸣的特征通常不能帮助确定受干扰的位置。为此，必须依赖相关的症状和体征。当耳鸣由外耳或中耳的损伤引起时，通常伴有传导性听力损害。患者可能会抱怨他或她的声音听起来很空洞，而其他的声音却听不清楚了。因为患者自身的环境噪声的遮掩效应消失，所以患者可能被正常的肌肉声音如咀嚼、眼的紧密闭合或下颌紧闭的声音干扰。与梅尼埃综合征相关的特征性耳鸣是低调的和连续的，在强度上是波动的。通常，耳鸣在急性眩晕之前立即变得非常响亮，然后在眩晕发作后消失。由中枢神经系统损伤产生的耳鸣通常与听力损害不相关，但几乎总是与其他神经症状和体征相关。高剂量水杨酸盐常常导致耳鸣。

（二）听觉系统的检查

在语音范围内的听力损害的快速测试是观察对不同强度（耳语、对话和呼喊）的语音命令的反应。检查时，检查者必须防止患者阅读他或她的唇语。还应该使用高频刺激，如手表滴答声，因为感觉性听力损害通常仅涉及较高频率。音叉测试允许对已知频率的纯音听力水平进行粗略评估。林纳测试通过空气传导和骨传导将患者的听力进行比较。一个512-cps音叉首先紧靠乳突，直到声音消失。然后将其放置在离耳1in处。正常的受试者可以通过空气传导听到音叉的声音大约是骨传导的两倍。如果通过骨传导的听力时间比通过空气传导的听力时间更长，则提示传导性听力损害。韦伯试验通过两只耳朵的骨传导来比较患者的听力。音叉放在前额的中心，患者被问到他或她所听到的声音的位置。正常受试者在头部中心听到，单侧传导性损害的患者在受影响的一侧听到，具有感觉性听力损害的患者在损伤的相反侧听到。耳镜检查可以揭示耳垢是影响传导性听力损失的原因。

（三）听力损害的原因

通常与年龄增长相关的双侧听力损害称为老年性耳聋。老年性耳聋不是一个单独的疾病，而是代表老化对听觉系统的多种影响。老年性耳聋可能包括传导性和中枢性的功能障碍，尽管衰老最稳定的影响是在耳蜗的感觉细胞和神经元上；但结果显示，较高的音调较早地丢失。耳硬化症是骨迷路的疾病，通常通过固定镫骨并由此产生传导性听力损害来表现。70%的临床耳硬化症患者在11～30岁出现听力损害。在约50%的病例中有耳硬化的家族史。镫骨切除术是将假体替换镫骨的过程，在校正听力损害的传导部分是有效的。

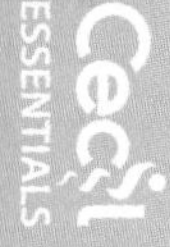

病变在小脑脑桥角，如前庭神经鞘瘤，常引起单侧听力损害的缓慢进展（表112-2）；症状是由在管道狭窄区域中的神经压迫引起的（图112-9）。与前庭神经鞘瘤相关的最常见的症状是慢性进行性听力损害和由耳蜗神经压迫引起的耳鸣。眩晕发生于不足20%的患者，但约50%的患者主诉失调或不平衡。在听神经旁，最常累及受压的脑神经是面神经和三叉神经。受影响侧的角膜反射消失通常是第一个临床征兆。在大多数情况下的治疗是手术切除。

梅尼埃综合征（内淋巴水肿）的特征在于波动的听力损伤和耳鸣，偶发性眩晕，以及耳的胀满感或压力感。通常，患者产生胀满感和压力感及一侧耳听力下降和耳鸣。眩晕迅速出现，在数分钟内达到最大强度，然后在接下来的数小时内缓慢减弱。在急性眩晕发作后的数天，患者通常存在站立不稳和头晕的感觉。在早期阶段，听力损伤是完全可逆的，在后期阶段，残留听力损伤仍然存在。高达50%的梅尼埃综合征患者经常具有阳性家族史，表明遗传性易感因素。梅尼埃综合征的诊断关键是具有特征性临床病史的患者波动的听力水平。膜迷路积水的药物治疗包括饮食钠盐限制和口服利尿剂。

急性单侧耳聋通常由耳蜗的损伤引起，并且可能由病毒或细菌性迷路炎或小脑前下动脉区血管闭塞引起。外淋巴瘘可导致突发性单侧耳聋，通常与耳鸣和眩晕相关。引起急性不可逆的双侧听力损害的药物包括氨基糖苷类、顺铂和呋塞米。水杨酸盐可引起可逆性听力损害和耳鸣。

（四）听力损伤的治疗

最好的治疗是预防，特别是在嘈杂环境中工作的人适当地使用耳塞。助听器有助于传导性听力损

表112-2 急性单侧性感觉性耳聋

耳蜗	耳蜗后
特发性（85%）	脱髓鞘
外伤	前庭神经鞘瘤（通常是逐渐出现）
梅尼埃病	脑卒中
神经莱姆病	
梅毒	
自体免疫性疾病	

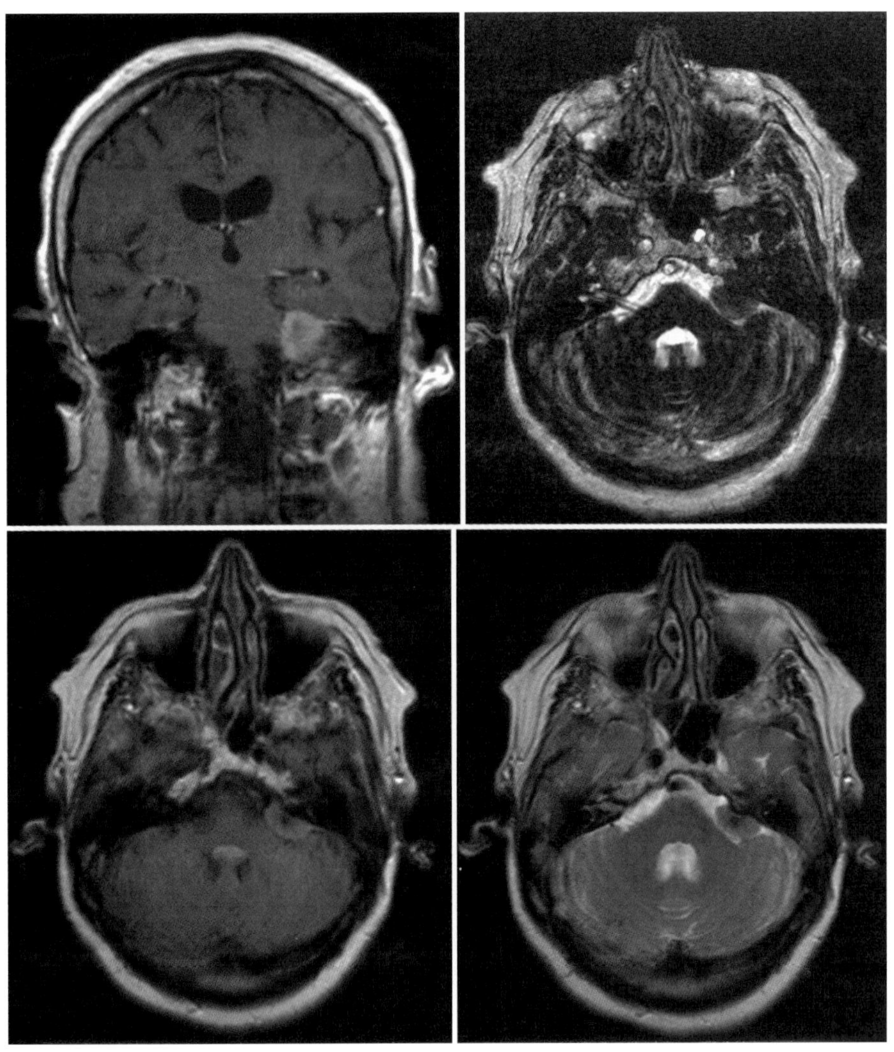

图112-9 脑的磁共振成像扫描显示左小脑脑桥角肿瘤的冠状位和轴向视图，与神经鞘瘤一致

害的患者，耳蜗植入的发展可以使感觉性听力损害的患者获益。

（五）展望

光学相干断层扫描（OCT）是评估视网膜层厚度的新兴技术。该技术已经用于多发性硬化的研究。它已被用于将视网膜层厚度与多发性硬化的严重程度相关联。这可能对这一领域的未来研究有重要的影响。

关于该主题的深入讨论，请参阅《西氏内科学》（第25版）第423章“视觉系统的疾病”和第424章“神经-眼科学”。

推荐阅读

Drori T, Chapman J: Diagnosis and classification of neuromyelitis optica (Devic's syndrome), Autoimmune Rev 13:531–533, 2014.

Toosy AT, Mason DF, Miller DH: Optic neuritis, Lancet Neurol 13:83–99, 2014.

第113章

头晕和眩晕

著　者　Kevin A. Kerber
译　者　杜雪蓓　审校者　章军建

一、定义和流行病学

头晕是一种常见的术语，患者常描述的症状包括眩晕、头昏、定向障碍或不平衡。其他更模糊的症状也常常被标记为"头晕"。眩晕是一种运动错觉的术语，通常有旋转感。定义头晕类型的问题是指当描述头晕时，患者常常主诉的含义不一致。此外，头晕的类型通常不能充分区分疾病。大约30%的人报告有某种令人困扰的头晕类型。

二、病理学

导致头晕的病理可以源于身体的多个系统。了解前庭系统和常见周围性前庭疾病在评价头晕患者中具有核心作用。这是因为将良性周围性前庭疾病与局灶性脑病变区别开来是困难的。前庭神经系统是造成混乱的常见原因。许多临床医生认为在没有运动、感觉或语言障碍的情况下有"外周"原因，但这种认识是有缺陷的。一种更有效的"方法"是将具有高度特异病史和检查特征的三种常见外周前庭障碍进行比较，以用于临床实践。当特定的外周前庭障碍不适合时，则必须考虑其他潜在的病因。

三、前庭系统的基本概念

外周前庭系统保持对大脑的输入平衡。输入则连接内耳和眼球运动的回路，即前庭眼反射(VOR)。起正常作用的VOR对于平衡和在移动时保持清晰的视觉是重要的。当由损伤(如前庭神经炎)或异常刺激(如良性阵发性位置性眩晕)引起不平衡时，将会发生眩晕。前庭系统不平衡的征象是眼球震颤：眼在相反方向上的慢相和快相的运动。病变的位置决定眼球震颤的模式(表113-1)。半规管水平的功能障碍导致受半规管平面影响的眼球震颤。因此，垂直的半规管管道(即后部和前部管道)中的问题导致垂直和旋转性眼球震颤，而水平管道中的问题导致水平眼球震颤。在前庭神经水平，产生混合-旋转性眼球震颤，因为来自半规管的所有信号输入在该水平处汇聚并且来自垂直半规管的信号大部分彼此抵消。虽然一些规则适用，但由于中枢前庭系统的病变，眼球运动的方式及损伤路径变得不那么容易预测。纯粹垂直(上跳或下跳)自发性眼球震颤，双向注视诱发眼球震颤(向左看，向左眼震；向右看，向右眼震)和持续向下跳动的位置性眼球震颤是中枢功能障碍的表现(表113-1)。

前庭障碍的另一个特征是阳性的甩头试验。具有完整VOR的人在头部向一侧进行简单的、小幅度的加速度运动之后眼球出现静止的、直向前的目标凝视。一侧前庭受损的人在同侧上失去这种反射，因为眼睛会随着头部移动，在快速头部运动之后，眼睛需要重新运动(即"扫视")回到注视目标。这种所谓的"追踪"或"矫正"扫视在床边很容易理解，并提示前庭传入神经阻滞。

四、临床表现

患者通常表现为急性持续性眩晕，反复的自发性发作或反复的位置性发作。较不常见的是，患者存在慢性持续眩晕。体检是评估的关键步骤。如果一般检查没有结果，则焦点应转移到眼球运动检查，因为前庭障碍会具有高度特征性的发现，特别是关于眼球震颤的类型和模式（表113-1）。听力应该用一个音叉或手指摩擦来测试。

五、鉴别诊断

鉴别诊断通常可以分类如下：外周前庭障碍，中枢神经系统疾病，一般内科疾病（如贫血、代谢紊乱、焦虑症）或慢性其他未定义的疾病。有三种常见的外周前庭疾病：前庭神经炎、梅尼埃病和良性阵发性位置性眩晕（BPPV）。对这三种疾病的理解是重要的，因为每一种都是头晕表现的主要考虑因素（表113-2）。此外，这些疾病是涉及外周前庭系统的大多数病理学的原型。

前庭神经炎表现为严重眩晕、恶心和失平衡的突然发作，没有其他神经症状。该病症是由前庭神经的病毒性感染引起的，类似于贝尔麻痹。在检查时，可以看到急性外周前庭眼球震颤的模式（表113-2）。进一步甩头试验在患耳侧为阳性。进一步支持前庭神经定位。如果眼球震颤随着凝视改变方向（即向左

表113-1 常见眼震的类型和模式

类型	模式	定位	主要原因
自发性	单侧	前庭神经	前庭神经炎
	水平，略带旋转	少见于脑干	少见于卒中
	向上跳动	脑	卒中
	向下跳动		
	单纯扭转		
凝视诱发	单侧	前庭神经	前庭神经炎（恢复状态）
	双侧	脑	卒中
			小脑综合征
			药物副作用*
位置性	暴发性的向上跳动扭转（DH）	后SCC	BPPV
	水平性（仰卧位测试）	水平SCC或更低，常见于脑干	BPPV，脑干病变
	持续向下跳动	脑	Chiari畸形，小脑变性

注：BPPV.良性阵发性位置性眩晕；DH.Dix-Hallpike位置测试；SCC.半规管。

*最常见的是抗癫痫药。

表113-2 常见头晕类别

	急性持续眩晕	反复自发性发作	反复位置性发作
首要考虑	前庭神经炎	梅尼埃病	BPPV
主要特征	持续眩晕，单向水平性眼球震颤*，甩头试验阳性†	持续数小时，单侧听力损害	位置触发，发作时间短暂（<1min） Dix-Hallpike 变位性眼震试验-旋转暴发性眼震，Epley耳石手法复位‡
警示征象	其他CNS特征，其他模式的眼球震颤，不平衡为主要症状，胸痛，心血管危险因素	其他CNS特征，CNS模式的眼球震颤，不平衡为主要症状，发作持续只有数分钟，胸痛，心血管危险因素，近期发作，渐强模式	其他CNS特征，CNS模式的眼球震颤
其他考虑	脑卒中，心肌梗死，代谢紊乱，脱髓鞘发生	TIA，心律失常，偏头痛，惊恐发作	水平或前半规管BPPV，偏头痛，Chiari畸形，颅后窝肿瘤，直立性低血压

注：BPPV.良性阵发性位置性眩晕；CNS.中枢神经系统；TIA.短暂性脑缺血发作。

*这种眼球震颤从来不改变方向。注视快速相位的方向将增加眼球震颤的速度，而注视相反方向将降低眼球震颤的速度。

†甩头试验在患耳侧为阳性，其与眼球震颤快速相位的方向相反。

‡这些特征适用于源自后半规管的BPPV。

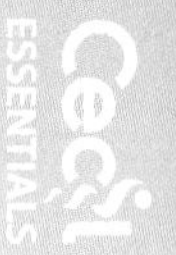

看，向左跳动；然后向右看，向右跳动），那么前庭神经炎则不是诊断，因为这些发现定位于中枢神经系统。小脑或脑干的小卒中可以在很大程度上类似前庭神经炎。

梅尼埃病的特征在于反复发作的眩晕、恶心和失平衡，通常持续数小时；必须存在突出的听觉特征来做出诊断。在早期，听觉症状随着眩晕的发作而波动，但后来它们变成固定症状。听觉症状在发作时几乎总是单侧的，包括听力损害、呼啸的耳鸣或一只耳严重的胀满感。如果发作是短暂的（即数分钟而不是数小时），则应考虑短暂性脑缺血发作。偏头痛的头晕也还可以在很大程度上类似梅尼埃病。

BPPV患者由头部运动引起的眩晕是非常短暂的（<1min）；最常见的是倾斜的头部向上看，在上床或下床时，或者在床上翻身时出现。任何原因的眩晕可能在某些运动后恶化，但是BPPV的眩晕由某些运动触发。最常见的BPPV发生在耳石进入内耳道后。使用Dix-Hallpike试验在床边鉴定后垂直半规管BPPV（图113-1）。Dix-Hallpike测试的阳性表现为耳石在半规管中移动并导致持续20～30s的暴发性上升旋转性眼球震颤。BPPV少见于由水平半规管中的耳石引起，并且非常罕见于前半规管。当耳石位于这些其他半规管中的一个时，眼球震颤的模式不同于后半规管BPPV的模式，亦如手法复位治疗BPPV。位置性眩晕和眼球震颤在偏头痛患者中很常见。如果在DTX-Hallpike试验中见到持续向下的眼球震颤，那么中枢神经系统原因（如Chiari畸形、小脑肿瘤或小脑变性）应该加以考虑。

如果患者主诉不平衡作为主要症状并具有步态障碍，则有以下的原因应加以考虑：卒中（如果发作

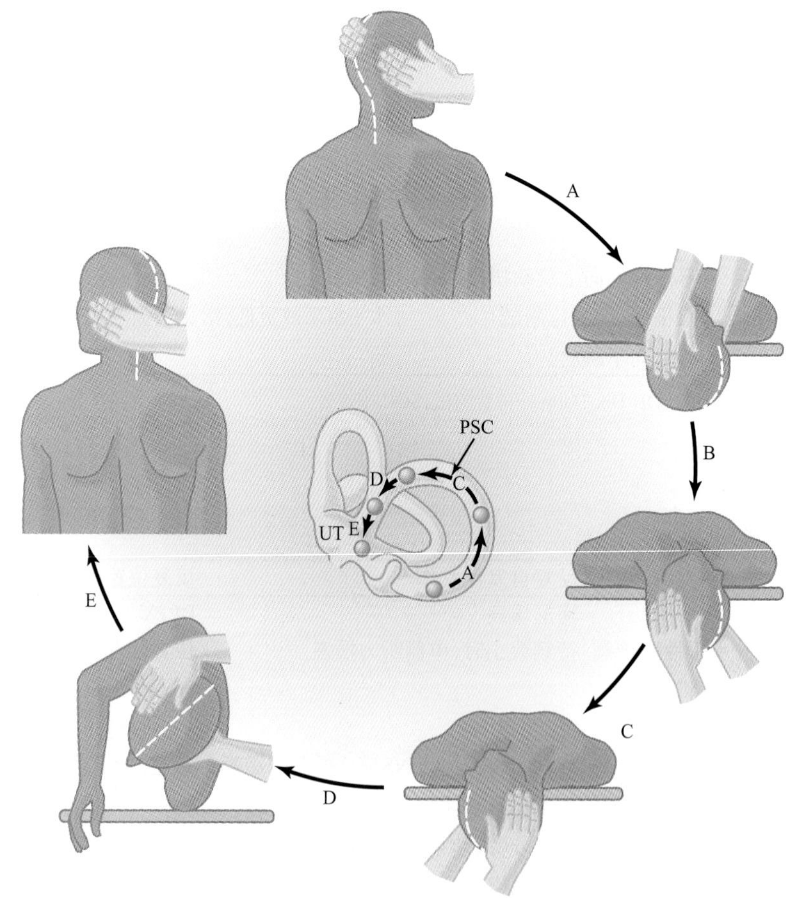

图113-1 用于良性阵发性位置性眩晕的手法复位，其设计用于将内淋巴碎片移出右耳的后半规管（PSC）并进入小囊（UT）。患者取坐位，患者的头部向右转45°（A）。然后头部迅速下降到水平线以下（B）。检查者移动手的位置（C），并且患者的头部在相反方向上快速旋转90°，因此它现在指向左边45°，并保持30s（D）。患者翻向左侧而头相对于身体来说并未转动，并且坐起之前在该位置保持30s（E）。重复治疗，直到消除眼球震颤。对于治疗左耳，该程序相反（资料修改自：Foster CA, Baloh RW: Episodic vertigo.In Rakel RE, editor: Conn's Current Therapy, Philadelphia, 1995, WBSaunders.）

是急性的)、肌肉骨骼疾病、周围神经病变、双侧前庭病变(常常可归因于耳毒性,特别是庆大霉素),或涉及小脑的神经退行性疾病。如果没有确定特定的外周前庭疾病,并且神经系统检查是正常的,则应考虑一般内科原因。药物列表应该仔细检查,因为头晕是一种常见的药物副作用。头晕可以是焦虑和惊恐障碍的突出症状。前庭偏头痛应该对任何头晕表现进行鉴别诊断。当这些都不符合时,检查结果是正常的,并且症状已超过数月,患者可能有慢性头晕——通常被认为是良性超敏反应障碍。

六、治疗

前庭康复是对前庭神经炎患者的治疗选择。如果梅尼埃病被诊断,那么低盐饮食或利尿剂可以减轻发作的频率。然而,这些治疗都不具有确定的疗效。消融外科手术适合于难治性梅尼埃病。涉及后半规管的BPPV治疗是Epley描述的高度有效和指导支持的复位手法(见图113-1)。慢性头晕的患者可以从生活方式的改变(如锻炼、优化睡眠和饮食及压力控制)中受益,给予偏头痛预防剂是合理的,但其对头晕的效果尚未确定。使用抗组胺药、苯二氮䓬类药物或止吐药可以有效地控制急性症状。然而,这些药物不适合长期治疗方案。

七、预后

头晕的患者预后通常是好的。主要目标是确定有危险疾病的高危患者,缓解急性症状,并采取适当的措施以减少复发的可能性。

推荐阅读

Baloh RW, Kerber KA, Honrubia V: Clinical Neurophysiology of the Vestibular System, ed 4, New York, 2011, Oxford University Press.

Fife TD, Iverson DJ, Lempert T, et al: Practice parameter: Therapies for benign paroxysmal positional vertigo (an evidence-based review): Report of the Quality Standards Subcommittee of the American Academy of Neurology, Neurology 70:2067–2074, 2008(Accompanying video clips are accessible at www.aan.com/go/practice/guidelines.).

第114章

运动系统功能障碍

著　者　Kevin M. Biglan
译　者　王　丽　审校者　彭丹涛

一、引言

运动系统广义分为锥体系统和锥体外系统。锥体系统是单神经元系统，它起源于额叶的初级运动皮质，经白质投射，聚集形成内囊；然后穿过脑干（中脑大脑脚、脑桥基底部和延髓锥体——大多数神经元交叉形成皮质脊髓束），最终突触终止在脊髓前角运动神经元（图114-1）。锥体外系统主要由基底神经节和小脑组成，在多种神经反馈环路作用下，为锥体系提供协调和整合信息。基底神经节（图114-2）和小脑（图114-3）的组成及其环路影响并调节运动皮质的随意运动。

运动系统的疾病影响锥体系统和锥体外系统。运动功能障碍患者的诊断依靠仔细的询问病史和详细的体格检查，准确定位受累的神经解剖区域。

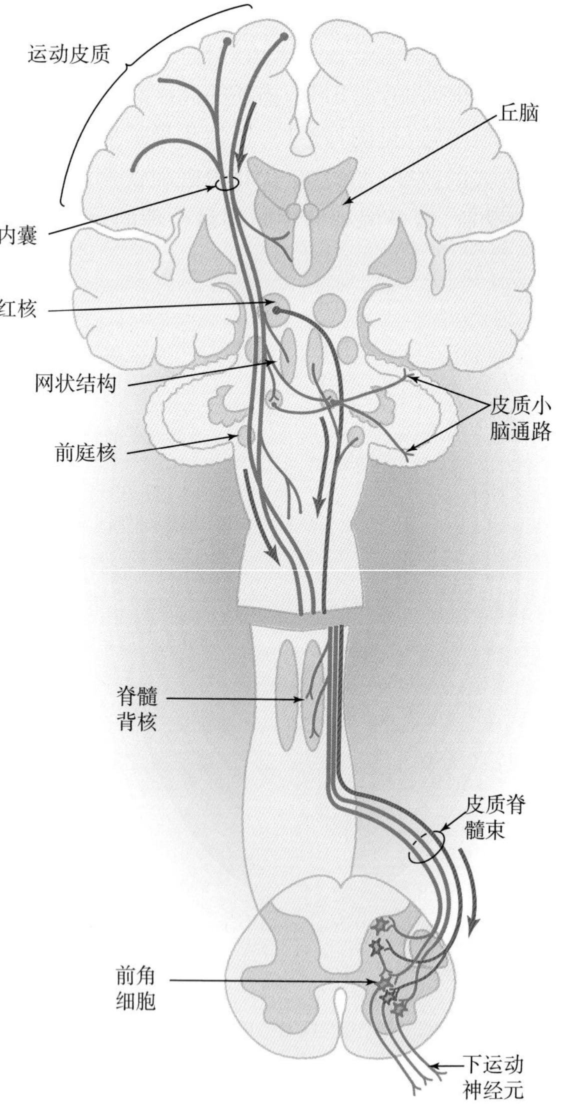

图114-1　正常人体随意运动系统

二、运动系统疾病的症状和体征

表114-1概括了疾病的神经解剖定位和疾病水平相关的特征性的症状与体征。虽然“虚弱乏力”是一个常见主诉，但它可以发生在任何运动系统疾病中，体格检查通常不能证实乏力的存在，因此不利于定位诊断。此外，不知不觉中发作的乏力可能被患者完全忽视。有些患者可能主诉感觉麻木、肢体不灵活、不协调或疲劳。平衡和步态异常也是常见表现。患者肢体远端的乏力可能会主诉精细动作受损，如系纽扣、开罐/开门、书写困难，走路跌跌撞撞或绊倒。上肢近端的乏力将导致难以完成抬举过头部的任务，包括洗头和化妆。下肢近端乏力往往表现为上楼梯或从坐位站起困难。球部乏力表现为构音障碍

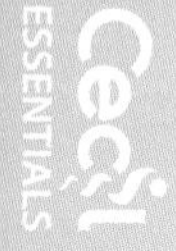

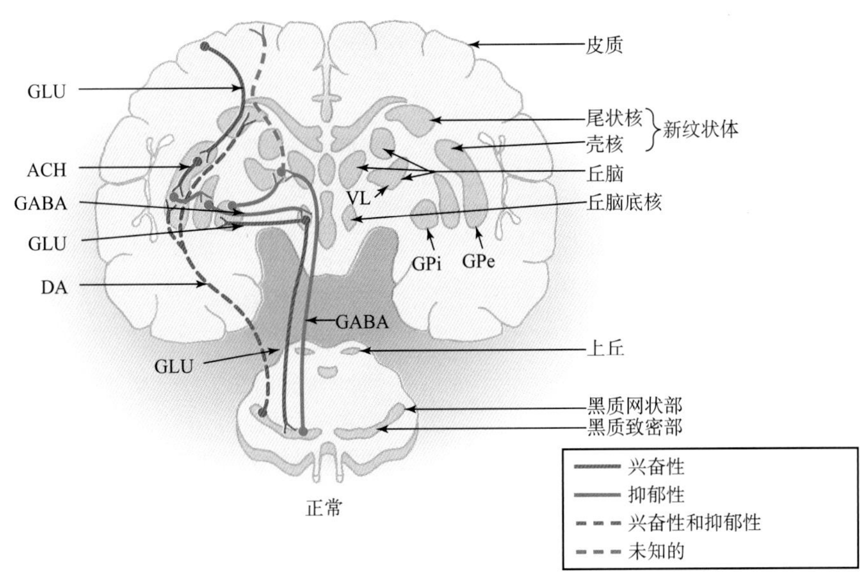

图114-2　基底核及其连接的解剖学。反馈环路从大脑前额区到基底核，然后从基底核经丘脑回到运动皮质，最后调节皮质脊髓束下行运动系统。ACH.乙酰胆碱；DA.多巴胺；GABA.γ-氨基丁酸；GLU.谷氨酸；GP.苍白球（e.外侧的；i.内侧的）；VL.腹外侧的（资料来源：Jankovic J： The extrapyramidal disorders： Introduction.In Goldman L，Bennett JC，editors： Cecil Textbook of Medicine，ed 21，Philadelphia，2000，Saunders，p 2078.）

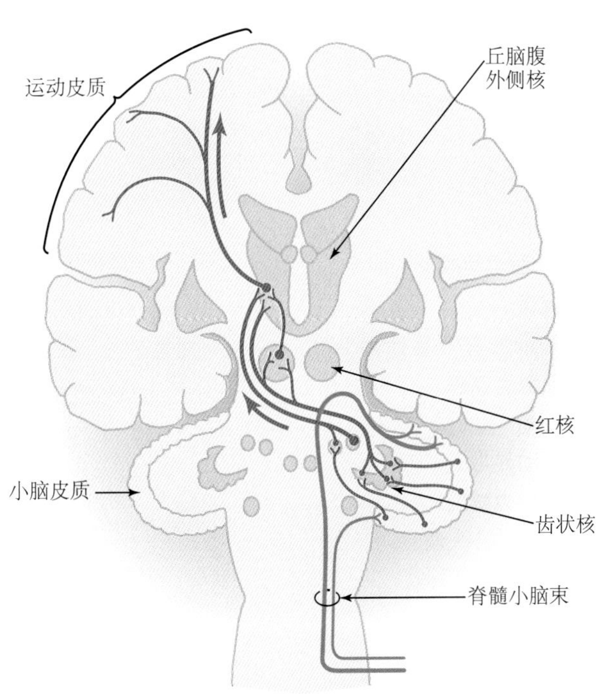

图114-3　皮质小脑环路。主要从脊髓小脑束传入小脑，经过中脑和丘脑传入运动皮质

和吞咽困难，可能出现在各种运动系统疾病，常常可以为鉴别诊断提供重要线索。不自主运动可能反映基底神经节的疾病，但与乏力类似，患者的感觉可能不明显。因此，观察者提供的信息是有益的。主诉广泛的运动不协调，包括言语不利、精细动作不协调和步态不稳，提示小脑功能障碍。

三、中枢性运动系统功能障碍的体征

影响运动系统的中枢神经系统疾病分为锥体束（上运动神经元）、基底核和小脑异常。各自表现出独特的临床体征，然而可能出现重叠症状，提示为弥漫性疾病。

累及运动皮质和延髓锥体交叉之前皮质下白质的上运动神经元病变与对侧的无力相关，而延髓及交叉后的脊髓内的皮质脊髓束病变引起同侧的无力。两者都是与上运动神经元关联的体征。脊髓的病变可能累及下行的皮质脊髓束和起始于前角的外周运动神经元，混合出现病变节段以下的上运动神经元功能障碍和病变节段的下运动神经元功能障碍。上运动神经元功能障碍引起远端大于近端的无力，痉挛性肌张力增高，伴有阵挛的腱反射亢进和病理反射（巴宾斯基征），肌肉萎缩少见或没有。急性脊髓损伤病初可引起弛缓性瘫痪、腱反射消失，最终发展成典型的上运动神经元综合征。

表114-1 运动系统功能障碍症状和体征的神经解剖定位

神经解剖定位	症状	体征
中枢神经系统		
锥体束		
皮质	无力	偏瘫或局灶性无力
	皮质症状(如失语)	痉挛状态
		Babinski征阳性
		其他皮质体征
皮质下	单独的无力/笨拙	面部和肢体偏瘫
		痉挛状态
		Babinski征阳性
		没有皮质体征
脑干	无力	面部和肢体交叉性瘫痪
	球部症状	痉挛状态
	嗜睡	Babinski征阳性
		脑神经体征(如核间性眼肌麻痹)
		小脑体征
		意识障碍
脊髓	无力	截瘫>偏瘫
	感觉缺失,感觉异常/减退	感觉平面
	步态不稳和跌倒	没有球部体征
	背痛	Babinski征阳性
	尿便障碍	Hoffman征阳性
基底核	步态改变,步态不稳及跌倒	声调异常(僵硬)
	声音改变	姿势异常
	随意运动损害	姿势不稳
	不随意运动	步态异常
	行为改变	异动/运动减少
		震颤
		舞蹈/投掷/手足徐动
		肌张力障碍
		抽动
小脑	步态不稳和跌倒	眼动异常
	言语含糊	肌张力减低
	意向性震颤	步态共济失调
	不协调	蹒跚步态
		爆破性构音障碍
		辨距不良
		意向性震颤
		过指
		拮抗运动不能
		反击征
		测定异常

续表

神经解剖定位	症状	体征
周围神经系统		
神经根	肢体/躯干的放射性疼痛	神经根分布区运动和感觉联合障碍
	局灶性感觉缺失，感觉异常，感觉减退	神经根分布区腱反射减弱
	局灶性无力	肌肉萎缩
神经丛	局灶性感觉缺失，单个肢体感觉异常，感觉减退	受累多个神经根及多个神经分布区运动和感觉联合障碍
	单个肢体局灶性无力	受累多个神经根分布区腱反射减弱
	腰骶丛病变出现排尿排便障碍	肌肉萎缩
周围神经	多神经病	远端显著无力
	远端/双侧感觉缺失，感觉异常，感觉减退	袜套-手套样感觉缺失
	远端/上升性双侧无力	腱反射减弱
	单神经病	肌张力减低
	局部疼痛和感觉症状	肌肉萎缩
神经肌肉接头	波动性无力	球部无力
	在白天或体力活动中无力加重	腱反射正常
	复视	肌肉体积正常
	言语不清	易疲劳的无力
	无感觉症状	感觉查体正常
肌肉	近端较远端严重的无力	近端无力
	肌痛	肌张力和体积正常
	无感觉症状	腱反射正常

基底核有重要的运动调节功能，参与运动的规划、启动和执行。通过各种通路与初级运动皮质联系，促进随意运动，抑制非随意运动。基底核功能障碍通常引起运动障碍，特征性表现是随意运动不同程度损害，与肌肉无力不相关，而且经常伴有不自主运动。声调失调常见且多变，语言和姿势通常受累。患者在清醒时可能有不自主运动，但睡眠中消失，很少有例外。患者可见步态障碍和姿势不稳。

小脑持续监控肌肉、关节运动皮质的传入信号，协调计划的动作，通过传出投射调节运动皮质的活动，从而调控精细运动。引起小脑体征的障碍可能是来自小脑功能的直接损害或损害小脑的传入和传出通路。小脑疾病引起的体征是调控运动的反射动作困难。眼球运动异常包括凝视诱发方波急跳、平稳跟踪分裂、快速扫视过度和眼球震颤。特征性的语言模式是爆破性构音障碍，表现为语音和语速调节异常，语音韵律也受到影响。随意运动不规则，并且幅度、速度和节律不协调。可能出现持续的姿势性震颤，长期维持某姿势震颤幅度增加。定向运动时肢体随意运动位置不规则（辨距不良），如指鼻或跟膝胫试验。意向性震颤（接近目标时震颤幅度增加）是小脑功能障碍的特征性表现。患者调节肌肉收缩困难，当检查者推动患者肢体时，要求患者保持肢体姿势不动，肌肉回跳的力量增加，或者肌肉收缩阻力突然移开时，察觉运动的能力下降。

四、周围性运动系统功能障碍的体征

周围性运动系统功能障碍反映运动单位的疾病：前角细胞、周围神经、神经肌肉接头和肌肉。这些部位都可能与无力、肌肉萎缩、肌张力下降、腱反射减弱、肌束震颤和颤动相关。前角细胞疾病引起纯运动障碍，伴有显著的肌萎缩和明显的肌束震颤。奇怪的是，前角细胞病最常见的病因（肌萎缩侧索硬化症）与上、下运动神经元综合征都相关：患者表现为无力、肌肉萎缩伴痉挛，并且肌肉的牵张反射增强。运动神经元通过神经根离开脊髓，在肢体多个根结合形成神经丛，然后每个周围神经支配特定的肌肉。神经根、神经丛和周围神经的病变通常与无力及其支配区域的感觉症状相关，腱反射减弱或消失。无力、感觉和反射的检查分布有助于准确定位。周围神经疾病可能累及单个神经（如腕管综合征的正中神经）或多个神经（如糖尿病多发性神经病变）。前者通常出现运动和感觉联合损害。然而，后者偶见纯运动神经病。多神经病通常与远端的运动和感觉梯度异常相关，缓慢或迅速上升取决于潜在的病因。

神经肌肉接头障碍的特点是波动性的无力和易疲劳性。通常肌张力和腱反射不受累，除了兰伯特-伊顿综合征的腱反射减弱或消失。肌肉容积和感觉都被保留。在检查中，患者可能表现出易疲劳的软弱无力，休息后力量可恢复。球部症状和体征可以表现为显著的鼻音、各种眼球运动异常、上睑下垂、颈部无力。

典型的肌肉疾病引起肢体近端大于远端的无力。包涵体肌炎和强直性肌营养不良症例外，以远端无力为主。肌肉疾病，尤其是中毒性或炎症性肌病，可能与肌肉痛和肌肉触诊压痛相关。腱反射正常或轻微减弱，感觉被保留。

五、锥体束障碍的鉴别诊断

任何累及神经系统的疾病都可能引起锥体束功能障碍。由脑卒中、肿瘤、感染、创伤、炎症和脱髓鞘疾病造成的结构性病变可导致锥体束功能障碍，不同的表现取决于潜在的疾病过程和非运动系统受累。这些疾病在其他部分讨论。

遗传性痉挛性截瘫（HSP）是一组罕见的、有异质性的家族遗传性疾病，能造成进行性的锥体束功能障碍，临床表现为痉挛性轻截瘫。

六、周围性运动系统障碍的鉴别诊断

与锥体束功能障碍类似，由肿瘤直接浸润、感染、创伤、炎症和脱髓鞘过程造成的病变都有可能影响周围运动系统。此外，特定的遗传性和后天变性疾病也可能累及周围运动系统（参见第121～123章）。

七、运动障碍

运动障碍是一组与基底核功能障碍相关的异质性疾病。运动障碍是指非随意性异常运动，被称为运动现象，也被用于描述一组不自主的以异常运动为特征的综合征。与大多数癫痫发作相比，不自主运动发生在患者清醒时，但在睡眠中消失。

运动障碍分为运动过多和运动过少两类。运动过多包括震颤、舞蹈、肌张力障碍、抽动、肌阵挛和其他不自主运动等。运动过少包括以自发运动减少（运动不能）、动作幅度减小和运动速度减慢（运动迟缓）为特征的帕金森相关疾病。虽然这种分类方法有助于区分患者的异常运动，但是许多运动障碍疾病既有运动过多表现，也有运动过少表现。原发性（特发性）帕金森病是典型的运动过少性运动障碍，但60%以上的患者伴有震颤样运动过多。同样，亨廷顿舞蹈病是典型的运动过多性运动障碍，伴有随意运动迟缓。

（一）帕金森综合征

帕金森综合征（Parkinsonism）是最常见的锥体外系疾病，主要表现为运动迟缓、肌僵直、震颤和姿势不稳。帕金森综合征的病因包括多种退行性疾病、药物、毒素和系统性疾病。表114-2总结了帕金森综合征的鉴别诊断。

1.原发性帕金森病

原发性帕金森病是大多数帕金森综合征患者最常见病因，是仅次于阿尔茨海默病的第二大常见的成人神经变性疾病。平均发病年龄是60岁左右，患病率随年龄增长而增高，男性稍多于女性。PD的运动症状由向纹状体投射的中脑黑质致密部中多巴胺能神经元选择性缺失所致。PD的病理标志是神经元胞质内出现嗜酸性包涵体，称为路易小体，主要成分是α-突触核蛋白。

表114-2 帕金森综合征的鉴别诊断

变性/遗传原因	原发性帕金森病
	多系统萎缩
	进行性核上性麻痹
	路易体痴呆
	皮质基底核变性
	伴有帕金森综合征的额颞叶痴呆
	亨廷顿舞蹈病
	肝豆状核变性
	多巴反应性肌张力障碍
	泛酸激酶相关性神经变性病
继发原因	多巴胺受体阻滞药物（如抗精神病药、甲氧氯普胺、奋乃静）
	突触前多巴胺耗竭药物（丁苯那嗪）
	脑血管病
	中毒（MPTP、锰、一氧化碳）

注：MPTP.1-甲基-4-苯-1,2,3,6-四氢吡啶。

临床上，PD以运动症状为主要特征，主要表现为不对称性肌强直、运动迟缓、静止性震颤和姿势不稳。然而，PD的次要特征是非运动症状（面部表情减少、语音变低、吞咽困难、字体过小和前屈姿势）、自主神经功能障碍（直立性低血压、便秘、尿频和体温调节功能受损）、精神行为症状（抑郁、焦虑和精神错乱）、认知障碍、痴呆、睡眠障碍（睡眠结构受损、不安腿综合征、REM睡眠行为障碍）和感觉症状等非运动症状。

最近诊断PD的支持指标包括成人单侧起病、持续不对称性运动症状和左旋多巴治疗运动症状有效。此外，病史或体格检查可能发现一些"警示征象"，提示为不典型或继发性帕金森综合征（表114-3）。然而，最近多巴胺转运体（DAT）SPECT显像已获批辅助PD的鉴别诊断，尤其是具有帕金森样表现的药物所致的帕金森综合征和原发性震颤。多巴胺转运体（DAT）位于多巴胺神经元突触前膜，其功能是将释放至突触间隙的多巴胺再摄取回突触前。因此，DAT显像可用于间接测量黑质-纹状体的神经元密度。PD患者的黑质-纹状体神经元丢失是不对称的；多巴胺转运体显像的特征是纹状体中多巴胺转运蛋白信号不对称降低。遗憾的是，该显像方法不能鉴别帕金森病和非典型帕金森综合征。

已确定一些引起帕金森病的单基因突变。α-突触核蛋白（SNCA）、富含亮氨酸重复激酶2（LRRK2）、空泡分选蛋白35（VPS35）和真核翻译起始因子4γ（EIF4G1）突变与常染色体显性遗传的帕金森病相关。成年发病的帕金森病患者中约2%为常染色体显性遗传，在某些人群中，由于奠基者效应，帕金森病患病率较高。常染色体隐性遗传的致病单基因包括*parkin*、PTEN诱导激酶1（*PINK1*）和帕金森蛋白7（*DJ-1*），常见于45岁之前发病的家系。上述遗传学研究进展表明溶酶体通路和蛋白降解通路损伤在帕金森病发病机制中起重要作用。

帕金森病是一种缓慢进展、可致残的疾病。尚无减缓疾病进展的治疗方法，但是正在努力进行疾病修饰疗法。运动症状的治疗可降低致残率并改善功能（表114-4）。主要的治疗是左旋多巴，多巴胺的前体，与多巴脱羧酶抑制剂合用可显著增加进入中枢神经系统的左旋多巴，又可减少全身的不良反应。其他对症治疗包括刺激脑内多巴胺受体或抑制左旋多巴和多巴胺的分解（表114-4）。这些对症治疗方法在病程早期有效，然而随着疾病不断进展，可并发运动症状波动、药物引起的异动症和精神症状。

2.非典型帕金森综合征

非典型帕金森综合征或帕金森叠加综合征指的是一组遗传性和散发性神经变性疾病。其特征是帕金森病样表现，对多巴胺能药物治疗反应衰退较快或无反应。最常见的是多系统萎缩（MSA）、进行性核上性麻痹（PSP）、路易体痴呆（DLB）和皮质基底

表114-3 帕金森病诊断"警示征象"

临床或病史"警示征象"	提示诊断
早期姿势不稳及跌倒	PSP、MSA、CBD、DLB、血管病
早期吞咽困难	PSP、CBD
早期或自发的幻觉	DLB
早期痴呆或PD病前出现痴呆	DLB
早期或严重的自主神经功能障碍	MSA
锥体束和（或）小脑体征	MSA
抗精神病药物暴露	迟发性或药物所致帕金森综合征
急性起病和（或）非进行性	血管病

注：CBD.皮质基底核变性；DLB.路易体痴呆；MSA.多系统萎缩；PSP.进行性核上性麻痹。

表114-4 帕金森病的治疗药物

抗胆碱能药物
- 苯海索（安坦）
- 苯扎托品

多巴胺前体（结合外周芳香族氨基酸脱羧酶抑制剂）
- 卡比多巴-左旋多巴（息宁、息宁控释片、parcopa）（常规，控释片，口腔速崩片）
- 苄丝肼-左旋多巴（美多芭）（欧洲销售）

多巴胺受体激动剂
- 阿扑吗啡（apokyn）（短效注射剂）溴隐亭（parlodel）
- 普拉克索（mirapex）
- 罗替戈汀（neupro）（透皮贴剂）
- 罗匹尼罗（requip、requip XR）

单胺氧化酶B（MAO-B）抑制剂
- 司来吉兰（丙炔苯丙胺）（carbex、eldepryl、zelapar）
- 雷沙吉兰（azilect）

儿茶酚-氧位-甲基转移酶（COMT）抑制剂
- 托卡朋（tasmar）
- 恩他卡朋（comtan）

儿茶酚-氧位-甲基转移酶（COMT）抑制剂-卡比多巴-左旋多巴复方制剂
- 恩他卡朋-卡比多巴-左旋多巴（stalevo）

核变性(CBD)。

多系统萎缩(MSA)是一组散发的神经系统变性疾病，临床特征为帕金森综合征、自主神经功能障碍、小脑功能障碍和锥体外系症状不同程度的重叠组合。以前MSA分为3个不同的临床亚型：帕金森综合征为主的黑质-纹状体变性、小脑功能障碍为主的橄榄-脑桥-小脑萎缩和自主神经功能障碍为主的夏-德综合征，直立性低血压尤为显著。α-突触核蛋白阳性神经元包涵体是这些疾病共同的神经病理学标志。目前依据主要临床症状和体征分为MSA-帕金森型或MSA-小脑型。MSA-自主神经型是以自主神经功能障碍为主要表现。虽然MSA比较罕见，却是非典型帕金森综合征中最常见的疾病之一，总体发病率为0.6/10万，并随年龄增长而增高。该病致命性强，虽然偶尔会看到较长病程，平均生存期为7～9年。尚无特效治疗，主要以对症治疗为主。有些患者可能对多巴胺能药物治疗部分有效，推荐以帕金森症状为主要表现的患者服用左旋多巴。可以通过对症治疗改善自主神经症状来解决直立性低血压、便秘、膀胱症状(参见第110章)。

进行性核上性麻痹是一种进行性加重的疾病，早期表现为步态不稳易摔倒、吞咽困难突出、言语困难进展为非流利性失语、痴呆和核上性凝视麻痹。诊断后平均生存期为5年。核上性凝视麻痹的特征是垂直方向凝视麻痹重于水平方向，头眼反射存在。早期凝视麻痹可表现为方波急跳、快速扫视困难和视动性眼球震颤试验快相异常。患者睁大眼注视，还可出现眼睑迟落。与PD屈曲姿势和不对称相反，进行性核上性麻痹患者躯干呈伸展姿势，轴性肌肉强直较四肢的对称性肌张力增高更显著。大约20%的患者可能对左旋多巴治疗有一定程度的改善。

路易体痴呆是继阿尔茨海默病后第二个最常见的引起痴呆的变性病。其临床特征为帕金森症状，运动症状前或1年内出现痴呆、精神症状，早期跌倒和波动性认知障碍。运动障碍与帕金森病难以鉴别。多巴胺能药物治疗相关的精神症状风险增高，抗精神病药物治疗可能会加重帕金森症状甚至死亡。因此，管理这些患者比较棘手。

皮质基底核变性是一种罕见的异质性疾病，其特征是呈现明显不对称性帕金森病样表现、局限性肢体肌张力障碍、皮质感觉缺失、异己肢现象和肌阵挛。然而，它可能出现皮质认知障碍症状并且有进行性核上性麻痹的特点。该病不断进展且致命，以对症治疗为主。

3.继发性帕金森综合征

继发性帕金森综合征的病因很多，包括药物、毒素、脑血管病。任何可以降低脑内多巴胺、直接阻滞突触后多巴胺受体(如抗精神病药)或耗竭突触前多巴胺储备(如丁苯那嗪)的药物都可引起药物性帕金森综合征。经常用于治疗胃轻瘫的甲氧氯普胺(胃复安)是一种常见的致病药物，由于其多巴胺阻滞效应可能被忽视。药物所致的帕金森综合征常常是不对称的，难以与帕金森病鉴别。治疗包括停用相关药物，症状逐渐消失可能需要数月。即便如此，暴露于多巴胺阻断剂的患者还可能出现迟发性帕金森综合征(即药物所致的帕金森综合征停药后持续存在)。DAT-SPECT显像可用于药物性或迟发性帕金森综合征与帕金森病的鉴别。

脑血管疾病是继发性帕金森综合征的常见原因。震颤在血管性帕金森综合征并不常见；主要的临床表现是下肢运动迟缓和起步困难。患者发病前可能有临床急性脑卒中病史；然而，很多患者可能存在血管病危险因素及运动缓慢下降的病史。

(二)震颤

震颤是指身体的一部分有节律的抖动。震颤按其分布(如声音、肢体)及发作时是静止、持续姿势(维持)或活动状态分类。动作性震颤可以进一步列入意向性震颤，即接近目标时震颤加剧。意向性震颤是小脑疾病的典型特征。震颤有多种病因，包括药物、酒精、毒品戒断、全身性疾病(如甲状腺功能亢进)、脑损伤或是神经变性疾病的一部分。

原发性震颤是最常见的运动障碍之一，也是震颤的最常见原因。原发性震颤的全球患病率为2%～4%，随着年龄的增长而增加，临床特点是上肢姿势性震颤。意向性震颤伴随疾病发展，可能会致残。常见头部和声音受累。轻度帕金森病样表现(如静止性震颤、动作发僵)可能与早期帕金森病鉴别困难。该疾病通常为家族性常染色体显性遗传，并随着酒精摄入而改善。普萘洛尔和扑米酮有相似的作用(表114-5)。

(三)舞蹈病

舞蹈病的特点是一种快速的、不规则的、无目的且无节律的不自主的运动，起于一侧身体部分，再蔓延至对侧，通常与手足徐动症、投掷相关。这些情况连续存在，一侧近端大幅度的投掷样舞蹈动作，中间小幅度的随意舞蹈动作，远端以缓慢扭动为特征的手足徐动症。舞蹈病常继发的各种临床表现详见表114-6。

引起舞蹈病的许多病因反映出基底核，尤其是纹状体广泛而多样的受累进程。通常舞蹈病可能是遗传性疾病的主要表现，也可能是由于各种共患疾病、药物、毒素或结构性异常继发的获得性基底核损伤。表114-7总结了根据遗传和获得性原因分类的各种舞蹈病的鉴别诊断。

（四）亨廷顿舞蹈病

亨廷顿舞蹈病（HD）是一种常染色体显性遗传、逐渐进展、致残且致命的神经变性疾病。它是遗传性成人期起病的舞蹈病最常见原因。致病基因*IT-15*定位于4号染色体短臂，由多个三核苷酸重复序列CAG组成。该三核苷酸重复序列不稳定，异常扩增造成突变。

HD可在任何年龄起病，高发年龄为35～40岁，生存期为发病后10～20年。发病年龄和疾病的进展速度与CAG重复序列拷贝长度成反比。青少年期发病且疾病快速进展的重复序列最长。

HD的三大临床特征包括锥体外系运动障碍、进行性的认知能力下降（痴呆）和大量的精神行为症状。90%的HD患者有典型的舞蹈样运动表现，认知功能障碍长期存在，典型的表现为选择性精神运动、执行功能和视空间能力受损，进展为广泛高级皮质功能损害的少见。自从George Huntington医生报道“精神异常和自杀倾向”起，已公认精神病为HD的重要特征。

20岁前发病的少年型HD典型的表型是强直少动、父系遗传和舞蹈样动作不明显。10岁前发病的HD基因通常是父系遗传，20岁以前发病的父系遗传占优势（父系：母系≈3：1）。

HD的神经病理学特征是神经元选择性的损伤，尤其是纹状体的尾状核和壳核受累。显微镜下，本病的病理标志是自纹状体投射到苍白球外侧的中等大小多棘神经元最早缺失。然而，HD与各种运动的表型相关，是典型的舞蹈病样疾病，也是成人遗传性舞蹈病最常见的原因。此外，HD是最重要的成年型遗传病之一。HD是第一个被确定为三核苷酸异常重复所致的疾病，并作为成人发病神经变性疾病的实验模型。

表114-5 原发性震颤的治疗

一线用药	普萘洛尔
	扑米酮
二线用药	托吡酯
	唑尼沙胺
	苯二氮䓬类
	其他β受体阻滞剂
	加巴喷丁/普瑞巴林
药物治疗无效	肉毒毒素注射
	脑深部电刺激

表114-6 舞蹈病次要特征

手足徐动	远端肢体缓慢扭转运动
投掷	近端肢体快速抛掷样运动
运动倒错	随意运动中掺入不随意运动（如交叉放腿、调整眼镜）
运动保持困难	伸舌同时进行“挤奶女工的抓握”动作，无法保持前一动作
部分可抑制	暂时主动控制减少不自主运动严重程度的能力
深部腱反射改变	腱反射消失或钟摆样
步态障碍	不规则或舞蹈样步态

（五）类亨廷顿病表型

约10%的常染色体显性遗传HD样疾病患者不携带HD遗传因子，包括脊髓小脑共济失调（SCA）17型、Friedreich共济失调、类HD2和家族性朊蛋白病（类HD1）。鉴别诊断包括齿状核红核苍白球路易体萎缩症（DRPLA）、SCA 1～3和神经铁蛋白变性病。可能存在一种良性的常染色体显性遗传舞蹈病，为良性家族性舞蹈病，没有明显的精神行为或认知损害。

（六）肝豆状核变性

肝豆状核变性是一种罕见的常染色体隐性遗传性铜代谢性疾病，铜蓄积造成神经和肝功能损害，这会导致多种运动障碍，包括舞蹈样运动、肌张力障碍、帕金森综合征和震颤，其中肌张力障碍和震颤最常见。约50%的患者发病时以运动障碍为突出表现，其余表现为肝疾病。平均发病年龄为20岁，很少发生在40岁以后。不治疗必定致命，早期治疗临床预后更好，因此应高度疑诊此病。确定诊断依据是在尿铜增高或活检证实肝铜增高的情况下，角膜K-F环阳性。

表114-7 舞蹈病的鉴别诊断

遗传病	常染色体显性遗传	亨廷顿舞蹈病
		脊髓小脑共济失调(SCA17、SCA1～3)
		DRPLA
		神经铁蛋白病
		良性家族性舞蹈病
	常染色体隐性遗传	神经棘红细胞增多症
		肝豆状核变性
		共济失调(弗里德赖希共济失调、共济失调毛细血管扩张症、共济失调伴眼动失用)
		脑铁沉积相关疾病(如PKAN)
	X连锁	麦克劳德综合征
		莱施-尼汉综合征
获得性/散发性	药物	直接副作用
		迟发性运动障碍
	免疫介导	小舞蹈病
		系统性红斑狼疮
		抗磷脂抗体综合征
		血管炎
		副肿瘤性(*CRMP5*基因,抗Hu)
	传染性	HIV/AIDS
		变异型克-雅病
		神经梅毒
	内分泌	甲状腺功能亢进
		妊娠性舞蹈病
	代谢性	高血糖症
		电解质紊乱
		获得性肝性脑病
	血管性	基底核梗死/出血
	其他	真性红细胞增多症
		心脏旁路手术后
		多发性硬化
		散发性神经变性疾病

注:DRPLA.齿状核红核苍白球路易体萎缩症;PKAN.泛酸激酶相关性神经变性病;SCA.脊髓小脑共济失调。

虽然在有症状的患者中血清铜蓝蛋白通常是低的,但它不是决定性的指标,还必须通过眼科筛查K-F环、测定24h尿铜或肝活检来确诊。治疗以驱铜药物为主,如锌制剂、曲恩汀、四硫钼酸盐和青霉胺(因后者毒性作用大,应用较前减少)。

(七)小舞蹈病

小舞蹈病又称风湿性舞蹈病,是儿童舞蹈样症状最常见的原因之一,是由A型链球菌感染所致的免疫并发症。一般在急性链球菌感染后数月急性出现舞蹈样症状,通常不对称,除了舞蹈症还可出现行为异常。也可能出现风湿热的其他特征表现,疑诊此病的儿童应接受超声心动图检查。治疗包括抗潜在的感染,处理风湿热的并发症和支持治疗。对于大多数患者来说,一般1年内症状逐渐消失。有风湿病史的女性患者可能会出现成人型舞蹈病,常见于妊娠期间(妊娠舞蹈病)或是雌激素治疗的副作用。

(八)药物性及迟发性运动障碍

许多药物与舞蹈病相关。帕金森病患者应用左旋多巴引起异动症是药物性舞蹈病最常见的直接原因。迟发性运动障碍是应用多巴胺受体阻断剂治疗的晚期并发症,通常由抗精神病药物诱发,其特征性表现是舞蹈样运动。老年、女性和使用大剂量抗精神病药物与该并发症风险增加相关。尽管停止致病药物以阻止病情恶化至关重要，约2/3的患者症状仍持续存在，治疗非常困难。

（九）肌张力障碍

肌张力障碍是一类异质性的运动障碍性疾病，特点是肌肉持续收缩引起扭转动作、姿势异常和重复动作。肌张力障碍的分类困难，在过去的时间里经历了多次的修改，目前根据发病年龄、分布（局灶性或全身性）、伴随的神经系统体征和已知病因分类。至少有23种不同的基因突变与肌张力障碍相关。通常明确的突变不能准确地预测表型。儿童期起病的肌张力障碍往往有潜在的遗传因素，趋向全身性，病情更严重；而成年期起病的颈部局限性肌张力障碍（如颈部肌张力障碍）往往没有明确的遗传因素，一般不进展。

目前成年期起病的局灶型肌张力障碍是临床最常见的肌张力障碍，其中颈部肌张力障碍最常见，其次是累及面部和下颌肌肉（眼睑痉挛、口下颌肌张力障碍或合并存在）的局灶型肌张力障碍，喉部和肢体肌张力障碍比较少见。成年期起病的肢体肌张力障碍通常具有任务特异性；仅在特定的随意动作时出现肌张力障碍（如书写痉挛、音乐家肌张力障碍）。这种任务特异性可能会随着时间消失，甚至在休息时也会出现肌张力障碍。成年期起病的非任务特异性的局灶型肢体肌张力障碍可能是帕金森综合征和帕金森病的早期表现。

*TOR1A*基因突变是早发全身型肌张力障碍最常见的病因。DYT1型是常染色体显性遗传疾病，其外显率为30%，通常在儿童期发病（10～15岁），表现为运动时出现局部肢体肌张力障碍而起病，快速进展为全身型肌张力障碍，通常无头颈段受累。在儿童期起病的肌张力障碍患者中，不到50%的非犹太人DYT1阳性，大约80%的犹太人DYT1阳性。

多巴反应性肌张力障碍比较罕见，是儿童期起病的肌张力障碍的重要原因。该病是常染色体显性遗传，外显率为30%，女性多于男性。临床特点是下肢肌张力障碍，帕金森样症状和症状的昼间变化，即清晨刚起床时肌张力障碍较轻，白天逐渐加重，晚上睡眠中改善。顾名思义，对左旋多巴治疗敏感。目前该病经常被误诊或未接受治疗，因此儿童期起病的肌张力障碍患者应接受左旋多巴试验性治疗。

肌阵挛性肌张力障碍综合征是一种常染色体显性遗传病，表现为酒精反应性肌阵挛和肌张力障碍。通常表现为局灶性肌张力障碍，如颈部肌张力障碍和书写痉挛。通常在20岁之前起病，并且常见精神症状。

快发病性肌张力障碍——帕金森综合征是一种罕见的常染色体显性遗传病，外显率低，在数小时至数周内快速发病，表现为头面部和肢体肌张力障碍、构音障碍、运动迟缓和姿势不稳。疾病早期进展后趋于稳定。快速起病和触发的应激因素包括情感创伤或体力消耗，经常被误诊为躯体化障碍。

肌张力障碍的治疗包括口服药物和局部A型肉毒毒素注射综合治疗。口服药物包括抗胆碱能类药物、苯二氮䓬类药物和肌肉松弛药物。最近报道脑深部电刺激治疗各种原因引起的肌张力障碍效果显著。

（十）抽动秽语综合征

抽动是迅速、刻板、非节律性运动或发声。患者可以模仿许多正常动作和运动障碍，而其他的活动和运动功能正常。抽动与一种无法抑制的冲动或感觉相关，抽动发作可暂时减少，这是其主要的鉴别特征。抽动可受意志控制，但是抑制抽动导致冲动增加和反弹，抽动加重。儿童抽动症非常常见，短暂的轻症患者不需要治疗。

抽动秽语综合征（TS）是一种抽动性疾病，从儿童期开始，运动和发音抽动持续一年以上。约50%的TS患者还有强迫症和（或）注意力缺乏等障碍，这些共病往往比抽动更突出。大多数患者成年后症状部分或全部消失。需要治疗影响日常生活能力的抽动和共病症状。将行为疗法（抽动的综合行为干预）、口服药物和肉毒毒素注射相结合可有效减轻症状。成年期仍持续的特殊病例可能接受脑深部电刺激治疗有效。

八、小脑共济失调

共济失调是小脑功能损害或小脑的传入和传出通路受损造成的一组异质性疾病。由脑发育异常引起的结构性病变，如脑卒中、肿瘤、感染、外伤、炎症和脱髓鞘疾病经常会影响小脑的功能，从而表现出小脑症状和体征。表114-8总结了遗传性和获得性共济失调疾病的鉴别诊断。

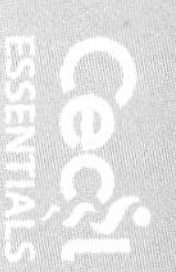

表114-8　小脑共济失调的鉴别诊断

遗传病	常染色体显性遗传	脊髓小脑共济失调
		发作性共济失调
		DRPLA
	常染色体隐性遗传	弗里德赖希共济失调
		共济失调毛细血管扩张症
		共济失调伴眼动失用
		共济失调伴维生素E缺乏
	X连锁	脆性X-震颤共济失调综合征
	线粒体病	聚合酶γ(POLG)
获得性/散发性	药物/毒物	酒精
		苯妥英钠
		氟尿嘧啶
		重金属
		一氧化碳
	发育	小脑扁桃体下疝畸形
		Dandy-Walker 畸形
		脑桥小脑发育不良
	免疫介导	副肿瘤性(抗Hu/Yo/Ri)
		儿童病毒感染后
		贝赫切特病
	传染性	HIV/AIDS
		PML
		CJD
		莱姆病
	代谢性	维生素B_1缺乏(韦尼克脑病)
		维生素E/维生素B_{12}缺乏
		甲状腺疾病
	血管性	脑梗死/出血
	肿瘤	原发及转移瘤
		副肿瘤性(抗Hu/Yo/Ri)
	其他	MSA-小脑型
		多发性硬化

注：CJD.克-雅病；DRPLA.齿状核红核苍白球路易体萎缩症；MSA.多系统萎缩；PML.进行性多灶性白质脑病。

(一)遗传性共济失调

遗传性共济失调的主要特征为进行性加重的共济失调和步态障碍。常染色体显性遗传性脊髓小脑共济失调(SCA)可能表现为单纯的小脑综合征或伴有其他锥体外系、锥体系、认知或行为症状。通常成人期发病，基因突变复杂多样，包括三核苷酸重复序列、非编码区的突变和点突变。许多常见的脊髓小脑性共济失调和已确定的新发突变的基因检测快速且持续发展。目前尚无阻止疾病进展的特效治疗，对症治疗有限。

脆性X智力低下基因(*FMR1*)包含的(CCG)三核苷酸重复序列异常扩展大于200拷贝的称为全突变，与男孩的精神发育迟滞相关。最近发现脆性X相关震颤/共济失调综合征(FXTAS)是由*FMR1*基因的前突变(重复次数增多到55～200拷贝)导致的成年期起病的神经变性疾病。临床上，受累男性患者表现为进行性加重的意向性震颤和共济失调。认为脆性X相关震颤/共济失调综合征是晚发性共济失调最常见的遗传原因。该疾病主要是对症治疗，其可导致残疾进行性加重。

常染色体隐性遗传性共济失调是儿童期发病的罕见疾病。在这类疾病中，弗里德赖希共济失调(FA)最常见且最典型。该病是由9号染色体上不稳定的GAA三核苷酸重复异常扩展所致。临床特点是儿童期起病的步态共济失调和动作笨拙。共济失调综合反映了脊髓小脑变性和外周感觉缺失。继发于锥体束功能障碍的Frank无力是晚期并发症。常伴有心肌病、糖尿病和骨骼畸形等非神经系统的表现增加了该病的患病率和死亡率。由于突变可识别，受累系统较少且临床症状较轻的晚发型FA已被确定。因此，在成人起病的散发性共济失调鉴别诊断中应该考虑到弗里德赖希共济失调。

维生素E缺乏的共济失调儿童期起病，具有弗里德赖希共济失调表型。大剂量维生素E治疗可减缓神经系统症状进展。所有表现为弗里德赖希共济失调症状和体征的患儿，基因检测阴性后，都应考虑维生素E缺乏的共济失调。

(二)散发性/获得性共济失调

没有家族病史、隐性起病的小脑共济失调诊断非常困难，需要考虑酒精滥用、中毒、多系统萎缩和线粒体疾病等。

急性或亚急性起病的共济失调最常见于脑血管病、脱髓鞘疾病或肿瘤的直接/间接影响。副肿瘤性小脑变性是最常见的神经系统副肿瘤综合征，与妇科肿瘤、乳腺癌、肺癌或淋巴瘤相关。存在各种抗神经元抗体，但是抗Hu/Yo/Ri 抗体是最常见的。小脑综合征往往早于肿瘤被发现。治疗原发肿瘤和血浆置换可能有效。

吸收不良继发的维生素B_{12}和维生素E缺乏引起后索感觉障碍，可出现共济失调步态。在某些临床情况中，急性步态共济失调的鉴别诊断还需考虑由硫胺素缺乏引起的韦尼克脑病。

推荐阅读

Aarsland D, Påhlhagen S, Ballard CG, et al: Depression in Parkinson disease—epidemiology, mechanisms and management, Nat Rev Neurol 8(1):35–47, 2011.

Abdo WF, van de Warrenburg BP, Burn DJ, et al: The clinical approach to movement disorders, Nat Rev Neurol 6:29–37, 2010.

Albanese A, Bhatia K, Bressman SB, et al: Phenomenology and Classification of Dystonia: A Consensus Update, Mov Disord 28:863–873, 2013.

Anheim M, Tranchant C, Koenig M: The autosomal recessive cerebellar ataxias, N Engl J Med 366:636–646, 2012.

Armstrong MJ, Miyasaki JM: Evidence-based guideline: pharmacologic treatment of chorea in Huntington disease: Report of the Guideline Development Subcommittee of the American Academy of Neurology, Neurology 79:597–603, 2012.

Barker RA, Barrett J, Mason SL, et al: Fetal dopaminergic transplantation trials and the future of neural grafting in Parkinson's disease, Lancet Neurol 12(1):84–91, 2013.

Beato R, Maia DP, Teixeira AL Jr, et al: Executive functioning in adult patients with Sydenham's chorea, Mov Disord 25:853–857, 2010.

Berardelli A, Wenning GK, Antonini A, et al: EFNS/MDS-ES/ENS recommendations for the diagnosis of Parkinson's disease, Eur J Neurol 20(1):16–34, 2013.

Charlesworth G, Bhatia KP, Wood NW: The genetics of dystonia: new twists in an old tale, Brain 136(Pt 7):2017–2037, 2013.

Finsterer J, Löscher W, Quasthoff S, et al: Hereditary spastic paraplegias with autosomal dominant, recessive, X-linked, or maternal trait of inheritance, J Neurol Sci 318(1–2):1–18, 2012.

Fox SH, Katzenschlager R, Lim SY, et al: The Movement Disorder Society Evidence-Based Medicine Review Update: Treatments for the motor symptoms of Parkinson's disease, Mov Disord 26(Suppl 3):S2–S41, 2011.

Garcia-Borreguero D, Ferini-Strambi L, Kohnen R, et al: European guidelines on management of restless legs syndrome: report of a joint task force by the European Federation of Neurological Societies, the European Neurological Society and the European Sleep Research Society, Eur J Neurol 19(11):1385–1396, 2012.

Hauser RA, Cantillon M, Pourcher E, et al: Preladenant in patients with Parkinson's disease and motor fluctuations: a phase 2, double-blind, randomised trial, Lancet Neurol 10:221–229, 2011.

Jellinger KA: Neuropathology of sporadic Parkinson's disease: evaluation and changes of concepts, Mov Disord 27(1):8–30, 2012.

Jinnah HA, Berardelli A, Comella C, et al: The focal dystonias: Current views and challenges for future research, Mov Disord 28(7):926–943, 2013.

Kehagia AA, Barker RA, Robbins TW: Cognitive impairment in Parkinson's disease: the dual syndrome hypothesis, Neurodegener Dis 11(2):79–92, 2013.

Kieburtz K, Wunderle KB: Parkinson's disease: evidence for environmental risk factors, Mov Disord 28(1):8–13, 2013.

Killoran A, Biglan KM, Jankovic J, et al: Characterization of the Huntington intermediate CAG repeat expansion phenotype in PHAROS, Neurology 80(22):2022–2027, 2013.

Knight T, Steeves T, Day L, et al: Prevalence of tic disorders: a systematic review and meta-analysis, Pediatr Neurol 47(2):77–90, 2012.

Kordower JH, Bjorklund A: Trophic factor gene therapy for Parkinson's disease, Mov Disord 28(1):96–109, 2013.

Lee JM, Ramos EM, Lee JH, et al: CAG repeat expansion in Huntington disease determines age at onset in a fully dominant fashion, Neurology 78:690–695, 2012.

Lipsman N, Schwartz ML, Huang Y, et al: MR-guided focused ultrasound thalamotomy for essential tremor: a proof-of-concept study, Lancet Neurol 12(5):462–468, 2013.

Okun MS: Deep-brain stimulation for Parkinson's disease, N Engl J Med 367(16):1529–1538, 2012.

Olanow CW, Schapira AH: Therapeutic prospects for Parkinson disease, Ann Neurol 74(3):337–347, 2013.

Parkinson MH, Boesch S, Nachbauer W, et al: Clinical features of Friedreich's ataxia: classical and atypical phenotypes, J Neurochem 126(Suppl 1):103–117, 2013.

Phukan J, Albanese A, Gasser T, et al: Primary dystonia and dystonia-plus syndromes: clinical characteristics, diagnosis, and pathogenesis, Lancet Neurol 10(12):1074–1085, 2011.

Pringsheim T, Wiltshire K, Day L, et al: The incidence and prevalence of Huntington's disease: a systematic review and meta-analysis, Mov Disord 27(9):1083–1091, 2012.

Sailer A, Houlden H: Recent advances in the genetics of cerebellar ataxias, Curr Neurol Neurosci Rep 12(3):227–236, 2012.

Scahill L, Woods DW, Himle MB, et al: Current controversies on the role of behavior therapy in Tourette syndrome, Mov Disord 28:1179–1183, 2013.

Seibyl J, Russell D, Jennings D, et al: Neuroimaging over the course of Parkinson's disease: from early detection of the at-risk patient to improving pharmacotherapy of later-stage disease, Semin Nucl Med 42:406–414, 2012.

Seppi K, Weintraub D, Coelho M, et al: The Movement Disorder Society Evidence-Based Medicine Review Update: Treatments for the non-motor symptoms of Parkinson's disease, Mov Disord 26(Suppl 3):S42–S80, 2011.

Tabrizi SJ, Scahill RI, Owen G, et al: Predictors of phenotypic progression and disease onset in premanifest and early-stage Huntington's disease in the TRACK-HD study: analysis of 36-month observational data, Lancet Neurol 12(7):637–649, 2013.

Trinh J, Farrer M: Advances in the genetics of Parkinson disease, Nat Rev Neurol 9(8):445–454, 2013.

Vidailhet M, Jutras MF, Grabli D, et al: Deep brain stimulation for dystonia, J Neurol Neurosurg Psychiatry 84(9):1029–1042, 2013.

Visanji NP, Brooks PL, Hazrati L-N, et al: he prion hypothesis in Parkinson's disease: Braak to the future, Acta Neuropathol Commun 1:2, 2013.

Zesiewicz TA, Shaw JD, Allison KG, et al: Update on treatment of essential tremor, Curr Treat Options Neurol 15:410–423, 2013.

第115章

先天性、发育性及神经皮肤疾病

著　者　Maxwell H. Sims　Jennifer M. Kwon
译　者　刘　蕾　唐文雄　审校者　彭丹涛　刘尊敬

此章节主要讲述一些重要的神经系统先天性发育畸形、发育障碍类疾病。影像学技术和分子遗传诊断技术的进步提高了人们对这类疾病的认识。神经影像学可以帮助诊断并提示对大脑及脊髓畸形的早期干预。基因测序和微阵列技术的飞速发展促进了人们对单基因神经发育性疾病病因和发病机制的理解，如脆性X综合征、Rett综合征、结节性硬化病、神经纤维瘤病，还有遗传异质性的自闭症和ADHD。

一、先天性畸形

中枢神经系统畸形形成于胎儿期。表115-1概括了早期神经和皮质发育的时间轴及在这些阶段容易发生的缺陷。在神经系统基本结构发育完成之前的胚胎早期发生的畸形更严重。

（一）脑的畸形

1.腹侧诱导障碍

（1）定义和流行病学：腹侧诱导是脑发育的早期阶段，这时脑泡和面部开始形成。这个过程中发生的畸形包括无脑畸形（HPE）、胼胝体发育不良（ACC）、视-隔发育不良（SOD）。临床上，ACC最为常见，普通人群的发病率估计高于0.5%，发育障碍的患者中发病率更高。HPE的发病率大概是1/10 000，SOD更罕见，发病率是3/100 000。

（2）病理学：腹侧诱导期间，前脑形成且经历分裂及中线生成。异常前脑分裂导致HPE，是一系列的发育异常，包括无叶性HPE（皮质伴单脑室）、半叶性及叶性HPE（除额叶外的大部分大脑半球分离）（图115-1）。上述各种情况，大脑两半球间都存在部分融合，常伴发面部异常。ACC和SOD则表现出更多

表115-1　产前神经发育阶段（简版）

	阶段	形成结构	孕龄	所见异常*
神经管、脑泡发育	背侧诱导期	神经管闭锁	18～26d（3～5周）	无脑畸形、脊柱裂、脊髓脊膜膨出、Chiari畸形2型
	腹侧诱导期	脑泡和面部发育	5～10周	前脑无裂畸形、胼胝体发育不全、视隔发育异常
皮质发育	增殖	神经母细胞和胶质母细胞的发育	2～4个月（神经母细胞）	小头畸形、巨脑畸形
	迁移	6个皮质层的形成	发生在8周～8个月时，峰期2～4个月	无脑回症、脑室周围灰质异位症
	迁移组织后	皮质形成		小脑回畸形、脑裂畸形

*一些异常（如小头畸形、小脑回畸形）可以出现在发育过程中的各阶段，所以即使直观上似乎小头畸形是神经增殖疾病，但也有小头畸形在迁移期后发育正常的情况。

的局限于特定中线结构的异常分离，且在前脑发育过程的后期出现。

(3)临床表现：患有HPE、ACC和SOD的儿童表现出不同程度的发育障碍和其他先天性畸形。HPE的发生时间和面部发育时间相近，因此可能导致中线畸形，如唇裂、眼间距缩短和独眼畸形。SOD患儿则可有视觉障碍和视神经发育不全及垂体功能障碍。病情严重程度不一，重者由于严重神经受损可表现出多种并发症，而轻者可几乎正常，如ACC患者可以无其他功能受损表现。

(4)诊断和鉴别诊断：神经影像学是确诊HPE、ACC和SOD的主要方法。MRI可以提供具体的解剖学诊断并界定脑畸形的程度。眼科检查可发现视神经发育不全。HPE、ACC和SOD与很多遗传性综合征相关，包括三体综合征和家族性疾病。

(5)治疗：手术治疗可以改善颅面畸形(如唇裂)，垂体功能障碍则需要激素替代治疗(参见SOD相关内容)。因为相关器官的功能障碍，这些患者可

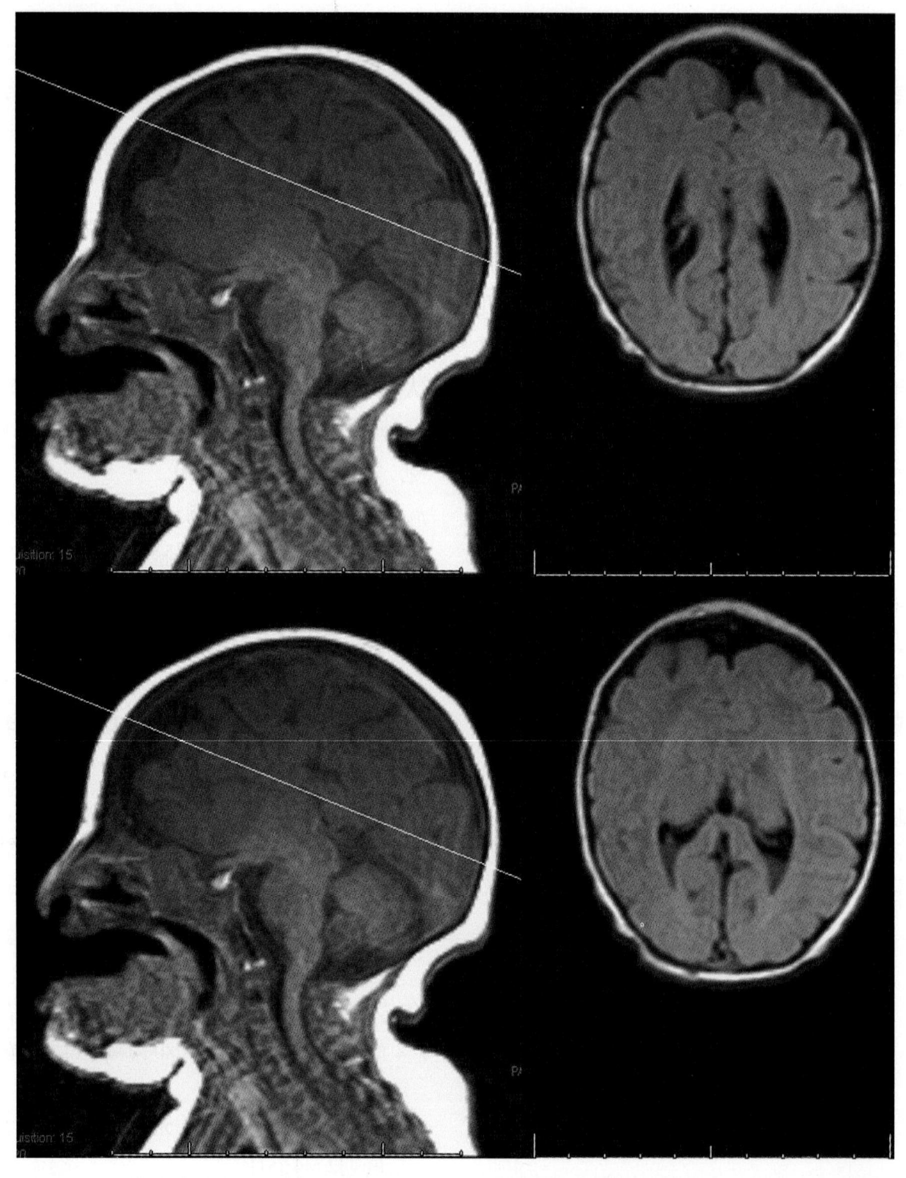

图115-1 半月形HPE。一位患有眼间距过短和小头畸形的13日龄患者的MRI影像(矢状位T_1图像在中线位置，轴向FLAIR图像的位置是由定位线表示)。存在额叶部分融合，并缺失纵裂/镰及透明隔。胼胝体体部和膝部形成不良，丘脑分离正常

表现出一系列问题，包括关节挛缩、髋关节脱位、吞咽障碍和呼吸功能不全。

（6）预后：由于积极的治疗和及时处理相关医疗问题，这些儿童的生存率得到提高。长期疗效取决于神经受损程度及相关的医学并发症的情况。

2.神经元迁移及组织功能障碍

（1）定义和流行病学：这些疾病，包括无脑回、脑裂畸形、多小脑回和巨脑回，是由神经元祖细胞迁移障碍引起的脑沟和脑回发育异常。最严重的情况是无脑回，新生儿中的发病率约为1/100 000。其他迁移障碍性疾病的临床表现更加多变，确切发病率不明，但比无脑回更高。

（2）病理学：神经元迁移是一个复杂的、高度调控的过程，并与正常的皮质结构形成相整合；其贯穿整个孕期，在2～4个月时达到顶峰。由于脑皮质表面卷旋较少，无脑回和巨脑回的大脑外形更加平滑。由于异常小的脑沟数量增加，多小脑回的大脑外形更不规则。脑裂畸形的裂纹从大脑表面延伸至侧脑室；裂纹通常沿多小脑回分布。

（3）临床表现：无脑回有严重的临床症状，以运动障碍和癫痫最为突出。多小脑回和脑裂畸形的症状取决于病变程度和位置，通常表现为较轻的发育障碍。所有神经元迁移障碍性疾病都有较高的癫痫发作风险。

（4）诊断和鉴别诊断：神经影像是诊断神经元迁移障碍的主要手段。由于病因多样，且可能和其他的遗传性疾病或环境因素（如致畸物质、宫内感染）相关，通常需要进一步的诊断评估。很多畸形由单基因突变导致，识别这些基因有利于病情咨询和预后判断。

（5）治疗：顽固性癫痫是此类患者最常见的问题，通常采用药物治疗或手术切除异常的致痫脑皮质。重度神经功能受损的患者，可能合并多种并发症：因僵直和痉挛导致的骨科并发症，因口部运动不协调导致的摄食困难和误吸，肺部感染易感性和呼吸功能不全引起的并发症。

（6）预后：长期预后首先取决于神经受损的程度，其次是迁移障碍的病因。基因评估有助于预后咨询和管理。

3.Chiari畸形1型

（1）定义和流行病学：Chiari畸形1型（CM1）是指小脑扁桃体异位，由枕骨大孔向下疝超过5mm，通常伴随扁桃体畸形及脑脊液流动性改变（表现为小脑扁桃体周围脑脊液间隙消失或动力学受损）。本病很常见，人群中的发病率约为0.5%。

（2）病理学：小脑扁桃体向下方移位、伸长并被枕骨大孔挤压。这种移位可以导致颅内压增高，且改变脑脊液动力学特征，导致脊髓空洞症的形成。

（3）临床表现：发生小脑扁桃体严重移位的CM1患者可能出现低位脑神经病变症状、睡眠障碍、头痛、眩晕和其他症状。如果伴有脊髓空洞症，也可能出现其他症状（参见脊髓空洞症相关讨论）。极少数情况下，患者可能出现平衡障碍和步态异常。

（4）诊断和鉴别诊断：MRI是主要的诊断方法。脑脊液动力学研究可能有助于确定小脑扁桃体下疝畸形的临床意义。由于任何导致颅内压增高的疾病都可以引起扁桃体下疝，本病诊断需要排除特发性颅内压增高和中枢神经系统肿块性病变。

（5）治疗：当症状严重并出现进行性的症状性脊髓空洞症时，手术减压可能是必要的；手术方法多采取枕下去骨瓣、C_1颈椎后部锥体切除术。否则，可以保守治疗。

（6）预后：CM1通常不会致残。外科手术减压通常有效且预后良好。

（二）脊髓畸形

1.脊柱裂

（1）定义和流行病学：受孕后第24～26天神经管未能完全闭合可以导致神经轴上任何区域的缺陷。这些异常被称为神经管缺陷（NTD），最常发生在尾部，被统称为脊柱裂。在美国，大约每2800例新生儿发生1例脊柱裂。NTD的发病率因地理位置而异，且受基因和环境因素影响。在受孕及妊娠期间使用叶酸可显著降低NTD发病率。

（2）病理学：在妊娠第18～28天，神经板折叠和封闭形成神经管的过程称为神经胚形成。首先闭合神经管的中心部分，然后是头部和尾部。异常的尾部闭合可能合并存在覆盖的骨质和皮肤缺损，导致开放性NTD，如脊髓脊膜膨出（MMC）。MMC患者严重的神经损害不仅仅是因为尾管闭合不全，还可能是由神经管组织暴露于羊水环境、外伤及脑脊液漏所致的小脑下疝。闭合性脊柱裂由于异常的尾部组织被脂肪及皮肤覆盖，神经系统功能损伤较小。

（3）临床表现：缺陷越重、致残性越高，其症状出现得越早。严重的MMC在出生时即有明显临床表现。MMC也可在产前得到诊断。MMC导致严重的脊髓远端功能障碍，包括下肢瘫痪和感觉障碍及膀胱控制功能丧失。几乎所有患MMC儿童都同时合并Chiari畸形2型（CM2，也称为阿诺德-基亚里畸形）。CM2的特征是小脑和脑干下部移位进入枕骨大孔，通常导致阻塞性脑积水。脊柱裂并不一定同时合并开放性缺陷。闭合性NTD患者可以表现为腿部痉挛、足部畸形及膀胱功能异常，皮肤可能出现色素痣、脂肪瘤、异常凹痕和毛簇。

（4）诊断和鉴别诊断：MRI是评估NTD的首选方法。对于开放性尾部缺损的患儿，影像学检查应注意其他相关的神经系统异常，如CM2和脑积水。闭合性NTD需由MRI确诊，患者的症状可能在确诊后才逐渐出现。需要与其他可以出现步态异常和畸形的疾病鉴别，包括痉挛性瘫痪、维生素B_{12}缺乏、多发性硬化及其他伴有痉挛性截瘫的疾病。

（5）治疗：治疗方法主要是外科修复MMC，随后进行脑积水分流术。膀胱功能障碍可能需要进行间歇性导尿、治疗泌尿道感染和泌尿生殖系统反流。近期一项临床试验表明，在妊娠26周以前进行胎儿手术修复MMC缺陷效果更好，原因可能是阻止了开放性损伤在妊娠晚期发生的脊髓损伤和脑脊液漏。

（6）预后：开放性NTD比闭合性NTD的新生儿临床表现更严重。在有资质的医院进行胎儿手术可以改善预后。

2.脊髓空洞症

（1）定义和流行病学：脊髓空洞症是指脊髓中央存在一个囊性空洞。其发病率大约为8/100 000，但可能被低估。

（2）病理学：脊髓中央管囊肿常见于颈髓，内部由脑脊液填充，空洞壁由环形排列的胶质细胞组成；而脊髓积水时扩张的中央管壁由室管膜细胞排列组成。空洞可以不相通和不规则，并且可以和CM1、CM2、外伤、肿瘤或脊髓栓系合并存在。

（3）临床表现：经典的临床表现是颈部、上肢或下肢的分离性感觉障碍（轻触觉和本体感觉相对正常，而痛觉和温度觉丧失）。颈部病变可导致双侧上肢和胸背部呈披肩样分离性感觉障碍，伴有双侧上肢和手萎缩，而下肢的肌张力增高、腱反射活跃，累及延髓时可出现低位脑神经受损症状。

（4）诊断和鉴别诊断：MRI可确诊，且可以和肿瘤、感染和其他脊髓损伤等疾病鉴别。

（5）治疗：如果脊髓空洞和CM1或CM2相关，颅后窝减压或脑脊液分流术可改善症状。直接的空洞抽空或分流术并不常用，也没有明确的获益。

（6）预后：脊髓空洞症可以是缓慢进行性的，但是也有自发愈合可能。因此，提倡保守治疗，特别是在儿童。

二、发育性疾病

（一）自闭症谱系障碍

1.定义和流行病学

自闭症谱系障碍（ASD）的特征：①社会交流及人际交流的能力和受损；②有限和重复的行为。ASD的患病率为1/88，男性比女性高4倍。

2.病理学

ASD表现出来的显著社会功能障碍特征没有相关的特定的病理或查体表现。

3.临床表现

ASD在儿童早期表现出缺乏与他人交流的兴趣和倾向。自闭症儿童可能身体健康，具有良好的运动技能，但他们很难互动，呼唤他们的名字时不一定总能得到回应，社会和交流手势的发展缓慢如指向和挥动。

4.诊断和鉴别诊断

由于缺乏明确的生物学标志或简单的临床测试，ASD的诊断依赖于有经验的检查者对儿童进行仔细评估（ASD的DSM-Ⅴ标准，参见表115-2）。ASD可能难以诊断或难以与其他形式的精神发育迟滞和精神障碍区分。ASD应该与获得性脑病（如癫痫或脑炎）鉴别。

5.治疗

主要的治疗方法是尽早进行适当的行为训练和早期多样化的治疗。ASD的治疗目的在于改善社会交往和沟通能力。因此，没有一套适用于所有人的治疗。并且，疾病的治疗通常需要协调医疗、教育和社区服务。

6.预后

ASD患者会随着时间对合适的治疗做出反应，但是这些可能是高度资源密集型的。一些ASD儿童，尤其是具有正常口语和智力技能及较高适应功能的儿童，可以培养独立生活和工作的技能。

（二）注意缺陷多动障碍

1.定义和流行病学

注意缺陷多动障碍（ADHD）是一种常见的神经

表115-2 DSM-Ⅴ自闭症诊断标准

核心症状	标准
社交障碍(必须满足所有3条标准)	社交与情感的交互性存在缺陷,包括无法进行正常的你来我往的对话,无法发起社会交往,无法与他人分享兴趣爱好和情感
	维持人际关系存在严重困难,包括从丧失人际交往的兴趣、到不能参与同龄人的社交活动,以及难以根据不同的社交场合调整行为
	非言语的交流障碍,如异常的眼神交流、姿势及面部表情、语音语调与手势,同样也不能理解以上的非语言交流形式
有限和重复的行为(至少满足2条标准)	动作,对物体的使用或说话刻板或有重复
	过度坚持例行程序,语言或非语言行为有仪式化的模式或过度抵抗改变
	非常局限的、执着的兴趣,且其强度或专注对象异乎寻常
	对感官刺激反应过度或反应过低,或对环境中的某些感官刺激有不寻常的兴趣
必须在儿童早期出现症状,但是可能直到其社交需求超过了其有限的能力时才完全显示	
这些症状带来了功能障碍,并且不符合其他疾病的DSM-Ⅴ诊断	

发育性障碍疾病。全球范围内,儿童发病率约为5%,成年人约为2.5%。ADHD的特征性表现是异于正常同龄人群的注意力不集中、易冲动和多动,进而导致功能受损。

2.病理学

尽管对ADHD进行了广泛的神经影像学研究,但并未找到一致的脑部病理性改变或神经递质异常。ADHD似乎具有高度遗传性。ADHD患者的行为可能是由多种病因引起的共同表型。

3.临床表现

ADHD患者在12岁之前表现为持续发展的与年龄不相称的注意力不集中、多动和易冲动,并造成至少在2个不同场景中功能受损(如家庭、学校、工作场所、与朋友在一起时),必须由多个观察者确定,并且破坏性症状持续至少6个月。表115-3列出了符合ADHD诊断标准的注意力不集中和多动/冲动的症状。

4.诊断和鉴别诊断

ADHD是原发性的注意力障碍,应该区别于由其他疾病引起的继发性注意力障碍。导致继发性注意力障碍的原因包括学习障碍、听力损伤和精神疾病。ADHD还可以与自闭症谱系疾病共存。表115-3概述了ADHD的诊断标准。

5.治疗

治疗ADHD的主要药物是兴奋性药物,如哌甲酯和苯丙胺,也有使用其他非兴奋性药物,如阿托西汀和胍法辛。所有ADHD儿童都受益于旨在帮助儿童对任务重新集中和保持注意力的行为干预疗法。

6.预后

ADHD一般对治疗有反应,但学校场景中的困难很难完全克服。具体的改善情况取决于确诊时的年龄、相关的智力水平及临床随访的效度。

(三)Rett综合征

1.定义和流行病学

Rett综合征是由甲基-胞嘧啶结合蛋白(MECP2)突变引起的X连锁显性遗传病,MECP2是转录抑制因子。女性发病率为1/10 000。而对于男性,*MECP2*突变是致死性的或导致严重的脑病。

2.病理学

患Rett综合征的女性有一系列的典型的行为改变,但是没有特定的病理学改变。通常可见伴有额颞叶脑体积减小的小头畸形。*MECP2*基因功能的丧失导致在婴儿发育的关键期无法对基因表达进行调控。

3.临床表现

Rett综合征患者在第一年发育正常,然后沟通能力丧失,且头围增长减速。一个典型特征是手功能丧失和刻板的手部握紧。常伴有癫痫。

4.诊断和鉴别诊断

*MECP2*基因突变检测可确诊。需与其他可导致类似表现的疾病鉴别,包括Angelman综合征、线粒体疾病和神经元蜡样质脂褐质沉积病。

5.治疗

女性通常需要进行持续的癫痫治疗及针对大肌肉动作和精细动作的治疗。由于智力缺陷,他们需要进行长期的支持治疗。

6.预后

尽管女性多数能存活至成年,但是绝大多数无获得性语言或功能技能,需依赖他人的照顾。

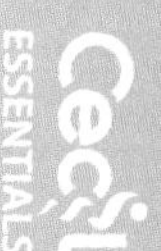

表115-3 DSM-Ⅴ注意缺陷多动障碍诊断标准

注意力缺陷：16岁以下至少有6项症状，17岁以上至少有5项症状；症状持续至少6个月	多动：16岁以下至少有6项症状，17岁以上至少有5项症状；症状持续至少6个月
•学习、做作业或其他活动时，常无法注意细节或因粗心而出错	•常坐立不安，拍手、跺脚或者在座位上扭动
•完成任务或做游戏时注意力难以集中	•常在需坐在座位场合离开座位
•与其谈话时常表现为似乎没在听	•常在不恰当场合乱跑或乱爬（青少年或成人常只表现为坐立不安）
•常不能遵照指导完成作业、手工或工作场所的任务（如失去焦点、侧边追踪）	•难以静心来完成或从事休闲活动
•常难以有条理地完成任务和活动	•常常忙个不停或动个不停
•常回避、厌烦或勉强做需要长时间集中注意力的任务（如学校作业或家庭作业）	•常说个不停
•常将完成任务或活动所需物品丢失（如学校材料、铅笔、书籍、工具、钱包、钥匙、文件、眼镜、手机）	•常在问题未提完脱口说出答案
•很容易被分散注意力	•常难以等着按次序
•日常生活中常健忘	•常中断或突然闯入他人（如谈话突然插话，游戏中突然闯入）
另外，必须符合以下条件：	
•一些注意力缺陷或多动症状可能在12岁之前出现	
•至少2种场所（如在家、学校、工作场所，和朋友或亲戚在一起，在其他的活动中）出现了症状性功能受损	
•必须有社会、学校或职业功能受损的明确证据	
•不属于全身发育迟滞、精神分裂或其他精神障碍（如情感障碍、焦虑症、分离障碍、人格障碍）病程症状	

（四）脆性X综合征

1.定义和流行病学

脆性X综合征（FX）是由位于X染色体的脆性精神迟滞基因1（*FMR1*）的第一外显子中CGG三核苷酸重复序列异常扩增（>200 CGG重复序列）引起的。虽然是X连锁隐性遗传疾病，女性也可以有症状，但是其智力受损程度轻于男性。FX是最常见的引起精神发育迟滞的遗传疾病，男性发病率为1/4000，女性为1/8000。

2.病理学

FX的男性患者有一系列特征的行为异常和临床表现，但是没有特定的病理特征。

3.临床表现

FX患儿可出现轻至中度的社交焦虑、害羞、注意力不集中、多动、刻板动作和智力低下。一般在学龄前期被诊断。患儿有特殊容貌：长脸、大耳、宽额头、青春期大睾丸、柔软的皮肤和关节松弛。CGG重复序列在55～200（突变前范围）的患者在成年期出现共济失调、震颤和认知功能障碍（脆性X相关性震颤/共济失调综合征，FXTAS），其平均发病年龄为60岁。

4.诊断和鉴别诊断

FMR基因重复序列检测可确诊本病。其他原因导致的智力低下和自闭症也可能被误诊为FX。成人FXTAS常被误诊为其他疾病（如帕金森综合征、其他共济失调综合征、震颤）。

5.治疗

本病的主要治疗方法为适当的行为训练和教育服务。有运动障碍的老年患者，治疗多为支持性的。

6.预后

FX患者会逐渐对训练和教育做出反应，但因智力缺陷，他们难以独立生活。FXTAS往往会在很多年内出现渐进的、进行性的神经功能恶化。

三、神经皮肤性疾病

神经皮肤性疾病是先天性遗传病，每个疾病通常有其特殊的皮肤病理改变和中枢神经系统病变。最重要的疾病是神经纤维瘤病（1型和2型）、结节性硬化症和斯德奇-韦伯综合征。尽管von Hippel-Lindau病很难找到皮肤异常，也通常被归为神经皮肤综合征。许多神经皮肤性疾病伴有异常的、混乱的

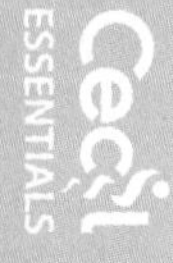

非瘤组织生长。其临床表现差异很大。

（一）神经纤维瘤病1型

1.定义和流行病学

神经纤维瘤病1型（NF1）是由编码神经纤维瘤蛋白的*NF1*基因突变导致的常染色体显性遗传病。NF1的主要特征是皮肤色素沉着、肿瘤及骨骼、结缔组织和脑部异常。这是一个相对常见的疾病，发病率约为1/3500。

2.病理学

神经纤维瘤蛋白是肿瘤抑制基因，其功能丧失可引起细胞生长和分化的失调，导致了在NF1中可能出现的各种肿瘤-皮肤神经纤维瘤、丛状神经纤维瘤和神经胶质瘤。患者也可能出现恶性肿瘤，很可能是由肿瘤恶性转化而来。

3.临床表现

NF1的临床表现多样。所有NF1患者可以在20岁之前通过临床确诊，但是症状较轻的患者可能没有发现。诊断基于临床诊断标准，具有以下2种或2种以上症状：①6个或6个以上牛奶咖啡斑，在青春期前最大直径大于5mm，青春期后大于15mm（图115-2）；②2个或2个以上任何类型的神经纤维瘤或丛状神经纤维瘤；③腋窝或腹股沟区雀斑；④蝶骨发育不良；⑤视神经胶质瘤；⑥虹膜Lisch结节；⑦一级亲属中有NF1患者。常见的其他合并症状包括学习障碍、大头畸形和癫痫。NF1的重要并发症包括脊柱侧凸、胃肠道神经纤维瘤、嗜铬细胞瘤和肾动脉狭窄。

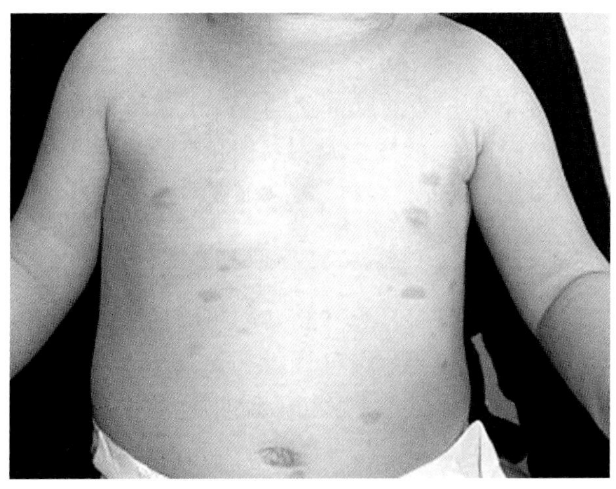

图115-2　一位NF1患儿的多发性牛奶咖啡斑（资料来源：Shah KN：The diagnostic and clinical significant of café-au-lait macules, Pediatr Clin N Am 57：1131-1153, 2010, Fig.3.）

4.诊断和鉴别诊断

上述诊断标准是高度敏感和特异性的。神经影像学和DNA检测也是有用的。此外，存在许多其他的有皮肤色素沉着的疾病。施万细胞瘤病和神经纤维瘤病2型（见神经纤维瘤病2型）也可能被误认为NF1。

5.治疗

大多数NF1患者不需要特殊治疗，但是建议进行定期监测。许多确诊的肿瘤可以不进行手术。痛性皮下神经纤维瘤可以切除，但可能复发。所有的患者和家庭应进行遗传咨询。

6.预后

疾病病程与临床表现一样各不相同。即使在一个家庭里，一些个体可能只有皮肤表现而没有症状，而其他人有很多并发症，包括丛状神经纤维瘤的恶性转化。虽然是常染色体显性疾病，但是约50%是由新的突变导致的散发性病例。

（二）神经纤维瘤病2型

1.定义和流行病学

神经纤维瘤病2型（NF2）是成人发病的常染色体显性遗传性疾病，其特征是双侧前庭神经鞘瘤和脑肿瘤。它是由*NF2*基因突变引起的，其蛋白产物是施万膜蛋白。NF2的发病率约为1/30 000。

2.病理学

尽管名为神经纤维瘤病，NF2的原发性肿瘤是神经鞘瘤和脑膜瘤。Merlin是肿瘤抑制基因。

3.临床表现

通常是在确诊双侧听神经瘤（一般由MRI诊断）时诊断NF2。也可以通过其他临床表现确诊（NF2的家族史；伴发特征性肿瘤，如脑膜瘤、神经鞘瘤、神经纤维瘤或后囊下晶状体混浊）。NF2患者在发病第20～40年开始出现症状，通常以听力损失起病。皮肤损害仅存在于少数NF2患者中。

4.诊断和鉴别诊断

NF2常常被误诊为NF1，特别是存在牛奶咖啡斑时。如果不寻求其他发现，NF2患者可能被误诊为孤立的脑膜瘤或单侧前庭神经鞘瘤。不伴前庭神经鞘瘤可与施万细胞瘤病相鉴别。

5.治疗

随着肿瘤变大并且表现出明显的症状时，神经鞘瘤和其他肿瘤可以进行切除术，但是可能会有术后并发症，肿瘤也可能复发。

6.预后

导致耳聋和前庭症状的前庭肿瘤很大程度上决定是否发病，死亡则与肿瘤生长有关。

（三）结节性硬化症

1.定义和流行病学

结节性硬化症（TSC）是早期细胞分化、增殖和迁移异常的常染色体显性遗传病，在不同阶段可以导致多个器官的错构瘤性病变。散发病例是由自发突变引起的。发病率为1/6000。约85%的TSC是由*TSC1*和*TSC2*两种基因突变导致的，*TSC1*大约占30%，*TSC2*大约占69%。

2.病理学

*TSC1*基因的产物是错构瘤蛋白。*TSC2*基因的产物是结节蛋白。这两种基因产物与哺乳动物的rapamycin靶点（mTOR）相互作用，后者在细胞生长、增殖和血管生成中是必需的。错构瘤蛋白和结节蛋白结合，形成抑制mTOR信号转导的肿瘤抑制复合物（TSC1-TSC2复合物）。损害TSC1-TSC2复合物功能的突变导致不受调控的细胞生长和增殖。

3.临床表现

与NF1类似，TSC损伤的位置和程度不同，临床表现也不同。最易受影响的器官包括大脑［皮质结节、室管膜下巨细胞星形细胞瘤（SEGA）］、心脏（心脏横纹肌瘤）、皮肤（面部血管纤维瘤、色素脱失皮肤斑疹或“灰斑病”、鲨皮斑和甲下纤维瘤）、肾（肾血管平滑肌脂肪瘤）、眼（视网膜错构瘤）和肺（肺淋巴管平滑肌瘤病）。癫痫，尤其是婴儿痉挛是常见的早期临床表现。

4.诊断和鉴别诊断

TSC患者的肿瘤可以单独发生，需要进行活检以鉴别面部血管纤维瘤和痤疮等皮肤病变。

5.治疗

治疗主要是针对癫痫，特别是婴儿痉挛。顽固性癫痫可能需要手术治疗。SEGA生长缓慢，但增大后可引起梗阻，特别是在青春期和成年早期。手术治疗SEGA导致的脑积水是有效的，常并发显著的并发症。依维莫司是一种mTOR抑制剂，可有效地减小SEGA并阻止其生长，可用于可以延迟手术时间和无法进行手术的患者。肾血管平滑肌脂肪瘤易出血，可能需要手术切除。肺淋巴管平滑肌瘤可引起危及生命的并发症。这些肾和肺的肿瘤也可能对mTOR抑制剂（如依维莫司和西罗莫司）有反应。认知障碍可能需要专业治疗。

6.预后

不同程度和类型的症状可导致不同的预后。具有顽固性癫痫、发育迟缓或中枢神经系统病变的患者通常预后不良。出现肾血管平滑肌脂肪瘤，尤其是多发性肿瘤者，预后更差。

（四）斯德奇－韦伯综合征

1.定义和流行病学

斯德奇-韦伯综合征（SWS）的特征为上面部血管痣（葡萄酒色痣）、软脑膜血管瘤（脑静脉畸形）及伴有眼部毛细血管畸形的青光眼。SWS的发病率不足1/20 000。

2.病理学

红葡萄酒色血管痣是表皮下扩张的毛细血管。如果存在软脑膜血管畸形，则同侧通常伴有红葡萄酒色血管痣。软脑膜血管畸形使其下方的脑组织更容易受到损伤，原因可能是静脉淤滞和异常灌注。皮质损伤增加了癫痫的易感性，而癫痫反过来又可以增加已经灌注不良的组织的代谢需求。

3.临床表现

临床特征通常表现为局灶性癫痫和认知障碍，也可出现偏瘫、偏盲和青光眼。

4.诊断和鉴别诊断

诊断通常是因为一侧面部三叉神经V_1支范围出现葡萄酒色血管痣并进行神经影像检查明确颅内异常，从而确诊本病。虽然CT检查脑内钙化性病变最为经典，但钙化非诊断必需条件，因此MRI检查更可靠。然而，80%患有面部红葡萄酒色血管痣的人群不伴相关的脑部疾病。SWS应和其他引起异常颅内血管、顽固性癫痫发作和神经功能障碍的疾病鉴别，包括烟雾病、其他血管畸形和结节性硬化症。

5.治疗

阿司匹林（每日3～5mg/kg）可降低卒中样事件的风险。应积极治疗癫痫，如果抗癫痫药物不能控制癫痫发作，可以进行手术切除致痫灶。如果有美容需求，红葡萄酒色血管痣可以进行激光治疗。患者需要定期进行眼科筛查和手术治疗青光眼。

6.预后

预后取决于智力受损程度、发育障碍的严重程度和癫痫的控制情况。

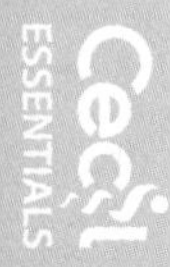

（五）von Hippel-Lindau病（中枢神经系统血管瘤病）

1.定义和流行病学

von Hippel-Lindau病是由肿瘤抑制基因（*VHL*）缺陷引起的常染色体显性遗传性疾病，与多种器官的血管性肿瘤相关，包括小脑和视网膜血管母细胞瘤及肾细胞癌，其发病率为1/36 000。

2.病理学

*VHL*基因是一种肿瘤抑制基因，可增加对多种血管瘤的易感性。

3.临床表现

VHL病与视网膜血管瘤、脑和脊髓血管母细胞瘤、肾细胞癌、嗜铬细胞瘤、肝和肾的血管瘤及胰腺、肾、肝和附睾囊肿相关。通常于30～40岁发病，视网膜炎症伴渗出、出血和视网膜脱离可能先于小脑症状（头痛、眩晕和呕吐）或体征（不协调、辨距障碍和共济失调）出现。

4.诊断和鉴别诊断

出现血管母细胞瘤、多发性肾囊肿、肾细胞癌、嗜铬细胞瘤和内淋巴囊肿瘤等特征性病变的患者应考虑VHL诊断，目前已有VHL的临床诊断标准，符合临床标准的病例90%～100%存在*VHL*基因突变。

5.治疗

一旦确诊，需要进行早期和重复进行影像学评估，也应对有遗传风险的亲属进行评估。可使用激光治疗视网膜脱离和肿瘤。应对脑肿瘤、肾细胞癌、嗜铬细胞瘤、附睾肿瘤进行监测，并进行适宜的药物和外科干预。

6.预后

存活率取决于肿瘤的治疗。积极的监测可增加存活率（既往平均生存年龄小于50年）。

关于该主题的深入讨论，请参阅《西氏内科学》（第25版）第417章"先天性、发育性及神经皮肤疾病"。

推荐阅读

Adzick NS, Thom EA, Spong CY, et al: A randomized trial of prenatal versus postnatal repair of myelomeningocele, N Engl J Med 364:993–1004, 2011.

Barkovich AJ, Guerrini R, Kuzniecky RI, et al: A developmental and genetic classification for malformations of cortical development: update 2012, Brain 135:1348–1369, 2012.

Cuddapah VA, Pillai RB, Shekar KV, et al: Methyl-CpG-binding protein 2 (MECP2) mutation type is associated with disease severity in Rett syndrome, J Med Genet 51:152–158, 2014.

Grzadzinski R, Huerta M, Lord C: DSM-5 and autism spectrum disorders (ASDs): an opportunity for identifying ASD subtypes, Mol Autism 4:12–17, 2013.

Gutmann DH, Parada LF, Silva AJ, et al: Neurofibromatosis type 1: modeling CNS dysfunction, J Neurosci 32:14087–14093, 2012.

Hagerman RJ, Berry-Kravis E, Kaufmann WE, et al: Advances in the treatment of Fragile X syndrome, Pediatrics 123:378–390, 2009.

Kanekar S, Kaneda H, Shively A: Malformations of dorsal induction, Semin Ultrasound CT MR 32:189–199, 2011.

Kanekar S, Shively A, Kaneda H: Malformations of ventral induction, Semin Ultrasound CT MR 32:200–210, 2011.

Lo W, Marchuk DA, Ball KL, et al: Updates and future horizons on the understanding, diagnosis, and treatment of Sturge-Weber syndrome brain involvement, Dev Med Child Neurol 54:214–223, 2012.

Nigg JT: Attention-deficit/hyperactivity disorder and adverse health outcomes, Clin Psychol Rev 33:215–228, 2013.

Richard S, Gardie B, Couvé S, et al: Von Hippel-Lindau: how a rare disease illuminates cancer biology, Semin Cancer Biol 23:26–37, 2013.

Vaz SS, Chodirker B, Prasad C, et al: Risk factors for nonsyndromic holoprosencephaly: a Manitoba case-control study, Am J Med Genet A 158A:751–758, 2012.

Volpe P, Campobasso G, De Robertis V, et al: Disorders of prosencephalic development, Prenat Diagn 29:340–354, 2009.

Volkow ND, Swanson JM: Adult attention deficit – hyperactivity disorder, NEJM 369:1935–1944, 2013.

Wallingford JB, Niswander LA, Shaw GM, et al: The continuing challenge of understanding, preventing, and treating neural tube defects, Science 339:1047–1054, 2013.

第116章

脑血管疾病

著　者　Mitchell S. V. Elkind
译　者　孙丽丽　刘尊敬　审校者　刘尊敬　彭丹涛

一、引言

脑卒中发病率高、死亡率高、致残率高，是危害全球健康的重要疾病。在美国，脑卒中是导致死亡的第四位原因，在其他国家，特别是亚洲国家，脑卒中同样是致死的一个主要原因。脑卒中导致残疾，造成巨额的照护费用支出，患者丧失劳动力。脑血管疾病在流行病学、病因学、病理机制研究方面的巨大发展促进了脑血管疾病诊治手段的进步。

二、定义和流行病学

脑血管疾病是指脑血管及脊髓血管病变引起的一组疾病，包括脑梗死、短暂性脑缺血发作（TIA）、脑出血（ICH）、蛛网膜下腔出血（SAH）、大脑静脉及静脉窦血栓形成，以及其他非外伤性的血管病变（表116-1）。脑卒中也可以分为缺血性卒中和出血性卒中。随着敏感脑影像学检查技术的应用，症状持续仅数分钟的缺血性脑组织病变也能够被发现（如颅脑磁共振DWI序列检查）。2013年，专家共识对缺血性脑卒中的定义是“由脑、脊髓及视网膜梗死而引起一系列神经系统功能障碍”，出血性脑卒中的定义是“非外伤性脑实质或脑室系统出血而引起的快速进展的神经系统功能障碍”。在脑卒中分型时，病理比症状持续的时间更重要。

缺血性脑卒中根据发病机制、病变血管可分为不同的病因亚型。心源性脑栓塞占15%～30%，大动脉粥样硬化性脑梗死占14%～40%，小血管性腔隙性脑梗死占15%～30%，其他能够明确的病因（如动脉炎、血管夹层等）所占比例少于5%，30%～40%的脑梗死病因尚不能明确。根据不同的出血部位及出血血管起源，颅内出血同样也可分为不同的亚型。蛛

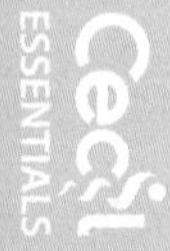

表116-1　脑血管病的常见分类

脑血管病的常见分类
缺血性脑血管病
症状性
•缺血性卒中
•脑梗死
•脊髓梗死
•视网膜梗死
•短暂性脑缺血发作
•一过性单眼黑矇
无症状性
•脑梗死/脊髓梗死/视网膜梗死
出血性脑血管病
•脑出血
•蛛网膜下腔出血
•脑室出血
•硬膜下出血
•硬膜外出血
•脑微出血
脑血管病的其他分类
•大脑静脉血栓形成
•静脉窦血栓形成
脑血流自动调节功能障碍
•可逆性后部脑病
•高血压脑病
•可逆性脑血管收缩综合征
脑血管发育异常
•动脉瘤
•动静脉瘘
•海绵状血管瘤
•肌纤维发育不良

网膜下腔出血是指出血起源于蛛网膜下腔，围绕在脑实质周围；脑出血是指脑实质的出血；其他类型的颅内出血，如硬膜下出血和硬膜外出血，大部分与脑外伤相关，并且往往不表现为卒中样症状。

影像学技术的进步发现了一些无临床症状的脑梗死灶或脑微出血灶，让人们思考目前的定义"卒中"与"脑梗死"的差别，前者是指有急性临床症状表现，而后者可能与急性临床症状无关，然而这些所谓的"静息性梗死灶"也不是无意义的，它们与认知功能减退、痴呆、步态障碍、功能性残疾都有关，也预示临床卒中风险增高。因为这些亚临床梗死灶发生率约为症状性脑卒中的5倍，因此将这些病灶（包括微出血灶）纳入脑血管疾病的评估量表中，能够提高对脑血管疾病负担的认识。

美国有640万脑卒中患者（患病率3%），每年有近60万新发卒中和20万复发卒中，这些卒中患者约87%是缺血性脑卒中，10%是原发性脑出血，3%是SAH。35～44岁人群的年脑卒中发病率是30/10万～120/10万，65～74岁人群年发病率上升至670/10万～970/10万。非裔美国人卒中的发病率是白种人的2倍，北曼哈顿地区加勒比海西班牙裔人群脑卒中的发病率介于白种人与黑种人之间。整体来讲，美国脑卒中发病率自1950年呈现下降趋势。

脑卒中的发病率虽然是随着年龄的增长而升高，但仍有青年卒中及儿童卒中的发生，如果临床上考虑不周全可能会漏诊。从全年龄组人群分析，男性卒中发病率较女性高，而对于青年卒中患者，女性卒中发病率与男性基本相当甚至更高，极可能与女性妊娠、口服避孕药及其他激素相关因素的差异有关。高龄人群卒中发病率仍是女性更高，可能与女性寿命较男性长有关，总体来讲，每年女性卒中的发病人数约较男性多6万人。

三、可控卒中危险因素

目前确定的可控卒中危险因素包括高血压病、心脏疾病（特别是心房颤动）、糖尿病、高脂血症、吸烟、缺乏体力活动、酗酒、无症状颈动脉狭窄、TIA发作病史（表116-2）。

高血压病是最重要的可控制危险因素，并且与缺血性及出血性卒中都有关。目前研究证实，以115/75mmHg为降压下限值，卒中发病风险是随着收缩压和舒张压的下降而降低的，但血压可降低到的最低阈值水平目前仍不确定。

心脏疾病是缺血性脑卒中的危险因素，24%的高龄脑梗死患者病因归结于心房颤动，心房颤动是最重要的心源性脑栓塞病因，但是其他的心脏疾病，如心脏瓣膜病、心肌梗死、冠状动脉疾病、充血性心力衰竭及心电图提示左室肥大，也都和脑卒中发病风险相关。最近的研究还发现，即使没有心房颤动证据，其他的心律失常如阵发性室上性心动过速，可能也会增加脑卒中风险。心源性栓塞的其他可能原因包括卵圆孔未闭、主动脉弓动脉粥样硬化疾病、房间隔膨出瘤、瓣膜丝状物等。

表116-2 脑卒中危险因素

不可控的危险因素	年龄
	性别
	种族
	家族史
	遗传性疾病
明确的可控的危险因素	高血压
	糖尿病
	心脏疾病
	心房颤动
	心脏瓣膜病
	新近发生的心肌梗死
	心肌病/心力衰竭
	感染性心内膜炎
	高脂血症
	吸烟
	颈动脉狭窄
	短暂性脑缺血发作
	缺乏体力活动
	高凝状态（如抗心磷脂抗体综合征、肿瘤高凝状态等）
	嗜酒
	药物滥用（如可卡因、静脉注射毒品等）
其他可能的危险因素	偏头痛
	睡眠呼吸暂停
	心脏疾病
	阵发性室上性心动过速
	卵圆孔未闭/房间隔瘤
	主动脉弓动脉粥样硬化
	感染（如水痘-带状疱疹病毒感染、流感）
	炎症
	其他

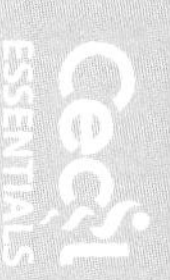

高脂血症是脑卒中的危险因素，高脂血症与脑卒中的关系相对于心脏病更加复杂，可能与脑卒中的多种分型有关。脂代谢异常，如低密度脂蛋白(LDL)升高、高密度脂蛋白降低，与动脉粥样硬化性卒中密切相关。

酒精与脑卒中发病风险的相关性取决于卒中的亚型及酒精摄入量的多少。酒精的摄入量与ICH和SAH的风险呈线性相关，而与缺血性脑卒中呈“J”形曲线相关，适量饮酒(男性每日最多2杯，女性每日最多1杯)有助于降低卒中风险，大量饮酒(每日饮酒5杯以上)则增加卒中风险。

无症状性颈动脉狭窄患者，特别是75%以上的狭窄程度，脑卒中年病风险约增加2%，但是卒中的风险也取决于狭窄进展的速度、侧支循环代偿情况及动脉粥样硬化性斑块的稳定性。

TIA是脑卒中的强预测因子，TIA发作后的数天内卒中发病风险最高，最新的数据统计显示TIA发作后2d内卒中再发风险为5%，90d内卒中再发风险为10%。发作性单眼黑矇的患者预后较表现为大脑半球缺血性症状的患者好。TIA后脑卒中的发病风险取决于潜在的脑缺血病因，包括导致动脉粥样硬化危险因素的多少及程度或心房颤动存在与否。患者具有以下情况则预示着卒中高风险：高龄、高血压、糖尿病、临床表现为失语及肢体偏瘫、症状持续超过10min。TIA患者的头颅MRI提示有脑梗死灶也预示着卒中高风险。其他潜在的卒中危险因素包括偏头痛、口服避孕药、吸毒、睡眠呼吸暂停、感染、炎症等。

四、病理学

对脑血管疾病病理学的认识需要脑血管解剖学知识，需要了解可以导致脑血管病的病因和病理机制及脑组织对缺血和出血的病理反应。

(一)血管解剖的临床意义

脑组织的血液供应来自4条主干血管，双侧颈动脉及椎动脉。它们自颅外起源于主动脉弓及大动脉的分支，沿颈部走行至颅底而入颅(图116-1)。颈动脉及其分支组成了前循环系统，椎动脉及其分支组成了后循环系统，前循环与后循环通过后交通动脉相联络，左右侧前循环通过前交通动脉相联络。颅底的主要血管及这些交通动脉构成了Willis环，当个别血管狭窄或闭塞时就能通过这种交通血管形成代偿血流。但由于Willis环变异性的普遍存在，很多时候不能形成很好的代偿血流，因此脑梗死的风险与患者自身脑血管解剖变异亦有相关性。

右侧颈总动脉发自头臂干，左侧颈总动脉则直接起源于主动脉弓，颈总动脉在第4颈椎水平分为颈内动脉及颈外动脉。颈内动脉自颈动脉管入颅，在颅外段没有分支，颈内动脉主要分为4段：颈段、岩骨段、海绵窦段、床突上段。虹吸段是指海绵窦段和床突上段共同组成的“C”形弯曲部分，眼动脉在此段发出，是颈内动脉的第一支主要的分支血管，供血视神经及视网膜。因此，颈内动脉病变常会造成眼部缺血，可出现一过性的单眼黑矇或缺血性视神经或视网膜病变，这是脑卒中的预警信号。颈内动脉接着发出垂体上动脉、后交通动脉、脉络膜前动脉，至末端分叉为大脑中动脉及大脑前动脉。除了眼部供血之外，双侧颈动脉系统还供应大脑半球80%部分的血流，包括额叶、顶叶、颞叶前部。约有15%的人

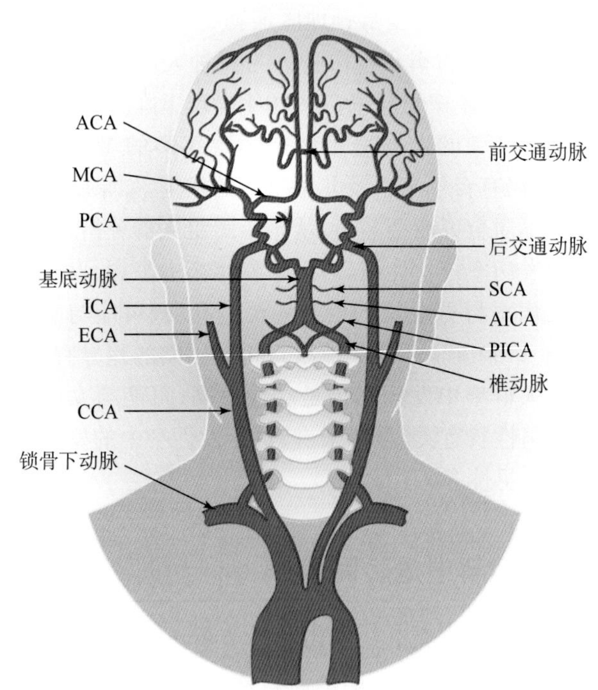

图116-1 颅内外脑血管冠状位图，可见构成Willis环的血管。ACA.大脑前动脉；AICA.小脑前下动脉；CCA.颈总动脉；ECA.颈外动脉；ICA.颈内动脉；MCA.大脑中动脉；PCA.大脑后动脉；PICA.小脑后下动脉；SCA.小脑上动脉(资料修改自：Lord R：Surgery of occlusive cerebrovascular disease，St.Louis，1986，Mosby.)

大脑后动脉(PCA)也是直接发自颈内动脉(又称为胚胎型PCA),这种情况则包括枕叶在内的整个大脑半球的供血均来自颈内动脉。脉络膜前动脉除了供血脉络丛之外,还供血内囊后肢下部、海马、部分苍白球、壳核后部、外侧膝状体、杏仁核和丘脑腹外侧核。

大脑中动脉(MCA)是颈内动脉最大的分支,起始部称为M_1段,大多数分为上干和下干,也有少数分为三干(上干、中干、下干)。大脑中动脉主干分出内侧豆纹动脉及外侧豆纹动脉,供血外囊、屏状核、壳核、苍白球大部分、尾状核体和部分尾状核头、内囊后肢和前肢的上部。大脑中动脉分支供血几乎包括整个大脑半球皮质外表面,包括岛叶、岛盖及额叶、顶叶、颞叶、枕叶皮质。

大脑前动脉(ACA)以前交通动脉为界分为近段A_1段及远段A_2段,大脑前动脉的一条重要分支为Heubner返动脉,供血尾状核头,另外一些皮质分支供血额叶内侧及额叶眶面。

椎动脉通常发自锁骨下动脉,沿颈椎横突孔穿行,穿过硬脑膜,经枕骨大孔入颅,两条椎动脉在脑桥延髓交界水平汇合成基底动脉。脊髓前动脉、脊髓后动脉及供血小脑下部的小脑后下动脉(PICA)自椎动脉远段发出,延髓外侧是由PICA的穿支或椎动脉的直接分支供血,因此椎动脉远段闭塞可能致延髓背外侧梗死(Wallenberg综合征),临床表现为眩晕、平衡障碍、Horner综合征、吞咽困难及感觉障碍。

基底动脉自双侧椎动脉汇合处沿脑桥腹侧走行,旁正中动脉等深穿支自基底动脉发出后进入脑桥。双侧小脑前下动脉(AICA)自基底动脉近段发出,小脑上动脉(SCA)自基底动脉远段发出,主要供血小脑皮质腹外侧。内听动脉(迷路动脉)自基底动脉直接发出或自小脑前下动脉发出,供血耳蜗、迷路及部分面神经,因此基底动脉供血不足时可出现甚至单独出现耳聋、眩晕的表现。

基底动脉末端发出双侧大脑后动脉(PCA),大脑后动脉及后交通动脉之间发出一些深穿支供血下丘脑、中脑背外侧、外侧膝状体和丘脑,另外大脑后动脉供血颞叶下部、枕叶的内侧面及下表面。一些患者基底动脉末端附近发出一支深穿支供血双侧丘脑内侧,即Percheron动脉,发生栓塞后致双侧丘脑梗死,临床表现为意识障碍、垂直凝视麻痹,而没有明显的运动障碍。

大脑的侧支循环系统不仅包括Willis环,也包括颅内外血流的代偿、大脑和小脑表面脑膜动脉的吻合,侧支循环通路能够保护脑组织在主干血管发生闭塞时形成旁路侧支代偿供血。

静脉系统解剖较动脉变异性大,大脑皮质静脉汇入横窦、上矢状窦、海绵窦,深静脉汇入Galen大静脉——直窦,然后和矢状窦共同汇入窦汇。深、浅两组静脉的血流最后经横窦、乙状窦,最终汇入颈内静脉。大脑前部静脉引流至海绵窦,双侧海绵窦互相交通,经岩上窦汇入横窦,或汇入岩下窦后直接汇入颈静脉球部。

(二)脑血管病发病机制

脑梗死有多种发病机制。低灌注致血流动力学改变而发生的脑梗死,多由脑动脉粥样硬化性狭窄所致,也可能是动脉夹层、血管炎、肌纤维发育不良或其他动脉病变所致。脑栓塞是由于近心段(动脉源性或心源性)来源的栓子随血流运行至远段堵塞脑动脉,反常栓塞是指静脉循环系统的栓子经右向左分流通路(如卵圆孔未闭、肺动静脉畸形)到动脉循环系统而发生的脑栓塞。其他特殊类型的栓子来源包括瘤栓、脂肪栓塞、空气栓塞或其他外来性物质,空气栓塞可发生于外伤后,或肺、硬脑膜窦、颈静脉的手术操作等,脂肪栓塞常与骨折相关,脓栓多见于细菌性心内膜炎。

颅内出血是由颅内动脉破裂所致,可以按照出血部位分为硬膜外出血、硬膜下出血、蛛网膜下腔出血、脑出血、脑室出血;可以按照破裂血管分为动脉源性、毛细血管源性、静脉源性;可以按照病因分为原发性、继发性。硬膜外出血往往与外伤撕裂脑膜中动脉或静脉相关,硬膜下出血与外伤损伤相关的静脉有关,可跨越颅缝。

脑出血是指脑实质的出血,常与小穿支动脉破裂有关,研究认为长期高血压会使小动脉管壁弹性减弱,形成微小动脉瘤(Charcot-Bouchard动脉瘤)。高血压相关脑出血常见部位是壳核、脑桥、小脑和丘脑,压力较高的血流冲击会造成脑组织的损伤。淀粉样物质沉积在脑血管称为脑淀粉样血管病,是老年人脑叶出血的重要原因,与阿尔茨海默病的淀粉样物质的主要成分均是β淀粉样肽。其他的脑出血病因包括动静脉畸形、动脉瘤、烟雾病、血液病或抗凝治疗、外伤、肿瘤、海绵状血管瘤、吸毒等。

蛛网膜下腔出血是指脑表面血管破裂后出血,

多与动脉瘤破裂相关。先天性与后天性因素共同造成动脉壁的病变，在动脉压力冲击下血管破裂，血液流入蛛网膜下腔和脑脊液。动脉瘤在颅底分布部位广泛，多见于Willis环及附近动脉分叉处。其他的引起蛛网膜下腔出血病因包括外伤、血液病或抗凝治疗、淀粉样血管病、脑静脉窦血栓形成等。

最常见的脑血管病变是动脉粥样硬化，与全身其他血管动脉粥样硬化的病理机制相似。动脉粥样硬化性斑块可能在颈动脉、椎基底动脉的各部位形成，但好发于颈总动脉分叉处、MCA和ACA起始处、椎动脉开口处(图116-2)。过去认为颅内动脉斑块造成＞50%的狭窄时可能出现临床症状，而近年的病理学和影像学研究显示在早期即可发生脑卒中事件，因为斑块可能破裂造成急性栓塞，这与全身其他血管的病变相似。

小血管病是指脑小的穿支动脉病变，血管病变多是由于微小粥样动脉瘤或脂质玻璃样变，脂质玻璃样变的病理改变可见脂肪及蛋白样物质沉积在血管壁。血液系统疾病(包括白血病、巨球蛋白血症、红细胞增多症)、原发性及继发性抗磷脂抗体综合征、遗传性凝血因子缺陷等也可以造成小血管的血栓或栓塞。

大脑血液循环系统与体循环系统不同。上文提及的侧支循环是对大脑的保护，另外脑血流自动调节能够使大脑在一定的血压范围内保持恒定的脑灌注压(图116-3)。脑小动脉有很好的血管弹性，当血压升高时脑小动脉收缩，当血压下降时脑小动脉扩张，其次脑小动脉受二氧化碳浓度和氧浓度的影响，当二氧化碳分压下降时(如在过度换气时)，小动脉收缩、脑血流量下降。健康成人的脑血流自动调节功能，能够在平均动脉压为60～140mmHg时维持恒定脑血流量。长期高血压患者的脑血流自动调节曲线发生右移，就是说即使发生轻微的血压下降，也可能造成脑灌注不足，当血压超过极限范围内，特别是对于重度高血压患者，脑血流自动调节功能失调，造成脑出血、脑水肿。脑梗死及脑出血患者脑血流自动调节功能也同样受损，需要维持一定的血压水平以维持脑灌注，因此脑梗死急性期积极降压治疗是有害的。

一些疾病与脑血流自动调节功能失调相关：可逆性后部白质脑病综合征(PRES)、可逆性脑血管收缩综合征(RCVS)。可逆性后部脑病患者脑血流自动调节功能失调、血脑屏障通透性破坏，造成液体外

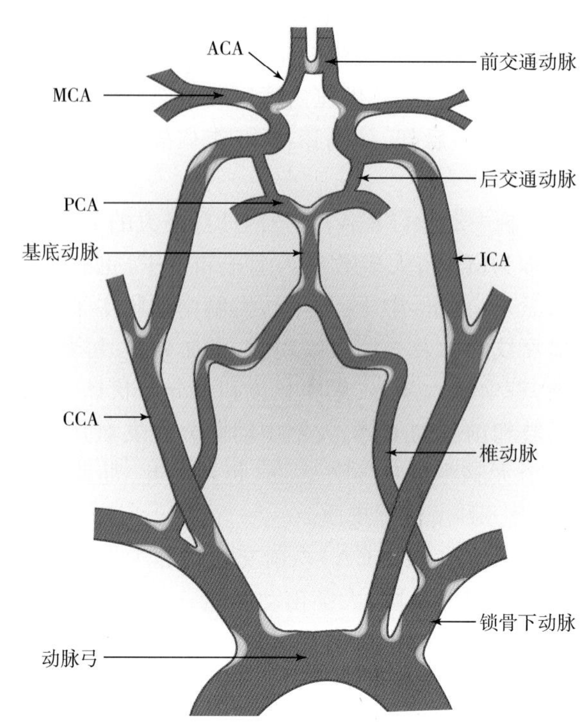

图116-2 动脉粥样硬化斑块好发部位。ACA.大脑前动脉；CCA.颈总动脉；ICA.颈内动脉；MCA.大脑中动脉；PCA.大脑后动脉(资料来源：Caplan LR：Stroke：a clinical approach, ed 2, Boston, 1993 Butterworth-Heinemann.)

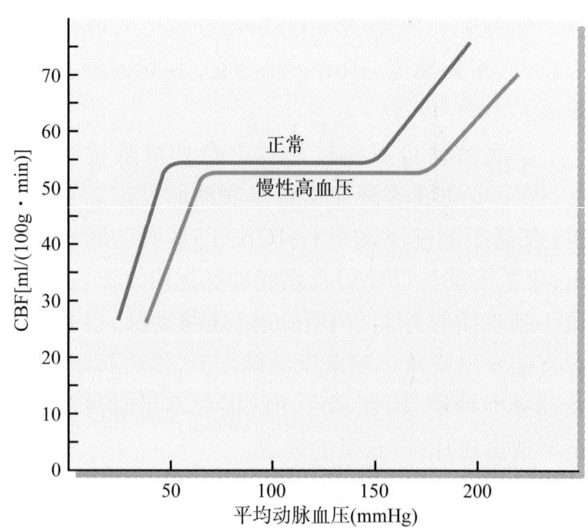

图116-3 正常血压人群及慢性高血压患者，随平均动脉压波动时的脑血流自动调节曲线。慢性高血压患者曲线发生右移(向更高的平均动脉压水平移位)(资料来源：Pulsinelli WA：Cerebrovascular diseases-principles. In Goldman L, Bennett JC, editors：Cecil textbook of medicine, ed 21, Philadelphia, 2000, Saunders, p 2097.)

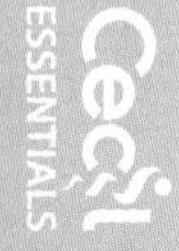

渗，主要发生在大脑后部，患者临床症状表现为血压升高、头痛、癫痫、视力障碍。可逆性脑血管收缩综合征是近年逐渐被认识的，尚未完全清楚，主要临床特点与可逆性后部脑病综合征相似。这两类疾病在超过10%的病例中发生重叠，可逆性脑血管收缩综合征的患者多发生于青年女性，典型表现为急性剧烈头痛，少有或没有神经系统局灶性缺损症状，需要排除动脉瘤、蛛网膜下腔出血造成的可逆性血管痉挛。后循环血管交感神经支配较前循环血管少，造成后循环对于血压波动的耐受能力下降，因此高血压危象时脑水肿多发生于枕叶。

另外，局部大脑的兴奋，如活动一侧肢体时大脑相应区域就被兴奋，能够加速大脑对应区域的代谢活动，相对应血流量及供氧量也有轻度提高。通过脑功能磁共振检查这种局部能量代谢的升高，有助于更敏感地发现局部脑血流量的变化。

颅内的毛细血管缺乏外膜组织，毛细血管与周围星形胶质细胞组成神经血管单元，形成的紧密连接是血脑屏障的重要结构，限制了血管单位与脑组织之间的通透性。

（三）脑组织损伤

成人大脑重约1500g，相当于人体总重量的2%，却占人体总耗氧量的20%。因为大脑不能储存太多能量，在氧缺乏或葡萄糖供给不足数分钟后，就会出现脑功能障碍。在静息状态下，每100g脑组织血流量的正常值是50ml/min。

当脑血流量低于50mg/dl时就会出现神经元功能障碍，当低于30mg/dl时就会出现不可逆性神经元损伤。脑血流量下降的程度和持续时间与神经元损伤成正比，当脑供血完全中断30s时，脑组织代谢就出现紊乱；超过1min，神经元功能停止工作；超过5min，缺氧引发的一系列事件则发生脑梗死；但是，如果脑血流量能够较快恢复，脑组织的损伤则是可逆性的，如TIA发作。

缺血性级联反应是脑缺血细胞学基础研究的概念，在脑灌注下降时，神经元水平发生一连串反应，细胞膜Na^+/K^+泵功能失调，神经元胞膜发生去极化，造成谷氨酸、甘氨酸等兴奋性神经递质释放，相应受体兴奋性增加，钙离子通道开放，钙离子通过各种电压门控通道及受体门控通道（如NMDA受体）进入细胞内。钙离子内流是神经元损伤的基础，进一步造成细胞器的损伤，神经元代谢紊乱和功能失调。一系列事件导致神经元迟发性损伤，即使脑血流储备恢复神经损伤也不能逆转，从这个角度可进行实验性神经保护相关研究。

近年的研究已经将脑梗死病灶划分为核心灶与缺血半暗带。核心灶是指坏死中心区域，脑灌注不足时细胞较快死亡；缺血半暗带是周围区域，神经元功能有恢复的可能性。梗死灶的供血血管闭塞后再通会导致"再灌注损伤"，随着头颅MRI检查技术的广泛应用，发现伴有渗血的脑梗死非常多见，甚至没有任何临床线索的提示。

五、临床症状表现

脑卒中的症状体征表现多样，与脑卒中类型、病变部位、患者用手习惯都有关系（表116-3）。通常脑栓塞起病速度较快，很少伴有头痛，血栓性卒中病程呈波动性或进展性，与低灌注程度和血管狭窄程度进展有关。动脉夹层类似于脑出血，多有头痛症状表现。出血性卒中和大面积半球梗死由于颅内压升高，可能会出现意识障碍。

脑栓塞好发于大脑中动脉。优势半球（大部分是左侧）梗死可出现右侧肢体偏瘫、右侧偏身感觉减退、右侧同向性偏盲、右侧凝视麻痹、语言障碍。当大脑中动脉上干受累时，语言障碍以运动性失语为主，

表116-3 缺血性脑卒中的临床表现

病变的血管	临床体征
颈内动脉	单眼黑矇，大脑中动脉病变的表现
大脑中动脉	对侧偏瘫、偏身感觉障碍（面部、上肢重于下肢）
	失语（优势半球）或病觉缺失（非优势半球）
	同向性偏盲
大脑前动脉	对侧偏瘫、偏身感觉障碍（下肢重于面部、上肢）
	淡漠（特别是双侧受累时）
椎动脉或小脑后下动脉	同侧面部感觉障碍、偏侧共济失调、眼震、霍纳综合征
	对侧偏身痛温觉减退
	吞咽困难
小脑上动脉	步态不稳、恶心、眩晕、构音障碍
基底动脉	四肢瘫痪、构音障碍、吞咽困难、复视、意识障碍、遗忘
大脑后动脉	对侧同向性偏盲、遗忘、感觉障碍

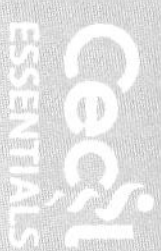

患者表现为不能言语或只能说出个别字，无意义语言，但能够理解口语及书面材料。当大脑中动脉下干受累时，患者可能说出流利的但无意义的语言，不能听从指令。优势半球大面积梗死时患者可能出现完全性语言功能障碍，既不能发音也不能理解。

非优势侧（右侧）大脑半球病变表现为左侧肢体力弱，语言功能基本保留，但患者可能出现注意力缺陷，特别是对左侧空间，不能注意到在患者左侧的人和物体，甚至可能出现不能认知自己的左侧身体（失认症）。患者对自己的功能缺陷不能认知，不认为自己患有疾病（病觉失认），这些患者可能被发现在家中瘫倒在地上，但仍不认为自己患病；这种病觉缺失可能导致就诊治疗时间延误，同样也会影响康复锻炼的积极性。右侧半球病灶也可能出现语韵障碍，与失语不同，主要表现为语言缺乏感情色彩及手势配合，基本语意是正常的，许多这样的患者因情感淡漠而发生抑郁。

大脑前动脉梗死常会引起下肢活动障碍，是因为支配下肢活动的区域位于大脑半球靠中线部位，患者也可能出现尿失禁、缺乏主动性、凝视麻痹，一些患者的临床症状更广泛，而出现类似于大脑中动脉梗死的表现。大脑后动脉梗死可能会出现视力障碍，而往往没有肢体活动缺陷，颞叶内侧也是由大脑后动脉供血，因此患者也可能出现行为异常，可能出现谵妄、遗忘。

脑干梗死因累及的神经传导通路和核团的不同而出现相应的临床症状。中脑梗死患者常出现垂直凝视麻痹，累及网状激活上行系统时可能出现意识障碍。

许多脑梗死并不累及肢体活动，如感觉性失语、皮质盲、瓦伦贝格综合征。大脑中动脉下干供血颞叶外侧及顶叶，包括韦尼克区在内，因此发生闭塞时可能表现为言语尚流畅，但词不达意、语法错误，这类患者额叶支配的运动传导纤维未受累。基底动脉栓塞临床症状可能较重，可能累及双侧大脑后动脉供血区，造成双侧枕叶梗死，导致完全失明。由于颞叶内侧及中脑受累，可能出现行为异常、记忆力减退、眼球活动障碍等。大脑中动脉上干栓塞时可能出现局灶性手部活动不利，特别是手指的活动，与压迫性周围神经病表现类似。

以眩晕为临床表现的患者，脑卒中与前庭神经元炎、梅尼埃病（参见第113章）鉴别困难。当转颈试验正常，倾斜偏离或方向改变的眼震均提示脑卒中，而不是周围性眩晕。患者需要被密切看护直到行走时没有平衡障碍；小脑梗死的患者伴随恶心、呕吐症状，小脑病灶水肿后可能压迫脑干而危及生命。

蛛网膜下腔出血患者临床症状表现与其他类型卒中不同，往往没有局灶性的定位体征，但患者表现为突发的剧烈头痛，常被描述为“一生中最剧烈的头痛”，可能伴随呕吐、意识障碍甚至昏迷，少有局灶性体征。

大脑静脉血栓形成或硬脑膜静脉窦血栓形成临床表现为高颅压头痛、癫痫、局灶性神经功能缺损症状，少数情况下可能出现类似于SAH的表现，如雷击样头痛或突发剧烈头痛，而没有局灶性定位体征。静脉系统血栓形成可能与高凝状态相关，如妊娠状态或口服避孕药。影像学表现为双侧矢状窦旁出血性梗死，伴随广泛白质水肿，增强CT检查可能发现矢状窦充盈缺损，称为“空delta征”。磁共振静脉血管成像（MRV）和T_1序列能够帮助进一步确证血栓形成，脑血管造影检查不是必需的。

六、诊断和鉴别诊断

急性脑梗死3h内可进行溶栓治疗，获益前提是需要能够快速鉴别脑梗死与出血性卒中及其他神经系统类似疾病。头痛、呕吐、癫痫、意识障碍更多见于出血性卒中，但仍需要完善影像学检查以鉴别，大部分情况下通过CT检查能够明确，CT上的高密度病灶支持脑出血诊断。在一些特殊的脑出血病例影像学上没有典型的高密度病灶，可能与重度贫血或病程处于亚急性期有关，这时候出血灶与脑组织密度接近。CT的某些早期征象能够提示脑梗死的诊断，如血管高密度征提示血管内血栓形成、灰白质界限不清、大脑皮质脑沟变浅、岛叶皮质与深部核团界限不清也都提示脑梗死及脑水肿（图116-4）。CT血管显像能够帮助发现病变的血管。

早期影像学检查不能明确诊断脑梗死，但可以排除脑出血，如果临床症状体征与脑梗死相符，就可以开始考虑溶栓治疗。初级卒中中心必须对疑诊脑卒中的患者在就诊后30min内完成CT检查及阅片。MRI检查也能够有效排除急性脑出血，并且弥散加权成像序列能够更敏感地发现早期梗死灶（图116-5），但是因为CT快速、方便，而成为大部分中心的首选检查方法，MRI作为随后的检查能够提供更多的额外信息。特殊的MRI序列较CT能

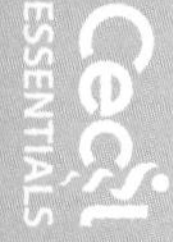

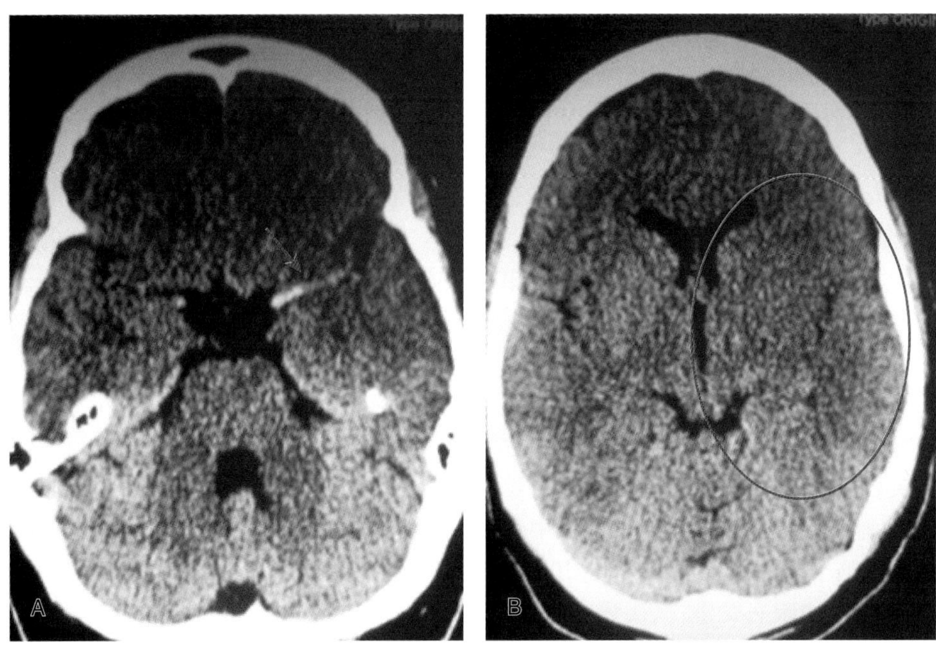

图116-4　脑CT的早期梗死征象。A.大脑中动脉高密度征（红色箭头）；B.左侧尾状核和豆状核密度减低，岛叶皮质与白质界限不清，脑沟消失（红线标示）

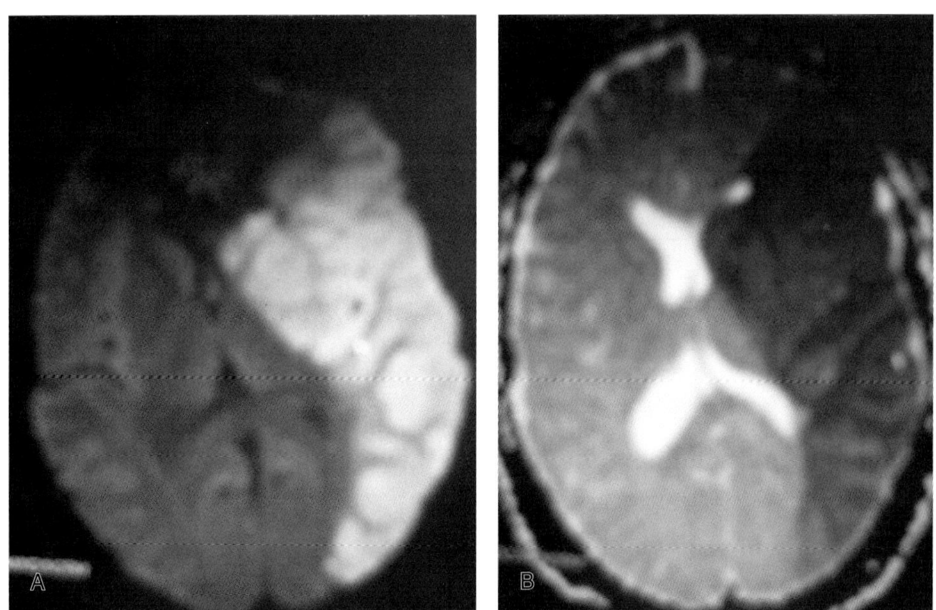

图116-5　与图116-4为同一患者的颅脑磁共振影像。A.弥散加权成像显示左侧大脑中动脉分布区高信号；B.相同部位表观扩散系数呈低信号，确证了急性脑梗死的诊断

够更敏感地发现出血，能够识别CT漏诊的出血性梗死。

虽然脑梗死发病时的临床表现对于分析脑梗死的亚型有一定的提示，但仍需要进一步的实验室辅助检查。脑栓塞起病急，可能出现皮质定位体征，如失语、偏盲，出现这些临床症状体征能够提示脑栓塞，但是除非患者在入院时栓塞来源已明确，否则血培养、心电监护、超声心动图这些检查都应该完善。

如果患者发病前有反复TIA发作，特别是临床症状表现刻板，提示动脉粥样硬化性脑梗死，多普勒超声或MRA检查往往能够发现血管狭窄，如果仍不明确，可进一步完善CT血管成像或脑动脉造影。小穿支血管梗死、腔隙性脑梗死的患者往往没有皮质功能缺损，如语言和认知功能障碍，但是会出现肌力减退、感觉障碍、共济失调等。超过25%的腔隙性脑梗死患者有大血管病变或心源性栓塞来源，所以对于所有的脑梗死患者都应该进行全面的病因学评估。

持续时间不超过24h的发作性症状的患者中，有超过50%的患者在影像学检查上可见梗死灶，TIA后卒中及其他血管性事件的再发风险与脑梗死患者相当。发病早期需要决定是否进行溶栓治疗，实际上很难在早期明确哪些患者症状会自行缓解（即TIA），哪些患者症状不会自行缓解。无论是脑卒中患者，还是TIA患者，都需要尽快行二级预防。对于治疗方案的选择，更重要的是卒中病因的确定，而不是持续时间。某些非脑缺血事件临床表现类似于脑卒中和TIA，在急诊首诊为脑卒中的患者中，有超过20%的患者有类似卒中症状，如癫痫发作、偏头痛、系统性感染、脑肿瘤、中毒代谢性脑病。其他误诊的疾病见表116-4所示。

既往有脑梗死或脑出血病史的患者，当出现新的代谢紊乱如感染时，可能会诱发脑卒中事件，低血糖、低钠血症、泌尿系统感染、肺部感染、抗精神病类药物的启用等都可能会诱发这种现象，诱发因素解除后患者症状可缓解。既往有脑损伤病史的患者在诊断新发卒中前必须排除这种代谢性或感染性病因，对于没有卒中病史的患者局灶性定位体征也可以出现在代谢障碍时。

表116-4 类卒中疾病及鉴别诊断

常见的类卒中疾病
代谢性脑病（低血糖、低钠血症等）
系统性感染
癫痫
偏头痛
脑肿瘤
其他类卒中疾病
淀粉样血管病相关的发作性神经系统局灶缺损症状
位置性眩晕
心脏事件
晕厥
外伤（特别是没有明确外部损伤表现的加速-减速损伤）
硬膜下血肿
单纯疱疹病毒性脑炎
短暂性全面性遗忘
痴呆
脱髓鞘疾病
颈椎病/神经根病/骨折
重症肌无力
帕金森综合征
高血压脑病
转换障碍
中毒/药物滥用

脑损伤的体表征象可在脑外伤患者出现，但并不一定会出现于"加速-减速"损伤的患者，如机动车交通事故。脑挫裂伤的常见部位是额极与颞极，这些部位反而不是脑卒中的好发部位。

急性脑卒中患者偶尔可能并发癫痫发作，但有时候癫痫发作可能与卒中混淆。癫痫发作不同于脑卒中，典型症状表现为反应迟钝、片段遗忘、阵挛性发作、二便失禁、舌咬伤。Todd麻痹表现类似于脑卒中发作，是指在癫痫发作后出现短暂的神经缺损症状，可能出现肢体力弱、语言障碍或其他皮质缺损症状，持续数小时后症状大多数可缓解，但偶尔也会持续至1周，这时与脑卒中鉴别就很困难。脑梗死或脑出血后数月或数年可能并发癫痫发作，这些患者癫痫发作后可能出现当初卒中发作时的体征。

先兆性偏头痛常与脑卒中或TIA相混淆，仅有先兆而无头痛（无头痛性偏头痛）有时会出现在既往有先兆性偏头痛的患者中。视觉先兆最为常见，多为暗点、闪光，持续时间为20～30min，紧接着出现偏侧的锤击样头痛，但也有时没有头痛症状。更少见的是，偏头痛的先兆表现为感觉症状。总的来说，起病没有脑卒中发作更快。

大约10%的脑肿瘤患者会出现急性发作性症状，与肿瘤内出血或局灶性癫痫发作有关。癫痫发作往往出现在局灶性定位体征之前，CT常表现为强化的团块样病灶，即使在症状较轻时也能够发现病灶。

七、治疗

脑卒中的预防及治疗包括以下内容：①预防卒中首次发作（一级预防）；②减少卒中发作后的脑损伤；③卒中后功能恢复；④避免卒中再发（二级预防）。根据患者的危险因素及卒中发病机制制定个体化的防治方案，对卒中患者病因及病理诊断进行评估以决定最佳的治疗方案。

（一）脑卒中一级预防

随机对照研究结果说明控制危险因素能够预

防卒中发作(表116-5)。例如,控制高血压能够减少45%的卒中发作(A级证据),心房颤动患者给予华法林治疗能够减少60%～70%的卒中风险,对于没有心脏病、高血压、糖尿病的较年轻患者单独给予抗血小板治疗也能预防卒中发作(A级证据)。HMG-CoA还原酶抑制剂,即他汀类药物,在一些一级预防研究中有提及,对心脏病患者的研究显示,除了降低心脏病的风险,也能降低首次卒中发作的风险(A级证据)。对于脑卒中的获益并不像对心脏病那么显著,可能与脑卒中发病机制的多样性有关。颈动脉狭窄程度超过60%的无症状患者,颈动脉内膜剥脱术可以降低首次卒中风险,但不如症状性患者获益更显著,需要进行治疗以预防卒中发作的患者数量不少。因为许多关于颈动脉内膜剥脱术的大型随机对照研究,都是在没有广泛应用他汀和抗血小板药物治疗的年代,目前来说,手术治疗是否优于药物治疗并不明确。关于药物与手术治疗的对比研究还需要进行新的研究。

抗血小板治疗对于脑卒中一级预防是有争议的。例如,一项大型的一级预防研究显示,应用阿司匹林虽然能够降低缺血性心脏病的风险,但是增加了脑梗死及脑出血风险。然而,较多的研究都表明阿司匹林能够降低45岁以上女性的脑梗死风险(B级证据)。

观察性研究发现某些行为习惯的改善能够预防卒中。戒烟能够降低脑卒中风险,适量饮酒(男性最多2杯/日,女性最多1杯/日)较不饮酒者卒中风险更低,建议进行体育锻炼活动、控制体重、控制糖尿病。

(二)脑梗死急性期治疗

发病3h内的脑梗死患者在CT或MRI检查排除脑出血后,给予rt-PA(阿替普酶,一种溶栓药物)治疗,3个月时的预后较安慰剂对照组更好。一项里程碑式的研究显示,发病3h内给予rt-PA溶栓治疗的患者即使在24h未见明显获益,但在3个月时达到正常或基本正常的功能恢复的患者比例明显高于未治疗组,达到生活自理水平的患者比例从38%升高至50%。虽然没有即刻(24h)获益,但在3个月时获益,对此研究结果的解释是,溶栓治疗能够在组织发生完全梗死之前改善灌注,减少缺血半暗带的面积,尽管缺血核心区仍发生了不可逆性损伤。

rt-PA治疗的患者发生梗死后出血转化的比例增高至10倍(安慰剂组0.6%,rt-PA治疗组6.0%),总的来说,两组患者在卒中后第一天神经系统功能缺损程度及死亡率相当。rt-PA于1996年经FDA批准临床应用,截至目前认为是脑梗死发病3h内的标准化治疗(A级证据)。根据指南纳入或排除应用rt-PA治疗的患者,能够减少发生并发症的风险(表116-6)。

因为在急性脑损伤时,脑灌注可能下降至脑血流自动调节下限以下,因此目前指南推荐脑梗死急

表116-5 依据循证医学的缺血性脑卒中一级预防

危险因素	治疗
高血压	降压治疗
心肌梗死	HMG-CoA还原酶抑制剂
高脂血症	HMG-CoA还原酶抑制剂
心房颤动	抗凝(华法林、其他抗凝药物)
糖尿病/血管病	血管紧张素转化酶抑制剂
2型糖尿病,肥胖	二甲双胍
无症状颈动脉狭窄(60%～99%)	颈动脉内膜剥脱术
血管病高危人群	抗血小板治疗

表116-6 急性脑梗死静脉rt-PA治疗的适应证及禁忌证

适应证
- 年龄≥18岁
- 有缺血性脑卒中导致的神经系统功能缺损症状
- 发病时间明确且距治疗时间<4.5h

主要禁忌证
- 近3个月内有卒中史或脑外伤史
- 近2周内有重大手术
- 脑出血病史
- 收缩压＞185mmHg
- 舒张压＞110mmHg
- 神经系统症状体征改善快速或轻型卒中
- 有提示蛛网膜下腔出血的症状
- 近3周有消化系统或泌尿系统出血史
- 近1周内有在不易压迫止血的部位的动脉穿刺
- 血小板计数＜100 000/mm^3
- INR＞1.7

相对禁忌证(必须权衡治疗获益与风险)
- 卒中发作时有癫痫发作
- 6周内有心肌梗死
- 感染性心内膜炎
- 出血性眼部疾病
- 血糖＜30mg/dl(2.7mmol/L)
- 血糖＞400mg/dl(21.6mmol/L)
- 患者需要非常积极的降压治疗

性期不予快速降压治疗，收缩压水平在220mmHg以下即可。但是，在溶栓治疗前后，收缩压水平应维持在180mmHg以下，以减少出血转化的风险。另外，抗血小板及抗凝治疗必需在rt-PA治疗后24h再启动。

后续的Meta分析及个别的研究结果显示，溶栓治疗的获益随着治疗启动时间的延长而降低，但溶栓治疗时间窗可达45h。先进的影像学技术如DWI序列、PWI序列，能够帮助区别不可逆性损伤区域及可挽救的低灌注脑组织，可以作为一种方法帮助鉴别再灌注治疗的可行性。但是近年的研究结果尚未确证其应用价值，至少研究中所应用的影像学参数未被确证应用价值。

对堵塞的血管进行介入再通治疗，被认为是对脑梗死患者非常有前景的治疗措施。对于发病6h内的MCA闭塞患者，给予血管内动脉溶栓治疗，在堵塞的血栓表面直接进行治疗，能够提高患者的预后，而出血风险与rt-PA治疗相当(B级证据)。最近，FDA批准了脑梗死机械取栓装置，能够提高堵塞血管的再通率，但是尚未证明临床预后较标准的rt-PA溶栓治疗效果更好。但是有证据证明尽早治疗(2h内)预后更好，因此开发更快的装置以提高临床预后的相关研究正在开展。

肝素或类肝素抗凝治疗在急性脑梗死的治疗中并不获益。对一些大面积大脑半球梗死的患者，手术解压能够挽救生命，提高神经系统功能预后，特别是对于较年轻患者获益更多(A级证据)。

因为脑卒中"级联反应"可能在发病后数小时或数日神经系统损害仍持续进展，实验动物学研究验证了一些治疗措施能够减少这种损伤，包括针对NMDA受体、甘氨酸受体、钙离子通道、黏附分子、自由基、白蛋白、炎症反应和膜物质等的靶向治疗药物，遗憾的是，以上这些药物目前还没有任何一种被证明在临床研究中获益。

(三)脑出血的治疗

脑出血的治疗主要是对症支持治疗，许多患者需要进入监护室治疗，处理高血压及并发症，如重症患者会出现呼吸衰竭、血流动力学不稳定等。大多数患者需要应用脱水药物以降低颅内压，包括甘露醇、高渗盐水或治疗性过度通气。虽然临床研究结果未能证明手术减压对脑出血患者获益，但一些患者为了挽救生命需要手术清除血肿。一项大型国际性研究，入组了1000例患者，研究结果并未证明手术治疗较药物治疗获益更大。大脑半球深部出血对脑组织的损伤，大部分在出血发作后即刻发生，所以血肿清除术并不能获益，而可能会造成额外的损伤。

近年对于脑出血发生脑损伤的机制，认为是早期血肿的持续扩大，基于这个观点，大家开始关注应用凝血药物以减少出血扩大，限制脑损伤进展。虽然前期研究认为注射凝血因子Ⅶ是获益的，但是进一步的确证研究并未证明该药物对大多数患者有效，而对于华法林相关出血的亚组患者可能还是获益的。

对于小脑出血患者，手术减压可以挽救生命，并且需要及时识别脑干压迫、脑疝的症状体征，如头痛、眩晕、恶心、呕吐、躯干性共济失调、感觉障碍和凝视麻痹。神经影像学支持手术减压的表现包括超过3cm的血肿、第四脑室受压、枕大池堵塞、侧脑室扩大。腰椎穿刺对于脑出血患者是禁忌的，特别是小脑出血，因为可能发生凶险的扁桃体下疝、脑干压迫并发症。为了减轻颅内压而进行脑室引流的患者需要特别注意发生小脑疝的风险。

动脉瘤性蛛网膜下腔出血的治疗比较复杂，反复出血风险及死亡率均高，因此明确的获益治疗措施就是消除破裂的动脉瘤，可以通过手术夹闭或介入栓塞治疗，如弹簧圈栓塞动脉瘤。即使有效处理了动脉瘤出血，也有可能发生其他的并发症，如血管痉挛、脑梗死、脑水肿、癫痫、脑室扩大、抗利尿激素分泌不当综合征及心力衰竭。应用抗纤溶药物，如6-氨基己酸，促进动脉瘤附近血栓形成，进而以达到止血目的，目前认为效果不明确。经颅多普勒能够帮助早期发现血管痉挛，持续脑电图监测和多模态心电监护能够发现早期脑功能障碍。应用钙通道阻滞剂尼莫地平能够减轻血管痉挛，持续应用至出血后3周是标准治疗方案。水化、高渗疗法、高血压疗法及血管痉挛成形术可以降低脑缺血的风险，出现脑积水时可能需要脑室引流。

(四)康复治疗

由有经验的理疗师及物理康复治疗师组成卒中康复单元，对于患者的功能恢复有意义，这种卒中单元的建立能够帮助预防感染、肌肉挛缩、压疮等并发症，使患者能够最大限度地恢复自主生活能力。语言和职业康复治疗师能够帮助患者恢复吞咽、沟通交流及日常生活能力。

约束-诱导康复治疗是一种特殊的物理治疗方

式，给偏瘫患者的健侧手戴上一只约束手套，强迫患者使用患侧肢体去完成任务，每天练习数小时。一项随机对照研究结果显示，这种约束-诱导治疗联合任务强化-定向治疗方法，与标准治疗法相比，患者功能恢复得更好（B级证据），还需要进一步的研究分析是约束方法还是强化治疗本身提高了患者的功能恢复，因为两者费用都比较高。

抑郁是卒中的常见并发症，与肢体残疾有关，也与脑化学递质相关，选择性5-羟色胺再摄取抑制剂（SSRI）及三环类抗抑郁药物治疗有效，艾司西酞普兰能够有效预防卒中患者抑郁进展（B级证据），也有研究证明应用SSRI能够促进卒中患者功能康复。

（五）脑卒中二级预防

人们应该根据卒中发病机制对患者进行个体化的脑卒中二级预防。对于颈动脉狭窄超过70%的脑卒中或TIA患者，应该由有经验的外科医生（手术并发症＜5%）进行内膜剥脱术治疗，效果优于药物治疗（A级证据）。对于手术并发症高风险的患者，包括年龄大于80岁、合并心肺疾病、有放射相关的动脉血管病的患者，支架治疗能够降低并发症的风险（B级证据）。对于低危手术风险的患者，进行颈动脉血管成形术、支架治疗与颈动脉内膜剥脱术的有效性与安全性对比研究，结果显示前者并未优于后者（A级证据）。对于症状性颅内动脉狭窄的患者，最近的随机对照研究结果显示，积极的内科治疗，包括严格的危险因素控制，能够降低卒中复发的风险（B级证据）。

抗凝治疗适用于有明确心源性栓塞证据的患者，如机械瓣膜置换术后、心房颤动。对于心房颤动相关的心源性栓塞，华法林抗凝治疗优于阿司匹林，相对风险下降约68%（A级证据）。心房颤动卒中二级预防推荐应用华法林并且INR达标在2.0～3.0，也可以应用新型抗凝药，如达比加群、利伐沙班、依度沙班、阿派沙班（A级证据）。对于不能耐受抗凝治疗、脑出血或其他部位出血风险高的患者，新的治疗方案包括防止左心房赘生物进入体循环的干预措施，在早期研究结果中是获益的，但目前还未被批准（B级证据）。

其他原因的心源性栓塞治疗方案不同。人工瓣膜发生感染后应用抗生素治疗仍有持续的栓子脱落，或者病情恶化出现心力衰竭，则需要进行瓣膜置换术。来源于心房黏液瘤的栓塞患者常需要手术治疗去除肿瘤。还有一些情况抗凝治疗意义未完全明确，如卵圆孔未闭相关的反常栓塞、主动脉弓栓子，目前的指南并不积极推荐抗凝治疗（A级证据）。卵圆孔封堵术对于一些患者（年轻且没有其他卒中危险因素）能够减少卒中复发风险，但是最近的研究结果未证明其有效性，还将选择合适的患者进行进一步的研究。

对于所有的缺血性卒中患者，抗凝治疗没有适应证时，在没有禁忌证的情况下，都应该进行长期的抗血小板治疗，能够降低20%～25%的卒中复发风险（A级证据）。目前应用的抗血小板药物包括阿司匹林、双嘧达莫、氯吡格雷。头对头的研究结果尚未证明哪种抗血小板药物最佳，阿司匹林与双嘧达莫联合治疗较任何一种单药获益更多，但是长期应用阿司匹林联合氯吡格雷治疗并未优于单用阿司匹林，反而重大的出血风险更高。最近来自中国的研究结果显示短期联合应用阿司匹林和氯吡格雷对脑卒中及TIA患者是获益的，美国目前正在进行一项类似的研究。阿司匹林的有效最低剂量是30mg/d，并且出血风险更小，如消化道出血风险，FDA推荐的卒中预防剂量为50～325mg/d。

临床研究结果已证明降压治疗使脑卒中和TIA患者获益。也有理论上的担忧，对于脑血管病降压可能会降低脑血流自动调节功能、降低脑灌注，进一步引发临床事件。但是，PROGRESS等临床研究结果证实，脑卒中高血压病患者降压治疗能够减少28%的卒中复发。目前指南主要强调降压治疗达到推荐的降压水平，而不是应用哪种降压药物，降压药物的选择还是应该根据患者的合并疾病，以给予个体化治疗。

临床研究结果说明他汀类药物能够降低冠心病或其他血管病高危患者的卒中风险，SPARCL研究提供了更直接的证据说明他汀治疗使脑卒中或TIA患者二级预防获益（A级证据），该研究入组近期发生脑卒中或TIA的患者，随机给予阿托伐他汀80mg/d治疗或安慰剂治疗，随访5年结果显示，阿托伐他汀治疗能够降低主要结局事件，能够将卒中复发风险自13.1%降至11.2%。

推荐糖尿病患者饮食控制、体育锻炼、口服降糖药物或应用胰岛素以控制血糖，降糖治疗能够减少微血管病变并发症，但是获益尚不明确。在一项研究中，对新发糖尿病患者严格进行血糖控制，脑卒中风险未见明显下降。目前正在进行研究新的治疗药物用于胰岛素抵抗患者的脑卒中二级预防。

生活习惯的改善是很难控制的，但是非常重要。吸烟具有成瘾性，戒烟需要心理咨询和药物辅助，如尼古丁贴片、伐尼克兰。久坐的生活习惯会增加高血压及卒中风险，因此鼓励患者进行适当体育活动。虽然有研究证明适量的酒精摄入能够降低卒中风险，但不建议每日饮酒超过2杯。需要注意的是，改善生活习惯降低卒中风险仅是B级证据。

八、预后

脑卒中发生后早期死亡风险最高，30d内死亡率为8%～20%，年龄及卒中严重程度是最重要的预后影响因素。出血性卒中死亡风险更高，脑出血死亡率为30%～80%，蛛网膜下腔出血死亡率在20%～50%。

脑卒中幸存者相对于年龄相匹配的正常人群，死亡风险仍高出3～5倍。小卒中年计死亡率估测为5%，严重卒中年计死亡率估测为8%。死亡率与年龄、高血压、心脏病、糖尿病等因素相关，腔隙性梗死相对其他类型卒中，生存期更长。

卒中复发很常见，发病后早期卒中复发风险最高，30d内复发率为3%～10%，复发风险与卒中亚型有关，复发风险最高的是大动脉粥样硬化性脑梗死，风险最低的是腔隙性梗死。即使进入卒中慢性期，卒中复发风险同样也威胁着患者生活质量。不同的研究结果显示，长期的卒中复发风险每年为4%～14%，合计预估小卒中年复发率为6%、严重卒中年复发率为9%，经过上述介绍的脑卒中预防方案的实施，脑卒中复发的风险已经降低。卒中复发也增加了卒中后痴呆、功能障碍的负担。重要的是，脑卒中幸存者中心脏事件的风险也更高，是死亡的主要威胁因素。

关于该主题的深入讨论，请参阅《西氏内科学》（第25版）第64章“室上性起源的心律失常”，第70章“动脉粥样硬化，血栓形成及血管生物学”。

推荐阅读

Amarenco P, Bogousslavsky J, Callahan A, et al: The Stroke Prevention by Aggressive Reduction in Cholesterol Levels (SPARCL) Investigators. High-Dose Atorvastatin after Stroke or Transient Ischemic Attack, N Engl J Med 355:549–559, 2006.

Broderick JP, Palesch YY, Demchuk AM, et al: Endovascular therapy after intravenous t-PA versus t-PA alone for stroke, N Engl J Med 368:893–903, 2013.

Carroll JD, Saver JL, Thaler DE, et al: Closure of patent foramen ovale versus medical therapy after cryptogenic stroke, N Engl J Med 368:1092–1100, 2013.

Furie KL, Kasner SE, Adams RJ, et al: Guidelines for the prevention of stroke in patients with stroke or transient ischemic attack: a guideline for healthcare professionals from the American Heart Association/American Stroke Association, Stroke 42:227–276, 2011.

Giugliano RP, Ruff CT, Braunwald E, et al: Edoxaban versus warfarin in patients with atrial fibrillation, N Engl J Med 369:2093–2104, 2013.

Goldstein LB, Bushnell CD, Adams RJ, et al: Guidelines for the primary prevention of stroke: a guideline for healthcare professionals from the American Heart Association/American Stroke Association, Stroke 42:517–584, 2011.

Howard G, Lackland DT, Kleindorfer DO, et al: Racial differences in the impact of elevated systolic blood pressure on stroke risk, JAMA Intern Med 173:46–51, 2013.

Jauch EC, Saver JL, Adams HP, et al: Guidelines for the early management of patients with acute ischemic stroke: A Guideline for Healthcare Professionals From the American Heart Association/American Stroke Association, Stroke 44:870–947, 2013.

Kamel H, Elkind MSV, Bhave PD, et al: Paroxysmal Supraventricular Tachycardia and the Risk of Ischemic Stroke, Stroke 44:1550–1554, 2013.

Kidwell CS, Jahan R, Gornbein J, et al: A trial of imaging selection and endovascular treatment for ischemic stroke, N Engl J Med 368:914–923, 2013.

Lackland DT, Elkind MSV, D'Agostino R, et al: Inclusion of stroke in cardiovascular risk prediction instruments: a statement for healthcare professionals from the American Heart Association/American Stroke Association, Stroke 43:1998–2027, 2012.

Mayer SA, Brun NC, Begtrup K, et al: Efficacy and safety of recombinant activated factor VII for acute intracerebral hemorrhage, N Engl J Med 358:2127–2137, 2008.

Meier B, Kalesan B, Mattle HP, et al: Percutaneous closure of patent foramen ovale in cryptogenic embolism, N Engl J

Med 368:1083–1091, 2013.

Mendelow AD, Gregson BA, Fernandes HM, et al: Early surgery versus initial conservative treatment in patients with spontaneous supratentorial intracerebral haematomas in the International Surgical Trial in Intracerebral Haemorrhage (STICH): a randomised trial, Lancet 365:387–397, 2005.

Robinson RG, Jorge RE, Moser DJ, et al: Escitalopram and problem-solving therapy for prevention of poststroke depression: a randomized controlled trial, JAMA 299:2391–2400, 2008.

Rothwell PM, Eliasziw M, Gutnikov SA, et al: Analysis of pooled data from the randomised controlled trials of endarterectomy for symptomatic carotid stenosis, Lancet 361:107–116, 2003.

Rutten-Jacobs LC, Arntz RM, Maaijwee NA, et al: Long-term mortality after stroke among adults aged 18 to 50 years, JAMA 309:1136–1144, 2013.

Saver JL, Fonarow GC, Smith EE, et al: Time to treatment with intravenous tissue plasminogen activator and outcome from acute ischemic stroke, JAMA 309:2480–2488, 2013.

Singhal AB, Biller J, Elkind MS, et al: Recognition and management of stroke in young adults and adolescents, Neurology 81:1089–1097, 2013.

SPS3 Study Group, Benavente OR, Coffey CS, et al: Blood-pressure targets in patients with recent lacunar stroke: the SPS3 randomised trial, Lancet 382(9891):507–515, 2013.

Wang Y, Wang Y, Zhao X, et al: Clopidogrel with aspirin in acute minor stroke or transient ischemic attack, N Engl J Med 369:11–19, 2013.

第117章

创伤性脑损伤和脊髓损伤

著　者　Geoffrey S. F. Ling
译　者　汪仁斌　审校者　彭丹涛

创伤性脑损伤(TBI)和脊髓损伤(TSCI)是创伤性死亡和残疾的主要原因。据统计，每年超过800万患者遭受TBI，绝大多数(超过80%)是轻度TBI或脑震荡。美国约有52 000名患者死于严重TBI，另有11 000名患者由TSCI导致严重残疾。损伤的原因大多是与跌倒、机动车事故、运动有关的事件及遭遇袭击有关。在将近550万TBI和TSCI幸存者中，大多数需要长期康复。

一、损伤类型

由损伤导致的病变分为两种类型，一种需要神经外科干预，另一种则不需要。需要神经外科急诊处理的TBI病变有脑穿透伤，包括硬膜下血肿和硬膜外血肿在内的具有占位效应的颅内出血，以及骨性损伤如移位性骨折和椎体半脱位等。通常不需手术的病变包括局灶性、缺氧性损伤，弥漫性轴索损伤和弥漫性微血管损伤。

二、治疗措施

(一)创伤性脑损伤

轻中度创伤性脑损伤患者通常恢复快而且完全。损伤发生后，首要措施是要将TBI受伤者从学习或工作场所转移，以防止进一步的损伤。轻度TBI或脑震荡的诊断只需确定受到影响的患者即可，但一般很困难，因为患者只是经历了短暂的意识改变，少数可有完全丧失意识，大多数伴有记忆障碍，所以损伤发生后这些患者并未察觉到自己已经受伤。因此，当有潜在的头部损伤事件发生时，若患者同事、教练、运动训练师、父母和其他目击者高度怀疑其受伤时，则对诊断TBI能提供非常重要的信息。此时可采用损伤判定筛查工具，如标准化脑震荡评估(SAC)或运动脑震荡评估工具第3版(SCAT3)，对患者进行筛查。SAC是一种测试受试者定向力、即时记忆、注意力和回忆的神经心理评估量表，得分小于25分判定为异常。如果异常，患者则处于患脑震荡的高风险中，应该被送到医疗看护中心进行进一步评估、诊断和治疗。

在TBI早期处理中，神经科医生或处理TBI有经验的内科医生对患者应进行详细的病史采集、体格检查及神经科专科检查，特别是认知功能的评估，这些都是非常重要的。在了解病史的过程中，医生应明确患者可能经历的感知改变、遗忘或意识丧失的持续时间。美国神经病学学会(AAN)指南依据上述持续时间的长短，对脑震荡程度进行了量化分级(表117-1)。异常感觉持续时间越长，分级越高，所需康复的时间也越长。除了AAN指南，其他可以使用的临床指南还包括有Cantu评分系统和科罗拉多医学协会指南。

神经影像学的检查取决于是否怀疑颅内出血或颅骨骨折。CT和MRI检查不足以完全排除轻度TBI的临床诊断。如果患者已失去意识、持续精神异常、GCS评分异常、局灶性神经功能缺损或者临床症状进行性恶化，则应该进行影像检查。

一般来说，轻度TBI不需要太多的医疗干预，经过适当的康复，几乎所有患者都能痊愈，重要的是患者必须有足够的时间去康复，在完全恢复前，不应重返学习或者工作中。完全恢复前发生二次头部损伤是灾难性的，也称为二次损伤综合征(SIS)，会导致临床预后更差甚至死亡。

表117-1 美国神经病学学会脑震荡处理原则

1级(轻度)	2级(中度)	3级(重度)
从岗位、工作或学习场所移开	从岗位、工作或学习场所移开	送入急诊室
立即查体，间隔5min重复检查	频繁检查是否有中枢神经系统恶化征象	神经系统评估，包括相关的神经影像检查
15min内未见异常，可重返岗位、工作或学习中	尽快进行神经系统查体(24 h内)	住院治疗
	满1周无症状，经医生确认后，可重返岗位、工作或学习	

脑震荡分级	重返学习或工作时间
1级(首次)	15min
1级(二次损伤)	1周
2级(首次)	1周
2级(二次损伤)	2周
3级(首次，短暂意识丧失)	1周
3级(首次，较长意识丧失)	2周
3级(二次损伤)	1个月
3级(三次损伤)	咨询神经科医生

轻度认知功能障碍的患者，由于没有特定药物来促进康复，故必须有足够的时间保证休息。根据已有的循证医学指南，如退伍军人卫生署和美国国防部(VA/DoD)脑震荡/轻度TBI管理临床实践指南，治疗的重点是改善患者的症状。头痛，通常作为患者最常见的症状，可以用对乙酰氨基酚或非甾体抗炎药治疗，如果出现偏头痛的特征，可以考虑使用曲普坦类药物。头晕可以用物理疗法治疗，美克洛嗪仅应用于影响到日常生活活动的严重头晕症状。失眠可以通过适当的睡眠卫生治疗予以调节，镇静剂一般在急性期使用，不过仅限于非苯二氮䓬类药物如唑吡坦。患者视觉和听觉症状应由相应的专科医生进行评估。

在征得医生允许下，轻度TBI患者至少要经过24h恢复才能重返学习或工作岗位。美国许多州出台了相应的规定。一般情况下，症状恢复不再需要治疗后，患者就能够重返学习和工作。因此，许多医生会对患者进行激励性测试，如跑步运动后进行认知功能检查，如果不出现症状反复，并且患者认知表现良好，则允许患者进行完全正常的活动。

对于中重度TBI，开始治疗的目标是"ABC"，即气道、呼吸和循环的维持，接下来是"D"，即神经功能障碍的治疗。所有患者均应进行详细的神经系统检查以确定神经功能受损的程度，同时进行格拉斯哥昏迷评分(GCS)。GCS(表117-2)量表评分可以对TBI患者进行分类并量化其损伤程度。

表117-2 格拉斯哥昏迷评分

睁眼反应	言语反应	运动反应
1=无反应	1=无反应	1=无反应
2=疼痛刺激睁眼	2=难以理解	2=疼痛刺激有伸展反应
3=指令性睁眼	3=能理解，不连贯	3 =疼痛刺激有屈曲反应
4=自动睁眼	4=对话含糊	4 =疼痛刺激有逃避反应
	5=正常	5=疼痛定位
		6=遵指令活动

重度TBI是指GCS评分≤8分的患者，治疗应遵循目前认可的临床指南，如脑创伤基金会制定的"重度TBI的临床处理指南"，以达到最佳治疗效果。重要的早期处置是气道维护，通常是气管内插管。如果怀疑颅内压(ICP)升高，应将患者的头部抬高30°并保持居中位，最好是应用硬性颈托固定，直至可以评估颈椎稳定性为止。可按0.5～1.0g/kg的剂量静脉给予甘露醇，也可通过过度通气方式使PCO_2维持在34～36mmHg，达到降低ICP目的。应保持ICP＜20mmHg，脑灌注压(CPP)＞60mmHg。尽快完成非增强头部CT检查，以确定损伤的程度和是否需要外科干预。

如果ICP仍控制不良，可考虑给予23%高渗盐水50ml静脉注射，然后通过中心静脉导管，按75～125ml/h连续输注2%或3%高渗盐水。若经过上述处理，ICP仍未控制，则应考虑进行药物诱导性昏迷治疗或手术减压治疗。可以用戊巴比妥诱导药物性昏迷，先按5mg/kg负荷剂量静脉内给予，随后按1～3mg/(kg·h)静脉维持。或者使用丙泊酚，首次负荷剂量按2mg/kg静脉内给予，随后可静脉维持，其最大剂量可达200μg/min。由于药物诱导性昏迷治疗的最终目的是控制ICP或脑电暴发抑制，因此连续脑电的监测是很有必要的。经过以上这些处置后，ICP仍持续升高提示预后不良，此时应考虑行额颞叶减压术和去骨瓣减压术。

为了维持患者脑灌注压(CPP)，首要的是必须充分补液。TBI补液治疗的目的是为了增加血管和脑组织之间的渗透压梯度，因此静脉补液要使用高渗性溶液，如生理盐水，也可选择其他高渗性液体，如3%高渗盐水。如果静脉补液难以达到维持CPP的目标,可以加用血管活性药,如去甲肾上腺素和去氧肾上腺素,由于这两种药剂对脑血管舒缩作用影响最小,可作为首选药物。巴比妥类药物和丙泊酚是心肌抑制剂,因此当进行药物诱发性昏迷治疗时,则需要进行积极的心血管方面的处置。

当患者出现焦虑烦躁不安时,可用劳拉西泮或氟哌啶醇治疗,如果效果欠佳,可静脉使用咪达唑仑或异丙酚。轻度疼痛,给予对乙酰氨基酚和非甾体抗炎药即可改善;对于中度至重度疼痛,则应使用麻醉性镇痛药如芬太尼或吗啡。阿片类镇痛药物亦可减轻疼痛,由于它们能被纳洛酮逆转,这样可以随时重新评估患者神经功能状况。

TBI患者一定要避免缺氧、癫痫和发热。尽量让患者的PO_2维持在约100mmHg。在损伤后的前7d可应用苯妥英钠,以减少早期癫痫的发作,7d后可停用,如果再发癫痫,可再次使用该药物。出现发热时,可使用对乙酰氨基酚等退热药,必要时可使用冷却毯来退热。其他重要的处置还包括预防应激性胃溃疡、深静脉血栓形成(DVT)及压疮。患者的摄食喂养应尽早开始,以保证营养的维持。

过度通气只适用于最初数小时的紧急处置,之后应尽量减少应用,因为12h后,机体代谢补偿就抵消了由过度通气诱导的低碳酸血症所引起的呼吸性碱中毒的改善效果。

应对患者进行持续的ICP和CPP监测及反复的神经系统检查。一般来说,脑水肿的高峰期发生于病后48～96h,此后水肿逐渐消退,临床症状随之改善。

TBI的并发症是脑震荡后综合征(PCS),可以通过脑震荡后症状量表(PCSS)和分级症状调查表(GSC)对PCS进行诊断。PCS最常见的症状是头痛、注意力不集中、食欲改变、睡眠异常和易激惹。PCS的症状和持续时间变化很大,取决于不同患者的自身状态和TBI的严重程度。PCS一般可持续数周,偶尔也有超过一年或更长时间。治疗主要是对症处理,对于头痛,非甾体抗炎药、偏头痛药物和生物反馈均能有效地改善;对于认知功能障碍,通过神经心理测试有助于确定适当的干预措施,其中包括认知行为治疗。

(二)创伤性脊髓损伤

遵循美国神经外科医生协会制定的“颈椎和脊髓损伤处理指南”,脊髓创伤性损伤的紧急处置目前已有很大改进。起始的处置是气道、呼吸和循环的维护,即“ABC”。高颈段损伤的患者,会丧失自主通气功能,C_5以下的损伤也可能损害通气能力,因此安全的气道开放是至关重要的。如果气道或通气功能受损,则需要紧急插管。对于尚未评估颈椎损伤的患者,最好使用具有光纤制导的导管进行鼻气管插管;如果没有,在通过牵引维持颈椎对齐的前提下可改用其他方法,如经鼻气管盲插或经口气管插管。

在创伤性脊髓损伤(TSCI)治疗中,保持血容量充足是非常重要的。患者发生低血压可能由神经源性休克或血容量不足所致。若是神经源性休克,可能需要使用血管升压药,如去氧肾上腺素等。如果存在心动过速,其原因可能更像是血容量不足,开始治疗时就要输入生理盐水,及时补充液体。

在维护好“ABC”后,医生应对TSCI患者进行病史采集和神经系统检查,需要考虑是否伴随TBI。高达50%的TSCI患者同时伴有TBI。有时需要进行影像学检查,但并非所有患者都必须检查,如神经系统评估正常就没有必要。如果患者主诉手部灼痛或脊柱疼痛、麻木、刺痛,或者肢体无力,提示有脊髓损伤可能,此时应尽可能准确地记录受伤时间,进行详细的神经系统体格检查以判定脊髓损伤的水平及损害是否完全,并且及时记录神经功能障碍的程度。所谓脊髓损伤的水平是具有正常完整的运动和感觉功能的最低的脊髓节段。与完全性损伤相比,脊髓不完全性损伤的神经功能恢复要更好些。急性损伤后,还必须经常进行一系列相关检查。

如果怀疑有脊髓损伤,医生应立即适当地将患者固定在一个硬性颈托和(或)背板上。放射影像学的检查首选脊柱X线检查,如果异常,则要进一步进行神经影像检查。疑有脊椎骨损伤应做CT,脊髓损伤需要MRI检查,椎间和椎旁软组织损伤亦最好行MRI检查。胸部X线也要检查,以便观察下颈椎和胸椎的病变。在疑有胸椎损伤的患者中,若发现胸腔积液,则提示存在血胸。

如果患者主诉颈部疼痛,颈椎X线结果又正常,则可能存在韧带损伤,需要拍颈椎屈伸位X线片进行判定。但在急性期,患者由于疼痛,可能会得不到全面的评估。此时,这些患者应该用硬性颈托先固定数日,直到疼痛和颈部肌肉痉挛消退后,再完善相关影像检查。如果异常,则需手术评估,不再提倡使用甲泼尼龙治疗TSCI。

(三)脊髓综合征

根据损伤部位不同,有3种主要的脊髓损伤综合征，分别累及脊髓前部、半侧和中央。脊髓前部损伤综合征由于病损累及双侧脊髓前柱和外侧柱，表现为损伤水平以下触觉、痛温觉和运动功能的丧失，位于脊髓后柱的本体感觉和振动觉功能则保持完好。在脊髓半侧综合征中，由于脊髓的半侧受损，临床表现为受损节段以下同侧运动、触觉、本体感觉和振动功能受损，对侧痛温觉功能障碍。脊髓中央损伤导致"桶人"综合征，表现为双上肢瘫痪而双下肢正常，无力表现为近端重于远端，痛温觉通常减退，而本体觉和振动觉得以保留。

（四）脊髓休克

脊髓休克可在急性损伤后发生，导致损伤水平以下脊髓反射暂时性丧失。神经系统检查可见腱反射、球海绵体反射和肛门反射消失。在高颈段损伤时，低位反射如球海绵体反射和肛门反射可以保留，还可能存在Schiff-Sherrington现象，即高于损伤水平的神经反射亦会受到影响。此外，自主神经反射可能消失，出现神经源性休克、肠梗阻和尿潴留。

（五）急性和亚急性期的处理

在重症监护室，TSCI患者需要接受持续性综合治疗，不过甲泼尼龙一旦使用，则不需要进一步应用其他类固醇激素药物。TSCI患者需要进行严密的心电图、血压和呼吸的监测，其他需要注意的方面包括泌尿生殖系统、消化道和皮肤病变，营养障碍，感染性疾病发生，以及预防溃疡和深静脉血栓形成。

脊髓损伤的患者容易出现神经源性休克和自主神经功能障碍，导致外周血管扩张和低血压。脊髓T_3及以上损伤的患者常因交感张力降低而出现低血压伴有心动过缓，表现为典型的神经源性休克三联症：心动过缓、低血压和外周血管扩张。

TSCI患者自主神经功能障碍可以通过确保足够的循环血量来治疗，最终目的是利用液体复苏达到机体正血容量状态。如果患者处于贫血状态（红细胞压积小于30%），可以输血治疗。如果不是必需输血，则可以补充胶体（如白蛋白）或晶体（如生理盐水）溶液，保持患者中心静脉压（CVP）在4～6mmHg，以避免高血容量血症发生，否则会加重外周水肿。一旦达到足够的循环血容量，可以应用血管升压药（如去氧肾上腺素、去甲肾上腺素或多巴胺），使平均动脉压（MAP）达到85mmHg或更高。心动过缓可以用阿托品对症治疗。

TSCI患者可能存在通气功能的损害。C_5或更高节段损伤的患者通常需要机械通气，以维持适当的潮气量（6～10ml/kg）、吸氧浓度（FiO_2）和机械通气频率。吸入氧的浓度（FiO_2）应使PO_2保持在80～100mmHg。通气频率的设定应保持PCO_2为40mmHg。应用呼气末正压（PEEP）可以减少肺不张发生。如果患者在插管后2周内没有出现通气恢复迹象，应考虑气管切开术。低于C_5的病变也可能会导致自主通气不足，中段颈髓病变通气功能可能正常或受损，这与膈肌功能是否受损有关。如果怀疑，可以进行X线透视下吸气试验，以明确两侧膈肌功能是否正常。如果异常，可能需要气管插管/气管切开术并给予容量控制通气模式通气。如果正常，则给予压力模式通气即足以维持适当的血氧浓度和潮气量，PEEP的具体设置同上。

病变累及C_6以下颈髓和胸髓的患者不需要机械通气，但其通气功能仍有可能不全，这与参与辅助呼吸的肋间肌是由胸髓神经支配有关。患者咳嗽动作减少，不能在需要时增加通气，容易导致肺不张及不能清除分泌物，最终可能引起肺炎。这种患者需要协助其进行气道清理，如叩击胸部、吸痰和鼓励咳嗽。

血栓栓塞性疾病是影响TSCI患者的发病和死亡的主要原因，在没有预防处理时，高达80%的患者将出现DVT，因此所有TSCI患者都应接受抗凝治疗，并在其腿上应用机械加压装置，梯度压力装置（SCD）或弹力袜应尽早应用。在确保能够止血前提下，应该启用低分子量肝素（LMWH）治疗。依诺肝素（普通肝素）也可与SCD联合使用，但优选LMWH。对于那些有抗凝禁忌的患者，可放置下腔静脉过滤器，但不作为预防DVT的主要手段。

中下胸段脊髓损伤可导致肠梗阻。处理上应放置鼻胃管进行胃肠减压，同时尽快给予肠外营养。待胃肠运动恢复后，给予肠内喂养，通常需要2～3周。可以使用促进胃肠动力的药物，如甲氧氯普胺、红霉素和西沙必利。应用预防胃溃疡的药物，如H_2受体拮抗剂、质子泵抑制剂、抗酸剂或硫糖铝。由于腹部肌肉和内脏感觉的丧失，可能掩盖常见的临床表现如腹部疼痛、腹肌紧张或强直等，此时应注意胰腺炎和创伤相关的肠穿孔的发生。

TSCI患者可能会由脊髓休克而导致膀胱失张力，此时应放置Foley导尿管，留置导尿，并至少保留5～7d，持续引流尿液，以评估循环血量和肾功能状况。一旦脊髓休克恢复，因膀胱膨胀而出现自主神经反射异常，表现为皮肤潮红和高血压，临床触叩诊检查可发现膀胱增大，此时可通过间歇性导尿或膀胱训练来进行治疗，药物苯氧苄胺可能有益。

TCSI患者应注意营养支持治疗，在给予肠内喂养前应给予肠外营养支持。对于四肢瘫痪患者，应按照Harris-Benedict公式计算总热量预测值的80%提供热量；对于胸髓及以下脊髓损伤的患者，则应按Harris-Benedict公式预测的总热量给予。为预防压疮，加强皮肤护理至关重要，其他如机械动力床的使用，常规每2h翻身1次，以及矫形器的使用，都能尽量减少这种并发症的发生。

矫形、物理治疗和作业治疗（用于颈髓损伤）对TSCI的恢复是有帮助的。脊柱稳定后应立即开始治疗，目的是尽量减少挛缩并开始康复治疗。一旦治疗开始，机体耗能将增大，需要额外增加营养。如果在治疗期间需要去除间歇性压力装置，则可能需要增加肝素剂量。

三、预后

（一）创伤性脑损伤

判定TBI预后最有用的预测指标是发病时的神经系统检查，很显然，神经系统检查的结果越好，恢复的可能性越大。初始GCS评分是非常可靠的预后指标，评分越低，患者神经功能恢复的可能性越小。

（二）创伤性脊髓损伤

对于TSCI，脊髓损伤是否完全是最有用的预后指标。美国脊柱损伤协会损伤量表按照脊髓是否完全损伤对脊髓损伤进行分级（表117-3）。A级亦即损伤平面以下完全运动和感觉障碍的预后最差，如果这种病变持续超过24h，几乎没有恢复的可能。与之相反，部分性脊髓损伤，即便是较严重的损伤，也有相当大的恢复概率。

表117-3 美国脊柱损伤协会损伤量表

级别	损伤类型	定义
A	完全	损伤平面以下无运动或感觉功能
B	不完全	有感觉无运动功能
C	不完全	肌力<3级
D	不完全	肌力>3级
E	无	感觉和运动功能正常

四、展望

TBI和TSCI是严重的神经系统疾病，对社会的影响较大，预防仍然是减少这类疾病发生的最有效方法。实践指南的相关推广有助于改善TBI和TSCI的预后。遗憾的是，TBI和TSCI的发生仍然是一个严重的问题。治疗主要局限于支持对症疗法，主要针对减少二次性损伤、优化灌注和氧合及预防非神经系统并发症。外科干预有助于恢复脊柱结构稳定性，减少进一步的损伤并减轻病变程度，但并不能逆转神经元死亡，也不能完全预防继发性损伤过程。目前正在进行的医学研究重点是，提高医生对这类疾病发病机制的理解，并试图找到减轻疾病症状的方法。随着新的药物、内科方法和外科手术的介入，将有更多的机会使患者得以恢复。

关于该主题的深入讨论，请参阅《西氏内科学》（第25版）第399章“创伤性脑损伤和脊髓损伤”。

推荐阅读

Centers for Disease Control (CDC): State laws governing return to play following traumatic brain injury. Available at www.cdc.gov/concussion/policies.html.

Consensus Statement on TBI. American Academy of Neurology, Neurology 48:581–585, 1997.

Cushman JG, Agarwal N, Fabian TC, et al: EAST practice management guidelines work group: practice management guidelines for the management of mild traumatic brain injury: the EAST practice management guidelines work group, J Trauma 51:1016–1026, 2001.

Giza CC, Kutcher JS, Ashwal S, et al: Summary of evidence-based guideline update: Evaluation and management of concussion in sports: Report of the Guideline Development Subcommittee of the American Academy of Neurology, Neurology 80:2250–2257, 2013.

The Brain Trauma Foundation, The Amer Assn Neurol Surg and The Congress of Neurosurgery: Guidelines for the management of severe traumatic brain injury, J Neurotrauma 24:S1–106, 2007.

VA/DoD clinical practice guidelines for the management of concussion/mild TBI, J Rehabil Res Dev 46:CP1–68, 2009.

Walters BC, Hadley MN, Hurlbert RJ, et al: Guidelines for the management of acute cervical spine and spinal cord injuries: 2013 update, Neurosurgery 60(Suppl 1):82–91, 2013.

第118章

癫　痫

著　者　Michel J. Berg
译　者　汪仁斌　审校者　彭丹涛

一、定义和流行病学

癫痫发作是指大脑神经元过度或同步化的异常放电引起的暂时性中枢神经系统功能失常。痫性发作是脑功能障碍的常见症状，根据病变累及大脑的部位，临床可有不同的表现，包括不自主运动、感觉和行为异常及意识障碍等。

痫性发作通常发生于伴脑功能暂时性紊乱的各种内科或神经系统疾病（症状性痫性发作）（表118-1），最常见的继发性原因有代谢紊乱（如低血糖或低钠血症）、中毒（如酒精、可卡因）、急性头部创伤和缺氧缺血性病变（如心搏骤停、晕厥、栓塞性卒中）。症状性痫性发作通常具有自限性，并且在潜在的原发病变得到纠正后不再复发。因此，症状性痫性发作不等于癫痫。

表118-1　症状性癫痫发作的病因*

急性电解质紊乱
急性低钠血症（<120mmol/L）
急性高钠血症（>155mmol/L）
高渗血症（>310mOsm/L）
低钙血症（<7mg/dl）
低血糖（<30mg/dl）
药物
喹诺酮类抗生素、异烟肼、青霉素类（肾功能不全时）
茶碱、氨茶碱、麻黄碱、苯丙醇胺、特布他林
曲马多、利多卡因、哌替啶（肾功能不全时）
三环抗抑郁药
环孢素
可卡因（强效）、苯环利定、苯丙胺类；戒酒
中枢神经系统疾病
高血压性脑病、子痫
肝性脑病和尿毒症性脑病
镰状细胞贫血、血栓性血小板减少性紫癜
系统性红斑狼疮
脑膜炎、脑炎、脑脓肿
急性头部创伤、卒中、脑肿瘤

*表118-1中列出的代谢紊乱和药物也可降低癫痫患者的痫性发作阈值。

癫痫是慢性脑部疾病，具有反复痫性发作的特点。癫痫的诊断需要至少一次痫性发作，但一次发作通常不作为诊断标准，除非存在至少两次间隔超过24h的无诱因的发作，或一次无诱因发作加上基于其他检查资料提示有高度可能的再次痫性发作，如癫痫样脑电图改变。痫性发作性疾病与癫痫是同义词。癫痫患者具有较高的痫性发作易感性（较低的发作阈值），这种易感性主要与遗传因素和曾经的脑外伤有关。癫痫的诊断涵盖了癫痫的神经生物学、认知、心理和社会影响等各方面。

癫痫综合征有许多不同的类型，其中主要的有3种，即局限性癫痫、特发性（遗传性）全面性癫痫和症状性全面性癫痫（稍后讨论）。癫痫综合征的分类涉及多种因素，包括痫性发作类型、病因、基因突变、神经影像和对治疗的反应等。

对痫性发作患者的照护，存在对相关术语使用的不准确性。如“癫痫患者”的“癫痫”一词是一个名词，而在“癫痫发作”中的“癫痫”一词则是一个形容词。癫痫患者不应该被标记为“癫痫”，也就是说，从社会心理学的角度，癫痫患者仅仅是对痫性发作及其后果有持久的易感性。癫痫是一种功能障碍，但为了强调反复痫性发作的影响，应该把癫痫当做一种疾病。癫痫发作也称为电发作，不同于非癫痫发作（或非电发作），后者具有心理基础，因此最好称之

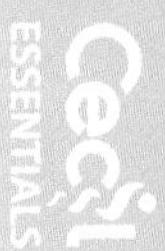

为心因性非癫痫发作(有时也称为假性发作,参见后文)。癫痫患者的痫性发作大多数以不可预测的方式发生,正是这种不可预测性给癫痫患者生活质量带来了主要的负面影响。如果在清醒期间(日间痫性发作)发生功能损伤性痫性发作,则需要对患者进行相关活动的限制,包括驾驶、操作重型机械、攀登爬高及无人看守的游泳或洗澡(建议淋浴为好)等。不过这些活动的限制也会导致患者失去独立性。间歇性不自主的身体失控和由限制活动引起的依赖性心理影响,是癫痫患者合并抑郁症发病率增加的主要原因,可高达50%。

许多癫痫患者,由于在睡眠期间神经元同步放电增加,会有更多的痫性发作。这种仅在睡眠中发生的癫痫称为夜间癫痫。在女性癫痫(WWE)中,痫性发作有时在月经期或排卵期更频繁地发生,称为月经性癫痫。睡眠剥夺、饮酒、感染性疾病、某些药物及严重的情绪压力等都可以进一步降低癫痫阈值,导致癫痫患者的痫性发作次数增多(见表118-1)。

痫性发作可以发生在任何时间。据统计,在发达国家,10%的普通人群在其一生当中可有一次痫性发作,相比之下,目前癫痫的患病率为0.7%～1%,终身患病率为3%～4%。在美国,每年大约有125 000例新发的癫痫病例。癫痫的发病率和患病率呈双峰性,儿童(主要是围生期损伤、感染和遗传因素)和老年人(原因为脑卒中、肿瘤和痴呆)更多见(图118-1)。在发展中国家,由于诸如囊虫病等病原体增加脑部感染的因素,癫痫的发生率更高。

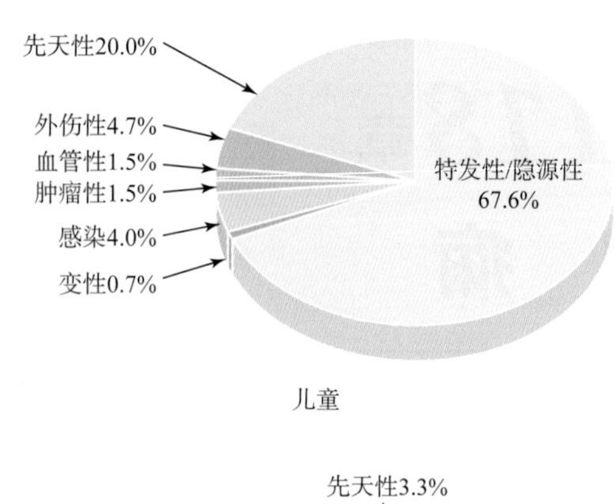

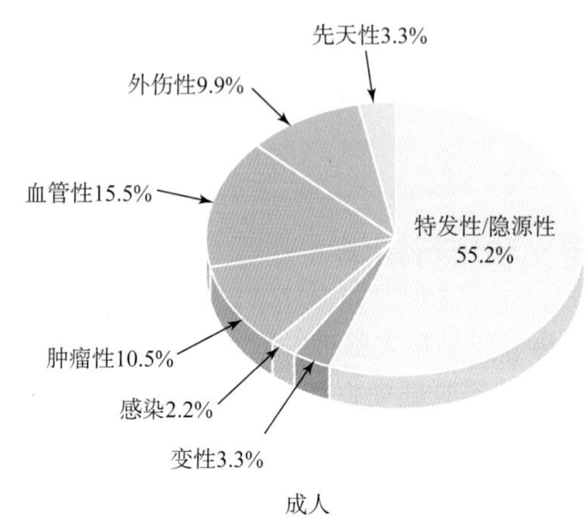

图118-1 按照年龄列示的1935～1984年明尼苏达州罗彻斯特市所有新诊断病例的癫痫病因(资料修改自:Hauser WA, Annegers JF, Kurland LT: Incidence of epilepsy and unprovoked seizures in Rochester, Minnesota: 1935-1984, Epilepsia 34: 453-468, 1993.)

二、病理学

在20世纪90年代之前,大多数癫痫患者的根本病因没有明确。随着MRI及新近的基因分析的出现,从根本上大大提高了识别不同类型癫痫病因的能力。部分性(局限性)癫痫患者中,约70%的成人和40%的新发癫痫患儿提示有脑损伤或颅脑病变。最常见的病变有海马硬化、神经细胞和胶质细胞瘤、血管畸形、神经细胞迁移障碍(如皮质发育不良)、错构瘤、脑炎、自身免疫、脑创伤、栓塞性卒中和出血。海马硬化(有时称为内侧颞叶硬化)是很常见的病变,可以单独存在,也可继发于由另一种癫痫引起的病灶(双重病理),病理表现为海马结构一些区域存在神经元脱失和胶质增生,海马硬化与颞叶癫痫和短期记忆功能障碍有关。不是所有的脑损伤患者都会发生癫痫,为什么只有某个特定部位的病变能成为致痫灶,尚不清楚。

一直以来认为癫痫与遗传有关。在过去几十年中,许多基因突变已证实与特定的癫痫综合征有关,包括局限性癫痫和全面性癫痫。许多突变发生在离子通道,自然也就导致神经元功能障碍和癫痫。离子通道病的两个重要表型实例是遗传性(全面性)癫痫伴热性惊厥附加症(GEFS+)和Dravet综合征(也称为婴儿严重肌阵挛性癫痫)。GEFS+通常与电压门控钠通道基因*SCN1A*突变导致功能的部分丧失有关,而由此基因突变引起的功能完全丧失则导致Dravet综合征。少数情况下,其他离子通道基因的突变可导致相同的临床表型。GEFS+可在任何年龄发病,但通常儿童多见,家族不同患病成员发作类型各异,有些可能在6岁后出现热性惊厥(热性惊厥附加症),有些患者可能有肌阵挛、失神发作或部分性发作。相比之下,Dravet综合征发病年龄通常为6～8个月,表现为与间歇性发热相关的持续性半侧阵挛发作。成人型Dravet综合征的患者通常表现为精神发育迟滞，伴有痉挛或共济失调、步态异常，以及偶发性夜间阵挛发作或其他类型的癫痫发作。识别Dravet综合征非常重要，因为某些抗癫痫药物（AED）可导致其永久性临床恶化（如拉莫三嗪、苯妥英钠），而另外一些AED却非常有用（如托吡酯、左乙拉西坦、丙戊酸钠、苯二氮䓬类药物）。

三、临床表现

（一）分类和临床特征

痫性发作按其临床症状和体征进行分类。痫性发作的表现取决于异常放电起始部位是大部分大脑皮质亦或只是局限于某一脑区，所累及脑区的功能，以及随后异常放电在脑内的扩散传播形式。痫性发作主要有两种类型：异常放电局限于大脑某一特定区域的发作（部分性或局限性发作）和累及双侧大脑皮质的发作（全面性发作）。痫性发作伴随的异常放电活动是动态变化的，因此高度局限性发作（单纯部分性发作）可以发展成更广泛的发作（复杂部分性发作），部分性发作可演变为继发的全面性强直阵挛性发作。

同一患者的痫性发作形式通常是刻板固定的，但也可以同时有多种发作类型，并且某一特定的发作也存在发作程度的不同。痫性发作期间发生的行为称为癫痫发作症状，癫痫发作本身被称为发作，发生痫性发作的时段被称为发作期，发作后到患者完全康复为止的时段为发作后期，两次痫性发作之间的时段（可以是数秒至数年）为发作间期。

基于国际抗癫痫联盟广泛使用的分类方法，癫痫综合征主要分为3种类型：局限性癫痫、特发性（原发性）全面性癫痫和症状性全面性癫痫。这种分类方法一直在不断地修订，未来癫痫将分类为遗传性、结构/代谢和原因不明。目前的癫痫综合征严格遵循痫性发作类型进行分类。在接下来的内容中，先描述具体的痫性发作类型，随后描述伴随的癫痫综合征。

（二）部分性发作（痫性发作类型）

部分性发作也称为局部相关或局限性发作，系大脑的局部区域存在部分异常神经元，间断性高度同步放电，募集影响周围的正常神经元随之同步放电，最终产生痫性发作。如果控制这些异常神经元放电，则可能不会有临床事件的发生，仅可通过EEG检测发现，这种情况称为亚临床发作或电性发作。

1.单纯部分性发作

发作性放电仅累及皮质局部功能区域，即为单纯部分性发作（SPS），出现不伴意识障碍的相应临床表现，如感觉、自主神经功能症状（如恶心或上腹胀气感）、异常思维（如恐惧、似曾相识感）或不自主运动。SPS通常作为一种先兆和警示，提示将有更大的痫性发作发生，约见于60%的局限性癫痫患者。

SPS期间，除了因发作本身导致患者特定功能受限外，患者能对外界做出正常反应，因此可将SPS划分为无功能受损（仅内脏感觉）的SPS和伴有功能异常（如影响安全驾驶能力的肢体抽动）的SPS。

SPS的运动症状表现为局部肢体的阵挛（节律性抽动）或强直（僵硬）。局限于中央前回（Rolandic区）的SPS如扩散波及皮质初级运动区的邻近区域，可按大脑皮质运动区分布顺序（如从口到手到臂至腿）移行发作阵挛性运动，称为杰克逊癫痫。

2.复杂部分性发作

复杂部分性发作（CPS）是伴有意识障碍的局限性发作，意识障碍程度可从最轻到完全无反应。在发作期间，尽管意识受损，但患者眼始终睁着，提示其仍处于觉醒状态。在癫痫发作结束后，患者可能会闭眼，通常会有一定程度的发作后意识模糊、疲乏，有时会出现头痛，由于代谢需求增加，头痛的部位通常与致痫灶同侧。CPS通常持续1～3min，可伴有数分钟至数小时的发作后状态。发作期间出现的特定症状和体征能特征性地提示痫性发作开始的部位（表118-2）。致痫灶的定位非常重要，它可以预测病灶的病理性质并指导诊断测试，部分内科和外科治疗也是通过致痫病灶的部位来决定的。

精神运动性、颞叶和边缘性发作，是过去用来描述CPS的各种发作行为的术语，但它们并不完全同义。并非所有复杂部分性发作都来自颞叶，也不都涉及边缘系统。同样，某些颞叶和边缘征象未必伴有CPS应有的意识改变。

3.继发性全面性惊厥大发作

局限性发作放电扩散波及整个大脑，会导致继发性全面性发作。通常先有一个强直期，患者出现全身强直性伸展，持续20～60s，然后逐渐进入较长的抑制即阵挛期，持续1min，因此描述为全面性强直阵挛（GTC）发作。尽管GTC是一个特定的行为现象的描述，但惊厥、GTC、大发作和运动性大发作等术语

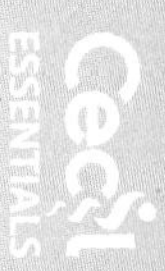

表118-2 按症状和发作表现进行病变定位

部位	表现
颞叶	
钩/杏仁核	恶臭感
颞中回/颞下回	视觉改变：视物显小症、视物显大症
海马旁-海马区	似曾相识感、旧事如新感
杏仁核-隔区	恐惧、愉悦、愤怒、梦幻感
听觉皮质	嗓音、音乐
岛叶、前颞叶皮质	咂嘴、流涎、腹部症状、心律失常
额叶	
运动皮质	对侧面部、手指、手和足的阵挛性运动
运动前区皮质	对侧手臂伸展、运动过度
语言区	言语不能、失语症
外侧皮质	对侧眼球偏斜
双额叶皮质	失神样发作
顶叶皮质	感觉症状
枕叶皮质	视幻视（常为彩色）、闪光暗点、视物变形

通常都可以互换使用。有些患者在发生强直-阵挛性发作前，先有少许阵挛性抽动，有些则只有强直或阵挛出现。

当部分性发作转变为继发性全面性大发作时，若患者出现致痫灶对侧上肢在身体前抬起并呈伸直状，而病灶同侧上肢因肘关节屈曲而置于胸前，称为“4”字征，这对判定致痫灶的侧性非常有用。在惊厥发作开始时，由于气体强行通过紧张收缩的声带，患者会有大声喊叫。发作时患者双眼睁开、上翻，呼吸停止并可能出现发绀，也可能出现口吐泡沫。口腔外伤特别舌咬伤是最常见的。常有尿失禁，大便失禁则少见。急救处理是在发作结束时将患者侧身，以便让唾液从口腔流出，减少吸入的可能性。目击者通常描述患者GTC持续5～10min或更长时间，但GTC真正持续时间很少超过2min。患者发作后表现为暂时性深度昏睡状，15～30min内继以昏睡、意识模糊状态，有时伴有自动症行为。随着症状逐渐恢复，许多患者会诉述头痛、肌肉酸痛、反应迟钝、乏力或情绪变化，持续数小时至数日。GTC引起导致许多显著而短暂的生理改变，包括低氧血症、乳酸中毒、血浆儿茶酚胺水平升高，以及肌酸激酶、催乳素、促肾上腺皮质激素和皮质醇等浓度增高。并发症有口腔外伤、脊椎压缩性骨折、肩关节脱位、吸入性肺炎及非常罕见的猝死，后者可能与急性肺水肿、心律失常或窒息相关。在过去10年，癫痫原因不明的猝死（SUDEP）受到越来越多的关注，但仍然知之甚少。

各种不同强度的部分性发作之后可出现暂时性的神经功能异常，提示致痫源皮质区域发生了发作后抑制，因此会有运动性发作后出现局部无力、感觉性发作后出现麻木。这种可逆的神经功能障碍被称为托德瘫痪，一般持续数分钟到数小时，很少超过48h。发作后应立即检查患者，若能发现暂时性局部神经功能异常，可提示致痫源的部位或至少可判定致痫源的侧性。

（三）局限性癫痫（癫痫综合征）

局限性（局灶性、部分性）癫痫的特征在于反复的部分性发作，它主要分为两类，即特发性和症状性。

1.特发性局限性癫痫

特发性局限性癫痫被认为是与遗传发育异常有关，儿童期发病，青春期缓解消失。它包括枕叶综合征、额叶综合征等多种类型，其中最常见的类型是伴有中央-中颞区棘波的良性癫痫（BECTS），也称为良性外侧裂性癫痫（BRE），约占儿童癫痫的15%。BECTS发病年龄通常在3～12岁，发作表现为短暂的单纯部分性半侧面部运动或感觉症状，典型症状为一侧面部抽搐、言语停顿、流涎，以及面部、牙龈、舌头或内颊的感觉异常。有时症状可以很轻微，以至于可能被忽略，如患儿在发病时常常可能指着他的脸走向父母，发作结束后，患儿会迅速恢复正常活动。局限性发作可能进展为半身阵挛性运动或半身强直性姿势。继发性全面强直阵挛性发作偶尔发生，通常在睡眠期间出现。患儿父母可能只描述抽搐，除非仔细询问患儿，否则可能漏掉相关重要的特征。EEG显示，背景活动正常，睡眠诱发可见于中央和中颞区固定的特征性癫痫样放电。相对其他大多数良性局限性癫痫综合征，BECTS的预后良好，青春期中后期临床发作消失，EEG正常。BECTS的预后不受治疗影响，但抗癫痫药物可以防止其反复发作。

2.症状性局限性癫痫

症状性局限性癫痫是最常见的癫痫类型，并且按照发作时所累及的脑叶进行分类。颞叶癫痫最常见，其次是额叶癫痫，少见的是顶叶和枕叶癫痫。尽管有时不能确诊，但所有症状性局限性癫痫患者的大脑皮质都有潜在的局灶性异常，如瘢痕组织、畸形、生长或基因表达异常。一般症状性局限性癫痫患者通常只有一个致痫病灶，但病灶本身可波及影响多脑叶反馈通路。一些患者可有多个病灶，会导致相应的发作表现。

颞叶癫痫（TLE）是成人最常见的癫痫综合征，至少占40%，常常始发于儿童期或青春期，亦有成年发病。患者可有热性惊厥史。大多数患者是复杂部分性发作，有些可继发全面性发作。内侧颞叶癫痫可累及海马和杏仁核区域，最常见的先兆症状是上腹胀气感或内脏异常感觉。其他不太常见的症状有恶臭感、似曾相识感或其他怪异的想法。由于发作起源于颞叶内侧钩回或附近，嗅觉先兆被称为钩回发作。颞叶外侧（新皮质）发作可出现言语障碍（优势半球）、反复发声（非优势半球）、眨眼及成形的视幻觉或听幻觉。随着颞叶发作扩散累及优势半球或双侧颞叶结构，包括边缘系统时，癫痫发作会变得复杂化，目击者常常描述患者瞪眼不动。自动运动行为，即自动症，常见于累及边缘系统（通常在颞叶）的痫性发作。自动症包括口部征象（如噘嘴、反复吞咽）和重复性手部运动（手自动症）。

额叶癫痫（FLE）的诊断比较困难，因为头皮EEG可能正常或记录不到典型的癫痫样放电，即使在发作时。根据受累部位，至少有4种不同的额叶运动前区的发作类型。辅助运动区发作（病灶在额叶上回），其形式由头部和手臂组成的对侧偏转姿势，也称击剑姿势，表现为致痫灶对侧上肢外展，头部快速地转向该侧，致痫灶同侧上肢屈曲且保持在头部上方或横跨于胸前。外侧额叶发作表现为头部和眼向病变对侧转向。运动过多性发作（病灶位于额叶，具体定位不明）表现为过于夸张性的肢体狂乱运动，常常与心因性非癫痫发作相混淆，因此有时被称为假性发作。几乎所有运动过多性发作持续时间不超过40s，通常夜间睡眠期间发生，平均每晚1～5次，而在清醒期间较少发生，患者在发作时通常伴有大声秽语。额叶失神发作相对罕见，是由双侧额叶广泛同步放电引起，表现为凝视和类似典型或非典型失神发作（见后文）。额叶运动皮质（中央前回）产生的癫痫发作则为典型的杰克逊发作。

顶叶癫痫和枕叶癫痫均累及感觉结构，病初可仅有主观感觉症状。顶叶发作表现为躯体感觉症状或更高的认知功能障碍。躯体感觉症状，与杰克逊癫痫一样，可沿大脑皮质感觉区分布顺序逐渐移行扩散。枕叶发作表现为未成形或形成不良的视幻觉，这种视幻觉通常是彩色的，与偏头痛的视觉先兆不同，后者是黑色、灰色和白色。枕叶发作还可出现强制性眼球偏斜。枕叶癫痫的放电发作在扩散传播前，可有持续长达数十分钟的临床或轻微临床发作。顶叶和枕叶发作一般不会转变成复杂性发作，除非放电传播扩散至颞叶或边缘系统。反射性痫性发作由特定的刺激促使诱发，如触摸、乐曲、特定的运动、阅读、闪光灯或某些复杂的视觉图像。除了相对常见的青少年肌阵挛性癫痫（见后文）中的光敏反应之外，反射性痫性发作相对罕见，并且把它归类为顶叶或枕叶癫痫的一种类型，这是因为顶枕叶司管着感觉功能。

创伤后癫痫是一种症状性局限性癫痫，按其病因学进行区分。是否发生创伤后癫痫与头部损伤的严重程度直接相关。脑贯通伤（如子弹或弹片）后发生癫痫的相对风险是普通人群的近600倍。严重闭合性头部损伤导致癫痫的患者占20%。严重闭合性头部损伤定义为出现颅内出血（硬膜下、硬膜外、蛛网膜下或脑挫伤），持续时间超过24h的意识丧失或遗忘，或神经系统检查持续异常，如偏瘫或失语。大多数严重头部损伤的患者在伤后1～2年发生痫性发作，但也可能在20年或更长时间后出现。轻度闭合性头部损伤（无并发症的短暂性意识丧失，无颅骨骨折，无局灶性神经系统体征，无挫伤或血肿）患者发生痫性发作的风险最低。创伤后癫痫经常是局灶性或多灶性的，但临床上只有抽搐可能是最明显的，特别是对于多灶性颅脑损伤而言。头部损伤1周内的早期发作不一定预示将来必定发生癫痫。

（四）原发性全面性发作（发作类型）

原发性全面性发作是指病变从一开始即同时弥漫性波及双侧大脑半球。原发性全面性发作应与部分性发作区分开来，因为有时候它们虽具有相似的临床特征，但对治疗的反应却不同。

失神发作（过去称为小发作）主要见于儿童，特征为突发、瞬间意识丧失、凝视、节律性眨眼及轻度颈部失张力。多数失神发作持续不到10s，如果持续时间超过20s，则常伴有自动症存在，这与部分性发作在临床上难以区分。失神发作EEG呈现特征性的双侧对称3次/秒棘慢波或多棘慢波（图118-2）。行为和意识在发作后立即恢复正常，如果在发作期间环境发生改变，可能存在短暂的意识模糊。无发作后期，通常事后对发作全无记忆。

肌阵挛性发作表现为单侧或双侧、同步或非同步性的快速而短暂的反复的肌肉抽动，无意识丧失。

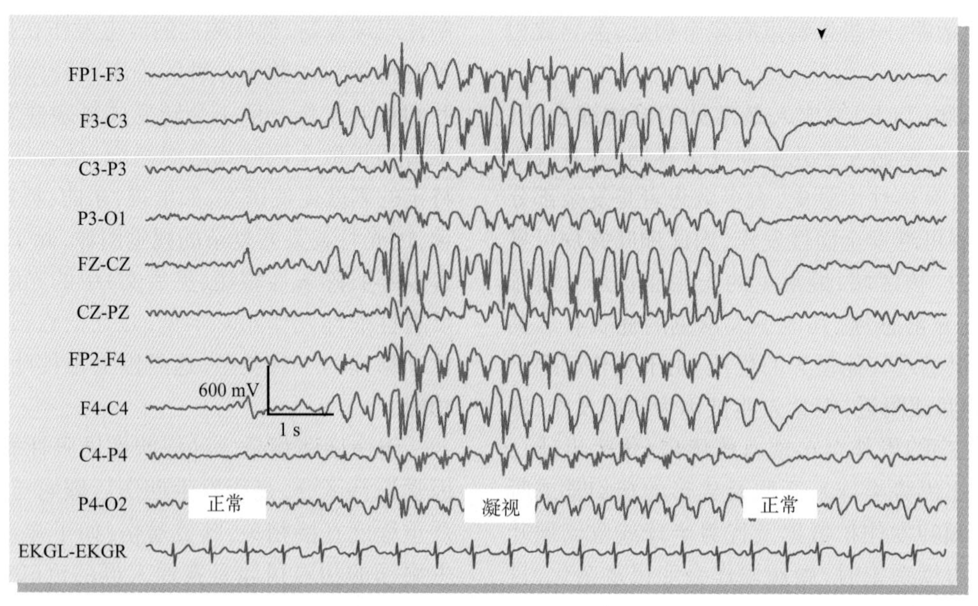

图118-2 失神性癫痫（癫痫小发作）脑电图显示与临床失神发作相关的典型的广泛性3Hz棘慢波综合

肌阵挛作为痫性发作表现，必须在EEG上有相应的异常放电。其他类型的肌阵挛，如良性夜间（入睡前）抽动、皮质下和脊髓性肌阵挛等，EEG无相关异常放电，则不被认为是癫痫发作。肌阵挛性抽动可以是面部或手的小动，也可能是同时波及头部、四肢和躯干的广泛性双侧痉挛。反复肌阵挛性发作可逐渐加剧并演变为全面性强直-阵挛性发作。肌阵挛性发作任何时间都可发生，但多在睡醒后不久发生群集性发作。

原发性全面性强直阵挛性发作可表现有少许肌阵挛性抽动，也可突然发作，先是持续20～60s的强直期，然后是阵挛期，持续时间与前相似，最后是发作后状态。患者通常没有局灶体征，有时头部会发生转动，但没有定位意义。如果漏掉发作开始的征象，通常不能区分是原发性全面性发作还是因局限性癫痫导致的继发性全面性发作。

（五）特发性全面性癫痫（癫痫综合征）

特发性（原发性）全面性癫痫（IGE）是种多基因病，可能源于皮质丘脑回路的基因突变和多态性改变。同一家族的不同成员通常表型不同，但目前只有极少数的IGE基因被证实。IGE患者遗传概率约为10%。大多数IGE患者智力正常。

儿童期失神性癫痫（CAE）也称癫痫小发作，是最常见的儿童期癫痫类型。发病年龄为3～12岁，高峰年龄在7岁。CAE儿童表现为频繁失神发作，通常每日数百次，有时在发病初期被认为有注意力问题或类似白日做梦。父母往往在就餐期间更易发现患儿的失神发作，但这需要较细致的观察才能发现。50%的CAE儿童可偶发GTC发作。CAE具有自限性，其发作和EEG异常在成年早期即缓解消失。CAE发作通常可由过度通气诱发，后者是一种在EEG检查过程中常用的诱发试验。

青少年肌阵挛性癫痫（JME）好发年龄为8～20岁，其特征在于晨起醒后不久出现群集性肌阵挛性发作，通常持续数分钟至30min。其主要表现为每次不到1s的上肢反复抽动，不伴意识障碍。除非刻意询问，患者往往意识不到这种抽动。有时可发现既往曾因上肢抽动导致扔掷早餐器具或牙刷的病史。JME患者如果在发作前夜有睡眠剥夺或饮酒，则次日特别容易发生GTC发作。发生这种晨起的GTC发作后，通常可以诊断JME。JME患者通常具有光敏性，即给予5～20Hz的闪光刺激后出现发作和EEG异常放电（光敏阵发性或光性惊厥反应）。这是一种反射性癫痫发作。一些JME患者也有失神发作，EEG结果类似于CAE，但棘慢波频率稍快（3～4Hz）而且常常含有多棘波成分。尽管JME随年龄而逐渐减少，但与CAE不同，JME发作可持续到成年，并且可能陪伴终身。

IGE不太常见的类型包括青少年失神性癫痫（JAE）和全面性强直阵挛性发作（GTCA）。JAE起病于青少年，主要的发作类型是失神发作，并和JME一

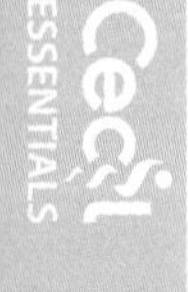

样，发作可持续到成年。GTCA主要的发作类型是惊厥大发作，常常发生于早晨。GTCA亦可有失神发作和肌阵挛性发作，相对少见。IGE发作多见于儿童期或青少年期，成人发病罕见，此时称为成人失神癫痫(AAE)。

(六)症状性全面性发作(发作类型)

症状性全面性发作，常常由患者早期脑内广泛或多灶性病变导致跨胼胝体或累及中脑结构的快速同步的异常放电活动引起。

猝倒发作的表现可以是强直性的和(或)失张力性的。“猝倒”意味着如果患者处于直立状态时，就会因失去保护性反射而摔倒。猝倒发作的患者经常发生头部损伤，因而建议他们戴头盔，除非他们坐在安全椅上或躺下，并有看护者直接照护。强直性发作，患者表现为上肢会突然以与身体成90°角向前伸出，同时整个身体僵硬，典型的摔倒是朝后倒地；失张力性发作，由于维持姿势的肌肉突然失去张力，患者表现为向前摔倒。

非典型失神发作表现为凝视或精神迟缓伴有脑电图广泛的慢棘慢波放电(2.5Hz或更少)。发作可能会持续数分钟甚至数小时。波动性意识障碍及发作开始和停止缓慢是非典型失神发作的特点。

(七)症状性全面性发作(癫痫综合征)

症状性全面性癫痫多见于早期即有颅内多发病灶或弥漫性脑功能障碍的患者，他们通常存在脑病伴有一定程度的发育迟缓。除了所有局灶性和特发性全面性癫痫的发作类型之外，症状性全面性癫痫的人还会出现强直性和失张力性发作及非典型失神发作。

症状性全面性癫痫综合征分类中有几种独特的癫痫类型，最常见的是Lennox-Gastaut综合征(LGS)。

LGS是由弥漫性或多灶性脑功能障碍引起的症状性全面性癫痫的常见形式。LGS发病多见于2～10岁，60%患儿存在脑病和发育迟缓，20%有婴儿痉挛(见后文)。5%～10%的儿童期癫痫是LGS，其特征是同时有强直性发作或失张力性发作、肌阵挛性发作和非典型失神发作等多种形式的发作，伴有广泛性2.5Hz或更慢的棘慢波为特征的EEG改变。在睡眠期间，EEG呈现广泛性快节律的暴发，这种异常通常与只有最轻临床表现的强直性或失张力发作一致。LGS还可能发生强直阵挛性发作和部分性发作。几乎所有LGS患者都有发育迟缓和相关的行为障碍。LGS是种需要监护的慢性疾病，许多患者最终住在养老院里。如果患者能够行走活动，若有猝倒发作，则建议其戴头盔进行防护。

尽管婴儿痉挛没有正式归类为症状性全面性癫痫，但它通常是发生LGS的先兆。婴儿痉挛在出生后一年内发病，发病率大约为1/5000，痉挛表现为屈曲性或伸性肌强直，肌阵挛或多种形式混合发作，每次持续1～20s，也可有长达20min的群集性发作。West综合征是指痉挛发作，EEG高度失律(杂乱无序的癫痫样放电)和精神发育迟滞三联症。通常婴儿痉挛与West综合征同义使用。婴儿痉挛预后不良，超过90%的患儿出现精神发育迟缓，大多数进展为症状性全面性癫痫，只有小部分隐源性患者可以缓解恢复。导致婴儿痉挛的原因有很多，包括围生期损伤、脑畸形、CNS感染、结节性硬化和先天的代谢异常等。

(八)其他发作类型

热性惊厥见于6岁以下儿童，发生率为3%～5%。约30%的患儿可发生不止一次的发作，如果首次发作发生在1岁以前或有热性惊厥的家族史，则复发的可能性更大。容易发生热性惊厥的患儿可能存在某些基因突变。尽管大多数患儿没有远期影响，但热性惊厥增加了以后发展为癫痫的风险，对于大多数儿童，这种风险相对较低，为2%～3%，但对于那些发作持续时间较长或局灶性热性惊厥(复杂热性惊厥)、有非热性惊厥发作的家族史或首次发作之前就有神经系统异常的患儿，这种风险则为10%～15%。

四、诊断

准确的诊断是癫痫治疗的基础。诊断评价有三个目的：确定事件是癫痫发作；找出具体的基础病因；明确痫性发作类型是症状性还是特发性，以及确定具体的癫痫综合征。

(一)病史和体格检查

患者和目击者关于事件的描述对于诊断至关重要。应当格外注意观察痫性发作过程中的具体行为。痫性发作的背景可能提示急性病因，如药物戒

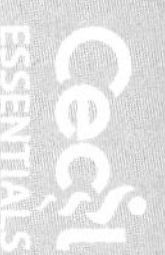

断、中枢神经系统感染、创伤或卒中。成人近期发生的痫性发作提示有颅内新发病变。如果患者既往有痫性发作史则提示癫痫。痫性发作前后或过程中出现的任何局灶性体征均提示脑结构性病变，需要进行适当的检查加以明确。痫性发作的形式和患者的年龄常常是诊断痫性发作和癫痫类型的重要提示因素。

大多数癫痫患者体格检查结果正常。体检时应注意明显的或轻微的局灶性神经系统体征，如轻度的单侧下面部瘫痪、手指精细动作笨拙或轻度反射亢进。有一侧致痫灶的局限性癫痫患者可能存在这些体征。仔细的皮肤检查有助于发现神经皮肤综合征的特征，如斯德奇-韦伯综合征可见累及上眼睑的面部红葡萄酒色痣；结节性硬化症可见皮肤色素脱失斑（灰叶斑）、鲨革斑及面部血管纤维瘤；神经纤维瘤可见咖啡牛奶斑和腋下雀斑。手、足或面部不对称提示发育较小侧的对侧大脑半球已存在长时间的异常病变。儿童失神发作在未治疗时可通过持续2～3min的过度换气试验诱发发作。

（二）实验室检查——EEG

脑电图（EEG）是对痫性发作和癫痫最有帮助的诊断性检查。EEG结果能够帮助医生确定诊断、正确分类发作类型、识别癫痫综合征及做出治疗决策。结合相应的临床表现，EEG存在癫痫样放电——棘波或尖波，则强烈支持癫痫的诊断。反复痫性发作患者中，局灶性癫痫样放电提示局限性癫痫，而广泛性癫痫样放电通常提示全面性癫痫。然而，大多数EEG检查是在痫性发作间期进行的，只凭这种发作间期的异常EEG无法明确或排除癫痫的诊断。多达50%的癫痫患者在最初EEG上可显示癫痫样放电异常。睡眠剥夺会增加捕获癫痫样放电活动的概率，因此EEG有部分记录是要让患者处于睡眠状态进行的。连续EEG检查有助于增加阳性结果的发现。虽然有时想尽一切办法去发现异常，但仍有少部分癫痫患者的发作间期EEG正常。

发作间期EEG的判读受以下两方面的影响：一方面，约2%的正常人的EEG可出现癫痫样放电，其中有许多可能是某些遗传特质的无症状标志物，特别是儿童；另一方面，EEG的判读具有主观性，正常良性变异波和伪迹可被误判为癫痫样异常放电，并被错误视为痫性发作易感性的证据。

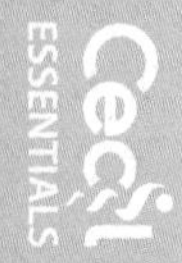

如果记录到临床发作过程中EEG呈现出特征性发作放电，癫痫诊断即可明确。这在常规EEG记录过程中并不多见，不过可通过住院视频EEG长程监测得以实现，后者在世界上许多癫痫中心都在开展进行。住院视频EEG监测适用于尽管接受了适当的抗癫痫药物治疗但仍有持续性痫性发作的患者。约1/3的患者住院行长程EEG监测未发现癫痫，他们属于心因性非癫痫发作。尽管尝试了多种AED，但仍有25%～30%的局限性癫痫患者发生致残性痫性发作，此时为了明确致痫灶而进行住院视频EEG监测，则是确定是否行癫痫灶切除术的非常关键的检查方法。

（三）实验室检查——神经影像

脑MRI通过发现与癫痫的发生有因果关系的脑结构病理性改变，以补充EEG检查所见。作为发现致痫灶的最佳方法，MRI能检出的脑部病变包括海马硬化、神经元移行障碍、肿瘤、局限性萎缩、动静脉畸形和海绵状血管畸形等。获得完整的MRI资料很重要，包括常规和增强的冠状位与轴位的T_1加权像、T_2加权像及反转恢复序列。垂直于海马长轴的冠状位成像能改善对海马萎缩和海马T_2高信号的检测，这种影像结果与海马硬化及颞叶致痫灶的病理学结果是一致的。其他常规序列包括T_2加权梯度回波成像（GRE），用于检测与血管畸形或创伤相关的陈旧性出血中的含铁血黄素，以及弥散加权成像（DWI），用于检测因长时间发作而导致急性脑损伤所引起的细胞毒性水肿。

除确诊为伴有中央颞区棘波的良性癫痫（BECTS）或特发性全面性癫痫（如CAE和JME）的患者外，所有疑似癫痫患者均应进行头颅MRI检查。对于无法进行MRI检查的患者，则可申请CT增强扫描，但对检出颅内较小病变不如MRI效果好。有痫性发作和神经系统检查异常或EEG显示局灶性慢波异常的患者应进行神经影像检查。如果癫痫发作形式发生无法解释的变化，应当考虑再次进行神经影像检查，以评估是否有新发病变。

正电子发射断层成像术（PET）和单光子发射计算机断层成像术（SPECT）是使用具有生理学活性的放射性标记的示踪剂对脑代谢活动（PET）或脑血流（SPECT）进行成像的技术。通过发作期和发作间期的对比研究来明确外侧颞叶致痫灶时，SPECT检查最有用。MRI显示脑结构正常时，PET或SPECT可能显示存在异常。

（四）其他检查

在其他方面均健康的癫痫患者中，常规血液检验很少能为诊断提供帮助。不过在急性新发痫性发作及应用抗癫痫药治疗前作为基础数据时，血清电解质、肝功能和全血细胞计数检查还是有用的。青少年和年轻成人发生原因不明痫性发作时，应采集血或尿样以筛查药物滥用（特别是可卡因）。在具有疑似表型的特殊病例应考虑进行基因检测，特别是对那些因阳性的基因检测结果会改变治疗的病例，如SCN1A相关癫痫（Dravet综合征）。如疑有脑膜炎、脑炎或CNS葡萄糖转运蛋白异常，则要行腰椎穿刺检查。反复全面性癫痫发作和癫痫持续状态可导致轻度的脑脊液蛋白含量升高和细胞数增多，并持续24～48h，只有在排除颅内炎性病变后，脑脊液细胞数增多才可归因于癫痫发作。初次全面性癫痫发作的年轻人，如果有心律失常、不明原因猝死或发作性意识丧失家族史，应进行心电图检查。任何有心律失常或心脏瓣膜病史的患者，亦应进行心电图检查。

五、鉴别诊断

并非所有发作性事件都是痫性发作，误把其他疾病当作癫痫，将导致徒劳无效甚至有害的治疗。部分患者的“发作”应用抗癫痫药治疗无效，可能是误诊所致。许多疾病易与癫痫混淆，具体情况取决于患者年龄及发作的性质和情形（表118-3），这些非癫痫发作性疾病一般表现为突发、间断的行为异常，反应变化无常，肌张力变化及各种不同姿势体位或运动等。

表118-3 类似痫性发作的非癫痫性发作性疾病

运动障碍：皮质下肌阵挛、阵发性舞蹈徐动症、发作性共济失调、过度惊吓（惊恐症）
偏头痛：意识模糊、椎基底动脉型、视觉先兆
晕厥
行为和精神病变：心因性非癫痫发作（假性痫性发作）、过度换气综合征、惊恐/焦虑障碍、分裂状态
猝倒症（通常伴有发作性睡病）
短暂性脑缺血发作
酒精性黑视
低血糖

心因性非癫痫发作（PNEA），如成人假性痫性发作和心因性非电性发作，常引发难治性“癫痫”。PNEA是由于无意识的心理将情感冲突或应激因素转化为躯体化状态，类似痫性发作。一些心因性发作的患者，同时亦患有癫痫。确诊需要视频EEG记录，但根据非典型和非刻板发作、情绪或精神性诱因、精神疾病病史、对抗痫药效果差及多次发作间期EEG正常，均可提示心因性发作可能。约80%的PNEA患者是躯体或性虐待的受害者。PNEA多见于女性。

伴过度换气的惊恐发作，也称为焦虑发作，其表现可类似伴有情感、自主神经或特殊感觉症状的部分性发作。患者常因过度换气致口周和手指麻刺感，长时间过度换气还可出现肌肉抽搐或痉挛（手足搐搦），使患者发生晕厥。

晕厥（参见第9章）是指与心血管功能障碍相关的短暂性全脑灌注不足所致的一组症状，意识丧失仅持续数秒，很少超过1min，通常快速恢复。如果脑缺血非常严重，则晕厥发生时，可出现躯干强直性姿势或手臂和腿的阵挛性抽搐及二便失禁，称为惊厥性晕厥。

某些类型的偏头痛可能被误认为是痫性发作，尤其是当头痛不典型或症状较轻时更应注意鉴别。部分偏头痛患者存在视觉先兆，通常为黑色、灰色和白色，如果患者出现彩色的视觉先兆，则几乎都提示癫痫发作。基底动脉型偏头痛，通常发生于儿童和年轻成人，可表现为昏睡、情绪变化、意识模糊、定向障碍、眩晕、双侧视觉障碍和意识丧失等，也应与癫痫加以鉴别。

六、治疗

如果症状性痫性发作的病因得到纠正，则通常不需要给予抗癫痫药治疗。成年人发生单次、无诱因的痫性发作且临床和实验室检查未见异常，一般不会再次发生痫性发作，这种情况通常不用加用抗癫痫药。如果临床、影像学或EEG检查提示有局灶性神经系统异常，则患者有可能会发生反复的痫性发作，对于这些患者，从社会角度考虑，在初次发作后可能需要给予抗癫痫药物治疗。

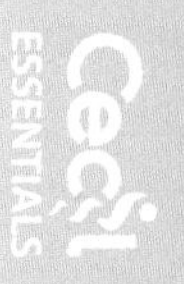

（一）药物治疗

痫性发作具有反复性，治疗目标是消除发作。在美国，截至2013年，有25种抗癫痫药（AED）作为标准药物治疗癫痫，有时加用其他相关药物作为辅助治疗。目前没有完美的AED，所有AED均具有潜在的毒副作用和特异性反应。根据痫性发作类型，选择合适的AED，半数以上的癫痫患者可以完全有效控制且能良好耐受药物；然而，大约1/4的癫痫患者，AED治疗无效或需要AED联合治疗。一旦确定了发作类型和癫痫综合征，在综合考虑药物的预期疗效和毒副作用基础上，选择相应的AED进行治疗。所有AED都可能导致镇静、认知功能障碍和协调异常，尤其是高剂量给药时更易发生。AED也可能发生各种罕见，有时甚至危及生命的副作用。经常遇到的情形具体如下：

1.特发性全面性癫痫（CAE、JME、其他）

• 丙戊酸钠或拉莫三嗪是治疗特发性全面性癫痫的一线药物，85%～90%的患者发作能得到完全控制。

• 丙戊酸钠可导致体重增长，与多囊卵巢综合征的发生相关，特别是青少年女性更多见。约5%的患者可有脱发，也能增加致畸风险。

• 拉莫三嗪通常在治疗开始的前2个月，可出现少见的、严重的皮疹，包括中毒性表皮坏死溶解症和史-约翰综合征。缓慢剂量递增能明显降低该风险发生。拉莫三嗪的代谢受到丙戊酸钠的明显抑制，因而两者联用时，应减少拉莫三嗪的剂量。拉莫三嗪偶尔加重肌阵挛性发作，但对大多数JME患者是有效的。

• 二线治疗药物选择包括氯巴占、托吡酯、左乙拉西坦和唑尼沙胺。

• 仅有失神发作的儿童失神性癫痫，首选乙琥胺。如果出现惊厥发作，则应选择丙戊酸钠或拉莫三嗪治疗。

• 如果患者既往有超过5min的频发失神发作或肌阵挛发作，通常描述为“迷糊”状态，而最终引起惊厥发作的病史，则选择口服苯二氮䓬类药物，如劳拉西泮或地西泮，可终止这种群集性发作并预防惊厥发生。

• 卡马西平、奥卡西平、γ氨基丁酸类合成物包括加巴喷丁、普瑞巴林和噻加宾，可加重失神发作和肌阵挛发作，特发性全面性癫痫患者应避免使用这些抗癫痫药。

2.局限性癫痫

• 几乎所有AED（除乙琥胺外）均对局限性癫痫发作有效，应基于药物副作用和药代动力学特性选择一线AED。

• 苯妥英钠是发达国家用于治疗局限性癫痫发作最常用的AED。通常在初次发作后，在急诊室即给予起始剂量，随后继续用药。然而，苯妥英钠本身有较大的短期和长期毒副作用，同时由于其饱和效应及其与多种药物有相互作用，其剂量亦难以调控。苯妥英钠的毒性反应包括多毛症、面貌粗化、牙龈增生，特别是儿童和青少年更多见；长期毒性反应包括骨软化症、周围神经病变和小脑变性伴持续性协调不良。苯妥英钠的峰水平毒性反应包括眼球震颤、步态不稳、共济失调，如果峰值浓度高于50μg/ml，则可出现急性小脑变性和心律失常。

• 卡马西平、奥卡西平、托吡酯、左乙拉西坦、拉莫三嗪和唑尼沙胺是目前治疗部分性发作的一线药物。卡马西平和奥卡西平可能导致低钠血症。托吡酯可能导致体重减轻，也有认知损害和增加罹患肾结石的风险。左乙拉西坦可引起严重的情绪变化和明显的镇静，但通常耐受性良好。拉莫三嗪由于有皮疹风险，调整剂量时需要缓慢增加。唑尼沙胺，由于半衰期较长，为48～72h，因而常作为那些间断性依从性差的患者用药的一个较好选择，但也容易使患者罹患肾结石。

• 开始应用卡马西平、奥卡西平和艾司利卡西平治疗前，亚裔患者应当检测HLA-B*1502等位基因，北欧裔患者应当检测HLA-A*3101等位基因。存在这些等位基因的患者，使用这些药物时，发生史-约翰综合征和中毒性表皮坏死溶解症的风险增加。

• 部分性发作的辅助治疗药物包括氯巴占、丙戊酸钠、普瑞巴林、拉科酰胺、加巴喷丁、吡仑帕奈和扑米酮。加巴喷丁由于其吸收率随着剂量增加而降低，限制了其疗效，因此对于大多数患者，普瑞巴林是较好的选择。扑米酮因在部分患者中被快速转化为苯巴比妥，也限制了其使用。

• 苯巴比妥因价廉成为世界上最广泛使用的AED，由于其可导致镇静和认知受损，除了难以控制的癫痫外，应避免使用。但在新生儿发生癫痫发作时，苯巴比妥则是最普遍接受的AED。

3.症状性全面性癫痫（LGS，其他）

• 所有AED对治疗症状性全面性癫痫均有一定的作用，但很少能完全控制。最基本的治疗目标是应当控制更严重的痫性发作发生，包括跌倒发作和惊厥，这通常需要多药联合治疗。

• 丙戊酸钠是常用的初始药物。

•氯巴占、拉莫三嗪、托吡酯、左乙拉西坦、芦非酰胺和唑尼沙胺可能会增加疗效。

•非氨酯可能有效，由于存在致命性再生障碍性贫血和肝衰竭的严重风险，其应用只能由专业的癫痫病医生决定。

•迷走神经刺激器（见下文）在降低痫性发作的严重程度方面具有特殊的作用。

•Dravet综合征及相关综合征GEFS+对托吡酯、左乙拉西坦和苯二氮䓬类药物反应最好。某些药物，包括拉莫三嗪和苯妥英钠，则会加重Dravet综合征。

AED给药剂量必须谨慎。仅少数AED可安全地以负荷剂量开始用药，大多数药物应当从小剂量开始，逐渐递增剂量。药物治疗的指南：①首先应当确定痫性发作和癫痫类型，给予常规剂量的首选药物，然后加量直至发作完全控制或出现副作用（表118-4）；②如果药物达到中毒剂量时，癫痫发作仍持续存在，或发生严重副作用，应当尝试另一种药物；③在增加另一种药物前，不应停止使用原先使用的药物，否则可能发生癫痫持续状态；④如果两种药物均达到中毒剂量，癫痫发作仍持续存在，应考虑到专门的癫痫中心接受更复杂的联合治疗和长程视频EEG监测；⑤一些AED如苯妥英钠和卡马西平，在中毒剂量时亦可导致痫性发作；⑥应当首选缓释型和长效型AED；⑦鼓励患者遵循药物治疗方案服药和使用药片盒。用药依从性差是发作控制较差的首要原因。

（二）癫痫手术

大多数癫痫患者通过药物即可控制发作。有些癫痫患者先后选用两种AED正规地单药治疗或联合用药仍不见效，这种情况被称为药物难治性癫痫，约见于25%的症状性局限性癫痫患者。此类患者可能由此带来不良的影响，如不能驾驶，被学校、雇主和家人歧视，以及个人教育和职业受到威胁。如果对合适的病例评估选择进行手术治疗，则可消除癫痫发作，并恢复患者的正常神经功能。对较小、可安全切除的致痫灶的精确定位，则需要在专业的癫痫中心进行术前的综合评估。

（三）饮食治疗

生酮饮食是指极高脂肪、低碳水化合物和蛋白质的饮食，它模拟了人体饥饿引起的酮症状态，却能供给人体足够的营养，其主要用于患严重症状性全面性癫痫的发育迟滞的儿童。对大多数难治性癫痫来说，生酮饮食治疗是有效的，可使15%～20%的患者完全缓解。但是，生酮饮食治疗一般很难坚持，因为这需要有专门的监护人并在受过专业培训的营养师共同指导下完成。

改良的阿特金斯饮食（MAD）和低糖指数饮食是经典生酮饮食的缩减版，主要是限制了碳水化合物，其优点是比生酮饮食更加可口，成人亦能耐受。当通过饮食治疗让患者达到轻微酮症时，有时会使各种类

表118-4 常用抗癫痫药

通用名称	成人每日总剂量（mg）	给药间隔时间（h）	“治疗”浓度（μg/ml）
卡马西平	800～1600	6～8（缓释制剂为12）	6～12
乙琥胺	750～1500	8～12	40～100
加巴喷丁	900～3600	6～8	不确定
拉考沙胺	200～600	12	不确定
拉莫三嗪*	100～800	12	2～15
左乙拉西坦	500～3000	12	15～45
氯巴占	20～60	12	不确定
奥卡西平	600～2400	8～12	15～45
苯巴比妥	60～240	24	15～40
苯妥英钠	200～600	24	10～20
普瑞巴林	100～600	8～12	不确定
托吡酯	50～600	12	2～20
丙戊酸钠	500～6000	8（缓释制剂为12～24）	50～120
唑尼沙胺	100～600	24	不确定

*必须对拉莫三嗪初始剂量进行缓慢调整，这也常适用于其他药物。

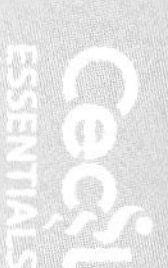

型癫痫的发作明显减少。

（四）神经刺激器

迷走神经刺激器是类似于心脏起搏器的植入装置，刺激电极放置在颈部的左侧迷走神经上，并被编程为每3～5min刺激神经30s。如果在设备上滑动磁铁会产生额外的刺激，有时可预防痫性发作的发生。高达2/3的患者，通过使用迷走神经刺激器，可使部分性发作减少50%以上，其发作的程度也会减轻。

药物难治性局限性癫痫发作的另一种治疗方法是应用反应性神经刺激器。位于致痫灶处的永久植入电极可直接发放电刺激至致痫灶，能在数秒内快速检出痫性发作并予以终止。位于双侧丘脑前核的深部脑刺激治疗也可能改善痫性发作。

（五）癫痫持续状态

部分性或全面性癫痫均可发生癫痫持续状态，其定义为长时间或快速复发的痫性发作，完全无干预性恢复。急性反复性痫性发作定义为持续数分钟至数小时的群集性痫性发作，有干预性恢复。

惊厥性癫痫持续状态，也称为癫痫大发作，是一种医学急症，持续全面性癫痫发作可对大脑造成永久性损伤。最常见原因是已有癫痫的患者突然停用AED，如因依从性差而停药，其他诱发因素包括长期习惯性用药突然停用或酒精戒断、颅脑感染、创伤、出血及脑肿瘤等。

复杂部分性癫痫持续状态表现为与运动和自主神经自动症相关的意识模糊持续状态，一些发作还可出现古怪行为或昏睡。患者由于自身的异常状态，常常抗拒他人帮助，这种情况可持续数小时或甚至数天。EEG通常显示单侧或双侧颞叶为主的接近持续性的异常放电活动。

失神性癫痫持续状态，也称为小发作持续状态，与复杂部分性癫痫持续状态相似，包括意识模糊和一些自动性行为。EEG的特征是连续广泛性3～4Hz棘慢波活动。失神性癫痫持续状态多见于已有失神发作的儿童或年轻成人，偶尔也作为无痫性发作病史的成人癫痫的首发症状。非典型失神性癫痫持续状态，多见于症状性全面性癫痫，如Lennox-Gastaut综合征，患者表现为持续数小时或更长时间的波动性意识模糊，EEG呈现广泛性2.5Hz或更慢的棘慢波活动。

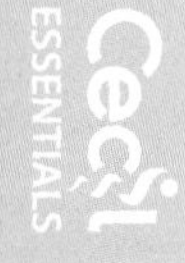

部分性运动性发作持续状态，也称为部分性癫痫持续状态，波及范围可从面部或手部的高度局灶性、阵挛性活动到累及大部分肢体或半侧身体的抽搐。阵挛频率从每3s 1次至每秒3次不等。该症状相对少见，其原因包括卒中、创伤、肿瘤、脑炎和高血糖，有时原因不明。部分性癫痫持续状态通常对药物治疗无效，有时需要神经外科手术切除病灶。

医生很少能见证患者的临床发作，大多通过患者的病史了解其症状，单凭观察到患者发生痫性发作，也并不表明患者应当按癫痫持续状态接受治疗。但是一旦确诊癫痫持续状态，则需要立即治疗。癫痫持续状态持续时间越长，越难终止，更有可能导致脑损伤。对于惊厥性癫痫持续状态，必须进行积极治疗，具体见表118-5。如果初始治疗没有快速起效，应当在症状发作后1h内使用需要气管插管和通气的麻醉药物。复杂部分性癫痫持续状态还可能导致永久性神经元损伤，应当同样进行积极治疗，在做出控制复杂部分性癫痫持续状态的治疗性决策时，尽量选择那些不会导致呼吸抑制进而需要气管插管的药物。失神性持续状态一般不会导致永久性后遗症，苯二氮䓬类药物治疗迅速有效。癫痫持续状态的治疗过程中及发作停止后，应当积极地进行病因学的检查。严重高血糖可导致难治性部分性运动性和复杂部分性癫痫持续状态，一旦纠正高血糖，癫痫发作随之停止。

缺氧性肌阵挛性癫痫持续状态，EEG表现为广泛性多棘波样放电，按癫痫持续状态进行治疗通常无效，为不可逆疾病，预后较差。

七、遗传咨询和妊娠

（一）遗传

癫痫患者的后代有遗传风险，虽然这种情况不会影响大多数患者想要孩子的决定，但应当告知患者。特发性癫痫遗传学特征复杂，受累父母的孩子中约10%发生癫痫发作。现有的研究发现，超过200种孟德尔遗传综合征都伴有癫痫，但均罕见。

（二）致畸性

孕妇服用抗癫痫药物，婴儿出生缺陷率为6%～9%，为普通人群的2～3倍。由于惊厥抽搐会给孕妇和胎儿带来巨大风险，因此妊娠期间不应停用AED。两种AED，如丙戊酸钠和卡马西平，可能导致

表118-5 惊厥性癫痫持续状态的治疗

时间(min)	步骤
0～5	给氧,确保充分通气
(ABCs)	监测:生命体征、心电图、血氧饱和度
	建立静脉通道,采血检查血糖、全血细胞计数、电解质(钙、镁)、毒物和AED浓度
6～9	如果血糖水平较低或检测不到,给予葡萄糖。成人还应给予维生素B_1 100mg
(葡萄糖)	
(苯二氮䓬类)	静脉给予劳拉西泮或咪达唑仑1～2mg或地西泮5～10mg作为初始治疗,还可直肠纳入地西泮凝胶,按0.2mg/kg给药
10～20	对于12岁以上患者,如果苯二氮䓬类药物的初始剂量无效,可继续每5min静脉给予劳拉西泮1～2mg直至最大剂量0.1mg/kg或每5min给予地西泮5～10mg直至最大剂量30mg。如果通过地西泮或咪达唑仑治疗终止了癫痫持续状态,应当立即给予苯妥英钠(或另一种AED),以预防发作复发,因为地西泮和咪达唑仑对抗发作的作用持续时间小于30min
21～40	对于成人,如果癫痫持续状态持续存在,按20mg/kg静脉给予磷苯妥英*,给药速度以不快于3mg/(kg·min),最大可至150mg/min。还可采用近端静脉给予苯妥英钠,给药速度按1mg/(kg·min),最大可至50mg/min。密切监测有无低血压、心律失常和药物局部渗漏的情况
(苯妥英钠)	
>40	如果磷苯妥英/苯妥英钠治疗后癫痫发作仍不停止,则按20mg/kg静脉给予苯巴比妥,最大速度为100mg/min。在应用苯二氮䓬类药后再给予苯巴比妥时,通常需要辅助性通气
(苯巴比妥)(气管插管)	
(全身麻醉)	如果癫痫持续状态仍持续存在,则给予全身麻醉药物(如给予异丙酚、咪达唑仑或劳拉西泮静脉滴注),以诱导脑电爆发性抑制(如果可能,应进行EEG监测)。此时通常需要给予血管升压药物或静脉补充液体
(备选治疗)	备选或补充治疗包括静脉输注丙戊酸钠,按30mg/kg给予负荷剂量,或使用左乙拉西坦和拉考沙胺治疗

注:ABCs代表气道(airway)、呼吸(breathing)和循环(circulation);AED代表抗癫痫药。

*磷苯妥英一定要按苯妥英钠等效剂量(PE)给药。

神经管闭合缺陷。由于神经管在胎儿发育28d后闭合,因此该缺陷在母亲发现自己妊娠时可能已经出现。苯妥英钠、苯巴比妥和扑米酮与一系列神经系统发育异常相关。以上这5种较老的AED被FDA分类为妊娠D类,如果可能,应当避免使用。大型不完整数据研究提示,较新的AED有较小的致畸性,使用两种或更多种AED(多药联合治疗)可增加致畸风险。癫痫女性应当计划妊娠,受孕前一年内,如果有证据提示不会发生痫性发作,应当尝试变更改服较新的AED,从多药治疗变更为单药治疗或逐渐减小AED剂量,将AED的致畸性最小化(参见下文)。应当使用最低有效剂量的AED,但必须均衡发生进展性发作的风险。叶酸缺乏是导致普通人群神经管闭合缺陷的一种明确因素,虽然没有证据表明,营养良好的女性癫痫患者补充叶酸能降低AED对神经管闭合的影响,但目前通常的做法是,育龄癫痫女性每天补充叶酸1mg以预防神经管闭合缺陷,计划或发现妊娠后,叶酸剂量通常增至每天4mg。

(三)妊娠过程中和妊娠后的管理

癫痫患者妊娠并发症的发生率为普通人群的1.5～3倍,这些并发症包括出血、毒血症、胎盘早剥和早产,应将其作为高危妊娠进行管理。高质量聚焦超声、母体血清甲胎蛋白水平(神经管闭合缺陷时升高)及羊膜腔穿刺染色体分析可用于检测胎儿畸形。

由于肝和肾清除率增加及血浆容量增多,妊娠期间AED浓度降低。高血浆蛋白结合性的AED,如苯妥英钠和丙戊酸钠,由于血浆白蛋白浓度降低及性激素对蛋白结合位点的竞争性增加,妊娠期间这类药物在血中的游离部分通常增加。因此,受孕前和整个妊娠期间,定期监测AED血药浓度,特别是高血浆蛋白结合性药物的游离浓度是非常重要的。肝诱导葡萄糖醛酸化可以显著降低拉莫三嗪浓度,有时需要将拉莫三嗪剂量加倍或3倍,以维持妊娠前水平。妊娠期间应当至少每月检测1次拉莫三嗪浓度。

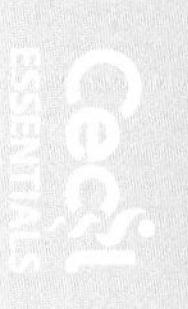

与之相似，奥卡西平浓度在妊娠前3个月开始下降约1/3，因此应该增加剂量，并且至少每3个月检测1次浓度。

呕吐是妊娠早期的一种常见反应，它可能导致AED漏服或部分给药。如果用药后发生呕吐，应指导孕妇再次服用全量或部分剂量的AED。孩子出生后，AED剂量应在数天至数周内逐渐减量至妊娠前水平，可在完成减量后1～2周检测AED浓度，以明确是否恢复至患者的基线水平。一般来说，服用抗癫痫药的女性可进行母乳喂养。

产后癫痫母亲发生痫性发作的风险可能增加，特别由睡眠不足引起。为了降低该风险，陪护人员应进行至少一次夜间喂养。患者因痫性发作可能使婴儿存在风险，如使其坠落或过度抓紧，需要限制或监督患者照看婴儿。

八、社会心理问题

持续的癫痫发作往往对患者和家庭产生重大的情感影响。高达50%的难治性癫痫患者和20%的已控制的癫痫患者合并有抑郁症，焦虑症也很常见，两者常被忽视而未予治疗。相对于痫性发作频度而言，癫痫患者的生活质量受损与抑郁更具相关性。痫性发作的不可预测性和必要的活动限制导致患者出现依赖、自我价值感降低、窘迫、就业率低和无助感。性欲降低和性欲减退在癫痫患者很常见，往往也被忽视。

家庭动力常受癫痫影响。患者及其家人常害怕痫性发作的发生（痫性发作恐怖症），在患者发生惊厥抽搐，尤其是首次发作时，家人可能认为患者将会死亡。完全地控制发作对癫痫患者而言是最大的帮助，心理安慰和积极乐观的社会指导也有很大的辅助作用。一旦痫性发作得到控制，应当鼓励患者去过接近正常的生活，辅以常识作为指导。虽然癫痫患者最终无须受活动限制，但还是建议既往有癫痫史的患者（痊愈的CAE和伴中央颞区棘波的良性癫痫除外）应避免头部接触运动、高山攀爬、潜水和需要高空作业的工作及长时间驾驶或武器使用。

如果在规定时期内（一般为6个月至1年）未发生癫痫发作，所有国家均许可癫痫患者考取机动车驾照。患者通常可获得人寿保险和健康保险。癫痫基金会和当地社会服务机构可从包括社会和职业在内的各个方面，辅助协调患者完成。

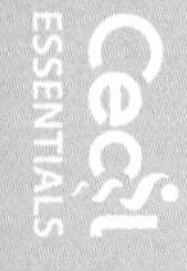

九、预后

60%～70%的癫痫患者在确诊后10年内，能达到5年发作缓解，其中约半数不服用AED，最终无癫痫发作。有利于缓解的因素包括特发性癫痫、神经系统检查正常及儿童早中期发病（新生儿发作除外）。约30%的患者在接受药物治疗后仍有发作，从未达到完全缓解。在美国，难治性癫痫的患病率为（1～2）/1000，这类患者应当到癫痫中心进行评估。癫痫发作导致的损伤很常见，建议患者不要烹调或使用加热炉或微波炉，以防发生严重烧伤，跌倒发作患者建议使用头盔。

所有形式的癫痫中，原因不明性猝死（SUDEP）的年发生率为1/1000。大多数难治性癫痫的SUDEP的年发生率大于1/200。SUDEP可能是由自主神经系统交感神经张力过度，在发作期间产生心律失常或肺水肿所致。如果患者发生惊厥时头部俯卧在枕头上，若无人发现则可能导致窒息死亡。与癫痫发作相关的意外死亡，如机动车碰撞，进一步增加了患者死亡率。惊厥发作时误吸也很常见，可通过发作结束时将头转向一侧加以预防。

十、药物停用

许多癫痫患者经过长时间用药后不再出现痫性发作。部分患者即使停服抗癫痫药，也未再复发。如果单药治疗即可控制初始痫性发作，缓解前发作次数相对较少，并且在AED逐渐减量前EEG和神经系统检查均正常，则停药成功的可能性很大。除非癫痫综合征如CAE或BECTS已经完全缓解，发作停止时间越长（至少2年，一些学者认为应当至少5年），复发的可能性也越低。相反，如果发作难以控制并且需要多药联合治疗，或发作控制前频发惊厥、神经系统检查发现局灶异常，或AED停药时EEG显示局灶性背景活动紊乱或癫痫样活动，则提示复发风险高。

关于该主题的深入讨论，请参阅《西氏内科学》（第25版）第403章“癫痫”。

推荐阅读

Berg AT, Scheffer IE: New concepts in classification of the epilepsies: Entering the 21st century, Epilepsia 52:1058–1062, 2011.

Christensen J, Grønborg TK, Sørensen MJ, et al: Prenatal valproate exposure and risk of autism spectrum disorders and childhood autism, JAMA 309(16):1696–1703, 2013.

Fazel S, Wolf A, Langstrom N, et al: Premature mortality in epilepsy and the role of psychiatric comorbidity: a total population study, Lancet 382:1646–1654, 2013.

French JA, Pedley TA: Clinical Practice. Initial Management of Epilepsy, N Engl J Med 359:166–176, 2008.

Krumholz A, Wiebe S, Gronseth G, et al: Practice Parameter: Evaluating an apparent unprovoked first seizure in adults (in evidence-based review): report of the Quality Standards Subcommittee of the American Academy of Neurology and the American Epilepsy Society, Neurology 69:1996–2007, 2007.

Kumada T, Miyajima T, Hiejima I, et al: Modified Atkins Diet and Low Glycemic Index Treatment for Medication-Resistant Epilepsy: Current Trends in Ketogenic Diet, J Neurol Neurophysiol S2:007, 2013.

Manjunath R, Paradis PE, Parisé H, et al: Burden of uncontrolled epilepsy in patients requiring an emergency room visit or hospitalization, Neurology 79(18):1908–1916, 2012.

Petit-Pedrol M, Armangue T, Peng X, et al: Encephalitis with refractory seizures, status epilepticus, and antibodies to the GABAA receptor: a case series, characterization of the antigen, and analysis of the effects of antibodies, Lancet Neurol 13:276–286, 2014.

第119章

中枢神经系统肿瘤

著　者　Bryan J. Bonder　Lisa R. Rogers
译　者　张杰文　审校者　彭丹涛

一、定义和流行病学

中枢神经系统肿瘤可分为两类，即原发性肿瘤和转移性肿瘤。原发性肿瘤起源于脑、脊髓实质及其毗邻脑脊髓膜的多种不同类型的实质细胞。转移性肿瘤是其他系统性肿瘤播散到大脑、脊髓及脑膜。本章对原发性及转移性中枢神经系统肿瘤进行讲解。

在美国，原发性良、恶性脑肿瘤的发病率为14.8/10万，2007年，美国诊断原发性恶性脑肿瘤约20 500例。高级别胶质瘤和脑膜瘤是成人原发性脑肿瘤最常见的类型。原发性脑肿瘤在年轻人中发病率较低，随着年龄增长，发病率逐渐增高，65～79岁达到高峰。近年来原发性脑肿瘤发病率在老年患者中有所增长，这一现象部分归结于检查手段的提高。脑膜瘤约占良性原发性脑肿瘤的1/3，是最常见的良性颅内肿瘤。原发性中枢神经系统淋巴瘤发病率在各个年龄段均有所上升，部分归结于获得性免疫缺陷综合征（AIDS）相关的中枢神经系统淋巴瘤。"以人群为基础"的研究表明脑转移瘤的人群发病率为10/10万，但事实上脑转移瘤较原发性中枢神经系统肿瘤更常见。由于该发病率是基于肿瘤登记获得，而脑转移瘤多不采取手术切除治疗，因此该数据不足以代表其真实发病率。

原发性脑肿瘤是儿童第二大常见肿瘤。髓母细胞瘤是儿童中枢神经系统最常见的恶性肿瘤。在美国，每年诊断350～500例髓母细胞瘤，其中大多数为儿童。

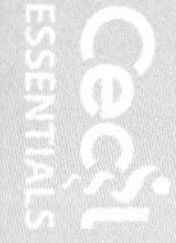

中枢神经系统肿瘤多数病因不详。除了电离辐射暴露，目前未发现其他可能的环境致病因素。遗传性疾病如神经纤维瘤病1型和2型、结节性硬化症、von Hippel-Lindau病（VHL）、Li-Fraumeni综合征、Turcot综合征可增加中枢神经系统肿瘤的风险，但仅占原发性中枢神经系统肿瘤的1/100。尽管这些综合征多数基因改变已明确，但其导致肿瘤的机制尚不清楚。

二、病理学

WHO根据细胞来源对脑肿瘤进行分类分级，据此预测肿瘤的生物学行为。大多数成人原发性脑肿瘤起源于神经上皮细胞，是星形胶质细胞、少突胶质细胞、室管膜细胞向肿瘤转化的结果。星形细胞瘤是成人最常见的原发性脑肿瘤。脑膜瘤起源于蛛网膜帽状细胞，其好发部位为大脑凸面、大脑镰、矢状窦旁、嗅沟、蝶骨翼和颅后窝。脑膜瘤组织病理学类型多样，详细的神经病理学评估对于脑膜瘤的分级必不可少。

原发性中枢神经系统淋巴瘤（PCNSL）是非霍奇金淋巴瘤的一种罕见类型，多数起源于B淋巴细胞。PCNSL好发于大脑半球白质，通常位于侧脑室旁，呈多灶性分布，尤其在获得性免疫缺陷综合征患者中，这种表现更为突出。脑转移瘤是由于肿瘤细胞栓子通过体循环栓塞大脑，最常见的原发肿瘤为乳腺、肺、结肠及皮肤（黑素瘤）的实体肿瘤。小细胞肺癌及非小细胞肺癌是发生脑转移瘤最常见的类型，约占50%。乳腺癌是女性脑转移瘤最常见的来源。恶性黑素瘤是一种少见的系统性肿瘤，但其发生脑转移的风险较高，Ⅳ期黑素瘤中约50%发生脑转移。结肠、肾恶性肿瘤也是较为常见的发生脑转移的肿瘤，其他实性肿瘤较少发生脑转移。髓母细胞瘤为富细胞瘤，起源于原始的神经外胚层，40%镜下可见Homer-Wright菊形团。髓母细胞瘤具有浸润性，生长迅速，倾向于经脑脊液播散，因而属于Ⅳ级肿瘤。

三、临床表现

脑肿瘤的症状和体征主要是肿瘤本身对其周围神经组织浸润、压迫所致，或肿瘤组织对血管的压迫、浸润导致血脑屏障破坏所造成的血管性水肿所致，或是瘤内出血所致。肿瘤生长刺激产生的新生血管通常是缺乏完整血脑屏障的胚胎样血管。由于颅骨异常坚硬，无论良恶性肿瘤，即使在瘤体较小时也可出现症状。低度恶性原发性脑肿瘤一般呈慢性病程，缓解进展，而组织学呈中高度恶性肿瘤则为急性或亚急性病程（数周至数月），表现为癫痫发作的低级别胶质瘤例外。脑转移瘤一般为亚急性病程，当发生瘤内出血时，可为急性病程，最常发生瘤内出血的脑转移瘤来源为肾细胞癌、黑素瘤、肺癌、绒毛膜癌。

肿瘤发生部位决定临床症状和体征。儿童脑肿瘤好发于颅后窝，常见症状如复视、共济失调、吞咽困难、恶心呕吐。成人脑肿瘤好发于大脑半球，常出现相应结构或幕上结构受累的症状和体征，常见如偏瘫、失语、记忆障碍等。任何部位的脑肿瘤均可出现颅内压增高或脑膜受刺激产生的一般症状。约2/3的患者可出现头痛，无特异性，但新发、性质改变、进行性加重、夜间或晨起出现的头痛是提示肿瘤的重要临床线索。幕上肿瘤头痛常位于肿瘤发生的一侧，而幕下肿瘤则常为眶后、耳后或枕部疼痛。其他一般症状包括情绪或人格改变、食欲缺乏、恶心等。喷射性呕吐常见于儿童颅后窝肿瘤，成人少见。一般来说，脑膜瘤生长缓慢，可因其他无关症状的检查而无意中发现。癫痫发作是低级别胶质瘤的常见症状，大部分胶质瘤患者病程中会出现癫痫发作，通常与肿瘤进展相关。

四、诊断和鉴别诊断

所有怀疑脑肿瘤的患者均应行头颅MRI增强扫描。如无条件行MRI检查或存在体内起搏器等禁忌证，可行头颅CT检查。头颅MRI在显示颞叶及颅后窝病变上更有优势，并且在显示肿瘤侵犯范围上较CT更为敏感，此外，磁共振高级序列如弥散成像、灌注成像、波谱成像更有助于明确诊断。任何类型脑肿瘤均可破坏血脑屏障，血液成分漏出导致血管源性水肿，MRI可轻松显示这种改变。

典型的高级别胶质瘤MRI表现为不规则强化病灶，伴有周围水肿。中央坏死是恶性胶质母细胞瘤的特征性改变（图119-1）。间变性胶质瘤在MRI上与恶性胶质瘤相似，但坏死较为少见。大多数低级别胶质瘤不强化，少数例外（图119-2）。典型的脑膜瘤在轴位上可见均匀强化，边缘光滑，可压迫周围脑组织。PCNSL典型影像学改变为白质内多发强化灶，极少数可不强化。脑转移瘤一般发生在灰白质交界处，磁共振上呈均匀强化，或中央坏死伴有周围强化带，单发的脑转移瘤很难与颅内原发肿瘤或其他改变相鉴别。髓母细胞瘤通常发现时瘤体已较大，呈均匀强化，可局限于或超出第四脑室底（图119-3），常伴有脑积水。纤维增生型髓母细胞瘤好发于第四脑室侧方。

头颅MRI上颅内异常强化灶需与脑脓肿相鉴别，但临床上，极少数情况下才需与感染相鉴别，弥散加权成像（DWI）可鉴别脑脓肿与肿瘤。低级别胶质瘤易误诊为脑梗死，尤其在CT上。PCNSL可表现

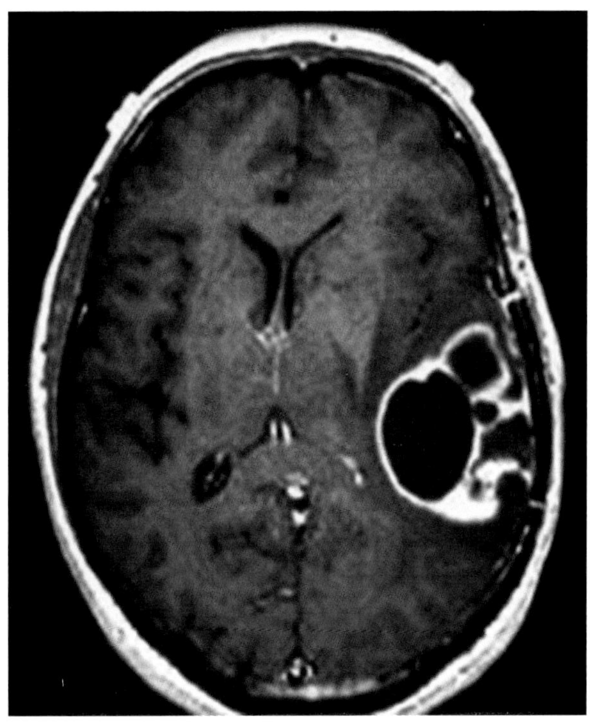

图119-1 MRI T_1加权增强成像：左侧颞叶病灶不规则强化，中央坏死，周围水肿伴中线占位

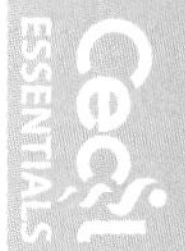

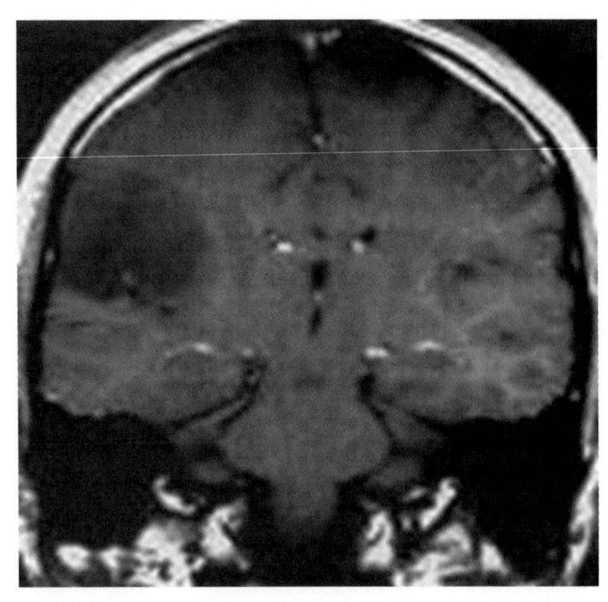

图119-2 低级别星形细胞瘤的冠状位MR增强成像：典型的低级别胶质瘤呈低信号，增强无强化

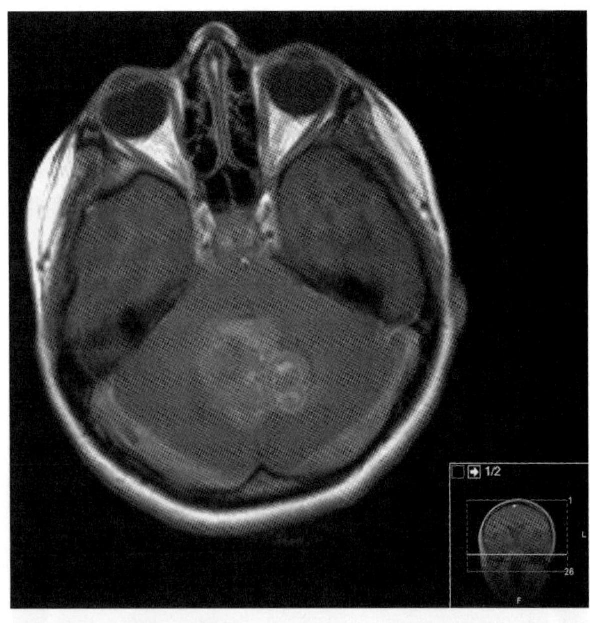

图119-3 MRI T_1加权增强成像：小脑中线部位可见一强化肿块，第四脑室受压

为侧脑室旁强化灶，有时易与多发性硬化及脑转移瘤相混淆。硬脑膜疾病如结节病、脑膜炎、硬脑膜转移瘤也可能呈现出类似脑膜瘤的改变。儿童颅后窝室管膜瘤有时与髓母细胞瘤极为相似，难以鉴别。

活检或切除病理检查是获取原发性脑肿瘤组织学类型和分级的首选方法，但PCNSL、脑干胶质瘤例外，前者可查找脑脊液肿瘤细胞，或通过玻璃体活检确诊，而后者磁共振表现具有一定的特征性，且脑干活检危险性较高。

五、治疗

肿瘤全切是除PCNSL外的原发性良恶性脑肿瘤的治疗目标，因手术切除可导致PCNSL病情恶化，仅推荐病理活检用以协助诊断。手术切除不仅提供组织进行病理分析，还可缓解神经系统症状，手术全切有助于改善预后。对于单发性脑转移瘤、系统性疾病能够耐受手术且预后大于3个月者，也可手术治疗。小型病例系列报告显示，脑转移瘤数目小于3个者进行手术切除，对增加总生存率和提高生活质量是有益的，而大于3个者通常采用放疗而非外科手术。

新诊断胶质母细胞瘤的标准治疗方案是最大限度的手术切除，术后给予外照射放疗，剂量为60Gy，同步替莫唑胺化疗，至少6周，之后序贯应用替莫唑胺辅助化疗6个月。在一项关于新诊断胶质母细胞瘤的前瞻性随机试验中，放疗联用替莫唑胺组的中位生存期为14.6个月，而单用放疗组中位生存期为12.1个月，此外，前者的2年生存率（26.5%）优于后者（10.4%）。六氧甲基鸟嘌呤DNA甲基转移酶（MGMT）是一种DNA修复基因，能够降低替莫唑胺及其他DNA损伤机制治疗肿瘤的疗效。肿瘤组织中MGMT启动子甲基化可沉默MGMT从而提高胶质母细胞瘤患者的存活率，但MGMT启动子甲基化的研究目前仍处于临床试验阶段。

灭活致癌通路的“靶向药物”是癌症（包括胶质母细胞瘤）治疗中的重大进步。血管内皮生长因子抑制剂贝伐单抗在复发的胶质母细胞瘤中具有高反应率（6个月无进展生存率为46%），但对总生存期的影响并不明显。目前尚未发现与预后相关的胶质母细胞瘤分子标志物。有一些证据表明，相比野生型IDH1，携带IDH1突变者预后较好，“分子驱动”机制的发现可能为治疗提供新的靶点。

间变型胶质瘤的治疗方案为尽可能手术全切，术后行外照射放疗。尽管间变型胶质瘤总体预后较好，但治疗上常联用化疗，是否能够获益尚不清楚。染色体1p/19q缺失的间变型少突神经胶质瘤（AO）对化疗非常敏感，该型单用化疗的获益已在小型临床试验中得到证实。延迟放疗至肿瘤进展期可能减少放疗相关的中枢神经系统毒性反应。

低级别胶质瘤长期无进展生存期和总生存期优于胶质母细胞瘤及间变型胶质瘤，但高达50%低级别胶质瘤可发生恶性转化，需要密切监测。低级别胶质瘤首选手术切除治疗，但在术后管理上，尤其是放疗的应用时机，即确诊后便给予放疗还是延迟放疗到肿瘤进展期，仍存在争议。少量前瞻性临床试验表明，早期放疗并不能提高生存率，但可推迟肿瘤进展的时间。一般来说，年龄40岁以下且肿瘤切除完全的患者可采用延迟放疗。一项进行中的合作研究正致力于验证替莫唑胺化疗联合放疗在改善生存率上是否较单用放疗更有优势。

手术全切对降低脑膜瘤复发风险至关重要，当肿瘤无法完全切除时，无论肿瘤分级如何，应根据肿瘤部位采取放疗。对于恶性脑膜瘤，无论手术切除是否完全，均应采取放疗，化疗效果并不理想。

由于皮质醇激素对淋巴瘤的细胞毒性作用，应用激素能够改善PCNSL临床症状及影像学表现。但脑活检之前应用激素会降低活检阳性率，因而推荐手术活检而不切除作为诊断手段。随着新兴治疗手段的出现，PCNSL的治疗方案也在发展。甲氨蝶呤化疗是目前最有效的治疗方案。大剂量甲氨蝶呤联合标准剂量放疗具有神经毒性风险，尤其在老年患者中，甲氨蝶呤化疗序贯低剂量全脑放疗的安全性目前尚在研究阶段。

单发性脑转移瘤的标准治疗方案是手术全切，但前提是转移瘤位于非功能脑区且系统性疾病的生存期至少为4～6个月。此外，部分局限性系统性肿瘤患者中，脑转移瘤数目小于3个时，手术切除也可获益。术后通常采用全脑放疗或对肿瘤边缘行立体定位外科治疗。未接受全脑放疗者，则必须密切随访，定期复查MRI，评估肿瘤原发部位及其他部位是否有复发征象。脑转移瘤数目大于3个者，则需要采取全脑放疗。有Meta分析表明，除了在单发脑转移瘤患者中，立体定向外科治疗联合全脑放疗相较于单用全脑放疗并无明显生存获益（联用组6.5个月，单用组4.9个月）。多种全身化疗方案表明，在新诊断及复发性脑转移瘤中，肿瘤对药物的敏感性而非给药途径决定治疗效果。

髓母细胞瘤的切除范围与预后相关。需根据术后脑、脊髓MRI及脑脊液检查对髓母细胞瘤的范围进行分期。前瞻性随机试验和单臂试验表明，全脑脊髓放疗期间及之后辅助化疗可以改善中危组和低危组的无进展生存期与总生存期。由于全脑脊髓放疗的长期毒副反应，3岁以下儿童不建议采用，仅推荐手术切除治疗和化疗。根据不同的基因表达特征将髓母细胞瘤分成若干亚型，部分基因的发现为治疗提供了可开发的治疗靶点。

脑实质及脑膜肿瘤所致的血管性水肿可引起危及生命的神经系统症状和体征，皮质醇激素能够减轻水肿，改善神经功能。地塞米松半衰期较长，是首选激素，可在48h内缓解血管性水肿相关症状，剂量为4～24mg/d，分2～4次应用。由于激素可能导致多种不良反应，应寻求最低用药剂量及维持时间。脑水肿神经系统症状较严重时，可静脉注射10～20mg地塞米松。如果出现危及生命的情况如脑疝形成，应同时应用甘露醇、地塞米松，并请神经外科医生紧急会诊。癫痫发作应积极选用抗癫痫药物控制。相比酶诱导抗癫痫药物，非酶诱导抗癫痫药物安全性更好，且不会与治疗肿瘤的其他药物如激素及化疗药物产生相互作用，为首选用药。对于无癫痫发作的原发性或转移性脑肿瘤患者，一般不推荐预防性应用抗癫痫药物。

六、预后

肿瘤的组织学类型、患者的一般状况及年龄是高级别胶质瘤重要的预后因素。胶质母细胞瘤预后最差，即使治疗积极，中位生存期也仅略高于1年，预后较好者可存活2年以上。来自全国性SEER（流行病监督及最终结果资料库）的数据显示，间变型星形细胞瘤与间变型少突神经胶质瘤的总体中位生存期分别为15个月和42个月，该数据分析不包括染色体1p/19q缺失的情况，1p/19q缺失者是否具有更高的生存率尚未得到证实。低级别胶质瘤的中位生存期约为5年，但由于年龄因素、肿瘤大小及切除范围不同而存在个体差异。

脑膜瘤复发率取决于肿瘤分级，从Ⅰ级脑膜瘤的高于25%到Ⅲ级脑膜瘤的高于90%不等。复发的危险因素包括切除不完整、肿瘤分级高、年轻、特殊类型肿瘤、脑浸润、高增殖率。

脑膜瘤5年生存率约为69%，但肿瘤分级不同，生存率差异较大。PCNSL生存期可从1年到数年，取决于患者年龄及治疗方案。脑转移瘤的预后因素包括年龄、一般状况、颅外肿瘤情况及脑转移瘤的数目。接受全脑放射治疗的多发性脑转移瘤患者中位生存期为3～6个月。在颅外肿瘤局限的单发性脑转移瘤患者中，与仅采用全脑放疗患者相比（15周），手术切除联合全脑放疗者生存期显著延长（40周）。值得一提的是，生存期的延长伴随着更长时间的功能独立性。髓母细胞瘤的5年无进展生存期为70%～85%，但复发率高达1/3以上，且针对复发缺乏标准治疗方案。复发后的中位生存期通常小于1年。3岁以下儿童的5年无进展生存期为30%～70%，取决于诊断时肿瘤的播散范围。

推荐阅读

American Cancer Society: www.cancer.org. Accessed October 22, 2013.

Backer-Grøndahl T, Moen BH, Torp SH: The histopathological spectrum of human meningiomas, Int J Clin Exp Pathol 5:231–242, 2012.

Barnholtz-Sloan JS, Yu C, Sloan AE, et al: A nomogram for individualized estimation of survival among patients with brain metastasis, Neuro-Oncol 14:910–918, 2012.

CBTRUS: Primary brain and central nervous system tumors diagnosed in the United States in 2004–2007, Central Brain Tumor Registry of the United States Statistical Report 2011.

De Braganca KC, Packer RJ: Treatment options for medulloblastoma and CNS primitive neuroectodermal tumor (PNET), Curr Treat Options Neurol 15:593–606, 2013.

Nuño M, Birch K, Mukherjee D, et al: Survival and prognostic factors in anaplastic gliomas, Neurosurgery 73:458–465, 2013.

Patil CG, Pricola K, Sarmiento JM, et al: Whole brain radiation therapy (WBRT) alone versus WBRT and radiosurgery for the treatment of brain metastases, Cochrane Database Syst Rev (9):CD006121, 2012.

Rutkowski S, von Hoff K, Emser A, et al: Survival and prognostic factors of early childhood medulloblastoma: an international meta-analysis, J Clin Oncol 28:4961–4968, 2010.

Taylor M, Northcott P, Korshunov A, et al: Molecular subgroups of medulloblastoma: the current consensus, Acta Neuropathol 123:465–472, 2012.

van den Bent MJ, Brandes AA, Taphoorn MJ, et al: Adjuvant procarbazine, lomustine, and vincristine chemotherapy in newly diagnosed anaplastic oligodendroglioma: long-term follow-up of EORTC brain tumor group study 26951, J Clin Oncol 31:344–350, 2013.

Wang Z, Bao Z, Yan W, et al: Isocitrate dehydrogenase 1 (IDH1) mutation-specific microRNA signature predicts favorable prognosis in glioblastoma patients with IDH1 wild type, J Exp Clin Cancer Res 32:59, 2013.

第120章

脱髓鞘和炎症性疾病

著　者　Anne Haney Cross
译　者　张伟赫　审校者　彭丹涛

一、引言

中枢神经系统(CNS)脱髓鞘疾病为一组获得性髓鞘脱失性疾病，通常是指炎症性脱髓鞘疾病，其经典类型为多发性硬化(MS)。此外，其他类型还包括视神经脊髓炎(NMO)、急性播散性脑脊髓炎(ADEM)、急性横贯性脊髓炎(TM)及视神经炎(ON)。

二、多发性硬化

(一)定义和流行病学

据国家多发性硬化协会统计，全球逾200万人口罹患MS。MS的确切病因迄今未明，现有证据表明其可能为自身免疫性疾病。在疾病的早期阶段，超过80%的MS患者表现为复发缓解性病程，半数未经治疗的患者最终将进入进展期。进展型MS患者神经功能残疾逐渐加重，病程中不伴或罕见复发。MS好发于女性，北美和欧洲人群中女男比例为4∶1～2∶1。原发进展型MS是个例外，其性别比例均等(参见临床表现)。

MS以北欧后裔为高发人群。新近的全基因组关联研究表明许多基因位点与MS的启动和进展相关，但其中多数位点的致病风险相对较低(比值比<1.5)。目前观点认为人类白细胞抗原(HLA)-DR(DRB1*15:01>DRB1*13:03>DRB1*03:01)是与MS关联最为肯定的基因，携带此基因的大多数北欧后裔人群患病风险显著升高(1.5<OR<4.0)。

环境因素在MS的发病中也扮演着重要的角色，包括维生素D缺乏、青春期/成年早期肥胖及吸烟等。EB病毒感染(血清抗体阳性)后罹患MS风险增加，尤其在症状性传染性单核细胞增多症人群中患病风险进一步升高。北美、英国及欧洲为MS高发地带，患病率高达1/1000～1/500。一些原本低发或中等发病区的MS患病率有上升趋势，包括伊朗、土耳其、西西里岛及南非等地，这一方面反映了这些地区的真实患病率在逐年升高；另一方面可能与对疾病的认识和诊断率提升有关。

(二)病理学

MS为经典的CNS白质脱髓鞘疾病，轴索相对保留。CNS白质内活动性病灶的主要病理特征为血管周围单个核细胞(单核/巨噬细胞、淋巴细胞)浸润及散在抗体和激活补体的沉积。急性活动性病灶血脑屏障严重破坏，为MRI强化的病理学基础。尽管MS被归类于"白质病"，其灰质也经常受到炎症性破坏。然而，由于灰质病变在MRI和组织活检中不易被发现，对灰质病灶的认识普遍不足。灰质病灶主要累及深部核团(丘脑)内的白质纤维束或大脑皮质，后者可表现为软脑膜下病灶、皮质病灶或近皮质(灰白质交界区)病灶。与白质病灶相比，灰质病灶内激活的小胶质细胞较多而淋巴细胞/巨噬细胞浸润相对较少。进展型MS患者脑膜内还发现富含B细胞的异位淋巴组织，提示慢性炎性反应。

(三)临床表现

MS的临床症状和体征复杂多样，通常表现为ON、复视(内侧纵束受累导致的核间性眼肌麻痹)、TM、脑干综合征、感觉障碍及肢体无力。少见癫痫、认知功能损害、排尿障碍及疼痛。临床孤立综合征

(CIS)是指单次发作的CNS炎性脱髓鞘事件，临床上急性或亚急性起病，既可表现为孤立部位的脱髓鞘病变，亦可为多部位同时受累。CIS临床表现可与经典MS相同，但除非再次发生不同部位的临床发作，否则尚不足以确诊MS。实际上绝大多数CIS患者终将发展为MS。研究表明，头部或脊髓MRI提示至少一个无症状病灶的CIS患者中超过85%最终发展为MS。然而，MRI上无多发病灶的患者中仅20%发展为临床确诊的MS。

依据临床病程的不同，MS被分为3种主要亚型：复发缓解型、继发进展型及原发进展型。复发缓解型MS表现为明显的复发和缓解过程，每次发作后均基本恢复，不留或仅留下轻微后遗症。大多数复发缓解型MS患者经过一段时间可转变为继发进展型MS，后者病程中复发频率逐渐减少，呈缓慢进行性加重过程。疾病修正药物的应用大大降低了继发进展型的转化。原发进展型MS病程呈缓慢进行性加重，无缓解复发过程，约10%的MS患者表现为本类型。此外，进展复发型MS已不再建议使用，更倾向于将其归入伴活动性的原发进展型MS中。

(四)诊断

MS的诊断需要CNS病变的时间和空间播散性，并且不能被其他疾病所解释。MRI、脑脊液分析、诱发电位及光学相干断层扫描等检查有助于诊断。Mcdonald诊断标准(表120-1)提出首次发作(CIS)后，任意时间MRI检查发现新的病灶即可确立诊断，这些标准即将诊断简化，又不失特异性。

表120-1 Mcdonald(2010)多发性硬化修订版诊断标准

临床表现	病变证据	为确诊MS所需要的进一步资料*
≥2次发作	2个或以上病变的客观证据 1个病变的客观证据+历史证据	无
≥2次发作	1个病变的客观证据	以下证据证明空间多发(DIS)： 1.4个典型部位中至少2个部位存在1个或以上T_2病灶(近皮质、脑室旁、幕下及脊髓) 2.等待不同部位的临床发作
1次发作	2个或以上病变的客观证据	以下证据证明时间多发(DIT)： 1.任意一次MRI同时存在增强病灶和非增强病灶(新旧病灶共存) 2.随后的MRI扫描发现新的T_2高信号病灶和(或)增强病灶，不考虑扫描时间 3.等待第2次临床发作
1次发作	1个病变的客观证据(CIS)	空间多发(DIS)： 1.4个典型部位中至少2个部位存在1个或以上T_2病灶(近皮质、脑室旁、幕下及脊髓) 2.等待不同部位的临床发作 时间多发(DIT)： 1.任意一次MRI同时存在增强病灶和非增强病灶(新旧病灶共存) 2.随后的MRI扫描发现新的T_2高信号病灶，不考虑扫描时间 3.等待第2次临床发作
原发进展型MS(PPMS)	病程进展达1年，且符合下列3项中的2项： 1.脑内多发病灶(DIS)的证据：在2个MS典型部位中存在1个或以上T_2病灶(近皮质、脑室旁、幕下) 2.脊髓多发病灶证据：2个或以上T_2病灶 3.阳性脑脊液(OB阳性或IgG指数升高)	

注：DIS.空间播散性；DIT.时间播散性；OB.脑脊液寡克隆区带。

*这些标准是基于CIS制定的，因此更适用于发作一次CNS炎性脱髓鞘典型事件(CIS)的患者。同时，诊断时应慎重考虑其他可能的合理解释并加以谨慎排除。

资料来源：Polman CH, Reingold SC, Banwell B, et al: Diagnostic criteria for multiple sclerosis: 2010 revisions to the McDonald criteria, Ann Neurol 69(2): 292-302, 2011, table 4。

1.磁共振成像

头颅和脊髓MRI的典型表现提供最具价值的诊断依据。MS典型病灶在MRI T_2加权像(T_2WI)和液体反转恢复序列(T_2-FLAIR)上呈类圆形高信号(图120-1A),通常位于侧脑室旁、皮质下弓状纤维、胼胝体、脑干及脊髓。侧脑室旁病灶倾向与侧脑室长轴相垂直,呈Dawson手指征;胼胝体病灶在矢状位上呈火焰状分布(图120-1C)。病灶在T_1加权像(T_1WI)上表现为等信号或低信号影,部分慢性非活动期病灶信号强度类似于脑脊液,提示组织坏死及轴索损伤(图120-1D)。钆增强扫描通常表现为环形强化病灶,提示血脑屏障破坏,表示疾病活动(图120-1B)。增强病灶在T_1WI上多呈低信号,约50%的病灶随着疾病的恢复随之消失。绝大多数MS增强病灶不伴水肿及占位效应,肿瘤样病灶极为罕见,通常需要活检确诊。

2.脑脊液分析

超过90%的MS患者鞘内免疫球蛋白合成率异常增加,通常表现为脑脊液IgG/IgM增加、脑脊液寡克隆区带(OB)阳性(图120-2)及IgG鞘内合成率升高。IgG指数由脑脊液与血清中IgG含量的比值计算而得。MS患者IgG指数通常升高,但在临床应用时需考虑血脑屏障通透性的影响。MS复发期脑脊液淋巴细胞常轻度升高。

3.诱发电位

诱发电位(EPs)通过表面电极记录脑干(听觉诱

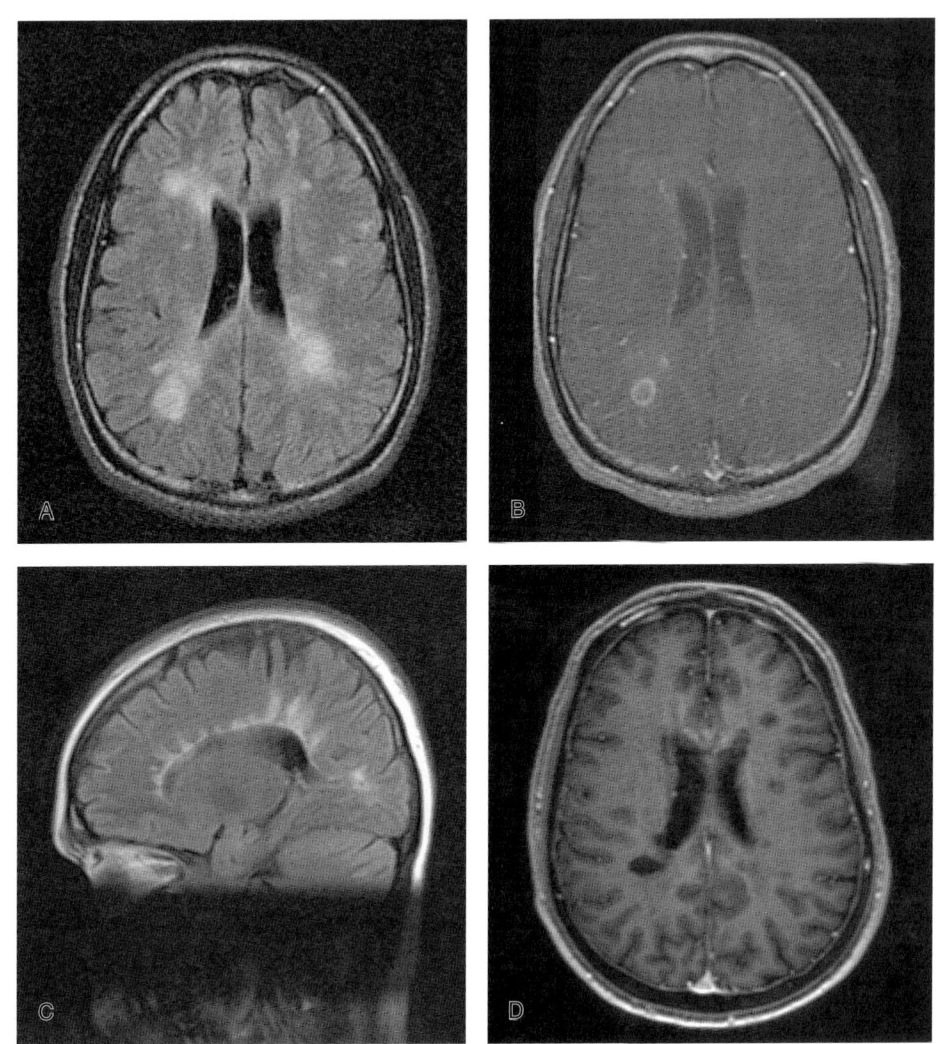

图120-1 A.MS患者，头颅轴位液体反转恢复序列（FLAIR）显示典型的侧脑室旁和深部白质高信号病灶；B.T_1钆增强扫描轴位像上可见强化病灶，提示疾病活动期血脑屏障破坏，其中右侧顶叶病灶呈环形强化；C.矢状位FLAIR上胼胝体周围病灶呈脑室向外辐射的火焰状分布；D.轴位T_1WI可见低信号病灶（“黑洞”）

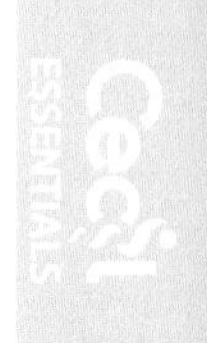

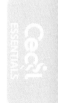

发电位）、脊髓（体感诱发电位）及视神经（视觉诱发电位）的电位活动，有助于发现亚临床或隐匿的脱髓鞘病灶。然而，随着分辨率更高的MRI等检查手段的广泛应用，EPs的临床诊断价值日趋下降。

4.光学相干断层扫描

光学相干断层扫描（OCT）可安全、快速地测量视网膜结构并帮助提供既往ON发作证据。OCT利用近红外线扫描光摄取视网膜纤维层图像，尤其是富含视神经轴突的视神经纤维层（RNFL）。既往伴ON发作的MS患者RNFL厚度较正常人变薄。此外，RNFL厚度也与MS潜在的神经退行性疾病特质（脑萎缩）相关。

（五）鉴别诊断

诊断MS前需要排除多种其他可能的疾病，一些疾病表现为类似于MS的复发性病程，而另一些疾病可能表现为进展性病程，MS的鉴别诊断参见表120-2。出现以下不典型表现时应谨慎诊断MS：非CNS症状（关节炎、皮疹、肺炎或胃肠道症状）、双侧听力下降、周围神经病、发病时间不典型（幼儿或50岁以后发病）等。

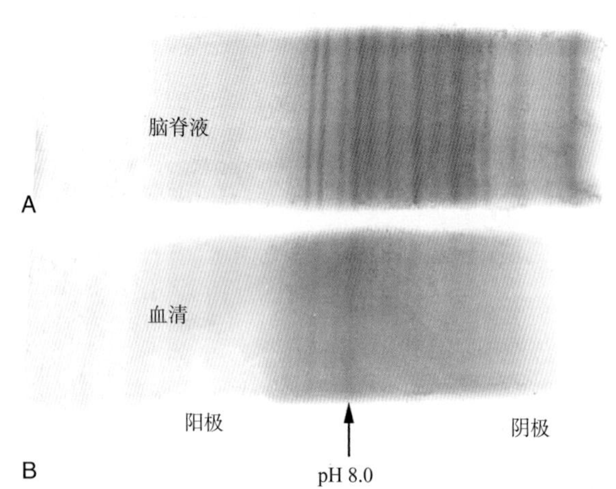

图120-2 等电点聚焦检测MS患者脑脊液和血清，pH8.0下阴极区可见脑脊液中的OB（A），而血清中未显示（B）

关于该主题的深入探讨，请参阅《西氏内科学》（第25版）第411章“多发性硬化与中枢神经系统脱髓鞘疾病”。

（六）治疗

MS的治疗包括三部分：急性期治疗、缓解期疾病修正治疗及对症治疗（痉挛、疲劳或抑郁等）。由于篇幅有限，本节仅就急性期治疗和疾病修正治疗加以阐述，MS的主要症状及其对症治疗措施可见表120-3。

急性复发期首选糖皮质激素治疗以尽快地减轻症状及残疾程度。推荐用药方案为静脉滴注甲泼尼龙500～1000mg/d，连用3～5d。根据病情，停用或继之短期口服泼尼松逐渐减量。轻症患者可考虑口服激素递减疗法。应用激素过程中需严密监测血压、电解质、血糖及患者情绪状态。根据多中心视神经炎治疗试验（ONTT）的研究结果，该治疗方案可最大程度地缓解发作期症状，但不能改善长期功能残疾（A级证据）。

对于急性重症且对大剂量激素冲击无效的MS患者，可考虑尝试血浆置换。一项小样本随机研究采用血浆置换治疗MS、NMO和ADEM，结果表明超过40%的MS患者神经功能残疾得到迅速改善。血浆置换启动得越早，神经功能恢复得越好（A级证据）。

表120-2 脱髓鞘疾病的鉴别诊断

病因分类*	常见疾病举例†
免疫介导/自身免疫性疾病	多发性硬化、视神经脊髓炎、急性播散性脑脊髓炎、特发性视神经炎、贝赫切特病
感染性疾病	进行性多灶性白质脑病、HTLV-I和HIV感染、CNS脓肿、莱姆病、惠普尔病、神经梅毒
代谢性疾病	维生素B_{12}、维生素E或铜缺乏症、脑桥中央或桥外髓鞘溶解症
神经变性病	脊髓小脑共济失调、脊椎疾病（颈椎病性脊髓病）
结缔组织病	结节病、系统性红斑狼疮、抗心磷脂抗体综合征、干燥综合征
遗传性疾病	肾上腺脑白质营养不良/肾上腺脊髓神经病、遗传性痉挛性截瘫、CADASIL、Leber遗传性视神经病、佩利措伊斯-梅茨巴赫病、威尔逊氏症
肿瘤/副肿瘤综合征	CNS淋巴瘤、脑膜癌病、CRMP-5/Amphiphysin-1抗体介导副肿瘤综合征
血管病	CNS血管炎（巨细胞动脉炎、原发性中枢神经系统血管炎等）、硬脊膜动静脉瘘、Susac综合征
医源性	肿瘤坏死因子抑制剂、CNS放射性损害

*本表所列部分疾病可分属多种疾病分类。

†本表所列仅为常见疾病。

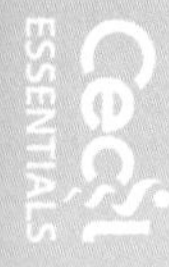

复发缓解型MS(RRMS)具有多种临床疗效肯定的疾病修正药物,这在众多慢性神经系统疾病中实属少见。β干扰素(IFN-β)和醋酸格拉默(GA)被FDA批准用于治疗RRMS(A级证据)。早期的关键研究表明IFN-β和GA可降低MS年复发率约30%,也可延缓CIS向临床确诊的MS转化。

截至2015年,已有12种不同的疾病修正药物用于治疗MS,表120-4对这些药物及其7种不同的作用机制进行了总结。由于这些药物的不良反应及潜在风险各异且目前尚无可靠的生物学标志物指导用药,因此在选择这些药物时需遵循个体化原则,依据病程、严重程度、共患病情况及患者自主选择权等因

表120-3 MS部分症状及其治疗措施

症状/体征	治疗措施
僵直/抽筋/痉挛/强直	巴氯芬、替扎尼定(A级证据)
疲劳	金刚烷胺、莫达非尼、阿莫达非尼、苯丙胺
抑郁	选择性5-HT再摄取抑制剂、认知行为治疗
疼痛/感觉异常/三叉神经痛	加巴喷丁、卡马西平、奥卡西平、普瑞巴林、阿米替林
步态异常	氨吡啶缓释片(A级证据)
伴视觉障碍的眼震	加巴喷丁
头晕/眩晕	氯苯甲嗪(晕海宁)、乘晕宁、苯二氮䓬类药物
尿急/尿失禁/神经源性膀胱	奥昔布宁、托特罗定及其他抗胆碱药物、肉毒素局部注射
阳痿/勃起功能障碍	西地那非、他达拉非、睾丸激素替代治疗
痛性痉挛	苯妥英钠、卡马西平

表120-4 MS的疾病修正治疗药物

药品名称(商品名)及推荐剂量	批准年限	指征	作用机制
干扰素β-1b(倍泰龙、extavia)250μg,隔日1次,皮下注射	1993,2009	RRMS,CIS	抑制促炎性细胞因子,如γ干扰素、肿瘤坏死因子-α及淋巴毒素的生成,增加IL-10
干扰素β-1a(avonex)30μg,每周1次,肌内注射	1996	RRMS,CIS	
干扰素β-1a(利比)22μg或44μg,每周3次,皮下注射	2002	RRMS	
干扰素β-1a(plegridy)125μg,皮下注射,每2周1次	2014	复发型MS	降低黏附分子和MHC-Ⅱ类分子
醋酸格拉默(可帕松)20mg,每日1次或40mg,每周3次,皮下注射	1996,2014	RRMS,CIS	促进T细胞向Th2细胞分化,分泌抗炎症细胞因子,增加免疫调节作用
米托蒽醌(novantrone)12mg/m²体表面积,每3个月1次,静脉滴注	2000	恶化型RRMS 伴复发的SPMS进展复发型MS	蒽醌类化疗药物
那他珠单抗(tysabri)300mg,每4周1次,静脉滴注	2004/2006	复发型MS	抗α4整合素(VLA-4黏附分子的部分结构)单克隆抗体
芬戈莫德(gilenya)0.5mg,每日1次,口服	2010	复发型MS,批准用于未经治疗的患者	下调鞘氨醇-1-磷酸盐(s1P)受体,阻止淋巴细胞自淋巴结中移出。对CNS可能有直接作用
特立氟胺(aubagio)7mg或14mg,每日1次,口服	2012	复发型MS,批准用于未经治疗的患者	抑制二氢乳清酸脱氢酶,从而降低活化淋巴细胞的增殖
富马酸二甲酯(tecfidera)240mg,每日2次,口服	2013	复发型MS,批准用于未经治疗的患者	激活核因子E2相关因子2(Nrf2)通路,从而增强对氧化应激的反应性
阿伦单抗(lemtrada),静脉滴注;皮下注射剂尚在开发中	2014	复发型MS	以细胞表面CD52蛋白为抗原靶点的单克隆抗体

素加以选用。

至今，美国已有5种干扰素β被批准用于治疗RRMS和CIS，这5种药物的剂型、不良反应及诱导中和抗体发生率等方面不尽相同。其中，三种为内源性β干扰素-1a(与聚乙二醇共价结合，作用效果更持久)，与天然IFN的氨基酸序列完全相同。另外，两个为β干扰素-1b，其17位丝氨酸被半胱氨酸所取代。β干扰素为免疫调节剂，其确切作用机制尚未阐明。β干扰素可增加循环血液中可溶性VCAM-1水平，这与单克隆抗体类药物那他珠单抗的作用机制类似。接受β干扰素治疗的患者需严密监测氨基转移酶和全血细胞分析，一旦发生氨基转移酶升高(相对罕见)应调整药物剂量或停药。β干扰素的常见不良反应包括"流感样症状"，通常在注射后数小时明显，非甾体抗炎药(NSAID)或对乙酰氨基酚有助于缓解不适症状。此外，考虑到β干扰素为局部注射给药，注射局部反应也比较常见。β干扰素为妊娠C类药物，备孕期间建议停药。

醋酸格拉默推荐用法为皮下注射20mg，每日1次或皮下注射40mg，每周3次。该药为一种由4种氨基酸多肽随机组成的混合物，其结构和免疫学特性类似于CNS髓鞘碱性蛋白。醋酸格拉默为一种免疫调节剂而非免疫抑制剂，但作用机制尚未阐明。截至目前未发现醋酸格拉默存在药物相互作用，应用时亦无须监测实验室指标。不良反应包括注射局部反应，长期应用可导致注射局部脂肪萎缩。部分患者在注射后数秒至数分钟内可发生短暂性心动过速。醋酸格拉默为妊娠B类药物，是女性患者备孕期间最安全的疾病修正药物。

米托蒽醌是一种蒽醌类抗肿瘤药物，被FDA批准用于继发进展型MS、进展复发型MS或临床持续恶化的RRMS。米托蒽醌需静脉注射给药，推荐每3个月给药1次。由于其不可逆的心脏毒性，需严格限制其治疗的终身累积量。一项为期两年的前瞻性随机对照研究纳入了临床持续恶化的RRMS和继发进展型MS，结果发现与安慰剂相比，米托蒽醌可降低患者的复发次数并改善残疾程度(A级证据)，其临床疗效可延续到停药后12个月。除心脏毒性外，约1%的患者可发生白血病。由于米托蒽醌不良反应严重，加之越来越多的靶向药物可供选择，在美国已不常用。

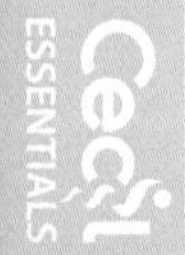

那他珠单抗为一种重组的抗α4整合素(VLA-4黏附相关异质二聚体的部分结构)单克隆抗体，推荐用法为静脉注射300mg，每4周1次。一项为期2年的三期试验显示那他珠单抗可降低年复发率68%，减少残疾度进展42%，亦可使钆增强病灶减少超过90%(A级证据)。2005年，由于少数患者用药后发生了进行性多灶性白质脑病(JC病毒感染所致的严重、致死性疾病)，那他珠单抗曾被一度撤出市场。考虑到其相关并发症的严重性，目前仅推荐用于其他药物无效或耐受不良的MS患者。考虑应用本药的患者必须参加风险缓解项目并在认证机构进行药物治疗。那他珠单抗为妊娠C类药物。

芬戈莫德是首个获批的经口服给药的疾病修正药物，用于治疗复发缓解型MS，可降低年复发率50%，减少残疾度进展25%(A级证据)。该药为胶囊剂型，推荐用法为0.5mg口服，每日1次。不良反应包括黄斑水肿、肺功能异常、心动过缓及肝酶升高等。禁忌证包括近期发生过心肌梗死、未控制的心力衰竭及正在使用ⅠA类和Ⅲ类抗心律失常药物。首次服用后需至少连续监测6h，观察有无潜在心动过缓发生。芬戈莫德为妊娠C类药物。

特立氟胺为片剂，推荐用法为7mg或14mg口服，每日1次。两项三期研究证实口服特立氟胺14mg/d可显著降低年复发率超过30%，延缓残疾进展约30%(A级证据)，而7mg/d剂量组临床获益相对较低。大多数临床医生推荐使用14mg/d。特立氟胺具有肝毒性，孕妇禁用(妊娠X类药物)。口服后可长期存留体内，洗脱时采用考来烯胺(消胆胺)有助于快速清除。特立氟胺是原型药物来氟米特的活性代谢产物，后者于1998年被批准用于治疗类风湿关节炎。

富马酸二甲酯为胶囊剂型，推荐用法为口服给药，每日2次。三期试验证实其可降低MS年复发率44%～55%，减少MRI活动性病灶(A级证据)。因其可能降低白细胞数量，需定期监测。截至2014年底，共计1例患者服用该药后发生致死性进行性多灶性白质脑病和淋巴细胞计数持续降低。其他不良反应还包括潮红、胃肠道反应及皮疹等。富马酸二甲酯为妊娠C类药物。

阿仑单抗(alemtuzumab)是以T细胞、B细胞、单核细胞及其他单个核细胞表面的CD52蛋白为靶点的单克隆抗体。CARE-MSⅠ和CARE-MSⅡ研究以标准RRMS药物β干扰素-1a(44μg，皮下注射，每周3次)作为对照，结果发现阿伦单抗组患者年复发率(49%和53.8%)与残疾度进展(28%和42%)均明显下降。阿伦单抗可导致严重的白细胞降低，这种反应可持续数月甚至数年。在这两项研究中，相当数量的患者接受阿仑单抗后发生继发性自身免疫性疾病，以自身免疫性甲状腺疾病最为常见。

（七）预后

MS的临床类型不同，预后差异较大。绝大多数患者预后较为乐观，少数“良性型”患者几乎不留任何残疾。急性重症型病情进展迅猛，可遗留严重残疾甚至短期内死亡。预后不良指征包括原发进展型病程、男性患者、频繁复发、突出的运动和小脑体征及发病时高MRI病灶负荷。MS患者的总体预期寿命可减少7～14年，自杀率升高1.7～7.5倍。尽管尚存在争议，疾病修正药物（β干扰素和GA）的应用不仅降低了复发率，同时还减少了远期残疾度甚至死亡率。一项非随机研究表明，发病后越早启动疾病修正药物，患者远期预后越好。

三、视神经脊髓炎

（一）定义和流行病学

视神经脊髓炎（NMO）亦称Devic病，为CNS炎性脱髓鞘并伴坏死性疾病。NMO罕见单时相病程，通常表现为视神经炎（ON）和长节段横贯性脊髓炎（LETM）单独或相继发作。长期以来，NMO被认为是MS的变异型，直到NMO患者血清中检测到抗AQP4（星形胶质细胞高度表达的一种水通道蛋白）抗体方将两者区分开来。NMO的组织病理学改变主要集中在脊髓和视神经，脑部亦可累及。此外，AQP4在CNS以外的组织中，如肾、胃和其他器官中亦有较高水平的表达，但有趣的是目前有关NMO患者非CNS器官受累的报道相对较少。

美国人群NMO的患病率明显低于MS，据Guthy-Jackson慈善基金会估算美国大约有4000名NMO患者，全球约50万。与MS相比，NMO女性患病优势更为明显，女男比例可达4∶1～8∶1。NMO儿童和成年均可发病，与HLA-DRB1*15:01基因位点无相关性，种族（亚洲、非洲及西班牙裔人种）差异较大。

（二）临床表现

NMO多为复发性病程，临床主要表现为急性发作的ON和（或）TM。目前尚未发现慢性进展型NMO的报道，可以此与进展型MS相鉴别。NMO可同时与其他自身免疫疾病伴发，如干燥综合征、系统性红斑狼疮、桥本甲状腺炎和重症肌无力等。

（三）诊断和鉴别诊断

2004年，研究者首次在NMO患者血清中检测到一种IgG类自身抗体，称之为NMO-IgG。随后发现这种抗体以水通道蛋白4（AQP4）为靶抗原，将其命名为AQP4-IgG。NMO-IgG/AQP4-IgG诊断NMO的特异度高达90%以上，敏感度约为75%。NMO的诊断标准要求具备2个必要条件（视神经炎和横贯性脊髓炎），以及3个支持条件中的2项：①长节段脊髓病灶，即脊髓病灶连续超过3个或3个椎体以上节段（图120-3）；②血清NMO-IgG阳性；③头颅MRI无符合MS的病灶。伴血清NMO-IgG阳性的孤立视神经炎或长节段脊髓炎被纳入“NMO谱系疾病”。

关于该主题的深入讨论，请参阅《西氏内科学》（第25版）第411章“多发性硬化与中枢神经系统脱髓鞘疾病”。

（四）病理学

NMO主要选择性侵犯脊髓和视神经，灰白质均可受累。脑部病变多见于AQP4富集区，包括下丘脑和第四脑室周围组织。病灶集中在血管周围，可见IgG、IgM及激活补体的沉积。血管异常增厚和透明样变为本病的重要病理特征。活动性病灶表现为单个核细胞（淋巴细胞和单核细胞）、中性粒细胞及嗜酸性粒细胞浸润。陈旧病灶内可见髓鞘脱失、轴索损害及少突胶质细胞和神经元坏死。体外和动物试验表明AQP4-IgG本身即为致病性抗体，可诱导补体激活并触发免疫损伤。

（五）治疗

急性期或复发期首选大剂量糖皮质激素冲击治疗，效果不佳时可尝试血浆置换治疗。由于NMO临床相对罕见，有关疾病缓解期治疗的大型、多中心、随机对照研究相对较少。几项小样本病例系列研究提示硫唑嘌呤、泼尼松、利妥昔单抗或吗替麦考酚酯等药物可作为缓解期预防复发的药物（C级证据）。依库丽单抗（eculizumab）是一种直接作用于补体蛋白的单克隆抗体，针对AQP4-IgG血清阳性NMO患者进行的小样本开放性治疗研究表明，85%的患者应用依库丽单抗一年内无复发及残疾度进

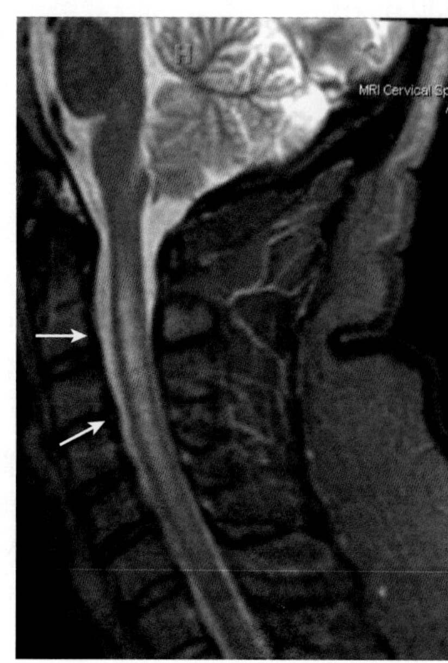
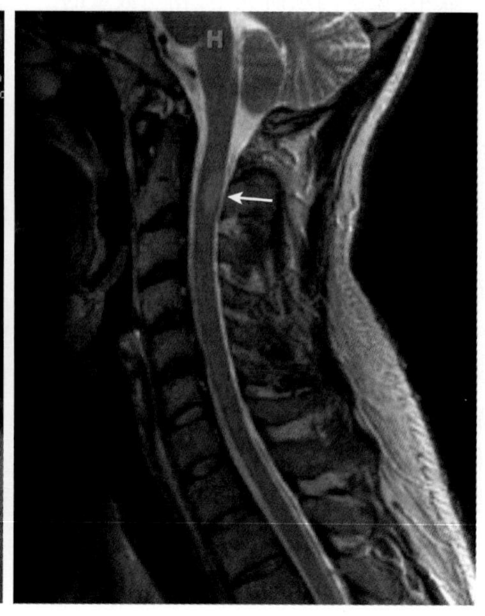

图120-3 A.NMO患者，女性，37岁，血清AQP4-IgG阳性，临床表现为数天内快速进展的四肢瘫痪；2年后发作右眼视神经炎，视力下降至20/200，上段脊髓矢状位T_2加权像可见长节段病灶（箭头），病灶连续超过6个脊椎节段，伴轻度肿胀。B.MS患者，男性，24岁，临床表现为双下肢振动觉减退，上段脊髓矢状位T_2加权像可见C_2段脊髓后部病灶（箭头）

展（B级证据）。值得注意的是，现有证据表明β干扰素对NMO非但无效，反而有可能增加患者的复发频率。

（六）预后

NMO的坏死性病理生理学机制预示着其预后较MS更差。与AQP4-IgG血清阴性的患者相比，伴血清抗体阳性的NMO患者复发率更高、残疾度更重。常见的死亡原因为呼吸衰竭，1950～1997年随访患者的死亡率超过30%，而近期对高加索患者进行的回顾性分析显示死亡率已降至10%以下。

四、急性播散性脑脊髓炎

急性播散性脑脊髓炎（ADEM）是一种急性起病的与免疫相关的CNS炎症性疾病，该病好发于儿童，成人相对少见，男女均可发病。ADEM通常继发于病毒感染和疫苗接种，表现为多灶性神经系统症状和体征。脑病型主要表现为意识水平下降（甚至昏迷）、行为异常（意识模糊或易激惹）。高热常见，还可表现为癫痫、ON及脊髓损害。ADEM通常为单时相病程，但亦有复发性ADEM的报道。ADEM的脑部MRI病灶广泛，灰白质均可受累。灰质病灶常累及基底神经节，而脑室旁白质相对保留，可以此与MS相鉴别。增强扫描上可见同时相多灶性强化病灶。脑脊液通常表现为细胞数增多和蛋白升高，无感染证据，OB相对少见。尽管至今尚没有前瞻性随机研究，大剂量静脉滴注甲泼尼龙冲击后口服递减疗法被广泛应用（D级证据）。超过80%的ADEM患者恢复良好，缓解期是否长期应用免疫调节或免疫抑制药物尚缺乏证据支持。急性出血性白质脑炎，也称Weston-Hurst综合征，是ADEM的罕见变异型，病情多凶险，多于短时间内死于脑水肿或遗留严重后遗症。

五、急性横贯性脊髓炎

横贯性脊髓炎（TM）是一组急性或亚急性起病的脊髓炎症综合征，主要表现为受累平面以下运动和（或）感觉障碍，尿便等自主神经功能亦可同时受累。病变部位可有剧烈的背痛和感觉异常。多数急性横贯性脊髓炎（ATM）为特发性，但仍需排除其他可治性病因。脊髓压迫症通常需要急诊手术，应尽早完善MRI平扫和增强扫描予以排除。一旦排除压迫，应行腰椎穿刺检测脑脊液细胞数、糖和蛋白含量及微生物培养或PCR等检查帮助排除感染性因素。此外，还需常规筛查MS相关指标和寻找肿瘤证据。脑脊液和血清AQP4-IgG、神经副肿瘤抗体、血管紧张素转

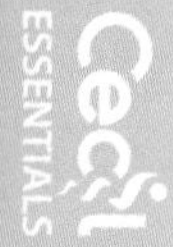

化酶水平及胸部CT等检查也是很有必要的。

急性横贯性脊髓炎可为MS或NMO一次临床发作的主要表现，前者多为短节段、偏侧脊髓损害，后者脊髓病灶多超过3个脊椎节段。ATM亦可为脊髓前动脉急性闭塞所致的脊髓梗死。病毒感染可导致急性或亚急性TM，主要病原包括水痘带状疱疹病毒、单纯疱疹病毒-2型和巨细胞病毒。反转录病毒属HTLV-1和HIV感染通常导致亚急性脊髓损害。西尼罗河病毒感染所致脊髓病类似于脊髓灰质炎的脊髓前角损害，表现为迟缓性瘫痪。维生素B_{12}和铜缺乏等代谢性因素，肿瘤和脓肿的直接侵犯或压迫均可导致亚急性TM。反复一氧化二氮（笑气）麻醉可导致维生素B_{12}缺乏从而引起脊髓病。干燥综合征、系统性红斑狼疮及贝赫切特病等风湿性疾病可导致TM。

抗CRMP-5和双载蛋白抗体可导致副肿瘤性脊髓病，主要表现为选择性传导束受累，应积极询问相关病史并进行全面的体格检查。

治疗上应针对不同的病因采取相应的治疗措施。特发性TM的治疗类似MS或NMO，推荐应用静脉滴注甲泼尼龙500～1000mg/d，继之短期口服泼尼松逐渐递减（D级证据）。激素反应不佳者可考虑血浆置换治疗。

六、特发性急性视神经炎

炎性脱髓鞘性视神经炎可为特发性，亦可作为MS或NMO的主要症状之一。视神经炎通常表现为数小时内快速的视力下降伴眼球转动时疼痛。视力下降程度不等，可仅表现为亚临床盲或全盲，色觉和对比灵敏度亦有不同程度下降。单侧视神经炎可见相对性瞳孔传入功能障碍（RAPD）。急性脱髓鞘性视神经炎通常累及球后视神经，而不伴视乳头炎。MRI提示视神经肿胀伴强化。恢复期视乳头苍白，RAPD持续阳性。发热或运动时视力下降可一过性加重，称之为Uhthoff现象。鉴别诊断包括其他可导致单眼或双眼视力下降的疾病，如Leber遗传性视神经病、巨细胞动脉炎及急性非动脉炎性前部缺血性视神经病等。

一项关于视神经炎治疗的研究将急性视神经炎（特发性或作为MS的临床症状）患者随机分成3组，分别接受静脉滴注甲泼尼龙，口服泼尼松和安慰剂。该研究结果表明静脉滴注甲泼尼龙可快速改善患者视力，但随访6个月后3组患者视力恢复情况并无显著性差异（A级证据）。随访10年后，74%的患者视力恢复至20/20或更好，仅3%的患者视力不足20/200。然而，大约35%的患者发生了任意一只眼的视神经炎复发，其中MS患者较特发性视神经炎患者复发频率更高（$P<0.001$）。

七、慢性复发性炎症性视神经病

慢性复发性炎症性视神经病（CRION）于2003年被首次描述，是一种炎症性视神经病，主要为急性复发性病程，视力受损程度较特发性视神经炎或MS相关视神经炎更为严重。任何年龄均可发病，呈全球性分布。患病率和流行病学特点迄今不明。与其他类型视神经炎类似，眼球疼痛较为常见，并可作为复发的先兆症状。少数患者可表现为葡萄膜炎。

CRION的诊断需遵循以下5点：①至少有一次复发；②视力下降的客观证据；③血清AQP4-IgG阴性；④MRI增强提示急性视神经炎性改变；⑤对免疫抑制治疗敏感，但停药后复发。诊断尚需排除其他类似疾病，如结节病和巨细胞动脉炎。CRION急性期的治疗同其他类型视神经炎，通常采用静脉滴注甲泼尼龙继之口服激素。但停用激素后通常复发，甲氨蝶呤、硫唑嘌呤或吗替麦考酚酯等药物可能替代激素作为长期治疗措施。本病的病理学特征尚不清楚，但临床、影像及药物治疗等方面均提示其炎症性特点。CRION通常视力恢复较差，约1/3的患者视力恢复不足20/200。

推荐阅读

Kim SH, Huh SY, Lee SJ: A 5-Year Follow-up of Rituximab Treatment in Patients with Neuromyelitis Optica Spectrum Disorder, JAMA Neurol 70:1110–1117, 2013.

Klaver R, De Vries HE, Schenk GJ, et al: Grey matter damage in multiple sclerosis: a pathology perspective, Prion 7:66–75, 2013.

Langer-Gould A, Brara SM, Beaber BE, et al: Incidence of multiple sclerosis in multiple racial and ethnic groups, Neurology 80:1734–1739, 2013.

Petzold A, Plant GT: Chronic relapsing inflammatory optic neuropathy: a systematic review of 122 cases reported, J Neurol 261:17–26, 2014.

Polman CH, Reingold SC, Banwell B, et al: Diagnostic criteria for multiple sclerosis: 2010 revisions to the McDonald criteria, Ann Neurol 69(2):292–302, 2011.

West TW, Hess C, Cree BA: Acute transverse myelitis: demyelinating, inflammatory, and infectious myelopathies, Semin Neurol 32(2):97–113, 2012.

Wootla B, Watzlawik JO, Denic A, et al: The road to remyelination in demyelinating diseases: current status and prospects for clinical treatment, Expert Rev Clin Immunol 9(6):535–549, 2013.

第121章

神经肌肉疾病：运动神经元及神经丛疾病和周围神经病

著　者　Carlayne E. Jackson
译　者　王　丽　审校者　彭丹涛

一、引言

神经肌肉疾病根据运动单位受累部位分为4组（表121-1）。本章介绍运动神经元和周围神经病；第122章介绍骨骼肌疾病；第123章介绍神经肌肉接头病。神经肌肉疾病的症状和体征有时难以鉴别。然而，根据无力的分布、感觉症状存在与否、反射异常和特殊的相关临床特征，应用一些有用的基本规则，有助于定位诊断（表121-2）。

肌电图和神经传导研究

肌电图（EMG）和神经传导研究对疑似神经肌肉疾病患者病变定位是有用的辅助诊断。把针电极刺入肌肉，测量由肌纤维发放的电活动。静止状态下，正常肌肉为电静息。在肌强直性障碍、炎性肌病和失神经支配的肌肉疾病中，完全放松时可见自发电活动。单个肌纤维的自发活动称为纤颤，部分或整个运动单位出现该活动称为肌束震颤。在肌强直时，尽管主观放松，肌肉仍发生去极化收缩。失神经支配过程中运动单位电位出现异常；随着神经再生的发展，剩余的运动单位的波幅增加、时限延长和多相波。与之相反，在肌肉疾病，如肌营养不良和其他疾病，运动单位内的纤维分散破坏造成运动单位动作电位波幅降低、时限缩短和多相波。在失神经支配中，大力收缩时，募集（干扰）相减少。相反，在原发性肌肉疾病患者中，尽管有明显的无力，用力收缩产生完整的募集现象。

神经传导是通过在神经上方放置的表面电极来刺激周围神经（如尺神经）研究的。记录电极置于大感觉神经纤维的近端和运动感觉混合神经纤维中运动神经纤维支配的肌肉远端，记录刺激产生的动作

表121-1　神经肌肉疾病的分类

受累部位	典型疾病
前角细胞	
无上运动神经元受累	脊髓性肌肉萎缩
	进行性肌肉萎缩
	延髓脊肌萎缩
	脊髓灰质炎
	西尼罗河病毒
伴上运动神经元受累	肌萎缩侧索硬化
	原发性侧索硬化
周围神经	
单神经病	腕管综合征
	尺神经麻痹
	感觉异常性股痛
多数性单神经病	多发性单神经炎（如结节性多动脉炎）、麻风病、结节病、淀粉样变
多发性神经病	糖尿病性神经病
	腓骨肌萎缩
	吉兰-巴雷综合征
神经-肌肉接头	
	重症肌无力
	Lambert-Eaton综合征
肌肉	
	杜氏肌营养不良
	皮肌炎

表121-2 神经肌肉疾病的临床特征

临床特征	前角细胞	周围神经	神经肌肉接头	肌肉
无力的分布	不对称的，肢体或球部	对称的，通常远端肢体	眼外肌、球部、近端肢体	对称的，近端肢体
萎缩	显著且早期	轻度，远端	无（或晚期）	早期轻微，晚期显著
感觉受累	无	感觉减退、感觉缺失	无	无
腱反射	多变的（取决于上运动神经元受损的程度）	与无力不成比例地下降	在重症肌无力表现正常，在Lambert-Eaton综合征表现减低	与无力成比例地下降
典型特征	肌束震颤、痉挛	感觉及运动异常同时存在	易疲劳性	通常无疼痛

电位。对于感觉神经，感觉神经动作电位（SNAP）可定量；对于运动神经，复合肌肉动作电位（CMAP）可定量。

二、运动神经元疾病（前角细胞）

（一）肌萎缩侧索硬化

1.定义和流行病学

肌萎缩性侧索硬化（ALS）是最常见的获得性运动神经元病，是进行性加重、通常致命的疾病。发病率约为2/10万，男性多发。虽然此病可以发生在成年期的任何时间，发病高峰年龄是60岁左右。流行病学研究显示ALS的危险因素包括接触杀虫剂、吸烟、参加田径运动和在海湾战争中服役。ALS的病因不清，其中95%的病例是散发的，5%与常染色体显性遗传病相关[家族性ALS（FALS）]。FALS是成人期发病，与散发性ALS在临床和病理上难以鉴别。FALS可由许多基因突变引起，包括*C9orf72*、*SOD1*、*TARDBP*、*FUS*、*ANG*、*ALS2*、*SETX*和*VAPB*基因。*C9orf72*突变也可引起散发性ALS。

2.病理学

ALS由皮质运动神经元变性引起，变性起源于运动皮质第5层锥体细胞及下行锥体束（引起上运动神经元体征和症状）、脊髓前角细胞和支配球部肌肉的脑干运动神经核（引起下运动神经元体征和症状）（表121-3）。

3.临床表现

上运动神经元变性引起的临床症状包括活动笨拙、运动迟缓、肌肉无力、僵硬和情绪不稳定。神经系统查体确认为上运动神经元损害的体征包括病理性反射亢进、痉挛状态和足跖反射呈趾背伸（Babinski征）。前角细胞变性引起的下运动神经元体征和症状包括无力、肌肉萎缩、肌束震颤和痉挛。不伴肌肉萎缩或无力的肌束震颤通常是良性的，通常在剥夺睡眠、紧张或过量摄入咖啡因时加重。ALS患者的肌肉无力通常从远端开始，双侧不对称，可表现为单肢轻瘫、偏瘫、截瘫或四肢瘫。病初也可局限于球部区域，导致吞咽困难、言语不清和面舌部运动困难。直到疾病的晚期眼球运动不受影响，原因不清。在整个病程中，膀胱与直肠功能和感觉保持正常。投射到脑干的双侧皮质延髓束变性可导致假性延髓性麻痹，出现难以控制的强笑和（或）强哭。超过50%的ALS患者还有额颞叶痴呆的特征，表现为执行功能障碍、洞察力下降、人格改变（脱抑制、冲动和淡漠），饮食习惯异常、不讲卫生和语言障碍。

4.诊断和鉴别诊断

ALS的诊断是一个“逐步排除”的过程，必须通过各种神经影像学、实验室和电生理检查排除其他潜在病因。例如，颈髓压迫、颈髓肿瘤或颈椎病压迫可产生无力、萎缩、上肢肌束震颤和下肢痉挛等类似ALS症状。

5.治疗

对ALS患者应考虑专业的多学科转诊模式优化卫生保健服务（B级证据）并延长生存期（B级证据）。目前，美国FDA唯一批准的治疗ALS的药物是利鲁唑50mg 每日2次，该药在临床试验中可延长生存期

表121-3 肌萎缩侧索硬化的症状和体征

症状	体征
上运动神经元变性	
肢体灵活性降低	病理性反射亢进
运动减慢	巴宾斯基征
无力	霍夫曼征
僵硬	下颌反射
假性延髓性麻痹	痉挛状态
下运动神经元变性	
无力	肌肉萎缩
肌束震颤	肌电图可见纤颤电位
痉挛	肌肉活检可见神经源性萎缩

2～3个月(A级证据)，作用机制尚不确定。然而，利鲁唑可通过减少突触前谷氨酸释放降低兴奋毒性。开始应用无创正压通气(NPPV)自主呼吸与时间控制自动切换模式也被证实能够延长生存期达20个月，延缓用力肺活量(FVC)比值下降(B级证据)，提高生活质量(C级证据)。启动NPPV的指征是用力肺活量(FVC)小于50%、最大吸气压力小于60cmH_2O或患者主诉症状提示夜间通气不足(如白天疲劳、频繁觉醒、仰卧呼吸困难、晨起头痛)。吸痰机可用于协助清除上呼吸道分泌物，在临床试验中已被证明能够尽量减少肺炎的风险(C级证据)。对于不能进食的患者，应考虑经皮胃造瘘(PEG)管来延长生存期和稳定体重(B级证据)。对症治疗痉挛状态、假性延髓麻痹、肌肉痉挛和流涎来维护患者的尊严与生活质量也是必不可少的(表121-4)。扩音器可以帮助患者交流。

6.预后

症状出现后平均生存期为2～5年，有10%的患者可存活超过10年。大多数患者死于呼吸肌衰竭和吸入性肺炎。

(二)其他获得性运动神经元病

其他运动神经元病只累及运动神经元的特定部位(表121-5)。进行性肌萎缩(PMA)是一个纯下运动神经元疾病，占运动神经元疾病患者的8%～10%。典型表现是远端不对称性无力，延髓罕见受累。PMA患者的预后通常比ALS患者好，其生存期为3～14年。原发性侧索硬化(PLS)是一个纯上运动神经元综合征，患者表现为缓慢进展的痉挛性瘫痪或构音障碍。这是一种罕见的疾病，占所有运动神经元病例的2%。生存期一般是数年至数十年。

(三)脊髓性肌萎缩

脊髓性肌萎缩(SMA)是一种遗传性运动神经元病，只有下运动神经元受累。SMA可能始于宫内、婴儿期、儿童期或成人期，代表第一类神经系统疾病，在这些疾病中，发育缺陷引起神经元细胞凋亡最可能导致此病。有两个基因参与SMA 1～3型：神经元凋亡抑制蛋白(NAIP)和运动神经元存活基因(SMN)。延髓脊髓性肌萎缩症(BSMA)或肯尼迪病是X连锁隐性遗传病，平均发病年龄是30岁，范围是15～60岁。BSMA的致病基因是位于染色体X q11—q12的雄激素受体(AR)基因。AR基因第一外显子有一段CAG三核苷酸重复序列，编码多聚谷氨酰胺链。该CAG重复序列异常扩增导致BSMA。雄激素受体基因突变如何改变延髓和脊髓运动神经元功能的机制尚不清楚。CAG重复次数与本病的发病年龄存在负相关。受累者表现为下颏束颤，舌中间出现沟及舌肌萎缩和近端肢体无力。常见吞咽困难和构音障碍，超过90%的患者表现为男性乳房发育和不育症。该疾病与ALS有两个鉴别点：没有上运动神经元损害体征，部分患者存在微妙的感觉神经病变。

表121-4 运动神经元病的症状管理

呼吸衰竭	痉挛状态
无创正压通气	巴氯芬 10～20mg每日4次
咳痰机	丹曲林 25～100mg每日4次
构音障碍	假性延髓麻痹
扩音器	5-羟色胺再摄取抑制剂
吞咽困难	阿米替林 25～75mg睡前服用
经皮内镜胃造瘘	右美沙芬/奎尼丁20/10mg每日2次
吸痰器	无力
流涎	踝足矫形器
阿米替林25～75mg睡前服用	轮椅
胃长宁 1～2mg每8h1次	高架马桶
肉毒毒素	

表121-5 运动神经元病临床疾病谱*

上、下运动神经元受累	下运动神经元受累
散发性肌萎缩侧索硬化症	恶性肿瘤或副蛋白血症相关的运动神经元病
家族性肌萎缩侧索硬化症	脊髓灰质炎
上运动神经元受累	西尼罗河病毒
原发性侧索硬化	脊髓灰质炎后综合征
家族性痉挛性截瘫	*氨基己糖苷酶缺乏症*
	进行性肌萎缩
	脊肌萎缩症
	Ⅰ型：婴儿期发病(Werdnig-Hoffmann病)
	Ⅱ型：晚婴期发病
	Ⅲ型：幼年发病(Kugelberg-Welander病)

*斜体的疾病是遗传病。

三、臂丛和腰骶丛疾病

颈区、腰区、骶区的神经根在发出单独的周围神经之前先组成颈丛、腰丛和骶丛。这些神经丛疾病（神经丛病）的症状和体征趋向于局灶性，而周围神经和肌肉疾病是广泛性受累。

（一）臂丛神经病

臂丛神经由C_5～T_1的混合神经根组成，在锁骨上方融合为上干、中干、下干，在其下方重新分配合成为外侧束、后束和内侧束。症状包括无力、疼痛和肩部或手臂的感觉缺失。上干损伤可能是由外伤和特发性臂丛神经炎（见后面讨论）所致。下干损伤可能由恶性肿瘤的浸润、胸腔出口综合征造成或是胸骨手术的并发症。如果整个神经丛受累，最常见的原因包括放射性损伤、创伤和晚期转移性疾病。

（二）急性自身免疫性臂丛神经炎

急性自身免疫性臂丛神经炎的特点是突然发作的剧烈疼痛，常见于肩外侧，但有时延伸到颈部或整个手臂。急性疼痛一般数天到1周后消退；此时，近端手臂无力变得明显。前锯肌、三角肌和冈上肌是最常见的受累肌肉，其他的肩带肌也会受累。在罕见的情况下，患者的大部分手臂甚至同侧膈受累。感觉缺失通常轻微，腋神经分布区广泛受累。无力持续数周至数月，伴随严重的肩带肌萎缩。虽然类固醇和止痛药可减轻疼痛，但目前还没有可以改变或缩短临床病程的治疗方法。大多数患者在数月至3年内恢复。该疾病经常发生于上呼吸道感染或免疫接种后，但在许多情况下，没有前驱的疾病发生。1/3的病例是双侧受累，但总是不对称的；5%的患者可能会复发。反复发作的臂丛神经病变是无痛的，可能是一种常染色体显性遗传疾病。遗传性压迫易感性神经病（HNPP）是由PMP-22蛋白（17号染色体短臂）基因片段缺失或点突变造成的。

（三）腰骶丛神经病

腰骶丛神经是由T_{12}～S_4的脊神经腹侧支构成，这些神经在腰骶丛内分成腹侧支和背侧支，再分支形成股神经、坐骨神经和闭孔神经。腰骶丛位于腰大肌的深部，损伤的临床特征包括大腿前面肌群（股神经）或大腿后面肌群和臀肌的近端疼痛与无力，也可发生膀胱和直肠功能障碍。常见病因包括糖尿病、恶性肿瘤、放疗、感染（带状疱疹）、腰大肌脓肿、外伤和腹膜后出血。与臂丛神经炎相比，自身免疫原因少见。

四、周围神经病

（一）定义和流行病学

周围神经病指的是可以产生局灶性（单神经病或多发性单神经病）或全身性神经功能障碍（多发性神经病）的一大组疾病（表121-6）。周围神经病是常见的神经系统疾病，成人发病率为2%～8%，并随年龄增加。严重程度从轻微的感觉异常（存在于超过70%的长期糖尿病患者中）到暴发危及生命的麻痹性疾病[如吉兰-巴雷综合征（GBS）]。

单神经病指某一周围神经受累的疾病。最常见的病因是神经嵌压，如正中神经压迫导致腕管综合征、腓总神经损伤导致足下垂（表121-7）。损害两个以上的周围神经，常称为多数性单神经病或多发性单神经病。多发性单神经病最常见于糖尿病和血管炎，但也见于麻风病、结节病、遗传性压迫易感性神经病和淀粉样变性。

多发性神经病是运动、感觉和自主神经同时受损的一组疾病。这些疾病可能主要累及神经轴突（轴索性神经病）、髓鞘（脱髓鞘性神经病）或小到中等大小的滋养血管（血管炎性神经病）。多发性神经病的

表121-6 周围神经病的分类及病因

神经病的类型	举例
单神经病	
嵌压性	腕管综合征、尺神经麻痹
遗传性	遗传性压迫易感性神经病
炎性	Bell麻痹
多发性单神经病	血管炎（多发性单神经炎）、糖尿病、麻风病、结节病、淀粉样变性
多发性神经病	
遗传性	腓骨肌萎缩症
内分泌性	糖尿病、甲状腺功能减退
代谢性	尿毒症、肝衰竭
传染性	麻风病、白喉、人类免疫缺陷病毒、莱姆病
免疫介导性	吉兰-巴雷综合征、慢性炎症性脱髓鞘性多发性神经病
中毒性	铅、砷、酒精、药物性
副肿瘤性	肺癌

表121-7 常见的单神经病

	诱发因素	运动体征和症状	感觉体征和症状	治疗
正中神经				
腕部嵌压（腕管综合征）	手腕重复屈曲运动或睡眠	鱼际肌无力；不能用拇指和示指围一个圈	拇指、示指、中指和环指的内侧半麻木、刺痛和(或)疼痛，叩击征和屈腕征	手腕夹板，腕管注射药物或手术
尺神经				
肘部嵌压	髁后方的凹槽易受外部压迫，肱骨骨折	骨间肌和拇内收肌无力或萎缩	小指及环指尺侧半感觉缺失	肘垫，尺神经转置术或肘管减压术
桡神经				
桡神经沟嵌压	喝大量酒后枕着手臂长时间睡眠："周六晚上麻痹"	腕下垂，肘关节可伸展，手指和拇指伸肌无力	手背部感觉缺失	自然恢复，手腕夹板
股神经	腹部子宫切除术、血肿、延长的截石位手术、糖尿病	股四头肌无力萎缩	大腿前部及小腿内侧感觉缺失	物理治疗
股外侧皮神经				
感觉异常性股痛	肥胖、妊娠、糖尿病、束紧的腰带	无	大腿前外侧感觉缺失、疼痛或麻刺感	减肥，自然恢复
腓总神经				
腓骨头部嵌压	习惯性的交叉腿，膝下蹲，长时间蹲着，过度减肥	踝背屈肌或外翻肌及趾伸肌无力	小腿前外侧和足背感觉缺失	踝足矫形器，解除压迫
坐骨神经	注射损伤，髋关节骨折或脱位	腘绳肌、踝跖屈肌或踝背伸肌无力	臀部小腿外侧及足部感觉缺失	踝足矫形器，物理治疗
胫神经				
跗管嵌压	由于鞋紧夹脚引起的外部压迫、外伤、腱鞘炎	无	足底感觉缺失及麻刺感	跗管注射，解除压迫，内侧足弓支撑

临床特点反映潜在的病理过程。

（二）病理学

对称性轴索性多发性神经病的病理学改变通常呈缓慢进展的形式，轴索变性由长神经纤维远端开始，随着时间的推移，变性逐渐向长纤维的近端发展，并且累及较短的纤维。这种远端轴索变性或逆死性神经纤维模式由各种各样的代谢、中毒和内分泌等病因引起。

脱髓鞘性多发性神经病的基础病理改变累及髓鞘，甚至单部位的周围神经脱髓鞘可以阻断神经传导，导致与轴索变性相同的功能损害。然而与轴索再生修复相反，髓鞘再生可以快速修复。自身免疫性攻击髓鞘发生在炎症性脱髓鞘性多发性神经病[GBS和慢性炎症性脱髓鞘性多发性神经病(CIDP)]和一些副蛋白血症相关周围神经病（见后面讨论）。髓鞘的遗传性疾病如腓骨肌萎缩症(CMT)构成其他脱髓鞘性神经病的主要类型。其他病因包括中毒、机械性和物理性损伤神经。虽然这些例子几乎是纯脱髓鞘，但是许多神经病同时存在轴突变性和脱髓鞘。这种混合的病理改变反映轴突和形成髓鞘的施万细胞的相互依存性。血管炎性周围神经病是由滋养单个周围神经的小或中等血管缺血和梗死造成。多发性单神经炎用以描述单个神经多灶性受累的临床情况。

（三）临床表现

轴索性多发性神经病的临床表现包括早期踝反射消失，最初受累的足部内在肌群、趾伸肌和踝关节背屈肌无力。感觉异常可能包括麻木、刺痛和烧灼感（感觉障碍），与其相比，运动体征通常轻微。感觉症状通常对称性地始于足趾和足部，然后上升到大腿近端呈"长袜"样分布。当感觉异常到达膝关节水平时，开始出现手部症状，呈"手套"样分布。一旦感觉异常上升到肘部水平，可发生躯干和腹部感觉障碍。

获得性脱髓鞘性多发性神经病的显著临床特征

是无力不仅累及远端肌肉，还累及近端和面部肌肉。与轴索性神经病不同，感觉缺失症状罕见。患者的腱反射弥漫性减弱或消失。

典型的血管炎性神经病表现为急性或亚急性不对称起病，主要是远端无力和感觉缺失伴严重疼痛。

（四）诊断和鉴别诊断

周围神经病大致可分为获得性和遗传性两大类（表121-8）。获得性疾病更为常见，有很多病因：代谢性或内分泌疾病（糖尿病、肾衰竭、卟啉病）、免疫介导性疾病（GBS、CIDP、多灶性运动神经病、抗髓磷脂相关糖蛋白神经病）、传染性病因［人类免疫缺陷病毒（HIV）、莱姆病、巨细胞病毒（CMV）、梅毒、麻风、白喉］、药物（抗HIV药物、化疗药）、环境毒素（重金属）或副肿瘤性疾病。在发达国家糖尿病和酒精中毒是多发性神经病最常见的原因。多达1/3的获得性神经病是隐源性的，病因学无法确定。多发性单神经病的病因包括系统性血管炎（类风湿关节炎、系统性红斑狼疮、韦格纳肉芽肿、Churg-Strauss综合征、结节性多动脉炎）和原发性周围系统血管炎（25%的病例）。

由于多方面的原因，对周围神经病患者进行系统的检查是非常重要的，首先从患者的病史和体格检查入手。确定哪些神经受累（运动、感觉或自主神经），具体是什么样的特殊组合（表121-9）。小纤维神经病变通常表现出令人不愉快或异常的感觉，如烧灼痛、触电样感觉、绞痛、刺痛、发麻，如肢体“感觉麻木”。大纤维神经病变可以表现为麻木、刺痛或步态共济失调，提示运动神经受累的症状包括肌肉无力，通常累及远端足部肌肉。直立性低血压、勃起功能障碍、心律失常或膀胱功能障碍等症状提示自主神经受累。

肌无力的分布非常重要，轴索性神经病的无力主要累及下肢远端的肌肉；脱髓鞘性神经病的无力既可累及近端的也可累及远端和面部的肌肉。大多数周围神经病变导致对称的无力。如果出现不对称，应该考虑运动神经元疾病、神经根病变、神经丛病变、嵌压性单神经病或多发性单神经炎。疼痛性感觉障碍的强度和分布可以提供信息。许多轴索性神经病与足部烧灼感密切相关，疼痛为主诉提示神经病变的特殊原因（表121-10）。表现为急性、非对称性无力和严重疼痛的神经病变提示血管炎。

伴有严重的、不对称的本体感觉损害而运动功能正常的患者，病变部位通常是感觉神经元。这个特殊症候群的鉴别诊断相对局限，包括副肿瘤性进程、干燥综合征、顺铂中毒、维生素B_6中毒和HIV感染。

表121-8 遗传性神经病变性疾病

	遗传方式	基因缺陷	临床表现
遗传性运动感觉神经病	AR、AD或X连锁		弓形足、远端萎缩无力、锤状趾
家族性淀粉样多发性神经病	AD	转甲状腺素蛋白，凝溶胶蛋白，载脂蛋白A1	疼痛、自主神经功能障碍
法布里病（Fabry病）	X连锁	α-半乳糖苷酶	心肌缺血、肾疾病、卒中、皮肤血管角质瘤
丹吉尔病（Tangier病）	AR	载脂蛋白A	低高密度脂蛋白水平、橙黄色扁桃体
雷弗素姆病（Refsum病）	AR	植烷酸氧化酶	色素性视网膜炎、心肌病、耳聋、鱼鳞病

注：AD.常染色体显性遗传；AR.常染色体隐性遗传。

表121-9 周围神经病的症状鉴别诊断

仅有运动症状	仅有感觉症状	自主神经症状
卟啉病	隐源性多发性感觉神经病	淀粉样神经病
腓骨肌萎缩症	代谢性、药物相关性或中毒性神经病	糖尿病性神经病
慢性炎性脱髓鞘性多发性神经病	副肿瘤性感觉神经病	法布里病
吉兰-巴雷综合征		吉兰-巴雷综合征
铅中毒性神经病		遗传性感觉或自主神经病
运动神经元病		卟啉病

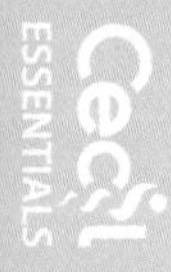

大多数周围神经病发病比较隐匿，尤其是那些与代谢或内分泌相关的疾病。急性病变可能由血管炎、毒物暴露、卟啉病或GBS引起。GBS发病前通常有病毒性疾病、免疫接种或外科手术史。神经病史必须彻底深入挖掘潜在的毒物暴露，如病前用药史和饮酒史。

因为许多周围神经病是遗传性的，获得详细的家族史必不可少，详细询问步态不稳、使用的康复器械或足部畸形的病史。遗传性神经病可能是常染色体隐性遗传、常染色体显性遗传或X连锁遗传。在某些情况下，实际检查家庭成员是有益的，因为疾病的严重程度在亲子代间可能会有很大的差异。最常见的遗传性神经病是腓骨肌萎缩症（见后面讨论）。

应该给主诉麻木的患者进行全面的神经系统查体。如果患者除了感觉缺失，还有上运动神经元受累的证据，即使没有明显的贫血，也应考虑维生素B_{12}或铜缺乏。高甲基丙二酸或高同型半胱氨酸也有助于维生素B_{12}水平在边界值的患者确诊此病。表现为无力和上运动神经元体征不伴有感觉缺失提示肌萎缩侧索硬化。

如果周围神经病与精神异常有关，那么鉴别诊断应考虑维生素B_6中毒或维生素B_1缺乏，烟酸缺乏（痴呆、腹泻、皮炎）及维生素B_{12}缺乏。莱姆病（参见第90章）可引起周围神经系统症状（面神经麻痹、感觉异常、无力）和中枢神经系统症状（痴呆、头痛）。获得性免疫缺陷综合征（AIDS）也会影响中枢神经系统和周围神经系统。GBS和CIDP通常在HIV血清转化时发病，而感觉神经病、多发性单神经炎和CMV多发性神经根病通常发生在低CD4计数的疾病晚期。

一旦根据病史和神经系统查体结果进行初步鉴别诊断，实验室检查可以确定诊断。实验室检查鉴别出潜在可治疗的周围神经病原因见表121-11。基于疑似的诊断，安排进一步的检查。不明原因的外周感觉神经病患者中一半以上有葡萄糖耐量试验受损，较空腹血糖或糖化血红蛋白（HbA1c）检测更敏感。对急性不对称的肌无力和感觉缺失患者，应该筛查炎症反应（ESR、ANA、RA、SS-A、SS-B）。此外，对于大多数腓骨肌萎缩症患者，现在可以进行基因检测。如果血清蛋白电泳识别出一个单克隆蛋白，应该安排骨骼检查、尿免疫固定电泳和骨髓活检以排除潜在的淋巴组织增生性疾病。如果单克隆蛋白阳性患者伴有与自主神经功能障碍、充血性心力衰竭或肾功能不全，则应考虑活检（直肠、腹部脂肪或腓肠神经）来诊断淀粉样变性。CIDP可能与单克隆丙种球蛋白病相关，在这种情况下，患者应接受免疫抑制治疗。在轴索性周围神经病患者中观察到单克隆丙种球蛋白病通常是良性的（意义不明的单克隆丙种球蛋白病），并不一定需要治疗。

只有获得性脱髓鞘性多发性神经病（如GBS和CIDP）需要考虑腰椎穿刺。在这种情况下，希望能够找到“蛋白细胞分离”，即脑脊液蛋白升高而白细胞计数相对正常。如果脑脊液白细胞计数大于50个/mm^3，必须考虑莱姆病、HIV相关性疾病或副肿瘤性疾病。

电生理学研究包括神经传导功能和肌电图检查，是体格检查的有益扩展。这些研究有助于确定神经病理性过程主要是由轴索性，还是由脱髓鞘性过程引起的。通常，轴突变性引起的复合肌肉动作电位波幅降低的程度与周围神经传导速度减少的程度不成比例，而脱髓鞘引起传导速度显著下降。对脱髓鞘性神经病患者，无论该过程是后天获得的，还是遗传

表121-10　疼痛相关的神经病

酒精中毒性神经病	重金属中毒（砷、铊）
淀粉样变性	遗传性感觉或自主神经病
隐源性感觉运动神经病	HIV感觉运动神经病
糖尿病性神经病	神经根病或神经丛病
法布里病	血管炎
吉兰-巴雷综合征	

注：HIV.人类免疫缺陷病毒。

表121-11　周围神经病实验室研究

标准检测	特殊病例测试
维生素B_{12}	抗Hu抗体
血常规	ESR、ANA、RF、SS-A、SS-B
糖耐量实验	腓骨肌萎缩症的基因检测
快速溶解反应	人类免疫缺陷病毒
脊髓性肌萎缩（SMA）20	莱姆抗体
血清蛋白电泳及免疫固定电泳	植烷酸
甲状腺功能检测	24h尿重金属检测
肌电图神经传导研究	感觉定量测试
	腰椎穿刺
	神经活检
	皮肤活检
	倾斜试验

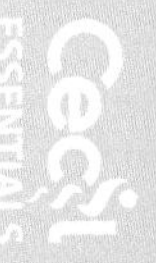

原因，神经传导检测都可以帮助确诊。神经传导均匀减慢通常提示遗传原因。电生理学研究可以识别亚临床神经病变（接受潜在的神经毒性药物治疗的患者），可以定量轴索损害的程度。最后，对于神经根病、神经丛病和多发性单神经病，电生理研究可以定位病变部位。

诊断血管炎性神经病需进行感觉神经活检，因为治疗包括有潜在毒性的药物。因为炎症反应是随机、局灶且容易被错过的，所以除了神经活检，还应考虑进行肌肉活检，提高诊断阳性率。神经活检不宜用于不明原因的神经病、糖尿病神经病或运动神经元病。如果神经传导是正常的，皮肤活检可以定量检测表皮神经纤维的数量。这些纤维的数量出现长度依赖性减少有助于确诊为小纤维神经病。

（五）治疗

尽管有非常详细的病史、体格检查和实验室检查，仍然有多达1/3的神经病变原因不明。在这种情况下，治疗的重点是控制疼痛。周围神经病患者经常主诉手脚烧灼、灼热和疼痛的感觉，影响睡眠。神经病理性疼痛难以治疗，但可能对不同作用机制的多种药物有反应（表121-12）。“起始剂量要小和逐渐减量”非常重要，药物治疗至少4周，才能得出药物无效的结论。治疗血管炎性周围神经病的患者，除了应用细胞毒性药物，加用糖皮质激素可以稳定病情，并且有些患者的神经病变出现改善。

表121-12 神经病理性疼痛的对症治疗

三环类抗抑郁药
阿米替林 10～150mg每晚1次（B级证据）
去甲替林10～150mg每晚1次（U级证据）
丙米嗪10～150mg每晚1次（U级证据）
去甲丙米嗪 10～150mg每晚1次（U级证据）
文拉法辛 75～225mg每日1次（B级证据）
抗癫痫药
加巴喷丁 300～1200mg每日3次（B级证据）
卡马西平 100～200mg每日3次（U级证据）
托吡酯 150～200mg每日2次（U级证据）
度洛西汀 60～120mg每日1次（B级证据）
普瑞巴林 150～600mg每日1次（A级证据）
丙戊酸钠 250～500mg每日2次（B级证据）
选择性治疗
曲马多50～100mg每日4次（B级证据）
利多卡因贴片（C级证据）
辣椒碱软膏（B级证据）
经皮神经电刺激
针灸

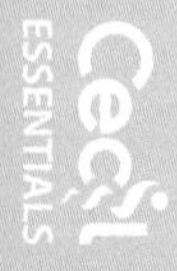

（六）预后

轴索变性引起的周围神经病一般持续进展，除非可以发现并处理潜在病因。轴索变性的恢复需要神经再生，往往需要2～3年。脱髓鞘性和血管炎性神经病的预后非常多样，取决于病因。

五、常见的单神经病

常见的单神经病见表121-7。

（一）腕管综合征

腕管综合征是由正中神经在腕部通过腕屈肌支持带时受压造成的。加重因素包括需要手腕重复运动的活动，如机械作业、园艺、粉刷房屋和打字。诱因包括妊娠、糖尿病、肢端肥大症、类风湿关节炎、慢性肾衰竭、甲状腺疾病和原发性淀粉样变性。

症状通常始于优势手，但随着时间通常累及双手。患者常诉正中神经支配的手掌和手指（拇指、示指、中指和环指的内侧半）麻木、刺痛及烧灼感。有些患者诉所有手指都麻木。疼痛和感觉异常在晚上最突出，经常在深夜被痛醒。手腕疼痛突出，但可能会放射到前臂，偶尔到肩部。摇晃手腕后疼痛和感觉异常可缓解。叩击腕部正中神经后，60%的患者在正中神经分布区会出现感觉异常（Tinel征、叩击征），75%的患者在腕关节屈曲30～60s后引起疼痛或感觉异常（Phalen征、屈腕征）。

根据临床症状和体征确定诊断。高达85%的患者的电生理检查可显示手腕的感觉或运动潜伏期延长。在严重的情况下，肌电图可能显示拇短展肌失神经支配。

起始治疗包括避免重复的手腕活动和使用手腕夹板。如果这些保守治疗失败，则可在腕管内注射利多卡因和甲泼尼龙，或者手术切开腕横韧带能有效解除神经压迫。预测保守治疗可能失败的指征包括年龄大于50岁、病程超过10个月、持续的感觉异常和屈腕试验10s内阳性。

（二）尺神经麻痹

尺神经沟位于肱骨内上髁后方，位置表浅，因此尺神经在此通过容易受外部压迫出现肘部嵌压症状。尺神经损伤也可发生在肱骨髁上骨折数年后，由畸形愈合与骨增生造成。与腕管综合征相反，特征性的肌肉无力和萎缩症状较感觉症状和体征显著。患者注意到第一背侧骨间肌萎缩和手指进行精细动作困难。小指及环指尺侧半感觉麻木，可能发生于手的尺侧缘。电生理学研究表明运动传导速度在肘部减慢，可证实尺神经压迫。治疗包括使用肘垫避免压迫，外科手术包括尺神经转置术或肘管减压术。

（三）腓总神经病变

当腓总神经绕过腓骨头进入腓骨长肌和腓骨之间的腓骨沟处时可被压迫，可能是由于习惯性的交叉腿、长期卧床、膝下蹲、长时间蹲着、麻醉或过度减肥引起。神经被压迫还可能由于腘窝囊肿、腓骨骨折、挫伤、肿瘤或膝关节血肿引起。症状包括足下垂和选择性的踝背屈肌、外翻肌及趾伸肌无力。踝反射保持正常，通常小腿前外侧和足背感觉缺失。电生理学研究显示，腓总神经传导速度在腓骨头处减慢，如果出现轴索损伤可见失神经支配。压缩性损伤通常在数周至数月内自行缓解。如果症状进展，应考虑磁共振成像（MRI）检查和手术探查。

六、特殊获得性多发性神经病

（一）吉兰-巴雷综合征：急性炎症性脱髓鞘性多发性神经病

自脊髓灰质炎疫苗问世后，吉兰-巴雷综合征（GBS）已经成为全世界导致急性弛缓性瘫痪最常见的病因。GBS是一个免疫介导的疾病，大约60%的患者病前有可识别的感染性疾病。最典型的前驱期疾病包括空肠弯曲菌感染、传染性单核细胞增多症、巨细胞病毒、疱疹病毒和支原体感染。空肠弯曲菌通常与更严重的轴索损害病例相关。

GBS的首发症状包括足部刺痛或针扎样疼痛感，可能与下背部钝痛相关。等到数小时至1～2d后，通常出现无力症状。腿部无力通常最突出，但手臂或头面部肌肉也可能首先受累。即使肌力正常的区域，腱反射也会早期消失。皮肤感觉障碍（痛温觉减退）相对较轻；然而，大纤维功能（振动觉和本体感觉）受损更严重。其他临床表现包括疼痛（20%）、感觉异常（50%）、自主神经症状（20%）、面瘫（50%）、眼肌麻痹（9%）、球部肌无力和呼吸衰竭（25%）。典型的GBS相关症状通常进展超过2～4周，大约90%的患者4周后不再进展。因此，患者在发病数周内仍需住院密切观察。通过床旁测量用力肺活量来监测呼吸肌强度。当用力肺活量低于15ml/kg时，应开始气管插管。

治疗包括静脉注射丙种球蛋白[0.4g/(kg·d)，连续5d]或血浆置换（置换患者血浆中的白蛋白）（200ml/kg，7～10d）。临床研究证实，这两种疗法的效果相当，联合治疗没有额外获益。糖皮质激素治疗GBS无效。治疗的指征包括不能独立行走、呼吸功能受损或快速进展的无力。

预测预后不良或恢复时间延长的临床特征包括快速进展的无力、需要机械通气和低波幅的复合肌肉动作电位。死亡率为5%～10%，通常死于呼吸系统并发症、心律失常或肺栓塞。通过适当的支持护理和康复，80%～90%的患者恢复健康，很少或没有残疾。

（二）慢性炎症性脱髓鞘性多发性神经病

慢性炎症性脱髓鞘性多发性神经病（CIDP）一直被认为是慢性GBS，因为按照定义症状进展必须超过8周。临床特征包括肢体近端及远端无力、腱反射消失和远端感觉缺失。可出现自主神经功能障碍、呼吸功能不全和脑神经损伤，但与GBS相比，不太常见。CIDP的治疗包括口服免疫抑制药物，如泼尼松、环孢素、霉酚酸酯和硫唑嘌呤。静脉注射免疫球蛋白和血浆置换也适用于严重或顽固性病例。

（三）糖尿病周围神经病

糖尿病是全世界最常见的引起周围神经病的原因。糖尿病周围神经病的临床表现多种多样，包括对称性多发性神经病和多种多样的神经丛或神经疾病。

糖尿病通常会引起缓慢进展的远端对称性感觉运动多发性周围神经病（DSPN）。在糖尿病刚确诊时，DSPN不常见，但其患病率随糖尿病的病程延长而增加，1型糖尿病中的DSPN患病率为55%，2型糖尿病中的患病率为45%。确切的发病机制尚不明确，但是与眼部和肾并发症类似，可通过维持血糖水平接近正常来减少糖尿病神经病的发病率和降低严重程度。

首发症状包括脚及脚趾的麻木、刺痛、烧灼或针刺感，远端轻度无力，可能随后发展为步态不稳。感觉症状缓慢进展为“袜套-手套模式”。小纤维功能障碍通常会产生自发的神经病理性疼痛，正常的良性刺激可以诱发不愉快的感觉，如夜间床单盖在脚趾上，可能出现持续烧灼感或搏动性疼痛，长时间的行走经常带来痛苦。在严重的病例中，患者可能会在感觉迟钝区出现足部溃疡，需要截肢。自主神经功能障碍也经常与DSPN相关，包括勃起功能障碍、夜间腹泻、出汗异常、直立性低血压和胃轻瘫。

其他与糖尿病相关的不常见的神经病变包括脑神经病变（第Ⅵ、第Ⅲ对脑神经，罕见第Ⅳ对脑神经）、单神经病、多发性单神经病、神经根病和神经丛病。糖尿病性肌萎缩（又称为糖尿病腰骶多发性神经根病）是一个独特的疾病，特点是严重的大腿疼痛，然后出现下肢近端重于远端的无力，进展数月。单侧起病，可进展累及双下肢。物理治疗和有效的管理疼痛至关重要，应用免疫调节剂治疗尚有争议。

（四）中毒性神经病

由酒精、药物、重金属和环境因素等毒物引起的周围神经病变会造成许多疾病。大多数中毒性周围神经病表现为远端感觉运动轴索性神经病，随着时间的推移慢性进展，除非致病物质被排除。临床评估应着眼于毒物暴露和出现感觉或运动症状及全身中毒症状之间的时间关联。

（五）危重病性多发性神经病

危重病性多发性神经病（CIP）是导致不能脱离呼吸机的常见原因，尤其多见于败血症和多脏器功能衰竭患者。临床特点包括全身或远端弛缓性瘫痪，尤其下肢易受累，腱反射减低或消失，远端感觉缺失，脑神经功能相对保留。神经传导研究显示为严重且广泛的轴索神经病变可以确定该诊断。除了电生理学研究，脑脊液蛋白应该是正常的，可用来区分CIP与GBS。

七、特殊的遗传性多发性神经病

腓骨肌萎缩症

腓骨肌萎缩症（CMT）是用Charcot、Marie和Tooth三位医学专家名字命名的一组遗传性周围神经疾病，具有共同的临床特征，但病理机制和特殊遗传基因突变不同。CMT是最常见的遗传性神经肌肉疾病，发病率为（17～40）/10万。

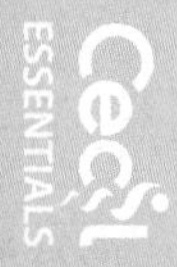

CMT患者通常在10～20岁表现为潜在的足下垂相关的症状：频繁绊倒、无法跳好或没有其他孩子跑得快。随着时间的推移，进展为上肢远端无力，导致钉纽扣、用钥匙开锁及打开罐子困难。体格检查发现远端无力，足内侧肌、腓肠肌、胫前肌和小腿萎缩（倒立的香槟酒瓶状腿）。脚趾的振动觉减弱反映不同程度的大纤维感觉功能损害。腱反射消失，最先出现踝反射消失。典型病例存在足部高足弓（弓形足）和锤状趾畸形，表明长期的存在足部肌肉不平衡。大多数CMT患者可从事接近正常的职业和日常活动，他们的寿命正常。虽然目前尚无特殊的治疗，可以应用踝足矫形器恰当地支撑脚踝治疗足下垂。对受累患者及其家属进行遗传咨询和健康教育非常重要，既能够使患者安心，又能够阻止患者后代进行不必要的诊断评估。

脱髓鞘型CMT被归类为CMT1型；轴索型被归类为CMT2型。CMT通常为常染色体显性遗传；然而，10%的病例为X连锁显性遗传。罕见的常染色体隐性遗传模式被指定为CMT4型，患者往往发病较早并有更严重的表型。CMT1A型是最常见的亚型，占CMT1型病例的90%及所有CMT病例的50%。CMT1A与17号染色体p11.2—p12区包含*PMP22*基因重复突变相关，异常表达施万细胞。*PMP22*基因的缺失或点突变产生不同的表型：遗传性压迫易感性神经病（HNPP）的特点为受嵌压后反复发作的腓神经、尺神经、桡神经和正中神经（发生频率递减次序）或臂丛神经分布区的局灶性无力和麻木。

八、家族性淀粉样神经病

家族性淀粉样神经病是一种常染色体显性遗传疾病，由淀粉样纤维蛋白在周围神经、感觉和自主神经节的细胞外沉积引起，而且也可围绕神经及其他组织的血管周围沉积。发病年龄从18～83岁。所有形式的淀粉样变性的最初及主要异常是感觉和自主神经纤维受累。负责痛觉、温度觉的小纤维受累导致感知机械和热损伤的能力丧失，造成组织损伤的风险增加。因此，该疾病的重大危害是无痛性损伤；晚期可能导致手脚的慢性感染或骨髓炎甚至需要截肢。心脏淀粉样蛋白沉积可导致心肌病。该病由甲状腺素转运蛋白、载脂蛋白A1或凝溶胶蛋白突变所致。早期识别至关重要，因为已证实肝移植能够阻止疾病进展。

关于该主题的深入讨论，请参阅《西氏内科学》（第25版）第420章“周围神经病”。

推荐阅读

Barohn RJ: Approach to peripheral neuropathy and neuronopathy, Sem Neurol 18:7–18, 1998.

Bril V, England J, Franklin GM, et al: Evidence-based guideline: Treatment of painful diabetic neuropathy–report of the American Association of Neuromuscular and Electrodiagnostic Medicine, the American Academy of Neurology, and the American Academy of Physical Medicine & Rehabilitation, Muscle Nerve 43:910–917, 2011.

Dyck PJ, Thomas PK, editors: Peripheral Neuropathy, ed 4, Philadelphia, 2005, WB Saunders.

Feldman EL: Amyotrophic lateral sclerosis and other motor neuron diseases. In Goldman L, Ausiello DA, editors: Cecil Textbook of Medicine, ed 23, Philadelphia, 2007, WB Saunders.

Jackson CE, Bryan WW: Amyotrophic lateral sclerosis, Sem Neurol 18:27–40, 1998.

Miller RG, Jackson CE, Kasarkis EJ, et al: Practice parameter update: The care of the patient with amyotrophic lateral sclerosis: drug, nutritional, and respiratory therapies (an evidence-based review):report of the Quality Standards Subcommittee of the American Academy of Neurology, Neurology 73(15):1218–1226, 2009.

Miller RG, Jackson CE, Kasarksi EJ, et al: Practice parameter update: The care of the patient with amyotrophic lateral sclerosis: multidisciplinary care, symptom management, and cognitive/behavioral impairment (an evidence-based review): report of the Quality Standards Subcommittee of the American Academy of Neurology, Neurology 73(15):1227–1233, 2009.

Shy M: Peripheral neuropathies. In Goldman L, Ausiello DA, editors: Cecil Textbook of Medicine, ed 23, Philadelphia, 2007, WB Saunders.

Wolfe GI, Baker NS, Amato AA, et al: Chronic cryptogenic sensory polyneuropathy: clinical and laboratory characteristics, Arch Neurol 56:540–547, 1999.

第122章 骨骼肌疾病

著　者　Jeffrey M. Statland　Robert C. Griggs
译　者　汪　伟　审校者　彭丹涛

一、引言

骨骼肌纤维为神经系统的效应器细胞，将想法转化为行动，为人类与环境之间相互作用的方法。肌病为原发于骨骼肌纤维的疾病，可为遗传性或后天获得因素所致（表122-1）。肌病可导致患者出现力弱、肌萎缩、肌痛、肌痉挛、肌纤维溶解及关节挛缩。遗传性肌病影响参与神经-肌肉接头信号传导的骨骼肌蛋白，参与代谢和能量生成的蛋白，或是参与可收缩细胞器与细胞外基质之间锚定或力量传递的结构蛋白。获得性肌病由外界因素所致，病因包括代谢紊乱、毒物或药物暴露、感染或免疫异常所致的炎症反应。获得性肌病通常在消除或改善诱发因素后得以缓解。目前，多数遗传性肌病尚无特异的针对性治疗；但随着人们对这些疾病的分子病理机制的深入了解，新的疾病特异性治疗相关的临床研究正在开展。

表122-1　肌病总表

遗传性肌病	获得性肌病
肌营养不良	炎性肌病
先天性肌病	内分泌肌病
代谢性/线粒体肌病	系统性疾病/感染相关肌病
离子通道病	中毒/药物相关肌病

二、骨骼肌的结构与组成

包绕在骨骼肌外面，由胶原和细胞外基质蛋白形成的结缔组织鞘膜称为肌外衣；肌外衣在两端融合成肌腱将骨骼肌附着于骨。肌外衣向骨骼肌内延伸形成的肌束衣分隔出一个个独立的肌纤维束称为肌束。肌内衣包绕每根肌纤维并提供支撑。每根肌纤维都是一个含有多个细胞核的合胞体细胞，其长度可达10cm。骨骼肌纤维横截面外形为多角形，在成人中其直径为40～80μm。肌外衣中可见中等直径的动脉和静脉，肌内衣可见毛细血管。苏木精-伊红染色可显示粉红色的细胞质、蓝色的细胞核及白色的薄环样的肌束衣（图122-1）。每根肌纤维有多个细胞核，细胞核散在分布于细胞周边的肌膜下。肌纤维之间结缔组织的量，细胞核的数量和位置，线粒体的数量和分布都可能提示肌病的种类。

骨骼肌纤维的细胞膜称为肌膜；肌膜下的肌浆中，70%～80%的组分为由粗肌丝（肌球蛋白）、细肌丝（肌动蛋白）所形成的大量的肌原纤维，肌原纤维活化后可产生力。由神经纤维传导而来的电信号，经过神经-肌肉接头，沿着肌膜和T管系统进入肌纤维。骨骼肌离子通道通过上述网络传递电信号。线粒体及参与糖和脂肪酸代谢的酶为骨骼肌提供能量。由抗肌萎缩蛋白-糖蛋白复合物形成的蛋白网络连接锚定肌原纤维、肌膜下细胞骨架及细胞外基质（图122-2）。许多遗传性的肌病由上述离子通道、代谢酶或结构锚定蛋白相关的基因突变所致。

三、评估

对于拟诊为肌病的患者的分层评估包括病史采集、体格检查、实验室检查、电生理检查、骨骼肌活检及基因检测（表122-2）。家族史的询问非常重要，因为可能有多个家族成员患有骨骼肌疾病而既往未被诊断。针对家族成员是否需要器材辅助行走或

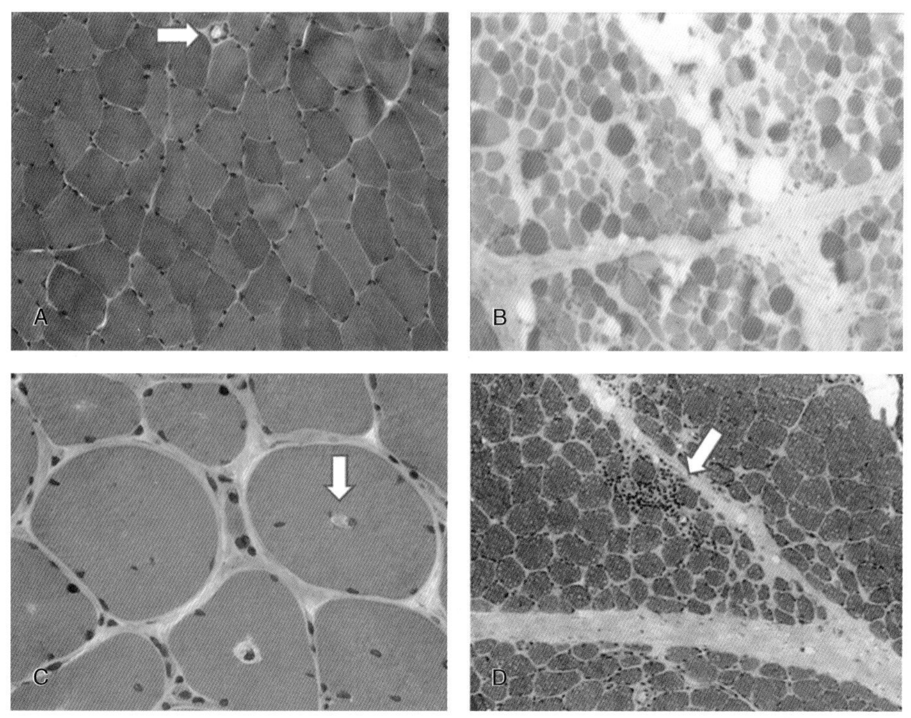

图122-1 肌活检苏木精染色。A.正常成人骨骼肌，中倍。注意多角形肌纤维在肌束内有序排列，蓝染的细胞核位于周边。可见一个小动脉（白色箭头）。B.杜氏肌营养不良，低倍。注意肌纤维直径变异增大，肌纤维变圆，结缔组织增加，脂肪沉积。C.中央核肌病。注意肌纤维直径变异加大，大的圆形肌纤维，以及特征性的细胞核位于多数肌纤维的中央（白色箭头）。D.皮肌炎，低倍。注意显著的束周萎缩，伴有炎细胞浸润（白色箭头）

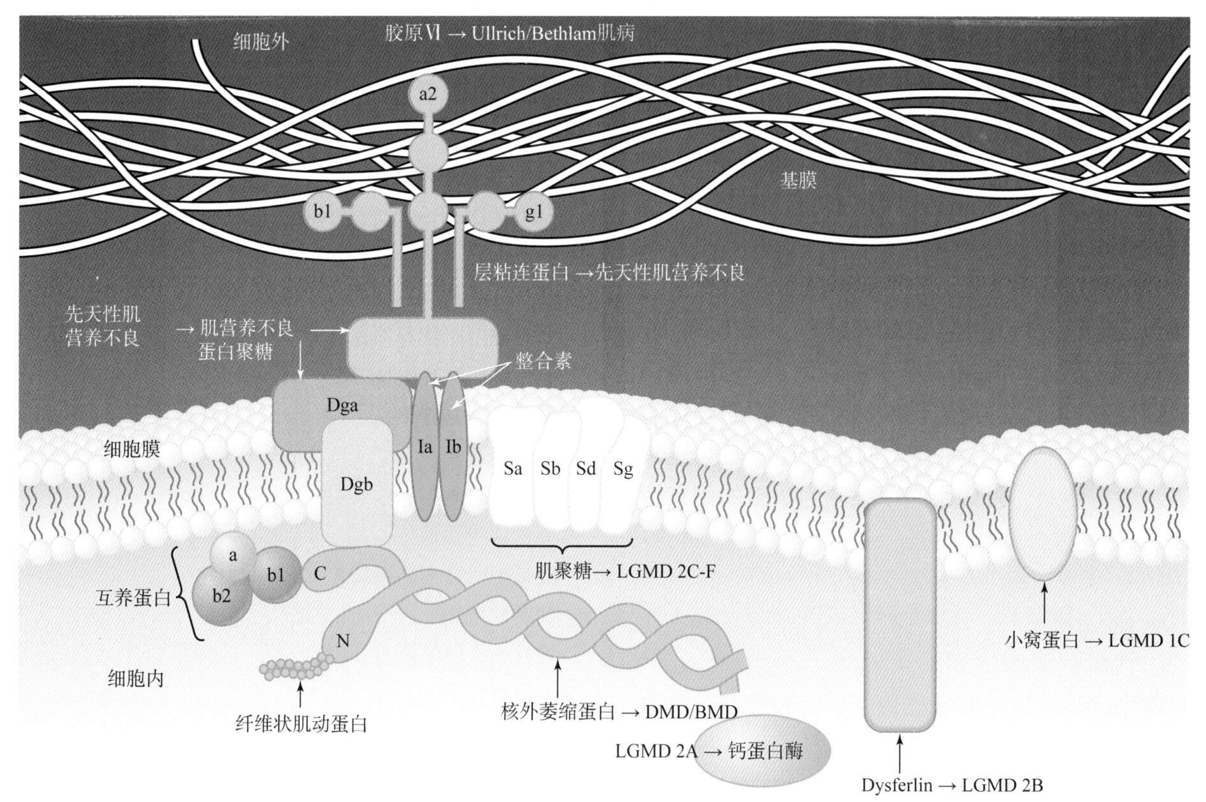

图122-2 抗肌萎缩蛋白-糖蛋白复合体。骨骼肌结构蛋白将收缩细胞器与细胞内骨架及细胞外基质相连。细胞外基质到锚定蛋白，将细胞外基质与细胞内骨架蛋白相连，将细胞骨架与收缩细胞器相连，所有上述蛋白的基因突变均可导致遗传性肌营养不良或遗传性肌病

表122-2 拟诊肌病患者相关检查

特点	描述
病史	
起病年龄	先天、儿童、成人
缓慢、进展或发作性	肌营养不良常为进展性，先天性为静止性，代谢/离子通道病为发作性
诱发因素	运动、食物、温度
家族史	显性、隐性或没有家族史
肌无力体检	
近端	举/提物费力，爬楼困难，从坐位站起费力，翼状肩胛，鸭步，Gowers征
远端	握拳、系纽扣、开瓶盖困难，垂腕、足下垂
面部	使劲闭目费力，微笑时口角水平，用力鼓腮不能，吹哨不能
眼咽	睑下垂，眼球活动受限，饮水呛咳，吞咽困难
心脏	心脏传导阻滞、心肌病
呼吸	呼吸辅助肌用力，平躺呼吸困难
实验室检查	
肌酶	肌营养不良/炎性肌病增高达＞10倍正常值上限；先天性肌病为3～5倍正常值上限；代谢性肌病发作期＞10倍正常值上限
甲状腺/甲状旁腺	高TSH，低T_4，低PTH，Ca^{2+}
电生理检查	易激惹骨骼肌表现为纤颤电位及正锐波；肌源性损害运动单位电位为短时限，低波幅，多向波增多；强直电位为自发的运动单位波幅与频率同时先增加后降低
肌活检	肌纤维形状改变与肌纤维类型比例改变，结缔组织的量，炎细胞浸润，肌纤维坏死，肌纤维再生，线粒体的形态及数量，脂肪与糖原的异常沉积有关
基因检测	确诊遗传性肌病

轮椅的提问，以及针对肌营养不良的常见骨骼肌以外其他系统损害的提问经常是有帮助的。基因突变所致肌病的遗传方式可以是常染色体显性遗传、常染色体隐性遗传、X连锁遗传、母系遗传或散发病例(表122-3)。

骨骼肌疾病患者最常见的症状为力弱所致功能障碍(见图122-2)。其他常见症状，如乏力或肌痛(骨骼肌疼痛)，较力弱则相对非特异。肌痉挛通常为良性病因所致，也可能继发于神经源性损害。肌挛缩为持续性肌肉收缩，其与肌痉挛的电生理区别为肌挛缩表现为电静息。另外，跟腱挛缩则为跟腱的固定性短缩，与长期慢性病程相关。

表122-3 遗传性肌病的遗传方式

X连锁
杜氏/贝克肌营养不良
Emory-Dreifuss 肌营养不良
常染色体显性遗传
强直性肌营养不良1型及2型
面肩肱型肌营养不良
肢带型肌营养不良(1A～1H)
眼咽型肌营养不良
离子通道病
中央轴空病
常染色体隐性遗传
肢带型肌营养不良(2A～2S)
代谢性肌病
隐性先天性肌强直
母系遗传
线粒体肌病

四、体格检查

体格检查使用标准的改良医学研究委员会肌力评分(MRC)来判定不同骨骼肌损害的分布模式和受累严重程度(表122-4)。与单纯肌力检查同样重要的是运动功能评估，特别是在儿童评估中。患者可能出现上楼困难，从矮椅子或坐便器站起费力，从地板爬起困难，举物过头或洗脸刷牙费力，开瓶盖或系纽扣困难。查体时需注意有无肌肉萎缩或肥大，关节活动度及有无肌腱挛缩。肌病患者大致有10种肌肉力弱的模式(表122-5)。多数肌病患者出现肢体近端力弱，即肢带分布模式。另外，还有其他特异的模式。非对称性的力弱累及面肌、上肢近端及下肢远端为典型的面肩肱型肌营养不良的特点。力弱早期累及手指屈肌（患者握拳时屈指不能）及下肢近端肌肉（股四头肌）为散发性包涵体肌炎具有诊断价值的特征性体征。中年起病患者出现眼睑下垂和吞咽困难为眼咽型肌营养不良的高度特异表现。在临床工作中，出现上述模式力弱的患者尚需与其他神经系统疾病所致类似力弱模式的患者相鉴别（参见第121章）。

表122-4 改良医学研究委员会肌力检测评分

分级	肌力描述
5	全关节活动度范围正常肌力与阻力抵抗
5−	可疑的，勉强可检测到的肌无力
4+	可抗重力及阻力，但检查者可以查出无力
4	可抗重力及部分阻力
4−	可抗重力，但仅能抵抗很少的阻力
3+	可抗重力，短时间可抗少许阻力
3	可抗重力，但不可抗阻力
3−	可抗部分重力，但不能全范围活动关节
2	在消除重力情况下可活动关节
1	少量骨骼肌收缩
0	没有收缩

五、诊断性检查

最实用的起始实验室检验为肌酸激酶（CK）检测，遗传性及获得性肌病都常伴有肌酸激酶升高。尽管肌酶升高显而易见地提示骨骼肌损害，但需警惕并不是所有的血清肌酶升高都是肌病所致（表122-6）。

电生理检查可以辅助鉴别导致力弱的病因是肌源性损害还是神经源性损害。肌病患者神经传导是正常的。骨骼肌疾病的肌电图改变特点包括以出现波幅减小、时限缩短、多相波增多的运动单位动作电位为特点的慢性损害；相对急性改变则出现纤颤电位或正锐波为特点的兴奋性增加的肌病改变特点。

表122-5 肌无力分布特点及相关肌病

分布	肌无力	疾病
肢带力弱	对称性，盆带及肩带肌无力；远端受累相对轻；伴/不伴颈部屈/伸力弱	非特异性：杜氏肌营养不良，肢带型肌营养不良，炎性肌病，某些自身免疫性周围神经病
远端	对称性，上肢或下肢远端；近端肌肉受累相对轻	非特异性：Miyoshi肌病（腓肠肌），Welander肌病（伸腕及伸指）；Nonaka，Markesbery/Udd肌病（胫前肌）；需排除周围神经病
上肢近端/下肢远端	肩腓分布：肩胛周围肌群（上臂近端）及小腿前部肌群（胫前肌），翼状肩胛，可不对称	面肌受累时高度提示面肩肱型肌营养不良，肘部挛缩提示Emory-Dreifuss肌营养不良，肩腓肌营养不良，某些肢带型肌营养不良，先天性肌病
上肢远端/下肢近端	上肢远端（屈指）与下肢近端（股四头肌），其他肌群不同程度受累，常为不对称	高度提示散发性包涵体肌炎，也需要考虑强直性肌营养不良
睑下垂伴/不伴眼外肌麻痹	眼部肌无力起病，眼球活动受限，常无复视，偶见伴有咽部力弱，不同程度肢体力弱	眼部及咽部力弱高度提示眼咽型肌营养不良，睑下垂及眼外肌麻痹不伴有咽部力弱提示线粒体肌病
颈伸肌力弱	颈伸肌力弱"垂头综合征"，不同程度颈屈，伴/不伴肢体力弱	孤立发生时考虑颈伸肌肌病，排除肌萎缩侧索硬化症及重症肌无力
延髓麻痹	舌与咽力弱	某些肌病（如眼咽型肌营养不良），与神经肌肉接头、运动神经元病有重叠
发作性疼痛与肌红蛋白尿	可由运动或代谢应激诱发	代谢性肌病，在去适应状态也可发生
发作性肌无力，由运动诱发或与之无关	可由食物、应激、运动后休息时诱发	周期性瘫痪的特点
发僵或放松延迟	可为发作性，由寒冷诱发	强直性肌营养不良的特点，但也可见于其他肌病；获得性疾病（如僵人综合征）

资料来源：Jackson CE，Barohn RJ：A pattern recognition approach to myopathy，Continuum（Minneap Minn）19（6 Muscle Diseases）：1674-1697，2013。

表122-6 肌酸激酶升高的原因

肌病
- 肌营养不良/携带者状态
- 先天性肌病
- 代谢性肌病
- 炎性肌病

离子通道病
运动神经元病（ALS、SMA）
周围神经病（GBS、CIDP）
病毒感染
药物
- 他汀
- 烟酸衍生物
- 氯喹
- 秋水仙碱

内分泌异常（甲状腺/甲状旁腺）
手术
外伤
剧烈运动
肌容积增加
特发性

如果家族史及查体并不提示某个特定的肌病诊断，此时肌活检将是非常重要的诊断方法。特征性的骨骼肌病理改变特点可见于先天性肌病（如中央轴空病或中央核肌病）、炎性肌病（皮肌炎及包涵体肌炎）和代谢性肌病（糖原贮积症）；但多数患者出现的是肌纤维变圆，直径变异度加大，核内移数目增加等非特异性骨骼肌改变。

如果患者的家族史提示遗传性肌病或明确诊断对于患者的预后及治疗非常重要，此时基因检测可能是确诊性的。

六、遗传性肌病

（一）肌营养不良

肌营养不良由编码骨骼肌结构蛋白或其他蛋白基因突变所致，以进行性力弱为特点。肌营养不良大致包括抗肌萎缩蛋白病、强直性肌营养不良、面肩肱型肌营养不良、Emery-Dreifuss肌营养不良及肢带型肌营养不良（表127-7和表122-8）。肢带型肌营养不良包括一组由超过20种基因突变所致的不同疾病。肢带型肌营养不良的遗传方式可以是常染色体显性遗传或隐性遗传，起病年龄涵盖儿童至成年晚期，其共同特征为肢带分布的肌无力。另外，还有先天性肌营养不良等，其中有一组患者自出生起骨骼肌纤维就出现肌营养不良样改变，而且通常伴有颅脑MRI异常。随着遗传性肌病分子生物学研究的进展，特别是发现不同肌病可由同一基因突变所致，传统意义上对肌营养不良与其他遗传性肌病的区分界限已逐渐模糊。

（二）抗肌萎缩蛋白病

1.定义和流行病学

抗肌萎缩蛋白病由位于Xp21的抗肌萎缩蛋白基因突变所致，为X连锁隐性遗传疾病。杜氏肌营养不良男婴的发病率约为1/5300；1/3的病例由新突变所致。贝克肌营养不良是抗肌萎缩蛋白病的轻症，较杜氏肌营养不良少见，患病率约为5/100 000。

2.病理学

抗肌萎缩蛋白是一个大的膜下骨架蛋白，参与构成抗肌萎缩蛋白-糖蛋白复合体，从而在肌纤维收缩时为细胞膜提供支撑。抗肌萎缩蛋白病的诊断通常并不需要行肌活检；该病的肌活检病理特点包括肌纤维直径变异度增加，以肌纤维坏死与肌纤维再生为特点的急性及慢性改变特点，病程后期出现结缔组织增加及脂肪沉积（图122-1B）。

3.临床表现

抗肌萎缩蛋白基因突变可导致因有功能的抗肌萎缩蛋白表达水平而异的严重程度不同的疾病谱系，从最严重的杜氏肌营养不良、贝克肌营养不良至中间严重程度的孤立性股四头肌肌病、单纯心肌病，到最轻微症状的肌痉挛、肌痛伴肌酶升高。杜氏肌营养不良的起病年龄在2～3岁，以运动发育迟滞、跑步困难为主要表现。患者出现腓肠肌显著的假性肥大。当让患病男孩从地板起身时，他会出现Gowers征（用双手辅助站起）。该病的平均诊断年龄在4岁左右。肢体近端肌肉受累最为显著，而病程会逐渐进展。患者在5～6岁开始出现频繁跌倒，到8岁之前出现上楼梯困难，通常在10岁左右需轮椅代步。胃肠道平滑肌也可受累，导致患者出现假性肠梗阻。杜氏肌营养不良的男孩平均智商偏低，说明其中枢神经系统也受累。

4.诊断和鉴别诊断

该病的诊断主要基于临床病史、体格检查、血清肌酶，并由基因检测确诊。大部分患者携带有抗肌萎缩蛋白基因的片段缺失或重复。其他患者的突变可

表122-7 常见肌营养不良

疾病	遗传	基因突变	起病年龄	临床表现	治疗
抗肌萎缩蛋白病	X连锁隐性	Xp21；约75%为缺失重复突变，其余为点突变	杜氏肌营养不良在4岁前诊断，贝克肌营养不良因人而异	肢带分布力弱。杜氏肌营养不良：严重进展，致命性。贝克肌营养不良：进展，但相对缓慢，更大的变异性。腓肠肌假性肥大，孤立性股四头肌肌病，孤立性心肌病	泼尼松（地夫可特）用于杜氏肌营养不良，ACEI及β受体阻滞剂减轻心肌病患者后负荷，每年1～2次评估呼吸、心脏及儿童骨科情况
强直性肌营养不良1型	常染色体显性	19q13，CTG异常扩增＞50重复	典型患者20～30岁，先天型患者出生时	肢带分布，可伴有肢体远端力弱。典型：肌强直及肌萎缩，颞肌萎缩，前额部发秃；白内障；心脏传导阻滞；糖尿病。先天型：严重进展，呼吸受累，认知障碍，致死性，若新生儿期能存活则预期寿命约45岁	美西律用于症状性肌强直，每年随访白内障、心脏传导阻滞及呼吸受累情况
强直性肌营养不良2型	常染色体显性	3q13，CCGT扩增＞75重复	30岁	肢带分布，多部位受累，包括白内障、心脏传导阻滞、糖尿病	美西律用于症状性肌强直，每年随访眼部、心脏及呼吸受累情况
面肩肱型肌营养不良	常染色体显性	4q35；约95% 1～10次D4Z4重复；约5%甲基化减低＜20% D4Z4区域	20岁	肩胛分布伴有面肌受累，可有明显不对称性，显著的中轴肌受累	支持性，散瞳眼科检查，如果临床提示进行听力检查，如果需轮椅代步则行肺功能检查
Emery-Dreifuss肌营养不良	X连锁隐性，常染色体显性或隐性	约70%Xq28Emerin或FHL1突变；1q21 lamin A/C，显性或隐性遗传突变均有报道	儿童期关节挛缩，20～30岁，进展性肌无力	肩胛分布力弱；关节挛缩，特别是肘关节；显著心肌受累	每年随访心脏及呼吸系统受累，儿童骨科评价症状性关节挛缩
眼咽型肌营养不良	常染色体显性，常染色体隐性	14q11 PABPN1 GCG重复7～13	40岁（20～60岁）	经典型为上睑下垂2～3年后出现吞咽困难，肢带型肌营养不良分布力弱	上睑下垂可考虑眼部整容术，严重吞咽困难者可考虑环咽肌切开术

能是小插入或缺失、点突变或剪切位点异常。鉴别诊断需考虑先天性肌病、先天性肌营养不良及其他肢带型肌营养不良。

5.治疗

杜氏肌营养不良的治疗主要是监测呼吸功能、儿童骨科、心脏受累情况及激素的使用。泼尼松及deflazacort（一种合成的泼尼松衍生物，国外上市）能够改善杜氏肌营养不良患儿的肌力及运动功能。一旦诊断该病，就需进行心脏评估；如发现心脏受累，减低后负荷的药物可获推荐（ACEI、β受体阻滞剂）。在患者使用轮椅之前或用力肺活量减至80%时就需进行肺功能监测。推荐进行规律的骨科随诊以筛查脊柱侧弯及监测骨健康情况。新的研究中的治疗包括基因治疗策略、外显子跳跃策略、完全读码提前终止突变，都是旨在让细胞产生有部分功能的抗肌萎缩蛋白。目前尚无贝克肌营养不良的治疗指南，临床处方也差异很大，但监测心肺功能受累情况是必需的。一些带有抗肌萎缩蛋白基因突变的女性携带者在病程后期可能出现症状，也可能出现严重的心肌病。

表122-8 先天性肌营养不良

名称	基因	遗传	临床表现	中枢神经系统受累
Merosin缺乏	6q22，laminin α2	常染色体隐性	肌张力低，关节挛缩，脊柱侧弯或强直，呼吸受累，眼外肌麻痹	MRI显示弥漫性白质改变，20%～30%癫痫发作
Bethlam肌病/Ullrich 肌营养不良	21q22，2q37，COL6(胶原6谱系疾病)	常染色体显性或常染色体隐性	肌张力低，关节挛缩，远端关节松弛，皮肤瘢痕，呼吸系统受累	
肌营养不良聚糖蛋白病	9q34(POMT1)，14q24(POMT2)，9q31(fukutin)，19q13(FKRP)，22q12(LARGE)，1q32(POMGnT1)，7p21(ISPD)	常染色体隐性	疾病谱系，常累及智力、眼、脑部及运动系统；致死性；需辅助行走(?)	Walker-Warburg 综合征：严重眼部受累，鹅卵石样无脑回畸形，脑干小脑发育不良。眼脑肌综合征：常有眼部受累，巨脑回/多小脑回，脑干与小脑发育不良。Fukuyama：轻微眼部受累，皮质改变轻微，小脑发育不良但脑干发育正常
SEPN1相关肌病	1q36(SEPN1)	常染色体隐性	颈肌力弱，脊柱强直综合征，早发夜间低通气综合征，大腿内侧萎缩	
LMNA 相关	1q22(lamin A/C)	常染色体显性或常染色体隐性	颈肌力弱，垂头，脊柱强直综合征，呼吸及心脏受累	

6.预后

如果没有呼吸机支持，杜氏肌营养不良患者多于20岁左右因呼吸系统受累而去世。充血性心力衰竭与心律失常在病程后期也可能出现。其他抗肌萎缩蛋白病的病程则差异很大。

(三)强直性肌营养不良

1.定义和流行病学

强直性肌营养不良是以肌萎缩、肌强直为主要特点的常染色体显性遗传病。该病有两种亚型，均为DNA重复序列异常扩增所致。强直性肌营养不良1型(DM-1)是由位于19号染色体的CTG重复异常扩增所致；强直性肌营养不良2型(DM-2)是由位于3号染色体的CCGT重复异常扩增所致。DM-1是最常见的成人肌营养不良类型，其活婴患病率为13.5/100 000。

2.病理学

在强直性肌营养不良1型及2型患者，异常RNA在其细胞核聚集并与调节蛋白相结合导致多种不同蛋白的剪切异常。这两型的强直性肌营养不良均为多系统受累疾病，会导致骨骼肌、心肌平滑肌受累；也会导致其他部位受累，如眼部、内分泌系统及脑部。肌活检并非诊断强直性肌营养不良所必需，但其特征性病理改变包括核内移形成的核链，环形肌纤维、1型肌纤维占优势，以及病程晚期出现纤维化及脂肪浸润。

3.临床表现

DM-1可以在任何年龄起病，但最常出现症状的年龄在20～30岁。然而，一些个体可能一辈子都不出现症状。一种婴儿期起病的严重亚型DM-1被称为先天性强直性肌营养不良。DM-1患者子代症状较父代会有所加重(遗传早显现象)。典型患者出现面肌力弱伴有颞肌萎缩、前额部发秃、睑下垂及颈屈力弱。肢体力弱通常由远端起病缓慢向近端肢带肌群发展。多数患者在查体时敲击肌肉会诱发肌强直，特别是鱼际肌及伸腕肌。DM-2可与DM-1表现相似，但通常较DM-1症状轻；另外，部分DM-2患者可仅有轻度的近端肢带肌群力弱。强直性肌营养不良的常见合并症有白内障、睾丸萎缩、勃起功能障碍、认知损害，以及由中枢性和阻塞性睡眠低氧状态所致的睡眠增多。

4.诊断和鉴别诊断

该病的诊断主要基于临床检查，肌电图检查出现肌强直放电，由基因检测确诊。强直性肌营养不良需与其他成年起病的肌营养不良及非肌营养不良性肌强直相鉴别。

5.治疗

推荐每年随访心脏及呼吸系统受累情况。美西律是一种ⅠB型抗心律失常药物，可用于症状性肌强直治疗。目前尚无有效治疗能遏制疾病进展，但许多针对RNA异常聚集与调节蛋白相互作用的机制及针对异常RNA聚集本身的靶向药物正在研发中。

6.预后

呼吸肌受累可能非常严重，导致患者呼吸动力受损。慢性缺氧可能导致肺心病。心脏传导阻滞相对常见，有导致患者猝死的风险；此部分患者可能需要起搏器治疗。

（四）面肩肱型肌营养不良

1.定义和流行病学

大部分面肩肱型肌营养不良（FSHD）患者为常染色体显性遗传，由位于4号染色体的一个大串联重复元件缺失所致（FSHD-1）。另外，约有5%患者为其他遗传方式，由缺失突变以外的机制所致（FSHD-2）。FSHD的患病率为1/15 000。

2.病理学

这两型FSHD均为4号染色体甲基化异常导致*DUX4*基因活化所致，该基因在成人骨骼肌中通常为沉默状态；此变化被认为是功能获得性毒性机制参与发病。该病诊断通常不需行肌活检；肌活检病理为非特异性肌病样改变。约30%活检样本显示炎症细胞浸润。

3.临床表现

患者通常在10～20岁起病，以特征性肌群受累为主要临床表现；其肌无力受累常有两侧不对称性；通常为面部、肩部及上肢先受累，继而出现躯干及下肢远端受累。患者不能用力闭目，微笑时口角没有上翘，伴有比弗征阳性（当患者腹肌张力增加时，肚脐向上或下移动）。骨骼肌以外的受累相对少见，如视网膜血管改变可导致称为Coat综合征的症状性视网膜血管病，高频听力丧失，以及通常无症状的房性心律失常。

4.诊断和鉴别诊断

该病的诊断是基于临床检查、家族史，由基因检测确诊。该病需与其他可导致肩胛分布力弱的其他肌病或周围神经病相鉴别。

5.治疗

FSHD目前尚无有效治疗方法。在明确诊断时需行散瞳眼底检查，患者出现盆带肌力弱或需轮椅代步时需随访呼吸功能评估。

6.预后

通常不影响患者寿命，但约20%的患者在年龄大于50岁时需轮椅代步。

七、先天性肌病

先天性肌病多有特征性骨骼肌活检病理改变（图122-1C）；许多基因的突变参与了该病的发生。该病通常出生后起病，表现为肌张力低下及后续出现运动发育迟缓。如果患儿能顺利活过围生期，多数先天性肌病就相对不进展，可能直到20～30岁都没有明确诊断。先天性肌病常见的临床表现为肌容积下降，身材瘦长，长窄面容，骨骼异常（高腭弓、漏斗胸、脊柱后侧凸、髋关节脱位及高弓足），以及腱反射下降或消失。

八、代谢性肌病

代谢性肌病为参与能量生成的糖类、脂类、线粒体代谢的酶基因突变引起的骨骼肌病。通常，这些疾病在儿童晚期或成人起病；表现为发作性运动不耐受、肌痉挛、肌红蛋白尿伴肌痛。新生儿、婴儿期起病多为致死性，患者出现严重的多系统受累。

（一）糖及糖原代谢疾病

1.定义和流行病学

糖及其储存形式糖原是基本的、短时间、主要为有氧代谢的骨骼肌能量来源。糖及糖原代谢异常疾病有两种不同的综合征：固定的持续性肌无力而没有运动不耐受或肌红蛋白尿；非持续的症状，如运动不耐受、疼痛、痉挛及肌红蛋白尿。第一个例子是酸性麦芽糖酶缺陷症（Pompe病）；酶替代治疗可延长儿童型患者的寿命为其显著特点。第二个例子为McArdle病。这些疾病非常罕见，每个疾病患病率约为1/100 000。其患病率在不同地域及种族之间有所差异。例如，非裔美国人酸性麦芽糖酶缺陷症的发病率高达1/14 000；McArdle病的发病率约为1/100 000。

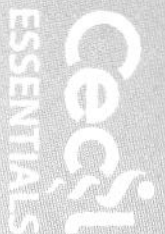

2.病理学

本病由糖或糖原代谢相关的酶基因突变所致。肌活检通常显示肌膜下糖原聚集。

3.临床表现

酸性麦芽糖酶缺陷症有出现呼吸及心脏受累的重症婴儿型，以及起病时伴有膈肌受累的缓慢进展的成人肌病型；随访呼吸受累评估非常重要。然而，McArdle病表现为运动相关的严重的发作性肌痉挛和关节挛缩；病程晚期出现持续性的肌病表现。许多患者出现“二阵风”现象，在短时间休息后可以继续之前的运动。

4.诊断和鉴别诊断

由特征性的肌活检提示诊断，继而由相关酶学检测或特异性基因突变检测确诊。该病的鉴别诊断包括其他糖原贮积症、脂类代谢障碍及线粒体病。

5.治疗

婴儿型或成人起病的酸性麦芽糖酶缺陷症是唯一由美国FDA批准酶替代治疗的糖原贮积症。其他糖原贮积症的治疗为支持性的。

6.预后

大多数此类疾病的重症婴儿型为累及多个器官系统的致死性疾病。相对轻型的成人肌病型也很常见。

（二）脂肪酸代谢疾病

脂肪酸代谢疾病与糖及糖原代谢疾病不同，该病为脂肪酸的酶降解异常所致。许多患者在儿童期因饥饿出现低酮体性低血糖而诱发发作性脑病。血脂肪酸代谢筛查经常显示出肉碱下降而长链脂肪酸成分增加，其改变取决于是参与极长链、长链还是中链脂肪酸代谢的酶基因突变。成年患者通常表现出运动不耐受、肌红蛋白尿及可能出现肢带分布的肌病症状。发病率最高的脂肪酸代谢障碍疾病为肉碱棕榈酰转移酶Ⅱ缺乏症。该疾病谱系涵盖新生儿致死型至表现为因高强度运动、发热或饥饿所诱发的肌痛、复发性肌红蛋白尿的成人型。通过检测发现骨骼肌肉碱棕榈酰转移酶活性下降可诊断该病。

（三）线粒体肌病

1.定义和流行病学

线粒体肌病可在任何年龄起病，表现为程度不一的肌无力，导致多系统受累，可出现多种不同的遗传方式。该病因线粒体基因或核基因突变导致参与正常线粒体功能所需的酶活性异常所致。线粒体病总体发病率约为1/8500；然而，每个单独的线粒体病综合征的发病率则很低，其发病率从数例报道至（1～6）/100 000。

2.病理学

该病的突变基因可以来自线粒体DNA（以母系遗传方式遗传）或核基因DNA（以常染色体显性、常染色体隐性或X连锁方式遗传）。线粒体肌病导致呼吸链之前的生化缺陷（涉及基质转运及利用）及呼吸链过程的生化缺陷。肌活检病理为肌纤维出现异常的线粒体。病理上，这些肌纤维出现“破碎红”样外观（trichrome染色）及环氧化酶（COX）染色出现阴性肌纤维。

3.临床表现

尽管不同线粒肌体病临床表现有很多差异性，通常线粒体肌病有如下特征：缓慢进展的肌病与肌痛在运动或疾病时诱发加重；上睑下垂，伴或不伴有眼外肌麻痹。

4.诊断和鉴别诊断

该病的诊断基于临床病史，血乳酸水平（静息状态时升高），以及特征性性的骨骼肌活检病理。最终由线粒体或核基因检测确诊。

5.治疗

该病的治疗主要为支持性辅助治疗，涉及多系统损害的评估，如糖尿病、心脏受累、眼肌受累及听力丧失。多种药剂曾试用于线粒体肌病的治疗，如辅酶Q_{10}、肌酐及肉碱；然而，一项Meta分析显示没有明确证据支持上述治疗有效。有氧运动可能有助于降低疲乏感及增加骨骼肌运动功能，但尚缺乏大型研究证实其有效性。

6.预后

该病的严重程度及预后部分取决于异常线粒体DNA的载量及多系统受累的程度。部分临床综合征有更明确的预后将单独描述。

九、骨骼肌离子通道病

由编码骨骼肌离子通道的基因突变所致的疾病称为骨骼肌离子通道病；大致分为非肌营养不良性肌强直及周期性瘫痪两大类。此类疾病多数为常染色体显性遗传，伴有发作性症状，常由温度或某种食物诱发。

（一）非肌营养不良性肌强直

1.定义和流行病学

非肌营养不良性肌强直是由骨骼肌氯离子通道（位于7号染色体的*CLCN1*基因）或钠离子通道（位

于17号染色体的*SCN4A*基因）突变所致，患者骨骼肌兴奋性增加，出现肌强直。该病世界范围内总体发病率约为1/100 000。

2.病理学

氯离子通道基因突变后导致功能丧失。超极化氯离子通道传导功能丧失导致在重复肌肉收缩时T管系统的钾离子积聚不能被有效抑制，从而导致肌膜的持续去极化。另外，钠离子通道基因突变改变了快或慢钠通道的失活，抑或钠通道激活曲线的超极化转变，继而引起异常的去极化钠流。

3.临床表现

非肌营养不良性肌强直常伴有肌强直，表现为查体时骨骼肌收缩后放松延迟现象。当患者遵嘱用力握拳或使劲闭眼后出现松开困难。当敲击鱼际肌或伸腕肌后出现隆起然后放松延迟。肌电图出现特征性肌强直放电，其特点为运动单位电位波幅与频率出现先增加后下降的过程，扬声器放大后声音听起来像俯冲的轰炸机或摩托车发动机声。通常在10岁左右起病，患者可能出现特征性骨骼肌肥大。氯离子通道突变可以是显性遗传或隐性遗传，患者反复活动后肌强直现象减轻为其特点。钠离子通道相关肌强直通常更多累及眼轮匝肌，可能出现反复活动后反而加重的现象（副肌强直）。

4.诊断和鉴别诊断

该病的诊断基于家族史，体检时发现肌强直现象及肌电图检测。由基因检测确诊。其鉴别诊断包括强直性肌营养不良及其他原因继发的肌强直（其他肌病及药物相关的肌强直；可能诱发肌强直的药物有他汀类、烟酸衍生物及秋水仙碱等）。

5.治疗

非肌营养不良性肌强直的治疗为非突变特异性的钠通道阻滞剂，包括美西律（一种ⅠB类抗心律失常药物）为一线用药，苯妥因、普鲁卡因胺及氟卡尼也曾临床试用。一些类型的钠通道性肌强直对于碳酸酐酶抑制剂乙酰唑胺有治疗反应。

（二）周期性瘫痪

1.定义和流行病学

周期性瘫痪为钙通道（位于1号染色体的*CACN1AS*基因）、钠通道（位于17号染色体的*SCN4A*基因）、钾通道（位于17号染色体的*KCNJ2*基因）突变所致肌膜去极化后不能被兴奋而引起的发作性肢体瘫痪。原发性周期性瘫痪的总体发病率超过1/100 000，不同亚型的发病率在1/（10万～100万）。

2.病理学

高钾型周期性瘫痪为钠通道基因突变引起持续性钠内流；取决于钠通道失活电位时肌膜去极化状态可导致肌强直或肌瘫痪。低钾性周期性麻痹由在低钾状态下异常的离子通道门和心电流引起去极化电流大于超极化钾电流所致。Andersen-Tawil综合征为钾离子内流调节功能丧失所致。

3.临床表现

周期性瘫痪的共同点为发作性四肢瘫痪，常在运动后休息时出现，或晨起出现。伴有细胞外钾离子浓度改变。高钾型周期性瘫痪为钠通道基因突变所致，患者细胞外钾浓度可以升高或正常，可由高钾饮食诱发加重。低钾型周期性瘫痪发作时伴有细胞外钾浓度减低，由高碳水化合物饮食、应激、饮酒或运动后休息诱发加重。Andersen-Tawil综合征为钾内流调节基因突变所致，特征性临床表现包括发作性迟缓瘫，体貌畸形（宽眼距、窄下颌、耳位低、第5指屈曲、第2及第3趾并趾畸形）及多形室速。

4.诊断和鉴别诊断

该病的诊断基于家族史和临床病史，由肌电图支持，最终由基因检测确诊。

5.治疗

所有类型的周期性瘫痪在出现力弱早期轻微的运动可能阻止四肢瘫的发作。急性发作期的治疗包括补充碳水化合物（高钾型周期性瘫痪）或补钾治疗（低钾型周期性瘫痪）。对于所有类型的周期性瘫痪的预防性治疗可考虑碳酸酐酶抑制剂乙酰唑胺。

十、获得性肌病

与遗传性肌病不同，获得性肌病通常继发于其他疾病，如中毒、炎性免疫性或感染性。病理改变可能是特征性的，且并非由骨骼肌相关蛋白基因突变所致。临床上，其起病为急性或亚急性过程。治疗主要为消除诱发因素。

（一）炎性肌病

特发性炎性肌病可以分为皮肌炎/多发性肌炎、散发性包涵体肌炎（表122-9）。

1.皮肌炎/多发性肌炎

（1）定义和流行病学：皮肌炎/多发性肌炎（DM/PM）为获得性特发性骨骼肌肌病，其特点为炎性免

表122-9 特发性炎性肌病

肌病	性别	典型起病年龄	肌无力分布	肌酸激酶	肌活检	对免疫治疗的反应
皮肌炎	女性＞男性	儿童期与成人	近端＞远端	升高(高达50×正常)	束周萎缩，炎症反应，毛细血管补体沉积	是
多发性肌炎	女性＞男性	成人	近端＞远端	升高(高达50×正常)	肌内炎症；炎细胞浸润非坏死肌纤维	是
散发性包涵体肌炎	男性＞女性	老年(＞50岁)	近端及远端；腕屈、指屈及伸膝肌群易早期受累	升高(＜10×正常)	肌内炎症，镶边空泡；电镜：15～18nm的管丝包涵体	否

疫性过程，患者出现程度不一的对称性肢体近端力弱，伴随肌酸激酶升高，肌电图出现易激惹表现。总体年患病率约为1/100 000。

(2)病理学：皮肌炎有特征性的骨骼肌病理改变，包括束周萎缩、血管周围炎细胞浸润、毛细血管周围膜攻击复合物阳性(图122-1D)。与之不同的是，多发性肌炎出现肌内炎细胞浸润，伴有炎细胞浸润非坏死肌纤维，而没有其他病理改变。

(3)临床表现：皮肌炎有儿童期与成人期两个发病年龄高峰，表现为急性起病或隐匿进展的肢体近端肌无力伴有疼痛，出现特征性的皮肤改变；皮肤改变包括淡紫色皮疹、披肩征(V形分布于颈部的紫红色斑丘疹)、Gottron结节(手或手指伸侧分布的红斑样丘疹)及技工手(手背或手心出现干燥皲裂改变)。与之不同的是，多发性肌炎多是排除性诊断，成年起病，多没有伴随的皮肤改变。肌痛在多发性肌炎更常见。多发性肌炎/皮肌炎患者均可出现呼吸系统受累、吞咽困难与心肌病。多发性肌炎/皮肌炎可能伴发恶性肿瘤(皮肌炎较多发性肌炎相对更高发)，因此推荐对该病患者进行恶性肿瘤筛查，特别是40岁以上的患者。

(4)诊断和鉴别诊断：该病的诊断基于临床病史、查体所见，结合肌电图改变提示易激惹现象(如纤颤电位和正锐波)，以及特征性骨骼肌活检改变。这两种炎性肌病都可伴有自身免疫抗体阳性(如ANA)。最有价值的为抗Jo-1抗体，此抗体阳性患者多伴有肺部受累。

(5)治疗：多发性肌炎/皮肌炎的一线治疗均为泼尼松。激素替代的免疫抑制剂治疗(如甲氨蝶呤、硫唑嘌呤)通常会给需要长期治疗的患者加用，以减少泼尼松所需剂量或完全替代激素治疗。对于传统治疗无效的患者，静脉滴注免疫球蛋白或利妥昔单抗可能有效。

(6)预后：多数患者对免疫抑制剂治疗有效。

2.散发性包涵体肌炎

(1)定义和流行病学：散发性包涵体肌炎(S-IBM)是成年晚期起病(男性较女性高发)的缓慢进展的特发性骨骼肌疾病，骨骼肌活检出现炎症反应及特征性病理改变。该病为年龄超过50岁的患者中最常见的炎性肌病，发病率约为3.5/100 000。

(2)病理学：骨骼肌活检病理出现类似多发性肌炎的肌内炎性细胞浸润及炎细胞浸润非坏死肌纤维。IBM特征性的改变为线粒体异常形成镶边空泡及电镜下可见15～18nm的管丝包涵体。

(3)临床表现：S-IBM通常在50岁以后起病，表现为缓慢进展的、常为不对称性肌无力，起病初期肌无力受累分布特点为上肢远端(远端指屈肌)及股四头肌的力弱萎缩。该病可进展累及几乎所有肌群，伴有高达70%的患者出现吞咽困难。

(4)诊断和鉴别诊断：该病的诊断基于临床病史、查体和特征性骨骼肌病理改变。主要需与其他的特发性炎性肌病及晚发的遗传性肌病(其中包括遗传性包涵体肌病)相鉴别。

(5)治疗：与其他炎性肌病不同，IBM对免疫抑制治疗无效。其治疗主要为对症支持。

(6)预后：多数S-IBM患者在超过10～15年病程后进展为需轮椅代步。吞咽困难可能是致命性的。

(二)感染性肌炎

上呼吸道流感病毒感染可导致急性病毒性肌炎。在出现常见的流感相关肌痛的基础上，患者出现骨骼肌疼痛，近端肢体力弱，肌酶升高。该病为自限性的，但严重患者常伴有肌红蛋白尿，偶伴随肾衰竭。其他病毒感染也可能并发出现类似的综合征。

人类免疫缺陷病毒感染者也可出现炎性肌病，其发生可以在获得性免疫缺陷综合征的早期或晚期。其临床表现与多发性肌炎类似。患者的症状可能经激素治疗改善。该病需与齐多夫定所致中毒性肌病相鉴别；中毒性肌病的治疗为将药物减量。虽然很罕见，结核可导致骨骼肌脓肿（脓性肌炎），可以伴发于肺结核、播散性结核患者。脓性肌炎可单发。

（三）内分泌或系统性疾病所致肌病

成年患者出现新发的肌无力症状均需进行甲状腺功能检测。甲状腺功能亢进患者常会有不同程度的肢体近端力弱，但力弱很少为甲状腺毒症的首发表现。甲状腺功能减退肌病患者常伴有肢体近端力弱、肌痛，骨骼肌肥大，腱反射放松延迟，以及血清肌酸激酶水平显著升高（高达100倍）。

过量的糖皮质激素水平可由内源性库欣综合征或外源性糖皮质激素摄入所导致。医源性糖皮质激素性肌病（或肌萎缩）是最常见的内分泌相关肌病。然而，骨骼肌力弱很少为库欣综合征的首发表现；事实上，所有的糖皮质激素性肌病常伴有导致骨骼肌无力的其他因素存在。该病治疗方法主要为将糖皮质激素减量到最低可能剂量。锻炼及充足营养素补充可预防或改善肌无力症状。

（四）中毒性肌病

多种药物被认为与骨骼肌损害相关，导致肢体近端力弱，肌酸激酶升高，肌电图显示肌源性损害，骨骼肌病理异常改变。在停药后症状通常有所改善。部分药物可导致急性起病、快速进展的骨骼肌破坏和肌红蛋白尿，特别是他汀及烟酸衍生物等降脂药物。部分患者使用他汀治疗后出现与3-羟甲基戊二酸单酰辅酶A还原酶（HMG-CoA）抗体相关的继发性自身免疫性坏死性肌病。

重症相关性肌病（CIM）又称为急性四肢瘫痪肌病，在重症监护患者中发生，通常在患者出现脱离呼吸机困难时发现。广泛的肌无力的发生常与长期每日使用大剂量静脉糖皮质激素或非去极化神经肌肉接头阻滞剂或两者联用有关。患者常有脓毒血症及多器官功能衰竭。诊断重症相关性肌病需行肌活检检查；电镜检查显示肌球蛋白重链缺失有助于确诊该病。其治疗为支持治疗及停用可能诱发加重的药物。

推荐阅读

Amato AA, Griggs RC: Overview of the muscular dystrophies, Handb Clin Neurol 101:1–9, 2011.

Jackson CE, Barohn RJ: A pattern recognition approach to myopathy, Continuum (Minneap Minn) 19(6 Muscle Disease):1674–1697, 2013.

Lemmers RJ, Tawil R, Petek LM, et al: Digenic inheritance of an SMCHD1 mutation and an FSHD-permissive D4Z4 allele causes facioscapulohumeral muscular dystrophy type 2, Nat Genet 44(12):1370–1374, 2012.

Matthews E, Fialho D, Tan SV, et al: The non-dystrophic myotonias: molecular pathogenesis, diagnosis and treatment, Brain 133(Pt 1):9–22, 2010.

Pfeffer G, Majamaa K, Turnbull DM, et al: Treatment for mitochondrial disorders, Cochrane Database Syst Rev (4):CD004426, 2012.

Statland JM, Bundy BN, et al: Mexiletine for symptoms and signs of myotonia in nondystrophic myotonia: a randomized controlled trial, JAMA 308(13):1357–1365, 2012.

Statland JM, Tawil R: Facioscapulohumeral muscular dystrophy: molecular pathological advances and future directions, Curr Opin Neurol 24(5):423–428, 2011.

Wheeler TM, Leger AJ, Pander SK, et al: Targeting nuclear RNA for in vivo correction of myotonic dystrophy, Nature 488(7409):111–115, 2012.

Wu F, Mi W, Burns DK, et al: A sodium channel knockin mutant (NaV1.4-R669H) mouse model of hypokalemic periodic paralysis, J Clin Invest 121(10):4082–4094, 2011.

Wu F, Mi W, Hernández-Ochoa EO, et al: A calcium channel mutant mouse model of hypokalemic periodic paralysis, J Clin Invest 122(12):4580–4591, 2012.

第123章

神经肌肉接头病

著 者 Emma Ciafaloni
译 者 娇毓娟 审校者 彭丹涛

神经肌肉接头病是因为神经肌肉接头处信号传递障碍引起的一组疾病，包括自身免疫(如重症肌无力、兰伯特-伊顿综合征)、遗传(先天性肌无力综合征)或中毒(肉毒中毒、有机磷农药中毒)等病因导致的多种疾病。

一、重症肌无力

(一)概念、流行病学和病理学

重症肌无力(MG)是一种少见的自身免疫性疾病，主要由针对神经肌肉接头处突触后膜上的乙酰胆碱受体的抗体(AChR-Ab)导致。各年龄均可发病，但更多见于40岁以下的女性和50岁以上的男性。发病率约为20/10万。患MG的母亲生育的婴儿中大概有12%会罹患一过性新生儿MG，主要是由母体血液中致病性的AChR-Ab经胎盘传递给胎儿所致。MG患者中约10%伴有胸腺瘤，65%伴有胸腺增生。

(二)临床表现

MG主要表现为骨骼肌易疲劳，症状具有波动的特点，肌肉的易疲劳性可以仅限于眼外肌(眼肌型MG)，也可累及四肢、咀嚼、吞咽和呼吸等肌群(全身型MG)。大多数患者的首发症状是眼部症状，如视物模糊、复视、上睑下垂等，有15%的患者以球部症状起病，即表现为声音嘶哑、吞咽困难、气短等，还有以肢体乏力起病者。上睑下垂通常是两侧不对称的。15%～20%的MG患者会出现肌无力危象，这是真正的神经科急症，表现为吞咽困难、呼吸衰竭，这样的病情往往需要在ICU进行气管插管、呼吸机辅助呼吸和(或)鼻饲。

(三)诊断和鉴别诊断

MG的诊断依靠临床病史、体格检查和证实性试验。冰袋试验是一种简单且相对敏感的临床检查方法，可用于鉴别MG或其他病因导致的上睑下垂。让患者闭眼，将冰袋敷于下垂侧的上睑2min，如果之后测量的睑裂较冰敷之前增大2mm以上，则支持MG的诊断。

依酚氯铵(滕喜龙)是一种短效的胆碱酯酶抑制剂，静脉应用可改善MG患者的临床表现。缓慢静脉注射滕喜龙2～10mg，2～5min后在受累肌肉如果能观察到肯定的肌疲劳改善，则判断滕喜龙试验阳性。试验时应当同时应用阿托品，用来拮抗滕喜龙可能引起的心率减慢和低血压。应当注意的是，滕喜龙试验在其他疾病也可能表现阳性结果。

电生理检查典型的表现是3Hz的重频电刺激时复合肌肉动作电位(CMAP)的波幅递减超过10%，50%～75%全身型MG患者可以有此改变，但在眼肌型MG患者仅不到50%有改变。单纤维肌电图(SFEMG)是诊断MG最敏感的检查，99%全身型和97%眼肌型MG患者可以在受累肌肉检查到Jitter增宽和阻滞表现。但单纤维肌电图通常仅在一些专业的电生理检查室开展。

约80%全身型、50%眼肌型MG患者的血清AChR抗体检测阳性，AChR抗体阴性的MG患者中有一部分可检测到MuSK抗体，通常更多见于男性患者。

MG患者应进行胸部CT检查来除外胸腺瘤。很多MG患者还会伴有甲状腺疾病，因此应该常规进行甲状腺功能检查。电生理和血清抗体检查有助于和其他疾病进行鉴别，包括运动神经元病、兰伯特-伊顿综合征和吉兰-巴雷综合征等。

（四）治疗

对大多数MG患者来说，每4h口服溴吡斯的明30～60mg可缓解症状，可单独应用溴吡斯的明治疗单纯眼肌型和症状轻微的全身型MG患者，对于症状更重的患者需要结合免疫抑制剂来治疗。泼尼松可以改善肌无力症状，但仅建议短期应用，因为长期大量使用的副作用较大。硫唑嘌呤和吗替麦考酚酯可长期用药，以减少或免除激素治疗。血浆置换和静脉注射丙种球蛋白可用于严重的全身肌无力、延髓麻痹、肌无力危象或对口服免疫抑制剂无效的患者。伴有胸腺瘤的MG患者应当进行胸腺摘除手术，也推荐非胸腺瘤的自身免疫性MG患者摘除胸腺，有利于病情在更大程度上缓解，而对于大于60岁的老年MG患者，需慎重权衡利弊是否进行胸腺手术。有些药物可能加重MG的病情或是成为促使MG发病的危险因素之一（表123-1）。

（五）预后

大多数MG患者经过正确治疗后症状可以改善，病情可较长时间处于缓解状态。大约10%的MG患者属于难治性，即使应用各种治疗措施仍有不同程度的肌无力、肌疲劳症状。目前MG总体死亡率小于5%。

表123-1 重症肌无力禁忌用药

MG患者应避免使用的药物	
D-青霉胺	可导致MG
α干扰素	可导致MG
肉毒毒素	可阻断神经肌肉接头处的传递
MG患者需谨慎使用的药物（用药期间需监测MG症状是否加重）	
某些抗生素（其他抗生素也可使个别MG患者肌无力症状加重）	尤其是氨基糖苷类、泰利霉素、环丙沙星等喹诺酮类
镁制剂	某些泻药、抗酸药含有镁盐
神经肌肉阻滞性药物（仅限熟悉MG的麻醉师使用）	琥珀酰胆碱、维库溴铵等
奎宁、奎尼丁、普鲁卡因胺	
受体阻滞剂	普萘洛尔、马来酸噻吗洛尔滴眼液
钙通道阻滞剂	
碘造影剂	

二、兰伯特-伊顿综合征

（一）概念、流行病学和病理学

兰伯特-伊顿综合征（LEMS）是一种获得性、由P/Q型电压门控钙离子通道（VGCC）的自身抗体导致的神经肌肉接头处突触前膜疾病。P/Q型VGCC抗体能够导致突触前膜神经末梢部位的钙离子内流减少，从而引起乙酰胆碱释放障碍、神经肌肉接头的传导异常。大约60%的LEMS与恶性肿瘤相关，小细胞肺癌尤其常见，LEMS可以在肿瘤发现之前即出现临床表现，最长的间隔甚至长达3年。LEMS罕见，男性比女性多发（男女比例3∶1）。

（二）临床表现

无论什么情况下，如果出现肌肉无力、口干、腱反射降低或消失这三主征均应该怀疑LEMS。患者通常表现为躯干和肢体近端肌肉的无力或疲劳，下肢较上肢症状明显。通常表现为行走困难，而构音障碍、吞咽困难和眼外肌麻痹（包括上睑下垂、视物模糊和复视）等症状比MG的出现率要低。腱反射降低或消失，部分患者在被检肌肉活动后可有短暂的腱反射增强。约75%的患者有自主神经功能障碍（口干、勃起功能障碍、泌汗减少、直立性低血压、瞳孔对光反射迟缓等）表现。

（三）诊断和鉴别诊断

几乎所有副肿瘤性和90%非副肿瘤性LEMS患者的血清P/Q型VGCC抗体阳性。电生理检查如果在远端手部肌肉查到CMAP波幅降低、大力收缩10s或高频重频电刺激（强直后易化）使CMAP波幅增高至少100%，或低频重频电刺激后CAMP波幅降低超过10%均可以帮助确诊。诊断LEMS的患者应常规行胸部CT筛查肺癌，尤其是有吸烟史或50岁以上的患者。LEMS和MG可以通过电生理检查和抗体测定进行鉴别。

（四）治疗

应用3,4-二氨基吡啶（又称阿米吡啶或吡啶-3,4-二胺）进行对症治疗是改善LEMS肌肉力量的最有效方法，每3～4h应用5～10mg，每日最大剂量可达80～100mg。日剂量60mg以下时副作用很少，给药数分钟后可出现肢体末端和口周感觉异常，多数于15min内自动缓解。癫痫患者禁用。目前FDA并未批准3,4-二氨基吡啶在美国应用,但在一些特殊的神经肌肉病中心可以得到此药。也可用溴吡斯的明每4h 60mg口服来改善症状。对3,4-二氨基吡啶和溴吡斯的明都无法有效改善症状的患者,建议使用激素、硫唑嘌呤或吗替麦考酚酯等免疫抑制剂治疗。血浆置换和静脉注射丙种球蛋白也被用于肌无力严重的患者。如发现肿瘤,也应进行相应治疗。

(五)预后

副肿瘤性LEMS的预后主要取决于并发的肿瘤,并发LEMS的小细胞肺癌患者往往比不伴发LEMS者生存期长。如果治疗得当,非副肿瘤性LEMS预后相当好,尽管患者可能还会有不同程度的肌无力,但基本不影响寿命。

三、肉毒中毒

(一)概念、流行病学和病理学

肉毒中毒是一种罕见的、可致死性疾病,是由产孢子菌——梭状肉毒杆菌的神经毒性作用导致的麻痹性疾病。肉毒杆菌毒素能够与突触前膜神经末梢发生不可逆的结合,从而抑制乙酰胆碱的释放,阻断骨骼肌和自主神经的神经肌肉接头处的兴奋传导而引起麻痹。人类肉毒中毒包括以下3种情况:食物传播的肉毒中毒,最常由家庭制作的罐头食品导致;伤口肉毒中毒,患者大多数是黑焦海洛因的“瘾君子”;婴儿肉毒中毒,通常发生在出生后第2个月,多由肉毒杆菌在小肠定植导致。食物传播的肉毒中毒曾在监狱服刑人员中暴发,主要因摄入在监狱内违法制作的含酒精饮料“Pruno”导致。美国每年大概有145例肉毒中毒病例,其中15%由食物传播导致,65%是婴儿肉毒中毒,20%是伤口肉毒中毒。

(二)临床表现

肉毒中毒的典型表现是下行性的对称性软瘫,首发症状通常是视物模糊或复视、上睑下垂、吞咽困难、口干、声音嘶哑和肌肉无力。大多在摄入被感染食物18~36h以后逐渐出现上述症状。

当婴儿出现进食差、吸吮无力、便秘、瞳孔散大、哭声低微、肌张力降低、呼吸困难等表现时,应怀疑肉毒中毒。感觉系统查体和精神状态均正常。

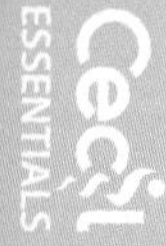

(三)诊断和鉴别诊断

一旦有任何疑诊肉毒中毒的病例,必须立即向公共卫生部门报告。当地健康部门和CDC实验室会通过检测血清、粪便、胃液或伤口分泌物等标本来确定诊断。神经电生理检查也可以帮助确诊,有持久的至少波幅增加20%的CMAP强直后易化,低频重频电刺激波幅递减超过10%,或单纤维肌电图显示Jitter增宽或阻滞等均支持诊断。肌电图还可以帮助对肉毒中毒、吉兰-巴雷综合征和重症肌无力进行鉴别诊断。

(四)治疗

对疑诊患者应立即重症监护支持,采取机械通气和胃肠外营养,这对于降低死亡率非常重要。在发病的24h内定期应用马源肉毒抗毒素可以遏制麻痹进展并缩短病程。可通过当地健康部门获得CDC提供的抗毒素。小于12个月的婴儿不能喂食蜂蜜,就是因为蜂蜜内可能含有梭状肉毒杆菌。

(五)预后

未经治疗的肉毒中毒致死率约为60%。在过去的50年间,肉毒中毒的死亡率已经由50%下降至3%~5%。肌力的改善和恢复一般需要数月。

四、有机磷中毒

有机磷复合物是一类最常用的农用杀虫剂,也被用来生产化学武器。即使接触很小量的有机磷都可能危及生命,中毒者通常因呼吸衰竭致死。有机磷能够抑制胆碱酯酶,从而导致乙酰胆碱在胆碱能受体处蓄积,引起整个神经系统胆碱能纤维的持续性兴奋。人类有机磷中毒需要联合应用抗毒蕈碱类药物(如阿托品)、吡啶肟类胆碱酯酶重活化剂(如1-甲-2-吡啶甲醛肟盐、双解磷、双复磷和HI-6等)和苯二氮䓬类药物来治疗。

关于该主题的深入讨论,请参阅《西氏内科学》(第25版)第422章“神经肌肉传递障碍类疾病”。

推荐阅读

Gronseth GS, Barohn RJ: Practice parameter: Thymectomy for autoimmune myasthenia gravis (an evidence-based review),

Neurology 55:7–15, 2000.

Palace J, Newsom-Davis J, Lecky B: A randomized double-blind trial of prednisolone alone or with azathioprine in myasthenia gravis, Neurology 50:1778–1783, 1998.

Passaro DJ, Werner SB, McGee J: Wound botulism associated with black tar heroin among injecting drug users, JAMA 279(11):859–863, 1998.

Pascuzzi RM, Coslett HB, Johns TR: Long-term corticosteroid treatment of myasthenia gravis: report of 116 patients, Ann Neurol 515:291–298, 1984.

Sobel J, Tucker N, Sulka A: Foodborne botulism in the United States, 1990-2000, Emerg Infect Dis 10:1606–1611, 2004.

Tim R, Massey J, Sanders D: Lambert-Eaton mysthenic syndrome: electrodiagnostic findings and response to treatment, Neurology 54:2176–2178, 2000.

Underwood K, Rubin S, Deakers T: Infant botulism: a 30 year experience spanning the introduction of botulism immune globulin intravenous in the intensive care unit at Children's Hospital Los Angeles, Pediatrics 120(6):1380–1385, 2007.

Vugia DJ, Mase SR, Cole B: Botulism from drinking pruno, Emerg Infect Dis 15:69–71, 2009.

Wirtz P, Lang B, Graus F: P/Q-type calcium channel antibodies, Lambert-Eaton myasthenic syndrome and survival in small cell lung cancer, J Neuroimmunol 164:161–165, 2005.

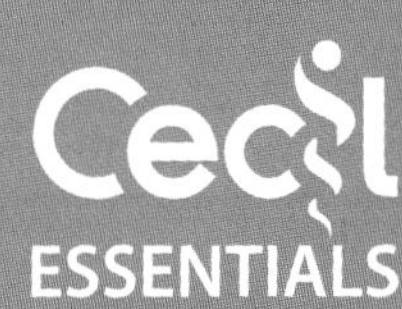

第十七部分

老年病学

第124章
老年患者

著　者　Mitchell T. Heflin　Harvey Jay Cohen
译　者　金江丽　审校者　彭丹涛

一、引言

20世纪美国65岁以上人口逐渐增加，从最初的300万到2013年已经接近4500万，占总人口的13%。同期85岁以上的人口增长迅速，从1900年的10万到2013年近600万。预计到2030年，65岁以上的人口将达到7200万，刚好超过总人口的20%；其中约1000万超过85岁（图124-1）。国家老龄化研究所和美国国务院的一份报告指出，这种现象并不仅仅出现在美国。全球65岁以上人口的百分比在未来25年内将增长25%～50%，在发展中国家增长率将高达140%。

世界人口的老龄化无形中迫使所有的医疗卫生工作者必须具备老年医学资质，即一种评估、预防和治疗老年疾病的临床科学能力。首先，掌握老年医学需要从多水平理解老年疾病，包括流行病学、生物学和临床。医疗卫生工作者必须了解老龄化对某些特定疾病临床表现和易患性的影响，确定照护目标和选择治疗策略。此外，对老年人的照护需要多元化的

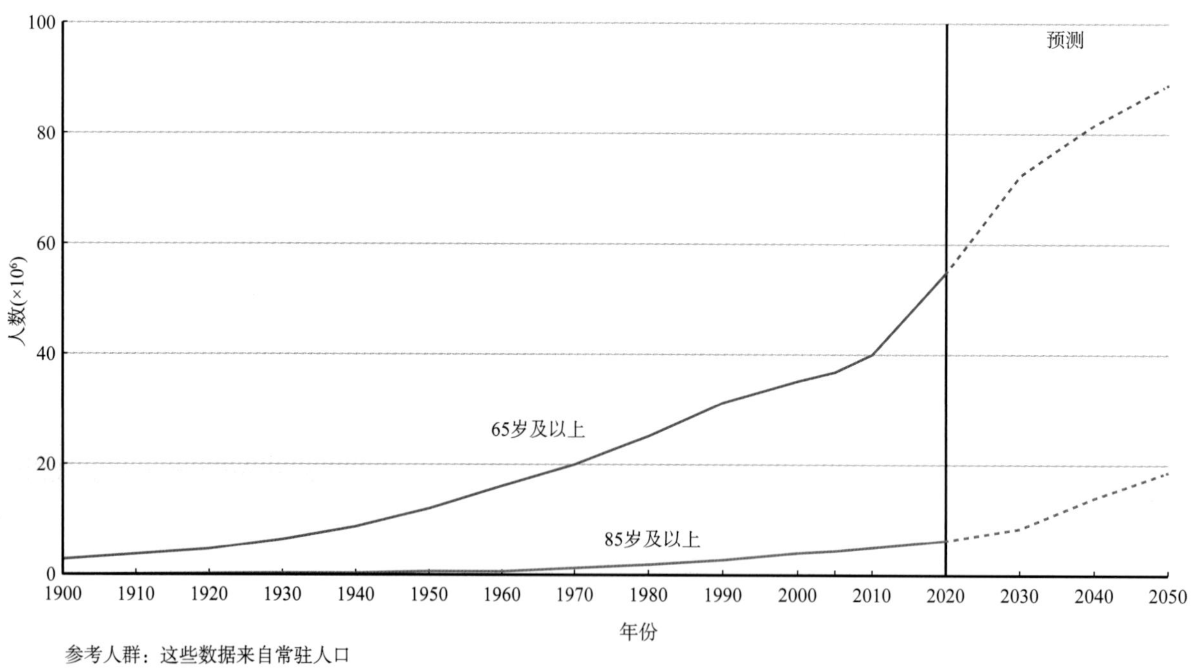

图124-1　显示按年龄分组的65岁及以上、85岁及以上老人的人数，为1900～2010年人数和预测的2010～2050年人数（资料来源：Federal Interagency Forum on Aging-Related Statistics: Older Americans 2012: key indicators of well-being. Federal Interagency Forum on Aging-Related Statistics, Washington, D.C., 2012, U.S. Government Printing Office.）

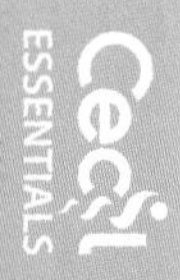

途径，包括个人、家庭和社区资源。最后，老年病学的实践需要一个完整的照护系统，即来自不同医疗机构（家庭护理、医院和长期照护机构）的多学科团队。本章将介绍老年医学和老年照护的基本要点。

二、衰老流行病学

大多数专家认为，老年人口的快速增长反映了20世纪医疗保健的成功。弗里斯在他具有里程碑意义的文章中将人类寿命的延长归因于消除了早产儿死亡，尤其是新生儿死亡。公共卫生其他方面也取得了进步，包括充足的营养和住房供给，安全的饮用水，免疫接种的实施和抗生素的使用。这些进步降低了儿童期和成年早期的死亡率，使更多人能存活到晚年。20世纪生存曲线整个图形的形状发生了显著变化：从1900年接近线性转化为90年代的矩形曲线，大部分死亡集中在老年期（图124-2）。这一时期的出生预期寿命从47岁大幅上升到近77岁，且有高达10%存活到95岁，但人类最长寿命并不像平均预期寿命一样在不断增长，而是保持非常稳定。

三、衰老生物学

人类最长寿命相对稳定的特质恰恰反映了人体对抗衰老压力时在细胞、组织和器官水平的极限性。所有的细胞类型和器官系统都会有年龄相关的功能上的改变。例如，心率或激素分泌的波动幅度减小说明组织和器官功能的变异性减小。器官系统随时间推移表现出可预测的功能下降，尤其是应对压力时表现得最明显。这些系统反应的速度和恢复的能力将会越来越慢，最终导致应对稍超越正常范围的任何应激的能力受损。这种保持和恢复体内稳态的能力逐步下降的现象可以理解为随着老化的进程，多器官系统可用的储备能力稳定地衰减（图124-3）。此时，个体的功能在不存在应激事件时可以表现正常，可是一旦出现压力事件如急性疾病，就会超出其修复能力，导致功能受损，难以恢复健康，甚至导致最糟糕的结局，即死亡。

四、衰老理论

科学研究者提出了一些可能的衰老理论，主要分为两大类。误差或损伤理论，认为老化是由于受到有害因素的持续影响，而机体对这种损害做出应对或修复的能力不断下降。程序性衰老理论推测遗传和发育因素是决定生物体的生命过程和最大年龄的最重要决定因素。实际上，生物学衰老可能反映了许多不同影响因素的复杂的综合性结果。

衰老的自由基理论提出生物氧化代谢过程进行

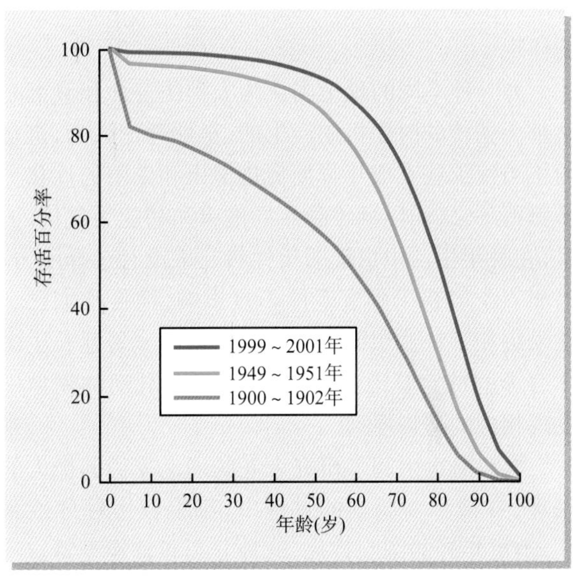

图124-2 按年龄存活的百分率。1900～1902年由各州死亡登记系统跟踪的数据，1949～1951年及1999～2001年由国家死亡登记系统跟踪的数据（资料来源：Arias E, Curtin LR, Wei R: Vitality and aging: implications of the rectangular curve, San Francisco, 1981, WH Freeman.）

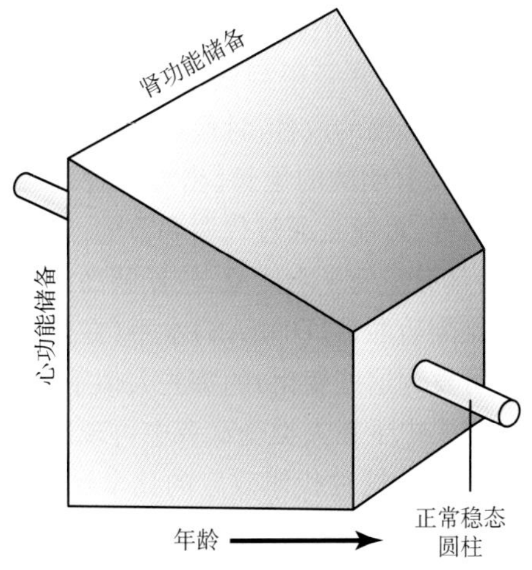

图124-3 稳态储备减少的经典示意图（资料来源：Fries J, Crapo LM: Vitality and aging: implications of the rectangular curve, San Francisco, 1981, WH Freeman.）

的同时，会产生一些高活性的化合物，它们是生物氧化过程的副产品，称为氧自由基，其损害蛋白质、DNA和脂质。分子损伤导致细胞功能障碍，并最终导致组织和器官损伤。第二种理论认为葡萄糖相关分子在蛋白质上的积累会导致蛋白质功能障碍和降解。这些“糖基化”分子随时间累积越来越多，导致组织器官水平的功能受损。理论支持者认为糖尿病患者中常出现的许多慢性问题都是这种现象的重要性的体现。

另一种不同的理论则认为人类的寿命和衰老是由基于遗传的时序机制产生的。早期理论认为，进化的压力使那些在成年早期促进健康和繁殖的性状更易保留下来，但以牺牲晚年的健康和功能为代价。而且，在晚年生活中出现的负性状几乎没有选择压力，因而人类容易受到衰老的不良影响。遗传学家已经在果蝇和某些线虫的物种中鉴定出能显著延长生命体寿命的特定基因。目前正努力在哺乳动物模型中发现相似的遗传序列。

端粒酶也引起了研究衰老的理论家们的极大的兴趣。在被称为凋亡的过程中，细胞经历程序性死亡，被更年轻的细胞替代。这种分裂和替换受特定细胞系固有的代数限制(Hayflick现象)。当位于染色体末端的端粒被耗尽时，细胞衰老和死亡最终发生。端粒酶防止端粒缩短并且可以增加细胞分裂的重复次数，从而延长生物体的寿命。当然，相应的风险就是“永生”，恶性肿瘤的风险增加。

热量限制(CR)或有目的地减少食物摄取是唯一能延长某些实验动物模型最大寿命的干预措施。在大鼠试验中，摄入的热量降低40%可使平均寿命增加20个月。参与热量限制试验的恒河猴在15年后似乎有代谢标志物的改善，且疾病负担低于对照组，但是寿命并没有明确的延长。出现这种现象的具体机制并不明确，可能是通过代谢调节的。在人类的观察研究中，具有较低平均体温，较低胰岛素水平和较高脱氢表雄酮硫酸盐(DHEAS)水平(在热量限制的猴子中也可发现这些变化)的那些人似乎存活更久。目前的研究集中于在人类受试者中再现这种现象并探索模拟或介导这种代谢效应的化学试剂，包括白藜芦醇和去乙酰化酶。

为了理解随年龄增长个体应对衰老生理压力的能力的变化，还必须检查器官系统水平的变化。表124-1显示了系统变化的概观。显而易见，虽然正常衰老本身不构成一个诊断，但它确实是疾病和失能的肥沃的基础土壤。

五、衰弱表型

衰老的生物变化意味着人类晚期生活中对疾病和功能减退的易损性增加——这种状态通常被称为“衰弱”。最近的研究提出了衰弱的定义，超越传统的时序年龄、共病和失能的概念，旨在确定一个具有独立预测能力的独特的临床实体。目前存在两种流行

表124-1 与年龄相关的生理功能变化

器官系统	年龄相关的功能下降
特殊感觉	视力老化
	晶状体混浊
	听力下降
	味觉、嗅觉下降
心血管	收缩功能减弱
	心室僵硬度增加，充盈减少
	传导性减低
	收缩压升高
	压力感受器功能下降
呼吸	肺弹性下降
	每分最大自主通气量下降
	分泌物清除能力下降
	动脉氧分压下降
胃肠道	食管和结肠的动力下降
肾	肾小球滤过率下降
免疫	细胞介导免疫功能下降
	T细胞数目减少
	T抑制细胞增加
	T辅助细胞减少
	记忆细胞丢失
	已知免疫抗原的抗体滴度下降
	自身免疫功能下降
内分泌	应激引起的激素反应下降
	糖耐量减低
	雄激素和雌激素减少
	去甲肾上腺素反应减低
自主神经	禁水反应减弱
	压力感受器反射下降
	对低温的敏感性上升
周围神经	震动觉减弱
	本体觉减弱
中枢神经	处理速度和反应时间减慢
	语言流畅性下降
	学习新知识的能力下降
肌肉、骨骼	肌容积下降

的衰弱模型：一种模式更专注于以循环模式发生的一组生理变化；另一种模式则包含了生理标志物和疾病负担的测量。第一种模型中，“衰弱循环”将个体系统特异性变化联系在一起，并识别产生特定表型的关键事件或临床表现，包括非预期体重下降、虚弱、耐力差、行动缓慢和躯体活动降低(图124-4)。满足上述三个及以上现象可以定义为衰弱。此方法评定的衰弱能独立预测跌倒、活动能力下降，日常生活活动能力(ADLs)受损，住院和死亡。这种定义法确定了衰老相关疾病和失能之间相关性，并提供了防止功能衰退的一个可干预的靶点。然而，许多人仍然认为，该模型在临床工作中难以运用。

第二种模型即累积模型认为衰弱是由于个体不健康(或缺陷)指标的累积最终超过个体维持功能和健康的能力的结果。这种方法产生的衰弱指数能预测残疾和死亡。在一定程度上，这两种定义模型在一定程度上分别抓住了衰弱的复杂性和异质性，体现了健康和功能随衰老而下降的易感性。

六、老年人的临床照护

对医务工作者而言，照护老年人需要有坚实的内科学基础，同时还要理解衰老对健康影响的复杂性和异质性。老年人临床表现不典型，存在多种并发情况和功能下降，所以临床医生必须具有强的诊断技能，还必须善于观察非特异性状况，如运动、情绪、心理问题等，这些问题都会影响患者自我照护能力和安全性。老年人治疗策略的选择也存在独特的挑战性，通常需要仔细考虑个体化的照护目标，平衡药物和非药物干预措施。本章介绍老年患者综合评估的核心组成部分。

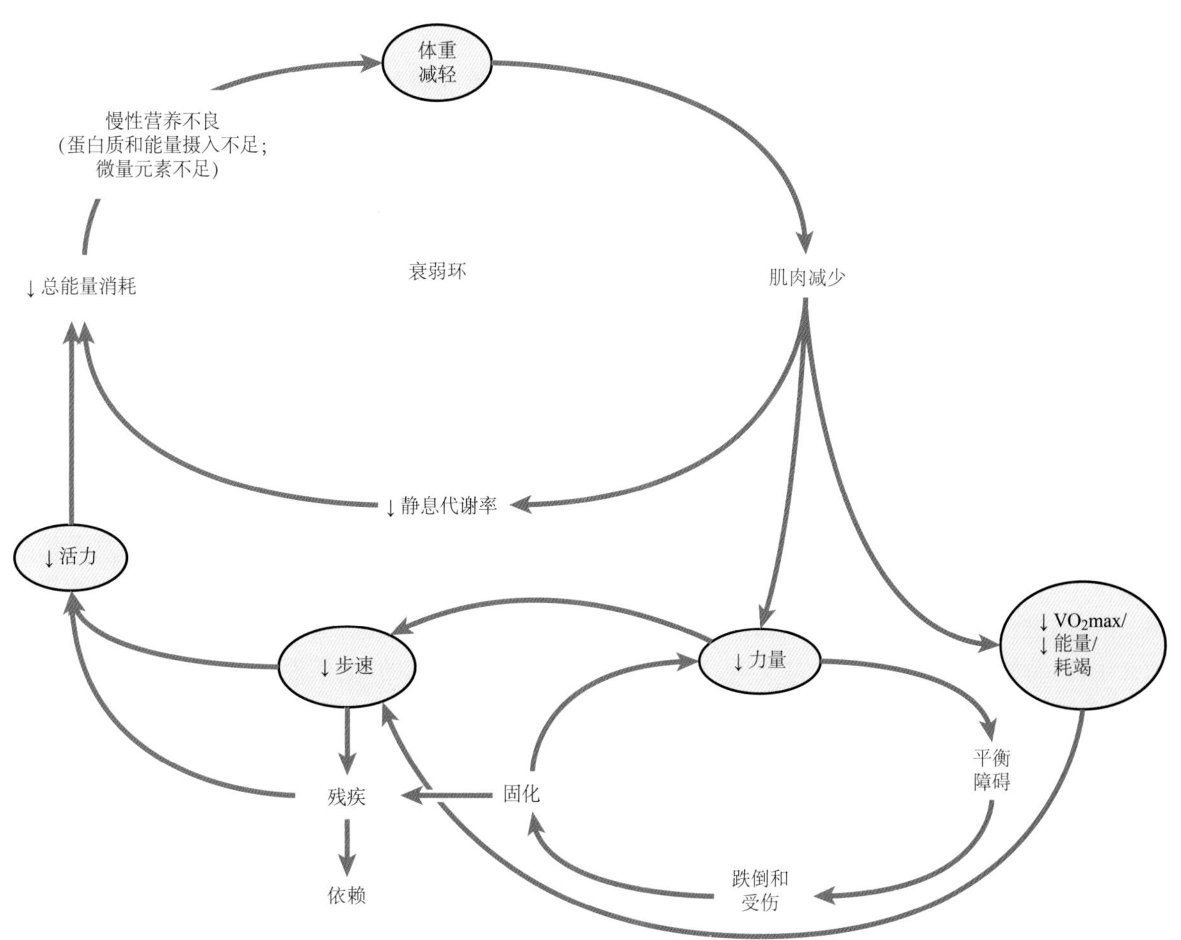

图124-4　衰弱环(资料来源：Xue QL, Bendeen-Roche K, Varadhan R, et al: Initial manifestations of frailty criteria and the development of frailty phenotype in the Women's Health and Aging Study II, J Gerontol A Biol Sci Med Sci 63: 984-990, 2008.)

七、共病、功能和预期寿命

随着年龄的增长和储备的减少，老年人患慢性疾病和相应功能衰退的比例增高。65岁以上老人中80%至少有一种慢性疾病，50%有两种或两种以上的合并症。其中，有一些合并症直接导致死亡率增高，如心脏病、癌症、卒中、肺病和阿尔茨海默病。然而，许多常见疾病主要危及老年人的功能并导致失能和住院，如关节炎、听力丧失和视力障碍。多种疾病共存加重了单一疾病的损害，并使治疗进一步复杂化。在循证医学时代，面对一个同时有几种常见慢性病（如糖尿病、冠状动脉疾病和骨质疏松症）的患者时，医疗工作者依据当前的指南不得不开列出六或七种药物的处方。但是这种做法可能导致患者的治疗成本上升，且较少权衡风险与获益及患者的个人意愿。对于这类老年患者不仅需要考虑单个疾病的治疗，更需要评估治疗对于症状、功能、生存期的总体影响。为了解决这一常见的临床挑战，美国老年医学学会最近发布了针对多病共存老年人的照护指导原则，强调各种共存疾病之间的复杂的相互作用，各种治疗选择的风险与获益，总体预后及患者目标和意愿。

Reuben等将“功能”正式定义为“一个人在错综复杂的情况下执行任务和履行社会角色的能力”，简言之，就是自我照顾能力。临床医生通过评估这种能力能够了解疾病的影响、评估生活质量、识别护理需求、估计进展和预后。功能的综合评估应包括关于自我照顾能力的问题及认知和运动能力的客观测量（关于后两者的详细信息，请参见后面的部分）。自我照护能力通常分为基本日常生活能力、工具性日常生活能力和高级日常生活能力。基本日常生活能力包括维持个人健康和卫生的行为，包括转移、洗澡、如厕、穿衣和进食。工具性日常生活能力（IADL）包括独立生活，特别是驾驶或使用公共交通、烹饪、购物、管理药物和财务、使用电话（或其他通信设备）和做家务所必需的活动能力。高级日常生活能力包括与爱好、就业或照护等活动相关的社交或职业功能。大约30%的65岁以上人群和78%的85岁以上人群存在工具性日常生活能力困难，或存在一种或多种基本生活能力困难。可预见的是，随着失能的发生率上升，老年人依赖性和养老院居住的比例也增加。长期护理的需求在65～74岁人群为2%，在85岁以上人群则增长到14%。日常生活能力受损与跌倒、抑郁、死亡风险增加相关。对老年人进行自我照护能力的评估提供了与年龄和共病无关的关键健康状态信息。

临床医生在制定管理多种慢性病的方案时，需要结合不同治疗的风险与获益及特殊治疗目标进行个体化评估。预期寿命的估算综合了年龄、共病和功能的影响，以协助医疗决策。这有助于医疗决策者预测患者的中位生存期，估计潜在剩余生存时间，判断是否可以从制定的方案或治疗中受益（图124-5）。例如，向一个衰弱的生存期不足3年的85岁的男性提供的治疗方案与配对的同样年龄但平均预期寿命为5～7年的健康老人会截然不同。此外，任何医疗决策都应该考虑患者的个人目标和意愿。多种预后评估工具可以帮助临床医生预估不同人群和不同护理环境中的存活情况。这些工具可以在http://eprognosis.ucsf.edu/上以互动方式供临床医生在线访问。

八、老年人疾病的临床表现

合格的照护者首先要能够识别疾病，在衰弱老年人中疾病往往没有典型的体征和症状，疾病表现与年轻人大不相同：痛苦的表现可以很细微且非特异性，而改善也往往不太明显且过程缓慢。这些现象出现的原因有很多：首先，如前所述，老年人共患疾病比例高，这使临床医生更难精确地诊断某一问题。例如，当一位因呼吸困难而就诊的患者同时有心脏病和慢性阻塞性肺病时，呼吸困难可能是由于肺部疾病的加重，也有可能是缺血性心脏病的不典型表现，或两者兼有。其次，患者对症状的报告受到社会心理因素的影响，包括医疗保健系统的访问困难、认知问题或将症状最小化认为其属于“正常老化”。同样，医疗工作者也有可能将患者主诉归因于复杂的疾病或衰弱的状态。有警惕性的临床医生可以预期某些特定疾病的“老年性”表现（表124-2）。例如，甲状腺功能亢进可以表现为冷漠、不适、抑郁和疲劳，而缺乏震颤、心悸或出汗等典型症状。甲状腺功能亢进还可以表现为心力衰竭，在新发心房颤动的老年人中也非常常见。同样，老年甲状腺功能减退可能不典型地表现为缺乏活力、体重减轻、认知衰退或抑郁。老年人感染时也不一定能表现为发热、局灶症状等常见感染症状。研究表明，此时降低发热阈值的定义有助于提高体温作为细菌感染标志的诊断效力。虽然胸痛仍然是缺血性心脏病的最常见和最重要的

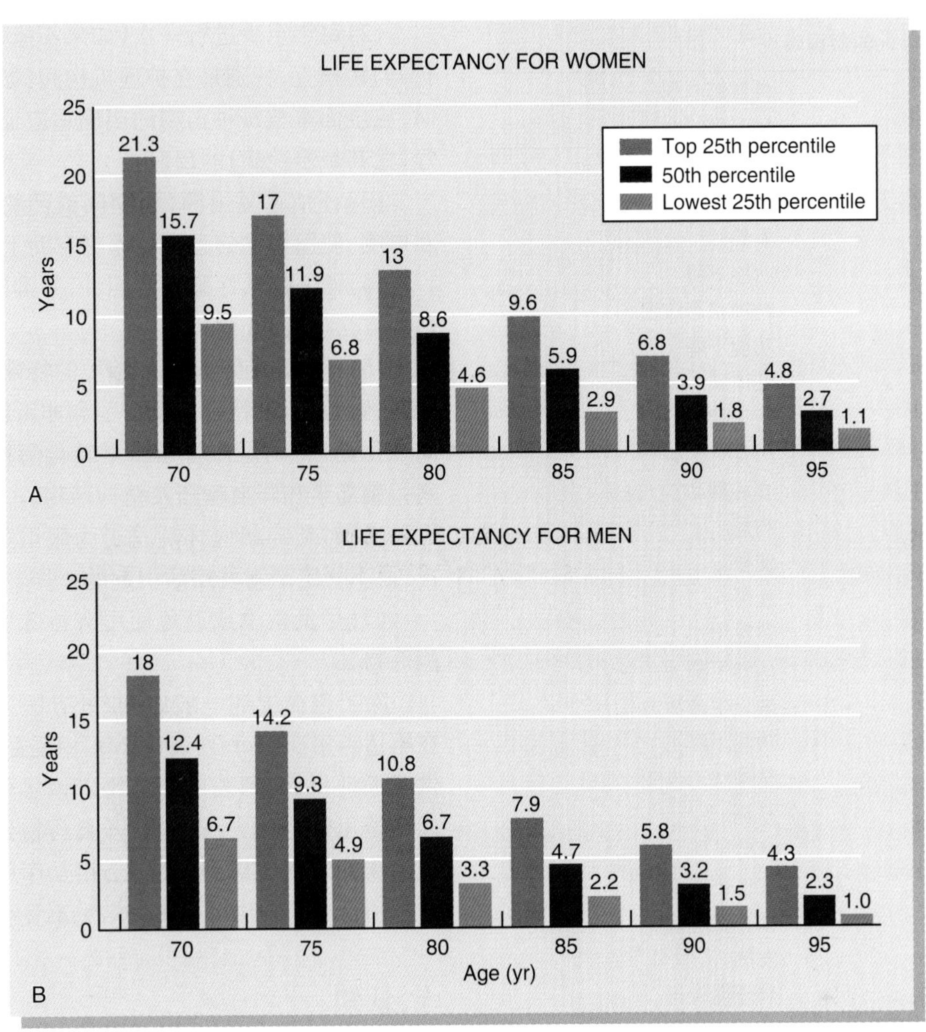

图124-5 Upper, middle, and lower quartiles of life expectancy for women and men at selected ages. (From Walter LC, Covinsky KE: Cancer screening in elderly patients: a framework for individualized decision making, JAMA 285:2750-2756, 2001.)（本图因涉及第三方版权，故保留用英文）

症状，但不伴胸痛的呼吸困难也是缺血性心脏病常见的症状，特别是在老年人和具有多种共病的人群。

事实上，在老年人，特别是处于衰弱状态的人群当中，任何内科疾病的临床表现都可以是非特异性的。与潜在疾病相关的非特异性症状包括心理状态的变化、平衡障碍和跌倒、新发的尿失禁(UI)及整体功能改变。这些非特异性表现通常被称为“老年综合征”，将在后面详细描述。对老年人疾病表现的差异性缺乏了解会延误诊断和治疗，导致不良临床结局。研究表明，不典型的临床表现不仅预示非最佳的治疗，而且预示着进一步功能下降和死亡率的增加。

九、药物治疗

药物相关问题在老年人中非常普遍。美国65岁以上的门诊患者平均服用3～5种药物。虽然在特定的医学情况下需要服用药物，但同时使用多种药物增加了药物间的相互作用和药物不良事件的风险。药代动力学和药效学改变导致药物不良事件往往是老年人住院和发病的常见原因。药代动力学的常见变化包括身体组成成分的变化，脂肪储存增加和体内水分减少。因此，脂溶性药物如苯二氮䓬类，作用持续时间延长。与年龄相关的肾小球滤过率下降导致许多药物的清除率下降，包括阿替洛尔、地高辛和锂等。精确计算肌酐清除率有助于药物的选择和剂量的确定，并提高处方安全性。药效学变化包括对某些常用处方药物（如β受体阻滞剂）的敏感性降低，以及对另一些药物（如麻醉剂和华法林）的敏感性增加。

鉴于老年人的用药风险，医疗人员和医疗系统

表124-2 老年人的疾病表现*

诊断	可能的表现（症状和体征）
心肌梗死	精神状态改变 疲劳 发热 功能下降
感染	精神状态改变 功能下降 低体温
甲状腺功能亢进	精神状态改变 厌食 心房颤动 胸痛 便秘 疲劳 体重增加
抑郁	认知下降 缺乏生命活力 功能下降
电解质紊乱	精神状态改变 跌倒 疲劳 个性改变
恶性肿瘤	精神状态改变 发热 病理性骨折
肺栓塞	精神状态改变 疲劳 发热 晕厥
维生素缺乏	精神状态改变 共济失调 痴呆 疲劳
粪便嵌塞	精神状态改变 胸痛 腹泻 尿失禁
主动脉狭窄	精神状态改变 疲劳

*本表仅列出了有限的疾病过程和表现，所以在患者照护工作中不是以其作为详尽参考。

必须采取一些措施来提高处方的有效性和安全性。基于证据的建议如下：

(1)保持最新的药物清单，包括非处方药物和草药补充剂。

(2)每年至少进行一次（如果不能每次门诊都进行）药物核查，特别是在护理机构间（如出院后）过渡时。应全面审核每种药物的明确适应证，并记录对治疗（尤其是慢性病）的反应。

(3)评估重复用药，药物间或药物-疾病间的相互影响。使用药物信息数据库将有助于这一过程。

(4)评估依从性和可负担性，并询问患者实施服药的方法（如药丸盒）。

(5)评估常与不良事件相关的特殊类别的药物：华法林，镇痛药（特别是麻醉药和非甾体抗炎药），抗高血压药（特别是血管紧张素转化酶抑制剂和利尿剂），胰岛素和降血糖药及精神药物。

(6)对新症状应怀疑是否为服用药物的不良反应，而不一定是新发疾病引起的。

(7)尽量减少或避免使用有特殊风险的抗胆碱能药物。

除了遵循上述一般原则，处方医生也可以从潜在不适当用药Beers列表（PIMs）中受益，它为用药提供了循证指南，列表中的药物应该尽可能避免使用或谨慎用于老年人。医生在开具药物处方及持续管理药物的时候考虑到适应证、相互作用、依从性，这种清晰合理的方法可以降低常见不良事件的风险。

十、认知

（一）痴呆

痴呆的患病率随年龄增长而上升，85岁以上人群患病率为20%～50%。最常见的痴呆形式包括阿尔茨海默病、路易体痴呆和血管性痴呆。后者常与阿尔茨海默病同时存在，称为混合性痴呆。痴呆以一个或多个认知域受损为特征，其损害的程度足以影响患者的工作或生活能力。轻度认知障碍（MCI）是指个体具有可察觉的认知受损，但是没有明显的功能受损。MCI患者发展为痴呆的年转化率约为15%。痴呆与跌倒、功能下降、住院和死亡的高风险相关。痴呆患者的照护者也面临压力和健康问题的增加。临床医生通过症状和功能方面的病史（通常包括照护人员提供的病史）、认知评估和体格检查来诊断痴呆。许多评价工具，包括MOCA（参见第108章）、画钟测验和Mini-Cog，都是经过验证的筛选工具。简易智力精神状态检查量表（MMSE）久经验证，对多个认知领域进行了评估，但对于执行功能未能提供充分的测评，且对于发病前高智力水平的患者缺乏敏感性，对低教育水平人群缺乏特异性。经过验证的执行功能的测评方法包括画钟测验、语言流畅性测试和连线测验，还有一些工具专门用于从家属或照护者处收集患者功能信息。对于怀疑有痴呆的患者，应评估关于枪支、驾驶和家庭环境的人身安全。对痴呆患者进行仔细的药物审查和体格检查(包括生命体征)，完整的神经系统评估(包括步态和平衡)是必不可少的，有助于揭示某些导致痴呆的特殊原因(参见第116章)。

(二)谵妄

认知问题的鉴别诊断范围非常广泛，除了痴呆外还包括谵妄、情绪障碍和药物效应。其中，痴呆和谵妄的鉴别诊断是最重要的挑战，尤其是住院老年人当中(表124-3)。谵妄的特点是整体认知功能变化剧烈，而痴呆则是缓慢地影响特定的认知领域。鉴别诊断取决于病史，但发病时往往缺少病史。谵妄每年影响200多万住院患者。各急症医疗机构患者中谵妄的发病率不同，估计为25%～60%不等，导致住院天数和相关医疗费用增加。谵妄与住院时间延长，医疗成本增加，再入院率增加(6个月时为12%～65%)，更高的院内和1年死亡率及痴呆相关。意识错乱评定工具(CAM)提供了一种实用的诊断工具来诊断谵妄。根据CAM，如果患者为急性起病，有思维紊乱或意识水平改变之一，且具有波动性和注意力不集中，则提示谵妄可能性。谵妄的主要危险因素包括老龄、认知障碍、伴发疾病及视力和听力障碍。与急性病相关的诱发因素包括缺氧、电解质异常、脱水、营养不良及药物和酒精戒断。谵妄的治疗很困难，需要考虑多方面潜在的医疗问题，对照试验已经证明综合干预模式对于减少高危患者的谵妄发生是有效的。有证据表明，在具有对抗性或意识混乱的老年人中使用约束会增加发病率和死亡率。非药物治疗策略包括重新定向和保持睡眠模式，固定家人或护理者留陪及早期活动。如果非药物干预无效，或者患者对自身及他人造成威胁，可以使用药物，特别是精神安定药。

表124-3 谵妄和痴呆的特征

特征	谵妄	痴呆
发作形式	急性起病	隐袭起病
病程	波动性，间断清醒	一般较稳定
持续时间	数小时至数周	数月至数年
警觉力	异常减低或增高	通常正常
知觉	错觉和幻觉常见	通常正常
记忆	即刻和近期记忆下降	近期和远期记忆下降
思维	无条理的	贫乏的
语言	不合逻辑，缓慢或过快	找词困难
躯体疾病或药物因素	常有	一般没有

十一、情绪

社区老年人群重度抑郁较年轻人群少见，但抑郁症状在老年人中很常见，75岁以上人群患病率高达15%～19%。共患疾病和悲痛常常掩盖了抑郁症的表现，所以尽管抑郁对生活质量、发病率和死亡率有重大不良影响，但它仍难以被发现。老年人的自杀率几乎是一般人群的两倍，其中85岁以上的白种人男性自杀率最高。老年人抑郁症往往不典型，表现为认知、功能或睡眠问题，或以疲劳、低能量为主诉。已经开发并验证了几种评价工具用于筛查老年人的抑郁症。两个简单的关于情绪和快感的问题可能与使用长问卷同样有效(“过去2周里你感到失望，抑郁或绝望吗”和“过去2周里你觉得没什么兴趣或乐趣去做事情吗”)。在门诊也可以使用较长的筛查问卷，如老年抑郁量表(GDS)或PHQ-9抑郁症筛查量表。如果筛查测试结果阳性就应该进一步全面诊断性访谈。筛查老年抑郁症需要一个系统性工作，特别重要的是具有能提供筛查结果的反馈系统，能进行准确诊断的简单易行的方法，以及能提供治疗和随访的机构。最近的试验表明，药物治疗同时加上心理疏导对衰弱老年抑郁症患者具有额外的益处。在老年人中焦虑比抑郁症更常见，同样可以导致躯体和认知症状、失眠、易激、精神错乱和孤独。临床医生对有这些症状的老年患者也应考虑到广泛性焦虑、恐慌或广场恐怖症等诊断。

十二、运动

运动问题在老年人中很常见。据报道，65岁以上人群中约20%的男性和32%的女性在五项特定身体活动中(弯腰或跪下、伸手过顶、书写、举10磅重物或步行两至三个街区)会有一项或多项困难。其中，调查对象最常提到的是行走问题。平衡和步态困难是老年人面临的重大问题。每年约有30%的社区老年人发生跌倒，80岁以上老年人跌倒的年发生率接近50%。约5%老年跌倒人群发生骨折或住院。跌倒的风险因素包括跌倒史、跌倒恐惧、视力下降、认知损害、药物(特别是抗胆碱能药物、精神药物和心血管药物)、影响力量和协调性的疾病及环境因素。对有跌倒史或跌倒高危人群的有效干预是多因素干预方案。医疗人员应定期询问老年患者最近跌倒或恐惧跌倒的情况。对报告跌倒的患者进行评估,包括回顾跌倒情况,测量直立位生命体征,进行视力检查,认知评估及步态和平衡评估。"计时起身行走"测试是一种快速便捷的检查策略,要求患者从坐位站起,行走10ft,转身返回椅子并坐下。完成整个过程的时间如果超过12s或观察到姿势不稳或步态障碍则提示跌倒的风险增加。步速是衡量运动能力的一项指标,能预测老年人的功能和健康状况的变化。步速的测量要求患者以舒适的步伐在10m跨度上行走,测得步速小于1.0m/s与死亡率增加相关;步速0.8m/s提示患者难以外出旅行;步速低于0.6m/s预示跌倒高风险和功能衰退。针对检查发现的有跌倒风险者,医疗工作者需要检查其所有与跌倒可能相关的药物,并询问其居家安全情况;还要评估高危患者是否需要步行辅助装置,制订有监督的运动计划(表124-4)。

十三、视力和听力

视力和听力问题在老年人中非常常见,并常使共病控制更加复杂化、加速功能衰退。65岁以上人群中视力丧失的发生率为16%~18%,常见原因包括青光眼、白内障、年龄相关性黄斑变性,以及来自高血压和糖尿病的视网膜病变。视力下降增加了跌倒的风险,与全因死亡率相关。视力问题可以通过床边工具如Snellen或Jaeger视力表进行定期测试来发现。鉴于视力丧失对功能和安全性的影响,建议所有老年人每1~2年进行一次眼科检查。此外,眼科中心已经认识到具有视力障碍的老年人所面临的多方面的挑战,并且已经建立专门的低视力诊所,由验光师、职业治疗师和社会工作者为他们进行评估,旨在改善其生活质量和保持其独立性。

听力损失是老年人第三大常见疾病(位于高血压和关节炎之后),影响到40%~66%的75岁以上老人,与抑郁症、社会隔离、自尊心不足、认知衰退和功能性障碍相关。纯音测听是用于筛查听力受损的标准测试,此外,简单的耳语测试也具有高度敏感性和特异性。理想的情况是每年所有老年人都可以通过问卷和手持式听力计进行听力筛查。然而包括美国国家老年人保险制度在内的多数保险计划都没有将助听器纳入医保范围,这成为目前最主要的障碍。

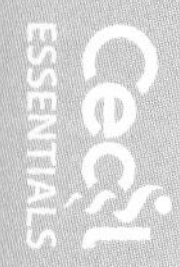

十四、排尿控制

尿失禁(UI)影响高达30%的社区老年人和一半以上专业护理机构中的老年人。尿失禁在女性当中发生更为频繁,但是随着男性在85岁之后尿失禁的增加,这种性别差异逐渐减小。尿失禁对健康的影响广泛,不仅增加了皮肤刺激、压疮和跌倒的风险,还导致社会隔离、功能衰退和抑郁症。对于看护者而言,尿失禁使身体护理更加复杂化,并可能最终促使看护者下决心将患者转入专业护理机构。常见的共病情况包括糖尿病、心力衰竭、关节炎和痴呆。

调查尿失禁的系统方法通常可以揭示原因和潜在解决方案。首先确定尿失禁是急性还是慢性非常重要。急性尿失禁通常归因于特定的医学问题,包括感染、代谢紊乱或药物影响。DIAPERS概括了尿失禁潜在的急性病因[D,谵妄;I,感染;A,萎缩性阴道炎;P,药物;E,充血性心力衰竭(CHF)或高血糖引起的过多排尿;R,运动受限;S,便秘]。慢性尿失禁的病史有助于显示症状的本质是以下四类型中的哪一种。急迫性尿失禁是最常见的类型,由逼尿肌过度活动所致。这类患者会抱怨尿频、夜尿症及突然出现的排尿冲动。压力性尿失禁伴有骨盆肌肉或尿道括约肌功能不全,特征是在大笑、打喷嚏、咳嗽甚至是站立动作时有少量尿液溢出。充盈性尿失禁源自尿潴留,通常与男性前列腺增生、糖尿病或脊髓损伤引起的膀胱松弛相关。患者常有持续的尿液滴漏或溢出,但没有真正需要排尿的感觉。最后一种类型是功能性尿失禁,是由伴随疾病限制了患者进行排尿或解释排尿需求而引起的,如关节炎等运动问题及虚弱或认知问题。表124-5描述了不同类型的尿失禁和建议的处理方法。当然,有多种共病的老年人的尿失禁通常是由慢性和(或)急性的综合原因引起的。

控制排泄问题通常是可治疗的,但患者往往不会主动提及。有针对性的病史询问和体格检查有助于识别原因并给予适当的干预指导。应该每半年进行一次询问和记录,如果存在尿失禁,要评价其是否给患者和照护者的生活带来困扰,询问有利于判断

表124-4 用于临床评估和管理有跌倒风险的社区老人的推荐意见

评估和风险因素	管理
既往跌倒的情况*	改变环境和活动以减少再次跌倒的可能
用药情况	回顾所有用药情况，尽可能减少用药
•高风险药物（如苯二氮䓬类药物，其他镇静催眠药物，精神安定药，抗抑郁药物，抗惊厥药物，Ⅰ A类抗心律失常药物，包括奎尼丁、普鲁卡因胺、丙吡胺）*†‡	
•同时使用四种或更多种药物‡	
视力*	充足而不刺眼的光照，行走时避免戴多焦眼镜，眼科就诊
•视敏度＜20/60	
•空间深度感下降	
•对比敏感度下降	
•白内障	
直立性低血压（分别测量仰卧5min以上血压，即刻站起时血压，保持站立2min血压）‡	诊断和治疗潜在的原因，回顾并减少用药；调整摄入盐量，充分补水，采取一些代偿性措施（如抬高床头、缓慢站起、背曲练习）；弹力袜；如果上述措施无效可以药物治疗
•站起时血压或站立2min血压较平卧位血压的收缩压下降≥20mmHg（或≥20%）	
平衡和步态†‡	诊断和治疗潜在的原因，尽可能减少影响平衡的药物；环境干预；从物理治疗师那里获得帮助，包括辅助装置，步态、平衡、力量训练
•患者报告或观察到不稳定	
•简短评估异常（如起身行走试验或运动性能化评估Tinetti量表）	
有针对性地进行神经科检查	诊断和治疗潜在的病因，增加本体感受输入（使用辅助装置或合适的低跟、薄底的鞋子）；减少应用影响认知的药物；警惕照护者认知下降的问题；寻求物理治疗师进行步态、平衡和力量训练
•本体感觉减退*	
•认知下降*	
•肌力下降†‡	
有针对性地进行下肢肌肉骨骼检查（关节和活动度）及足部检查*	诊断和治疗潜在的病因，寻求物理治疗师指导力量、活动度、步态、平衡训练；使用合适的辅助装置；穿着合适的鞋具；就诊足科医生
有针对性地进行心血管检查†	就诊心内科医生；颈动脉窦按摩（如果有晕厥史）
•晕厥	
•心律失常（如果有已知的心脏疾病、异常心电图、晕厥）	
出院后的家庭危险评估†‡	移除松散的地毯，使用夜灯照明，放置浴室防滑垫，安装楼梯扶手，必要时使用其他干预措施

*本评估的建议是基于调查结果与跌倒风险增高相关。

†本评估的建议是基于一项或多项单因素干预的随机对照试验。

‡本评估的建议是基于一项或多项多因素干预策略的随机对照试验。

资料来源：Tinetti ME：Clinical practice.Preventing falls in elderly persons，N Engl J Med 348（1）：42-49，2003。

急性和慢性原因的病史，有针对性的体格检查包括评估体液潴留、生殖器及直肠检查和神经系统评估。建议进行尿液和血液测试以评估感染、代谢原因和肾功能障碍。此外，如果怀疑患者有尿潴留，插导尿管或超声检查有助于确定排尿后残余尿量，确定是否需要留置尿管和进一步的泌尿系统评估。许多机构现在通过尿失禁门诊提供更专业的评估和护理，并提供多学科的治疗策略，包括药物和非药物的方案。有效的非药物策略包括定时如厕、膀胱训练和生物反馈。使用这些策略可以避免使用具有频繁副作用的药物，如用于逼尿肌过度活动的抗胆碱能药物等。

表124-5 尿失禁的原因、类型和治疗

类型	定义	原因	治疗
压力性	与腹压增高（如咳嗽、打喷嚏）相关的尿液溢出	膀胱底过度活动，常由会阴部肌肉松弛导致	骨盆肌锻炼，定时排尿，α-肾上腺素能药物，雌激素，外科治疗
急迫性	尿液溢出 同时有急迫的排尿感	逼尿肌亢进（流出道梗阻、膀胱肿瘤、逼尿肌不稳定收缩），特发性（膀胱病变），顺应性下降（放射性膀胱炎），膀胱过度敏感	膀胱训练，会阴肌肉锻炼，膀胱松弛剂（抗胆碱能药物、奥昔布宁、托特罗定、丙米嗪）
充盈性	与膀胱机械性过度充盈有关的尿液溢出	流出道梗阻，前列腺肥大，尿道狭窄，膀胱凸出脱垂，膀胱收缩无力［特发性，神经源性（脊髓损伤、卒中、糖尿病）］	外科手术治疗梗阻，间歇性导尿
功能性	不能或不愿排尿	认知损害，躯体疾病，环境障碍（身体受限，难以到达厕所），精神原因（抑郁、愤怒、敌意）	提醒排尿，使用特殊服装和衬垫，尿液外部收集器

十五、营养

老年人营养不良的比例高与多种原因相关，包括内科疾病、口腔科问题，或与运动受限、费用或认知相关问题。约15%的老年门诊患者和一半的住院老年人存在营养不良，并伴有发病率和死亡率的增加。使用一般实验室检查不能有效发现营养问题，但是通过连续测量体重和询问食欲改变的组合方案可以揭示老年人的营养问题。在一年或更短时间内，非主观的体重减轻10%或以上的脆弱老年人应行进一步的营养不良评估，包括评估医疗或药物相关原因、牙齿状况、获得或准备食物的问题、食欲和摄入量、吞咽能力、以前的饮食限制情况。

十六、社会和法律问题

老年人的社会史评估包括直接照护的资源和可获得的财政支持。鉴于衰弱老人身体和经济的脆弱性，这些社会问题尤其重要。

（一）照护

临床医生应该经常询问谁在为老年患者提供照护，包括日常生活的个人护理和工具性日常生活的辅助，如交通出行、药物管理、食物制备、财务处理和家务维持。提供照护的人员包括正式的照护者，如家庭保健专业人员或聘用的助手，也包括非正式照护者，如家庭成员、邻居或朋友。美国大多数照护人员是非正式照护者。美国有超过3400万人为老年人提供非正式照护，其中890万人照护痴呆症患者。大多数非正式照护者是妇女和老年人，平均年龄为63岁。日常护理的压力可能对照护者的健康有严重的危害，研究已经证明其对血压和免疫功能有不利影响，并且增加心血管疾病和死亡率。此外，照护者具有令人吃惊的高心理疾病患病率，抑郁症患病率高达50%。这个问题在痴呆患者的照护者当中尤为普遍。照护者心理疾病的存在会增加其对患者的口头或身体虐待或忽视的风险。临床医生必须及早识别照护者存在的问题，并考虑转诊给社会工作者、病例资源管理者或老年评估团队（如果有的话）。产生压力的主要危险因素包括家庭照护者本身虚弱；照护的患者有认知障碍、情绪障碍、物质滥用、睡眠障碍或行为问题；低收入或资金紧张；急性疾病或住院。医务工作者应该注意识别照护者躯体或精神问题的体征和症状，并定期询问照护者负担，如果需要，应该避开患者进行询问。

目前有一些资源能给照护者提供支持并提供解决问题和自我照顾的策略。社区项目通过志愿组织或资助模式为照护者提供膳食、交通和临时看护的援助选择。已经证明对照护者提供躯体和情绪方面的咨询能够减少其健康风险；延迟回归工作，包括在家或公共机构的暂休，为护理者提供宝贵的休息时间。但是研究表明，这些资料并没有得到充分利用。

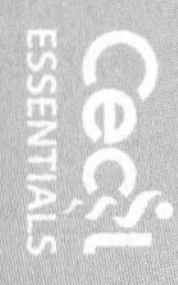

（二）虐待

老年人由于健康状况不佳、功能依赖和社会隔离而特别容易受到虐待。虐待被定义为受到虐待（由他人造成的伤害）或自我忽视。自我忽视被认为是最常见的虐待形式，但真正的比例很难估计。风险因素包括认知障碍和近期功能衰退。据报告，美国老年人中有3%～8%受到过虐待。因为患者报告不足及医疗卫生人员缺乏认识，这个比例可能低估了发生率。虐待呈现多种形式，包括心理、经济、身体、性虐待和忽视。研究表明，忽视和虐待与老年人更高的养老院安置率和死亡率有关。身体虐待的迹象包括挫伤、烧伤、咬伤、生殖器或直肠创伤、压疮或不明原因的体重减轻。其他形式的虐待可能更难以在检查时辨别，但可以通过直接提问进行改进，如"有人伤害你吗"，"你害怕什么人吗"或"是否有人未经您的许可而取走或使用您的钱款"。任何怀疑虐待或忽视都应上报成人保护服务部门。美国44个州和哥伦比亚特区都有法律要求报告可疑的老年人虐待。

（三）财政

美国老年人的财富差异很大。虽然65岁以上老人的总体贫困率在过去50年有所减低，但10%的老年人仍然生活在贫困线及以下，非裔（24%）和西班牙裔（21%）美国人的比例更高。医疗服务者应筛查老年人的财务问题，因为这些问题对老年人健康状况和幸福感有直接影响。资产有限的老年人更容易出现药物供给、膳食和基本设施的问题。社区资源网络可以帮助老年人完成基本需求的选择，包括住房选择和膳食。有关特定地区代理和服务的信息请访问www.eldercare.org。

（四）预先医疗指示

预先医疗指示可以有多种不同的形式，并用于各种不同的目的。理论上讲，其清楚表达了一个人在严重疾病或丧失能力的情况下的医疗选择。在预先医疗指示中通常会预先设定具体的场景，对何时保留或撤销维持生命及恢复措施做出预先指示。一般来说，预先医疗指示包括生前预嘱和预指医疗代理。生前预嘱主要解决当患者患有绝症、持续植物状态或进行性神经疾病时按照患者意愿对何时终止包括人工喂养和液体补充等特殊生命维持治疗做出明确指示。无行动能力患者的生前预嘱一般都有配套的医疗授权委托书，委托书中规定了其首选决策者或代理人。如果没有设定医疗授权委托人，通常默认患者的配偶或其他一级亲属为首选代理人。如果没有指定代理人也没有近亲，那么就要通过法律程序指定一名代理决策者。医生的职责是确定患者在发生知觉系统变化或进行性认知下降的情况下是否具有独立决策的能力。评估内容包括患者是否有能力了解自身所处情况、提出问题、权衡选择和发表意见。在某些情况下，可能需要进行全面的老年或神经心理评估。有人对传统的预先医疗指示，特别是生前预嘱提出批判，认为其不能有效地传达患者的特殊选择权。最近出现了更详细的评估表以记录摄水、营养、住院、复苏一些具体的偏好和限制措施，如典型的例子就是美国改善临终关怀的MOST治疗范围的医疗指令和POCST（医生的生命维持治疗命令）。有效完成和应用上述评价量表需家庭护理者参与，并与主要护理者进行有目标的对话。随着患者健康状况的变化，患者意愿可能发生变化，所以医疗保健人员应该鼓励老年人每年重新审视和更新他们的预先医疗指标嘱。

十七、高风险情况

（一）住院患者

美国每年有数百万的老年人因各种急性疾病和择期手术住院治疗。美国国家医疗保险A部分涵盖了与急性护理相关的绝大部分花费，包括住院治疗和后续康复。然而，老年人在住院期间容易出现各种并发症，这可能与其健康状态受损有关，也与急诊环境本身固有的问题相关。如前所述，谵妄会影响很多住院老年人，并延长了住院时间，增加了转入养老院和死亡的风险。住院的老年人还会受活动受限的影响，肌肉力量下降，健康状况恶化。急性期，上述这些因素增加了跌倒的风险并损害了患者自我照护的能力。此外，经口摄入不足可能导致营养不良，与疾病相关的液体丢失导致脱水。由此导致的低血压和蛋白质-热量营养不良是常见的问题。急性患者由于活动受限和营养不良容易发生压疮，甚至在2h内就可以出现。如果同时有谵妄和抑郁会使上述问题进一步恶化。环境因素同样影响病情转归，包括管路如导管和静脉管（增加跌倒的风险）、病房噪声，以及频繁的测试和操作，都会进一步扰乱患者的昼夜节律和睡眠。高达1/3老年人在住院期间出现日常生活能力下降，且这部分患者再住院率高、住院时间长、出院后死亡率高，高达41%的患者都无法恢复到其入院前的功能水平。为了解决上述问题，一些医院已经设立了专门的住院老年护理单元，即老年人急性照护单位（ACE）。这种护理单元包含了物理环境的调整和特殊培训的专业人员，能为老年患者提供安全的、以患者为中心的护理，旨在最大限度地恢复功能和预防常见的住院并发症。随机对照研究显示ACE单位及其配套的移动ACE（或MACE）缩短了住院时间，改善了护理过渡并降低了再住院率。同样，老年评估管理(GEM)单元(稍后描述)提供了专业的、基于团队的急性期后护理,重点是康复和帮助患者恢复到以前的功能水平。

(二)护理过渡

如前所述,老年人在急性疾病期间并发症发生率较高,需要更长的恢复时间。因此急性期后的治疗管理是他们康复的关键时间段。患有急性疾病的老年人常常需要在不同的护理机构和照护者之间转移。近25%的住院老年人被送往专业护理机构;另有12%的人出院回归家庭护理,其中约20%的人在30d内又重返医院。有证据表明,护理过渡是一种高危的过渡,患者和护理人员在这段时间经常遇到错误沟通、用药错误及错过必要的实验室检测或预约检查。最近的试验表明,通过有组织的出院和护理过渡能减少再住院,具体措施包括出院前后的核对用药,仔细规划实验室检查和预约随访,与患者和护理人员沟通患者的期望和意愿,以及专业辅导患者和护理人员进行症状管理和护理。有关过渡期护理管理的更多信息,请访问www.caretransitions.org。

十八、照护系统

(一)门诊和家庭护理

大多数老年人的照护要求多发生在门诊。主要医疗花费包括访谈费、实验室检查、X线检查和疫苗接种,都涵盖在由患者支付每月保险费的国家医疗保险B部分内。根据问题的性质和门诊设置的不同,患者可以与医生、医生助理、护士或临床护理专家在门诊进行交流。照护团队的其他主要成员包括社会工作者、药剂师、心理学家、物理和作业治疗师。本章讨论的大多数评估都可以在门诊进行,如功能评估、认知和情绪筛查、步态和平衡评估、药物回顾、眼耳检查和二便评估。和照护人员面谈可以增加收集的信息。然而,门诊的这种访谈方式可能由于转运、多个医疗人员之间的无效沟通而复杂化,尤其当一个患者同时需要多个专科医生时。

在过去数年中,家庭照护已经重新成为为老年人提供护理的有效手段。与门诊一样,国家医疗保险B部分将部分赔偿家庭照护的费用,而康复或专业服务的费用由国家医疗保险A提供部分赔偿。接受家庭照护的患者必须"居家",这意味着他们在功能上严重损害,除辅助下的医疗目的外出外,一般很少离开家。家庭照护提供的服务主要是根据患者的需要,由来自不同专业的医疗团队对患者进行全面的评估。社会工作者通常组织这些评估并进行病例管理、财务评估和满足其他资源需求。必要时,护士、临床护士专家和(或)执业护士会提供专业服务,包括健康教育、症状监测或伤口护理。物理和作业治疗师可以评估患者移动性和家庭安全性,并大大提高功能性和独立性。此外,检查一个人的家庭环境可以显示他(她)的环境安全性和营养状况,并有利于进行宣教和干预。医生可以担任此类计划的医疗顾问,但往往也需要亲自参与以深入了解有关患者健康状况的更多信息。如果患者的安全,特别是在认知障碍方面存在重大问题,家访能提供所需要的紧急干预的信息,包括推荐其参加成人保护服务项目。研究表明,经过调整的家庭照护计划可以改进慢性疾病的管理,包括痴呆、糖尿病及充血性心力衰竭,并减少患者的再住院。

(二)长期照护

长期照护一词是指为因慢性和急性疾病而失能的患者提供的一系列服务,包括前面描述的门诊和家庭照护。然而,大多数人将长期照护与为所有年龄的残疾成年人提供个人和医疗护理的照护机构系统联系起来。专业照护机构为因慢性疾病而导致的永久性残疾患者提供长期护理,或是为急性疾病(如脑卒中)或手术(如关节置换)后的短期康复提供护理服务。长期照护的工作范围还包括与临终关怀护理团队合作完成的临终护理。该机构的工作人员包括提供24h监护的持证护士,以及提供大部分个人护理的认证护理助理。还有医疗主任负责监督医疗的各个方面。主治医生(可以是或不是医疗主任)每30～60d进行一次患者随访。专业护理机构还聘请物理治疗师、作业治疗师和言语治疗师进行康复护理,还有营养师、社会工作者和娱乐治疗师。该机构患者中大约60%患有中度或重度痴呆。国家医疗保险A部分赔付包括100d内的康复期付款(第21～100天有部分自费金额),但不会为超过100d的长期住院提供赔付。此时,患者需要自己付费或通过医疗补助计划长期护理保险,或通过联邦和州的援助计划支付。医疗补助占照护机构护理费用的47%。

对于生活辅助机构或家庭护理院为长期不需要太复杂护理的患者照护提供了另一种选择。这些机构大小和结构明显不同,但大多数能为需要日常生活活动辅助的患者提供非技术护理。持照护士会在指定时间段值班，其他专业人员也会间断地到机构来为患者提供如物理治疗等服务。机构不设医疗主任，患者仍照常去门诊与家庭医生沟通。无执照的工作人员包括护理辅助则主要提供个人护理和援助。医疗补助计划为这种类型的护理提供部分报销，但大多数居民需要自己付费或通过其他如社会保障的援助计划付费。对于经济富裕的人群，可以选择一种独居，生活辅助和专业护理相结合的新的生活方式。持续照护退休社区(CCRC)允许居民生活在同一社区内，同时又可以根据需要选择不同的护理级别，社区为居民提供便捷的中央资源，如娱乐和餐饮设施、交通及卫生保健。

十九、综合性老年健康护理计划(PACE)

在20世纪70年代，一个为旧金山的中国老年人群提供护理的团体开发了以社区为中心的长期照护模式，命名为"综合性老年健康护理计划"(PACE)，其认为社区(而不是某些机构)提供了更好的定位，能满足老年人的慢性护理需要。从加利福尼亚州以社区为基础的尝试开始，PACE模式在私人基金会和国家老年人医疗保险制度示范项目的支持下逐渐发展；对于那些同时享有医疗保险和医疗补助资金的老年人非常有益，报销费用占患者所在地区的养老院护理费用的95%。参加者必须年满55岁，并经国家证实有资格享有养老院护理。PACE计划使用医疗保险和医疗补助资金相结合的方式支付个人的长期护理费用，以提供社区护理；其中大部分通过老年中心进行协调，提供的一系列资源和服务如下①：

(1)成人日间照料提供：护理；物理、作业和娱乐治疗；膳食；营养咨询；社会工作和个人护理。

(2)由熟悉每位患者病史、需要和意愿的PACE医生提供适合不同患者的医疗照护。

(3)居家护理和个人护理。

(4)所有必需的处方药。

(5)社会服务。

(6)听力、口腔、视光学、足部医疗和语言治疗等方面的医学专家。

(7)临时看护。

在PACE项目的赞助下，参加该项目的老人根据需要可以转入医院或疗养院，这是在PACE计划的主持下完成的，该计划承担全部财务风险，所以对老年人，特别是生活拮据的老年人获益最大。

① 资料来自国家PACE协会网站www.npaonline.org。

二十、老年疾病护理

在照护需要复杂护理的衰弱老年人时，老年病学专家或老年病学团队通常可以提供非常有用的信息。老年病学专家可以协助评估和管理前面所述的特殊情况，帮助那些有多种共病且预期寿命有限的老年人决定治疗的策略，为他们提供适当护理级别的建议。老年科医生需要在内科或全科住院医生培训结束后完成至少1年的进修，经过培训后才能有资格获得医学委员会认证，并有资格在以下不同的场所工作，包括医院、长期护理机构、家庭护理和门诊诊所。由老年医学专家或老年病学团队进行的综合评估包括以前详述的部分，还包括评估患者的医疗状况、功能和社会支持。通常包括病例管理护士、医生助理、社会工作者、物理或职业治疗师、药剂师、心理学家和其他人员。老年评估最终是为了制订一个安全地帮助患者恢复最佳功能的全面计划。

老年科医生在急性疾病治疗中也有重要作用。如前所述，老年人急性单元可以改善患者的护理，并预防医源性并发症。一旦患者病情稳定，就可以转到专门的老年病护理机构，通常称为老年评估管理单元，以便为过渡期护理提供全面的医疗评估和计划。在急性护理机构中尽早咨询老年科医生及跨学科团队，向跨学科团队进行早期咨询有助于更好地管理复杂疾病，并能与患者和护理人员就住院后治疗方案的选择进行沟通。入院后，由老年科医生介绍能提供全面护理设施和服务，以及多学科合作团队的机构，并采用个体化调整的特定策略帮助顺利实现护理过渡。

关于该主题的深入讨论，请参阅《西氏内科学》(第25版)第四部分"老龄化和老年医学"。

推荐阅读

American Geriatrics Society 2012 Beers Criteria Update Expert Panel: American Geriatrics Society Updated Beers Criteria for Potentially Inappropriate Medication Use in Older Adults, J Amer Geriatr Soc 2012.

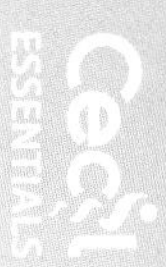

http://www.americangeriatrics.org/files/documents/beers/2012BeersCriteria_JAGS.pdf.

American Geriatrics Society Expert Panel on the Care of Older Adults with Multimorbidity: Guiding Principles for the Care of Older Adults with Multimorbidity: An Approach for Clinicians, J Am Geriatr Soc 2012. http://americangeriatrics.org/files/documents/MCC.principles.pdf.

Boyd CM, Darer J, Boult C, et al: Clinical practice guidelines and quality of care for older patients with multiple comorbid diseases: Implications for pay for performance, JAMA 294:716–724, 2005.

Campisi J: Aging, Cellular Senescence, and Cancer, Annu Rev Physiol 75:685–705, 2013.

Covinsky KE, Pierluissi E, Johnston B: Hospitalization-Associated Disability: "She Was Probably Able to Ambulate, but I'm Not Sure," JAMA 306:93–2011, 1782.

Eckstrom E, Feeny DH, Walter LC, et al: Individualizing Cancer Screening in Older Adults: A Narrative Review and Framework for Future Research, J Gen Intern Med 28:292–298, 2012.

Federal Interagency Forum on Aging-Related Statistics: Older Americans 2012:Key Indicators of Well-Being. Federal Interagency Forum on Aging-Related Statistics, Washington, DC, June 2012, U.S. Government Printing Office. http://www.agingstats.gov/main_site/data/2012_documents/docs/entirechartbook.pdf.

Flood KL, Maclennan PA, McGrew D, et al: Effects of an Acute Care for Elders unit on costs and 30-day readmissions, JAMA Intern Med 173:981–987, 2013.

Fries JF: Aging, natural death, and the compression of morbidity, N Engl J Med 303:130–135, 1980.

Goode PS, Burgio KL, Richter HE, et al: Incontinence in Older Women, JAMA 303:2172–2181, 2010.

Hung WW, Ross JS, Farber J, et al: Evaluation of a Mobile Acute Care of the Elderly (MACE) service, JAMA Intern Med 173:990–996, 2013.

Kim CS, Flanders SA: In the Clinic: transitions of Care, Ann Intern Med 158:ITC3-1, 2013.

Li RM, Iadarola AC, Maisano CC, editors: Why Population Aging Matters: A Global Perspective. A booklet prepared in follow-up to the 2007 Summit on Global Aging hosted by the U.S. State Department and the National Institute on Aging, March 2007, National Institute on Aging and the National Institutes of Health.

Libert S, Guarente L: Metabolic and Neuropsychiatric Effects of Calorie Restriction and Sirtuins, Annual Rev Physiol 75:669–684, 2013.

Marcantonio ER: In the Clinic. Delirium, Ann Intern Med 154:ITC6-1, 2011.

Mosqueda L, Dong X: Elder Abuse and Self-neglect: "I Don't Care Anything About Going to the Doctor, to Be Honest…," JAMA 306:532–540, 2011.

Pacala JT, Yueh B: Hearing Deficits in the Older Patient: "I Didn't Notice Anything," JAMA 307:1185–1194, 2012.

Reuben DB: Medical Care for the Final Years of Life: "When You're 83, It's Not Going to Be 20 Years," JAMA 302:2686–2694, 2009.

Reuben DB, Wieland DL, Rubenstein LZ: Functional status assessment of older persons: concepts and implications, Facts Res Gerontol 7:232, 1993.

Steinman MA, Hanlon JT: Managing Medications in Clinically Complex Elders: "There's Got to Be a Happy Medium," JAMA 304:1592–1601, 2010.

Tinetti ME, Kumar C: The Patient Who Falls: "It's Always a Trade-off," JAMA 303:258–266, 2010.

Xue QL: The Frailty Syndrome: Definition and Natural History, Clin Geriatr Med 27:1–15, 2011.

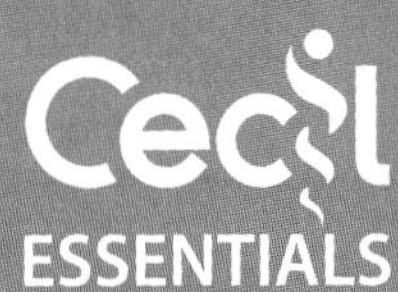

第十八部分

姑息治疗

第125章
姑息治疗

著　者　Robert G. Holloway　Timothy E. Quill
译　者　杜怡峰　审校者　杜怡峰　彭丹涛

一、引言

姑息治疗不仅是一种关怀哲学，也是医学领域的一个专业范畴。姑息治疗的主要目标是减少患者痛苦，最好地支持患者及其家属的生活质量。重大疾病患者需要并且应当得到有效的症状控制，可以帮助他们做出难抉择的医学决策，在他们的负责人之间进行有效的沟通和协作，解决其心理问题，表达同感使其能燃起希望。姑息治疗可以通过使患者充分理解自己的病情来帮助患者树立未来目标，包括他们对治愈疾病、延长寿命、减轻痛苦的希望及帮助患者在短时间内为死亡做好准备。这一过程包括治疗不理想时探寻还可以做些什么，当患者医疗决策能力丧失的时候谁应该帮助患者做出决定及限制积极治疗。

姑息治疗通过一个跨学科的团队，包括医生、护士、社会工作者、牧师、顾问及其他卫生保健专业人员，建立一个有组织的、高度结构化的系统。姑息治疗应该遍及各种卫生保健机构，包括医院、急诊室、养老院、家庭护理、辅助看护的养老院和门诊。姑息治疗并未普及到每个地方，很多患者和家庭还在承受不必要的痛苦，获得姑息治疗的途径受限或延迟。基础姑息治疗应该是所有照顾重病患者的医生应该具备的一项技能，专业姑息治疗应有更好的症状控制，做出复杂且常常矛盾的医疗决策。

将姑息治疗整合到患者及其家属的经历中是为了满足以下几个目标。第一，确保连续护理中注重控制疼痛和症状、心理压力、精神问题和实际需要。第二，确保患者及其家属以易于理解的方式获得他们需要的信息以便了解预后和治疗方式的选择。这一过程综合考虑他们的价值观和喜好，并且对患者的病情变化很敏感。第三，姑息治疗旨在通过在负责人之间建立高质量沟通来提供无缝护理。第四，对于那些不会康复的患者，姑息治疗在最大程度上帮助患者及其家属为死亡过程和死亡做好准备，包括选择临终关怀、个人发展机会和居丧支持。

二、常见疾病轨迹和姑息治疗

死前的功能下降有四种不同的轨迹。这些轨迹对姑息治疗和卫生保健有重大的影响。患者及家属根据他们死前的疾病轨迹可能有不同的生理、心理、社会和精神需求。了解这些轨迹可以帮助负责人提供综合疾病指导的和姑息治疗的适当治疗。

轨迹1：死前短时间内明显下降

癌症是这一轨迹的典型代表。功能保存到很晚，数周甚至数月后有一个可预见的急剧下降，下降的开始表明肿瘤转移。可预测的功能下降可以帮助预期治疗需求，避开治愈性治疗，转变为更加注重姑息治疗，并最终进入临终关怀服务。并不是所有的恶性肿瘤（如前列腺癌、乳腺癌）遵循这一轨迹，某些良性肿瘤也可能遵循这一轨迹。

轨迹2：慢性疾病急性加重和突然死亡

这一轨迹的典型代表有充血性心力衰竭（CHF）、慢性阻塞性肺疾病（COPD）、终末期肝病、艾滋病。这些器官的系统疾病是慢性疾病偶然、急性发作（如生理压力超过机体负荷），通常需要住院治疗。患者恶化后可出现功能恢复，但通常不会恢复到他们的基线水平。他们也可能突然死亡，但事先很难预测。这一轨迹中预测是非常具有挑战性的。当患者选择放弃或停止积极的生命支持，做好准备能在未来病情恶化中缓解症状是至关重要的。

轨迹3：长时期下降

痴呆和虚弱是这一轨迹的代表。这些患者有长期的生理和认知功能下降，变得越来越虚弱。也包括其他神经退行性疾病（如帕金森病、肌萎缩侧索硬化症）及多个中度到重度并发症（如关节炎、视力障碍、既往轻度卒中、糖尿病神经病变）。功能逐渐下降、体重减轻、疲劳、活动水平降低是其核心特征。照顾者的负担通常是巨大的。未来生存是困难的，肺炎和骨折等并发症可能是终末事件。后期阶段必须保证人工营养与水量平衡。

轨迹4：突然、严重的神经损伤

突然损伤轨迹是指那些可以导致严重认知和功能障碍的突然的神经损伤，包括卒中、缺血缺氧性脑病和创伤性脑损伤。治疗保留或取消时，绝大多数死亡发生在事件早期，或在日渐衰弱的幸存者的慢性阶段（这些事件是成人残疾的主要原因）。受损极重可为持续植物状态、最小意识状态和闭锁综合征。但是大部分严重损伤都缺乏这些极端表现，由此提出疑问——如何控制潜在的严重衰弱，虽然改善可能性很小或不确定。这一轨迹需要卫生保健系统对患者和代理人的协商目标做出反应，他们可能认为这些未来的健康状态是比死亡更糟糕的。

三、沟通技巧和协商治疗的目标

优秀的沟通技巧是姑息治疗的中心：与患者、家属、其他医生、护士和其他卫生保健团队的成员沟通。首要目标是帮助患者和家属在共同决策的过程中建立当前和未来的治疗目标。当治疗的协商目标是姑息治疗时，重点往往是协助以下决策：帮助决定以疾病为指导的治疗类型和积极程度；确保症状获得最好的缓解；协助临终关怀；讨论开始、拒绝或放弃治疗；促进高级护理计划；如果患者缺乏决策能力，启动代理决策。这些讨论发生在疾病进程中的不同时间点，获得新的和重要的信息并且需要传达给患者及家属。当疾病提示寿命有限或极度痛苦时需要重新确定协商目标。这些讨论几乎都是“坏消息”的讨论。

整体沟通方法和护理协商目标在这些情况中是相似的（表125-1）。这包括召开有效的有或没有患者出席的家庭会议。初始因素包括建立合理设置、确定关键利益相关者、“做作业”（如与所有可能与患者和家属沟通的相关亚专科讨论潜在的计划）。在会议开始时，明确患者和家属对病情的理解，询问他们想知道的额外信息。保持思维开放，拒绝建立固定的议程（如“医嘱”或“停止无用的关怀”）可以帮助临床医生让患者及其家属有充足的时间讲“他们的故事”，并提供可产生有效决策的环境。一般来说，患者及家属在这样的会议上说得越多越好。

负责人需要分享预后信息，讨论可行治疗方案的好处和负担。提醒患者或家属即将发生的坏消息（如“我恐怕有一些坏消息与你分享”）是一个有用的起始沟通策略。信息的量应与频繁停顿同步，以便让患者及家属有足够的情绪反应时间。应该经常检查理解力，并鼓励使用“问-讲-问”战略提问。有经验的临床医生可以通过情感反应（认知、探索、移情和合法化）和文化能力的方式灵活评估、探查同步讨论的内容和深度。这包括理解和尊重不同的宗教信仰，对讲述实情不同的偏好程度的能力。在适当的时候，临床医生应基于科学知识及患者的价值观和偏好提出建议，并做好准备帮助解决患者、家属和供养人之间的冲突。最后，供养人可能需要找到方法来支持和重塑希望，如“抱最好的希望，做最坏的打算”。承诺减

表125-1 姑息治疗护理的常规沟通策略和协商目标

步骤一	准备和建立设置
	不要有固定的预设日程
步骤二	询问患者和家属知道和理解什么
	为患者和家属提供足够的时间讲述他们的故事
	积极的聆听技巧
步骤三	了解患者和家属想知道多少
	了解和探索情感
步骤四	少量给予信息并时常掌握理解程度
	讨论预后及治疗选择的益处和负担
	注意避免过度乐观和悲观的预测
	准备好提建议
步骤五	做出情感反应并表达同感
	传递信任和重建希望
	使用“我希望”陈述
步骤六	总结、建立和实施计划、随访
	可能有限时间的考验

轻患者痛苦、不放弃患者和家属是至关重要的。讨论结束时，负责人应总结评估的主要方面是什么，并且建立随访计划以便未来的沟通和治疗。

预后的评估和沟通

姑息治疗中的信息共享核心组成部分就是预后。了解预后是做出决策（如治疗、安慰措施、临终关怀）的关键。预后是对有或没有治疗时疾病未来可能结果（如生存、症状、功能、生活质量、家庭和经济影响）的预测。大多数患者和家属都想知道预后。一些患者和家属可能不想知道预后或想要一个特定的沟通方式，所以首先有必要找出患者和家属是否想知道预后。

不准确的预测可能会导致不好的决策。事实上，医生往往会高估晚期癌症患者的生存期约30%，这一偏倚随医患关系的时间延长会更明显。过于乐观的预测会导致无效或不需要的以疾病为指导的过度治疗，延误临终关怀，建立错误的期望，进行不必要的检查和治疗，症状控制不佳。因此，准确地评估预后和沟通并做出最佳决策是在疾病晚期和生命结束期的核心。

在疾病晚期，短期生存（即少于6个月）预测的常见因素包括性能状态、恶病质、精神错乱和呼吸困难。除了医生的主观预测，也存在模型来协助预后评估，包括针对特定人群（如临终安养院人员）的通用模型，以及针对疾病（如癌症、心力衰竭、肝疾病、卒中、艾滋病、脊髓压缩）的疾病特异性模型。临终关怀合格标准因特定疾病的不同而不同。临终关怀标准虽然不是普遍可靠，但是如果疾病是自然进程（预后标准），在预后可能为6个月或更短的情况下制定评估可能是有用的。

然而，个别患者的预后并不遵循此规则。因此，重要的是结合循证和经验医学，根据特定患者以不同格式（口头描述、数字、频率或图形）呈现信息。预后评估应向患者传达现实的不确定性，在好和坏两个方向上都允许例外。例如，“根据我的经验，以您的病情平均生存期为几周到几个月。生存时间可能比这长，也可能比这短”。对于生存期预后（如“我可以活多久”），要注意避免过于乐观的预测，也要考虑到传达不好的一面（如“有些人可能活得更长，但不幸的是，其他人可能活得更短”）。对于结局预后（如“结局会怎么样”），注意过度悲观预测，也要注意适应和希望可以帮助患者和家属找到新的意义。

四、减轻痛苦和症状

姑息治疗的目的是减轻痛苦，这种痛苦是非常剧烈的，与威胁到人格稳定或身体、心理、精神和社会等方面的关联的事件相关。简单来说，开放式筛选问题，如“你最痛苦之处是什么”，还有更多领域（如身体、心理、精神、社会）相关的筛选问题可能需要更多的探索和多维调查以便能够更好地理解个人痛苦的原因。

重病患者护理的第一个步骤是控制疼痛和其他形式的身体痛苦。死于癌症和非癌症状态的患者在症状负担之间有惊人的相似之处。虽然症状可能不同，每种疾病令人不安的症状都可能得到解决。

（一）躯体症状

1.疼痛

无法控制的疼痛占其他所有经验的主要部分，大多数疼痛可以通过使用基本疼痛管理方法得到缓解。这包括详细的病史和体格检查，分为可能的类型或类型（如躯体痛、内脏痛、神经痛），痛苦严重程度分级（0～10分），以及掌握阿片类药物的合适剂量，明智地会诊和应用有创干预措施（如神经阻滞、硬膜外麻醉）。整体的三阶梯方法是轻微的疼痛使用非阿片类药物（如对乙酰氨基酚、非甾体抗炎药），轻度到中度疼痛使用弱阿片类药物（如氢可酮或可待因），中度到重度疼痛使用强阿片类药物（如吗啡、氢化吗啡、芬太尼、美沙酮）。

即使在明确的疾病晚期也应该监测潜在的阿片类药物滥用或误用的风险因素，包括阿片类药物、酒精或其他物质滥用的个人史或家族史。如果出现风险因素（约占人口的20%），要采取特别预防措施以减少滥用的风险，包括严格执行处方和剂量限制，以及清晰界定对药物定期补充和剂量变更的流程。一个患者所有阿片类药物的处方和更新应由一位处方者负责，并在同一个药店开具。如果临床医生对于开这样的处方经验不足，应考虑咨询姑息治疗和（或）药物成瘾方面专家。

长期遭受中度到重度疼痛的重病患者起初应该开始不间断地使用短效阿片类药物。表125-2显示了常见的阿片类药物剂量、常用的起始剂量、半衰期、有效期。一旦每日总剂量确定（计划剂量和需要剂量的总和），患者可能会转向应用长效阿片类药物以满足基本要求。严重疼痛需要的阿片类药物大约是每

表125-2 成人阿片类药物换算表

		阿片类药物剂量换算 （长期给药剂量）			常用起始剂量 成人体重＞50kg；初次应用阿片类药物的患者 （♦老年人、严重肾病或肝病患者使用剂量）			
疼痛	药物	IM/IV 15～30min起效	口服30～60min起效		胃肠外	口服	半衰期	持续时间
中度至重度	吗啡	10mg	30mg		2.5～5mg q3～4h IV/SC （♦1.25～2.5mg）	5～15mg q3～4h （IR或口服液） （♦2.5～7.5mg）	1.5～2h （包括活性代谢物）	3～7h
	羟考酮	禁用	20mg		禁用	5～10mg q3～4h （♦2.5mg）	3～4h	4～6h
	氢吗啡酮	1.5mg	7.5mg		0.2～0.6mg IV/SC q2～3h （♦0.2mg）	1～2mg q3～4h （♦0.5～1mg）	2～3h	4～5h
	美沙酮	口服：IV 2：1	24h 口服吗啡剂量	吗啡：美沙酮	1.25～2.5mg q8h （♦1.25mg）	2.5～5mg q8h （♦1.25～2.5mg）	15～190h （注意：变异较大）	
			＜30mg	2：1				
			31～99mg	4：1				
			100～299mg	8：1				
			300～499mg	12：1				
			500～999mg	15：1				
			1000～1200mg	20：1				
			＞1200mg	建议咨询				
	芬太尼 （芬太尼透皮贴）	100μg （单剂量）（肠外剂量的半衰期和持续时间不定）	24h口服吗啡剂量	起始贴剂剂量	25～50μg IV q1～3h （♦12.5～25μg）	12.5μg/h q72h （经皮给药） （♦不建议应用于初次使用阿片类药物的患者）	7h（糖片） 12～22h（含服） 13～22h（经皮给药）	
			30～59mg	12.5μg/h				
			60～134mg	25μg/h				
			135～224mg	50μg/h				
			225～314mg	75μg/h				
			315～404mg	100μg/h				
轻度至中度	可待因	130mg（只能IM）	200mg		15～30mg q4h IV/SC （♦7.5～15mg）IV 禁用	30～60mg q3～4h（15～30mg）	3h	4～6h
	氢可酮	禁用	30mg		禁用	5mg q3～4h （♦2.5mg）	3h	4～6h

注：IV.静脉注射；IM.肌内注射；SC.皮下注射。

日总剂量的10%，每1～2h口服或每30～60min皮下或静脉注射。如果一个患者每日需要4～6倍的突破剂量，他应该和医生沟通并重新评估剂量。快速控制严重疼痛需要连续静脉或皮下注射阿片类药物。美沙酮在姑息治疗中是有用的，因为它出色的口服生物利用度，缺乏肾功能损害的活性代谢物，成本低，给药途径灵活（口服、静脉注射、皮下注射），可能对神经性疼痛和躯体疼痛都有作用。然而，它存在剂量依赖性、半衰期逐渐延长和潜在的致心律失常作用。

阿片类药物可引起便秘，我们应该预期到并进行治疗。其他可预见但不常见的副作用包括恶心、肌阵挛、尿潴留、瘙痒和谵妄。有些副作用（如恶心）与初始用量有时间依赖性，其他副作用（如旋转、肌阵挛、谵妄）可以通过减少剂量或换用其他阿片类药物来得到控制。如果阿片类药物应用剂量适当并且对症，那么极少出现呼吸抑制。之前在缺乏个人用药史或家族用药史及酒精滥用，严重疾病出现成瘾是罕见的，但应该预期到药物产生的躯体依赖性（即突然停止时的戒断症状）和耐受性（即随着时间的推移，药物效应降低）。纳洛酮应该很少使用，除非明确怀疑药物过量或发生危及生命的并发症。需要特别注意，老年人和虚弱的患者应用阿片类药物时，其推荐起始剂量应减少大约50%。有以下疾病的患者应注意选择阿片类药物的种类：肾功能不全（避免使用吗啡和可待因，慎重使用氢化吗啡酮和羟考酮，优先选用美沙酮和芬太尼）；肝衰竭（慎用芬太尼、氢化吗啡酮、羟考酮或美沙酮，避免应用吗啡或减少吗啡剂量）。

2.非疼痛症状

患者的临床表现大多数是非疼痛症状。这些症状包括呼吸困难、恶心、呕吐、便秘、食欲缺乏、恶病质、疲劳、出血、焦虑、淡漠、肌阵挛、瘙痒、特定的功能缺陷。每个症状都需询问病史和体格检查来找到潜在病因和治疗方案；了解患者的预后和患者与家属的偏好（关于疼痛和其他症状的姑息管理具体信息参见Quill TE，Holloway RG，Shah MS，et al：Primer of Palliative Care，ed 5，Illinois，2010，American Academy of Hospice and Palliative Medicine）。

3.心理压力

抑郁、焦虑和谵妄在姑息治疗中非常常见，它们经常被忽视且未给予治疗。适当的诊断和治疗可以改善生活质量。

几乎所有的姑息治疗患者和家人随着疾病进展都会经历悲伤、为不幸做好准备和短暂的焦虑。根据保持快乐的能力不同会体验到不同程度的不幸或悲伤。绝望、无助、毫无价值的观念和内疚可能使抑郁更持久和强烈。评估抑郁情绪和快感缺乏的两个问题是“你沮丧吗”和“你做事情时有兴趣和感到快乐吗”。我们应该注意不要过度根据躯体症状（如疲劳、厌食、睡眠障碍）诊断抑郁症，因为他们经常随着疾病进展与生理变化重复出现。诊断抑郁和焦虑，要考虑和排除由躯体症状（如不受控制的疼痛）、疾病因素（如甲状腺功能减退、甲状腺功能亢进）和药物因素引起。有效治疗抑郁和焦虑要同时考虑药物和非药物治疗，治疗方案的选择取决于症状严重程度、患者的预后和治疗的益处与负担衡量。跨学科团队的其他成员（社会工作者、牧师和心理学家）经常在评估和持续管理中发挥重要作用。

谵妄是一种获得性、波动性的意识与认知障碍，在姑息治疗中非常常见。精神运动活动水平可以从活跃（“激动”谵妄）到减退（“安静”谵妄）。姑息治疗中近80%的谵妄是活动减低的一种形式。因此，它往往诊断不足或误诊为抑郁和疲劳。姑息治疗中谵妄最常见的原因包括药物因素（如阿片类药物），由于进行性器官衰竭造成的代谢紊乱和感染。护士、护理等细致的观察和详细的病史对精确的诊断至关重要。如果发现并去除明确的病因可能扭转谵妄，但是它是疾病进行性发展的一个重要标志，所以认知改善可能只是短暂的。除了特异性病因治疗（如改变或停止药物、治疗感染，给予氧气、水、二膦酸盐类），环境干预措施（如安慰、重新定位、优化感官输入、减少夜间打扰）也应予以推荐。药理管理应当谨慎，包括抗精神病药物、苯二氮䓬类、精神兴奋剂。

4.精神和生存困境

精神和生存困境普遍存在于严重疾病患者和家庭，尤其是在生命的终结时期。精神性是关系和反映一个人遇到的重要问题（如寻找生活的意义和目的）。宗教是一个团体共有的信条、实践和信仰。精神比宗教更广泛。病情严重和垂死患者的精神问题通常是人生意义、价值和关系的关键问题。垂死患者想要保证他们在现实面前价值的完整性或感知到对其完整性的威胁（如躯体和认知下降，外貌改变）。精神性可以帮助人们在绝望中找到希望。

姑息治疗的目标之一是缓解精神和生存困境。患者和家属通常喜欢这样的讨论。开放式的问题可以促进这一讨论，如“这一切使你平和吗”和“信仰

(宗教、精神性)对你重要吗”。认同和移情应该是大多数临床医生最重要的反应,而不是试图提供“正确的答案”。

其他重塑希望和意义的策略包括建立关怀的关系、制定切合实际的目标、让患者参与决策过程、确认患者的价值、适当时可轻松幽默及追忆生活往事。然而,如果问题超越你的领域,从患者的信仰传统出发,了解牧师或神职人员的专业范畴是很重要的(如“听起来和比我有经验的人来探索这个问题会更好一些。我可以邀请我们的牧师和你讨论这个问题吗”)。

(二)诊断性检查和有创治疗的作用与使用

在生命的终结时期决定是否合适有创治疗或延缓干预时应考虑几个问题:提出干预的目标或者预期结果是什么?干预可能的效果是什么?患者功能和寿命的基线水平是什么?有什么潜在的副作用和干预负担吗?患者和家属的愿望、价值观和偏好是什么?

医疗和姑息的可选范围是巨大的,挑战是确定对于这个患者来说,在疾病特殊阶段,什么对他来说是最有意义的。姑息治疗范围包括单纯的症状管理和支持有创治疗,如化疗、放疗、手术和内镜治疗、支架置入术、胸腔穿刺术、腹腔穿刺术、心包穿刺术、家庭正性肌力治疗、无创通气、抗生素或输血。面临的挑战是进行个体化的讨论,这样患者就可以充分利用治疗来帮助他们实现目标而不是经历徒劳的有创干预。

(三)临终关怀的作用

临终关怀是一种特殊的姑息治疗方式,针对那些疾病末期的患者和家属。2011年,美国有165万例患者接受临终关怀服务。临终关怀病房的平均住院时间少于3周。为了符合临终关怀的医疗保险,两位内科医生必须签署一份声明,证明患者的生存期可能只有6个月或以下。制定了临终关怀的标准,以协助对共同的医疗条件做出决定。可以在医院、患者的家里、养老院或在专门的“临终关怀的房子”中进行临终关怀。医疗保健范围内的临终关怀福利包括大多数终端护理费用且不可扣除,其中包括姑息治疗药物、护理监督、用品及丧亲照顾。临终关怀也涵盖了每一天长达4h的监护者看护服务,但是如果患者待在家里,则家属或亲朋必须提供其所需要的照顾。如果患者入住护理机构,则临终关怀不包括监护者看护服务。

在临终关怀项目中,癌症仍然是引起患者死亡的最常见的诊断因素。然而,非癌症相关的患病率正在增加,目前在临终关怀项目中已经超过50%。与患者和家属讨论临终关怀具有挑战性。首先,它最初经常被视为“坏消息”,考虑到患者和家属需要面对的事实,即疾病导向治疗不再有效,预后可能只有6个月或以下。其次,由于医疗报销的限制,患者也可能会放弃对自身重要的特殊治疗(如急救医院或ICU水平护理、透析、化疗、心力衰竭的米力农治疗)。

(四)要求加速死亡和最后的选择

与那些没有严重疾病的人相比,晚期生活受限疾病患者的自杀意念和自杀未遂率较高。在俄勒冈,医生协助自杀在法律上是允许的(受保障措施约束),约1/50的患者想征求医疗保健专业人士的意愿,以协助尽快结束生命,而只有约1/500的死亡案例在医生协助下自杀。这些初步探索的动机可能是因为无情的肉体痛苦、缺陷、绝望、丧失尊严、恐惧或者“求救”。然而,对于渐进性医疗疾病患者来说,最长久的要求并非来自症状的不可控性,而是来自患者对尊严、意义和掌控死亡方式的信念。虽然一些医生可能会对征求这样的意见而感到不舒服,但他们需要系统地积极追寻根本原因,以便予以响应。

仔细评估包括精确地阐明和深究到底患者询问什么,为什么这样问。患者的请求是基于短暂的结束生命的思考(共同),还是一个重大的求助呼吁(相对罕见)?请求是否是因为强烈的身体痛苦、心理绝望、幸存危机或各种因素的结合?患者有充分的决策能力吗?患者的请求与痛苦程度成正比吗?评估这些请求可能导致情感疲劳和冲突,在区分他们的情绪时,临床医生需要有自我意识,包括让信任的同事分担这些请求,以倾向于自己的支持观点。

响应这样的请求,首先应针对患者的痛苦,加强探索潜在的可医治的方法。这通常包括治疗身体和心理症状,积极尝试,以培养患者的希望,咨询精神科医生或精神辅导员,并与信任的同事和团队成员集思广益。尽管迫切需要适度的姑息治疗,但一些加速死亡的请求仍然存在。在这种情况下,临床医生应该寻求第二种意见并面对可能性。这些可能性包括撤除生命维持的干预措施,姑息性镇静,自愿停止口服摄入,并协助自杀(除了俄勒冈州、华盛顿州、佛蒙特州和蒙大拿州外,在美国的其他州为非法)。虽然支持患者是重要的，但临床医生必须权衡健全性和不放弃。这可能包括设置特定的界限，规定临床医生可以做和不能做的事项，同时仍然认真寻找一个相互可以接受的方案。

五、姑息治疗中常见的伦理挑战

(一)止痛药物难以控制疼痛，加速死亡

证据表明，在许多医疗机构，患者的疼痛得到了缓解，包括那些重病甚至绝症患者(特别是妇女、老年人、少数族裔和认知受损患者)。治疗中的有些患者具有药物成瘾的风险及对加速死亡的恐惧。当患者排除有成瘾问题时，阿片类药物用于治疗那些定义明确、病情严重的患者，新的成瘾行为发生率是罕见的。同样，很少有数据表明，适当的阿片类药物会加速患者死亡。事实上，针对具有疾病、严重的疼痛或呼吸困难的患者，目前的证据支持阿片类药物可以延长这些患者的生命，并提高他们的生活质量。

成瘾与药物滥用存在于医学上患病的人群中。正如社会的其他部分一样，酗酒和药物滥用也存在于医学上患病的人群中。当患者处于疼痛和潜在生命极限的医疗状况时，他们应该得到足够的疼痛治疗，但需要极其谨慎，应为这有可能激活或引发更严重的滥用行为，包括出于娱乐目的而服用处方药。处方规范规定，一个单一的医疗处方，应严格限制数量和按需服用，面对面地讨论所有更新，患者只有与开药者直接对话后，才可以调整剂量，这些是医疗计划的所有重要内容。如果遵守规范有任何困难，应与姑息治疗或药物滥用专家进行协商。

(二)当患者和家属想要近乎无效的治疗时

患者在医学上的自主性行为导致患者和家属在医疗决策中发挥着积极作用。这通常是一个积极的发展，除了在两种情况下：①当医生停止采取积极的措施，停止运用他们的专业知识，停止在决策中指导患者，从而放弃自己的职业责任，未能倡导基于患者的医疗条件和个人价值的最好的治疗。②患者或家属想要甚至要求近乎无效的治疗，这会加速患者死亡，尽管医生提出这种近乎无效的治疗弊大于利。医生可能会回应那些想“尝试一切方法”的患者，告诉他们尝试一切“利大于弊”的治疗，避免最有可能“弊大于利”的治疗。然而，一些患者和家属会接受任何治疗，不管负担和成功的概率。当然，不应该按照患者的要求提供绝对无效的治疗，但在许多情况下，绝对无效的治疗一直难以界定。

(三)当患者禁食禁水时，插胃管的问题

许多患者逐渐禁食禁水，这是垂死过程中的一个自然阶段，但光害怕“饿死”就很难让患者和家属接受这一过程，看似简单的技术往往就能转变人们的看法，事实上，除了少数患者外，针对晚期疾病，如转移性癌症或晚期阿尔茨海默病，插胃管并不能延长生命。重点在于存在例外情况(如食管癌和口咽癌、肌萎缩侧索硬化症、急性卒中患者)，但关于自然地减少饮食和饮水与许多疾病的进展，也有一个开放的讨论。如果某一个特定的患者不确定胃管的获益情况，并且患者和家属都想尝试，则临床医生可以把这个决定视为“限时试验”，在指定的时间内，观察患者心理和生理上对鼻饲的反应。在插入PEG管之前，作为这样一个“限时试验”潜在的框架，鼻胃管的限时试验大约持续1个月。需要向患者和家属解释自然喂养的积极影响，即使是少量自然进食，真正的食物(气味、味道)可能有助于把重点放在重要的生活质量问题(可能会被忽略)上，而不是侧重于技术和生理问题。

六、生命的最后时光

姑息治疗的一个组成部分是通过临终治疗来指导患者和照顾者。当预后以小时计数时，患者通常会出现典型的体征和症状。此时患者虚弱无力，逐渐失去运动能力。食物和液体摄入量也会逐渐和可预测地减少。大多数临危患者不会感到饥饿和口渴，患者口干时，往往抿一小口水或用浸湿的海绵湿润嘴唇。照顾者经常会询问静脉滴注。在罕见的情况下，静脉或皮下滴注可能暂时改善患者的精神状态和最后数天的精力。然而，大多数时候，难以辨别滴注的好处，过量的滴注可能导致生命末期的生理条件恶化(水肿、腹水、积液、肺分泌物)，不但不能延长寿命，反而可能会恶化患者的舒适度。

当患者越来越虚弱时，其可预测的意识水平减少，嗜睡症状增加，最终转向昏迷状态。这个过程相关的培训应包括呼吸模式变化，并可预测呼吸暂停的进展，呼吸和深呼吸穿插发作(陈-施呼吸)。在这个过程中，照顾者经常感到自己仿佛在“坐过山车”，

温和的指导可以减轻照顾者的担忧。随着患者意识的减弱，吞咽和咳嗽反射减弱减慢。作为一个结果，唾液积聚在患者的口咽部位，引发嘈杂的呼吸声（死亡的声音），通过东莨菪碱经皮吸收制剂、格隆溴铵（PO、IV、SC）或舌下含服阿托品滴眼液，可以在一定程度上缓解这种症状。应该提醒家属的是，这些症状都是死亡过程中自然发生的一部分。患者持续的呼吸急促相对少见，但如果需要，可通过阿片类药物和苯二氮䓬类药物进行治疗。

随着死亡的临近，减少滴注会导致患者四肢冷却、发绀、尿量减少、发黑。大多数患者的死亡是相对平静的，但少数患者在死亡之前可能出现激烈的躁动（极度活跃的临终谵妄）。抗精神病药物和常规剂量的苯二氮䓬类药物通常用于治疗晚期谵妄。在死亡发生之前，应鼓励家属进行对他们来说重要的文化或宗教仪式。医生应表示哀悼，并能够回答家属的问题和应对家属可能发生的激烈的情绪反应。简短的慰问卡或慰问信是在患者家属需求范围内的。如果可能，对处于丧亲之痛和悲伤中的逝者家属和照顾者，应努力跟踪他们的后续行动。

七、展望

2006年，姑息治疗成为美国官方认可的专业。来自10个专业的医生可以在临终关怀和姑息医学中得到认证，这10个专业包括家庭医学、内科学、急诊医学、儿科学、物理医学与康复学、麻醉学、精神病学、神经病学、放射学和外科学。随着慢性病患者的生命延长，医院、养老院、门诊将越来越多地需要充分整合姑息治疗提供者和治疗方案，并确保所有的初级保健提供者和非姑息专家发展所需的技能，以提供基本的姑息治疗。如今迫切需要更精确的判断最佳的治疗时机，设置和提供姑息治疗，从而提高患者的生活质量，减轻晚期疾病患者和家属的痛苦。

推荐阅读

Goldstein NE, Morrison RS, editors: Evidence-Based Practice of Palliative Medicine, Philadelphia, 2013, Elsevier.

Moryl N, Coyle N, Foley KM: Managing an acute pain crisis in a patient with advanced cancer: “This is as much of a crisis as a code”, JAMA 299:1457–1467, 2008.

National Consensus Project for Quality Palliative Care: Clinical Practice Guidelines for Quality Palliative Care, ed 3, Pittsburgh, PA, 2013. http://www.nationalconsensusproject.org.

Quill TE, Abernethy AP: Generalist plus specialist palliative care–creating a more sustainable model, N Engl J Med 368:1173–1175, 2013.

Quill TE, Holloway RG, Shah MS, et al: Primer of Palliative Care, ed 5, Glenview, 2010, American Academy of Hospice and Palliative Medicine.

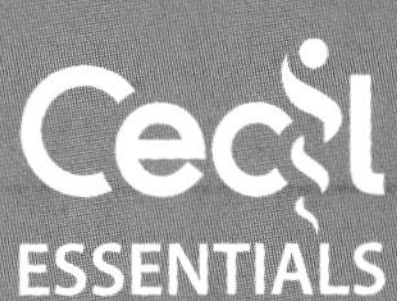

第十九部分

酗酒与药物滥用

第126章

酗酒与药物滥用

著　者　Richard A. Lange　L. David Hillis
译　者　杜怡峰　审校者　杜怡峰　彭丹涛

一、酗酒

酗酒是一个重大的公共卫生问题。2010年，全世界估计有2 735 511人死于酒精中毒。在美国，约有5830万人（约占12岁或以上年龄人的1/4）酗酒，报告称近1600万人（占12岁或以上年龄人的6.2%）重度酗酒，严重酗酒定义为至少在过去的1个月中有过5次烂醉。在机动车事故造成的死亡事件中，酗酒约占31%，每年约有10 000起车辆事故造成人员死亡。酗酒也是危险性行为、家庭暴力、凶杀和自杀的主要因素。在2006年，美国过度饮酒造成的经济损失估计为2235亿美元：生产力损失占72%，医疗费用占11%，刑事司法成本占9%，其他影响占7.5%。

二、定义和流行病学

美国精神病协会为酒精滥用制定了诊断标准；在第五版《精神疾病诊断与统计手册》中描述了11项标准，并在表126-1中列出。根据个人满足的标准，酒精滥用按程度分为轻度、中度及严重；2～3条标准表示轻度酗酒，4～5条标准表示中度酗酒，6条或以上标准表示严重酗酒。所谓的酗酒者通常被定义为在某个场合饮用5杯或5杯以上的含酒精饮料。

在12岁以上的人群中，相比于其他种族群体，白种人更可能饮酒（图126-1），男性比女性饮酒可能性更大（比例分别为57%和47%）。人们第一次饮酒的平均年龄为17岁；65%的大学生目前有饮酒的习惯（图126-2）；超过一半的大学生承认自己是重度酗酒者。虽然饮酒率最高的是30岁以下的人群，但数据调查表明，在超过30岁的人群中，约2/3的人饮酒。

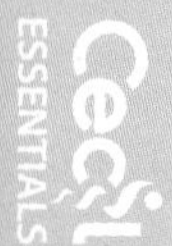

三、药物和代谢因素

口服饮用后，酒精主要在小肠中吸收，若是同时摄入碳水化合物及碳酸饮料则会加速肠道吸收。酒精长期滞留在胃中。如果饮酒前胃中的食物被消化，则会延迟酒精吸收，因为胃的吸收速度比十二指肠要慢得多。一旦进入血液中，酒精迅速扩散到所有的

表126-1　酒精使用障碍的诊断标准

在过去的12个月中满足以下两项或更多标准
经常性的酒精使用导致在工作、学校或家里不能履行主要义务
在身体状况出现危险的情况下，仍经常性地使用酒精
尽管已出现由酒精导致或加重的持续或反复出现的社会或人际关系问题，仍然继续使用酒精
耐受性，定义如下：
•需要显著增加酒精用量才能导致中毒或达到预期的效果和（或）
•继续使用相同量的酒精，效果明显降低
戒断症状，表现为：
•特征性的酒精戒断综合征和（或）
•患者会饮用酒精以缓解或避免戒断症状
饮用酒精通常超过预期的量或持续时间
对减少或控制酒精使用有持续的渴望或付出过没能成功的努力
将大量的时间用于获得、使用酒精或从酒精造成的效应中恢复正常
由于酒精使用而放弃或减少重要的社会、职业或娱乐活动
尽管知道酒精的使用可能导致或加剧持续性或复发性的躯体或心理问题，仍继续使用酒精
对使用特殊类型的酒精有强烈的渴望

黏膜中，包括血脑屏障，从而迅速诱发大脑兴奋。酒精摄入后45～75min，血液酒精浓度达到最大值。

通过乙醇脱氢酶，肝将约90%乙醇代谢为乙醛；随后，乙醛被乙醛脱氢酶转化为乙酸，进入克雷伯循环。在低、中等血清乙醇浓度下，醇脱氢酶方式几乎完全作用于乙醇代谢。在高浓度时，微粒体乙醇氧化系统(CYP2E1)有助于代谢。不到10%的酒精通过皮肤、肾和肺排出体外。消除体内的酒精受肥胖、食物摄入量、饮酒史及个人体内酒精和醛脱氢酶系统效率的影响。这些酶的变化也影响个人酗酒的风险。该机制涉及更加快速的乙醇(在较高的酶活性的乙醇脱氢酶变体的情况下)转化，导致乙醛水平升高，或消除乙醛氧化较慢(在醛脱氢酶变体酶活性降低的情况下)。乙醛会导致面部潮红、恶心和心动过速，这会使患者减少酒精的摄入。

四、酒精导致器官损害的机制

容易被酒精损伤的器官主要为肝、胰腺、心脏、脑和骨(表126-2)。与酒精有关的疾病都是由各种营养不足造成的；乙醇缺乏蛋白质、矿物质和维生素。因此，酒精性疾病患者的初始调理必须注意饮食中的不足(如硫胺素)和电解质不足，包括钾、镁、钙和锌。

酒精性肝病是工业化国家肝衰竭的主要可预防原因。针对这种疾病的易感性，遗传因素被认为发挥着作用，因为相比于其他种族群体(尽管有类似幅度的酒精消费)，白种人患酒精性肝病更加普遍。酒精性肝病的病理特征包括脂肪肝、肝炎、肝纤维化和终末期肝硬化。

五、临床表现

(一)急性酒精中毒

轻度酒精中毒会导致口齿不清、共济失调、不规则眼球运动、协调性差等症状。中枢神经系统抑制症状和相关的小脑或前庭功能障碍包括构音障碍、共济失调、眼球震颤。虽然血液中的酒精浓度与中毒程度不存在正相关关系，且酒精中毒疗效也因人而异，

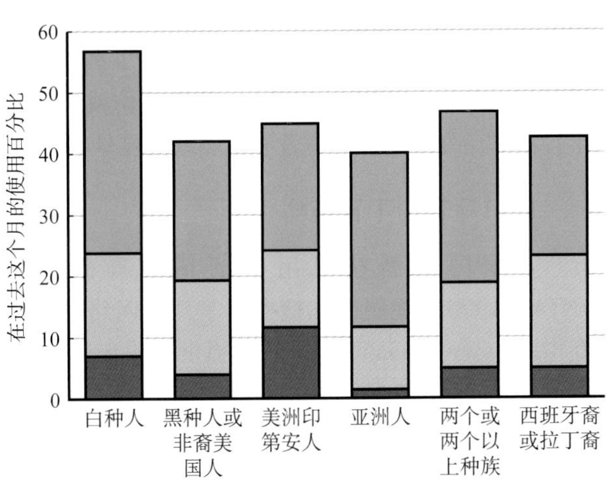

图126-1 根据“国家药物使用和健康调查”(2011年)，按种族和民族划分的12岁及以上人群的一般酒精摄入，酗酒和过量酒精使用情况。酗酒被定义为在单一场合喝5次或以上酒类。过量酒精使用被定义为在过去30d内的每5d或更多天在同一场合喝酒5次或以上(资料来源：Substance Abuse and Mental Health Service Administration: Results from the 2011 National Survey on Drug Use and Health: Summary of National Findings, NSDUH Series H-44, HHS Publication No. [SMA] 12-4713, Rockville, Md., 2012, Substance Abuse and Mental Health Services Administration.)

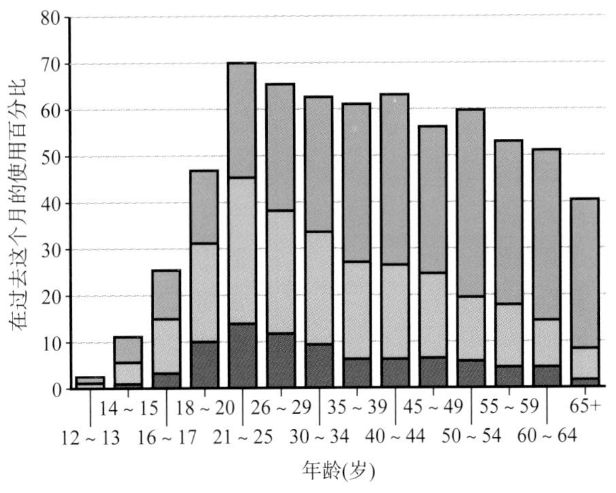

图126-2 根据“国家药物使用和健康调查”(2007年)，按年龄划分的12岁及以上人群的一般酒精摄入，酗酒和过量酒精使用情况。酗酒被定义为在单一场合喝5次或以上酒类。过量酒精使用被定义为在过去30d内的每5d或更多天在同一场合喝酒5次或以上(资料来源：Substance Abuse and Mental Health Service Administration: Results from the 2011 National Survey on Drug Use and Health: Summary of National Findings, NSDUH Series H-44, HHS Publication No. [SMA] 12-4713, Rockville, Md., 2012, Substance Abuse and Mental Health Services Administration.)

表126-2 酒精滥用的医学并发症

神经系统	电解质或营养物质异常
脑病（Wernicke，具有动眼功能障碍；步态共济失调）	硫胺素缺乏症
Marchifava-Bignami病（胼胝体脱髓鞘）	烟酸缺乏症
脑桥中央髓鞘溶解	叶酸缺乏症
认知功能障碍	维生素 B_{12} 缺乏症
失忆症（如Korsakoff综合征）	维生素 D 缺乏症
痴呆	锌缺乏症
小脑变性	低钾血症
周围神经病变	低镁血症
卒中	低钙血症
造血系统	酮酸中毒
贫血（常伴有巨红细胞）	低血糖症
白细胞减少症	高三酰甘油血症
血小板减少症	营养不良
胃肠道系统	内分泌系统
食管炎	糖尿病
食管静脉曲张	男性乳房发育症
胃炎	骨骼肌系统
胃肠道出血	肌病
胰腺炎	骨质疏松症
肝炎	睾丸萎缩
肝硬化	闭经
脾大	不育症
心血管系统	混合型
高血压	自发性流产
心肌病	胎儿乙醇综合征
脑卒中	肿瘤高发风险（乳腺、口咽部、食管、肝细胞、结直肠）
心律不齐（尤指心房颤动）	意外事故，外伤，外界暴力，自杀

但是一般情况下血液中的酒精浓度达到400mg/dl时，会引发木僵和昏迷。

（二）戒断综合征（抽搐）

酒精戒断综合征分为三个阶段。轻微的戒断症状通常出现在停药后6～12h，它是由中枢肾上腺素能兴奋过度造成的；症状包括焦虑、震颤、出汗、心动过速、腹泻、失眠。额外的证据表明，自主神经系统亢进经常发生在12～24h，症状包括惊跳反应、噩梦和视觉幻觉。酒精戒断后发作症（所谓的朗姆酒）是指广义的阵挛性强直性惊厥，一般发生在乙醇停止使用后12～48h，2%～5%的酗酒者会发生这种症状。

（三）震颤性谵妄

震颤性谵妄（DTs）的特点是谵妄（一种混乱的状态，有不同程度的意识）、幻觉、定向障碍、激动、震颤（由明显的自主神经系统过度活动引起）、心动过速、高血压、发热和出汗。约5%的酗酒者会发生震颤性谵妄，最常见的慢性重度酗酒者，具有潜在的神经系统损害。如果未能诊断和未经治疗，则DTs患者住院死亡率接近25%；早期诊断和治疗的患者死亡率仅为5%。

六、治疗

酗酒的干预策略包括端正个人的态度，提高知识、技能，以防止酗酒。设置门诊，增加初级保健医生和患者之间的接触频率，增加对患者的检测，干预和预防酗酒的可能性。所有预定的探诊应包括酒精筛查和评估，并简要讨论尝试干预（一个或多个讨论，持续10～15min），如果确定，则按研究表明这种方法降低的酒精摄入量及其后果。应考虑行为或药物治疗，因为接受治疗的患者中有2/3减少了酒精消费量（50%以上）及饮酒的后果（如酒精损伤或失去工作）。治疗一年后，1/3的患者有节制或适度饮酒。

（一）筛查与干预策略

美国国家酒精滥用和酒精中毒研究所（NIAAA）为常规健康体检提供了几个网络酒精筛查指南（www.niaaa.nih.gov）。它提供了四步计划，医生可以用于：①筛查酒精依赖者；②评估存在的相关酒精问题；③提供有关适当行动的建议；④监测患者的进展。对于当前的饮酒者，医生应该询问每天消耗的饮酒量，每周的饮酒量及每月消耗的饮酒总量。如每周饮酒超过14杯或每天饮酒超过3杯，则医生应该深入评估酒精相关问题。医生应该确定个人是否存在酒精相关问题方面的风险，或已经存在问题，或可能处于酒精依赖状态。每周饮酒超过14份或每天饮酒超过3份应当进行进一步酒精相关健康问题的评估。医生应当评估该个体出现酒精相关健康问题的风险，是否已经患病或可能发展为酒精依赖。个体即使自我报告的饮酒量显示风险较低，若其有工作、人际关系或家庭关系相关的问题或高风险行为，该个体仍然有罹患酒精依赖的风险。

CAGE问卷（表126-3）是筛查酒精依赖个体的

有用工具。若四个问题中超过两个为阳性结果，则提示潜在的酒精问题，且医生应进一步询问被调查者饮酒的频率和饮酒量。酒精使用障碍识别测验（AUDIT）（表126-4）在初级诊疗中应用最为广泛。该项测验包括10个问题，需2～3min完成，其适用于时间较充裕的门诊或在医生检查前完成。在体格检查

表126-3 酒精中毒筛查测试

1.你曾经感到自己需要戒酒吗?
2.人们曾经指责过你的饮酒行为吗?
3.你曾对酗酒感到愧疚吗?
4.你是否晨起时先饮一杯酒来平复情绪或缓解宿醉状态（就像一种爽心怡神的力量）

表126-4 普遍滥用的药物

药物：种类和名称	商品名或代称示例	用药方式	毒性作用和潜在健康损害效应
大麻素类			欣快，思考、反应速度减慢，嗜睡，心不在焉，困惑，平衡协调能力下降，知觉敏感，咳嗽，易发呼吸道感染，记忆、学习能力减退，心动过速，焦虑、惊恐发作、药物耐受、药物成瘾
印度大麻	Boom, gangster, hash, hash oil, hemp	吸入，口服	
大麻	Blunt, dope, ganja, grass, herb, joint, bud, Mary Jane, pot, reefer, green trees, smoke, sinsemilla, skunk, weed	吸入，口服	
K2人工合成大麻	Spice, K2, fake weed, Yucatan f re, skunk, moon rocks,	吸入，口服	呕吐、烦躁、幻觉、高血压、心肌梗死、死亡、药物戒断、成瘾综合征
镇静-催眠药(中枢抑制剂)			痛觉、焦虑减退，自我感觉良好，中枢抑制作用降低，情绪波动，判断力下降，注意力障碍，疲劳，困惑，协调能力、记忆力下降，呼吸抑制、呼吸顿挫，药物成瘾
苯二氮䓬类药物（除氟硝西泮外）	Ativan, Halcion, Klonopin, Librium, ProSom, Restoril, Serax, Tranxene, Valium, Xanax, Doral; candy, downers, sleeping pills, tranks		镇静、嗜睡、眩晕
氟硝西泮[†]	Rohypnol; forget-me pill, Mexican Valium, R2, roach, Roche, roof es, roof nol, rope, rophies	吞服，吸食	视觉和胃肠道反应，尿潴留，药效发作时失忆
睡眠药	Ambien (zolpidem), Sonata (zaleplon), Lunesta (eszopicline)	吞服	镇静、嗜睡、眩晕
巴比妥类药物	Amytal, Nembutal, phenobarbital, Seconal; barbs, reds, red birds, phennies, tooies, yellows, yellow jackets	注射，吞服	镇静、嗜睡、抑郁、非寻常兴奋、发热、易激惹、判断力下降、言语不清、眩晕
羟丁酸[†]	γ-hydroxybutyrate; G, Georgia home boy, grievous bodily harm, liquid ecstasy, soap, scoop, goop, liquid X	吞服	嗜睡、眩晕、恶心呕吐、头痛、意识丧失、幻觉、周围视力丧失、眼球震颤、反射消失、癫痫、昏迷、死亡
分离性药物			心率、血压上升，功能受损，记忆丧失，麻木，恶心呕吐
苯环己哌啶与类似物	Phencyclidine; angel dust, boat, hog, love boat, peace pill	注射，吸食，吞服	可能导致血压和心率上升，惊恐，攻击性行为，暴力行为，产生自杀观念，食欲缺乏，抑郁
氯胺酮[*]	Ketalar SV; cat Valiums, K, Special K, vitamin K	注射，吸食，经鼻吸入	大剂量：谵妄，抑郁，呼吸抑制和暂停，药效发作时失忆

续表

药物：种类和名称	商品名或代称示例	用药方式	毒性作用和潜在健康损害效应
迷幻鼠尾草	Salvia, shepherdess's herb, maria pastora, magic mint, sally-d	咀嚼，吸食，吞服	
右美沙芬(DXM)	Found in some cough and cold medications: Robo, Robotripping, Triple C	吞服	欣快感，言语不清，困惑，晕眩，视物变形
致幻剂			认知和感觉状态改变，恶心，慢性精神异常，持续性认知异常(病理性重现)
LSD	Lysergic acid diethylamide; acid, bloter, cubes, microdot, yellow sunshines, blue heaven	吞服，经口腔组织吸收	LSD：病理性重现，持续性认知异常 LSD和墨司卡林：体温、心率、血压上升，食欲缺乏，失眠，麻木，虚弱，震颤，冲动行为，情绪迅速改变
墨司卡林	Butons, cactus, mesc, peyote	吸食，吞服	
裸头草碱	Magic mushrooms, purple passion, shrooms, litle smoke	吞服	紧张、妄想、恐慌
阿片类药物和吗啡衍生物			镇痛，欣快感，嗜睡，呼吸抑制和暂停，针尖样瞳孔，恶心，困惑，便秘，镇静，意识丧失，癫痫，昏迷，耐受，成瘾
可待因	Empirin with Codeine, Fiorinal with Codeine, Robitussin A-C, Tylenol with Codeine, OxyContin, Roxicodone, Vicodin; Captain Cody, Cody, schoolboy (with glutethimide: doors and fours, loads, pancakes and syrup)	注射，吞服	痛觉减退、镇静、呼吸抑制(强于吗啡)
其他阿片类镇痛剂			
羟考酮、氢可酮酒石酸氢吗啡酮、羟吗啡酮、哌替啶、丙氧酚	Tylox, Oxycontin, Percodan, Percocet; Oxy, O.C., oxycoton, oxycet, hillbilly, heroin, percs Vicodin, Lortab, Lorcet; vike, Watson-387 Dilaudid; juice, smack, D, footballs, dillies Opana, Numorphan, Numorphone; biscuits, blue heaven, blues, Mrs. O, octagons, stop signs, O bomb Demerol, meperidine hydrochloride; demmies, pain killer Darvon, Darvocet	咀嚼，注射，经鼻吸入，栓剂，吞服	羟考酮：肌松作用/镇痛作用约为吗啡的2倍；很可能被滥用
芬太尼	Actiq, Duragesic, Sublimaze; apache, China girl, China white, dance fever, friend, goodfella, jackpot, murder 8, TNT, Tango and Cash	注射，口吸，鼻吸	镇痛作用为吗啡80～100倍的药物
海洛因	Diacetylmorphine; brown sugar, dope, H, horse, junk, skag, skunk, smack, white horse, China white, cheese (with OTC cold medicine and antihistamine)	注射，口吸，鼻吸	蹒跚步态
吗啡	Roxanol, Duramorph, M, Miss Emma, monkey, white stuFF	注射，口吸，吞咽	
阿片	Laudanum, paregoric; big O, black stuff, block, gum, hop	口吸，吞咽	

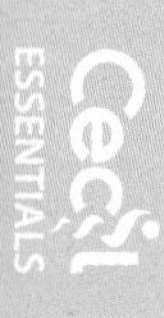

续表

药物：种类和名称	商品名或代称示例	用药方式	毒性作用和潜在健康损害效应
兴奋剂			心率加快，血压升高，体温升高；兴奋感，体能和精神警觉性增加，震颤，心律不齐；食欲缺乏，烦躁易怒，焦虑，恐慌，多疑，暴力行为，精神失常，体重减轻，失眠，心力衰竭，癫痫发作，昏迷
苯丙胺	Adderall, Biphetamine, Dexedrine; bennies, black beauties, crosses, hearts, LA turnaround, speed, truck drivers, uppers	注射，口吸，鼻吸，吞咽	呼吸加快，幻觉，协调性丧失，坐立不安，谵妄，恐慌，冲动行为，帕金森病，耐受性，成瘾
甲基苯丙胺	Desoxyn; chalk, crank, crystal, fre, glass, go fast, ice, meth, speed, yaba, fre, tina, tweak, uppers, trash, yellow barn, methlies quick, stove top, go fast	注射，口吸，鼻吸，吞咽	记忆力丧失，心脏和神经损害，记忆和学习障碍，耐受性，成瘾，严重的牙齿问题
哌甲酯	Ritalin, Concerta; JIF, MPH, R-ball, Skippy, the smart drug, vitamin R	注射，鼻吸，吞咽	血压升高或降低，精神病发作，消化道问题
可卡因	Cocaine hydrochloride; blow, bump, C, candy, Charlie, coke, crack, fl ake, rock, snow, toot	注射，口吸，鼻吸，	胸痛，呼吸衰竭，恶心，腹痛，脑卒中，营养不良，吸入性鼻损伤
MDMA† （甲烯二氧甲苯丙胺）	Adam, clarity, ecstasy, Eve, lover's speed, peace, uppers, Molly	注射，鼻吸，吞咽	轻度幻觉，触觉敏感性增加，移情，寒战，出汗，眼球震颤，共济失调，牙齿紧咬，肌肉痉挛，记忆和学习障碍，抑制减弱
合成卡西酮［亚甲基二氧吡咯戊酮（MDPV），甲氧麻黄酮和乙酸甲泼尼龙制剂］	Bath salts, drone, meph, meow meow, ivory wave, bloom, cloud nine, lunar wave, vanilla sky, white lightning, scarface	注射，口吸，吞咽	胸痛，多疑，幻觉，惊恐发作，兴奋性谵妄，横纹肌溶解，肾衰竭，高度滥用和成瘾性
其他化合物			
吸入剂	Solvents (paint thinners, gasoline), glues, gases (butane, propane, aerosol propellants, nitrous oxide), nitrites (isoamyl, isobutyl, cyclohexyl); laughing gas, poppers, snappers, whippets	经口或鼻吸入	刺激，失去抑制，头痛，恶心或呕吐，言语不清，运动协调性丧失，喘息，无意识，痉挛，体重减轻，肌肉无力，抑郁，记忆障碍，对心血管和神经系统的损伤，猝死
促蛋白合成类固醇	Anadrol, Oxandrin, Durabolin, DepoTestosterone, Equipoise; roids, juice, gym candy, pumpers	注射，吞咽，外用	无中毒效应。高血压，血液凝固和胆固醇变化，敌意和攻击行为，痤疮，前列腺癌，精子产生减少，睾丸皱缩，乳房增大。对于女性：月经不规则，出现胡须和其他男性特征

*通过注射使用药物可通过被葡萄球菌、人类免疫缺陷病毒、肝炎和其他生物体污染的针头而增加感染的风险。

†与性侵犯有关（如约会强奸）。

中，酒精性肝病的症状表现可能为黄疸、肝大、手掌红斑、男性乳房发育、蜘蛛痣和腹水。血清γ谷氨酰转移酶的含量通常在饮酒过量的个体中升高。

（二）低风险饮酒

饮一份酒的定义为包含12g酒精，其大约相当于12盎司啤酒或鸡尾酒、5盎司红酒或1.5盎司蒸馏烈性酒。在64岁以上男性和21岁以上女性中，适量饮酒定义为每日一份酒以下。对于年轻男性来说，适量饮酒定义为每日两份酒以下。摄入相同量酒精，女性和年长的成年男性与年轻男性相比，由于体液容量较小，血液中酒精含量更高。

血液中酒精浓度即使低至80mg/dl都可能已达到酒驾标准。在全国调查中发现，代驾可能对于防止不安全酒驾有帮助。有酒精滥用史或其他严重疾病(如肝病)的人群应当完全戒酒。

(三)非药物疗法

药物是对传统治疗方式如彻底戒酒、互助小组、建立应对机制和行为矫正等的补充。最广为应用的行为疗法为由匿名酗酒者协会(Alcoholics Anonymous，AA)发布的12步项目。酗酒者通过参加自助团体的常规会面逐渐完成特定的12个步骤。行为认知疗法实施的基础原则为酗酒者首先要认识到内在和外在引起其酗酒的原因，从而发展出有效的应对方式。动力增强疗法为四模块的简短接触干预项目，可以鼓励酗酒者的自我意识并进行行为改变。这些疗法具有相似的疗效。

(四)药物干预

若有需求，药物可以与行为矫正联合应用。美国FDA已经批准双硫仑、纳曲酮和阿坎酸用于联合疗法。

双硫仑能够抑制乙醛脱氢酶(将乙醛转化为乙酸的酶)，造成摄入酒精后血液中乙醛浓度上升5～10倍。这将导致不适症状(如面色潮红、心动过速、恶心、呕吐和头痛)，以阻止进一步酒精摄入。因为较低的依从性和有限的疗效，双硫仑临床应用较少。

纳曲酮为一种阿片受体拮抗剂，在临床试验中，纳曲酮和心理学干预同时应用与单独应用心理学干预相比，能够减少酗酒天数，延长戒酒时间，且可以降低重度酗酒者的复发率。虽然更大剂量(如每天100～150mg)及更长的服用时间可能会更好地预防复发，纳曲酮常规使用剂量为口服50mg/d，连续服用12周。在2006年，FDA批准一种每月给药一次的纳曲酮(380mg)以治疗酒精使用障碍。这种制剂由于不存在依从性的问题，对于维持戒酒显示出比口服药片更好的疗效。

纳曲酮在患者仍然在酗酒时即可使用，因此不需强制性戒酒或戒毒，在社区中即可应用。一些开始接受治疗的患者可能表现出恶心症状。大剂量应用(大于300mg)可能具有肝毒性，推荐患者规律复查肝功能。纳曲酮不适用于正服用阿片类药物的患者，因为可能出现阿片戒断症状等不良反应。

阿坎酸是氨酪酸(GABA)的结构类似物，能够降低戒酒过程中兴奋性谷氨酸能神经递质的传递。推荐剂量为每日3次，每次666～1000mg，最常见的副作用为腹泻和肠痉挛。在7000名酗酒患者参与的安慰剂对照试验中，阿坎酸减少了复发率并增加了乙醇的戒断率。在开始酒精戒断后，阿坎酸应当立即开始使用。由于其不在肝内代谢，阿坎酸可以安全应用于酒精性肝病患者。

一些其他药物也可能减少酒精摄入，包括昂达司琼(选择性5-羟色胺再摄取抑制剂)、托吡酯(抗痉挛药物)、巴氯芬(GABA激动剂)、纳美芬(阿片类拮抗剂)及伐尼克兰(烟碱能乙酰胆碱受体和多巴胺部分激动剂)，但这些药物均尚未得到FDA批准。

(五)胎儿酒精综合征谱系

酒精能够自由通过胎盘且有致畸作用。酒精为导致胎儿先天精神缺陷的首要可防治因素，美国100名儿童中即有一名儿童出生时患有胎儿酒精综合征谱系(FASDs)疾病。残疾和畸形的表现与酒精摄入量、暴露频率、接触酒精时胎儿所处发育阶段、母亲妊娠数量、营养、遗传易感性和母亲与胎儿酒精代谢的个体差异相关。

胎儿酒精综合征谱系包含全部的从微弱到严重的出生前酒精损害，涵盖广泛的身体缺陷及认知、行为和情感缺陷。其包含胎儿酒精综合征(FAS)、酒精相关性神经发育障碍(ARND)及酒精相关性出生缺陷(ARBDs)。

FAS是FASD中最为严重的一种：①生长发育迟滞(如身高或体重低于第10百分位)；②神经发育异常(如小头畸形、多动、易激惹、运动技能异常、学习障碍、癫痫和精神发育迟滞)；③面部异常特征(如短睑裂、平人中、薄上唇)。具有典型面部异常特征但缺乏其余两种表现的儿童患有部分FAS。患有ARBDs的儿童面部特征与FAS相似，并伴有其他器官的异常(如心、肾、骨骼、听力)，但不伴有生长发育迟滞或神经发育异常。患有ARND的儿童表现出行为或认知异常，并缺乏面部异常特征表现。

虽然胎儿期暴露于酒精造成的损害不可逆，但患有FASD的儿童通过早诊断，并进行身体、职业、语言和教育疗法的综合干预能够最大程度获益。早期识别该病还能够促使母亲接受戒酒治疗，从而使整个家庭社会地位等情形获得改善。

虽然识别FASD非常重要，其预防更为关键。孕期并不存在安全酒精摄入量，因此孕期妇女应当完全戒酒。另外，考虑妊娠或已经妊娠的妇女必须获悉酒精对胎儿的损害。

（六）戒酒和震颤性谵妄的医学管理

对于有可能戒酒的患者，并发症（如感染、创伤、肝性脑病、药物过量、胃肠道出血和代谢紊乱）可能与戒断症状同时存在或与之相似，应当注意排除。一旦排除并发症，患者应当被置于安静和安全的环境，给予硫胺素及复合维生素以降低发生韦尼克脑病和科尔萨科夫综合征的风险。

修订版临床戒断反应评估量表（CIWA-Ar，https://umem.org/files/uploads/1104212257_CIWA-Ar.pdf）可以评估戒断症状的严重性，在医学情况稳定（如非ICU或术后）患者中指导对症治疗非常有用。苯二氮䓬类药物是唯一获批准改善症状（即降低戒酒患者中癫痫发作和震颤性谵妄风险）的药物。通常，地西泮（5～20mg）、氯氮䓬（50～100mg）、劳拉西泮（1～2mg）每隔5～10min静脉给药直至症状消失。后三种药物由于其在肝内代谢较少，在严重肝硬化患者中更加适用。所有苯二氮䓬类药物在治疗酒精戒断症状中疗效相似，但长效药物在预防戒断后癫痫和减少反弹症状可能更有效。相反，短效药物导致过度镇静的风险较低。对苯二氮䓬类药物抵抗的患者，可静脉给予苯巴比妥（130～260mg每15min静脉给药直至症状控制）。

七、处方药滥用

根据药物使用与健康全国调查，大约610万12岁或以上美国人曾在接受调查1个月内，因非医学目的使用过处方类精神治疗药物（图126-3）。这大约占12岁及以上人群的2.4%。在2011年，最长使用的非法药物为大麻（260万），其次为非医学目的使用镇痛剂（190万）和镇静剂（120万）。在美国死于处方药过量（如非医学目的使用镇痛剂、镇静剂、兴奋剂和安定剂等）的人数超过因交通意外死亡人数。

（一）镇静催眠药

苯二氮䓬类和巴比妥类药物是常见滥用药物中最常见的镇静催眠药（见表126-4）。镇静催眠药中毒的患者可能表现出言语不清、拒绝配合、步态不稳、注意力和记忆力下降、木僵和昏迷。中毒的精神症状包括不适当行为、情绪波动及判断能力和社会功能受损。查体中患者可有呼吸抑制甚至暂停、眼球震颤和反射增强。尽管苯二氮䓬类药物很少抑制呼吸达到苯巴比妥类药物抑制呼吸的程度（并因此有更广的安全范围），这些药物是其他中枢神经抑制剂如乙醇的增效剂。长期使用可能导致身体和心理依赖及潜在的戒断综合征。

苯二氮䓬类药物增强GABA（其可以抑制神经传递）的作用。苯二氮䓬类药物包括短效药物（替马西泮和三唑仑），中效药物（阿普唑仑、氯氮䓬、艾司唑仑、劳拉西泮和奥沙西泮）及长效药物（氯拉䓬酸、氯硝西泮、地西泮、氟西泮、哈拉西泮、普拉西泮和夸西泮）。氟硝西泮（罗眠乐，俗称roach、roofies、circles、Mexican valium或 rope）是常见被滥用的苯二氮䓬类药物，其在美国非法，但常从国外走私。该药曾在一些约会强奸案件中被使用，且又被称为俱乐部药物，因为青少年和年轻人常在夜总会、酒吧或彻夜舞会中使用。

在急性苯二氮䓬类药物中毒患者中，呼吸抑制是最主要的危险。氟马西尼，是一种苯二氮䓬类药物竞争性拮抗剂，可以静脉给药用于治疗急性中毒。虽然氟马西尼可以逆转苯二氮䓬类药物的镇静作用，

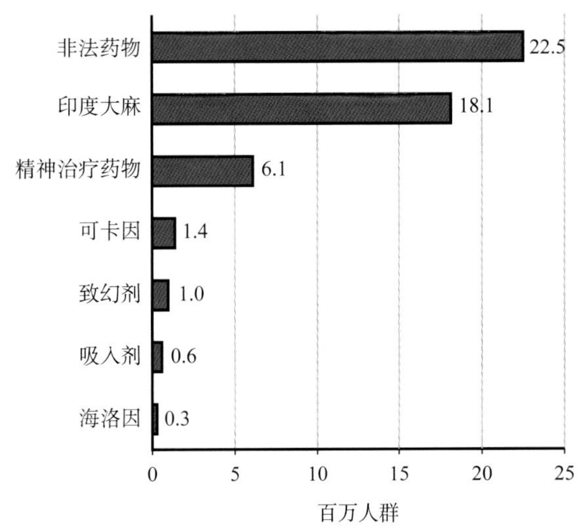

图126-3 根据“国家药物使用和健康调查”（2011年），12岁及以上人群过去1个月的非法药物使用情况（资料来源：Substance Abuse and Mental Health Services Administration：Results from the 2011 National Survey on Drug Use and Health：No.［SMA］12-4713，Rockville，Md.，2012，Substance Abuse and Mental Health Services Administration.）

其不能完全逆转呼吸抑制，并可能在有身体依赖或同时有三环类抗抑郁药中毒的患者中诱发癫痫。

苯二氮䓬类药物突然停止使用可能造成戒断症状，这取决于特定药物的半衰期及药物使用的时间和剂量。戒断症状包括严重焦虑、失眠、易激惹、知觉变化、对光和声的高敏感性、神经质、幻觉、心悸、低体温、心动过速、腹泻、肌痉挛、震颤和癫痫。戒断症状通常在突然停止使用短效药物2～4d及突然停止使用长效药物5～6d内达到高峰。通常来说，半衰期较短的药物与半衰期较长的药物相比较，引发的戒断症状更加明显。解毒需要改变为长效苯二氮䓬类药物（如氯硝西泮、地西泮）或苯巴比妥类药物，并将短效药物在7～10d逐渐减量，长效药物10～14d逐渐减量。对于体温波动而需要迅速静脉滴注以控制戒断症状的患者和有严重肝衰竭的患者，需用短效药物代替苯巴比妥。可以使用普萘洛尔以降低心动过速、高血压和焦虑症状。

巴比妥类药物包括短效药物（苯巴比妥和司可巴比妥），中效药物（异戊巴比妥、烯丙异丙巴比妥和异丁巴比妥）或长效药物（甲苯巴比妥、苯巴比妥）。突然停止使用巴比妥类药物导致的急性中毒症状与苯二氮䓬类药物类似。对于急性巴比妥中毒，口服木炭，碱化尿液（使pH大于7.5）并强制肾透析对于降低血液药物浓度有效。对积极支持治疗血流动力学反应不佳的患者，巴比妥清除可以通过血液透析或炭血灌注实现。戒断症状的有效治疗要求清除日常剂量并使用剂量相当的苯巴比妥代替，以稳定患者症状。之后，苯巴比妥剂量在4～14d（取决于药物半衰期）逐渐下降。苯二氮䓬类药物也可用于解毒，普萘洛尔和可乐定可以帮助减轻症状。

γ-羟基丁酸（GHB）滥用已经在过去的十年内在美国显著上升。这种药物由于其具有镇定、致欣快感及健美作用而被滥用。GHB是神经递质GABA的代谢物，并能影响多巴胺能系统。它可以增强内源性或外源性阿片类物质的作用。服用GHB可以立即导致困倦和眩晕，并能产生极欣快的感觉。这种效应可以进一步被同时使用酒精或苯二氮䓬类药物而增强。与氟硝西泮和氯胺酮类似，GHB是一种流行的俱乐部药物，并在约会强奸中使用。其俗名包括G、liquid E、liquid X、fantasy、Georgia home boy和 grievous bodily harm。服用后15～60min内产生的副作用包括头痛、恶心、呕吐、幻觉、外周视觉缺失、眼球震颤、低通气、心律失常、癫痫和昏迷。在极少情况下，这些副作用最终可导致死亡。GHB戒断反应在12h内可表现出临床症状，并可持续至12d。

（二）阿片类药物

阿片类物质包括天然和半合成阿片类生物碱衍生物及类似海洛因的完全合成药物。阿片类药物与大脑、脊髓和胃肠道中的阿片受体结合。另外，它们可以作用于中枢神经系统的神经递质系统，包括多巴胺、GABA和谷氨酸能神经系统，并产生镇痛、中枢神经系统抑制和欣快感。持续性使用阿片类药物可以产生耐受和依赖。因此，使用者必须使用更大剂量的药物以获得需要的效力，且如果停止使用，可以产生戒断症状。最常被滥用的阿片类药物包括艾洛因、吗啡、可待因、羟考酮类（包括oxy contin、oxy IR、oxectya、roxicodone或合成制剂如percocet、percodan、tylox、combunox）、哌替啶（Demerol）、丙氧酚（Darvon）、氢可酮（Vicodin, Lortab, Lorcet）、氢化吗啡酮（Dilaudid）、丁丙诺啡（Temgesic）和芬太尼（Sublimaze）。在2000年，零售药店售出1.74亿份处方阿片药，到2009年，售出量达2.57亿，增幅48%。2011年药物使用与健康全国调查报告指出，超过70%滥用镇痛处方药的人从朋友或亲属处获得药物，而大约有5%通过毒贩或网络购买。

急性阿片类使用过量可导致肺栓塞，从而导致发绀和呼吸窘迫及精神状态变化，且可发展为昏迷。其他临床表现包括发热、针尖样瞳孔和癫痫。非无菌静脉操作可能导致皮肤脓肿、蜂窝织炎、血栓性静脉炎、伤口感染肉毒杆菌、脑膜炎、横纹肌溶解症、心内膜炎、肝炎或HIV感染。静脉给药海洛因导致的神经系统并发症包括横贯性脊髓炎、炎症性多发神经病变及周围神经损伤。

急性阿片类中毒时，必须密切评估患者的呼吸情况并给予支持。纳洛酮应当静脉给药并每隔2～3min给药一次，剂量通常逐次上升；患者应当在数分钟内有应答且瞳孔扩大、呼吸频率上升及警觉性增加。若患者仍无反应，阿片类药物中毒可以被排除，且应当考虑其他导致呼吸抑制的原因。纳洛酮剂量（滴速）应当严密控制，因为在阿片依赖患者中可导致急性戒断反应。

戒断反应在末次海洛因给药6～10h即可表现出来。最初患者常感觉渴求毒品、焦虑、烦躁不安、易激惹、流涕、流泪、出汗、打哈欠；随后出现瞳孔散大、竖毛、厌食症、恶心、呕吐、腹泻、腹痛、骨痛、肌痛、震颤、肌痉挛及较少发生的癫痫发作。若未经治疗，这些症状在36～48h达到高峰，并在5～10d逐渐减退。以心动过缓、低血压、轻度焦虑、睡眠紊乱及低反应性为特征的戒断综合征可延长至5个月后才消失。

阿片类药物戒断可以使用长效合成激动剂美沙酮。美沙酮与海洛因相比，戒断症状的产生相对缓慢且程度较轻。美沙酮可以每日给药两次，并在7～10d逐渐减量。美沙酮的使用，包括用于治疗及过量服用，均与QT间期延长及尖端扭转型心动过速有关，在一些病例中，这些症状的出现是致命的。但另一种部分激动剂丁丙诺啡可以使用，其与纳洛酮合并成一种复方制剂舒倍生以降低发生滥用的风险。可乐定降低自主神经过度兴奋，如与苯二氮䓬类药物联合应用可有部分疗效。多次复发的患者可以维持使用美沙酮和丁丙诺啡。

纳曲酮是一种长效阿片类药物拮抗剂，可以阻断冲动性阿片类药物服用，可作为防止复发的维持治疗方式。纳曲酮可以口服给药，或通过可注射药物载体和可植入制剂每60～90d给药一次。由于其可能诱发戒断反应，纳曲酮只有在患者完全解毒后才能使用。药物治疗必须与心理治疗和结构化康复治疗联用，以求达到最好疗效。

（三）苯丙胺

苯丙胺已经在减重、注意力缺陷障碍和发作性睡病中应用于临床。与可卡因相似，其可以造成突触前神经元释放单胺类神经递质（如多巴胺、去甲肾上腺素和5-羟色胺）。但另外，其对于多巴胺能和5-羟色胺能神经元有神经毒性。苯丙胺类药物的致欣快和强化效应通过多巴胺和中脑边缘系统介导，而其心血管效应由去甲肾上腺素释放所致。长期使用可以导致富含多巴胺的脑区发生神经退化，可能增加最终发生帕金森病的风险。

苯丙胺类药物滥用方式包括口服、鼻内给药、静脉给药或吸食。最常使用的药物为右苯丙胺（Dexedrine）、甲基苯丙胺（Desoxyn）和苯哌啶醋酸甲酯（Ritalin）。甲基苯丙胺俗称ice、crank、meth、crystal、tina、glass或yaba。苯丙胺的非法使用量迅速上升，部分是由于其可以非常容易和快速地由麻黄碱或伪麻黄碱合成（图126-4），以及由于其精神效应可以维持高达24h。抑制食欲减肥药甲苯吗啉和苯丁胺在结构和药理作用上与苯丙胺类似，也已经被用作非法目的。

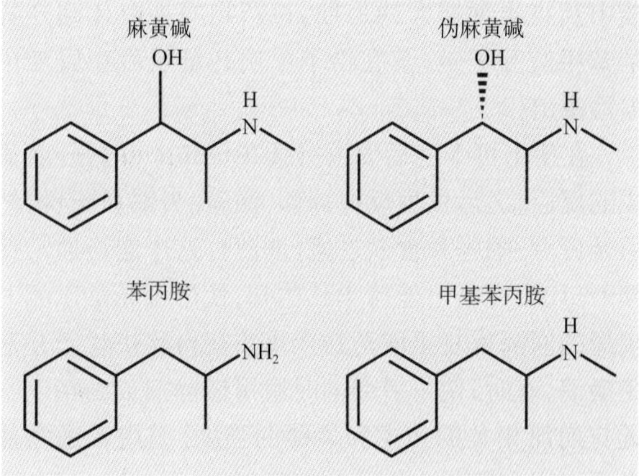

麻黄碱　伪麻黄碱　苯丙胺　甲基苯丙胺

图126-4　苯丙胺和甲基苯丙胺的化学结构，它们可以容易地由麻黄碱或伪麻黄碱制造，因为它们在结构上类似并容易得到

对于苯丙胺类药物所致兴奋作用的耐受产生迅速，且大剂量服用可产生毒副作用。急性苯丙胺中毒产生拟交感神经效应，包括心动过速、高血压、高热、快速性心律失常、震颤、癫痫和昏迷。患者可表现为易激惹、高警觉性、妄想、固定化强迫行为及产生触觉、视觉或听觉方面的幻觉。临床表现可能与急性精神分裂性神经症相似。苯丙胺戒断症状与可卡因戒断产生的症状相似，但急性神经症和妄想表现更为显著。

苯丙胺滥用的治疗关键为创造安静环境，使用苯二氮䓬类药物治疗焦虑，以及使用硝普钠治疗重度高血压。抗精神病药（如氟哌啶醇）可以通过阻断多巴胺作用于中枢神经系统受体减少躁动和精神症状。使用氯化铵酸化尿液可以加速苯丙胺排泄。

八、非法药物滥用

（一）可卡因

2011年对12岁及以上人群调查表明，140万人曾在接受调查1个月内使用可卡因，67万在接受调查12个月内首次使用可卡因。可卡因可以口服或者静脉给药，另外，由于可卡因也可以通过黏膜吸收，滥用可卡因可以通过鼻内、舌下、引导或直肠给药达到较高的血液药物浓度。可卡因的自由基形式［由于加热时发出的声响被称作“爆裂”（crack）］是热稳定的，并可以吸食，其被认为是可卡因中药效和上瘾性最强的形式。欣快感在吸食数秒后即可达到，并只能持续很短时间。与吸食或静脉给药相比，经黏膜给药可以使药物起效时间和达峰时间较晚，且药效延长。血液中药物半衰期大约为1h。该药物的主要代谢产物是苯甲酰芽子碱，其在给予单次剂量后可在尿液中被检测出(2～3d)。

在使用可卡因后发生持续20～30min的强烈、愉快的反应，之后发生反弹抑郁、激动、失眠和厌食，然后是疲劳、嗜睡和食欲过盛(崩溃)。这个崩溃通常持续9～12h，有时可能持续长达4d。使用者经常以相对较短的间隔重复摄取药物以重新获得欣快状态并避免崩溃。有时，使用者会同时服用镇静剂或酒精以降低与崩溃相关的焦虑和烦躁的强度。滥用者通常使用可卡因和静脉内给药的海洛因(所谓的speedball，snowball，blanco，boy-girl，Bombita，Belushi或dynamite)的组合，这使得滥用者可以体验并陶醉在可卡因和阿片制剂带来的欣快感中。不幸的是，据报道这种组合可导致猝死。使用可卡因与摄取乙醇之间时间间隔短的人会产生代谢物可卡乙烯，这也与可卡因相关的死亡有关。

可卡因阻断去甲肾上腺素和多巴胺的突触前重摄取，导致这些神经递质在突触后受体的过量。因此，可卡因作为强大的拟交感神经剂，可导致心动过速、高血压、呼吸急促、高热、焦虑、瞳孔扩大、外周血管收缩和癫痫发作。可卡因引起脑动脉的强烈收缩，因此可能导致脑卒中。它与心肌缺血和心律失常有关，在极少数情况下，与有正常或只有极小病变的冠状动脉的年轻人的心肌梗死有关。缺血和梗死的主要机制是冠状动脉血管收缩、血栓形成、血小板聚集、组织纤溶酶原激活物抑制、增加的心肌需氧量和加速的动脉粥样硬化(图126-5)。

对于患有可卡因诱发的高血压或心动过速的患者，拉贝洛尔和苯二氮䓬类药物通常能有效降低全身动脉血压和心率。急性心肌梗死患者应接受阿司匹林、肝素、硝酸甘油治疗，如果有指征，应接受再灌注治疗(使用血栓溶解剂或冠状动脉介入治疗)。应避免使用β肾上腺素能阻滞剂，因为缺血可能由于无对抗力量的α肾上腺素介导的冠状动脉收缩而恶化。具有正常或非特异性改变的心电图的患者可以通过

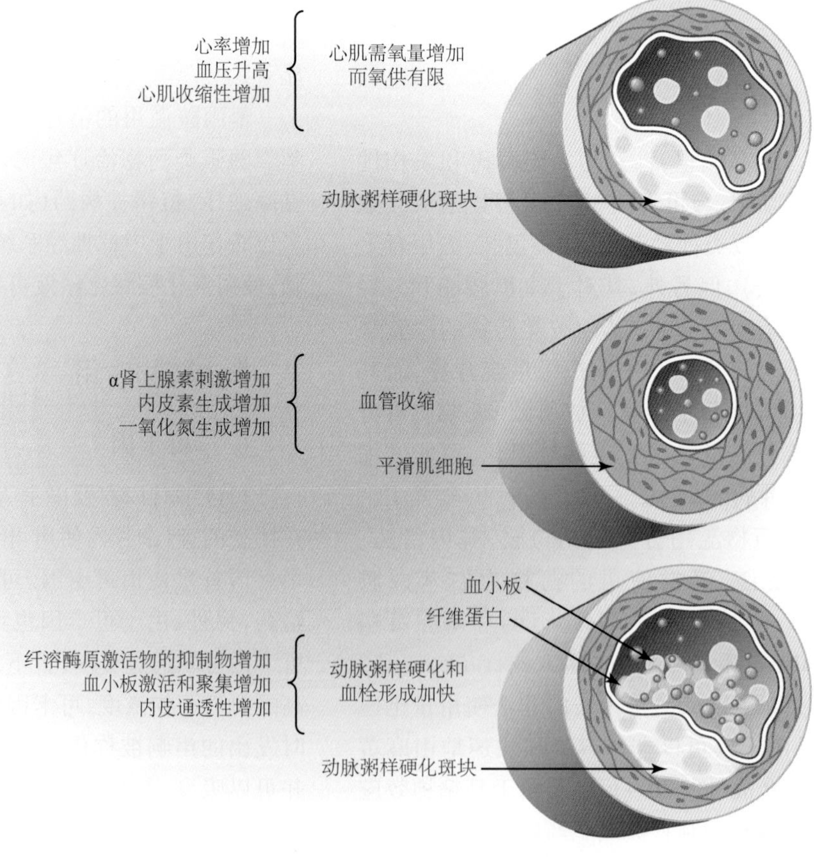

图126-5 可卡因可能诱发心肌缺血或心肌梗死的机制。当氧供应受限(上)，冠状动脉发生强烈血管收缩(中)或存在加速的动脉粥样硬化和血栓形成时(下)，可卡因可能引起心肌需氧量的影响因素增加

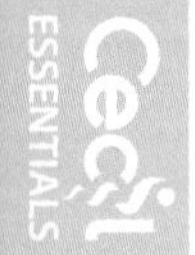

观察以保证安全。

急性可卡因中毒的紧急治疗包括建立血管和气道通路，如果需要，还需给予密切的心电监护。可以给予苯二氮䓬类药物以控制中枢神经系统的焦虑；氟哌啶醇或利培酮可用于严重焦虑的患者。考虑到几乎没有出现真正药物依赖的体征，中毒者只是需要一个支持性的环境，但是不需要解毒。

大多数慢性可卡因滥用者对可卡因有心理依赖和强烈渴望。个人和群体疗法是药理治疗的重要辅助，但复吸很常见并且难以控制。尽管没有药物被FDA批准用于治疗可卡因成瘾，但双硫仑、莫达非尼、抗惊厥药（如托吡酯和噻加宾）、5-羟色胺再摄取抑制剂（如西酞普兰）、5-羟色胺受体拮抗剂（如昂丹司琼）和GABA受体激动剂（如巴氯芬）在促进可卡因脱瘾方面表现出一些前景。

（二）大麻

大麻类药物包括马里求那（大麻植物的干燥的开花的顶部和茎）和哈希什（大麻植物的树脂提取物）。马里求那是美国最常用的非法药物（最近在阿拉斯加州、科罗拉多州、俄勒冈州和华盛顿州用于娱乐被批准为合法）。2011年，估计有1181万美国人在过去1个月曾使用过它。2007～2011年，使用率从5.8%增加到7.0%，使用者数量从1450万增加到1810万。在12个月内，有近500万人每日或几乎每日都使用大麻。马里求那和哈希什是青少年最常使用的毒品之 ，大约50%的12年级学生承认其至少使用过一次，20%承认他们最近正在使用。它们的大部分药理作用来自δ-9-四氢大麻酚的代谢产物，其结合位于中枢神经系统、脊髓和周围神经系统中的特异性大麻素受体。其主要使用方式是抽吸，吸食后在3min内可以出现情绪改变和中毒效应，在约1h内达到峰值效应。急性生理效应是剂量相关的，并且通常包括心率加快、结膜充血、口干、轻微震颤、肌肉无力和共济失调。精神兴奋效应包括欣快，对颜色和声音的感知增强，嗜睡，注意力不集中及无法学习新知识。慢性使用者会产生耐药和躯体依赖，并且可能经历易怒、烦躁、厌食、失眠或轻度体温升高等轻度戒断症状。少数情况下，会发生伴有恐慌反应的急性精神失常。戒断治疗是支持性的，包括安慰；苯二氮䓬类药物可用于严重焦虑的患者。大麻素已经用于化疗的癌症患者的止吐剂，用于体重增长促进剂（在癌症患者或HIV感染者中）及用于青光眼的治疗。

合成马里求那是一种有精神活性的强效毒品，由草药、香料的混合物组成，或者是切碎的会导致类似于抽吸大麻或喝大麻茶类制品后效果的合成化学品的植物制品。它们已经在“迷幻制品商店”中及通过互联网广泛销售，并以K2和Spice品牌而闻名。Spice产品在年轻人中很受欢迎，这种非法药物主要被高中高年级学生使用，使用量仅次于马里求那。合成大麻可以引起急性精神失常或以前稳定的精神障碍的恶化；它们还可能在易感个体（如有精神疾病家族史的个体）中引发慢性（长期）精神障碍。K2摄入与心肌梗死和死亡有关。频繁使用者可能会出现戒断和成瘾症状。

（三）致幻剂和解离药物

致幻剂（引起幻觉的药物）包括麦角酸二乙基酰胺（LSD）、麦司卡林、裸盖菇素和伊菠因。解离药物扭曲视觉和声音的感知，使人产生超脱（分裂）的感觉而不引起幻觉。它们包括苯环利定（PCP）、氯胺酮、鼠尾草和右美沙芬（一种广泛使用的镇咳剂）。

LSD是最强效的致幻药物。虽然已知它与大脑皮质和蓝斑中的5-羟色胺受体有相互作用，但其具体的精神活性机制仍是未知。在口服LDS后30min内，出现拟交感效应，包括瞳孔扩大、体温升高、心动过速、血压升高、出汗、口干、警觉性增强、震颤和恶心。在2h内，精神活性效应变得明显，感知觉的敏感性提高（对颜色、气味、声音和其他感觉高度敏感），身体扭曲，产生情绪变化和视幻觉。可能发生急性恐慌反应，有时导致自伤或自杀。约12h后，症状开始消退，但疲劳和紧张可能将再持续一天。幻觉重现（幻觉的短暂再现）可以在最后使用后的数日甚至数周发生，但是可以在未经治疗的情况下趋于消失。急性恐慌反应最好在支持性环境中治疗，苯二氮䓬类药物可用于严重焦虑的患者。

PCP是一种强效的成瘾性致幻剂，产生类似于苯丙胺的迅速兴奋效果，使人产生欣快、有力和不可战胜的感觉。成瘾者可能有高血压、心动过速、高热、双向眼球震颤、言语模糊、共济失调、幻觉、极度焦虑和横纹肌溶解。如果出现更严重的反应，成瘾者可能会在昏迷状态下被送去就医，此时成瘾者可能眼睛睁开，瞳孔散大，疼痛反应降低，有短暂的兴奋期和肌肉僵硬。有时，PCP使用者可能会发生高血压急症、癫痫发作和产生怪异的（通常是暴力的）行为，这导致自杀或对他人的极端暴力。每日均使用者会产生耐药性和轻度戒断症状，但主要问题还是对毒品的渴求。治疗包括提供一个安静的环境，给予苯二氮䓬类药物以镇静、水合作用，氟哌啶醇以抑制恐怖幻觉和自杀的预防。持续胃液抽吸和静脉内给药氯化铵或抗坏血酸以酸化尿液可以帮助毒品的排泄，但如果存在横纹肌溶解症，酸化可能增加肾衰竭的风险。

氯胺酮是一种迅速起效的全身麻醉剂，不像大多数麻醉剂那样，它只产生轻微的呼吸抑制，似乎能刺激心血管系统。氯胺酮的不良反应包括谵妄和幻觉，限制其作为人的全身麻醉剂的使用。氯胺酮类似于PCP，是一种解离麻醉剂。此外，氯胺酮具有镇痛和促遗忘作用，并且与PCP相比，它较少引起模糊状态、非理性和暴力行为。氯胺酮是涉及约会强奸的俱乐部药物之一。

（四）吸入剂

吸入剂可分为以下三种：①有机溶剂，包括甲苯（飞机胶和喷漆）、油漆稀释剂、煤油、汽油、四氯化碳、鞋油、丙酮（卸甲油和修正液）、二甲苯（马克笔）、除油剂（干洗液）等；②气体，如丁烷、丙烷、气溶胶喷射剂和麻醉剂（醚、氯仿、氟烷和一氧化二氮）；③亚硝酸盐，如亚硝酸环己酯、亚硝酸戊酯和亚硝酸丁酯（室内除臭剂）。这些物质最常被儿童或青少年吸入，然后在数分钟内产生头晕和中毒症状。长期接触或日常使用吸入剂可导致听力损失，骨髓抑制，心律失常，大脑变性，周围神经病变和对肝、肾或肺的损害。长时间使用后，有时会看到鼻和口周围的一种特征性的"瘾君子皮疹"。在极少数情况下，可能导致死亡，最有可能为低氧血症、心律失常、肺炎或意识障碍时的呕吐物吸入。对于滥用这些物质的患者很少需要排毒，但可能需要进行精神障碍治疗以预防复发。

（五）设计师药物

设计师药物是指非法合成药物，它们中的许多与其母体化合物相比具有更强大的效用。最常见的设计师药物包括芬太尼、哌替啶、哌嗪和甲基苯丙胺的类似物。最有名的芬太尼衍生物是α-甲基芬太尼、对氟芬太尼和3-甲基芬太尼。因为这些药物的效用约是海洛因的1000倍，所以已经有报道过量导致呼吸抑制致死就不令人惊讶了。

主要的哌替啶衍生物是1-甲基-4-苯基-4-丙氧基哌啶（MPPP）和1-甲基-4-苯基-1,2,3,6-四氢吡啶（MPTP），每种衍生物都会导致与海洛因效果相似的欣快感。在一些使用者中，MPTP引起黑质神经元变性，从而导致帕金森病的不可逆表现。

哌嗪，一类新的被滥用的设计师药物，通常以片剂、胶囊或粉末的形式作为派对药在药物黑市和所谓的幻觉用品商店销售，或在互联网上销售，Frenzy，Bliss，Charge，Herbal ecstasy，A2，Legal X和Legal E.1-Benzylpiperazine（BZP）是这些化合物中最流行的。除了BZP和1-(3,4-亚甲二氧基苄基)哌嗪（MDBP）之外，苯基哌嗪衍生物1-(3-三氟甲基苯基)哌嗪（TFMPP），1-(3-氯苯基)哌嗪（mCPP）和1-(4-甲氧基苯基)哌嗪（MeOPP）也经常被滥用。由于哌嗪和苯丙胺导致相似的药理学症状，哌嗪中毒很容易被误诊为苯丙胺中毒。此外，通过常规使用的滥用药物的免疫化学筛选方法检测不到哌嗪，它们需要适当的毒理学分析（如通过气相色谱-质谱法）。苯丙胺和甲基苯丙胺的亚甲二氧基合成衍生物通常被称为摇头丸，包括3,4-亚甲二氧基甲基苯丙胺（MDMA，也称为亚当）；3,4-亚甲二氧基乙基苯丙胺（MDEA，也称为夏娃）和*N*-甲基-1-(3,4-亚甲二氧基苯基)-2-丁胺（MBDB，也称为甲基-J或伊甸园）。这些药物具有中枢神经刺激和致幻作用。它们导致情绪高涨和自大，并且可引起急性恐慌、焦虑、多疑、幻觉、心动过速、眼球震颤、共济失调和震颤。一些使用者的死亡原因是心律失常，伴有癫痫发作的高热和颅内出血。

（六）展望

最近的研究集中于所谓的疫苗战略，通过此战略，可卡因的蛋白质结合类似物被用于制造可以结合可卡因的抗可卡因抗体，以防止可卡因穿过血脑屏障。用于治疗药物中毒的新的药物动力学方法包括可以安全地施用于人并且加速药物向非活性组分代谢的化合物的开发。例如，已经开发了肠胃外给药的催化抗体以加速可卡因代谢。在实验动物中，人丁酰胆碱酯酶（负责可卡因代谢的酶之一）的突变可以加速可卡因代谢并拮抗可卡因的药效和毒性作用。

推荐阅读

Amato L, Minozzi S, Davoli M: Efficacy and safety of pharmacological interventions for the treatment of the

Alcohol Withdrawal Syndrome, Cochrane Database Syst Rev (6):CD008537, 2011.

Anton RF: Naltrexone for the management of alcohol dependence, N Engl J Med 359:715–721, 2008.

Arbo MD, Bastos ML, Carmo HF: Piperazine compounds as drugs of abuse, Drug Alcohol Dep 122:174–185, 2012.

Capriola M: Synthetic cathinone abuse, Clin Pharm Adv Appl 5:109–115, 2013.

Centers for Disease Control and Prevention: Alcohol Related Disease Impact (ARDI) application, 2012. Available at: http://apps.nccd.cdc.gov/DACH_ARDI/Default.aspx. Accessed November 2014.

Edenberg HJ: The genetics of alcohol metabolism: role of alcohol dehydrogenase and aldehyde dehydrogenase variants. Available at: http://pubs.niaaa.nih.gov/publications/arh301/5-13.htm. Accessed October 2014.

Ferri MMF, Amato L, Davoli M: Alcoholics Anonymous and other 12-step programs for alcohol dependence, Cochrane Database Syst Rev 4:1–26, 2008.

Jonas DE, Garbutt JC, Amick HR, et al: Behavioral counseling after screening for alcohol misuse in primary care: a systematic review and meta-analysis for the U.S. Preventive Services Task Force, Ann Intern Med 157:645–654, 2012.

Kao D, Bartelson BB, Khatir V, et al: Trends in reporting methadone-associated arrhythmia, 1997-2011, Ann Int Med 158:735–740, 2013.

Lim SS, Vos T, Flaxman AD: A comparative risk assessment of burden of disease and injury attributable to 67 risk factors and risk factor clusters in 21 regions, 1990–2010: a systematic analysis for the Global Burden of Disease Study 2010, Lancet 380:2224, 2012.

Pruett D, Waterman EH, Caughey AB: Fetal alcohol exposure; consequences, diagnosis, and treatment, Obstet Gynecol Surv 68:62–69, 2013.

Rosner R, Hackl-Herrwerth A, Leucht P, et al: Acamprosate for alcohol dependence, Cochrane Database Syst Rev (9):CD004332, 2010.

Schindler CW, Goldberg SR: Accelerating cocaine metabolism as an approach to the treatment of cocaine abuse and toxicity, Futuer Med Chem 4:163–175, 2012.

Substance Abuse and Mental Health Services Administration: Results from the 2011 National Survey on Drug Use and Health: Summary of National Findings, NSDUH Series H-44, HHS Publication No. (SMA) 12-4713, Rockville, Md., 2012, Substance Abuse and Mental Health Services Administration. Available at http://store.samhsa.gov/product/Results-from-the-2011-National-Survey-on-Drug-Use-and-Health-NSDUH-/SMA12-4713. Accessed November 2014.

Warner M, Chen LH, Makuc DM, et al: Drug poisoning deaths in the United States, 1980-2008, NCHS Data Brief 1–8, 2011.